Urological Surgery

泌尿外科手术学

主 编/梅 骅 陈凌武 高 新
副主编/周祥福 陈 炜 魏 辉

第 3 版

人民卫生出版社
PEOPLE'S MEDICAL PUBLISHING HOUSE

分篇负责人

上篇　梅　骅　陈凌武

主编助理　王道虎

下篇　高　新　周祥福

主编助理　肖恒军

编　者

（以姓氏笔画为序）

马潞林　北京大学第三医院
王长希　中山大学附属第一医院
王行环　广东省人民医院
王春喜　吉林大学第一医院
王玲珑　武汉大学人民医院
邓春华　中山大学附属第一医院
丘少鹏　中山大学附属第一医院
叶章群　华中科技大学附属同济医院
玄绪军　山东大学附属齐鲁医院
刘春晓　南方医科大学附属珠江医院
刘唐彬　中山大学附属第一医院
孙颖浩　第二军医大学长海医院
庄乾元　华中科技大学同济医学院附属同济医院
曲孟泰　第四军医大学附属第二医院
江　鱼　上海交通大学附属仁济医院
那彦群　北京大学第一医院
邬少文　深圳中山泌尿外科医院
何恢绪　广州军区总医院
吴开俊　广州医学院附属第一医院
吴阶平　中国医学科学院
张　旭　华中科技大学同济医学院附属同济医院
张　滨　中山大学附属第三医院
张凤翔　河北医科大学附属第二医院
张玉海　首都医科大学附属友谊医院

李　逊	广州医学院附属第一医院
李建兴	北京大学人民医院
李晓飞	中山大学附属第一医院
李黎明	天津医科大学总医院
杨文质	北京大学第三医院
肖传国	华中科技大学同济医学院附属协和医院
苏泽轩	广州暨南大学附属华侨医院
邱剑光	中山大学附属第三医院
陈　炜	中山大学附属第一医院
陈立中	中山大学附属第一医院
陈国锐	中山大学附属第一医院
陈凌武	中山大学附属第一医院
麦国健	中山大学附属第一医院
周四维	华中科技大学同济医学院附属同济医院
周利群	北京大学第一医院
周祥福	中山大学附属第三医院
周惜才	华中科技大学同济医学院附属同济医院
郑克立	中山大学附属第一医院
洪声涛	河北医科大学附属第四医院
胡卫列	广州军区总医院
胡礼泉	武汉大学附属中南医院
夏术阶	上海交通大学上海市第一人民医院
高　新	中山大学附属第三医院
梁月有	中山大学附属第一医院
梅　骅	中山大学附属第一医院
章咏裳	华中科技大学同济医学院附属同济医院
黄　健	中山大学附属第二医院
曾　进	华中科技大学同济医学院附属同济医院
曾金云	中山大学附属第一医院
谢立平	浙江大学医学院附属第一医院
谢家伦	中山大学附属第一医院
蔡志明	北京大学深圳医院
戴宇平	中山大学附属第一医院
魏　辉	深圳中山泌尿外科医院

自1972年《泌尿外科手术学》第1版出版以来，作为当时国内唯一的泌尿专业手术学参考书，引领年轻医生踏入泌尿外科领域，对于我国泌尿外科的发展起到了重要的推动作用。1996年第2版的发行，记录了该时期我国泌尿外科专家完善传统手术和应用现代新技术的实况，对推动发展现代泌尿外科手术学起到了积极作用。本书不仅受到广大专业同道的热情支持和认可，被誉为泌尿外科手术学的经典参考书，至今累计销量已达73870册；同时还荣获了1998年卫生部医药卫生杰出科技著作科技进步奖二等奖。

时间的推移伴随着科技和医学的进步，尤其是微创手术的迅猛发展，时至今日，第二版的内容已经无法反映国内外泌尿外科当前的水平。因此，在第二版的基础上，主编梅骅教授又组织国内众多著名泌尿外科专家编写了《泌尿外科手术学》第三版。该书介绍了开放手术和腔镜手术的最新进展，对传统手术进行了恰当的科学评价。

全书共分两篇，上篇为泌尿男生殖系开放性手术，共24章。再版中删除了被淘汰或较少应用的术式，重点介绍了近10年来发展成熟的改良方法和新手术。每种手术从手术设计原理、适应证选择、操作要点、术后处理、并发症防治等方面予以系统阐述，并用清晰的手绘插图加以说明。下篇为泌尿系腔内及腹腔镜手术，共23章。重点介绍腔镜进镜的基本方法和避免并发症发生的预防措施；尽可能囊括了近年来国内外已成为泌尿外科规范化的腹腔镜常规手术；阐述了在经皮肾镜传统标准术式的基础上发展成熟的微创经皮肾镜术式；同时还将我国泌尿外科医师发明的术式：前列腺气化术、双极气化术、经尿道双极气化前列腺剜出术等作了详细介绍。新增大量精美彩色图片起到了图文并茂，相辅相成的作用，既为读者学习提供了方便，也为本书增添了新的亮点。

再版中主编结合国内外文献及自己的临床经验，在许多章节的后面对一些术式进行了重点点评。该书记录了作者们大量的临床经验及国内外文献相关新进展，内容较第二版更加系统、丰富、全面、新颖和实用，代表了我国泌尿外科手术学目前的最高水平。本书对从事泌尿外科及相关专业的临床医师将是一本重要的高级专业参考用书。

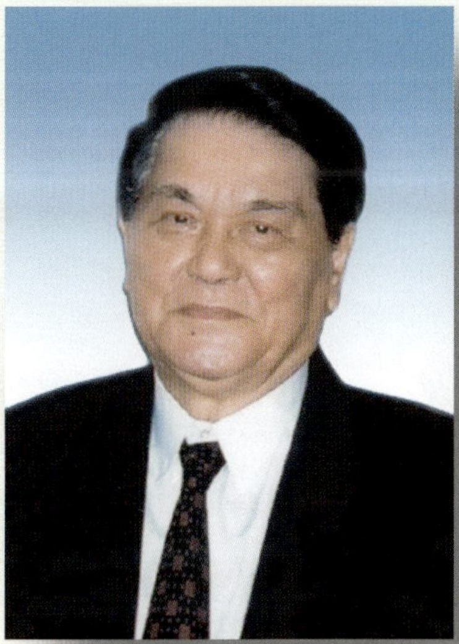

梅 骅 1932年12月出生于广东台山，中山大学外科学教授，博士生导师。1955年毕业于中山医学院，留校任教。1980年赴美国哈佛大学麻省总医院进修，1982年回国。历任中山医科大学附属第一医院泌尿外科主任、主任导师，中山大学附属第二、三医院、肿瘤医院及广东省人民医院泌尿外科顾问，中华医学会泌尿外科学分会第四、五、六届委员会副主任委员，国际泌尿外科学会及美国泌尿外科学会会员，中华泌尿外科杂志副主编，美国Urologic Oncology杂志编委。先后在国内外医学杂志发表学术论文100余篇；主编《泌尿外科手术学》（人民卫生出版社1973年第一版，1996年第二版），获1999年卫生部科技进步二等奖；主编《泌尿外科临床解剖学》（山东科技出版社2001年出版），《泌尿男性生殖外科手术图谱》（湖北科学出版社1994年出版）等学术著作多部。于1972年取得我国首例肾移植手术成功，获1978年全国科学大会奖。改良设计了膀胱黏膜一期尿道成形术及可控性尿流改道等术式。对卡介苗治疗浅表膀胱癌、女性下尿路感染等进行系列研究，取得成果。

1986年应学校派遣创建中山医科大学深圳泌尿外科医院，2003年更名为深圳中山泌尿外科医院，为在经济特区建立新模式的专科医院作出了贡献。至今仍任该院院长，中山大学附属第一医院特聘专家。1988年获得广东省特等劳动模范称号，曾当选为第五、六、七届全国人大代表，第七届省政协委员。1994年获首届吴阶平科学研究奖，2001年获第二届柯麟医学奖。

主编简介▼

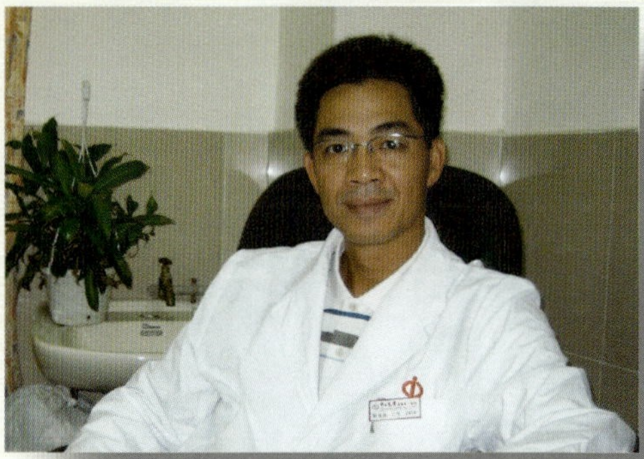

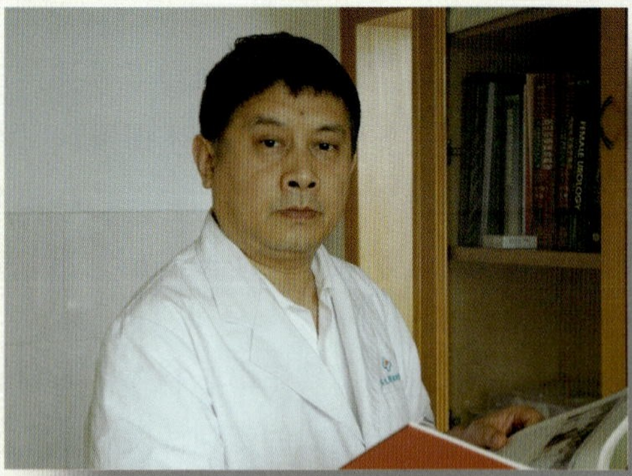

陈凌武 教授，博士生导师。1986年毕业于广州中山医科大学。毕业后留校在中山大学附属第一医院泌尿外科工作至今，1995年获博士学位。2003年12月起任中山大学附属第一医院泌尿外科教授、主任医师、博士生导师、泌尿外科副主任。

在中山大学附属第一医院从事泌尿外科工作20多年，擅长泌尿外科各种疾病的临床诊断和治疗，对疑难病症有较丰富的临床经验。20世纪90年代初独创两步尸肾整块切取法。1993年在国内首先进行保存性功能根治性膀胱切除术的系列研究。上述两项研究获中山医科大学医疗成果奖。2004年在国内率先开展手辅式腹腔镜根治性膀胱切除术。

现兼任广东省中西医结合学会泌尿外科专业委员会副主任委员。先后在国内核心期刊发表学术论文30多篇。参与编写《吴阶平泌尿外科学》、《泌尿外科手术学》（第二版）、《泌尿外科临床解剖学》、《现代外科学》、《新外科手册》、《门诊外科疾病的诊断与治疗》、《新急诊科手册》、《临床肾移植学》等专著20多部。主持国家级和省部级科研项目6项，获卫生部科技进步二等奖、中国高校科学技术二等奖及广东省科学技术进步二等奖各1项，中山医科大学医疗成果奖2项。

高 新 教授，博士研究生导师。现任中山大学附属第三医院泌尿外科主任、大外科主任。1983年本科毕业从事泌尿外科至今。1986年获硕士学位；1994年获博士学位；1994年至1997年在美国耶鲁大学医学院从事博士后研究工作；1997年回国后至今在中山大学附属第三医院泌尿外科工作。1997年获评教授职称。目前为中华医学会广东省泌尿外科分会副主任委员、中华医学会泌尿外科学会腔镜及ESWL学组委员、广东省微创外科学会常委，同时担任《中华腔镜泌尿外科学杂志》（电子版）主编、《中华男科学杂志》、《临床泌尿外科杂志》和《中国内镜杂志》编委。先后在国内外接受严格系统的泌尿外科腔镜技术培训，于2000年在国内首先开展腹腔镜前列腺癌根治术、腹腔镜肾盂成形术、腹腔镜巨输尿管成形术及B超引导下经皮肾镜取石术等微创泌尿外科手术。

承担14项省部级以上科研课题，其中国家863基金（分题）1项，国家自然科学基金2项，共获科研基金资助300多万。先后以第一作者在国内外核心期刊发表论文40多篇，其中SCI收录8篇。主编《微创泌尿外科手术与图谱》，参编《泌尿外科临床解剖学》、《微创泌尿外科学》、《泌尿外科内镜诊断治疗学》、《泌尿外科腹腔镜手术图谱》、《男科学》、《组织培养技术》等著作。

二版序言

1973年本书第一版出书之前，我应人民卫生出版社和作者之邀审阅细读了全稿。并根据他们的意见，在部分章节简要写了我个人的一些经验，以期对读者有所指导和帮助。当时该书共336页。23年之后，即将出版的本书第二版扩大到近千页。我国89位泌尿外科医师与相关学科的同道，分别撰写了各自专长的章节，翻阅新版，感到内容丰富、全面，不仅反映了时代的前进和学科的发展，同时也显示出我国泌尿外科工作不断提高的速度。本书代表了我国泌尿外科手术学当前的水平。

《泌尿外科手术学》第二版的出版是与18年来我国执行“一个中心、两个基本点”的基本国策有密切联系的。没有改革开放，我们不可能及时获得科技信息、掌握新进展；没有经济上的快速发展，我们不可能有财力去建设学科，自己研制和引进必要的仪器设备。

我国泌尿外科的发展是在新中国建立后才真正开始的。80年代起学位制度的建立，国家对教学、科研单位投入的增加，为培养人才、开展科研工作提供了物质基础。广大知识分子，包括泌尿外科医师，在建设有中国特色社会主义理论指引下，激发了建设祖国的热情，力争在国际上占据应有的地位。泌尿外科工作经全国专业人员的团结奋进，在国际受到重视。我国组织召开的多次国际会议，每次都有多个国家多名权威学者前来参加。改革开放以来，我国专业人员不仅能跟上时代，而且在许多方面有自己的见解和贡献。

《泌尿外科手术学》所包括的新领域，新技术充分说明本书达到了较高的水平，与国外类似书籍相比，并无逊色。

谨向外科，特别是泌尿外科同道推荐本书。

吴阶平

1996年10月1日

三版序言

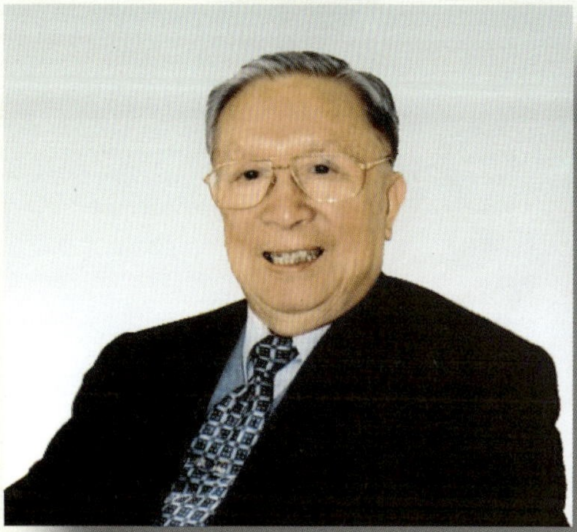

自从本书第二版出版以来的10年间，泌尿外科学进入迅猛的发展时期。随着对疾病认识的深化，以及对病变定性、定位准确性增加，泌尿外科疾病的治疗从手术设计、适应证选择、操作方法等方面产生了不少突破性革新。保存神经的前列腺根治切除术明显地改善了术后性功能；膀胱根治切除及新膀胱术后获得接近正常的排尿功能；根据女性压力性尿失禁发病机制新观点设计的尿道吊带术，简化了手术操作器械的不断更新和完善，机器人在泌尿外科手术中的应用，以及通过远程进行微创手术的实现，使泌尿外科腔内及腹腔镜技术取得前所未有的成就。

本书第三版反映了我国泌尿外科手术学界的当前状况，编者们从国情实际出发，为适应在不同地区、不同条件下工作的医师的需要，保留了第二版已被普遍应用的开放性手术，增加近10年来发展的新手术，系统介绍了泌尿腔镜及腹腔镜手术，从基础理论和实际应用方面加以详述，并配插图说明。在许多章节中加入主编和专家点评，阐述有关的新观点、新方法，丰富了全书内容。

正当现代泌尿外科学蓬勃发展的今天，本书再版具有重要意义，将对规范手术治疗、提高医疗质量发挥积极的促进作用。本书凝聚了作者们丰富的临床知识、创新成果和宝贵的实践经验，同时还凝聚了编者们一丝不苟、辛勤劳动的治学精神。在此，我谨向他们致以衷心的感谢！

吴阶平

2007年10月于北京

▼ 二版序言

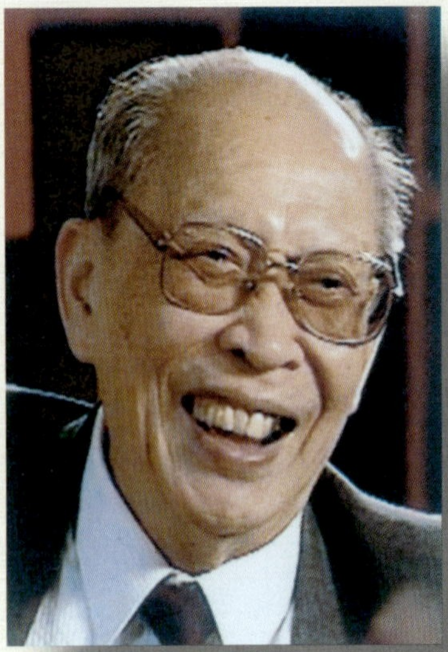

中山医学院(中山医科大学原名)第一附属医院于1973年编写了我国第一本《泌尿外科手术学》，由人民卫生出版社出版。

该书按泌尿外科疾病分类，对每种疾病的手术治疗原则、手术适应证、操作步骤、术中可能发生的问题以及术后并发症的预防和处理等方面作了系统的叙述，附有的插图均由作者自己设计绘画。特别是由吴阶平教授审阅后补写了每种手术的“注意事项”，使该书的内容更加全面、实用。二十余年来该书一直是我国泌尿外科医师主要的手术学参考书，发挥了极大的作用。

80年代以来泌尿外科不仅在理论研究方面，而且在手术技术方面都有了迅速的进展，为了适应和满足广大泌尿外科医师的迫切需要，再次在吴阶平教授的指导和支持下，由梅骅、章咏裳二位教授组织了全国89位富有临床实践经验的同道修订了第二版《泌尿外科手术学》，本书保留了原版“内容全面实用、图文并茂”的特色，但篇幅有了很大扩充，不但介绍了每一手术的各种不同术式，并加以分析评论，还增加了许多新技术、新方法，例如肾血管性高血压的外科处理、肾移植、大网膜在泌尿外科的应用、可控膀胱术、保留性功能的根治性膀胱切除术和前列腺癌根治术、阴茎再造术、阴茎或睾丸假体的置植以及各种有关淋巴系统的手术等。特别是腔道泌尿外科学是近十年发展起来的先进技术，也在第二版中作了完整的介绍，如经尿道的尿道、前列腺、膀胱的冷刀、电切、冷冻、激光手术，微波、射频热疗，支架管的置入，输尿管肾镜检查或手术，以及经皮血管栓塞或成形术，腹腔镜的泌尿外科手术、体外冲击波碎石术等，充分说明了第二版反映了90年代泌尿外科技术的新水平，必将有助于广大泌尿外科医师的临床工作，促进我国泌尿外科事业的进_步提高。

第二版《泌尿外科手术学》的问世欣逢吴阶平教授80寿辰。新版的主编和全体作者怀着万分敬仰和感激的心情，将此书献给吴阶平教授作为80寿辰的祝贺。对这种尊师敬长的美德我个人感到由衷的欢乐和欣幸。

袁法祖

1996年国庆

1996年我为梅骅、章咏裳两位主编的《泌尿外科手术学》第二版写了序，10年过去了，该书累计印数已达73870册，这个印数充分说明了该书是一本很有价值的专科参考书，对我国泌尿外科发展及中青年医生成长做出了重大贡献。

进入21世纪，科技的迅速发展促进了医学科学的更新换代。在外科手术学方面最显著的进展是内镜胃肠手术逐步取代了器官腔内及体腔内器官的开放性手术，而泌尿外科微创手术的进展尤为迅速。随着我国泌尿外科专业队伍不断壮大，以及国内外学术交流日益频繁，传统开放性手术的革新以及内镜微创手术都取得了很大进展，许多方面已接近或达到国际先进水平。近年来通过制定泌尿外科疾病诊疗指南、进行学术交流、举办微创手术学习班、成立培训中心等活动，对现代泌尿外科手术的规范化作了极其有益的工作。

本书第三版组织了国内58位泌尿外科专家、学者，根据各自丰富的临床实践经验，对各种手术的设计原理、适应证、操作步骤、并发症防治等方面予以系统阐述；不但充分肯定了传统开放性手术的实用价值，着重介绍改良术式和新术式，而且用手术彩照加上示意图，清晰描述了内镜和腹腔镜手术步骤，强调手术成功关键及注意事项，帮助读者更好地掌握手术各个要点。

记得1973年本书第一版出版时的情况，所有插图都是梅骅教授亲自设计和绘画的，吴阶平教授还在每一章后加上“点评”。当时我有幸阅读本书第一版的样书，钦佩之心油然而生。今天，本书的第三版问世了，内容新颖、翔实、实用，我十分高兴再次为本书作序，并热忱地向泌尿外科及其相关学科的同道们推荐此书。殷切期望年轻一代泌尿外科医生继续努力，继承老一辈的优良传统和风范，使我国泌尿外科达到世界先进水平。

中国科学院院士

中华医学会外科学分会名誉主任委员

裘法祖

2007年金秋

二版前言

《泌尿外科手术学》第一版出版至今已有23年之久，在这漫长的时间里，泌尿外科手术学经历了一个划时代的飞跃：体外冲击波碎石取代了大部分开放性取石手术；腔内泌尿外科技术的应用从下尿路扩展至上尿路、腹腔及腹膜外间隙；开放性手术也朝着减少创伤、符合生理、改善外观、提高疗效的方向不断革新。许多陈旧的术式已被淘汰，不少新的术式正在推广。技术的进步大大减少了患者的痛苦，提高了患者的生活质量。

本书是以原中山医学院主编的《泌尿外科手术学》为基础，邀请了国内泌尿外科老一辈专家和中青年作者参加编写，大大充实了原书内容。本书共分为六篇，29章，186节。第一～五篇按器官分类，第六篇介绍体外冲击波碎石及腔内泌尿外科技术。全书共介绍了300多种手术。本书有下列特点：作者根据自己丰富的经验，结合国内外进展，编写出已被公认的传统手术和改良术式，其中不少是作者自己设计或改良的新术式；各种重要手术是从设计原理、解剖概要、适应证、术前术后处理、手术操作步骤、困难情况处理及并发症防治等方面详加叙述，使读者对手术的了解能有一定的广度和深度；手术插图基本做到表达准确，重点突出，形象美观；编写内容力求做到系统介绍本领域的基本知识和最新进展，结合我国实际状况，兼顾普及与提高，以供各阶层临床医师参考。

本书在编写中承蒙吴阶平教授对其指导思想、具体安排和对重要内容的评价等方面进行了诸多的指导。插图大部分是由曲孟泰教授、李平医师和苏诚讲师设计、修改并绘制的。还有一部分是第一版的绘图者李荣增医师在1982年根据笔者的意见绘制的。

本书尚有许多不足之处：因篇幅和编者能力所限，未能充分反映本领域的新进展；由于初期对编写要求不够具体，部分章节内容尚欠详尽，插图质量有待改善；本书内容在很大程度上是反映作者惯用的术式和方法，读者仍需参考更多资料，从实践中总结经验，加以提高。殷切期望读者们对本书提出宝贵意见。

三版前言▼

自从20世纪80年代体外冲击波碎石技术问世，以及随后的上尿路腔内技术与腹腔镜手术应用和推广，使泌尿外科手术学进入了新纪元。现代影像学、介入技术及新型手术器械的应用，使肾上腺以及腹膜后泌尿生殖系器官的病变多能用微创手术治疗，大大减少了手术创伤，加速了康复，使疗效大为改观。

本书第1版于1973年出版，当时我国泌尿外科正处于建立初期，适值文革期间，国内专业科技参考图书十分匮乏。编者们收集了临床工作及下乡医疗的实践经验，参考了仅有的几本陈旧的外国专著，在吴阶平院士的指导和亲自参与以及北京医学院吴文斌教授的热情支持下，共同完成了我国第一本《泌尿外科手术学》。

1996年我国正在大力进行经济建设，发展科学技术，医学科学蓬勃发展，泌尿外科专业队伍日益壮大，现代泌尿外科手术学由萌芽进入成长阶段。一大批泌尿外科专家借鉴并引进了国外先进技术，推广应用并有所发展。本书第2版记录了该时期我国泌尿外科专家完善传统手术和应用现代新技术的实况，对推动发展现代泌尿外科手术学起到了积极作用。本书不仅受到广大专业同道的热情支持和认可，至今累计印数已达73870册；同时还荣获了1998年卫生部医药卫生杰出科技著作科技进步奖二等奖。

从本书第2版出版至今又经历了10个年头，我国现代泌尿外科技术的基础研究和临床应用取得很大进展，不少成果已涉足国际舞台，形成了中国特色的泌尿外科手术学。本书再版修订中组织了国内著名的泌尿外科专家撰写各自专长的手术经验，不仅介绍了开放性手术的新进展，还对传统手术进行了科学中肯地评价。遵循理论与实际相结合，传统与现代相结合，普及与提高相结合的原则，3版书中删除了第2版中设计不合理、方法过时、疗效不确实的或少用及已淘汰的术式，重点介绍近10年来发展的改良方法和新手术。从手术设计原理、适应证选择、操作要点、术前术后处理、并发症防治等方面予以阐述，用清晰的插图加以说明。主编结合相关文献对一些手术做了重点点评，以开拓读者的视野。

因篇幅所限，作者们未能尽言。又因编辑人员水平所限，内容难免有未能完善之处，祈盼读者们见谅，同时亦渴望各位同道多提宝贵意见。

本书得到了吴阶平院士和裘法祖院士的亲切关怀和支持，他们虽年事已高，但仍热情地为本书作序，予以肯定。对此，我们深表谢意！再版中还得到中山大学附属第一医院、第三医院泌尿外科、深圳中山泌尿外科医院的年轻医师，以及姚莉芬、张卉和詹皇南技师的热情帮助。李荣增、李平、张炎医师为本书绘制了部分精美插图，谨此致以衷心地感谢！

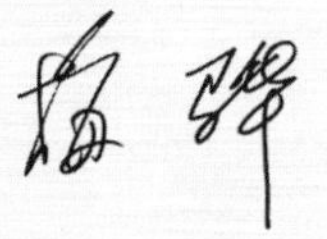

2007年7月于广州

目录

上篇　泌尿男生殖系开放性手术

下篇　泌尿系腔内及腹腔镜手术

上篇

泌尿男生殖系开放性手术

(open surgery of the urinary and male genital tract)

上篇内容是在第二版的基础上，组织国内著名泌尿外科专家共同编写而成。近10年来泌尿外科手术发展迅猛，微创的腔内及腹腔镜手术取代了大部分腹部、腹膜后开放手术，达到创伤小、痛苦少、恢复快、疗效好等目的，但也带来不少问题，如设备、器械及消耗品昂贵，医疗费用高、操作失误会发生严重并发症、肿瘤根治及尿路成形手术的远期疗效尚难评价，且基层医院难以推广应用。因此，许多专家认为肿瘤根治切除和尿路成形手术仍以开放手术疗效最为可靠。

上篇开放性手术是泌尿外科手术的基础，它经历了长期的实践、改良、随访和科学评价。该篇内容涵盖了泌尿外科的经典术式，介绍了开放手术的最新进展，并对传统手术进行了临床的科学评价。删除了第二版中较少应用的术式，补充了改良新术式，重点介绍了近十年发展的改良方法和新术式，在减少创伤、减少出血、提高疗效、改善美容等方面进行了改良创新，并向着保存神经、保留和重建器官、恢复功能等方面发展。每种手术从手术设计原理、适应证选择、操作要点、术后处理、并发症防治等方面予以阐述，并用清晰精美的插图加以辅助说明，以帮助读者学习和掌握。主编结合国内外文献及自己的经验，对一些术式进行了重点点评，这也是本书内容的一个新亮点。开放手术篇较第二版内容更加系统、丰实、全面、新颖和实用，对年轻的泌尿外科医生学习和掌握开放性手术、熟识泌尿外科手术的基本原则和基本操作，以及学会如何避免和处理并发症有着极为重要的临床参考价值。

(陈凌武　梅　骅)

第一章

泌尿外科手术的一般问题

the principle of urological surgery

第一节 开放性手术在现代泌尿外科的地位

the status of open surgery in comtemporary urology

【梅 骅】

自20世纪80年代以来，泌尿外科手术学迅猛发展，迈进了新的纪元，微创手术成为当今潮流，腔镜手术可取代大部分腹部、腹膜后开放性手术。随着器械优化，技术改进，经验积累，可达到创伤小、痛苦少、康复快、疗效好等目的。但也带来不少新的问题：微创手术需要高值的医疗设备、器械和耗能；操作失误会发生严重并发症；肿瘤根治及尿路成形手术的远期疗效尚难评价；医疗费用明显提高。即使在发达国家，腹腔镜手术、机器人手术逐渐被推广应用，仍有不少专家认为开放性肿瘤根治切除和尿路成形手术比腔镜手术更为安全、可靠。发展中国家经济水平较低，开放性手术仍占重要地位。

开放性手术视野大、显露好、器官和组织辨认清晰，手助显露、分离和处理意外情况，锐性分离处理严重粘连，不会灼伤邻近组织。开放性手术可作广泛手术探查，易处理体积较大病变，能完成腔镜下不能处理的复杂手术。外科医师必须首先学习和掌握开放性手术，认清正常和异常解剖结构，熟识外科手术的基本原则和基本操作，学会如何避免和处理手术并发症。然后认真做好微创外科技术的基础训练，循序渐进地开展微创手术。

开放性手术是泌尿外科手术的基础，经历长期实践、改良、随访和科学评价。开放性手术也在向着减少创伤、减少出血、提高疗效、改善美容等方面加以改良；一些手术在向着保存神经、保留或重建器官、恢复功能等方面发展。本书第三版删除了较少应用和已被淘汰的术式，补充了改良的新术式。新手术从设计、应用、推广及评价要经历很长一段时期，本书介绍的新术式并非完美无缺，临床上尚有不少争论，学者们在使用过程中应结合实际情况，予以选择、改良、随访和评价，一些传统手术也并非金标准，要通过实践加以完善。

医学科学发展使疾病诊断的准确性提高到新的水平，能够确定疾病的性质、部位和侵犯范围，能估计其发展趋向及预后。对疾病的治疗方法已发生很大变化，药物治疗、生物治疗、物理因子治疗，以至基因治疗在一定程度上替代了手术治疗。多专科综合治疗比单纯手术治疗可能更为有效。一些进展缓慢的疾病还可以采用警惕地观察、待机治疗方案，避免过度治疗带来负面影响。目前，手术仍然是治疗泌尿外科疾病的重要手段，开放性手术仍占有重要地位。开放性手术的改良与创新促进了微创手术的发展，开放性手术为微创手术并发症提供补救的治疗方法，能够解决微创手术不能解决的临床问题。在微创手术兴起的今天，不能忽视对开放性手术的培训、应用和改进。

第二节　泌尿外科手术策略、技巧及手术风险评估

the evaluation of strategy, skill and risk in the urological surgery

【陈凌武　梅　骅】

随着泌尿外科器械及影像学技术的进步，泌尿外科已经基本上不存在探查手术。我们已能在术前作出明确的诊断，并作出相应的手术计划、手术入路及手术方式。本节内容主要为年轻的泌尿外科主治医师而叙述的，目的在于使他们对泌尿外科手术中一些重要的、容易被忽视的方面有一定的了解。

一、手术策略与技巧

首先是手术方案。应选择最佳术式，计划手术步骤，参考手术学中对每一个手术描述的总体方案。如能在术前的晚上在脑中将手术步骤演示一遍，将会使第 2 天实际进行的手术变得更加准确和容易。这就是手术前应该制定出来的策略。然后需要的是手术技巧。根据手术中遇到的各种情况调整策略。良好的暴露是成功的开始，而且要注意在正确的手术平面、自然的组织平面进行分离，避开分离困难的平面及血管丰富的区域。外科医生是无法速成的职业，手术技巧并不是一朝一夕便可以掌握和达到完美的，要经过长期临床实践的钻研和磨炼，才能体会其精髓，不能将手术速度与手术技能等同。应参考一本好的有关泌尿外科手术方面的参考书，从教科书或期刊文章中复习手术的整个过程，术前应了解患者病变部位的解剖和功能，在进行不常见的手术前更应如此。依靠上级医生的示范以及自己手术的实践和感受，才能做到熟能生巧。做手术是讲感觉的，很多绝妙的手术技巧只能意会、体验，不能言传。因此，应多去实践、感受和体验。手术后回顾一下自己手术操作中的不足之处，对术后患者病情进展的评估和判断、术后并发症的发生及处理，以及提高自己的手术技巧均有极大的帮助。

手术技巧目前仍无法量化评审。现在许多医生往往更注重的是论文、学术成就、行政头衔或学术团体的职务，这些能给医生带来名气，可以量化对比，评选甚至获奖；而精湛的手术技巧给外科医生带来的常是病人的认可，无法去量化评选，临床上往往得不到足够的重视；但手术技巧对外科医生的医术风格、对病人的治疗效果及医疗质量将起到决定性作用。

著名的泌尿外科专家吴阶平院士曾教导我们，成长的途径就是实践、思考、知识三结合。实践在前，说明外科医生只有在临床实践中不断磨炼，提高手术技能，认真思考，才能更好地处理疑难病例，减少手术失误、避免手术并发症，从而降低医疗风险和投诉。

此外，外科医生手术时必须进行理性操作，面对压力必须控制情绪，不要发脾气，不要屈服于压力。意志坚定，动作果断。手术操作要细致，彻底止血，关闭死腔，充分引流。从已知区域向未知区域进行分离，保持术野充分暴露和有充足的光线；最后，保持责任心直至患者完全康复。

二、手术风险评估

外科手术是一项非常艰苦的工作，在给病人治疗疾病时，同时也造成了病人不同程度的身体创伤和

痛苦;在病人恢复健康的过程中,病人有出现并发症的风险甚至付出生命的代价。因此,术前应评价手术的风险,判断手术的危险性是否大于益处;要确信术后病人能够存活足够长的时间,这样去冒风险才有意义,而且还要充分考虑手术能否安全地进行。

使用美国麻醉师学会推荐的身体状况评估表(表 1-1)来评估患者的风险级别,有助于判定患者的风险程度。评估为高风险者,病人往往不能耐受手术。此外,还需要考虑病人的年龄、营养状况以及有无各种慢性疾病。

表 1-1 风险评估

	低风险	中等风险	高风险
贫血(**Hb**)	11～12**g/dl**	8～10**g/dl**	<8**g/dl**
肌酐	可逆转	——	不可逆转
脑血管意外	>6 个月	3～6 个月	<6 个月
糖尿病	轻	中	未控制
高血压	150/90**mmHg**	200/120**mmHg**	280/150**mmHg**
心脏传导阻滞	不完全性	——	起搏器
心肌梗死	>6 个月	3～6 个月	<3 个月
呼吸道梗阻呼吸困难	重体力活动时	一般体力活动时	休息时

患者心脏状况的评估非常重要,术后 2 天内死亡原因主要由于心脏功能失调引起。心脏功能的状况决定患者耐受手术的程度。因此,术前应详细评价患者的心脏情况。与术后风险有关的因素有心衰、心律失常、手术类型、年龄大于 70 岁、大动脉狭窄及全身情况欠佳者。对于有心肌梗死病史的患者,手术应在心肌梗死后 6 个月以后再进行。由于手术后 7 天内部分患者可再发生心肌梗死,且约一半患者的心肌梗死在发作时并无胸痛表现,因此,术后应对高危患者进行持续的心电监护和心肌酶的测定。

对患者营养状况的正确评估,对减少术后并发症发生有积极的指导意义。一些慢性病患者,近期体重下降超过 10%会增加并发症的危险性。如血浆蛋白过低、贫血、营养状况差的患者,需要改善他们的营养状况,以避免术后出现切口愈合困难及功能障碍。静脉高营养的输入可显著降低术后并发症的发生及术后死亡率。

此外,外科医生还应与麻醉师一起评估所施行的手术方式、患者的心肺功能以及对手术的耐受程度,提供患者的病史、体检资料以及既往手术的情况,共同做好术前准备。

三、术前谈话技巧

术前谈话看似是临床诊治过程中的一个小问题,但却蕴涵着深奥的学问和哲理,体现出一个外科医生的医术、医德和责任心。而且,它对促进医患交流、改善医患关系、减少医疗纠纷具有非常重要的作用。主刀、主诊医生应给予足够的重视。

如何更好地进行手术前谈话,应成为每一个外科医生必须重视的问题。一个优秀的外科医生,不仅要做好手术,同时还要重视术前谈话技巧和艺术。实际上,主诊医生在医疗过程中的一言一行,患者都在观察着和感受着。我们要牢记吴阶平院士的名言:“一切为了病人、为了一切病人、为了病人一切”;只有全面掌握本学科的知识和最新进展,同时了解不同患者及其家属的知识文化背景的差异,才能做好术前谈话工作。

术前谈话首先必须提前通知患者及其主要可负法律责任的亲属或单位负责人,约定明确的谈话时间和地点。主持术前谈话的外科医生必须是非常熟悉患者病情的主治医生,危重患者或重大、复杂手术需科室或院负责人参加。

术前谈话内容一般包括患者疾病的诊断情况、手术治疗的必要性、手术方式选择依据、术中和术后并发症及意外情况、拟采取的预防术中和术后并发症及意外情况的有效措施、手术治疗的预后和经费估计等方面。

术前谈话的目的是要通过谈话，让患者及其家属了解到以下几点：

1. 外科手术治疗的集体团队精神和作用。谈话一定要向患者及其家属强调外科治疗的集体团队精神和作用，不要过分强调医生个人的作用，否则会造成患者的误解，也不利于外科治疗集体的团结。

2. 赢得患者及其家属对医疗服务和医疗水平的信任。谈话时外科医生一定要采用通俗易懂的语言，真诚客观地讲述对该患者的主要诊断过程及诊断结果。要充分向他们介绍自己在诊断、治疗该疾病的过去经验，充分介绍参加治疗组医生、护士的能力和信心，目的是让他们感受到手术前我们对患者的病情认真负责、诊断准确、信心充足、准备充分。让患者及其家属感受到我们医疗服务和医疗水平的特色和水平，从而使他们相信手术成功的可能性大，树立战胜疾病的信心。

3. 让患者感觉到他已享受到最科学合理的疾病诊断和治疗。医生应该将每一种治疗方法的优缺点，用通俗易懂的语言，设身处地向他们讲解清楚，科学地帮助患者选择。在这过程中，医生一定要实事求是，避免根据自己的兴趣去诱导患者接受某种手术方法。

4. 手术治疗的必要性和风险性。有些疾病从疾病本身来说必须手术治疗，但我们必须还应考虑患者的年龄、全身状况、家庭和社会经济状况。对手术的必要性和风险性的关系问题许多患者及其家属不一定理解，甚至产生误解。因此，术前谈话一定要帮助他们充分理解手术必要性和风险性的关系，以便合理决策诊治方案。

5. 消除对手术风险的恐惧心理，了解医生防御风险的措施和能力，以及抵御风险能力的有限性。患者及其家属在手术前谈话签字时有两种心理状况：一是对手术的风险性非常恐惧；一种是认为这是医院的常规手续，甚至认为是外科医生吓唬患者，推卸责任，被动接受。对于前者，我们一定要反复强调手术的必要性，为取得手术成功，必须充分估计可能发生的风险，对每一种风险可以通过过去发生的概率和我们具备抵御风险的措施和能力来消除他们的恐惧心理，增强患者战胜疾病的信心。对于后者，外科医生在谈话前要特别强调谈话、签字并不是为了推卸责任，而是尊重患者的知情同意权，患者有对手术治疗的选择权利。重点要谈从目前医学现有的水平对有些手术风险的抵御能力是有限的，让他们对手术可能出现的一些并发症和意外情况有一种心理准备或可否接受，希望得到患者的理解并同意手术。

6. 综合和持续治疗的可能性。由于不同疾病的发展规律和生物学特点不同，手术治疗可能只是治疗的一部分。因此，术前谈话时，应该让患者及其家属知道术后综合和持续治疗的必要性和可能性，表明手术治疗仅是该种疾病治疗的一部分，可能还需要进一步的随访观察或治疗，如非肌层浸润性膀胱癌手术后的膀胱灌注以及定期膀胱镜复查等。

7. 手术治疗效果的迟后表现性和不可预测性。

外科医生对患者的预后评估决不可忽视。由于不同疾病的特点、个体差异和病程进展的不同，手术治疗的效果可表现为有迟后表现性和不可预测的特点。因此，术前谈话时，对有些疾病的手术治疗效果的迟后表现性和不可预测性，一定要提前告诉患者及其家属，使患者对预后有充分的认识和心理准备。

总之，外科医生在临床工作中一定要不断改进术前谈话的方法，提高自己的谈话技巧和艺术。

参考文献

1. Frank Hinman, JR. Surgical basics. In Frank Hinman, eds: Altas of urologic surgery(2th ed). Elsevier, 2005, 1:1-16
2. 夏溟，袁铭，李汉忠. 手术前谈话的内容、技巧和艺术. 中华泌尿外科杂志，2004，25:142-143

第三节 泌尿外科患者围术期处理

【陈凌武 王道虎】

正确合理的围手术期处理，是保证手术成功的重要环节。围术期处理主要是以手术为中心，包括术前、术中、术后的处理。术前处理的目的是使患者以最佳状态进入手术，能够安全的耐受手术，保证手术成功;术后处理的目的是使患者尽早恢复健康。围手术期处理是从手术的整体来考虑,包括患者的体质与精神的准备,手术方案的选择,特殊情况的处理,术后并发症的预防和处理等等。一名合格的泌尿外科医生,不仅要有熟练的手术操作技能,还应该掌握系统的围手术期处理知识。

一、术前处理

(一) 完善术前检查

1. 一般检查　血、尿、粪三大常规,血型测定,出凝血时间,肝、肾功能测定,肝炎、梅毒、HIV 等传染病的筛查,胸透/片,心电图等。

2. 特殊检查　超声、KUB、各种造影、CT 及 MRI 平扫+增强、核素肾图等。根据病情需要,选择必要的检查方式。

(二) 患者的准备

根据患者全身情况、外科病变对患者全身的影响,是否伴有其他器官功能障碍等,完成对患者术前风险的评估,并对患者进行相应充足的术前准备,使之能耐受所施行的手术。

1. 一般准备　吸烟者术前 2 周停止吸烟; 停用阿司匹林及维生素 E 等影响血小板功能的药物 2 周;训练患者正确咳嗽、咳痰和床上大小便;向患者解释术后的饮食、体位、给氧、导尿、各种引流以及可能出现的切口疼痛及其他不适等。必要时给以心理指导,消除恐惧心理。

2. 改善全身状况　纠正贫血,补充血容量,维持水电解质及酸碱平衡,改善营养状况和低蛋白血症,维持重要器官功能。

3. 特殊药物准备　如嗜铬细胞瘤 α 受体阻滞剂的治疗;原发性醛固酮增多症患者的螺内酯和钾盐的治疗;皮质醇增多症的皮质激素的补充治疗等。

4. 术者应提前进入手术室,检查患者影像学资料是否齐全。施行肾脏手术前,必须核对患肾的准确部位,切莫摆错体位。

5. 术前患者体温升高、呼吸道感染、手术区皮疹、月经来潮及手术切口周围感染,非急诊患者,一般都需暂缓手术。

(三) 特殊情况下的术前准备

1. 心脏疾病　伴有心脏疾病的患者不能耐受手术,需与内科、麻醉科共同研究,作好术前准备。准备要点:

(1) 纠正水、电解质紊乱,特别是低钠及低钾血症,术中易发生心律失常及休克,术前应以纠正。

(2) 纠正贫血。

(3) 控制心律紊乱。

(4) 对心梗患者,手术应推迟至 6 个月后。

(5) 高危患者需在术前常规行心肌酶测定、超声心动图等检查,必要时应用洋地黄药物。

2. 肝脏疾病　肝功能损害常降低手术耐受力,增加手术风险。准备要点:

(1) 行各种检查来评估肝功能损害程度。

(2) 给予高糖、高蛋白饮食,以改善全身状况,增加肝糖原储备,必要时输入浓缩白蛋白以提高血浆蛋白量。

(3) 小量多次输入新鲜血浆及纠正贫血及增加凝血因子。

(4) 补充 B 族维生素及维生素 C、K。

(5) 给予护肝药物改善肝功能,减轻黄疸程度。

3. 肾脏疾病　肾功能损害影响手术耐受力,增加手术风险。准备要点:

(1) 术前检查各项肾功能,以了解肾功能损害情况。

(2) 及时纠正水电解质酸碱平衡紊乱,补充血容量。

(3) 避免使用肾功能损害的药物。

(4) 避免使用能降低肾脏血流灌注的升压药物。

慢性肾衰竭引起水电解质紊乱及酸中毒者,术前应透析治疗,纠正高钾、低钠以及酸中毒情况,注意透析时用无肝素透析,以免术中出现严重的出血;对于慢性梗阻引起的肾功能损害,术前应通过肾穿刺造瘘或导尿改善病人一般情况后,再行手术解决引起梗阻的病因。

4. 呼吸功能障碍　呼吸功能障碍患者,常无法耐受手术。准备要点:

(1) 吸烟患者停止吸烟 1~2 周。

(2) 鼓励患者多练习深呼吸和咳嗽,增加肺通气量和引流。

(3) 应用支气管扩张剂,增加阻塞性肺功能不足患者肺活量。

(4) 痰液浓稠患者,可给予化痰药物、雾化吸入、抗感染治疗、体位引流等处理。

5. 糖尿病　糖尿病患者手术耐受力差,未控制之前,显著增加手术危险性。准备要点:

(1) 术前详细询问病史、体检及相关实验室检查,确定糖尿病程度。

(2) 饮食疗法控制血糖正常水平,尿糖在+~++。必要时口服降糖药或注射胰岛素。

(3) 纠正水电解质平衡失调。

(4) 术晨空腹血糖测定;禁食,静脉滴注 5%~10%葡萄糖注射液 1 000ml,以防止因饥饿所致酮中毒。

(四) 特殊病人的处理

1. 老年患者　老年患者由于疾病关系,常有低蛋白血症、贫血、维生素缺乏的功能,术中易发生休克及心力衰竭,术后易发生切口裂开和感染等。准备要点:

(1) 除详细询问病史及仔细体检外,应对患者的营养状况、各重要器官功能全面检查,并对患者的疾病性质,全身健康状况,对手术的耐受性,麻醉及手术方式的选择等,作一较全面的计划,并进行细致的准备。

(2) 注意口腔卫生,全身麻醉前,应将义齿取出。

(3) 男性患者,应检查前列腺,如有肥大及尿潴留,手术前酌情处理,以免术后发生尿潴留及泌尿系感染。

(4) 麻醉前用药量应减少,衰弱者不宜用镇静剂。

2. 小儿患者　小儿患者重要器官发育不完善,应急和代偿能力较差,术前应认真准备。要点如下:

(1) 纠正水电解质酸碱平衡失调。

(2) 婴儿常有出血倾向,术前常规注射维生素 K。

(3) 除非需要,一般不给抗生素。

(4) 麻醉前按体重给予镇静药物,一般 6 个月以内婴儿不给。

(5) 禁食患儿,术前可静脉滴注 5% 葡萄糖注射液,增加肝糖原储备及防止缺水。

3. 妊娠病人　妊娠病人施行非产科手术时,有可能导致流产或早产,然而在考虑疾病的处理时,必须将对母婴的影响放在首要考虑。妊娠病人术前应:

(1) 纠正贫血:首先判断贫血的程度,做好输血的准备,一般要求术前将血红蛋白调整到 90g/L 以上。

(2) 纠正水电解质及酸碱平衡:根据血液生化检查的结果,调整钾、钠、氯以及 CO_2 结合率至正常范围。

(3) 纠正病人营养状态:纠正低蛋白,术前给予葡萄糖、氨基酸等,以利于术后伤口的愈合。

(4) 应用对母婴影响小的抗生素及镇痛药物,如青霉素;而对可以影响听神经的氨基甙类药物、影响骨骼及牙齿发育的四环素、可能导致畸形的甲硝唑、异烟肼以及喹诺酮类抗生素则不用。

二、术后处理

(一) 一般处理

保护各种管道,密切观察引流量及性质;安排合适体位;定时测量体温、血压、脉搏等生命体征;监测血生化电解质;记出入量;吸氧、心电监护等。

(二) 饮食和输液

施行肾上腺、肾脏、输尿管、膀胱、前列腺手术患者术后一般禁食2~3天,待肠蠕动恢复,肛门排气后方可进食。

禁食期间静脉补充水分和营养。补液量=生理需要量+已丧失量+额外丢失量。慢性肾功能不全的患者,需注意维持足够尿量和电解质平衡,以防尿毒症及酸中毒。

(三) 活动和起床

1. 术后病人,原则上应早期下床活动,预防下肢静脉栓塞和肺部感染等术后一般并发症的发生。对有休克、高热、心力衰竭、出血、严重感染、极度虚弱及肾修补术、肾部分切除术、肾实质切开取石术、多囊肾去顶减压术、肾固定术、隐睾下降固定手术等不宜早期下床活动。

2. 对不能离床活动的患者,活动可由轻到重,由少到多,除先在床上活动四肢外,还应鼓励和协助病人定时翻身和咳嗽。

(四) 伤口处理

注意观察伤口渗血、渗液情况;保持伤口敷料清洁,及时更换辅料;必要时可用酒精湿敷。切口一般1周拆线,有感染时应提前拆开,充分引流;年老体弱及皮质醇增多患者应延迟拆线。

(五) 疼痛的处理

小手术后,能进食者,适当服用镇静和止痛剂;较大手术后可留置镇痛泵。

(六) 抗生素的使用

对于清洁手术,由于感染发生率低,一般不主张预防性使用抗生素,如果使用,在术中使用1次,术后使用1次即可。而对于术中有可能污染术野的手术,术后应即刻使用抗生素。对于术中留置导尿管,术前行输尿管插管或逆行造影的病人,抗生素的使用是必须的,而且术后也应持续应用3~5天,以防发生菌血症。而对于需要同时肠道手术的病人,如膀胱切除膀胱替代的病人,抗生素的使用不只是预防性应用,而且有治疗的作用。泌尿系统内镜手术的增加,虽然减少了对病人的创伤,但相对于开放手术来讲,没有减少感染的机会。由于泌尿外科内镜操作系统与外界直接相通,术中需持续冲洗以保持良好的术野,引起腔内压力的增加,可能会导致细菌直接进入血流,引起菌血症,因而,术中及术后均需应用抗生素治疗。对于那些有心脏瓣膜置换以及体内有假体的病人,术前也应预防性使用抗生素。对于所有的泌尿外科大手术,均应常规术中及术后使用抗生素预防感染。

对于一般的小手术,采用口服或肌注应用抗生素已经足够,而且方便,不增加病人的痛苦和不便。而对于中、大型手术,由于手术过程及术后需要静脉补液,因而采用静脉给药比较方便,不会额外增加病人的痛苦。在病人进食停用补液后,改为口服用药。

抗生素的使用原则,在泌尿外科一般首先选用对肾功能没有影响或影响小的抗生素,例如青霉素类抗生素、头孢类抗生素和喹诺酮类的抗生素。原则上首先使用价格便宜,低级别的抗生素,如青霉素和二代头孢类抗生素,只有在上述抗生素没有效果的情况下,才选用更高级别的抗生素,如三代头孢。对于氨基甙类等可以损害肾功能的药物尽量不用或者少用,应用时一般不超过5天,对于肾功能已有损害者应禁用。

(七) 术后并发症的处理

详见各章术后并发症的处理。

(八) 术中注意的事项

详见各手术章节内相关内容。

第四节 伤口引流管的处理

【魏 辉】

"引流"顾名思义就是引液体从创面往外流。倘若手术后创面有异常液体积聚就可能导致手术后感染、粘连等并发症,恰当地放置引流物,能确保手术的成功。而引流物选择不恰当常常影响治疗效果。

一、引流的利弊

引流的目的就是要设法把“渗液”引至体外。但是我们要认识到引流具有双重的作用：既有利于将积聚的尿液，血清和脓液排出体外；同时也为细菌从体外进入伤口提供了途径，组织可能因此受到污染。另一方面，引流不单纯是一种物理现象，引流物同时也是一种异物，可刺激人体引起局部组织液、淋巴液的渗出，在带来抗体与补体、控制感染的同时，也引起机体的纤维增生，最后形成粘连。因此，是否放置引流应该综合其利弊加以考虑。一般来说，泌尿外科放置引流的最重要作用是预防、防止术后血清、尿液等容易引起感染的液体积聚，尤其在尿路切开的病例引流显得特别重要，总的来说利大于弊。

二、引流物的种类和引流的方法

常用的引流物有胶片、胶管(包括橡皮管和乳胶管)、硅胶管等。引流的方法主要有两种：被动引流和主动引流。被动引流靠伤口内的压力或大气压的虹吸作用将液体引出体外，包括常见的胶片引流、烟卷引流条、彭罗斯(Penrose)引流管和胶管引流等，多数泌尿外科的伤口均使用被动引流。主动引流依赖外界的吸力将液体吸出体外，如胶管双片引流和双套管加负压引流。

1. 胶片引流或烟卷引流　是利用毛细管现象和虹吸作用将渗出液外引，当渗出液比较稀薄时效果较好，一般手术后24~48小时内拔除。如果渗液比较黏稠则容易堵塞，这种情况下可同时放置胶管引流，称为多种引流，两者可以互为协同，效果更好。

2. Penrose引流管　是指去除烟卷引流内芯的胶皮管，用于分泌物较少的创面，液体沿管内和管周空隙向外引流。

3. 胶管引流　胶管柔软，富有弹性，牵拉不易断且价格便宜，是平时最常用的引流材料。目的是使各种渗出液、脓液顺管道往外流，用于低位引流或合并冲洗时效果较好。

4. 硅胶管引流　硅胶管的组织相容性好、刺激小，但相对较昂贵，多应用于作尿道支架。如果作为伤口引流，要注意它引起组织形成瘘管的时间比胶管长，一般的胶管引流10~14天在组织中就能形成比较完整的窦道或瘘管，拔除胶管后可以沿着此瘘管更换引流管；如果应用硅胶管，由于它对组织刺激小，可能需要21天以上才形成瘘管，如果术后短期内要更换引流管需先放置导丝，否则可能拔除导管后找不到原来的瘘管而无法顺利更换。

5. 胶管双片引流　对伤口严重污染病例，应用此方法引流可预防切口感染。使用方法：取1根消毒的普通软质胶管，长度比切口长约1cm。从一端中间剪成两片至另一端，留约1cm长不作剪开。待切口冲洗完后，将其一片放在腹壁肌层下，另一片放在皮下。将没剪开的一端露出皮肤，与皮肤的缝合线固定在一起接引流瓶，术后48小时拔出。这种引流方法比较简单，效果满意。

6. 双套管加负压引流（唧筒式引流 Pump drain）　利用外接的负压吸引器或负压瓶将伤口内渗液吸出体外，由于空气不断从气道进入又从内管吸出，循环不止，所以内管不易堵塞，引流效果好，较黏稠的液体也能吸出，消灭死腔最彻底。常用于手术后渗出液多、残留空腔难以通过自身组织充填，需借助负压来引流和闭合空腔的创面。

三、放置引流物需要注意的问题

引流失败常常是多方面因素造成的。在置放引流时，应结合病人的具体情况和病变器官的性质、范围及严重程度，来置放各种引流物。

1. 部位的选择　部位选择很重要，部位选择不好，不仅达不到彻底引流的效果，反而引起不良反应。引流管端应放在病变部位的下边附近，但是不要太靠近吻合口，以免影响伤口愈合。

2. 引流物最好不要从手术切口中引出，以免感染切口。引流口应选择在伤口外侧、仰卧时位置最低、便于引流的位置,同时注意避开腹壁血管和肋间神经。引流口须松紧合适,以防压迫或扭曲引流管,使引流不充分。

3. 引流管的选择和数目　渗出液的性质和量的多少也对引流有一定的影响,所以引流管的数目可根据情况而定,不要太计较引流管数目的多少,目的是彻底引流。一般来说,稀薄渗出液、尿液黏稠性小,容易引出,如果引流量不多一般放置烟卷引流;如估计术后引流量大则应放置1~2条胶管引流,胶管末端应剪1~2个侧孔,侧孔太少则容易堵塞而失去引流作用等。血性渗出液黏稠性较大,需要放置胶管或负压引流。

4. 引流管的更换　伤口引流一般于术后2~5天引流液减少后逐步去除,如引流物未见明显减少,感染不能控制而化脓,则香烟引流管就失去作用,应更换胶管引流,同时取引流物做细菌培养,根据药敏结果选择应用抗生素或进行冲洗,保证彻底排出渗出液,根据病情逐步将引流管往外拉出,以缩小死腔。

5. 因上尿路或膀胱手术切口漏尿放置负压引流管长期抽吸会妨碍愈合,当瘘孔周围已发生粘连,尚未形成瘘道前停止抽吸,漏尿会逐渐减少,更换凡士林纱布引流让肉芽组织从瘘道底部向外生长,避免伤口过早闭合导致分泌物积存。

四、引流的并发症

1. 引流切口感染和瘘管形成　引流外口是污染的,当拔除引流管后,应于皮下置放凡士林纱布条引流、换药,避免腹壁感染。

2. 引流管压迫或刺激吻合口,可引起缺血、坏死或穿孔。

3. 引流物缩回体腔或断裂　所有引流管都应注意滑脱或断裂,应该在引流口旁用丝线固定后缝合在皮肤上,防止引流管缩回体腔或脱落。剪侧孔时不要超过管腔直径的1/2,以防胶管扭曲或断裂,增加病人痛苦。

第二章

肾及肾上腺解剖及手术入路

surgical anatomy and approaches of the adrenal glands and the kidney

【梅 骅 陈 炜】

第一节 肾脏的外科解剖学

surgical anatomy of the kidney

肾脏是一对重要的腹膜后器官，位置相当于第12胸椎~第3腰椎水平，由肾周脂肪和肾周筋膜(Gerota筋膜)包绕。其前方有肋骨保护，后方的内侧为腰大肌，外侧为腰方肌，两侧肾脏上极的后上方与膈肌相邻。

与脏器的毗邻如图2-1-1所示，肾上腺覆盖肾脏的上内方，右肾前上方2/3有肝右叶，内侧有下腔静脉，前内侧肾门有十二指肠降部，前下方1/3有结肠肝曲。左肾前方与胃毗邻，前外方有脾脏，脾血管和胰腺于肾的前方跨过。下极内侧有十二指肠空肠曲，前外方为结肠脾曲。

肾上腺和肾脏由肾周筋膜所包绕，肾周筋膜的前、后层于肾上腺及肾的上方及外侧相互融合，内侧覆盖大血管的前后方，下方包绕输尿管上1/3，但再下方则不相互融合。因此肾周筋膜内有液体积聚时会扩展至腹膜后间隙。肾周筋膜内有肾周脂肪，其外有肾旁脂肪。

肾脏长约10~12cm，宽4.5~6.5cm，厚3~4cm，重约120g。肾纤维包膜伸延至每个肾小盏的末端，围绕着肾锥体，容易从肾实质表面剥离。肾实质分为皮质和髓质，髓质含10~20个锥体，内有髓袢和集合管。锥体尖部被肾小盏环绕，肾小盏是平滑肌管，被覆移行上皮，汇成为数不等的肾大盏，通过漏斗部引流入肾盂。肾盂位于肾血管主干的后方，其大部分可位于肾内，或凸出于肾外。

肾脏的动脉一般为一条总干，于肠系膜上动脉下方发自主动脉侧方，约有1/4的肾脏接受多于一条来自主动脉的分支供应。肾动脉在进入肾门之前分出肾上腺下动脉，及供应肾盂和输尿管上段的分支。右肾动脉于下腔静脉后方和肾静脉的后方走行，左肾动脉位于左肾静脉的后方和稍上方。肾动脉分成前后两支进入肾窦。后支于肾盂后方经过，供应后肾段，前支于肾盂和肾静脉间走行，分支供应肾上、中、下段。肾的动脉间没有交通支。

肾静脉的肾内和肾外分支与肾动脉伴行，但有无数的吻合支，肾静脉汇成一至数条总干，位于肾动脉的前方。右肾静脉较短，汇入下腔静脉，极少有接受来自肾外的分支；左肾静脉较长，通常跨过主动脉前方汇入下腔静脉侧方，偶有一至数条畸形的肾静脉于主动脉后方汇入下腔静脉。膈下静脉和肾上腺静脉于上方、性腺静脉于下方，腰静脉于后方汇入肾静脉(图 2-1-2)。

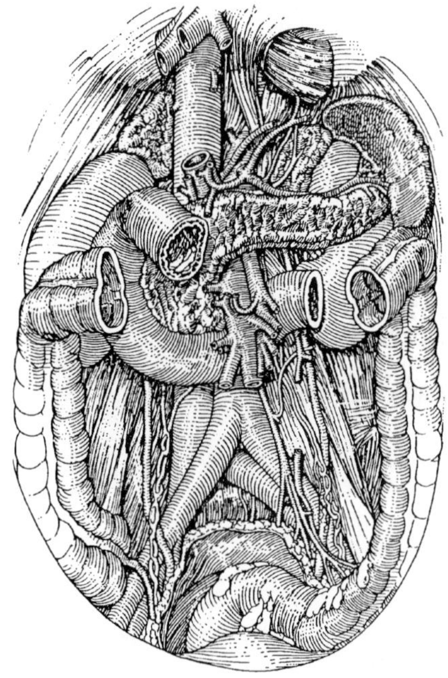

图 2-1-1

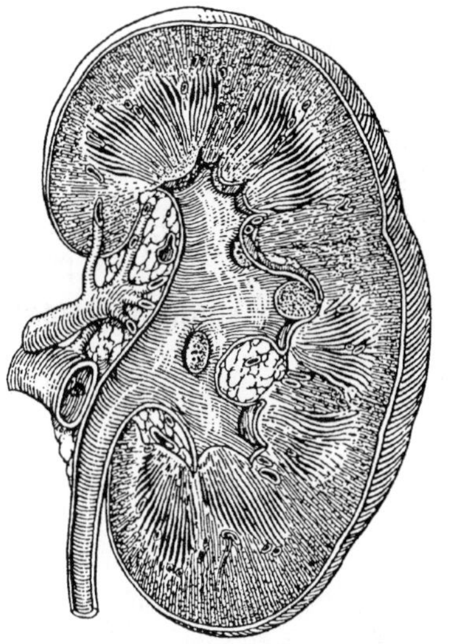

图 2-1-2

右肾的淋巴管经肾门于肾血管上下方流入下腔静脉外侧和腔静脉主动脉间的淋巴结，左肾的淋巴引流经肾血管上下方流入主动脉外侧淋巴结。

肾脏的神经对手术无重要意义。

参 考 文 献

Novick AC. Surgery of the kidney. In. Walsh PC(Ed), Campbell's Urology(8th edition). Saunders, 2002, 3571-3573

第二节　肾上腺的外科解剖学

surgical anatomy of the adrenal glands

肾上腺是一对黄色、质脆的内分泌腺，位于腹膜后肾脏内侧的前上方，肾周脂肪组织内，籍许多结缔组织间隔附着于肾周筋膜。成人肾上腺最大长径 5cm，最大宽径 3cm，最厚 1cm，重约 5g。新生儿肾上腺相对较大，约 5~10g。右侧肾上腺较扁平呈锥体状，位于肝脏下后方，下腔静脉后外侧，前方有十二指肠；左侧肾上腺呈半月形，位置更靠内下方，与肾脏上极重叠在一起，贴近肾血管，主动脉位于其内侧，胃、胰尾在其前方，脾血管在其下方。

肾上腺血供丰富,主要来自膈下动脉,另外有来自腹主动脉和同侧肾动脉的其他分支,有时,肾上腺的分支也会来自睾丸动脉,小动脉分支星状于肾上腺内侧及下方进入肾上腺,肾上腺的前后面是无血管区。而静脉常只有一条,口径较大,从前内方的肾上腺门穿出。右侧肾上腺静脉较短,于后外侧直接汇入下腔静脉;左侧肾上腺静脉较长,与左膈下静脉汇合后流入左肾静脉,距离下腔静脉约 3cm,常常与精索静脉相对(图 2-2-1)。肾上腺的淋巴管通常随静脉离开肾上腺,汇入腹主动脉旁淋巴结。

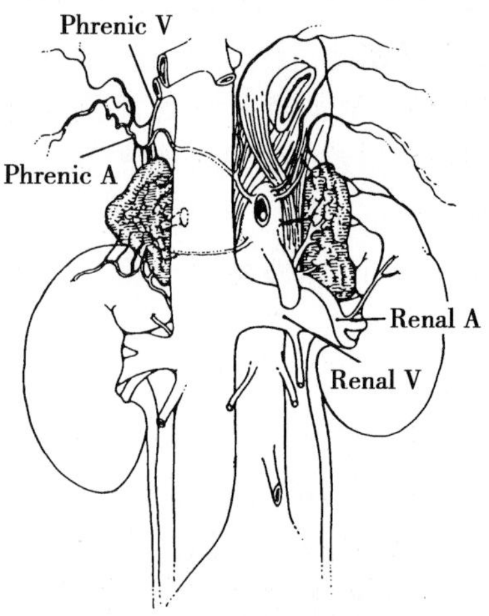

图 2-2-1

参 考 文 献

Vaughan ED, Blumenfeld JD, Pizzo JD, et al. The adrenals. In. Walsh PC(Ed), Campbell's Urology(8th edition). Saunders, 2002,3508-3510

第三节 肾及肾上腺的手术入路

surgical approaches of the adrenal glands and the kidney

一、解剖学基础

熟知躯干肌肉及筋膜组织的解剖层次结构,对肾及肾上腺手术是至关重要的。在此基础上,选择最佳手术入路,可以获得理想的手术野显露,使手术操作得心应手,达到事半功倍之效果。

腹部前外侧及后外侧壁主要由三层肌肉构成(图 2-3-1):浅层为背阔肌及腹外斜肌,中层为骶棘肌,下后锯肌、腹内斜肌,深层为腰大肌、腰方肌和腹横肌。腹外斜肌、腹内斜肌及腹横肌在腹壁前外侧逐渐移行为腱膜包绕腹直肌,并在腹白线处融合。背阔肌起于下 6 个胸椎、腰椎、骶椎及髂后上棘,止于肱骨近端;腹外斜肌起于下 8 个肋骨,由外上斜向内下方向行走,逐渐移行为腱膜,构成腹直肌前鞘,其下内侧腱膜附着在耻骨结节,形成腹股沟韧带。骶棘肌起于下位胸椎、腰椎及骶椎棘突,走行于棘突与横突间,止于后肋及胸腰椎棘突,被腰背筋膜前后层所包绕(图 2-3-2);下后锯肌起于下两个胸椎棘突和上两个腰椎,向外上方止于第 9~12 肋下缘;腹内斜肌起于髂嵴、腰背筋膜前层,大部分纤维走向外上方,起于髂前上棘

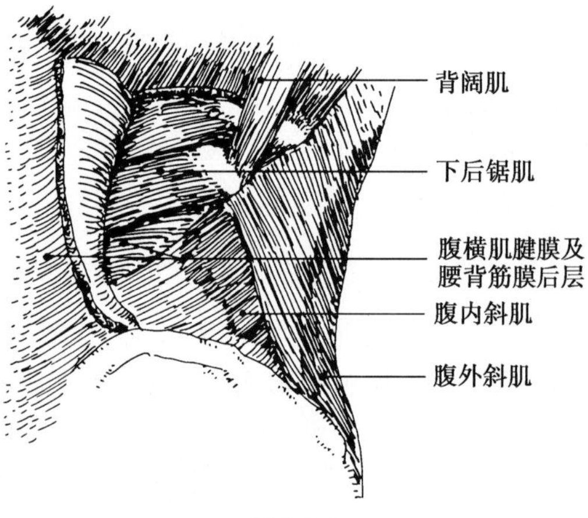

图 2-3-1

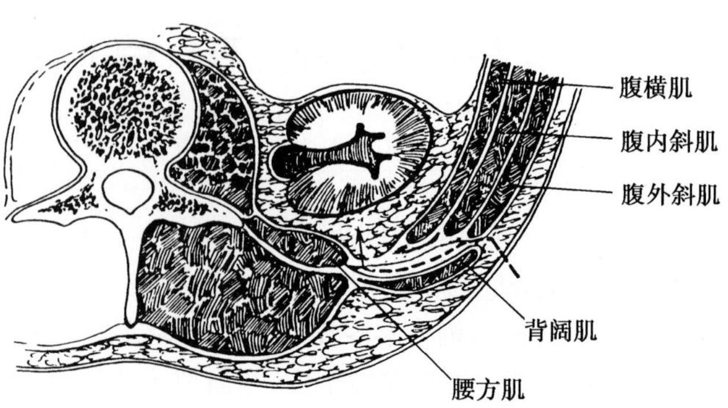

图 2-3-2

的部分则横向行走，最下方的纤维向下横过腹股沟管上方，腹内斜肌在内侧靠近中线处移行为腱膜，分为两层组成腹直肌鞘前后层。腰方肌起于髂嵴后部，向内上行走，止于第12肋、腰椎横突；腰大肌起于腰椎椎体的侧面和横突，肌束走向外下，汇合髂肌，止于股骨小转子；腹横肌起于下6肋软骨、腰背筋膜前层，髂嵴及腹股沟韧带外侧部分，肌纤维横向行走，在近中线处移行为腱膜，在半月线上组成腹直肌后鞘，在半月线以下参与构成腹直肌前鞘。

膈肌不属于躯干肌肉，但在肾及肾上腺手术时是必须加以重视的结构。其纤维是环绕中心腱分布的，分为胸、肋、腰三部分。胸部起于剑突；肋部起于第7~12肋骨及肋软骨；腰部起于弓状韧带，横跨腰方肌、腰大肌表面。

经腰入路施行肾脏手术，应该掌握腰背筋膜及其周围的解剖关系。腰背筋膜分为前(深)、后(浅)两层：后层较厚，覆盖骶棘肌浅面，其后方为下后锯肌和背阔肌；前层位于骶棘肌之前与腰方肌之后，其上部增厚，形成腰肋韧带，剪断后可使第12肋活动增加，便于显露肾脏。腰肋韧带深面有胸膜返折，剪断此韧带时注意勿伤及胸膜。腰背筋膜前、后两层在骶棘肌外侧融合，形成腹内斜肌及腹横肌的起点。

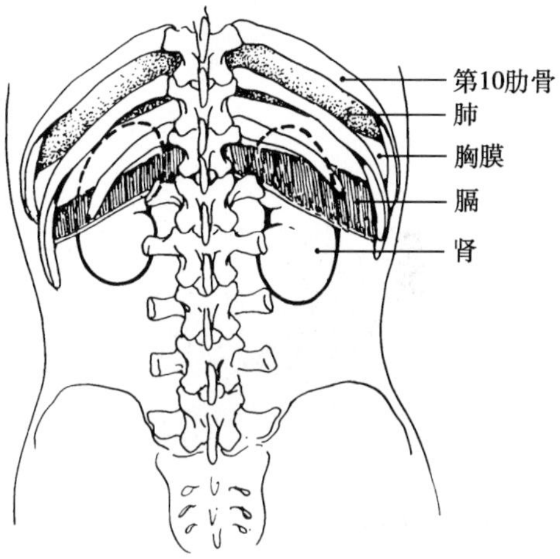

图 2-3-3

背阔肌和腹外斜肌在髂嵴附着处有一三角形裂隙，称为腰下三角。腹内斜肌和下后锯肌相对缘与骶棘肌外侧缘组成腰上三角。腹横肌在腰背筋膜起始处呈宽阔的腱膜，构成了腰上三角的底。肋下神经及血管，髂腹下神经及髂腹股沟神经即在此腱膜下斜行，切开腱膜及肌肉时应避免其损伤。

第12肋骨与胸膜的关系较为密切，较短的肋骨可能其前方即为胸膜。若肋骨较长，其外侧部分的前方则为一层薄的膈肌脚附着(图2-3-3)。从肋骨尖开始，于骨膜下剥离肋骨，可避免损伤其前方的胸膜。

二、肾及肾上腺的手术入路

手术切口的选择对于显露手术视野是至关重要的。近年来，在传统经典手术入路的基础上，尚有较新的改良如经第11肋切口胸膜外进路；用电刀或手术刀切开各层组织后，术者及助手将纱布垫按压创缘，对称拉开压迫止血，无需钳夹结扎出血点，手术野清晰，以便手术快捷准确施行。

(一) 腰部斜切口

1. 该切口操作简单，适用于一般肾脏及输尿管手术。其优点在于不经腹腔，术后恢复快，但对肾上极显露不够满意。

2. 患者侧卧位，沿第12肋下缘1cm横形斜向外下切开皮肤，根据需要决定切口长度(图2-3-4)。

3. 切开皮下组织、背阔肌及下后锯肌，显露其深面的腰背筋膜(图2-3-5)。

4. 切开腰背筋膜，避免损伤其下的肋下神经及髂腹下神经。牵开或切断腹外斜肌，用手指于腹横肌下推开腹膜，用示、中二指托起腹内斜肌及腹横肌并切断之(图2-3-6)。

5. 牵开骶棘肌，剪开腰肋韧带，露出其深部的腰方肌(图2-3-7)，将切口向远侧延长，即可显露肾周筋膜(图2-3-8)。

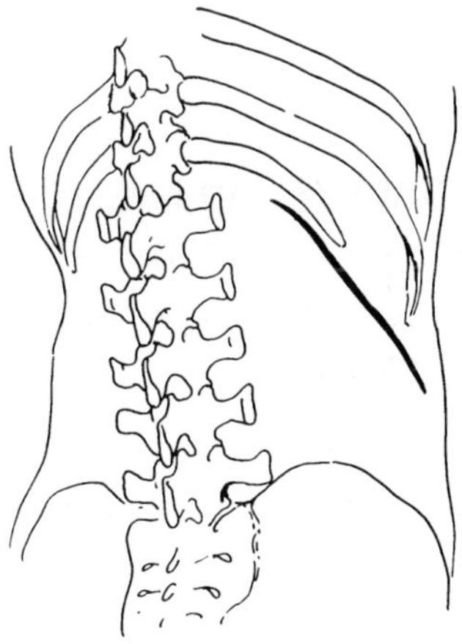
图 2-3-4

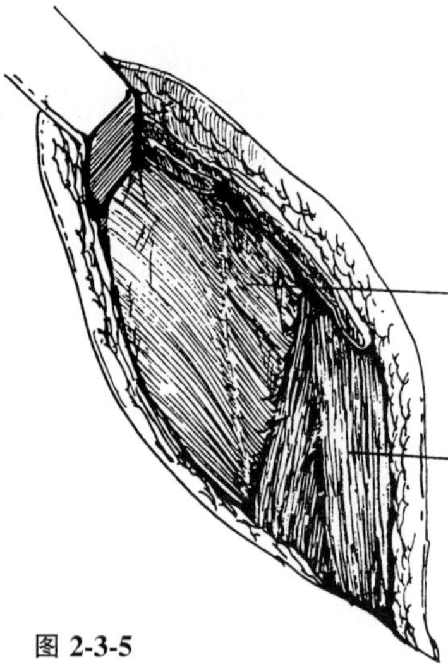

图 2-3-5

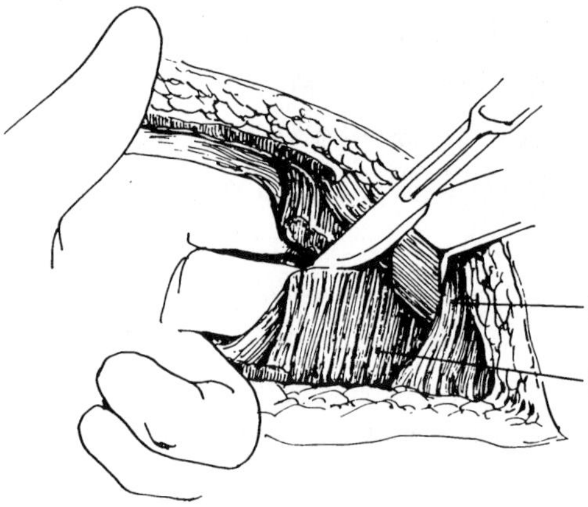

图 2-3-6

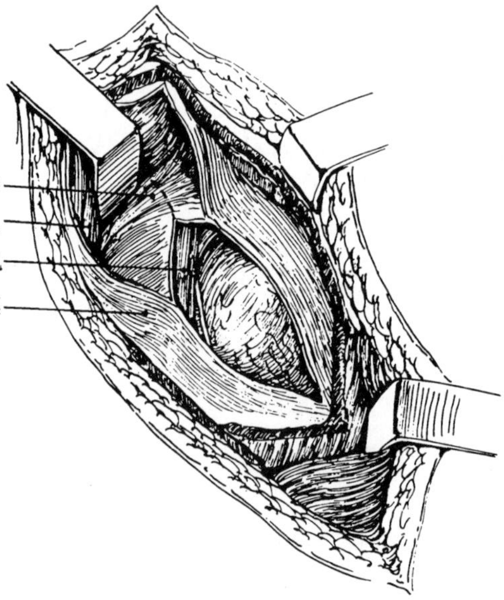

图 2-3-7

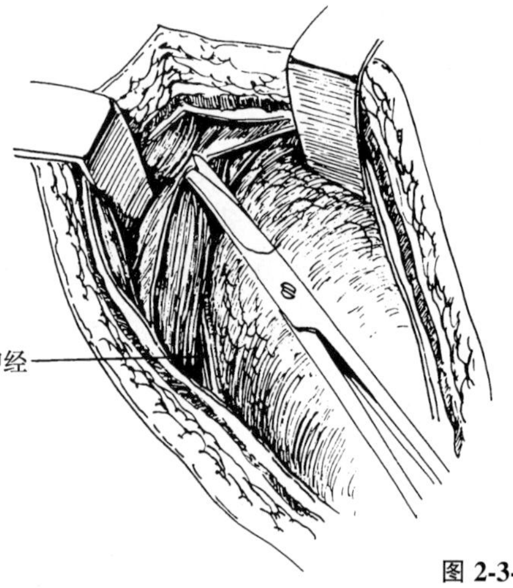

图 2-3-8

(二) 12 肋切口

此切口可较好地显露肾脏及肾上腺。应注意避免损伤胸膜。

1. 沿第 12 肋骨做皮肤切口，并向外侧延长(图 2-3-9)。切开皮肤及皮下组织。

2. 切开背阔肌及下后锯肌，显露第 12 肋骨，切开骨膜(图 2-3-10)，用骨膜剥离子剥离后侧肋骨膜至肋骨角内侧处(图 2-3-11)。

3. 切开肋骨尖的软组织，用肋骨钩在骨膜下分别向椎体及肋骨尖的方向推进，可将肋骨游离，很少发生胸膜损伤(图 2-3-12)。

4. 用肋骨剪于肋骨角内侧剪断第 12 肋骨(图 2-3-13)，以咬骨钳修整肋骨残端，以免损伤周围组织。

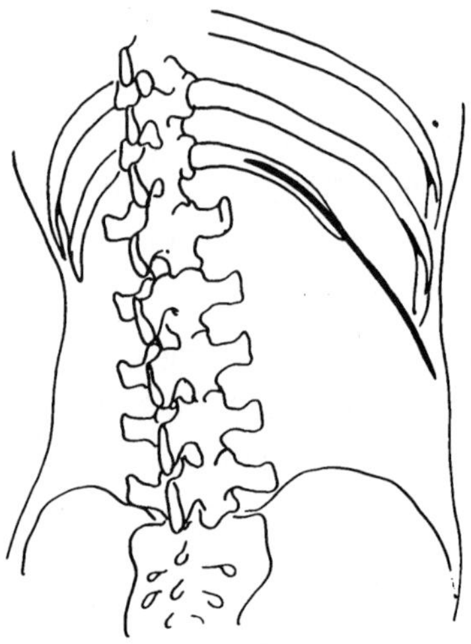

图 2-3-9

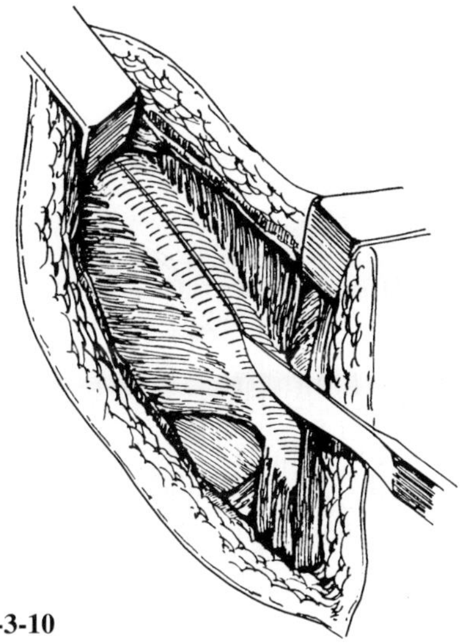

图 2-3-10

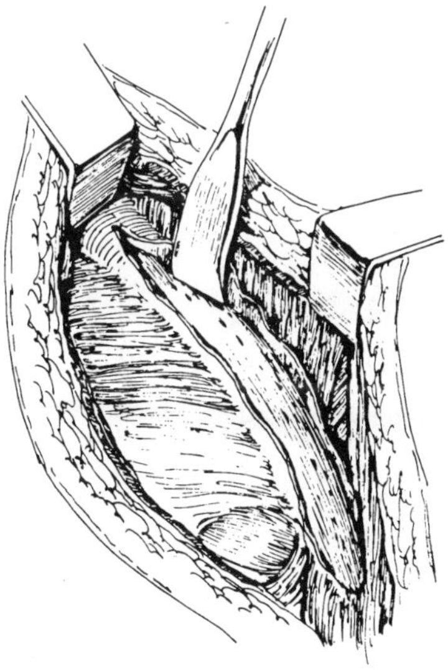

图 2-3-11

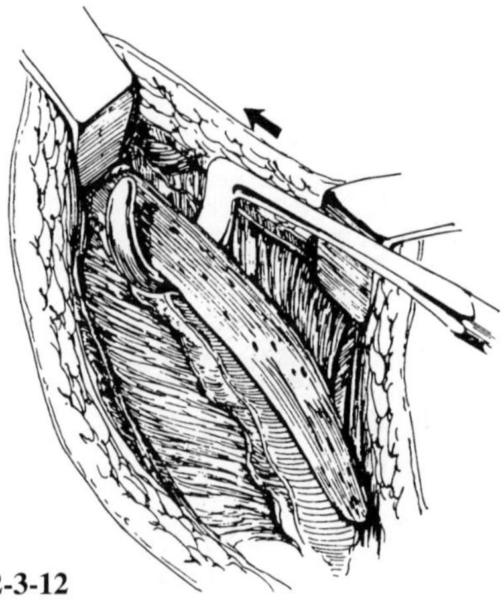

图 2-3-12

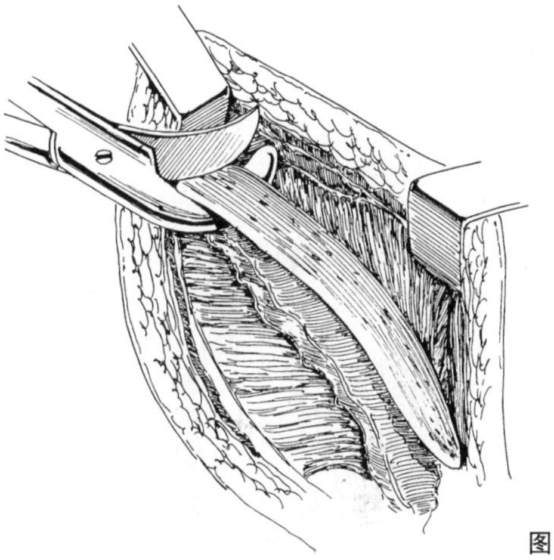

图 2-3-13

5. 肋骨尖处切开骨膜及腰背筋膜，用手指紧贴骨膜钝性分离，推开胸膜及膈肌，认清胸膜返折后，靠近肋床下缘剪开骨膜（图 2-3-14），剪开部分膈肌脚，完全显露肾周筋膜。

（三）11 肋间切口

该切口除一小段为肋间切口外，主要是切开腹肌的斜切口。适宜用于肾及肾上腺手术。注意避免损伤胸膜。

1. 沿第 11 肋间前段向前方作一斜切口(图 2-3-15)，切开皮肤及皮下组织。

2. 切开背阔肌及腹外斜肌(图 2-3-16)，于第 12 肋骨尖的上缘切开腰背筋膜及肋间肌，用手指于腹肌下推开腹膜及腹膜外脂肪，切开腹内斜肌及腹横肌(图 2-3-17)。

3. 用示指伸入肋骨前方作钝性分离，于肋间前段 12 肋上缘切开肋间肌及腰背筋膜（图 2-3-18），至

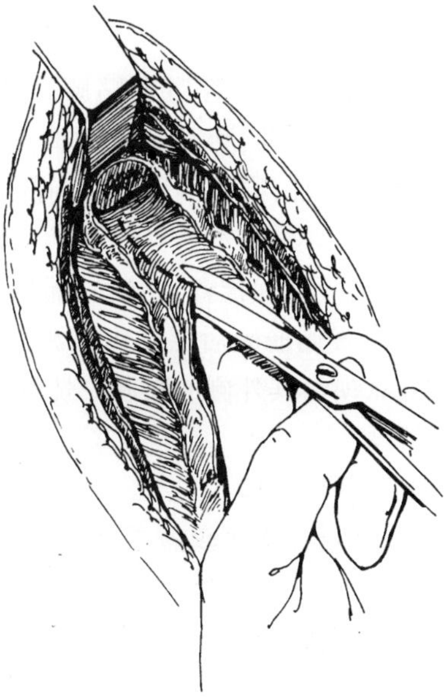

图 2-3-14

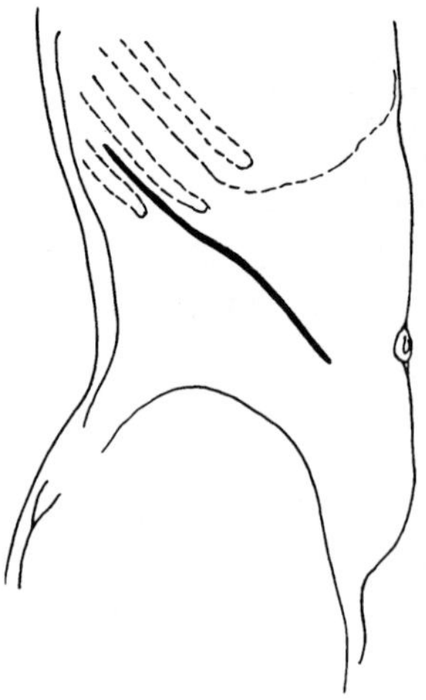

图 2-3-15

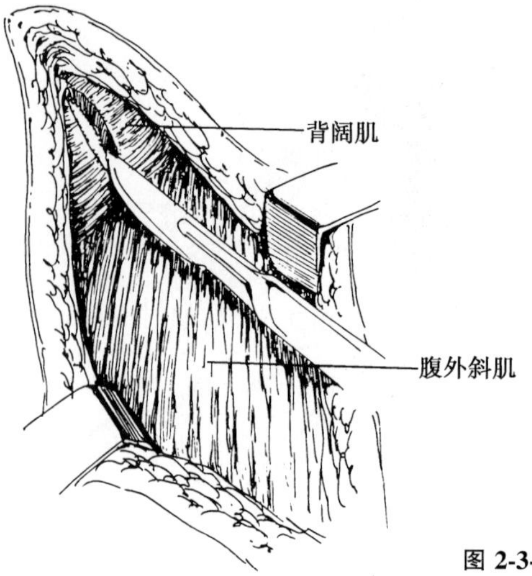

图 2-3-16

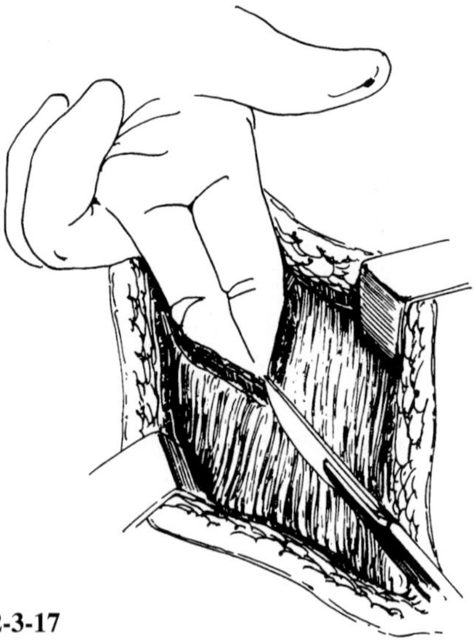

图 2-3-17

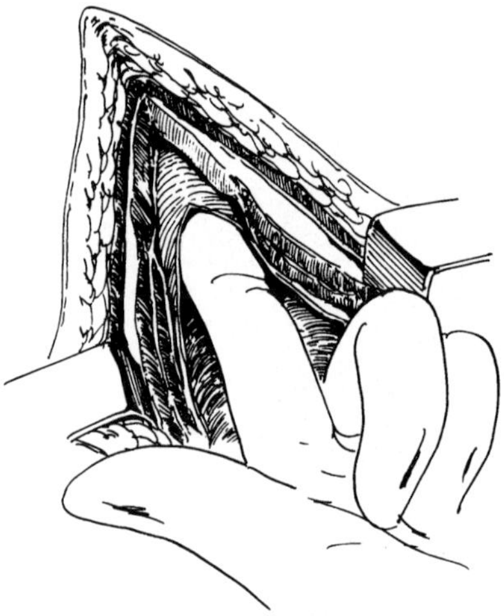

图 2-3-18

靠近胸膜处则用小弯血管钳紧贴腰背筋膜仔细分离，继续切开下后锯肌、肋间肌及腰背筋膜，即显露其前方的胸膜返折部(图 2-3-19)。肋间部分的切口一般为 3~4cm 长。

4. 小心将胸膜向前推开，切断一部分膈肌脚。牵开切口创缘，将肾周筋膜后层向内侧游离，切开肾周筋膜，注意避免损伤其外侧的腹膜。切开肾周脂肪组织即可显露肾脏。

(四) 上腹部横切口

本切口对显露肾蒂比较满意，病人体位舒适。手术可在腹膜外施行，必要时可切开腹膜。肾脏位置较高且有粘连时，该切口显露不够满意。适用于肾脏手术或肾上腺手术。

1. 皮肤切口由第 11 肋骨尖向内达脐上两横指

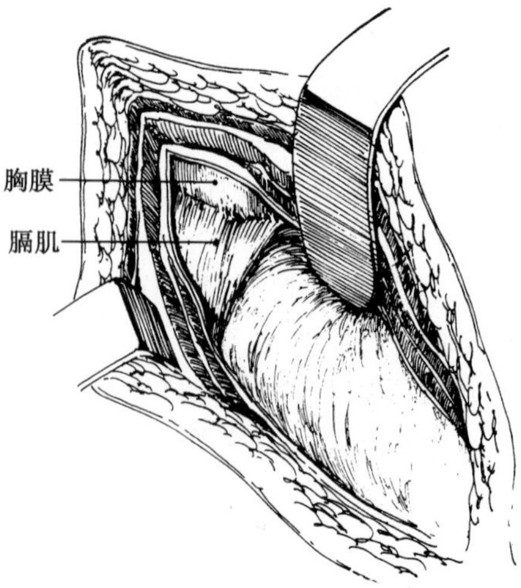

图 2-3-19

(图 2-3-20)。

2. 横切腹外斜肌、腹内斜肌和腹直肌前鞘(图 2-3-21),顺肌纹切开腹横肌及腹横筋膜。用手指推开其下方的腹膜外脂肪、腹膜及肾周筋膜。将腹直肌向内侧牵开,横切腹直肌后鞘(图 2-3-22)。

3. 用手指将肾周筋膜后层向内侧游离,达腰大肌之前。切开肾周筋膜,避免损伤外侧的腹膜。将腹膜向内侧牵开,即可显露肾脏。

4. 该切口可根据需要向上、向后或向侧延长(图 2-3-23)。

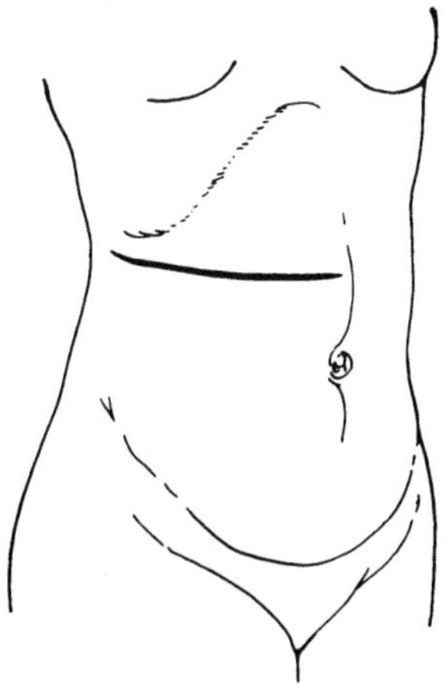

图 2-3-20

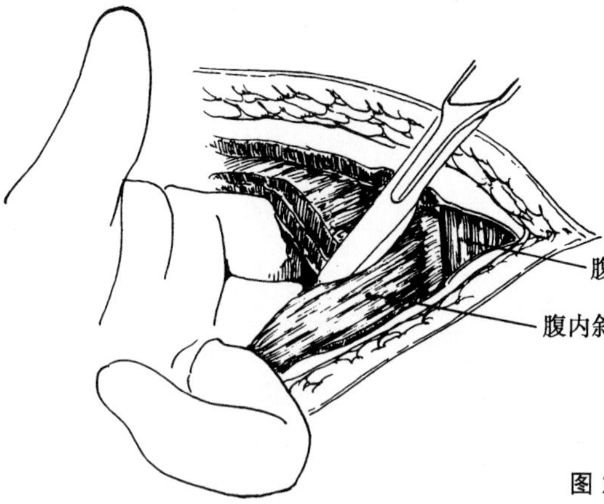

图 2-3-21

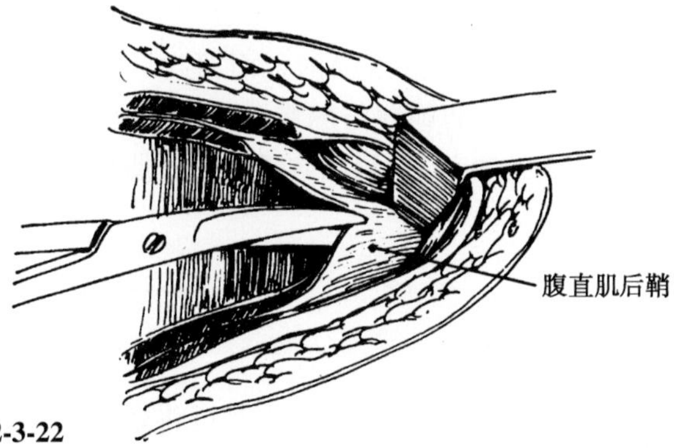

图 2-3-22

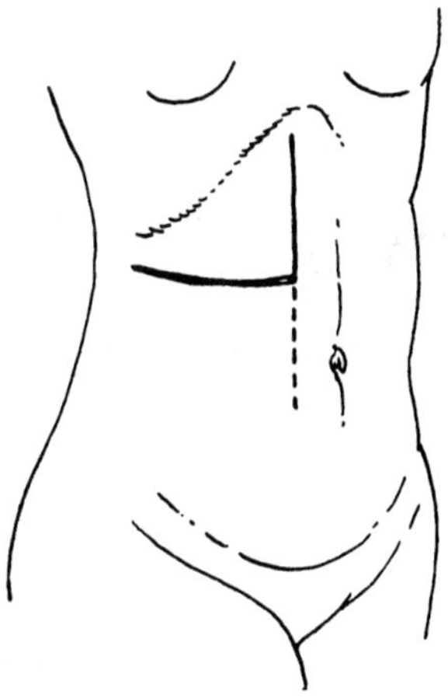

图 2-3-23

(五) 经 11 肋间切口的胸膜外入路

【手术适应证】

肾、肾上腺或腹膜病变的手术,适用经 11 肋切口取胸膜外,腹膜外途径到达肾脏及肾上腺,可获较高位置显露,便于直视下处理肾蒂、肾上极处的肿瘤及区域性淋巴结。掌握局部解剖及操作技术一般不会伤及胸膜。

【应用解剖学基础】

膈:膈肌的周围部分沿胸腔下口内壁附着于躯干,肌纤维组成圆顶状骨骼肌片,上升并集中成中央腱,将胸、腹腔分隔。膈肌在周围的附着分为胸、肋和腰部。肋部附着点起自下 6 条肋骨和肋软骨的内面,在前方与腹横肌相交错。腰部附着点起自内、外侧弓状韧带,内侧膈肌脚的纺锤形腱束附着于腰椎前面。腰弓状韧带是膈肌和腰背筋膜的附着点,这条融合带在腰方肌和腰大肌前方延伸,称为腰肋弓(图 2-3-24)。

肋区：肋间肌是三层重叠的薄肌层(外、内和内膜层)，它起自肋骨下缘，止于下一肋骨的上缘(图 2-3-25)。在肋骨角后方肋间内肌变成一腱膜。内膜层较宽，由 1 肋骨伸展至下 1~2 肋骨的内面。肋间内膜肌(胸横肌组)位于胸内筋膜和胸膜的外面，肋间外、内肌和神经血管束的内面。胸内筋膜覆盖胸腔内面，它向头侧伸延与颈椎前筋膜相连，向下与膈肌背侧的横筋膜和腰肋弓相连。肋间神经血管束位于肋骨下沟的里面，沿此沟走行，神经位于动脉及静脉的下方，其远侧部分在 11 肋尖下方通过腰背筋膜和腹内斜肌，分成肌支和皮支。

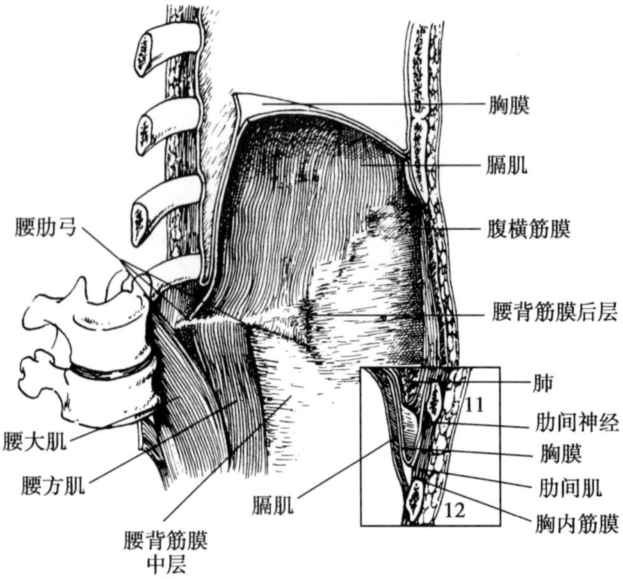

图 2-3-24

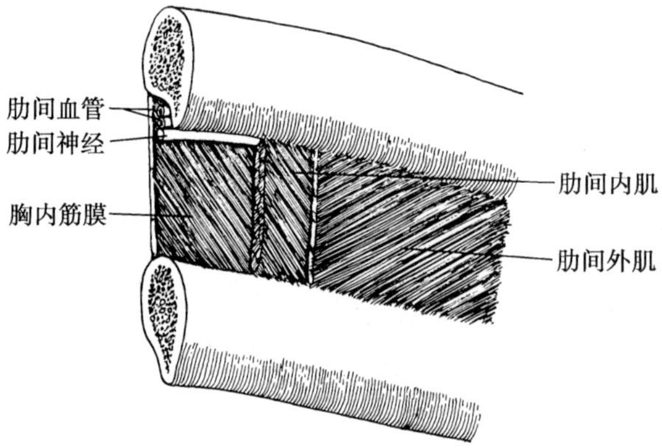

图 2-3-25

胸膜：肋胸膜向尾侧伸展时，恰在膈肌低位肋部附着点的头侧进入膈的上面，移行成膈胸膜，二者形成潜在性半环形间隙称肋膈窦肋膈角。在肋膈窦处壁层胸膜的肋胸膜与膈胸膜后叶并列，正常呼吸时肺不会降至此处。外侧的肋胸膜被胸内筋膜、肋间肌和肋骨骨膜覆盖，内侧膈胸膜覆盖膈肌顶。11 肋床与胸廓内的胸膜及肋膈窦相毗邻。

【体位及麻醉】

侧卧位或 45°仰卧位，持续硬膜外麻醉或全身麻醉。

【手术步骤】

1. 沿 11 肋骨作切口，后方起自肋骨角，前达腹直肌外缘(图 2-3-26)。必要时可将切口延长至脐部或向下达腹直肌鞘的半月线。若需要更广泛的腹膜外显露，还可在同侧腹直肌深面切开腹直肌后鞘或切断腹直肌，甚至可越过中线。

2. 切开皮肤、皮下组织，显露背阔肌及下后锯肌(图 2-3-27)。切开腰部肌肉，显露第 11 肋骨，按常规方法将其作骨膜下剥离，并于肋骨角处切断肋骨(图 2-3-28)。于肋尖部位靠近肋骨下缘切开骨膜，用手指将膈肌及胸内筋膜推开。在分离过程中，于较内侧处可见到胸膜返折部随呼吸活动。在吸气动作时，用手指于外侧沿腹横肌深面分离，将肾周筋膜，腹横筋膜和腹膜推开。于肋尖外侧切开三层腹肌，使在做内侧的分离时能获得充分显露。用手指或弯钳紧贴第 11 肋床骨膜深面分离，显露膈肌脚及胸内筋膜，在直视下延长肋床切口(图 2-3-29)，将膈肌脚压向深部，即可显露随呼吸活动的胸膜返折部(图 2-3-30)，往后的

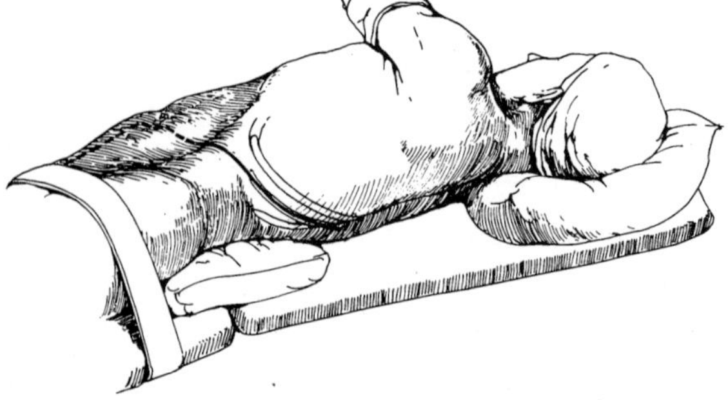

图 2-3-26

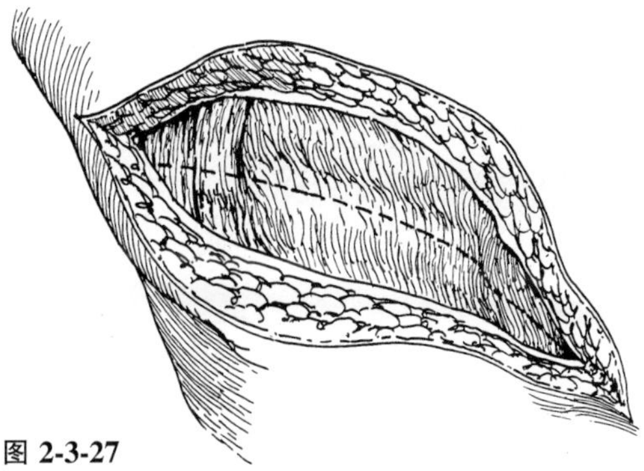

图 2-3-27

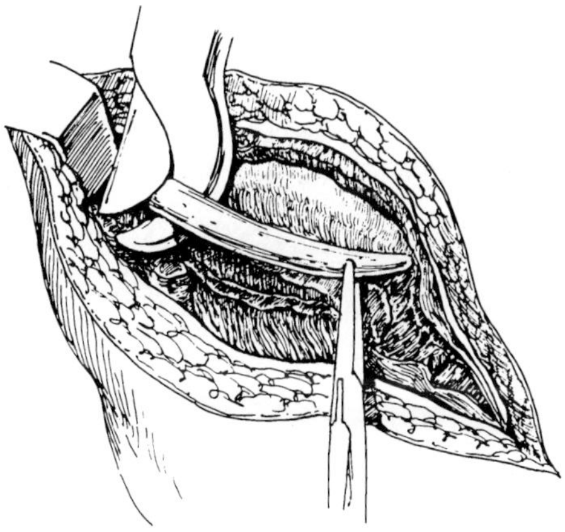

图 2-3-28

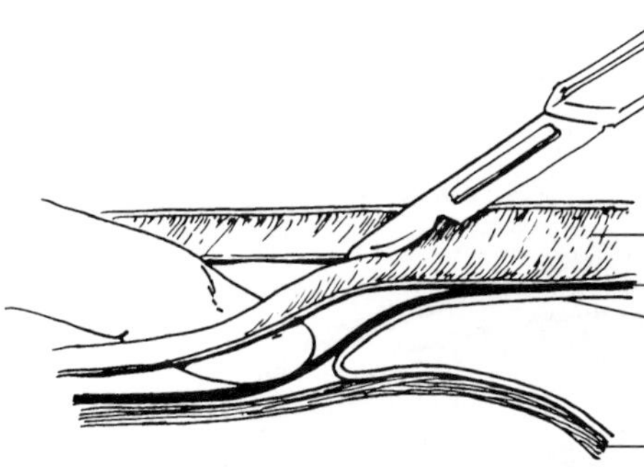

图 2-3-29

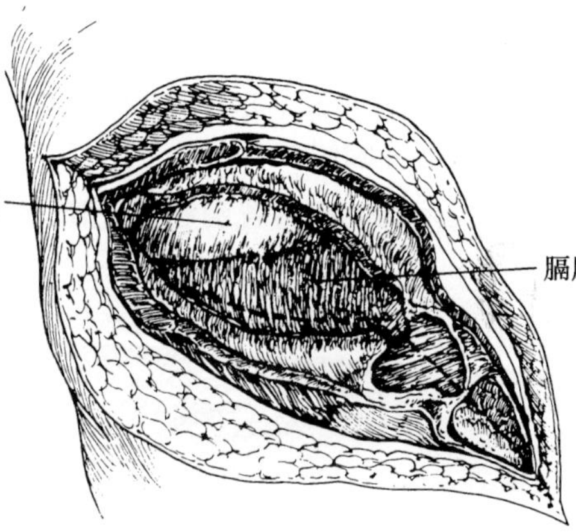

图 2-3-30

分离必须用左手指压下膈肌，认清胸膜后，在其浅面分离，边分离边切开肋骨骨膜，直达肋骨角处，即可避免损伤胸膜。认清胸膜返折部，于其远侧剪开膈肌脚，直达腰肋弓，剪开腰肋弓，增加 11、12 肋骨的活动度，使切口能大范围地向两侧牵开，使之获得更满意的显露。

（六）胸腹联合切口

【手术适应证】

本切口可广泛显露肾脏、肾血管、腹主动脉和下腔静脉，适用于巨大肾肿瘤，特别是肾上极巨大肿瘤，亦适合肾上腺巨大肿瘤，由于进入胸膜腔，手术野较大，可同时处理肾癌和下腔静脉瘤栓，以及在其他入路施行肾脏手术发生意外时，如肾蒂滑脱、下腔静脉损伤等，可改用此切口。

【手术步骤】

1. 体位 取斜仰 45°卧位，背部及腰部垫以软枕，术侧上肢抬高，前臂固定于护架上。

2. 切口 切口沿第 9 肋间作斜行向前下，止于脐上(图 2-3-31)。切口的长度可按病变性质、大小及部位确定。

3. 切开胸、腹壁 沿切口方向切开皮肤后显露背阔肌、腹外斜肌及腹直肌前鞘(图 2-3-32)，切开背阔肌及前腹壁浅层肌肉（图 2-3-33），然后切断肋软

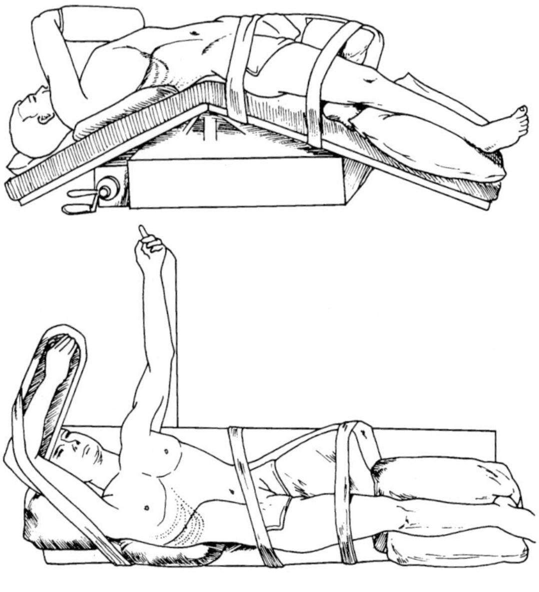

图 2-3-31

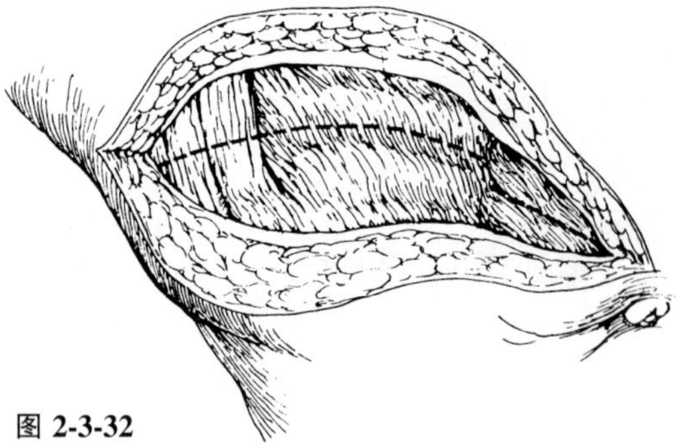

图 2-3-32

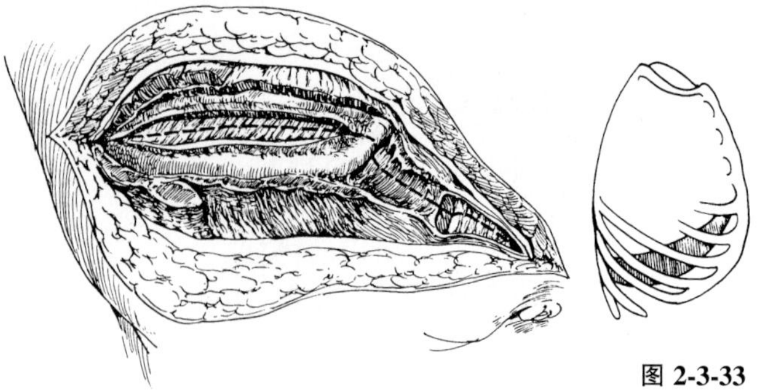

图 2-3-33

骨，切开肋间肌，腹内斜肌及腹横肌，并切断同侧腹直肌(图 2-3-34)。

4. 切开胸腔及腹腔　切开肋间肌后，小心切开胸膜进入胸腔(图 2-3-35)。此步骤需注意勿损伤肋缘下的神经和血管。切口的下半部分则切开腹直肌后鞘及腹膜。

5. 估计手术野显露需要较大、手术较为复杂者，可将第 8 肋骨或第 9 肋骨的远侧 2/3 切除，然后切开后肋床及胸膜进入胸腔。

6. 术毕关闭胸腔需留置胸腔引流管，连接水封瓶。

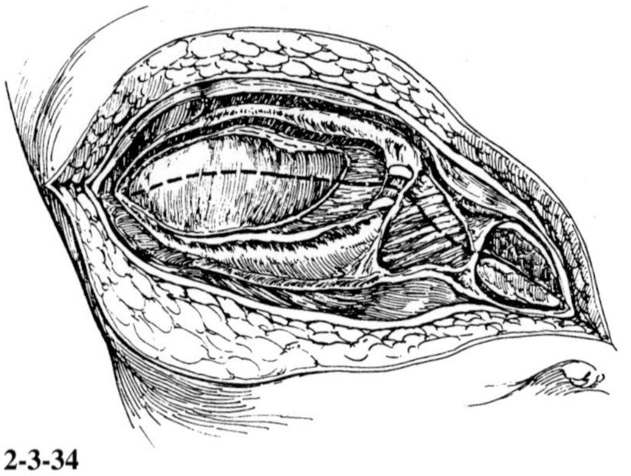

图 2-3-34

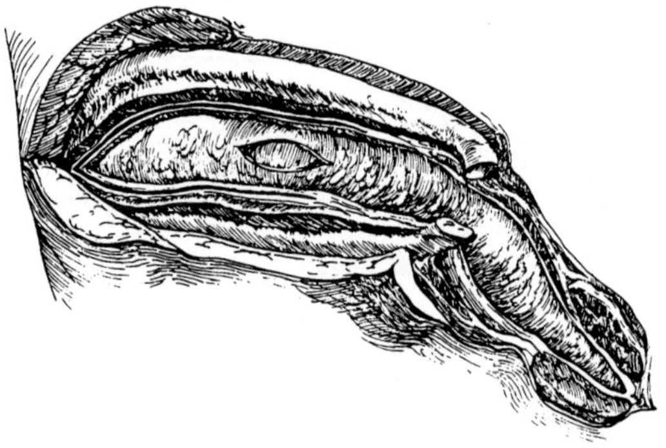

图 2-3-35

第三章

肾上腺手术

surgery of the adrenal glands

第一节 肾上腺切除术

adrenalectomy

【吴阶平】

肾上腺手术最初主要用于无内分泌作用的肿瘤，其手术与一般后腹膜肿瘤相似，不具有肾上腺本身的特点。其中，神经母细胞瘤最常见，多在婴幼儿发生，肿瘤体积可较大。随着内分泌学的发展，有内分泌作用的肾上腺疾病日趋重要。需要手术治疗的有引起皮质醇症、原发性醛固酮症、肾上腺性征异常的皮质腺瘤或癌，引起儿茶酚胺症的嗜铬细胞瘤或肾上腺髓质增生；这一类疾病在内分泌方面的症状突出，但肿瘤一般不很大。肾上腺皮质增生引起的皮质醇症如不能通过垂体治疗恢复，亦需要双侧肾上腺手术切除治疗。曾有一时期对晚期恶性肿瘤应用双侧肾上腺切除术作为治疗手段。对有内分泌作用的病变，手术前后的内分泌和其他全身处理极为重要，以防止体内有关内分泌的急剧变化。对嗜铬细胞瘤患者更需要严密防治术中的血压波动。

（一）手术径路的选择

肾上腺的手术径路的选择决定于病变属单侧或双侧，是否需要同时探查双侧，以及肿瘤的大小。近年采用B型超声扫描、CT、磁共振、核素检查等基本可以明确病变的具体位置，很少需要作双侧探查。

1. 最常用的是经腰径路，与肾手术径路相同，一般采用12肋切口(参考第二章图2-3-9~14)。此径路在腹膜外进行，显露好，病人的负担较小，恢复较快，有人甚至对双侧手术亦用这一径路，在同一次麻醉下先后应用左右两个切口进行两侧手术，或者采用分期手术的办法。

2. 经腹径路是在病人腰背部略垫高的平卧位下进行。在肋缘下作人字形切口，切口两端达左右腋前线，切开腹膜进入腹膜腔，然后再切开后腹膜，进行手术。这一径路的优点是能同时显露双侧肾上腺进行必要的探查和手术。缺点是切口较大,需要经过腹膜腔,病人的负担略大,肾上腺的位置较深,但如切口两端达到腋前线,显露仍是满意的。嗜铬细胞瘤可在肾上腺之外,并可多发,如在影像学诊断中在主动脉两旁有可疑病变,则经腹径路更为方便。病人肥胖,腹壁脂肪多则经腹径路较为不便。一般来说,对肾上腺双侧皮质或髓质增生的手术经腹手术较为便利,可在充分探查后,甚至对双侧进行活体组织检查之后再确定切除方案。上述两种径路均可采用硬脊膜外腔阻滞麻醉或气管内全身麻醉。

3. 双侧肾上腺手术亦可经双侧背部切口进行。在后背距正中 5cm 左右各作一直切口,自第 10 肋间开始,平行直下,接近下段时斜向侧方,在达髂嵴时终止,称为冰球棍样切口(图 3-1-1)。缺点是显露范围较小,但完全可以满足双侧肾上腺切除的需要。病人取俯卧位,手术台的头端和足端分别向下斜,以利于切口内的显露(图 3-1-2)。这一径路以气管内全身麻醉较为方便。对巨大的肿瘤,必要时亦可采用胸腹联合切口。

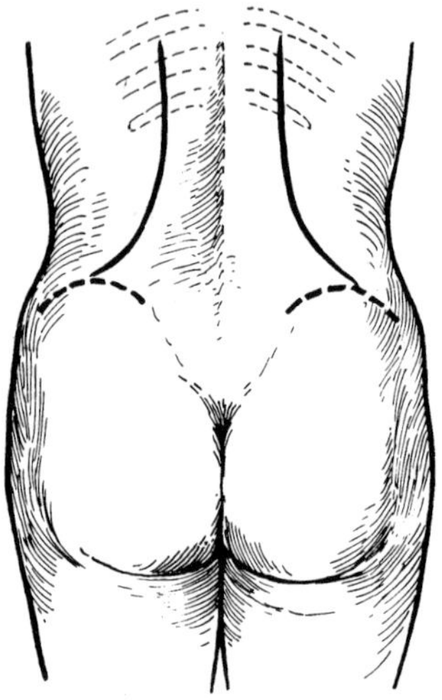

图 3-1-1

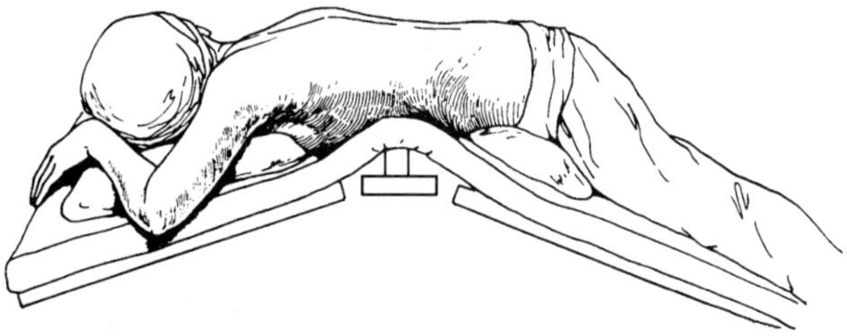

图 3-1-2

4. 近年来经腹腔镜采用腹膜外或腹腔途径施行肾上腺切除手术,已逐步应用于临床,大大减少了手术创伤,缩短了住院时间。

(二) 肾上腺的显露

1. 经腰部手术作 12 肋切口,切除第 12 肋骨。若显露不充分,可将切口的内侧端沿骶棘肌边缘向头侧延长(图 3-1-3),切开背阔肌及腰背筋膜,将骶棘肌向内侧牵开。于肋骨角位置将第 11 肋骨作骨膜下剥离,切除约 2cm 长的一段肋骨,必要时再切除一小段第 10 肋骨(图 3-1-4)。切开第 12 肋床骨膜,向外侧切

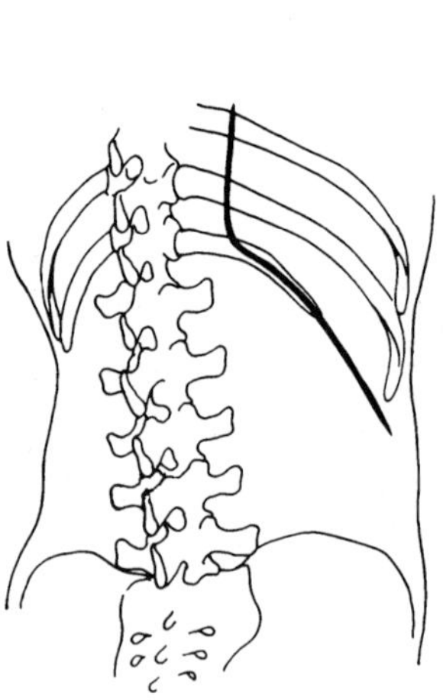

图 3-1-3

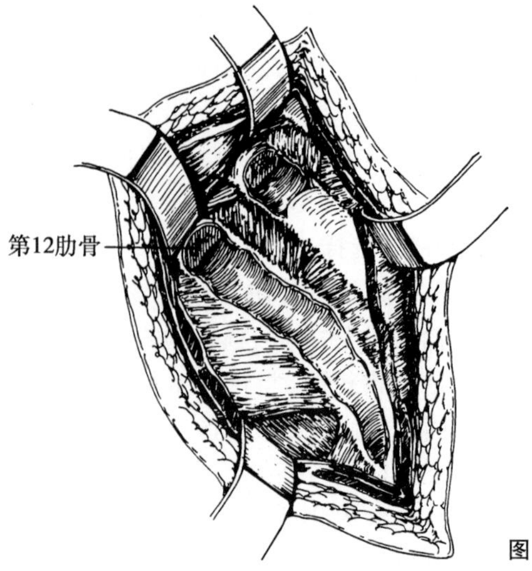

图 3-1-4

开部分腹肌,按肾手术的步骤显露肾周筋膜(图 3-1-5),切开肾周筋膜,游离肾上极的上方和外方,用手将肾上极压向下方，肾上极周围脂肪中采取视诊和触诊并用的方法显露肾上腺，一般多在视诊时首先看到黄褐色的肾上腺边缘，可以其为起点进行游离。

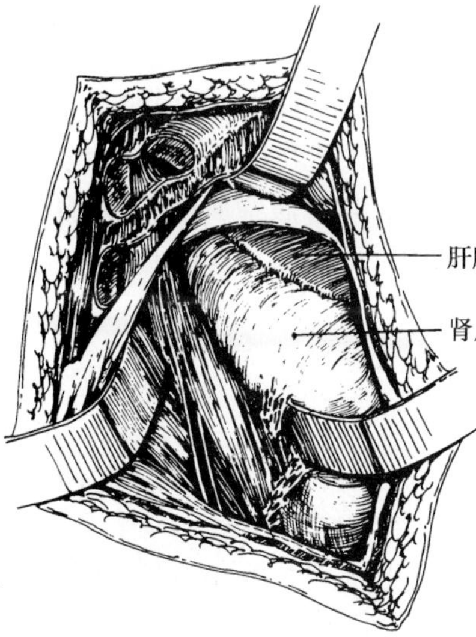

图 3-1-5

2. 经腹部手术　经上腹部人字形切口（图 3-1-6),切断两侧腹直肌和腹肌进入腹膜腔。在结肠脾曲上方和外方切开壁层后腹膜,切断脾结肠韧带(图 3-1-7)，将结肠脾曲推向下内 方，显露左肾周筋膜前叶，切开肾周筋膜显露左肾和肾上腺。显露后腹膜时，防止损伤在其内下方的胰腺尾部和其上方的脾脏及其血管(图 3-1-8)。显露右侧肾上腺时则在结肠肝曲上外方和十二指肠外侧切开壁层后腹膜(图 3-1-9),将结肠肝曲和十二指肠推向下内方,显露有肾周筋膜前叶。显露后腹膜时防止损伤肝脏和十二指肠。切开肾周筋膜,显露右肾和右肾上腺(图 3-1-10)。

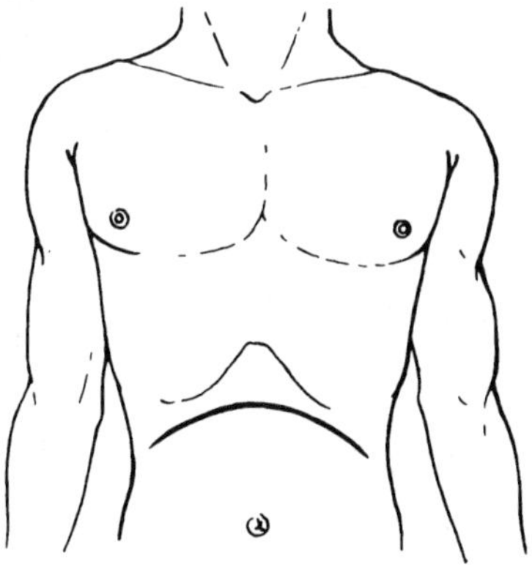
图 3-1-6

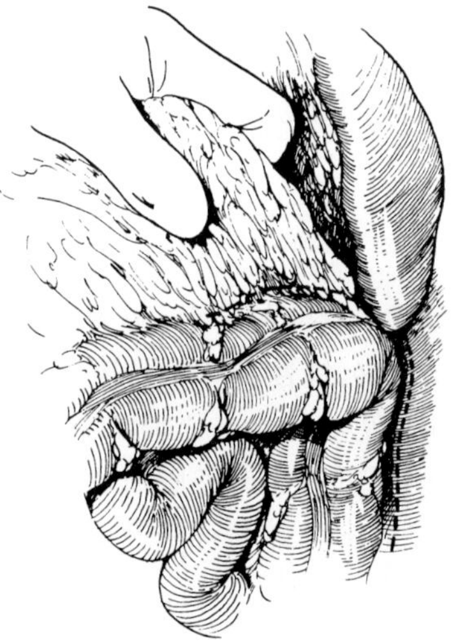
图 3-1-7

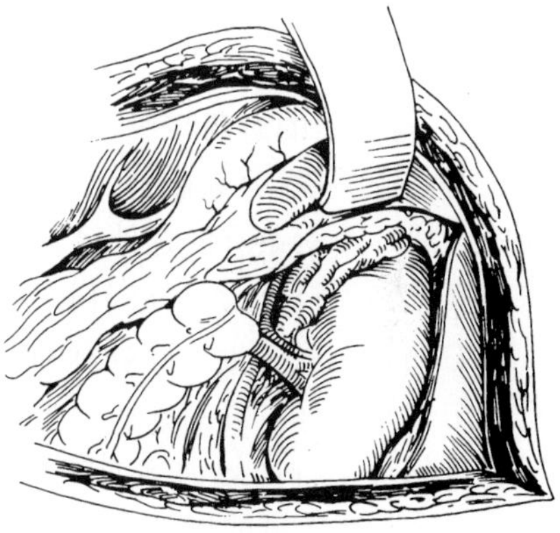
图 3-1-8

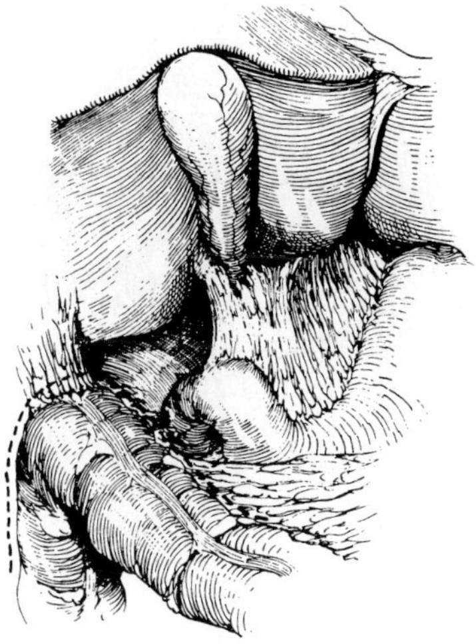
图 3-1-9

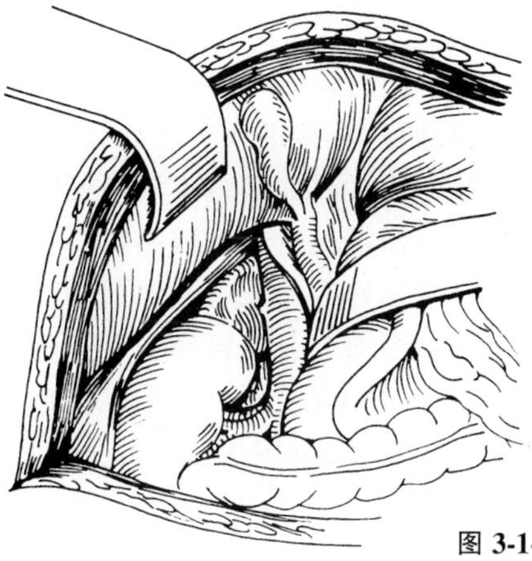
图 3-1-10

3. 经背部手术 按皮肤切口走向(图 3-1-1),切开腰背筋膜后叶,分开附着在筋膜上的背阔肌纤维(图 3-1-11)。游离骶棘肌外缘,切断与腰背筋膜相连的小血管和神经。切断骶棘肌与第 12 肋相附着的纤维,使骶棘肌能充分向内侧牵开并显露腰背筋膜中叶。切开腰背筋膜中叶并切断腰肋韧带和切除部分第 11 肋。在切断腰肋韧带和切除第 12 肋骨之前,以手指伸入腰背筋膜之下,将胸膜返折上推,防止损伤胸膜进入胸腔。此时手术野中已显露腹横肌腱(亦即腰背筋膜前叶),上方为第 12 肋神经、膈肌边缘、胸膜返折、内侧为腰方肌。切开腹横肌腱,进入腹膜后间隙(图 3-1-12),分开腹膜后脂肪,显露肾周筋膜后叶,切开此筋膜,在肾周围脂肪中显露肾上腺。两侧手术步骤相同。

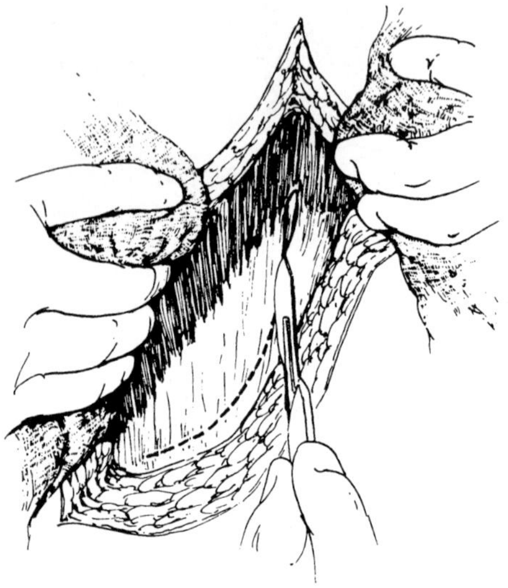

图 3-1-11

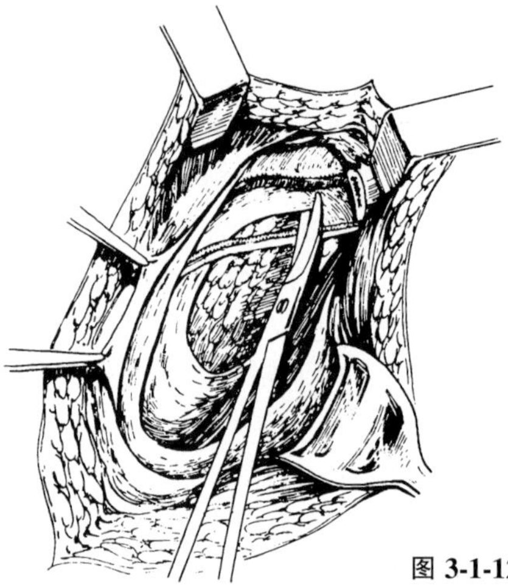

图 3-1-12

(三) 肾上腺的游离与手术技巧

1. 肾上腺质脆,容易破裂,应避免直接钳夹腺体的牵引、游离。牵引必须轻巧,否则亦可造成撕裂。肾上腺边缘的纤维索条有的延伸到肾上腺皮质内,钝性剥离容易撕裂腺体,应采用锐性分离的方法。游离肾上腺时操作必须轻巧,否则可引起髓质血肿,使整个腺体肿胀如手指,并容易破裂。

2. 右侧肾上腺邻近下腔静脉和肝,左侧邻近胰腺尾和脾血管,两侧后上方均与膈肌邻近,游离时必须防止损伤这些器官。肾上腺血运丰富,来自腹主动脉和肾动脉的肾上腺上、中、下动脉围绕肾上腺成为一个环,再从环上分出短动脉如梳刺状分别进入皮质和髓质。髓质有丰富的血管窦,最后汇合为肾上腺中心静脉。右侧者进入下腔静脉,左侧进入左肾静脉(参考图 2-2-1)。

3. 游离肾上腺,在经腰和经腹径路时多采用自下向上的方法。在经背部径路时则多自上向下进行。左肾上腺位置一般略低,中心静脉略长,易游离。右肾上腺中心静脉短,直接进入下腔静脉,游离时容易撕裂下腔静脉,钳夹时如显露不清楚可能钳夹部分下腔静脉,在切断结扎时,可因结扎线脱落而大出血。图 3-1-12 表示经右侧 12 肋切口切开肾周筋膜。在肾上极上方向内前方分离肾脂肪囊,用 S 形拉钩将肾脏向下牵开(图 3-1-13)。向内前方继续分离、结扎及切断肾上腺下动脉(图 3-1-14),分离、结扎及切断肾上腺中心静脉(图 3-1-15),然后游离肾上腺其余部分。

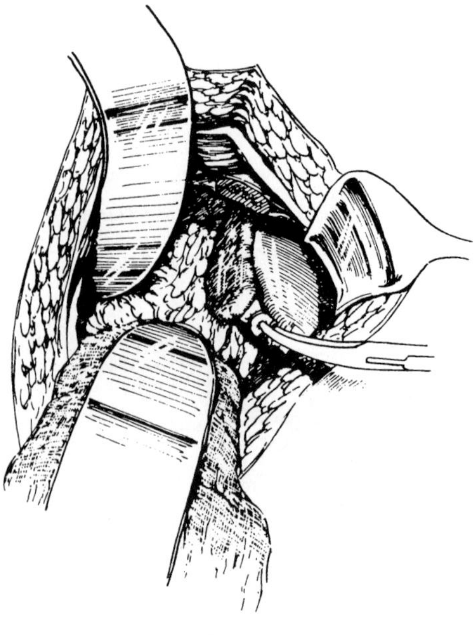

图 3-1-13

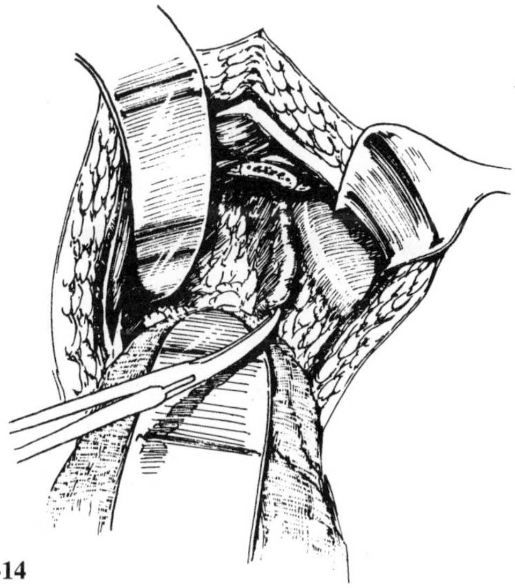

图 3-1-14

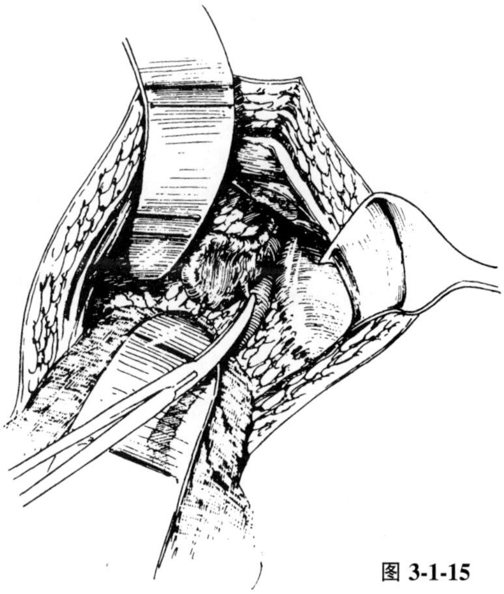

图 3-1-15

4. 嗜铬细胞瘤切除较其他肾上腺病变的手术危险性为大。肿瘤一般为中等大小，即使是良性肿瘤亦与附近正常的肾上腺组织紧贴，因此手术时同侧肾上腺与肿瘤一并切除。当肿瘤与周围组织紧密粘连，无法作包膜外剥离时，可切开包膜，迅速将肿瘤自包膜内剜出。此法可避免损伤周围器官，创面出血亦不难控制。几乎所有嗜铬细胞瘤患者都有血容量不足的情况，应在术前应用 α 肾上腺能受体阻滞剂并补充血液。手术时要尽量避免挤压肿瘤，及时注入 α 肾上腺能受体阻滞剂和补充血液。手术时应注意多发肿瘤的可能，肿瘤切除后如血压不下降更应详细检查双侧肾上腺和其附近组织，以及主动脉旁交感神经系统。

5. 肾上腺髓质增生一般将增生更显著的一侧行全切除，另侧切除 2/3，开放髓质部分以 10%甲醛溶液涂抹腺体髓质，然后用丝线缝合断面。

6. 皮质醇症因双侧肾上腺皮质增生，需作双侧肾上腺全切除时，应考虑是否需要同时将小片肾上腺组织在背部浅肌层内作自体移植术。近年来亦有人主张作肾上腺静脉动脉化的自体移植或带蒂肾上腺皮下移位术。

7. 引起原发性醛固酮症的腺瘤一般较小，切除较简单(图 3-1-16，17)。

【术后注意事项】

肾上腺手术后除按一般常规给予禁食、输液及抗生素外，还按不同疾病予以特殊处理；嗜铬细胞瘤患

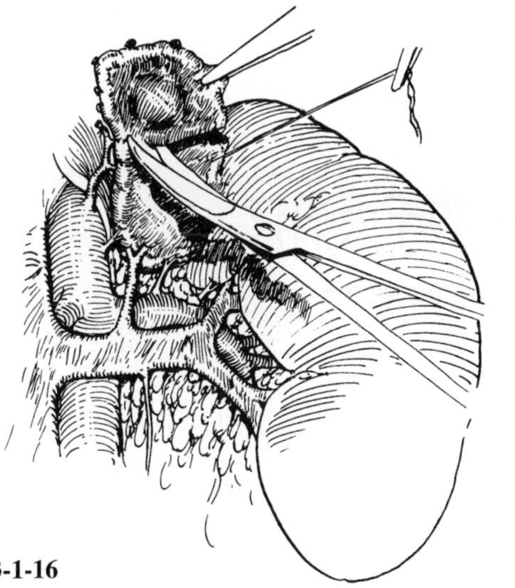

图 3-1-16

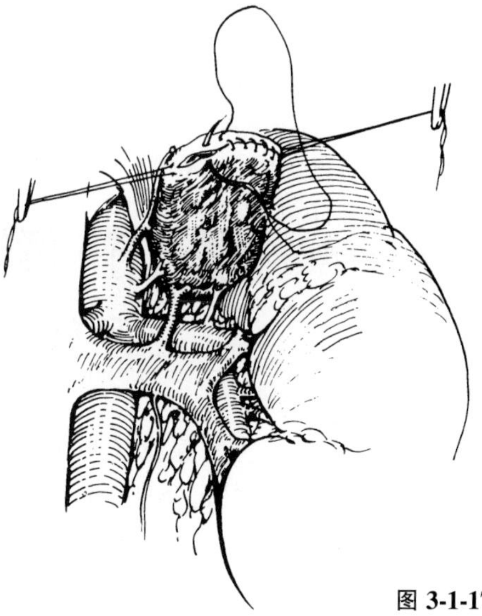

图 3-1-17

者应加强监护,必要时还要使用升压或降压药物,补足血容量,吸氧,降温疗法,短期使用皮质激素等。皮质醇症患者术后会出现肾上腺皮质功能不全,须补充激素,维持一段时期后逐渐减少剂量,至代偿良好时停药。原发性醛固酮症患者术后无需补充激素。

【主编点评】

肾上腺偶发瘤的治疗,临床上尚未获一致意见,有学者认为此类肿瘤多数为肾上腺皮质无功能良性肿瘤,生长缓慢,无临床症状,多不需手术治疗。但此类肿瘤有不少是早期功能性肿瘤,因激素分泌水平低或活性差,未引起机体病理生理改变,故无明显临床症状。近10年来使用B超做常规体检渐趋普遍,肾上腺恶性肿瘤有可能早期被发现。过去认为恶性肿瘤体积一般较大的说法已不可靠。恶性肿瘤病情发展隐匿,一旦发生转移,手术治疗愈后极差。因此很难根据偶发瘤体积大小定出可随访的安全界限。当今肾上腺腹腔镜切除手术已被广泛使用,手术创伤小,安全可靠。因害怕手术风险而对肿瘤进行长期随访,造成心理负担加重及延误恶性肿瘤治疗的风险更大。笔者同意在无手术禁忌证的情况下,大于2cm的肾上腺偶发肿瘤均适宜手术治疗。

肾上腺偶发肿瘤若小于2cm,随访主要注意相关的激素和其代谢产物水平变化,比根据是否存在肥胖、高血压、高血糖症状更为可靠。在随访过程中,应定期做相关的内分泌检查。若发现下列情况可诊断为临床前功能性腺瘤,宜手术治疗。

临床前原发性醛固酮增多症:①无原醛典型症状;②血醛固酮正常和高值,肾素活性低下;③醛固酮实验立位无变化或稍低于卧位;④血钾稍低于正常低值或稍低于正常;⑤安体舒通试验阳性。

临床前库欣综合征可为单侧或双侧肾上腺肿瘤。①缺乏典型库欣综合征临床症状;②24h尿17-OHCS、血浆皮质醇正常高值或稍高于正常。ACTH分泌低下,地塞米松抑制试验抑制不全、血皮质醇节律失调,特别是下午4时,午夜增高。

临床前肾上腺功能性腺瘤均适宜做肿瘤切除术,术前、后处理应按照原发瘤常规进行。

临床上偶见酷似肾上腺肿瘤的大结节样增生,表现典型的库欣综合征,结节可高度肿大,超过10cm,ACTH处于低水平,施行手术治疗前应纠正低血钾、肝功能异常和糖代谢紊乱。术中、术后补充皮质激素。术前晚及术前2h肌注醋酸可的松100mg,肿瘤切除后静脉滴注氢化可的松100mg。术后每6小时肌注醋酸可的松50mg,此后逐渐减少维持量。

(梅　骅)

参考文献

1. 孔垂泽,李泽良,刘同才等. 临床前原发性醛固酮增多症合临床前库兴综合征. 中华泌尿外科杂志,2001,22:203-205
2. 王寅,黄长海,李晓东等. 偶发肾上腺肿瘤随访期间的危险性因素. 中华泌尿外科杂志,2002,23:198-199
3. 刘定益,冯永琦,祝宇等. ACTH非依赖性库兴综合征(附89例报告). 中华泌尿外科杂志,2002,23:5-7

第二节　嗜铬细胞瘤的手术治疗

surgery of adrenal pheochromocytoma

【梅　骅】

嗜铬细胞瘤是发生在肾上腺或肾上腺外嗜铬细胞的肿瘤,细胞内颗粒含儿茶酚胺,无调节性分泌大量儿茶酚胺进入血液循环,引起全身性病理生理改变和临床症状。治疗方法是将肿瘤切除。吴阶平1965年确诊肾上腺髓质增生为独立性疾病,并描述了这一疾病的病理、临床特点及治疗原则。将其与嗜铬细胞瘤一起统称为儿茶酚胺增多症。本病的临床表现酷似嗜铬细胞瘤,影像学表现一侧或双侧肾上腺体积增大、变厚。过去认为术中切下肾上腺尾部,可见髓质长入皮质,即可诊断本病。由于正常肾上腺亦可如此,不能以此作为确诊依据。肾上腺髓质增生症的手术治疗,吴阶平主张对增生显著的一侧做肾上腺全切除,对侧切除2/3,还需刮除剩余的髓质,并用甲醛溶液涂抹。国内亦有学者主张先切除较大一侧的肾上腺,术后若病情不改善,再做对侧肾上腺次全切除。20世纪60年代以前,本病手术死亡率高达26%~50%。随着学者们对本病的认识加深,围术期药物使用、麻醉及手术操作的进步,手术死亡率已降至1%。

嗜铬细胞瘤的术前准备传统上是内服长效非竞争性α-肾上腺素能受体阻滞剂酚苄明(phenoxybenzamine),使病情稳定达到下述条件:平卧位血压不超过160/90mmHg最少48小时,体位性低血压不低于80/45mmHg,ECG无ST段或T波改变最少2周,心室期外收缩每5分钟不多于1次。酚苄明最初用量10mg/q6~12h渐增至30~40mg/q6h,调节至适宜剂量。副作用如体位性低血压、心律不齐、晕眩和昏厥,则作剂量调整。术前用药时间有争论,一些作者还强调药物使用至病情稳定2周,若曾发生心肌病或心力衰竭,需延长治疗时间使儿茶酚胺心脏病得以恢复,才施行手术。使用酚苄明作术前准备可避免术中发作高血压危象,使麻醉和手术平稳进行,显著降低手术死亡率。但存在下述缺点:阻断α-受体后,术中按压肿瘤部位无血压增高反应,使探查小肿瘤或异位肿瘤发生困难;药物作用时间长,使切除肿瘤后发生顽固性低血压。即使如此,此种术前准备方法至今还普遍被应用。

Ulchaker等于1999年首先报告了克里夫兰医院(美)使用新的术前准备方案:不使用酚苄明控制高血压,术前无高血压者不使用任何阻滞剂。认为术前使用α-阻滞剂目的是达到血管内扩容,减少麻醉及手术中血压严重变化发生率,使手术过程平稳。α-拮抗剂如哌唑嗪、特拉唑嗪和多沙唑嗪也有同样疗效。这些选择性抑制剂不会产生反射性心动过速,作用时间短,剂量更易调节,术后少发生持久低血压。由于麻醉及术中监护的进步,速效血管活性药物如硝普钠、硝酸甘油和苄胺唑啉对术中血流动力学骤变疗效更好。对比术前有或无使用α-阻滞剂的患者,术中血压参数及术中、术后输液量均无显著差异。患者术前若需控制高血压,使用钙通道阻滞剂可收效,不会发生药物过量或体位性低血压。对血压正常但偶有阵发性高血压者亦可安全使用。钙通道阻滞剂抑制血管平滑肌收缩以控制血压,抑制去甲肾上腺素介导的跨膜钙流入平滑肌,同时防止其他心血管并发症如冠状动脉痉挛和心肌炎。该氏于1987年以后已不用苯苄胺做术前扩容,入院后也不输血,但于术前3小时从静脉输注生理盐水扩容。术前治疗主要用钙通道阻滞剂,若高血压未被控制,使用选择性α-阻滞剂如哌唑嗪、特拉唑嗪或多沙唑嗪。30%患者术前24小时没有使用药物治疗,术中平均输液6 213ml,多用晶体,只于大量扩容时才使用白蛋白;血细胞比容<22%~24%时才输注血液产品,有心脏病者则于血红细胞比容<30%时使用。此方案至今未被普遍认可,未推广使用。

【术前准备】

1. 嗜铬细胞瘤围术期处理主要是控制高血压、改善心功能、扩张血容量和避免激发高血压危象及低血容量性休克。患儿茶酚胺心肌病尤其是并发心率衰竭的患者,宜于充分的护心治疗,采用含镁极化液静脉输注7~15天,对增加心脏储备功能,及提供术中对病理生理骤变的承受力有很大帮助,待病情稳定才考虑手术。由于肿瘤长期释出儿茶酚胺,使外周微循环长期处于收缩状态,血容量减少,血压增高。术前精神紧张,麻醉过程或术中触动肿瘤可诱发高血压危象。阻断肿瘤血流、切除肿瘤后,可致血压骤降,导致严重的低血压,甚至低血压性休克,甚至死亡。因此,术前需要控制高血压及扩张血容量。临床常用的方法是使用α-受体阻滞剂阻断儿茶酚胺对血管的收缩效应,使外周微循环血管床扩张,血容量增加,使血压稳定,增加手术的安全性。常用的药物为酚苄明或乌拉地尔。酚苄明10mg,每日3次,或乌拉地尔30mg,每日3次,根据血压情况调整剂量,酚苄明可使部分患者心动过速,乌拉地尔疗效肯定,大剂量还有抗心律失常作用。

使用α-阻滞剂后,若心率>100次/min,给予普萘洛尔10mg,每日3次,控制心率在80~85次/min左右。较新的β-阻滞剂胺酰心安、美托洛尔或艾司洛尔,疗效优于普萘洛尔。

扩容准备至血压正常、体重增加、轻度鼻塞、四肢末端变暖,甲床由苍白变为红润,提示微循环灌注良好,术前准备已经充分,可以施行麻醉及手术。

2. 备血或红细胞600~1 200ml。

3. 术前低压生理盐水灌肠。

【麻醉管理】

术前经锁骨下静脉插入中心静脉压导管，并插入桡动脉导管，连续测定中心静脉压及动脉压。留置导尿管观察尿量。采用气管内麻醉。于搬动病人、气管插管和触动肿瘤时尤其注意血压骤升，随时准备从静脉输注硝普钠或苄胺唑啉，直接扩张血管使血压下降，需要时可并用硝酸甘油。术中从静脉持续滴注生理盐水，以纠正因麻醉、手术致血管扩张所需的容量扩张，尤其是于结扎肿瘤的主要静脉及切除肿瘤时血压突然下降，应加快输入量。使用晶体、胶体溶液，以维持毛细血管楔压至 15torr，或中心静脉压达 12torr，若仍未能将血压提升，则应使用升压药物，如多巴胺、去甲肾上腺素、麻黄碱或去氧肾上腺素，随时调整剂量。遇心律不齐，使用普萘洛尔或利多卡因。esmolol 是较适宜的 β-阻滞剂，比普萘洛尔好，可迅速起效，作用时间短。术中液体输入量因病情而异，取决于血管床扩张状态及尿量，往往需要输入 5 000ml 或更多。对比术前使用或不使用阻滞剂的患者术中血压变化幅度、术中及术后液体输注量均无显著差异。术中密切观察以防发生心血管并发症，包括肺水肿、充血性心力衰竭和脑血管意外。

【手术步骤】

手术入路取决于肿瘤大小和解剖位置，多取前经腹入路，正中或肋下切口。经腹腔入路方便显露大血管，可早期结扎肾上腺静脉；肋缘下切口方便处理上极及外侧的肿瘤。大肿瘤尤其是在右侧需采用胸腹联合切口；肾上腺外肿瘤多需经腹正中切口切除，可充分探查腹腔，观察及触摸肾上腺和主动脉旁交感链，以找寻未被发现的肿瘤或转移癌。随着现代影像学发展，对异位肾上腺肿瘤及多发性肿瘤的定位比过去更为准确。对术前已确诊为单侧位于肾上腺的较小肿瘤可采用腰部切口施行手术。近 10 年来，腹腔镜手术已较多用于切除此类肿瘤。

术中对肿瘤的分离要求准确和迅速，避免对肿瘤过多挤压，若能早期结扎肾上腺中静脉，减少儿茶酚胺进入血流，可使手术过程更加平稳，肿瘤较大时，包膜血管往往多而曲张，与周围粘连，勉强分离会伤及肾血管，右侧易伤及下腔静脉和十二指肠。应先将肾脏分离，保护好肾蒂和下腔静脉。若因肿瘤与周围组织紧密粘连而难以剥离，应采用包囊内剜出的方法，肿瘤的包囊是瘤外的假包膜，为与邻近器官粘连的厚纤维包囊，并非肿瘤的真包膜。可切开包囊迅速将肿瘤剜出。

嗜铬细胞瘤剜出术

1. 术中探查发现肿瘤难以切除、计划作剜除手术，宜先做好准备工作，包括充分输液和输血，必要时延长切口以增加显露，准备两根吸管以备迅速清除伤口内积血。备好一条足够长的湿生理盐水纱布，作为填塞包囊之用。术者及助手各司其职，随时准备应付意外情况。

2. 将可以分离的周围器官尽可能从包囊外分离。一般情况下肿瘤虽与肾蒂紧密粘连，肾脏仍能游离并牵开。一切准备就绪后，术者在血管较少的位置切开纤维包囊，用示指分离出肿瘤与包囊分界面，迅速将肿瘤剜出（图 3-2-1）。在此过程中，即使有较多的出血，亦不能停滞不前，试图寻找出血点予以缝扎只会浪费时间，增加失血量。肿瘤剜出后即用湿纱布填塞囊腔。

3. 手术至此若暂时止血可稍候片刻，患者情况稳定，可缓慢拔出填塞纱布，发现囊底主要供血的血管断端，立即用镊子夹住，然后更换血管钳钳夹止血，用丝线缝扎。

4. 肿瘤切除后，往往可较容易分离、切除部分肿瘤包囊，剩余部分可用石炭酸、酒精涂抹，再用抗癌药物及生理盐水冲洗创面，以消灭残留的肿瘤细胞。止血完善后，将带蒂肾周脂肪填入残留的包囊内。伤口内置橡皮引流管，依层次缝合切口。

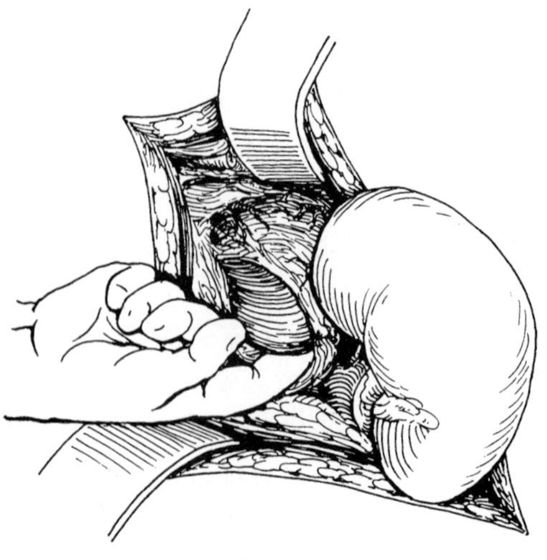

图 3-2-1

【术后处理】

1. 密切注意血压、脉搏、呼吸改变，记录每2小时尿量。持久低血压应使用升压药物。

2. 双侧肾上腺手术或因手术应激致肾上腺皮质功能低下，宜补充肾上腺皮质激素。

3. 术后禁食2~3天，按需补充液体及营养物。

4. 注意观察及防治并发症如肺不张、肺炎、胸积液、肺水肿、心律改变、心功能不全、深部静脉血栓、伤口感染等。

参考文献

1. Orchard T, Grant CS, Van Heerden JA and Weaver A. Pheochromocytoma: continuing evolution of surgical therapy. Surgery, 1993, 114:1153
2. Vaughan ED, Jr and Blumenfeld JD. The adrenals. In Campbell's Urology, 6th ed. Edited by P.C. Walsh, A.B. et al. Philadelphia: W.B. Saunders, Co, 1992, 3:2360-2412
3. Ulchaker JC, Goldfarb DA, Bravo EL, et al. Successful outcomes in pheochromocytoma surgery in the modern era. J Urol, 1999, 161:764-767
4. 夏溟，李汉忠，刘广华等. 嗜铬细胞瘤术前准备的临床体会(附286例报告).中华泌尿外科杂志，2004，25:816-818
5. 潘东亮，李汉忠，罗爱伦等. 嗜铬细胞瘤诊治50年回顾总结. 中华泌尿外科杂志，2005，26:725-727
6. 于新路，王禾，张波等. 肾上腺嗜铬细胞瘤的诊断与手术治疗. 临床泌尿外科杂志，2003，18:83-85
7. 顾民，睦元庚，徐正铨等. 儿茶酚胺症诊治(附182例报告).中华泌尿外科杂志，2001，22:200-202
8. 吴阶平. 肾上腺髓质增生问题. 中华医学杂志，1977，57:331
9. 孙则禹，甘为东. 肾上腺髓质增生. 中华泌尿外科杂志，2003，24:581-582

第三节　肾上腺外科的围术期处理

the perioperative management in the adrenal surgery

【陈凌武】

肾上腺是一个重要的内分泌器官，肾上腺疾病的手术需注意其复杂多样的内分泌代谢变化，围术期的处理是否及时恰当，关系到手术的成败和病人生命的安危。因此，肾上腺外科的围术期处理极为重要。

肾上腺外科疾病一般分为两类，一类为具有内分泌功能的疾病，包括肿瘤和增生性病变，术前应根据肾上腺不同疾病所分泌的各种激素的特点及其病理生理变化、对病人所造成的危害，加以调整和纠正。另一类为无内分泌功能的肿瘤，如非功能性皮质腺瘤、肾上腺皮质癌、肾上腺髓性脂肪瘤、肾上腺囊肿及肾上腺转移癌等，其围术期处理与一般的腹部手术或肾脏手术相同，但需注意部分静止期嗜铬细胞瘤，后者术前可无任何症状，在麻醉或手术的刺激下突发高血压或其他心血管系统症状，如经紧急处理危象不能逆转者应暂缓手术。因此，肾上腺非功能性腺瘤的术前准备应按嗜铬细胞瘤进行，以确保患者术中、术后的生命安全。

术后应密切监护生命体征的变化，对循环、呼吸、脉搏进行连续监控，严防低血压、休克或肾上腺危象。对于内分泌功能性肿瘤，术后如发生皮质功能不全，应立即补足皮质激素，以防止危象的发生。如因髓质激素不足而导致血管收缩功能失调，或术后血容量不足而出现持续性低血压时，应及时补充髓质激素，切忌盲目使用升压药物或过快过多地补充液体量而导致心脏负荷过重，引发急性心功能衰竭。

围术期处理包括适应证的选择、术前准备、术中注意事项和术后处理，重视肾上腺疾病的围术期处理，将使患者获得最佳的手术治疗效果。

一、皮质醇增多症的围术期处理

皮质醇增多症又称库欣综合征。是最常见的肾上腺皮质疾病，是由于肾上腺长期分泌过量的皮质醇引起。从病因上可分为ACTH依赖型及非依赖型两类。前者多见垂体微腺瘤引起，也可由垂体外肿瘤分泌过多的 ACTH 引起;后者常见的有肾上腺皮质腺瘤、皮质癌、结节性肾上腺增生。

【手术适应证】

1. 肾上腺皮质腺瘤、无转移的皮质腺癌,行腺瘤(癌)切除术。

2. 轻症或未成年者的肾上腺皮质增生症患者,施行一侧肾上腺切除,并行垂体放疗;其他病例则行一侧肾上腺切除、对侧肾上腺切除 2/3 至 4/5。

3. 病情严重的肾上腺皮质增生患者,宜行双侧肾上腺切除,将部分肾上腺组织切成碎片,埋藏在肌肉内,术后移植组织有不同程度的存活和功能恢复。也可采用左侧肾上腺移植于腹壁皮下(静脉动脉化)(参见本章第一节)。

【术前准备】

1. 皮质醇增多症的患者均有体内水、钠潴留,高血容量及高血压,术前应用有效的药物降压、保钾利尿,改善心脏的代偿功能。

2. 此类患者常引起体内糖代谢异常,如合并糖尿病者应控制饮食,应用降糖药物,使血糖控制在正常范围。

3. 患者免疫功能低下,组织愈合能力较差,术后易继发感染。故术前预防性使用抗生素 1~2 天。

4. 对明显低血钾、碱中毒的患者,术前应给予补钾和纠正碱中毒,纠正水电解质紊乱及酸碱平衡失调。

5. 双侧肾上腺切除或肾上腺腺瘤切除手术者,在术前 1 天补充糖皮质激素,方法可参考表 3-1,Chill-Thorn 皮质激素补充法。

表 3-1　Chill-Thorn 皮质激素补充法

	皮质激素的给药途径及剂量						
时　间	地塞米松肌肉注射/mg		泼尼松口服/mg				氢化可的松静脉滴注/mg
	7:00AM	7:00PM					
术前 1 天	—	3.0	—	—	—	—	—
手术当天	3.0	1.5	—	—	—	—	300.0
术后 1 天	1.5	1.5	—	—	—	—	200.0
术后 2 天	1.5	1.5	—	—	—	—	150.0
术后 3 天	1.5	1.5	—	—	—	—	100.0
术后 4 天	1.5	0.75	5.0	5.0	5.0	5.0	—
术后 5 天	1.5	—	5.0	5.0	5.0	5.0	—
术后 6 天	—	—	10.0	5.0	5.0	5.0	—
术后 7 天	—	—	5.0	5.0	5.0	5.0	—
术后 8 天	—	—	5.0	2.5	2.5	2.5	—
术后 9~14 天	—	—	5.0	2.5	2.5	—	—
术后 15~21 天	—	—	5.0	2.5	2.5	—	—
术后 22 天以后	—	—	5.0	—	—	—	—

【术中注意事项】

手术径路的选择、肾上腺的显露、肾上腺的游离与手术技巧,参见第三章第一、二节。

【术后处理】

1. 对症状较轻的单侧肾上腺腺瘤或双侧轻度增生患者,行单侧腺瘤摘除或一侧肾上腺切除者,术中给予静脉滴注氢化可的松 100mg 即可,如术后生命体征稳定,一般不需继续使用激素维持。

2. 对症状明显的较大的单侧腺瘤摘除、双侧肾上腺切除术或右侧全切、左侧切除 2/3 者,术中给予氢化可的松 100mg,术后第 1,2 天再给予 200~300mg 氢化可的松静脉滴注,第 3,4 天减半量,即氢化可的松 100~150mg 静脉滴注,第 5,6 天改用醋酸可的松 50~100mg 肌肉注射,第 7,8 天口服泼尼松 25mg,每日 2

次,逐渐减量至12.5mg,每日1次的维持量,维持治疗时间的长短视全身情况和生命体征决定。激素补充的方法也可参考表3-1。

3. 术后应对循环、呼吸、脉搏、体温进行连续监测,如发生皮质激素不足或肾上腺危象,应迅速加快激素的补充,直至病情稳定。

4. 使用抗生素预防感染 对皮质激素分泌旺盛的皮质醇增多症患者,因其免疫功能低下、组织愈合能力差,加上麻醉、手术创伤和伤口疼痛、卧床,限制了肺部的呼吸运动,易出现肺部和伤口感染。故应注意防止肺部感染,妥善处理手术切口。

5. 肾上腺危象的处理 肾上腺危象是肾上腺皮质功能急性衰竭,其表现为循环虚脱、高热、胃肠功能紊乱、惊厥、昏迷等症状,应及时抢救,立即补充肾上腺皮质激素,补充液体和控制感染。处理要点有:

(1) 5%葡萄糖生理盐水500ml加氢化可的松100mg,在1~4小时内静脉滴注完,以后每6小时滴注100mg。同时肌肉注射醋酸可的松100mg。如病情好转,次日改为每6小时滴注氢化可的松50mg,维持24小时。病情稳定后可改为每6小时口服或肌注可的松25mg,以后逐步减少到维持量每日50mg。

(2) 补充电解质,静脉输注生理盐水,补充潴钠激素,可肌注醋酸去氧皮质酮5mg,每日1~2次。

(3) 如存在明显的低血压,于输液中加去甲肾上腺素5mg,缓慢滴注。

(4) 如脱水失盐明显,虚脱严重,在输液和补充激素的同时,输全血和血浆。

(5) 病人如合并感染,使用有效抗生素控制。

二、原发性醛固酮增多症围术期处理

原发性醛固酮增多症是指肾上腺或异位组织自主或部分自主分泌过多醛固酮,抑制了肾素分泌,产生以高血压、低血钾为特征的综合征。肾上腺皮质腺瘤约占70%,多数为单侧;单发性增生约占20%。腺瘤切除后临床症状可迅速改善,疗效满意。

【手术适应证】

1. 肾上腺皮质腺瘤,行腺瘤切除;如腺瘤以外的腺体有结节性改变,应将同侧肾上腺一并切除;

2. 原发性肾上腺皮质增生,可行一侧肾上腺全切除,或双侧肾上腺次全切除;

3. 肾上腺皮质腺癌及异位产生醛固酮肿瘤,行肿瘤根治切除。

【内科治疗适应证】

1. 特发性肾上腺皮质增生;

2. 有手术禁忌证的腺瘤型原醛患者;

3. 不能根治切除的皮质癌;

4. 糖皮质激素可控制的原发性醛固酮增多症。

【术前准备】

术前应纠正电解质紊乱,使血钾恢复至正常水平,心电图低钾表现消失。方法是:

1. 每天补充氯化钾4~6g。

2. 服螺内酯,每次40~60mg,每天3~4次。在采用利尿保钾的同时注意血钾变化,尤其对伴肾功能减退者需要注意高血钾的发生。高血压患者在服用螺内酯1周后血压仍无下降趋势,可加服降压药物。

3. 补充激素 一般在摘除醛固酮腺瘤时不必补充肾上腺皮质激素,但在术中发现双侧肾上腺多发性微腺瘤或结节状增生而需行双侧肾上腺大部分切除者,术后应补充激素,以免发生肾上腺皮质功能不全,但剂量比皮质醇增多症的手术患者要少。

【术中注意事项】

手术径路的选择、肾上腺的显露、肾上腺的游离与手术技巧,参见第三章第一、二节。

经腹或经腹膜后路径的腹腔镜肾上腺切除手术,已成为肾上腺手术的金标准。一般认为,6cm以下的皮质腺瘤首选腹腔镜手术。方法参见有关章节。

【术后处理】

1. 注意观察患者的生命体征、血压及电解质的变化，一般于术后 2~3 周时各项生化指标恢复正常。

2. 如患者术后出现疲乏、厌食、血钾过高，或出现氮质血症，表示有暂时性醛固酮缺乏，可给予氢化可的松。

3. 如术后高血压、低血钾症状未能明显改善，应继续口服螺内酯 200~400mg，一般症状均能控制。

4. 术后高血压无明显改善，可能与长期高血压及低血钾继发肾和血管病变所致，需使用降压药物治疗。

三、儿茶酚胺症的围术期处理

儿茶酚胺症是嗜铬细胞瘤与肾上腺髓质增生的总称。其共同特点是肿瘤或肾上腺髓质的嗜铬细胞分泌大量儿茶酚胺，引起高血压、高代谢、高血糖为主要表现的疾病。

【手术适应证】

1. 单侧肾上腺嗜铬细胞瘤，为良性肿瘤则行肿瘤摘除或剜出术，保留残留的正常肾上腺。

2. 如肿瘤过大、多发或腺瘤外的肾上腺仍有结节样增生或疑有微腺瘤者，则行一侧肾上腺的全切除术。

3. 如局部浸润累及同侧肾脏的巨大肿瘤，判定为恶性者应当选用肾脏及其周围组织和淋巴的根治性切除术。

4. 双侧肾上腺嗜铬细胞瘤（含髓质增生）应取腹部弧形切口或直切口，行肿瘤摘除或右侧肾上腺全切，左侧切除 1/2~1/3。

5. 肾上腺外的嗜铬细胞瘤，腹主动脉主干及肠系膜上动脉区有丰富的副神经节嗜铬体为该瘤的好发部位，为探查的主要区域。

6. 来自胸腔、纵隔或膀胱区的嗜铬细胞瘤则根据部位选择手术径路切除肿瘤。

【术前准备】

1. 控制高血压　可使用α-受体阻滞剂酚苄明或压宁定，剂量为每日 20~90mg，分 2~3 次口服。服药后周围血管阻力降低，静脉回心血量增加，血压下降。亦可使用哌唑嗪。根据血压调整用量，使血压控制在 100~140/60~90mmHg。用药时间 2~4 周。一些患者在低血容量、高儿茶酚胺的刺激下，产生高肾素血症，使血管紧张素Ⅱ生成增加，对α-受体阻滞剂效果不佳；用血管紧张素转换酶抑制剂都有良效。应用钙离子通道阻滞剂，阻滞钙离子进入细胞内，能抑制嗜铬细胞瘤释放儿茶酚胺，可减轻症状，稳定血压。

2. 控制心率　对于心率超过 140 次/min，曾有心律不齐、持久性窦性期外收缩，用α-受体阻滞剂后心率加快或心律不齐等情况，需加用β-受体阻滞剂，如普萘洛尔 10mg 每日 3 次，使心率控制在<90 次/min，术前 2 天停药。使血管床扩张，有效血容量增加，保证手术顺利进行。

3. 补充血容量　扩容也是一项十分重要的措施。嗜铬细胞瘤分泌过量的儿茶酚胺，使外周血管强烈收缩，血管床容积减少，血容量不足，切除肿瘤后儿茶酚胺减少，血管床开放，血容量不足就成为主要矛盾。此时采用大量麻黄碱和快速扩容难获满意效果，且增加了原本就不正常的心脏负担。术前在控制血压的前提下预充一定的血容量可使术中血压下降减缓，术后血压恢复快而稳定。对症状典型的嗜铬细胞瘤常规于术前日输血 400ml，代血浆制品或右旋糖酐 500ml，及平衡生理盐水等，术前 1 天输液量应在 3 000ml 左右。

4. 术前用药禁用阿托品，因阿托品抑制迷走神经，使心率加速，可诱发心律失常。

【手术操作要点】

在探查分离肿瘤时，动作要轻巧、快速，尤其是切除肿瘤时，应尽量避免挤压肿瘤。对于较大肿瘤和右肾上腺肿瘤，应先解剖和确认腔静脉、肾蒂和肾上极以及腹部大血管的位置，避免手术中意外损伤血管和大出血。在肿瘤切除后，如血压不见下降，或下降幅度不大，收缩压未低于 100mmHg，而且很快又回升到原来水平，说明体内可能还有未被发现的残存肿瘤，应进一步探查。术中应和麻醉师密切配合，保证血压在分离肿瘤及肿瘤摘除后无大幅度的变化。

【术中可能发生的异常情况】

1. 高血压　因大量儿茶酚胺的释放，术中可出现高血压发作。常发生于以下情况：①麻醉诱导期；②气管插管；③切开腹膜；④分离肿瘤；⑤作腹腔探查时触压到肿瘤。

2. 低血压、休克　低血压、休克比高血压更为严重，尤其发生在结扎肿瘤的静脉主干或切除肿瘤时。发生休克的常见原因为：

(1) 肿瘤分泌的儿茶酚胺突然中断；

(2) 血管过度收缩，原来血容量即不足；

(3) 心排血量降低，由于左心室功能不全所致，后者可为高血压的影响或儿茶酚胺对心肌的有害作用引起；

(4) 血管壁对儿茶酚胺的收缩反应降低，由于术前用了大量的α-受体阻滞剂。

在原来血容量不足、心排血量降低的情况下，如肿瘤分泌的儿茶酚胺突然中断，血管床突然扩大，可发生严重的难治性休克。

3. 心律失常　肿瘤分泌过量的儿茶酚胺，使心脏兴奋性增高。术前即有发生室性心动过速、早搏等心律失常倾向。术中大量的儿茶酚胺进入血循环，可引起频繁的室性期前收缩、室性心动过速、室颤、心脏骤停，也可引起房室传导阻滞。各型心律失常均可发生，但室性心律失常最为多见。

4. 急性肺水肿　由于发作性高血压、输血、输液过多，原来已有心脏功能减退，可进一步发展为急性心力衰竭、肺水肿。

5. 其他　如大血管损伤，肝、脾、胰腺的损伤等。

【术中异常情况的预防和处理】

1. 手术中应密切观察血压、心率、心律及中心静脉压，建立动态动脉血压检测，重视与麻醉人员的密切配合。

2. 麻醉时应建立两根静脉输液通道　一根供输液、输血，另一根静脉供控制血压及心律失常的用药。其中一根应为锁骨下静脉或颈静脉穿刺通道，该通道在危急情况下可以快速输血、输液，同时可以检测术中、术后的中心静脉压。

3. 选择适当的麻醉　多主张全身麻醉。

4. 切口选择　对定位准确的、无周围浸润的肾上腺嗜铬细胞瘤可用腰部切口，对于多发性、双侧或异位嗜铬细胞瘤以及巨大肿瘤与血管关系密切者，手术入路以腹部切口为宜。优点是术野暴露好，便于探查、发现和处理手术中的异常情况。

5. 控制发作性血压升高　如手术前未用α-受体阻滞剂，则发生发作性高血压的机会较多，应密切观察。在血压骤升时，静脉推注酚妥拉明 1~5mg，如基础血压偏高，可静脉滴注酚妥拉明(10~20mg 酚妥拉明溶于200ml 液体中)。如在滴注过程中有血压骤升，可加快滴注速度或重复静脉推注酚妥拉明。

6. 控制心律失常　心律失常应及时发现和控制，否则可危及生命。心率超过 120 次/min，期前收缩超过 5 次/min 即应处理，可静脉推注利多卡因 50~100mg，继后静脉滴注 1~2g，也可用普萘洛尔，在 2~3 分钟内缓慢静推 3~5mg，必要时重复推注。如用普萘洛尔，每分钟缓慢推注 0.5~1.0mg。

7. 控制低血压　嗜铬细胞瘤的血流被阻断或肿瘤被切除后，血压会突然降低甚至休克，是手术过程中最危险的阶段之一。处理措施是：

(1) 术前应用α-受体阻滞剂酚苄明要适量，一般不超过 80mg/d，即达到控制症状和恢复血容量，不致造成血管收缩反应性降低；

(2) 在肿瘤血流阻断前，至少补液 2 000ml，并及时补充失血量。有人主张在肿瘤切除前再输血 600ml；

(3) 肿瘤血流阻断或肿瘤切除时，立即停用酚妥拉明，血压下降至收缩压 80mmHg 时，静脉推注去甲肾上腺素 1~2mg，并静脉滴注去甲肾上腺素(500ml 液体内含去甲肾上腺素 10mg)，速度调节至收缩压维持在 120mmHg 左右；

(4) 如不能提高血压，立即加快输血及输液速度，增加血容量；

(5) 少数病例，尤其是双侧肾上腺嗜铬细胞瘤，需加用皮质激素；

(6) 如血压仍不易升高，可考虑用麻黄碱，能促进血管壁对儿茶酚胺的再敏感。

【术后处理】

1. 严密监控血压变化，必要时使用药物维持血压的平稳。
2. 通过中心静脉压调控血容量。
3. 密切观察病情变化，如有肾上腺皮质功能不全或早期肾上腺危象预兆，应及时补充皮质激素。
4. 如出现并发症如休克、血压居高不下、心律失常或急性肺水肿，应及时处理，作全面的动态监测。

参考文献

1. 王克孝. 肾上腺外科围术期处理的有关问题. 临床泌尿外科杂志，2000，15(8):339
2. 王克孝. 肾上腺外科围术期处理的有关问题. 临床泌尿外科杂志，2000，15(9):389
3. 李汉忠主编. 泌尿外科诊疗常规. 北京：人民卫生出版社，2004，148-163
4. 高治忠主编. 泌尿外科主治医生 417 问. 北京：中国协和医科大学出版社，2005，312-321

第四章

肾肿瘤手术

operations for renal tumors

第一节 肾肿瘤肾部分切除术

partial nephrectomy for renal tumors

【梅　骅】

近年来，随着新诊断技术的普及应用，良性肾肿瘤（如肾错构瘤）和早期肾癌能在B型超声波常规体格检查时被发现。肾错构瘤可以施行肿瘤剜出术。另一些良性肿瘤如嗜酸性细胞瘤（oncocytoma），临床上不易与肾癌鉴别，这种肿瘤只需施行肾部分切除术。早期发现的小肾癌，尤其是肿瘤位置表浅，容易施行肾部分切除。一些分化较好的肾癌，临床表现为肿瘤有钙化，血管造影瘤内不含血管，如乳头状腺癌，其恶性度低，较少发生转移，亦有主张施行部分肾切除术。临床报道对上述患者施行保留肾脏的肿瘤切除手术，随访结果其生存率与行根治性肾切除术者无显著差异。有报道肿瘤平均直径3.3cm者，术后5年存活率100%。另一些报道肿瘤切除后有10%患者发生局部复发。小儿肾胚胎瘤患者若为双侧性，施行肾肿瘤剜出术后合并化学治疗，往往取得较好疗效。残余肾脏随年龄增长发生代偿性肥大，患儿可获得正常的生长发育。多发性肿瘤或体积较大，位于肾脏中部的肿瘤亦可施行工作台肿瘤切除，自体肾移植术。

手术适应证：

1. 肾脏良性肿瘤。

2. 孤立肾恶性肿瘤、双侧肾恶性肿瘤。

3. 肾肿瘤伴有对侧肾功能不全，老年患者尤应注意对侧肾脏常因动脉硬化，老年性萎缩而致肾代偿功能不全。

4. 相对适应证为单侧肾恶性肿瘤，肿瘤较小，尤以位置表浅者。

手术方法的选择应根据肿瘤性质、大小、部位而定。良性肿瘤若有完整包膜，可施行肿瘤剜除术，错构瘤若主要成分为脂肪组织，可不阻断肾蒂血流，剜出肿瘤后显露其营养血管断端，予以缝扎。富含血管者则阻断肾血流及局部低温下施行。小儿双侧肾肿瘤因肿瘤一般较大，必须尽可能保留正常肾实质，亦需施行肿瘤剜除术。临床检查难以确定性质的肾肿瘤，有主张先行肾穿刺活检，为了避免癌细胞的播散，可施行肾部分切除术，将切除的标本做病理检查，确定肿瘤性质及侵犯范围。位于肾上极或下极的肾癌，可施行肾极切除；位于肾脏中部者，则需施行肾楔形切除术。术前肾动脉造影能显示肿瘤血管的起源和分布，可作为设计手术方法的参考。由于肿瘤往往不是局限在一个肾段，结扎肾段动脉对手术无大帮助，而且会使周围的正常肾实质缺血。因此，多采用阻断肾蒂及局部低温下施行手术，分别结扎缝合肾创面的血管断端以及被切开的肾盏、肾盂。

（一）肾极切除术（polar nephrectomy of renal tumors）

手术步骤：

1. 充分游离肾脏，用心耳钳或门静脉钳阻断肾蒂，将盐水冰屑外敷肾脏，作局部低温。

2. 肿瘤靠近或达到肾表面者，需连同覆盖肾极的肾包膜一并切除。参考影像学所见，计划切除平面，于距离肿瘤 1cm 处横断肾脏。肿瘤远离肾包膜者，可于扪到肿瘤的部位沿肾凸缘切开包膜，将其钝性剥离并翻开，然后横断肾脏（图 4-1-1）。

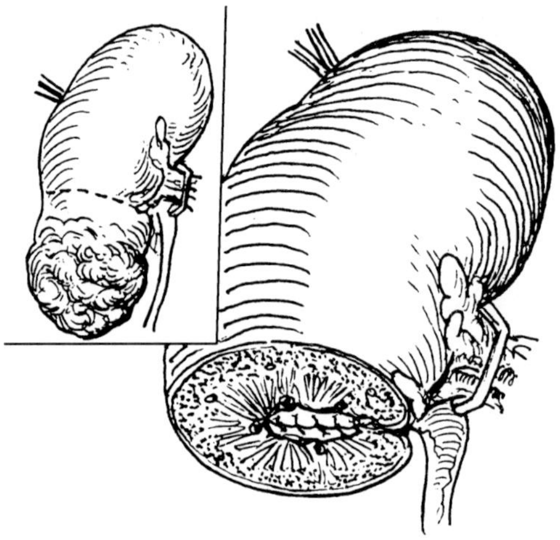

图 4-1-1

3. 肾创面的血管断端用 4-0 肠线 U 形缝合结扎。皮髓交界处的弓状血管 U 形缝合，应在较坚实的髓质打结。叶间血管的缝合应穿过附近的肾盏或肾盂，以增强对缝线的支持。肾盏漏斗部的断端宜用 4-0 肠线作高位连续缝合。

4. 开放肾蒂钳，结扎出血点。创面渗血用纱布压迫片刻，即可自行止血。若仍有渗血，可用压碎的肌肉贴敷，并用包膜覆盖。用丝线缝合肾包膜，若包膜已切除，则用肾周脂肪或游离腹膜片覆盖缝合。

（二）肾楔形切除术（wedge resection of the renal tumors）

手术步骤：

1. 游离肾脏，阻断肾蒂血流，用盐水冰屑作肾局部低温，在距离肾肿瘤约 1cm 处作包膜环形切口，切开肾实质。小心将切缘保持在离肿瘤约 1cm 处。若已进入肾窦，应将切除的组织与肾窦疏松组织血管及引流系统细心分离，以免将其损伤。若切除的组织与肾盏相连，需分离该肾盏，在漏斗部将其横断（图 4-1-2）。

2. 肾创面的血管断端用 4-0 肠线 U 形缝扎，肾盏肾盂切缘用 4-0 肠线连续缝合。开放肾蒂血流。肾创面彻底止血（图 4-1-3）。用带蒂大网膜或游离腹膜片覆盖肾创面，并用缝线将其固定于肾包膜创缘（图 4-1-4）。

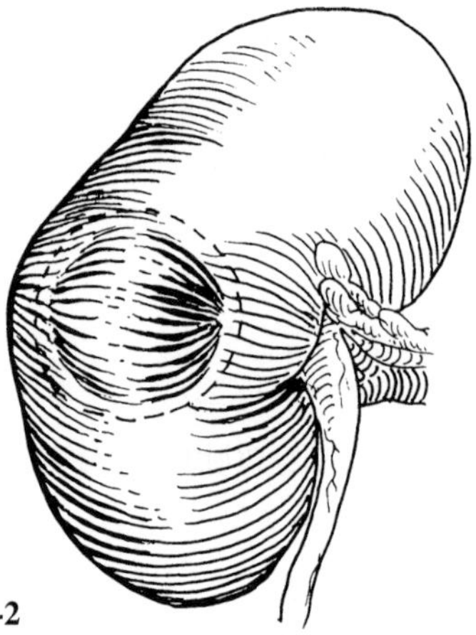

图 4-1-2

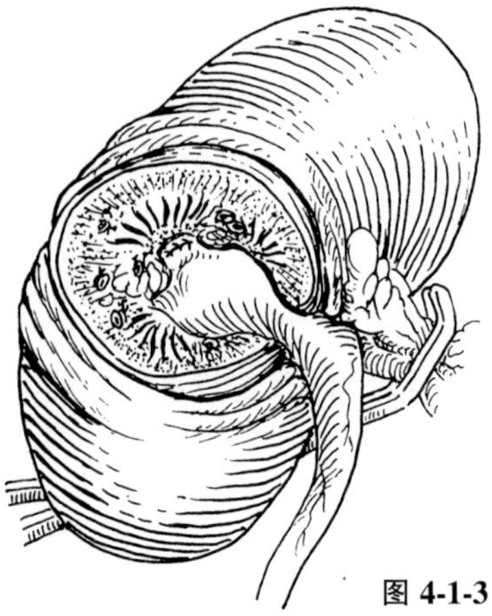

图 4-1-3

(三) 肾肿瘤剜除术 (enucleation of the renal tumors)

手术适应证：

1. 位于肾脏浅表的单发或多发性小肿瘤，需要最大限度地保存肾实质者。

2. 肾脏良性肿瘤。

术前准备：

1. 备血 300~600ml。

2. 备无菌冰块作局部低温。

3. 备抗癌药术中使用。

手术步骤：

1. 患者取侧卧位,作 12 肋切口,显露肾脏,分离至肾蒂,以便必要时阻断肾蒂血流。

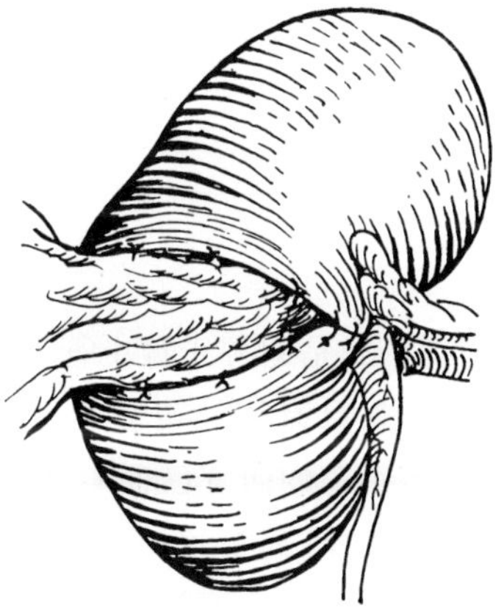

图 4-1-4

2. 助手持肾脏,帮助显露及压迫止血。术者用小圆刀环绕肿瘤凸起部位的周围切开肾包膜(图 4-1-5),用刀柄或脑膜剥离器钝性分离覆盖肿瘤的肾皮质,达肿瘤包膜外假包膜,沿包膜外剜出肿瘤(图 4-1-6)。

3. 用4-0 肠线缝扎肾创面血管断端(图 4-1-7),较小的出血点用纱块或明胶海绵、止血纱布压迫止血。用抗癌药溶液浸泡创面 5 分钟,然后用生理盐水清洗干净。若仍有少许渗血,用压碎的肌肉片贴敷肾创面。

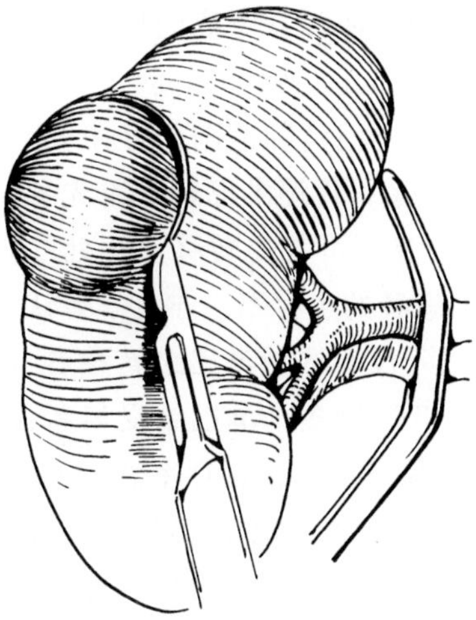

图 4-1-5

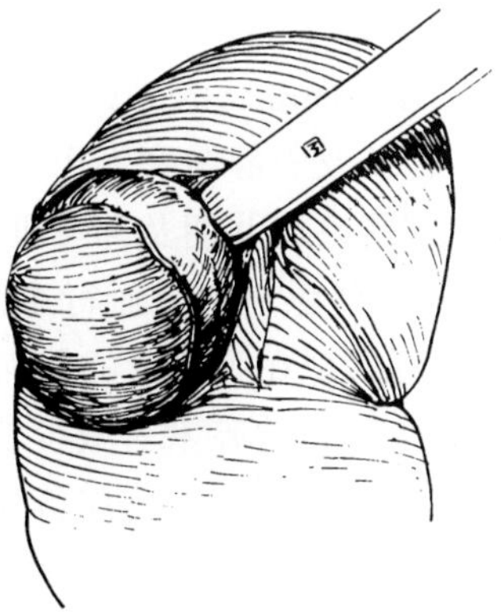

图 4-1-6

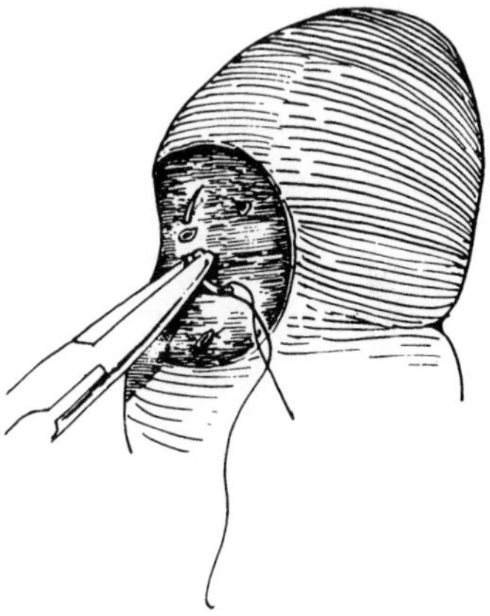

图 4-1-7

4. 将肾脏复位,取带蒂肾周脂肪填入肾创面,并用缝线将其固定于肾包膜,伤口置多孔胶管或双腔负压引流管引流,缝合切口各层组织。

术后处理：

术后 48 小时若创口无渗液,可拔除引流管。

参 考 文 献

1. Russo P. Partial nephrectomy achieves local tumor control and prevents chronic kidney disease. Expert Rev Anticancer Ther, 2006,6 (12):1745-1751

2. Kwon EO, Carver BS, Snyder ME, Russo P. Impact of positive surgical margins in patients undergoing partial nephrectomy for renal cortical tumours. BJU Int,2007,99 (2):286-289

第二节　肾癌根治切除术

radical nephrectomy

【李晓飞　梅　骅】

【概述】

肾细胞癌(肾癌)是起源于肾小管上皮细胞的一种常见肾脏恶性肿瘤,占肾肿瘤的75%~78%。以往报道肾癌患者确诊时,已有远处转移者达30%。近十多年来,随着B超及CT应用日渐普及,早期肾癌所占比例明显增加,多年来的研究已证实,肾癌对化疗、放疗、激素治疗效果差。免疫治疗被认为是最有前途的治疗方法,早期临床研究报道干扰素(IFN)治疗晚期肾癌的总有效率为15%~20%,白介素Ⅱ(IL-2)为16%~30%,白介素Ⅱ+LAK细胞为35%。但最近总结多个临床研究中心十余年的结果表明单用细胞因子与细胞因子+LAK或TIL的疗效接近。初步临床实验报道树突细胞（DC）瘤苗治疗晚期肾癌有效率达40%,但病例数不多,尚未进行多中心临床研究,免疫治疗晚期肾癌疗效仍不稳定,缓解后维持时间短,有许多问题需进一步解决。FDA最近批准了两种激酶抑制剂sorafenib和sumitinib治疗晚期肾癌,临床Ⅲ期试验结果显示sorafenib组肿瘤无进展为24周，而安慰剂组肿瘤无进展为12周,sorafenib能显著延长晚期肾癌患者的肿瘤无进展生存时间。sumitinib与干扰素二组随机对照研究显示sumitinib组的客观缓解率47.3%,干扰素组客观缓解率8.8%。sumitinib组的客观缓解率明显高于干扰素组客观缓解率。尽管近年来药物治疗晚期肾癌已取得了令人鼓舞的成绩,但外科手术仍是目前治疗肾癌的最有效措施。早期局限性肾癌有假包膜者可行肿瘤剜除术或肾部分切除术,但术后局部残余肿瘤可能性极大,术后局部肿瘤复发率高达10%,故此术式仍未被广泛采用,只适应于对侧肾功能不全、双肾肾癌或孤立肾癌,且肿瘤较局限者。如对侧肾功能正常,多数情况应行肾癌根治切除术。肾癌根治术最早由Chute(1949)描述,该术式较单纯肾切除术明显改善术后生存率,一直被绝大多数学者采用。肾癌根治术中淋巴清除范围仍存在争论。临床工作中有三种方式:①非典型淋巴切除;②局部淋巴清除;③扩大淋巴清除。肾癌淋巴转移首先累及肾窦淋巴结,其次是近肾窦的腹主动脉旁淋巴结及腔静脉旁淋巴结,极少情况下可首先转移至远处的腹膜后淋巴结。肾癌根治术中扩大淋巴清除范围能改善Ⅱ期及部分Ⅲ期肾癌患者的生存率。亦有学者认为扩大淋巴清除范围意义不大。其理论依据是:①肾癌可通过血行途径而转移,没有区域淋巴结转移者,已发生了远处转移;②淋巴引流途径变化较大,可出现在腹膜后的任何部位;③同侧多个淋巴结受累者,对侧区域淋巴结可能已出现转移。因此,单侧扩大淋巴清除术对减少术后肿瘤复发及改善生存率意义不大,同时,增加手术难度,延长手术时间。我们主张肾癌根治术中,应行局部淋巴清除术,如术前影像学检查或术中疑有淋巴结转移,年轻或身体状况良好的可行扩大淋巴清除术。肾癌根治术中行局部淋巴清除,切除了易发生转移的淋巴结,可明确病理分期,预测患者预后。如对所有肾癌者施行扩大根治术,只会增加手术难度,延长手术时间,不一定能提高术后生存率。本节重点讨论肾癌根治切除术。

【手术适应证】

1. 局限性肾癌,无明确远处转移者。
2. 肾静脉、下腔静脉瘤栓形成,无远处转移者。
3. 肿瘤侵犯邻近器官,无远处转移,估计局部肿瘤可彻底切除者。
4. 单发远处转移灶易切除,原发肿瘤可切除,无明确淋巴结转移者。

【手术禁忌证】

1. 全身广泛癌转移。
2. 肿瘤侵犯邻近器官,估计手术无法切除局部肿瘤。
3. 有严重出血性疾患。
4. 心、肺、脑及循环系统有严重疾病,估计不能耐受手术者。

【术前准备】

1. 术前除其他常规检查外,如疑有肾静脉或腔静脉瘤栓形成,应先行彩色多普勒超声检查作出初步诊断, 彩色多普勒超声或 CT 检查提示静脉瘤栓形成,应行 MRI 检查,以了解瘤栓位置、长度及到达部位。

2. 肿瘤巨大,估计切除困难,于术前 24 小时行肾动脉栓塞,以减少术中出血。

3. 无腔静脉瘤栓者,常规备血 300~900ml,氮芥 20mg。

4. 术前已明确腔静脉瘤栓者,应向患者家属讲明疾病的严重性及手术的危险性,请麻醉科、血管外科或心血管外科专家会诊,备血 1 200~2 400ml。

5. 术前灌肠。

【麻醉与体位】

肿瘤不大,可采用硬膜外麻醉。巨大肿瘤或下腔静脉瘤栓形成,估计麻醉平面高宜选用气管内麻醉。体位依手术切口而定。腰部切口采用侧卧位,上腹部横形切口或改良肋缘下切口采用平卧位,垫高腰部。

【手术步骤】

1. 切口选择　据肿瘤大小、位置、有无腔静脉瘤栓形成及瘤栓上界位置选择适宜的切口。一般可采用 11 肋切口,该切口不易损伤胸膜,不进腹腔,术后恢复较快。11 肋切口对显露肾上极十分满意,适用于肾中、上部肿瘤。上腹部横切口对显露肾中、下极肿瘤较满意。改良肋缘下切口加框架拉钩适用于肿瘤较大位于肾上极者。经腹腔途径有助于首先结扎肾蒂血管。肿瘤巨大较固定或腔静脉瘤栓位置较高,可采用胸腹联合切口。

2. 采用 11 肋间切口时,取后倾斜 45°角侧卧位,切口自脐上 2cm,腹直肌外缘斜向外上方,达第 11 肋间前段。手术步骤可参考 11 肋间切口一节。切口前段可切开腹直肌前、后鞘,必要时切断腹直肌。于腹膜后向内侧游离,达主动脉或下腔静脉。

3. 处理肾蒂　切开肾周筋膜前层,仔细分离显露肾静脉,左侧肾癌可将注入肾静脉的精索静脉或卵巢静脉及肾上腺静脉结扎,用肾窦拉钩轻轻牵开肾静脉以充分显露肾动脉,用直角钳分离肾动脉,并用 7 号丝线近端双重结扎,切断肾动脉。随后近端双重结扎切断肾静脉。如肿瘤较大或显露肾血管不满意,亦可先分别结扎动、静脉或同时结扎动、静脉而暂时不切断,待游离肾后再处理肾血管。(图 4-2-1)。若分别结扎肾血管,应先结扎动脉。如果先结扎静脉,由于动脉血流继续进入,压力升高,更促进瘤细胞从丰富的侧支循环扩散。于靠近肾盂处结扎输尿管,暂不切断(图 4-2-2)。

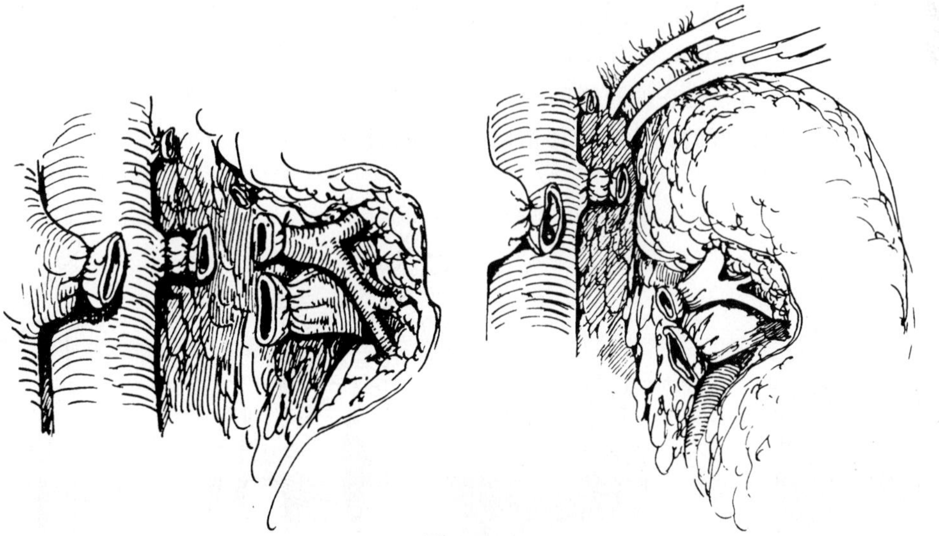

图 4-2-1

4. 分离肾脏及脂肪囊　在肾周筋膜后层与腰肌间进行游离,于肾下极下方切断肾脂肪囊,然后将肾脏轻轻向下牵引,并向上分离。遇到静脉侧支应予结扎切断。分离肾上极遇到坚韧的条索组织应分别钳夹、切断、结扎,勿粗暴地作钝性分离。游离肾下极、分离输尿管时,尽可能在低位将其结扎、切断。精索静脉宜于输尿管断端附近将其结扎、切断。如系肾上极肿瘤或术前术中疑肾上腺转移应将肾上腺一并切除。在分离过程中,切勿损伤肿瘤包膜,以免造成癌细胞播散(图 4-2-3)。

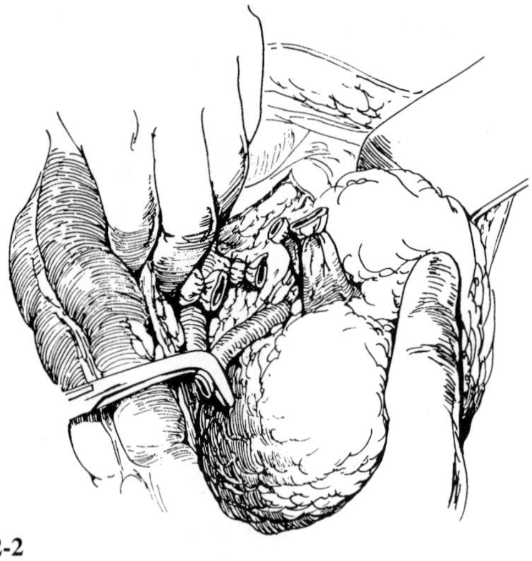

图 4-2-2

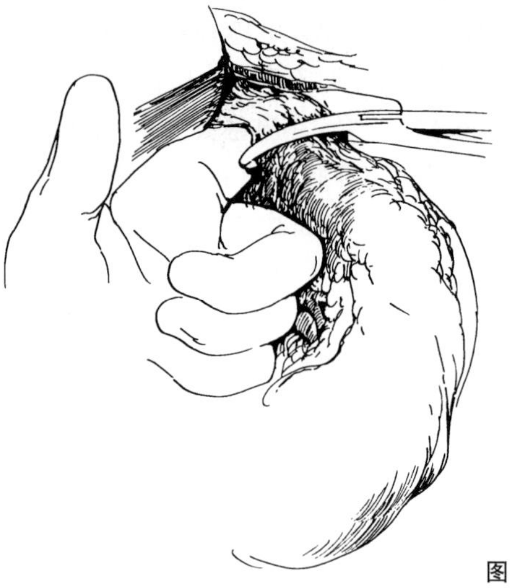

图 4-2-3

5. 整块切除肾、肿瘤、肾脂肪囊及肾蒂淋巴组织。

6. 清除淋巴结 局部淋巴结清除者:左侧清除腹主动脉旁淋巴脂肪组织,右侧清除腔静脉周围淋巴脂肪组织。范围从肾蒂上缘向下至肠系膜下动脉水平。扩大淋巴结清除者范围:左侧上自横膈下方,下至腹主动脉分叉处,包括腹主动脉前、后及外侧淋巴脂肪组织,右侧上自横膈下方,下至腔静脉分叉处,包括腔静脉前、后、外侧及腹主动脉腔静脉间淋巴脂肪组织。

7. 创面用 1mg%~2mg%氮芥生理盐水溶液浸泡 5 分钟,彻底止血,创面放置双腔负压引流。缝合切口。

8. 肾静脉、下腔静脉瘤栓切除 疑有肾静脉、下腔静脉瘤栓者,术前应明确瘤栓的上、下极位置。如瘤栓仅到达肾静脉远端,则只要在肾静脉瘤栓近端结扎肾静脉即可(图 4-2-4)。瘤栓如长入下腔静脉,则根据不同类型进行处理。

(1) 肾旁瘤栓(Ⅰ级):瘤栓位于肾静脉开口附近的下腔静脉内。分离、结扎、切断肾动脉、输尿管,肾周筋膜外游离肾脏,仅留肾静脉与下腔静脉相连。由于瘤栓远端位于肾静脉开口附近,勿需游离出较长段下腔静脉。用哈巴狗钳同时阻断对侧肾静脉及瘤栓近、远端下腔静脉。然后袖口状切开下腔静脉,即可取出瘤栓,腔静脉切口用 5-0 血管缝线缝合(图 4-2-5)。如瘤栓侵及腔静脉时,只局限于一小块,可切除受累的腔静脉壁,缝合切口后管腔直径仍在原直径的 50%以上,则对腔静脉回流影响不大。缝合后管腔直径不到原直径的 50%,则需取一段剖开的大隐静脉移植修补腔静脉缺损。

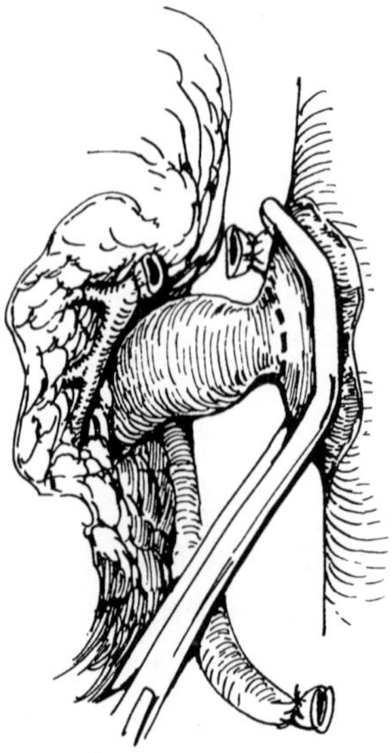

图 4-2-4

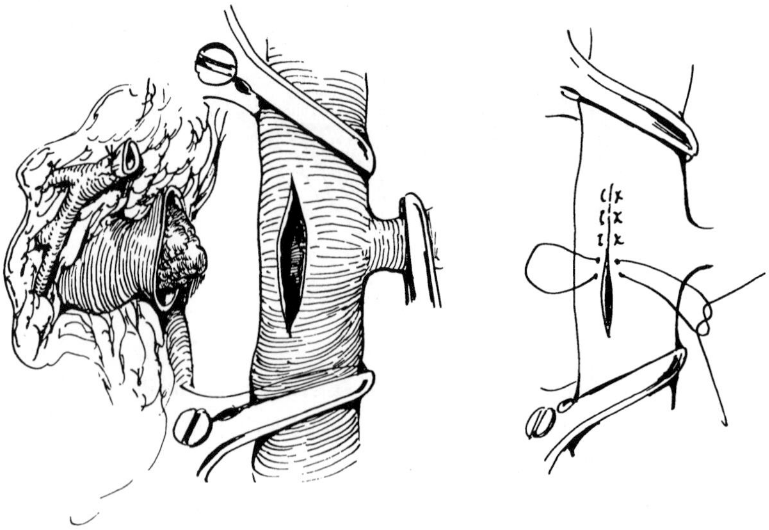

图 4-2-5

(2) 肝下瘤栓(Ⅱ):指瘤栓位于肝主要静脉水平之下。右肾癌瘤栓宜采用胸腹联合切口,沿第 9 或第 10 肋骨切开皮肤及各层组织, 切除第 9 或第 10 肋骨,将切口延长,至上腹中部中线处,开腹探查,切开肝右三角韧带、冠状韧带,将肝脏移向左腹方向,分离结扎肝小静脉,显露肝主要静脉水平之下的下腔静脉(图 4-2-6)。按肾根治术切除原则游离肾脏, 切断肾动脉及输尿管, 仅留肾静脉与下腔静脉相连。用 Satinsky 钳于瘤栓上方阻断下腔静脉,用止血带阻断对侧肾静脉及瘤栓下方之下腔静脉(图 4-2-7)。环状切开肾静脉开口处,必要时切开下腔静脉,轻轻分离瘤栓,将其与肾肿瘤一并切除。用无菌生理盐水冲洗静脉腔,腔静脉切口用 5-0 血管缝合线缝合。在缝合下腔静脉前,先松开远端腔静脉止血带,使下腔静脉充盈,排出空气以免发生空气栓塞。再松开近端腔静脉 Satinsky 钳,最后松开对侧肾静脉止血带。如瘤栓与下腔静脉粘连,无法分离,则需切除受累的下腔静脉,并处理对侧肾静脉。此时必要考虑肾静脉的侧支循环情况。

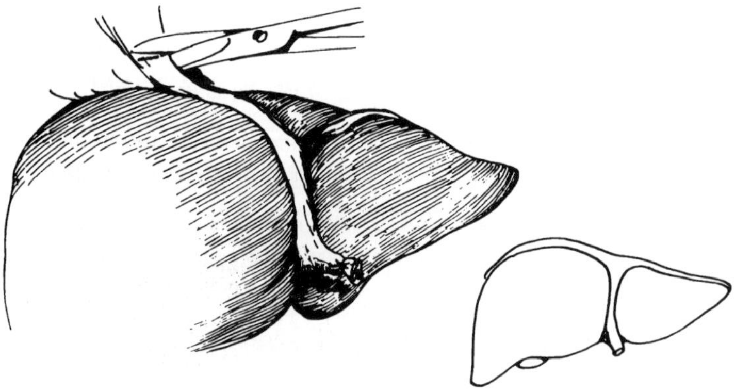

图 4-2-6

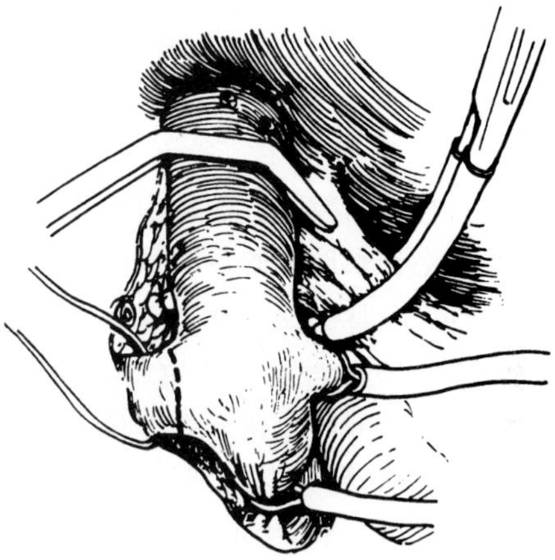

图 4-2-7

肾静脉的侧支循环可能有 7 个途径。即腰升静脉、肾上腺静脉、生殖腺静脉、输尿管静脉、膈下静脉、第 2、3 腰静脉,以及肾包膜静脉(图 4-2-8)。当瘤栓阻塞右肾静脉及下腔静脉或结扎左肾静脉远端时,左肾可通过以腰升静脉为主的侧支静脉进行静脉回流,而不影响左肾功能(图 4-2-9)。而右肾则不同,如左肾癌并下腔静脉瘤栓引起梗阻或结扎右肾静脉远端,右肾只能靠不恒定出现的性腺静脉、细小输尿管静脉及肾包膜静脉进行静脉回流,从而引起肾静脉内压力过高,其功能不能代偿(图 4-2-10)。

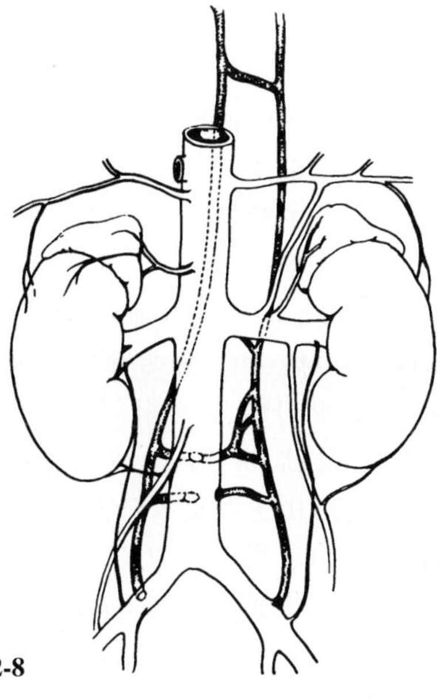

图 4-2-8

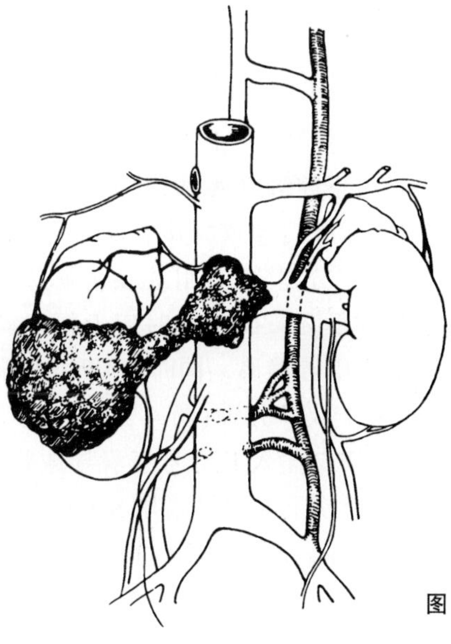

图 4-2-9

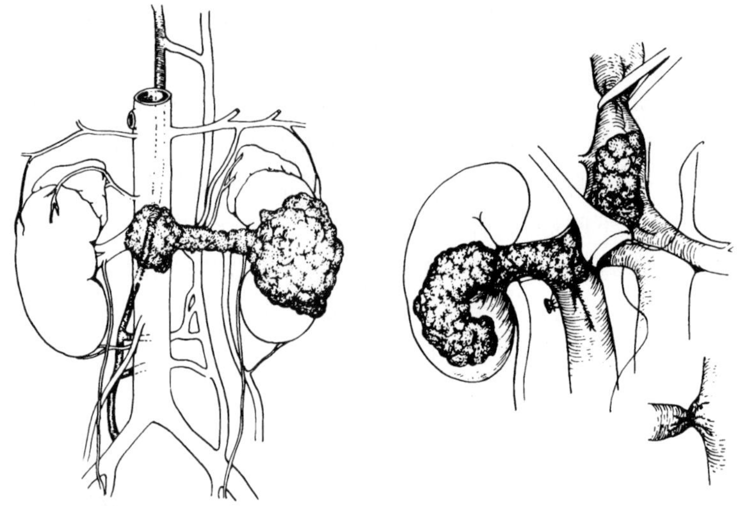

图 4-2-10

因此，右肾癌腔静脉瘤栓引起腔静脉梗阻，左肾广泛侧支静脉循环已建立时，如瘤栓直接侵犯下腔静脉壁，可切除受累部分的下腔静脉。缝扎下腔静脉断端，左肾静脉远端予以缝扎。但如下腔静脉瘤栓引起梗阻不完全，左肾侧支静脉尚未充分建立，则应先试夹左肾静脉，同时阻断患侧输尿管，然后，静脉注射靛胭脂 5ml，如 12 分钟内尿液呈蓝色，则表明可结扎左肾静脉远端。否则，宜将左肾静脉与脾静脉作端侧吻合，亦可将左肾静脉直接或经移植的大隐静脉与肾上方的下腔静脉吻合。大隐静脉口径较小，可用两段大隐静脉剖开并腔缝合以达到扩大管腔目的。

左侧肾癌栓侵入下腔静脉内，显露比较困难，宜采用双侧肋缘下切口，于左侧结肠沟处剪开侧腹膜，将左半结肠游离翻向内侧，按根治术原则分离、结扎、切断肾动脉、输尿管，肾周筋膜外游离肾脏，仅留肾静脉与下腔静脉相连。于右侧结肠沟处剪开侧腹膜，将右半结肠游离翻向内侧，显露腔静脉腹段及右肾静脉。其他操作步骤与右肾癌腔静脉瘤栓取除术基本相同。但需注意，不能切除上方的下腔静脉。因右肾静脉缺乏足够的侧支循环，会严重影响右肾功能。这种情况，可保留一块无瘤的腔静脉壁，修补并扩大腔静脉，亦可将大隐静脉间置，将右肾静脉与脾静脉或肠系膜下静脉吻合，必要时将大隐静脉剖开并腔缝合后与其上方的腔静脉吻合。

(3) 肝后瘤栓(Ⅲ级)：指瘤栓已达肝主要静脉水平，但在横膈以下，手术关键是充分显露及控制肝主要静脉。宜采用双侧肋缘下切口，先游离肝脏，切断镰状韧带、三角韧带、冠状韧带，分离结扎肝小静脉。离断下腔静脉与后腹壁之间的腰静脉，仅保留肝主要静脉与下腔静脉相连，使下腔静脉充分游离，肝脏能在下腔静脉上方移动。

对于已达到肝主要静脉开口肝后瘤栓，可用示指及大拇指将瘤栓轻轻推挤至肝主要静脉下，再于肝主要静脉下阻断下腔静脉(图 4-2-11)。如瘤栓在主要静脉开口以上，膈肌之下，应充分游离下腔静脉达膈肌裂孔，如果瘤栓与下腔静脉无粘连，亦可尝试将瘤栓轻轻向下挤至肝主要静脉下，再阻断下腔静脉取瘤栓。该法可减少阻断肝门导致肝缺血及回心血流量减少导致体循环障碍的发生。

如侧支循环未充分建立，在肝主要静脉以上阻断下腔静脉会导致下腔静脉内血液淤积，使回心血流量大大减少，引起体循环障碍。此时应于腹主动脉裂孔处阻断腹主动脉。用止血带套住心包内之下腔静脉，于瘤栓上方阻断下腔静脉。同时，阻断对侧肾静脉，用无损伤钳阻断肝门，记录肝门阻断时间。常温下肝耐受缺血时间为 15~30 分钟(图 4-2-12)。于肝静脉水平切开下腔静脉，切口向下延长绕过患肾静脉开口处。从下腔静脉切口插入 F20 号气囊导尿管，向上至瘤栓顶部上方，用生理盐水充胀气囊，轻轻将瘤栓拖出。瘤栓拖出后清洗下腔静脉。用 Satinsky 钳钳住下腔静脉切口，Allis 钳钳夹切口对缘之下腔静脉壁，以防下腔静脉从 Satinsky 钳下滑出。先松开左肾静脉止血带，肝门止血钳，间断开放 Satinksy 钳，排出下腔静脉内空气。然后松开腹主动脉、下腔静脉远侧、近侧止血带。肾静脉切口及下腔静脉切口用血管缝线缝合。如果瘤栓近端与腔静脉壁无粘连，亦可用此术式。缺点是静脉侧支循环建立不充分时会大大影响回心

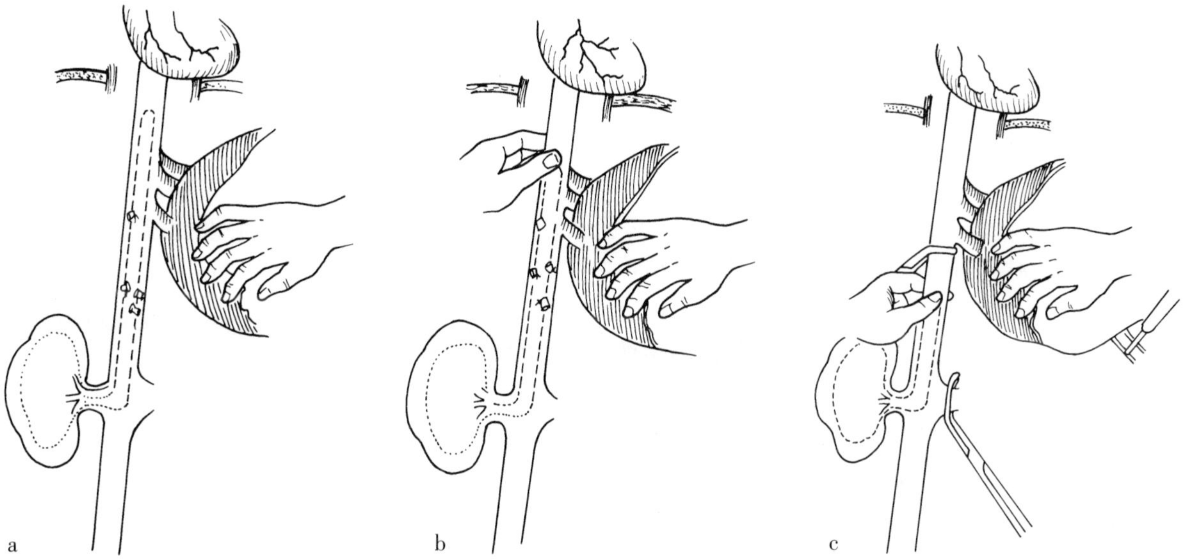

图 4-2-11

血量，血压不能维持，还需阻断腹主动脉。门静脉阻断时间一般只能在20分钟左右，遇瘤栓与腔静脉粘连，无法在短时间内完成手术。这种情况采用心肺分流或深低温心脏停搏及体外循环下手术更安全。

（4）肝上瘤栓：指瘤栓达膈肌以上。多需采用下列术式取瘤栓：

1）心肺分流取瘤栓术：双侧肋缘下切口探查腹腔，确定可作肾癌根治术后，作胸骨正中切口，自胸骨切迹至剑突下与腹部切口会合。切开心包，显露心包段下腔静脉、肾旁下腔静脉、右肾动、静脉及左肾静脉内侧段。经右心耳插管至上腔静脉，从右股静脉插入导管到下腔静脉远心段，从左股动脉插入导管到髂总动脉。上述两条静脉管加上一条吸引外漏血液的导管作为血液流出道，动脉导管作为血液输入道，与体外循环机相连。用止血带依次阻断肝上下腔静脉，肾下下腔静脉、左肾静脉，开始心肺分流及体外循环，切开肾静脉上方的下腔静脉，取除瘤栓后，将止血带移至肝静脉下方的腔静脉，如腔静脉壁侵犯可切除，并用多聚四氟乙烯片修补腔静脉壁。尽管心肺分流可维持回心血量，可助减少失血，但术中肝静脉及腰静脉出血影响手术视野，增加手术难度。如腔静脉受累广泛，或瘤栓位置高仍采用深低温心脏停搏及体外循环下手术为宜。

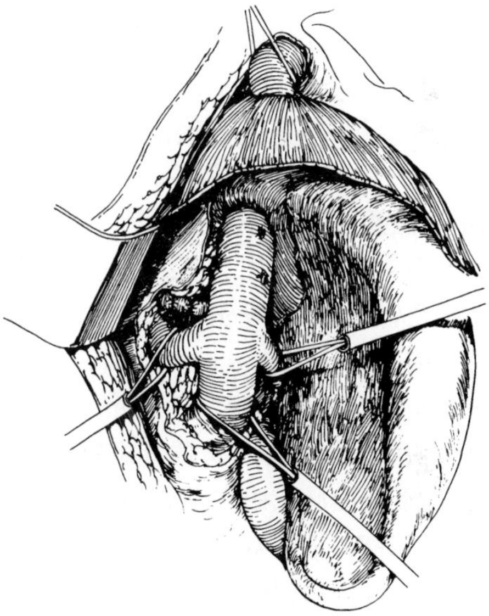

图 4-2-12

2）心肺分流、深低温心脏停搏取瘤栓术：心肺分流、深低温心脏停搏可从容安全取出肝上及右心房瘤栓。即使是肝后瘤栓，采用此方法可免去游离肝下、肝后下腔静脉的手术操作，亦可避免手术时间太长，引起肝功能的缺血性损害。

先作肋缘下切口，剖腹探查原发肿瘤情况，有无肝、腹膜后淋巴结转移，如淋巴结增大术中行冰冻病理切片检查，证实有癌转移则停止手术。确定可行根治手术后，将切口内侧向中线延长，分离显露患侧肾静脉、下腔静脉、左肾静脉，分离结扎患肾动脉。按根治术原则游离肾脏，切断肾动脉及输尿管，仅留肾静脉与下腔静脉相连。

心外科组医生将胸部切口延至胸骨上切迹，劈开胸骨，切开纵隔组织及心包，用缝线将心包缝于周围的布巾上，分离升主动脉，于前壁作两个荷包缝合，开始全身肝素化，按肝素 3mg/kg 剂量行静脉注射。于上述荷包缝合中央切开升主动脉，插入主动脉管作体外循环时灌注之用，束紧荷包缝线。从右心耳插入粗大的静脉管至右心房，束紧心耳的荷包缝线，此管供静脉血流入体外循环机之用。于右肺静脉戳孔插管至右心房，作减压之用。于主动脉插管处下方另作一小戳孔，插入一条管径较小的导管入主动脉，供冠状动脉灌注用，两管之间准备安放一升主动脉阻断钳。于插好主动脉管和右心房静脉管后，即开始进行体外循环。机器内充血 800ml。转动机器后，血液由右心房静脉管流入体外循环机，经人工肺及变温器使血液降至 10℃后，经主动脉管进入人体。当鼻温度降至 26℃左右，心脏发生纤维震颤期间，阻断升主动脉，从近心侧主动脉管注射心脏停搏液(含 K^+25mmol/L，4℃)，使心脏停跳，继续降温至 18℃~20℃左右，停止降温。此时停止体外循环。脑部保护使用冰帽，静脉注射甲泼尼龙 300mg，此时大部分血液流入体外循环机，血液循环停止。

肾手术组立即环绕腔静脉入口，切断右肾静脉，切除肾脏及同侧肾上腺，将腔静脉切口向头侧延长，取出腔静脉瘤栓。必要时剪除受累的静脉壁，若缺损太大，随后用心包片修补。瘤栓已长入心房者，最初插至静脉管时，要经心房切口插入上腔静脉，并环绕上腔静脉将其束紧。经心房切口取出瘤栓远侧部分，近侧部分从腔静脉切口取出。用生理盐水反复冲洗下腔静脉，证实已把瘤栓全部取出。用 6-0 单丝尼龙线连续来回缝合下腔静脉创缘。用热纱布压迫创口止血。恢复体外循环，复温至 36.5℃，恢复自主心跳，血压稳定，即停止体外循环。从静脉输入鱼精蛋白(5.5mg/kg)使肝素灭活，拔除心脏插管。心包及纵隔放置引流管，缝合胸骨皮下及皮肤切口。术毕从静脉输注新鲜血浆，冷沉淀，必要时输注血小板。若血压不稳，注射醋酸加压素(desmopressin acetate)或多巴胺。

腹部手术组用 2%氮芥溶液浸泡创面，把十二指肠及结肠肝曲复位固定，肾窝置负压引流管后，缝合腹部切口。

【术中注意要点】

1. 在游离肾脏前，首先分离结扎肾蒂血管，以免分离肾脏时用力挤压，导致肿瘤细胞扩散。如能分开结扎肾动脉及肾静脉，则应先结扎动脉。后扎静脉，因先结扎静脉，动脉血继续进入，压力升高，促进瘤细胞从丰富的侧支循环扩散。

2. 笔者将腹腔镜肾癌根治性切除术显露肾血管的入路应用于开放手术，较传统的显露肾血管的方法更具优势。凡属采用腰部切口的肾癌根治切除术的患者均适宜该途径。即先于腰大肌与肾周筋膜后层之间分离，直达下腔静脉或腹主动脉外侧。于肾盂水平附近，在下腔静脉或腹主动脉外侧用手触及搏动的患肾动脉后将其游离，近端双重结扎，离断肾动脉。于离断的动脉前方稍加分离即可显露肾静脉及其属支。如切开肾周筋膜前层先显露肾静脉，需用肾窦拉钩拉开肾静脉才能分离结扎肾动脉，再结扎肾静脉。在牵拉肾静脉的过程中易拉裂肾静脉属支的汇入处导致出血。

3. 肾癌患者多是老年人，常伴有动脉硬化，结扎肾动脉的线结要打紧，但不是愈紧愈好，如结扎过紧，可能会勒断动脉，导致大出血。

4. 大部分肾癌患者手术时癌细胞已侵犯肾包膜及肾周脂肪组织。因此，游离肾脏时应在肾周筋膜外进行。

5. 肾癌肾上腺转移发生率 5.8%，肾癌根治术中是否常规切除同侧肾上腺尚无统一意见。但以下情况应切除肾上腺：①有远处转移的肾癌切除术；②如肿瘤位于肾上极；③术前影像学检查或术中疑肾上腺转移。

6. 肾癌区域淋巴结转移 20%~25%，淋巴结清除范围仍存在争论。近年来报道扩大淋巴清除可改善部分患者 5 年及 10 年生存率。因此我们主张较大的肿瘤或术前 CT 及 MRI 疑淋巴结转移，患者年轻，一般情况良好，可行扩大淋巴清除术。而小肾癌(3~4cm)，影像学检查未见淋巴结增大，不必行扩大淋巴清除术，但有必要切除肾区域淋巴结，使部分早期局部淋巴结转移的患者得以根治。同时，可明确有无病理癌转移，判断预后。否则，会失去彻底切除局部肿瘤的机会，增加局部肿瘤复发率。

7. 肾癌合并肾静脉、下腔静脉瘤栓形成者，应在术前通过彩色多普勒超声、三维 CT、磁共振或腔静脉造影等检查，术前明确诊断，据具体情况拟定手术方案。如按一般方法处理肾蒂，会使瘤栓脱落而进入静脉循环,转移至肺部。

8. 肾癌瘤栓扩展至下腔静脉时,多数情况下,瘤栓与下腔静脉壁仅有少许粘连,易分离切除。极少数情况下,瘤细胞可直接侵犯下腔静脉壁。如需切除下腔静脉,必须考虑对侧肾静脉侧支循环建立情况,否则,如结扎对侧肾静脉远端,可能导致永久性肾功能损害。

9. 通过 CT、B 超、静脉肾盂造影等术前检查未能肯定是肾癌或肾盂癌时,应将切除的标本在手术室内即剖开以明确诊断。如为肾盂癌即将输尿管整段切除。

【术后处理】

1. 心肺分流、深低温心脏停搏取瘤栓术后患者需用呼吸机维持至自动呼吸恢复,用多功能监护仪密切观察病情变化。使用止血药及胃黏膜保护剂;必要时用呋塞米维持足够尿量。

2. 术后禁食至肛门排气。经腹腔途径手术胃肠功能恢复较慢,如出现肠胀气较重,可行胃肠减压。

3. 术后鼓励患者深呼吸,咳嗽排痰,必要时行蒸气雾化吸入,以防肺部感染或肺不张。

4. 静脉给予抗生素预防伤口及肺部感染。

5. 加强支持治疗,改善机体营养状况。

6. 伤口引流物如无分泌物排出,于 2~3 天可以拔除。

7. 局限在肾包膜内的早期肾癌术后无需任何特别治疗。如术后病理证实有局部淋巴结癌转移或肿瘤侵犯局部邻近器官者,术后可使用干扰素,300 万~500 万单位/次,皮下注射,隔天 1 次,3 个月一疗程,使用 1~2 个疗程。目前尚无临床实验结果显示出辅助治疗在延迟复发时间和延长生存期上具有优势。最近两种激酶抑制剂 sorafenib 和 sunitinib 在转移性肾癌中显示出显著疗效,这一成功使研究人员产生了浓厚兴趣,鉴于这些药物在辅助治疗中的作用,可建议患者参加临床研究。

【主要并发症及其处理】

1. 出血　是较常见的并发症。为防止术中出血,最好是先处理肾蒂,再游离肾及周围组织。但如肿瘤体积过大,肾门粘连较严重时,则不应过分强调先处理肾蒂,以免损伤肾血管引起严重大出血。钝性分离过程中有血管或条索带均应切断结扎。若在游离过程中发生广泛出血,不应过多浪费时间仔细止血,宜应用盐水纱布垫压迫或填塞止血,在快速输血的配合下,尽快分离周围组织切除肾及肿瘤。出血固然与操作技术和经验有关,但切口的显露不佳常是出血的重要原因。因此,体积大的肿瘤,应选择经腹切口或胸腹联合切口,在显露良好的直视下操作,血管损伤的机会会减少。

2. 下腔静脉损伤　下腔静脉损伤可发生大出血。此时,勿盲目使用带齿血管钳钳夹止血,否则会加重下腔静脉损伤,出血更严重。应用手指或盐水纱布按压出血部位多能暂时止血。助手将手术野暴露好,术者持无损伤血管钳,按压止血的左手徐徐移动,看清出血点开始出血时,术者右手用血管钳准确钳夹,出血停止后,据下腔静脉损伤程度进行不同的处理。如手指、纱布压迫仍不能止血,则用大块的盐水纱布填塞压迫,以达到暂时止血的目的,同时建立快速输血通道,组织血源,延长手术切口,请有丰富经验的医师协助处理。

笔者的方法是术者右手徐徐移动压迫出血部位的纱块看清出血点开始出血时,左手迅速将卵圆钳夹持的纱布球压住出血部位。移去原来填塞的纱布块,此时术野已较清楚显露,术者右手持长的大无创伤镊子,左手徐徐移动卵圆钳夹住的纱布球,显露出静脉裂口,立即用镊子夹住,暂时控制出血,然后用哈巴狗钳或 Satinsky 钳阻断镊子下方的部分腔静脉,静脉裂口用 5-0 血管缝线连续缝合。

如部分断裂,则在裂口上、下方将下腔静脉游离一段,用无损伤血管钳分别钳夹,阻断血流,进行修补。

下腔静脉损伤多发生在肾蒂周围粘连或肿瘤浸润时。因此,分离肾蒂周围粘连组织时,应小心谨慎,边分离,边钳夹、切断和结扎。处理肾门广泛粘连时,可先在肾下极下内方游离输尿管,沿输尿管侧向上方分离至肾盂,紧靠肾门游离肾蒂并加以处理,以避免误伤下腔静脉。

3. 十二指肠损伤　多发生在肿瘤体积大,手术视野较小时,术中如肠壁被钳夹或结扎,而当时未发现,术后可能发生肠瘘。当右肾周围有粘连,尤其是上极内侧粘连,强行钝性分离可撕破十二指肠。手术野如发现胆汁样液体,应考虑十二指肠损伤。应先切除患肾,充分显露十二指肠裂口。小裂口可用细丝线作两层横形内翻缝合;严重损伤者,应延长切口,进入腹腔,充分显露破裂的十二指肠,按肠吻合原则,仔细修补。并在十二指肠处置多孔胶管引流,术后行胃肠减压,禁食3~5天,据具体情况决定何时拔引流胶管。

如术中损伤未被发现或术中损伤处理不当,术后可发生严重的并发症十二指肠瘘。术后48小时发现者可立即施行修补。术后多天才发现,局部炎症水肿,组织脆弱,修补难成功,应禁食、静脉高营养、维持水电解质平衡、伤口置多孔引流管持续负压引流、控制感染。经上述处理多可自行愈合。长期不愈者,经充分准备后施行手术探查并修补接孔(参考第五章第四节)。

4. 结肠损伤　肾门或肾下极严重粘连,常与腹膜和结肠粘连在一起,腹膜增厚与结肠浆膜不能分离。肾肿瘤术中分离周围粘连时,可损伤结肠。结肠破裂后,可闻到粪臭味,有黄色肠液外溢,应马上清洗局部。用细丝线内翻缝合修补伤处,腹膜后放置引流管。结肠瘘多在术后数天发生,应充分引流瘘口,控制感染,瘘口多可自愈。如经久不愈,可在结肠近端侧作暂时性结肠造瘘。

5. 肝脏损伤　多因助手拉钩用力过大,特别是术中出现大血情况,慌忙盲目拉钩将肝脏拉破,亦可因右肾上极粘连,分离过程中将肝右叶下面撕裂造成出血。表浅出血用热盐水垫压迫10分钟即可止血;深的裂伤需用肠线缝合裂口多可止血。

6. 脾脏损伤　左肾病变周围粘连严重,在分离过程中可撕裂脾脏引起出血。多因拉钩用力过大,将脾脏拉破,脾脏撕裂出血用肠线缝合裂口多可止血。

7. 胸膜损伤　多发生在经11肋间切口手术时,损伤胸膜后,应在麻醉师的配合下,使肺膨胀,抽出气体,用细线将胸膜及周围组织缝合。由于胸膜较薄,单纯缝合胸膜时,稍有张力破口会更大。

8. 肺瘤栓栓塞　肾癌伴肾静脉或下腔静脉瘤栓形成,术前未能明确诊断,术中未在瘤栓近侧阻断下腔静脉,可致肺瘤栓塞。瘤细胞可在短期内发生肺部播散。因此,术前明确诊断,术中在瘤栓近端阻断下腔静脉,完整切除瘤栓是防止此并发症的关键。

9. 肾衰竭　术中意外损伤下腔静脉或腔静脉取瘤栓手术阻断下腔静脉及对侧肾静脉阻断时间过长,可造成术后肾衰竭。一般为暂时性,两周后多可恢复。腔静脉瘤栓与静脉壁粘连,需切除部分下腔静脉时,如左肾静脉侧支建立尚不充分,最好将左肾静脉与其上方的下腔静脉吻合。

10. 肝功能衰竭　肝后及肝上腔静脉瘤栓术时,为减少术中出血,需阻断肝门,此时应特别注意常温阻断时间不超过30分钟。如手术较复杂,术者经验不多,估计手术时间较长,最好在心肺分流、低温下进行。

11. 切口感染　术中创面渗血多,引流不充分可致伤口感染。如切口深部感染应充分引流伤口,使用有效抗生素,多可愈合。

参考文献

1. 李晓飞、梅骅. 肾癌根治切除术.见梅骅、章咏裳主编.泌尿外科手术学.第二版.北京:人民卫生出版社,1996,40-50
2. 梅骅.肾癌侵入腔静脉的外科治疗.见郭应禄主编. 泌尿、生殖系肿瘤. 北京: 人民卫生出版社,2000,259-271
3. Ciancio G,Vaidya A,Savoie M,et al. Mangement of renal cell carcinoma with level Ⅲ thrombus in the inferior vena cava.J Urol,2002, 168:1374-1377
4. Bukowski RM,et al. Cytokine combinations:therapeutic use in patients with advanced renal cell carcinoma. Semin Oncol, 2000,27(2):204-212
5. Lubahn JG, Sagalowsky AI, Rosenbaum DH,et al. Contemporary techniques and safety of cardiovascular procedures in the surgical management of renal cell carcinoma with tumor thrombus. J Thorac Cardiovasc Surg, 2006, 131(6):1289-1295
6. Rigaud J, Hetet JF, Braud G, Morbidity and mortality of renal cancer with inferior vena cava extention according to various types of surgical management. Prog Urol, 2006, 16(2),145-150
7. Motzer R J, Huston T E, Tomczak P,et al. Phase Ⅲ randomized trial of sunitinib malate (su11248) versus interferon-alfa (IFN-a) as first line systemic therpy for patients with metastatic renal cell carcinoma. J Clin Oncol,2006,24 (suppl 1):2; Abstract,3
8. Escudier B,Szezylik C,Eisen T,et al. Randomized phase Ⅲ yrial of Rafkinase and Vegfr inhibitor sorafenib (BAY43-9006) in patients with advanced renal cell carcinoma(RCC). J Clin Oncol,2005:23(suppl 1):380;Abstract,4510

【主编点评】

肾癌根治切除术要求在Gerota筋膜外游离肾脏，整块切除Gerota筋膜、肾周脂肪、肾、肿瘤、肾上腺、肾蒂淋巴结。其理论依据是①淋巴转移可通过肾周脂肪进一步扩散；②Gerota筋膜被肿瘤侵犯常直接影响预后，应彻底切除。③最早及最常见转移的肾蒂周围淋巴结应切除。较大的肿瘤或术前CT及MRI疑淋巴结转移，患者年轻，一般情况良好，可行扩大淋巴清除术。而小肾癌(3~4cm)，影像学检查未见淋巴结增大，不必行扩大淋巴清除术，但有必要切除肾区域淋巴结，使部分早期局部淋巴结转移的患者得以根治。同时，可明确有无病理癌转移，判断预后。

肾癌合并下腔静脉癌栓形成，如同时有区域淋巴结转移，即使切除癌栓，其预后亦不佳。Nesbitt等(1997)总结报道无区域淋巴结转移或远处转移合并下腔静脉癌栓形成者，5年生存率30%~72%，有区域淋巴结转移或远处转移合并下腔静脉癌栓形成者5年生存率0%~24.6%，手术死亡率2.7%~7.4%。对于膈上癌栓及心房内癌栓形成者的处理较复杂，需心肺分流才能完成手术操作。因此，手术前应全面考虑患者各重要器官的功能状况，严格掌握其适应证。

肾癌可侵犯邻近周围器官，如无远处转移，仍有一定希望切除肿瘤。一般认为，如肿瘤侵犯部分大肠、脾脏，手术彻底切除肿瘤及受累部位器官，患者仍有希望治愈。但肿瘤如侵犯肝脏，即使行肝部分切除，治愈的希望亦较小。如侵犯十二指肠、胰腺，预后十分差，最好放弃手术治疗。有作者报道肿瘤若侵犯邻近器官，扩大切除范围手术后5年存活率不到5%。因此，术前应通过CT、磁共振等检查明确肿瘤侵犯的部位及范围，严格掌握手术适应证。

肾癌合并局限性肺部转移，患者一般情况好，如切除原发肿瘤及肺部转移灶，可延长患者的生存时间。有作者报道肾癌合并局限性肺转移，手术切除肿瘤后5年存活率接近30%。因此，对于局限性肺部转移者，如患者一般状况较好，仍应积极手术治疗。

有远处广泛转移的患者，如局部症状明显如血尿、疼痛、邻近器官压迫症状等，可施行姑息肾切除术。其目的是控制原发灶引起的局部症状，诱发转移灶的自然隐退，减少宿主的肿瘤负荷，配合新的免疫疗法或生物疗法，提高患者生活质量及可能延长其生存时间。

早期的研究报道术前及术后放疗可增加术后生存率。但随后大量的研究证实，并不能改善5年生存率。术后放疗亦不能消灭残留的局部肿瘤，包括未切除的转移淋巴结的肿瘤细胞。因此，没有依据证明肾癌术后应常规放疗。

近年来的研究表明肾癌患者全身免疫力低下，而术后使用干扰素或白介素2可提高患者全身免疫力。有文献报道术后使用干扰素或白介素2可改善肾癌患者术后远期疗效。因此我们主张Ⅱ、Ⅲ期患者经济状况好，术后常规用1~2个疗程干扰素或白介素-2。肾癌根治术的远期疗效取决于肿瘤临床分期、瘤细胞分级、组织学形式、外科手术方式等多种因素。Ⅰ期肾癌5年存活率60%~82%，Ⅱ期47%~80%，Ⅲ期35%~51%。早期明确诊断，早期手术治疗是提高患者术后生存率的关键。对于晚期肾癌，免疫疗法是最有效的治疗方法，但疗效不稳定，缓解时间不长，治疗费贵。应用sorafenib及sunitinib治疗晚期肾癌取得令人鼓舞的结果，其副作用不大，但大部分患者无法承受巨额费用，尚不能在我国广泛应用。近年来，分子生物学技术飞跃发展，基因治疗肿瘤已取得较大进展，可望将来能应用于临床，成为防治肿瘤的生长、复发和转移的根治措施。

（梅　骅　李晓飞）

第三节　肾盂癌根治切除术

radical nephroureterectomy

【丘少鹏　梅　骅】

【概述】

肾盂癌占肾肿瘤的7%,多发生于老年人。由于本病的病因和膀胱移行细胞癌相似,肾盂移行细胞癌约2%~4%对侧肾同样可发生移行细胞癌,近年来众多学者提出对部分低期低级的肾盂、输尿管癌施行腔道技术,肾或输尿管部分切除术。尤其是孤立肾或双肾同时有肿瘤者,如属低期、低级,尿细胞学阴性时,应争取尽可能保留该侧肾脏和输尿管。1945年国内外学者便提出了保存肾脏的肾盂癌手术。手术切除病变部肾盂、肾盏、输尿管,并行整形及输尿管再吻合,必要时行部分肾实质切除术,其术后复发率可高达45%~65%。近年随着内镜技术及激光治疗的发展以及术后放、化疗,对低分级、低分期、无淋巴结转移的患者行保存肾脏的手术治疗。输尿管镜治疗是腔内技术的一种,小口径及可弯曲的输尿管镜以及激光技术的应用,大大提高了肾盂癌的疗效。经皮肾镜治疗亦属于保存性治疗。经皮肾镜到达肾盂、肾盏距离较短,直视下视野开阔,操作方便,切除彻底,可减少肿瘤残留可能性。经镜鞘留置肾造瘘管,便于术后引流、减少肾积水及肾功能损害,更便于术后复查及复发时再次手术,还可经该管灌注BCG或化疗药物以预防复发。对中、晚期病变均应做肾、输尿管全段及输尿管周围部分膀胱壁切除术。

Kelly在1896年首次描述肾输尿管全切除术。1919年Judd推荐肾输尿管全切除治疗肾盂移行细胞癌。此后,许多外科医生对此术式或在技术方面进行多方探讨和改进。Beer(1921)报道通过腰部切口切除肾和上部输尿管,在远端输尿管缝一丝线作标记,然后病人改平卧位,经腹直肌旁切口游离末端输尿管,在输尿管膀胱连接部切除输尿管后,用石炭酸或电灼破坏输尿管残端。然而,1929年Hunt建议肾盂癌根治性手术应包括壁段输尿管和周围部分膀胱壁。他发现不完全输尿管切除将导致残端肿瘤复发。Caulk(1937)报道经腰部切除肾和上部输尿管后,通过第二切口边游离输尿管边牵引暴露输尿管膀胱段,输尿管和周围膀胱形成尖部向外漏斗形,用血管钳夹住基底部,电刀切除输尿管及部分膀胱壁。然而这种经膀胱外切除输尿管,由于输尿管盆段位置深在,尤其在肥胖或骨盆狭小型患者,操作往往遇到困难,为了避免切开膀胱而强拉输尿管,在膀胱外盲目钳夹切除输尿管口周围膀胱壁,有可能造成输尿管切除不完全或损伤对侧输尿管口。1952年,McDonald首次报道应用内镜经尿道切除末端输尿管和输尿管口周围膀胱黏膜。此后Abercrombie等对这种方法进行改良,取得良好效果,避免了两个切口,操作简单,对病人创伤少。但也有种植复发的危险性。Jones(1993)报道1例应用此种方法,3个月后在原来输尿管口处肿瘤复发。作者认为经尿道切除末端输尿管只适合于高危病人,肿瘤分化较好,尿细胞学检查阴性并排除下段输尿管没有肿瘤者。1970年Howerton等首先报道应用经膀胱输尿管套入法技术切除末端输尿管及周围部分膀胱黏膜,取得满意效果。笔者医院20世纪80年代开始引用此种方法,体会可避免为分离输尿管下段而作广泛的盆腔分离,减少出血,手术简单。然而,对盆腔粘连或有手术史,尿细胞学阳性者,可改用经裂孔输尿管切除法。1991年Clayman等对一位肾盂移行细胞癌患者施行了首例腹腔镜下肾输尿管根治性切除术,标志着腹腔镜微创手术方式开始应用于肾盂肿瘤的治疗历程。腹腔镜下肾、输尿管切除术可经腹腔或腹膜后途径施行。腹腔镜手术术后恢复饮食快,术后所需要镇痛药物少,住院时间短,仅需开放性手术的一半时间即可恢复正常活动,完全康复时间也快近5倍。现重点介绍开放性肾、输尿管全切除手术方法。

【手术适应证】

1. 多发性肾盂乳头状瘤,有或无同侧输尿管及膀胱肿瘤者。
2. 肾盂癌。
3. 上尿路多源性肿瘤。

【术前准备】

按一般外科常规检查及改善患者情况,胸片及心电图,尿细胞学检查,静脉肾盂造影了解病变位置及其发展;并了解对侧肾功能。有必要可行逆行肾盂造影和肾输尿管镜活体组织检查,CT检查和磁共振亦可了解病变位置及转移情况。

【手术步骤】

切口选择：

1. 单切口法 根据肿瘤的位置和大小可选择 11 肋或 12 肋切口，并下延成腹直肌切口（参考第一章）。

2. 双切口法 11 肋间或腰部斜切口+下腹正中小切口或下腹弧形小切口。

肾输尿管上部手术：

1. 11 肋间经路，将后腹膜向腹内侧分离。由于肾周筋膜前叶与后腹膜之间为一层很薄无血管疏松结缔组织，助手牵拉后腹膜，术者辨认解剖关系后，很容易将后腹膜向腹内侧分离显露主动脉或下腔静脉。

2. 在后腹膜找出输尿管并用丝线予以结扎，防止肿瘤种植。沿下腔静脉或腹主动脉旁切开部分肾周筋膜，即可清楚显露肾静脉。在左侧尚见汇入左肾静脉的肾上腺静脉、生殖静脉和腰静脉，这些血管在牵开肾静脉之前应先将其结扎切断，以便能充分显露左肾动脉。为防止癌细胞血行扩散，减少出血，一般先结扎肾动脉，再结扎、切断肾静脉（图 4-3-1）。对分离困难的肾蒂，按具体情况在直视并用手指引导下采用 3 把长弯血管钳或肾蒂钳将动静脉一同钳夹。注意不要钳夹住邻近器官。然后在靠肾门两把钳之间切断肾蒂，用粗丝线将其结扎，近端再加缝扎以防滑脱。

3. 完成内侧缘的操作后，术者用手在肾周筋膜后叶与腰肌之间进行锐、钝性分离，把肾周脂肪囊及其内容物，肾蒂周围淋巴整块游离出来，并用手沿输尿管尽量往下分离，暂不离断输尿管，将切下之病肾置于切口之外，创面放置双腔负压引流管，逐层间断缝合切口各层（图 4-3-2）。

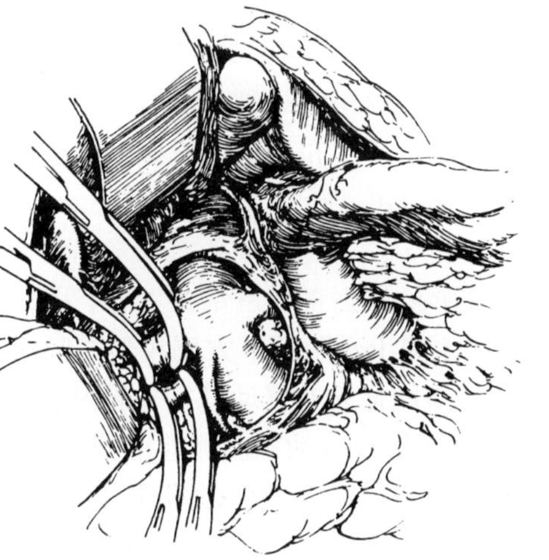

图 4-3-1

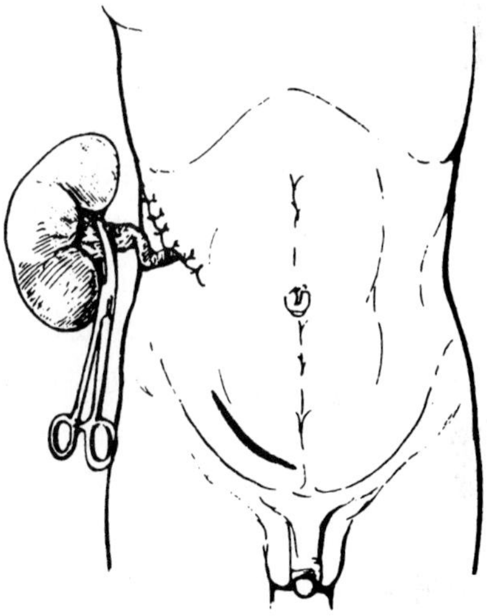

图 4-3-2

输尿管下部手术：

1. 膀胱外分离法 提起输尿管继续往下分离，注意膀胱上动脉自外侧靠近输尿管，在游离输尿管末段时应将其供应输尿管的血管分支切断结扎。在女性，避免损伤跨过输尿管前面的子宫动脉。然后用小圆刀锐性及钝性切开膀胱肌层，游离壁段输尿管，在输尿管口周围 2cm 环行切除部分膀胱黏膜，将全程输尿管拉出膀胱外，3-0 铬制肠线双重修补膀胱裂孔，停留导尿管引流膀胱。

2. 经裂孔输尿管切除法 完成肾和输尿管上部手术后，尽量低位用电刀切断输尿管并予结扎，完整取出肾脂肪囊及其内容物，肾蒂周围淋巴及部分输尿管，用血管钳牵拉输尿管残端，静脉剥离器紧贴输尿管外膜充分游离，缝合切口。然后，在下腹正中作小切口，钝性切开膀胱，用丝线缝合关闭输尿管口，沿输尿管口周边 2cm 处环行切除膀胱黏膜，在 Waldeyer 鞘内游离输尿管，边牵引输尿管往上游离，可将长达 5~6cm 输尿管残端分离拉入膀胱取出，修补膀胱裂孔。

3. 经膀胱输尿管套入切除法 切除肾和上部输尿管后，从输尿管断端向膀胱插入输尿管导管，并在断端缝一针丝线穿过输尿管导管侧孔结扎固定。作短的耻骨上正中切口，显露并切开膀胱前壁。用小弯钳于相对位置钳住输尿管断端旁的鞘膜，并加牵引。在徐徐拉出膀胱内导管的同时，将固定于管尖的输尿管向内翻，边与鞘膜分离，边向管内套叠，直至全部内翻入膀胱，环绕输尿管切除部分膀胱黏膜，然后修补膀胱裂孔（图 4-3-3~4）。

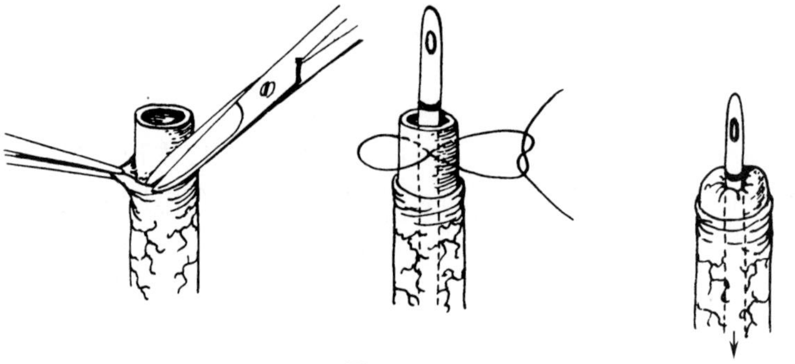

图 4-3-3

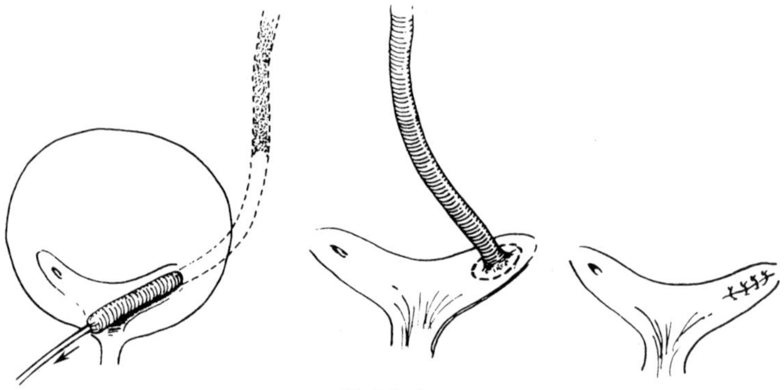

图 4-3-4

4. 改良电切拉出法　麻醉下先行膀胱镜检查,从输尿管口插入输尿管导管,在输尿管导管引导下用电切镜切除输尿管壁内段的前壁,然后边退出输尿管导管边切除其后壁和周围膀胱黏膜,停留导尿管引流。作 11 肋间或腰部斜切口处理肾和输尿管,将肾和全程输尿管拉出。

【特殊情况的处理】

1. 高期肾盂肿瘤浸润到周围组织或邻近器官,使肾蒂血管牵拉失去正常解剖位置,可采用经腹腔切口,先在肠系膜下静脉与脾静脉汇合处辨认肠系膜上动脉,在肠系膜上动脉后下方可找到左肾静脉。右肾肿瘤,在腔静脉与腹主动脉之间小心牵开覆盖其上的左肾静脉,即能显露右肾动脉。左肾肿瘤,在结扎切断汇入左肾静脉的肾上腺静脉、生殖静脉和腰静脉后,牵开左肾静脉,在主动脉左侧即可分出左肾动脉。

2. 在分离下段输尿管时,如过分用力牵引输尿管使输尿管拉断,远端输尿管退缩难以寻找,此时应打开膀胱,从输尿管口插入 8 号尿管,沿 Waldeyer 鞘往上分离输尿管,直到把输尿管全部分离拉入膀胱取出,然后修补裂孔。

【术后处理】

1. 使用抗生素。
2. 改善机体营养状况。
3. 留置导尿管 3~5 天,并保持通畅。
4. 术后按膀胱肿瘤切除后膀胱腔化疗或免疫治疗方案进行。
5. 术后定期行膀胱镜复查,以便及早发现肿瘤复发。

【主编点评】

肾盂癌行膀胱电切处理壁内段输尿管时,为了减少体位的变动,一般先处理壁内段输尿管,由于处理完输尿管壁内段至将肾血运阻断尚有一定时间,肾脏产生的尿液可能会从输尿管断端流出,导致肿瘤细胞在创面的种植。国外有学者采用改良 45°可张腿斜卧位,先切除肾脏,于同一体位下,再电切处理下段输尿管,避免了上述问题。

(梅　骅)

第五章

肾结石手术

operations for renal stones

自从20世纪80年代初期体外冲击波碎石问世以来，上尿路结石的外科治疗发生了巨大变化，至90年代以后，腹腔镜及腔内技术的应用使尿石症治疗进入了新纪元。手术适应证只限于难以用微创技术取出的大铸型结石，需同时纠正解剖异常的肾盂输尿管连接部梗阻、肾盏漏斗部狭窄、肾小盏憩室结石，需同时治疗肾脏其他疾病如多囊肾或游走肾合并结石等。在设备及技术条件不足的落后地区，开放性手术仍为治疗尿路结石的主要方法。即使是开展微创手术的医院，手术过程中发生困难或并发症时，需立即改为开放性手术，取出结石并处理意外损伤。泌尿外科医师必须掌握开放性手术的基本原则，局部解剖，手术方式和操作方法，以及懂得如何避免及处理手术并发症。术前需向患者说明各种可选的治疗方式的优缺点，术中、术后可能发生的情况，让患者参与选择。

第一节　原位肾盂切开取石术

in situ pyelolithotomy

【梅　骅　陈　炜】

自从体外冲击波碎石方法在临床上推广应用以来，大部分肾结石可用此法击碎、排出体外。但对较大或特殊成分的结石，如一水草酸钙结石、胱氨酸结石，仍需施行手术取出。原位肾盂切开取石术是根据腰背部解剖特点(参考图2-3-1,2)，经小的切口直达肾盂，不切断腹肌，在直视下切开肾盂，取出结石。手术创伤小，术后伤口疼痛轻微，康复快。即使是高危或梗阻性尿毒症患者亦可接受此种手术。

【手术适应证】

肾外型肾盂结石或易从肾盂钳取的肾盂肾盏结石。

【术前准备】

有泌尿系感染者使用抗生素治疗至感染控制。

【手术步骤】

1. 患者取侧卧位,稍向前倾斜。作小的腰背部切口,起自肋脊角,沿骶棘肌外缘往下斜向髂嵴中、内1/3交界处,一般6~8cm,即可充分显露(图5-1-1)。手术显露不满意或术中遇到困难时,可将切口向上及下延长,必要时可将12肋游离、切除。

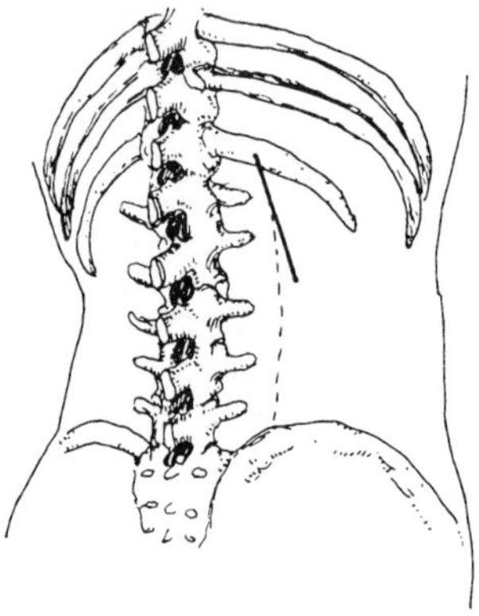

图 5-1-1

2. 沿切口切开背阔肌、下后锯肌,于骶棘肌外缘切开腰背筋膜(图5-1-2),向内牵开骶棘肌,剪断腰肋韧带,避免损伤肋下神经及胸膜(图5-1-3)。

3. 切开肾周筋膜,剥离脂肪组织显露肾盂,触及结石部位后,V形或纵行切开肾盂,用取石钳钳出结石(图5-1-4)。

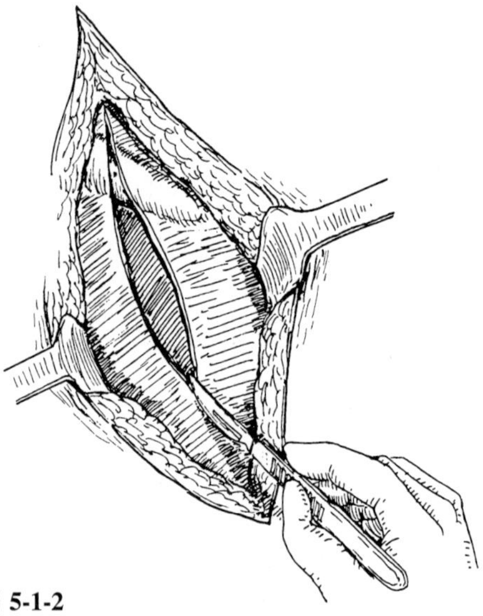

图 5-1-2

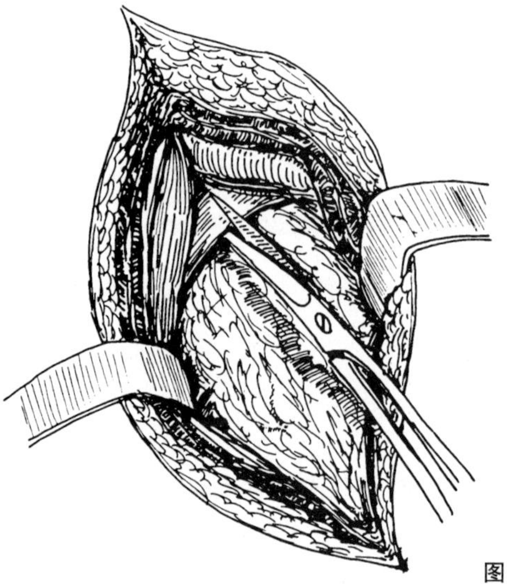

图 5-1-3

较大的肾盂结石不易直接从肾外肾盂切口取出,此时可分离肾窦内肾盂,将肾盂切开向肾窦内延长,钳住结石,取适当方向,用脑膜剥离子帮助缓慢将结石撬起钳出;或者钳住结石后,用弹道碎石机将结石击碎成几块后一一取出。

遇肾门不对称,再次手术背侧粘连,肾盂后血管畸形、在前方暴露肾盂较易的情况下,在前方牵开肾血管,暴露肾盂,切开取石(图5-1-5~6)

4. 用8号导尿管从肾盂切口处向下插入输尿管,注水证实通畅,再向上冲洗肾盂。

5. 肾盂切口用5-0号肠线间断缝合,若肾盂切口处炎症水肿严重可放置小儿胃管或双J管至膀胱内作内支架,再缝合肾盂切口;肾盂周围脂肪组织间断缝合数针以覆盖创面;伤口放置双腔负压引流,分层缝合切口。

【术后处理】

1. 使用抗生素防治感染。

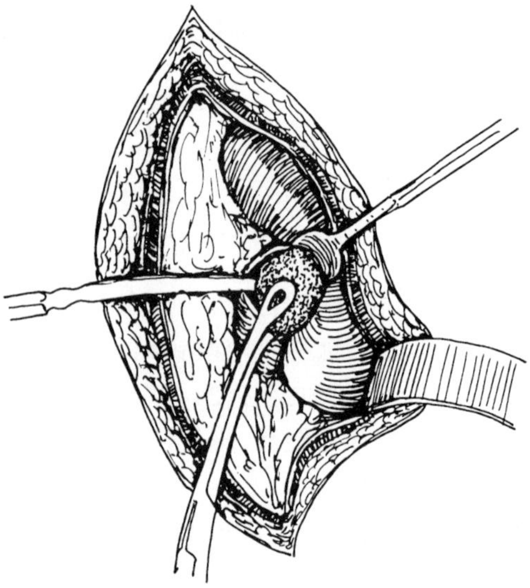

图 5-1-4

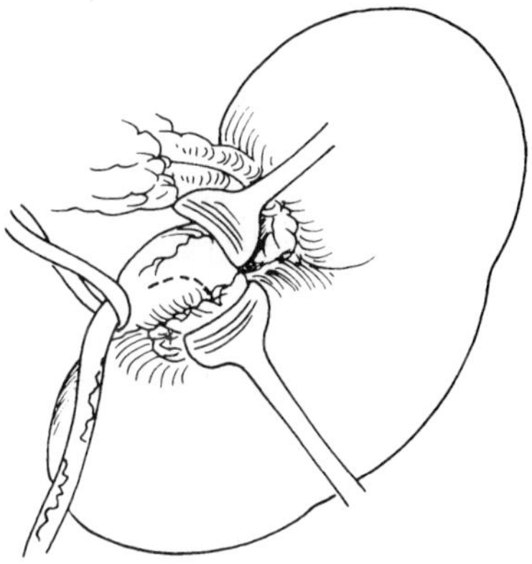

图 5-1-5 牵开肾血管，包膜下牵开肾脏

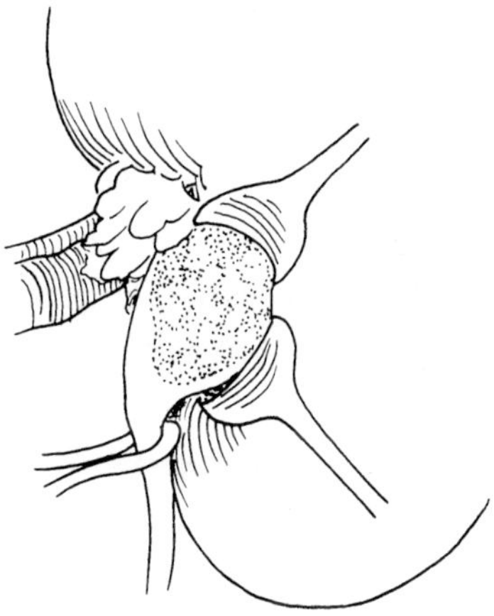

显示肾盂前壁取石 图 5-1-6

2. 伤口若无分泌物流出,引流管可在 48 小时左右拔出。
3. 如放置内支架,术后应留置导尿管,术后 1 周左右在膀胱镜下拔除支架引流管。

第二节 肾窦内肾盂切开取石术

intrasinusal pyelolithotomy

【苏泽轩】

自从 Gil-Vernet 首创用肾窦内肾盂切开取石术后，肾窦的解剖研究受到了国内外医学界的重视。Chisholm 和 Spore 先后提出了肾门包膜隔和肾盂后横动脉。苏泽轩等通过 85 例成人尸体肾的解剖学研究,发现从输尿管上段开始有一层致密的纤维脂肪包膜,直至肾乳头周围为止,这层致密的纤维脂肪包膜称为肾窦脂肪包膜。在肾窦脂肪包膜与肾盂外膜之间有一间隙,称为肾盂外间隙,间隙内有疏松结缔组织,未见血管结构。在肾门边缘处有一层厚的纤维鞘,其周围附着于肾纤维包膜,环绕并附着于肾门水平面的部分肾盂及肾动、静脉壁上,恰好处于肾窦入口,称为肾门包膜隔。肾盂后横动脉由后段动脉发出,发出部位多在肾上大盏与肾盂交界处或肾上唇深面,其主干常与后段动脉伴行,横过肾盂后方或肾盂与肾大盏交界处,与下段动脉相吻合。根据这些解剖学特点(图 5-2-1,2,3),对 Gil-Vernet 创用的肾窦内肾盂切开取石术进行了改进。本术式主要适应证为单纯的肾内结石或中、小鹿角形的多发性肾结石。

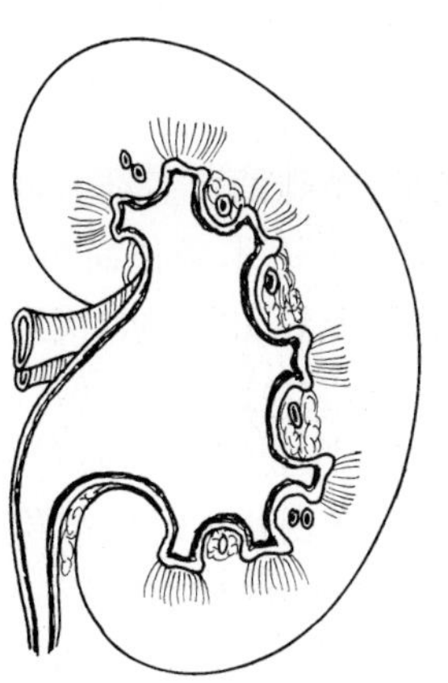

图 5-2-1

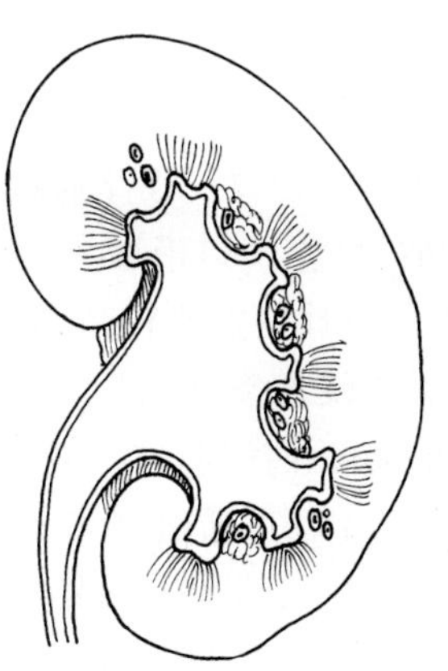

图 5-2-2

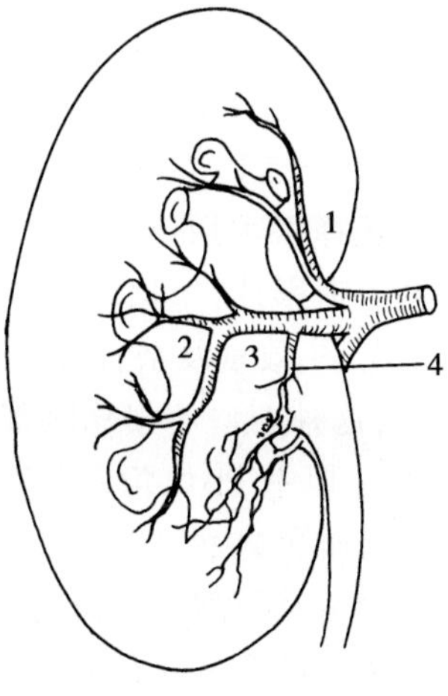

1. 上盏动脉 2. 后盏动脉
3. 下盏动脉 4. 肾盂后横动脉

图 5-2-3 肾后部动脉的分布

【手术步骤】

1. 第12肋或肋下切口逐层进入，打开Gerota筋膜后，游离肾背侧及下极，将肾脏翻向前侧，暴露上段输尿管，在输尿管上段找到肾窦脂肪包膜平面，沿肾盂外间隙进行分离至肾门水平线时，向肾下盏方向分离切开肾门包膜隔，扩大肾门，用手指钝性分离到达肾盂深部及肾盏漏斗部（图5-2-4，5），根据结石大小、形状和位置，选择适当的肾盂切口（图5-2-6），切开肾盂，轻巧地取出结石。若为鹿角形结石，肾盂切口暴露不满意时，将结石向外牵引，把结石嵌顿处的肾盏漏斗部拉出，尽量充分显露后，在直视下用尖刀切开肾盂深部及肾盏漏斗部，并用脑膜剥离器分离结石与肾盂肾盏壁的粘连，保护肾窦的血管结构，使结石沿脑膜剥离器下取出（图5-2-7）。

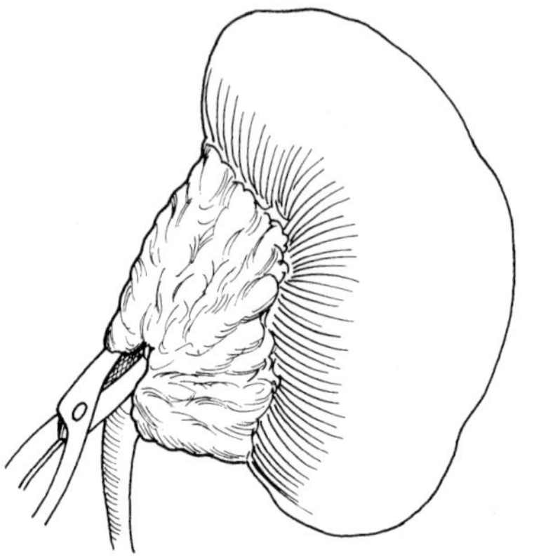

图 5-2-4

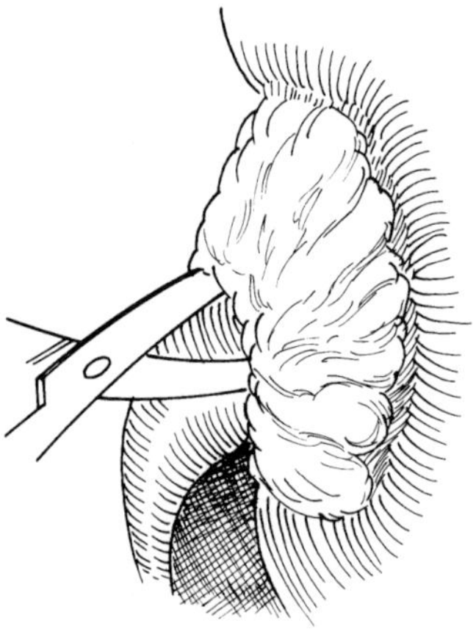

图 5-2-5　盂外间隙分离

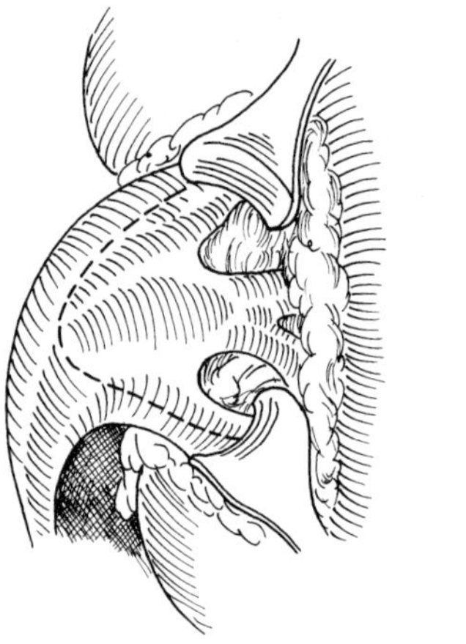

图 5-2-6　肾室内肾盂切开线

2. 如肾盂肾盏内多发性结石，特别是肾盏内多发性结石，在游离输尿管上段后，充分分离肾窦内肾盂。于结石远侧用橡皮带阻断输尿管上段，在肾盂戳一小孔插入F8号双腔导尿管或两条F7号输尿管导管，并用湿纱块填塞肾窦，用干燥的注射器通过双腔导尿管的单腔或一条输尿管导管抽空肾盂肾盏内液体，再用一个含少量美蓝的注射器抽吸牛纤维蛋白原溶液，另一个注射器装牛凝血酶以及10%葡萄糖酸钙溶液（纤维蛋白原、凝血酶和钙的容积比例为10:2:1.5）同时注入，5分钟后拔除导尿管或输尿管导管，在直视下切开肾盂肾盏漏斗部，取出结石凝块。

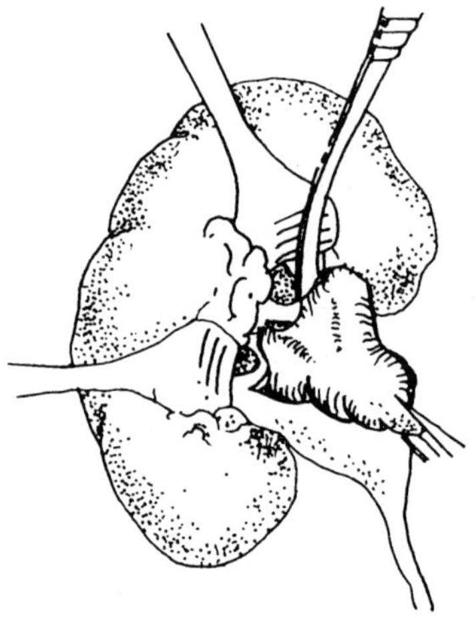

图 5-2-7　结石通过肾窦内肾盂及肾下盏段间区切口取出

【手术操作要点】

1. 正确选择手术切口　术前应仔细阅读腹部平片及静脉肾盂造影片，根据肾脏位置的高低，结石的位置、形态、大小、数量及结石取出困难程度选择适当切口。若肾脏的位置比较低，单纯的肾盂结石可选择腰背直切口，这种切口不损伤腰部肌肉，损伤小，只要切口沿腰三角间隙进入肾脏，手术操作简单，时间短，取石容易。但中、小鹿角形多发性肾结石加上肾脏位置比较高，应选择11肋间或经12肋切口，避免因切口选择不当而影响手术视野，以致造成术中不必要的意外损伤。

2. 寻找肾盂外间隙　肾窦内肾盂切开取石术能否找到肾窦的正确平面，以便防止肾窦内血管损伤，充分暴露肾窦内肾盂是取石手术的关键步骤。苏泽轩等通过肾窦的解剖学观察，发现肾盂外间隙位于肾窦脂肪包膜与肾盂外膜之间，间隙内有疏松结缔组织，未见血管结构，沿此间隙极易分离至肾乳头周围。在输尿管上段找到肾窦脂肪包膜，在肾窦脂肪包膜下，沿肾盂外间隙进行分离，如能找到肾盂外间隙，肾窦内肾盂极易分离。在肾窦或肾盂周围炎症明显时，先在输尿管上段炎症不明显处，找到肾窦脂肪包膜，到达肾门水平线,向肾下盏方向切开肾门包膜隔,扩大肾门,用示指钝性分离到达肾窦深部及肾盏漏斗部,分离范围很大。

3. 取石方法的选择　根据结石的大小、形态和位置、单发或多发,适当选择肾盂切口。单一的中小结石取出较容易。如鹿角形结石,肾盂切口显露不满意时,将结石向外牵引,把结石嵌顿处的肾盏漏斗部拉出,在直视下将切口向肾盏延长。肾盏内的结石分支太大,可用弹道碎石器将其击成较大碎片,然后取出。肾盂肾盏内多发结石,可采用凝块法肾盂切开取石术将小结石黏在凝块内整块取出。

【手术意外的预防和处理】

1. 术中出血　术中出血的原因有:

(1) 分离肾窦内的平面不在肾窦脂肪包膜与肾盂外膜之间的肾盂外间隙内,误伤肾后段动脉或肾窦内血管或将肾窦脂肪层内粗大静脉剥破。

(2) 在肾门切开肾门包膜隔时损伤后段动脉或肾盂后动脉及下段动脉。

(3) 切开肾盂深部或肾盏漏斗部时,未能在直视下进行,误伤肾窦内后段动脉、下段动脉及盏血管。

(4) 取鹿角状或表面不光滑的结石时,用力过猛或用力方向不正确而撕裂肾盂,结石伤及段血管。

(5) 缝合深部肾盂时,缝合针刺破段血管及肾盂深部血管。在经肾窦内肾盂切开取石时误伤后段动脉,亦应在控制肾蒂的情况下修补肾动脉裂口,肾盂脂肪层内的静脉出血可缝扎。

在艰难的取石过程中,如遇肾内大出血,很难处理,有因此而切除肾脏者,常可采用以下止血措施:

(1) 持续握持压迫肾脏出血。

(2) 反复用冰冷盐水低压冲洗。

(3) 用3%双氧水低压冲洗。由于双氧水能产生大量气泡,容积可增大5~6倍,必须少量低压冲洗以避免产生气栓。

(4) 用示指自肾窦内肾盂切口内伸入肾盂肾盏内压迫止血。

(5) 如出血不断涌出,很难止血时,可用拇指夹持触捏肾脏表面,逐步变换压迫部位,当压迫某处出血停止时,可在该处作一铆钉式缝合,出血即止。

(6) 因取石用力过猛将肾盂肾盏撕裂而致的出血,亦可通过该肾盏行肾造瘘,放一带气囊的肾盂造瘘管,将气囊放入肾盂内,气囊注水约5ml,稍向外牵拉固定,可使出血停止。

在分离肾窦内肾盂时平面要正确,即在输尿管上段找到肾窦脂肪包膜的平面,在肾窦脂肪包膜下,沿肾盂外间隙进行分离,在肾门水平时,向肾下盏方向分离,尽量不向肾门上方分离,因肾后段动脉多跨过肾盂上方进入背侧肾实质。若损伤后段动脉,止血很困难,而且会造成后段动脉所属的供血区缺血,影响肾功能,并可造成肾性高血压。

肾盏内多发性结石并肾盏漏斗部狭窄时,为防止术中出血,可采用"指扩"取石。方法是:将右手示指经肾盂切口伸入探查结石后,若肾盏漏斗部无法用取石钳时,则用小指、示指依次缓慢轻柔地扩大肾盏颈,切忌粗暴地一次切开。狭窄漏斗部扩大后,用取石钳或手指伸入结石窝取出结石。

在处理肾盂输尿管连接部结石造成梗阻性尿闭时,剥离肾盂可将结石推滑到肿大的肾盏内,因急性梗阻肾盂扩大不明显或肾内型肾盂,用取石钳取石较为困难,若盲目多次反复钳夹取石可造成肾内大出血。此时不必强取,可暂行肾造瘘,待病情稳定后,可配合ESWL将结石击碎,或通过肾造瘘管内插入肾镜见结石后,用超声或液电碎石探头将结石击碎,结石的碎块可从肾造瘘管内或沿尿道排出,亦可用超声探头定位再用取石钳取出。

2. 下腔静脉损伤　行右肾窦内肾盂切开取石术,因结石所致肾脏及输尿管上段周围广泛炎症粘连时,粗暴的分离可致下腔静脉撕裂。

下腔静脉裂伤可发生大量出血,此时切勿盲目钳夹止血,而应立即用手指压迫止血,若指压失败或血管裂口较大可用小纱布垫压迫止血,同时准备充分血液及输血用具。在输血的同时,充分暴露切口,迅速吸净积血,用心耳钳夹住出血部位,看清静脉裂口,用血管缝合针作连续缝合止血(参考第五章第四节)。下腔静脉一般为正压,但亦偶为负压者,因此应慎防空气吸入而引起致命的空气栓塞。

为了预防下腔静脉损伤,当肾及输尿管上段与周围组织粘连严重时,切勿粗暴分离。打开Gerota筋膜后,可先从肾下极腹侧向后分离,将肾脏下极游离后,向内牵拉,自粘连较少或较轻处显露输尿管。用橡皮管或较细的尿管提起输尿管,沿输尿管外膜层分离至肾盂。分离过程中,时刻注意肾门及输尿管与下腔静脉紧邻,同时备好心耳钳。

3. 气胸　肾窦内肾盂切开取石术经第 12 肋或 11 肋间切口入路,容易损伤胸膜发生气胸。一般在以下情况下容易发生:

(1) 切口位置过高。

(2) 切口上方切开分离方法不正确。

(3) 自动牵开器过度快速牵拉。

(4) 合并有肺气肿病人胸膜下移时。

(5) 再次手术,胸膜已有粘连。

硬外膜麻醉采用较多,一旦胸膜损伤,气体进入胸腔,该侧肺部即被压缩,于呼气时可听到气体从胸腔进出响声。患者常感胸闷气促。此时应立即用手指压住裂口,用 1 号丝线连续缝合胸膜裂口。缝合时应选用小圆针,紧贴裂口边缘或连同周围软组织一并缝合,以防止造成更大的撕裂。待裂口缝合后,放松最后 1 针,向胸腔插入 1 根 F14 导尿管,后接注射器,反复抽出胸腔内气体,令病人深吸气后,拔除导尿管,收紧缝线打结。亦可将导尿管连接水封瓶,并在胸腔裂口周围作褥式缝合,在病人深呼吸几次后,即可拔除胸腔导尿管,同时结扎褥式缝合线,完全封闭胸膜裂口。如为全麻时,处理上较为简单,用丝线缝合胸膜裂口最后一针时,麻醉师充气使肺膨胀,收紧缝合线结扎打结闭合裂口。若术后胸腔仍有较多积气时,可行胸腔穿刺抽气或行胸腔闭式引流。

预防气胸的方法:

(1) 切开不要过高,一般选用 12 肋下或经 12 肋切口。

(2) 作第 11 肋切口时一般切至第 12 肋骨的前 1/3 处即到胸膜的下缘,切开肋间肌,手指或手术刀不要向胸膜方向剥离,应沿 12 肋下用手指或剪刀将肋膈筋膜横向推开或剪开,使胸膜松弛上移,这样即使需要再向上延长切口或用自动牵开器牵开切口,也不会伤及胸膜。

4. 十二指肠损伤　右肾结石行肾窦内肾盂切开取石术应慎防十二指肠损伤。发生的原因多为右肾结石合并感染、脓肾、肾周围炎、肾周围脓肿并窦道致肾周广泛粘连,强行钝性分离或锐性剪割右肾内侧时,可撕破或剪破十二指肠;其次在处理肾蒂时,肾蒂因炎症变硬增粗,周围解剖不清,放置肾蒂钳时,误将部分十二指肠夹入钳中,造成损伤。术中手术野中发现胆汁样物时应考虑有十二指肠损伤。处理详见第六章第四节。

参考文献

1. 苏泽轩,梅骅,陈子华. 肾窦解剖新发现及其在结石手术中的应用. 中华泌尿外科杂志 1987, 8(5):278-280

2. David AC Surgical Urology. 5th Edition. USA. Prind in Year Book Medical Publishers, Inc, 1985, 44

3. Frank H. JR Atlas of Urologic Surgery. USA: Copyright by WB.Sauders company, 1989, 824

第三节　窦内肾盂及肾切开取石术

intrasinusal pyelolithotomy and nephrolithotomy

【苏泽轩】

巨大鹿角形肾结石的治疗较困难,既要取尽结石,又要避免肾内血管的损伤,保存肾组织。苏泽轩等解剖观察了 160 例肾血管的分布发现:①肾后段动脉在肾门上半部进入肾窦,横跨肾盂后上方,越过点多在肾盂与肾大盏交界处,然后分成树枝状或呈弓状沿肾后唇的深面下行,沿途分支与肾大、小盏后面或上方伴行进入肾实质;②尖段动脉:约 4.4%的尖段动脉后支越过最上肾小盏的外上方或背面;③中盏动脉若分为 2 支,是靠近中盏上、下壁行走,两血管间有一定距离;④下段动脉的分支在肾盂的下前方进入肾窦,在肾窦深面行经最下肾小盏的下外侧或背面(图 5-3-1)。肾实质内,各肾动脉间有丰富的血管交织网,但

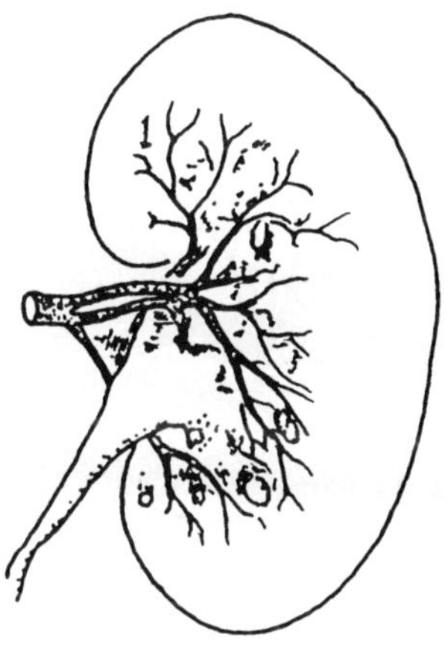

图 5-3-1　肾后部动脉的分布

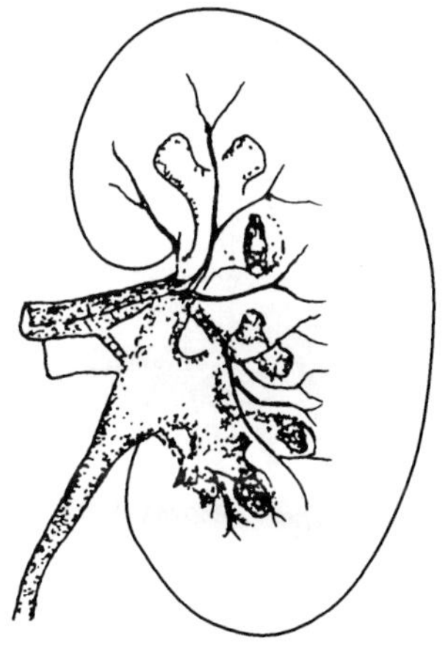

图 5-3-2　肾后部动脉与肾盂肾盏的关系

无互相吻合支。Filzpatrick 的实验结果表明：肾段间区无萎缩性肾切口 6cm，术后 48 小时测定肾功能减退 30%，并有明显肾实质损害；作 3 个 2cm 长与血管平行的肾切口，术后 48 小时肾功能仅减退 20%。肾窦间隙及肾内肾盂大于肾门口径及肾外肾盂，故延伸肾盂切口加后基段间区肾切开，符合肾动脉及其分支的解剖基础，与血管平行，距结石较近，肾实质切口不大却显露良好，是取较大或巨大鹿角形结石较合理的肾切口。

【手术步骤】

经 12 肋或 11 肋间切口进入，打开 Gerota 筋膜。游离肾及输尿管上段，肾蒂呈块状显露，充分分离肾窦内肾盂，显露肾盂深部及肾盏漏斗部(图 5-3-2)，若为多发性肾盂肾盏结石采用凝块法取石。剪开肾门内上方的脂肪组织及肾窦脂肪包膜，解剖出后段动脉主干的起始部，用右示指试压肾后上唇相当于后段动脉主干的起始部，可见肾后部后段动脉所分布的肾实质范围变紫。从外周静脉内注入 20%甘露醇 250ml，10%葡萄糖 40ml 加肌苷 2g，阻断肾后段动脉血流，从后段动脉内注入美蓝溶液，即显示肾后段间区，在肾包膜上用丝线结节缝合，标记出肾后部动脉供应的段间区。开放后段动脉，见肾后部段间区血循环恢复。然后用心耳钳阻断肾蒂，将肾脏置于无菌冰屑盐水中约 10~15 分钟。按结石所在部位，在肾后部段间区放射状切开肾包膜，用脑刮匙作肾实质钝性分离，若遇到后段动脉所经过的区域，用小静脉拉钩将后段血管及肾窦脂肪包膜一起牵开，显露肾盂肾盏先行肾盂 Y 形切口，再经肾切口切开结石所在的肾盏或由肾盂向肾盏延长切口，以至与肾盂切口相通，将结石用脑膜剥离器进行分离，若结石某个分支嵌顿在肾小盏(图 5-3-3~5)，可轻轻推、拉、旋转结石，必要时在直视下切开肾小盏取出结石。有时因结石分支太大，不易通过肾门，应咬断结石分支，沿脑膜剥离器下取出结石块(图 5-3-6~7)。小结石可用手指伸入肾内

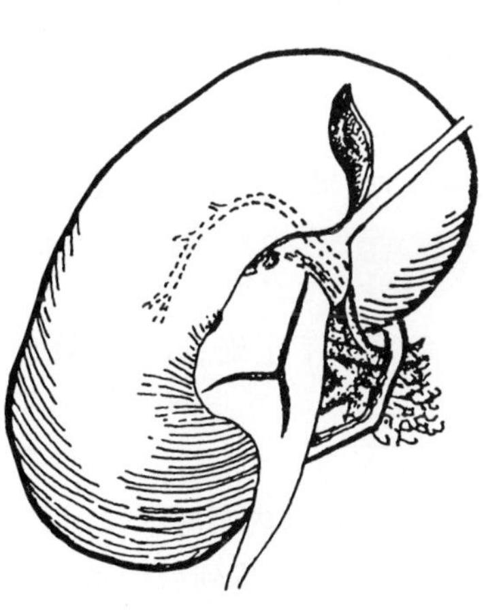

图 5-3-3　肾盂与肾上盏段区间的切口

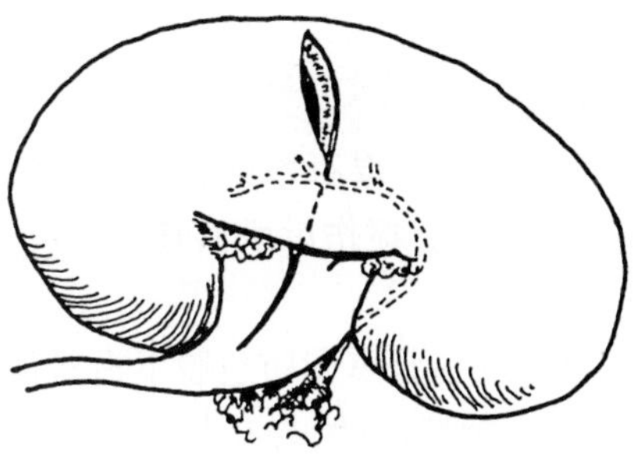

图 5-3-4　肾盂与肾中盏段区间的切口

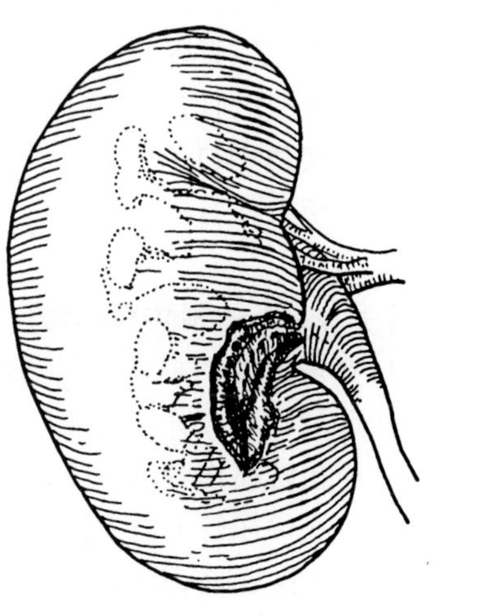

图 5-3-5　肾盂与肾下盏段区间的切口

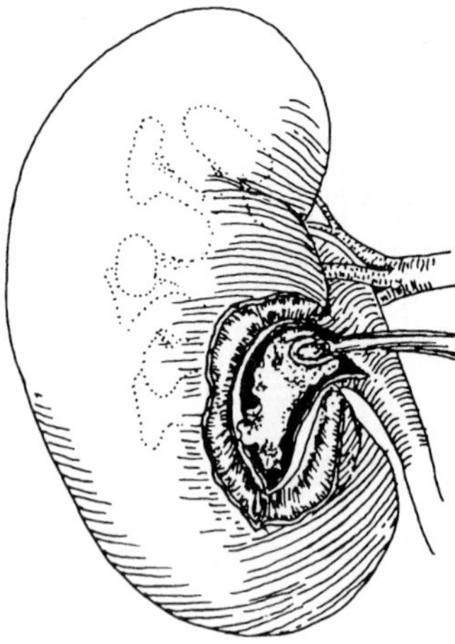

图 5-3-6　结石从肾盂肾下盏段区间切口取出

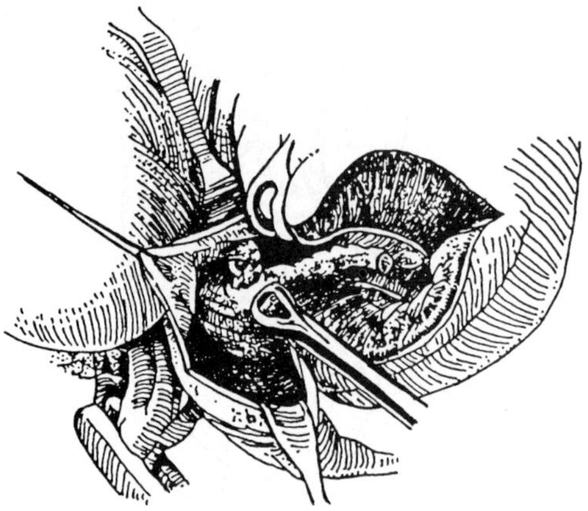

图 5-3-7　肾结石从肾窦内肾盏切口取出

探摸指示下钳取或在肾外侧行肾实质小切口取出。有条件可在手术台上拍肾区 X 线片，确认无残余结石后，彻底冲洗，清除肾内泥石、碎石及血凝块，检查输尿管无梗阻后，用 4-0 素质肠线或人工合成可吸收线连续或间断缝合肾盂肾盏切口，2-0 素质肠线或可吸收线行数针间断垂直铆钉式缝合肾实质切口。若肾盏漏斗部狭窄，应作肾盏成形后再缝合肾实质切口。

【手术操作要点】

1. 正确分离肾窦内肾盂　在输尿管上段找到肾窦脂肪包膜平面，正确分离肾窦内肾盂应该在肾窦脂肪包膜与肾盂外膜之间疏松组织间隙内，沿肾盂外间隙用示指或小指分离至肾盏漏斗部。

2. 肾实质切口的选择　肾实质的切口必须按照肾后部动脉的分布规律来选择：

(1) 上盏切口应选择在后段动脉主干的上方，相当于肾脏的内上方，如遇见后段血管应将该区域肾窦脂肪包膜连同后段血管一起牵开，将肾盂切口向肾盏延长，使肾盂肾盏切口相通。

(2) 中盏切口不要靠近后段血管，因后段血管在肾窦内，分开肾窦脂肪包膜，牵开后段血管后，延长肾盏切口与肾盂相通，这样既延长了肾盂肾盏切口，又避免了肾后段血管的损伤。

(3) 锐性切开肾包膜，钝性分离肾实质，若遇动脉应将其牵开，静脉小分支可结扎后切断，在直视下切开肾盏取出结石。

3. 取石方法的选择若结石分支很大，嵌顿在肾盏内，可先取出较短的分支或下盏分支，或将上、中盏的结石分支咬断后，先取出大的结石块，再通过肾盏切口取出小的结石块。小结石可用手指伸入肾内探摸指示下钳取或经肾实质外侧小切口取出。若肾盏内多发性小结石，可先从肾盂注入牛纤维蛋白原，凝血酶及钙，待凝块形成后沿肾外侧缘经肾实质切口取出。

4. 手术中注意保护肾功能　为保护肾功能，延长阻断肾血流时间，在阻断肾动脉时，联合应用原位降温并从静脉注射肌苷、甘露醇、呋塞米，对组织损伤小，并发症少，术后恢复快。

5. 肾实质切口的缝合　肾切口缘的链扣式缝合止血的关键，两针交界一定要有所重叠，做链扣状缝合。若肾切口创面有少量渗血，可用手指夹持肾脏片刻即可止血，不要过多缝合，更不需采用贯穿肾实质的 U 形缝合。

【手术意外的预防和处理】

1. 肾段血管的损伤　肾窦内肾盂及肾切开取石术中，若分离肾窦内肾盂平面不正确，以及在肾后上唇寻找后段动脉或肾实质切口选择不当时都会损伤后段血管。

术中预防损伤肾段血管的关键步骤有：

(1) 在输尿管上段找到肾窦脂肪包膜，在肾窦脂肪包膜下沿肾盂外间隙分离肾窦内肾盂。

(2) 寻找后段动脉主干前先用手指触摸肾动脉，再在肾后上唇触摸有无动脉搏动，找到后段动脉的方位，然后沿肾后段动脉的起始部仔细分离，解剖出后段动脉，若熟悉肾后段动脉的解剖及分布特点，一般不难找出。

(3) 肾实质切口应根据肾实质血管的走向和结石形态、大小、分布预先设计，肾血管段间线切开是指沿段血管区域内，两段间区切开肾实质，不应跨过段间线切开。经段间区肾实质切口取出较大的鹿角形结石时，可先取较短的分支，然后转动结石将其他分支逐个移出。

(4) 肾包膜和肾盂锐性切开，肾实质用钝性分离，避免肾实质内段血管、弓状动脉及叶间动脉损伤。

2. 出血　肾脏血液循环非常丰富，施肾窦内肾盂加肾切开取石术中出血是常见的并发症。常见的原因：

(1) 分离肾窦内肾盂时，剥离间隙不正确，误伤肾后段或肾窦内血管，或将肾窦脂肪层内粗大静脉剥破。

(2) 钝性游离肾脏上极或下极时，把肾脏的迷走血管撕断。

(3) 在阻断肾蒂，特别是在分离肾蒂血管时，将肾静脉撕裂，或过度向外牵拉肾脏，将肾蒂血管分支撕裂。

(4) 巨大鹿角形结石取出时，用力过猛，或用力方向不正确将肾盏撕裂，划穿肾盂，伤及段血管。

(5) 肾实质切开时切口位置选择不当，切断肾段动脉。

(6) 无萎缩性肾切开时，肾实质内血管缝扎不彻底。

术中出血的处理，术者一定要保持镇静，反应要迅速，要对出血的原因进行分析，并立即采取相应有效的措施，切忌盲目止血，勿用大块纱布压迫止血。对游离肾脏时撕断迷走血管引起出血，如迷走血管较细，观察肾脏无明显缺血区，估计对肾功能无严重影响时，可将其结扎，反之，应考虑血管吻合术。对分离肾蒂时，肾动、静脉撕裂所致的出血，立即先用示指和中指夹持并捏住肾蒂控制出血，再上无损伤止血钳，用无创伤缝合针线缝合裂口。分离肾窦内肾盂手术中损伤肾内段血管和肾窦脂肪层中的血管引起的出血，按肾窦内肾盂切开取石术中的止血方法进行处理。

为防止术中出血的发生，在钝性分离肾门或游离肾脏时，如发现有条索状物，应充分暴露好，认清此索状物是否为肾脏的迷走血管，避免盲目将此血管撕断，尤其在分离肾上极时应特别注意。因上极暴露不满意，一旦撕断，血管退缩，止血较为困难。需阻断肾蒂血管时，应由较有经验的医师仔细分离出肾动、静脉，用哈巴狗夹或橡皮导尿管阻断血管较好，以免用长的无损伤止血钳影响手术操作，且操作过程中易碰拉阻断钳，而致血管破裂出血。取巨大鹿角形结石时，肾窦内肾盂、肾实质切口要够大，要根据结石的形状、大小、位置来选择取出结石的上极或下极，不同方向用力，慢慢将结石撬出。切忌在切口小、暴露差的情况下，用取石钳夹住部分结石，盲目用力外拖。如结石太大，呈树枝状分叉到几个肾盏时，取石困难，可用咬骨钳将结石咬碎成几块，或采用超声、液电、弹道碎石器将结石击碎，使结石分解取出。

适当地选择肾实质切口是保证结石顺利取出、预防出血的关键步骤：

(1) 根据肾内血管分布与结石的大小、位置、数目来决定切口的位置。

(2) 切口应限制在两个段血管的段间区。

(3) 切口要规整，便于缝合止血。

因肾实质较脆，良好的缝合可防止出血，不论采用何种缝合方法，如褥式、间断缝合、铆钉缝合、肾盂肾实质包膜一层缝合、切面 U 字缝合、链扣式缝合等，均要缝合均匀，结扎打结时用力要适当。防止缝合组织过多，引起肾组织血运障碍，缝线过紧割裂肾组织或过松引起出血。最好在缝线下垫以脂肪可预防缝线切割肾组织。

3. 气胸　一般发生在第 11 肋间切口切开肋间肌时切破胸膜，或在游离肾上极扩大肋间隙时撕破胸膜；也有个别的关闭切口缝合肋间肌时缝针刺破胸膜，使气体进入胸腔造成气胸。此时术者应及时通知麻醉师，如连续硬外麻醉病人清醒，给面罩吸氧，以免造成呼吸困难。破损胸膜予以修补，同时用面罩加压呼吸排除进入胸腔的空气。如修补困难，不必为修补裂口花费很长时间，暂用盐水纱布盖压裂口，防止更多气体吸入或手术野渗液流入胸腔引起感染。可先继续进行手术，待关闭切口时再修补。由于胸膜脆薄，容易撕裂，须先游离然后作无张力的缝合，可将胸膜连同膈肌作连续缝合，打结前插入 F8 尿管，抽出胸腔内积气，在面罩正压呼吸时拔出导尿管打结。

4. 肾脏毗邻脏器的损伤　十二指肠降部裸露在腹膜后肾门处，故在分离粘连严重的肾门或游离粘连广泛的肾脏时,会损伤十二指肠。如术中裂口已被发现,应立即修补缝合,术后胃肠减压,一般都能愈合(参考第五章第四节)。

肝、脾、肾上腺、胰尾等组织脆嫩,与肾脏毗邻,如粘连紧密在分离或牵拉时也会损伤,发现后立即予以缝合修补。

结肠的损伤也都因肾积水严重,粘连严重所致,可分即时修补与择期处理两种。

参考文献

1. Su ZX, Chen ZH, Zhou XM. Areas for safe percutenous nephrocentesis-A study of practicalanatomy. Urol Res, 1987, 15:245
2. 苏泽轩,梅骅,陈子华.肾窦内肾盂加肾后部段间区切口治疗巨大鹿角形肾结石.中华泌尿外科杂志,1989,10(6):323
3. 李兴志.段间线肾切开治疗鹿角形肾结石.中华泌尿外科杂志,1987,8(4):200
4. 武德能.后基段间线肾切开术治疗复杂性肾结石.临床泌尿外科杂志,1993,8(3):157

第四节 肾盂切开气压冲击取石术

pyelolithotomy with ballast lithotripsy

【丘少鹏】

【手术适应证】

巨大肾盂结石、铸形结石、肾内型肾盂和肾大盏结石。

【手术操作要点】

作腰部斜切口,游离肾背侧及肾下极,显露上段输尿管,沿输尿管往上分离暴露肾盂,剪开肾盂外膜,用血管钳或脑膜剥离器细心向肾门方向作分离,静脉钩或小拉钩牵开肾门处肾实质,充分显露肾窦部肾盂(图5-4-1)。切开肾盂,用血管钳轻轻钳住结石固定,直视下将气压冲击碎石机的特殊短粗治疗针直接接触结石,连续脉冲冲击将结石分解数块,但不可把结石击得太粉碎,以免结石碎片难以取干净(图5-4-2)。

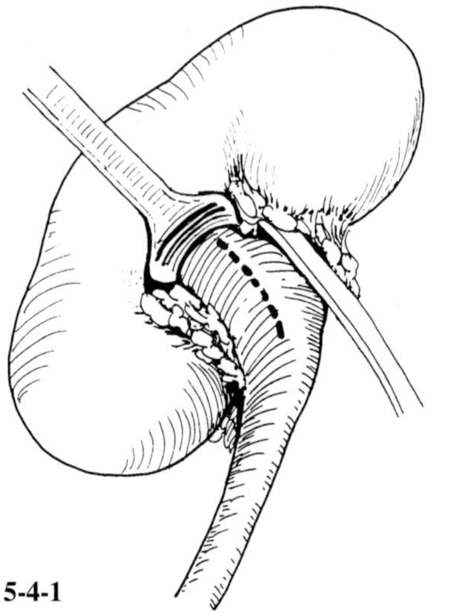

图 5-4-1

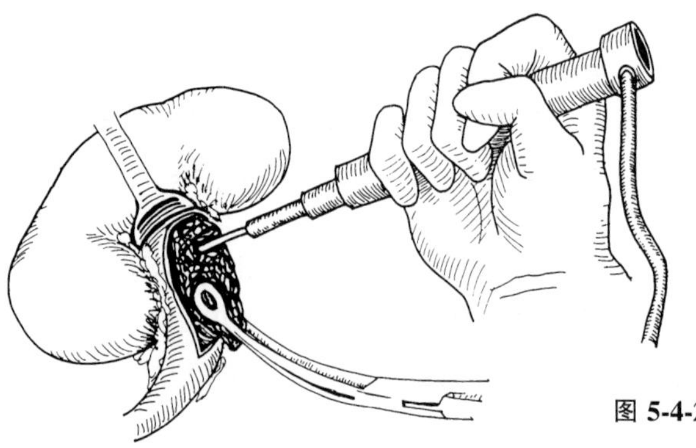

图 5-4-2

用取石钳或血管钳轻轻摇动并分块取出结石。手指探入肾盂内检查有否残余结石,尽可能显露相应各肾盏,直视下取出结石,然后肾盂内放入导尿管反复冲洗,确认无残余结石后,4-0号可吸收线间断缝合肾盂切口,放置引流,分层缝合切口。

【手术意外的处理及预防】

1. 完全肾内型肾盂,术中显露不满意,可在肾后唇肾实质用3-0号铬制肠线贯穿U形缝合后做放射状切开,扩大肾窦内肾盂(图5-4-3~4),用取石钳钳住并拉出结石的肾盂部分,然后击成碎片后取出(图5-4-5)。用4-0肠线缝合肾盂,3-0肠线缝合肾实质切口(图5-4-6~7)。

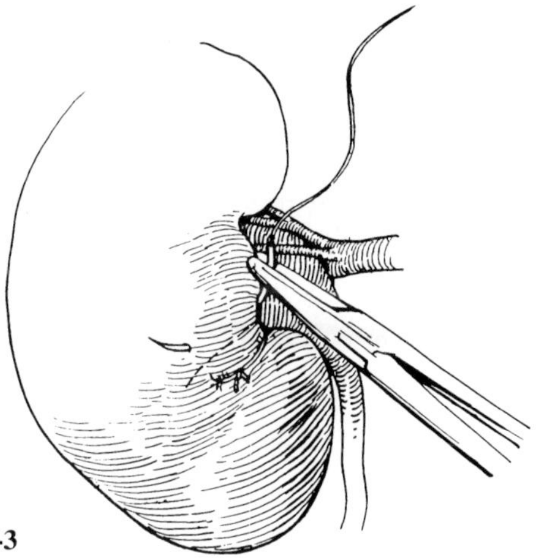

图 5-4-3

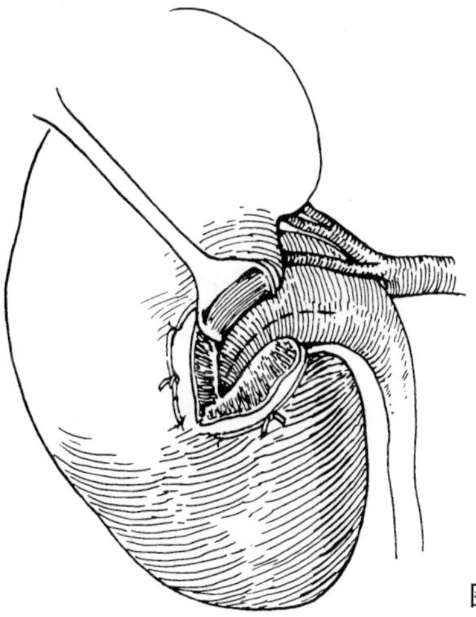

图 5-4-4

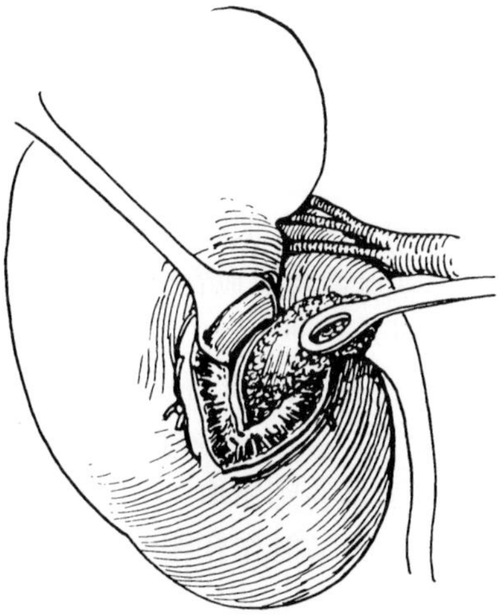

图 5-4-5

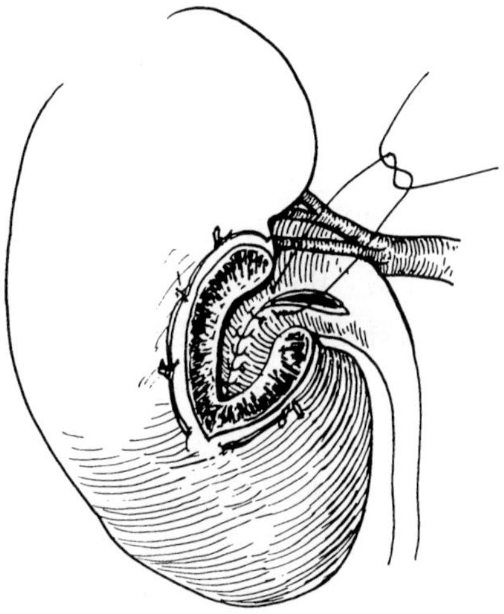

图 5-4-6

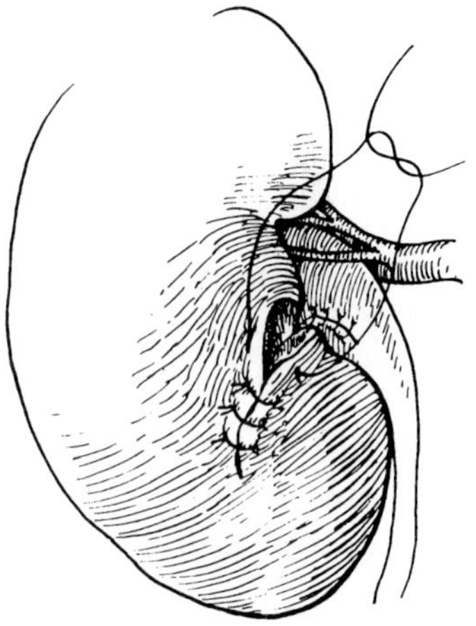

图 5-4-7

2. 个别肾盂颈狭窄,结石成哑铃状嵌顿,强行取出结石可导致肾盏颈撕裂大出血。可用取石钳固定结石并轻轻往外牵引,气压冲击碎石机治疗探针直视下将结石分支部位击断,先取出肾盂部分结石,然后直视下将肾盏颈内结石击成片段,分块取出。若肾盏颈太小且深部无法看清结石,可在结石所对应的肾背侧作小的放射状切口取出。

3. 如取石过程发生肾盂严重撕裂或可能存在未取净的残留小结石,则可放置肾盂输尿管支架(从肾实质引出或双 J 形管),以防止漏尿或继发狭窄。

【主编点评】

肾铸型结石的治疗目前仍有争议。单纯 ESWL 治疗肾铸型结石效果差,结石残余率高,而且往往需进行多次碎石,病人费用高。ESWL 配合经皮肾镜(PCN)取石,虽然可以明显降低结石残余率,但技术要求较高且有一定并发症,尤其对肾实质厚者,肾出血发生率较高。肾实质切开取石术对肾组织损伤大,手术难度高,较难在基层推广。

90 年代初,一种新型腔内碎石系统——气压冲击碎石机问世并开始在临床应用,取得了良好效果。由于此种碎石机是将压缩气体产生的声压波作用于碎石机手柄内的"子弹体","子弹体"高速运动撞击置于手柄上的治疗探针,探针内能量传送使探针本身产生弯曲变形,而结石的性质硬,不易屈曲变形,这样,当能量传递至结石时,不同的弯曲程度导致结石解体,而软组织有一定弹性,因此不会损伤软组织。气压冲击碎石机在碎石过程中不需要冷却系统,不会导致泌尿道热损伤。国内一些学者对复杂铸形肾结石处理是采用综合的微创方法:先经膀胱镜插入双J形输尿管导管,用ESWL粉碎结石,再作PCNL,取出结石;若有碎石下降至输尿管,再通过输尿管镜取出双J形管,并将结石取净。此种方法避免了肾实质广泛切开,减少了肾实质的损伤,出血极少,明显地缩短了手术时间,使以往一些需行肾实质切开取石的病人,可通过简单肾盂切开取石来完成,大大地降低了手术难度。作者体会肾盂切开气压冲击碎石治疗肾铸形结石是一种安全有效方法。在开放性手术中不需灌水冷却,视野清楚,操作简单,易于掌握,值得在基层医疗单位推广应用。

肾盂切开气压冲击取石术也有其缺点。主要是因气压冲击法取石过程中,有可能损伤肾窦内结构及肾盏颈,导致出血及结石残留。使用无萎缩性肾切开取石,镰刀形肾切开取石仍有其优越性。在低温下按段间线切开肾实质,完整取出结石,避免了肾窦内经肾盂切口的反复操作,可避免严重损伤、结石残留、尿瘘等并发症,较好的保留肾功能。

(梅　骅)

第五节　肾切开取石及肾盏整形术

nephrolithotomy and calycoplasty

【麦国健】

肾切开取石术的手术方法过去一直是沿用Brodel白线的概念,其实这并不是真正的"无血管平面",在这个平面常会遇到肾动脉前支的后分支。Boyce设计的无萎缩性肾切开是根据肾段血管分布及其肾盂肾盏的解剖概念而设计的手术方法。因肾动脉前、后两支在肾门外或肾窦内分支进入肾实质后很少互相吻合,在前支与后支血管交界处即为血管的末梢分支称为相对无血管区(图5-5-1),在此处作肾切开不会引起肾萎缩。对某些较为复杂的肾鹿角形结石、肾内型肾盂结石或因结石分支嵌顿于肾盏内,无法经肾窦内肾盂肾盏切口取出,或肾盏内多发性结石,难以经肾盂切口通过狭窄的肾盂漏斗部钳取,又不适宜作肾部分切除术者,施以无萎缩性肾切开取石术治疗,既能最大程度地保护肾功能,又能作肾盏整形,纠正肾内异常及改善引流,这种术式比传统肾切开取石方法为佳。

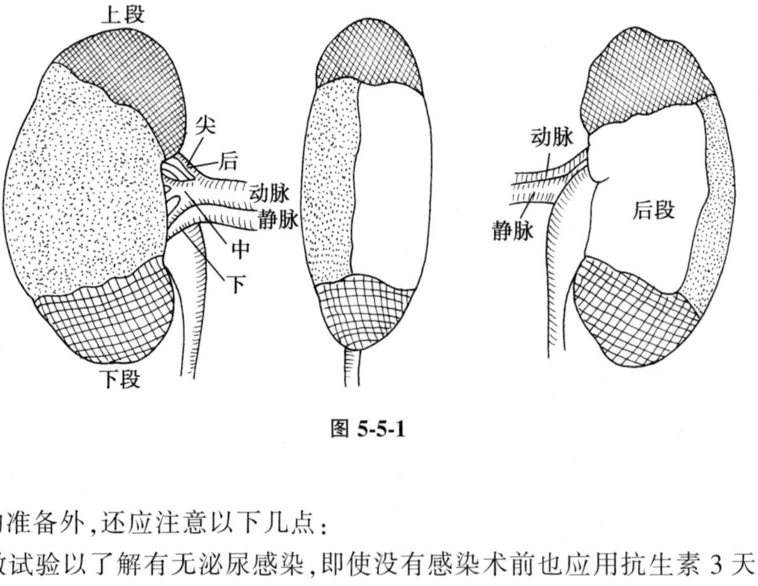

图 5-5-1

【术前准备】

除普通肾手术的准备外,还应注意以下几点:

1. 尿培养及药敏试验以了解有无泌尿感染,即使没有感染术前也应用抗生素3天。如并发感染,须先行治疗,待感染控制后才施行手术。

2. 曾作逆行肾盂造影者,除加强抗感染外,应于造影后1周才施行取石手术。

3. 备血300~600ml。用无菌生理盐水制备冰块。

4. 甘露醇25g和肌苷2g备用。

【手术步骤】

1. 选择12肋或11肋间切口，如以前做过手术则宜经原切口进入。按常规方法充分游离肾脏、输尿管上段及显露肾蒂，注意保护肾包膜的完整，如有撕裂即作修补。显露肾蒂时，应将肾动、静脉充分彻底游离，如有肾副动脉存在，勿将其结扎。覆盖肾血管的脂肪组织应予保留。

2. 确定肾切口段间线　在肾门后上唇处触到后段动脉搏动，用示指尖将其阻断，显示后肾段缺血范围；若不能显示，则分离肾后段动脉，用无损伤血管夹或橡皮带阻断血流，可见缺血的后肾段呈紫绀色，在肾包膜上用丝线结节缝合标记出前、后肾段的段间线，这相对无血管的平面线是无萎缩性肾切开术恰当的切口位置，注意勿把肾后外侧表面凹陷的Brodel白线与之混淆。开放后肾段动脉。

3. 阻断肾血流及局部低温　阻断肾血流前，先从静脉快速滴注肌苷2g加10%葡萄糖40ml或加滴注20%甘露醇250ml以增加肾小球滤过及肾小管内液体渗透性，保护肾脏功能，延长阻断肾血流时间，防止肾低温时在肾内形成冰结晶体。用心耳钳阻断肾蒂血流后，肾周围即刻覆盖冰盐水降温10~15分钟，然后再行肾脏切开取石。在阻断肾蒂血管时，肾动静脉分别用不同的血管夹阻断。首先阻断动脉，然后再阻断静脉，这样可以使肾内的血流通过后阻断的静脉汇流至下腔静脉，减少术中的失血，术野更加清晰。经过上述处理，肾脏一般可以耐受4个小时的缺血手术，而肾脏的功能不受损害。

4. 切开肾脏　沿已标示的段间线剪开肾包膜，用刀柄分离肾实质，刀柄在正对肾门中点的方向插入，尽量使切口形成规则的平面，遇横跨的静脉分支，可切断缝扎。切开肾实质后，即进入肾窦，清楚地显露肾盂及后组肾小盏的漏斗部(图5-5-2)。

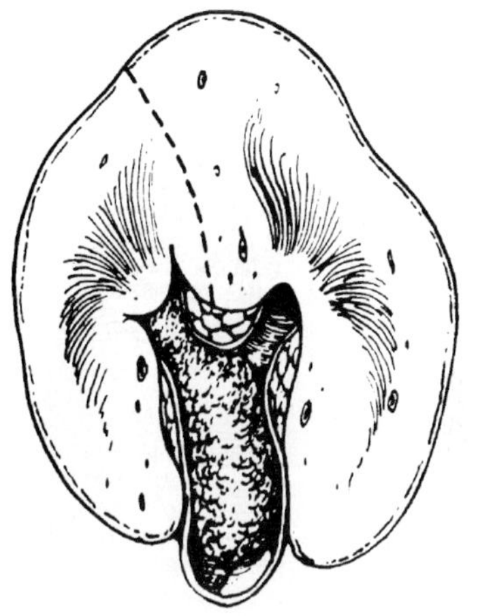

图 5-5-2　切口平面对正肾门部位

5. 取石及肾盏整形术　按照肾盂造影显示结石和肾盂肾盏解剖关系，确定肾脏切口位置和长度。结石分支嵌顿于肾盏部分的肾实质应该切开，但切口常不需与结石等长，往往可以更短一些(图5-5-3)，只要结石被嵌顿的部分被取出后，其余部分即能顺利取出。钳取较大的鹿角形结石时，可先取出较短的分支，轻轻向适当方向转动及提出，如结石分支凸入肾盏，可使用脑膜剥离器或刀柄小心拨开肾盂漏斗部，帮助将结石分支撬出(图5-5-4)。将取石钳伸入肾盏，钳出肾盏内的小结石，冲洗肾盂。

肾盏漏斗部狭窄影响肾的引流，如有可能，应该重建肾小盏，目的是建立一个无梗阻的黏膜连续的从肾乳头至肾盏的通道。在下述情况下作肾盏整形：①相邻肾小盏均有漏斗部狭窄时，切开肾盏漏斗部，或一个大肾盏(图5-5-5)；②单个肾小盏漏斗部狭窄时，切开小盏漏斗部，将创缘与对侧的肾盂切口创缘缝

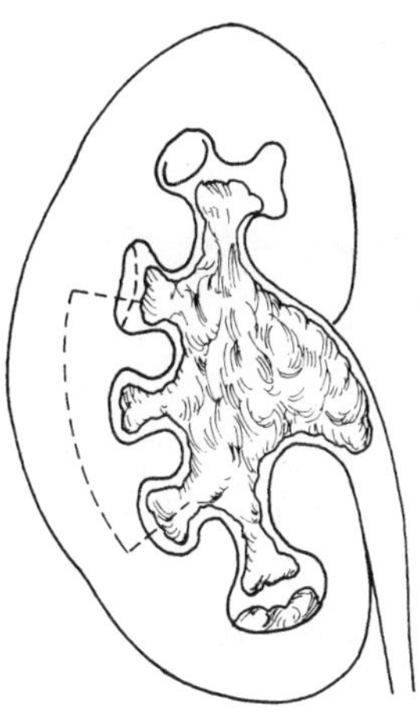

图 5-5-3

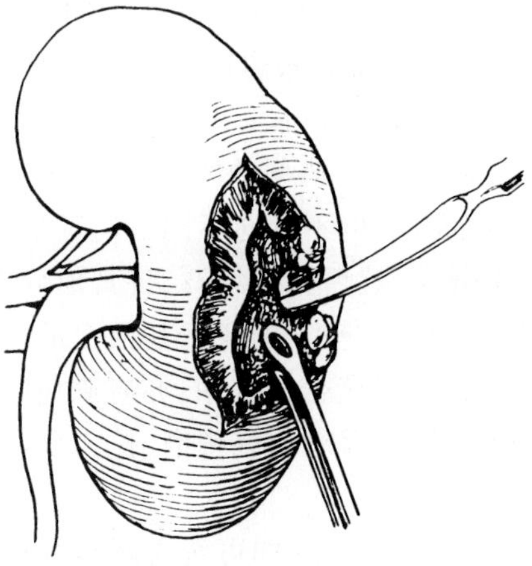

图 5-5-4　取石钳夹住结石，刀柄拨开肾盏漏斗部，将结石分支撬出

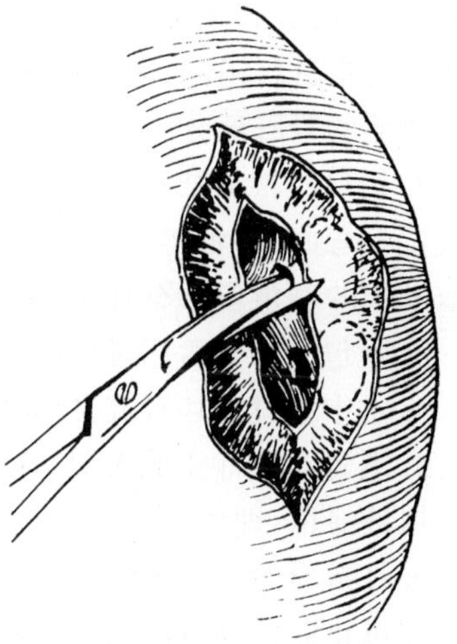

图 5-5-5　肾盏漏斗部狭窄剪开

合，使肾盏敞开(图 5-5-6)。

6. 缝合肾盂及肾包膜　开放肾蒂血流，缝扎活动出血点，创面的渗血则用手指夹持肾脏，压迫 5~10 分钟。用 4-0 肠线或 3-0 人工合成可吸收线连续缝合肾盂切口(图 5-5-7)，并加数针间断缝合，使肾切口和肾盂隔开，这样可避免术后肾切口出血流入肾盂引起血块梗阻及感染等并发症。检查肾创面，若止血完善，即用 4-0 肠线或 2-0 人工可吸收缝线(2-0 Vicryl)连续缝合肾包膜，并加数针间断缝合。避免用导致肾缺血的褥式缝合(图 5-5-8)。

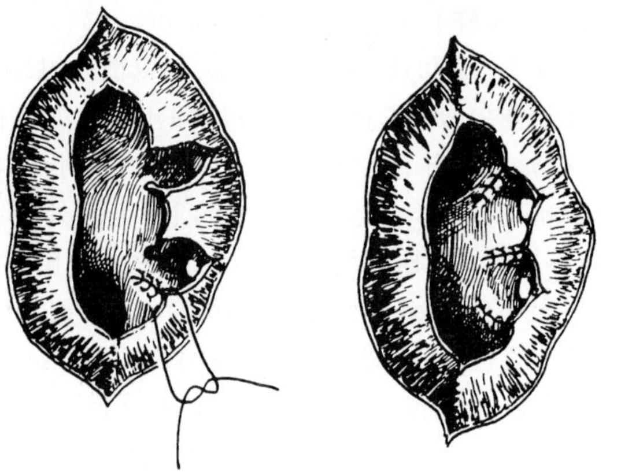

图 5-5-6　将剪开的肾小盏创缘缝合，使肾盏敞开

7. 用尖刀在肾盂戳一小孔，放入 10 号导尿管，用生理盐水冲洗肾盂后，拔除导尿管，肾盂切口不缝合。亦可从肾盂小切口放入 8 号硅胶导管或双 J 形管至膀胱内，以提供术后良好的引流和减少尿外渗，一般于 7 天后用膀胱镜取出。留置双腔引流管在肾盂旁。按层缝合腰部切口。

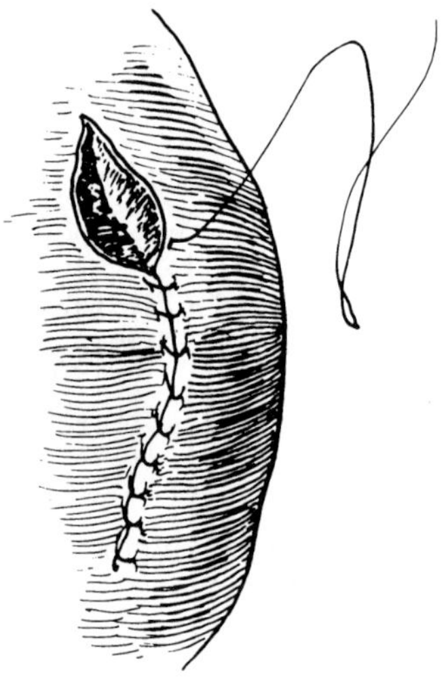

图 5-5-7　缝合肾盂

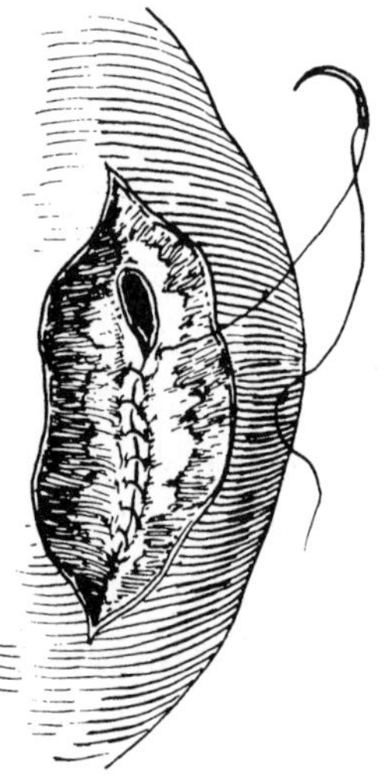

图 5-5-8　缝合肾包膜

【手术操作要点】

无萎缩性肾切开取石术在操作上要注意下列几点：

1. 阻断肾段动脉时，避免损伤血管，过于广泛剥离会引起动脉持久痉挛或损伤。长期阻断或过分挤夹会损伤内膜，导致无法恢复的肾段缺血。剥离时只要能将一个小弯钳通过血管后方，即可放置无创伤血管夹或橡皮带进行阻断，以显示发绀的肾段边界。文献报告用美蓝注入静脉或肾动脉上方的腹主动脉，使未阻断血流的肾脏部分蓝染，以显示肾段边界的方法并非必要。

2. 切口应根据结石形态、大小、分布预先设计，典型的段间切开是指沿前、后肾段的段间线切开，若段间线过于弯曲，可将切口适当拉直，勿过度成角，也不宜向不同方向延长，更不应跨过段间线。经段间切口钳取较大的鹿角形结石时，可先取较短的分支，然后转动结石，将其他分支逐个移出。

3. 肾包膜和肾盂用锐性切开，肾实质用钝性分离，避免肾切面上的弓状动脉或叶间动脉受损伤。

4. 术中应避免切开或夹伤肾乳头，在止血或缝合过程中，亦应避免将肾乳头缝合。

5. 遇肾盏漏斗部狭窄时，应进行整形，即使不是瘢痕狭窄，扩大漏斗部对改善肾盏引流亦有好处，可防止尿液滞留，即使形成小结石亦容易排出。

6. 在缝合肾盂、肾盏后，肾创面若无明显出血点，即可缝合肾包膜，创面少量渗血经用手指夹持肾脏片刻即可止血，不要过多缝合，更不需采用贯穿肾实质的 U 缝合。

7. 如果肾蒂血管完全阻断，没有静脉或者动脉血进入肾脏，在有冰冷却的情况下，120 分钟内的缺血对术后的肾脏恢复几无影响，最长可以到240分钟，因而在缝合肾集合系统及肾实质时，应仔细认真，不必因为担心缺血对肾脏的影响，而影响缝合的质量，导致术后的出血，尿漏及感染。

8. 有人亦采用单纯阻断肾动脉的肾实质切开取石，不需要完全游离肾蒂，减少了意外损伤肾静脉的可能，但可能会增加肾实质的热缺血时间。

【手术意外的处理与预防】

1. 粘连　肾周广泛粘连，应从粘连较轻或无粘连的组织开始分离。遇到紧密粘连时，可用小圆刀于肾包膜外锐性及钝性分离，助手将已分离的肾周围组织牵开，显露分离平面，然后细心将坚韧的纤维瘢痕组织切断，遇较疏松的粘连则可用钝性分离。避免损伤邻近重要器官及割破肾包膜而影响肾实质缝合和止血。

2. 出血　阻断肾蒂期间肾切面仍不断出血，应调整肾蒂止血钳(心耳钳)，使肾血流完全被阻断，防止肾静脉受压而动脉阻断不全。如有肾副动脉存在，亦应同时阻断，肾副动脉与肾动脉间虽无吻合，但静脉吻合支却十分丰富，如果肾副动脉没有被阻断，血液将不断流入被阻断的静脉系统内，引起肾切面出血。肾切开应根据肾段血管分布的段间线切开肾包膜，而肾实质则用刀柄正对肾门中点方向伸入分离，尽量使切口形成规则的平面，遇横跨的静脉分支，可切断缝扎防止出血。取石过程中勿用暴力牵拉，以免撕裂肾窦内的血管，引起难以控制的出血。

3. 残留结石　对肾鹿角形结石伴有肾盏内多发性小结石，可先从肾盂注入牛纤维蛋白原、凝血酶及钙，待凝块形成后切开肾脏取出鹿角形结石，再把凝块取出，可避免小结石残留。或取出大的鹿角形结石后，将一导管向下伸入输尿管以防止细颗粒状结石向下移动、在直视下将肾盏结石取净，仔细检查肾内各盏后用水冲洗。取出的肾结石应与X线照片所示结石的形态和数目相核对，防止遗留，但偶因结石互相重叠，需于术中进行X线照片或透视，以发现是否有残余结石存在。

参考文献

1. Novick AC. Intra-operative renal ischemia. In Walsh et al. Campbell's Urology, 8th Edition. WB. Saunder's, 2002, 3574-3575
2. 司徒灿，张荣权，邝玉爱等. 改良无萎缩性肾切开取石术：35例临床分析. 中国医师杂志，2005，7:1107
3. 麦国健，梅骅. 无萎缩性肾切开取石术. 中华泌尿外科杂志，1987，8(4)197

【主编点评】

无萎缩性肾切开取石切口也可扩大至相邻的段间线切开，杨嗣星等设计了镰刀形肾实质切开治疗复杂性鹿角形结石，术中用手指阻断后段动脉，显示段间线，用2-0肠线作两排扣锁式缝合，缝合预计切口的两侧，不需阻断肾蒂，或阻断肾蒂血流，行局部降温。沿后段段间线作镰刀形切口，避免切入中盏漏斗部，切口上端避免损伤后段动脉，经游离肾窦内肾盂及肾盏漏斗部，切开肾盂及肾盏取石，肾盏整形(图5-5-9~10)。此法也可用于肾盂切开取石。拉断肾窦内肾盂，经此切口行肾盂修复手术。

镰刀状肾室质切开

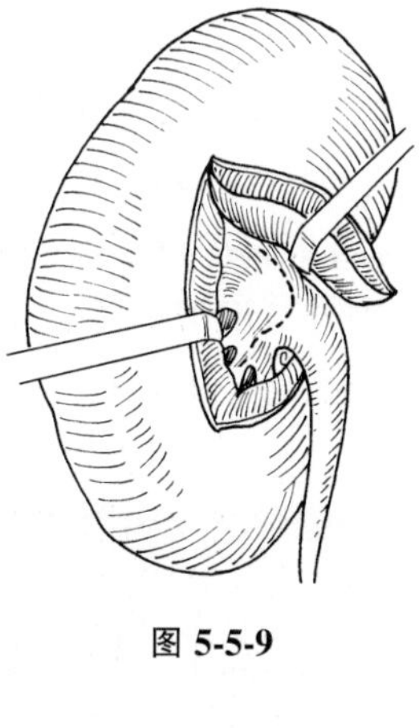

图 5-5-9

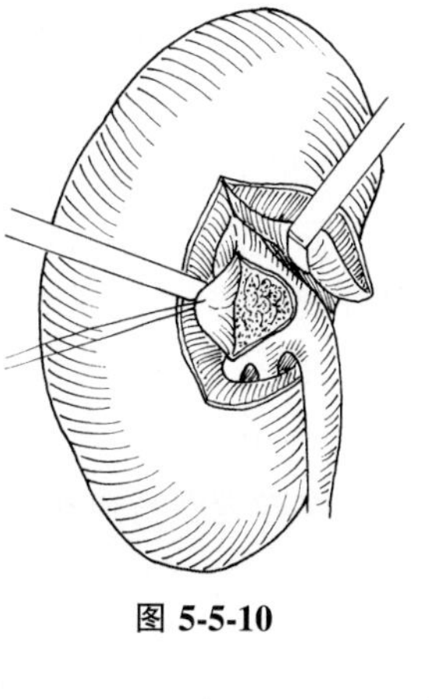

图 5-5-10

(梅　骅)

参考文献

杨嗣星，王玲珑，詹炳炎等. 镰刀状肾实质切开术治疗复杂性鹿角状肾结石. 中华泌尿外科杂志，2003，24:87

第六节　肾盂切开取石、肾盂下盏吻合术

nephrolithotomy and pyelocalycostomy

【陈凌武　梅　骅】

【手术适应证】

长入肾下盏的复杂肾铸形结石,合并下盏扩张,不能通过肾窦内肾盂切开取石者。为最大限度地保留有功能的肾实质,避免取石术后下盏引流不畅导致肾结石复发;宜行肾盂下盏吻合。

【手术操作要点】

1. 切口及游离肾脏与肾窦内肾盂切开取石相同。

2. 充分分离出肾下盏部分的肾窦,在预先设计的肾下极内侧缘切口两侧,用3-0羊肠线缝合、结扎。于两缝扎线间切开肾实质,尽可能向下极方向分离。肾实质创缘彻底止血后,于肾盂、肾下盏作一倒U形切口(图5-6-1),切开肾盂及肾下盏。

3. 取净结石后,用5-0号肠线将肾盂与肾下盏作侧侧吻合(图5-6-2),将狭窄的肾盏漏斗部扩大,使肾下盏获得充分引流。

4. 用一预先已剪侧孔的F10或F12号导尿管作肾造瘘,将此管的近端放置入输尿管上段,导尿管的侧孔位于肾盂和输尿管,形成肾输尿管支架造瘘管,并将此管固定。肾下极创缘间填塞肾周脂肪(图5-6-3)。

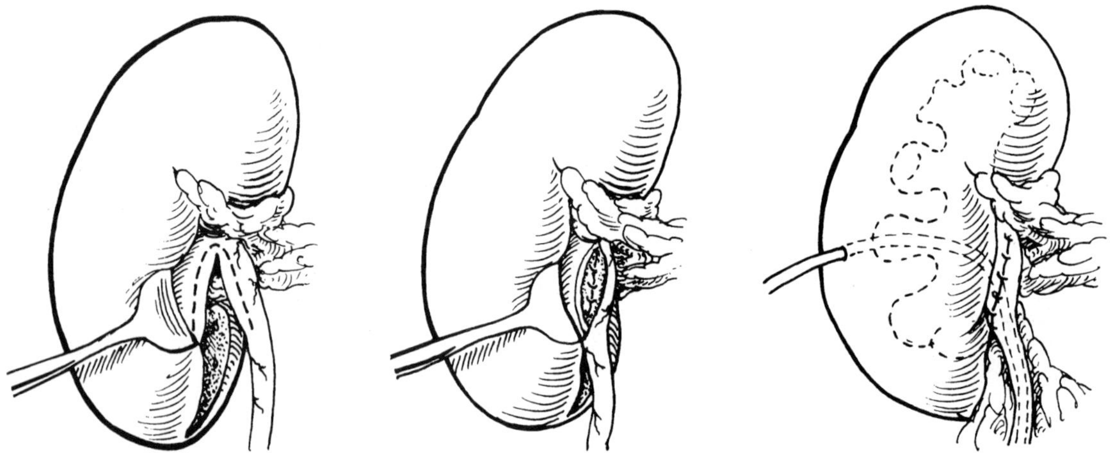

图 5-6-1　　图 5-6-2　　图 5-6-3

5. 吻合口外放置双腔负压引流管。

【术中注意事项】

肾下极内侧切口直切开至肾下盏内侧小盏的漏斗部,使肾切面充分敞开,以免压迫吻合口。尤其是肾实质较厚时,切开不充分会使吻合口下端受压成角,且有张力。肾内型肾盂患者吻合口的下端已达输尿管上端,出口不成漏斗状,更易发生引流不畅。

【术后处理】

与肾窦内肾盂切开取石相同。

第七节　肾部分切除术

partial nephrectomy

【陈凌武　梅　骅】

【手术适应证】

1. 位于肾小盏或上、下极肾盏的结石,不能从肾盂切口钳取,且存在明显的局部复发因素者,应作肾

盏切除或肾极切除术。

2. 伸入肾盏的肾盂结石,使肾盏被堵塞而高度扩张或存在多发性小结石,不能从肾盂切口钳取者,除作肾盂切口外,尚需切除该肾盏或肾极。

3. 肾脏先天性异常合并结石,常需同时切除一部分并发结石的、有严重病变的肾脏:如先天性重复肾作半肾切除,先天性蹄铁形肾作峡部切除,先天性肾小盏憩室作憩室切除等。

应用肾部分切除术治疗上述情况的肾结石,具有下述优点:

(1) 易取净结石。

(2) 手术合并症少。

(3) 能去除结石复发的局部因素。

肾结石术后复发的主要原因,常由于肾脏本身形成结石的局部因素尚未获得清除,主要因素如下:

(1) 肾实质的结石形成因素,如肾乳头钙化斑,淋巴囊内的钙粒、微结石、肾小管细胞钙颗粒沉着,肾皮质和髓质钙盐沉着等。

(2) 尿滞留因素,如结石梗阻所致的肾盂、肾盏扩张,小盏憩室等。

(3) 慢性肾盂肾炎。尿滞留及肾实质的慢性炎症病变使感染难以清除,因而促使结石复发。

(4) 术后肾盏内有结石残留或血块积存,成为结石的核心。应用肾盂切开或肾切开取石术治疗肾盏结石或多发性结石,由于上述因素难以彻底清除,术后结石复发率较肾部分切除者为高。

【解剖概要】

肾动脉分为前、后两支,前支又分为尖、上、中和下段动脉,分别供应相应的肾段,肾段的解剖很少发生变异。在正常情况下,肾动脉的分段供应与肾盏间缺乏一致的解剖关系,因此,结扎肾动脉分支然后施行肾部分切除术的设想,并无实用价值。当存在肾副动脉时,可先行阻断肾副动脉,如显示的肾缺血区位于切除范围以内,即结扎、切断肾副动脉,再行肾部分切除术。

【手术步骤】

肾极切除术:

1. 作 12 肋切口,游离肾脏及输尿管上段,游离肾蒂但保留覆盖肾血管的脂肪组织。

2. 阻断肾血流及局部低温　切开肾实质之前必须用无创伤的止血钳(心耳钳或门脉钳将肾蒂血流暂时阻断,否则会造成严重出血。如有肾副动脉存在,亦应同时阻断。肾副动脉与肾动脉间虽无吻合,但静脉吻合支却十分丰富,如果肾副动脉没有被阻断,血液将不断流入阻断的静脉系统内,引起肾切面出血。

在常温下阻断肾脏血流为时过久,会引起肾实质的损害,阻断时间最好不要超过 15 分钟,否则肾实质的损害可能于术后数周才能恢复。肾脏局部低温可延长肾脏对缺氧的耐受时间, 从而减少肾脏的损坏。应用碎冰块直接敷肾降温较为简便、有效,但冰块与肾脏接触时间太长,可致肾皮质凝固性坏死。我们用无菌生理盐水制成冰块,当碎冰块开始融化时,其温度为 0℃,用以外敷肾脏,经 4~6 分钟,肾脏表面温度即降至16℃左右(肾表面温度较肾中心温度低 5℃~10℃)。在局部低温下阻断肾血流 1~2 小时之久,肾脏亦不致发生严重损害,在不妨碍手术进行的情况下,可用冰水及碎冰持续外敷肾脏,防止温度回升。

3. 剥离肾包膜　于肾的凸缘切开肾包膜, 用有槽探针或蚊式血管钳于包膜下细心分离, 并将切口长至恰当部位(图 5-7-1)。剥离及翻转包膜,露出肾实质。

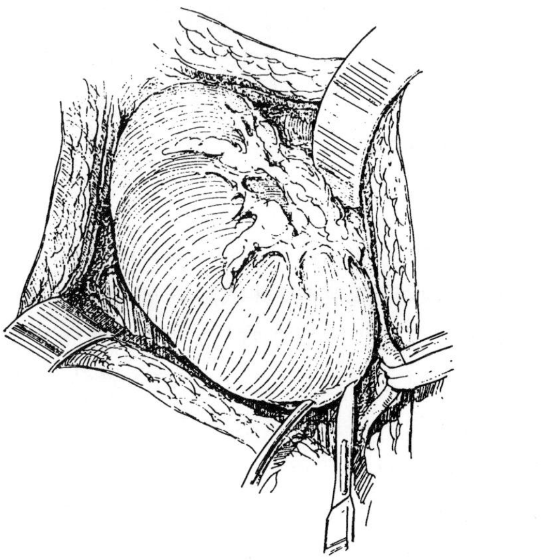

图 5-7-1

4. 切断肾极　参考术前的肾盂造影，确定需要切除的肾盏位置及其与相邻肾盏的解剖关系。切除平面的确定除达到彻底切除病变的肾盏外，应尽可能保留邻近的肾盏及其相应的肾实质，因此，肾实质的切除和肾盏的切除常不是在同一平面上（图 5-7-2）。按预定平面用刀横断肾极（图 5-7-3），取净结石，冲洗肾盂，剪去残留的肾乳头，以防止术后继续分泌尿液。

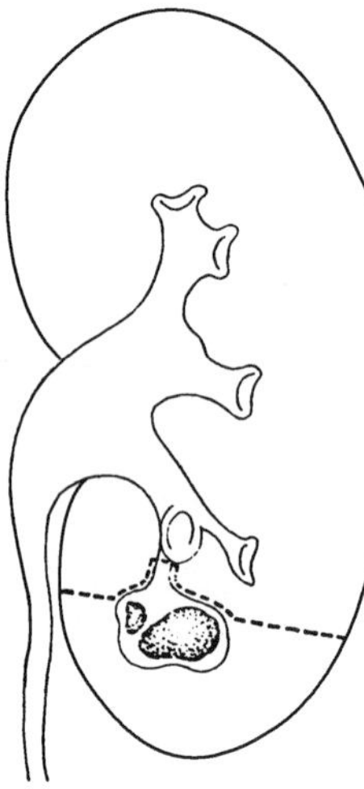

图 5-7-2

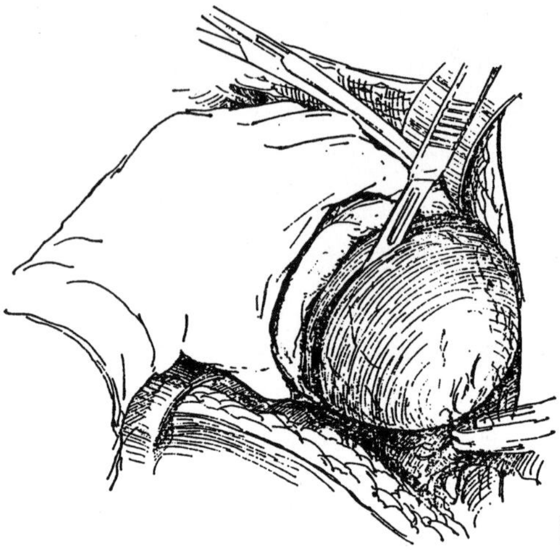

图 5-7-3

5. 处理肾盏残端　用小弯血管钳剥离肾盏达漏斗部，切除多余的肾盏残端（图 5-7-4）。用 4-0 号肠线将肾盏漏斗部连续缝合，并以数针间断缝合加强之（图 5-7-5）。肾盏经缝合后应无盲腔残留，否则会因残留肾盏的扩张，收缩无力而滞留尿液，易致结石复发。

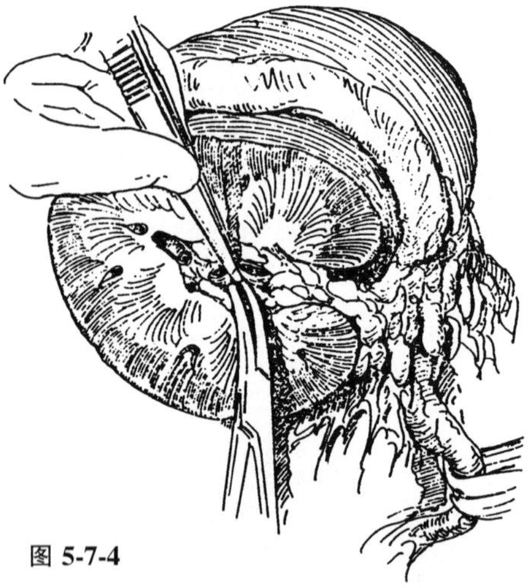

图 5-7-4

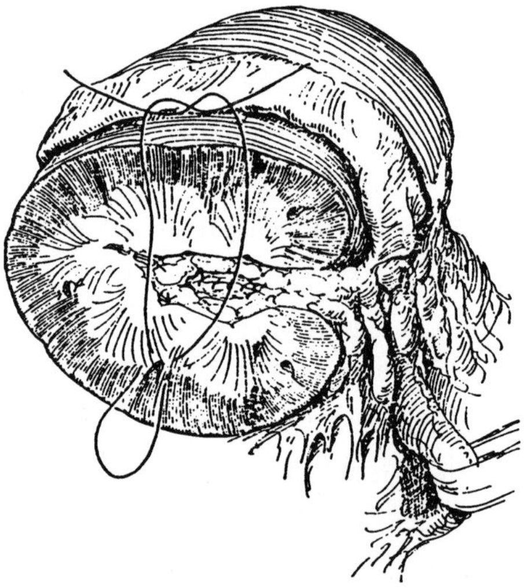

图 5-7-5

6. 止血　用 4-0 号肠线缝扎肾窦部的叶间血管。于肾皮质和髓质交界处的弓状动脉断端亦应缝扎，由于髓质较皮质坚韧，缝线应在髓质处打结（图 5-7-5）。较小的出血点可用盐水纱布压迫数分钟，即可自行止血。结扎了主要血管后，可开放肾蒂止血钳，用手指夹持肾脏以压迫止血，并帮助显示出血点。

7. 作肾盂引流切口　由于放置肾造瘘管可诱发感染，除合并肾积脓者外，不应放置肾造瘘管。为了预防术后输尿管被血块堵塞而引流不畅，可作一个长约 0.5cm 的肾盂切口，将导尿管自此插入肾盂内，用生理盐水轻轻冲洗，如回流液体澄清，肾盏缝合口无漏液，即拔除导尿管，肾盂切口不予缝合（图 5-7-6）。如肾盂尚有少量出血，可从肾盂切口插入 10 号导尿管，留作术后引流及冲洗之用。

8. 覆盖肾断面为了确保创面止血，可用压碎的肌肉片覆盖肾断面，然后用肠线或细丝线将肾包膜折叠缝合（图 5-7-6~7）。

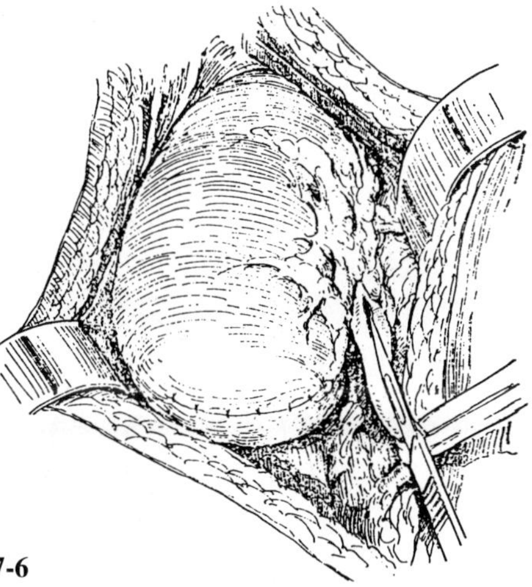

图 5-7-6

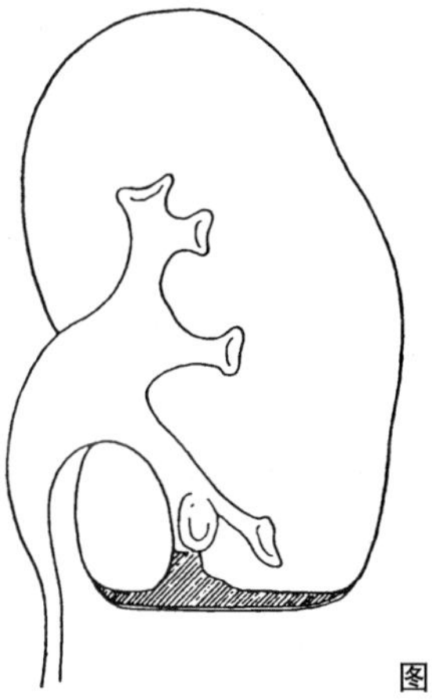

图 5-7-7

9. 固定肾脏　将肾脏放回肾脂肪囊内，使下极稍向外偏斜，以利于下盏引流。于肾下方将肾周围筋膜前后两层缝合以支持肾脏，肾盂旁置多孔橡皮管及烟卷引流各一条。缝合腰部切口。

肾上极或下极结石合并肾盏高度扩张时，可按下述方法施行肾极切除术：

(1) 横切肾脏后，环切肾大盏漏斗部(图 5-7-8~9)，分离肾盏近端(图 5-7-10)，依上法缝合肾盏。

(2) 远端的残余肾盏不需切除，用肠线将其缝合，覆盖肾盏近侧断端的缝合口，以加强其屏障(图 5-7-11)。

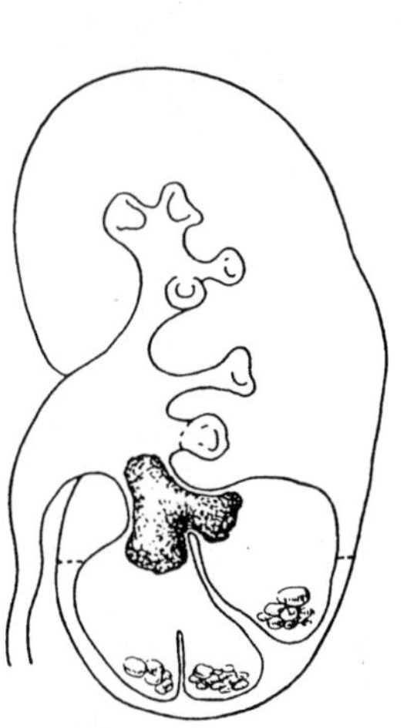

图 5-7-8

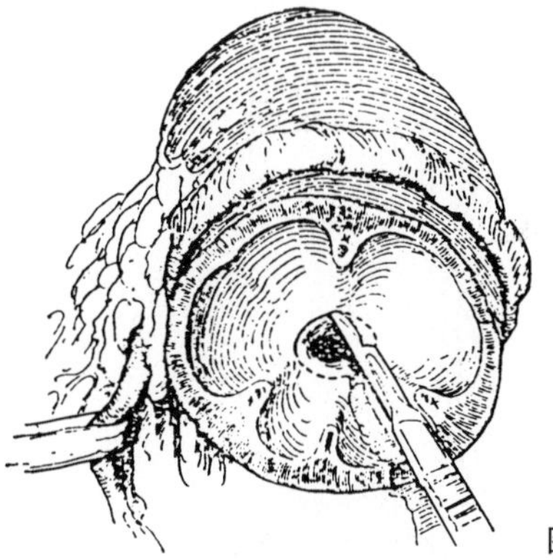

图 5-7-9

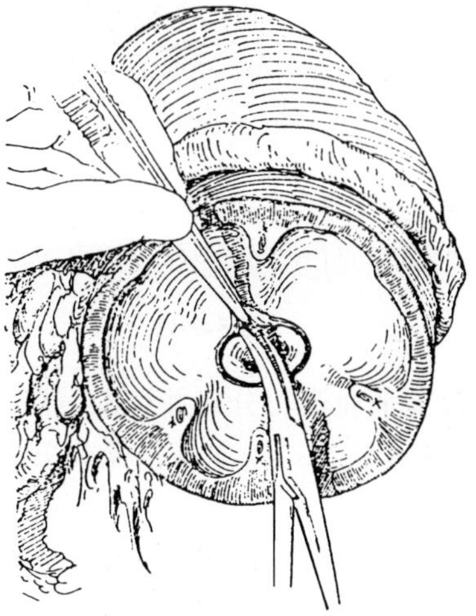

图 5-7-10

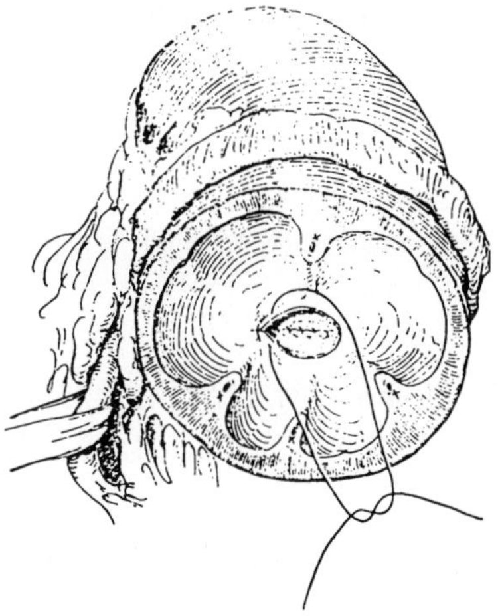

图 5-7-11

(3) 用 3~4 针 2-0 号双肠线前后贯穿肾实质，当包膜缝合后，结扎这些缝线，使残余肾盏的前后壁靠拢，消灭死腔，以利于肾脏创面愈合(图 5-7-12)。

半肾切除术：

先天性重复肾的上、下肾绝大多数互相融合，具有各自的动、静脉。两条输尿管共包在一个鞘内。上、下肾之间常有一沟易于分辨(图 5-7-13)。病变多发生于上肾，如先天性肾发育不全、输尿管异位开口、输尿管口膨出和肾积水等。施行半肾切除时，可先分离输尿管，然后沿上、下肾间沟切进，最后把已切除的肾、输尿管提起来，即可清楚显露其供应血管(图 5-7-14)，而予以切断及结扎。

先天性重复肾的一个肾脏发生结石(图 5-7-15)，

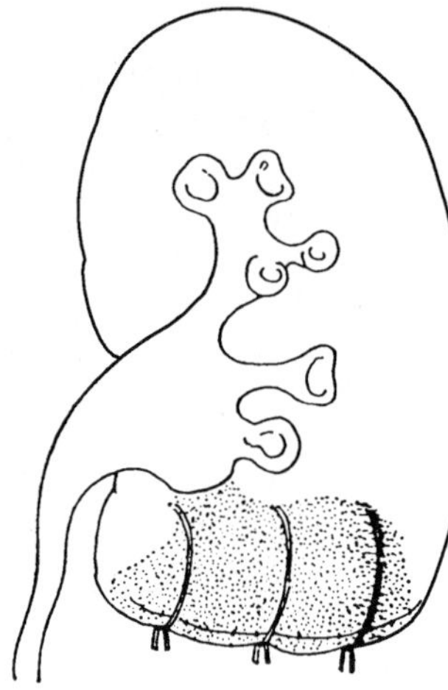

图 5-7-12

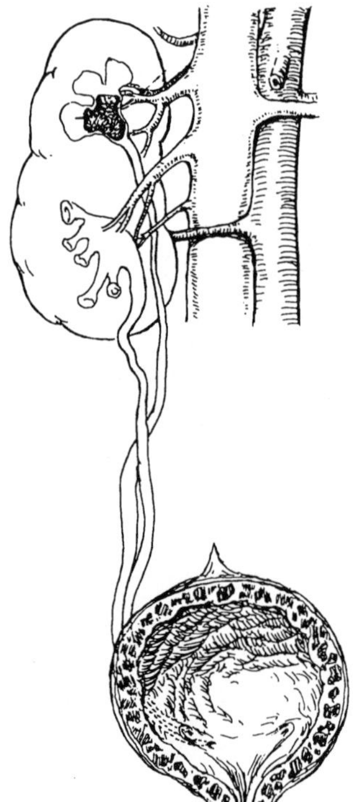

图 5-7-13

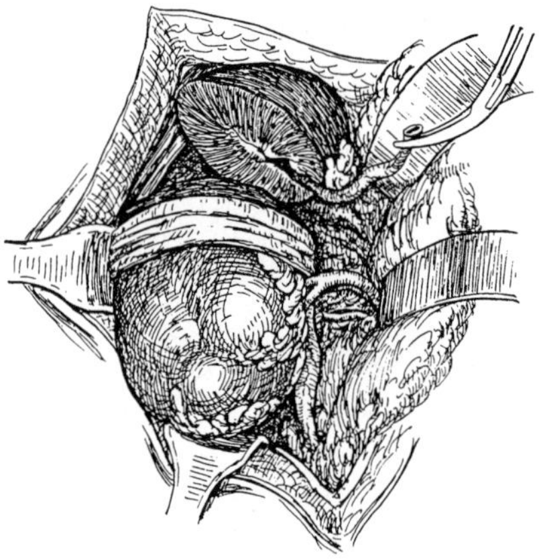

图 5-7-14

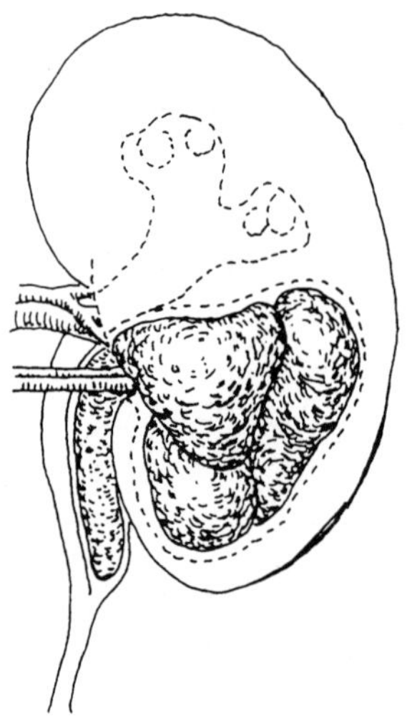

图 5-7-15

需要作半肾切除时亦可先切断及结扎病肾的血管，然后从肾窦平面进行分离并切断肾脏。

1. 游离肾脏后，切断患肾的肾盂输尿管连接部，近端用丝线结扎。于患肾凸缘切开肾包膜，并将其剥离、翻转(图 5-7-16)。

2. 从肾脏表面计划切除平面，有时不易找到准确的界线，若切入正常肾脏的肾实质内，会造成不必要的损伤。由于患肾的肾实质变薄、萎缩，最好从靠近正常肾脏的肾窦进行分离，切开患肾的肾盂外膜，于外膜和肾盂之间的平面向深部游离，边游离边切断肾脏(图 5-7-17)，用 4-0 肠线缝扎出血点。切除肾脏后，尚留下薄层患肾的肾实质覆盖正常肾脏(图 5-7-18)。将残留的肾乳头切除或刮出，以免术后分泌尿液。按照肾极切除术的方法处理肾断面。从肾盂切口插入导尿管，用生理盐水冲洗，证实无出血，用 4-0 号肠线间断缝合肾盂切口。

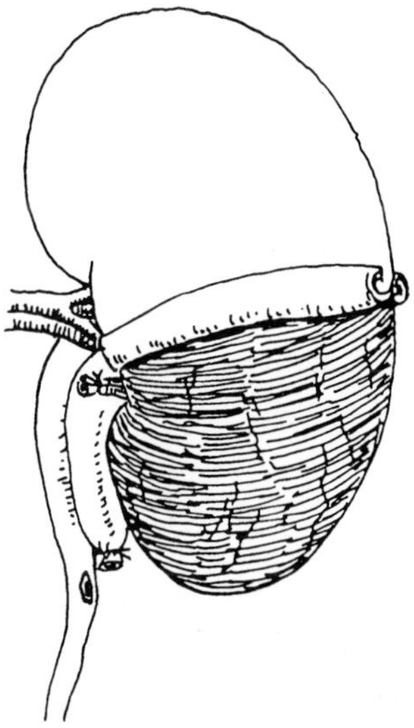

图 5-7-16

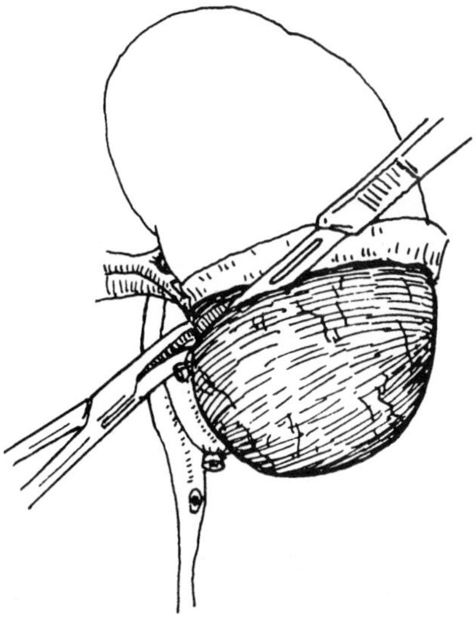

图 5-7-17

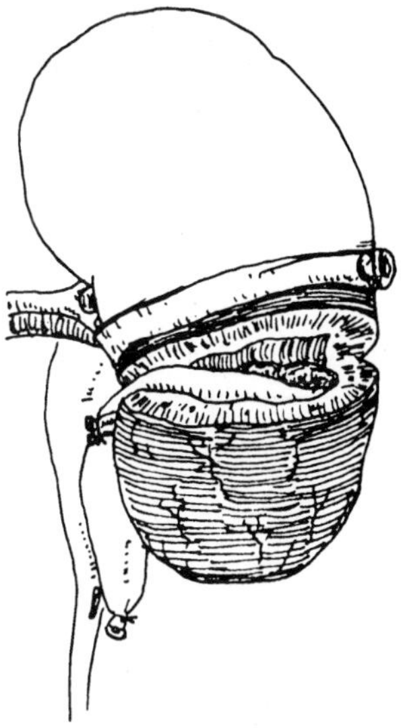

图 5-7-18

肾盏切除术：

1. 游离肾脏后，对照术前的肾盂造影，确定结石所在的肾盏位置(图 5-7-19)。术时应用针灸针刺入肾脏以探索结石。当肾组织较厚时，必须先作肾盂切口，用探针自此插入肾盏探查，当触到结石后，用探针刺破肾组织，于此位置横切肾包膜，将其剥离并上、下牵开。切开肾组织达扩张的肾盏，钳取结石。对肾实质较薄的患者，可以不阻断肾蒂血流。

2. 将病变肾盏的肾实质作锥形切除，用 4-0 号肠线缝扎出血点。剥离及切除肾盏直达漏斗部，并以肠线将其缝合(参考图 5-7-9~11)。施行上盏切除时，因其引流通畅，可不必完全切除肾盏漏斗部。

3. 肾脏创面如有少量渗血，可用压碎的肌肉片覆盖。将带蒂的肾周脂肪填塞创面的腔洞处，并用缝线将其固定于肾包膜，将肾包膜切口部分缝合(图 5-7-20)。

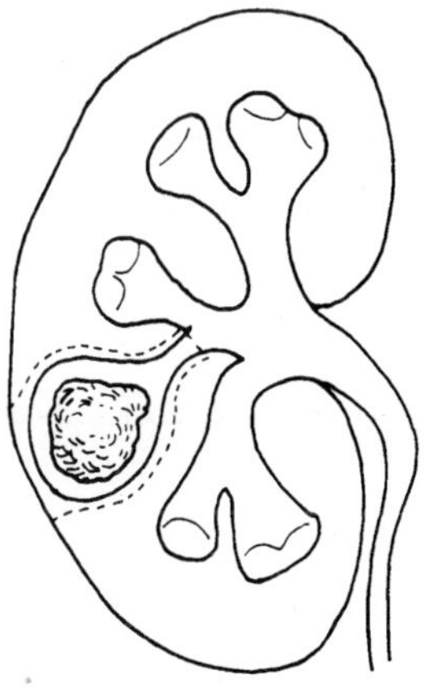

图 5-7-19

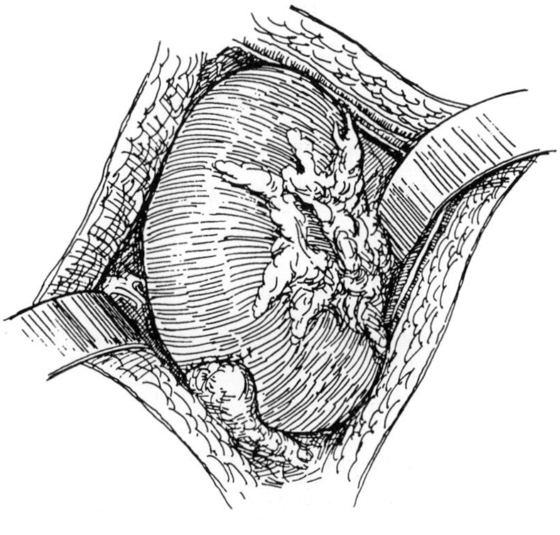

图 5-7-20

第六章

肾切除手术

nephrectomy

第一节 肾切除术

nephrectomy

【戴宇平　郑克立】

肾切除术的切除范围包括患肾及部分输尿管。它的适应证较广泛，如一侧肾脏因外伤、梗阻、感染、结核、肾动脉严重狭窄，导致功能丧失，而对侧肾脏功能良好，可行患肾切除术。由于适应证较广泛，治疗效果好，手术操作相对易掌握，目前大多数基层医院都能开展此项手术。但是肾切除术的并发症比较多，有些病例手术操作较困难。严重的并发症如肾蒂血管及下腔静脉的大出血，常可危及病人生命。因此，肾切除术前须明确对侧肾脏的正常存在，并有足以负担患肾切除后的全部功能。术前必须进行B超或IVP检查，术前充分估计患肾切除后对侧肾的代偿功能。即使在突然的外伤事故中，肾脏破损严重无法保留，切除肾脏前也必须探查对侧肾脏情况，或静脉注靛胭脂或美蓝观察对侧肾脏排泄情况。因对侧情况不了解，如先天性肾缺如、先天性肾发育不良并功能不全或后天性肾萎缩等，切除肾脏后引起尿毒症，造成患者死亡的病例屡有报道，教训沉痛切切牢记。选择硬膜外麻醉或全麻。术前准备因疾病而异。

【手术步骤】

1. 体位与切口　侧卧位，可选用12肋下切口，12肋骨切除切口，11肋间切口。外伤性肾切除取平卧位经腹切口，以利于探查其他脏器有无损伤。切口长度依据肾脏大小、病变性质、粘连程度等决定。一般长度约15cm，必要时可向上、向下延长。

2. 游离肾脏　游离一般从肾脏的外侧缘开始，向背侧、下极、腹侧、上极。先游离粘连较容易分离的部分，后游离粘连严重的部分。先从周围开始，由浅入深逐渐到达肾蒂。可用两手指紧贴肾包膜的表面进行钝性分离或用示指和拇指捻搓肾周组织(图 6-1-1)。如遇索带,可能为纤维组织或血管,必须用示指将其挑起,在直视下辨认清楚,血管须切断结扎(图 6-1-2)在肾上下极或腹侧,注意有不经肾门直接进入肾实质的异位血管。如果肾积水至肾脏体积较大,可抽吸积水减少体积便于游离。肾上极与肾上腺紧密粘连,应避免撕破。肾脏全部游离后,轻提下极,即可显露肾蒂。

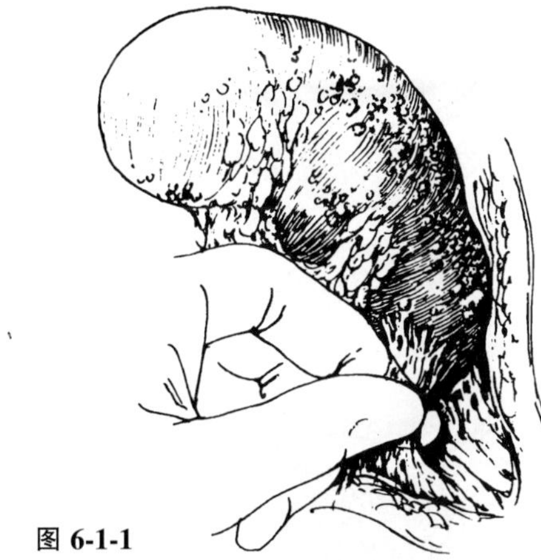
图 6-1-1

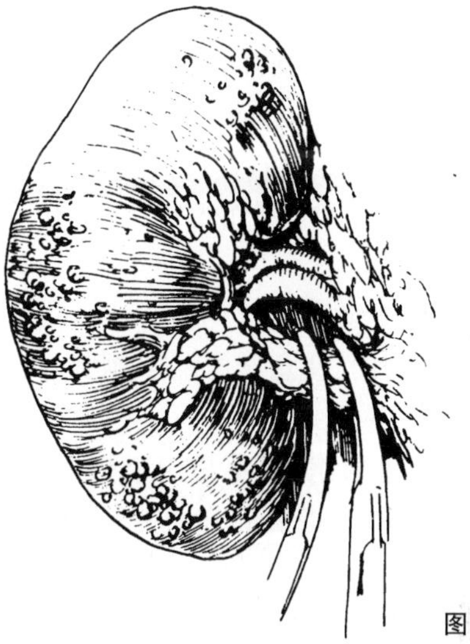
图 6-1-2

3. 处理输尿管　循肾盂或在腰大肌前方与脊柱平行处找输尿管。找到输尿管后,用小号导尿管绕过牵引提起输尿管(图 6-1-3)。沿其走行尽量向远端,作可及范围的游离。在远端用两把直角钳钳夹、切断,7 号丝线双重结扎远端。近端直角钳不必撤去,用此钳提起输尿管,沿输尿管向上分离到肾门。

4. 处理肾蒂血管　用一把 S 形钩向腹侧牵引, 另一把 S 形钩牵开肾蒂上方软组织向下方轻牵肾脏,肾蒂即在直视下。用左手示、中指夹持于肾动静脉两旁,将肾脏托起;右手持肾蒂钳,张开钳齿,沿左手示、中指指尖引导,把肾蒂血管集束引入钳齿内。将钳齿移至内侧,明确肾蒂血管已完全进入钳齿后,上紧钳齿。按照同法,在远侧再上一把或两把肾蒂钳,在两钳外侧近肾门处切断肾蒂(图 6-1-4)。

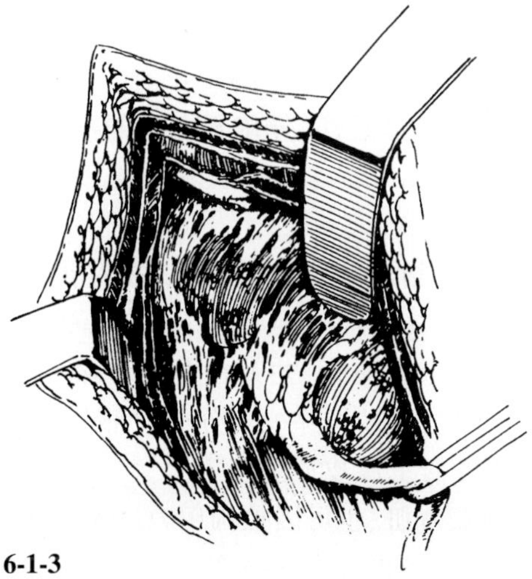
图 6-1-3

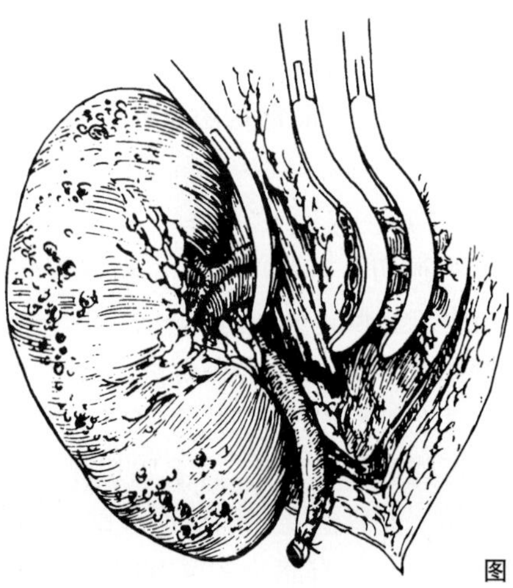
图 6-1-4

用 10 号丝线在两肾蒂钳内侧作集束结扎,力要均匀,渐渐地扎紧,助手将靠近结扎线的肾蒂钳慢慢放开,边扎紧边放松。再用 7 号丝线作贯穿缝扎。仔细检查肾蒂血管断端,止血是否确实可靠(图 6-1-5)。

5. 缝合切口　缝合前清除血供欠佳的肾周脂肪组织,冲洗创面,肾窝置烟卷或胶管引流,依次缝合切口。

【手术操作要点】

1. 与切口有关要点

(1) 作 12 肋下切口时,为避免误入腹腔,向下剪开腹横筋膜前,用右手示指在下面把腹膜尽量向前下推开。

(2) 作11 肋间切口时,为避免损伤胸膜,紧贴 12 肋上缘切开肋间肌,扩大肋间隙,在胸膜返折下缘切开部分膈肌,胸膜即自然上缩。

(3) 作 12 肋骨切除切口时,需切除部分肋骨,肋骨残端应锉平,避免骨端刺伤组织,或引起术后伤口疼痛。

2. 与肾脏游离有关要点

(1) 游离上极时,注意异位血管,须逐一结扎。避免损伤肾上腺。

(2) 遇较硬条索组织,不易用手指捏断时,切莫使用暴力撕扯,用示指挑起在直视下辨认清楚,钳夹、切断、结扎。

3. 与肾蒂血管处理有关要点

(1) 上肾蒂钳时,术者要亲自检查肾蒂钳的质量,以免术中发生钳夹闭合不良或肾蒂钳反弹松脱引起大出血。

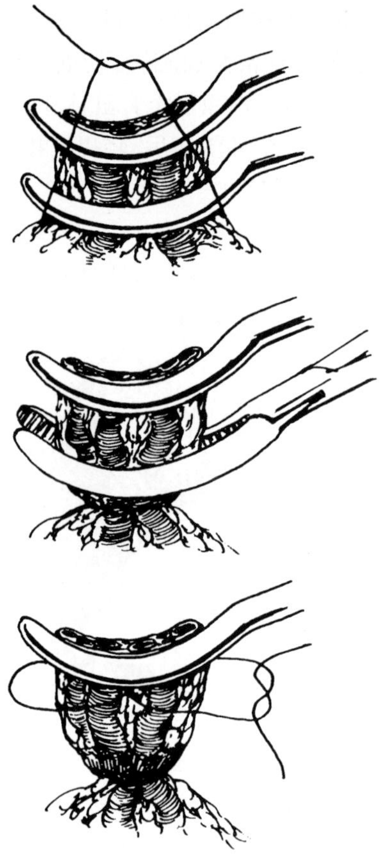

图 6-1-5

(2) 结扎肾蒂血管时,肾蒂钳不要一夹一松。结扎时要渐渐收缩力量均衡,结扎者与肾蒂钳开放者动作要协调。结扎线不要太细。

(3) 右侧肾蒂较短,集束结扎时,必须在直视下放置肾蒂钳,不要钳住下腔静脉壁。可采用连续缝扎法结扎肾蒂。

(4) 当肾蒂太粗太硬时,不宜行集束结扎。先从肾蒂的一侧开始,用大弯血管钳夹住小部分,并贴近肾侧切断,7 号丝线贯穿缝扎,其余部分也分束钳夹、切断、缝扎。

【手术意外】

出血:

肾切除术中,出血是最常见的意外。肾蒂血管滑脱,下腔静脉撕裂伤,异位肾血管的损伤均可引起大出血。

周围脏器损伤:

1. 十二指肠损伤　右肾门到肾盂输尿管交界处内侧,与十二指肠降部紧密相连。在右肾切除中,操作不慎容易损伤十二指肠。

2. 肾上腺损伤　肾切除术在游离肾脏内上方时,常撕裂肾上腺血管,尤其在左肾切除术中更易损伤肾上腺血管。肾上极粘连严重时,可将肾上腺一并被游离或撕裂,常被切除一部分或大部分。肾结核患者的对侧肾上腺可能有结核病变,肾上腺切除过多,可能发生慢性肾上腺皮质功能不全。

3. 脾脏损伤　左肾病变周围粘连严重,在游离肾脏时可撕裂脾脏,也可因拉钩用力过大,将脾脏拉裂。

4. 腹膜胸膜损伤　有感染的肾有时与腹膜粘连在一起,其本身也有炎症改变。剪开肾筋膜时,常可误切开腹膜进入腹腔。胸膜损伤,一般发生在 12 肋间切口切开肋间肌时,或在游离肾上极扩大肋间隙时撕破胸膜,也有关闭切口缝合肋间肌时刺破胸膜。

肾衰竭:

肾切除术后发生无尿的原因有:术中长期低血压可造成对侧肾灌注不足,手术创伤致对侧肾血管反射性痉挛可引起少尿无尿;对侧有结石阻塞输尿管可引起梗阻性无尿;对侧肾先天性缺如、发育不全、严重肾萎缩致肾功能不全,可引起少尿或无尿;巨大肾积水术中骤然放出大量积液,毒素被吸收,发生休克亦可致少尿无尿。

【手术意外的处理及预防】

1. 出血　肾切除中,最常见的意外是出血。多在患肾体积较大,表面血管丰富与周围组织粘连较重的情况下发生。手术分离肾周围粘连的过程中,常有较多的出血。肾迷走血管、肾表面丰富的侧支循环血管,损伤后均可引起出血。此类出血位置表浅,一般较为缓慢,用钳夹或湿纱布垫压迫,出血常不难制止。广泛的出血或渗血,常使手术显露不清,增加手术操作的困难。较长时间的出血或渗血,也可造成大量血液丢失,引起失血性休克的发生。若在肾脏游离过程中,出血渗血广泛,不应花费过多的时间止血,而应用纱布垫压迫或填塞止血。在快速输血输液的配合下,尽快地分离周围粘连组织和切除肾脏。在良好的术野下进行止血要容易得多。患肾切除后,周围渗血会自然停止。对于肾周围粘连紧密,分离出血较多者,可考虑行包膜下肾切除术(见本章第二节),避免损伤周围的重要器官。

2. 肾蒂意外

(1) 处理:一旦发生肾蒂滑脱或撕裂大出血,术者应镇静沉着,切忌盲目在血泊中乱钳乱夹。应迅速以手指压夹肾蒂(图 6-1-6),或将手指向脊柱压迫,或用纱布暂时填压肾蒂。同大血管损伤一样,在暂时压迫出血部位后,须做好下列几件事:

1) 配好足够库血备用。

2) 安置好两条静脉输液管两条吸引管。

3) 术者做好各助手的分工,必要时增加助手或请血管外科医师协助。

4) 准备好必要的器械,安排好手术照明。

5) 需要时延长切口,充分显露出血部位,有必要时游离上下方的大血管,以备必要时阻断。

在做好上述处理后,术者左手持夹纱布球的卵圆钳,右手慢慢移开压迫的纱布。显露出血部位后,迅速改用夹持的纱布球压迫出血点,以显露周围结构。然后改右手持上述卵圆钳,左手持大镊子,慢慢移开卵圆钳的纱布球,显露出血部位后,立即用镊子夹持出血部位,若已止血,即可准确地在直视下用血管钳止血,进行缝扎。结扎前要检查周围脏器有无损伤。

(2) 预防:钳夹肾蒂前,仔细检查血管钳或肾蒂钳性能是否良好。尽可能地充分游离肾蒂,最好在直视下分别结扎肾动静脉。如必须集束结扎肾蒂,应先用丝线将肾蒂结扎一次。结扎时用力均匀,缓缓扎紧,与助手放开肾蒂钳动作要协调一致,贯穿缝扎要确实可靠。若右肾切除后肾蒂太短,无法进行结扎时,则需用无创伤针线于肾蒂钳下方将肾蒂蛇行缝合,拉紧缝线,开放肾蒂钳,再将断端连续缝合(图 6-1-7)。

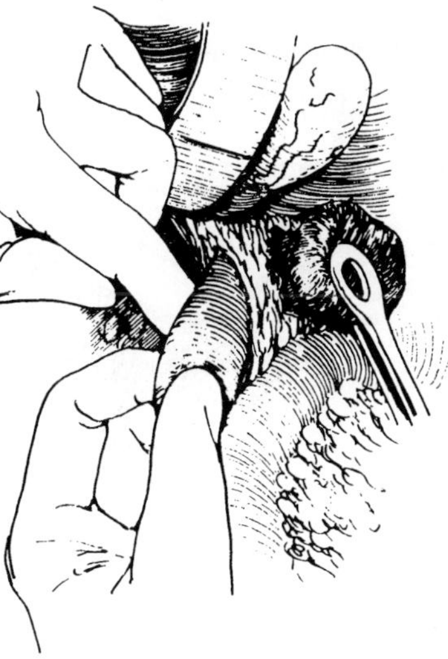

图 6-1-6

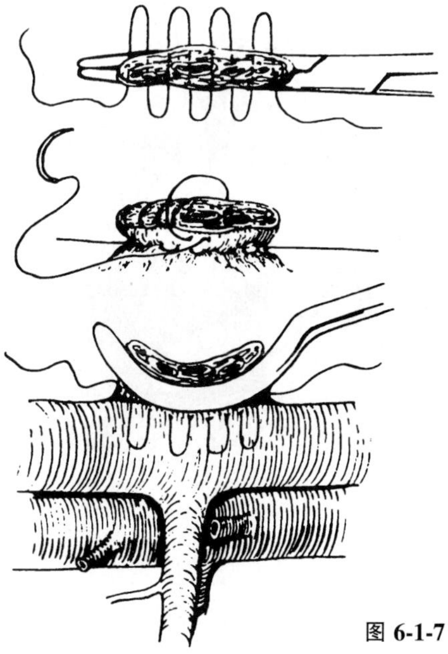

图 6-1-7

3. 下腔静脉损伤　见本章第四节。

4. 十二指肠损伤　见本章第四节。

5. 胸膜损伤

(1) 处理：破损胸膜予以修补，同时用面罩加压呼吸排除进入胸腔的空气。胸膜脆薄，容易撕裂，可将胸膜连同膈肌作连续缝合。必要时作胸腔穿刺抽气，或胸腔闭式引流。

(2) 预防：作 11 肋切口时，应紧贴 12 肋上缘切开肋间肌，在胸膜返折下缘切开部分膈肌，胸膜会自然上缩。需切除部分肋骨时，肋骨残端要锉平，防止刺伤胸膜。

6. 肾衰竭

(1) 处理：多为暂时性肾功能障碍，一般两周后可恢复，部分患者需辅以血液透析。

(2) 预防：巨大肾积水或积脓的肾，行肾切除前，先作肾穿刺造瘘引流较为安全。术中遇大出血需阻断下腔静脉的时间要尽量缩短，应用术中补给肌苷、ATP，术后注射呋塞米等保护肾功能的措施。

第二节　包膜下肾切除术

subcapsular nephrectomy

【戴宇平　郑克立】

肾脏因长期感染和炎症反应，如结核性脓肾、肾积脓或既往有肾脏手术史，累及肾周筋膜和肾周脂肪，引起病肾周围组织严重粘连时，锐性分离或强行剥离可能造成严重周围重要器官的损伤，采用包膜下肾切除术则较为安全。可采用硬脊膜外麻醉或全麻。肾脏有明显感染，术前需用抗生素，有时须先行脓肾引流后再切除患肾。结核患者肾切除前至少需用抗结核药 3 周。

【手术步骤】

1. 体位与切口　体位与切口的选择，同肾切除术经典术。

2. 游离肾脏　从肾周围粘连最轻的部位开始分离，显露肾外凸缘，从肾上极至下极纵行切开炎症粘连的肾包膜(图 6-2-1)。用血管钳稍加分离，找到肾包膜与肾皮质的间隙。右手示指伸入此间隙，作患肾前后、上下钝性分离(图 6-2-2)。朝肾门方向垂直剪开肾包膜，游离肾脏易于显露。分离时可能有较多的渗血，切勿因此停止手术。只有在剜出肾脏后提至切口外，渗血才会减轻或停止。

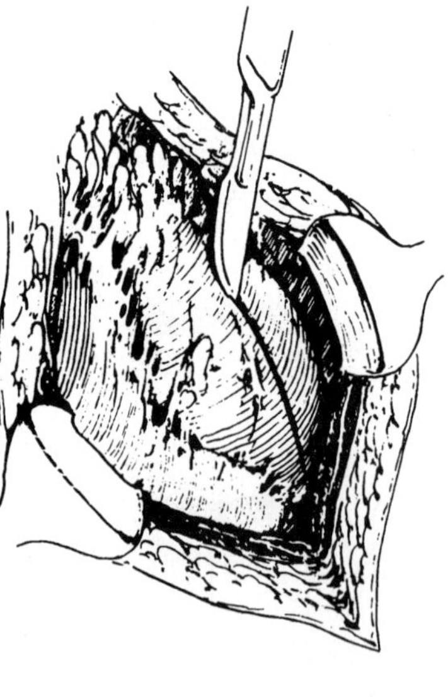

图 6-2-1

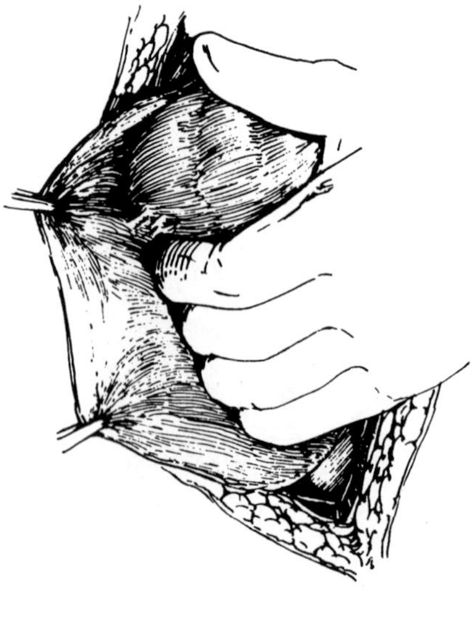

图 6-2-2

3. 处理肾蒂　肾门处肾蒂周围粘连一般较少，宜将肾脏向内牵开，用小圆刀于靠近肾门处切开肾包膜，找到包膜下的疏松平面。环绕肾门边分离边切开包膜(图 6-2-3)，至肾蒂前侧须注意勿损伤其深面的肾动静脉。在完成包膜切开后，分出并切断输尿管。而后，集束钳夹(图 6-2-4)、切断及结扎肾蒂血管。切

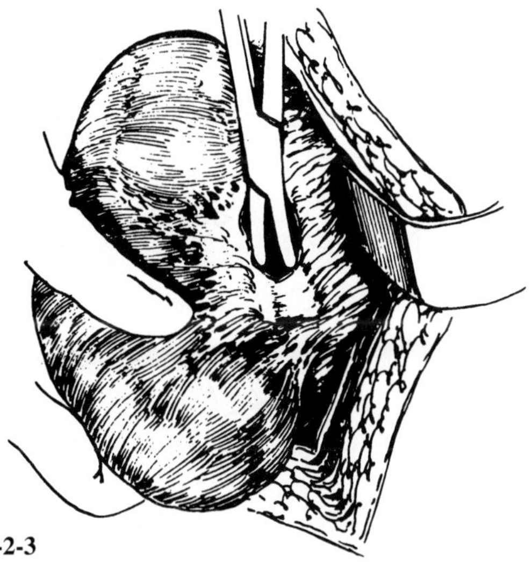
图 6-2-3

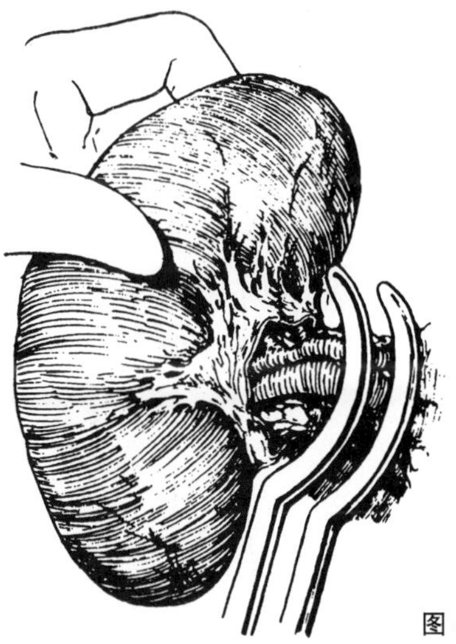
图 6-2-4

勿连同包膜一起结扎切断肾蒂,以防肾蒂滑脱,如果肾蒂血管及部分肾盂紧密地粘连在一起,无法辨认和显露时,可把这些粘连在一起的组织,从肾蒂一侧开始,用血管钳钳夹一部分,靠肾侧切断,用7号丝线贯穿缝合结扎。其余部分也作分束钳夹、切断、缝合结扎。

4. 包膜下肾碎块切除　适合于某些患肾体积大,或肾实质脆弱易碎的肾脏。肾实质分块取出,肾蒂在包膜内处理,将残留的肾脏组织清除干净。

5. 处理输尿管及创腔　肾结核患者若输尿管也有结核病变,应予以全长切除。在切断肾蒂后,暂不离断输尿管,缝合腰部切口,将肾脏置于伤口外。于下腹部另作小的腹直肌旁切口,显露输尿管下段,将病变输尿管全长切除,残端涂以碘酒、酒精,用3-0肠线缝合输尿管的膀胱裂孔。

【手术并发症的处理及预防】

1. 出血　包膜下肾切除术的患者,肾周围粘连严重,肾实质脆弱,在包膜下剥离时出血多。因此,术前开始应给予输血,准备充足的血源,输血径路要通畅,必要时静脉切开或静脉穿刺插管,术中快速输血输液。在剥离过程中,分离的速度要快,否则失血更多。肾蒂撕裂或滑脱是造成大出血的原因,肾蒂周围粘连严重,不能按常规方法处理,损伤肾蒂血管的可能性随时存在。因此,在肾蒂呈胼胝性粘连时,不要钳夹肾蒂,而采用边缝扎边切开的方法处理。对肾蒂粘连情况的估计,特别是炎症严重的情况下,慎重处理肾蒂,可避免大出血的发生。

2. 感染　包膜下肾切除术后的感染比常规肾切除术要高得多。由于被切的患肾存在感染病灶,腹膜后周围组织仍有炎症存在,术后炎症进一步扩散;患肾内脓液或感染的尿液在术中常污染创面和切口各层组织;肾组织切除不彻底,尤其在肾碎块切除时,残留无活力的肾组织,是术后发生感染的重要因素。为了预防感染的发生,肾蒂周围不要残留肾组织,术毕注意检查和清除。创面止血彻底,用生理盐水冲洗干净,可于创腔内置抗生素。包膜下肾切除的创腔引流很重要,残腔内积血积液容易发生感染,应放置胶管引流或双套管引流数天。

第三节　蹄铁形肾峡部切除术

division of the isthmus of horseshoe kidney

【戴宇平　郑克立】

两肾无积水或结石等并发症,仅为解除腹腰痛,胃肠道症状,可施行峡部分离或峡部切除,将分开的两肾加以固定。并发肾积水或结石时,除行上述手术外,并应摘除结石,行肾盂成形术或部分肾切除术。一侧肾有肿瘤或肾功能丧失,可考虑行分离峡部一侧肾脏切除术。可选择硬膜外麻醉或全麻。

【手术步骤】

1. 体位与切口　采用仰卧位,垫高腰部。取上腹部横切口或腹直肌旁切口(图 6-3-1)。

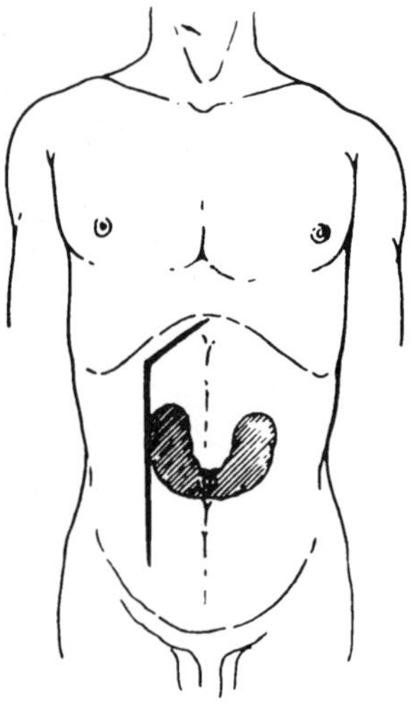

图 6-3-1

2. 分离峡部　沿结肠外侧剪开侧腹膜, 用 S 形拉钩向内牵开腹内脏器,显露马蹄肾峡部(图 6-3-2)。峡部与周围组织有少量粘连, 可用手指钝性分离。峡部分离的范围,应超过中线,达到切除峡部后,对腹膜后大血管无压迫, 保证肾脏固定后引流通畅无梗阻。

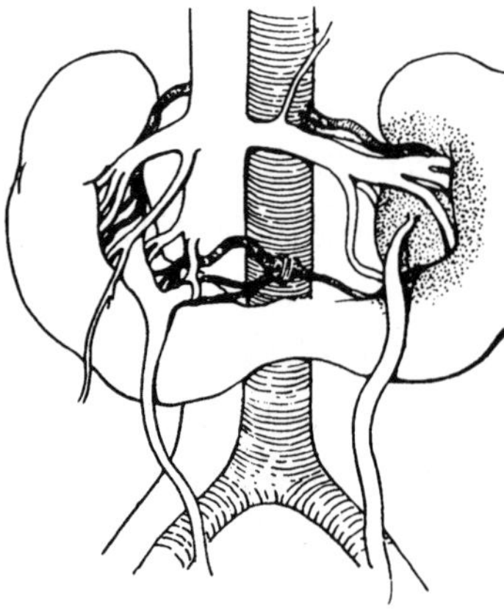

图 6-3-2

3. 处理峡部　分离峡部后,若峡部为纤维束带,给予钳夹、切断、结扎,压迫症状即可解除;若为肾实质组织, 可见到连合部凹陷的区域, 以此为切断部位。在切断部位用直角钳钳夹或 Satinsky 钳钳夹两边, 切开肾包膜后用刀柄钝性分离肾实质遇有肾盏钳夹切断结扎,必要时可切除一部分峡部。肾实质断面,用 3-0 铬制肠线作褥式缝合(图 6-3-3)。由于马蹄肾畸形迷走血管较多见,应直视下游离鉴别异位血管支,及其分布范围,用手指试夹观察缺血区域,有否累及对侧肾脏。若一侧肾脏并有肿瘤或脓肾,需同时切

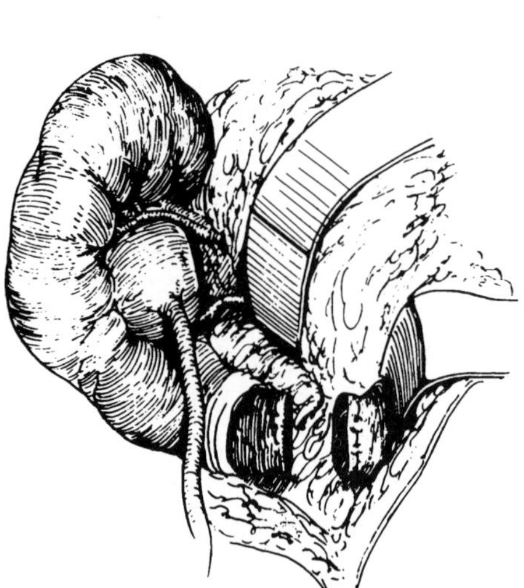

图 6-3-3

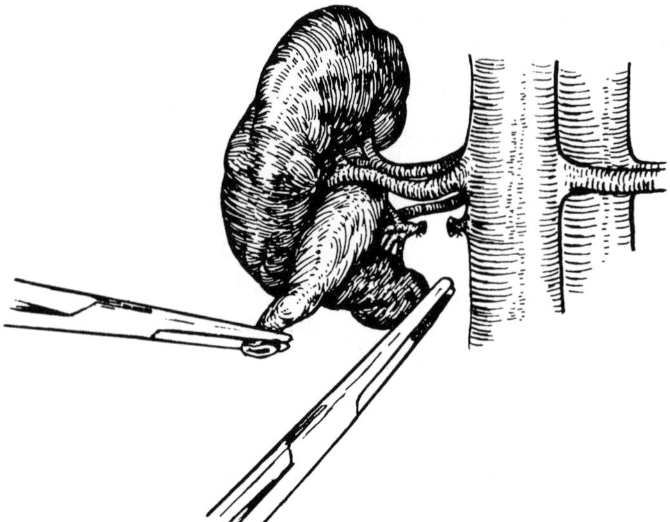

图 6-3-4

除,应将分布于切除肾侧的异位血管分别钳夹切断结扎,确保结扎牢靠。在肾盂前面找到输尿管,输尿管尽量向下游离,用两把血管钳钳夹切断,7号丝线结扎远端。提起近端输尿管向上游离到肾门(图 6-3-4),直视下显露肾蒂,切除患肾(方法见本章第一节肾切除术)。

第四节 泌尿生殖系手术中大血管及十二指肠损伤的处理

management of major vascular and duodenum injuries

【陈国锐】

一、大血管损伤

肾切除或腹膜后淋巴清除术时大血管损伤(management of major vascular injuries)是一种严重的并发症,包括下腔静脉及腹主动脉的损伤,术中若不及时发现则常可招致死亡,若处理不当则发生后遗症,现分别叙述。

(一) 下腔静脉损伤的处理

【发病原因】

常见于因脓肾、肾癌而行手术切除或其他泌尿系癌肿发生腹膜后广泛的淋巴结转移而需要切除者。

【损伤程度】

可分为静脉部分损伤致静脉壁缺损,另一为切断一小段下腔静脉。这些都是由于手术当时解剖不清,未有很好将肾静脉与下腔静脉的关系弄清楚,而将肾蒂血管过度牵拉切断所致。

【紧急处理措施】

1. 保持通气道通畅,给予足够氧气。若患者手术时是采取脊膜外麻醉的话,此时应立即更改为气管内麻醉,否则患者因出血而常致呼吸衰竭,控制呼吸有利氧的补给。

2. 立即更改输液途径,采用上肢两条较粗的静脉或颈内静脉,锁骨下静脉,经穿刺或切开插管,快速输入乳酸林格液,应避免下肢输液,理由是:

(1) 下肢静脉输入之液体入心前可从下腔静脉裂口丢失。

(2) 下腔静脉修复前可能被钳夹以控制出血,下肢静脉输入之液体便不能回心。

3. 配同型血 3 000~5 000ml,在快速输液后无好转应尽早输血。

4. 放置导尿管测尿量及比重。

5. 在暴露下腔静脉的同时,可放置导管控制出血。于腹股沟作一小切口,暴露股动脉,将 Fogarty 管向主动脉方向插入,直至横膈的主动脉裂孔位置(相当切口至腋中线第 9 肋间的距离),注生理盐水充胀气囊,如摸不到股动脉搏动,即表示动脉远端血流已被阻断(图 6-4-1)。根据 Requena 的实验表明它不仅能迅速控制肾以上主动脉损伤之出血,还可使腹腔静脉损伤后的出血量较对照组减少 50%~70%,并保证脑和冠状动脉足够的循环血量。但阻断时间不宜过久,一般不应超过 20 分钟,因时间过长可能并发急性左心衰竭、肾衰竭、顽固性休克,甚或发生截瘫。

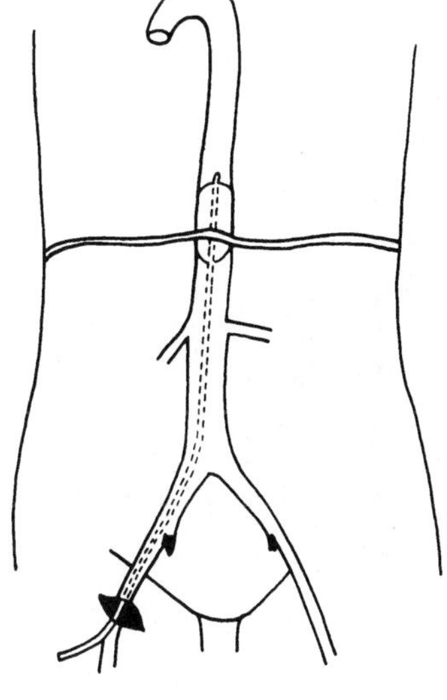

图 6-4-1 Fogarty 管自腹动脉插入,停留于膈肌水平

【手术处理方法】

1. 切口 立即扩大原来的切口,至足以暴露损伤的下腔静脉,肾手术的下腔静脉损伤多为肾水平以下的一段。

2. 控制出血　将破裂或断裂的下腔静脉近心端及远心端做充分游离。下腔静脉前壁破裂不大的,可用 Satinsky 钳钳住裂口即可。全断裂者,则应在断裂两端处各置一把 Satinsky 钳方能控制出血。

3. 血管修复　下腔静脉损伤,应用结扎方法是不明智的,应设法修复,但若出血量实在太大,休克时间较长,而属肾下型者,可以考虑给予结扎。因为下腔静脉可通过腰静脉、奇静脉、半奇静脉、肋间静脉、肠系膜下静脉、椎静脉、躯干表浅静脉等的侧支循环回流至肾上水平的下腔静脉。虽说结扎一般不致发生严重后果,但仍可引起下肢水肿、淤滞性皮炎、皮肤溃疡等并发症,个别可发生死亡。所以,下腔静脉损伤应尽可能修复。虽然修复的下腔静脉有栓塞可能,但发生栓塞之前能为侧支循环的建立赢得了时间,有些发生血栓形成又可再通。

下腔静脉修复的方法如下:

1. 缝合法(图 6-4-2)　大多数下腔静脉损伤能用此法修复。它适用于撕裂或线形裂口。用 Satinsky 钳夹住裂口,以 5-0 聚丙烯线连续缝合。如前、后壁都有裂口,可经前壁创口修复后壁损伤 (图 6-4-3),最好是用外翻缝合法,再连续缝合前壁创口,因下腔静脉难以游离,翻转下腔静脉需结扎多个腰静脉,有时会因分离损伤腰静脉以致难以止血。当然裂口的上下端必须游离至足够上无创伤血管夹为度,这样才能控制出血。

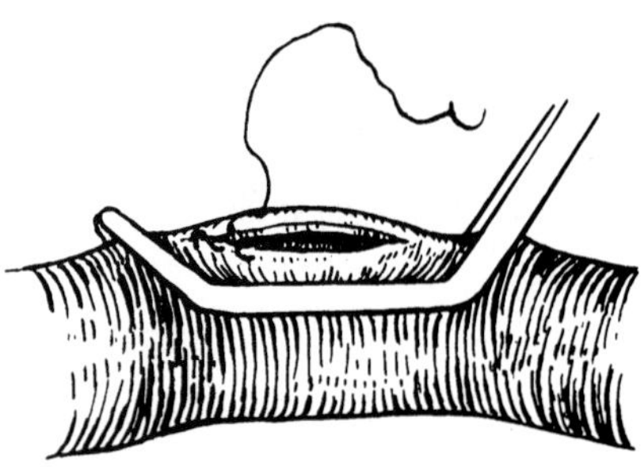

图 6-4-2

2. 端端吻合法　这仅适用于横断面无缺损一段的下腔静脉损伤,且横断面是整齐的,同样先用 Satinsky 钳夹住下腔静脉两断端,然后给予充分游离,并结扎所附着的腰静脉,在无张力的情况下,用 5-0 无创伤缝合作二定点或四定点法外翻连续缝合(图 6-4-4)。

3. 补片下腔静脉成形法　静脉壁(前或侧)缺损一块时,纵行缝合易致静脉腔狭窄及血栓形成,横缝合则由于张力而无法进行。这种情况用补片移植是合适的。补片最好选用自体静脉,切取一段足够长度的大隐静脉或颈外静脉,纵行剪开,横断成两片,将两片拼成一块(图 6-4-5)。这样,对于较大的损破口亦可行修复。用 5-0 无创伤血管缝线分别于缺口两边作连续缝合。注意不宜行全缺口连续缝合否则会缩窄缺口。作者不主张用人工材料作为补片,因为补片缺乏内皮细胞,可增加血栓形成的机会。

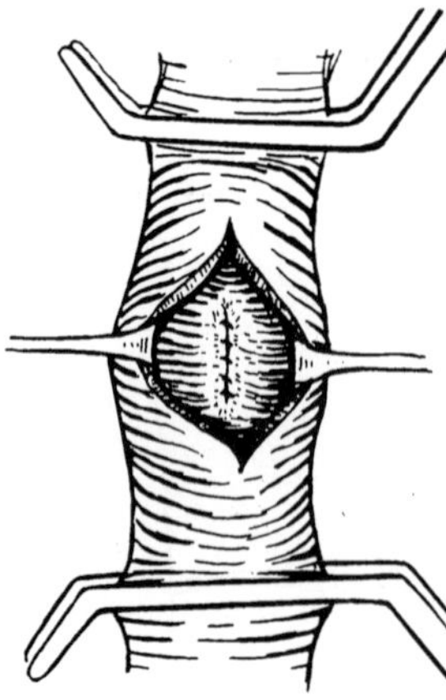

图 6-4-3

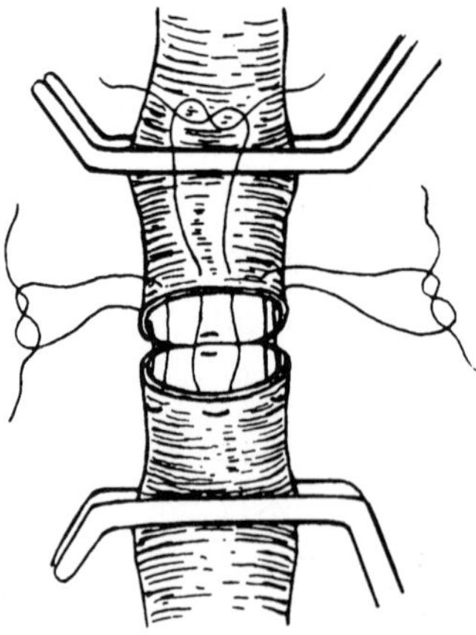

图 6-4-4

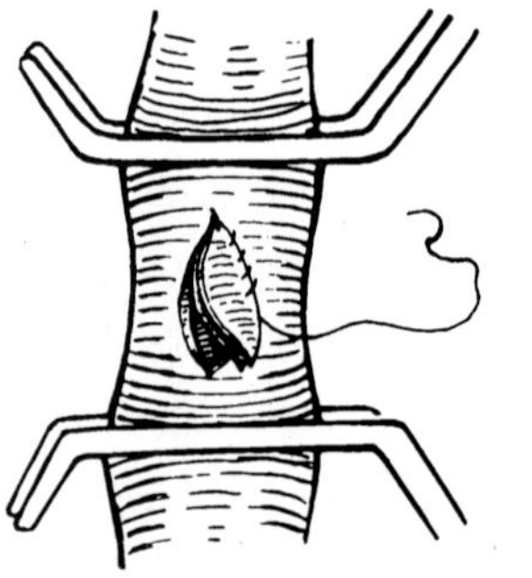

图 6-4-5

4. 替代物移植法　此法适用于静脉缺损一段,其他方法都不能修复时,唯一的选择是替代物移植。选用一段和被切断的静脉腔径、长度相同的代用物作端端吻合,以保证该段血管无张力、不狭窄(图 6-4-6)。控制下腔静脉的出血为前所述。替代物材料有自体静脉、Teflon、Dacron、Nylon、PTFE 人造血管等。

自体静脉　多选用大隐静脉和颈外静脉,用这些静脉拼缝成螺旋制成与腔静脉相同口径的静脉管来替代(图 6-4-7)。大量动物实验与临床资料说明,自体静脉是效果最好的腔静脉替代物,腔内壁光滑,有完整的内皮细胞,可减少血栓形成的机会。

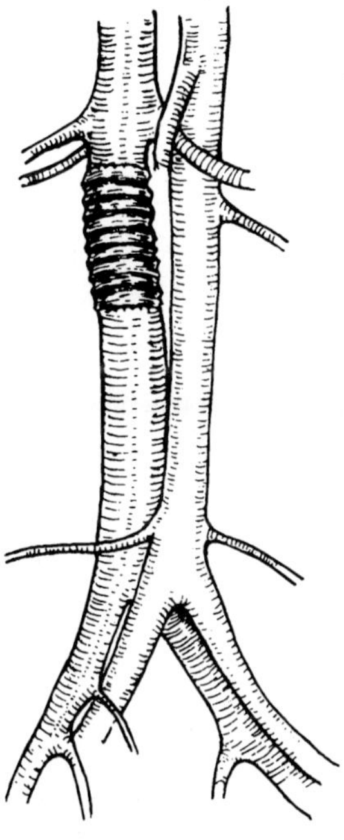

图 6-4-6　下腔静脉缺损一段，用一段人工血管替代移植

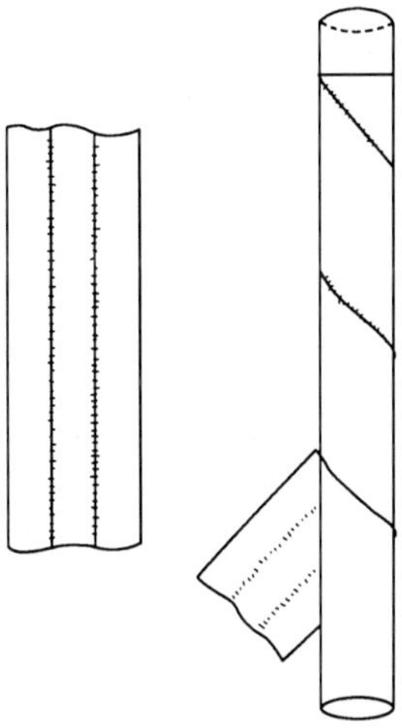

图 6-4-7
a. 裁剪静脉拼成一宽长静脉片　b. 拼缝成螺丝形静脉管

聚四氟乙烯人造血管　包括 Teflon、PTFE、Gore-tex、ePTFE 等人造血管替代缺损的下腔静脉，由于缺损太长自体静脉移植难以达到目的，将口径、长度相等于缺损的下腔静脉，间置于下腔静脉两断端，行端端吻合。手术方法是简单易行的，但替代物置换后易发生血栓形成。为此，Gruss 等(1979)使用人工动静脉瘘方法减少血栓形成的机会，于移植物的下方与一小动脉作侧端或侧侧吻合，使动脉血不断冲擦移植腔。他将此方法应用于 3 例病人，在 6 个月后关闭动静脉瘘，下腔静脉血流仍保持通畅。有报道带环的外支架的 EPTFE 人造血管被认为是目前最理想的静脉替代物，其纤维反应及血栓形成的机会都很少.

笔者认为最重要的是如何将人工血管加速内皮化，这样才可确保移植替代物的通畅。笔者介绍如下方法：切取一段自体静脉，长约 10cm，用眼科剪将其剪成微小的碎片，后以 20ml 冷冻生理盐水稀释成细胞悬液(生理盐水中加入肝素 1 000u，青霉素 10 000u)，人造血管选用 Dacron 管，该管的一端以血管钳夹紧，另一端连接于装有三通的注射器，将管放入装有细胞悬液的烧杯中，自 Dacron 管腔面用注射器抽吸，使细胞悬液自 Dacron 壁外经其壁内间隙进入腔内，悬液中碎片及细胞随之镶嵌于 Dacron 壁内纤维间隙中，抽吸到注射器内的悬液再经三通回注入盛液杯中，如此反复数次后，细胞及碎片便能镶嵌于 Dacron 壁内，再以自体静脉血行 Dacron 腔内预凝，整个制备过程需 15~20 分钟。然后间置移植于下腔静脉，并辅以抗血小板药物，可大大地减低血栓阻塞率。实验证明，这方法制备的 Dacron 在移植后两周便产生光滑的内皮细胞内膜。但总的来说，到目前为止，尚未找到和动脉替代物的通畅率一样高的人工血管材料。

【辅助治疗措施】

移植后或补片后皆需应用抗血小板药物，该类药物包括苯基保泰松、双嘧达莫、布洛芬，后者是一种非类脂醇抗炎药物，它通过干扰前列腺素合成，来达到抑制血小板聚合的作用。有些作者则主张应用右旋糖酐、肝素、阿司匹林、双香豆素等药物，可以减少血小板凝集，但笔者认为肝素不宜应用，因为肝素可以引起创面及吻合口的出血。

术后抬高床尾 30°，若有下肢外用充气夹板，以不同速度加压可增加下腔静脉回流量，并观察下肢有无严重水肿，及早作出处理，常规应用广谱抗生素。

(二) 腹主动脉损伤的处理

【发病原因】

与下腔静脉损伤同，但出血的凶险程度更甚，若未能及时控制出血，则往往发生休克而死亡。

【损伤程度】

这与下腔静脉损伤不同，由于肾手术而伤及腹主动脉者甚为罕见。多属线形的裂伤及动脉壁的小口破裂。

【紧急处理措施】

与下腔静脉损伤同。但前述的第5点处理在动脉损伤时尤为重要。当然，在急性出血之际，应立即以纱布填塞，并用手加以压迫止血，切忌盲目用创伤性血管钳钳夹，因为这样既不能达到止血的目的，而且会使原来的裂口更大。当然若出血是轻微的，可用无创伤的Satinsky钳夹住部分的动脉壁，即可进行修补；若出血量大，经压迫止血后，暴露一侧的股动脉，穿刺插入Fogarty管，方法与前述相同，这样可以快而完全控制出血。这里的目的是为了控制动脉出血，而前述的是减少下腔静脉出血量50%~70%。

1. 腹主动脉损伤的修复方法　由于肾手术时对腹主动脉的损伤属血管壁的线形裂伤或撕破一裂孔，虽出血凶险，但一旦控制出血后，修复并不困难。

2. 线形裂伤修复　经紧急处理措施控制出血后，用3-0至5-0无创伤血管缝线——聚丙烯缝线(polypropyle)作单纯的连续缝合法修补。

3. 补片腹主动脉成形法　修补基本方法与下腔静脉相同，但所用补片则不宜采用静脉壁，因为它不能承受动脉血流压力的冲击，故应选用涤纶补片，裁剪一块与裂口一样大小的补片，用3-0至5-0聚丙烯缝线将补片与裂口边缘作连续缝合即可。这样的补片既可承受腹主动脉的血流压力，而且由于动脉血流速度快，并不会因人工补片而发生血栓。术中必须补足血容量。

修复完毕，拔除Fogarty管。

【术后处理】

良好的动脉损伤修复，不须应用任何的抗血小板药物，更不须用抗凝血疗法。按肾切除后处理即可。若术中曾有较长时间的休克，应继续补足血容量及注意水、电解质的平衡。注意下肢动脉搏动情况，并检查皮肤温度及颜色的变化，及时作出处理。术后常规应用广谱抗生素。

二、肾手术致十二指肠损伤的处理

【发病原因】

一般而言，肾手术误伤及十二指肠的机会是小的。十二指肠的第二段——降段主要位于腹膜后，较固定，仅前和外侧为腹膜所覆盖，其后即为右肾，其间有疏松组织，正常状态下极容易分离。但若右肾包膜与十二指肠发生紧密粘连，在分离过程中，有可能损伤十二指肠。肾与十二指肠第1、3、4段关系小，故损伤不会发生在这三段。曾有报告一罕见的右肾囊肿穿破入十二指肠，分离肾脏后修补十二指肠缺破口。

【损伤的性质及表现】

肾手术损伤十二指肠多属肠壁的撕裂伤，极少发生断裂伤。当十二指肠一旦受损，即可见有黄绿色的液体自穿破口处溢出，若此诊断是容易的，同时作出正确处理则可无任何并发症。但最危险的是由于手术时误钳夹了十二指肠壁，并作大块的结扎，而不被发现，术后2~3天时，由于被结扎的肠壁发生缺血性坏死而发生穿孔。如此的损伤，由于部位多属腹膜后部位，当手术后破裂，可能出现恶心、呕吐，吐出物有时含有血液。腹痛一般局限于右上腹或背部，并逐渐加重。由于腹膜后睾丸神经和伴随精索动脉的交感神经受到肠内溢出液的刺激，偶有睾丸痛和阴茎勃起症状。体检可有右上腹或背部压痛，偶可发现皮下气肿，早期腹壁肌紧张常不明显，腹胀仅为轻度，肠蠕动音减弱或消失，体温升高不显著，白细胞数增加，血清淀粉酶亦可升高。但这些体征除血清淀粉酶外，可以与肾手术的腹部反应发生混淆，而致诊断困难。注意肾区的引流物是否含有十二指肠液成分，至为重要。

一般X线检查，由于肾手术后的影响，如气腹、腰大肌影改变，均无参考价值。若有高度可疑的十二指肠破裂，可吞入泛影葡胺得出明确的诊断，但不宜采用钡餐检查。

【一般处理】

1. 立即插入胃管进行胃肠减压。

2. 原来若为硬脊膜外麻醉的，立即更改为气管内全身麻醉。

3. 扩大原来肾手术的切口至足够暴露十二指肠破裂处。沿十二指肠降段外侧缘切开腹膜即可得到充分地暴露。

【手术处理】

手术修复十二指肠破裂是唯一的办法，企图通过保守治疗是一种幻想。根据损伤的情况可有下列手术方法。

1. 单纯修补术　适用于十二指肠破裂口不大，且为线形的裂伤，检查局部裂口并无血运障碍的病例。

破裂口应作二层缝合，缝合后应检查有无狭窄。由于十二指肠壁为边缘血管供应，缝合后可能发生坏死，故缝合后应将胃管插至十二指肠腔内，或行胃造瘘减压，同时行空肠上段造瘘，将管逆行送至十二指肠近破裂口处，持续减压，并将一管插入空肠远端作为营养造瘘，此即为三管法，务求得到十二指肠的充分减压，并能较早期通过营养造瘘管获得营养。这样，方可确保缝合处的愈合。亦有人主张不须行空肠造瘘逆行插管至十二指肠内的方法，认为二管法即可解决问题。笔者认为三管法更为安全。

为确保缝合修复处的愈合，进行空肠浆膜补贴术。方法是：提高一段空肠袢至十二指肠处，将其浆膜面覆盖缝合固定于裂口修补的部位(图 6-4-8)，此法最适用于保获十二指肠侧或后壁的缝合。当然仍需用二管法减压及营养补给。

十二指肠旁、腹膜外应放置双腔负压引流排出渗液，以控制和减轻腹膜后的感染。

2. 带蒂空肠片修补术　此法适用于缺口较大，不能直接缝合关闭裂孔者。

手术方法：近十二指肠处游离空肠上段的一大小适中的带蒂肠管，于肠系膜的侧缘剖开肠管，直接缝合于十二指肠破缺口的周边(图 6-4-9)，这样可保持十二指肠的完整和合乎生理。

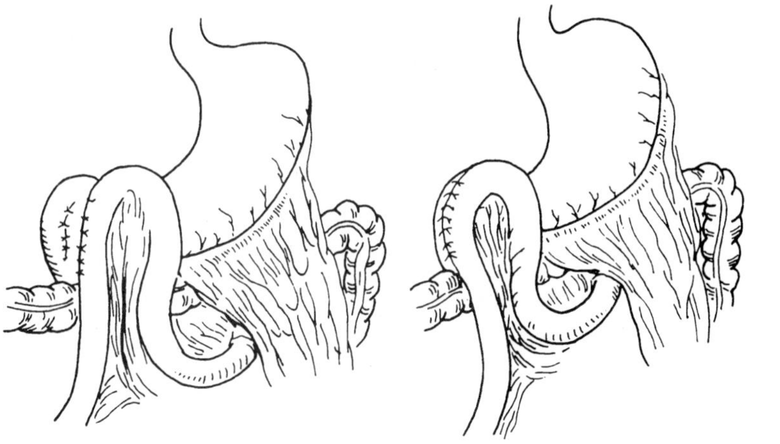

a　　b

图 6-4-8

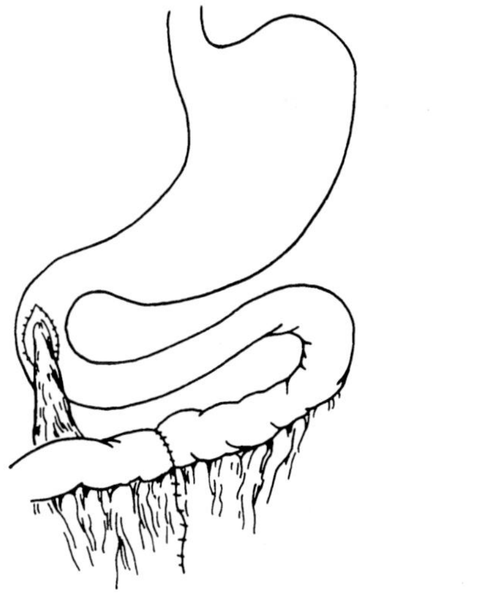

图 6-4-9

术后亦应作充分的肠腔引流及十二指肠旁引流。

至于若果真有严重的十二指肠严重碎裂而又累及胰头者，则行胰头十二指肠切除 Roux-Y 的方法。但这种机会是极少的，故不予论述。

【术后处理】

1. 按肾手术后的一般处理。

2. 持续胃肠减压。

3. 输液及注意电解质平衡。

4. 应用广谱抗生素。

5. 禁食时间的长短，应根据腹膜炎是否已完全控制和引流物的情况而定。若腹膜炎已基本控制，可以从空肠营养造瘘管滴入营养液，一般十二指肠愈合的时间约需 5~7 天，故在此期间不宜从口进食，以防形成或加重十二指肠瘘的并发症。

6. 十二指肠旁胶管引流拔除时间，视引流液的多少而定，但最少要 5 天后才能考虑拔除。

第七章

肾血管性高血压的外科治疗

surgical management for renovascular hypertension

第一节 肾素活性测定及血管造影术

the evaluation of rennin activity and agiography

【张玉海 刘庆军】

一、肾素活性测定

1. 血浆肾素活性测定(plasma renin activity,PRA) 肾素加压体系的发现,不但阐明了肾性高血压的发病原理,而且对肾血管性高血压的诊断提供了依据,PRA已作为诊断方法之一应用于临床。当周围循环血肾素值<5ng AI/(ml·h)时,可除外肾血管性高血压,若大于此值则提示诊断。周围血肾素活性升高者,外科治疗后90%可获治愈或改善,所以此项检查可提示预后。在RVH的病人中,75%的病人清晨坐位时测到肾素活性增高;有时正常人与患者的测定值可重叠,15%原发性高血压患者肾素活性水平可增高。40%可治愈的RVH患者肾素活性水平可正常。肾素水平可受下列因素影响:

(1) 肾素分泌有节律性,上午8时肾素活性水平低,12时到晚8时分泌量最高;

(2) 受测量方法、标本处理及取标本时患者的体位的影响;

(3) 降压药的影响:血管扩张药、ACEI、利尿剂等;

(4) 钠盐摄入量、脱水、糖尿病等的影响。

2. 分侧肾静脉肾素测定(renal vein reins,RVR) 为了避免肾素测定的假阳性,故提出测定两侧肾静脉肾素活性的比值(患侧肾素/对侧肾素)以及周围循环血肾素的水平,或对侧肾与周围循环血肾素的比值:

(1) 当周围循环血肾素活性增高时,两侧肾静脉肾素活性比值大于2,则提示外科治疗效果良好,有效率可达 93%。

(2) 当周围循环血肾素活性增高时,两侧肾静脉肾素活性比值小于 1.4 倍,手术效果不佳。

(3) 当周围循环血肾素活性正常时,两侧肾素活性比值大于 1.5 倍,对侧肾与周围循环血肾素比值低于 1.3 倍,术后血压恢复明显。

(4) 肾静脉血受来自肾上腺、精索、卵巢及腰静脉血的影响,可能出现假阳性和假阴性。

二、血管造影检查

血管造影术(angiography)一般采取经皮穿刺股动脉插管法,此法显影清晰,操作简便、比较安全。经腹主动脉、肾动脉造影可以显示腹主动脉、肾动脉主干及其分支和肾实质期的影像状态(图 7-1-1)。Grifford 经血管造影检查从 5 000 例高血压病人中筛选出 220 例 RVH 病人,北京阜外医院报道的高血压住院病人中 12.4%有肾动脉狭窄。腹主动脉、肾动脉造影检查已是诊断 RVH 的一项重要方法,也是手术治疗的必要依据。

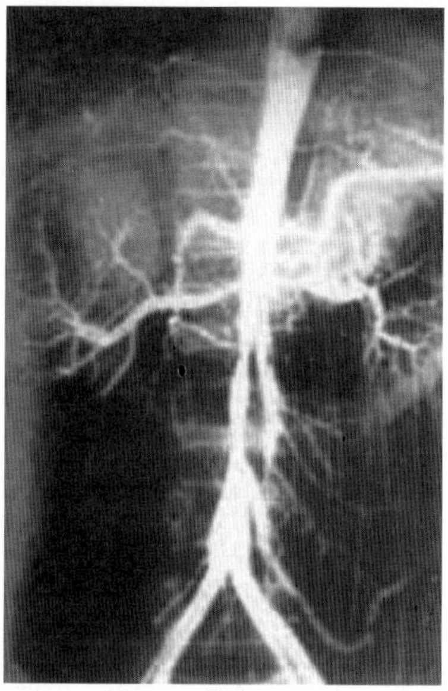

图 7-1-1　腹主动脉肾动脉狭窄

肾动脉造影的指征:

1. 近期发现严重的高血压。
2. 体检腹部或脊肋角处有血管杂音。
3. 静脉泌尿系造影检查疑有血管性高血压者。
4. 年轻的高血压患者及年龄大于 55 岁,舒张压≥110mmHg 者。

【操作技术】

肾动脉造影是按 Seldinger 技术,选择经股动脉穿刺插管法。根据腹主动脉病变的情况,决定导管插入的深度。参照肾动脉起自腹主动脉 L1~2 之间,选择造影的最佳部位。造影剂注入量一般为 15~25ml,以 8~10ml/s 的速度注入。造影摄片应包括肾动脉期、毛细血管期和静脉期。一般投照应作前后对比,必要时作 45°斜位投照。

血管造影检查有一定的危险性,高血压患者动脉造影死亡率为 1/2 000~1/5 000。主要并发症有出血、动脉栓塞、急性肾衰竭等,尤其是肾功能受损的患者作此项检查更应慎重。此项检查亦有其不足之处,如血管影像交叉、重叠或显影不清等。因此,在部分病例需要进行选择性动脉造影或超选择性动脉造影以明确诊断。

三、数字减影血管造影

数字减影血管造影(digital substraction angiography,DSA)此方法是 20 世纪 80 年代发展起来的利用计算机数字图像处理系统,经注射造影剂后使主动脉及肾动脉清晰显影的方法(图 7-1-2)。此检查方法分肾静脉 DSA 和肾动脉 DSA 两种方法。肾静脉 DSA 具有方便、便宜、不良反应小的优点,其敏感性达 98%、特异性 90%,但易受运动、肥胖、肠腔积气的影响。患者亦可能发生造影剂所致肾损害,肾动脉分支的病变显示欠清晰,约有 5%呈假阳性及 10%的假阴

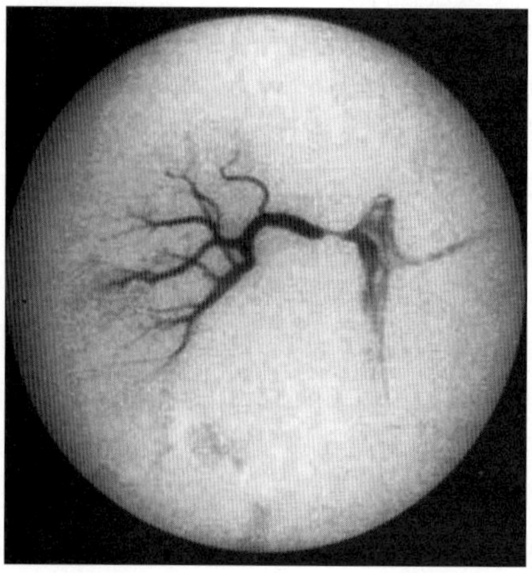

图 7-1-2　数字剪影肾血管造影

性。对检查纤维肌性发育异常者效果更差。肾动脉 DSA 具有一定的优点,其造影剂用量为肾静脉 DSA 的 20%,传统动脉造影的 10%~12%。所用的导管比传统动脉造影时所用的导管细,动脉穿刺的并发症少。但图像同样会受体位的影响。

四、磁共振血管成像

磁共振血管成像(magnetic resonetic angiography,MRA)是一种无创伤、成像时间短、无需插管或注射造影剂,可在三维空间或更多方位上显影的新技术。能同时或分别显示动、静脉及毛细血管,其显示微细血管结构的清晰度可与血管造影相媲美。

Decatim 采用三维位相对比技术,对 39 例经肾动脉造影证实为肾动脉狭窄者作 MRA,结果发现 MRA 的敏感性为 84%,特异性为 97%。三维位相对比技术利用空间对比效应,清晰显示弯曲的肾动脉解剖图像,其显示肾动脉的长度至少可达肾门或更远。轴位投射 MRA 可清晰显示部分正常肾动脉起始部位的成角及弯曲,此现象在肾动脉造影中易误诊为肾动脉狭窄。

Gedroye 对 50 例肾移植后肾功能不良行三维位相对比 MRA 和肾动脉造影,在血管造影显示的 14 例肾动脉狭窄中,MRA 的敏感性为 83%、特异性为 97%,两者在敏感性与特异性上无明显差异。

第二节　经皮肾动脉成形术

percutaneous renal angioplasty

【张玉海　刘庆军】

一、经皮腔内肾动脉成形术

经皮腔内肾动脉成形术(percutaneous transluminal renal angioplasty,PTRA),是在局麻下经股动脉或腋动脉穿刺插管,将扩张导管的胶囊置于肾动脉狭窄病变处进行扩张、解除狭窄(图 7-2-1~2),已经成为传统治疗方法的一个新的突破,作为治疗各种类型的肾血管性高血压的首选方法。

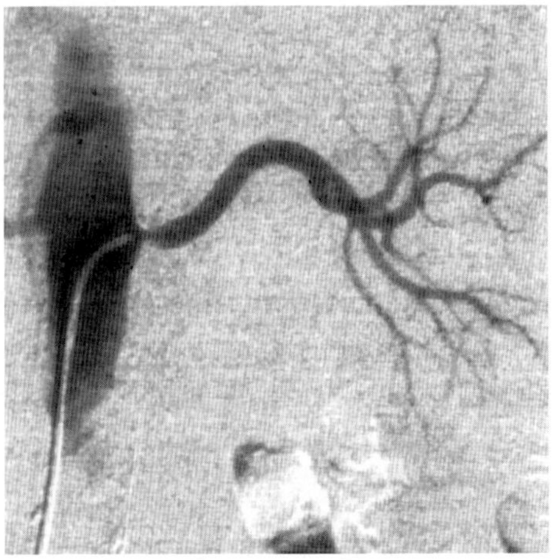

图 7-2-1　左肾动脉狭窄

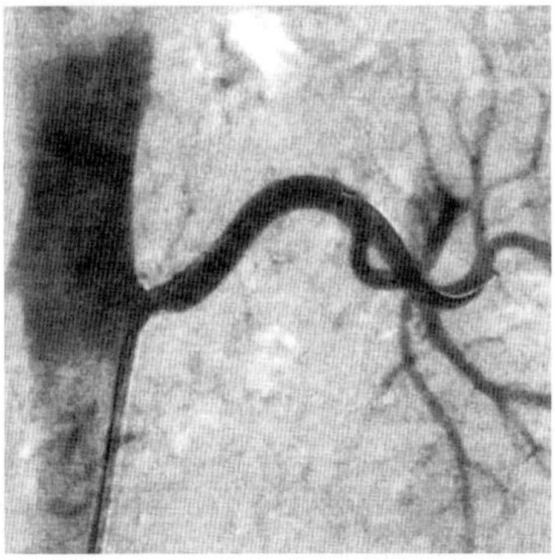

图 7-2-2　左肾动脉球囊扩张术后

1964 年 Dotter 首先报道了腔内球囊扩张技术治疗肢体的动脉血管病。其后 1978 年 Gruntzig 和 Kuhlmann 等报道应用 PTRA 治疗 RVH 取得成功。此后,对 RVH 特别是纤维肌性发育异常者是首选的治疗措施。80 年代起,我国逐步开展了 PTRA 的临床实践和研究工作。临床经验和临床效果证明 PTRA 对 RVH 是一种安全有效的治疗方法。与外科手术相比较,具有许多优点:避免了大手术和全身麻醉;对不能承受手术治疗的患者也可以取得满意疗效;缩短了住院时间;并且有易于重复进行,对患者创伤小及并发症少的优点。

【适应证与禁忌证】

1. 适应证

(1) 临床及血管造影确诊为 RVH、肾动脉病变局限有可能经 PTRA 解除者。

(2) 腹主动脉-患侧肾动脉收缩压差>30mmHg。

(3) 分肾静脉肾素活性比值≥1:1.5 。

2. 禁忌证

(1) 凝血机制异常者。

(2) 心肾功能严重受损者。

(3) 大动脉炎活动期。

(4) 有重要侧支血管起自狭窄段或其附近，可能受其影响者。

(5) 肾内动脉分支狭窄。

【术前准备】

1. 治疗当天应停用或减少降压药物的用量，避免术后血压骤降。

2. 向病人说明治疗方法及可能发生的并发症，以取得病人配合。

3. 术前禁食不禁水，术前半小时应给予镇静剂。术前服用阿司匹林 0.3g/d，共 3 天。

4. 术前进行碘剂、麻醉剂及抗生素过敏实验及常规备皮。

5. 准备造影包、缝合包及肝素盐水。

6. 准备不短于 145cm 的 0.72~0.97mm J 形导丝、导向导丝及手柄，0.72~0.97mm 软头硬质导丝。

7. 准备 F5~F6 端孔选择性肾动脉造影导管（如 Cobra 导管），F5~F7 胶囊扩张导管（胶囊直径 4~6mm，长 1.5~4mm），直头或猪尾多侧孔造影导管，两通接头及压力阀。

8. 动脉压测定装置，高压注射器。

9. X 线电视血管造影机及快速换片装置。

【急救准备】

1. 术中常规静脉滴注 5%葡萄糖盐水，保证给药途径及减少造影剂对肾脏的刺激。

2. 术中可能发生血管痉挛，造影剂反应，血压骤然变化，常规准备的药品有肾上腺素、地塞米松、异丙嗪、硝酸甘油、妥拉唑啉、普鲁卡因及氧气等。

3. 做好抢救手术准备，以防严重并发症发生及时进行抢救。

【操作技术】

目前用于 PTRA 的技术有以下方法：

1. 经股动脉胶囊导管法（图 7-2-3）。

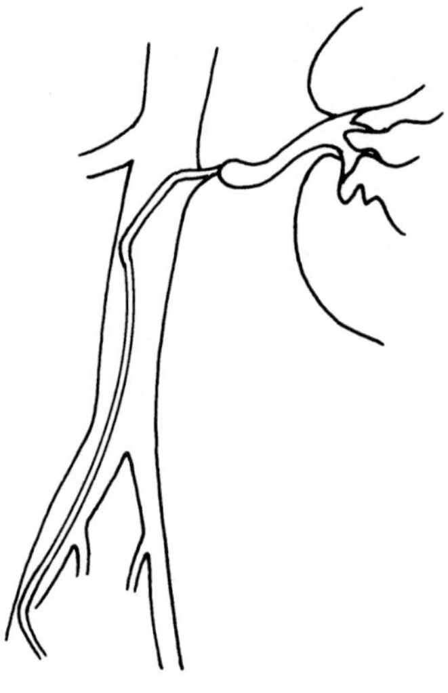

图 7-2-3　经股动脉导管法

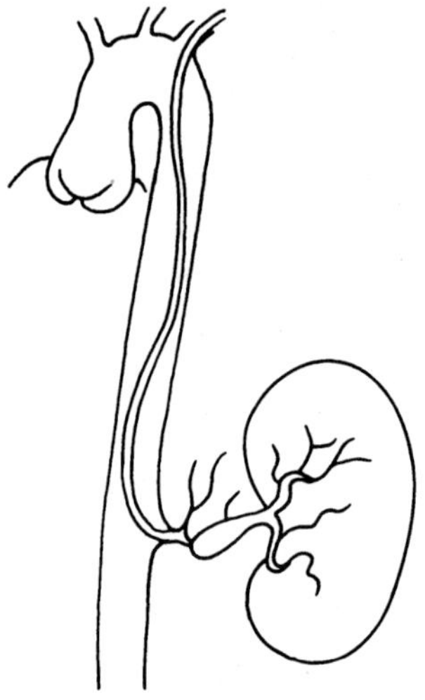

图 7-2-4　经腋动脉导管法

2. 经股动脉同轴导管法。

3. 经腋动脉胶囊导管法(图 7-2-4)。

其中以第一种方法最常用。具体方法如下:

局麻后经股动脉穿刺,进入动脉腔内后循导丝送入 F5~F7Cobra 肾动脉造影导管。在第 1 腰椎平面腹主动脉侧壁自上而下拉动导管寻找肾动脉起始部。如不能通过狭窄区,可将导丝送入,在导引钢丝引导下将导管前端置于肾动脉起始部。通过狭窄段,将导管缓慢向前推进,使导管前端穿过狭窄段,退出导丝,连接测压装置,测定肾动脉狭窄段后的动脉压,经导管注入肝素,成人 30mg。再向导管内送入 J 形导丝并使其前端穿过狭窄段,抵达较大的肾内动脉分支内。固定导丝深度,勿使导丝在更换导管时来回滑动,避免导丝脱出肾动脉,或插入过深以致损伤小动脉。退出造影导管,沿导丝插入 F5~F7 球囊导管,旋转导管轴,使导管胶囊两端金属标志环准确位于狭窄段的两端。用带有压力表的注射器盛 76%泛影葡胺稀释液(肝素盐水 1:3 稀释),加压充盈胶囊,一般以 4~6 个大气压压力充盈胶囊进行扩张。每次维持压力 40 秒,一般扩张 3~5 次,间隔 3~5 分钟,根据压迹是否消失,或通过连续测压了解压差的改变决定扩张次数。扩张结束后,测定狭窄段远侧动脉压,抽回造影剂,更换为肾动脉造影导管至原狭窄远端行腹主动脉造影。

【术后处理】

拔管后压迫股动脉穿刺点 15 分钟以上,检查无活动性出血后,用绷带加压包扎穿刺部位,保持不阻断动脉波动。患者卧床 24 小时,对病人进行严密观察,注意血压变化。

术后每日静脉滴注低分子右旋糖酐 500ml 两天。常规服用阿司匹林 0.3g,每日 2 次,可自行 PTRA 后持续服用 3~6 个月,密切观察病人凝血机制状况。

大动脉炎病例根据临床症状和化验室检查结果,口服泼尼松 5~10mg/d,持续半年以上。术后随访,测量血压变化,术后 3~6 个月内行多普勒及肾图检查,有条件者可作 DSA 复查。血压在 PTRA 后 3~6 个月内回升者,应及时进行腹主动脉造影,如发现肾动脉再狭窄,可再进行 PTRA。

【术后并发症】

PTRA 治疗肾血管狭窄的并发症发生率为 3%~5%。Ramsay 等总结文献报告,691 例患者行 PTRA 治疗,并发症发生率为 9.01%(63 例)。死亡 3 例,致死原因分别为胆固醇栓塞、小肠梗塞、脑出血。常见并发症如下:

1. 肾动脉栓塞　发生率约 3%,给予足够量肝素可以预防。个别病例 PTRA 所致肾动脉栓塞需作肾切除术。

2. 肾动脉血管破裂　肾血管破裂很少发生,一般可自行闭合。偶尔出现扩张引起肾动脉破裂大出血,需要行肾切除术。

3. 一过性血清肌酐升高　多因较大量造影剂对肾功能不佳的肾脏的刺激所致。PTRA 的同时输液并控制造影剂用量可减少其影响。

4. 肾动脉痉挛　多系操作中导丝或导管的刺激造成。动脉内给予奴弗卡因、妥拉唑啉等可预防和解除痉挛。

【PTRA 治疗的预后】

由于肾动脉狭窄的病理改变不同,PTRA 的疗效亦不相同。综合文献,纤维肌肉增生性患者的技术成功率为 67%~100%。Libertino 统计 360 例动脉粥样硬化所致肾动脉狭窄行 PTRA 的结果,随访 11~26 个月,完全治愈仅 68 例(19%),症状改善 185 例(51%),107 例(30%)无效,再狭窄率 40%~70%。纤维肌肉增生性肾动脉病变所致肾动脉狭窄者,PTRA 疗效极佳。北京宣武医院报告 79 例随访 6 个月治愈改善率 83.3%。平均随访 44 个月治愈率为 73.45%。其中大动脉炎病例的治愈改善率为 75.4%。

二、经皮肾动脉内支架术

近年来,肾动脉内可胀性金属支架应用于临床。其操作方法是先行常规 PTRA,使狭窄的动脉管腔扩大,然后沿导丝将可胀性网状金属支架放置在狭窄段,气囊扩张使支架膨胀并镶嵌于该部位,保持一通畅的血管腔。经皮动脉内支架术的疗效较好是因为消除了气囊扩张后的血管壁弹性回缩,可防止动脉狭窄的再发生。

【适应证与禁忌证】

同经皮腔内肾动脉成形术。此外,对于 PTRA 治疗失败者亦可改行此术治疗。

【术前准备】

除按经皮腔内肾动脉成形术的准备之外,术前十天应当每天给予维持剂量的阿司匹林 100mg 或术前给予阿司匹林 500mg 以减少急性血栓形成的危险。另外,手术开始后,还应当静脉给予 3 000~5 000 单位的肝素。

基于对病人的各项资料如病史、临床表现、体征、动脉造影情况等的掌握,术者术前应当计划好手术的过程如手术的入路、鞘型号与大小的选择、导丝型号与长度的选择、导管的型号以及围手术期药物治疗如抗凝药及抗感染药物的使用。

【操作技术】

动脉的入路取决于解剖及肾动脉的走行。通常选用股动脉为穿刺点。但是对于肾动脉与腹主动脉之间有较大的向下夹角的病人,则选用左肱动脉或腋动脉为穿刺点。肱动脉穿刺一般选用 6F 指引导管。股动脉的具体穿刺位置视髂动脉的走行而定。导引钢丝通过盆区,只有当钢丝尖部在主动脉里移动自如且放置合适后,再置入导引导管和导丝。对所有的导引导管位置不清的病人,都应当血管内注入对比造影剂,显影后再精确定位。

向肾动脉内置管时,导管的形状根据肾动脉开口的大小和肾动脉-主动脉夹角的变化而变化。然后进行诊断性动脉造影,以判断血管的具体情况。将带有可活动头部的导丝穿过动脉的狭窄段,并送至狭窄段的远侧。手推对比造影剂,以再次明确病变位置。应选择合适的球囊扩张,通常球囊的直径应当比远端肾动脉的直径大 1~2mm。支架的选择则取决于血管的解剖情况、病变的严重程度和导引导管的口径。将导引导管放在狭窄病变的合适部位。然后,轻柔的将支架沿着导引导管送至狭窄部位。小心的将导管撤回至主动脉。

支架植入以后,应当再次行动脉造影,以观察血流情况及狭窄的扩张情况。

【支架植入并发症】

1. 急性支架血栓形成。

2. 肾动脉内膜夹层分离及肾动脉破裂。

3. 支架植入位置不良,或植入后支架滑脱。

【注意事项】

1. 股动脉是最常选用的穿刺点。穿刺点必须选在腹股沟韧带以下,以便在介入手术完成以后,将穿刺点向后压在股骨上,以利于有效止血。同时,术者应当对腹股沟区解剖及盆腔内的结构很清楚,以免穿刺时损伤股深动脉及股动脉的一些表浅分支。

2. 精确放置动脉内支架并覆盖狭窄段全长。

3. 应当注意避免发生狭窄段远端内膜撕裂、破裂。扩张用的球囊及支架的大小应当同病变的动脉相适应。避免过度扩张,以免发生血管破裂。对于肾动脉开口处的狭窄,应当轻轻地将支架稍微突出于主动脉内(约 1mm),支撑开口处的病变部位。

4. 这些病人术前经常有肾功能受损的情况。继发于手术的造影剂损害和微血栓,可能发生急性肾衰竭。因此需要应用利尿剂以充分利尿,从而防止造影剂诱导的尿量减少。同时,术前和术后的肾功能检查也就显得尤为重要。术后应当继续使用抗高血压药物,直到病人的情况稳定后 8 小时。

【预后估计】

Strecker 网状支架已被广泛的应用于临床治疗工作中,其优点是见效快,植入后血压即恢复正常,再狭窄率比单纯经皮腔内血管成形术明显降低,远期再狭窄发生率为 6%。Robert 对 45 例患者的 47 根肾动脉狭窄行经皮肾动脉内支架术,随访 6 个月,88%的动脉通畅。其中随访 1 年者 12 例,无再狭窄现象。因此提倡对肾动脉狭窄患者应首选 PTRA。

北京友谊医院对异体肾移植术后移植肾动脉狭窄者行此术治疗(图 7-2-5,6)3 例病人,经 2~3 年的随诊效果良好。由于肾移植术后手术区域的粘连,手术治疗极为困难,而经皮肾动脉内支架术是最佳选择。

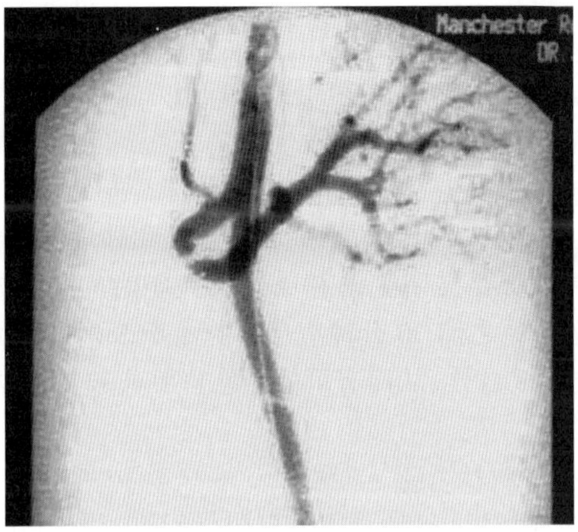

图 7-2-5 移植肾吻合口狭窄

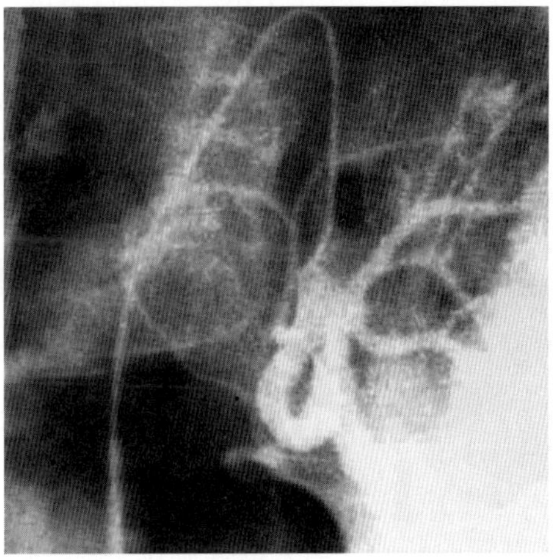

图 7-2-6 经皮肾动脉内支架术后

第三节 外科手术
surgery treatment

【张玉海 刘庆军】

一、血管成形手术

RVH 最初的外科治疗方法是单纯肾切除,其原因是患肾已经萎缩,当今这种手术已很少施行。自从血管造影技术应用于临床之后,不但提高了 RVH 的诊断水平,而且有助于根据病变的性质,选择适当的外科手术方式。在肾静脉肾素比值测定及肾功能实验的指导下,可以估计手术治疗效果,从而提高了外科治愈率。

在过去的一段时间内,在肾血管病变的外科治疗方面采用了很多种血管重建手术。其中最主要且应用最为广泛的两种方法是内膜剥脱术和动脉分流术。分流术的移植物主要为人工合成物质和自体的大隐静脉及髂内动脉。

【手术适应证】

一般来说,当病人患有严重的肾血管病变继发性高血压,且病人的一般情况可以耐受手术时方可采用外科治疗。有下列肾血管性疾病时亦可采用外科治疗:

1. 规律的药物控制后,高血压仍难以控制,肾动脉完全闭塞的病人。
2. 根据血肌酐和尿素氮水平,肾功能不断恶化。
3. 动脉造影显示肾动脉病变进行性发展。
4. 孤立肾动脉阻塞导致无尿。
5. 经 PTA 治疗失败或术后复发的病人。
6. 肾动脉瘤。

如前所述,病理及自然病程的情况也决定着病人是否能够施行外科手术治疗。就动脉粥样硬化的病史而言,高血压时间不长且单侧病变的病人,就有较好的手术适应性;而长时间的高血压病人,并且有粥样硬化播散的证据,此类病人的手术适应性就较差。动脉壁结构异常病人最好的治疗方法是 PTRA,只有当失败时才考虑外科手术治疗。

【术前准备和术中支持】

由于多系统和多器官的动脉粥样硬化病变的存在，RVH 的病人通常都有较复杂的并发症。心脑血管疾病的病人如果有卒中、一过性脑缺血及心绞痛等发作的病史，就应当行脑血管造影及冠状动脉造影。有明显的梗塞性病灶者，应在手术之前先行解决。肾血管再建手术一旦成功，血压将回到正常水平，心脑血管的灌注压因而就会减低，从而导致心脑血管的流量减少，进一步导致卒中或加重心肌损伤。术前 2 周使用控制高血压的药物，以减少神经末梢儿茶酚胺的存储。由于继发性醛固酮增多及长期利尿剂的使用而导致的低钾状态应当于术前纠正，以免影响术中麻醉药物的应用。

术中，在肾血管夹闭以前约 2 小时给甘露醇和速尿，以减轻肾缺血所致的肾实质损害。同时，术中应当给予适当剂量的多巴胺以维持肾血管的灌注压。在老年病人，尚需监测中心静脉压和肺动脉压，从而可以更好的掌握术中及术后病人的血流动力学情况。如果需要夹闭主动脉或延长夹闭时间，就应当予以补充碳酸氢钠和血浆胶体增容剂。在夹闭肾血管和主动脉之前 30 分钟应当静脉给予 3 000~5 000 单位的肝素，以调整机体的血凝状态。以免在动脉夹的近侧形成血栓，从而有可能阻塞肾脏或肢体末端的终末血管。

【手术操作】

1. 肾血管的暴露　病人取仰卧位，切口选择经上腹部切口(起自对侧腹直肌，经腹中线，延至同侧 11 肋和 12 肋之间切口)可以很好的暴露腹膜后主动脉和肾动脉交界处以及静脉(图 7-3-1)。

经过结肠系膜和 Gerota 筋膜之间的无血管区，暴露右肾静脉和下腔静脉。将右半结肠、小肠和十二指肠向上牵开，暴露双侧肾静脉、腹主动脉和下腔静脉的肝后部分。

沿着降结肠系膜外侧纵行剪开腹膜返折处，将降结肠、结肠脾区和横结肠远端向内推移就可以暴露左肾血管。应注意对脾脏的保护。沿着胃结肠韧带剪开，并延长至脾结肠的无血管区，然后将结肠脾曲向中间及下方牵开，可以暴露左肾静脉、肾上腺和胰尾部(图 7-3-2)。

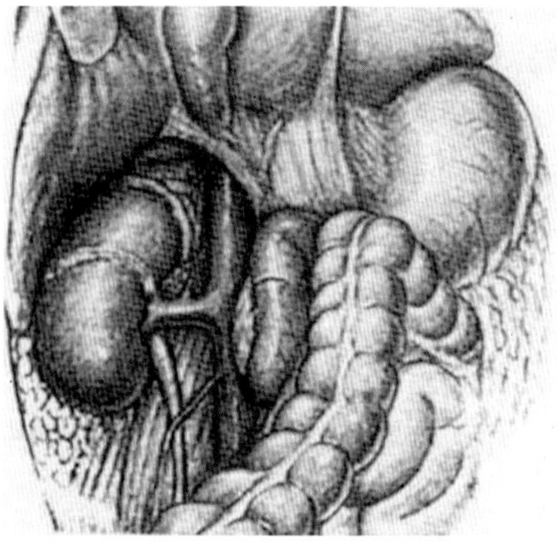

图 7-3-1　左肾静脉和下腔静脉的显露

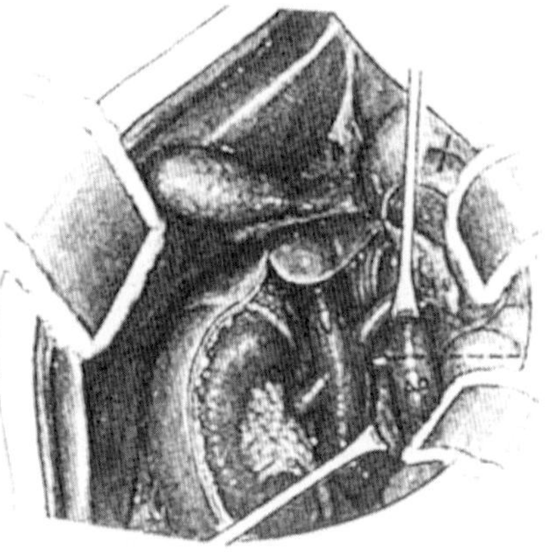

图 7-3-2　左肾动静脉的显露

具体血管的暴露则取决于血管重建术式的选择。如果选择分流术，就不必对腹主动脉肾动脉开口以上的部分进行较多的暴露。如果选择经主动脉内膜剥脱术则需要对腹主动脉进行良好的暴露。如果需要暴露右肾动脉的开口就需要将下腔静脉向右侧拉开。如果施行肾动脉内膜剥脱术，对腹主动脉则需要暴露到从肠系膜上动脉开口至肠系膜下动脉开口处。然后小心的分离腹腔干动脉至肠系膜上动脉，中间穿一皮筋，牵起腹主动脉，就可以在近侧用动脉夹夹闭。游离肾动脉从腹主动脉开口处至远端第一个主要分支处。同时注意在肠系膜上动脉处即使有阻塞性病变，也无须切断，因为此动脉是供应小肠和大肠的主要动脉。

另一种对于左肾动脉狭窄的手术入路是经 11 肋切口。这种入路可以在腹膜后区很好的暴露脾动脉和肾动脉，从而可以施行脾肾动脉吻合术。

2. 内膜剥脱术　内膜剥脱术主要适用于动脉粥样硬化继发的肾动脉狭窄。这种疾病可以单纯的表现为肾动脉开口处的局部斑块形成，同时也可以扩展到肾动脉及其动脉分支。Dos Santos 于 1949 年首先使用该种术式，并且提出粥样斑块可以连同涉及的动脉内膜及中层一同切除，从而使动脉再通。同时打破了只有内膜的完整性才是阻止血栓形成和保证管腔畅通这一曾经广为流传的说法。

3. 肾动脉内膜剥脱术（renal artery thromboendarterectomy） 肾动脉内膜剥脱术传统上是通过肾动脉切开完成的。用动脉夹部分阻断肾动脉开口处的主动脉壁(图 7-3-3)。这种途径有很多不利的因素，通常只适用于有肾动脉粥样硬化斑块，且斑块侵及远端肾动脉或动脉分支。

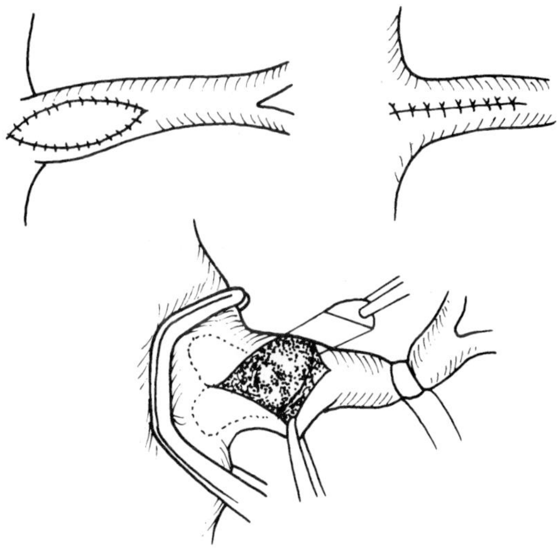
图 7-3-3 动脉内膜剥脱

当动脉粥样斑块源于主动脉时，这种肾动脉切口就不能很好的暴露主动脉部分。因此就很难保证内膜剥脱的安全性及难以保证将斑块完全清除。手术后，通常会出现血管狭窄，而需要再施行复杂的静脉补片动脉成形术以治疗狭窄。另外，继发于远端内膜的血栓形成及由于技术原因造成的狭窄亦有一定的发病率。基于上述原因，在很大程度上限制了这种技术的应用。

4. 血管病变局部切除重新吻合术 血管病变局部切除重新吻合术适用于肾血管病变位置较局限，范围较小的病人。也可以配合涤纶补片一起使用(图 7-3-4)。但是由于动脉造影经常不能够完整的显示动脉壁的病变，因此手术经常不能完整的切除病变部位，所以手术后依然有很高的再狭窄的发生率，因而我们考虑应用主动脉-肾动脉分流术。

5. 肾血管旁路移植术(renovascular bypass operon) 由于血管移植物具有使用方便，血管短期与长期通畅率都很高等优点，在肾动脉分流术中得到广泛应用。同时，此种手术比施行动脉内膜剥脱术风险性更小。血管移植物尤其适用于范围较大的肾动脉病变(图 7-3-5)。根据病人的情况不同，可以选择不同的血管移植物：如涤纶、自体动脉(髂内动脉)、自体大隐静脉等。

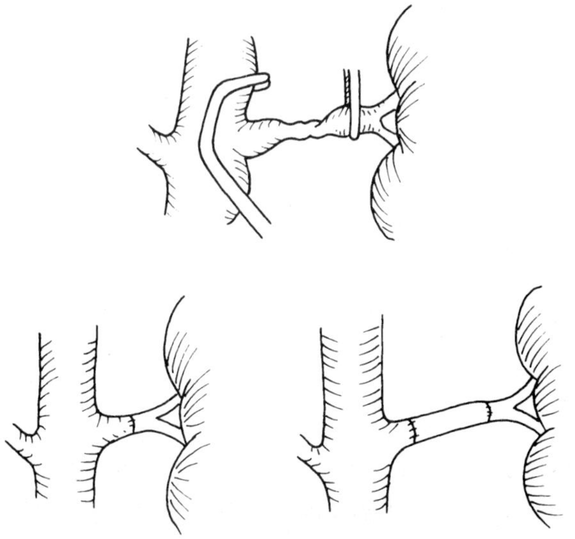
图 7-3-4 血管病变切除重新吻合及血管替代

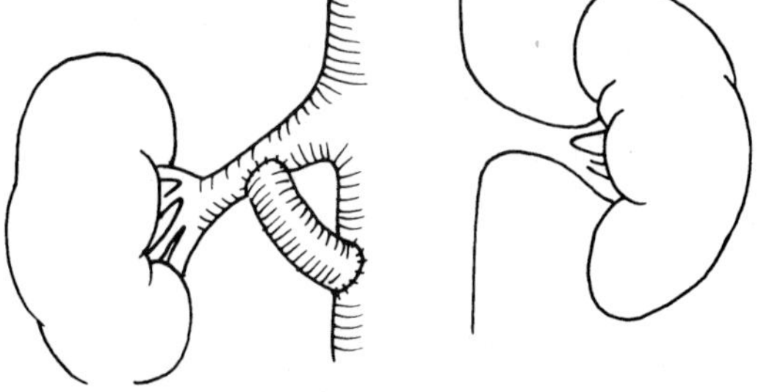
图 7-3-5 肾血管旁路移植

涤纶被广泛的应用于肾动脉重建术，但是它有早期血栓发生率高的缺点。据报道，自体髂内动脉具有很高的长期通畅率。髂内动脉比涤纶可以适合肾动脉直径，便于吻合。

在治疗儿童肾动脉疾病方面，髂内动脉是最理想的选择。因为，对于儿童来说，自体的大隐静脉壁薄，吻合后比成人更容易发生动脉瘤。髂内动脉经常是动脉粥样硬化最先侵及的位置，因此不适用于老年病人。同时，由于髂内动脉比较短，因此会相对增加手术吻合的困难。

在过去的 20 多年，自体大隐静脉被认为是最好的血管移植物，具有在管径上同肾动脉最合适的优点,其分支可以同直径仅为 2~3mm 的肾动脉分支吻合。与合成材料相比,其内膜具有很低的血栓发生率。由于上述优点,大隐静脉被广泛应用于各种肾血管疾病的治疗。如果大隐静脉不合适,我们也经常选用头静脉。

6. 大隐静脉的制备　制备足够长的大隐静脉是手术成功的关键。在暴露和游离大隐静脉时应当小心操作,以免造成血管壁的损伤和缺血。不适当的大隐静脉可以造成晚期的并发症,如内膜增生性狭窄和动脉瘤的形成。因此,大隐静脉的制备应当由经验丰富的术者进行。

通常选择病变肾对侧的大隐静脉,因此,两组手术可以同时进行,一组暴露肾血管,另一组可以制备大隐静脉,这样可以大大缩短手术时间。切口沿着大隐静脉行经的皮肤,上起自腹股沟韧带中点下方并同腹股沟韧带平行,向下延至膝关节附近(图 7-3-6)。注意切口应当垂直于皮肤,以免形成皮瓣,造成术后坏死及感染。最好于术前 1 日在病人直立时描出切口的位置。

通常外径 4~6mm,长度 20mm 的大隐静脉就完全可以满足手术的需要。静脉应当轻柔的取出,注意勿牵拉损伤分支,遇到分支应逐一用丝线结扎。注意勿损伤静脉外膜。

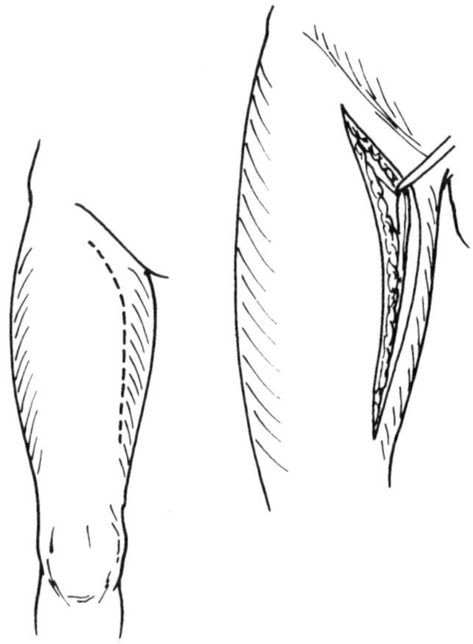

图 7-3-6　切取大隐静脉

为了避免静脉壁的缺血性损伤,最好在肾血管暴露好以后再截断大隐静脉。如果大隐静脉已制备好,就应当浸泡在林格乳酸液或自身血液中。先横断静脉远端,插入套管针,用丝线固定,注入稀释的肝素盐水,用以判别是否还有未结扎的小分支,同时可以冲洗内存的残余小血栓。然后轻微加压,使血管直径扩张到 5~6mm。横断血管近端,待用。大腿的切口可以等到吻合完毕后再关闭,从而可以观察到由于肝素化而造成的切口渗血或小血管出血,以便及时处理。

7. 脾肾动脉分流术(canastomosis of splenorenal arteries operon)　在治疗左肾动脉狭窄的病人时,脾-肾动脉分流术有很多优点,尤其是对于弥漫性粥样硬化主动脉管腔有血栓的病人,或者所有行动脉重建术有困难的病人。

选择脾动脉作为自体分流血管,可以不在脾动脉的起始位置,吻合也相对简单,只需要一个吻合口。因为,动脉粥样硬化在早期同样可以侵犯脾动脉,所以,术前的选择性腹腔干动脉造影就相对重要,可以判别脾动脉的血流情况。同时,为了更好的判定脾动脉是否适合作分流术,术中触摸脾动脉的搏动情况也有提示意义。如果脾动脉血流低于 125ml/min,最好放弃。

切口最好选择经 12 肋切口或 11 肋切口。依次切开皮肤、皮下、背阔肌、下后锯肌和切除 12 肋或 11 肋,就可以牵开切口,扩大术野,常规暴露左肾血管。同时需注意避免损伤胸膜和误入胸膜腔。

进入 Gerota 筋膜、肾上腺后及胰腺前的空隙。在胰腺上缘找到脾动脉。妥善游离脾动脉。依次分离,结扎几支小的通往胰腺的分支,直至游离到脾动脉腹腔干分支处。使游离的脾动脉有足够的长度和肾动脉相吻合。

游离完脾动脉,用血管夹夹闭脾动脉的起始处,在远端脾门处主要分支的近侧切断脾动脉,远端妥善结扎。不必行脾切除术,因为,胃短动脉可以向脾脏提供足够的血流。从后面暴露左肾,充分游离左肾动脉。在近左肾动脉起始处切断,近端妥善处理,远端同脾动脉用 6-0 无损伤血管缝合线连续外翻吻合(图 7-3-7)。

如果脾动脉长度不够,就可以使用大隐静脉作媒介,其两端分别同脾动脉和肾动脉吻合。这样就可以保证在无张力的情况下吻合血管。

因为有诸如脾动脉疾病、胰腺炎、胰腺假性囊肿等并发症,从而在一定程度上限制了该种手术作为治疗肾动脉狭窄的常规手术。

8. 肝、胃十二指肠、肠系膜上、腹腔干动脉-肾动脉吻合术　广泛的动脉粥样硬化、曾经作过主动脉手术及主动脉斑块形成都限制了主动脉-肾动脉分流术的使用。如果病人有右肾动脉疾病且同时有上述情况而不能施行主动脉-肾动脉分流术时，才可以选择大隐静脉连接肝动脉-肾动脉分流术或胃十二指肠动脉-肾动脉分流术。

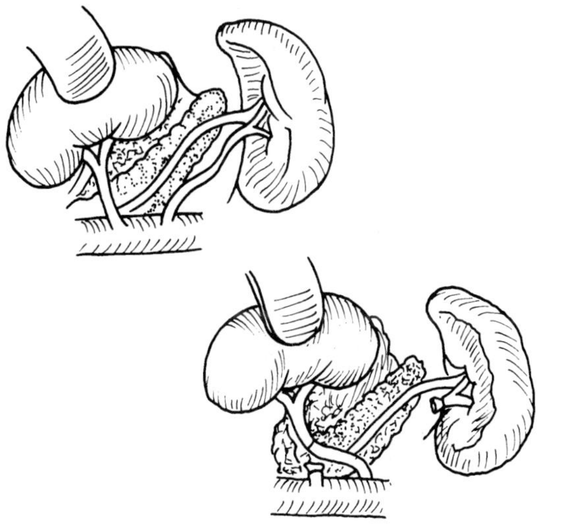

图 7-3-7　脾肾动脉分流

肝总动脉发自腹腔干动脉，沿着胰腺上缘走行，到门静脉处,分为一个降支和一个升支。升支是肝总动脉的直接延续,在小网膜内,在胆道左边向上走行。降支形成胃十二指肠动脉。在肝门处,肝固有动脉分成两支:肝右动脉和肝左动脉,各自供应相应区域的肝脏血供(图 7-3-8)。手术前,首先应当掌握参与肝脏循环动脉的解剖变异情况。通常,肝右动脉的变异多于肝左动脉。约有 24%走行于胆道前方,64%走行于胆道后方,另有 12%发自肠系膜上动脉(图 7-3-9)。而肝总动脉约有 91%走行于门静脉前方,9%走行于门静脉后方。另外,还有大概 11.5%的病人的肝左动脉起自胃左动脉。

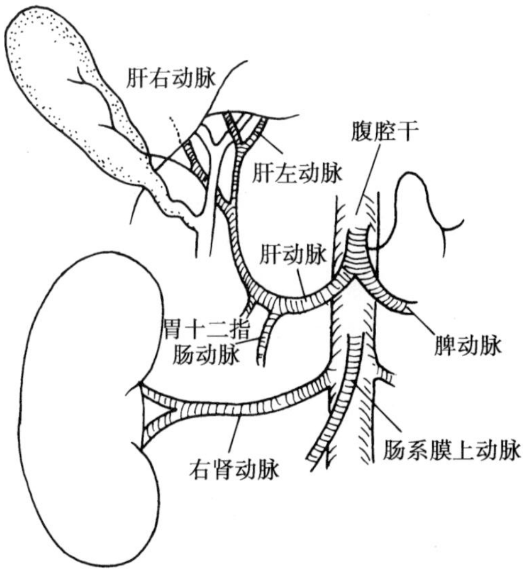

图 7-3-8　肝动脉循环

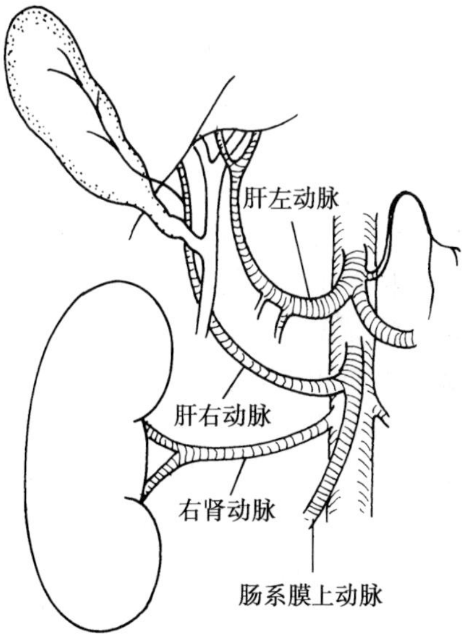

图 7-3-9　肝右动脉起始于肠系膜上动脉

手术成功的关键是对肝门的详细解剖。在吻合之前,一定要解剖清楚肝固有动脉、胃十二指肠动脉、肝右动脉、肝左动脉、门静脉及胆道系统。

仔细解剖和暴露好右肾动脉后，血管夹阻断肝总动脉的近腹腔干动脉处和肝总动脉的各个分支,切断胃十二指肠动脉。远端结扎,近端肝素盐水冲洗后待吻合。将肝动脉从门静脉和胆总管的表面游离开。肝总动脉的前外侧壁从胃十二指肠动脉分支开口处向远端作一长约 10mm 的纵行切口,将自体大隐静脉和肝总动脉切口作端-侧吻合,通常使用 6-0 无损伤血管缝合线连续吻合。血管夹阻断大隐静脉移植物,开放近侧肝总动脉和各个分支血管。血管夹阻断右肾动脉近肾侧,于近主动脉处切断右肾动脉,近端结扎,远端同大隐静脉移植物作端端吻合。

术后动脉造影可证明肾动脉血流情况,一般不会出现肝脏功能损害的问题。

二、自体肾移植术和体外修补术

对于肾动脉及各个分支病变不适合作原位血管重建术者，则需要施行自体肾移植术和体外修补术。

随着肾移植技术的发展，自体肾移植术已广泛开展。1963 年，Hardy 成功的为一个因主动脉手术而严重损伤输尿管的病人首先施行了同侧髂窝自体肾移植术。同时发展起来的肾体外保存技术为体外肾修补提供了保障。Ota 和同事首先成功的施行了体外肾修补、自体肾移植术。

单纯自体肾移植术适用于腹主动脉病变涉及肾动脉开口处或粥样硬化施行主动脉手术风险较大的病人。而后者，因粥样硬化通常会侵及髂内动脉，而髂外动脉通常不受侵及，所以在自体肾移植时可以行肾动脉-髂外动脉端侧吻合术。

自体肾移植术：

自体肾移植术可以选择患侧腹直肌旁直到髂窝切口。取肾时，应注意尽量保证有足够长的血管和输尿管。如果选择经腹切口，就可以保证输尿管的连续性，将肾脏下移后，只需行血管吻合。

不切断输尿管的手术如图 7-3-10。施行肾切除术，之后的手术过程同同种异体肾移植术。

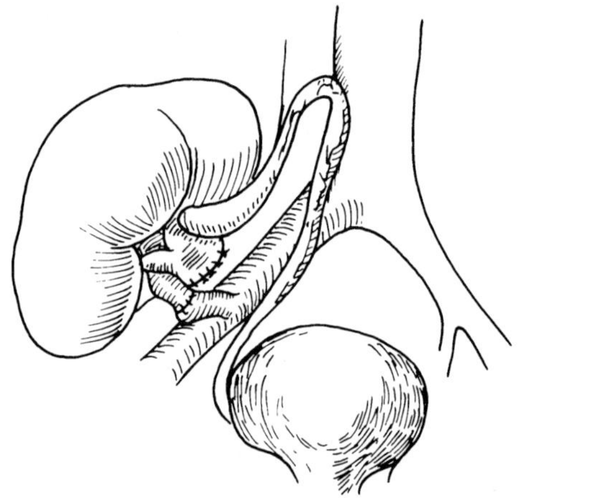

图 7-3-10　自体肾移植

解剖髂血管时，应注意妥善处理、结扎淋巴管，以避免出现淋巴瘘。仔细将髂内动脉从跨髂外静脉处游离。将肾静脉同髂外静脉用 5-0 无损伤血管缝合线端-侧吻合。如果髂内动脉没有粥样斑块，则将肾动脉同髂内动脉行端-端吻合；如果髂内动脉硬化严重，需行肾动脉和髂外动脉端-侧吻合。

【肾血管重建术的并发症】

出血和血栓形成是所有血管手术的最主要的两个并发症。但是，除非技术上的失误和血管严重疾病，一般不会出现严重的出血。在主动脉-肾动脉吻合时，使用无损伤血管缝合线有助于避免应用系统肝素化所造成的吻合口严重出血。

由于闭合的小血管在术后重新开放，有可能术后 24 小时内有较多渗血，但一般可以自行止住。在左肾动脉手术过程中，有异常的肾上腺小动脉或小静脉发自或终于肾动脉、肾静脉，如果对之认识不清，可以造成出血。术中应仔细缝扎止血。

血管吻合术后可能发生假性动脉瘤。进而有可能导致术后的迟发性出血，在腹膜后积聚。吻合时的细致操作及吻合口无张力可以最大限度的避免该种并发症的发生。

肾动脉血栓形成是最常见的术后并发症，尤其是当使用了涤纶补片或施行内膜剥脱术后。这种血栓形成多发生于术后较短的时间内，并且不容易被诊断，尤其是在作了端侧吻合术后。另外容易导致血栓形成的因素有：使用多孔的管径较小的涤纶补片；由于肾内阻力较高或肾动脉疾病造成的肾萎缩；同时施行了脾切除术所造成的继发性血液高凝状态；术后有高血压或循环血量不足。术后静脉肾盂造影通常不能判定重建的血管是否通畅。因此，如果术后有不可解释的严重的高血压持续存在时，应当进行数字减影动脉造影检查。

手术中，主动脉被阻断或在重新恢复血流时，虽然不经常出现主动脉栓塞或远端终末动脉栓塞的并发症，但一旦出现，则提示预后不佳。系统肝素化有助于预防此种并发症的发生。因此，术前应当作好对腹股沟和下肢的准备，以便可以观察下肢颜色及触摸下肢动脉搏动，从而有助于及时作出诊断。一旦出现此种并发症，就应当立即施行动脉血栓切除术。同时，罂粟碱、肝素化、筋膜切开术都会起到一定的作用。当下肢动脉，如股动脉栓塞严重时需要考虑施行截肢术。

晚期的随访研究中，通过动脉造影，可以发现有自体大隐静脉移植物和髂内动脉动脉瘤的形成。对于上述病人,动脉造影可以发现在动脉瘤的远侧血管有狭窄,因此造成部分血管压力过高,从而导致动脉瘤的形成。其狭窄原因可能为原吻合口再狭窄所致。但还没有有关动脉瘤破裂的报道。通过长期的随访发现,使用髂内动脉者很少发生动脉瘤。

尽管肾血管重建手术成功,血流量相当满意,但术后早期仍然可以出现高血压甚至高血压危象。可能与术中过多的补液量、术后低温所致的血管收缩及术后对疼痛耐受较差等因素有关。若这种情况持续存在,可以静脉使用硝普盐控制。术后抗高血压药物治疗一段时间以后,血压可恢复到正常水平。50%的病人不必再依赖抗高血压药物。血压恢复到正常水平通常需要 3~4 个月的时间。相反,如果病人术后早期有不可解释的高血压,则需要进行数字减影动脉造影检查来明确病因。

参考文献

1. 梅骅主编. 泌尿外科手术学. 第二版.北京:人民卫生出版社,1996,94-106
2. Patrick CW, Alan BR, Darracott V, et al. Campbell's Urology(英文影印版).北京:科学出版社,2001
3. Venkata SC, Clagell RG, Radlfor LR. Renovascular hypertension. Semin Nephrol,1995,15(2):152
4. Du Toit DF, Saaiman JA, Carpenter JP, Geldenhuys KM. Endovascular aortic aneurysm repair by a multidisciplinary team: lessons learned and six-year clinical update. Cardiovasc JS Afr, 2005,16(1):36-47

第四节　肾动脉瘤切除及血管重建手术

renal aneurysmectomy and renal artery reconstruction

【陈凌武　梅　骅】

肾动脉瘤是一种少见的肾血管性疾病,约占内脏动脉瘤的 22%。其病因主要是肾动脉壁中层弹性纤维先天性发育不良,其次为后天性疾病如肾动脉硬化、肌纤维性疾病、结节性动脉外膜炎、梅毒、细菌性动脉炎等。主要表现为高血压、血尿及腹部搏动性包块等。肾动脉瘤自发性破裂的发生率相对较低,然而,动脉瘤一旦发生破裂,死亡率高达 70%,尤其多见于妊娠期的妇女。根据肾动脉瘤的部位及患者的病情选择不同的手术方式:①肾动脉瘤破裂或肾动脉瘤合并患侧肾萎缩、顽固性高血压者,可行肾切除术;②如肾动脉瘤位于肾的一极,则行肾部分切除;③位于肾动脉主干或一级分支的动脉瘤,可行动脉瘤切除、肾动脉原位修复术;④对于较复杂的肾外型动脉瘤,可在原位血管重建或体外血管重建后行自体肾移植术。

【手术适应证】

1. 肾动脉瘤直径大于 1.5cm、瘤壁无钙化或钙化不全者。
2. 年轻育龄妇女仍希望生育者。
3. 选择性肾动脉造影显示肾动脉瘤增大者。
4. 合并严重的血尿、高血压,药物治疗效果不佳者。
5. 肾动脉瘤破裂者。

【手术操作要点】

1. 采用 11 肋间切口或 12 肋切除切口,充分显露肾蒂。将动脉瘤及其近端和远端的肾动脉游离,小心分离至主动脉,结扎小的分支。如肾动脉的显露不理想,可先将肾脏游离,使肾静脉有较大的活动范围,常能较好显露动脉瘤及肾动脉。根据肾动脉瘤的位置以及血管内膜是否光滑,选择不同的血管重建方式。

2. 位于肾动脉主干一侧壁上的动脉瘤,有较明显的瘤蒂,则用哈巴狗钳阻断动脉瘤两端的血流(图 7-4-1),将动脉瘤壁大部分切除(图 7-4-2),然后用 6-0 号无创伤针缝线间断外翻缝合,修补缺损的动脉壁,将留下的瘤壁或动脉鞘重叠间断缝合,以加固血管壁的修复(图 7-4-3)。如单纯修补肾动脉壁缺损会造成肾动脉狭窄,则取大隐静脉进行补片修复(图 7-4-4)。或者将动脉瘤及部分肾动脉切除,两端稍作游离,在无张力下行肾动脉端端吻合(图 7-4-5)。

3. 位于肾动脉分叉处的动脉瘤,原位修复困难,可将肾动脉、静脉近端游离、切断,用 4℃的 HCA 或 UW 灌注液低温灌洗后,在工作台上进行体外血管重建(图 7-4-6)。

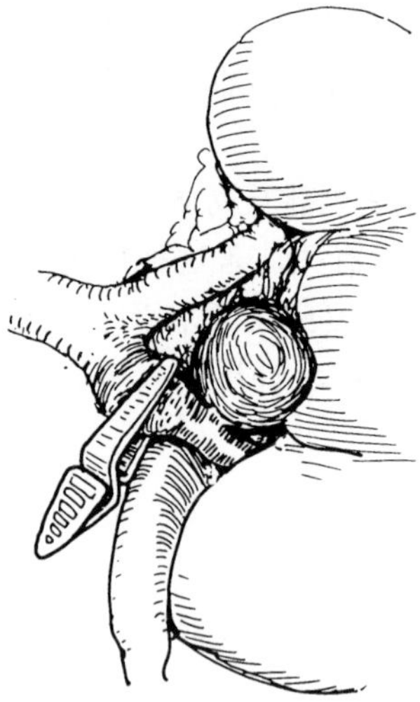

图 7-4-1

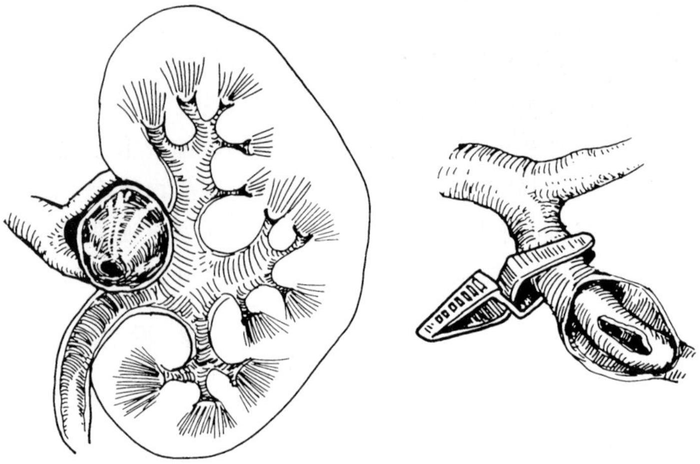

图 7-4-2

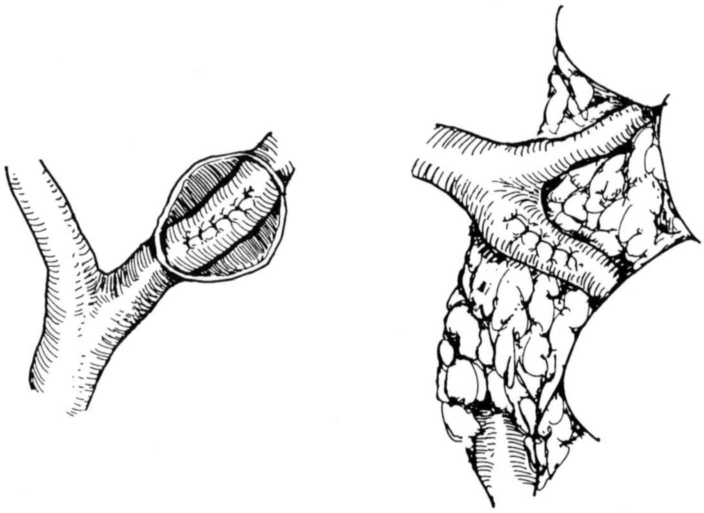

图 7-4-3

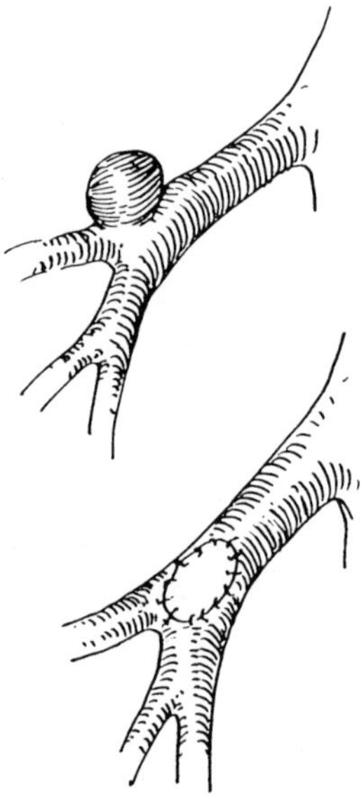

图 7-4-4

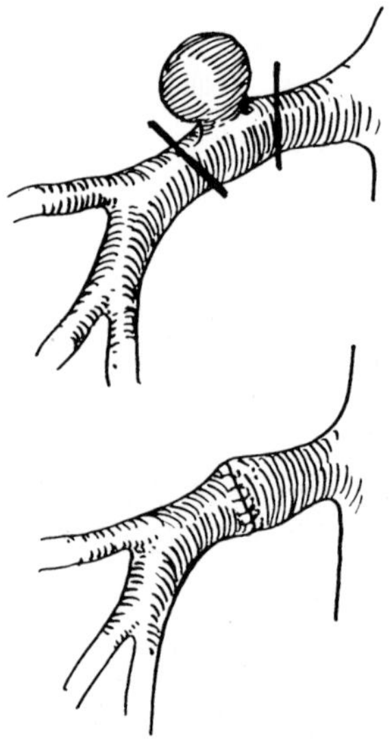

图 7-4-5

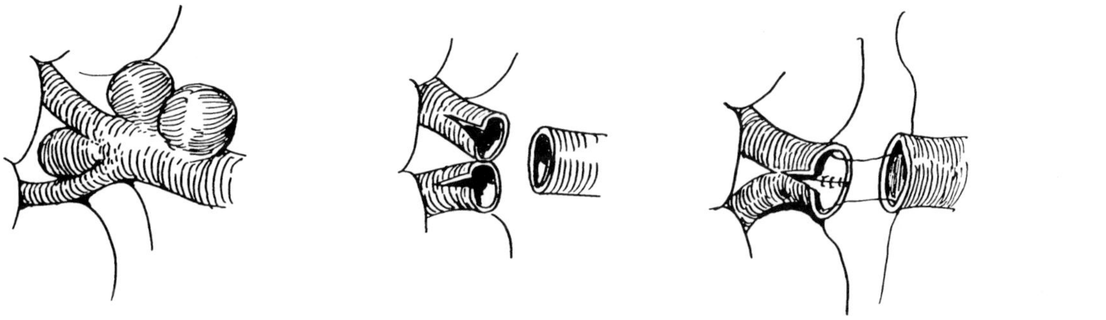

图 7-4-6

4. 肾动脉的重建往往需要较长时间,术中应注意保护肾脏。具体措施包括:

(1) 如阻断肾动脉一分支,可在阻断前将 2g 肌苷加入 50ml 葡萄糖溶液中进行快速静脉滴注,以增加肾实质对缺血的耐受性;

(2) 如阻断肾动脉主干,则用 2℃~4℃ HCA 或 UW 灌注液经肾动脉灌洗患肾,至肾实质苍白色,并用冰屑置肾表面作局部降温。

参 考 文 献

1. Chen R and Novick AC. Retroperitoneal hemorrhage from a ruptured renal artery aneurysm with spontaneous resolution. J Urol,1994,151:139

2. Silver PR and Budin JA. Unusual manifestations of renal artery aneurysm. Uro1 Rad,1990,12:80

3. Happ T,Allenberg JR,Post K,et al.Renalarteryaneurysm:surgical indications and results. Eur J Vasc Surg, 1992,6:477

4. Henke PK, Stanley JC. Renal artery aneurysms: diagnosis, management and outcomes. Minerva Chir,2003,58 (3):305-311

【主编点评】

近 20 年来,随着诊断和治疗技术的发展,肾血管性高血压无论在定性、定位诊断,病变的严重程度和受累器官的功能状态,以及治疗方法的选择,都产生了巨大变化。微创技术的应用大大减少了手术创伤,提高了疗效。

目前,肾血管性疾病所致的严重高血压及肾功能损害有四种治疗方法可供选择:即抗高血压药物治疗、经皮腔内血管成形术、血管内支架以及再血管化手术。在选择治疗方法时,需考虑多重因素:血管疾病的病因,药物治疗的效果,未经治疗的血管疾患的自然病史、特别是对持久性肾功能损害的危险性,患者的全身性疾病情况,以及各类型血管疾患对手术或放射影像学介入治疗的效果。

在纤维发育不良和大动脉炎患者,若病灶局限于肾动脉主干,使用经皮腔内血管成形术疗效良好,相当于再血管化手术。Novick 报道 30%的纤维发育不良患者存在肾动脉分支病变,增加了经皮腔内血管成形术的难度,甚至不可能施行。仅局限于 1~2 条分支尚可用此法治疗成功,但多数肾动脉分支狭窄的患者只适宜施行再血管化手术。

90%肾动脉粥样硬化累及动脉入口者同时累及腹主动脉,这些患者治疗效果很差,经扩张的动脉再弹性回缩,复发率很高。经皮腔内血管成形术辅以血管内支架改善了治疗肾动脉入口粥样硬化的疗效,但因新内膜增生,再狭窄发生率高。

当今,血管内支架渐成为治疗多数肾动脉入口狭窄的首选方法,再血管化手术仍被认为有肯定远期良好疗效的疗法。此类在狭窄部解剖以外部位施行再血管化手术的方法,避免进入病变严重的主动脉,能取得更好的治疗效果。Novick 分析了 1974~1978 年施行手术的 222 例患者的长期临床疗效,肾血管性高血压的治愈或改善率达 74%,长期肾动脉改善或稳定达 71.3%,5~10 年预期生存率相应为 89%及 77%,可与正常人群的相媲美。更新的放射影像介入疗法的远期疗效还需与再血管化手术相比较，才能恰当评价何种方法更为优越。

(梅　骅)

参考文献

Novick AC. Editorial comment for renovascular hypertension . The UCLA experience. J Urol, 2002,167:822-827

第八章

肾脏其他手术

miscellaneous operations of the kidney

第一节 肾下垂手术

operation for nephroptosis

【梅 骅】

在正常情况下肾脏在改变体位及呼吸运动时上下活动距离不超过一个腰椎椎体(约 2.5cm)。活动程度超过此范围者即为肾下垂,如活动距离特别大的,可自由滑动至盆腔或对侧腹部者称为游走肾。肾下垂是泌尿科常见的疾病,也是腰酸、腰痛、血尿和尿路感染最常见的原因之一。此症多见于20~40 岁的青壮年,而罕见于儿童及老年人。女性男性的比率为 3:1,好发于右侧。患者的体型大多是瘦长型。

肾下垂的发病因素为:

1. 体内结缔组织松弛脆弱 肾脏处在肾周脂肪囊中,为肾周筋膜所包围。前、后层肾周筋膜向上伸展至横膈下就相互合并,但在肾脏下方保持敞开直到盆腔。肾脏能在腹膜后维持其较高的位置主要依靠在肾周脂肪中的结缔组织将肾脏悬吊在肾周围筋膜上,结缔组织较为脆弱松弛者肾脏的活动度就较大。

2. 消瘦 肾周围脂肪的减少,可使肾脏四周的托力降低。

3. 腹腔压力的降低 例如妇女在怀孕分娩之后,腹壁肌肉松弛,腹腔压力突然降低,就容易诱发肾下垂。

4. 肾窝浅 肾窝愈浅对肾脏的衬托力愈小。一般右侧肾窝比左侧浅,且在呼吸运动时右肾受肝脏冲击故右侧肾下垂较多。

5. 损伤 由高处跌下或躯体受到剧烈的震荡,有时可使固定肾脏的结缔组织撕裂而发生肾下垂。

肾固定术

【手术适应证】

1. 肾下垂合并结石、感染、肾积水引起严重症状者。

2. 症状严重致影响工作,而平卧后症状迅速缓解者。

手术禁忌证为伴有严重的神经衰弱症状或全内脏下垂,症状与体位关系不大,而肾脏无明显病理改变者。

肾固定术的目的是松解肾脏和输尿管上端周围的粘连,矫治引起尿路梗阻的病变,将肾脏固定在正常的位置,以保证尿流通畅。伴有明显肾神经痛的患者,需同时切除肾蒂周围的神经丛。

肾固定术有两种基本术式:一种是将肾包膜固定于腰肌或肋骨上;另一种是将肾周筋膜缝于腰肌,托起肾脏。任何一种类型的手术都可能因肾包膜、肾周筋膜、腰肌的撕裂而造成复发。因此,我们合并使用上述两种固定方法,经临床实践和观察,疗效比较满意。

【手术步骤】

1. 作 12 肋切口,将第 12 肋从骨膜下剥离,达肋骨角处,肋骨尖处留下少许软组织。切开前缘肋骨骨膜,注意避免损伤胸膜。将肾周筋膜后层向脊椎方向游离,勿撕破腰肌筋膜。于内侧切开肾周筋膜,将肾脏及输尿管上段完全游离。如有压迫输尿管的条索或异位血管存在,亦应松解。

2. 固定肾脏

(1) 于第 12 肋骨前方剪断部分膈肌脚,分离一空隙以容纳肾脏。

(2) 用 3-0 铬制肠线于肾脏背侧下极包膜作荷包缝合,缝线留作固定腰肌之用(图 8-1-1)。

(3) 参考肾盂造影照片,按照复位后的肾脏位置与第 12 肋的关系,预先计划好肾包膜切口位置。从肾上极背侧包膜作一小纵行切口,将第 12 肋骨从此切口穿入,于肾包膜下作钝性分离,直达肾凸缘的中部,在此处再作一包膜切口,肋骨尖由此切口穿出(图 8-1-2)。肾脏悬挂于肋骨后,下极应稍外偏,以利于下盏引流。

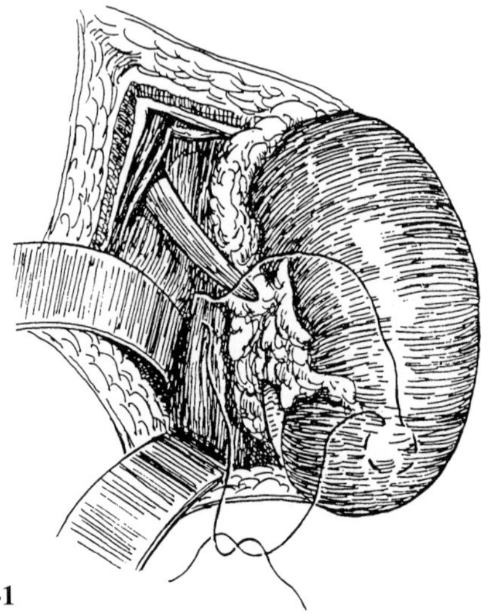
图 8-1-1

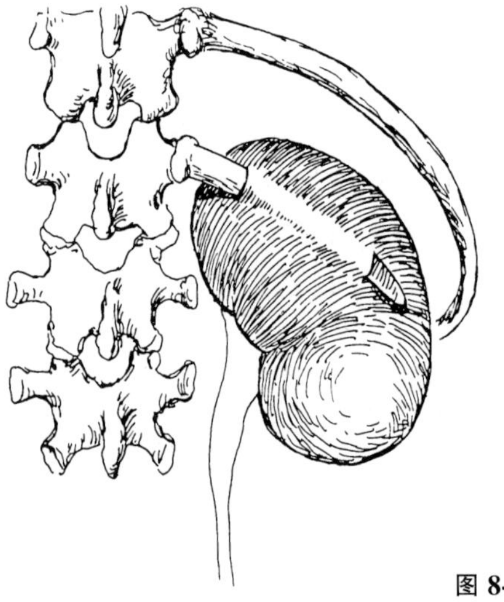
图 8-1-2

(4) 将腹膜向前游离。用 2 号铬制肠线(或 10 号丝线)于肾下极处将腹膜、肾周筋膜和肾周脂肪组织缝于腰肌上,第 10 针褥式缝合穿过返折的两层腹膜,于肾下极内侧缝于腰大肌外缘。注意勿将肠管、大网膜和腰肌前的神经结扎于缝线内。缝线内侧留下输尿管通过的通道。其他几针则围绕肾下极,将肾周筋膜及肾周脂肪组织缝于腰方肌上。在缝线尚未结扎前,将肾包膜缝线缝于腹横肌深面或腰方肌外缘,并结扎固定之(图 8-1-3)。降低手术台的中央支架,从内向外结扎肾周筋膜的固定缝线。缝线结扎后,腹膜及肾周筋膜应无张力,否则会割裂腰肌,而失去固定作用。将肾周筋膜的外侧部分插入肋骨末段与肾脏之间,并用缝线固定于腹横肌深面,以防止肾脏向外滑出(图 8-1-4)。

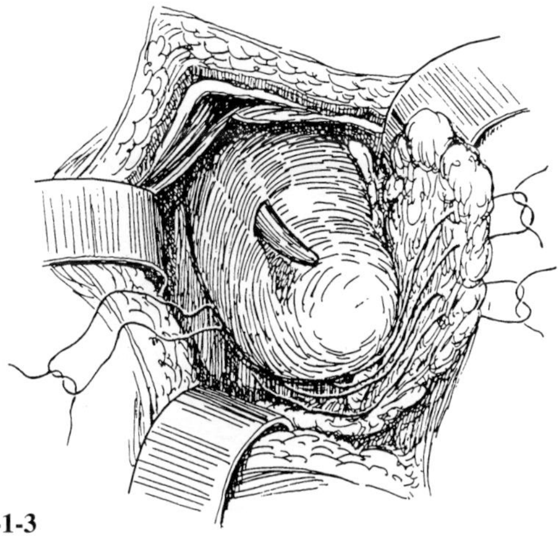

图 8-1-3

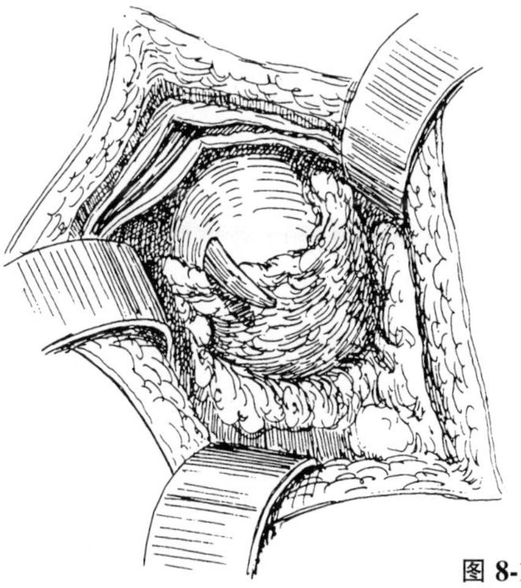

图 8-1-4

3. 缝合切口各层组织。如果第 12 肋较短,应将切口的缝线穿过 12 肋尖的软组织,以防肾脏滑脱。伤口不放置引流物。

【术后处理】

1. 卧床两周,不可随意转动体位。第 3 周可在床上坐起,第 4 周扎腹带下床活动。
2. 使用抗菌药物预防感染。

第二节 肾脏囊性疾患的手术治疗

surgery of renal cystic disease

肾脏囊性疾患可分为遗传性及非遗传性两类。遗传性多囊肾、髓质囊性疾病、家族性肾小球囊性发育不全以及非遗传性髓质海绵状肾等均无外科疗法。非遗传性肾囊性疾患如单纯性肾囊肿、肾盂旁囊肿、肾窦囊肿和肾盏憩室则可施行外科治疗。

肾单纯性囊肿(simple renal cysts)可见于儿童和成人,囊肿可能来源于远侧肾曲管和集合管囊状扩张,呈圆形或椭圆形,囊肿覆盖单层扁平或立方上皮,偶有钙化。囊液含较多的蛋白、乳酸脱氢酶和脂肪。B 超、CT 或 MR 检查可见薄壁囊肿,注射造影剂后延迟检查可见有增强现象。本病多无症状,较大的囊肿可表现胀痛和包块,穿入肾盂肾盏则有血尿;节段肾缺血可致高血压。囊肿直径在 4cm 以下可不作治疗,较大的囊肿可按具体情况作经皮穿刺注入硬化剂、经腹腔镜或开放性囊肿去盖术。

肾盂旁囊肿(parapelvic cysts)是指靠近肾盂的肾实质单纯性囊肿;肾窦囊肿(renal sinus cysts)是指位于肾窦内的淋巴囊肿,囊肿覆盖内皮细胞,囊液为血浆样成分,含有淋巴细胞,B 超、CT 或 MR 检查显示囊肿位于肾窦,单个或多个,压迫肾盂肾盏,较大的囊肿则凸出肾门之外,引起肾盂输尿管梗阻。上述两种疾病均可施行手术治疗,去除部分囊壁,用大网膜填入残余囊腔内。

肾盏憩室(calyceal diverticula)是覆盖移行上皮的囊腔,被肾实质包绕,位于肾小盏周围,籍细小通道与其相通,多位于上盏,单发或多发。肾盏憩室可能为胚胎期输尿管顶端分支未退化所遗留。小的憩室多无症状;较大的憩室因引流不畅而膨胀,引起疼痛、血尿、感染、钙乳沉着或结石。经静脉肾盂造影确诊后可施行憩室处的部分肾切除术。

一、肾囊肿去盖术

(marsupialization of the renal cyst)

【手术适应证】

肾囊肿较大,压迫集合系统及肾实质,尤其是位于前方,难以用经皮穿刺治疗者。

【手术步骤】

1. 作小的12肋间切口或腰部切口，显露肾脏，且游离囊肿部位。

2. 穿刺抽出部分囊液后，剪除囊壁顶部变薄部分(图8-2-1),用3-0肠线将切缘连续缝合(图8-2-2)。

3. 囊壁若有可疑病变,应作冰冻切片检查。囊壁用石炭酸、酒精、生理盐水依次涂抹以减少其分泌,然后将肾周脂肪填充于残留囊腔内(图8-2-3)。缝合腰部切口,不需放置引流物。

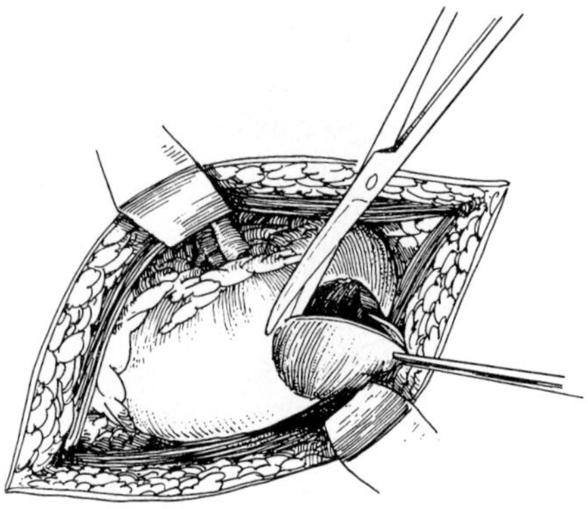

图 8-2-1

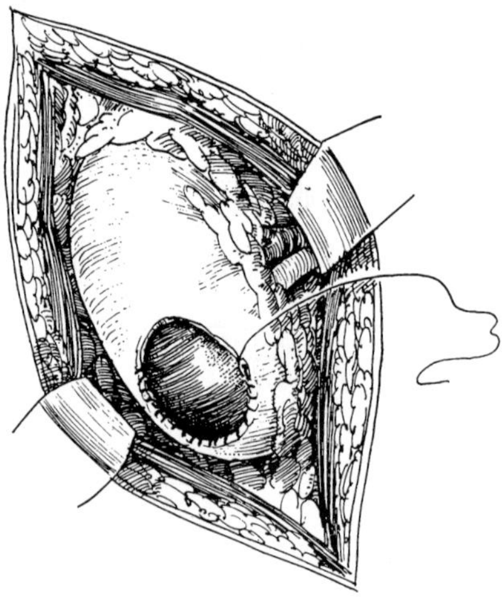

图 8-2-2

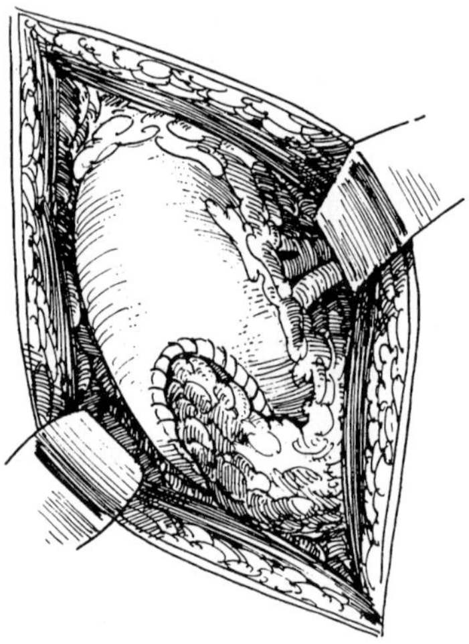

图 8-2-3

二、肾盂旁囊肿切开、大网膜填塞术

(Operation for parapelvic cyst)

【手术适应证】

肾盂旁囊肿或肾窦囊肿较大,压迫肾盂肾盏及肾窦内血管,致肾积水、肾实质变薄者。

【手术步骤】

1. 作腰部斜切口,显露肾盂及囊肿。作肾窦内分离,找到囊壁,经穿刺抽出液体,切开囊壁,排除积液,小心去除部分囊壁(图8-2-4)。

2. 于肾周筋膜旁切开腹膜,将大网膜拉出,填入肾窦内的残留囊腔,用丝线将大网膜固定于肾包膜上(图8-2-5)。大网膜对淋巴液有较强的吸收功能,比填入肾周脂肪更为优越。

3. 缝合、缩小腹膜切口,用丝线将大网膜固定在腹膜创缘。肾盂旁置多孔引流管或负压引流,缝合腰部切口。

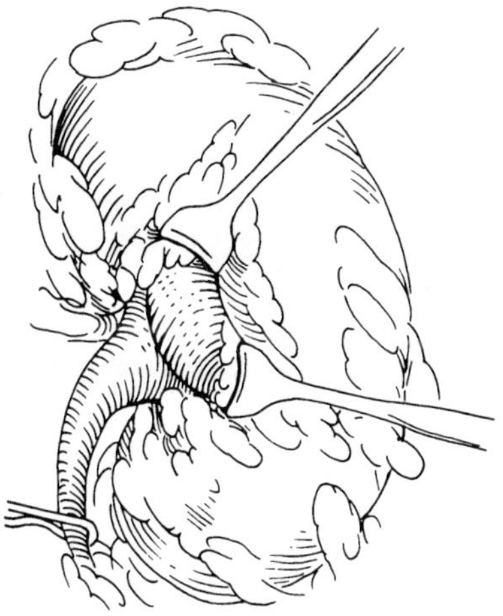

图 8-2-4

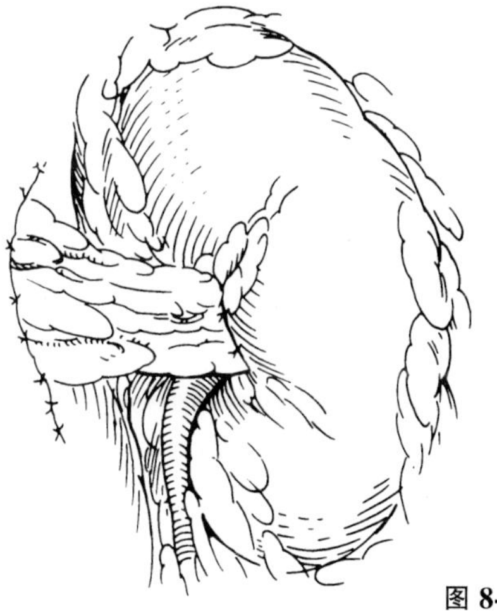

图 8-2-5

【主编点评】

肾囊肿是后天获得性病变，通常被认为是来源于远侧曲管或集合管憩室。其数目随年龄增加，可能是肾小管基膜薄弱的结果。囊肿增大年轻患者较年老者快，多发性囊肿较孤立囊肿快。囊肿内会有澄清或淡黄色漏出液。

直径4~6cm，位于肾后侧的囊肿，可以通过经皮肾穿刺注射硬化剂的方法。位于肾后方的肾囊肿也可以应用小的腰部切口施行手术，在排空囊液后将囊肿拖出体外，切除囊肿。位于肾前方的肾囊肿一般不用经皮肾穿刺的方法，宜施行开放性或腹腔镜手术治疗。

（梅 骅）

参考文献

Terada N et al. The natural history of simple renal cysts J Urol，2002，167:21-23

三、肾盏憩室肾部分切除术

(operation for calyceal diverticula)

【手术适应证】

肾盏憩室较大，合并感染、结石、出血者。

【手术步骤】

1. 术前作膀胱窥镜，向憩室侧插入输尿管导管至肾盂内。

2. 作腰部切口、12肋切口或11肋间切口。

3. 逐层进入显露肾脏，触到变软或有波动感的憩室部位，将其与肾周脂肪分离。较深在的憩室需根据照片或超声指示的部位寻找，若内含结石，经穿刺触到结石即可定位(图8-2-6)。

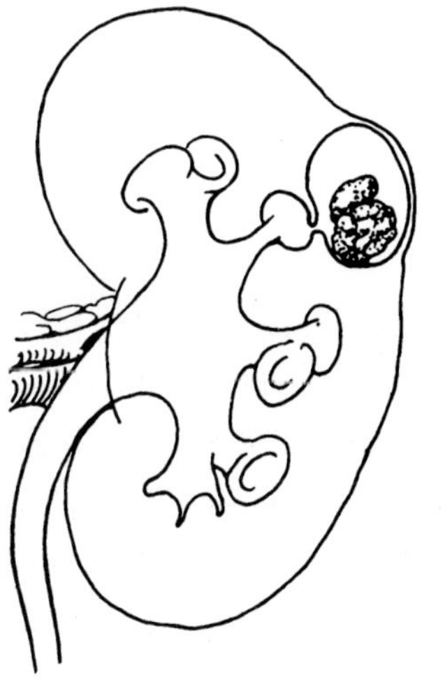

图 8-2-6

4. 切除憩室表面的薄层肾实质，使憩室呈蝶形敞开，探查憩室腔，取净结石。憩室开口有时很小，排空后不易辨认。电灼或用硬化剂涂烙憩室底部不一定能使憩室口封，术后有可能复发。遇此种情况，应从预先插入的输尿管导管注入靛胭脂或美蓝溶液，即可显示憩室开口。

5. 环形切开憩室开口周围的上皮，并稍作游离(图 8-2-7(1))。必须注意憩室只覆盖一层薄的扁平或柱状上皮，其下有薄壁的血管，分离时容易损伤血管而致大量出血。在分离出憩室开口周围的创面后，用 4-0 肠线将开口的远侧断端作间断或荷包缝合(图 8-2-7(2))，近侧断端再作一层间断缝合。

6. 取带蒂肾周脂肪填塞残腔，用丝线将其固定于肾包膜创缘(图 8-2-8)。

7. 切口内放置多孔引流管后，逐层缝合切口。

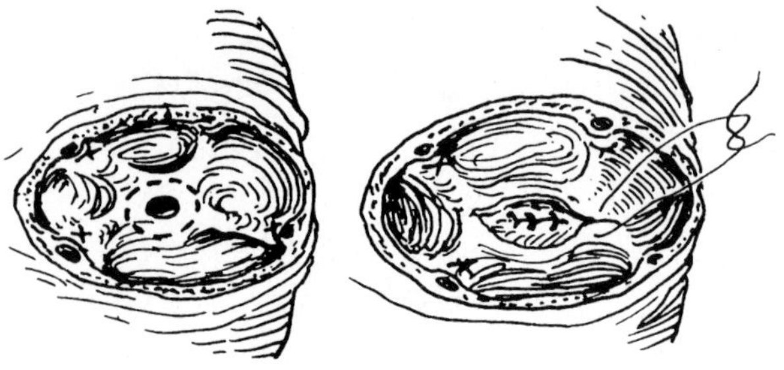

(1)　　(2)

图 8-2-7

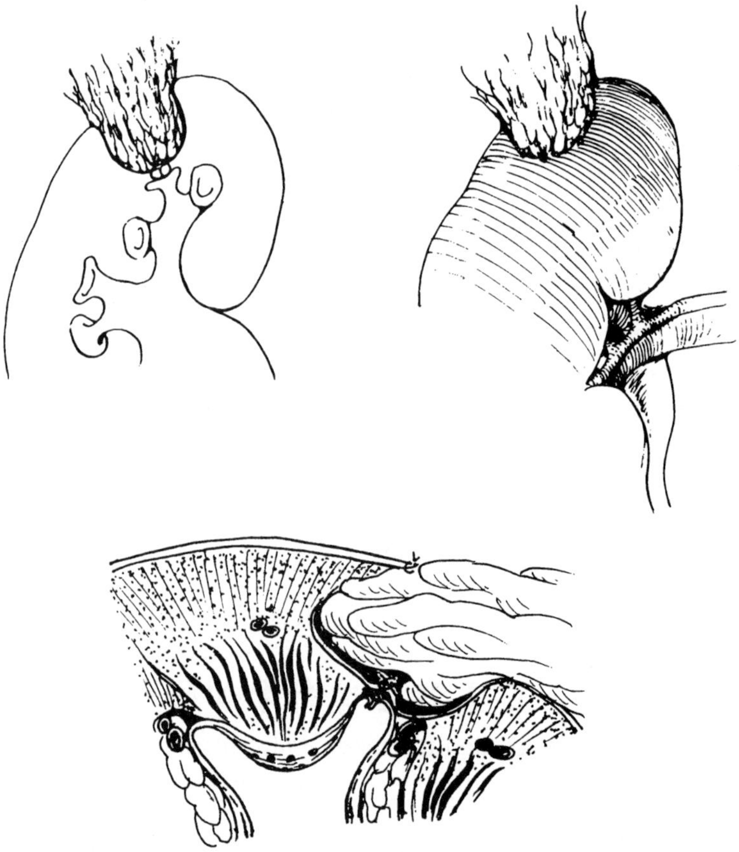

图 8-2-8

(梅　骅)

四、多囊肾手术

多囊肾(polycystic kidney disease)是肾囊性疾病中最常见的一种，属遗传性疾病。多囊肾发病率约为 1:500，长期血液透析患者约 10%、肾移植患者约 5%为多囊肾，多囊肾是引起肾衰竭的最常见的三种疾病之一。多囊肾分为常染色体显性遗传性多囊肾(ADPKD)和常染色体隐性遗传性多囊肾(ARPKD)。其中 ARPKD 又称婴儿型多囊肾，此型少见，多数在出生后不久死亡，极少数患者可存活至儿童期或成年。存活患者目前无特殊治疗方法，由于肾功能不全和感染，不宜行引流术。由于肝肾功能同时受损，血液透析和肾移植往往不能达到预期目的，预后极为不良。

ADPKD 又称成人型多囊肾，是常见的多囊肾病，其发病率约 1:500~1:1 000。ADPKD 是常染色体显性遗传性疾病，致病基因位于16P13，由于单个基因异常激发了一连串基因异常表达，最终导致肾小管上皮细胞的异常增生和分化，形成紧密单层上皮，分泌液体形成囊肿。由于囊肿上皮细胞增殖、细胞分泌功能改变以及囊肿周围组织受损使囊肿进行性增大，周围肾实质受压，导致肾功能下降，最终导致终末期肾衰竭。

多囊肾的临床表现以疼痛、腹部肿块和肾功能损害三项最为多见。疼痛是最早期的症状，多为腰背部或胁腹部胀痛、钝痛或肾绞痛。体检时可触及一侧或双侧肾脏，呈结节状，是最主要的体征。多囊肾患者肾功能进行性损害，但一般无贫血，全身情况较好，故血液透析效果相对较好。部分患者伴有其他临床表现如高血压、不同程度的血尿、尿路感染、结石等。多囊肾通过影像学检查容易诊断，基因诊断通过检测患者相关致病基因的表达可在发病前作出诊断。

ADPKD的治疗主要是延缓肾功能损害、控制高血压和预防感染。对早中期多囊肾患者行囊肿去顶减压术或行内引流术可减轻症状、延缓肾功能损害、延长生存期。对肾衰竭终末期患者可考虑血液透析，有条件者可行同种异体肾移植。

刘平等报告了92例常染色体遗传，多囊肾联合多囊肝联合去顶减压术，术中使用电切表面囊肿，使用4℃ 5%葡萄糖溶液降温，深层囊肿抽液注入95%酒精10分钟后抽出，近肾盂的囊肿做内引流。随访4个月~8年，血压多恢复正常，血尿消失，血肌酐、BUN、胆红素未见增高。

（一）多囊肾囊肿去顶减压术

【麻醉及体位】

麻醉采用硬膜外、腰麻或气管内插管全麻；体位采用健侧卧位。

【手术适应证】

凡确诊为多囊肾伴以下情况之一者均为适应证：

1. 腹部肿块伴腰肾部胀痛。
2. 保守治疗无效的血尿。
3. 高血压。
4. 伴有肾结石而保守治疗无效。
5. 伴发囊内感染积脓。
6. 肾功能减退双侧多囊肾患者。

【手术步骤】

1. 作12肋下缘或经12肋切口，逐层切开皮肤、皮下组织及肌肉层(如为12肋切口则切除12肋)。然后小心切开腰背筋膜，注意避免损伤胸膜。再切开肾周筋膜和脂肪囊，显露并游离肾脏及囊肿部位(图8-2-9)。

2. 对较大囊肿先穿刺抽出部分囊液或切开小口用吸引器吸净囊液后，用镊子提起囊壁，在距肾实质0.5cm处剪除或用电刀切除囊肿顶部变薄部分囊壁，电切过程中可用4℃冷盐水浇注局部以减少高温对肾脏的损害，吸净囊液。为了保护已重度受损的肾实质，宜尽量避免操用电切或电凝。

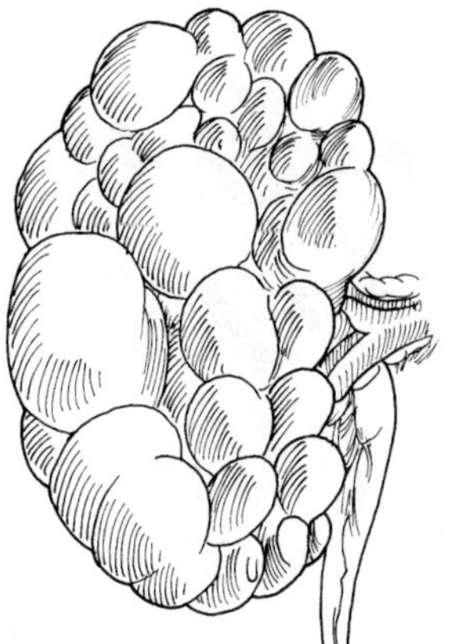

图 8-2-9

3. 对较小囊肿用电刀刺破囊肿顶部，对深层的囊肿通过去顶后的囊腔进行处理，注意避免切穿肾盏或肾盂壁。术中尽量增加处理囊肿的数量，并精确计数。

4. 囊壁可用石炭酸、酒精、生理盐水依次涂抹以减少其分泌，肾周放置引流管，缝合切口。

【术后处理】

1. 患者术后卧床休息1周。

2. 保持肾周负压引流，视引流量情况可于术后2~3天后拔出引流管，如术后引流管引流量持续较多或引流液较清，应考虑是否存在尿漏，必要时可通过膀胱镜逆行插管或放置双J管引流，待肾周引流管没有液体引出即可先拔除该管,这样处理,一般均能治愈。

(二)多囊肾内引流术联合去顶减压术

由于多囊肾囊肿压迫肾实质,使血管受压变位引起肾缺血导致肾素分泌增多、高血压及肾功能不全。表层囊肿去顶可去除对肾实质的压迫,去除感染病灶,可稳定及一定程度上逆转病情。多囊肾内引流术的设计原理是基于多囊肾的囊肿起源于肾小管各部,囊液与尿液相似,囊肿为肾功能单位,作内引流可发挥其分泌与重吸收功能。多囊肾内引流术联合去顶减压术可使受压肾实质减压,血管复位,可减轻症状,改善肾功能。

【手术适应证】

同多囊肾去顶减压术,最好CT可见的较大囊肿压迫肾盏、肾盂者更适合。囊肿内引流形成引流不通畅的肾盏憩室,残留囊壁分泌功能难以估计,此术式的使用价值有待进一步探讨。

【手术禁忌证】

多囊肾并多囊肝患者如出现肝功能障碍、黄疸、腹水等,提示多囊肝功能损害严重,为内引流术禁忌。

对肾功能重度受损的老年患者,围生期女性患者,以及发展到尿毒症期的患者,也不宜行此手术。

【术前准备】

肾功能重度受损者术后反应较大,肾功能恢复差,术前需做血液透析准备。合并感染者先用抗生素控制感染。术前可以患侧肾逆行插入输尿管导管,以方便术中从导管注入美蓝液寻找肾盏、肾盂。

【手术步骤】

1~3步骤同多囊肾囊肿去顶减压术手术步骤1~3。

4. 在较大囊肿去顶之后,在直视下将囊内所有毗邻、深部囊肿逐层切破打开,使向大囊引流。于大囊腔深部寻找肾盏做成一直径约1.0cm左右瘘口,瘘口周边用可吸收线作放射形间断缝合,保持瘘口通畅。从肾盏瘘口插入胆道探子,探索另一肾盏,靠探子支柱做另一囊肿的肾盏吻合口(图8-2-10)。寻找肾盏或肾盂遇困难时可从预先插入的输尿管导管注入美蓝液通过穿刺证实,或用胆道探子从肾窦上方插入并挑起肾盏壁,囊内触到最薄处切开,勿伤及血管。然后从肾盏瘘口插入胆道探子达另一大囊,找最薄处切开(图8-2-11)。寻找深部大囊肿有困难时可借助B超定位。每侧肾脏作此种内引流2~5个(图8-2-12),内引流完成后,通过瘘口向输尿管放置双J管作内支架,或置肾造瘘管,最后切除多余的大囊壁,并将大囊顶壁以可吸收线缝合。

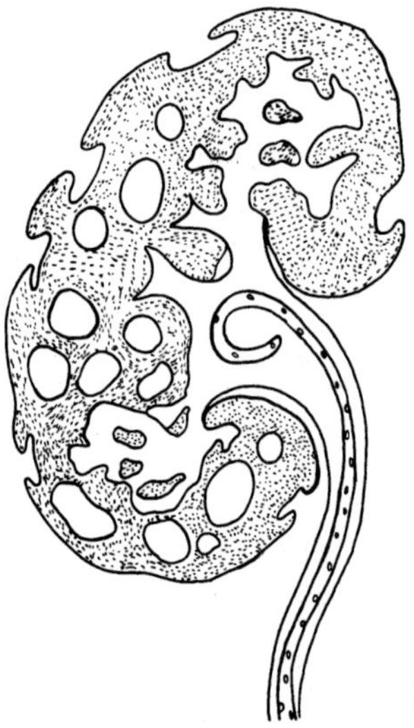

图 8-2-10

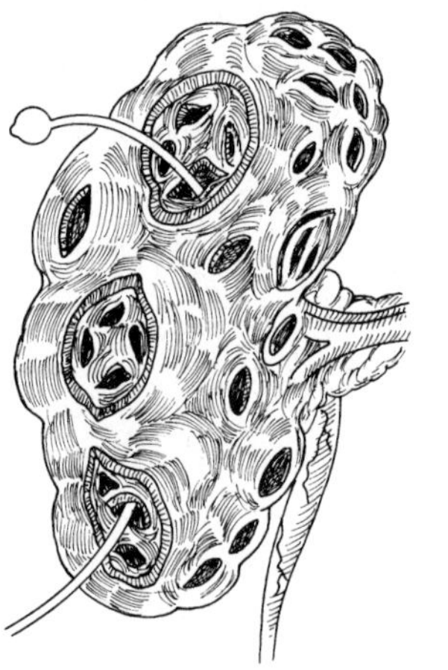

图 8-2-11

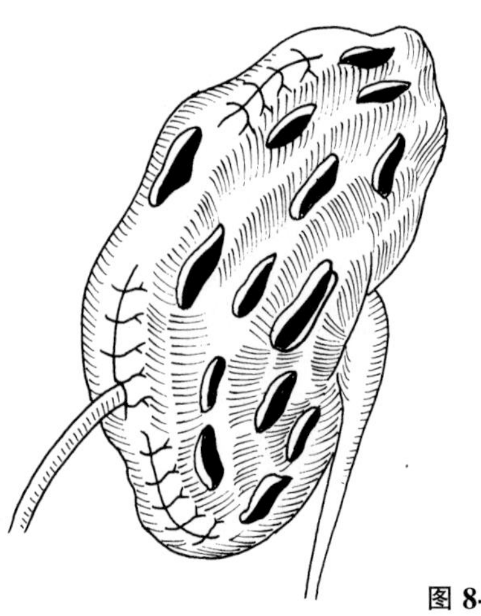

图 8-2-12

5. 用肾周脂肪覆盖肾脏并将其固定。置负压引流,缝合切口。

【术后处理】

1. 患者术后卧床 1 周。
2. 保持肾周负压引流,5~7 天后拔出引流管。
3. 多数患者术后出现血尿,无需特殊处理,一般术后 1~3 天消失。
4. 双 J 管于术后 3~4 周拔除。

(周祥福)

参 考 文 献

1. J. Rapoport. Autosomal dominant polycystic kidney disease: pathophysiology and treatment. QJM, 2007, 100(1):1-9
2. 程继义,刘士怡,金讯波等. 内引流联合去顶减压术治疗多囊肾. 中华泌尿外科杂志, 1999, 20(6):351-353
3. Neumann J, Ligtenberg G, Klein I, et al. Pathogenesis and treatment of hypertension in polycystic kidney disease Curr Opin Nephrol Hypertens, 2002, 11(5):517-521
4. 刘岩,王存龙,裴琼等. 去顶减压加内引流治疗成人型多囊肾. 中国综合临床, 2004, 20(4):363-364
5. 张永海,郑克立,梅骅等. 肾盂旁囊肿(附 12 例报告). 中华泌尿外科杂志, 1999, 20:727-728
6. 刘平,穆雪丽. 常染色体显性遗传多囊肾合并多囊肝联合去顶减压术疗效观察. 中华泌尿外科杂志, 2006, 27:54

第三节　肾造瘘术

nephrostomy

肾造瘘术分为永久性肾造瘘和暂时性肾造瘘术。在梗阻性无尿、严重肾积水又不能耐受复杂手术,或肾积脓等,以及某些肾与肾盂手术后,需要行暂时性肾造瘘术,以改善肾功能,充分引流,提高手术成功率。但是,对于输尿管及膀胱广泛病变如炎症、狭窄、肿瘤,无法手术根治,则往往需作永久性肾造瘘术,进行姑息治疗。

肾造瘘手术可分经皮肾穿刺造瘘术 (见第二十五章第一节)、原位肾造瘘术和游离肾造瘘术三种方法。本节主要描述后两者。

手术适应证:

1. 患严重肾积水或积脓,肾功能不良,未能施行根治性手术者。
2. 梗阻性无尿不能耐受复杂手术者。
3. 某些肾、肾盂及输尿管手术后,为保障手术成功。
4. 输尿管、膀胱、前列腺等恶性肿瘤,发生梗阻性病变无法根治切除时。
5. 经皮肾碎石或体外冲击波破碎较大的肾结石时,常需施行肾造瘘术。

一、原位肾造瘘术

【手术步骤】

1. 病人取侧卧位, 局麻或持续硬膜外麻下行腰部肋缘下斜切口,长约 5~8cm。切开皮肤、皮下组织,显露背阔肌、腹外斜肌(图 8-3-1)。

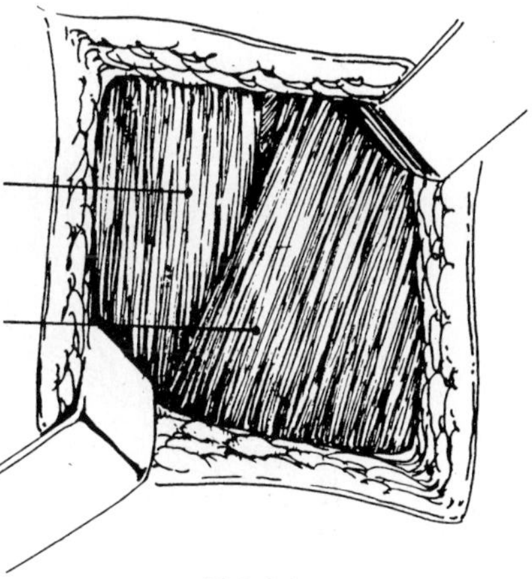

图 8-3-1

2. 将肌肉作钝性分离, 向两侧牵开显露腰下三角。切开腰背筋膜及肾周筋膜,显露肾脏。用针头于肾实质最薄处或下极背侧凸缘内 1cm 处穿刺肾脏(图 8-3-2),抽到尿液后,固定穿刺针。在穿刺部位切开肾包膜,用探针或直蚊式钳沿穿刺针戳穿肾实质及肾盏,并扩大孔眼至造瘘管直径大小。退出穿刺针用弯钳持 16~18 号有侧孔导尿管或用带金属芯的蕈状管自此处插入肾盂(图 8-3-3),吸出肾盂内积液,证实造瘘管引流通畅。用 3-0 号肠线于肾包膜作荷包缝合,固定造瘘管。

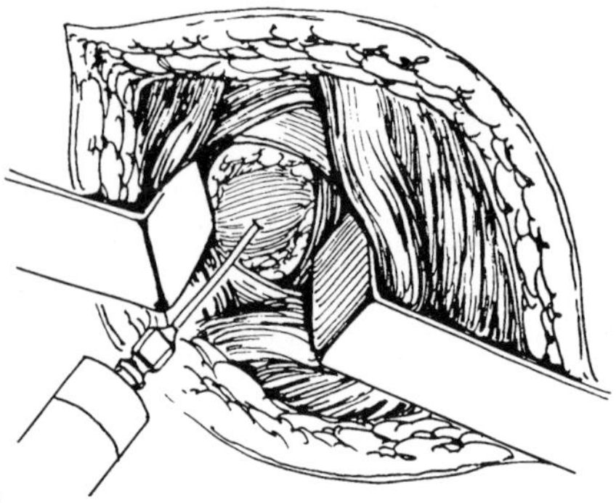
图 8-3-2

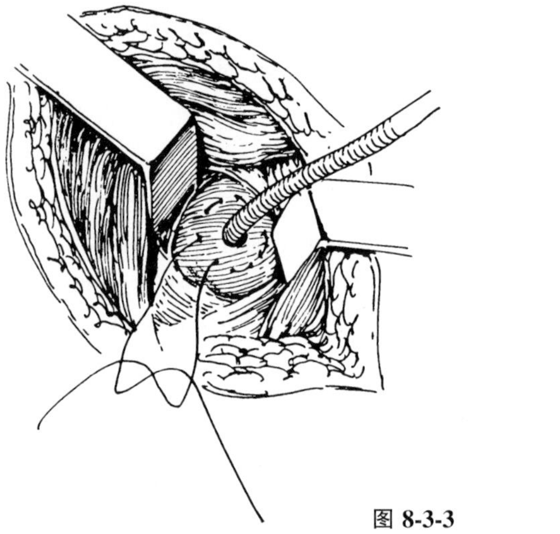
图 8-3-3

3. 逐层间断缝合切口,用丝线将造瘘管固定于皮肤。

当肾盏无扩张,肾实质厚,尤其是孤立肾或代偿性增大的肾脏,原位肾造瘘术中可能遇到很大困难。肾穿刺很难命中肾盂,即使进入肾盏,造瘘管往往无法通过漏斗部进入肾盂,管的末端停留于肾盏内或嵌顿于肾盏漏斗部,尿液引流不畅,且易脱出。若损伤肾实质血管,还可引起大出血。遇此种情况,可直接从肾穿刺针腔插入导丝,然后靠导丝引导,顺导丝插入口径较小的肾造瘘管。若无此种设备,且为暂时性尿流改道目的,改为肾盂或输尿管上段造瘘更为安全。

二、游离肾造瘘术

1. 游离肾盂后,于肾盂切口插入弯圆头探针,从肾下极背侧靠近肾凸缘处选择一扩张的肾小盏,戳破肾实质,切开肾包膜。于 16 号导尿管尖端用缝线连结于探针末端(图 8-3-4),将导尿管拉入肾盂内。剪去牵引丝线。

2. 用 3-0 号肠线于肾包膜作荷包缝合,将导尿管结扎固定(图 8-3-5)。缝合肾盂切口。需长时间引流的病人,引流管应取最短的路径引出体表,以方便日后更换。

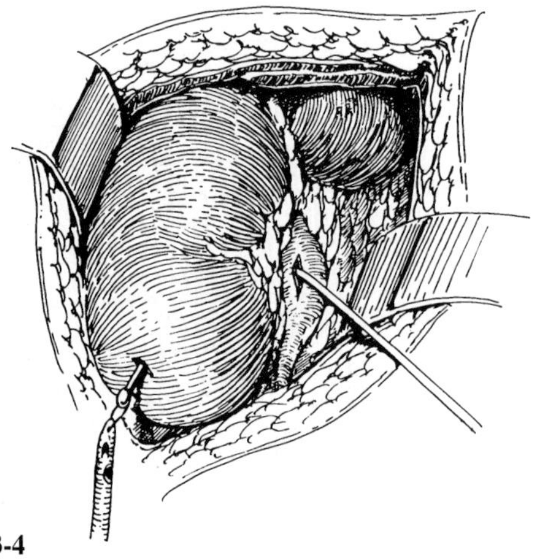
图 8-3-4

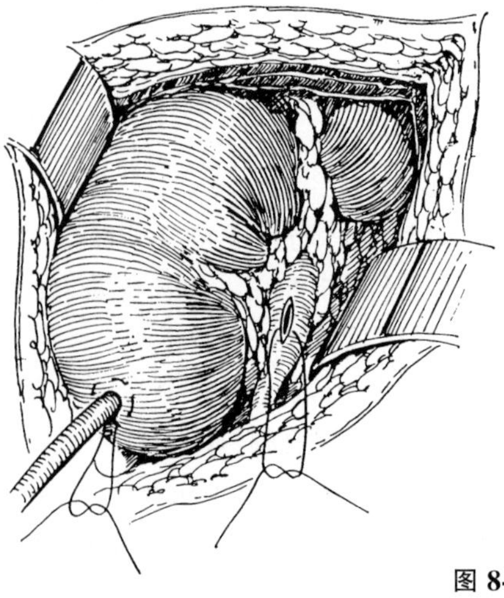
图 8-3-5

【术后处理】

1. 保持造瘘管引流通畅。若无尿液流出或引流不畅,要弄清原因。手指挤压引流管,做成负压,或用少量无菌生理盐水冲洗;若仍引流不畅,须在B超或X线监视下明确管子是否在肾盂内,有无曲折,必要时注入少量造影剂进行观察,切勿盲目调整管的插入深度。如证实管的位置正确,而从尿道排出的尿液尚充分,或有尿液从管周漏出,可暂不处理,等待数天,待瘘道形成后再调整瘘管位置。术后过早调整造瘘管插入深度,往往会使造瘘管脱出,无法再插入,被迫再次施行手术,重新安置造瘘管。

2. 血尿明显、肾盂感染、尿液沉淀物较多等情况下,应鼓励病人多饮水,同时补液、抗菌治疗,必要时更换造瘘管。

3. 首次换管时间为术后3~4周,每隔2~3周换管1次。

(陈 炜 梅 骅)

三、肾、输尿管引流的基本问题

1. 导管的作用 泌尿外科中应用的导管可分为两大类,即引流管和支架管,应用于肾、输尿管的导管常常具有这双重功能。常用导管的外周径均按照French标示,如F24的导管,即表示其周径为24mm,它的直径约为该数值的1/3,即为8mm。

肾引流管常用的有橡胶管和硅胶管,主要作用是引流尿液,也有一种硅胶的肾引流管可放入输尿管,同时有支架和引流的作用。

输尿管导管可用于解除梗阻、维持泌尿道的连续性、尿液从导管中引流,使肾盂输尿管处于休止状态。保护输尿管吻合或修复处、促进瘘道愈合等。原则上输尿管切开或有可能损伤的病例都要放置支架引流,口径以可以轻松插入输尿管为准。除非吻合的输尿管口径适当,血供良好,吻合时没有张力。肾盂输尿管吻合或输尿管吻合后,肾盂的尿液输送至吻合口部位,蠕动波不能通过吻合口,如果吻合口牢靠,可以不放置引流管,尿液可藉流体动力向下输送;若只放置肾造瘘管而不同时留置肾盂输尿管支架引流管,肾盂的尿液从造瘘管向外引流,输尿管空虚会发生吻合口粘连和梗阻。

2. 常用的输尿管导管种类 常用的输尿管导管有单J导管、双J导管以及直支架管等,还有一种带扩张气囊的导管,可以穿过导丝,用于扩张输尿管狭窄。聚氯乙烯是一种较硬的材料,用于较小直径的输尿管导管,其强度允许管壁菲薄,适于引流,但易引起钙盐附着,对输尿管的刺激也较大。硅胶材料对泌尿道黏膜有较好的组织相容性,柔软且刺激小,钙盐不易附着,是目前在泌尿道重建中比较理想的材料。

输尿管导管可逆行、经皮或术中放置;可为暂时性,也可长期放置。除了聚氯乙烯的输尿管导管用于经膀胱镜逆行插管进入输尿管或肾盂,作诊断及治疗用外,其他各种类型的输尿管支架管前端均平齐有孔,置入支架管前一般要先插入导丝,然后导管沿着导丝轻柔推进,可避免插入输尿管黏膜下或引起输尿管穿孔等危险。应该引起注意的是支架不能无指征的滥用,也不能代替细致的外科技术。

(1)双J导管:作为支架管适用于输尿管和肾盂成形术后,也可用于对狭窄部位的扩张。在输尿管切开手术中需要插入支架管时,先向肾盂及膀胱插入有刻度的输尿管导管,两长度相加即为所需支架管的长度。插入前向输尿管内注入少量无菌的液体石蜡,以方便导管插入。选择适宜的双J导管,口径通常选择4.5F~7F,放置前,将导丝由双J管的侧孔进入,将前端弯曲挺直,插入肾盂后拔出导丝,同法插入膀胱。插入后抽吸和冲洗有助于确定支架管的两端是否在肾盂或膀胱。放置支架管后,关闭输尿管切开处或进行输尿管吻合。

双J导管一般需在膀胱镜下用异物钳取出。在女性可用取石钳直接伸入膀胱取出,或在支架管上带一长线,让其自行冲出尿道口,固定于阴唇上,到期时牵拉线头,即可拉出双J导管。

(2)硅胶T形管:通常作为支架管用于输尿管术后。修剪T形臂近端至合适长度以便到达肾盂,此端另剪几个侧孔。在两臂中间对着主干的部位剪成V形以便拔除。在输尿管缺损下方切开输尿管壁1.5cm,插入T形管的双臂,用4-0可吸收缝线关闭输尿管切口,主干经腹膜后另戳口引出腹壁,用3-0丝线固定于皮肤。应用T管引流一定要注意保持输尿管不能弯曲,术后应等局部愈合良好后再拔除,否则可能引起输尿管成角或腰肌粘连,导致输尿管狭窄和梗阻的发生。

(3) 直硅胶支架管：可用于输尿管手术或肾盂成形术后，硅胶管易弯曲、壁薄，比双J管便宜。根据需要还可增加侧孔，以利于引流。修剪侧孔时不要超过管径的1/2，以免此处可能发生弯曲成角造成梗阻、或术后拔管时因为管的固定线陷入侧孔使导管难以拔除，勉强拔除可能引起导管的折断而无法取出。此种导管有时也在插双J导管失败时采用，一般用5F~8F，通过输尿管缺损下方的小切口向上下分别测量至肾盂和膀胱的距离，再用血管钳轻轻将支架管插至肾盂和膀胱，并用5-0可吸收线或肠线固定于输尿管壁上(仅缝合少许黏膜，手术后即使肠线不吸收，稍微用力也可拔除导管)。另一种放置支架管的方法是将支架管上端置入肾盂，但下端经腹膜后从体壁另戳口引出，并在支架管从输尿管出口用4-0可吸收线缝合固定在输尿管边缘上。现也有一种新的导管，将支架管和造瘘管结合在一起，直接穿过肾盂或扩张的肾盏和造瘘管一起拉出体外，届时可经造瘘口将其一并拔出。

(4) 单J管：单J导管一般用于肾盂内引流，也可用于下段输尿管手术后引流，弯曲一侧放置于肾盂内，直管一侧经膀胱引出体外。

3. 放置肾、输尿管导管应注意的问题

(1) 肾盂和输尿管的引流管、支架管要以密闭方式连接引流瓶或引流袋，并保持尿液引流通畅，引流瓶位置应低于引流管，以防止尿液反流。引流瓶或引流袋要保持无菌，定期更换。

(2) 肾引流管一般不做常规冲洗，以免引起肾内返流导致菌血症和发热。如引流不畅，应在严格无菌条件下，用含有抗生素的生理盐水稍加冲洗，抽吸出凝血块或絮状物即可。

(3) 导管必须稳妥固定，勿使滑脱。肾引流管可用5-0可吸收肠线固定在少许的肾包膜上，皮肤也要同时固定。

(4) 拔管时间要根据具体手术而定，输尿管手术后双J导管可依临床需要留置1~3周。对输尿管起扩张作用、质量好的双J导管，甚至可留置3~6个月，但应定期摄片检查其位置，一旦发现钙盐附着，即应拔除。拔管前应确定泌尿道已畅通并无细菌感染，行尿培养及测定血清肌酐了解有无梗阻。有形成结石倾向的病人，每2~3个月更换1次支架管。

4. 放置输尿管导管的并发症

(1) 膀胱刺激症状：放置支架管后早期常有尿频、尿急和夜尿增多的表现，可给予抗痉挛药物对症处理，部分患者由于排尿时尿液返流引起腰部不适和疼痛，中断排尿可以减轻疼痛。最常见的有血尿和排尿紊乱。血尿常由于导管刺激泌尿道黏膜引起，特别是放置早期。

(2) 尿路感染：如预防性使用抗生素，一般不易发生尿路感染，但有形成耐药菌株的危险；同时应避免选用广谱抗生素，以防出现真菌感染，特别是女性患者。如果临床有症状，应该半个月做1次尿培养和真菌检查，如为阳性，抗生素并不能根除感染，需更换支架管，根据药敏结果使用抗生素，再预防性使用抗生素。

(3) 支架管堵塞：是常见、也是严重的并发症，常发生在插入支架管后2个月左右。对于结石病人应定期更换支架管，其他病人每月行造影检查及血清肌酐测定即可。最好是常规每6~8周更换1次，但还应结合具体情况考虑。

(4) 导管拔除困难或断裂：如放置不当近端弯曲变直后可发生支架管移位，造成锐角牵拉支架管时可致支架管断裂。当支架管不易拔出时不要强行拉扯，应在24h之内再试。用细橡皮筋持续牵引有时可奏效。支架管放置过久可发生碎裂，上述两种情况需要应用膀胱镜、输尿管镜甚至经皮肾镜取出。

(魏　辉)

第四节　肾损伤的手术

operations for renal trauma

【陈　炜　梅　骅】

肾损伤可分为开放性及闭合性两种类型。通常所见的肾损伤多为闭合性，以肾挫伤及裂伤多见。肾损伤后血液可积聚在肾周或进入肾盂(图8-4-1)，由于出血和尿外渗可出现休克、血尿、疼痛、伤侧腰部肿胀、腰腹肌紧张强直和伤口流血等症状。如伴有其他内脏器官损伤，肾损伤症状可能被掩盖。以往对肾损

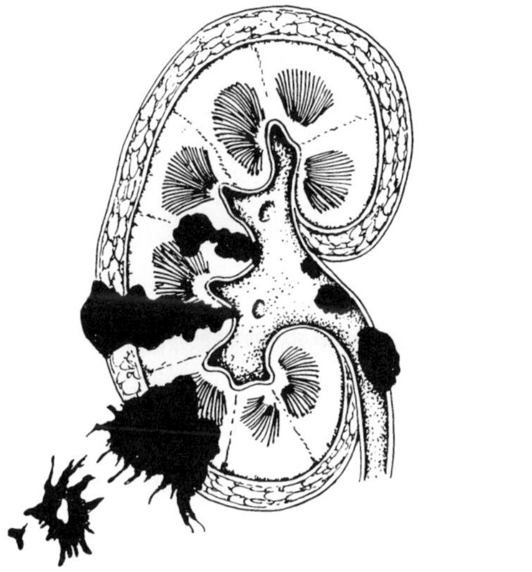

图 8-4-1

伤程度的确定多依靠 IVP,较可靠的方法是做 CT 检查，除能确诊肾损伤外还可显示损伤程度，血肿范围、有无尿外渗、活动性出血和肾实质阶段性缺血，还可了解对侧肾及腹部实质器官损伤或异常情况。一般情况下,肾挫裂伤多能经非手术疗法治愈,但在以下情况则需手术治疗：①严重休克经大量输血仍不能矫正或血压回升后短期内又下降；②肾区包块迅速增大或波动性血肿；③经 24~48 小时非手术疗法,血尿不断加重;④静脉尿路造影或 CT 扫描造影剂明显外渗者;⑤合并腹腔器官损伤者;⑥开放性肾损伤;⑦经长期(数周以至数年)的非手术治疗,仍反复发生血尿、感染或高血压者。闭合性偶因肾受撞击移位,猛力牵扯肾动脉,内膜撕裂,梗阻管腔,致肾缺血。此种情况患者并无血尿、血肿或尿外渗症状,在 IVP 或 CT 片上只显示双肾缺血,若能及时确诊施行手术有可能挽救肾功能。

穿通性肾损伤在多数选择性病例可使用保守治疗,偶然情况下术前可作 CT 检查断面扫描,适用于血流动力学损害的低级损伤患者。即使有多器官损害,也可作保留肾单位的手术,很少发生不良后果。肾修补术后很少发生肾功能不全或肾衰竭,以及新发的高血压。对穿通性肾损伤作正确治疗后肾功能可保存,穿通性多器官损伤时应尽可能挽救肾脏。

腰腹部锐器伤或严重挤压伤患者,除引起肾损伤外,还可能合并腹腔内其他脏器损伤。探查应采用腹部正中切口,切开后腹膜,分离并阻断伤侧肾动脉,然后切开肾周筋膜,处理受伤的肾脏。若先切开肾周筋膜,将肾周血肿减压,会导致大出血,在血泊中难以处理受伤肾脏,可能把本来能保存的肾脏匆忙切除。

一、肾周引流术

【手术适应证】

1. 严重肾损伤需手术探查,但在战时或设备、血源不足的条件下,无法施行较复杂的手术者。

2. 施行手术时,因时间紧迫,无法了解对侧肾脏情况,必须保留伤肾者。

3. 开放性肾损伤并有尿外渗,创面污染严重或已有感染者。

【手术步骤】

1. 作腰部斜切口,切开肾周筋膜,清除肾周围血肿、外渗的尿液及污染坏死组织,显露肾脏。用 4-0 号肠线缝扎肾创面出血点,尽可能将裂伤处缝合。如为开放性损伤,应仔细探查有无异物存留。

2. 若肾损伤无法缝合止血，可用止血纱布覆盖创面,其表面再喷洒止血胶以达止血目的。否则可用一张宽大的凡士林纱布再铺于其上，用长纱条充填出血创面止血(图 8-4-2)。长纱条尾端置于切口之外,以备日后拔出。

3. 如肾脏广泛的裂伤,而患者处于危险状态,无法探查对侧肾脏情况时，可将大出血点用肠线缝扎后,以长纱条填塞肾脏创口止血。待患者度过危险期后,依具体情况决定是否保留肾脏。

4. 逐层部分缝合切口,术毕。

5. 术后 10 天左右，在 3~4 天内拔除伤口纱布条,最后更换凡士林纱条。

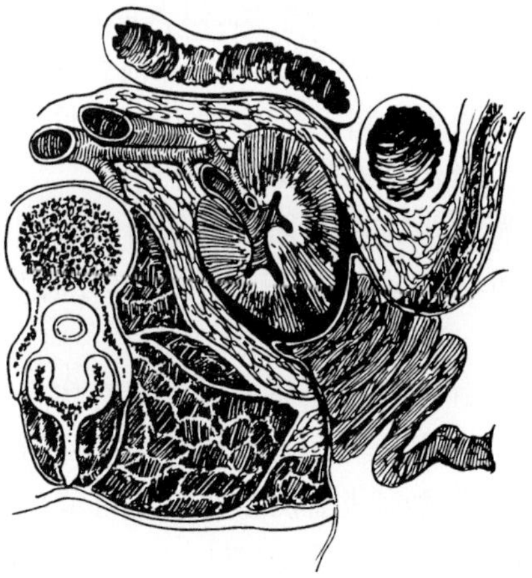

图 8-4-2

二、肾修补术及肾部分切除术

【手术适应证】

1. 手术探查时,肾裂伤范围比较局限,裂口浅小,可将伤口缝合修补。

2. 肾一极严重损伤者,则施行肾部分切除术。

【手术步骤】

1. 做11肋或12肋切口入路,依层次切开显露肾周筋膜,清除血肿,游离肾脏(图8-4-3)。如有可能最好用无创血管钳阻断肾蒂血流。有时可用手指夹持肾脏制止出血。

2. 肾血管显露及控制　腹部严重挫裂伤所致的肾挫裂伤往往伴有腹部脏器损伤,宜经上腹部正中切口修复腹内脏器损伤后,才处理肾损伤。若术前未了解肾功能情况,应先探查对侧肾脏是否存在。从静脉注射靛胭脂,观察对侧肾排蓝时间。切开Treitz韧带和主动脉前方的后腹膜(图8-4-4~5)。游离伤侧肾动脉。右侧肾动脉位于左肾静脉后方,下腔静脉和主动脉之间,向下牵开左肾静脉,游离并用血管套带套住右肾动脉。左侧肾损伤时,则在肠系膜下动脉上方切开主动脉前方的后腹膜,切口向上延长至Treitz韧带,显露并游离左肾静脉及其后方的肾动脉,用血管套带控制血流前从静脉注入肌苷2.0g,切开双侧肾周筋膜,遇大出血时,紧束血管套带阻断肾动脉,然后游离伤肾并行局部低温,修复肾损伤。

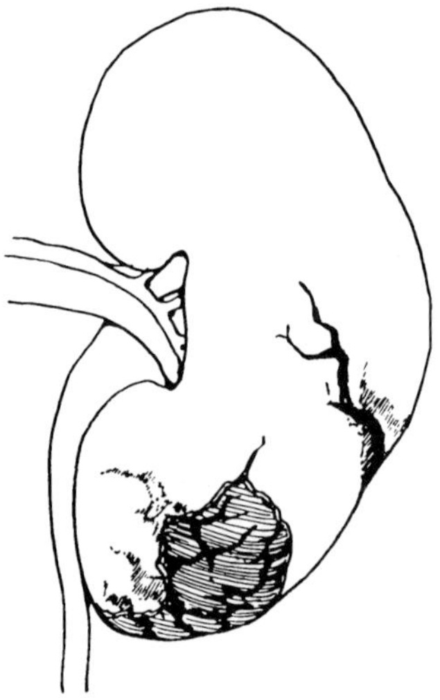

图8-4-3

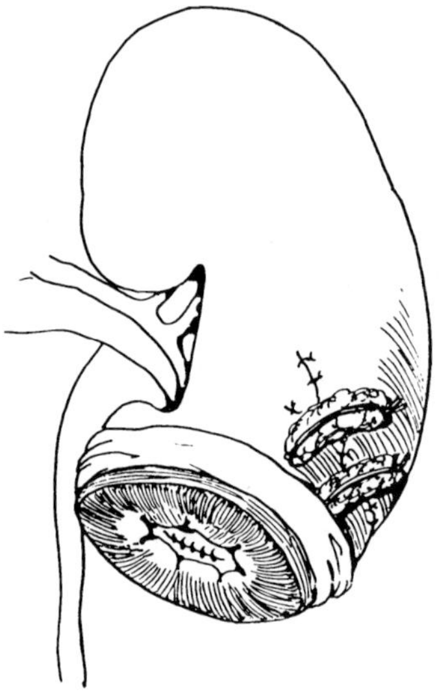

图8-4-4

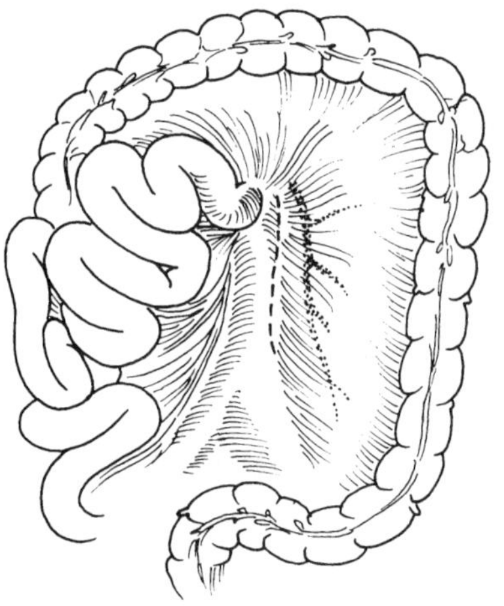

图8-4-5　肾探查入路

3. 剥离肾下极包膜,切除损伤的肾下极,用4-0号肠线缝合肾盂或肾盏断端,以及断面的出血点(图8-4-6)。用5-0号肠线缝扎肾脏其他裂伤部位的出血点。开放肾蒂止血钳,用2-0号双肠线贯穿肾实质缝扎肾裂口。缝合肾包膜以覆盖肾创面。

4. 在肾脏下方将肾周筋膜前后两层缝合,以固定肾脏。切口内置多孔引流管或负压引流1条,逐层缝合切口。

5. 对于肾脏严重碎裂,对侧肾有病变或需要迅速终止手术的情况下,可采用肾网(2-0肠线编织成)加压套住肾脏达到止血的目的,有可能保留肾脏的功能,避免将肾切除(图8-4-7)。

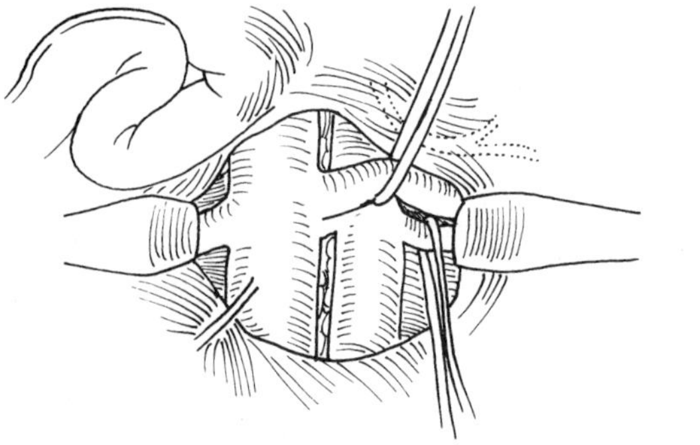

图8-4-6　显露并阻断左肾血管

何文桂,蔡松良等(2004)设计利用腹膜袋装肾

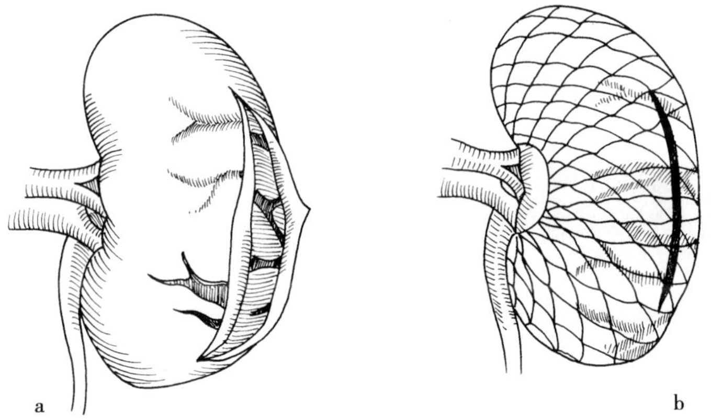

图 8-4-7　肾损伤

修复重度肾损伤,认为比使用肾网更为优越,方法是先缝合集合系统,游离一块椭圆形的侧腹膜,面积大小如肾表面积。先用肠线锁边缝合一半,使成袋形,腹膜面向外,套住肾脏后,再缝合另一半,仅剩肾蒂处一小口,用以紧束肾脏达到止血目的。应用 10 例术后未见高血压,肾积水等并发症,肾功能恢复良好。腹膜片取材容易,为完整的包膜包裹肾脏,使破裂肾迅速止血,不影响血流动力学及尿流动力学,因不缝合肾实质不引起大块组织坏死,故不发生高血压。

【并发症及处理】

1. 出血　术后少量渗血经保守治疗多可自行停止,大出血多为手术时止血不彻底,需要再次手术。术后 1 周以后出血,常因感染或引流不畅所致;此时要加强抗感染治疗、应用止血药物,出血不止或量多时,也要及时手术止血,由于局部感染及水肿,已不能直接处理创面止血,可按肾周引流术方法处理。

2. 尿瘘　应查明原因,了解有无尿路梗阻或肾周及肾感染存在,再作相应处理。

三、肾切除术

【手术适应证】

1. 无法控制的肾出血者。

2. 肾蒂严重损伤者。

3. 肾盂及输尿管断裂已无法修补或吻合者。

4. 肾损伤合并症,如脓肿形成、肾盂输尿管狭窄及肾积水、无法控制的肾盂肾炎、长期不愈的尿瘘、肾性高血压、结石,已无法保留肾脏者。

【手术步骤】

参见肾切除术章节。

参考文献

1. Kansas BT, Eddy MJ, Mydlo JH. Incidence and management of penetrating renal trauma in patients with multiorgan injury: extended experience at an inner city trauma center. J Urol, 2004, 172:1355-1360

2. 徐国强. 控制肾血管的肾脏重建治疗重度肾外伤(附 15 例报告). 临床泌尿外科杂志, 2003, 18:263

3. 何文桂, 蔡松良. 游离腹膜袋装裹修复重度肾损伤. 临床泌尿外科杂志, 2004, 19:238-239

第九章

肾移植术

renal transplantation

第一节 活体供肾获取术

living-related donor nephrectomy

【王长希 梅 骅】

在全球等待肾移植的患者数量日增而尸体供肾来源有限的背景下，活体供肾以其潜在供者多、等待时间短、供肾质量高、手术准备充分等优点成为一个必然的发展趋势。受伦理和法律规定的约束，活体供肾必须是一种无私奉献，供肾者作为健康人为挽救他人承受手术的痛苦和未来终身依赖单侧肾脏的风险，因而医务人员必须秉承"对患者无害"的原则，以供者的安全为首要考虑，尽一切可能保护供者的健康和利益。为贯彻上述原则，首先要在供受体充分知情同意的前提下严格把握活体捐肾的适应证，选择合适的供体；其次应进行严谨细致的术前检查和准备，选择恰当的术式，尽量提高手术安全性并减轻手术带来的近期和远期的痛苦；再次，应尽力避免取肾过程中因血管痉挛、低血压状态、热缺血时间太长而导致的肾脏损害，使受者能够尽快恢复健康，以达成供肾者的初衷。

【供者的选择】

供肾的先决条件是供者完全出于自愿、对手术风险预后知情同意；一般的要求是身体健康、精神心理正常，供受体间的关系符合法律法规的要求。

供肾者主要为与受体有或无血缘关系的亲属。从组织配型相合的角度，亲属供肾中以同卵孪生子间为最佳，其次依次为异卵孪生、同胞兄弟姐妹、父母和有血缘关系的近亲。无血缘亲属主要指配偶。长期随访证实 HLA 错配程度与移植物存活年限相关，但配偶这类非血亲供肾远期预后优于尸肾，可能与缺血时间短和肾脏来自健康供者有关。因此活体供肾以 HLA 配型相合度高者为佳，但不必过分拘泥此点。随着供体短缺的日益加重和手术技术的改进，供者年龄限制趋于放宽，国内一般在 18~60 岁。国外在 ABO 血型不合的活体移植方面进行了尝试,但从受体安全和成本效益考虑,ABO 血型相合是更好的选择。此外,供受体的淋巴细胞毒试验须为阴性。

【供者术前评估】

潜在供者需要经过完整的评估,包括详细的病史询问和体格检查、心血管和呼吸功能评估、传染性疾病和恶性肿瘤排查、肾脏功能和解剖学结构的测定,特别注意排除隐匿性肾病、高血压、糖尿病和肝炎等血液传播疾病。

主要检查项目包括血细胞计数、血型和凝血功能测定、尿常规分析、血生化测定、心电图、血压测定、肝炎病毒、人免疫缺陷病毒(human immunodeficiency virus, HIV)和梅毒排查、胸腹 X 线片、肾小球滤过率(glomerular filtration rate, GFR)测定、肾血管造影、静脉肾盂造影、HLA 配型和淋巴毒交叉试验等。

传统的血管造影是明确肾血管解剖结构的金标准,但计算机体层成像血管造影(computed tomographic angiography,CTA)需时短、辐射暴露量低,图像还可以进行三维重建,一次扫描即可对肾动脉、肾静脉、肾实质和集合系统进行评估。这种方法对动脉血管解剖结构的成像准确率可达到 90%以上,但随着肾动脉数量的增加递减至 60%。钆增强磁共振血管造影(magnetic resonance angiography, MRA)也有很高的准确率,在国外许多中心已取代传统血管造影作为活体供者评估的主要手段。

若检查中发现潜在供者尿中白细胞、红细胞、潜血、蛋白阳性,经复查排除检验误差后,应查红细胞位相、24 小时尿蛋白定量、尿微量白蛋白、静脉肾盂造影、膀胱镜等排除隐匿的肾脏或集合系统病变,必要时可行肾活检。如考虑为普通尿路感染引起,应予规范治疗后复查。

【麻醉】

为保证麻醉的深度和时间易于控制,一般选择静脉基础麻醉联合气管内麻醉,也可采用硬脊膜外阻滞麻醉。术中血压需维持正常范围,补充足够液体,当血压下降时首先考虑补充循环血量,必要时才使用升压药物如多巴胺和异丙肾上腺素等。术中阻断肾血管前从静脉滴注甘露醇 12.5~25g,呋塞米 40mg 以及肝素 1 250 单位,离断肾血管后予鱼精蛋白 50g。

【肾脏的选择】

由于各种生理、病理因素的影响,供体两侧肾脏在解剖和功能上可能不尽相同。普遍接受的共识是应该将较好的肾脏留给供体。影响肾脏选择的主要因素是单侧肾脏的功能、动静脉和集合系统的变异或畸形、结石和囊肿等肾脏异常情况;手术史、腹部瘢痕等肾外情况也需要纳入考虑。当两侧肾脏各方面条件相当时选择手术风险最低的一侧。

【手术步骤】

左侧取肾:

一般取供者的左肾,因为左肾静脉比右肾静脉长,左侧肾蒂血管显露比右肾容易,且左肾的动静脉变异较右肾少。

1. 患者平卧位,左侧腰部垫高 30°,左上肢屈曲固定于头架上,升高腰桥,作 11 肋间腰部切口,长度较一般肾切除切口稍长。亦可采用侧卧位经 12 肋切口、平卧位经前肋缘下弧形切口、从上腹到下腹部的腹直肌切口或正中切口。

2. 切开肾筋膜及脂肪囊,沿肾脏表面钝性分离肾,顺序是:前、上、后。注意保留肾门及肾下极内侧脂肪。贯穿肾包膜的小血管应结扎。分离肾上极时,应注意不要损伤肾上腺。

3. 显露、游离肾静脉 分离解剖肾血管前面的脂肪及结缔组织,以锐性解剖为宜,避免引起肾血管痉挛。结扎切断肾静脉的属支,如精索(或卵巢)静脉、肾上腺静脉及其他静脉,然后向内侧解剖肾静脉,其后的结缔组织、小血管均应结扎,直到肾静脉根部(图 9-1-1)。近肾门处不作过多的游离,以免造成出血和损害输尿管的血供。

4. 解剖肾动脉 将肾静脉用静脉钩向下牵开,肾动脉即可显露,游离肾动脉主干到主动脉分岔处,结扎切断其周围分支,如肾上腺下动脉、精索(或卵巢)动脉等(图 9-1-2)。肾动脉后面的结缔组织内亦可能含有供应腰背部的细小血管,均应结扎切断。然后将输尿管连同其系膜游离至髂血管平面切断,远端双重结扎。

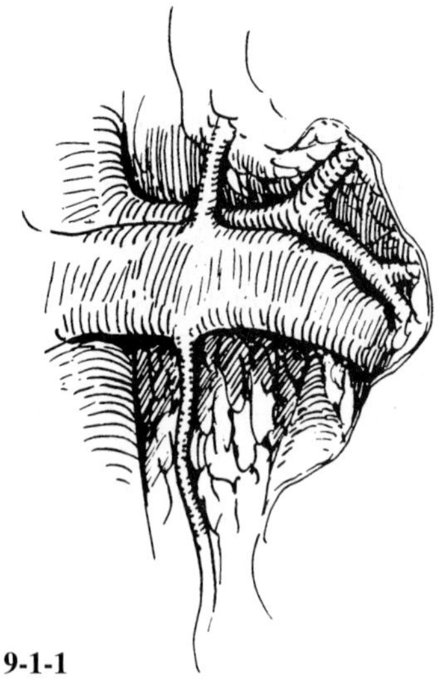

图 9-1-1

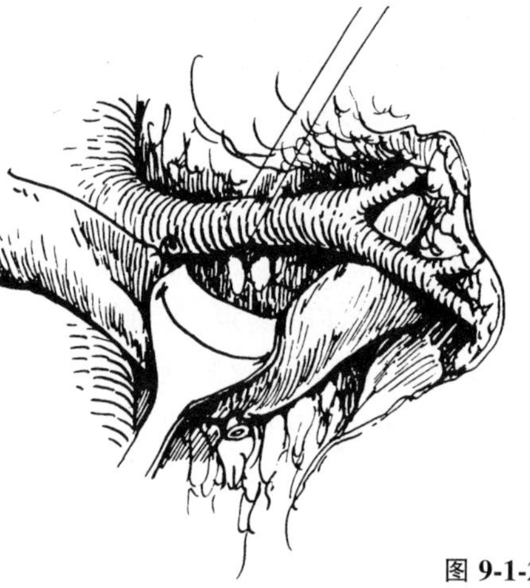

图 9-1-2

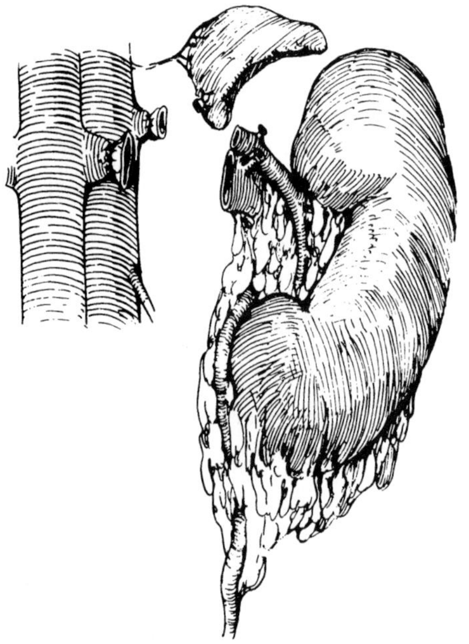

图 9-1-3

5. 切断肾蒂血管　用血管钳紧靠根部分别钳夹肾动脉、静脉,然后切断(图 9-1-3)。此时肾脏已完全游离,取出交灌洗组灌洗。将肾动脉、静脉残端分别用丝线结扎加 8 字缝扎。肾窝完善止血后,放置引流条,逐层缝合切口。

右侧取肾:

若供者为青年妇女,宜取右肾,因为妊娠时易使右肾发生妊娠期肾积水。左肾为多支肾动脉时,亦可选用右肾。

1. 患者取平卧位,右侧腰背部垫高 30°,作右前肋缘下弧形切口,内侧可过腹中线,外侧达腋中线。亦可采用 11 肋间腰部切口、经 12 肋切口、腹直肌切口或正中切口。

2. 显露肾脏　进入腹腔后将小肠推向左侧,向内推拉升结肠。沿升结肠旁沟剪开后腹膜及肾筋膜,将结肠从腹后壁游离并向内侧拉开,此时肾脏的侧面及前面得以显露。

3. 游离肾血管　右侧由于解剖学上的特点,操作较左侧困难。游离右肾静脉及其相连的一段下腔静脉,小心避免撕裂小的静脉属支,如汇入下腔静脉的腰静脉、精索(或卵巢)静脉、肾上腺静脉等,必要时可切断结扎。小的副肾静脉亦可切断结扎。牵开右肾静脉及下腔静脉,分离右肾动脉(图 9-1-4)。

4. 按左侧取肾方法切断、结扎右肾动静脉及输尿管。若右肾静脉太短,用大号 Satinsky 钳阻断大部分下腔静脉壁,剪取下腔静脉侧缘 1.5cm 宽、肾静脉上缘上方 2cm 的下腔静脉壁,用 5-0 尼龙线连续缝合下腔静脉切口缘,取出 Satinsky 钳(图 9-1-5)。修肾时用 6-0 尼龙线连续缝合切取的下腔静脉壁延长肾静脉;或先常规于右肾静脉根部切断,另外切取一段右侧精索(或卵巢)静脉,修肾时将切取的精索静脉纵行切开,围绕一直径相当于肾静脉的管状物,用 7-0 尼龙线连续加间断螺旋状缝合精索静脉,然后将螺旋管状的精索静脉与肾静脉吻合,可延长肾静脉约 2cm(图 9-1-6)。若肾静脉出现两根主干,可根据具体情况进行处理;若两根主干相距较近分别汇入下腔静脉,即将包括两根静脉开口在内的腔静脉壁作片状切取;若这两根主干相距较远,则分别切取。

【手术意外的处理与预防】

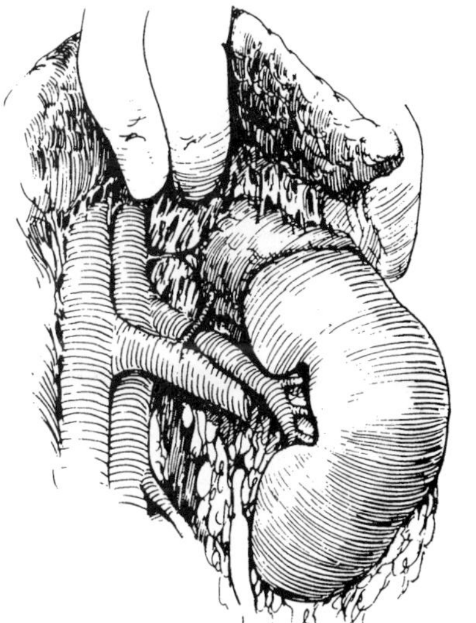

图 9-1-4

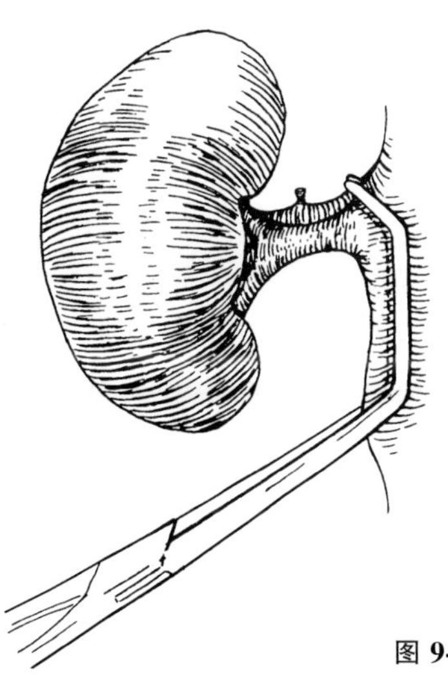

图 9-1-5

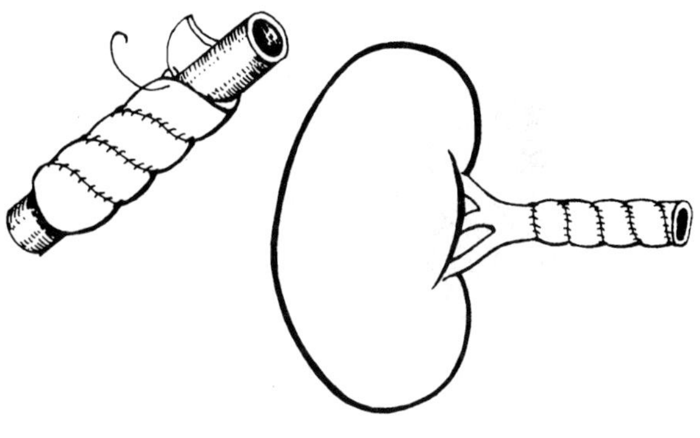

图 9-1-6

1. 胸膜损伤　胸膜返折处紧贴于 12 肋骨后缘骨膜下并伸向 12 肋脊角，与膈肌相连形成肋膈窦，手术分离时该处的胸膜识别较为困难，而且胸膜返折的最低点不一定都在 12 肋骨中点，事前又无法定位，因此术中分离胸膜返折有可能损伤胸膜。胸膜损伤后，一般应立即缝合。缝合胸膜，应将胸腔的气体排出，缝合时需将附近肌肉一起缝合，以免再次撕裂胸膜；术中或术后，检查有气胸者，应随时穿刺抽气。为了预防胸膜损伤，江鱼主张沿 12 肋上缘切开骨膜，用骨膜分离器分离 12 肋骨上缘之骨膜，直达 12 肋后面，自近椎体根部直至尖端，顺将 12 肋后面的骨膜及肌腱于直视下，避开胸膜返折在其下方剪开，于是胸膜返折就随肋间肌及 12 肋后之骨膜向 11 肋骨后面缩陷，即无撕伤胸膜之虑。赵自亮的预防方法是在腹部切口全层及肋间浅层切开后，一手向深部压迫肾周筋膜以间接牵拉膈肌，使之保持一个远离胸膜的张力，另一手持手术刀，刀锋与体表垂直，刀尖刚超过切口全层，由腹部切口径直向肋间部分延长，注意看切口端，如果膈肌已被撕开，即可见胸膜随膈肌离开胸壁而不被损伤。这时可在直视下将膈肌紧贴附着胸壁处(膈肌脚)、做必要的补充切开。作者认为切口的位置要紧贴 12 肋骨上缘及不要过多的向后延长，按照赵自亮的预防方法，就可避免损伤胸膜。

2. 术中出血及肾蒂血管的损伤　分离肾上极时，应用长弯钳分束钳夹切断结扎肾上极与肾上腺之间的条索状物，其间可能有肾上腺的血管。在肾静脉后缘有时可找到腰升静脉，也应结扎。分离肾血管时，忌用手指分离，以锐性解剖为宜，避免过度牵拉肾血管，以防肾动脉痉挛。术中可先用 1%利多卡因溶液浸润肾动脉周围。术中若发现副肾动脉或极动脉，直径小于 1mm 的可结扎，大于 1mm 应保留足够长度，以便修肾时与肾动脉主干吻合或移植术时与受者腹壁下动脉端端吻合或与髂外动脉作端侧吻合。小的副肾静脉可结扎。一旦发生出血可用盐水纱布垫按压出血部位或用手指夹持肾蒂近端，充分暴露视野，术者慢慢移开盐水纱布垫或松开手指，有控制地让损伤部位出血，用血管钳准确夹持出血点并结扎。切忌用血管钳乱夹，以免损伤肾血管。于血管钳上方切断肾动静脉时，近肾侧的血管不要另外上钳钳夹。肾动脉残端需分别用丝线结扎加 8 字缝扎牢固。

右肾静脉太短或肾静脉有双干支需切取部分下腔静脉壁时，麻醉要平稳，患者不乱动，肌肉松弛，术野显露充分，助手扶稳阻断下腔静脉的 Satinsky 钳，注意切勿让 Satinsky 钳自动弹开脱出，造成难以控制的下腔静脉大出血，用 5-0 尼龙线缝合下腔静脉切口后，需慢慢张开 Satinsky 钳，观察静脉缝合处有无漏血,必要时可重新用该 Satinsky 钳阻断下腔静脉,缝合漏血处。

3. 输尿管血供差　供肾的输尿管血供主要来源于肾门血管,在分离左肾静脉时,切断结扎左肾上腺静脉、精索(或卵巢)静脉后不要再向肾门分离,分离右肾血管时,亦应保留肾门周围 2cm 的脂肪。若肾门内出血,不要盲目缝扎,可用纱布轻轻压迫止血,待修肾时,通过灌注液体,找出出血点,直接准确缝扎。分离输尿管时,需保留输尿管系膜并且不能过分牵拉输尿管。

参考文献

1. 章咏裳,鲁功成,梅骅主编. 泌尿男生殖外科手术图谱. 武汉:湖北科学技术出版社,1994,44-46
2. Barry JM. Renal Transplantation. In Walsh, PC (ed). Campbell's Urology.(8th edition),Sanders,2002,351-354
3. 王以敬,熊汝成,曹裕牛主编.泌尿生殖外科学.上海:上海科学技术出版社,1987,481-482
4. Kok NF, Weimar W, Alwayn IP, The current practice of live donor nephrectomy in Europe. Transplantation, 2006,15;82(7):892-897
5. Gaston RS, Wadstrom J. Living Donor Kidney Transplantation. In UK: Taylor & Francis Group,2005,33-54

【主编点评】

左侧活体取肾,我们采用左侧腰部垫高 30°的平卧位,作 11 肋间腰部切口,发觉肾蒂显露满意,输尿管可在无张力下切取足够长度,肌肉神经损伤小,但要注意预防胸膜损伤,值得推荐。而经前肋缘下弧形切口,肌肉神经损伤大;近期的实践证明,如手术技术娴熟,经 12 肋切口亦可达到满意的肾蒂血管显露;经腹直肌切口或正中切口,肾及肾蒂血管显露不满意,同时损伤亦大。

右侧取肾,我们亦采用 11 肋间腰部切口,发觉肾蒂显露欠满意,可考虑改用经前肋缘下弧形切口,尤其需切取部分下腔静脉壁时,可充分分离显露下腔静脉和肾静脉。

肾静脉延长可采用切取一段精索(或卵巢)静脉,缝合成螺旋管状。该法比切取下腔静脉壁明显安全、容易,同时肾热缺血时间缩短,值得推荐尝试。供肾为多支动脉或动脉过短时,可切取受体的髂内动脉或大隐静脉及其分支,在体外与供肾动脉吻合重建。

经腰腹膜外入路手术避免扰动腹腔脏器,但增加了术中气胸、术后切口慢性神经痛及腰部肌肉瘫痪引起切口膨出的风险。经腹入路肾蒂暴露好、切口并发症少,但术后肠粘连、肠梗阻等胃肠道并发症增多。腹腔镜取肾近年来在国外发展迅猛,在国内已有开展,本书将有另章详述。腹腔镜取肾有切口较小、术后恢复快的优点,但费用昂贵、手术时间长、对操作者要求高,对肾血管的保护和出血的控制不及开放手术。另外,由于离断血管时手术器械钳夹损伤范围大,腹腔镜取肾的血管长度较开放手术要短 1~2cm,增加了受体手术的难度和血管并发症的风险。结合国内的实践经验,技术纯熟的专科医生经腰部取肾的切口一般在 10~14cm 左右,与腹腔镜取肾的切口不相上下,这可能与国内供者体型较国外偏瘦有关。因此,腹腔镜活体取肾有其领先之处,但在国内暂时没有明显的应用优势。术式的选择应该以保证供体的安全为第一考虑,采用术者最熟悉、最有把握的方式。

(王长希　梅　骅)

第二节　尸体肾获取术

cadaveric donor nephrectomy

【王长希　陈凌武】

国外使用尸体供肾者约占 90%,国内除个别采用活体供肾外,绝大多数使用尸体供肾。供者要求年龄不超过 50 岁,无传染性疾病;无明显高血压,糖尿病或血液疾病;无肿瘤和严重心、肺、肝、肾疾病;ABO 血型相容,淋巴细胞毒性试验低于 10%。取肾前 1~2 小时,肌内注射肝素 12 500u,酚苄明 100mg。供者必须接受的检查包括:ABO 血型,淋巴毒试验,尿常规,肝功能(含 HBsAg)及肾功能。有条件时争取做 HLA 配型和混合淋巴细胞培养。

一、尸肾整块摘取法

(en bloc resection of bilateral cadaveric kidney)

缩短供肾热缺血时间、避免肾血管损伤,是保证供肾质量和移植效果的重要环节。脑死亡尸肾切取不同于心跳停搏后的取肾方法,前者要求迅速插管灌洗双肾,再轻、慢取肾,可用分侧或整块切取尸肾的方法。而后者需快速将尸肾切取并灌洗,短时间内使供肾由热缺血变为冷缺血。文献报道,起自腹主动脉经肾门入肾的多支型肾动脉约占 10%~20%,不经肾门入肾的肾副动脉出现率达 48%~69%。如心跳停搏后采用分侧取肾的方法,手术时间较长,有时因肾动脉回缩或痉挛,致插管灌洗不顺利。常使多支型肾动脉受累,须进行体外修复。整块取肾法操作简便,在处理多支肾动脉时有明显的优势,而且具有容易寻找肾动脉、插管准确、灌洗及时等诸多优点,缩短了修整供肾和肾移植手术时的缝合时间。目前已成为国内广泛使用的取肾方法。

(一) 两步尸肾整块切取法

两步整块取肾方法包括向上分离拨开肠管,横断肠系膜上动脉和腹腔动脉,游离双肾,于膈肌缘切断腹主动脉和下腔静脉,再向下紧贴脊柱将血管、双肾及输尿管整块切取。这种取肾方法的优点是:

1. 术中无需寻找和游离输尿管,有效地保证了输尿管的血运和长度。
2. 手术时间短,平均 4 分半钟可完成尸肾整块切取。
3. 操作方法较为简便实用,易于掌握。专科医师操作 2~3 次便可独立完成,助手可为一般外科医师。
4. 手术器械简单,无需手术护士配合。
5. 肾血管损伤率低,供肾可利用率达 98.64%。供肾于植入后的急性肾小管坏死发生率低。

尿漏是肾移植术后早期的主要并发症, 导致尿漏最常见的原因是供肾的输尿管血液供给受到损伤。输尿管血供主要来自肾蒂,中下段也接受腹主动脉和髂血管小分支的血供,这些血管在输尿管壁外膜下相互交通。故离体的肾输尿管远端血供受损,则使输尿管中下段供血不足,导致膀胱吻合处愈合不良,或输尿管远端部分坏死发生尿漏。两步尸肾整块切取方法术中不游离输尿管,较好地保存了输尿管及其周围的组织,使输尿管近端血供得以完整保存,有效地避免肾移植术后因输尿管血运受损而引起的尿漏。

【人员组成和手术器械】

术者 1 人,助手 3 人。组织剪 2 把,手术刀 2 把,长弯钳 1 把,大孔巾 1 块,0.75%碘酊 1 瓶,HCA 灌注液 2 袋(每袋 500ml)。输液管 2 条,肾灌洗包 1 个。

【手术步骤】

第一步:显露腹腔后区:

1. 采用腹部正中大十字切口进入腹腔(图 9-2-1),将肠管拨向上方或提离腹腔,紧张升结肠、回盲部及小肠系膜;切开升结肠外侧腹膜,将切口延长至回盲部,向内上至肠系膜根部,剪断肠系膜下动脉。

2. 向上作钝性、锐性分离,分离平面尽可能远离后方的肾血管。将十二指肠和胰腺拨向上方。

3. 用左手示指和中指在腹腔动脉和肠系膜上动脉的两侧做钝性分离,清楚显露这两条动脉,在距离腹主动脉前壁约 2cm 处将其剪断。继续向上作钝性分离,直至膈下(图 9-2-2)。

4. 用手保护左肾,剪断脾肾韧带,于肾周筋膜外整块游离左肾及肾周脂肪。

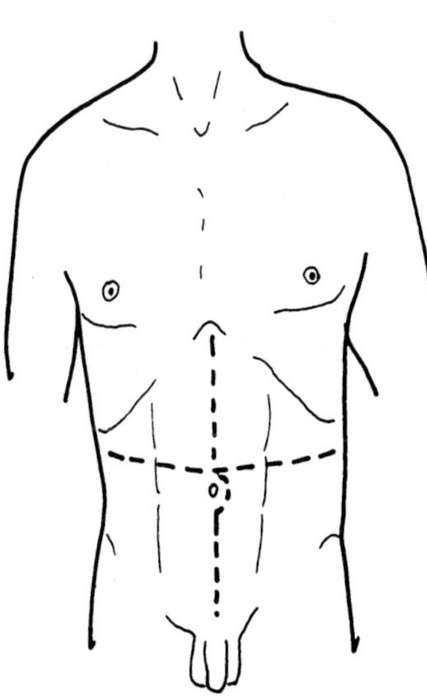

图 9-2-1

5. 当术者剪开升结肠外侧腹膜的同时, 第一助手将乙状结肠提起以紧张其系膜，并将系膜剪开，上至结肠脾曲、下至直肠上方(图 9-2-3)，然后用左手保护右肾，剪断肝肾韧带，于肾周筋膜外将右肾游离。

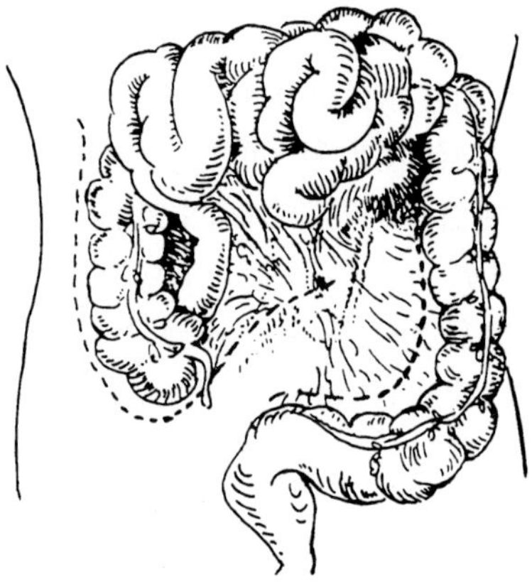

图 9-2-2

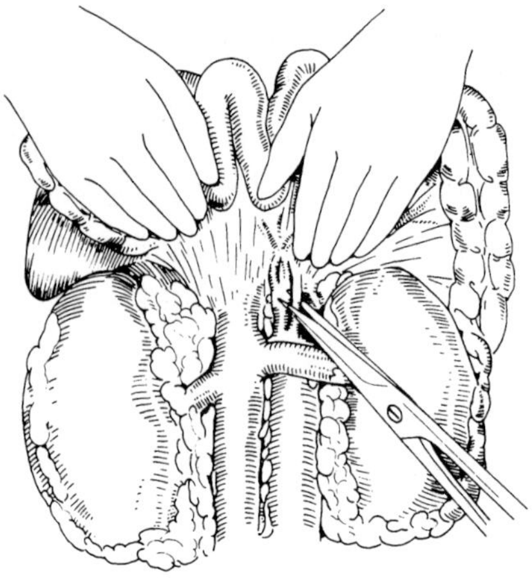

图 9-2-3

此时，腹腔视野内仅有已游离并包裹在脂肪囊内的双肾以及脊柱前方的大血管。

第二步：分离大血管后方及腰大肌表面，整块切取(图 9-2-4)：

1. 术者于膈肌处切断腹主动脉，随即用大弯钳钳住并提起腹主动脉远端，第一助手将双肾托起。

2. 术者用刀将下腔静脉和门静脉切断，紧贴脊柱向下锐性分离腹主动脉后壁，至髂血管分叉处。

3. 沿腰大肌表面向下作钝性分离，至髂血管处，在该水平横断包裹在腹膜后疏松组织中的血管和输尿管，将整块切取的组织放入盛有无菌冰屑的无菌盆内。

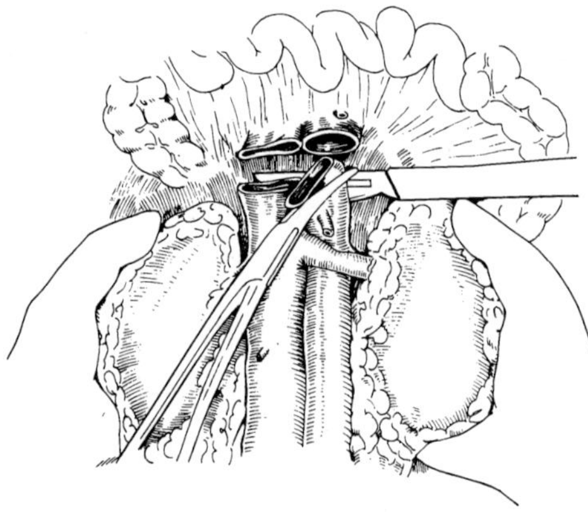

图 9-2-4

剪开腹主动脉后壁，两侧肾动脉开口多位于腹腔动脉和肠系膜上动脉开口的外下方，分别插入硅胶灌洗管，用 2℃~4℃ HCA 肾灌注液灌洗，灌注袋高度不超过 1.2m。通常灌注液量为 200~500ml，肾表面即转为苍白色，表示灌洗已充分，可放入盛有 HCA 肾保存液的塑料袋中，封口后置于装有冰屑的容器内。

【术中注意事项】

1. 向上分离肠系膜时，远离肾血管区，用示指和中指在肠系膜上动脉和腹腔动脉的两侧钝性分离，于手指的上方将该两条动脉剪断。肾血管区应视为分离的禁区。

2. 向下分离时必须将双肾托起，并提起钳夹住腹主动脉的长弯钳，令其保持一定的张力。

3. 游离供肾时用左手保护肾脏，再剪断肝肾韧带、脾肾韧带及周围的筋膜组织；禁止在肾周脂肪囊内游离肾脏，以免损伤肾门处的血管或肾极小动脉。钝性游离肾脏时应避免过度牵拉。

(二) 三步尸肾整块切取术

第一步：

1. 腹壁大十字切口。

2. 进入腹腔内，将肠管、系膜推向右侧，暴露侧腹膜，在结肠脾曲、降结肠外侧切开壁层腹膜，将切口内侧腹膜及降结肠向右拉起直至近脊柱中线，沿脊柱旁沟找到白色的左输尿管，助手在左髂血管水平用蚊式钳将其夹住，远端离断，提起蚊式钳，小心向上分离，术者从左肾下极水平钝性向下分离，输尿管分离完毕，按其自然位放好。

3. 助手左手拉起切口左上方腹壁皮瓣，右手在左肾前方将肠管、系膜向右上方牵拉，充分暴露左肾，术者从肾包膜外于左肾下极沿肾外缘向上分离至左肾上极内侧,在此过程中同时钝性完全分离肾背侧至肾门处,左肾分离完毕即将输尿管连同夹住的蚊式钳藏于左肾背侧。

第二步:

1. 类似于第一步的 2、3 步骤,将右肾输尿管分离好。

2. 助手在肾蒂水平双手尽可能完整地将肠管、系膜拉托向前方,以暴露双肾前面,术者用左手手指于右肾前面肾蒂水平,在肠系膜根部向左侧打洞,右手持组织剪从肠系膜根部左侧配合左手操作,此时洞口上缘被肠系膜上动脉阻挡,无法向上扩展,即用组织剪于腹主动脉前方约 3cm 处向上水平剪开上缘约 3cm,则肠系膜上动脉被剪断,再用双手将洞口上下钝性扩张至能轻松通过一拳,遂先将左输尿管和蚊式钳穿过洞口,拿至右侧,再将左肾通过洞口拿到右侧,并将肠管,系膜一并翻推至左侧(图 9-2-5)。

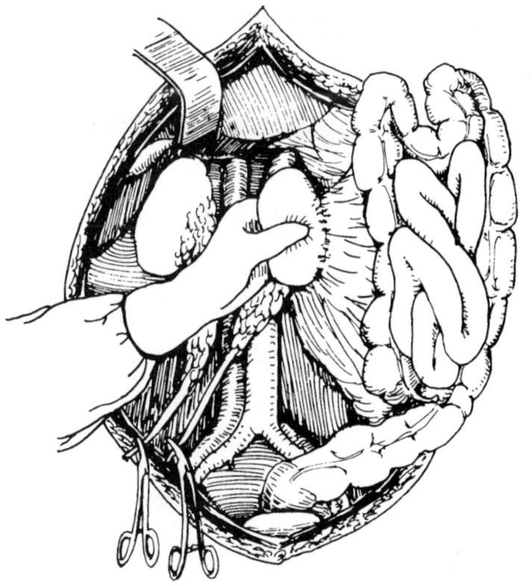

图 9-2-5

第三步:

1. 助手从左上方用双手将双肾托起,稍向前方牵拉,术者把双输尿管连同两把蚊式钳一同翻于双肾的上面。

2. 术者左手用长弯血管钳于肾下极水平稍下方夹起腹主动脉及腔静脉,上提,右手持手术刀紧贴椎体前缘向上锐性分离至肾上极水平(图 9-2-6)。

3. 助手将双肾、输尿管交术者,左手将肠管、系膜根部,胃、左上侧腹壁皮瓣向左上方牵拉,右手将肝脏、右上侧腹壁皮瓣向右上方牵拉,术者左手将双肾、输尿管向下方推去,则肾上极水平处的腹主动脉、腔静脉可被清楚暴露,并可见肠系膜上动脉近端断口,遂在其上方 2~3cm 处离断腹主动脉、腔静脉,至此双肾整块切下(图 9-2-7)。

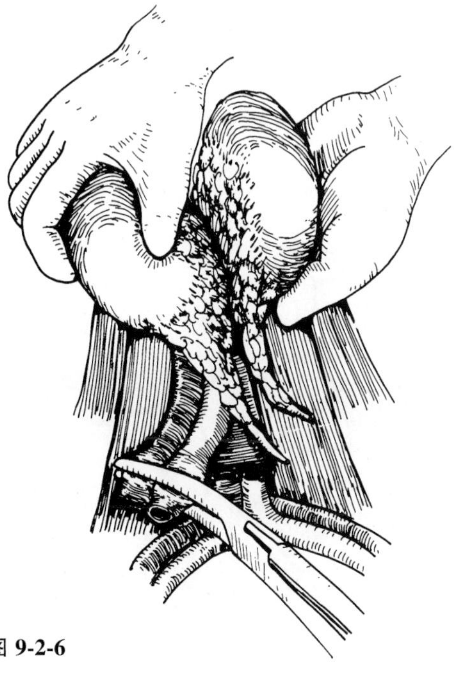

图 9-2-6

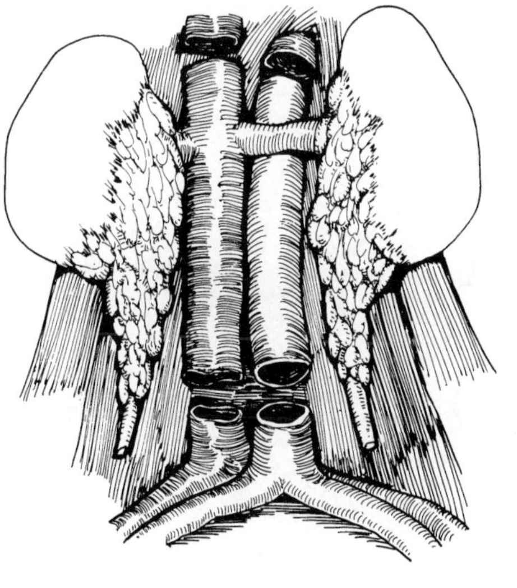

图 9-2-7

二、尸肾分侧摘取法
(unilateral resection of cadaveric kidney)

1. 先切左肾　打开腹腔后，将肠管推向右，左结肠脾曲及降结肠外侧沟剪开后腹膜。游离左肾及输尿管，于髂血管平面离断输尿管，肾静脉靠近腔静脉切断，肾动脉带腹主动脉片离断。离体肾放置于 2℃~4℃ HCA 肾保存液内，并立即开始灌注。

2. 再切右肾　肠管推向左，在结肠肝曲及升结肠外侧沟剪开后腹膜。游离右肾，切断输尿管同左侧。右肾静脉切取要带一段下腔静脉(图 9-2-8)，肾动脉带腹主动脉片离断，离体肾立即灌注。

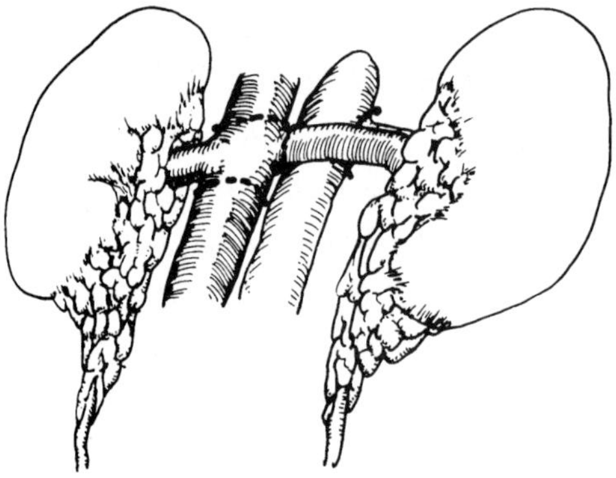
图 9-2-8

三、原位灌注法
(in situ flushing of cadaveric kidney)

(一) 双尾单气囊管插管法

1. 腹部十字切口，打开腹腔后，将小肠向上推开，将乙状结肠及其系膜向左推开，显露下段腹主动脉。

2. 于髂总分叉处上方 2~3cm 的腹主动脉前壁剪一小口，预制的灌洗管经此口插入约 11cm(此处有标记)，于切口上方套线结扎，防止灌洗液外溢。以 20~30ml 生理盐水充盈气囊，以保证灌洗液进入肾动脉后不致向上流失。剪开下腔静脉，以便灌洗液排出(图 9-2-9)。

3. 灌洗管示意图，18~20 号带囊导尿管，将囊前端的孔洞封闭，于囊后方另开两口，在距此口尾端 11cm 处以结线结扎作标记，以便掌握插管深度。导尿管接灌洗液，后者应高于心脏平面 1m。

4. 将升结肠向内牵引，沿升结肠旁沟自右向左切开后腹膜，右上方切断肝结肠韧带，左侧至小肠根部(图 9-2-10)。

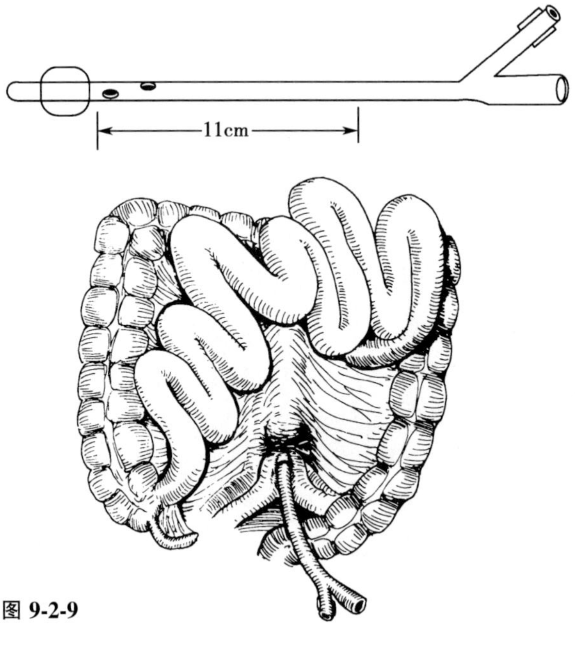

图 9-2-9

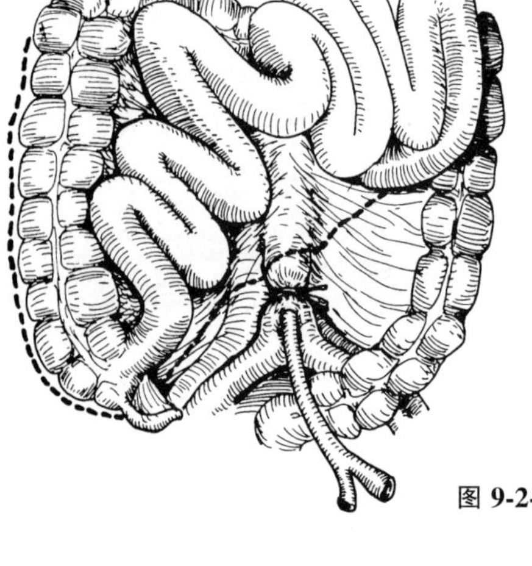
图 9-2-10

5. 将升结肠、回盲部和小肠向上牵引，切断 Treitz 韧带、肠系膜上动脉及腹腔动脉，将升结肠、横结肠、小肠、胃、胰向上掀起，此时位于腹膜后的双肾输尿管即可完全显露。为保护双侧输尿管，可先将其游离出，于髂血管平面切断。

6. 将双肾从后腹壁游离(包括肾周脂肪，其中可能含有肾脏的异位血管)。助手将双肾及输尿管向上提起，术者于髂血管分叉平面、插管处下方以血管钳夹住已游离的腹主动脉和腔静脉，于血管钳远端将其一并横断向上提起，沿脊椎和血管之间锐性分离，直至肾上腺或肾上极平面，此时常可能摸到位于主动脉腔内的灌洗管球囊，于其上方横断腔静脉和腹主动脉。至此，稍加分离，便可将双肾输尿管连同大血管一并取出。将双肾装入有灌洗液的塑料袋内，再放入有碎冰的保存器内保存。

(二) 三尾单气囊管插管法

进入腹腔后，先找到腹主动脉、髂总动脉分叉处，在分叉水平之上切开腹主动脉前壁，逆行向上插入三尾双气囊导管，在肾蒂平面上下扩张气囊，肾下极平面剪开下腔静脉，作为灌洗液出口。然后迅速用2℃~4℃肾保存液经双气囊管侧孔灌注双肾(图 9-2-11)。

(三) 普通多孔管插管法

进入腹腔后，先找到腹主动脉、髂总动脉分叉处，在分叉水平之上切开腹主动脉前壁一小口，逆行向上插上一根直径 0.8~1.0cm 多孔导管约 5~6cm 深即可，立即开始灌注 2℃~4℃灌注液，于切口上方套线结扎，防止灌洗液外溢，肾下极平面剪开下腔静脉，作为灌注液出口。剪开膈肌，于膈肌上方用大弯钳阻断胸主动脉、上腔静脉，防止灌洗液外溢(图 9-2-12)。

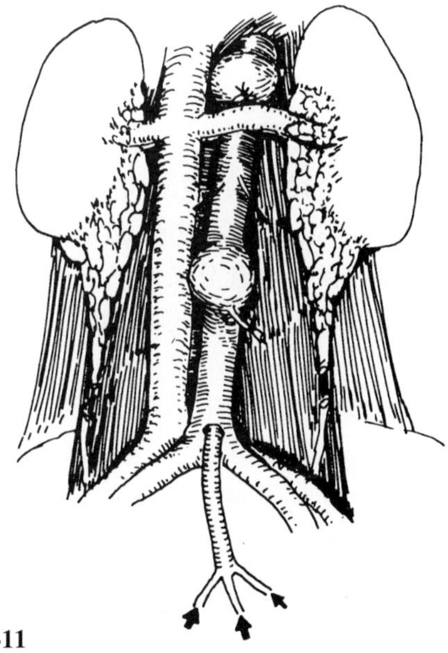

图 9-2-11

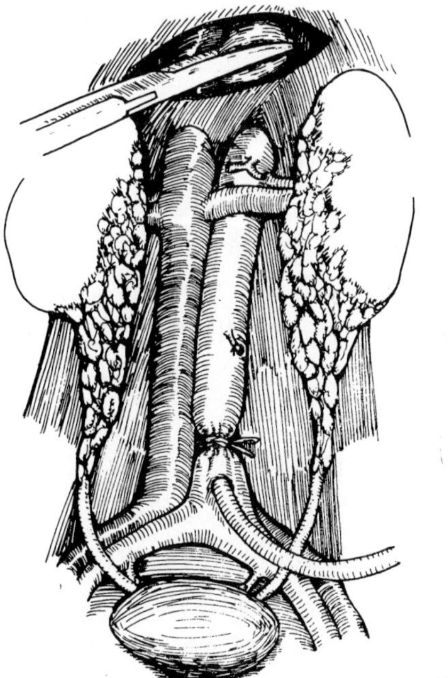

图 9-2-12

若需联合切取肝脏及双肾，可先用 HC-A 保存液 2 000~3 000ml 灌洗，再用 UW 保存液 1 000~3 000ml 灌洗；若单纯切取双肾，仅用 HC-A 保存液 3 000~4 000ml 灌洗即可。

先切取肝后，再按整块取肾法切取双肾及输尿管。若发现原位灌注后取出的双肾仍灌注不良呈暗红色，可能为灌注液外漏所致，需立即切开腹主动脉后壁，用硅胶管直接插入双肾动脉重新灌注。

四、多器官联合切取法

(一) 肝肾联合切取术

第一步：建立原位灌注。

1. 手术开始先作腹部大十字切口进入腹腔，将横结肠提起，于肠系膜根部分离肠系膜上静脉，结扎肠系膜上静脉远端后，切开近端并插一 14 号硅胶管至门静脉主干内，左手放在小网膜孔处，以明确感知和掌握插管的深度于适当的位置，用丝线固定。随即将硅胶管连接灌注液，可开始进行重力灌注。

2. 切开右盆侧腹膜，显露右髂总动脉，钳夹阻断远端，从近端切开并插一 16 号多孔硅胶管入腹主动脉，同时钳夹阻断左侧髂总动脉，立即用 4℃ HC-A 灌注液原位重力灌洗。

3. 切开膈肌，钳夹阻断胸主动脉，紧贴心下方处切断下腔静脉，引流灌注液于胸腔内。为节省灌注液，可在腹主动脉灌洗时，于胰腺下方阻断肠系膜上动脉。待 HC-A 灌注液灌注总量约 1 800~2 000ml 后，再用 4℃ UW 液灌注，总量约 2 000ml。

第二步：切取供肝。

1. 进行低温灌洗的同时，剪开肝镰状韧带，迅速探查肝脏。如供肝无硬化、损伤或其他异常，适用于移植，则向肝表面铺上碎冰屑。

2. 于胆囊底部用 12 号针穿刺，将 4℃ UW 液用 50ml 注射器冲洗胆囊及胆管。

3. 游离肝脏，切断肝圆韧带、冠状韧带，左、右三角韧带。待肝脏不断降温且表面呈黄白色后，再用 4℃ UW 液灌注。

4. 于右肾静脉上缘切断下腔静脉，注意勿损伤右肾静脉。然后显露肝固有动脉、肝总动脉及腹腔动脉，并于腹腔动脉根部切断。

5. 紧贴十二指肠上缘分离、切断胆总管。

6. 游离门静脉，翻起十二指肠降部，于相当于胰头与胰颈交界处将门静脉切断，取出供肝。将离体肝置于 0℃~4℃的 UW 保存液内，再经胆总管断端向胆管注入 4℃ UW 保存液，供肝放入装有 0℃~4℃ UW 液的灭菌塑料袋内保存。

第三步：整块切供肾。

1. 在游离肝的同时，剪开双侧侧腹膜，观察肾表面色泽变化，并用冰屑覆盖肾脏。

2. 取出供肝后，将盲升结肠及小肠向上分离，显露腹膜后区，于肾周脂肪囊外将双肾游离；切断肠系膜上动脉；于腹腔动脉断端上方横断腹主动脉，用大弯钳将腹主动脉断端远侧提起，然后紧贴脊柱向下作锐性分离；双侧输尿管及其周围组织于腰大肌前向下作钝性分离，在髂血管分叉水平横断内含髂血管及双输尿管的组织，将腹主动脉、下腔静脉及双肾连输尿管的整块器官组织切取，放入装有 0℃~4℃UW 液的灭菌塑料袋内保存。

（二）腹部多器官联合切取术

第一步：参考肝肾联合切取术的第一步建立原位灌注。

第二步：处理胃肠道。沿胃大弯向下锐性分离至幽门和十二指肠，十二指肠上部和十二指肠空肠曲分别用两道 10 号线结扎，于两道结扎线之间切断，1:2 000 氯己定冲洗断端。由回盲部开始，靠结肠剪断其系膜至乙状结肠，将全部结肠移至腹腔外，近小肠系膜根部剪断小肠系膜至 Treitz 韧带，移走空回肠。沿胃小弯向上锐性分离肝胃韧带至胃贲门和食管下段，将胃移出腹腔。此时，整个胃肠道除十二指肠外，均移至腹外。

第三步：整块切取腹部多器官。一般而言，当胃肠道移出腹腔时，腹主动脉的 UW 液尚未灌完。此时可游离肝脏，剪开左右三角韧带、镰状韧带和肝圆韧带。待 UW 液量灌足后，于膈肌上方剪断腹主动脉，沿脊柱前面向下锐性游离，连同膈肌、肝、肾、胰、脾、十二指肠到腹主动脉插管处下方剪断腹主动脉及下腔静脉。将整块切取下来的脏器放入盛有冰 UW 液的盆内，继续降温。此时肝脏、肾脏等器官基本无血色并已降温，若不充分，可用大弯钳夹住腹主动脉上端，继续腹主动脉和门静脉灌注至无血色为止。切开胆囊底，用 UW 液冲洗胆囊和肝内胆管。然后置入无菌塑料袋中。继续灌洗可在保存袋内进行，流出的灌洗液即在袋内，不另添保存液。塑料袋一般为 3 层，各层间尽量不要有空气，以免影响降温效果。用无菌橡皮筋扎紧后置入冰桶中运输。

第四步：参照上文肝肾联合切取术第三步整块切供肾。

参考文献

1. 陈凌武,郑克立,梅骅等.两步尸肾整块切取法体会. 中华泌尿外科杂志, 1996,17(3):138
2. 朱有华,贺宗理,何长民等.尸肾整块切取方法的改进,中华器官移植杂志, 1990,11(3):134
3. 何长民,贺宗理,闵志廉等.尸肾整块切除低温灌洗和保存的体会. 中华器官移植杂志,1986,7(1):19
4. 江鱼,等.肾移植异常血管的处理.中华器官移植杂志,1982,3(1):20
5. 杨文玉,等.尸肾原位大剂量灌洗及冷藏法介绍.中华器官移植杂志,1984, 5(1):13
6. 王立明,闵志廉,朱有华等.心跳停止后尸肾整块快速切取技术.临床泌尿外科杂志, 1994,9(5):302
7. 于立新,白喜文,罗永礼等.肾移植取肾方法的改进.中国临床解剖学杂志,1992,10(2):128
8. 章泳裳,鲁功成,梅骅主编. 泌尿男生殖外科手术图谱. 武汉:湖北科技出版社, 1994,42-43

【主编点评】

尸肾获取最早采用分侧摘除,但该方法有较多缺点,如肾血管变异多,取肾时容易切断副肾血管,常常需修肾时进行血管整形;插管灌洗时,因动脉断端缩入脂肪囊内,或有多支肾动脉,以致不能及时和充分灌洗供肾。

上海长征医院较早报道整块取肾法。这种方法取肾过程中需向右向左两次推动肠管和肠系膜根部剪孔,将左肾及左输尿管移至右侧,并且需要游离双侧输尿管。广州南方医院在此基础上进行改良,将肠管推向右侧,剪断十二指肠悬韧带后进一步向右推开,显露右肾及输尿管不需在肠系膜根部剪孔。作者采用的整块取肾法不同点是将肠管推向左侧,于膈肌裂孔处剪断腹主动脉及腔静脉,并用大弯钳钳夹提起腹主动脉远侧断端,于椎体前沿向下锐性分离,将双肾、输尿管连同腹主动脉、腔静脉及腹膜后脂肪组织整块取出。该方法由于不需分离双侧输尿管,取肾时间进一步缩短,即使肾血管或输尿管变异,也不易损伤。如我们遇到2例肾下极动脉来源于腹主动脉下段近分岔处,1例双输尿管畸形,取肾过程中均未损伤,植肾时,将肾下极动脉带腹主动脉片与髂外动脉作端侧吻合,双输尿管分别与膀胱吻合,该3例患者术后效果均好。我们采用整块取肾法近千例,肾利用率达99%。对于急性脑死亡的供肾,术中剪断肠系膜上动脉和腹腔动脉时,其断端喷血较多,可先剪断一侧髂总动脉,让血流入盆腔,使肾门区视野清晰。

鉴于供体器官的严重紧缺和实体器官移植的长足发展,多器官联合切取术势必取代单纯肾脏切取术成为临床中的主流,因此实践中多采用双尾单气囊管插管法等原位灌注方法。在腹腔多脏器甚至胸腹腔脏器联合切取时,优先摘取耐受缺血时间最短的心肺,同时建立原位灌注,将热缺血尽快转化为冷缺血,再逐步切取肝肾等腹部器官。

(王长希　陈凌武)

第三节　肾移植术

renal transplantation

【郑克立】

肾移植作为治疗终末期肾脏病已显示出可靠效果。在诸多器官移植中,肾移植是最成功的。因为肾移植手术在技术上要求比较简单,早期阶段有亲属可供肾,有透析疗法做后盾;另外,免疫学、免疫抑制剂,组织相容性的研究取得的进展,无疑对肾移植工作起到了很大的促进作用。目前看来,影响病人存活率的因素主要是年龄和肾外并发症,而影响移植肾存活率的是排异反应、原发病的复发和环孢素中毒。然而,病人和移植肾不能截然分开,两者的状况是相互影响的。

【受者的选择】

对尿毒症病人治疗方法的选择,首先应衡量治疗方法对病人的利与弊。这牵涉到原发病、病人的年龄、病人当时的状况,供肾来源等因素。即要考虑病人做肾移植抑或长期透析治疗更为合适。

1. 年龄　移植受者的年龄范围在不断扩大，最佳年龄应是：活体肾移植 2~60 岁，尸体肾移植 6~45 岁。6~45 岁受者，尸体肾移植病人 5 年存活率可达 90%，超过 60 岁为 75%。超过 60 岁的受者影响其存活率的因素主要是心血管、肺部及胃肠道疾病。然而，20 岁以下受者其移植肾 10 年存活率仅 35%，而 50 岁以上者移植肾 10 年存活率可达 55%。可能是年纪大的受者排异反应不如年轻者严重。

2. 原发病种类　接受肾移植的绝对禁忌证十分罕见，国内常见适合做肾移植受者的原发病 70%以上是肾小球肾炎，其次是慢性肾盂肾炎、间质性肾炎及囊性肾病。近 10 年来，糖尿病性肾病的患病率呈增高趋势，对 30 岁以上患者肾移植前必须作冠心病有关的检查并充分透析治疗。此外有系统性红斑狼疮性肾病、肾结石所致的肾衰竭、外伤致孤肾或双肾功能丧失、观察 2 年以上无转移并需长期透析的肾肿瘤等。

3. 患者的健康状况

（1）终末期肾病经充分的透析仍不能纠正严重的高血压，可能是肾性高血压，此类患者具有植肾前双肾切除的指征。

（2）植肾术后要应用大量激素。可导致消化道出血，如发现溃疡应先治愈，再手术。

（3）活动性感染不可做肾移植。特别是败血症，必经抗生素治疗，无发热、血培养阴性 6 周后才考虑手术。有呼吸道或尿路感染者必须用抗生素治愈。有结核病史者必须排除其活动的可能性。

（4）活动性肝炎及新近 HBsAg 阳性者不宜作肾移植。但 HBsAg 阴转后和肝酶正常 6 个月以上可考虑做肾移植，必要时行肝活检排除活动性肝炎。

4. 肾移植绝对禁忌证　有下列疾病之一者不宜做肾移植：精神分裂症、转移性肿瘤、慢性活动性肝炎、肝硬化、慢性阻塞性肺病、支气管扩张，有过播散性结核病、顽固性心力衰竭、凝血机制缺陷病、结节性多动脉炎、球孢子菌病、获得性免疫缺陷病、Fabry 病、原发性草酸盐尿症。

【术前准备】

受者准备

1. 移植前手术

（1）肾切除：除非很有必要，如肾肿瘤，巨大的多囊肾、大量血尿、多发性或铸型结石并顽固性感染、严重肾结核等，目前已不主张移植前双肾切除。

（2）下尿路梗阻如前列腺肥大、尿道瓣膜需要手术处理解除梗阻。

（3）胃肠道反复出血或严重的消化性溃疡，反复感染的肠憩室等宜手术切除。

（4）胆囊结石伴反复感染或胆道梗阻需作胆囊切除。无感染者无需处理。

2. 移植前透析　血液透析病人手术前 24 小时内作一次充分透析。脱水量视血压、心功能、水肿和残余肾功能等情况而定。脱水过量不仅会造成术中低血压，接通血管后会延迟肾功能的恢复。脱水量以病人体重 2%~5%为宜。透析结束后给予相应剂量的鱼精蛋白。作 CAPD 者，移植前 4 小时放完腹液后即封管。

3. 移植前输血　移植前输血的利与弊迄今仍是争论的问题。赞同者认为移植前输血，无论对尸体或活体肾移植都有益，特别对单用泼尼松和硫唑嘌呤作为基础免疫抑制剂者，或对 HLA 部分或完全不匹配者。反对者认为移植前输血增加病人的致敏机会，淋巴毒交叉试验阳性率增高达 50%以上，使病人等候移植的时间更长。病毒性肝炎感染机会亦增加。环孢素广泛应用后，输血的作用变得不明显。

4. 组织配型

（1）血型：供受者的血型不一定要相同，但必须相容。O 型血供者可供肾给任何血型的受者，而 AB 型血受者可接受任何血型供者的肾。但活体肾移植 ABH 系统必须相容。 近来有人重提 Lewis 抗原的重要性。该抗原可被淋巴细胞表面吸收，致使淋巴细胞毒试验呈阳性反应。因此，Lewis 抗原阴性的受者接受 Lewis 抗原阳性的供者的肾，可发生排异反应。其他红细胞抗原在组织配型中的作用，尚待研究。

（2）淋巴细胞毒交叉试验：超过 10%被认为是阳性，表明受者有抗供者 I 级 HLA 抗体，肾移植是禁忌的。抗供者 T 细胞抗体阳性，80%~90%将发生超急排异反应，而抗供者 B 细胞抗体被认为对移植肾没有很大的影响。

(3) 群体反应抗体(PRA)：为了解等候肾移植的病人被致敏的情况，可作群体反应抗体的检测。即把候肾者的血清同随机的普通人(一般 30~40 个)的淋巴细胞作细胞毒试验，此试验在很大程度上能反应受者的免疫状态,可作为筛选试验。术前 PRA 高者,不急于做肾移植手术,可通过血浆置换,静脉滴注高剂量丙种球蛋白,待 PRA 降低,HLA 配型避开抗体相应抗原,淋巴细胞毒性交叉实验阴性才手术。

(4)HLA 配型:活体肾移植 HLA 匹配的程度影响移植肾的存活率。对于尸体肾移植,HLA 配型的作用尚有争论。1984 年以来各国多数移植中心的学者基本取得共识,即 HLA 配型好坏同尸体移植肾存活率有关。HLA-DR 是否匹配极为重要,其次是 HLA-B。

5. 尸体供者:热缺血时间不超过 10 分钟,年龄不超过 50 岁,供者生前无败血症、肾脏感染病灶及病毒感染;无高血压病、糖尿病、血液病;无肿瘤和严重心肺、肝疾病;ABO 血型相容,淋巴细胞毒性试验低于 10%。取肾前 1~2 小时,静脉注射水溶性肝素 12 500~25 000u。

供肾的工作台手术

正常肾脏单侧多条肾血管占 25%,同时双侧多条血管占 10%,故尸体肾植入受者体内之前,运用现代显微外科技术,先在工作台上手术,显得十分重要。同时,结合受者情况设计血管吻合方式,有目的地在修肾时进行血管成形。

1. 先将左肾静脉与下腔静脉交界处横断,再把主动脉前壁纵向切开,将左右肾分离后分别修理。必须辨认出肾动脉,观察是否有多支血管,然后向肾门方向分离出肾动脉约 2~2.5cm,遇供应肾上腺或肾外小分支应结扎。不管单支或多条动脉均在其开口处绕周保留 2mm 主动脉壁切开分出,多支相邻血管则保持联合成块状,供进一步处理,弃除多余主动脉壁。保留肾门区脂肪组织及输尿管肾三角区的脂肪组织,以免影响输尿管血供。切除其余肾周脂肪。肾静脉亦向着肾门区分离 3cm 左右,遇肾上腺静脉和性腺静脉予以结扎切断,个别左肾静脉接受绕主动脉的腰静脉、奇和半奇静脉回流血液,这些静脉都要结扎切断。右肾静脉较短,常用下腔静脉延长肾静脉,根据肾静脉开口的位置,用不同的方法延长(图 9-3-1,2,3)。多支肾静脉少见,双支肾静脉时保留部分下腔静脉壁呈袖口状供吻合,非主支可结扎,因肾内静脉存在侧支循环。

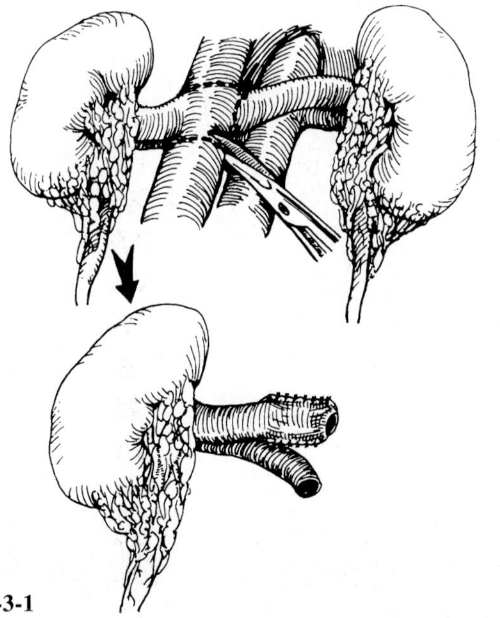

图 9-3-1

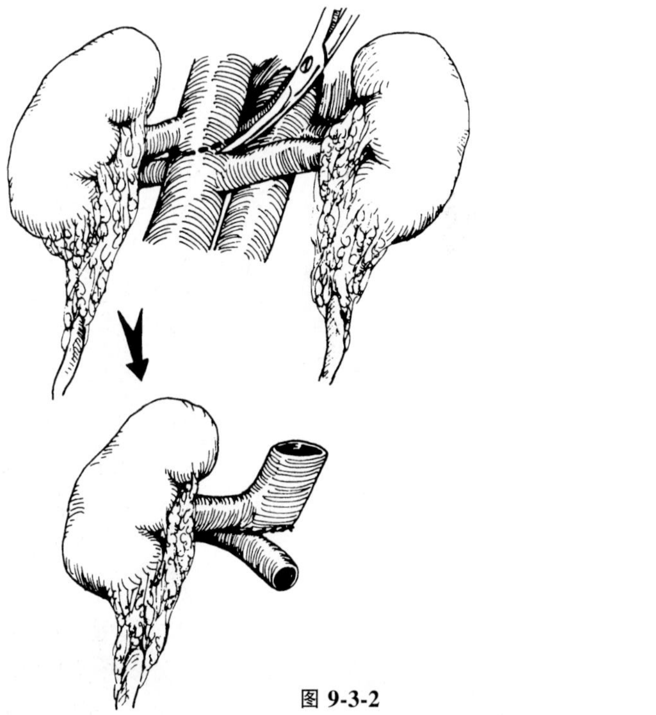

图 9-3-2

2. 肾多支动脉的处理方法

(1) 双支肾动脉口径相似时可作并腔侧侧吻合(图 9-3-4)。

(2) 肾小动脉或极血管端侧植入肾主动脉(图 9-3-5)。

(3) 儿童供肾时可用带主动脉壁的肾小动脉与主动脉作端端吻合(图 9-3-6)。

(4) 带主动脉壁的肾动脉与主动脉作端端吻合(图 9-3-7)。

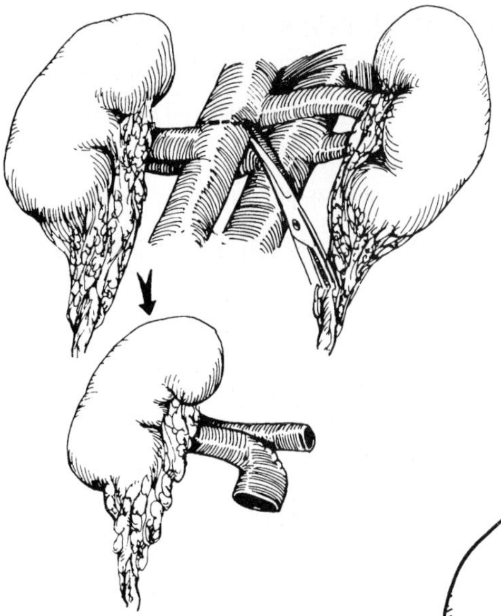

图 9-3-3

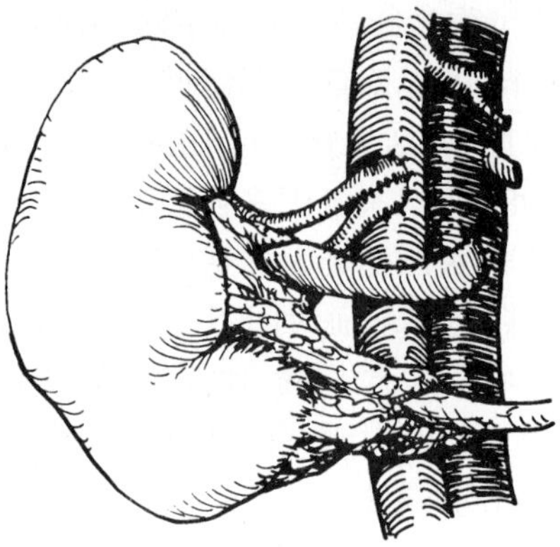

图 9-3-4

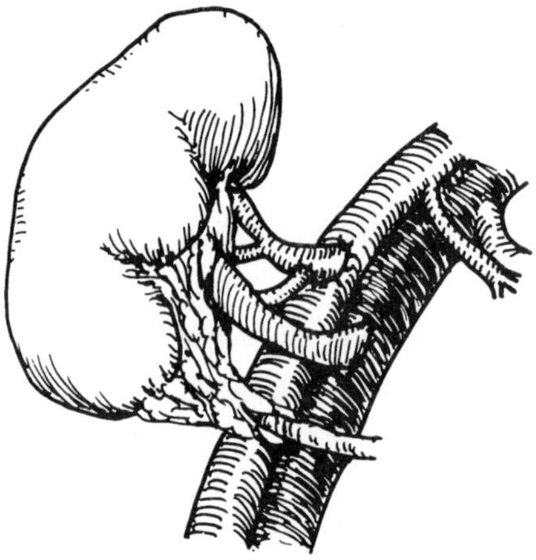

图 9-3-5

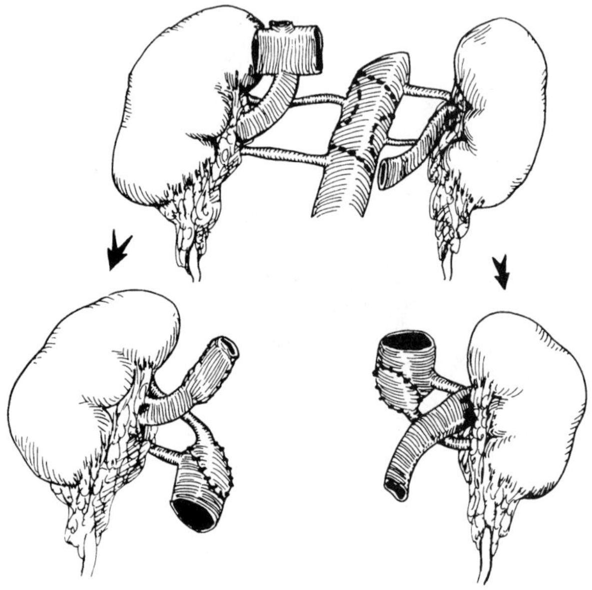

图 9-3-6

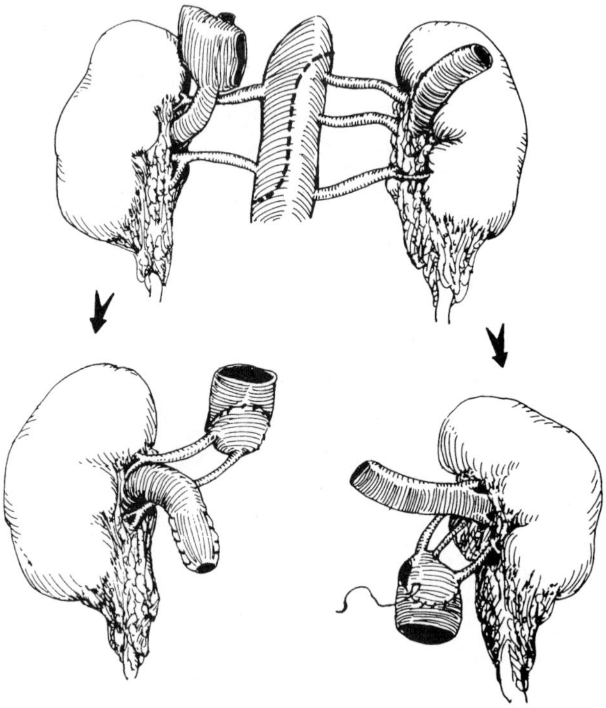

图 9-3-7

(5) 两条肾动脉开口在主动脉壁,相距 1~2cm,可修整包含两条动脉开口在内的袖口状主动脉壁,植肾时与受者髂外动脉端侧吻合(图 9-3-8)。

(6) 如果两条肾动脉在主动脉壁上的开口相距较远，则分别在开口处保留袖口状主动脉壁，植肾时较大口径者与受者髂内动脉作端端吻合，较小口径者与髂外动脉作端侧吻合(图 9-3-9)，或分别与髂外动脉吻合。

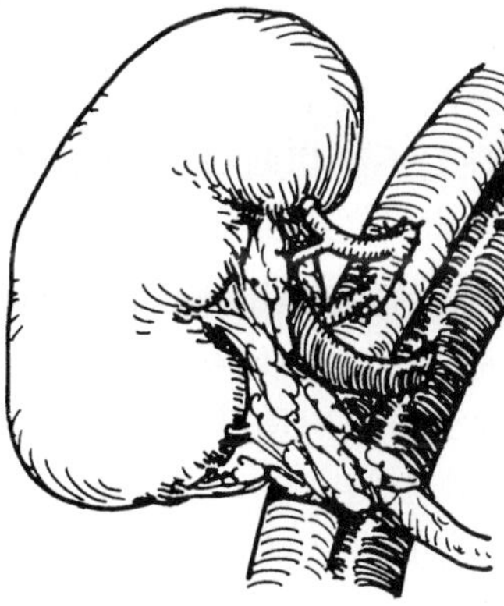

图 9-3-8

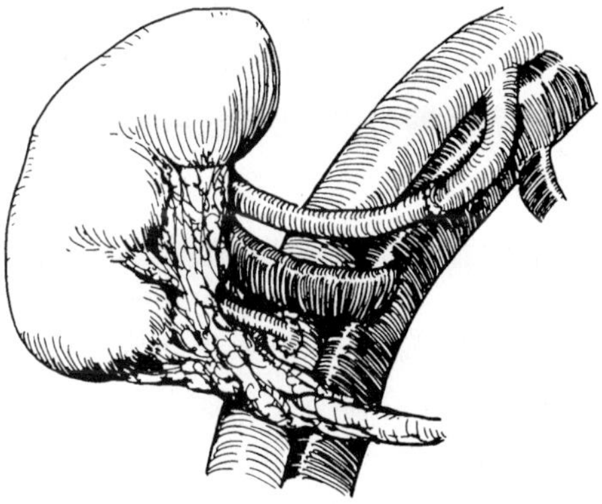

图 9-3-9

(7) 婴儿供肾时，同时植入双肾，封闭肾血管上方的主动脉和下腔静脉断端，其下方开口作为肾动、静脉，分别与受者髂外动脉、静脉作端侧吻合，双输尿管分别植入膀胱(图 9-3-10)。

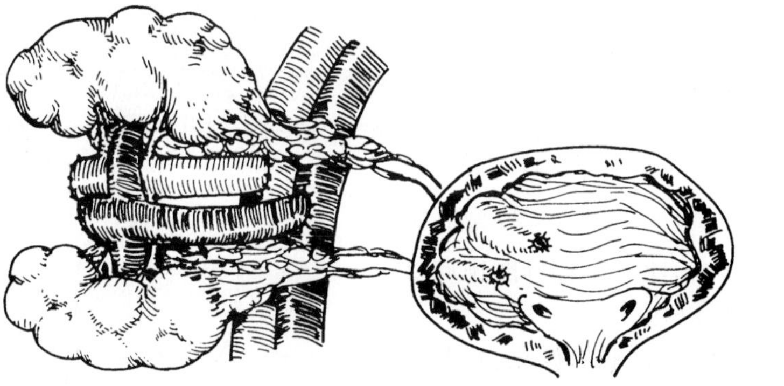

图 9-3-10

3. 供肾再灌注 以硅胶管插入肾动脉，再次以 16kPa 的压力灌洗供肾，如在 10 秒之内见有灌注液从静脉流出，说明供肾循环通道良好。否则说明供肾循环欠佳。发现肾静脉有破损要及时修补。

【麻醉与体位】

麻醉 硬脊膜外麻醉或用恩氟烷、异氟烷的全身麻醉。

一般采用平卧位实施手术。

【尸肾体外循环试验】

1. 目前，世界上尚没有一种可靠的方法在植肾术之前就能估计尸肾移植术后植肾是否有良好的功能。1992 年笔者医院肾移植中心自行设计尸肾体外循环试验，用针穿刺受者前臂上动-静脉瘘，连接管道与尸肾肾动脉相连引出血流进入供肾；同样方法连接将供肾静脉血引出经动-静脉瘘穿刺管进入受者体内。体外的动、静脉管道上分别加上一台血泵，保持供肾血量 300~350ml/min，形成体外循环。

2. 开放循环 1 小时，通过观察尸肾颜色、张力、尿流速度、供肾组织活检来预测是否出现超急排斥反应。发生超急排斥时停止试验，避免无效植肾术。现连续 200 例尸肾移植术后未出现过超急排斥，实践中发现，只要供尸肾血流充足，尸肾质量良好者，从输尿管断口有清亮尿液滴出，200~800ml/h，常规尸肾上极细针穿刺病理活检正常，则该尸肾移植后将有良好的功能。若无尿液滴出，供尸肾血流满意，怀疑尸肾质量欠佳(供者全身情况、取肾技术、凝血因素)，病理所见肾组织有不可逆改变，应放弃植肾术。本试验方法简单、可靠、实用，又是预测尸肾质量的最好的方法。

3. 术前受者群体反应抗体试验阳性、曾肾移植失败、尸肾质量欠佳、高危受者，均适合作尸肾体外循环试验。试验证实尸肾良好者可作植肾用，避免肾源浪费。

【植肾手术步骤】

1. 采用 Alexander L 形切口，平脐水平沿腹直肌外侧缘方向切开皮肤，至髂前上棘水平横向内侧止于正中耻骨联合上两横指。纵向部分显露腹外斜肌腱膜，平腹直肌鞘外侧缘切开，剪开腹横筋膜见腹膜；横向切口部分则切开腹外斜肌和腹直肌筋膜，牵开腹直肌纤维，切断结扎腹壁下动静脉。钝性分离腹膜牵向内侧，显出腹膜后区髂血管，充分游离圆韧带(女性)或精索(男性)，不必切断，以防男性术后发生睾丸缺血或鞘膜积液。

2. 剪开髂外动脉鞘筋膜，显出髂内外动脉连接区，如果髂内动脉软，无明显硬化，可用作吻合，则向下游离，逐条结扎切断分支血管。在髂总血管分支处用小儿 Satinsky 钳阻断髂内动脉，在已游离的髂内动脉远端横断血管，血管腔内注入肝素生理盐水，便可供吻合用。如果受者髂内动脉严重硬化，不能使用，或供肾多条动脉，修肾时保存部分主动脉壁呈袖口状与受者髂外动脉作端侧吻合。吻合时在髂外动脉近远端各用哈巴狗钳阻断血管，纵行切开动脉壁，长度约为供肾动脉口径的两倍，供吻合。然后游离髂外静脉上方至髂内静脉连接处，向下至腹股沟韧带水平，遇小分支必须结扎。

3. 肾血管吻合前，从冷冻盒内取出肾，认清动、静脉排列位置和理想的吻合位置后，将肾置入塑料袋内并加入碎冰，袋下端剪一小口，引出肾静脉，上下端切勿倒置。先作肾静脉和髂外静脉端侧吻合，髂外静脉用 Satinsky 钳作血管部分阻断，纵行切开管壁，用 6-0 号尼龙褥式缝合口两端，然后吻合口前后壁均行连续缝合。接着，用 6-0 尼龙线吻合动脉，肾动脉和髂内动脉端端吻合时，后者剪成斜口，以防狭窄，先缝合两端然后连续或间断缝合吻合口，笔者认为一侧间断另一侧连续缝合更好(图 9-3-11)。肾动脉与髂外动脉端侧吻合也可用同样方法。但每一针都必须穿透血管内膜，均匀紧密对合，闭合吻合口前用肝素生理盐水灌入腔内，排除血块和空气。

4. 如遇双支肾动脉，髂外动脉有硬化，管腔不够大，可将双支肾动脉与髂内动脉分支端端吻合(图 9-3-12)，或修肾时双支动脉开口处带盘状主动脉壁，供肾双支动脉与腹主动脉端侧吻合，肾静脉与下腔静脉端侧吻合(图 9-3-13)。

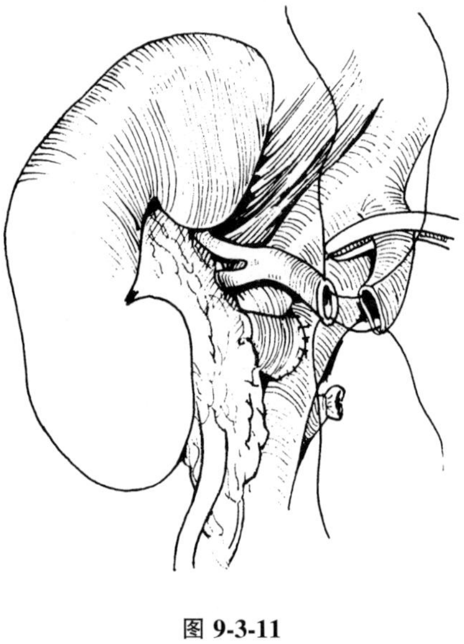
图 9-3-11

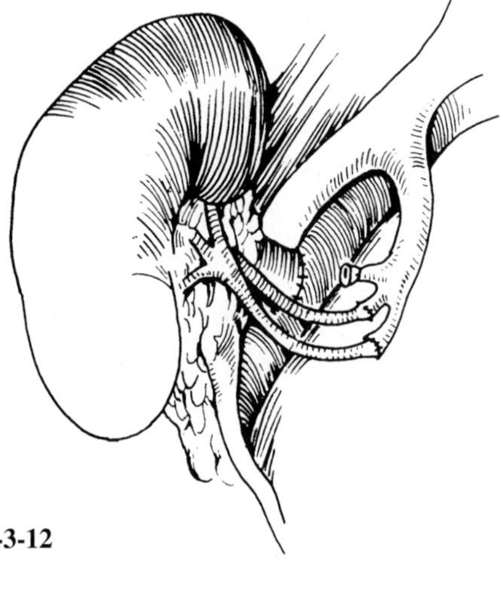
图 9-3-12

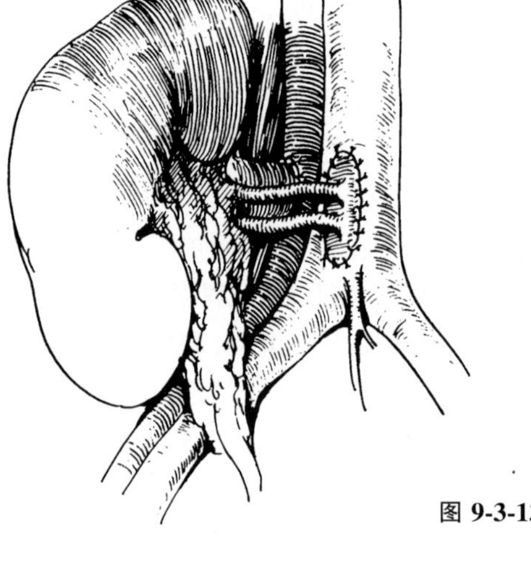
图 9-3-13

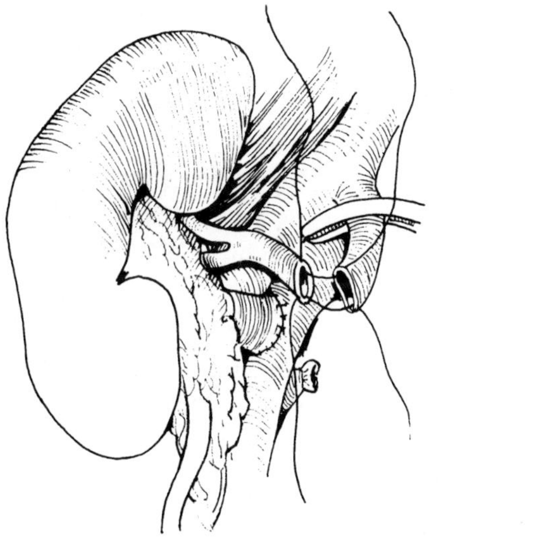

5. 血管吻合完毕,用哈巴狗钳阻断吻合口远端肾动、静脉,去除原先血管阻断钳,观察吻合口有无漏血,偶尔需再缝合 1~2 针止血。仅有渗血,置棉片覆盖 3~5 分钟可止血。开放全部阻断钳,肾供血良好,肾实质即变为粉红色和触之有搏动感。若肾颜色欠佳,肾动脉或其分支搏动差,可能是供肾动脉内膜分离,取尸肾时用力过度撕裂所致,应马上阻断血管,沿吻合口切开,重新修剪后再吻合。如果肾静脉阻塞,肾动脉搏动良好,肾胀大,应阻断动静脉,解开静脉吻合口一小部分,灌注肝素生理盐水,加大静脉吻合口,重新吻合。右侧切口供肾也为右侧时,必须将供肾上下极倒置后才作血管吻合,这样输尿管便在血管前方移行,万一术后肾盂输尿管缺血坏死,处理较易。

6. 输尿管植入法　通常将输尿管植入膀胱。经尿道插入 Foley 导尿管,经导尿管向膀胱内注入生理盐水 200ml。于切口下方游离侧腹膜,显露同侧膀胱前壁。取两把组织钳钳住膀胱壁,向头侧牵引帮助显露,用小血管钳钝性分离膀胱前壁肌层,见膀胱黏膜突起,通过血管钳向近端黏膜下潜行 2cm 后出膀胱外,形成黏膜下隧道。往输尿管腔内插入硅胶支架管并缝合固定,通过精索(男)或圆韧带(女)下方引入膀胱黏膜下隧道,剪除多余输尿管段,断口纵行剪开 0.3cm 成斜口供吻合,用尖刀刺开原先分离好突起的膀胱黏膜,支架管在膀胱前壁另开一孔引出。然后用 5-0 号羊肠线间断作输尿管膀胱黏膜吻合,用 3-0 号羊肠线间断缝合浆肌层覆盖吻合口,固定支架管。此法简单,并发症仅 0.15%~0.2%。遇输尿管过短,或因血运不良需截除一段,可采用输尿管与受者输尿管作端侧吻合。

7. 彻底止血,切口内置入双腔负压引流,逐层缝合切口。

8. 肾血管吻合口开放后,通常有大量尿液从输尿管端口喷出。肾血管吻合采用髂内动脉-肾动脉端端吻合或髂外动脉-肾动脉端侧吻合,受者收缩期血压应分别保持在 120mmHg 或 150mmHg 以上,才有满意尿液流出。当血压未达到上述要求,应静脉输注白蛋白(术中手术区损失白蛋白 1g/kg),监测中心静脉压,必要时静脉滴注少量间羟胺升高血压,因硬膜外麻醉下血管扩张,使用多巴胺往往起不了升压的作用。若无尿,移植肾变紫黑色萎缩,为超急性排斥,多数并发在血管吻合口开放 1 小时内,遇此情况应立刻切除移植肾。

9. 手术期间和术后按常规使用免疫抑制剂。

【外科并发症】

1. 出血或血肿　早期出血来自伤口、移植肾、动静脉吻合口、动脉血栓或自发性肾破裂。迟发性出血为动脉瘤破裂。尿毒症易出血,加上术前血透时用肝素,故手术时切口应彻底止血,出血也可来自移植肾表面,特别是肾门区,当血管吻合开放后,修肾时漏扎的小血管处于痉挛状态不出血,术后才呈活动性出血,这与修肾技术有关。术后早期血压下降,引流液血性,量多,多尿转少尿,切口区疼痛,B 超见肾周有大血肿,或吻合口破裂致休克,应马上手术。

2. 尿瘘　尿瘘发生率在 2%~10%,其原因有:输尿管支架管扭曲,纤维蛋白或血块阻塞,部分吻合口漏缝,导尿管阻塞,取肾或修肾时损伤支配输尿管血液供应的肾下极血管,肾盂动脉栓塞。

一旦诊断尿瘘,应及早处理。首先考虑采用经皮肾穿刺造瘘,解决尿外渗,同时或分期置入支架管入膀胱。输尿管缺血坏死无法治愈,但暂时性肾造瘘可解决尿外渗,改善全身和伤口情况,为以后手术创造有利条件。

尿瘘也可发生在拔除输尿管支架管后,尿从支架膀胱壁出口或吻合口漏出。这种情况可以通过手术技术改良而预防。术中行输尿管膀胱吻合时,采用猪尾支架管,一端插入肾盂,另一端弯曲部分剪掉,从膀胱前壁供吻合的膀胱黏膜切开口处引出气囊导尿管管,用针缝合导尿管和支架管下端将两者连接起来(丝线可留长或短),随后放入膀胱内,用 5-0 号肠线连续缝合行输尿管膀胱吻合,既可防止渗血入膀胱,又可避免吻合口漏尿(图 9-3-14)。拔除导尿管时连同支架管一起拔除,若两管用较长的丝线连接,

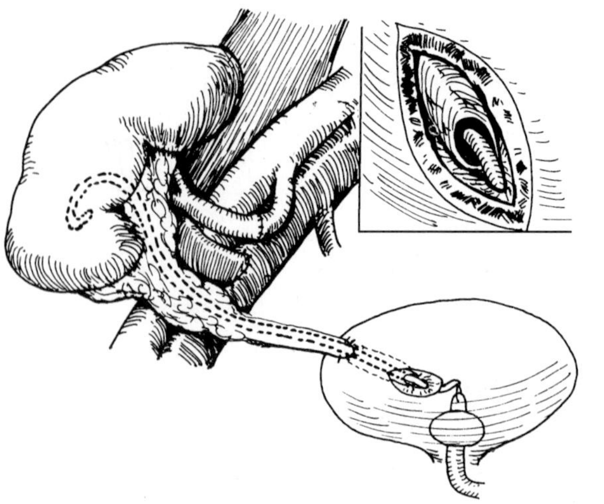
图 9-3-14

拔导尿管时可留下丝线于尿道外口，依病情拔除支架管。遇输尿管-输尿管端侧吻合时，同样采用连续缝合吻合口，置猪尾内支架，需拔出时由膀胱镜取出。术中若发现输尿管膀胱吻合口漏，输尿管够长且血运良好者，可重新作吻合。输尿管短，则将输尿管与受者输尿管作端侧吻合，结扎受者近端输尿管，上方肾可不必切除，术后如有症状才处理。全段输尿管缺血坏死，可采用 Boari flap 膀胱瓣肾盂吻合术，内支架管停留 6~8 周。

3. 输尿管膀胱吻合口狭窄或梗阻　早期原因包括膀胱壁输尿管隧道不够宽，输尿管扭曲，缝合不良，支架管扭曲，后期输尿管缺血也表现输尿管狭窄。术后早期不明原因少尿、无尿、移植肾区疼痛、氮质血症，B 超、核素肾动态摄像或静脉肾盂造影检查显示肾盂积液，示踪剂排出受阻，膀胱镜逆行插管不易成功，考虑吻合口狭窄或梗阻。支架管扭曲可拆除支架管皮肤固定缝线，拔出一小段纠正扭曲引流往往通畅。其他原因则先经皮穿刺肾造瘘，待肾功能恢复至原有水平后，再视其原因加以处理，如狭窄者经皮穿刺肾造瘘孔道用内镜置入支架管、气囊导管扩张，狭窄的吻合口切开，成功率 50%~70%，失败者再作重建术。

4. 血管并发症　常见的有肾动、静脉血栓，肾动脉狭窄，肾动脉瘤破裂出血等，大都由于外科技术失误所致。

5. 术后少尿、无尿　尸肾移植术发生急性肾小管坏死占 10%~20%，是少尿及无尿的主要原因之一，涉及因素包括取肾技术、温和冷缺血时间、移植技术、药物毒性、术中和术后受者情况以及急性排斥等。作者处理的经验是：

（1）受者术后 3 天内不用 CSA，以 ALG 或 ATG 代替，当血肌酐降至 300μmol/L 以下才口服 CSA 及恬尔心。

（2）术后 3 天静脉滴注低剂量多巴胺扩张肾血管，术后往往尿量满意。

（3）排除其他原因后才考虑尸肾排斥问题。

6. 淋巴囊肿　其原因是肾门、输尿管淋巴管切断后未予以结扎，以及分离髂血管时，周围淋巴未结扎。小的无症状淋巴囊肿不必处理。中等度者采用穿刺抽液，腔内注入金胶或聚烯吡酮碘。大的囊肿可手术将囊肿腔壁与腹膜开窗，使淋巴液引入腹腔吸收。

7. 切口感染　肾移植病人，术后接受免疫抑制剂治疗，因合并症多次手术，导致切口感染。发现肾周血肿、积液或脓肿形成应及时手术引流。

参考文献

1. Englesbe MJ, Dubay DA, Gillespie BW, et al. Risk Factors for urinary complications after renal transplantation. Am J Transplant, 2007, 7(6):1536-1541
2. Thorban S, Huser N, Novotny A, et al. High-risk constellation in living renal transplantation. Transplant Proc, 2007, 39 (2): 505-509
3. Veale JL, Yew J, Gjertson DW, et al. Long-term comparative outcomes between 2 common ureteroneocystostomy techniques for renal transplantation. J Urol, 2007, 177(2):632-636

第四节　移植肾切除术

resection of grafts

【王长希　郑克立】

肾移植术后，因排异反应、内外科并发症及其他原因造成移植肾功能丧失，且移植肾对患者产生危害时，需切除移植肾。

【手术适应证】

1. 急症切除移植肾　如超急排异，移植肾严重出血，移植肾破裂丧失功能等。

2. 移植肾丧失功能后伴发局部和全身症状　移植肾明显肿大，肾区胀痛；持续低热或高热不退；严重

胃肠道症状;不能控制的感染症状等。

3. 有功能移植肾切除　如肾动脉狭窄,严重高血压,尿路梗阻及尿瘘并发严重的伤口感染等经治疗无效。

4. 移植肾丧失功能不伴有临床症状　对此是否切除移植肾尚有不同意见,有人积极主张切除,理由是丧失功能的移植肾仍随时可发生排斥、感染、严重出血等等,采用择期切除移植肾,病人较为安全;另一些人认为,可以密切观察病人,不必积极切除,理由是随着时间推移、移植肾可以被逐渐吸收、萎缩,一旦出现症状,只要处理及时,病人仍然安全。目前,大多数人持后一种意见,甚至主张移植肾丧失功能后,若出现排斥征象,如移植肾明显肿大,肾区胀痛,发热等,在排除感染、肾积水、严重造血功能障碍的情况下,可采用移植肾局部放射治疗,经放射性破坏后,移植肾可被逐渐吸收、萎缩。

【术前准备】

1. 移植肾切除前 24 小时要完成一次有效的血液透析,不用或少用肝素,防止切口渗血。

2. 保护心功能,纠正水、电解质以及酸碱平衡紊乱,给予积极支持疗法。

3. 一旦决定切除移植肾,应立即停用一切免疫抑制剂。

4. 加强抗感染措施,选用有效的抗生素。

【麻醉及体位】

持续硬膜外麻醉,仰卧位。若急症切肾时,如超急排斥、严重出血,导致患者烦躁,血压不稳定,可采用气管内麻醉或静脉麻醉加局麻。

【手术步骤】

1. 切口　沿原切口腹膜外途径。儿童、成人第 3 次移植者需经腹腔。

2. 逐层切开　由于粘连,腹膜往往覆盖于移植肾表面,要特别注意不要分破腹膜。一旦损伤,撕裂腹膜,应立即缝合,避免腹水外溢和腹腔感染。

3. 肾包膜外切作法

(1) 术后 3 周内移植肾周围粘连不紧密,可沿肾包膜表面分离,逐步达肾门处。

(2) 首先找到肾动脉,如果是与髂内动脉端端吻合时,需在吻合口近心侧(即髂内动脉)用丝线双重结扎切断。如果肾动脉与髂外(或髂总)动脉端侧吻合,应在吻合口的远心侧(即肾动脉)用丝线双重结扎切断。

(3) 肾静脉均为与髂外(或髂总)静脉端侧吻合。因此,应在吻合口的远侧用丝线双重结扎切断。一般不宜采用拆除吻合口,缝合髂静脉开口的方法。

(4) 沿输尿管向下分离,最好拆除输尿管与膀胱吻合的缝线。摘除移植肾后,膀胱裂口先用肠线连续缝合黏膜肌层,再用丝线间断缝合浆肌层。

4. 肾包膜下切除法

(1) 由于肾周粘连严重,可切开肾包膜(图 9-4-1),沿肾包膜下小心分离移植肾(图 9-4-2),该平面容易

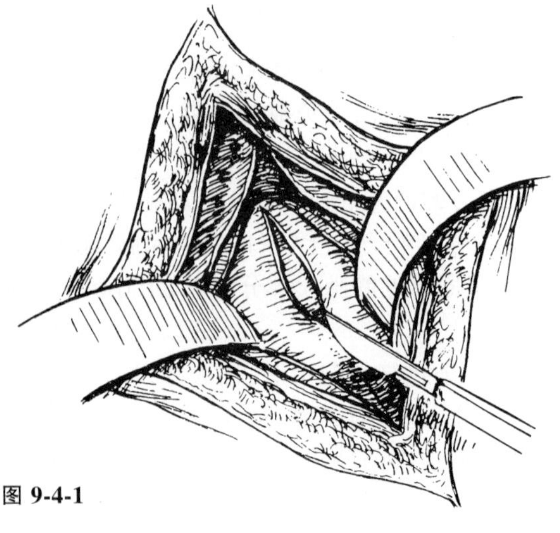

图 9-4-1

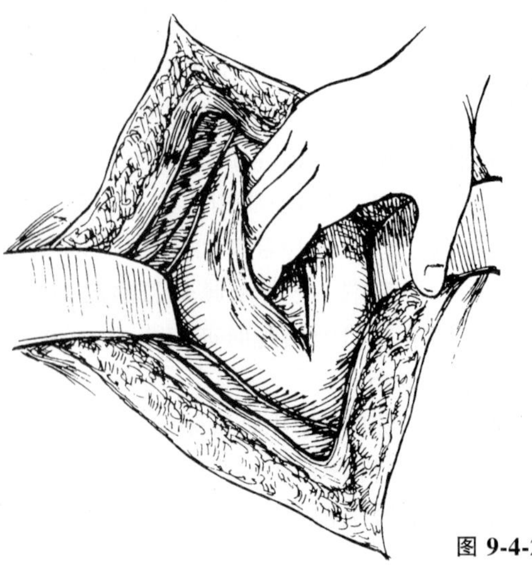

图 9-4-2

分离,但渗血较多。

(2) 分离至肾门处,将移植肾轻轻托起(图 9-4-3),肾窝内填入纱布减少渗血。用数把血管钳紧靠肾门阻断肾蒂(图 9-4-4),于血管钳上方切除移植肾,用丝线紧靠血管钳下方分束缝扎肾蒂组织,仔细检查肾蒂,找到肾动静脉,再分别用丝线结扎和缝扎。

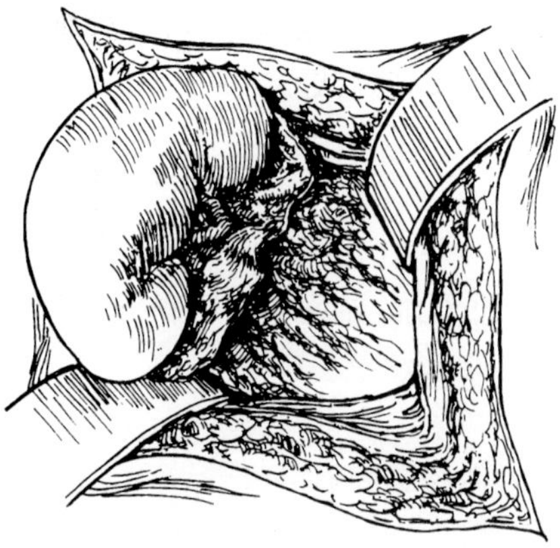
图 9-4-3

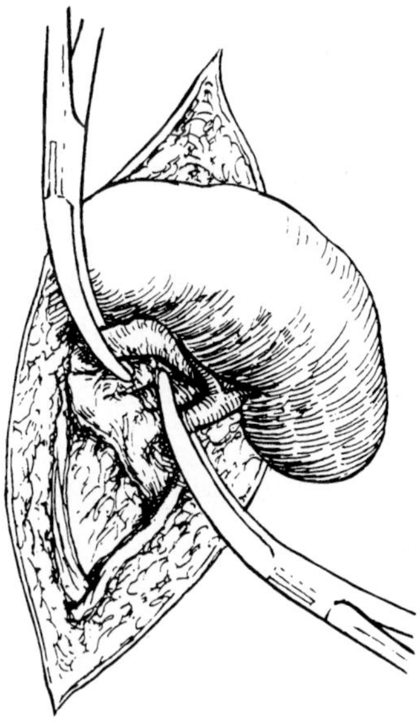
图 9-4-4

(3) 肾盂、输尿管因粘连严重,不必切除,但末端需缝合关闭。

(4) 肾窝创面要仔细止血,可用丝线折叠缝合以缩小创腔,避免渗血-血肿-继发感染。

5. 放置引流条,然后关闭切口。

【术后处理】

1. 病人症状重者,必须密切观察病情变化,术后 12~24 小时,要注意可能发生继发性出血和休克。

2. 术后尽量少补液,以免因液体过多需急诊血液透析。术后 2~3 天内安排首次血透,不用或少用肝素(或等量鱼精蛋白中和),如果装有腹透管,可在术后 24~48 小时开始透析。

3. 全身支持疗法,使用有效抗生素预防感染。

【手术意外的预防及处理】

1. 腹膜撕裂　肾移植术后 3 周内,若肾周粘连不明显,可沿肾包膜外分离;若肾周粘连严重,不要勉强在包膜下分离,以免分破腹膜,一旦撕裂,应立即缝合。

2. 术中大出血及髂血管损伤　术前应了解该肾移植血管吻合的情况,如肾动脉是与髂内还是与髂外动脉吻合,有无分支血管等。术中游离肾后,不要暴力牵引肾蒂,以免血管撕裂。包膜外肾切除时,尤其因漏尿,感染等原因需切肾时,肾蒂血管较脆,阻断结扎应十分小心,特别是肾动脉与髂外动脉端侧吻合,用血管钳阻断肾动脉时应轻轻钳夹,用丝线结扎肾动脉时,亦应轻轻结扎,以免血管断裂。一旦断裂,应立即压迫髂外动脉止血,并用血管钳再次轻轻夹持肾动脉,轻轻结扎。若肾动脉残端太短,无法钳夹,可用两把哈巴狗血管钳于原动脉吻合口上、下方阻断髂外动脉,在无张力的情况下轻轻结扎肾动脉或用 6-0 尼龙线连续缝合肾动脉残端。若肾动脉是与髂内动脉端口吻合,则常规于吻合口上方(即髂内动脉)阻断结扎,较容易成功。肾静脉阻断结扎时亦应小心,必要时可用心耳钳阻断髂外静脉大部分管壁,用 6-0 尼龙线连续缝合髂外静脉吻合口。

包膜内肾切除时,肾蒂血管阻断,应紧靠肾门多次钳夹,不要过高托起肾脏,用大弯钳一次钳夹肾蒂。在切断肾蒂前,应检查有无足背动脉搏动,排除钳夹了髂外动脉。若粘连严重,肾蒂分离不满意,可以包膜内分次切除移植肾组织,使肾蒂呈蘑菇头状,在直视下再逐渐修剪多余的肾组织,找到肾动、静脉,分别结扎、加缝扎。

3. 肾窝创面广泛渗血　术中可用纱布填塞肾窝减少出血。移植肾切除后，肾窝内可填塞碘仿纱条压迫止血，术后 24 小时后开始逐步拔除，至术后 2~5 天拔完。

第五节　再次和多次肾移植术

repeated renal transplantation

【王长希　郑克立】

移植肾丧失功能后，病人可重新恢复透析治疗。经过积极准备，创造条件，病人可以接受第 2 次或第 3 次肾移植，第 4 次或第 5 次肾移植亦有成功病例报道。目前认为，第 1 次肾移植失败如果是供肾质量、手术操作因素等引起者，第 2 次移植可获得与首次移植同等效果；如果第 1 次移植失败主要是由于免疫原因所致，则第 2 次移植往往容易发生排异反应。因此必须事先做群体抗体交叉试验(PRA-DTT)和淋巴毒试验，了解血清中抗体滴度，必要时进行血浆置换处理，有条件者可做移植肾体外循环试验，HLA 配型要好，以提高人/肾存活率。

1. 首次移植肾的处理　下述情况应先切除移植肾：

(1) 移植肾积水、感染、局部胀痛、高血压、严重血尿、反复出现排斥症状、肾炎复发等；

(2) 如无上述情况，即使移植肾保留在体内，仍可进行再次移植。

2. 再次移植的时机选择　由于排斥丧失肾脏者，再次移植时间最好在切除排斥肾脏半年后进行。对于首次移植因急性肾小管坏死、肾破裂、肾血管栓塞等丧失肾脏者，在身体情况允许下可及早接受再移植。

3. 再次肾移植的手术方法　一般第二次移植手术切口选择对侧部位，如果第二次手术时间在首次移植失败一周内进行，可利用原切口及原动、静脉吻合口，经修整后再次吻合。多次移植切口仍可选择腹直肌旁 L 形切口或中下腹正中切口，但由于局部组织粘连，部分患者手术需在腹腔内进行。多采用肾动、静脉与髂外动、静脉端侧吻合，若髂血管分离困难，肾血管可与下腔静脉下段及右髂总动脉吻合，亦可与腹主动脉及下腔静脉吻合。移植肾输尿管可与膀胱作黏膜下隧道吻合；若供肾输尿管不够长，可与受者输尿管作端端吻合；若受者术前无尿或尿少，可切断受者输尿管，做供受者输尿管端端吻合，输尿管内放置双猪尾管引流，结扎受者输尿管近侧断端，输尿管吻合口需置腹膜后。如盆腔和下腹部粘连严重，最后也可考虑行原位肾移植。该方法可避免尿路梗阻和返流等并发症，但需切除原肾，手术部位深，操作难度大，易损伤胰尾，术后触及肾脏困难，不利于观察肾脏局部变化。

4. 尸肾原位植肾术　异位肾移植术是将肾脏植入髂窝区。当髂部血管严重动脉硬化，因髂血管病变用人造血管作过主动脉-股动脉搭桥术，双侧植肾术失败者，尸肾便无法植入髂窝时，可采用尸肾原位植肾术。术前应常规对受者行逆行肾盂造影，了解肾盂输尿管是否通畅。其次，要做数字减影血管造影术，了解脾及肝脏血循环。

【手术步骤】

1. 切口　右侧卧位，12 肋切口切除部分第 12 肋，逐层进入腹膜后区。

2. 切除左肾　尿毒症受者通常肾细小，肾动脉窄不能供吻合用，肾静脉则可被利用作吻合，尽量分离至肾门。如果原肾静脉不够粗大，可用 Fogarty 气囊导管扩张。肾窦内分离横断肾盂，保留周围脂肪。

3. 显露脾动脉　经腰部入路分离脾动脉(图 9-5-1)。从肾上腺表面将脏层腹膜推向前正中，显露出脾动脉区(图 9-5-2)，然后切开脏层后腹膜和 Treitzs 筋膜(图 9-5-3)，位于胰-脾网膜内的脾血管便清楚地显示。吸取 0.25%普鲁卡因 20ml 沿脾动脉周围封闭，随后分离脾动脉便较少出现血管痉挛现象，靠近脾门处横断脾动脉，遇分支可保留(图 9-5-4)。切断结扎脾静脉，去除脾脏。

4. 血管吻合　将尸肾放入塑料袋内加冰块，袋下缘正中剪开一小孔引出肾动静脉，先作脾-肾动脉吻合(图 9-5-5)，用 6-0 尼龙线作间断吻合。肾静脉-肾静脉吻合也用 6-0 尼龙线作连续吻合。最后，作肾盂-肾盂吻合术，置双猪尾支架管后，用 5-0 号肠线连续缝合，去处血管阻断钳，开放吻合口(图 9-5-6)。

如果脾动脉口径细小或管壁薄不宜吻合时，可改用主动脉-肾动脉吻合(图 9-5-7)。若受者肾静脉口径

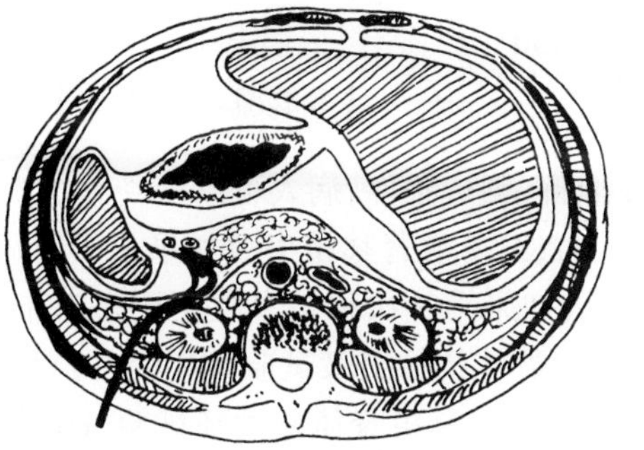

图 9-5-1

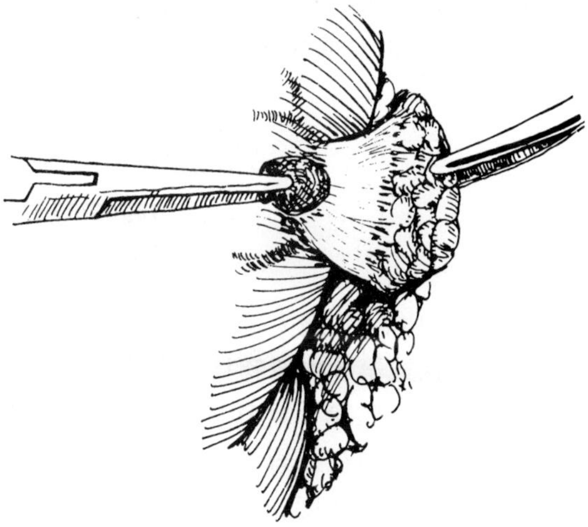

图 9-5-2

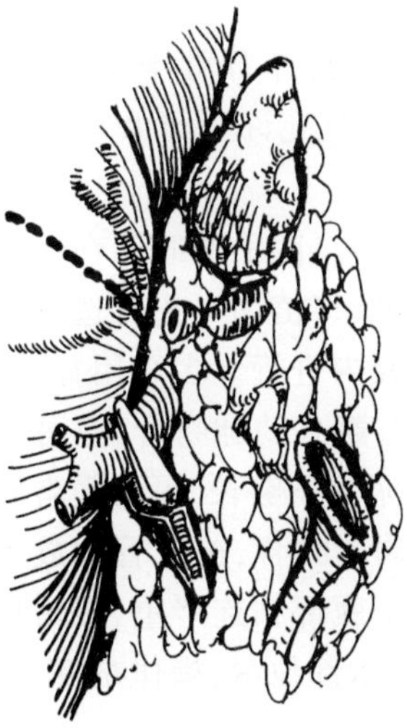

图 9-5-3

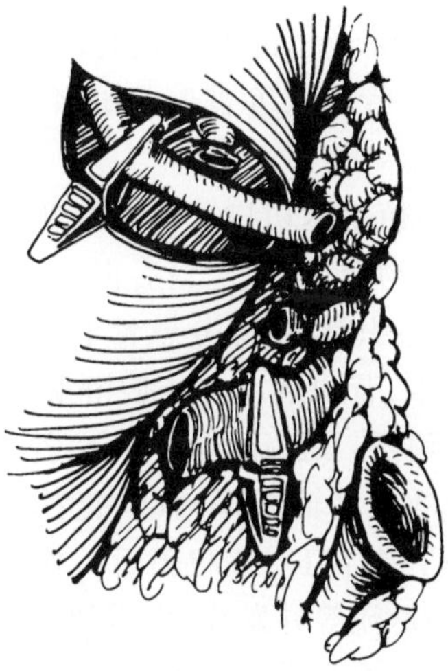

图 9-5-4

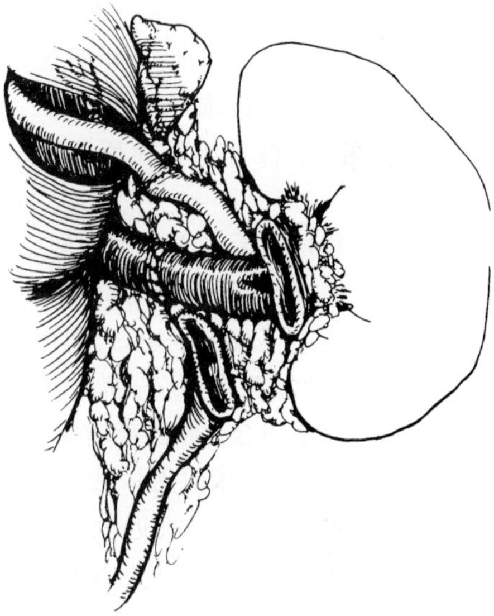

图 9-5-5

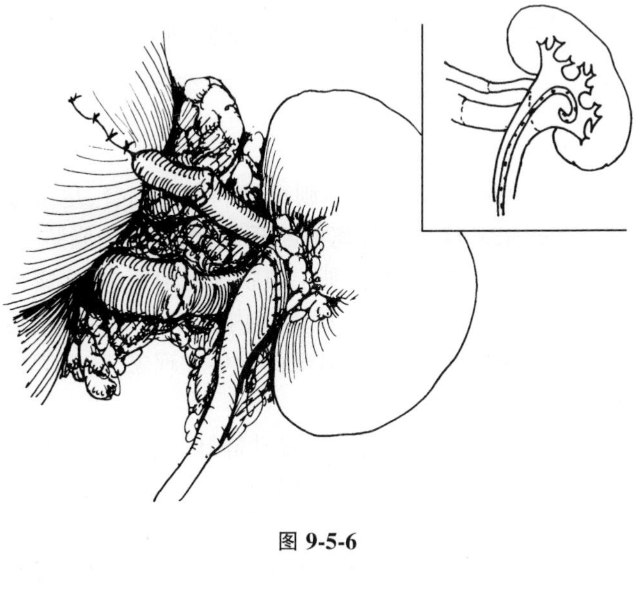

图 9-5-6

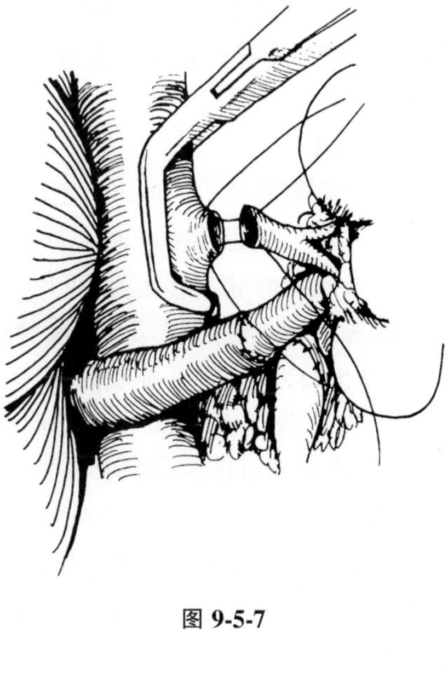

图 9-5-7

太小,可在分离肾静脉时保留一段生殖腺静脉或肾上腺静脉,将二者做并腔侧侧吻合,以扩大肾静脉的口径供吻合用(图 9-5-8)。若肾静脉不能利用,可改用脾静脉-肾静脉吻合。

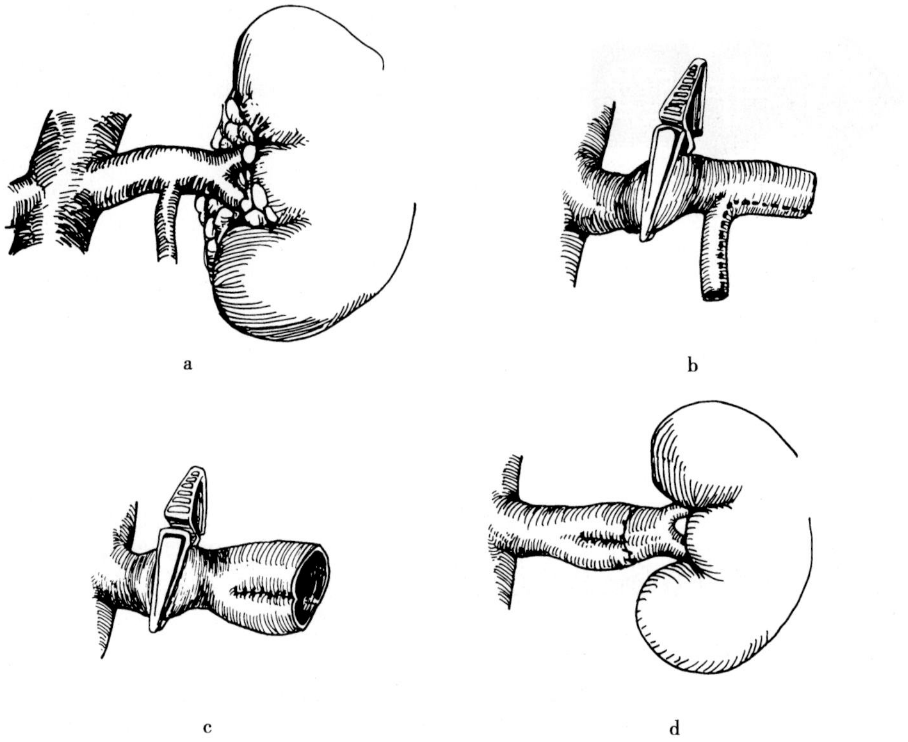

图 9-5-8

参考文献

1. Gil-vernet JM,Gil-vernet A,Caralps A,et al. Orthotopic renal transplant and results in 139 consecutive cases. J Urol,1989,142:248
2. Belzer FO. Transplantation of the right Rodney:surgical technique revisited. Surgery, 1991,110:113
3. Kaija S. The Value of repeated renal transplantation. Transplantation, 1990,50:984
4. Hayes JM. The transplantation of difficult donor kidneys and recipients: Helpful surgical techniques. J Urol,1993,149:250
5. Barocci S, Valente U, Nocera A. Detection and analysis of HLA class Ⅰ and class Ⅱ specific alloantibodies in the sera of dialysis recipients waiting for a renal retransplantation. Clin Transplant, 2007 ,21(1):47-56

第十章

丝虫病性乳糜尿及阴囊并发症的外科治疗

Surgical treatment of filariasis chyluria

乳糜尿大多由丝虫病引起，少数可由淋巴管炎症或损伤所造成的内部或外来的压迫而使淋巴引流动力学改变，使淤滞而含有乳糜的淋巴液向肾盏穹隆部淋巴管扩张溃破进入尿液，造成乳糜漏而至乳糜尿。过去我国是世界上受丝虫病严重危害的国家之一，新中国成立以来半个多世纪，经过流行病学调查和大规模防治，1989 年卫生部防疫司公布已有 799 个(92.5%)县、市达到基本消灭丝虫病。我国根据在不同流行地区有斑氏和马来微丝蚴两种，受感染 5~20 年后，常可发展成为乳糜尿后遗症，故目前我国流行地区尚有散在丝虫病晚期乳糜尿的患者存在。本病发病部位可有肾盏穹隆部、输尿管和膀胱的黏膜，但大多为肾脏，两侧较多见，单侧发病时，好发于左侧，但有时可两侧交替发作。

目前对乳糜尿的发病原理看法尚不一致，如 Ackerman 的胸导管堵塞论，认为乳糜从乳糜池经腰干淋巴结逆流入肾盂，然而在文献上常有胸导管结扎术治疗乳糜胸的报道，但从未见由此引起的乳糜尿。1980 年刘士怡报道在淋巴造影诊断晚期乳糜尿时发现泌尿系有瘘道，但胸导管仍显影通畅，腰干淋巴常现迂回曲张，并见造影剂进入肾乳头以及肾盏的事实。1945 年 Yamauchi 病理解剖的资料也表明乳糜尿病人很少有胸导管阻塞。1962 年 Morgene 等认为乳糜尿是由于腹膜后淋巴管有多处梗阻所造成。早在 20 世纪 50 年代，有人曾采用胸导管半奇静脉(Hemi-Azygous vein)分流术来治疗乳糜尿，但已被废弃。以后的文献报道一致认为，乳糜尿是由于胸导管以下和腰干以上的淋巴管瓣膜受血丝虫分泌的组胺样物质刺激所造成的肉芽肿，纤维瘢痕病变而使淋巴管以及瓣膜破坏而造成淋巴管曲张、乳糜淤滞，腰干淋巴管内的压力不断升高，使肾乳头淋巴管黏膜薄弱处溃破而形成瘘道，肾内与淋巴伴行的毛细血管在肾乳头部溃破时同时破裂，这就是乳糜血尿的引起原因(图 10-1)。目前丝虫病并发症外科治疗常用的方法有肾蒂淋巴管结扎剥脱术，腰干淋巴管精索内静脉分流术，腰干淋巴结切开、精索(卵巢)内静脉分流术以及腹股沟淋巴管大隐静脉吻合术。

(江　鱼)

第一节 肾蒂淋巴管结扎剥脱术

Ligation and excision of renal lymphatic Vessels

【江 鱼 唐来坤】

【肾蒂淋巴的解剖生理】

由小肠吸收的脂肪经乳糜管、肠系膜淋巴结、肠淋巴干汇入位于 $L_{1\sim2}$ 椎体前的乳糜池，然后再经过胸导管入左侧锁骨下静脉引进血液循环(图 10-1-1)。肾脏的淋巴引流由肾实质及其纤维被膜的淋巴管与脂肪组织的淋巴管相连接，但互不相通，在肾实质有两组分隔的淋巴系统：一组在靠近肾小管巴氏囊处开始在肾皮质血管周围扩大形成淋巴网与小叶间血管并行，环绕弓行血管和肾叶间血管离开肾脏到达肾门；另一组淋巴管系由乳头黏膜下开始，直行穿过肾髓质与血管并行扩大为淋巴管，环行动脉和静脉在肾小球输入小动脉输出小动脉周围的小叶间毛细管周围无淋巴区，在肾门的淋巴部分为三组，即前组、中组以及后组，进入到主动脉旁淋巴结、主动脉分叉附近的淋巴结和髂总动脉、腹壁下动脉以及髂外动脉淋巴结汇集，最终流入乳糜池。正常腰干淋巴管很细、不易发现，淋巴曲张时直径可达 1.8~3.0mm，管壁极薄。

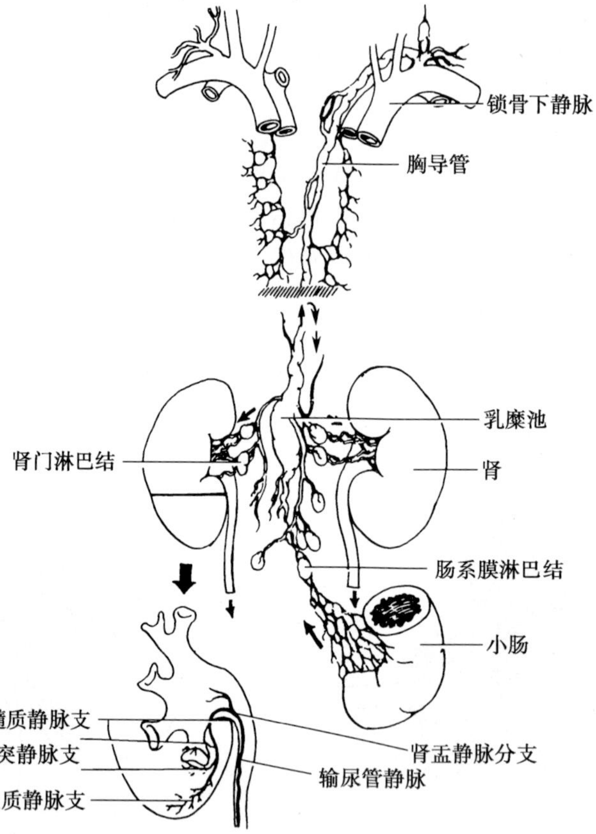

图 10-1-1

【手术原理】

从大量乳糜尿病人的淋巴造影片分析中，发现在乳糜尿一侧的肾门肾蒂附近有曲张淋巴管显影以及肾盏乳头周围有造影剂显影，但并未见有盆腔淋巴系逆流至膀胱的异常显影，说明患肾肾门淋巴管及肾内肾小盏淋巴管内的动力学改变出现淋巴淤滞，导致肾盏穹隆部淋巴管的溃破而形成乳糜漏。因此，将乳糜尿一侧肾蒂，三组淤滞曲张的淋巴管剥脱结扎是一种合理而有效的方法，它有效的阻断了淋巴向肾内逆流，最终可使瘘管创面迅速愈合。但根据国内多数文献报道，其远期疗效并不十分理想，贺宗理报告一组 40 例肾蒂淋巴管结扎剥脱疗效分析观察 7/40 占 17.2%，3 年后复发的也有

3/40 占 7.2%。

【手术适应证】

1. 用中草药(萆芥分清丸),肾盂硝酸银灌洗治疗后经久不愈的严重乳糜尿,经尿液鉴定乳糜阳性患者。

2. 膀胱镜检查证实一侧或双侧输尿管口有乳糜喷出者。

3. 淋巴穿刺造影显示,有肾乳头穹隆部造影剂回流者。

4. 乳糜凝块反复堵塞输尿管发生腹痛或尿潴留。

【术前准备】

1. 膀胱镜检查　确定乳糜尿来自哪一侧肾脏。

2. 淋巴造影　对双侧肾内淋巴逆流病变检出率较膀胱镜窥视输尿管口喷乳糜尿检测率高。

3. KUB 以及 IVP 有时可见肾盏穹隆部有淋巴瘘返流,以及有无合并其他病变,如肾盂、肾盏结石等,可考虑手术时一并处理。

【手术步骤】

连续硬膜外麻醉,经患侧 11 肋间,或 12 肋下腰切口游离肾脏,充分显露肾蒂。正常肾门淋巴管不易辨认,但在乳糜尿病人腰干淋巴管和肾蒂淋巴管粗大、容易识别,先游离结扎肾静脉前的淋巴管,用弯头血管钳,将淋巴管逐一挑起结扎剥脱,为使肾蒂淋巴管不致遗留,可沿肾盂、肾静脉、肾动脉前后上下四周边,将肾蒂周围所有组织以及脂肪均剥离干净(图 10-1-2~3),结扎淋巴管时可逐根或集束结扎,用 1 号丝线结扎淋巴管。在集束结扎时要注意有无含血管分支,两结扎线间剪除淋巴管 1cm 以上,以便减少淋巴管再管化造成复发。肾蒂后淋巴管用同法结扎,仔细观察是否有出血,将肾放回原位并固定。然后放置引流管 1 条,关闭创口。若膀胱镜证实乳糜从一侧喷出或淋巴管造影证实一侧肾盂肾盏有造影剂回流,则仅需结扎剥脱该侧即可;如证实双侧有乳糜喷出或淋巴造影剂回流,则需做双侧结扎剥脱,这样能使肾脏与其他器官淋巴系统的联系隔绝,则乳糜尿可以不再发作。

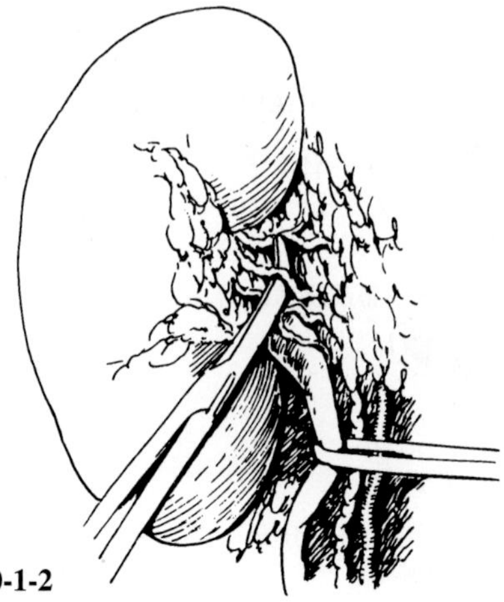

图 10-1-2

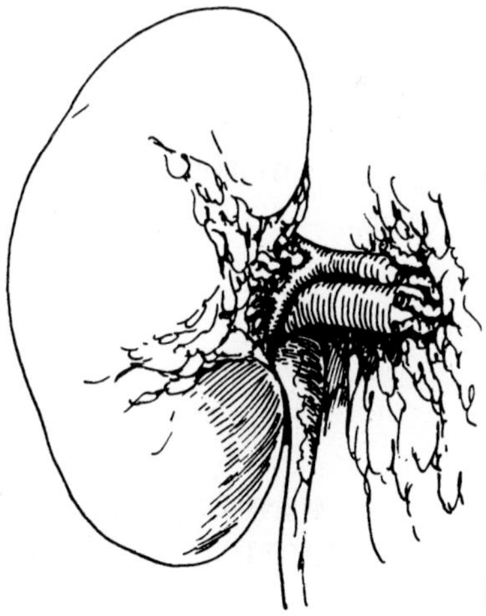

图 10-1-3

【手术注意事项】

1. 剥脱肾蒂淋巴管时要谨慎,防止肾静脉损伤大出血。

2. 手术时切断肾动脉小分支或由于结扎剥脱肾局部淋巴管时过于挤压肾脏,可引起肾脏局部循环障碍,术后发生暂时性血尿,一般均能自行消失。

3. 剥脱的淋巴管要妥善结扎,否则容易引起创口淋巴瘘或淋巴囊肿。

4. 术后复发如果来自术侧,可能为淋巴管结扎不完全,有遗留未扎的淋巴管或淋巴管再通;如对侧复发,则多为术前定位失误,因此术前淋巴造影非常重要,可以避免误诊、漏诊。

第二节　腰干淋巴管与精索(卵巢)内静脉分流术

Anastomasis of lumbar lymphatic trunk tointernal spermatic (ovary) vein

【江　鱼　唐来坤】

1962 年,Cockett 首先应用腰干淋巴管与精索(卵巢)内静脉分流术治疗乳糜尿取得成功,1965 年,国内郑康桥等报告 6 例,吻合成功 5 例,近期随访无复发,1964~1979 年江鱼等治疗顽固性乳糜尿 30 例并随访 1~4 年,痊愈 24 例,明显进步 4 例,复发 1 例。1979 年 Okamato 报告治愈率达 94%,总的疗效优于单纯肾蒂淋巴管结扎剥脱术。

【手术适应证】

1. 乳糜尿病史较长,超过 2~3 年。症状严重并有间歇性乳糜血尿或乳糜胶体,已造成贫血、全身营养不良影响生活和劳动。

2. 经常出现乳糜胶冻堵塞尿道或尿潴留。

3. 通过各种中西医非手术治疗,包括限制脂肪饮食和经药物灌注无效者。

4. 曾有肾蒂淋巴管结扎剥脱术失败者。

5. 经膀胱镜检查证实一侧或双侧输尿管口喷乳糜尿者。

6. 淋巴管穿刺造影显示有肾盂、肾盏造影剂回流者。

7. 经肾盂造影证实为肾源性肾盂、肾盏淋巴漏者。

【术前准备】

1. 血液微丝蚴检查。

2. 手术前口服广谱抗生素 1~3 天。

3. 手术前晚及术前清洁灌肠各 1 次。

【手术步骤】

于硬膜外麻醉下,作 12 肋下切口,不切开肾外包膜,沿第 2~3 腰椎平面腰大肌内侧分离直达脊柱旁,找到曲张、粗大的腰淋巴管及精索或卵巢内静脉,选择其中最粗大的淋巴管分离并切开,随着呼吸起伏可见切口处有淋巴液自淋巴管内涌出,根据切开淋巴管的部位,分离邻近的精索(卵巢)内静脉,切断其远端作双重结扎,近端修剪成斜面用肝素盐水冲洗其内腔,暂用小哈巴狗钳阻断,然后用 7-0 无损伤涤纶线间断缝合约 5~6 针,将腰淋巴管与精索(卵巢)内静脉行端侧或侧侧吻合(图 10-2-1~3)。

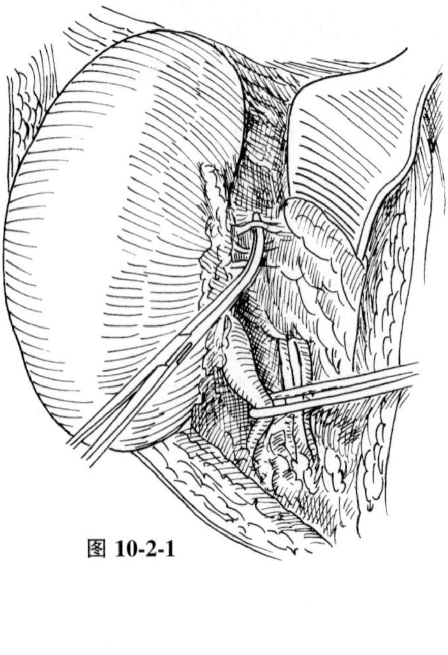

图 10-2-1

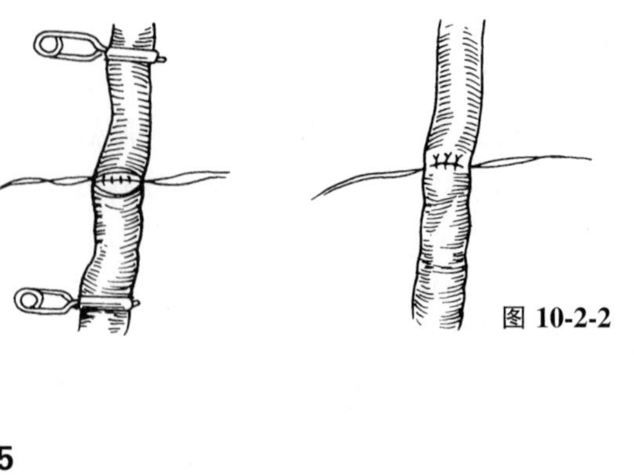

图 10-2-2

吻合完成后开放哈巴狗钳，由于腰淋巴管内压力高，淋巴液即从吻合口流向静脉循环，见到静脉充盈证实吻合畅通后，术野放置烟卷引流，分层关闭腰部切口。如遇腰淋巴管扩张不明显，可在附近寻找成簇的扩张淋巴管群，用尖头长镊提起其外膜并以弯剪刀剪开和静脉截面相等大小的裂孔，切面可见有大量淋巴液涌出，然后将静脉的截面再剪开 0.3cm 的斜面，用 7-0 涤纶线作间断套接吻合约 6~7 针。

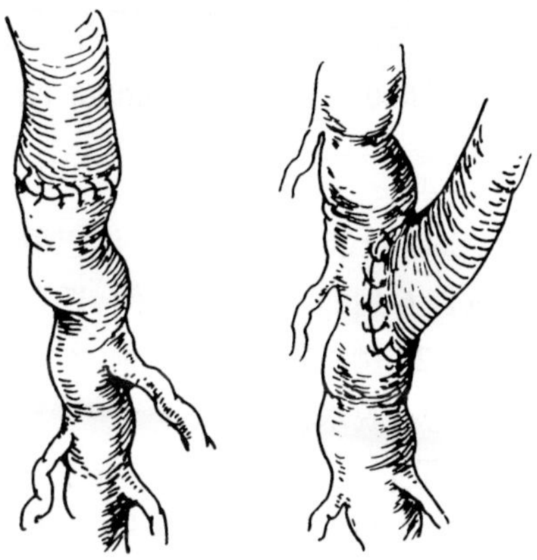

图 10-2-3

【术后处理】

1. 绝对平卧一周。
2. 避免术后腹部胀气。
3. 使用广谱抗菌药物，预防感染。
4. 术后服低脂肪饮食一周，然后可试服脂肪餐观察疗效。
5. 术后 48~72 小时后腹部不胀可拔除烟卷引流。

【专家点评】

20 世纪末，显微淋巴外科的发展被广泛应用于临床，当时有些学者认为腰干淋巴管与精索(卵巢)内静脉分流术应与肾蒂淋巴管剥脱术结扎相结合，才能达到远期效果。

这种说法未见文献报道，无法证实。近 10 年来，由于新中国成立后重视寄生虫病治疗，发动群防群治，开展爱国卫生运动，消灭四害，人民生活水平提高，注意个人卫生。过去的寄生虫流行地区，已基本上达到控制，乳糜尿的发病率已显著降低，临床上已很少发现乳糜尿病例。因此近几年来，对乳糜尿手术治疗的临床疗效分析已是凤毛麟角。但根据笔者在 1974 年上海医学情况交流发表文章报道单吻分流术 10 例，分流加肾蒂结扎 11 例，经 4~10 年随访疗效对比。结果单纯分流术的效果较吻合加结扎为优，且单纯分流损伤小。从病理生理学角度看，淋巴堵塞的治疗机制“结扎”、“分流”是互相对立的，既然在肾蒂淋巴作了截流，已把整个肾与腰干淋巴管引流截断，就不必再多此一举将截断的腰干淋巴段作分流了。

(江　鱼)

第三节　腰干淋巴结切开精索(卵巢)内静脉分流术

anastomasis of lumbar lymphatic nodule cut surface to internal spermatic(ovary)vein

【江　鱼　唐来坤】

腰淋巴管即使曲张，但毕竟相对较细小，与血管吻合难度较大。有时遇到腰干淋巴管不扩张，也难以手术分离，难以进行分流手术。作者自 1978 年始根据 Olszeiloski 及 Nieluuonicz 腹股沟淋巴结大隐静脉分流术的经验，用淋巴结切开的创面与精索(卵巢)内静脉或肠系膜静脉作套接吻合，分流淋巴液，报道 7 例结果满意。

【手术适应证】

1. 手术探查，无条件作精索(卵巢)内静脉吻合时。
2. 其他与腰干淋巴管精索(卵巢)内静脉分流术适应证相同。

【术前准备】

1. 术前 2~3 天口服广谱抗生素。
2. 术前清洁灌肠。
3. 术前在腹股沟淋巴结内注射叶绿素(染料)10mg1 支，用作手术时腰干淋巴管的显示。

【手术步骤】

硬膜外麻醉，于12肋下腰切口不切开Gerota筋膜，沿第3腰椎平面腰大肌内侧分离直达脊椎旁，找到被叶绿素染色的腰淋巴结。把淋巴结顶部切除，酌情去除淋巴结内容物，即见大量血性淋巴液涌出。同上法修剪精索(卵巢)静脉或肠系膜静脉，用7-0涤纶线间断吻合静脉和淋巴结切口(图10-3-1~2)。

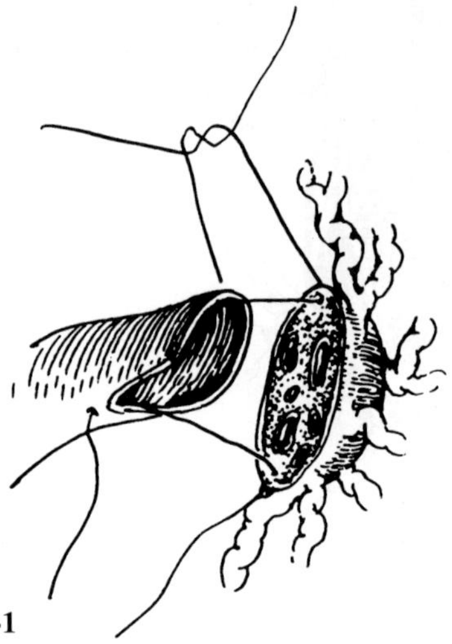

图 10-3-1

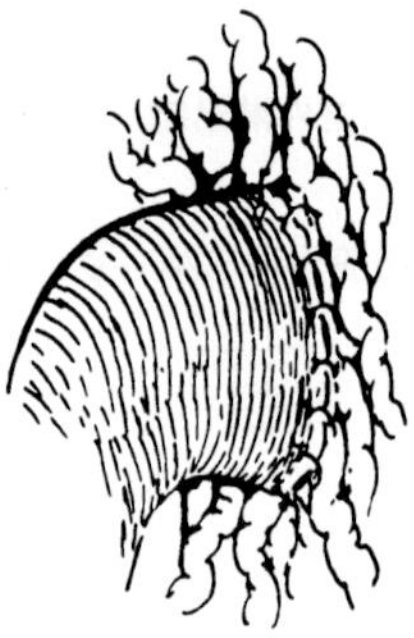

图 10-3-2

【术后处理】

同前。

第四节　阴囊乳糜漏手术

surgery for the chylous fistula of scrotum

【梅　骅】

阴囊乳糜漏是丝虫病的一种并发症。本病是因丝虫病变使胸导管或乳糜池发生梗阻，从肠道来的乳糜液不能经胸导管流入血循环，而逆流入腰淋巴干、腹主动脉旁淋巴链和髂、腹股沟淋巴链，再逆流入阴囊淋巴管，使淋巴管发生曲张，向阴囊皮肤穿破而成乳糜漏(图10-4-1)。根据笔者病例检查发现：从阴囊淋巴管注入碘油后，造影剂首先进入腹股沟淋巴结，继而进入髂外、髂总及主动脉旁淋巴链，乳糜池则未见显影。手术探查时发现阴囊及腹股沟部的淋巴管扩张，而精索的淋巴管多无明显扩张。结扎精索淋巴管后，症状亦无改善。患者的阴囊皮肤有许多白色小泡，穿破后流出大量乳白色液体，平卧休息后瘘孔常能暂时愈合。由于乳糜液的大量损失，患者可能发生营养不良及贫血，有时局部继发感染，严重影响劳动生产。

本病过去尚无有效疗法。1969年笔者设计了阴囊切除、淋巴管结扎术，治疗了4例患者，有1例同时施行了淋巴管大隐静脉吻合术，术后1年症状复发，再施行一侧腹股沟淋巴管结扎及淋巴管阴部外浅静脉吻合术(术中发现大隐静脉与淋巴管的吻合口通畅)。经此次手术后治愈。其余3例经两年随访尚未复发。所有患者术后性功能均正常，但对生育能力有无影响未了解。

一、阴囊切除、淋巴管结扎术

【手术适应证】

阴囊乳糜漏。

【术前准备】

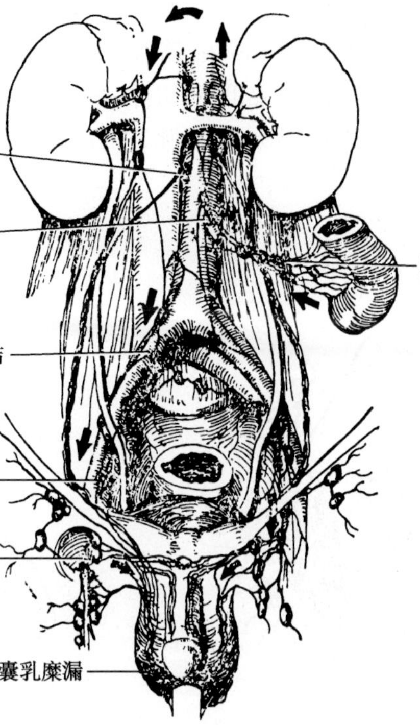

图 10-4-1

1. 术前数天卧床休息,每天用 1/5 000 高锰酸钾溶液浸洗阴囊,使用抗菌药物以控制炎症,瘘孔可暂时愈合,对手术更为有利。

2. 术前灌肠,并用肥皂水彻底洗涤外阴。

【麻醉及体位】

硬膜外麻醉。平卧位,两腿分开。

【手术步骤】

1. 切口　环绕阴茎根部离阴茎 1cm 处及阴囊近侧作皮肤环形切口(图 10-4-2)。于表皮下潜行剥离约 0.5cm。用 1 号丝线于皮下组织作 U 形缝合,将皮下淋巴管、血管及脂肪组织一并结扎。

2. 切除阴囊　于精索外筋膜浅面剥离双侧睾丸及精索,切除阴囊(图 10-4-3)。注意避免损伤阴茎筋膜及球海绵体肌。

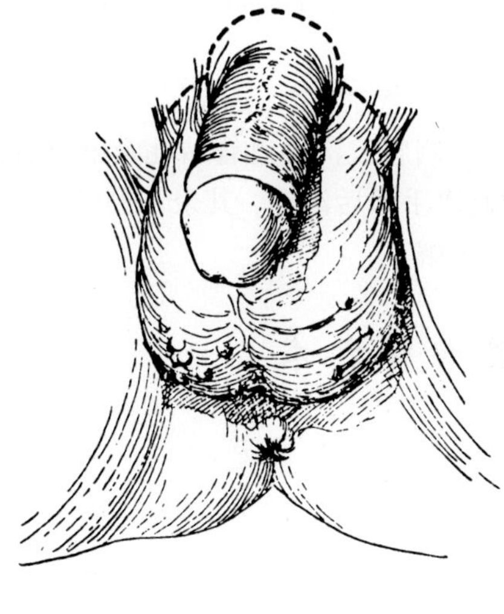

图 10-4-2

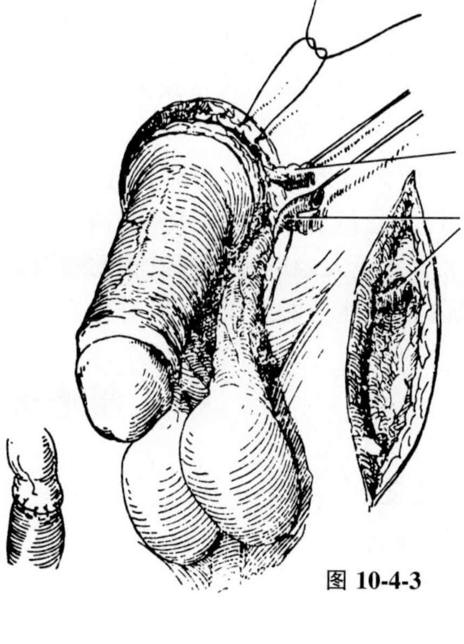

图 10-4-3

3. 如找到粗大的淋巴管，可于附近选择一条静脉与淋巴管吻合。最好使用腹股沟内侧的阴部外浅静脉，亦可另作股部切口，游离并切断大隐静脉，将其通过皮下隧道拉至阴茎根部的切口处，与淋巴管作对端吻合。腹股沟部的淋巴管包埋于皮下脂肪组织中，不易作广泛游离，切开淋巴管后，可见到扩大的近侧管腔有淋巴液不断流出，即将近端稍作游离，用 7-0 号尼龙线将其与静脉作间断外翻缝合（图 10-4-3）。

4. 移植睾丸　从阴囊切口两侧的股内侧作皮下潜行剥离，用手指沿阔筋膜表面分离出一个空隙（图 10-4-4），将睾丸放入此空隙内（图 10-4-5）。

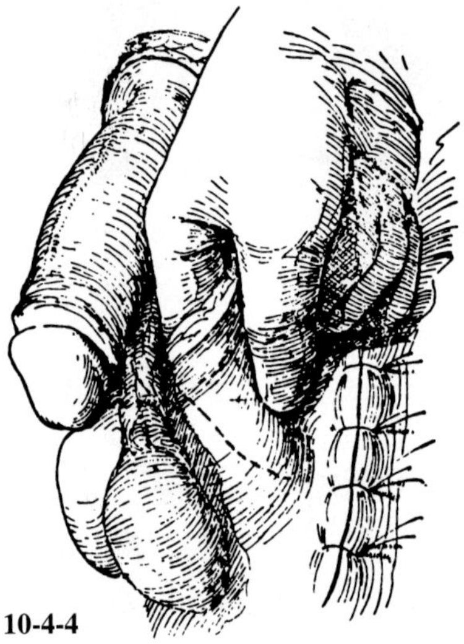

图 10-4-4

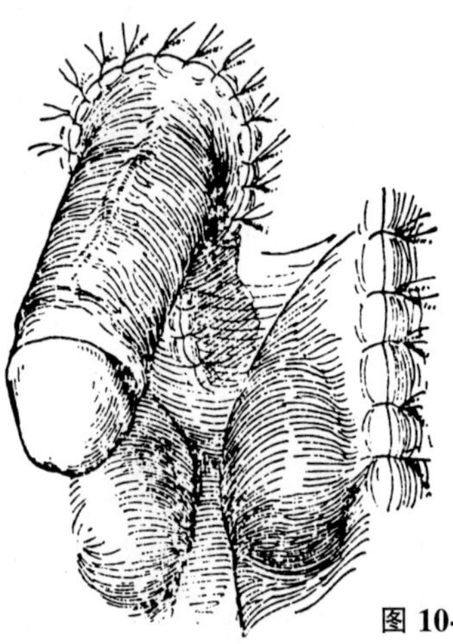

图 10-4-5

5. 缝合皮肤切口。留置导尿管。

【术后处理】

1. 进流质饮食 1 天，低渣半流质饮食 4 天。服鸦片酊或其他抑制排大便的药物 4 天。

2. 使用抗生素预防感染。

3. 留置导尿管 5~7 天。

二、阴囊再造术

【手术适应证】

1. 阴囊乳糜漏施行阴囊切除术后 1 年，症状无复发者。

2. 阴囊损伤致阴囊皮肤广泛缺损者。

3. 阴囊坏疽致阴囊皮肤广泛缺损，于坏死组织清除、健康肉芽生长后，施行阴囊再造术。

【术前准备】

用肥皂水灌肠。

【麻醉及体位】

硬膜外麻醉。截石位。

【手术步骤】

1. 于会阴部作 T 形切口（图 10-4-6），分离皮下组织，注意避免损伤尿道海绵体。

2. 在两股内侧作 U 形切口（图 10-4-6）。于阔筋膜下游离皮瓣，皮瓣基部靠近腹股沟线，并有足够宽度，以保证皮瓣有良好的血液供应。皮瓣切口周围亦需作广泛的皮下潜行剥离。于股内侧游离两侧睾丸，并将精索游离至腹股沟外环下方。将睾丸及精索从皮下间隙移至会阴部切口处（图10-4-7）。

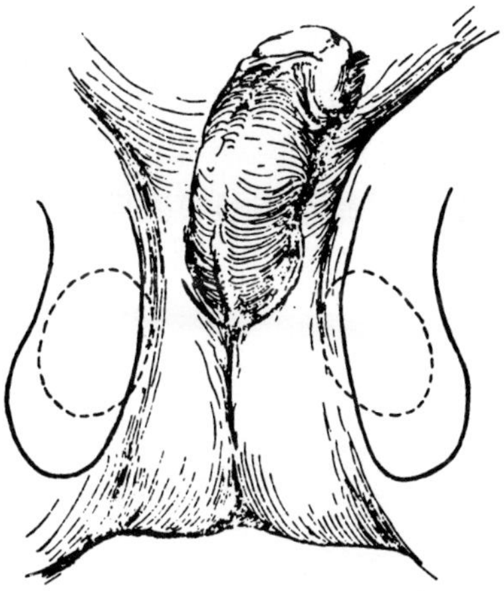
图 10-4-6

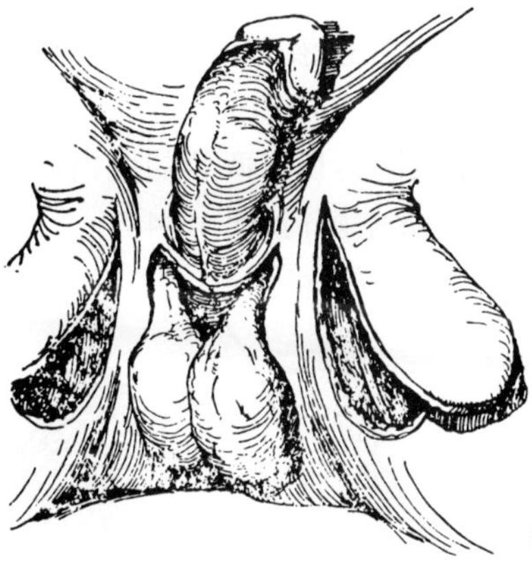
图 10-4-7

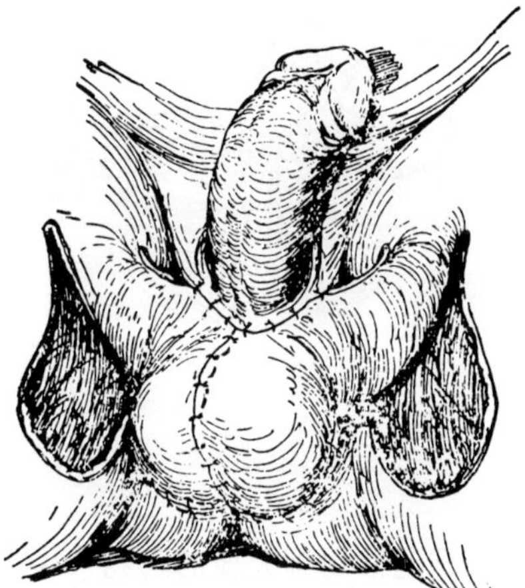
图 10-4-8

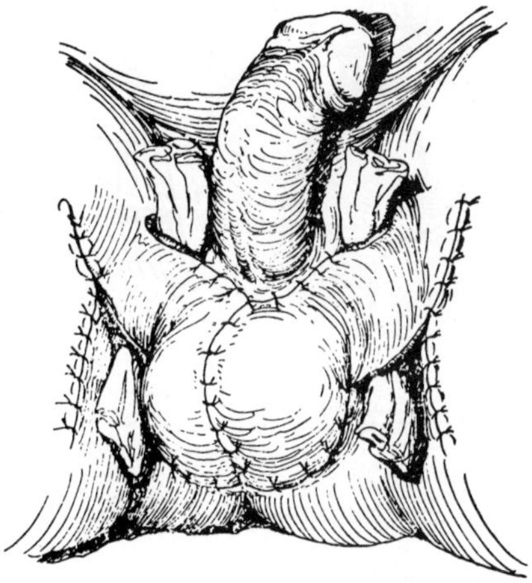
图 10-4-9

3. 将两皮瓣移至内侧,与会阴部切口创缘缝合,形成“阴囊”,以容纳睾丸(图 10-4-8)。将股部切口用粗丝线纵行缝合,皮瓣蒂部的相对创缘则不做缝合。从皮瓣蒂部向阴囊腔放入橡皮条引流,皮瓣蒂部的创面则用凡士林纱布覆盖(图 10-4-9)。留置导尿管。

【术后处理】

1. 进流质饮食 1 天,低渣半流质饮食 4 天。服鸦片酊或其他抑制排大便的药物 4 天。

2. 使用抗生素预防感染。

3. 术后 24~48 小时拔除阴囊的橡皮引流条,术后两周拆除伤口缝线。术后 4 周试阻断皮蒂血液循环,证实阴囊无缺血后,切断皮瓣蒂部;并缝合切口(图 10-4-10)。

4. 术后用阴囊托托高阴囊最少 3 个月,以免阴囊下垂及阴囊水肿。

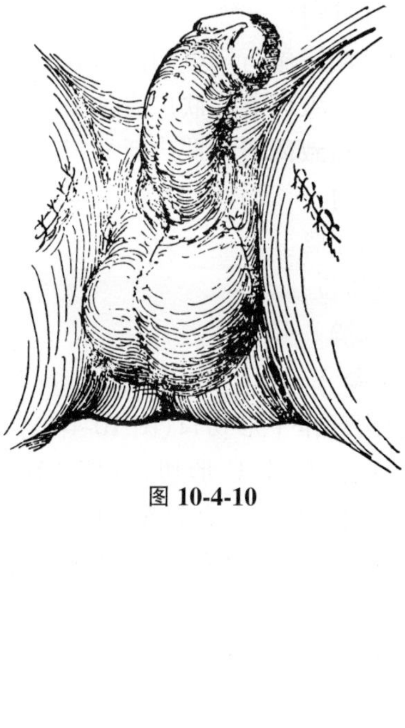
图 10-4-10

三、阴囊成形术

阴囊橡皮肿是由于阴囊的淋巴管梗阻后所引起，常为丝虫病的继发症，其他原因如阴囊慢性炎症或双侧腹股沟淋巴清除术后，亦可发生阴囊橡皮肿。阴囊皮肤及皮下组织因结缔组织增生和水肿，阴囊呈明显增大、肥厚、变硬，皮肤凹凸不平，而阴囊上部两侧的皮肤则比较近乎正常，在施行阴囊成形手术时，可保留这些皮肤以容纳睾丸。

【手术适应证】

阴囊橡皮肿。

【术前准备】

1. 术前数天卧床休息。合并皮肤炎症或溃疡者，需使用抗生素并作局部治疗，最好等待创面愈合后才施行手术。

2. 术前灌肠，并用肥皂水彻底洗涤外阴。

【麻醉及体位】

硬外麻醉。截石位。

【手术步骤】

1. 在阴囊上部计划好皮瓣位置。切口从两侧腹股沟外环下方开始，弯向前下方，然后向下、向后绕过阴囊后方，于阴囊上部的中线处与对侧切口会合。在阴囊前侧则将切口由上端向下延长，于阴茎根部附近的中线处与对侧的切口会合(图 10-4-11)。

2. 将两侧的皮瓣作潜行剥离，用温盐水纱布覆盖皮瓣创面，切开增厚的阴囊组织，沿精索和睾丸鞘膜表面细心分离并将其保留，切除病变的阴囊组织(图 10-4-12)，所有出血点均应钳住、结扎。若有包皮过长及水肿，应作包皮环切术。

3. 缝合两侧皮瓣，形成阴囊以容纳睾丸。伤口置多孔橡皮管引流(图 10-4-13)。

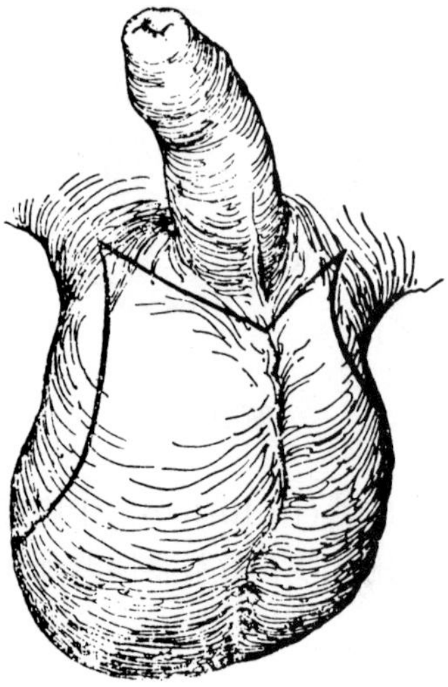

图 10-4-11

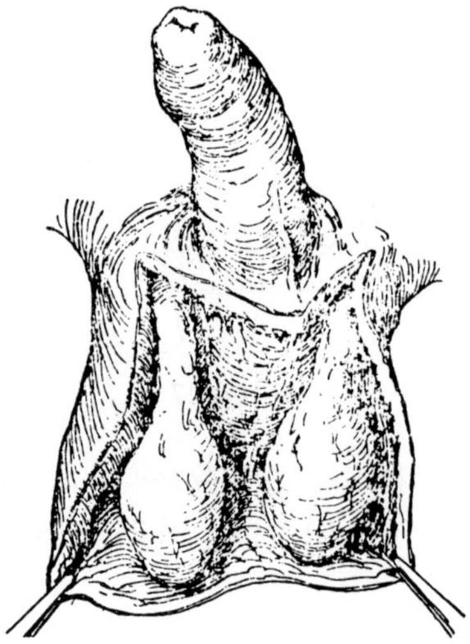

图 10-4-12

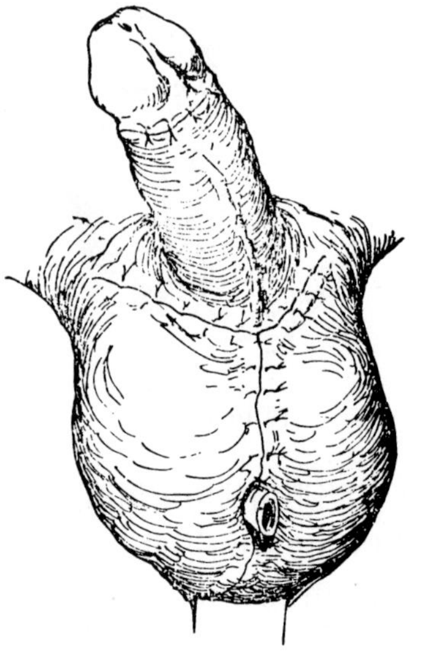

图 10-4-13

【术中可能发生的问题】

1. 巨大橡皮肿，阴茎退缩于阴囊内，可按上述原则计划阴囊切口，前侧的切口向阴囊前的中线延长，直达排尿时尿液流出的开口处，环绕此开口切开，保留其附近一块皮肤，留作覆盖阴茎创面之用(图 10-4-14)。切除阴囊，将阴茎周围的皮肤拉向近侧以包绕阴茎，并与阴囊及阴阜的皮肤创缘缝合(图 10-4-15)。

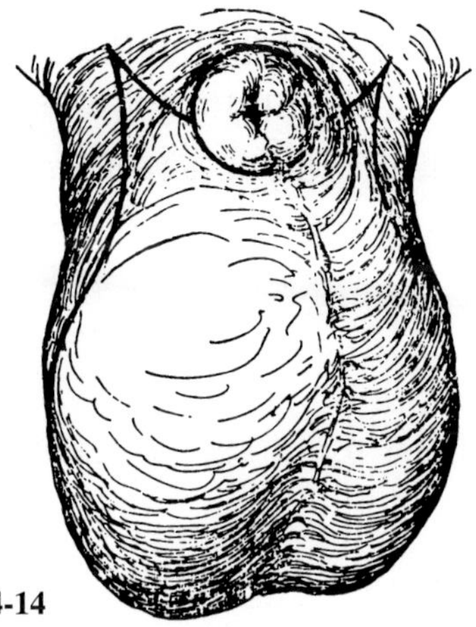

图 10-4-14

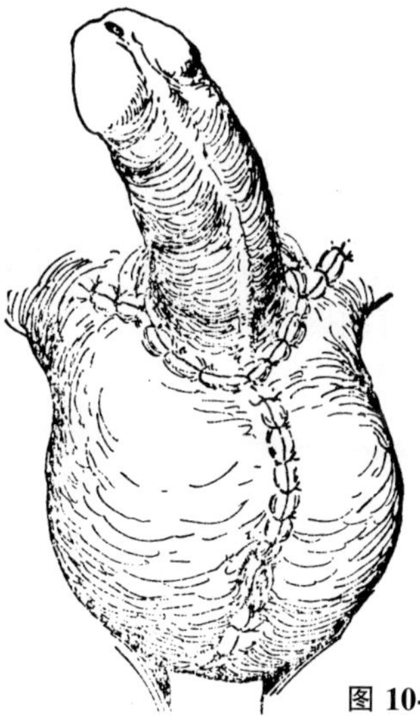

图 10-4-15

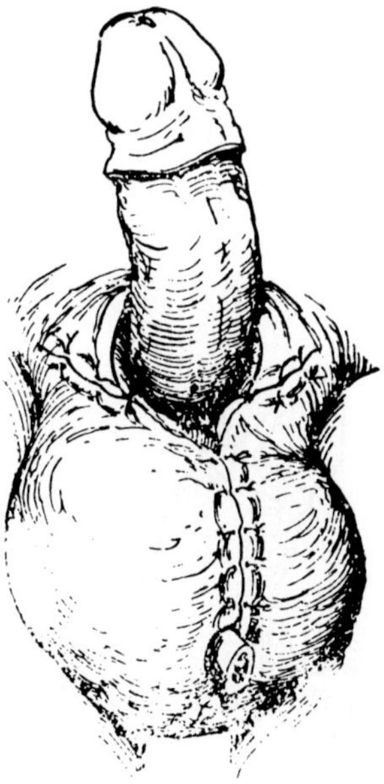

图 10-4-16

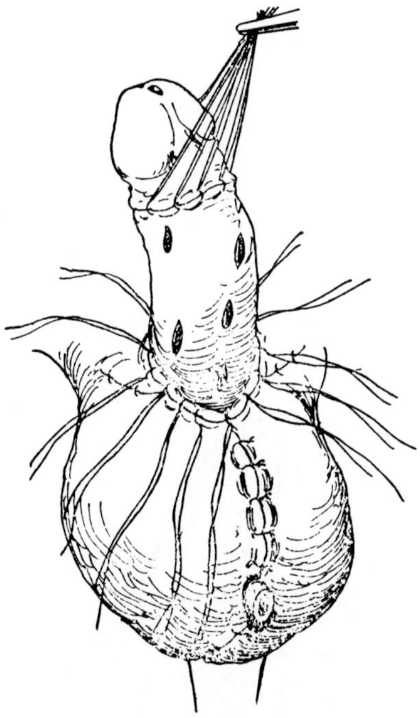

图 10-4-17

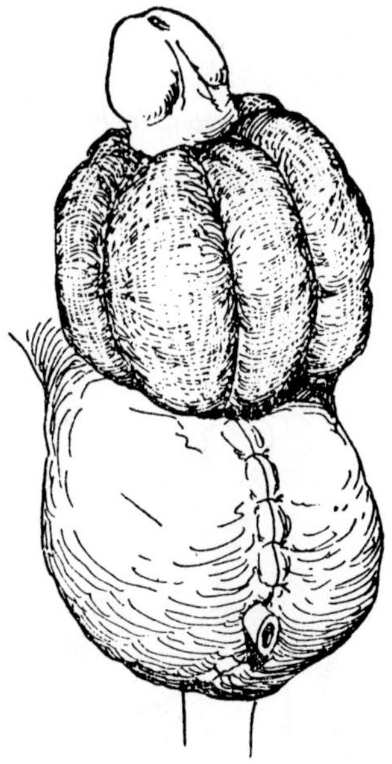

图 10-4-18

2. 当退缩的阴茎周围无健康皮肤可利用时,在切除病变的阴囊及阴茎皮肤后(图 10-4-16),于腹部取一中厚层游离皮片,缝合并覆盖阴茎创面(图 10-4-17)。作耻骨上膀胱造瘘。用厚纱布敷料将阴茎加压包扎两周(图 10-4-18)。

【术后处理】

1. 进流质饮食 1 天,低渣半流质饮食 4 天。服鸦片酊或其他抑制排大便的药物 4 天。

2. 使用抗生素预防感染。作阴茎皮肤成形术者,使用雌激素及镇静剂。

3. 术后 2~3 天拔除伤口引流物。术后 10~12 天拆线。术后用阴囊托托高阴囊最少 3 个月,以免阴囊下垂及阴囊水肿。

参 考 文 献

1. 中山医学院第一附属医院主编. 泌尿外科手术学. 北京:人民卫生出版社,1973,297-304

2. Walsh, PC.Campbell, Urology, 5th Ed, WB Saunders Company. Philadephia, 1986, 2955-2959
3. Horton, CE.Plastic and Recnstructive Surgery of the Genital Area, 1th ED, Boston: Little Brown and Company, 1973, 254-460
4. Converse, JM.Reconstructive Plastic Surgery, 2th ED, WB Sanders Company, philadelphia, 1977, 3944-3948
5. 丁芷林.美容整形手术并发症.北京:北京出版社, 1994, 100-104

第十一章

输尿管手术

operations of the ureter

近 20 年来，随着内镜手术的广泛应用，输尿管手术发生了划时代的进步。许多输尿管疾病包括结石、畸形、梗阻、异物、息肉、肿瘤等可以通过内镜进行治疗。腔内手术也带来一些比开放性手术更严重的并发症，如输尿管医源性损伤：穿孔、裂伤、撕裂、套叠、黏膜剥脱，甚至长段管壁缺失，需要即时用开放性手术修复。若损伤后被忽略，会造成尿外渗、严重感染等并发症，即使施行肾造瘘度过了危险期，第二期手术会遇到很大困难，甚至被迫将肾切除。

在这 20 年间，输尿管开放性手术也有不少进展：抗返流的输尿管膀胱吻合术式有了多种改进，双侧抗返流手术强调保存神经的重要性，先天性巨输尿管手术主张不切除病变段，将扩张的末段形成乳头抗返流机制，直接与膀胱吻合等等。学者们尝试用非尿路材料替代输尿管，虽然有个别病例报告用阑尾替代输尿管中段，但用异种组织替代输尿管或吻合口间存在瘢痕，均不能使蠕动波向下传进，只靠尿液的流体动力排入远端，上方管腔压力增高会导致管腔扩张，远期随访疗效并不理想。

输尿管外科还存在不少尚待解决的问题：长段输尿管狭窄的治疗、输尿管替代、完善的抗返流机制的建立等。腔内手术还需要有更完善的手术器械和操作技术，才能进一步提高其可靠性和安全性。

第一节 输尿管的解剖及手术入路

surgical anatomy and approaches of the ureter

【梅 骅】

输尿管是位于腹膜后间隙的富于肌纤维的细长形器官，左、右各一，上起于肾盂，下终于膀胱三角，略呈 S 形(图 11-1-1)。输尿管的长度与年龄、身高有一定的关系，成人约 30cm，左侧稍长于右侧约 1cm。一般将输尿管分为上、中、下三段：相当于腰部、髂部、盆部。输尿管管腔全程的粗细并不一致，有三个生理性狭窄：①肾盂输尿管连接部，直径 2mm 左右；②输尿管跨越髂血管部，直径 4mm 左右；③ 输尿管膀胱连

接部,直径约1~3mm。输尿管壁由三层不同的组织所构成:内层为黏膜,系移行上皮;中层为平滑肌;外层为结缔组织,具有保护输尿管的作用。在输尿管的不同部位,平滑肌的分布也略有不同:上、中段输尿管平滑肌分为内纵行肌、中环状肌、外纵行肌;环状肌终止于输尿管进入膀胱部位,输尿管的膀胱壁内段由纵行肌组成。

上段(腰段)输尿管起自肾盂,终于输尿管与精索(或卵巢)血管的交叉点,长约10cm。无论左右,其后面均紧贴腰大肌与脊神经的腰丛神经相邻,内侧为脊柱,外侧为侧后体壁。右侧输尿管前面是十二指肠降部、胰腺头部,升结肠及其系膜、阑尾及阑尾系膜,其间隔以后腹膜,内侧为下腔静脉。左侧输尿管前面是十二指肠空肠曲的右端、降结肠和乙状结肠上端及其系膜,后腹膜隔于其间,内侧为腹主动脉。精索或卵巢血管开始都走在腰部输尿管的前内侧,在抵达腰大肌中点处下方,相当于第3腰椎水平偏下方呈锐角转向输尿管的前外侧,同输尿管呈一锐角交叉,此即为输尿管进入髂部(中段)的分界处。在X线造影片上,该分界处相当于第5腰椎横突的端部。

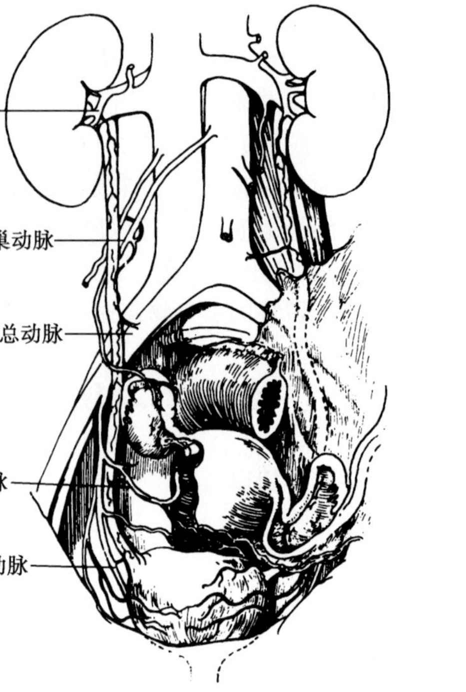

图 11-1-1

下段输尿管亦称盆段输尿管,起自骨盆上口相当于其与髂血管交叉处的稍上方,下至膀胱三角区外侧角上的输尿管口,长约14 ~16cm 。下段从骨盆上口开始,渐由原来接近中线的位置转向下后外方,跨过髂血管,经腰骶干和骶髂关节的前方或前内侧,而后在血管的内侧越过而达骨盆的坐骨棘,再转向前内方,经盆底上方的结缔组织直达膀胱底。男性输尿管从坐骨棘水平开始先向前、内下方,经过直肠前外侧壁与膀胱后壁之间,贴近直肠侧韧带,在输精管的外后方与输精管交叉,并转向输精管的内下方和精囊顶部的上方,斜行穿入膀胱,开口于膀胱三角区的外侧角。输尿管进入膀胱的角度变化很大,自90°~135°不等。老年男性因前列腺增生,膀胱三角区被抬高后此角度更见增大。男性输尿管末端周围有膀胱静脉丛。在女性,从坐骨棘水平开始,输尿管向前,向下,向内,行经子宫阔韧带基底附近的结缔组织内,至子宫和阴道穹隆的两侧,于距子宫颈约2.5cm处,从子宫动脉的后下方绕过,在子宫颈阴道上部外侧2cm处向前行进,然后斜向内侧,经阴道前面至膀胱底,其斜行进入膀胱,其进入膀胱的角度略小于男性(图11-1-1)。

输尿管斜行穿越膀胱壁的一段称为盆段输尿管的膀胱壁间段,长约1.5~2cm。由于具有Waldeyer鞘及Waldeyer间隙这一特殊结构,对末端输尿管尿液的正常输送和抗尿液返流起着极其重要的作用。Waldeyer鞘有深浅两层:浅层起源于膀胱壁肌肉;深层主要来源于输尿管的肌肉,而仅有少量膀胱肌肉参与,包绕近膀胱段输尿管和膀胱壁间段输尿管。深、浅两鞘之间即为Waldeyer间隙。两鞘之间及深鞘与输尿管肌之间均有肌纤维相互沟通,在输尿管口处肌纤维呈扇形分开,形成三角区深层肌。Waldeyer鞘由于有输尿管及膀胱壁肌束的双重来源,当其松弛时能推进尿液进入膀胱,而收缩时又能阻止尿液的逆流。Waldeyer间隙的缓冲可保持输尿管相对固定和斜行的解剖特点,并使输尿管有一定的活动余地,更好发挥肌束的调节功能。

输尿管的血管供应:上1/3段输尿管由肾动脉分支供应。中1/3段由腹主动脉、髂总动脉、精索内动脉或卵巢动脉、子宫动脉的分支供应。下1/3段由膀胱下动脉分支供应。这些动脉的分支在进入输尿管浆膜层下有广泛的交通形式动脉网,然后散布于各层(图11-1-2)。故此,切断任何一段输尿管对断端局部血液供应并无大影响。但在输尿管损伤后或二次手术时,由于已发生严重粘连,剥离困难,勉强游离造成输尿管浆膜层,甚至肌层的损伤,这将严重影响局部输尿管的血液供应。

输尿管手术的入路:

1. 切口选择　输尿管上段手术一般采用腰部斜切口,病变位置较低时亦采用腰部直切口;输尿管中段病变一般采用腹部斜切口;下段一般采用下腹部斜切口、下腹部腹直肌旁切口或下腹部横切口。

2. 手术区引流　输尿管切开后,伤口必须放置引流物。一般使用双腔负压引流管。施行输尿管中、下段手术后,留置的引流物需避免压迫髂血管。

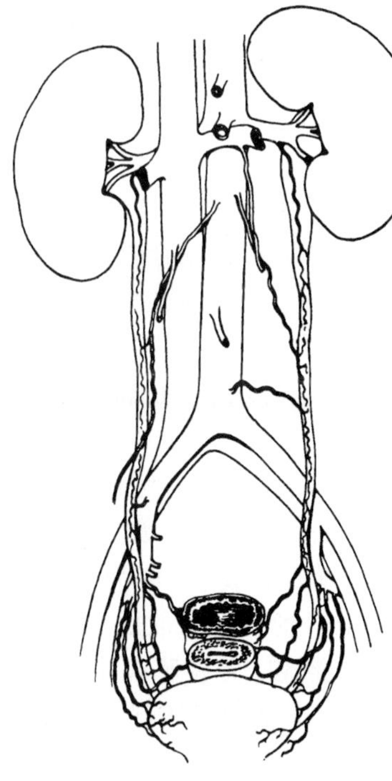

图 11-1-2

一、输尿管上段的显露

(一) 腰部切口

【体位】

侧卧位。

【手术步骤】

皮肤切口从第 12 肋骨末段下缘斜向前下方,达髂嵴中点上 3cm 处(图 11-1-3),切口长度视病人体型及所需游离输尿管的长度而定。一般长约 11~13cm 。切开背阔肌(图 11-1-4),腹外斜肌、腹内斜肌及腹横筋膜,避免损伤上缘的肋下神经和下缘的髂腹下神经,将肾周筋膜后层向内侧游离,于靠近脊椎横突处切开肾周筋膜,将腹膜向外方牵开,钝性分离脂肪组织,显露输尿管(图 11-1-5)。

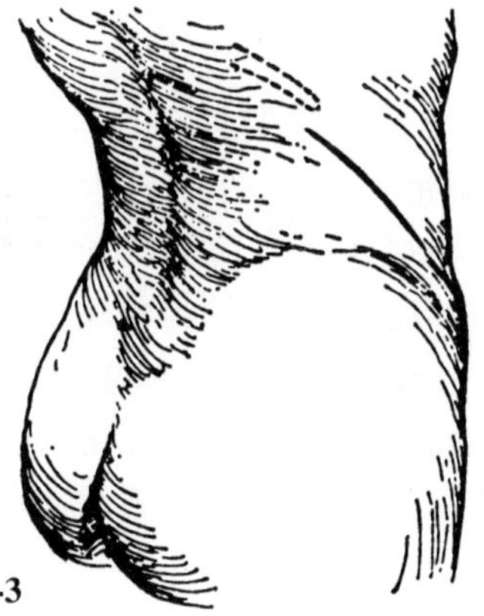

图 11-1-3

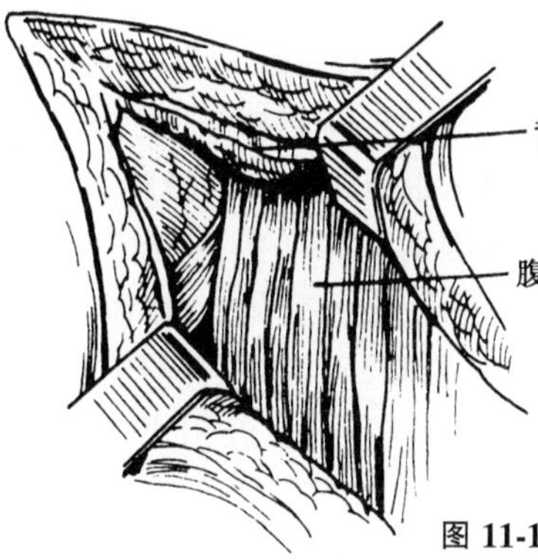

图 11-1-4

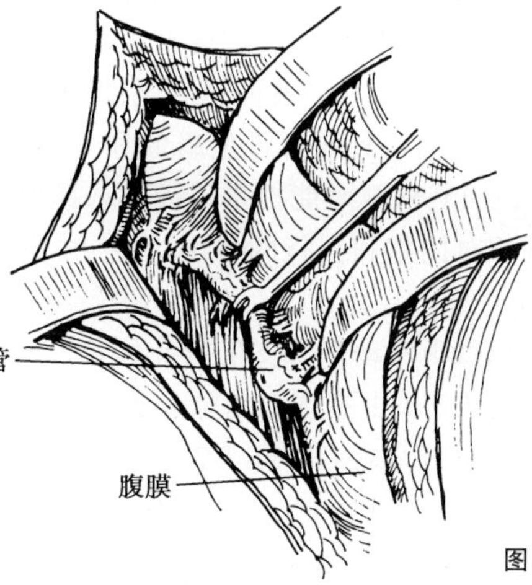

图 11-1-5

输尿管上段位于肾脂肪囊内,离椎体约3cm。右输尿管的内侧有下腔静脉,精索或卵巢血管于肾下极内前方跨过输尿管,于其外侧下行。

(二) 腹直肌旁切口

【体位】

平卧位,垫高腰部(图11-1-6)。

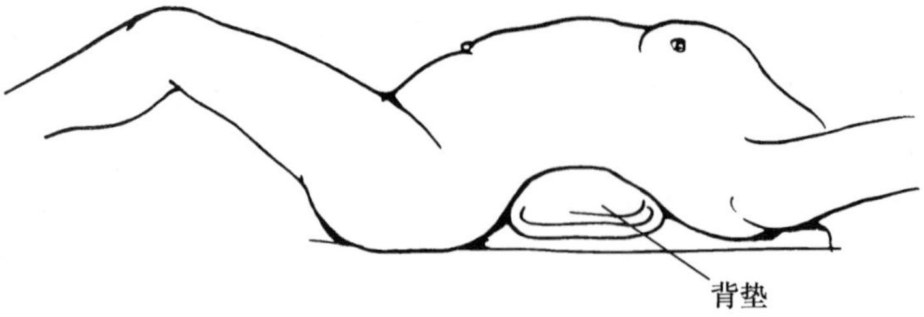

图11-1-6

【手术步骤】

于脐旁、腹直肌外缘作一直切口,长约9~11cm,(图11-1-7)切开皮肤、皮下,腹直肌前、后鞘(图11-1-8~9)。向外侧作腹膜外钝性分离,用手将腹膜及其内脏向内推开,直达输尿管上段(图11-1-10)。触到结石后,用组织钳于结石上方阻断输尿管,需要时穿过一条8号导尿管,作为牵引之用,并防止结石上移(图11-1-11)。

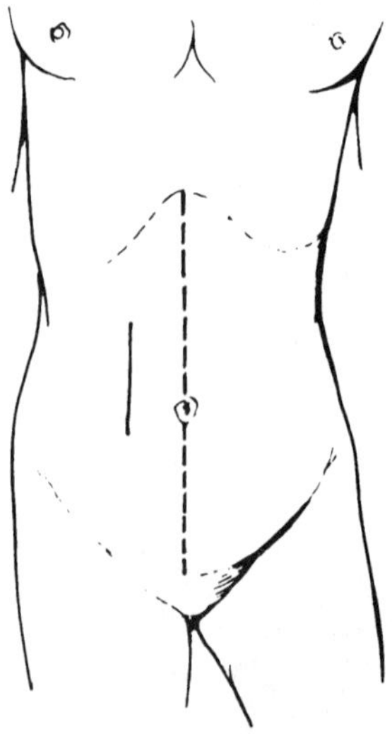

图11-1-7

图11-1-8

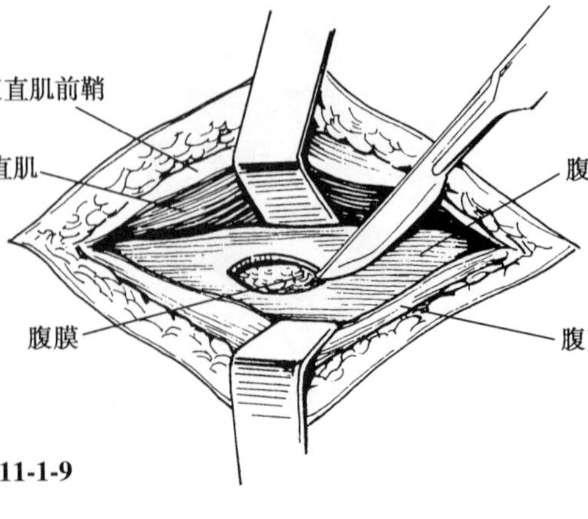

图11-1-9

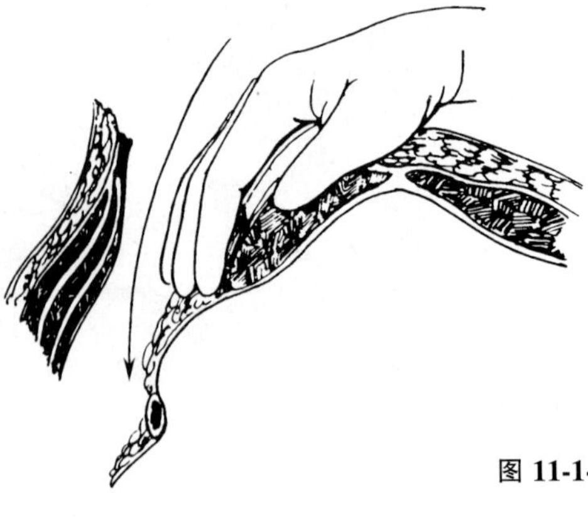

图11-1-10

(三)腹部正中切口

【适应证】

双侧先天性肾盂输尿管积水需同期施行成形手术,腹膜后纤维增殖症需作双侧输尿管松解及大网膜包裹者。

【体位】

平卧位,垫高腰部(图 11-1-6)。

【手术步骤】

作上腹部正中切口,绕过脐部至下腹部(图 11-1-12)。切开腹白线及腹膜,进入腹腔。于升结肠旁沟切开后腹膜,上达肝曲上方。于结肠后方钝性分离,将其向内侧推开,切开 Gerota 筋膜,显示右输尿管(图 11-1-13,14)。于降结肠旁沟切开后腹膜,上达脾曲。于降结肠后方作钝性剥离,切开Gerota 筋膜,显示左侧输尿管(图 11-1-13)。

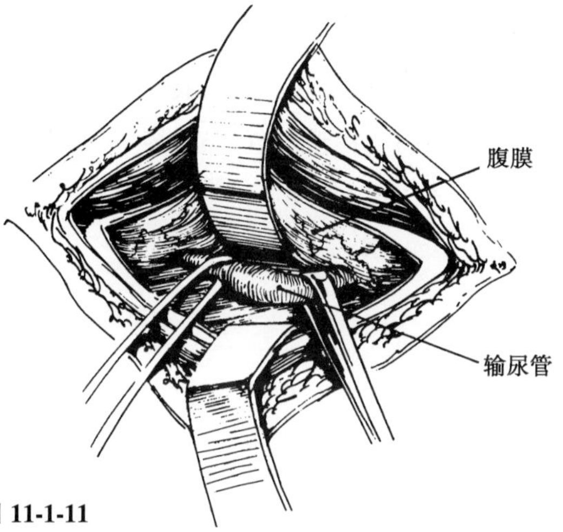

图 11-1-11

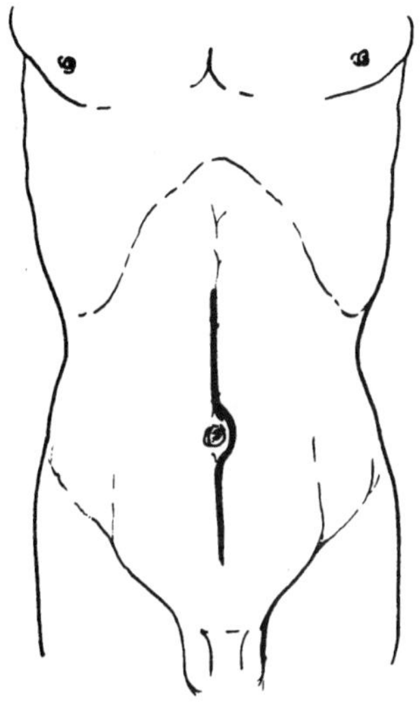
图 11-1-12

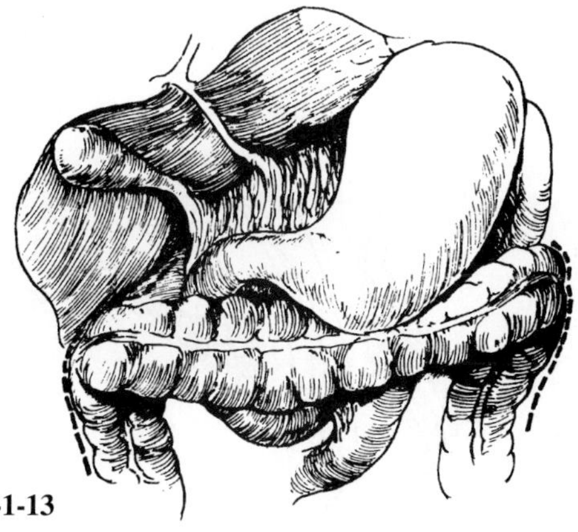
图 11-1-13

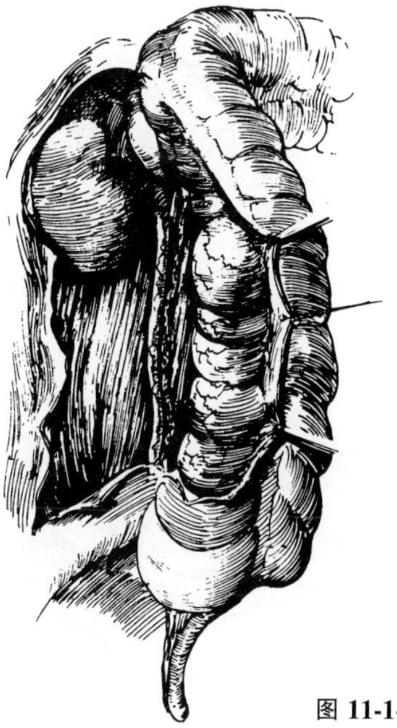
图 11-1-14

二、输尿管中段的显露(腹部斜切口)

【体位】

平卧位。

【手术步骤】

皮肤切口由髂前上棘内上方 3 cm 处斜向内下方,长约 9~11cm(图 11-1-15)。

顺纹切开腹外斜肌腱膜(图 11-1-16),切开腹内斜肌,腹横肌及腹横筋膜(图 11-1-17),向内侧推开腹膜,于腹膜后向内侧游离至椎体边缘,即可显露输尿管(图 11-1-18)。

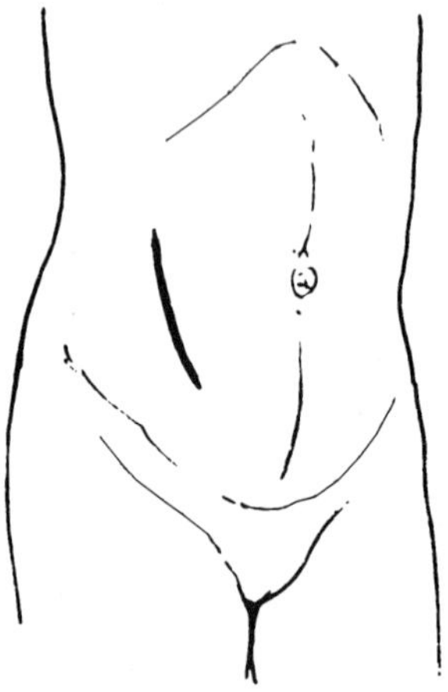

图 11-1-15

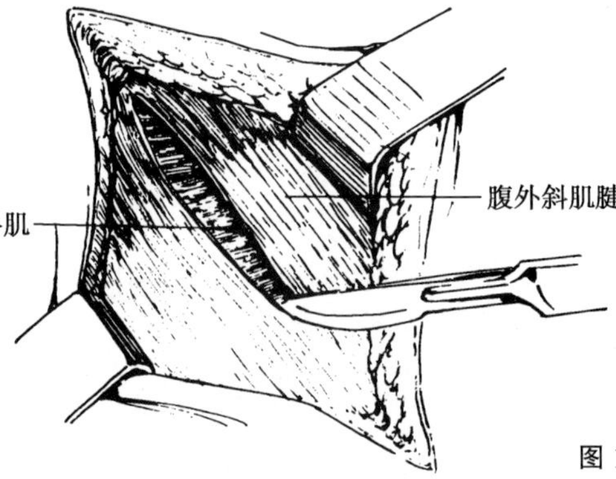

图 11-1-16

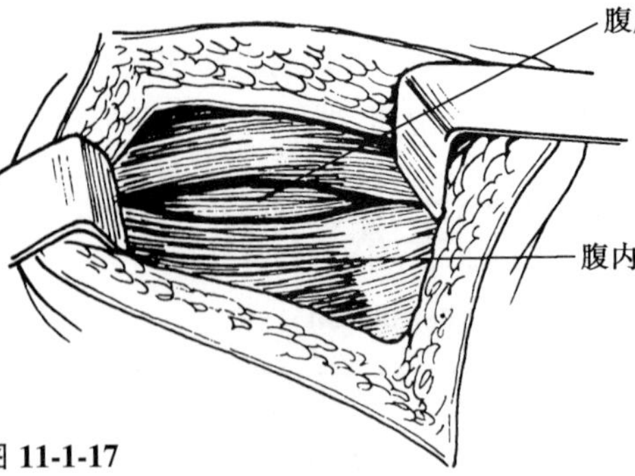

图 11-1-17

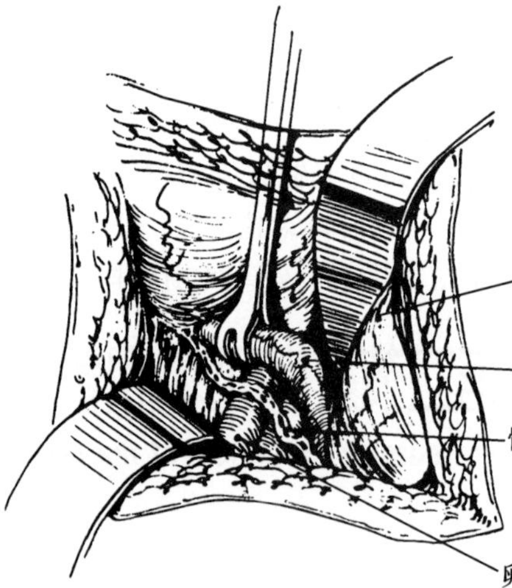

图 11-1-18

输尿管中段附着于腹膜后方,位于腰大肌前。右侧输尿管位于回盲部后方,而左侧输尿管则靠近乙状结肠系膜外缘向下行,跨过髂外血管前方而进入骨盆内。

三、输尿管下段的显露(下腹部斜切口)

【体位】

平卧位,头端稍向下倾斜。术前留置导尿管排空膀胱。

【手术步骤】

皮肤切口由髂前上棘内下方3cm处斜向内下方，与腹股沟韧带相平行，达耻骨联合上缘(图11-1-19)。

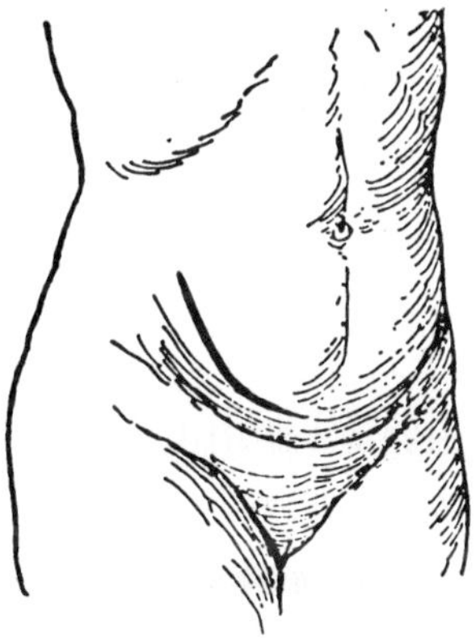
图 11-1-19

顺纹切开腹外斜腹处肌腱膜，切开腹内斜肌，腹横肌，联合腱膜。切开腹横筋膜(图11-1-20)，于腹膜后向骨盆方向作钝性分离，将腹膜向前内方牵开，显露输尿管(图11-1-21)。

输尿管下段贴于盆腹膜后方，由骶髂关节处向下内方呈弧形走向。女性输尿管离膀胱2cm处有子宫血管在其前方跨过，男性则有输精管跨过。

输尿管下段的位置较深，且隐藏在盆腔内的脂

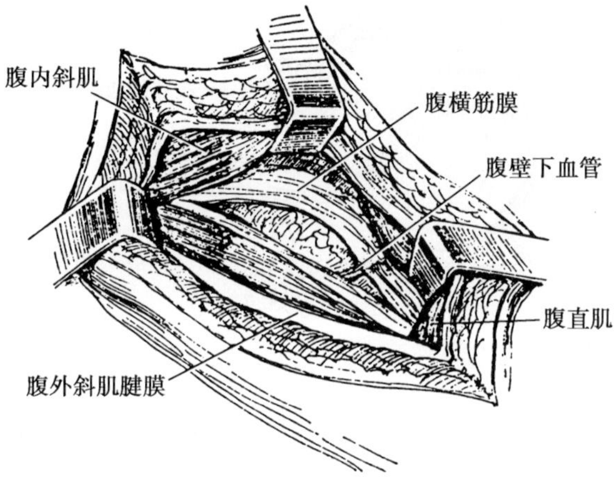

图 11-1-20

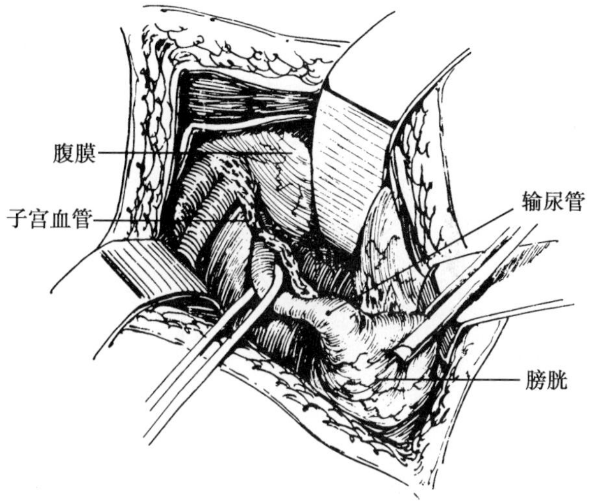

图 11-1-21

肪组织中，当显露有困难时，可于输尿管跨过髂血管的部位先将其游离，如果不需要将输尿管下段完全游离，则用橡皮带于其下方穿过，牵动橡皮带，即可见到其下方的输尿管行程，然后用直角钳于下方再分离一小段输尿管，并将橡皮带移至该处。使用同样方法，沿输尿管行程向下游离，即可显露病变部位。

第二节 肾盂输尿管连接部梗阻的手术治疗

surgical treatment of the ureteropelvic junction obstruction

肾盂输尿管连接部正常呈漏斗状，有节律的蠕动波起自肾小盏顶部的起搏细胞，越过肾盂下达输尿管。平滑肌的蠕动是藉肌源性传导，蠕动波的频率取决于尿流率，不受神经支配。肾盂输尿管交界的漏斗状结构不仅在解剖上发挥其功能，它还因肌肉动力性蠕动而发生形态及功能的改变。其输送能力是持久的，远远超过输送正常尿量的要求。在梗阻发生过程中，肾脏结构上的各种改变对其动力均有影响。

肾盂输尿管连接部梗阻可分为两大类，即机械性梗阻和动力性梗阻。机械性梗阻可由于外在的纤维索条(肾血管胚胎发育的残留粘连带)或异位血管压迫所致，内在的管壁狭窄、瓣膜或输尿管皱折，可引起梗阻。动力性梗阻不存在管腔受压或狭窄，梗阻原因是由于肾盂输尿管交界肌层排列失常或胶原纤维过多，阻碍了蠕动波的传递。外在压迫有时是继发性的。肾盂因动力性梗阻引起肾积水，扩大的肾盂向前转位，将异位动脉牵拉，加重了出口梗阻。松解或切断异位动脉并不能去除动力性梗阻因素。

输尿管肾盂高位入口往往不存在管腔狭窄，它可能为发育异常所致，也可能因肾盂输尿管部动力性

梗阻或膀胱输尿管返流，使肾盂逐渐扩张，将肾盂输尿管交界从正常最低位移至高位，致引流不畅，肾盂进一步扩张，最终发生肾积水。肾转位不全时输尿管受压成角，可引起梗阻。不论梗阻机制如何，尿液输送障碍一旦发生，肾盂壁即逐渐增厚以代偿梗阻，此外，集合系统内压力增高影响了肾小管功能，肾脏浓缩功能减弱，尿量增多，使梗阻进一步加重。后期则发生肾盂、肾实质变薄和肾萎缩。

肾盂的血液供给：肾盂、输尿管的血液供给主要来自肾动脉分支和来自输尿管及性腺动脉的较大分支。输尿管动脉是肾动脉的分支，它与性腺动脉交通。主要供应肾盂输尿管区，血管网覆盖肾的前方和后方，有分支供给黏膜下和黏膜层。肾盂扩张后，血管变细，使其血液供给由原来大部来自肾动脉变为主要来自性腺动脉。上述血液供给的改变对肾盂成形术有着重要意义：①切除肾盂输尿管交界部使两侧断端的血供只来自相应的一侧，因此，从近侧的肾盂和远侧的输尿管来的血管应小心保存；②肾盂瓣是通过其基底部供血，从肾盂背侧或腹侧取瓣方式很多，虽然肾盂有大量血管丛分布，但尖端仍可发生缺血。瓣的长度不应超过基底宽度的 3 倍；③在进行瓣式或离断式肾盂成形术时，操作要仔细，小心保存输尿管的血供。

【手术要点】

肾盂成形术的要点是于术前和术中正确拟定手术计划。确定诊断是首要步骤，无梗阻的肾盂扩张需要作利尿性肾图予以确定；疑及因膀胱输尿管返流引起肾积水者，应作排尿期膀胱造影。重度膀胱输尿管返流引起输尿管肾盂交界扭曲，酷似原发性肾盂输尿管梗阻。一些患者纠正了返流后，肾盂输尿管交界扭曲及梗阻会消失。在静脉尿路造影时输尿管通常不显影，需作逆行肾盂造影以显示输尿管狭窄的范围，并了解别的部位有无狭窄。近年来采用 B 超做胎儿检查，可在出生前诊断肾积水，在新生儿施行手术可避免肾脏进一步受损。

功能严重受损的肾积水是否应作成形术，取决于下列条件：若积水的肾脏残留功能低于 10%，对侧肾正常，倾向于作肾切除术；若对侧肾脏亦不正常，则不要轻易切除严重积水或巨大肾积水的肾脏。作者曾遇到一孤立肾特大肾积水，容积达 3 000ml，施行成形术后，经 10 年随访，仅发生轻度氮质血症。

肾盂成形术除非肾盂巨大或发生广泛粘连，一般可以通过小的腰部切口施行手术。病人体位应安置得当。选择的切口要求容易显露肾盂和近段输尿管。双侧肾盂输尿管梗阻宜用双侧腰部切口，同期或分期施行手术。使用经腹部的切口虽可同时处理两侧病变，但有引起肠粘连和肠梗阻的危险。分期手术相距时间一般为 1 周，若相距时间太久，会使未行手术的肾脏功能受抑制，甚至降低了其代偿性增生功能。

肾盂成形术的术式须依据肾盂外形、容量大小、梗阻原因以及其他畸形因素而定。绝大多数患者需作离断的肾盂成形术，此种方法可以去除肾盂输尿管交界的动力性或机械性梗阻因素，肾外型肾盂容量太大，需要进行剪裁。巨大肾积水需保留肾脏者，常需先行肾造瘘术 1~2 周，待肾盂充分减压，肾盂壁缩小、增厚，肾功能改善，才施行肾盂成形术。若一期施行成形术是难以估计肾盂剪裁及吻合的宽度，易引起吻合口缺血、萎缩和狭窄。

肾盂输尿管交界梗阻合并膀胱输尿管返流的患者，应先施行肾盂成形术，术后留置导尿管持续引流膀胱，以免排尿时返流压力传至输尿管及肾盂，引起吻合口漏尿。若返流程度轻，患者年龄小，术后可暂不施行抗反流手术，继续行内科治疗，随着患儿生长发育，返流有可能自愈，若反流持续，才施行输尿管膀胱吻合术。膀胱输尿管返流合并肾盂输尿管交界梗阻和较轻的肾盏扩张者，可先施行输尿管膀胱再吻合术，术后定期做 B 型超声波或静脉尿路造影检查，观察肾盂输尿管交界部，以确定是否需要施行成形手术。先天性巨输尿管兼有肾盂输尿管交界梗阻，宜先施行输尿管剪裁及输尿管膀胱吻合术，留置肾盂输尿管支架引流。术后定期复查，需要时于第二期施行肾盂成形手术。

一、离断的肾盂成形术

(dismembered pyeloplasty)

手术设计原理　离断的肾盂成形术手术设计的基本原则是：①去除肾盂输尿管连接部；②去除过多的肾盂；③建成漏斗状肾盂与输尿管连接，吻合口要呈斜形。为了使蠕动波的前沿直接抵达输尿管，输尿

管的斜形吻合口应正对肾盂内侧。相反方向的吻合会因蠕动波的冲击使吻合口扭曲,造成引流不畅(图 11-2-1);④为了恢复肌源性传导,肌层断端应对准缝合,使细胞的连续性能于术后 4 周形成,外翻或内翻缝合均会使蠕动波的传导中断;⑤肾盂输尿管吻合若缝合满意,可不留置内支架,同时不应留置肾造瘘管,以免引流肾盂后吻合口无尿液通过,而致粘连及梗阻。若留置肾盂输尿管支架,则须作肾造瘘。吻合口手术后 4 周才恢复肌源性传导。在此之前,尿液是藉肾盂蠕动时的流体动力进行传送。

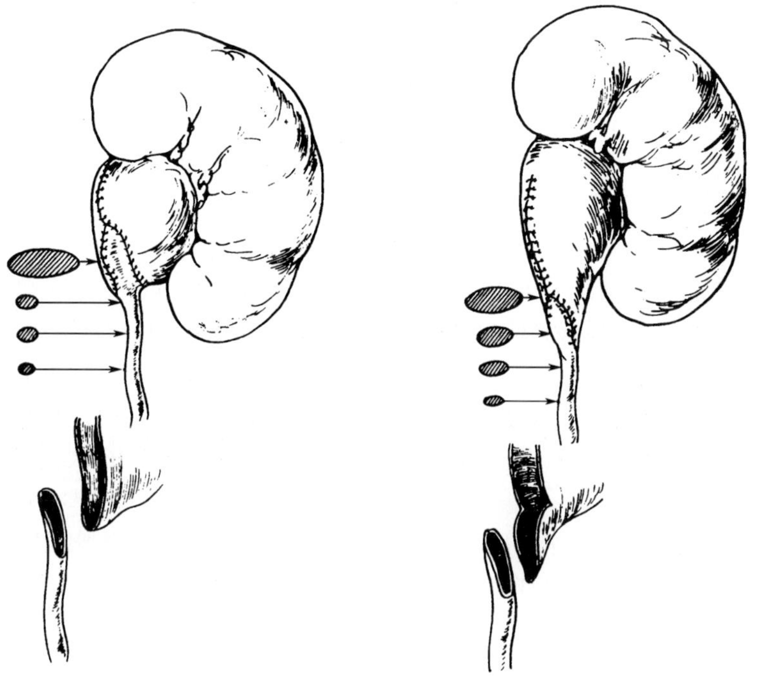

(1) 错误的吻合，吻合口不呈漏斗状　　(2) 正确的吻合，吻合口呈漏斗状

图 11-2-1

【手术步骤】

1. 术野显露　肾盂及输尿管上段可经腹部、肋部或腰部切口获得满意的显露。若肾盂转位不全,宜用腹部横切口。小儿患者在选用腰部切口时,应取侧卧位,于髂嵴上方垫软枕,使患侧腰部张开。腋下垫小的软枕以防止臂丛神经受压。下方的腿屈曲,上方的腿伸直,用胶布粘贴或用纱袋、布带将其固定。

2. 切口　先天性肾积水除非狭窄段较长,容量很大或反复合并感染,一般很少粘连。只需作较小的切口已能施行成形手术。小切口对患者的打击小,常可同期施行双侧手术。

3. 分离　不论通过腰部或腹部切口到达肾脏，首先要细致处理肾盂输尿管交界部，注意有无下极血管跨过。肾转位不全时宜从前面入路。一般情况下则将肾下极旋转,以获得较好显露。必须将肾盂输尿管交界部于原位分离,勿用带子将其缠绕。儿童患者游离输尿管时宜于其两侧切开腹膜,将输尿管与周围组织一起分离,以免损伤输尿管外膜及供应血管。切开覆盖肾盂输尿管交界的薄层组织,显露梗阻节段,弄清其梗阻原因。若为输尿管狭窄,其狭窄段很少超过数毫米;在有血管横跨时,受累的输尿管节段会长些,这段管壁血供较差,不能保留。因肌层病变致功能性梗阻者管腔一般无狭窄,应予以切除,以免术后该部位仍发生动力性梗阻。输尿管腔的黏膜皱折或输尿管瓣膜需切开肾盂探查才能确定诊断,病变段应予以切除。若切除的病变段太长,需要将肾脏游离并移至较低部位,以免吻合时有张力。

4. 剪裁　在病变的远侧横断输尿管,于断端缝一针 3-0 牵引丝线。切开肾盂,将肾脏减压后,根据其形态和扩张程度设计剪裁部位。用缝线在上、下、前、后标志其切除范围,较大而壁薄的肾盂在减压后会有一定程度缩窄、增厚,宜多保留一些肾盂壁,以免将来缩窄(图 11-2-2)。剪裁过程注意大小适度,切除不足

会致吻合口成角、狭窄;切除过多则致吻合口在跨过肾下极处因张力过大而折曲。若肾盂扩大不严重者,宜细心计划肾盂瓣的位置及长度,取瓣后往往不需将肾盂缩小。于输尿管断端沿外侧壁纵行切开1~1.5cm并插入8~12号硅胶管,准备与肾盂瓣吻合。

5. 缝合 用无齿镊轻轻夹持肾盂创缘,以5-0或6-0可吸收缝线将肾盂瓣的下角与输尿管劈开处的下角全层缝合一针,肌层断面对准后打结,吻合口的肌层不宜外翻或内翻。用同样方法逐针进行吻合,先缝后壁再缝合前壁(图11-2-3)。婴儿患者宜用放大镜或眼科器械进行操作。完成肾盂瓣与输尿管的吻合后,继续缝合肾盂创缘,缝合处应不漏水,在缝合肾盂切口上段时,可作连续缝合,每缝10针作一结扎。

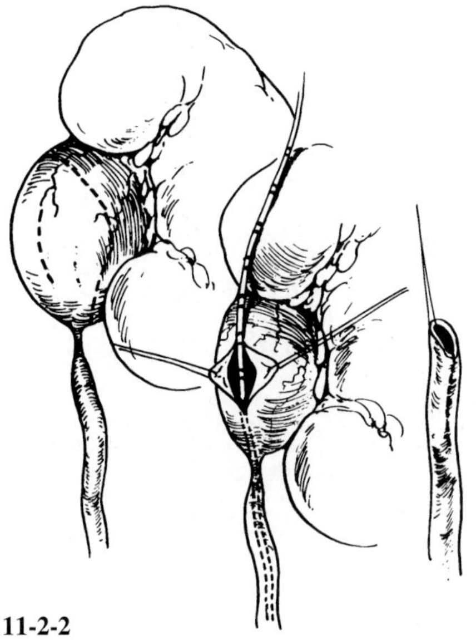

图 11-2-2

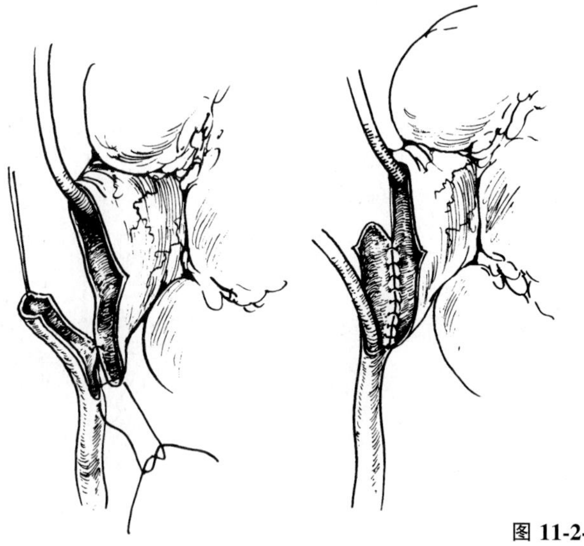

图 11-2-3

6. 支架引流 在缝合肾盂过程中将输尿管肾盂支架管经吻合口及肾下盏从肾实质小切口引出。另置肾造瘘管(图11-2-4)。输尿管肾盂支架宜用多孔的硅胶导尿管,不宜太硬、太粗,以免压迫管壁血液循环。末端应抵达输尿管中下段,使输尿管伸直,避免弯曲成角。缝合完毕用生理盐水通过肾造瘘管冲洗肾盂,清除肾盂内血块,并了解缝合口有无漏液。为了避免肾脏转位造成的吻合口成角,宜用肠线于肾下极下方将肾周筋膜及脂肪囊缝合在腰肌上,以支持肾脏,用肾周脂肪覆盖吻合口,必要时将大网膜通过腹膜通道拉入肾盂旁,用以覆盖吻合口。肾盂旁放置双腔负压引流。

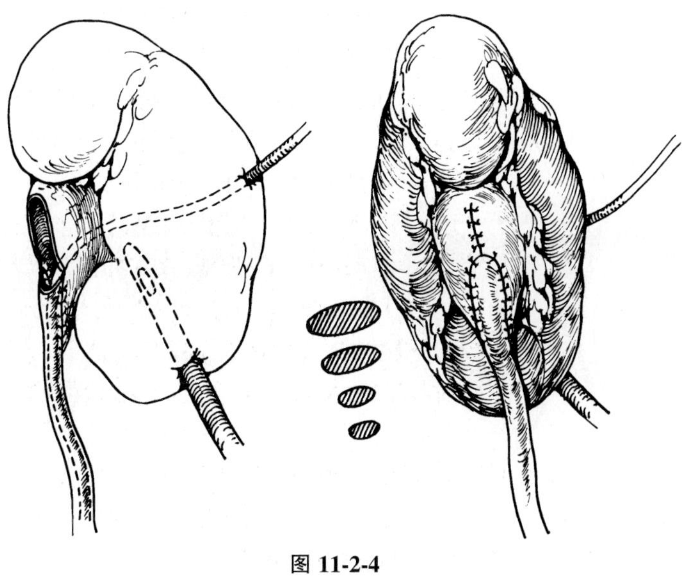

图 11-2-4

放置支架引流管是否必要,至今仍有争论。一些作者认为若吻合满意可不留置支架引流管,此种情况不宜作肾造瘘;若用造瘘管作尿流改道,吻合口无尿液通过,易发生粘连、狭窄。对于较小的婴儿,吻合口水肿易致梗阻,肾实质很薄和肾盂无张力时,易致排尿不畅和尿瘘,这些情况宜放置肾盂输尿管支架和肾造瘘管。

【术中意外及处理】

1. 肾转位不全　伴有肾转位不全时,肾盂下方常有一条或多条血管在肾盂、输尿管前方进入肾门,分离过程中注意勿将其损伤。较安全的方法是在肾门下较低部位用弯钳沿输尿管外膜向肾门方向分离,钳尖在组织疏松处穿出,带一条 8 号导尿管(图 11-2-5)。藉牵引导尿管将含血管的肾门脂肪组织拉向下方,用直角钳在此间隙内分离出输尿管上段,带过另一条 8 号导尿管(图 11-2-6),并将其向前方牵引,即可清楚地显露输尿管尿道肾盂连接部(图 11-2-7)。

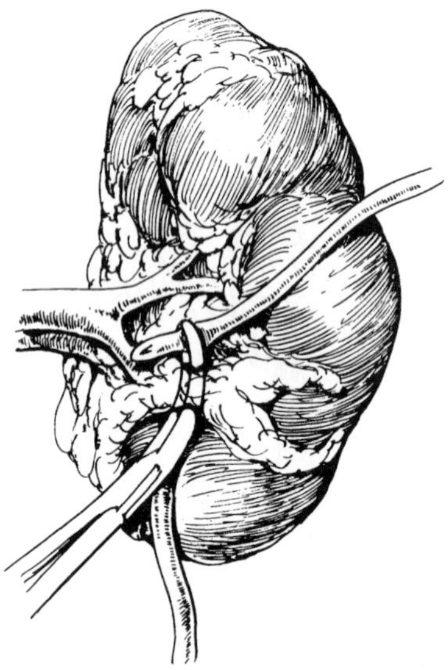
图 11-2-5

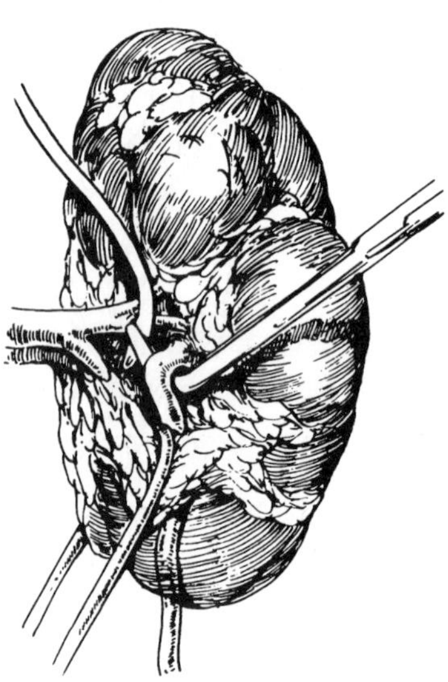
图 11-2-6

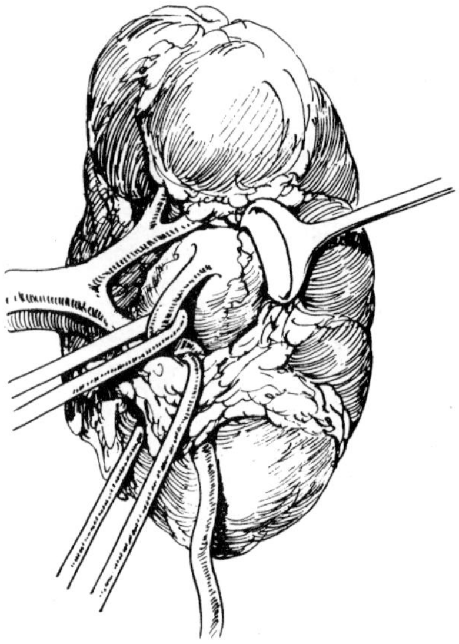
图 11-2-7

2. 肾盂太小　肾内型肾盂伴有输尿管肾盂交界部梗阻,由于肾外肾盂太小,无法切取足够大的 V 形瓣作成形手术。遇此情况可将肾下极内侧部分作楔形切除,显露肾窦内肾盂,即可获得足够的肾盂壁裁成 V 形瓣,与输尿管上段作漏斗形吻合(图 11-2-8)。

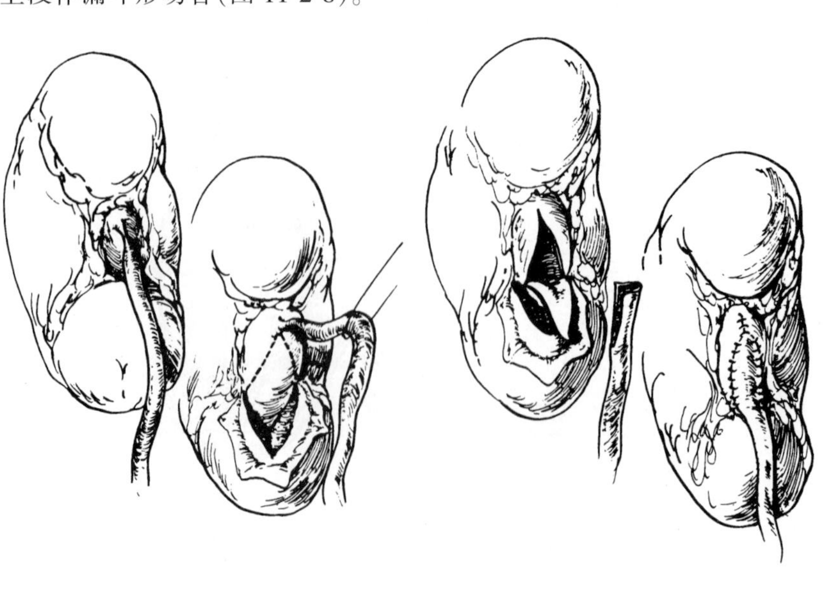
图 11-2-8

3. 肾盂输尿管交界(UPJ)处有异位动脉或肾副动脉　肾盂输尿管交界部有肾副动脉或异位动脉跨过，血管可能是外在的梗阻因素，图 11-2-9 描绘了作者遇到的一位肾结石患者，术中发现一条异位肾动脉跨过输尿管肾盂交界部，引起肾积水。取出结石，缝合肾盏切口，将异位肾动脉分离并移至肾盂较高部位，用 5-0 尼龙线将动脉外膜与肾盂壁缝合，将动脉固定，肾盂输尿管交界部即恢复漏斗状外观，蠕动波通过顺利。即施行肾固定手术，术后复查静脉尿路造影，右肾积水完全消退。

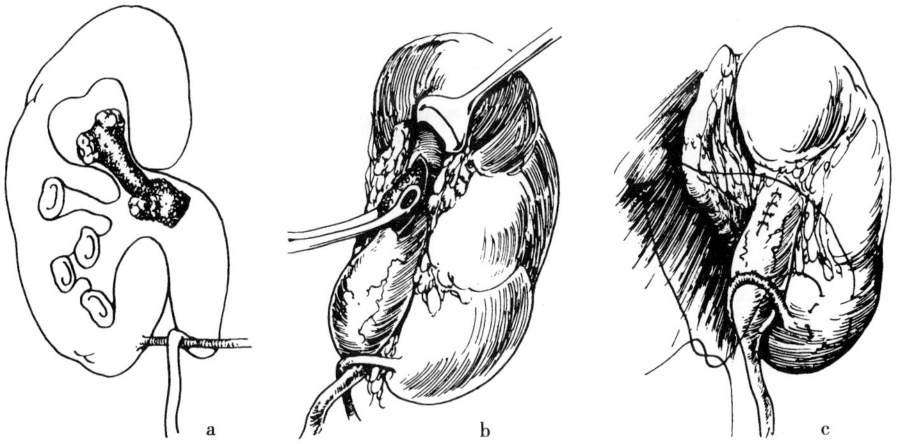

图 11-2-9

肾盂输尿管交界处存在肾副动脉或异位动脉，在多数情况下并不是原发的梗阻因素。肾盂输尿管交界处的管壁病变所致的先天性肾积水伴有下极肾副动脉时，随着肾积水加重，肾盂向下向前方移位，肾副动脉被牵扯，成为继发的梗阻因素，将输尿管抬高并纠搭在肾副动脉上方(图 11-2-10,11)，遇此种情况，须作离断式肾盂成形术，将肾盂剪裁后移至肾副动脉前方，与输尿管作漏斗形吻合(图 11-2-12)。

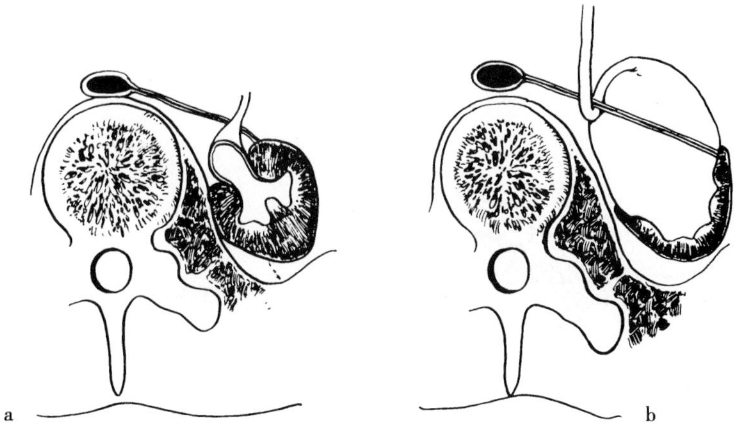

图 11-2-10

4. 蹄铁形肾合并肾积水　蹄铁形肾合并肾积水可由多种因素引起：输尿管肾盂高位入口、UPJ 狭窄、异位血管等都可能为梗阻因素。输尿管上段被肾周筋膜紧束于峡部前方，亦可为梗阻因素(图 11-2-13)，需要切开筋膜将输尿管上段松解。蹄铁形肾并发肾积水患者，若肾外肾盂较小，峡部宽而厚，无法在 UPJ 内侧的肾盂裁取足够大的 V 形瓣作漏斗形吻合时，可在切断 UPJ 后，缝合肾盂切口，于缝合口上方裁取 V 形肾盂瓣，将其与劈开的输尿管上端作漏斗形吻合(图 11-2-14)。

5. 肾盏高度扩张　肾盏高度扩张的肾积水由于肾实质变薄，肾盂、肾盏壁过度扩张，张力低下，即使施行了 UPJ 成形手术，肾盂内的尿液亦难以向膀胱输送。扩张的下盏更难获得通畅引流。遇此种情况，可将变薄的肾盏内翻折叠，以缩小肾盏的容积。亦可将肾脏向背侧折叠，使上、下极并拢，用丝线将上、下极相

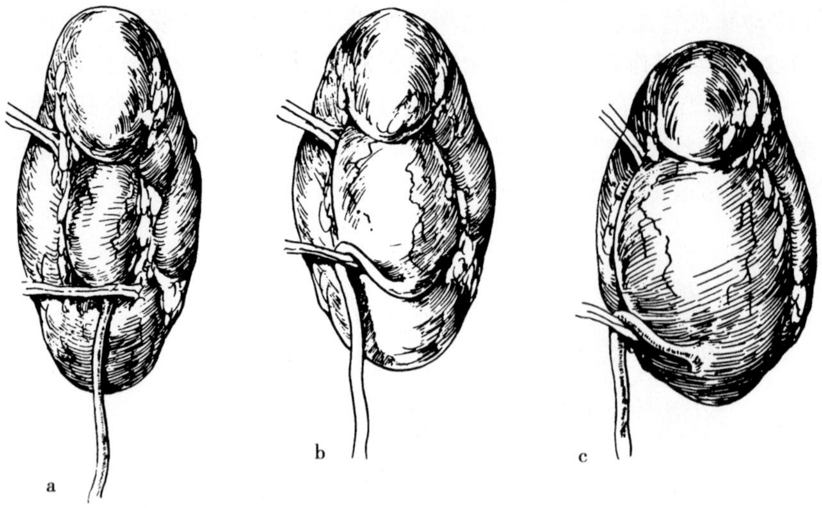

图 11-2-11

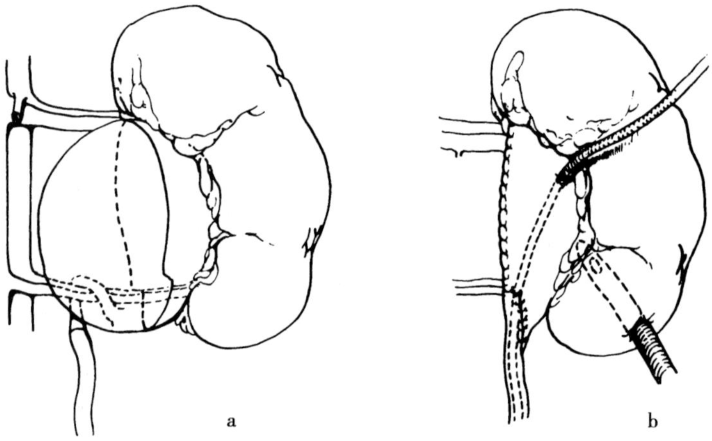

图 11-2-12

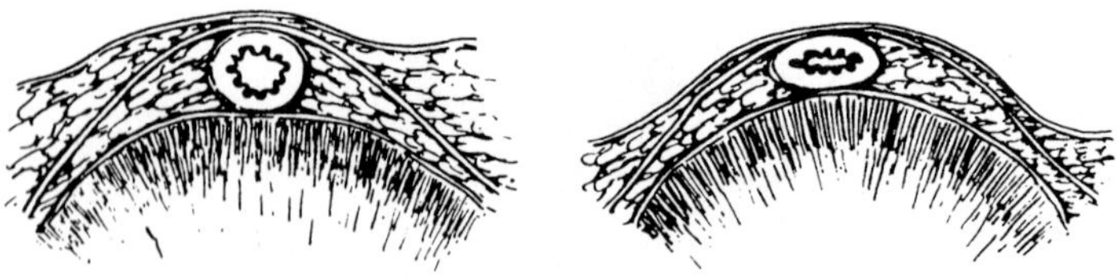

图 11-2-13

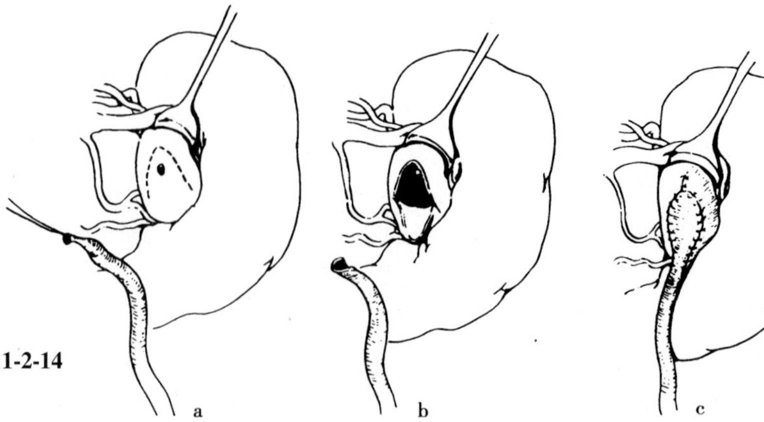

图 11-2-14

邻的肾包膜作数针间断缝合,然后将折叠好的肾脏置于横位,用缝线将肾包膜固定在腰肌(图 11-2-15)。以缩小肾盂容量,改善引流。另一方法是作多个包膜褥式缝合内翻薄弱的肾实质,将肾脏固定于下极外偏位置。

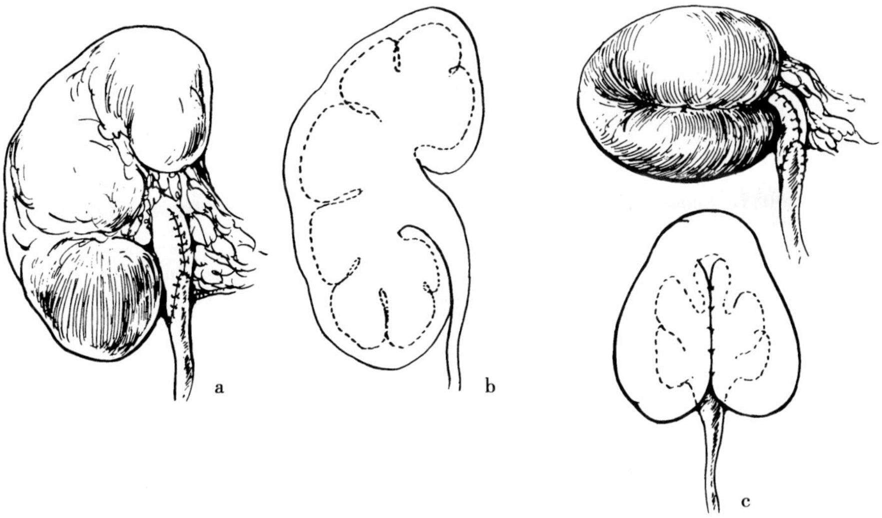

图 11-2-15

二、肾盂瓣输尿管交界部成形术

(pelvic flap pyeloplasty)

近年来,随着对肾盂输尿管交界部(UPJ)梗阻性病变的进一步了解,许多学者主张去除有病变的UPJ,施行离断式的肾盂成形术。非离断式的肾盂成形术已较少被采用。传统的非离断式肾盂成形术虽然保留了病变的UPJ,由于采用了肾盂瓣重建漏斗形UPJ,使UPJ节段大部分管壁有排列正常的平滑肌纤维,且管腔宽阔,术后仍可能获得通畅引流。因此,此种术式至今仍被一些学者所采用。非离断式肾盂成形术较多用于肾盂扩张不严重,无需切除过多肾盂壁的成人患者。

【手术设计原理】

肾盂瓣UPJ成形术的设计取决于肾外肾盂及输尿管狭窄段的解剖情况:

1. UPJ高位入口一般采用Y-V成形术,在UPJ下方的肾盂壁切取V形瓣,将切口下角向输尿管外侧壁纵行延长,至切开正常输尿管壁1~1.5cm处,将Y形切口作V形缝合后,新的UPJ是由正常的肾盂、输尿管壁嵌合而成,病变部位已移至宽阔的肾盂处,不会影响蠕动功能(图 11-2-16)。

2. UPJ因管壁狭窄,尤其是狭窄段较长,UPJ内侧的肾盂不足以裁取足够尺度的V形瓣者,则于肾盂

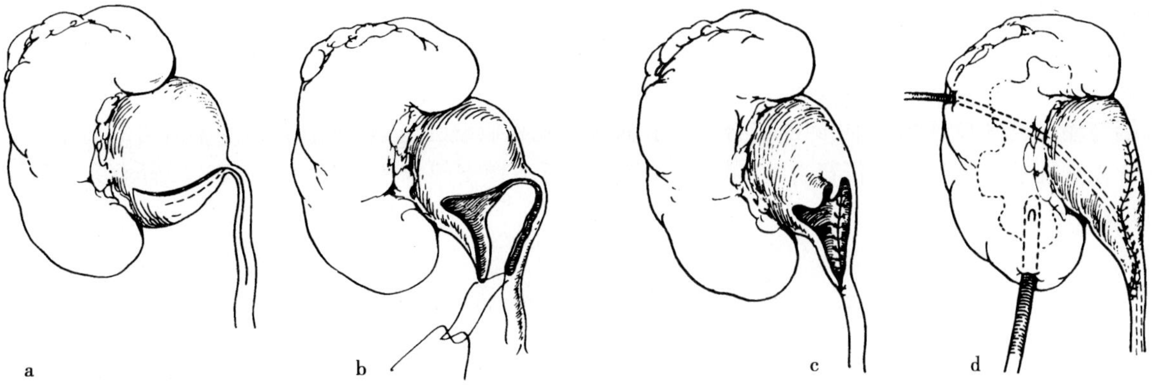

图 11-2-16

后壁裁取基底向下的U形瓣作肾盂成形（图11-2-17）。输尿管狭窄部更长，U形瓣的远端可绕过肾盂前壁，形成螺旋形瓣，将瓣的末端转向下方，与输尿管切口的远端吻合，以扩大管径，重建UPJ(图11-2-18)。若螺旋形肾盂瓣不足以覆盖切开的输尿管壁缺损，可留下缺损处，放置管腔支架，用大网膜包绕UPJ及输尿管缺损处(图11-2-19)。术后4周缺损的输尿管将有新生的管壁覆盖。

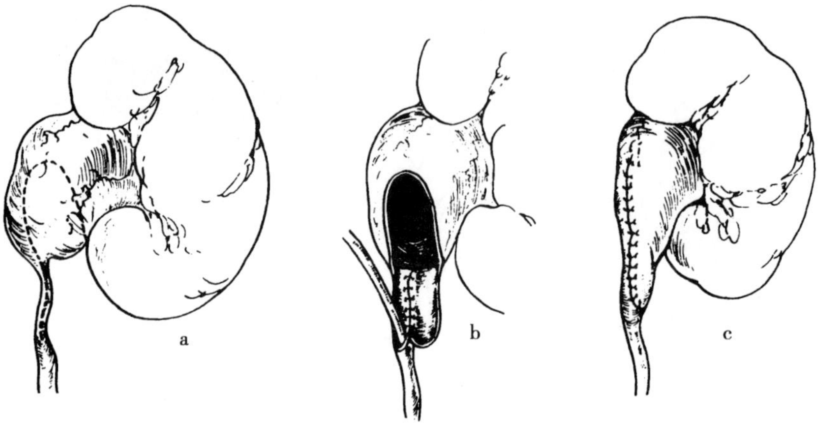

图 11-2-17

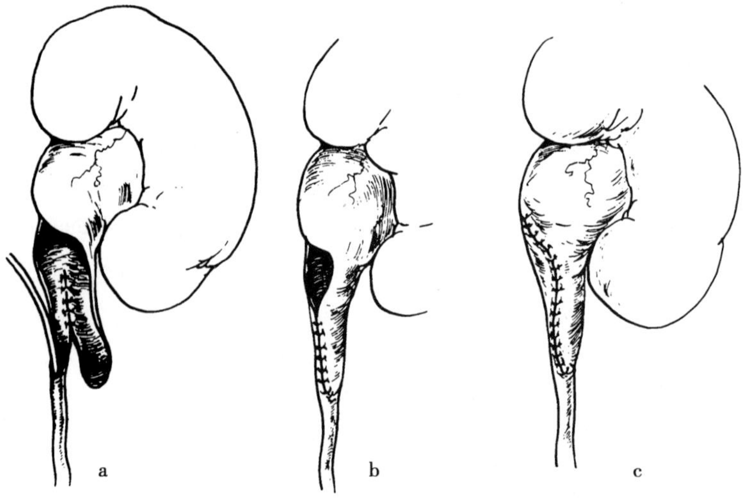

图 11-2-18

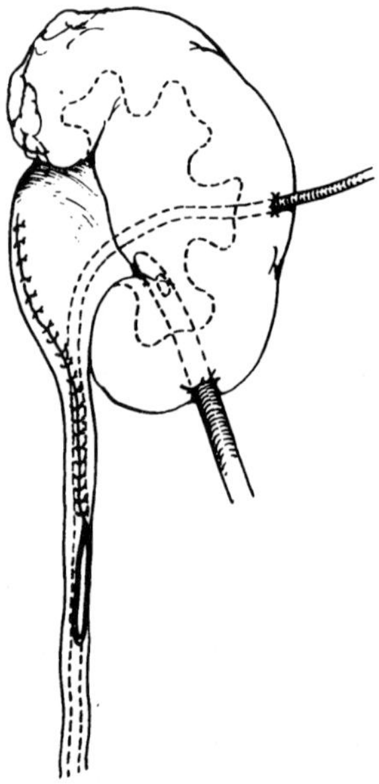

图 11-2-19

【手术步骤】

按照上述离断式肾盂成形术的方法分离肾盂及输尿管上段，于计划取瓣的位置缝上标志丝线。先切开肾盂，按计划将切口向输尿管延长，至正常部位的1~1.5cm处。用6-0 Dexon或4-0、5-0铬制肠线将肾盂瓣末端与输尿管切口远端对准、间断缝合。往上的缝合先缝后壁，插入输尿管肾盂支架后再缝前壁。支架管从肾盂戳孔引出体外。另作肾造瘘。缝合满意者亦可不置支架和造瘘管，但必须放置肾盂旁负压引流管，以吸出术后外渗的尿液。

三、离断式反向裁剪肾盂成形术

朱再生等(2005)设计了离断式反向裁剪肾盂成形术用于治疗狭窄部较短的患者。手术步骤是于狭窄部远侧切断输尿管，钟形劈开断端外侧壁1.5~2.0cm，反向裁剪肾盂，于离肾门1.5cm处剪裁切除过多的肾盂部，于肾盂下部做 V 形切除，将其最低点对应输尿管断端切口的下角(图 11-2-20a，b)，用 5-0 合成可吸收线作黏膜对黏膜的全层缝合，并缝合相对应的两侧壁。留置双 J 管作支架引流，缝合肾盂切口，认为此术式容易计划肾盂下部的裁剪角度，建成宽大、可靠、稳定的漏斗部。吻合部位血供丰富，操作简单。Anderson-Hynes 的漏斗部由肾盂 V 形瓣组成，瓣的大小、方向及形态取决于肾盂具体情况，当肾盂肥厚纤维化时，V 形瓣的尖部血供差，会致愈合不良、尿漏等并发症。认为本术式有较多的优点。

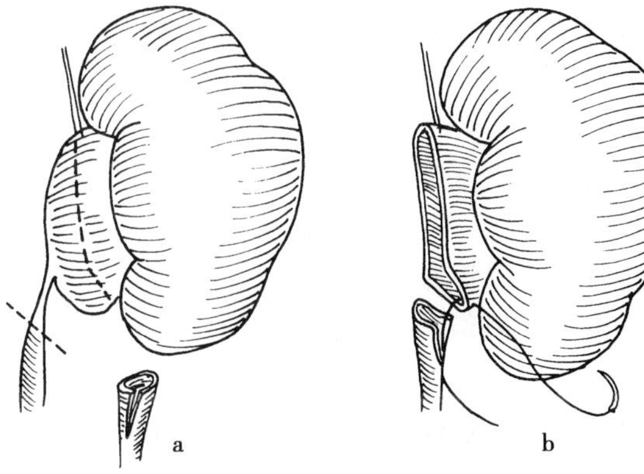

图 11-2-20

参考文献

朱再生，吴海啸，王先道等. 离断式反向裁剪肾盂成形术 27 例报告. 中华泌尿外科杂志，2005，26：258

四、离断倒装肾盂瓣肾盂输尿管成形术

金讯波(2001)设计了离断倒装肾盂瓣肾盂输尿管成形术治疗长段 UPJ 狭窄，取得了良好效果。

【手术步骤】

1. 切除输尿管狭窄段，将保留的远侧输尿管断端修剪成为朝外侧的斜面。在斜面低点劈开 0.5~1.0cm 以扩大口径。

2. 游离肾盂，沿扩张肾盂纵轴从顶部开始前后破开至肾盂底部 2.0~2.5cm 处，向下翻转，保留原肾盂切口及周围血运，修剪近肾门处多余的肾盂壁，用 4-0 可吸收线自上而下连续缝合，形成一新的肾盂及上段输尿管，将其于远侧舌状输尿管断端，用 4-0 可吸收线吻合(图 11-2-21)。留置双 J 形管或肾输尿管支架引流管。

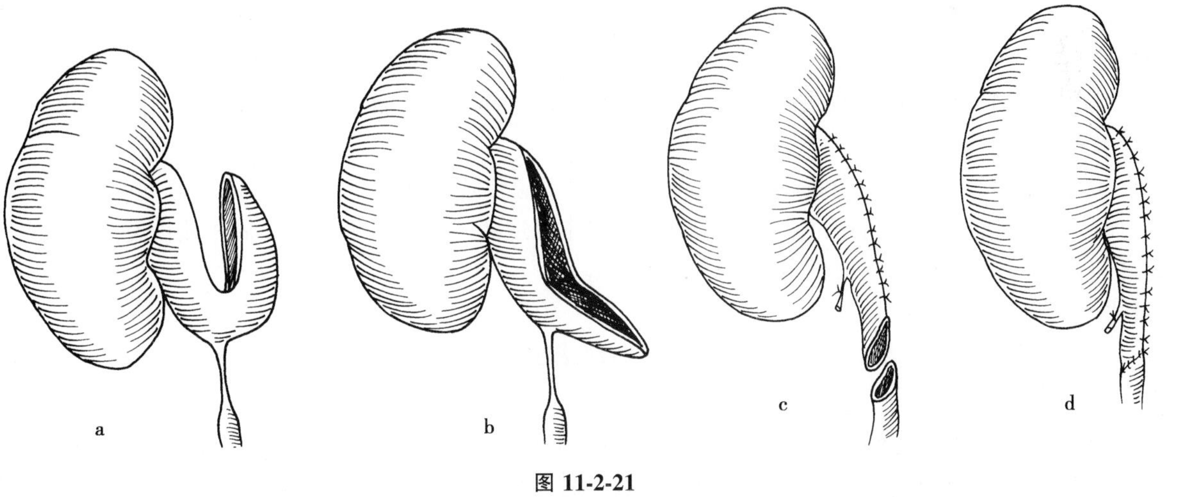

图 11-2-21

(梅　骅)

参考文献

金讯波，程继义，蒋绍博等. 离断倒装肾盂瓣肾盂输尿管成形术治疗长段 UPJ 狭窄. 中华泌尿外科杂志，2001，22：607

五、婴儿先天性肾积水的手术治疗

肾盂输尿管交界梗阻、尿液输送障碍、肾盂壁逐渐增厚以代偿梗阻。此外，集合系统内压增高影

响了肾小管功能,肾脏浓缩功能减弱,尿量增多,使梗阻进一步加重,后期则发生肾盏、肾实质变薄和肾萎缩。UPJ 梗阻所致的肾积水,出生后如积水持续加重,宜于产后 1~2 个月施行手术,以免肾损害加重。肾输尿管轻中度积水患儿随着生长发育,管壁皱褶消失或 UVJ 返流自愈,积水往往自行消退而免于手术。因此可严密观察,不必急于施行手术。各种先天性畸形如输尿管肾盂连接部狭窄、蹄铁形肾、肌发育不良、高位入口、异位血管等均可引起肾积水,手术目的在于去除病变和多余的组织,解除梗阻,重新构建肾盂输尿管的连续性,挽救肾功能。

由于现代影像学的进步,特别是胎儿超声诊断技术的提高,使许多肾积水的病例在母体或出生后即得到诊断。超声检查可了解新生儿肾盂积水的程度和范围,并同时进行排尿期膀胱尿路造影及肾核素扫描,一般不必行顺行或逆行尿路造影。肾功能残留在 35%以下,应考虑在未来 6 周内手术纠正。对于婴儿,即使肾功能降至 10%,也应行肾盂成形术,而不要急于作肾切除。

顺行或逆行内镜下输尿管切开术的应用日益增加,腹腔镜手术逐步成熟,经临床验证效果较好,有代替开放手术的趋势。在开放手术中,Aderson-Hynes 离断式肾盂成形术最被广泛接受,此手术不但能成形肾盂漏斗,还可以切除肾盂输尿管交界处的病变组织。Y-V 成形术和肾盂瓣肾盂成形术对于选择病例非常有效,后者尤其适用于输尿管狭窄段较长的病例。

术前应尽可能了解有无尿路感染,通过各种检查明确梗阻的程度和部位,以及受损肾脏的存留功能,如超声未发现输尿管扩张,一般无需行输尿管造影来观察输尿管,可行排尿时的膀胱尿道造影,以除外膀胱输尿管返流,术前充分估计输尿管狭窄的长度是否允许行 UPJ 切除。巨大肾积水需保留肾脏者,可先行肾造瘘术 1~2 周,观察引流尿量及尿的质量以了解肾功能情况。肾造瘘引流可使肾盂充分减压,肾盂壁缩小、增厚,肾功能改善,有利于掌握肾盂裁剪的范围及吻合的宽度,减少吻合口缺血、萎缩和狭窄。

离断式肾盂成形术(Anderson-Hynes 术)是一种较理想而且最常用的术式,此术式多用于 UPJ 及其毗邻处狭窄且狭窄段不长者。输尿管狭窄段过长不适用此术式。

此术式设计的基本原则是:

1. 去除肾盂输尿管交界部病变组织。

2. 去除多余的肾盂。

3. 建成漏斗状肾盂与输尿管连接,吻合口要呈斜形。为了使蠕动波的前沿直接抵达输尿管,输尿管的斜形吻合口应正对肾盂内侧。相反方向的吻合口会因蠕动波的冲击使吻合口扭曲。

4. 为了恢复肌源性传导,肌层断端应对准缝合,使细胞的连续性能于术后 4 周形成,外翻或内翻均会使蠕动波的传导中断。

5. 肾盂输尿管吻合满意,可以不留置支架管,同时不应留置肾造瘘管,以免引流肾盂后吻合口无尿液通过,而致粘连、梗阻。若留置肾盂输尿管支架,则须作肾造瘘。吻合口手术后 4 周才能恢复肌源性传导,在此之前,尿液是藉肾盂蠕动时的流体动力进行传送。

【手术步骤】

1. 术野显露　肾盂及输尿管上段可经腹部、肋部或腰部切口获得满意显露,若肾盂转位不全,如婴幼儿手术,宜用腹部横切口。

2. 切口　先天性肾积水除外狭窄段较长,容量很大或反复合并感染,一般很少粘连。只需作小的切口施行成形手术。小切口对患者打击小,常可同期施行双侧手术。

3. 分离　不论通过腰部或腹部切口到达肾脏,首先要细致处理肾盂输尿管交界部,注意有无下极血管跨过。肾转位不全时宜从前面入路,一般情况下则将肾下极旋转,以获得较好显露。必须将肾盂输尿管交界部于原位分离,勿用带子将其缠绕。切开覆盖肾盂输尿管交界部的薄层组织,显露梗阻部分,弄清梗阻原因。若为输尿管狭窄,其狭窄段很少超过数毫米;在有血管横跨时,受累的输尿管会长些。这段管壁血供较差,不能保留,因肌层病变致功能性梗阻者管腔一般无狭窄,应予以切除,以免术后该部位仍发生动力性梗阻。输尿管黏膜皱折或输尿管瓣膜需切开肾盂探查才能确定诊断。病变应予以切除,若切除的病变段太长,要注意成形方法的选择,或将肾脏游离并移至较低部位,以免吻合时有张力。肾盂输尿管交界后方有异位血管骑跨过者,异位血管一般不是引起梗阻的原发病变,仍需切除肾盂输尿管连接部,在异位血管的后方作成形、吻合。

4. 剪裁 在病变的远侧横断输尿管，于断端缝一针 3-0 牵引丝线，切开肾盂，将肾脏减压，根据其形态和扩张程度设计剪裁部位，用缝线在上、下、前、后标志其切除范围，较大而壁薄的肾盂在减压后会有一定程度缩窄、增厚，宜多保留一些肾盂壁，以免将来狭窄。剪裁过程中注意大小适度，切除不足将会致吻合口成角、狭窄；切除过长则致吻合口在跨过肾下极处因张力过大而折曲或受压。若肾盂扩大不严重，宜细心设计肾盂瓣的位置及长度，取瓣后往往不需将肾盂缩小。于输尿管断端沿外侧壁纵行切开 1~1.5cm 并插入 8~12 号硅胶管，准备与肾盂瓣吻合(图11-2-22)。

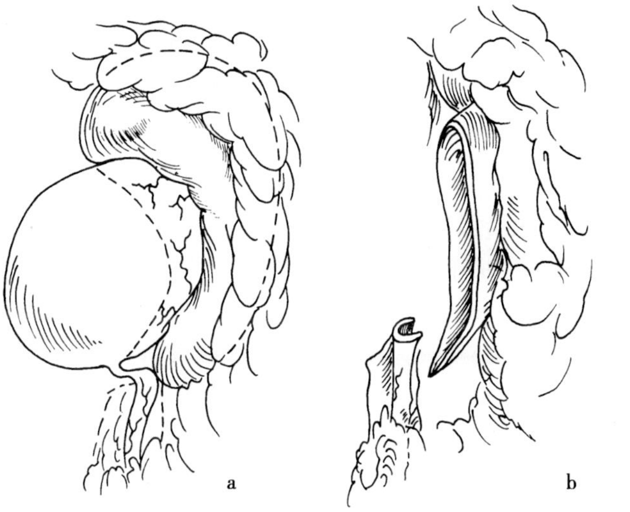

图 11-2-22

5. 缝合 用无齿镊轻轻夹持肾盂创缘，以 5-0 或 6-0 可吸收缝线将肾盂瓣的下角与输尿管壁劈开处的下角全层缝合一针，肌层断面对准打结，避免外翻或内翻。用同样的方法逐针进行吻合，先缝后壁再缝合前壁。婴儿患者宜用放大镜或眼科器械进行操作。完成肾盂瓣与输尿管的吻合后，继续缝合肾盂创缘，缝合处应不漏水，肾盂切口上段可作连续缝合，每缝 10 针作一结扎。

6. 支架引流 在缝合肾盂过程中将输尿管肾盂支架管经吻合口及肾下盏从肾实质小切口引出。另置肾造瘘管。输尿管肾盂支架管宜用多孔的硅胶导尿管，不宜太硬、太粗，以免压迫管壁血液循环。末端应抵达输尿管中下段，使输尿管伸直，避免弯曲成角，缝合后用生理盐水通过肾造瘘冲洗肾盂，清除肾盂内血块，并了解吻合口有无漏液。为了避免肾脏转位造成吻合口成角，宜用肠线将肾下极缝合在腰大肌上，以支持肾脏，用肾周脂肪覆盖吻合口，必要时可用大网膜覆盖。肾盂旁放置胶管引流。

放置支架引流管是否必要仍有争议，一些作者认为吻合满意可不留置支架引流管，此种情况不宜作肾造瘘；若用肾造瘘作尿流改道，吻合口无尿液通过，易发生粘连、狭窄，须同时置肾盂输尿管支架管，以防吻合口粘连梗阻。对于较小的婴儿吻合口水肿易致梗阻，肾实质很薄和肾盂无张力时，易致排尿不畅和漏尿，这些情况宜放置肾盂输尿管支架管和肾造瘘管。

【术中要点】

显露要充分，多余肾盂应予剪裁，切除所有异常的肾盂输尿管交界部，但不要过多破坏周围血运。若输尿管与腹膜难以分离，可保留一块附着输尿管的腹膜(图 11-2-21)。吻合口应平整、对齐，形成漏斗形，无外翻、内翻，无渗漏。支架管及肾造瘘管的留置根据术中吻合的情况及术者的经验而定。

【术后护理】

术中、术后使用适当的抗生素，预防感染，在未放置支架管或造瘘管的病例，应留置导尿管 1~3 天，以减轻吻合口的张力。留置支架管及造瘘管的病例，要防止管道扭曲，保持引流通畅。每日记尿量，更换尿袋，尽量避免冲洗肾造瘘管，在吻合口满意，张力不大时，术后 2~3 周拔除肾盂输尿管支架引流管，同时夹住肾造瘘管，观察有无发热、腰痛，管周漏尿等情况，若无异常，2~3 天后可拔除肾造瘘管。若肾盂排空障碍，应延长肾造瘘管开放时间，必要时，在控制感染的情况下，经肾造瘘管造影，了解吻合口引流情况及有无外漏，若无异常，可缓慢拔除肾造瘘管。吻合口吻合困难者，可适当延长拔管时间，确定吻合口引流通畅再拔管。

(邬绍文)

参考文献

1. Ardrew C. Surgery of the kidney. ln Walsh P. C(ed.), Campbell's Urology (7th edition), WB. Saunders Company, 1998, 3041-3049
2. 邬绍文等. 肾穿刺造瘘引流肾盂输尿管成形术治疗小儿先天性肾输尿管连接部梗阻. 临床泌尿外科杂志, 2006, 21：511-513

第三节　肾盏输尿管吻合术

ureterocalicostomy

【梅　骅　陈　炜】

【手术适应证】

肾盂成形手术失败，肾盂周围有广泛粘连纤维化；输尿管肾盂连接部梗阻，同时伴有肾内型小肾盂或肾转位不良如蹄铁形肾；近侧输尿管有一段狭窄等情况，往往无法施行肾盂输尿管吻合术，可行肾盏输尿管吻合术。

手术时如果输尿管上端周围粘连较轻，肾下极内侧缘肾实质已经变薄，估计切开此处肾实质暴露肾大盏时出血不多，则可行肾大盏输尿管吻合术，形成类似正常解剖生理的肾大盏输尿管连接部，疗效较好。若肾周粘连、纤维化较重，游离肾脏困难，或者肾下极内侧肾实质较厚，切开肾实质出血较多，手术较复杂，则宜将肾下极切开或部分切除，将肾下盏与输尿管吻合，或作肾盏底部输尿管吻合术。

【手术方法】

1. 肾大盏输尿管吻合术

(1) 采用腰部切口或 12 肋切口切开各层组织。游离输尿管上段，于狭窄部下方切断，结扎近端，剪开输尿管末端外侧壁约 1.5~2cm。在肾下极内侧凸缘切开肾实质，显露肾大盏，肾切面出血点用 4-0 号肠线贯穿缝扎(图 11-3-1)。

(2) 于肾大盏作一纵行切口，与输尿管末端吻合，用 4-0 号肠线或 5-0 Dexon 线间断缝合 6~8 针，暂不结扎(图 11-3-2)。放置 8 号导尿管作为支架引流管，管的上端用丝线与肾造瘘管相缝接，支架管也可从输尿管远侧离吻合口 6~8cm 处小切口引出。结扎吻合口缝线，将输尿管与肾大盏吻合。

(3) 用带血循环的肾周脂肪组织充填于吻合口周围，固定在肾包膜(图 11-3-3)，以保护吻合口，防止受压狭窄。

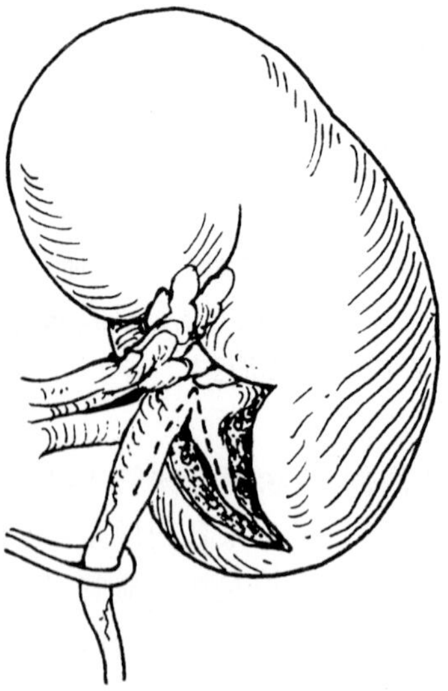

图 11-3-1

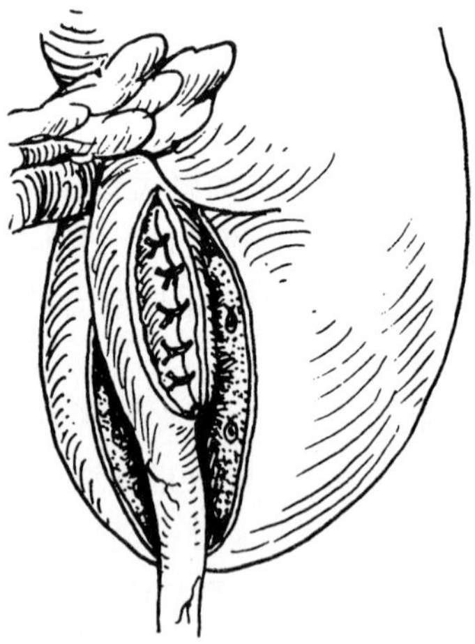

图 11-3-2

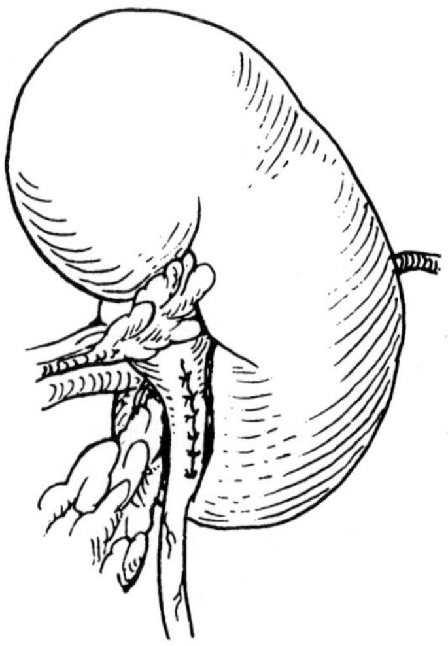

图 11-3-3

(4) 伤口内放置负压引流管后，逐层缝合切口。

(5) 术后 3~4 周拔除肾造瘘管及支架引流管，更换肾造瘘管。如吻合口通畅，可于 5~7 天后拔除肾造瘘管。

2. 肾下盏漏斗部输尿管吻合术

(1) 用腰部切口入路。游离输尿管上段，于狭窄部下方离断之，结扎近端。分离肾下极，参考造影片，确定选用的肾下盏位置，于肾凸缘切开下极肾实质，显露肾小盏，肾切面出血点用 4-0 肠线缝扎。

(2) 环行切开肾小盏漏斗部,剥离切除一部分远侧肾盏壁(图 11-3-4),使有足够宽度作吻合。再切去肾乳头,防止术后继续分泌尿液。

(3) 将肾盏漏斗部和输尿管作对端吻合,用 4-0 号肠线间断缝合,暂不打结(图 11-3-5)。用 8 号导尿管作输尿管支架引流,剪去多余的一部分管子,管的上端用丝线与肾造瘘管相缝接。结扎吻合口的缝线,将输尿管和肾下盏吻合。

(4) 用带血循环的肾周脂肪组织填充于吻合口周围并固定于肾包膜上(图 11-3-6),以保护吻合口防止狭窄。

(5) 切口内放置负压引流管后,缝合切口。

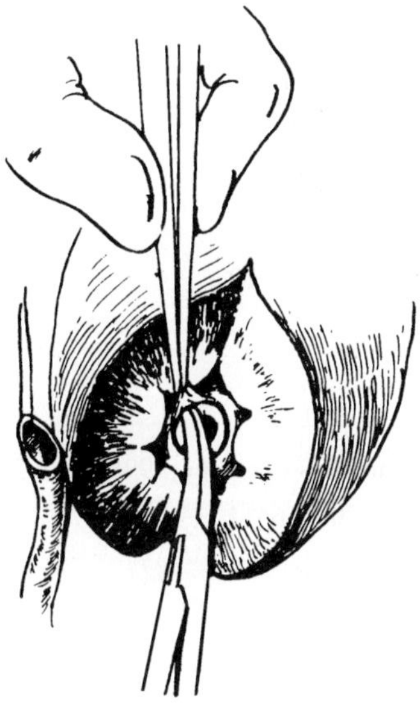

图 11-3-4

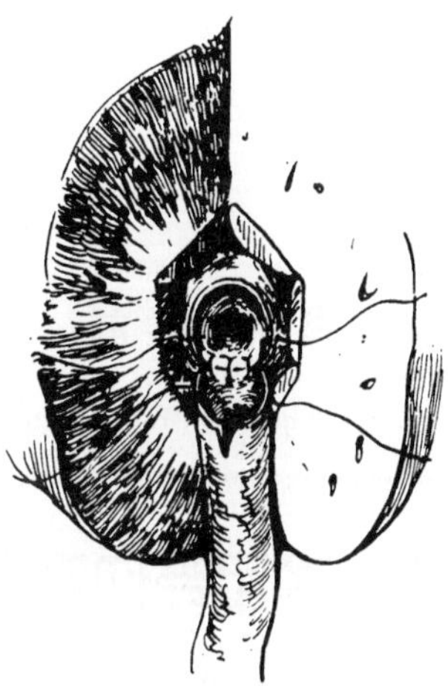

图 11-3-5

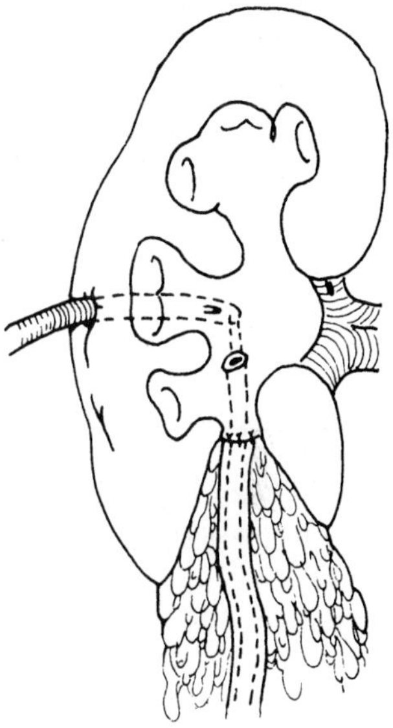

图 11-3-6

3. 肾下极部分切除、肾下盏输尿管吻合术手术方法与肾下盏漏斗部输尿管吻合术相同。在行肾下极部分切除之后行肾盏输尿管吻合(图 11-3-7)。

4. 肾盏底部输尿管吻合术

(1) 腰部切口入路显露输尿管及肾下极,游离切断狭窄部以下的输尿管,末端的外侧壁剪开 1.5~2cm 长(图 11-3-8)。在肾脏最低位的肾盏底部作一 V 形切口成一 1.5~2cm 长的瓣,基底部朝向外侧(图 11-3-9)。

(2) 将肾下盏 V 形瓣嵌入输尿管末端,用 4-0 号肠线间断缝合,先不打结,放置 8 号导尿管作输尿管支架引流及肾造瘘管后,逐一结扎吻合口的缝线,将输尿管和肾下盏底吻合,形成漏斗状肾下盏输尿管连接部(图 11-3-10)。

(3) 伤口内放置负压引流管后,缝合切口各层。

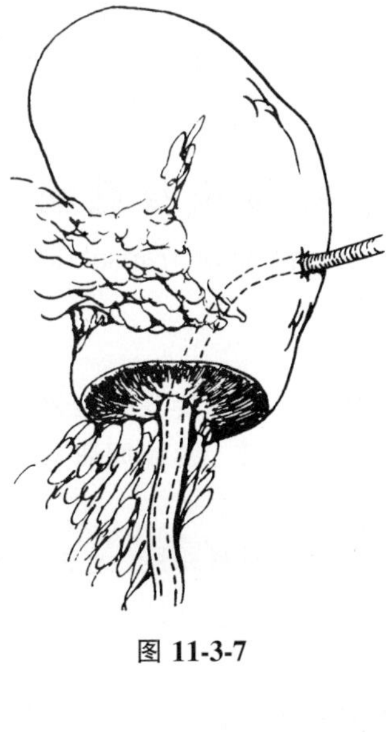

图 11-3-7

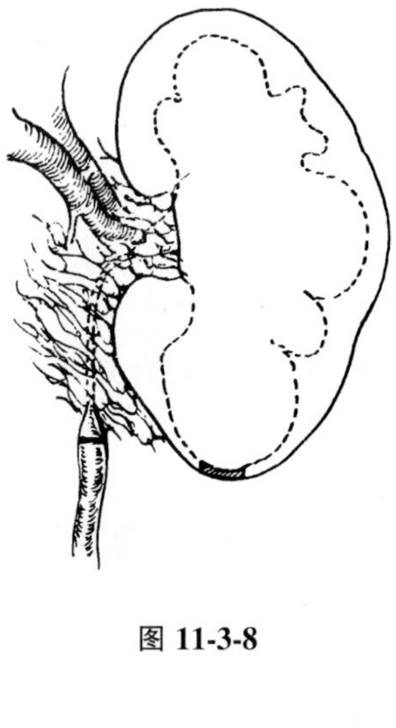

图 11-3-8

【注意事项】

上述各种术式在游离输尿管时应带输尿管附近组织,以保证血液供应。术后拔除肾造瘘管前不应采用直接夹管法测试尿流是否通畅,因如不通可引起腰痛或感染,加重了肾功能损害。较适宜的方法是让病人平卧位,将造瘘管提至比躯干平面高 20~30cm 水平,如尿流通畅,造瘘管即无尿液流出,否则考虑有梗阻存在,不宜夹管,需查明梗阻原因及程度。

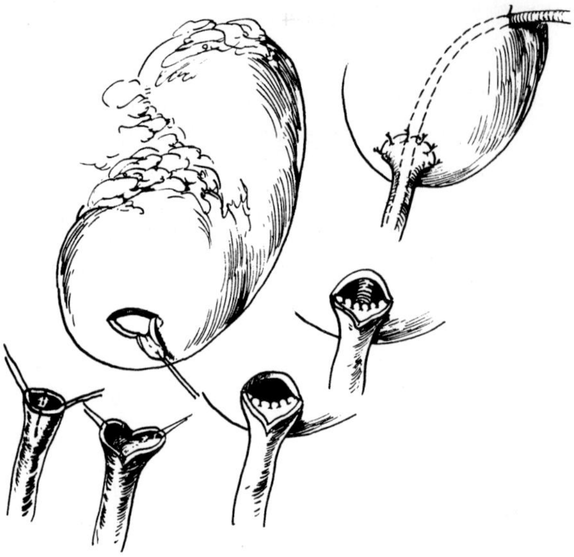

图 11-3-9

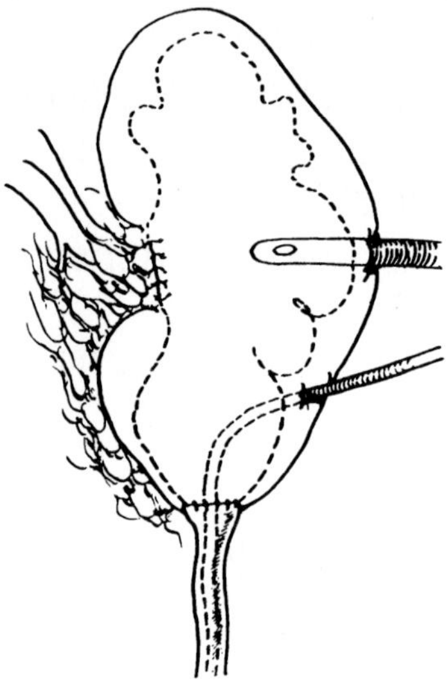

图 11-3-10

参考文献

1. Ardrew C.Surgery of the kidney. ln Walsh P. C(ed.),Campbell's Urology (7th edition),WB.Saunders Company,1998,3049-3051
2. Matlaga BR,Shah OD,Singh D,et al. Ureterocalicostomy:a contemporary experience. Urology,2005,65(1):42-44

第四节　输尿管切开取石术

ureterolithotomy

自从体外冲击波碎石及输尿管镜取石在临床上普及应用以来，开放性输尿管取石的手术已显著减少。但输尿管切开取石术仍占有一定的地位,尤其适用于长期停留的嵌顿结石,输尿管先天性畸形、息肉或狭窄,结石合并难以控制的尿路感染,结石阻塞性无尿症等情况。在未开展或未熟练掌握腔内泌尿外科技术的医院,输尿管切开取石仍然是常规的治疗方法。

一、经腰或经腹输尿管切开取石术

(translumbar or transabdominal ureterolithotomy)

【手术适应证】

1. 结石较大,合并肾输尿管积水,肾功能受损,经保守治疗仍不能排石者。

2. 输尿管结石合并其他梗阻性病变,如输尿管狭窄,输尿管息肉,先天性输尿管囊肿需施行手术矫治者。

3. 输尿管结石合并急性肾盂肾炎或肾积脓,无法用药物控制者。

4. 输尿管结石发生完全性梗阻导致急性尿闭,或该侧于肾盂造影时不显影者。

【术前准备】

1. 结石定位　患者于麻醉前先作腹部 X 线照片,确定结石位置。如为透 X 线的结石,应先作逆行输尿管造影或 B 超定位。

2. 输尿管下段结石,术前需留置导尿管。

3. 术前清洁洗肠。

【麻醉】

腰麻或硬脊膜外麻醉。

【体位】

按不同的手术入路而选择相应的体位。

【手术步骤】

1. 根据输尿管结石的部位确定切口。切开腰部或腹部各层组织，于腹膜后进行游离，到达输尿管部位。

2. 用手指探查，触到结石后，用S形拉钩将伤口牵开，显露结石部位的输尿管，用输尿管钳或细橡皮导尿管于结石的近端固定输尿管，防止结石向上移位。将输尿管轻轻提起，切开肾周筋膜，游离结石部位的输尿管后壁，在管壁缝两针牵引丝线，于其间纵行切开输尿管后壁，切口由结石中部向上至适当长度。用神经剥离子小心分离结石与管壁之嵌顿，长弯钳小心将结石钳出，尽量避免夹碎结石。

3. 松开输尿管钳，用8~10号尿管从输尿管切口插至肾盂，抽出尿液。注意尿液性质及容量，用生理盐水反复冲洗肾盂，至回抽液体变澄清为止。

4. 用弯钳从输尿管切口探查远侧管腔，注意有无残留结石、息肉或其他病变存在。用一8或者10号橡皮导尿管经输尿管切口向下插入至输尿管下端或膀胱内，经此管口注入生理盐水，检查切口下方的输尿管腔有无堵塞及狭窄。

5. 用5-0肠线将输尿管切口间断缝合，缝线不穿透黏膜(图11-4-1)。用细丝线缝合脂肪组织覆盖于输尿管切口。

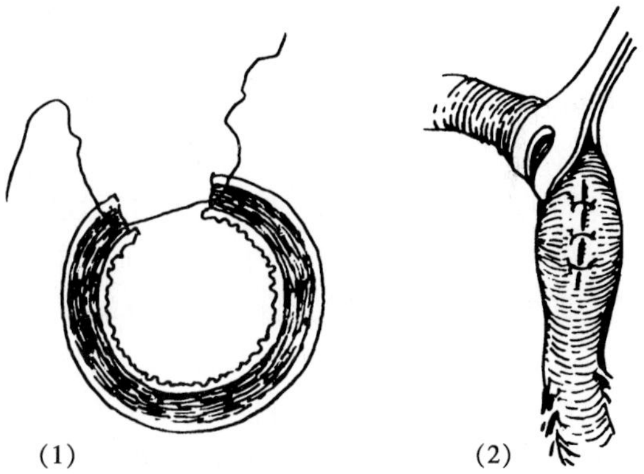

(1)　　(2)

图 11-4-1

6. 输尿管切口旁置多孔胶管引流或双腔负压引流。施行上段取石术时需将肾周筋膜切口缝合。用丝线分层缝合腰部或腹部切口。

【术中意外及处理】

1. 误诊　输尿管结石的确诊根据是肾盂输尿管造影时显示结石位于输尿管行程上。单靠腹部平片或显影不满意的静脉肾盂造影来确定诊断有可能导致误诊，将钙化的淋巴结、阑尾结石、骨岛、盆腔静脉石误诊为输尿管结石。因此，在施行输尿管切开取石手术之前，必须有充分的确诊根据。透X线的结石需用B超、CT定位。必要时于术前逆行输尿管造影或输尿管插管后，作正位及斜位双重曝光摄片，以证实诊断。如无逆行造影的设备或造影失败时，若存在下述指征，亦可施行取石手术：

(1) 急性梗阻性无尿患者有一侧腰痛症状，X线透视照片发现该侧相当于输尿管行程上有结石密度影。

(2) 患者有一侧腰痛和血尿，能够触到肿大的肾脏，在X线平片上显示相当该侧输尿管行程上有结石密度影，静脉尿路造影显示该侧有肾积水或无造影剂分泌。

2. 结石游走　输尿管结石合并输尿管明显扩张时，如果结石不发生嵌顿，有可能随体位改变而向上游走。输尿管下段结石甚至也会逆行进入肾盂内。因此，必须于麻醉之前作X线透视或照片，确定结石位置后再施行手术。若结石的活动度很大，在做X线定位后，应步行或取半坐卧位送至手术室。在麻醉和手术过程中尽量把躯干置于较高位置，显露输尿管后勿触动结石，用输尿管钳于较高位置夹住输尿管以防结石上移。输尿管上段结石患者在施行取石手术时，若结石退回肾盂，可将切口向腰部或上腹部延长，分离肾盂后，作肾盂切开取石术。此种病例最好在X线透视下施行手术。

3. 合并输尿管息肉　输尿管结石合并的输尿管息肉基本上都位于结石的下方，可能为尿流冲击所致。因此，施行取石术时，要用弯钳从切口插入输尿管内进行探查。若发现息肉，需将其切除，基蒂部用电灼止血(图11-4-2)。

4. 合并输尿管狭窄(图11-4-3)　结石嵌顿部位或其下方的输尿管壁若有狭窄，需施行成形手术。一般可将管壁的纵行切口作横行缝合，也可放置输尿管支架引流管(双J管或其他硅胶管)而不缝合切口，用肾周脂肪或大网膜包绕输尿管(图11-4-4)，术后3~4周将支架管引流管拔除。

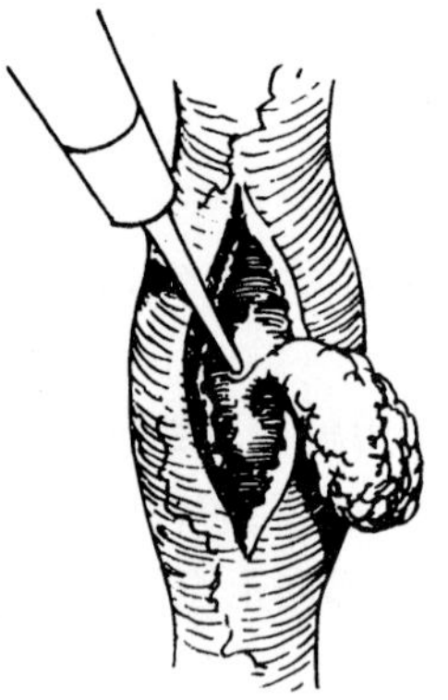

图 11-4-2

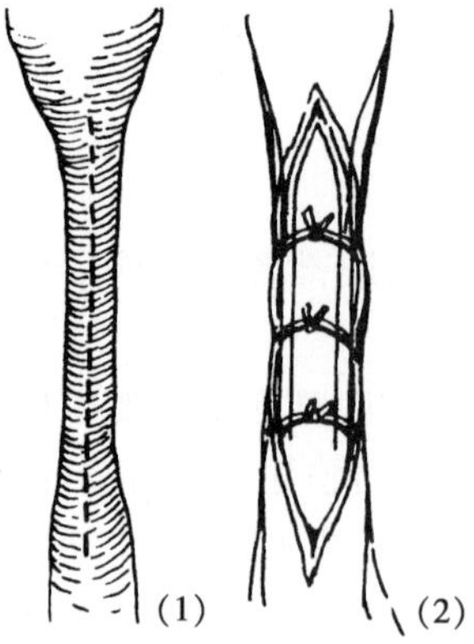

图 11-4-3

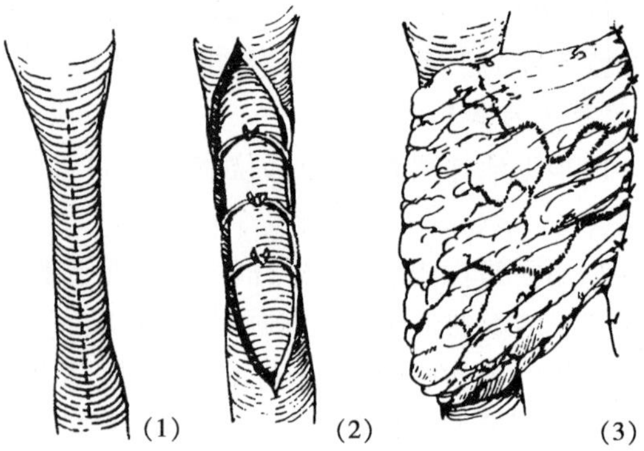

图 11-4-4

在施行取石术时，若发现输尿管壁炎症显著，组织脆弱，有发生狭窄可能者，在没有双 J 形管的情况下，可插入带线导尿管作肾盂输尿管支架引流。留置 5~7 天，以免伤口漏尿和继发感染，防止术后并发输尿管狭窄。陈郁林设计的方法如下：

用一较新的 8~10 号橡皮导尿管，在其尖端缝一条长约 38cm 的 3-0 号丝线，缝线的结应打在导尿管靠近尖端的凹陷处，以免影响插管。然后用一条细钢丝，将丝线另一端由导尿管开口经管腔带到导尿管末端之外。涂上润滑油后，将导尿管从输尿管切口插至膀胱，吸尽尿液，剪去多余的丝线，用生理盐水将丝线从导尿管中徐徐冲入膀胱。冲水时压力不宜太大，否则丝线会卷曲成团，堵塞管腔。当导尿管不能通过输尿管膀胱连接部时，可经管腔内注入表面麻醉药，经数分钟后，再注入液体石蜡 2ml，插入带有钢丝管芯的导尿管，即能顺利插入膀胱。将导尿管末端剪去一小段形成斜面，将其经输尿管切口上插入肾盂。5-0 肠线缝合输尿管切口。患者一般于术后 1~8 天从尿道排出导尿管所带的丝线一端，用胶布将丝线固定于尿道口旁，以防脱出。输尿管缝合口一般于手术后 5~7 天愈合，此时即可拔出丝线及与其相连而作为输尿管内支架的导尿管。对于需要较长时间留置输尿管支架引流管的女性患者，则需经尿道留置一气囊导尿管，以免排尿时将支架管自行解出。

急性梗阻性无尿症或慢性梗阻性尿毒症患者，取石后必须放置输尿管支架引流管。由于除双 J 形管之外的内支架容易脱落至膀胱，且尿毒症患者组织愈合能力差，术后 1 周拔除内支架管后仍有可能发生尿瘘，尿瘘合并感染会发生严重问题。较安全的方法是作输尿管造瘘。为了防止结石所在部位粘连、管壁水肿，须另放置支架引流管(或于取石处下方 4~5cm 作输尿管造瘘，造瘘管插至肾盂)。只作切口上方的输尿管造瘘会因取石部位无尿液通过而发生管壁粘连、闭塞。

使用带线导尿管作输尿管支架引流，是十分简便的方法，但偶会由于丝线卷曲于导尿管腔，无法排出，而需经膀胱镜用异物钳取管。因此，必须有膀胱镜取异物的器械，才能使用此种方法。

5. 合并肾积水　输尿管结石并巨大肾积水致肾功能严重受损时，若对侧肾脏正常，可于取石手术同时切除患肾。特大的肾积水则需分期手术。于第一期肾造瘘手术时，缓慢放出肾盂积存的尿液，注意防止休克发生。第二期肾切除手术可于 1 周后施行。一侧巨大或显著的肾积水，对侧肾脏也不正常者，应尽可能保存积水的肾脏，于取石手术时并行肾造瘘术。在笔者医院的病例中，一些肾积水超过 1 000ml，施输尿管切开取石和肾造瘘术后，患肾仍能发挥一定作用，甚至还可拔除肾造瘘管。输尿管结石若肾积水较为显著，常需放置双 J 管或肾造瘘管，待伤口愈合并恢复排空功能后，可将管拔除。

6. 合并肾积脓　输尿管结石合并肾积脓应及早施行取石手术，术后将导尿管插入肾盂，用生理盐水反复冲洗，吸出脓尿及纤维素性脓性块状物，然后于切口下方远处未经游离的管壁作一小切口，放入输尿管造瘘管。不少患者，特别是对侧肾脏也有病变的患者，将积脓的肾脏保留下来，仍能发挥一定的作用，有时甚至可以恢复良好功能。因此，除非证实肾脏已严重受损，对侧肾脏正常而需行肾切除手术外，一般尽量保存患肾，术后观察肾脏恢复情况，再作下一步处理。

【术后处理】

1. 使用抗菌药物防治感染。

2. 靠近膀胱的输尿管下段结石，于取石手术后需留置膀胱导尿管 3~5 天。

3. 伤口引流物于术后 4~5 天，伤口分泌物减少后拔除。

【术后可能发生的问题】

尿瘘　输尿管切开取石术后发生尿瘘，主要是由于结石嵌顿部输尿管发生水肿，尿流不畅，缝合口愈合不良所致。结石下方输尿管有梗阻或术后肾盏内结石排入输尿管，亦可发生伤口尿瘘。在施行取石术时，输尿管切口不应向下越过结石下缘。取石后用 8 号尿管插入伤口下方的输尿管内，探查是否通畅。如果切口附近的管壁脆弱或肾盏内尚有小结石时，可置支架引流管引流 7 天。急性梗阻性无尿或慢性肾功能不全者组织愈合能力较差，术后 7 天切口尚未牢固愈合，如放置支架引流管，应留置 10 天，以免过早拔管而形成尿瘘。

尿瘘如为非梗阻因素引起者，一般于术后 10 天左右愈合，很少超过 4 周。在此期间除加强抗感染治疗，肌内注射 α－糜蛋白酶，应用物理治疗等措施外，最好将 1 条多孔橡皮管从引流伤口插至输尿管旁作持续引流。亦可用负压吸引 2~3 周后，改为持续引流，有助于控制感染和瘘孔愈合。经膀胱镜插置输尿管导管引流肾盂，亦有助于瘘孔的愈合。另外，行经皮肾穿刺术，放置肾造瘘管引流尿液，同时在肾镜直视下通过肾盂顺行插入输尿管导管或双 J 管至膀胱；用输尿管镜逆行插入输尿管导管或双 J 管入肾盂都可以达到促使瘘口愈合的良好作用。

(陈立中　曾金云)

二、经腹膜外输尿管下段切开取石术

【手术适应证】

1. 输尿管结石合并其他梗阻性病变，如输尿管狭窄，输尿管息肉，输尿管憩室，先天性输尿管囊肿需施行手术矫治者。

2. 长期存在的输尿管结石且输尿管镜无法进入，ESWL 无效者。

3. 输尿管镜取石发生的并发症(如输尿管断裂或造成狭窄等)。

4. 微创手术取石失败者。

【术前准备】

1. 结石定位　患者于麻醉前先作腹部 X 线照片，确定结石位置。如为透 X 线的结石，应先作逆行输尿管造影定位。

2. 输尿管下段结石，术前需留置导尿管。

3. 术前清洁洗肠。

【麻醉】

腰麻或硬脊膜外麻醉。

【手术入路】

1. 正中腹膜外切口。

2. 正中经腹切口(用于再次手术)。

3. Glibson 切口。

【体位】

平卧位，头端稍向下倾斜。术前留置导尿管排空膀胱。

【手术步骤】

1. 以 Glibson 切口为例，皮肤切口由髂前上棘内下方 3cm 处斜向内下方，与腹股沟韧带相平行，达耻骨联合上缘(图 11-1-19)。顺纹切开腹外斜肌腱膜，切开腹内斜肌，腹横肌及联合肌腱。切开腹横筋膜(图 11-1-20)，于腹膜后向骨盆方向作钝性分离，将腹膜向前内方牵开，显露输尿管(图 11-1-21)。

输尿管下段贴于盆腹膜后方，由骶髂关节处向下内方呈弧形走向。女性输尿管离膀胱 2cm 处有子宫动脉在其前方跨过，男性则有输精管跨过。

输尿管下段的位置较深，且隐藏在盆腔内的脂肪组织中，当显露有困难时，可于输尿管跨过髂血管的部位先将其游离，如果不需要将输尿管下段完全游离，则用橡皮带于其下方穿过，牵动橡皮带，即可见到其下方的输尿管行程，然后用直角钳于下方再分离一小段输尿管，并将橡皮带移至该处。使用同样方法，沿输尿管行程向下游离，即可显露病变部位。在分离过程中尤其是近膀胱处输尿管结石注意避免损伤输精管或子宫动脉。

2. 用手指探查，触到结石后，用S拉钩将伤口牵开，显露结石部位的输尿管，用输尿管钳或细橡皮导尿管于结石的近端固定输尿管，防止结石向上移位。将输尿管轻轻提起，游离结石部位的输尿管后壁，在管壁缝两针牵引丝线，于其间纵行切开输尿管后壁，切口由结石中部向上至适当长度。用神经剥离子小心分离结石与管壁之嵌顿，长弯钳小心将结石钳出，尽量避免夹碎结石。

3. 松开输尿管钳，用8~10号尿管从输尿管切口插至肾盂，抽出尿液。注意尿液性质及容量，用生理盐水反复冲洗肾盂，至回抽液体变澄清为止。

4. 用弯钳从输尿管切口探查远侧管腔，注意有无残留结石、息肉或其他病变存在。用一8或者10号橡皮导尿管经输尿管切口向下插入至输尿管下端或膀胱内，经此管口注入生理盐水，检查切口下方的输尿管腔有无堵塞及狭窄。经输尿管切口置入双J管作内支架。

5. 用4-0肠线将输尿管切口间断缝合，缝线不穿透黏膜(图11-4-1)。用细丝线缝合脂肪组织覆盖输尿管切口。

6. 将输尿管放置回原位，否则术后可能致输尿管成角畸形。输尿管切口旁置橡皮管引流。用丝线分层缝合下腹部切口。

【术中注意事项】

1. 若结石位置较高，相应的输尿管段也越高且靠后，为便于暴露，需较充分游离输尿管。结石低，输尿管游离不必过长。结石近输尿管口，下方则不必游离。

2. 原有输尿管返流现象又伴有低位结石时，可把输尿管游离后拖到膀胱内取出结石，再作抗返流缝合。

3. 若结石嵌顿，输尿管壁炎症水肿明显，考虑可能造成狭窄或漏尿，可用较粗的双J管或F8尿管或小儿胃管作内支架，其远端与气囊尿管尖端缝合，拔尿管时一起拔除。

4. 输尿管最下段取石手术难度较大，其位置深在，在男性有输精管在其近侧跨过；在女性有子宫动脉在其前方跨过，而且由此位置至输尿管口的一段约4cm长的输尿管隐藏在阔韧带远侧和膀胱壁内，遇炎症、粘连，显露极为困难，必须十分注意。

(周祥福)

三、经膀胱输尿管切开取石术

(transvesical urterolithotomy)

【适应证】

输尿管近膀胱壁间段结石。距输尿管开口5cm以内结石。

【术前准备】

同输尿管取石术，术前留尿管。

【麻醉及体位】

1. 腰麻或硬脊膜外麻醉。

2. 平卧位。

【手术步骤】

1. 下腹正中切口，打开膀胱后敞开膀胱壁，找到结石侧输尿管开口。

2. 结石位置较低时可触及结石；较高时不能确定位置，可用输尿管导管向上插入，受阻时便可知结石高度。根据输尿管与膀胱后壁成45°倾斜角的解剖关系和结石高度确定膀胱后壁切口位置(图11-4-5~6)。

3. 切开前先在切口位置两侧作 2~3 对牵引线，两侧间距 2cm。切开膀胱后壁，游离输尿管，游离段长度以方便操作为准。组织钳钳住结石上方之管壁，轻轻提起（图 11-4-7），尖刀纵行切开管壁取出结石。

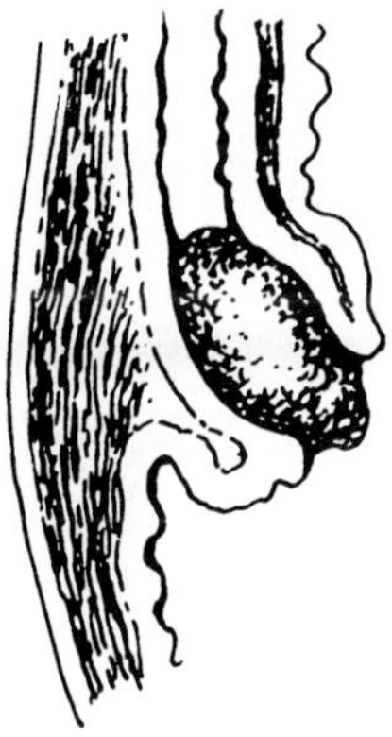

图 11-4-5

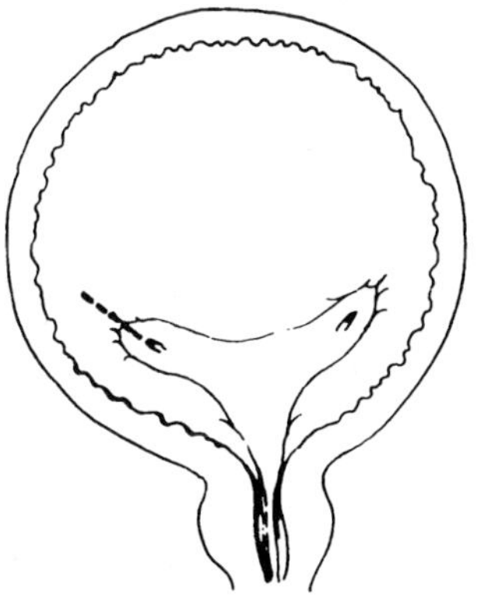

图 11-4-6

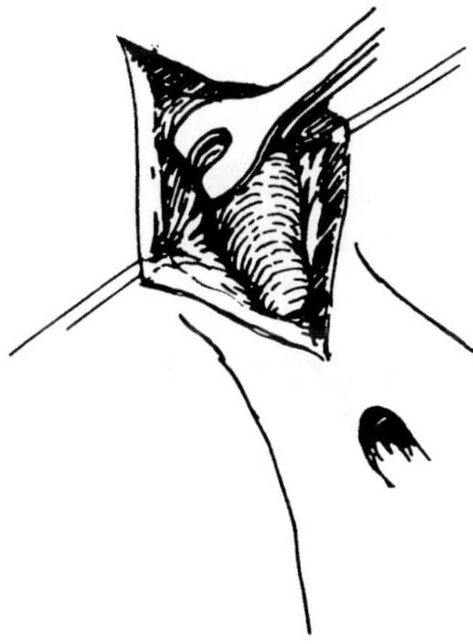

图 11-4-7

4. 用输尿管导管经切口探查上下方输尿管有无阻力，拔时边退边用生理盐水冲洗，用 5-0 肠线缝合输尿管切口，3-0 肠线缝合膀胱。术毕留置双腔气囊导尿管一条。

【术中注意事项】

1. 若结石位置较高，相应的输尿管段也越高且靠后，为便于暴露，需较充分游离输尿管。结石低，输尿管游离不必过长。结石近输尿管口，下方则不必游离。

2. 原有输尿管返流现象又伴有低位结石时，可把输尿管游离后拖到膀胱内取石后作抗返流缝合。

3. 若结石嵌顿，输尿管壁炎症水肿明显，考虑可能造成狭窄或漏尿，可用一 F8 尿管或小儿胃管作内支架，其远端与气囊尿管尖端缝合，拔尿管时一起拔除。

4. 输尿管最下段取石手术难度较大，其位置深在，在男性有输精管在其近侧跨过；在女性有子宫动脉在其前方跨过，而且由此位置至输尿管口的一段约 4cm 长的输尿管隐藏在阔韧带远侧和膀胱壁内，遇炎症、粘连，显露极为困难，必须十分注意。

（陈立中　曾金云）

参 考 文 献

1. 梅骅主编.泌尿外科手术学.第 2 版. 北京：人民卫生出版社，1996，182-188
2. Gettman MT，Segura JW. Management of ureteric stones：issues and controversies. BJU Int，2005，95：85-93
3. 孙昌惕.上尿路结石.见：吴阶平泌尿外科学.济南：山东科学技术出版社，2005，769-786
4. Lingeman JE，Lifshitz DA，Evan AP. Surgical Management of Urinary Lithiasis. In Walsh PC，Retik AB，Vaughan ED Jr，Wein AJ (eds)：Campbell's Urology，8th ed. Philadelphia，WB Saunders，2002，3361-3451
5. 张小东主译.史密斯泌尿外科学.第 16 版. 北京：人民卫生出版社，2005，252-286
6. Marberger M，Hofbauer J，Turk C，Hobarth K，Albrecht W. Management of ureteric stones. Eur Urol，1994，25(4)：265-272

第五节　巨输尿管手术

operations for megaureter

【丘少鹏　梅　骅】

巨输尿管症是 Caulk(1923)首先描述的。由于其病因至今未明，故对本症的定义及分类仍比较混乱。实际上它概括了大量的各种各样的解剖学病变。它可以是原发性（先天性膀胱内段输尿管纵肌发育不全）或继发性，也可以是返流性巨输尿管（膀胱输尿管交界部畸形（图 11-5-1a），神经性膀胱功能障碍（图 11-5-1b）等），梗阻性巨输尿管如输尿管狭窄（图 11-5-1c），输尿管口膨出（图 11-5-1d），以及输尿管下段肌发育不全致

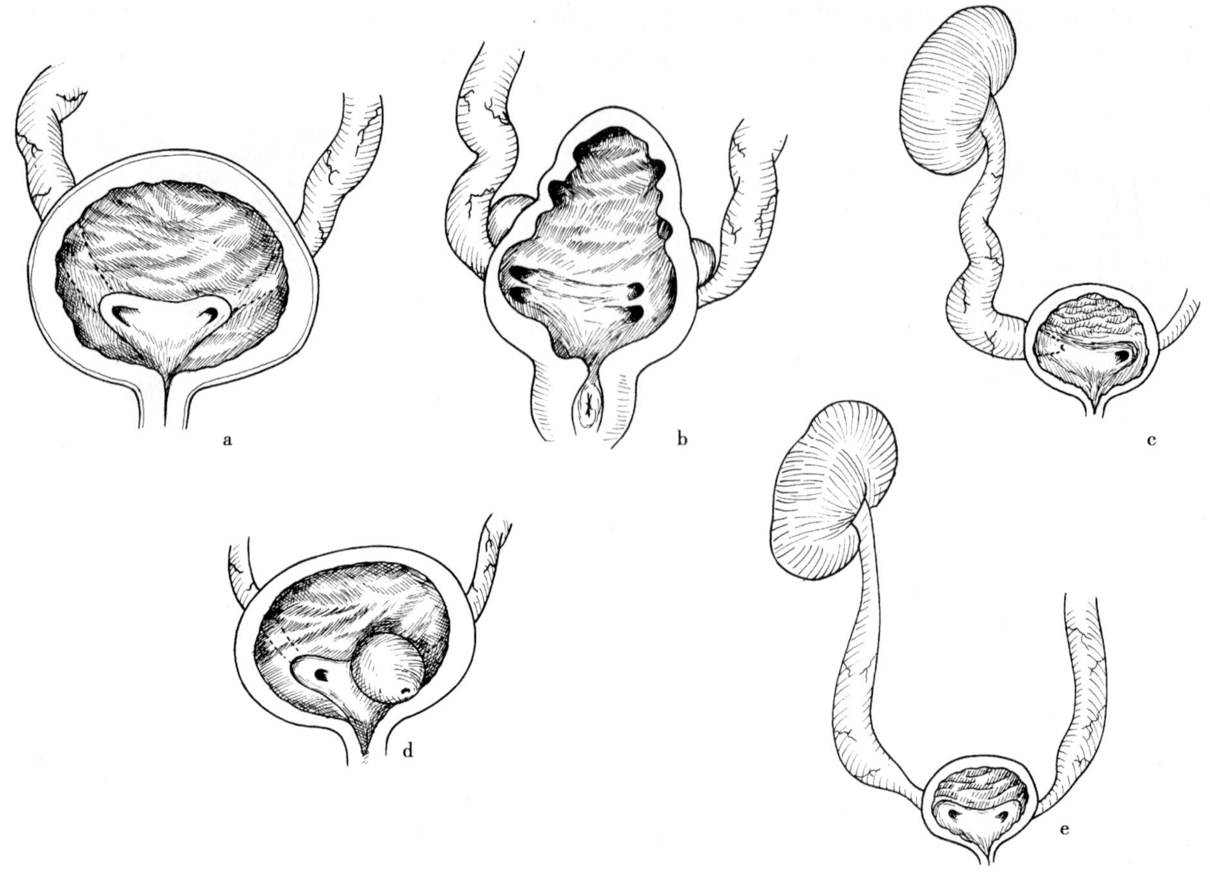

图 11-5-1

动力性梗阻的先天性巨输尿管症(图 11-5-1e);或非返流、非梗阻性巨输尿管是指尿崩症所致的超荷性上尿路扩张,以及胎儿期存在 UVJ 返流,随着器官发育,返流自行消失,遗留上尿路扩张。目前对巨输尿管的治疗各人主张不一。某些人认为所有巨输尿管应尽早施行彻底的外科手术,而另一些人对整复手术的结果不满意而感到失望。作者认为决定巨输尿管的治疗方案关键在于明确病变的类型,其对肾和输尿管的影响程度,以及是否出现并发症。一般说来,新生儿期和婴儿期非梗阻性巨输尿管宜先观察,若改善,继续用药物治疗;治疗失败,单侧作输尿管造口,双侧作膀胱造瘘,儿童型先天性巨输尿管病情较急,发展快,并发症多,需用手术纠正。成人型病情发展相对稳定,对轻型且无显著并发症者,多数可采用保守观察和经内镜定期扩张有梗阻部分的输尿管,用抗生素控制感染,定期监测肾功能。巨输尿管导致单侧肾功能已经破坏可施行肾输尿管全切除术。肾功能严重受损或排尿道明显改变,尤其合并感染者可先做姑息性、暂时性的输尿管皮肤造瘘或经皮肾穿刺造瘘术,控制感染,等待肾和巨输尿管恢复一定张力后才施行输尿管剪裁整复手术。输尿管皮肤造瘘应选择高位输尿管造瘘术,这样,一方面能得到更为直接的引流,另一方面不致妨碍以后施行输尿管-膀胱交界处的手术。对继发性返流的治疗,除非有指征先进行尿流改道,否则应首先治疗下尿路梗阻,如内镜切除后尿道瓣膜,膀胱颈 Y-V 成形。膀胱排空的改善可使部分患者感染解除,临床症状消失及肾输尿管功能恢复。但在有狭窄的病例,原发病解除后,下一步则需要处理输尿管膀胱交界处或巨输尿管本身。继发于尿量大如尿崩症所致非返流、非梗阻性巨输尿管,对原发病的治疗和抗生素应用控制感染,肾输尿管功能可以得到明显改善,往往不需手术纠正。笔者医院有 1 例因尿崩症导致肾输尿管全程扩张,肾功能损害,经内科保守治疗,定期随访十几年,扩张输尿管明显缩小,肾功能恢复感染得到控制。

原发性巨输尿管梗阻是因 UVJ 处存在 3~4cm 无蠕动段,尿液输送障碍,可因肌排列紊乱,肌发育不良,肌肥大或管壁纤维化,致功能性梗阻(图 11-5-1d)。梗阻段管腔无明显狭窄,其上方管壁扩张,管壁增厚,但无明显弯曲。因此,巨输尿管症的整复手术最重要的是切除末端病变输尿管而后再移植及建立抗返流措施。对于过度扩张的输尿管,由于输尿管壁肌层不能良好接合,输尿管失去正常蠕动功能,导致输尿管无法有效的引流和输送尿液。因此当扩张输尿管直径超过 1.5cm 时需要进行裁剪。原发梗阻性巨输尿管壁厚、少弯曲、血供好，易剪裁，成功率高；继发性梗阻性或返流性巨输尿管常弯曲、变薄、血管不随输尿管增长，剪裁较难，功能较差；长期梗阻、高度扩张、反复感染或再次手术者，壁纤维化，肌退变预后较差，剪裁至足够口径，增长隧道以抗返流（长度=直径×5）。重建膀胱黏膜下隧道时，斜切开膀胱，容易损伤神经，造成新的动力性梗阻；向头侧切开肌层减少神经损伤，成功率高。现重点介绍巨输尿管整复手术方法。

【术前准备】

除一般的外科常规检查，静脉尿路造影、逆行肾盂造影、膀胱造影、核素 ECT 检查，有助于了解分侧肾功能及输尿管扩张程度，明确病变的类型及严重程度，采用不同的外科处理方法。

输尿管剪裁、输尿管膀胱吻合术

【手术适应证】

1. 原发性、梗阻性、返流性巨输尿管反压造成肾功能损害。
2. 巨输尿管合并结石、感染不能控制以及输尿管进行性扩张。

【手术设计原理】

输尿管在排空状态时，直径若超过 1.5cm，应予以剪裁，否则很难建成抗返流的输尿管膀胱连接部。输尿管接受多条动脉供应，上段来自肾动脉分支，中段来自睾丸（卵巢）动脉和髂总动脉分支，下段接受髂内动脉分支供应（图 11-5-1）。这些动脉在输尿管外膜形成一条或两条总干，分支入输尿管，亦可不形成主干，而成网状分布（图 11-5-2）。输尿管的剪裁只需用于扩张的下节段，将缩窄的输尿管通过膀胱黏膜下隧道，形成抗返流的吻合，随着儿童生长发育和上尿路排尿通畅，肾输尿管积水将逐渐改善。少数患者因有全程输尿管严重扩张，以及难治的尿路感染，而需于 6~8 周后作上段输尿管剪裁术。输尿管剪裁的重点在于小心保存其血液循环，游离时不切断中段的供应血管，只剥离剪裁部分的输尿管外膜，剥离及剪裁长度不超过输尿管的一半，剪裁后的管径不宜太窄，以免造成管壁缺血及难以纠正的输尿管梗阻。输尿管进入膀胱处不应成角，黏膜下隧道应有足够长度和宽度，隧道的长度应达到输尿管直径的 5 倍。

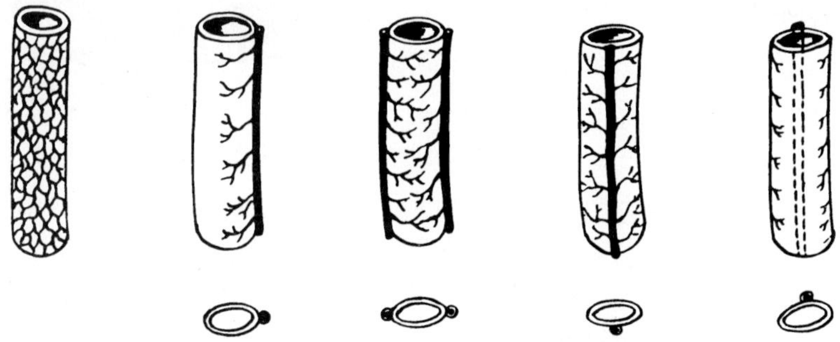

图 11-5-2

【手术步骤】

1. 作下腹部斜切口或耻骨上弧形切口，腹膜外切开膀胱显露患侧输尿管口，插入 8F 导管至肾盂，环绕输尿管末端开口作黏膜切开，膀胱内游离输尿管，保留输尿管外膜，分离附着输尿管外膜周围的组织，一般可将长达 5~6cm 的输尿管拉入膀胱（图 11-5-3，4，5）。若扩张扭曲的巨输尿管仍未得到充分游离，可将游离输尿管拉出膀胱外，提起输尿管继续往上分离附着输尿管外膜周围的组织，小心避免损伤输尿管的血管（图 11-5-6）。将 12F 导尿管断端插入肾盂，留作支架引流用。

2. 剪裁　输尿管外侧缘周围鞘下注入生理盐水，认清其供应血管的走向。于无主要血管处切开外膜，锐、钝性结合分离输尿管外膜，避免损伤其血供。于计划剪裁的部位缝好标志线，外膜剥离到达标志线后，用多个组织钳于靠近切除线处钳住输尿管，然后根据需要对输尿管进行修剪（图 11-5-7），间断缝合，以便在做输尿管膀胱吻合时，可按需要切除多余输尿管，避免缝合线的松脱（图 11-5-8）。进而缝合输尿管

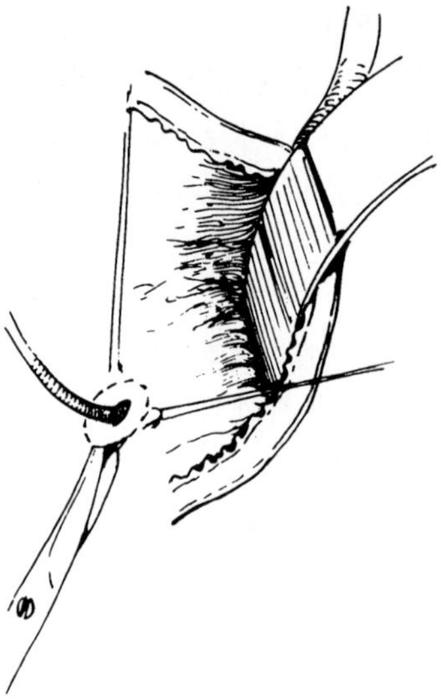
图 11-5-3

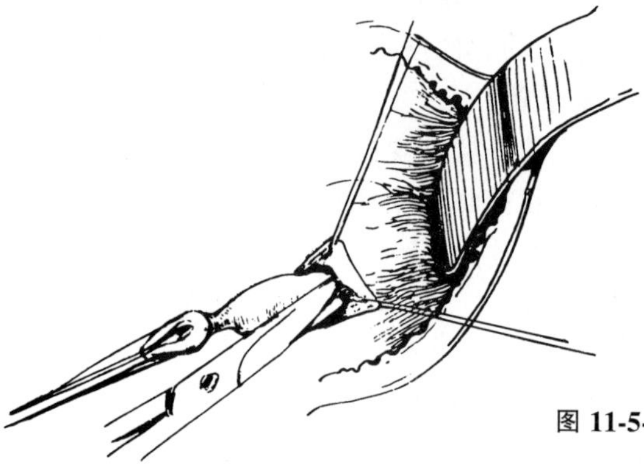
图 11-5-4

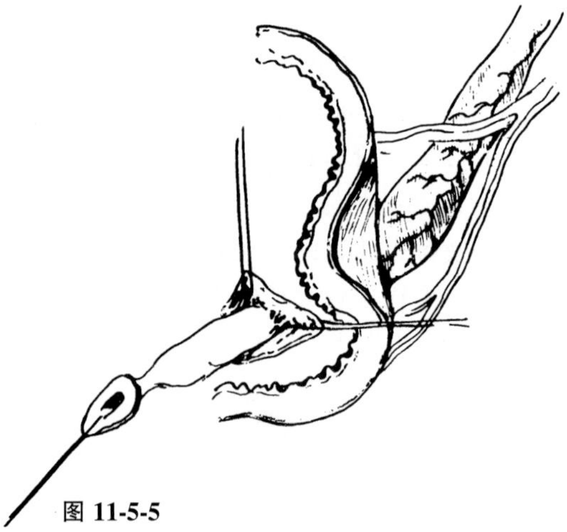
图 11-5-5

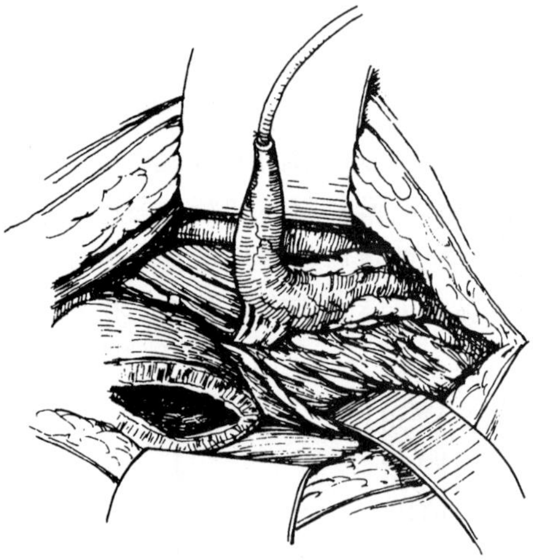
图 11-5-6

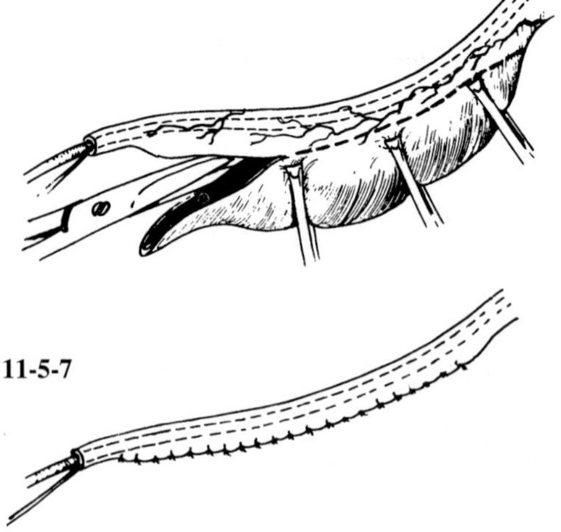
图 11-5-7

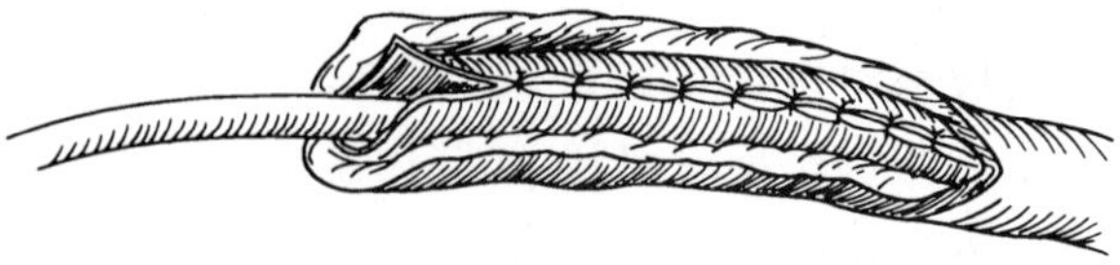
图 11-5-8

外膜(图 11-5-8)。

3. 输尿管膀胱的抗返流吻合　将输尿管拉入膀胱,剔除过长部分输尿管,根据原输尿管口与膀胱颈的距离(必要时可将原来的输尿管膀胱裂孔缝合关闭,于其内上方另选择输尿管进入膀胱的入口,但注意入口位置不能过于偏外),根据输尿管的长度和直径,单侧或双侧选择不同方式作膀胱黏膜下隧道吻合,黏膜下隧道长度应为输尿管直径 4~5 倍(图 11-5-9)(具体见膀胱输尿管返流手术章节)。

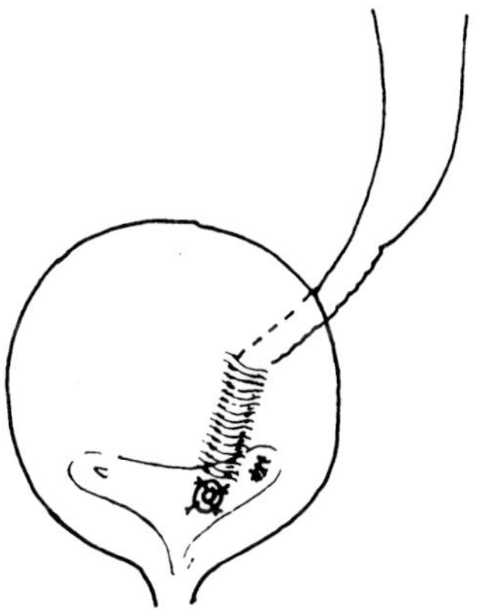

图 11-5-9

4. 腰段输尿管的剪裁　有些病例上段输尿管扭曲也需要整形,但与下段输尿管整形相比,手术简单而易行。由于同时施行输尿管上、下段剪裁会导致下段输尿管缺血,手术须分期进行,在输尿管下段手术成功后,第二期手术应于 3~6 个月后再施行。

【术后处理】

1. 使用抗生素。

2. 留置导尿管 3~5 天,并保持通畅。

3. 术后 2~3 周拔除输尿管支架引流。

【并发症或手术意外处理】

1. 梗阻　术后有可能出现输尿管膀胱吻合口水肿,如短时间不能缓解,宜做暂时性肾造瘘。再者,注意输尿管膀胱吻合口必须无张力,缝合紧密,无狭窄;末端输尿管血运必须充足;移植时避免输尿管扭曲,隧道应在膀胱后壁,不要与膀胱形成不良角度。因在膀胱侧壁作隧道吻合,当膀胱膨胀后输尿管可能成角。此外,尿路感染未能得到彻底控制也是原因之一。

2. 坏死　多由于游离输尿管时剥离过度所致。一般来说,输尿管的剪裁相当于全长输尿管的 1/3,不能超过一半,以免发生缺血。输尿管上段扩张待下段矫正以后一般能恢复,但有个别因继发纤维化形成锐角确需整形时,应做为二期手术处理。裁剪输尿管应在其外侧缘,避免损伤输尿管血供。摺叠法可以不损伤输尿管血供,避免缺血性坏死。但由于摺叠后输尿管增粗,施行膀胱黏膜下隧道时较困难,尤其对幼儿,一般摺叠只适合于输尿管扩张不明显的成年人。Hendren 报道 350 例巨输尿管手术 28 年经验,很少由于输尿管剪裁发生缺血性坏死。再者,设计新的输尿管口径时,切勿将管腔缩至过小,因为管腔过小后有导致缺血坏死的危险,一般在缝合输尿管壁时,要占去 3~4mm 的宽度。

3. 逆流　膀胱黏膜下隧道长度应为输尿管直径的 4~5 倍,才能获得满意抗返流效果。下尿路梗阻如尿道瓣膜也是造成返流的原因之一。

4. 尿外渗　保证输尿管支架引流通畅是防止尿外渗的重要环节。再者,输尿管剪裁缝合采用连续缝合,将缝合缘放在隧道后面,可减少输尿管膀胱瘘管形成机会。

5. 尿路感染　术前行尿液细菌培养,如发现有细菌生长,即应加强膀胱引流并给予有效地抗菌药物,最后待感染控制后再行手术。术后常规应用抗生素预防尿路感染。

【主编点评】

先天性巨输尿管是因输尿管下段发生动力性梗阻,自胚胎期在梗阻上方管壁扩张、增厚、蠕动增强,与后天机械性梗阻所致的巨输尿管不同。后者管壁薄、纤维组织增生、蠕动减弱,输尿管变宽、增长、迂曲,而供应血管不伴随增长。由于两类疾病在病因和病理生理上的不同,手术治疗方法也有差异。

先天性巨输尿管患者若输尿管扩张限于下段,经长期观察并无加重,肾脏解剖及功能未受损害,不必急于施行手术。一些患者可能因先天性膀胱输尿管返流致输尿管下段扩张,随着输尿管膀胱连接部发育成熟，返流消失，遗留输尿管下段扩张，并无动力性梗阻现象，施行输尿管膀胱吻合术反而扰乱了已经建立的动力性平衡，过度治疗会产生负面效果。

先天性巨输尿管的手术治疗有多种方式：Hendren 设计的输尿管剪裁及膀胱黏膜下隧道抗返流吻合手术较普遍被使用，疗效满意，但仍有 5%并发返流，7%并发狭窄。此术式需在膀胱内、外广泛游离输尿管，切断来自髂内动脉及膀胱上动脉分支，在系膜对侧切除部分管壁后，缩细管腔。管壁血供不足、缩窄过度或不足、管壁受压等因素可致狭窄或返流，手术操作也较复杂。Ehrlich 设计的输尿管摺叠及黏膜下隧道术后并发梗阻占 1.4%，返流 4%，一些患者因输尿管壁太厚而无法折叠。Pezovic 的方法是将输尿管不作剪裁或折叠，而是于膀胱外作黏膜下隧道，认为输尿管在隧道内会自行折叠，报告 167 条输尿管手术中，仅 2 例狭窄，3 例返流。

Tatlieen(2005)报告一种简单的方法，无需分离梗阻段下方的输尿管，仅在扩张部将其切断，于末端纵行劈开 2cm，外翻形成 2~3cm 乳头，用可吸收线将创缘作间断缝合固定于输尿管外膜。若输尿管壁厚度≤2mm，则不需开管壁，将末端 2.5cm 管壁外翻形成乳头，不会因基部受压致血供不足；若输尿管扩张较轻且管壁厚，可不形成乳头，直接插入膀胱 2~2.5cm，将来上皮化后也形成抗返流乳头(图 11-5-10)。

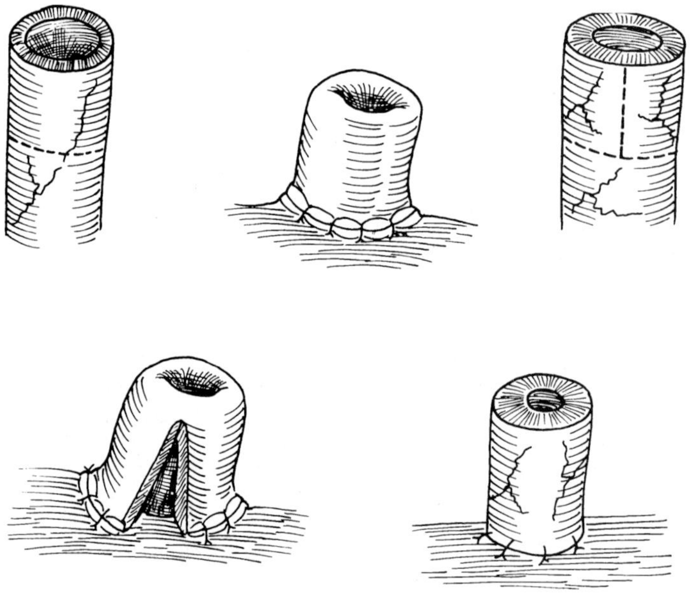

图 11-5-10

经导尿管向膀胱内注入生理盐水 300~350ml，于膀胱上后外侧缝两针旁引线，于其间锐性全层切开，并将切口扩大至能伸入两指。输尿管自此切口插入，将可吸收线将乳头和膀胱壁作黏膜对黏膜间断缝合。直接插入者将膀胱黏膜创缘于离输尿管末端 2~2.5cm 处的外膜肌层间断缝合，于膀胱壁外再用数针缝线将输尿管固定于膀胱创缘。若已作肾造瘘者，无需留置输尿管支架引流管。作者报告了 5 例(6 条)先天性巨输尿管患者用上述方法施行手术，术后全部患者腰痛症状消失，肾积水消退排空良好，未发生返流或狭窄的并发症。输尿管乳头虽大，但不会发生膀胱刺激症状。

此种术式方法简单，疗效良好，笔者曾用直接插入法治疗，术后留置输尿管支架引流管 4 周，亦获得成功。由于病例较少，可否成为被公认的术式，有待进一步临床应用及评价。

(梅　骅)

参 考 文 献

1. Hendren WH. Complications of megaureter repair in children. J Urol, 1975, 113 : 238-254
2. Ehrlich RM. The ureteral folding technique for megaureter surgery. J Urol, 1985, 134 : 668-670

3. Perovic S. Surgical treatment of megaureters using detrusor tunneling extravesical ureteroneocystostomy. J Urol, 1994, 152: 622-627
4. Tatlisen A, Ekmekcioglu O. Direct nipple ureteroneocystostomy in adults with primary obstructed megaureter. J Urol, 2005, 173: 877-880

第六节　输尿管异位开口手术

operations for ectopic ureters

【谢家伦】

肾盂和输尿管重复畸形是一种较常见的先天性畸形,在胚胎第4周时,中肾管下端弯向泄殖腔处向背侧面突出一个小盲管,称为输尿管芽。此芽迅速生长形成输尿管,并和中肾管分开,输尿管远端发育成肾盂、肾盏和集合管。在异常情况下,中肾管发出另一输尿管芽(副输尿管芽),它与正常输尿管芽并列上升,形成完全性的双输尿管畸形。中肾管的下部将发育为膀胱的一部分,所以重复输尿管可能开口于膀胱内,也可开口于中肾管衍变的组织上,如男性的尿道、精囊、射精管,女性的尿道、前庭、阴道、子宫等处。

男性的输尿管口异位不会开口于尿道外括约肌的远侧部,因前尿道是由泌尿生殖窦发育而成,而不是泄殖腔衍化来的,故无滴尿现象发生;而女性尿道主要由泄殖腔腹部的下段形成,因此,输尿管口可异位在随意括约肌的远侧开口,而引起滴尿。这种输尿管开口于膀胱以外的器官,即临床所见的输尿管异位开口。

副输尿管芽在多数情况下位于正常输尿管芽的上方,故重复肾盂多数在正常肾盂的上面即上肾盂,但由于中肾管与尿囊汇合形成膀胱过程中,将副输尿管芽带向下方,使重复输尿管开口总是位于正常输尿管口的内下方,即符合Meyer-Weiger定律。了解畸形发生的过程对术中寻找异常输尿管很有帮助。

重复肾盂多位于正常肾盂的上方,肾表面可有一浅沟,重复肾的两肾盂和血供彼此分开,约85%病例双肾盂各有独立的输尿管,分别开口于膀胱,但重复输尿管可异位开口于膀胱外,约15%输尿管在下降途中呈Y形汇合,形成一根输尿管进入膀胱。重复上肾盂和输尿管大多数有发育异常而有不同程度扩张积水,重复输尿管下端可并发输尿管囊肿、憩室和囊性扩张,甚至波及同侧以至对侧输尿管开口。巨大的囊肿可堵塞膀胱颈、后尿道,出现排尿困难。在女性,囊肿壁的一部分可经尿道脱出,在尿道口处可见到红润的黏膜肿物,非排尿时可自行缩回而消失。

手术指征:

不少重复肾输尿管畸形无临床症状者无需治疗。重复肾多有发育不全、萎缩、功能较差,肾盂输尿管扩张积水合并顽固性感染,在男性新生儿及小婴儿反复的尿路严重感染、高热,全身中毒症状重是其突出的临床表现。在女性,输尿管异位开口滴尿不止,但又有正常排尿,这些都会严重影响小儿的身心健康而需手术治疗。

手术方式需根据具体情况而定:

(1) 部分肾切除术是理想的治疗方法,即将重复肾及所属输尿管切除。

(2) 重复异位开口输尿管植入膀胱,其前提是重复肾输尿管无积水和炎症者。更适合于正常肾脏的单一输尿管异位开口者。

部分肾切除术

【麻醉及体位】

重复肾输尿管需作肾部分切除术的患者多为小儿,因此多采用气管内全身麻醉。一般用平卧位,患侧腰部稍垫高,截石位则利于外阴部检查和异位开口插管。术中将手术台稍侧倾向健侧20°~30°。

【手术步骤】

1. 采用第 12 肋尖向内至腹直肌外缘的腹膜外横切口(图 11-6-1),切开皮下组织、腹外斜肌、腹内斜肌及部分背阔肌,在切口后端切开腹横筋膜,伸入手指将腹膜向前内推开,勿损伤腹膜。靠 12 肋尖下可清楚见到该肋间神经和血管,最好不予切断,在腰肌膜浅面继续用手指分离后腹膜,直至可触及脊柱侧面,切口至此已足以暴露肾周筋膜。

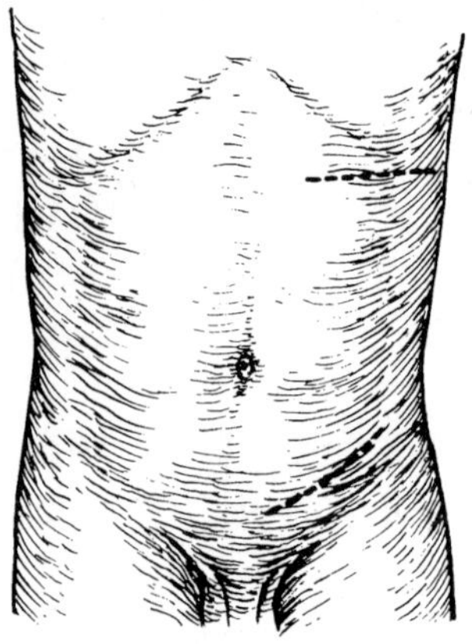

图 11-6-1

2. 在切口后方肾周筋膜处可清楚扪及肾脏,此时轻轻提起肾周筋膜并锐性剪开少许,然后用手指钝性撕开肾周筋膜和肾脂肪囊,如有张力过大的筋膜缘,可在偏后部剪断,以免误伤腹膜,继续钝性扩大创口并用手指和弯钳剥离肾脂肪囊,游离肾脏下极、后侧、上极。在肾前内方细致解剖肾门区,将脂肪轻轻向内下拨开,即可显露出偏前上呈横位的肾血管,血管的下后方可见到输尿管及肾盂(图 11-6-2)。一般来说,下肾输尿管稍偏后外,上肾输尿管偏前内,分别游离后用小号导尿管吊起,并适当向肾盂方向游离。确认较粗大的上肾输尿管无误后横断该输尿管(图 11-6-3),并继续向上游离至肾血管水平,此时用弯钳紧贴输尿管分离使上肾输尿管与肾血管分开,钳尖经肾血管下后间隙从上后穿出,并适当分离扩大其间隙。然后把已截断的输尿管上断端经肾血管后间隙拉向上方,继续紧贴上肾盂分开周围脂肪组织,此时充分游离的上肾盂已无血管相伴(图 11-6-4)。将上肾上极表面的肾纤维膜从肾盂缘向其对侧缘切开,并向两侧剥离此膜至重复肾交界处,注意保护该膜的完整性以备覆盖肾的断面。抽出肾盂尿留作化验、培养,再切开上肾盂放出尿液,此时弯钳或手指可伸入肾内肾盂,沿肾上极将整个上肾盂及变薄的肾实质剖开(图 11-6-5)。直视下将肾盂肾盏内膜全部剔除干净,一般用小弯钳极易将其剥离,注意勿剥离过深,以免穿透至下肾盏。已剖开成左右两瓣的上肾实质较薄,此时可清楚见到其血供不良之界限,将血运不良的肾实质切除(图 11-6-6),其切面多有小的活动出血点,尤其在肾门区,宜妥善用 5-0 肠线或可吸收 Dexon 线褥式缝合止血。再次复查肾实质血运良好后,将左右实质创面对合,用 5-0 肠线或可吸收 Dexon 线间断缝合(图 11-6-7),这可使创面止血同时防止不大明显的下肾盂损伤的尿外渗,然后把肾纤维膜间断缝合(图 11-6-8)。上肾的血供在肾外常不清楚,多在紧贴实质处才有分支,在切除肾实质时缝扎出血点便可。有人在寻找并试图结扎上肾血管时,不慎误伤下肾血供而被迫作全肾切除。肾周筋膜应予以缝合以防肾下垂,伤口放置一根负压双腔引流,如引流液不多,48 小时后可拔除。

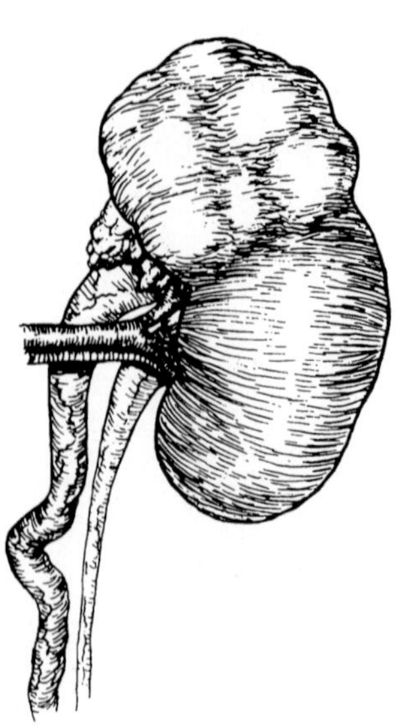

图 11-6-2

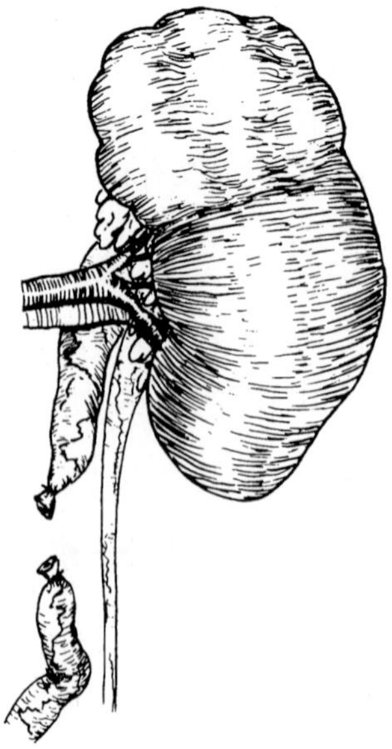

图 11-6-3

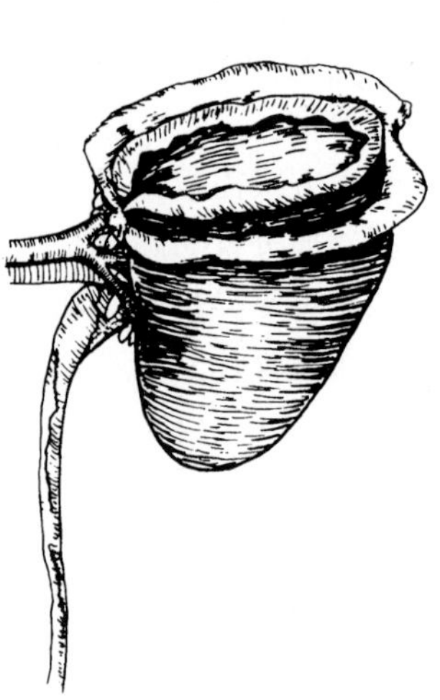

图 11-6-4

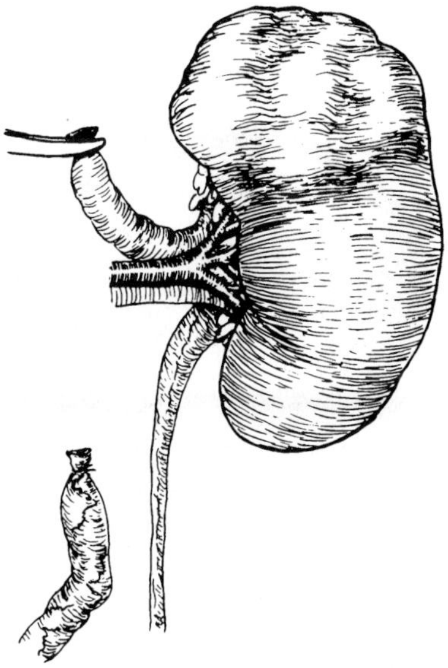

图 11-6-5

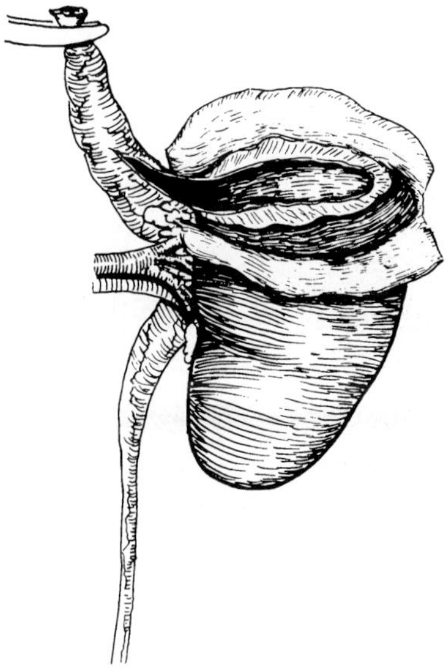

图 11-6-6

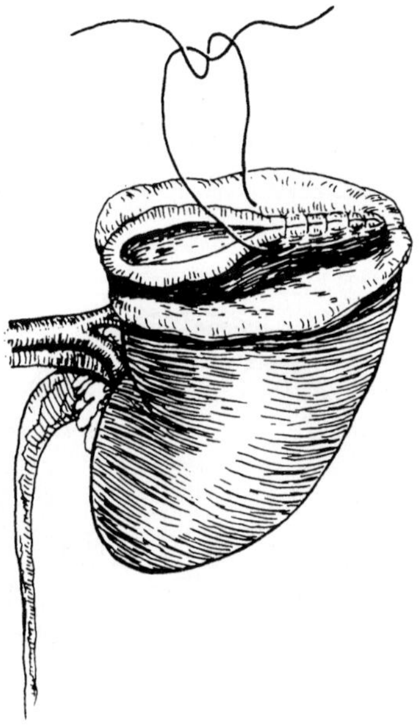

图 11-6-7

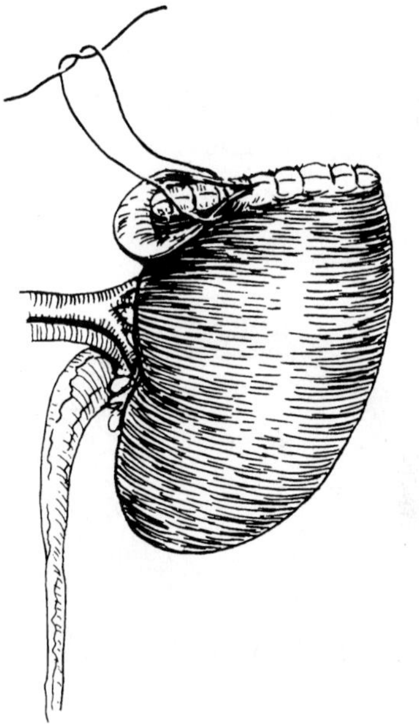

图 11-6-8

3. 已切断的输尿管远端应尽量向下游离，行程中常见扩张纡曲，与正常下肾输尿管常有 1~2 个交叉，彼此贴近而又多有疏松解剖间隙，应尽量贴近管壁游离，以防损伤正常输尿管。为尽量低位切除输尿管，仍需作下述处理。

4. 输尿管下段的处理　在髂前上棘与脐连线中点向下内作一弧形切口，约 4~5cm 长，切开皮下、腹外斜肌腱膜，钝性分离腹内斜肌腱及腹横肌筋膜，将腹膜向内侧推开，直至转向后腹膜方向，此时与上腹横切口的腹膜后间隙相通，并将已游离并切断的输尿管从下切口拖出，直视下继续游离重复输尿管下段，直至靠近膀胱侧壁(图 11-6-9)。

在输尿管开口于膀胱外的大多数女性，重复输尿管与正常输尿管常有疏松组织相隔，可游离至靠近异位出口的膨大部(图 11-6-10)，轻轻上提予以结扎切断后，残存甚少，若作贯穿缝扎则用可吸收线为好，以避免与外界相通的管腔线头感染。在男性，重复输尿管与正常输尿管下端往往紧贴，甚至有共同的侧壁而不能游离分开，需根据具体情况作出处理。若重复输尿管开口于后尿道、精囊或其附近时，可将输尿管剖开，水压下将其黏膜尽量剔除至低位，然后作外结扎，使残存的盲端越少越好。

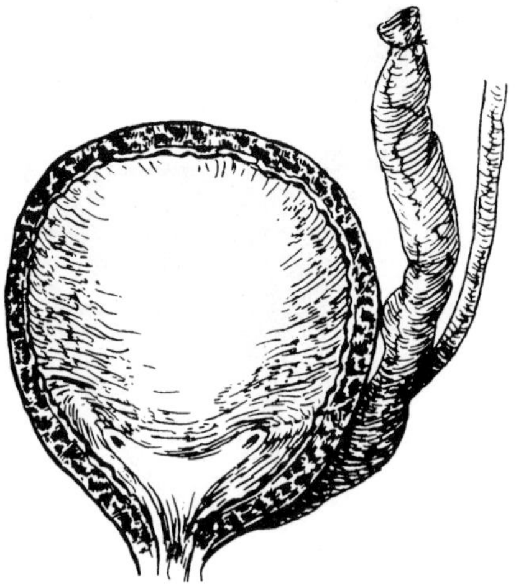

图 11-6-9

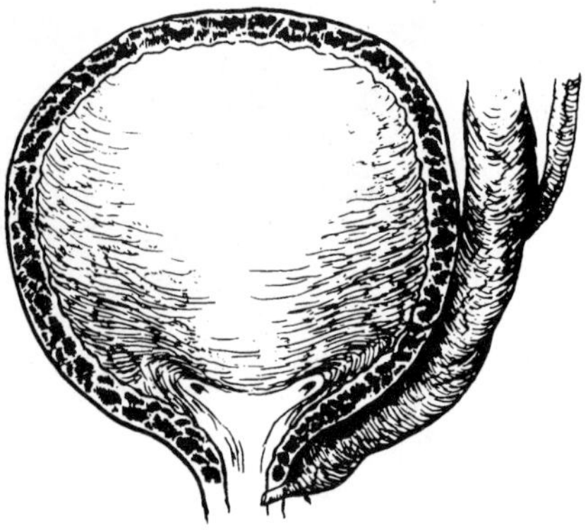

图 11-6-10

小儿输尿管口膨出大多数来自重复输尿管，膨出部可使正常输尿管的解剖结构及功能遭到破坏而产生返流（图 11-6-11），甚至波及对侧输尿管口，此时宜作膨出部切除并作下肾输尿管膀胱吻合术（图 11-6-12）。较大的重复输尿管下端囊肿可向膀胱内和/或向膀胱外膨出，如果残存囊肿，日后会有反复泌感，因此宜彻底切除。其步骤是切开膀胱，寻找三角区的输尿管开口，最好左右两侧都能插入尿管导管，重复输尿管的开口往往不易找到，即使在膀胱外将输尿管导管插入上输尿管内，导管亦多蜷曲在囊肿内。确认膀胱内输尿管囊肿后，将其剖开，并修去过多的囊壁，边缘出血点尽量用可吸收线逐点缝扎，以减少术后出血。突向膀胱内、外的囊肿，则需将囊肿全部切除，并修补该处的膀胱肌层裂隙。若下肾的输尿管下端已有明显扩张或解剖异常或已有缺损，则宜作下输尿管-膀胱吻合术。

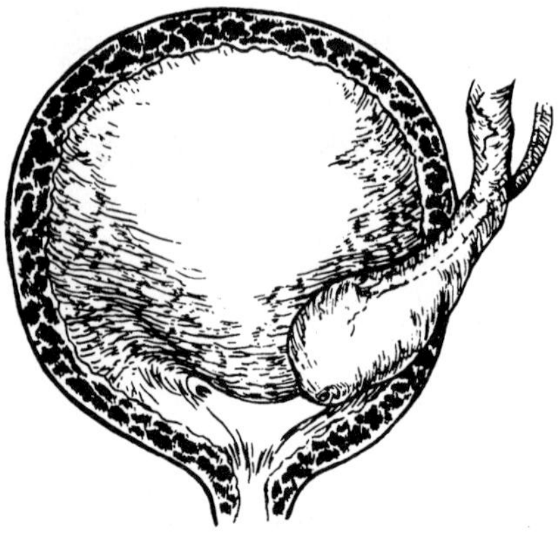

图 11-6-11

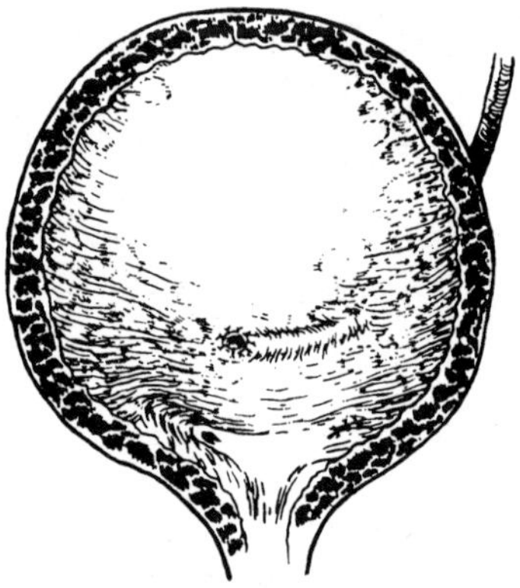

图 11-6-12

【手术意外的处理及预防】

1. 肾血管损伤　游离上肾输尿管时，操作宜轻柔，在肾血管后方紧贴输尿管反复多次用弯钳将其间隙分开，使有足够的空间便于输尿管断端通过并向上返转拖出。如因慢性炎症、粘连严重不能分离时，可作肢解手术，即将输尿管在肾血管水平切断后，在血管上方把上肾肾盂剖开，直视下将残存输尿管黏膜剔除。万一撕破肾血管应予妥善修补。上肾血管一般较细小，隐蔽，紧靠肾实质，因此一般情况下无需刻意去寻找血管。只是在切除肾实质时将活动出血点缝扎便可。分离结扎上肾血管的空间过小，导致撕裂正常肾血管或误扎正常肾血管而被迫作全部肾切除的教训亦曾有报道。

2. 肾创面出血　切除上肾实质时，活动出血点应分别用 5-0 肠线或可吸收缝线褥式缝合结扎。对合缝妥肾创面，起到轻压止血作用；肾纤维膜亦宜缝合完整，利于防止较小的出血。出血可发生在术后 1~2 天内，多为出血点未结扎好。亦可延迟至术后 6~7 天，这多为局部有感染所致，患者可同时伴有发热等感染症状。出血不多者，卧床休息，应用止血、抗炎药物，多能自止。严重出血不止者宜再次手术探查。

3. 残存囊肿　剥离肾盂肾盏黏膜不彻底时，残留的肾盂肾盏内可积存尿液形成囊肿，囊肿发生时间不一，可大可小，合并感染时可出现腰痛、发热等全身症状，反复发作者可考虑再次手术，将囊肿剖开，把黏膜上皮剔除干净。

【主编点评】

异位输尿管开口在处理输尿管时可以留于原位，由于两条输尿管可能有同一血管供应，切除异位的输尿管可能导致留下的输尿管缺血，若异位输尿管有返流，切除扩张的输尿管必须十分慎重，有时需要留下部分与输尿管粘连的输尿管壁，以免过度分离引起缺血。

（梅　骅）

第七节　输尿管口膨出手术

operations for ureteroceles

输尿管口膨出亦称输尿管囊肿，为先天性输尿管口狭窄所致的膀胱壁内段输尿管囊状扩张。

输尿管膀胱交界部的正常解剖是输尿管通过膀胱裂孔后，于膀胱黏膜下的隧道向下内侧走行，平滑肌管离开输尿管开口形成三角区浅肌，于膀胱三角区中部与三角区深肌融合，然后跨过膀胱颈形成尿道嵴。壁内段输尿管有来自逼尿肌的 Waldeyer 鞘包绕，隧道的后方为逼尿肌。输尿管膀胱内段有良好的抗返流功能。

输尿管口膨出可分为正位及异位两大类。正位输尿管口膨出的解剖异常包括：

1. 输尿管壁内段呈球囊状扩张，输尿管口呈针孔状，多位于球囊的下方(图 11-7-1(1))；

2. 囊状扩张进一步加重将三角区浅肌抬高，可使对侧的输尿管膀胱壁内部受压移位，引起继发性梗阻，囊状扩张一般止于与三角区深肌的融合处，被局限于膀胱内。

3. 输尿管继发扩张使膀胱裂孔扩大，尿液排空障碍引起输尿管、肾积水。输尿管口膨出若发生在先天性肾输尿管重复的上肾段输尿管，囊状扩张的壁内部输尿管位于下肾的输尿管口内下方。

异位输尿管口膨出为儿童期严重尿路畸形，女性多见，常发生于双系统的上肾段输尿管，可分为：

1. 异位输尿管狭窄并膨出　多见，狭窄的开口位于囊状扩张的末端、上方或下方(图 11-7-1(2))。

2. 括约肌部位输尿管口膨出　多见，终止于内括约肌处，管口正常或增大，开口于男性后尿道或女性

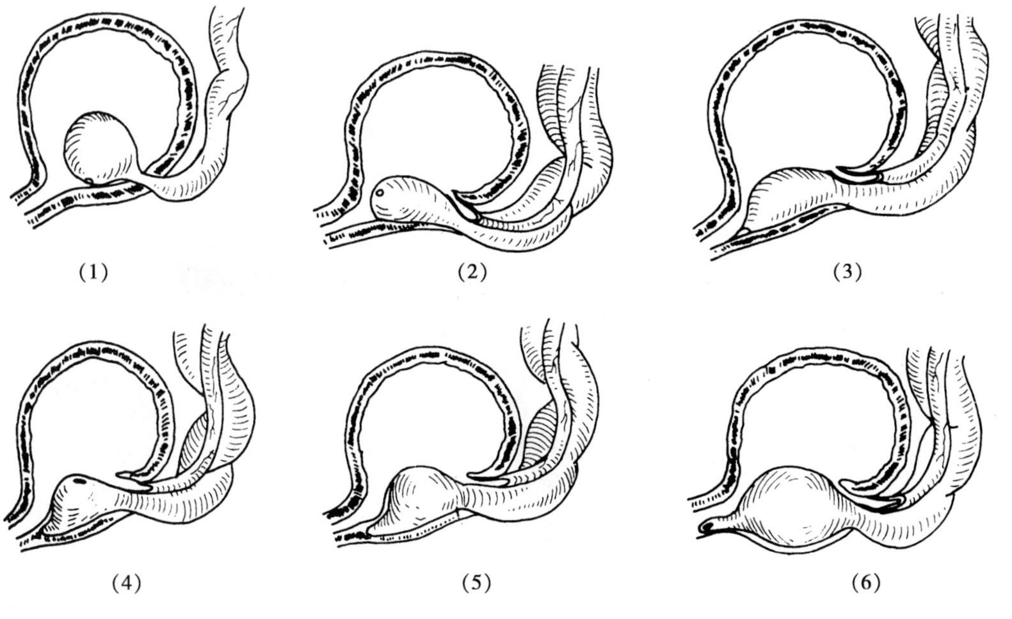

图 11-7-1

外括约肌远侧(图 11-7-1(3)),偶可伴有括约肌狭窄,狭窄的管口位于尿道基底或尿道之外。

3. 盲袋状输尿管口膨出　罕见,囊腔向输尿管口远侧的黏膜下伸延呈盲袋状(图 11-7-1(4))。

4. 闭锁的异位输尿管膨出　罕见,没有输尿管口,其肾段严重萎缩(图 11-7-1(5))。

5. 输尿管膀胱内外膨出　输尿管除向膀胱内膨出外,因后方的逼尿肌薄弱,还向膀胱外膨出(图 11-7-1(6)),此类患者若只行囊肿去盖,会形成开口宽阔的憩室,其远侧部分会引起膀胱颈梗阻。

输尿管口膨出是一种相当复杂的先天性畸形,除输尿管口膨出及其所引起的膀胱壁、三角区损害外,肾脏也可能存在发育不全,因输尿管积水可能引起该肾脏或肾段萎缩及肾功能严重损害;膀胱也可有异常病变。在计划手术治疗方案时,须进行全面分析,选择适当的手术方法。常用的治疗方法为:

1. 经尿道输尿管口膨出切开术　较小的膨出可于其下方进行电切开,保留活瓣状的前壁,以防止尿液返流。

2. 三角区重建,输尿管膀胱吻合术。

3. 输尿管膨出部切除术。

一、输尿管口膨出部切除、三角区重建术

(ureterocelectomy with trigone reconstruction)

【手术适应证】

本手术是切除输尿管口膨出部,修补膀胱裂孔,重建抗返流的输尿管膀胱连接部,适用于单集合系统的输尿管口膨出,输尿管无明显扩张者。

【手术步骤】

患者取平卧位,作耻骨上膀胱切开,于靠近基底处环绕输尿管膨出部切开黏膜,将膨大的输尿管从覆盖的膀胱黏膜剥离。切断其远侧的三角区浅肌(图 11-7-2)。将输尿管下段从膀胱裂孔内剥离并拉入膀胱内,于膨出部的起始处切断输尿管,保留少许扩张的输尿管壁与膀胱吻合(图 11-7-3)。用 2-0 号铬制肠线

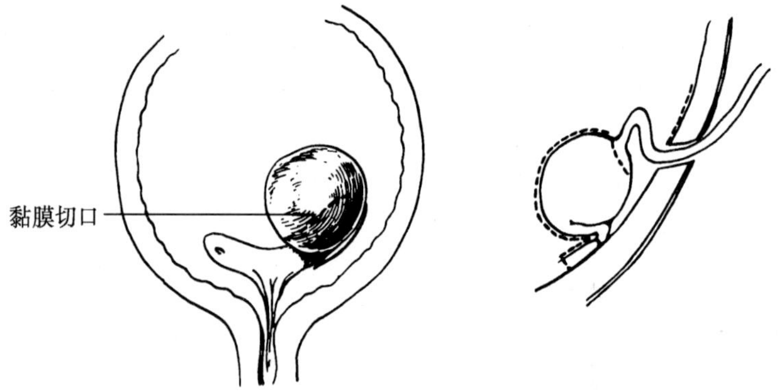

(1) 于膨出部切开黏膜

(2) 作黏膜下剥离，切除膨出部，游离输尿管末端并拉入膀胱内

图 11-7-2

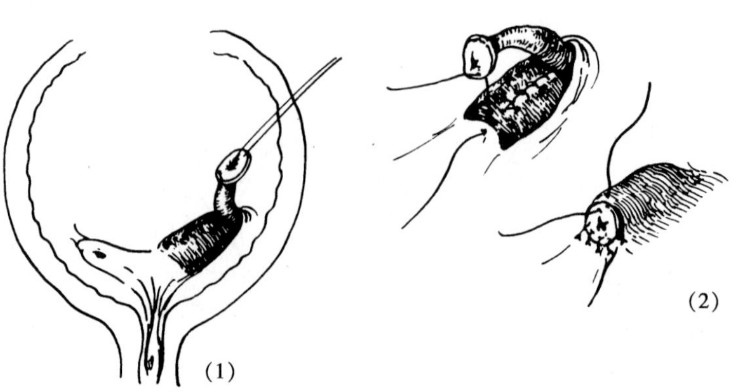

图 11-7-3

于输尿管内下方间断缝合扩大的膀胱裂孔，留下适当的通道让输尿管通过，用3-0号肠线将输尿管断端与三角区浅肌及膀胱黏膜缝合，重建的输尿管膀胱连接部用膀胱黏膜覆盖(图11-7-3)。若输尿管膨出部占据整个三角区，压迫对侧输尿管末段，则需向对侧输尿管口插入输尿管导管，在切除输尿管膨出部时，保留其覆盖的三角区黏膜。在重建三角区时，将对侧输尿管复位，用4-0号肠线将其固定于三角区浅肌断端，以加强抗返流功能(图11-7-4(1)(2))。

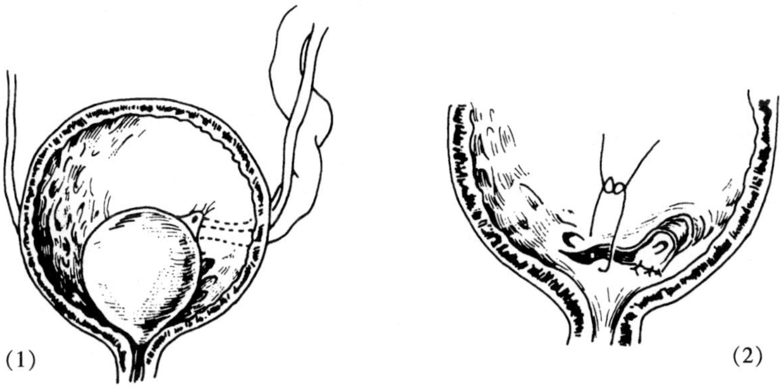

(1) (2)

图 11-7-4

(梅 骅 郑克立)

二、上肾段及输尿管全部切除术

(total resection of the upper renal segment and ureter)

【手术适应证】

重复肾输尿管合并上肾段的输尿管口膨出，已发生严重输尿管肾积水及肾萎缩患者。

【手术设计原理】

按常规方法施行上肾段及输尿管全切除，需要在盆腔深部作广泛剥离，尤其是输尿管膨出部开口在三角区低位，与下肾段输尿管有共同的血管鞘者，剥离过程易损伤膀胱的神经及下肾段输尿管的营养血管。笔者习惯在膀胱内通过膀胱的输尿管裂孔将下段的输尿管内翻，紧贴管壁进行剥离，可大大减少手术创伤，避免上述损伤(见手术步骤)。

【手术步骤】

1. 患者取仰卧位，垫高手术侧腰部，将手术台稍向对侧倾斜. 皮肤消毒由胸部直达外阴及股上部，作11肋间切口逐层切开抵达肾周后，紧贴扩张的上肾段输尿管作血管鞘内剥离，在切口下角低位切开管壁，向下插入8号导尿管至膨出部，用丝线穿过管壁及导尿管，缝线环绕输尿管结扎固定导尿管，于结扎线上方切断输尿管(图11-7-5(1))。

2. 分离离断的上段输尿管达肾门处，遇尖段肾动脉，将其阻断，若肾缺血区限于上肾段，即切断及结扎该动脉及其伴行静脉，于肾凸缘切开上肾段的包膜，并将其剥离。提起输尿管及肾盂。在肾窦疏松平面沿肾盂下方剥离，边剥离边横断肾组织，遇出血点予以个别缝扎。切除上肾段，保留一薄层萎缩的肾组织覆盖下肾段，可避免损伤下肾的正常组织。缝合肾包膜，覆盖肾脏断面(图11-7-6)。

3. 将手术台调至水平位，作耻骨上弧形或正中切口，切开膀胱。向下肾段的输尿管口插入输尿管导管。切开输尿管膨出部，取出从输尿管断端插入的导尿管。在腰部切口用弯钳固定输尿管鞘，然后将导尿管向外牵引，将输尿管内翻(图11-7-5(2))。未合并感染及输尿管周围炎的患者，输尿管很容易从鞘内剥离，达到膨出部后，环绕输尿管口切开膀胱黏膜(图11-7-7)，在膀胱裂孔内紧贴输尿管分离，靠插入下肾段输尿管的导管指引，将输尿管全长切除，不致损伤相邻的正常输尿管(图11-7-8)。 在剥离Waldeyer鞘后，取出输尿管，用2-0铬制肠线间断缝合修补膀胱裂孔。将下肾段的输尿管末端与三角区浅肌及覆盖的膀胱黏膜创缘用3-0肠线间断缝合，以延长黏膜下隧道，重建膀胱三角区(图11-7-9)。

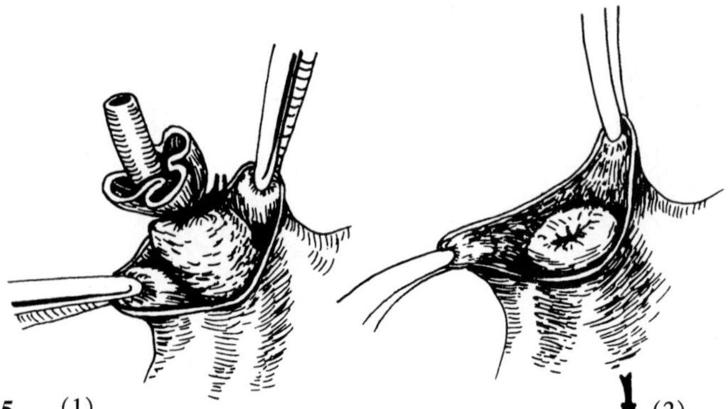

图 11-7-5　(1)　(2)

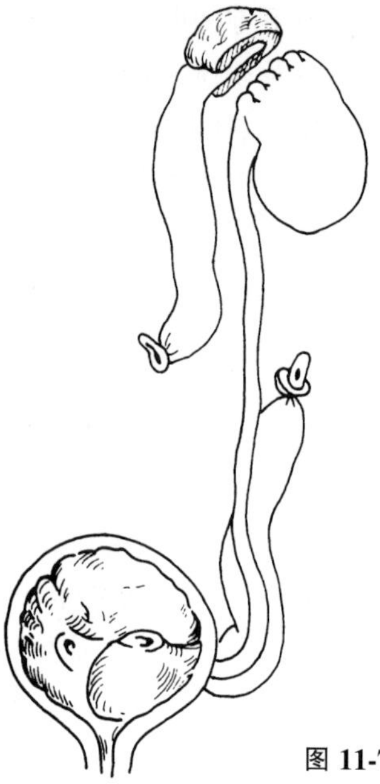

图 11-7-6

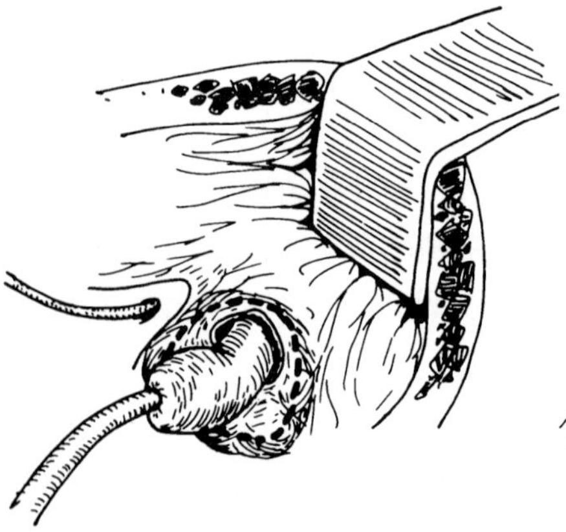

图 11-7-7

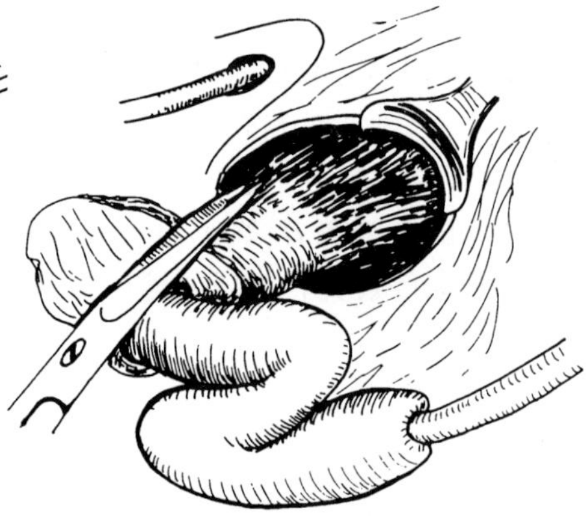

图 11-7-8

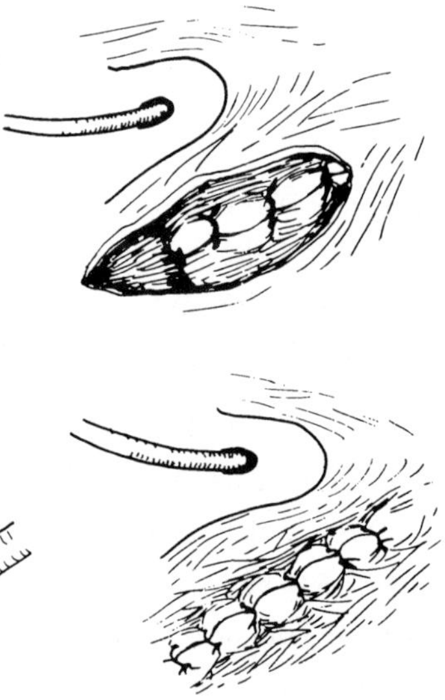

图 11-7-9

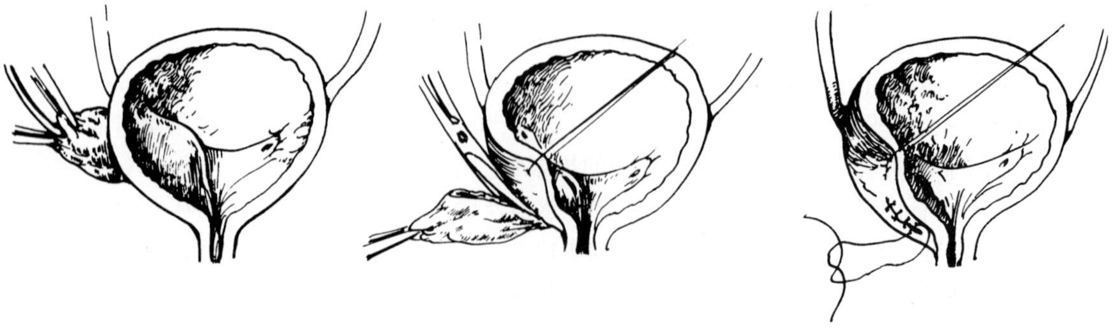

图 11-7-10

4. 输尿管膀胱内外膨出时,需在膀胱外游离切除变薄膨出的膀胱壁,用 2-0 肠线分两层将膀胱壁创缘间断缝合(图 11-7-10)。

(梅　骅　邬绍文)

三、上肾段输尿管膨出切除重建术

【手术适应证】

发生于上肾段的输尿管膨出若其上方输尿管无明显扩张,可施行膨出部切除三角区重建。

【手术步骤】

1. 沿下肾段输尿管口周围,做 U 形切口,多保留膨出部的黏膜,分离下肾段的输尿管膀胱连接部。切除上肾段的输尿管膨出部,将导管分别插入上、下肾段的输尿管。

2. 将上肾段的输尿管下段鞘内剥离 3~4cm 并拉入膀胱内 2~3cm,于其下方用可吸收线修补扩大的逼尿肌裂孔。

3. 将下肾段的输尿管膀胱连接部复位,覆盖上肾段的输尿管下段,用可吸收线与膀胱黏膜创缘缝合。

(梅　骅)

第八节　腔静脉后输尿管的手术

operations for retrocaval ureters

【陈凌武　梅　骅】

腔静脉后输尿管是腔静脉发育异常,输尿管上 1/3 位于腔静脉之后,在腔静脉与腹主动脉之间绕到腔静脉之前,然后按正常通路进入膀胱(图 11-8-1)。男性多见,为女性的 4 倍,主要表现为输尿管的梗阻症状,可因并发尿路感染或结石而就诊。虽为先天性异常,但多数患者直至 30~50 岁才出现症状。因腔静脉位于右侧,故右肾或输尿管上 1/3 积水时应考虑本症。

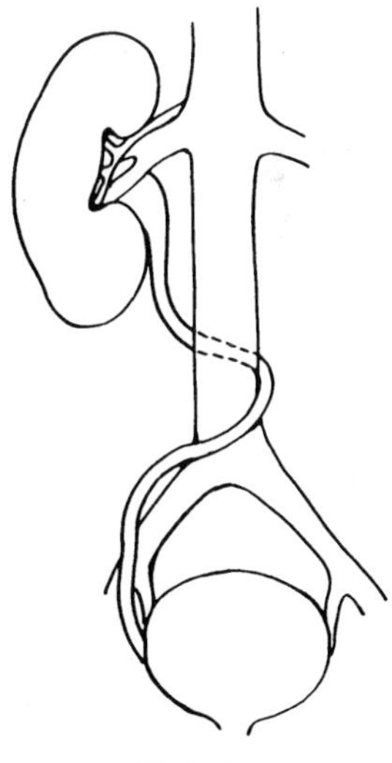

图 11-8-1

根据 X 线表现将腔静脉后输尿管分成两种类型。

第一型(低襻型):最常见的形式,IVU 表现为右侧输尿管上段扩张,然后弯向中线形成一个倒置 J 或鱼钩状,同时可伴有重度或中度肾积水。输尿管逆行造影呈 S 状。输尿管通常在腰椎 3~4 水平与中线交叉。

第二型(高襻型):当逆行尿路造影时腔静脉后输尿管部分和肾盂几乎在同一水平呈倒置 J 或镰刀状。肾脏正常或轻度积水。此型罕见,易与肾盂、输尿管连接部畸形相混淆。

低襻型因重度或中度肾积水及输尿管严重向中线移位,为解除梗阻和矫治潜在性的解剖畸形需手术治疗。手术方案视肾脏受损程度而定,如果病人有严重肾积水和进行性肾实质萎缩,同时对侧肾功能良好者,应该考虑肾切除,其余可采用输尿管复位术。高襻型病人,因输尿管与肾盂间的弯曲度相当平顺,往往没有梗阻或梗阻很轻微,所以这类病人一般不需手术。

【手术步骤】

1. 切口　根据输尿管梗阻的部位,选择腰部斜切口或直切口(图 11-8-2)。因腔静脉后的输尿管周围组织较疏松,易于分离,故不必强调作大切口。

2. 显露输尿管　于腹膜后分离出上段扩张的输尿管,用一导尿管绕在其后方提起。于腔静脉前方分离出梗阻远端的输尿管,注意保存其血液供应。仔细分离腔静脉后方的输尿管。如输尿管与腔静脉粘连而

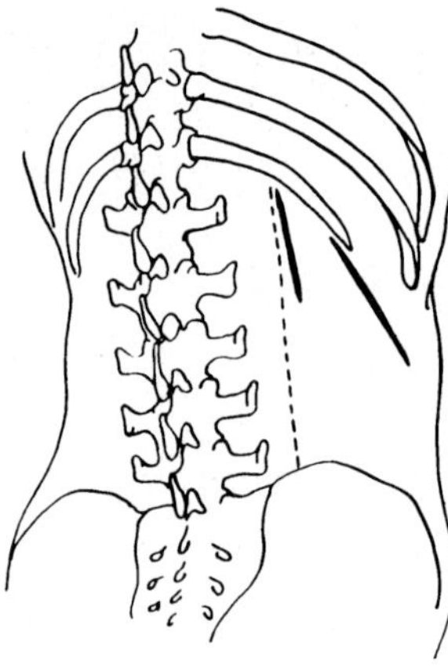

图 11-8-2

分离困难,可在腔静脉两侧切断输尿管,将此段输尿管留于原位。

3. 输尿管切断吻合　如腔静脉后输尿管正常,有收缩力,则于梗阻近端切断扩张的输尿管,牵出腔静脉后方的输尿管远端,切除近端部分过长的输尿管,于输尿管扩张处,用 5-0 的肠线间断全层缝合两输尿管断端(图 11-8-3)。创缘必须对合整齐,切勿内翻或外翻,吻合口应无张力,并以周围脂肪组织覆盖。可不放置内支架。如腔静脉后输尿管畸形或狭窄,收缩力差,应将该段输尿管切除,然后行端端吻合(图 11-8-4),输尿管内可留置双 J 形内支架管,或于吻合口上方数厘米处戳口向下插入输尿管外支架管,并另作肾盂或输尿管造瘘。

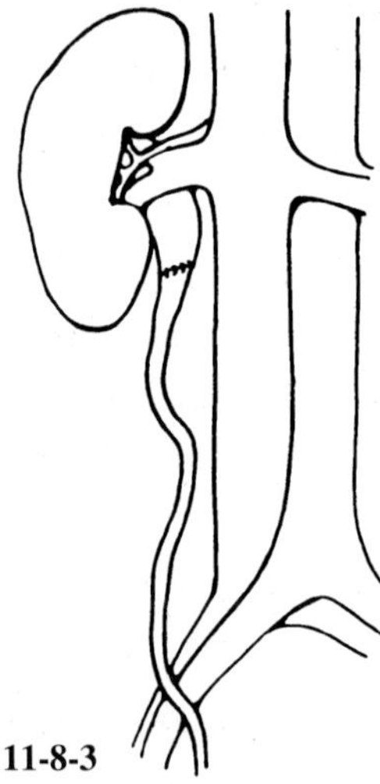

图 11-8-3

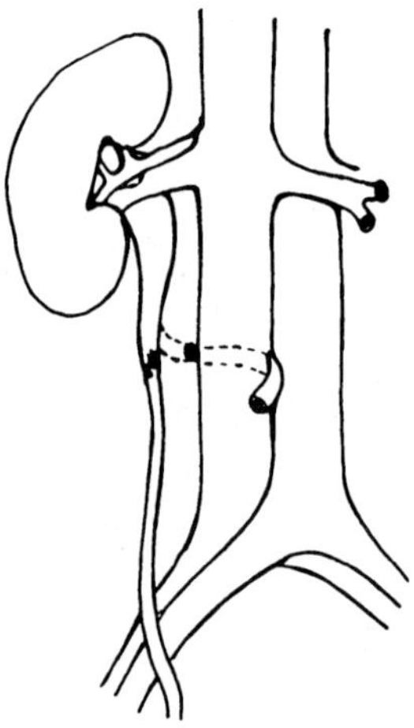

图 11-8-4

4. 如梗阻部位较接近肾盂处,可行输尿管肾盂端端吻合。

5. 腹膜外放置双腔负压引流,逐层缝合腰部切口。

【术中意外及处理】

1. 腔静脉损伤　分离腔静脉后输尿管时,如误伤腔静脉,应立即用纱布压迫止血,并扩大腰部切口,充分显露出血部位,用一卵圆钳钳夹一纱布球压住出血点,游离两端的腔静脉,用心耳钳阻断腔静脉出血部位的上、下方,用 6-0 的单股尼龙线缝合腔静脉裂口。

2. 输尿管过短　如切除过多近端扩张的输尿管,可致输尿管过短,吻合口张力太大,术后易发生尿漏。此时应将肾脏、肾蒂及断端以上的输尿管全部游离,使肾脏向下移位,以便将输尿管断端吻合而无张力。

参 考 文 献

1. Soundappan SV, Barker AP. Retrocaval ureter in children: a report of two cases. Pediatr Surg Int, 2004, 20(2): 158-160

2. Perimenis P, Gyftopoulos K, Athanasopoulos A, Retrocaval ureter and associated abnormalities. Int Urol Nephrol, 2002, 33 (1): 19-22

3. Lin HY, Chou YH, Huang SP, Retrocaval ureter: report of two cases and literature review. Kaohsiung J Med Sci, 2003, 19 (3): 127-131

4. Gao B, Ma T, Dong K, Zhang Z, Wang W, Yao Q. Retrocaval ureter. Zhonghua Wai Ke Za Zhi, 1998, 36(3): 136-137

第九节 输尿管修复与重建

operations for ureteral anastomosis

【郐绍文 梅 骅】

当输尿管损伤、缺损或必须切除时,需对输尿管进行修复或重建,修复或重建的方法很多,手术医师必须掌握各种手术方法,才能根据病情适当地选择术式。

输尿管修复或重建各种手术方法的设计原理,是以输尿管的解剖为基础。输尿管是一细长的管状器官,位于腹膜后间隙。上起肾盂,下终于膀胱三角。分为上(腰部)、中(髂部)、下(盆腔)三段,有肾盂输尿管连接部、跨越髂血管部和输尿管膀胱连接部三个生理狭窄。

输尿管上段的血液供应来源于肾动脉、主动脉、性腺动脉的分支,中段来源于主动脉、髂动脉、性腺动脉的分支,下段则主要来源于膀胱上、下动脉的分支。供应输尿管的血管分支在输尿管鞘中分为外支和降支,通过二级分支进入输尿管的外膜,形成相互吻合的动脉丛,延伸至整个输尿管壁;也有一部分无二级分支,而直接进入输尿管外膜形成动脉丛。这种血管分布特点使切断任何一段输尿管,其断端局部供血无大影响。但手术中输尿管直接损伤、电凝、感染及二次手术时强行剥离输尿管周围的粘连瘢痕,造成其外膜、肌层损伤,可严重影响其血运。施行肾移植、巨输尿管剪裁等长段输尿管手术时,保护输尿管外膜及其鞘的完整至关重要。

输尿管平滑肌为一功能性合胞体(syncytium)。起搏细胞自发性去极化,产生去极化波,继续下达合胞体,使细胞内钙离子变动,通过钙通道传递,使协调蠕动收缩增加。全输尿管平滑肌细胞有起搏潜能,输尿管损伤或横断后变为显性。输尿管平滑肌平均每分钟蠕动 3 次,利尿时增快。

输尿管全程分布乙酰胆碱酯酶和无数神经肽,丰富的神经支配与蠕动无关,只管调节频率和容量,神经递质密度最大处为 U-VJ 与抗返流有关。

输尿管壁纵行缺损,放置一条支架管,通过其新上皮及平滑肌组织的生长可以形成新的输尿管腔,全愈合时间黏膜需要 3 周,平滑肌需要 6 周。输尿管端端吻合后蠕动止于吻合口,远近节段蠕动完全独立,28 天协调蠕动通过吻合口,肾积水改善。输尿管缺损一段,断端间无输尿管壁延续,缺损处不能再生正常管壁,即使形成管腔蠕动波也不能向远侧传递。

注意事项:

术中小心游离输尿管,注意保护输尿管外膜及其内血管。用可吸收线作无张力、不漏水、斜形黏膜对黏膜吻合,避免纤维狭窄。缝合勿过密,结扎勿过紧,以免组织缺血。用大网膜包绕可帮助吸收输尿管周围渗液,减少粘连,保存其活动功能。

输尿管支架管使吻合口对位良好,防止漏尿,避免水肿和梗阻,但放置过久可致管腔扩张,管壁炎症,蠕动减弱、结石、感染及肾脏受损。支架管太粗致吻合口缺血及狭窄;太长致膀胱刺激。多个侧孔支架管有利于引流。吻合口旁引流可助愈合,但贴近吻合口的长期负压引流会阻碍愈合。吻合不满意除留置输尿管支架外,宜作肾造瘘或近侧输尿管造瘘,吻合满意可以不放支架,但不应放肾造瘘,长期近侧完全引流会致吻合处粘连、狭窄。

输尿管损伤的防治原则:

术前放置输尿管插管,在施行复杂的盆腔、腹膜后或腹部手术时,可防止或减少输尿管损伤。

术中发现输尿管损伤,若为输尿管压榨伤,可放置支架管 10 天以上。若时间太长,损伤较重,局部缺血明显,则应行切除吻合术。输尿管电凝损伤,仔细检查受损段的输尿管外膜血管损伤情况,对于缺血组织,必须切除。输尿管切断时,须修剪后吻合,放置支架管。广泛撕脱损伤及长段缺损,则须视情况选择合适的输尿管重建手术。

术后发热、腰痛,非动力性肠麻痹,无尿(双侧损伤)应想到输尿管损伤的可能。及时行 B 超、静脉尿路造影(IVU)、CT 必要时行逆行或顺行造影等检查,以确定有无输尿管损伤及其位置、程度。对病情较轻者,可试行插置双 J 管,较重者可选用经皮肾穿刺造瘘术,待条件许可再行手术治疗,但外渗的尿液必须及时彻底引流,病人情况较好、技术条件许可者,亦可立即手术治疗。

一、输尿管吻合术

【概述】

输尿管上段或中段因损伤、病变段切除致部分缺损,宜尽可能施行吻合术。缺损段较短者可将两端游离,然后作端端吻合;缺损段较长,则需将肾脏游离、下降,右侧甚至需将右肾静脉移至低位与下腔静脉吻合,才能获得无张力的吻合;输尿管中、下段缺损,无法与膀胱或膀胱瓣吻合时,可与对侧输尿管作端侧吻合,此种情况只适宜用在肾脏无炎症、结核、结石病变且对侧输尿管腔较宽者,输尿管肿瘤作中下段输尿管切除者亦不宜作此种手术。输尿管吻合术可保存输尿管的生理功能,比肠管代输尿管更为满意。

输尿管吻合手术须遵循下列原则:

1. 游离输尿管时必须保存其血液供应。
2. 吻合口应无张力。
3. 须作斜形吻合以扩大吻合口,防止术后狭窄。
4. 将断端对准,用可吸收缝线作不漏水的间断缝合,不应内翻或外翻。
5. 一般宜放置支架引流管。若吻合满意而未留置输尿管支架者,不宜作肾造瘘,以免尿流改道后,吻合口易发生粘连、狭窄。

【手术适应证】

1. 输尿管损伤(断裂、切断、部分切除或压榨伤)。
2. 输尿管损伤性、先天性或炎症性狭窄。

【手术步骤】

1. 按不同疾病及病变部位采取不同的手术入路。在输尿管损伤时,腹膜后常有大血肿及尿外渗,在腹膜外寻找输尿管比较困难,往往会耗费时间,增加创伤,并遗漏可能存在的腹腔脏器损伤。因此,宜经腹腔探查。输尿管在解剖上是附着于腹膜后,至髂动脉分叉内侧处才向下穿行于盆腔疏松组织。在找到输尿管后,即向着血肿及尿外渗最显著的方向追踪其行程,直达损伤部位。输尿管狭窄病人则可取腹膜外途径探查。

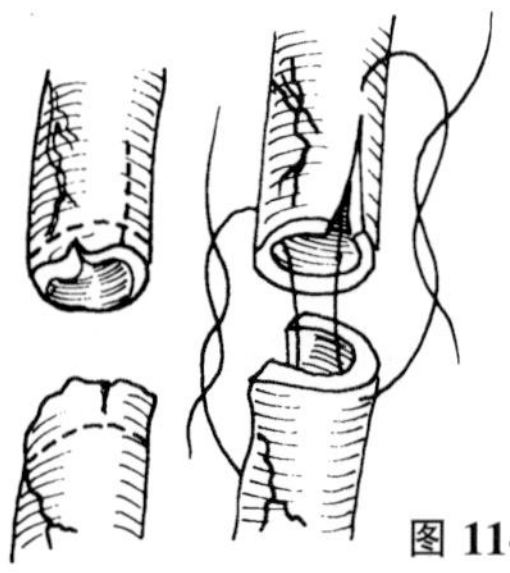

图 11-9-1

2. 为了获得无张力的吻合,须将输尿管两端作适当游离,注意勿损伤输尿管外膜及其营养血管。切除两断端的病变组织后,在两断端相反位置的管壁纵行切开约 0.8cm,剪去创缘尖角部分,形成宽阔的斜形吻合口(图 11-9-1)。

3. 将 8~10 号导尿管经输尿管远端插入膀胱,导尿管的另一端从输尿管近端插入肾盂,作为支架引流。为保证肾盂尿液通畅引流,可用 12~14F 导尿管作肾造瘘。输尿管支架亦可经膀胱、经肾盂或经未游离的扩张的上段输尿管引出。从上方引出的支架引流管应在离出口约 2cm 处开一小侧孔,以保证尿液引流(图 11-9-2)。在出口处用 4-0 号肠线将引流管固定。使用双 J 管作肾盂输尿管支架引流,可避免作外造瘘。若有必要,可放置 2 条双 J 管,按具体情况留置 2~4 周后,从膀胱内拔除双 J 管。

4. 用 4-0 号肠线将输尿管断端作间断缝合,缝线最好不穿过黏膜,创缘须对合整齐,切勿内翻或外翻(图 11-9-3)。用脂肪组织覆盖输尿管吻合口。

5. 腹膜外放置双腔负压引流,缝合腹部或腰部切口。施行输尿管吻合手术时,亦有人主张不放置支架引流管,亦不主张作肾或肾盂造瘘,强调作无张力的、不漏水的吻合,只放置腹膜外引流。笔者认为仍以放置支架引流管较为安全、可靠。

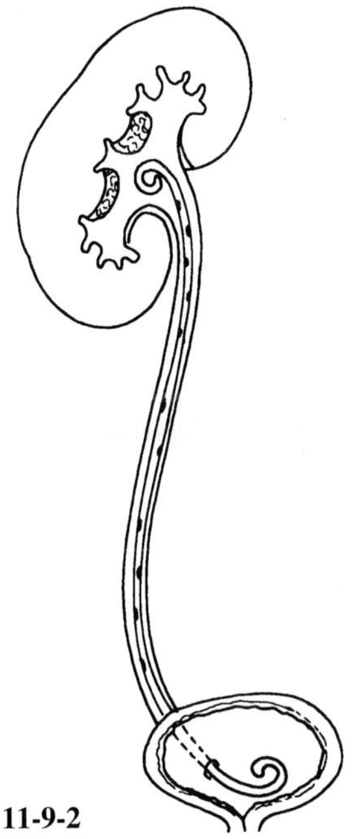

图 11-9-2

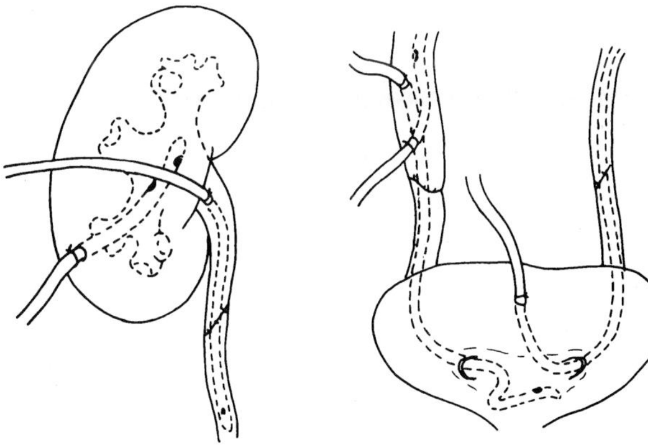

图 11-9-3

【术后处理】

1. 伤口引流物于术后 3~4 天拔除。输尿管支架管于术后第 10~12 天拔除。留置输尿管或肾盂造瘘管者，于术后 10~12 天提高或钳住造瘘管，若肾盂排出通畅，可拔除造瘘管。

2. 使用抗生素防治感染。

二、左肾下降、输尿管吻合术

(ureter-ureteral anastomosis with a descent of left kidney)

【手术适应证】

左侧输尿管中上段因损伤或病变段切除，缺损段达 6~7cm，无法作简单的端端吻合，而手术部位未受感染者。

【手术步骤】

1. 将左肾游离，仔细剥离肾蒂血管，结扎、切断肾上腺下动脉及肾上腺静脉。输尿管上段要完全游离，小心保存从肾动脉来的输尿管动脉，勿损伤输尿管外膜及其营养血管。

2. 将肾上极压向下方，用 3~4 针 2-0 铬制肠线穿过肾下极包膜，包膜薄弱者则穿过肾实质，然后缝在腰肌上，缝线垫以脂肪组织后依次打结，确定肾脏已固定于低位，才将压迫肾上极的手松开，肾脏固定后不应有张力。

3. 将支架导尿管的一端从输尿管两断端插至膀胱及肾盂，用 4-0 铬制肠线或可吸收细合成缝线作输尿管端端吻合(图 11-9-4)。需要时放置肾造瘘管。

4. 输尿管旁置双腔负压引流，缝合腰（腹)部切口。

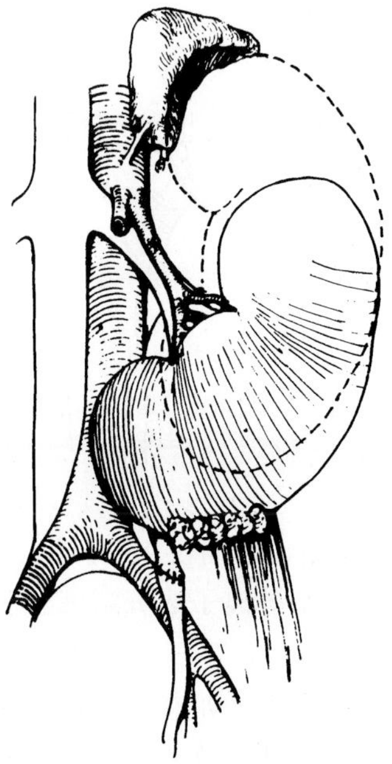

图 11-9-4

【术后处理】

与输尿管吻合术相同。

三、右肾静脉下降、输尿管吻合术

(ureter-ureteral anastomosis with a descent of right kidney)

【手术适应证】

1. 右侧输尿管中上段手术误伤，被切除一段，手术部位未受感染者。

2. 输尿管肾盂交界部或腰部输尿管因结石或其他输尿管手术引起广泛狭窄，不能用常规手术方法整复，而切除的输尿管长度不超过6cm者。

【解剖学基础】

右肾动脉在第1腰椎水平自腹主动脉发出，向下、外及后方行走，在第2、3腰椎水平穿入肾门，与腹主动脉成60°角。在肾下垂时此角度更锐或消失，肾动脉比肾静脉长，肾动脉有分支供给肾上腺、膈柱和淋巴结，这些分支与其附近的动脉互相吻合，可以将其结扎、切断，使动脉活动范围更大。右肾静脉也像动脉一样向下、外方斜行，但角度变化较小，肾静脉一般不接受其他分支，较动脉为短。当肾脏和肾血管游离后，妨碍肾脏下降更远距离的不是肾动脉，而是肾静脉。若将肾静脉出口移至下腔静脉的较低位置，则肾脏可以下降5~10cm，而不产生张力。也不使肾动脉腔缩小。输尿管即使切除6cm，亦可吻合而无张力。肾静脉吻合后与下腔静脉成直角，血液回流不会受到影响。

【手术步骤】

1. 将右肾游离，并将肾动脉小心分离至主动脉，结扎小的分支。游离下腔静脉外侧部分，达肾静脉出口近侧和精索(卵巢)静脉出口远侧。游离肾盂、输尿管，直达损伤或狭窄部位的远侧。切除有病变的输尿管(图11-9-5)。

2. 游离下腔静脉背侧，使肾动脉向下方摆动。为了使摆动范围更大，有时需结扎、切断此部位的腰静脉。

3. 用软哈巴狗钳阻断肾动脉，立即用心耳钳阻断肾静脉出口周围的下腔静脉(图11-9-6)。在出口处切断肾静脉，用无创伤血管缝线连续缝合下腔静脉的缺损。

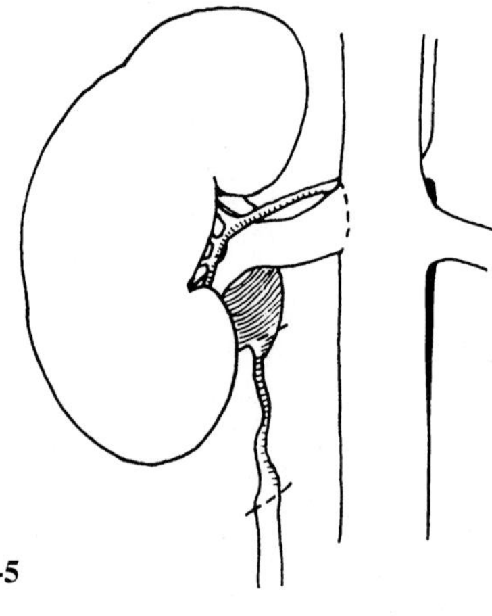

图 11-9-5

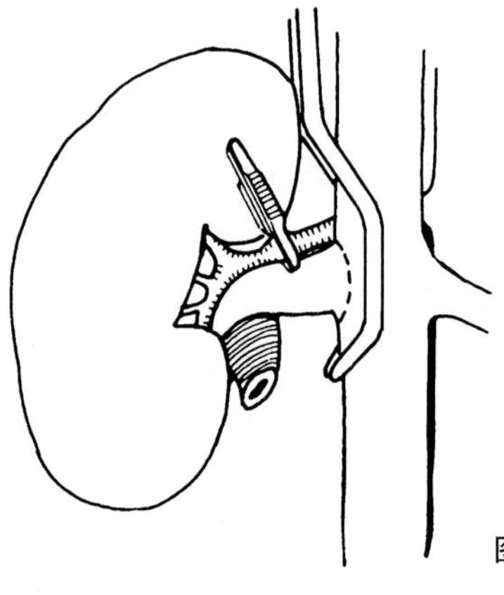

图 11-9-6

4. 虽然平均缺血时间仅15分钟，为了避免肾脏温缺血和可能发生的血栓形成，宜从肾动脉内灌注4℃的细胞内或细胞外离子成分溶液，至静脉流出液澄清(图11-9-7)(参考肾移植一章)，并用冰屑置肾表面作局部降温。

5. 此时肾脏只有肾动脉与主动脉相连，将肾脏沿下腔静脉移动，达至最低位置，在此位置作肾静脉下腔静脉端侧吻合，用无创伤血管缝线作外翻缝合(图11-9-8)。

6. 将支架导尿管从输尿管两断端插入膀胱及肾盂，用4-0肠线或可吸收细合成缝线将输尿管两断端

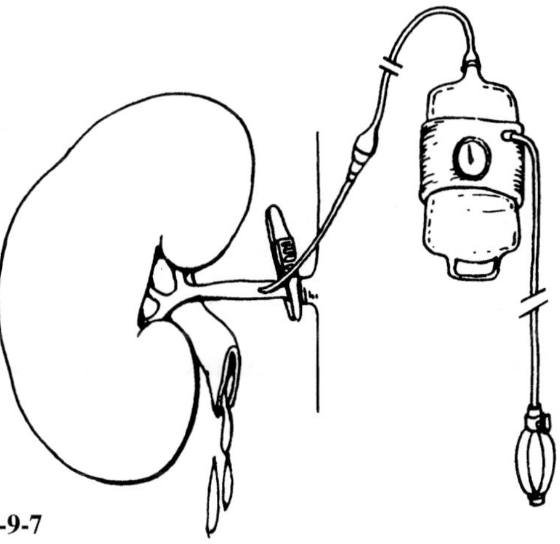
图 11-9-7

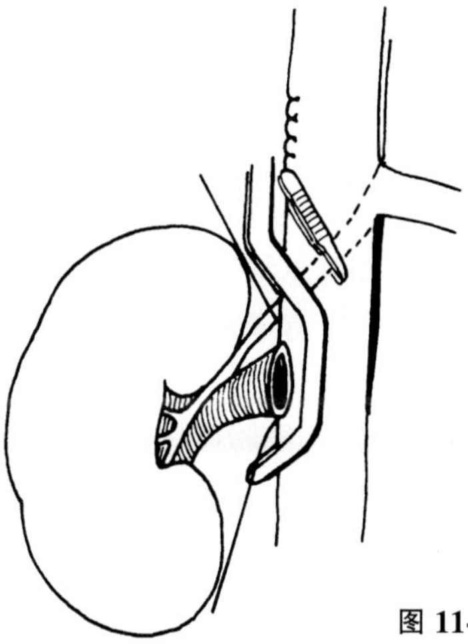
图 11-9-8

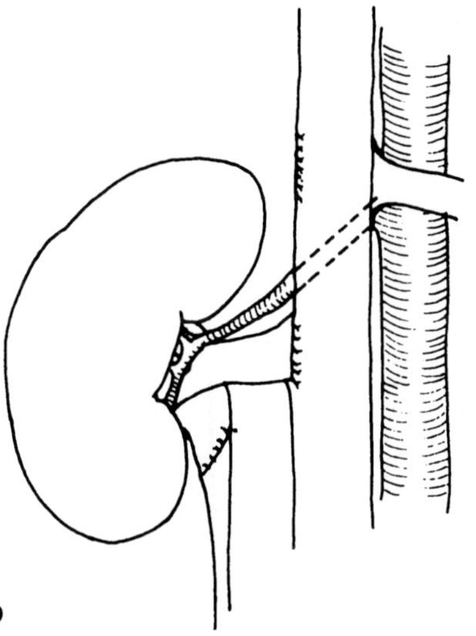
图 11-9-9

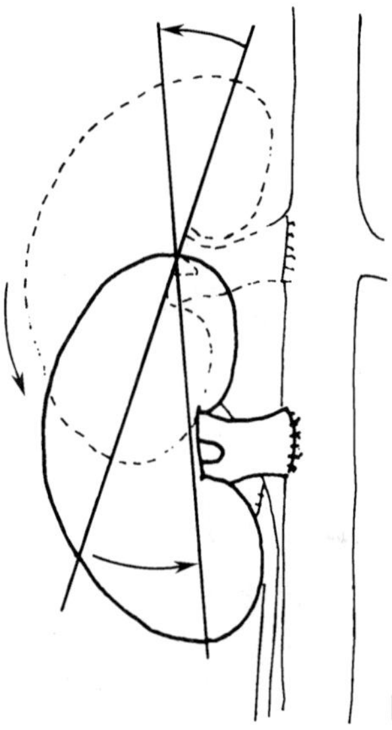
图 11-9-10

间断缝合(图 11-9-9)。需要时放置肾造瘘管。

7. 于肾下极用 3~4 针 2-0 铬制肠线将肾包膜固定于腰肌,保持肾低位,下极内偏,以减少血管及输尿管吻合口张力(图 11-9-10)。

8. 腹膜外置双腔负压引流,缝合腹(腰)部切口。

【术后处理】

与输尿管吻合术的术后处理相同。

四、输尿管-输尿管吻合术

(ureteroureterostomy)

【手术适应证】

输尿管下 1/3 或中 1/3 缺损,输尿管近段有足够长度跨过中线与对侧吻合而无张力,对侧输尿管有足够宽度建成通畅的吻合口时,可采用此种术式。

【设计原理】

输尿管输尿管吻合术的成功关键在于能平顺地跨过主动脉,不发生屈曲成角。供侧的输尿管吻合口愈靠近肾盂,成角机会愈大,更易致输出端梗阻及反常循环,尿液向对侧肾盂输送而致肾积水。理想的位置是供侧输尿管于主动脉分叉处跨过中线,两输尿管在此部位最为靠近。

下述情况不宜采用此术式:

1. 供侧输尿管过短,不足以作无张力的吻合。

2. 输尿管被游离,受损伤,受放射损害,有结核病变。

3. 任何一侧肾脏患结石、上皮性肿瘤、肾盂肾炎或因腹膜后纤维增殖症致输尿管受压。

4. 受侧输尿管患有未被矫治的膀胱输尿管返流者。

【手术步骤】

1. 患者取截石位,经膀胱镜向受侧输尿管将双 J 支架导管插入肾盂。然后改平卧位,作腹部正中切口开腹。将小肠从腹腔取出,装入橡皮袋内置于胸前。

2. 切开后腹膜,分离供侧输尿管,于病变段的近侧将其切断,远端用丝线结扎,近端前壁缝一牵引丝线作为标记,将单 J 支架管从断端插入肾盂内。

3. 于计划作吻合部位切开受侧后腹膜,在腹膜后、大血管之前钝性分离一通道(图 11-9-11)。通道宜位于肠系膜下动脉上方,若此动脉妨碍输尿管通过,试阻断该血管,若左侧结肠血循环良好,可于起始部将其切断,用丝线将两断端双重结扎。将供侧输尿管通过隧道带至对侧,小心避免将其扭转。

4. 显露受侧输尿管前壁,但不作游离,于吻合部位的前壁作一纵行切口约 1.5cm 长。于头侧劈开供侧输尿管壁,修剪成斜形断端,将其与受侧输尿管作端侧吻合,对齐断面,用 4-0 铬制肠线或可吸收的细合成缝线间断缝合。先缝合后壁,将供侧单 J 形支架管通过吻合口插入膀胱,然后缝合前壁,缝线于管外打结(图 11-9-12)。

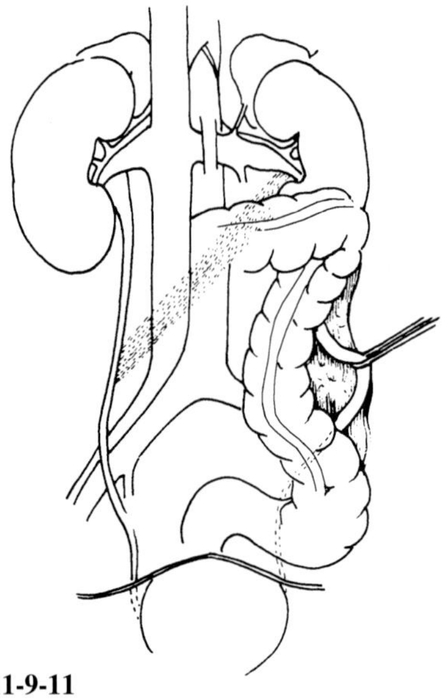

图 11-9-11

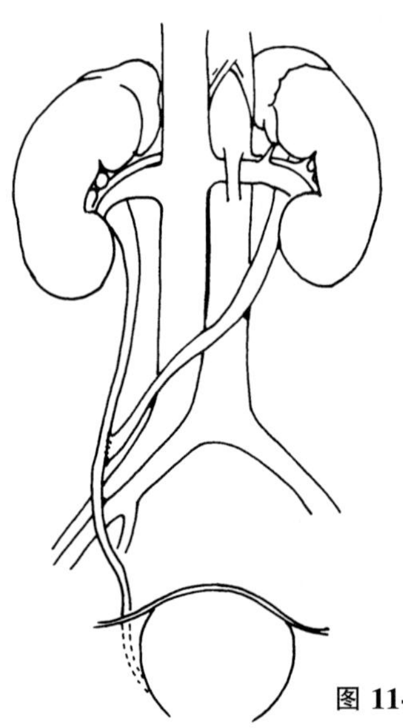

图 11-9-12

5. 放置腹膜外引流,缝合后腹膜及腹部切口。

留置双侧输尿管支架可增加手术的安全性,但实际上往往遇到困难,宜按具体情况予以选择:可以只留置供侧多孔支架管,上端插入肾盂,下端插入膀胱,支架管不宜太粗,以免妨碍受侧肾脏的尿液通过;对于双侧输尿管血循环良好,能建成不漏水的吻合,亦可不留置支架导管,只作腹膜外的负压引流。术毕留置导尿管。

【术后处理】

1. 禁食,留置胃管持续减压 2~3 天。

2. 使用抗生素预防感染。

3. 伤口引流物于无分泌物排出时才拔除。输尿管支架导管于术后 3 周,经静脉肾盂造影证实无梗阻或漏尿时,才于膀胱镜下将其拔除。

【注意事项】

1. 输尿管-输尿管造口术的目的在于保存双侧肾功能。一侧肾脏患感染或结石则不宜施行此种手术，以免感染向对侧肾脏播散；结石排入输尿管可引起无尿，即使结石停留在输尿管，也难以处理。

2. 输尿管吻合部位应妥善处理，吻合后两输尿管向下成角或屈折，可致反常循环，供侧尿液排入受侧输尿管及肾盂，造成肾积水，应避免此种情况。

参考文献

Jenny J Franke, Joseph A. Smith. Surgery of the Ureter. In Walsh P. C (ed.), Campbell's Urology (7th edition), WB.Saunders Company, 1998, 3073-3075

五、阑尾代输尿管手术

(pyeloureterostomy with Interposition of the Appendix)

输尿管长段缺损无法施行端端吻合，即使将肾脏游离、下降，或用膀胱角或膀胱瓣技术，亦无足够长度进行无张力吻合。使用回肠代膀胱手术复杂，不宜用以替代中上段输尿管，黏液尿及尿液返流仍会造成术后的麻烦。笔者在20年前曾收集到两例在市内医院用阑尾替代右输尿管下段，获得成功（图11-9-13）。Jang TL报告了1例用阑尾替代右输尿管的上段缺损，获得成功。术后3个月随访右肾功能正常，IVP显示右肾轻度积水，因过去损伤所致，右肾盂及输尿管排泄功能良好。

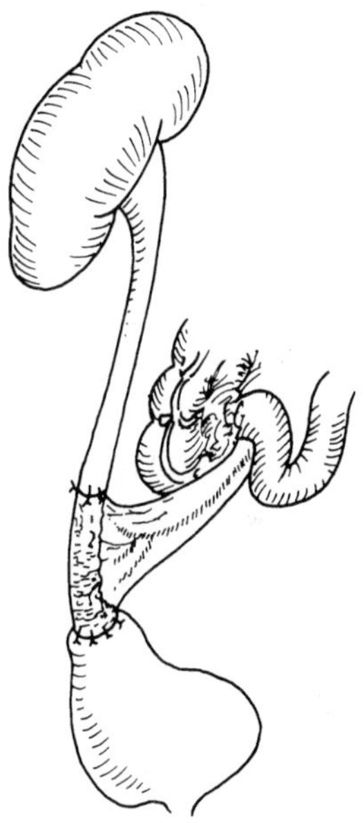

图 11-9-13

阑尾是肠道的一部分，管腔直径2~3mm，与输尿管腔(2~10mm)相匹配，由于管腔面积小，黏液分泌及吸收功能低，取顺蠕动、带系膜的吻合，可有效输送尿液。

肾盂输尿管平滑肌细胞是合胞体，于中段插入一段肠管，可否达到协调的生理蠕动，尚需进一步探讨。

参考文献

Jang TL, Matschke HM, Rubenstein JN, et al. Pyeloureterostomy with Interposition of the Appendix. J Urol, 2002, 168 : 2106-2107

第十节　输尿管膀胱吻合手术

ureterovesical anastomosis

【邬绍文　梅　骅】

盆腔段输尿管缺损可采用多种方法将输尿管和膀胱吻合。吻合的成功关键在于：①吻合口血循环良好，没有张力；②重建抗返流机制，包括输尿管末段通过足够长的膀胱黏膜下隧道，以及相对固定的逼尿肌作为靠背。输尿管下段缺损在3cm以内，通过膀胱外(Lich-Gregoir法)或膀胱内(Politano-Leadbetter法)作黏膜下隧道式输尿管吻合术容易取得成功。若缺损段达3~5cm，则需将膀胱游离，用肠线将其悬挂于腰肌，可获得相对固定的逼尿肌靠背，并将输尿管断端与膀胱间的距离缩短3~5cm。Paquin于1959年首先报告了此种腰肌拴挂(psoas hitch)技术。于膀胱前壁作凸向对侧的弧形切口，形成偏向患侧的膀胱角，可使膀胱悬挂后不致产生张力。输尿管下段缺损达6~10cm，则需切取一膀胱瓣作输尿管下段成形(Boari,

1894),并将其固定在腰肌上,才有足够长度与输尿管吻合。合并采用肾脏下降技术(参考本章第八节),有时还可将缺损 12~14cm 的输尿管与膀胱吻合,使输尿管广泛缺损的患者避免施行复杂的自体肾移植或回肠代输尿管手术。

一、输尿管膀胱吻合术

(ureteroneocystostomy)

【手术适应证】

1. 输尿管下段损伤及损伤后输尿管狭窄,输尿管阴道瘘,靠近输尿管膀胱连接部的膀胱阴道瘘。

2. 其他非损伤性疾患　如输尿管下段的先天性、炎症性或结核性狭窄,输尿管口异位,输尿管囊肿,膀胱肿瘤或憩室手术需切除输尿管口周围的膀胱壁者。

对输尿管无扩张的病例,虽可用直接植入法施行吻合手术,但仍以作隧道式的输尿管膀胱吻合术更为合理。可以避免术后发生膀胱输尿管返流、反复上行感染、肾输尿管积水和肾萎缩。本节介绍的膀胱外隧道式输尿管膀胱吻合术方法简单,手术创伤较小,对已施行盆腔广泛手术的病人尤其适用。

【手术步骤】

1. 从尿道插入导尿管　于输尿管断端插入 8 号导尿管达肾盂,留作支架引流之用。将输尿管下段游离 8~10cm 长,注意保存其血液供应。游离同侧膀胱底部至三角区附近。注入生理盐水使膀胱呈半充盈状态,在输尿管残端内侧的膀胱壁上作长约 3cm 的纵行切口,切开肌层后,作黏膜下剥离,使有足够位置形成黏膜下输尿管隧道(图 11-10-1)。

2. 用尖刀于膀胱切口远侧作一黏膜小戳孔。用探针将输尿管引流管带出尿道(女)或膀胱前壁小戳孔之外。

3. 将输尿管末段前壁劈开,使吻合口成斜形。用 5-0 号肠线将其与膀胱黏膜切口创缘间断缝合(图 11-10-2)。然后用 3-0 号肠线间断缝合膀胱肌层,将输尿管包埋在膀胱黏膜下,用两针 5-0 号肠线固定输尿管外膜于周围的膀胱壁(图 11-10-3)。留置导尿管引流膀胱,用丝线将支架引流管固定于尿道口(女)或腹壁(男)。输尿管吻合口附近置腹膜外双腔负压引流管。缝合腹壁切口。

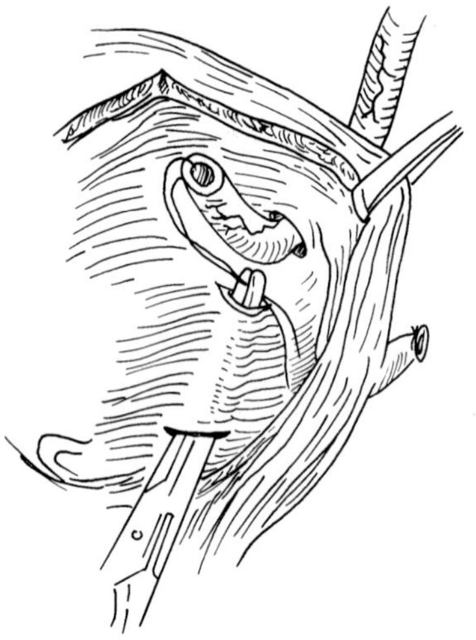

图 11-10-1

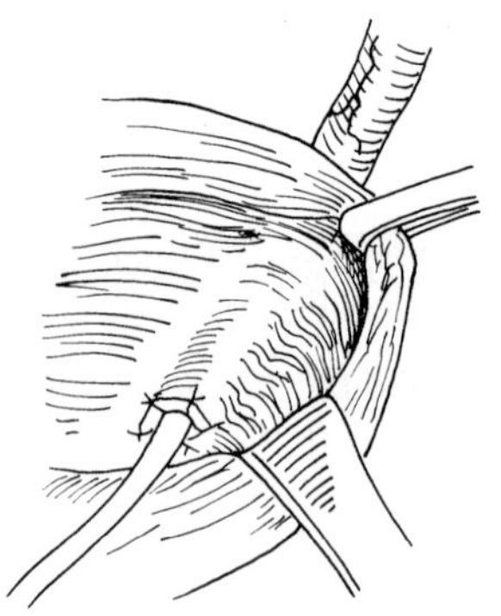

图 11-10-2

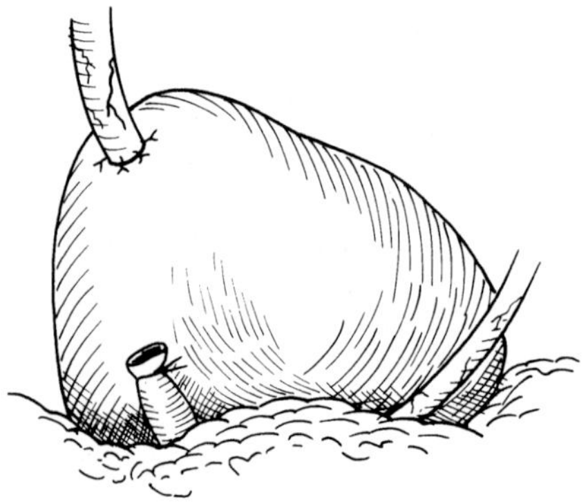

图 11-10-3

【术后处理】

1. 伤口引流物于术后 3~4 天拔除。

2. 注意保持导尿管引流通畅,术后第 5~7 天拔除输尿管引流管,仍需继续置导尿管 1~3 天。拔除导尿管排尿的头两天,应加强抗生素治疗,以防上行感染。

二、输尿管膀胱角吻合术

(bladder horn technique)

【手术适应证】

输尿管下段缺损或狭窄，由于缺损或病变段较长，不能作输尿管膀胱吻合术者。此类手术尤其适用于第 2 次或第 3 次输尿管膀胱吻合术。

在确定手术方案时，必须考虑下列两点：

1. 输尿管经充分游离后，其缺损估计有多长，输尿管断端是否能抵达膀胱角或膀胱瓣。

2. 膀胱壁的伸张能力是否良好，膀胱是否有足够容量。

【手术步骤】

1. 小心游离覆盖膀胱的腹膜，在膀胱前壁作一弧形切口(图 11-10-4)，瓣的基底向着损伤侧。置两指于膀胱腔内将膀胱向上顶起，越过髂血管，形成膀胱角(图 11-10-5)。若估计吻合时有张力，则游离对侧膀胱带，使膀胱移向损伤侧。除极广泛的输尿管损伤外，绝大多数输尿管下段损伤的病人不结扎对侧膀胱蒂，亦能获得满意的吻合效果。

2. 在固定膀胱之前，于膀胱角顶部作一肌层小切口，自此切口朝三角区方向作长约 3~4cm 的黏膜下隧道，然后用 2-0 号铬制肠线将膀胱角固定在腰肌尽可能高的位置，膀胱拴挂后应无张力。小心避免损伤生殖股神经，勿将其结扎在缝线内。

3. 用一牵引线将输尿管带入膀胱角的黏膜下隧道。将输尿管末端纵行切开使开口成斜形。用 5-0 号铬制肠线将输尿管断端与膀胱黏膜创缘间断吻合，后壁应穿过肌层(图 11-10-6)。一般不需使用输尿管支架，只在吻合不满意的困难病例使用。输尿管进入隧道处不应成角或扭曲，膀胱肌层的小切口大小要适宜，隧道要有足够的长度，以防返流。

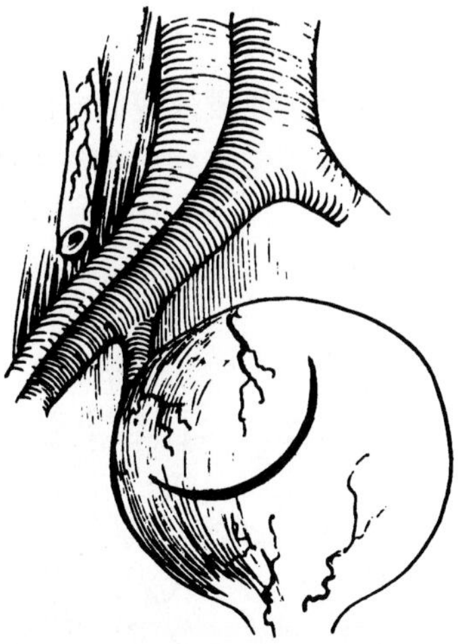

图 11-10-4

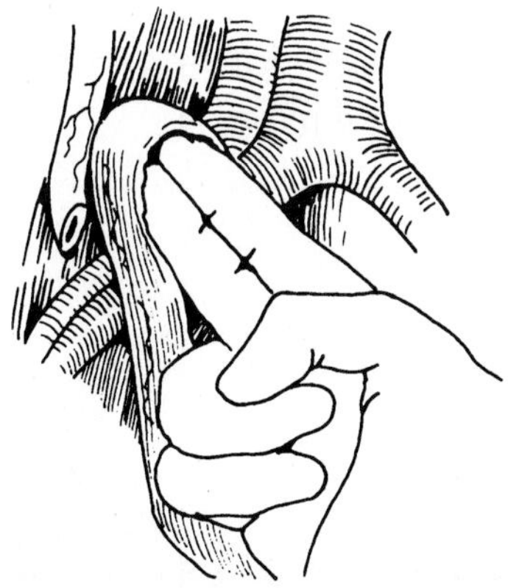

图 11-10-5

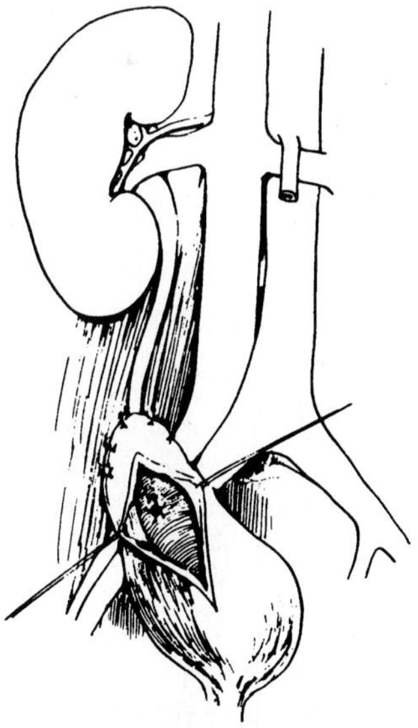

图 11-10-6

4. 纵行缝合膀胱切口，用 3-0 号铬制肠线连续缝合黏膜，第 2 层用 2-0 铬制肠线间断缝合肌层，做耻骨上膀胱造瘘或留置导尿管。膀胱外置烟卷引流。

双侧膀胱角手术可通过膀胱正中切口施行，但不能切断双侧膀胱血管蒂，不宜做输尿管下段及三角区广泛游离，以防损伤膀胱的神经丛，导致膀胱神经功能障碍。

三、膀胱瓣输尿管下段成形术
(boari flap ureteroplasty)

【手术适应证】

参考输尿管膀胱角吻合术。

【手术步骤】

1. 游离膀胱顶部及底部，勿切断膀胱的血管蒂，以免影响瓣的血液供应。于膀胱壁切取一梯形瓣，瓣的长度一般为5~6cm，底宽4~5cm，顶边宽3~4cm。于膀胱壁稍伸张的状态下取瓣，以丝线做好标记，并用直剪将膀胱瓣整齐地剪开(图11-10-7)。若瓣为长方形，缝合后管的基部张力大，易引起末端坏死。

2. 用血管钳于膀胱瓣末端中部分出一黏膜下隧道，约3cm长。将输尿管及其支架管经隧道拉入膀胱瓣，用5-0号肠线将输尿管断端与膀胱黏膜创缘作间断缝合(图11-10-8)。如输尿管缺损过多，吻合时有张力，可将肾脏及输尿管上段游离，使肾脏下降，并将膀胱拴挂在腰肌，以缩短肾脏与膀胱瓣的距离(图11-10-9)。若输尿管过度扩张，宜将末段管壁剪裁，以缩小管径。

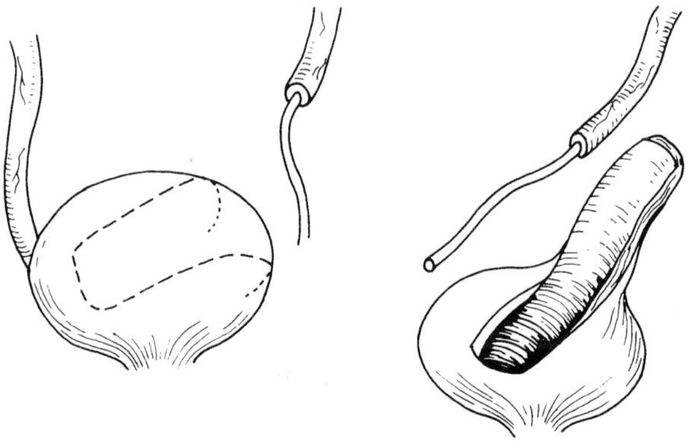

图11-10-7

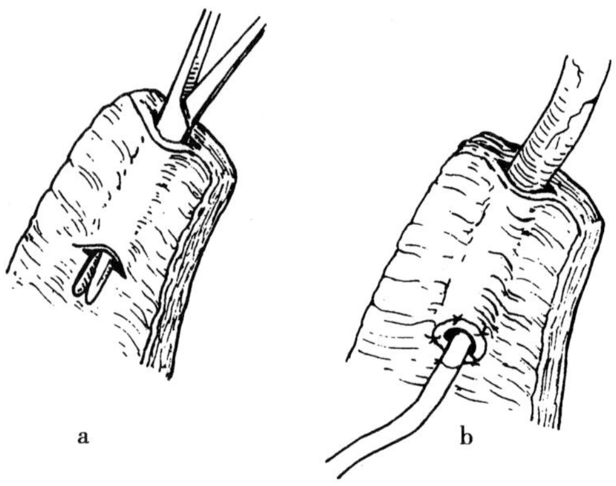

图11-10-8

3. 将膀胱瓣两侧创缘用4-0号肠线作黏膜连续缝合，形成管道。外层用3-0号肠线或丝线间断缝合膀胱肌层，缝线不穿过黏膜(图11-10-9)。于膀胱瓣末端用数针细肠线将输尿管外膜固定于膀胱创缘。输尿管支架管从膀胱壁戳孔引出腹壁切口外(图11-10-10~11)。

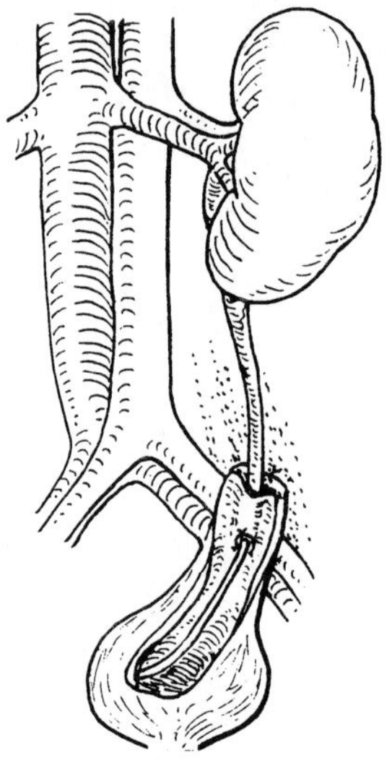

图11-10-9

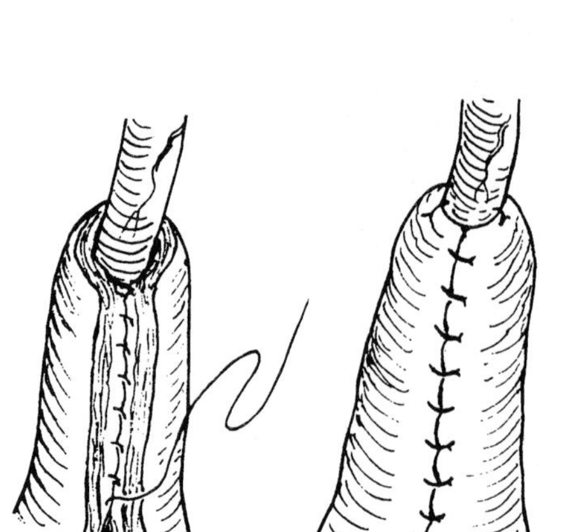

图11-10-10

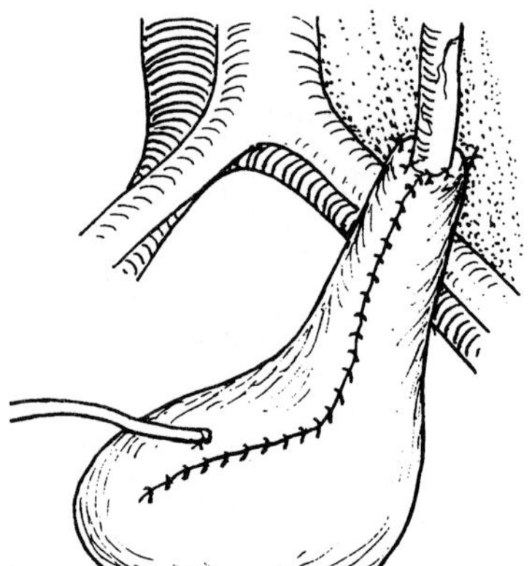

图11-10-11

4. 作膀胱造瘘或留置导尿管,膀胱瓣旁放置双腔负压引流管,缝合腹壁切口。

【术后处理】

1. 术后 3~4 天拔除伤口引流管。

2. 术后 7~9 天拔除输尿管支架管,仍需留置导尿管 3~4 天。拔除导尿管排尿的头两天,应加强抗菌治疗,以防止上行感染。

【术后可能发生的问题及处理】

尿瘘:腹壁尿瘘多由于膀胱瓣或瓣的基部裂开所致,与膀胱瓣太窄,缝合后张力太大有关。在膀胱过度伸张状态下取瓣,退缩后必然过于狭窄。瓣应呈梯形,基底较宽。若膀胱比较肥厚,膀胱瓣要相应宽一些。术后保持膀胱引流通畅,加强抗感染治疗,也是防止尿瘘的重要措施。尿瘘形成后,留置导尿管持续引流膀胱,并应用抗生素治疗。瘘孔有可能于 2 个月内自行愈合,否则可于术后 2~3 个月再施行手术修补瘘孔。

参考文献

1. Jenny J Franke, Joseph A. Smith. Surgery of the Ureter. In Walsh P. C(ed.), Campbell's Urology (7th edition), WB. Saunders Company, 1998, 3070-3073

2. Heidenreich A, Ozgur E, Becker T. Surgical management of vesicoureteral reflux in pediatric patients. World J Urol, 2004, 22 (2): 96-106

3. Graziotti P, Piccinelli A, Giusti G, The reconstruction of "complex" ureteral lesions. Arch Ital Urol Androl, 2005, 77(2): 133-134

第十一节 回肠代输尿管手术

ileal ureteral substituton

输尿管镜诊治技术用于治疗结石、狭窄、息肉和 TCC,具有微创、不出血或出血少、恢复快、住院时间短,费用相对较低等优点。但技术不熟练,操作不当或出现并发症处理不及时或不正确,可造成严重后果。勉强扩大管腔、盲目进境、高压冲洗、粗暴钳取会致渗漏、穿孔、破裂、断裂、黏膜脱出、脱垂、拉断外翻,长段撕脱等并发症。

出现上述严重并发症时,应在减少创伤、保留肾脏及其功能的原则下,尽快恢复肾脏、输尿管及膀胱的通路连续性。术中发现应立即处理,留置支架,小损伤 1~2 周,大损伤留置 6 周以上。术后确诊,输尿管黏膜撕脱或撕裂<2.5cm,放置双 J 管引流 6 周以上,89%患者不会发生狭窄;输尿管断裂,应尽早行输尿管吻合术;输尿管撕脱>3.0cm,可行输尿管膀胱再植或膀胱瓣输尿管吻合术;输尿管全层撕脱>7.0cm,可考虑行肠管代输尿管或自体肾移植术。伤后 3 周之内可用开放手术修复,延迟手术并发症是早期手术的 5 倍。技术条件不许可即时行修复手术,宜行肾造瘘,而不应行输尿管或肾盂造瘘;影响Ⅱ期手术效果。

一、回肠代输尿管术

(ileal ureter)

【手术适应】

1. 输尿管缺损、狭窄和病变部位过长;

2. 无法作膀胱瓣或肾盂瓣与输尿管吻合;

3. 该侧肾功能尚好。

在决定选择使用回肠前应尽可能使用尿路的组织。确定膀胱颈有正常的开口,能轻易排空膀胱,如不能,考虑做 Y-V 成形术。有前列腺增生的病人,经尿道前列腺电切也许足以达到目的。术前确定病人有良好的肾功能,并已行肾造瘘。

术前按一般的回肠术前准备。不放置导尿管,应让膀胱充盈。如果需切除输尿管,必要时在膀胱镜下放置输尿管支架管。

【手术步骤】

1. 体位取平卧位，患侧垫高 30°~45°，腰部稍垫高，头和下肢稍向下，使病人呈侧屈位。

2. 取腹直肌旁切口，向上可弯至肋角处，向下可至耻骨，还可作 11 肋间切口至脐下水平，转为腹直肌切口，以获得与肾脏吻合最佳的暴露。双侧病变者，长正中切口最好。切开腹直肌前后鞘及腹膜进入腹腔。

3. 在距回盲瓣 15cm 以上截取一相应长度的游离回肠袢(图 11-11-1)，分离肠系膜时，最好保留 2 条弓形动脉，于游离袢的上方作回肠端端吻合，恢复肠管的连续性，修补肠系膜空隙及所有可形成内疝的孔道。

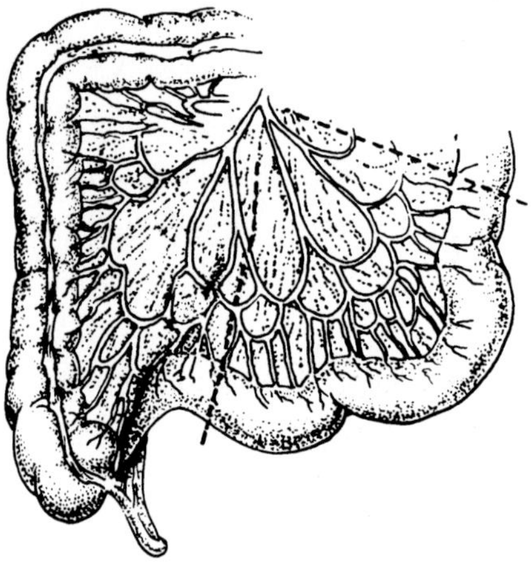

图 11-11-1

4. 开放回肠袢，用生理盐水或稀释碘伏液反复冲洗肠腔至干净为止。

5. 游离、切开膀胱壁，采用膀胱角技术作抗返流吻合，于回肠进入膀胱处形成去功能的抗返流乳头：于回肠末端对系膜缘切开 0.5cm，以扩大口径，将末段 5cm 系膜与肠壁边缘分离，保留远端血管分支，在此段肠壁作三个纵行浆肌层切口，勿切开黏膜下层；切口只达离断端 0.5cm 处。并作三个环形浆肌层切口，形成"井"字模样(图 11-11-2)。翻转该段肠壁形成 2.5cm 的乳头，已分离部分的系膜不夹在乳头内(图 11-11-3)。用数针可吸收线将乳头外套固定于肠壁，然后吻合于膀胱。将乳头套入膀胱内，膀胱壁切口与翻转的断端部分 3-0 肠线吻合，外层用 3-0 肠线间断缝合，缝线不透过黏膜。

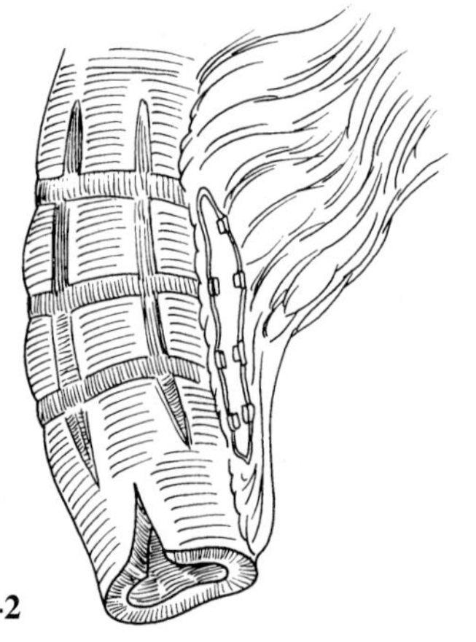

图 11-11-2

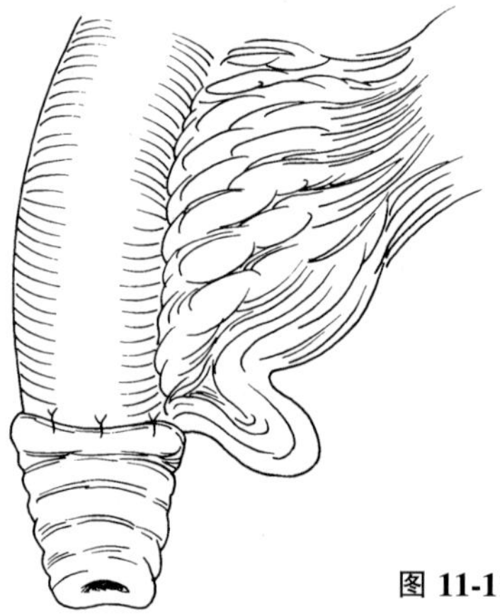

图 11-11-3

6. 将输尿管断端于无血管区剪开，与回肠之近端用 4-0 肠线端端或端侧吻合((图 11-11-4~5)。如果为回肠肾盂吻合，回肠输尿管内放置 F12~F14 号多孔导尿管作引流支架，上至肾盂，经膀胱引出体外并固定(图 11-11-6)。如为输尿管回肠吻合，则需要放置 2 条引流管，一条 8~12F 引流管插入肾盂，一条 18~21F 多孔导尿管停留于代输尿管的回肠内，2 条管均经膀胱从腹壁凿孔引出。

若输尿管肾盂均有病变，则可作肾下盏与回肠吻合(图 11-11-7)。 吻合时用 4-0 肠线将输尿管与回肠作间断全层缝合，外层用丝线间断缝合数针，缝线不穿透黏膜。双侧输尿管广泛病变，也可用同样方法将两侧输尿管或肾盂与回肠袢吻合(图 11-11-8)。

提取侧腹膜缝合，将上下吻合口均置于腹膜外，如为左侧手术，则切开降结肠系膜，将回肠段拉过窗口进入腹膜后间隙。封闭肠系膜及回肠输尿管可能导致内疝的孔道。

7. 切口放置胶管引流，停留尿管，逐层缝合切口。固定肾造瘘管及引流支架管。

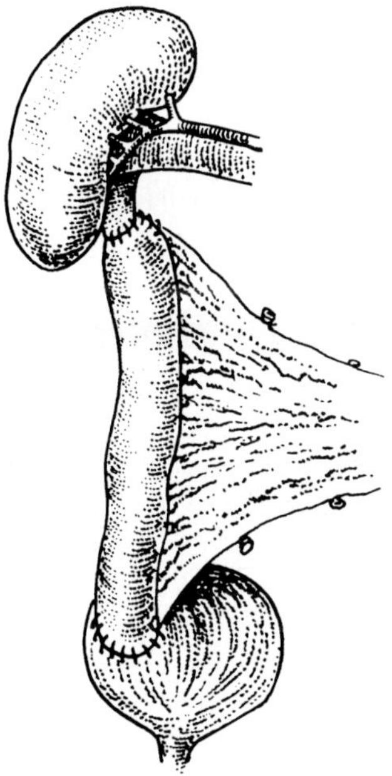

图 11-11-4

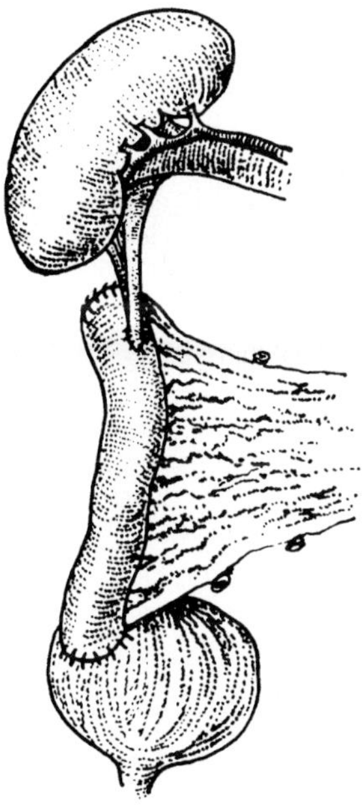

图 11-11-5

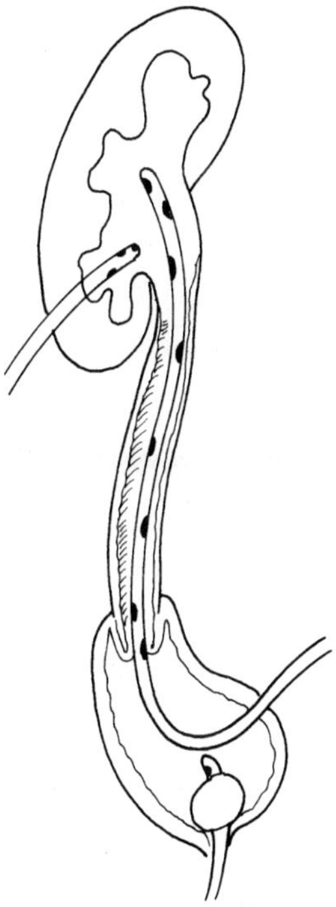

图 11-11-6

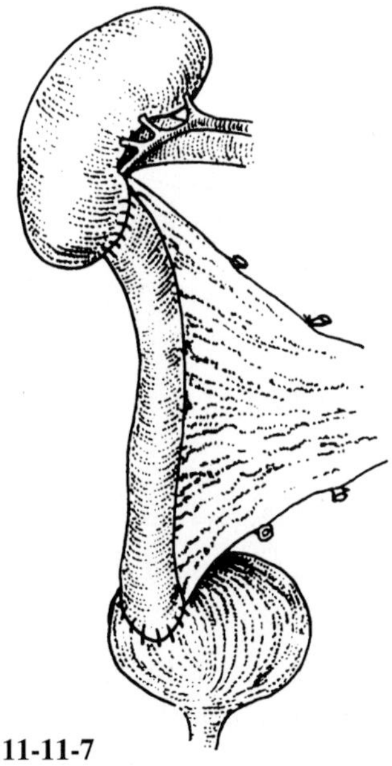

图 11-11-7

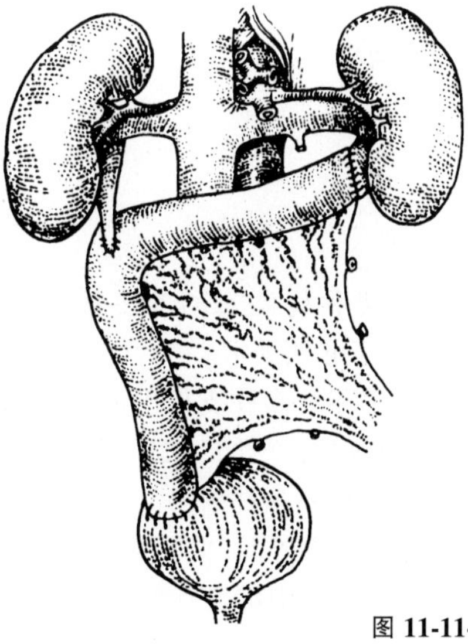

图 11-11-8

【术后处理】

Ⅰ期手术的支架管及导尿管于术后 2 周伤口愈合后拔除，Ⅱ期手术拔管时间为 4~6 周。

【术后并发症】

1. 吻合口漏　吻合口漏可引起尿囊肿或瘘道形成，通过肾造瘘管造影可诊断，应延长肾造瘘的留置时间。

2. 梗阻　梗阻常由于水肿或肠管黏液产生过多引起，但需排除回肠的扭曲，留置造瘘管或支架管缓慢低压冲洗可解决此问题。

3. 系膜血管受压致肠段缺血坏死　肠段缺血坏死应立即手术。

4. 电解质紊乱　如术前肾功能良好，肠段短且引流充分，电解质紊乱十分少见。肾功能受损患者若输尿管缺损段很长,宜采用膀胱瓣形成输尿管下段,以节省肠管或作回肠剪裁缩窄肠管,减少肠黏膜吸收及分泌面积等有助于保护肾功能。术后随访若发现膀胱出口梗阻,宜行膀胱颈电切。

【手术注意事项】

1. 手术时机选择　输尿管损伤及时发现,及时处理。Ⅰ期手术有其优点。无水肿及粘连、解剖清楚,组织血运好。Ⅱ期手术并发症为Ⅰ期手术的5倍,并且有长期带管的痛苦。

2. 截取回肠段长度要适当,过短吻合困难,过长易发生扭曲、梗阻;肠段要顺着蠕动的方向放置。有学者认为,回肠输尿管平时在排空状态,可以缓解返流的压力,不必建成抗返流机制;笔者认为,如不形成抗返流机制,对排尿动力学有一定的影响。尤其在有膀胱颈梗阻的情况下,回肠段易形成巨大憩室。

3. 回肠远端与膀胱吻合前需形成去功能翻转乳头,有利于抗返流,去功能乳头的建立主要防止乳头的退缩以及长段脱垂于膀胱内(图11-11-9)。

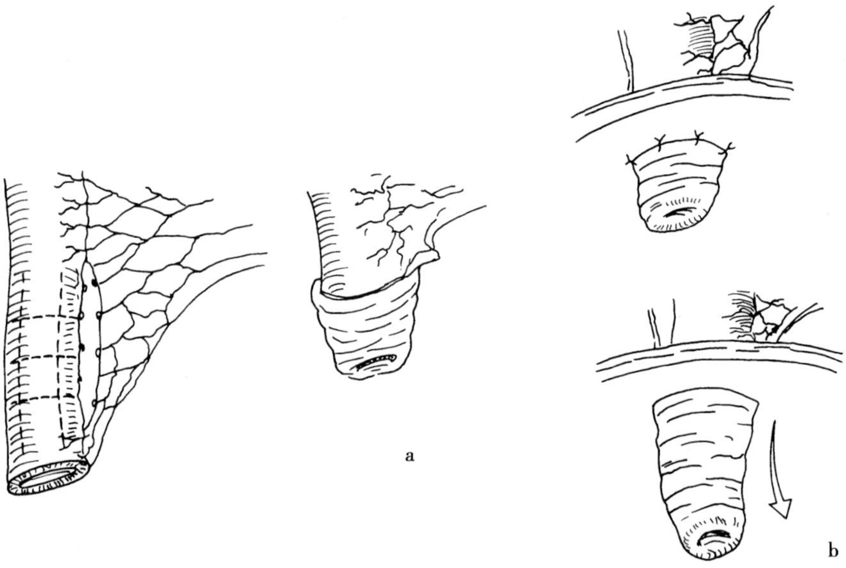

图 11-11-9

4. 没有条件行Ⅰ期手术,建议行经皮肾或开放肾造瘘,以保护肾盂或输尿管残端,有利于保护肾功能,减少局部粘连以利于Ⅱ期手术。

5. 术中放置回肠输尿管多孔支架引流管,有利于引流和冲洗,预防肠黏液堵塞。如为输尿管回肠吻合,则需要放置2条引流管,一条8~12F引流管插入肾盂,一条18~21F多孔导尿管停留于代输尿管的回肠内,2条管均经膀胱从腹壁凿孔引出。

6. 肾造瘘管造影证实无外漏,夹管观察,然后拔管,时间一般为术后10~14天。

7. 所有的病例术后尿液中都会有黏液,一般会逐渐减少,术中用较浓碘伏冲洗回肠,术后用抑酸剂可以减少肠黏液的产生,术后应细心告知患者,避免顾虑和紧张。大宗的临床研究资料表明,回肠代输尿管术有较好的长期效果。

(邬绍文　梅　骅)

参考文献

1. Jenny J Franke,Joseph A. Smith. Surgery of the Ureter. In Walsh P. C(ed.),Campbell's Urology (7th edition),WB. Saunders Company,1998,3075-3076

2. Ghoneim MA. Replacement of ureter by ileum. Curr Opin Urol,2005 ,15(6):391-392

3. Chung BI,Hamawy KJ,Zinman LN. The use of bowel for ureteral replacement for complex ureteral reconstruction:long-term results. J Urol,2006,175(1):179-184

4. 李逊,曾国华,陈文忠等. 输尿管镜术严重并发症原因分析和处理体会. 中华泌尿外科杂志,2004,25:431

二、回肠输尿管旁路术

(ileal-Ureteral bypass)

【手术适应证】

独肾或功能性独肾合并多发性、复发性肾结石，肾功能尚好，肾盏显著扩张，结石反复排入输尿管致尿路梗阻或伴有医源性肾盏、输尿管狭窄致尿流不畅。回肠输尿管旁路可改善肾盂排空功能，复发的肾结石可经宽阔的旁路排入膀胱，以保存肾功能。

【术前准备】

1. 评估肾脏功能，了解术后是否能代偿酸碱平衡与氮质排泄。

2. 按常规肠道准备。

3. 告知患者手术的必要性，以及术后可能发生的问题。取得患者理解并愿意接受手术。

【手术步骤】

1. 仰卧垫高患者腰部、作 11 肋间或肋下切口达下腹部，向下延长成腹直肌切口。游离肾脏，取出肾内结石。输尿管保留于原位。

2. 截取带系膜的回肠段，回肠两断端作端-端吻合，恢复肠道连续性。用生理盐水洗净回肠段内容物。

3. 按顺蠕动方向将回肠段与肾下盏及膀胱吻合，形成输尿管旁路(图 11-11-10)。下端形成抗返流的回肠乳头(参考本节回肠代输尿管手术)。为缩短肾下极与膀胱距离，并防止吻合口随膀胱胀缩活动，宜将膀胱用缝线固定于髂血管上方的腰肌处。

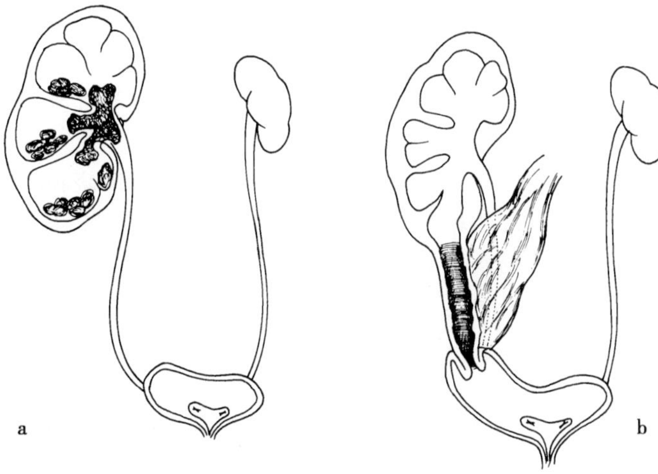

图 11-11-10

4. 作肾造瘘。用 16F 多孔硅胶管留置于肾盂，经回肠腔及膀胱小戳孔引出腹壁外。

5. 缝合腹壁。置旁路的吻合口于腹膜外。腹膜外置多孔引流管，缝合腰腹部切口。留置导尿管。

【术后处理】

1. 禁食 3 天，必要时留置胃管减压。记录水分出入量，密切观察血液生化改变。使用抗生素预防感染。

2. 术后第 3 天若旁路引流管无液体排出，宜用少量生理盐水，反复冲洗清除肠腔内黏液。

3. 腹膜外引流管于术后 3 天拔除。导尿管一般手术后 2 周拔除。若夹住肾造瘘管后能正常排尿，无腰部胀痛或发热，可拔除旁路引流管。保留肾造瘘管持续引流数天，夹管后证实排尿无返尿现象，作顺行造影证实情况良好，才拔除肾造瘘管。

【术后可能发生的问题】

与回肠输尿管术相同。由于患者只有一个有功能但不健全的肾脏，术后可能发生暂时性功能损害，必须严密观察及细致处理。防止发生水电解质平衡失调，手术部位愈合不良，吻合口漏，旁路内黏液积存，合并感染等并发症。注意下列几点：

1. 旁路的肠管应尽可能短，切忌屈折，两个吻合口必须通畅，尤其是在肾盂肾盏高度扩张、失张力时，任何排出道不通畅的因素均可使尿液滞留，无法拔除肾造瘘管。

2. 建立抗返流机制至为重要，笔者曾为1例先天性肾盂输尿管交界梗阻的女性患者施行肾盂输尿管成形术，10年后因吻合口不够通畅致形成巨大肾积水，肾盂肾盏失张力，施行回肠输尿管旁路手术，将回肠远端缩窄经黏膜下隧道开口于膀胱。术后2个月内排尿时尿流均从肾造瘘管排出，但夹住肾造瘘管却无腰胀痛及发热，估计原位输尿管的蠕动可将返流的尿流排至膀胱，缓解了肾内压力。至术后3个月，回肠输尿管膀胱连接的抗返流机制基本恢复，患者排尿时放松盆底肌肉，尿流可从尿道顺利排出，才可拔除肾造瘘管。

(梅　骅)

【主编点评】

输尿管长段缺损或狭窄切除后的替代，一直是泌尿外科临床实践中较难处理的问题之一，寻找理想的替代材料和最佳的手术方法，是国内外学者在努力研究的重要课题。目前所研究的替代材料有：①肠管，包括回肠，结肠和阑尾；②静脉；③大网膜；④组织工程和生物材料。

带蒂游离回肠代替输尿管手术是目前较为成熟的术式。回肠代输尿管具有不受输尿管长度的限制，吻合口大，引流通畅以及发生狭窄和尿瘘少等优点，在临床上已广泛使用。

阑尾替代输尿管缺损在国内外报道较少。由于其解剖位置关系，阑尾多用于替代右侧输尿管，而替代左侧输尿管缺损的文献报道较少。用阑尾替代有以下优点：①管径与输尿管相近，吻合容易，手术简单；②无吸收功能，不会导致水电解质紊乱；③术中不切开膀胱及壁内段输尿管，不会发生输尿管返流，缺点是阑尾代输尿管术前不能确定，需术中探查证实其系膜有足够的长度，而且要求病损段输尿管长度小于阑尾长度。阑尾代输尿管术可能是右侧输尿管缺损较好的修复方法，但临床上仍缺乏大宗病例的随访。

国内张英杰对自体静脉移植代替输尿管进行了动物试验，结果缺损段在3cm以下可完全成活，4周后与输尿管基本相同。>3cm的输尿管缺损，替代的静脉不能成活，但在支架管支撑下，输尿管组织细胞沿静脉壁再生。但仅在动物实验中有较好的结果。静脉代替输尿管的优点是管腔通畅，粗细可选择，内膜有静脉瓣，可防止尿流返流，取材方便且无排异。此方法至今尚未推荐供临床应用。

利用带血管蒂大网膜代替输尿管，国内石否等报道了1例7岁患儿，外伤致输尿管缺损4cm，用大网膜包绕双J管缝合成管状，成形后上端与肾窦吻合，下端与原输尿管缝合固定。术后静脉肾盂造影显示替代段输尿管通畅。国内外文献对此报道太少，仍有待进一步研究。

组织工程材料目前国外研究最多的是小肠黏膜下层(small intestine submucosa，SIS)替代输尿管，被认为是较理想的替代材料之一。SIS移植片可作为支架诱导输尿管肌层和移行上皮的生长，O'connor等报道了第1例SIS应用于临床治疗一例输尿管远端缺损长度约5cm的患者获得成功。但替代后的输尿管功能仍有待进一步的研究。

总之，各种替代材料代替输尿管缺损，是否能完全履行输尿管的蠕动功能，仍是一个重要的研究课题，尤其对输尿管平滑肌及神经纤维再生的规律、调控再生的各种因素及机制的研究，仍有必要进一步完善。

(陈凌武)

参考文献

1. Blaszak RT，Dunn JF，Finck CM. Use of appendix for complete transplant ureteral necrosis. Pediatr Transplant，2003，7(3)：243-246

2. 张英杰，奚启锋，张令清，等. 静脉代输尿管的研究. 中华实验外科杂志，2000，17(4)：354-355

3. 石否,邵山,王维西. 输尿管缺损应用带蒂大网膜成形一例报告.中华泌尿外科杂志,2002,23(2):114
4. O'Connor RC,Hollowell CM,Steinberg GD. Distal ureteral replacement with tubularized porcine small intestine submucosa. Urology,2002,60(4):697

第十二节 膀胱输尿管返流的手术

operations for vesicoureteral reflux

膀胱输尿管返流分为原发与继发性两种。原发性是由于膀胱输尿管连接部活瓣作用不全所致,继发性则是尿路梗阻及神经性膀胱等因素引起的。

返流的诊断主要依靠静脉尿路造影、排尿时膀胱尿道造影检查及膀胱核素扫描等来确定。依膀胱造影,国际返流研究组将返流分为五度:

Ⅰ度　返流仅达下段输尿管。

Ⅱ度　返流达肾盂、肾盏,但无扩张。

Ⅲ度　返流伴有轻或中度肾盂扩张,但无或仅有轻度穹隆变钝。

Ⅳ度　肾盂肾盏中度扩张或(和)输尿管迂曲,但多数肾盏维持乳头状态。

Ⅴ度　肾盂肾盏严重扩张,多数肾盏失去乳头形态,输尿管迂曲(图 11-12-1)。

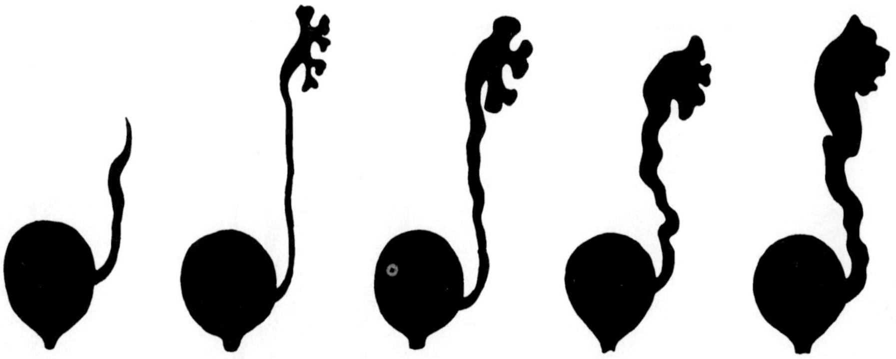

图 11-12-1

正常情况下,输尿管膀胱壁内段长约 1.5cm,黏膜下长度达 1.0cm,位于膀胱黏膜与逼尿肌之间。输尿管的纵向肌层进入膀胱后向膀胱出口方向延续,并呈扇形展开构成三角区浅肌层。而膀胱的逼尿肌层在输尿管末端形成 Waldeyer 鞘,该鞘向下伸展则形成三角区深肌层(图 11-12-2)。当膀胱充盈时,输尿管纵行肌及三角区肌肉收缩,使黏膜下隧道受压,被动地起到活瓣作用而关闭输尿管口。排尿时,膀胱内压不断增高,逼尿肌收缩时,Waldeyer 鞘将输尿管向上方牵拉,而三角区肌肉向下收缩以张开膀胱颈,使得输尿管被拉向下方,这样,输尿管膀胱壁内段被动延长,加上膀胱内压直接作用于黏膜下输尿管,关闭了输尿管末端,不致发生返流。然而,原发性膀胱输尿管返流主要原因就是输尿管黏膜下段长度不够,所以,必须针对主要矛盾进行处理,才能解决问题。

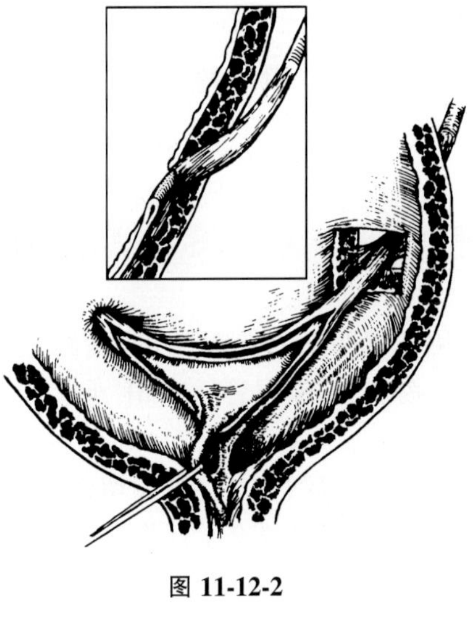

图 11-12-2

儿童轻中度膀胱输尿管返流随着生长发育,抗返流机制逐渐形成,返流常可自行消失,一般不需要手术治疗。对于严重的膀胱输尿管返流伴有膀胱出口梗阻,应在抗返流手术的同时施行膀胱颈楔形切除。

原发性膀胱输尿管返流手术成功的关键是:

1. 保持吻合口无张力。
2. 用膀胱逼尿肌加强输尿管隧道。
3. 黏膜下隧道长度要达到输尿管直径的4~5倍。
4. 若远侧输尿管直径超过8~10mm,则需要剪裁,使其逐渐变细。

手术适应证:

1. Ⅳ、Ⅴ度膀胱输尿管返流伴明显输尿管肾集合系统扩张者。
2. Ⅰ、Ⅱ、Ⅲ度返流,如反复发作尿路感染或返流持续到少年者。

一、膀胱外输尿管隧道延长术
(Lich-Gregoir 法)

1. 取下腹部正中或弧形切口入路,逐层切开,暴露膀胱。

2. 向内后方推开腹膜返折,游离膀胱后外侧,显露输尿管,钝、锐性分离输尿管,游离输尿管及其周围鞘至逼尿肌裂孔处,由此向上外做3~5cm膀胱切口(图11-12-3),切开逼尿肌达膀胱黏膜下层(图11-12-4)。

3. 将此逼尿肌沟间两侧稍潜行分离达足够宽度,以容纳输尿管,然后,把末段输尿管置于此逼尿肌沟内,用3-0号肠线间断缝合逼尿肌,延长输尿管隧道,其外再用3-0号肠线作连续缝合加固(图11-12-5)。

4. 术中若不慎打开了膀胱,应放置膀胱造瘘管。切口内放置双腔引流管,逐层间断缝合切口各层。

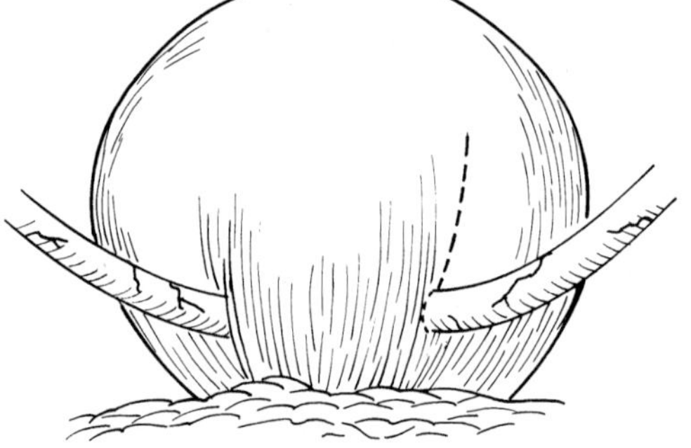

图 11-12-3

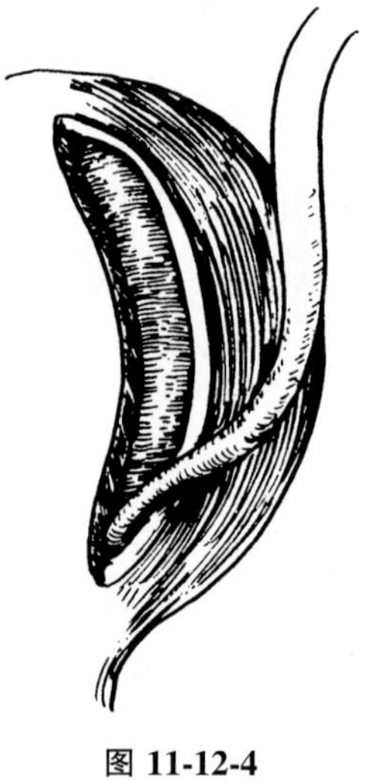

图 11-12-4

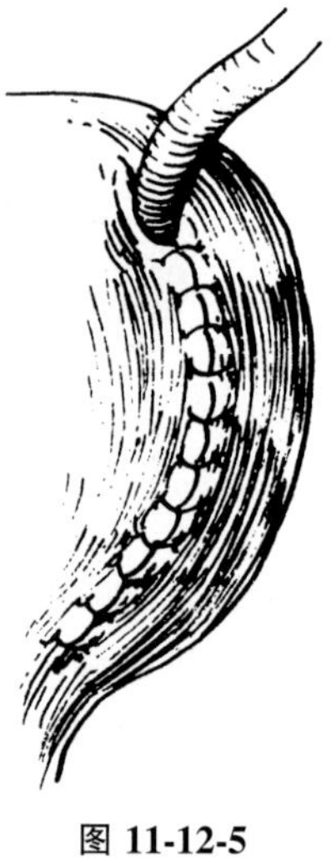

图 11-12-5

二、隧道式输尿管膀胱吻合术
(Politano-Leadbetter 法)

1. 采用下腹部正中或弧形切口入路,逐层切开各层,显露膀胱。

2. 切开膀胱,向输尿管插入5F小儿胃管并固定在输尿管口,有助于将输尿管从逼尿肌裂孔及膀胱周围游离出来。

3. 环形切开输尿管口,注意保留2mm的膀胱黏膜,随后向上逐渐游离出4~5cm长输尿管。拔除小儿胃管,在输尿管口边缘缝合1针作牵引(图11-12-6)。作膀胱外分离,用直角钳从逼尿肌裂孔插入膀胱(图11-12-7),将已分离的输尿管下段提出膀胱外(图11-12-8)。

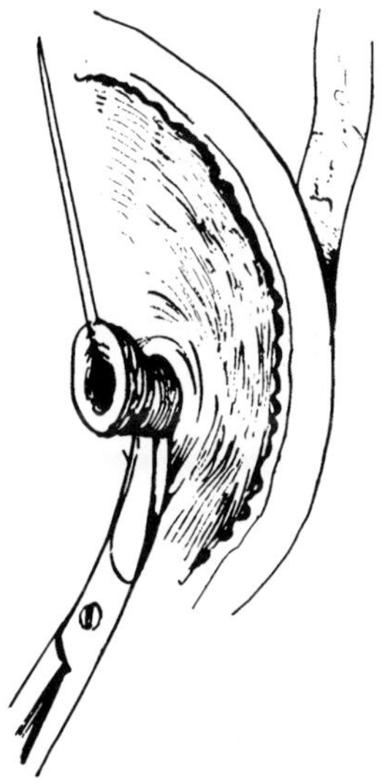

图 11-12-6

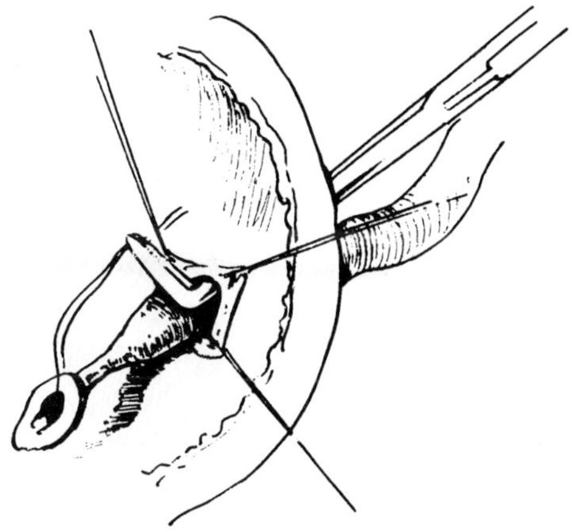

图 11-12-7

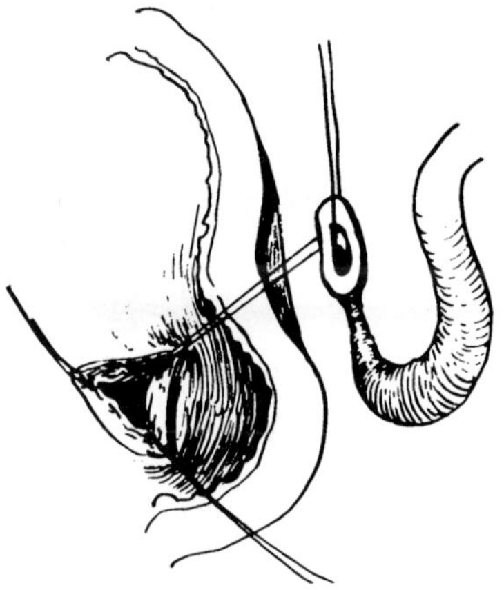

图 11-12-8

4. 在原裂孔上方 5cm 平行中线处做膀胱壁戳孔，将输尿管经此带入膀胱（图 11-12-9）。

5. 于两裂孔间作膀胱黏膜下分离，形成宽阔的黏膜下隧道（图 11-12-10），将输尿管经此通道带入膀胱内。切除过长的管壁（图 11-12-11）。须注意输尿管要取平顺方向进入膀胱，若逼尿肌肥厚，肌间通道亦应呈斜形。输尿管固定于逼尿肌裂口创缘。

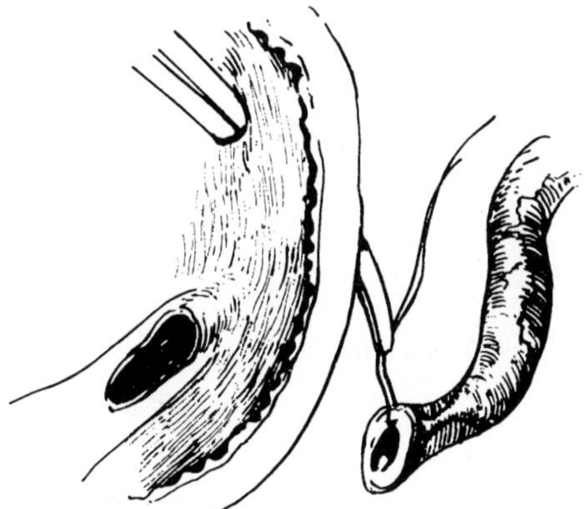

图 11-12-9

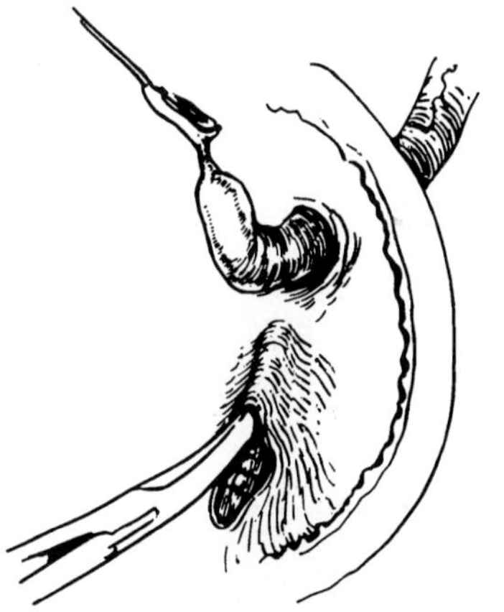

图 11-12-10

6. 用 5-0 肠线将输尿管断端后壁与膀胱黏膜及浅肌层间断缝合，以固定输尿管。前壁与膀胱黏膜创缘缝合，缝合新裂孔处的膀胱黏膜缺口（图 11-12-12）。

7. 输尿管置入 5F 小儿胃管作支架从膀胱引出，3-0 号肠线间断缝合膀胱并加固。膀胱内停留导尿管引流尿液。

三、横跨三角区隧道式输尿管膀胱吻合术

(Cohen-Ahmed 法)

1. 切口入路同前。

2. 游离双侧输尿管的方法与上述 Leadbetter 法相同（图 11-12-13）。

3. 作一横跨三角区的 3~4cm 的黏膜下隧道，新输尿管开口位置选择在对侧输尿管口的上方或下方。

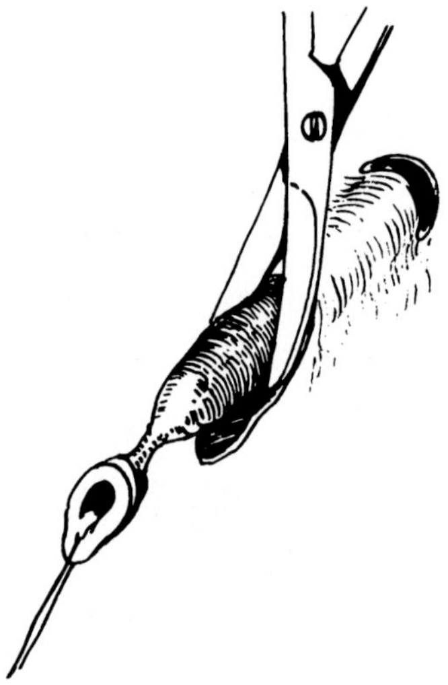
图 11-12-11

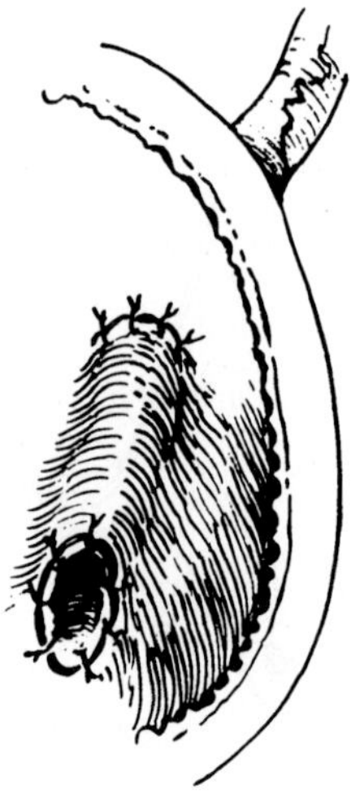
图 11-12-12

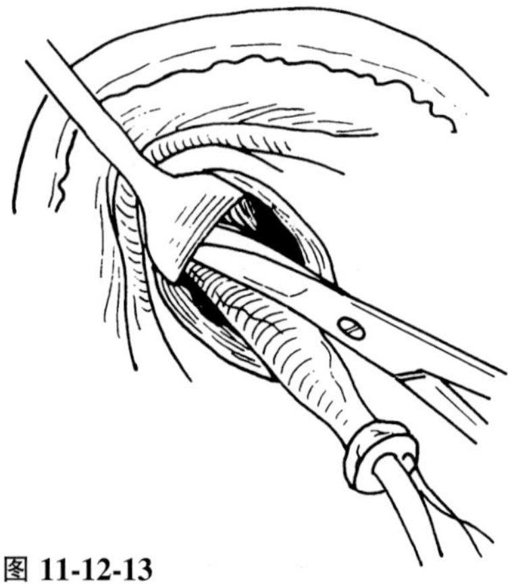
图 11-12-13

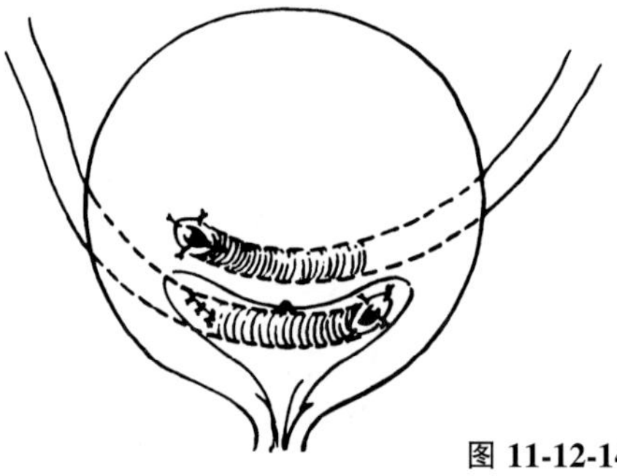
图 11-12-14

吻合的方法与 Leadbetter 法相同(图 11-12-14)。

4. 输尿管内置入 5F 小儿胃管作支架引流。缝合膀胱及切口各层。留置导尿管引流尿液。

(刘唐彬　陈　炜)

【主编点评】

原发性膀胱输尿管返流手术主要是设法延长膀胱黏膜下隧道。以上几种术式都是试图延长黏膜下输尿管的长度,保留原逼尿肌裂孔的手术,比较符合正常解剖,术后发生梗阻的机会减少了。但是,三角区处的黏膜与黏膜下的组织连接紧密,较难进行黏膜下剥离,即使勉强分离,也常常造成黏膜下隧道多处破损,影响手术效果。因此,如果先作逼尿肌裂孔移位,再行横跨式黏膜下隧道输尿管膀胱吻合,手术操作则要简单一些,可能更易成功。或者先切开膀胱黏膜,再作黏膜下钝锐性分离形成足够宽的黏膜沟,将输尿管置于黏膜沟内,然后缝合黏膜重组成黏膜下隧道,也不失为有益的尝试。

孙颖浩等 2003 年报告了用膀胱黏膜肌瓣延长输尿管膀胱壁内段,以输尿管口为中心,于膀胱三角区、底、侧壁做一倒 U 形切口,长 3~4cm、宽 1cm,切开黏膜及部分肌层,将输尿管上外侧的黏膜肌瓣游离并倒转,于下内方的三角区黏膜切口内侧创缘缝合,做外侧创缘的黏膜下游离并向中线靠拢缝合,使黏膜下输尿管向下内方延长 1.5~2cm,增强了抗返流机制。

笔者曾使用埋藏原位黏膜瓣方法也可治愈膀胱输尿管返流。由于应用这些方法的例数较少,其确切疗效有待进一步研究。

（梅　骅）

参考文献

孙颖浩，许传亮，高旭等．膀胱黏膜肌瓣翻转术在膀胱输尿管返流术中的应用．中华泌尿外科杂志，2003，24：263-264

四、保留神经的膀胱输尿管抗返流吻合术

(nerve-sparing ureterovesical antireflux anastomosis)

双侧膀胱输尿管返流施行抗返流手术，尤其作膀胱外切开逼尿肌重建黏膜下隧道的方法，术后有可能发生尿潴留或神经性膀胱。膀胱是由盆丛神经支配，盆丛分出神经纤维组成膀胱丛，并分出纤维随输尿管鞘进入膀胱。膀胱丛位于输尿管膀胱连接处后内侧约1.5cm处，当神经纤维从膀胱丛到达输尿管膀胱连接部，呈网状围绕输尿管远段。当从裂孔向三角区下分离时，神经纤维以及女性阴道旁静脉丛包埋在阴道旁结缔组织内，不能分离。支配膀胱的重要神经丛位于膀胱三角区上后方1.5~2cm，以及输尿管后内侧处，沿着纤维鞘靠近外膜游离输尿管远段，不会损伤盆丛神经(图11-12-15)。于输尿管后方和三角区方向分离，可能损伤盆丛终末分支和盆丛。行膀胱外手术时，靠近输尿管外膜游离，并不影响输尿管血供和盆丛纤维。Lich-Gregoir手术于裂孔后上方切开膀胱逼尿肌，分离输尿管及膀胱黏膜下隧道，止于裂孔顶部，不会损伤膀胱的神经。分离过程中子宫动脉、膀胱或阴道旁静脉丛出血，因不能分清神经丛，钳夹或深缝合会伤损盆丛分支。在膀胱入口上方1~1.5cm切断输尿管，作腰肌悬挂抗返流吻合，即使双侧同时施行，亦不会损伤盆丛。于输尿管末段及三角区背侧广泛分离会损伤此神经丛。切断神经丛及神经元后，周围神经有再生能力，一般不会使膀胱丧失功能，切断一侧的神经纤维不会发生神经性膀胱，若两侧均受损伤，则可能致长期尿潴留和膀胱功能障碍。使用电灼分离时，因热传导可损伤盆丛神经，导致神经性膀胱功能障碍。小儿双侧膀胱输尿管返流使用膀胱外双侧输尿管膀胱再植的Lich-Gregoir术式宜予以改良，防止发生上述损伤。

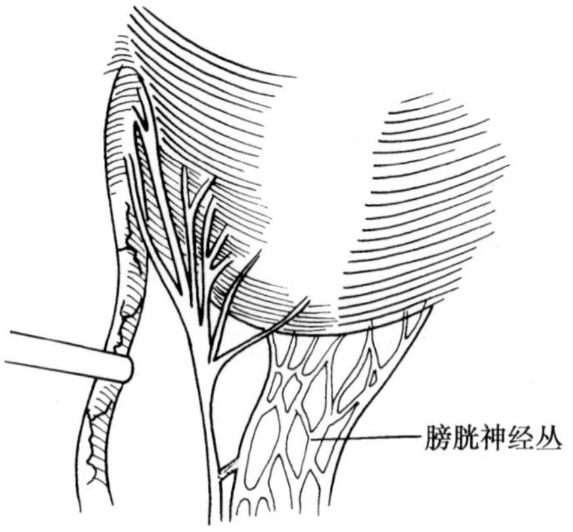

图 11-12-15

【手术步骤】

1. 患者取平卧位，插入导尿管。作下腹部弧形切口。腹膜外钝性分离膀胱，显露需修复侧的闭锁的脐动脉。用适形拉钩将膀胱向外上方牵开，显露其后外侧壁。此时可见到闭锁的脐动脉和髂外静脉呈V形排列，尖端指向输尿管部位。用直角钳将输尿管从周围组织分离，用细带子将其牵开(图11-12-17)。注意勿钳夹或电灼管壁。向远侧分离输尿管达到逼尿肌的部位，注意勿损伤其外鞘。

2. 用温生理盐水从导尿管注入膀胱，至触摸时稍感硬实为止，过度膨胀会使形成的黏膜隧道过短，充盈不足会使隧道长度难以测量。用标志线标示需做的隧道部位与长度。膀胱壁黏膜下隧道于膀胱复位时应由输尿管口走向上外侧，而牵开膀胱时则走向上内侧，角度是从输尿管口指向脐部(图11-12-18)。隧道长度应为输尿管直径6~7倍，通常在小儿为3~5cm，需其6~7倍才能形成5：1的比例。小心切开逼尿肌，用小蚊式钳与黏膜从逼尿肌作钝性及锐性分离，并钝性分离覆盖输尿管末端的逼尿肌，使输尿管膀胱连接部完全游离(图11-12-19)。

3. 将输尿管置已游离的黏膜床内，排出膀胱内液体，使已剥离的逼尿肌能将输尿管覆盖，用3~4-0可吸收线将逼尿肌创缘并拢后间断缝合。自末端开始，第2针缝线穿过输尿管鞘及肌层，以防输尿管向膀胱内脱垂致长度缩短。最后1针缝线也穿过输尿管鞘及肌层，以防形成输尿管旁膀胱憩室(图11-12-20)。

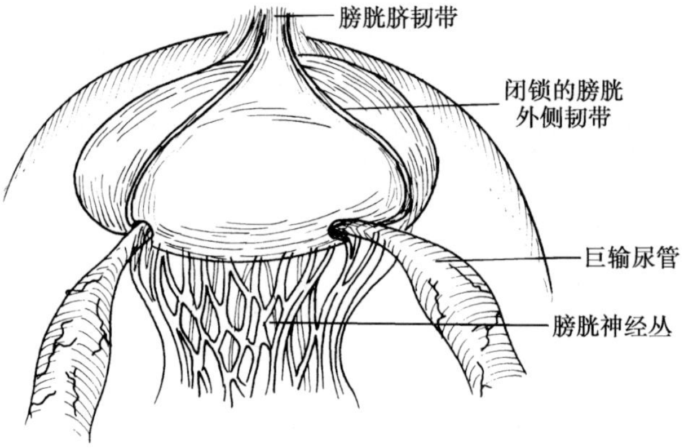

图 11-12-16

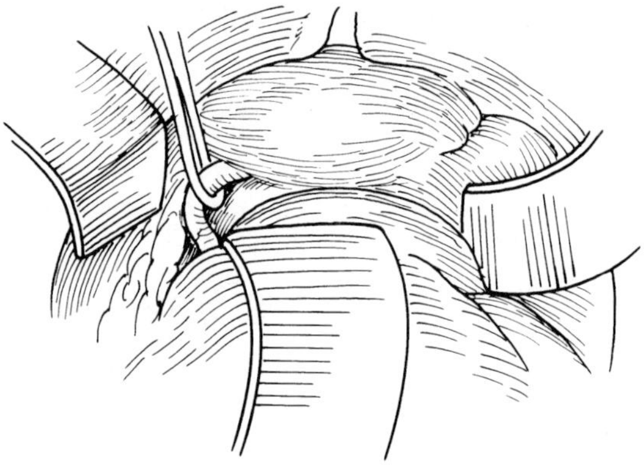

图 11-12-17

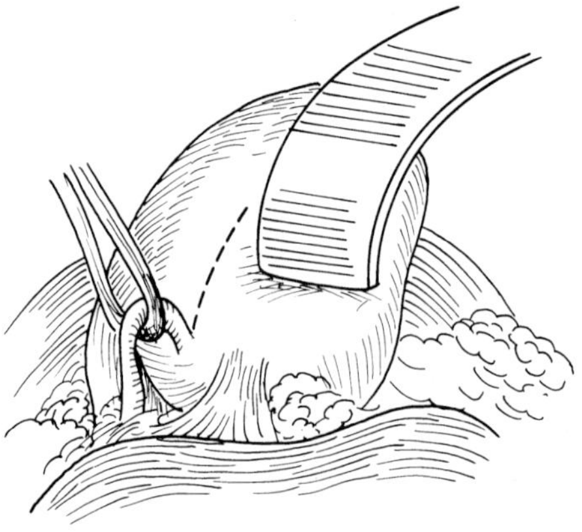

图 11-12-18

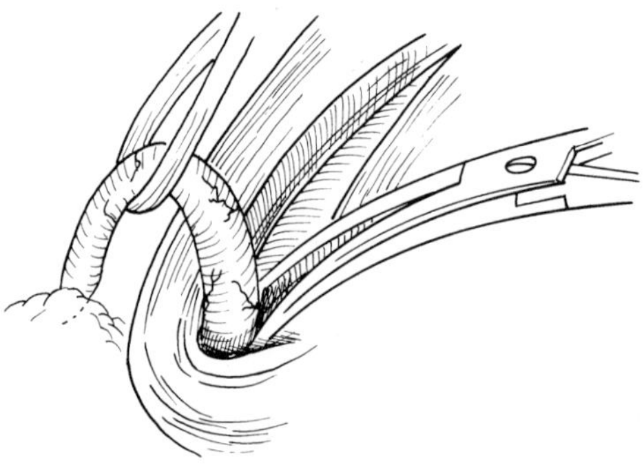

图 11-12-19

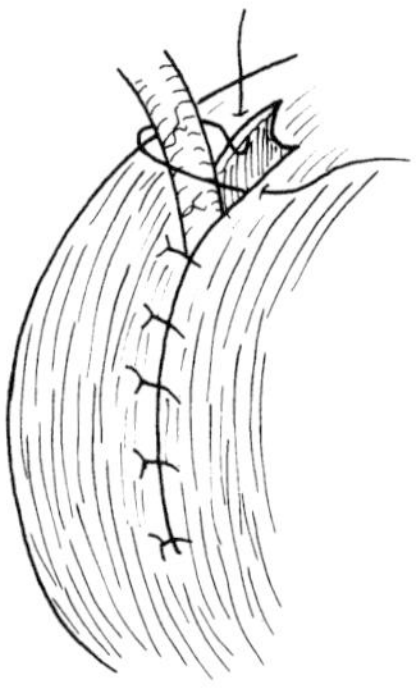

图 11-12-20

4. 将膀胱复位，隧道位于其后方，从下内侧走向上外侧，无需留置输尿管支架。缝合腹部切口。

【术后处理】

留置导尿管 1~3 天。2~3 个月后作影像学检查以追踪疗效。

（梅　骅）

参 考 文 献

1. Leissner J, Allhoff EP, Wolff W et al. The pelvic plexus and antireflux surgery: topographical findings and clinical consequences. J Urol, 2001, 165：1652-1655
2. Barrieras D, Lapointe S, Reddy PP, et al. Urinary retention after bilateral extravesical ureteral reimplantation: does dissection distal to the ureteral orifice have a role? J Urol, 1999, 162：1197-1200
3. David S, Kelly C, Poppas DP. Nerve sparing extravesical repair of bilateral vesicoureteral reflux: description of technique and evaluation of urinary retention. J Urol, 2004, 172：1617-1620
4. Riedmiller H, Becht E, Hertle L, et al. Psoas-hitch uretero-neocystostomy: experience with 181 cases. Euro Urol, 1984, 10：145
5. Fish M, Beetz R, Hohenfellner R, et al. Long-term results after antireflux surgery (lich Gregoir and psoas-hitch techniques). J Urol, 1981, Suppl, 7：263

第十三节　大网膜在泌尿生殖道手术中的应用

omentum grafts in urological surgery

【梅　骅　王晓波】

大网膜是填补大块组织缺损的富含血管的理想移植物，在泌尿生殖道手术如肾盂输尿管成形、膀胱肠瘘、尿道阴道瘘、尿道直肠瘘等手术中可作为良好的"屏障",越来越得到广泛应用。膀胱肠瘘或尿道直肠瘘只针对病因治疗极难治愈,一些因损伤、放射治疗产生的复杂瘘管不能用清创及多层缝合关闭瘘口来处理,而带蒂组织的移植则通常能够成功。

骨盆骨折后发生的尿失禁是由于膀胱颈周围瘢痕粘连所致,松解被粘连在耻骨后的膀胱颈,用网膜片将其包绕,有可能治愈尿失禁。

盆腔脏器切除术后常规用大网膜覆盖裸露的后腹壁盆底,可明显减少术后由于继发盆腔粘连所致肠梗阻的发生,在大多数情况下,网膜很易拉至盆腔,也可作为游离移植片置于组织缺损处,网膜瓣也用于泌尿生殖道的重建。

(一) 网膜游离的解剖学基础

网膜的血液供应起源于胃网膜右血管及胃网膜左血管的分支(图 11-13-1)。胃网膜右动脉较胃网膜左动脉略粗,解剖学统计发现胃大弯侧左、右胃网膜血管无相通者约占 10%,胃网膜右血管供应网膜的大部分,胃网膜血管网的垂直分支之间仅有细小的吻合支。

大约 30%的患者不需作血管束的分离即可将网膜拉至盆底(图 11-13-2),但当利用大网膜进行重建盆腔器官手术时,一般应切断网膜与横结肠及结肠系膜之间的自然粘连以避免术后肠胀气致网膜退缩、移位(图 11-13-3)。

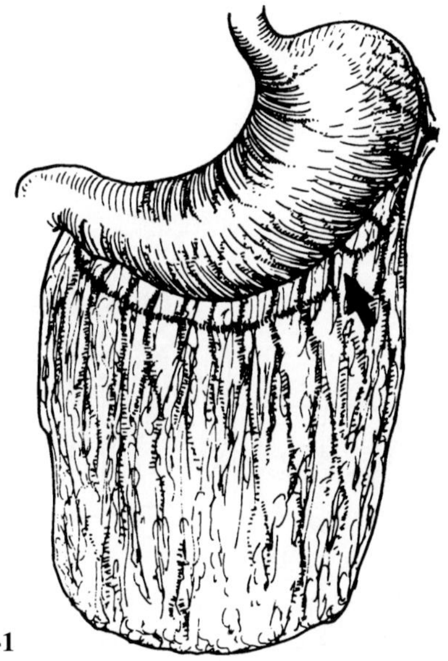

图 11-13-1

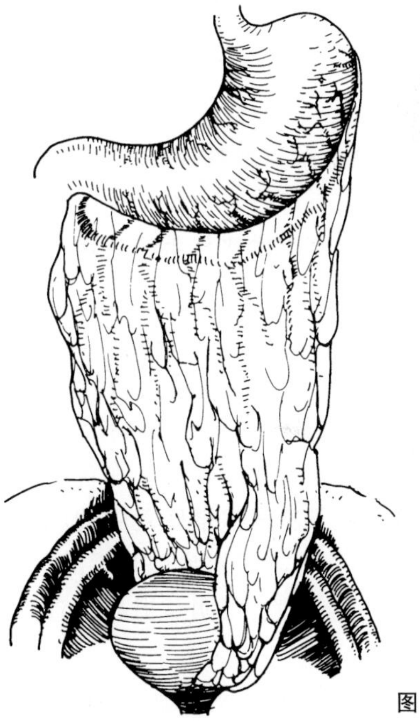

图 11-13-2

将胃网膜左血管束作简单的离断可使 30%以上的网膜组织拉至会阴而不影响其血供(图 11-13-4)。

在 40%的患者中(儿童患者中更多),需要将胃网膜血管束从胃大弯仔细全长游离,才能将网膜移入盆腔而被有效利用,经游离的网膜仅靠一小束血管蒂供应,因此必须保护好这些供应血管,可将右半结肠游离,将网膜在结肠后方置于腹膜后(图 11-13-5)。

(二) 网膜血供的保护

网膜的血供依靠胃网膜血管的垂直走行的分支,这些血管间的交通支很少,应在上尿路的重建手术时,将网膜在中线分成两半用以包裹输尿管,然后在胃网膜血管弓下方水平切开网膜将其延长。用这种方法游离会切断许多垂直血管,在某种程度上损害移植物的血液供应。

胃网膜血管弓的主要束支总是在右侧,构成血管弓的胃网膜右血管及左血管之间在 10%患者中缺乏交通支,网膜较短时应选择胃网膜右侧而不是左侧的血管提供血供。来自胃十二指肠血管的胃网膜右血管束在腹腔中的位置比来自脾血管的胃网膜左血管低,手术时可充分利用这一解剖特点,在离断胃网膜左血管及从胃大弯全长游离胃网膜右血管弓之后,血管蒂本身的末端足以拉至盆底,而不必考虑网膜的

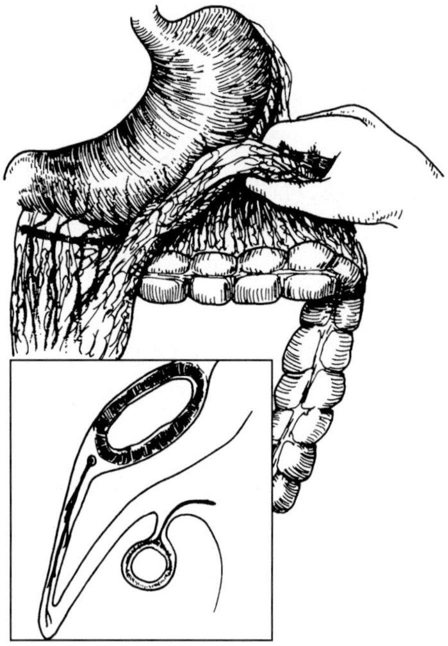

图 11-13-3

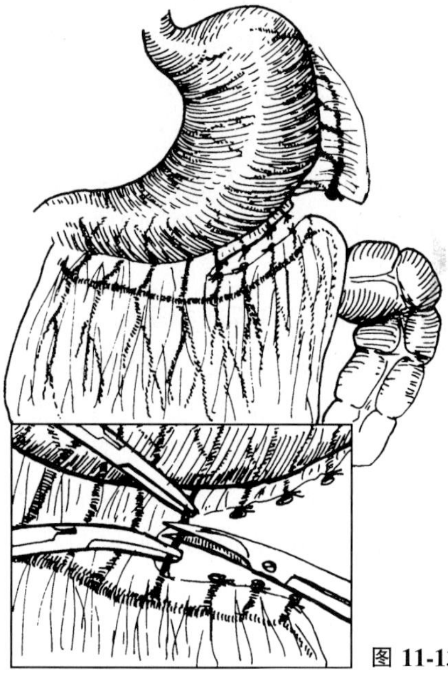

图 11-13-4

垂直度，因此，用该法游离网膜，即使在网膜发育不全时（通常见于儿童），也可以在盆腔手术中得到利用。

（三）大网膜在肾损伤修复中的应用

肾穿透伤，尤其是肾门的枪击伤，当血管出血不能控制时常导致肾切除，为了保存肾脏，可于局部低温下进行肾实质清创，可帮助辨认出肾段血管，通常这些血管太小而不能修补，须将其结扎，将撕裂的肾盂肾盏缝合后，用带蒂大网膜片缝合在肾脏创面上。

（四）大网膜在下泌尿道瘘修复中的应用

用带蒂大网膜作为泌尿道瘘修补后的屏障，可提供良好的血供及闭合死腔，可明显提高瘘管修补的成功率。

Walters（1935）首次报告用大网膜作为移植填补物，近 30 年沿用者甚多，大网膜易于取材及游离，在大多数患者中可拉至盆底，血液及淋巴供应充足，具有足够大的体积来填塞死腔，不会发生明显的纤维化，不会因纤维化而影响下尿路功能及增加再次手术的难度。

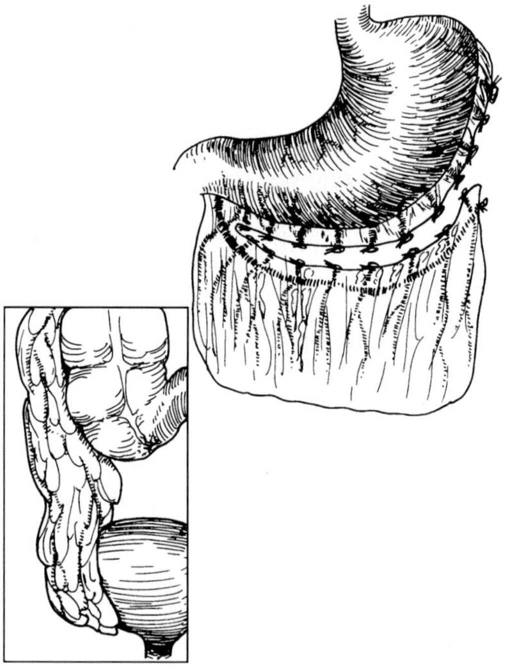

图 11-13-5

大网膜的取材通常应从它与横结肠及结肠系膜附着处分开（图 11-13-3），在 30%的患者中，大网膜下缘可抵达盆腔而不需任何游离，长度不足时则需进行游离，一般主张在胃网膜左血管侧游离，Turner-Warwick 认为胃网膜左动脉弓向左侧末端变得越来越细，网膜瓣的血管蒂应源于胃网膜右动脉，以保证更可靠的血供，大约 30%的患者中，经切断胃网膜左血管及分布至网膜的左侧垂直血管后，可延伸到足够的长度（图 11-13-6）。必要时需在胃十二指肠右侧处理胃网膜右动脉血管，将网膜完全游离（图 11-13-7）。避免过度牵拉胃短血管所致的血管破裂及术后出血，应用可吸收缝线小心结扎胃短血管，大网膜经游离后应将纤细的血管蒂放置在游离的结肠肝曲后方妥为保护，网膜自腹膜后拉近手术区，用缝线固定（图 11-13-7）。网膜自胃游离会产生术后轻度肠梗阻，应行胃内减压数天。

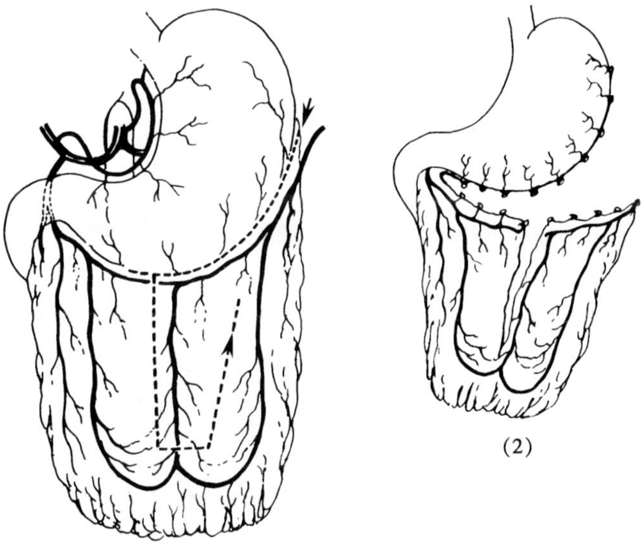

(1)　(2)

图 11-13-6

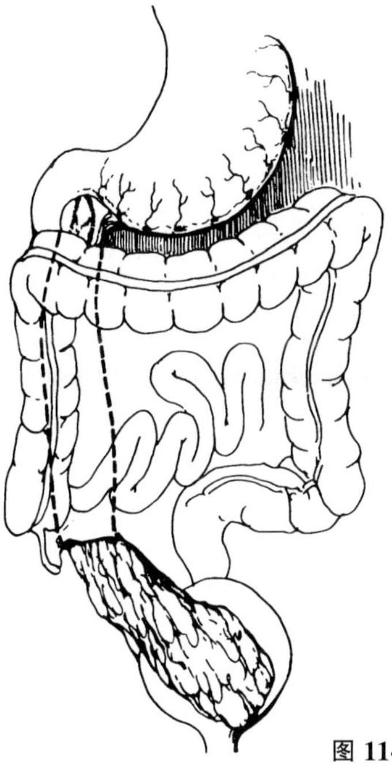

图 11-13-7

(五) 大网膜在腹膜后纤维增殖症修复中的应用

Albarran(1905)首次报告用输尿管成形治疗腹膜后纤维增殖症(RIPF),他将RIPF描述为致密的、炎性肿块,可阻塞输尿管及引起肾积水。40年后由Ormond对本病作了详细描述,文献有时将本病称为Ormond病。目前认为本病是属胶原纤维疾患,本病的治疗是将输尿管从增殖的纤维板块中游离出来并置入腹腔内用网膜将其包绕。

大网膜应从横结肠附着处游离,在大多数患者可将其垂直劈开成两片而拉至盆腔,如果网膜较短或缺乏,不能自横结肠分离后拉至盆腔,则应将网膜自胃大弯分离,保留胃网膜动脉的网膜分支。经上述处理后若仍不能抵达骨盆,则须切断一支胃网膜动脉,使网膜完全游离,然后依中线劈开网膜,分别沿两结肠旁沟拉下,自肾盂至膀胱壁全程包绕输尿管(图11-13-8,9)。

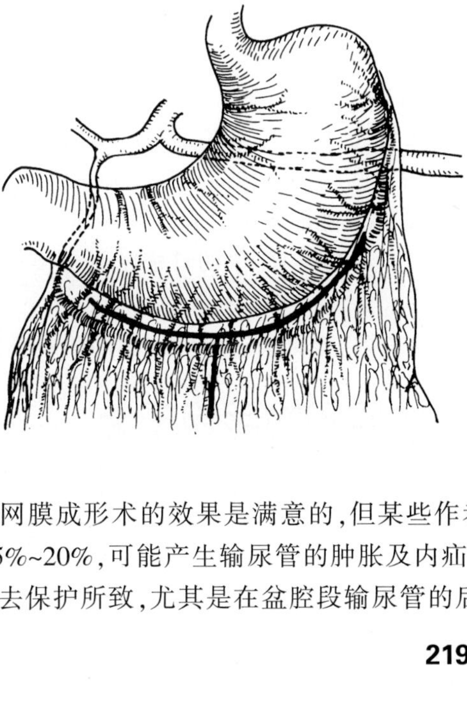

图 11-13-8

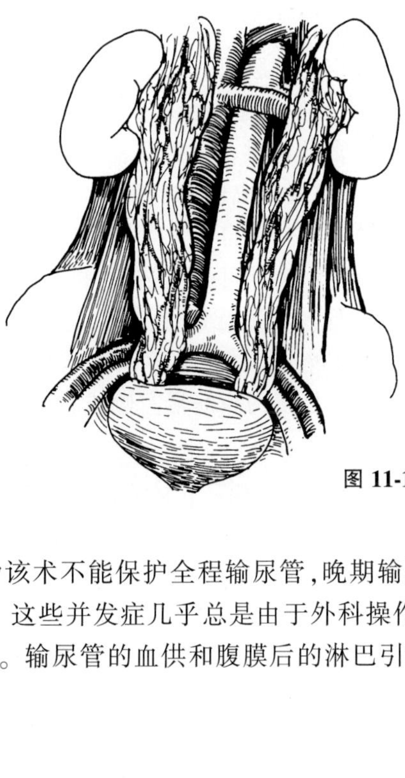

图 11-13-9

多数报道网膜成形术的效果是满意的,但某些作者认为该术不能保护全程输尿管,晚期输尿管梗阻的复发率达15%~20%,可能产生输尿管的肿胀及内疝形成。这些并发症几乎总是由于外科操作不当,使一段输尿管失去保护所致,尤其是在盆腔段输尿管的后侧面。输尿管的血供和腹膜后的淋巴引流通常应在网膜成形术后得到改善。

在发生并发症的患者，尤其是在以前有腹部手术史者，可能不适合行输尿管网膜成形术，因此需借助稳妥的方法游离输尿管，可能要涉及到肾的自体移植、输尿管切除、永久性输尿管造瘘、肾盂造瘘、肾造瘘等。

（六）大网膜在膀胱括约肌成形术中的应用

在括约肌成形术中借助大网膜，需将胃网膜右血管全长游离，其操作步骤如下：

1. 作腹正中切口，向上延长，显露胃以便能充分游离胃网膜血管。
2. 分别结扎 20~40 支胃短血管分支，要避免损伤胃网膜主要血管(图 11-13-10)。
3. 将完全游离的右侧网膜血管的血管蒂放置于游离的升结肠后方予以保护。
4. 行预防性阑尾切除，以免在以后的急诊阑尾切除中损伤网膜血管蒂(图 11-13-11)。

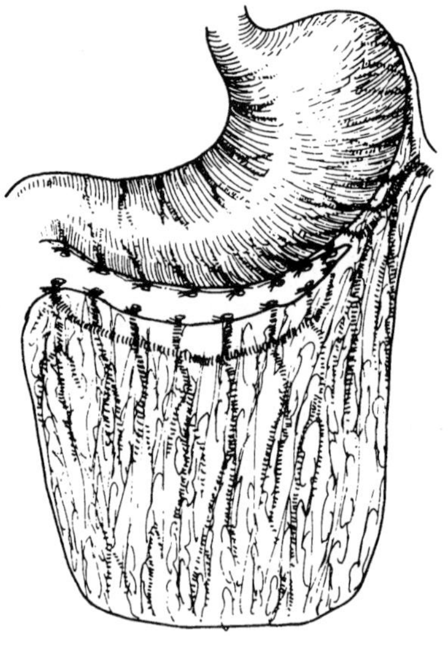

图 11-13-10

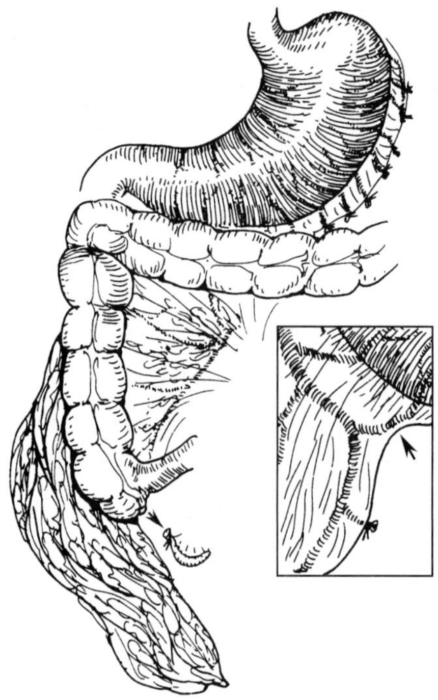

图 11-13-11

5. 一定要牢记网膜只有一个，如果不恰当的游离血管而损坏了网膜的血供，那将是很大的不幸。

（七）大网膜在尿道吻合术中的应用

网膜有丰富的血供及淋巴引流，面积大，吸收功能好，容易游离至足够长度，使其在尿道重建手术中具有重要价值，在尿道成形的后侧面，可用网膜来填塞死腔，能促进愈合并有助于以后的再次手术探查。

由于网膜血供是来自胃大弯的胃网膜血管弓，可藉胃网膜右动脉为主要供血血管充分游离网膜，胃网膜左血管及胃短动脉可分离结扎，将网膜与胃分开，要警惕血管退缩引起持续出血及血肿，在横结肠前面的网膜无血管区可进行锐性分离，有时甚至不需要作广泛游离，简单的自横结肠分离就能将网膜拉至盆底。

理想的方法是将网膜瓣沿左侧或右侧结肠旁沟拉至骨盆，也可通过膀胱周围的侧腹膜降至骨盆。

第十四节　妊娠病人的肾和输尿管手术

surgery of the kidney and ureter in pregnancy

【曲孟泰　梅　骅】

妊娠期最常遇到的泌尿外科问题是结石和肾积水；其他情况包括良性和恶性肿瘤、外伤等，但不常见。这些问题的诊断与治疗可能与平常人群不同，需要特别注意。

（一）妊娠病人的 X 线检查

妊娠病人作 X 线检查要考虑到对母亲和胎儿的影响，每次检查应记录胎儿接受的放射量（表 11-1）。

表 11-1　妊娠时放射检查胎儿所接受的放射量

检查方法	胎儿接受剂量(cGy)	检查方法	胎儿接受剂量(cGy)
KUB	0.05	CT(盆腔)	2.2
IVP	0.2～0.3	动脉造影	0.14
钡灌肠(透视+10张照片)	0.92	肾扫描	0.2
CT(肾脏)	0.025	MRI	0

胎儿畸形发生率与所接受的放射量成比例，大约是 0~1 例/1 000 名新生儿/cGy(rad)。接受放射线时胎儿的年龄也很重要，受精之后最初 2 周和器官发生之前很可能引起流产而不是引起畸形。妊娠 4~10 周吸收很少量的放射线即可产生畸形。中枢神经系统发生畸形的敏感时间是妊娠的 4~17 周。如果妊娠期接受 X 线量超过 5cGy，应考虑人工流产。如胎儿接受 10cGy，更应该终止妊娠，尽管发生畸形的危险只增加 5%。

采用低电压(60~70kV)、短曝光时间、尽量减少照片次数、高速扫描、俯卧位检查，可以减少胎儿的放射量。

平片和排泄性尿路造影是诊断尿路结石的金标准，但胎儿的骨骼可能与结石重叠而影响诊断。对透光结石或 X 线片上不清楚的结石，CT 是最敏感的方法。CT 检查肾脏包块、肾功能不良、肾脏破坏性改变、肾出血、感染、脓肿和残余结石也是良好的方法。但盆腔 CT 时胎儿接受的放射量太大。B 超和 MRI 可安全的用于妊娠期，没有放射性。尤其是 B 超，便宜、方便，应首选。^{131}I-马尿酸肾扫描所产生的放射性大约是排泄性尿路造影的 10%。妊娠期最好不作核素扫描。有 10%~20%生理性肾积水可能被误诊为病理性肾积水，特别是妊娠的最后 3 个月。

（二）抗生素

在应用抗生素时应特别注意对母亲和胎儿的毒性。妊娠妇女的生理改变可能降低药物在组织和血清中的浓度。

（1）禁用药物：四环素可与正磷酸钙螯合并引起胎儿骨和乳齿染色，可引起母亲急性肝脏代偿失调和胎儿畸形。氯霉素可引起灰婴综合征，增加新生儿死亡率，可引起母亲骨髓中毒。TMP 是叶酸的拮抗剂，可引起先天性畸形，在妊娠最初 3 个月应避免使用。依托红霉素可引起母亲胆汁淤积性黄疸，应避免使用。

（2）相对禁忌药物：磺胺类可引起新生儿溶血性贫血、胎儿胆红素脑病，对于葡萄糖-6-磷酸脱氢酶缺乏者可发生胎儿溶血，妊娠最后 3 个月避免使用。呋喃啶可使葡萄糖-6-磷酸脱氢酶缺乏者发生特异反应性肺病，在妊娠最后 3 个月应避免使用。链霉素类可引起母亲和胎儿听力损害，应用时需监测血清中浓度。

（3）可用抗菌药物：如果没有过敏反应，青霉素和先锋霉素是安全的，可用于妊娠的任何时期。红霉素主剂和乌洛托品也可应用。吗啡和哌替啶短期应用也是安全的。

（4）抗结核药物：利福平在妊娠头 3 个月时可以每周给予 3 次，不是每天 1 次。异烟肼可用，但应同时加用维生素 B_6，每天 20mg。链霉素禁用。

（三）妊娠合并泌尿系结石

妊娠合并泌尿系结石是一个麻烦问题。妊娠妇女结石的发生率与非妊娠者相似，经产妇更常见，大部分病人发生在妊娠的中、后 3 个月。妊娠时腹内脏器解剖位置的改变和妊娠时生理性肾积水使结石的诊断和治疗更困难。

1. 非手术治疗　50%~80%的结石会自行排出。非手术治疗应首选，包括卧床休息，摄取足够的液体，每天尿量应维持在 2 000ml 以上，应用止痛剂（哌替啶或口服氧可酮或对乙酰氨基酚）和抗生素。大部分防止结石形成的药物在妊娠期应避免使用。

（1）钙结石：含钙结石患者不应限制正常饮食中钙的摄取，低钙可增加尿中草酸盐的排泄。但应遵守低钠饮食（每天不超过 2g），因为肾脏过多的排钠可增加钙的排泄。噻嗪类利尿剂（如双氢克尿噻）可防止钙结石的形成，但可引起胎儿血小板减少和低血糖。

（2）草酸钙结石病人应限制摄取高草酸盐食物。

（3）尿酸结石：用碳酸氢钠或枸橼酸钾碱化尿液，使尿 pH 增加至 6.5，将增加尿酸的溶解能力 10 倍。尿 pH 增至 6.5 以上并无好处。尽量避免使用别嘌醇预防尿酸结石。

（4）胱氨酸结石：碱化尿液，使 pH 超过 7.0 是主要的治疗。右旋青霉胺可引起胎儿畸形，应避免使用。

2. 手术治疗

（1）手术指征：尿路有梗阻并有发热、孤立肾无尿、症状严重、疼痛剧烈、败血症、非手术治疗无效者。对大结石和磷酸胺镁结石也倾向积极治疗。

（2）手术时间的选择：如果有手术指征，在妊娠头 3 个月应积极手术。如果症状严重或有梗阻，在妊娠中间 3 个月也可去除结石。妊娠最后 3 个月手术易引起早产，应尽量拖延手术时间。

（3）手术方式的选择：

1）输尿管架管：可有效的解除症状。妊娠的开始和中间 3 个月容易放置支架管。妊娠最后 3 个月插管可能困难。采用患侧向上的侧卧位插管可能较容易。支架的最大问题是尿盐沉积、支架管移位和膀胱输尿管返流。病人应多饮水，相对低钙饮食，用抗菌制剂预防感染。每 6~8 周用 B 超复查 1 次，如未发现钙盐沉积，可延迟更换支架管。

2）输尿管镜：最适合于髂血管以下小于 0.5cm 的输尿管结石。妊娠病人，结石大于 1cm 或在髂血管以上用输尿管镜较难处理。碎石方法有超声、液电、气压和激光，其中气压弹道碎石迅速而安全，激光热损伤的机会较小，避免使用超声碎石和液电碎石。

3）经皮肾造瘘：如果输尿管支架管失败，症状不能解除，应考虑局麻下用 B 超引导的经皮肾造瘘。对急性病人或有感染的病人，经皮肾造瘘较好，可立即引流尿液作尿培养，以便选择有效的抗生素。可缓解疼痛、恢复肾功能并为将来的经皮手术提供进路。

4）经皮取石术：适合于肾和上段输尿管结石。对妊娠病人最好在分娩以后再作经皮取石术，因为取石时需要麻醉、放射线和俯卧位。

5）ESWL：妊娠病人禁做 ESWL，因为冲击波能量对胎儿有破坏作用。

6）开放手术：在妊娠病人中已成功的作过输尿管切开取石术、肾盂切开取石术和肾切除术。术中静脉充血、血管扩张、妊娠时解剖位置变异等可能使开放手术有点困难。短时间的开放手术是安全的，但应尽可能延迟到分娩以后进行。

（四）肾和膀胱肿瘤

妊娠病人中恶性肿瘤的发生率大约是 1/1 000，乳腺和生殖系肿瘤是最常见的肿瘤，泌尿系肿瘤极少见。对恶性肿瘤的治疗，手术的危险比放疗或化疗的危险可能较小。诊断为恶性肿瘤应立即手术，对妊娠已达最后 3 个月者，如果胎儿足以成活，建议手术中同时行剖腹产。妊娠早期发现嗜铬细胞瘤，可以成功地切除。在妊娠的最后 3 个月，手术时早产的危险增加，建议用药物治疗，延期手术。

（五）异位肾和以前泌尿系作过手术

肾脏畸形一般不妨碍正常分娩。盆腔异位肾一般停留在真骨盆的外面，不需要剖宫产。以前作过尿流改道手术或腹腔内尿路重建手术者，最好采用经阴道分娩，因为这些病人的剖宫产是复杂的。

（六）肾移植术后妊娠

在髂窝内的移植肾并不妨碍经阴道分娩，剖宫产是不必要的。

（七）卵巢静脉综合征

卵巢静脉综合征是迷走的卵巢静脉引起右侧输尿管中段或近段梗阻。妊娠期可用输尿管支架管引流。产后发生急性右腰痛或肾盂肾炎是更常见的表现。这种梗阻通常需手术矫正。输尿管和静脉常走行在一个共同的鞘内，静脉常有炎症及纤维化，术中应松解输尿管并切除这一静脉。

（八）妊娠期急腹症

妊娠期有腹痛、恶心、呕吐、发热者应考虑有泌尿系疾病的可能。妊娠第2、3个月生理性恶心、呕吐常常在早晨。急性阑尾炎之疼痛可以酷似右侧急性肾盂肾炎，但肾盂肾炎一般是急性发作、有高热和寒战；阑尾炎发病较缓慢，发热是晚期表现。妊娠后期，阑尾炎引起的疼痛可能定位于右上腹，易误诊为急性胆囊炎。其他急症包括异位妊娠、先兆流产、妊娠子宫后倾、子宫肌瘤变性；卵巢囊肿、有蒂子宫肌瘤或正常卵巢扭转；胃溃疡穿孔或腹膜炎等，应注意鉴别。处理这些病人常常需要泌尿外科、产科、普外、儿科、麻醉科、放射科医生合作。

（九）泌尿系创伤

在处理妊娠妇女创伤时，必须考虑母亲和胎儿的安全。在急症情况下一般优先考虑母亲的安全。妊娠期子宫常常压迫右输尿管产生肾盂输尿管积水，所以右肾更容易受伤。超声可诊断尿外渗，应首选。但在诊断肾脏损伤时其敏感性不如IVP和CT，所以应重复作B超检查并结合临床作出诊断。大部分尿外渗可经膀胱插入输尿管支架管或用经皮肾造瘘引流，必要时用开放手术。

参 考 文 献

1. Mostwin JL.Surgery of the kidney and ureter in pregnancy.in:Marshall FF (ed). Operative Urology. Ist ed. USA. W.B. Sandens' Company,1991,108-112
2. Swanson SK,Heilman RL,and Eversman WG.Urinary Tract Stones in Pregnancy,Surg Clin Nor Am,1995,75(1):123-141
3. Walsh PC,et al. Campbell's Urology,(7th edition) WB. Saunders,1998,599-600,829,2720-2721,3118

第十二章

膀胱手术

surgery of bladder

第一节 膀胱手术的基本问题

the principle of bladder surgery

一、膀胱的局部解剖及手术入路

(surgical anatomy and approaches of the bladder)

【膀胱的局部解剖】

1. 膀胱的形态 膀胱空虚时呈三棱锥体形，可分顶、底、体、颈四部分，各部间分界不明显(图 12-1-1)。膀胱顶朝向耻骨联合，借脐尿管闭合后形成的纤维索(脐中韧带)与脐相连；膀胱底朝后下，呈三角形。底的两个外角有输尿管穿入，下角接尿道。顶底之间为膀胱体。膀胱体与尿道相接处为膀胱颈，该处的管腔为尿道内口。膀胱伸缩性较大，可因性别、年龄及充盈程度不同在形状、大小、位置上发生较大的变化。成人膀胱正常容积为 350~500ml，最大容积可达 800ml。新生儿的膀胱容积约为 50ml，老年人由于膀胱逼尿肌张力减退而容积增大，女性容积较男性小。

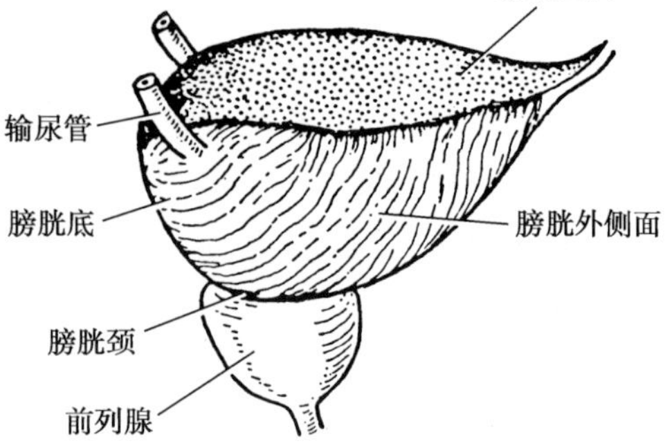

图 12-1-1

2. 膀胱的毗邻 膀胱前方与耻骨联合及闭孔内肌之间为膀胱前间隙。该间隙下界,男性为耻骨前列腺韧带;女性为耻骨膀胱韧带。内有丰富的静脉丛及蜂窝组织。膀胱的两侧与肛提肌、闭孔内肌、盆壁筋膜相邻,男性尚有输精管,女性与子宫圆韧带相邻。膀胱后下壁(底)与直肠相邻,在男性,二者之间有精囊腺、输精管、输精管壶腹和腹膜会阴筋膜。在女性膀胱后面为膀胱子宫陷窝及子宫体。其后下壁即在陷窝的下方借疏松结缔组织与阴道和子宫颈紧密结合。膀胱的上面被以腹膜,常附以小肠襻和乙状结肠,有时为横结肠、盲肠和阑尾。

3. 膀胱的韧带

(1) 耻骨前列腺韧带和耻骨膀胱韧带:在耻骨后面和盆筋膜腱弓前部与膀胱颈,或前列腺前外侧部之间,连有两条结缔组织韧带,男性的称为耻骨前列腺韧带,女性的称为耻骨膀胱韧带。它们是成对的,其间仅为一孔隙分隔,孔隙中有阴茎(蒂)背深静脉通过。该韧带对膀胱或前列腺起固定作用。

(2) 膀胱外侧韧带:在膀胱或前列腺外侧的腹膜下的结缔组织中,含有至膀胱的血管和神经,一部分输尿管和输精管,这些结缔组织、血管和神经形成膀胱的血管神经蒂,常称此为膀胱外侧韧带。该韧带起于膀胱与前列腺外侧,向外上方连至肛提肌表面的筋膜。

(3) 膀胱后韧带:位于膀胱两侧,由前向后的膀胱静脉丛及其汇成的膀胱静脉、膀胱下动脉、膀胱神经丛等被其周围的结缔组织束包裹而成,它有承托膀胱的作用。

(4) 脐正中韧带:脐正中韧带为胚胎期遗留的脐尿管索,由膀胱顶连至脐部,贴附于腹前壁下部内面正中线,被腹膜遮盖形成脐中襞。在胚胎 7 周左右,膀胱位于脐区,逐渐沿腹前壁下部内面下移,终降至盆腔,其上部逐渐缩小成一管状结构名脐尿管。生后管腔大部分闭锁从而形成一结缔组织索条。如生后管腔未全闭锁,则称开通脐尿管,这种发育异常必将导致脐部瘘口间歇流尿,临床称为脐尿管闭锁不全或先天性脐尿管瘘,后天性脐尿管瘘也是由于脐尿管在发育中存在潜在的缺陷,多因男性尿道梗阻而诱发。如生后脐尿管中段仍保留着管腔则可形成脐尿管囊肿,这种囊肿可发展至很大,并有癌变的可能。

4. 膀胱的血管

(1) 动脉:膀胱上动脉由脐动脉未闭合部分发出,供给膀胱上外侧壁。膀胱下动脉由髂内动脉发出,分布于膀胱下部和底部。直肠下动脉的膀胱支分布于膀胱后面和精囊腺的一部分。在女性,子宫动脉发出分支到膀胱底。有时尚有膀胱中动脉,由髂内动脉或膀胱上动脉发出,分布到膀胱的后面。这些动脉在膀胱周围形成一网,其分支深及膀胱黏膜。

(2) 静脉:在膀胱壁上构成静脉网,主要位于膀胱底部,汇入膀胱下静脉,入髂内静脉。在男性与前列腺和精囊腺的静脉相连,构成膀胱前列腺丛。此静脉网向后与直肠丛或子宫阴道丛吻合,并向前与膀胱前间隙内的阴部丛吻合。

5. 膀胱的淋巴 膀胱前壁的淋巴沿脐动脉到髂内淋巴结。膀胱后壁的淋巴流入髂外淋巴结,有的注入髂内淋巴结、髂总淋巴结和骶淋巴结。膀胱三角区的淋巴注入髂外淋巴结和髂内淋巴结。膀胱颈的淋巴,有些直接注入主动脉旁淋巴结(腰淋巴结)、主动脉淋巴结或主动脉后淋巴结。

6. 膀胱的神经 主要由下腹下丛的交感神经和盆神经的副交感神经形成的膀胱丛来支配。膀胱丛分两部,即位于膀胱两侧的膀胱旁丛和在膀胱壁内的固有膀胱丛。两丛均含有内脏运动(交感和副交感)和感觉两种纤维。副交感神经起自 $S_{2\text{-}4}$ 脊髓节,经盆内脏神经至膀胱,可兴奋膀胱逼尿肌,抑制膀胱括约肌,使膀胱颈松弛、膀胱排空。交感神经起自 $T_{11\sim12}$ 脊髓节段和 $L_{1\sim2}$ 脊髓节段,经上腹下丛和下腹下丛到达膀胱,抑制逼尿肌,使膀胱松弛并兴奋膀胱括约肌,使膀胱颈收缩而储尿。尿道膜部括约肌(尿道外括约肌)为骨骼肌,它由阴部神经支配,可使尿道外括约肌收缩,控制排尿或使会阴各肌收缩,辅助控制排尿。

【膀胱的手术入路】

1. 手术径路选择 一般使用经尿道路径及下腹部正中切口,体型肥胖者可采用下腹部弧形切口。偶尔为引流目的而用会阴部入路。膀胱阴道瘘手术亦可经阴道路径进行修补。经尿道手术主要用于膀胱肿瘤电切术、膀胱碎石术及前列腺电切术等。原则上应在腹膜外施行手术,如有必要进入腹腔,术毕应将腹膜切口缝合。

2. 手术区引流 膀胱切开或切除手术后,伤口必须放置引流物,一般使用胶管引流,如果估计有较多尿液或分泌物漏出,需放置双腔管作负压引流。

下腹部正中切口:

【体位】

平卧位,臀部垫枕或将头端降低(图 12-1-2)。

【手术步骤】

1. 皮肤切口由耻骨联合上缘沿下腹中线向上,达所需要的长度(图 12-1-3),切开皮肤及皮下组织。

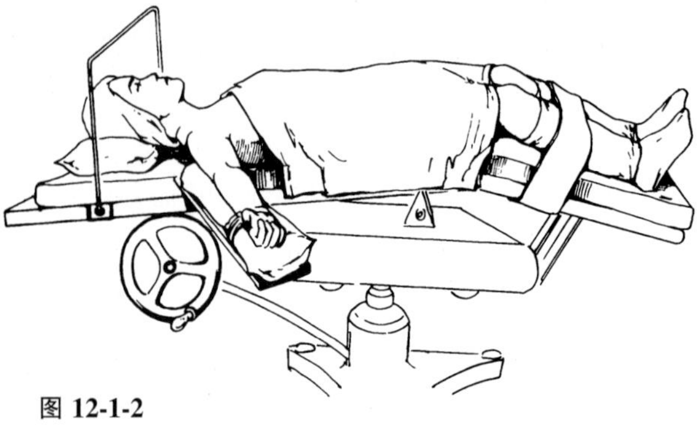

图 12-1-2

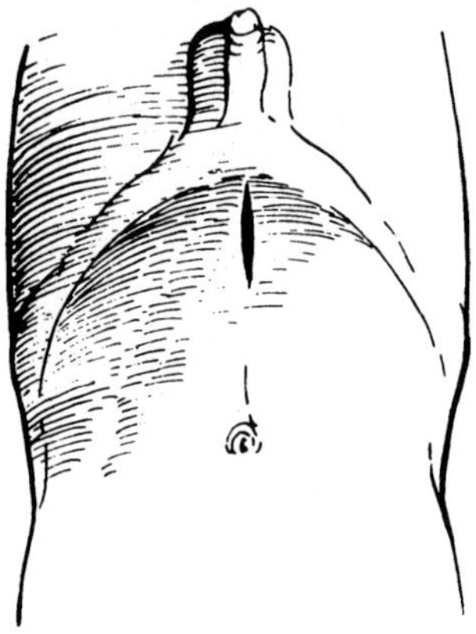

图 12-1-3

2. 切开腹白线,于中线钝性分开两侧的腹直肌及锥状肌(图 12-1-4)。用拉钩将伤口向两侧牵开,显露膀胱前脂肪组织及腹膜。

3. 以湿纱布包缠手指,轻轻将脂肪组织和膀胱顶部的腹膜返折向上推开,显露膀胱前壁(图 12-1-5)。

下腹部弧形切口:

【体位】

平卧位,臀部垫枕或将头端降低。

【手术步骤】

1. 于离耻骨联合上缘 2cm 处作下腹部弧形切口(图 12-1-6)。切口两端达腹直肌外缘,必要时可作适当延长。切开皮肤、皮下组织及腹直肌前鞘。

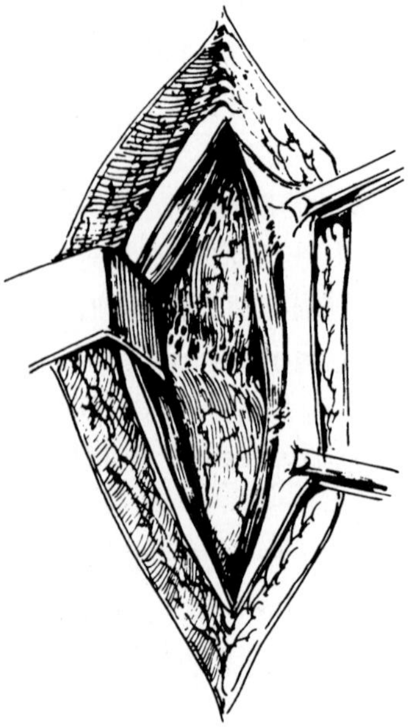

图 12-1-4

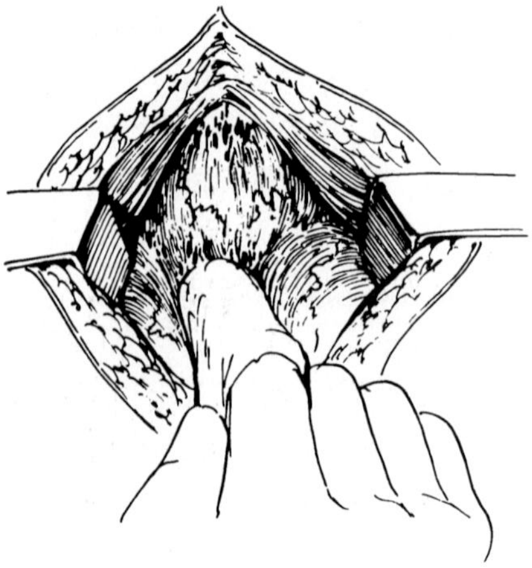

图 12-1-5

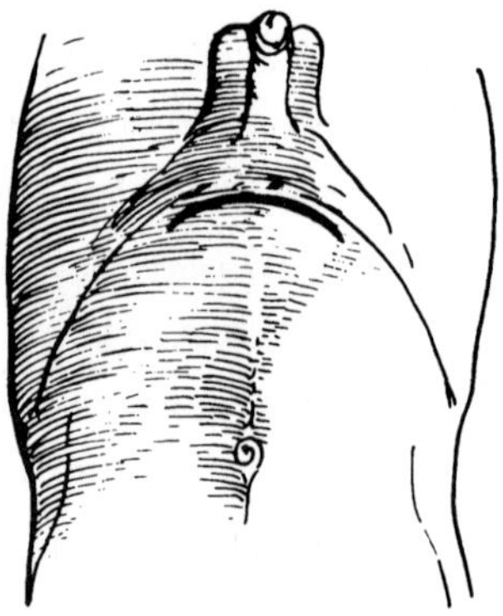

图 12-1-6

2. 将腹直肌前鞘及锥状肌从腹直肌表面向上、下方作潜行剥离，将创缘向上、下方牵开(图 12-1-7)。

3. 于中线钝性分开两侧的腹直肌，直达其附着于耻骨联合处。用拉钩牵开两侧创缘，显露膀胱前脂肪组织及腹膜。

4. 需经腹腔进行膀胱手术时，可于中线切开腹膜，进入腹腔(图 12-1-8)。

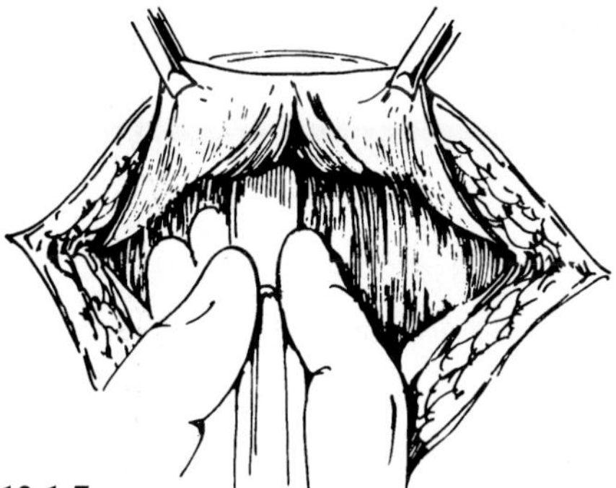

图 12-1-7

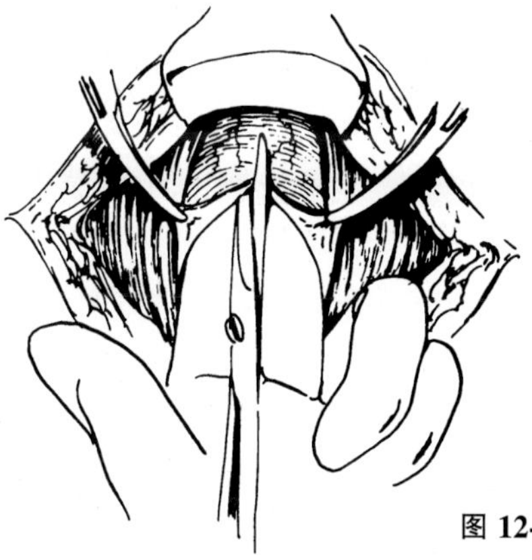

图 12-1-8

5. 切口缝合时放低臀部，用丝线将腹膜切口作褥式缝合(图 12-1-9)，腹膜外放置引流物，缝合腹直肌前鞘(图 12-1-10)、皮下及皮肤切口。

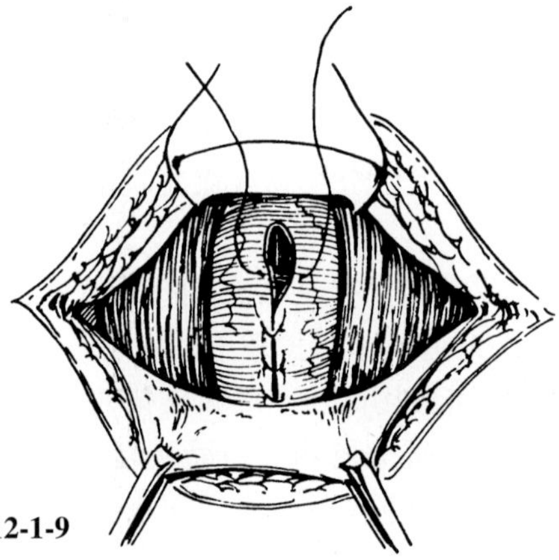

图 12-1-9

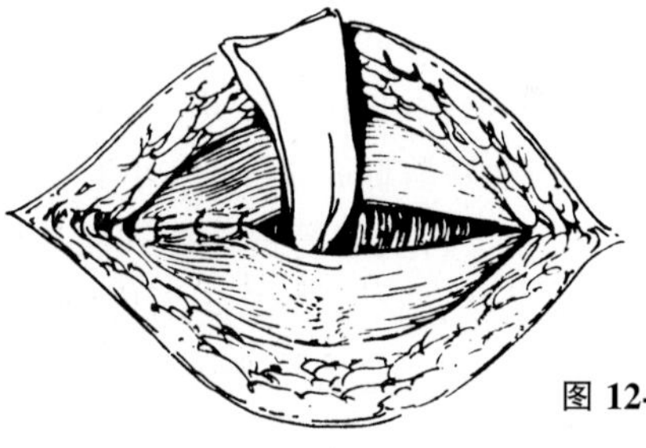

图 12-1-10

(陈凌武　张永海)

参考文献

1. 金绍岐. 实用外科解剖学. 西安：陕西科技出版社，1987
2. 曹献廷. 手术解剖学. 北京：人民卫生出版社，1994
3. 梅骅，等. 泌尿外科临床解剖学. 济南：山东科学技术出版社，2001

二、膀胱尿道引流的基本问题

膀胱引流主要指膀胱造瘘和导尿管引流，膀胱造瘘常应用气囊尿管或蘑菇头橡皮管(蕈状导尿管)引流尿液。气囊导尿管的气囊膨胀后导尿管可不致滑脱，不需用胶布固定导尿管。导尿管引流有两种类型，包括尿道引流和支架，也有的导管具有这两种功能。

(一) 膀胱尿道引流的主要类型

1. 耻骨上膀胱造瘘引流　经皮膀胱造瘘是用套管针在耻骨上穿刺膀胱，插入造瘘管，最好是双腔气囊管，提起后外固定于腹壁，手术后不容易漏尿、较少引起膀胱刺激症状。膀胱手术时作膀胱造瘘宜选用小儿的 Foley 导尿管或蕈状管(malecot catheter)，管的材料以选用橡皮管为佳，不仅价格便宜，而且容易形成瘘管，万一引流管脱落容易更换。如果使用硅胶管，由于其良好的组织相容性，难以形成瘘管，手术后短期内换管时要特别注意。

造瘘管要自膀胱顶部引出，管的尖端应贴近上方远离膀胱三角区避免刺激，并用肠线固定。关闭膀胱后宜用少量生理盐水反复冲洗造瘘管，如进出水量相等，说明置管位置好、引流通畅，可以关闭切口；如果抽出的量少于注入量，应调整管道位置，否则手术后很可能出现尿频尿急等膀胱刺激症状。

2. 尿道引流　尿道引流常用的导管种类有橡胶、乳胶和硅胶导尿管等。尽可能不用橡胶管，因为它对尿道黏膜刺激大，一般放置 1~2 天尿道就有分泌物。硅胶导管的组织相容性好、刺激小，应作为首选。

导管的类型有气囊尿管和直管。气囊尿管常用于膀胱、尿道引流，一般习惯向囊内注入生理盐水，使其膨胀后导尿管可不致滑脱，不需用胶布固定导尿管，三腔气囊导尿管将冲洗和引流集于一身，常用于膀胱或前列腺手术后。但是留置气囊后膀胱内总有 6ml 左右的残余尿，几天后就会感染，如意外牵拉尿管还可能因气囊损伤膀胱颈，有时气囊内液体或气体排空不全，引起拔管困难和气囊壁的皱褶可损伤尿道黏膜。如果仅仅短期引流，最好应用直尿管，胶布固定常常不够牢靠，我们应用丝线或胶布先固定在导尿管上，然后在阴茎缠弹性绷带，将胶布或丝线固定在绷带上。

由于导尿管堵塞了尿道分泌物的排出，容易引起感染。因此对尿道手术后常需放置较长时间的尿管的病例，应该在导尿管上剪多个侧孔，最远侧应达到尿道中部(Foley 导尿管在剪侧孔时要小心不要剪破气囊管)，术后靠尿流的虹吸作用冲洗尿道分泌物，可避免尿道分泌物积聚造成感染。

3. U 形回旋硅胶支架引流管　同时有尿道引流、支架和冲洗的作用。硅胶管从尿道进入膀胱后从腹壁引出，两端分别接引流瓶，硅胶管在尿道和膀胱处均剪几个侧孔引流尿液。这种引流既可通过低位引流尿液，又能通过尿液冲洗尿道分泌物；而且对膀胱刺激小，适用于复杂的后尿道狭窄、尿道成形手术后需要较长时间留置尿道支架的病例，手术后容易更换支架管。当尿道内分泌物或血凝块阻塞支架管时，可辅以冲洗、抽吸方法进行有效清理。

要注意的是导管的侧孔不宜太大，否则容易成角或折断；要确保有 1~2 个侧孔在膀胱内以引流膀胱内的尿液，同时要测量好剪侧孔的距离，小心侧孔露出尿道外口造成术后护理上的麻烦。

4. 尿道支架引流　将支架管尖端插入膀胱，虽然也能同时起到引流、冲洗和支架的作用，但是不少患者可能因支架管刺激三角区而在术后出现膀胱刺激症状、或尿道分泌物和血凝块堵塞导管引起引流不畅，最终导致手术的失败。笔者认为支架管最好不要进入膀胱，而是仅仅停留在尿道，可每天用少量庆大霉素液冲洗以预防感染。

（二）放置导管需要注意的问题

1. 前列腺中叶增生的患者在插入导尿管时，往往于尿道膜部受阻。弯头导尿管或用金属芯插入导尿管腔，末端弯成 90°弧度，当管尖涂抹润滑剂后，管尖到达膜部尿道时术者用左手固定金属芯，右手将导尿管向前推进即可滑入膀胱内。

2. 泌尿系留置的引流管要以密闭方式连接引流瓶或引流袋，并保持尿液引流通畅，引流瓶位置应低于引流管，以防止尿液返流。引流瓶或引流袋要保持无菌，定期更换。膀胱和前列腺于术后短期内应用生理盐水实行密闭式冲洗。

3. 放置导尿管后阴茎应固定于上翘的位置，如果阴茎下垂，在阴茎阴囊交界处的尿道壁受导尿管的压迫，可能发生黏膜缺血、坏死或形成尿瘘。导尿管必须稳妥固定，勿使滑脱。

4. 拔管时间要根据具体手术而定，一般膀胱和前列腺术后的引流管留置 5~7 天 。膀胱永久性造口，每月应更换 1 次导管。

5. 早期常有尿频、尿急和夜尿增多的表现，可给予抗痉挛药物对症处理。

6. 插导尿管时操作粗暴可造成尿道损伤，也可由于放置气囊导尿管时，气囊尚未进入膀胱腔内即开始充气或充水，以致造成尿道损伤。处理方法是留置三腔导尿管，持续冲洗直至尿液变清，待愈合后再拔除导尿管。

(魏 辉)

第二节 脐尿管手术

operations for the urachus

【陈凌武 周祥福】

脐尿管异常多见于男性,可合并下尿路梗阻,也可发生脐尿管癌。脐尿管异常可分为五种类型:①脐尿管囊肿(图 12-2-1);②脐尿管窦(图 12-2-2);③脐尿管憩室(图 12-2-3);④脐尿管未闭(图 12-2-4(1));⑤膀胱脐尿管瘘(图 12-2-4(2))。临床表现为脐部有分泌物或尿液流出,合并感染时可出现下腹疼痛、发热、下腹压痛性包块。脐尿管憩室合并感染或感染的脐尿管囊肿破溃入膀胱,则出现膀胱刺激症状。诊断可通过以下检查确立:高分辨率的 B 超、膀胱造影、窦道造影或探针检查、膀胱镜检查、CT 等。治疗为手术切除瘘管,但需注意,如有下尿路梗阻,应预先或同时解除。

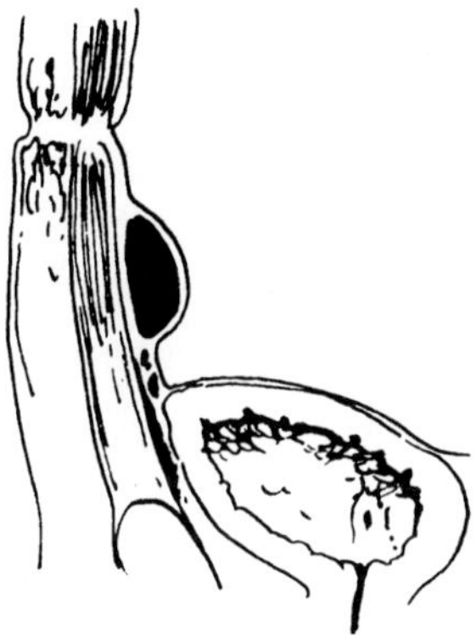

图 12-2-1

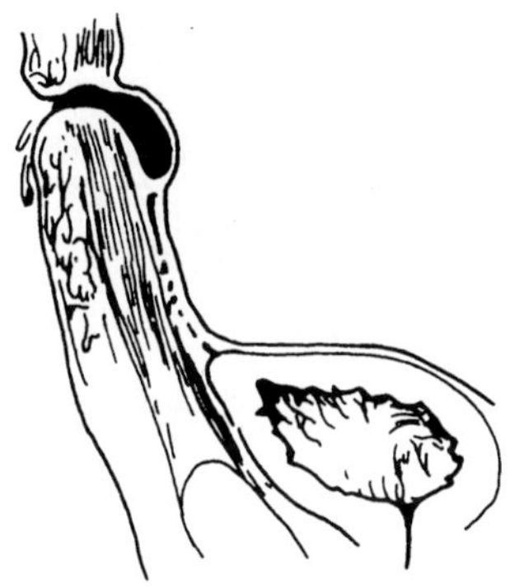

图 12-2-2

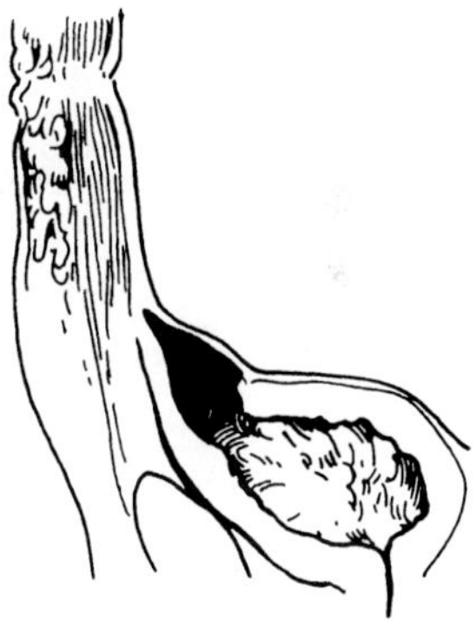

图 12-2-3

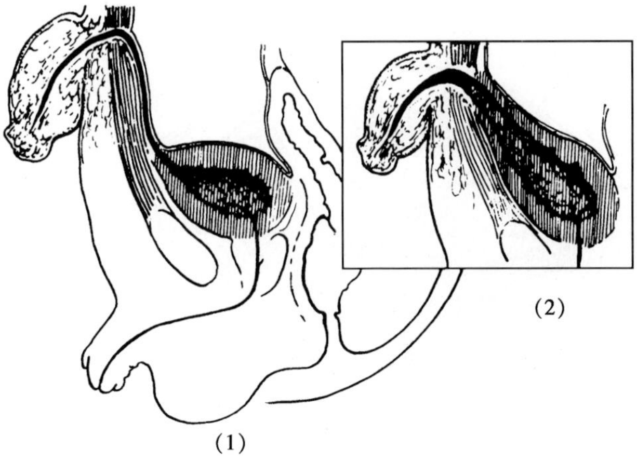

图 12-2-4

【手术要点】

1. 辨认脐尿管 如脐尿管不易辨认,可用 4~8F 塑料管插入脐尿管,如插不进,可用输尿管导管或钝针头试插;若仍不成功,则可用稀释的亚甲蓝注入脐尿管或窦道,使术中易辨认。

2. 经尿道插入一根气囊导尿管并充盈膀胱。

3. 根据不同类型的脐尿管异常选择不同的切口。一般脐尿管未闭、脐尿管囊肿及憩室可选择耻骨上横切口(图 12-2-5)(距耻骨联合上方约 2~3cm 处,此切口与脐下皮肤切口相比,更易修复且美观);脐尿管窦及膀胱脐尿管瘘选择环形切口,但应保留尽量多的脐部;也可选择下腹部弧形切口或球拍样切口(图12-2-6)。

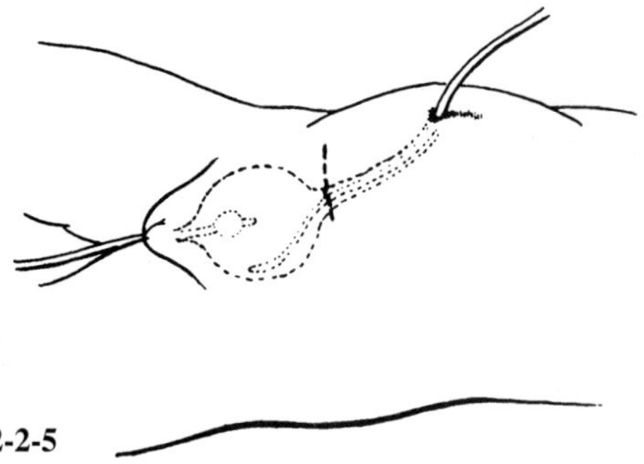

图 12-2-5

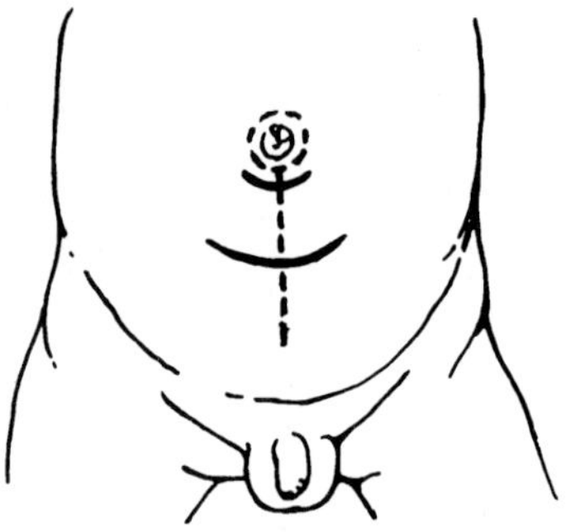

图 12-2-6

4. 纵形切开腹白线，显露膀胱顶部(图 12-2-7)。

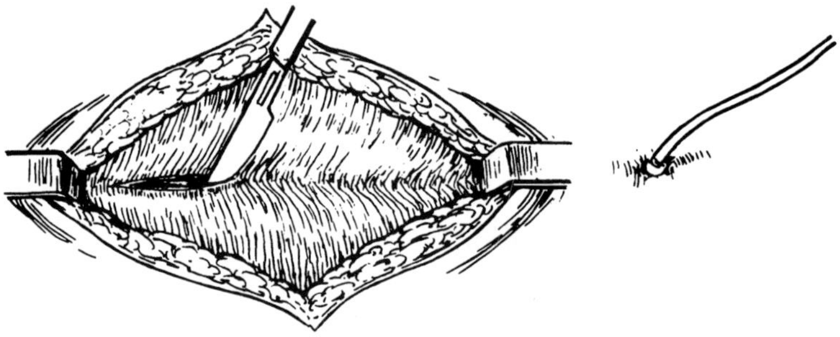

图 12-2-7

5. 游离膀胱浆膜与腹膜间的结缔组织，显露两条脐动脉及其间的脐尿管。沿脐尿管向下分离至膀胱，于两侧膀胱壁上吊两针(图 12-2-8)。

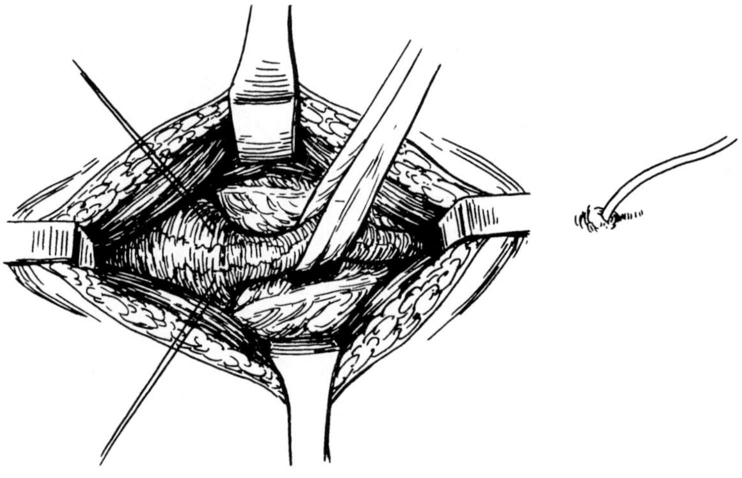

图 12-2-8

6. 用边切边缝的方法将脐尿管从膀胱壁上切除，用可吸收缝线连续缝合并使黏膜内翻，外加肌层缝合(图 12-2-9)。

7. 游离脐尿管至脐孔，将脐尿管与脐动脉末端一起切除(图 12-2-9)。从里面分两层关闭脐孔缺损，尽量多保留一些脐部(图 12-2-10)。膀胱区放置双腔负压引流管，逐层关闭切口。引流管一般于 3 天后无分泌物流出时拔除，导尿管留置 1 周。

8. 分离脐尿管时应注意　如脐尿管或炎性包块与腹膜粘连较紧，可将粘连的腹膜一起切除；如脐尿管形成大窦腔或囊肿，应将其从其周围和后方组织中分离出来，切断并结扎其与膀胱和脐部的联

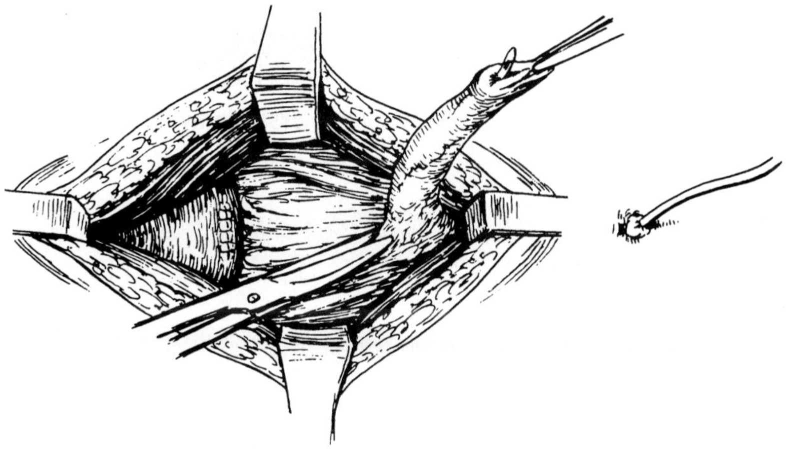

图 12-2-9

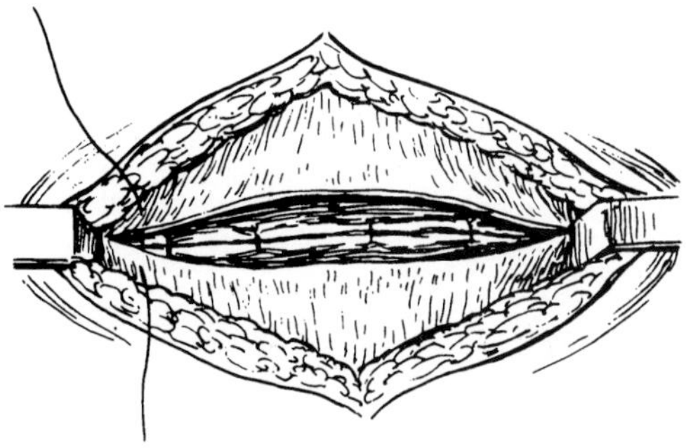

图 12-2-10

系；如有瘘口，一起切除；如分离过程中，遇到闭塞的脐动脉应将其结扎；如怀疑脐尿管癌变，应行广泛切除，包括脐部、脐尿管和粘连的腹膜及部分膀胱壁。

9. 对位于脐尿管或膀胱前壁及顶部的腺癌，在施行部分或全膀胱切除术时，应同时整块切除脐外侧韧带两旁的腹膜、膀胱脐韧带及脐部(图 12-2-11a)以及相邻的一部分腹直肌(图 12-2-11b)。全膀胱切除时还要清除盆淋巴结，并作尿流改道术。

【术后处理】

1. 保持导尿管引流通畅。
2. 应用抗生素预防感染。
3. 如持续漏尿，需重新插入导尿管引流膀胱。

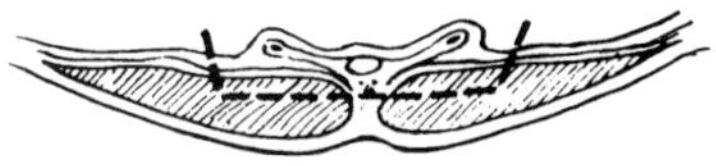

a

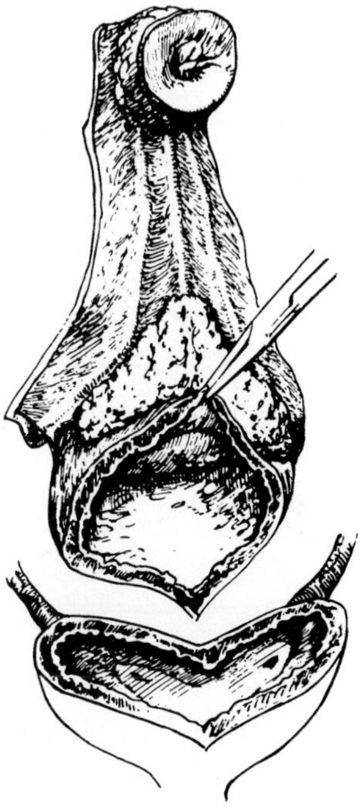

b

图 12-2-11

参考文献

1. Hinnian F. Jr. Atlas of Urological Surgery. Philadelphia, WB Saunders, 1989, 71-72
2. 张汉升，郑家富.脐尿管腺癌(附 5 例报告)；中华泌尿外科杂志，1993，14；39
3. Herr HW, Bochner BH, Sharp D, et al. Urachal carcinoma: contemporary surgical outcomes. J Urol, 2007, 178(1): 74-78
4. Snyder CL. Current management of umbilical abnormalities and related anomalies. Semin Pediatr Surg, 2007, 16(1): 41-49

第三节　膀胱造瘘术

Suprapubic cystostomy

【陈凌武　张永海】

膀胱引流常用的方法有开放性耻骨上膀胱造瘘术和耻骨上穿刺膀胱造瘘术。用以暂时性或永久性尿流改道。暂时性尿流改道尽可能采用耻骨上膀胱穿刺造瘘。耻骨上膀胱穿刺造瘘耗时少,创伤小,并发症少,操作简便,可在诊断室或一般条件下施行。对麻醉要求不高,病员恢复快。此法常于紧急情况下采用,能及时解除尿潴留。由于常在急诊时应用,受穿刺针限制,造瘘管周径相对较小,会影响引流。除水囊导管外,不易保持最佳位置。开放性耻骨上膀胱造瘘术可同时了解膀胱内的情况,缝合止血较好,出血、漏尿和尿外渗发生率相对较少。

手术适应证:

1. 梗阻性膀胱排空障碍所致之尿潴留,如前列腺增生症、尿道狭窄、尿道结石等。
2. 阴茎和尿道损伤。
3. 泌尿道手术后,如尿道整形手术和膀胱手术后。
4. 妇产科和外科手术后。
5. 经尿道前列腺电切除时,用以冲洗和减压。
6. 化脓性前列腺炎、尿道炎、尿道周围脓肿等。
7. 神经性膀胱功能障碍。

一、耻骨上膀胱造瘘术

【手术步骤】

1. 作下腹部正中切口,显露膀胱前壁及膀胱顶部(图 12-1-3~5)。

2. 于膀胱前壁顶部用两把组织钳夹住膀胱前壁并提起,或缝两针牵引线提起,先用注射器作膀胱穿刺,如有尿液抽出则证实为膀胱。在组织钳或两牵引线间用弯血管钳戳穿膀胱,再行钝性撑开创口。

3. 插入吸引器吸尽膀胱内尿液。用血管钳或金属管芯持开花导尿管或蕈状导尿管(图 12-3-1)经切口插入膀胱内。开花造瘘管亦可用普通胶管自制(图 12-3-2)。

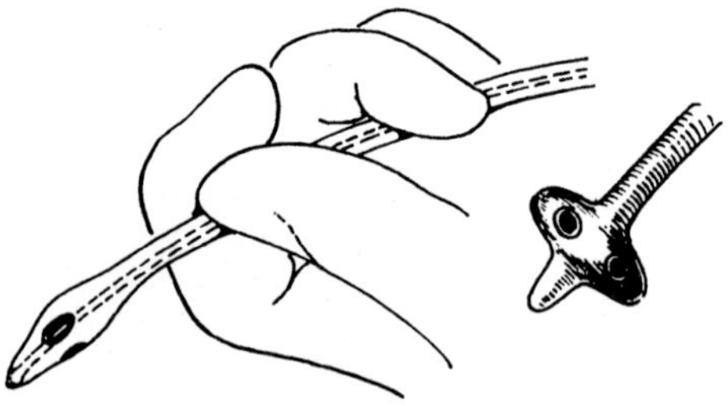

图 12-3-1

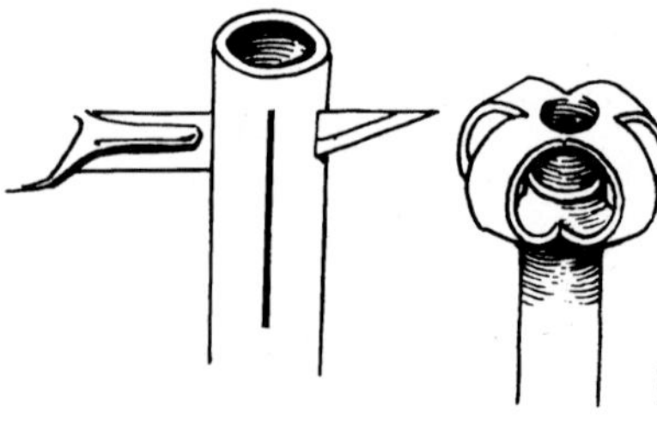

图 12-3-2

4. 膀胱切口用 2-0 号肠线作肌肉全层荷包缝合(图 12-3-3)。结扎荷包缝线。第二层用丝线或肠线间断缝合,缝线不穿透黏膜(图 12-3-4)。将造瘘管稍向外拉出,至管子膨大部分刚抵达膀胱切口之下,然后用肠线固定造瘘管(图 12-3-5)。

5. 缝合腹壁切口,用丝线将造瘘管固定于皮肤。

【术中注意事项】

1. 如无尿潴留,又能置入导尿管者,于手术时以无菌生理盐水充盈膀胱,使膀胱易于辨认与显露,亦可防止误伤其他脏器。

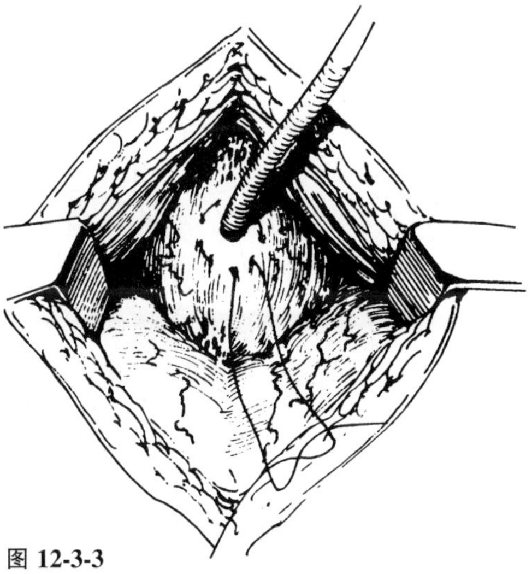

图 12-3-3

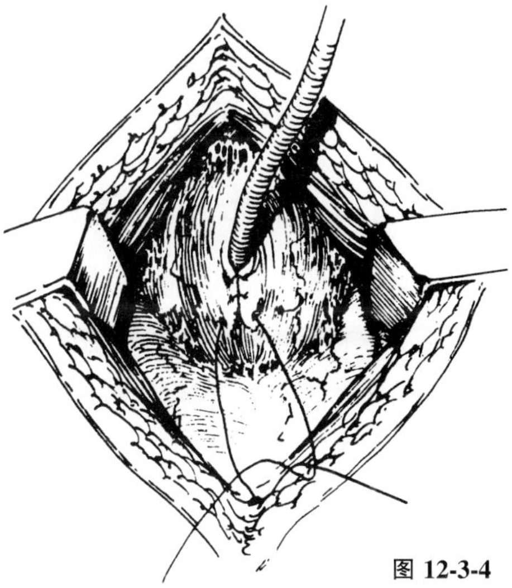

图 12-3-4

2. 正确辨认膀胱　部分充盈的膀胱其肌纤维外观粗糙呈交织状，有多数行径不规则纵向的膀胱前静脉，由下向顶部方向行走。初步确定为膀胱后，必须行膀胱穿刺，以进一步证实。

3. 为防止误伤腹膜进入腹腔，在暴露膀胱后，辨认腹膜返折，钝性向上推开分离膀胱前脂肪及腹膜。于腹膜外切开膀胱。若误入腹腔，应立即缝合腹膜，以免切开膀胱后尿液污染腹腔。

4. 膀胱显露不必过多，以能完成操作为度。切口大小以能放置造瘘管及能以手指作初步探查为准。切口的位置应较高并将造瘘管上提，以免插入的导管刺激膀胱基底和膀胱三角区。对长期经造瘘引流的病例，这种高位造瘘术尤为重要。

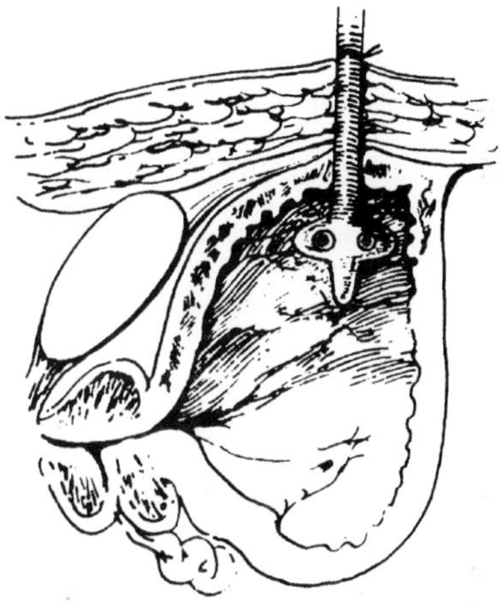

图 12-3-5

5. 对于曾经做过膀胱造瘘的病人，再次造瘘时很容易进入腹膜腔，辨认膀胱亦较难。手术时应特别注意，尽量从原瘢痕的下端开始寻找膀胱。若先经尿道注入液体胀满膀胱或经尿道插入金属导尿管，则手术不致发生困难。

6. 作会阴部手术时往往需要切开膀胱，此时病人系吊腿卧位，膀胱在骨盆深处；如按平卧位时显露膀胱的方法进行手术，很容易进入腹膜腔，甚至损伤肠管，应特别注意从耻骨联合处向下显露。

【术后处理】

1. 将膀胱造瘘管与一条橡皮管相连接，把尿液收集于清洁的玻璃瓶内。急性尿潴留的患者需缓慢放出膀胱内尿液，因如心血管功能不全患者迅速排空膀胱，有可能导致休克。

2. 术后膀胱痉挛和膀胱三角区激惹的预防和治疗　造瘘管或血块刺激膀胱三角区及膀胱底部时，表现为阴茎头和尿道外口反射痛、尿频、排尿用力及耻骨上区疼痛。术中于缝合膀胱后将造瘘管提向膀胱前壁，可防止这一并发症的发生。术中注意止血及膀胱壁的正确缝合，可防止血液和血块积聚而导致三角区激惹。出现上述情况时，可给以解痉药，低压冲洗膀胱，必要时可调整造瘘管位置。若系出血所致，尿频及排尿用力将使出血进一步加重。

3. 尿液引流不畅或漏尿　尿液引流不畅或漏尿时，应首先注意造瘘管是否堵塞，再调整造瘘管位置。漏尿严重时，置管负压吸引。若漏尿或尿外渗发生于膀胱穿刺造瘘术后，又未能纠正，可改作开放性造瘘。术后冲洗造瘘管防止堵塞。

4. 用生理盐水或 1/2 000 呋喃西林溶液间歇冲洗膀胱。需长期留置膀胱造瘘管者，首次更换造瘘管时间为术后 3 周，此后 4~6 周更换 1 次。以防尿垢沉着，影响尿液引流、继发感染和结石。

二、耻骨上膀胱穿刺造瘘术

【手术步骤】

1. 于耻骨联合上方一横指处用穿刺针作膀胱穿刺，抽到尿液后，于此部位作 1cm 长的皮肤切口，切开腹白线。

2. 拔出穿刺针，更换套针，依同一方向穿刺膀胱(图 12-3-6)，拔出套针芯，可见有尿液流出，用相应管径的导尿管从套针腔插入膀胱，退出套针，将导尿管留于原位，用丝线将其固定于皮肤。

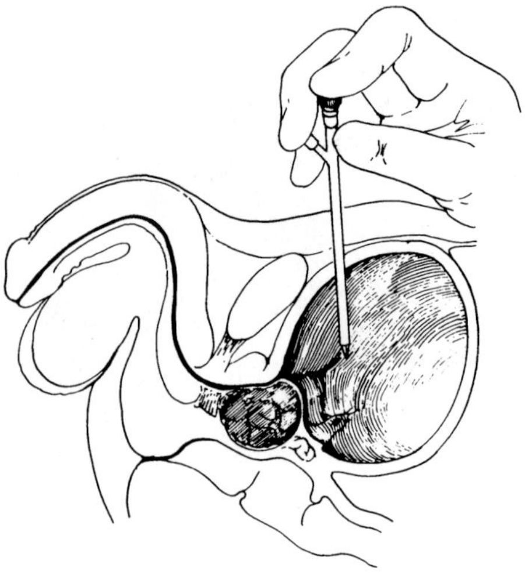

图 12-3-6

【术后处理】

与耻骨上膀胱造瘘术相同。

第四节　膀胱结石手术

【陈凌武　梅　骅】

膀胱结石的发病率有明显的地区、种族和年龄差异。多发生于男性病人，以 10 岁以下儿童及 50 岁以上老年人多见。临床表现主要为尿频、尿急、尿痛，排尿终末时疼痛加剧，可伴终末血尿。结石嵌于膀胱颈出口时出现明显的排尿困难，亦可发生尿流中断或急性尿潴留。诊断主要根据病史、体检、B 超、X 线检查，必要时作膀胱镜检查。

膀胱结石的手术治疗必须遵循两个原则：一是取净结石；二是纠正形成结石的原因和诱因。如前列腺增生、膀胱异物和憩室、尿道狭窄，可在取石时一并处理；合并感染、代谢紊乱和营养失调者，取石后应作进一步处理。膀胱结石巨大，反复感染者，需注意肾功能情况。成年患者无合并其他梗阻性病变，结石直径不超过 3cm，可施行经尿道膀胱碎石术，如膀胱碎石钳碎石、液电碎石或气压弹道碎石，其他情况则需施行耻骨上膀胱切开取石术。

一、耻骨上膀胱切开取石术

(suprapubic lithotomy of the bladder)

【手术适应证】

1. 膀胱结石较大、多发，有膀胱镜检查禁忌证的患者。

2. 巨大的膀胱结石不宜采用经尿道膀胱碎石者。

3. 膀胱结石合并前列腺增生、尿道狭窄、膀胱颈挛缩及膀胱憩室者，在取石手术的同时，应矫正梗阻性病变。

4. 围绕膀胱异物的结石。

【术前准备】

1. 合并感染者，应先使用抗菌药物控制感染，必要时留置导尿管持续引流膀胱。

2. 合并其他梗阻性疾患，估计施行较复杂手术者，备血 300~600ml。

3. 手术野皮肤消毒后插入导尿管，将生理盐水 250ml 注入膀胱内。

【手术步骤】

1. 切口　患者取平卧位。作下腹部正中或弧形切口，切开腹白线，分开腹直肌及锥状肌，用纱布块将腹膜返折部向上推开，露出膀胱壁(图 12-4-1)。

2. 切开膀胱　用两个组织钳钳夹膀胱顶部并提起，用弯血管钳于其间戳穿膀胱壁，撑开戳孔(图 12-4-2)，并将创口向两侧慢慢撕开，将切口扩大(图 12-4-3)。用此方法切开膀胱，可避免切断血管，一般不需要止血。但膀胱壁肥厚时，则需要做锐性切开。

3. 取石　用左手示指伸入膀胱，固定结石，放入取石钳，触到结石后张开钳子，取出结石(图 12-4-4)。取石时注意避免损伤膀胱黏膜，并检查结石是否完整，是否已取尽。

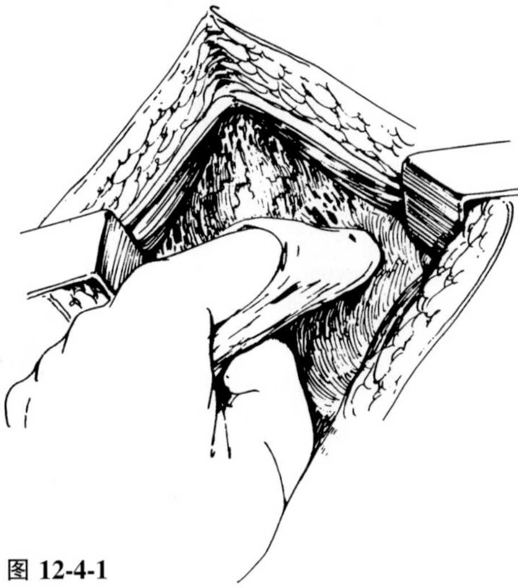

图 12-4-1

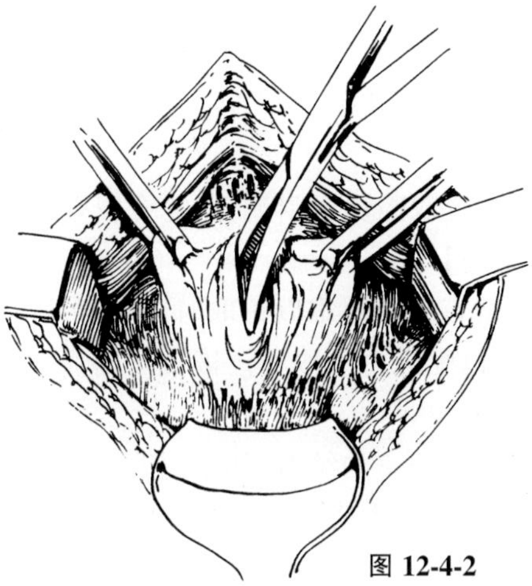

图 12-4-2

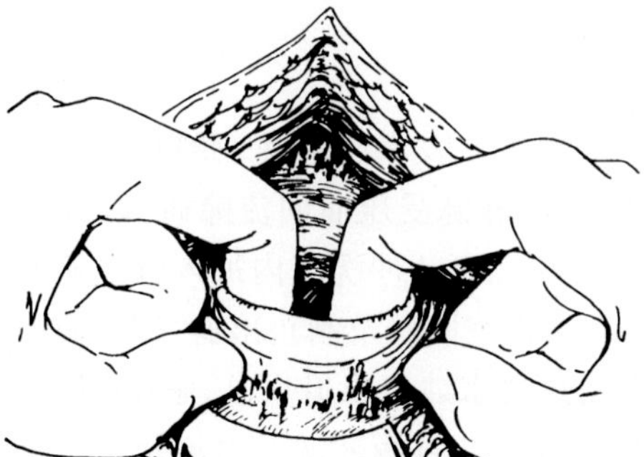

图 12-4-3

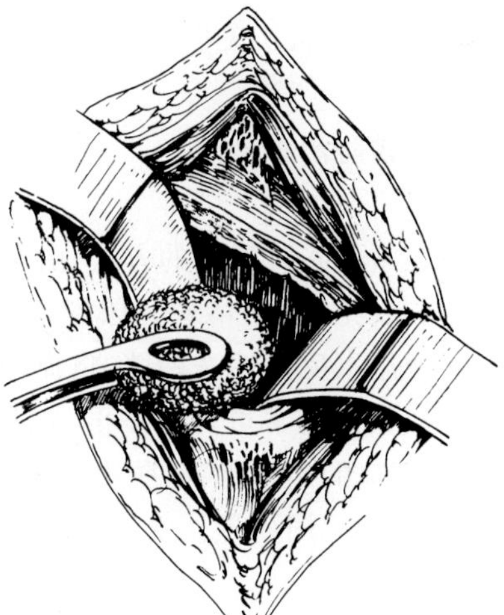

图 12-4-4

4. 探查　用手指探查膀胱，注意有无结石残留，有无梗阻性病变存在。冲洗膀胱，取净血块和碎石。

5. 放置引流管　一般可留置双腔导尿管。如膀胱黏膜有损伤，未能彻底止血者，则应留置三腔导尿管，以备术后行膀胱冲洗用。合并膀胱感染，尤其是儿童患者，恐导尿管细而引流不畅，可放置耻骨上膀胱造瘘管。

6. 缝合　用 2-0 号肠线作膀胱切口的荷包缝合(图 12-4-5)或间断缝合，并用数针丝线或肠线于其外缝合膀胱周围筋膜及浅肌层(图 12-4-6)。从导尿管注入生理盐水 100~150ml，检查膀胱缝合口有无漏液。

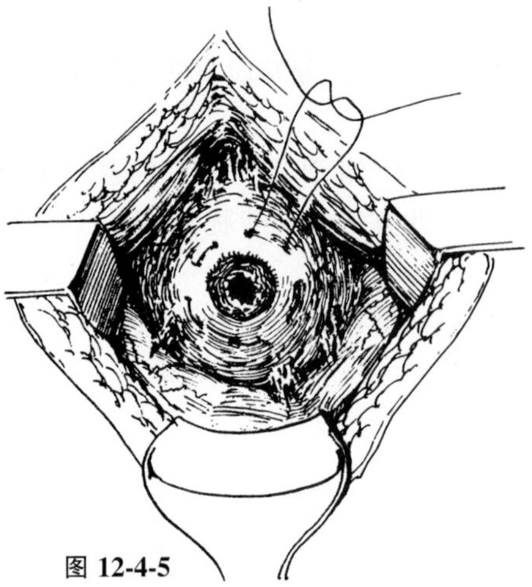
图 12-4-5

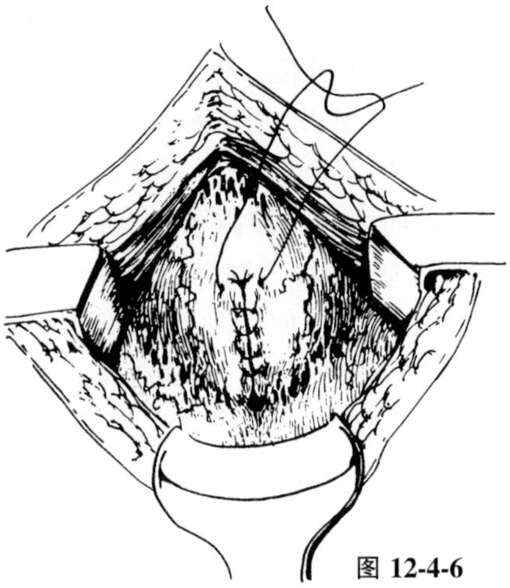
图 12-4-6

膀胱前间隙放置双腔负压引流管,缝合腹壁切口。

【术中意外】

1. 膀胱结石巨大而难以钳取时,术者的左手戴上无菌袖套,再加上一个手套,用示指伸入肛门内将结石向上顶起,以配合右手取石。嵌顿于膀胱三角区或后尿道的结石,可以从尿道插入金属探子,将结石撬起,以便将其取出。

2. 位于膀胱憩室的结石,如憩室开口部狭窄,常因粘连、水肿而不易被发现,此时要用探针小心检查,找到憩室口,将其扩大或剪开,取出结石,将憩室内翻切除,并将膀胱壁创缘缝合。此类患者多伴有膀胱颈梗阻病变,应作进一步探查及处理。

【术后处理】

1. 注意保持导尿管引流通畅,如有明显血尿,应用生理盐水间歇或持续点滴冲洗膀胱。伤口的引流管于术后 48 小时拔除。术后 7 天拆线,导尿管于术后 7~10 天拔除。如留置膀胱造瘘管,则于术后 10~14 天拔除。

2. 使用抗菌药物防治感染。

【术后并发症】

1. 出血　钝性撕开膀胱戳孔的方法,由于不切断血管,很少并发术后出血。感染引起的继发性大出血多于术后 5 天左右发生,血块堵塞导尿管致尿液潴留,膀胱壁静脉受压而回流障碍,以致出血难以控制。此时需用少量生理盐水反复冲洗膀胱,将血块吸出,必要时在 200ml 冲洗液内加入肾上腺素 1mg,以帮助止血。当膀胱排空后,出血常可自行停止。如用上述方法无法排空膀胱及制止出血,即须施行手术探查,清除血块,缝扎膀胱切口的出血点,膀胱黏膜的广泛渗血则用热盐水纱布压迫止血。停留导尿管及膀胱造瘘管,缝合膀胱切口。术后用生理盐水或 1/2 000 呋喃西林溶液持续点滴冲洗及引流膀胱,并使用两种抗菌药物控制感染。

2. 尿瘘　术后膀胱切口裂开形成尿瘘,可由下述因素引起:

(1) 施行取石手术时,未矫治膀胱颈或尿道的梗阻性病变,于拔除导尿管后发生排尿困难,继而切口裂开成瘘;

(2) 膀胱壁愈合不良,连锁缝合可能会影响膀胱壁血液循环,最好不要采用此种缝合方法;

(3) 术后导尿管引流不畅,膀胱尿液潴留致裂开成瘘。一些患者,尤其是巨大膀胱结石患者,因长期排尿困难致膀胱壁高度肥厚,膀胱容量缩小,取石时容易将切口向膀胱颈部撕裂,术后用导尿管引流膀胱常不够通畅,一旦形成尿瘘,往往不易自行愈合。瘘孔隐蔽在耻骨后方,修补亦甚感困难。对于此类患者,须于膀胱顶部作切口钳取结石,留置膀胱造瘘管,以确保尿液引流通畅。

膀胱切开取石后并发腹壁伤口漏尿,应留置导尿管持续引流膀胱,瘘孔一般于 2~4 周后愈合。如长期不愈,可施行手术修补瘘孔,若有其他梗阻性病变存在,亦应同时矫治。靠近膀胱颈部的瘘孔,若因膀胱壁纤维化增厚,缝合有张力,耻骨后有死腔形成,可切取一块带血管蒂的腹直肌瓣填塞耻骨后间隙,以加强“屏障”。

3. 急性肾功能不全 患巨大膀胱结石的病者,尤其是结石嵌顿于膀胱三角区,长期堵塞膀胱颈并压迫输尿管口,有可能引起上行性输尿管肾积水、感染及肾功能损害。此种患者在施行取石手术后,输尿管口及壁段输尿管可能会出现充血、水肿、甚至发生梗阻性无尿,对于此类患者,术中应将输尿管导管插至双侧肾盂引流尿液。此外,由于解除了尿路梗阻,可能出现多尿现象,如处理不当,在术后 3~5 天,由于水、电解质的大量损失,致血容量减少,肾血流量不足,随之发生少尿、酸中毒、尿毒症。因膀胱输尿管返流致上行性急性尿路感染,常危及生命。对于此类患者,术前需了解肾功能情况,使用抗生素控制感染,术毕插置停留导尿管及膀胱造瘘管,确保尿液引流通畅,术后密切注意维持水和电解质平衡,尤其要适当补充氯化钠及碱性药物,使用两种抗生素,一般于术后 7~10 天,病情才告稳定。

二、膀胱颈楔形切除术

(wedge excision of the bladder neck)

【手术适应证】

1. 膀胱颈挛缩并发膀胱结石、膀胱憩室或膀胱输尿管返流,在处理上述病变的同时,作膀胱颈楔形切除术。

2. 单纯膀胱颈挛缩一般可经尿道作膀胱颈切开,不必施行开放性手术。

【术前准备】

1. 合并泌尿系感染者应留置导尿管引流尿液,使用抗菌药物治疗泌尿系感染。

2. 合并严重肾功能不全者留置导尿管引流尿液,待肾功能有所恢复后再行手术。

3. 术晨用生理盐水灌肠。

4. 消毒皮肤后留置导尿管,用生理盐水 200ml 注入膀胱。

【手术步骤】

1. 患者取平卧位,垫高臀部。作下腹部正中或弧形切口,中线分离腹直肌和锥状肌显露膀胱前壁。将覆盖于膀胱前方的腹膜返折向上方推开,用两把组织钳钳住膀胱前壁于其间戳穿膀胱,扩大膀胱创口,吸净膀胱内液体,用手指探查证实膀胱颈挛缩。先处理并发的膀胱病变,拔除导尿管。

2. 用短粗圆针于膀胱颈 5 点、7 点钟处各缝合一针 10 号牵引丝线,将膀胱颈后唇提起,以利显露膀胱颈(图 12-4-7)。

3. 在膀胱颈后唇将黏膜作弧形切开,于黏膜下潜行剥离,露出肥厚的肌层(图 12-4-8)。以组织钳或中

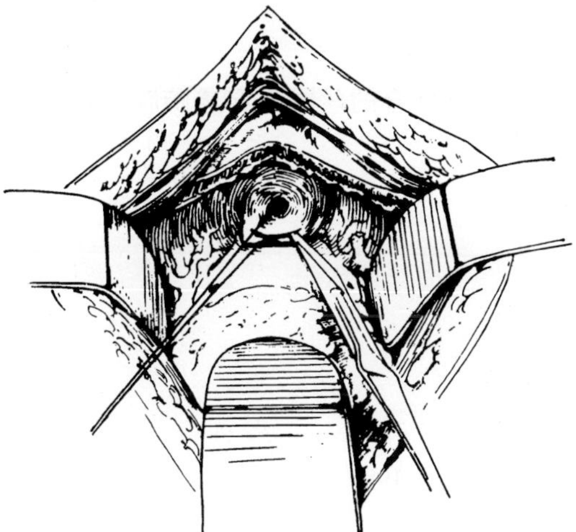

图 12-4-7

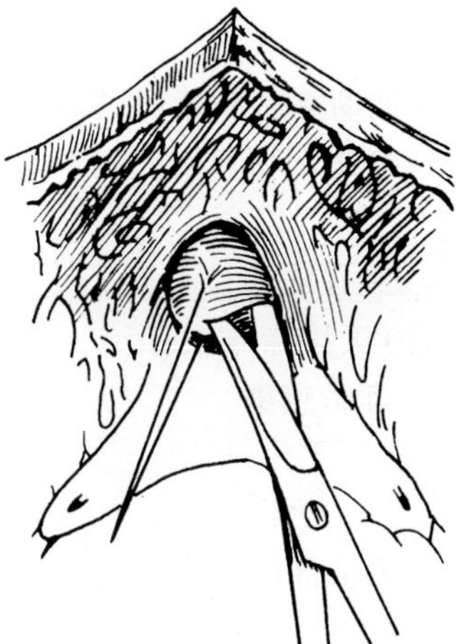

图 12-4-8

弯钳将其夹住、提起,用长弯剪于6点钟处作楔形切除,中部应达膀胱颈肌层全层(图12-4-9)。若未达此深度,可用小圆刀小心切断肌束,直至显露精囊前方的筋膜(图12-4-10)。

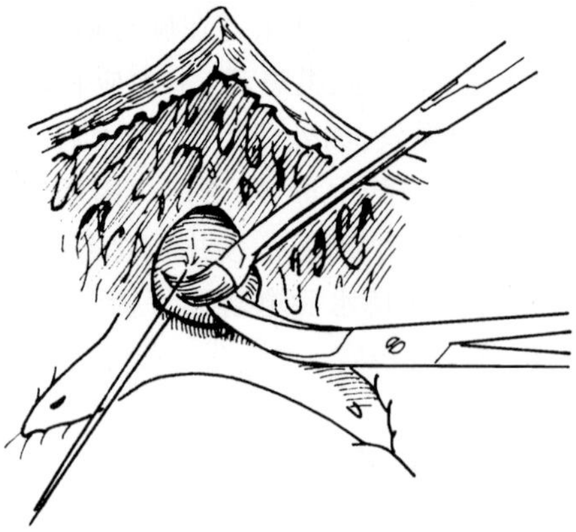
图 12-4-9

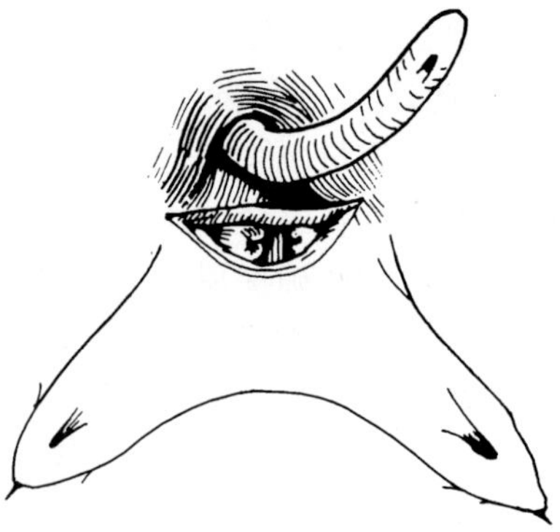
图 12-4-10

4. 将膀胱肌层作楔形切除时,由外侧向中线边切开,边用2-0号铬制肠线间断缝合,靠近中线的缝线暂不剪断。用同样的方法切除另一侧。将留下的黏膜覆盖膀胱颈创缘,如创缘无出血,可剪断留作牵引用的丝线(图12-4-11)。

5. 膀胱颈后唇楔状切除后,探查尿道内口,如仅能容纳指尖,不能通过指节或通过指节时有明显的紧缩感,此时需将膀胱颈前唇肌层切断。于膀胱颈前唇上方作一弧形切口,切开黏膜,作黏膜下潜行剥离,露出肥厚的、稍苍白的纤维挛缩肌层,用弯钳将肥厚的肌层钳起,钩刀全层切断该肌层(图12-4-12),至能通过示指节,无紧缩感。用2-0肠线将膀胱颈前唇的黏膜作间断缝合,覆盖膀胱颈创面。从尿道插入20号导尿管,充胀球囊,留作术后引流尿液。

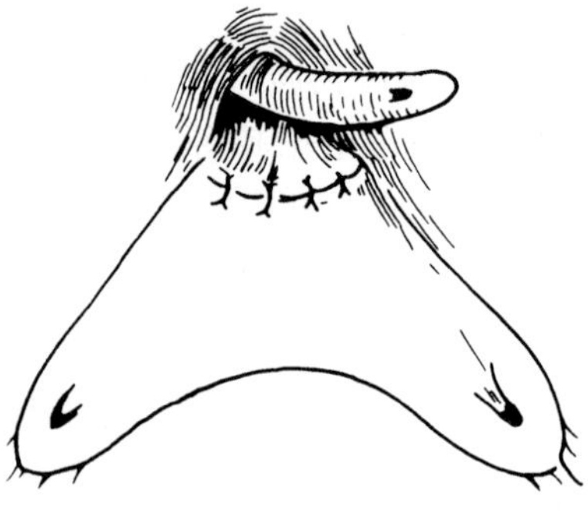
图 12-4-11

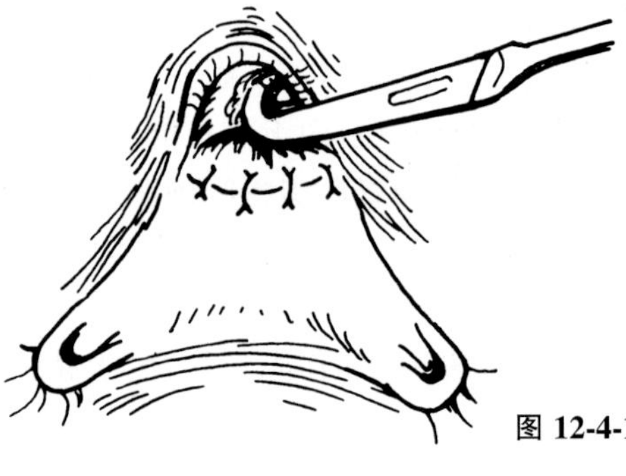
图 12-4-12

6. 用2-0肠线间断缝合膀胱切口,外加丝线加强缝合,注意缝合的丝线勿穿透膀胱黏膜。膀胱前置双腔负压引流管。缝合腹部切口。

【术后处理】

1. 术后第2~3天拔除伤口引流。

2. 术后第7~10天拔除导尿管。

3. 使用抗生素预防感染。

参考文献

1. Hinman F. Jr. (ed). Atlas of Urologic Surgery. Philadelphia, WB Saunders CO, 1989

2. 陈炳刚,等. 男性膀胱颈挛缩14例报告.中华泌尿外科杂志,1995,16:704

3. Lau S, Zammit P, Bikhchandani J, et al. The unbreakable bladder stone-Munchhausen's tale. Urol Int, 2006, 77(3):284-285

4. Hammad FT, Kaya M, Kazim E. Bladder calculi: did the clinical picture change? Urology, 2006, 67(6):1154-1158

第五节 膀胱憩室切除术

diverticulectomy of the bladder

【梅 骅 陈凌武】

膀胱憩室绝大多数继发于膀胱颈或尿道的梗阻性病变,因膀胱内的压力长期增高,膀胱壁自分离的逼尿肌束之间突出而成憩室。继发性膀胱憩室多发生于输尿管口外侧和膀胱后壁,此处肌层比较薄弱,形成的憩室只覆盖移行上皮,不含肌层;先天性膀胱憩室为一种先天发育的反常,憩室壁含有肌层。膀胱憩室不一定都需切除,若继发性膀胱憩室较小,则去除原发梗阻原因,控制感染,常不需切除。巨大的膀胱憩室因积存尿液,常发生感染,并可形成结石,甚至影响排尿及排大便,合并结石或反复感染的憩室可继发肿瘤,此种憩室则需施行手术切除,同时还应去除梗阻的原因。

手术适应证:

1. 较大的、引流不畅的膀胱憩室。
2. 合并结石、感染、出血或肿瘤的膀胱憩室。

术前准备:

1. 使用抗生素控制感染。
2. 手术野皮肤消毒后,插入导尿管,用生理盐水或1/20 000苯扎溴铵溶液冲洗膀胱,并注入生理盐水300ml留于膀胱内。

一、膀胱内憩室切除术

(intravesical diverticulectomy)

【手术步骤】

1. 作耻骨上膀胱切开,探查并确定膀胱憩室的位置、憩室和输尿管的关系、膀胱颈及输尿管间嵴有无肥厚。如果憩室较小,与周围组织粘连不多,可用直血管钳从憩室开口插入,钳住憩室底部的黏膜,将憩室翻入膀胱内(图12-5-1)。亦可将一条大玻璃试管打破底部,连接于吸管上,把试管塞入憩室颈部,开动吸机,将憩室壁吸入试管内,然后把试管慢慢退出,使憩室完全翻入膀胱内。

2. 环绕憩室颈部切开膀胱黏膜及黏膜下层,注意避免损伤输尿管,如输尿管开口于憩室颈部,应先插入输尿管导管,在输尿管后外侧作V形切口(图12-5-2),缝合时应将其置于膀胱内的正常位置。环切憩室颈部后,将憩室的黏膜及黏膜下层剥离并切除,钳扎出血点。当憩室切除后,周围组织即退回原位,用手指探查创面,注意

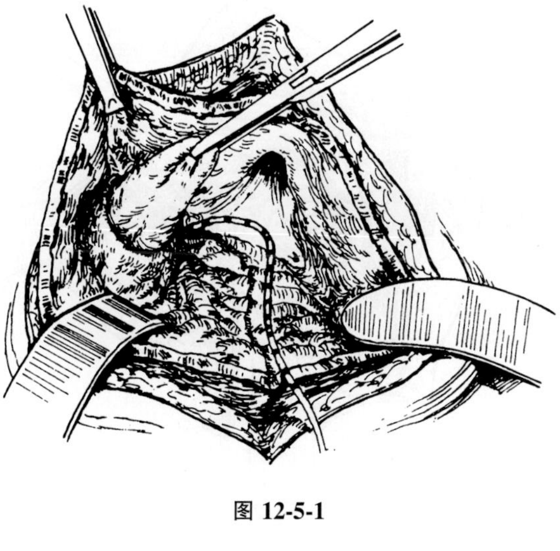

图 12-5-1

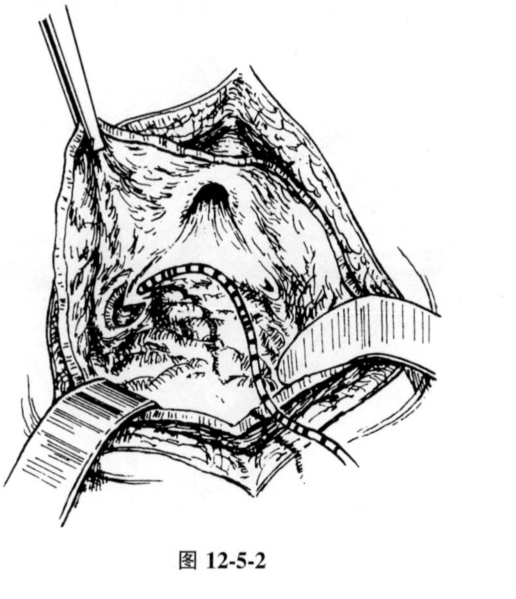

图 12-5-2

腹膜有无破损。切除较大的憩室后,留下创面的渗液较多,需从膀胱外将多孔负压引流管放入此间隙内。

3. 缝合膀胱壁创缘,外层用 2-0 号铬制肠线间断缝合膀胱肌层及周围筋膜,内层用 3-0 号铬制肠线连续缝合膀胱黏膜(图 12-5-3~4)。

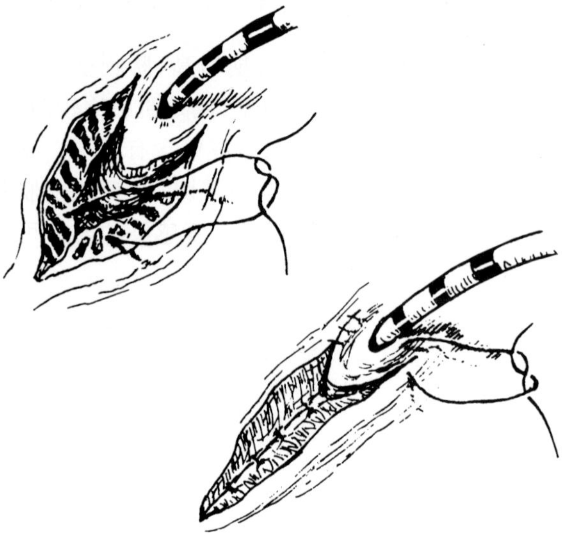

图 12-5-3

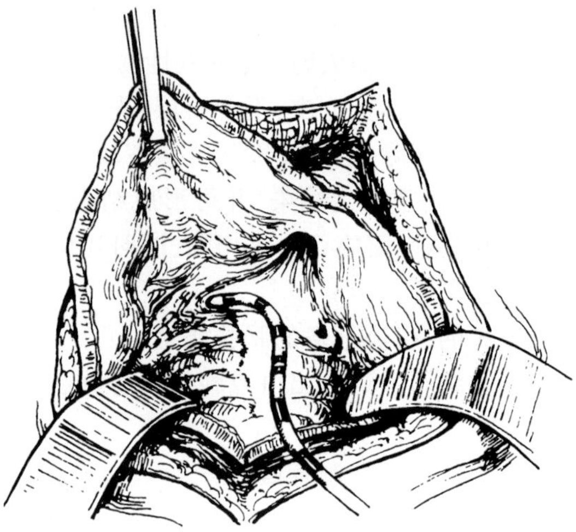

图 12-5-4

二、膀胱外憩室切除术

(extravesical diverticulectomy)

1. 作耻骨上膀胱切开,探查膀胱　若膀胱憩室较大,与周围组织粘连,不能将其内翻时,则可于膀胱外用黏膜剥离的方法将憩室切除。朝憩室部位把膀胱与周围组织分离,将膀胱壁切口延长至憩室口,并将憩室前外侧壁切开(图 12-5-5)。环绕憩室口切开膀胱(图 12-5-6)。若输尿管靠近憩室,须插入输尿管导管,用手指伸入憩室内探查,隔着憩室壁常可扪到输尿管导管。用手指在憩室内作为向导并紧张憩室壁,以便进行分离。在分离过程中,将膀胱拉向对侧,并将憩室前方的周围组织切开,使达到充分显露。当找到分离平面后,憩室的切除一般无困难。将憩室黏膜与周围组织作钝性分离,切除憩室(图 12-5-7)。当黏膜与周围发生紧密粘连时,往往不能将憩室黏膜完整地剥离,此时可用小圆刀或刮匙细心将残余的黏膜刮除。在剥离憩室过程中,注意避免损伤输尿管及输精管。

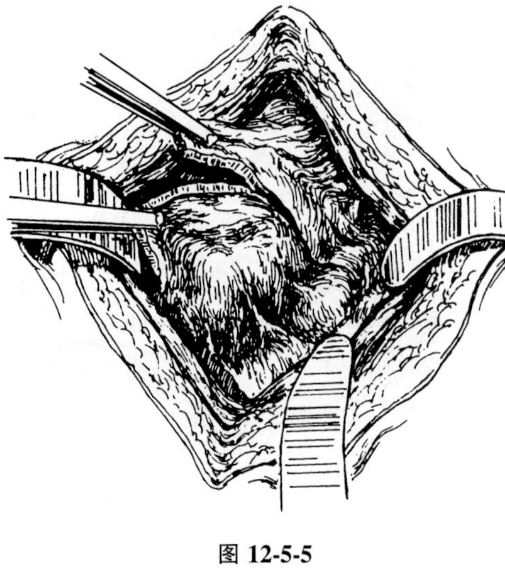

图 12-5-5

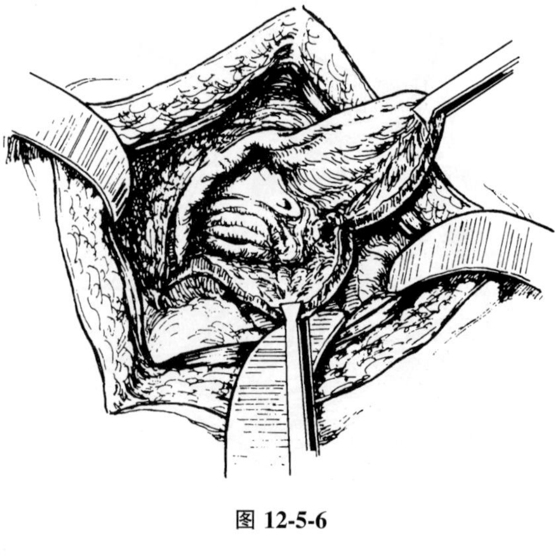

图 12-5-6

2. 缝合膀胱壁切口　自切口下端开始，用 2-0 号铬制肠线作全层连续缝合，在缝合过程中，应同时用 2-0 号铬制肠线作第 2 层间断缝合，以免当第 1 层缝合完毕后，无法显露切口深部作第 2 层缝合。从膀胱戳孔放置耻骨上膀胱造瘘管(图 12-5-8)。

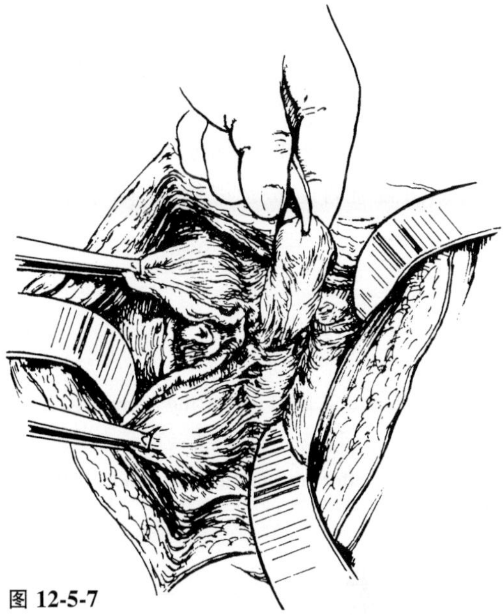
图 12-5-7

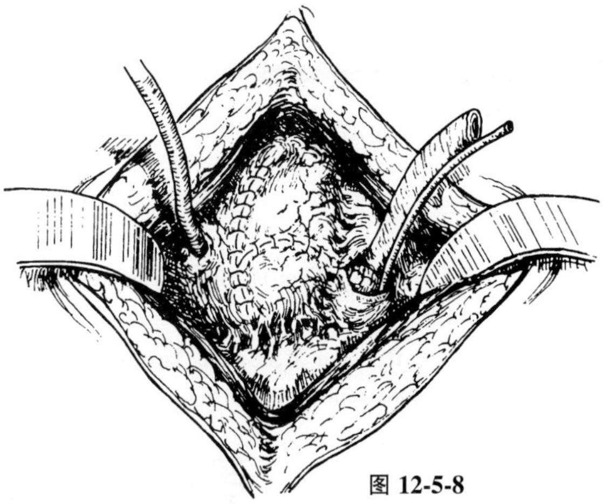
图 12-5-8

3. 切除憩室后，其周围的腔隙内置双腔负压引流管，缝合腹壁切口。

【术中可能发生的问题】

1. 输尿管口位于膀胱憩室开口的边缘，应先插入输尿管导管，切除憩室后，作输尿管口成形术(图 12-5-9)；若输尿管开口于膀胱憩室内，应将输尿管下段游离，选择适当位置作抗返流的输尿管膀胱吻合术。

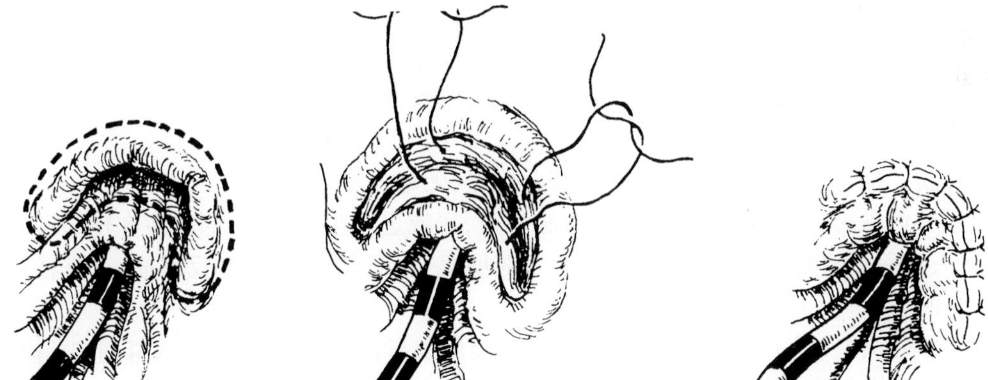
图 12-5-9

2. 输尿管开口于膀胱憩室内，伴有输尿管高度扩张、肾积水、肾感染及重度肾损伤，应同时作肾输尿管切除。若肾脏情况对病人直接危害更大，应于膀胱憩室手术之前施行肾切除术。

3. 并发于膀胱憩室内的恶性肿瘤，在手术过程中应尽量避免癌细胞污染手术野。用纱布块填塞于憩室开口可防止癌细胞播散。应将正常膀胱壁广泛切开，把憩室连同周围疏松组织及邻近腹膜整块切除。

4. 显露膀胱三角区和膀胱颈时，膀胱切开处应较低，切开之后如显露尚不满意，可向膀胱腔内放入纱布数块，用拉钩将纱布拉向头侧，便可得到良好的显露。

5. 膀胱憩室合并膀胱出口梗阻病变(前列腺增生、膀胱颈挛缩)，宜先处理膀胱憩室，因为膀胱出口病变切除后止血往往较为困难,需将导尿管球囊牵引压迫膀胱颈,迅速结束手术。如膀胱颈和输尿管间嵴均肥厚需要处理时,应先处理后者,因后者切除后止血可很完善不致影响膀胱颈部的手术。

膀胱颈局部梗阻性病变明显,切除后效果良好。如局部病变不很明确,则究竟切除到何种程度应慎重考虑。特别是在女性,切除过多可出现尿失禁,必须慎重。

6. 膀胱内操作较多的手术,术后作膀胱造瘘比尿道留置导尿管恢复更顺利,特别是男病人尿道导尿管不宜留置过久。

【术后处理】

1. 注意保持尿液引流通畅,必要时用生理盐水或 1/2 000 呋喃西啉溶液冲洗膀胱。

2. 伤口引流管于术后 3~4 天拔除。术后 1 周拔除导尿管,如留置耻骨上膀胱造瘘管,则于术后 12~14 天拔除。

3. 使用抗生素预防感染。

参考文献

1. Cheng CW, Ng MT, Cheung HY, et al. Carcinosarcoma of the bladder diverticulum and a review of the literature. Int J Urol, 2004, 11(12): 1136-1138

2. Porpiglia F, Tarabuzzi R, Cossu M, et al. Is laparoscopic bladder diverticulectomy after transurethral resection of the prostate safe and effective? Comparison with open surgery. J Endourol, 2004, 18(1): 73-76

第六节　膀胱破裂修补术

repair of the ruptured bladder

【陈凌武　梅　骅】

膀胱是盆腔内腹膜外的一个空腔脏器,其损伤大都发生于膀胱充盈时。根据损伤原因分为三类:

1. 闭合性损伤　由直接暴力或间接暴力引起。如下腹部撞击伤、从高处坠下或冲击伤、膀胱内压突然升高或震动引起破裂、骨盆骨折骨折片刺伤膀胱。

2. 开放性损伤　由火器、锐器、弹片或开放性骨折所引起。

3. 手术和器械损伤　膀胱镜检查、尿道扩张、膀胱内电灼、电切、碎石,前列腺切除、盆腔内、阴道、疝等手术及难产等损伤膀胱。此外尚有膀胱自发性破裂,但极少见。

根据损伤的程度分为四类:

1. 膀胱挫伤　损伤轻微,病变限于黏膜和部分肌层,无尿外渗。

2. 膀胱腹膜内破裂(图 12-6-1)　破口与腹腔相通,尿液进入腹腔,损伤部位多在顶部,因血和尿液渗入腹腔内,病人出现腹膜炎症状,如全腹疼痛,以下腹明显,腹肌紧张,压痛和反跳痛,可有移动性浊音,手术探查是必要的。

3. 膀胱腹膜外破裂(图 12-6-2)　尿液流入盆腔、会阴部,可沿输尿管间隙流入肾周围。损伤部位大多在顶部及前壁。常伴有骨盆损伤,有时因骨盆骨折导致休克。病人可有或无血尿,往往因耻骨上压痛加重和尿外渗导致探查。如膀胱缺损较小,症状不明显可不做缝合修补,留置导尿管引流 2 周。

4. 开放性膀胱破裂　破裂口与附近脏器贯通,尿液从伤口流出,形成膀胱皮肤瘘、膀胱直肠瘘、膀胱阴道瘘。

【手术适应证】

1. 下腹部受伤或盆骨骨折后出现尿外渗症状,膀胱内注入生理盐水 200ml,停留片刻后抽出量明显少于或多于注入量者。

2. 膀胱造影显示造影剂外渗,膀胱破裂者。

3. 下腹部开放性损伤,伤口流尿者。

【术前准备】

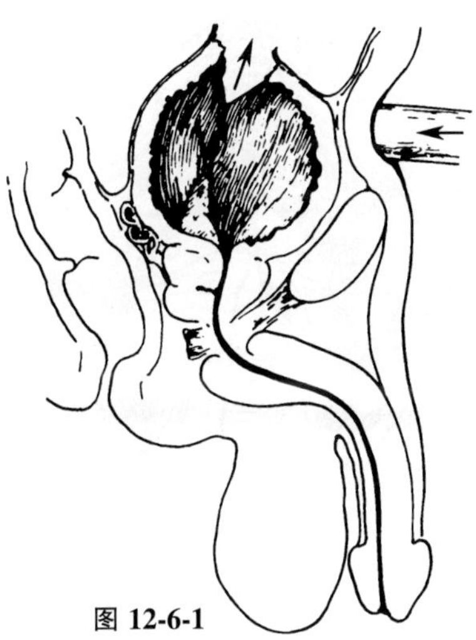
图 12-6-1

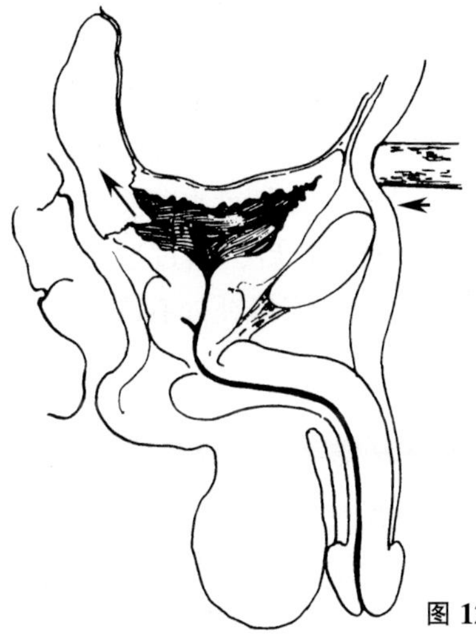
图 12-6-2

1. 膀胱破裂合并骨盆骨折或并发多器官开放性损伤者,常有不同程度的休克症状,应先抗休克治疗。
2. 应用抗生素,防治感染。
3. 留置导尿管引流尿液,减少尿外渗。

【手术步骤】

1. 作下腹部正中切口,切开腹白线后,于膀胱周围作钝性分离,吸出外渗的尿液。切开腹膜,探查有无腹膜内的膀胱损伤,如发现向腹腔穿破的膀胱创口,应将创口周围的腹膜剥离,把膀胱创缘修剪整齐并止血,用 2-0 号肠线间断缝合,第 2 层用 1 号丝线或 2-0 号肠线缝合,缝线不穿透黏膜(图 12-6-3),腹膜裂口亦应缝合(图 12-6-4)。

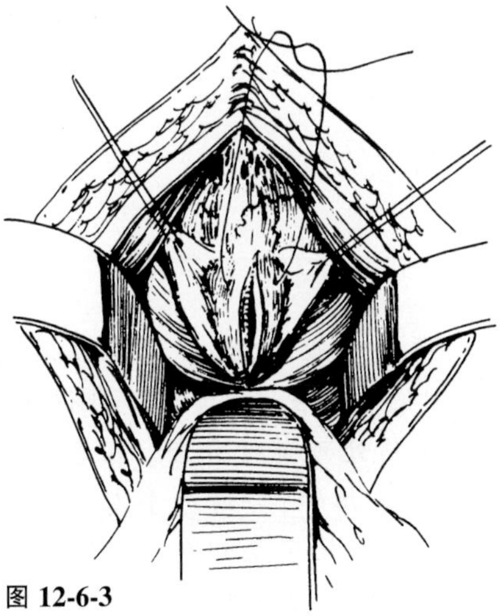
图 12-6-3

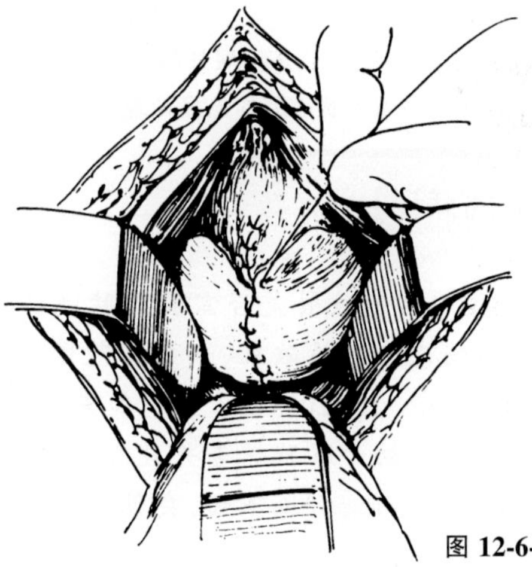
图 12-6-4

2. 探查腹腔脏器有无损伤,经妥善处理后,关闭腹腔。
3. 不论有无腹腔内膀胱破裂,均需切开膀胱顶部,探查膀胱。腹膜外膀胱破裂如创口较小,常因局部黏膜水肿而不易发现,须仔细检查,通常腹膜外膀胱破裂的部位多在输尿管口间嵴后方,可将膀胱的腹膜返折部向后游离至创伤部位,用 2-0 号肠线间断、双层缝合修补创口(图 12-6-5),并缝合膀胱切口。膀胱缝合口旁放置一条双腔负压引流管。将腹壁切口缝合。
4. 按具体情况做耻骨上膀胱造瘘或留置导尿管。

【术中意外】

1. 膀胱颈部破裂常不容易或不可能进行修补,在此情况下,应作膀胱造瘘,并于膀胱周围间隙放置多孔橡皮管及烟卷引流，膀胱颈的创口一般可自行愈合。

2. 膀胱直肠贯通伤，除按上述原则处理膀胱损伤外，尚需作乙状结肠造瘘术，术后积极防治感染，膀胱、直肠的创口或膀胱直肠瘘常可自行愈合。

3. 裂口修补和膀胱缝合后，通过造瘘管或导尿管注入200ml生理盐水，观察修补处有无漏尿以及是否遗漏膀胱裂口。

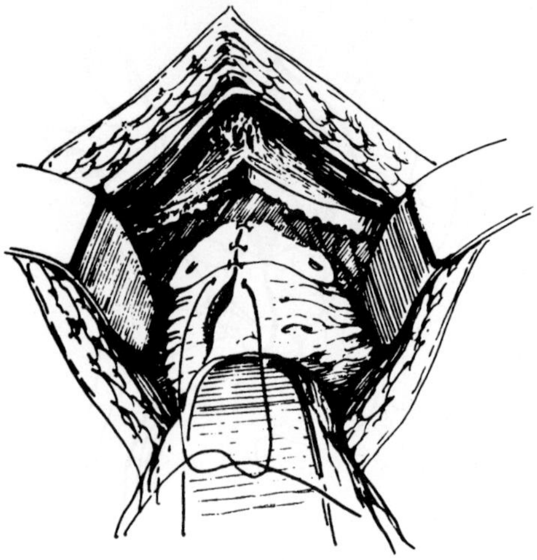

图 12-6-5

【术后处理】

1. 保持膀胱造瘘管或导尿管通畅。

2. 合并骨盆骨折者需卧床8周。

3. 禁食2~3天，待肠蠕动恢复后开始进食。

4. 将腹膜外橡皮引流管连接负压吸引装置，持续或间歇吸出膀胱周围残留的尿液及分泌物。一般于术后2~3天拔除负压引流管，术后3~5天拔除引流管。

5. 使用抗生素防治感染。

6. 术后8~10天拔除耻骨上膀胱造瘘管或导尿管。

参考文献

1. Rehm CG, Nanni GS. Blunt traumatic bladder rupture: The role of retrograde cystogram. Ann Emerg Med, 1991, 20(8): 845
2. Horstman WG, Ellman BA. Comparion of computed tomograph and conventional cystograhpy for detection of traumatic bladder rupture. Urol Radiol, 1991, 12(4): 188
3. Cass AS. Managment of extraperitoneal rupture of bladder caused by external trauma. Urology, 1989, 33(3): 179
4. CarrollP, Mcanninch JW. Major bladder trauma mechanism of injury and unified methodand diagnosis and repair. J Urol, 1984, 132: 254
5. 王风，等. 膀胱破裂47例报告. 临床泌尿外科杂志，1995，10：33
6. 唐太荣，陈启华. 车祸伤致膀胱破裂的急症处理. 中华泌尿外科杂志，1995，16：177

【主编点评】

腹膜外膀胱破裂是否需要作膀胱修补尚属争论问题。一般来说，不论膀胱损伤是因挤压伤、锐器伤或自发性破裂，如裂伤范围不大，逼尿肌收缩使裂口变小，出血可自行停止，血尿多不严重。插入18~20F导尿管多能充分引流尿液，膀胱损伤处可自行愈合。在急性损伤期间往往伤情复杂，切开膀胱探查并处理损伤部位，放置耻骨上造瘘管，会增加手术创伤。若耻骨上造瘘管放置不佳，引流不畅，会使修补处再次破裂。有学者对比了两组伤后作膀胱修补和只留置导尿管患者，治疗效果并无明显差异，认为没有必要在急性损伤期间切开膀胱进行修补及做膀胱造瘘，导尿管引流已达到目的。除外严重尿外渗、膀胱内大量出血、血块阻塞、引流不畅，才需作膀胱切开进行修补手术。

（梅　骅）

参考文献

Volpe MA, Pachter E M, Scalea TM, Et al. Is there a difference in outcome when treating traumatic intraperitoneal bladder rupture with or without a suprapubic tube? J. urol, 1999, 161: 1103-1105

第七节　膀胱肿瘤局部切除及电灼术

local resection and electric coagulation of bladder tumor

【陈凌武　梅　骅】

随着泌尿外科电切技术的发展,绝大部分表浅性膀胱肿瘤,可以通过经尿道肿瘤切除术(TUR-bt)治疗,很少需要开放手术进行肿瘤局部切除,开放手术行肿瘤局部切除仅适应于电切器械无法达到的非肌层浸润性肿瘤,以及缺乏电切器械的基层医院。手术时必须保护好切口,术中应用抗肿瘤药物以及蒸馏水冲洗,以免造成癌细胞腹壁切口的种植,因而对于此类手术的应用应该掌握好适应证。术后的定期随访以及化疗药物或免疫药物(BCG)膀胱灌注治疗非常重要。

【手术适应证】

1. 恶性程度低,基底部较细的非肌层浸润性膀胱肿瘤。

2. 不能经尿道切除的非肌层浸润性膀胱肿瘤。

3. 晚期膀胱肿瘤大出血,非手术治疗措施不能控制者。

【术前准备】

1. 准备氮芥 20mg,法玛新 80mg 或噻替哌 20mg。

2. 手术野皮肤消毒后,留置导尿管,将表柔比星 80mg 或噻替哌 20mg 加入 60~100ml 盐水注入膀胱内。

【麻醉与体位】

硬脊膜外麻或腰麻。体位为平卧位。

【手术步骤】

1. 作下腹部正中切口或弧形切口,显露并切开膀胱,用纱布保护伤口。用 10mg%噻替哌溶液注入膀胱黏膜下层。在未侵犯肌层的肿瘤基底注射药液时,肿瘤基蒂部与周围黏膜随药液隆起,但若肿瘤侵犯肌层,则瘤蒂不随药液隆起,可用此法确定是否需切除基底的肌层(图 12-7-1)。

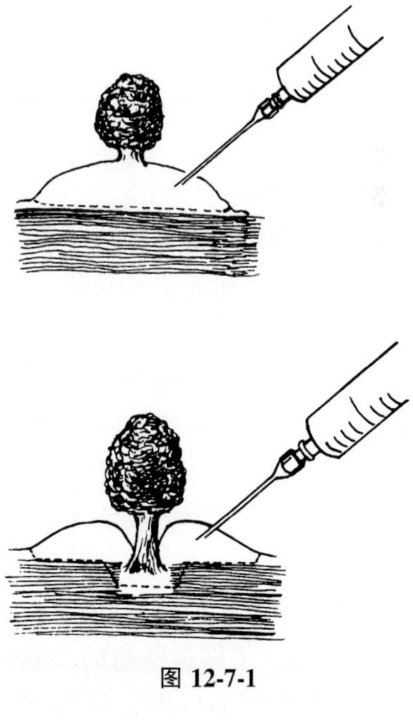

图 12-7-1

2. 用细长弯剪将黏膜及黏膜下层从肌层表面剥离,出血点用电灼止血。切除部分肌层时,需用肠线将肌肉创缘作间断或连续缝合。如伤及输尿管膀胱连接部,应于膀胱内找到输尿管断端,插入 8 号导尿管作支架引流,并作输尿管膀胱吻合术。

3. 用 1mg%~2mg%氮芥生理盐水溶液或蒸馏水 200ml 倒入伤口内,浸泡 5 分钟,术者洗手并清洗器械,更换伤口布巾,再用注射用水反复冲洗创面。从尿道插入 18 号双腔导尿管。膀胱黏膜剥离范围较大,渗血较多时,留置 F18~20 号三腔导尿管,以便术后持续冲洗膀胱。可留置膀胱造瘘管,以防导尿管被血块阻塞。用两层2-0 号铬制肠线间断缝合膀胱切口。

4. 用注射用水冲洗创面并吸净后,于耻骨后间隙放置一引流管,逐层缝合腹壁切口。

【术后处理】

1. 注意保持导尿管引流通畅,如有血尿,可持续滴注生理盐水冲洗膀胱。导尿管一般于术后 9~14 天拔除,如作膀胱黏膜剥离,可于术后 3 周拔除导尿管。

2. 如有留置输尿管引流管,可于术后 7~9 天拔除。

3. 应用抗生素预防感染。

4. 拔除导尿管后，用免疫制剂(BCG)或抗癌药进行膀胱灌注，每周1次，共6次，以后每月1次，持续1~2年。

5. 术后每3个月复查膀胱镜1次，持续2年。

参考文献

1. Solway MS.Intravesical and systemic chemotherapy in the management of superficial bladder cancer. Urol Clin North Am, 1984,11：263

2. Noeks BN,et a1. A longitudinal study of patients with superficial bladder carcinoma success-fullytreated with weekly intravesical thiotepa. J Urol,1979,122：27

3. 张思孝，等.膀胱肿瘤452例临床分析. 中华泌尿外科杂志，1986,7：25

4. 詹炳炎，等. 膀胱癌手术切除时局部注射抗癌药的随诊观察. 中华泌尿外科杂志，1983,4：157

第八节　膀胱部分切除术

partial cystectomy

【陈凌武　梅　骅】

肌层浸润性膀胱癌的标准治疗，是根治性膀胱切除术同时行盆腔淋巴结清扫术。由于膀胱癌膀胱黏膜的病变常是多灶性的，或合并有原位癌存在，故仅切除部分膀胱壁并不能治愈和防止其他部位的黏膜病变；此外，根据病理观察，凡有肌层浸润的膀胱癌，周围膀胱壁内淋巴管内常有浸润，围绕肿瘤边缘2~3cm膀胱壁作常规切除，并不能防止肿瘤的淋巴扩散。但由于手术保留了膀胱，不用作尿流改道，患者乐于接受。对于身体条件不能耐受根治性膀胱切除术，或不愿接受根治性膀胱切除术患者，可以考虑保留膀胱的手术，术中同时行双侧盆腔淋巴结清扫有助于降低肿瘤的复发率。如能严格掌握适应证，加上合理的放疗或(和)化疗，膀胱部分切除术仍是一种好的术式。

【手术适应证】

1. 不能经尿道电切的较大的、位于经尿道手术操作盲区的原发单个肿瘤，肿瘤以外的膀胱壁无原位癌者。

2. 膀胱憩室内肿瘤。

3. 肠道肿瘤浸润膀胱壁或与膀胱壁发生粘连者。

4. 有严重尿道狭窄和无法承受截石位行TURBt(经尿道膀胱肿瘤电切术)者。

【术前准备】

1. 纠正贫血，估计手术范围较广泛者，备血。

2. 准备氮芥20mg、法玛新80mg或噻替哌20mg。

3. 手术野皮肤消毒后，留置导尿管，将表柔比星80mg或噻替哌20mg加入60~100ml盐水注入膀胱内。

【手术步骤】

1. 作下腹部正中切口或弧形切口，切开腹壁，于腹膜外充分显露膀胱壁(图12-8-1)，吸净膀胱内的液体；用纱布保护伤口。于靠近肿瘤的一侧切开膀胱，将切口延长至肿瘤附近(图12-8-2)。

2. 于膀胱外朝肿瘤部位进行分离(图12-8-3)，在离肿瘤2cm处用两把长弯血管钳钳住膀胱壁，切开膀胱，依同样方法边游离边继续切开，将肿瘤连同周围2cm的正常膀胱壁一并切除(图12-8-4)。小心避免挤压或夹持肿瘤，以免将肿瘤细胞扩散。留下的正常膀胱壁不应作过于广泛的剥离，以免损伤膀胱的血液循环。如果切除范围包括一侧的输尿管膀胱连接部，应作输尿管膀胱吻合术。

3. 用1mg%~2mg%氮芥生理盐水溶液倒入伤口，浸泡5分钟，以杀灭癌细胞。术者洗手，清洗器械并更换伤口布巾，再用注射用水冲洗手术区。从尿道插入18号三腔导尿管，作术后引流和冲洗膀胱之用。

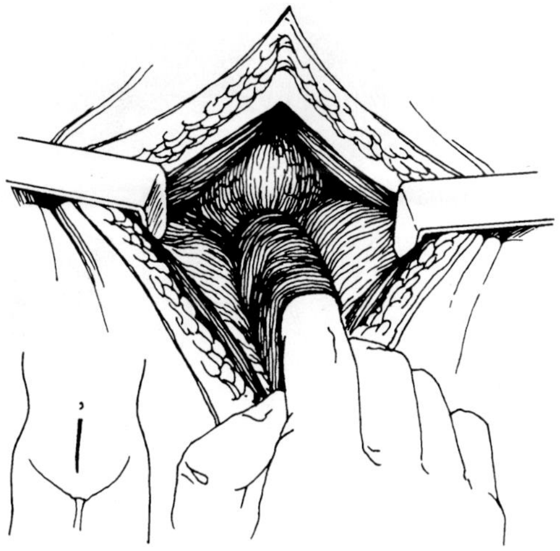

图 12-8-1

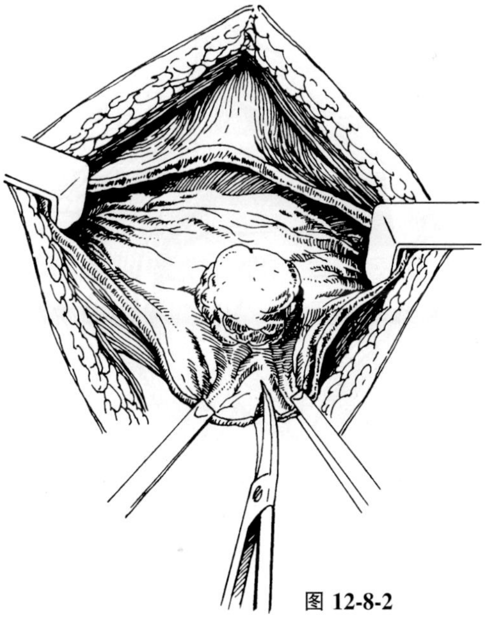

图 12-8-2

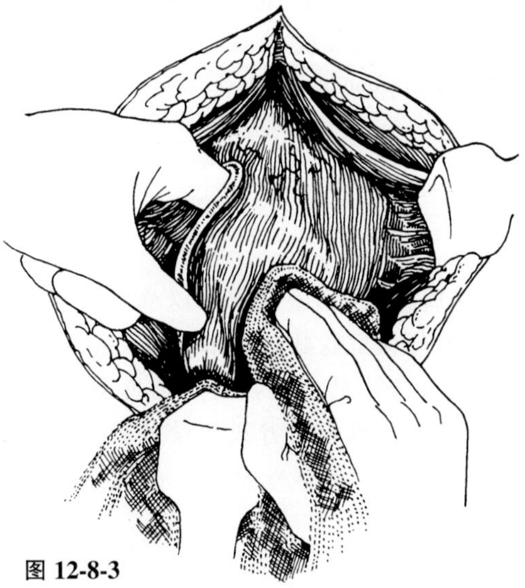

图 12-8-3

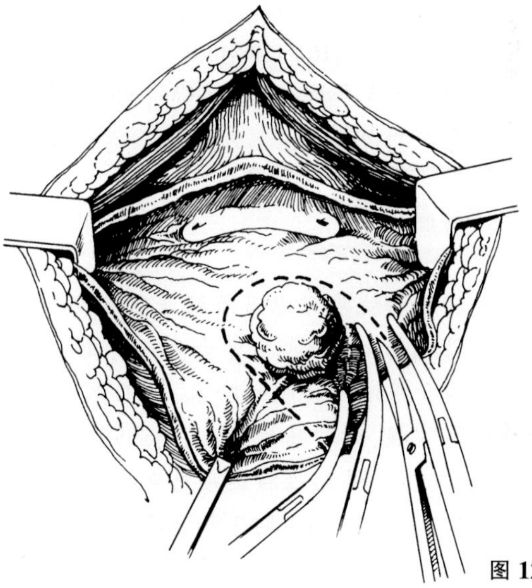

图 12-8-4

4. 用 3-0 号铬制肠线将出血点贯穿结扎，并用 3-0 号铬制肠线全层连续或间断缝合膀胱(图 12-8-5)，在缝合过程中，应同时用 3-0 号铬制肠线作第 2 层间断缝合，以免当第 1 层缝合完毕后，无法显露切口深部作第二层缝合 (图 12-8-6)。

5. 于膀胱前间隙放置双腔负压引流管，缝合腹壁切口。

【术中注意事项】

1. 切开膀胱前要游离足够的膀胱壁，膀胱适当充盈有助于分离；膀胱内的液体在切开膀胱之前应从尿道的导尿管吸出，以避免肿瘤种植。

2. 膀胱收缩时距肿瘤 1cm，即相当于膀胱被牵开时距肿瘤 2cm 的范围。切除应包括膀胱全层及膀胱周围脂肪，如疑黏膜病变应作多处膀胱黏膜活检。

3. 双层缝合膀胱时，均应使用肠线进行缝合，避免术后放疗致膀胱内丝线暴露，继发感染和结石。

【术后处理】

与膀胱局部切除术相同。

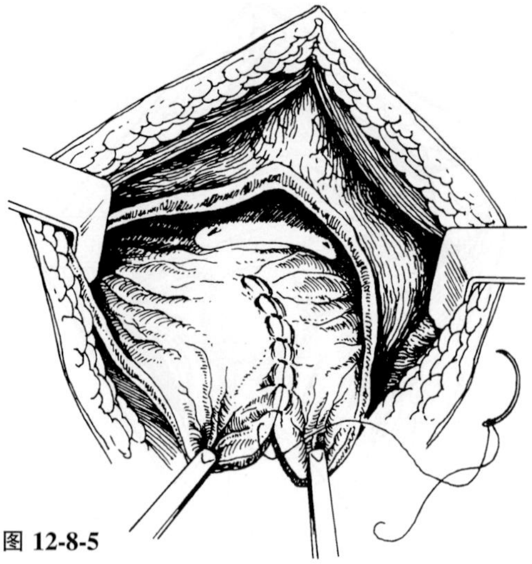

图 12-8-5

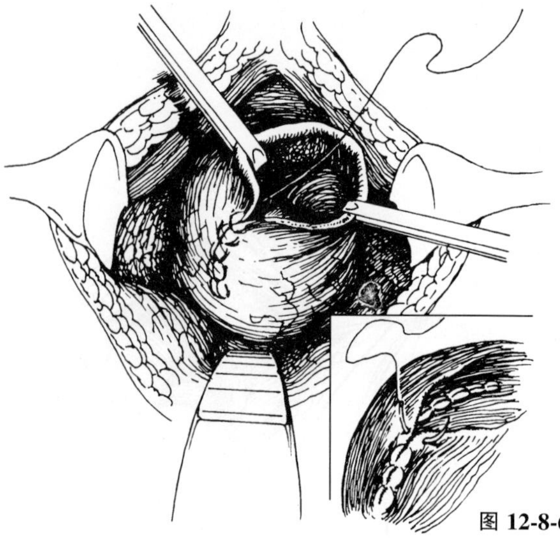

图 12-8-6

参 考 文 献

1. Sweeney P, Kursh ED, Resnick MI. Partial cystectomy. *Urol Clin North Am*, 1992, 19 : 701-711
2. Herr HW, Bajorin DF, Scher HI. Neoadjuvant chemotherapy and bladder-sparing surgery for invasive bladder cancer: ten-year outcome. *J Clin Oncol*, 1998, 16 : 1298-1301
3. Sternberg CN, Pansadoro V, Calabro F, et al. Can patient selection for bladder preservation be based on response to chemotherapy?. *Cancer*, 2003, 97 : 1644-1652

【主编点评】

浸润性膀胱癌可以沿着膀胱壁的间隙及淋巴管向周围扩散，切除范围难以确定，一般主张行根治性膀胱切除。但也有学者主张对单个局限浸润性肿瘤行保留膀胱的手术。一般适应于身体条件不能耐受根治性膀胱切除术，或不愿意接受根治性膀胱切除术的浸润性膀胱癌患者。但适应证必须严格掌握，对肿瘤的性质、浸润深度进行评估，并辅以术后放射治疗或化学治疗，且术后必须进行密切随访。浸润性膀胱癌患者施行保留膀胱癌手术的 5 年生存率为 58.5%~69%，T2 期的 3 年生存率只有 61.2%，T3 期 3 年生存率只有 49.1%。

（陈凌武）

参 考 文 献

1. 孙晓南，胡建斌，杨起初. 膀胱癌保存膀胱术后综合治疗预防复发的疗效. 中华放射肿瘤学杂志，2001，10 : 145-147
2. Geavlete P, Georgescu D, Florea I. Second transurethral resection and adjuvant radiotherapy in conservative treatment of pT2N0M0 bladder tumors. Eur Urol, 2003, 43 : 499-504
3. Startsev VY. The role of combined method in organ-sparing treatment of muscle-invasive bladder cancer recurrences. Arch Ital Urol Androl, 2002, 74 : 54-56

第九节　单纯膀胱切除术

simple cystectomy

【陈凌武　梅　骅】

单纯膀胱切除术是将整个膀胱切除而不切除周围的组织和器官。对性功能正常、无前列腺疾病的男性患者，可不切除前列腺和精囊腺，以保存术后性功能及生育能力，否则应将前列腺和精囊腺同时切除。

在女性患者中，单纯膀胱切除时不需将阴道前壁和尿道外口切除，但在间质性膀胱炎患者，为完全缓解术后症状，应同时切除阴道前壁和尿道外口。

【手术适应证】

单纯膀胱切除术的手术指征应局限于良性疾患，例如膀胱积脓；因放射性膀胱炎、结核、血吸虫、环磷酰胺性膀胱炎以及间质性膀胱炎引起的严重挛缩膀胱；由于放射性膀胱炎或环磷酰胺性膀胱炎引起的难以控制的膀胱出血；神经性膀胱行尿流改道术后，旷置的膀胱常发生感染及积脓；以及严重且复杂的、经多次手术治疗无效的膀胱瘘、尿失禁患者。此外，对于已有远处转移的膀胱癌患者，为缓解膀胱肿瘤局部浸润或出血症状，可行单纯膀胱切除术。

【术前准备】

1. 心血管系统及肝肾功能检查，排泄性尿路造影。

2. 改善患者一般情况，如存在水、电解质平衡失调、严重贫血等，应先纠正，必要时输血。

3. 术前 3 天口服抗菌药物准备肠道，术前 2 天进半流饮食，术前 1 天进流质饮食，并从静脉补充营养。

4. 术前 1 晚及手术前行清洁灌肠。女性患者需消毒阴道。

5. 手术野皮肤清洁、消毒，留置尿管持续引流尿液。

【手术步骤】

1. 患者取平卧位，躯干向下倾斜 10°~15°。作下腹正中切口，进入腹腔后，于右侧盆腔处切开后腹膜，游离输尿管，并于靠近膀胱处将其切断，结扎远端，近端插入已剪侧孔的 8 号导尿管，引流肾盂尿液。以同样方法处理左侧输尿管(图 12-9-1)。经骶岬前方、乙状结肠系膜后钝性分出一通道，将左侧输尿管经该通道移至右侧。

2. 游离膀胱，先在膀胱顶部中线切开盆腔腹膜，钳住并切断膀胱脐韧带，将腹膜与膀胱顶部、后壁分离，直达膀胱底部(图 12-9-2)。已行尿流改道者，应在腹膜外游离膀胱，以减少术后肠粘连。

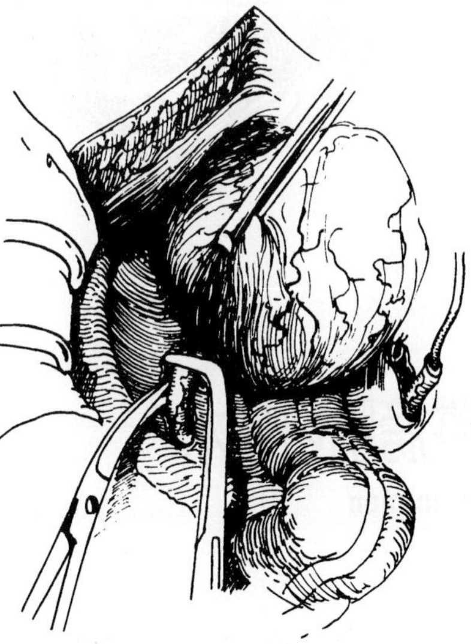

图 12-9-1

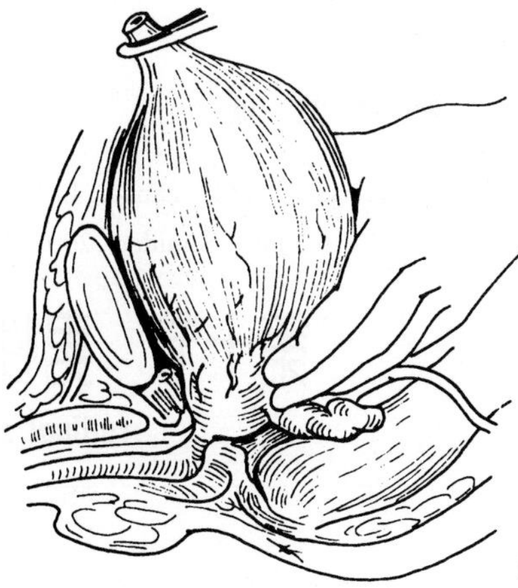

图 12-9-2

3. 保留前列腺及精囊者，在膀胱侧壁游离出输精管，将其保留，然后在膀胱后壁与精囊腺、输精管壶腹部的前面之间进行分离，达膀胱颈部。

4. 用示指和拇指夹持右侧膀胱后侧韧带，用力将其挤捏，以清除部分脂肪组织(图 12-9-3)。

5. 两把大弯钳尽可能靠近膀胱壁钳夹、切断膀胱后侧韧带，用 10 号丝线 8 字形贯穿缝扎。以同样方法继续向下分离至膀胱颈部(图 12-9-4)。同法处理左侧膀胱后侧韧带。

6. 将膀胱颈周围游离后，于膀胱颈上方用大弯钳钳夹，于钳的远端用电刀将膀胱切除(图 12-9-5)。止血完善后，用可吸收缝线将膀胱颈断端闭锁缝合。前列腺增生者，剜除腺瘤，8 字形缝合闭锁断端。

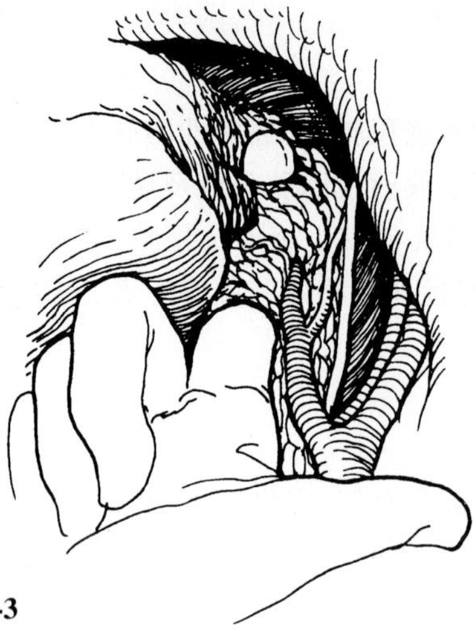

图 12-9-3

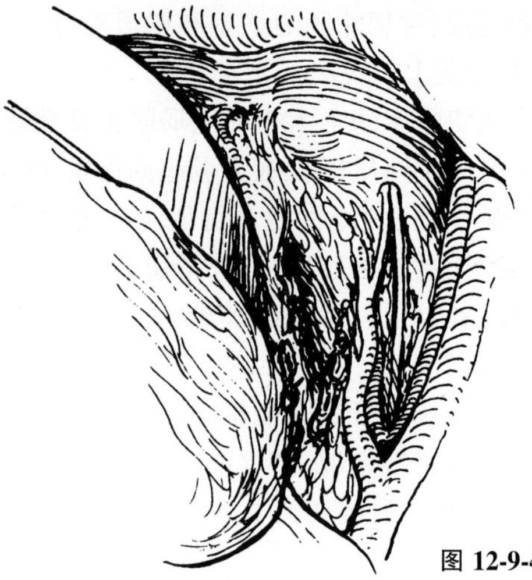

图 12-9-4

7. 在女性患者,分离平面应在膀胱与子宫、阴道前穹隆间进行。注意避免损伤子宫动脉。分离至尿道时,拔除气囊导尿管,钳夹、切断尿道。间质性膀胱炎的患者在施行单纯膀胱切除时, 应将全尿道和尿道外口切除,操作技术见女性根治性膀胱切除术。

【术后处理】

1. 禁食、补液,待肠蠕动恢复后进食。

2. 保持尿液引流通畅。

3. 测量血压、脉搏, 每 2~3 小时 1 次至情况稳定。注意水、电解质平衡。

4. 注意营养,可适当给予静脉高营养疗法。

5. 使用抗菌药物预防感染。

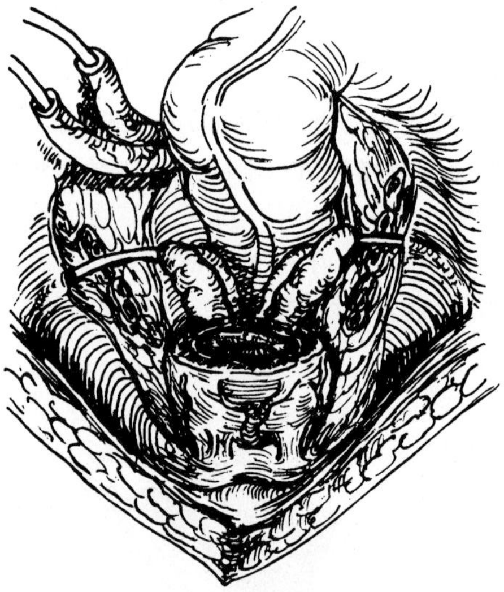

图 12-9-5

参 考 文 献

Jiminez, VK, Marshall FF. surgery of bladder cancer. In Walsh P. C(ed.), Campbell's urology(8th edition), Sauuders, 2002, 2839

第十节　男性根治性膀胱切除术

radical cystectomy in men

一、保存性功能的根治性膀胱尿道切除术

(radical cystectomy with preservation of sexuality)

传统的根治性膀胱切除术后,几乎所有男性患者均发生阳痿,其原因主要是术中损伤了盆丛神经和海绵体的动脉血供。避免该神经及海绵体血供的损伤,保存术后性功能,无疑将提高患者术后的生活质量。目前对根治性膀胱切除术改进的焦点,是彻底切除肿瘤的同时保存术后性功能。

正常的性生理功能包括阴茎勃起、射精动作(有关肌肉的节律性收缩)及性高潮。膀胱、前列腺、精囊及尿道是否存在,并不影响性生理活动的全过程,保存性功能的根治性膀胱切除术,可使大部分患者保存术后性功能。

【手术适应证】

1. T2-4a，N0-x，M0 肌层浸润性膀胱癌。

2. 高危的非肌层浸润性膀胱癌，T1G3 肿瘤，BCG 治疗无效的原位癌(Tis)。

3. 反复复发的非肌层浸润性膀胱癌，尤其是肿瘤累及膀胱颈、后尿道，瘤级较高，肿瘤浸润的潜势较大者。

4. 术前性功能正常的男性患者。

同时行尿道切除的指征：

1. 肿瘤侵及膀胱三角区、膀胱颈或已侵犯前列腺部尿道者。

2. 术中冰冻切片证实尿道切缘或前列腺部尿道阳性者。

3. 多发性膀胱肿瘤、肿瘤细胞分化不良或有原位癌者。

4. 同时合并有肾盂或输尿管上皮性肿瘤者。

【术前准备】

与单纯膀胱切除相同。

【麻醉及体位】

气管内麻醉及硬脊膜外麻醉。平卧位或膀胱截石位。

【解剖概要】

阴茎海绵体神经来源于盆丛，盆丛位于腹膜后、直肠的前外侧，精囊腺的后外侧，距肛缘 5~11cm，其分支支配直肠、膀胱、前列腺、精囊、尿道和阴茎海绵体。海绵体神经是盆丛的分支，沿前列腺的后外侧下行，于前列腺水平形成宽约 6mm 的神经血管束，在前列腺包膜和 Denonvillier 筋膜外经过，于前列腺尖水平上行，于尿道外侧和后外侧穿过尿生殖膈，逐渐上行至球部尿道 1 点和 11 点的部位，其终末分支分布于阴茎螺旋动脉和海绵体的勃起组织中(图 12-10-1)。

精囊腺和前列腺后外侧的神经血管束可作为术中的解剖标志。

【手术步骤】

1. 下腹正中切口，左侧绕脐向上延长，直达腹腔。探查腹腔内脏器后，在右侧盲肠下方、髂血管分叉上方切开后腹膜，切口向盆腔延长，分离输尿管，于靠近盆腔处将其切断远端结扎，近端插入 8 号导尿管暂时引流尿液，以同样方法处理左侧输尿管(图 12-10-2)。

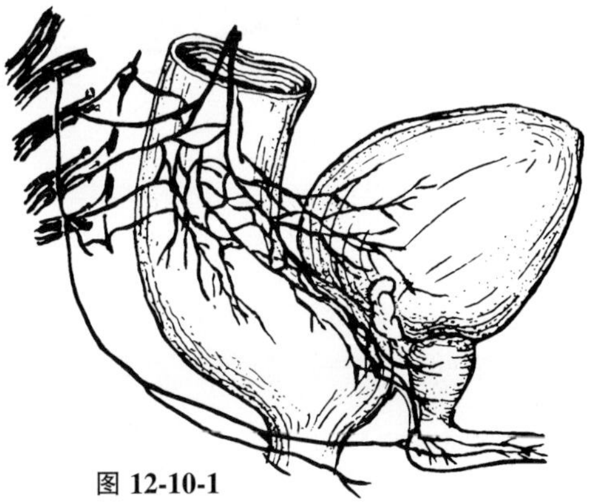

图 12-10-1

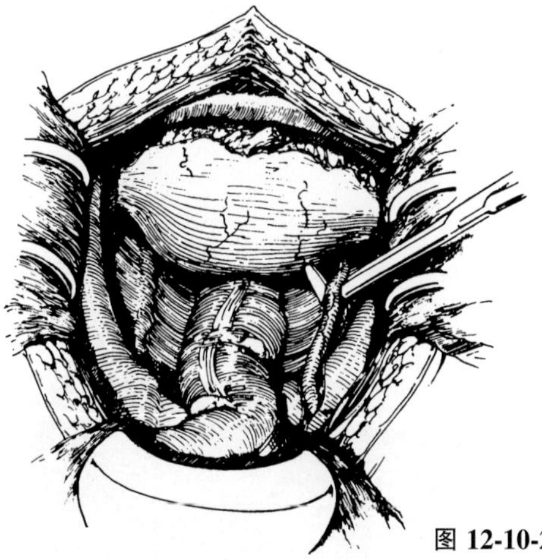

图 12-10-2

2. 盆腔淋巴结清除术(见第二十三章第三节)。

3. 于膀胱顶部中线切开盆腔腹膜，钳住并切断膀胱脐韧带，将腹膜与膀胱分离，直达膀胱底部。如膀胱顶部深肌层被肿瘤侵犯，则切除其附近覆盖的腹膜(图 12-10-3)。

4. 切断、结扎输精管，沿其近端向精囊方向分离，直至精囊顶部(图 12-10-4)。同样方法处理对侧。于

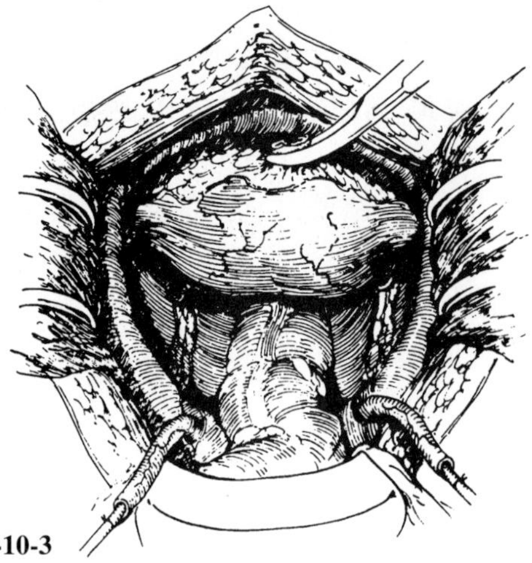

图 12-10-3

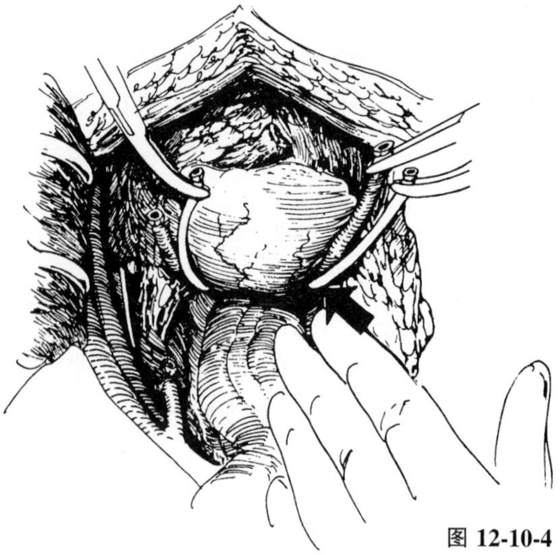

图 12-10-4

腹膜外、膀胱及精囊后方的平面分离，抵达前列腺精囊筋膜(Denonvillier 筋膜)。

5. 将膀胱向前方牵引，显露精囊三角，于精囊远侧、前列腺基底部后方用钳提起前列腺精囊筋膜后层并切开(图 12-10-5~6)，在该筋膜前后层间的腔隙内紧贴前列腺钝性分离至前列腺尖部，将前列腺与直肠分开(图 12-10~7，8)。若局部粘连未能进入此腔隙，则先进行步骤 6、7、8，然后于侧方紧贴前列腺向后、向内分离，即可进入两层筋膜间的平面。

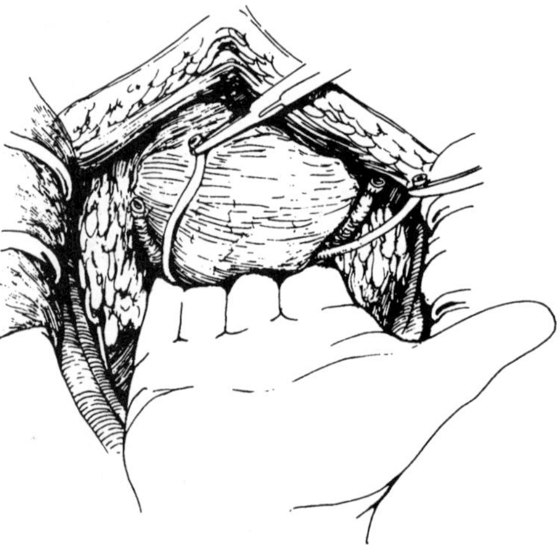

图 12-10-5

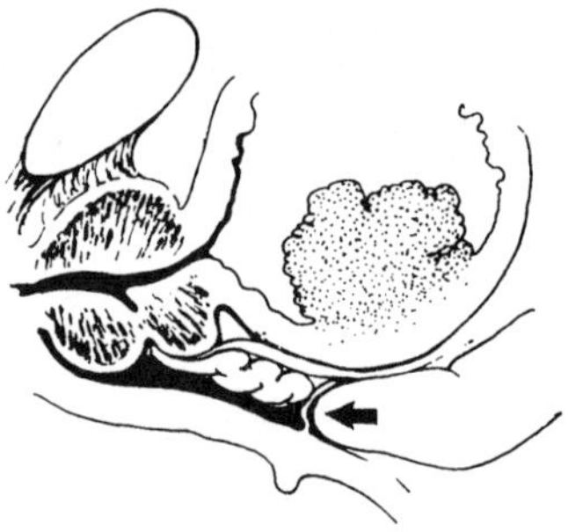

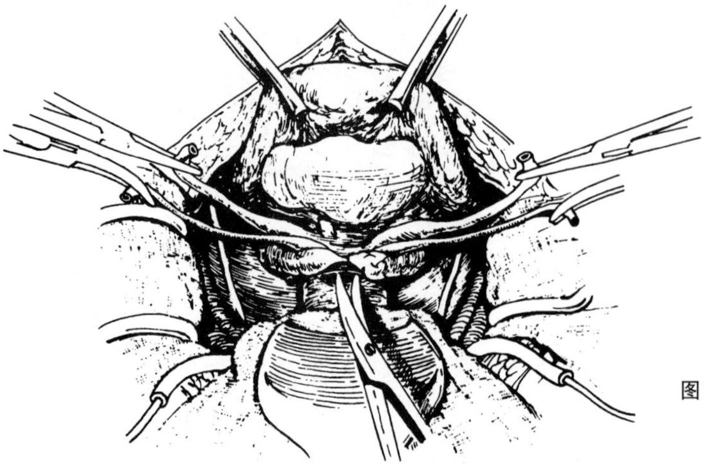

图 12-10-6

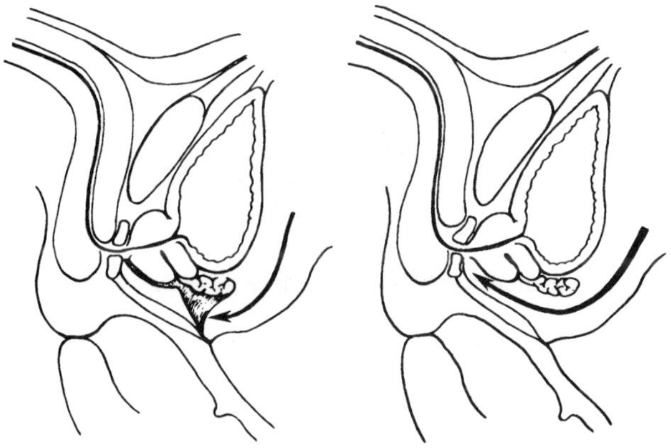

图 12-10-7

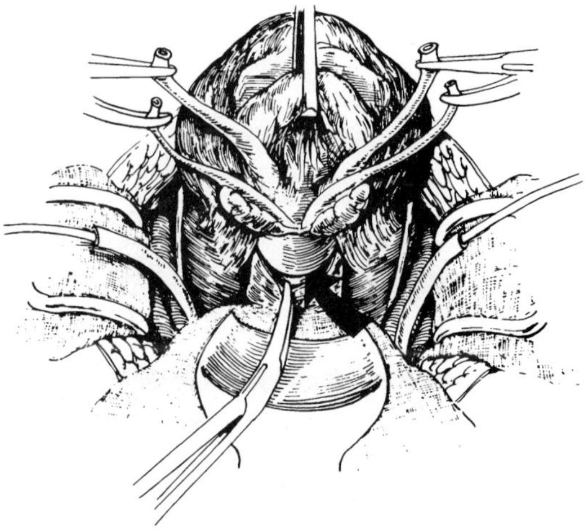

图 12-10-8

6. 用拇指和示指夹持膀胱后侧韧带,用力将其挤捏,以清除部分脂肪组织(图 12-10-9),用两个大弯钳钳夹、切断并缝扎后侧韧带,达精囊顶部(图 12-10-10)。

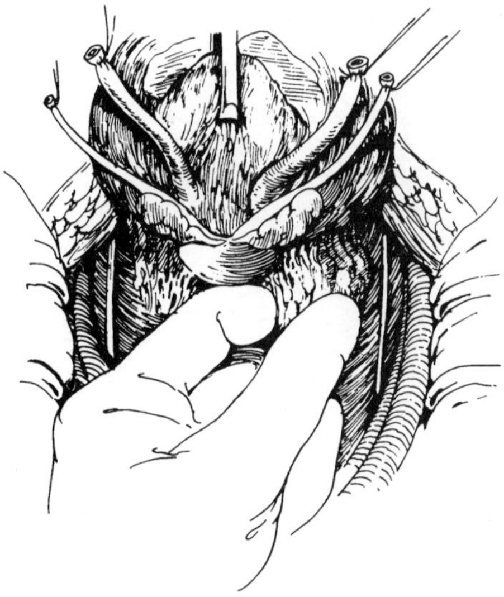

图 12-10-9

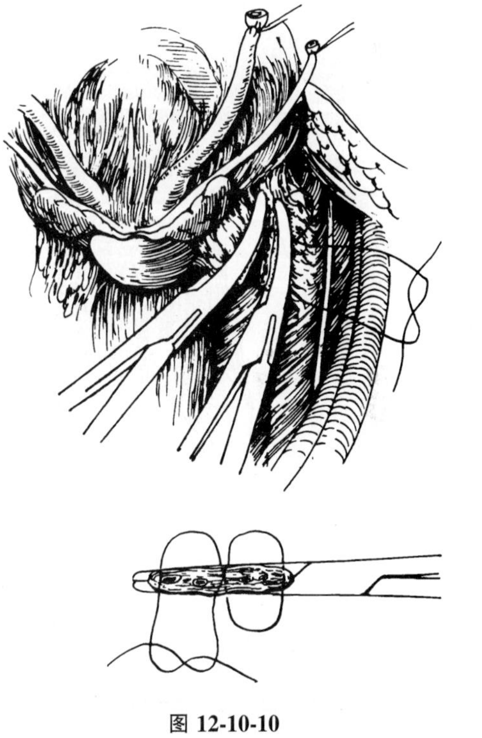

图 12-10-10

7. 于前列腺的前侧方切开盆内筋膜,并将 Denonvillier 筋膜后层剪开,此时海绵体神经血管束可钝性向外侧推离前列腺(图 12-10-11)。

8. 紧贴精囊和前列腺分别钳夹、切断及缝扎精囊的血管蒂(图 12-10-11)、前列腺的上、下蒂(图 12-10-12)。

9. 用同样方法处理另一侧,在完成前列腺侧韧带的分离后,切断耻骨前列腺韧带,钳夹、切断阴茎背深静脉,用丝线缝扎(图 12-10-13)。至此,整个标本仅留下前列腺尖部与盆壁相连,将前列腺向近侧牵引,用示指推开直肠,紧贴前列腺尖剪断尿道膜部(图 12-10-14),将切除的标本取出。

10. 取出手术切除的标本后,直肠侧面及精囊床的小出血点尽可能压迫止血,无效时用可吸收缝线缝扎止血,禁用电凝止血。用 3-0 铬制肠线缝合尿道断端(图 12-10-15)。

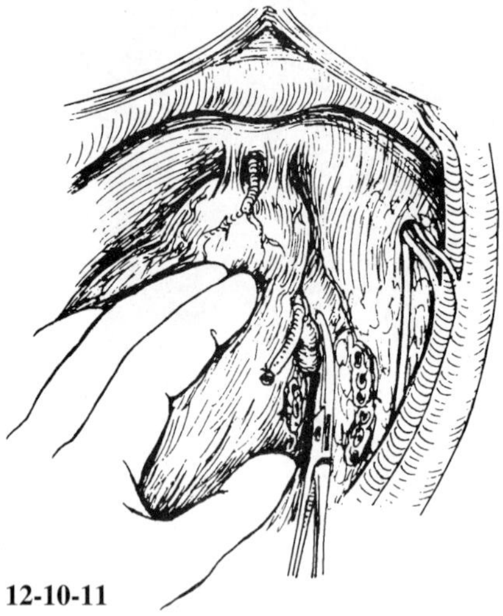

图 12-10-11

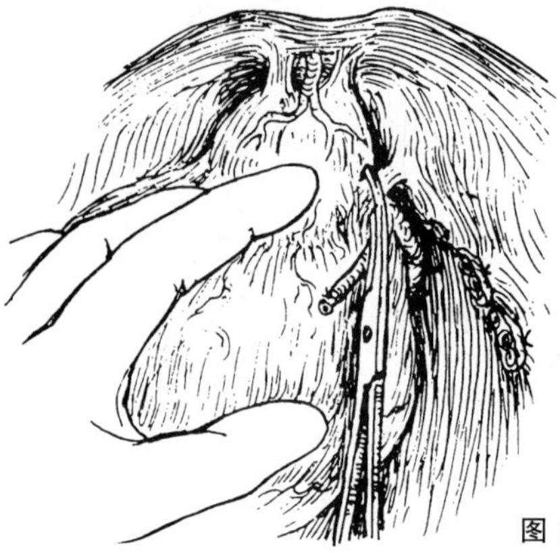

图 12-10-12

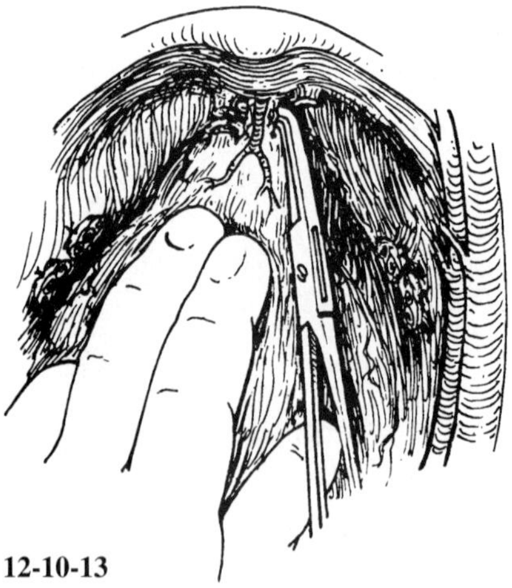

图 12-10-13

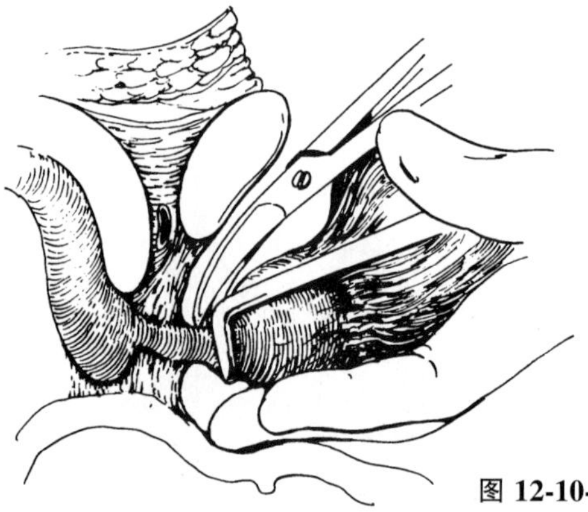

图 12-10-14

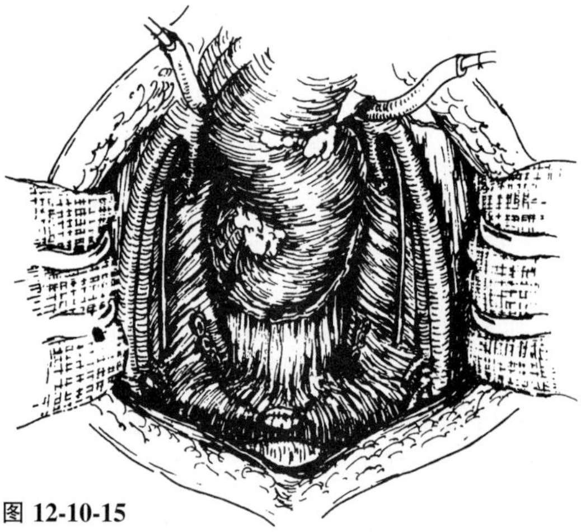

图 12-10-15

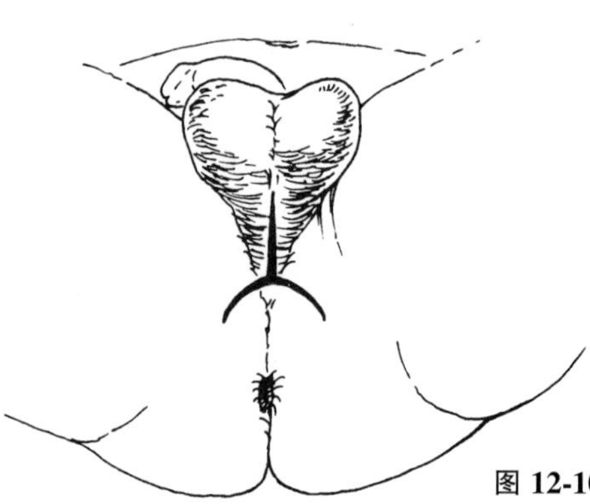

图 12-10-16

11. 需切除尿道者,取截石位,作会阴部弧形或倒 Y 形切口(图 12-10-16),于中线切开球海绵体肌(图 12-10-17),剥离尿道球部(图 12-10-18)。

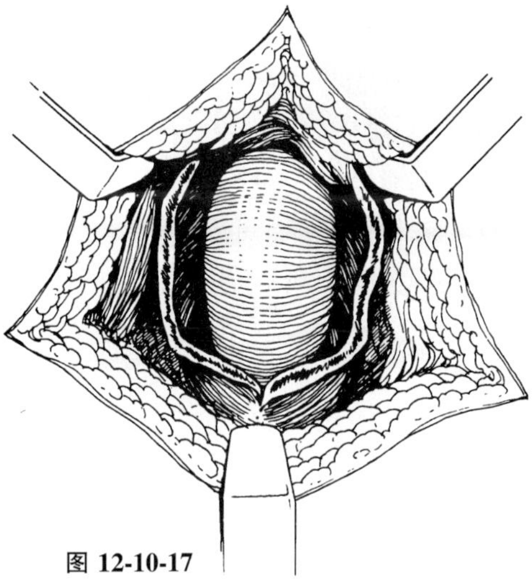
图 12-10-17

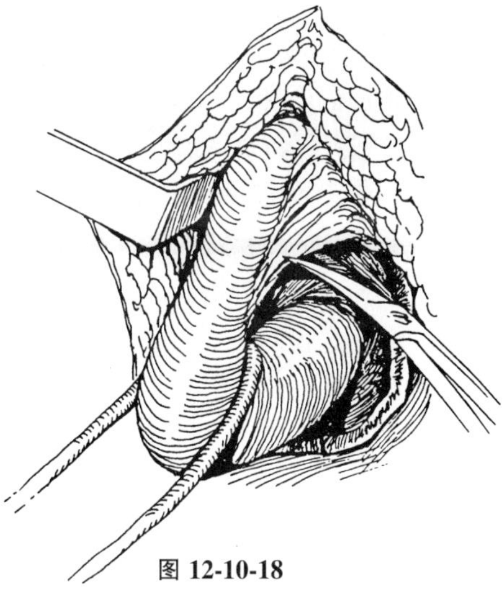
图 12-10-18

12. 将尿道与阴茎海绵体分离,将阴茎海绵体拉至会阴部切口处,分离至尿道舟状窝部(图 12-10-19)。

13. 将阴茎复位,环绕尿道口切开皮肤,剥离末段尿道,从会阴部切口处取出前尿道标本,缝合阴茎头皮肤创缘(图 12-10-20)。

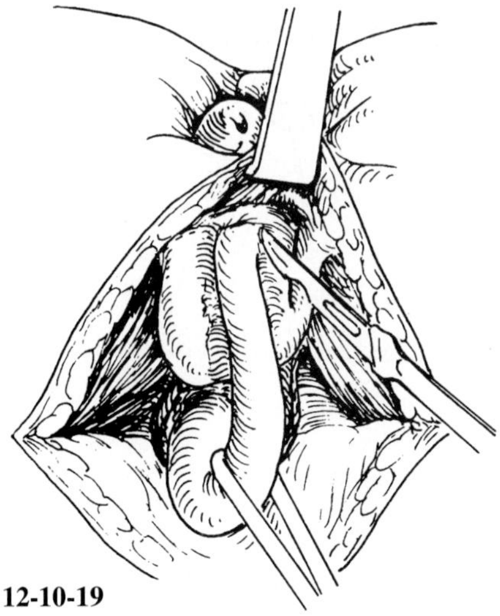
图 12-10-19

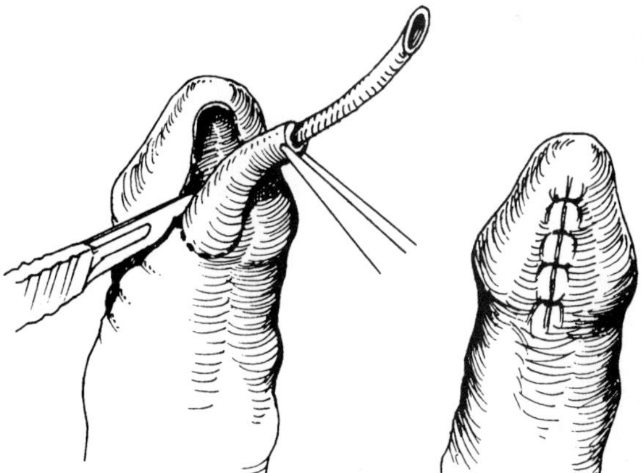
图 12-10-20

14. 在耻骨联合下方相对无血管区处,先分离出球部尿道的背侧,充分显露位于其后外侧的尿道球动脉,紧贴尿道球部结扎(图 12-10-21)。

15. 将尿道球部向远侧牵引,显露尿道球部近端、膜部的远端,切除尿道膜部的黏膜和平滑肌,保存其横纹括约肌(图 12-10-22)。

16. 膀胱尿道全切除术,在分离前列腺时可不切断尿道,在会阴部将尿道完全分离后,从腹部切口将标本整块取出,可避免切断尿道时污染创面。缝合会阴部切口并放置多孔橡皮管或双腔负压引流管引流(图 12-10-23)。

17. 腹部手术组作尿流改道(回肠膀胱或可控膀胱术)。分离大网膜,将其覆盖盆底创面,不需放置引

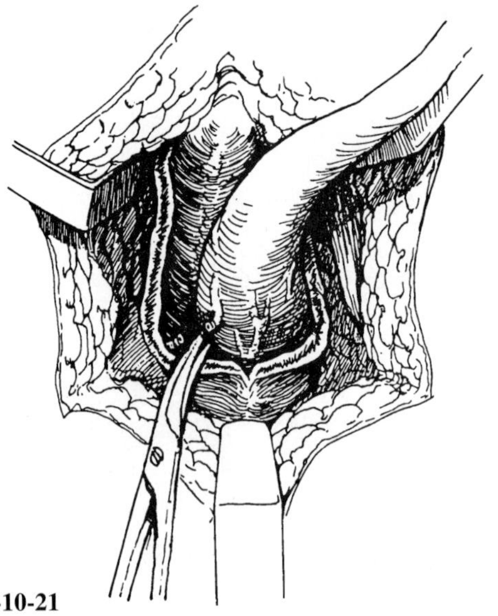

图 12-10-21

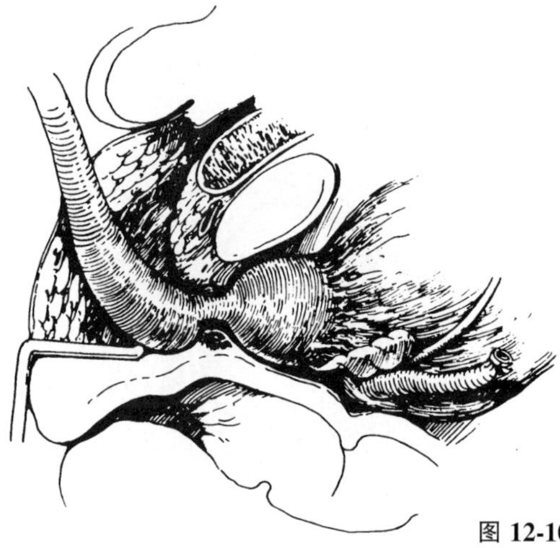

图 12-10-22

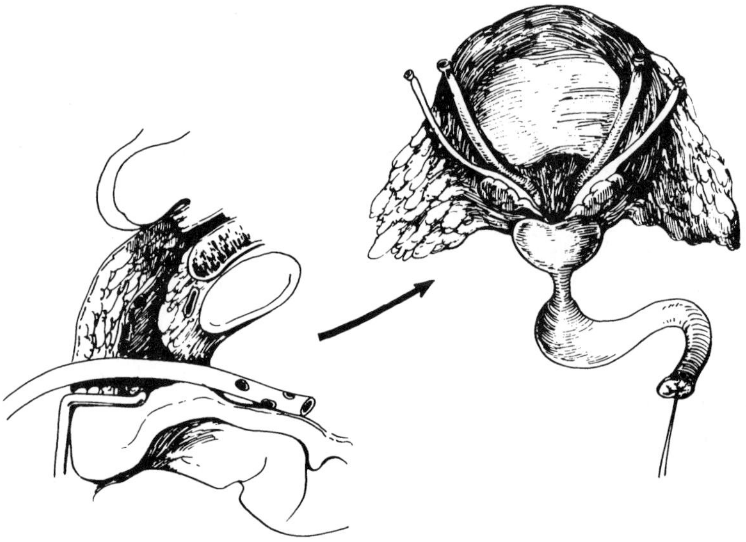

图 12-10-23

流物。

【手术操作要点】

1. 盆丛位于腹膜后,成板状结构,其中点位于精囊的后外侧,精囊可作为术中识别盆丛神经的解剖标志。故沿输精管近端向下分离,于 Denonvillier 筋膜前后层间的平面钝性将前列腺与直肠分开,出血少,可避免盆丛神经的损伤。

2. 海绵体神经在膀胱颈、前列腺后外侧的血管鞘内,与供应前列腺的血管主干伴行,形成神经血管束,该束可作为术中识别海绵体神经的标志。海绵体神经位于血管的外侧,较血管更远离前列腺,故结扎膀胱后蒂及前列腺外侧韧带时,只结扎其血管分支,并靠近精囊侧方分次小捆分离、结扎,于前列腺尖部切断尿道。

3. 在处理盆腔创面时,直肠前外侧、精囊床的小出血点可用吸收缝线缝合其两旁组织压迫止血,避免使用电凝和大块结扎。

4. 术中保留海绵体神经血管束时,不要忽视肿瘤的彻底切除。如怀疑肿瘤浸润一侧神经血管束,或一侧的膀胱侧韧带增厚、固定,应对该侧进行广泛切除。保留一侧神经血管束,大部分患者仍可保存性功能。

5. 结扎尿道球动脉时，要避免损伤阴部内动脉，保证阴茎海绵体血供。首先充分游离球部尿道背侧，此时注意位于尿道球部1点和11点处的海绵体神经，紧贴球部尿道海绵体分离。随后将其向前牵拉，可清楚显露尿道球动脉。避免用丝线缝扎和使用电凝止血。

6. 分离切除尿道膜部时，应避免损伤来自盆丛的海绵体神经。该神经在尿道膜部的侧后方，距离膜部尿道仅3~4mm，故术中仅切除膜部尿道的黏膜及平滑肌，保留尿生殖膈后方的会阴横纹肌，可避免该神经的损伤。

【术中意外及处理】

1. 出血

(1) 处理膀胱侧韧带和前列腺血管蒂时，可能会因血管滑脱而发生大出血，显露不好，用钳子在血泊中盲目钳夹会致更大的损伤。应立即用纱布压迫止血，充分显露后取出纱布，准确钳夹出血部位，作8字缝合。盆壁静脉出血则将周围组织缝合，覆盖出血点。

(2) Santorinis静脉丛损伤出血时，注意避免盲目缝扎而损伤海绵体神经血管束，此时应切开盆内筋膜，切断耻骨前列腺韧带，将一缝线跨过静脉束，不切断此束进行缝扎，即可止血。

2. 直肠损伤　直肠与前列腺尖未完全分离，即用剪刀盲目剪断前列腺尖，或分离直肠与前列腺尖时，未紧贴前列腺进行分离，则有可能损伤直肠前壁。术前已作肠道准备者，可用丝线双层间断缝合损伤的直肠裂口，并作会阴部引流。术毕用手指扩张肛门括约肌，并留置肛管减压。

3. 海绵体神经、血管的损伤

(1) 以下几个步骤易造成海绵体神经血管束的损伤：①分离和切断前列腺尖部时；②分离前列腺与直肠时；③分离结扎后蒂时。预防损伤的方法见操作要点。

(2) 盲目结扎尿道球动脉，可能会造成阴部内动脉损伤，导致术后血管性阳痿。

(3) 切除膜部尿道时，过多分离切除膜部尿道外侧及后外侧的组织，可能会损伤海绵体神经。

4. 闭孔神经损伤　在清除盆腔淋巴组织时，可能切断或结扎闭孔神经。当闭孔淋巴结受侵犯而与神经粘连时，可将该侧闭孔神经切除。一侧损伤尚无严重后果，双侧闭孔神经损伤可导致行走困难。术中应注意辨认和保护闭孔神经，如发现闭孔神经被切断，应进行一期修复。

【主编点评】

膀胱全切加盆腔淋巴结清扫已成为肌层浸润性膀胱癌最佳的治疗选择。膀胱癌的预后与盆腔淋巴结清扫密切相关，如何进行适当的淋巴结清扫，已成为泌尿外科医生所关注的主要问题。但到目前为止，膀胱癌淋巴结清扫术尚无全世界都能接受的标准术式。

Hern等在总结了1 091例膀胱全切加盆腔淋巴清扫术后，总结和划分了淋巴结清扫的范围。①标准的淋巴清扫：包括双侧髂总动脉淋巴结、髂外动脉淋巴结、闭孔淋巴结和髂内动脉淋巴结；清扫范围：上界为髂总动脉远端，外界为生殖股神经，下界为腹股沟韧带，内界为膀胱壁；②扩大淋巴结清扫范围：上界可至腹主动脉分叉以上，包括骶前淋巴结，下界为骨盆底；③姑息性淋巴结清扫：对于体质虚弱，无法耐受长时间手术的患者，以及曾经作过盆腔手术或曾作过放疗、化疗的患者，可选择姑息性淋巴结清扫；清扫范围仅包括闭孔肌淋巴结和髂内动脉淋巴结。

许多作者认为，在行根治性膀胱切除时，无论肿瘤分期如何，至少应清扫10~14枚淋巴结，才能提高肿瘤分期的准确性，清扫多于16枚淋巴结患者术后生存率明显提高。此外，有作者认为淋巴结密度(即有转移的淋巴结数目与所清扫淋巴结总数目的比值)较以往传统的病理学分期，能更准确地预测疾病的生存率和局部复发率，成为评价肌层浸润性膀胱癌预后的一个重要因素。

(陈凌武)

参考文献

1. Leissner J, Ghoneim MA, Abol-Enein H, et al. Extended radical lymphadenectomy in patients with urothelial bladder cancer: results of a prospective multicenter study. J Urol, 2004, 171: 139-144
2. Herr H, Lee C, Chang S, et al. Standardization of radical cystectomy and pelvic lymph node dissection for bladder cancer: a collaborative group report. J Urol, 2004, 171: 1823-1828
3. Stein JP, Cai J, Groshen S, et al. Risk factors for patients with pelvic lymph node metastases following radical cystectomy with en bloc pelvic lymphadenectomy: concept of lymph node density. J Urol, 2004, 170: 35-41

二、根治性膀胱切除术

(radical cystectomy)

该手术是治疗膀胱癌的传统术式,尤其适用于术前已有性功能障碍、性欲低下、勃起不坚的老年患者,以及肿瘤已侵及双侧膀胱侧韧带的患者。术前准备、麻醉和体位与保存性功能的根治性膀胱切除术相同。

【手术步骤】

手术操作过程与保存性功能的根治性膀胱切除术基本相同,主要区别有以下几点:

1. 可先结扎双侧髂内动脉,以期减少术中出血。

2. 分离、结扎膀胱、前列腺侧韧带时,尽可能靠近盆壁。

3. 无需将前列腺外侧筋膜和 Devonvillier 筋膜后层切开并分离海绵体神经血管束。

4. 分离前列腺外侧韧带时,先用圆刀在盆壁小心切开盆内筋膜,将此韧带向下作钝性分离,然后用直角钳靠近盆壁钳夹切断,并缝扎止血(图 12-10-24~25)。此法会将前列腺外侧静脉丛及血管神经束包括在缝线内。

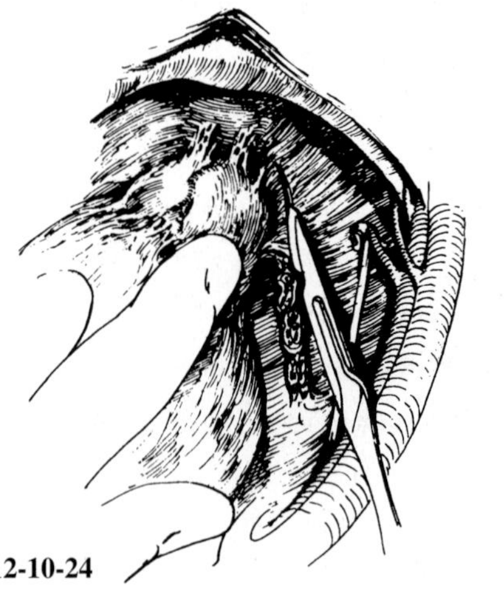

图 12-10-24

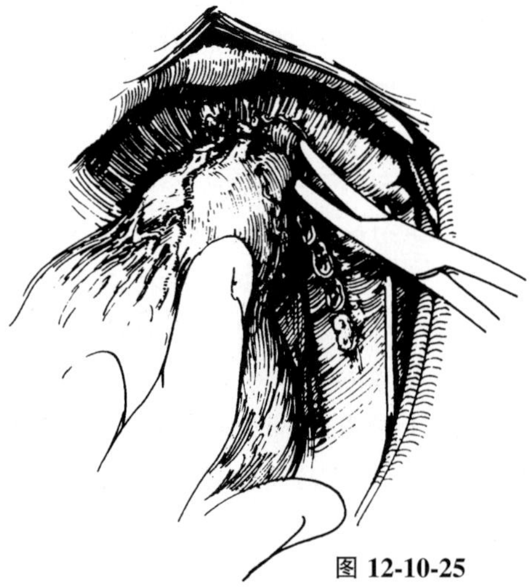

图 12-10-25

5. 切断耻骨前列腺韧带,切断及结扎阴茎背深静脉(图 12-10-26)。

6. 于前列腺尖下方切断尿道,用 3-0 肠线或 4 号丝线缝合尿道断端(图 12-10-27)。

【手术意外及处理】

与保存性功能的根治性膀胱切除术相同。

【术后处理】

与单纯膀胱切除术相同。

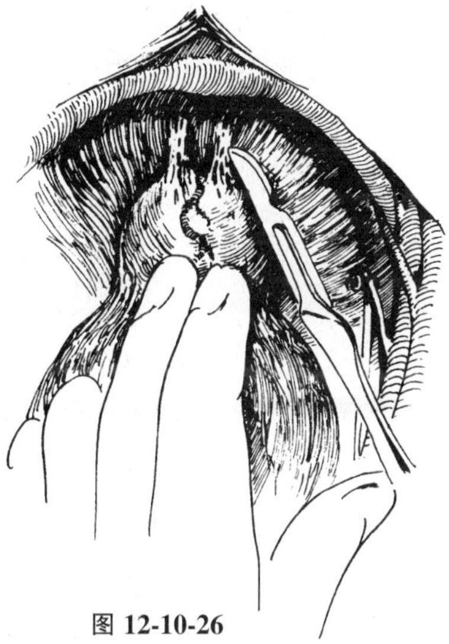

图 12-10-26

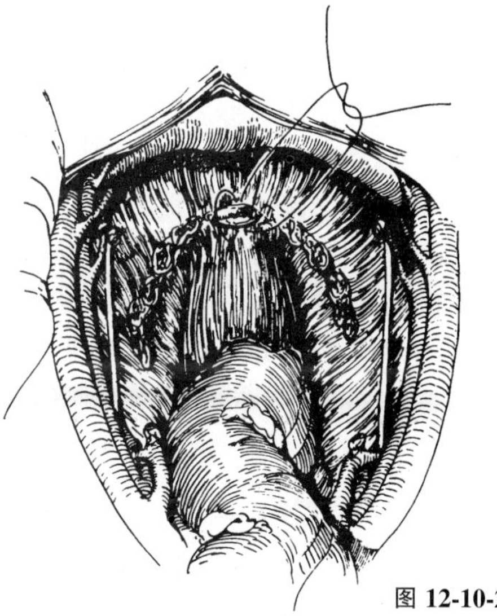

图 12-10-27

(梅 骅 陈凌武)

参考文献

1. Skinner DG, and Lieskovsky G.Contemporary cystectomy with pelvic node dissection compared to preoperative radiation therapy plus cystectomy ln management of invasive bladder cancer. J Urol, 1984, 131 : 1069-1072
2. Schlegel, PN and Walsh, PC.Neuroanatomical approach to radical cystoprostatectomy with preservation of sexual function. J Uro1, 1986, 138 : 1402-1406
3. Wood, DP, et a1.Radical cystectomy for carcinoma of the bladder in the elderly patient. J Urol, 1987, 138 : 46-48
4. Stein JP, Lieskovsky G, Cote R, et al.. Radical cystectomy in the treatment of invasive bladder cancer: long-term results in 1,054 patients. *J Clin Oncol*, 2001, 19 : 1666-1675

三、保留神经及精囊的膀胱根治性切除术

(nerve and seminal sparing cystectomy with ileal neobladder)

高分级、局部浸润型及多发性复发性膀胱移行细胞癌保守治疗无效者，需施行膀胱切除术。全膀胱切除术后因生理性的改变降低了生活质量。年龄较轻的患者会期望术后能保存生理的排尿和性功能。保存神经的根治性膀胱切除及新膀胱术是为达到上述目的而设计的，仍有不少患者未能获得满意效果。对一些选择性患者可以采用保存神经及精囊的膀胱根治切除及新膀胱术，对年龄较轻的患者能较好地保存生理性排尿功能和射精功能，为患者所容易接受。但部分泌尿外科医师认为此手术方式可能会违背肿瘤手术治疗的原则，增加肿瘤局部复发的机会，以及增加前列腺癌发生的风险，影响长期生存率。因此，需要严格把握手术适应证，并进一步长期随访观察。

【手术适应证】

适合行膀胱癌根治切除及新膀胱术的患者同时还需满足以下几点：

1. 较年轻的男性患者一般小于 50 岁；
2. 有想再生育的强烈要求；
3. PSA 在正常范围，直肠 B 超及 MRI 没有提示前列腺有异常占位性病变，必要时手术前穿刺活检。

【手术步骤】

1. 作经尿道前列腺电切术，切除前列腺部尿道的全部上皮及内腺，保存精阜及前列腺外科包膜，非上皮性肿瘤的年轻患者，可不需此步骤。

2. 取平卧位。作下腹部正中切口，腹膜外清除盆腔淋巴结，保留主动脉分叉以下的盆神经纤维。

3. 分离双侧输尿管，保存其血管鞘。于远端切断输尿管，将盆腔淋巴结及输尿管断端组织送冰冻切片检查。

4. 剥离膀胱顶的腹膜，切断结扎膀胱上动脉，分离与膀胱相连的组织。切断闭锁的脐动脉和膀胱下动脉。用输精管作为近侧的跟踪标志，沿膀胱后侧三角区后方和输精管、精囊腹侧表面分离，并向远侧锐性分离膀胱。贴近精囊切断、结扎膀胱下动脉分支，注意避免损伤其外侧的神经血管束，保存盆外侧筋膜和腹下动脉后支。继续向远侧锐性分离达前列腺后包膜(图 12-10-28)。于此处可以触及从尿道插入导尿管位于前列腺窝或膀胱内的球囊，以此确定前列腺位置。

5. 切开少许盆内筋膜，结扎背侧血管复合体。于靠近耻骨前列腺韧带处缝合数针结扎前列腺包膜前方的血管。于膀胱颈远侧数毫米处切断前列腺，取出标本，将切口边缘的组织送冰冻切片检查。至此暴露留下的输精管、精囊及前列腺断端，以及两侧的神经血管束(图 12-10-29)。

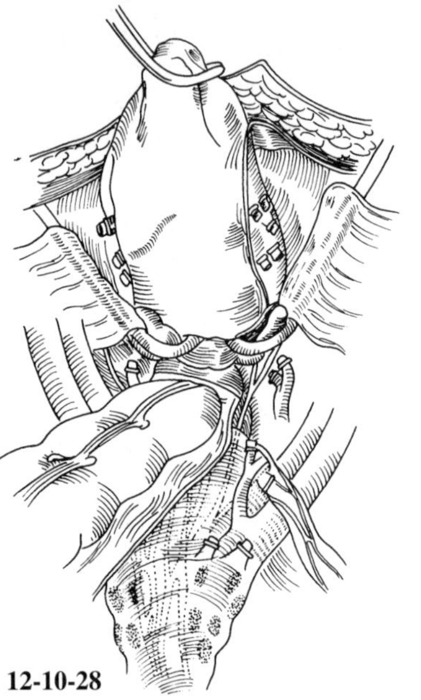

图 12-10-28

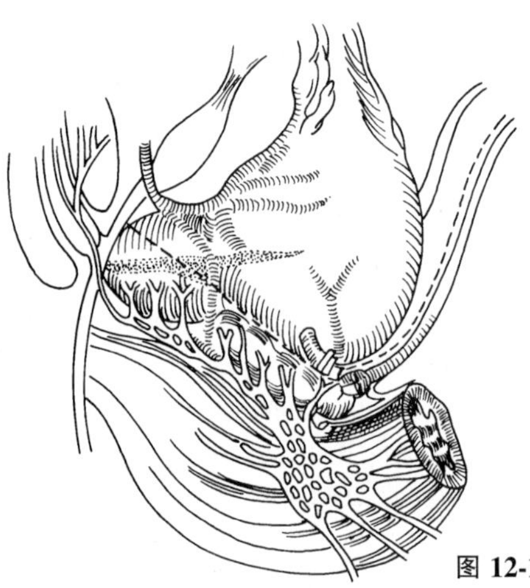

图 12-10-29

6. 切开腹膜，分离一段长 60cm 带系膜的末段回肠，将回肠两断端做端端吻合，恢复肠道的连续性。沿系膜对侧纵形切开切取的肠管，并排成 W 形，相对的创缘作两层缝合，形成片状肠壁瓣。将其远侧创缘，环绕前列腺包膜断端创缘用 2-0 铬制肠线作吻合(图 12-10-30)。

7. 将回肠瓣两外侧向中线并拢，用可吸收线作连续或者间断缝合，外层用丝线间断加强缝合，形成新膀胱。前列腺部尿道黏膜尚光滑者，内层用可吸收线穿过黏膜及前列腺基质后与新膀胱吻合，外层用丝线加强缝合。双侧输尿管与新膀胱吻合采用简单直接吻合或 Le Duc(黏膜沟)法。8 或者 10F 输尿管支架引流管自新膀胱前壁小戳孔引出腹壁。新膀胱留置三腔尿管(图 12-10-31)。

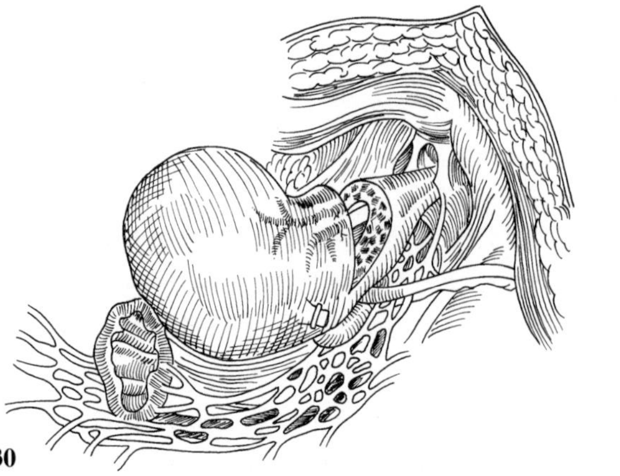

图 12-10-30

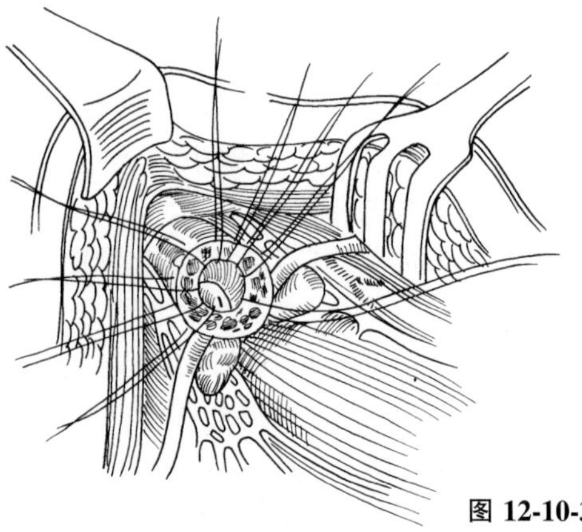

图 12-10-31

8. 缝合腹膜,新膀胱吻合口置腹膜外。腹膜外置多孔胶管引流或双腔负压引流。缝合腹部切口。

【术后处理】

1. 禁食、补液及胃管降压。肠蠕动恢复后进流质饮食。

2. 用生理盐水间歇或点滴冲洗膀胱,以防止黏液或者血块存留。进食后3个月内每日口服碳酸氢钠1.5g。

3. 腹膜外引流管一般于术后3天拔除。术后10~12天拔出输尿管支架引流管。术后2~3周拔出导尿管。若尚未能正常排尿,作间歇导尿。训练患者于排尿时放松盆底肌适当使用腹压。

Colomlo报告8例平均年龄44岁。拔除导尿管后能排尿,日夜间无尿失禁。有膀胱膨胀感。术后3个月时日间3~4小时排尿一次,夜间1~2次唤醒排尿。最大尿流率平均27ml/s,平均膀胱容量320ml。膀胱残余尿<50ml。术后阴茎勃起功能均正常,逆行射精后用导尿管可获取精子,平均每毫升含800万的尿液精子,活动精子占20%~50%。

此种手术方法国内应用尚少,对已有前列腺增生患者可于游离膀胱并切断前列腺过程中剜出前列腺增生腺瘤,不需于手术开始作TURP。

(梅 骅)

参考文献

1. Spitz A,Stein J P,Lieskovsky G,et al. Orthotopic urinary diversion with preservation of erectile and ejaculatory function in men requiring radical cystectomy for nonurothelial malignancy:a new technique.J Urol,1999,161:1761-1764

2. Colombo R,Bertini R,Salonia A,et al. Nerve and seminal sparing radical cystectomy with orthotopic urinary diversion for select patients with superficial bladder cancer:an innovative surgical approach. J urol,2001,165:51-55

3. Hautmann RE,Stein JP.Neobladder with prostatic capsule and seminal-sparing cystectomy for bladder cancer:a step in the wrong direction. Urol Clin North Am,2005,32(2):177-185

4. Muto G,Moroni M. Seminal-sparing cystectomy and ileocapsuloplasty. [in Italian]Acta Urologica Italica. 1998,12:47-50

【主编点评】

Colomlo等(2004)报告了27例平均年龄52岁(36~61岁)的表浅、高危浸润T_2期膀胱癌患者做保留神经及精囊的全膀胱切除及新膀胱术,术前作TURP,用回肠贮尿囊与前列腺包膜吻合。随访6~12个月,术后尿动力学检查与正常相似。勃起功能优于标准膀胱前列腺切除术,术后勃起和性生活十分满意,逆行射精尿液内可获得可供辅助生育的精子。此种术式的实际价值有待进一步观察。

(梅 骅)

参考文献

Colombo R,Bertini R,Salonia A, et al. Overall clinical outcomes after nerve and seminal sparing radical cystectomy for the treatment of organ confined bladder cancer. J Urol,2004,171(5):1819-1822

四、逆行性膀胱根治性切除术
(retrograde radical cystectomy)

逆行根治性膀胱前列腺切除术是先切开前列腺两侧盆内筋膜,钝性分离前列腺尖部,切断、结扎耻骨前列腺韧带及背侧血管复合体,切断尿道,然后翻起前列腺,逆行向上将前列腺、膀胱及精囊整块切除。如作新膀胱而不是作尿流改道,能更好地保存尿道外括约肌及血管神经束,避免术后尿失禁。传统的膀胱根治性切除术在膀胱直肠间隙盲目钝性分离,可引起失血过多、分离间隙失误、损伤直肠、膀胱穿破导致肿瘤种植的危险。随着耻骨后前列腺癌根治性切除术的普及,以及对膀胱前列腺解剖知识的深入了解,逆行根治性膀胱切除术对于术后性功能的保存更加确实,对于年龄较轻的、对术后性功能有期待的、希望能通过生理尿道排尿的病人,可以有更好的效果。所有操作均在腹膜外进行,减少了对肠道的刺激,并使肠道尽量少的暴露于空气中，减少了术后肠粘连。

【手术适应证】

与保存神经的根治性膀胱切除手术适应证相同。

【禁忌证】

膀胱多次手术或前列腺开放性手术后患者，因耻骨后间隙有严重粘连而无法分离，不宜采用本术式。

【术前准备】

1. 心血管系统及肝肾功能检查，排泄性尿路造影。

2. 改善患者一般情况，如存在水、电解质及酸碱平衡失调、严重贫血等，应先纠正，必要时输血。

3. 术前 3 天口服抗菌药物准备肠道，术前 2 天进半流饮食，术前 1 天进流质饮食，并从静脉补充营养。

4. 术前 1 晚及手术前行清洁灌肠。女性患者需消毒阴道。

5. 手术野皮肤清洁、消毒；留置尿管持续引流尿液。

【麻醉及体位】

硬膜外麻醉或全麻。仰卧位。

【手术步骤】

1. 硬膜外麻或全麻。病人取头低脚高的仰卧位，插入 Foley 导尿管，气囊注入生理盐水 30~50ml。如需同时行尿道切除则取低位截石位。

2. 脐下正中切口，依次切开皮肤、皮下组织、腹直肌前鞘，于中线向两侧分开腹直肌，切开其下方的腹横筋膜，在腹横筋膜与腹膜间向两边钝性分离，避免损伤腹壁下血管，进入耻骨后间隙，用拉钩牵开暴露视野。

3. 了解盆腔膀胱肿瘤及其活动性以评估是否可以手术。在两侧输精管水平将腹膜推向头侧，将之拉开，显露髂总血管。行盆腔淋巴结清扫，淋巴结送冰冻病检。将闭锁的下腹下动脉在其髂内动脉处起点处结扎分离。锐性分离显露膀胱上动脉并将其结扎切断，打开膀胱侧间隙。

4. 分离膀胱前间隙，暴露耻骨前列腺韧带和背侧静脉复合体。切开盆内筋膜，切口离开前列腺，以免损伤下面的Santorini 静脉丛，将肛提肌自前列腺侧面推开至前列腺尖。切断耻骨前列腺韧带，缝扎横断前列腺背侧静脉复合体，注意勿将尿道外括约肌缝在一起。触摸确定尿道前列腺交界处后，用电刀或刀切开前尿道壁以暴露导尿管，将远端尿管尽量拖入切口内切断，近端用血管钳夹住留作牵引，远端自尿道拔出。

5. 尿道后方置一直角钳，切断尿道后壁以暴露 denonvillier 筋膜，用 7 号丝线结扎前列腺尖部尿道，以免带有肿瘤细胞的尿液漏出，导致肿瘤种植。在远端尿道断端 12、3、5、6、7、9 点钟处留置 2-0 可吸收线，备与新膀胱吻合，注意缝合时包括少量尿道外括约肌以免尿道回缩。从膀胱颈至尿道切断神经血管束至前列腺和膀胱颈的分支，尽量少用电凝止血，以防热损伤神经血管束。

6. 将 Foley 尿管向头侧牵引，游离前列腺。尽量靠近精囊切断前列腺侧蒂，以免伤及神经血管束。于 Denonviller 筋膜后面将前列腺自直肠表面分离，使 Denonviller 筋膜留于精囊后面。切断直肠至膀胱的膀胱中、下血管蒂，并向头侧分离膀胱与直肠间隙，至膀胱输尿管连接部，距连接部约 2cm 切断输尿管及输精管。此时可见薄层白色腹膜，说明已进入直肠前表面。

7. 膀胱顶处切开腹膜，于脐水平切断脐尿管，切除膀胱。然后行新膀胱术，将腹膜边缘围绕肠系膜蒂缝合，关闭腹腔，使新膀胱置于腹膜外。

8. 创面放置引流，关闭切口。

【技术改良】

手术开始时先采用常规的顺序切除膀胱法，游离切断输尿管及输精管，切开膀胱直肠陷窝的腹膜，进入膀胱直肠间隙，不处理膀胱侧韧带，而后再按本文所述逆行膀胱切除法操作，可能会使操作更容易。同时，首先进入腹腔，可以探查腹内脏器有无转移，以及术前放置的胃管是否到位，对于防止术后的肠道并发症有帮助。

（陈凌武　王道虎）

参考文献

1. Hudson MA, and Catalona,WJ. Urothelial tumors of the bladder,upper tracts and prostate. In:Adult and Pediatric Urology,3rd ed.Edited by JY Gillenwater,JT Grayhack,SS Howards and JW Duckett. St. Louis:Mosby-Year Book,1996,1379-1464
2. Schlegel PN and Walsh PC. Neuranatomical approach to radical cystoprostatectomy with preservation of sexual function. J Urol, 1987,138:1402
3. Arshall FF,Mostwin Jl,Radebaugh LC,et al. Ileocolic neobladder postcystectomy:continence and potency. J Urol,1991,145:502
4. Walsh P C, Domker P J. impotence following radical prostatectomy:insight into etiology and pre vention. J Urol,128:492, 1982
5. Elmajian DA,and Skinner DG. The technique of radical cystectomy:a standard anatomic approach. In:Curren Genitourinary Cancer Surgery,2nd ed. Edited by DE Crawford and S Das Baltimore:Williame & Wilkins,1997,361-372
6. Marshall FF. Surgery of the bladder.In:Campbell's Urology (7th ed). PC Walsh (editor). WB Saunders,1998,3274-3297
7. Jagdeesh N,Kulkarni RI,et al. Radical cystoprostatectomy:an extraperitoneal retrograde approach.J Urol,1999,161 (2):545-548
8. Takai K,Kameyama S,Fukasawa R,et al. Retrograde radical cystectomy. Advantages of our "vesico-rectal tunnel" method. Nippon Hinyokika Gakkai Zasshi,1997,88(8):727-736

第十一节 女性根治性膀胱切除术

radical cystectomy in women

【梅 骅 陈凌武】

【手术适应证】

1. 位于膀胱底部、三角区非膀胱颈部的浸润性膀胱癌。

2. 多次复发,用姑息疗法不能控制的多中心表浅膀胱癌。

3. 女性尿道癌侵犯尿道后段。

【术前准备】

1. 与单纯性膀胱切除术相同。

2. 术前3天用200ppm碘伏溶液冲洗阴道,每天1~2次。

3. 告知患者术后需从腹部造口排尿。较年轻患者需告知术后可能阴道狭窄,必要时需补给雌性激素并作阴道扩张。

【手术步骤】

1. 取膀胱截石位。作下腹正中切口进入腹腔。在骨盆沿切开后腹膜,达卵巢漏斗韧带。分离、切断及结扎卵巢血管(图12-11-1),将腹膜切口向圆韧带方向延长,结扎并切断圆韧带(图12-11-2)。

2. 完成盆淋巴清除术后,将子宫提起以增加显露。认清膀胱上动脉及其后方横跨输尿管的子宫动脉,将这两条动脉及其他髂内动脉前组的分支钳夹、切断及结扎。若分离有困难,可于臀上分支的远侧结扎、切断髂内动脉(图12-11-3)。

3. 于靠近主韧带处切断输尿管,结扎远端,将8号导尿管的远端插入肾盂,留作支架引流之用(图12-11-4)。同法处理对侧。

4. 将两侧的阔韧带、输卵管和卵巢拉向中线,互相结扎在一起。用子宫颈钳钳住子宫底,供牵引之用。于阔韧带基部切开腹膜,切口横过子宫直肠上方(图12-11-5)。

5. 用手指于子宫颈后方作钝性分离,将子宫颈及阴道上部与直肠分开(图12-11-6)。

6. 分离阔韧带及主韧带,靠近盆壁将其钳夹、切断,用10号丝线作贯穿结扎(图12-11-7),直达阴道与直肠交界处的后穹隆。

7. 切开覆盖膀胱顶的腹膜,切断膀胱韧带,将膀胱与周围组织分离(图12-11-8)。

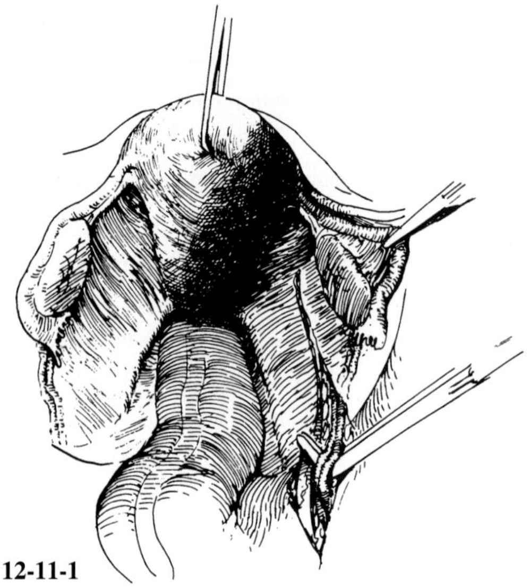

图 12-11-1

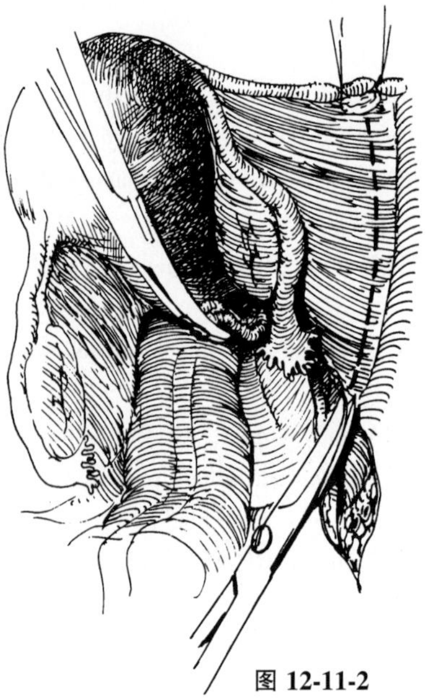

图 12-11-2

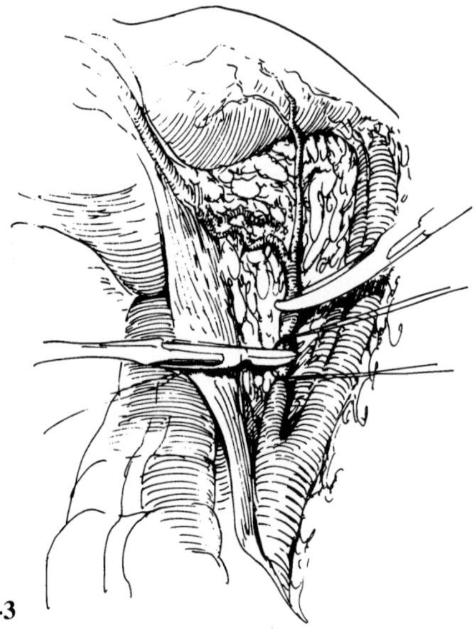

图 12-11-3

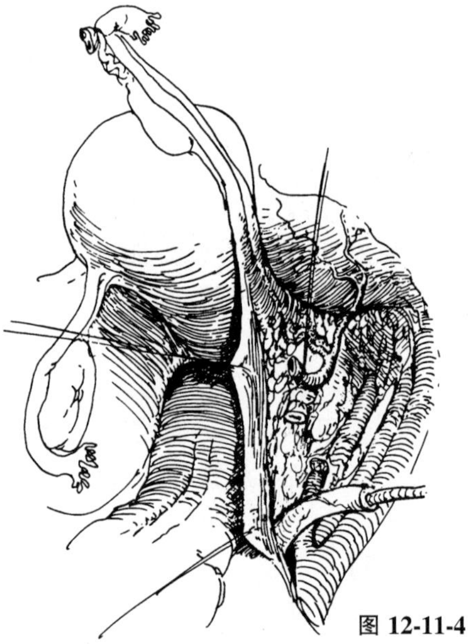

图 12-11-4

8. 助手用持纱布球的卵圆钳从阴道插至后穹隆，并向头侧抬高，将阴道壁顶起，分离阴道侧壁与直肠交界处的上缘，显露位于阴道左侧的膀胱外侧韧带。钳夹、切断及结扎该韧带，直达盆腔深部、盆内筋膜壁层和脏层及返折处(图 12-11-9)。

9. 沿壁层、脏层交界处切开盆筋膜，显露远侧段的阴道壁(图 12-11-10)。用持纱布球的卵圆钳在后穹隆顶起阴道壁，于与直肠交界的上方切开阴道壁，去除持纱布钳，术者用中指及示指夹持阴道壁，用手掌握住子宫及膀胱并向上提起，以便将阴道切口间侧壁延长，直达阴道入口(图 12-11-11)。阴道壁创缘静脉窦出血较多，宜用 3-0 肠线缝合止血。

10. 直视下切断耻骨尿道韧带(图 12-11-12)，贴近耻骨缝扎静脉丛，或将周围筋膜缝合覆盖出血点，亦可达到止血目的。

11. 取会阴途径环绕尿道口前缘切开(图 12-11-13)，切口与阴道侧壁切口相会合，将标本从盆底分离，经腹部取出。用生理盐水冲洗创面，并浸泡抗癌药液。

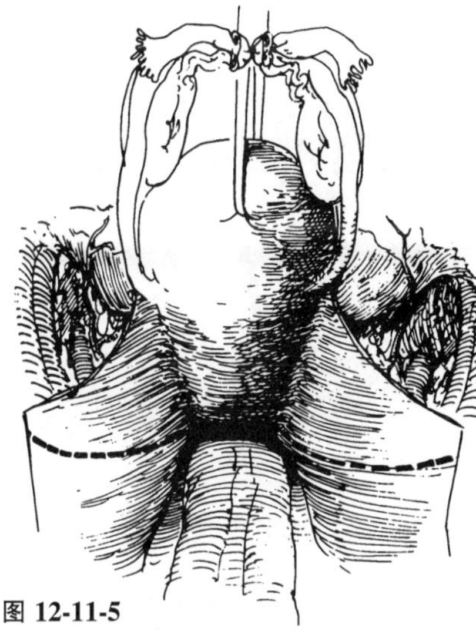
图 12-11-5

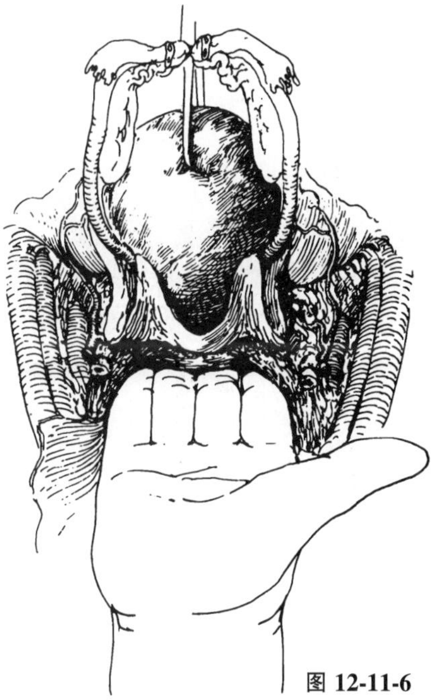
图 12-11-6

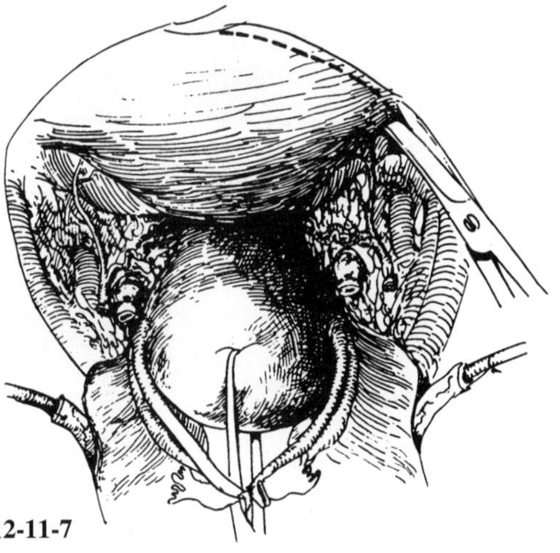
图 12-11-7

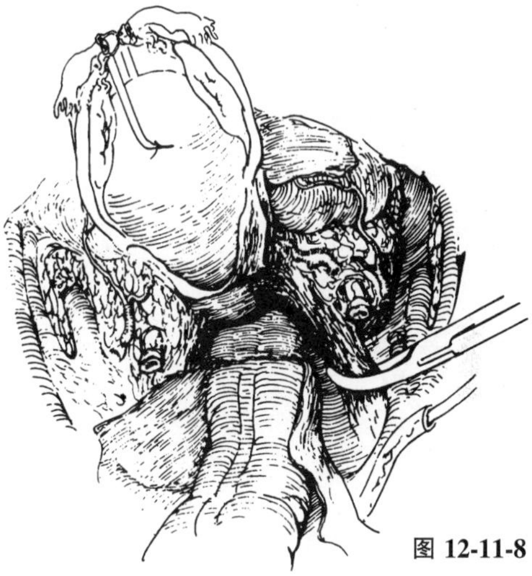
图 12-11-8

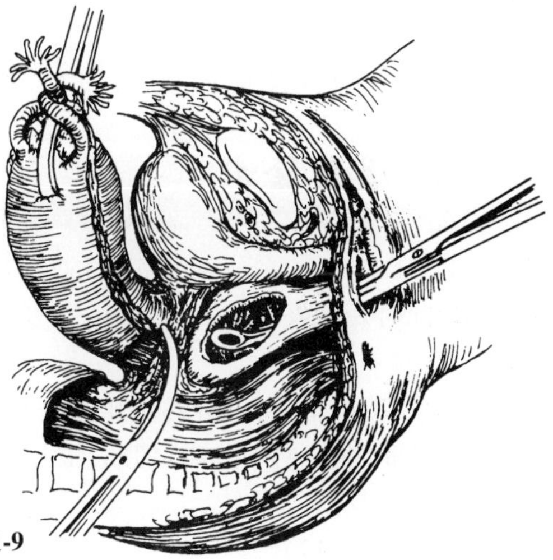
图 12-11-9

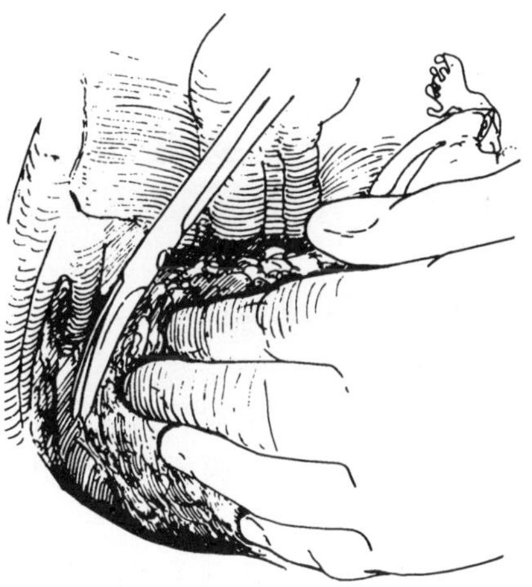
图 12-11-10

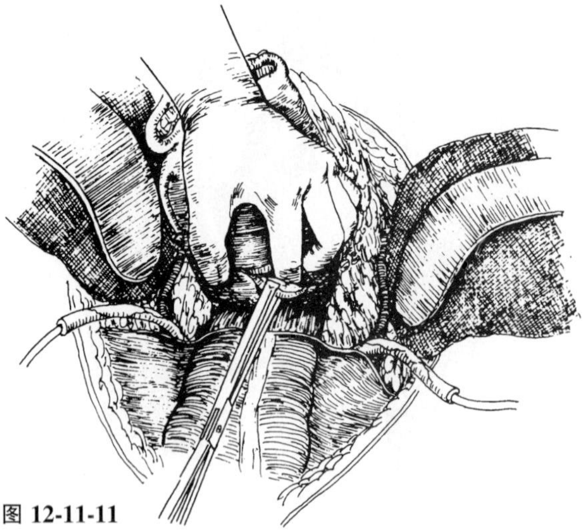

图 12-11-11

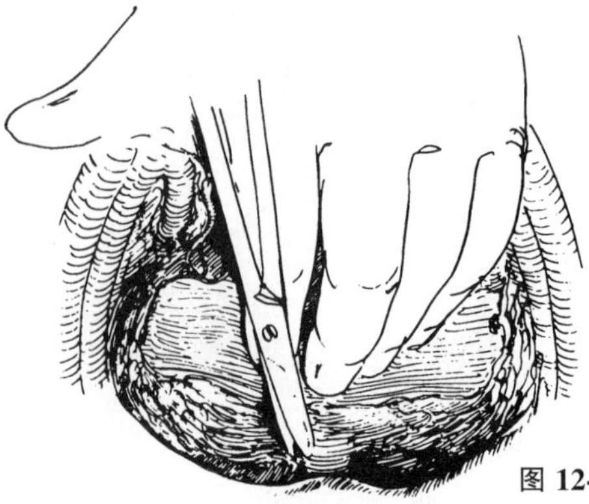

图 12-11-12

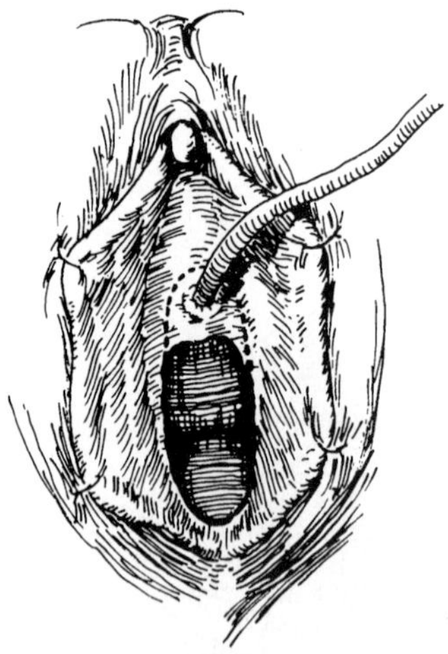

图 12-11-13

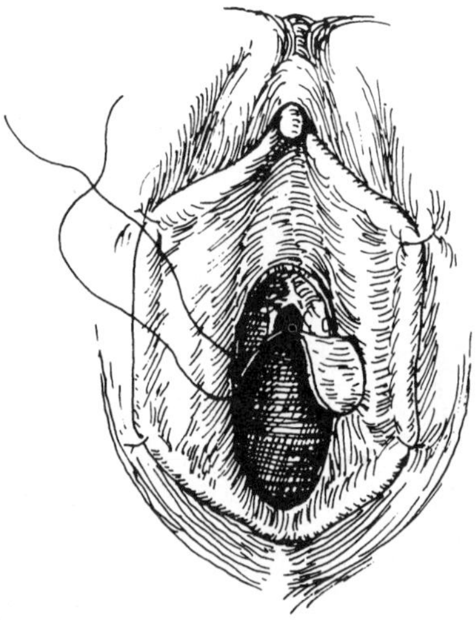

图 12-11-14

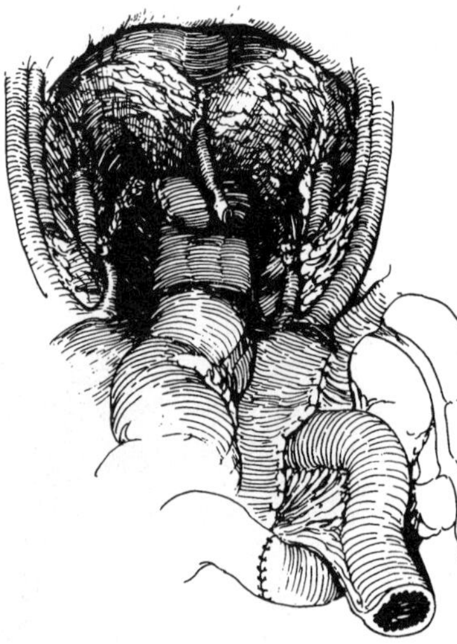

图 12-11-15

需保存性功能的患者，宜尽可能缩小阴道壁切除范围，必要时将部分阴道壁从直肠前壁分离，用 3-0 铬制肠线将阴道壁纵行缝合。肿瘤浸润膀胱三角区或尿道，须广泛切除阴道前壁者，则将阴道后壁向前返折，与阴道口前侧缘缝合，并将两侧壁靠拢缝合，形成短腔阴道(图 12-11-14)。从阴道插入双腔负压引流管作盆腔负压引流(图 12-11-15)。

12. 腹部手术组作尿流改道，并分离带蒂大网膜覆盖盆底创面。缝合腹部切口。

一、女性根治性膀胱及外阴切除术

【手术适应证】

女性全尿道癌，肿瘤已侵犯尿道远段，需施行前盆清除术，同时切除外阴。

【手术步骤】

1. 在腹部手术组作盆腔深部分离时，会阴手术组开始作外阴切除。环绕小阴唇切开皮肤及皮下组织，上方绕过阴蒂，切口的上段深达骨膜表面。在中线切断阴蒂悬韧带，继续向下分离、切断、结扎阴唇后血管(图 12-11-16)。

2. 用弯剪剪开阴道侧壁，达腹部手术组切开阴道的部位(图 12-11-17)。

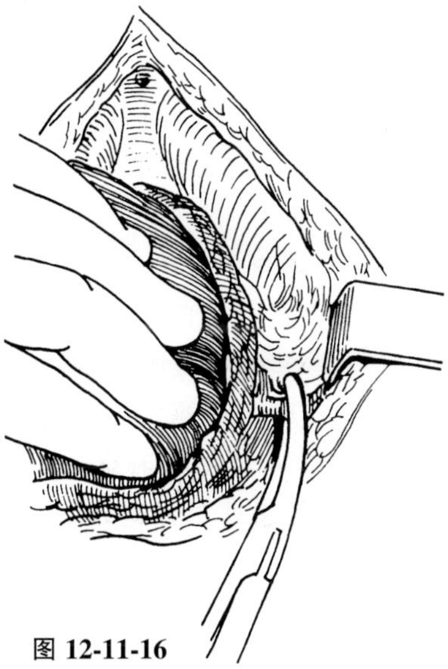

图 12-11-16

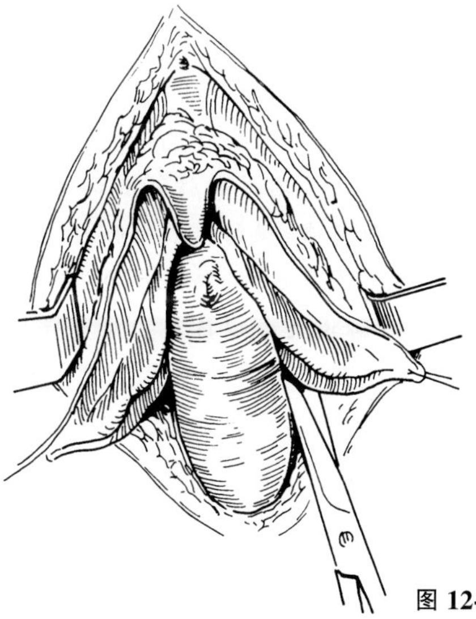

图 12-11-17

3. 于耻骨下缘作钝性分离，沿尿道浅面向深部分离，至从腹部分离出的平面相遇（图 12-11-18）。

4. 将前盆脏器及外阴整块从盆壁分离，切除的标本从会阴切口取出（图 12-11-19）。用抗癌药物及生理盐水冲洗创面后，将残留阴道壁近端的游离缘返折，缝成短腔阴道，远端与会阴部皮肤创缘缝合。

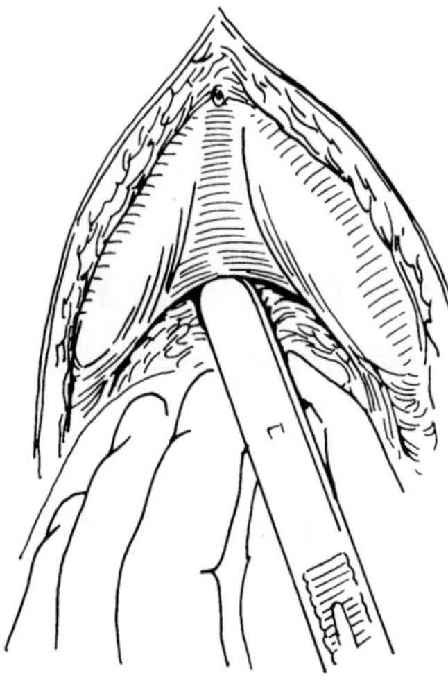

图 12-11-18

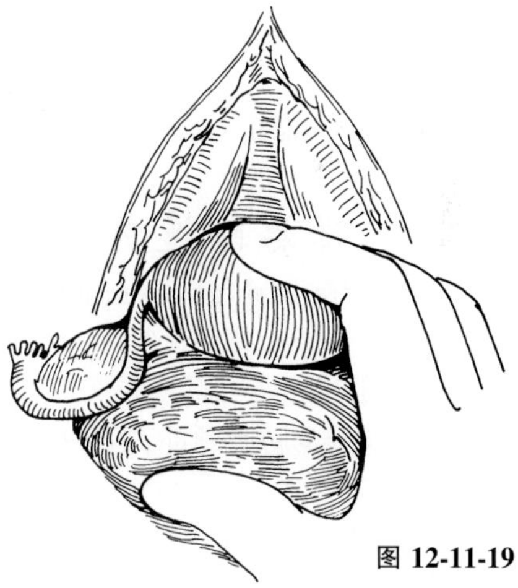

图 12-11-19

【术后并发症】

女性根治性膀胱切除术后并发症主要为阴道感染，盆腔分泌物持久经阴道流出，阴道缝合口出血，阴道挛缩。性交困难者需施行阴道扩张术。尿流改道术的并发症与男性的相同。

（梅 骅 陈凌武）

参考文献

1. Schover LR, and Von Eschenbach AC. Sexual function and female radical cystectomy: a case series. J Urol, 1985, 134: 465-468
2. Hendry WF. Morbidity and mortality of radical cystectomy (1971-1978 and 1978-1985). J R Soc Med, 1986, 79: 395-400
3. Skinner DG, and Liekovsky G. Technique of radical Cystectomy. In Skinner DG and Liekosky G (eds.) Diagnosis and Management of Genitourinary Cancer. Philadelphia: WB Saunders Company, 1988

【主编点评】

女性根治性膀胱切除及新膀胱术的并发症少，术后排尿功能恢复良好。排尿障碍发生率比男性低，防止术后并发症的要点包括：

1. 膀胱三角区及附近的膀胱底部未受肿瘤浸润者可保留生殖器。

2. 需切除子宫者，保留较长的阴道前壁，缝合阴道残端后缝合口与新膀胱尿道吻合口远离。将腹膜返折部覆盖尿道残端。将基底在左胃结肠韧带的大网膜瓣置于提起的阴道残端并填塞在直肠前窝的死腔，以防止吻合口瘘及贮尿囊膨出。

3. 保存尿道是新膀胱的重要步骤。肿瘤应局限于膀胱内；弥漫性原位癌、多中心癌、淋巴转移应为其禁忌证，虽然这方面临床上仍有争论。膀胱颈必须切除，以防术后排尿困难。患者于术后多能达到日夜无尿失禁，不需保存神经血管束。排尿可控是新膀胱压与尿道阻力达到平衡的结果。横纹括约肌位于尿道远侧2/3，由来自阴部神经的体神经支配，是术后提供尿道阻力的重要因素。并发压力性尿失禁者常因贮尿囊过度活动及残余尿所致。防止的策略是保留尿道自主神经支配，除用上述方法防止贮尿囊膨出外，将贮尿囊固定于腹直肌鞘（腹侧固定）或将尿道两旁的阴道壁用可吸收线固定于耻骨韧带（Burch 法）可以收效。

（梅　骅）

参 考 文 献

1. Chang SS, Cole E, Cookson MS, et al. Preservation of the anterior vaginal wall during female radical cystectomy with orthotopic urinary diversion: technique and results. J Urol, 2002, 168: 1442-1445
2. Ali-el-Dein B, el-Sobky E, Hohenfellner M, et al. Orthotopic bladder substitution in women: functional evaluation. J Urol, 1999, 161: 1875-1880
3. Ali-El-Dein B, Abdel-Latif M, Mosbah A, et al. Secondary malignant involvement of gynecologic organs in radical cystectomy specimens in women: is it mandatory to remove these organs routinely? J Urol, 2004, 172: 885-887

二、保存阴道前壁的根治性膀胱切除及回肠新膀胱术
(radical female cystectomy with vaginal anterior wall preservation)

【手术适应证】

适用于肿瘤未侵及膀胱颈部，不存在广泛原位癌，三角区未受侵犯的浸润型膀胱癌患者。

【手术步骤】

1. 仰卧位，抬高床尾。取下腹正中切或弧形切口进入腹腔。切开两侧盆腹膜。分离输尿管并于靠近膀胱处将其切断，将8F 或 10F 导尿管从断端插入肾盂。

2. 于膀胱后壁和阴道前壁间的平面作锐性分离，用直角钳分别钳住膀胱上、后和外侧血管蒂，将其切断、结扎。继续分离达阴道前壁（图 12-11-20）。持纱布钳在阴道内抬高阴道前穹隆，帮助认清阴道前壁顶部。若需保留子宫，分离平面仅需到达子宫颈远侧。若需将子宫与膀胱一起切除，则采用在子宫颈上方切除子宫的方法，用可吸收线缝合子宫颈断端。

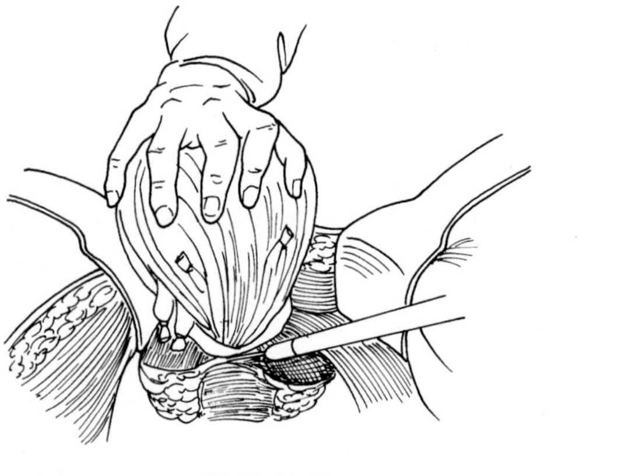

图 12-11-20

3. 将膀胱提出骨盆外，继续用锐性或钝性分离，达膀胱颈部，可用电刀贴近膀胱边分离边止血。阴道壁出血点用可吸收线作 8 字形缝合。

4. 在膀胱颈下缘小心切开尿道前壁，直视下由前至后环形切断尿道，达后方已分离出的平面处(图 12-11-21)。保留盆内筋膜。取出已切除的标本。若阴道壁意外被切开，应用可吸收线将其缝合。

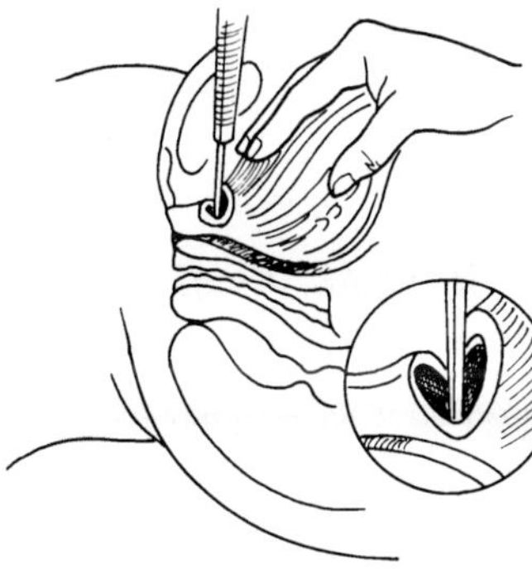

a

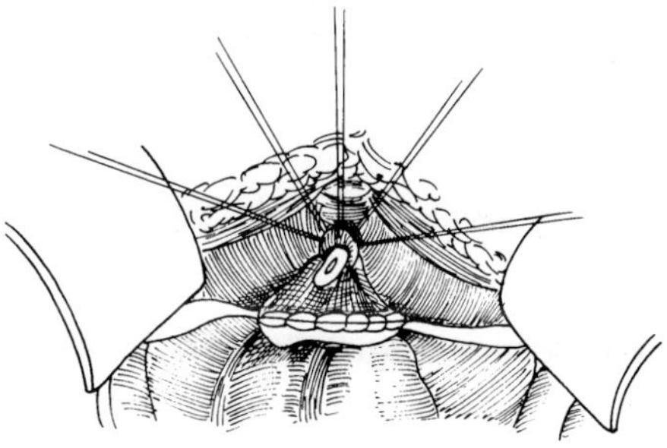

b

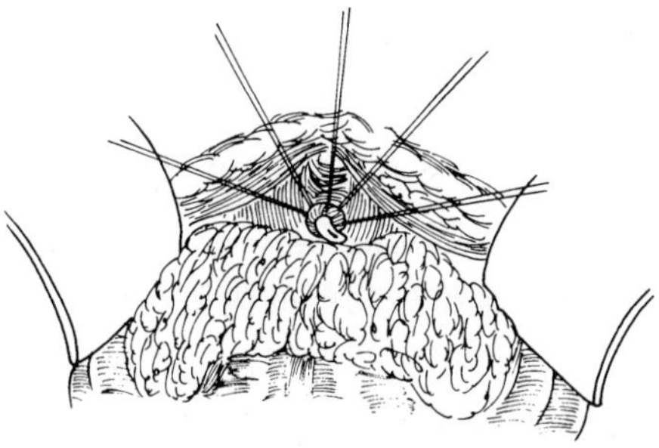

c

图 12-11-21

5. 分离一段 40~50cm 的回肠，将回肠两断端吻合，恢复肠道的连续性；隔离的肠襻去管重建成贮尿囊，将双侧输尿管与贮尿囊吻合。输尿管支架引流管自贮尿囊前壁小戳孔引出腹壁外。

6. 将贮尿囊与尿道吻合，形成新膀胱，从尿道插入三腔导尿管，留置膀胱内。缝合盆腹膜，将输尿管、尿道与新膀胱吻合口置腹膜外。盆腔置腹膜外置引流物。缝合腹部切口。

【术后处理】

参考女性新膀胱。

(梅 骅)

【主编点评】

根治性膀胱切除最主要的目的是治愈肿瘤，但对选择性患者在不影响肿瘤根治的前提下，兼顾术后的生活质量，避免携带腹壁尿袋，保存体表美容，恢复接近正常的排尿功能，较年轻患者还需保存性功能。保存阴道前壁或保存内生殖器官的膀胱根治切除、回肠新膀胱术可达上述目的。阴道前壁覆盖新膀胱尿道吻合口，显著减少尿瘘并发症。由于术中分离只局限在阴道顶部周围及阴道外侧，阴道前壁及耻骨尿道韧带未受损伤，盆内支持结构包括耻骨子宫颈韧带及主韧带亦未受损伤，术后很少发生阴道前壁脱垂及盆内器官膨出，术后尿失禁发生率也大为减少，且保留了阴道全长，性生活也感到满意。此类患者需加强术后随访，若发现肿瘤复发应及时治疗。

(梅 骅)

参 考 文 献

Chang SS，Cole E，Cookson MS，Peterson M，Smith JA Jr.Preservation of the anterior vaginal wall during female radical cystectomy with orthotopic urinary diversion：technique and results.J Urol，2002，168：1442-1445

第十二节　神经源性膀胱外科治疗

surgical treatment of the neurogenic bladder

一、人工体神经-内脏神经反射弧手术

由于直接或间接支配下尿路的神经系统发生器质性或功能性病变而导致的排尿功能障碍,统称神经源性膀胱。其病因根据解剖位置可大致分为脑组织病变(脑外伤、肿瘤、中风、帕金森病等)、脊髓病变(脊髓损伤、脊髓肿瘤、脊髓空洞症、脊髓硬化症、脊柱裂脊髓栓系综合征等)以及周围神经病变。外科治疗主要适用于脊髓病变,重点是脊髓损伤和脊柱裂脊髓栓系综合征所致的神经源性膀胱。以往的外科治疗方法有尿道支架、尿道外括约肌切开、Brindley 骶神经根电刺激器手术等,各有一定作用,但效果有限。绝大多数病人主要依靠间歇导尿或永久性膀胱造瘘,常因并发泌尿系感染输尿管返流而使肾功能受损,严重者危及生命。近十年来,我国脊髓损伤后膀胱和直肠功能重建的研究有了重大突破,在国际上率先提出了"人工体神经-内脏神经反射弧修复截瘫后膀胱功能"这一神经学新概念,利用截瘫平面以下的废用神经,通过将控制躯体神经的传出纤维与控制膀胱排尿功能的内脏神经传出支吻合, 形成皮肤-脊髓中枢-膀胱反射回路,通过刺激相应皮区引起排尿,解决排尿功能障碍。外科学教科书中简称为肖氏神经反射弧或肖氏术。1995 年开始应用于脊髓损伤后大小便失禁的治疗,2000 年开始应用于治疗先天性脊柱裂脊髓脊膜膨出所致大小便失禁,都取得了很好的疗效。在此,重点介绍人工体神经-内脏神经反射弧手术修复脊髓损伤后膀胱功能以及重建脊柱裂栓系综合征膀胱功能的机制和步骤。

(一) 修复脊髓损伤后膀胱直肠功能障碍

【解剖学基础】

排尿反射非常复杂。一般认为,其高位中枢位于脑桥,低位中枢位于骶髓,骶髓之上的脊髓损伤由于低位排尿中枢保存完好,主要表现为高反射性神经源膀胱,骶髓损伤、圆锥及马尾损伤则主要导致无反射性神经源膀胱。脊髓损伤极少伴有膀胱尿道和盆神经节的器质性损伤, 造成排尿障碍的原因是高位排尿中枢与骶髓排尿中枢的神经联系中断,或骶髓排尿中枢与膀胱尿道的神经联系中断。排尿功能障碍引起的感染和肾功衰是主要致死因素。

【手术设计原理】

排尿反射的许多机制至今并未完全阐明。 但传递给膀胱和尿道的启动信息无疑是排尿最重要的一环。这一环节在脊髓损伤后中断或失控。人工体神经-内脏神经反射弧手术利用一个支配下肢感觉和运动功能的腰髓体神经反射弧,将其传出神经支连接到支配膀胱尿道的骶髓传出神经支,待神经再生完成后,刺激该腰髓体神经反射弧的相应皮肤感觉区,诱发脊髓的体神经运动神经元放电,其脉冲将沿着神经再生的新通道传送到盆神经和阴部神经,启动排尿(图 12-12-1)。本手术在科学上的主要意义是首次提出并证实了体神经运动纤维能再生并替代内脏神经节前纤维, 从而形成人工体神经-内脏神经反射弧用于控制或恢复内脏器官功能。

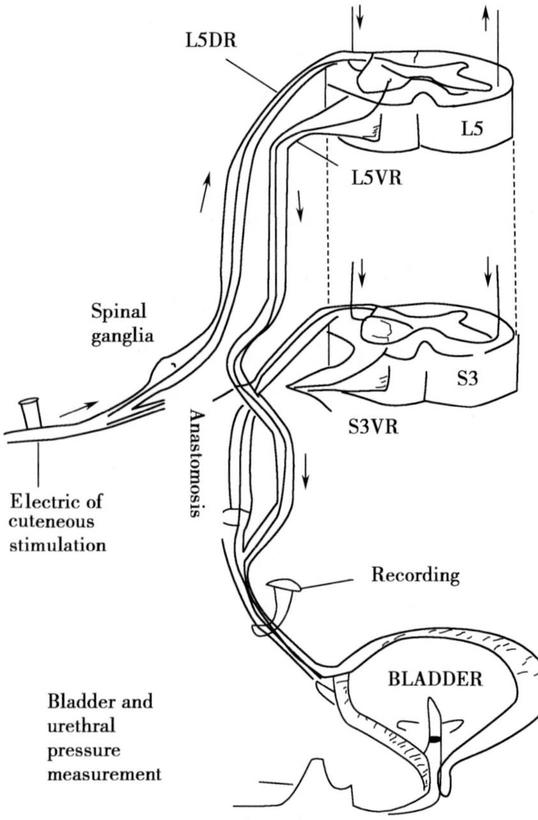

图 12-12-1　人工体神经-内脏神经反射弧示意图

【手术适应证】

所有因脊髓损伤所导致的排尿功能障碍,包括尿失禁和不能排尿患者,均可行此手术。除全身状况或其他疾病不适宜全身麻醉和手术者外,无特殊禁忌证。但当膀胱容量超过 1 000ml 时,多为不可逆性逼尿肌纤维化,手术效果欠佳。

【术前准备】

1. 全身麻醉术前常规检查。

2. 脊柱脊髓 MRI 检查 了解脊髓脊柱的解剖。

3. 尿流动力学检查 脊髓损伤所致神经源性膀胱主要表现为高反射膀胱、逼尿肌与尿道外括约肌协同失调;或者逼尿肌无反射无收缩能力,尿道外括约肌无功能。尿动力学检查结果对手术效果并无影响,但对于术后客观判断疗效至关重要。

4. 腰骶神经电生理检查 本手术成功与否的关键在于一个未受损伤的体神经反射弧。一般情况下尽量用 L_5 或 S_1,因为能就近和 S_3 神经进行吻合而且神经再生的距离最短,术后见效最快。高位脊髓损伤时截瘫平面下的废用反射弧的结构和性能多保存完好,手术时选用很容易。但骶髓损伤、圆锥损伤和马尾神经损伤时,术前通过腰骶神经电生理检查找到一个相对完整的残存体神经反射弧非常重要,以利选用最合适的神经根,必要时选用脊髓损伤平面之上的反射弧以达到最佳效果。

【手术步骤】

这是一个非常精细的手术。手术者需具备泌尿外科、骨科、神经外科和显微外科多学科训练和专业水准。

1. 患者俯卧位,适度垫高臀部,将双侧 L_3 至 S_3 神经支配的相应肌肉分别插入针电极用于术中监护和鉴别所需神经根。以 L_5 椎体为中心取背正中切口长约 6~8cm 行椎板切除术,仔细逐层切开,显露硬脊膜。

2. 纵行切开硬脊膜 3~5cm 显露左侧腰、骶神经根。在神经电生理专家的协助下,通过逐一电刺激每根神经的前根同时观测相应肌肉的肌电图,鉴别出左侧 L_5 或 S_1 的前根,于出椎孔处切断,再依顺序下索鉴别出左侧 S_3 前根,将其从脊髓发出处切断,远心端与 L_5 前根之近心端行端-端显微神经根吻合术。

3. 连续缝合封闭硬脊膜,在硬脊膜外注入生物凝胶(Dura seal)以防止脑脊液漏。分三层缝合切口,无需放置引流物。

【术中可能发生的问题】

手术中操作失误可能会造成额外神经损伤,要和麻醉师配合调整肌松剂的用量,防止刺激神经时患者身体活动。

【术后处理】

术后常规应用广谱抗生素 7 天,少数病人因对硬脊膜开放后颅内压改变较敏感而有头痛,所以术后常规应用甘露醇等抗脑水肿 3~5 天。由于神经再生是一非常缓慢的过程,一般术后最快需要 1 年左右方可见效果。因此,术后要继续间隙清洁导尿,若有肾积水肾功能损害者需行膀胱造瘘,等待神经再生完成后能自行排尿再拔除。

病人应于术后每 3 个月复查尿动力学检查 1 次。

【术后可能发生的问题】

由于截瘫病人行动困难,术后随访非常不易。但大多数病人在神经再生完成后,需要医生指导训练才能掌握利用人工反射弧进行排尿。因此应该要求病人术后 1 年必须复诊。一般而言,患者直肠功能比膀胱功能提前 1 个月左右首先恢复,可以将大便恢复正常作为通知病人复诊的时间标志。

本手术主要是将 L_5 或 S_1 运动神经转用于恢复膀胱的收缩功能,但并不能恢复病人的感觉功能。因此,必须向病人解释清楚,反射弧建立后,必须利用人工建立的反射弧定时排尿。

(二)重建脊柱裂脊髓栓系综合征膀胱功能

【解剖学基础】

先天性脊柱裂脊膜膨出是最常见的出生缺陷。发生率约为 1/1 000 新生儿。由于神经管发育缺陷,胎儿发育过程中脊髓栓系、脊髓膨出和骶髓部位脂肪纤维瘤形成,造成支配膀胱直肠等的骶髓神经元不能正常发育存活,导致膀胱直肠等发育受损,基本无正常神经支配,主要表现为大小便失控,排尿功能障碍引起的感染和肾功衰是主要致死因素。

【手术设计原理】

先天性脊柱裂脊膜膨出大小便失控一直是医学难题。既往治疗基本为对症处理,如导尿、膀胱造瘘、膀胱扩大术等。出生后行脊髓栓系松解也为时已晚,难能有效。

根据脊柱裂脊膜膨出所致大小便失控的发病机制,根本解决必需重建膀胱直肠的局部神经支配和中枢控制。人工体神经-内脏神经反射弧手术利用体神经再生重建膀胱直肠神经支配和中枢控制,解决脊柱裂脊膜膨出所致大小便失控。80%以上患者在术后8~12个月神经再生完成后获得基本正常的膀胱直肠功能。

【手术适应证】

所有因脊柱裂脊髓脊膜膨出脊髓拴系所导致的排尿功能障碍,包括尿失禁和不能排尿患者,均可行此手术。 除全身状况或其他疾病不适宜全身麻醉和手术者外,无特殊禁忌证。

【术前准备】

1. 全身麻醉术前常规检查。

2. 脊柱脊髓MRI检查　了解脊髓的解剖异常,尤其是腰骶神经根走向分布的大致情况。对曾经行拴系松解、脊髓脊膜膨出修补和脊髓脂肪纤维瘤切除者,尤其重要。

3. 尿流动力学检查　脊柱裂脊髓脊膜膨出所致神经源性膀胱主要表现为逼尿肌无反射无收缩能力,尿道外括约肌无功能。仅有少于20%的患者为高反射膀胱和逼尿肌与尿道外括约肌协同失调。虽然尿动力学检查结果对手术效果并无影响,但可用于术后客观判断疗效。

4. 腰骶神经电生理检查　本手术需将一根原本支配下肢肌肉的神经根转用于支配膀胱和直肠,势必对下肢运动功能有一定程度的影响。部分脊柱裂脊髓脊膜膨出患者本身尚伴有下肢神经功能障碍。因此,术前必须详细了解腰骶各神经的功能,以利选用最合适的神经根,达到最好的效果,并将对下肢运动功能的影响控制到最小。

【手术步骤】

这是一个非常精细的手术。手术者需具备泌尿外科、骨科、神经外科和显微外科多学科训练和专业水准。

1. 患者俯卧位,适度垫高臀部,将双侧L_3至S_3神经支配的相应肌肉分别插入针电极用于术中监护和鉴别所需神经根。以L_5椎体为中心取背正中切口长约6~8cm行椎板切除术,仔细逐层切开,显露硬脊膜。

2. 纵行切开硬脊膜3~5cm显露左侧腰、骶神经根。在神经电生理专家的协助下,通过逐一电刺激每根神经的前根同时观测相应肌肉的肌电图,鉴别出左侧L_5或S_1的前根,分离出半根于出椎孔处切断,再依顺序下索鉴别出左侧S_3前根,将其从脊髓发出处切断,远心端与L_5前根之近心端行端对端显微神经根吻合术(图12-12-2,3)。

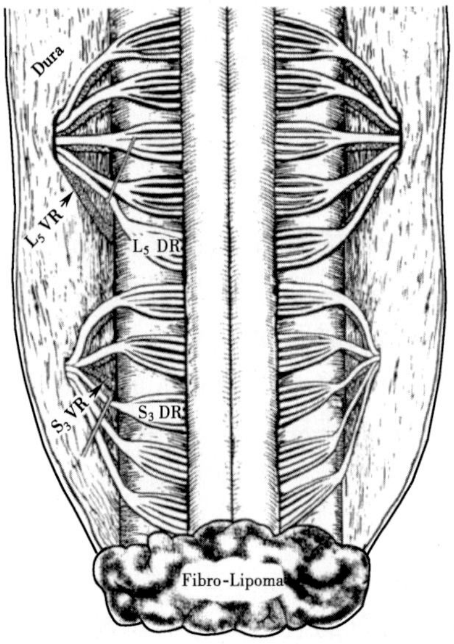

图12-12-2　脊柱裂脊髓脊膜膨出示意图

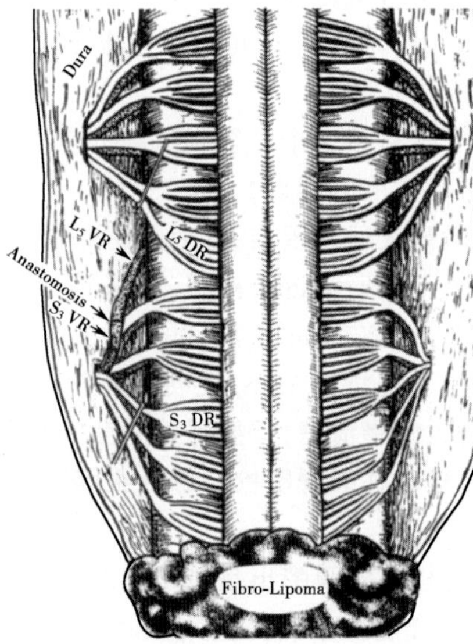

图12-12-3　人工体神经-内脏神经反射弧手术示意图

3. 连续缝合封闭硬脊膜,在硬脊膜外注入生物凝胶(Dura seal)以防止脑脊液漏。分三层缝合切口,无需放置引流物。

4. 若存在脊髓拴系可在骶髓腔最远端切断松解,若脊髓脂肪纤维瘤过大者需将背侧大部分瘤体削除,保留腹侧部分,因其中含有神经根,不能全部切除,否则会导致骶神经残根缺失,人工反射弧手术无效。

【术中可能发生的问题】

手术中操作失误可能会造成额外神经损伤,要和麻醉师配合调整肌松剂的用量,防止刺激神经时患者身体活动。特殊情况主要见于以前曾作过拴系松解术或脊髓脂肪瘤切除术患者,神经粘连严重,少数患者骶神经残根大段缺失,需行神经移植搭桥才能完成神经根吻合,对人工反射弧手术效果有一定影响。

【术后处理】

术后常规应用广谱抗生素 7 天,少数病人因对硬脊膜开放后颅内压改变较敏感而有头痛,所以术后常规应用甘露醇等抗脑水肿 3~5 天。由于神经再生是一非常缓慢的过程,一般术后最快需要半年左右方可见效果,因此术后要继续间隙清洁导尿,若有肾积水肾功能损害者需行膀胱造瘘,等待神经再生完成后能自行排尿再拔除。

病人应于术后每 3 个月复查尿动力学检查 1 次。

【术后可能发生的问题】

本手术的主要并发症是将 L_5 或 S_1 运动神经转用于支配膀胱后,下肢相应肌肉功能会有一定程度减损,因此仅用半根神经即能最大限度地减轻此并发症,无需特殊处理。个别病人严重时会出现足下垂,则需穿矫形鞋,或行肌腱转移术、踝关节融合术等矫正。

一般而言,患者直肠功能比膀胱功能提前 1 个月左右首先恢复。

(肖传国)

参考文献

1. Woolsey RM, Young RR. The clinical diagnosis of disorders of the spinal cord. Neurol Clin,1991,9:573-583
2. Wheeler Jr. JS, Walter JW. Acute urologic management of the patient with spinal cord injury. In:Bodner DR, editor.The Urologic clinics of North America:Spinal cord injury,1993,20:403-411
3. Selzman AA, Elder JS, Mapstone TB. Urologic consequences of myelodysplasia and other congenital abnormalities of the spinal cord. Urol Clin North Am,1993,20:485-504
4. Stone AR. Neurourologic evaluation and urologic management of spinal dysraphism. Neurosurg Clin N Am,1995,6:269-277
5. Jonas U, Heine JP, Tanagho EA. Studies on the feasibility of urinary bladder evacuation by direct spinal cord stimulation I. Parameters of most effective stimulation. Invest Urol 1975,13:142-150
6. Hald T, Agrawal G, Kantrowitz A. Studies in stimulation of the bladder and its motor nerves. Surgery,1966,60:848-856
7. Brindley GS, Polkey CE, Rushton DN, Cardozo L. Sacral anterior root stimulator for bladder control in paraplegia:the first 50 cases. J Neurol Neurosurgery Psychiatry,1986,49:1004-1014
8. Tanagho EA, Schmidt RA, Orvis BR. Neural stimulation for control of voiding dysfunction:a preliminary report in 22 patients with serious neuropathic voiding disorders. J Urol,1989,142:340-345
9. Bodner DR. How electrical stimulation improves micturition. Contemporary Urol,1990,3:39-45
10. Mokhort VA, Makarov VN. Omentovesicopexy with transposition of the bladder into the abdominal cavity in the treatment of neurogenic bladder. Urol Nefrol (Mosk),1990,4:20-24
11. Hohenfellner M, Gleason CA, Nunes L, Goldsmith PC, Malcamp CA, Schmidt RA, et al. Reinnervation of the rat bladder with a somatic nerve and a striated muscle flap. J Urol,1995,154:2164-2169
12. Pascual JI, Gudino-Cabrera G, Insausti R, Nieto-Sampedro M. Spinal implants of olfactory unsheathing cells promote axon regeneration and bladder activity after bilateral lumbosacral dorsal rhizotomy in the adult rat. J Urol,2002,167:1522-1526
13. Stenzl A, Ninkovic M, Kolle D, Knapp R, Anderl H, Bartsch G. Restoration of voluntary emptying of the bladder by transplantation of innervated free skeletal muscle. Lancet,1998,351:1483-1485
14. Ninkovic M, Stenzl A, Schwabegger A, Bartsch G, Prosser R, Ninkovic M. Free neurovascular transfer of latissimus dorsi muscle for the treatment of bladder acontractility:II. Clinical results. J Urol,2003,169:1379-1383
15. Kilvington B. An investigation on the regeneration of nerves with regard to surgical treatment of certain paralysis. Br Med J

1907,1:988
16. Trumble HC. Experimental reinnervation of the paralyzed bladder. Med J Aust 1935,1:118
17. Vorstman B, Schlossberg S, Kass L. Investigations on urinary bladder reinnervation. Historical perspective and review. Urology,1987,30:89-96
18. Chuang DC, Chang PL, Cheng SY. Root reconstruction for bladder reinnervation:an experimental study in rats. Microsurgery, 1991,12:237-245
19. Carlsson CA, Sundin T. Reconstruction of afferent and efferent nervous pathways to the urinary bladder in two paraplegic patients. Spine,1980,5:37-41
20. Livshits A, Catz A, Folman Y, Witz M, Livshits V, Baskov A, et al. Reinnervation of the neurogenic bladder in the late period of the spinal cord trauma. Spinal Cord,2004,42:211-217
21. Xiao CG, Schlossberg SM, Morgan CW, Kodama R. A possible new reflex pathway for micturition after spinal cord injury. J Urol,1990,143:356
22. Xiao CG, Godec CJ. A possible new reflex pathway for micturition after spinal cord injury. Paraplegia,1994,2:300-307
23. Xiao CG, de Groat WC, Godec CJ, Dai C, Xiao Q. "Skin-CNSbladder" reflex pathway for micturition after spinal cord injury and its underlying mechanisms. J Urol,1999,162:936-942
24. Xiao CG, Du MX, Dai C, Li B, Nitti VW, de Groat WC. An artificial somatic-central nervous system-autonomic reflex pathway for controllable micturition after spinal cord injury:preliminary results in 15 patients. J Urol,2003,170:1237-1241
25. Xiao CG. A somatic-autonomic reflex pathway procedure for neurogenic bladder and bowel:results on 92 patients with SCI and 110 children with spina bifida. . In:Proceedings of the International Conference of Urology;Shanghai,July 2-4, Shanghai, China,2005
26. Kelley C, et al. Creation of a somatic-autonomic reflex pathway for treatment of neurogenic bladder in patients with spinal cord injury:preliminary results of the first 2 USA Patients. J Urol,2005,173:1132
27. Xiao CG, et al. An artificial somatic-autonomic reflex pathway procedure for bladder control in children with spina bifida. J Urol,2005,173:2112-2116

二、膀胱腹直肌间置术

神经源性膀胱的治疗,目前主要是保护肾功能,其次是改善排尿症状。对于后者制定一个有针对性的普遍有效的手术方法,是共同关注的问题。张氏于 1975 年设计了腹直肌转位膀胱功能重建手术并应用于临床,改善了排尿症状,减少残余尿量,同时为保护肾功能采取相应的手术治疗,取得较好的治疗效果。

【手术设计原理】

神经源性膀胱功能障碍是由于调节排尿功能的中枢和周围神经受到损害而引起的膀胱尿道功能障碍。可分为由于膀胱逼尿肌无反射残余尿过多和逼尿肌反射亢进无残余尿两类,并据此选择治疗方法。产生残余尿的原因有:

1. 逼尿肌收缩无力。

2. 逼尿肌和尿道括约肌功能协同失调。

3. 尿道阻力过高。根据产生残余尿的不同原因,应做相应的治疗。

膀胱腹直肌间置术改善膀胱排尿功能主要通过以下方面:

(1) 将腹直肌转位于膀胱侧后位,可利用腹直肌的收缩向前、向中线挤压及腹直肌收缩牵拉前鞘向后压迫的作用,增强膀胱排尿功能。

(2) 腹直肌转位后,膀胱位置前移,膀胱与尿道的后角改变,利于排尿(图 12-12-4)。膀胱置于腹直肌与后鞘之前,前鞘之后的间隙中,使膀胱容量限于一定范围之内,避免因膀胱无力而过度膨胀(图 12-12-5),同时可减少膀胱内残余尿量。通过以上作用而达到改善膀胱排尿功能的效果。

【病例选择及术前准备】

对于神经源性膀胱的患者,术前应进行有关的检查及临床分类,选择逼尿肌无反射而尿道压力在正常范围内的病人进行手术治疗。对于尿道压力低于正常者不考虑手术治疗。尿道压力过高者应行膀胱镜

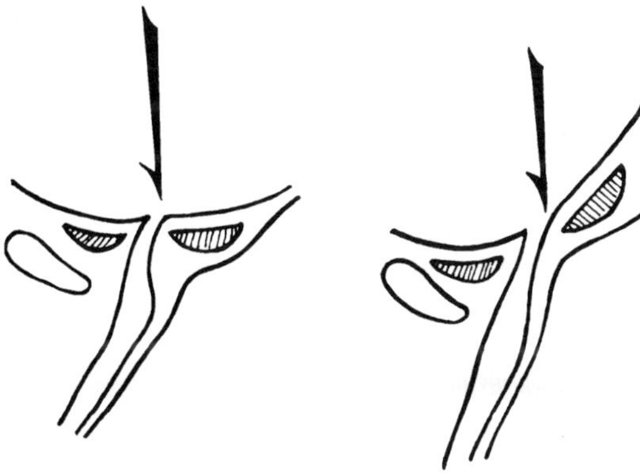
(1) 术前 (2) 术后

图 12-12-4

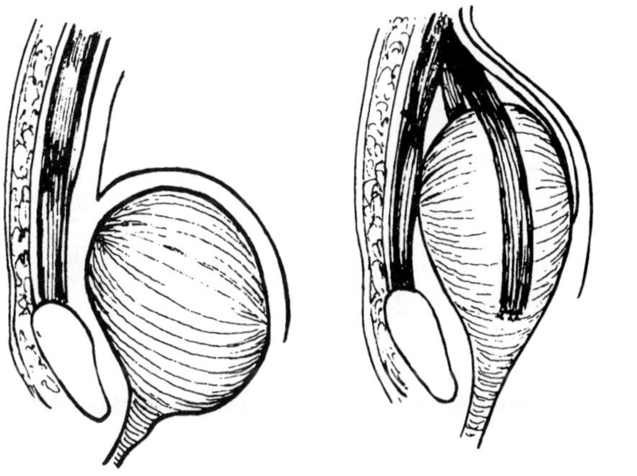
(1) 术前 (2) 术后

图 12-12-5

检查,明确膀胱颈及后尿道的情况,必要时先行经尿道膀胱颈尿道内括约肌切开术治疗。

对神经源性膀胱的患者术前应行膀胱造影以确定是否合并膀胱输尿管返流。如有返流,应行输尿管交错固定手术。其他抗返流的手术方法不适合应用于腹直肌转位手术。对于已采取其他抗返流手术的神经源性膀胱的患者,不便于再行腹直肌转位手术。

对于合并较严重肾积水,肾功能受损已出现尿毒症的患者,必须先行留置导尿或膀胱造瘘手术,待肾功能好转后方可考虑手术治疗,合并尿路感染的患者应积极治疗,控制感染后再行手术治疗。

神经源性膀胱患者均存在便秘,术前应清洁肠道,以免术后发生大便秘结。

【手术步骤】

硬膜外麻醉。下腹正中切口,切开腹直肌前鞘,自中线分开两侧腹直肌使其与前鞘分离,向上分离至近脐部,向下至耻骨联合处,将腹直肌前鞘向两侧拉开显露腹直肌。于腹直肌与后鞘之间分离,在近耻骨联合处将腹直肌肌腱内侧 1/2 切断,保留外侧 1/2 (图 12-12-6)。向上推开腹膜返折部分,并分离膀胱两侧止于膀胱侧后位,继续分离膀胱,越过顶部直达膀胱顶后部,此时膀胱大部已与腹膜分离。沿腹直肌后鞘外侧缘剪开后鞘两侧,使之游离,把后鞘下缘用 7 号丝线间断缝合于膀胱顶后壁(图 12-12-7)。将腹直

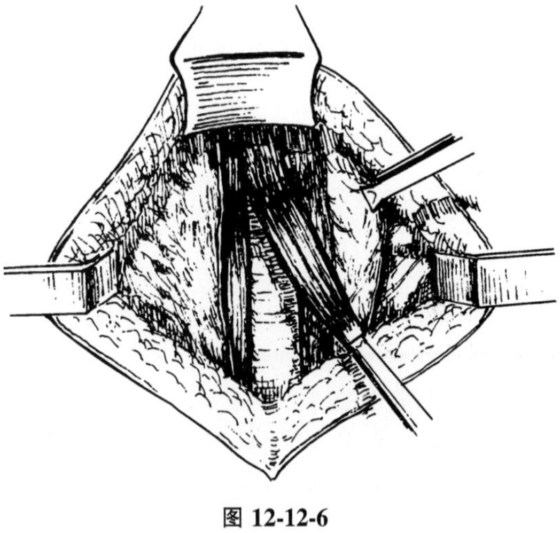
图 12-12-6

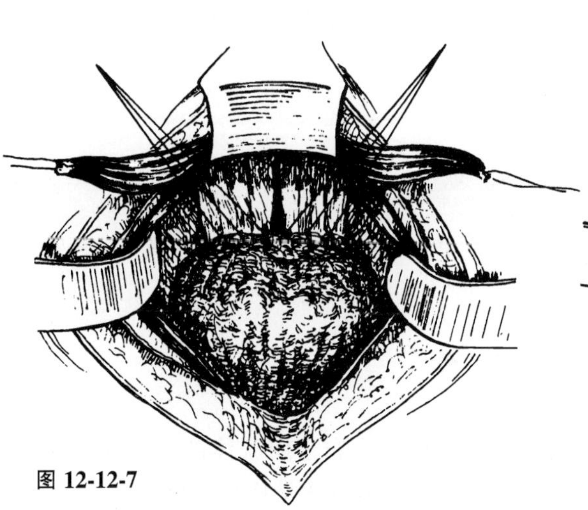
图 12-12-7

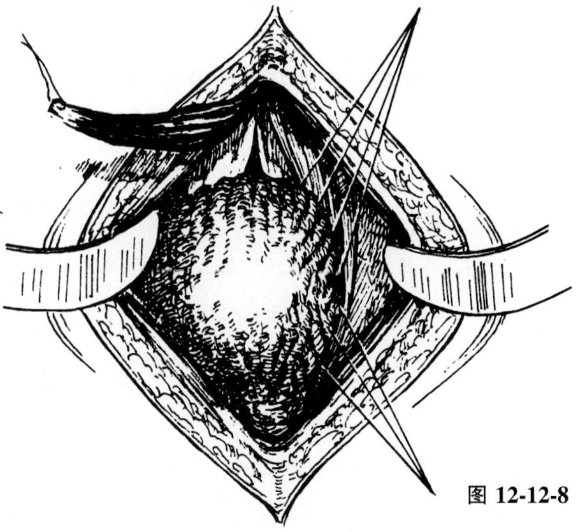
图 12-12-8

肌肌腱的断端用7号丝线间断缝合于膀胱颈的侧壁及耻骨后方的骨膜上。将腹直肌的内侧缝合于膀胱的侧后壁(图12-12-8)。膀胱的大部分即可置于腹直肌后鞘与腹直肌之前,前鞘之后的间隙中。缝合前鞘及切口。耻骨后放置双腔负压引流。

【术后处理】

1. 根据术前尿细菌学检查,应用抗菌药物治疗。

2. 耻骨后负压引流于术引流物少于30ml后拔除。

3. 术后平卧2周,保证腹直肌愈合。

4. 留置气囊导尿管3周。

5. 服用缓泻药物,保证大便通畅,如有便秘时灌肠治疗,以免排便时增加腹压。

6. 定期复查膀胱残余尿量,如残余尿量增加,应及时行尿道压力测定,发现尿道压力增高,需行膀胱颈尿道内括约肌切开术。

7. 对于术后仍不能排尿(尿道压力正常者)。留置导尿管1~2个月后再试行排尿。

8. 指导患者正确利用腹直肌收缩排尿。可令患者弯腰、收腹排尿。必要时以手挤压下腹部协助排尿。此外让患者自己体会如何方便排尿,自己掌握合适的排尿方法。

【术后并发症】

1. 腹直肌肌腱撕脱　由于腹直肌肌腱缝合固定不牢,或术后腹肌用力过猛和过早腹肌用力,可造成腹直肌肌腱撕脱。如果一侧撕脱,在撕脱侧腹直肌处可触及收缩的腹直肌包块。一般不影响排尿,不需处理。如为如两侧撕脱,将影响排尿,再次修补极为困难,应加强对患者的术后管理,防止此种情况的发生。

2. 尿道压力增高尿道压力增高的原因为腹直肌肌腱位置固定不当或尿道本身压力增高所致。前者发生在术后早期,后者发生在术后较晚时候。如果发现患者排尿困难加重,残余尿量过多,必须及早行膀胱测压,对尿道压力过高者行经尿道电切治疗。

3. 膀胱输尿管返流　一般发生在曾行其他抗返流手术的患者,或发生在术后排尿困难未及时治疗的患者。一旦发生膀胱输尿管返流,必须行留置导尿或膀胱造瘘手术,以免加重肾损害。

(张玉海　李永生)

参考文献

张玉海,于惠元,吕文成等. 腹直肌转位术治疗神经源性膀胱功能障碍. 中华泌尿外科杂志,1987,8:259

【主编点评】

张玉海设计的腹直肌间置术(转位术)是治疗逼尿肌无反射性的神经源性膀胱的新方法,国内有学者使用这种方法治疗了因隐性脊椎裂、脊腹膨出、椎管闭合不全等疾病引起的神经源性膀胱患者,取得良好的疗效,手术后尿失禁明显好转,能自行排尿,残余尿量减少,肾功能改善,肾积水减轻,认为是一种可行的治疗方法。

(梅　骅)

参考文献

赵振蒙,马超龙,王宝明,等. 腹直肌转位术治疗小儿逼尿肌无反射性神经源性膀胱(附22例报告). 临床泌尿外科杂志,2003,18(1):21-22

三、膀胱横断术

支配膀胱的感觉神经在膀胱下动脉水平进入膀胱,然后返折向上分布于膀胱体部和顶部。因此,在膀胱下动脉以上平面横断膀胱可以阻断膀胱向中枢的冲动传入。膀胱横断就是环形横断膀胱壁全层,但也有认为:仅横断膀胱后壁就可以阻断神经冲动传入中枢;所以,手术的关键是膀胱后壁的横断。

【适应证】

1. 严重尿频、尿急、急迫性尿失禁经保守治疗无效,麻醉后膀胱容量可达正常范围者。

2. 成年人严重的遗尿症。

【手术步骤】

1. 取下腹部正中切口或耻骨上弧形横切口入路。逐层进入显露膀胱,游离前面及侧面(图 12-12-9)。

2. 在距膀胱颈 2cm 处用 1 号丝线缝扎血管后,横形切开膀胱前壁(图 12-12-10),并向两侧延伸,探查膀胱内情况并分别向输尿管口插入 F5 号输尿管导管各一条以保护输尿管。继续延长膀胱壁切口,在距输尿管间嵴上 2cm 处横断膀胱后壁(图 12-12-11),并在此切缘向上下方游离后壁 1cm 左右,以完全切断传入神经纤维。注意勿损伤输尿管及膀胱上动脉。

3. 用 2-0 号铬制肠线全层连续缝合膀胱后壁(图 12-12-12),去除输尿管导管,同样方法缝合侧壁及前壁(图 12-12-13)。

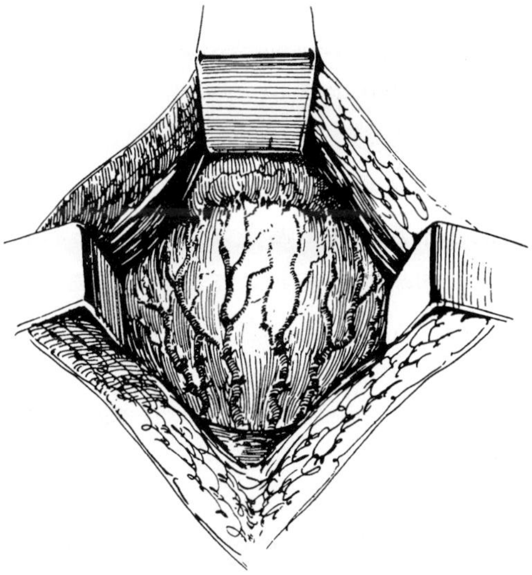

图 12-12-9

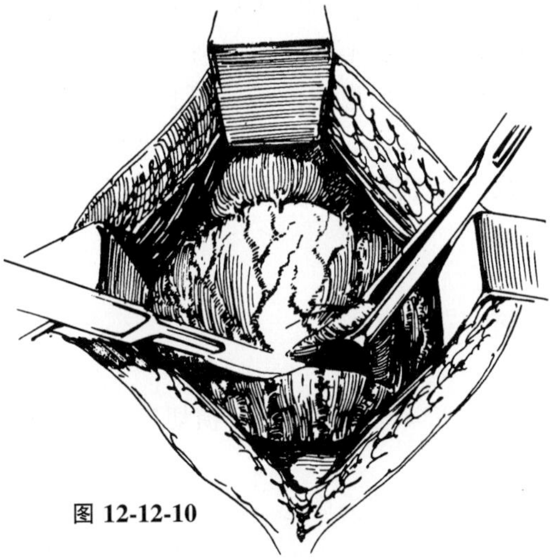

图 12-12-10

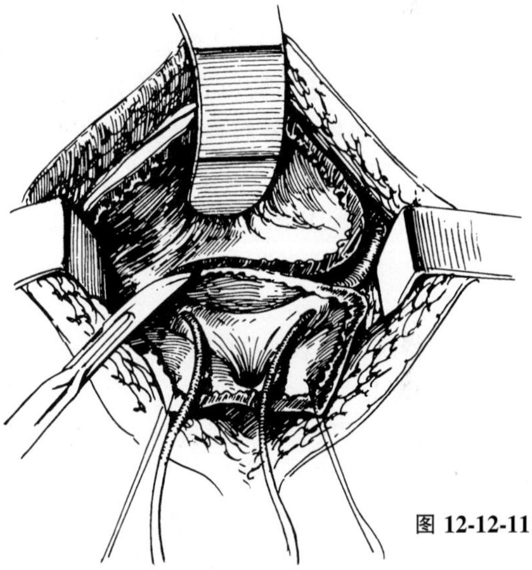

图 12-12-11

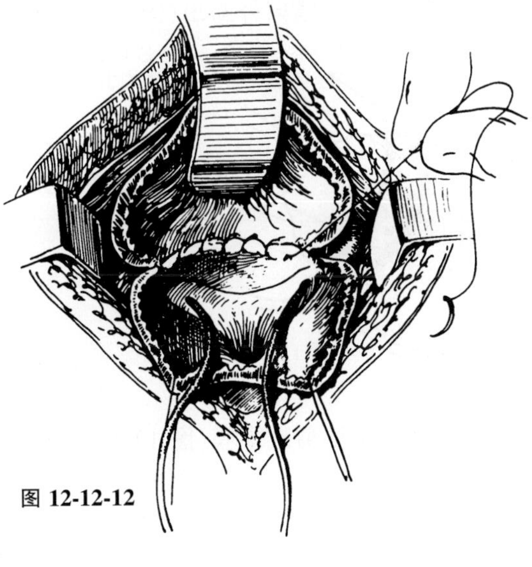

图 12-12-12

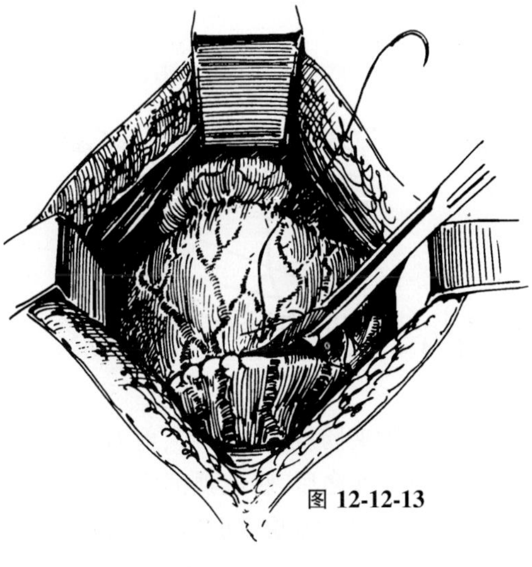

图 12-12-13

4. 在膀胱壁上另戳一孔向膀胱内置入 F24 号蕈状管行膀胱造瘘，经造瘘管注水，检查有无渗漏，视情况是否补缝。再经尿管插入并留置气囊导尿管。耻骨后放置双腔负压引流，逐层缝合切口各层。术毕。

(陈　炜　梅　骅)

【主编点评】

膀胱横断术术后有可能因逼尿肌无力反而发生排尿困难加重。由于神经再生，逼尿肌反射可能在术后半年以后复发，而且该手术创伤较大，有人认为该术式应严格掌握适应证。近来有作者报道应用膀胱自体扩大术来处理逼尿肌反射亢进。

(梅　骅)

四、膀胱自体扩大术

(bladder auto-augmentation)

因膀胱不稳定、神经性膀胱、脊髓发育不良、放射性膀胱炎等原因所致的膀胱贮尿和排空功能障碍，长期膀胱内压增高所致逼尿肌退行性变。膀胱输尿管返流及上尿路损害。施行膀胱上尿流改道如回肠或结肠扩大膀胱术及间歇清洁自导尿术。术后虽可改善贮尿功能，但近期及远期并发症较多。肠道并发症如肠麻痹、肠梗阻，尿路并发症如漏尿、腹腔内贮尿囊破裂、膀胱结石、代谢失调和尿路感染，偶还可致肠节段恶变。逼尿肌切开膀胱自体扩大术是另类治疗方法：将膀胱顶部的逼尿肌广泛切开，形成大憩室，可有效地增加膀胱贮尿功能，操作简单、安全，并发症少，不少患者术后还可自行控尿。还不能预期哪些患者可保存排尿功能，术前应告知患者需要终身作清洁自导尿。并发严重纤维化膀胱的容量很小的放射性膀胱炎、脊髓发育不良的患者，逼尿肌切开后往往不能获得足够的膀胱容量，可再施行肠扩大膀胱手术。

【适应证】

适应于膀胱容量较小、逼尿肌反射亢进、经保守治疗无效者。

【手术步骤】

1. 术前插入导尿管将膀胱充盈至 150~200ml。取下腹部正中切口或耻骨上弧形横切口入路。逐层进入显露膀胱。

2. 向上推开腹膜，游离脐尿管及其周围膀胱顶部。钳起脐尿管，以其为中心，距之 4cm 左右环形缝扎膀胱浆肌层血管，约 8~12 针(图 12-12-14)。

3. 紧靠缝扎线以上切开膀胱浆肌层，小心仔细剥离浆肌层，可见膀胱黏膜向外膨出(图 12-12-15)。

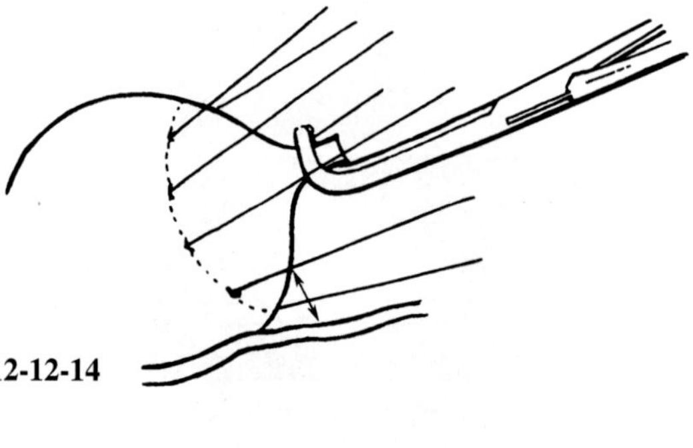

图 12-12-14

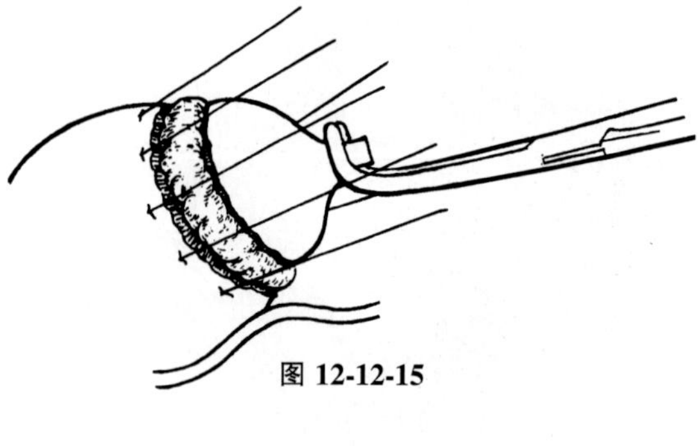

图 12-12-15

4. 用组织钳夹膀胱壁浆肌层，剪刀锐性剥离膀胱顶部浆肌层，注意不要剪破黏膜(图 12-12-16)。当顶部浆肌层完全剥离之后，膀胱顶部成一膨出的憩室状外观(图 12-12-17)。

5. 逐层缝合切口各层，切口内无留置引流物。

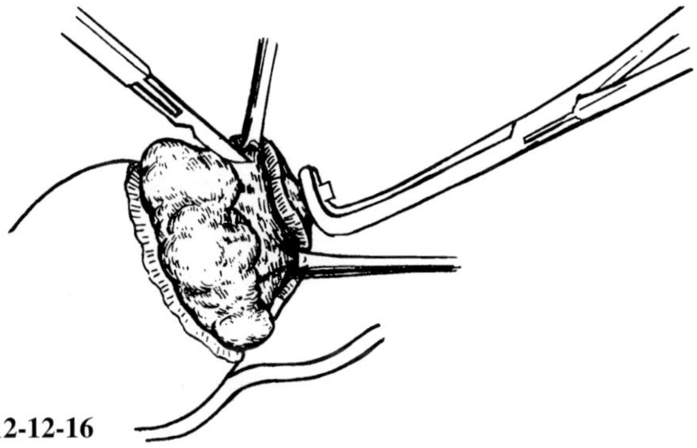

图 12-12-16

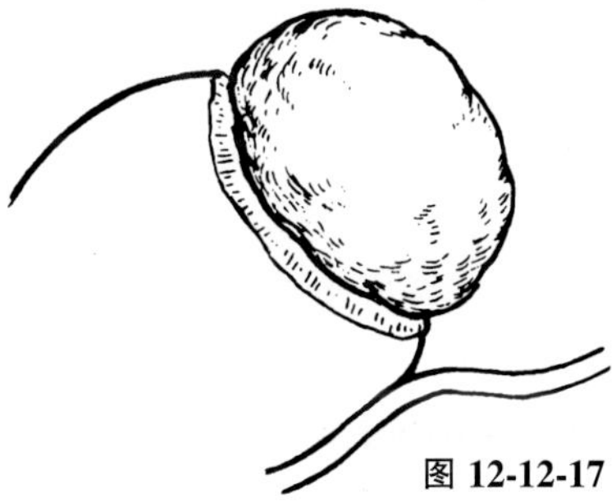

图 12-12-17

(梅 骅 陈 炜)

参考文献

Leng WW, Blalock HJ, Fredriksson WH, etal. Enterocystoplasty or detrusor myectomy? Comparison of indications and outcomes for bladder augmentation.J Urol, 1999, 161 : 758-763

五、膀胱扩大术

(augmentation cystoplasty)

膀胱扩大术常用来重建保守治疗失败的膀胱功能障碍。1888 年 Tizzoni 和 Foggi 在动物实验中用肠道作为膀胱扩大术的材料,1898 年 Mickuliz 用于临床治疗。膀胱主要有储存尿液及排空尿液的功能。两个功能的完整可以保护肾脏功能以及使尿路感染的机会减到最少。膀胱的功能障碍就是储存或/和排空障碍。问题可能是由于:①膀胱不再是一个低压,大容量的储尿囊;②尿道括约肌不再提供足够的尿道阻力或者是和膀胱逼尿肌的收缩不同步;③排空功能差。

【手术指征】

膀胱扩大术的目的是在膀胱压力降低的情况下提高膀胱的容量,然而膀胱扩大术不能够改善病人的排尿功能,而且自主排尿困难的情况可能会加重。因而膀胱功能障碍的病人应首选药物治疗,可以选用抗胆碱能药物和镇静药物,一般来讲对于膀胱顺应性差的病人是有效的,而对于结核性及放射性膀胱挛缩效果不佳。而对于保守治疗失败的膀胱功能障碍,膀胱扩大术是首选的治疗手段。

1. 结核性或者放射性膀胱挛缩。

2. 治疗无效的严重间质性膀胱炎。

3. 神经源性膀胱。

【术前评估】

1. 肾脏功能 每一个接受膀胱扩大术的病人都应该在术前评估肾脏功能,了解电解质、尿素氮以及肌酐情况。由于肠道的黏膜可以重吸收尿中的氯离子,对于肾脏功能受损的病人,可能由于重吸收引起代谢性酸中毒。因而这类病人不适合膀胱扩大术。

2. 上尿路情况 病人在膀胱扩大术前都应行静脉肾盂造影。对于有肾积水的病人,应该弄清积水是梗阻还是返流引起的。膀胱扩大术前应该纠正这些问题。部分长期输尿管扩张的病人,也许病人的输尿管蠕动功能已经受损,在输尿管膀胱再植后,即使膀胱顺应性好,这样的输尿管的引流也很差。

3. 尿流动力学检查 在术前正确的评估膀胱及尿道的情况,对于获得最佳的治疗效果非常重要。掌握尿道漏尿压及膀胱排空的情况。那些术前可以正常排尿的病人术后排尿可能会比那些神经源性膀胱以及术前不能排尿的病人好些。然而没有任何实验可以保证病人在膀胱扩大术后可以自主排尿。

4. 间断自我导尿 由于病人排尿功能障碍在膀胱扩大术后可能进一步加重,因而术前应该了解病人是否可以接受间断地自我导尿,并让病人掌握这一技术。否则即使手术成功,病人由于不接受间断自我导尿或者不会自我导尿,都可能引起上尿路功能受损,尿路感染以及膀胱穿孔。

【术前准备】

1. 肠道准备　术前2天开始进流质饮食,术前晚清洁灌肠。术前口服抗生素3天。

2. 尿培养　尿培养阳性的病人应予抗生素治疗,直到尿培养转阴。

3. 膀胱镜检查　了解膀胱,尿流,以及输尿管口的情况。对于间质性或者放射性膀胱炎的病人,排除原位癌的可能。

4. 术前留置胃肠减压。

5. 结核病人应该抗结核治疗半年才可以做膀胱扩大术。

【麻醉与体位】

全麻或者硬膜外麻醉。病人取平卧位。

【手术方式】

根据膀胱扩大所用的材料不同,膀胱扩大术包括回肠膀胱扩大术,盲肠膀胱扩大术,回盲肠膀胱扩大术,乙状结肠膀胱扩大术以及胃膀胱扩大术。

【手术步骤】

1. 下腹部正中切口　依次切开皮肤,皮下,腹白线进入腹膜外,显露膀胱。如果是胃膀胱扩大术,切口应从耻骨上一直到剑突下。

2. 处理原有膀胱　将膀胱充分游离,前壁切开,在膀胱三角上方1~2cm,将膀胱上方部分切除,保留膀胱颈完整性(图12-12-18),使离断后的剩余膀胱呈碟形。注意不要损伤输尿管,对于有返流的病人,需做输尿管再植。

3. 回肠膀胱扩大术　打开腹膜,距离回盲部15cm取一段20~40cm长的末端回肠,分离系膜时小心不要损伤此段回肠的血运,并可以使此段回肠比较容易的到达原有膀胱位置作吻合(图12-12-19)。碘伏与生理盐水彻底冲洗所取肠段后,在对系膜缘切开肠壁,根据长度折叠肠道成U、S或者W形,用可吸收线将边缘连续缝合(图12-12-20)。

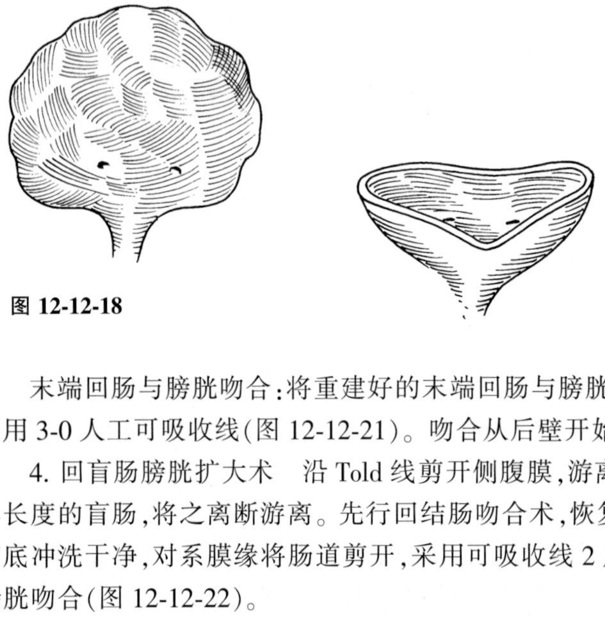

图 12-12-18

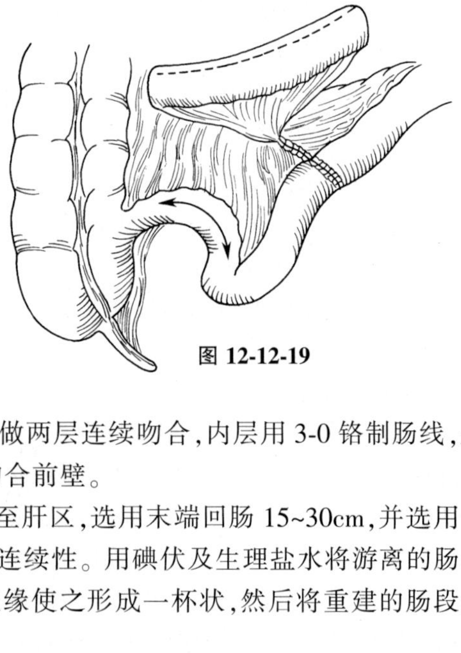

图 12-12-19

末端回肠与膀胱吻合:将重建好的末端回肠与膀胱颈吻合,做两层连续吻合,内层用3-0铬制肠线,外层用3-0人工可吸收线(图12-12-21)。吻合从后壁开始,最后吻合前壁。

4. 回盲肠膀胱扩大术　沿Told线剪开侧腹膜,游离升结肠至肝区,选用末端回肠15~30cm,并选用同样长度的盲肠,将之离断游离。先行回结肠吻合术,恢复肠道的连续性。用碘伏及生理盐水将游离的肠段彻底冲洗干净,对系膜缘将肠道剪开,采用可吸收线2层缝合边缘使之形成一杯状,然后将重建的肠段与膀胱吻合(图12-12-22)。

5. 乙状结肠膀胱扩大术　游离一段15~20cm长的乙状结肠,注意保存所游离乙状结肠的血运,不要损伤。行乙状结肠降结肠吻合术,恢复肠道的连续性。用碘伏及生理盐水将游离的乙状结肠冲洗干净,两端缝合关闭,再对系膜缘切开乙状结肠,将乙状结肠段直接与膀胱颈做吻合(图12-12-23)。

6. 胃体膀胱扩大术　一般采用胃大弯的中部部分,取胃网膜右血管做血供。楔形切取10~20cm的胃壁,基底在胃大弯,包括胃前后壁,所取长度取决于病人的身材及所需要的容量。胃网膜弓内的血管分支

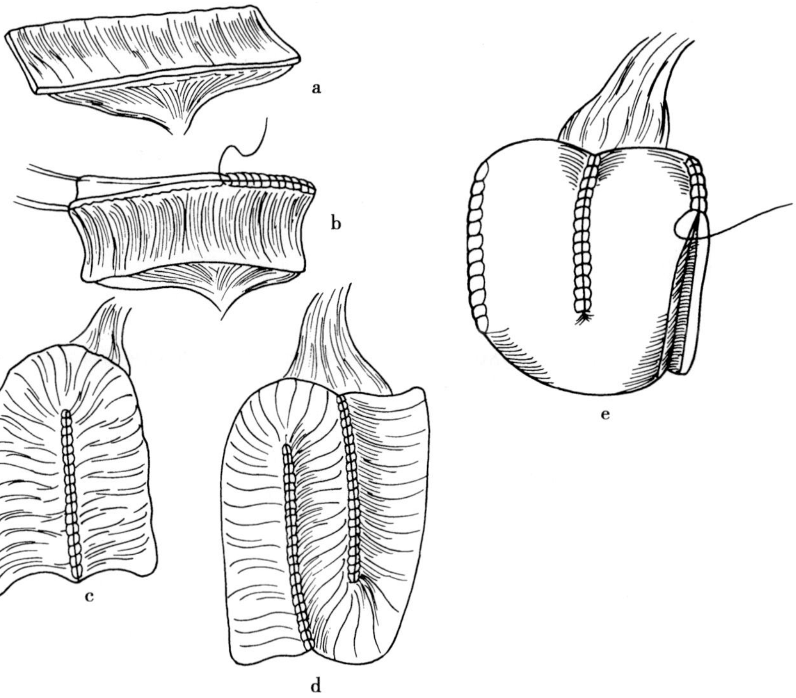

图 12-12-20

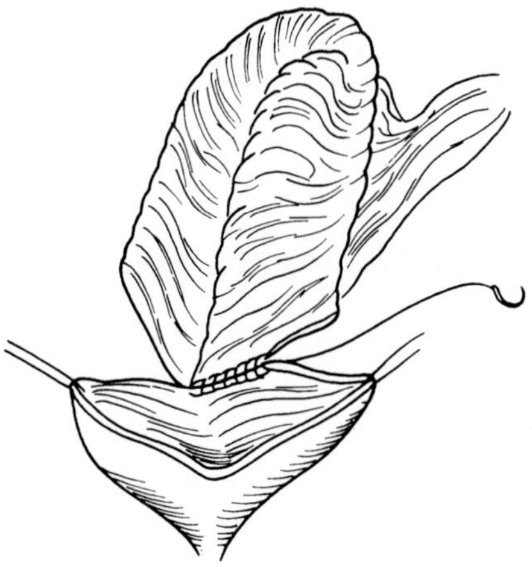

图 12-12-21

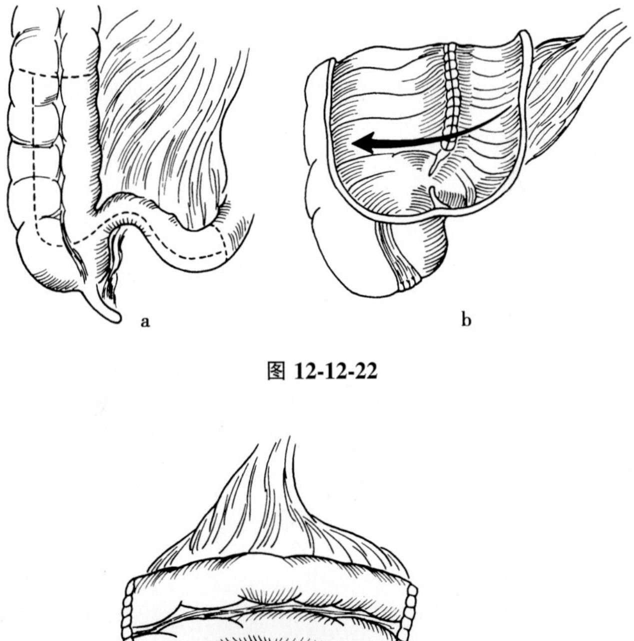

图 12-12-22

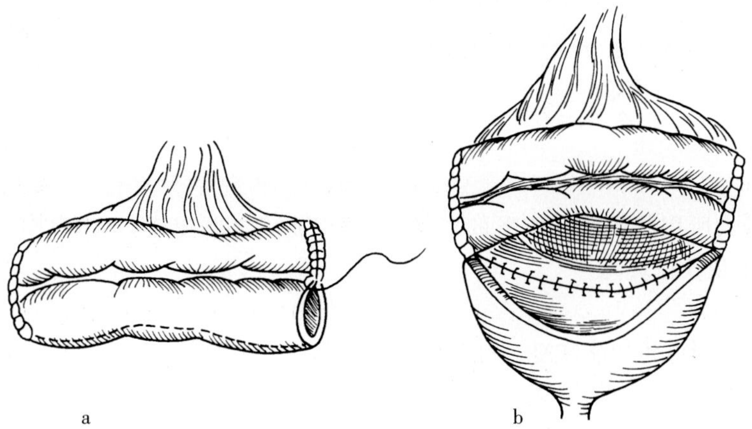

图 12-12-23

除了供应楔形胃壁以外,都应结扎,切断(图 12-12-24)。残胃分 2 层缝合关闭。带血管蒂的楔形胃体穿过横结肠系膜的戳孔,于小肠根部,回盲肠系膜后下移到膀胱,尖端朝向膀胱,用可吸收线与残余的膀胱 2 层吻合(图 12-12-25)。

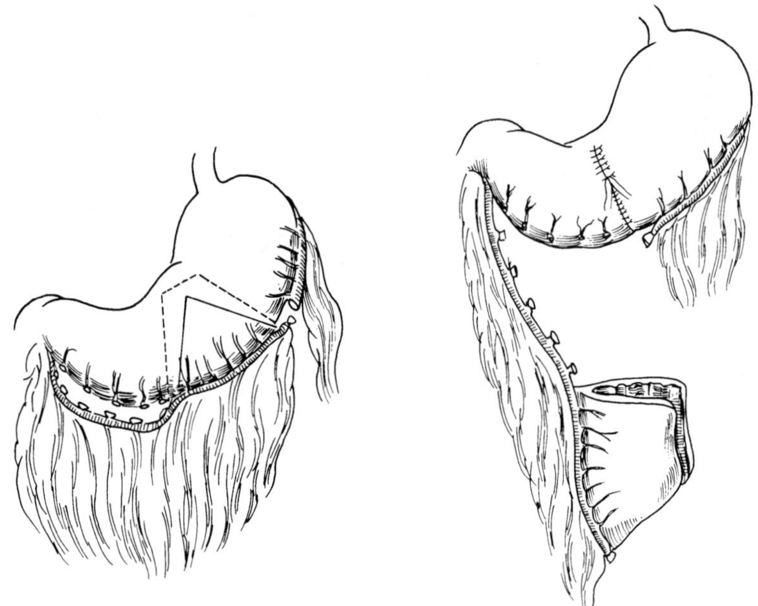

a　　b

图 12-12-24

7. 留置耻骨上膀胱造瘘管,造瘘管尽量从原来的膀胱穿出,腹壁妥善固定以防滑脱。在膀胱附近放置一双腔引流,彻底冲洗创面后,依次缝合关闭切口。

【操作要点】

1. 最近,多数人认为只要原来的膀胱切开后,吻合后的出口没有狭窄,扩大后的膀胱不会成为憩室,原来的膀胱可以保留(图 12-12-26)。将膀胱纵向切开,可以方便下一步的吻合,原来的膀胱组织也可以进一步增加膀胱的容量。

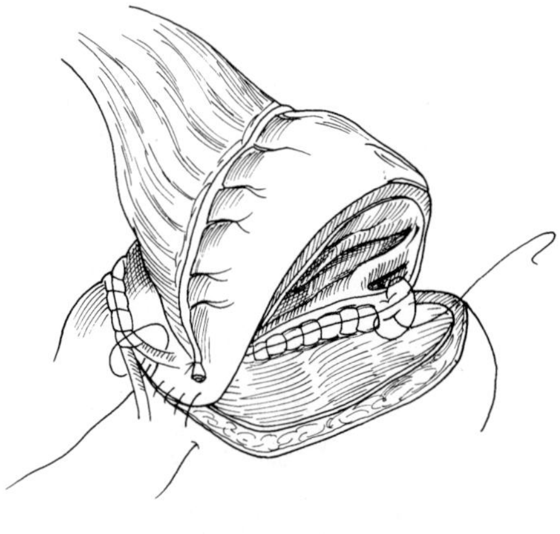

图 12-12-25

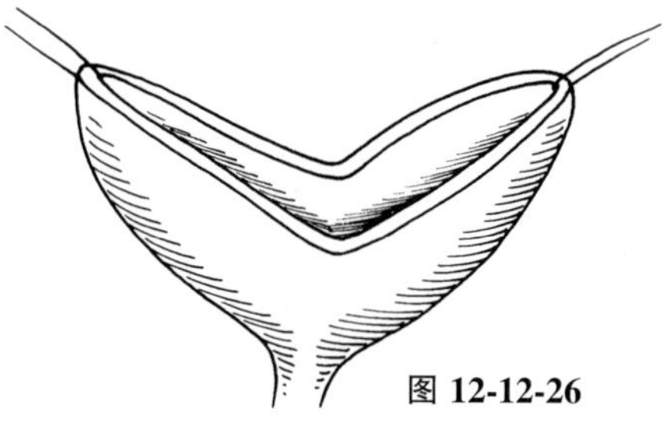

图 12-12-26

2. 在游离膀胱扩大所用的肠段或楔形的胃体时,一定要确定游离后,是不是可以无张力到达膀胱位置与膀胱吻合,以防出现缺血坏死。

【术后处理】

1. 持续胃肠减压直到胃肠功能恢复,肛门排气。

2. 保持水电解质平衡。

3. 耻骨上造瘘管每天冲洗 3 次,当造瘘管阻塞时随时冲洗。

4. 耻骨上造瘘管于术后 3~4 周后拔除。

5. 术后 3 周保留造瘘管情况下，训练病人自我导尿，白天每 2~3 小时 1 次，晚上 1~2 次。慢慢将导尿时间延长到 4~5 小时。

(陈　炜　王道虎)

【主编点评】

病人应在膀胱扩大术后 6 周，6 个月及 1 年后复查 IVP，了解上尿路情况。术后第 1 年每隔 3 个月复查 1 次电解质和肾功能。以后每年复查 1 次 B 超及肾功能。

(梅　骅)

参考文献

1. Richard C, Mark C. Adams. Augmentation cystoplasty. In Walsh et al (editor). Campell's Urology. (7th Edition) W Sauder's, 1998, 3167-3186
2. 杨勇，严秋哲，张宁等. 乙状结肠膀胱扩大术治疗神经源性低顺应性膀胱的疗效观察. 中华泌尿外科杂志，2007, 28 : 294

第十三节　膀胱外翻功能性修复手术

functional closure exstrophy of the bladder

【张凤翔】

膀胱外翻是集几种缺陷于同一区域，复杂而难治的泌尿生殖系先天性畸形。外科治疗非但要求形态修复完整，尚需达到排尿功能和男性性功能恢复正常。此类手术较为复杂而困难。

1853 年 Richard 首先试用腹壁皮肤覆盖外翻的膀胱，但因发生腹膜炎和死亡而失败。1859 年 Pancoast 成功地采用转移皮瓣覆盖外翻膀胱，让大片皮肤缺损处的创面自行愈合。1871 年 Wood 采用三块皮瓣使缺损处创面范围缩小，从而加快了创面愈合。Billroth 也采用转移皮瓣的方法，并创用一个塞子堵塞重建的尿道口，当欲排尿时拔掉塞子则排出尿液，但终因此法疗效不佳而被废弃。

1906 年 Trandelenberg 首先报告采用膀胱重建手术治疗膀胱外翻，先行骶髂关节分离手术，对合耻骨联合再行缝合修补膀胱。用此法治疗 2 例成人和 1 例男孩膀胱外翻，结果成人于手术后即失败，男孩在短期控制排尿后也告失败。此后由于膀胱重建手术效果不佳，临床应用较少，而多采用输尿管乙状结肠吻合手术。尿流改道手术作为治疗膀胱外翻的主要方法持续近半个世纪的时间。有些学者并提出膀胱外翻患者的膀胱逼尿肌和括约肌发育不良，膀胱生理功能不佳和膀胱黏膜癌变等理论，作为不宜修复膀胱外翻而推行尿流改道手术的依据。

1958 年 Shultz 报告采用髂骨折断术取代骶髂关节分离术修复膀胱外翻。先凿开髂骨外板，再自骨盆两侧向内加压，而折断髂骨内板的折骨术，使耻骨联合并拢再修复膀胱。此后膀胱修复手术又重新引起临床医师重视。Leadbetter 抗尿失禁技术被应用于膀胱外翻的膀胱颈部重建，进一步促进了膀胱外翻修复手术的进展。

Marshall 收集从 1906 年到 1966 年共 21 篇关于膀胱外翻修复的报告，计 319 例结果：良好 5%，尚可 14%，不满意 81%。1970 年以前虽然经过严格选择病例，膀胱修复手术治愈率仍低于 30 %。而 70 年代其治愈率达到 50%~60%。近年膀胱外翻功能性修复的报告明显增多，控制排尿率有超过 80%者。尿流改道手术由于远期效果不佳而被功能性修复手术所替代，仅作为不适应功能性修复术或功能性修复术失败以后，才被采用的术式。

膀胱外翻关闭膀胱以后，未能恢复正常膀胱生理功能，应多从手术指征、修复技巧和伤口愈合情况等方面寻找原因，完全归结于膀胱外翻患者的膀胱结构或功能不良是不公平的。膀胱外翻功能性修复手术是能够使此类患者恢复正常排尿功能和男性性功能的，使他们有了与正常人相同的参加社会工作并组成美满家庭的机会。

设计原理

1. 髂骨截断术　矫治耻骨联合分离的方法有骶髂关节分离术,髂骨截断术和髋骨截骨术,其原理和目的均相同,而较为常用的方法是髂骨截断术。在骶髂关节外侧截断髂骨(图 12-13-1(1)(2)),以便在修复膀胱时对合耻骨联合。当两侧耻骨并拢时,两侧髂骨截断处呈楔形裂开,致使髂骨向前向内旋转,而耻骨向内移位,达到两侧耻骨对合。此手术可以达到以下目的:①使骨盆恢复正常形态,以矫正由臀部外旋造成的蹒跚步态;②减少关闭膀胱和修复腹壁缺损时的组织张力,从而防止伤口裂开(图 12-13-1(3)(4));③男性耻骨对合以后,两侧阴茎海绵体并拢,可以增加阴茎长度。Mclorie 用男性膀胱外翻的骨盆模型证实,髂骨截断后关闭骨盆环,可以增加阴茎长度 42%。并可以增加控制排尿的能力。

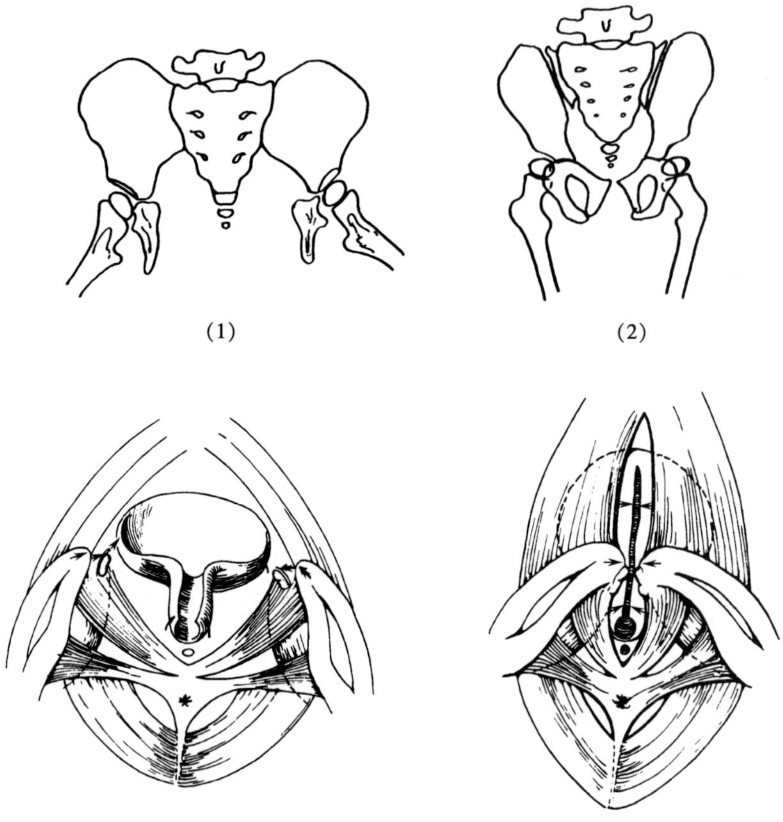

(1)　(2)　(3)　(4)

图 12-13-1

2. 膀胱颈部重建术　重建一个具有良好抗尿失禁作用的膀胱颈部,是提高治疗效果的关键。较多采用的方法是 Leadbetter 抗尿失禁技术。他是将两侧输尿管开口向上移植,利用膀胱三角的膀胱壁延长后尿道,以求达到控制排尿。其控制排尿的作用机制,Leadbetter 最初也认为膀胱肌层所形成的肌管长度与控制排尿有关。但经过手术后的膀胱尿道造影和膀胱镜检查,他重新认识到排尿控制不是取决于肌管的长度,而是膀胱三角区的肌肉所形成新的膀胱颈起括约肌作用。手术目的是利用膀胱三角区的肌肉做成环形括约肌。膀胱三角区的肌肉与内括约肌在结构上相似,两者都含有能够使肌肉收缩的受体。所以它被认为是重建膀胱颈和后尿道的理想材料。

手术适应证　膀胱外翻功能性修复术被认为是治疗膀胱外翻的首选术式,不宜为提高疗效而严格控制适应证。

1. 全身情况较好,无贫血或衰弱、体质达到能够承受较大手术负担者。

2. 肾功能良好,无难以控制的肾盂肾炎,无严重肾积水和明显尿毒症。

3. 膀胱壁须能够向内翻转缝合成腔,有一定容量。翻转缝合后只留下一个膀胱三角区者,不宜作膀胱修复手术。

4. 膀胱壁的质地无僵硬，要有一定的弹性，无纤维化或瘢痕斑块。膀胱黏膜光滑，无发生恶变者。

5. 不合并泄殖腔外翻或会阴裂等其他严重畸形，术后尿粪能够分开而不污染伤口者。

6. 年龄选择不宜过大，以 1 岁半至 3 岁较为适宜。超过年龄者条件具备也可行膀胱修复手术。近年来提出新生儿期(生后 72 小时)先行一期膀胱关闭手术，以保护膀胱，减少膀胱黏膜继发病变和上行感染所致的肾脏损害，并可提高二期膀胱颈部重建手术后的控尿率。二期手术于 1.5~3 岁，视情况进行膀胱颈部重建和尿道上裂成形手术。

7. 初次膀胱关闭手术失败后，具备功能性修复术的条件者，仍可择期二次行功能性修复手术。

术前准备

1. 改善全身情况　术前需纠正贫血或电解质失衡，改善营养不良和体质衰弱。控制泌尿系统感染。

2. 手术野准备　膀胱外翻患者常伴有外翻黏膜感染和阴囊、会阴、膀胱周围皮肤尿性皮炎。术前必须清除此类感染和尿性皮炎。采用每天局部清洗 2~3 次并拭干，膀胱周围用干纱布保护，尿湿即更换，保持局部清洁干燥，多数患者于数日内局部即可恢复正常。感染较重者可以局部加用抗生素软膏等药物。

3. 拟作髂骨截断术患者，术前准备期间禁忌用臀部肌内注射。臀部肌内注射部位距髂骨截断术伤口较近，注入的药液可浸润到切口处的臀肌。术前反复作臀部肌内注射，可影响臀部伤口的愈合，并易导致伤口感染。

4. 为了减少术后粪便污染伤口，尤其合并肛门前移或女性患者，术前 24 小时进无渣食物，以减少术后排便，并于术前灌肠。

手术分期　膀胱外翻功能性修复手术包括：髂骨截断术，膀胱颈部重建术，修复膀胱和腹壁缺损，抗膀胱输尿管返流手术和尿道上裂成形手术等。根据病情的需要和患者对手术承受能力选择术式和决定功能性修复术的分期方式。

1. 髂骨截断术、膀胱修复术(包括膀胱颈部重建)和尿道上裂成形术一期完成　于髂骨截断术后更换体位，随即行膀胱修复术和尿道上裂成形术。手术时间长，创伤大，病人体质较好才能采用。

2. 髂骨截断术与膀胱修复术(包括膀胱颈部重建)、尿道上裂成形术分两期完成　于髂骨截断术后用石膏固定骨盆，间隔 2 周再行膀胱修复和尿道上裂成形术。男性尿道上裂成形术，若作阴茎伸长术以采用尿道下裂式尿道成形为佳(见男性尿道上裂手术节)。女性和不作阴茎伸长术的男性，于膀胱修复同时完成外阴成形和尿道上裂修复术。

3. 膀胱修复术与尿道上裂成形术分两期完成　膀胱修复术后，男性尿道上裂等到 4~5 岁时择期作尿道上裂成形术，女性则不必分期手术。

4. 单纯关闭膀胱与膀胱颈部重建、尿道上裂修复术分两期完成　新生儿期关闭外翻的膀胱，对以后膀胱容量和控制排尿的恢复有益。于生后 72 小时以内作关闭膀胱手术，一般不需要作髂骨截断术。如果耻骨间距过大，也可作髂骨截断术，但手术应延迟到生后 7~10 天时施行。待 1.5~3 岁时，若膀胱容量在 50ml 以上，则可行膀胱颈部重建和尿道上裂修复手术。如果膀胱容量不足 50ml，则先行修复尿道上裂，以修复的尿道增加尿流阻力来扩张膀胱。至 5 岁左右再行膀胱颈部重建手术。

一、髂骨截断术

【手术步骤】

耻骨分离较小者，可不作髂骨截断术。近年来许多学者认为耻骨闭合可以增加控制排尿率。髂骨截断术切口有三种：

1. 骶髂关节外侧垂直切口，切口下即为髂骨截断的骨切线。须切开全层臀部肌肉，直达髂骨面，操作方便但臀部肌肉损伤较多；

2. 髂嵴上缘横行弧形切口，切开少许臀部肌肉，从髂骨背侧面剥离臀肌并提起拉开。此操作不方便，但臀肌损伤小，为非完全直视截骨，遇有出血等紧急情况，处理不方便；

3. 骶髂关节外侧纵行弧形切口，除髂嵴处暴露较好以外，与骶髂关节外侧垂直切口无明显差别(图 12-13-2)。

骶髂关节外侧垂直切口较为常用。取俯卧位,垫高骨盆及上胸部、两肩,使下胸部及腹部悬空,勿受压以免影响呼吸。在骶髂关节外侧约 2cm 处纵行切开皮肤,上端至髂嵴上 3~4cm,下端约达坐骨大切迹上方 3~4cm (图 12-13-3)。切开臀部肌肉,显露髂骨背侧面。距骶髂关节外侧 2cm,纵行切开髂骨骨膜,并剥离骨膜达适当宽度。将骨膜剥离器绕过髂嵴,剥离髂骨盆面骨膜或紧靠盆面向下分离。在髂骨背侧用手指探知坐骨大切迹,用骨膜剥离器在髂骨盆面保护,同时用骨刀自髂嵴开始向坐骨大切迹方向凿开髂骨全层。注意切勿损伤坐骨神经和臀上血管神经。断骨骨面用骨蜡止血。如果凿骨时遇到骨质坚硬,进刀困难,则可能是髂骨切线靠内,骨刀遇到骶骨所致。应向外侧调整骨刀方向,避开骶骨,由于骶髂关节面的盆面关节线较背面关节线靠外,故髂骨切线不宜距骶髂关节背面关节线太近。缝合臀肌、皮下组织、皮肤。对侧以同样方法行髂骨截断术。

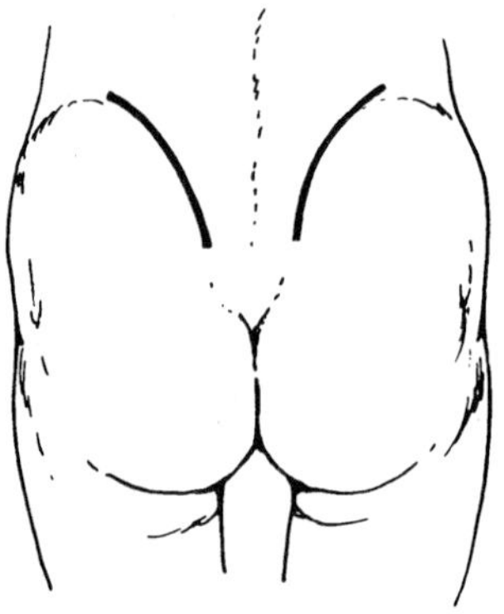

图 12-13-2

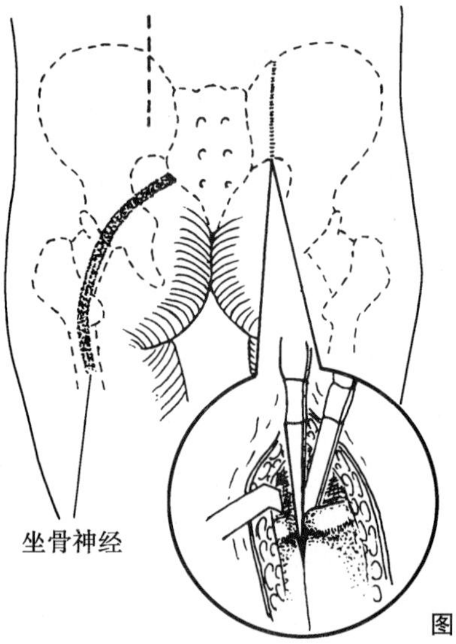

图 12-13-3

二、膀胱修复术

膀胱修复术(包括膀胱颈部重建)取仰卧位。先用 0.1%苯扎溴铵冲洗外翻的膀胱黏膜及阴囊或会阴部皮肤,并用 0.1%苯扎溴铵湿敷 10 分钟,再常规消毒。沿膀胱黏膜与皮肤交界处作切口(图 12-13-4)。先从一侧低位开始切开皮肤、皮下组织,于膀胱肌层与腹直肌前鞘连接处切开(图 12-13-5)。钝性分离直达盆腔腹膜外。显露耻骨,并分离出止于耻骨的肌肉纤维条带(图 12-13-6)。紧靠耻骨剪断此肌肉纤维条带(图 12-13-7)。此肌肉纤维条带经 Chisholm 解剖和组织学研究,证实是尿道上裂患者的尿道外括约肌,并有其自己的血液供应和神经支配。向上延长切口,将膀胱顶部与腹膜分开(图 12-13-8),再向对侧分离膀胱壁,同样离断对侧止于耻骨的尿道外括约肌纤维条带。充分游离膀胱周围,注意勿损伤腹膜。暴露膀胱三角,沿后尿道两侧向膀胱三角切开膀胱黏膜,达双侧输尿管开口下缘平面,保留膀胱黏膜宽约 1cm 左右(图 12-13-9)。注意此切口勿超过输尿管开口,以免缝合新尿道以后影响输尿管开口。剥离并切除膀胱三角区两侧三角形黏膜(图 12-13-10)。黏膜下注水后更易剥离膀胱黏膜。再横行剪开黏膜的膀胱三角区两侧肌层(图 12-13-11)。用 0 号丝线自上向下连续缝合膀胱三角区保留的黏膜成管(图 12-13-12),并保留下 8~10 号支架管,将连续缝合线两端留在体外,以备术后抽线。注意要根据年龄调整支架管的口径,缝线和支架管要选用组织反应轻的材料制品。根据手术分期决定成形黏膜管下段是否继续缝合尿道黏膜:①男性尿道上裂不同期矫治,则缝合到膀胱颈部下缘,不继续缝合尿道黏膜;②男性尿道上裂同期矫治,则继续缝合尿道黏膜成管,再按尿道上裂修复术操作;③女性则应同期修复尿道上裂,继续缝合成尿道成管,并修复外生殖器,在成形黏膜管前双重缝合膀胱三角区两侧肌层(图 12-13-13),成形肌管要达到进退支架管时有箍管的感觉。关闭膀胱并留置膀胱造瘘(图 12-13-14)。输尿管内是否保留输尿管导管均可。再于成形肌管前双重缝合尿道外括约肌纤维条带(图 12-13-15)。用布巾钳钩住两侧耻骨支,下压膀胱颈部

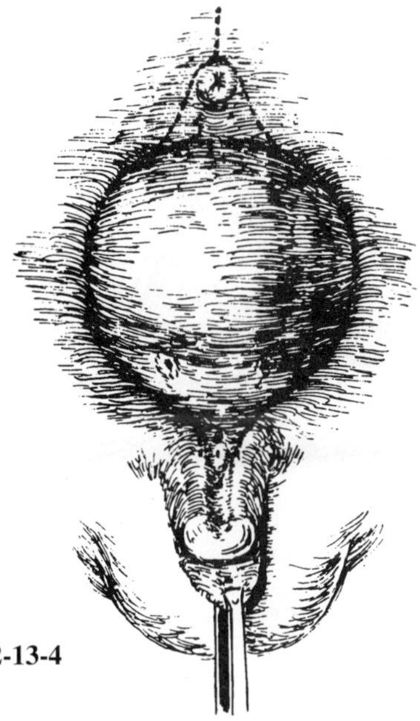
图 12-13-4

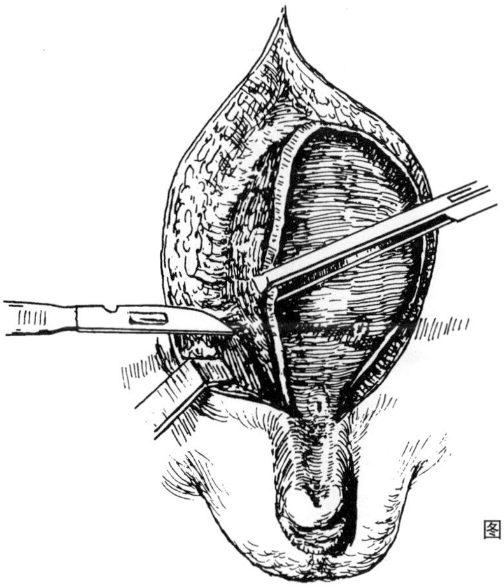
图 12-13-5

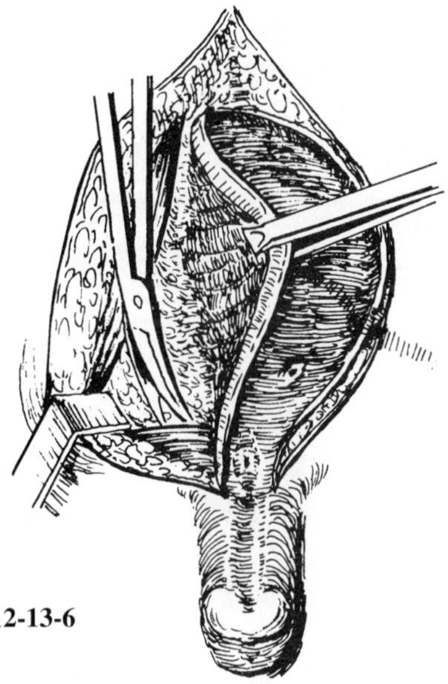
图 12-13-6

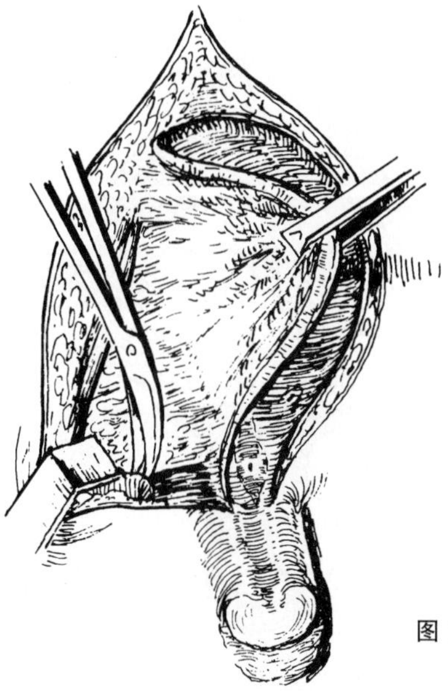
图 12-13-7

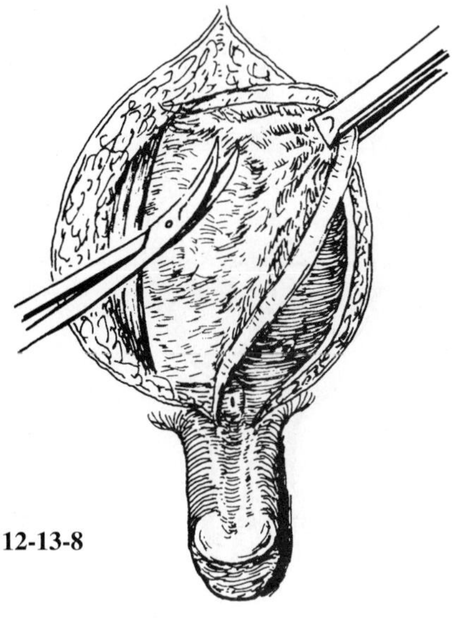
图 12-13-8

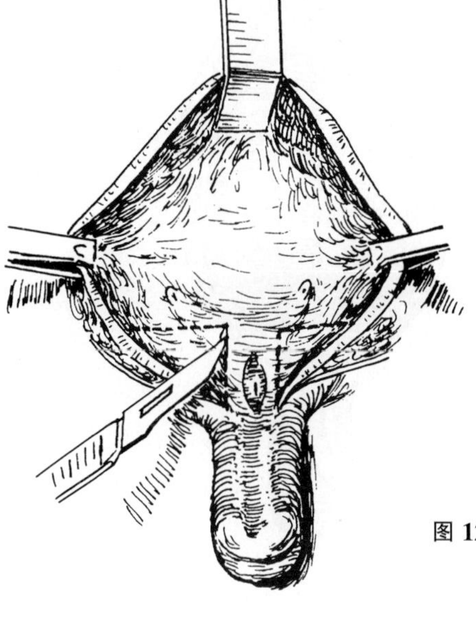
图 12-13-9

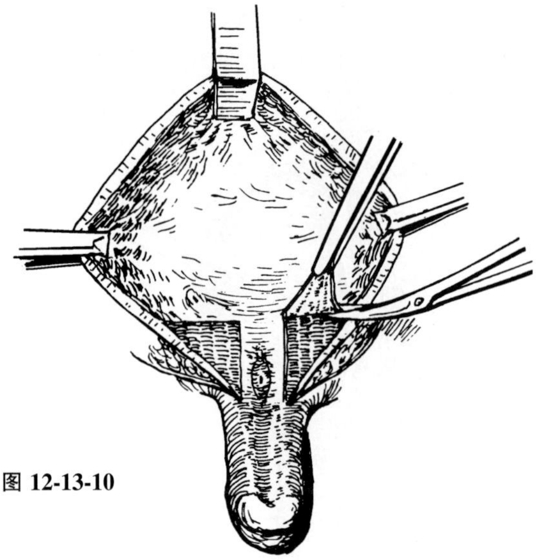
图 12-13-10

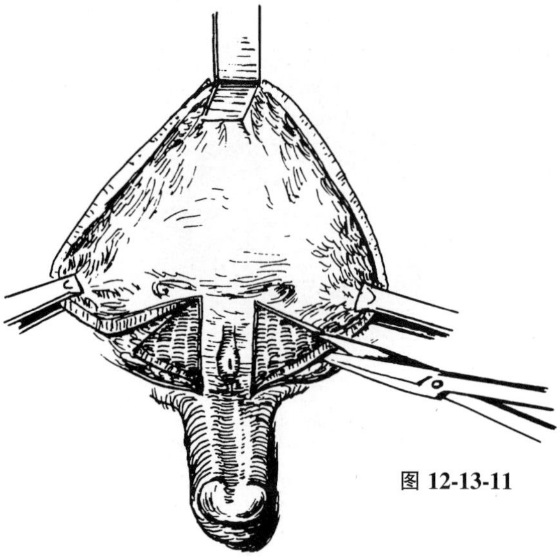
图 12-13-11

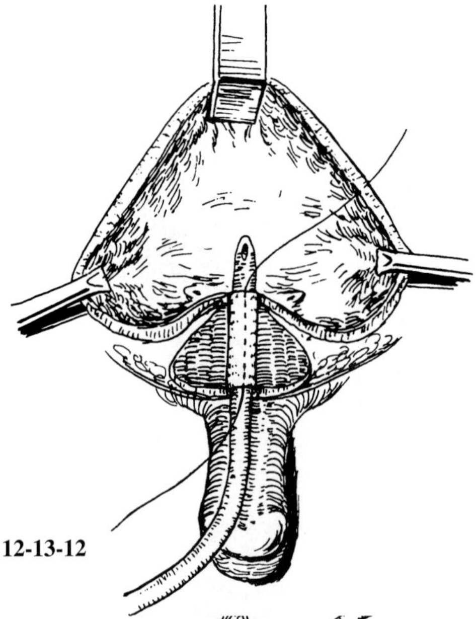
图 12-13-12

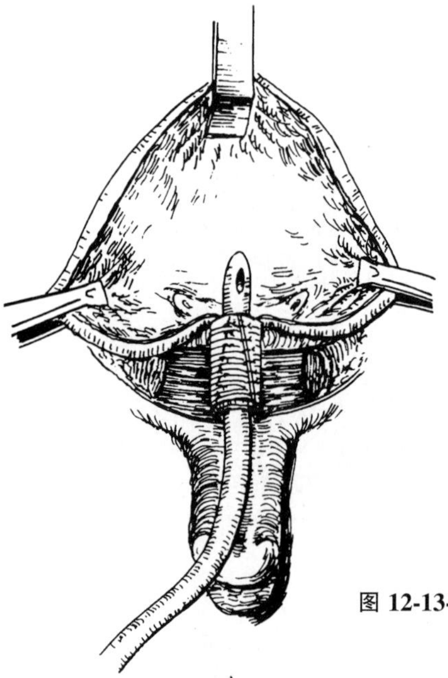
图 12-13-13

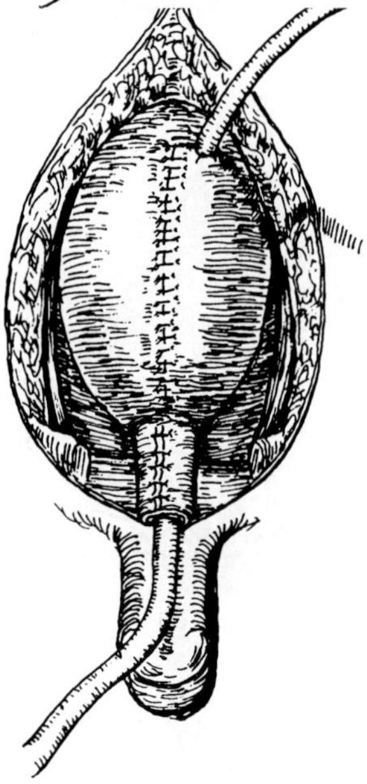
图 12-13-14

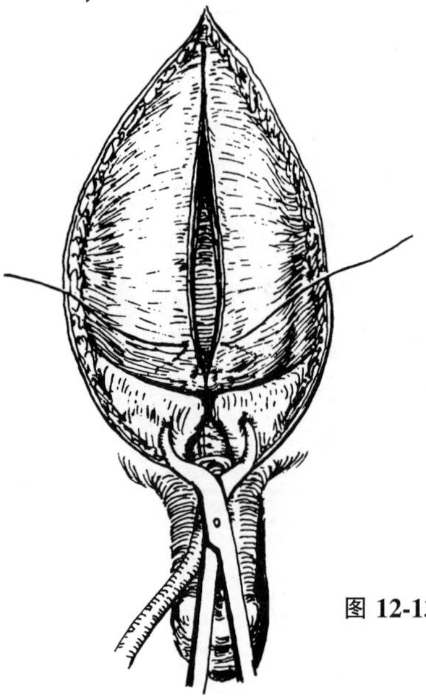
图 12-13-15

和后尿道,同时扣合布巾钳,使两侧耻骨并拢和膀胱颈部、后尿道复位(图 12-13-16)。缝合随耻骨并拢的腹直肌前鞘,缝合耻骨上韧带和耻骨的纤维软骨组织。可不缝合耻骨联合,去掉布巾钳后耻骨也不致裂开。若缝合耻骨联合,应采用两根 10 号丝线或尼龙线各自穿过两侧闭孔,于耻骨支前打结后,再于耻骨联合前将两线拉紧打结。这样耻骨后无缝线,可以防止缝线切割尿道造成尿瘘(图 12-13-17)。膀胱造瘘管经腹直肌前鞘深面,在相当于正常脐的部位做皮肤切口拉出。缝合腹壁伤口。

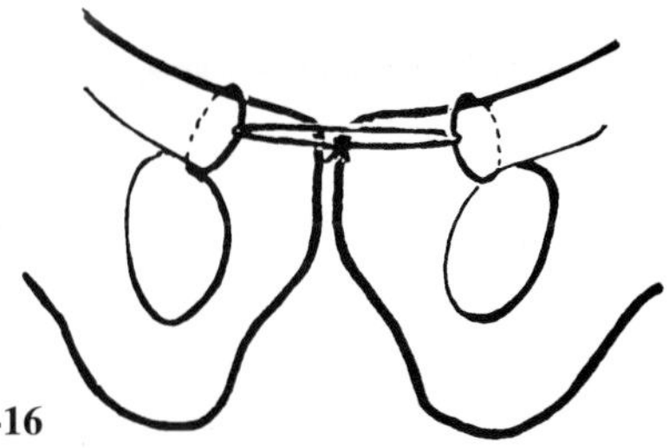
图 12-13-16

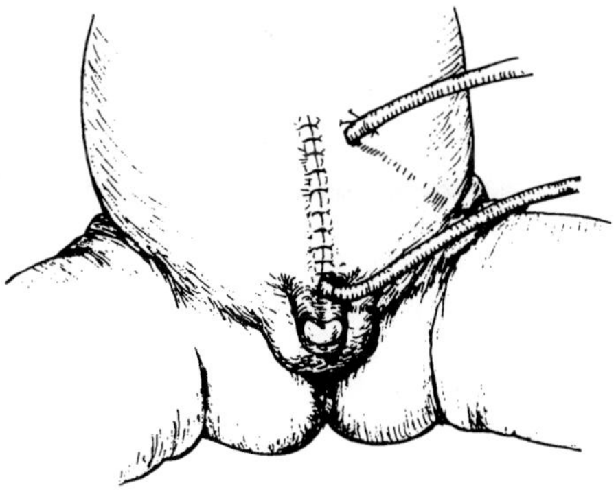
图 12-13-17

膀胱颈部重建介绍的是不作输尿管口向上移植的 Leadbetter 手术。操作简化，疗效相似，并可克服 Leadbetter 原法易导致术后膀胱容量减少的缺点。

【非典型膀胱外翻的手术问题】

1. 部分型膀胱外翻的手术问题　此型膀胱黏膜没有完全外露,常于麻醉后检查才明确诊断。此型膀胱外翻的手术需注意以下问题。

(1) 不要认为部分膀胱外翻的膀胱黏膜外翻少,病变程度轻,手术就简便,治疗效果就好,从而简化了手术程序。

(2) 此型膀胱外翻的耻骨分离程度,不一定比完全型轻,作者 71 例中耻骨间距平均值,完全型 6.9cm,部分型 7.4cm。所以此型治疗时仍需作髂骨截断术。

(3) 有些患者虽然膀胱颈部裂口比较小,但也不应当省略膀胱颈部重建手术。

(4) 手术操作应切开原闭合的膀胱前壁和顶部,充分显露膀胱三角区,作典型的膀胱外翻功能性修复术。此型由于膀胱三角区的位置较深在于耻骨后,其后尿道延长术的操作不如完全型方便,缝合黏膜管时容易撕裂黏膜。

2. 隐型(假性)膀胱外翻的手术问题　此型病变即为完全型尿道上裂加膀胱膨出。手术目的主要是抗尿失禁、修补腹壁缺损和修复尿道上裂。耻骨间距较大者需作髂骨截断术。抗尿失禁宜作 Leadbetter 手术加尿道外括约肌纤维条带缝合。男性抗尿失禁手术与尿道上裂修复术一期或分期手术均可。女性抗尿失禁手术与尿道上裂修复术不需分期。

3. 第二次手术问题　膀胱关闭术后失败，再行第二次手术是相当困难的，所以病人选择应当比较严格。

(1) 膀胱黏膜完全翻出:第二次手术应作典型膀胱外翻功能性修复手术。耻骨间距较大者也应作髂骨截断术,若作过髂骨截断术者,第二次可采用髋骨截骨术。

(2) 膀胱颈部已愈合,膀胱前壁外翻:此种膀胱颈部常瘢痕较重而无括约作用,故多数需要切开原愈合的膀胱颈部,再作膀胱颈部重建和后尿道延长术。

(3) 膀胱前壁愈合,膀胱颈部裂开此类病变常伴有膀胱黏膜脱出,手术应切开已愈合的膀胱前壁,暴露膀胱三角区作典型功能性修复术。

(4) 术前均需了解初次手术是否作过膀胱颈部重建术和缝合尿道外括约肌纤维带。术中还要仔细探查寻找止于耻骨或已缝合的尿道外括约肌纤维带,并按手术要求处理。

【与手术相关的合并症处理】

1. 膀胱外翻合并肠异位　此种合并症并不少见，作者 71 例膀胱外翻中合并肠异位 8 例，卵黄管异位 1 例。由于肠黏膜与膀胱黏膜有明显不同，故术前比较容易判断合并肠异位。异位肠组织多位于外翻的膀胱黏膜周边，与膀胱本身的容量无关。此种肠组织常无需利用或难于利用，常影响膀胱内翻关闭，所以宜切除异位的肠黏膜或肠管，做典型的膀胱外翻功能性修复术。

2. 合并小膀胱　严格选择病人者把此合并症列为手术禁忌。欲作膀胱修复术者则提出利用肠管作扩大膀胱术。也有人先做抗返流的结肠膀胱，然后再分期与缝合成腔的膀胱作吻合。较常采用的是单纯关闭膀胱或功能性修复膀胱后，观察膀胱容量恢复情况，再决定如何选择膀胱扩大成形术。

3. 合并小阴茎　膀胱修复术与尿道上裂修复术应分期进行。膀胱修复术按手术要求完成，尿道上裂矫治要在应用内分泌治疗使阴茎发育以后，再择期作尿道上裂修复手术。

4. 合并阴茎海绵体分离　此种合并症表现为两侧阴茎海绵体呈倒 V 字形分离。膀胱外翻按功能性修复术进行。阴茎海绵体分离则于行阴茎伸长术的同时对合两侧阴茎海绵体，分期再作尿道成形手术。作者曾遇 1 例此种合并症，功能性修复膀胱外翻同时对合两侧阴茎海绵体，并游离尿道作成尿道下裂，分期再修复尿道下裂，获得满意效果。

【手术意外的处理和预防】

1. 髂骨截断术中大出血　截骨断面常出血不多，采用骨蜡止血即可。当骨刀凿开坐骨大切迹时，如果发生明显的活动出血或较大的出血，则可能是损伤通过梨状肌上孔的臀上血管或其分支所致。此种出血难于看到确切出血部位，原切口无法钳夹止血。如遇到这种出血，除立即停止进刀外，应迅速用明胶海绵或骨蜡压迫，常需要较长时间的压迫才能达到止血目的，压迫止血无效可向下延长切口，直视下止血。遇有一侧出血，再作对侧时更应当注意预防。于骨刀到达坐骨大切迹之前，应改用窄刀并减少凿力，防止进刀过猛，凿开切迹即可，切勿过多进刀。

2. 腹膜损伤　膀胱修复手术是腹膜外操作，应尽量避免损伤腹膜，以减少术后并发症。常于分离膀胱顶部时损伤腹膜，尤其直接由膀胱上缘切开进行分离时更易损伤腹膜。为了预防或减少损伤腹膜，最好先从侧边切开进入盆腔腹膜外、然后再向上分离膀胱顶部。此处腹膜界线清楚且粘连不严重，分离方便而迅速，可防止腹膜损伤。小儿腹膜很薄，极易损伤，操作需轻柔仔细。

3. 膀胱内翻关闭困难　膀胱较小或膀胱壁增厚较硬者，常使膀胱内翻复位及关闭发生困难。关闭膀胱时应当先完全内翻复位后再缝合，若边缝合边复位最后到顶部外翻处常内翻复位困难。若膀胱关闭前完全复位有困难，应在膀胱顶部正中处作纵行切开膀胱壁，尤其切开外翻环更为重要，纵行切开后则膀胱内翻复位多无困难。

4. 腹壁缺损过大修补困难　耻骨联合对合满意后，两侧腹直肌可以获得满意的并拢缝合。腹直肌前鞘对紧缝合，又可以减少耻骨联合处的张力。遇有腹壁缺损过大，可采用两侧腹直肌前鞘向下翻转，双侧互相交叉缝合的方法修补腹壁缺损。

【术后处理】

1. 石膏固定骨盆　原法采用人字石膏固定骨盆，并前后开窗，前开窗较大，备二期修复膀胱时的手术野用。作者采用两侧石膏托向内加压包紧固定骨盆，前后开窗作术后观察伤口和处理粪尿用。二期膀胱修复术时拆掉石膏托，手术完成后再用原石膏托重新向内加压包紧固定。术后观察石膏包扎松紧，可随时调整向内的压力。术后 30 天拆除石膏。

2. 术后 7~8 天伤口拆线，术后 10 天左右抽出后尿道连续缝合线。尿道支架管保留 1~2 周。

3. 膀胱造瘘管保留 2~3 周，拔除膀胱造瘘管前作膀胱输尿管返流造影。

4. 术后应用抗生素预防感染。注意防止粪便污染伤口，尤其合并肛门前移者或女性患者，应将会阴部与伤口隔开以保护伤口。

【术后并发症及防治】

1. 伤口裂开　伤口裂开造成手术失败是较严重的并发症，是因伤口感染所致。髂骨截断后腹部伤口张力不大，如防止感染措施得当，此并发症不难预防。

2. 髂骨外侧皮肤褥疮　由于石膏固定两侧皮肤受压或尿液浸泡皮肤，常易造成髂嵴外侧皮肤褥疮。

通过石膏内棉花垫厚、保持干燥、调整石膏压力等可以预防。

3. 尿瘘　常见阴茎根部背侧尿道瘘和膀胱腹壁瘘。尿道瘘常因伤口感染或耻骨缝合线切割尿道所致；膀胱腹壁瘘常因伤口感染，且膀胱黏膜边缘切口处带入皮肤影响关闭后的膀胱愈合所致。早期有自行愈合可能，否则应行修补术。

4. 尿道狭窄　常因尿道伤口感染、愈合不良，尿道支架管脱落过早所致。治疗以扩张尿道为主。

5. 膀胱输尿管返流　发生率较高，作者 48 例术后膀胱输尿管返流造影者中 37 例有返流，均为Ⅰ和Ⅱ度返流，多不需作抗返流手术。由于造影时间距膀胱关闭时间较短，抗返流手术指征不宜单纯以返流程度而定。应进一步观察返流发展情况和有无引起上行感染。反复上尿路感染，日后容易引起尿毒症。有难于控制的反复上尿路感染者，应及时作抗返流手术。

6. 下尿路结石　是一种常见术后并发症，作者 66 例功能性修复术后患者中，并发下尿路结石 7 例 8 次，且多发生于术后 1~2 年。可能与膀胱黏膜炎症和脱落上皮有关。预防措施是术前尽可能消除膀胱黏膜感染，术后多喝水。治疗仍以膀胱或尿道切开取石为主。

参考文献

1. 王以敬等主编.泌尿生殖外科学.上海：上海科学技术出版社，1987，141
2. 张风翔等.膀胱外翻的功能性修复.中华泌尿外科杂志，1983，4. (1)：14
3. 张风翔等.膀胱外翻外科治疗 20 年回顾.中华泌尿外科杂志，1995，16(2)：31
4. 张风翔等.Leadbetter 手术治疗小儿尿失禁的疗效观察.中华小儿外科杂志，1993，14(4)：219
5. Shultz WC.Plastic repair of exstrophy of bladder combined with bilateral osteotomy of ilia. J Urol，1958，79：453
6. Marshall VF，et al. Functional closure of typical exstrophy of the bladder.J Urol，1970，104：205
7. Connor JP，et al.Long-term of 207 patients with bladder exstrophy：an evolution in treatment. J Urol，1989，142：793
8. Chisholm TC.Exstrophy of the urinary bladder. in：Mustard WT et al. Pediatric surgery.Year book medical publishers，1972，1213
9. Mclorie GA，et al.Penile deformity in bladder exstrophy：correlation with closure of pelvic defect.J Pediat Surg，1991，26 (2)：201

第十四节　膀胱外翻的手术治疗

【梅　骅　陈凌武】

完全性膀胱外翻是严重的先天性畸形，手术治疗需要达到三个目的：①修复膀胱壁缺损；②矫治尿失禁，保护肾功能；③修复男性的阴茎，尽可能获得接近正常的外观和功能。在本章第十三节已详述了膀胱外翻的功能性整复方法，强调了髂骨截骨的重要性。髂骨截骨可以整复骨盆和髋部畸形，较满意地修复腹壁缺损和阴茎畸形，如能获得成功，效果最为满意。由于上述方法创伤较大，并非所有患者都需要或适宜采用。本节着重介绍整复膀胱外翻的其他术式。

膀胱外翻按其就诊年龄、性别、局部畸形情况、并发症等的不同，采用不同的治疗方法。医师对治疗本病的经验也是决策的重要因素。概括地说可考虑下述方案进行处理：

1. 患儿于新生儿期就诊，由于骨盆有较大的柔韧性，不作截骨也能将耻骨联合靠拢缝合。而且，外翻的膀胱壁未发生炎症、角化及挛缩，在腹中线闭合膀胱、筋膜和耻骨联合较易进行。若耻骨联合未能靠拢缝合，可转移两侧腹直肌鞘修复腹壁缺损，将阴茎海绵体脚的远侧部分从耻骨坐骨支游离，于中线靠拢缝合，形成较长的阴茎干。在外翻膀胱两旁切取带蒂皮瓣，于中线并拢，将背侧尿道沟延长。但若耻骨联合过于远离或就诊年龄已达 2~3 岁，则需作髂骨截骨术。

在第一期手术完成后，若发生膀胱出口狭窄，需作狭窄部扩张或切开。若发生上尿路感染，需使用抗生素治疗，并在适宜时期作抗返流的输尿管膀胱吻合术。若因膀胱颈括约机制不全致完全性尿失禁，膀胱容量不能扩大，可再作膀胱颈成形、后尿道延长；未行髂骨截骨者可于此期同时施行。尿道上裂的整复一般等待至 2~5 岁，静脉肾盂造影证实上尿路情况良好，才施行尿道成形术。

2. 外翻的膀胱壁仅为无膨胀性的小斑块,宜行外翻膀胱切除及尿流改道,并修复腹壁缺损。尿流改道首选回肠膀胱腹壁造口手术,若作输尿管乙状结肠造口,术后易发生上尿路感染、肾功能损害、高血氯性酸中毒,严重影响患儿生长发育。

3. 新生儿或婴儿期已施行膀胱外翻修复手术的患儿,若膀胱颈已有一定的、抗失禁功能,经过较长时间的锻炼,膀胱容量若能达到60ml或更大,则可施行尿道上裂整复手术。术前尿路造影若发现输尿管膀胱返流,宜同时施行横跨三角区、抗返流的输尿管膀胱吻合。阴茎发育不良者术前每周肌内注射睾酮油剂,每公斤体重2mg共5周,停药2周再施行手术。

4. 就诊时年龄较大的患者,膀胱容量较小,可于第一期手术时作回肠膀胱术,将旷置的膀胱壁游离,远侧部分作尿道延长并形成括约机制,近侧部分缝合成小膀胱。于1年后再将结肠膀胱与小膀胱吻合,而成结肠膀胱扩大术。若膀胱括约机制失去作用,亦可将结肠膀胱的输出端与直肠作端侧吻合,而成输尿管结肠-结肠直肠造口的尿粪合流手术。

一般认为膀胱外翻患者在膀胱颈和尿道前面对合耻骨联合并不重要。然而,如果能缩短耻骨支的距离,膀胱能在盆腔获得更理想的位置(图12-14-1),从而能形成膀胱尿道后角,有可能获得控制排尿功能。抗尿失禁手术后常需要一段时间才能获得排尿控制,通常为数年。如果病人膀胱内能储存少许尿液,能间断排尿,即使间期很短也是好的预后征象。当尿道阻力足够时,膀胱会逐渐扩大,排尿间期也会逐渐延长。有些患者白天能控制排尿,但夜间遗尿,有些在青春期后因前列腺生长发育,尿失禁随即好转。如果患者持久不能控制排尿且无梗阻,可采用人工尿道括约肌、膀胱扩大等方法来改善排尿控制功能或增大膀胱容量。

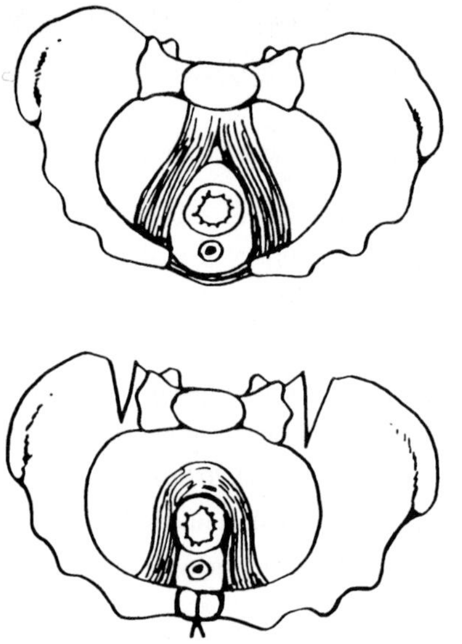

图 12-14-1

一、男性膀胱外翻修复术

【手术适应证】

1. 新生儿完全性膀胱外翻于出生后72小时内可用此法修复。较大的婴儿若耻骨联合分离不太严重,也可用此法修复而无需作髂骨截骨术。

2. 需行髂骨截骨的患儿,可于同期用本术式修复膀胱外翻。

【手术步骤】

1. 于外翻膀胱下半的侧方切出两个带蒂皮瓣,切口沿尿道板两旁延长至精阜远侧,并转向中线会合(图12-14-2)。

2. 将皮瓣向远侧作皮肤全层分离,达其蒂部(图12-14-3)。将切口向近侧环绕膀胱黏膜边缘延长,切除脐部及黏膜边缘一小片薄的皮肤。

3. 沿腹直肌内侧向下分离,至其终止于尿生殖膈及耻骨联合处。尿生殖膈为一层厚的阔带状纤维、肌肉组织,分离尿生殖膈,于贴近耻骨联合边缘处将其离断。将阴茎海绵体从悬韧带附着处分离,并将海绵体脚的远侧部分从耻骨坐骨支游离(图12-14-4)。

4. 将膀胱壁从两侧的腹直肌鞘及肌腹深面分离,直达耻骨下支的后方。后外侧与腹膜分离,使膀胱颈、后尿道能退至后方,深达骨盆环后方的位置,且膀胱壁能内翻成腔而无张力(图12-14-5)。

5. 将已游离的阴茎海绵体向中线靠拢缝合,使阴茎延长(图12-14-6)。

6. 将两侧的带蒂皮瓣向中线靠拢缝合,覆盖阴茎海绵体,皮瓣的近侧创缘与尿道板远端缝合,放置耻

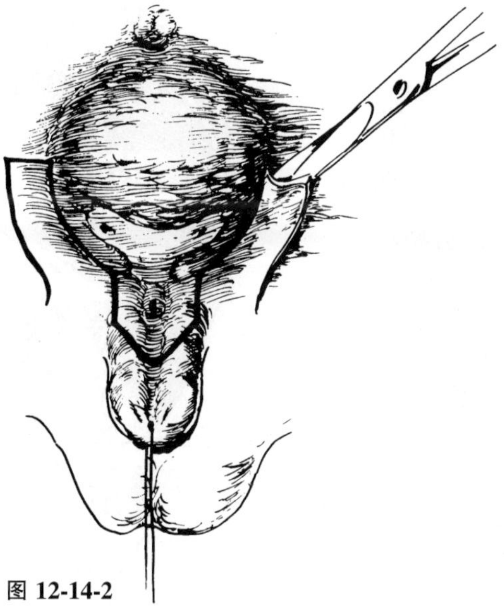

图 12-14-2

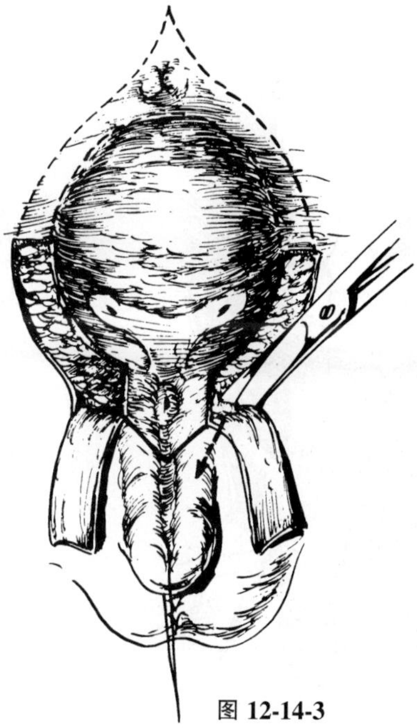

图 12-14-3

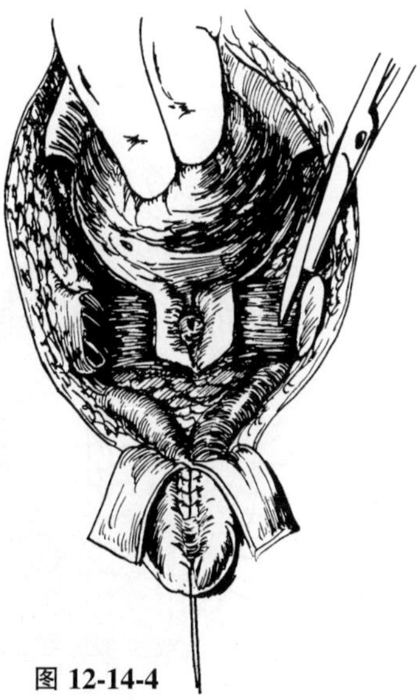

图 12-14-4

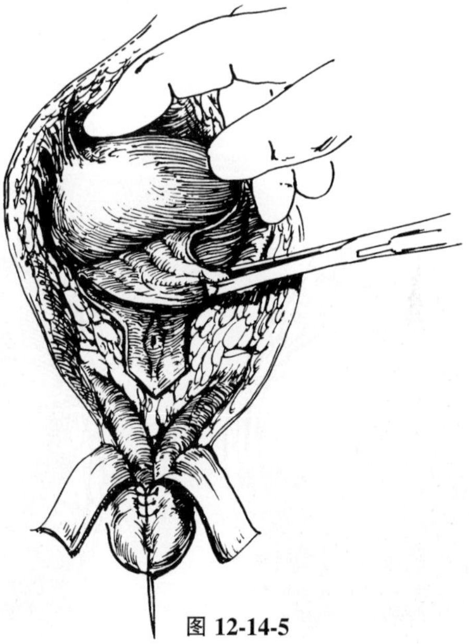

图 12-14-5

骨上膀胱造瘘管(图 12-14-7~8)。

7. 将 6~7 号硅胶管从输尿管口插至肾盂,留作术后引流尿液之用。用可吸收合成缝线将后尿道两侧创缘围绕 14 号导尿管连续缝合,形成后尿道(图 12-14-9)。

8. 继续将膀胱颈及膀胱壁创缘作黏膜、肌全层连续缝合,闭合膀胱,外加一层 1 号丝线间断缝合。输尿管引流管自膀胱前壁戳孔引出(图 12-14-10~11)。膀胱颈、后尿道成形后,可顺利通过 14 号导尿管,宽紧适度的膀胱出口可防止术后缩窄、排尿困难及输尿管返流,过宽则致黏膜脱垂及完全失禁。

9. 将尿生殖膈筋膜覆盖膀胱颈及后尿道,用丝线作间断缝合(图 12-14-12)。

10. 用 7 号丝线将分离的耻骨联合作平行褥式缝合,助手将骨盆压向中线,使耻骨联合靠拢,然后结

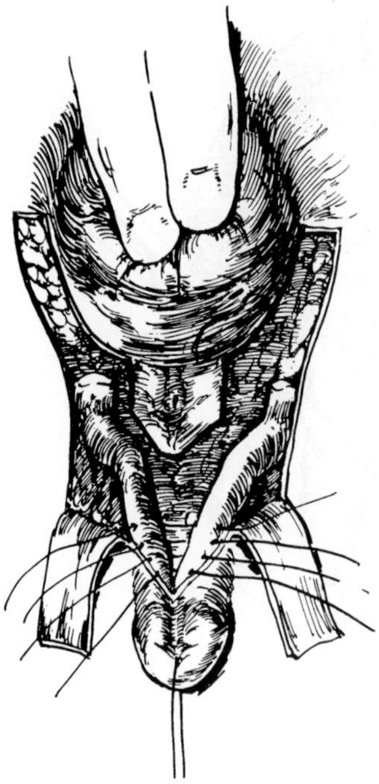

图 12-14-6

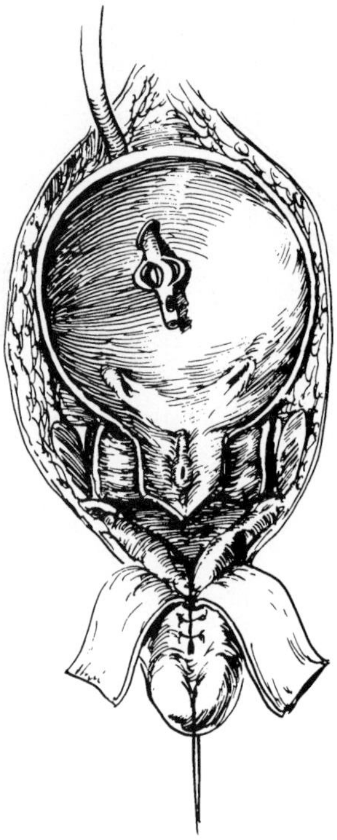

图 12-14-7

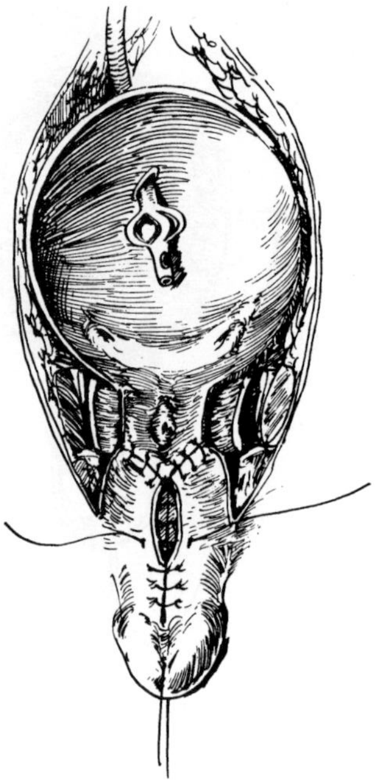

图 12-14-8

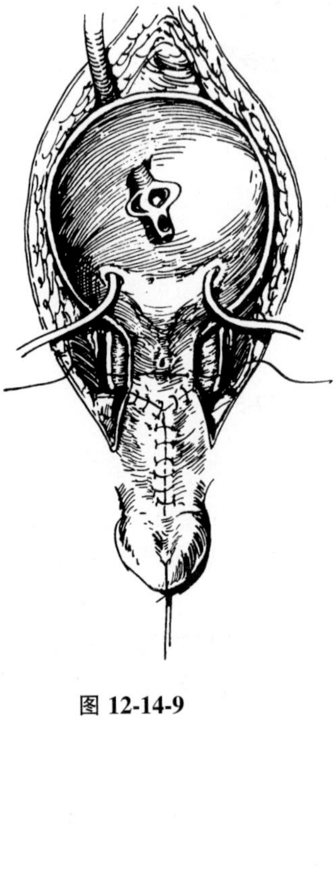

图 12-14-9

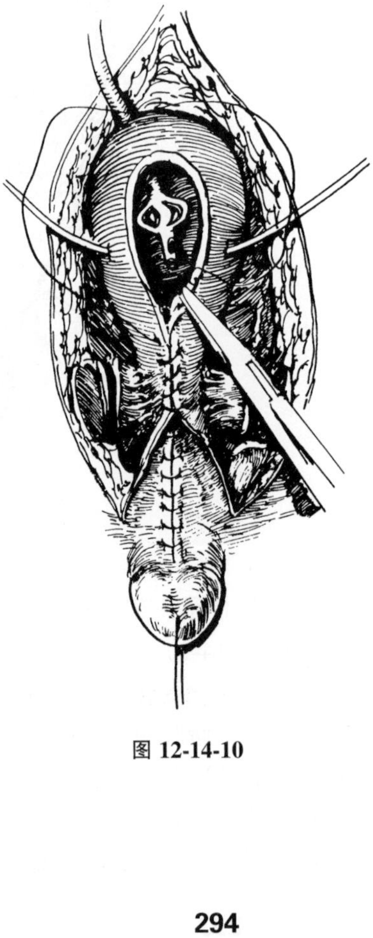

图 12-14-10

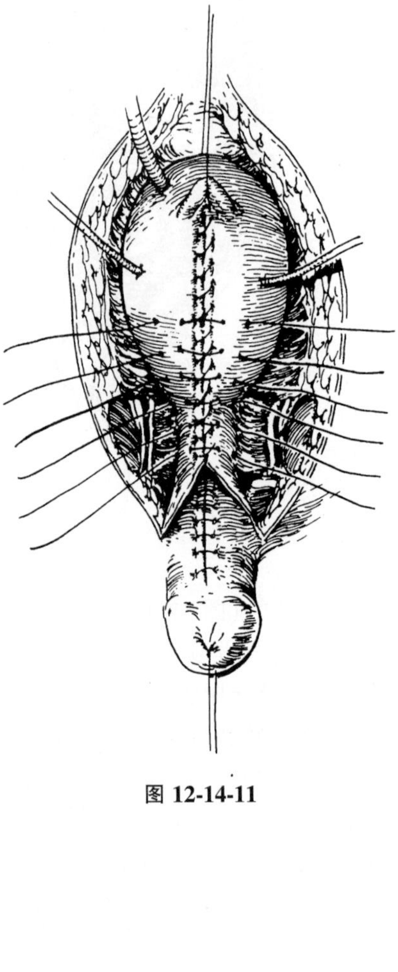

图 12-14-11

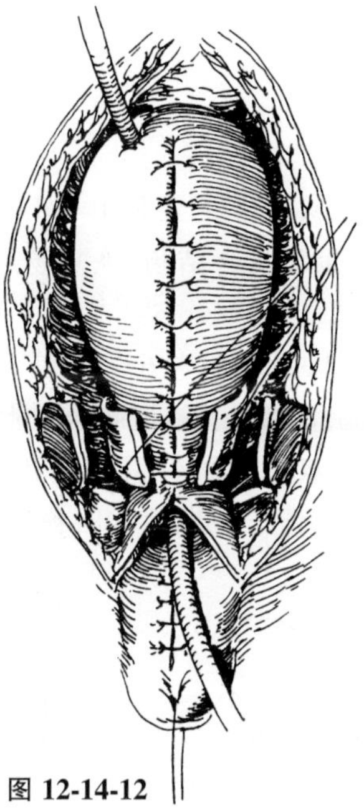

图 12-14-12

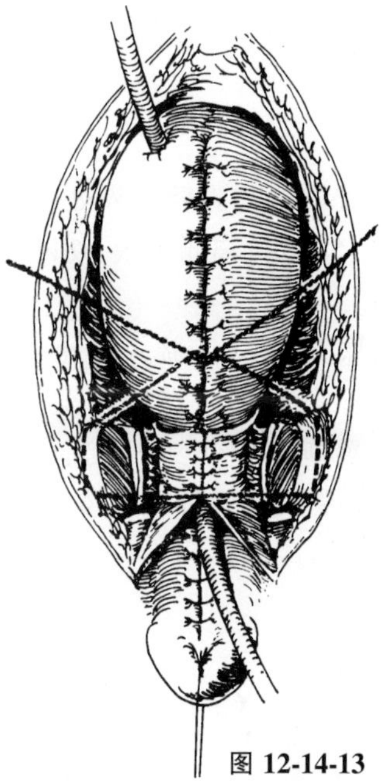

图 12-14-13

扎缝线(图 12-14-13)。一般可另加 1~2 针耻骨联合的缝线,并缝合两腹直肌,以减少张力。耻骨联合的缝线切勿于耻骨后方跨过对侧,以免压迫并割裂膀胱、尿道组织。

11. 腹前壁缺损的修复依缺损程度而定,若耻骨联合未能靠拢缝合,缺损范围较大,需于切口两侧切取一块带蒂腹直肌鞘,转移、交叉缝合,或于腹直肌两旁作腹外斜肌腱膜的减张切口,将腹直肌移向中线,靠拢缝合,修补腹壁缺损(参考图 12-14-22,36,37)。

12. 缝合皮下及皮肤创缘,膀胱造瘘管及输尿管支架用丝线固定于皮肤戳孔的创缘,膀胱前间隙放置橡皮条引流,从腹部切口引出。

【术后处理】

1. 使用抗生素预防感染。

2. 术后 2 周拔除输尿管引流管,术后 3~4 周拔除膀胱造瘘管。拔除膀胱造瘘管前用尿道探子测量膀胱出口的口径,以保证排尿通畅。作静脉肾盂造影了解上尿路情况。拔除膀胱造瘘管后观察排尿情况,并测定残余尿量。若上述检查情况良好,出院后的随访可于每 6~12 个月作肾及膀胱的 B 型超声波检查。

3. 患者于术后多有尿失禁,随着膀胱容量的扩大,前列腺和膀胱、尿道的发育,尿失禁会逐渐减少,一些患者需于 4~5 年后膀胱容量才逐渐增大至 50~60ml。

距第一期手术 3 年以后,在麻醉下测定膀胱容量,如果膀胱容量已超过 60ml,可施行膀胱颈重建和抗输尿管返流手术。膀胱颈重建一般采用 Young-Dees 方法(参考图 12-14-17~19)。抗输尿管返流采用 Cohen 方法(参考第九章第十二节)。

4. 术后随访若发现有排尿困难及反复尿路感染,上尿路扩张加重,需用转移皮瓣方法扩大膀胱出口,以防止再发生瘢痕挛缩。若无法控制尿路上行感染、肾积水和肾功能减退加重,则需作尿流改道以保存肾脏功能。

二、外翻膀胱修复、分期的结肠膀胱扩大术

【手术适应证】

完全性膀胱外翻,膀胱壁不足以重建有一定容量的膀胱,而膀胱壁尚较健康,可用来重建括约机制者。

【术前准备】

1. 常规作肠道准备。

2. 配血备用。

【手术步骤】

1. 于外翻的膀胱黏膜与腹壁交界处作环形切口(图 12-14-2),顶部延至脐上,切开各层进入腹腔,选一段乙状结肠长约 15cm,分离肠系膜,切断肠管,于肠袢的右侧重新吻合结肠,恢复肠道的连续性。用 3-0 肠线关闭肠袢远端。

2. 分离下段输尿管,于近膀胱入口处分别切断两侧输尿管,从断端插入 6 号硅胶管至肾盂,留作引流之用。将右侧输尿管经骶前、腹膜后移至左侧,将输尿管与结肠作黏膜下隧道吻合(图 12-14-14),将近端从左下腹适当的位置拖出,形成结肠膀胱造瘘口(图 12-14-15),双侧输尿管引流管和结肠膀胱引流管自造口处引出。将结肠膀胱远端固定在覆盖于膀胱顶部的腹膜上。便于二期手术时作膀胱扩大术。

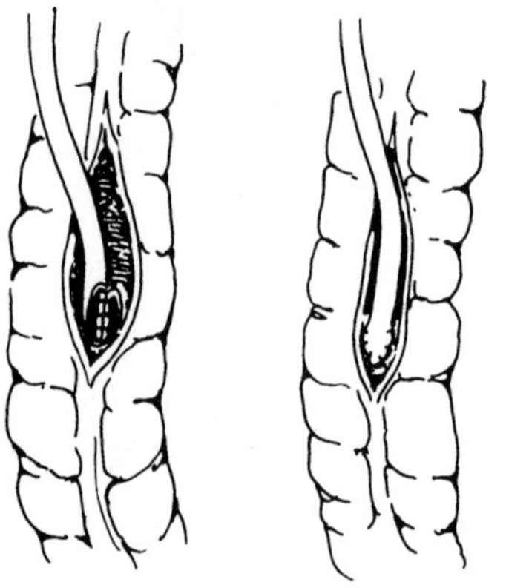
图 12-14-14

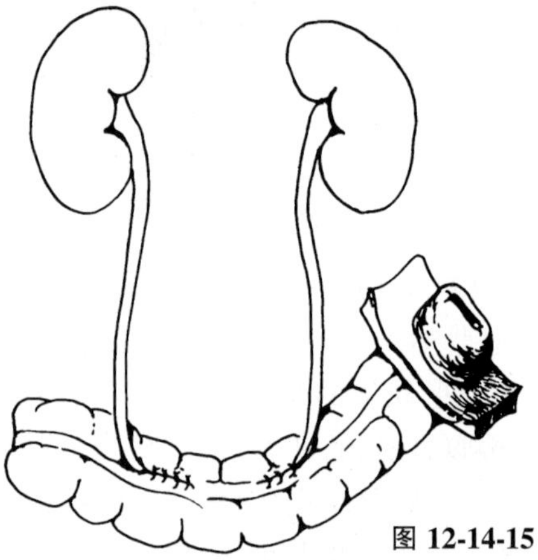
图 12-14-15

3. 游离膀胱上、侧壁,注意勿损伤膀胱后外下方的膀胱后蒂。于膀胱侧面近膀胱颈处作斜形切口,长约 5~6cm(图 12-14-16),剥除切口线下方的膀胱黏膜,保留膀胱三角区及颈部黏膜的完整(图 12-14-17)。

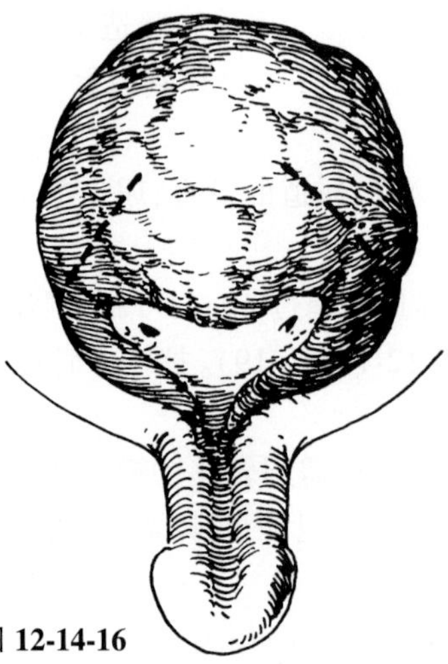
图 12-14-16

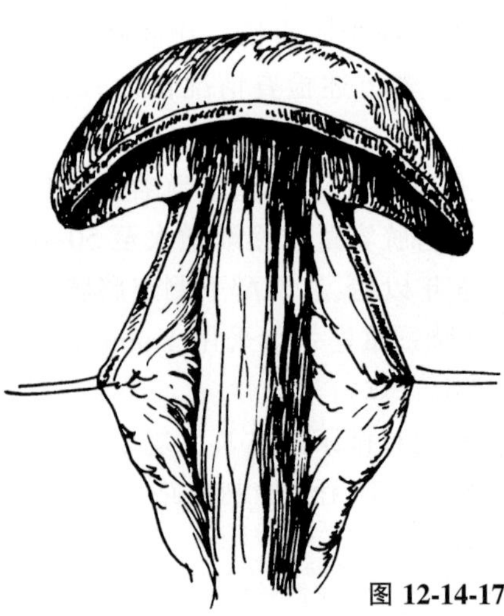
图 12-14-17

4. 于膀胱颈及三角区的黏膜上留置一 10~12 号导尿管,将黏膜缠绕导尿管用 4-0 肠线间断缝合(图 12-14-18),缝线带少许黏膜下肌肉。

5. 将左侧的膀胱逼尿肌翻转至右侧,用肠线固定于右侧的逼尿肌内缘上,再将右侧的逼尿肌翻转固定于左侧逼尿肌外,使两层肌肉重叠(图 12-14-18)。

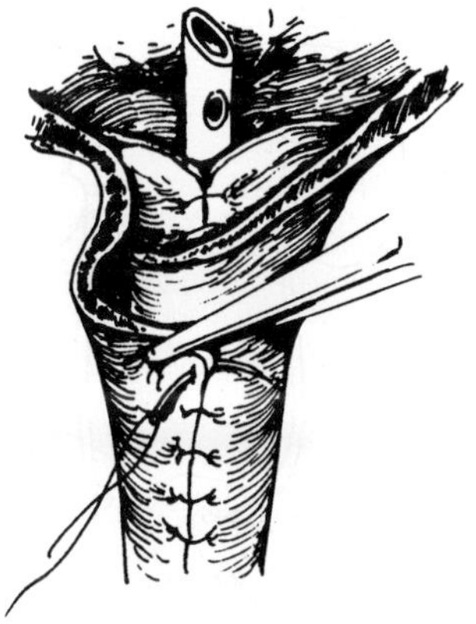

图 12-14-18

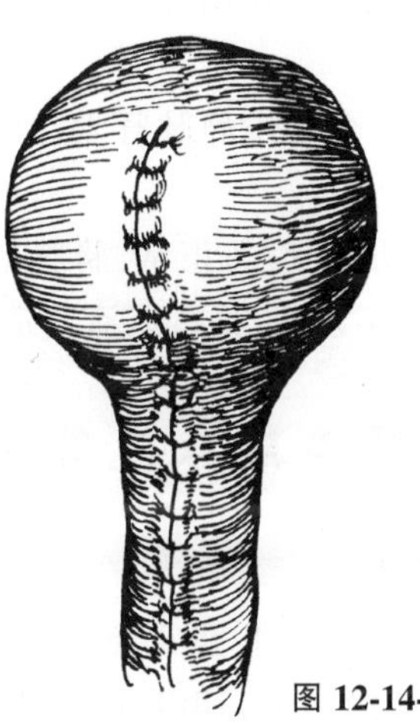

图 12-14-19

6. 将其余的膀胱壁顶部缝合成一小膀胱(图 12-14-19),用腹膜将膀胱顶部覆盖。在缝合腹壁过程中,用缝线将膀胱颈悬吊于腹前壁,形成膀胱尿道后角,以加强括约机制(图 12-14-20)。

7. 膀胱外翻修复后,下腹壁缺损较大,需作皮肤的整形切口(图 12-14-21),游离双侧腹直肌前鞘,将两块前鞘筋膜瓣交叉缝合(图 12-14-22),加强腹前壁张力,关闭腹壁缺损。

8. 膀胱前及结肠膀胱附近留置引流管,关闭腹壁各层组织(图 12-14-23)。

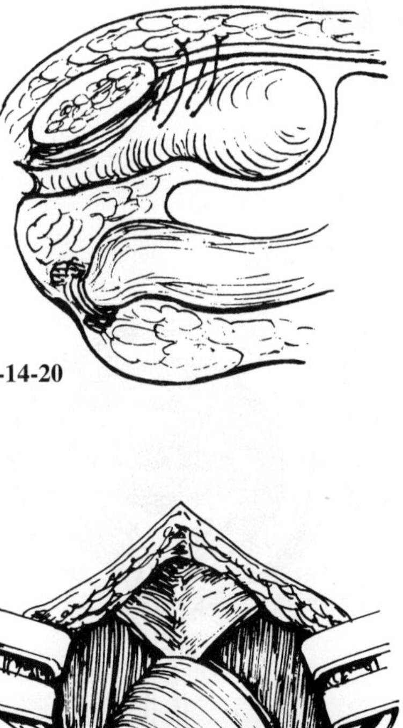

图 12-14-20

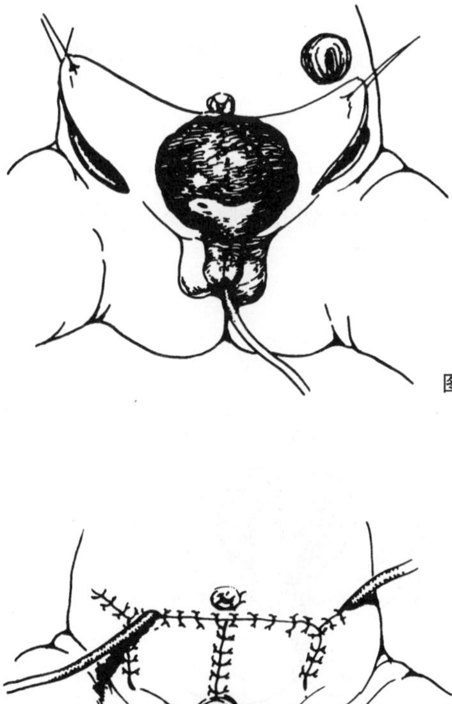

图 12-14-21

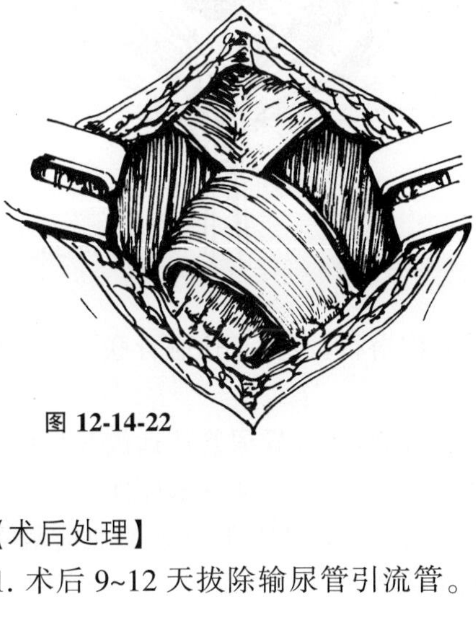

图 12-14-22

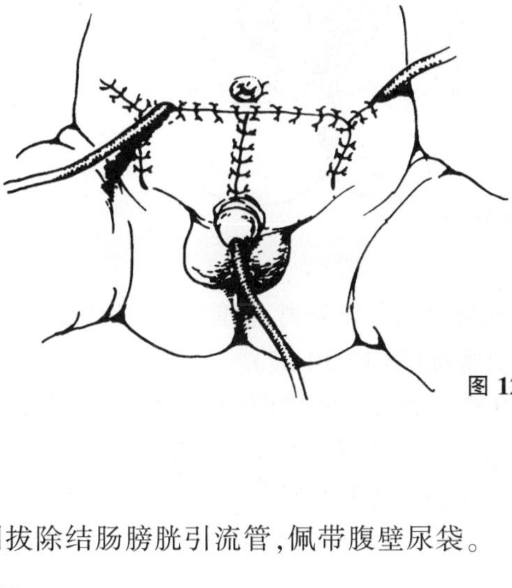

图 12-14-23

【术后处理】

1. 术后 9~12 天拔除输尿管引流管。术后 2~3 周拔除结肠膀胱引流管,佩带腹壁尿袋。

2. 术后4周起间歇用导尿管从尿道插入膀胱，注射生理盐水冲洗并扩张膀胱。了解括约机制是否形成。

3. 术后2~3个月作静脉肾盂造影，了解上尿路形态及功能。

4. 若双肾功能、形态正常，膀胱括约机制基本形成，可于术后1年以后，施行尿流复道手术。

三、第二期尿流复道手术

【手术步骤】

1. 作腹部正中切口，进入腹腔。找到结肠膀胱的近端，切开闭锁的肠端，切开小膀胱，扩大至最大口径，将结肠断端与膀胱创缘吻合，用2-0铬制肠线间断缝合，外加数针加强缝合(图12-14-24)。若结肠膀胱容量太小，可将结肠带于多处切断，以减低张力，增大容量。结肠膀胱造瘘口保持开放，缝合腹部切口，从尿道插入导尿管引流尿液。

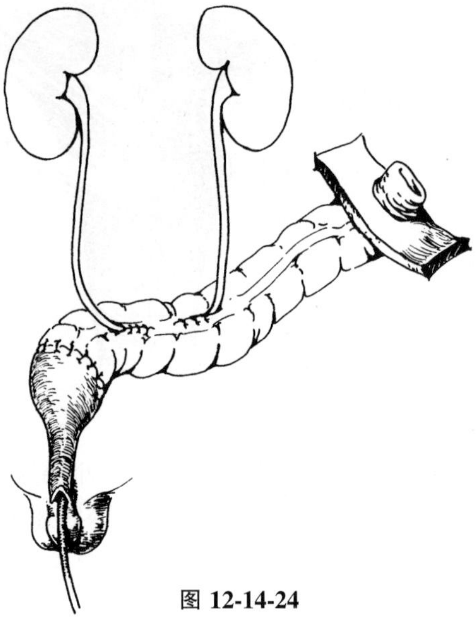
图 12-14-24

2. 术后1个月，从结肠膀胱开口注入生理盐水，试验膀胱及括约肌功能。若情况良好，关闭结肠膀胱的腹壁开口。

四、女性膀胱外翻修复术

【手术步骤】

1. 将6号硅胶管从双侧输尿管口插入肾盂，用4-0肠线将其固定于附近的膀胱壁。沿外翻的膀胱与腹壁交界处作环形切口，切开膀胱壁全层(图12-14-25~26)。

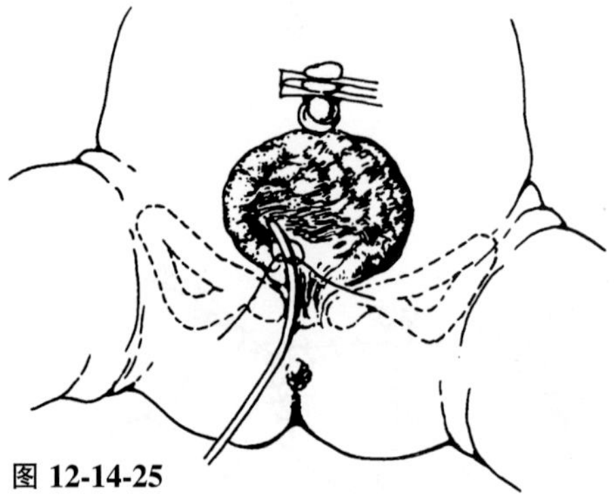
图 12-14-25

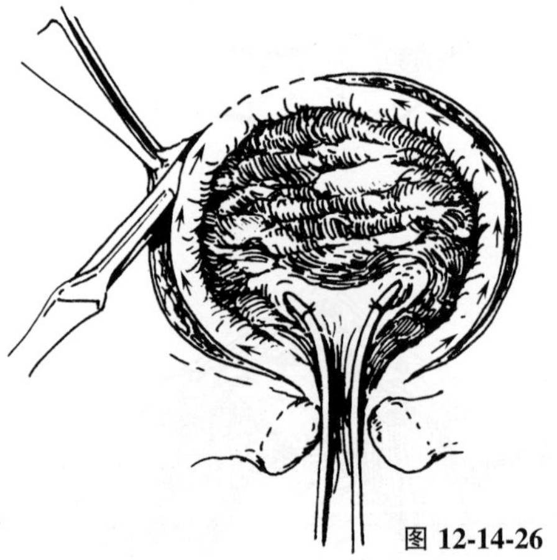
图 12-14-26

2. 将膀胱与腹膜稍作分离，使能内翻缝合成腔。于腹直肌后方作潜行剥离，直达耻骨联合处，分离出一间隙以容纳膀胱(图12-14-27)。

3. 用3-0铬制肠线将膀胱两侧创缘于中线靠拢缝合，输尿管引流管及10导尿管从远侧开口引出(图12-14-28)。由于新生儿尿道板细小而脆弱，一期作尿道成形不易成功，宜留待二期手术处理。

4. 若耻骨联合分离不太严重，可将皮肤切口向远侧延长，分离出两侧的耻骨联合，于腹直肌前鞘两侧作纵行减张切口。用7号丝线将分离的耻骨联合作平行褥式缝合，助手将骨盆压向中线，然后结扎缝线。将两

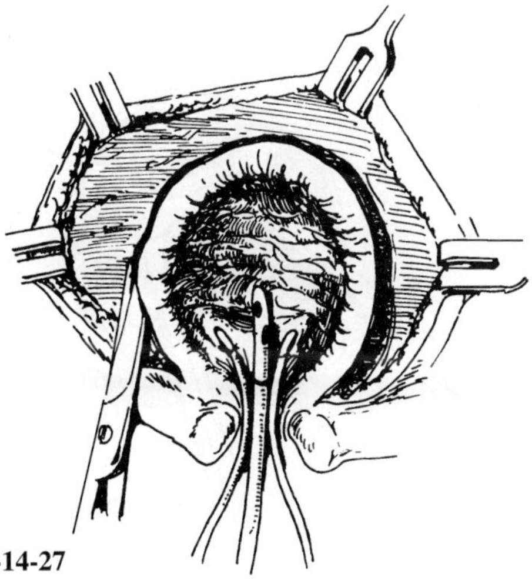

图 12-14-27

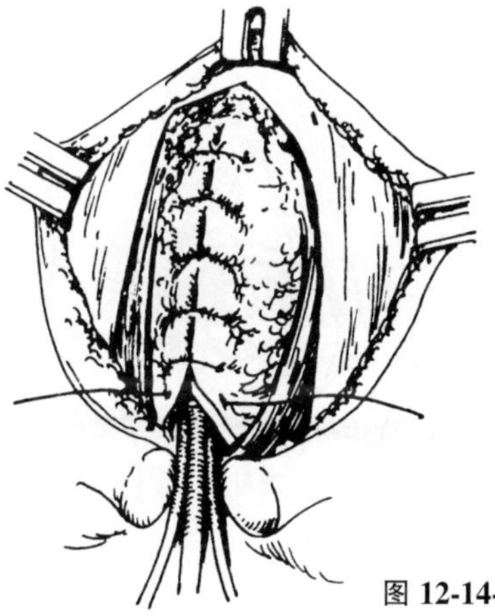

图 12-14-28

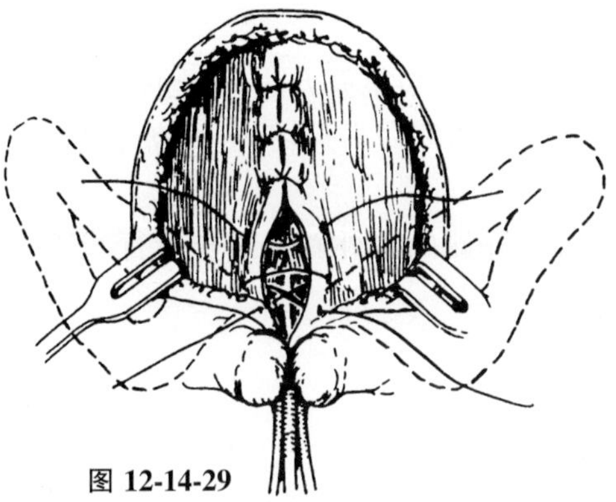

图 12-14-29

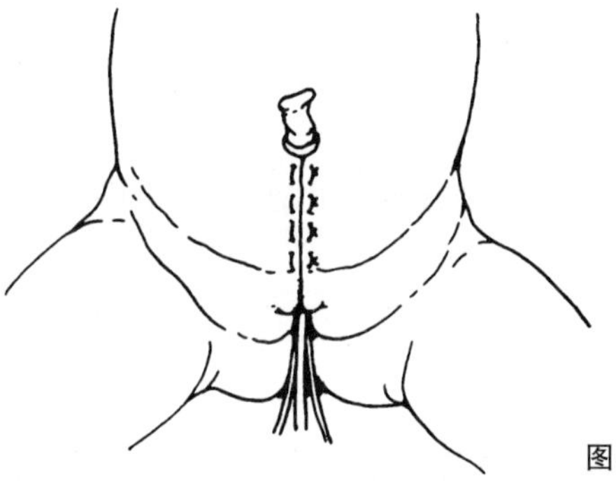

图 12-14-30

侧腹直肌拉近中线缝合,修补腹前壁缺损(图 12-14-29)。作皮下潜行剥离,然后将创缘缝合(图 12-14-30)。

【术后处理】

1. 术后 2 周拔除输尿管引流管。术后 3 周拔除膀胱引流管。

2. 尿道上裂修补于学龄前或发育期后施行,根据需要同时施行尿道延长、膀胱颈成形及抗返流的输尿管膀胱吻合术。

五、外翻膀胱切除及结肠膀胱术

【手术适应证】

1. 患儿的外翻膀胱太小,无法进行任何方式的尿路修复。

2. 患者年龄较大,外翻膀胱已发生广泛炎症、瘢痕挛缩及角化,无法作尿路修复者。

【术前准备】

1. 常规作肠道准备。

2. 配血备用。

【手术步骤】

1. 从双侧输尿管口插入 6~8 号导管至肾盂。沿外翻膀胱的边缘切开达膀胱壁全层(图 12-14-31)。于腹膜外剥离膀胱(图 12-14-32)。

2. 在膀胱三角区后外方找到两侧输尿管,将其切断,保留支架管作术后引流之用。在输尿管附近找到膀胱的供应血管,将其切断、结扎。贴近膀胱三角区后方分离,保留精囊及输精管。切断膀胱颈,取出已离

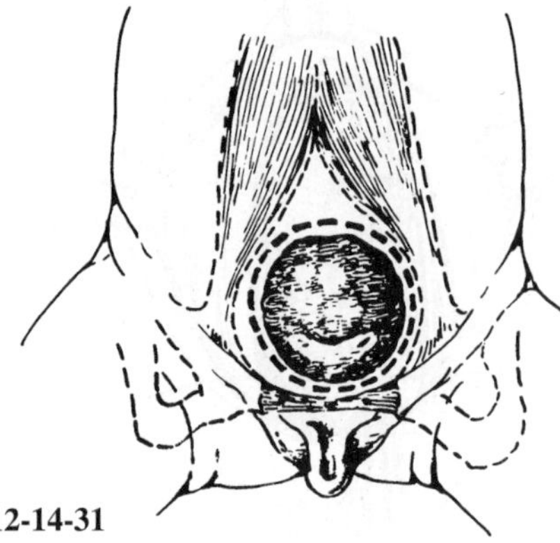
图 12-14-31

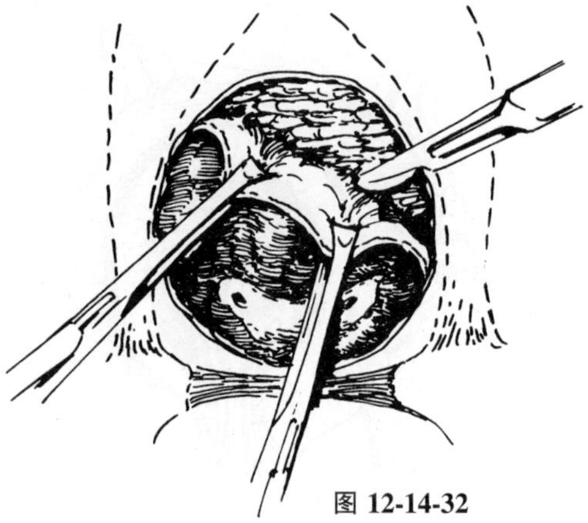
图 12-14-32

断的膀胱(图 12-14-33)。

3. 切开腹膜,分离一段乙状结肠作结肠膀胱,双侧输尿管用黏膜下隧道法作输尿管结肠膀胱吻合。关闭结肠近端,远端于左下腹作乳头式造口(图 12-14-14~15)。

4. 平行尿道沟作 U 形切口,切除近侧两旁多余的皮肤,参照尿道上裂整复方法,作上曲矫正及尿道成形术。切除腹壁切口上方的三角形皮瓣,以备作纵行缝合。沿尿道板两侧做平行切口,并绕过其两端,切除近端两侧多余的皮肤(图 12-14-34)。

5. 于腹直肌深面及浅面作广泛分离(图 12-14-35),在腹直肌外侧的腹外斜肌腱作纵行减张切口(图

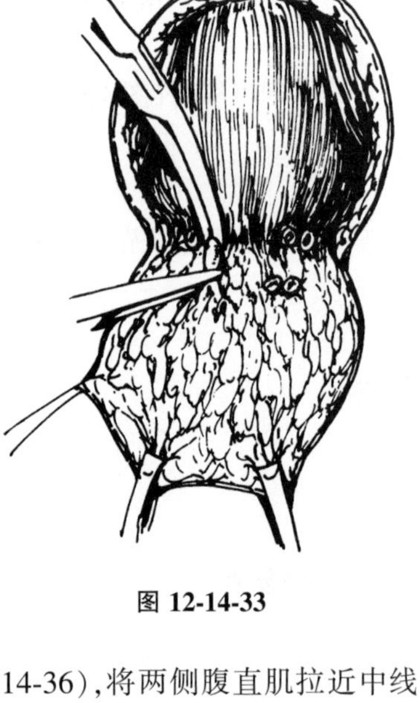
图 12-14-33

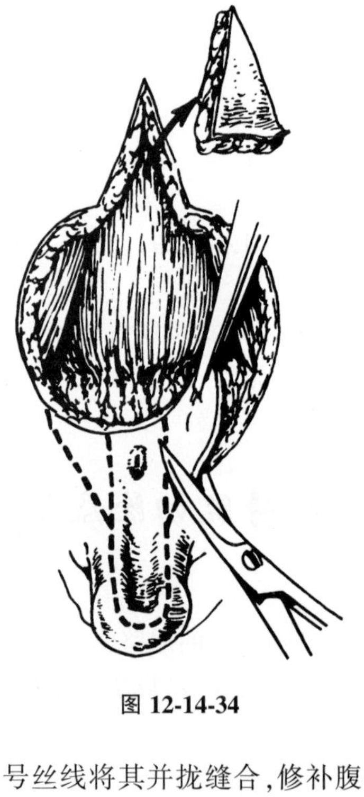
图 12-14-34

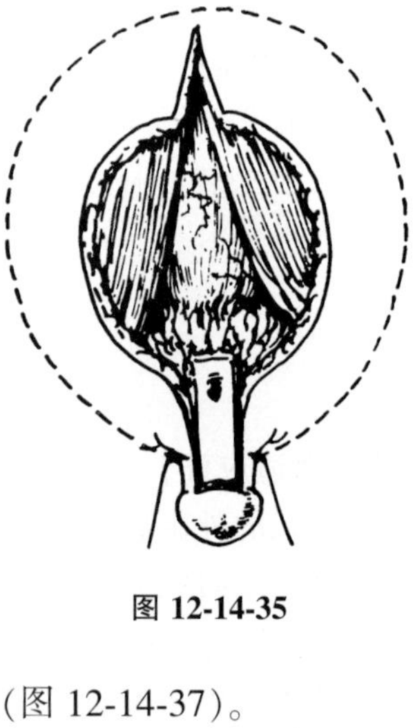
图 12-14-35

12-14-36),将两侧腹直肌拉近中线,用 7 号丝线将其并拢缝合,修补腹壁缺损(图 12-14-37)。

6. 于贴近耻骨联合处切断尿生殖膈(图 12-14-36),分离阴茎海绵体,将海绵体脚的大部分从耻骨坐骨支分离。将尿道板缝合形成近段尿道(图 12-14-37),在两个海绵体间拉至腹侧,于会阴部造口。将两个阴茎海绵体于中线靠拢缝合,以延长阴茎。缝合腹部及阴茎皮肤创缘。

7. 腹前壁缺损的修复亦可采用带蒂腹直肌鞘瓣交叉缝合及皮瓣整形缝合的方法。缝合皮瓣,皮下置橡皮管引流。

【术后处理】

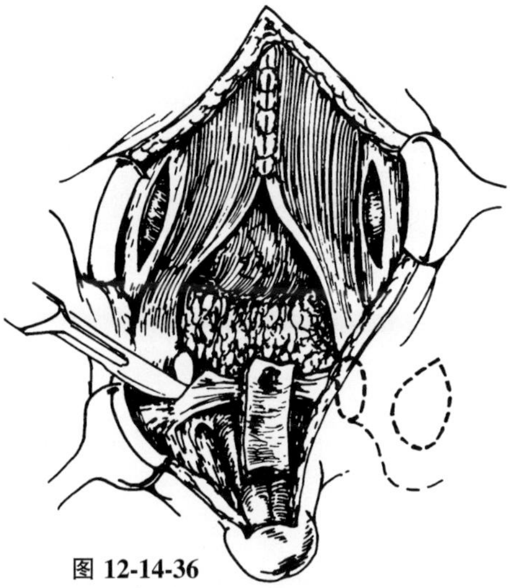

图 12-14-36

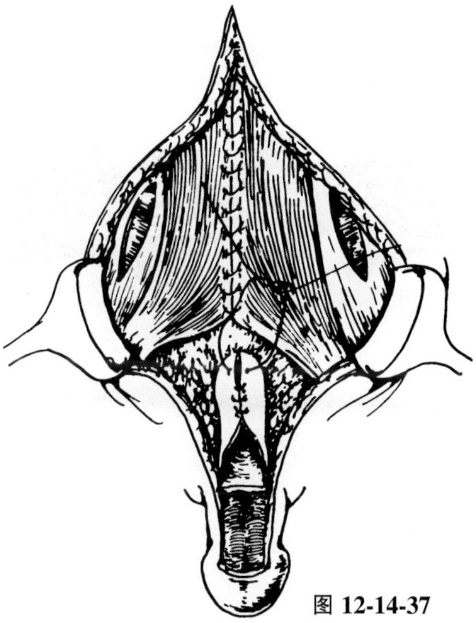

图 12-14-37

1. 术后 24 小时拔除皮下引流管。
2. 术后 10~12 天拔除输尿管支架引流管。术后 2~3 周拔除结肠膀胱引流管,改为佩带腹壁尿袋。

参考文献

Hinman, FJr (ed.).Atlas Of Urological Surgery. Philadelphia, WB. Saunder CO, 1989, 488-502

第十三章

膀胱(尿道)阴道瘘修补术

operations for vesicovaginal fistulas

【梅　骅】

膀胱(尿道)阴道瘘可分为下述几种类型:

1. 尿道阴道瘘　瘘孔位于尿道,严重者尿道呈大块缺损或完全裂开(图 13-0-1①)。

2. 膀胱阴道瘘　瘘孔位于膀胱三角区或膀胱底部(图 13-0-1②),高位瘘孔伴有子宫颈撕裂者,则为膀胱子宫颈阴道瘘(图 13-0-1③)。

3. 膀胱尿道阴道瘘　瘘孔位于膀胱颈部,其邻近的膀胱及尿道壁亦缺损(图 13-0-1④),严重者尿道后壁全长缺损(图 13-0-1⑤),一些患者尿道近端闭锁,膀胱颈、尿道前壁亦缺损,遗留覆盖于耻骨的瘢痕组织(图 13-0-1⑥)。

4. 膀胱阴道瘘合并输尿管阴道瘘　瘘孔位于输尿管膀胱连接部或除患膀胱阴道瘘外,另有输尿管阴道瘘(图 13-0-1⑦)。

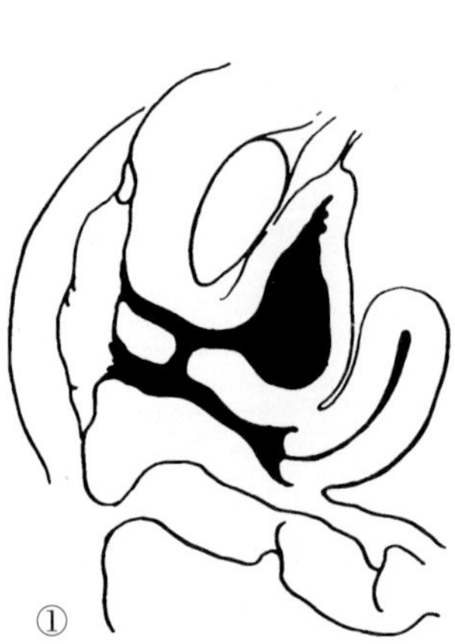

①

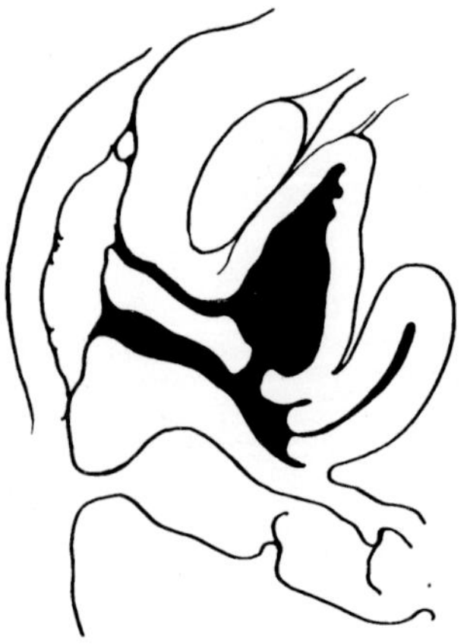

②

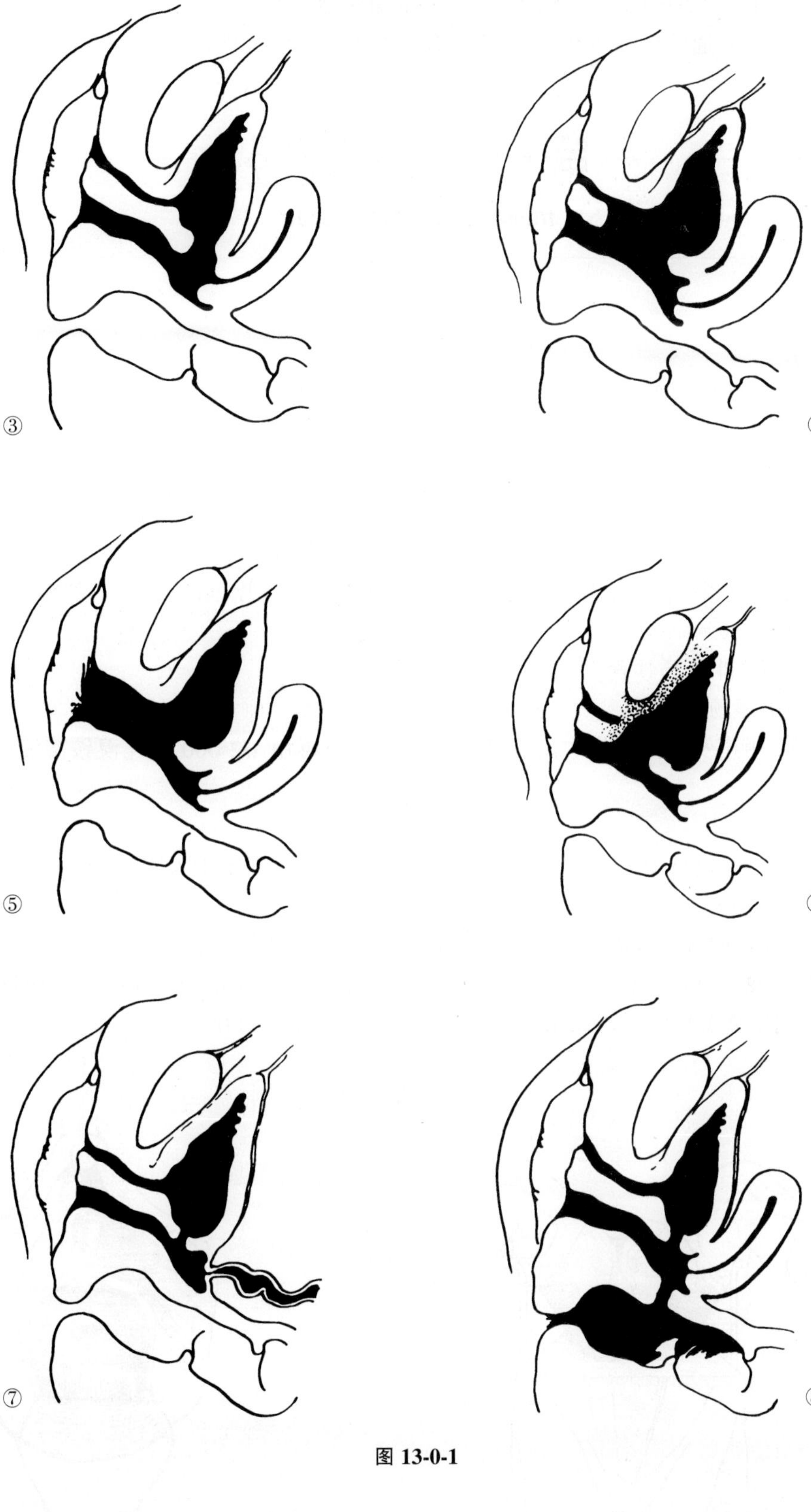

图 13-0-1

5. 膀胱阴道瘘合并直肠阴道瘘　直肠瘘孔位于肛门括约肌之上(图 13-0-1⑧),或并有括约肌损伤,而成会阴三度破裂。

膀胱(尿道)阴道瘘的手术治疗,原则上应尽可能将瘘孔修补,而达到解剖和功能上的整复。手术的适宜时间为产后 5~6 个月或手术后 2~3 个月,于月经干净后 5~7 天施行手术。按照具体情况选择经阴道、经腹部或经腹阴道联合的手术途径。手术成功的关键是:①充分的术前准备;②恰当的术式选择;③足够的瘘孔周围组织分离；④适当的创缘瘢痕修剪；⑤良好的组织血液供应；⑥准确而无张力的创缘缝合；⑦牢靠的创口覆盖“屏障”；⑧通畅的尿液引流。对于确实无法修补的膀胱(尿道)、阴道瘘，才施行尿流改道手术。

第一节　经阴道途径

transvaginal fistula repair

【手术适应证】

1. 尿道阴道瘘。

2. 膀胱阴道瘘、膀胱尿道阴道瘘或膀胱子宫颈阴道瘘；能够经阴道显露、分离及缝合者。

【术前准备】

1. 术前 3 天用 1/5 000 高锰酸钾溶液坐浴，每天 1~2 次。

2. 合并膀胱炎、膀胱黏膜外翻或膀胱结石时，需使用抗菌药物。患外阴湿疹或尿性皮炎者需先行治疗。

3. 更年期后或子宫切除术后的患者，术前后使用女性素替代治疗，可改善阴道的膨胀性和血液供给，有利于阴道的愈合。

4. 术前 1 天晚餐进半流质饮食。

5. 术前 1 天晚上灌肠。

6. 术前于外阴、阴道及股内侧依次用肥皂水、清水洗洁，再用 1/2 000 苯扎溴铵溶液或 500ppm 碘伏溶液冲洗消毒。

【手术步骤】

1. 显露　患者取截石位(图 13-1-1)。将小阴唇张开并用丝线固定于大阴唇，放入阴道鸭嘴牵开器或阴道窥器，显露瘘孔。

2. 切口　于尿道口的近膀胱侧沿中线切开阴道前壁，达瘘孔边缘，切口深达阴道壁全层。于瘘孔边缘 0.1cm 处切开膀胱黏膜，切口沿阴道前壁中线向子宫颈方向延长(图 13-1-2)，瘘孔周围瘢痕组织较广泛或子宫颈粘连固定时，则需要环绕子宫颈相当于前穹隆返折处作弧形切开。

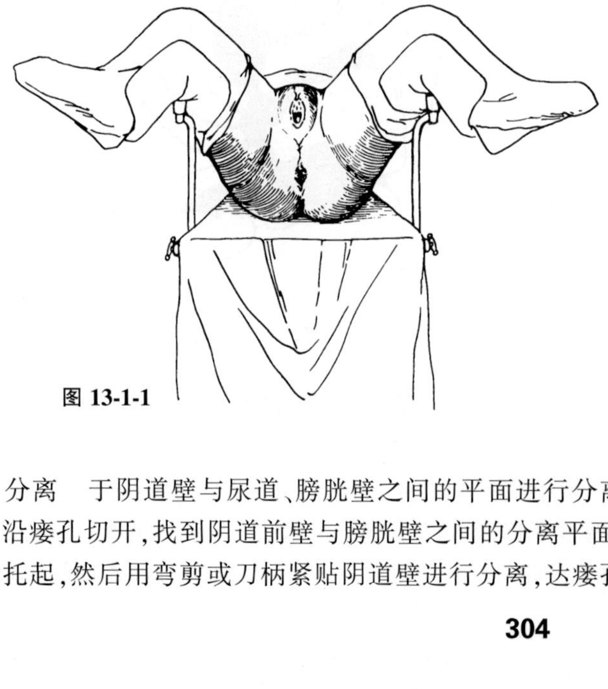

图 13-1-1

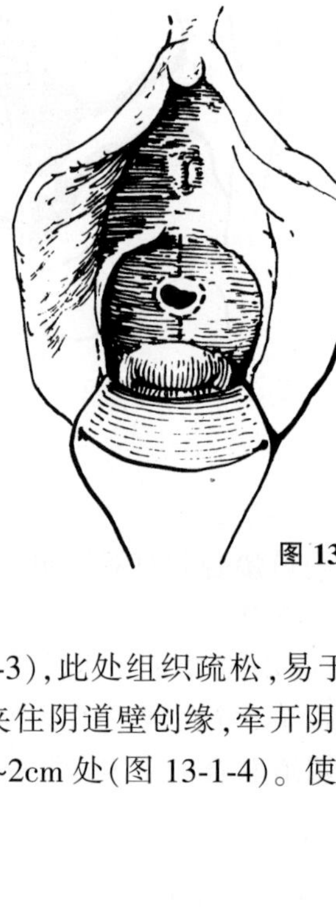

图 13-1-2

3. 分离　于阴道壁与尿道、膀胱壁之间的平面进行分离(图 13-1-3)，此处组织疏松，易于分离，出血较少。沿瘘孔切开，找到阴道前壁与膀胱壁之间的分离平面，用皮钳夹住阴道壁创缘，牵开阴道壁并用手指向上托起，然后用弯剪或刀柄紧贴阴道壁进行分离，达瘘孔周围 1.5~2cm 处(图 13-1-4)。使修补时不致

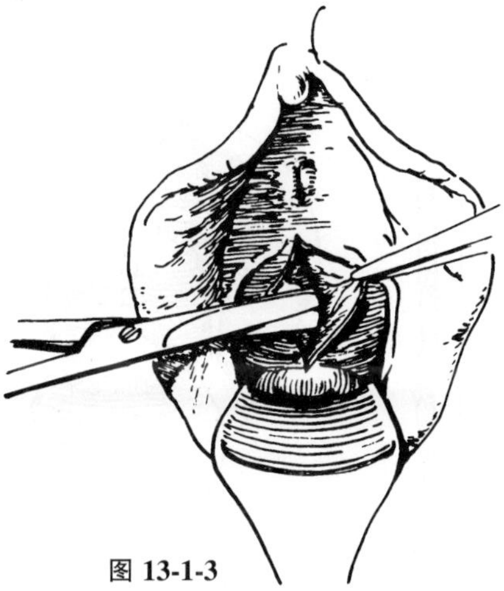
图 13-1-3

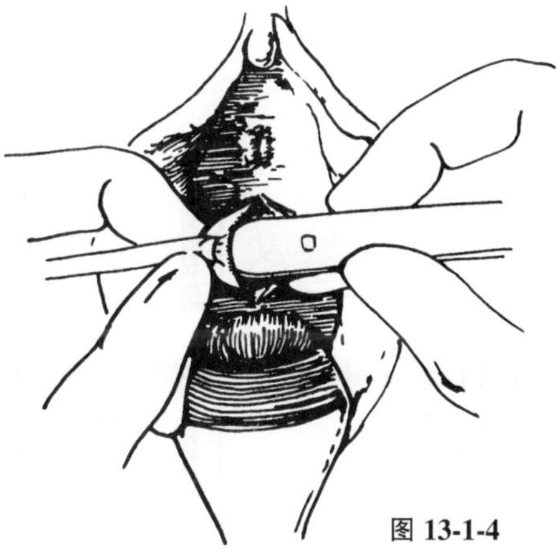
图 13-1-4

产生张力。当瘘孔较大或位置较高时,要注意避免损伤输尿管膀胱连接部,必要时从静脉注射靛胭脂以显示输尿管口位置,如输尿管口靠近瘘孔边缘,须插入输尿管导管后再行分离。遇出血时可用压迫或缝合止血。将已分离的阴道壁张开缝于小阴唇,以显露瘘孔。

4. 修剪　将瘘孔两旁膀胱和阴道的瘢痕组织彻底切除(图 13-1-5),缝合后愈合机会较大,但若瘘孔周围(尤其是阴道壁)瘢痕组织较为广泛,则不可能将其彻底切除,切除过多必然会影响缝合。在此种情况下,可切除瘘孔边缘血循环不良的瘢痕组织,并将创缘修剪整齐。

5. 缝合　用 3-0 可吸收合成缝线或 1 号丝线穿小圆针,于膀胱瘘孔创缘作横行褥式缝合(图 13-1-6)。为了显露方便起见,先缝合两侧角,缝线必须超过瘘孔边缘,每针缝以 0.5~1cm 组织,缝线穿过膀胱肌层,不穿过黏膜,每针间相距 0.2~0.3cm。第 2 层缝线距第一层约 0.5cm(图 13-1-7)。阴道瘘孔创缘用 2-0 铬制肠线间断缝合(图 13-1-8)。

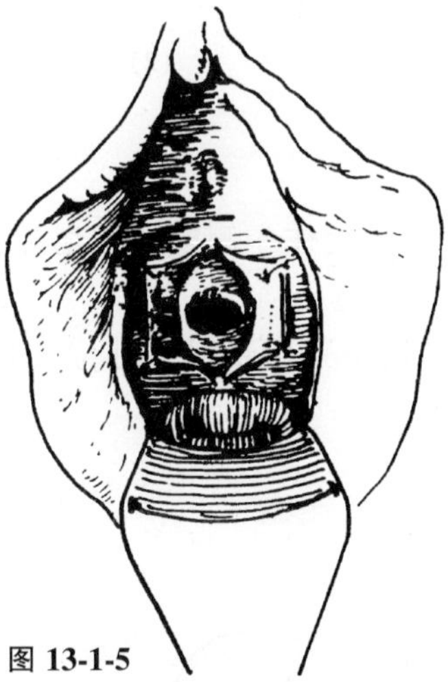
图 13-1-5

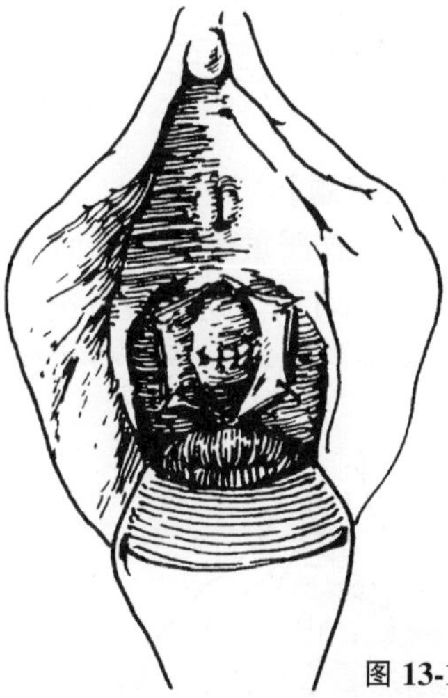
图 13-1-6

6. 试漏　膀胱壁缝合完毕后,插入 14 号气囊导尿管(尿道阴道瘘用 12 号导尿管或不留置导尿管,而作耻骨上膀胱造瘘),将稀美蓝溶液注入膀胱,检查缝合口有无漏液。如有漏液可再加缝合。

7. 加强“屏障”　“屏障”就是瘘孔缝合口的覆盖组织。阴道壁松软,血循环良好,无瘢痕狭窄时,缝合后有良好的“屏障”作用,手术成功的把握较大。瘘孔离穹隆部较远时,可将瘘孔边缘切口向阴道后外侧延长(图 13-1-9),游离后形成基底向穹隆部的舌形阴道壁瓣,修补瘘孔后,修剪阴道壁的瘢痕组织,将舌形瓣拉向前方覆盖瘘孔缝合口,并与对侧创缘缝合,即可成为良好的“屏障”(图 13-1-10)。

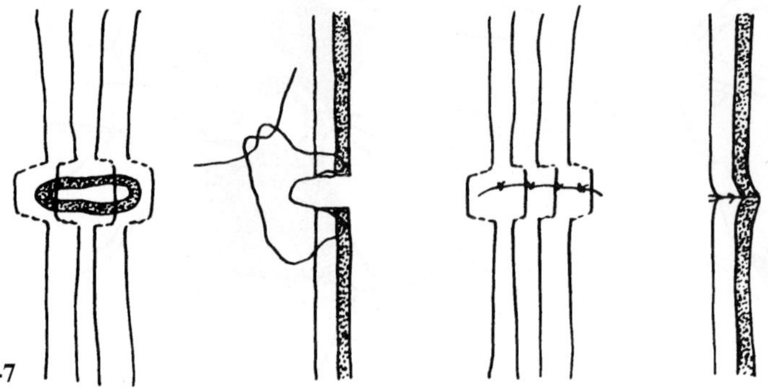

图 13-1-7

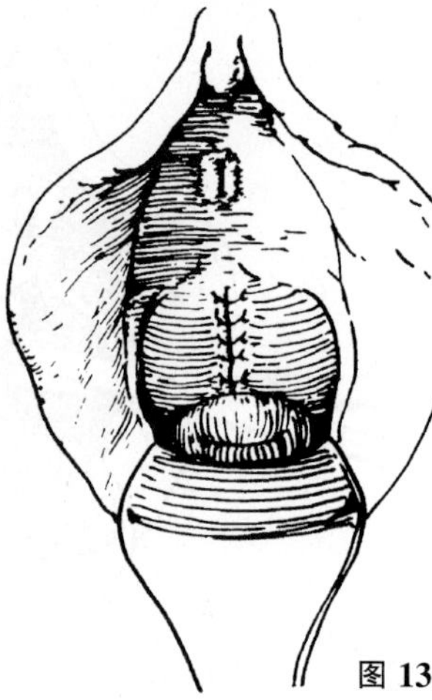

图 13-1-8

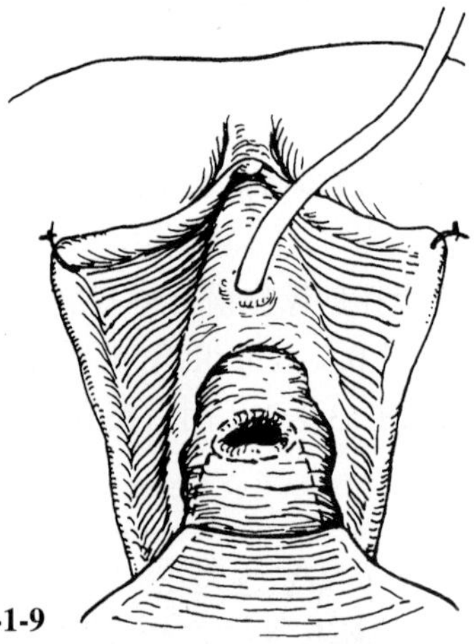

图 13-1-9

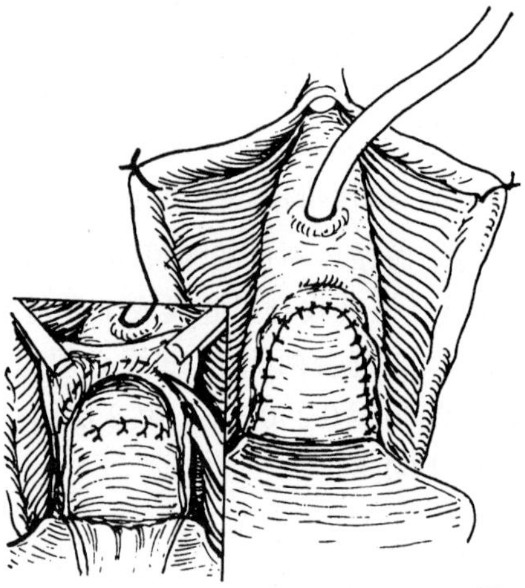

(1)　(2)　图 13-1-10

【术中可能发生的问题】

1. 阴道狭窄　阴道有严重瘢痕狭窄时,可于阴道的 4 和 8 点钟处作一侧或两侧切开,切口可延长至小阴唇和大阴唇(图 13-1-11)。切开瘢痕组织后,即可获得较好的显露。

2. 手术野显露困难　瘘孔巨大或位于耻骨后方,显露困难时,可采用张腿俯卧位(图 13-1-12),使瘘

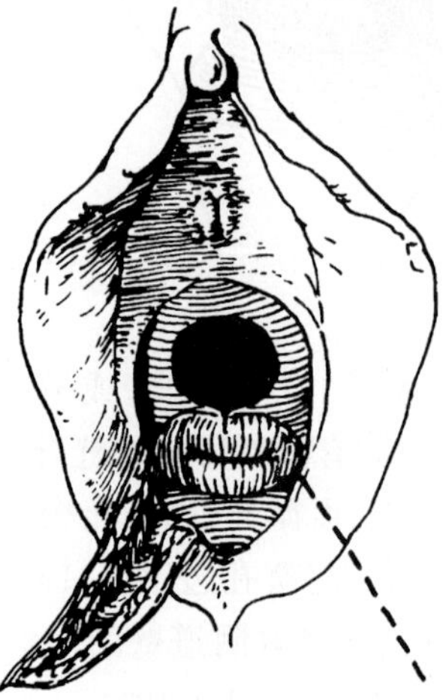

图 13-1-11

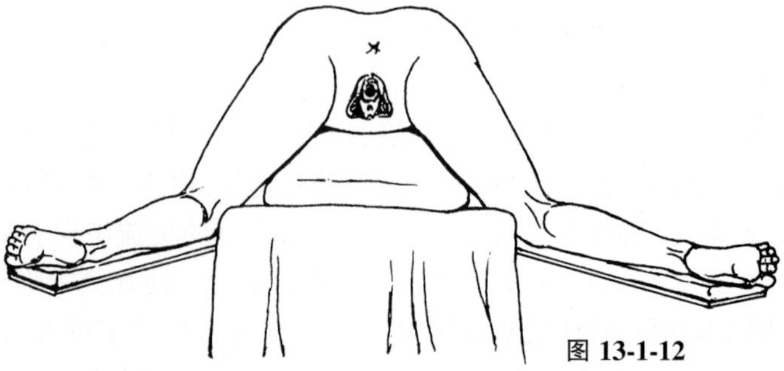

图 13-1-12

孔位于下方,以便于显露。

3. 膀胱子宫颈阴道瘘　瘘孔巨大,子宫颈亦发生撕裂时(图 13-1-13),于游离瘘孔周围组织后,将膀胱三角区后段及膀胱底部的创缘用 2-0 号肠线间断缝合(图 13-1-14),第二层用丝线作间断褥式缝合,缝线不穿透黏膜(图 13-1-15)。瘘孔的其余部分则按上述方法修补。将子宫颈陈旧撕裂造成的瘢痕组织切除,然后用 1 号铬制肠线把创缘间断缝合(图 13-1-16)。

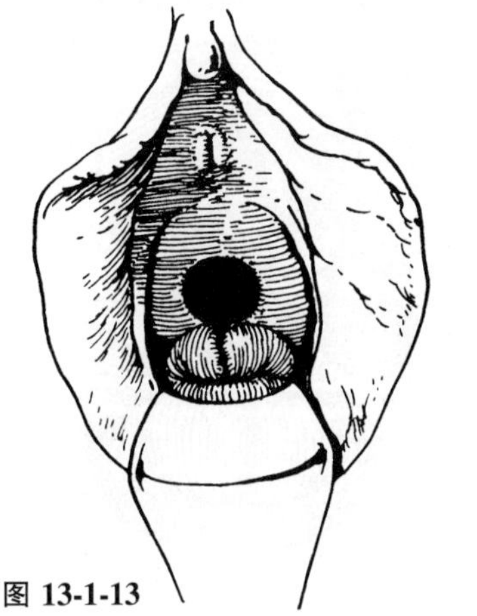

图 13-1-13

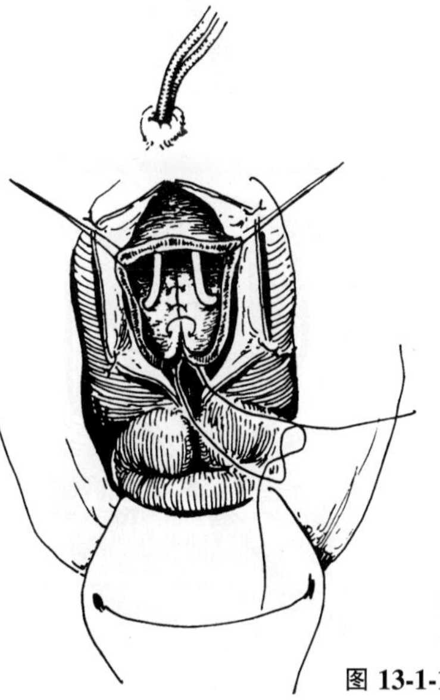

图 13-1-14

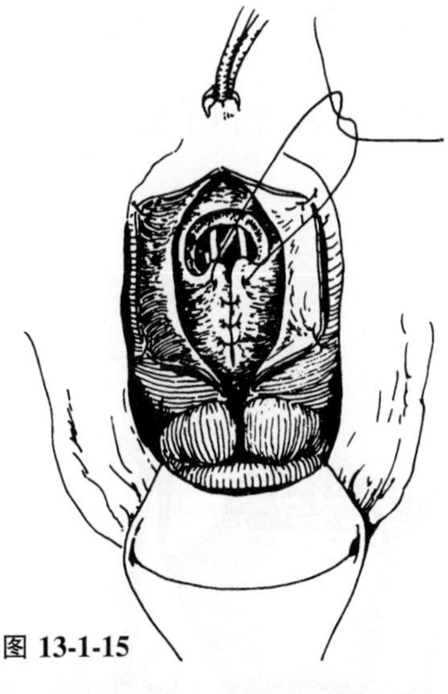

图 13-1-15

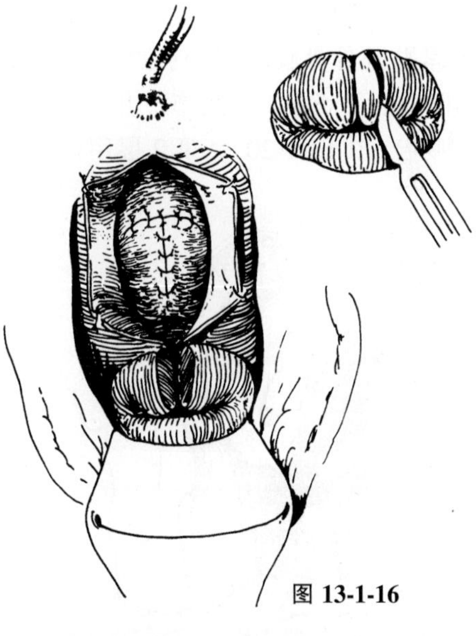

图 13-1-16

4. 损伤输尿管下端　输尿管膀胱连接部靠近瘘孔边缘时,游离创缘后,如输尿管未受损伤,可插入输尿管引流管,并将其经尿道引出,然后将瘘孔修补。输尿管口后壁用两针 4-0 号肠线与瘘孔对侧创缘的黏膜缝合,并将引流管固定。在用丝线缝合第 2 层时,注意勿将输尿管下端结扎于缝线内。

当分离瘘孔周围组织时如已损伤了输尿管膀胱连接部,用输尿管导管或 8 号导尿管从输尿管断端插至肾盂。从阴道切口将输尿管下段作钝性游离,达 4cm 左右长度,注意勿损伤其血液供应,并避免损伤子宫动脉。于同侧膀胱底部作一小切口,只切开肌层,用直角血管钳从切口向内侧作黏膜下分离,形成

1~1.5cm 的黏膜下隧道(图 13-1-17)。将输尿管及其引流管通过隧道拉入膀胱,用 4-0 号肠线将输尿管断端与膀胱黏膜创缘作间断缝合(图 13-1-18)。于膀胱外用 4-0 号肠线 2~3 针固定输尿管。将输尿管引流管剪短,用丝线连接于导尿管的末端。如此项操作经阴道进行确有困难时,可经耻骨上进行。最后修补膀胱及阴道瘘孔。

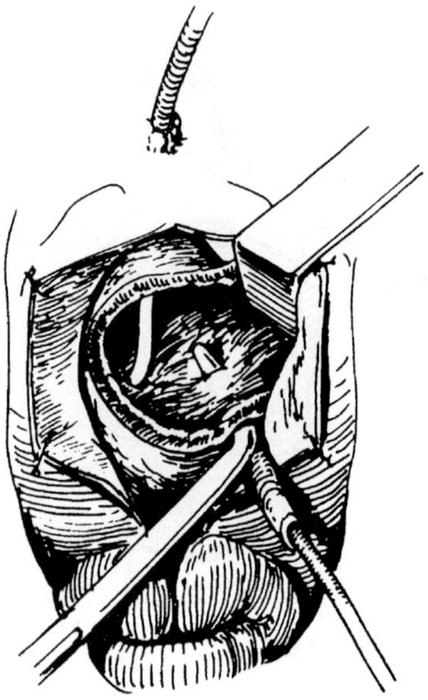
图 13-1-17

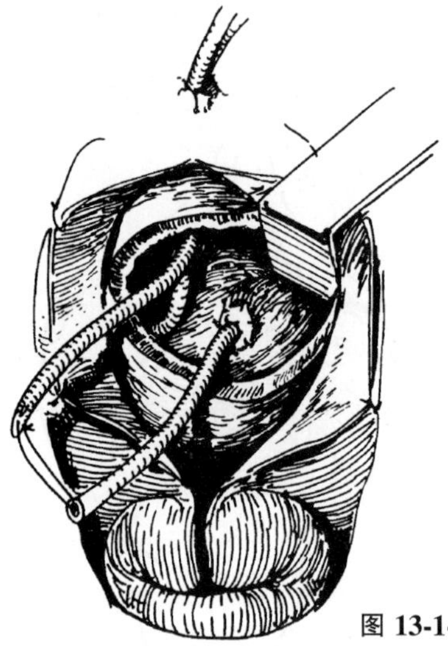
图 13-1-18

5. 膀胱颈、尿道断裂　膀胱尿道阴道瘘合并膀胱颈、尿道断裂,膀胱颈及尿道近段的前壁亦缺损,而为瘢痕组织所代替,有时尿道断端亦完全闭锁,则应施行膀胱尿道吻合术。手术方法是经阴道将尿道近端游离约 1cm 长,并将周围的膀胱壁沿分离平面游离。膀胱前壁瘘孔的边缘与耻骨后方粘连甚紧,须用弯尖刀或剥离器紧贴耻骨骨膜外将膀胱游离(图 13-1-19)。膀胱经充分游离后,即可拉向下方靠近尿道断端而无张力。切除耻骨下方的瘢痕组织。用 2-0 号肠线横行缝合膀胱瘘孔,于瘘孔中部用 3-0 号肠线将尿道与膀胱作对端吻合(图 13-1-20)。第 2 层用丝线间断缝合,缝线不穿透黏膜(图 13-1-21)。

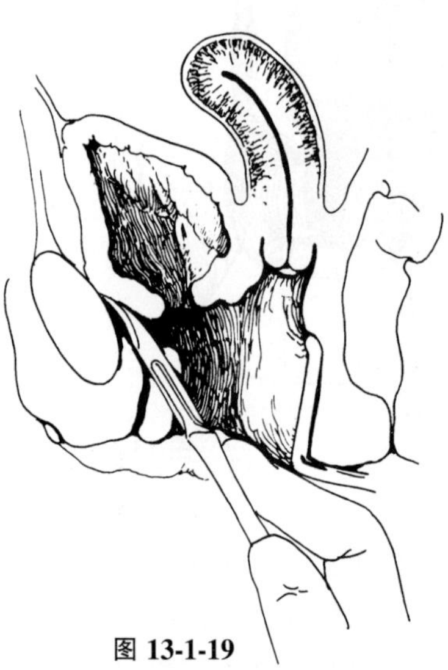
图 13-1-19

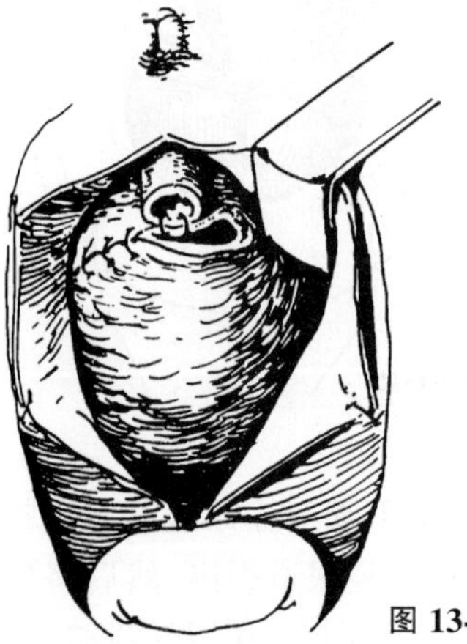
图 13-1-20

经阴道途径游离膀胱如遇到困难,可使用经腹阴道联合途径施行膀胱尿道吻合。

6. 尿道缺损　尿道壁大块缺损或裂开而成损伤性尿道下裂时,需施行尿道重建手术。方法是环绕尿道裂口切开阴道壁,形成1.6~1.8cm宽的尿道瓣(图13-1-22)。如残留的尿道前壁太少,可借用附近的阴道壁以重建尿道。将尿道瓣创缘稍作游离,放置12号导尿管于尿道瓣上,用3-0号铬制肠线围绕导尿管作间断缝合,将尿道重建(图13-1-23)。缝合膀胱瘘孔(图13-1-24),较大的膀胱瘘孔则需横行缝合,外层用丝线间断缝合,缝线不穿透黏膜。将阴道壁创缘用2-0号肠线间断缝合。

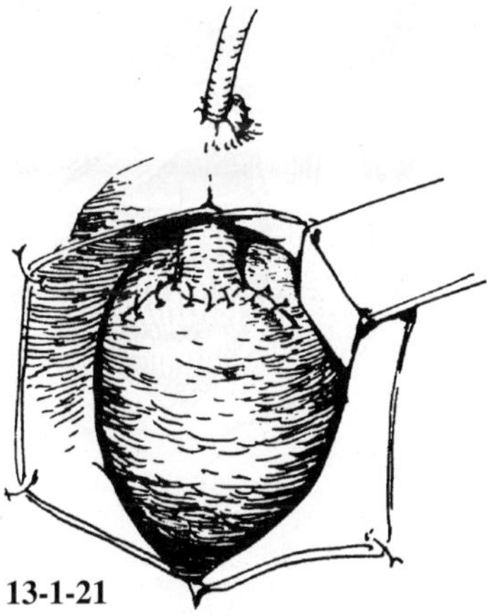

图13-1-21

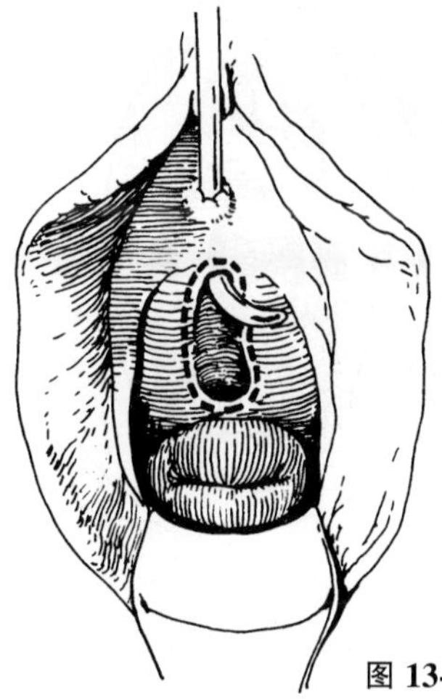

图13-1-22

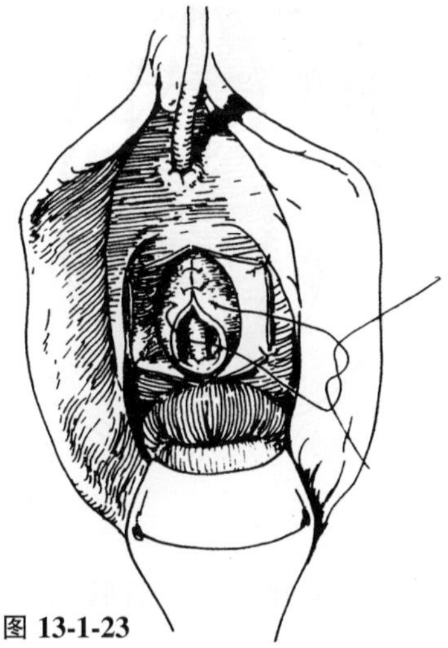

图13-1-23

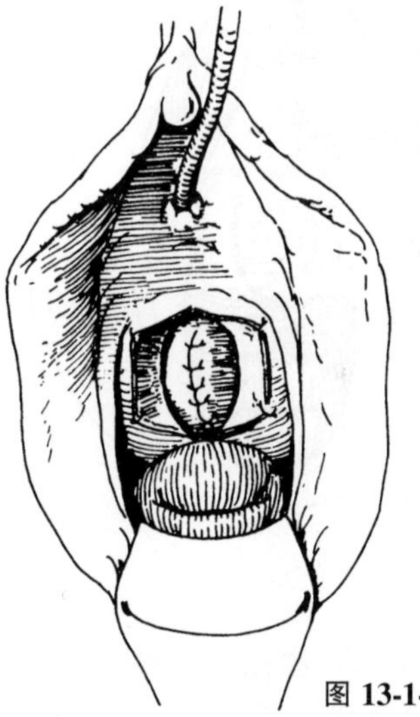

图13-1-24

7. "屏障"薄弱　瘘孔巨大,阴道呈瘢痕硬化时,修补瘘孔后难获得牢靠的覆盖"屏障"。此时可使用球海绵体脂肪垫移植覆盖瘘孔缝合口。方法是于一侧大阴唇作6cm长的切口,牵开皮肤,分离皮下脂肪组织(图13-1-25)。于上方将其横断,用丝线将断端贯穿结扎。继续向下游离6~8cm,形成带蒂的球海绵体脂肪垫。于阴道壁深面向大阴唇切口潜行剥离,形成皮下隧道。将脂肪垫通过此隧道拉至阴道创面(图13-1-26),用缝线将其固定,用以覆盖瘘孔的缝合口(图13-1-27)。缝合大阴唇及阴道壁切口(图13-1-28)。遇尿道和阴道壁大块缺损,阴道壁不能缝合或缝合后张力太大时,可于小阴唇内作潜行剥离,张开小阴唇,用以覆盖脂肪垫。

8. 膀胱阴道瘘合并输尿管阴道瘘　膀胱阴道瘘如位于输尿管膀胱连接部,则输尿管亦有一段缺损(图13-1-29),在修补瘘孔的同时,需作输尿管膀胱吻合术;输尿管膀胱连接部靠近瘘孔时,如术中未找到管口,无法插入输尿管导管,则术中偶可误伤输尿管膀胱连接部,术后形成输尿管阴道瘘。为了避免发生此种错误,于膀胱壁的瘘孔缝合完毕后,经证实膀胱无漏尿,即从静脉注射靛胭脂,如见手术野有蓝色液

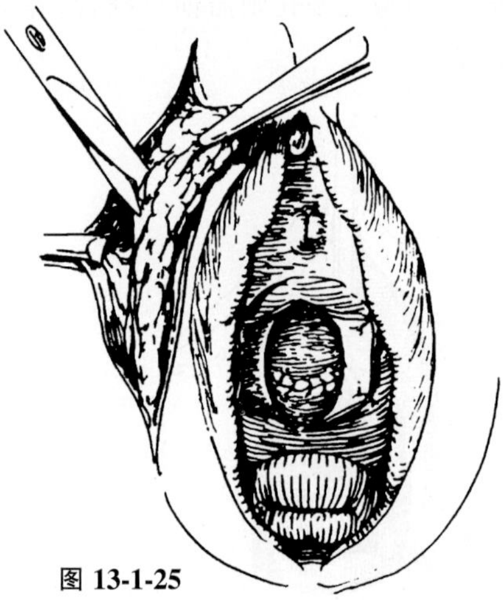
图 13-1-25

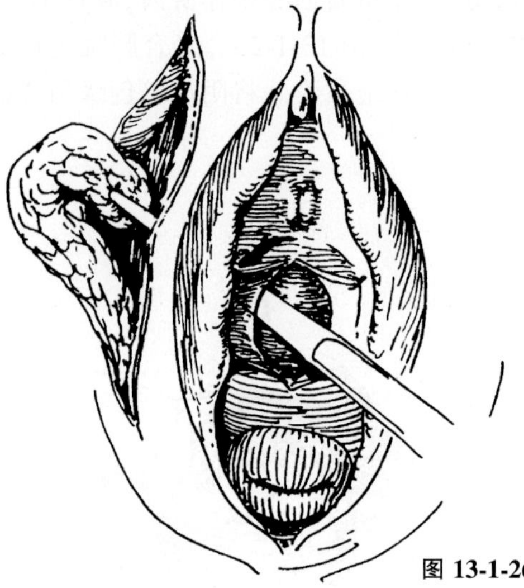
图 13-1-26

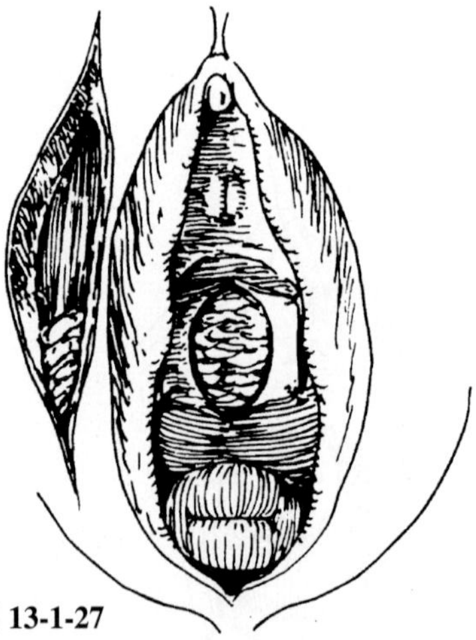
图 13-1-27

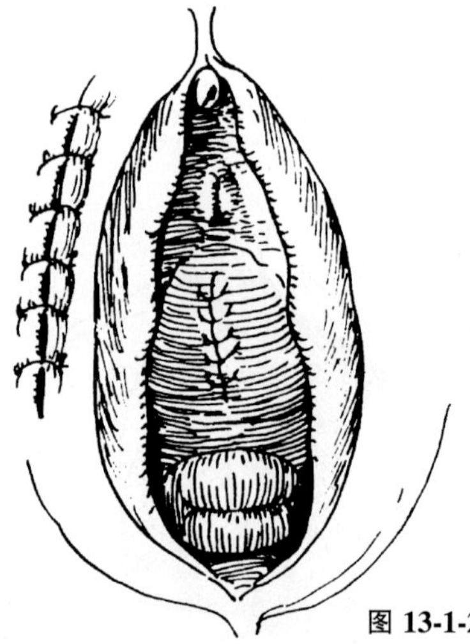
图 13-1-28

体流出,即证实有输尿管瘘存在。对于这些患者,须经阴道或腹部途径施行输尿管膀胱吻合术。

9. 膀胱阴道瘘合并直肠阴道瘘 直肠阴道瘘的瘘孔较小,于粪便成形时往往无漏粪现象,加上阴道呈瘢痕狭窄,检查时易被忽略,于术前灌肠时有液体从阴道流出,才被注意。用探针自阴道瘘孔探入直肠,即可确定诊断。合并直肠阴道瘘或会阴三度破裂者,可做好充分的肠道准备,于修补膀胱瘘孔的同时,将直肠阴道瘘修补。子宫切除后并发膀胱直肠阴道残端瘘(图 13-1-30),宜经腹阴道途径修补瘘孔,并切除部分阴道残端(图 13-1-31)。将带蒂大网膜拉入盆底(图 13-1-32),固定于已缝合的阴道残端(图 13-1-33)。此类患者最好作暂时的乙状结肠造口,以分流粪便,确保瘘孔愈合。对于病情复杂,膀胱瘘孔不一定能修补成功的病例,应着重修补直肠阴道瘘,以创造条件作进一步的尿瘘修补或尿流改道术。

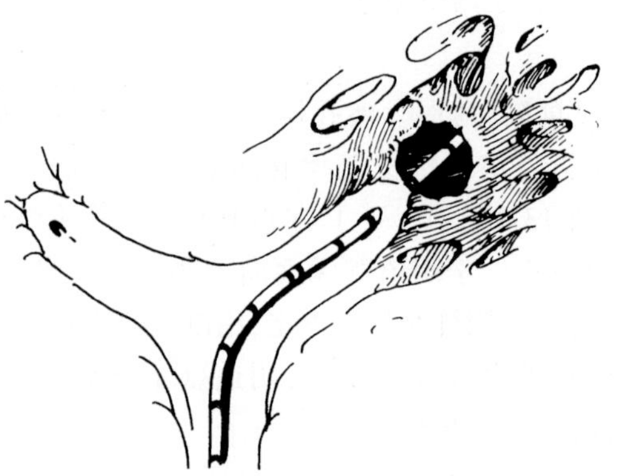
图 13-1-29

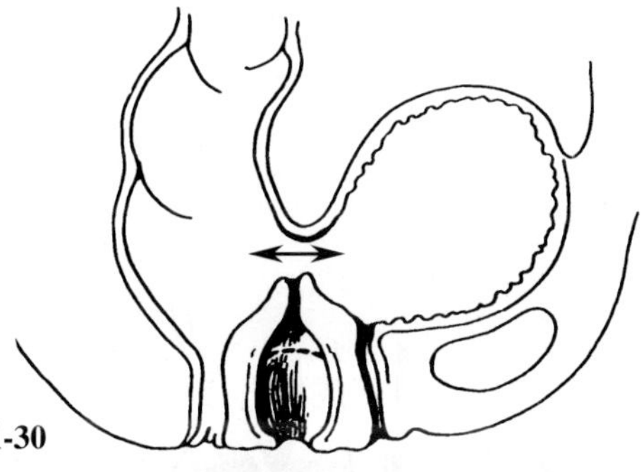

图 13-1-30

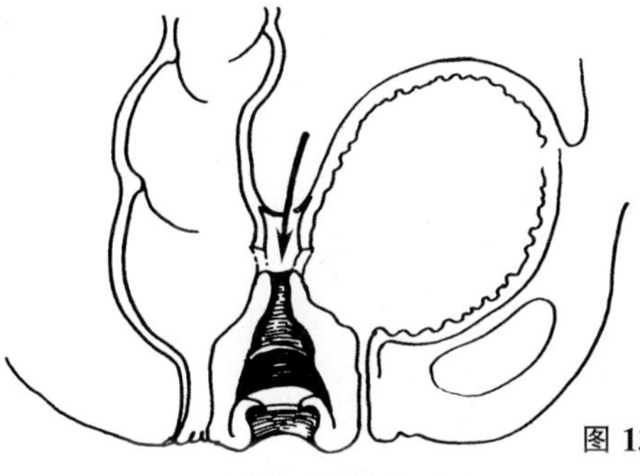

图 13-1-31

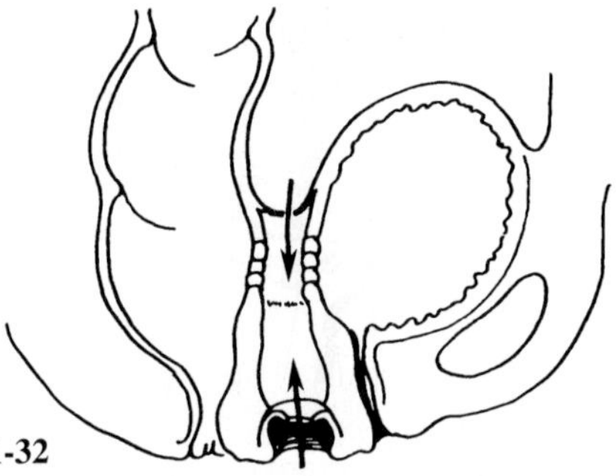

图 13-1-32

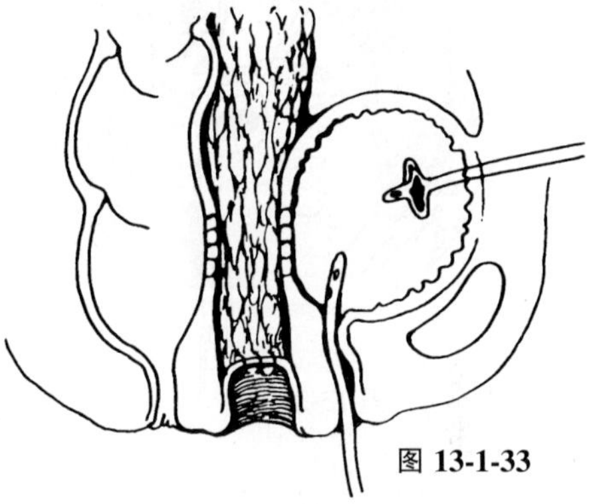

图 13-1-33

10. 膀胱阴道瘘合并膀胱结石　如结石较小可自瘘孔进行碎石或取石手术；如结石较大，待炎症改善后，施行耻骨上膀胱切开取石术，同时修补瘘孔。

【术后处理】

1. 注意保持导尿管引流通畅，留置导尿管期间一般不需冲洗膀胱，宜鼓励患者多饮水，内服清热利尿的中草药。如血尿或尿液沉淀物较多，可用生理盐水或 1/2 000 呋喃西林溶液冲洗膀胱。导尿管留置时间一般为 5~9 天，瘘孔较小而缝合牢靠者，导尿管亦可在术后两天拔除；瘘孔较大，缝合不够牢靠者，导尿管需留置 12~14 天。

2. 术后 12 小时取出阴道内填塞的纱布块。

3. 每天用 1/2 000 苯扎溴铵溶液或 200ppm 碘伏溶液抹拭外阴 1~2 次，清除分泌物。阴道分泌物较多时，可用 8 号导尿管插入阴道至 3cm 左右，并用 1/2 000 呋喃西林溶液冲洗。

4. 使用抗菌药物预防感染。

第二节　经膀胱途径

transvesical fistula repair

【手术适应证】

高位膀胱阴道瘘或膀胱子宫颈阴道瘘，瘘孔较小，位于膀胱三角区上部或膀胱底部，可经腹部切开膀胱进行修补。

【术前准备】

与经阴道的膀胱阴道瘘修补术相同。

【手术步骤】

1. 患者取平卧位，头端稍降低，阴道内填塞无菌纱布以帮助显露。作下腹部正中切口或弧形切口。剥离膀胱顶腹膜返折部，切开膀胱。

2. 用小S形拉钩牵开膀胱，显露瘘孔，瘘孔靠近输尿管口时，应于同侧插入输尿管导管，确定输尿管的位置，以免损伤。于瘘孔边缘的膀胱壁缝两针牵制引线，沿瘘孔边缘切开膀胱壁(图 13-2-1)，找到膀胱和阴道或子宫颈间的分离平面作潜行分离(图 13-2-2)，达瘘孔周围 1.5~2cm 处。如果瘘孔较低，显露困难时，可于瘘孔边缘的瘢痕处作两针牵引缝线，将阴道向上牵引，以便作进一步游离。

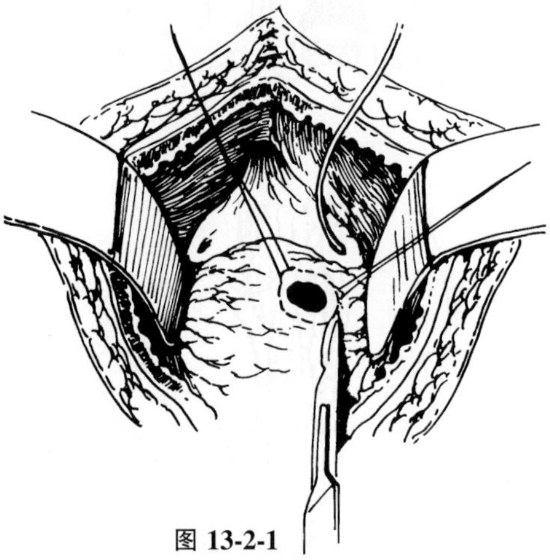
图 13-2-1

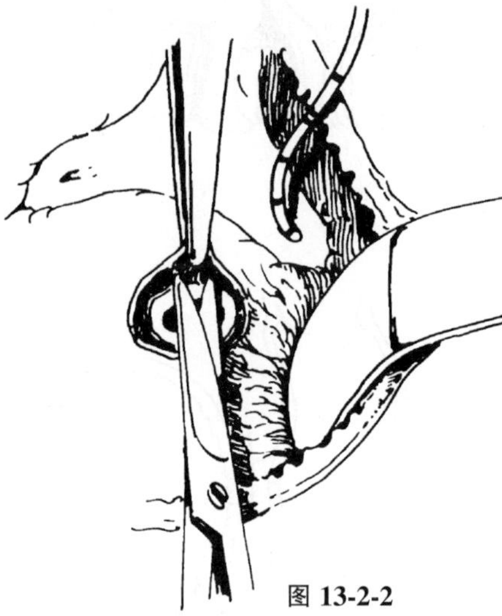
图 13-2-2

3. 剪去瘘孔创缘的瘢痕组织(图 13-2-3)。

4. 用 2-0 号铬制肠线将阴道壁作纵行间断全层缝合(图 13-2-4)。

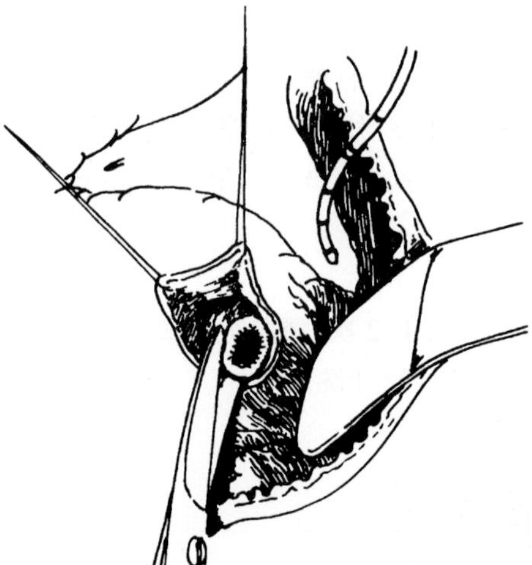
图 13-2-3

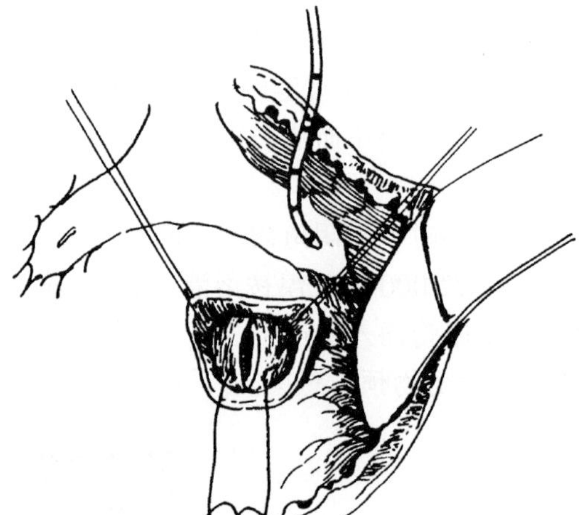
图 13-2-4

5. 用 1 号丝线将膀胱壁作横行间断褥式缝合(图 13-2-5)，缝线不穿透黏膜。

6. 用 3-0 号肠线间断缝合膀胱黏膜(图 13-2-6)。拔除输尿管导管，必要时可留作支架引流之用。

7. 从尿道插入 14~16 号导尿管，并用丝线将其固定于尿道外口。

8. 膀胱切口用 2-0 号铬制肠线作间断缝合，外层用丝线作间断褥式缝合，缝线不穿透黏膜。

9. 膀胱前间隙放置双腔负压引流管，缝合腹壁切口，取出阴道内的纱布。

【术中可能发生的问题】

膀胱三角区中部附近的小瘘孔，由于位置较深，显露比较困难，可将带线纱布球或气囊导尿管放入阴

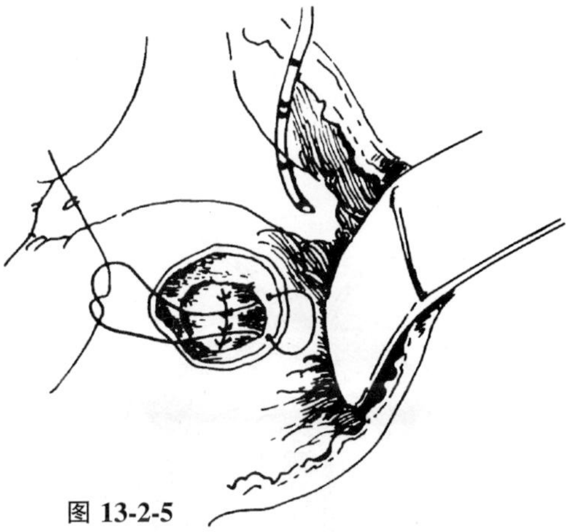

图 13-2-5

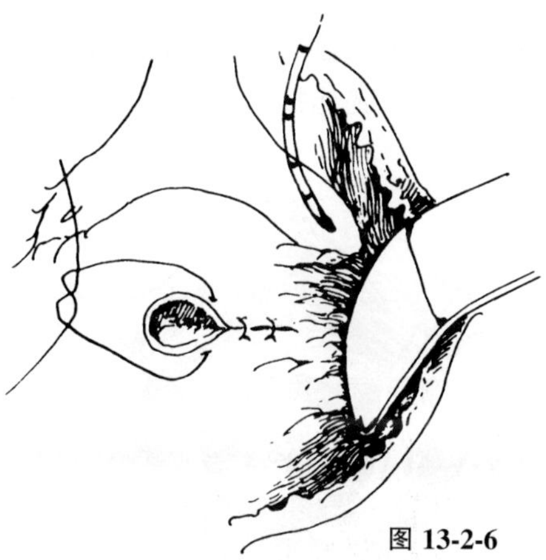

图 13-2-6

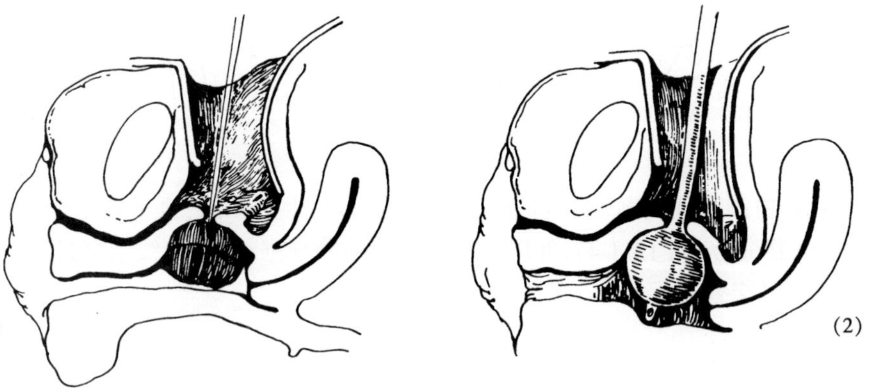

(1)　　(2)

图 13-2-7

道，把牵引线或导尿管经瘘孔拉入膀胱，拉紧牵引线，将阴道前壁提起，即可获得较好的显露(图 13-2-7)。

【术后处理】

1. 注意保持导尿管引流通畅。

2. 使用抗菌药物预防感染。

3. 术后 2 天拔除负压引流管，术后 5~9 天拔除导尿管。

第三节　经耻骨上途径

suprapubic fistula repair

【手术适应证】

高位膀胱阴道瘘或膀胱子宫颈阴道瘘，瘘孔较大，位于膀胱三角区或膀胱底部，或者由于阴道狭窄等原因而难以经阴道修补者。

【术前准备】

与经阴道的膀胱阴道瘘修补术相同。

【手术步骤】

1. 切口　做下腹部正中切口或弧形切口。将腹膜返折部向上推开，分离膀胱顶部及底部，达瘘孔边缘，于靠近瘘孔处的中线切开膀胱底部，将切口延长至瘘孔部位(图 13-3-1)。如果膀胱、子宫颈与腹膜粘连，亦可切开腹膜进行分离。将输尿管导管或 8 号导尿管经输尿管口插入肾盂，以认清输尿管位置，避免误伤。

2. 分离　从膀胱切口沿分离平面将膀胱与阴道、子宫颈分离，分离范围达瘘孔周围 2cm 处。注意避免损伤膀胱两侧的阴部血管丛，创面渗血可用纱布压迫止血。剪去膀胱及阴道瘘孔边缘的瘢痕组织(图 13-3-2)。若输尿管膀胱连接部已被分离，应施行输尿管膀胱吻合术(参考第十一章第十节)。

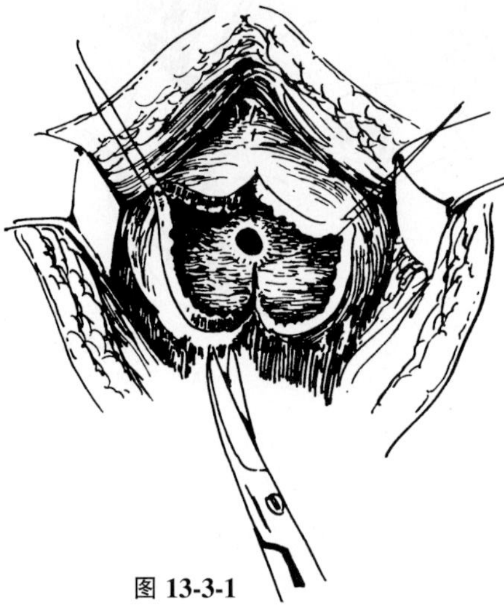

图 13-3-1

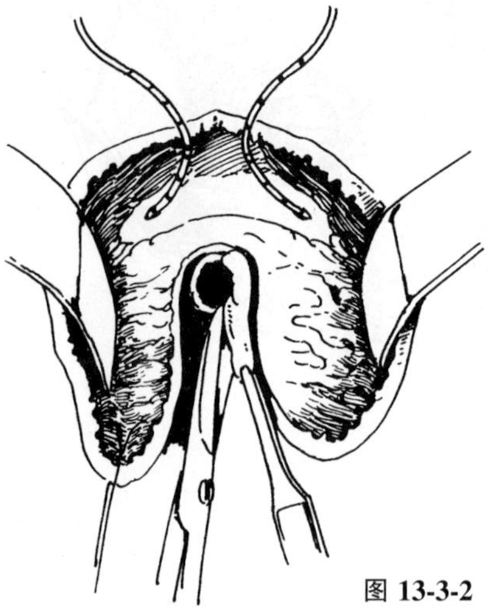

图 13-3-2

3. 缝合　用 0 号铬制肠线间断缝合阴道及子宫颈裂口(图 13-3-3)，自下而上缝合膀胱瘘孔创缘，内层使用 2-0 号肠线间断缝合(图 13-3-4)，外层用 1 号丝线间断加强缝合，缝线不穿过黏膜。为了便于显露，膀胱内层和外层缝合可交替进行。

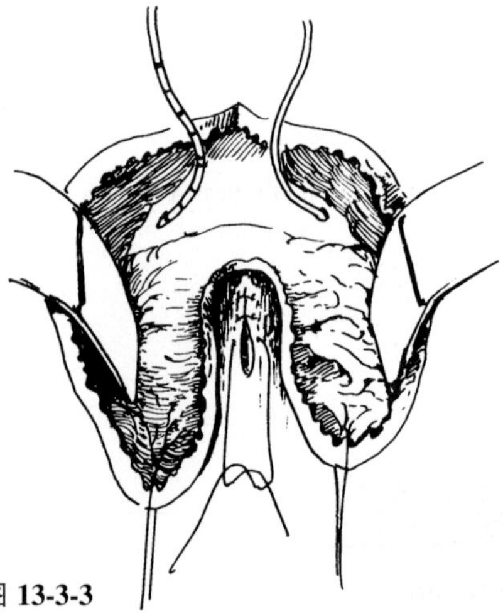

图 13-3-3

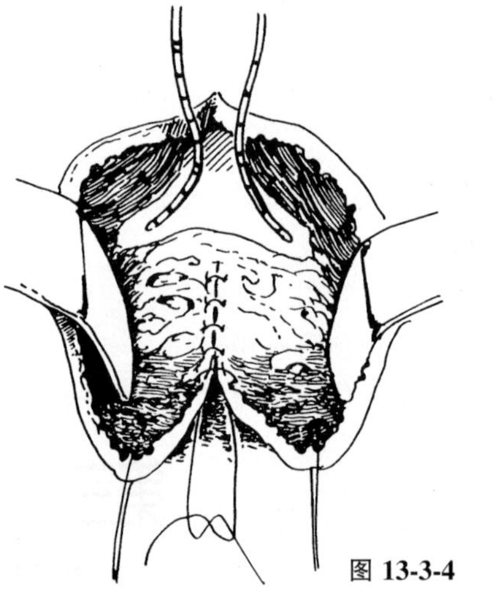

图 13-3-4

4. 引流　从尿道插入 16~18 号导尿管并留置，膀胱后间隙放置烟卷引流，缝合腹壁切口。

【术中可能发生的问题】

1. 膀胱底部的瘘孔较大，周围粘连多，瘘孔缝合有张力，可于阴道瘘修补后，在恰当部位裁取一膀胱瓣，将其转移修补膀胱瘘孔(图 13-3-5~8)。若膀胱容量太小，可切取一小段带蒂回肠，纵行剖开肠管形成片状，将其修补膀胱瘘孔，以扩大膀胱容量(图 13-3-9~13)。

2. 高位膀胱子宫颈阴道瘘，由于瘢痕组织过于广泛，将瘘孔周围游离后亦无法进行缝合时，可经腹部切除子宫，使膀胱充分松解，然后由腹部及阴道手术组将瘘孔缝合。

【术后处理】

与经膀胱的瘘孔修补术相同。术后留置导尿管 10~14 天。

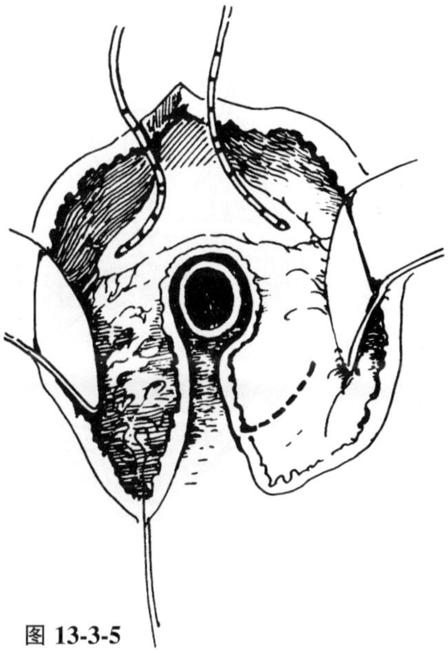

图 13-3-5

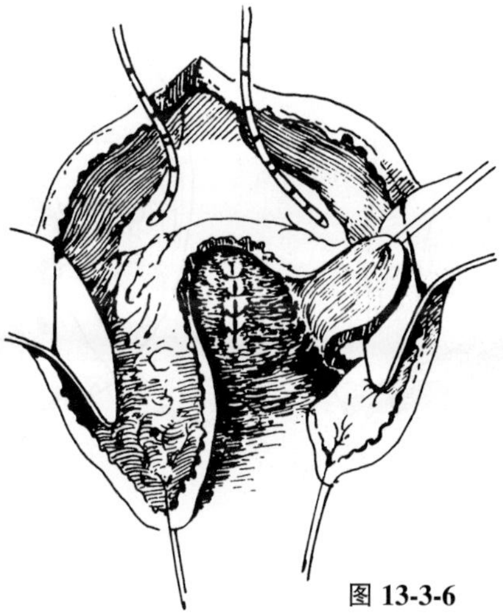

图 13-3-6

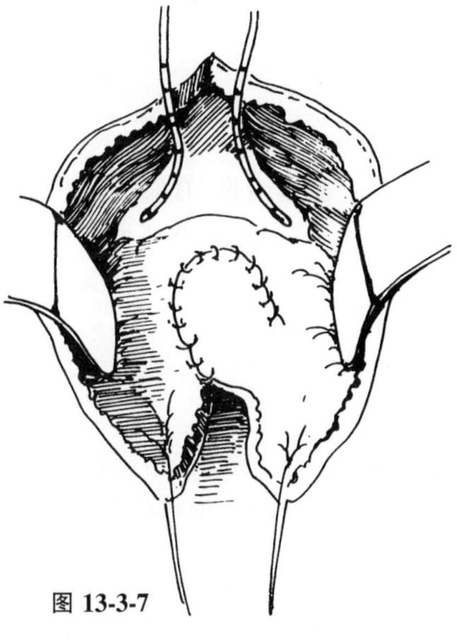

图 13-3-7

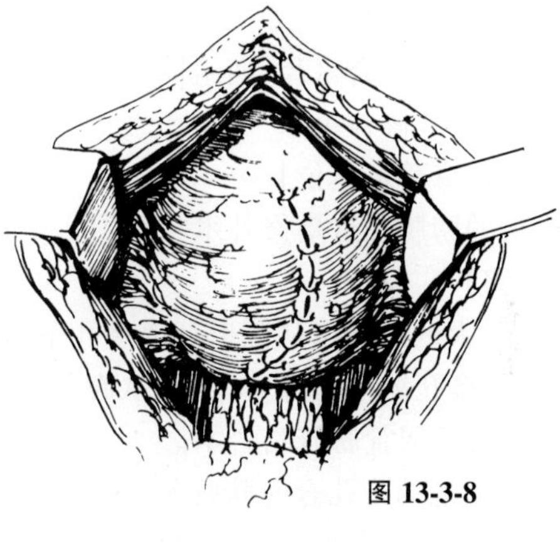

图 13-3-8

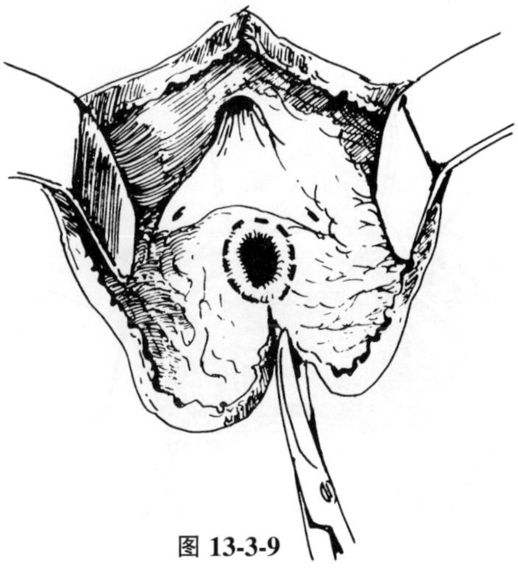

图 13-3-9

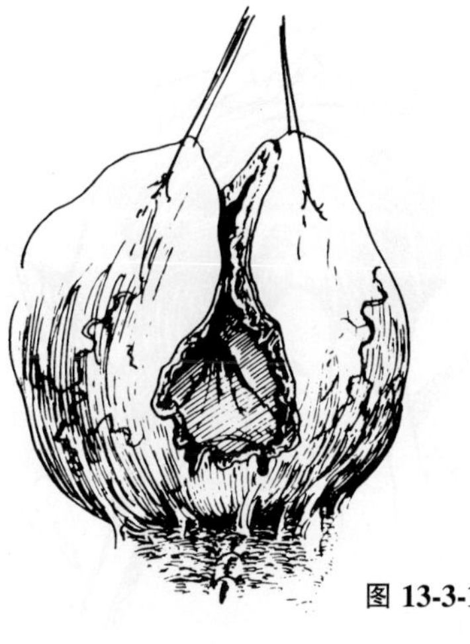

图 13-3-10

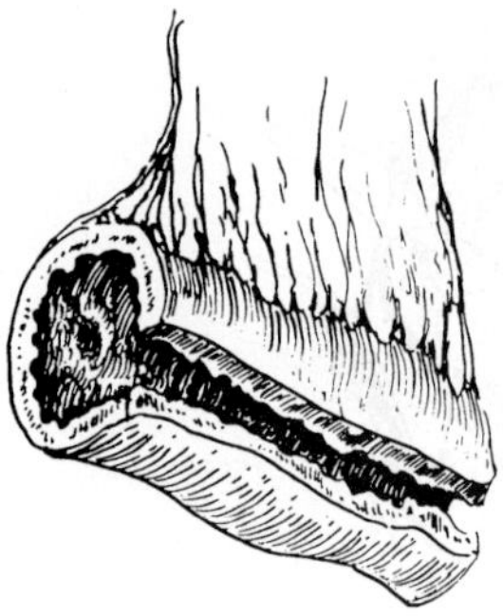
图 13-3-11

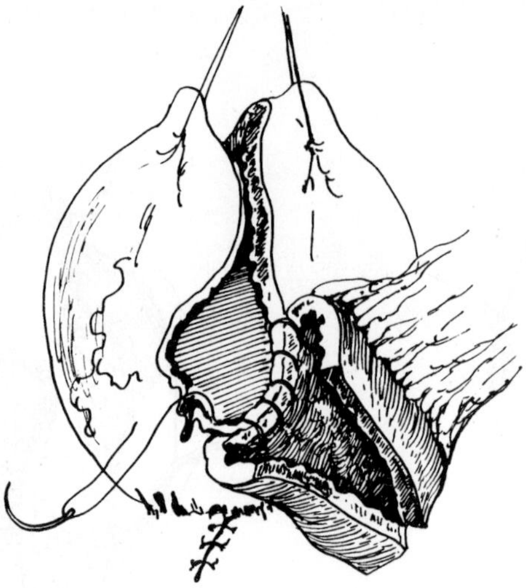
图 13-3-12

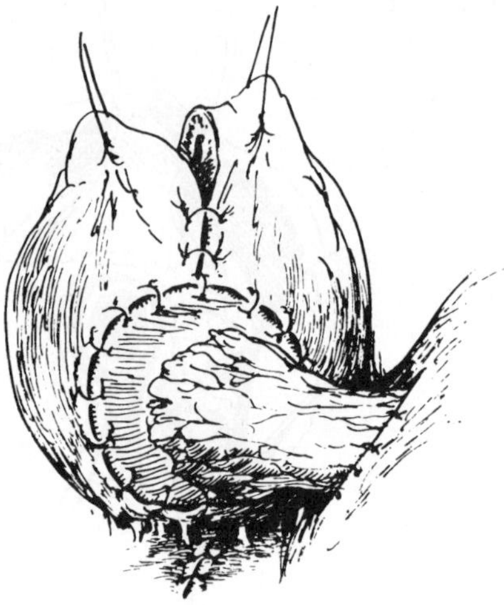
图 13-3-13

第四节　经腹阴道联合途径
combined abdominal-vaginal fistula repair

【手术适应证】

巨大的膀胱尿道阴道瘘如单独经阴道或腹部途径进行修补，由于显露困难，有时无法获得成功，此种病例可采用腹、阴道联合途径，两组同时进行操作，互相配合，对显露、分离、缝合都甚为有利，并可缩短手术时间，成功地完成修补手术。

【术前准备、麻醉及体位】

与经阴道的膀胱阴道瘘修补术相同。

【手术步骤】

1. 高位、巨大的瘘孔可从阴道分离瘘孔下缘，再从下腹部切口按耻骨上膀胱阴道瘘修补术的方法，分离瘘孔上缘，将瘘孔纵行缝合。如不能从腹部显露瘘孔下缘，则由阴道手术组继续将瘘孔修补。如有需要，亦可从腹部施行输尿管膀胱吻合术。

2. 膀胱颈附近的瘘孔合并膀胱颈、尿道断裂，不能通过阴道游离并作膀胱尿道吻合术时，可从阴道游离尿道近段，再从腹部紧贴耻骨骨膜作钝性分离，直达瘘孔边缘(图 13-4-1)。环绕瘘孔切开膀胱，插入双

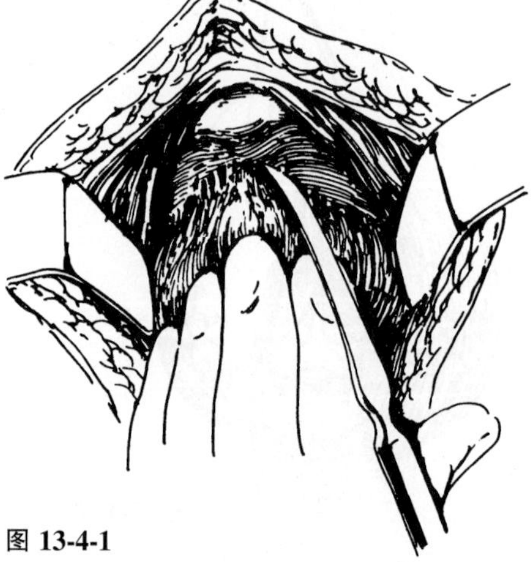
图 13-4-1

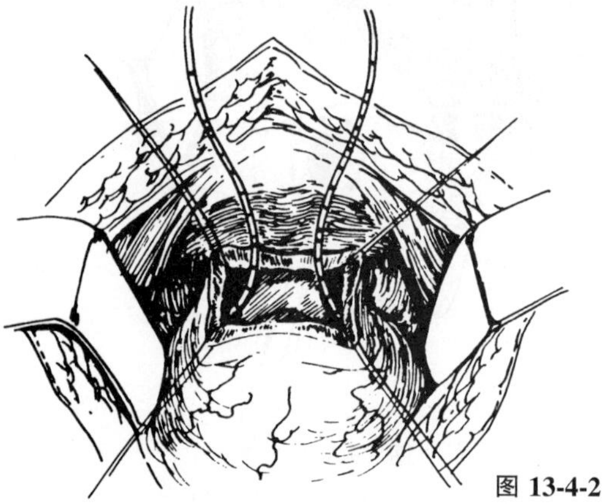
图 13-4-2

侧输尿管导管,继续沿分离平面将瘘孔完全游离,于创缘缝好牵引线(图 13-4-2),然后递交阴道手术组作膀胱尿道吻合术(图 13-1-20~21)。

【术中可能发生的问题】

膀胱颈尿道阴道瘘合并尿道长段缺损,可于耻骨上中线旁切开膀胱,将切口向瘘孔延长,切除瘘孔边缘的瘢痕组织,将创缘周围充分游离,然后于中线另一侧截取膀胱瓣,瓣长 4~5cm,末端宽 3cm,基底宽 4cm。将膀胱瓣包绕 12 号导尿管,用 3-0 号铬制肠线连续或间断缝合,外加一层 1 号丝线间断缝合,形成新尿道。将新尿道通过耻骨后间隙拉至阴道侧,去除残留的尿道瘢痕后,将新尿道造口于原尿道部位。用数针 4 号丝线将膀胱壁尿道节段悬吊于耻骨联合后方,以重建膀胱尿道后角(图 13-4-3~7)。修补阴道瘘孔,尿道及膀胱周围空隙需用带蒂大网膜填塞。此法术后若能获一期愈合,患者可自控排尿,经数月锻炼后,膀胱可扩大至满意的容量。

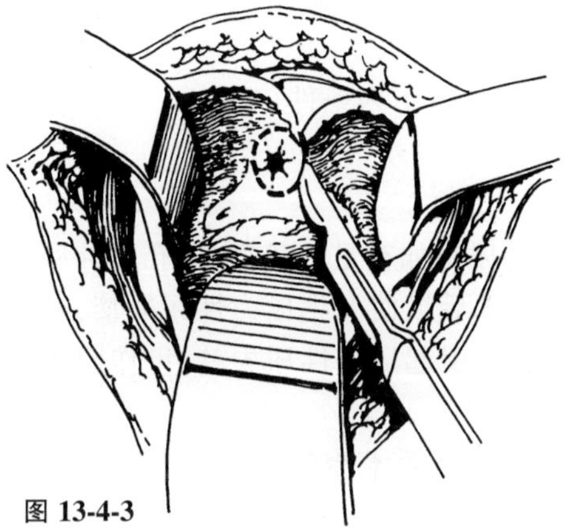

图 13-4-3

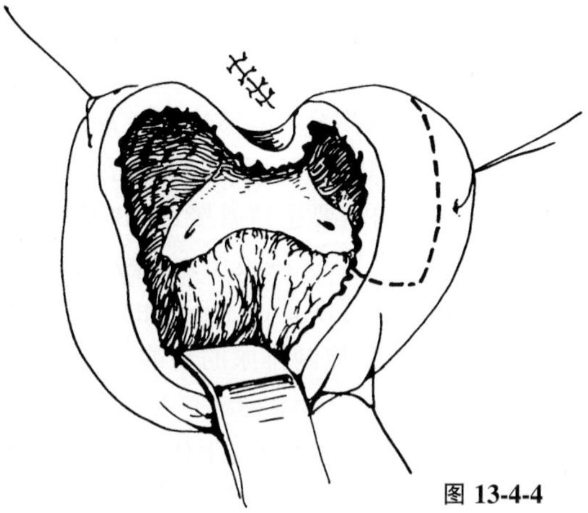

图 13-4-4

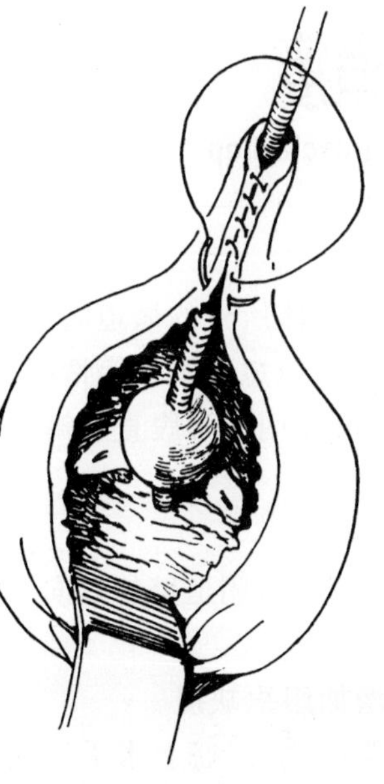

图 13-4-5

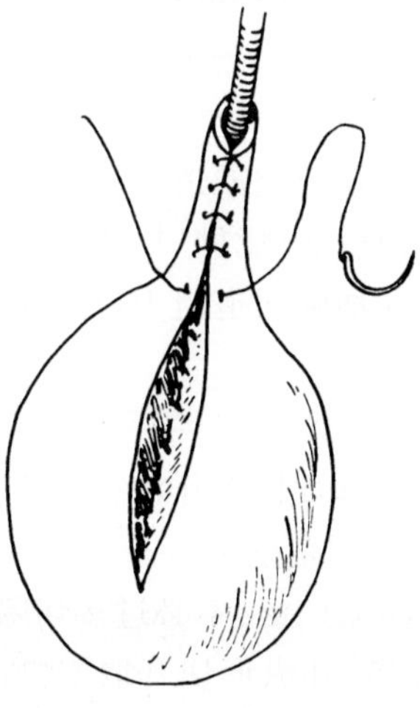

图 13-4-6

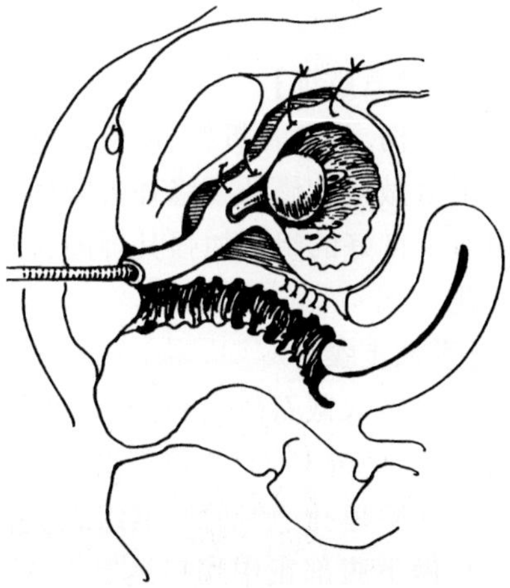

图 13-4-7

【术后处理】

与经阴道及经腹部瘘孔修补术的术后处理相同。

【术后可能发生的问题】

1. 伤口漏尿　术后早期出现伤口漏尿,要仔细检查是尿道口溢尿还是缝合口漏尿。如果尿液从尿道口溢出，可用生理盐水冲洗导尿管或调整导尿管位置，以保持引流通畅。如经处理后仍有溢尿，可拔除导尿管，拔管后若病者能自行排尿，亦无漏尿现象，可不必重新留置导尿管；缝合口漏尿多因瘘孔缝合不牢固，缝合后张力太大，血循环不良，于术后3~7天组织坏死脱落，缝合口裂开而致漏尿，将美蓝溶液从导尿管注入膀胱，可见到蓝色液体自阴道流出。此时不必急于用窥器检查，以免使瘘孔扩大。如果漏尿不多或于平卧时才有漏尿，可调整或更换导尿管，病者取适当体位，保持导尿管引流通畅，必要时使用负压瓶引流尿液，经5~7天后，瘘孔多可愈合。

2. 尿瘘复发

(1) 过早性交可致尿瘘复发：应向病者说明在术后3个月内暂不要进行性交。

(2) 再孕可引起尿瘘复发：因局部瘢痕组织伸张能力差，"屏障"薄弱，于妊娠后3~7个月有可能重新裂开成瘘。因此，除迫切需要再孕者外。一般应动员患者绝育。

(3) 膀胱、尿道被结石压迫可引起尿瘘复发：我们曾遇到两例患者，结石于膀胱或尿道黏附处可见丝线头。因此，在缝合膀胱壁时，缝线勿穿透黏膜。在再次手术时，要找寻结石形成的原因，如有尿滞留因素或线头异物存在，应同时进行处理。

3. 尿失禁　瘘孔修补术后能够恢复控制排尿的生理功能，需具备下列条件：

(1) 尿道有2cm以上的长度，张力良好。

(2) 膀胱尿道后角需要达到或接近90°角。

(3) 膀胱有足够容量，无瘢痕挛缩。膀胱尿道阴道瘘患者的尿道如有足够长度，瘘孔修补后由于膀胱颈、尿道后壁紧缩，一般可恢复近于正常的膀胱尿道后角。患者术后纵使发生压力性尿失禁，经物理疗法和积极锻炼，一般可恢复控制排尿的功能。如确因膀胱、尿道脱垂引起压力性尿失禁，可作阴道前壁修补术及尿道折叠术。

如因尿道过短，尿道松弛而发生压力性尿失禁，则需施行进一步手术治疗。治疗方法是使用尿道口前方的前庭黏膜延长尿道，并用股薄肌加强尿道阻力，以恢复尿道的括约功能(见女性先天性尿道缺如一节)。

第五节　腹直肌瓣移植修补尿道阴道瘘

treatment of urethrouaginal fistulas with reatus abdominis muscle flap

【手术适应证】

因产伤、骨盆骨折伤、尿道憩室切除术、放射治疗、尿道悬吊或尿道括约肌假体所致的尿道阴道瘘，无法经阴道做瘘孔修补或修补失败的患者。因糖尿病、肥胖、局部血循环不足致组织愈合不良等情况，需要采用血供良好的组织加强其屏障，促进愈合，并加强尿道阻力以防止尿失禁，可使用带蒂腹直肌瓣加强修补瘘孔。

【手术步骤】

1. 患者取截石位。沿瘘孔切开阴道壁，于其深面四周作潜行剥离。自瘘孔侧缘将阴道壁切口向子宫颈方向延长，呈倒U形，并将其潜行剥离而成U形阴道壁瓣。

2. 切除瘘孔边缘的瘢痕组织。若瘢痕组织太广泛，不必过多切除，以免增加组织缺损。

3. 做下腹部正中切口达脐上缘。皮下分离，并纵形切开取瓣侧的腹直肌前鞘，于脐上水平切断腹直肌，结扎断端的血管，保留供应该肌肉的腹壁下血管。将获取的腹直肌瓣充分游离，保留蒂部附着于耻骨上支。将腹直肌对折成管状，用丝线间断侧侧缝合(图13-5-1)。

4. 于耻骨后间隙、膀胱颈及尿道两旁切开盆内筋膜，贴近耻骨外钝性分离，形成通向阴道侧的通道。将腹直肌瓣经此通道带至阴道侧，跨过已修补的尿道瘘口，肌瓣再经对侧尿道旁通道带至腹部切口处(图13-5-2)参照肌瓣长度，用丝线缝合固定于腱弓、闭孔肌筋膜或耻骨梳韧带。肌瓣覆盖膀胱三角区、膀胱颈和尿道(图13-5-3)。

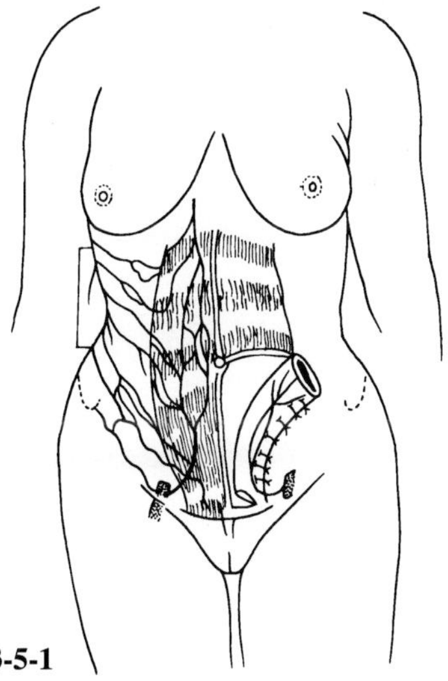

图 13-5-1

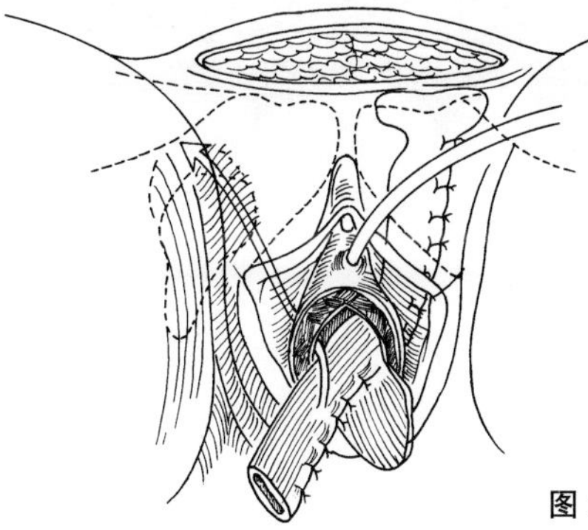

图 13-5-2

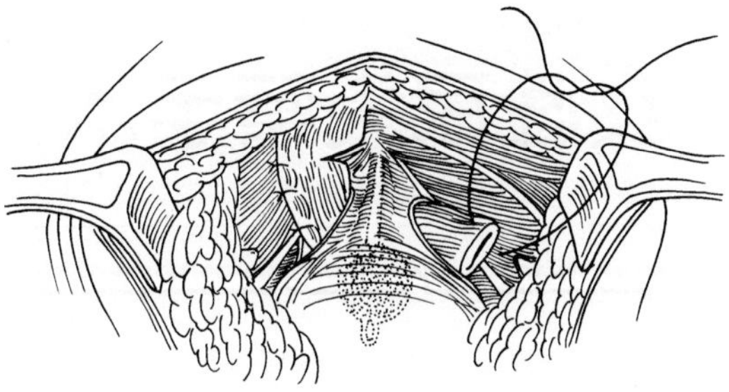

图 13-5-3

5. 张开已分离的阴道壁瓣,并向前覆盖肌瓣及手术创面,用 2-0 肠线将创缘间断缝合。留置 16 号导尿管,阴道内填塞纱块。

【术后处理】

术后第 2 天取出阴道内纱布。留置导尿管 1 周。拔管后若排尿不畅,可延长留置导尿管时间。

参 考 文 献

Bruce RG,El-Galley RE,Galloway NT,et al.Use of rectus abdominis muscle flap for the treatment of complex and refractory urethrovaginal fistulas. J Urol,2000,163:1212-1215

第十四章

女性尿失禁手术

operations for female incontinence

第一节　尿控机制的解剖生理学

anatomical physiology of female continent mechanism

【梅　骅】

【尿控机制】

尿控机制是由尿道内在括约机制及周围横纹肌、括约肌和筋膜所组成。尿道内在括约机制包括膀胱颈及尿道黏膜、黏膜下层产生的缩窄作用，以及由神经支配下的平滑肌及横纹肌产生的压迫作用所组成。膀胱颈及尿道周围支持结构产生的压迫和压力传递，保证了有效的膀胱颈和尿道的机械性效能。

【解剖学基础】

尿道平滑肌括约肌含内纵层、中半环层，于膀胱颈呈襻状，外环层于中段与外括约肌融合，末端尿道为纤维环(图 14-1-1)。尿道外括约肌为环绕尿道中段的横纹肌，一些肌纤维纵向近侧延伸至膀胱颈，一些纤维与阴道壁或盆筋膜相连。在尿道中段形成高压区；其腹侧的压尿道肌及位于尿道远侧及阴道前庭的尿生殖括约肌参与压迫及延长尿道的功能(图 14-1-2)。

盆底支持结构包括盆膈和会阴部肌肉。盆底界线腹侧为耻骨，外侧为腱弓，背侧为骶骨及骶棘韧带。坐骨棘为骶棘韧带和弓状韧带的附着点。站立时盆底是斜置于水平面(图 14-1-3~4)。盆内器官接触面有两层筋膜，增厚成支持韧带，即耻骨尿道韧带、耻骨膀胱韧带和耻骨宫颈韧带，将器官牢固地附着于骨盆壁(图 14-1-5)。

盆膈为肛提肌及其上下筋膜，分为膀胱耻骨肌和髂尾肌两部分。膀胱耻骨肌含直肠耻骨肌，U 形绕过直肠后附着于耻骨。髂尾肌由一侧至对侧弓状韧带，提供盆器官支持(图 14-1-6)。

尿道和阴道通过肛提肌的尿生殖裂孔，肛提肌的稳定能力将尿道和阴道压向耻骨，保持裂孔关闭，并

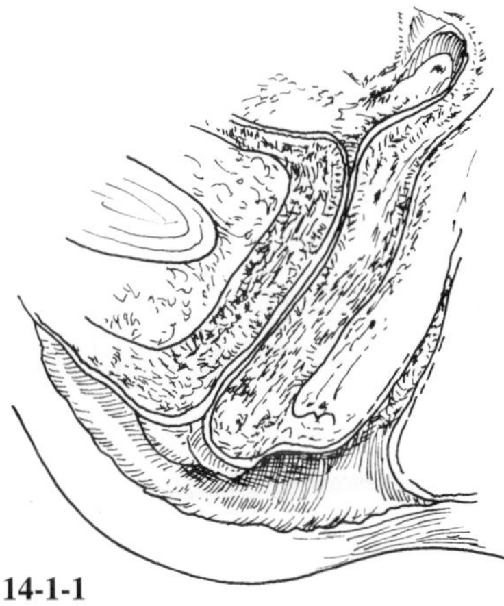

图 14-1-1

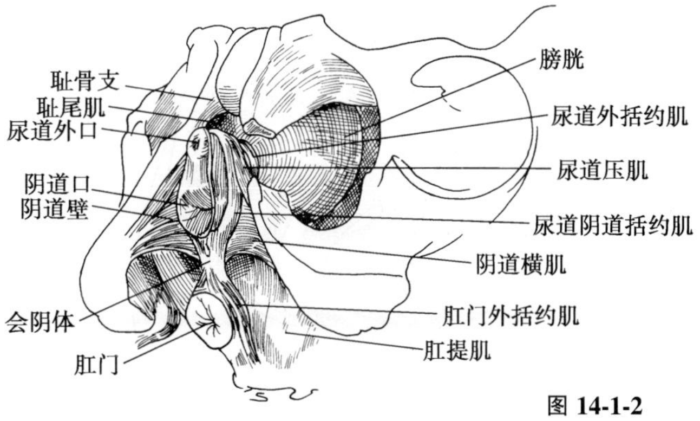

图 14-1-2

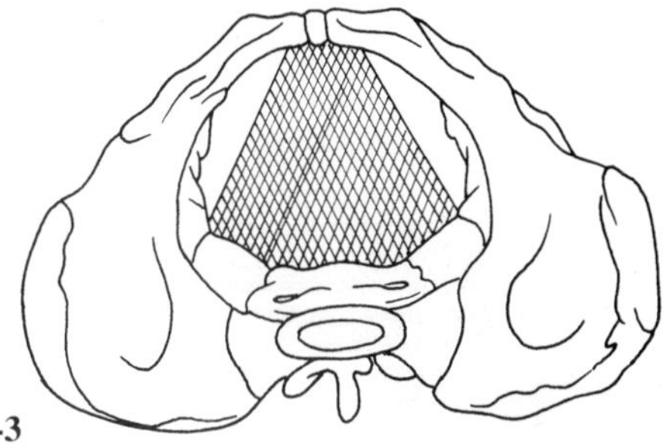

图 14-1-3

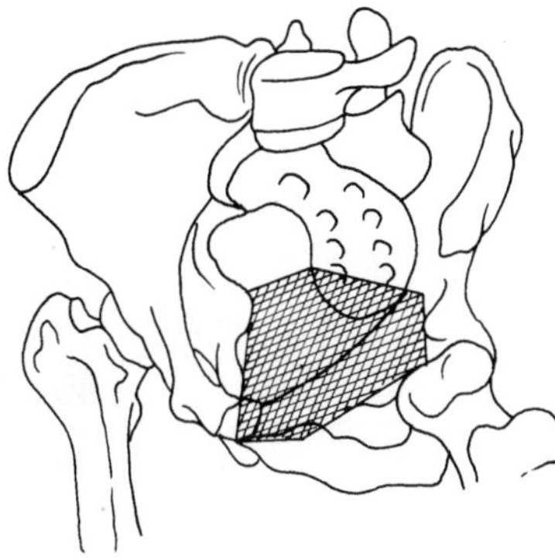

图 14-1-4

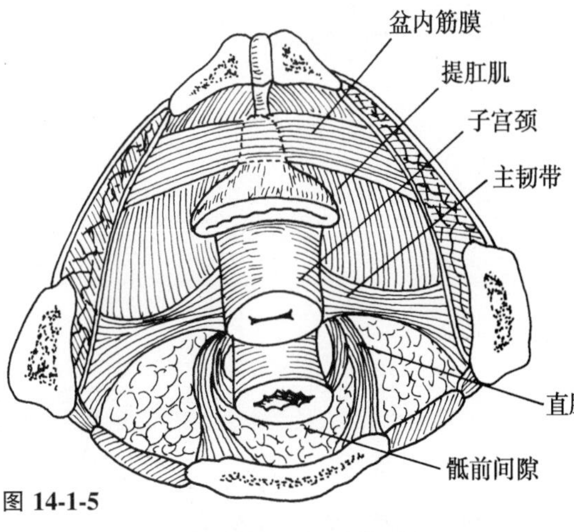

图 14-1-5

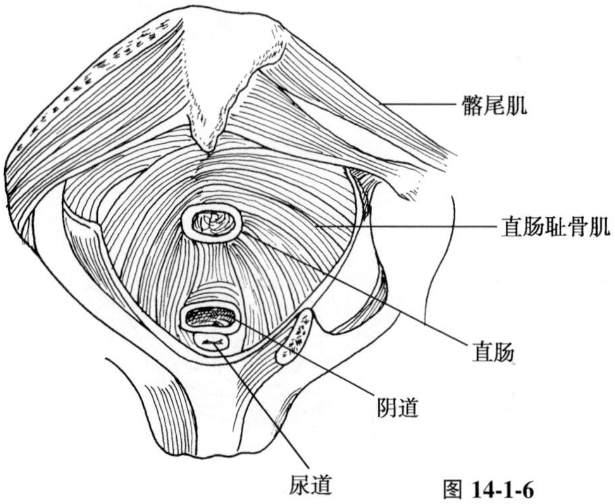

图 14-1-6

使韧带紧张以支持盆内容物，防止内脏从薄弱处疝出(图 14-1-7)。肛提肌受损或虚弱，其覆盖筋膜被伸展，盆底松弛，盆内器官重量使支持韧带变形，发生盆内器官脱垂(图 14-1-8)。

耻骨尿道韧带含平滑肌纤维，将尿道中段和阴道前壁固定在耻骨下方，韧带的前段为阴蒂悬韧带，后段为盆内筋膜的耻骨尿道韧带，中部将两韧带相连(图 14-1-9)。在腹压增高时，阴道前壁被肛提肌的耻骨肌及其附着的筋膜的支持，形成吊床(图 14-1-10)。耻骨尿道韧带在上方将尿道中段及阴道前壁悬吊固定，形成尿道中段高压区，保持尿道关闭，防止尿失禁(图 14-1-11)。

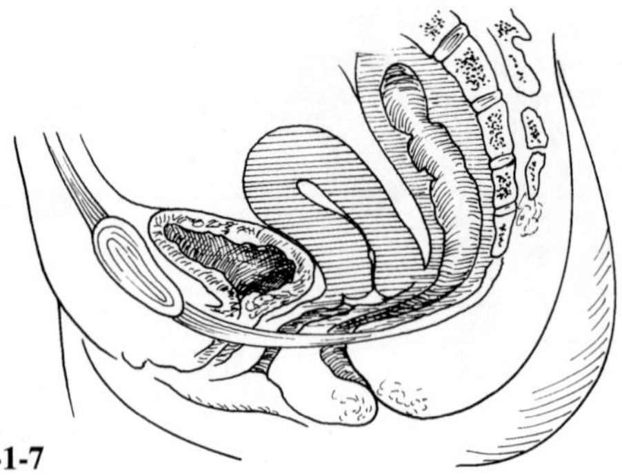

图 14-1-7

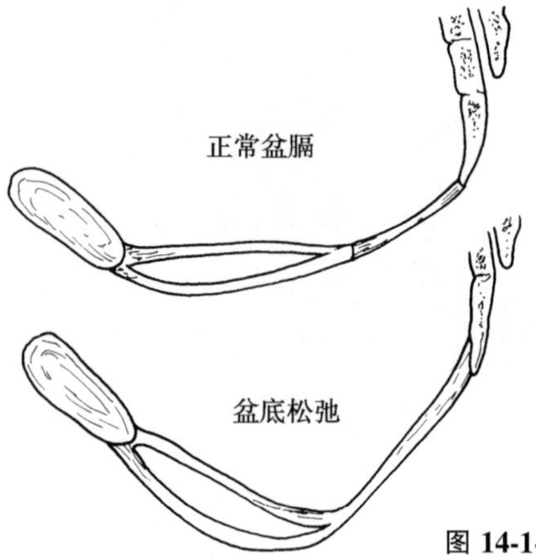

图 14-1-8

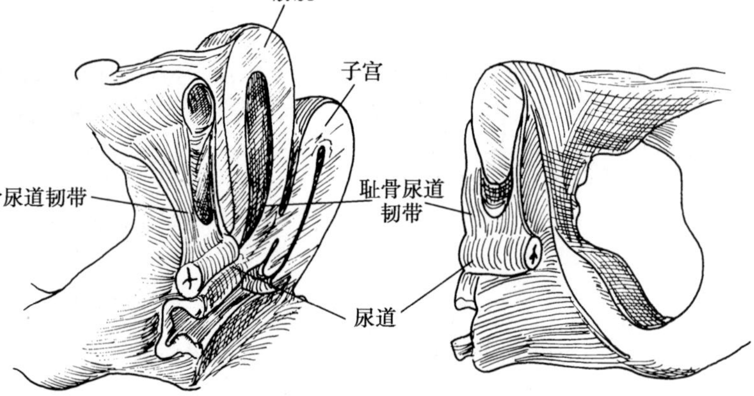

图 14-1-9

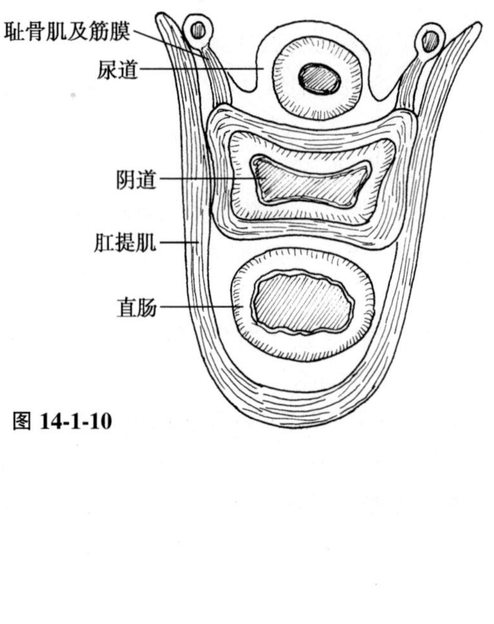

图 14-1-10

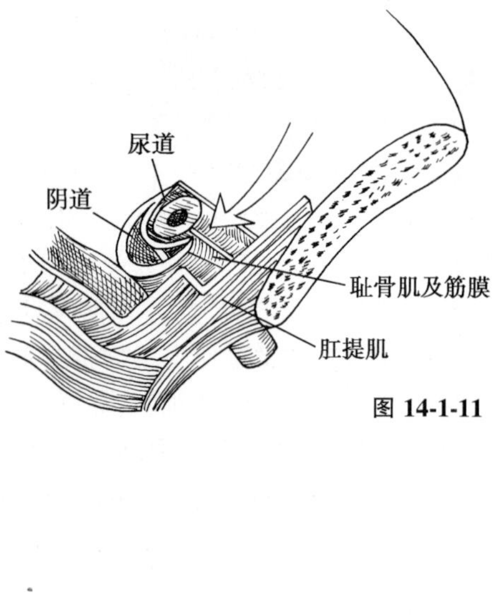

图 14-1-11

第二节 压力性尿失禁的类型及发生机制

the types and mechanism of stress incontinence

【梅 骅】

压力性尿失禁是由于尿道存在不同程度的缩窄、压迫和支持结构缺陷,导致尿道阻力降低,当腹压增高时发生尿失禁。多数患者同时存在解剖性和内在括约肌功能不全所致的混合性压力性尿失禁。

单纯解剖性压力性尿失禁是因膀胱、尿道解剖上的支持组织不健全,肛提肌及其筋膜薄弱,盆膈松弛,致尿道、膀胱失去周围组织支持,腹压增高时发生尿道过度活动,严重者还发生膀胱膨出及子宫脱垂。尿道于耻骨下过度活动时发生剪力,致前后壁分离。耻骨尿道韧带固定尿道前部,后壁受牵拉,膀胱颈、尿道近端后壁和横纹括约肌分离,使尿道阻力降低,发生尿失禁。近年来的研究提示矫治压力性尿失禁手术应着重恢复正常解剖和尿道的支持(如 TVT 和 TVT-O 手术),比传统的将尿道固定在异常高位(如 M-M-K 手术)更为合理。

如前所述,尿道中段高压区是防止尿失禁的重要因素。Conotantinenou(1981)指出:咳嗽时尿道中段复合体主动收缩,肌肉机制反射性收缩,尿道内压在膀胱内压之前增高,增至超过正常尿控值,达到尿控目的。尿动力学检查显示压力性尿失禁患者施行膀胱悬吊术(M-M-K 手术)后,尿道近端和膀胱颈的压力传递比正常早达峰值;而施行尿道中段悬吊术(TVT 手术)后,压力传递在尿道中段可望达到最高峰,而对近段和膀胱颈的作用则较膀胱悬吊术小,比较符合生理情况。

Petsoe(1990)还进一步提出:压力性尿失禁患者阴道壁松弛,激活膀胱颈及尿道近段的伸张受体,致异常排尿反射及逼尿肌不稳定。阴道壁不能传递下述三个闭合机制:①耻骨肌提压尿道;②向后下牵引关闭膀胱颈;③盆底肌向头侧上提关闭膀胱颈。这些都是压力性和急迫性尿失禁的共同因素。

第三节 压力性尿失禁的治疗方法选择

surgical therapy of stress incontinence

【梅 骅】

女性压力性尿失禁患者治疗方法选择需考虑下列几个重要问题:①压力性尿失禁是单纯解剖性、内在括约肌失功能,还是两者混合所致;②压力性尿失禁伴有尿频、尿急的患者,是否存在急迫性尿失禁的病因,在手术纠正解剖因素后,尿频、尿急、尿失禁是否仍然存在;③压力性尿失禁患者伴有膀胱膨出,在施行尿道悬吊术后是否会发生排尿困难、残余尿甚至尿潴留。

要解决上述问题,需进行全面检查:

1. Marshall 试验 用示、中指在膀胱颈下、尿道两旁将阴道壁抬高后,用腹压时可阻止尿液外流;作 Q-tip 试验将轻探针插入尿道深部,在使用腹压时探针与躯干水平轴抬高超过 30°角。上述两个试验提示尿道过度活动所致的解剖性压力性尿失禁。

2. 测量尿道长度 若短于 3cm,外阴、阴道及尿道呈老年性萎缩,或曾有医源性膀胱尿道神经损伤历史,应考虑为内在尿道括约肌失功能所致的尿失禁。

3. 作尿液常规检查及尿道按摩后首段尿液检查 注意有无泌尿生殖道感染或炎症,必要时作尿动力学检查,以排除膀胱过度活动症及急迫性尿失禁。

4. 作妇科检查 注意有无膀胱膨出及子宫脱垂,必要时取站立抬高一侧股部,观察用腹压时阴道壁膨出及子宫脱垂的程度。

上述检查若证实合并 OAB、泌尿生殖系统感染或炎症、或明显有膀胱膨出、子宫脱垂等情况,应分别予以处理。伴有内在括约肌失功能的患者,尿道悬吊手术可能收效,病情严重者需要施行尿道括约肌假体手术。伴有尿频、尿急的解剖性压力性患者,若无导致急迫症状的病因,是否应施行尿道悬吊手术,是较难取舍的问题,此类患者经各种药物治疗、物理治疗及针灸治疗,若症状无改善,在取得患者理解及同意后,可以施行尿道悬吊术。如前节所述,解剖性压力性尿失禁患者因膀胱颈及尿道近段的伸张受体被激活,可引起异常的排尿反射及逼尿肌不稳定。Schrepferman(2000)通过临床观察,发现压力性尿失禁伴有低压运动性急迫症状者(尿动力学检查于膀胱内压<15cm H_2O 时产生逼尿肌不稳定收缩的振幅),术后 91%患者急迫症状缓解;而在伴有高压运动性急迫症状者中仅 28%缓解,在感觉性急迫症状者仅 39%术后急迫症状缓解。提示术前伴有低压运动性急迫症状的妇女在施行膀胱尿道悬吊术后,极少遗留尿急症状。

压力性尿失禁手术方式繁多,大体上分为膀胱颈悬吊术、耻骨阴道悬吊术和尿道中段悬吊术三类。

1. 膀胱颈悬吊术如 M-M-K 手术是将膀胱颈抬高,恢复膀胱尿道后角,当腹压增高时,压力先传递至膀胱颈和尿道后段,使阻力增加,防止尿失禁。

2. 耻骨阴道悬吊术是利用吊带或阴道壁本身,为过度活动的膀胱颈尿道节段提供可靠的背板,在腹压增加、尿道膀胱颈节段向后下方移位时,背板补偿了阴道前壁松弛所失去的阻力,使尿道膀胱颈前后壁闭合,防止尿液外漏。

3. 尿道中段悬吊术是根据尿道中段高压区是尿控机制的重要组成部分,将过度活动的尿道中段施行无张力的悬吊,创造可供压迫新区,吸收传递压力,并保存尿控结构,代偿失去的尿道支持及功能,常用的术式有 TVT 法、TVT-O 法及 SPARC 法。

上述三类术式的疗效机制不一,可根据具体情况予以选择。

参 考 文 献

Schrepferman CG,Griebling,TL,Nygaard IE, et al. Resolution of urge symptoms following sling cystourethropexy. J Urol, 2000,164(5):1628-1631

第四节　膀胱颈悬吊术

bladder neck suspension

【梅　骅】

1914 年 Kelly 首先采用摺叠方法抬高膀胱尿道节段,可治愈轻型压力性尿失禁。此后许多改良术式相继报告。1949 年 Marshall 等根据压力性尿失禁患者的生理及解剖上的进一步了解,设计了耻骨后膀胱颈悬吊的方法,明显提高了疗效,成为治疗本病的典型术式,但此术式的显著缺点是缝线穿过尿道旁组织,固定于骨膜,有可能压迫尿道,引起梗阻,此法不纠正膀胱膨出,有可能引起耻骨炎。1961 年 Burch 报告了阴道悬吊方法,用铬制肠线在耻骨后穿过阴道壁肌层,固定于耻骨梳韧带(Cooper 韧带)。由于缝线离尿道较远,不会引起尿道阻塞,还可纠正轻度膀胱膨出。耻骨梳韧带比骨膜强韧,不易撕裂。Pereyra 于 1959 和 1967 年提出经阴道悬吊膀胱颈,用长针将悬吊线带至耻骨上打结,使术式有了新的发展。1973 年 Stamey 对上述方法作了改良,用膀胱镜监察膀胱颈抬高及闭合情况,并用一小段涤纶垫管置于悬吊线与阴道之间,使组织不致割裂。此术式取得较满意疗效。Raz 于 1981 年及 1985 年在此基础上一再作了重要改进,使经阴道穿针膀胱颈悬吊术趋于完善。改良手术包括下列原则:

1. 阴道壁倒 U 形切口使能在尿道膀胱颈外侧而不是在其表面进行剥离。

2. 在倒 U 形切口两侧臂向深部分离,容易抵达尿道耻骨韧带和耻骨子宫颈韧带,使悬吊线能缝在外侧,避免压迫尿道。

3. 此途径有利于用手指尖控制引线的缝针,在再次手术的患者,于悬吊之前充分剥离尿道和膀胱颈的粘连和瘢痕组织,使能有效地再作膀胱颈悬吊。

4. 此法能准确地将悬吊线缝合于膀胱颈外侧,并固定于强韧的组织,拉紧缝线可测试组织的强韧度。

1987 年 Gittes 等报告无切口的改良 Pereyra 法,悬吊线于术后割裂阴道黏膜,埋藏于深部而被阴道黏膜所覆盖。

手术设计原理:

压力性尿失禁手术方法的设计取决于盆底支持结构的损害程度以及盆腔器官变位的类型,解剖性压力性尿失禁可按 McGuire 分为两型：

Ⅰ型　膀胱尿道轻度过度活动，是由于肛提肌和尿道骨盆韧带薄弱，膀胱尿道节段于腹压增加时下降并有轻度膀胱膨出，此型患者的治疗可经会阴(Stamey，Gittes 或 Raz 手术)或经耻骨后(Marshall-Marchetti-Krantz 或 Burch 手术)进行膀胱颈悬吊术。各型术式悬吊部位见图 14-4-1。

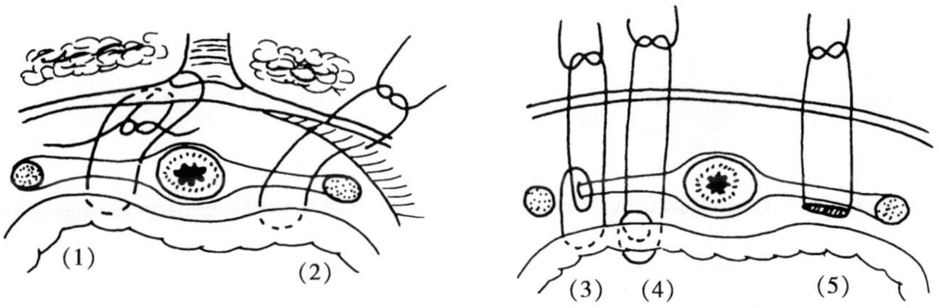

图 14-4-1

(1)M-M-K；(2)Burch；(3)Raz；(4)Gittes；(5)Stamey

Ⅱ型　重度过度活动，腹压增高时尿道旋转下降至水平位。此型患者需要作膀胱颈悬吊并处理膀胱膨出，Raz 膀胱颈四角悬吊，严重者需处理小肠膨出或直肠膨出。

膀胱膨出按其严重程度分为四度，各型有其不同的修补方法(表 14-4-1)。

表 14-4-1　膀胱膨出

分度	定　义	治　疗
Ⅰ	膀胱颈过度活动	膀胱颈悬吊(MMK，Butch 手术或 Stamey，Gittes 手术)
Ⅱ	膀胱底于用腹压时到达阴道口	膀胱或膀胱颈四角悬吊(Raz)
Ⅲ	膀胱颈于用腹压时凸出阴道口	同上
Ⅳ	膀胱底于静止时凸出阴道口	膀胱颈悬吊和膀胱膨出修补

一、改良 Marshall-Marchetti-Krantz 手术

术式已作了若干改进，尤其适用于外阴有难以治愈的尿性皮炎的患者，本手术的成功率由 57%~95%不等。

【手术步骤】

患者取截石仰卧位，作阴道内及会阴部消毒后，插入气囊导尿管，充胀球囊，作下腹部弧形或正中切口，剥离耻骨后间隙。用拉钩牵开腹直肌，用手指或持纱布的圈钳将膀胱颈和尿道后段从耻骨后游离，小心避免撕裂薄壁的静脉。清除尿道两旁的脂肪组织，显露盆内筋膜。覆盖尿道和膀胱颈的脂肪组织应予保留(图 14-4-2)，以免损伤该部位神经及营养血管，使膀胱颈和尿道后段的功能受损，而且还可避免术后尿道、膀胱颈与耻骨联合发生紧密粘连。术者的非惯用手带双重手套，用食、中指插入阴道作指引，助手轻轻牵引导尿管，以确定膀胱颈位置。于膀胱颈下方 1cm，膀胱颈和膀胱颈上方 1cm 水平处各缝 1 针悬吊线(不吸收合成缝线)，缝线穿过盆内筋膜和阴道前壁，但不穿透黏膜(图14-4-3)。缝合过程若遇针孔处出血，只需压迫片刻即可止血，很少需要用细丝线于出血点作 8 字缝合。在缝好两侧的悬吊线后，用阴道内的手指将膀胱颈抬至耻骨联合高处，确定位置后，将悬吊线改穿粗短圆针，由远侧至近侧依次从耻骨骨膜穿入，从耻骨联合软骨穿出(图 14-4-3~4)。依次结扎缝线，将阴道前壁及尿道抬高并固定于耻骨联合后方(图 14-4-5)。

曾施行该部位手术的再次手术患者，耻骨后有广泛粘连，需要用锐性分离方法才能将尿道、膀胱颈从耻骨后方游离，此时需要切开膀胱，藉膀胱内手指及尿道内导尿管的指引进行剥离及缝合(图 14-4-6)。术后应留置耻骨后间隙的负压引流管。

伴有内尿道括约机制失常的患者，在施行膀胱颈悬吊的同时，应作尿道后段及膀胱颈前壁摺叠缝合，缩窄膀胱出口，加强其腔内闭合功能(图 14-4-7)。

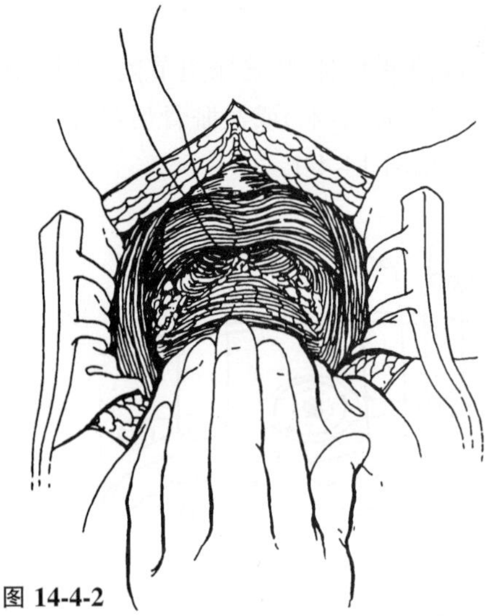

图 14-4-2

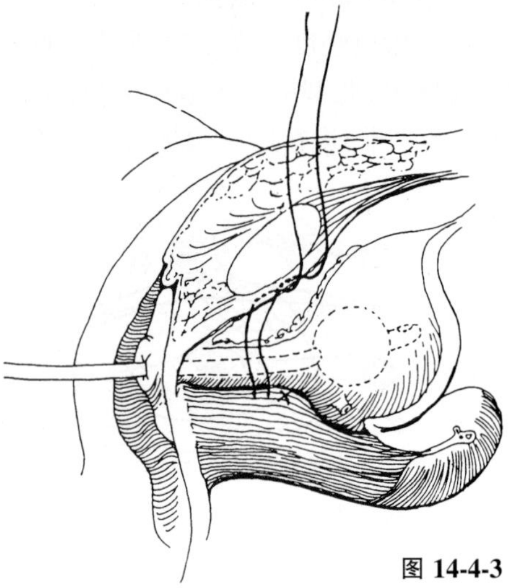

图 14-4-3

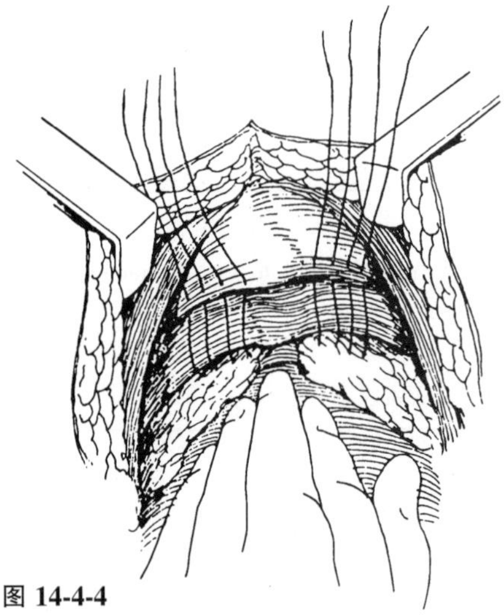

图 14-4-4

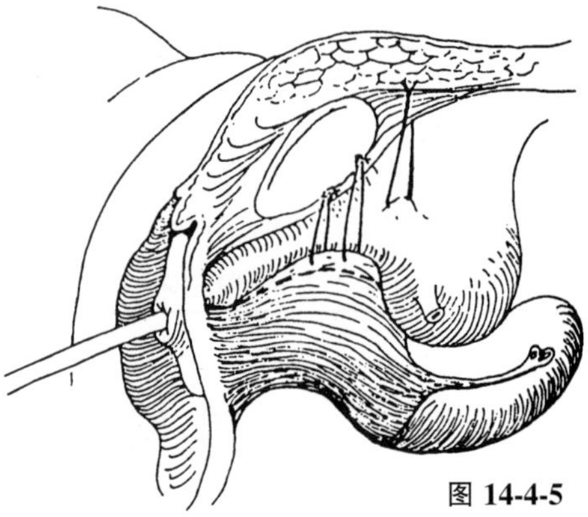

图 14-4-5

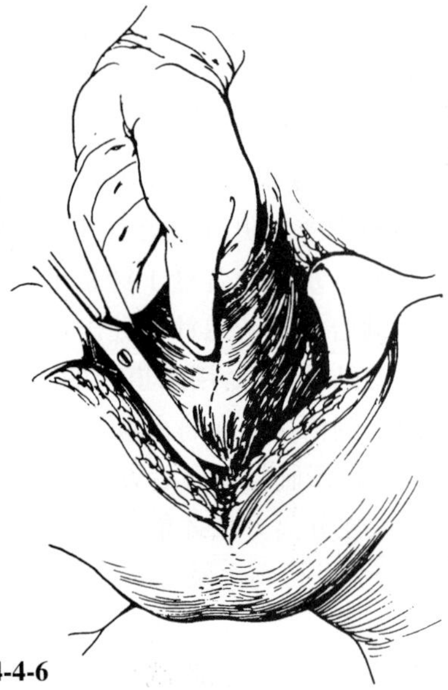

图 14-4-6

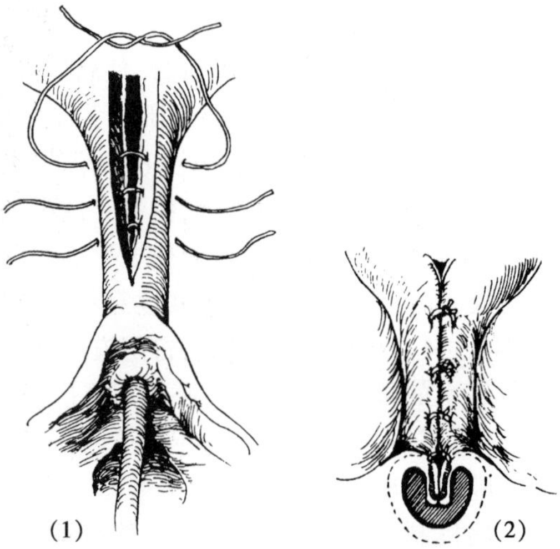

(1)　(2)　图 14-4-7

二、Burch 阴道悬吊术
(colposuspension)

用本术式经耻骨后抬高膀胱颈不会压迫尿道，且能矫治轻度至中度的膀胱膨出，设计比较合理，尤其适用于外阴、阴道有难以治愈的炎症患者，成功率达 89%~93%。

【手术步骤】

消毒阴道及会阴后插入球囊导尿管，作下腹弧形切口，分离膀胱前壁并进入耻骨后间隙，向两侧小心分离，显露耻骨梳韧带。用 2-0 号铬制肠线先在一侧膀胱颈水平穿过阴道壁肌层，不穿透黏膜。缝线于膀胱颈上方穿过膀胱壁(亦有学者将两对缝线远侧分别缝于尿道中段及膀胱颈水平旁 1cm 处)。缝线另一头穿过耻骨梳韧带，暂不打结，同样方法作对侧缝合。结扎两侧的悬吊线，止血完善(图 14-4-8~9)。作膀胱造瘘。缝合腹部切口。术后 3 天拔除导尿管，至排尿通畅拔除膀胱造瘘管。

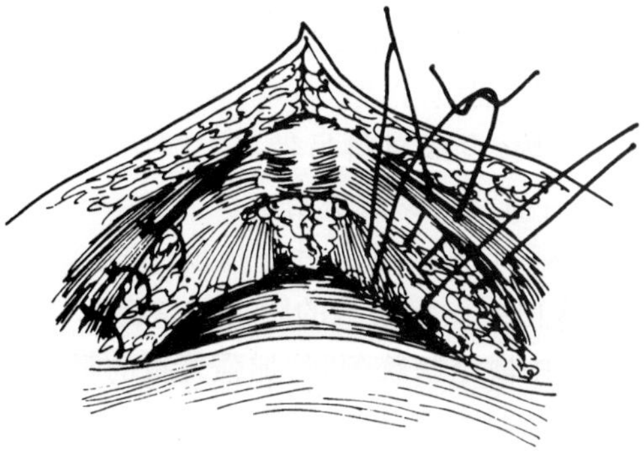

图 14-4-8

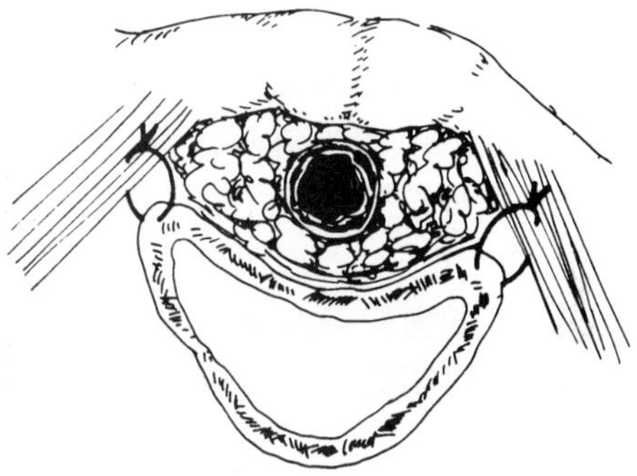

图 14-4-9

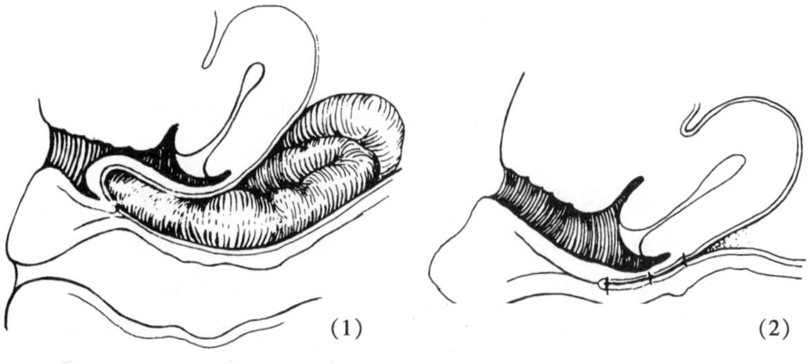

(1)　　(2)

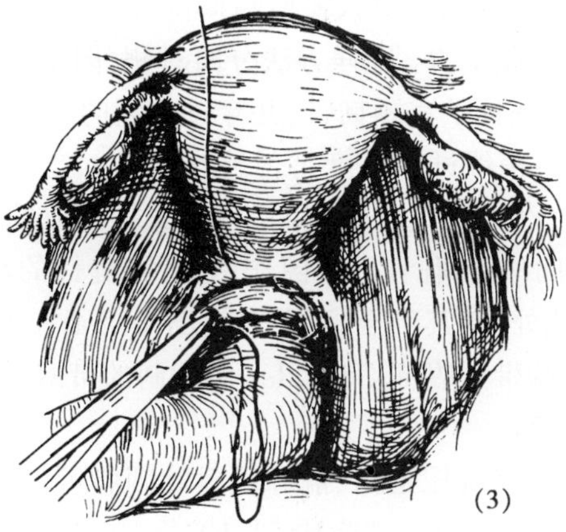

(3)

图 14-4-10

修补小肠膨出　小肠膨出是因子宫骶骨韧带和主韧带远离，肛提肌裂孔变宽，使子宫直肠窝加深，腹膜囊增大，向阴道顶部凸出成疝，小肠进入疝囊内(图 14-4-10(1))。经腹或经阴道悬吊膀胱颈后，阴道前壁悬于高位，使阴道顶部和后壁位于骨盆更低位，易致小肠膨出。术前检查可见到子宫颈后方或阴道顶部膨出，与其远侧的直肠膨出之间有界沟。阴道指检当咳嗽时有冲击感，有时还可隔阴道壁观察到肠蠕动。

经腹部修补小肠膨出操作比较简单。在完成膀胱颈悬吊后，切开腹膜，在子宫底缝 1 针牵引线，将其向前、向上牵开。若子宫已切除，则用组织钳夹持阴道壁并向前牵拉，用不吸收缝线从底部开始缝合关闭子宫直肠窝，达子宫骶骨韧带时，作荷包缝合，缝线穿过子宫骶骨韧带及直肠前壁，缝合时注意避免损伤输尿管。结扎缝线，若有张力需加减张缝合(图 14-4-10(2)(3))。

第五节　耻骨阴道悬吊术

pubo-vaginal suspengsion

【梅　骅】

耻骨阴道吊带术是经阴道游离膀胱颈尿道节段，放置耻骨阴道吊带，绕过膀胱颈及尿道上段，吊带两端固定在耻骨上的腹外斜肌腱膜或腹白线。临床上使用的吊带包括：

1. 自体腹直肌鞘、腹外斜肌腱膜、股外侧阔筋膜、尸体筋膜、合成材料吊带等，这种术式除操作复杂外，筋膜吊带日久可松裂变性，合成材料吊带偶致尿道破溃，目前已很少被采用。

2. 阴道吊带　Raz 法是经阴道松解膀胱颈尿道节段，用不吸收线多处穿过膀胱颈，尿道旁的筋膜及阴道壁深层，线的两端向前穿出腹壁，固定于腹外斜肌腱膜及腹白线。将松弛的阴道前壁提起，重建可靠的背板。另一种术式“阴道吊带”是埋藏一块原位阴道壁于尿道中段至膀胱颈间，加强背板的阻力。

一、经阴道穿针膀胱颈悬吊术

(transvaginal needle bladder neck suspension)

【手术适应证】

因尿道膀胱颈过度活动所致的压力性尿失禁，没有或伴有轻度膀胱膨出。

【手术步骤】

患者取高截石位。用阴道重垂拉钩牵开阴道后壁，将小阴唇张开，用缝线固定于大阴唇。作耻骨上膀胱穿刺造瘘。插入气囊导尿管、充胀球囊并稍向外牵引，在阴道外触到球囊以确定膀胱颈位置，用生理盐水注射入阴道前壁以显示组织平面，便于剥离。在阴道前壁作倒 U 形切口，其基底绕过外尿道口与膀胱颈连线中点，两端达膀胱颈近侧。将切口两侧的膀胱壁从光泽的尿道周围筋膜浅面向耻骨方向游离(图 14-5-1)。在膀胱颈水平用弯剪将尿道骨盆韧带从其附着于侧盆壁的腱弓处钝性分开。当进入耻骨后间隙时，剪尖朝向患者肩部。稍加分离后，用示指进入耻骨后间隙，将尿道和膀胱颈周围的所有粘连作钝性分离，示指尖端直达下腹壁腹直肌及腱膜下方。同样方法分离对侧(图 14-5-2)。用 1 号不吸收合成缝线在此裂隙内缘中部穿过尿道骨盆韧带及耻骨子宫颈韧带，并穿过相邻的阴道壁，但不穿透黏膜。如此作 3~4 次螺旋形贯穿缝合(图 14-5-3)，拉紧悬吊线试验强度是否足够。

在耻骨上缘作 3cm 的横切口，直达腹直肌鞘表面，用克氏针制成的长带线缝针(图 14-5-4)从腹壁切口穿过腹直肌鞘，藉从阴道插入的示指在耻骨后间隙作引导，将缝针的针尖插至阴道切口处(图 14-5-5)，将已缝好的悬吊线一端穿入缝针孔处，将其带至腹部切口(图 14-5-6)。用同法于耻骨上距上次进针旁 1cm 处插入带线缝针，将悬吊线的另一端带至腹部切口。Raz 用特制的带双线缝合器，只作一次穿刺，即可将悬吊线的两端带至腹部切口(图 14-5-7)。

作膀胱镜检查，确定悬吊线不在膀胱尿道内，静脉注射靛胭脂可见输尿管管口排出蓝色尿液，轻轻拉紧悬吊线，将膀胱颈和尿道近段提高至 Q-tip 试验达 5°~10°角，在结扎悬吊线前用 2-0 号铬制肠线缝合阴道切口(图 14-5-8(1)(2))。结扎两侧悬吊线，缝合腹部切口，用带抗生素软膏的纱布填塞阴道。

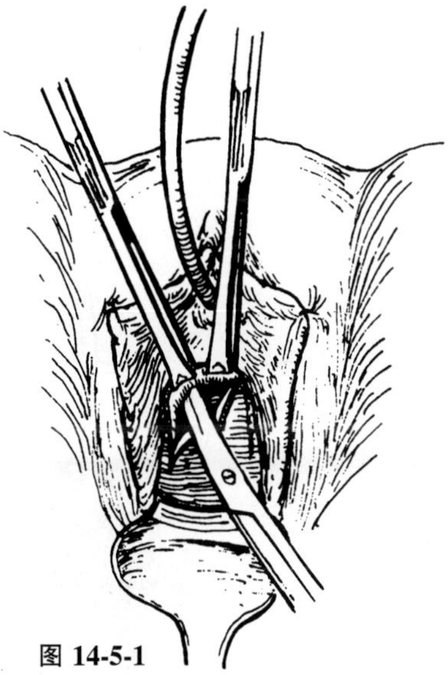
图 14-5-1

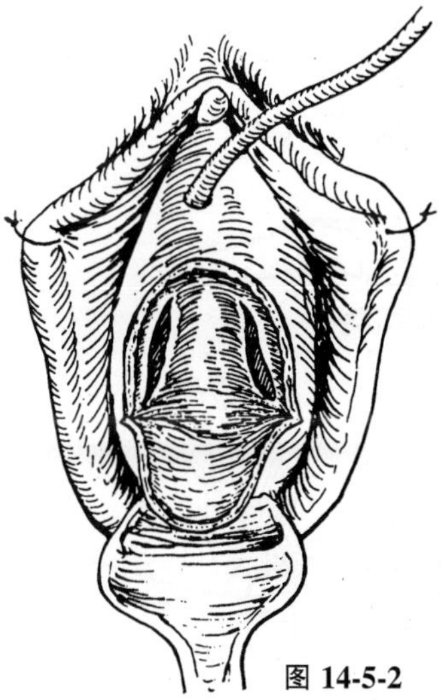
图 14-5-2

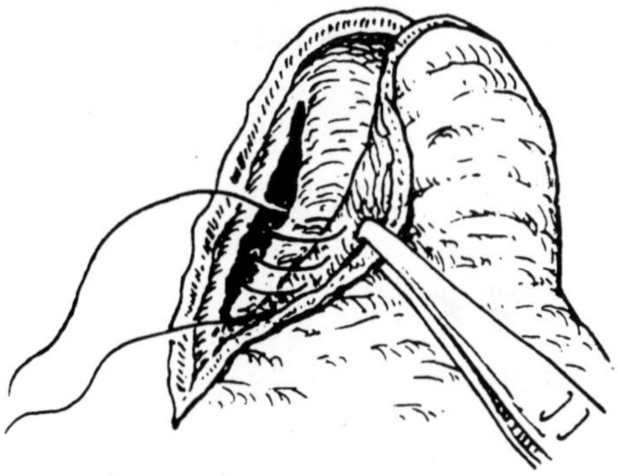
图 14-5-3

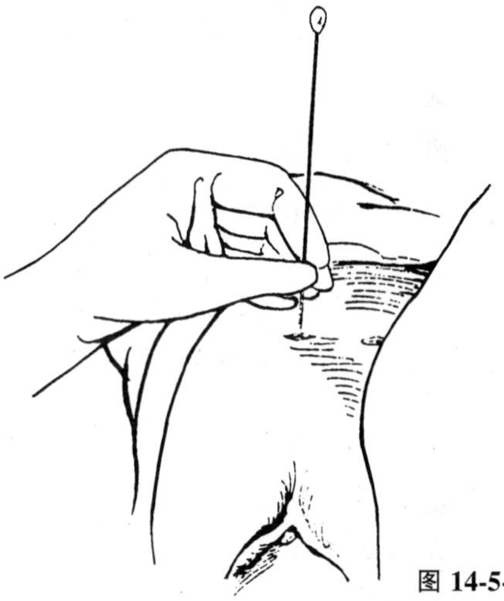
图 14-5-4

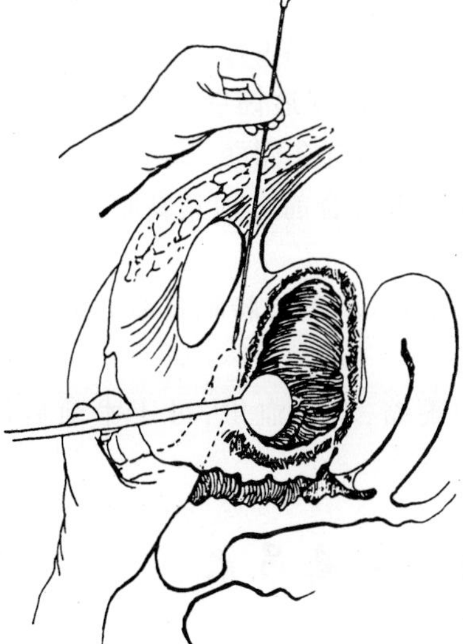
图 14-5-5

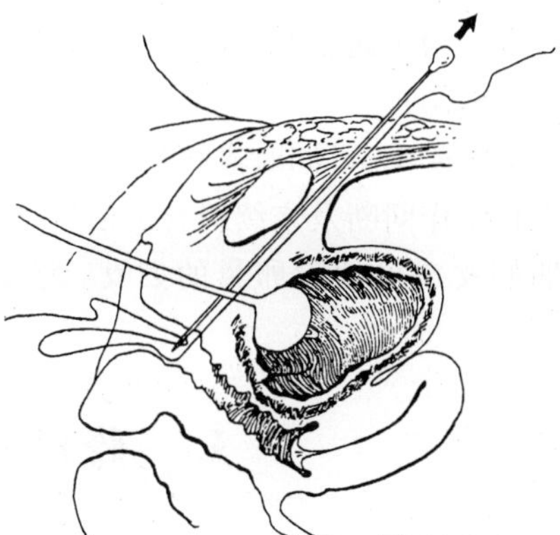
图 14-5-6

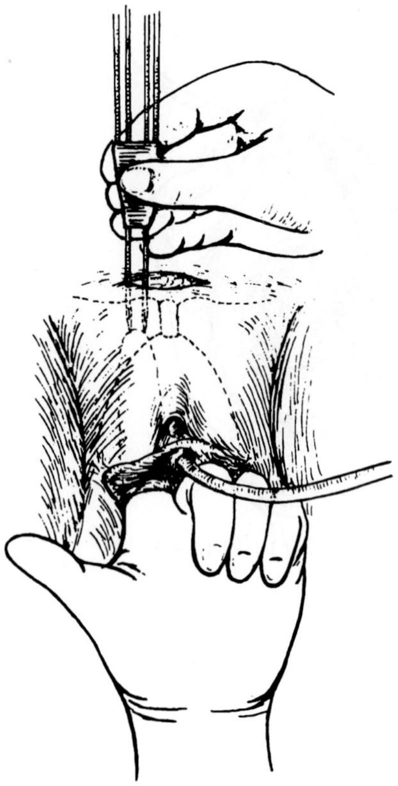

图 14-5-7

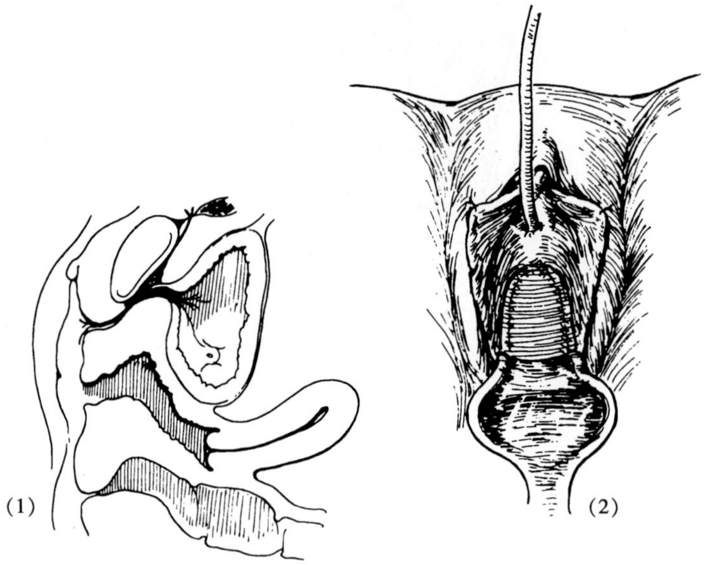

图 14-5-8

此法的优点是准确将悬吊线安置在膀胱颈水平，缝线不会穿入膀胱内，同时可矫治各种程度的阴道前壁膨出，Raz 复习了文献记载的 400 余例手术，成功率达 94%(85%治愈、9%偶有失禁)。

二、阴道吊带术
(vaginal Sling)

【手术步骤】

患者取高吊腿卧位，于阴道前壁作倒 U 形切口，切口前方达尿道口后方 2cm 处。用生理盐水或 0.25% Procaine 作阴道壁深面注射，以利于分离。于离切口 2cm 处的近侧横断阴道前壁，将方形阴道壁瓣留于原位，不予分离。将后方的阴道壁瓣与膀胱分离，达子宫颈附近(图 14-5-9)。

将切口外侧的阴道壁创缘稍作游离，显露近耻骨的耻骨膀胱、尿道韧带。用不吸收的合成缝线将覆盖尿道的原位阴道壁瓣与耻骨边缘的耻骨尿道韧带连续缝合，线结打在深面。缝合后阴道壁瓣被伸张，提供对尿道的支持。为了防止阴道壁包埋后偶可形成表皮囊肿，于缝合前电灼其黏膜，以防止囊肿形成，并促进粘连(图 14-5-10)。

若伴有膀胱膨出，可同时进行修复。张开已分离的阴道壁瓣，覆盖膀胱及前方的“阴道吊带”，与外侧创缘用可吸收线作间断及连续缝合。留置导尿管 10~12 天。

绝经期妇女或已切除卵巢的妇女，为改善阴道壁的萎缩，增加血供，可于术前后局部外涂雌激素软膏。

三、膀胱和膀胱颈四角悬吊术

【适应证】

膀胱和膀胱颈四角悬吊术(Raz 法)适用于伴有Ⅱ~Ⅲ度膀胱膨出的压力性尿失禁患者，此类患者常伴

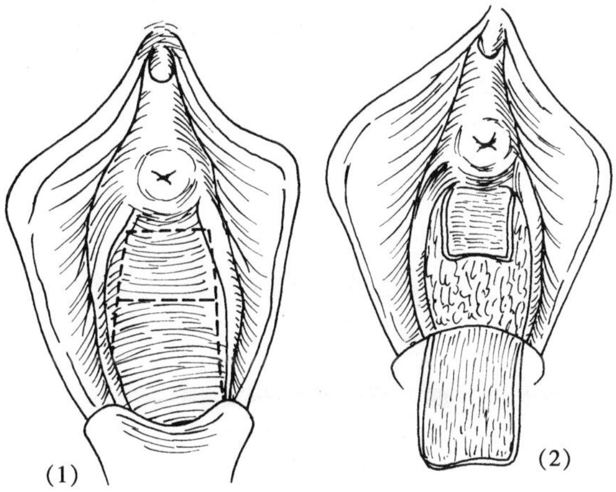

(1)　(2)

图 14-5-9

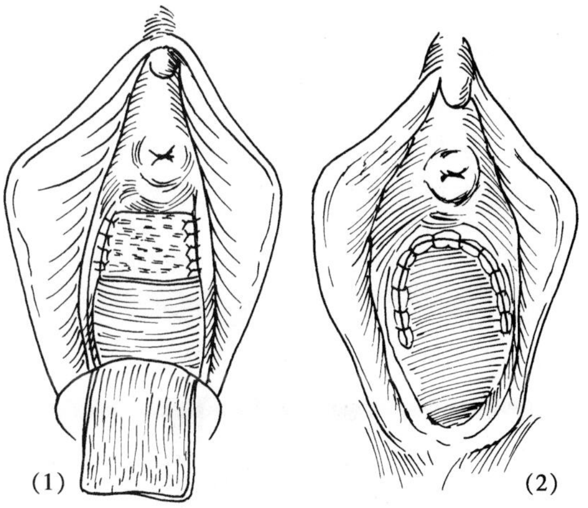

(1)　(2)

图 14-5-10

有严重的外侧缺损，需用四角悬吊方法。Ⅳ度膀胱膨出者需加作膀胱膨出的修补术。

【手术步骤】

参考经阴道穿刺膀胱颈悬吊术式，作阴道前壁倒 U 形切口，两端延长至膀胱底部，以显露主韧带前部。子宫未予切除者切口延长至子宫颈处，在膀胱颈水平向外侧穿过尿道骨盆韧带分离达耻骨处，显露有光泽的尿道旁筋膜，沿此水平向外，在肛提肌和尿道骨盆韧带间的平面分离，在尿道骨盆筋膜终止于腱弓处将其作钝性及锐性分离，进入耻骨后间隙，分离尿道及膀胱周围的粘连，用 1 号合成悬吊缝线穿过两侧已分离的尿道骨盆韧带，作 3 次螺旋形缝合，再于此创缘的后段、耻骨子宫颈韧带处，用 1 号合成缝线作 3 次螺旋形缝合，安置好四角悬吊线(图 14-5-11)。不论子宫存在与否，悬吊线应予多处穿过阴道前壁、膀胱骨盆韧带和主韧带。若子宫还存在，应将其牵向对侧显露主韧带。若子宫已被切除，可于阴道残端处找到主韧带，此时需将两侧的主韧带互相靠拢在中线缝合。

压力性尿失禁合并严重膀胱膨出(Ⅳ度)患者存在三种情况：尿道过度活动，外侧缺损，中央缺损。中央缺损的修补是将膀胱子宫颈韧带和主韧带于中线拉近缝合；尿道过度活动是用膀胱颈悬吊予以纠正；由于外侧缺损表现为膀胱滑疝，其修复需要将膀胱抬高至肛提肌裂孔上方，其有效的修复方法是作改良式的膀胱颈悬吊，悬吊线要穿过膀胱骨盆韧带和主韧带。

修复严重膀胱膨出是作阴道正中切口，由尿道中部至膀胱膨出的后方，向两侧阴道壁深面作潜行剥离，向前达尿道周围筋膜，终止于腱弓处，近侧达膀胱与腹膜皱褶交界处，外侧到膀胱骨盆韧带(图 14-5-12)。由于多数患者需作膀胱颈悬吊和修补外侧筋膜缺损，可参考前述方法进入耻骨后间隙。用 1 号合成缝线于两侧穿过尿道骨盆韧带，膀胱骨盆韧带和主韧带。若尿道骨盆韧带和主韧带距离较远(长于 3cm)，宜于

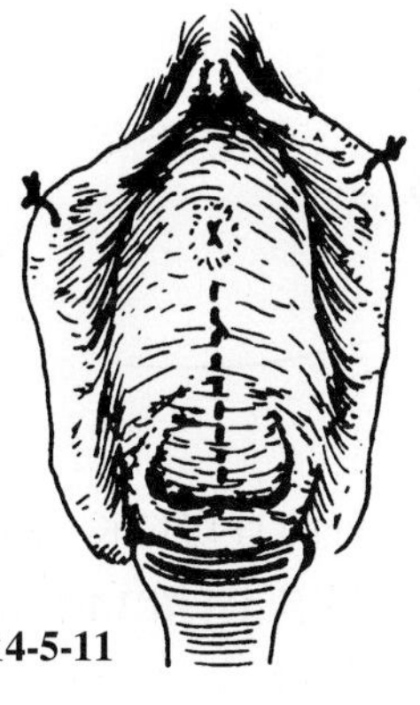

图 14-5-11

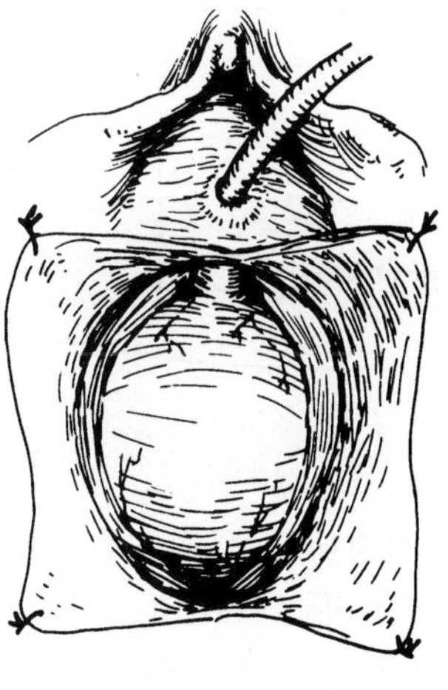

图 14-5-12

后侧用两根悬吊线(类似四角悬吊)带至耻骨上切口修复中央缺损。

中央缺损的修复是用2-0号合成缝线将两侧的膀胱骨盆韧带向中线靠拢缝合,前至膀胱颈水平,后达腹膜皱褶,安排好缝线后才依次结扎(图14-5-13~14)。做膀胱镜检查证实缝线未穿透膀胱壁并作膀胱穿刺造瘘,于耻骨上结扎四角悬吊线,将膀胱颈提高,缝合耻骨上切口。切除多余的阴道壁并用肠线将切口缝合,阴道内填塞带抗生素软膏的纱布。

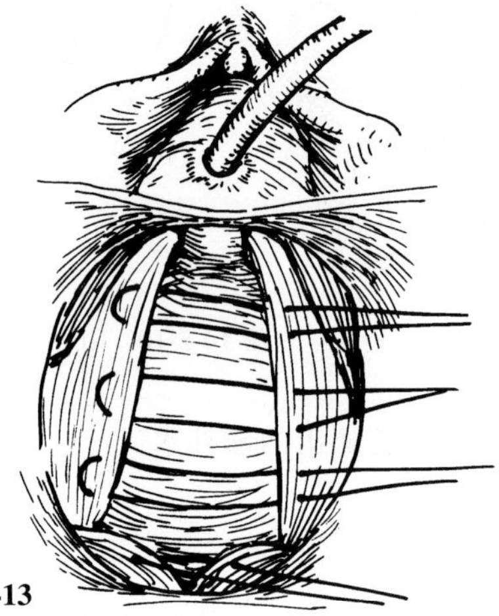

图 14-5-13

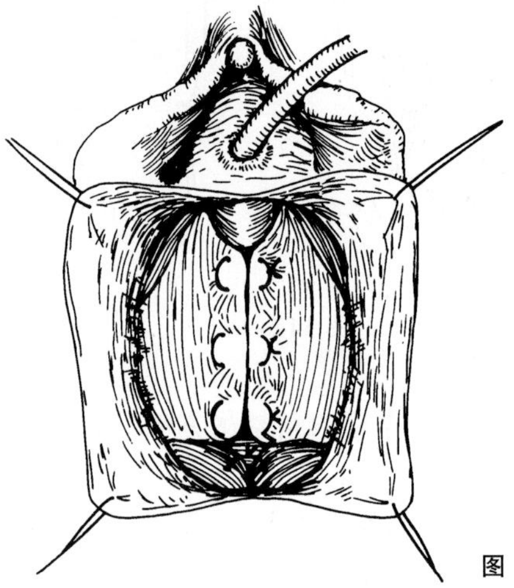

图 14-5-14

【术后处理】

术后1天拔除导尿管及阴道内纱布。术后5~7天试排尿,如排尿通畅、残余尿少,术后两周可拔除膀胱造瘘管。

四、耻骨阴道吊带术

(pubovaginal sling)

【手术步骤】

1. 在股中部外侧作短的皮肤横切,切开皮下组织,显露阔筋膜。分离一块宽1.5cm的带状阔筋膜,将其末端用缝线固定于圆头探针上。沿筋膜的长轴作皮下潜行剥离,并将探针向远侧推进,直达膝关节近侧。于此处作一小的皮肤横切口,将已分离的筋膜带从此处穿出,获取长约15cm的阔筋膜吊带(图14-5-15)。

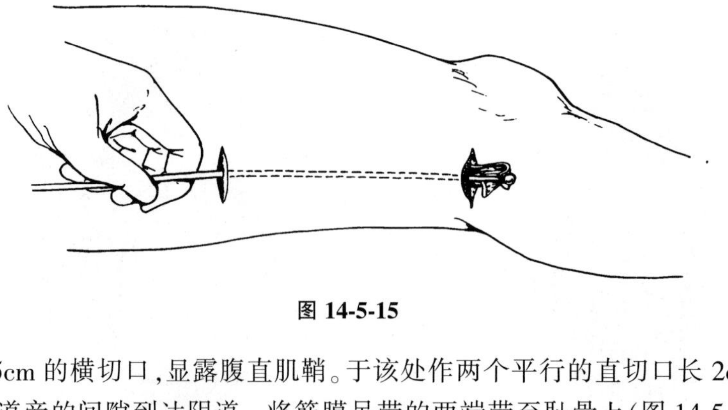

图 14-5-15

2. 于耻骨上缘作5cm的横切口,显露腹直肌鞘。于该处作两个平行的直切口长2cm。用大弯钳自此切口穿过腹直肌,通过尿道旁的间隙到达阴道。将筋膜吊带的两端带至耻骨上(图14-5-16)。调整吊带至其中点位于膀胱颈位置。张开筋膜带,用丝线将其固定于尿道骨盆韧带创缘。

3. 拉紧吊带两端，将膀胱颈上提至高位。张开筋膜带，将两端互相重叠，并用丝线缝合、固定于腹直肌鞘切口的两端(图 14-5-16)。

4. 用抗生素溶液冲洗阴道及腹部切口，并将其分层缝合。耻骨阴道吊带术亦可在腹部切口取材。于耻骨联合上方 5cm 处左、右两侧各分离一块宽 1cm 的腹外斜肌腱膜及腹直肌鞘，其基蒂向内侧。亦可横向切取一块游离的腹直肌鞘，两端宽 1cm，中部宽 1.5cm，将其跨过膀胱颈部，在腹直肌鞘前缝合固定，将膀胱颈悬吊在高位(图 14-5-17)。

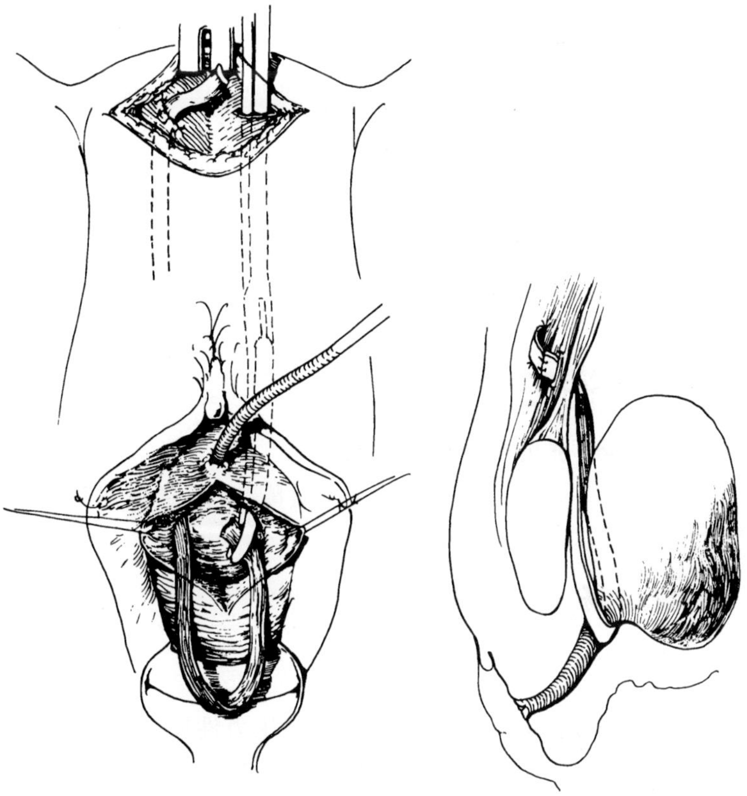

图 14-5-16

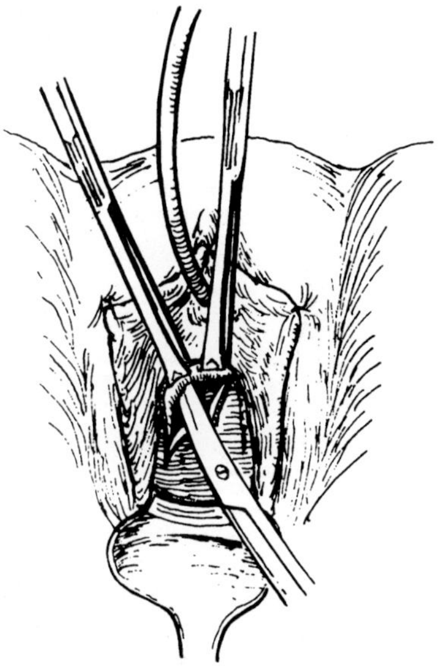

图 14-5-17

【术中及术后并发症】

1. 出血　术中出血多发生于耻骨后间隙，用纱布压迫一般可达止血目的。即使用纱块压迫未能彻底止血，在结扎悬吊线后出血也会停止，没有必要在出血部位多加缝扎。

2. 感染　预防感染需于手术前行阴道彻底消毒，术前后使用广谱抗生素。阴道及会阴有感染者须先治愈；难以治愈的尿性皮炎患者宜采用经耻骨后途径施行手术。在一般情况下伤口无须放置引流物，若放置引流物宜尽早拔除。Raz 主张常规作膀胱造瘘。术后尽早排除导尿管，其主要目的可能是缩短患者住院时间，减少导尿管对尿道的牵引力。但膀胱造瘘可为导致伤口感染的诱因，笔者的病例术中一般不作膀胱造瘘，使用 14 号气囊导尿管留置 7 天。拔管后若有排尿困难及大量残余尿，再插入导尿管留置数天，均获得良好疗效。

3. 损伤尿路　因手术失败而再手术的患者，由于膀胱、尿道与周围组织广泛粘连，在分离过程中可能引起尿路损伤，切开膀胱，在手指指引下剥离耻骨后粘连，可避免误伤。伴有严重膀胱膨出患者在分离膀胱底过程中有可能损伤输尿管下端，术前经膀胱镜插入输尿管导管作为标志，可避免误伤。在主韧带及膀胱骨盆韧带附近进行缝合时须注意避免将输尿管拉近或包括在缝线部位。尿路损伤宜即行修补，膀胱悬吊后若有可疑，宜将生理盐水注入膀胱内，观察有无渗漏。术后才发现损伤尿路者，采用导尿管引流膀胱或输尿管插管引流上尿路作姑息治疗，有时可获自愈，否则宜尽早施行修补手术。

4. 尿潴留　术后尿潴留多因术后膀胱颈、尿道水肿所引起，延长留置导尿管时间可获治愈，尿潴留若因膀胱神经功能紊乱、张力过低所致，则需训练患者间歇自导尿，在明确诊断后可施行膀胱腹直肌间置术

(参考第十章第十四节)。因膀胱颈过度悬吊所致的膀胱颈梗阻,则手术后4周作尿道扩张至33~45F,可使梗阻解除。

5. 尿失禁　术后尿失禁未愈,可能因膀胱颈尿道节段未达到解剖复位,或伴有内在括约肌功能失常所致,在确定原因后施行相应的治疗。

6. 阴道狭窄　术中切除过多阴道壁可引起阴道狭窄,导致性交困难和疼痛。将狭窄部直切横缝或作游离植皮,可解除阴道狭窄。

参考文献

1. Raz S, Little NA, et a1. Female urology. In Walsh PC, et a1(eds): Campbell's Urology. Philadelphia: WBS Co, 1992, 2782-2828
2. Wilson TS, Lemack GE, et al. Management of intrinsic sphincteric deficiency in women, J Urol. 2003, 169: 1662-1669
3. Delancey JO. Structural support of the urethra as it relates to stress urinary incontinence: the hammock hypothesis. Am J Obstet Gynecol, 1994, 170: 1713
4. Raz S, Stothers L, Young GPH, et al. Vaginal wall sling for anatomical incontinence and intrinsic sphincter dysfunction. J Urol, 1996, 156: 166
5. Wilson TS, Lemack GE, Zimmern PE. Management of intrinsic sphincteric deficiency in women. J Urol, 2003, 1992-1669

第六节　尿道中段悬吊术

tension-free suspension of intermediate urethra

【陈凌武　王道虎】

一、经阴道无张力吊带术

(Tension-free Vaginal Tape, TVT)

经阴道无张力吊带术(TVT)是1996年由瑞典Ulmsten等首次提出治疗压力性尿失禁新的手术方法。与传统的术式治疗原理不同,它既不是恢复尿道角度和位置,也不显著的增加尿道阻力,而是通过加强女性中段尿道的支托力而达到控尿的目的。该术式创伤小、无抗原性、简单易行、并发症少及效果好。

【手术原理】

TVT的手术原理是基于尿道的"吊床"假说而设计的,"吊床"假说认为:尿道的关闭是由耻尾肌前部分收缩形成所谓的"吊床"所致,"吊床"的形成是以耻骨尿道韧带后的部分阴道为传递媒介,而压力性尿失禁患者的耻骨尿道韧带对尿道的支持力不够,因此,加强尿道中段的支托力,可使耻骨尿道韧带的功能完善。TVT手术正是加强了耻骨尿道韧带的功能,通过吊带将中段尿道正确的固定在耻骨上,使耻骨尿道韧带的功能恢复,同时加强尿道下阴道壁的"吊床"作用及其与耻尾肌的连接,这样就形成了新的"吊床",当增加腹压时,吊带对尿道形成强有力的支托,而放松时吊带则无张力的处于尿道下方,不影响尿道功能,而且尿道中段的稳定可使膀胱颈近端尿道得到稳定。TVT手术使患者尿道阻力及尿括约肌压力得到提高,而未改变近端尿道的活动度。

【适应证】

适用于因盆底肌支托功能障碍的女性真性压力性尿失禁。逼尿肌与外括约肌不协调性尿失禁、急迫性尿失禁及膀胱容量大于800ml或小于300ml的患者不适宜作TVT手术。

【麻醉】

局部麻醉最常用,腰麻、硬外麻及全麻均可选择使用。

【手术步骤】

1. 体位　截石位,大腿尽量外展,经尿道置F_{18} Foley尿管入膀胱,排净尿液。

2. 切口　在耻骨上沿中线的外侧分别作一长约 0.5cm 的小切口，左右切口旁间距约 5cm；然后在尿道中段的阴道壁用组织钳夹住中段尿道两旁的阴道壁，离尿道外口 1cm 处纵形切开阴道壁，切口长 1.5cm。于阴道黏膜下用组织薄剪向外钝性分离直至碰到耻骨下缘(图 14-6-1)。

3. 穿刺送吊带　拔出尿管，牵开器置入尿管内并固定，将带有牵开器的尿管经尿道插入膀胱，牵开器远端摆向右侧大腿内侧，将固定于推进器的穿刺针尖置入阴道切口并向右上偏移，左手示指置入阴道以引导穿刺针尖于耻骨内缘，右手将穿刺针向耻骨上缘右侧切口方向推进，直到穿出右下腹部切口，推进时始终在左手示指引导下使穿刺针贴近耻骨内侧。松开推进器并固定于另一支穿刺针，理顺吊带，使其不扭转，以同样方法将另一穿刺针前端穿出左下腹部切口(图 14-6-2)。

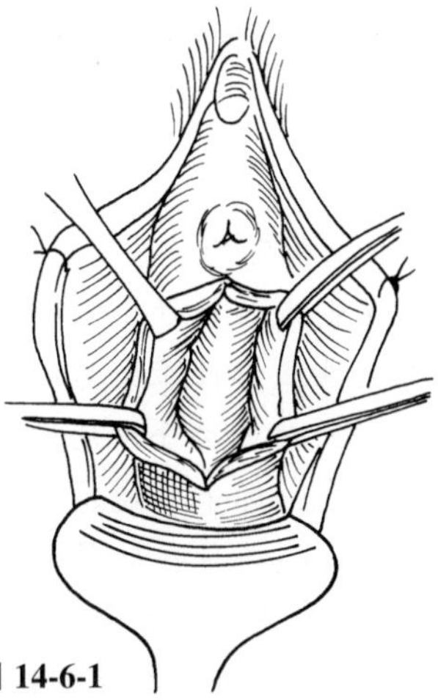
图 14-6-1

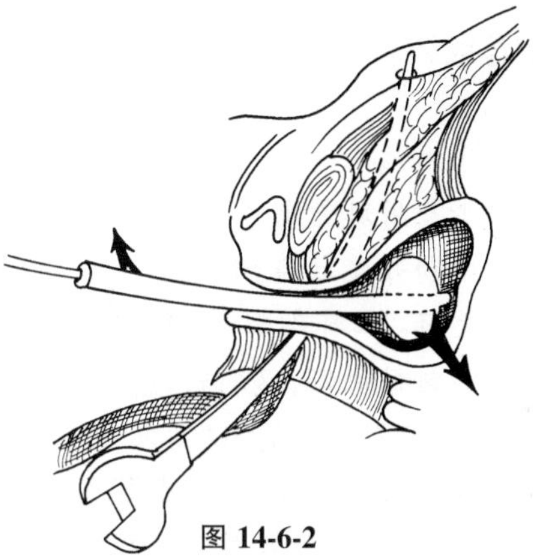
图 14-6-2

4. 膀胱镜检查　退出尿管，用膀胱镜观察膀胱，确认穿刺针没贯穿膀胱后，将两支穿刺针向上提出下腹部切口外，向膀胱注入 250cm 生理盐水，退出膀胱镜。

5. 调整吊带松紧度　于尿道与吊带之间置一薄组织剪，牵拉带塑料鞘的吊带远端调节吊带，退出薄组织剪，观察吊带刚好贴近尿道而没有压迫尿道为止(图 14-6-3)。嘱患者咳嗽或用力向下屏气，观察尿道口无溢尿或溢出 1~2 滴为松紧适宜。再于尿道与吊带间置入一薄组织剪，剪开并拉出塑料鞘，紧贴腹壁皮肤表面剪断多余吊带即可。

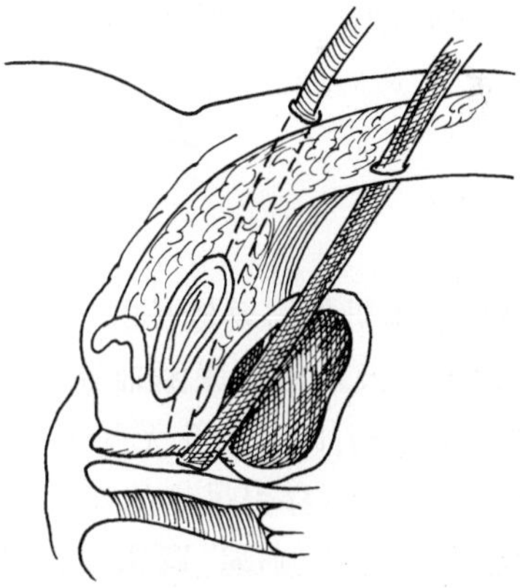
图 14-6-3

6. 关闭切口　用可吸收缝线缝合阴道切口，腹壁小切口可按具体情况缝合或不缝合。

【术后处理】

1. 阴道内放置一碘伏纱布，术后 6 小时后取出。

2. 留置的导尿管在术后 24~48 小时后拔出。

3. 术中术后应用抗生素预防感染。

【手术并发症】

1. 膀胱损伤　发生率 0%~25%，为弧形针穿刺时损伤膀胱。多见于有过压力性尿失禁手术史者。预防措施详见手术步骤，导针杆控制膀胱颈方向，弧形针尽量贴近耻骨后上行。有损伤时可重新穿刺，术后留置导尿管 5 天以上。

2. 排尿困难　发生概率很少，发生与术后吊带移位有关。术后两次 B 超残余尿在 100ml 以上者需要留置导尿管。

3. 耻骨后血肿　为穿刺损伤血管所致，TVT 手术后应常规 B 超检查排除耻骨后血肿。如有血肿可保守处理。穿刺时应注意不要过度外偏以免损伤髂血管。

4. 吊带排斥　主要发生于使用如尼龙、涤纶、Core-Tex、Teflon 等吊带材料者，自改用聚丙烯作吊带后未见排斥之报道。

5. 其他　如阴道切口感染、闭孔神经及髂外血管损伤等，均较少见。

参 考 文 献

1. Volkmer BG, Nesslauer T, Rinnab L, et al.Surgical intervention for complications of tension-free vaginal tape procedure. J Urol, 2003, 169 : 570-574

2. Glavind K, and Glavind E. Treatment of prolonged dysfunction after tension-free vaginal tape procedure. Obstetrical Gynecological Survey, 2006, 307-308

3. Andonian S, St-Denis B, and Lemieux MC, et al. prospective clinical trial comparing obtape and DUPS to TVT: one year safety and efficacy results. Euro Urol, 2007, 52 : 245-251

【主编点评】

TVT 手术临床普及应用的 10 年间，已被公认为治疗压力性尿失禁可靠的手术方法。自 2001 年一些学者应用耻骨上弓吊带(SPARC)改良术式，经耻骨上穿刺带入吊带。远期随访表明：TVT 手术的治愈率和并发症与 SPARC 手术相比并无显著差异。单纯性压力性尿失禁比复杂性压力性尿失禁疗效更好。术前夜尿、尿急、OAB 症状为预后疗效不佳因素。对此类手术的进一步研究着重在方法改良和材料优化，以期获得最佳疗效和最少并发症。采用聚丙烯吊带能获得更好的组织相容性，减少溃破并发症；TVT-O 术式可避免盆内血管及脏器意外损伤；吊带在耻骨前放置可能比耻骨后放置更简易、安全。由于市售 TVT 器械价格昂贵，国内学者有使用合成材料垫片，用悬吊线固定于腹前壁，也能获得良好疗效。可望进一步技术改良和材料优选，以使手术效果更臻完善。

(梅　骅)

参 考 文 献

Christopher C, Roth J, Christian Winters, et al. What's newin slings: an update on midurethral slings. Current opinion in urology, 2007, 17 : 242-247

二、经闭孔无张力阴道吊带术
(TVT-Obturator System)

由于 TVT 手术仍然需要较长的手术时间，而且有可能因为手术操作，损伤盆腔以及腹腔的脏器、膀胱穿孔、术中出血以及术后排尿困难等并发症。针对上述的缺点， 于 2003 年 De Leval 采用了一种新的与 TVT 有关的手术方式，即经闭孔无张力阴道吊带术(TVT-O)。TVT-O 是 TVT 术的发展和改良，其优点有：

1. 置入方法简单。穿引吊带的弯针弧度正好跨过耻骨下生理弯曲，避开了耻骨后间隙、膀胱及膀胱附近的血管，使膀胱、尿道、血管、肠道或神经损伤的潜在危险减少，手术时间缩短。

2. 无须膀胱镜检查。故在许多医院已被常规用来治疗女性尿失禁，且有比较满意的治疗效果。同时，TVT-O 手术的学习时间，手术过程中不需要应用膀胱镜检查，术后恢复快，是一种可以高度重复、精确的经闭孔无张力阴道吊带术。

目前越来越多的人认为 TVT-O 优于 TVT，但是此结论尚需前瞻性，随机对照研究加以证实。

【麻醉】

局麻，硬膜外或全麻。

局部麻醉的方法：将稀释的、长效麻醉剂(同 TVT)，分别在尿道中段处、皮肤出针点各注射 5~10ml；用硬膜外针，在螺旋穿刺针的路径注射 10~20ml，从阴道切口和皮肤出针点分别注射，都朝向耻骨联合和耻骨降支处。

【手术步骤】

1. 病人取截石位　臀部和床边齐。病人的大腿和腹部尽量保持垂直，术前排空膀胱。

2. 标记大腿根部的出针点和阴道正中切口　沿尿道口画一水平线，第 2 条线为第 1 条线上 2cm，出针点为第 2 条线的大腿皱褶外 2cm 处(图 14-6-4)。可以先在出针点做皮肤切口。

3. 用 Allis 钳牵夹阴道前壁　在尿道口下方 1cm 处作一 1cm 长的切口，利用剪刀使用前推-撑开技术向耻骨和耻骨降支的联合处钝性分离。注意剪刀水平略向上方向，角度为 45°角。分离至闭孔膜并有突破感时，略微将剪刀撑大。

4. 在剪刀的分离的路径中插入蝶形导引棒，蝶形导引棒放置好后，插入螺旋穿刺针，针尖贴着蝶形导引棒的凹槽(图 14-6-5)。压住螺旋穿刺针穿过闭孔膜，感觉突破感，取走蝶形导引棒。如果蝶形导引棒没有突破闭孔膜，取出蝶形导引棒，用剪刀重新分离。

5. 旋转穿刺针　手柄部位同时移至中线位置，在到达中间位置前不要转动手柄，以及将手柄在水平位置移动。因为这样容易使穿刺针误入耻骨后间隙(图 14-6-6)。

6. 螺旋穿刺针在靠近前面设定的出针点附近穿出，有时可能需要拉一下皮肤。如果手术开始时没有做皮肤切口，在此刻做皮肤切口(图 14-6-7)。

7. 针尖穿出皮肤后，钳夹塑料管顶端，稳住尿道处的塑料管(图 14-6-8)，将塑料管和网带完整拉出皮肤露出，而且塑料外套靠近阴道切口。

8. 在另一侧完成步骤 7，完成另一侧后，确保网带平放在尿道下无扭转，调整网带至网带与尿道后壁之间可以容纳一个平放剪刀的位置，抽出塑料套，缝合切口(图 14-6-9)。

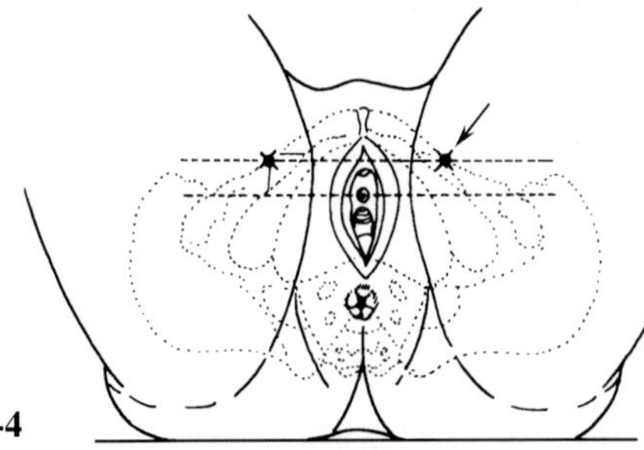
图 14-6-4

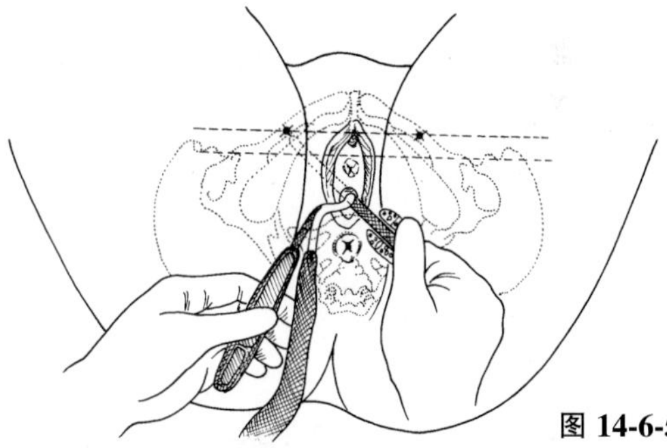
图 14-6-5

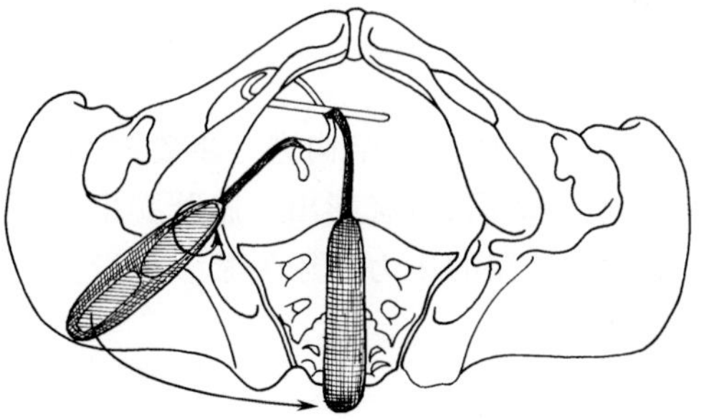
图 14-6-6

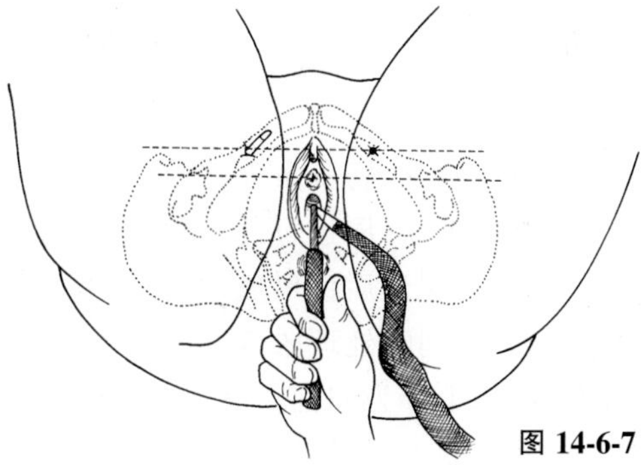
图 14-6-7

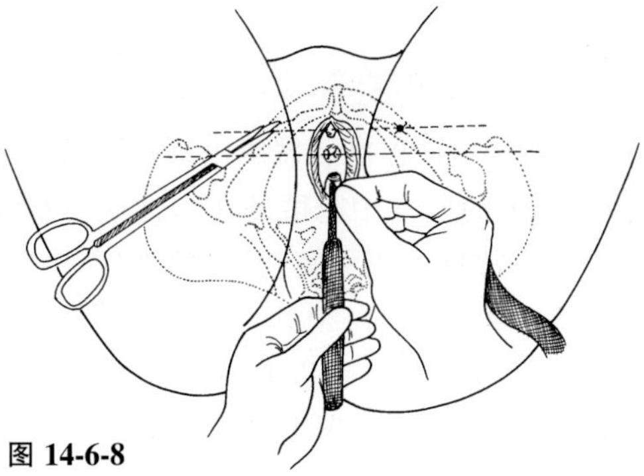
图 14-6-8

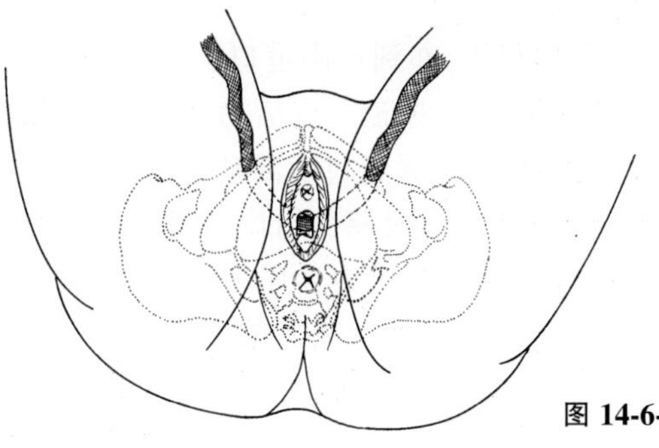
图 14-6-9

【术后处理】

与经阴道无张力吊带术 (TVT)的术后处理相同。

参 考 文 献

1. Neuman M. TVT and TVT-O:comparison of two operative procedures. Euro J Obs Gyn and Reprod Biol,2007,131:89-92
2. Juang CM,et al. Efficacy analysis of trans-obturator tension free vaginal tape (TVT-O) plus modified ingelman-sundberg procedure versus TVT-O alone in the treatment of mixed urinary incontinence: A randomized study. Euro Urol,2007,1671-1679

【主编点评】

如患者同时合并阴道前壁脱垂者,应同时进行阴道前壁修补术,才能取得良好的疗效。方法是:在悬吊术前,将阴道前壁切口向子宫颈方向延长,于靠近子宫颈处将阴道前壁黏膜横行切开,使阴道前壁切口成T字形,组织钳夹住切口两侧阴道黏膜并向外牵拉,于阴道黏膜下平面向外钝性游离阴道黏膜直达外侧筋膜, 用3-0可吸收缝线荷包缝合膀胱下方结缔组织。在行TVT-O或TVT手术后,剪去多余的阴道黏膜,缝合阴道前壁切口。

TVT、TVT-O手术是将支持物置于尿道中段,而非膀胱颈。保证支持物在休止时松弛,极少发生压迫。TVT、TVT-O的支持物是聚丙烯网,组织可长入,减少感染、排斥或溃破。TVT、TVT-O是为微创而设计,疗效与其他方法相比有一定的优势。开放阴道悬吊术仍然有其价值,尤其适用于膀胱底显著下降者。

TVT、TVT-O手术操作简单,微创,并发症少,麻醉时间短,住院时间短,术后康复快。远期疗效应分析其持久性及远期并发症。吊带通过闭孔(TVT-O),可在水平位支持尿道。TVT耻骨前放置与耻骨后放置效果相同。

(陈凌武)

第七节 重度膀胱膨出的手术治疗

surgery for severe cystocele

【梅 骅】

阴道前壁重度脱垂、膀胱重度膨出多因产伤所引起,更年期后盆底支持结构进一步萎缩,尿道膀胱骨盆韧带薄弱致外侧缺损,尿道过度活动;膀胱周围筋膜薄弱致中央缺损,膀胱膨出。膀胱膨出常合并尿道过度活动,但因膀胱尿道后壁形成锐角,使膀胱出口梗阻,掩盖了潜在的压力性尿失禁。施行盆底支持结构修复手术后,若不同时处理尿道过度活动,会出现压力性尿失禁。

膀胱膨出临床上分为四度:

Ⅰ度 膀胱底脱垂至阴道近侧;

Ⅱ度 膀胱底到达阴道中段;

Ⅲ度 到达阴道口;

Ⅳ度 不用腹压,亦到达阴道口。

膨出分度同时包括尿道过度活动、阴道穹隆和盆底支持结构松弛。Ⅲ、Ⅳ度膀胱膨出患者尿道过度活动比Ⅰ、Ⅱ度膨出更多见,尿道过度活动与漏点压无关。严重膀胱膨出的妇女中隐匿的压力性尿失禁可有可无,常伴有逼尿肌不稳定及膀胱出口梗阻,但逼尿肌收缩力减弱并不常见。用子宫托改善膀胱膨出后,解除了膀胱出口梗阻,却出现压力性尿失禁,提示在修复膀胱底支持结构的同时,须处理尿道过度活动。重度膀胱膨出合并隐匿性压力性尿失禁的手术方法是经阴道途径施行阴道壁吊带以及修复盆底支持结构。

Ⅰ、Ⅱ度膀胱膨出的修复是应用Raz四角悬吊的方法(如前节所述)。Ⅲ、Ⅳ度膨出则需借助合成材料网片修复,加强薄弱的膀胱骨盆韧带及筋膜。近年来有学者利用一块狭长的原位阴道壁,电灼黏膜后,两侧缘靠拢缝成管状,作为中线"嵴梁",将两侧的膀胱骨盆韧带及主韧带拉近中线缝合固定于"嵴梁"上,然后缝合阴道壁切口覆盖创面。此法可以避免使用合成材料所致的并发症。重度膀胱膨出常合并子宫脱垂及小肠膨出,手术时须同时处理这些复杂情况。

【手术步骤】

1. 患者在全麻或硬脊膜外麻醉下取截石位,插入16F导尿管。作膀胱穿刺造瘘。牵开阴道入口。

2. 有严重子宫脱垂者先作子宫切除,完成阴道穹隆部成形后才处理膀胱膨出,保留主韧带和子宫骶韧带的缝线作为重建时的标志。若存在小肠膨出者,亦应同时修复。

3. 用皮钳夹持阴道壁,用肾上腺素生理盐水溶液注射于黏膜下。在膀胱颈后方1cm水平向前作U形切口,于其中点向阴道中线切开阴道壁,达子宫颈前沿(或阴道穹隆)处(图14-7-1)。于切口外侧阴道壁下剥离,显露膀胱周围筋膜和膀胱骨盆韧带,向后达主韧带。用皮钳夹住U形切口边缘作外侧分离达阴道壁深部及膀胱处(图14-7-2)。

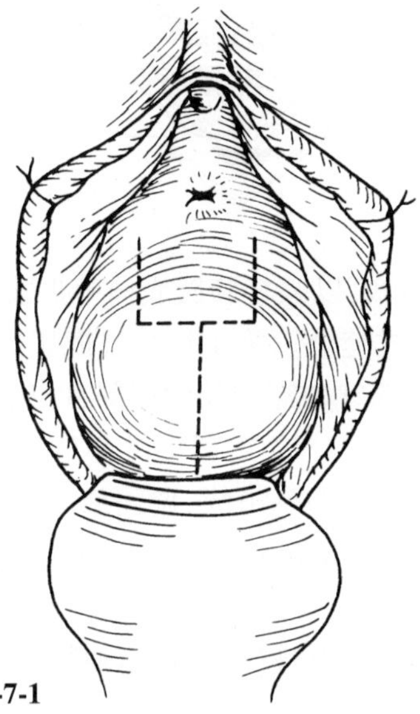

图 14-7-1

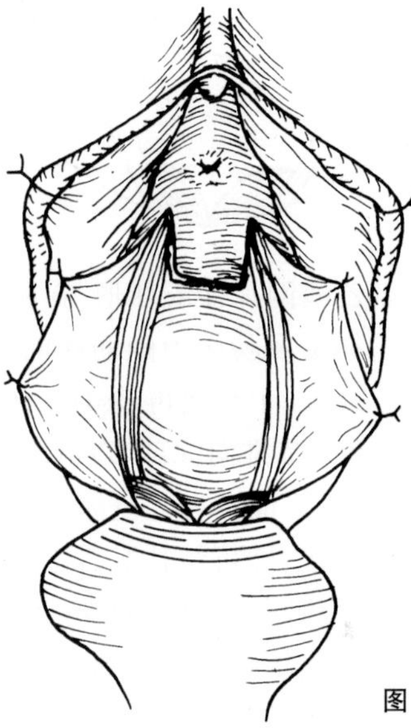

图 14-7-2

4. 简单的小肠膨出修补是用一对不吸收的缝线作荷包缝合将其并拢,置一块可吸收的聚巯基乙酸网片协助纠正阴道穹隆缺损。多数患者需作穹隆部成形,将其缝在骶结节韧带附近的直肠旁筋膜。若无小肠膨出,则用不吸收线在中线将主韧带作8字缝合,暂不打结,留作中部修补的后界标志,用以建立膀胱后阴道顶部的支持,以及作为关闭中央缺损之用。

5. 作耻骨后间隙分离,在U形切口两外侧向深部分离,越过尿道周围筋膜,锐性分离进入耻骨后间隙。用弯剪将尿道骨盆韧带从闭孔腱弓分离出来,分离只限于尿道水平,勿进入膀胱旁间隙,以免损伤膀胱。用手指通过已分离出的通道,确认已进入耻骨后间隙。用两对0号聚乙烯悬吊线于U形阴道壁瓣深面、一前一后穿过尿道旁组织及阴道壁,作阴道壁吊带之用(图14-7-3)。Ⅲ度膨出者可于膀胱周围筋膜带少许肌层做三个同心圆的可吸收线荷包缝合,将膀胱壁内翻固定(图14-7-4);Ⅳ度膨出则需于耻骨上中线作小横切口,4条悬吊线自此处穿出,用弯钳集束钳夹线尾。

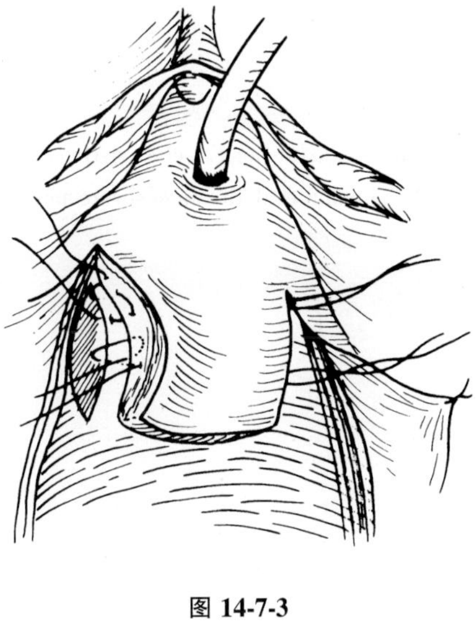

图 14-7-3

6. 修补膀胱膨出的中央缺损,将一块8cm×4cm

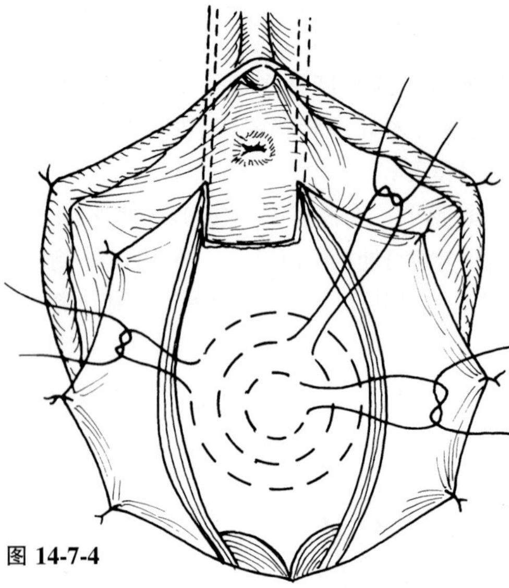

图 14-7-4

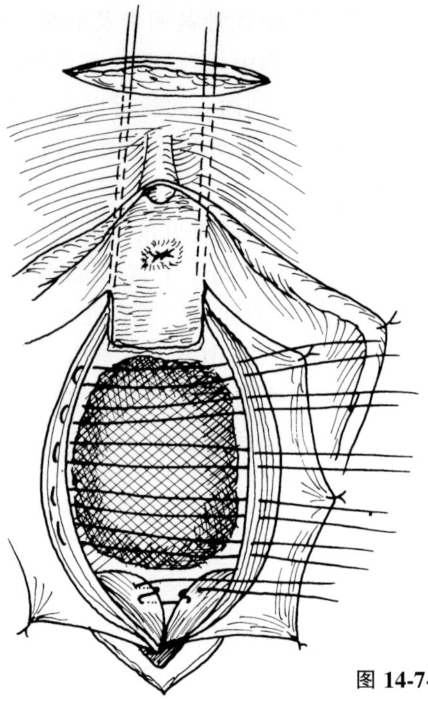

图 14-7-5

的可吸收的聚巯基乙酸网片揉成球形,在膀胱底下方向头侧填塞,以减轻膀胱底向中央缺损处疝出。于网片下方将膀胱骨盆韧带及膀胱周围筋膜向中线靠拢做折叠褥式缝合。第 1 针穿过横切口下方,第 2 针将主韧带向中线靠拢缝合,于其间再缝 4~5 针(图 14-7-5)。注意缝针勿穿过外侧深部,以免伤及输尿管及膀胱。安排好缝线后将膀胱推向深部,以减少缝线张力,依次将缝线打结(参考图 14-5-14)。从静脉注射靛胭脂或美蓝液,在膀胱镜下证实有蓝色尿线喷出,即可拉紧 U 形切口的悬吊线,调整至从尿道插入探针显示的尿道水平角达 5°~10°,即可结扎耻骨上的两对悬吊线,形成阴道壁吊带。缝合 U 形切口,剪去中线切口创缘多余的阴道壁,用可吸收线将创缘连续缝合。

7. 术后第 1 天取出填塞于阴道内的碘伏纱块。术后 10~12 天试排尿,若排尿通畅,无大量残余尿,术后 2 周拔除耻骨上膀胱造瘘管。

本术式的阴道切口设计比传统的耻骨阴道悬吊术更为合理。支配膀胱颈及尿道近段的盆神经于靠近阴道前外侧壁 4 点和 8 点位置进入尿道括约肌；膀胱神经丛与输尿管下端和阴道旁静脉丛关系密切(参考 215 页)。本术式的 U 形原位阴道壁瓣除加强悬吊作用外,因未作广泛游离,不会造成神经损伤。在松解膀胱尿道节段时,宜靠近耻骨边缘作钝性及锐性分离,以免损伤阴道旁的静脉丛、输尿管下端及伴行的神经。

参考文献

1. Safir M H,Gousse AE,Rovner ES,et al. 4-Defect repair of grade 4 cystocele. J Urol,1999,161：587-594

2. Raz S,Little NA,Juma S,et al. Repair of severe anterior vaginal wall prolapse (grade IV cystourethrocele). J Urol,1991,146：988

第十五章

男性尿失禁手术

surgery of male incontinence

根治性前列腺或膀胱切除、膀胱替代术后尿失禁是由于尿道括约机制不全所致。防止尿失禁的措施包括:①保存括约肌;②保存支配尿道的神经;③固定膀胱尿道节段,形成膀胱尿道后角。

男性尿道括约肌起自精阜,远达球部尿道之前,主要包括:①球部上方尿道感觉,平滑肌和弹性纤维;②外横纹括约肌;③肛提肌(耻骨肛门肌-耻骨会阴肌复合体),形成膜部尿道旁尿生殖裂孔。

男性尿道括约肌为慢颤搐横纹肌纤维,自尿道球部沿膜部伸展至前列腺和膀胱颈区,蹄铁形肌袢环绕膜部尿道前侧方,背侧相对缺损,呈阔的腱脊加入会阴中央腱,止于会阴体邻近的耻骨会阴肌和耻骨肛门肌,这两组肌肉也参与括约机制。

肛提肌下端增厚成耻骨会阴韧带,向下环抱尿道,形成尿生殖裂孔,为快颤搐肌,可迅速中断尿流。前列腺坐骨韧带位于前列腺前方,固定垂直方向的外括约肌。

阴部神经主干分出盆内分支沿肛提肌到达盆神经,于下外侧进入横纹尿道括约肌。阴部外神经纤维起自 $S_{2,3}$ 神经根,单独于盆丛外侧、直肠后外侧表面走行,在进入并消失于肛提肌之前终止于尿道横纹括约肌(图 15-0-1)。因此,膜部尿道可来自行经盆内的阴部外神经的盆内分支,或来自阴部神经的盆内分支。这些神经多于根治性前列腺或膀胱切除时发生医源性损伤。即致术后尿道膜部的感觉阈降低,电刺激试验显示膜部尿道或球部 2.5cm 范围内感觉阈明显

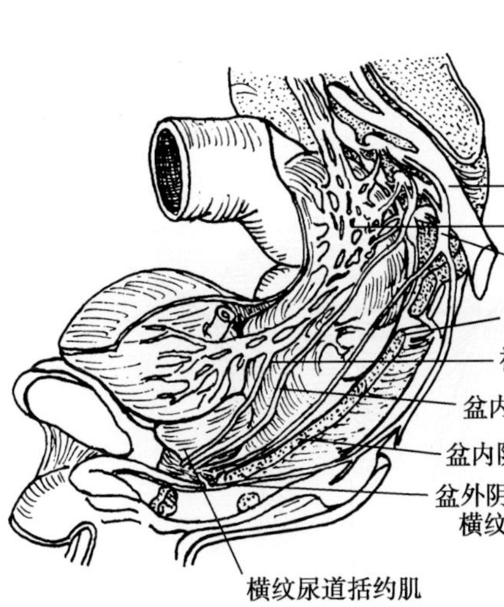

图 15-0-1 横纹尿道括约肌神经解剖侧面观

降低,可以解释当尿液漏入膜部和球部尿道时,因感觉传入障碍,不能产生外括约机制防御反射性收缩而发生尿失禁。于睡眠时大脑中枢处于休眠状态时更易发生尿失禁。

在施行前列腺根治切除和膀胱前列腺根治切除时,应熟识尿道外括约机制的解剖关系。避免损伤其肌肉及支配神经。

(梅 骅)

第一节 尿道球部-阴茎海绵体间置术

bulbous-corpus cavernosum interposition

【周四维】

【设计原理】

利用自身组织增加尿道阻力及漏点压。金锡御、周四维设计并使用本术式,取得良好疗效。

【手术指征】

尿道外括约肌损伤所致Ⅲ度尿失禁(即完全性尿失禁)。

【术前准备】

1. 全身检查 血尿常规及生化检查,心血管、呼吸、消化、神经系统等各项术前检查。
2. 尿道造影或尿道膀胱镜检查,了解全尿道及膀胱情况。
3. 下尿路尿流动力学检查,膀胱压、尿道压及漏点压测定。
4. 抗生素的运用 尿失禁病人常合并有尿路感染,术前应作尿细菌培养及药物敏感试验,于术前3日起使用敏感抗生素,手术前日加用一次剂量。
5. 术前1日宜进少渣饮食,当晚10时起禁食,睡前口服适量镇静药物。
6. 备皮,手术当日晨清洁灌肠,术前30分钟肌注射阿托品0.5mg,哌替啶50mg。

【麻醉】

连续硬膜外麻醉、腰麻、骶麻均可。

【手术步骤】

1. 截石位,用0.5%活力碘液冲洗尿道及膀胱后常规消毒铺巾,经尿道插入F12导尿管。
2. 会阴部取倒Y形切口(图15-1-1)。
3. 纵形切开会阴浅筋膜后显露球海绵体肌(15-1-2)。
4. 纵形切开球海绵体肌,显露球部尿道海绵体及位于背侧的两侧阴茎海绵体,上至阴囊根部,下至尿道球部近心端(图15-1-3)。
5. 将球部尿道海绵体自阴茎海绵体上充分游离出来,显露其背侧,位于两侧阴茎海绵体之间的阴茎中隔(图15-1-4)。

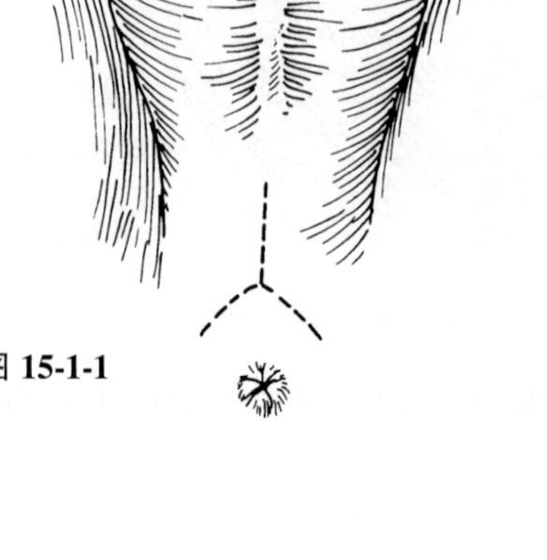
图 15-1-1

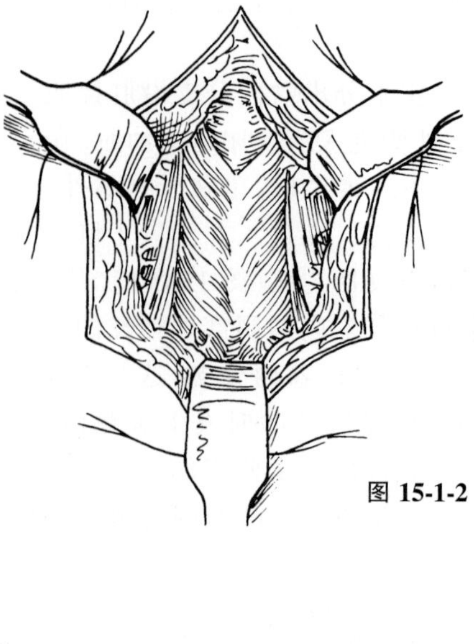
图 15-1-2

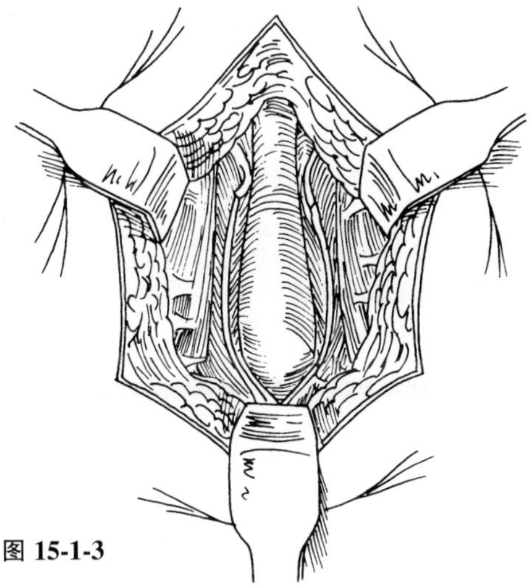

图 15-1-3

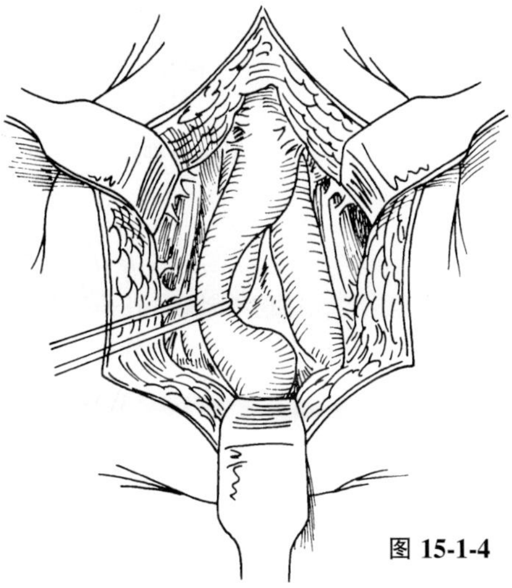

图 15-1-4

6. 纵行切开阴茎中隔并联同阴茎海绵体向两外侧稍作分离，可获宽约 1.0cm，深约 0.4~0.5cm，长约 3.5cm 的壕沟。(15-1-5)

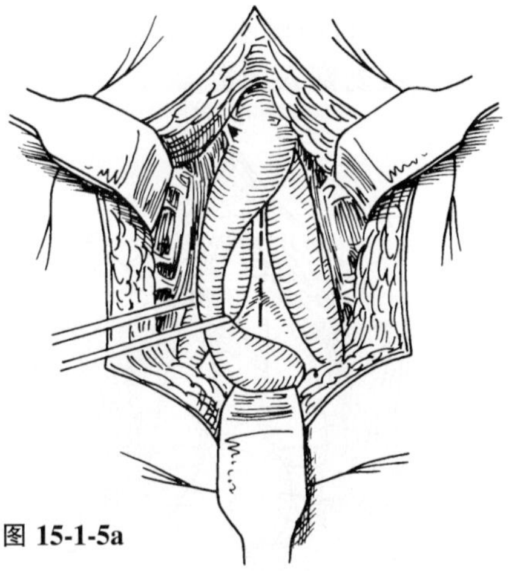

图 15-1-5a

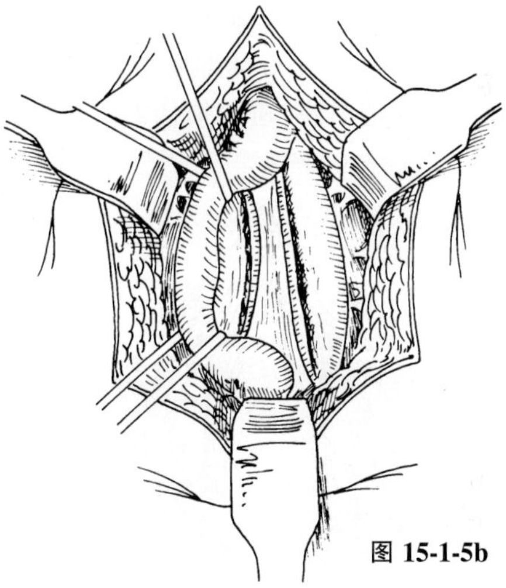

图 15-1-5b

7. 将球部尿道海绵体埋入两侧阴茎海绵体之间，用可吸收性无损伤线作两侧阴茎海绵体之间的间断靠拢缝合，包埋长度约 2.5~3.0cm(15-1-6)。

8. 缝合结束后拔出导尿管，测量漏点压，漏点压大于或等于 100cm H_2O 即可。

9. 缝合球海绵体肌。

10. 留置 F12 导尿管，留置橡皮片引流，关闭切口。

【术中注意事项】

1. 切开并分离阴茎中隔时，注意勿损伤其背侧的血管及神经(15-1-7)。

2. 两侧阴茎海绵体的靠拢缝合，勿穿透白膜，以避免海绵体出血。

3. 两侧阴茎海绵体靠拢缝合时，缝合的张力应适度，缝合完毕后轻拉导尿管，应觉稍有阻力，但导

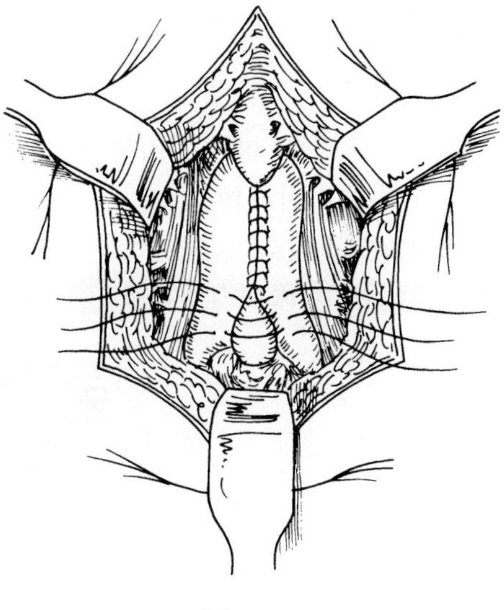

图 15-1-6

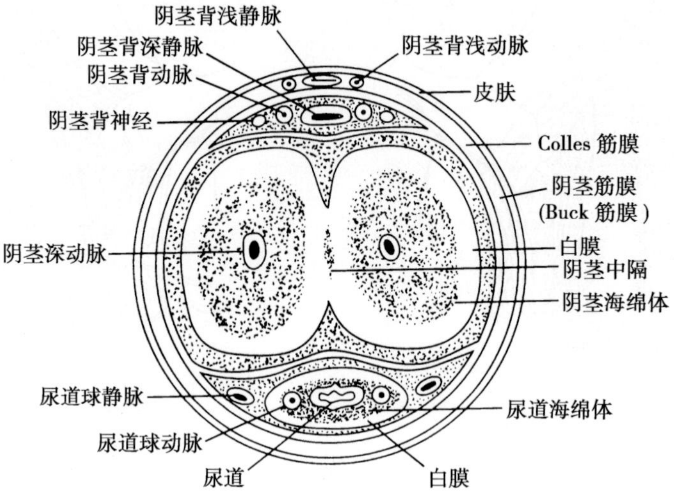

图 15-1-7

尿管可拔出,此时的漏点压应大于或等于100cm H_2O,否则影响术后疗效。

4. 某些长期使用阴茎夹的尿失禁病人,因尿液长期充盈于球部尿道,使该处海绵体变薄,尿道球部往往过度膨大(15-1-8)。可先行球部尿道局部褶叠缩窄缝合(15-1-9),再行两侧阴茎海绵体靠拢缝合。缩窄缝合时注意缝线勿穿透白膜,避免损伤海绵体及尿道球动脉;注意缝线勿穿入尿道。

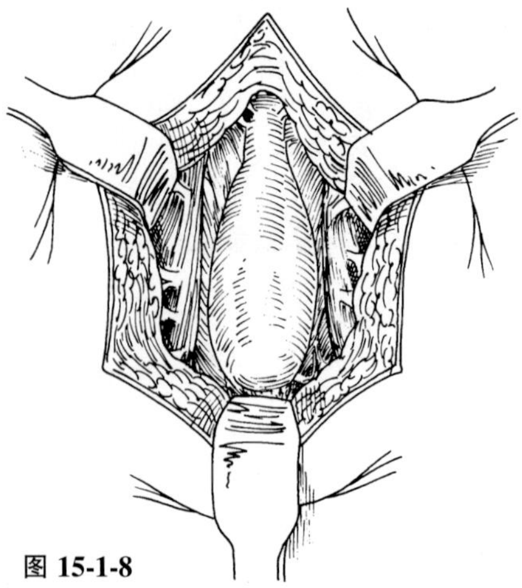

图 15-1-8

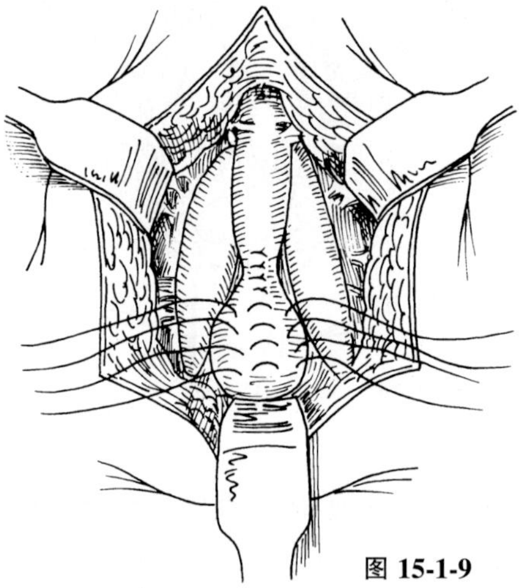

图 15-1-9

【术后处理】

1. 保留 12F 导尿管,48 小时内拔管,观察排尿情况。
2. 48 小时内拔出引流橡皮片。
3. 抗炎治疗 3~5 日。
4. 术后 15 日行尿流动力学检查。

第二节 男性吊带术

male sling operation

【周祥福】

【概述】

男性压力性尿失禁常常由于前列腺癌根治术后和经尿道前列腺切除术导致尿道外括约肌缺损或

损伤引起,以及脊髓脊膜突出手术或尿道括约肌神经性病变引起。它是一个较严重的手术并发症,也是一个临床上解决起来比较棘手的问题。压力性尿失禁给患者造成极大烦恼,并严重影响患者的生活质量。

治疗的方法主要有停留尿管、阴茎套、阴茎夹、尿道周围注射膨胀物质,人工尿道括约肌以及最近应用后尿道悬术。插尿管可引起反复感染、结石形成,甚至膀胱黏膜化生和肿瘤形成;阴茎套需接尿袋;阴茎夹可引起阴茎疼痛不适,严重者局部皮肤溃烂;经尿道逆行胶原注射治愈率较低,约 8%~20%,到目前为止最有效且长期效果较好的方法是装置人工尿道括约肌,其成功率为 59%~90%。但是装置人工尿道括约肌存在着感染、腐蚀或机器功能障碍,其发生率约 14%~17%,另外,术后五年约有 17%~57%的病人需要调整装置。

2002 年 Comiter 报道了一种新的悬吊术治疗男性压力性尿失禁的前瞻性研究。其手术方法简单,疗效较好,治愈率达 76%,达到明显效果的达 90%,该吊带仅压迫尿道球部腹侧,不会引起动静脉血流障碍。2004 年 Ullrich 和 Comiter 报道了 36 例男性压力性尿失禁患者接受了会阴吊带手术, 平均随访 25 个月,未出现溃疡、感染或尿潴留等情况。67%(24 例)完全治愈,25%有好转。作者认为会阴吊带术治疗男性压力性尿失禁的疗效优于人工尿道括约肌术。2004 年何恢绪等报道应用 Invance 悬带术治疗 2 例儿童神经源性括约功能障碍性尿失禁,也取得了较好的效果。

【手术适应证】

前列腺癌根治术或经尿道前列腺电切术后尿失禁患者,或继发于脊髓脊膜突出手术者,且膀胱顺应性正常及无膀胱出口梗阻者。

【术前准备】

1. 详细的病史及体格检查,包括神经系统检查。肛门指检注意肛门括约肌张力及会阴部感觉。会阴部有无瘢痕及瘢痕情况。

2. 膀胱尿道镜检查,了解吻合口或尿道有无狭窄。

3. 尿动力学检查:测定膀胱内压评价膀胱顺应性是否正常,及膀胱逼尿肌功能;测定顺行性及逆行性漏尿点压。

4. 膀胱尿道造影:放松状态及排尿期各拍摄前后位、斜位照片,了解膀胱颈及尿道情况。

5. 了解能否插入尿管,无法插入尿管则不能施行该手术。

6. 肠道准备:术前 3 天口服抗生素、会阴部每天清洗及术前晚清洁洗肠。

7. 一袋补液及输液管,术中应用测量逆行性漏尿压及调节吊带张力。

【麻醉方法】

采用连续硬膜外麻醉或腰麻,术前静脉推注抗生素预防感染。

【手术步骤】

1. 麻醉好后,取截石位,先用毛刷蘸肥皂水充分刷洗会阴部,然后用盐水洗干净,再用无菌毛刷蘸洗手消毒液刷洗两次,并用生理盐水冲洗干净后,按手术常规消毒方法,消毒术野,铺巾。

2. 逆行漏尿点压测定方法 应用 10~12F 的 Foley 气囊尿管,将气囊插至尿道舟状窝,气囊注入盐水 3ml,尿管接输液管及输液(或瓶)。以耻骨联合平面为 0cm H_2O,提高输液袋,使袋内液体向下滴,然后将输液袋下移,至输液管中液体不滴停止,记录耻骨联合平面至补液袋中液平的高度,然后分别分离出球海绵体肌,术中调节吊带张力和术后同样测定压力,抽出尿管气囊内盐水,将尿管插入膀胱。

3. 于相当于球部尿道的会阴部纵行切开 4cm 切口,逐层切开皮肤、皮下内膜,显露尿道球海绵体肌及两侧耻骨下支的内侧面,再次测量逆行漏尿点压(图 15-2-1)。

4. 用 AMS 公司的 In Vance 骨钻,将带有两条线的钛螺钉打入耻骨下支,第 1 颗钉钉在耻骨联合下的耻骨下支,第 2 颗钉在距离第 1 颗约 3cm 的耻骨下支上,同样于对侧相对应的位置上钉上两颗钉(图 15-2-2)。

5. 将 In Vance 男性吊带手术包中的纱剪成 6cm×4cm×4cm 大的梯形, 先将网纱穿过右侧耻骨下支两颗螺钉上系着的缝线，并打结，然后同样方法穿过左侧耻骨下支的螺钉缝线、拉紧，同前述方法一样测定逆行漏尿点压，调节缝线使网纱压迫球部尿道致逆行漏尿压达 60cm H_2O 时将缝线打结固定网纱。停留 14F Foley 尿管 1 条，冲洗伤口，置胶片引流 1 条，分两层缝合切口（图 15-2-3~4）。

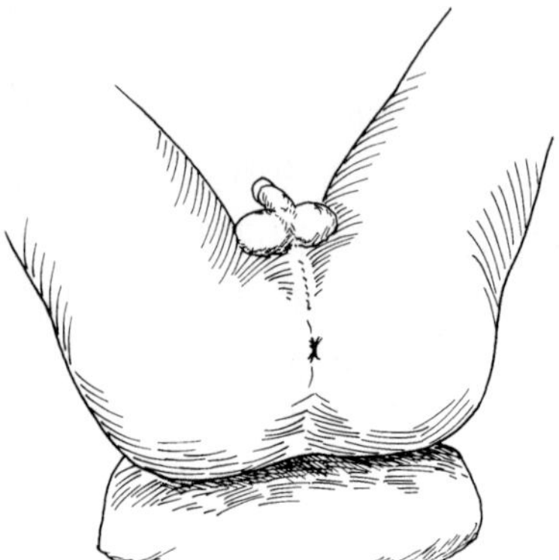

图 15-2-1

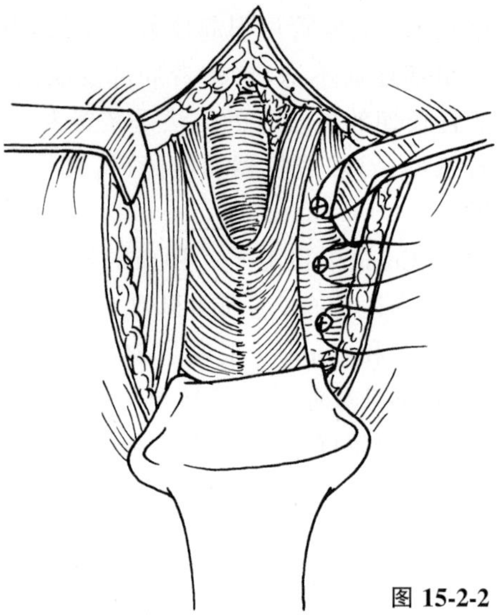

图 15-2-2

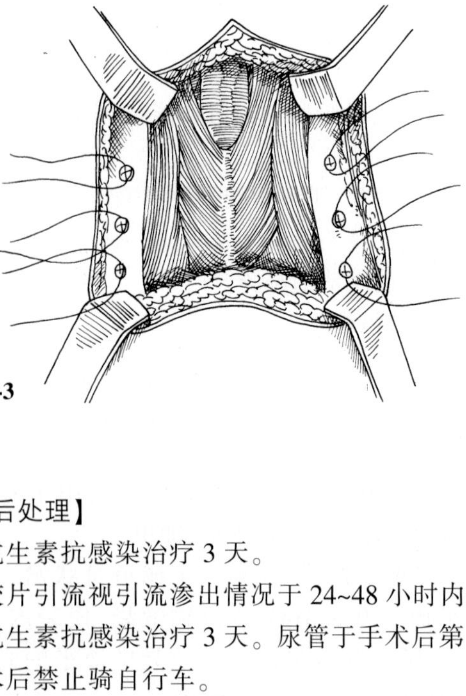

图 15-2-3

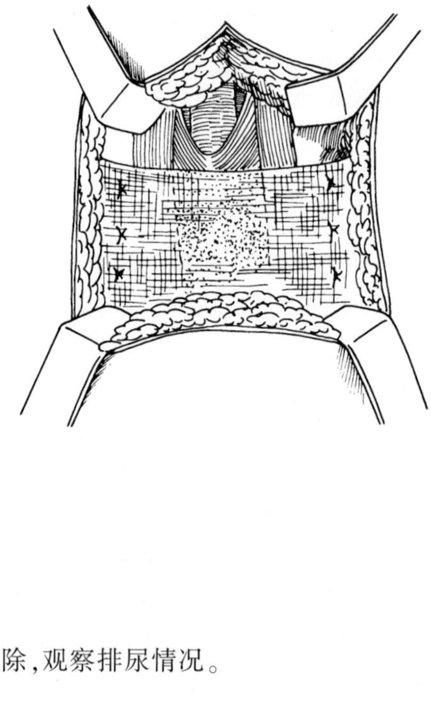

图 15-2-4

【术后处理】

1. 抗生素抗感染治疗 3 天。
2. 胶片引流视引流渗出情况于 24~48 小时内拔除。
3. 抗生素抗感染治疗 3 天。尿管于手术后第 5 天拔除，观察排尿情况。
4. 术后禁止骑自行车。
5. B 超测定残余尿，如残余尿量较多，则需自行导尿一段时间再测定。

参考文献

1. Ullrich NF and Comiter CV. The male sling for stress urinary incontinence：24-month followup with questionnaire based assessment. J Urol，2004，172:207-209
2. Comtter CV.The male sling for stress urinary incontinence：a prospective study. J Urol，2002，167:597-601
3. 何恢绪，胡卫列，黄孝庭等.Invance 悬带术治疗儿童神经源性括约功能障碍性尿失禁（附二例报告）.中华泌尿外科杂志，2004，25:418-421

【主编点评】

徐月敏等(《中华泌尿外科杂志》,2002)采用会阴倒 Y 形切口,显露球部尿道,耻骨联合上两侧 2.5cm 小切口,取宽 1.5cm,长 3.0~4.0cm 涤纶片作吊带,将吊带两侧缝线固定在球部尿道,0 号尼龙线通过穿刺针从耻骨上两旁切口穿到球部尿道两侧并与涤纶垫片两侧缝合,膀胱镜检证实尼龙线未穿入膀胱,注水 300ml 入膀胱,拉紧悬吊线至手压膀胱无尿液漏出,测定尿道内压 90~110cm H_2O。将耻骨上切口垫入涤纶片将悬吊线打结。术后控尿功能取得满意效果。一些学者强调球部悬吊手术时,保留球海绵体肌于原位,吊带近端尽可能靠近膜部。

(梅　骅)

第三节　人工括约肌手术

implantation of artificial sphincter

【玄绪军　梅　骅】

【尿道人工括约肌概述】

Scott 于 1973 年报道可充胀的人工尿道括约肌(artificial urinary sphincter,AUS)治疗尿失禁,给遭受尿失禁痛苦的患者带来极大的便利,此后几经改进,但大多由于结构、功能和可靠性方面的不完善,逐一退出临床应用。既往的人工尿道括约肌的基本结构一般由四部分组成:袖套式人工括约肌、贮液囊、增压球囊和减压球囊。经过不断的改进,1983 年美国 AMS 公司研制成 AMS800 型人工尿道括约肌,历经 20 余年的临床实验应用,此装置不断改进完善,并在全世界相继得到推广。AMS800 型人工尿道括约肌的特点在于把增压球囊和减压球囊合二为一形成控制泵,将阀门、延缓填充阻抗器合并到泵内,取消了控制装置,同时在泵上安装了一个关闭按钮(deactivation button)使得整套装置更便于操作。这种半自动的机械装置,由控制泵(pump)、调压贮液囊(pressure regulating baloon)、尿道闭合袖套(occlutive)三个部件通过特制导管连接,内有一定量的液体,形成一个密闭的系统。

具有弹性的调压贮液囊将囊内的液体通过导管和控制泵自动压入尿道闭合袖套,使其充盈而闭合尿道,从而控制尿液;需要排尿时挤压控制泵将尿道闭合袖套内的液体压回贮液囊,尿道开放,即可排尿。停止按压控制泵数十秒内,贮液囊内的液体靠球囊内的压力自动流入尿道闭合袖套内,使其充盈从而闭合尿道达到控制尿失禁的目的。闭合袖套置于尿道膀胱颈部或球部周围,液体充盈后内压增加;调压储液囊置入膀胱前间隙,用于控制注入闭合袖套的压力;控制泵置入阴囊(男性)或大阴唇(女性),内部装有阻力系统及阀门,用于控制液体流向。

【适应证】

人工尿道括约肌(AUS)植入术是治疗真性压力性尿失禁的有效方法,适用于各种原因引起的男女真性尿失禁。但在具体选择适应证方面,以逼尿肌功能正常而括约肌功能受损的尿失禁最为适合。

1. 经尿道前列腺切除术或前列腺癌根治术后尿失禁。
2. 女性压力性尿失禁手术失败者。
3. 严重的神经源性尿失禁。
4. 创伤后尿失禁以及各种膀胱重建手术后的尿流控制。
5. 先天性尿道括约肌发育不全或尿道畸形引起的尿失禁。

对于逼尿肌收缩无力,能通过间隙性自我清洁导尿排空膀胱的患者,也提倡 AUS 治疗,以避免残余尿和反复导尿所致感染。这些病人在 AUS 植入前应进行经内镜括约肌切开术,以变为完全性尿失禁。由于AUS 植入有一定的失败率、治疗费用高,故宜用于那些多种保守治疗均失败的尿失禁病人。AUS 植入前应考虑患者的上尿路状况,有无足够的膀胱容量,逼尿肌的功能如何,对于有膀胱输尿管返流Ⅱ级或Ⅱ级以上者,需在 AUS 植入前或植入中修复。患者还需一定的手操纵能力,对植入后的期望值和动机也应考虑。

【禁忌证】

1. 原发性膀胱挛缩者,或继发性膀胱挛缩经治疗后不能改善者。

2. 严重逼尿肌反射亢进尿失禁。

3. 合并有手术未能矫正的膀胱输尿管返流的尿失禁。

4. 尿道内梗阻术前未能解除者。

5. 丧失手操纵能力,及合并精神残障者。

【术前准备】

1. 尿动力学检查:术前全面的尿动力学检查对于尿失禁的确诊、分类和分型、手术适应证与患者的选择、预后评估等具有重要意义。

2. 尿路影像学检查。

3. 严格皮肤准备及预防性应用抗生素。

4. 需向病人说明所需 AUS 的使用方法。告知其使用注意事项及可能的并发症。

【麻醉】

腰麻、硬脊膜外麻醉或全身麻醉。

【手术方案设计】

1. 腹会阴部联合径路。

2. 尿道内留置尿管或 F20 尿道探子以利于术中分离。

3. 会阴中部纵行切口 4~6cm,依次切开皮肤、皮下,钝性分离球海绵体肌,至显露尿道球部(图 15-3-1)。

4. 将导尿管拔出,袖套测量带绕过球部尿道勿压迫尿道,选择合适的闭合袖套(图 15-3-2)。

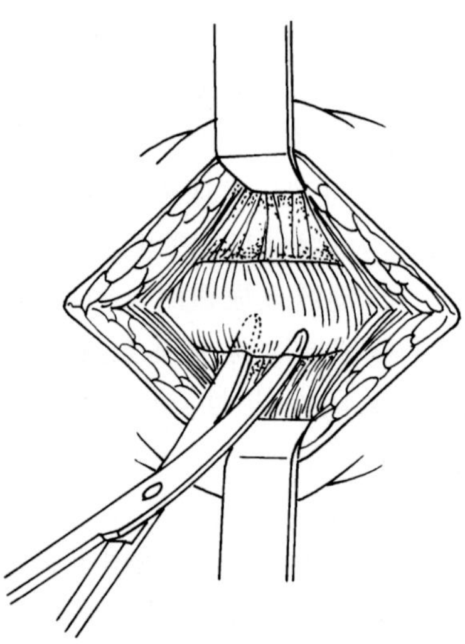

图 15-3-1

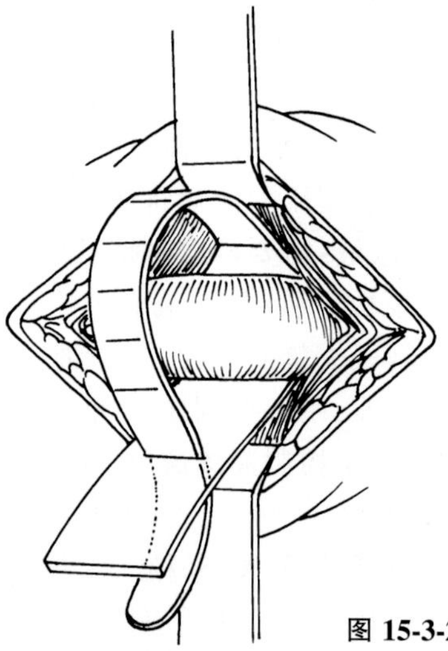

图 15-3-2

5. 将闭合袖套置入球部尿道处,网孔面向外,连接管位于将来放置控制泵的一侧。为避免损伤袖套须用套有橡皮管的血管钳夹取闭合袖套。

6. 耻骨上横切口长约 4~6cm 依次切开皮肤皮下至腹直肌前鞘,打开前鞘钝性分离腹直肌,于腹横筋膜内、膀胱前分离一间隙(图 15-3-3)。

7. 将调压贮液囊置入此间隙内,注入等渗液体约 20~30ml 后用套有橡皮管的血管钳夹连接管将调压贮液囊与闭合袖套暂时连接约 1 分钟后断开,再向贮液囊内注入 20ml 液体(图 15-3-4)。

8. 经耻骨上切口下方向阴囊方向分离一腔隙以放置控制泵。(图 15-3-5)。

9. 控制泵的位置应与贮液囊同侧,并使其钝性按钮朝向前方,将连接管引入耻骨上切口(图 15-3-6)。

10. 将各导管恰当连接。

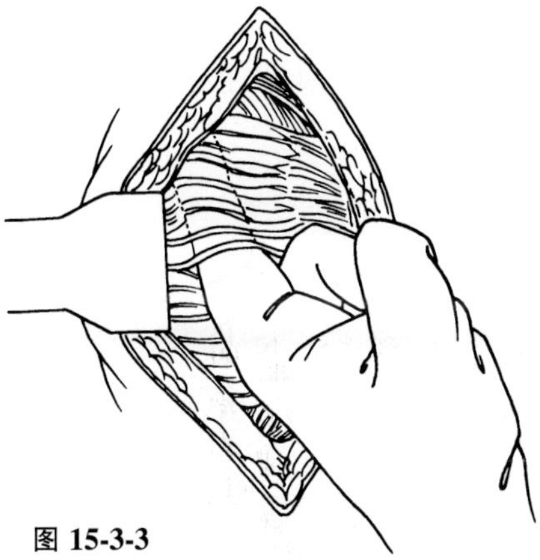

图 15-3-3

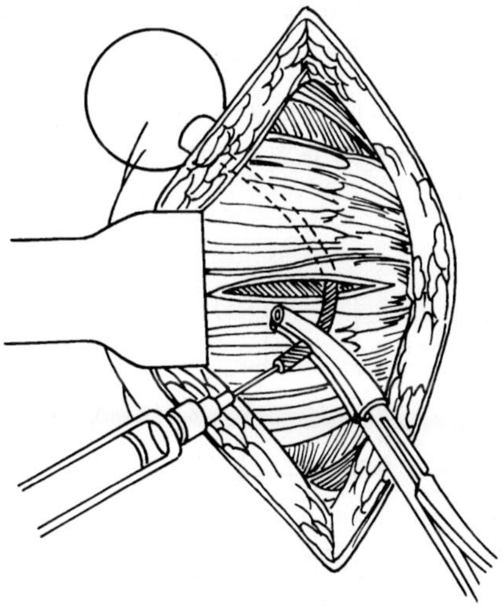

图 15-3-4

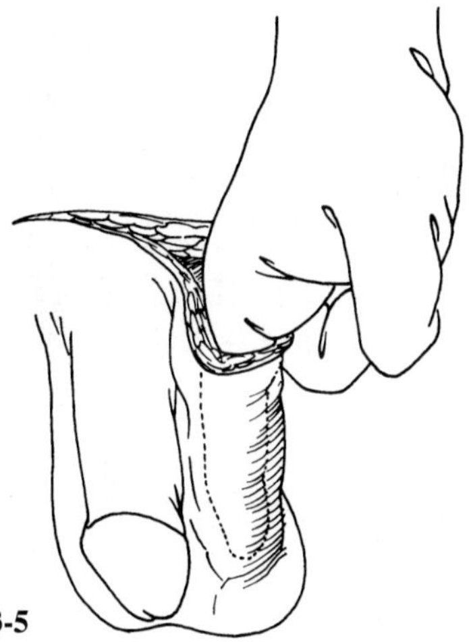

图 15-3-5

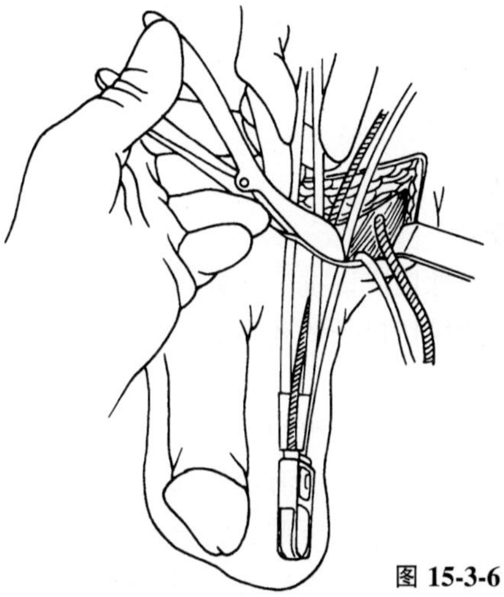

图 15-3-6

一、膀胱颈放置闭合袖套

1. 耻骨上切口依次切开，进入耻骨后间隙并游离膀胱颈部（图 15-3-7）。
2. 用闭合袖套的量尺测量将放置闭合袖套处的膀胱颈，事先要拔出导尿管（图 15-3-8）。

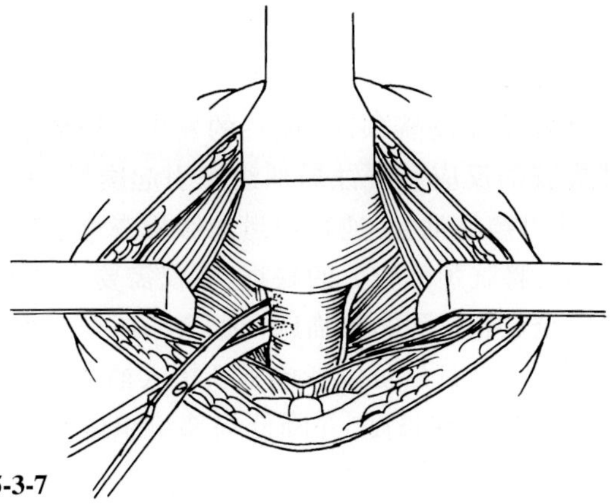

图 15-3-7

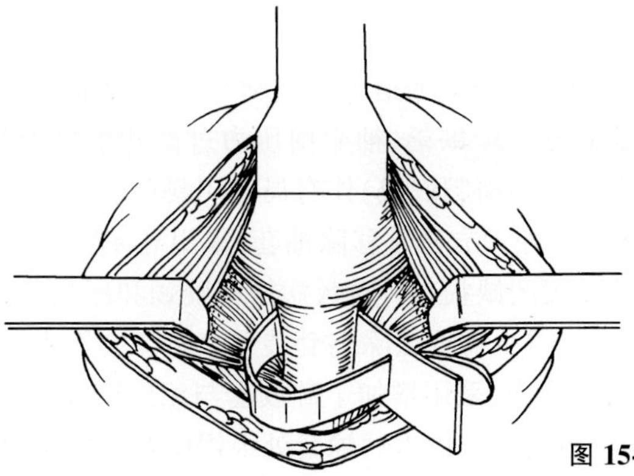

图 15-3-8

3. 将选择合适的闭合袖套放置于膀胱颈处，并将调节泵置于同侧的耻骨后膀胱前间隙(图 15-3-9)。

4. 贮液囊注入等渗液体约 20~30ml 后用套有橡皮管的血管钳夹连接管将调压贮液囊与闭合袖套暂时连接约 1 分钟后断开，再向贮液囊内注入 20ml 液体(图 15-3-10)。

5. 经切口下方，在阴囊内分离一间隙，放入调节泵使钝性按钮面前易于触摸，连接各导管逐层关闭切口(见图 15-3-6)。

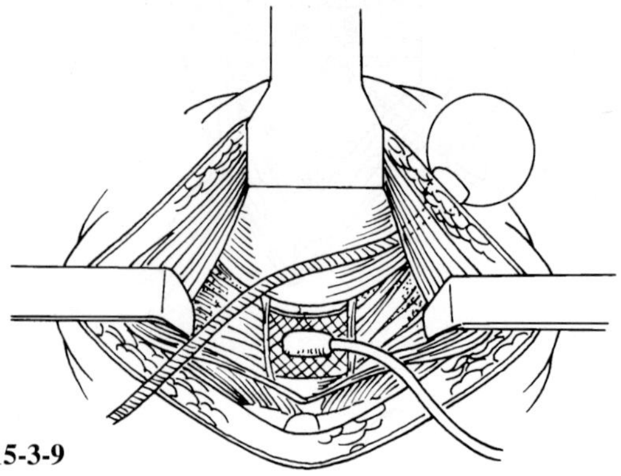

图 15-3-9

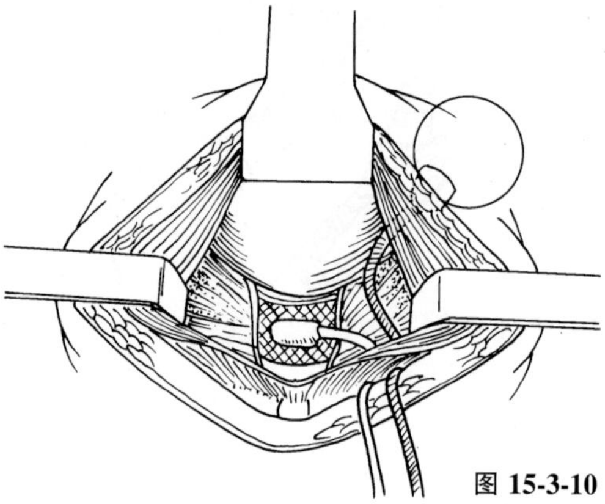

图 15-3-10

二、经阴囊途径

1. 术前静脉用广谱抗生素并用含碘消毒液清洁局部皮肤约 10 分钟，体位为半截石位。

2. 阴囊处横切口长约 4~6cm，逐层切开直到显露球海绵体肌。钝性分离游离一侧尿道海绵体部及分离海绵体尿道近端。

3. 将海绵体与阴囊组织完全游离，同时将球部海绵体与两个阴茎脚游离。

4. 用直角钳分离尿道海绵体部使其能容纳闭合袖套，将闭合袖套放入合适位置。

5. 经腹股沟管将调压贮液囊植入与调节泵同侧的耻骨后膀胱前间隙。

6. 在切口下方阴囊内分离一间隙放置调节泵钝性按钮朝向前方。

7. 连接各导管与适当位置，逐层缝合，可不置伤口引流。

【术后处理】

围手术期用抗生素防止感染。留置导尿管于术后 24~48 小时拔除，此时因患者仍处于尿失禁状态，仍需用阴茎夹或阴茎套式导尿管排尿。4~6 周指导患者激活使用 AUS。

【主要并发症与处理】

人工尿道括约肌植入术操作并不复杂，却是一项要求精细的操作。且在治疗的各个阶段都可产生一定的并发症。主要的并发症有围手术期并发症、人工尿道括约肌压迫致尿道萎缩或糜烂穿孔、尿道关闭不严、机械故障、膀胱排空不完全、肾盂肾炎和肾积水等。

1. 围手术期并发症　处理与防治参见阴茎假体手术的主要并发症与处理。

2. AUS 压迫致尿道萎缩或糜烂穿孔　球部尿道的发生率高于膀胱颈部。糜烂的发生与局部组织受压后局部血液供应缺乏、袖套内压力过高和感染及袖套硅橡胶的反应会侵蚀局部组织引起糜烂，表现为会阴部烧灼样疼痛，和(或)伴有局部阴囊肿胀。采用膀胱镜检可窥见袖套，逆行尿道造影检查可见局部有一环状开口。处理方法是移除袖套，采用导尿管引流 10~14 天，膀胱颈部较大的缺损，不仅需要去除袖套，还要修补并关闭缺损。大多数病例膀胱颈和尿道组织可以完全愈合。除非有临床证据表明感染与人工器官植入有关，很少需要去除整套装置。袖套去除后，病灶愈合 3~6 个月后可以考虑重新植入袖套。有一种改进型袖套结构，采用增加了硅胶套与组织间接触面积和有效的 AUS 长度，并降低局部组织压力且组织受力均匀，能明显减少术后袖套处组织糜烂和压力性萎缩的发生率。

3. 尿道关闭不严致尿失禁

(1) 术后尿失禁的常见原因包括不正确操作装置:是术后尿失禁最常见的原因,通常由袖套内抽液不完全引起,导致膀胱不完全排空,引起充盈性尿失禁。指导病人练习泵的结构和袖套抽液方法,通过袖套充液-抽液 X 线照片,有助于患者熟练掌握袖套抽液操作。

(2) 逼尿肌反射亢进:逼尿肌反射亢进多与尿路感染有关。在无尿路感染的情况下,这可能是为克服尿道阻力而诱发的逼尿肌无抑制性收缩。可用 M 受体阻滞剂治疗,待膀胱逐渐恢复适应性,逼尿肌反射亢进情况可能消失。顽固性的逼尿肌反射亢进或膀胱低顺应性,可以考虑用去管化的结肠或小肠行膀胱扩大术。

(3) 袖套压力不足:由于袖套大小不适合尿道周径引起袖套压力不足所致,尿失禁常在 AUS 植入术后或装置启动后很快发生。这个问题的避免主要靠术中选择大小合适的袖套。

与袖套压力减少有关的最常见迟发型尿失禁原因是袖套长期压迫引起尿道或膀胱颈周围组织萎缩,导致袖套松弛并引起局部压力下降。在调压贮液囊内压力保持恒定情况下,压力性萎缩的程度是自限性的,单纯性增加贮液囊内液体并不能恢复袖套的有效性,解决办法为重新植入一个小一点的袖套,但当选择的袖套为最小型号时,可考虑更换压力高一档的调压贮液囊。有时因袖套下瘢痕组织硬化,或袖套置放在膀胱颈部时,袖套下大块组织引起压力传递不足也可引起术后尿失禁,这两种情况下,均需更换一个高压的贮液囊。也可更换双袖套的 AUS。

(4) 装置功能异常:控制泵导管被特殊物体阻塞,也可引起袖套不能充液或放液。阻塞物包括空气、组织碎屑、血凝块、抗生素结晶体或高渗的造影剂等,引起阀门中的单向活瓣闭锁。依阻塞部位不同,可发生袖套内液体不能排出,临床上可发生尿潴留和充盈性尿失禁;也可能出现袖套不能充液,导致尿道压力下降和尿失禁。另外一装置失灵的原因可能为连接管纽结。明确装置失灵后,要采取手术探查,并更换相应部件。

(5) AUS 液漏:液漏很少引起早期的术后尿失禁,延迟型尿失禁患者液漏的常见原因是袖套硅胶磨损。另外,采用低渗液填充系统,水分因渗透压差溢出囊外亦可引起液漏。发现液漏部位后应更换相应部件。

(6) 膀胱排空不完全:膀胱排空不完全可造成肾积水及肾盂肾炎。是潜在的最危险的并发症。由于病人无明显自觉症状直到出现肾功能不全时才发现,所以病人要定期检查上尿路状况,膀胱排空不完全,不能通过调整 AUS 改善时,可先自行导尿,以保护肾脏功能。

第十六章 尿流改道、尿流复道

urinary diversion and undiversion

第一节 输尿管皮肤造口术

cutaneous ureterostomy

【陈凌武　梅　骅】

输尿管皮肤造口术比回肠膀胱术为简单，术时不需扰乱腹腔内脏器，尤其是独肾伴有输尿管扩张时，更宜采用此种术式。一侧或两侧输尿管扩张者可施行输尿管端侧吻合，将扩张的一侧输尿管作皮管式输尿管皮肤造口术，术后收集尿液颇为方便，不需插置输尿管引流管。本术式缺点是部分病例发生输尿管末端坏死、狭窄或皮管裂开等合并症，一些病例术后皮管逐渐萎缩、变短，使尿液不易收集，而需长期留置引流管。回肠膀胱术的成功把握较大，故临床上较普遍被采用。

输尿管皮肤造口术大体分为两种类型：①输尿管襻皮肤造口术；②输尿管末端皮肤造口术。

手术适应证：

1. 患膀胱或邻近器官的晚期恶性肿瘤，膀胱广泛受累，容量缩小，反复出血，压迫输尿管下段引起尿毒症者。

2. 儿童患下尿路梗阻或功能性疾患，致上尿路严重迂曲扩张，尤其是合并感染和尿毒症者。

3. 患神经性膀胱功能障碍，伴有膀胱输尿管返流、上行性肾积水、反复感染及肾功能受损，不能耐受较大手术者。

术前准备：

1. 如存在水电解质平衡失调、维生素缺乏、严重贫血等情况，应先行矫治。

2. 如未切除膀胱者，插入导尿管排空膀胱内尿液。

一、输尿管襻皮肤造口术

(loop cutaneous ureterostomy)

1. 手术入路 平卧位。取下腹部斜切口，在腹膜后游离输尿管的中下段，将粗大而迂曲的输尿管拉出一段(图 16-1-1)，注意保留输尿管周围组织，保证其血液供应。

2. 将扩张的输尿管提出皮肤切口后，纵形切开管壁，并与皮肤创缘缝合(图 16-1-2~3)。

3. 输尿管近端插入 10~12 号导尿管作支架引流管。

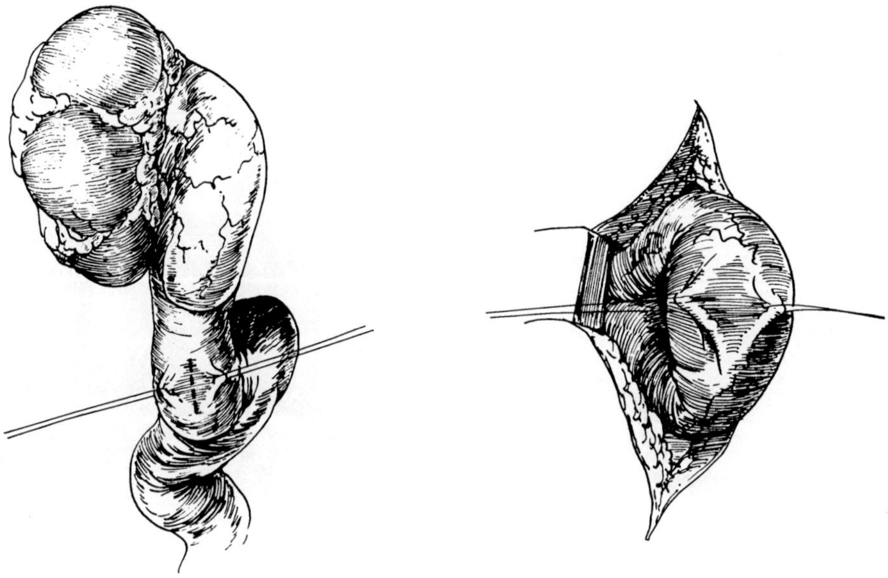

图 16-1-1

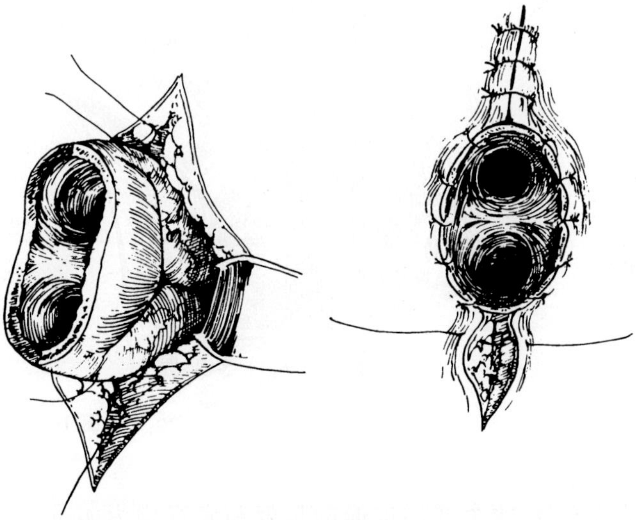

图 16-1-2

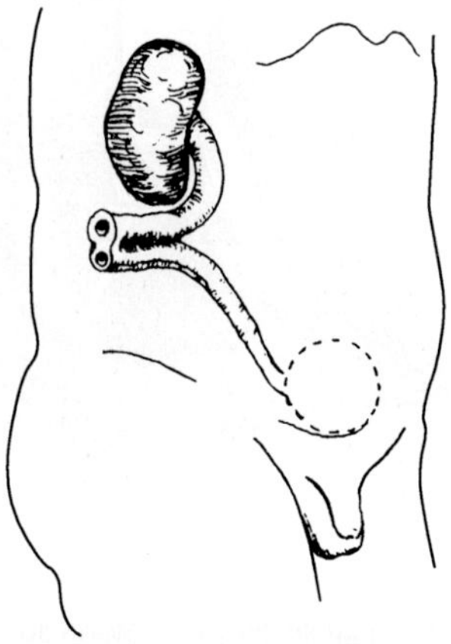

图 16-1-3

二、输尿管末端皮肤造口术

(end cutaneous ureterostomy)

1. 手术入路 需施行膀胱全切除或剖腹探查术者，使用下腹正中切口，经腹腔施行手术；单纯作输尿管皮肤造口术者，采用两下腹斜切口(图 16-1-4)，经腹膜外施行手术。

2. 在腹膜后分离双侧输尿管中、下段,注意保存其血液供应。于靠近膀胱处用直角血管钳钳住输尿管,在钳子上方将其切断,近端插入8号导尿管达肾盂,用缝线将管子结扎、固定在输尿管断端。远端用丝线贯穿结扎(图16-1-5)。

3. 用手指于骶岬前方、乙状结肠系膜后方作钝性分离,形成一通道,将管径较细的输尿管通过此通道拉至对侧(图16-1-6)。在离对侧输尿管断端约10cm处作输尿管端侧吻合,用4-0号肠线全层间断缝合后壁,将支架引流管经吻合口放入对侧输尿管下段,并插至断端之外,剪除引流管原来的固定线,用丝线将两条引流管固定于较粗一侧输尿管断端。将输尿管吻合口前壁缝合,用数针细肠线间断缝合吻合口的输尿管外膜(图16-1-7)。

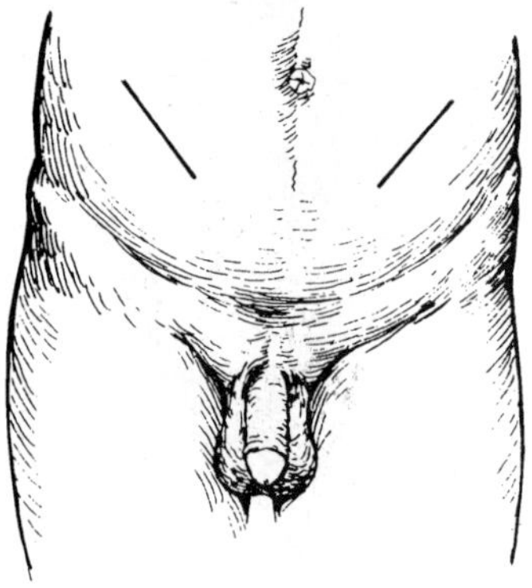

图 16-1-4

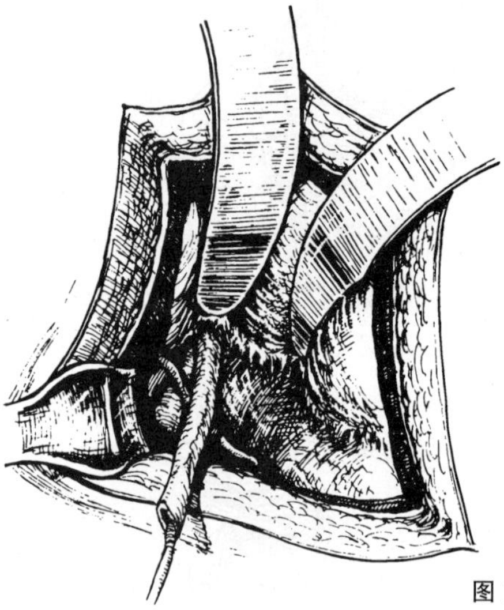

图 16-1-5

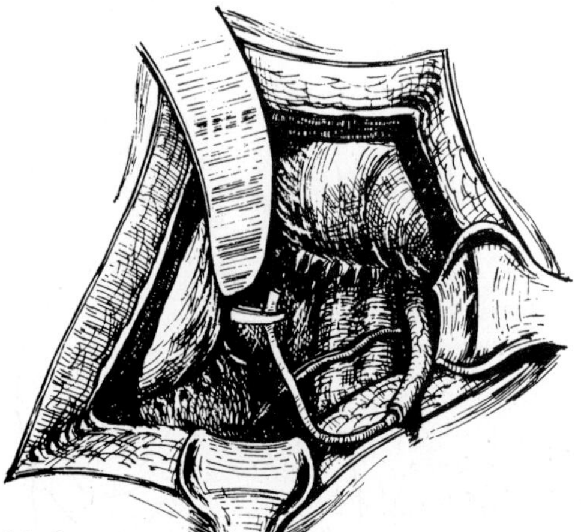

图 16-1-6

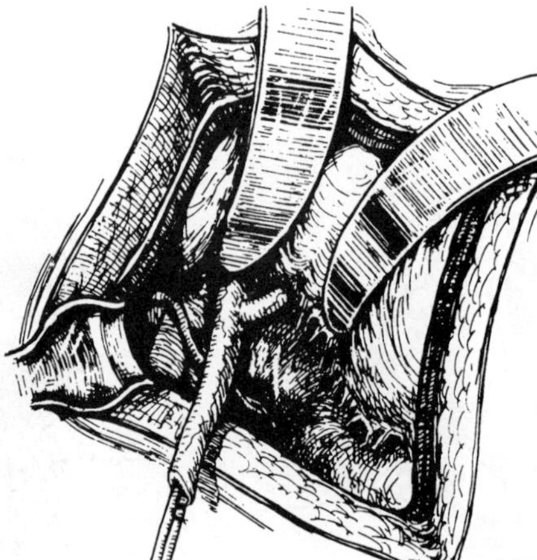

图 16-1-7

4. 将输尿管造口一侧的腹部切口延长成S形,两个梯形皮瓣的长度和底宽均为4cm,顶边约为2.5~3cm,S形切口的中点相当于髂嵴上缘水平(图16-1-8)。将皮瓣全层游离。若腹壁脂肪太厚,可切除浅筋膜下的脂肪组织,注意保存皮瓣血液供应。在皮瓣四周于腹外斜肌腱膜表面作广泛潜行剥离。

5. 在相当于髂嵴上缘水平外将腱膜、肌肉切口垂直创缘切开少许,于此处用丝线将腹外斜肌腱膜与其相对的腹横肌肌膜创缘间断缝合数针,其两旁的腱膜、肌肉切口则用丝线缝合,形成一钮孔状通道,让输尿管自此通道拉出腹壁之外(图16-1-9)。注意钮孔不宜太大,以免术后发生腹壁疝。用3号细丝线于适当位置穿过输尿管外膜,并固定于钮孔边缘。

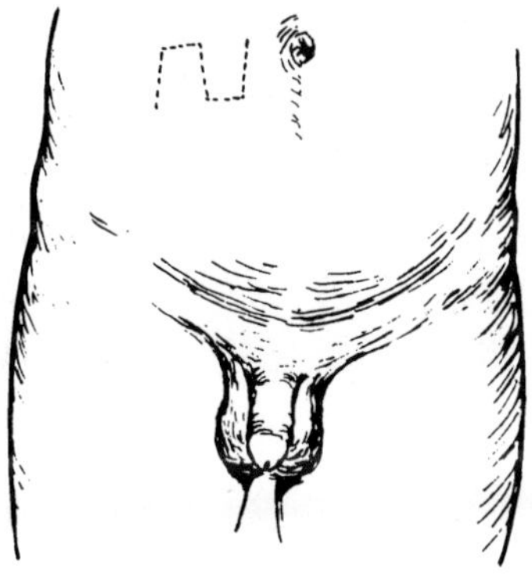

图 16-1-8

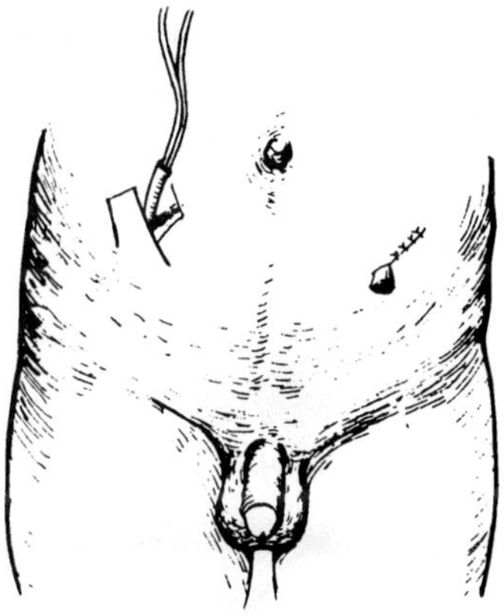

图 16-1-9

6. 在皮瓣基部两侧的创缘各用两针 10 号丝线作减张缝合，缝线穿过钮孔两侧的腹外斜肌腱膜，将缝线拉紧打结。继续用 1 号丝线缝合皮肤创缘，形成包绕输尿管的皮管。用丝线将输尿管末段与皮缘间断缝合，并把引流管固定(图 16-1-10)。若皮瓣缝合后切口张力太大，可于腹壁皮肤作减张切口。

7. 缝合另一侧的腹壁切口，伤口不需放置引流物。

8. 输尿管末端皮肤造口还可选择以下方法　①将双侧输尿管末段内侧缘吻合形成一个开口(图 16-1-11)或形成蝴蝶状的造口(图 16-1-12)；②将一侧或双侧输尿管断端分别作皮肤造口(图 16-1-13)。

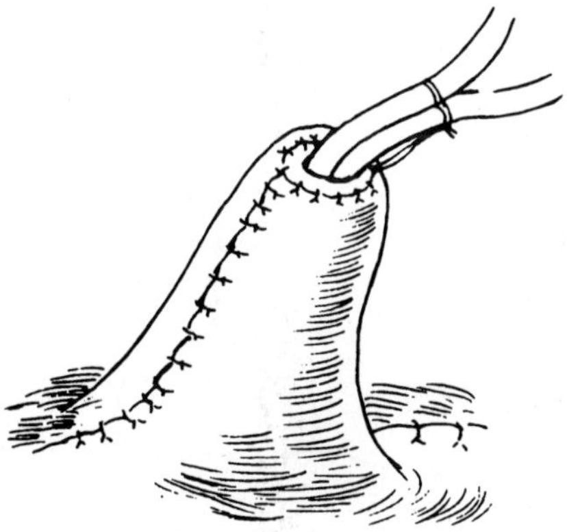

图 16-1-10

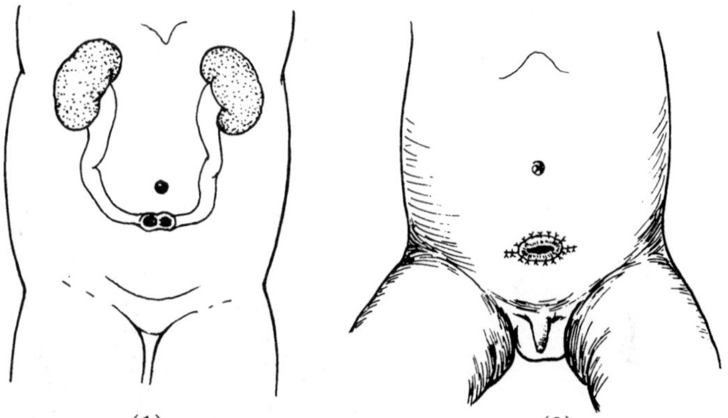

(1)　(2)

图 16-1-11

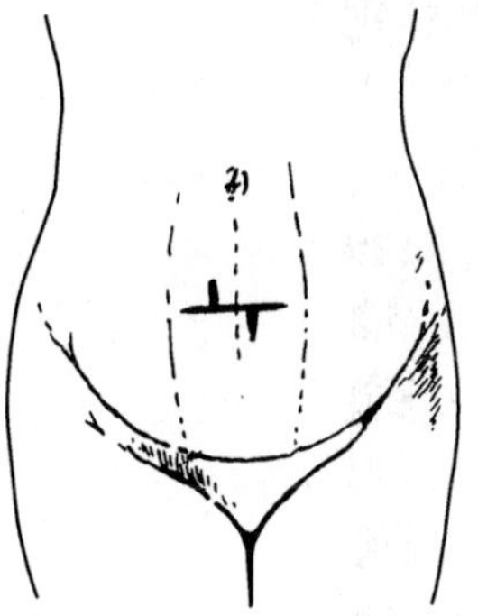

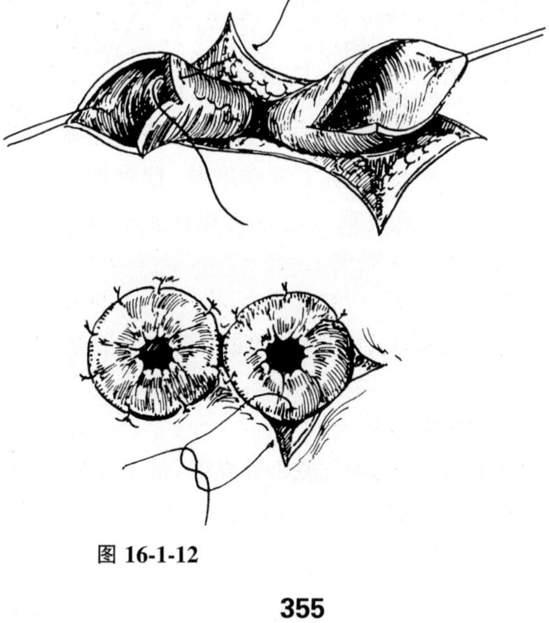

图 16-1-12

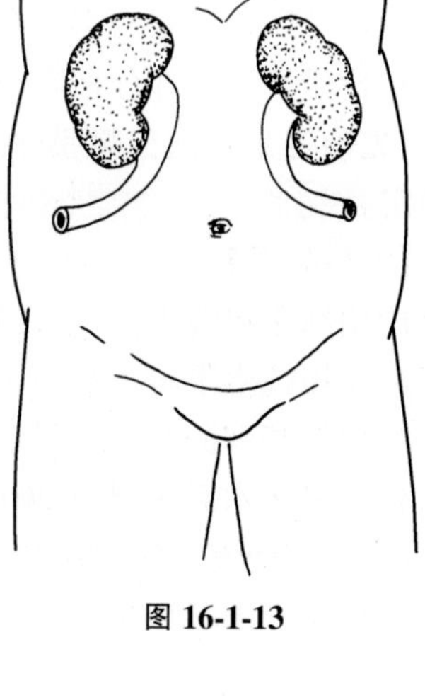

图 16-1-13

9. 简单的输尿管皮肤造口需插入导尿管引流或使用粘贴皮肤的集尿袋。为方便收集尿液，造口部位可用皮瓣插入法(图 16-1-14)，或双侧输尿管末段并腔外翻形成乳头(图 16-1-15)，术后配带集尿袋。

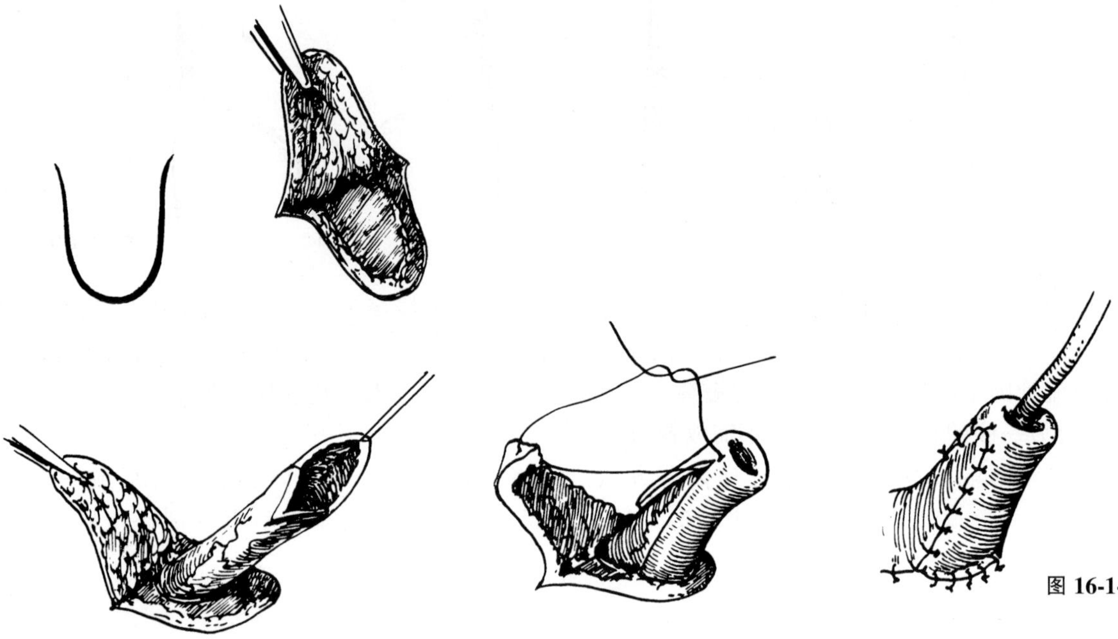

(1)　(2)

图 16-1-14

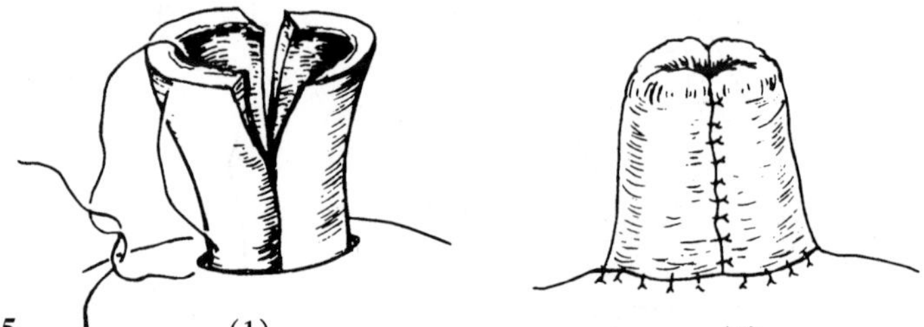

图 16-1-15　(1)　(2)

【术中注意事项】

1. 显露中下段输尿管时，输尿管往往紧贴在腹膜上，随着腹膜被推开。如不注意，在用牵开器拉开腹膜后，寻找输尿管会浪费许多时间，增加病人负担。

2. 游离输尿管时应尽量多带一些周围组织，以保证血液供应。

3. 盆腔段输尿管局部没有明确的解剖标志，显露时较困难。最好在跨过髂动脉处觅得。

4. 输尿管下端部分梗阻引起输尿管积水时，由于管壁增厚，管腔扩大，外观很像肠襻。发现此种情况时，应先确定是否确在腹膜外，然后上下游离观察行走方向和有无系膜，最后根据空针吸出的内容物的性质确定。

【术后处理】

1. 用纱布包绕皮管，使皮管直立于腹壁上，以防止折曲而影响血液循环。

2. 使用抗生素防止感染。

3. 皮管基部的减张缝线于术后 1 周再拆除。

4. 一般于术后 2 周，皮瓣已牢固愈合后拔除输尿管引流管，带上接尿器收集尿液。

【术后可能发生的问题】

1. 输尿管末端坏死

(1) 输尿管的供应血管受损伤,可发生末段管壁缺血。因输尿管接受多条动脉供应,在输尿管周围互相吻合,将输尿管游离较长一段并切断来自下端的供应血管,亦不致发生缺血。但若损伤输尿管周围的血管或吻合后张力太大,血管受牵扯或压迫,以致供血不足或回流受阻,则会严重影响输尿管末段的血液循环。

(2) 在施行膀胱切除手术时,若不用湿盐水纱布保护已切断的输尿管,因长期暴露致组织干燥,亦会影响输尿管的血液循环。

(3) 输尿管引流管管径太大,可压迫输尿管致发生缺血。若输尿管扩张不甚显著,应使用适当口径的塑料管作支架引流。

输尿管末端如发生缺血、坏死,可于术后 2 周,待输尿管与周围发生粘连后,将皮瓣剪短,并切除坏死的输尿管,断端用丝线与皮缘作间断缝合。

2. 皮瓣坏死、裂开或退缩　如皮瓣太窄,特别是基底部太窄,其供应血管受损伤,皮瓣周围的皮下潜行剥离不够充分,缝合后张力太大又没有做好减张切口,术后并发感染等,皆为影响皮瓣愈合的因素。一些患者术后皮瓣发生坏死、裂开而不能形成皮管,一些患者皮管虽已形成,后来逐渐发生萎缩并向周围退缩,只遗留皮肤乳头。在上述情况下,拔除引流管后若无粘贴皮肤的尿袋供使用,收集尿液甚感困难,常需长期留置输尿管引流管。

3. 尿瘘　皮管与腹壁交界处形成尿瘘,是由于皮管向一侧折曲,输尿管长期被引流管压迫而致管壁坏死,于皮管基部形成尿瘘。此时收集尿液极为困难,经常有漏尿现象。在留置引流管期间注意避免皮管折曲,可防止此种并发症的发生。

4. 输尿管口狭窄　输尿管口狭窄与末端管壁坏死、裂开、感染等因素有关,可将管口切开或切除狭窄环再与皮缘缝合,并留置引流管。若管口不够宽畅,可将留置引流管时间延长,换管时逐渐增大引流管管径,直至达 16 号,3~6 个月后瘢痕组织已软化,拔除引流管亦不致发生管口狭窄。

参考文献

1. Burstein JD, and Firlit CF. Complications of cutaneous ureterostomy and other cutaneous diversion. Urol Clin North Am, 1983, 10: 433
2. MacGregor PS, Montie JE, and Straffon RA. Cutaneous ureterostomy as palliative diversion in adults with malignancy. Urology, 1987, 30(1): 31
3. Perlmutter AD, and Patil J. Loop cutaneous ureterostomy in infants and young children: Late results in 32 cases. J Urol, 1972, 107(4): 655
4. Rabinowitz R, et a1. Surgical treatment of the massively dilated ureter in children. Part Ⅰ. Management by cutaneous ureterostomy. J Urol, 1977, 117(5): 658
5. Rink RC, and Retik AB. Current concepts of Urinary Diversion in lnfants and Children in Pediatric Urology. In International Perspectives in Urology, vol 14. Baltimore: Williams & Wilkins, 1987, 384-397
6. Hinman F Jr. Atlas of Urologic Surgery. Philadelphia: WB Saunders CO, 1989

第二节 回肠膀胱及结肠膀胱术

ileal and colon conduit urinary diversion

【陈凌武　梅　骅】

一、回肠膀胱术

(ileal conduit)

【手术适应证】

1. 患神经性膀胱功能障碍,伴有膀胱输尿管返流、上行性肾积水、反复感染及肾功能受损者。

2. 患膀胱、尿道或女性内生殖器的恶性肿瘤而施行膀胱全切除术或全盆清除术者。

3. 患膀胱及临近器官的晚期恶性肿瘤，膀胱广泛受累，容量缩小，反复出血，压迫输尿管下端致尿路梗阻者。

回肠膀胱术相对来说是一种比较简单和安全的尿路改道手术，但从远期疗效来说，并未令人满意，不少病人因尿路感染及尿液返流而致肾损害。因此，这种手术主要用于预期寿命较短的病人。对于患有良性疾病、年龄较轻者，有必要选择更好的尿流改道方法。

【术前准备】

1. 有肠道蛔虫感染者，应先行驱虫治疗。若术时发现回肠内仍有蛔虫，亦宜于肠吻合前将虫取出。

2. 如存在水电解质平衡失调、维生素缺乏、严重贫血等情况，应先行矫治。

3. 术前清洁灌肠。

4. 如未切除膀胱者，插入导尿管排空膀胱内尿液。

5. 病人试行佩带接尿器，在腹壁适当部位画好皮肤造口位置。一般中点位于髂与脐连线的中点处，切口为圆形，直径 3cm。若使用粘贴皮肤的尿袋，造口处亦可位于麦氏点。

【手术步骤】

1. 取下腹部正中切口开腹。于乙状结肠系膜两侧切开盆腔后腹膜，将双侧输尿管中下段游离，注意保存其血液供应(图 16-2-1)。用直角血管钳于接近膀胱处钳住并切断输尿管，下端用丝线贯穿结扎。将剪有侧孔的 8 号导尿管经输尿管近端插入肾盂，丝线将其暂时缝扎，固定于输尿管断端。

2. 用手指于骶岬前方、乙状结肠系膜后方做钝性分离，形成一通道，将左侧输尿管经此通道移至右侧(图 16-2-2)。

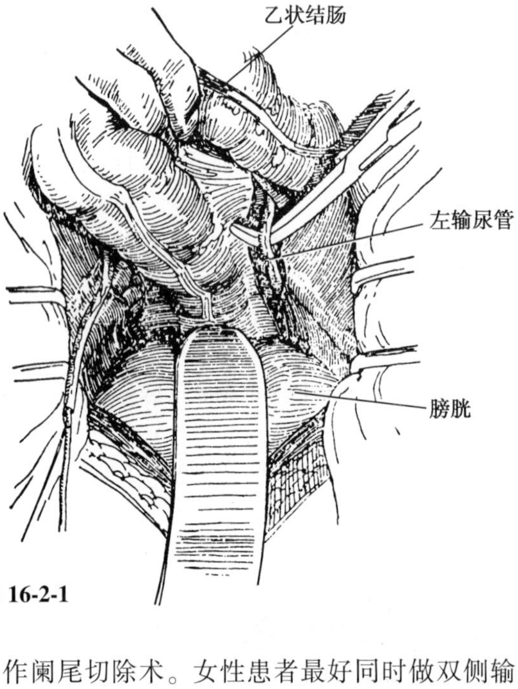

图 16-2-1

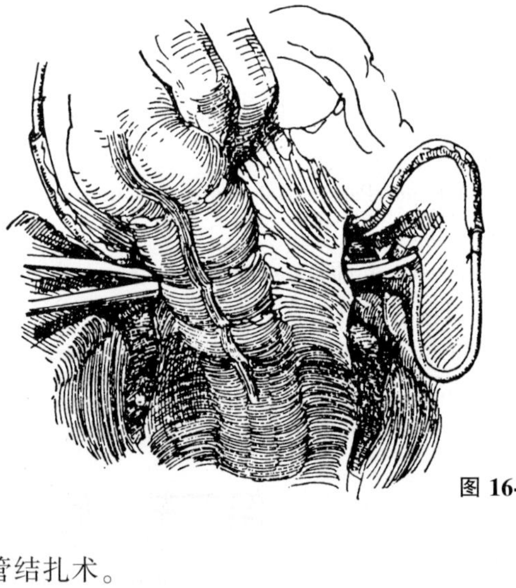
图 16-2-2

3. 作阑尾切除术。女性患者最好同时做双侧输卵管结扎术。

4. 在回肠末段离回盲瓣 10~15cm 处切除长约 15~20cm 的游离肠袢，回肠襻只作为一通道之用，不宜太长。分离肠系膜，保存其血液供应，最好保留 2 条动脉(弓形动脉)(图 16-2-3)。用生理盐水冲出肠腔内容物，再用碘伏溶液冲洗肠腔。将近段与远段回肠断端于游离肠袢上方作端端吻合，以恢复肠管的连续性。修补肠系膜空隙(图 16-2-4)。

5. 在游离回肠袢近端的对系膜缘侧作两个小切口，分别与两侧输尿管作直接吻合；拆除导尿管原来的固定线，剪去多余的输尿管，并于末端纵形切开少许，使成斜面吻合。用 4-0 肠线将输尿管与回肠创缘作全层间断缝合，支架引流管经肠腔拉出远侧端之外，并用肠线将其固定。吻合口外层用细肠线加强缝合数针(图 16-2-5~6)。用 3-0 号肠线缝闭肠襻的近端，第 2 层用丝线间断缝合 3~4 针，缝线不穿透黏

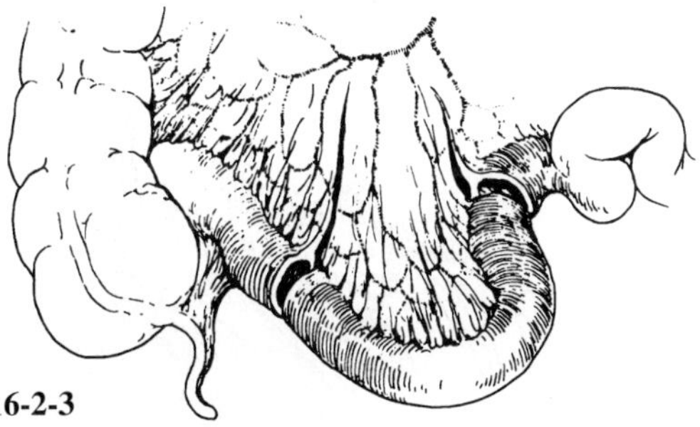
图 16-2-3

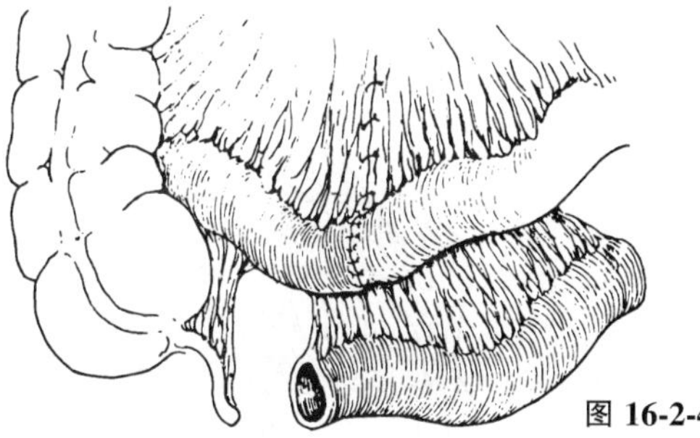
图 16-2-4

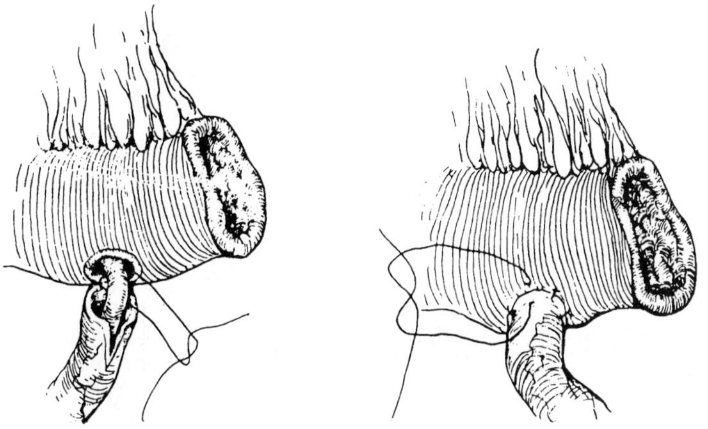
图 16-2-5

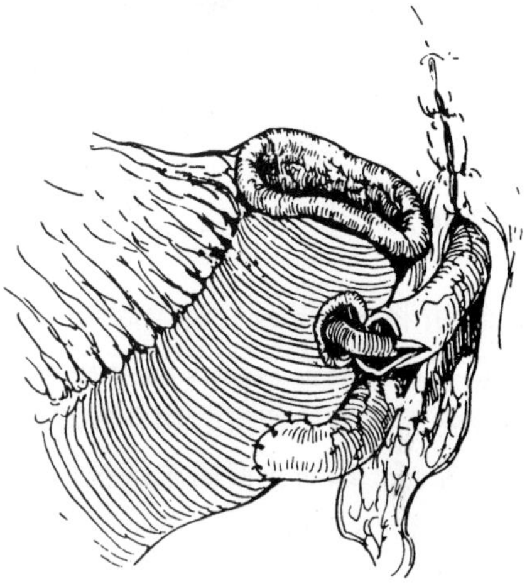
图 16-2-6

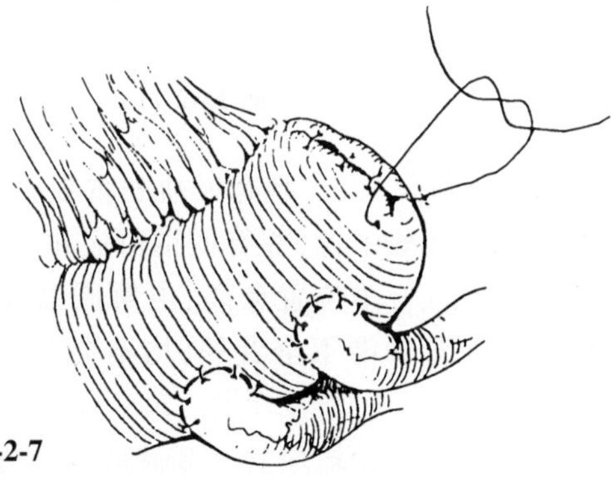
图 16-2-7

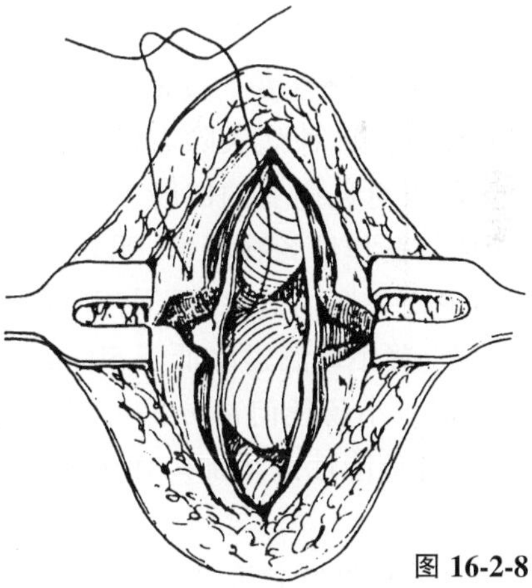
图 16-2-8

膜(图 16-2-7)。

6. 于右下腹髂前上棘与脐连线的中、外 1/3 交界处作一长约 3.5cm 的直切口,直达腹腔,将皮肤切口剪成椭圆形。于切口中部依垂直方向切断两侧的腱膜和肌肉,并以丝线将腹外斜肌腱膜和腹横肌膜相对创缘作间断缝合,形成足够宽阔的钮孔状通道(图 16-2-8),钮孔不宜太大,以免引起腹壁疝。将回肠膀胱的远端自此通道拉出,用数针丝线将回肠固定于腹膜边缘,留下约 5cm 的肠段突出皮肤之外,固定回肠后,其系膜应无张力。将 18 号多孔导尿管插入回肠膀胱内(图 16-2-9)。

7. 于回肠末段的对系膜缘侧纵形切开约 0.7cm,用丝线将肠管与皮缘作外翻缝合,系膜对面和两侧的缝线于回肠断端的黏膜面穿过肠壁,并于断端 1cm 及 5cm 处穿过肠壁浆膜、肌层,缝线再穿过皮缘,结扎此 3 根缝线后,即可将回肠段外翻,形成 2cm 长的乳头(图 16-2-10)。另加数针缝线将回肠断端与皮缘间

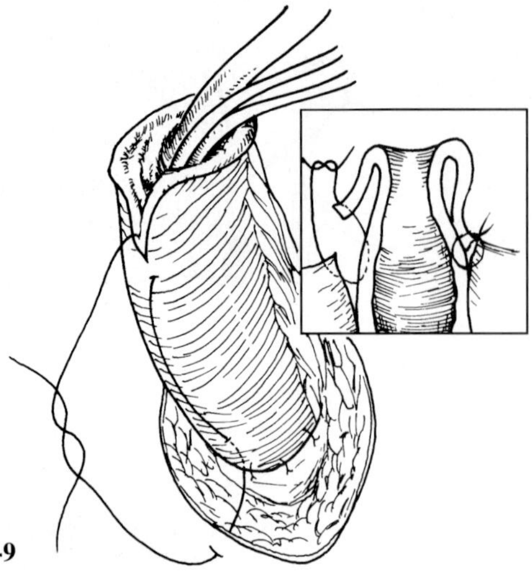

图 16-2-9

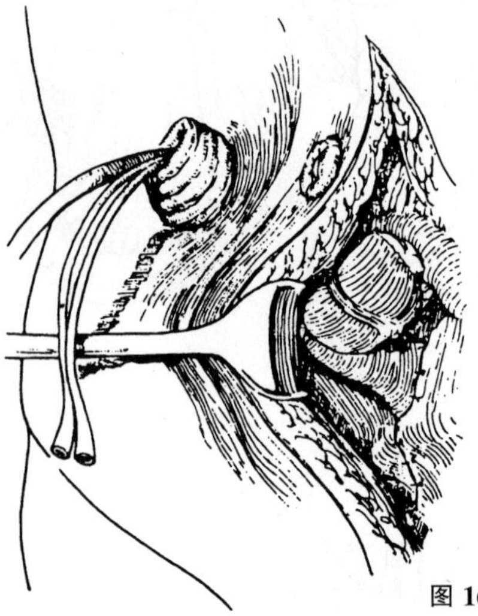

图 16-2-10

断缝合，并将 3 根导尿管妥善固定。

8. 将回肠膀胱近端及输尿管固定于腹膜外，缝合两侧盆腔腹膜的切口。用丝线将回肠膀胱固定于盲肠下外侧，以防止回肠末端被回肠膀胱压迫而扭曲、梗阻(图 16-2-11)。

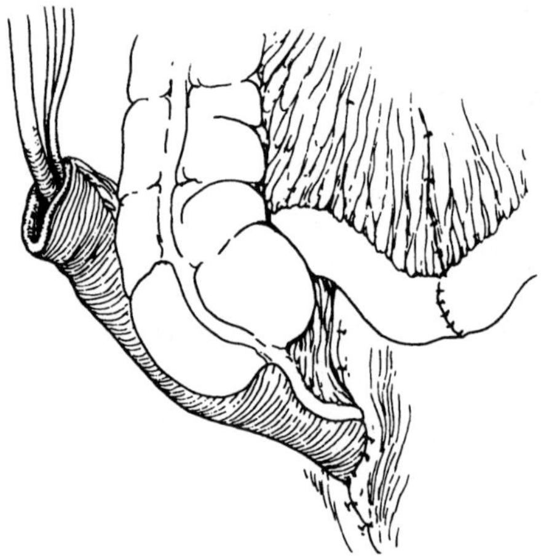

图 16-2-11

9. 缝合腹壁切口。

【改良的术式】

1. 肠襻的选择　曾施行放射治疗的病人，输尿管下段及末段回肠的 18~24cm 有可能发生放射性损害，致血循环不足，组织纤维性变。按常规方法作回肠膀胱术易发生并发症。此种病人除需切除输尿管下段外，宜采用无肉眼可见病变的回肠中段作回肠膀胱术。亦可使用横结肠作结肠膀胱术。采用这些肠段不会增加电解质平衡失调的危险，而采用空肠段作代膀胱术，若肠段太长，则有失盐和重吸收钾的倾向，若病人肾功能不全(肾小球滤过率低于 50ml/min)，易发生低氯血性酸中毒，并有低钠血症和高钾血症，补给氯化钠可获纠正。小肠任何部分都可用来代替尿路，但所取的肠襻位置愈高，电解质紊乱的危险性愈大，肾功能不全者危险性愈增加。而采用回肠或结肠襻时，除肾功能不全者外，均不会存在电解质紊乱的问题。

2. 输尿管回肠膀胱吻合方法　上面介绍的是 Bricker 最早设计的输尿管回肠膀胱吻合方法，施行此种手术的病人术后并发肾积水或肾盂肾炎的约占 30%。为了减少上述并发症，多种改良方法曾被应用。

(1) 将输尿管下端劈开，并排或逆向作侧侧吻合，然后与回肠段的末端作端端吻合(图 16-2-12)。

(2) 将两输尿管下端劈开，并腔缝合后，与回肠段作端端吻合(图 16-2-13)。

这些方法可以减少吻合口狭窄的并发症。许多作者已不使用输尿管支架引流管。但无论何种吻合方法，如果作黏膜对黏膜的吻合，并使用硅胶引流管，亦不致发生狭窄。术后最初的 1 周内，尿液经引流管排出，护理上较为方便，尤其是我国尚未普及使用粘贴皮肤的贮尿装置，更适宜使用输尿管支架引流。

抗返流的输尿管回肠膀胱吻合是否有实用上的价值，目前尚未获一致意见。临床上作肠襻造影是在加压下进行的，一般可显示输尿管返流。但回肠膀胱是在低压力下输送尿液，是否会发生返流，尚需作进一步探讨。

3. 回肠膀胱外口

(1) 理想的回肠膀胱外口需具备几个条件：

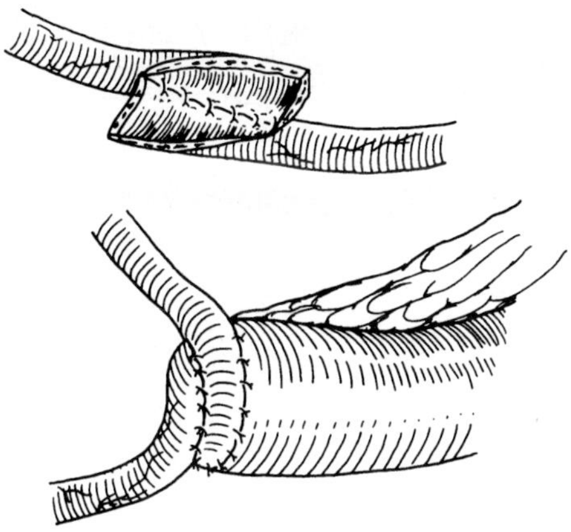

图 16-2-12

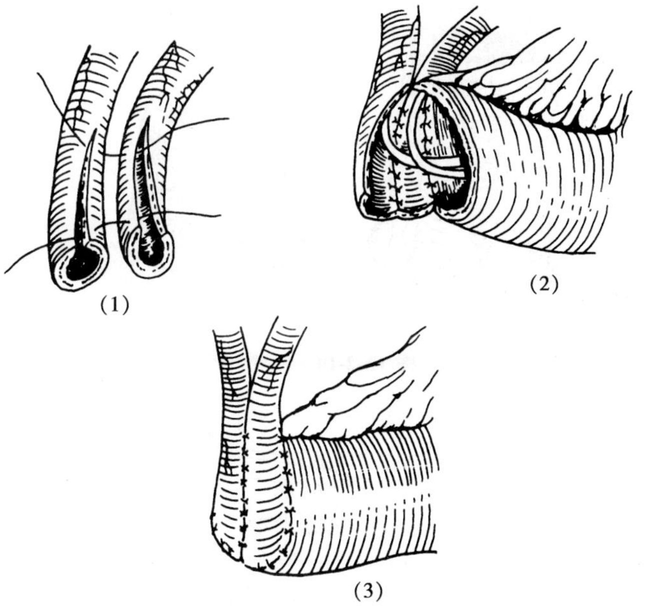

图 16-2-13

1）形成乳头状造口，尿液易收集，不会发生渗漏。

2）外口不发生狭窄、退缩、脱垂，不形成外疝。

3）开口呈正圆形，大小适宜，不致被贮尿器压伤黏膜。

4）位置恰当，使佩带可活动的接尿器时不致渗漏。

我国目前使用的可活动的接尿器是藉一腰带连接，外口必须位于腰带部位，其中点应位于髂脊与脐连线的中点。在手术前标志切口位置，可在皮肤画出直径 3.5cm 的正圆形。若开腹后才计划此处的皮肤切口，则宜于上述连线中点作一 3.5cm 长的纵切口，剪去两侧的皮肤使成椭圆形，在缝合皮肤后因皮肤的张力将切口拉开，即变成正圆形。

(2) 为了防止造口处的肠管退缩，回肠输出端应有足够长度。在计划肠襻切取范围时，宜于灯光透视下选择血管弓发育良好的肠段，远侧的血管弓要尽量利用，先切断远侧的肠管，在不影响其血循环的情况下，于近侧的肠系膜作减张切口，将输出端经造口外拉出腹壁之外，若能将 6cm 长的肠管置于腹壁外而无张力，即可计划近侧的肠系膜及肠管切口位置。所用的回肠段宜尽可能短，以减少吸收和分泌面积。

(3) 为了防止开口的狭窄、退缩等并发症，一些作者设计了下列方法：

1）劈裂袖口式回肠造口：在肠管末端的两侧各作一个 3cm 长的纵形浆肌层切口，这样可扩大乳头的外层肠管直径，破坏其平滑肌的完整功能，并使乳头的外、内层发生粘连，营养血管不致因肠管翻转而受压缺血(图 16-2-14)。

2）镶嵌式皮瓣回肠造口：在造口处作基底向外侧的 U 形皮瓣，劈开肠管末段与系膜相对的肠壁，外翻后与皮瓣缝合，形成乳头(图 16-2-15)。

3）终襻式回肠造口：其适应证为：①肥胖病人；②末段回肠有病变(如放射损害)，需使用回肠近段或空肠襻，由于血管的解剖关系，要用终襻造口才可获得足够长度者。将回肠终襻经腹壁小切口拉出(图 16-2-16)，由于扇形肠系膜不能通过钮孔的内口，需将腹膜及腹直肌后鞘的切口向近侧及远侧稍延长，至能容纳肠襻基部。凸出腹壁的肠襻最少达 4cm，并无张力。用一玻璃棒在肠管下方穿过，将肠襻固定于腹壁外。在肠襻有功能的一侧缝一标记线，固定肠襻时，这一侧应置于尾侧，用肠线缝合闭锁回肠末端。用小圆刀在肠襻表面作纵形的浆肌层切口，使这一段肠襻失去蠕动功能，并扩大肠管(图 16-2-17)。将有功能侧的肠襻外翻成乳头(图 16-2-18)，缝合肠壁与皮肤创缘。无功能侧肠襻创缘瓣与皮缘缝合，形成退缩于乳头基部的黏液瘘(图 16-2-19)。

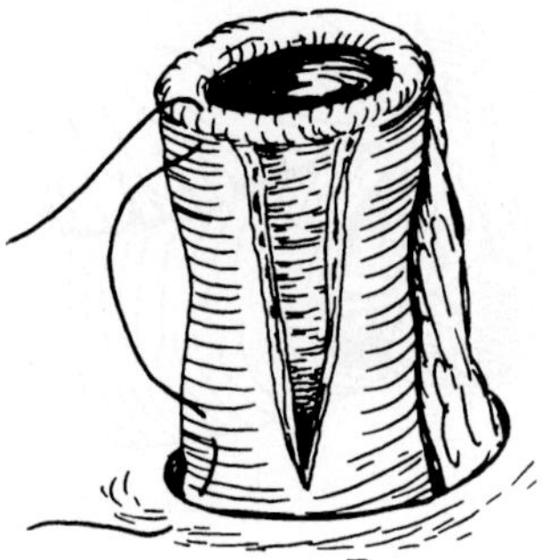

图 16-2-14

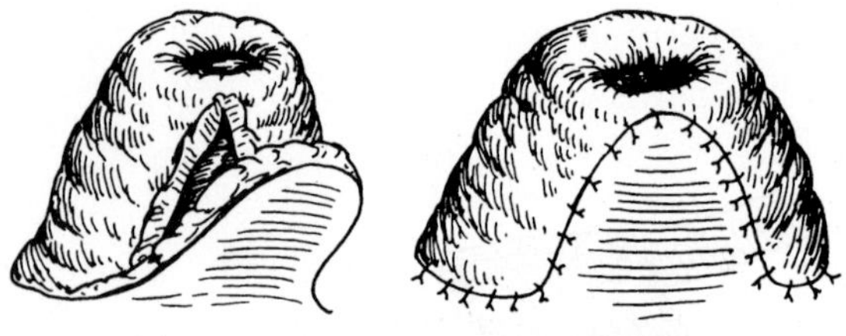

(1)　　(2)

图 16-2-15

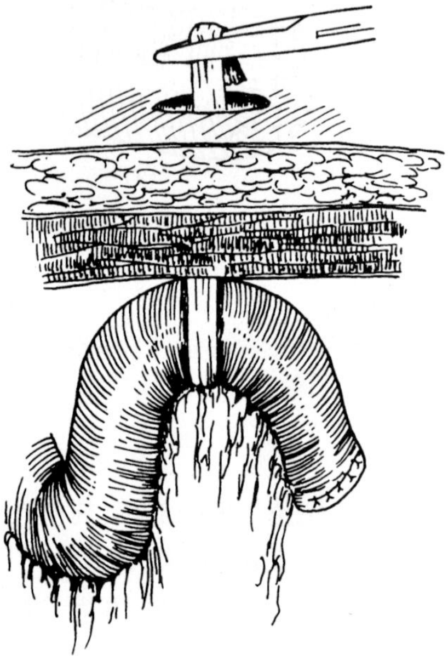

图 16-2-16

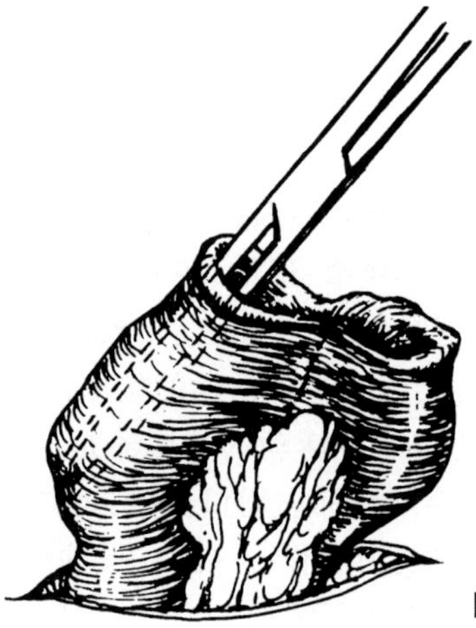

图 16-2-17

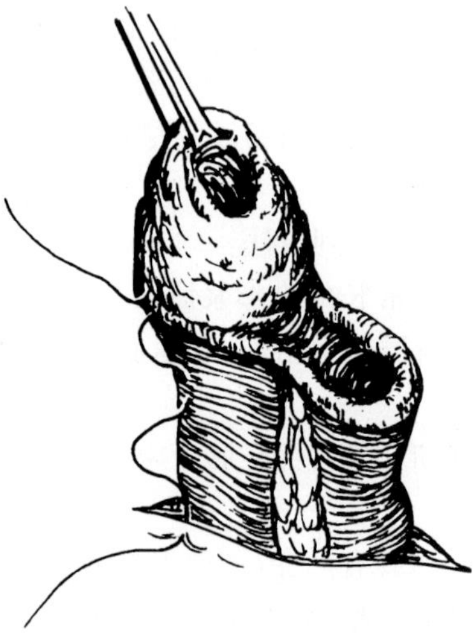

图 16-2-18

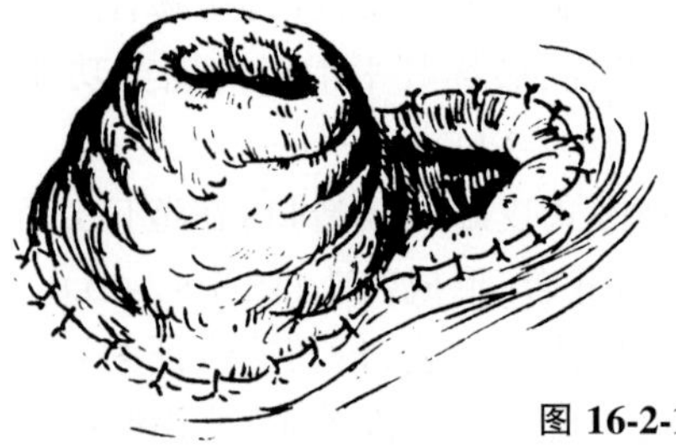

图 16-2-19

4. 肾盂回肠皮肤造口　由于梗阻、返流或神经性膀胱病人的双侧输尿管高度扩张、失去蠕动功能，经4、6个月造瘘或输尿管襻造口，输尿管张力已证实无法恢复者，可作肾盂-回肠皮肤造口。在成人，回肠的长度约为30cm。

【术后处理】

1. 禁食(必要时作胃肠减压)，待肠蠕动恢复后开始进流质饮食。2天后改为半流质饮食。

2. 输尿管引流管一般于术后 1~2 天拔除,回肠膀胱引流管可同时拔除,改为佩带皮肤接尿器。

参考文献

1. Bricker EM. Bladder substitution after pelvic evisceration.Surg. Gynecol. Obstet,1950,30:1511
2. Schwarz GR,and Jeffs RD. Ileal conduit urinary diversion in children:Computer analysis of follow-up from 2 to 16 years. J Urol,1975,114:285
3. Sullivan JW,Grabstalb H,and Whitmore WF Jr. Complications of ureterolieal conduit with radical cystectomy:Review of 336 cases. J Urol,1980,124:797
4. Hendren WH,and Radopoulos D. Complications of ileal loop and conduit urinary diversion. Urol Clin North Am,1983,10:451

【主编点评】

20 世纪 50 年代至今,回肠膀胱术广泛用于上尿路尿流改道,近期效果良好。经历了半个世纪的临床随访观察,学者们发现此种腹壁尿流改道方法远期并发症发生率较高。一组 131 例平均随访 98 个月的患者 66%发生并发症。最常见并发症是与肾功能及形态改变有关占 27%,与造口相关占 24%,与小肠相关24%,症状性尿路感染 23%,与输尿管回肠膀胱吻合口相关 9%,45%患者并发症发生于术后 5 年内, 发生于 10 年、15 年和>15 年各占 50%,54%和 94%。在最后一组中 50%上尿路有改变,38%存在尿路结石,可见回肠膀胱患者的术后应长期随访。

减少并发症的措施包括使用短回肠段、输尿管并腔后与回肠膀胱近侧做端端吻合,肠系膜在回盲部后方无张力通过,完全封闭易形成内疝的系膜孔道,形成大小适宜的腹壁钮孔状通道及良好的外翻乳头。

(梅　骅)

参考文献

Madersbacher S,et al. Long-term outcome of ileal conduit diversion. J Urol,2003,169(3):985-990

二、结肠膀胱术

(colon conduit)

【手术适应证】

与回肠膀胱的手术适应证相同。此种术式尤其适应在年龄较轻,预期寿命较长,以及将来有可能作尿流复道的病人。

【术前准备】

1. 肠道准备　参考单纯膀胱切除术一节。

2. 术前插入长肛管,以便在术中用新霉素溶液灌洗肠腔。若肠道准备不充分,亦可用以洗净肠腔内的残余粪便。

3. 标记腹壁造口位置。

【手术步骤】

1. 作腹部正中切口达腹腔。切开盆腔腹膜,分离及切断双侧输尿管。

2. 用灯光透视乙状结肠系膜,按照血管的解剖选择肠段。通常采用乙状结肠近段,如果乙状结肠不适宜采用,可改用其他肠段,如左结肠动脉供应的降结肠中段,结肠中动脉供应的横结肠,甚至右结肠动脉或回结肠动脉供应的升结肠。由于结肠离断后会发生短缩;宜切取长约 8~20cm 的肠段。分离系膜时注意保护其供应血管。肠系膜根部不宜太窄,以免容易发生肠扭转。

3. 游离结肠脾曲,使结肠吻合时不致有张力。按具体情况将结肠膀胱置于结肠的左侧或右侧。吻合结肠后,缝合肠系膜切口。一般情况下乙状结肠膀胱宜造口于左侧腹部。

4. 用生理盐水洗净游离肠襻的肠腔,用2-0号肠线两层缝合闭锁肠段的近端。将肠段的远端拉至造口位置,可发现肠系膜带需依顺时针方向旋转180°角,肠段的盲端需固定于主动脉的分叉附近,此处靠近两输尿管行程,在这位置上选择适宜部位,作输尿管乙状结肠膀胱吻合。若因曾施行过其他类型的尿流改道手术,一侧或双侧输尿管太短,不能作双侧隧道式吻合者,可将较长的输尿管与乙状结肠膀胱作隧道式吻合,而将较短的一侧输尿管与对侧肾盂或输尿管作端侧吻合。

5. 抗返流的输尿管乙状结肠膀胱吻合可参考如下方法:用细针头穿刺肠壁,在选定的部位,一般是靠近肠管近端的结肠带处将生理盐水注入黏膜下层,作水压分离。沿结肠带切开肠管浆肌层。若作双侧输尿管与肠管吻合,宜于不同水平,分别在结肠带的左沿和右沿作切口。用小圆刀小心于肌层下剥离,一般只需剥离靠系膜侧,保留供应结肠黏膜的小血管。形成足够宽阔的隧道,长度最少4cm。于隧道远端作一黏膜小切口,将输尿管末端与此切口创缘用4-0号肠线作端侧吻合。用肠线或丝线间断缝合浆肌层切口,将输尿管包埋于隧道内,完成双侧的输尿管结肠吻合后,将肠襻固定在后腹膜的适宜位置,缝合肠系膜的孔道,以防发生内疝。按照具体情况,将乙状结肠膀胱在左、中、右腹部造口(图16-2-20,参考回肠膀胱术的造口方法)。

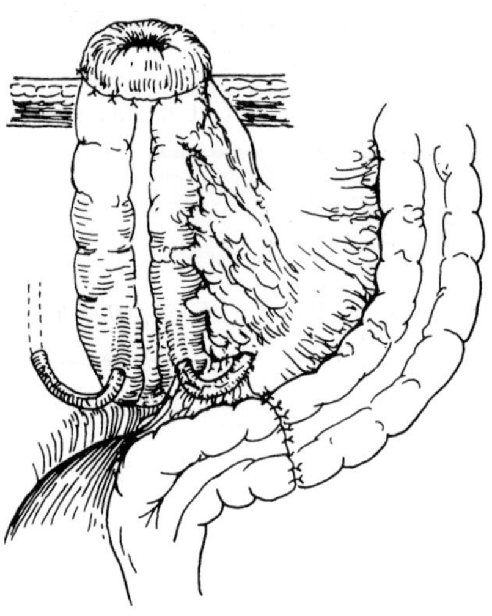

图 16-2-20

利用结肠作尿流改道,比回肠有更大的优点:结肠壁较厚,可建立满意的抗返流的输尿管乙状结肠吻合;结肠为单向蠕动,排空良好,亦有利于防止返流;而且较少发生结肠造口的并发症;术后肾盂造影显示的肾损害及组织学发现的肾盂肾炎较为少见;水电解质失调不显著。如有适应证,日后可改作尿流复道手术。临床病例的随访,并发症较回肠膀胱的为低,肠襻造影绝大多数病人无返流,少数在早期有返流者,于18~54个月后复查,压力增至50~60cm H_2O,亦无发生返流。

【术后并发症】

回肠膀胱和结肠膀胱的术后并发症大体有以下几类:

1. 造瘘口的并发症如狭窄、退缩、坏死、脱垂及外疝;改良术式,对各个环节作仔细处理后,可避免此类并发症。手术细节已在上文详述。偶因肠襻张大,造成吻合口稍向后退缩或造瘘口水肿,若再行手术矫正,勉强将肠管向外拉出,易造成系膜的主要血管梗阻,以致整个肠襻坏死。一些病人因术后腹胀,造成肠襻的张力增加,以致发生血管梗塞。因此,最重要的预防措施是系膜应无张力,要留有余地,并避免术后发生腹胀。造瘘口周围皮炎是由于尿液接触所引起,一般为暂时性的表浅性皮炎。一些病人则为乳头结节状皮炎,皮肤过度角化、萎缩、空泡形成,有炎症浸润。一些病人与对橡皮过敏有关,宜用油膏保护皮肤,尿袋口要小一些,并勤清洁更换。

2. 输尿管肠吻合口的并发症,如狭窄或漏尿。预防措施主要是选择血循环良好的肠段与输尿管末段进行吻合,吻合口和隧道必须有足够宽阔,吻合口不宜有张力,吻合口宜置于腹膜后方,并固定肠襻的近端。使用硅胶支架引流管比不用引流管者更为安全。关于输尿管支架的应用问题,目前仍未获得一致意见。一些作者认为在直视下进行黏膜对黏膜的输尿管肠襻吻合,不必留置支架引流管,认为支架引流管会使并发症增多,导管本身可发生梗阻,拔除支架后也会发生吻合口梗阻。而Bricker在创用了回肠膀胱的30年后,报道了他的经验:曾经有许多年他取消了支架引流管,但后来又开始试用硅胶支架引流管。只有在输尿管相当扩张时才不使用。他认为小的吻合口若发生水肿,可致完全阻塞。插置支架引流管可避免尿液延迟排出的可能性。即使吻合时没有正确地作黏膜对黏膜的吻合,若已留置支架引流管,亦不致造成梗阻。编者习惯于使用输尿管支架管,尚未发生过输尿管肠襻吻合口的并发症。

晚期发生的输尿管扩张应注意肿瘤的可能性,也可由其他原因如吻合口狭窄,输尿管下端扭曲,持续感染或放射治疗所致的输尿管炎引起。

3. 结石　肾结石多因分解尿素杆菌感染所继发,尿液滞留或返流则为促进结石形成的因素。回肠或结肠膀胱内发生结石则与感染、尿潴留、黏液和线头异物有关。

4. 肾盂肾炎　一般认为肾盂肾炎与输尿管下段梗阻或返流有密切关系,但亦有人对返流与感染的关系表示怀疑。实验证明,回肠膀胱的肾盂肾炎发生率达 83%,而在抗返流的结肠膀胱发病率仅为 7%。因此,尤其对预期寿命较长的病人,宜施行抗返流的吻合方法。

5. 电解质失调　电解质失调一般只发生在肾功能不全、肠襻过长,并有尿液滞留的病例,若遇此种情况,需长期服碱性药物以防止高血氯性酸中毒。

6. 肠梗阻　文献报道术后发生肠梗阻者高达 12%,注意下述几点细节可减少此种并发症:

(1) 使用健康的、无放射性损害的肠段。

(2) 缝合或封闭所有可能引起内疝的孔隙。

(3) 尽可能将肠段和输尿管置于腹膜外。

(4) 术后作充分的胃肠减压。

(5) 作盆腔清除手术的病人宜应用带蒂大网膜覆盖盆腔创面。

回肠膀胱是一种应用较广的尿流改道手术,但仍有不少缺点,成人组术后肾盂造影发现大约 20%病人可见病变;儿童患者的远期随访有 56%~68%有进行性上尿路损害。腹壁开口狭窄发生率高,尤其对无抗返流的输尿管回肠襻吻合者更为危险。结肠膀胱术的并发症较回肠膀胱术为少。

参考文献

1. Althausen AF, Hagen-Cook K and Hendren WH. Nonrefluxing colon conduit: Experience with 70 cases. J Urol, 1978, 120:35

2. Hagen-Cook K and Althausen M. Early observations on 31 adults with nonrefluxing colon conduits. J Urol, 1979, 121:13

3. Elder D, Moisey C, and Rees R. A long-term follow-up of the colonic conduit operation in children. Br J Urol, 1979, 52:462

第三节　可控膀胱术

Continent urinary reservoir

【周祥福　梅　骅】

20 世纪 60~80 年代间,腹壁可控膀胱术被认为是可取的尿流改道术式,但近期及远期效果并不满意,除操作复杂外,术后并发症较多:如储尿囊漏、输尿管狭窄或返流、肾积水、肾功能损害、尿路感染、黏液积存、囊内结石、输出道狭窄或失禁、造口狭窄或黏膜脱垂、导尿困难等、患者进入老年期难以自导尿等。其远期效果并不比回肠膀胱优越。近 10 年来,对适宜的患者多采用回肠新膀胱术,恢复类似正常的排尿功能。腹壁可控膀胱术已很少被采用。

【手术适应证】

因泌尿生殖系或肠道恶性肿瘤施行盆腔脏器清除术的患者,不能矫治的膀胱先天性畸形、膀胱尿道阴道瘘、神经性膀胱功能障碍,以及过去曾施行回肠或结肠膀胱腹壁造口的患者,均可选择施行可控性回结肠膀胱术。患者需具备下列条件:

1. 预期寿命较长,一般情况良好,能耐受复杂手术者。

2. 双侧肾脏功能良好,可代偿电解质平衡及废物排泄者。

3. 无上尿路感染者。

4. 肠道未发现病变者。

5. 能培养良好的卫生习惯,可掌握自我导尿技术者。

适宜手术的年龄由发育期的少年至 70 岁的老年人。常用的手术方式有回肠输出道的可控回结肠膀胱术、阑尾输出道的可控回结肠膀胱术、回肠可控膀胱术以及去带盲结肠可控膀胱术等。由于可控膀胱术较高的术后并发症，现在在临床上的应用逐渐减少，在此只介绍回肠可控膀胱术，以及去带回结肠可控膀胱术。

【术前准备】

术前 3 天进食低渣半流质饮食，术前 1 天改流质饮食。手术前 1 天晚上及术晨清洁灌肠，并服氟哌酸或其他喹诺酮类抗生素、甲硝唑。术前 12 小时静脉输液以补偿肠道准备时失去的水分和电解质。

一、回肠可控性膀胱术

(continent ileal reservoir-kock pouch)

应用回肠去管重建，回肠套叠乳头形成抗失禁及抗返流机制，输尿管开口于右下腹部，此种术式由 Kock 于 1982 年首先报道。曾广泛被沿用。其可控及抗返流的功能较好。在贮尿囊充盈后，重力因素可使输出道拉长、扭曲，插管困难、乳头脱套，肠壁向外脱垂等并发症，需要用合成材料造成的领圈包裹输出道的近贮尿囊端，以防止此种并发症。

改良术式是取消领圈，抗返流远侧的回肠端尽可能短些，将输尿管并腔后与其端端吻合，输出道取回肠套叠乳头，并将末段肠壁折叠，固定于前腹壁，开口于脐部。改良术式可有效地防止了上述并发症。此种术式操作较为复杂，采用回肠段较长，吸收及分泌的面积较大，但当结肠太短、粘连或其他病变不宜使用时，仍不失为一种可取的手术方法。

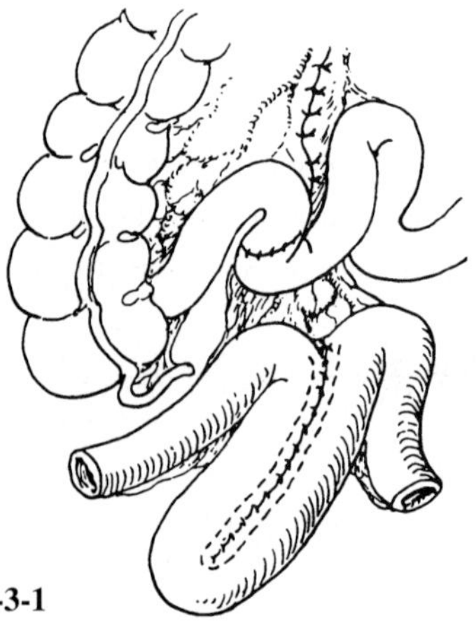
图 16-3-1

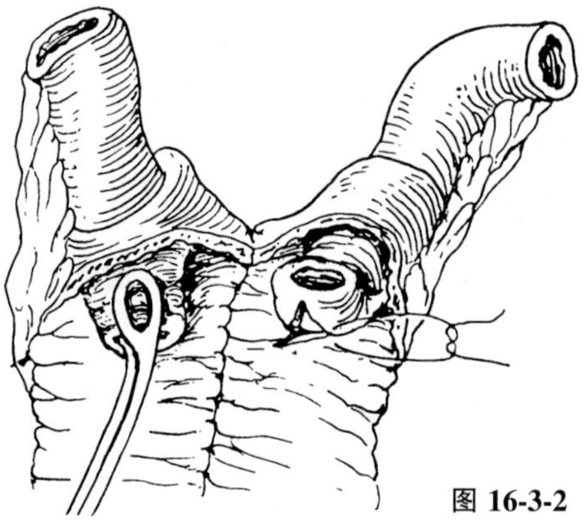
图 16-3-2

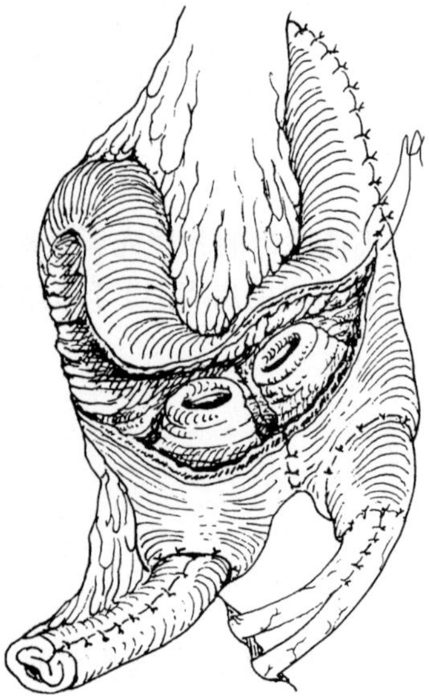
图 16-3-3

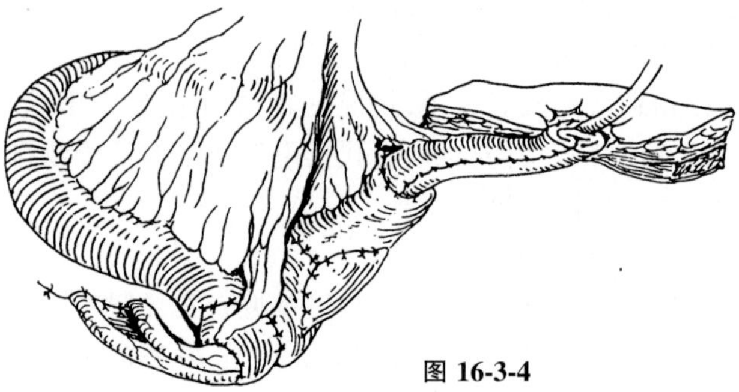
图 16-3-4

【手术步骤】

1. 离回盲瓣15cm处取近侧一段长约75cm的回肠，其近侧16cm及远侧12cm留作输出道及抗返流之用，在这两段之间的肠襻对折，于近系膜缘用1号丝线将对折的肠襻间断互相缝合，于缝线外切开肠管，再用3-0肠线连锁缝合黏膜肌层。完成后壁缝合(图16-3-1)。

2. 将输出段与抗返流段近贮尿囊侧的肠系膜与肠管分离，约达5cm长。用卵圆钳伸入肠腔，于5cm处夹住肠壁，将其内翻，形成向贮尿囊内套叠的乳头。切开乳头与其相对位置的贮尿囊黏膜，用细线将两个创面缝在一起，术后发生粘连，避免脱套。形成的乳头约2.5cm长。在套入处用丝线固定(图16-3-2)。

3. 将两输尿管作并腔缝合，与抗返流的回肠作端端吻合。贮尿囊外的一段约7~8cm的输出道则于对系膜缘将肠壁折叠内翻缝合两层。用1号丝线间断缝合(图16-3-3)。在完成贮尿囊前壁缝合后，将输出道用丝线缝合固定于前腹壁腹膜直达脐部。切除脐部，形成可顺利通过示指的通道，将输出道与脐部创缘作间断缝合，形成输出道造口(图16-3-4)。

4. 双侧输尿管支架引流管(8F)及贮尿囊造瘘管(14F)自输出道引出。为防止黏液阻塞，可用(18F)号导尿管作贮尿囊造瘘，从右腹部戳孔引出。

二、去带回结肠可控性膀胱术

(detenia ileocecal continent reservoir, modified indianan pouch)

【手术步骤】

1. 沿升结肠旁沟切开后腹膜，游离盲升结肠，于离回盲瓣8~10cm处切断回肠，离盲肠20cm处切断升结肠，分离其系膜，保留供应隔离肠段的血供。于其前方作回结肠端端吻合。用200ml碘伏溶液及生理盐水冲洗隔离的回肠。切除阑尾，包埋残端。

2. 沿前结肠带和网膜结肠带两旁小心切开黏膜，于环状肌层表面切除结肠带。此时结肠袋变浅，肠管增长，肠腔增宽，蠕动减弱(图16-3-5)。

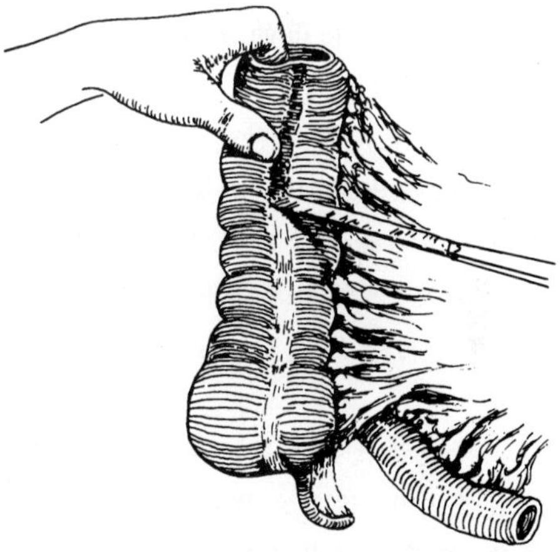

图 16-3-5

3. 于离结肠断端3cm处用黏膜沟法作输尿管结肠吻合。缝合闭锁结肠断端，输尿管支架引流管从结肠壁小戳孔穿出，并用5-0肠线将其固定(图16-3-6)。

4. 从回肠断端插入12号多孔导尿管至盲结肠储尿囊内，于系膜对侧缘将回肠壁内翻折叠，自回盲瓣部位起，用0号丝线间断缝合，达回肠断端(图16-3-7)，外加一层浆肌层连续缝合。折叠完毕，回肠膀胱可顺利

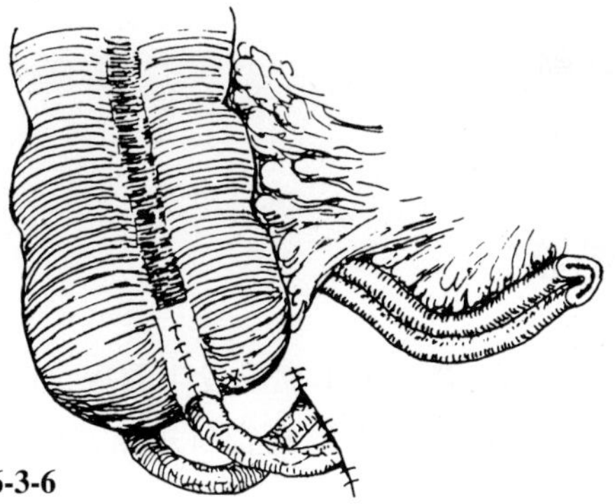

图 16-3-6

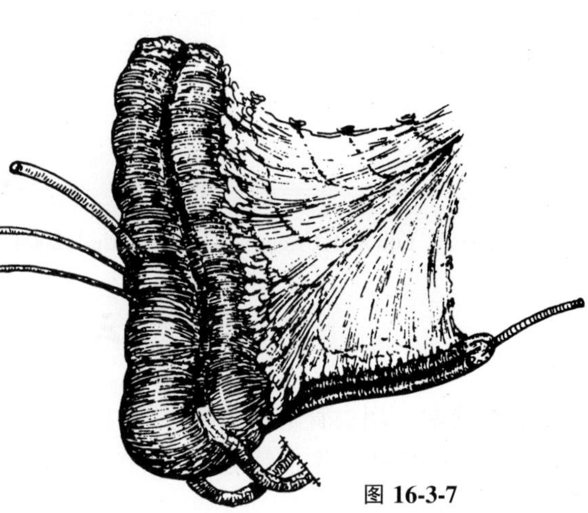

图 16-3-7

通过16号导尿管。输出襻亦可采用回肠剪裁法，去除部分回肠壁，以缩窄肠腔。

5. 切除脐底部皮肤及深部组织，形成一通道，将缩窄的回肠输出道末端固定在脐孔边缘。用丝线间断缝合。固定输出道的引流管。调整输出道的行径，使导尿管能顺利到达储尿囊底部。用丝线将储尿囊及输出道固定于腹前壁。

6. 输尿管支架引流管从膀胱小切口引出。缝合肠系膜间孔道。缝合部分切开的后腹膜，将输尿管吻合口置于腹膜外。缝合腹部切口。按具体情况放置或不放置腹膜外引流物。

【术后处理】

1. 禁食3天。

2. 输尿管支架引流管于术后2周拔除。

3. 术后3天起间歇用生理盐水反复冲洗储尿囊，清楚其内黏液。术后3周拔除输出道引流管，训练患者间歇自导尿。

参考文献

1. Kock NG, et al. Urinary diversion via a continent ileal reservoir: clinical results in 12 patients. J Urol, 1982, 128:469
2. Lieskovsdy G, Skinner DG and Boyd SD. Complications of the Kock pouch. Urol clin North Am, 1988, 15:195
3. Randall G, Rowland RG, Mithell ME, et al. Indiana continent urinary reservoir. J Urol, 1987, 137:1136

【主编点评】

神经性膀胱患者施行腹壁可控性尿流改道，术后尿液不再排入膀胱，失去内冲洗作用。膀胱黏膜、前列腺、生殖道的分泌物积存于膀胱内，需要间歇插置导尿管用抗菌溶液和生理盐水进行膀胱冲洗，否则会积存脓液，导致膀胱感染。在肾功能改善后，需作简单的膀胱切除。

不论采用哪一种可控膀胱术式，远期随访约半数出现并发症。阑尾输出道较多发生导尿困难，回肠输出道较多发生尿失禁。贮尿囊容量太大会导致黏液过多、电解质失调、残余尿感染及囊内结石。输尿管贮尿囊吻合可能发生返流或吻合口狭窄致肾功能损害等并发症。虽然可不用佩带尿袋，但随着年老体弱，难以进行自导尿，需要家属代劳。因此需要设计更为完善的手术方式，并进行长期随访以评估术式的实际价值。国内外报告的尚缺乏足够长期的随访及科学评价。

膀胱替代手术多选用回肠、回结肠或结肠切开重组成储尿囊。国内有主张用全去带的结肠段造成低内压、适当容量及高顺应性的贮尿囊与尿道吻合，恢复从尿道排尿。即使伴有少数盆淋巴结转移，经施行盆淋巴结清除术仍可选择作膀胱替代手术，很少患者会因肿瘤复发导致排尿障碍的后果，对改善生活质量有较大的好处。术后膀胱容量太小会导致尿频、尿失禁。容量太大致残余尿、并发感染、高氯血性酸中毒及膀胱结石。最适宜的最大容量不超过250ml，膀胱半充盈时内压低于40cm H_2O。

（梅　骅）

参考文献

Montie JE. Editorial: Urinary diversion. J Urol, 2004, 171:2302

三、术后并发症

1. 贮尿囊漏　用去管重建的贮尿囊，由于缝合口长达30~40cm，缝合不牢靠易发生漏尿。间断双层缝合比较牢靠。若用肠线作连续缝合，可节省时间，必须注意缝线张力太大会致缝合口短缩，张力不均会造成漏尿。

2. 输尿管狭窄　输尿管游离不充分或长度不够，左侧输尿管跨过的通道太窄，会造成输尿管折曲或受压，发生梗阻。输尿管贮尿囊连接部狭窄或吻合有张力，可发生输尿管末端梗阻，继发肾积水及肾盂肾炎，肾功能受损。再次手术解除梗阻极为困难。必须注意防止此种情况发生。将两输尿管并腔后与末段回肠端端吻合的方法较少发生此种并发症。

3. 输尿管返流　贮尿囊内高压和抗返流机制不健全，是发生输尿管返流及肾积水的主要原因。输尿管口径太大，宜采用吻合于末段回肠并建成回—盲肠套叠乳头的抗返流机制(图 16-3-8~9)，亦可将输尿管下段剪裁或折叠后，施行黏膜下隧道式输尿管贮尿囊造口术。术前发生输尿管返流若无反复的上行感染，肾积水及肾功能损害不持续加重，可不施行矫治手术。

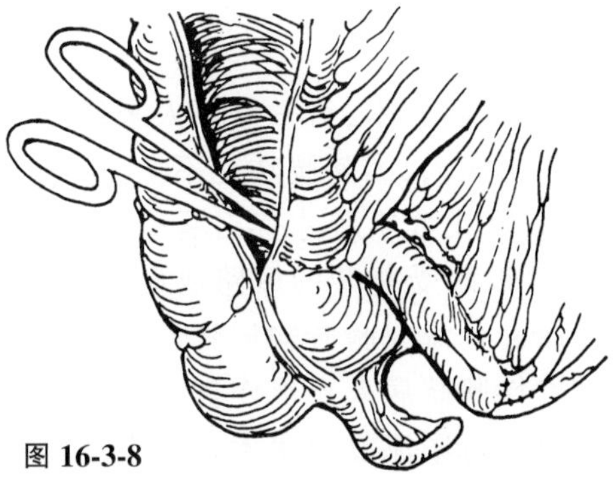

图 16-3-8

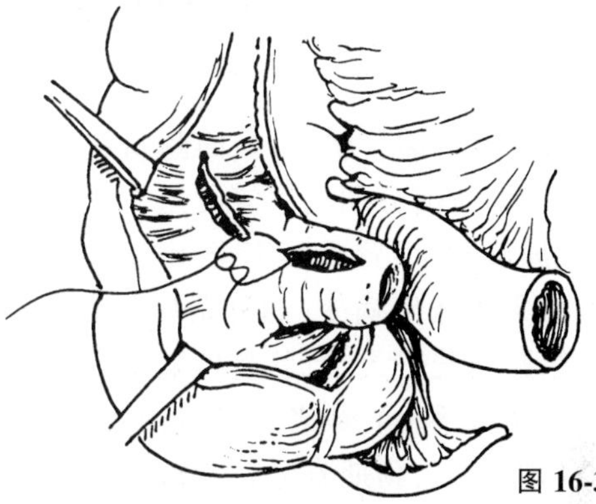

图 16-3-9

4. 输出道狭窄　输出道缺血，造口处张力太大，径路弯曲，可造成输出道瘢痕化、退缩、成角而致导尿困难。于右下腹造口时尤应注意腹壁通道要有足够宽度，切断部分腹肌并将腹肌创缘与腱膜缝合，形成钮孔状通道，以免腹肌收缩时肠管或系膜受压。但须注意腹壁通道太宽会致局部膨出。

5. 尿失禁　尿失禁除因输出道可控机制不全所致外，贮囊内高压亦为重要原因。肠道去管重建或去带盲结肠贮尿囊往往于术后 3~6 个月才扩张至足够容量，此时囊内压力降低，尿失禁会自行消失。持久的尿失禁需要携带腹壁尿袋。

6. 高血氯性酸中毒　高血氯性酸中毒多因采用过长的回肠建成大容量贮尿囊，以及肾功能不够健全所引起。临床表现疲乏、厌食、体重减轻、多饮、昏睡。需内服碳酸氢钠或枸橼酸合剂，重症者需静脉输注碱性药物。

7. 药物吸收异常　某些药物经胃肠道吸收，从尿液排泄，至贮尿囊内再被吸收，引起中毒反应。抗癫痫药物大仑丁(dilantin)、抗癌药物氨甲喋呤(methotrexate)均可因异常吸收而导致中毒。在用药期间宜留置导尿管持续引流尿液。

8. 尿路感染　正常情况下贮尿囊内有细菌存在。由于肠腔内 SIgA 的防御功能，间歇导尿清除细菌，以及输尿管的抗返流机制。很少发生上行感染。必须告知患者每 3~7 天要用开水冲洗贮尿囊，清除黏液及沉淀物。囊内积存黏液会阻塞导尿管，残余尿易导致感染，并逆行至肾脏。

9. 结石　贮尿囊内黏液积存、尿液滞留导致感染，为贮尿囊结石的发生原因。分泌脲酶的细菌感染会产生磷酸氨镁结石。缝线亦可成为结石核心。合并高血氯性酸中毒或肾盂肾炎患者易发生肾结石。

10. "肠膀胱"肿瘤　临床发现因良性疾患(如膀胱外翻、膀胱挛缩)或恶性肿瘤施行输尿管乙状结肠造口、回肠膀胱、结肠膀胱或可控膀胱术后，部分患者可并发肠膀胱肿瘤。病理类型多为腺癌，其次为移行上皮癌，移行上皮和鳞状上皮细胞混合癌。少数为燕麦细胞瘤及淋巴肉瘤；良性肿瘤多为腺瘤。肿瘤多于术后 10 年以上才发生。良性肿瘤平均发生在术后 19.8 年，恶性肿瘤为 27.8 年。肿瘤多发生在输尿管肠吻合口或肠膀胱吻合口处的侧缘。尿路多不发生肿瘤。

肠膀胱肿瘤的发病原因可能由于尿中细菌使尿液产生硝酸根离子，或尿粪合流时尿液在粪便内形成胺类物质，转变为氨-亚硝基类化学复合物。这些胺类物质可导致肿瘤形成。

肠膀胱肿瘤的临床表现主要为肠膀胱出血，一些患者因输尿管梗阻或局部浸润而有疼痛症状。内镜检查可发现肿瘤病灶。

治疗方法主要是早期确诊后施行根治切除手术，但术后复发率高，预后不良。

（梅　骅）

参考文献

1. 梅骅.可控性回结肠膀胱.中华泌尿外科杂志，1995，16:314
2. 戴宇平等.回结肠可控膀胱阑尾原位腹壁造口术(附11例报告).中华泌尿外科杂志，1993，14:183

第四节　回肠膀胱术后的尿流复道

urinary undersion after bircker operation

【梅　骅】

永久性尿流改道如膀胱造口、回肠膀胱术、结肠膀胱术或盲肠膀胱术，对一些病人来说可以作为一种过渡性手术，即所谓分期的尿流改道。一些患良性泌尿系疾患病人，因膀胱功能不全、重度膀胱输尿管返流、肾输尿管积水、肾功能不全而施行尿流改道，在改道数月或数年后才查出漏诊的梗阻病变(如尿道瓣膜)，修复下尿路病变(如复杂的膀胱阴道瘘)，恢复至可以耐受复杂的尿路成形手术(如结核性挛缩膀胱作结肠膀胱扩大术、膀胱外翻病人的结肠膀胱改为尿粪合流或膀胱输尿管返流病人作尿路成形及抗返流的吻合手术)，或者要求取消腹壁尿流改道(如神经性膀胱病人要求作盲肠膀胱扩大术)，而病人的肾脏功能尚好，预期寿命长，经各项检查具备条件者，可施行尿流复道手术。由于上述病人尿路的具体情况不一，尤其是儿童患者几乎没有一个是完全相同的，尿流复道的方法也就变化很大，有几个问题值得注意：

1. 这些手术难度都很大，过去手术造成的解剖变异和粘连，要求操作准确而细致，尤其注意保存尿路的血液供应。

2. 许多病人肾功能较差，若发生并发症，安全范围很窄。

3. 由于尿路某一部分缺损或需行切除，常需采用各种成形方法以恢复尿路连续性，往往要显露整个上尿路及膀胱，需将一个肾脏下移或将膀胱拴挂在腰肌以缩小肾脏与膀胱的距离。

4. 尽可能采用一侧或双侧输尿管与膀胱吻合，避免有张力、扭曲或返流，在不能利用输尿管时才作回肠代输尿管术。

5. 理想的尿流复道应能恢复病人近乎正常的排尿功能，维持良好的肾脏功能，不发生输尿管返流和上行感染。在不能恢复从尿道排尿的情况下，才改为间歇导尿或可控膀胱术。

尿流复道的常见手术方法有下列几种：

1. 一侧作输尿管膀胱吻合，另一侧作输尿管输尿管造口术。
2. 输尿管膀胱瓣或膀胱角吻合术及肾下降术。
3. 自体肾移植术。
4. 利用原来的回肠或结肠膀胱与膀胱吻合。
5. 回肠代输尿管术。
6. 肠膀胱扩大术或肠新膀胱术。
7. 可控膀胱术。

施行尿流复道前，病人应作全面检查，按具体情况作尿液培养，尿肌酐清除率，核素肾扫描，静脉肾盂造影，回肠(结肠)膀胱造影，膀胱尿道造影，膀胱尿道窥镜及尿动力学测定。拟作尿流复道的病人，肾脏需具备足够的代偿功能，肌酐清除率一般应在40ml/min以上。但个别病人如果因梗阻和感染致肾功能降低，若重建尿路后，去除了尿路梗阻，根治了尿路感染，肾功能还可以较术前改善。编者曾为1例独肾施行输尿管皮肤造口的病人施行尿路复道手术，术前有输尿管口梗阻，肌酐清除率为30ml/min，合并急性感染时出现尿毒症。病人施行结肠扩大膀胱的尿路复道手术以后，取得良好效果，肾功能有所改善，20年后随访患者的排尿情况和肾功能均良好。

术前分析尿路造影时,需确定近侧和远侧输尿管残端的长度是否可足够作直接吻合,是否需要采用肠道代替一部分输尿管。神经性膀胱病人若需解除膀胱颈的高阻力,有时要在术前作括约肌切开术,但需特别慎重,而且只作姑息的切开,如果过度切开有可能导致尿失禁。所带来的麻烦比不切开括约肌而作间歇导尿更大。尿道阻力低并有尿失禁的病人施行尿流复道后极难护理,药物治疗效果往往不佳,使用人工括约肌治疗尿失禁在我国应用尚少。在拟定尿流复道手术方案之前,需请有关专科会诊,进行充分讨论,并告知病人及其家属有关术后尿失禁、需自行导尿或再作尿流改道等可能性,取得完全同意后再施行手术。

因尿道瓣膜、输尿管口膨出(输尿管囊肿)或其他尿路疾患施行肠膀胱术后,若膀胱尚存留,经全面检查确定膀胱及其括约肌的功能良好,上尿路的功能亦已较好代偿,可以将回肠膀胱改为从尿道排尿。在膀胱长期旷置后;成人的膀胱一般仍正常,但儿童患者常发生膀胱壁肥厚容量缩小,以至作抗返流的吻合技术上遇到困难。宜将回肠襻裁去一部分,使口径缩小50%,以增强蠕动性排空,减少吸收面积,并可造成无返流的再植。抗返流的吻合方法肯定比无抗返流者优越,尤其是肾脏已有相当损害的年轻患者。

回肠膀胱术后的尿流复道可有几种不同的方式(图16-4-1)。在罕有情况下,两侧输尿管均有足够长度,可直接作输尿管膀胱吻合。但多数病人的膀胱容量较小,不足以作两个满意的抗返流吻合。当三角区不正常,尤其是膀胱有瘢痕化,若作双侧输尿管膀胱吻合,有时虽然可形成足够长的隧道,仍会发生返流。在这种情况下,宜将较好一侧的输尿管与膀胱吻合,另一侧作输尿管输尿管造口。施行回肠膀胱术的病人,通常两侧输尿管的长度均不足以再植于膀胱,必须利用原来的回肠膀胱。若因输尿管蠕动功能差或伴有输尿管近侧梗阻,则需切除输尿管,作肾盂回肠襻吻合。

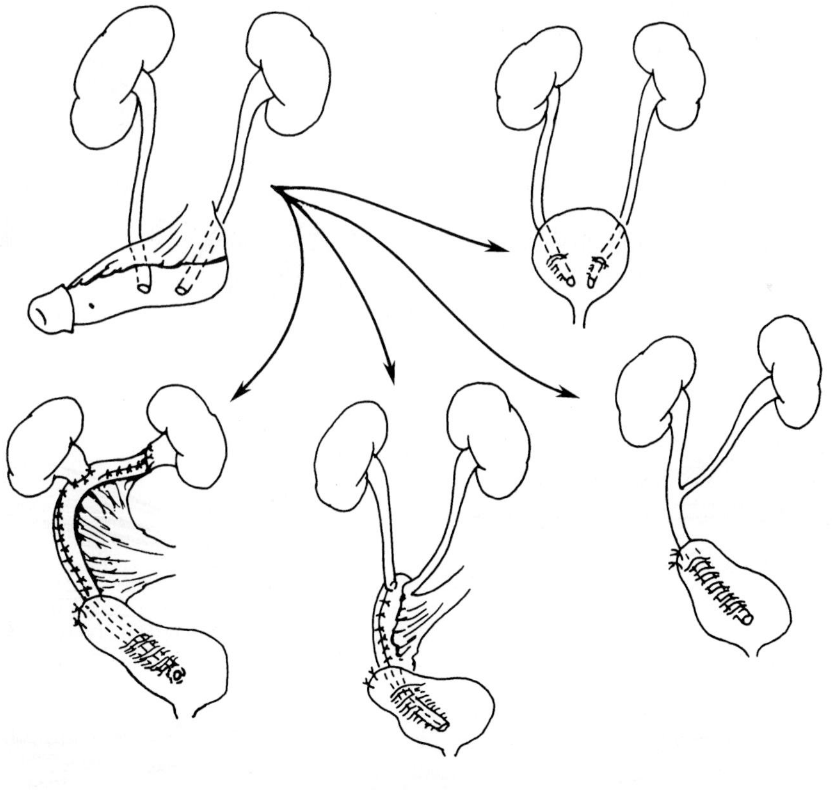

图 16-4-1

一、回肠襻膀胱吻合术

(ileal loop vesicle anastomosis)

【手术步骤】

1. 回肠襻剪裁　在游离回肠襻后,需将输出端的系膜松解。在不影响肠管血液循环的原则下,切断边缘的血管襻,使肠管伸直(图 16-4-2)。

于肠系膜对侧切开肠壁,显露输尿管口,插入 8~10 号导尿管作支架引流。用多个组织钳于系膜对侧等距离钳住肠管,使相当于周径 1/3 的肠壁被夹持于钳齿内。于靠近钳夹处缝好标记丝线,除去组织钳,剪去标记线以外的肠壁(图 16-4-3)。用 4-0 号铬制肠线连续缝合肠壁切口,肠襻末端 3~5cm 则用间断缝合,在肠腔侧打结,这样可避免需缩短肠襻时剪断连续缝线。第 2 层用 5-0 的肠线间断缝合(图 16-4-4)。缝合完毕,肠管的口径大约相当于原来的 1/2。注意勿将肠管过度缩窄。

2. 分离膀胱壁隧道　插入导尿管将膀胱冲洗干净后,注入生理盐水将其膨胀。缩小的肠管宜于后方进入膀胱。在合适部位先缝好标记线。不应从侧壁或顶部进入,因为膀胱充盈时会将肠管扭曲。在膀胱前壁作正中切口,显露膀胱底及三角区后,在膀胱后壁的右侧相当于膀胱外标记线位置切开膀胱,形成裂孔。自此沿输尿管行径切开膀胱黏膜。若膀胱容量较小,三角区较短,可将黏膜切口延长至相对的膀胱侧壁。于切口两侧潜行剥离膀胱黏膜,形成宽阔的隧道,以容纳经剪裁的肠襻(图 16-4-5)。在此种膀胱内若不纵行切开黏膜,只作潜行剥离是不可能的。在膀胱壁的裂孔处应于适当位置切开肥厚的肌层,使成平顺的通道,以免压迫肠管后壁造成梗阻。

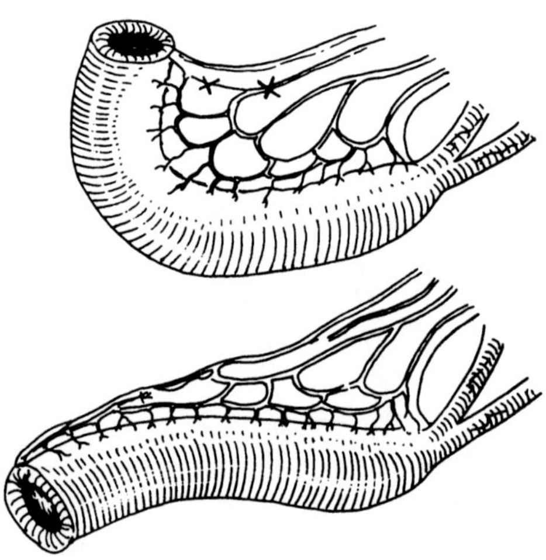

图 16-4-2

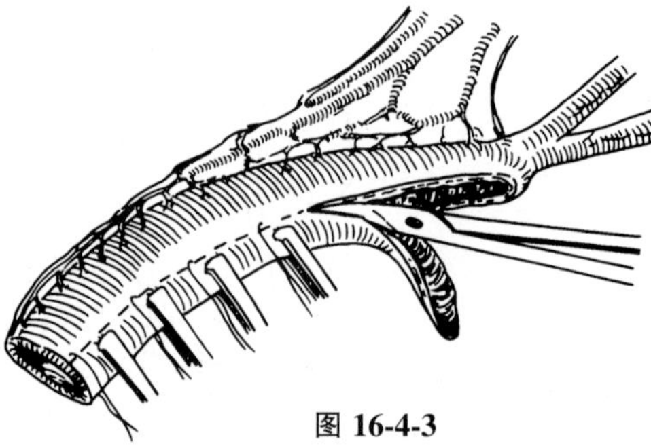

图 16-4-3

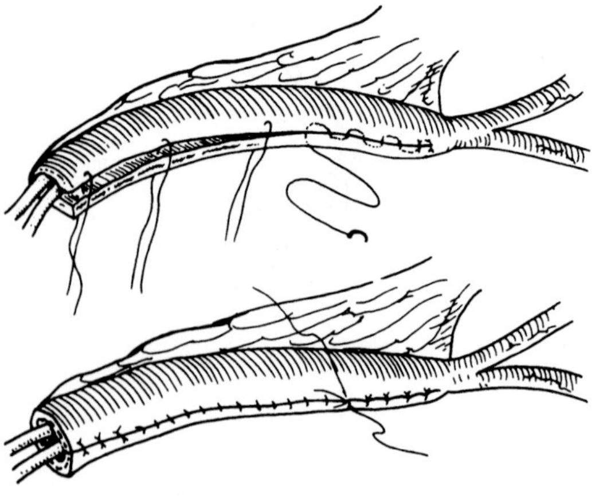

图 16-4-4

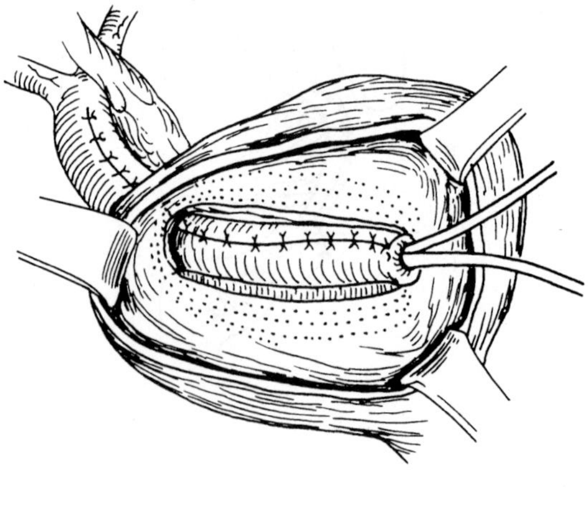

图 16-4-5

3. 吻合　将已剪裁的肠管及其支架引流管从膀胱外通过裂孔拉入膀胱, 剪裁的缝合线置于后方,削去肠系膜过多的脂肪,肠系膜应置前方。切除过长的回肠。用 4-0 铬制肠线将肠管的后壁与膀胱黏膜切口的远端间断缝合,缝线穿过膀胱壁黏膜、肌浅层,然后穿过输尿管壁全层。输尿管口的前壁则与游离的膀胱黏膜创缘缝合。用 5-0 号肠线缝合膀胱黏膜切口的其余部分,缝线穿过肠管或其系膜的浆膜层,将肠管包埋于膀胱黏膜下隧道内(图 16-4-6)。若膀胱黏膜不足以覆盖肠管,则用细肠线将黏膜创缘固定于肠壁表面。输尿管支架引流管从膀胱侧壁的戳孔引出腹壁外。从尿道插入多孔导尿管。

4. 拴挂膀胱 用 2-0 号铬制肠线将膀胱拴挂在髂血管上方的腰肌,缝线勿穿过黏膜,以完成瘘。缝线勿结扎过紧,以免割裂肌层。拴挂膀胱可避免膀胱充盈时发生肠襻屈曲。并可增加隧道长度。理想的隧道长度宜达 5~8cm。

5. 缝合膀胱及切口 用 3-0 号铬制肠线连续缝合膀胱黏膜,2-0 号铬制肠线间断缝合膀胱肌层。膀胱前间隙置多孔胶管或双腔负压引流。缝合腹壁切口。

【术后处理】

1. 使用抗生素预防感染。

2. 术后 3 天拔除引流。术后 10~12 天拔除输尿管支架引流管。术后 2 周拔除导尿管。

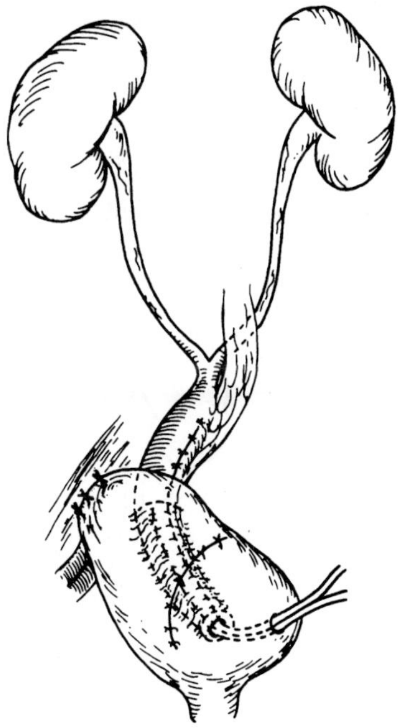

图 16-4-6

二、一侧输尿管膀胱吻合,对侧输尿管造口术

(ureteroureterostomy and ureterovesical anastomosis)

【手术步骤】

1. 肾、输尿管游离及下移 选择管径较小,张力较好,长度较充分的一侧输尿管作膀胱吻合。若输尿管长度不足则作广泛的肾、输尿管游离及下移。使输尿管有足够长度通过隧道吻合于膀胱底部,而不是吻合于膀胱顶部。在肾周筋膜外游离肾脏,使肾脏仍包裹在脂肪囊内。于上极处横断肾周筋膜,将肾脏与肾上腺分开,结扎、切断肾上腺动脉,左侧则需切断、结扎肾上腺静脉。尽量保留输尿管周围的疏松组织,完全保留从肾血管来的输尿管营养血管。将结肠从外侧腹膜附着处分离,并翻向内侧。张开结肠系膜,将输尿管周围组织自结肠及其系膜完全分离,注意勿损伤结肠血管。沿盆壁髂血管将覆盖的疏松组织分离,让其附着在输尿管表面。用此法分离后主动脉和腔静脉即被裸露(图 16-4-7)。男性病人在剥离主动脉分叉下方时,不宜过多分离输尿管内侧的腹膜后疏松组织,以免损伤神经丛而造成阳痿。为了保留来自性腺血管的输尿管分支,宜于下方切断性腺血管,让其附着于输尿管。经上述游离后,包裹在脂肪囊内的肾脏和输尿管,在肾门处附着于大血管,输尿管内侧仍有部分疏松组织与周围附着,而肾脏则可向下移位,在婴儿可下降数厘米,在较大儿童或成人则可下降 6~10cm。若过去曾施行过肾或输尿管造瘘者,则可留下一小块与肾或输尿管粘连的腹横肌,这样不致对腰部切口造成不良影响,但可避免太贴近肾、输尿管剥离,可保留其血液循环。将肾下极下移至最低位置,但不致对肾蒂产生张力。加上将膀胱拴挂在腰肌,常可作输尿管膀胱吻合而不产生张力。

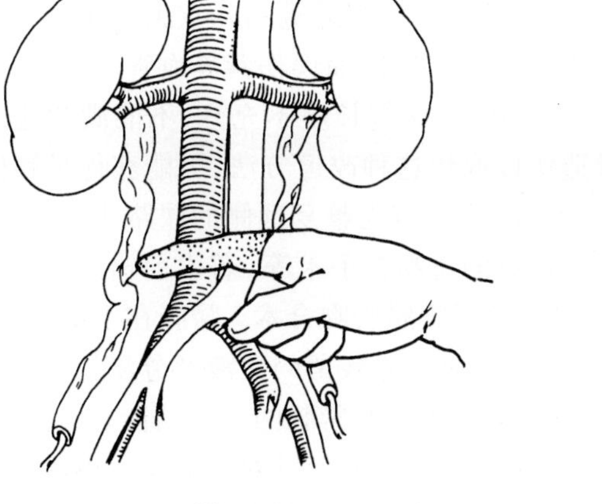

图 16-4-7

2. 输尿管膀胱吻合 参考回肠襻膀胱吻合一节,切开膀胱并形成膀胱裂孔及黏膜下隧道,将输尿管连同所有输尿管周围组织及支架引流管拉入膀胱内进行吻合。

3. 输尿管输尿管造口 在肠系膜下动脉近侧、

腹主动脉前方作一通道，将对侧输尿管沿平顺的弯度拉至手术侧。注意输尿管行程不要被肠系膜血管压迫。切除过长的输尿管，将断端劈开以扩大口径，在受侧输尿管做一相应长度的纵切口，将供侧与受侧作端侧吻合，用4-0号铬制肠线作不漏水的间断缝合。吻合口应无张力(图16-4-8(1))。供侧的输尿管支架引流管经吻合口插至受侧的管腔，两条引流管皆从膀胱壁戳孔引出，引流管间用一针肠线缝合膀胱切口，并固定引流管，以防尿液渗漏。若供侧输尿管太短，可作输尿管肾盂造口(图16-4-8(2))。

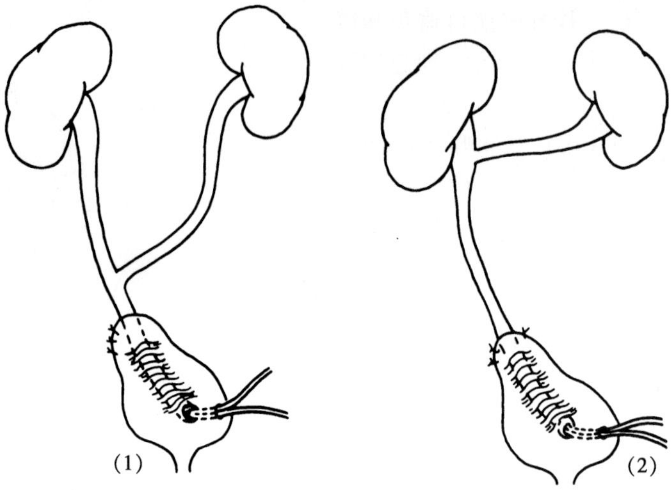

图 16-4-8

4. 膀胱拴挂　用3针2-0号铬制线于髂血管上方将膀胱固定在腰肌(参考回肠襻膀胱吻合及输尿管膀胱吻合手术一节)。

【术后处理】

与回肠襻膀胱吻合相同。

第五节　输尿管造口术后的尿流复道

urinary undiversion after ureterostomy

【梅　骅】

一、输尿管襻造口术后的尿流复道

(urinary undiversion after loop ureterostomy)

输尿管襻造口术曾被推荐为尿道瓣膜、输尿管口膨出或膀胱输尿管返流的儿童患者作过渡性尿流改道。其实此种尿流改道术式缺点很多。它可因输尿管粘连而难以分离，而误伤营养血管，它可造成输尿管缩短，以致吻合有张力，尤其是中段输尿管被拉出腹壁后，远段输尿管长度不充分，不能满意地建立抗返流的输尿管膀胱吻合。其实可以用留置导尿管或作肾造瘘以取代这种改道方法，更能获得足够的输尿管作尿路重建。对于曾施行输尿管襻造口的病人，在做尿流复道之前宜先整复远侧的尿路病变，如尿道瓣膜切除、输尿管口膨出部切除及三角区重建术。膀胱输尿管返流的再吻合手术等。若术前输尿管造影发现造口下方的输尿管长度不足，则宜留待尿流复道手术时同时作输尿管膀胱吻合术。膀胱在干燥、无尿液的情况下施行这些手术更易成功。术后可用无菌生理盐水冲洗膀胱以清除残留的血液及分泌物。在施行尿流复道手术前数周宜用无菌生理盐水作远侧输尿管灌注，以训练输尿管及膀胱的生理功能。

对曾施行双侧输尿管襻造口的病孩作尿流复道手术，是十分困难和带危险性的，手术的方案有三种：

1. 同时将双侧输尿管襻造口分离、再吻合，并游离输尿管远段作输尿管膀胱吻合(图16-5-1)。这种方案的

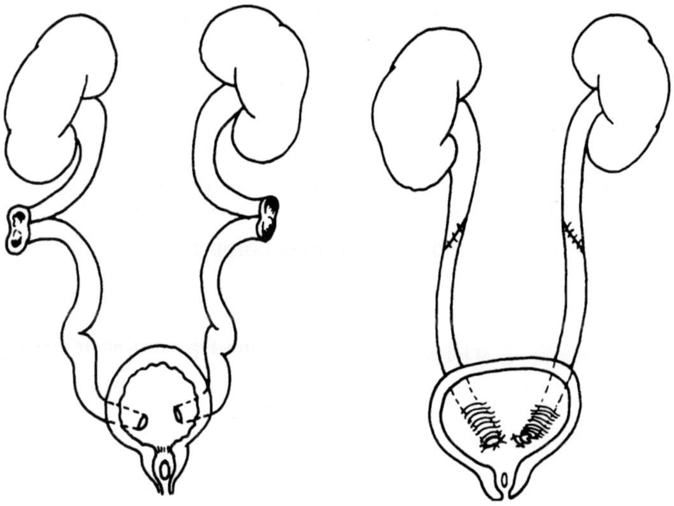

图 16-5-1

危险性是易危及输尿管血液供应，手术创伤很大，但当输尿管远段太短时只能用此法方可能获得足够长度。

2. 在再施行输尿管下端手术时，将造口移至较低位置，暂不予闭合。

3. 先闭合造口，留待下一期作输尿管下端成形术。

最后两种方法可能更易损伤输尿管的血液供应。因此，仍以采用第一种方案较合理。

手术入路宜采用剑突下至耻骨联合上缘的正中切口。由腋下至脐部及生殖器、股近段均全部(包括背部)作皮肤消毒铺巾，通过前入路进行手术。显露整个上尿路及膀胱，输尿管的游离应自外侧向内，谨慎保留供应输尿管各段的血管。切除襻状造口，在相对方向劈开输尿管断端作斜行对端吻合。输尿管内留置细、软的硅胶管作支架引流。作隧道式输尿管膀胱吻合术。

二、输尿管末端造口术后的尿流复道

(urinary undiversion after end ureterostomy)

曾施行输尿管末端造口术的病人，尤其是儿童患者，如果输尿管长度充足，蠕动功能好，膀胱及括约

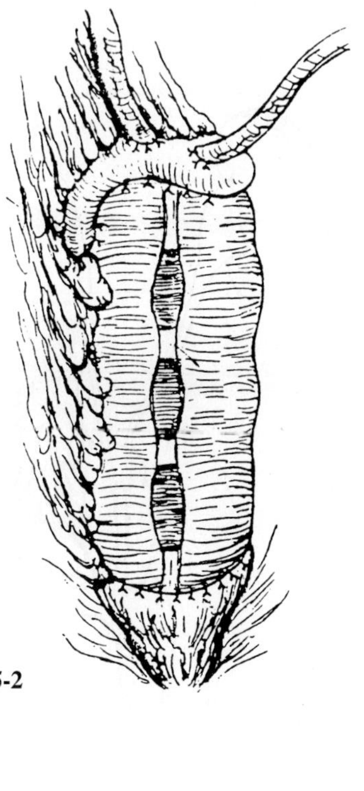

图 16-5-2

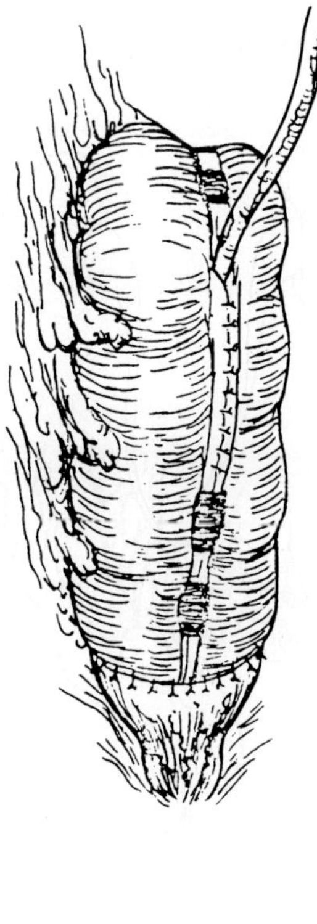

图 16-5-3

肌功能正常,尿流复道手术可采用双侧输尿管膀胱再吻合或选择长度充足、管径较小,功能较好的一侧作抗返流的输尿管膀胱吻合术,另一侧作输尿管输尿管造口术。若输尿管长度不足,膀胱容量太小时,则需施行盲肠膀胱扩大术(图 16-5-2)或结肠膀胱扩大术(图 16-5-3)(参考"肠道代膀胱术"一节)。

第六节　结肠膀胱术后尿流复道

urinary undiversion after colon conduit

【梅　骅】

施行抗返流的结肠膀胱术后,转变为尿流可控的手术,若尿道括约肌及尿道正常,可施行去带盲肠新膀胱术或回肠新膀胱术,否则可采用尿粪合流的方法,由于术后不是经尿道排尿,不能算作尿流复道,而是分期的输尿管结肠-结肠造口术(staged ureterocolostomy),此种方法多用于膀胱外翻病儿,亦有用于膀胱癌膀胱切除后经观察证实已经根治者,复杂后尿道狭窄或膀胱阴道瘘经多次修补不成功者以及别的一些良性疾患,如结核性挛缩膀胱伴有括约肌损害者。分期输尿管结肠结肠造口术较一期的输尿管乙状结肠造口或输尿管乙状结肠、乙状结肠直肠造口术有更多优点:

1. 它可应用在有输尿管、肾盂积水的病人,可使输尿管的造口不与粪便通路直接接触。

2. 已并发肾盂肾炎的病人亦可采用此法。

3. 在施行尿粪合流手术前,可通过结肠膀胱进行尿培养和肌酐清除率测定,以及肾脏的核素扫描检查,以便对下一期手术作出正确估计。

4. 术后逆行感染、电解质失调及肾功能损害的并发症较少发生。

本手术的禁忌证:

1. 曾施行乙状结肠放射治疗者。

2. 大便失禁或肛门括约肌张力不足者。

3. 大肠炎症性疾病如溃疡性直肠炎、憩室炎。

4. 有结肠癌家族史者为相对禁忌证。

【术前准备】

1. 术前应作结肠膀胱造影检查,造影剂于 40cm H_2O 高度滴入,了解有无输尿管返流。作静脉肾盂造影,并作括约肌功能检查。

2. 作尿培养,肌酐清除率,肾核素扫描,血清电解质检查。

3. 按常规作肠道准备。

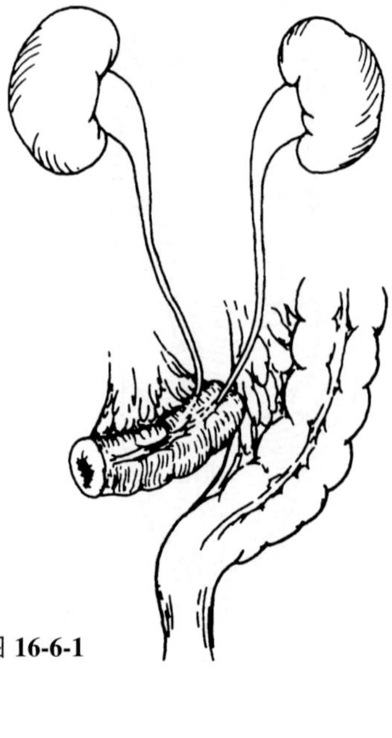

图 16-6-1

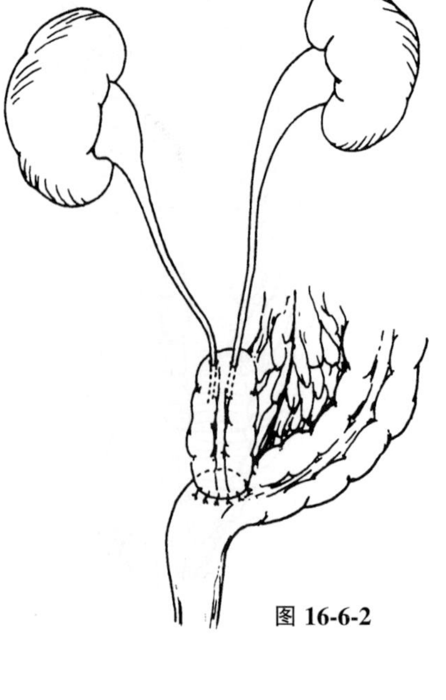

图 16-6-2

【手术步骤】

1. 依原腹部正中切口或右正中旁切口切开。将结肠膀胱自腹壁分离(图 16-6-1),若有必要,切除其末端 3~5cm,小心认清输尿管隧道的末端,以防误伤。

2. 松解系膜的远侧边缘,使结肠膀胱的远端能拉至低位与结肠吻合。在乙状结肠或直肠上端选好造口位置,在造口的远侧缝一标记丝线,于其近侧结肠系带作一长 3cm 的纵切口,切开结肠。用 2-0 号肠线将结肠膀胱与乙状结肠作端侧吻合,用连锁缝合法。外层用丝线作间断浆肌层缝合(图 16-6-2)。

3. 缝合结肠膀胱和后腹膜间的孔隙,缝合腹壁切口,不留置腹腔引流。停留肛管。

【术后处理】

1. 禁食 1~2 天,进流质饮食 3~4 天后改为半流质饮食。

2. 使用抗菌药物,伤口愈合后改用预防性尿路抗菌药物最少 1 年。

3. 留置肛门管 1 周。

参 考 文 献

Hendren WH. Urinary undiveysion:Refunetionalization of the previously diverted urinary tract In Walsh,PC et al,(eds):Campbell's Urology,(6th ed),Philadelphia:WB Saunders Company,1992,2721-2749

第十七章

膀胱替代

bladder substitute

第一节 胃代膀胱术

gastrocystoplasty

【胡礼泉】

膀胱是贮存和排出尿液的囊状器官。因膀胱肿瘤、间质性膀胱炎施行膀胱全切除或次全切除后,或因其他病变使膀胱严重挛缩的患者,都需要施行某种替代膀胱的手术,以恢复膀胱贮尿和排尿功能。过去,各学者一直沿用肠道替代膀胱。但迄今所常用的各种肠道替代方法,都还存在着一定的病理生理缺陷,不能完全避免诸如电解质紊乱、上尿路感染和积水,以及肾功能减退等并发症。

1956年Sinaiko曾设计用狗的游离胃袋与输尿管吻合,再连接管道样出口通出体外,观察尿液与胃黏膜接触后未见有明显的血液生物化学和组织形态学的改变。他的实验结果,启示胃代膀胱术可应用于人类。1977年Rudick也用狗做实验,在游离胃囊的一端,用管瓣状胃造口方法作成具有节制能力的新"尿道"通出体外,获得成功,但未能应用于临床。1978年Leong报道了游离胃段腹壁造口术和带血管蒂的胃幽门窦部代膀胱术临床应用初步经验,终于使胃代膀胱术从长期的实验探索转变为一种新的治疗模式。但由于当时学者们认为,游离胃段腹壁造口同样有装置集尿袋的不便,而将有血管蒂的游离胃段拉至盆底与膀胱颈或尿道作无张力的吻合,在技术上又存在一定的困难,故此手术未被推广。至1985年本文作者找到了改良的部分胃体-窦部膀胱成形术,以带血管蒂的部分胃体-窦部与残余膀胱颈吻合,输尿管与胃段吻合,必要时应用显微外科技术,使整个游离胃段都得到充足的血供,提高了手术的成功率,并在临床应用上获得了较为满意的结果。其后,1988年Mitchell报告楔形胃体部膀胱成形术,不切断原胃的小弯与迷走神经,以减少手术对残胃功能的影响。此后有关胃代膀胱的研究报告日渐增多,许多学者推崇这一术式,早期用于成人,现已应用于儿童。

手术设计原理：

1. 胃代膀胱的解剖生理学基础 胃是人体最大的空腔脏器，胃与膀胱都是低压贮存、间歇性排空的肌性器官，有相似的贮存与排空功能。20世纪60年代开始的特别是80年代以来大量的实验与临床观察表明：胃体段的壁细胞分泌盐酸，使尿呈酸性，能与胃液中的溶菌酶共同构成一座天然屏障，具有抵御感染的作用，动物标本形态学检查与人术后尿培养均无尿路感染的征象；胃黏膜为非吸收性黏膜，能阻止离子的反向弥散，与肠道黏膜形成鲜明对比，不吸收氯离子，动物和人术后均不发生高血氯性酸中毒，肾功能保持正常，对合并肾功能不全和慢性代谢性酸中毒的病人，尤为适宜；胃壁平滑肌具有良好的顺应性，作者仅利用6~8cm长的游离胃段代膀胱，其容量也能迅速恢复到正常，而且胃体-窦部有很强的收缩力，当膀胱内压增高时，可引起该部肌肉强有力的收缩，使尿流迅速经尿道排空，排尿符合生理，与正常人无异。胃分泌的黏液明显少于肠道，术后无黏液堵塞、结石形成之虑，少量黏液附着在新膀胱表面成为一种保护膜，使其不为胃液所消化，尿液对胃壁也没有损伤，组织学检查，新膀胱无糜烂、溃疡变化；胃壁肌肉的特点，易于采用抗逆流技术再植输尿管，术后不发生输尿管返流；采用部分胃体-窦部代膀胱，尚可兼顾胃及膀胱的生理功能，减少术后并发症。所以，胃是膀胱替代的比较理想材料。

胃代膀胱有良好的血管解剖学基础。胃在其大、小弯侧各有一动脉弓。小弯侧的动脉弓由胃左、胃右动脉组成。大弯侧的动脉弓由胃短动脉和胃网膜左、右动脉所组成。胃网膜左动脉来自脾动脉，经脾胃韧带至胃大弯，在胃结肠韧带内向右向下，与来自胃十二指肠动脉沿胃大弯左进的胃网膜右动脉吻合。

从大、小弯动脉弓发出的许多分支，供给前、后壁血液。这些分支在胃壁黏膜下层内彼此之间有广泛的吻合。因此，在食管切除时，为了将胃拉至胸腔与食管作吻合，可以仅保留胃网膜右动脉，或胃网膜右动脉和胃右动脉；胃大部分切除时，切断所有的胃血管，仅保留胃短动脉，也很少引起胃壁坏死。胃壁血运这一解剖学特点，为胃代膀胱术提供了有利条件。

2. 移植胃段与血管蒂的选择

（1）移植胃段取材部位的选择：必须考虑游离胃段移植于残余膀胱颈或尿道后，能最大限度地替代膀胱功能，并尽可能减少新膀胱和胃术后并发症。Leong创导的为幽门窦部膀胱成形术，以带血管蒂的幽门窦部肌肉发达，收缩力强，术后排尿功能良好，实践证明选择胃窦部移植可以替代正常膀胱贮尿与排尿的功能。主要缺点和学者们的顾虑是全胃窦部切除后，残胃Billroth Ⅰ式吻合，胃术后并发症发生率较高。部分胃体-窦部膀胱成形术，则可保留2/5的胃窦部，从而兼顾了胃的生理功能，游离胃段内包括有部分胃窦和胃体黏膜下腺体，能较充分的发挥胃代膀胱的独特优点，同时，仍采用游离胃囊移植，当新膀胱充盈胀满引起胃壁收缩时，其顺蠕动方向能使代膀胱内尿液迅速排空。楔形胃体部代膀胱，保全了原胃小弯和迷走神经的完整性，残胃横行对拢吻合，不致发生吻合口狭窄，对残胃功能影响较小，其楔形胃壁反转180°，分为前后两瓣分别与膀胱或尿道前后壁吻合。目前国外应用此法较多，临床效果也较为肯定。不过在理论上此种楔形胃壁重建的新膀胱的排空能力，可能不及完整胃囊〈部分胃体-窦部或幽门窦部〉移植后顺蠕动方向产生的逼尿能力。

（2）血管蒂的选择：临床经验表明，胃网膜左或右动脉均可供作移植胃段的营养血管蒂。一般认为胃网膜右动脉较左动脉略为粗大而恒定，故实际应用胃网膜右血管蒂较多。Bissada建议在切取胃段前，用显微血管夹分别阻断左、右胃网膜血管，观察胃的色泽变化，选择血供更好的一侧。血管蒂的选择还取决于截取胃段的部位，幽门窦部膀胱成形术，由于取材位置最下，以胃网膜左动脉为血管蒂，一般应能无张力地将其转移至盆底与残余膀胱颈或尿道吻合。采取部分胃体-窦部代膀胱时，要求在切胃前，先测量从胃网膜左动脉起始部沿大弯至幽门窦部切线的长度，与其至盆底的长度相比较，确定幽门窦部的切断平面。应用这一方法，能保留5cm左右长的幽门管，又不致因在过高平面切取胃段，增加胃膀胱成形术的困难。若行胃体膀胱部成形术，则左、右胃网膜血管均可作为移植胃段的血管蒂。

3. 显微外科技术的应用 胃膀胱成形术中遇血管蒂条件差，移植后血管张力较大，血管损伤，移植胃段血供不佳者，可应用显微外科技术，附加邻近的血管与胃段血管的吻合，以改善血供，保证移植胃段成活与愈合。根据移植胃段血管的解剖特点和便利与盆腔受区吻合这两个因素，作者设计了在必要时附加胃左动脉与右侧髂内动脉前干分支端端吻合，胃左静脉与右侧髂总静脉端侧吻合术。实践证明建立两条血管通路更有利新膀胱的血液灌注与回流，减少血管意外并发症，提高手术成功率。而且，显微外科技术的应用，还为游离的自体胃移植代膀胱术打下了基础，必要时可以直接截取一段游离胃段，移植于膀胱颈或尿道，使代膀胱与腹腔完全隔离，减少术后并发症。

手术适应证：

1. 膀胱肿瘤　肿瘤范围较大，肿瘤部分切除后容量过小者；经局部切除术治疗后，肿瘤迅速复发者；分散的多发性膀胱癌；较大的或位于膀胱三角区附近的浸润性膀胱癌。

2. 结核性挛缩膀胱　结核肾已经切除，作过系统抗结核治疗，其他部位的结核灶已经静止，膀胱病变已经愈合，容量在 40ml 以内，尿常规检查已经正常或仅有少数白细胞，尿结核杆菌检查阴性，对侧肾有积水，但感染不明显，估计尚能代偿排泄废物和保持水、电解质平衡。

3. 顽固的间质性膀胱炎，放射性膀胱炎以及其他原因引起的膀胱容量严重缩小者。

4. 不可修复的膀胱损伤或膀胱阴道瘘。

5. 无法修补的先天性膀胱外翻、泄殖腔外翻症。

6. 脊髓外伤或其他原因所致膀胱机能不全并尿失禁。

7. 脊髓膜膨出症合并先天性小膀胱，尿道上裂，膀胱出口及尿道重建后。

8. 回肠或结肠扩大膀胱术后，有反复发作的上行性感染，不可控制的高血氯性酸中毒，肾功能受损者。许多合并肾功能不全的疾病，胃代膀胱术后肾功能明显好转。

术前准备：术前除心、肺、肝、肾功能检查外，需作膀胱镜检（有禁忌证者除外）、泌尿系 B 超、CT、排泄性尿路造影，钡餐检查，胃酸测定，血清胃泌素测定，血糖、尿糖测定和尿流动力学检查，便于术后随访对照。术前备血 1 500ml。用抗生素 2~3 天，前 1 日进流质饮食，前日晚灌肠，术前上胃管和导尿管。

一、部分胃体-窦部膀胱成形术

采用两点穿刺的连续硬膜外麻醉，即在胸椎和腰椎各插入一根硬脊膜外导管，便能在上、下腹部进行手术。患者平卧位，臀部用软垫抬高。下腹部膀胱区手术根据病情完成。

剑突下上腹部正中切口，进入腹腔。

测量和标记游离胃体-窦部的部位。测量大、小弯的中点。此点相当于用生理学方法测定的胃体-窦部分界线。自此点近侧 2cm 起向幽门端延长 6~8cm，可视为拟游离之胃体-窦部的范围，缝合标记线。再测量胃网膜左动脉基底部沿大弯至胃窦部幽门端切线的长度，与其至盆底的长度相比较，标记胃网膜左动脉需要游离的高度及校正拟游离之胃段幽门端最适宜的切断平面（图 17-1-1）。

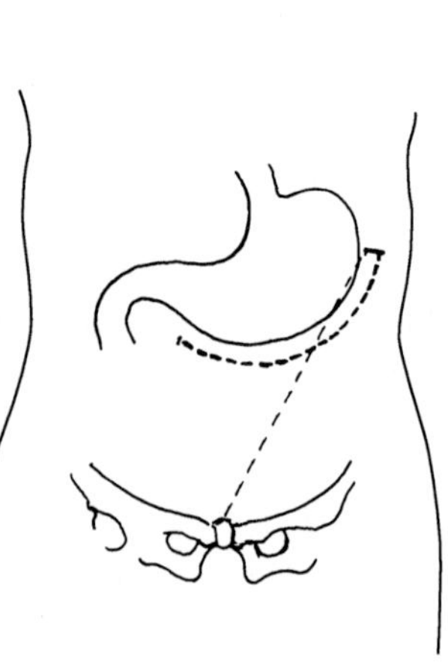

图 17-1-1

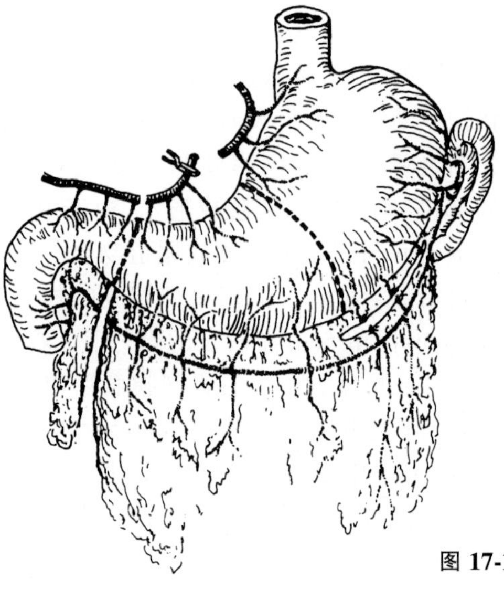

图 17-1-2

胃体-窦部血管的游离(图 17-1-2):在胃体-窦部贲门端大弯侧切线上方的胃网膜血管弓内,自右下向左上方游离胃网膜左动脉及其伴行的静脉,切断所有由此进出胃壁的分支,直至切断 1~2 支胃短动、静脉。胃网膜左动、静脉的近心端不得切断。在胃体-窦部幽门端切线处切断胃网膜右动、静脉及胃右动、静脉。在胃体-窦部贲门端小弯侧切线之上,游离出 1~2cm 长的胃左动-静脉,切断后用血管夹夹住与胃体-窦部连接之远心端(备必要时附加血管吻合用),近端缝扎。遇有胃网膜血管弓不完整者,可按图 17-1-3 所示方法游离血管蒂。或以胃网膜右动脉为血管蒂。

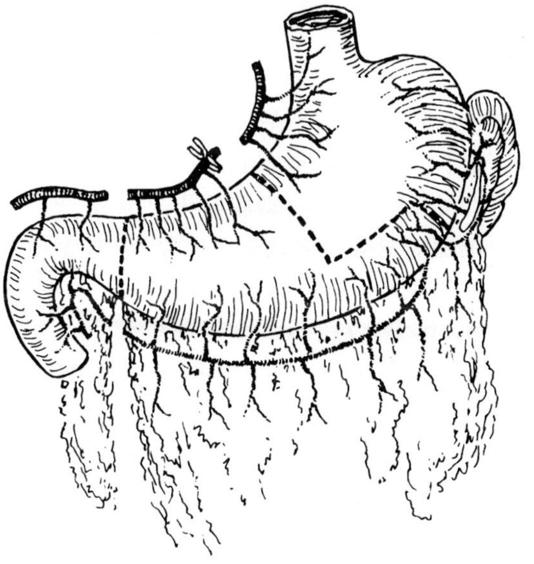

图 17-1-3

于胃结肠韧带的右侧胃网膜右动脉切断处,向下方剪开大网膜使其仅保持与游离胃段及血管的连接,使血管蒂得到大网膜的支持,可避免血管蒂扭曲,增进游离胃段血液的回流。截取约 8cm 长的胃体-窦部,将其从肠管前方下迁至盆底,将血管蒂与大网膜展平,若游离胃段的远端(幽门端)开口与残余膀胱颈或尿道合拢后仍有张力,可继续在大弯的左上方游离胃网膜左动、静脉,直到该血管的起始部。

残胃按照 Billroth Ⅰ式法恢复其连续性。

胃膀胱成形:缩小游离胃段远端开口,使其与残余膀胱颈或尿道口径相近。从小弯侧开始,用 2-0 肠线连续缝合黏膜层,浆肌层用丝线间断缝合。也可以在胃段前壁远端开口处,楔形切除一块胃壁,分两层缝合切口(图 17-1-4)。游离胃段远端与残余膀胱颈或尿道对端吻合。先用 2-0 肠线间断缝合吻合口后壁外层浆肌层,然后用 2-0 肠线缝合后壁内层(全层),转而间断缝合前壁内层和外层。用黏膜下隧道法将输尿管移植于胃段后壁的适当部分。在 3 倍放大镜下行输尿管断端黏膜与胃断端黏膜端侧吻合。支架引流管经胃段前壁(仿 Witzel 胃造口法)引出体外。另作耻骨上胃膀胱造瘘,封闭游离胃段的近端开口(图 17-1-5),仔细检查移植胃段(尤其小弯侧)的色泽、血管分支的充盈与搏动情况。极少情况下有血运障碍者,应立即进行以下的血管吻合术,改善移植胃段的血供。

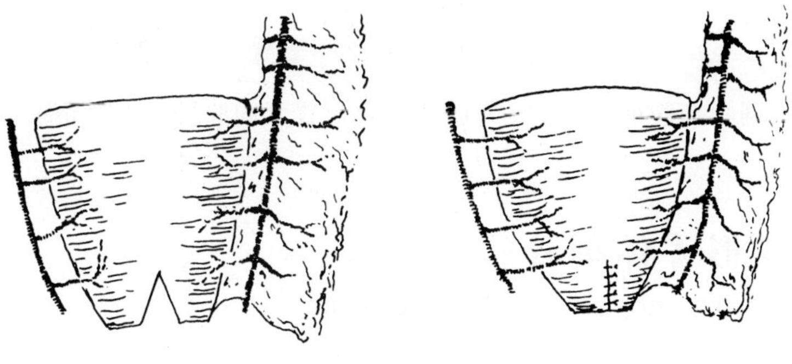

图 17-1-4

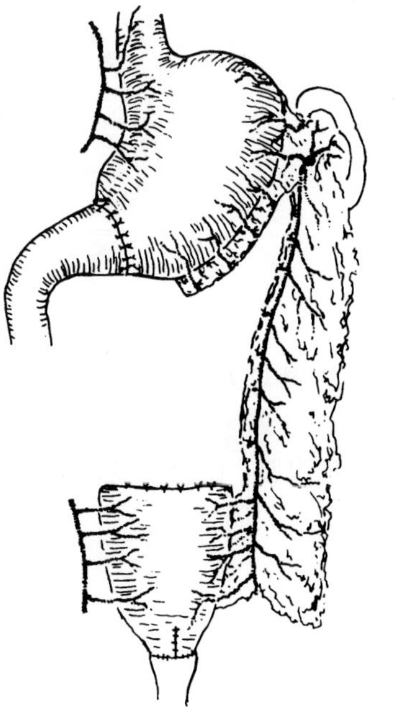

图 17-1-5

移植胃段血管与受区血管吻合：在右侧骶髂关节处剪开后腹膜，分离出髂内动脉的前干，至第3个分支平面以下，切断血管，远端结扎，近端用血管夹夹住，必要时，可切断后干，将血管支连同髂内动脉主干翻向上方，以增加吻合支的长度。选择与胃左动脉口径相近的髂内动脉前干之分支，剪除邻近其断口的血管外膜。将两支血管靠拢，避免扭曲，放置好小血管夹对合器。在血管深侧衬入一片淡黄色硅胶薄膜，作为背衬。以肝素生理盐水冲洗断口。用9-0无损伤血管缝合针作对端吻合。先在前壁间隔120°处A、B两定点各缝1针支持线，间断缝合前壁。然后在上述两点之间隔120°处作第3定点C的支持缝线，依次牵拉相关的支持线，缝合A-C及B-C之间的吻合口缘。以1mm直径的小动脉而论，约需缝合8针，针距约为0.3mm，边距为0.2mm(图17-1-6)。将代膀胱的右上角牵向上方，与同侧腰大肌固定，减少血管吻合的张力。将胃左静脉的断口靠拢髂总静脉，修剪胃左静脉的断口。选定髂总静脉的开孔部位，用血管夹夹住其两侧，用小镊子轻轻提起开孔处的血管壁，与血管纵轴平行剪去小片血管壁，其大小应与胃左静脉断口修剪为45°斜面后的口径相同。在血管壁开孔处远近两端点与被吻合血管作180°定点，各缝一针支持线，然后在90°定点处，将上、下侧血管壁缝合1针，作为第3点的支持线，牵拉此线使血管的前后壁分开，而后间断缝合上述3针间的两针。用同样的方法缝完后壁。静脉缝合的针距可略大于动脉，边距应为血管厚度的2倍。先松开髂总静脉血管夹，使血流通过(图17-1-7)。

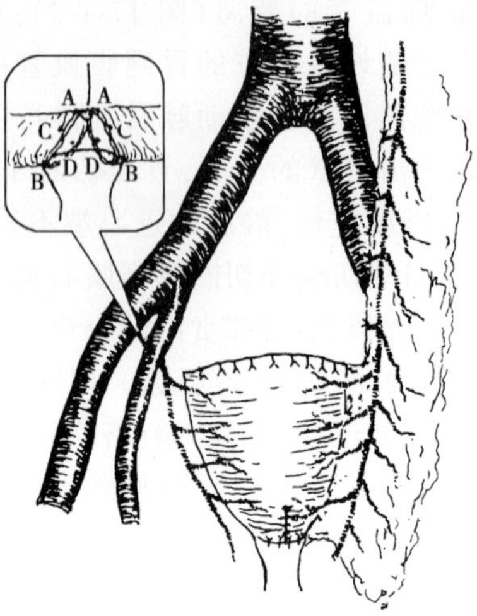

图 17-1-6

如果选用的胃左静脉蒂较短，不能与邻近的髂总静脉直接吻合，又未找到更适宜的受区静脉，可切取病人一段大隐静脉，灌注肝素生理盐水作血管腔的全长扩张，将其移植于胃左静脉与髂总静脉之间，远心端与胃左静脉对端吻合，近心端与髂总静脉端侧吻合(图17-1-8)。

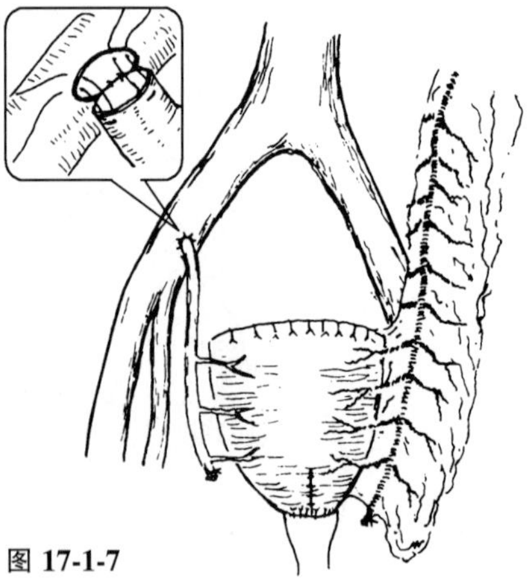

图 17-1-7

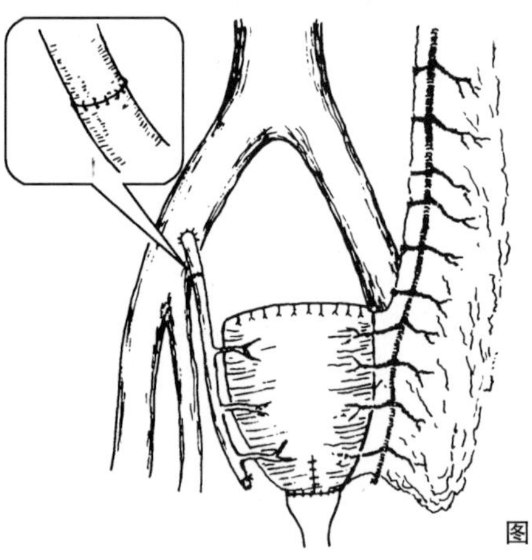

图 17-1-8

清理腹腔。血管蒂经结肠前者，将大网膜与腹前壁固定。胃膀胱吻合口置于腹膜外。留置导尿管及盆底引流管。关闭切口。

二、楔形胃体部膀胱成形术

(the wedge gastrocystoplasty-Mitchell procedure)

切取楔形胃体部之前，先确定以何侧胃网膜动脉为血管蒂，一般选用右侧较多。距胃网膜动脉2cm与血管平行分离大网膜，标记拟切取的楔形胃壁轮廓，楔形胃的尖端邻近小弯但不包括小弯，底部沿大弯的长度约 15cm〈12~18cm〉，相当于全胃的 1/3~1/2，宜根据病人的身材、年龄和期望达到的膀胱容量而定。楔形胃取材的部位取决于所带胃网膜血管蒂的侧别。胃网膜弓内除供应楔形胃壁的小血管外，其余分支仔细结扎与离断。截取胃壁时若使用 GIAStapler(胃肠吻合器)，可减少失血量和胃液溢出污染腹腔(图 17-1-9)。残胃分两层横行缝合。带血管蒂的楔形胃囊穿过横结肠系膜的戳孔，于小肠根部旁、回盲肠系膜后下移至盆底。血管蒂平置于腹膜后位，伸直、无张力、不扭转。楔形胃大弯侧反转 180°，胃楔的尖端朝向膀胱出口(图 17-1-10)，后瓣与残余膀胱后壁分两层缝合，第 1 层以 3-0 肠线连续贯穿缝合，第 2 层用丝线间断缝合浆肌层。用同样方法完成前瓣与残余膀胱前壁的吻合。但需在吻合前壁之前，将输尿管采用黏膜下隧道法移植于新膀胱后壁，其支架管经残余膀胱壁或胃壁引出。作耻骨上胃造瘘。胃段前壁与前腹壁固定。留置导尿管。胃膀胱充水试验，修补漏口。封闭横结肠系膜与小肠系膜裂隙。展平大网膜覆盖肠管，远端置于膀胱之后。关闭腹腔。

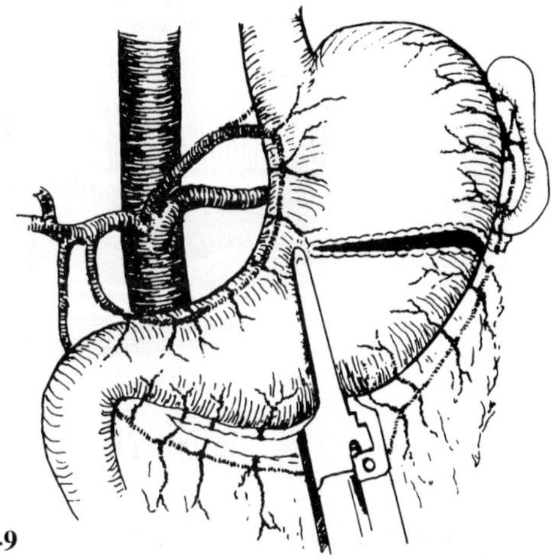

图 17-1-9

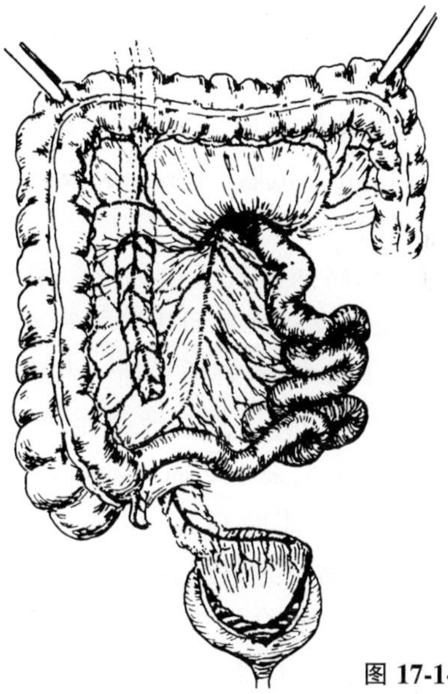

图 17-1-10

三、胃窦部膀胱成形术

(the antral gastrocystoplasty-Leong procedure)

传统的胃窦部膀胱成形术，首先游离胃幽门窦部，以胃网膜左动脉为血管蒂，在小弯侧切断胃左、右动脉，胃网膜弓内小血管除供应幽门窦部的分支外，均予以结扎离断，在幽门处切断胃网膜右动脉，胃窦部和十二指肠第 1 段的袖状口移植段向下转移至盆底，保持胃网膜与血管蒂的联系，缩小十二指肠端口径与尿道吻合，封闭胃段近端。输尿管按黏膜下隧道法移植于胃膀胱。残胃按 Billroth Ⅰ式恢复连续性。

四、胃瓣去黏膜化-膀胱自身扩大术

(demucosalized autoaugmentation gastrocystoplasty)

使用 Foley 导尿管使膀胱保持充盈，压力维持在 20cm H_2O 水平，沿矢状线切开逼尿肌，注意保护膀胱移行上皮。切除膀胱前壁和侧壁 2/3 到 3/4 的逼尿肌(图 17-1-11)，根据切除逼尿肌的多少截取相应大小的楔形胃瓣；牵引胃瓣的四个角，从一个角掀开黏膜作钝性分离，使黏膜下层保持完整(图 17-1-12)。为减少出血，可用血管环限制胃网膜血管蒂的血流，稍放松血管环，可看见出血点，并用双极电凝止血。去黏膜

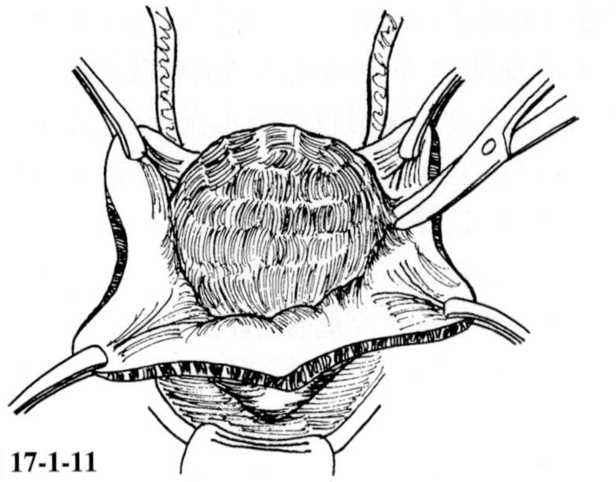

图 17-1-11

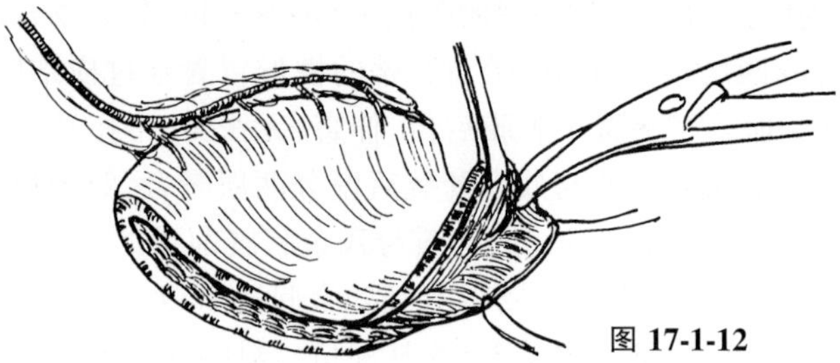

图 17-1-12

后的胃瓣调整成内翻的U形，放置在去浆膜和肌层的膀胱移行上皮上，与周围的逼尿肌用4-0缝线连续缝合(图 17-1-13)。为促进移行上皮与胃黏膜下层愈合，并且减少血肿的形成，可在两层之间放置小的、扁平 Jackson-Pratt 引流管，术后3天拔管。

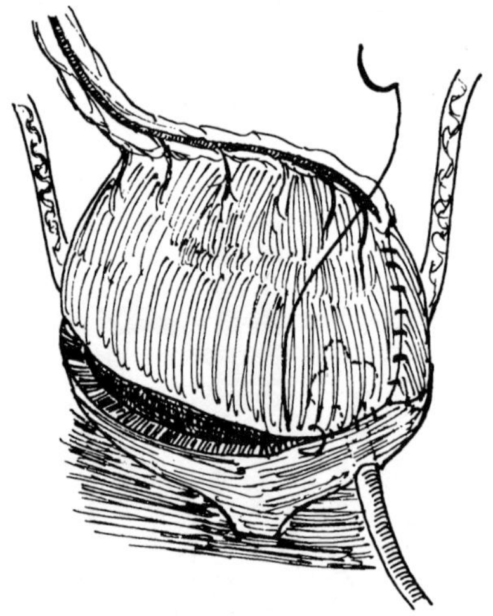

图 17-1-13

【术后处理】

麻醉清醒后将病员置于半卧位。留置胃管持续作胃肠减压，至肠蠕动恢复后拔除胃管。术后静脉输液，补充营养，维持水、电解质平衡。术后第3天若肠蠕动恢复，开始进流质，1周后改半流质，逐步过渡到普食。使用广谱抗生素1~2周，控制感染。同时预防性使用组胺 H_2 受体阻断剂 ranitidine，0.5~1mg/kg，前3天静脉滴注，此后改为口服，持续1个月。

附加显微血管吻合后处理：用低分子右旋糖酐500ml，静脉滴注，每日2次。或丹参注射液4支，加入5%葡萄糖溶液250ml，静脉滴注，每日2次。口服双嘧达莫25mg，每日3次。或者阿司匹林0.5g，每日3次。5天后逐步递减药量，到术后第8~9日停用。

冲洗代膀胱，保持导尿管引流通畅。术后2~3天内移植胃段分泌较多的黏液，需及时冲洗、抽吸，第1天每小时冲洗1次，每次冲洗液(常用生理盐水或呋喃西林溶液)量不超过50ml，以后改为每2~4小时冲洗，防止导尿管堵塞。3天后膀胱冲洗次数逐渐减少，至改为每日2次。

盆底引流管连接负压引流装置，吸出盆腔创面渗液，至术后第3~5天，如无渗液流出，可拔出引流管。耻骨后膀胱前间隙引流管术后3~4天拔出，更换凡士林纱布条引流。输尿管支架引流管术后9天拔除。术后2周拔除代膀胱造瘘管，如耻骨上伤口无漏尿，可拔出导尿管。施行可控性胃贮尿囊术者，训练病人自行导尿。

【术后并发症】

除膀胱、输尿管重建手术可能发生的并发症如吻合口漏尿、输尿管返流、输尿管或输出道狭窄、尿失禁等外。文献报道的胃膀胱可能发生的特殊并发症如下：

1. 胃术后并发症　有报告幽门窦部膀胱成形术后发生倾泻综合征，主要是由于丧失了幽门的调节作用，食物迅速进入空肠，保持高渗状态，肠壁从血液中吸收较多液体，使血容量减少和继发性低血糖，在站立时出现症状，若进食后平卧症状即可消失，食用脂肪和玉米糊，可升高血糖，改善症状。此外，术前有溃疡病者，术后可能溃疡复发，笔者已遇到1例。故有溃疡病史者，经确定后宜按溃疡病的标准外科手术方法截取胃段。

2. 尿痛-血尿综合征　尿痛-血尿综合征(DHS)为胃膀胱术后出现的不伴感染的血尿，会阴部疼痛或皮肤过敏。回顾文献发现轻度中度尿痛-血尿综合征的发生率为 17%,重度发率为 3%,只有约 5%患者不需要药物治疗。而症状严重者,胃膀胱内可发生消化性溃疡。有人在动物实验中也观察到膀胱炎改变。尿液可减轻炎症反应,服用抗组胺类药物可减低溃疡发生率。术后排尿痛及会阴疼痛不能缓解,证实为消化性膀胱炎者,需长期服用 Ranitidine。肾衰少尿的病人不宜胃代膀胱。

3. 代谢性碱中毒 胃黏膜分泌与排出氯离子和氢离子,正常情况下不引起电解质紊乱,是由于尿液中某种成分抑制胃窦部促胃泌素分泌和肾脏具有调节血氯、血氢离子的能力,慢性肾衰少尿者,肾脏丧失此种功能后则发生低氯性电解质紊乱。对于代谢性碱中毒的治疗主要有静脉内或口服 NaCl、KCl 及 H_2 受体阻滞剂。新近报道个别病例术后发生严重症状性代谢性碱中毒,用组胺阻断剂无效,改用 omepazole (bendmidazole)后,胃酸分泌减少,症状缓解,疗程 2~4 周。长期使用可引起胃细胞增生。

胃膀胱成形术引起的并发症与尿液同胃黏膜直接接触有关,有人采取去掉胃瓣的黏膜,然后直接与膀胱成形,将浆膜层朝向膀胱腔,这种方法可以扩大膀胱容量和消除电解质紊乱,组织学检查发现膀胱移行上皮可以覆盖胃瓣浆膜层。也有将裸露的黏膜下层朝向膀胱腔的做法。但是,这两种情况都会出现胃瓣由于纤维化而收缩,容量减少,顺应性变差。逼尿肌切开术,即膀胱自身扩大术,在大多数的病例中,未能有效改善尿流动力学,并且暂时扩大的膀胱容量随时间延长也逐渐消失,手术形成的膀胱上皮憩室最后也与前腹壁粘在一起,形成瘢痕组织。

综合上述两种方法,将去黏膜化的胃瓣与膀胱自身扩大术中的膀胱黏膜憩室缝合在一起,即可以避免尿流直接与胃瓣肌层或浆膜层接触,减少纤维化缩小的可能,同时胃瓣中肌层良好的收缩能力可以弥补膀胱黏膜憩室顺应性差的缺点。此即 Nguyen DH 报道的胃瓣去黏膜化和膀胱自身扩大术,据报道可减少代谢性并发症和尿中的黏液。但有关这一术式的优缺点,尚需更多的临床结果证实。

参考文献

1. Sinaiko E, et al. Artificial bladder from segment of stomach and study of effect of urine on gastric secretion SGO, 1956, 102:433
2. Rudic J, et al. The Stomach bladder: A continent reservoir for urinary diversion. Surgery, 1977, 82:1
3. Leong CH. Use of the stomuch for bladder replacement and urinary diversion, Annals of the Royal College of Surgeons of England, 1978, 60:283
4. 胡礼泉.胃代膀胱术临床应用的初步报告.中华实验外科杂志,1985,2:57
5. 胡礼泉,王家治,郑新民等.部分胃体-窦部代膀胱的研究.中华实验外科杂志,1988,5:153
6. 李世文,胡礼泉,郑新民等.显微外科在胃代膀胱中的应用.中华显微外科杂志,1986,11:24
7. 胡礼泉.显微外科技术在胃代膀胱中的应用.见:朱盛修主编 显微外科学.长沙:湖南科学技术出版社,1994,992-997
8. Nguyen DH, Mitchell ME. Gastric bladder reconstruction. The urologic Clinics of North America, 1991, 18:649
9. Nguyen DH, Mitcher ME and Horowitz M. Demucosalized augmentation gastroctstoplasity with bladder autoaugmentation in pediatric patients. J Urol, 1996, 156:206-209
10. Blyth B, Ewalt DH. Lithogenic properties of enterocystoplasty. J Urol, 1992, 148:575-577
11. McDougal WS. Metabolic complications of urinary intestinal diversion. J Urol, 1992, 147:1199-1206
12. Lewis AG, Gardner B, et al. Relative microbial resistance of gastric, ideal cecal bladder augmentation in the rat, J Urol, 1995, 154:1895-1899
13. Dewan PA, Byand RW. Autoaugmentation gastrocystoplasty in a sheep model. Br J Urol, 1993, 72:56-59
14. Dewan PA, Stefanek W. Autoaugmentation gastrocystoplasty: early clinical results. Br J Urol, 1994, 74:400-464
15. Sheldon CA, Gilbert A, et al. Gastrocystoplasty: technical and metabolic characteristics of the most versatile childhood bladder augmentation modality. J Pediatr Surg, 1995, 30:283-288
16. Gosalbez R Jr, Woodard JR, et al. Metabolic complications of use of stomach for urinary reconstruction. J Urol, 1993, 150:710-712
17. Nguyen DH, Bain MA et al. The syndrome of dysuria and hematuria in pediatric urinary reconstruction with stomach, J Urol, 1993, 150:707-709
18. Reinbery Y, Manivel JC, et al. Perforation of the gastric segment of an augmented bladder secondary to peptic ulcer disease. J Urol, 1992, 148:369-371

19. Mumishi O,Ogawa A,et al. Bladder peptic ulcer after gastrocystoplasty for radiation cystitis. J Urol,1994,152:473-474
20. Dykes EM,Ransley PG. Gastrocystoplasty in children. Br J Urol,1992,69:91-95
21. BenedettoVD. Monfort stomach versus sigmoid colon in children undergoing major reconstruction of lower Urinary tract. Pediatr Surg Int,1997,12:393-396
22. Palmer LS,Francol,et al. Urolithiasis in children following augmentation cystoplasty. J Urol,1993,150:726-729

【主编点评】

自从1978年香港大学梁智鸿报告胃代膀胱术以来，国内学者相继对此手术进行了改良和深入研究,认为胃是扩大或替代膀胱的理想材料。术后能获得保护肾脏,新膀胱容量充足,内压低,患者3~4小时排尿1次,无尿失禁。临床资料显示新膀胱容量平均达到350ml,在此高容量时多数患者的新膀胱内压不超过28cm H_2O,只于充盈达50%的容量时才出现无抑制性收缩。上述资料提示胃代膀胱比回肠膀胱有显著优越性。后者于整个灌注过程中均出现不自主收缩。实验证明胃可供充分胃壁建成高容量、低内压的贮尿囊。胃新膀胱排空主要靠胃壁收缩,其收缩压占贮尿囊压的74%,而肠新膀胱排空主要靠腹压,在回盲肠新膀胱占51%~54%,回肠新膀胱占75%~77%。因为胃新膀胱继承胃壁的生理性收缩而肠新膀胱壁薄,去管重建后解剖和生理发生了改变,收缩功能进一步减弱。排尿时尿流断续,完全靠腹压将尿液排出。

肠新膀胱术潜在的重要问题是并发症高氯性、代谢性酸中毒。相反,胃新膀胱术后很少并发高氯性酸中毒,此并发症只发生在肾功能受损者,多数学者认为胃代膀胱并发尿路感染率低,占0~18%,胃黏膜分泌HCl,使尿液酸化,抑制细菌生长,膀胱残余尿很少,少并发结石。一些报告提出胃代膀胱的缺点是发生尿频、血尿综合征,发生率可达30%。另一些学者则认为尿频、血尿并发症发生率并不高,一般不需要特殊治疗,不损害肾功能。

(梅　骅)

参考文献

Koraitim MM,Khalil MR,Ali GA,et al. Micturition after gastrocystoplasty and gastric bladder replacement. J Urol,1999,161:1480-1485

附：胃代膀胱术临床应用的述评

20世纪50年代,Sinaiko报道了胃代膀胱术。直到80年代,该手术才在国内外逐渐开展起来,并有了一些相关的研究。

胃本身的生理特性,使胃代膀胱术能够应用于临床,并在尿流改道手术中明显优于肠管。胃与膀胱均为低压存贮的肌性器官,有良好的伸展性和顺应性,有相似的存贮和排空功能;胃黏膜不吸收电解质,避免了术后电解质紊乱特别是高氯性酸中毒的发生;胃液中含有的溶菌酶等抗微生物物质及胃黏膜的酸性环境明显减低了泌尿系感染的发生率。

我院共行胃代膀胱术51例,其中30例获长期随访。该30例患者全身健康状况良好,日间排尿满意,每次排尿300~700ml,3例偶有夜间尿失禁,尿中黏液随着时间延长而逐渐减少。肾功能正常,无电解质紊乱,排尿前后胃泌素及尿液pH检查正常,4例有无症状菌尿。13例代膀胱黏膜活检为慢性炎症,B细胞减少,9例免疫组化检查G细胞较正常减少。尿动力学检查代膀胱容量及顺应性正常,排尿期贮尿囊压力低于正常。2例剩余尿分别为150ml和250ml。1例出现血尿尿痛综合征。经抗酸及碱化尿液治疗后缓解。1例术后19个月发生代膀胱穿孔,经抗酸和手术治疗痊愈。

2例剩余尿过多的病例中,1例行低压胃膀胱成形术,另1例行胃后尿道逆蠕动吻合,因此我们认为虽然低压膀胱和逆蠕动吻合能增大代膀胱容量,减轻尿频尿急和夜间遗尿的症状,但剩余尿过多及肾功能问题亦应在选择术式时加以考虑。

代膀胱的胃窦受到碱性尿液的刺激和尿液的反复充盈扩张，胃泌素和胃酸分泌增加，导致代膀胱的胃穿孔，尿液中过多的胃酸刺激并腐蚀尿道黏膜，可产生血尿、尿痛等症状。因此在选材时应以胃体为主，最大限度地避免代膀胱胃壁穿孔和血尿尿痛综合征的发生。

手术体会：①选择代膀胱之胃网膜右血管蒂应长短适中，过短牵拉张力大影响血运，过长扭曲也不利血液供应；游离时应多保留分支及周围网膜组织以保证血运。②游离后的代膀胱应尽快放回腹腔以免长时间牵拉和暴露影响血运。③若代膀胱边缘血运较差应予以切除，以防吻合后发生尿漏及血尿。④胃网膜血管较细者不可勉强行此手术。⑤建立腹膜后隧道时，注意勿损伤腹膜后重要血管。要熟悉隧道周围血管。手指在腹膜后分离时，始终顶起腹膜向下推，可依稀见到指尖，切勿在深层盲目分离。隧道要垂直向下，已取得最短距离。⑥下移代膀胱时，要轻柔牵引，并从上端向下推移护送，以防损伤代膀胱及隧道周围组织。

（洪声涛）

第二节 肠道代膀胱术

Orthotopic bladder substitutes

一、回肠新膀胱术

(Ileal neobladder)

浸润性膀胱癌或复发性、多发性浅表膀胱癌患者在选择治疗方案时，往往因不愿作腹壁尿流改道而拒绝施行根治性膀胱切除，错失治疗时机。近 20 年来，膀胱替代术有了较大的改进，并发症少，为患者所愿意接受。其中回肠新膀胱术已被普遍接受作为男性及女性根治性膀胱切除后恢复尿路的方法。研究发现，应用回肠贮尿囊替代膀胱，随着时间推移，人体组织工程可使回肠组织结构与功能塑造成与膀胱类似。回肠黏膜从原始结构转变为类似尿路上皮。

回肠新膀胱是德国 ULM 大学的 Hautmann 及其同事 1988 年首先应用于临床。回肠新膀胱的目的是创建一个大容量、相对低压的 W 形的储尿囊以此来减少夜晚尿失禁。本世纪初，根治性膀胱切除及回肠新膀胱术已愈来愈被膀胱癌患者所接受。近年来学者们可以在腹腔镜下完成全部手术操作，大大减少手术创伤，疗效更臻完善。

回肠新膀胱是利用一段末段回肠去管重建成贮尿囊，重建方式有 O 型、N 型和 W 型三类。W 型贮尿囊成类球形，将基底部与尿道断端吻合很少发生困难，术后尿失禁发生率低，回肠末端分别与输尿管吻合操作容易。去管重建后，肠壁平滑肌间层调节蠕动的起搏细胞—Cajal 间质细胞及纤维发生退变，肌层结构发生改变，机体自然组织工程将肠壁肌变成类似逼尿肌样，获得对容量增加的高顺应性，但无随意正常排尿功能。随着时间推移，术后 1~2 年功能会明显改善，排尿相隔时间延长，夜间尿失禁减少，尿潴留亦会消失。临床研究表明：在低容量(<200ml)时出现≥40cm H_2O 的压力幅度作为显著的囊壁肌收缩，发生在去管结肠贮尿囊者占 70%，发生在去管回肠贮尿囊者仅占 10%，说明后者可获得及更多的顺应性。

回肠新膀胱术后早期肠黏膜发生炎症改变，随而黏膜刷状边缘和绒毛受损，明显萎缩。吸收细胞和杯状细胞稀少，仅存罕见的残余腺体。上皮失去吸收和分泌功能，但结肠对氯吸收和钾排泄较显著，提示使用回肠更为合理，尤其在肾功能受损患者并发高氯血性酸中毒的危险性更小，随着自然组织工程至成熟阶段，新膀胱几乎和原来的膀胱同样良好。

输尿管与贮尿囊吻合方式尚无一致意见。有作者认为宜作抗返流吻合，去管重建组成低压贮尿囊后，贮尿及排尿期产生超过肾小球滤过压(25cm H_2O)的时间极为短暂，而且据统计，吻合口梗阻率在抗返流组为 13%，直接吻合组仅为 1.7%。直接吻合简单易行，对肾功能的保护与抗返流吻合无差别，主张用直接吻合的方法。

回肠新膀胱术后绝大多数患者排尿功能良好，有报告尿失禁发生率为 13.3%~13.4%，原因是多方面的(贮尿囊形态、容量，功能性尿道长度、年龄、神经支配和精神状态)。一些患者早期有尿失禁，6~12 个月后自行恢复可控。日间可控率经 4~5 年后逐渐减低，由于外尿道括约肌功能随年龄减弱，膀胱切除术后尿道感觉阈降低也与此有关。

夜间漏尿较日间尿失禁多见，约发生于 28%患者，当膀胱容量增大后漏尿会减少。大约 4%~25%患者不能排空膀胱，需间歇自导尿。女患者不能排空膀胱的发生率各组间差异很大，原因未明。因此降低膀胱出口阻力是成功关键，加大腹压只用于不能排尿时。松弛盆底肌，规律排尿，防止过度胀满，定期随访至为重要。

回肠新膀胱术与回肠膀胱腹壁造口术相比，前者有较多的优点：患者更愿意接受而不致延误施行肿瘤根治手术；手术难度和耗费时间虽稍有差别，但并发症并非显著增加，术后能更好地保护肾功能，无需佩带尿袋，不影响性生活，多能恢复生理排尿功能，体表美观，明显地改善生活质量。

肠代膀胱术后肿瘤尿道复发率据报道较全膀胱切除术后残余尿道复发率低，国内徐鸿毅报道 266 例肠代膀胱术后尿道肿瘤复发率仅 4%，女性患者尿道复发率更低，可能与女性尿道上皮鳞状化生程度随年龄增加有关。女性膀胱颈受侵者为尿道复发危险因素，男性患者若前列腺未受侵犯，尿道断端冰冻切片阴性者，宁可施行新膀胱术。文献报道还表明，肠新膀胱术的术中、术后并发症并不高于其他尿流改道。

【手术适应证】

1. 因为良性膀胱疾病行膀胱单纯切除者。

2. 侵润性膀胱癌病人没有侵犯三角区及后尿道者。

【手术禁忌证】

1. 膀胱切除后尿道有可能肿瘤复发者。

2. 膀胱腺癌及鳞癌患者不宜行原位新膀胱术。

3. 肾功能不全者，由于氯离子重吸收可能导致肾功能恶化，不宜行原位回肠新膀胱术。

【术前准备】

1. 肠道准备：术前 2 天开始进流质饮食，术前晚清洁灌肠。术前口服抗生素 3 天。

2. 术前留置胃肠减压。

3. 纠正水电解质平衡、低蛋白及贫血。

【手术步骤】

1. 取下腹部正中切口，行腹膜外的膀胱癌根治性切除术，如果肿瘤位于膀胱顶部，则需将于膀胱顶部的腹膜一并切除，具体方法见膀胱根治性切除一节。

2. 男性患者在前列腺尖部小心切断已经缝扎的阴茎背深静脉，切断尿道时注意不要损伤血管神经束，创面仔细止血，以防形成血肿，影响新膀胱尿道吻合口愈合。远端尿道断端做 6 等份留置 6 针备做与新膀胱吻合。为了有效地保存术后控尿功能，可考虑保留前列腺尖部或整个前列腺包膜，相关手术参考保留神经及精阜的根治性膀胱切除术部分。

3. 切开腹膜，距离回盲部 15cm 选取 35~40cm 末端回肠，其中部应无张力到达尿道。确定肠系膜长度足够后，即切取选定肠段，做小肠端端吻合恢复肠道连续性。将选取肠段移入盆腔，关闭系膜裂孔及腹膜。

4. 将肠系膜对侧的肠壁完全切开，切开时绕过要与尿道做吻合的位置，形成一小的肠瓣。用稀碘伏清洗肠腔黏膜，将切开的肠段成 W 或 M 形，用人工合成可吸收线连续缝合，缝合自内侧向外侧，前壁暂不缝合(图 17-2-1)。

5. 将已经游离好的输尿管拉至储尿囊后面，于无张力且无成角的位置，储尿囊后壁切一小口，将输尿管用弯钳拖入新膀胱内约 1.5cm 左右，于外面将输尿管外膜于肠壁缝合 4 针固定。输尿管放置小儿胃管或 8 号尿管做支架至新膀胱前壁戳孔创出。

6. 于新膀胱下方选定尿道吻合处，切一小口，直径于尿道口径大小相似(图 17-2-1)，用留置于尿道断端的 6 针缝线与新膀胱吻合，先缝合吻合口后壁，放置双腔尿管引流，新膀胱前壁留置造瘘，于腹壁另外戳口引出，然后缝合前壁。

7. 新膀胱旁放置双腔负压引流，依次关闭切口。

【术后处理】

1. 用生理盐水低压冲洗新膀胱，4~5 次/d，防止黏液堵塞尿管，引起压力升高至膀胱破裂。

2. 引流量减少后拔除双腔引流管。

3. 2~4 周左右拔除输尿管支架管，如有漏尿，延长输尿管支架管留置时间。

4. 拔出输尿管支架后 2~3 天拔除造瘘管，待瘘孔愈合后拔出尿管，必要时造膀胱造影证实无漏尿。

5. 训练盆底肌，促进术后控尿功能的恢复。

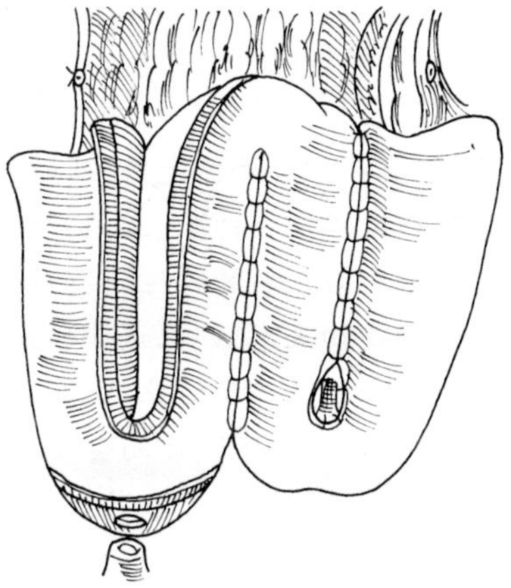

图 17-2-1

【术后并发症】

1. 尿失禁　由于新膀胱病人术后的控尿功能只有外括约肌起作用，因而术中对外括约肌的损伤，以及感觉异常会导致术后的尿失禁。大部分病人术后均出现不同程度的尿失禁，尤以夜间为重，术后新膀胱的顺应性降低，膀胱容量小，也是尿失禁的原因。术前、术后早期的盆底肌的锻炼，对于术后早期的控尿功能非常重要，也可以通过针灸、理疗来改善尿失禁症状，一般尿失禁的症状会逐渐减轻，只有少数病人在术后 1 年仍有完全性尿失禁。

2. 排尿困难　由于新膀胱没有正常膀胱的逼尿肌结构，术后的排尿一般需要腹压或者用手按压新膀胱部位才能将尿排空。随着新膀胱容量逐渐接近正常、顺应性的增加，排尿困难症状减轻。有时由于储尿囊容量过大，也会导致术后排尿困难，残余尿量增加，需要导尿处理。

3. 尿漏　由于输尿管过度游离损伤输尿管血运出现输尿管壁局部坏死，或是输尿管膀胱吻合口吻合质量不佳，均可导致术后的漏尿。一旦出现漏尿，输尿管支架管应放置较长时间，一般尿漏可自愈。

4. 肠漏　由于肠道吻合口吻合质量不佳，或者术后麻痹性肠梗阻引起近端肠道扩张，影响吻合口血运，均可致肠漏。一般发生于术后 5~7 天左右，一旦发生，应保持引流通畅，禁食、静脉给予高营养支持，大部分病人瘘孔可以自愈，少部分不能自愈者，3 个月后行手术治疗。

5. 新膀胱结石形成　部分病人术后出现新膀胱结石，储尿囊内的缝线、黏液分泌、以及残余尿量增加所致的尿液感染，可能是结石形成的原因；另外氯离子的重吸收导致的酸中毒及高血钙，也可能是结石形成的原因。

6. 输尿管膀胱吻合口狭窄　输尿管过度分离造成的输尿管末端管壁缺血以及输尿管植入膀胱的切口缩窄变小压迫输尿管都可以导致输尿管膀胱吻合口的狭窄。狭窄一旦发现，应手术处理予以重新吻合。

7. 肾盂肾炎　输尿管末端缺血所致狭窄、新膀胱残余尿量增加所致的输尿管膀胱吻合口返流，均是肾盂肾炎的原因。术中小心保护输尿管血运，足够长的输尿管植入膀胱内，输尿管支架管的应用，良好的术后排尿功能和习惯，都是预防其发生的有效措施。

8. 粘连性梗阻　术中对肠道的粗暴操作，以及肠管长期暴露于空气中，而没有给予保护，均可导致术后的肠粘连，严重者出现肠梗阻，表现腹胀，局部出现肠形，肛门不排气等。可给予持续胃肠减压、禁食、静脉补液及营养支持、抗生素预防感染等保守措施，一般均能通过保守治疗治愈，少有需要手术处理者。

（陈　炜　王道虎）

【主编点评】

女性新膀胱注意事项：

1. 女性膀胱癌患者施行膀胱切除术及新膀胱手术，若病例选择恰当，疗效与男性患者同样满意。尿道膀胱颈若正常，术后少有复发。大的 T3、T4 期肿瘤局部复发率高，不宜做新膀胱术。三角区肿瘤侵犯阴道前壁应作阴道前壁切除；膀胱底部肿瘤侵犯阴道前壁，若尿道断端冰冻切片活检正常，可保留阴道前壁。

2. 在切除膀胱过程中保留尿道周围神经，对保存控尿有重要意义，尿道自主神经纤维沿阴道壁，膀胱和尿道外侧走行，此外，盆神经也分支进入尿道括约肌。阴部神经的感觉纤维和运动纤维支配尿道横纹括约肌。在施行保存神经的膀胱尿道切除术中刺激盆神经，可使尿道内压力升高。参与尿道括约机制的神经尚有争论，可能包括盆神经、阴部神经，包括自主神经和躯体神经。保存神经的膀胱切除术后，尿道平滑肌有良好的张力，重建低压力的贮尿囊后，足以维持尿液可控，排尿后无残余尿。相反的意见却认为交感神经与排尿功能无关，保存神经及尿道支持结构的膀胱切除术对排尿并无好处，反而会发生过度可控。但另一些学者则认为保存神经对排尿功能有好处，过度可控发生率低。但因即使手术操作十分小心，并无确实证据证明神经功能获得保存。因此，尚无足够的证据说明保留神经的重要性。

3. 另一要点是保留完整的阴道，以保存尿生殖括约肌的完整性，它是女性横纹括约肌的重要组成部分，要保留或重建阴道前壁。此外，在膀胱颈和横纹括约肌前的盆内筋膜和耻骨尿道韧带应该保留，耻骨尿道韧带是维持膀胱尿道交界和近段尿道在其腹内位置的重要结构。

4. 贮尿囊用回肠重组较结肠好，最初容量最好 150~200ml，若容量扩大至 300~400ml，日后会更加增大，致排空不全。黏液过多，容易感染及形成结石。输尿管贮尿囊吻合可采用插入法或黏膜沟法，进入膀胱的输尿管以 1~1.5cm 为宜，若形成的乳头太长，当贮尿囊排空时，相互靠近，容易粘连、扭曲致发生梗阻。输尿管较粗者，采用劈开外翻形成半乳头较好。

5. 建成宽的新膀胱尿道后角可使排尿平顺。将尿道分成 5 等份，远侧 20%是纤维组织，无平滑肌纤维，没有括约肌作用。近侧 80%含横纹括约肌，因此勿于膀胱颈下切除 0.7~0.8cm 即 20%的近侧尿道。相反，保存远端尿道也很重要，否则会发生尿失禁。另一要点是防止过度可控，防止贮尿囊膨出，储尿囊与尿道吻合处逐渐向背尾侧下降可形成类似膀胱膨出。为避免此情况，宜将阴道穹窿固定于耻骨梳韧带或改为大网膜填入贮尿囊的底部。

形成漏斗状贮尿囊-尿道吻合节段，可防止新膀胱出口梗阻，偶有发生新膀胱黏膜撕破，致膀胱颈梗阻，漏斗状吻合可防止此种情况。

6. 重建膀胱尿道后角，固定膀胱尿道节段，避免腹压增高时过度向后、向下移位，也是术后防止新膀胱术后尿失禁的重要措施。正常女性的膀胱尿道后角相当于 90°，在腹压增高时，膀胱内最大的静水压是作用于膀胱底部，而不是膀胱出口。腹内压力传递至尿道后段，增加了尿道阻力。若膀胱颈尿道节段过度活动，膀胱尿道后角大于 90°，改变了腹压压力传递方向，则产生压力性尿失禁。因此，在分离及切除膀胱过程中，应保留耻骨尿道韧带，若该韧带过度松弛，应将吻合口用不吸收线固定于耻骨尿道韧带或筋膜。保存或重建阴道，大网膜填塞吻合口后方，也是重建膀胱尿道后角的重要措施。

7. 女性新膀胱术后早期需作盆底训练，排尿时放松盆底肌肉，尿失禁定期作收缩盆底肌肉运动，术后日间一般无尿失禁，夜间若每 3 小时定期排尿，常能避免尿失禁。少数患者因夜间频发尿失禁影响生活质量，甚至要求改为腹壁造口。因此要避免容量太大，以免发生此种情况。

(梅　骅)

参考文献

1. Hautmann R E. Urinary diversion：ileal conduit to neobladder. J Urol，2003，169(3)：834-842
2. Myers PP. Practical surgical anatomy for radical prostatectomy. Urol Clic N Amer，2001，28：473-490
3. Hugonet CL，Danusec H，Spunger et al. Urethral sensitivty and the impact on urinary continence in patients with an ileal bladder substitute after cystectomy J Urol，2001，165：1502-1505
4. 梅骅. 女性尿道括约肌. 见梅骅，苏泽轩，郑克立主编. 泌尿外科临床解剖学. 济南：山东科技出版社，2001，328-335
5. Fujisawa M，Gotoh A，Miyazaki S，et al. Sigmoid neobladder in women after radical cystectomy. J Urol，2000，163（5）：1505-1509
6. Lockhart JL urinary diversion. J Urol，2000，163：1432-1433

二、去带乙状结肠原位新膀胱术

(orthotopic continous teniamyorectomies sigmoid neobladder)

自意大利学者 Alcini 报告了间断去带结肠构建贮尿囊的方法后,开创了一条无需去管化构建结肠贮尿囊的简便方向,笔者在设计了去带盲升结肠可控性膀胱术的基础上,自 2000 年后又设计了全去带乙状结肠原位新膀胱术,在全国 50 余家医院推广,施行该术式 300 余例,最小年龄 9 个月,随访最长已达 6 年,具有步骤简便,疗效肯定,甚至可保留原尿意感,远期贮尿囊不扩张等优点。

【手术步骤】

1. 根治性全膀胱切除。开放法,可顺行或逆行(先切断血管筋膜复合体、尿道,提起前列腺后切断前列腺侧韧带、膀胱侧韧带);也可腹腔镜下施行(包括盆腔淋巴结清扫、分离膀胱、前列腺,切断血管筋膜复合体及尿道,切断膀胱、前列腺侧韧带等)。

2. 取乙状结肠 15~25cm 肠段,切断作为贮尿囊,行远近端乙状结肠端-端吻合,恢复消化道。

3. 于游离的乙状结肠段中点偏后侧留 2 分硬币大小面积的浆肌层作为尿道吻合口,肠段两端保留后侧结肠带 3cm,切开结肠带按 Leadbetter 法(包埋输尿管抗返流法)使用 4-0~5-0 号可吸收线行输尿管贮尿囊吻合,留置 F6 双 J 管或硅胶管作为输尿管支架。

4. 将两条结肠带(对系膜缘带、独立带)以及两带之间的浆肌层完整连续剔除,仅保留黏膜下层即可,可见黏膜下层血管网,结扎切缘的出血点,此时整个肠段可增加 0.5~1 倍的长度,充盈后在同等压力下容量较去带前可增加 4~6 倍,呈现管球状(图 17-2-2~3)。

5. 用 2-0 可吸收线荷包缝合关闭乙状结肠段两端,于左侧近输尿管吻合处肠壁戳孔留置 F22 胶管作为新膀胱造瘘管,该管顺肠段长度等长放置,带多个侧孔便于引流。

6. 将乙状结肠肠段 U 字形排列于盆腔,中点戳孔,采用 2-0 可吸收线于 2、4、6、8、10、12 六点与尿道

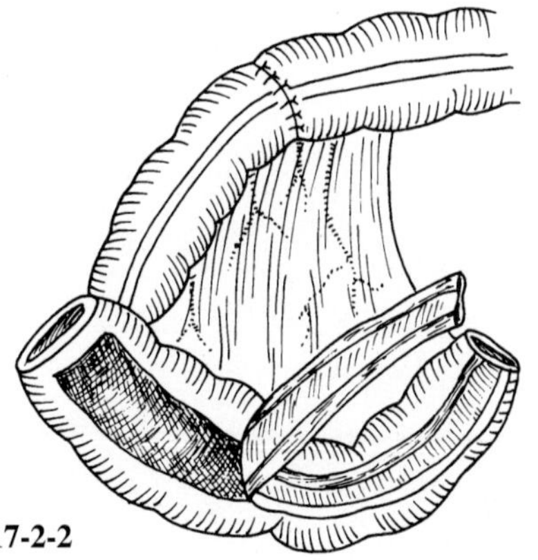

图 17-2-2

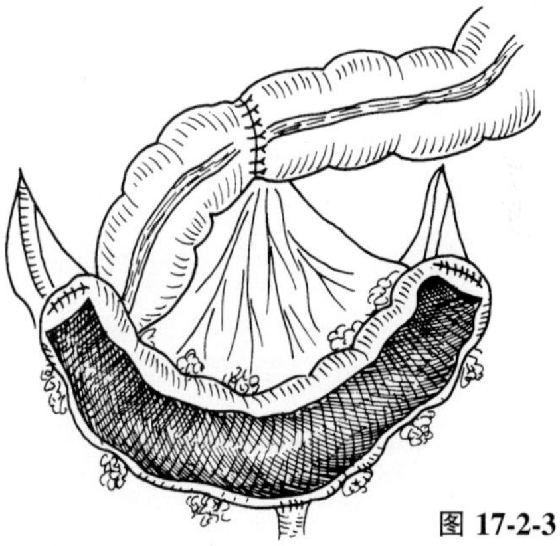

图 17-2-3

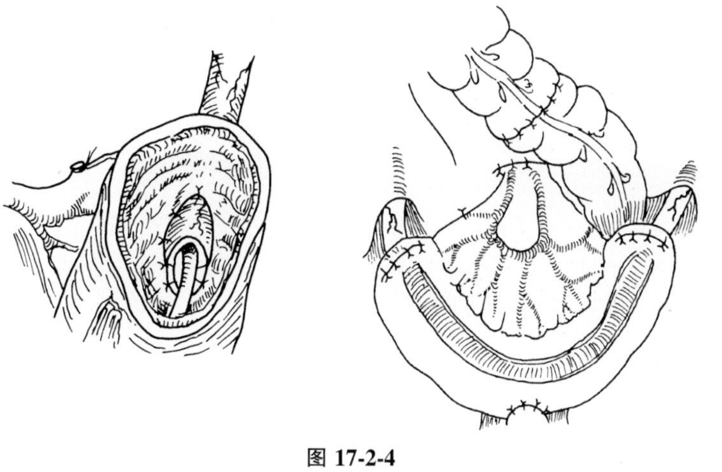

图 17-2-4

残端间断缝合，将新膀胱与尿道吻合，留置 F20~22 三腔尿管(图 17-2-4)。

7. 间断缝合关闭后腹膜，将输尿管、去结肠带裸面隔离于腹膜后外侧，使新膀胱成为腹膜间位器官，既防止内疝和粘连又使新膀胱利用腹腔有足够的伸展空间贮存尿液，保证膀胱足够容量，不致尿频。

8. 于直肠与新膀胱间放置盆腔引流管，引出体表，逐层关闭腹前壁各层，术终，仅留有新膀胱造瘘管、盆腔引流管和尿管三管。

(刘春晓)

参 考 文 献

1. Alcini ED, Addessi A, et al. Result of 4 years of experience with bladder replacement using an ileocecal segment with multiple transverse teniamyotomies. J Urol, 1993, 149:735
2. 梅骅，刘春晓. 去带盲升结肠可控膀胱术. 梅骅主编. 泌尿外科手术学.(第二版). 北京：人民卫生出版社，1996，409-411
3. 刘春晓，徐亚文等. 全去带乙状结肠原位可控膀胱术 25 例随访报告. 临床泌尿外科杂志，2002，4
4. 赖文娟等. 国内最小 1 例最小年龄全去带乙状结肠代膀胱术患儿的护理. 护理研究，2007，21:1593-1594

第十八章

前列腺手术

surgery of the prostate

第一节　前列腺外科解剖学

surgical anatomy and approaches of the prostate

【邓春华　梅　骅】

前列腺是位于耻骨后下方，直肠前，尿道生殖膈上方的纤维肌性腺体，包绕于前列腺段尿道，呈栗状。正常大小为4cm×3cm×2cm。尿道穿过前列腺的前1/3部分，后半部分则有射精管穿行并开口于前列腺段尿道后壁的精阜（图18-1-1）。

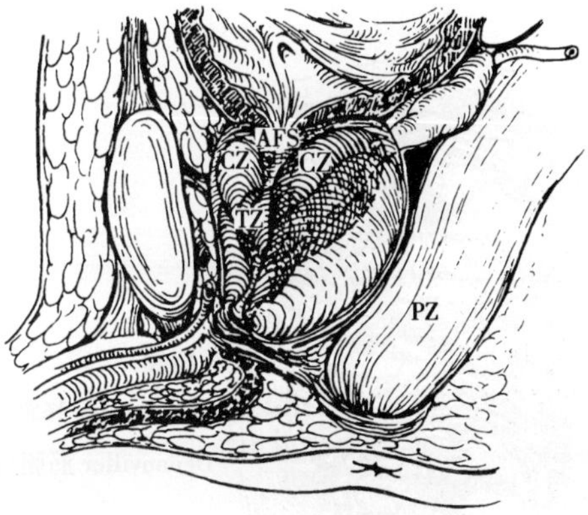

图 18-1-1

TZ. 移行带；CZ. 中央带；PZ. 周围带；AFS. 前纤维肌肉基质

McNeal将前列腺分为四个腺体区和四个肌纤维部分。腺体区为外周带（PZ）、中央带（CZ）、移行带（TZ）和尿道周围腺体（PUG）。肌纤维部分为前纤维肌肉基质（AFS）、前列腺前括约肌（APS）、前列腺后括约肌（PPS）和尿道纵行平滑肌（LSM）（图18-1-2）。

前列腺周围有三层固有筋膜包绕。第1层是前上层，位于前列腺静脉丛上方和前列腺的前方，形成两条坚韧的耻骨前列腺韧带。两韧带之间及其远侧是前列腺静脉丛和阴茎背深静脉。手术切断耻骨前列腺韧带后可用手指沿前列腺的前面分离至前列腺尖，并可触及尿生殖膈的上层；第2层为中层，在前列腺静脉丛下面，前列腺后下方下行，实际上就是Denonvillier筋膜的前层；第3层是后层，覆盖在直肠后壁

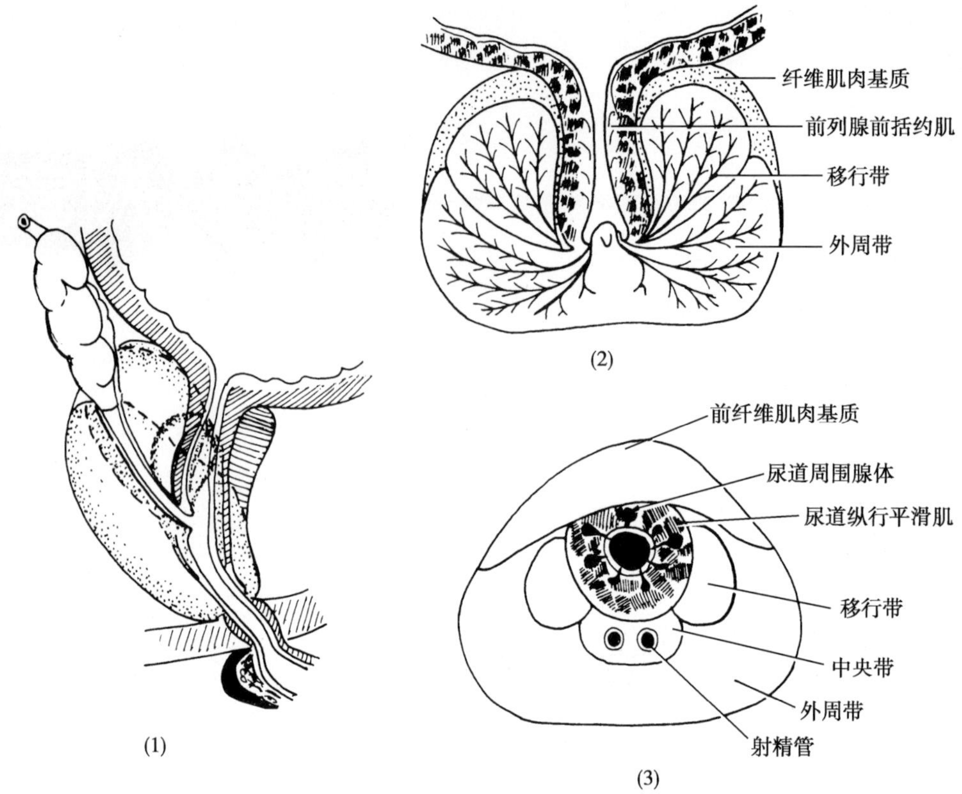

图 18-1-2

(1)前列腺的侧面透视图;(2)通过膀胱颈及精阜的冠状切面;(3)通过精阜上方的横切面

上面,实际上是 Denonvillier 筋膜的后层(图 18-1-3)。

Denonvillier 筋膜的前层是三角韧带(尿生殖膈)深层的延续,向上沿前列腺、精囊和射精管后面延伸,并有血管、神经伴行其中,形成一层厚实的筋膜,是阻止前列腺癌扩散的一个屏障。事实上,上行引流前列腺的静脉、淋巴管并非穿行其中而是行走于其前方。

覆盖膀胱的筋膜在精囊上方分为两层,分别位于精囊、射精管的前后方。前层沿精囊、射精管前面下行至前列腺后方向前折返上行与前列腺筋膜中层相连。后层在精囊后方下行至前列腺后包膜处,并与Denonvillier 筋膜

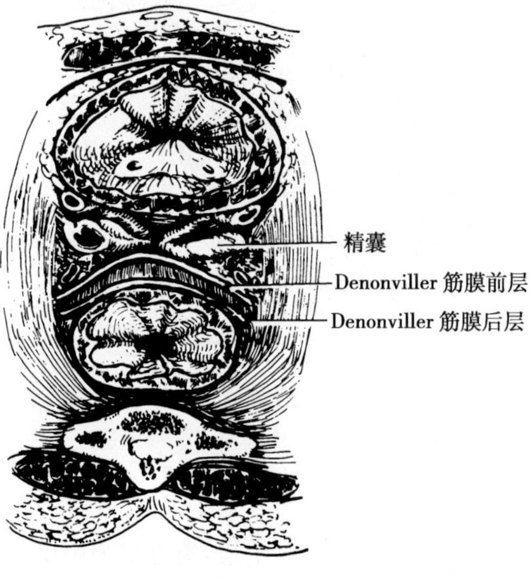

图 18-1-3

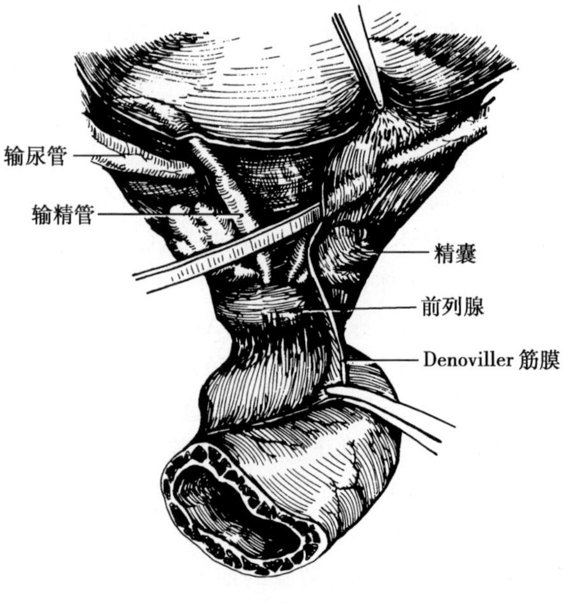

图 18-1-4

前层相融合。在精囊侧方,前后两层融合在一起,紧靠于膀胱底部(图 18-1-4)。在冠状切面图上,可见肛提肌位于前列腺的两侧,覆盖肛提肌上面的筋膜内有引流前列腺、精囊的血管和淋巴管穿过。因此,在施行前列腺癌根治切除时,若肿瘤已波及前列腺包膜,应紧贴肛提肌才能将包含前列腺、精囊血管及淋巴管的筋膜一并切除。

前列腺动脉血供主要来源于膀胱下动脉(占 74.3%),后者是髂内动脉的分支。此外,还可来源于膀胱上动脉(占 8.9%)、直肠下动脉(占 7.3%)、输精管动脉(占 5.5%)、直肠上动脉(占 2.2%)和闭孔动脉(占 1.7%)。它们多在前列腺体、膀胱前列腺连接处进入腺体(图 18-1-5~6)。

动脉在前列腺内可分为两组。第一组为外包膜组,此组动脉与年龄及前列腺增生无明显关系。第二组为腺内组,也称为尿道组,它可随年龄增大而增多,且与前列腺增生密切相关。腺内组动脉有两个特点:①此组动脉于膀胱前列腺连接部,相当于膀胱颈后唇 5、7 点钟的位置穿入腺体,然后在与尿道平行之平面下行至腺体内;②腺体内组动脉是供应增生部分前列腺腺体血供的主要来源(图 18-1-7)。在施行前列腺切

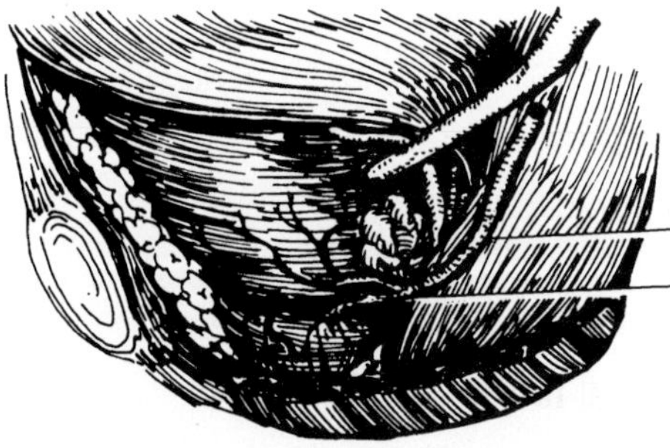

图 18-1-5

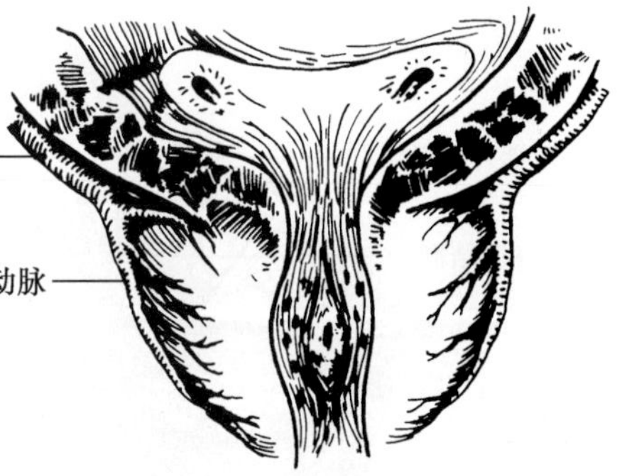

图 18-1-6

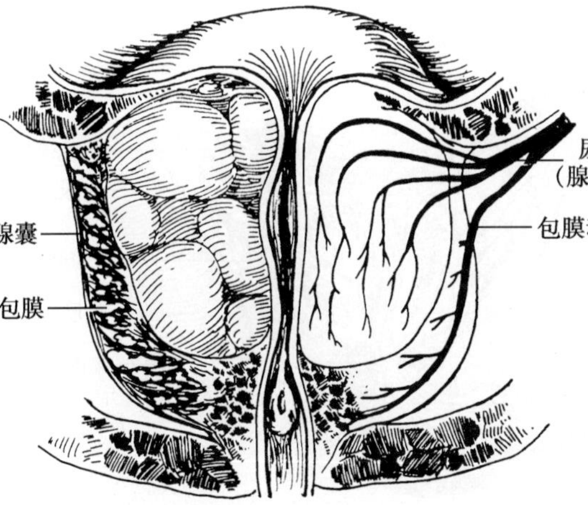

图 18-1-7

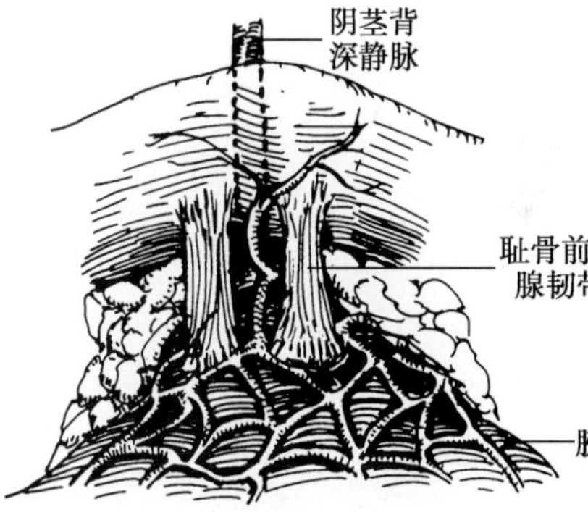

图 18-1-8

除手术时,强调于膀胱颈后唇、前列腺窝后缘 5、7 点处缝扎前列腺动脉的道理就缘于此。

前列腺静脉在其底部形成静脉丛,尤其在其前面和侧面较明显。此静脉丛收集阴茎背深静脉的回血并与阴部静脉丛、膀胱静脉丛有广泛的交通支,最后汇聚成数支小静脉回流至髂内静脉(图 18-1-8~9)。在经尿道前列腺切除(TURP)和前列腺根治切除中,如损伤贴近包膜的静脉,冲洗液则易由此进入血液循环。如冲洗液消毒不严或不是等渗液体,则可导致全身性感染或血管内溶血。

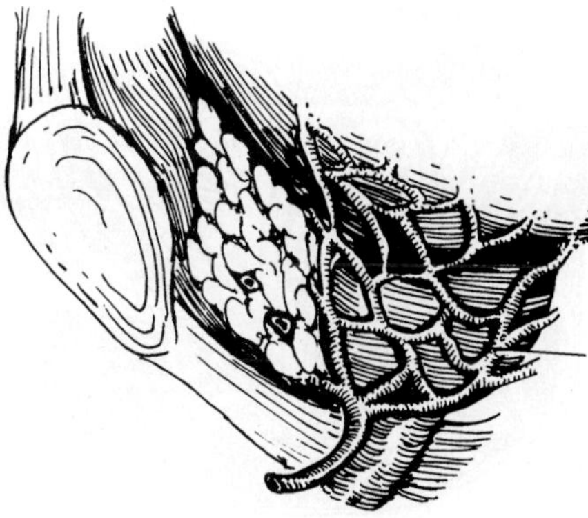

图 18-1-9

前列腺的淋巴回流至髂内和骶前淋巴结，部分也可回流至髂外淋巴结(图 18-1-10)。

前列腺内的输出淋巴管在前列腺包膜外形成前列腺周围淋巴网，后者汇成数支主要淋巴管。大多数输出淋巴管从前列腺后侧离开腺体上行。有一组腺体前方的输出淋巴管，沿膀胱下动脉上行，引流至髂外淋巴结。另一组腺体侧的输出淋巴管则回流至骶外侧淋巴结，与精囊、直肠的淋巴管有丰富的交通支，最后汇聚成髂总淋巴干。第三条淋巴通路是回流至胃肠淋巴链的膀胱旁淋巴结。

尿道外括约肌位于两层三角韧带(尿生殖膈)内，故不易被损伤。支配它的神经行走于坐骨直肠窝的脂肪组织内。内括约肌则有许多纤维束行于前列腺内，并与膀胱颈肌层及逼尿肌的肌纤维相连接(图 18-1-11)。

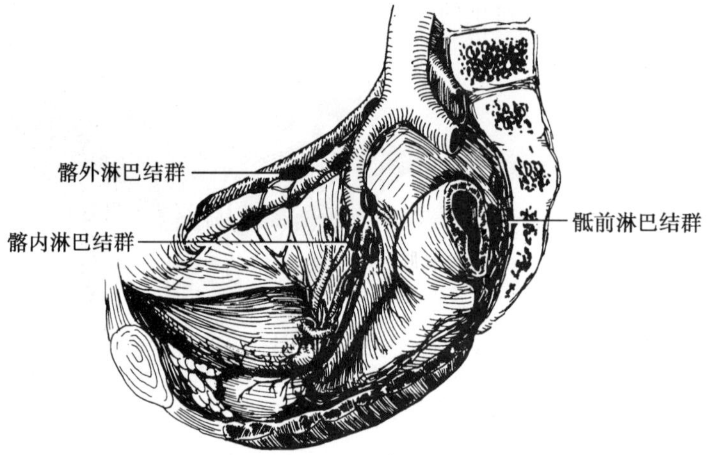

图 18-1-10

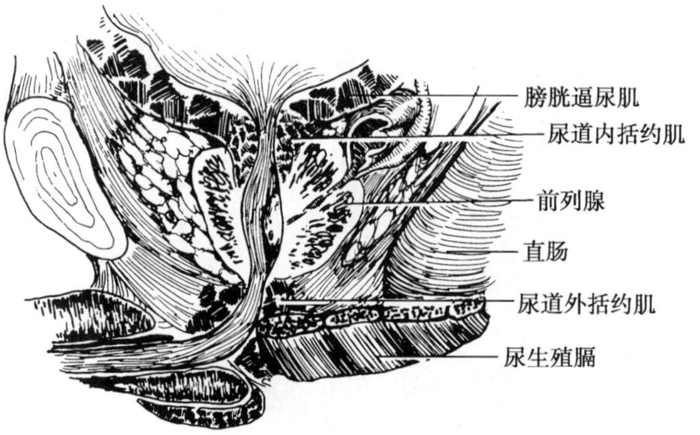

(1)

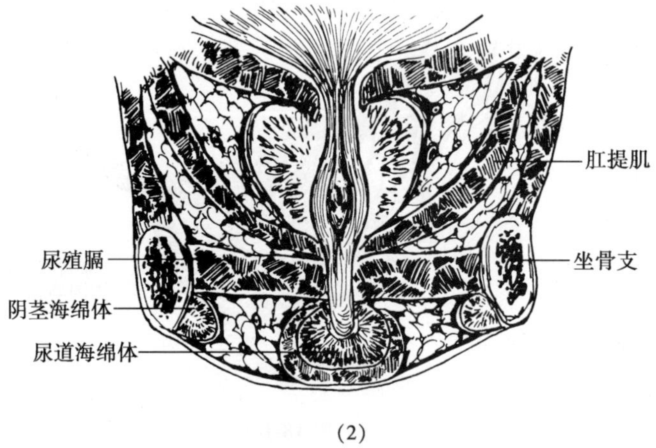

(2)

图 18-1-11

前列腺增生症患者的前列腺包膜实际上是由外层的前列腺囊和内层的"外科包膜"(亦称假包膜)两层构成。"外科包膜"实际上是前列腺外周带腺体被其内增生的腺体压迫而成。施行前列腺切除术时,即沿此平面分离,将增生腺体剜除。

参考文献

1. 王健本,张昌贤,袁琏主编. 实用解剖与解剖方法. 第11版. 北京:人民卫生出版社,1985,237-274
2. Culp,David A.Surgical Urology.Fifth Edition.Year Book.Chinago:Medical Publishers Inc,1985,266-276
3. Walsh PC.Anatomic radical retropubic prostatectomy.In Campbell's urology (8th edition).WB.Saunders Company.Philadephia,2002,3107

第二节 耻骨上前列腺切除术

suprapubic prostatectomy

【曾金云】

美国Belfidld和英国McGill早在1887和1888年就描述了前列腺开放性手术(耻骨上前列腺切除术)。后来,澳大利亚Harris提出缝合膀胱颈止血,使耻骨上前列腺切除术得到更广泛的开展。Pilcher在1914年又提出用水囊压迫法止血,使手术时间缩短,术中、术后出血减少,术后并发症也减少,使得本术式在各个层次的医院都得到普遍开展。通过几十年对止血、预防感染和损伤等方面的不断改进,本术式日臻完善,以至评价其他前列腺切除术效果常以其作为标准。

【手术适应证】

1. 前列腺增生症引起明显的膀胱颈梗阻症状,残余尿量多于50ml,反复膀胱出血、感染等。
2. 前列腺增生症出现并发症。如膀胱憩室、膀胱结石、腹外疝以及上尿路积水等。

【术前准备】

1. 高血压、心肺功能不全者,应先予治疗,病情稳定后方可施行手术。
2. 慢性尿潴留致肾功能不全者,需引流膀胱,纠正酸碱平衡和水电解质失调。
3. 合并尿路感染者,应用抗菌药物。
4. IVU检查了解双侧上尿路情况,必要时行膀胱镜检查,经直肠前列腺超声检查(TRUS)。
5. 尿流动力学检查。
6. 术前排空大便或灌肠,配血300~600ml。

【手术步骤】

1. 切口 患者取平卧位,头及躯干下倾10°角。作下腹正中切口或弧形切口,进入膀胱前间隙。将腹膜反折及膀胱周围筋膜向上后方推开,用两把皮钳牵起膀胱前壁,注射器穿刺抽出尿液,确定为膀胱后于其间用中弯血管钳戳穿膀胱前壁,如合并膀胱结石或憩室,应先予处理。

2. 用3个S形拉钩牵开膀胱,显露三角区、前列腺,认清双侧输尿管口,注意是否存在膀胱颈挛缩(图18-2-1)。用尖刀或电刀在突入膀胱的前列腺增生腺体(下称腺瘤)上弧形切开膀胱颈黏膜及前列腺包膜(图18-2-2),用弯剪分离出腺瘤与外科包膜之间的平面。

3. 示指沿上述平面伸入外科包膜内,将腺瘤从外科包膜内剥离(图18-2-3)。先剥离后缘(图18-2-4),再转向右侧(图18-2-5),然后剥离左侧(图18-2-6)。剥离腺体时,指尖应紧贴腺瘤表面,以免损伤包膜。

4. 腺瘤被剥离后,于其尖部用拇、示指贴近腺体捏断或用弯剪剪断尿道(图18-2-7)。注意避免损伤尿道膜部及起源于该处的尿道外括约肌。

5. 另一种剥离腺瘤的方法是用示指伸入前列腺部尿道,压向前联合。双侧叶明显增大时,前联合处的黏膜容易撕裂。用示指尖逆行分离腺瘤远侧,然后分离外侧及背侧,顺利从尿道内分别剜出两侧叶腺瘤,此种方法不会损伤尿道外括约肌(图18-2-8a,b)。

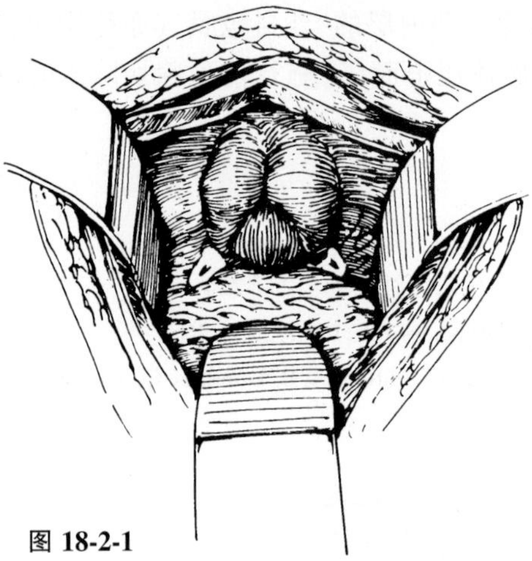

图 18-2-1

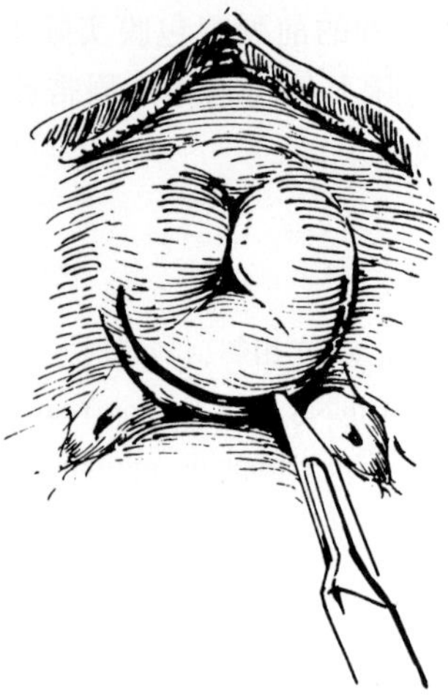

图 18-2-2

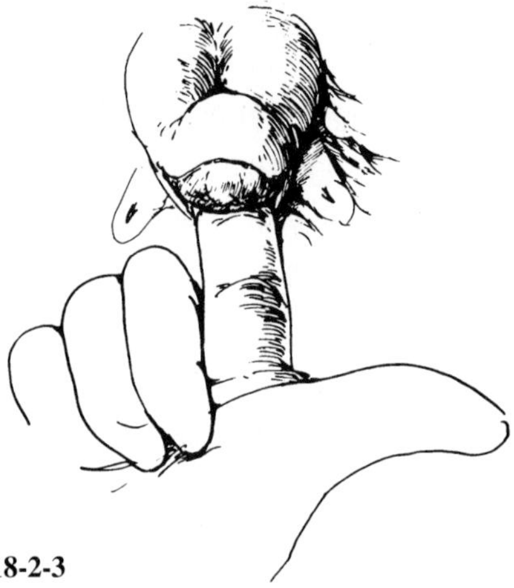

图 18-2-3

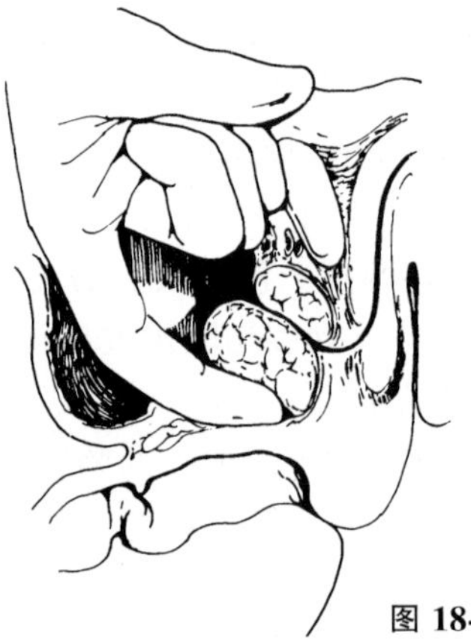

图 18-2-4

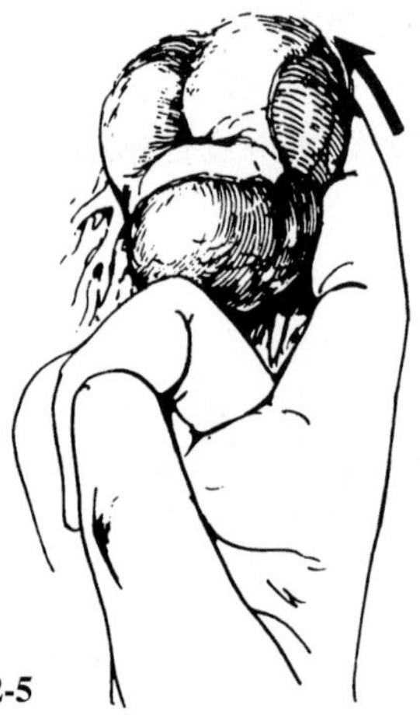

图 18-2-5

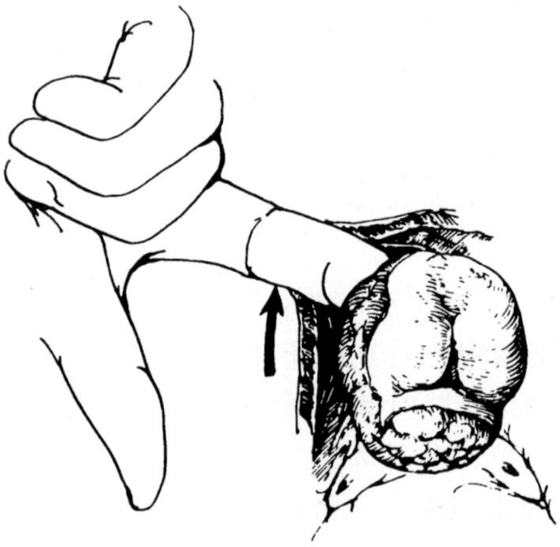

图 18-2-6

6. 剜出腺瘤后，探查有无残余腺瘤。用 S 形拉钩显露膀胱颈，迅速将温盐水纱布填塞腺窝止血，压迫 5~10 分钟。调整纱块位置，显露腺窝创缘。如膀胱颈后唇、腺窝过高或合并膀胱颈挛缩，则于膀胱颈后唇黏膜与肌层之间作潜行分离。楔形切除其肌层达精囊前筋膜(图 18-2-9)，并将其黏膜用 3-0 铬制肠线缝合于腺窝后壁上固定，形成一向前下的漏斗，以避免术后发生排尿困难(图 18-2-10)。膀胱颈后唇切除不充分，愈合后可能发生更严重的瘢痕性膀胱颈挛缩。

7. 于膀胱颈后唇创缘 5、7 点钟处用 3-0 肠线做贯穿肌层和外科包膜的 8 字形缝合，以结扎前列腺动脉(图 18-2-11)，附近出血点也应贯穿缝扎止血。浅层缝合止血效果不够确实。

8. 去除腺窝纱布块，用窄拉钩显露腺窝，出血点用电凝或缝扎止血(图 18-2-12~13)。

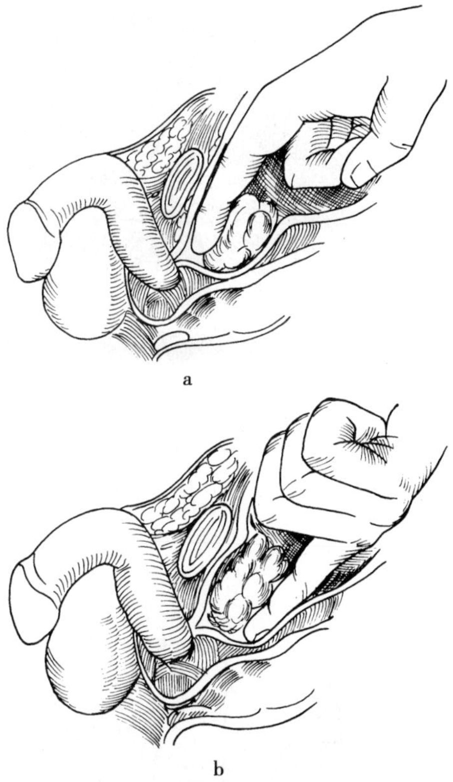

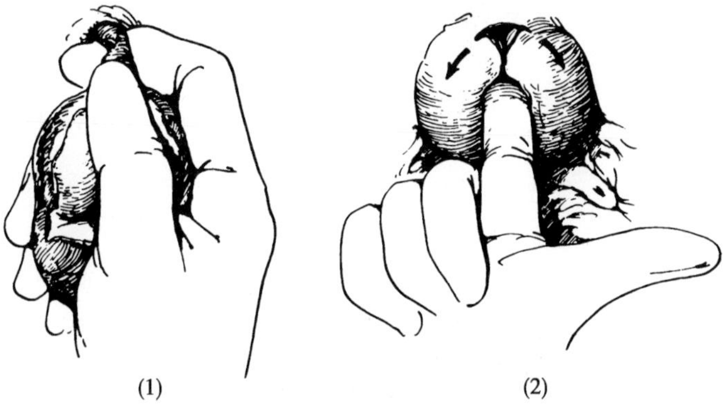

(1)　　(2)

图 18-2-7

图 18-2-8

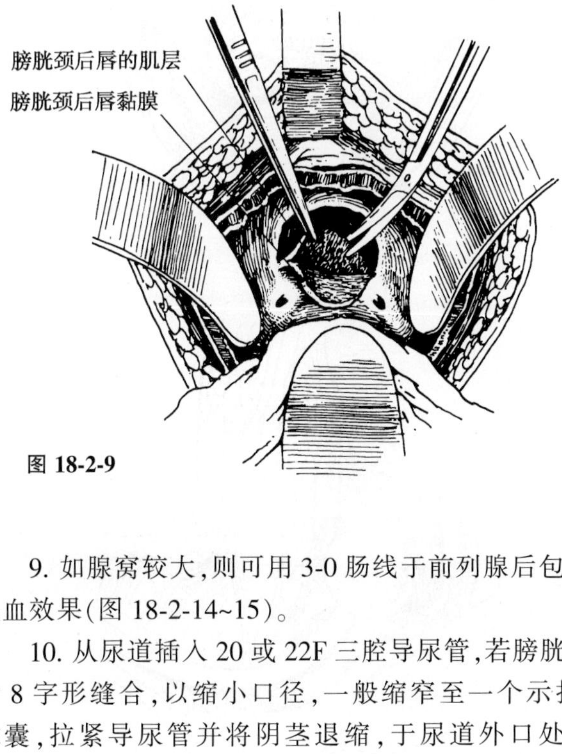

图 18-2-9

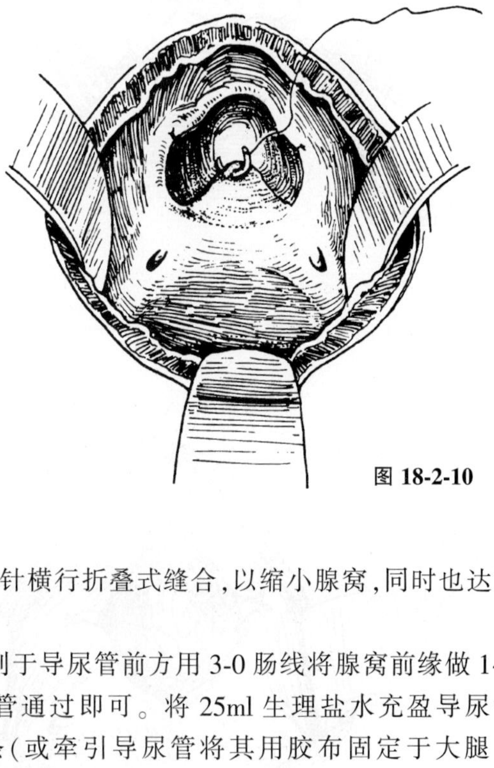

图 18-2-10

9. 如腺窝较大，则可用 3-0 肠线于前列腺后包膜行 2~3 针横行折叠式缝合，以缩小腺窝，同时也达到止血效果(图 18-2-14~15)。

10. 从尿道插入 20 或 22F 三腔导尿管，若膀胱颈太宽，则于导尿管前方用 3-0 肠线将腺窝前缘做 1~2 针 8 字形缝合，以缩小口径，一般缩窄至一个示指尖加尿管通过即可。将 25ml 生理盐水充盈导尿管球囊，拉紧导尿管并将阴茎退缩，于尿道外口处束一纱条(或牵引导尿管将其用胶布固定于大腿内侧)，使球囊产生张力持续压迫膀胱出血，将膀胱与前列腺窝隔离，以免腺窝内血液进入膀胱内(图 18-2-16)。必要时可加行膀胱造瘘。如因下尿路长期梗阻、慢性炎症或可能存在不稳定膀胱，估计术后可能发生膀胱痉挛，则于导尿管末端缝一 7 号丝线将导尿管末端悬吊于膀胱前壁并将其固定于腹

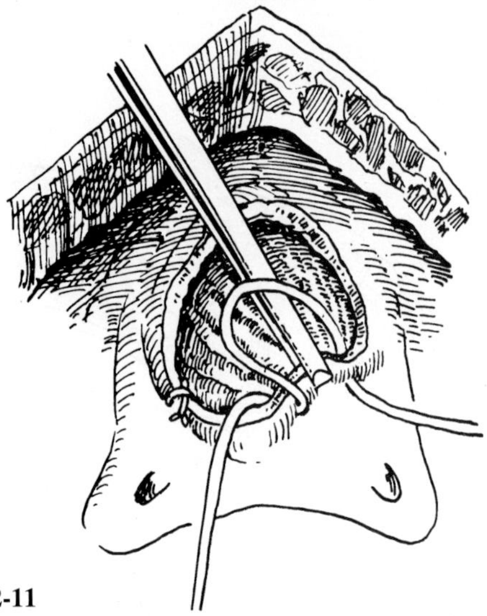

图 18-2-11

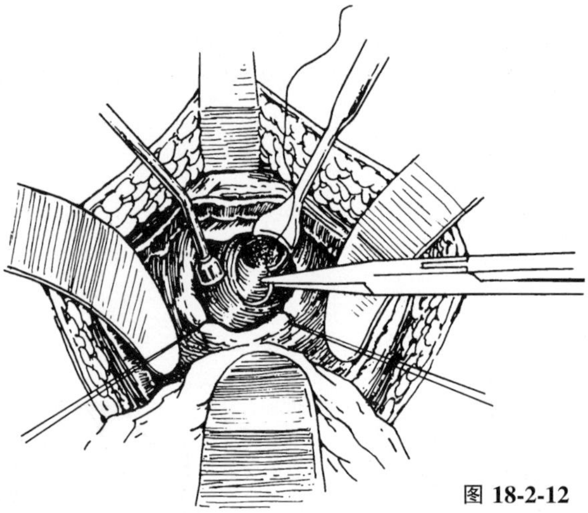

图 18-2-12

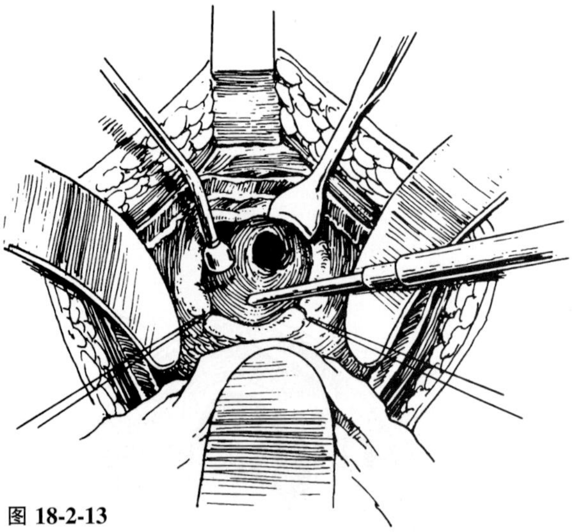

图 18-2-13

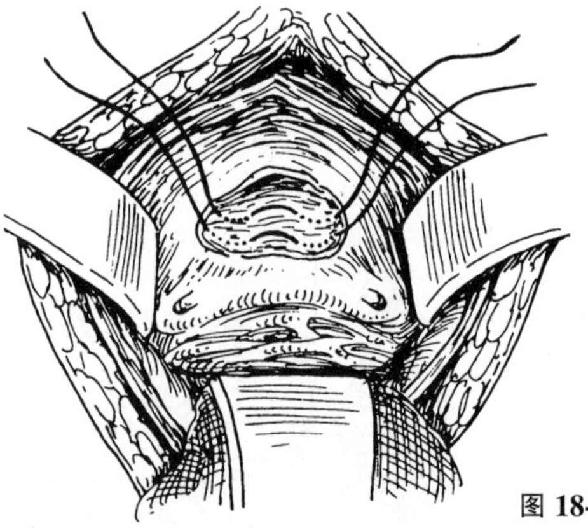

图 18-2-14

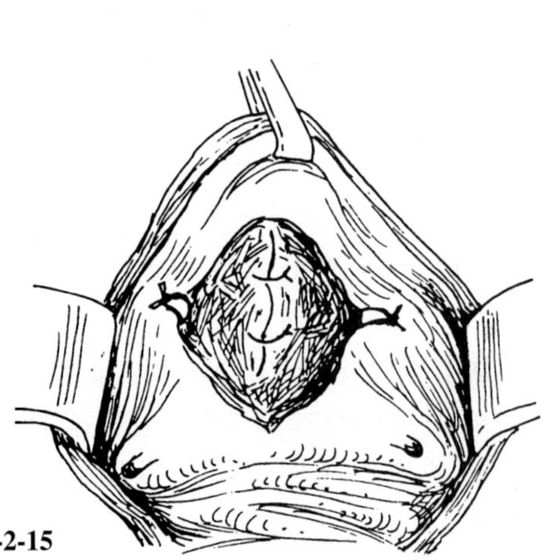

图 18-2-15

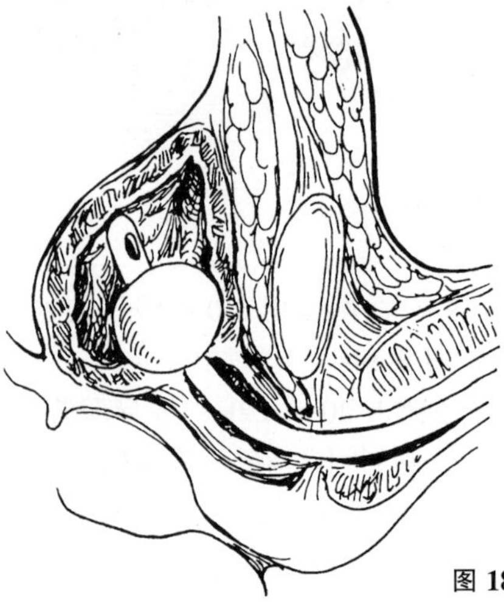

图 18-2-16

前壁，以减少球囊和导尿管对膀胱三角区的压迫刺激(图 18-2-17)，同时包皮系带处也缝一 7 号丝线备用。若术后出现明显的膀胱激惹症状(膀胱痉挛)，则可于冲洗液血色变淡后抽空球囊，以减少其对三角区的刺激，并将包皮系带处的缝线固定导尿管。

11. 用 5-0 铬制肠线将膀胱前壁切口黏膜作连续缝合，用 3-0 肠线间断缝合其浆肌层，外加数针 1 号丝线将膀胱周围筋膜间断缝合。膀胱前间隙置负压引流。分层缝合腹壁切口，术后立即用生理盐水冲洗导尿管，以防血块堵塞管腔。

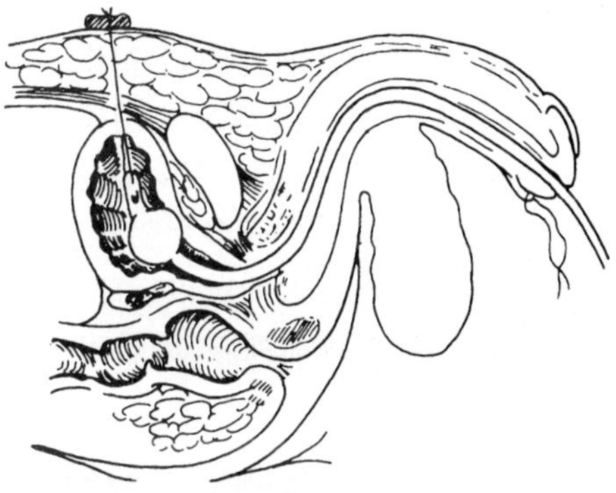

图 18-2-17

【术后处理】

1. 保持导尿管引流畅通，术后应立即用生理盐水冲洗膀胱，待出血减少后可停止冲洗。一般于术后 5~7 日拔除导尿管。拔管后短期内可能有尿频、尿急或轻度尿失禁现象，可自愈。

2. 遇血尿明显时，可牵引导尿管用胶布固定于股内侧，使其球囊压迫膀胱颈，隔离膀胱与前列腺窝，以帮助止血。必要时用 6-氨基己酸 4~6g 静脉推注。

3. 使用抗菌药物。

4. 耻骨上留置的负压引流于术后 24~28 小时拔除。

5. 因前列腺增生症多发于高龄老人，应特别注意心肺并发症。

第三节　耻骨后前列腺切除术

retropubic prostatectomy

【章咏裳】

1909 年 Van Stockum 首先开展此手术，称为膀胱外耻骨上前列腺切除术 (extravesicle suprapubic prostatectomy)，在前列腺包膜的中线旁作一直切口。以后 Hildebrand(1912)、Maier 和 Mermingas(1923)，Jacobs 和 Casper(1933)相继开展了类似的手术，1945 年 Terrance Millin 将切口改为横形，预先缝扎血管止血，使手术规范化，并推广应用，一般称 Millin 术。我国于 1951 年首先由陈远岫开展此手术。本术式的特点是整个手术过程均可在直视下进行操作，能仔细处理腺窝的出血点。由于前列腺包膜有纵行的静脉丛，作横切口时须横断这些静脉，可能招致不易控制的出血，预先缝置两排缝线耗时费力，缝针损伤血管也可能引起出血，于 1960 年左右又恢复了类似 Van Stockum 的方法，将直切口设在前列腺包膜的正中线，切口的 1/3 在膀胱颈，2/3 在前列腺包膜。改为直切口后保留了原术式的优点，缩短了手术时间，简化了操作，迄今有部分医院仍常规采用本术式。

【设计原理】

前列腺位于耻骨后方，经下腹壁切口和耻骨后间隙，很容易显露前列腺包膜前壁。切开包膜进入囊内，进路较短，不受膀胱的约束和限制。敞开的腺囊内壁和膀胱颈，位置较表浅，摘除腺瘤和止血均可在直视下进行，不易残留腺组织，出血点可妥善钳夹、电灼或缝扎，直至无出血点和渗血为止。耻骨前列腺韧带以下是前列腺静脉和阴茎背深静脉的汇合处，汇合后形成网状静脉丛(Santorini 静脉丛)，并与前列腺包膜内静脉汇合，经膀胱下静脉沿侧韧带回流至髂内静脉。前列腺包膜前壁的静脉丛多呈纵行走向，横切口将不可避免地损伤这些血管，必须事先缝扎。改成直切口后，因纵行静脉间有交通支，仍有可能损伤个别交通支，但可在切开包膜后立即钳夹，出血容易控制。在处理前列腺尿道时，用手捏断或剪断尿道，全部操作均在囊内进行，不会损伤外括约肌。因此在切开膀胱颈和内括约肌后不致引起术后尿失禁。其他操作如膀胱颈后唇的处理，可拆除的膀胱颈荷包线的缝合，带囊导管的安置等，操作和处理原则与耻骨上前列腺切除术相同。

【手术适应证】

目前国内开展开放性前列腺切除术,多数医院采用耻骨上前列腺切除术,但也有部分医院认为耻骨后前列腺切除术止血较可靠,常规应用这种方法。下列病例适于采用此法:

1. 较大的前列腺,重量超过 80~100g;

2. 前列腺增生合并一个或多个膀胱憩室;

3. 前列腺增生伴有较大的难以行碎石治疗的膀胱结石。

已证实为小的纤维化前列腺,因难以分离和摘出腺组织,不宜进行此术式。

【术前准备】

前列腺增生的手术患者年龄较大,应进行细致的术前检查,重点了解肺和心血管状况。肾功能不良者,需行耻骨上膀胱穿刺造瘘引流尿液,待肾功能恢复和稳定后才能手术。长期留置导尿管或合并尿路感染者,应使用抗菌药物控制感染,最好将尿道内留置的导尿管改为耻骨上膀胱造瘘。通过排泄性尿路造影了解上尿路有无积水以及膀胱壁的病变情况。有长期慢性尿潴留病史的患者,需行膀胱测压,了解膀胱压曲线类型,评估前列腺切除术后膀胱恢复排尿功能的程度。术前 1 天晚上清洁灌肠。

【手术步骤】

病人取仰卧位,手术床脚稍抬高。下腹部和外阴部消毒后,插入 F16 的导尿管。下腹部正中切口,切开腹直肌筋膜和锥形肌,分开并用自动牵开器将腹直肌拉向两侧。膀胱顶部的腹膜向上推送和牵开。轻轻钝性分离耻骨后间隙,显露前列腺前壁(图 18-3-1),以能够进行前列腺包膜切口为准,不要向下和两侧分离过多,以免招致出血和损伤闭孔神经。一般在前列腺两侧各放置纱布条或小纱布一块,使前列腺前壁暴露更为满意。

前列腺包膜切口采取两种方法:

1. 横形切口　术者站在病人左侧,触摸尿道内的导尿管,认清前列腺和膀胱交界处。缝针自左向右,在前列腺前壁适当位置,即拟作横切口的上下两边,用 4 号丝线一针接一针地缝合两排缝线,深度相当于包膜厚度,打结时注意不要将线拉断,缝针也不能太细,以免折断后引起针眼出血。两排缝线与切口的长度相当(图 18-3-2)。在两排缝线间用尖刀片或电刀作横切口(图 18-3-3)。用电刀边切边凝血,可以免除两排缝线的预置,但止血不很可靠。

2. 纵形切口　在预计切口的下端,用粗小弯针和 4 号丝线缝合 1 针,防止摘取腺瘤时切口继续向下撕裂。切口的 1/3 在膀胱颈,2/3 在前列腺包膜(图 18-3-4),但切口的大小应根据腺体大小决定,必要时膀胱颈的切口可向上延长,以腺体挖出时能较易通过切口为度。

将包膜全层切开后,便可见到坚实的腺体。拔除导尿管,用剪刀或手指分清包膜和腺体的层次,继续用手指向侧边纵深钝性分离,一直分离至腺体后面(图 18-3-5)。前列腺尿道部则用指尖紧贴腺体处挤压,使尿道壁被完全捏断,必要时需使用剪刀(图 18-3-6)。腺体向上翻转后,膀胱颈部紧贴腺体分离,粘连较

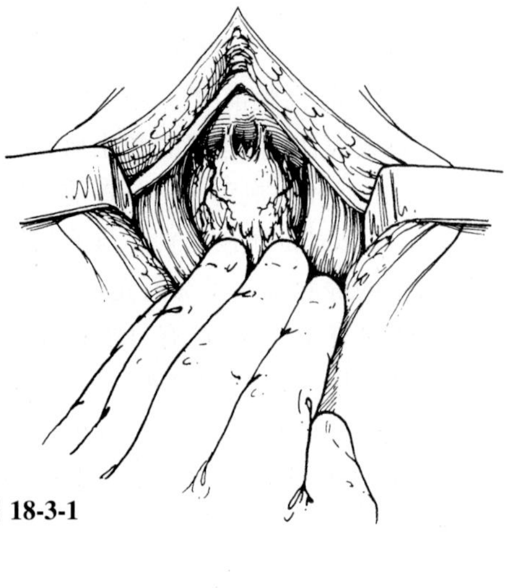

图 18-3-1

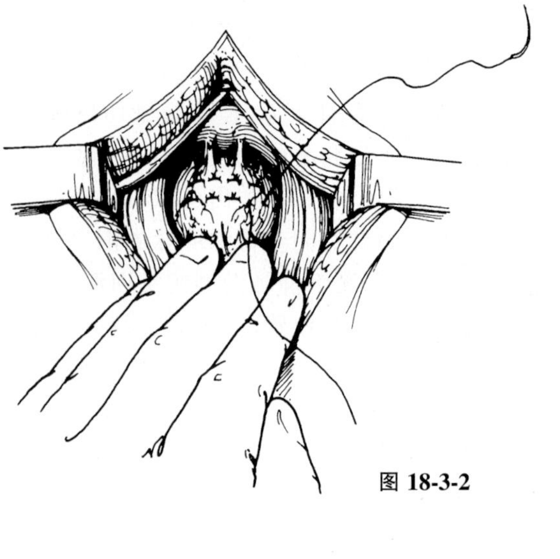

图 18-3-2

紧的可以剪开。腺窝经纱布短暂填塞后,检查腺窝有无残留腺体和出血。遇活动性出血点需予钳夹,用2-0肠线结扎或缝扎止血,尤其是5点和7点两处常有前列腺动脉分布,应重点钳夹止血。腺窝的渗血可用热盐水纱布压迫止血。

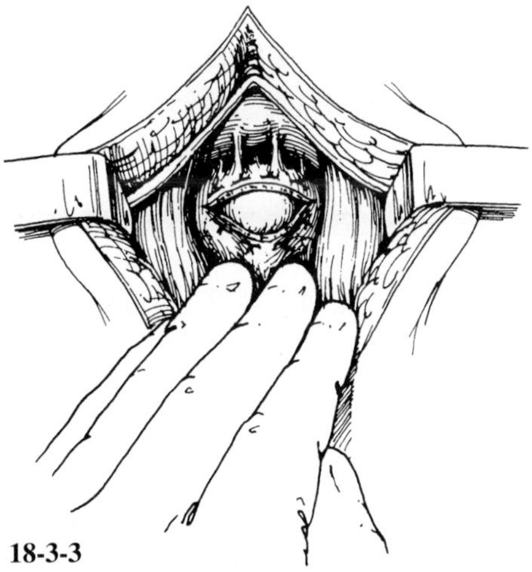

图 18-3-3

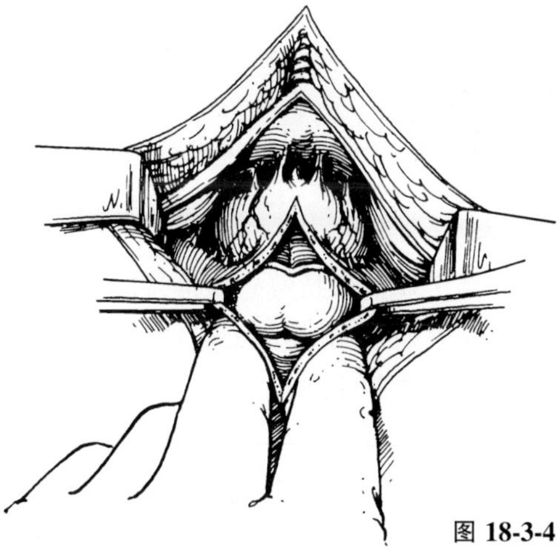

图 18-3-4

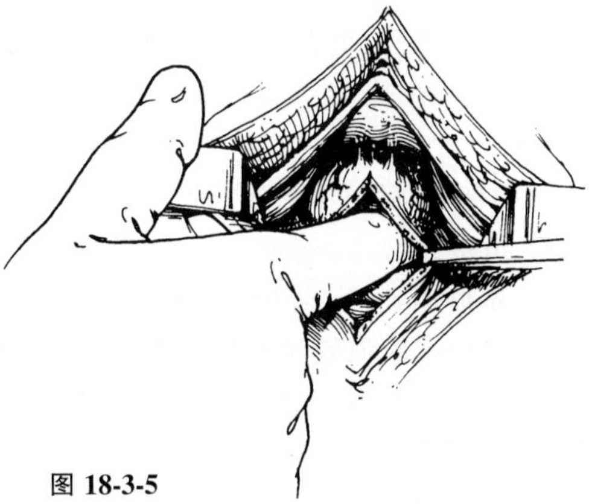

图 18-3-5

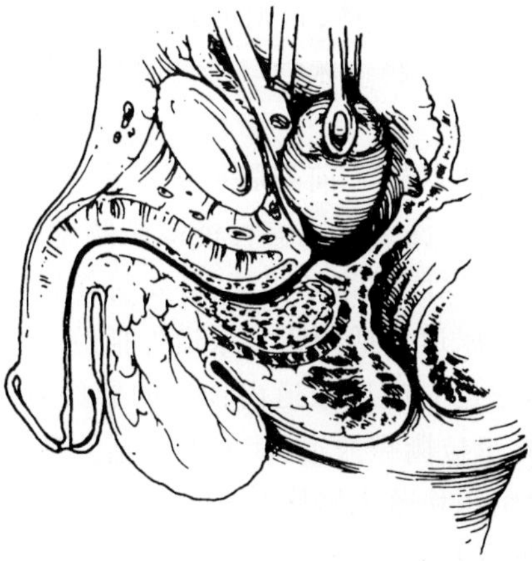

图 18-3-6

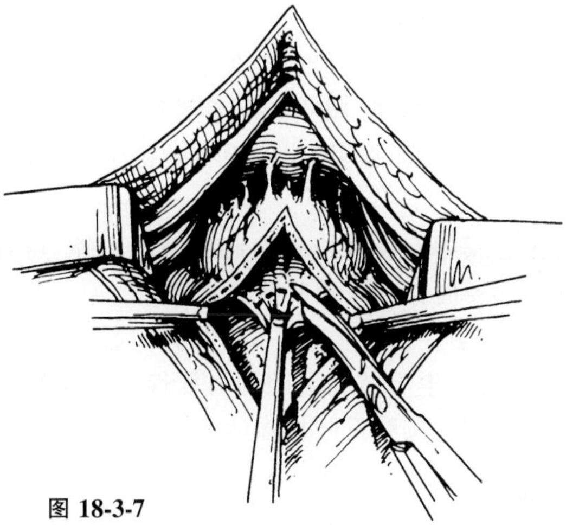

图 18-3-7

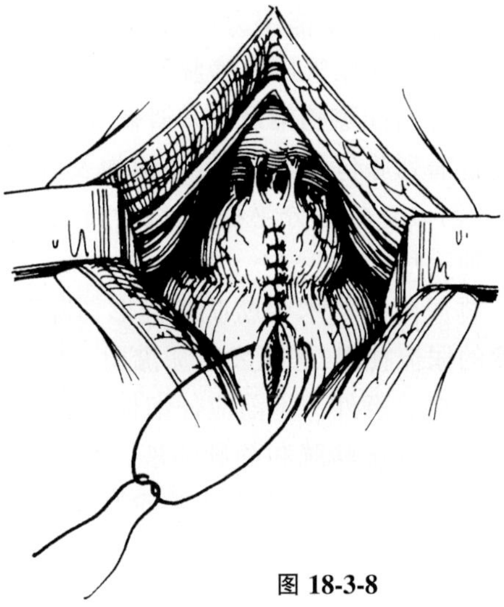

图 18-3-8

膀胱颈后唇隆起者，须行楔形切除(图 18-3-7)，切缘用 2-0 肠线间断缝合。待腺窝止血和后唇处理完毕后，用手指探查膀胱排除结石或新生物，从尿道外口插入一根 22F 导尿管，管端经腺窝进入膀胱，向囊内注水，水囊放在膀胱腔内。用 2-0 肠线间断缝合前列腺前壁和膀胱颈的切缘，外面再用 1 号丝线间断缝合加固一层(图 18-3-8)。

施行膀胱造瘘者，尿道内留置 20~22F 双腔气囊导尿管，未作膀胱造瘘者则插入 22~24F 三腔气囊导尿管，以利术后冲洗膀胱。耻骨后间隙放置一多孔橡皮引流管或负压引流，分层缝合腹壁诸层。

【术后处理】

1. 导尿管向外牵引，用纱布条缠绕导尿管固定，使导尿管的水囊压迫于膀胱颈，隔断前列腺窝和膀胱腔，当腺窝有渗血时血块不会进入膀胱，保持导尿管引流通畅。术后 6~12 小时，导尿管引流液的血色转淡，解除纱布条。

2. 用无菌生理盐水持续点滴冲洗膀胱，保持引流液血色转淡，导尿管无血块堵塞，引流顺畅。

3. 严密观察血压、脉搏和心电图改变，注意保持水和电解质平衡。

4. 使用抗生素和止血剂。

5. 耻骨后引流管不要过早拔掉，术后 3~4 天待引流物很少时才取去。

6. 尿道留置的气囊导尿管一般于 7~9 天拔除，膀胱造瘘管于手术后两周拔除。

【手术并发症】

1. 术中损伤输尿管口　前列腺重度增生或以中叶增生为主的腺体突向膀胱腔，在摘除腺体至膀胱颈时不要带有过多膀胱黏膜组织，如将腺体和膀胱颈大块切除，有可能损及三角区。腺体和包膜紧密粘连者，不能用力强行剥出腺体，否则可能撕裂至输尿管口。遇此情况，分离和摘取腺体必须紧贴前表面操作，腺体摘除后应检查两侧输尿管口是否完整，注意管口与切缘的距离，以免在处理膀胱颈后唇时缝住输尿管口。

2. 术中损伤直肠壁　前列腺后面仅有一层较薄的直肠壁，在分离前列腺后方时手指要紧贴腺体表面，术者应想到若向深处分离有可能撕破肠壁。一旦直肠壁损伤，术后可能形成前列腺窝尿道直肠瘘，应进流汁少渣饮食，提前拔除导尿管，必要时作暂时性乙状结肠造瘘。

3. 术中损伤尿道外括约肌　尿道外括约肌损伤可能引起术后尿失禁。防止括约肌损伤的方法是处理前列腺下方的尿道时应以尿道内预置的导尿管为标志，用指尖挤压质地较硬的导尿管，将其间的尿道壁捏断，切忌强行牵拉撕裂尿道，使邻近的括约肌同时受损。

4. 前列腺组织块落入膀胱　分离前列腺形成的碎块及切除膀胱颈的组织偶有落入膀胱腔，如未发现和清除，术后将堵塞引流管或拔管后排尿受阻，易继发感染。

5. 术后继发性出血　继发性出血多发生在术后第 4~6 天，常因结扎血管的肠线松脱。嘱病人减少活动，特别是大便时不能用力过猛，必要时口服缓泻剂。一旦发生出血，膀胱内积存大量血块，应吸除血块，重新插入气囊导尿管压迫膀胱颈，反复冲洗膀胱。使用止血剂和抗菌药物。

6. 耻骨后间隙感染及耻骨骨髓炎　耻骨后引流不畅，有积血存留，易形成经久不愈的局限性脓腔。术中在缝合前列腺包膜时，缝针不慎损及耻骨及其筋膜，若局部合并感染，将引起耻骨骨髓炎。临床表现局部剧痛，创口有脓性分泌物，X 线片可见骨质破坏，常迁延不愈，须加强引流，使用有效抗生素和泼尼松，加用物理治疗。

7. 排尿障碍　术中膀胱颈楔形切除不够，术后前列腺包膜内有慢性炎症引起膀胱颈挛缩，可导致不同程度的尿流梗阻，甚至发生尿潴留。应行定期尿道扩张，必要时作经尿道膀胱颈切开术。

8. 心血管意外　术前应仔细检查心血管系统，有严重疾病者手术应慎重。术中病人需心血管监护。手术后数日因冲洗膀胱和静脉输液，使病人卧床不能活动，偶可发生下肢和盆腔的血栓性静脉炎和静脉血栓形成，栓子脱落有可能发生肺栓塞和心血管意外。应鼓励翻身，按摩下肢加强活动。

参考文献

1. Millin T.Retropubic prostatectomy：new extravesicle technique：Report on 20 cases，Lancet，1945，2:693

2. Goenn JF.Urologic Surgery,3rd edition JB:Lippincott company,philadelphia.Toronto,1983,861
3. Tanago EA.Smith's general urology,13th edition,Prentice-Hall Internation Inc,1992,392

第四节　保留尿道前列腺切除术

prostatectomy with preservation of urethra

【洪声涛】

保留尿道前列腺切除术最早为 Madigan 首创,故亦称为 Madigan 前列腺切除术。该手术是经耻骨后尿道外将增生的前列腺瘤组织摘除,保留前列腺段尿道和膀胱颈,从而保存了局部解剖生理的完整性,使手术后出血、感染、尿失禁、尿道狭窄并发症明显降低,并可保存性功能和顺行射精。术后处理简单,恢复快,易于推广。

【适应证】

1. 首选适应证　前列腺增生症造成后尿道狭窄,症状明显,国际症状评分为重度者(IPSS=19~35);残余尿增多,甚至尿潴留,肾积水,肾功能受损者,经持续引流膀胱、肾功能改善后也为适应证;两侧叶腺瘤型增生,肛诊前列腺中间沟存在,甚易切除,更适合此术式;伴中叶增生,突入膀胱 3cm 以下者,也能顺利经耻骨后完整切除。

2. 慎选适应证　纤维增生型往往粘连较严重,易损伤尿道,选择时应慎重;中叶增生突入膀胱超过 3cm 者,经耻骨后难以彻底切除,且易损伤膀胱颈部黏膜,可考虑采用作者所设计的改良Ⅱ式,即同时经膀胱切除中间叶并保留尿道。经射频、微波等热疗无效者,往往粘连严重,易损伤尿道,如选择本术式宜等候半年,待纤维软化后进行;肥胖患者暴露较困难,也应慎重。

【禁忌证】

前列腺摘除或 TURP 术后复发者及 PSA 或细胞学检查考虑为前列腺癌,应列为保留尿道前列腺切除术禁忌证。

【手术步骤】

1. 体位及切口　仰卧位,垫高臀部,常规消毒铺手术单,置气囊导尿管。行下腹正中切口,分离腹直肌,经腹膜外耻骨后显露膀胱及前列腺,达耻骨前列腺韧带(图 18-4-1)。

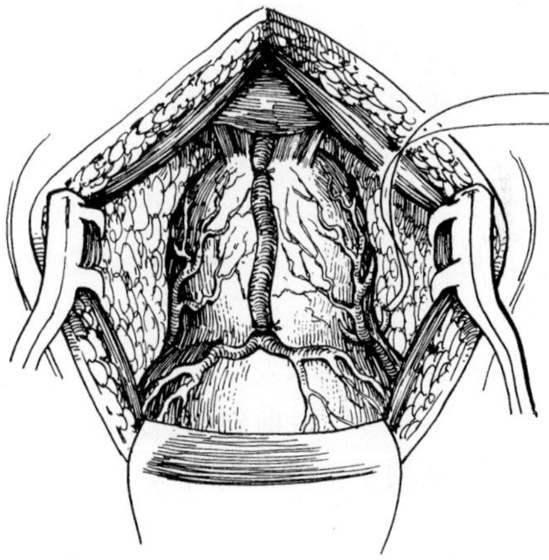

图 18-4-1　暴露范围及缝扎前列腺血管

2. 缝扎血管

(1) 缝扎前列腺血管:轻柔分离膀胱颈部及前列腺两侧表面脂肪层,一般可见到或扪及前列腺动脉,该动脉来自膀胱下动脉,从膀胱颈部与前列腺交界部外侧进入前列腺,用圆针 4 号丝线缝扎。如分支较多,可 8 字缝扎或缝扎数针。勿缝扎过深,以防伤及神经血管束,影响阴茎勃起(图 18-4-1)。

(2) 缝扎静脉丛:由阴茎背静脉回流经前列腺前方及两侧形成 3 个静脉丛,盲目进针,甚易出血。同样用小纱布块剥离前列腺前方脂肪层,可清晰暴露静脉丛,用小圆针横行缝扎两排(图 18-4-2),缝近侧时,防止穿透膀胱。

3. 切开前列腺被膜,剥离前列腺　在两排缝线间横行切开前列腺被膜,暴露腺体(图 18-4-3)。用弯止血钳在腺体表面与被膜之间钝性分离,再以手指在此平面剥离腺体,并向远端剥离前列腺尖部,分别剥离两侧面及后面。某些患者尿道后腺体组织较厚,此时不必急于在腺体后方两侧会合,可留到解剖尿道时再继续分离,以防因向前剥离时损伤前列腺尖部尿道。

4. 解剖尿道　从前列腺中解剖并保留该段尿道,为本术式的关键操作步骤。

(1) 边解剖边缝置牵引线,以利于充分显露,因术野较深,前列腺组织很脆,组织钳牵引很易碎裂,用

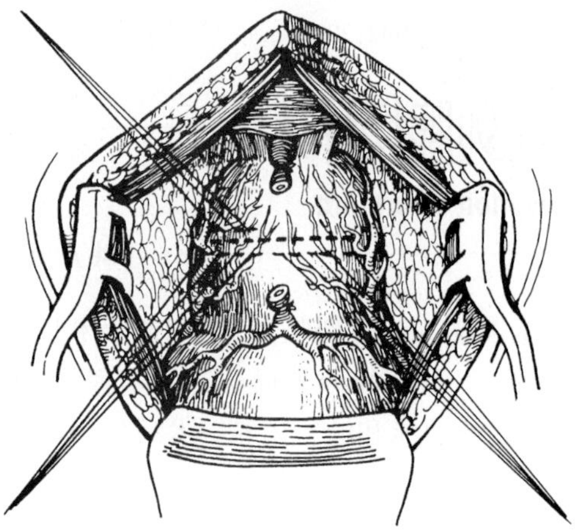

图 18-4-2　缝扎前列腺前方静脉丛

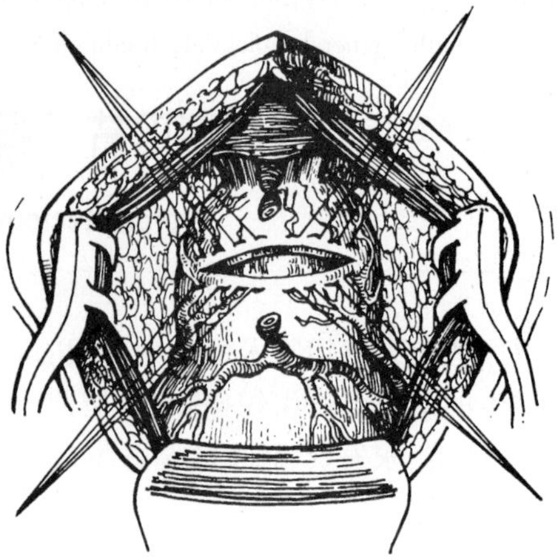

图 18-4-3　横行切开前列腺包膜

牵引线才能有效显露。当腺瘤前部与包膜分离后,于左右叶腺体近中线处各缝扎两条牵引线。

(2) 沿中线切开腺组织达尿道黏膜下,在两侧牵引线中切开,边切边触扪已保留导尿管的尿道,以防损伤。且边切边于切面深处缝牵引线,达黏膜下可见微蓝色尿道。

(3) 锐性解剖尿道:提起两侧深层牵引线,用弯组织剪或手术刀在腺体与尿道黏膜下结缔组织之间锐性解剖,分别将两侧叶腺瘤从尿道外锐性剥离(图 18-4-4~5),于后中线会合。同时向远端解剖到前列腺尖部,近端解剖到膀胱颈部。

5. 尿道外切除前列腺

(1) 离断前列腺尖部及切开两侧叶:于尿道外分别剪断前列腺两侧叶尖部;将腺体从后被膜完全剥离,于尿道后正中切断前列腺左右叶。此时腺体已完全与尿道分离,且左、右叶已剖开,除膀胱颈部外,两叶可牵出前列腺囊外(图 18-4-6)。

(2) 解剖膀胱颈部,切除前列腺:将前列腺向下牵拉,暴露两侧叶与膀胱颈部连接部,锐性解剖膀胱颈部皱褶的黏膜,把腺体完全从颈部分离,分别切除左右叶(图 18-4-7)。

6. 缝合切口及术后处理　彻底止血,前列腺被膜不必缝合或部分缝合,以利引流及防止囊内血肿压迫尿道。耻骨后置橡皮管引流,无需膀胱造瘘,缝合切口。

一般回房尿液即转清,无需冲洗膀胱,耻骨后引流管术后 2~3 天拔去,气囊导尿管术后 1~3 天拔除,尿道损伤并修补者适当延长。

改良 Madigan 保留尿道前列腺切除术之一——经耻骨后切除增生的前列腺中叶:

1. 适应证　适用于增生的中叶突入膀胱小于 3cm 者。

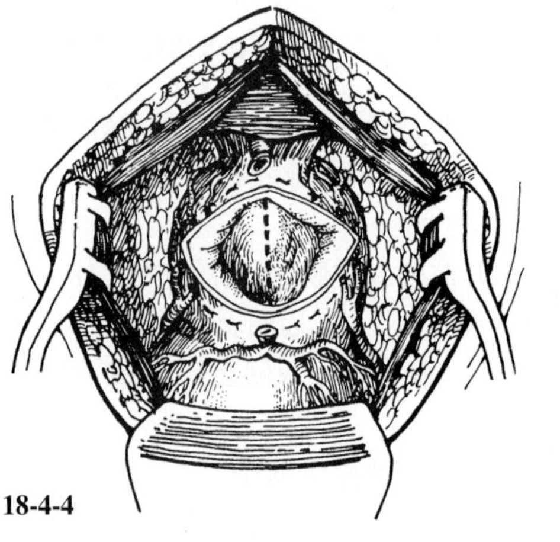

图 18-4-4

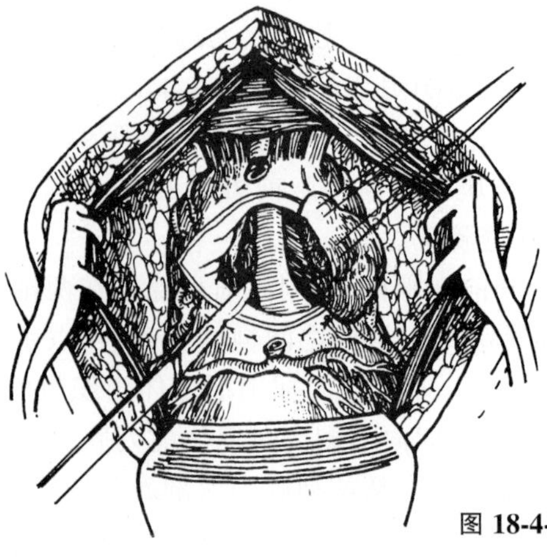

图 18-4-5

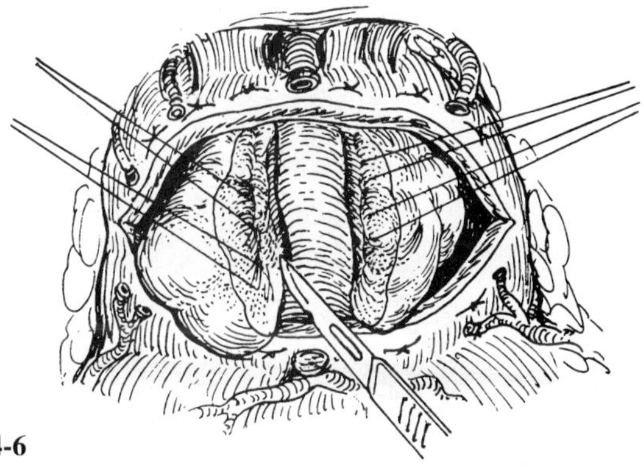
图 18-4-6

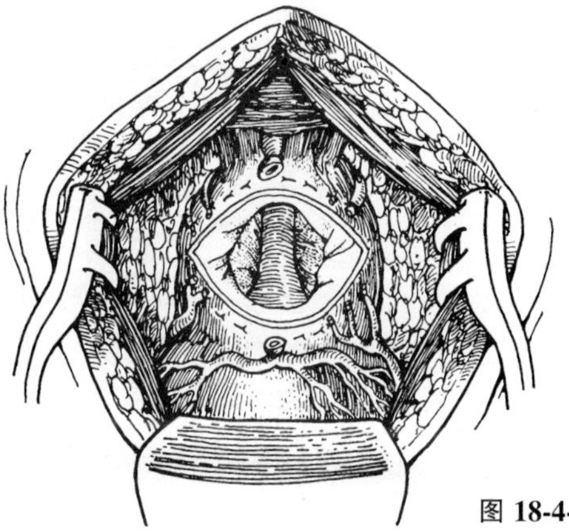
图 18-4-7

2. 手术步骤　手术开始程序同前。当侧叶已从尿道周围及膀胱颈部完全分离，但于膀胱颈后方，两侧叶仍与增生的中叶相连，此时两侧同时向下牵引，用弯组织剪将与尿道后方连接的膀胱颈漏斗部黏膜从增生的中叶腺体表面向上锐性解剖，分离，达中叶上缘，再用弯血管钳或示指于中叶与后被膜间向上剥离，接近中叶上缘时，注意防止剥破膀胱黏膜(图 18-4-8)。当增生中叶前后方完全剥离于顶部会合，中叶即完全游离。可先切除一侧叶，另一侧叶连中叶一并切除。

3. 手术后处理　除经典的 Madigan 前列腺切除术后处理外，气囊导尿管的气囊注液与增生的中叶前列腺大小相仿，并固定于膀胱颈部，使隆起的膀胱颈部黏膜与该部位前列腺后被膜紧贴愈着，以防膀胱颈部黏膜隆起形成瓣膜，影响术后排尿，一般固定 4~5 天即可。

改良 Madigan 保留尿道前列腺切除术之二——经膀胱切除增生的前列腺中叶：

1. 适应证　增生的前列腺中叶突入膀胱颈大于 3cm 并伴有膀胱结石。

2. 手术步骤　开始手术程序同前，当两侧叶已从尿道周围及膀胱颈部分离，但侧叶近端于膀胱颈后方仍与增生的中叶相连，此时切开膀胱前壁，于突入膀胱的增生中叶上行横梭形切口达腺体表面，从远侧切口用弯组织剪于腺体与黏膜下结缔组织间向下锐性解剖(图 18-4-9)，于尿道内口后方与已分离的尿道会合，中叶前方即与膀胱颈部，尿道完全分离。从梭形切口近侧用弯血管钳或示指紧贴腺体与后被膜间向下及向两侧剥离(图 18-4-10)，另一手持弯血管钳从耻骨后中叶后方相应部位向上剥离，上下贯通，中叶即完全游离，连两侧叶分别或一并摘除。切除多余膀胱颈部黏膜，缝合颈部切口(图 18-4-11)，关闭膀胱。

3. 术后处理　同经典 Madigan 前列腺切除外，因经膀胱中叶切除，故术后适当冲洗膀胱，保留气囊导尿管 7~8 天。

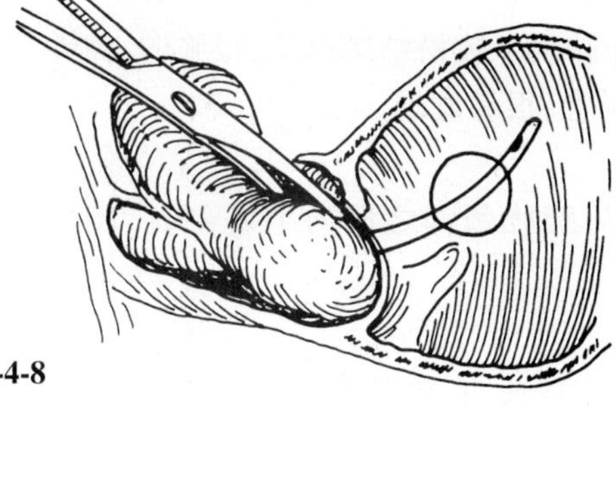
图 18-4-8

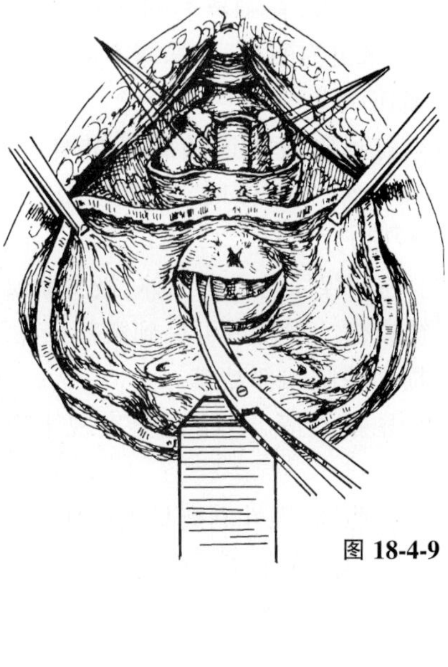
图 18-4-9

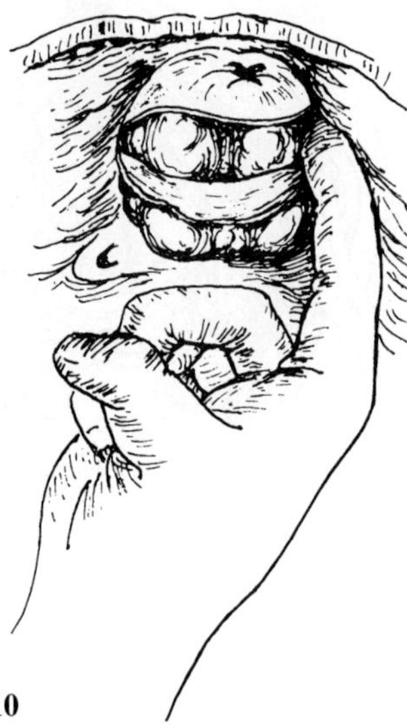
图 18-4-10

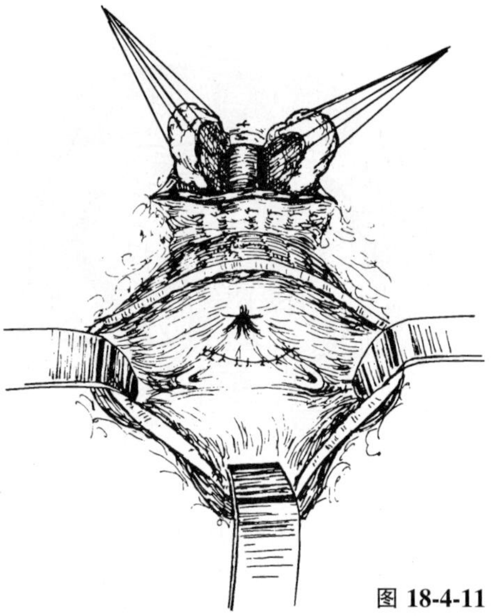
图 18-4-11

【操作要点】

1. 充分暴露　本术式手术野深入耻骨后,尤其肥胖者,暴露较困难。以下几点有助良好暴露:

(1) 延长切口下端接近阴茎根部,腹直肌前鞘切到耻骨联合。

(2) 必要时在近耻骨联合处横断双侧部分腹直肌肌腱。

(3) 部分病人可切断前列腺耻骨韧带。

(4) 肥胖病人,用“花生米”轻柔地去除膀胱颈部两侧及前列腺前面脂肪层,可清晰显露静脉丛及前列腺血管,有利准确缝扎血管。

(5) 解剖尿道及膀胱颈部时,边解剖,边向腺体深面缝牵引线,对做到良好暴露极为重要。

2. 准确结扎血管,有效防止出血　缝扎来自膀胱下动脉的前列腺血管,可有效防止剥离腺体及解剖尿道时出血,术野清晰,保证手术关键步骤的顺利完成;仔细缝扎来自阴茎背深静脉的前列腺前方静脉丛及侧静脉丛,也是防止术中出血,达到术野清晰的重要操作步骤。

3. 解剖尿道及膀胱颈部是本手术的核心操作步骤　用弯组织剪刀,紧贴腺体表面,将前列腺从尿道及膀胱颈部黏膜下锐性解剖,完整剥除前列腺,保证尿道及膀胱颈部完好无损是最主要操作步骤。

【手术意外】

1. 手术野出血　前列腺血供来自膀胱下动脉,直肠下动脉(痔中动脉)和阴部内动脉,以前者为主。缝扎该血管不完善,在剥离前列腺时可能出血。前列腺前方静脉丛及侧静脉丛,在手术时因操作影响其回流,往往怒张更为明显,如暴露不清缝扎时可误伤,造成难以控制的出血。

2. 损伤尿道

(1) 前列腺段尿道随腺组织增生而增宽、变形,其横切面常呈星状突入腺结节间(图 18-4-12),当解剖尿道牵引腺体时,与腺结节间粘连处可被提起呈幕状远离导尿管,甚至可达 2cm,易被误伤(图 18-4-13)。

(2) 前列腺尿道无海绵体,极少肌层,仅黏膜及少许黏膜下疏松结缔组织,很脆弱,钝性剥离及牵引用力时易被撕伤。损伤后可见到微蓝色黏膜及尿道内导尿管,很易发现。

3. 损伤膀胱颈部黏膜

(1) 显露不清,不能完全直视下分离,尤以中叶与膀胱颈部之间向上解剖时,不能很好显露,容易误伤。

(2) 膜脆弱,钝性剥离易被撕伤。

(3) 当中叶向下牵引时,其前方膀胱颈部黏膜往往皱褶成团,也是易被误伤原因。膀胱一旦损伤,往往流出少量清亮尿液,应注意进一步检查。

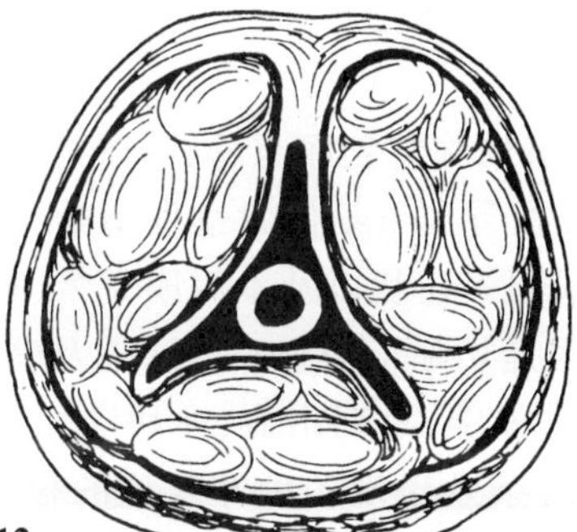
图 18-4-12

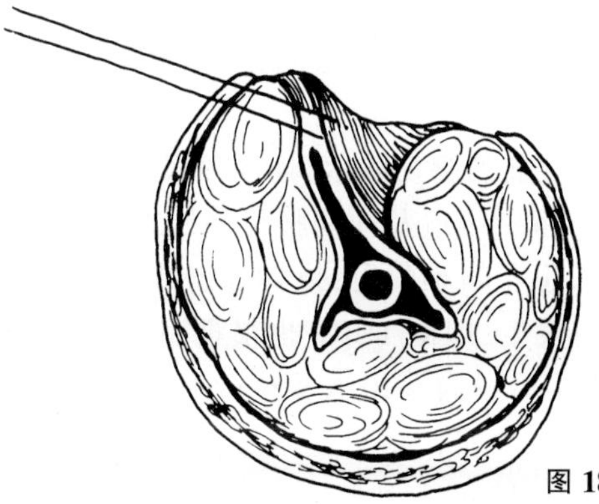
图 18-4-13

【意外的预防与处理】

1. 术中出血的预防和处理

(1) 出血的预防:关键是准确、妥善地缝扎前列腺动静脉和前列腺前方、侧方的3个静脉丛。但缝扎时因暴露不清,误伤怒张的静脉丛,是最常见的出血原因。因此轻柔清除脂肪层,清晰暴露静脉丛;选用大小、粗细、弧度合适的缝针;进针出针准确可靠是预防出血的关键方法。

(2) 出血的处理:

1) 缝扎血管时出血,多为静脉出血,用小纱布块压迫出血点,在其远侧再次缝扎即可止血,必要时切断前列腺耻骨韧带,显露出血静脉远端,多能顺利缝扎之。

2) 前列腺被膜切缘出血,远侧切缘多为静脉出血,于其远侧再缝扎即可。近侧多为来自膀胱颈的小动脉,于其近侧再缝扎之。

3) 前列腺窝出血,多因前列腺缝扎不彻底,再于膀胱前列腺交界处外侧缝扎,多能明显止血;如仍有出血点,再局部结扎、电凝,渗血用止血海绵、止血灵等多能解决,但前列腺被膜不可缝合,以防止少量血块压迫该段尿道,影响排尿。

2. 尿道损伤的预防和处理

(1) 预防损伤尿道:

1) 纵切开腺体前联合时,边切边触扪保留的尿管,以防损伤尿道。

2) 向深部解剖时,边缝牵引线,可清晰显露尿道。同时应想到并辨认因增宽并被提起呈幕状的尿道,以防损伤。

3) 勿钝性剥离尿道,因尿道黏膜菲薄,易被剥伤。

4) 解剖层面正确,应在腺体与尿道黏膜下疏松结缔组织间锐性解剖,可有效地预防损伤尿道。

5) 解剖尿道过程,尿道后面与腺体尚未分离时,且保留导尿管,后壁比较固定,向前向两侧牵引力勿过大,以防撕裂尿道。

(2) 尿道黏膜损伤的处理:一旦尿道损伤,首先就防止牵引致裂口继续扩大;用5-0肠线间断或连续缝合,适当延长保留尿管时间,不影响手术效果。

3. 膀胱颈部黏膜损伤的预防和处理

(1) 膀胱黏膜损伤的预防:与防止尿道损伤相同,即良好暴露,正确分离层面,锐性解剖,牵引勿过用力外,应注意:

1) 剥离顺序:先锐性解剖中叶腺体前方的膀胱黏膜,将膀胱黏膜分开,再将腺体从后被膜剥离。如先于腺体与后被膜之间剥离,且用手指向前顶起,很容易损伤中叶两侧膀胱颈部黏膜,尤其巨大的中叶,更易损伤。改良Ⅰ式从耻骨后向上剥离或改良Ⅱ式经膀胱向下剥离,都应按此顺序,可有效防止膀胱颈部黏膜损伤。

2) 经耻骨后向上解剖颈部黏膜,向下牵引中叶腺体,黏膜往往皱褶成团,不易辨认及暴露,防止为暴露中叶上缘,用小拉钩用力向上拉伤膀胱黏膜。

(2) 膀胱黏膜损伤的处理:经耻骨后向上解剖时,发现少许尿液流出,即已损伤,往往不易发现破口。切除腺体后从导尿管注入无菌盐水并压迫膀胱,可找到破口而修补之。

【附注】

经典的开放性前列腺切除术,连同该段尿道一并切除,前列腺窝创面与膀胱、尿道均相通。术后早期出血,需 Foley 管牵引压迫及冲洗膀胱等处理,方法繁琐;保留导尿管期间常继发感染,引起膀胱、尿道痉挛,阵发性绞痛,患者颇难耐受;拔管后仍持续数日尿痛、尿频等症状以及术后尿失禁、排尿困难、射精障碍等并发症时有发生,即使 TURP 也很难完全幸免。其原因是切除了前列腺段尿道及破坏了内括约肌功能。术后前列腺窝需经肉芽组织及移行上皮修复,在修复过程中,早期出血,血块滞留,感染及纤维组织增生,后期的瘢痕挛缩,是引起术后自觉症状多、处理复杂及出现各种并发症的根本原因。1990 年 Dixon 等报告的 Madigan 前列腺切除术,从解剖及组织学基础上免除了造成上述诸多缺点及并发症的根本原因。

Madigan 手术的优点:

1. 术后处理简单,病人较舒适:由于保留完整尿道,无尿路出血,无需冲洗膀胱;保留气囊尿管时间短,尿路感染很少发生,且不必牵引气囊尿管,故不出现阵发性痉挛疼痛,拔管后也无尿痛尿频等不适。

2. 保留完整尿道,有效防止损伤内、外括约肌,术后各种并发症极少发生。

3. 保持正常性功能,提高老年人术后的生活质量。

4. 缩短病人术后住院时间。

5. 手术操作不复杂,易于推广。

改良 Madigan 保留尿道前列腺切除术之一,经耻骨后切除增生中叶,当向上剥离暴露不满意或粘连而不易分离时,应及时采用改良二式,即切开膀胱,于中叶顶部行横梭形切口,向下锐性解剖颈部膀胱黏膜,在分离时往往发现尿道内口已从中叶剥离,上下很快贯通而顺利切除。虽改良二式需切开膀胱,似稍繁琐,但对保证膀胱颈部黏膜完整无损及顺利切除增大的中叶更为有利。

参考文献

1. 郭应禄.良性前列腺增生症治疗进展.中华泌尿外科杂志,1994,15:5 增刊 1

2. Dixon AR,Lord PH,Madigan MR. The Madigan prostatectomy.J Urol,1990,144:1401

3. Ddwards LE,Buchnall TE,Piittam MR,et al. Transurethral resection of the proststate and bladder neck incision:A review of 700 cases. Br J Urol,1985,57:168

4. 洪声涛,高兴茂,赵志红,等. Madigan 前列腺切除术(附 37 例报告). 中华泌尿外科杂志,1994,15:178

第五节 根治性前列腺切除术

radical prostatectomy

一、保留血管神经束的耻骨后前列腺癌根治术

(nerve-sparing retropubic radical prastotectomy)

耻骨后前列腺癌根治性切除术作为泌尿外科最难的手术之一,由 Milin 于 1947 年首先描述用来治疗前列腺癌,在以后的几十年里面手术技巧不断被改进,但是由于术中出血、术后尿失禁以及勃起功能障碍等并发症发生率较高,这种术式一直没有被广泛地推广应用。20 世纪 70 年代 Walsh 等在解剖学上的一系列发现,明显提高了肿瘤的切除率,降低了围手术期病人的死亡率。对于背侧静脉复合体的详细描述改善了术中止血的效果,使前列腺的分离可以在相对无血的视野中进行。对于盆腔丛及其到阴茎海绵体分支(神经血管束)的认识,以及外科技术和器械的发展,使保留术后的性功能成为可能;对于前列腺尖部

分离以及尿道膀胱吻合技术的改良,以及对盆底肌肉功能的更好了解,使术后尿失禁的发生率大幅度下降。

耻骨后前列腺癌根治性切除术的三个目的:彻底切除肿瘤,可控的排尿功能,以及术后性功能的保存。

【手术适应证】

1. 年龄小于 70 岁,预期寿命大于 10 年,可以良好的耐受手术者。

2. 肿瘤限于前列腺内的 T_1 及 T_2 期患者。

3. Gleason 评分小于 7 分者。

4. PSA<20ng/ml,也有人认为小于 50ng/ml 者也可以接受耻骨后前列腺癌根治手术。

【相对手术适应证】

一般情况较好,要求行前列腺癌根治手术的 T3 期病人,在行药物去势的新辅助治疗 3 个月后,在肿瘤分期降低,PSA 明显降低者,也可以接受耻骨后前列腺癌根治性切除术。

【手术时机的选择】

前列腺穿刺活检的患者最好于穿刺 6~8 周后才接受前列腺癌根治手术;TURP 的患者, 应于术后 12 周才可以行前列腺根治性切除术。在这段时间内,创伤引起的炎症性粘连以及血肿可以逐渐吸收消退,前列腺与周围组织的解剖关系才可以逐渐恢复到接近正常。这对于术后病人勃起功能的保留以及避免术中的直肠损伤非常重要。

【术前准备】

1. 术前 1 周起避免服用阿司匹林,维生素 E 以及非甾体类消炎药等可以影响血小板功能的药物。

2. 术前 1 天流质饮食,术晨灌肠。

3. 手术当天于术前应用抗生素预防感染。

【麻醉的选择】

持续硬膜外麻醉或者全身麻醉。一般认为硬膜外麻醉可以减少出血以及术后肺栓塞的机会。

【体位】

病人取头低脚高的平卧位,也可以采用截石位。现在认为平卧位对于手术野的显露完全足够,而且对于直肠和腹膜的牵拉较少,病人术后恢复快。

【手术步骤】

1. 下腹部正中切口腹膜外入路,从脐到耻骨联合。依次切开皮肤,皮下组织,以及腹直肌前鞘。将腹直肌向两侧分开,锐性切开腹横筋膜,先不分离耻骨后间隙(Retziu space)。

2. 将腹膜向上推离髂外血管一直到髂总动脉分叉处。在推开腹膜时,小心保留髂外动脉上面的脂肪组织,以防出现术后的下肢水肿以及淋巴囊肿形成。将腹膜以及腹内脏器用拉钩拉向上方。

3. 切断输精管　切断时应该避免大力牵拉输精管,因为大力牵拉可能导致术后睾丸疼痛。

4. 闭孔淋巴结清扫术　闭孔淋巴结清扫在前列腺癌根治性切除中不是为了治疗,而是为了术后的正确分期。一般先清扫肿瘤侧的闭孔淋巴结。

清扫的范围包括髂外静脉与闭孔神经之间的软组织,从静脉外膜开始,然后沿盆侧壁肌肉表面自上而下钝性游离两者之间的软组织。在软组织游离到达闭孔神经时,锐性沿神经切除上述的软组织,注意不要损伤闭孔神经(图 18-5-1)。

一侧完成清扫后,干纱布压迫创面。然后同法清扫对侧。清扫不包括髂外动脉表面的脂肪组织。

5. 分离耻骨后间隙　耻骨后间隙的分离可以钝性分离,也可以锐性分离,用尖镊结合电凝分离耻骨后,可以保持耻骨后无出血,方便下一步的操作。分离直到可以良好地暴露盆内筋膜。

6. 切开盆内筋膜　切口位于盆内筋膜向盆壁的返折处,此处的盆内筋膜呈半透明,切口应与前列腺和膀胱保持一定的距离,将此切口向前上耻骨前列腺韧带方向延长(图 18-5-2),可以看到下面的肛提肌。盆内筋膜切开后可以看到两侧的 Santorini 静脉丛,静脉丛靠近中线,因而切开时靠近膀胱或前列腺会出现严重的出血。通过切口用手指将两侧的肛提肌从前列腺表面分开一直到前列腺尖。

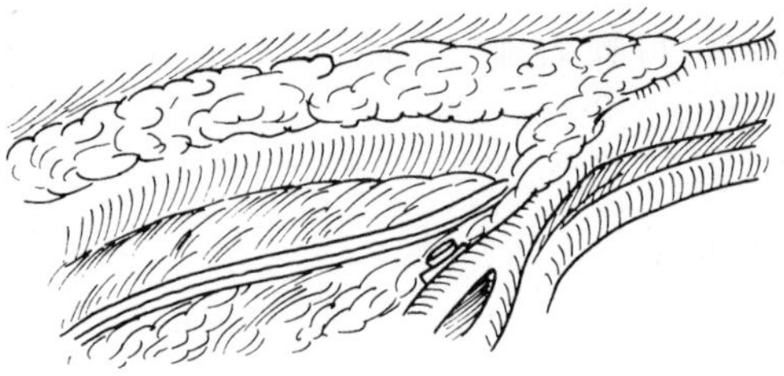

图 18-5-1

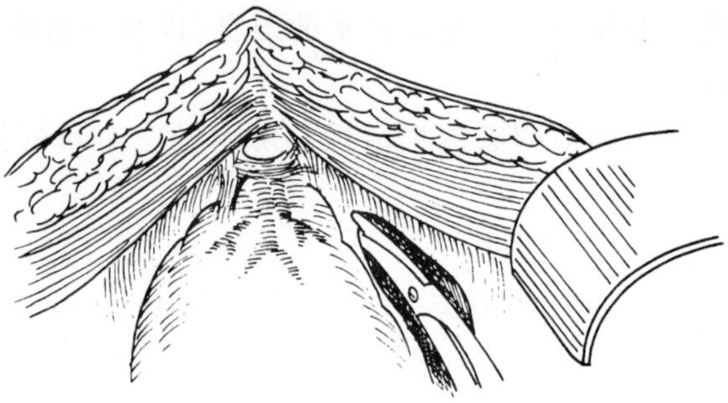

图 18-5-2

7. 切断耻骨前列腺韧带　用夹持一纱布条的卵圆钳将膀胱向后压迫,清晰显露耻骨前列腺韧带,用剪刀剪断直到前列腺尖部与背侧静脉复合体(dorsal vein complex)的交界处。此时可以清楚地看到膀胱颈表面的背侧静脉复合体(图 18-5-3)。

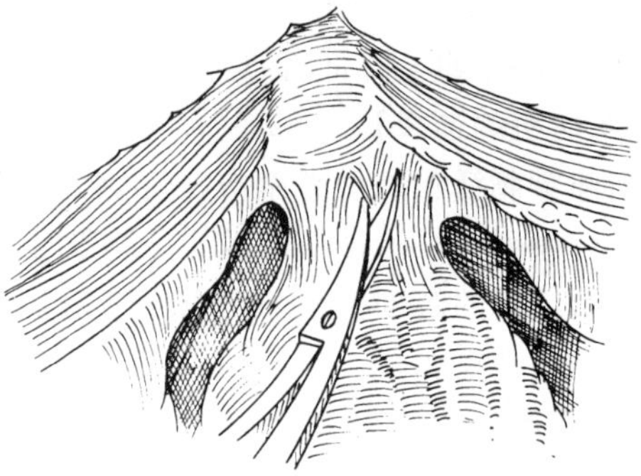

图 18-5-3

8. 切断背侧静脉复合体　用夹持沙布条的卵圆钳将膀胱压向后方,3-0 monocryl 可吸收线在前列腺尖部的远侧穿过背侧静脉复合体，然后用同一缝线相反方向回缝过耻骨联合的软骨膜,然后打结,不剪断缝线。将一直角钳穿过背侧静脉复合体的后方,从左侧开始，在缝线和前列腺尖部之间切断背侧静脉复合体。远侧断端用原来的缝线连续缝合,近侧用 2-0 肠线缝合以防止出血(图 18-5-4)。

9. 切断尿道　将膀胱压向后方,显露前列腺尖部与尿道的接合处,并可以籍触摸留置的导尿管判断此位置。用剪刀将尿道前壁剪开,直到看到留置的导尿管(图 18-5-5)。将导尿管从远侧拉入,钳夹后于远侧剪断导尿管,近侧留作牵引,将前列腺向头侧牵开。然后在尿道后壁与直肠之间穿过一直角钳,将直角钳撑开,于两钳齿之间断开尿道后壁。用 3-0 monocryl 可吸收线于 12,2,5,7,10 及 6 点位置留置缝线以备做膀胱尿道吻合(图 18-5-6,图 7)。为了防止缝线影响下一步的操作,此缝线也可以在前列腺切除后缝置。

10. 辨别和保留血管神经束　盆侧筋膜由肛提肌筋膜与前列腺筋膜两者组成，血管神经束位于肛提

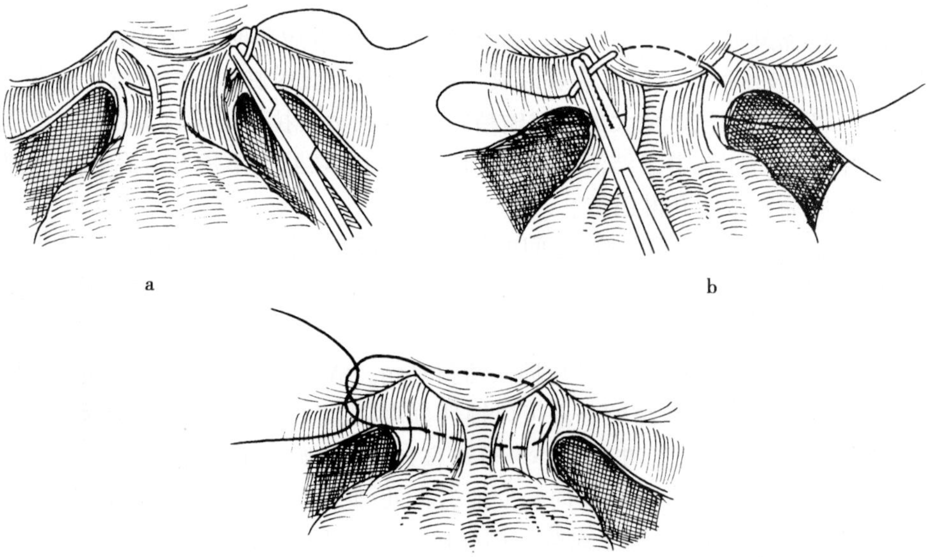

a　b　c

图 18-5-4

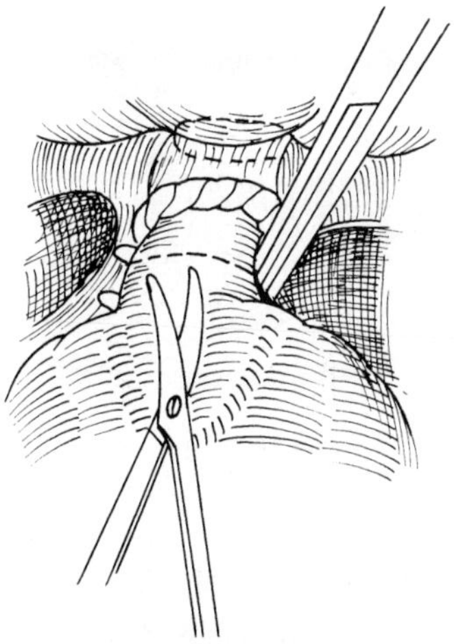

图 18-5-5

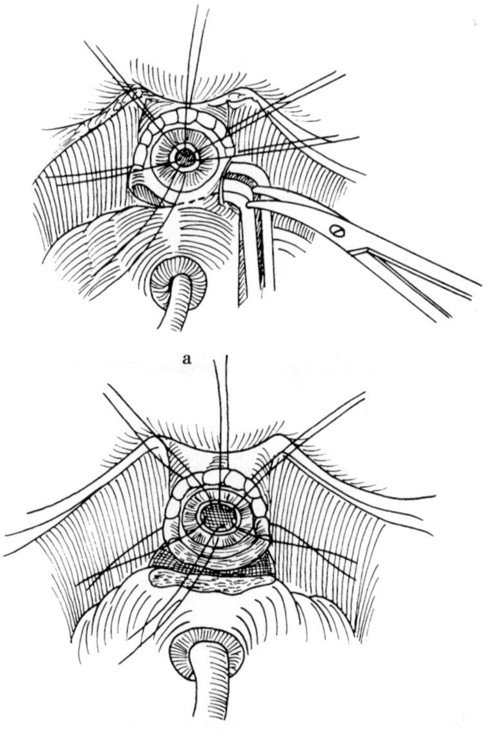

a

b

图 18-5-6

肌筋膜与前列腺筋膜之间。用直角钳于膀胱颈开始将盆侧筋膜的前层游离，但盆侧筋膜的前层切开后，前列腺的活动度明显增加，而且在前列腺的后外侧可以看到血管神经束向远侧，尿道的外侧走行（图 18-5-7）。

11. 分离前列腺直肠间隙　将导尿管向上拉，使前列腺轻轻向上提起，在前列腺的后方正中前列腺与 Denonvillers 筋膜之间分离切开，使 Denonvillers 筋膜完全留在要切除的精囊上面（图 18-5-8）。从血管神经束上发出在精囊表面进入前列腺基底部的分支应该小心分离切断。这样可以使血管神经束向后方落下，利于前列腺侧韧带的分离。

12. 处理前列腺侧韧带　在精囊和盆侧筋膜之间建立一个平面，自外侧向内侧分离切断前列腺侧韧带（图 18-5-9）。

13. 游离精囊　将 Denonvillers 筋膜在精囊上方切开，切断结扎两侧的输精管，彻底游离精囊。至此前列腺几乎完全游离开来。

14. 切除前列腺以及精囊　在前列腺与膀胱的接合处用电刀切开，一直到切开膀胱黏膜，放掉 Foley

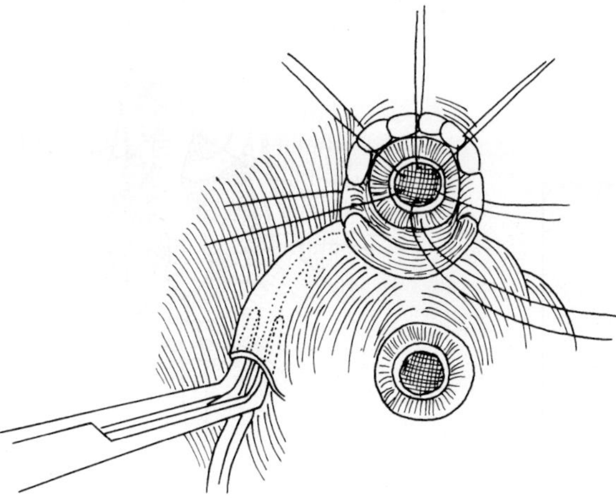

图 18-5-7

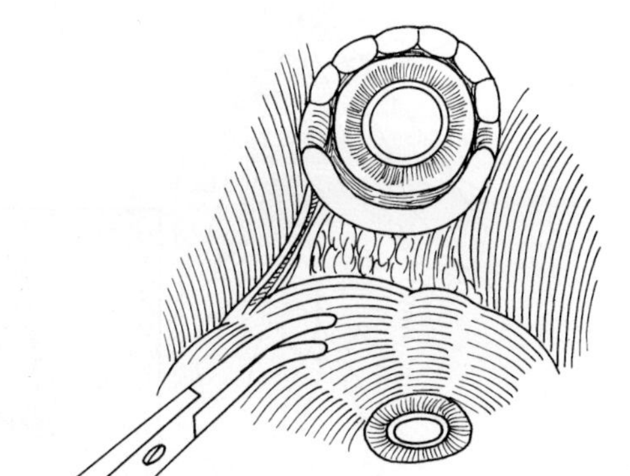

图 18-5-8

尿管中的水囊,拉出导尿管,将导尿管的两端钳夹在一起牵拉前列腺。扩大膀胱切口,注意控制膀胱颈5点及7点进入前列腺的血管出血。辨清输尿管口的位置,小心避免损伤输尿管,必要时插入输尿管导管做标记。向膀胱颈后方切开可以看到精囊与膀胱后壁之间的间隙,紧贴精囊前面分离,将膀胱颈分开,用皮钳提起。贴近精囊小心结扎经过其表面的血管分支(图18-5-10)。分离与Denonvillers筋膜相连的结缔组织,标本即可完全游离,将之取出。将标本仔细检查,创面彻底止血,避免用电凝,以免损伤血管神经束和直肠。

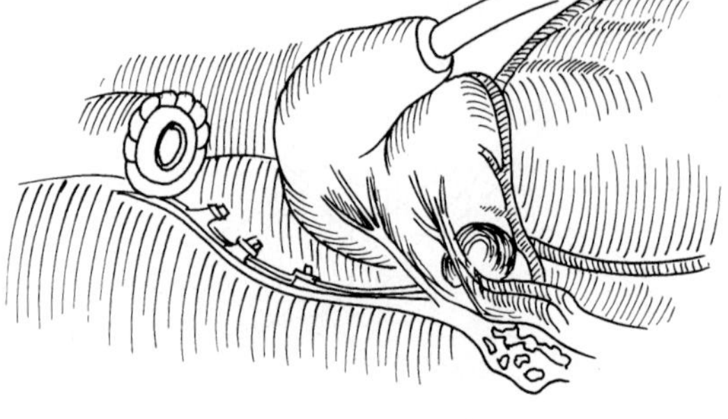

图 18-5-9

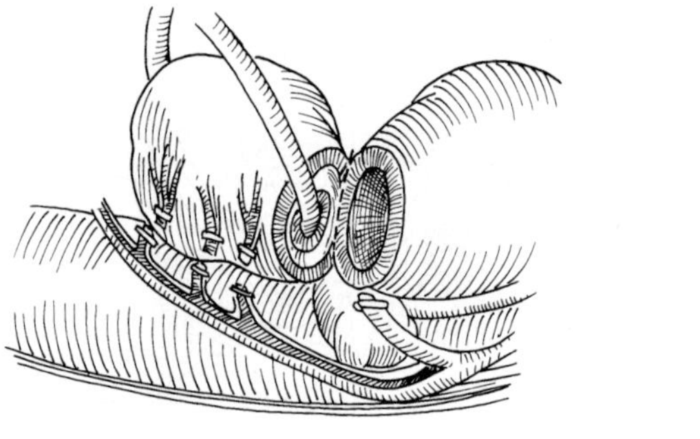

图 18-5-10

15. 膀胱颈重建 从膀胱颈后壁中央开始向前缝合至重建的膀胱颈与要吻合的尿道直径差不多大小,缝合时应包括膀胱的黏膜,这样可以防止出血,一般用2-0铬制肠线连续或者间断全层缝合膀胱颈。重建后的膀胱颈用4针缝线将黏膜外翻使其覆盖膀胱颈,可以使下面的膀胱尿道吻合达到黏膜对黏膜的吻合,减少吻合口狭窄的机会(图18-5-11)。

16. 膀胱尿道吻合 插入一条新的16F气囊导尿管,小心预先留置吻合用的6条缝线不要交叉扭结,于相应的膀胱颈位置吻合,然后将气囊尿管置入膀胱,冲洗血块,气囊打水约15~20ml,轻轻牵拉导尿管,使膀胱颈与尿道靠近,然后打结留置的缝线(图18-5-12)。打结时先从6点开始,依次5,7,2,10,以及12点。打结后必须确定尿管没有打在缝线内。

17. 彻底冲洗膀胱内小血块,以防术后堵塞尿管。切口旁边另外戳口放置一双腔负压引流管。依次关闭切口。

【术中注意的问题】

对于分化差的肿瘤,前列腺尖部的肿瘤以及术中可以扪及的肿瘤不适宜做保留神经的前列腺癌根治切除术。应该做比较广泛的切除,以免切缘阳性,影响根治手术的效果。

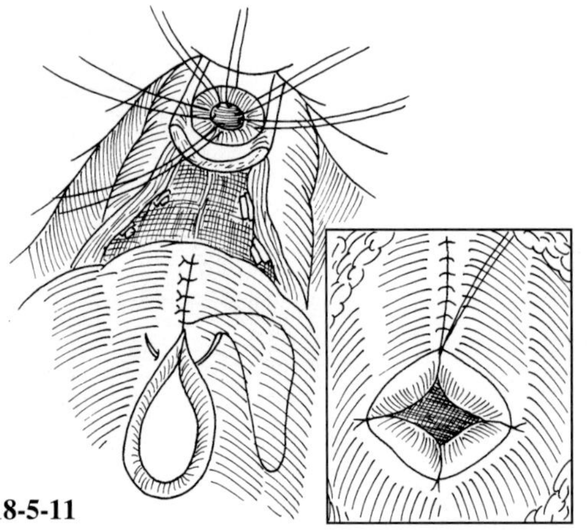

图 18-5-11

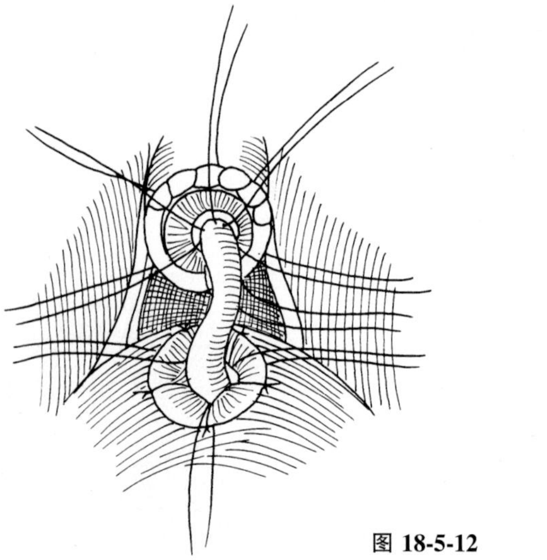

图 18-5-12

【术中损伤及处理】

1. 直肠损伤 常常发生于穿刺后不到6周或者TURP术后不到3个月即做手术者,由于创伤引起的炎症或者血肿没有吸收,组织间粘连比较重,改变了正常的解剖关系,导致直肠的损伤。另外,解剖关系不熟悉也容易导致直肠的损伤。常常发生于前列腺尖部分离时。损伤发生后,应在充分扩肛的基础上,将直肠损伤的切口横缝,术后留置肛管排气,减少吻合口的张力,延长禁食的时间,一般都可以良好愈合,不影响预后。也可以拉下大网膜覆盖吻合口及创面,减少瘘形成的机会。如果术前的准备充分,一般不需要做结肠造瘘。术后应用广谱抗生素联合抗厌氧菌的药物,如甲硝唑等。

2. 闭孔神经损伤 常常发生于闭孔淋巴结清扫的过程中,一般由于手术大意造成。损伤后,用细丝线行神经的断端吻合。一侧损伤一般不会造成大的不适,但是两侧的闭孔神经损伤可以引起行走困难。

3. 输尿管损伤 常常发生于切断膀胱颈后壁时以及分离精囊时,因而切断膀胱颈时一般距离输尿管口0.5cm,可以减少输尿管损伤的机会,另外放置输尿管导管可以有效避免输尿管的损伤。但如果发生输尿管的损伤,行输尿管膀胱再植术即可。

4. 术中出血 是最常见到并发症,通常是静脉的出血,主要发生于处理背侧静脉复合体以及切开盆内筋膜时过于靠近膀胱前列腺损伤Santorini静脉丛引起。另外前列腺标本切除后,直肠创面的出血也是术中出血的原因。

【术后处理】

1. 应用镇痛药。

2. 术后第1天进食,恢复肠道蠕动功能后进流质饮食,逐渐开始进普食。

3. 应用抗生素预防感染。

4. 保持尿管通畅,防止血块阻塞,导尿管保留2~3周,经膀胱造影证实吻合口无渗漏后拔除。

【术后并发症】

1. 尿失禁:术后早期常常有尿失禁发生,多为轻、中度的尿失禁,如果没有外括约肌的损伤,常常于术后6个月好转,可以通过盆底肌肉的锻炼或其他的物理治疗得以改善。术后12个月仍然存在的尿失禁常常为完全性尿失禁,一般是外括约肌功能的损害,需要施行抗尿失禁手术或植入人工括约肌假体治疗。可以通过术中仔细操作,避免损伤尿道外括约肌,保留足够长的尿道来预防其发生。

2. 勃起功能障碍:是前列腺癌术后最常见的并发症,行保留神经的前列腺根治切除术后,大大降低了勃起功能障碍的发生率,但是仍有部分病人存在勃起功能障碍,常和损伤两侧的血管神经束以及年龄因素有关。对于前列腺癌侵犯血管神经束,以及前列腺尖部的肿瘤,由于扩大切除的范围,使肿瘤得以完整彻底的切除,也是勃起功能障碍发生的因素。

3. 吻合口狭窄:常常发生在膀胱颈成形的时候,没有将黏膜外翻覆盖膀胱肌层,在与尿道端端吻合时没有黏膜对黏膜引起吻合口狭窄。因为膀胱颈成形时的黏膜外翻以及膀胱颈尿道吻合时的黏膜对黏膜,对于吻合口狭窄的预防非常重要。一旦发生吻合口狭窄,可以首先通过尿道扩张治疗,如果无效可以行经尿道吻合口狭窄切开,但是很容易引起尿失禁。

二、经会阴前列腺癌根治性切除术

(Radical perineal prostatectomy)

经会阴的根治性前列腺癌切除术首先有Young于1905年提出,选择好的病人其治疗效果相当满意,在30年的观察中与普通人没有区别。此手术由Young提出,由Belt及其同事加以推广。即使如此,由于术后阳痿的发生率较高,使其推广受到限制,但在1970年以前这一手术仍然是局限性前列腺癌的一个治疗选择。其后Walsh及其研究小组在解剖学的发现以及手术技巧的改良,大大减少了前列腺癌切除术后勃起功能障碍以及尿失禁的发生率,且为大多数泌尿外科医生多熟悉。Weldon将这些发现也结合到经会阴的前列腺癌根治性切除术中,由于这些改良技术的应用,在术后性功能的保存以及肿瘤根治程度达到了和耻骨后根治性前列腺切除相同的效果。肿瘤的长期生存率也可以与耻骨后前列腺癌根治手术媲美。

由于良好的长期肿瘤生存率,病人术后不适减少,肠道功能恢复快,恢复正常活动快以及住院时间短等优点,现在又重新燃起了学习经会阴前列腺根治性切除术的热情。由于医生对前列腺疾病的重视,PSA的广泛筛查,DRE 的检查,大部分病人在低分期、低分级的时候即可以得到确诊,许多病人不再需要做盆腔淋巴结清扫术确定疾病的分期。目前腹腔镜下前列腺癌根治性切除术越来越受到欢迎,但是由于其在手术死亡率,输血,住院时间,医疗费用以及效果方面来看,与经会阴的前列腺癌根治术相比没有明显优势;而且腹腔镜手术的学习时间较长,而经会阴前列腺癌根治术的学习比较容易,与耻骨后前列腺癌根治术比较没有区别,因而经会阴前列腺根治性切除术一直被一些泌尿外科医生所钟爱。在技术上,经会阴前列腺癌根治术,术野暴露清晰,尖部容易接近,标本切除的边缘干净,尿道切除的部位准确,吻合可以在直视下进行,吻合口确保没有漏水;而且对于以往下腹部手术或者盆腔手术的病人,尤其具有优势。

经会阴前列腺根治手术的缺点是部分需要盆腔淋巴结清扫术的病人需要一个另外的切口,而且病人需要采用截石位,部分病人无法采用这种体位。对于前列腺大于 100g 的病人,标本的切除也比较困难。但是良好的病例选择可以消除这些缺点。

【术前准备】

1. 口服抗生素行肠道准备。

2. 术晨灌肠。

3. 术前静脉应用抗生素。

4. 会阴部及阴囊剔除毛发。

【麻醉选择】

硬膜外麻醉或者全身麻醉。

【体位】

采用截石位,臀部抬高超出床缘(图 18-5-13)。

【手术步骤】

1. 切口　在两侧坐骨结节的中点做一弧形切口,最高点距离肛门约 1.5cm,稍高于皮肤与黏膜交界的色素沉着线(图 18-5-14)。依次切开皮肤,皮下脂肪,加切口下缘的皮肤与覆盖的布巾夹在一起,以防肛门的污染。

2. 坐骨直肠窝的分离　直肠两侧的坐骨直肠窝用示指钝性向下分离,即可将坐骨直肠窝分离出来(图 18-5-15)。坐骨直肠窝内的纤维索条用剪刀剪断。将左右示指于中线可触及直肠鞘以及直肠的位置。

3. 打开中心腱　示指在直肠前面穿过中心腱的下方,用湿的纱布垫保护后面的直肠后,用电刀切开中心腱。分离时注意一定用钝性分离以保护肛门外括约肌(图 18-5-16)。

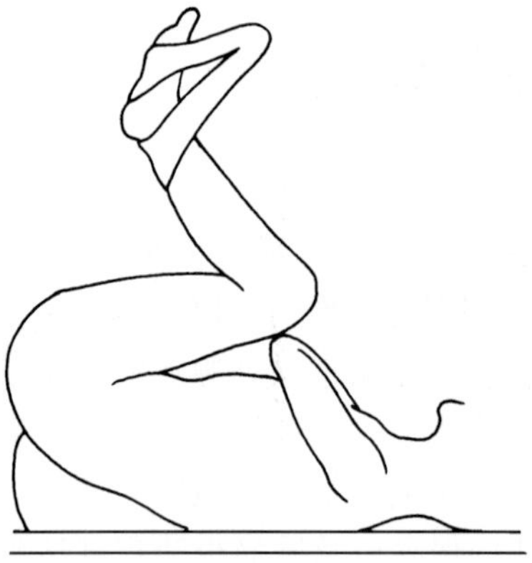

图 18-5-13

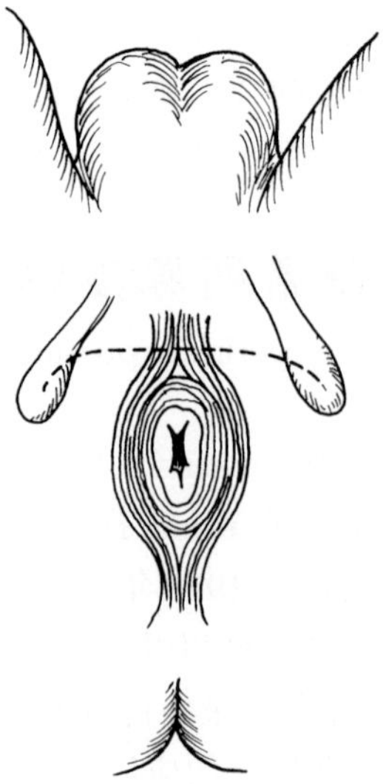

图 18-5-14

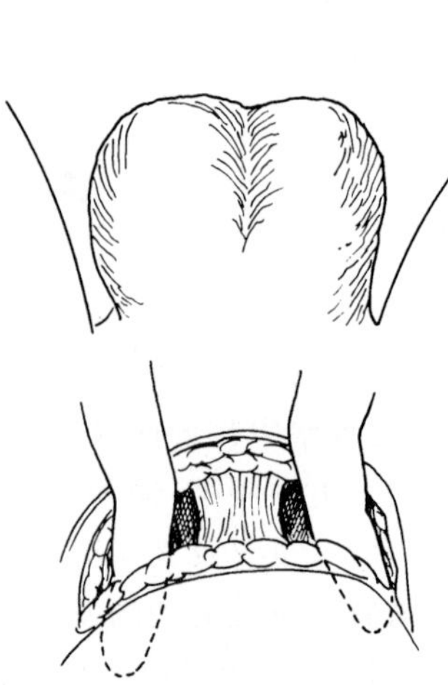

图 18-5-15

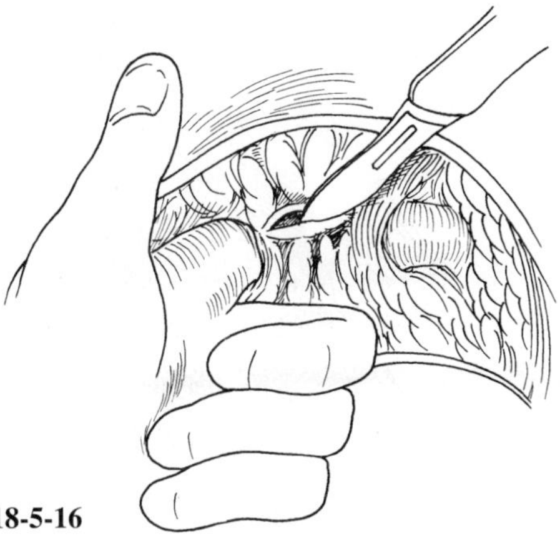
图 18-5-16

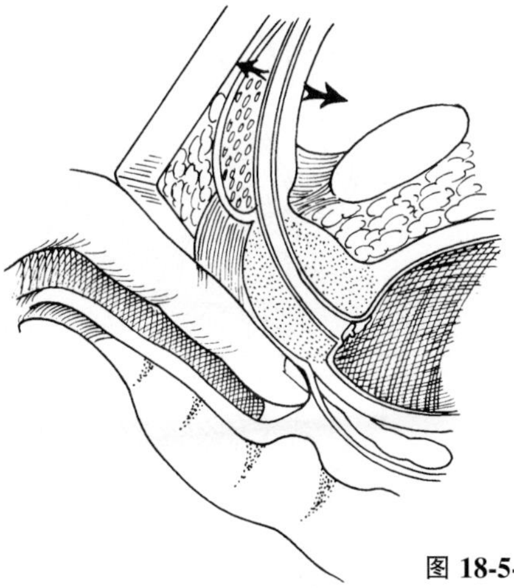
图 18-5-17

4. Denonviller 筋膜的暴露　顺着直肠表面的纵形纤维这一无血管区向上分离到达会阴体。拉钩牵开肛提肌,可以触摸到前列腺尖以及相连的尿道。在前列腺尖将尿道直肠肌用剪刀剪断。小心避免损伤直肠,必要时用示指进入直肠做指引。将尿道直肠肌向前列腺尖部剪开直到 Denonviller 筋膜(图 18-5-17)。Denonviller 筋膜表现为白色发亮的组织。

5. 精囊后平面的建立　将直肠从 Denonviller 筋膜后层轻柔钝性分开。通常直肠于精囊和前列腺基底部相连接,锐性切开两者直接的连接才可以在直肠腹侧和精囊背侧建立一个平面,将湿纱布置于此间隙以便进一步显露精囊背侧和直肠的腹侧(图 18-5-18)。血管神经束位于 Denoviller 筋膜的前后层之间的外侧,过度的牵拉和分离可以损伤血管神经束。

6. 血管神经束的暴露　在前列腺侧面和肛提肌之间纤维无血管平面钝性分离,直到前列腺尖和尿道的连接部两侧。在此处血管神经束可以清晰可见(图 18-5-19),如果是扩大切除,在此处结扎,切断血管神经束。如果是需要保留血管神经束,在 Denonviller 筋膜前后层之间的平面,向上分离血管神经束,将之分离出来。

7. 尿道离断　前列腺尖部切断膜部的后尿道,小心避免损伤尿道外括约肌(图 18-5-20)。如果要保留血管神经束,将之向外侧牵开。

8. 切断耻骨前列腺韧带　前列腺包膜在尖部的前正中被前列腺组织和外括约肌替代,辨别前列腺的前表面,沿此钝性分离到膀胱颈。前方的背侧静脉复合体一般不会损伤导致出血,如有发生,可以缝扎止血。两侧的耻骨前列腺韧带可以用手指触摸感觉出来,在靠近前列腺的地方将之切断(图 18-6-20)。

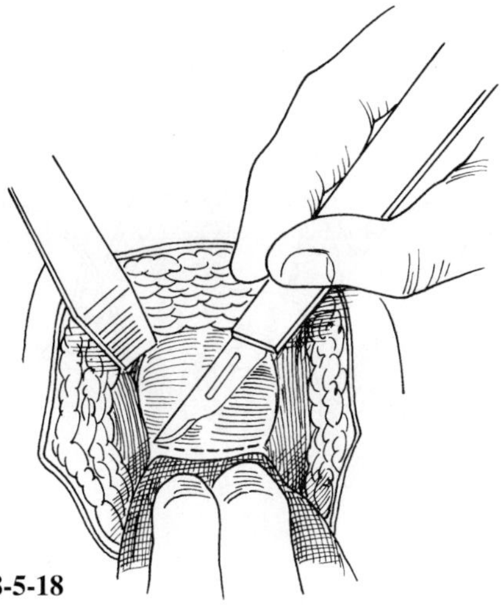
图 18-5-18

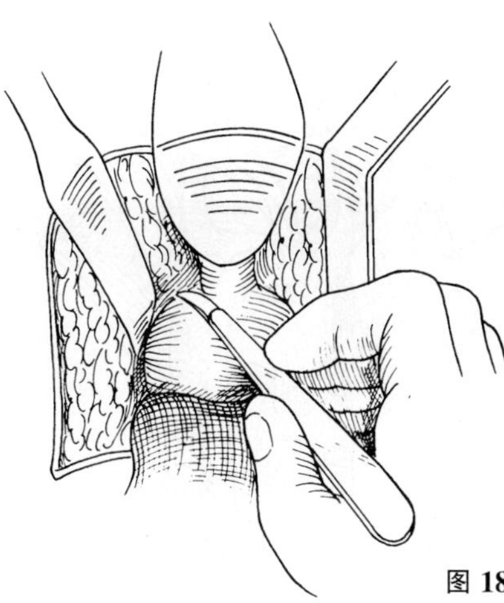
图 18-5-19

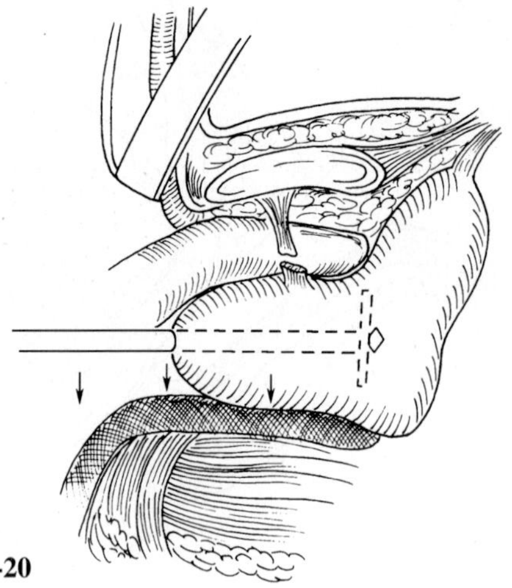

图 18-5-20

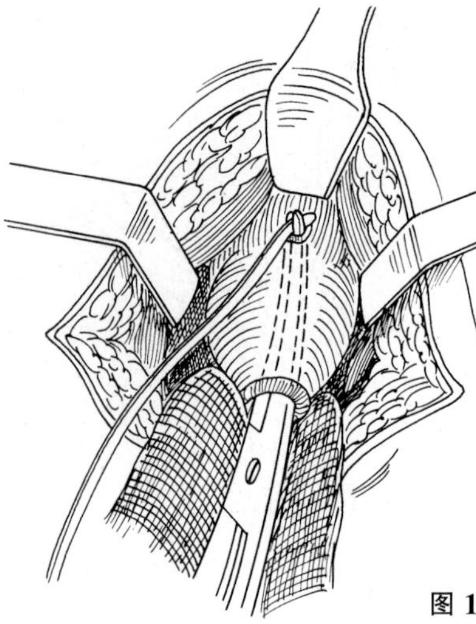

图 18-5-21

9. 膀胱颈切开　在膀胱颈前方切开膀胱颈，从此切口带入一普通导尿管自前列腺尖引出（图 18-5-21)，钳夹两端做牵引，电切或者锐性切开膀胱颈两侧，保证膀胱颈两侧的切缘无肿瘤。扩大膀胱颈切口，小心避免损伤输尿管，一般距离输尿管口 1cm 切断膀胱三角，向后分离切开直到输精管壶腹和精囊的前面(图 18-5-22)。

10. 输精管切断　将精囊以及输精管壶腹表面的逼尿肌钝性推开，将膀胱三角抬起，用直角钳向近端游离输精管壶腹约 3~4cm 后，结扎切断。

11. 切除前列腺标本　将精囊从周围组织中钝性分离出来，小的纤维组织需要用电凝或结扎切断。精囊游离后，即可看到前列腺侧韧带，在前列腺侧韧带和精囊之间用直角钳，贴近前列腺将之切断，这样可以减少血管神经束的损伤(图 18-5-23)。同法处理对侧的前列腺侧韧带，前列腺侧韧带切断后，前列腺即完全游离，将之取出。创面彻底止血。

12. 膀胱颈尿道吻合　辨认膀胱颈前后正中，将一红色普通导尿管插入尿道从尿道的残端引出，以便于吻合，用 2-0 人工合成可吸收线在膀胱颈和尿道的 12 点、1 点以及 11 点的位置间断缝合，缝合一定要黏膜对黏膜，打结在吻合口的外面，以防术后狭窄(图 18-5-24)。然后用 2-0 人工可吸收线将膀胱颈后壁间断缝合关闭(图 18-5-25)。当后壁几近关闭时，放置一 20F 导尿管入膀胱，暂不打气囊，8 字缝合膀胱颈与尿道的后壁，完成膀胱颈尿道的吻合(图 18-5-26)。打结后膀胱颈即与尿道紧密吻合在一起。

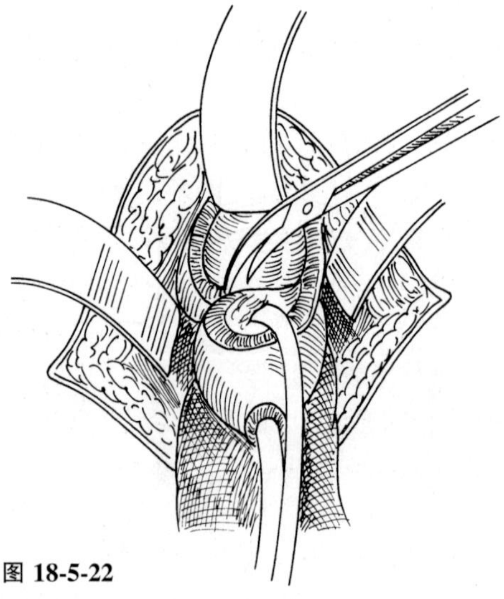

图 18-5-22

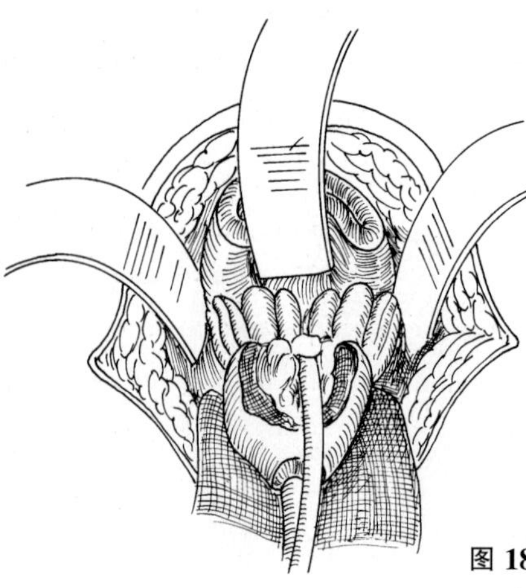

图 18-5-23

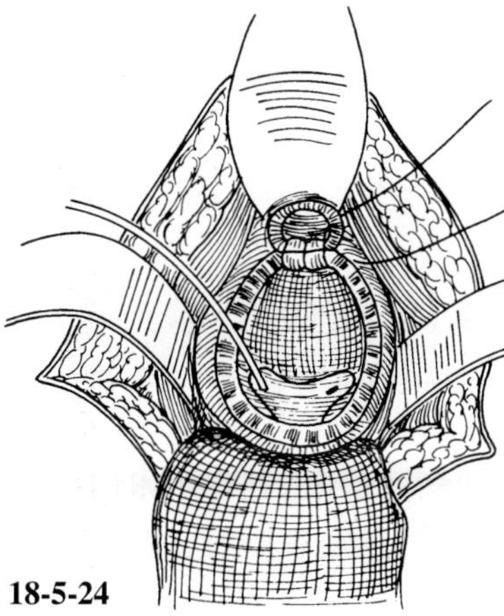

图 18-5-24

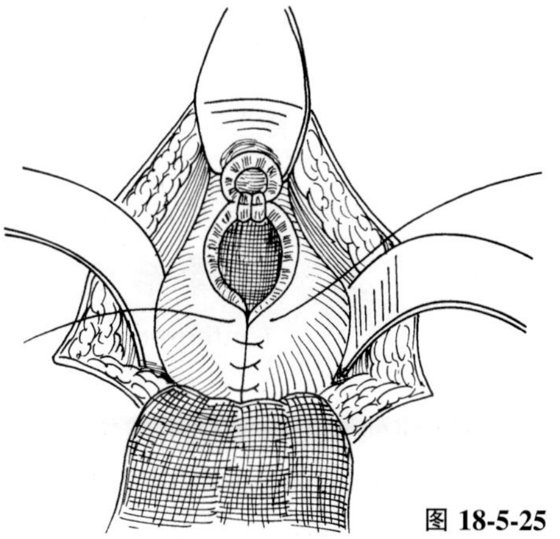

图 18-5-25

13. 关闭切口 放置 2 条胶管引流或者双腔负压引流，另外戳口引出，与皮肤妥善固定。2-0 人工合成可吸收线间断缝合肛提肌，会阴中心腱，小心不要留死腔。皮下连续缝合关闭切口。敷料加压包扎。

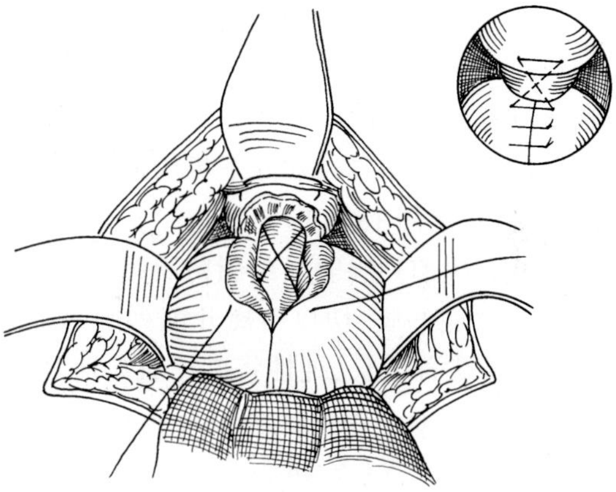

图 18-5-26

【术后处理】

1. 术后禁食，肠道功能恢复逐渐恢复正常饮食。

2. 术后尽早下地活动。

3. 术后第 2 天如果引流不多就可拔除引流管。

4. 术后 10~14 天拔除导尿管。

【术后并发症】

1. 直肠损伤 大部分的损伤发生于分离尿道直肠肌以及在精囊和前列腺于直肠之间建立平面的时候。一旦发生直肠损伤，应马上修补，将剪除创缘的坏死组织，4-0 人工可吸收线连续缝合黏膜，缝合时黏膜内翻，然后用丝线间断缝合肌层。直肠破损以及创面仔细用生理盐水和甲硝唑冲洗干净。如果病人术前有充分的肠道准备，以及术中及时发现，及时纠正，直肠损伤一般很少造成问题。如有损伤发生，术后至少禁食3 天，进流质饮食时间延长，保持大便软化。静脉应用庆大霉素以及甲硝唑预防感染。

2. 肠瘘 肠瘘一旦发生应做结肠造口 3~4 个月，在瘘口愈合后才可以关闭结肠造口。如果发生尿道直肠瘘，在原切口进入，用手指在直肠内做指引。关闭瘘口的两端，将股薄肌置于膀胱颈于直肠之间，并做膀胱造瘘。3 周后做膀胱尿道造影，并拔除导尿管。

3. 大便失禁 主要是由于损伤肛提肌，肛门内或外括约肌，或者上述肌肉的神经损伤引起的。另外，直肠损伤后，过度的扩肛也可以引起大便失禁。

4. 导尿管脱落 尿管气囊破裂，可引起尿管滑脱造成严重的并发症，如尿失禁，尿道狭窄，出血等。因此，术中放置 Foley 尿管前，应仔细检查尿管气囊和活瓣是否正常。如果出现上述情况，首先用较细尿道扩张器探明尿道方向，用手指在直肠内作引导，将含导芯的尿管引入膀胱。必要时可在麻醉下用内腔镜置入导丝，沿导丝将尿管插入膀胱。

5. 尿失禁 大部分尿失禁在术后 3 周到 3 个月。肛提肌锻炼有助于控尿功能。有部分病人长期有少量的尿失禁，可以口服药物改善症状。在术后 12 个月内不可以应用阴茎夹或者阴茎套。如果 12 个月后还有尿失禁，可以考虑应用阴茎夹或者植入人工括约肌。

6. 尿潴留 如果早期在拔除尿管后发生尿潴留，可以将尿管插回，放置 1 周，一般可以解决问题。如果术后较长时间后发生尿潴留，可以行膀胱镜检查，试行尿道扩张。如果尿潴留无法解除，则在麻醉下行扩张。一般不建议行膀胱颈尿道吻合口切开，以防出现尿失禁。

7. 勃起功能障碍　在术后6周左右出现的勃起功能障碍，可以试行药物治疗或者负压真空吸引。如果药物治疗失败或者病人不满意者可以行阴茎假体置入。

（陈　炜　王道虎）

三、耻骨后顺行性前列腺根治性切除术
(antegrade retropubic radical prostatectomy)

耻骨后顺行性前列腺癌根治性切除术可以较早判定局部的病变情况，判定手术的可行性；首先处理前列腺的血管、淋巴管，减少了手术的出血以及肿瘤的扩散；尖部的游离视野好，有利于结扎阴茎背深静脉以及横断尿道膜部，减少尖部切缘阳性的概率。

术前准备同保留神经的耻骨后前列腺癌根治性切除术。

【手术步骤】

1. 体位　病人取头低脚高的平卧位(trendelenburg)消毒后放置20F气囊导尿管，气囊注水10ml。

2. 切口　下腹部正中切口，自脐到耻骨联合上方，依次切开各层，将腹直肌向切口两侧牵开。将腹膜从膀胱顶以及两侧推向上方。

3. 盆腔淋巴结清扫　切除下界为耻骨梳，上界至髂血管分叉，后为闭孔神经，侧面为髂外静脉之间的脂肪淋巴组织(见图18-5-1)。

4. 钝性游离前列腺表面的脂肪组织，保留盆底筋膜以及前列腺耻骨韧带。

5. 切开盆底筋膜，切口应离开前列腺靠近盆壁，减少Santorini静脉丛损伤引起的出血(图18-5-27)。切口向前列腺尖部延长，钝性将肛提肌从前列腺侧面向外侧分开，创面用湿纱布填塞止血。

6. 膀胱颈切断　辨认膀胱颈与前列腺交界处，小心用电刀切开，牵拉留置的气囊导尿管有助于辨认膀胱颈与前列腺交界(图18-5-28)。在膀胱颈切口的两侧留置2排缝线，以较少出血，所有的缝线都不剪断，将线尾留长一并作牵引。前壁切开看到气囊导尿管后，将水放掉，从膀胱颈切口拖出向病人尾侧牵引(图18-5-29)。辨认清楚输尿管口后，距离输尿管间嵴远侧0.5~1cm切断膀胱三角。

7. 游离精囊　将膀胱颈切口向后横向继续切开，直到输精管和精囊的前面，游离切断结扎输精管壶腹，再在其两侧游离精囊(图18-5-30)。将膀胱向头侧牵开，将精囊完全游离出来。

8. 在两侧输精管壶腹之间切开Denonviller筋膜，用示指钝性游离前列腺后面至前列腺尖附近，这样就显露了两侧的前列腺后外侧韧带(图18-5-31)。

9. 紧靠精囊及前列腺包膜分次钳夹、切断、结扎前列腺后外侧韧带上、中、下蒂(图18-5-32)。

10. 靠近耻骨切断耻骨前列腺韧带后(图18-5-33)，在前列腺尖部远侧结扎切断背侧血管复合体，保

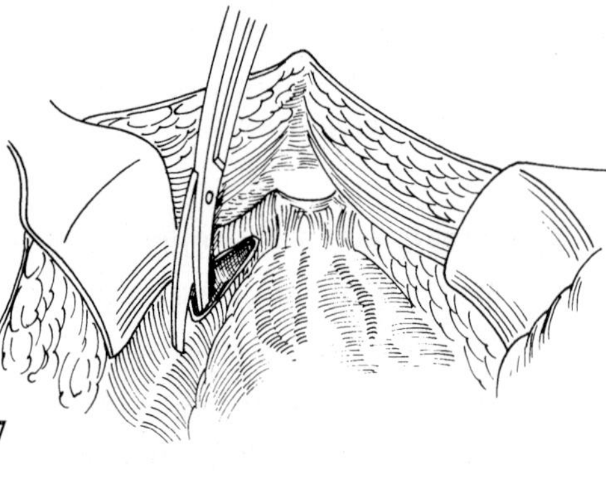

图18-5-27

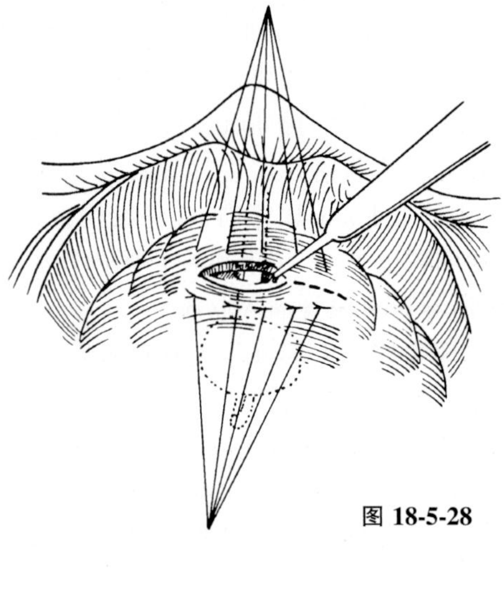

图18-5-28

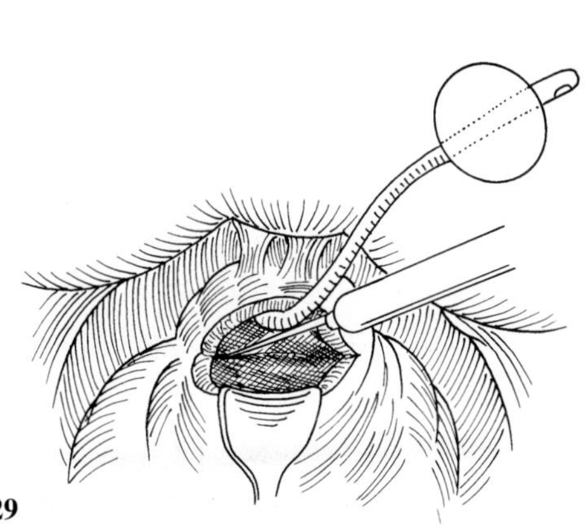

图 18-5-29

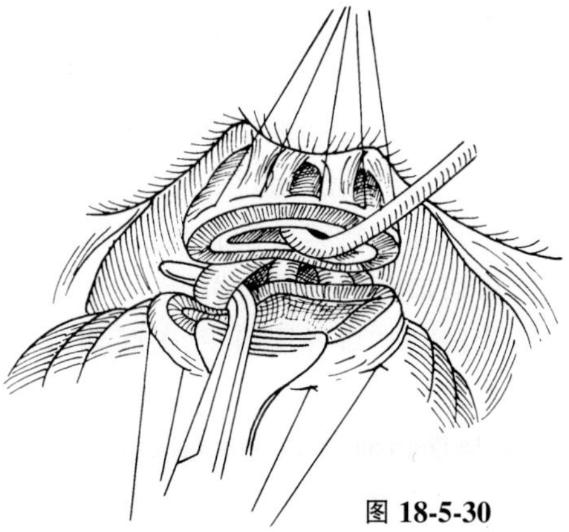

图 18-5-30

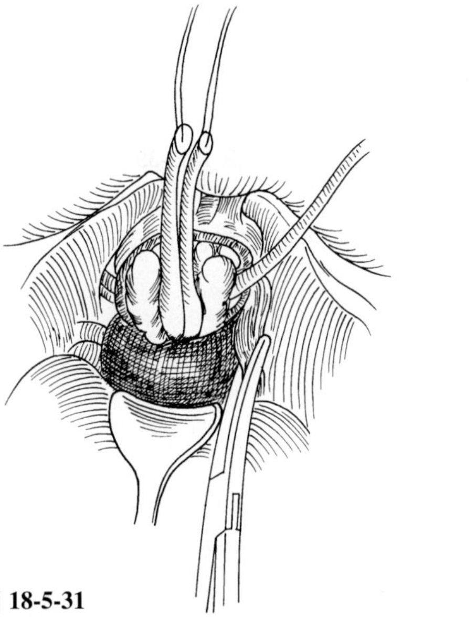

图 18-5-31

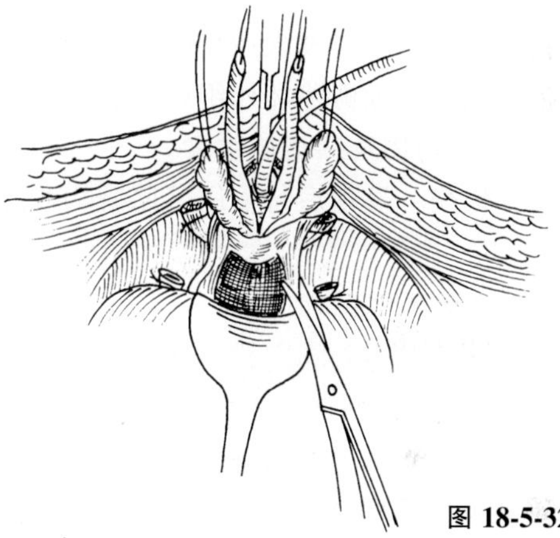

图 18-5-32

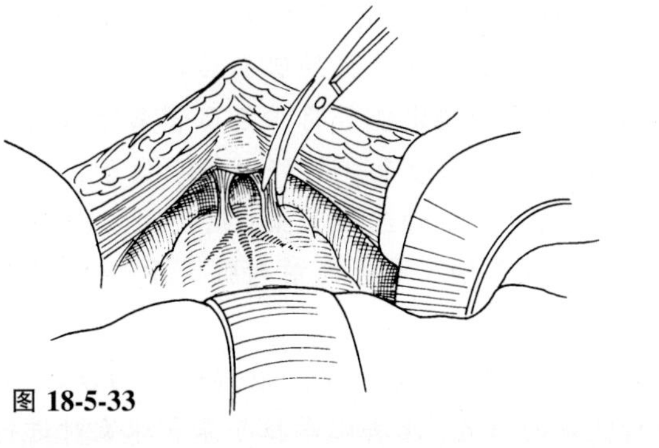

图 18-5-33

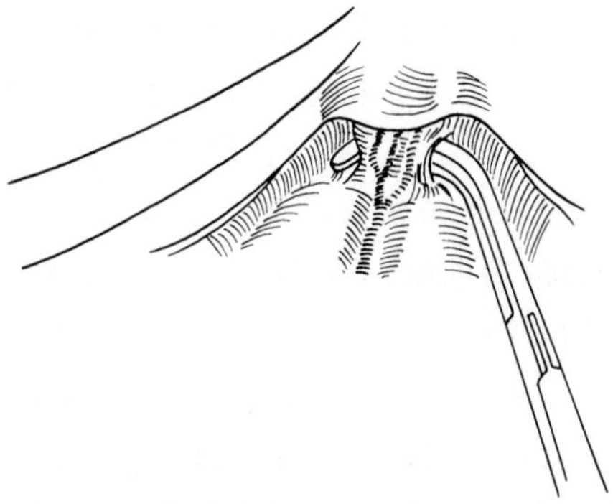

图 18-5-34

留前列腺尖尿道接合处(图 18-5-34)。

11. 靠近前列腺尖部切断膜部尿道，前壁切开后将尿管从切口拖出，与导尿管远侧夹在一起作牵引(图 18-5-35)。

12. 横断膜部尿道的后壁，切断 Denonviller 筋膜，将标本取出。膜部尿道残端在 6 点、5 点、7 点、1 点、11 点以及 12 点留置 6 针 2-0 人工可吸收缝线，待与膀胱颈做吻合(见图 18-5-6b)。

13. 膀胱颈重建　膀胱颈后壁中央开始用 2-0 铬制肠线连续缝合缩小膀胱颈出口至与尿道口直径相

仿,用4针间断缝线将膀胱黏膜外翻覆盖膀胱颈肌肉组织,以减少术后的吻合口狭窄(见图18-5-11)。

14. 膀胱颈尿道吻合　将预留在尿道的6针缝线与相应的位置与膀胱颈缝合，然后打入导尿管气囊20ml生理盐水,轻轻牵拉膀胱颈向尿道,将缝线打结。打结的顺序为6、5、7、1、11点,最后打结12点的缝线。小心缝线不要彼此纠缠在一起以及打结时勿将导尿管结扎在一起。

15. 用生理盐水持续冲洗膀胱　以检查吻合口有无漏水,以及防止膀胱内血块形成。膀胱周围放置双腔引流管,从切口旁另外戳口引出。

16. 依次缝合切口各层组织,关闭切口。

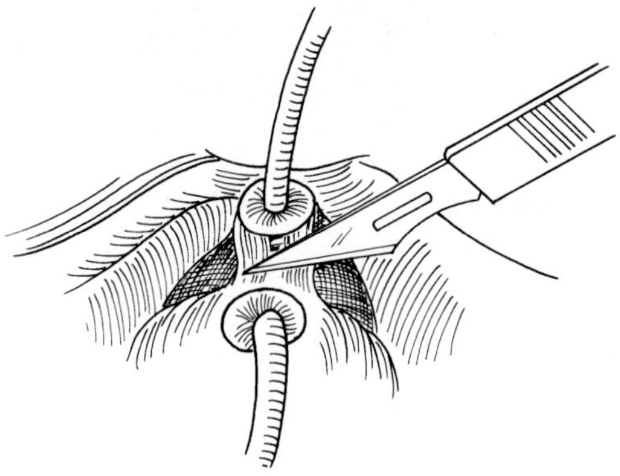

图 18-5-35

【术后处理】

1. 术后早期镇痛。
2. 术后早期下地活动,并锻炼盆底肌肉。
3. 术后2天在引流液没有时拔除引流管。
4. 肠道功能恢复后,进流质饮食,慢慢恢复正常饮食。
5. 术后应用抗生素预防感染。
6. 术后2~3周拔除导尿管。

【术中并发症】

1. 闭孔神经损伤　应发现后及时用细丝线端端吻合。
2. 直肠损伤　创缘剪除坏死组织后,2层缝合关闭,必要时用大网膜覆盖创面。延长禁食时间,留置肛管,应用抗厌氧菌药物及广谱抗生素。
3. 输尿管损伤　发现后行输尿管膀胱再植术。

(陈凌武　王道虎)

【主编点评】

在施行耻骨后根治性前列腺切除术中,宜先做彻底的盆淋巴结清除。据报道一组并行盆淋巴结清除证实有癌转移的患者,术后10年仍无PSA复发,获得治愈。

Walsh设计了解剖性前列腺根治切除,详细描述了手术方法,并指出下述要点:

1. 首先切断、结扎背侧血管复合体。使术野无出血,往后的步骤更清晰而安全。尿道横纹括约肌被紧密缠绕在背侧血管复合体的分支内。须特别小心尽可能保存横纹括约肌,而不进入前列腺尖部。这是最常见的手术切缘阳性的因素。在完成此步骤后,横纹括约肌的后部即可在直视下分离,以利于保存神经血管束。在切断背侧血管复合体后才能确定能否将神经血管束保留。

2. 选择施行根治性前列腺切除术的患者多能保留神经血管束。神经血管束位于前列腺包膜外,即使肿瘤浸润包膜,若包膜仍覆盖在前列腺表面,仍可保留神经血管束。用上述方法分离,95%患者仍可获切缘阴性。注意不要作前列腺包膜下分离,以免切入附近的前列腺实质。即使是肿瘤局限于前列腺的患者,仍有造成切缘阳性的危险。

3. 广泛切除膀胱颈。作网球拍状重建,并将膀胱颈重叠(黏膜外翻)。在与尿道吻合时,若有张力,在结扎吻合缝线时,宜用卵圆钳固定重建的膀胱颈的位置。此法比牵拉导尿管球囊时进行结扎更为准确。此法可避免术后发生吻合口狭窄。

4. 大约有15%的患者于术后1~2年内发生腹股沟斜疝或直疝，估计手术时有不少患者存在早期疝。宜于术中同时进行修补。

(梅　骅)

参考文献

Walsh PC. Anatomical radical retropubic prostatectomy detailed description of the surgical technique. J Urol. 2004,171:2114

第六节　前列腺切除手术意外及术后并发症

complications of prostatectomy

【邓春华　麦国健】

【手术意外及其处理】

1. 出血　常见的原因有：

(1) 对前列腺腺窝止血不彻底。特别是在膀胱颈水肿或暴露不良时,对膀胱颈后唇5、7点及腺窝创缘其他出血点的缝扎不确实,进针未到足够深度。

(2) 损伤前列腺包膜。损伤包膜可进一步损伤其外侧的前列腺静脉丛,导致难以控制的严重出血。

(3) 腺体组织残留,影响前列腺包膜收缩止血。

(4) 纤维蛋白溶解症。少数情况下,因术中挤压前列腺,将其内丰富的纤溶酶挤入血中,激活纤维蛋白溶解系统,可导致严重的大出血。

(5) 凝血功能障碍,如血小板减少症、血友病、白血病等。

(6) 高血压可促使和加重术中出血。

(7) 某些药物可增加术中出血的危险性,如长期使用利舍平类药物,耗尽神经末端递质,致使周围血管扩张。此类患者施行手术,术前需作充分准备。

防治措施：

(1) 术前常规行血常规,出、凝血时间等检查。对有出血倾向者,应加行血小板计数、凝血酶原时间测定等血液病学方面的检查。如有血液病检查异常,术前应做相应的处理。

(2) 高血压患者,术前应将血压控制在一定范围。长期应用利舍平类药物降压者,术前应停用或换用其他降压药,并做相应处理。

(3) 停用影响凝血功能的药物,如阿司匹林类药物,抗凝药物等。值得一提的是,雌激素类药物可减轻前列腺充血,减少前列腺手术中的出血机会,不过,雌激素可使血液黏滞性增高,增加心脑血管并发症的概率,应予注意,尤其是对于有高血压、冠心病患者。

(4) 有人提出在手术切口进入耻骨后间隙,在戳破膀胱壁前先显露膀胱颈部与前列腺被膜的两外侧壁作2至3针贯穿缝扎,阻断前列腺动脉,以减少术中出血。

(5) 术中迅速剥出前列腺腺体,然后用湿纱布填塞腺窝,是减少出血的重要步骤。剥出腺体,前列腺包膜收缩,可有很好的止血作用。

(6) 如未行前述第4项的预防止血措施,则应于膀胱颈后唇,腺窝后缘5点、7点钟处用3-0肠线行贯穿肌层的缝扎止血,结扎前列腺动脉。前列腺剜出后外科包膜断缘缩向外下方,膀胱颈断缘常不回缩,因此后唇缝合时应浅缝膀胱颈缘,深缝外科包膜断缘,才能将前列腺包膜下动脉切实扎住。另外,一些动脉可经膀胱颈前唇入腺体,因此后唇缝合满意后仍有活动性出血,应于前唇寻找并缝扎出血点。

(7) 剥离前列腺腺体时手指应紧贴腺体,随着腺体与外科包膜的分离,手指不断逐一向前。动作粗暴、层次不清或粘连紧密时强行分离,易致包膜及静脉丛损伤出血。如包膜损伤后,出血明显,应在充分暴露术野后用2-0铬制肠线修补损伤,可达止血目的。

(8) 术中在剜出增生腺体前,向腺体内注射0.1%肾上腺素盐水3~5ml,使其内血管收缩,可减少术中出血。也有人主张向腺体内注射硬化剂,如无水乙醇。注意要多处足量注射,重点注入腺体增生显著的部位及血管进入的部位(5、7点钟和11、1点钟处)。可使腺体内组织蛋白迅速凝固,并使血管痉挛,激活凝血系统。另有作者利用碘伏溶液纱条填塞腺窝,有良好的止血效果。

(9) 如经各种方法,均难以奏效,应警惕纤维蛋白溶解症引起的大出血,且不易形成血凝块,此时,应立即将6-氨基己酸4~6g或对羧基苄胺等止血药物从静脉推注,可收到明显效果。

2. 损伤外科包膜　当增生腺体与外科包膜有紧密粘连,例如合并前列腺慢性炎症或伴发前列腺癌等情况，加上术者操作粗暴，则可能撕裂前列腺包膜。

预防措施：首先在于预计腺体与包膜发生粘连的可能性，如有长期慢性前列腺炎病史，或不能排除同时存在前列腺癌的患者，预计粘连发生的可能性较大，操作时应轻巧、仔细。剥离前列腺在某处受阻时，应直视下用尖刀、剪刀锐性分离。术前行经直肠前列腺超声检查，了解前列腺大小，增生腺体与外周带之间界限是否清晰等。对选择手术以及对术中防止损伤包膜等有一定的帮助。

损伤包膜时，可分离耻骨后间隙，显露包膜创缘进行修补。后包膜损伤，如损伤小，出血不明显，可不予处理，或将膀胱颈后唇肌层与黏膜潜行分离，楔形切除其肌层，将黏膜缝合固定于后包膜上，既修补损伤，又有利于防止术后排尿困难。如后包膜大块损伤伴明显出血，上述措施往往难以奏效。此时可将膀胱颈后唇缝两针 7 号丝线，用直针将其通过腺窝穿出会阴部，拉紧丝线，将三角区拉入腺窝，以覆盖包膜缺口。丝线末端围绕小纱球固定于会阴部。术后 10~14 天拆除会阴部固定线。进行这些操作时，应特别小心不要损伤输尿管。

3. 输尿管损伤　在缝合前列腺腺窝创缘时，由于暴露不佳或炎症水肿造成双侧输尿管口辨认不清，缝针跨度过宽、过深可将一侧或双侧输尿管口缝闭，如术中未能察觉，术后可致腰腹痛或尿闭。偶有在剜出腺体时撕裂三角区伤及输尿管口，造成日后输尿管狭窄或膀胱输尿管返流。

预防措施：术中清楚辨认双侧输尿管口位置，如有疑问，可经静脉注射靛胭脂以确定之。遇膀胱颈黏膜水肿明显，可留置双侧输尿管导管标志后再缝合腺窝出血点。如术中发现输尿管口被缝扎，应即拆除。输尿管口被撕裂者应即时修补或行输尿管膀胱再吻合，同时留置输尿管支架管引流。

在行耻骨后前列腺切除术时，遇前列腺重度增生或以中叶增生为主的腺体凸向膀胱腔，在摘除腺体时不要带有过多膀胱黏膜，如将腺体和膀胱颈大块切除，有可能损伤三角区。腺体和包膜粘连紧密者，不能用暴力剥离，否则可能撕裂至输尿管口。遇此情况，分离和摘取腺体必须紧贴前列腺表面操作，可采取锐性分离。腺体摘除后应检查两侧输尿管口是否完整，注意管口与切缘的距离，以免在处理膀胱颈后唇时，将输尿管口包括在缝线内。

4. 直肠损伤　多因患者肥胖，切口较深，前列腺位置深在，或因前列腺与周围粘连紧密(如慢性炎症或伴发前列腺癌等)。未紧贴腺体进行剥离，用力不当，方向不对或对局部粘连的腺体未完全剥离而用暴力撕脱所致。前列腺后面仅有一层较薄的直肠壁，在分离前列腺后方时手指要紧贴腺体表面，术者应警惕若向深处分离有可能撕裂直肠壁。

预防措施：遇此类患者，术中用左手示指入直肠将前列腺向前抬高，以协助右手示指剜出腺瘤，并藉直肠内手指指引，避免损伤直肠。如遇粘连紧密，在直视下锐性分离较为安全。一旦损伤直肠，术后可能形成前列腺尿道直肠瘘，应以手指扩张肛门，修补直肠损伤，禁食数天，必要时作暂时性乙状结肠造瘘。

5. 前列腺周围静脉丛出血　分离耻骨后间隙，如操作粗暴或选择分离平面不当，易撕裂耻骨与前列腺之间的静脉，导致难以控制的严重出血。

预防措施：在分离耻骨后间隙时，沿膀胱壁表面之平面向纵深小心分离，注意不要做不必要的广泛分离。这样，大部分静脉留在靠近耻骨侧的疏松组织内，即使有出血，亦易缝扎或电凝止血。对于肥胖病人，因脂肪组织多，不易察觉其中的静脉，加上静脉壁脆弱，易被撕裂或撕断，更应小心分离，准确缝扎出血点。如经上述处理后，耻骨仍有渗血，可用明胶海绵或可吸收止血布填塞耻骨后间隙。对于前列腺外科包膜行横切口者，一定要在两排缝线间用电凝或尖刀切开，以减少出血。难以控制的耻骨后前列腺静脉丛出血，可结扎阴茎背深静脉，因为此静脉血流直接汇入前列腺周围静脉丛。

6. 包膜切口选择不当　在行耻骨后前列腺切除时，前列腺包膜切口过高易误入膀胱内，此时可经膀胱切口伸入手指，摸清前列腺位置，将原纵切口下延，如原切口为横形，则加作纵切口，使切口呈 T 形，然后剜出腺瘤。包膜切口过低或因包膜过薄，操作粗暴或因腺体与包膜粘连紧密，均可造成包膜撕裂或损伤，此时，缝合前列腺外科包膜变得特别困难，须充分显露术野，将外科包膜与前列腺耻骨韧带一并缝合。

7. 组织碎块落入膀胱　施行耻骨后前列腺切除术中游离的腺瘤及楔形切除的膀胱颈肌层组织均有

可能坠入膀胱,如未被及时发现,术后可填塞导尿管或引起尿道梗阻,继发感染、结石等。如术中发现,则可用窄拉钩牵开膀胱颈,直视下取出或切开膀胱前壁将其取出。

8. 腺瘤巨大 巨大前列腺切除不宜整块剜出,因为有可能撕裂膀胱颈和三角区,引起大出血,甚伤及输尿管口及直肠壁。宜伸示指入尿道,于前列腺两叶间压向前联合,使尿道黏膜裂开,从此裂口向两侧分离,将腺瘤从外科包膜下剥出。必要时令助手将示指伸入直肠将前列腺抬高,使术野变浅,便于操作。

9. 腺瘤小而粘连 一些患者有明显膀胱颈梗阻症状,但前列腺较小,因有慢性炎症,致使腺体与外科包膜粘连紧密,有时合并程度不同的膀胱颈肥厚及纤维化,如用暴力剥离腺体,往往容易损伤包膜,甚至有误伤直肠,因为腺窝较小,加上膀胱颈纤维化,愈合后可能发生膀胱颈挛缩,术后排尿困难更为严重。因此,对于此类患者,如剥离困难,应在良好暴露下,直视下锐性分离腺体。并常规将膀胱颈后唇肌层做楔形切除,必要时作前联合切开,以扩大膀胱出口。此类患者选择经尿道前列腺切除术更为适宜。

这类病人往往合并不稳定膀胱,术后排尿困难症状虽然解除,但尿频、尿急、耻骨压痛等症状可持续较长时间。术前应做尿动力学检查,并向患者说明有关情况。

10. 膀胱壁肥厚及炎症 长期停留导尿管,膀胱造瘘管或膀胱结石,常导致膀胱壁肥厚水肿,容量很小,加上膀胱周围粘连,使切口不易暴露,造成膀胱颈部甚至膀胱壁的缝合困难。因此,术前应使用有效的抗菌药物控制感染,术中要求良好的麻醉,清楚的暴露及快捷的手术操作。因为手术时间延长,可进一步加重局部的炎症水肿。术中注意辨认输尿管口位置,有时需留置输尿管支架管作标志以防损伤。如果无法缝合膀胱颈部,可用碘仿纱条绕导尿管填塞前列腺窝,其末端自膀胱小切口引出腹壁。术后 3 天左右,待出血停止后,在 2~3 天内逐步拔出纱条。此类患者宜作高位膀胱切口,切口靠近膀胱颈部易发生难以愈合的尿瘘。

11. 伴发前列腺癌 前列腺增生症伴发腺癌术前未被查出,如术中发现增生的腺体与包膜在某区域紧密粘连且质地较硬,应警惕前列腺癌。此时勿用暴力勉强剥离,应取活检送病理冰冻切片检查,如为前列腺癌,尚未侵犯包膜时,可施行根治性前列腺切除术。如发现癌肿已侵犯到包膜外,则用剪刀或尖刀锐性剥离腺体。同时行双侧睾丸切除术。

【术后并发症及其处理】

1. 出血 术后 24 小时内出血主要原因为:

(1) 前列腺窝创缘止血不确实。

(2) 前列腺窝与膀胱隔离不全,致腺窝出血流入膀胱内,形成血块,使导尿管引流受阻,膀胱膨胀及痉挛,静脉回流受阻,加重出血。

(3) 气囊导尿管安放位置不当,气囊滑脱或破裂,也可引起出血。

预防措施:主要在于手术中止血确实,导尿管球囊置膀胱内进行牵引,压迫膀胱颈,止血及隔离效果比置前列腺窝更为可靠。

迟发性出血与感染,膀胱颈缝线松脱,便秘,咳嗽导致腹压增高,增加局部充血等有关。术后反复发生膀胱痉挛,可加重出血,延长膀胱冲洗的时间。少数情况下术后大出血也可由于纤维蛋白溶解所致。须查清出血原因,进行处理。经适当处理仍反复出血者,可用氢氧化铝溶液(也有人用 0.1%~0.2%的肾上腺素呋喃西林溶液)持续冲洗膀胱,待冲洗液变清后再更换生理盐水或呋喃西林溶液冲洗。

术后早期大出血,膀胱内积存大量血块,阻塞导尿管,经上述处理无效时,应立即再次手术止血。

2. 膀胱痉挛 术后患者尿意频发,尿道及耻骨上区疼痛难忍,阵阵发作,伴盆底及下肢肌阵挛,膀胱痉挛发作时可致冲洗管一过性受阻,有时因膀胱内压升高,导致膀胱内液体返流至冲洗管或从导尿管周围流出。反复的膀胱痉挛及其继发的冲洗管引流不畅,可加重出血,并延长拔管的时间。

引起膀胱痉挛的原因很多,常见的有:①术前存在膀胱逼尿肌不稳定,即不稳定膀胱;②导尿管位置不当及其气囊充盈过大,刺激膀胱三角区;③术后出血可由膀胱痉挛引起,反之,形成血块堵塞冲洗管又可促进膀胱痉挛,两者互为因果。

防治措施:

(1) 术前疑有不稳定性膀胱的患者常规行尿动力学检查,如患者有较明显的膀胱刺激症状,而膀胱颈梗阻不明显，则不需手术，如病人确有明显的膀胱颈部梗阻，同时又存在不稳定性膀胱，则术前应用有关药物(如钙离子通过阻滞剂维拉帕米、胆碱能受体阻滞剂普鲁苯辛及镇静剂地西泮等)减少三角区后尿道的敏感性。

(2) 术前预计患者术后可能发生膀胱痉挛。在手术最后留置硬膜外管，予小剂量吗啡注射(2.5mg/次。2~3 次/d，持续 2~3 天)有良效。

(3) 术中应注意妥善安置导尿管位置，气囊内注入生理盐水 20~25ml，并将导尿管末端用 7 号丝线悬吊于膀胱前壁，减少导尿管及气囊对三角区的压迫。并予包皮系带缝一 7 号丝线备用，如术后仍有膀胱痉挛现象。待冲洗液变清后可抽出气囊内液体，用包皮系带处备用之丝线固定导尿管，以减少导尿管对三角区的刺激。

(4) 术后如发生膀胱痉挛。

如有血块堵塞导尿管，先用注射生理盐水反复冲洗膀胱，吸出残留血块，内服硝苯地平(或维拉帕米)、普鲁苯辛、地西泮。膀胱痉挛是因为膀胱三角区刺激后，激活钙离子通道，导致逼尿肌兴奋收缩所致。用钙离子通道阻滞剂维拉帕米 30mg 加入生理盐水内冲洗膀胱，有时收效良好，必要时可重复使用。

3. 附睾炎　术后并发附睾炎是由于后尿道细菌经精道逆行感染所致。过去习惯在术中同时结扎双侧输精管，以防止逆行感染。但术后并发急性附睾炎者少见，结扎输精管也未必能完全避免其发生，因此，近年来，已不使用此预防措施，相反，妥善安放导尿管位置，保持其通畅，使用有效的抗菌药物，已明显较低此并发症的发生。并发急性附睾炎者，宜托高阴囊，辅以 33%硫酸镁溶液外敷，使用敏感的抗菌药物，亦可配合物理治疗。

4. 排尿困难　前列腺切除术后一旦拔除导尿管，多能顺利排尿。少数病人仍排尿不畅或开始排尿顺利数日后又逐渐出现排尿困难，其常见的原因有：

(1) 膀胱颈水肿：多由于久置导尿管及气囊压迫所致，故排尿困难在拔管后逐渐减轻，向病人解释外，可予观察，待其自行缓解。

(2) 膀胱颈狭窄：常见原因有前列腺增生合并膀胱颈肥厚，纤维化或前列腺较大，窝缘较高，而未作膀胱颈肌层楔形切除或切开；术中行膀胱颈荷包缝合以隔离腺窝，拔管时肠线尚未松开，术后发生膀胱颈挛缩，引起排尿困难。

预防措施：腺瘤剜出前，若膀胱出口较窄或后唇肥厚者，均需作后唇肌层楔形切除，并将膀胱黏膜缝至腺窝后壁，形成一漏斗形出口。膀胱颈只作部分缝合，留下宽阔的出口，让导尿管球囊在膀胱内将其压迫，尿管留置时间不要太长，如冲洗液变清，可在术后 24~48 小时解除球囊压迫。

拔除导尿管后如不能排尿，可试行插导尿管，如导尿管在前列腺窝后壁受阻，将一示指伸入直肠，顶起导尿管末端顺势插入膀胱，也可用 1%的利多卡因 5~10ml 注入尿道或骶麻后再插导尿管。如仍无效，则可用金属探子或膀胱尿道镜作出诊断，必要时先行耻骨上膀胱造瘘。

尿道扩张是治疗膀胱颈狭窄的有效方法，可重复使用。如尿道扩张仍不见效，可在尿道镜下作膀胱颈冷刀切开术。注意一定要切开肌层。如反复发生膀胱颈挛缩，则需行经尿道的膀胱颈切开，切开部位在 12°和 6°处或 12°、5°、7°处，12°处的切开应深达包膜。

(3) 前列腺组织残留：腺窝感染，前列腺结节性增生并有粘连时，术后往往有结节残留，结节位于前列腺尖部者症状较早复发，再度增生而致排尿困难。排尿时于局部形成涡流，排空不全，易合并腺窝及尿道感染，宜经尿道电切残留腺瘤。

(4) 尿道狭窄：多发于术后 2~6 周，为渐进性。主要因导尿管太粗，留置过久，压迫尿道，或合并炎症所致。多发于尿道生理狭窄部(如球膜部交界处尿道外口)。其预防在于选择适当粗细的导尿管妥善放置好导尿管位置。治疗可采用尿道扩张术或经尿道镜下冷刀切开。

(5) 膀胱失张力：前列腺增生患者因膀胱颈长期梗阻，逼尿肌失代偿或纤维化，即使手术解除了梗阻，排尿困难未改善。有时需做膀胱折叠或部分切除术，辅以针灸理疗等治疗。如残留尿量多且反复感染，应考虑做膀胱腹直肌间置术或永久性耻骨上造瘘术。

(6) 神经源性膀胱：前列腺增生症多为高龄老人，一些患者合并神经系统病变，术前未被查出，术后解除膀胱颈部梗阻，则突出了神经源性膀胱的症状。有些患者可因逼尿肌-括约肌协同失调致排尿困难，可用 α 受体阻滞剂(酚苄明、特拉唑嗪等)配合理疗、针灸等疗法可奏效。经尿动力学检查及神经系统检查可明确诊断。然后按神经源性膀胱处理，少数病人也可因紧张焦虑、抑郁等引起，导致精神性尿潴留。

5. 尿失禁　前列腺切除术时，内括约肌(包括膀胱颈、前列腺及精阜以上的前列腺段尿道的平滑肌)遭到不同程度的破坏，术后排尿主要靠外括约肌(由尿生殖膈内外两层横纹肌组成)控制，另外，正常的膀胱功能对控制排尿也起着重要作用。在膀胱顺应性正常时，膀胱内尿量在一定范围内，其内压无明显变化，不至于发生尿失禁，前列腺切除术后排尿控制主要取决于外括约肌收缩张力和膀胱内压之间的平衡，当膀胱内压高于尿道阻力时，便出现尿失禁。其常见原因有：

(1) 前列腺窝感染：刺激局部引起尿意急迫感，表现为类似尿失禁现象；

(2) 前列腺组织残留：膀胱颈纤维化或尿道狭窄，导致残余尿增多，可表现为充溢性尿失禁。前列腺腺瘤有时可伸展至精阜远侧，在经尿道前列腺电切时易致尖部腺瘤残留，便发生排尿困难及外括约肌功能障碍；

(3) 膀胱功能障碍：一些前列腺增生症患者同时合并不稳定膀胱(膀胱逼尿肌不稳定)。有人通过尿动力学检查发现 30%~80%的下尿路梗阻患者存在不稳定膀胱，其中 2/3 在前列腺切除后仍有尿频、尿急、尿失禁现象；

(4) 外括约肌损伤：前列腺切除时如用暴力将前列腺撕脱，可损伤膜上部尿道，可损伤起源于此处的尿道外括约肌，造成真性尿失禁。

预防措施：术前术中和术后应用抗菌药物控制感染，术中剜出腺瘤后，应作详细检查，以免残留腺瘤组织。术后避免长期停留导尿管，分离前列腺尖后切勿暴力撕拉尿道。术前作尿动力学检查，可早期发现不稳定膀胱，逼尿肌无力等情况，对确定治疗方案有重要意义；术后行此项检查，对尿失禁的病因诊断也有帮助。

尿失禁的治疗：因感染、梗阻所致者，控制感染，纠正梗阻可收到良效。对于存在逼尿肌不稳定的患者，可选用抗胆碱药物或平滑肌抑制剂(如普鲁苯辛、泌尿灵)。有时因逼尿肌无力伴大量残余尿，既可表现为慢性尿潴留，又可引起充溢性尿失禁。对于此类患者，应留置导尿管引流，逐渐恢复逼尿肌张力。外括约肌损伤者，如损伤较轻，可通过盆底肌肉功能锻炼，物理治疗等促进其恢复。损伤严重者，如应用上述方法无效，则需应用抗尿失禁手术治疗。

6. 尿瘘　少数患者因导尿管引流不畅，膀胱切口愈合不良，于留置导尿管期间或拔导尿管后发生切口漏尿。应调整导尿管位置，疏通引流，2~3 周内切口多可愈合，合并膀胱颈梗阻患者可发生经久不愈的尿瘘，应在修补腹壁尿瘘的同时作膀胱颈切开术。

7. 耻骨骨髓炎　较少见。其原因至今尚未完全明了。可能与骨膜损伤、耻骨后间隙感染、前列腺周围静脉丛感染血栓形成等因素有关。症状多于术后 3~6 周开始，轻者可不引起注意，临床表现为耻骨联合区疼痛与触痛，逐渐向两侧骨盆扩展，并可放射至股内侧，伴肌痉挛，步态摇晃，立位时疼痛加剧。体温正常或低热，症状出现 3 周后摄 X 线片可明确诊断。X 线表现为纤维软骨连接处的耻骨骨膜粗糙及磨损样变，是本病的特征。病情进一步发展可出现骨质疏松、骨小梁稀少及耻骨联合分离，一般不形成死骨，溶骨与钙化可同时发生，有时可形成骨硬化使耻骨联合变窄。病变表现为对称性，藉此可与前列腺癌骨转移灶相鉴别。

预防措施：术前治疗泌尿系感染，术中尽量减少耻骨后间隙不必要的暴露，不损伤耻骨骨膜以及严密止血，耻骨后充分引流等。

治疗方法：因病情不同而异。从随访观察待其自愈直至刮骨搔抓切开引流。本病对抗生素、物理治疗效果不佳，类固醇类药物可减轻症状，加速愈合。有人应用 ACTH 和皮质激素取得良好的效果。也有人使用 xyphenbutazone 以及抗凝治疗。一般经数日可逐渐痊愈。

8. 阳痿　有人统计耻骨上前列腺切除术及经尿道前列腺切除术术后阳痿发生率分别为 16%和 45%；而经会阴前列腺切除术后阳痿发生率为 40%左右。因此，在前列腺手术前，应向患者及其家属说明有关情况，尤其是对年龄相对较轻的患者。

阳痿发生的常见原因：

(1) 阴茎深动脉血供受损。阴茎深动脉是阴部内动脉的一个分支，经尿生殖膈穿过阴茎根部进入海绵体。前列腺手术尤其是经会阴前列腺切除术中常易损伤此动脉而引起阳痿。

(2) 阴茎海绵体神经受损。阴茎海绵体神经在前列腺包膜外侧数毫米处下行，在经会阴前列腺手术时较易损伤此神经。

(3) 经尿道电切前列腺时电凝过深可伤及阴茎海绵体神经。也可因海绵体动脉栓塞及海绵体组织纤维化而导致勃起功能障碍。

(4) 有时尿道牵拉或扩张过度，损伤阴茎海绵体及尿道海绵体，从而导致阴茎海绵体-尿道海绵体间漏，进而引起阳痿。

(5) 手术对性心理的影响(心理因素)。

预防措施：主要在于术中细心操作，贴近前列腺腺瘤进行分离，避免损伤前列腺包膜及其附近的阴茎海绵体血管神经束。另外，向病人做好解释工作，避免造成心理性阳痿。

对手术后发生阳痿，年龄偏轻要求治疗者，可先采取心理治疗，同时查明其原因，作针对性治疗。必要时可做化学性假体注射或阴茎假体植入手术。

9. 静脉血栓形成　与其他腹部手术类似，在前列腺切除术中，如果切口显露欠佳，操作粗暴，造成髂静脉挫伤，加上术后较长时间卧床，可导致髂静脉血栓形成，引起下肢浮肿，如果栓子脱落，可引起肺栓塞，影响呼吸功能。

预防措施：是术中操作忌粗暴，尤其注意避免暴力使用拉钩，挫伤髂静脉。同时，术后注意活动双侧下肢，以避免血栓形成。

10. 其他　如切口感染、裂开、褥疮、肺部感染、心功能不全以及术后水电解质及酸碱平衡失调等并发症，与其他腹部手术者雷同。

参考文献

1. 中山医科大学第一附属医院编. 泌尿外科手术学. 北京：人民卫生出版社，1973，274-283
2. Culp David A. Surgical urology.Fifth Edition. Chicago：Year Book Medical Publishers Inc，1985，266-320
3. Smith & Skinner. Complication of urologic Surgery. Philadelphia：WB Sauaders Company，1976，265-276
4. 韩振藩，李水清主编. 泌尿外科手术并发症. 北京：人民卫生出版社，1992，295-309
5. 孙克，马滕骧. 减少前列腺切除失血的体会. 中华泌尿外科杂志，1993，14(6)：431-433
6. 吴洪昌，等. 巨大前列腺增生症耻骨上切除手术技巧及止血方法探讨. 临床泌尿外科杂志，1995，10(2)：97-98
7. 宋波，等. 硬膜外注射吗啡在前列腺摘除术后的应用. 中华泌尿外科杂志，1991，12(6)：452-454

第七节 前列腺增生症的合并症及其处理

complications of BPH and their management

【邓春华　梅　骅】

急性尿潴留　急性尿潴留患者应留置导尿管引流尿液，用一般导尿管无法插入时，直接黏膜麻醉剂低压注入尿道，然后插入涂以足够润滑剂的弯头导尿管，常可顺利进入膀胱内。导尿应缓慢进行，并密切注意血压、脉搏及一般情况，以免迅速排空膀胱可能导致的低血压、心律失常和膀胱内大出血。若无法插入导尿管，而病人一般情况允许时，亦可急诊施行前列腺摘除术。值得注意的是老年患者往往伴有心血管、呼吸系统疾患、糖尿病、肾功能减退等疾患，长期卧床患者对手术耐受力也减低，必须做好各项术前检查，严格选择适应证。若无麻醉及手术禁忌证，术者操作熟练，在行耻骨上膀胱造瘘术的同时，施行前列腺摘除术，免除第二次手术，为患者节约住院时间及经济负担，亦不失为可行的治疗方法。

膀胱憩室　前列腺增生症合并膀胱憩室，应在前列腺手术的同时，先作憩室切除。若合并感染，术前应留置导尿管，用抗菌药物反复冲洗膀胱，并内服抗生素，待感染控制后才施行手术。

腹股沟斜疝前列腺增生症合并腹股沟斜疝，可于前列腺切除术的同时，经腹膜外施行疝修补术。

腹膜外腹股沟斜疝修补术

【解剖学基础】

认识腹膜外腹股沟斜疝的解剖学关系，对准确修补斜疝至关重要。股动、静脉于腹股沟韧带后面进入髂窝，发出腹壁下血管于腹直肌后方走行，供应腹直肌血供。髂血管的远端有股鞘包绕。腹壁下血管的前外侧腹壁有腹股沟管内环，内环起始部的后壁为凹间韧带(intefoveolar ligament)，为一条不恒定的韧带束，连接腹横肌下缘与耻骨上缘，有时则为一些肌肉纤维。腹股沟管长度约为4cm，斜向内下方。腹股沟管的后壁为腹股沟韧带反折部，联合肌腱和腹横筋膜；上壁为腹横肌和腹内斜肌的弓状肌纤维；下壁为腹横筋膜与腹股沟韧带的联合部，其内侧则为腹股沟韧带的耻骨部。精索血管及输精管于腹壁下血管外侧进入内环。发生斜疝时，在腹膜外可见到疝囊，随精索经扩大的内环进入腹股沟管。

【手术步骤】

1. 在完成前列腺切除手术后，用拉钩牵开侧腹壁，进行腹膜外分离。显露腹股沟区，认清腹横弓，腹壁下血管及其邻近的输精管及精索血管，于其外疝寻找进入腹股沟管的疝囊(图 18-7-1)。分离疝囊，用橡皮带跨过疝囊留作牵引用。

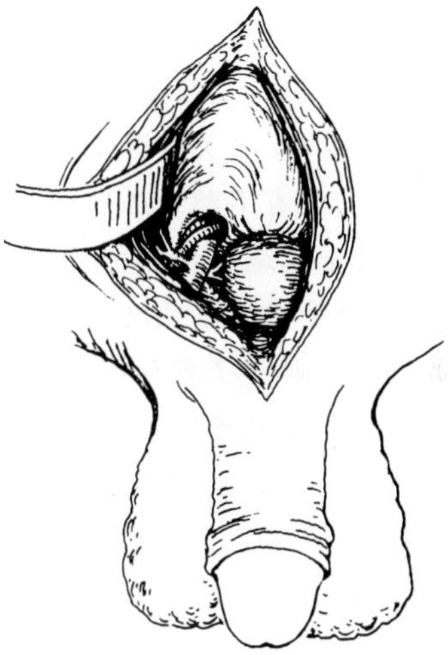

图 18-7-1

2. 钝性分离疝囊，推开输精管及精索，切开疝囊，用示指伸入疝囊内作为指引，继续分离至疝囊内颈部，用丝线在此处作荷包缝合、结扎疝囊(图 18-7-2)。于结扎线近侧切断疝囊，然后用丝线缝合腹膜的缺损。

3. 在输精管及精索内侧用 7 号丝线将联合肌腱与髂耻韧带作间断缝合，修补疝门(图 18-7-3)。

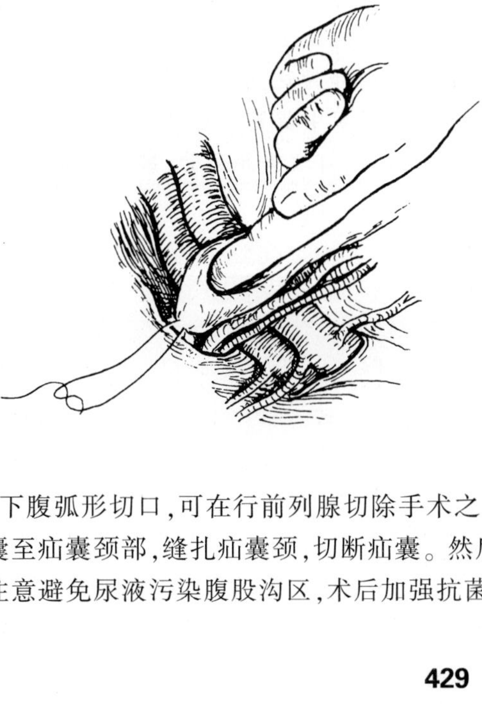

图 18-7-2

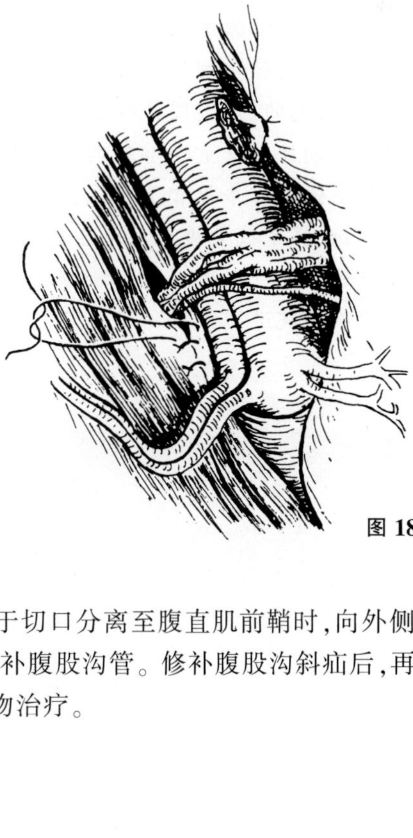

图 18-7-3

4. 如采用下腹弧形切口，可在行前列腺切除手术之前，于切口分离至腹直肌前鞘时，向外侧显露腹股沟管，分离疝囊至疝囊颈部，缝扎疝囊颈，切断疝囊。然后修补腹股沟管。修补腹股沟斜疝后，再行前列腺切除术，术中注意避免尿液污染腹股沟区，术后加强抗菌药物治疗。

【主编点评】

前列腺增生症手术治疗首先要小心选择适应证，手术目的是解除梗阻。据临床统计，前列腺切除术后有10%~15%左右的患者症状无明显改善。临床上常发现症状与前列腺大小不成比例。较大的前列腺可无明显梗阻，甚至可无症状；但于中叶的小腺瘤却引起严重梗阻。尿频、尿急、夜尿、急迫性尿失禁是常见的激惹症状，前列腺增生症患者尿动力学检查有50%~80%表现不稳定膀胱，它可因梗阻引起，梗阻解除后症状多改善，但少数患特发性不稳定膀胱患者却无好转。一些患者前列腺增生并未引起梗阻，但表现严重排尿困难、尿线细、尿流中断，甚至有大量残余尿、充溢性尿失禁，尿动力学检查显示逼尿肌无力，其原因可能是周围神经疾患如糖尿病、脊髓空洞症、酒精中毒或盆腔手术致神经损伤引起。据报道62~75岁的前列腺增生患者有20%~30%并无梗阻，其中半数有逼尿肌无力。此类患者施行前列腺切除手术后症状不改善，少数发生完全尿失禁。脑桥上部中枢性疾患如脑梗死、皮质萎缩、卒中、帕金森病、痴呆可发生不自主但协调的反射性排尿，脊髓疾患如损伤、椎间盘病、椎关节强直、供血不足可发生逼尿肌-括约肌协同失调。逼尿肌的老年性萎缩也可发生无力或伴有不稳定性收缩。尿动力学检查可弄清逼尿肌、括约肌功能状态，确定排尿功能障碍的病因，对手术适应证选择及预测治疗效果有重要意义。

开放性手术的术式选择取决于手术者的经验。经会阴前列腺切除术因易损伤盆内脏神经，已很少被采用。耻骨上前列腺切除术适用于各种类型患者，手术时间短；由于剜出腺瘤是在盲目操作下进行，遇广泛粘连时，偶可造成包膜或外括约肌损伤；采用尿道腔内撕裂黏膜，自远而近剜出腺瘤，可避免损伤尿道括约肌；牵引导尿管籍球囊压迫膀胱出口以隔离腺窝，止血较为可靠，可避免用缝合法缩窄膀胱出口致膀胱颈狭窄的并发症，但需注意压迫时间太长偶可因尿道组织坏死致尿道外口狭窄。耻骨后前列腺切除术在直视下剥离腺瘤，不会损伤外括约肌，止血彻底，尤其适用于较大的前列腺，但不宜用于腺体较小，尤其是以中叶增生为主者，膀胱憩室应选择耻骨上经膀胱的术式同时处理。保留尿道的前列腺切除术不需进入尿路，术后康复快，但对中叶增生的处理比较困难，前列腺较小和较大者均不宜采用。腺体很小，梗阻严重的患者，选择开放性手术应特别慎重，此类患者增生腺体较硬实，粘连多，经常合并膀胱颈肌肉肥厚，术后易发生膀胱出口瘢痕狭窄，选择经尿道前列腺切除术较为适宜。

术后膀胱痉挛致尿液引流不畅、阵发性剧痛及诱发出血，是最棘手的并发症。尤其是术前有明显尿频、尿急的患者，因膀胱易发生不稳定性收缩，更易致膀胱痉挛。术后留置硬脊膜外麻醉导管，按需要定期注射少量吗啡或吗啡布比卡因合剂，可避免发生此种情况。开放性前列腺切除手术术后一般主张留置导尿管7~9天，由于导尿管刺激尿道和膀胱，管腔较细致引流不畅，可诱发膀胱痉挛和出血，提早拔管排尿反而会更快康复。有人主张术中留置气囊导尿管及14~16F膀胱造瘘管，持续点滴冲洗及引流膀胱，于术后3~4天若尿液澄清，可拔除导尿管，若排尿通畅，无活动性出血，即可拔除膀胱造瘘管。

（梅　骅）

第十九章

精囊切除术

seminal vesiculectomy

【梅 骅】

精囊切除术一般不用于治疗精囊炎和精囊结核，多用于治疗早期精囊癌。精囊癌临床上罕见，早期诊断困难，晚期侵入附近器官如前列腺，需与前列腺癌鉴别，预后恶劣。临床表现为有或无膀胱出口梗阻、血尿、尿频、尿痛、会阴疼痛等。直肠指检可触及无痛性肿块或无所获。膀胱镜或IVP见膀胱底抬高，输尿管梗阻。B超、CT、经直肠B超可出现扩张，精囊造影可见充盈缺损。尿、精液细胞学无特异性，PSA(-)、CEA(-)、CA125增高提示精囊癌。经直肠穿刺活检(-)。CA125水平升高提示分化差。治疗主要靠手术切除。根据病变累及范围选择精囊切除、前列腺精囊切除、根治性腹膜后前列腺精囊切除及尿流改道。放疗及化疗效果差。经腹腔镜精囊切除，显露清楚，创伤更少。

解剖：精囊(seminal vesicle)是由胚胎的中肾管(Wolffian管)发育而成，位于膀胱后，左右各一，位于前列腺上方、紧贴膀胱后壁并与输尿管下段交叉，其后为直肠前壁，其间隔以膀胱直肠筋膜，外侧有前列腺静脉丛。其外侧端为盲端，内下端变细与输精管末端汇合成射精管而开口于尿道嵴上。覆盖膀胱的筋膜在精囊上方分为两层，分别位于精囊、射精管的前后方。前层沿精囊、射精管前面下行至前列腺后方向前折返上行与前列腺筋膜中层相连。后层在精囊后方下行至前列腺后包膜处，并与Denonvillier筋膜前层相融合。在精囊侧方，前后两层融合在一起，紧靠于膀胱底部。

精囊位置隐蔽，手术中难以暴露，以往的手术方法无论是经膀胱后、经膀胱三角区、经膀胱周围、经尾骨和经会阴都存在同样的困难。近年来腔镜技术的发展为精囊切除带来光明前景，学者们从用腹腔镜前列腺切除术中分离、切除精囊，体会到使用腹腔镜切除精囊的优越性，它不仅提供良好的视野，而且手术时间短，出血少，应是精囊切除的最佳手术方法。

手术适应证：

1. 精囊囊肿或肿瘤。
2. 输尿管异位开口于精囊。
3. 精囊原发性精囊淀粉样变或慢性炎症经保守治疗无好转，长期慢性疼痛和感染。

4. 在根治性膀胱切除和根治性前列腺切除术中，精囊仍需作常规切除。

术前准备：

1. 术前使用抗生素防治感染。

2. 术晨用生理盐水灌肠。

3. 备血　会阴和尾骨径路 1~2 单位；开腹腔 2~3 单位；300~600ml。应用腹腔镜可以不备血。

一、经膀胱精囊切除术

优点：直肠损伤机会少。缺点：出血多，输尿管可能损伤。

1. 作下腹下中或弧形切口，暴露膀胱前壁。分离耻骨后间隙，达耻骨前列腺韧带处。于膀胱颈上方 2cm 处横行切开膀胱前壁。显露输尿管口，双侧输尿管插入 8 号导尿管，留作引流及标志之用。横断膀胱侧壁，于输尿管口与膀胱颈间横断膀胱三角区，宜紧贴膀胱壁游离，边分离边切开膀胱壁，必要时全部横断膀胱(图 19-1)。

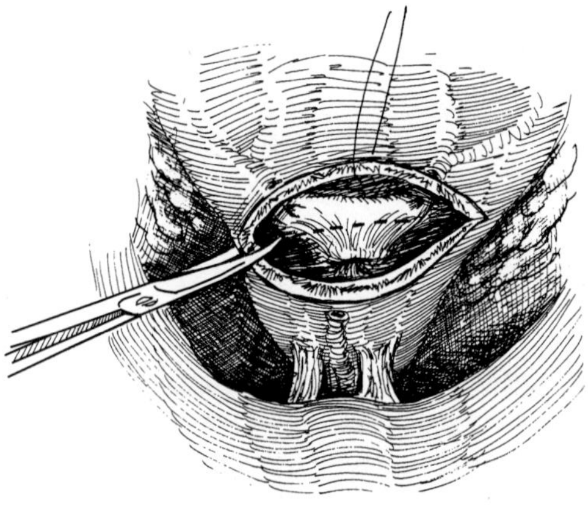

图 19-1

2. 于膀胱和精囊间的平面游离两侧膀胱后壁，向上达膀胱底部，注意勿损伤输尿管。向下达前列腺部，直至完全显露病变的精囊(图 19-2)。

3. 将两侧精囊从内侧向外，于外膜浅面游离达其血管蒂。注意避免损伤精囊尖部前方的输尿管，及后外侧的盆丛神经和膀胱下血管。精囊的血管于上外侧方进入精囊，将其钳夹、切断、结扎。于此处分离、钳扎输精管。将精囊和输精管壶腹部翻出伤口，在前列腺基底切断射精管(图 19-3)，取出标本，用 3-0 号铬制肠线结扎射精管。若为精囊肿瘤，宜用 2mg 氮芥稀释于 100ml 生理盐水的溶液浸泡创面 3 分钟。

4. 用 1 号丝线间断缝合膀胱三角区创缘的外层，内层用 2-0 号铬制肠线作黏膜、肌层间断缝合。双侧输尿管的引流管从膀胱前壁戳孔引出腹壁，用 3-0 号肠线间断缝合膀胱两断端的后壁，并固定引流管(图 19-4)。

5. 连续缝合膀胱侧壁及前壁，内层用 2-0 号铬肠线，外层用 1 号丝线作间断缝合(图 19-5)。从尿道插入 18 号气囊导尿管，作术后引流膀胱之用，耻骨后间隙放置烟卷引流。缝合腹部切口。

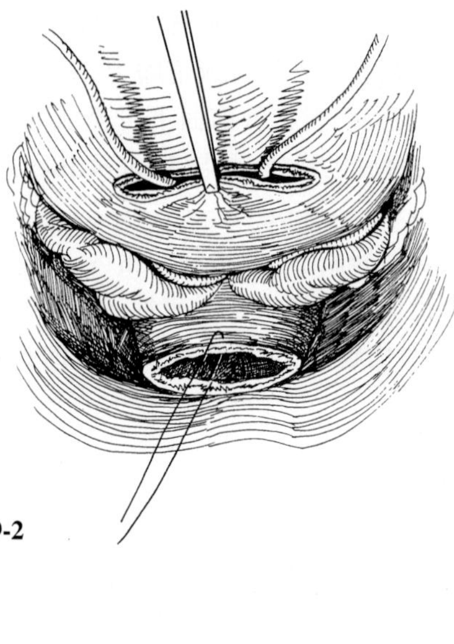

图 19-2

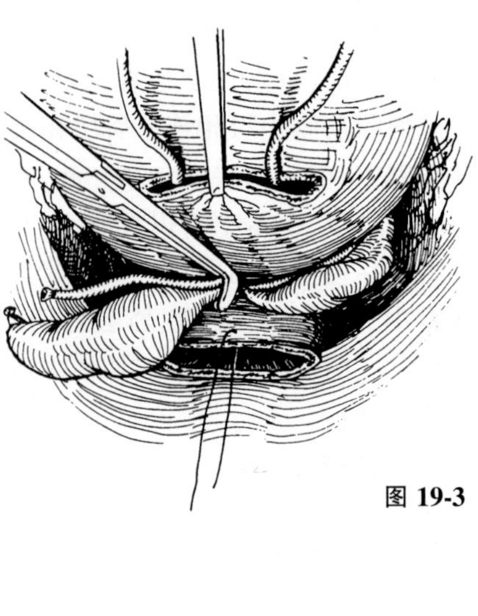

图 19-3

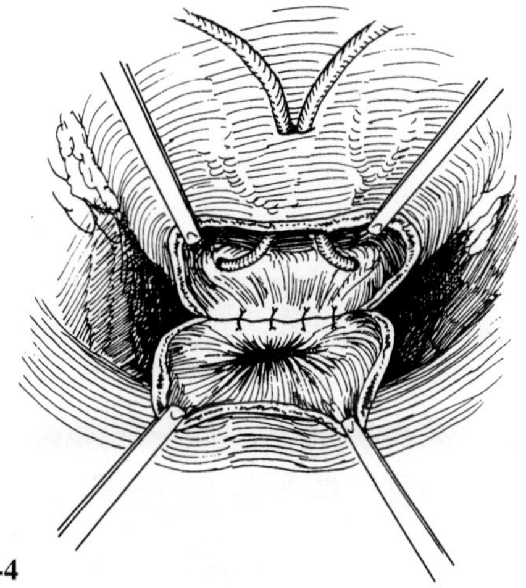

图 19-4

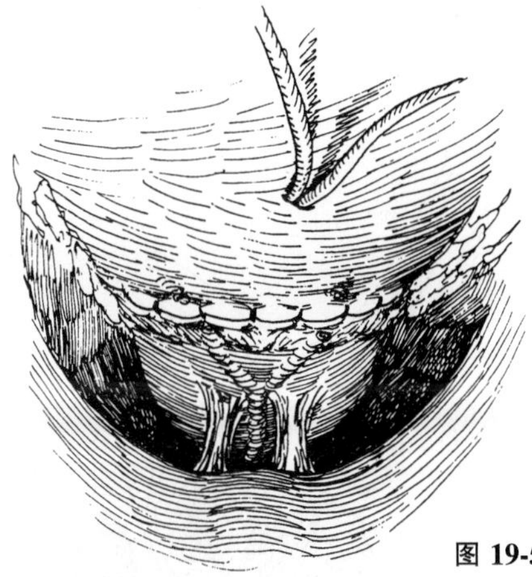

图 19-5

6. 精囊切除也可经膀胱三角区正中切口入路，自三角区中线纵形切开膀胱，延长切口，向远侧切开膀胱颈部(图 19-6)，切开达增大可触到的精囊上方。

7. 用皮钳夹住膀胱三角区的创缘，于膀胱逼尿肌与输精管、精囊外膜间的平面游离。将两侧输精管游离至精囊尖部(图 19-7)，于此处将其钳夹、切断，并用丝线结扎。将远侧端的输精管壶腹部游离达前列腺基部，继续向外侧方、精囊与前列腺精囊筋膜之间的平面分离，直达上外侧血管蒂，小心勿损伤输尿管，用止血钳钳夹精囊动、静脉，并切断、结扎。当游离双侧精囊后，将标本拉入膀胱腔，切断射精管，取出标本，用 3-0 号铬制肠线结扎射精管远侧断端。

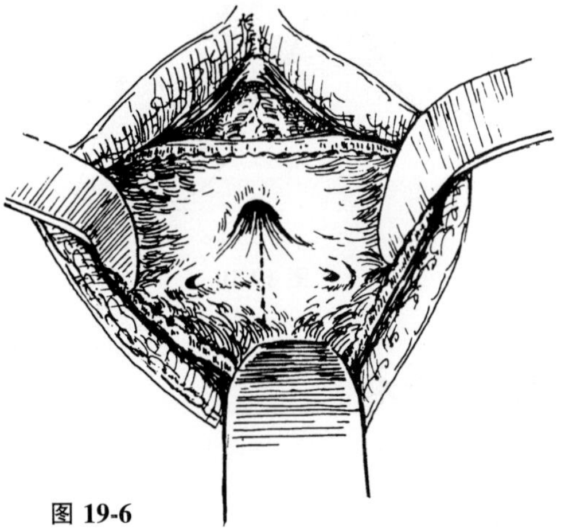

图 19-6

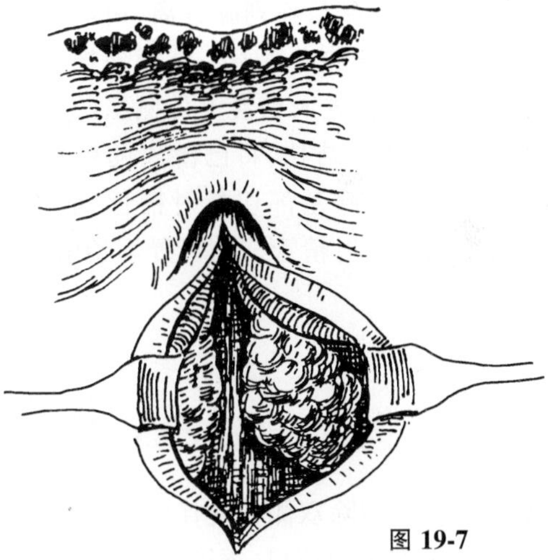

图 19-7

二、经会阴精囊切除术

方法与经会阴前列腺切除相似。优点：病人耐受好，出血少，早期活动，痛苦少。

1. 术前经膀胱镜插入双侧输尿管导管，术中作为标志，避免损伤。病人取膀胱截石位，在离肛门边缘 2cm 处作一弧形切口，达两侧坐骨结节下内侧。切开浅筋膜，用手指分离坐骨直肠窝，分离并切断中央腱，将肛门外括约肌向上撑开，切断直肠尿道肌。再用 Young 牵开器或气囊导尿管从尿道插入膀胱，将前列腺向下牵引(图 19-8)，到达会阴部切口处。

2. 于前列腺基部切开前列腺精囊筋膜后层，切口勿过分向两侧伸延，以免损伤血管、神经束(图 19-9)。

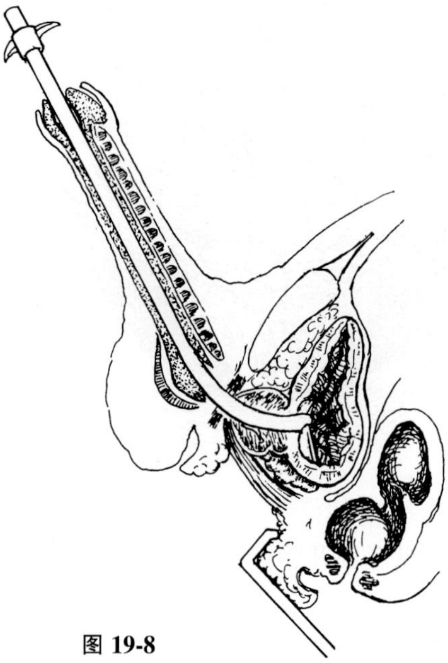

图 19-8

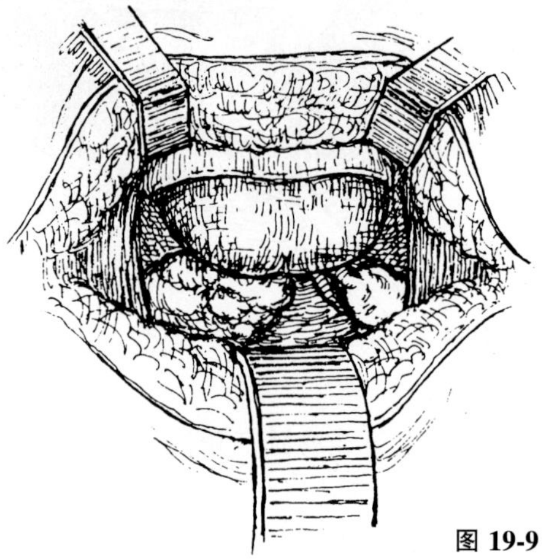

图 19-9

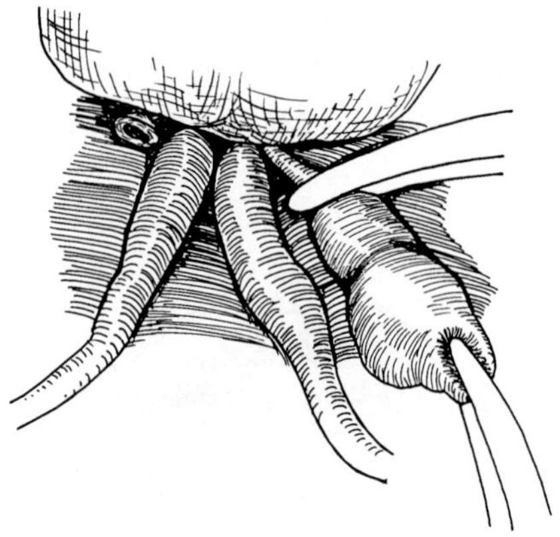

图 19-10

3. 在筋膜的中线加作纵切口，筋膜下分离精囊及输精管壶腹部(图 19-10)。分离输精管达精囊尖端水平,用弯钳钳夹住、切断并结扎输精管,将其远侧段从膀胱游离,将精囊与前列腺分离,由内至外侧方向沿外膜分离至精囊的血管蒂，注意勿损伤精囊尖端前方的输尿管。将进入精囊上外侧缘的较细小的动、静脉钳夹、切断并结扎,将已游离的精囊及输精管提出切口,于前列腺基部切断射精管,取出标本,用 2-0 铬制肠线缝合射精管。伤口置烟卷引流,并分层缝合。

三、经膀胱后精囊切除术

该术式适合于切除双侧精囊伴较小的囊肿或肿块性病变。

1. 采用下腹部正中切口,逐层切开进入腹腔。插导尿管排空膀胱。

2. 在膀胱后壁与直肠间横行切开腹膜反折,注意避免损伤直肠(图 19-11)。

3. 逐步锐性游离膀胱后方,直至完全显露输精管壶腹和精囊(图 19-12),游离精囊至前列腺基底部,在精囊颈部结扎、横断切下精囊(图 19-13)。

4. 伤口放置负压引流管后,逐层缝合伤口。

四、经尾骨精囊切除术

泌尿外科医师多不熟悉此路径,怕损伤直肠和阳痿。适用于既往有多次耻骨、会阴手术史、无法辨认解剖层次者。

1. 患者取俯卧抬高骨盆位。采用尾部 L 形切口,上起自正中离尾骨尖 10cm 处,垂直向下,至尾骨尖弧形向外,止于距肛门 3cm 处(图 19-14)。

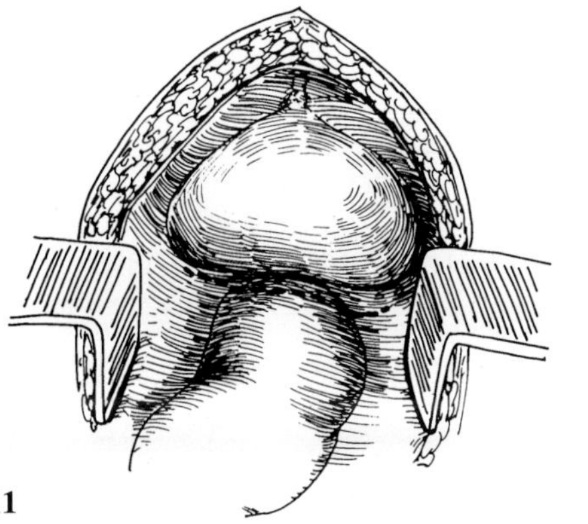

图 19-11

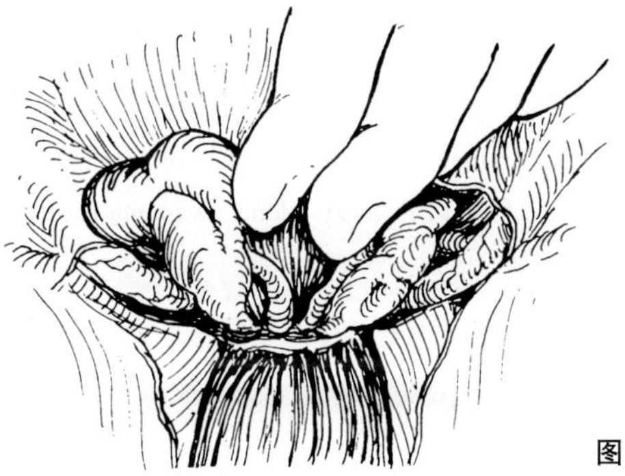

图 19-12

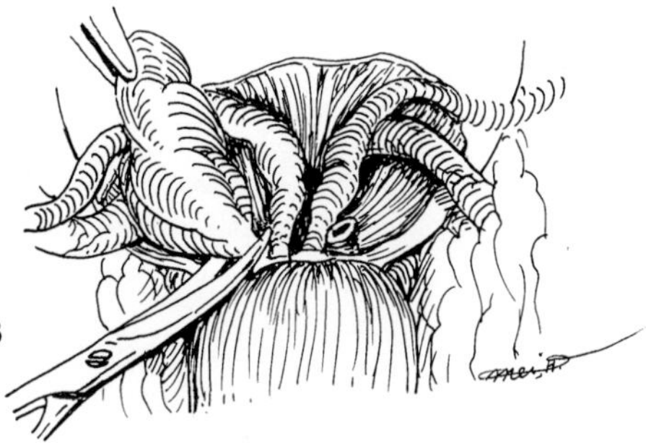

图 19-13

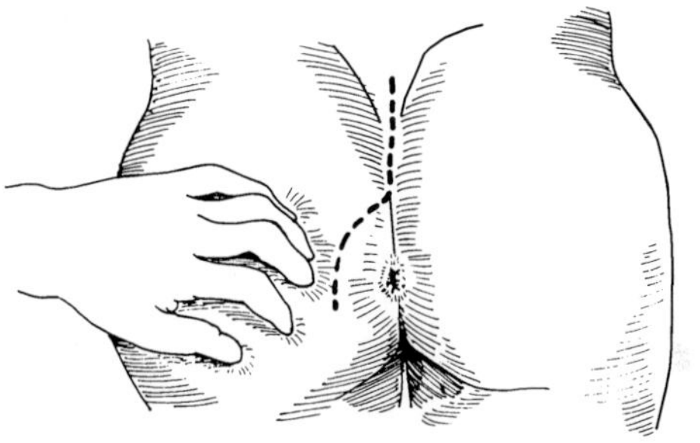

图 19-14

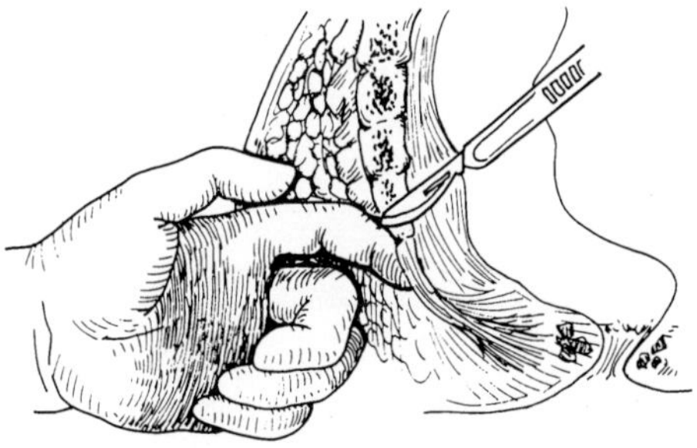

图 19-15

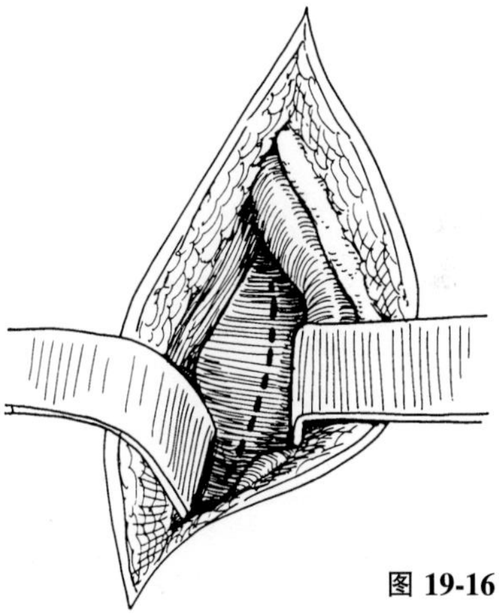

图 19-16

2. 沿尾骨外侧进入,游离其前方的直肠,截除尾骨(图 19-15),牵开臀部肌层及直肠。

3. 仔细分离直肠内前方，将直肠与内侧的肛提肌及周围组织游离,至前列腺可扪及(图 19-16)。这样可以保留血管神经束。触及前列腺后,沿中线向上切开 Denonvilliers 筋膜后层达上方的前列腺基底部,可显露输精管壶腹及外侧的精囊(图 19-17)。用手指放在直肠内有助于分离直肠及前列腺间平面。

4. 切除精囊的方法同上述。伤口内放置引流物,逐层缝合切口。

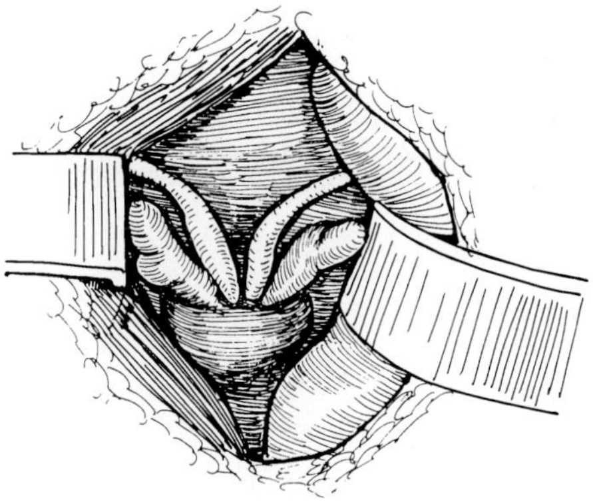

图 19-17

参 考 文 献

1. Politano VA, et al. A transvesical approach to total seminal vesiculectomy: a case report. J Urol, 1975, 113 : 385
2. Hinman F Jr. Atlas of Urologic Surgery. Philadelphia. WB Saunders Co, 1989, 381
3. De Assis JS. Seminal vesiculectomy. J Urol, 1952, 68 : 747
4. Thiel, R. and Effert P. Primary adenocarcinoma of the seminal vesicles. J Urol, 2002, 168(5) : 1891-1896

第二十章

尿道手术

surgery of urethra

第一节　尿道手术的基本问题

the principle of urethral surgery

【陈凌武】

一、男性尿道局部解剖及手术入路

【男性尿道局部解剖】

成人男性尿道长约17~20cm,自然状态下呈S形弯曲。全长自内向外分为三部分:

1. 尿道前列腺部(图20-1-1)　自尿道内口穿过前列腺达尿生殖膈上筋膜，长约3~4cm，其背侧壁上有一凸起,即精阜,其上正中有一隐窝,称前列腺囊。囊的两侧有射精管开口。前列腺管开口于精阜两旁的沟中。

2. 膜部　穿过尿生殖膈的一段尿道长约1.2cm,在会阴深袋中,为尿道外括约肌所围绕,是三部分中的固定部。

3. 海绵体部或称阴茎部　自尿生殖膈下筋膜至尿道外口,与膜部相接处管腔最大称尿道球部,有尿道球腺的导管通入其中。在接近尿道外口处,管腔又复扩大称舟状窝。在此段,尿道黏膜及黏膜下层中有Littre腺

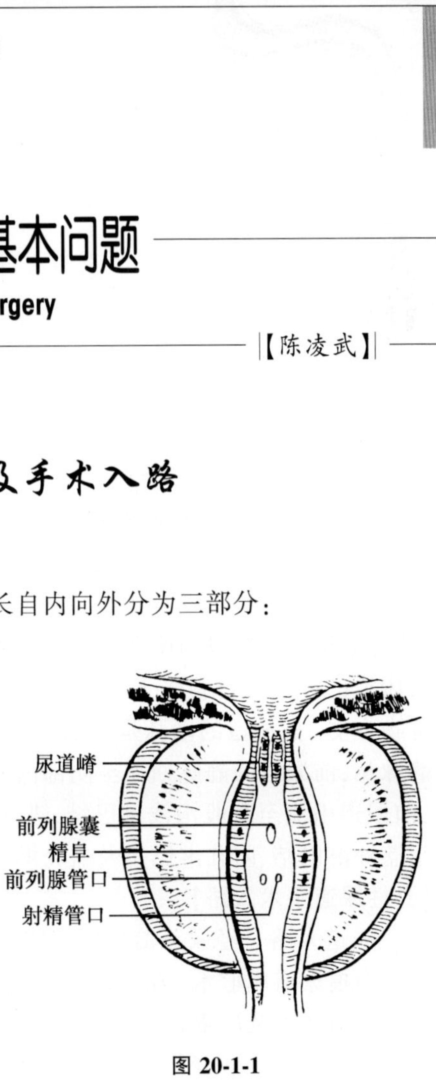

图20-1-1

存在。

临床上常将尿道前列腺部和膜部称为后尿道，尿道海绵体部称为前尿道(图 20-1-2)。尿道有 3 个狭窄部即外口、膜部和内口，及 3 个膨大部即舟状窝、球部和前列腺部。膨大部为结石易于停留之处。成人正常的尿道可通过直径 10mm 的器械。尿道全程有两个弯曲：第 1 个弯曲位于尿道膜部，称耻骨下弯；第 2 个弯曲位于耻骨前部，称耻骨前弯。当阴茎向前提向腹壁时，耻骨前弯即消失，但耻骨下弯不能人为将其拉直。故放入器械时，应顺此弯曲轻轻插入，不可粗暴，以免损伤。

当尿道外伤在尿生殖膈以上发生破裂时，尿液将渗于腹膜外间隙内。若尿道膜部破裂，尿液遂入会阴深袋内，该处筋膜坚强且无裂隙与周围相通，故尿液不易向外扩散。如尿道球部破裂，尿液即渗入会阴浅袋内；由于会阴浅筋膜与肉膜相融合，向上包绕阴囊、阴茎并越过耻骨联合与腹下部浅筋膜深层相续，因此，尿液渗入袋内后，除向阴囊、阴茎蔓延外，并可向上扩展至腹壁前。假如尿道破裂在海绵体部，由于阴茎筋膜仅包被所有海绵体，故渗出的尿液可以仅限于阴茎的范围之内(图 20-1-3)。

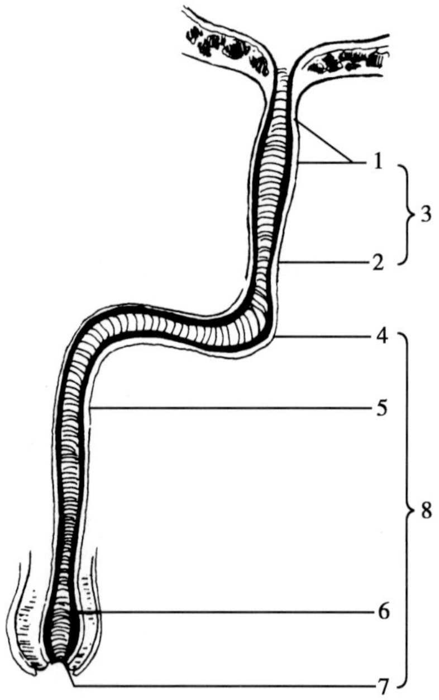

图 20-1-2

1. 前列腺部尿道；2. 膜部尿道；3. 后尿道；4. 球部尿道；5. 阴茎部尿道；6. 舟状窝；7. 尿道外口；8. 前尿道

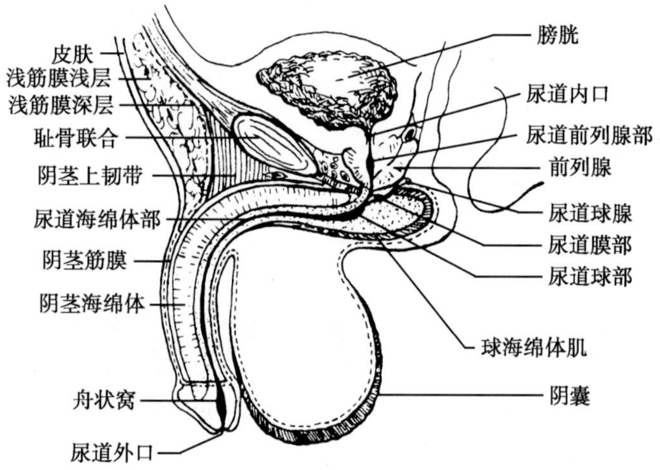

图 20-1-3

尿道最表层为黏膜，前列腺部尿道为移行上皮细胞，膜部、球部及阴茎部尿道的近侧段为复层柱状细胞，阴茎部尿道之远侧段与阴茎头部尿道为鳞状上皮细胞。

后尿道的血供来自膀胱下动脉的前列腺支，并有直肠下动脉(痔中动脉)及阴部内动脉的分支，它们之间有吻合支。前尿道的动脉是阴部内动脉、尿道球动脉及尿道动脉的分支。后尿道的静脉回流至膀胱前列腺静脉丛，前尿道的静脉回流至阴部内静脉，再至髂内静脉。尿道的淋巴十分丰富。在尿道黏膜下为淋巴网，前尿道引流至腹股沟浅淋巴结，进而至腹股沟下深淋巴结，并沿髂外淋巴结向上引流。后尿道淋巴引流至髂外淋巴结、闭孔淋巴结及盆腔淋巴结。

【男性尿道手术入路】

1. 经尿道入路　经尿路治疗尿道狭窄手术包括尿道内切开、经尿道瘢痕切除包皮植入尿道成形术和激光去除瘢痕尿道成形术。经尿道手术以短距离的前尿道狭窄效果为好。尿道狭窄并有尿道感染、尿道周围脓肿或尿道瘘以及严重狭窄者应视为手术禁忌。

2. 经阴茎入路　病变位于阴茎头部尿道或悬垂部尿道者，多经此径路。因阴茎皮肤薄而柔软，缺乏皮下脂肪,富于伸展性,有很大的活动度。故阴茎部尿道病变使用冠状沟下切口、阴茎纵形切口及阴囊部切口,可获得最佳的显露。

3. 经会阴入路 病变位于球部或膜部尿道者,可用会阴倒U形或倒Y形切口。经此入路可获得良好的显露。会阴部切口较近肛门,应注意防止局部污染。

4. 经耻骨入路 病变位于后尿道,可选用此入路。切除部分耻骨联合或切断牵开耻骨联合,可直接显露整个后尿道,可在直视下处理病变或行尿道吻合。但此入路操作复杂、出血较多,有出现耻骨骨髓炎及压力性尿失禁等并发症的可能。

5. 经会阴及膀胱联合入路 后尿道的病变常需两组手术人员协同配合。主要入路是经会阴部切口进入,自球部尿道分离至后尿道。另一组经膀胱用一粗尿道探条通过尿道内口插入后尿道,使会阴部手术组能准确地找出尿道近端,处理病变而不致误损直肠。后尿道狭窄段较长的手术常采用此入路。

6. 经膀胱入路 病变位于尿道内口或前列腺部尿道者,可经耻骨上膀胱切开处理后尿道病变,如后尿道结石,后尿道瓣膜等。但前列腺尿道的病变多可通过经尿道入路的内镜手术代替。

二、女性尿道局部解剖及手术入路

【女性尿道局部解剖】

成年女性尿道长3.5~5cm,尿道外口最细,在排尿时尿道内口扩张,尿道呈圆锥形。女性尿道可分为上、中、下三段,彼此相互延续。上段尿道称近端尿道,下段尿道称远端尿道。尿道内层为黏膜,尿道口为复层扁平上皮,其余部分为复层柱状上皮。尿道黏膜及黏膜下形成多数皱襞及陷窝,尿道黏膜下有许多小的尿道腺,开口于黏膜表面。尿道旁腺(Skene腺)开口于尿道口的黏膜上。尿道肌层主要由平滑肌构成。上段尿道环状平滑肌与膀胱颈环状肌相连贯,在颈部特别肥厚,形成收缩力较强的内括约肌,对控制排尿起着重要作用。中段尿道除平滑肌层之外,还有少量随意环状肌,起部分外括约肌作用。下段尿道无肌肉,只有2~3层纤维组织。

女性尿道淋巴管十分丰富,下段尿道淋巴引流至腹股沟浅淋巴结,进而至腹股沟深淋巴结及髂外淋巴结。中、上段尿道淋巴经尿道旁淋巴管进入盆腔,引流至髂外淋巴结、闭孔淋巴结和盆腔淋巴结。故女性尿道癌在腹股沟淋巴结未曾转移时,盆腔淋巴结已可能有也转移。

【女性尿道手术入路】

1. 经阴道入路 女性尿道位于阴道前壁下部之前,阴道前壁与尿道后壁之间有疏松结缔组织,易于分离,阴道腔宽大有弹性,特别是已婚已产妇女,经阴道前壁切开能较好地显露尿道,故为女性尿道手术最常用的径路,如尿道阴道瘘修补术、尿道憩室切除术等。

2. 经耻骨上入路 病变位于膀胱颈或上段(近端)尿道者,可经此径路进行手术。取耻骨上正中直切口或横弧形切口,切开腹壁先显露膀胱前壁,继而经耻骨后间隙显露及分离膀胱颈和上段尿道。

3. 经腹阴道联合入路 女性尿道癌需行尿道全切除者,则应采用经腹阴道联合径路,否则不能达到良好的显露、游离和彻底的切除。

4. 经耻骨入路 某些复杂的尿道阴道瘘或位于上、中段的尿道狭窄,周围瘢痕粘连较重,使尿道紧贴耻骨后面,无论经阴道或耻骨上入路,均因耻骨弓的阻挡而不能充分显露病变部位进行手术时,可切除部分耻骨联合,或切断牵开耻骨联合,从前面显露及处理尿道病变。

参考文献

1. 吴阶平. 泌尿外科学. 济南:山东科技出版社,1993
2. 曹献延. 手术解剖学. 北京:人民卫生出版社,1994,792-804

第二节 尿道口整形手术

meataloplasty

一、男性先天性尿道外口狭窄

男性先天性尿道外口狭窄在解剖上与后天性(外伤性或干燥性阻塞性阴茎头炎)不同,前者是由于发育障碍所致,后者是因炎症性缩窄所引起。尿道外口狭窄常合并舟状窝狭窄,后天性尿道舟状窝部狭窄的治疗见尿道狭窄一节。

研究表明阴茎头部尿道从胚胎第 16 周开始形成,尿道皱襞和阴茎头的凹陷均参与其形成过程。舟状窝起源于长入阴茎头尖端的上皮细胞索所形成的管道,第 20 周后舟状窝内充满脱皮的细胞,尿道皱襞向远侧伸延至冠状沟,于中线融合。阴茎头部的尿道沟亦向中线融合,包裹着阴茎头部的尿道内塞满了鳞状脱屑,此时尿道口已达阴茎头的确定位置。随后包皮向腹侧生长,尿道皱襞于腹侧融合而成阴茎头的包皮系带(图 20-2-1)。当上述末段尿道形成过程中发生障碍时,尿道皱襞融合所形成的尿道仅有狭窄的开口与舟状窝前方相通,即发生先天性尿道外口狭窄(图 20-2-2)。治疗此类患者若按传统方法将尿道末段向腹侧切开,将形成尿道下裂。正确方法是施行尿道口背侧切开成形术,整复至近正常状态。

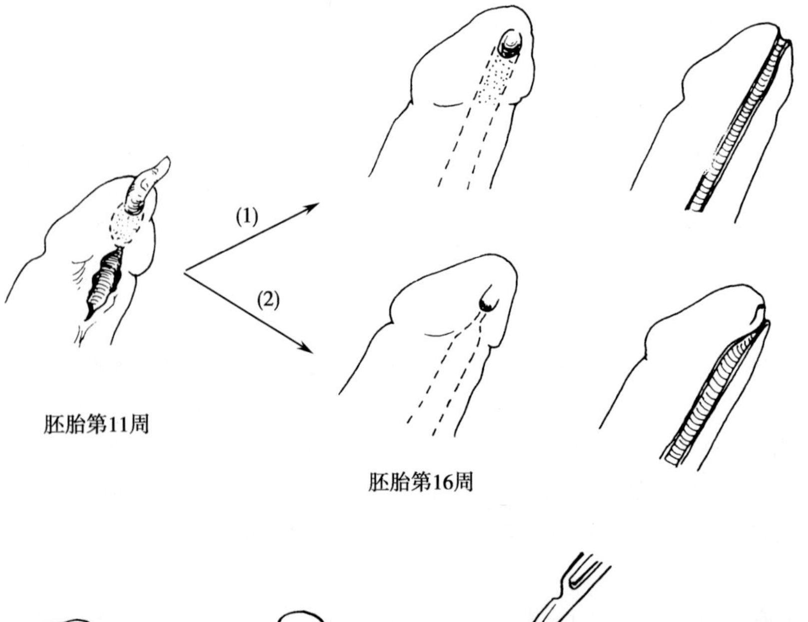

图 20-2-1 胚胎第 11 周时尿道皱襞尚未完全融合,阴茎头陷窝塞满鳞状脱屑;胚胎第 16 周,阴茎头的尿道已形成,与尿道沟融合的尿道相沟通

(1)正常发育;(2)沟通过程发生障碍,狭窄的尿道口位于阴茎头陷窝前方

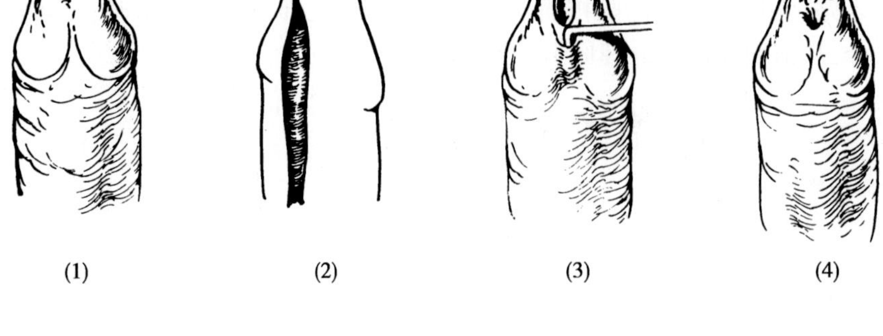

图 20-2-2 尿道口背侧切开成形术

二、男性尿道口背侧切开成形术

(dorsal meatotomy in men)

【手术步骤】

1. 直角探针或小弯钳撑开尿道外口，显露尿道舟状窝部，可见凸向腹侧的尿道后壁。用尖刀于12点处作一纵切口深达阴茎头海绵体，黏膜切口应比海绵体的切口短一些，以便在缝合时切口中部不致有张力(图20-2-2)。

2. 用可吸收缝线将黏膜切口横形缝合，扩大尿道口及舟状窝部口径(图20-2-2)。不需留置导尿管。

(梅　骅)

三、女性尿道口处女膜畸形

正常女性尿道外口呈椭圆形，与阴道口有一定距离，在成人约为0.5cm左右，处女膜环位于尿道外口的下方，其间为阴道前庭(图20-2-3(1))，一些患者外生殖器发育过程中有轻度反常，发生下列两个类型的尿道口、处女膜畸形：①处女膜伞：处女膜如伞状向前方张开，尿道口被处女膜伞覆盖(图20-2-3(2))，在伞的后方尿道末端呈隐窝状，排尿时尿流被处女膜伞阻挡发生返流，细菌随返流的尿液进入膀胱或尿道旁腺，同时积存于陷窝内分泌物容易引起逆行感染，尤其在性交后。②尿道处女膜融合：尿道口与阴道口互相靠近，尿道口融合在处女膜环前端，尿道口向后退缩，隐藏在外阴的较深部位，(图20-2-3(3))。一些成年患者处女膜未充分破裂，尤其是至更年期后局部黏膜弹性低，阴道入口较狭窄，处女膜发生慢性炎症后组织增厚，使阴道口与尿道口相连接(图20-2-3(4))。由于缺乏前庭，致使在性交期间尿道口反复被推入阴道内，尿道口易受刺激和细菌感染；另外排尿期间由于尿道外口的畸形，使尿液不能平顺排出而产生涡流，细菌随着涡流的尿液返流入膀胱或尿道旁腺，引起下尿路感染或尿频尿急综合征。绝经期妇女由于雌激素水平低，阴道和尿道黏膜只有底层和外底层细胞，尿道表面缺乏分泌物，细菌容易滞留并黏附在黏膜表面引起感染。临床所见症状可发生于儿童期，较多发生在新婚性生活的时期，即所谓新婚期膀胱炎。因此对反复发作下尿路感染或尿道综合征的女性患者，须检查尿道口及处女膜，通常会发现上述解剖异常；同时应注意检查尿道外口有无尿道旁腺开口，用手指沿阴道前壁由后向前按摩尿道，观察是否有分泌物从尿道口或尿道旁腺口流出。若存在上述畸形，药物治疗难以奏效时，需施行尿道口整形手术。

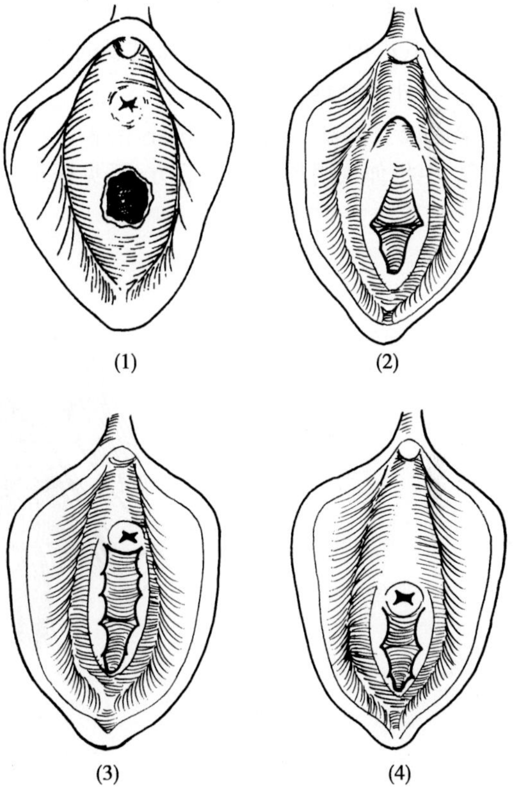

图 20-2-3

(梅　骅　魏　辉)

四、尿道口-处女膜成形术

(meatal-hymenoplasty)

【手术设计原理】

尿道口-处女膜畸形的整复方法因局部解剖情况不同而各异，基本要求是去除阻挡尿流的处女膜伞，将尿道末段从阴道前壁松解分离，重建阴道前庭，使处女膜环移至前庭后方。若存在尿道远段纤维环狭窄或过厚，应沿中线将其切开，使尿流平顺。有尿道旁腺开口应予以切开敞开腺管引流。尿道后位开口的患者需作尿道末段广泛游离，于前方重新造口。

【手术步骤】

骶管麻醉后取截石位，尿道口有处女膜伞者用小弯钳或组织钳钳住，沿尿道口黏膜与皮肤交界处切开伞的内板，尿道口处女膜融合的患者则沿尿道口后缘切开，将切口向两侧沿处女膜内板的边缘延长，保留处女膜外板来重建前庭。切口深达尿道周围筋膜，在筋膜深面紧贴阴道黏膜向尿道旁及近侧游离。在成人尿道末段 1cm 为纤维环，自此向近侧游离，尿道处女膜融合患者在将尿道远侧 1/2 从阴道壁游离后，尿道口即向前移位。用可吸收缝线或 5-0 肠线将处女膜外板创缘与尿道末端间断缝合，并于中线靠拢缝合外板来重建约 1cm 的阴道前庭。切除过多的阴道壁，将创缘横行缝合(图 20-2-4)。

【术中意外及处理】

1. 尿道处女膜融合并处女膜环增厚的成年患者，由于尿道外口被束于瘢痕化的处女膜环前方，检查者用食、中指伸入阴道并压向后方，可见尿道口被向下牵拉，甚至进入阴道内(图 20-2-5)。遇此情况，沿

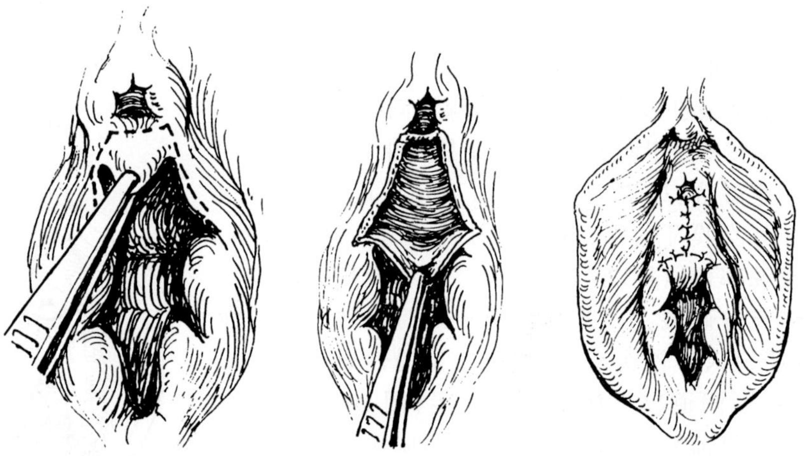

图 20-2-4　(1)　(2)　(3)

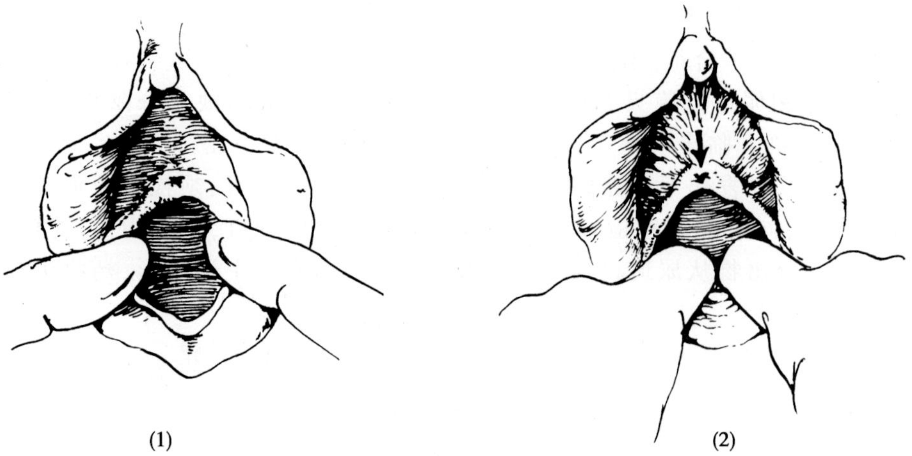

(1)　(2)

图 20-2-5

处女膜环作一弧形切口，切开阴道壁，在尿道周围筋膜下游离、松解尿道后壁与处女膜及阴道前壁的粘连后，于 10 点和 2 点钟处纵行切开两侧的处女膜，直达正常组织处。然后按上述方法作前庭成形术。

2. 尿道低位开口　尿道低位开口与先天性尿道过短不同，后者常伴有外阴发育不良，阴道口较狭窄，尿道向后退缩。尿道低位开口若按照上述方法施行成形手术，难以达到尿道口前移及重建目的。宜将远端 2cm 的尿道完全游离，此段尿道并无主动括约作用，若有必要，可将尿道更广泛游离，使有足够长度通过尿道口前方的黏膜隧道，于尿道前庭的中部造口（图 20-2-6）。

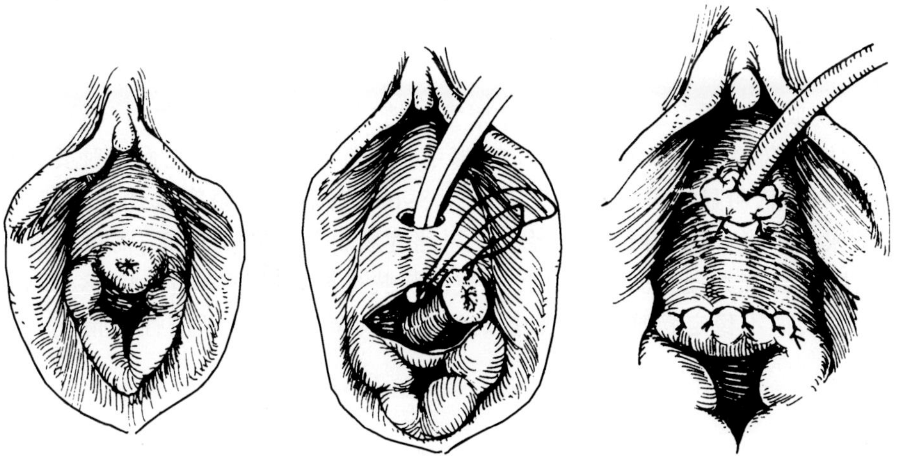

(1)　(2)　(3)

图 20-2-6

3. 尿道远端梗阻　尿道远端梗阻，更确切地说位于尿道远端 1/4 处的纤维环相对地狭窄，是一种先天性异常。它可单独存在，也可合并有处女膜的解剖异常。女性尿道的远侧 1/4 缺乏肌层，是由一层厚的胶原纤维所环绕，尿道的平滑肌终止在这个纤维环上（Lyon et al. 1965）。如果这个环的胶原纤维过于丰富或缺乏弹性，将引起尿道口相对缩窄，使排尿过程中近侧的尿道膨大，尿液不能平顺排出发生涡流，导致尿道的细菌随涡流的尿液返流入膀胱或尿道旁腺，造成反复发作的下尿路感染。纤维环虽然引起尿道远侧相对缩窄，但其本身却不造成明显的机械性梗阻，因此有人认为是一种功能性梗阻。在施行尿道口处女膜成形手术时，若发现纤维环相对狭窄或过度肥厚，宜将其于中线切断，显露尿道黏膜，然后作前庭成形（图20-2-7）。

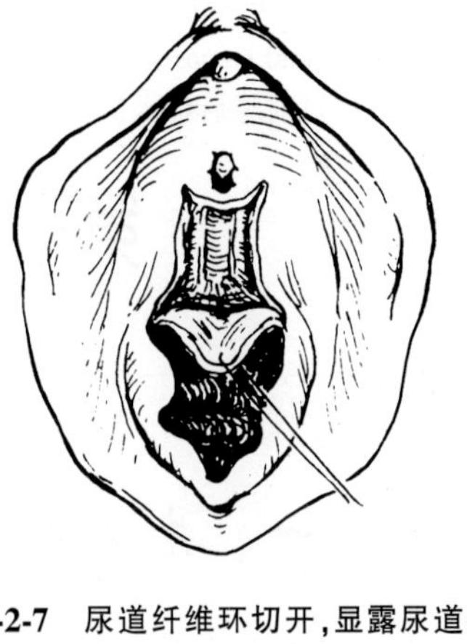

图 20-2-7　尿道纤维环切开，显露尿道黏膜

4. 合并尿道旁腺感染　治疗前应先用手指从阴道压向耻骨、并由后向前按摩前尿道，同时检查尿道口和比较按摩前后的尿液白细胞数。若有尿道旁腺感染，可发现按摩后尿中白细胞数增加，有时可见到分泌物从尿道旁腺开口流出；若遇到这种情况，应该用探针从腺管口轻轻插入直达腺体的底部，然后穿出尿道黏膜，将腺管彻底切开引流。必要时可用输尿管镜检查女性尿道，在冲水使尿道张开的情况下可以见到腺管开口或管口处的脓栓。

（梅　骅）

五、阴道口前缘后移术

本手术适用于尿道处女膜融合患者。

于尿道外口 12°处纵向切开 0.6~1.0cm,扩张尿道至 42F 后,用 4-0 肠线将尿道黏膜于皮肤创缘横行缝合,在阴道前壁黏膜下注入生理盐水,使利于分离。用组织钳钳住阴道壁前缘 2 点及 10 点处,向两侧牵拉,沿黏膜与皮肤连接处切开 3cm,用弯剪分离阴道前壁黏膜,并剪出以阴道口前缘为底边,高约 3cm 等腰三角形黏膜,用 7 号丝线沿等腰三角形创面两腰横行褥式缝合 4~5 针,深达阴道括约肌,注意不损伤尿道,牵引对合创面后逐一结扎缝合。达到对折阴道前壁,缩小阴道口的同时,使新阴道口前缘后移,使尿道-阴道间距增加至 1~1.5cm。1-0 肠线间断缝合已对合且无张力的阴道壁及前庭切口,缝线深达阴道肌层以闭合间隙。阴道宽度应可容两横指。如狭窄则需加行阴道后联合纵切横缝,以扩大阴道口。留置导尿管,阴道填塞碘仿纱布压迫止血 1~2 天。

【术后处理】

尿道口一处女膜成形术后一般不需留置导尿管，情况较复杂者可留置口径较小的硅胶气囊导尿管 2~3 天。预防性抗菌药物需较长时间使用。成形手术后尿道末段周围充血水肿要持续较长时间,多数患者术后 3 个月内症状明显改善，少数患者需经 3~6 个月后局部瘢痕软化，症状才逐步改善或消失,有些患者需做尿道扩张,以获得足够口径。下尿路症状群经久不消退者,需做膀胱镜检查,注意有无合并黏膜白斑、腺性膀胱炎、膀胱颈假息肉、间质性膀胱炎或膀胱颈挛缩等病变。尿道综合征患者若伴有尿流动力学异常,如不稳定膀胱、逼尿肌括约肌协同失调、膀胱低顺应性等情况,需较长时间使用药物治疗。

(梅　骅)

参 考 文 献

1. 梅骅. 女性下尿路感染. 新医学,1974,(7),344
2. 梅骅. 女性尿道综合征. 中华泌尿外科杂志,1983,4：120
3. Alexander AR,et al. Urethral-hymenal adhesion and recurrent postcoital cystitis:treatment by hymenoplasty,J Urol,1972,107：597
4. Hirschon RC. Urethral hymenal fasion,J Urol,1966,96：784
5. Lyon RP,et al. distal uretal stenosis in little girls. J Urol,1965,93：379
6. 巫嘉文,杨思勤. 阴道口前缘后移术治疗尿道处女膜融合症. 中华泌尿外科杂志,2002,23：226

第三节　男性尿道下裂手术

一、先天性尿道下裂外科治疗的基本原则

先天性尿道下裂手术是整形外科中最具有挑战性的问题,其类型繁多,下裂部位从阴茎头直至会阴部,可合并假阴道、阴茎细小、阴囊不发育、阴茎阴囊易位等畸形,需按个别情况选择手术方式。手术后的功能和美容效果除取决于术式设计外,术者熟练掌握手术操作和围手术期处理的各个重要环节有密切关系。尿道下裂历史上多分两期施行手术,先纠正阴茎下曲,3~6 个月后作尿道成形。20 世纪 70 年代,有愈来愈多的学者采用一期下曲纠正、尿道成形手术,用以矫治各种类型尿道下裂,一期成功率达 90%以上。至今,仍有学者认为二期手术成功率较高。认真掌握尿道下裂手术治疗的基本原则,可减少术后并发症,提高成功率。

1. 手术时机　一般认为手术应于 2 岁时施行。阴茎发育不良者,可先用内分泌治疗,每周注射丙酸睾酮 25mg 或 HCG1000 单位,每周 1 次;若有疗效,持续注射 2~3 个月,待阴茎增大才施行手术。儿童性心理在两岁后开始形成,年龄较大才施行手术有可能导致自卑、孤独、抑郁等心理障碍。

2. 阴茎下曲纠正　手术的关键是松解导致阴茎下曲的解剖因素,使阴茎充分伸直。于阴茎头下方作

冠状沟皮肤切口，切开阴茎筋膜，切断尿道板，在阴茎腹侧白膜表面充分分离，切开缩短的阴茎筋膜，使阴茎伸直，尿道口即后退至所应到达部位，以此位置确定尿道下裂类型。伴有假阴道者可同期切除并作尿道成形术。少数患者白膜亦有弯曲畸形，可于屈曲部位的腹侧作白膜横切口，取梳形睾丸鞘膜或真皮层，修补伸直阴茎后的白膜缺损，此种情况，宜分期作尿道成形术。

3. 尿道成形　一期重建尿道需使用组织移植，常用的有带蒂包皮或阴囊岛状皮瓣、游离包皮、膀胱黏膜、颊部黏膜。带蒂皮瓣有血液循环，能迅速愈合，但需注意蒂部不宜过度扭曲或受压，术后勿加压包扎，以免导致缺血坏死。背侧包皮取瓣区皮肤不充裕者，会致阴茎皮肤缝合张力较大，引起阴茎扭曲或愈合不良。阴囊皮肤取瓣应在中线无毛区，忽略了毛囊的存在会导致尿道内毛发生长。阴囊皮管形成的尿道应用缝线固定在阴茎腹侧中线的白膜。

游离皮肤、膀胱黏膜和颊部黏膜移植作尿道成形，因组织结构不同，各具优缺点，均能获较满意效果。皮肤多取自背侧包皮或下腹部。皮肤覆盖鳞状上皮，有角化及脱屑，表面干燥，全层包皮内板柔软有弹性，采自腹部的厚断层皮片较脆弱，缺弹性。皮肤乳头层下有较丰富毛细血管丛。

膀胱黏膜表面覆盖尿路移行上皮，薄而伸张力大，耐受尿液浸渍。黏膜下有疏松的结缔组织和血管丛，形成的尿道过于宽松会致尿液残留或尿道口黏膜脱垂。膀胱黏膜取材容易，可随意切取足够黏膜重建会阴部尿道下裂，不影响美容效果。

颊部黏膜表面覆盖复层扁平上皮，表层无角化，表面湿润，黏膜较结实、柔软，黏膜下有丰富的血管丛，可随意削薄而不影响愈合，是作尿道的理想材料，但须在全麻下取材，操作较复杂，需大块取材时创伤较大。最近还有学者采用舌两侧的黏膜重建尿道。

游离皮肤或黏膜移植于创面后，要经历两个时期，共 96 小时才完成其着床(take)过程。最初 48 小时移植物靠吸收宿主创面渗出的组织液供养，此时移植物的温度低于体温。第二期为接种期，需 48 小时，新生的毛细血管长入移植物，使其温度上升至体温。血液循环重建受到移植物血管特点和宿主血供丰富程度所影响。动物实验显示膀胱黏膜移植后开始的两周内黏膜萎缩变薄，只留下两层上皮细胞。第 3 周上皮增厚，至第 4 周才出现黏膜皱褶，类似正常的尿路上皮。皮肤移植所需时间稍短。临床上于尿道成形术后 3 周才适宜让患者排尿。

使用断层皮肤作尿道成形有主张在皮片上切成很多小孔，形成网状，尤其是移植在凸凹不平创面上，藉其网孔引流创面渗液，创面有较多的生长因子，有利于表皮的生长。

利用原位组织作尿道或用尿道板一期尿道成形治疗无下曲阴茎型尿道下裂。下曲纠正术后 3~6 个月利用埋藏原位皮条作尿道成形术等，亦有一定的成功率，并不比一期尿道成形优越。近 20 年来，学者们多主张将成形的尿道开口于阴茎头接近正常的部位，美容和功能效果更为满意。

4. 阴茎创面缝合　下曲纠正或尿道成形术后，一般采用背侧包皮瓣转移覆盖腹侧创面。作包皮背侧正中切开，将两皮瓣转移至腹侧，作 Z 形缝合，形成明显的阴茎阴囊交界。不强调缝合阴茎筋膜，若筋膜或皮肤缝合后有张力，会致阴茎扭曲，宜先做好皮肤的定点缝合，保持阴茎正位后再缝合皮下及皮肤。

5. 敷料覆盖　术后开始 2 周内为了防止阴茎手术部位水肿，需稍加压包扎阴茎，使用尼龙网纱布包裹全部阴茎皮肤，用缝线固定，于术后 3 天解除外层纱布，保留尼龙网纱，以便于清洗及观察，保持局部干燥。网纱敷料可保留至术后 3~4 周再解除。使用弹性粘贴绷带包扎方法简便，应定期更换。

6. 尿流改道　尿道下裂作尿道成形术后，多采用耻骨上膀胱造瘘或会阴部尿道造瘘分流尿液。阴茎型尿道下裂可用多孔导尿管作尿道支架引流，亦有学者将槽状导管插至尿道球部，让患者自行排尿。较复杂的尿道成形术后防止分泌物积存在尿道深部，是防止术后感染的重要措施。留置多孔导尿管可助分泌物随尿液排出；作膀胱造瘘的患者可留置尿道多孔支架引流管及冲洗管，用抗菌药液间歇冲洗尿道，可防止因尿道感染所致的并发症。

尿道下裂临床应用的术式繁多，还不断在改良变革中，很难评价哪种术式最为优越，即使是同一种术式经不同术者处理，疗效可大不相同。掌握尿道下裂外科治疗的基本原则，认真做好每例手术的设计，细致处理术中、术后每一个重要关键环节，就能取得满意的治疗效果。

(梅　骅)

二、尿道口前移、阴茎头成形术

(meatal advancement and glanuloplasty)

【手术适应证】

阴茎头型尿道下裂。

【手术步骤】

此种类型的尿道下裂，以 Mathieu 术式效果较为满意。若尿道远端狭窄或缺乏海绵体组织，宜将尿道远端劈开至狭窄部近侧、具有海绵体组织处，用可吸收缝线将尿道与皮肤创缘间断缝合，于尿道沟两侧做平行切口，并向阴茎皮肤延长，至与尿道沟等长处，将皮瓣横断。自阴茎两侧离冠状沟 0.3~0.5cm 处，向内作斜形切口至白膜表面，切口抵达尿道皮瓣处(图 20-3-1)。将尿道沟切口两旁的阴茎头组织自白膜表面分离，达阴茎海绵体末端处，使阴茎头的腹侧部分能像翼状展开。在尿道皮瓣深面稍作游离，注意保存其血液供应，将皮瓣远端翻向上方，与尿道板创缘用细可吸收缝线间断缝合，形成远段尿道(图 20-3-2)。将阴茎头两翼向中线靠拢，覆盖尿道远端，缝合皮肤创缘(图 20-3-2)。

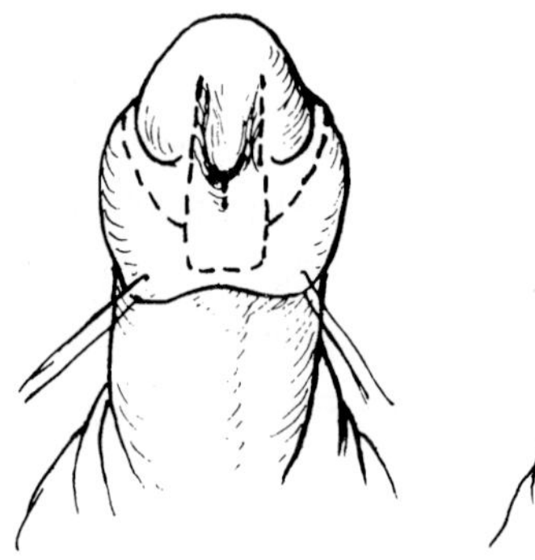

图 20-3-1

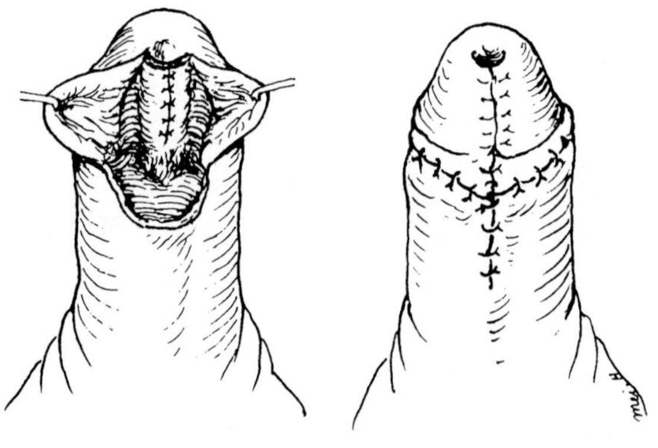

图 20-3-2

三、膀胱黏膜一期尿道成形术

【历史回顾】

利用膀胱黏膜做尿道成形最早由 Memmelaar 在 1947 年应用。随后在 1955 年 Marshall 在分期尿道下裂整形术中应用膀胱黏膜尿道成形术，将游离膀胱黏膜片包裹导尿管埋藏于阴茎腹侧皮下，远端于阴茎头下造口，但手术疗效不满意，失败率高，手术方法未能得到推广。1975 及 1980 年梅骅对术式进行了改良，用膀胱黏膜尿道成形术一期修复尿道下裂，手术成功率达 95%。而且此术式适用于各种类型的尿道下裂，使膀胱黏膜尿道成形术逐步在国内外得到推广。

【手术设计原理】

下曲矫正术后立即作尿道成形，在正常组织创面上移植用自身材料形成的尿道，可以获得最佳愈合。膀胱黏膜是一层较厚的移行上皮，柔软而有弹性，仅需很少的营养物质就可着床存活；黏膜与尿道黏膜一样能耐受尿液的浸泡不发生角化，不长毛发，取材方便而且充裕。会阴型尿道下裂患者需切取一大块膀胱黏膜，切除黏膜后，将原位黏膜创缘提起，用肠线固定在肌层创缘，即可消灭膀胱肌层的创面，术后不影响膀胱容积；形成的尿道口径宽敞可随年龄增长而增宽。由于不使用阴茎皮肤作尿道，保留足够的皮瓣覆盖阴茎腹侧的创面，可随意作修剪，缝合后阴茎不会因皮瓣张力大而发生扭歪或愈合不良，美容效果相当满意。

【术前准备】

需作尿常规检查，了解有无尿路感染。长期留置膀胱造瘘管或导尿管，膀胱容量太小，以及合并尿路感染者不宜采用此种术式。手术日清晨剃除阴毛，清洗术野皮肤，并用生理盐水灌肠。消毒皮肤前向尿道内灌注 200ppm 碘伏溶液，以消灭尿道内的细菌。

【手术步骤】

1. 矫正阴茎下曲　冲洗尿道，若远端的尿道无尿道海绵体应将其劈开达海绵体已发育的部位。在阴茎头置牵引线，于阴茎头离冠状沟 3~5mm 环形切开阴茎皮肤直达白膜表面，腹侧达尿道板两旁，(图 20-3-3、4)。矫正下曲的关键在于手术时应从阴茎腹侧尿道板两旁正常的阴茎体找到阴茎筋膜及其相连的尿道板与阴茎海绵体白膜之间的正确平面(图 20-3-5)，松解引起下曲的一切解剖因素。沿此平面容易分离，出血少，小出血点用纱布压迫即可止血。切断挛缩的筋膜，于中部切断尿道板(图 20-3-6)，继续分离，使阴茎完全伸直(图20-3-7、8)。切断及分离腹侧尿道板时应注意保护阴茎海绵体组织，损伤后出血多，平面难以辨认，需要缝合才能止血。游离近端尿道达有尿道海绵体发育的部位，在大多情况下引起阴茎

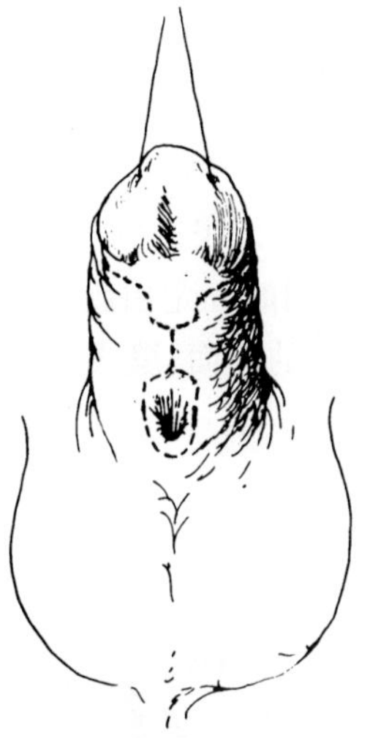

图 20-3-3

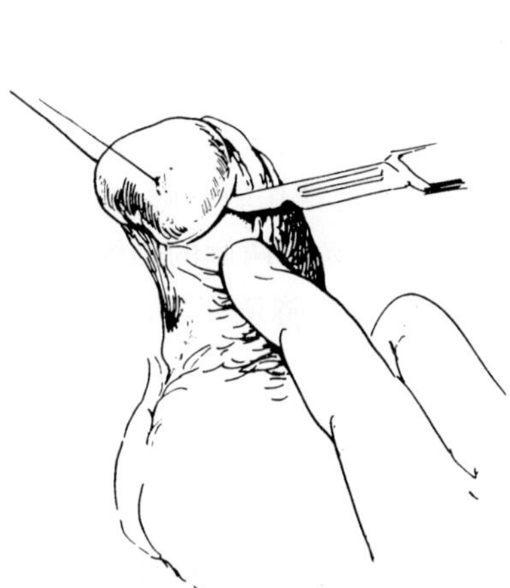

图 20-3-4

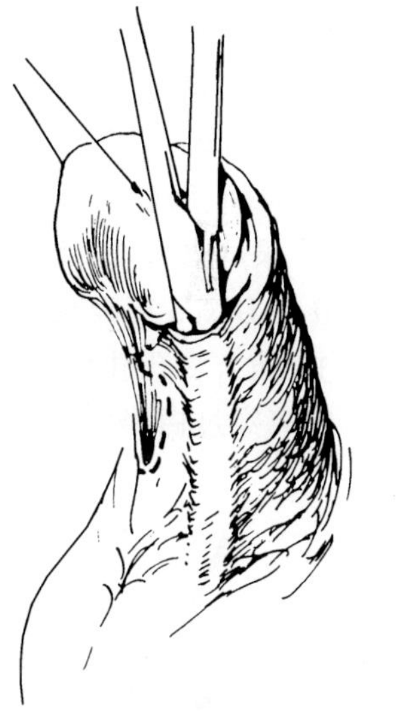

图 20-3-5

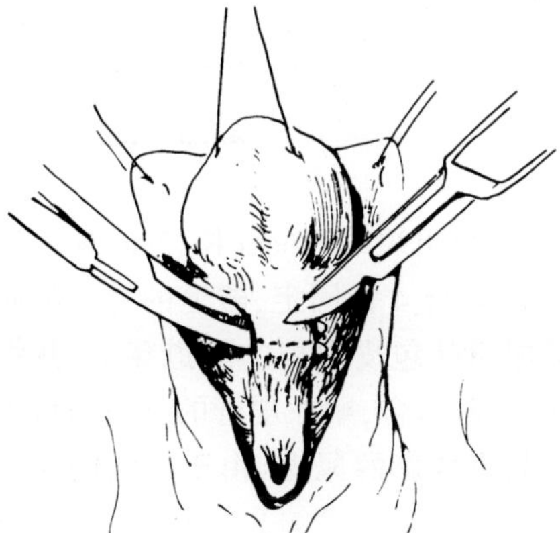

图 20-3-6

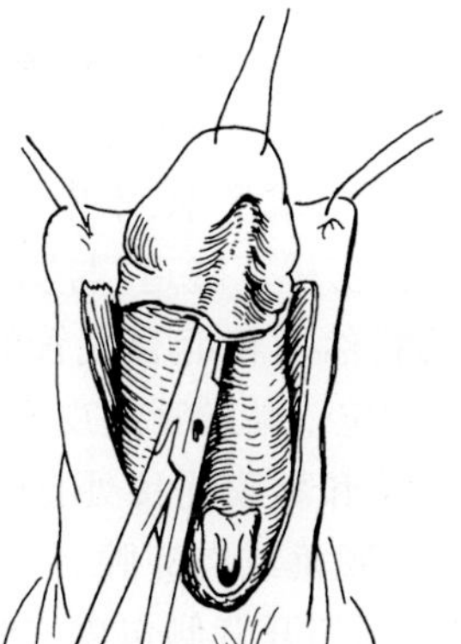

图 20-3-7

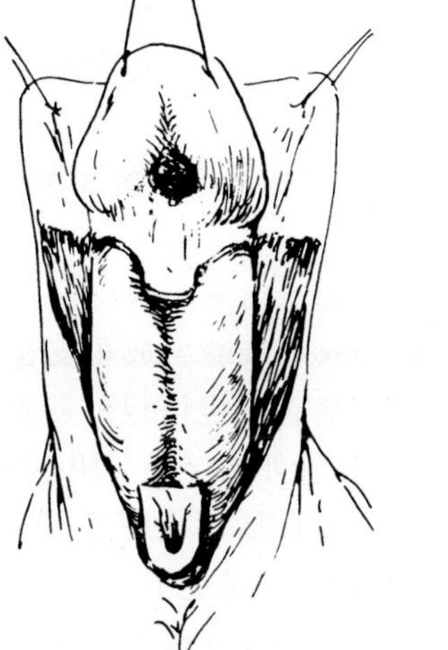

图 20-3-8

下曲的纤维索包围尿道口周围并延伸一段距离，完全游离这些纤维索常需要游离尿道到阴茎阴囊交界甚至阴囊会阴交界。

下曲矫正的标准是：阴茎能自然平置耻骨联合前方，不再向腹侧反弹。1974 年，Gittes 和 Mclaughlin 采用人工勃起试验使下曲矫正更加准确：于阴茎根部扎橡皮筋，在阴茎头扎细针注射生理盐水制造勃起，了解下曲矫正程度。

假如仍有下曲，需行白膜折叠术：在阴茎背侧弯曲部位游离阴茎筋膜，注意勿伤及神经血束。用 Dexon 线于两侧阴茎白膜做折叠缝合，纠正下曲。由于尿道下裂多伴阴茎短小，适宜方法是于腹侧弯曲部位作白膜横切口，伸直阴茎后，用睾丸鞘膜或内皮层修补白膜缺损。

2. 尿道外口成形术　用小圆刀和小血管钳于远侧沿尿道板深部与白膜表面分至阴茎头，远端从阴茎头尿道沟远侧穿出(图 20-3-7~8)，切开阴茎头皮肤形成以足够宽敞的隧道，使隧道长约 0.6~0.8cm，宽约 0.8cm，至少能置入两根 6~8F 支架管，可防止术后尿道口狭窄。用尺子量尿道海绵体末端至阴茎头开口的距离。

3. 取膀胱黏膜　经尿道插入导尿管，注入生理盐水使膀胱半充盈，作下腹正中或弧形小切口，中线切开白线于腹膜外显露膀胱。切开膀胱肌层并用弯钳将其撑开，显露其下的黏膜，用皮钳牵开肌层并用小圆刀在膀胱黏膜与肌层间作钝性及锐性分离(图 20-3-9)，剥离并截取出一块比实际需要稍微宽(约 2cm)的膀胱黏膜组织(图 20-3-10)。将黏膜创缘与肌层用肠线缝合固定以缩小或消灭肌肉层创面。为缩短游离黏膜缺血时间、膀胱切口可留待尿道成形术后才缝合，并作膀胱造瘘。

4. 尿道成形　将游离的膀胱黏膜创面向下平铺于阴茎腹侧创面。按照阴茎大小设计尿道口径。用 5-0~6-0 的 Dexon 可吸收缝线将黏膜和固有尿道远端作斜行吻合，缝合线应置在侧面，同时固定白膜(图 20-3-11)。插入多孔硅胶管超过吻合口作支架和引流。两侧的创缘并拢连续缝合在阴茎的侧面，缝线每隔 2~3 针距离穿过白膜以固定尿道，尿道末端从阴茎头隧道穿出(图 20-3-12)。

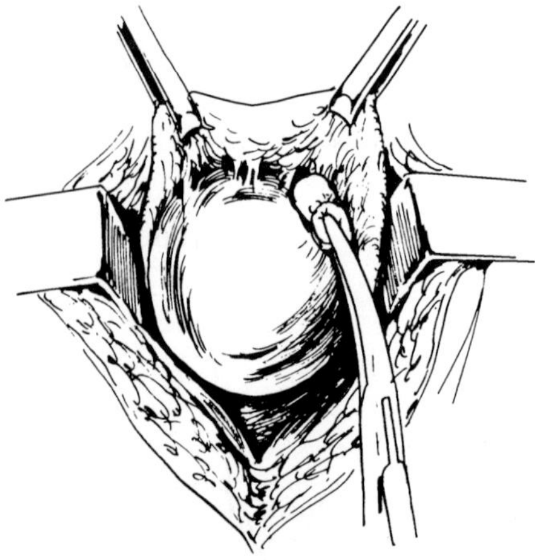

图 20-3-9

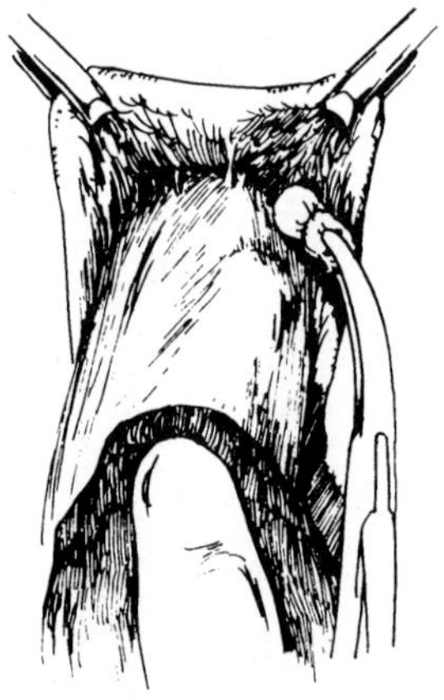

图 20-3-10

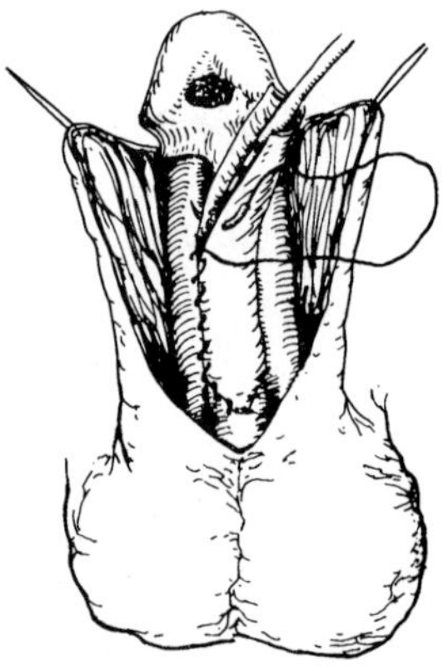

图 20-3-11

谢家伦采用包皮袖套膀胱黏膜尿道口成形术，术中取少量的包皮内板组织约 0.6cm 长、2cm 宽，用 6-0 的 Dexon 线缝合成短皮管，置入阴茎头皮桥下隧道，与阴茎头皮肤间断缝合 4 针固定，隧道的另一侧亦做相应缝合固定以保证皮管平直不扭曲，然后将缝合成管的膀胱黏膜尿道从包皮内板的隧道穿出，并将黏膜、皮管外缘一起与阴茎头皮肤缝合固定。黏膜管经皮管拖出时彼此不需吻合，贴在皮管的黏膜因得不到营养而自然坏死脱落，阴茎头下的皮肤和黏膜连接处自然融合在一起形成新的尿道，由于皮肤的支撑力较黏膜强，避免了尿道外口狭窄和黏膜脱垂或肉芽肿。

5. 转移并缝合阴茎皮瓣　沿冠状沟切开背侧包皮，勿损伤背侧静脉。于阴茎背侧将包皮中线切开(图 20-3-13)，将两侧的包皮瓣转移到腹侧。于皮瓣作一个或两个侧切口，近侧的切口应位于阴茎基部，使缝合后形成明显的阴茎阴囊交界。剪裁多余的皮肤后分两层覆盖尿道(图 20-3-14)。

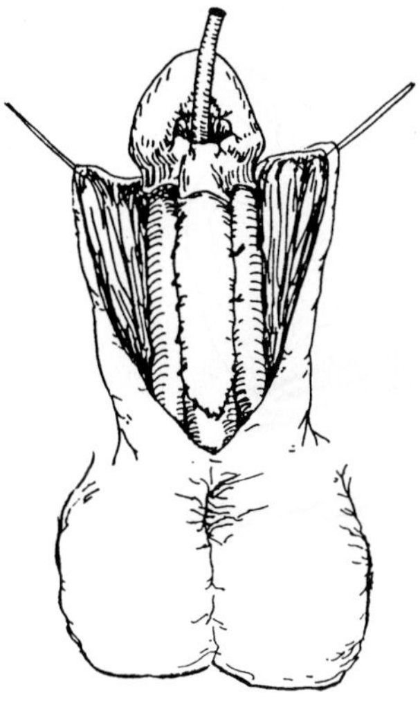

图 20-3-12

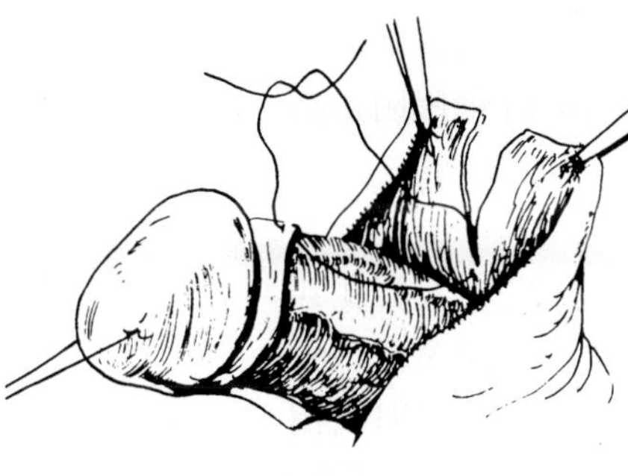

图 20-3-13

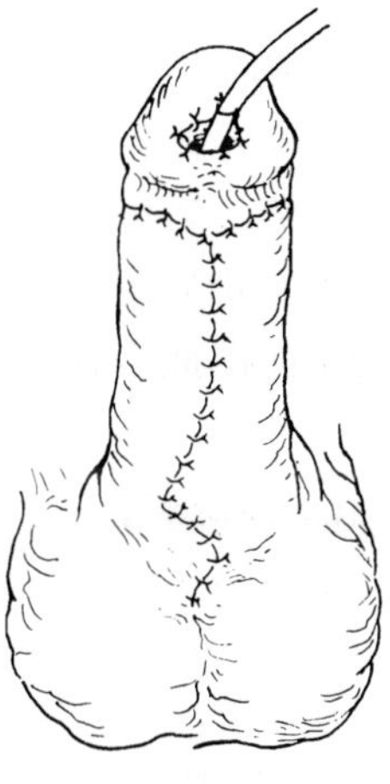

图 20-3-14

用弹性尼龙网纱轻轻包裹阴茎以防术后水肿，网纱孔径太大宜用双层包扎，范围应从阴茎基部至冠状沟缝合处的远侧，以免外露的部分发生水肿。阴茎或会阴型尿道下裂术后为消灭阴囊皮下死腔，可将一卷纱布块置于两侧阴囊之间，用丝线将两侧阴囊于中线缝合压迫手术部位。术后 2~3 天才拆除。

【术后处理】

1. 青春期后的患者睡前口服地西泮，防止阴茎勃起。

2. 术后 2~3 天拆除压迫的纱布。并用抗菌药水冲洗尿道支架管。一般术后 2~3 周可拔出尿道多孔支架管，夹住膀胱造瘘管让患者排尿，若排尿不畅，阴茎皮下水肿，应暂停排尿，持续开放膀胱造瘘管。若伤口愈合欠佳或阴囊型和会阴型尿道下裂患者往往需推迟至 3~4 周才能通畅排尿。排尿正常，阴茎无水肿后拔除造瘘管。

3. 会阴部尿道下裂患者术后进流质饮食 3 天，经静脉补充营养。然后改为半流质饮食 4 天。短期使用广谱抗生素预防感染。过早排大便易污染伤口。

【术中意外及处理】

1. 瘢痕粘连　再次手术的患者白膜表面往往存在较多的瘢痕组织，需要将其清除。新尿道移植在正常的白膜和皮下组织表面，才有可能获得足够营养，否则易致失败。

2. 阴茎白膜下曲畸形　阴囊型或会阴型尿道下裂在下曲矫正时即使松解、切断引起下曲的组织，少数患者，尤其是成年患者，因覆盖白膜的阴茎海绵体也有弯曲畸形，以至下曲仍未获得纠正。遇此情况，若阴茎弯曲不妨碍其生理功能，可同期作尿道成形术。否则宜先行白膜整形，用背侧折叠缩短或腹侧补片延长的方法，先纠正阴茎下曲，半年至 1 年后才作尿道成形术。

参考文献

1. 梅骅. 先天下尿道下裂手术的改进——介绍下曲矫正，膀胱尿道成形术. 新医学，1975，6：565

2. Mei H. One stage bladder mucosa flap urethroplasty for hypospadias repair. CMJ，1981，94：157

四、会阴型尿道下裂合并假阴道

不完全男性假两性畸形（Ⅱ型），5-α 还原酶缺乏症患者表现为会阴型尿道下裂及假阴道。阴道开口于尿生殖窦，为一盲袋，大小不一，通常在尿道口的后方可找到其开口（图 20-3-15）。尿道窥镜或尿生殖窦造影可清楚显示。最简单的诊断方法是用金属导尿管紧靠尿生殖窦后壁插入，管尖达到深部时，将导尿管压下至与躯干水平，无尿液流出。拔出金属导尿管，将其紧靠尿生殖窦前壁插入，用与上述相同的操作，可导出尿液，提示最初插入的部位是假阴道。

合并假阴道的会阴型尿道下裂可按一般方法作膀胱黏膜尿道成形术，作成宽阔的尿道，假阴道留置原位。术后患者可正常排尿，假阴道细小者一般不发生并发症。若假阴道较大，成形的尿道不够宽敞时，则会发生排尿困难，阴道内积存尿液，并发感染等严重情况。因此，宜于尿道成形术的同时将假阴道切除。

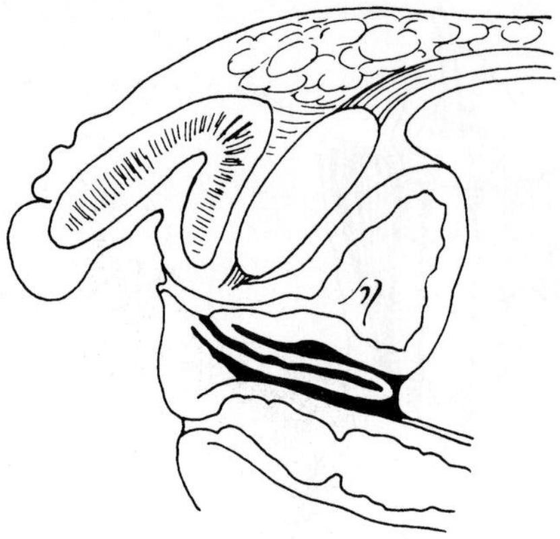

图 20-3-15

【手术步骤】

患者取蛙式卧位（小儿）或截石位（成人），在纠正阴茎下曲后，用金属尿道探条从尿生殖窦开口紧靠后壁插至深部。经下腹部切口作一腹膜小切口，用手指探查，证实金属探子位于膀胱后方，无子宫或其他女性内生殖器。逐步剥离覆盖膀胱顶的腹膜，至可触到假阴道内的尿道探条，助手从会阴部将探条从阴道向腹部顶起，以便于分离（图 20-3-16），尽可能游离到达阴道出口处，拔出探条，将橡皮导尿管插入假阴道，继续游离至尽可能到达阴道出口处。

用丝线缝合一针将阴道顶端固定于导尿管，牵引导尿管使阴道内翻，全部拖出尿生殖窦之外（图20-3-17~18）。于尿生殖窦开口周围切开皮肤，游离阴道远侧端，纵形切开阴道前壁至尿道口处，将黏膜面翻向前方，用以建成尿道后壁的一部分，切除过多的阴道壁，保证留下的阴道壁有足够血液供应。用前述方法作膀胱黏膜尿道成形（图 20-3-19）。

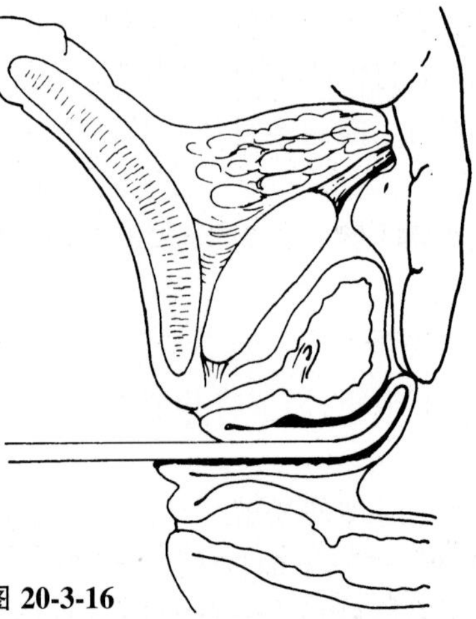

图 20-3-16

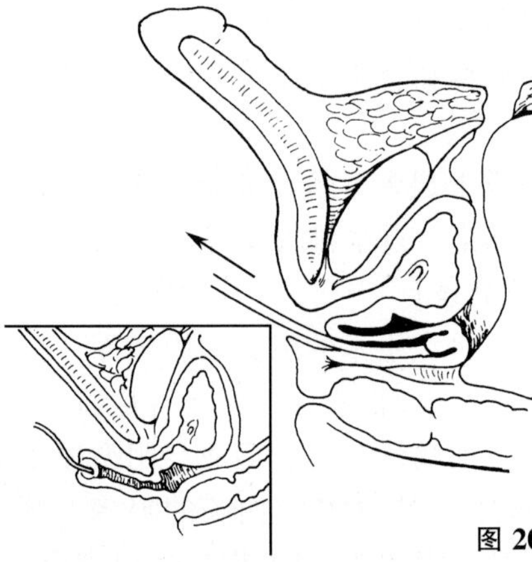

图 20-3-17

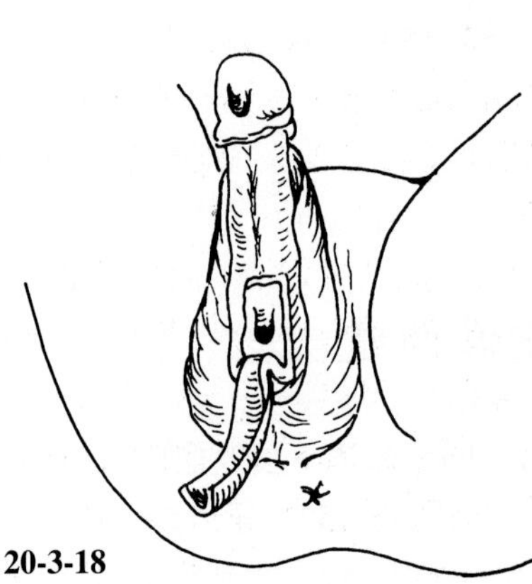

图 20-3-18

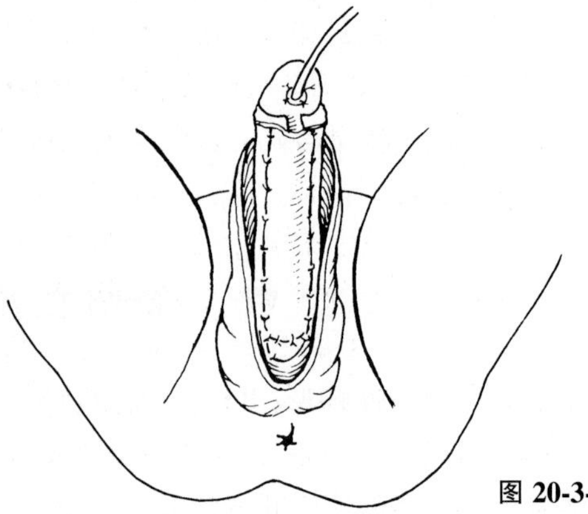

图 20-3-19

五、合并畸形及术后并发症的处理

(management of concomitant deformities and complications)

1. 高位阴囊 会阴型尿道下裂患者常有阴茎下垂、阴囊高位,严重者为阴茎阴囊错位。整复高位阴囊畸形宜在尿道成形术取得成功后施行。沿前移的阴囊上缘作倒U形皮肤切口,两侧的切口在阴茎腹侧基部相遇,形成两阴囊皮瓣(图20-3-20~21)。若有阴茎下垂,可于两侧分离至阴茎基部,用一针4号丝线穿过白膜,将阴茎海绵体悬吊于耻骨联合的软骨及骨膜,使阴茎前移。将两阴囊皮瓣转移至阴茎下方,于中线将创缘缝合,使阴囊移至低位(图20-3-22~23)。

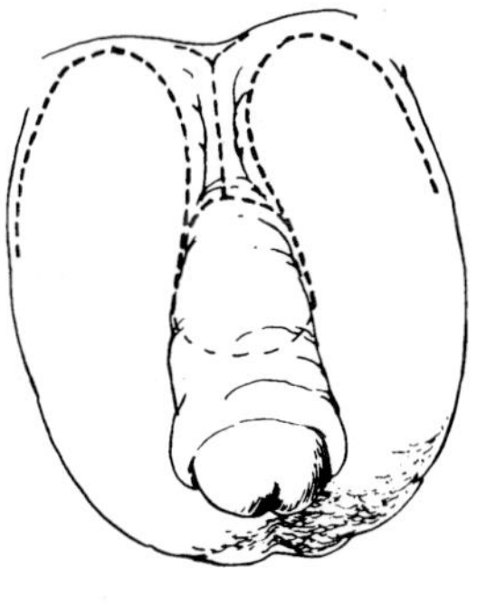

图 20-3-20

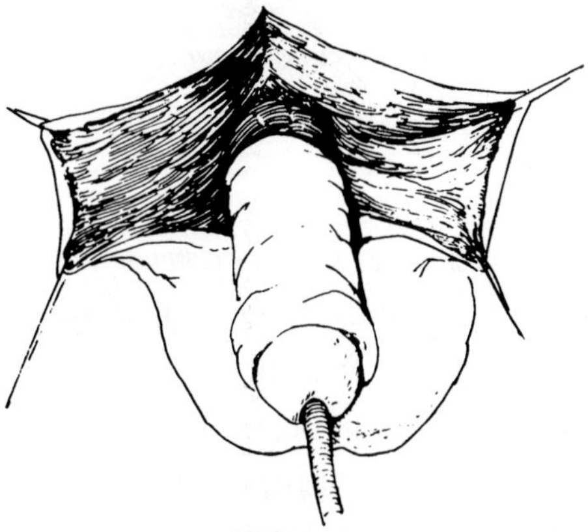

图 20-3-21

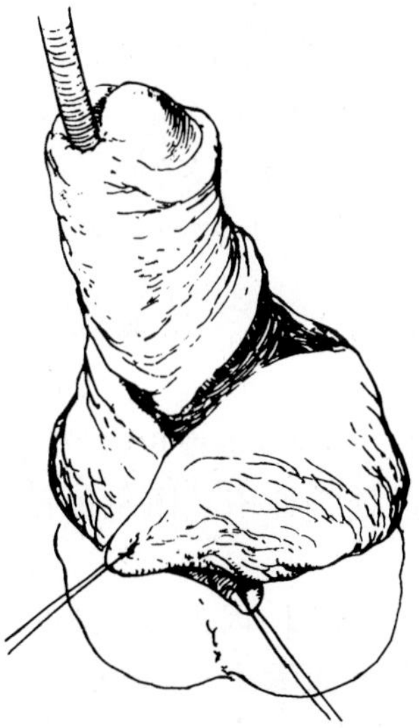

图 20-3-22

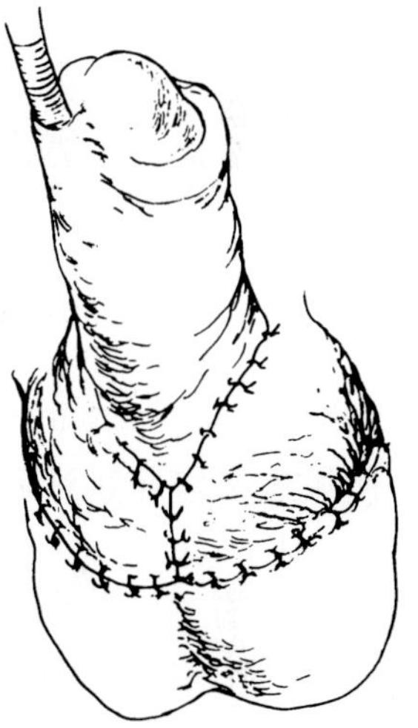

图 20-3-23

2. 尿道狭窄和尿道口狭窄 尿道狭窄多为术后感染所引起,因新尿道挛缩、部分坏死或受瘢痕压迫可致管腔狭窄。尿道作斜形吻合,可避免瘢痕收缩所致的环状狭窄。术后早期发生尿道狭窄多能用尿道扩张治愈,一些患者需切开皮肤,松解粘连并扩张尿道,可解除狭窄。严重瘢痕性尿道狭窄需作狭窄部切开,用带蒂皮岛、游离皮片或膀胱黏膜修补尿道缺损处。广泛的尿道狭窄伴有多发的尿瘘应切除狭窄段,同时作膀胱黏膜或包皮内板尿道成形术。出现尿道口瘢痕狭窄者应在尿扩后插入8~12F硅胶尿管,远端剪成3瓣翻出尿道外口,末端缝丝线用胶布固定于阴茎体,保留3周能防止尿道口再次狭窄。

3. 尿瘘 可能是皮瓣太紧引起血供不足、缝合后张力太大、伤口感染或阴茎反复勃起引起伤口裂开等原因引起尿道成形术后裂开成瘘,由于尿瘘的发生与血供及周围覆盖组织的厚度密切相关,应从手术一开始就注意皮瓣的血运,在冠状沟处垂直切开直达阴茎海绵体白膜、紧贴白膜分离以保证皮桥、皮瓣有足够的厚度和血运,能更好地覆盖代尿道并提供所需的营养。术后阴茎用尼龙网眼纱加压均匀包裹是防止水肿和加速愈合的重要措施,要注意包扎时的张力,防止术后水肿压迫引起血运障碍。

用肠线缝合尿道后缝线反应较大,比用合成的可吸收缝线的尿瘘发生率高。若尿道远端无狭窄,较小的瘘孔经适当处理后常能自愈。大的尿瘘应于术后3个月，待局部瘢痕组织软化后，再施行尿瘘修补术。

尿瘘瘘孔周围的组织十分脆弱，血液供应不足，修补后容易失败。因此对任何一次修补手术，尽管是针孔状的瘘孔，均应十分重视。特别应该注意同时存在多个瘘孔的可能，每一次修补前应该用注射器经尿道加压注射，了解瘘孔的位置和数目。较大的瘘孔，尤其是合并尿道狭窄或感染后发生瘢痕挛缩畸形的患者，修补往往徒劳无功。作尿道切开解除排尿困难，半年后重新作下曲矫正及尿道成形术，成功可能性反而更大。尿道瘘修补可按瘘孔大小及部位不同选择下列方法：

(1) 荷包缝合法：适用于小的尿道瘘。环绕瘘孔切开皮肤，于瘘孔周围作潜行剥离，分离平面尽量贴近尿道，保存阴茎皮下组织的血液供应。剥离范围应达创缘周围1cm处。用丝线于尿道瘘边缘作荷包缝合，用探针将缝线两端经瘘孔带入尿道，从尿道口拉出，拉紧荷包缝线，使创缘内翻(图20-3-24)。再加一层减张缝合。横行缝合皮肤切口。作耻骨上膀胱造瘘或会阴部尿道造瘘。

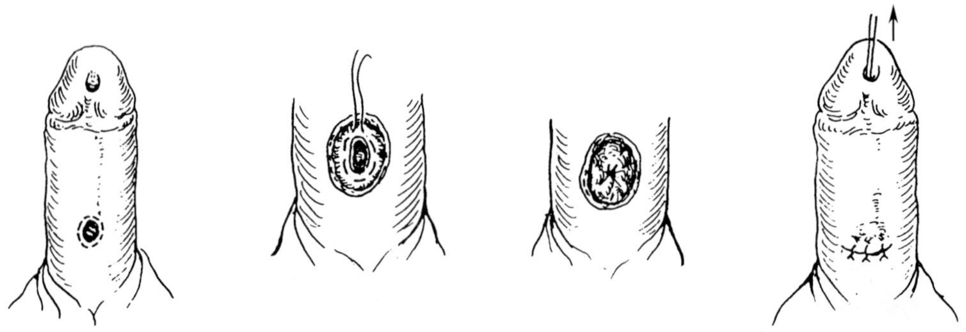

图 20-3-24

手术完毕。于荷包缝线末端连接一条橡皮筋，保持一定张力，用胶布将其固定于腹壁，作持续牵引，使尿道瘘修补处与阴茎皮肤缝合处不在同一位置。牵引线约于术后5~7天脱落，此时瘘孔已经愈合。

(2) 也有主张应用两层缝合法修补，因为阴茎部的瘘口周围皮下组织很少，太广泛的分离反而可能破坏皮瓣的血运，先用注射器在瘘孔边缘注入生理盐水进行水压分离，切除瘘口周围的瘢痕组织，然后内层用6-0的可吸收Dexon线缝合皮内使皮肤内翻、外层的皮肤进行外翻，确保缝合处组织对合良好，没有皮肤组织嵌入影响愈合。术后尿道放置多孔硅胶管作为支架和引流。

(3) 带蒂皮岛修补法　适用于阴囊部或阴茎阴囊交界较大的尿道瘘，上述部位发生尿道狭窄，也可作阴囊切口，切开尿道狭窄部后，取切口旁的带蒂皮岛修补尿道缺损(图20-3-25)。术毕作膀胱造瘘或会阴部尿道造瘘。亦有人主张从尿道口插入剪去部分管壁的硅胶管至尿瘘修补处近侧1~2cm，术后让病人排尿。

4. 尿道假性憩室　与原尿道吻合部位的新尿道口径过宽，或因感染致吻合口部分裂开，会形成假性憩室，排尿时尿道膨大，排尿后有尿液积存。需于每次排尿完毕按压憩室部位，排出残余尿液。待3个月后施行手术缩窄尿道膨大部(图20-3-26~27)。

5. 尿道闭锁及阴茎皮肤缺损　因多次手术失败，阴茎皮肤缺损、瘢痕化，成形的尿道闭塞，阴茎退缩，无法用典型术式矫治时，可在再次矫正下曲后，用阴囊中线皮肤(先电灼毛囊)形成尿道(图20-3-28~29)，固定于阴茎中线的白膜处，然后将阴茎与阴囊皮肤创缘缝合(图20-3-30~31)。术后3~6个月待阴囊、阴茎间皮下新生血管有良好交通后，施行第二期手术，围绕阴茎作U形阴囊皮肤切口，借阴囊皮肤覆盖阴茎及尿道创面。本法适用于阴茎阴囊型尿道下裂患者。

6. 阴茎扭转　在缝合皮瓣覆盖阴茎创面时，若将一侧的皮瓣跨过尿道缝至对侧，往往因有张力而致阴茎扭转。缝合须注意勿将阴茎扭转，不强调用带会阴浅筋膜的皮向下覆盖尿道，勉强覆盖反而因有张力而致阴茎扭转；应先安排好皮瓣位置，通过剪裁背侧包皮和腹侧阴茎阴囊交界处，通常能使皮瓣达到无张

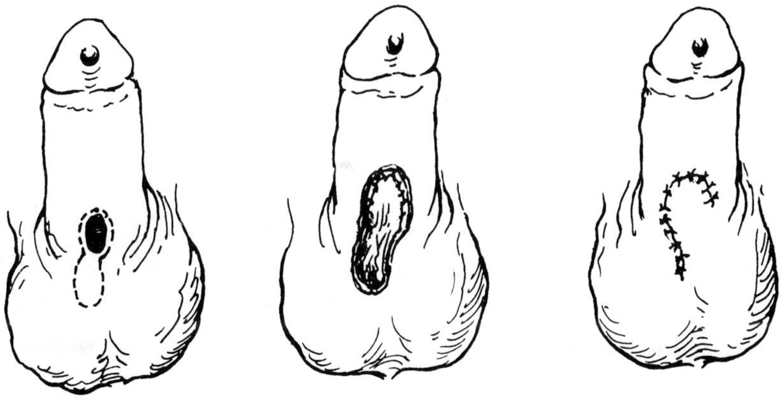

(1) (2) (3)

图 20-3-25 带蒂皮岛修补尿道瘘

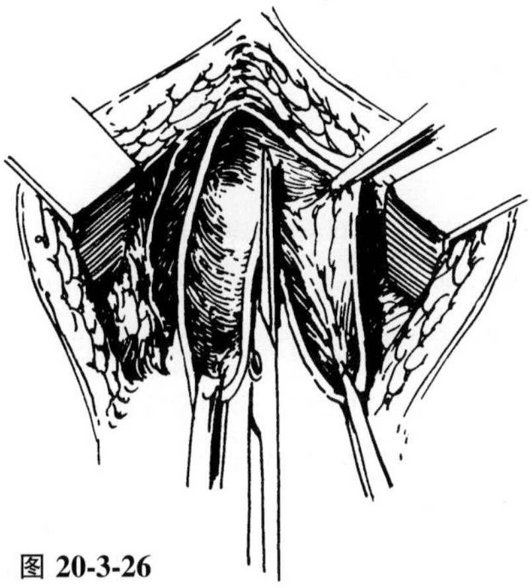

图 20-3-26

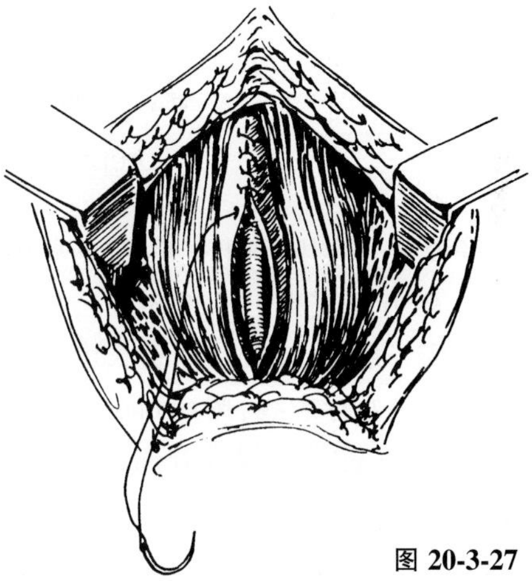

图 20-3-27

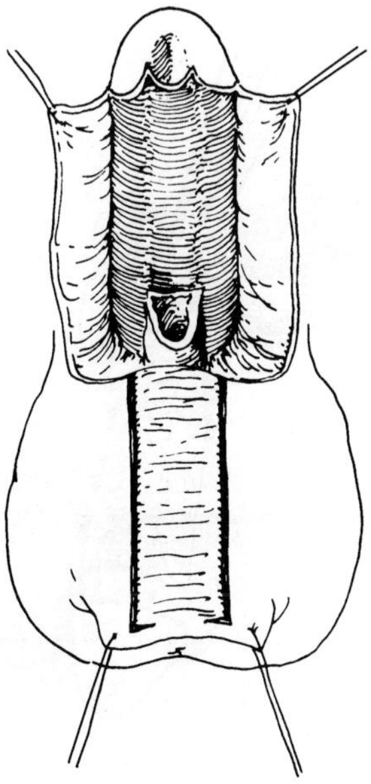

图 20-3-28

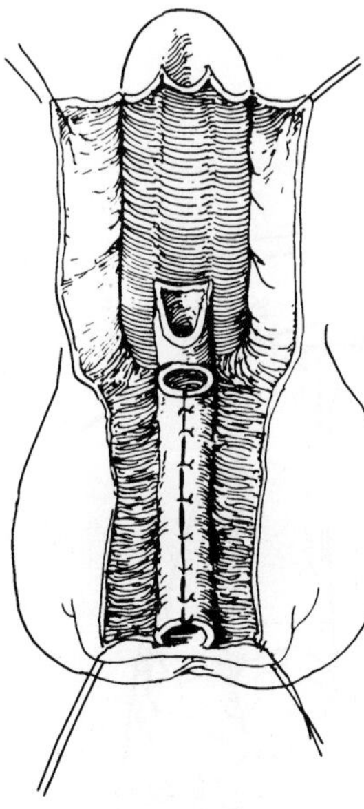

图 20-3-29

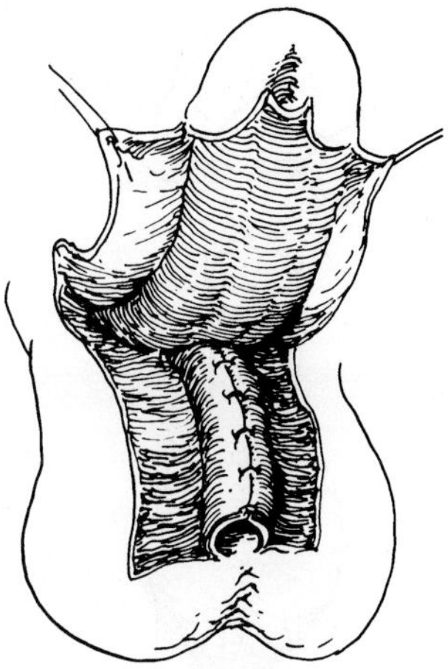

图 20-3-30

力覆盖尿道。已形成阴茎扭转的患者,需再作矫正手术,沿冠状沟原切口切开,作会阴浅筋膜(肉膜)下剥离,直达阴茎根部。将阴茎皮肤稍过度反向扭转,然后与冠状沟创缘缝合。

7. 复杂并发症　复杂并发症是指多次手术失败、伤口严重感染、皮瓣坏死、广泛尿道狭窄、成形的尿道裂开、多发性尿瘘、阴茎退缩等情况,由于形成广泛的瘢痕组织,皮肤供血不足,下曲矫正不良,企图修修补补很难取得满意效果。宁可将阴茎皮瓣广泛游离,切除所有残留的异常组织和瘢痕组织,彻底纠正阴茎下曲,保留较健康的皮肤和皮下组织,行一期尿道成形术或先还原成尿道下裂,等候半年至1年,待局部瘢痕组织软化,血循环良好时,才施行尿道成形手术。

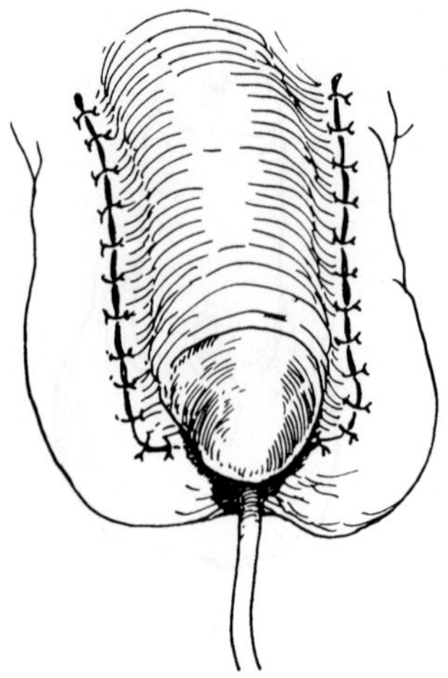

图 20-3-31

六、包皮岛瓣尿道成形术

(preputial island flap urethroplasty)

Duckett 等设计了应用下曲矫正,包皮岛瓣一期尿道成形术治疗阴茎型和阴茎阴囊型尿道下裂。在矫正阴茎下曲后,张开包皮瓣(图 20-3-32),根据尿道缺损长度及年龄大小量取需要的尿道皮瓣长度和宽度,儿童尿道皮瓣一般宽 14mm。尿道长度要从阴茎头末端至下曲矫正后尿道海绵体末端的位置(图 20-3-33)。在包皮内板缝好标志线,按计划切开包皮,用小剪子沿预定周边剪开包皮,深达真皮层。在切口周围的阴茎浅筋膜浅面作钝性或锐性分离,形成带皮下血管蒂的包皮岛。分离过程中须小心勿损伤皮肤和蒂部(图20-3-34)。

7-0 可吸收合成缝线连续缝合包皮岛,形成管状。皮管的两端应作间断缝合,以免修剪尿道时切断连续缝线(图 20-3-35)。将皮管旋转至阴茎腹侧,使皮管的缝合缘被白膜覆盖。皮管的末端通过阴茎头与白膜间的隧道,造口于阴茎头末端。皮管的近端与尿道断端作斜形端端吻合(图 20-3-36~37)。

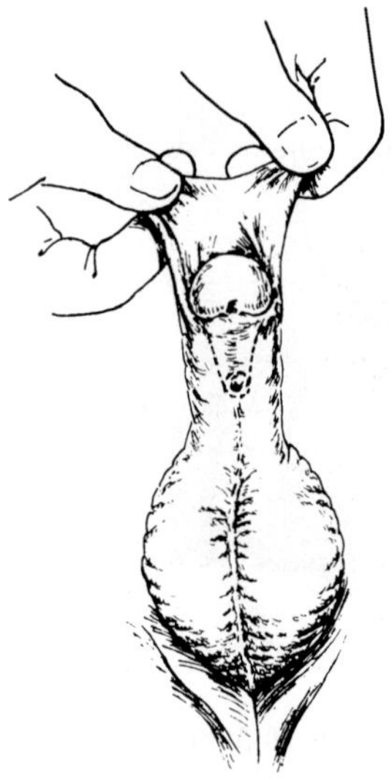

图 20-3-32

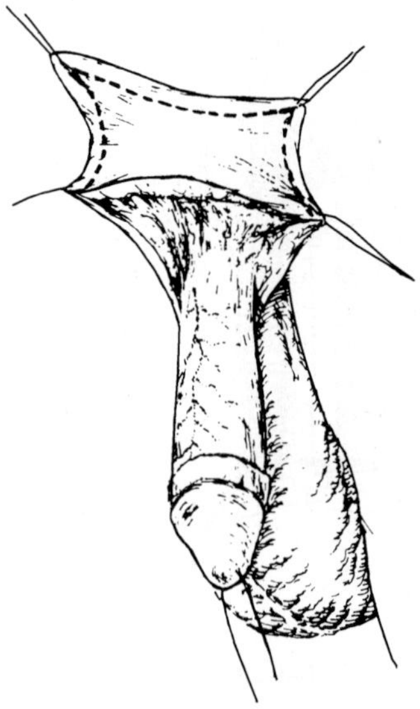

图 20-3-33

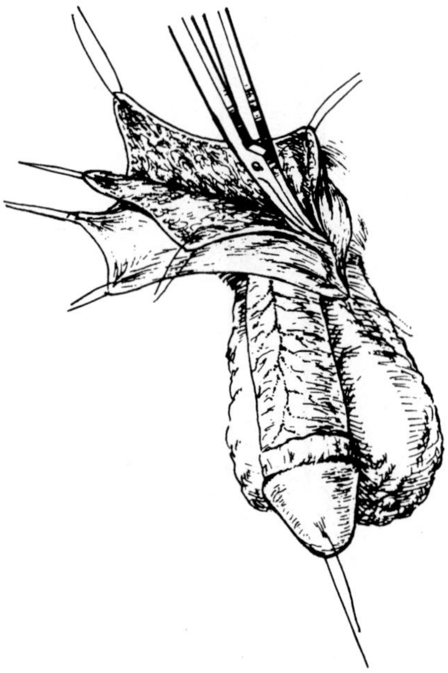

图 20-3-34

作包皮背侧切开,将阴茎皮瓣转移至腹侧,覆盖新尿道。用可吸收细缝线缝合阴茎皮肤创缘。

Mitchell(1986)主张于手术结束时用细导尿管排空膀胱,拔除导尿管,将剪去部分管壁的沟状硅胶管支架插入尿道,至吻合口近侧 1~2cm 处。平尿道口剪断沟状支架管,用丝线在两侧将管子固定于皮肤创缘(图 20-3-38),可大大缩短患者住院时间,术后让患者自行排尿。何恢绪则主张将尿道多孔支架从会阴尿道造瘘处引出,此法可提高成功率。

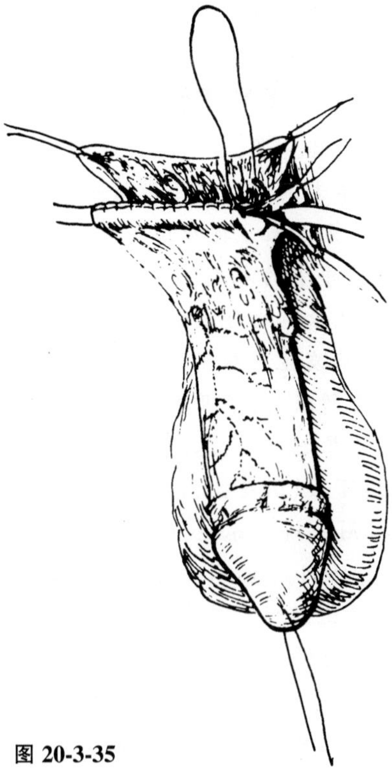

图 20-3-35

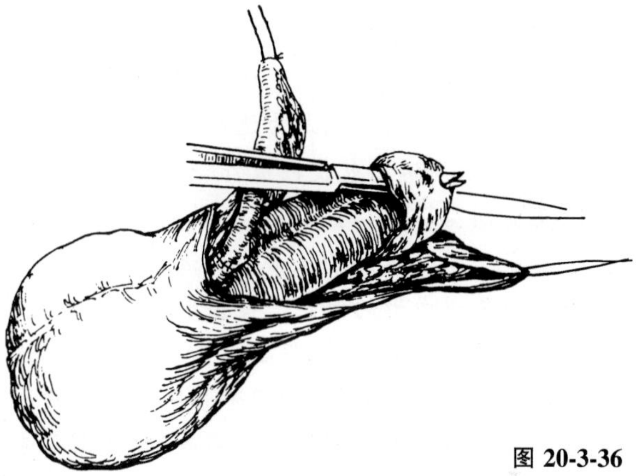

图 20-3-36

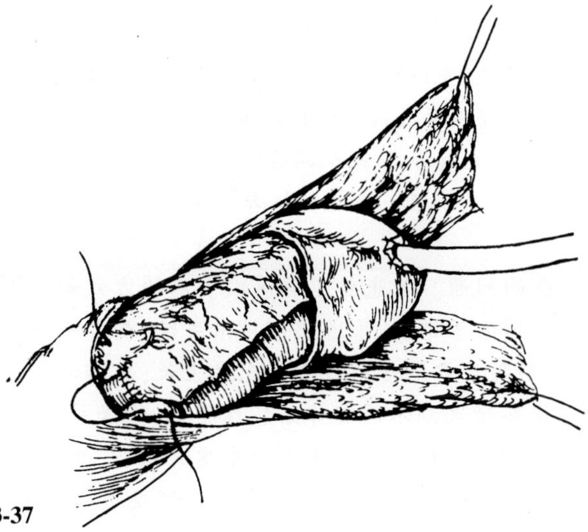

图 20-3-37

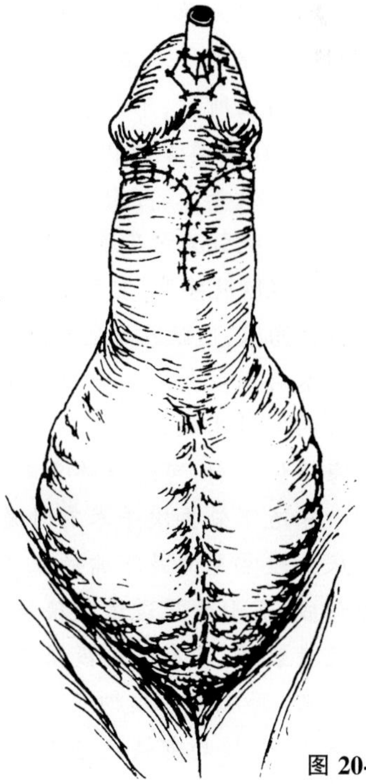

图 20-3-38

(梅　骅　魏　辉)

【主编点评】

尿道下裂的发病情况和治疗方法在西方国家与中国有所差异。西方国家以冠状沟及冠状沟下型为多见,在我国则以阴茎阴囊型最为多见,其原因可能是我国的轻型患者较少求医,因其他疾病就诊查出轻型尿道下裂者却屡见不鲜。治疗先天性尿道下裂患者需要具备泌尿外科、小儿外科和整形外科的基础知识和实际操作经验。尿道下裂手术在不同年龄、不同的畸形情况,处理上亦不相同。下曲矫正是否彻底,新尿道取材是否合适,缝线质量是否优良,尿道覆盖屏障是否良好,术后处理是否完善,对手术成败关系重大。手术失败的后果有时十分恶劣,因手术一再失败而遗留严重畸形者屡见不鲜。必须十分重视每一例手术,不管用哪一种术式,经验愈多,成功把握愈大。

西方国家多主张根据不同类型选用不同术式,而我国一些学者则主张着重做好一两种术式,积累经验,以提高疗效。尽可能一期完成手术则无分歧意见。西方国家多把尿道下裂列为门诊手术,术后只在医院作短期观察,即回家料理。因此需设计适应门诊手术的术式,如不作尿流改道,使用短支架导尿管插入膀胱,让尿液流至尿布,或将槽状支架管插至尿道吻合近侧,让患儿排尿。这些方法可减少导尿管对膀胱的刺激,较适合家居护理。但亦有可能发生排尿不畅,感染成瘘等并发症。在我国,由于交通、通讯、家居条件以及家长对病儿管理能力所限,尚难开展此类门诊手术。

本节介绍的术式是为适应我国国情而设计的,除了对阴茎型尿道下裂(尿道缺损较少,包皮充裕)笔者采用游离包皮内板作一期尿道成形外,其他类型的尿道下裂(阴茎型、阴茎阴囊型、阴囊型以及会阴型)我们均采用改良的膀胱黏膜一期尿道成形术可以用来矫治尿道下裂,近年来的一次手术成功率已达96.7%,多个作者报告的成功率也在90%左右。1991年谢家伦结合包皮内板和膀胱黏膜尿道成形的优点,提出采用袖状包皮内板尿道口成形+膀胱黏膜尿道成形术治疗阴囊型和会阴型尿道下裂,进一步减少了术后存在尿道外口黏膜水肿和脱垂的缺点。何恢绪采用电凝法先破坏阴囊皮肤的毛囊,利用带蒂阴囊纵隔皮管作尿道成形,避免了尿道内毛发和结石的形成,均使尿道下裂矫形术的效果更加完美。使用带蒂包皮或阴囊皮瓣作尿道成形,术后不宜加压包扎阴茎,以免蒂部纤细的血管受压、缺血、致皮瓣坏死。

术后有无尿流改道或改道引流是否充分、有无感染与手术成功率密切相关,尿流改道避免术后膀胱痉挛是手术成功的一个关键因素,膀胱痉挛常因耻骨上膀胱造瘘管、尿道支架管或导尿管刺激三角区所致,不仅使患者十分痛苦,还会增加局部感染及尿瘘机会。膀胱造瘘术后尿流改道比较充分,让造瘘管的膨大部分靠近膀胱前壁;术终应反复注入生理盐水,让其自然流出,确定引流通畅才结束手术,可避免会阴部或经尿道尿管引流引起的膀胱痉挛。何恢绪改良的经会阴部小切口放置膀胱引流管及尿道多孔支架管的方法可减少膀胱痉挛的发生。尿道多孔支架不应放置太深。术后出现膀胱痉挛,应再次测试引流的通畅程度、并调整造瘘管插入深度。从造瘘管注入黏膜麻醉剂及维拉帕米,内服或注射解痉、镇静剂,可能减轻痉挛症状。症状严重而持久者,可作骶髓麻醉。

术后阴茎勃起又是一个值得注意的问题,尤其是在青春期后的患者,勃起可能诱发出血。己烯雌酚的副作用大而疗效不确实,可吸入亚硝酸异戊酯,持久勃起者可用细针将小剂量间羟胺作阴茎海绵体注射,可迅速终止勃起。

尿道下裂再次手术有时是困难而复杂的问题。首先要了解前次手术的方式和局部病变情况,临床上较常见的是下曲矫正不彻底或感染后阴茎退缩;尿道狭窄扩张失败,局部感染、水肿及象皮肿形成;成形的尿道远段狭窄,近段扩张,用阴囊皮瓣作尿道者有毛发生长,皱缩和肥厚;成形的尿道近段裂开,只有一小段尿道残留。所有这些情况都不适宜作姑息性整复,修修补补不会取得满意的结果。再次手术须彻底切除残留的尿道及瘢痕组织,以及皮下的象皮肿组织,显露健康的白膜及皮下组织,按局部情况分期或同期作尿道成形术,选择膀胱黏膜尿道成形或用阴囊中隔皮肤作分期的尿道成形术。

(梅　骅)

七、弧形带蒂阴茎阴囊联合皮瓣尿道成形术

(penile-scrotal pedicle flap urethroplasty)

【手术适应证】

适应于阴茎型、会阴型尿道下裂,该皮瓣虽然有取材方便,长度充裕,易成活等优点,但对包皮、阴茎皮肤不充裕者应精心设计,慎重采用本法。

【手术步骤】

1. 耻骨上膀胱穿刺造瘘。

2. 矫正阴茎下曲,皮肤切口(图 20-3-39)。

3. 用小刀将远端包皮内外板分离成一单层,按成形尿道长度切取弧形皮片(图 20-3-40),宽度 1.2~1.5cm,然后在背侧将阴茎皮肤于其下筋膜分离至阴茎根部,腹外侧仅将阴囊皮肤与肉膜稍稍分离,形成带蒂皮瓣(图 20-3-41)。将皮包绕在 F10~14 剪有多个侧孔的硅胶管上,用 5-0 肠线间断缝合成皮管,于蒂根部分离一孔隙(图 20-3-42),阴茎穿过之,皮管转移至阴茎腹侧(图 20-3-43)。

4. 阴茎头相当于正常尿道口位置用阴茎头打孔器或尖刀形成皮下隧道,将带蒂皮管随同支架管放入

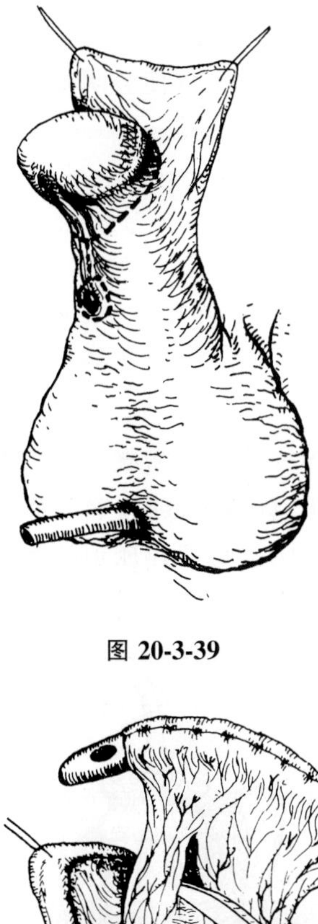

图 20-3-39

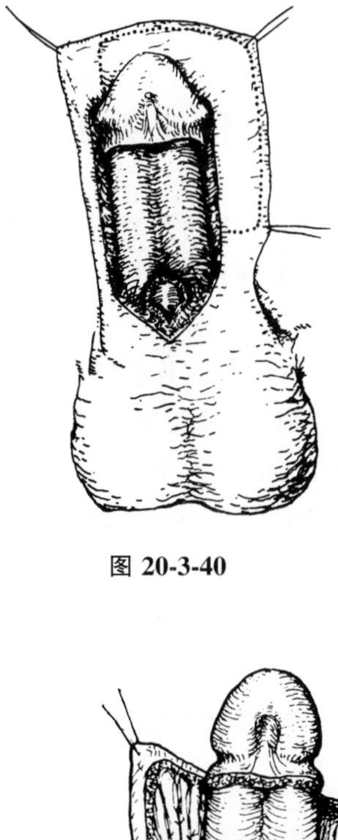

图 20-3-40

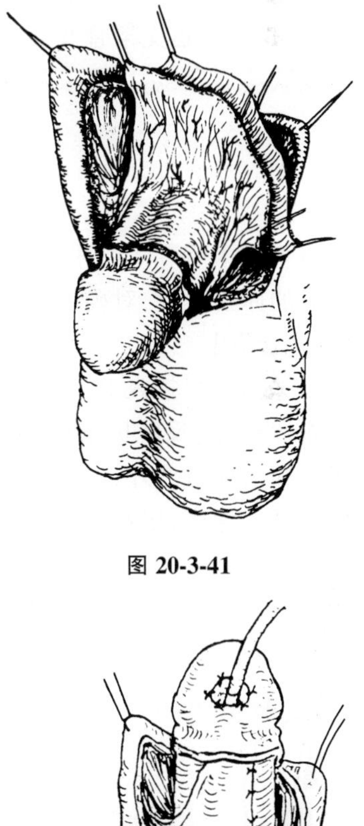

图 20-3-41

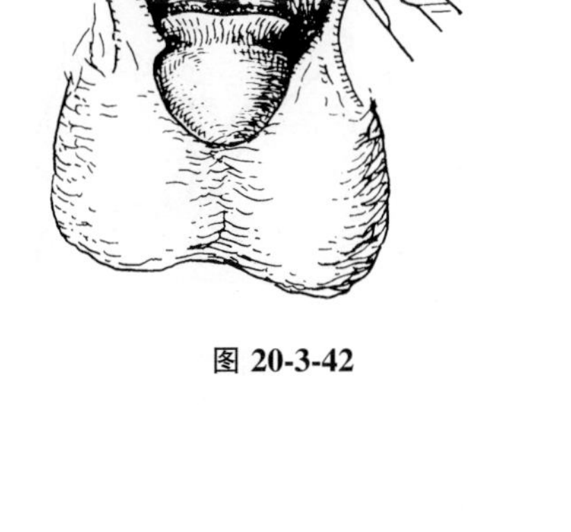

图 20-3-42

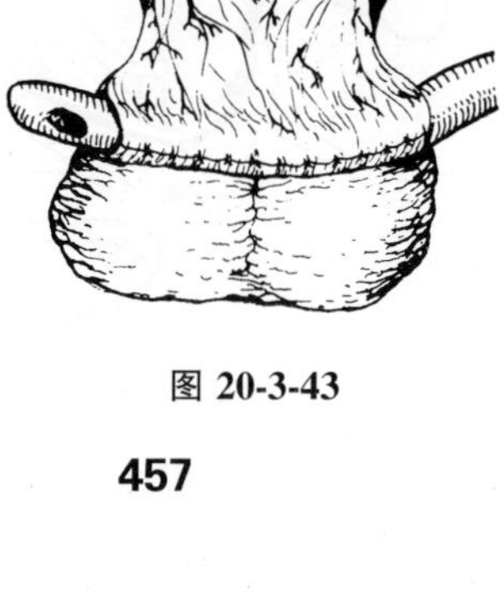

图 20-3-43

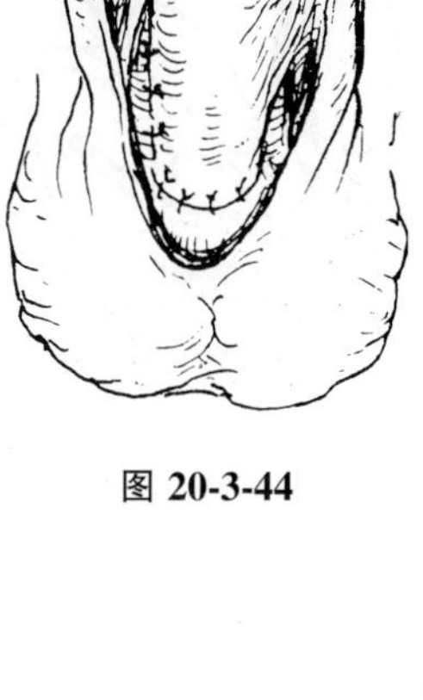

图 20-3-44

隧道。将皮管沿纵轴向取皮侧稍稍旋转。用 5-0 肠线间断缝合数针将皮管固定于白膜上，同法作皮管与尿道对端吻合及与阴茎头隧道创缘缝合(图 20-3-44)。

5. 按通常方法缝合阴茎筋膜、皮下及皮肤（图 20-3-45)。尼龙网纱适当加压包扎。

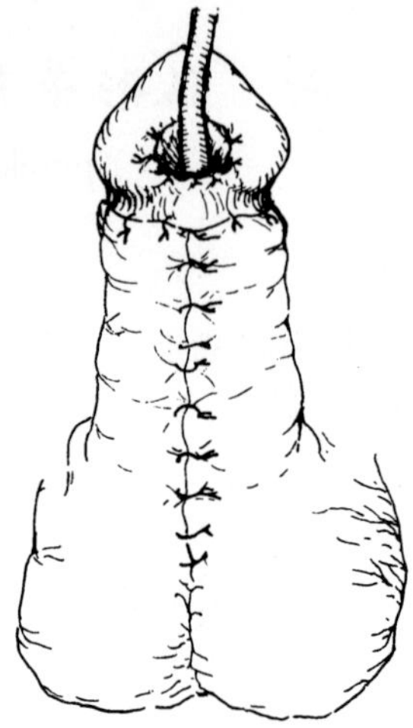

图 20-3-45

【术后处理】

常规使用抗生素。10 岁以上小儿需用女性激素及镇静剂抑制阴茎勃起。每日 1~2 次从支架管放入细输尿管导管抽吸或冲洗新尿道分泌物。术后 6~7 天拆线，10~14 天拔除支架管即可排尿。

【注意事项】

1. 阴囊皮肤可生长毛发　应将毛囊电灼破坏后再做新尿管。

2. 术后创面渗血可在尼龙网纱深面形成血痂，引流畅，导致痂下感染。可在术后第 4~5 天将网眼纱拆除。清除血痂，湿敷创面，防止再结痂及痂下感染，形成新尿道皮肤瘘。

3. 婴幼儿术后皮肤拆线需在全麻下进行。可采用快速吸收(10 天左右)的合成线缝合皮肤，术后无需拆线。

4. 有膀胱过度活动史的患儿，可采用耻骨上膀胱及会阴尿道双造瘘，充分引流尿液。术后 10~14 天创面愈合，可先将尿道支架管及会阴尿道造瘘管拔除，间断夹闭膀胱造瘘管让尿道排尿。促使会阴瘘口及幼儿尿道皮肤瘘愈合，然后再拔除耻骨上膀胱造瘘管。

附：经会阴膀胱和新尿道引流

尿道下裂术后有效的尿转流和新尿道分泌物的及时引流有利于防止新尿道感染及尿瘘，本术式根据低位引流的原则设计，对确保手术成功有重要作用。

【手术步骤】

1. 从尿道外口插入 F8 或 F10 号尿管，管的尾端连接 F12 尿道扩张器，将导尿管插入膀胱至扩张器尖端抵达尿道球部。反转扩张器，尖端顶住会阴部皮肤，用小圆刀于此处切开皮肤，直达尿道腔。将带到尿管的扩张器穿出切口之外，以钳子固定导尿管，退出扩张器，将导尿管尾端拉出会阴部切口作尿道造瘘。调节导尿管插入深度，用丝线将导尿管固定于皮肤创缘(图 20-3-46~47)。

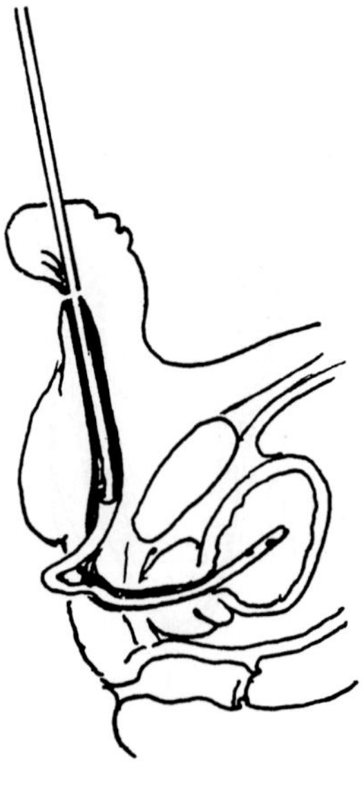

图 20-3-46

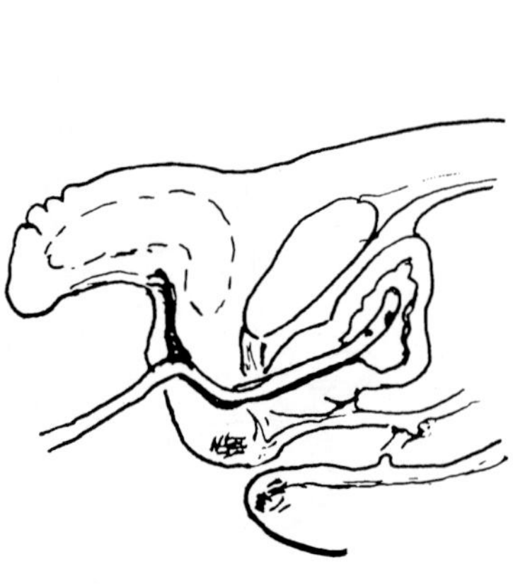

图 20-3-47

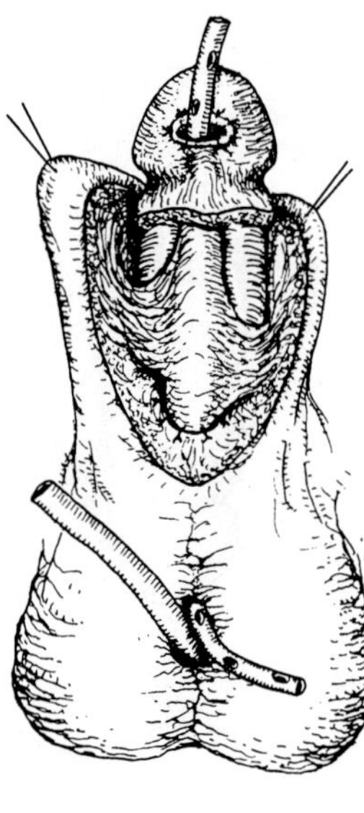

图 20-3-48

2. 将 F12 尿道扩张器自外尿道口插入，尖端从会阴瘘口引出，取一 F8 或 F12 剪有多个侧孔的硅胶管一端与金属扩张器尖端紧密嵌接，退出金属扩张器，引导硅胶管一端出尿道外口。

3. 矫正阴茎下曲，以硅胶管为支架将皮瓣包绕之，距会阴瘘口及新尿道外口约 3cm 剪断硅胶管，分别在会阴及阴茎头缝合固定(图 20-3-48~49)。

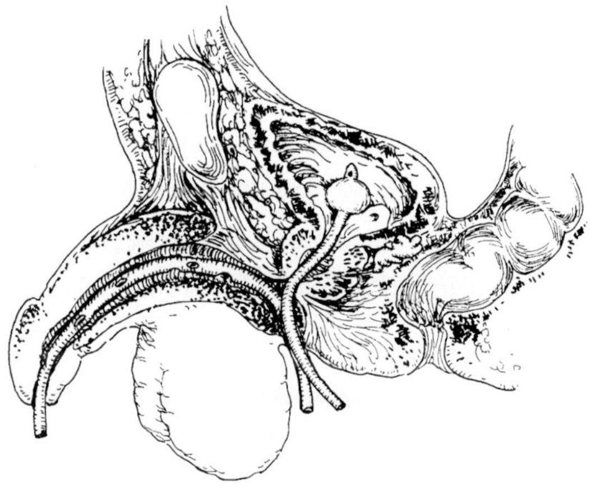

图 20-3-49

【术后处理】

1. 术后第 2 天开始每日 1 次从支架管远端放入输尿管导管，冲洗新尿道内分泌物。

2. 酌情膀胱冲洗一般每日 1 次。

3. 尿频、尿急明显者可酌情给予镇静及逼尿肌舒张药物。

4. 术后 6~7 天阴茎皮肤拆线，如创口愈合良好，术后第 10~14 天可拔除导尿管及支架管，自行排尿，会阴瘘口 2~3 天后愈合；或于阴茎皮肤拆线的同时，利用尿道支架管引导一金属扩张器至会阴瘘口外，拔除支架管，扩张器尖端再与会阴导尿管末端套接，退出扩张器将导尿管外露部分引出前尿道固定，会阴瘘口 2~3 天闭合后拔管排尿。

【会阴造瘘注意事项】

1. 定位在较宽大的球部尿道。术后不易狭窄。

2. 对准尿道内金属扩张器尖端一次切开会阴各层组织，各层不作分离，以利愈合。

3. 瘘口不宜太大，恰能放置两条导尿管即可。

4. 会阴导尿管易滑脱，必须妥为固定。

5. 某些重度尿道下裂患儿，会阴部尿道海绵体发育不良或不发育，会阴瘘口闭合困难，不宜采用会阴造瘘。

(何恢绪)

参考文献

1. 何恢绪，梅骅. 尿道下裂外科学. 北京：人民军医出版社，1998，57-59；136-139

2. Duckett JW，Hjpospadias，In Walsh PC，et al. Campbell's Urology. 7th ed.Philadelphia：W.B. Sanders，1998，2105-2109

3. Jordan GH. principles of tissue transfer techniques in urethral reconstruction，Urol clin Nam，2002，29:267-275

八、口腔黏膜尿道下裂成形术

组织学研究发现：与膀胱黏膜相比，口腔黏膜黏膜层更厚，黏膜下层较薄，且血运丰富，有利于移植后血管再生。而且采用口腔黏膜方便，不会像切取膀胱黏膜那样在体表留下手术瘢痕。另外，利用口腔黏膜作为尿道成形的材料，术后不会形成尿道口黏膜的突出。

主要适应于无足够包皮皮肤可利用的复杂病例。

【手术步骤】

一期手术：

1. 纠正阴茎下曲　环绕冠状沟做皮肤切口，沿尿道板两旁将切口延长并绕过尿道口。切断尿道板，于 Buck 筋膜下松解阴茎，纠正下曲。

2. 获取颊黏膜　将开口器置于对侧口角，撑开口腔，用美蓝标记腮腺管以防损伤，在腮腺管口下方的颊黏膜标记截取得范围(图 20-3-50)，在黏膜下注射安装 1:100 000 混合的 0.5%利多卡因和肾上腺素注射液，以利于分离和减少出血，在黏膜下层和肌层间分离，尽量减少皮下脂肪。一般一侧的颊部最多可以切除 4~6cm×1.5cm 大小的黏膜，如果缺损较大，一侧不够时，可将取黏膜的范围延长至下唇，或切取两侧的颊部黏膜。5-0 铬制肠线连续内翻缝合关闭口腔颊部创面。

将切取的口腔黏膜仔细去除黏膜下组织，必要时可以借助放大镜去除黏膜下组织，小心不要将黏膜剪破。

3. 形成黏膜管道　将修剪后口腔黏膜包裹于相应大小的导尿管(12~18F)，黏膜面向内。用 5-0 可吸收线连续锁边缝合黏膜边缘，两边行间断缝合，以利于修整。缝合线不要太靠近两端，以方便行斜形吻合。

4. 尿道成形　修整原有尿道的末端，用 5-0 可吸收线将新成形的尿道与原有尿道末端行斜形间断吻合，吻合过程中注意保持黏膜的内翻。将吻合口用缝线间断固定于阴茎白膜，以防尿道移动(图 20-3-51)。

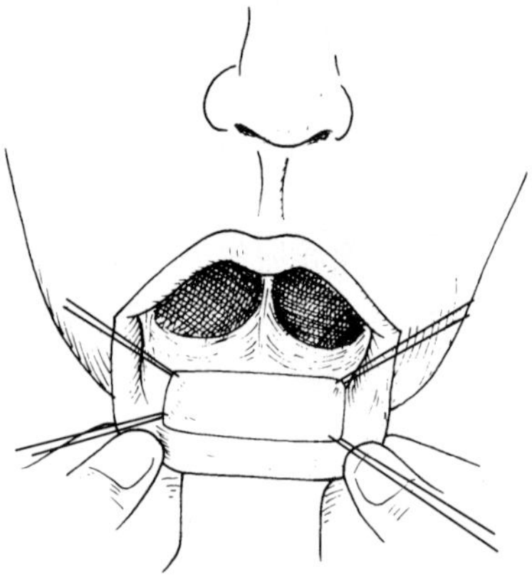

图 20-3-50　口腔黏膜尿道成形术

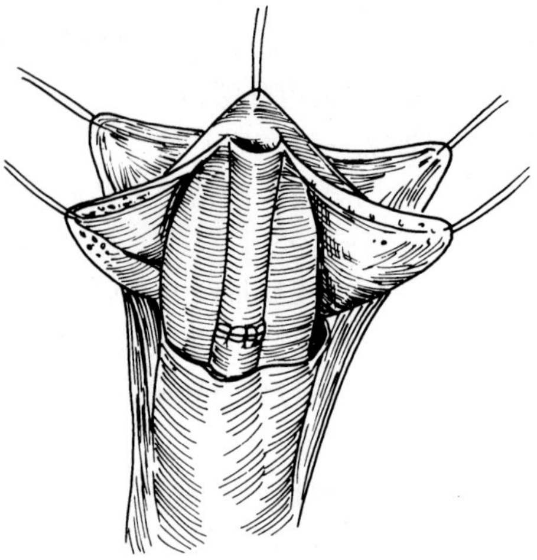

图 20-3-51　口腔黏膜尿道成形

5. 在阴茎头相当于尿道外口的位置，切除部分阴茎头组织，形成一足够宽敞的隧道，将新成形的尿道远端经过隧道到达阴茎头，黏膜缘与阴茎头创缘行间断斜形缝合，减少尿道口狭窄的机会。采用铬制肠线吻合尿道外口。

6. 将新成形的尿道用 5-0 可吸收线间断缝合固定在阴茎白膜。作包皮背侧正中切开，将包皮瓣转移到腹侧覆盖尿道。尿道内留置导尿管，或行膀胱造瘘。

7. 尿道内同时放置一多孔细硅胶管至括约肌下方，并将之用丝线固定阴茎头。弹性敷料仔细包扎伤口。

分期手术：

8. 将包裹口腔黏膜的支撑管放置阴茎腹侧，远端经冠状沟下隧道导入阴茎头内，黏膜缘与阴茎头创缘用可吸收线间断缝合，用 6-0 可吸收线将尿道固定于阴茎白膜，背侧包皮瓣向阴茎腹侧转移覆盖再造尿道。并于原尿道口远侧 0.5~1cm 处造口。经原尿道向膀胱内放置气囊导尿管，或耻骨上穿刺造瘘暂时引流尿液。阴茎、阴囊区敷料加压包扎固定。

9. 半年后行尿道吻合术，距离再造尿道近端和原尿道周缘 0.5cm 处切开阴茎皮肤形成翻转皮瓣，用 6-0 可吸收线内翻缝合封闭瘘口，皮肤创面用局部阴茎或阴囊皮瓣转移覆盖。

【操作要点】

1. 在切取颊黏膜前应该首先用美蓝标记好腮腺管的位置，以防术中损伤。

2. 截取黏膜时，可以用缝线在切取的黏膜四个角做固定，可以在处理黏膜时更方便，减少对黏膜的夹持。

3. 在分离切取颊黏膜时候应该在黏膜下层和肌层之间，不要进入肌层中，以防损伤颊部的血管神经束。

4. 有人认为利用口腔黏膜尿道成形分 2 期手术完成，可以增加手术成功的机会，减少术后的并发症。因而如经验不多，可以先一期矫正阴茎弯曲，口腔黏膜片或口腔黏膜形成的新尿道种植于阴茎，半年后二期利用有血运的口腔黏膜形成新尿道并与原有尿道吻合，或者种植的尿道与原有的尿道吻合。

【术后处理】

1. 术后口服地西泮及己烯雌酚以防阴茎勃起。

2. 应用抗生素预防感染。

3. 术后 7~10 天拔除尿管以及多孔硅胶管。

（梅　骅　王道虎）

参考文献

1. Snodgrass W, Elmore J, Initial experience with staged buccal graft (Bracka) hypospadias reoperations. J Urol, 2004, 172:1720-1724

2. Mokhless IA, Kader MA, Fahmy N, Youssef M. The multistage use of buccal mucosa grafts for complex hypospadias: histological changes. J Urol, 2007, 177(4):1496-1500

3. Cilento BG Jr and Atala A. Proximal hypospadia. Urol Clin N Am, 2002, 29:311-328

4. 汪灏，李森凯，杨明勇等．口腔黏膜预植分期再造尿道修复复杂型尿道下裂．中华整形外科杂志，2005，21(5):360-363

5. 陈彤译，蔡志明校．尿道下裂的修补方法．见：关志忱，梅骅主译．泌尿外科手术图谱(第二版)．北京：人民卫生出版社，2005，105-107

第四节　女性先天性短尿道或尿道缺如

operations for female congenital short urethra

【魏　辉　梅　骅】

女性先天性短尿道或尿道缺如患者其膀胱颈不健全，尿道阻力低，常有尿失禁；有一些患者膀胱容量小、壁薄，膀胱输尿管连接部异常，可能有膀胱输尿管返流；另有部分病人伴有尿生殖窦畸形和尿道下裂或上裂畸形。若单纯施行外尿道或内尿道重建不易成功，广泛的内外尿道重建术是较适宜的方法，多数患者的尿失禁可以治愈。

一、内尿道重建术

内尿道重建术(reconstruction of internal urethra)也称改良 Young-Dees-Leadbetter 法。

【手术步骤】

1. 下腹部弧形切口显露膀胱，将发育不良的膀胱颈完全游离，纵向切开膀胱前壁后作双侧输尿管插管，切开输尿管膀胱连接部并游离一段输尿管，用横跨三角区的黏膜下隧道将输尿管再植于膀胱后壁较高位置(图 20-4-1，2)，这样可以利用膀胱壁来再造足够长的膀胱颈和后尿道。

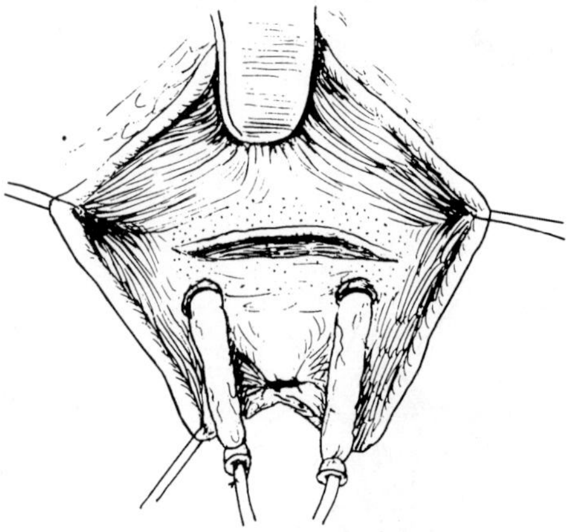

图 20-4-1

2. 在膀胱三角区自膀胱颈向近侧作两个平行的黏膜切口，长约 1.5~2cm，剥去其外侧的黏膜(图 20-4-2)。将留下黏膜的膀胱瓣围绕 8 或 10F 导尿管，用 3-0 铬制肠线连续缝合，形成膀胱颈和后尿道，然后将剥去黏膜的膀胱壁作双襟式缝合(图 20-4-3)，双侧输尿管引流管经相应的膀胱前壁戳孔从切口外引出腹壁，作膀胱造瘘后缝合膀胱切口，再在膀胱颈处缝合两针将其悬吊在耻骨联合。

如果膀胱容量太小，则需用全部膀胱壁来重建内尿道，然后取一段回盲肠或乙状结肠替代膀胱，即在作好了抗返流的输尿管膀胱吻合后，把膀胱吻合于新造的后尿道上。

【术后处理】

双侧输尿管引流管于术后 10 天拔除，耻骨上膀胱造瘘管留置 3 周后拔除。术后 3 周行排尿或膀胱尿

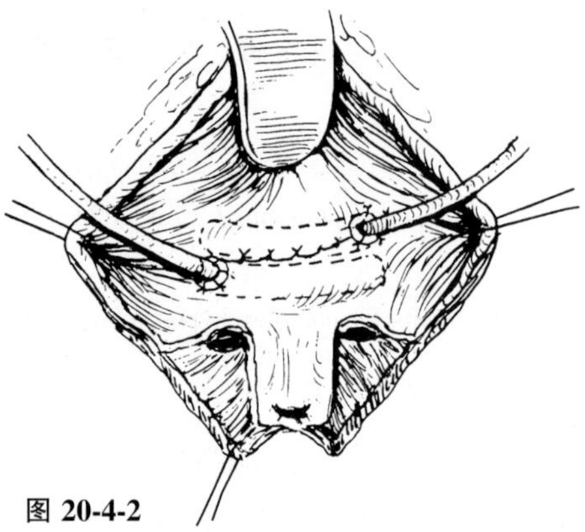

图 20-4-2

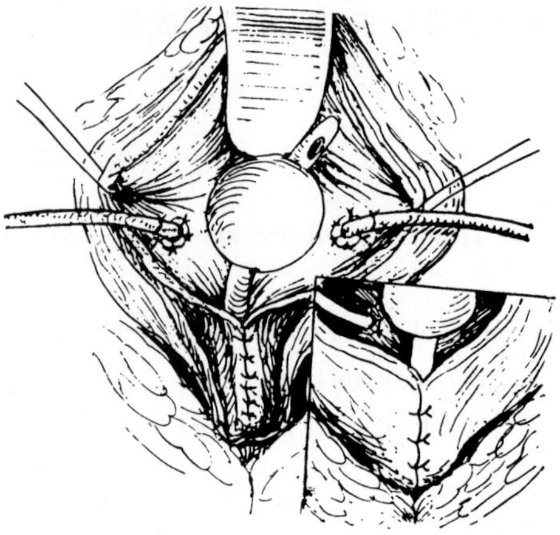

图 20-4-3

道造影以了解排尿功能及有无返流。

二、外尿道重建术

外尿道重建术(reconstruction of external urethra)也称改良 Young-Dees-Leadbetter 法。

【手术步骤】

先天性短尿道或尿道缺如的女性患者若膀胱颈及输尿管膀胱连接部发育良好，可先施行尿道重建术，术后无尿失禁可不作内尿道重建术。

1. 患者取俯卧或高截石位，在阴蒂下方的阴道前庭黏膜作两个相距 1.4cm 的纵行切口，绕过尿道上方相遇，形成至少 4cm 长的尿道瓣(图 20-4-4)。

2. 将瓣的边缘游离后，包绕 10 号或 12 号导尿管，用3-0 肠线间断或连续缝合，形成新的尿道(图 20-4-5)。

3. 将两侧的阴道压迫肌稍作游离，拉近中线缝合，以加强尿道阻力(图 20-4-6)。

4. 于小阴唇皮下作潜行剥离，拉近中线覆盖成形的尿道，用 4-0 肠线将创缘缝合，并缝合尿道口创缘。若缝合口张力较大，可于外侧作皮肤减张切口(图 20-4-7)。

5. 尿道成形后若黏膜缺损太多，则游离大阴唇脂肪垫(图 20-4-8，9)，或取一大阴唇全层带蒂旋转皮瓣覆盖重建的外尿道(图 20-4-10，11)，以加强屏障。

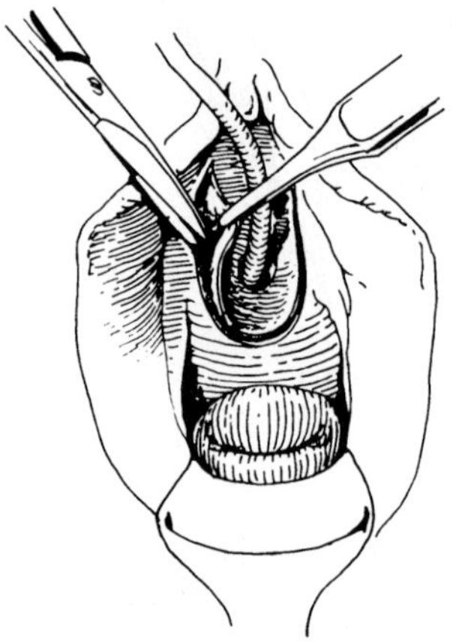

图 20-4-4

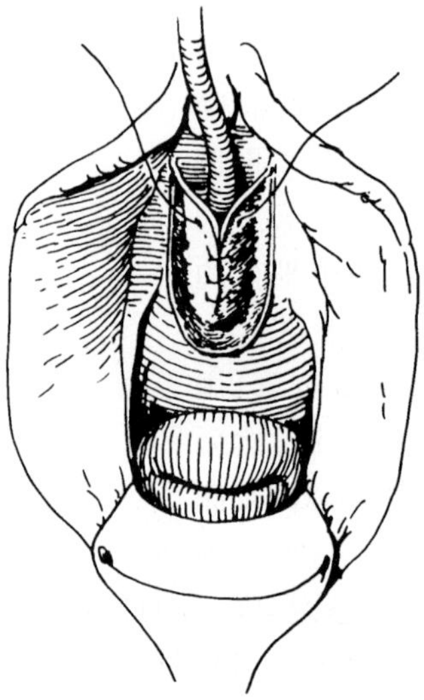

图 20-4-5

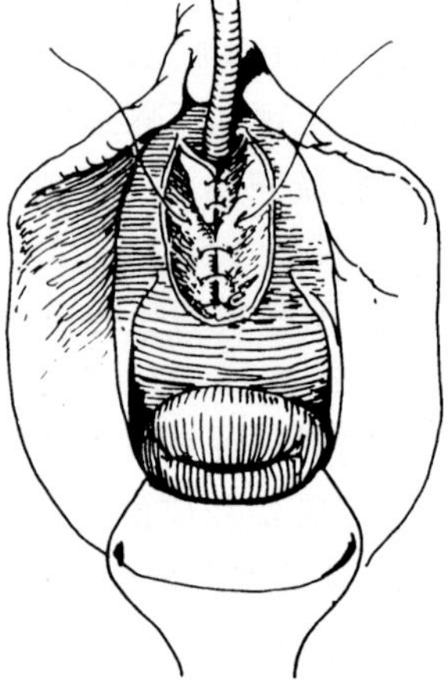

图 20-4-6

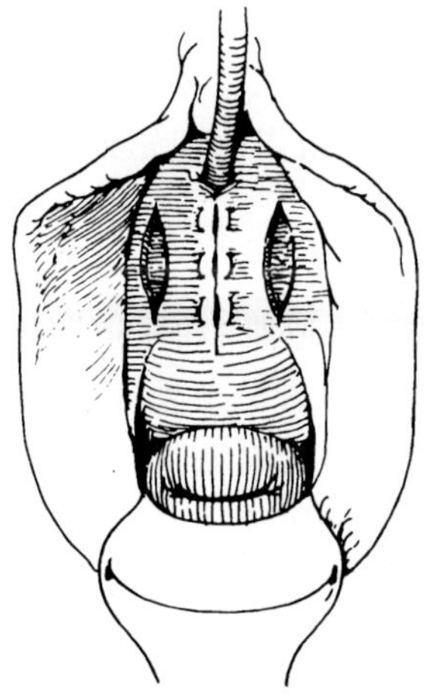

图 20-4-7

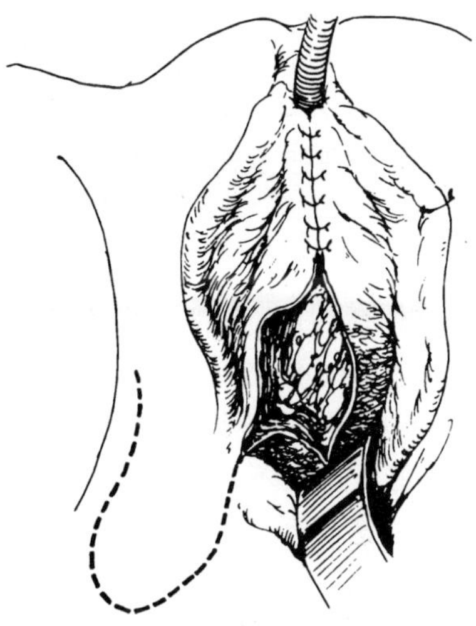

图 20-4-8

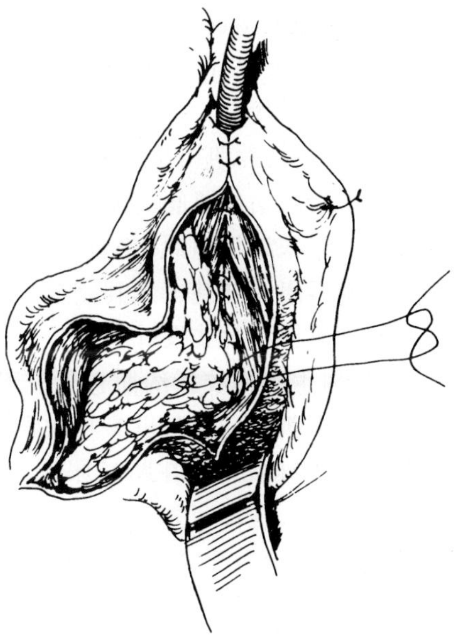

图 20-4-9

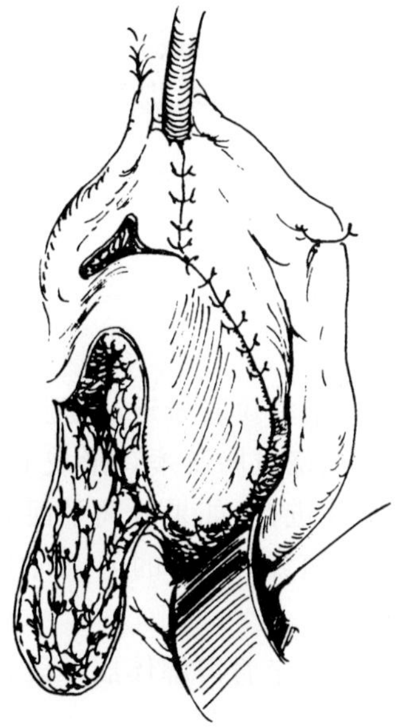

图 20-4-10

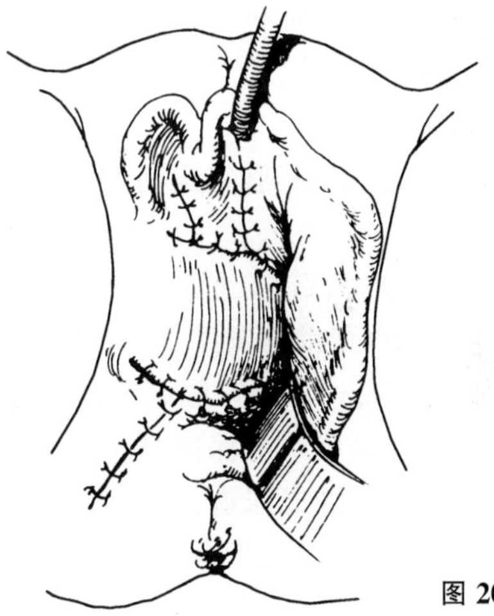

图 20-4-11

参考文献

1. Hendren WH. Congenital female epispadias with incontinence. J Urol,1981,125:558
2. Burbige KA. Surgical management of urinary incontince in girls with congenitally short urethra. J Urol,1985,133:67

三、女性尿道及括约肌重建术

女性先天性或创伤性尿道缺如患者恢复从尿道正常排尿是临床上的难题。尿道成形术后若无完善的括约肌机制,仍然会发生完全性尿失禁。采用可控性尿流改道,对于年轻患者意味着终生改变生活方式,还会发生各种并发症。

Young 最早在 1922 年开始应用经腹部尿道延长术、使用膀胱后壁瓣来重建女性尿道;1949 年 Dees 和 1966 年 Leadbetter 对术式进行了改良;1981 年 Tanagho 使用膀胱前壁瓣尿道成形, 它特别适用于需要利用大网膜进行间置或需要同时进行输尿管再植的病例。经阴道的尿道成形术直到1980年才由Goodwin和Scardino以及Patil,Zimmen等开始应用,它使用阴道前壁瓣作尿道成形,与经腹部途径比较具有损伤小、手术简单的优点,一般合并使用大阴唇脂肪垫覆盖新成形的尿道。

女性尿道括约肌由平滑肌括约肌和尿生殖横纹肌括约肌组成。尿道完全缺如的患者用阴道壁形成尿道,全无平滑肌括约肌的功能,只能借助横纹肌重建外括约肌机制。我国最早由梅骅教授应用阴道前壁瓣作尿道成形、尿道压迫肌(坐骨海绵体肌)或带蒂股薄肌重建横纹括约肌的方法治疗损伤性和先天性尿道缺如,手术后患者能基本达到完全尿液可控。

【解剖概要和术式设计】

正常尿生殖横纹括约肌包括三部分:尿道外括约肌、坐骨海绵体肌(亦称尿道压迫肌)和尿道阴道括约肌,阴道横肌和耻尾肌也参与增强尿道阻力(见图14-1-2)。尿道压迫肌起自靠近坐骨结节处,跨过尿道到达对侧相应的部位,在跨过尿道处肌束回转、增厚,一些纤维远达尿道外括约肌的远侧缘,当它收缩时可将尿道下压、延长。先天性尿道缺如患者尿道压迫肌不发育,可在阴道前壁瓣形成尿道后,将附着于耻骨下行支的坐骨海绵体肌中段游离,于中线靠拢缝合覆盖尿道,形成覆盖尿道的横纹括约肌,加上球海绵体脂肪垫作良好的屏障,即可达到排尿完全可控。

若坐骨海绵体肌发育不全,可利用股薄肌重建外括约肌。股薄肌起自耻骨联合和耻骨上、下支,垂直下行,在缝匠肌深面止于胫骨粗隆的内侧面,其主要营养动脉来自股深动脉,少数情况下发自旋股内动脉或第一穿动脉。神经支配来自闭孔神经的前支,与主要血管伴行,血管神经束进入肌肉处的体表标志点约位于从耻骨结节到收肌结节连线上、中1/3交界处。在离腹股沟韧带约10cm的平行线上可以较恒定地找到其主要血管蒂,保存这一血管蒂,切断肌肉中下段的小血管,不会影响整块肌肉的血液供应。这样可将肌瓣以主要血管为中心、旋转至会阴部覆盖新尿道的大部分和膀胱颈。

【手术适应证】

1. 先天性尿道缺如。

2. 损伤性尿道缺如,膀胱容量尚好、阴道壁无广泛瘢痕狭窄的成年患者。

【手术步骤】

1. 尿道重建　取截石位,插入14F导尿管,充盈气囊30ml防止牵拉时尿道从膀胱颈脱出;于阴道前壁下注射入生理盐水帮助分离平面,在中线相距2cm作平行切口,绕过膀胱瘘口形成U形切口(图20-4-12),前达阴蒂下0.5cm,分离时应该在阴道黏膜下血管较少的平面进行,如果分离平面太深,容易引起膀胱穿孔或渗血多,在膀胱颈部保留厚的皮瓣基部,形成长4~5cm尿道瓣。将瓣的创缘向中线靠拢围绕12F导尿管,用可吸收缝线缝成尿道,缩窄膀胱颈(图20-4-12)。

2. 括约肌重建　于阴道壁深面分离,达耻骨下支,将附于骨面的坐骨海绵体肌中段游离,中线靠拢缝

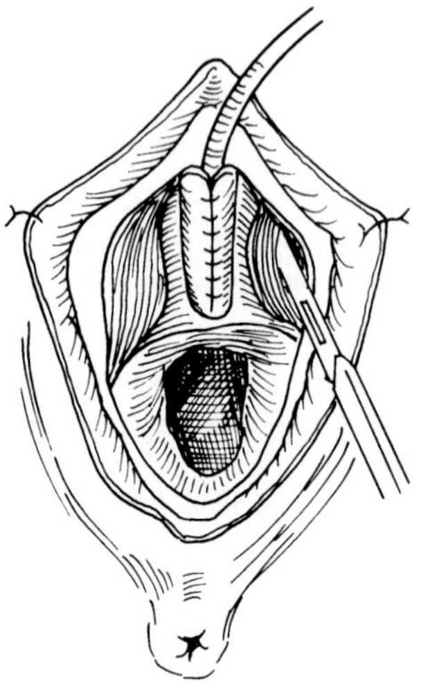

图 20-4-12

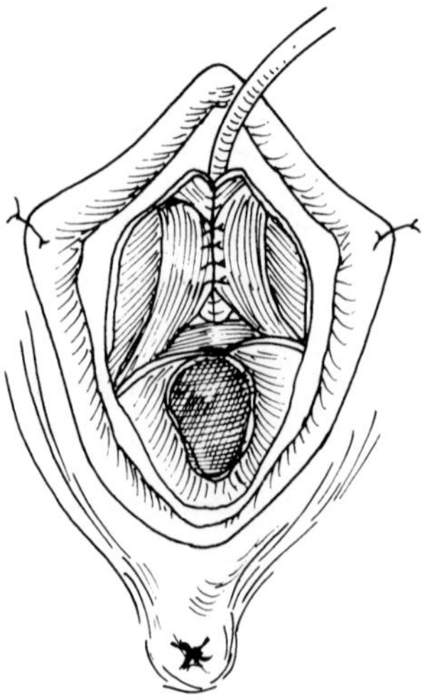

图 20-4-13

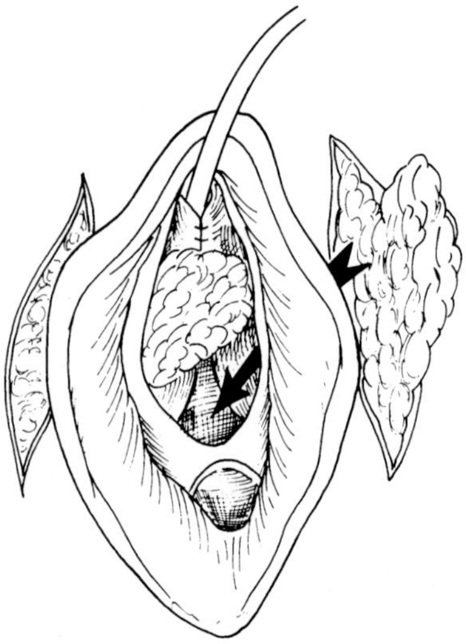

图 20-4-14

合,重建尿道括约肌(图 20-4-13)。作两侧大阴唇切口分离球海绵脂肪垫,保留覆盖脂肪的筋膜,切断上蒂,通过皮下隧道拉至内侧覆盖尿道(图 20-4-14)。缝合小阴唇及阴道黏膜创缘,缝合皮肤切口(图 20-4-15~18)。

3. 若在耻骨下支的表面未找到坐骨海绵体肌,改取大腿的股薄肌来重建尿道括约肌,通过皮下隧道将股薄肌拉至会阴部覆盖尿道,用缝线固定于对侧耻骨浅面的筋膜,前庭创缘于中线缝合(参考股薄肌在泌尿外科中的应用一节)。

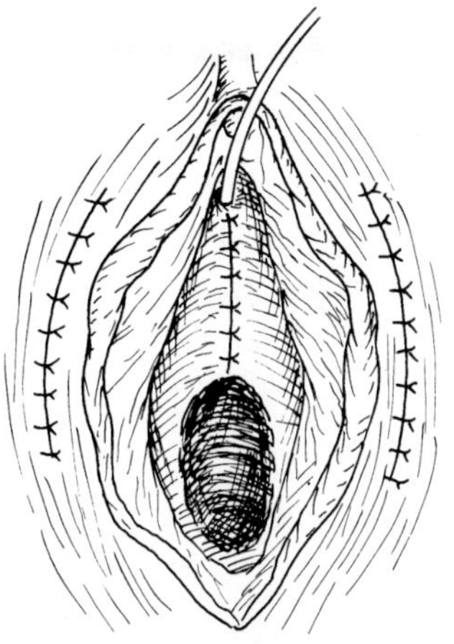

图 20-4-15

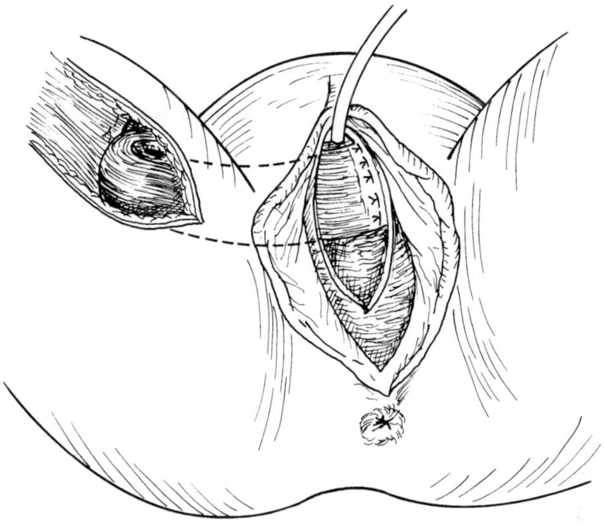

图 20-4-16

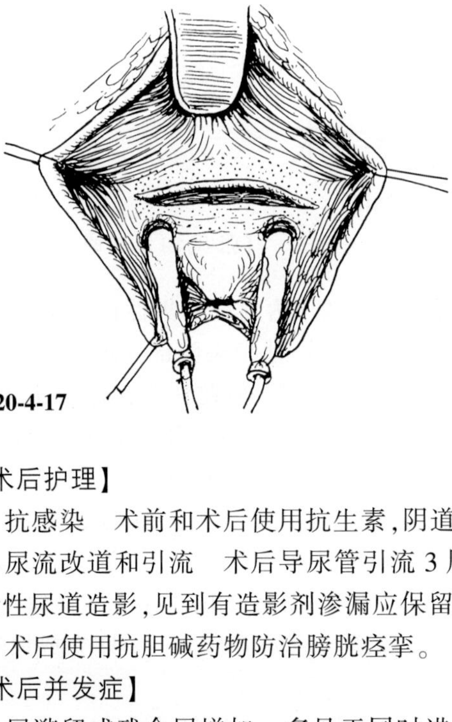

图 20-4-17

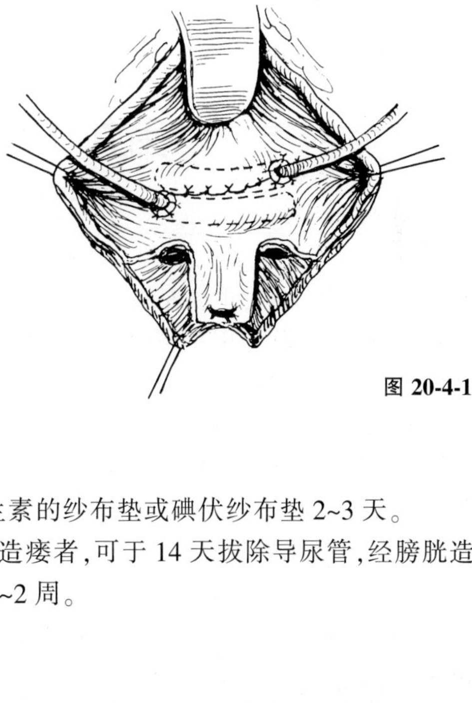

图 20-4-18

【术后护理】

1. 抗感染 术前和术后使用抗生素,阴道填塞浸泡抗生素的纱布垫或碘伏纱布垫 2~3 天。

2. 尿流改道和引流 术后导尿管引流 3 周。加作膀胱造瘘者,可于 14 天拔除导尿管,经膀胱造瘘管行排泄性尿道造影,见到有造影剂渗漏应保留膀胱造瘘管 1~2 周。

3. 术后使用抗胆碱药物防治膀胱痉挛。

【术后并发症】

1. 尿潴留或残余尿增加 多见于同时进行抗失禁手术的患者,早期不主张间断插尿管引流,而应该保留膀胱造瘘并间断开放,大多数患者数周后均能缓解、恢复正常排尿。若不能缓解、要等到形成新的尿管完全愈合才开始进行间断导尿。

2. 尿失禁 可能是由于存在压力性尿失禁、逼尿肌不稳定(膀胱过度活动)或尿瘘所引起。手术后持续存在的急迫性尿失禁可能与膀胱出口梗阻有关。先天性尿道缺如患者作尿道括约肌成形术,强调成形的尿道应长达阴蒂后方 0.5cm,口径不宜过宽,要取双侧含球海绵体蒂筋膜的脂肪垫覆盖全部尿道。若术后仍有尿失禁,则应施行膀胱后壁瓣尿道成形术。

3. 尿瘘　小的尿瘘可应用保守疗法,持续不愈的尿瘘应该等瘘口周围炎症消退后2~3月才再次手术修补。

【主编点评】

使用阴道前壁瓣作尿道成形、同时使用坐骨海绵体肌(尿道压迫肌)或带蒂股薄肌重建横纹括约肌的方法来重建尿道括约机制,适用于治疗损伤性和先天性尿道缺如,而且膀胱容量尚好、阴道壁无广泛瘢痕狭窄的成年患者。与经腹部途径相比较具有损伤小、手术简单、疗效确切的优点,一般重建的尿道大小以包绕12F尿管为准,同时使用两侧大阴唇脂肪垫覆盖新成形的尿道。使用尿道压迫肌或带蒂股薄肌来压迫尿道、重建横纹括约肌时应注意肌瓣缝合的张力,可使用尿道水平角的测定或尿道漏点压测定(见压力性尿失禁)来决定覆盖尿道肌瓣的张力,一般我们使用无张力的覆盖,横纹肌肌瓣的压力以及肌张力能有效地阻止尿液外漏,在清醒情况下可使尿液完全可控,在睡眠期间由于横纹肌松弛虽然有少量的尿失禁,患者仍感觉生活质量已经大大改善。

(梅　骅)

参考文献

1. 梅骅. 膀胱(尿道)阴道瘘修补术.见:梅骅,章咏裳主编. 泌尿外科手术学(第二版). 北京:人民卫生出版社,1996,361-363,724-728

2. Colleseli K,Stenzl A,Eder R,et al. the female urethral sphincter:A morphological and topographical study.J Urol,1998,160:49-54

3. 梅骅. 女性尿道括约肌. 见:梅骅,苏泽轩,郑克立主编. 泌尿外科临床解剖学. 济南:山东科学技术出版社,2001,328-329

4. 魏辉,梅骅,关志忱. 女性尿道及括约肌重建术二例报告. 中华泌尿外科杂志,2004,25:57

第五节　男性尿道上裂手术

operation for epispadias in male

【张凤翔　王晓路】

男性尿道上裂手术,主要是矫治阴茎和尿道畸形以及治疗尿失禁,达到恢复男性性功能和控制排尿。1895年Cantwell首先用单纯尿道成形术,重建男性尿道上裂的尿道。他把裂隙部尿道黏膜完全游离并缝合成管,再移植到阴茎海绵体的腹侧,使尿道开口到冠状沟或阴茎头,但此法常因尿道黏膜缺血、坏死而失败。1918年Young改良了Cantwell法,把尿道黏膜从右侧阴茎海绵体上分离下来,而保留左侧阴茎海绵体与尿道相连接。将尿道缝合成管,再把两侧阴茎海绵体于尿道背侧并拢缝合。使尿道恢复到正常解剖部位,并保持成形尿道的血运,获得良好效果,以致延续多年应用于临床。Gross采用保留两侧阴茎海绵体之间的尿道与腹侧组织连接,依靠此狭长的组织床来维持尿道的血运,两侧阴茎海绵体于尿道背侧并拢缝合。Mcindoe则将尿道上裂做成尿道下裂,以后再用Denis-Browne法修补尿道下裂。May、Lattimer采用尿道上裂做成尿道下裂的同时再用包皮做成尿道与原尿道吻合,一期完成尿道成形效果较好。

尿道上裂伴有尿失禁时,往往需要重建其宽大而松弛的后尿道和膀胱颈,以恢复其括约功能。1922年Young采用切除无括约作用的后尿道和膀胱颈多余组织,重新缩紧缝合内外括约肌,增加尿道闭锁张力来治疗尿失禁,获得较好效果。1937年他报告13例尿道上裂修复,12例尿失禁得到控制。1949年Dees改良Young手术,利用膀胱三角后壁延长后尿道,增加尿流阻力,使尿失禁疗效进一步提高。此后Young-Dees手术成为抗尿失禁常用的技术。1964年Leadbetter进一步改良Young-Dees手术,将双侧输尿管口于膀胱后壁高位移植,更多的利用膀胱三角区延长后尿道,以提高控制排尿能力。Young-Dees-Leadbetter手术已成为当今常用的抗尿失禁技术。Leadbetter在后来的实践中重新认识到他的手术之所以能够取得较好效果，不是取决于成形肌管的长度，而是膀胱三角肌肉形成的新膀胱颈起括约肌作用。1969 年 Tanagho 等采用膀胱前壁作后尿道延长手术，治疗 1 例男性尿道上裂伴有尿失禁者，获得良好效果。近年来有将人工括约肌装置植入手术应用于尿道上裂和膀胱外翻者，且报告成功率较高。

近 30 年来在男性尿道上裂治疗中，对纠正阴茎背曲和阴茎伸长已被重视。因为仅作尿道修复而忽视阴茎背曲和过短，尤其伴有膀胱外翻者，至成人后将影响性生活。Hinmam 于 1958 年为伴有膀胱外翻患者作了阴茎伸长手术，并强调其重要性。他把阴茎背侧纤维组织切除，并离断两侧阴茎悬韧带，用阴茎腹侧包皮覆盖阴茎背侧远端黏膜缺损处，以后二期作尿道成形术。William 采用尿道黏膜 V-Y 成形方法增加尿道长度。也有用尿道黏膜 Z 字成形伸长阴茎者。Johnston 和 Hendren 采用从耻骨支上部分游离两侧附着在耻骨支上的阴茎海绵体脚，以使阴茎海绵体下垂并拢而增加阴茎长度。

经过多年的改进，在男性尿道上裂治疗中的尿道修复，抗尿失禁技术以及阴茎伸直或阴茎伸长，都逐渐形成了较为合理的手术方法。

【设计原理】

1. 阴茎伸直术　在不完全型(冠状沟型和阴茎型)男性尿道上裂中，其近段尿道虽未裂开，但该段阴茎海绵体仍分离在尿道两侧。向背侧移位的尿道在两侧阴茎海绵体之间，由阴茎背侧向腹侧移行而达到会阴部(图 20-5-1)。阴茎背侧除阴茎悬韧带外，在未裂开的阴茎部尿道背侧尚有纤维条索与耻骨联合相连接。当阴茎勃起时该纤维条索牵拉阴茎部尿道如弦，致使两侧充血的阴茎海绵体呈弓形向外侧腹侧膨出，此一弦二弓造成阴茎如蛙腹状，并向背侧弯曲而影响性生活。对此型男性尿道上裂的矫治，除修复尿道上裂以外尚需作阴茎伸直手术，以恢复其性功能。彻底切除阴茎背侧纤维条索，并切断阴茎悬韧带，使阴茎海绵体得到松解而伸直，并使尿道复位到阴茎海绵体腹侧，达到恢复正常解剖形态。

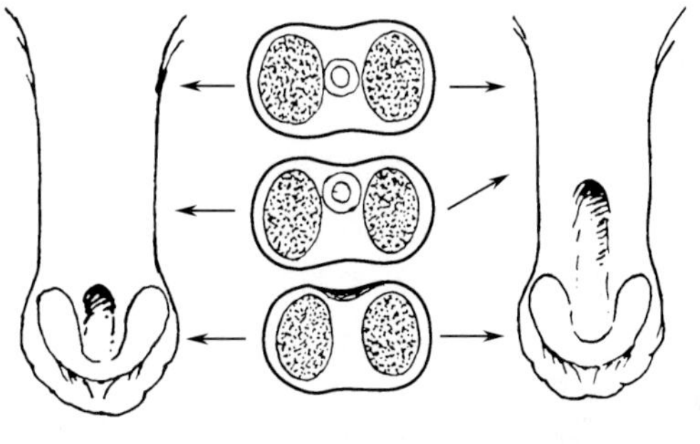

图 20-5-1

2. 阴茎伸长术　在完全型男性尿道上裂中尤其伴有膀胱外翻的尿道上裂，均合并有程度不同的耻骨联合分离。两侧附着在耻骨支上的阴茎海绵体被分离的耻骨支向两侧拉开，致使阴茎缩短(图 20-5-2)。裂隙部尿道黏膜呈短而宽的翻露在阴茎背侧。所以伸长阴茎则需要松解阴茎海绵体和延长裂隙部尿道。松解阴茎海绵体方法，Hinmam 仅切除阴茎背侧纤维组织和切断阴茎悬韧带。Johnston 除切断阴茎悬韧带还从耻骨支上部分游离两侧阴茎海绵体脚，使游离出来的阴茎海绵体下垂而重新并拢，达到伸长阴茎目的(图 20-5-2)。

【手术适应证】

1. 男性尿道上裂之裂隙部仅局限在阴茎头，而未达到冠状沟者，可以不手术。由于此型之裂隙部局限于阴茎头与尿道海绵体无关，无尿道向背侧移位，也无两侧阴茎海绵体分离，未造成阴茎背屈，不影响性功能，故可以不手术。有恢复正常形态要求者，仅关闭裂隙部尿道即可。其他尿道裂隙达到或超过冠状沟者均须手术矫治。

2. 手术年龄选择 4~5 岁为宜。年龄过小，抗尿失禁手术效果较差。阴茎发育不良者，应推迟手术或经

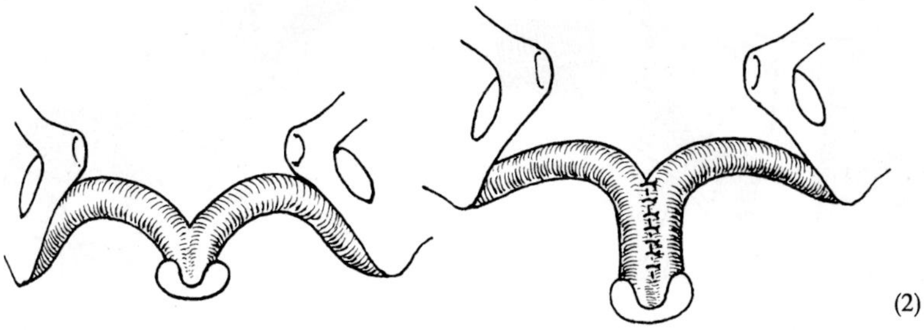

(1)　(2)

图 20-5-2

内分泌治疗，待阴茎发育后再手术。

3. 术式选择应根据临床类型而决定选用阴茎伸直手术或阴茎伸长手术和是否作抗尿失禁手术。作者曾提出以治疗为目的的分型方法，分为不完全型(阴茎头型和阴茎型)，完全型(全部型)和复杂型(伴有膀胱外翻)。据此分型选择矫治术式如下：

(1) 不完全型：阴茎头型可不手术，其他作阴茎伸直术，不作抗尿失禁手术。

(2) 完全型：作阴茎伸长和抗尿失禁手术。

(3) 复杂型：作阴茎伸长和抗尿失禁手术，并修复膀胱外翻和腹壁缺损。

4. 抗尿失禁手术指征不宜掌握过严，轻度尿失禁者也可考虑作抗尿失禁手术。不要寄希望于修复尿道上裂以后获得控制排尿，更不应在修复尿道上裂时有意缩紧前尿道。否则，非但术后难于达到控制排尿，而且容易发生逆行射精。作者曾遇到无尿失禁的不完全型男性尿道上裂，行阴茎伸直术治愈，但于婚后发生逆行射精而致不育。权衡抗尿失禁手术指征时，应考虑到它除抗尿失禁外，尚有抗逆行射精的作用。

【术前准备】

1. 伴有尿失禁者，尿液浸润会阴皮肤，应消除阴茎、阴囊皮肤尿性皮炎或感染。采用局部清洁，保持干燥即可。感染较重者，局部可应用抗生素软膏。

2. 青春期后的患者，术前开始服用女性素，防止术后阴茎勃起。

3. 完全型和复杂型男性尿道上裂，术前应灌肠。

【手术步骤】

1. 后尿道延长成形术（不上移输尿管口的 Young-Dees-Leadbetter 手术）　仰卧位，取下腹正中切口。显露膀胱并充分游离膀胱颈部两侧，切开膀胱显露膀胱三角区，沿尿道内口两侧向上切开膀胱黏膜，达输尿管口下方平面。切除两侧三角形膀胱黏膜(图 20-5-3)，保留黏膜宽约 2cm 左右。缝合保留的膀胱黏膜成管与尿道内口相连接(图 20-5-4)。剪开两侧膀胱肌层，并于黏膜管前双重缝合(图 20-5-5)，保留尿道支架管 F10~14。关闭缝合膀胱并作膀胱造瘘(图 20-5-6)。用膀胱两侧软组织充填膀胱颈部前间隙。缝合腹壁。

2. 阴茎伸直术　仰卧位。沿尿道黏膜与皮肤交界处做皮肤切口，并于阴茎背侧正中向上纵行切开皮肤，达耻骨联合(图 20-5-7)。在阴茎筋膜下钝性分离，显露两侧阴茎海绵体及尿道。从尿道裂隙上缘沿尿道海绵体背侧锐性剥离，并切除阴茎背侧纤维条索(图 20-5-8)，直达耻骨联合。尿道和阴茎海绵体解剖清晰，切断阴茎悬韧带，松解阴茎伸直满意后，再于尿道海绵体两侧与阴茎海绵体之间分离(图 20-5-9)，达到尿道与阴茎海绵分开而尿道腹侧不分离。缝合裂隙部尿道成管(图 20-5-10)，尿道口可采用两种方法之一：①阴茎头尿道黏膜仅游离两侧并缝合成管，末端原位缝合成开口(图 20-5-10(1))。②阴茎头尿道完全游离并缝合成管。在两侧阴茎海绵体远端之间，向阴茎头腹侧顶端作隧道，成形尿道穿过此隧道，开口到

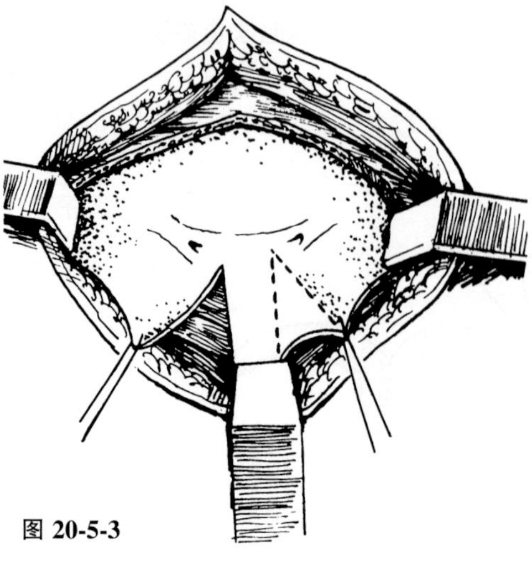

图 20-5-3

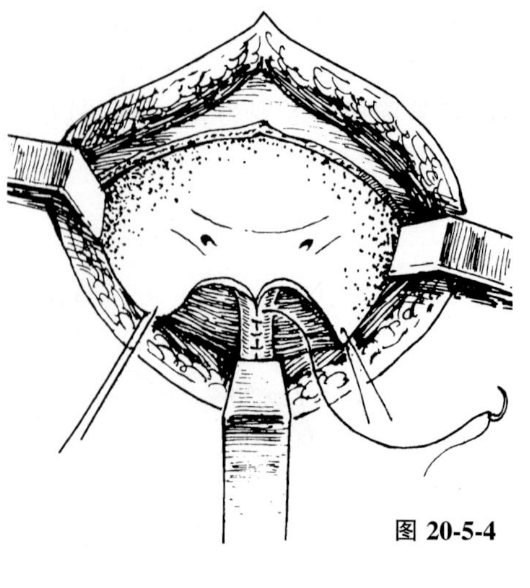

图 20-5-4

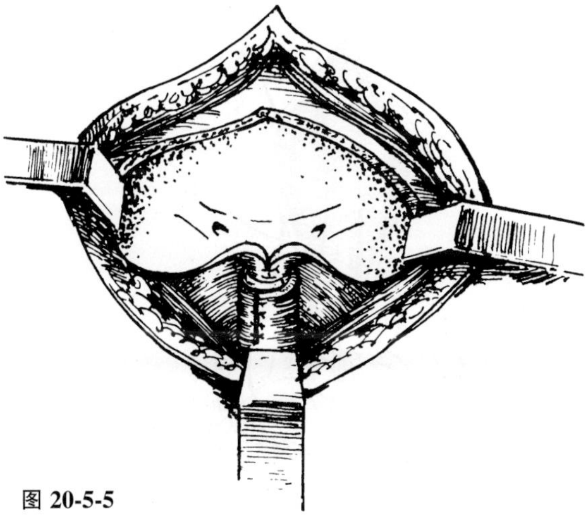

图 20-5-5

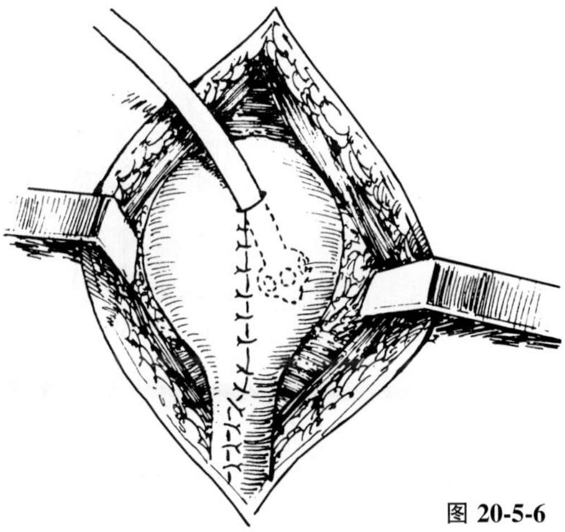

图 20-5-6

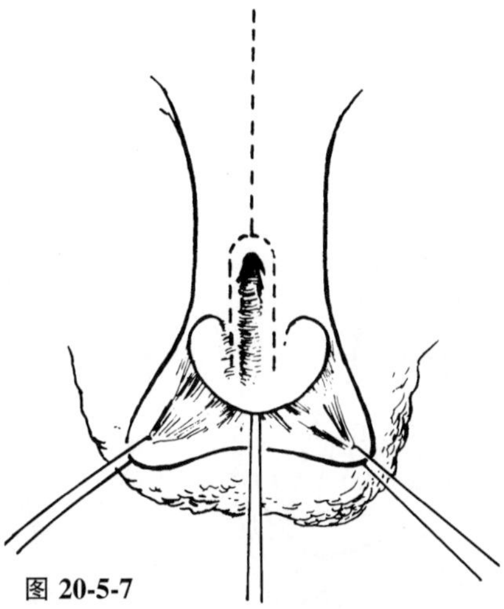

图 20-5-7

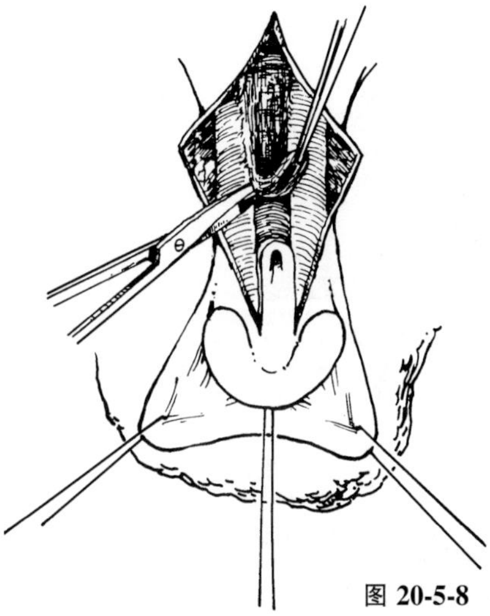

图 20-5-8

阴茎头近腹侧正位(图 20-5-10(2))。尿道复位到腹侧,缝合两侧阴茎海绵体,修剪两侧阴茎头海绵体再对齐缝合(图 20-5-11)。阴茎腹侧皮肤转移到背侧,并做 Z 字形缝合(图 20-5-12~13)。

3. 阴茎伸长术 先作 Young-Dees-Leadbetter 后尿道延长成形术或其他抗尿失禁手术。同期或分期手术均可。取仰卧位,骨盆垫起,两腿分开。沿尿道裂隙部黏膜与皮肤交界处作切口,并纵行向耻骨上延长切口(图 20-5-14)。在阴茎筋膜下分离暴露阴茎海绵体后并切除纤维条索,从阴茎海绵体上游离尿道(图 20-5-15),在尿道海绵体与阴茎海绵体之间分离,近端达到阴茎海绵体两侧分叉处。注意勿损伤精阜。把尿道缝合成管,尿道内保留 F10~14 号支架管。切断两侧阴茎悬韧带后,紧靠耻骨从耻骨支上锐性分离两侧阴茎海绵体脚(图 20-5-16)。达到阴茎海绵体脚部分脱离耻骨而下垂伸长。两侧阴茎海绵体并拢缝合,阴茎头海绵体两侧修剪对齐缝合。在两侧阴茎海绵体会合处的三角形间隙部位,作隧道至阴茎腹部根部,使尿道穿过此隧道,开口于阴茎腹侧(图 20-5-17)。尿道外口与皮肤缝合,形成人工尿道下裂。把阴茎

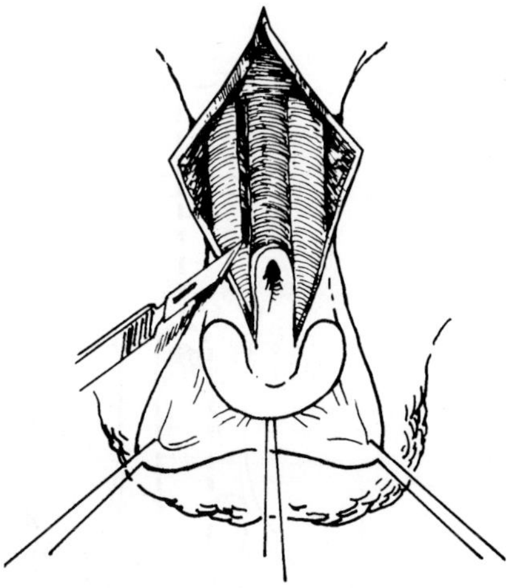

图 20-5-9

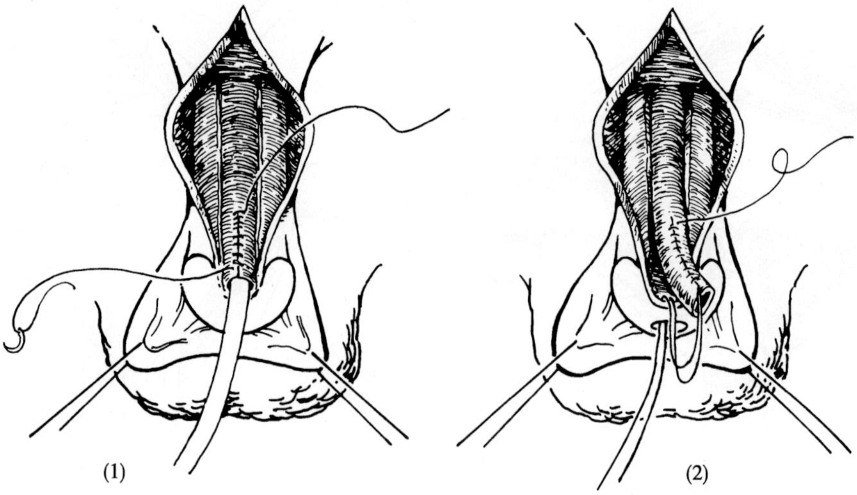

图 20-5-10

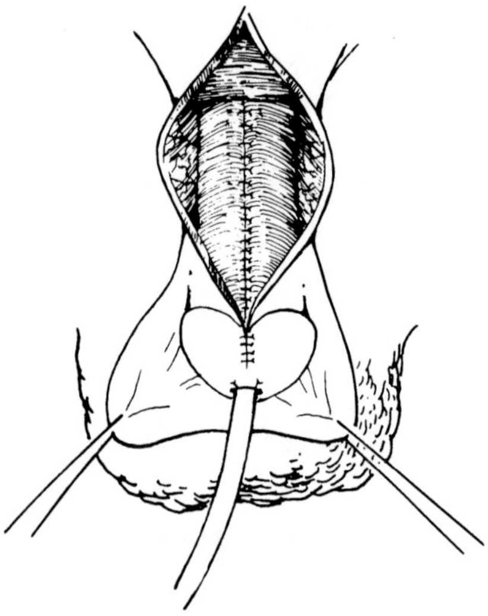

图 20-5-11

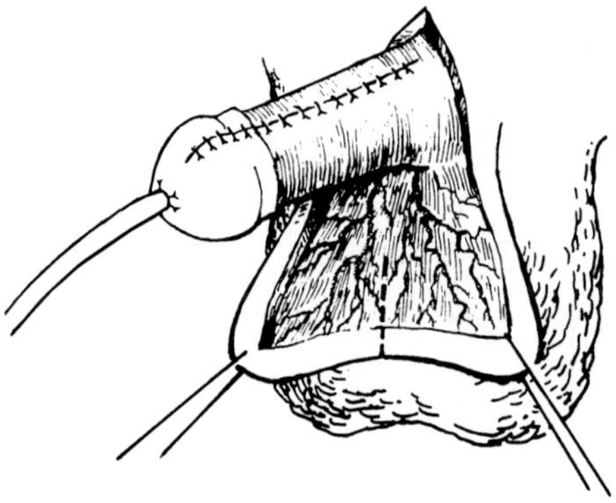

图 20-5-12

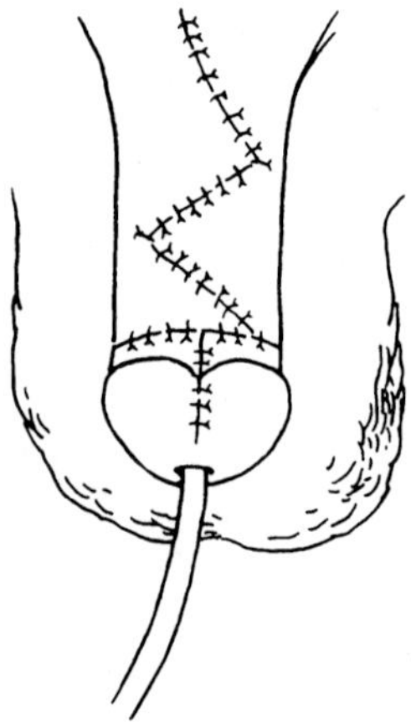

图 20-5-13

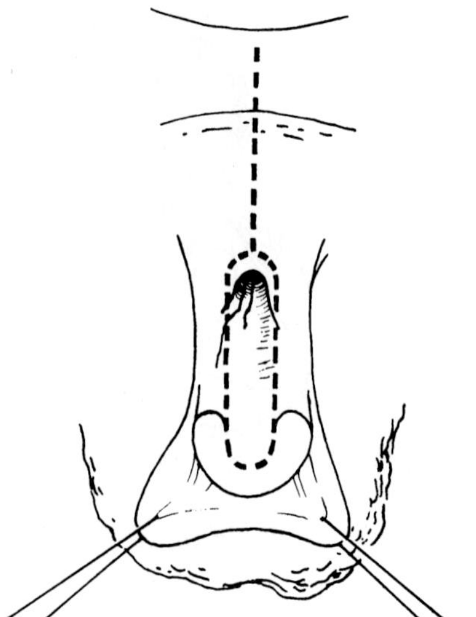

图 20-5-14

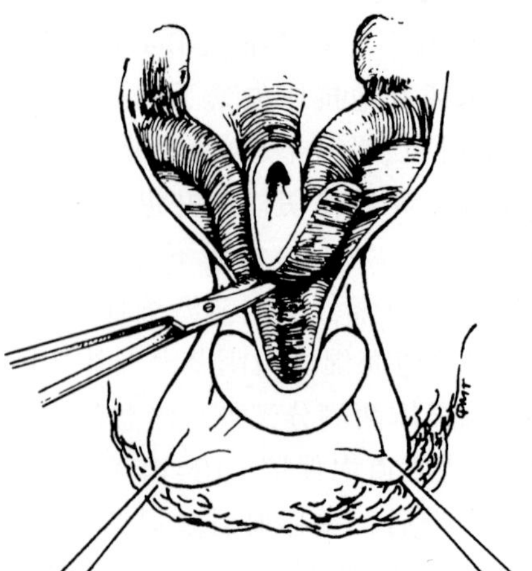

图 20-5-15

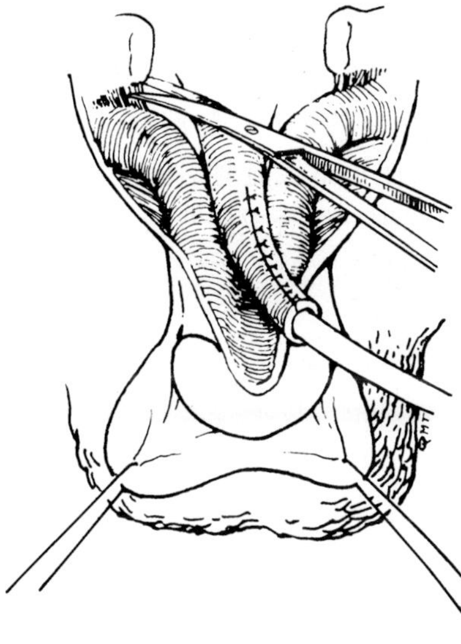

图 20-5-16

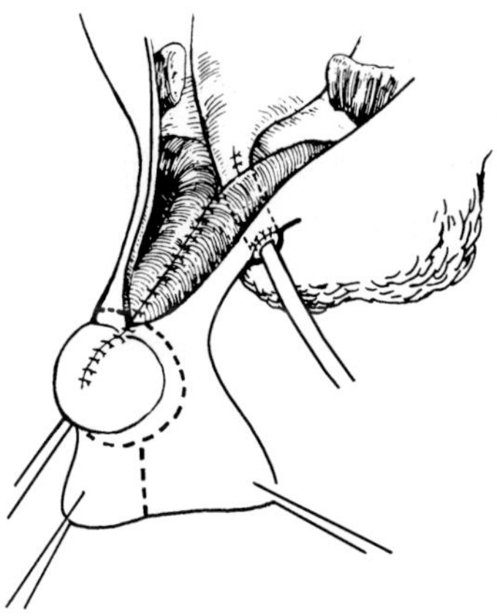

图 20-5-17

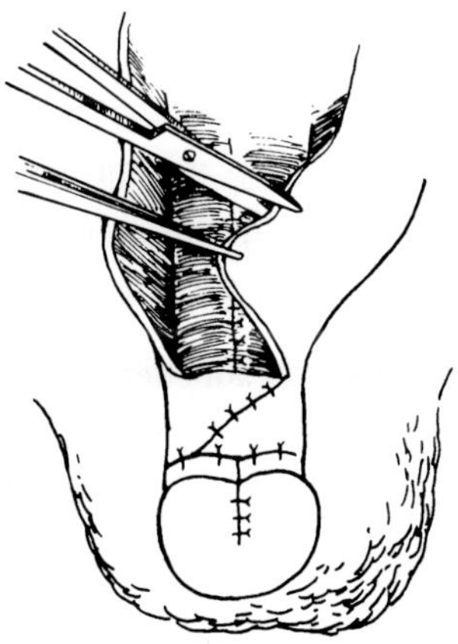

图 20-5-18

腹侧皮肤转移到阴茎背侧,作 Z 字形缝合(图 20-5-18)。

【手术意外的处理及预防】

1. 阴茎伸直和阴茎伸长手术　在缝合两侧阴茎海绵体时,切勿累及阴茎背血管神经,以免引起阴茎头缺血坏死或萎缩。作者曾遇 1 例男性尿道上裂手术后就诊者,其单侧阴茎头缺如,估计可能是损伤该侧阴茎背动脉所致。男性尿道上裂的裂隙部尿道海绵体发育不良血运不佳,而且由于阴茎头裂开,既无两侧阴茎头海绵体的自身血运交通,又无两侧阴茎背动脉末端吻合弓的交叉供血。一旦阴茎背动脉被缝扎,则很难避免造成该侧阴茎头血运障碍。缝合时要清晰显露阴茎海绵体白膜,选择无血管神经的白膜处进针缝合,则可避免缝扎阴茎背血管神经。缝合后尚应观察阴茎头的血运情况(图 20-5-19)。

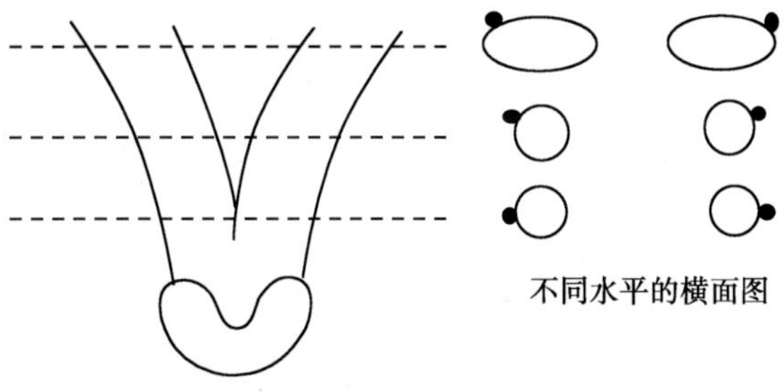

图 20-5-19　表浅血管、神经束的解剖

2. 阴茎伸长术中,从耻骨支上游离阴茎海绵体脚时,须注意勿损伤来自阴部管(Alcock 管)的阴部神经和血管。此神经血管束经过阴茎海绵体脚附着在耻骨支处的后部,到阴茎背侧。紧靠耻骨分离或作骨膜分离,且保留阴茎海绵体脚附着耻骨支的后部,则可防止此种损伤。

3. 尿道缺血坏死　采用任何术式均须游离尿道,术中必须注意保证游离尿道的血运,尿道海绵体发育不佳更须注意保护,以防止尿道缺血坏死。

【术后处理】

1. 阴茎伤口加压包扎,保持尿液引流通畅。

2. 应用抗生素预防感染,青春期后患者继续服用女性素。

3. 术后 7 天拆线,尿道支架管保留 7~10 天,术后 2 周试行排尿后拔除膀胱造瘘管。

4. 阴茎伸长术的尿道下裂式尿道成形者,术后半年或年龄稍大时再作尿道下裂二期尿道成形术。

【术后并发症】

1. 尿道瘘　多为阴茎背侧尿道瘘,常因尿液积存、感染所致。保持尿液引流通畅,预防伤口感染、保持伤口干燥等可以预防。尿道瘘发生早期有可能自行愈合,尿瘘已形成则应择期行修补手术。

2. 尿道狭窄　多发生在尿道吻合部或尿道口,治疗用尿道扩张术或保留尿道支架管持续扩张。

3. 阴茎扭转　采用 Young 法时仅从一侧阴茎海绵体上分离尿道,致使两侧阴茎海绵体呈不对称缝合,常造成 90°左右的阴茎扭转。术中注意预防或尽量不用 Young 法。影响性生活者可再手术矫治。笔者曾为1例此并发症的婚后患者行再手术矫治。充分游离两侧阴茎海绵体，在阴茎根部把扭转到腹侧的一侧阴茎海绵体向背侧牵拉并固定在耻骨下缘，使腹背位的两侧阴茎海绵体复位成左右位则可矫治。

4. 膀胱颈部膜状梗阻　Young-Dees-Leadbetter手术中膀胱三角两侧保留的狗耳状膀胱壁过多，缝合后向下膨出，则易导致尿道内口前壁形成瓣膜状，造成排尿困难。延长后尿道造成耻骨后间隙较大，膀胱前壁更易膨出向间隙折成皱襞。术中适当修剪两侧狗耳状膀胱壁，新膀胱颈部缝合成漏斗状，并用膀胱周围软组织充填耻骨后间隙，膀胱前壁薄弱者用腹直肌加强，可以达到预防目的。治疗可经尿道或膀胱造口作电切术，适当切除膜状皱襞即可消除梗阻。

5. 逆行射精　与膀胱颈部松弛有关，对药物治疗无效，症状严重而治疗要求迫切患者，可考虑行Young-Dees-Leadbetter手术。

参考文献

1. 张凤翔等. 男性尿道上裂的外科治疗. 中华外科杂志，1986，24(1):31
2. 徐月敏等. 男性复杂性尿道上裂的外科治疗. 中华泌尿外科杂志，1988，9(5):300
3. 徐月敏等. 男性尿道上裂伴尿失禁的外科治疗. 中华泌尿外科杂志，1984，5(6):349
4. 张凤翔等. 阴茎伸长术在男性尿道上裂矫治中的应用. 中华泌尿外科杂志，1986，7(3):169
5. 张凤翔等. 尿道上裂81例疗效分析. 中华小儿外科杂志，1991，12(11):24
6. 张凤翔等. 小儿抗尿失禁问题探讨. 临床泌尿外科杂志，1986，1(1):30
7. 张凤翔等. 尿道上裂的外科治疗. 中华外科杂志，1998，36(3):133
8. Culp OS. Treatment of epispadias with and without urinary incontinence: experience with 46 patients. J Urol，1973，109:120
9. Burkholder GV，et al. Epispadias and incontinence: surgical treatment of 27 children. J Urol，1965，94:674

第六节　女性尿道上裂手术

operation for epispadias in female

【张凤翔　王晓路】

女性尿道上裂较为少见，不完全型(前庭型)临床更为罕见，常因无尿失禁而不要求治疗。手术治疗主要是完全型和复杂型(伴膀胱外翻)，目前尚无标准术式。其手术目的是抗尿失禁和女性外生殖器畸形矫治。抗尿失禁方法常用Young-Dees手术，也有用Marshall-Marchetti尿道悬吊术治疗女性尿道上裂尿失禁者。近年来多采用Young-Dees-Leadbetter手术，Muecke报告6例中有2例应用此手术，有1例由于造成小膀胱而未达到满意的控制排尿。Tanagho应用膀胱前壁重建尿道，于膀胱前壁取带蒂肌瓣缝合成管，与缩紧缝合后的膀胱颈作吻合，最初报告是治疗男性尿道上裂，获得良好效果。Harrol等应用此法治疗女性尿道上裂获得成功。作者曾采用尿道缩紧术治疗女性尿道上裂尿失禁同时修复外生殖器畸形，获得满意效果。女性外阴成形手术较为简单，多在抗尿失禁手术同时进行，将尿道缩紧缝合，修复分裂的阴蒂、阴唇和前联合，再作阴阜成形。

女性尿道上裂术式选择：

1. 不完全型(前庭型)因无尿失禁可不治疗，有形态完美要求者可行单纯外生殖器成形手术；

2. 完全型应做抗尿失禁手术和外生殖器成形术，且可一期完成。抗尿失禁技术采用尿道缩紧成形术或Young-Dees-Leadbetter手术；

3. 复杂型应做膀胱外翻功能性修复术和外生殖器成形术，可同期完成。

抗尿失禁技术以Young-Dees-Leadbetter手术为主，可采用不做输尿管口上移的方法。Young-Dees-Leadbetter手术见男性尿道上裂。

女性尿道上裂尿道缩紧成形术

【手术设计原理】

女性尿道上裂的尿道前壁虽然是闭合的，但较薄弱，尤其完全型，尿道缩短、管腔宽大而松弛。本手术是皱缩缝合尿道前壁并缩窄膀胱颈部,使之近于正常口径成为细而长的尿道,以增加尿流阻力。膀胱颈部和后尿道紧缩后,有利于恢复内外括约肌的括约作用。将尿道悬吊于耻骨联合处,以恢复尿道与膀胱的角度。采用球海绵体肌环形包绕尿道以增加控制排尿作用。

【手术适应证】

1. 女性完全型尿道上裂和其他先天性或后天性的女性尿道和膀胱颈扩张、松弛所致的尿失禁,不伴有泌尿系感染者。

2. 手术年龄在4~5岁以上,年龄太小者局部操作不便,且组织薄弱分离时易损伤尿道或导致周边组织损伤。

【术前准备】

1. 伴尿失禁患者外阴皮肤被尿液浸润,常发生尿性皮炎和感染,术前每天清洗2~3次并保持局部干燥,感染较重者可应用抗生素软膏。

2. 手术野准备注意外阴皮肤皱褶处和扩大的尿道腔内的消毒,术前用0.1%苯扎溴铵冲洗外阴。

3. 术前应灌肠。

【手术步骤】

1. 尿道缩紧成形　取截石位,沿尿道口周围作长圆形切口,并于正中线处向耻骨上延长切口(图20-6-1)。分离尿道周围(图20-6-2),尿道短而粗,前壁更薄弱。分离时注意保护尿道壁,靠耻骨侧分离可防止损伤尿道壁。再钝性分离膀胱颈部(图20-6-3),可用尿道扩张器探查膀胱颈部位置,注意勿损伤膀胱壁。

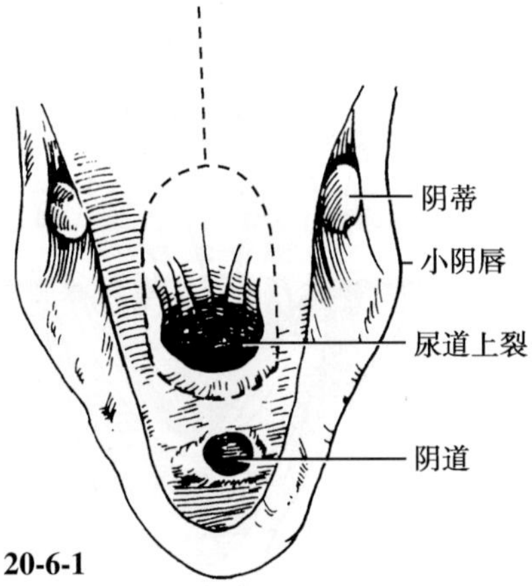

图 20-6-1

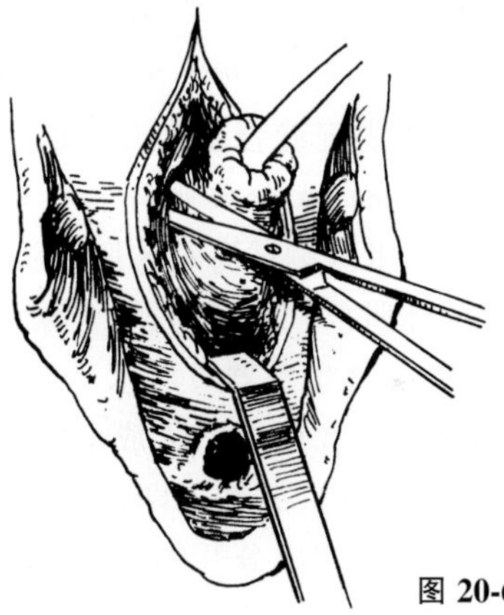

图 20-6-2

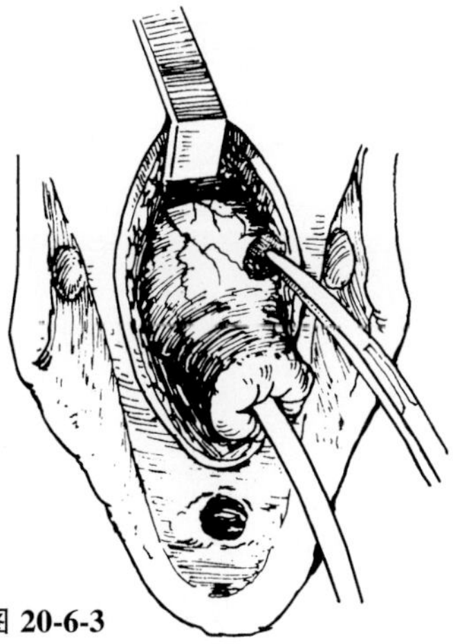

图 20-6-3

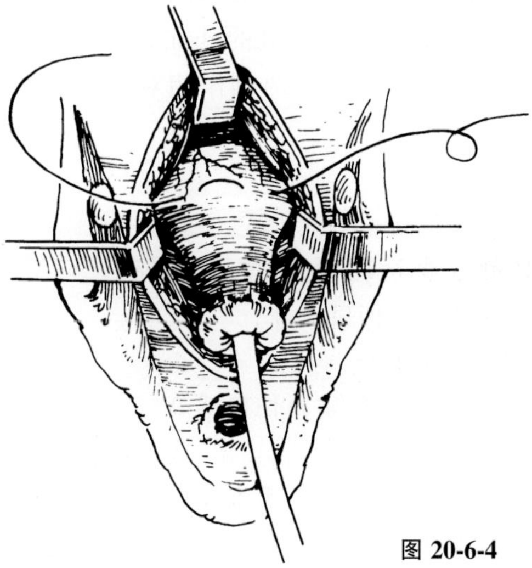

图 20-6-4

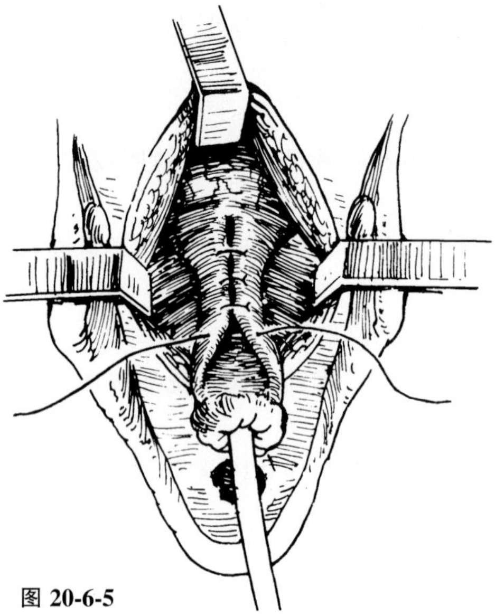

图 20-6-5

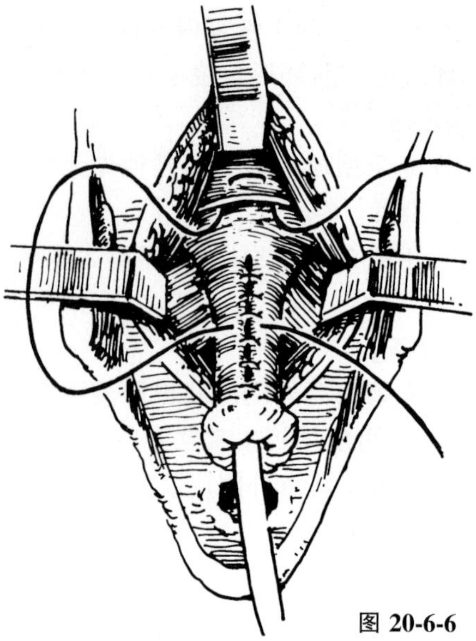

图 20-6-6

分离尿道、膀胱颈部后壁时注意勿损伤阴道壁。适当向外牵拉尿道和膀胱颈，先缩紧缝合膀胱颈(图 20-6-4)，并保留 F10~12 号尿道支架管，达到进退有箍管感。再缩紧缝合尿道前壁(图 20-6-5)，形成细而长的尿道，再将尿道前壁固定缝合于裂开的耻骨间纤维组织上(图 20-6-6)，耻骨无分离则缝合于耻骨骨膜上。于尿道外侧分离出两侧球海绵体肌，在尿道后对拢缝合两侧球海绵体肌(图 20-6-7)。缝合尿道后缘切口或暂不缝合，继续行外生殖器成形术。

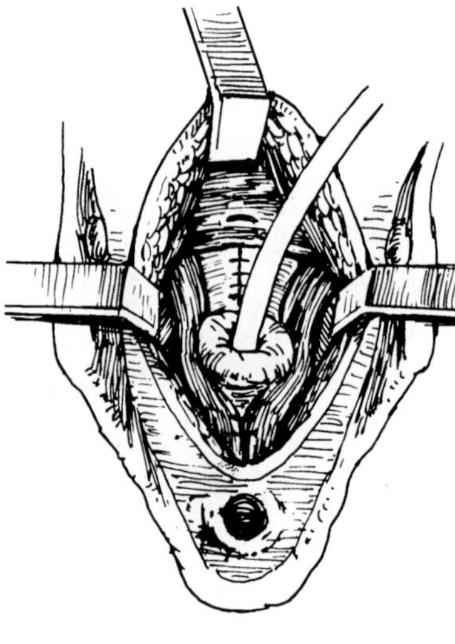

图 20-6-7

2. 外生殖器成形　在尿道缩紧成形的原切口两侧与阴蒂对应部位作切口，并切除两侧多余黏膜(图 20-6-8)。在阴蒂根部解剖出分开的两侧球海绵体肌前段，再于尿道前对拢缝合(图 20-6-9)。以使两侧阴蒂靠近，并与尿道缩紧成形术中已缝合的球海绵体肌成环形，包绕于尿道周围(图 20-6-10)。年龄小球海绵体肌发育不佳者，则缝合此处的纤维组织。两侧阴蒂对齐缝合，并缝合小阴唇前端皮肤(阴蒂包皮)(图 20-6-11)，游离阴阜处皮肤，两侧作相对应的斜行切口(图 20-6-11)，作 Z 形缝合(图 20-6-12)，以矫正沟状阴阜。

【术后处理】

1. 伤口加压包扎。

2. 保留导尿管 7~10 天，持续引流尿液。

3. 防止粪便污染伤口。

4. 术后 7 天拆线。

5. 术后应用抗生素，防止伤口感染。

【术后并发症】

1. 伤口感染，手术失败　手术前后预防感染处理无误，可防止此并发症。

2. 尿失禁未获控制　常因膀胱颈部缩紧缝合不满意或愈合不良所致。锻炼括约肌和药物治疗无效，可择期作 Young-Dees-Leadbetter 手术。

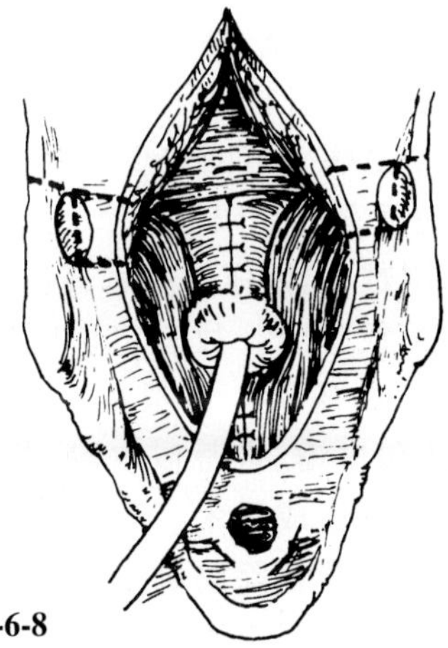

图 20-6-8

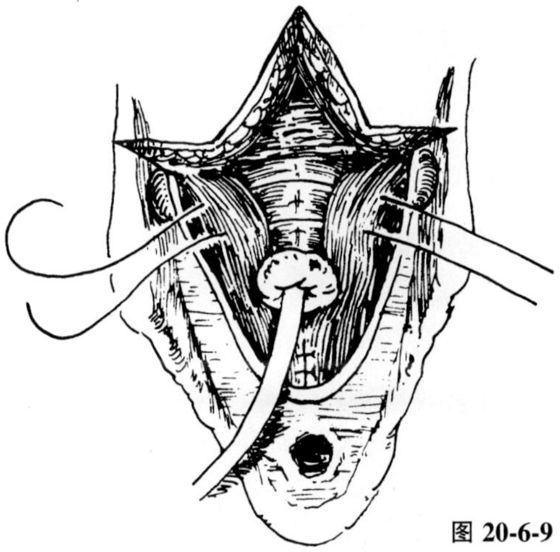

图 20-6-9

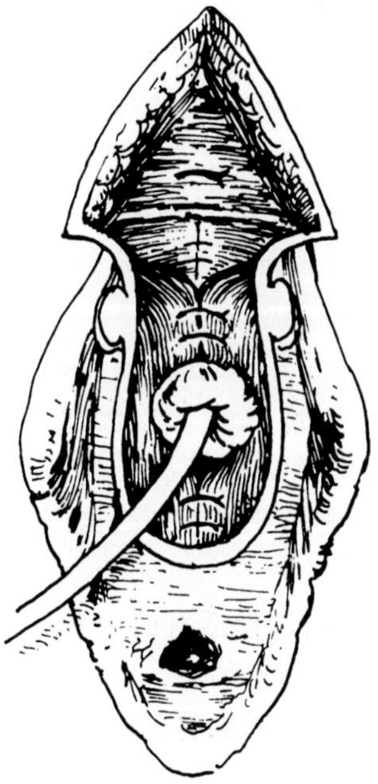

图 20-6-10

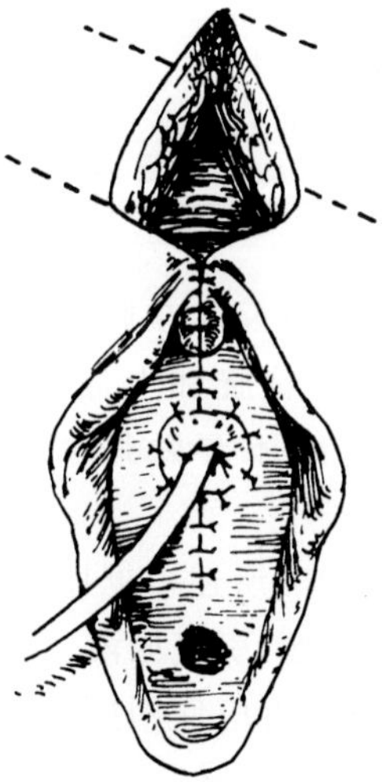

图 20-6-11

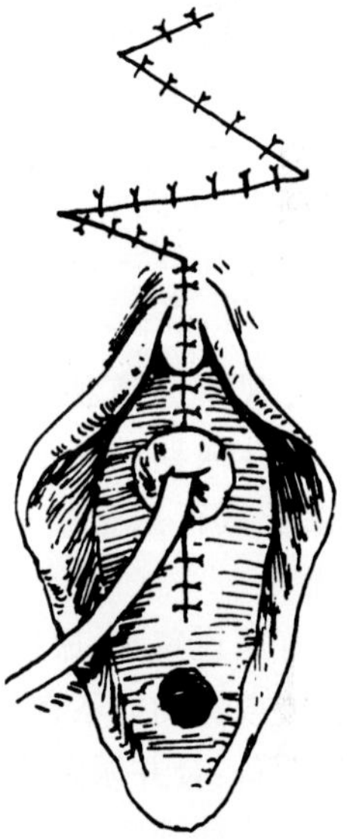

图 20-6-12

参考文献

1. 张凤翔等. 女性完全型尿道上裂(附4例报告). 中华泌尿外科杂志,1982,3(3):226
2. Muecke EC, et al. Subsymphysial epispadias in the female patient. J Urol, 1968, 99:622
3. Freedman HK, et al. Two case of subsymphysial epispadias in female patient with surgical correction. J Urol, 1967, 97:490
4. Fischmann J. Suburethral myoplasty: Description and evaluation of new operation for complete urinary incontinence in the female. J Urol, 1968, 99:617

第七节　前尿道狭窄的手术

operations for anterior urethral strictures

【章咏裳　梅　骅】

男性尿道为自尿道口约长 17~20cm,其中尿生殖膈下层筋膜至尿道外口为前尿道,包括尿道悬垂部和尿道球部,约长 11~14cm。由于炎症、损伤或先天性病变,前尿道可有不同程度、不同范围的狭窄。有时

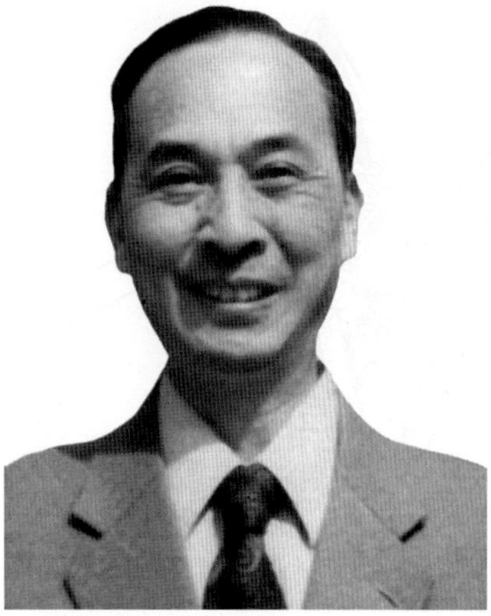

章咏裳(1929—2001年)武汉同济大学外科学教授,博士生导师,《泌尿外科手术学》第二版副主编。他从医、从教46年间在出色完成泌尿外科临床医疗及教学工作的同时,对尿石症、膀胱癌、肾移植和男科学等方面进行了深入研究,取得丰硕成果,培养了一大批优秀的专业人才,为我国泌尿外科学发展做出了重大贡献。

尿道局限性狭窄引起继发感染或尿瘘形成,使尿道狭窄病变进一步加重。特别是尿道炎症如淋病性尿道炎可形成前尿道长段狭窄,给手术治疗造成困难。尿道外口狭窄虽病变范围较少,但处理不当很容易复发。尿道悬垂部的局限性狭窄,病变切除和尿道吻合的操作不困难,但因尿道手术部位表浅,颇易在其表面的切口形成瘘管,故宜将切口改至阴茎侧面。对狭窄段较长的病例,可根据病变长度和部位不同,选择转移包皮瓣、带蒂包皮瓣、游离膀胱或埋藏皮条等方法作尿道成形术。尿道球部的狭窄,病变较为局限者行狭窄切除吻合术。病变范围较长,切除病变后远近两侧尿道不易拉拢吻合者,可切开狭窄段,将切开的尿道边缘与皮肤缝合,形成人工尿道下裂,数月后再二期作尿道成形术。阴囊部形成尿瘘,有大片瘢痕组织,可将阴囊壁的病变彻底清除,再行尿道狭窄切除吻合术。尿道球部病变部分切除后形成大段缺损,也可采用阴囊皮管成形术,解决尿道的缺损,以后再次手术修复人工尿道下裂,恢复尿道的连续性。

手术适应证:通过尿道造影或同时作膀胱排尿期造影,观察尿道狭窄的部位、长度,是否存在膀胱结石、外阴或会阴部尿瘘。检测血尿素氮、肌酐,做排泄性尿路造影,了解尿道狭窄对膀胱和上尿路的影响,以及双肾功能情况。用丝状探或金属尿道探子试行尿道扩张,如不能通过时不要勉强插入或施加暴力,避免形成假道,或丝状探折断落入膀胱。

证实有尿道狭窄,尿道扩张失败,应如前所述根据尿道病变的具体情况,选择适宜的手术方案。如有慢性尿潴留或肾功能不良者须先作膀胱造瘘,引流尿液,待肾功能恢复后再施行手术。

术前准备:合并尿路或外阴软组织感染者应使用抗生素药物控制感染。有长期膀胱造瘘者使用0.1%呋喃西林溶液冲洗膀胱。术前1天晚上清洁灌肠。

一、尿道外口切开术
(meatotomy)

本术式适应证仅限于尿道外口的狭窄,一般病变部位在舟状窝的外侧(图20-7-1,2),在狭窄的尿道外口插入尖蚊式钳或有沟槽针稍加扩张,用尖刀插入尿道向系带侧切开,或未经扩张直接用刀切开,直到

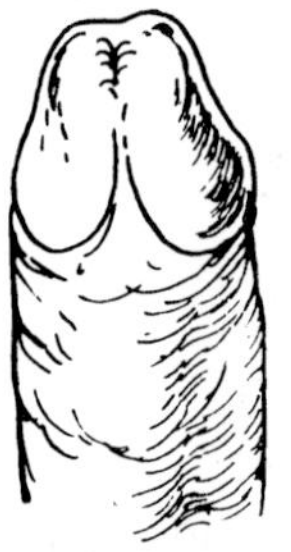

图 20-7-1

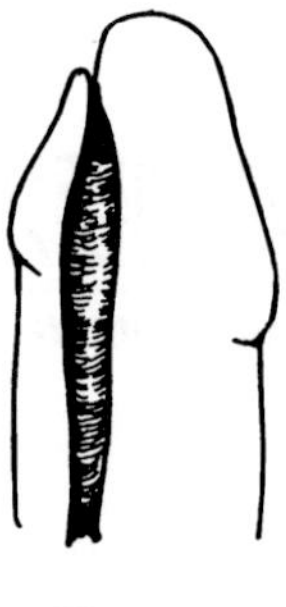

图 20-7-2

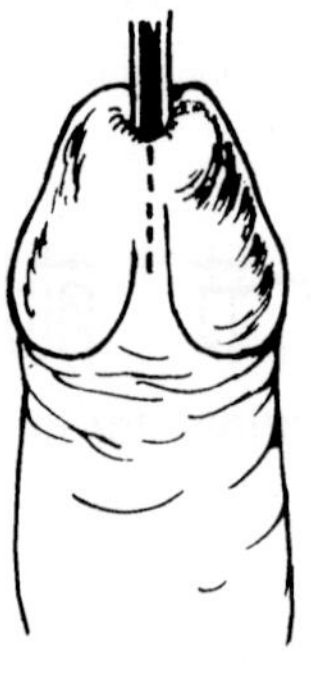

图 20-7-3

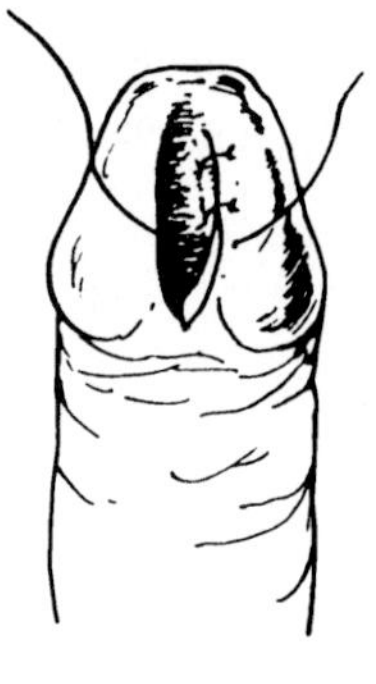

图 20-7-4

正常尿道,约长 0.5~1cm(图 20-7-3)。切开时注意舟状窝有无结石。用 1 号丝线或 3-0 肠线间断缝合尿道黏膜或外口两侧的皮肤(图 20-7-4)。

二、前尿道狭窄切除吻合术

(excision and reanastomosis of the anterior urethra)

阴茎悬垂部尿道的局限性狭窄使用本方法。用金属尿道探子确定尿道狭窄的部位后,在狭窄的阴茎侧面作直切口,约长 3~4cm(图 20-7-5)。用小拉钩将旁边的包皮切缘拉向中央,使切口移至腹侧,显露尿道局限的狭窄段,分离和切除狭窄部位,将远近尿道断端拉拢,用 3-0 肠线间断缝合尿道黏膜,重新吻合切断的尿道(图 20-7-6,7)。取去拉钩使阴茎包皮切口复位至侧面,用 1 号丝间断缝合切口(图 20-7-8)。此时尿道吻合口表面覆盖的是完整的包皮,不易形成尿瘘。伤口可放置小块橡皮引流片。

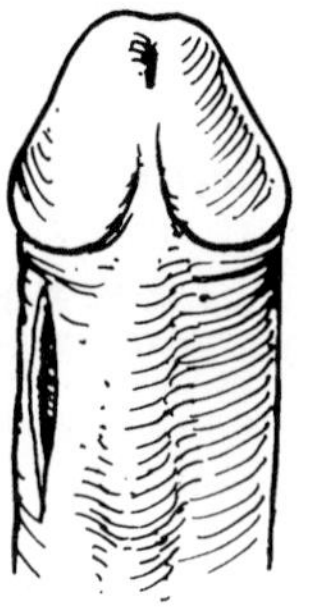
图 20-7-5

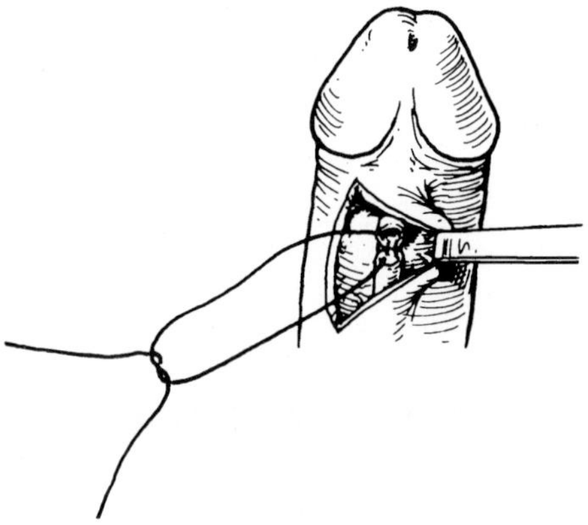
图 20-7-6

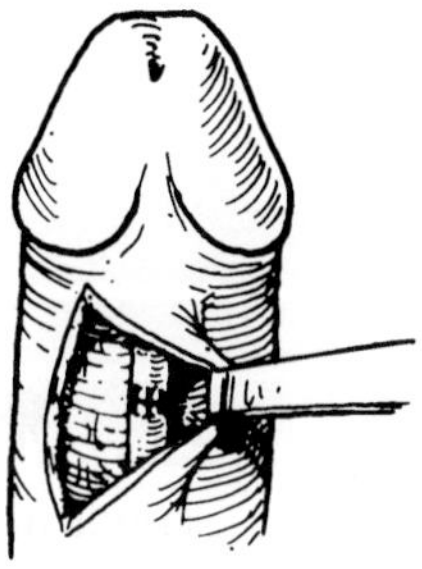
图 20-7-7

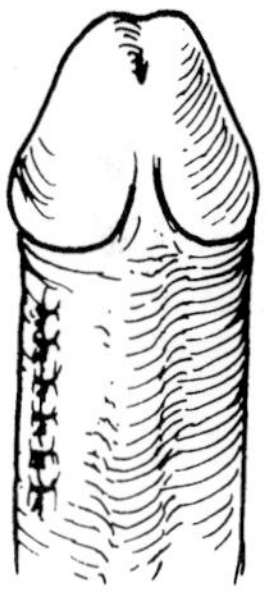
图 20-7-8

三、转移包皮瓣尿道成形术

(preputial island flap urethroplasty)

邻近外口的尿道远段狭窄,在切开尿道狭窄段后(图 20-7-9,10),可将切取的包皮瓣转移至局部,用 3-0 肠线与尿道切缘间断缝合,形成新的尿道(图 20-7-11,12)。包皮瓣选自切口的一侧,宽度约 1.5cm,在分离包皮时注意勿损伤其血循环。皮瓣向下翻转,皮面朝里,与切开的尿道缝合完毕后,再将两侧的包皮瓣在上边拉拢缝合(图 20-7-13)。为减少张力,皮瓣应游离足够宽度。

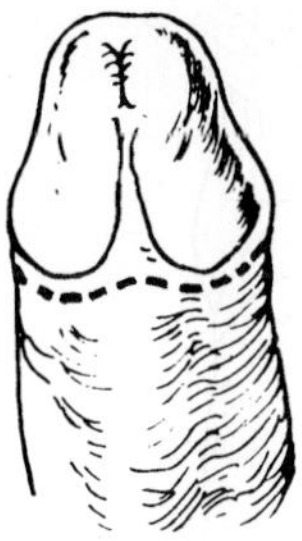
图 20-7-9

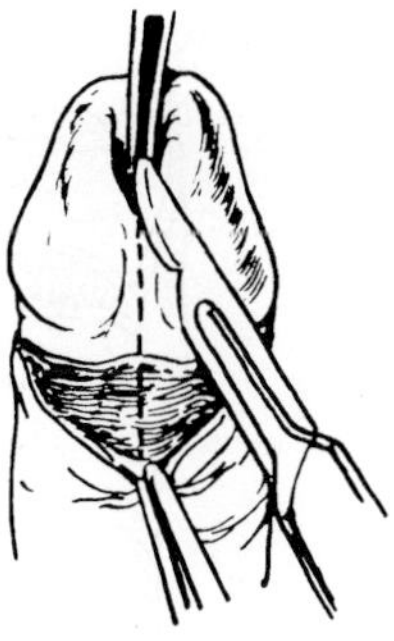
图 20-7-10

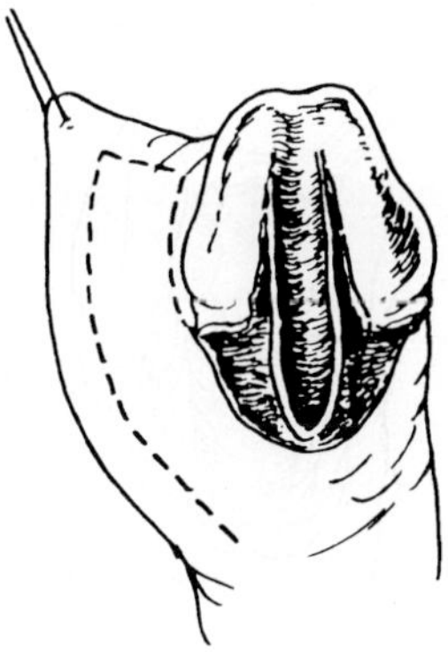
图 20-7-11

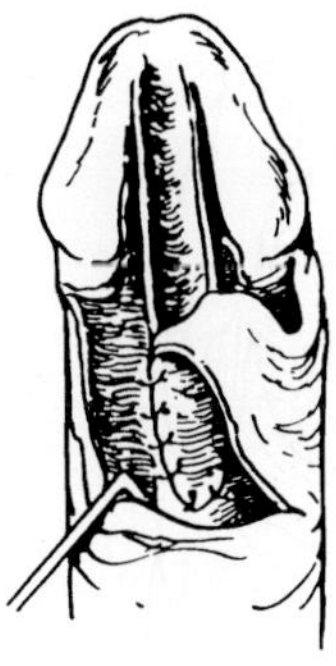
图 20-7-12

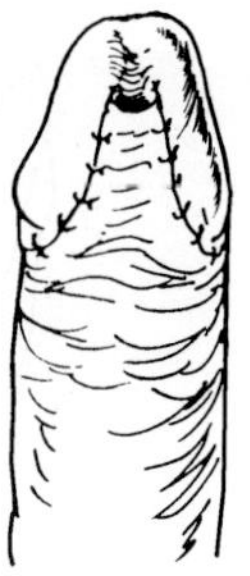
图 20-7-13

四、带蒂包皮片尿道成形术

(preputial pedicle flap urethroplasty)

尿道远段狭窄,在切开尿道狭窄段后,还可在包皮腹侧切口的一边,设计和切取一块宽度和长度适宜的包皮,保留皮下的血管形成一带蒂皮片(图 20-7-14,15)。将皮片转向切开的尿道,用 3-0 肠线与切缘间断缝合(图 20-7-16)。两侧包皮瓣向中央拉拢缝合(图 20-7-17)。

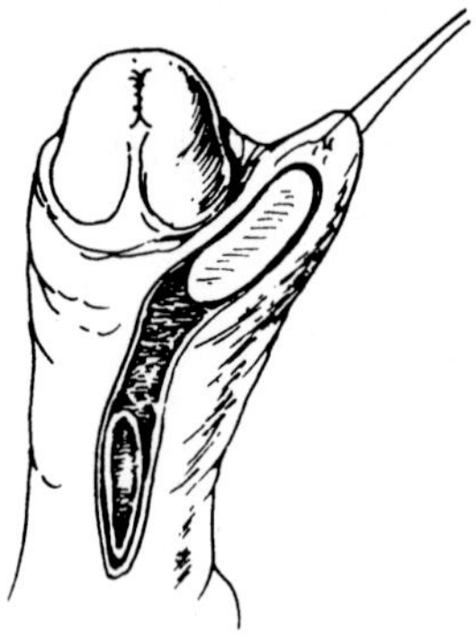

图 20-7-14

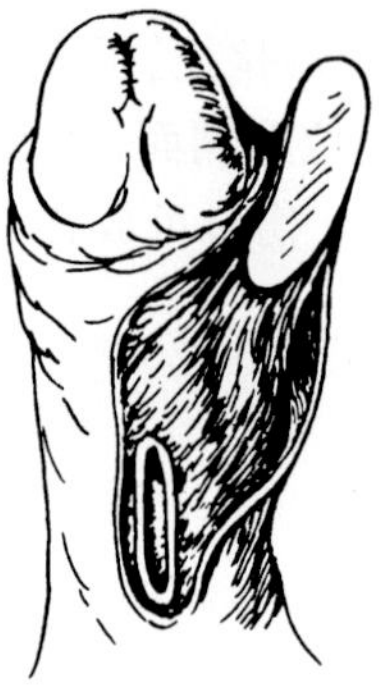

图 20-7-15

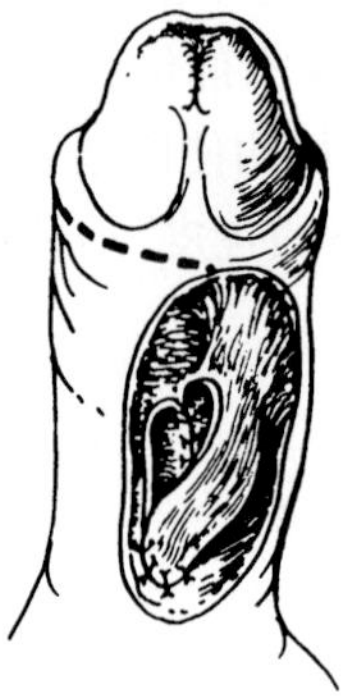

图 20-7-16

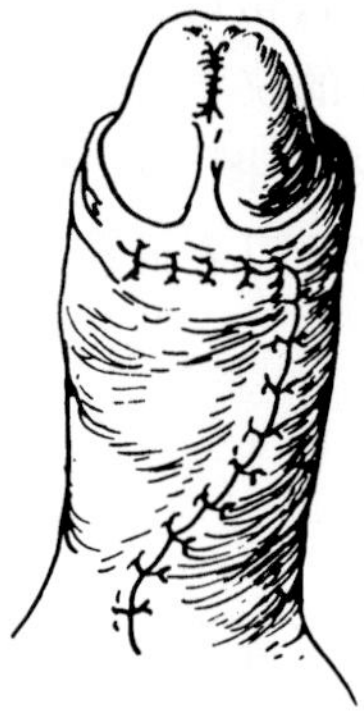

图 20-7-17

(章咏裳)

五、带蒂皮岛尿道末段成形术

(pedical skin island terminal urethroplasty)

【手术适应证】

干燥性闭锁性阴茎头炎(Lichen 硬化)所致的尿道末段狭窄,尿道口周围的皮肤及舟状窝黏膜均有慢性炎症及退行性变,尿道扩张常不奏效,宜取正常皮肤作远段尿道成形。

【手术步骤】

1. 平卧位　于包皮系带及冠状沟近侧 0.5cm 处作皮肤横切口。于阴茎筋膜表面向近侧分离,显露尿道舟状窝部。从尿道口插入金属探针作指引,中线切开尿道,达狭窄部近侧最少 0.5cm 的正常尿道处(图 20-7-18~19)。环绕尿道口切开瘢痕化的阴茎头组织,达尿道舟状窝切开处。于舟状窝尿道创缘缝数针牵引线。

2. 于阴茎皮肤切口处横向切取 U 型皮岛,宽 2~2.5cm,长度取决于狭窄部切开范围(图 20-7-20)。于皮下向近侧分离形成皮岛的蒂部。将皮岛末端用数针可吸收线缝成管状(图 20-7-21),保留远侧一针线尾作牵引之用。将 16F 导尿管经阴茎头切口插至皮岛的管状开口,然后插入尿道及膀胱内,将皮岛带至尿道

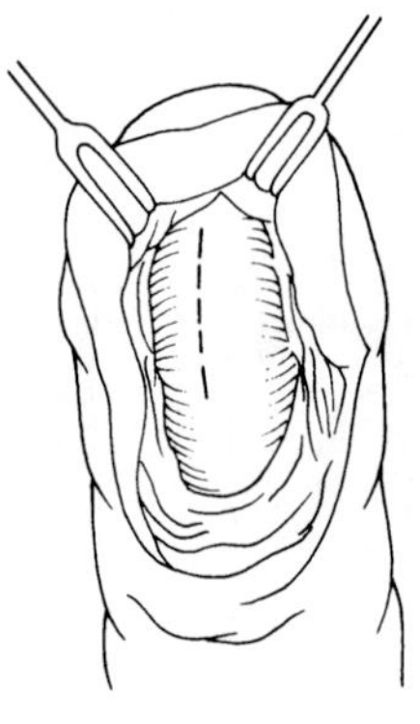

图 20-7-18

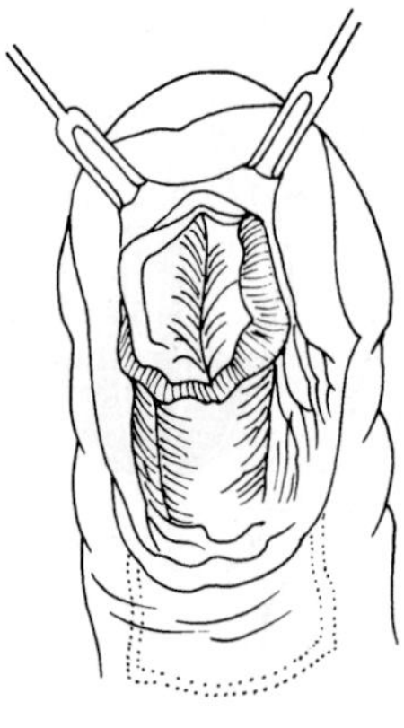

图 20-7-19

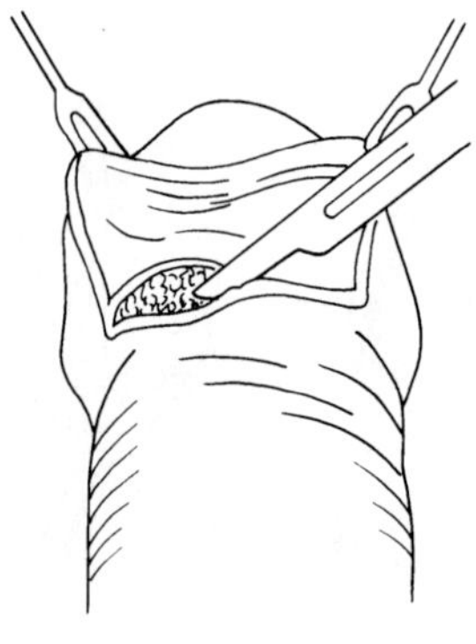

图 20-7-20

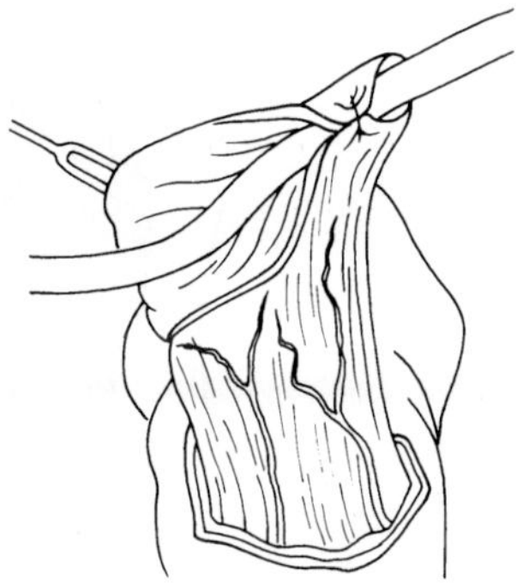

图 20-7-21

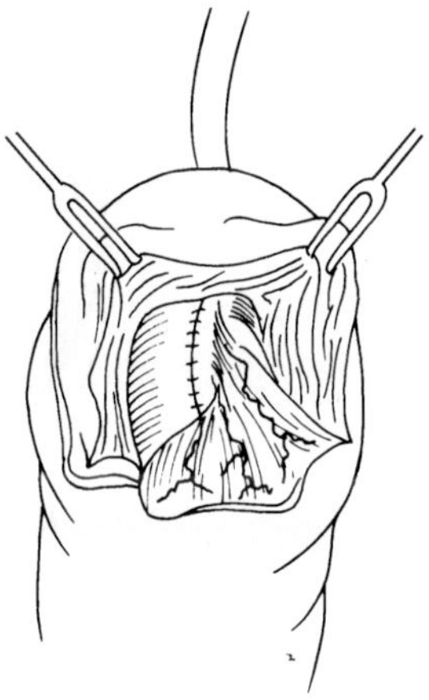

图 20-7-22

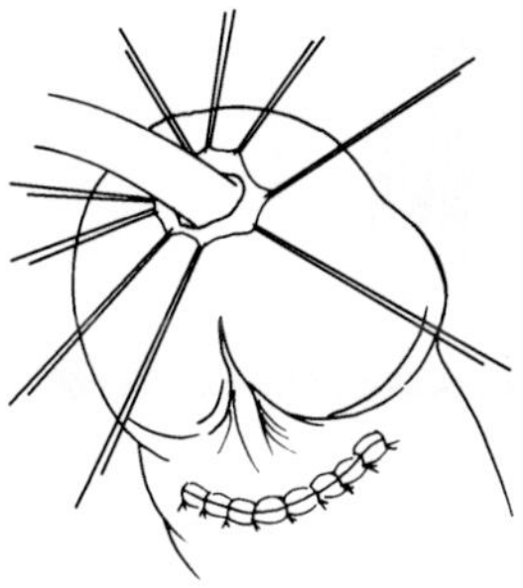

图 20-7-23

切开部位,用可吸收线将其与尿道切开创缘间断缝合(图 20-7-22),形成新尿道。

3. 若新尿道过长,宜作修剪。用可吸收线将皮肤尿道与阴茎头皮肤创缘间断缝合,形成新尿道口(图 20-7-23)。横行缝合阴茎皮肤切口。

【术后处理】

1. 阴茎敷料勿加压包扎,以防蒂部血液循环受阻。

2. 使用抗生素预防感染。

3. 术后 2 周拔除导尿管。

【术后并发症】

1. 早期可发生尿线分叉,阴茎头轻度扭曲,愈合过程完成后会恢复正常。远期并发症可发生尿道近侧吻合口狭窄、尿道瘘、尿道脱垂。术中应注意尿道切开应到达正常尿道最少 0.5cm 处,皮岛蒂部血供应充足,皮肤尿道长短适宜,可避免上述并发症。

2. Lichen 硬化患者施行远段尿道成形术后,由于在阴茎头形成隧道以容纳尿道,尿道周围有瘢痕形成,尤其是尿道口周围的皮肤有硬化变性,勃起时阴茎白膜伸张使尿道增宽,但阴茎头部不扩张,该段尿道易发生狭窄。在做尿道成形术时,阴茎头部的尿道应有较大口径,以防日后缩窄。

(梅　骅)

参考文献

Armenakas NA,McAninch JW. Management of fossa navicularis strictures. Urol Clin North Am. 29(2):477-484.2002

六、游离膀胱黏膜尿膜道成形术

(bladder mucosa urethroplasty)

尿道狭窄段较长不可能用转移包皮瓣或带蒂包皮片修复尿道时,可将狭窄的尿道切开(图 20-7-24)。经下腹部切口打开膀胱,切取长度适宜的黏膜,将膀胱黏膜片与尿道切缘用 3-0 肠线间断缝合形成管状(图 20-7-25,26),阴茎腹侧两边的包皮瓣拉拢缝合(图 20-7-27)。伤口区留置的橡皮引流片在阴囊两侧开孔引出。关闭膀胱切口时放置造瘘管。

七、埋藏皮条尿道成形术

(buried strip urethroplasty)

阴茎悬垂部尿道长段狭窄除移植膀胱黏膜进行尿道成形术外,也可仿尿道下裂的 Denis-Browne 术式。

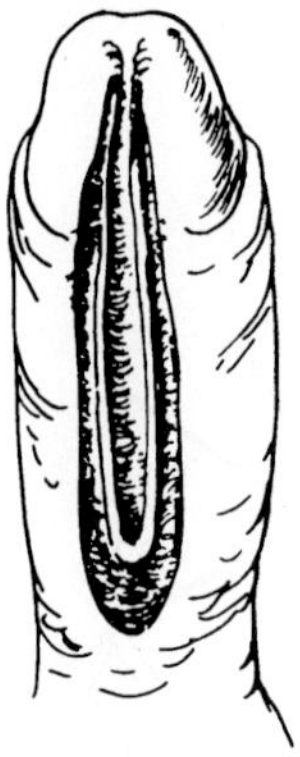

图 20-7-24

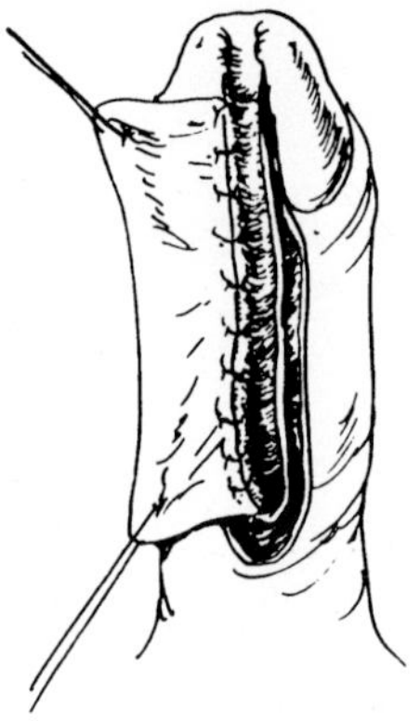

图 20-7-25

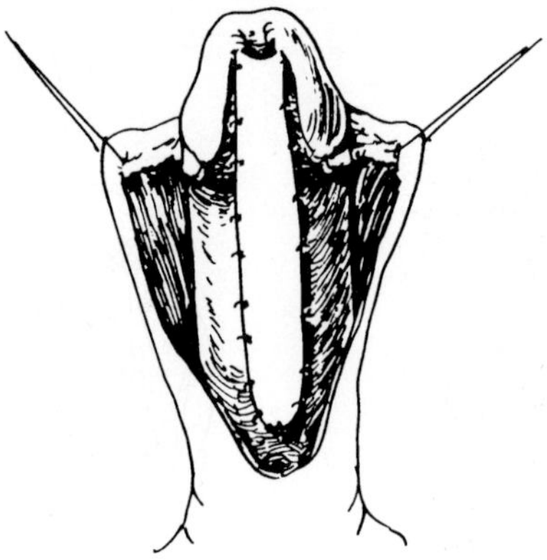

图 20-7-26

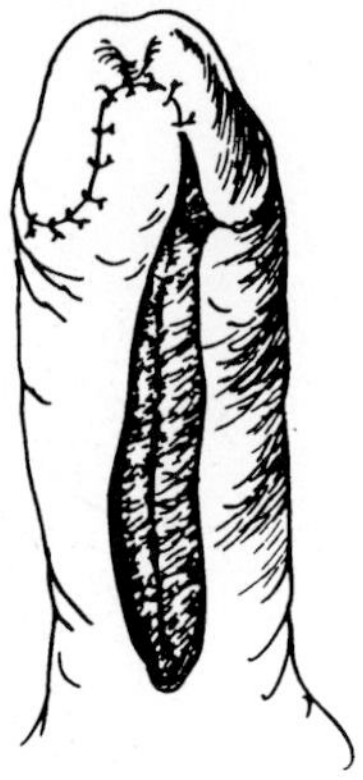

图 20-7-27

先沿冠状沟作环状切口(图 20-7-28),将包皮稍加分离即可退至阴茎根部,显露全部悬垂部尿道,自尿道外口向下纵行切开狭窄段直至正常尿道(图 20-7-29)。尿道海绵体的渗血不易止住,可用 4-0 肠线连续缝合止血(图 20-7-30)。将退下的包皮复位,用 1 号丝线间断缝合冠状沟的切口(图 20-7-31)。阴茎两侧的包皮下各放置 1 条橡皮引流片,引流片从阴囊左右侧的小切口引出。

根据尿道下裂施行埋藏皮条术的临床实践证明,皮条两边的上皮细胞将沿留置的 F18 号导尿管爬行生长,2~3 周内可在阴茎筋膜下向中央逐渐合拢,长成新的尿道。

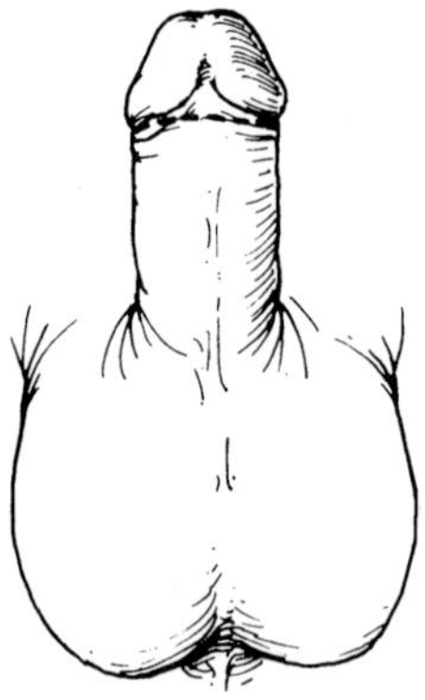

图 20-7-28

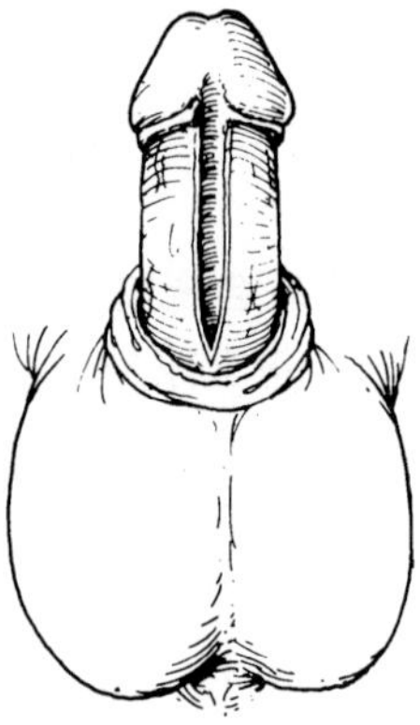

图 20-7-29

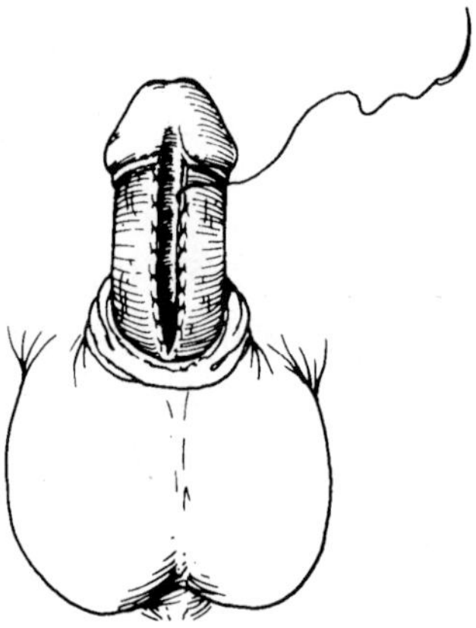

图 20-7-30

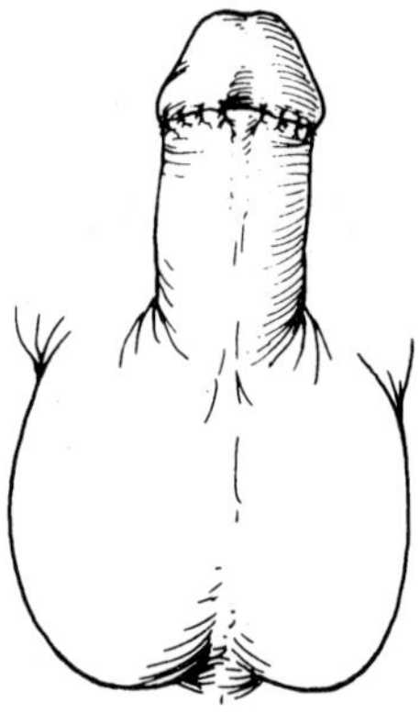

图 20-7-31

(章咏裳)

八、尿道球部狭窄切除吻合术

(excision and reanastomosis of the bulbous urethra)

尿道球部的局限性狭窄,在会阴部作纵行或倒 Y 形切口(图 20-7-32),切开皮下组织、尿道球海绵体肌,显露尿道球部,用金属尿道探子自尿道外口插入,受阻于狭窄处,很容易确定狭窄的部位、长度。清除周围的瘢痕组织,切除狭窄段尿道(图 20-7-33),用 3-0 肠线间断缝合尿道两断端,缝线的线结打在外面而使尿道黏膜外翻,留置带孔的 F18 号橡皮导尿管(图 20-7-34)。会阴部切口分层缝合,放置橡皮片引流。

尿道内有导尿管时,因尿道外口较紧,分泌物不易排出,容易继发感染(图 20-7-35)。若采用带侧孔导

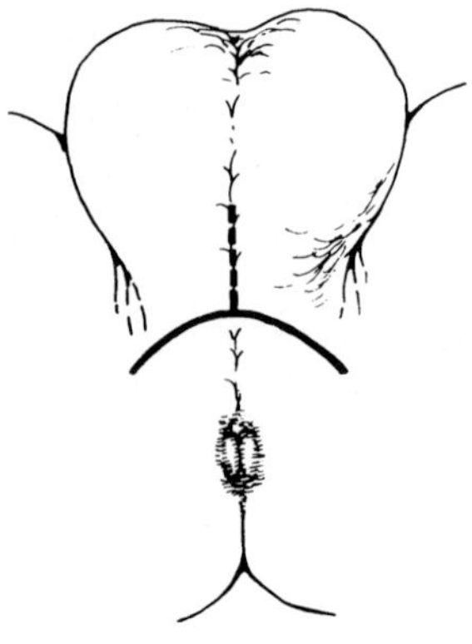

图 20-7-32

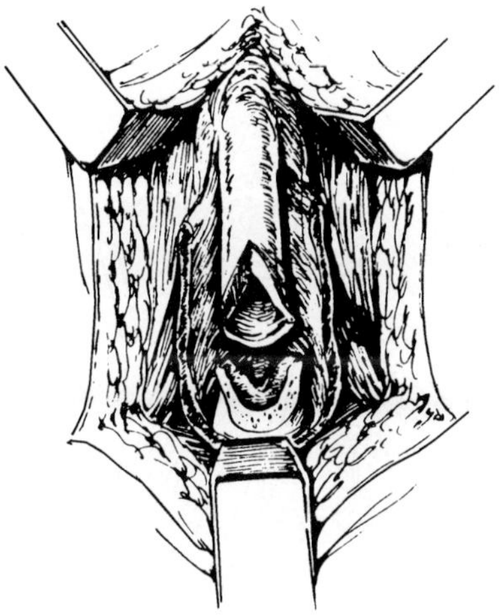

图 20-7-33

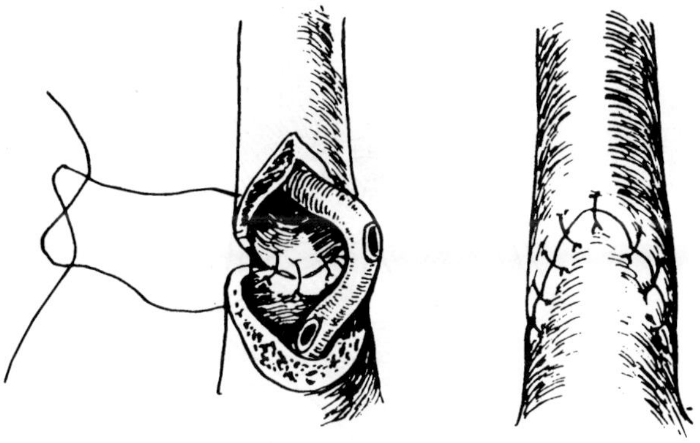

图 20-7-34

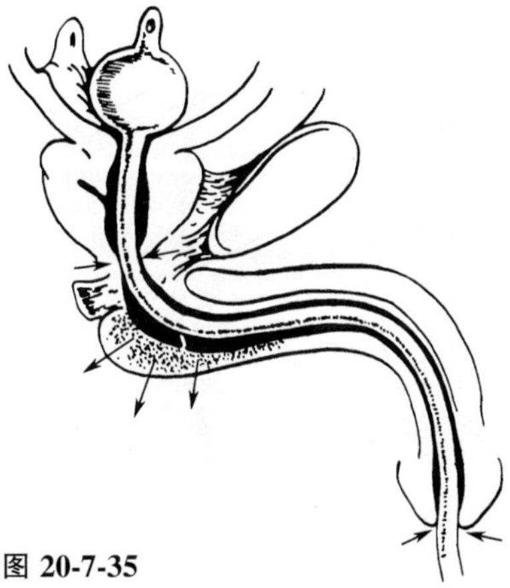

图 20-7-35

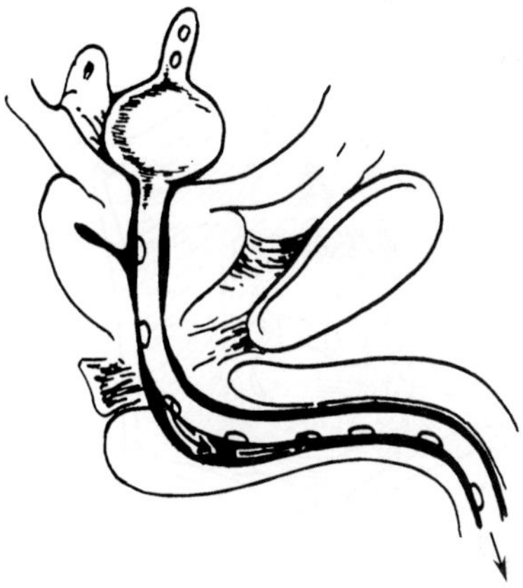

图 20-7-36

尿管,则分泌物可从导尿管外或腔内引流,不易郁积分泌物,有利于防止感染(图 20-7-36)。

【主编点评】

尿道球部狭窄使用内切开手术治疗,被认为是微创的治疗方法。远期随访发现较多患者尿道再度狭窄,且狭窄段比原来更长。反复作尿道扩张常增加局部损伤,形成假道,并发感染,使治疗更加困难。尿道狭窄部切除吻合需要作开放性手术,在切除较局限的狭窄部后,充分游离前尿道,因尿道本身的良好伸张性,可以填补 2cm 或更长的缺损,进行无张力解剖性的端端吻合。尿道海绵体完好者可用 3-0 肠线作黏膜对黏膜的间断缝合,线结打在海绵体侧,外层用 1 号丝线间断缝合白膜+海绵体(图 20-7-37)。尿道留置多孔导尿管,使尿道内分泌物能随尿液从导尿管排出,不致积存于尿道深部而招致感染。使用此法处理,吻合口愈合良好,术后排尿通畅,不需作尿道扩张,比尿道内切开的治疗方法更具有优越性。

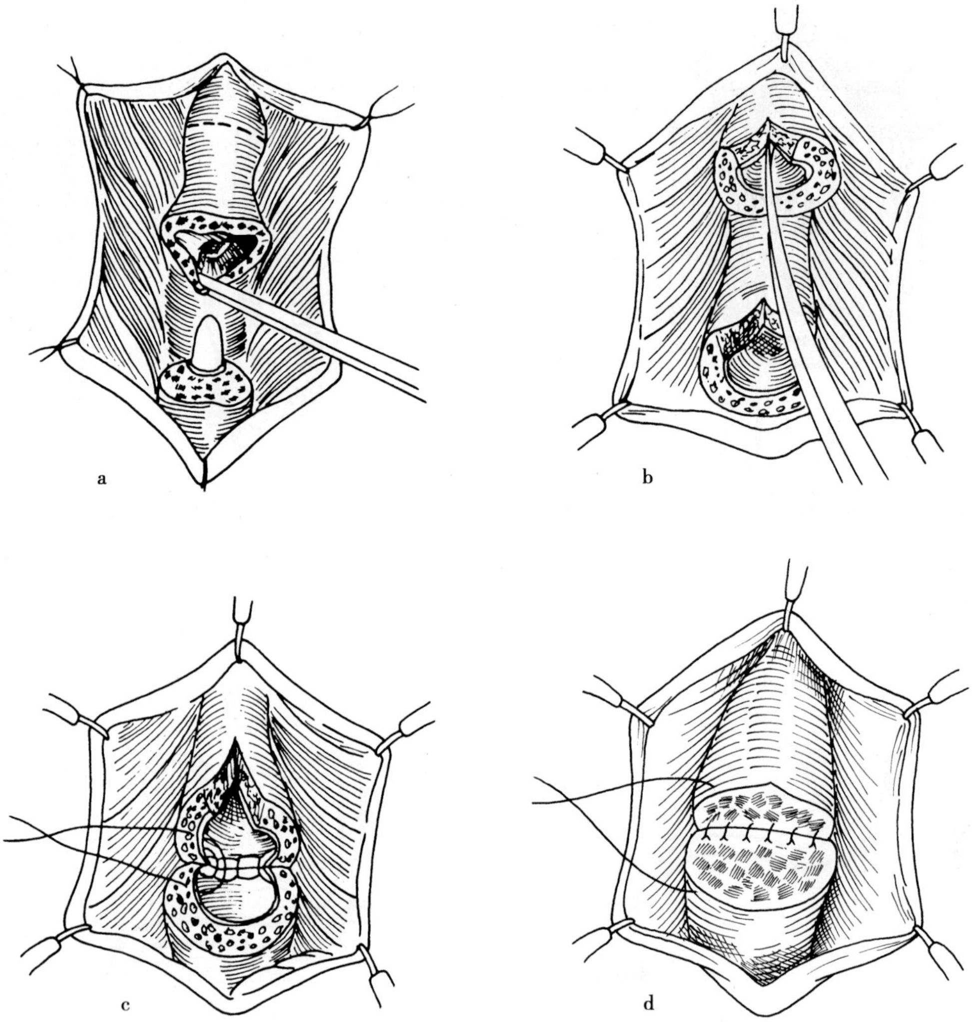

图 20-7-37

(梅　骅)

九、尿道背侧补片法

尿道球部损伤引起的尿道长段瘢痕狭窄，严重瘢痕化或闭塞，两侧的尿道壁虽有不同程度的纤维化，血供尚好，彻底切除病变段后，作鱼嘴式吻合，往往因张力太大，导致狭窄段复发或阴茎下弯。保留病变较轻的尿道作端端吻合，容易发生愈合不良、尿道狭窄等并发症。对此类患者，采用尿道背侧补片法可以取得满意效果。

【手术方法】

游离狭窄部前方的正常尿道，彻底切除严重瘢痕狭窄部位，保留病变较轻的尿道(图 20-7-38)，清除阴茎白膜表面的瘢痕组织，在两断端背侧中线劈开尿道壁 0.5~1cm(图 20-7-39)，增加吻合部口径(图 20-7-40)。尿道留置多孔支架引流管，腹侧壁作端端吻合(图 20-7-41)。切取全包皮游离皮片或者膀胱黏膜片，于尿道背侧修补缺损处，用可吸收线与尿道创缘缝合，并用数针将补片固定在两侧的阴茎白膜(图 20-7-42~43)。

尿道缺损段过长不能做腹侧壁吻合者，可于补片的中部形成管状，与两尿道缺损段过长不能做腹侧壁吻合者，将补片置断端间固定于白膜，修剪后与两断端吻合，补片中部形成管状(图 20-7-44)。使用带蒂

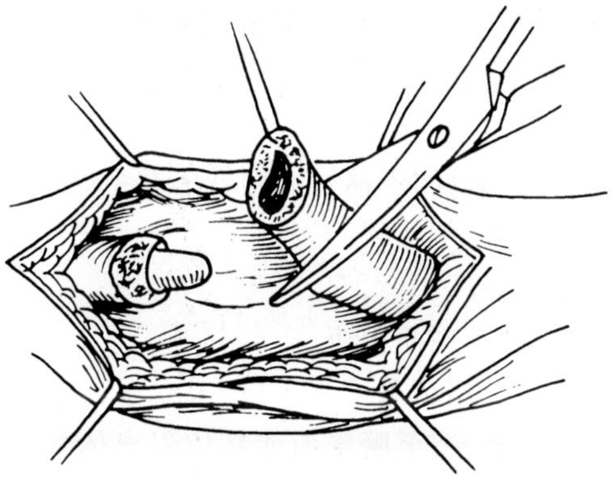

图 20-7-38

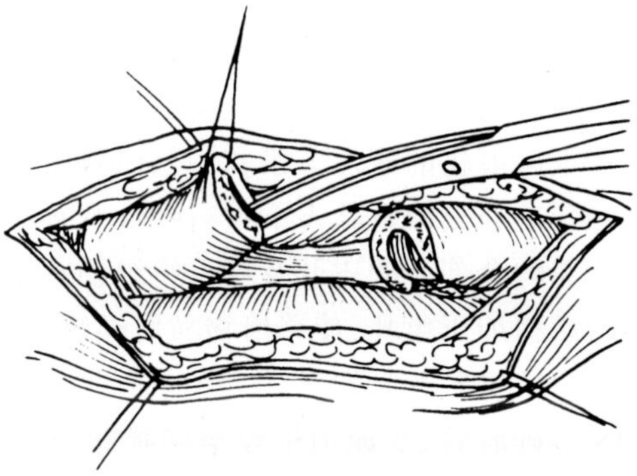

图 20-7-39

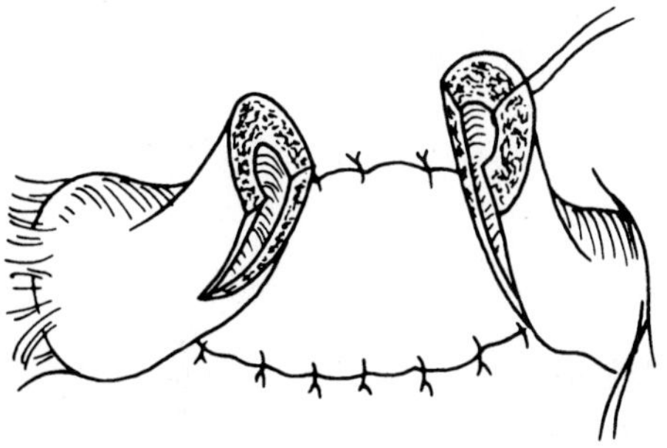

图 20-7-40

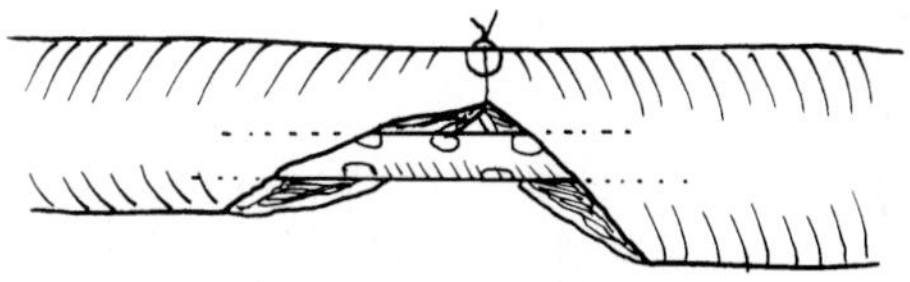

图 20-7-41

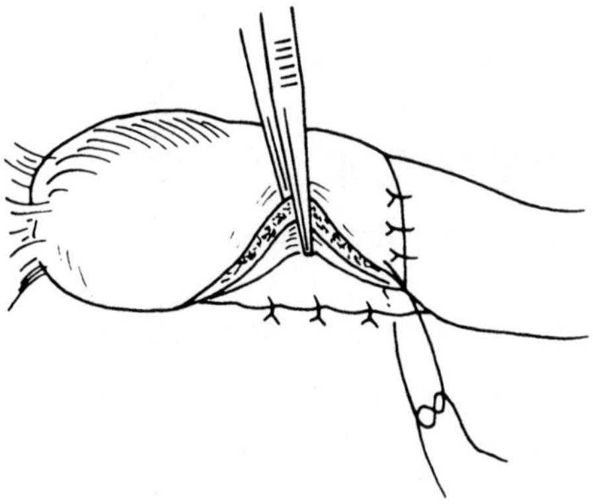

图 20-7-42

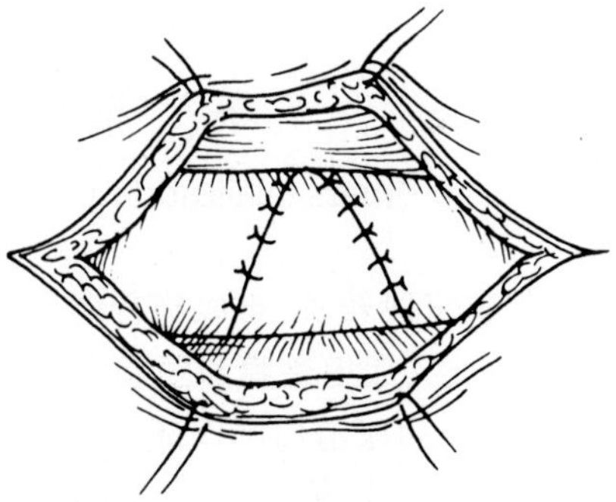

图 20-7-43

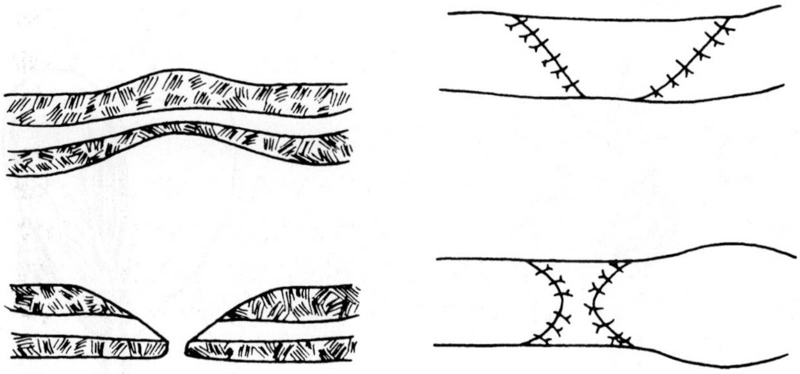

图 20-7-44

皮岛修复前尿道,也是常用的方法。皮岛可以取自包皮、阴茎或阴囊皮肤,用以修补邻近或远隔的尿道缺损,亦可形成一管状与尿道缺损两端吻合。藉其蒂部血液供给加速愈合。

【手术要点】

1. 严重瘢痕化的尿道节段和阴茎白膜表面瘢痕需要彻底切除,以利于移植物的着床和愈合。

2. 在阴茎充分伸直状态下进行吻合及补片,避免日后阴茎下弯。

3. 覆盖吻合部分的皮肤及皮下组织要有足够的厚度,血供良好。

4. 术后稍加压包扎,使移植物与周围组织紧贴,防止组织水肿及创面积液。

5. 尿道留置多孔支架导管。经验证明,使用尿道-膀胱多孔回旋引流管效果较好,成人尿道用 50cm 长的 16~18 号硅胶管,于尿道中段至膀胱部位开多个小孔,从尿道插入,至膀胱前壁高位引出体外,术后尿道分泌物和尿液可以通畅引流,管子不刺激膀胱三角区,不引起膀胱刺激症状,支架管于术后 3~4 周拔除。

6. 尿道背侧补片法比过去沿用的尿道腹侧补片法效果更好,后者常因其覆盖屏障较弱,致愈合不良,形成尿道狭窄或尿瘘,即使吻合成功,往往发生局部尿道膨出、排尿不畅、尿液、精液积存,以及慢性感染等并发症。

【手术注意事项】

1. 分离蒂部时勿损伤其血供。

2. 缝合皮岛时勿使蒂部扭转,缝合后应无张力。

3. 供处皮肤缝合创缘与尿道修补的创缘不应重叠,可避免成瘘。

4. 术后不宜加压包扎,以免蒂部纤细的血管受压,致皮岛坏死。

(梅　骅)

参考文献

Iselin CE, Webster GD. Dorsal onlay graft urethroplasty for repair of bulbar urethral stricture J Urol, 1999, 161(3): 815-818

十、尿道球部人工尿道下裂术

(marsapialization procedure for the bulbous urethral stricture)

尿道球部的狭窄段较长,难以施行病变切除断端吻合术,经阴囊切口显露狭窄的尿道,将狭窄段尿道切开(图 20-7-45~46),尿道黏膜和阴囊皮肤用 1 号丝线间断缝合,形成尿道下裂(图 20-7-47~48)。数月后作二期手术,在下裂的尿道周围作环形切口(图 20-7-49),稍加分离后间断缝合尿道切缘和肉膜(图 20-7-50~51),再缝合阴囊皮肤,恢复尿道的连续性(图 20-7-52)。

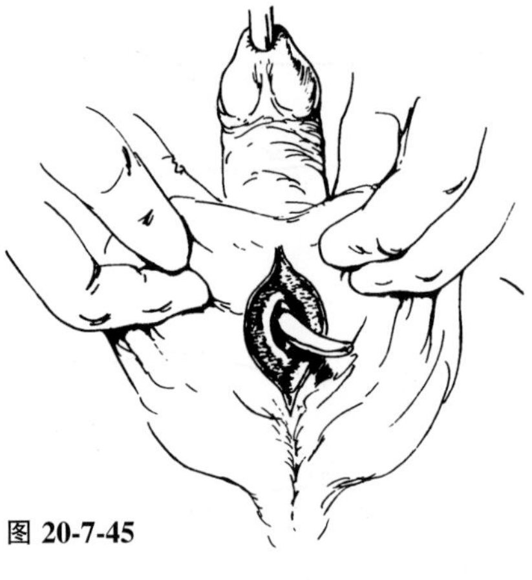
图 20-7-45

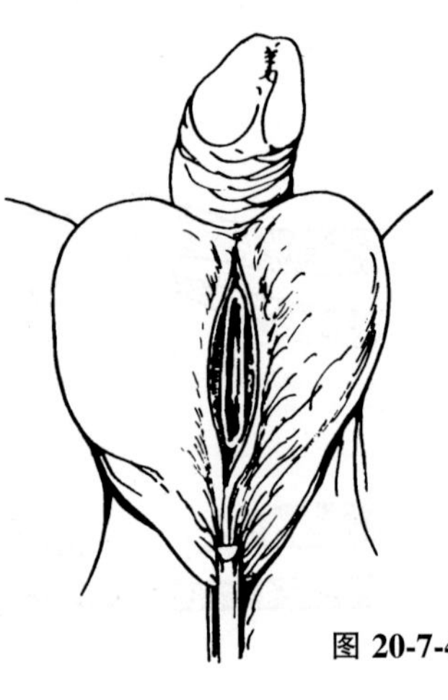
图 20-7-46

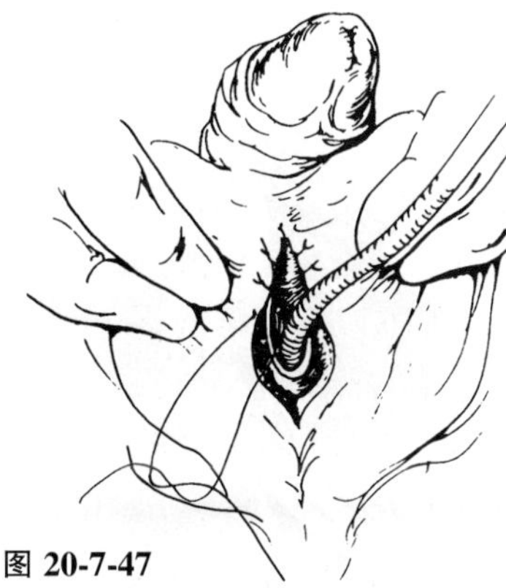

图 20-7-47

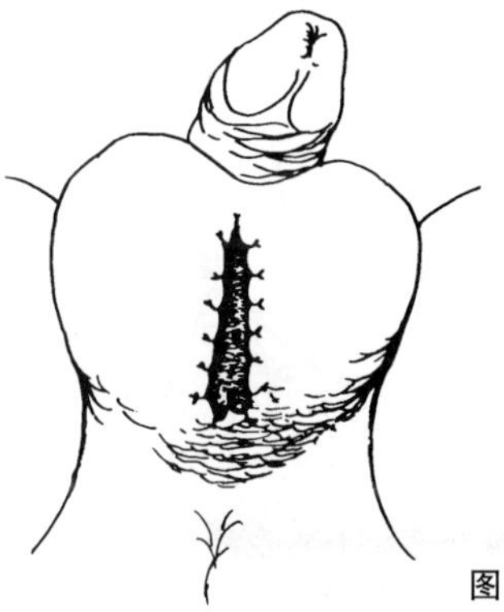

图 20-7-48

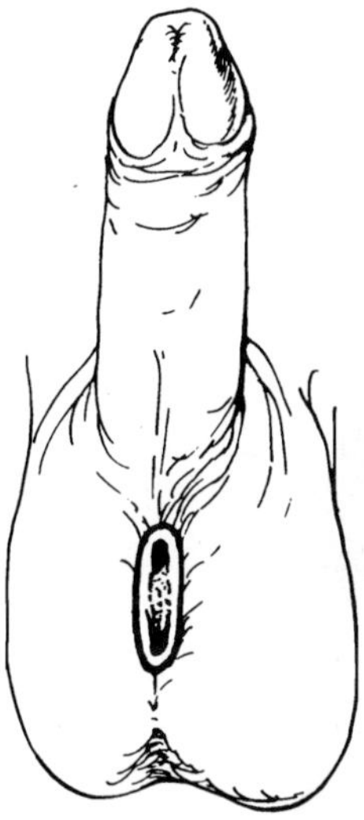

图 20-7-49

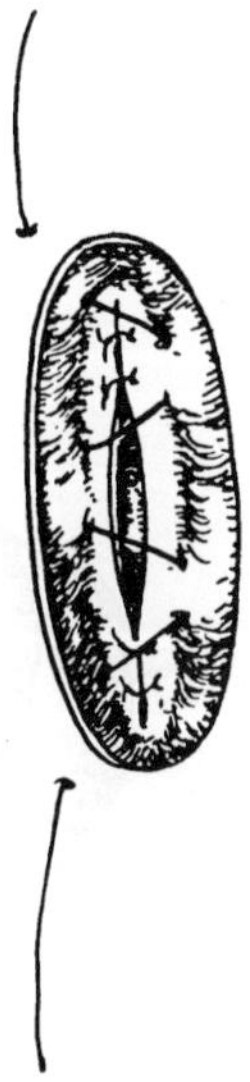

图 20-7-50

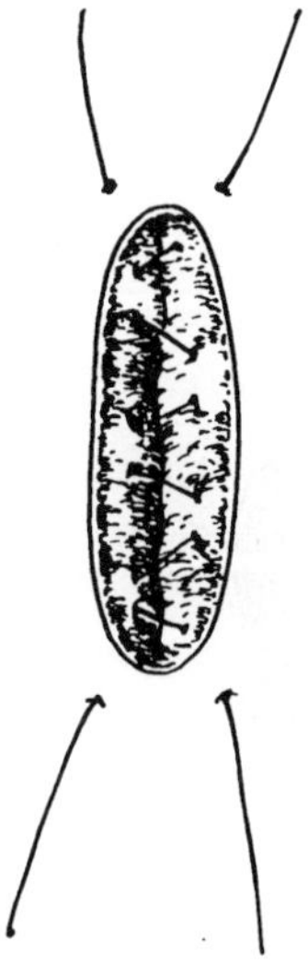

图 20-7-51

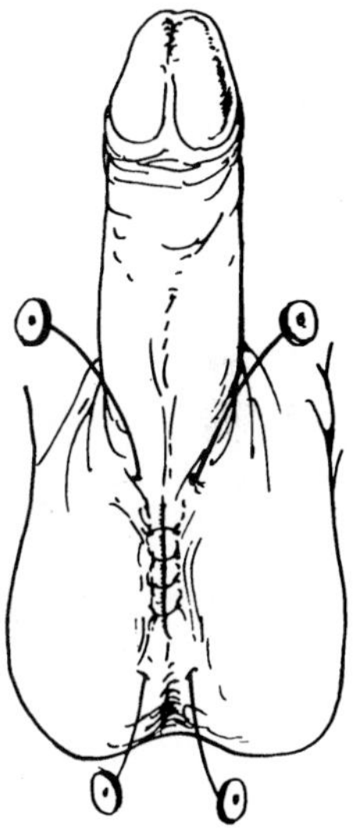

图 20-7-52

十一、伴尿瘘的尿道狭窄切除吻合术

(excision and reanastomosis of urethral stricture with fistula)

尿道球部狭窄,因尿路梗阻继发感染,引起阴囊软组织炎症或脓肿,尿液常向外穿出形成尿瘘,有时可导致阴囊局部软组织硬结,其间有多处尿瘘开口。在使用抗生素使炎性浸润局限后,根据病变形状,设计阴囊切口,将阴囊壁的病变组织切除(图 20-7-53),显露尿道狭窄段,再按一般尿道球部狭窄切除吻合术,将尿道两断端对端吻合(图 20-7-54~55)。阴囊壁的缝合必要时需辅加切口予以修复(图 20-7-56)。

十二、阴囊皮管成形术

(scrotal skin tube graft urethroplasty)

尿道球部的长段狭窄,在切除狭窄段后将造成尿道的长段缺损。为解决尿道损伤问题,可采用阴囊皮管成形术。用示指将靠近阴茎根部的阴囊壁推顶至尿道的近侧断端,使阴囊壁形成一皮管(图 20-7-57),切开指尖的阴囊壁,用 3-0 肠线将阴囊壁与尿道近侧断端间断缝合(图 20-7-58)。再将前尿道断端与阴囊皮管的远侧边缝合,使在阴囊前壁形成一人工尿道下裂(图 20-7-59),同时作膀胱造瘘术。数周后再作二期手术解决阴囊壁的尿道下裂问题。

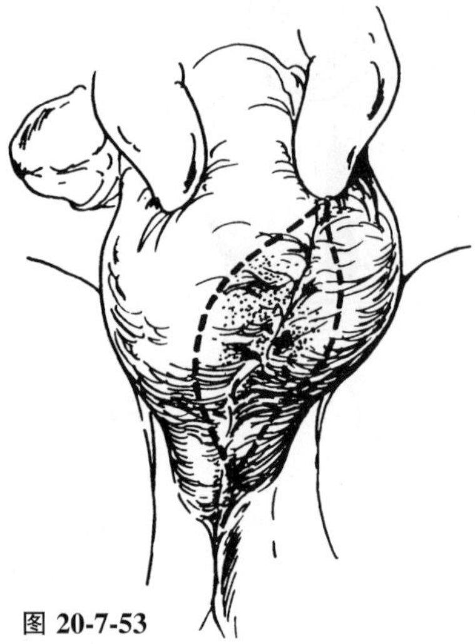

图 20-7-53

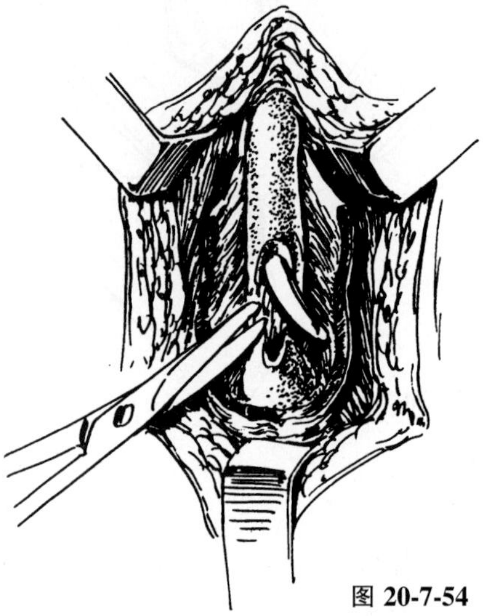

图 20-7-54

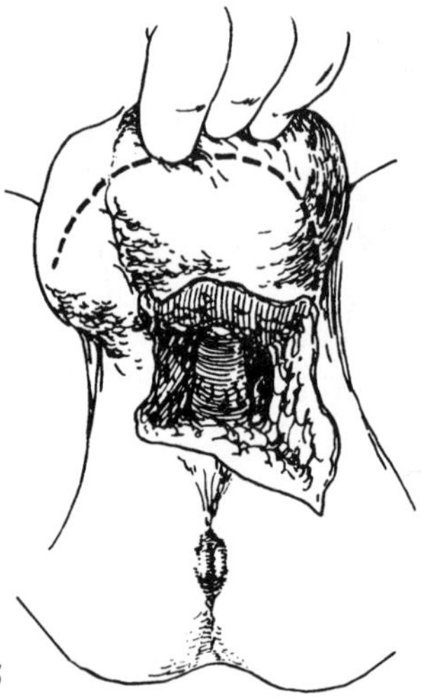

图 20-7-55

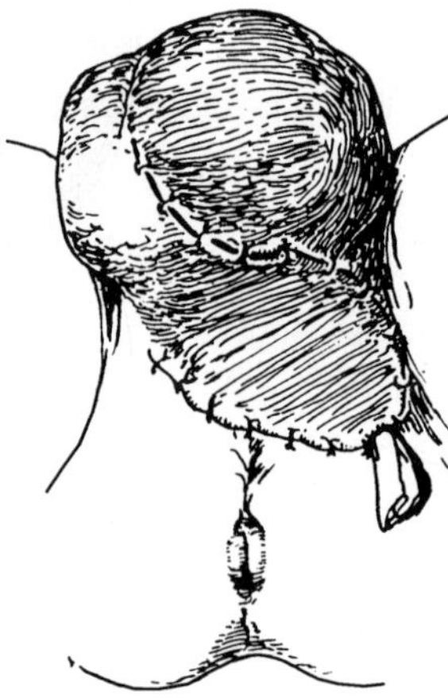

图 20-7-56

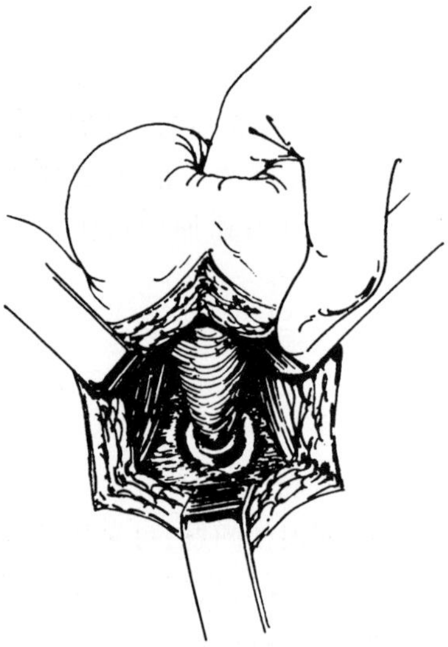

图 20-7-57

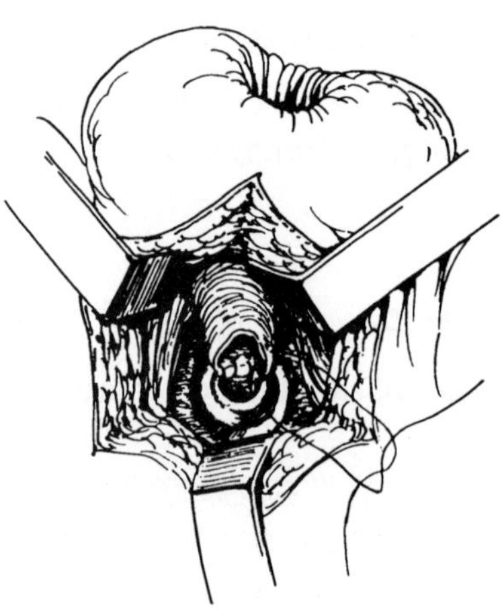

图 20-7-58

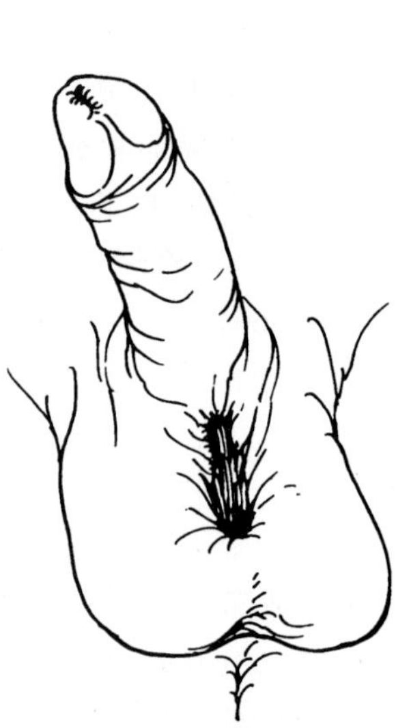

图 20-7-59

【术后处理】

1. 除人工尿道下裂、阴囊皮管成形术需膀胱造瘘外，多数手术在尿道内要留置导尿管。尿道狭窄切除吻合术后导尿管留置7~10天，尿道成形术的置管时间适当延长2~3周。拔管后需扩张尿道。

2. 膀胱造瘘管留置的时间应酌情决定，如数周内拟作二期手术，可待再次手术伤口愈合后拔管，拔管前夹管试行排尿。

3. 阴囊的橡皮引流片于术后3~5天拔除，如分泌物较多，应延长留置时间。

4. 使用抗生素预防感染。

5. 切开的尿道海绵体容易渗血，须使用止血药。

【术后并发症】

1. 尿道海绵体血液循环丰富，尿道狭窄段切除或切开，断端或切缘常渗血不止，必要时可用细肠线缝合止血。术中创面应仔细止血，术后使用止血药，需放置橡皮引流片防止渗血积聚形成血肿。

2. 尿道内留置导尿管，常有分泌物积聚，包皮分离的创面渗血，形成血肿，均易继发感染，甚至可在包皮下形成脓肿。放置多孔导尿管及创口引流物，保证引流通畅是防止感染的有效措施。

3. 阴茎腹侧包皮瓣或包皮片的血液循环必须注意保存，否则会发生皮瓣或皮片坏死。术后常有包皮水肿，一般于数日后逐渐自行消退。后期因瘢痕形成可能再次引起狭窄。

4. 采用转移皮瓣、带蒂包皮片或游离膀胱黏膜等方法，如设计不合理，吻合时张力较大，可能发生缝合处裂开，使手术失败，也可能有局限性裂开而形成尿瘘。对切取的皮瓣、皮片或膀胱黏膜应估计其弹性，需有足够的长度和宽度。

5. 术后用金属尿道探子扩张尿道，可能因术中瘢痕切除不够，扩张时方法掌握不当或使用暴力而出现假道，使排尿发生困难。用丝状探作引导进行尿道扩张时，丝状探可能折断，落入膀胱而成异物。一旦发现丝状探折断和缺失，应立即经膀胱镜用异物钳将其取出。

（章咏裳）

参考文献

1. Alken Carl Erich. Urologie: Georg Thieme Verlag Stuttgart, New York, 1983, 326
2. Jordan GH. Management of urethral stricture disease, Urol. Clin. North. Amer, 1988, 15: 277

【主编点评】

尿道狭窄治疗目的是：①解除梗阻；②形成均一的尿道腔，保存尿道长度，避免阴茎下曲；③保存勃起及射精功能。

尿道扩张术适用于狭窄程度较轻，瘢痕较软，无活动性感染者。扩张时最好用丝状探子或输尿管镜应用的斑马导丝引导，逐步增大探子口径；避免盲目使用暴力，以免形成假道。

尿道内切开术适用于狭窄较轻者，将狭窄环用冷刀多处切开以减少复发机会。需反复作尿道扩张者应该行经尿道冷刀切除瘢痕，取皮片围绕球囊，移植于尿道创面行腔内植皮。

尿道瘢痕切除、尿道吻合术：适用于尿道严重狭窄、但是长度短于1cm。游离尿道两端后于相对位置各劈开1cm，作斜行端端吻合。

尿道切开、尿道补片术：适用于尿道瘢痕狭窄超过1cm，伴海绵体广泛纤维化患者；若仅仅切除狭窄部作端端吻合可引起尿道缩短及下曲。尿道补片可用带蒂阴囊岛状皮瓣、游离包皮片或膀胱黏膜等，优点是能保存尿道长度、重建足够宽的口径。以往尿道补片应用于尿道腹侧，但是存在易引起尿道膨出和假性憩室的缺点。近年来对于尿道严重狭窄段长1.5~2cm，两侧狭窄较轻、尿道海绵体部分纤维化的患者，多主张在尿道狭窄段切除后，两端作背侧切开达正常部位，腹侧端端吻合，在背侧切开行补片术，避免尿道缩短及下曲和避免尿道膨出、假性憩室的缺点，临床上取得良好疗效。

尿道狭窄部切除、游离皮片或膀胱黏膜尿道成形术：适用于长段尿道严重狭窄。

带蒂阴囊皮瓣尿道成形术：适用于长段球部或球膜部狭窄，伴有较小的尿道直肠瘘者。

术中防止尿瘘形成的要点从手术一开始就注意保留足够的皮下组织和良好的血运，使缝合时伤口有良好的覆盖屏障。术后留置多孔尿道支架及冲洗管，并作膀胱造瘘进行尿流改道是保证手术成功的关键。

(梅　骅)

第八节　后尿道狭窄手术

operations for posterior urethral strictures

后尿道狭窄多由骨盆骨折、球膜部或膜上尿道断裂所引起。后尿道狭窄病人由于损伤情况及早期处理(或以往的治疗)方法的不同，加上各种并发症的发生，不同病人病情往往各有差异，在治疗上常会相当困难和复杂。骨盆骨折所致的后尿道断裂常发生于尿道球膜部交界或前列腺尖处。前者狭窄部近侧的外括约机制可未受损伤，切除瘢痕及吻合过程中注意尽可能保护括约机制免受损伤。前列腺尖部尿道断裂往往合并耻骨前列腺韧带撕裂，尿道断端远离。施行尿道吻合术后外括约机制已不复存在，膀胱颈及前列腺部尿道的内括约机制可防止尿失禁。日后若施行前列腺切除手术，术后会发生尿失禁。对于此类患者，可采用前列腺联合部切开术、保存尿道的前列腺切除术或经尿道前列腺切开术，以保存控尿功能。

尿道损伤早期处理若只留耻骨上膀胱造瘘管，尿道断端周围血肿无并发感染，血肿吸收及机化后，向上移位的前列腺亦有一定程度的复位，虽然尿道断端常会完全闭锁，由于局部组织受到保护，伤后 3 个月施行尿道吻合术，复杂性可能较小，远期疗效一般较好。

尿道损伤早期若插置导尿管或施行吻合手术，未取得成功，这些操作造成的进一步损伤，会引起各种并发症：因阴部内动脉或神经损伤而造成阳痿；因内括约肌损伤或膀胱颈周围瘢痕形成而造成尿失禁(图 20-8-1①)；尿道断端周围血肿感染可形成假性尿道憩室(图 20-8-1②)；尿道吻合失败发生尿道狭窄(图 20-8-1③)；尿道断端远离者断端间形成长的瘢痕假道(图 20-8-1④)或两断端的瘢痕道(图 20-8-1⑤)；因尿液滞留并发感染，造成尿道周围炎、脓肿形成并向直肠、会阴部、阴囊或股部穿破，而成尿道直肠瘘或体表尿道瘘(图 20-8-1⑥⑦)。

假道是一种复杂的并发症，大体分为四种情况：

1. 连接于两个断端间的瘢痕道，尿道损伤早期只留置导尿管，未将两断端靠拢或吻合后裂开者，在尿道断端间形成长短不一的瘢痕假道(图 20-8-1⑧)。病人在拔除导尿管后常不能排尿，或开始时可排尿，随后因假尿道水肿、浸润而发生梗阻，致排尿困难。瘢痕假道发生上皮化和挛缩后，排尿困难更为显著，此类病人往往反复作尿道扩张，症状仍无改善。尿道扩张时金属探子能触到坚硬、不平滑的瘢痕尿道，探子不易通过，个别病人假道较宽，足以通过 24 号探子，但因路径弯曲，失去膨胀性，排尿期间即使膀胱内压增高，后尿道膨大，尿流仍不能通过假道排出。分析此类病人不能排尿的原因，往往因能通过粗大的尿探子而迷惑不解。

2. 窦道　尿道断裂后前列腺向后上方移位，尿道断端远离而成狭窄的瘢痕假道，粗暴的尿道扩张往往造成假道，此种假道多位于前列腺部尿道前方，为一盲端窦道(图 20-8-1⑨)。在施行尿道扩张时，尿道探子插至一定深度就不能前进，不能将探杆压至与躯干水平的位置，探杆不能转动；若假道位于前列腺后方，于肛门指诊时可触到直肠前方的探子，拔除探子后尿道出血较多，但排尿困难并无改善。

3. 尿道膀胱假道　因尿道扩张造成的前列腺前方的假道，若向膀胱前壁穿破，则会造成尿道膀胱假道(图 20-8-1⑩)。在尿道扩张时情况和窦道相似，病人有排尿困难及尿失禁，将导尿管经假道插入膀胱作斜位膀胱造影，可显示导尿管后方有闭锁的后尿道，此种假道在诊断时易被忽略，甚至手术中依然将尿道球部与假道吻合，而导致手术失败。术中用手指探查膀胱，弄清膀胱颈及后尿道位置，并从会阴部观察后尿道后壁是否有精阜存在，则可确定诊断。

4. 继发性膀胱颈挛缩　尿道狭窄病人长期有排尿困难，膀胱发生代偿性肥厚，由于膀胱颈肥厚而发

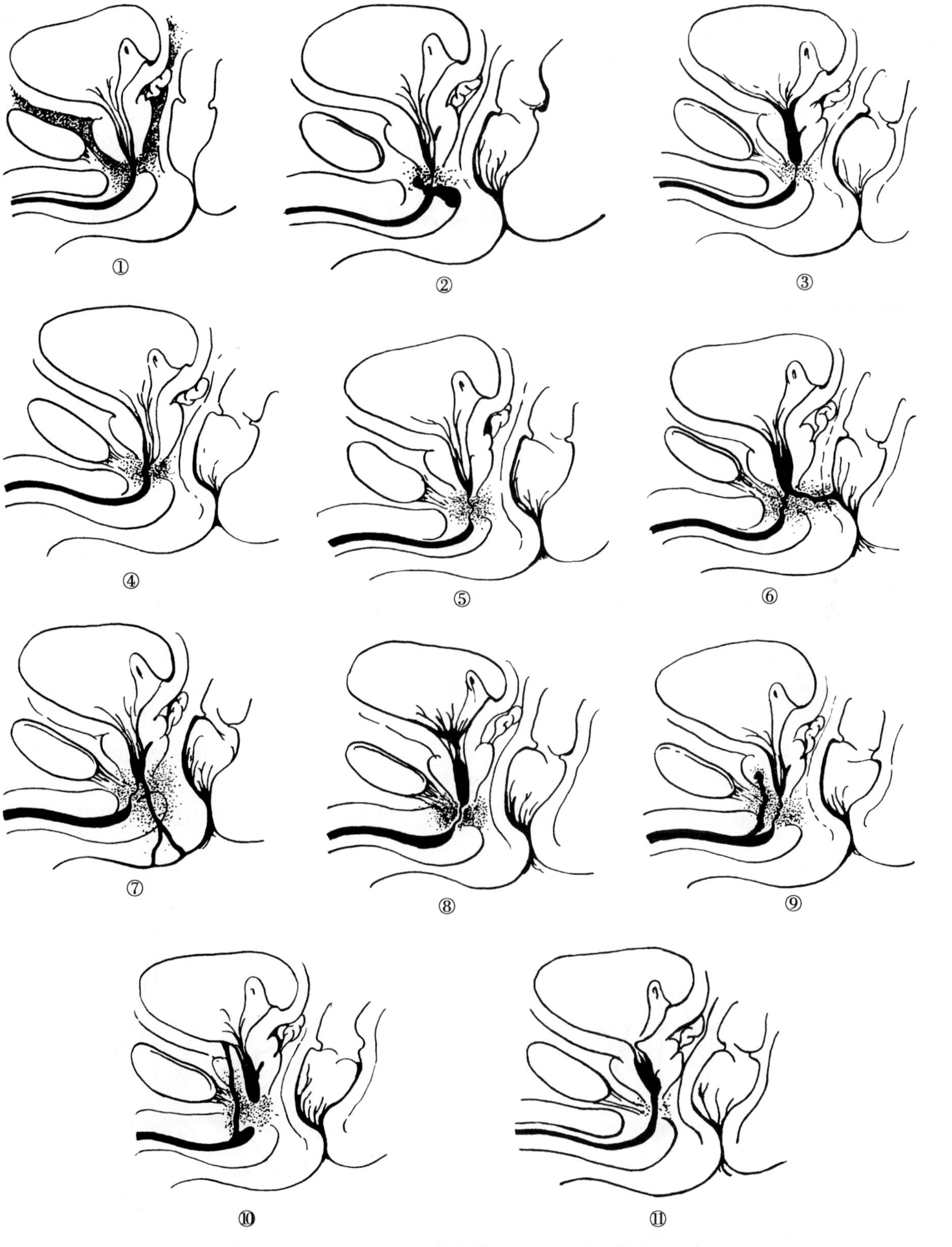

图 20-8-1

生挛缩,形成继发性梗阻,在尿道狭窄解除后,仍有排尿困难,甚至完全不能排尿(图 20-8-1⑪)。此类患者若于外伤或手术时损伤尿道外括约机制,施行膀胱颈楔形切除会导致尿失禁。

后尿道狭窄病人在拟定治疗方案之前,须先弄清病变的情况,若临床常用的检查方法,尚不能了解狭窄近侧的解剖及功能情况,还需在手术开始时作耻骨上膀胱切开,作充分探查后,才拟定手术方案。

手术方法的选择按具体情况而定:

1. 尽可能争取经会阴部(一般先作耻骨上膀胱切开)作尿道吻合术,尿道造影显示尿道两断端间距离较近者,多能吻合成功。

2. 膀胱尿道造影显示尿道两断端间距离较远者,宜施行经耻骨的尿道成形术。

3. 术前检查未能确定何种术式,宜先作会阴部切口探查,根据术中所见再行确定术式。

4. 由于以往手术或并发症造成尿道广泛缺损或血循环不良,宜作后尿道造口或一期尿道成形术。

一、经会阴后尿道吻合术

(transperineal anastomosis of the posterior urethra)

【手术适应证】

尿道膜部及膜上部狭窄,狭窄段长度不超过 2cm。

【术前准备】

1. 与尿道球部吻合术前准备相同。

2. 告知患者术后可能发生暂时或永久性尿失禁或勃起功能障碍。

【手术步骤】

保留膜尿道的吻合术:

1. 病人取高截石位。做耻骨上膀胱切开,小心探查膀胱及后尿道,若有结石须彻底清除,注意膀胱有无憩室,有无膀胱颈挛缩。

2. 作会阴部倒 U 形切口,向前达阴囊后方,向后达两坐骨粗隆前内侧。于覆盖球海绵体肌的筋膜浅面和皮瓣分离(图 20-8-2)。此切口的优点是当无法作尿道吻合时,可改作后尿道切开术。

3. 中线切开球海绵体肌,剥离尿道球部,将球部完全分离直达尿生殖膈(图 20-8-3~4)。认清进入三角韧带的尿道膜部,小心将其游离,在尿道的前、后方纵行切开尿生殖膈(图 20-8-4a),环绕膜部尿道用尖刀小心切除瘢痕组织,直达狭窄的膜上尿道处,才将尿道横断(图 20-8-4b,c)。海绵体神经血管束在前列腺尖部平面上,前列腺包膜与神经血管束的距离为 1.5~3mm,从前列腺尖部的后外侧下行,穿过尿生殖膈至尿道和阴茎海绵体。在此部位分离应紧贴尿道及前列腺,以免损伤神经血管束,而致术后阳痿。

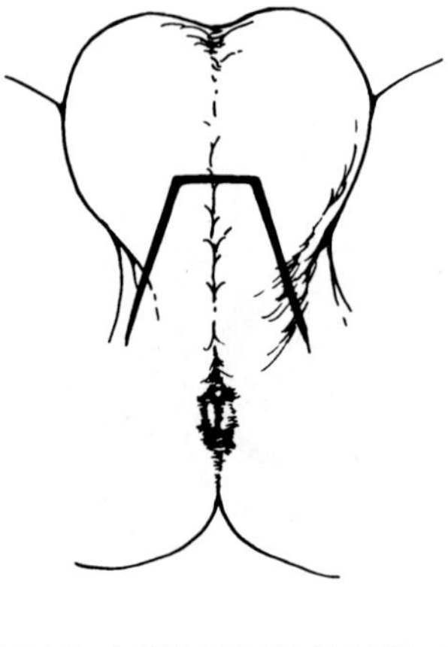

图 20-8-2

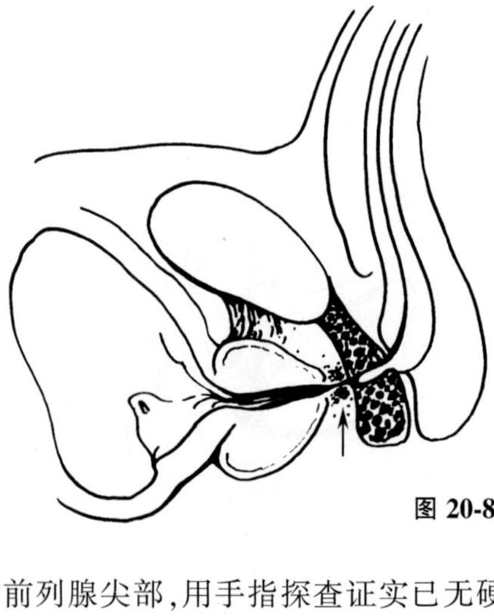

图 20-8-3

4. 继续切除前列腺尖附近的瘢痕组织,至显露正常的前列腺尖部,用手指探查证实已无硬实的瘢痕,指尖可通过尿道断端进入前列腺部尿道,膀胱、会阴双合检查时,感觉前列腺可有小范围的上下移动,说明瘢痕组织切除已充分,可以进行尿道吻合。

5. 将前尿道游离至耻骨联合下方,经充分游离后,尿道弹性延长可达 2~3cm(图 20-8-5)。

6. 用 24 号金属探子从尿道外口插入,经两断端进入膀胱,如果尿道无狭窄,探子能压向下方与躯干平行,说明尿道剥离及瘢痕切除已经充分。用 2-0 铬制肠线 4~6 针间断缝合尿道膜部与前列腺尖断端,缝线暂不打结(图 20-8-5a)。

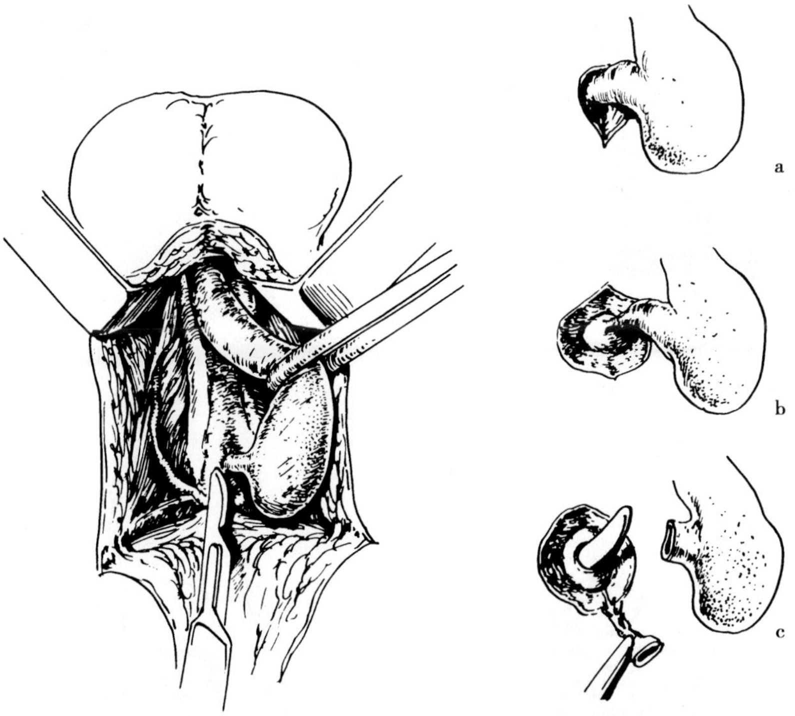

图 20-8-4

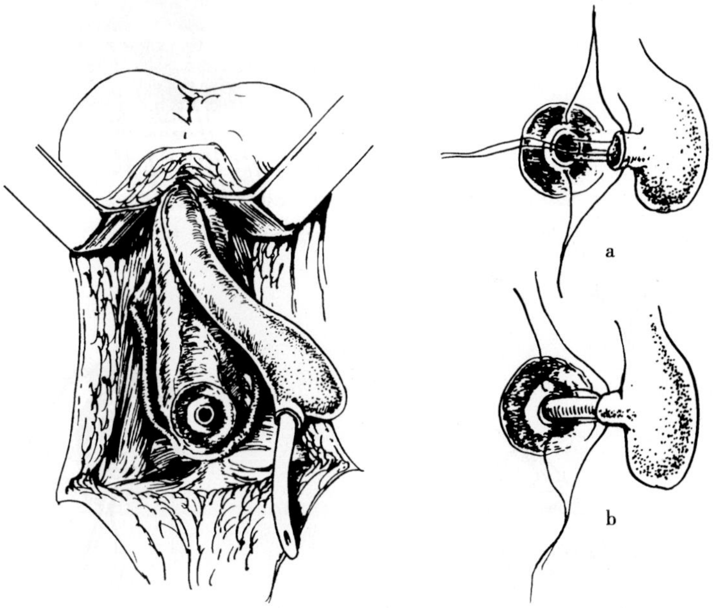

图 20-8-5

7. 从尿道口插入 20 号导尿管通过吻合口进入膀胱，然后依次结扎吻合的缝线(图 20-8-5b，6)。

8. 冲洗伤口，将尿道球部用数针丝线固定于尿生殖膈筋膜。缝合球海绵体肌。伤口置橡皮条引流，缝合皮下及皮肤切口。缝合膀胱切口。缝合腹壁切口。置耻骨上膀胱造瘘管。

9. 尿道膜部严重撕裂伤或曾施行尿道吻合失败的患者，分离尿道时需于球部切断。由于前列腺向高位退缩，前列腺尖与尿道球部断端距离往往达 2~3cm。又因狭窄部瘢痕切除的范围不宜太大，在会阴部缝合前列腺尖部极为困难。遇到此种情况，可使用长直针(用克氏针自制)，针孔部向前，穿上 2-0 铬制肠线，从会阴切口自外向内穿过前列腺尖，术者用左手示指从膀胱伸入后尿道，触到穿入尿道腔的针尖，将其带入膀胱内(图 20-8-7)，固定缝线，退出缝针，然后将进入膀胱的缝线经尿道送回会阴部。同法作 4~6 针缝合。从尿道插入 F18~20 导尿管，先结扎前壁缝线，依次结扎其他缝线，将断端靠拢(图 20-8-8)。

【术中意外及处理】

1. 合并耻骨下行支骨折时，骨折端有时向内侧移位，而成畸形愈合，切除瘢痕过程中如遇到骨痂，需

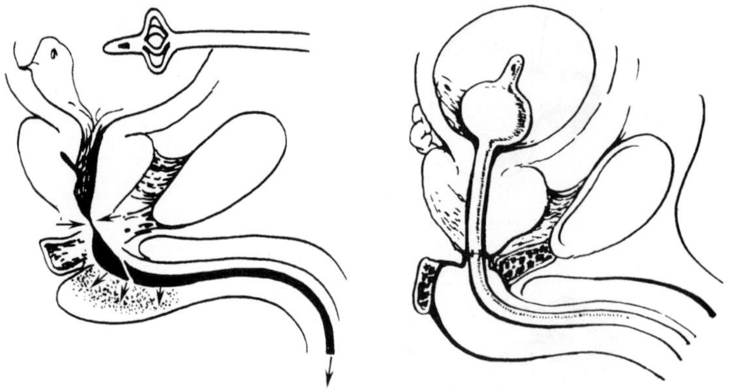

图 20-8-6

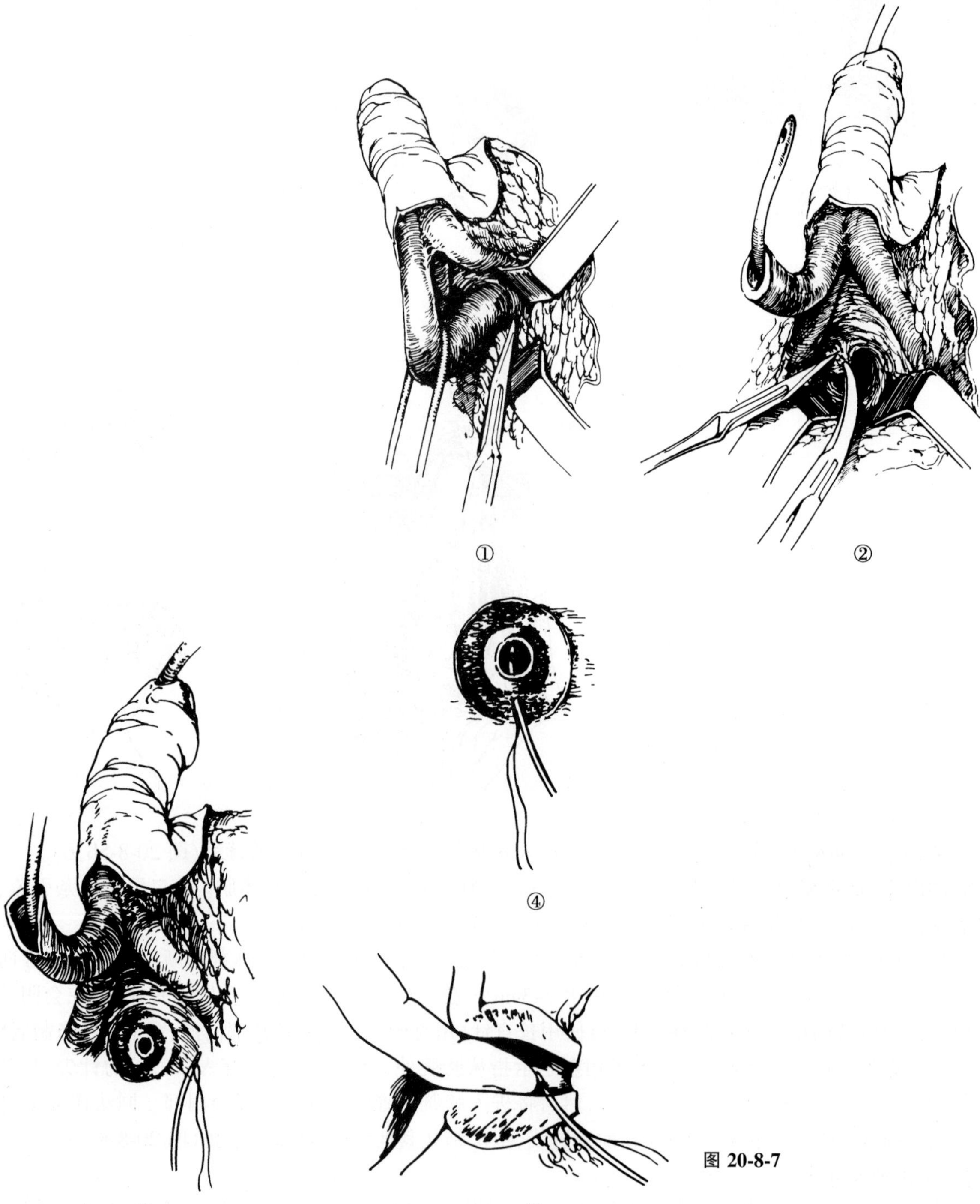

图 20-8-7

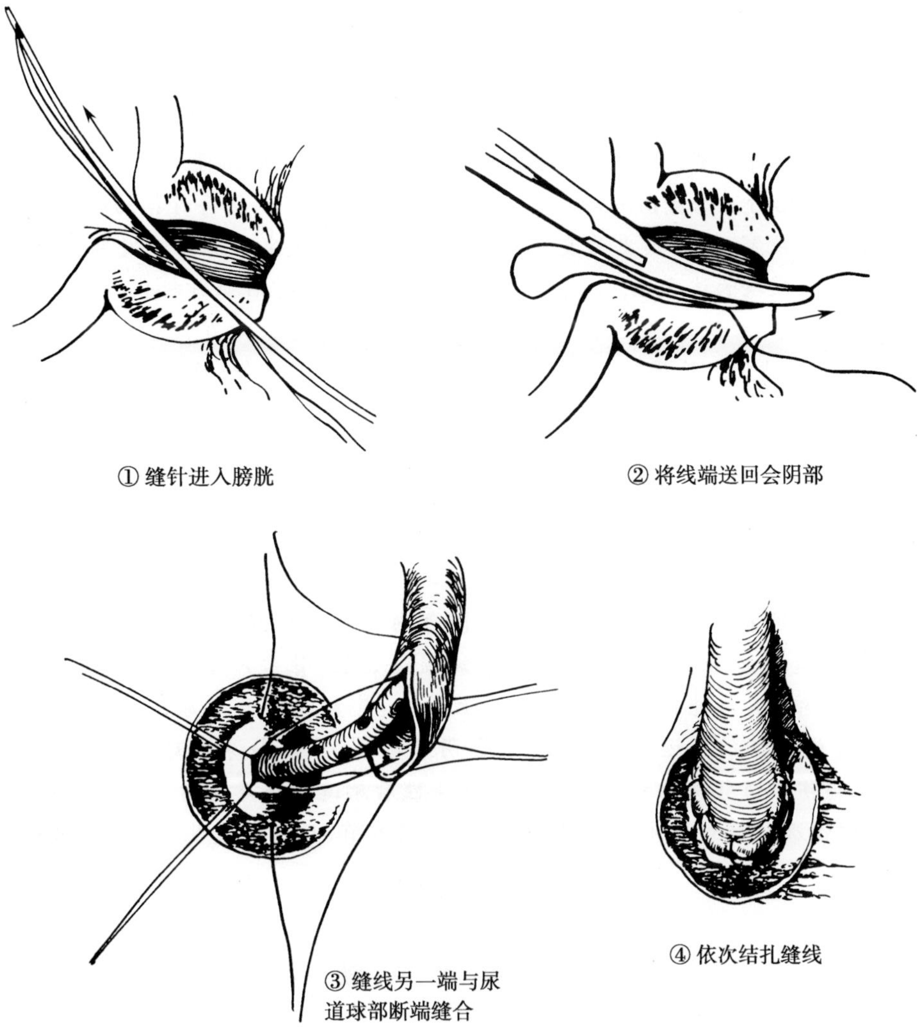

① 缝针进入膀胱　② 将线端送回会阴部
③ 缝线另一端与尿道球部断端缝合　④ 依次结扎缝线

图 20-8-8

将其切除。

2. 后尿道狭窄合并尿道假道时，必须注意避免将尿道与假道吻合。用手指从膀胱内探查，找到尿道内口，插入金属尿道探子后，再从三角韧带上切开瘢痕，找到真尿道，然后进行分离及缝合，瘢痕假道用刮匙搔抓，即可自行愈合。

3. 合并膀胱颈挛缩或前列腺增生者，不宜同期施行膀胱颈切开或前列腺摘除术，以免术后发生尿失禁。应留待检查后按实际情况商讨处理方法。

【主编点评】

手术关键是彻底切除瘢痕后作黏膜对黏膜吻合。只扩张瘢痕环，将尿道与瘢痕吻合，会导致失败。有时精阜远侧的瘢痕被扩张后，看似正常尿道，若于此处吻合亦会导致失败。

自 20 世纪末，学者们根据临床观察及尸体解剖所见，发现骨盆骨折合并膜部尿道损伤的患者，损伤部位 65%~70% 是在横纹括约肌的远侧，在坐骨支面前并无横置的、平板状的横纹肌及尿生殖膈；在前列腺尖下方亦无带上、下筋膜的横纹括约肌环绕尿道。传统教科书描述的尿生殖膈实质上是解剖学家的错觉和绘图家的幻想。MRI 显示并无尿生殖膈存在，肛提肌和坐骨会阴间充满纤维脂肪组织，包绕着尿道外括约肌两侧。过去描述为“尿生殖膈”实质上是肛提肌的一部分，肛提肌在此处增厚，于后方包绕尿道，形成尿生殖膈裂孔，前列腺两侧的筋膜束即前列腺坐骨韧带在前列腺前方包绕血管丛，并垂直固定尿道外括约肌。这些结构组成耻骨前列腺吊带，是男性快速中段尿流的主要肌肉结构。上述解剖结构提示：骨盆骨折致尿道损伤多发生在尿道的薄弱部位，此处不在前列腺尖部，而是在横纹括约肌远侧。骨盆骨折并发简单性尿道狭窄患者，作尿道造影时可显示靠近膜部的尿道球部狭窄。尿道镜检查或术中所见，狭窄部的近侧可见有闭合功能的尿道括约肌。此类患者在手术治疗可经会阴部切除尿道狭窄段，将断端吻合，保存外括约肌的功能。骨盆骨折合并复杂性后尿道狭窄，情况则更为复杂；尿道断裂部位可发生于前列腺尖部，耻骨前列腺韧带撕裂，断端远离，缺损段长达 3cm，可并发膀胱颈损伤，或因耻骨后血肿机化，将膀胱前壁、前列腺紧密粘连于耻骨后方，致膀胱颈失去闭合功能。耻骨后血肿感染向直肠穿破成尿道直肠瘘，向会阴部、阴囊或股部穿破形成尿瘘。尿道断端间可夹入骨折片、软组织、瘢痕组织，致断端闭锁。长期留置导尿管致断缘由瘢痕假道连接。反复尿道扩张致假道形成，尿道假道多位于真尿道的前方，可进入膀胱。虽可将导尿管插入膀胱，拔管后却不能排尿。若假道位于真尿道后方，金属尿道探子可在直肠指诊时清楚触到，而且不能将探子压下至与躯干水平，也不能在尿道内转动，拔除探子后尿道出血较多，排尿困难反而加重。MRI 可显示尿道与假道的关系，假道进入膀胱者，尿道近侧断端闭锁。

复杂性后尿道损伤可因耻骨骨折合并阴部内动脉和神经损伤致勃起功能障碍；因膀胱颈功能不全致尿道修复后发生尿失禁。尿道缺损段太长，骨盆严重变形者，因骨盆出口狭窄，修复尿道遇到困难，不易进行尿道吻合。综上所述：骨盆骨折并发尿道狭窄须首先分清尿道狭窄部位，若为横纹括约肌远侧损伤，可经会阴部修复，方法与尿道球部狭窄的吻合手术相同，术中须避免损伤尿道背侧的神经血管束。复杂性后尿道损伤是治疗上的难题，术前须作全面检查，根据实际情况计划好手术方案，并向患者说明术前、后可能发生的情况，取得其理解才能施行手术。

(梅　骅)

参考文献

Corriere JN. 1-Stage delayed bulboprostatic anastomotic repair of posterior urethral rupture:60 patients with 1-year followup. J Urol,2001,165:404-407

二、经耻骨后尿道成形术

(transpubic urethroplasty)

【适应证】

骨盆骨折所致的前列腺尖尿道断裂、耻骨前列腺韧带折断致前列腺向后上方退缩，尿道断端远离致尿道狭窄或闭锁，切除瘢痕后尿道长度不足以作端-端吻合，需切除一部分耻骨联合，将尿道球部取捷径与前列腺部尿道吻合。

【手术步骤】

1. 作阴囊、会阴部弧形切口，于中点向前加切阴囊正中切口。

2. 分离尿道　中线切开并分离球海绵体肌，游离尿道达阴茎悬韧带(图 20-8-9)，过度游离会导致阴茎缩短及弯曲。尿道经游离后可延长 1.5~2.5cm。

3. 分离阴茎海绵体　自阴茎远侧起将两个阴茎海绵体向前分离达 3~4cm 沿中线的平面分离很少出血(图 20-8-10)。将尿道置于其间，可缩短 1~1.5cm 行程到达吻合部位。

4. 耻骨下部截骨　用骨凿及咬骨钳切除耻骨联合下半部宽 2cm 的楔形骨块(图 20-8-11)，将已分离的尿道改道，通过骨缺损处可进一步缩短到达前列腺尿道距离缩短 1~2cm，进行无张力的吻合。若尿道长度仍不足，则在左侧海绵体脚后方分离一通道，尿道球部绕过阴茎体左侧前，通过此通道接近前列腺前尿道断端。可缩短 1~1.5cm 的行程(图 20-8-12)。

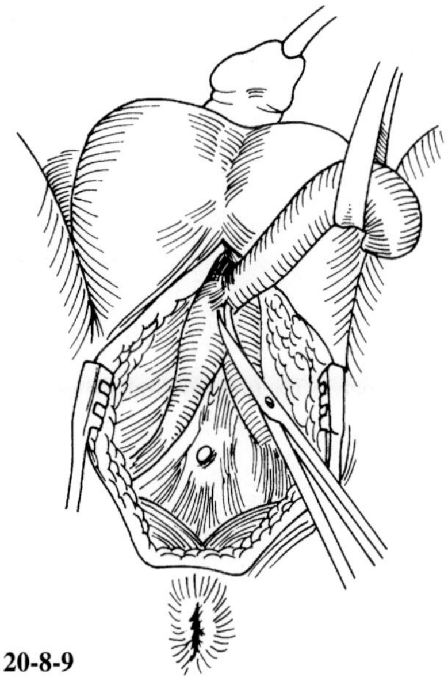
图 20-8-9

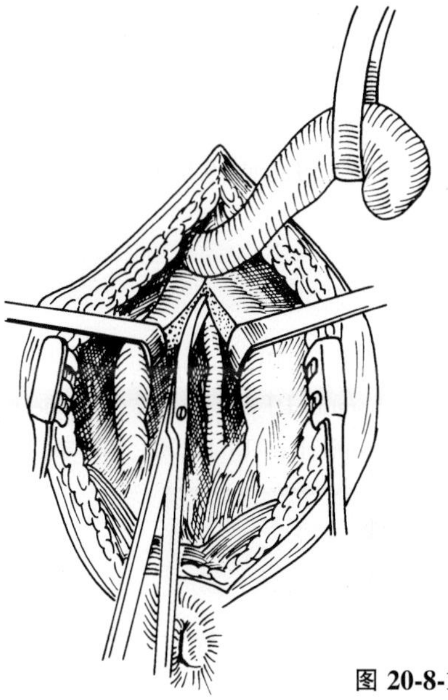
图 20-8-10

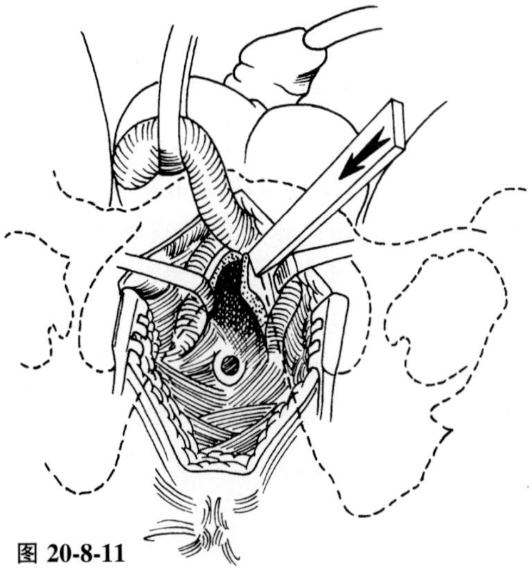
图 20-8-11

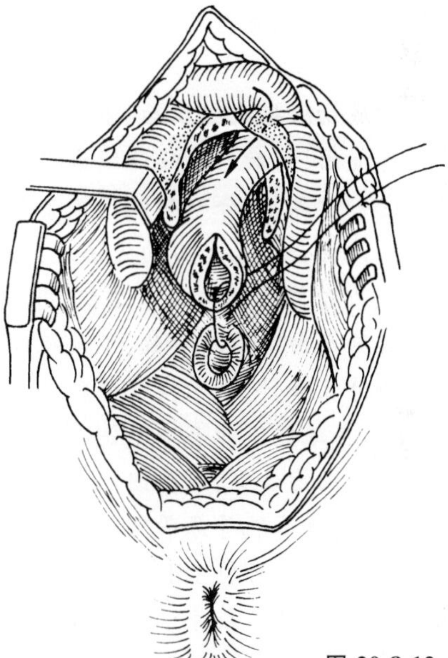
图 20-8-12

5. 吻合 不论使用何种入路,均需将尿道球部劈开开成大的口径,用 4-0 可吸收线与前列腺尿道断端吻合。置 16~18F 多孔导尿管。先缝好前列腺部尿道断端 6 针,再将腔内一侧的线尾穿针,先尿道球部后壁,然后缝合前壁依次打结。充胀导尿管球囊,留置于膀胱内。用两针丝线将尿道球部两侧固定于三角韧带。若三角韧带与尿道间有间隙,宜填入脂肪组织。缝合切口皮下、皮肤,置橡皮条引流。

6. 作耻骨上膀胱造瘘,导尿管留置 3 周,拔除导尿管后试排尿,证实无排尿困难或伤口漏尿,才拔除耻骨上膀胱造瘘管。术后随访若出现排尿不畅,定期作尿道扩张。

长段尿道缺损达 6~8cm,不能用上述吻合者,可先行后尿道会阴部造口,3 个月后作尿道成形术。

【并发症处理】

1. 尿道瘘 尿道瘘一般发生于尿道狭窄部近端。先形成尿道旁脓肿,向直肠或会阴部穿破成瘘。于尿道吻合手术时可同时修补或搔刮瘘管。较复杂的后尿道直肠瘘宜先作结肠造瘘,分期做瘘孔修补。

2. 膀胱颈失功能 可能由于外伤时未修复膀胱颈裂伤,亦可因曾施行前列腺电切术所致。损伤早期耻骨后血肿机化或感染后发生广泛粘连，致膀胱颈扩张并固定于耻骨后方，失去正常的关闭功能。术前B超或膀胱造影显示膀胱颈开放，可助诊断。需于进行尿道成形手术时经耻骨上修复膀胱颈或分离周围瘢痕，用折叠缝合缩窄膀胱颈部，必要时取带蒂大网膜填塞耻骨后间隙，以恢复膀胱颈闭合功能。无法修复膀胱括约机制者可施行括约肌假体植入手术。

(梅　骅)

参考文献

1. Welrter GD and Guralnick ML. Reconstruction of posterior urethral disruption, Uro Clin N Amer, 2002, 29:429-441
2. Andrich DE, Summeraton DJ and Mundy AR. The type of urethroplasty for a pelvic fracture urethral distraction defect can not be predicted preoperatively. J Urol, 2003, 170:464-467

【主编点评】

后尿道狭窄部切除吻合术成功关键在于彻底切除瘢痕组织，将两断端黏膜作外固定，作无张力的吻合。

完全切除瘢痕组织对获得吻合成功至关重要。须切除尿道狭窄部和阴阜后方前列腺尿道大部分的瘢痕组织，直至见到正常的前列腺尖为止，若把前尿道与纤维化的前列腺尖吻合，术后将发生尿道狭窄。

彻底切除瘢痕组织后，重要步骤是作可靠的尿道吻合。前列腺断端黏膜常向上退缩，需要用镊子将其提出，用数针可吸收缝线将其固定在前列腺外侧边缘，才能保证黏膜对黏膜的全层吻合。若忽略这一步骤，吻合口黏膜退缩会形成狭窄环，需用内镜将其切除。

保证吻合口无张力的方法是充分游离前尿道达耻骨联合下缘。凭着组织的弹性可将尿道延长约4cm，即使修剪断端瘢痕组织，并作末端劈开以增加口径，仍可补偿约2cm的尿道缺损。若尿道黏膜远离是由于退缩所致，不是组织缺损，应能获得尿道吻合而无张力。若前列腺向高位退缩，可用右手持长直针，左示指从膀胱内伸入后尿道协助缝合，应无困难。小心安排缝好5~6针可吸收缝线，插入在球囊下开有多个侧孔的18F导尿管，然后顺序结扎缝线，将断端吻合。结扎缝线时将尿道球部推向吻合口，以防组织撕裂。吻合完毕，将尿道球部两侧各缝三针固定于三角韧带，以达减张目的。留置多孔导尿管可让尿道分泌物随尿液引流，对避免术后感染至关重要。为保证术后导尿管不意外脱出，可将18F气囊导尿管与膀胱造瘘管缝线连接。需更换导尿管，可将气囊导尿管退出尿道外，缝接另一条导尿管插入膀胱内，再拉出伤口外，更换膀胱造瘘管。

遇瘢痕切除后尿道长度不足，除应用经耻骨作尿道吻合方法外，可取带蒂阴囊皮瓣作一期尿道成形，两断端连接吻合。术前应设计好皮肤切口，预定取瓣部位。广泛的尿道缺损宜作后尿道造口，施行分期的尿道成形术。

(梅　骅)

参考文献

Koraitim M. On the art of anastomotic posterior urethroplasty: a 27-year experience. J Urol, 2005, 173:135-139

三、经耻骨下径路带蒂阴囊皮瓣后尿道成形术

【手术适应证】

1. 复杂性后尿道狭窄/闭锁，即：

(1) 经2次以上修复失败。

(2) 球膜狭窄/闭锁长度成人>3cm，小儿>2cm；肛检后尿道僵硬固定或直肠B超瘢痕呈强回声。

(3) 合并下列并发症之一：瘘、假道、耻骨支严重移位或前尿道其他部位狭窄。

2. 术中用尿道探子冲击闭锁/狭窄近端，冲击感不能被会阴部手感触(冲击试验阴性)，表明闭锁近端位置高，瘢痕深而广。

【手术步骤】

1. 取低位截石位　软枕稍垫高臀部，扩大膀胱造瘘口，从尿道内口及外口分别放入尿道探子估计闭锁/狭窄段位置及长度，并做冲击试验。确定经耻骨下部分入路。

2. 做下腹正中直切口　下端至阴茎根部并向两侧延长呈倒 Y 形。

3. 切断阴茎悬韧带　必要时结扎阴茎背深静脉，用骨膜剥离器于骨膜下剥离耻骨联合后及下缘间隙，用扁平凿凿去下部分耻骨联合，显露病变部位(图 20-8-13)。耻骨下部分切除范围：左右径成人<3~3.5cm，小儿 1.5~2cm，留下耻骨联合上缘约 1cm 宽的骨桥(图 20-8-14)。

4. 用尖刀切除狭窄/闭锁段瘢痕及假道　仔细游离前列腺尖并修剪成大口斜面以备吻合(图 20-8-15)。

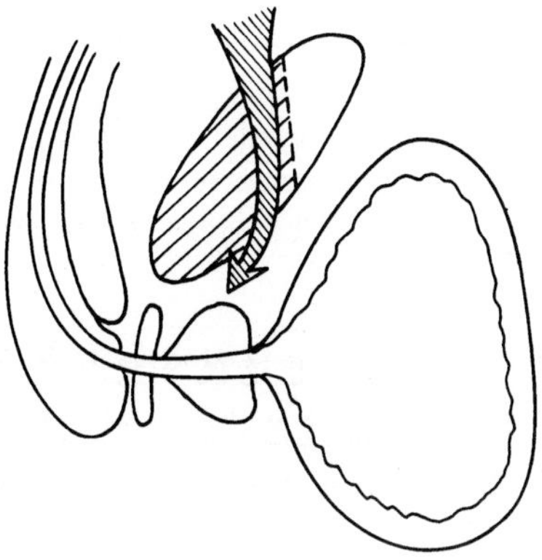

图 20-8-13

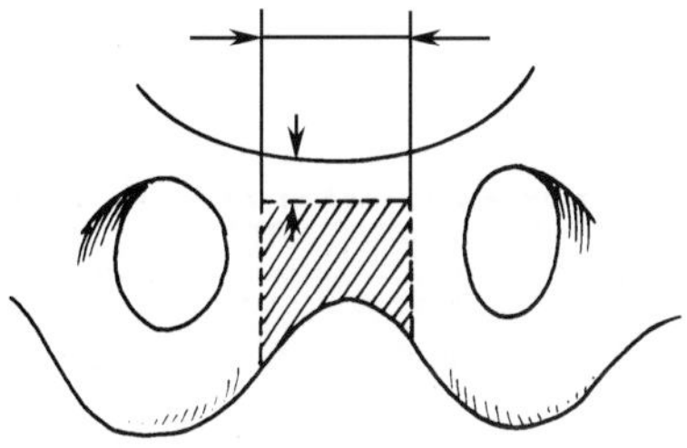

图 20-8-14

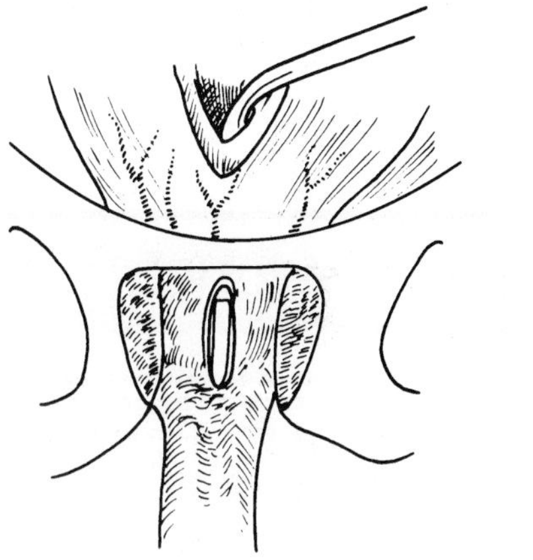

图 20-8-15

5. 作会阴部倒 U 形切口　游离尿道球部直达阴茎阴囊交界处，于尿道狭窄/闭锁远侧切断尿道，修剪成斜面，从会阴部切开阴茎海绵体间隔形成一通道，将球部尿道穿过通道与前列腺切口吻合(图 20-8-16)。

6. 长段球膜部狭窄/闭锁　尿道端端吻合困难，则行带蒂皮瓣尿道成形术。以会阴部 U 开切口缘为起点，阴囊缝为中心向两侧各取皮 0.7~1cm，平行切开皮肤及肉膜达会阴浅筋膜深面，形成阴囊中隔带蒂皮瓣并翻转 180°(即远端向后翻转与前列腺尖吻合，近端与前尿道吻合)做新尿道。如球部及其以远长段尿道狭窄/闭锁，则将上述切口向远端延长达狭窄/闭锁尿道远端形成带蒂皮瓣与前列腺切口及尿道远端顺位吻合。

皮瓣围绕多孔硅胶管缝合成管做尿道成形，硅胶管一端经膀胱从腹壁引出，另一端由尿道外口引出，另取长度约 1.0cm 小段胶管纵行剖开距腹壁及尿道外口 0.5~1cm 包绕固定于外露支架管上，防止支架管移位，支架管呈 U 形(图 20-8-17)。

7. 取一侧带蒂腹直肌瓣或大网膜填充骨窗腔隙，放置胶管引流，缝合膀胱、腹壁及会阴切口。

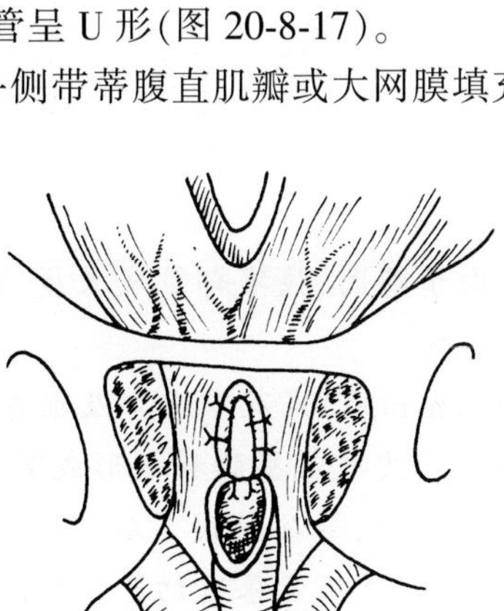

图 20-8-16

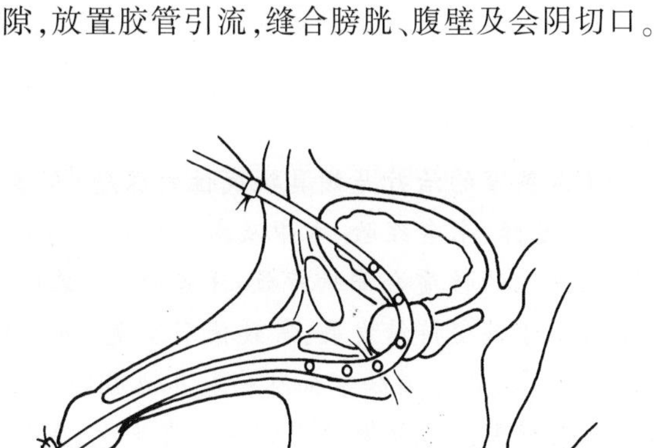

图 20-8-17

【术中意外及处理】

1. 耻骨下部分截骨　采用骨凿截骨较线锯截骨更为安全，迅速。为避免损伤内括约肌，前列腺部尿道及直肠，宜于骨膜下平面分离耻骨及其下缘间隙。截骨时将金属器械如镊子置于此间隙，可避免上述结构损伤。截骨范围以利于手术野显露及手术操作为度。过多的切除易伤及闭孔并影响骨盆环稳定。严重骨畸形截骨时，助手示指伸入直肠内引导，可避免直肠损伤。

2. 带蒂皮瓣截取　在为尿道阴囊皮肤瘘及已经取过阴囊中隔皮瓣的病人截取皮瓣时，为使蒂充分游离而又不伤及血运，在取蒂时紧贴睾丸鞘膜内侧面将间隔组织游离并在强光透照下向深部及远近两侧分离形成宽大，血运丰富的血管蒂，即所谓睾丸间隔带蒂(dartos pedicle into inter testicular septum)，该蒂包括肉膜、colles 筋膜及双侧精索外筋膜、提睾肌、精索内筋膜在内，可确保皮瓣与前列腺尖乃至膀胱颈无张力吻合。带蒂皮瓣尤其是阴囊皮瓣伸缩性大，做尿道时易形成囊袋或憩室，取皮不宜过宽。

【术后处理】

1. 术后 1~2 天拔除会阴部胶片引流，术后 4~5 天耻骨后分泌物极少可拔除引流管更换凡士林纱布引流。U 形支架引流管留置 28 天左右，拔除自行排尿。

2. 使用广谱抗生素控制感染，进食流质 3 天。

（何恢绪）

【主编点评】

后尿道狭窄/闭锁常用手术径路有经会阴及经耻骨两种途径。大多数后尿道狭窄病人可以经会阴修复。由于经耻骨径路较经会阴复杂，创伤大，有发生耻骨骨髓炎潜在危险，不能列为治疗后尿道狭窄的首选径路。但对于长段、瘢痕广泛、合并瘘、高位假道、骨盆畸形及某些儿童的复杂性狭窄/闭锁，经耻骨径路仍有较好的前景。耻骨下部切除较全耻骨切除创伤小，不影响骨盆环稳定，骨窗下即为尿道前列腺部及膜部，可在直视下彻底切除瘢痕，修补瘘孔，吻合尿道。有学者最近通过 35 例尸体解剖观察测量，证实经耻骨下部分较经会阴径路更接近尿道前列腺部及膜部。

狭窄段切除+吻合仍是治疗后尿道狭窄效果最可靠的技术。其成功率可达 95%左右。但受到狭窄/闭锁长度的限制。采用经会阴游离前尿道，切开阴茎海绵体间隔，楔形切除耻骨联合下缘的方法可缩短前后尿道间距 4cm 左右，但过多游离前尿道使阴茎缩短，易伤及尿道血运。小儿可用的前尿道也短。因此，切除+带蒂皮瓣移植仍是常用方法。外生殖器带蒂皮瓣如包皮、阴茎、阴囊或其联合皮瓣实质上都是全厚带蒂皮瓣，由阴部外浅血管和阴部内血管供应，二者有丰富吻合支。包皮和阴茎皮肤无毛发，薄而柔软，是前尿道成形的首选材料，但用于后尿道重建存在距离远，皮源有限的缺点。阴囊中隔皮瓣几乎无毛发，距后尿道近，皮源丰富，其中隔含粗大营养血管，是后尿道重建的主要材料来源。对于前后尿道长段缺损，取阴囊中隔阴茎联合皮瓣时，尽管从两侧供应阴茎皮瓣的主要血供已被切断，但截取睾丸间隔蒂联合皮瓣仍可获得满意血供。

尿道成形术后新尿道的支撑及引流十分重要。尿道内置放 U 形多孔支架引流管便于引流，冲洗和更换，尤其适用于不配合换管的小儿，U 形管以胶管垫固定，稳妥可靠，避免缝线固定的不适及感染。

尿道狭窄的治疗是颇具挑战性的课题，众多的患者中由于病因、狭窄部位及长度、局部病变情况、术式选择、术者经验、术中及术后处理对疗效都有重要影响。

原发病的性质会影响疗效：干燥性、闭塞性阴茎头炎(lichen 病)累及尿道口及前尿道，尿道成形术后由于病变持续发展，常致狭窄复发。宜切除病变组织，用皮肤及黏膜移植形成宽阔的尿道及尿道口。炎症性尿道狭窄如淋病或其他原因的尿道狭窄继发感染，累及黏膜下层和尿道海绵体，致长段尿道狭窄。反复做尿道扩张激发炎症，加重局部病变，常需做病变尿道切开或切除，一期或二期做尿道成形术。尿道下裂术后并发尿道狭窄，往往合并尿道瘘或阴茎下曲，修复手术常不满意，宜切除成形的尿道，彻底矫正下曲后，去除白膜表面瘢痕组织，重新作尿道成形术。

损伤性尿道狭窄病变段一般较短,但路径弯曲,瘢痕较硬,反复扩张尿道会加重损伤、形成假道、诱发感染,使治疗更为困难。尿道扩张需十分慎重,需要时采用丝状探子引导,安排好扩张日期,使用适宜探子口径,循序渐进。用腔内技术作狭窄部切开有时可获治愈,但容易复发,需要反复作尿道扩张,以致病变段更长。对瘢痕硬而局限者,切除瘢痕后一期作尿道吻合疗效更好。尿道吻合术宜于伤后3~6个月施行。尿道球部狭窄可手术前用B超检查了解尿道病变段长度,估计是否作一期吻合。一般来说,切除瘢痕尿道后,若两断端病变经充分游离尿道后即使缺损2cm左右,亦可作斜形端端吻合。若将瘢痕化的尿道吻合,张力过大狭窄容易复发,需要用皮肤或黏膜移植进行补片或尿道成形。后尿道狭窄施行瘢痕切除及吻合操作较为困难,使用直长针作鞋匠式缝合较易操作,若尿道球部良好,充分游离后常可作无张力的吻合,很少需要作经耻骨的吻合方法。尿道长度不足者,无论是任何部位的尿道缺损,勉强作尿道吻合会致使阴茎缩短、阴茎下曲、勃起障碍,宜应用组织移植,一期或分期作尿道成形术。

尿道吻合或成形术后须充分引流膀胱内尿液及尿道内分泌物,简单的前尿道吻合可留置多孔导尿管。管的口径不宜过粗,以免压迫缺血,影响愈合。较复杂的尿道成形或后尿道吻合则需作耻骨上膀胱造瘘,尿道留置多孔支架引流管,必要时还需定期将抗生素溶液冲洗尿道,防止尿道内分泌物积存及细菌滋生。

尿道狭窄术后需定期随访。成功的吻合或尿道成形手术很少需作尿道扩张,要告知患者若有排尿不畅,应及早就医,最好请原手术医师诊治,以免因不了解手术情况导致治疗错误。前端尿道手术后若排尿不畅,可将适当口径的硅胶管插至尿道球部,用缝线固定于包皮系带,置管1~3个月,待瘢痕收缩稳定后才拔除。

尿道成形术是组织移植原则的创造性应用,适当选择手术方式,熟练而细致的操作技巧,完善的围手术期处理,不忽略追踪随访,才能获得良好的治疗效果。

(梅　骅)

参考文献

1. Holmström H, Brongo S and Norlénl. Skin island urethroplasty in deep urethral lesions. Scand Jurol Nephrol.2000, 34: 239-245
2. Golimbu M, AL Askari S, Morales P. Transpubic approach for lower urinary tract surgery: a 15 years experience. J Urol, 1990, 143:72-76
3. 何恢绪,聂海波,胡卫列,等. 阴囊中隔带蒂皮瓣治疗复杂性后尿道闭锁15年经验(附32例报告). 中华泌尿外科杂志,2003,24(6):406-408
4. Koraitim MM. Pelvic fracture urethral injuries: the unresolved controversy. J Urol. 1999, 161:1433-1441

第九节　后尿道直肠瘘手术

operation for posterior urethrorectal fistula

【梅　骅】

后尿道直肠瘘可分为先天性及后天性两类。先天性后尿道直肠瘘常伴有肛门闭锁,此类患者在施行肛门成形术时修补后尿道瘘。因意外损伤或医源性损伤引起的后尿道直肠瘘往往是处理上的难题。瘘孔较小,周围瘢痕组织较少者修补成功的可能性大,一些患者即使未作结肠造口,经会阴部修补瘘孔后,亦有可能成功。若瘘孔较大、周围瘢痕组织多,血液供给不足,修补瘘孔后常遭失败。必须先作结肠造瘘,于瘘管形成后的3~6个月施行修补手术,才有可能成功。修补后尿道直肠瘘有多种方法:

1. 伴有后尿道狭窄的尿道直肠瘘可作分期的尿道成形术,第一期作尿道切开,并用带蒂阴囊瓣嵌入尿道狭窄部,覆盖尿道直肠瘘,将膜部或前列腺尖部尿道于阴囊皮瓣造口,半年后再作尿道成形术。亦有人施行一期手术,在切除尿道狭窄部和瘘孔周围的瘢痕组织后,修补直肠瘘孔,取一块带蒂阴囊皮岛或游离的包皮片形成尿道，其两端与尿道球部和前列腺端端吻合，留置尿道支架，术后获得一期愈合。

2. 经会阴作瘘孔修补　此法显露困难，瘢痕组织切除及游离不充分，修补失败率高，术中若损伤括约肌有并发尿失禁的危险。经会阴修补后移植股薄肌间置在两瘘孔之间，可增强屏障，但手术复杂，效果亦非满意。

3. 采用直肠拉出术治疗后尿道直肠瘘，手术创伤很大，操作相当复杂。

4. Park 设计了两种术式

(1) 直肠前壁瓣下移覆盖瘘孔法，此法创伤较小，但经肛门作肠腔内手术，显露困难。

(2) 直肠肛管袖吻合术，在瘘孔上方数厘米处切断直肠，切除末段直肠的黏膜，将近侧断端套入直肠"袖"内，与肛管齿状线黏膜创缘吻合，此法操作比较复杂。

Park 两种术式的优点是均在直肠内作吻合或缝合，不切开肛门括约肌，也不会引起肛门括约肌神经血管束的牵拉性损伤或括约肌本身的损伤。

5. 经骶前游离直肠(Kraske)法　并修补瘘孔，这种手术虽然不损伤肛门括约肌本身，但需进行广泛游离，对括约肌的神经血管束不无影响。

6. York Mason 设计的术式，在肛管腹侧中线切开肛门括约肌，显露肠侧的瘘口，直视下进行分离及修补，显露良好，操作容易，手术成功率高。

一、经直肠括约肌的尿道直肠瘘修补术(York Mason 法)

(transrectal-sphincter repair operation for urethrorectal fistula)

【术前准备】

已作横结肠或乙状结肠腹壁造口术者，术前 3 天每天用肥皂水灌肠 1 次，以清洁造瘘口远侧的肠管。术前再插入肛门管，用 200ppm 碘伏溶液灌洗肠腔。先天性闭肛患者作肛门成形术后遗留后尿道直肠瘘的患者，瘘孔一般较低，瘢痕组织较少，可不作结肠造口，术前需按常规严格作肠道准备，此种患者不必切开肛门括约肌，用手指扩张肛门，已能获得充分显露。

【手术步骤】

1. 患者取俯卧位，抬高臀部，分开双腿。自尾骨尖起作中线切口，直达肛门缘(图 20-9-1)。切开皮肤及皮下组织，显露肛门括约肌。

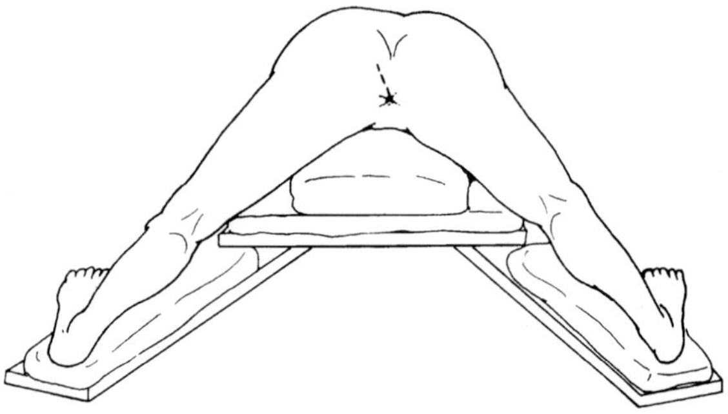

图 20-9-1

2. 在后侧切断肛门括约肌、耻骨直肠肌及肛提肌，用 3-0 号肠线缝扎每一对肌肉断端，作为标志线，安上记号，以便肛门重建时认知。否则，断端会退缩并失去特殊颜色，以致不能辨认。

3. 用拉钩牵开肛门创缘，即可广泛显露直肠前壁及瘘孔(图 20-9-2)。沿瘘孔切开直肠壁，边切开边将直肠壁与瘘孔分离，认清直肠肌层，将其从前列腺包膜表面游离。瘘孔周围的直肠壁游离需充分，使能作两层缝合而无张力。

4. 前列腺的外层为纤维包膜，内层为尿道黏膜。认清这些结构后，用 2-0 或 3-0 铬制肠线分层间断缝合瘘口。首先缝合前列腺及后道，缝线穿过黏膜，其次缝合直肠肌层(图 20-9-3)，最后缝合直肠黏膜。缝合直肠瘘口时最好将正常直肠壁旋转覆盖修复好的尿道瘘口，如果瘘孔创缘的尿道侧广泛硬化，缝合后会有张力，可不予缝合，只将直肠瘘孔作两层缝合。

5. 直肠壁和肛管的切口创缘用 2-0 或 3-0 铬制肠线间断缝合(图 20-9-4)。肛门括约肌、耻骨直肠肌和肛提肌用预先缝好的标志肠线将两断端缝合。皮下间隙置负压引流 1 条。缝合皮下及皮肤切口。留置的导尿管应在后尿道及尿道球部处开多个侧孔，以利于尿道内分泌物的引流。

【术后处理】

用抗生素预防感染。术后 24 小时拔除伤口引流物，12~14 天拔除导尿管。

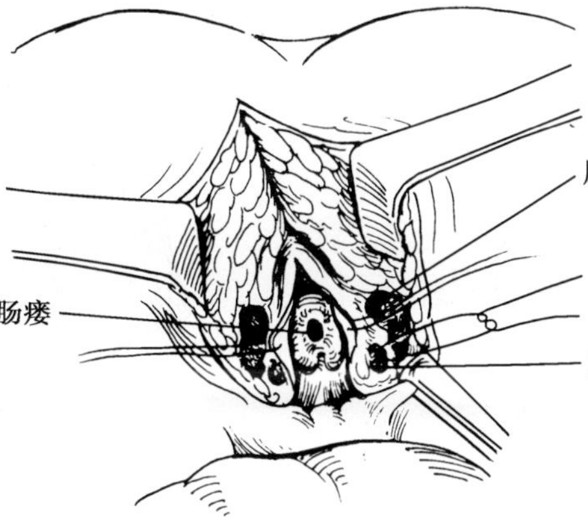

图 20-9-2

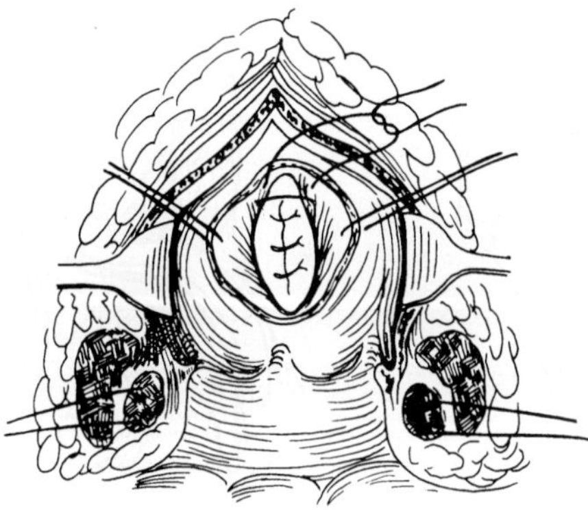

图 20-9-3

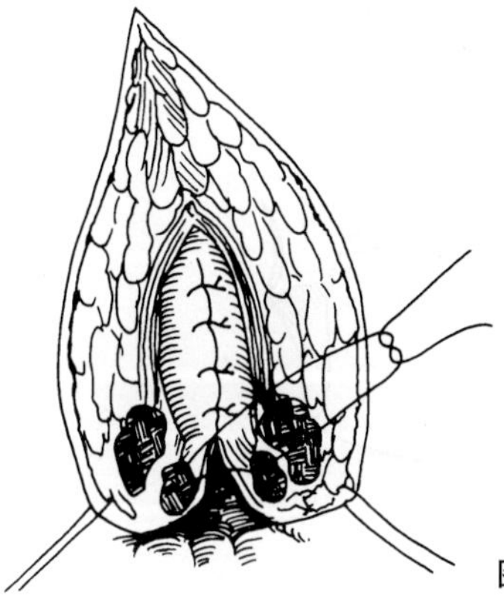

图 20-9-4

术后 3~4 周关闭结肠造口。

参考文献

1. kilpatric, FR and York Mason, A: Post-operative recto-prostatic fistula. Brit. J.Urology, 1969, 41:649
2. 吴国基,于惠元,高居忠:后侧切开肛门括约肌及直肠下段修补尿道直肠瘘(附 2 例报告),中华泌尿外科杂志,1984,5:193

二、肉膜蒂阴囊岛状皮瓣修复尿道直肠瘘

复杂的尿道直肠瘘由于瘘孔较大,瘢痕组织广泛、血供不足,缝合后愈合不良,容易裂开再形成瘘。采用带蒂大网膜或游离并下移直肠作修补后的屏障,需经腹部-会阴联合手术,手术操作复杂,创伤性较大。可经会阴部修补瘘孔,取带蒂阴囊皮岛间置尿道与直肠之间,可获修补成功。

【手术步骤】

先施行横结肠造口,待瘘道炎症消散后才施行修补手术。

1. 取高截石位。于会阴、阴囊作倒 U 形切口(图 20-9-5)。切断会阴中央腱,直达瘘孔处。小心于尿道膜部、前列腺后包膜与直肠前筋膜间分离,使能足够将直肠瘘孔作两层缝合而无张力。纵行缝合修补直肠瘘孔。横行缝合修补尿道瘘孔(图 20-9-6)。

2. 于会阴部切口皮瓣的顶部作横切口分离出正方形的皮岛,于其下方作皮下分离,形成无皮肤附着的皮岛蒂(图 20-9-7)。

3. 将皮岛间置于直肠与尿道瘘孔缝合口之间,用缝线向上固定于前列腺包膜。外侧固定于直肠前筋膜。此瓣自会阴部向上达前列腺尖,将尿道与直肠完全隔离(图 20-9-8)。

4. 若存在尿道狭窄,可经同一切口将尿道球部广泛游离,切除狭窄部周围的瘢痕组织后,将尿道断端

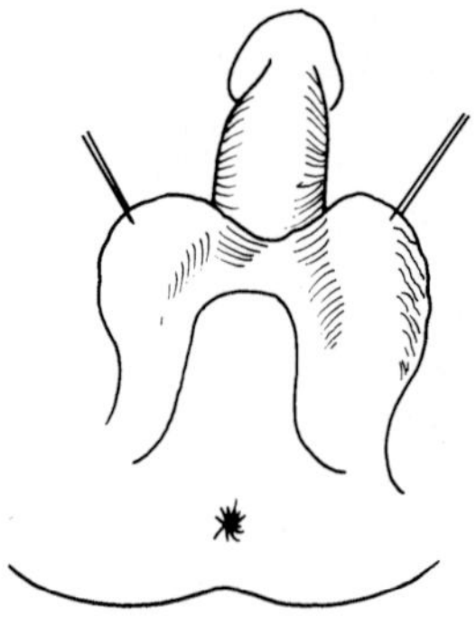

图 20-9-5

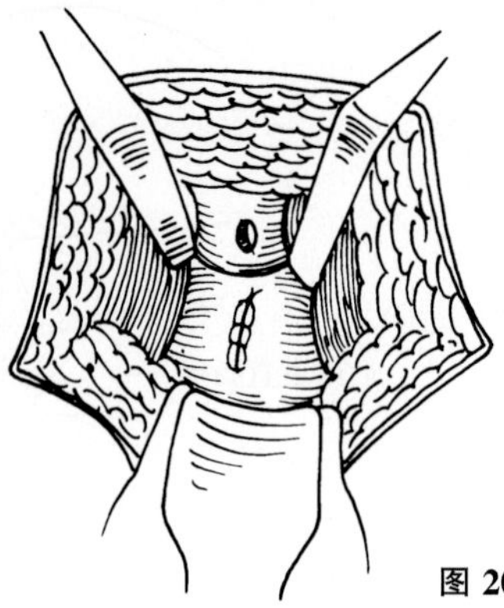

图 20-9-6

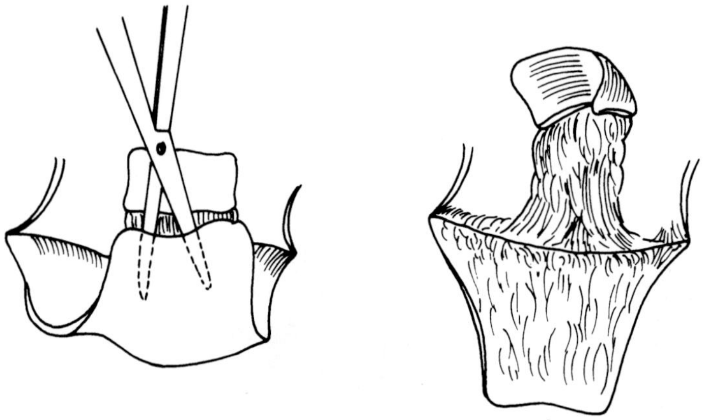

a b

图 20-9-7

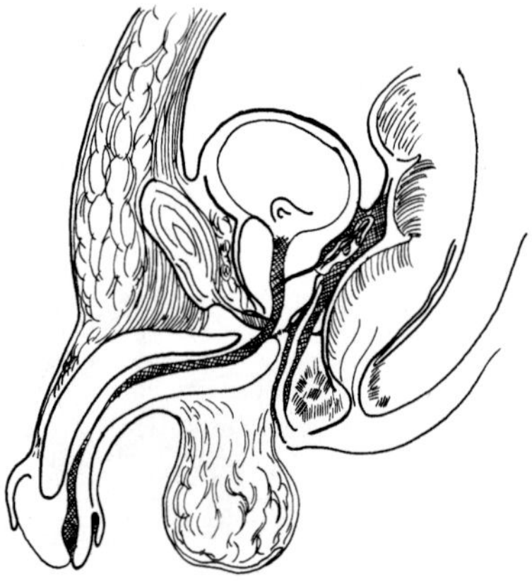

图 20-9-8

与前列腺尖部吻合。必要时劈开阴茎脚的间隔,前尿道取短路拉近前列腺尖,断端做端端吻合。然后用带蒂阴囊皮岛瓣间置于尿道于直肠之间。

5. 缝合会阴部皮肤切口。伤口置胶片引流。尿道内留置多孔导尿管。作耻骨上膀胱穿刺造瘘。将肛门做充分扩张以便直肠内分泌物引流。

参 考 文 献

Youssef A H,Fath Alla M,El-Kassaby AW. Perineal subcutaneous dartos pedicled flap as a new technique for repairing urethrorectal fistula. J Urol,1999,16:1498-500

【主编点评】

经肛门括约肌后切开修补后尿道直肠瘘(York Mason 手术)临床上较多被采用,过去多先作横结肠造瘘,第二期才修补瘘孔。Renschler 等(2003)报告一组 24 例手术,22 例修补成功,早期病例均先作结肠造瘘,后来 11 例未作结肠造瘘,一期完成手术。两组患者术后失败者均为 1 例。近年来学者多认为:尿道直肠瘘患者在下述情况下可一期施行 York Mason 手术:

1. 医源性损伤　尤以前列腺切除术所致的小瘘孔。

2. 不包括先前存在的肛门直肠功能不全或影响伤口愈合的情况(如放射治疗后)。

当伴有尿道狭窄,需间置支持组织或需放置人工尿道括约肌时,取截石位作肛门括约肌前切开后可获满意显露,入路操作简单,病人对麻醉耐受良好,若正确重建肛门括约肌,术后可恢复正常功能。

曾施行近距放疗或外放疗者，须先行结肠造瘘，二期修补瘘口，需移植皮肤或口腔黏膜。有学者主张作回肠造瘘，操作较简单，容易修复，只有当可能作永久性改道时，如有严重肛门直肠损伤才作乙状结肠造瘘。口腔黏膜或膀胱黏膜修补尿道缺损，转移健康的，未经放疗的肌瓣支持移植物，并隔离修补的缝合口。

一期手术前须作充分的肠道准备，切开肛门前作充分的肛门扩张，术毕留置凡士林纱布包裹的大口径引流管，保证分泌物及气体排出，留置多孔导尿管，术后禁食3天，流质饮食4天，防止过早排大便。

后尿道直肠瘘合并尿道狭窄的患者，采用高截石位经会阴施行手术，必要时采用经耻骨途径，并用带蒂阴囊皮岛，同时修补尿道直肠瘘及作尿道吻合。对直肠严重损伤及肛门括约肌失功能者，宜先施行乙状结肠造瘘，将来若无法恢复从肛门排大便时，可保留乙状结肠造口作永久性粪改道。

(梅　骅)

参考文献

Renschler TD, Middleton RG. 30 years of experience with York-Mason repair of recto-urinary fistulas. J Urol, 2003, 170:1222-1225

第十节 尿道损伤的手术治疗

operation for urethral trauma

【梁月有　梅　骅】

一、尿道球部损伤修补术

(repair of the bolbous urethral injury)

尿道球部断裂的传统治疗方法是经会阴切口进行尿道吻合术。近年来有作者主张先作耻骨上膀胱造瘘，尿道损伤处留待第二期处理，这样可以避免在损伤早期因尿道损伤严重，与可保留的组织间界不清，即致切除过多尿道，使没有足够长度作斜形吻合。尿道部分撕裂的患者经膀胱造瘘后，有可能恢复尿道的连续性，而免除了再次手术。但损伤早期只作膀胱造瘘的治疗方法对有会阴部大血肿的患者却弊多利少，血肿不予清除会导致感染，穿破成瘘，造成日后处理的困难。临床上早期施行尿道修补手术的患者多能够获得满意疗效。因此，一期尿道修补手术至今仍为常用的方法。作者曾对1例尿道损伤周围有大血肿的患者未合并明显感染，于伤后两周才施行尿道吻合术，即能取得良好效果。但对伴有复合性损伤的危重患者，以及合并广泛尿外渗及感染的患者，则应先作膀胱造瘘术，暂不修补尿道。

【术前准备】

1. 如合并休克，应先矫治。
2. 详细了解病情，确定有无合并伤。
3. 尿潴留明显但无法插入导尿管者，先行耻骨上膀胱穿刺术，抽出尿液，预防或减轻尿外渗。
4. 作好输血准备。
5. 应用抗生素预防感染。

【手术适应证】

1. 伤后排尿困难导尿管不能插入膀胱者。
2. 伤后会阴部有尿外渗或较大血肿，局部未发生感染者。
3. 早期开放性尿道球部损伤而尿道缺损在2cm以内者。

【手术步骤】

1. 患者取截石位。作会阴部倒U形切口(图20-10-1),必要时还可将倒U形切口之正中向前方延长,切开皮肤,皮下及筋膜组织,暴露尿道球海绵体肌(图20-10-2),清除血肿。纵形切开球海绵体肌即可显露尿道受伤部位。

2. 清除尿道周围血肿后,寻找尿道断端。可经尿道外口插入导尿管,导尿管即由尿道远侧断端穿出。近侧断端有时回缩不易找到,可以静脉注射靛胭脂5ml,5~10分钟后压迫耻骨后膀胱区,有蓝色液体流出处即为尿道断端,若仍难发现,可切开膀胱,用尿道探子插入尿道内口进入手术野内,在探子尖端寻找尿道近侧断端(图20-10-3)。

3. 用无创伤镊子小心夹持尿道断端,沿白膜表面将其游离,近端尿道游离1~2cm,远端尿道游离2~3cm。清创修整创缘,将两断端相对的背侧或腹侧劈开约1cm,使吻合口呈斜形(图20-10-4)。

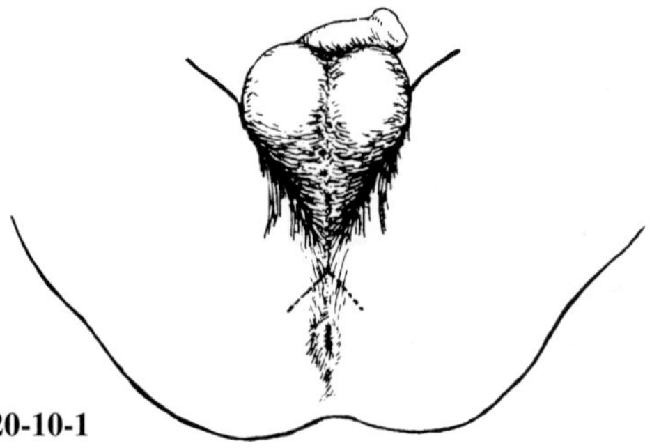

图20-10-1

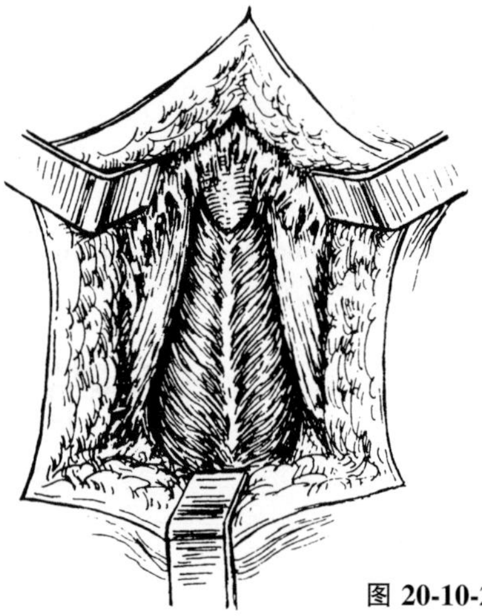

图20-10-2

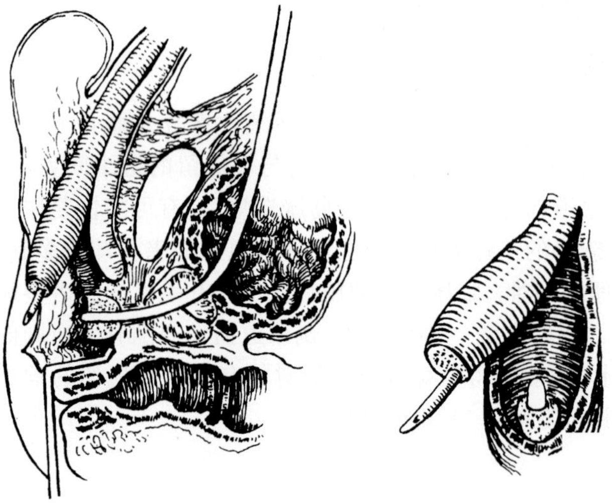

图20-10-3

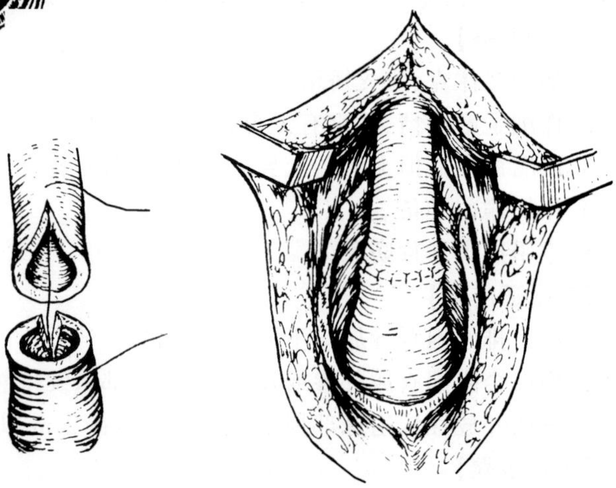

图20-10-4

4. 用3-0或4-0铬制肠线进行尿道吻合。用间断缝合或间断褥式缝合。先吻合尿道背侧壁，经尿道外口插入F16多孔导尿管，通过吻合口插入膀胱。再吻合尿道侧壁及腹侧壁。作全层缝合，黏膜对准黏膜勿向内翻，线结打在尿道腔外(图20-10-5)。

5. 用两针丝线将远段尿道固定于三角韧带上，缝合时将尿道稍拉向后方，以减少吻合口张力，再用丝线间断缝合球海绵体肌(图20-10-6)。

6. 用生理盐水冲洗伤口，置橡皮片引流，丝线逐层缝合切口(图20-10-7)。若阴囊有尿外渗，应作多个切口挤出外渗的尿液，并放置引流物。已行膀胱切开者，放置耻骨上膀胱造瘘管，尿道内留置细口径的多孔硅胶管，若未切开膀胱，则应留置导尿管并妥善固定。

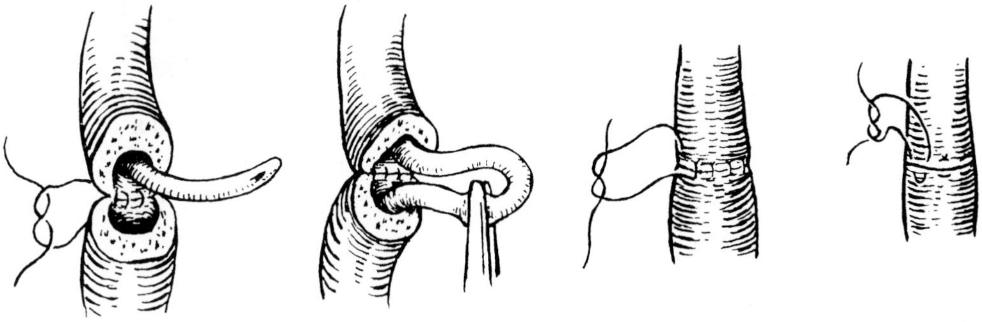

图20-10-5

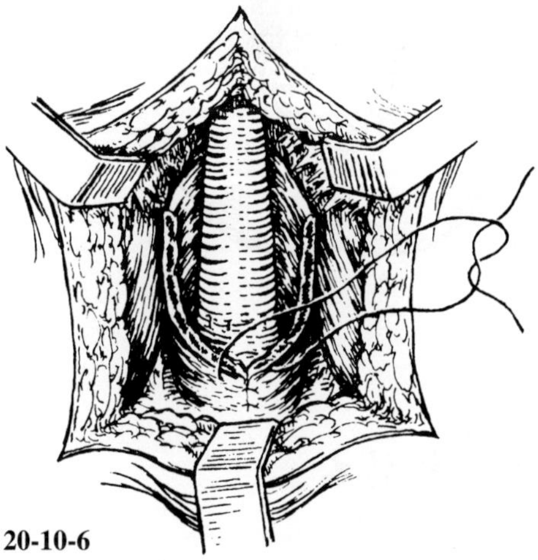

图20-10-6

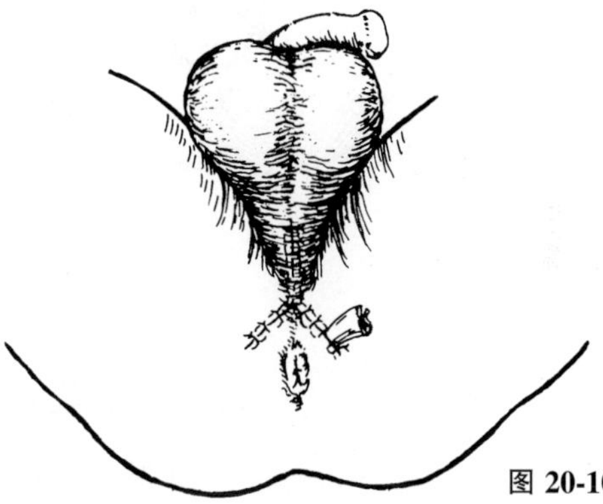

图20-10-7

【术后处理】

1. 妥善固定导尿管，保持通畅。
2. 应用抗生素防治感染。
3. 服用女性激素4~5天，同时使用镇静剂抑制阴茎勃起。
4. 术后进食低渣饮食3天，防止过早大便污染伤口。
5. 术后48小时拔除橡皮片，尿外渗引流物于手术后72小时起逐日拔除。
6. 术后10~14天拔除导尿管。若有耻骨上膀胱造瘘，可于术后10~12天夹管，试行排尿，通畅者次日即可拔除。
7. 术后排尿通畅者，可不必扩张尿道。排尿不畅者，必要时行尿道造影，若系局部瘢痕增生，应按期施行尿道扩张术或作尿道镜下冷刀切开术。

【术中意外及处理】

1. 广泛尿外渗合并感染　伤后发生急性尿潴留，勉强排尿会发生广泛尿外渗，一些患者来医院就诊为时过晚,尿外渗部位已发生尿性蜂窝织炎,合并感染致组织坏死。此种情况不宜做尿道吻合术,宜作尿外渗部位广泛切开,轻轻挤出外渗尿液,放置多孔橡皮管作皮下引流,并放置膀胱造瘘管,尿道不宜置支架(图 20-10-8)。已发生组织坏死者,宜清除坏死组织,待炎症控制,肉芽组织形成后再进行下一步处理。

2. 广泛尿道缺损 开放性尿道损伤合并会阴部组织、尿道广泛缺损,可切取包皮片或膀胱黏膜做成管状,修补缺损的尿道,并转移阴囊皮瓣,或股内侧带蒂皮瓣覆盖创面(图 20-10-9)。作耻骨上膀胱造瘘。若已发生感染,则不宜作尿道成形。宜清除坏死组织,充分引流创面,并作耻骨上膀胱造瘘,待创面愈合,3 个月后才做尿道成形术。

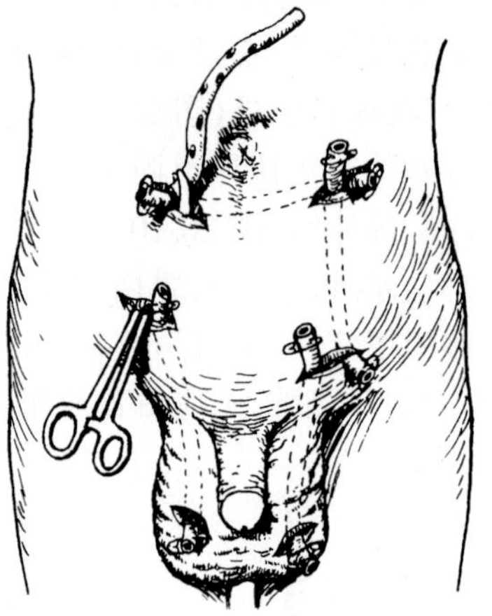

图 20-10-8

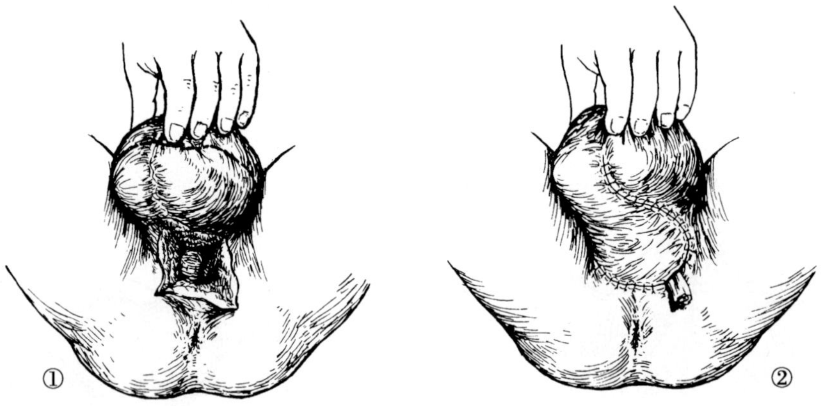

图 20-10-9

二、后尿道损伤会师牵引术

(urethral realignment with traction)

男性后尿道损伤多为骨盆骨折的合并伤,如早期处理不当,可产生尿道狭窄,尿失禁及勃起功能障碍等。一般观点认为骨盆骨折相关后尿道损伤为通过尿生殖膈的剪切样力所致,在尿生殖膈近端撕裂,耻骨前列腺韧带撕裂致前列腺向上后方移位。近来有学者认为骨盆骨折相关后尿道损伤大多发生于尿生殖膈的远端,尿道缺损在尿道背侧较腹侧更严重;也有观点认为骨盆骨折所致尿道损伤是一种膜部尿道从球部尿道的撕脱伤,如精阜水平未受累及,大部分患者可保留括约肌功能。后尿道损伤早期处理,近年来多主张只作高位耻骨上膀胱造瘘,术后若发生尿道狭窄,3 个月后才作腔内或开放性手术治疗后尿道狭窄。仍有不少作者认为上述处理限于应用在有严重复合伤、休克或伤后时间较长已有感染者;对骨盆骨折错位严重者,宜请骨科医师进行骨盆复位固定;伤后一般情况稳定的患者,则可经下腹部切口作尿道复位及耻骨上膀胱造瘘术;对于合并直肠损伤者,行乙状结肠造口术及耻骨上膀胱造瘘术,待 3~6 个月后才作尿道吻合及直肠修补术,修补成功后才修复乙状结肠造瘘。

【术前准备】

1. 全面检查病人,确定有无其他脏器伤及其对生命威胁的程度。试行导尿及直肠指检,以判断尿道损伤情况。

2. 伤情稳定者行骨盆 X 线检查及尿道造影检查。

3. 尿潴留明显者,必要时应先行耻骨上膀胱穿刺术,抽出尿液,以预防或减轻尿外渗。

4. 抗休克治疗及作好输血准备。

5. 使用抗生素预防感染。

【手术适应证】

1. 骨盆骨折合并后尿道断裂,导尿管不能插入,受伤在 72 小时内,伤情较重,不能耐受复杂手术,而尿生殖膈尚完整者。

2. 因医疗和技术条件不具备行后尿道吻合术者。

【手术步骤】

1. 患者取半卧位或截石位　做下腹部正中切口,显露耻骨后间隙,清除积血及外渗尿液,止血。切开膀胱,经尿道外口插入一金属尿道探子,示指经膀胱插入后尿道,与前方的探子尖端会师,在示指引导下将由尿道外口插入的探子导入膀胱内(图 20-10-10)。

2. 将一 18 号导尿管的尾端套至导入膀胱的尿道探子尖端上,退出尿道探子,使导尿管进入尿道(图 20-10-11)。再于导尿管的尾端连接一条 18~20 号多孔气囊导尿管,将其带入膀胱内,充胀球囊,留置于膀胱内(图 20-10-12)。

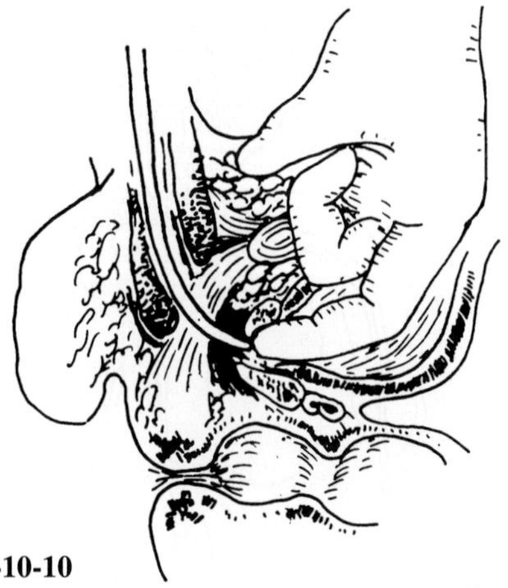
图 20-10-10

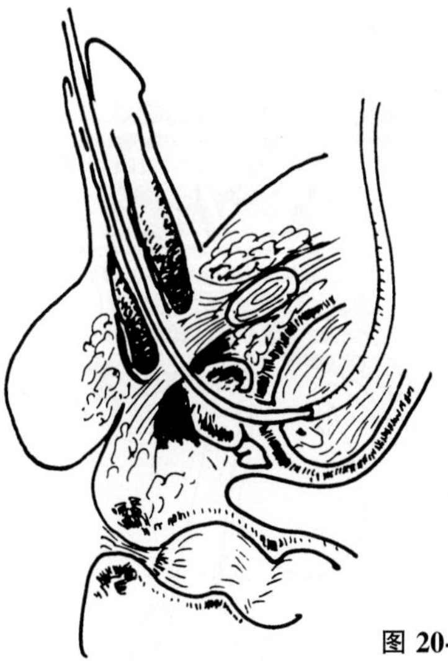
图 20-10-11

3. 前列腺复位可按具体情况采用下列方法

(1) 导尿管牵引复位法:本法操作简单,若患者情况不稳定,术野渗血多,可迅速将导尿管牵引,藉球囊的压迫作用,将前列腺尖部拉近尿道膜部断端,并压迫止血。气囊导尿管的尖端用缝线与膀胱造瘘管连接,以防术后脱落。将引流物置耻骨后间隙,缝合膀胱及腹部切口,迅速结束手术。术后用垂重法进行前列腺牵引,导尿管周围贴胶布作为支点,连接牵引绳,通过滑轮,垂重 1kg,持续牵引 3 天,将重力减半,再牵引 4 天。牵引过程中阴茎应置于与躯干呈 45°角位置(图 20-10-13)。以免压迫阴茎阴囊角部位,造成尿道受压坏死。解除牵引后再留置导尿管 2 周。

(2) 前列腺牵引复位法:用一条粗尼龙线在离断端约 0.7cm 处在导尿管前方穿过前列腺,用直针将尼龙线的两端于导尿管两侧经三角韧带穿出会阴部皮肤。术后将两端的尼龙线藉橡皮筋,连接在贴附股内侧的胶布,进行皮肤牵引(图 20-10-14)。使用此种方法可经常维持牵引,尼龙线穿出皮肤易于清洁,保持无菌。

(3) 前列腺固定法:用 1~2 针 0 号铬制肠线将前列腺尖固定于三角韧带。此法术后护理比较简单,但急性损伤期在盆底进行缝合及结扎,有时比较困难。

(4) 膀胱颈会阴牵引法:完成尿道会师后,用 2 枚长直针穿 1 根 10 号丝线分别从膀胱颈周围 4 点、8

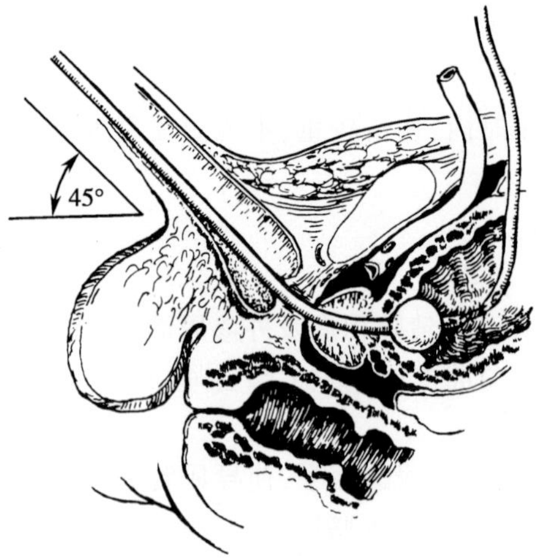

图 20-10-12

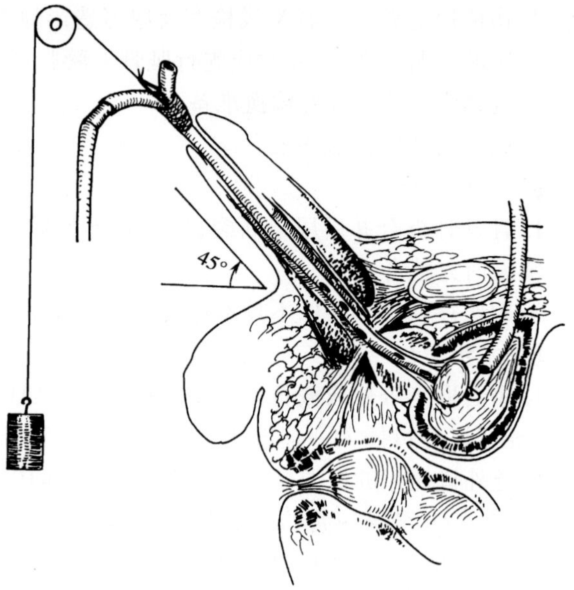

图 20-10-13

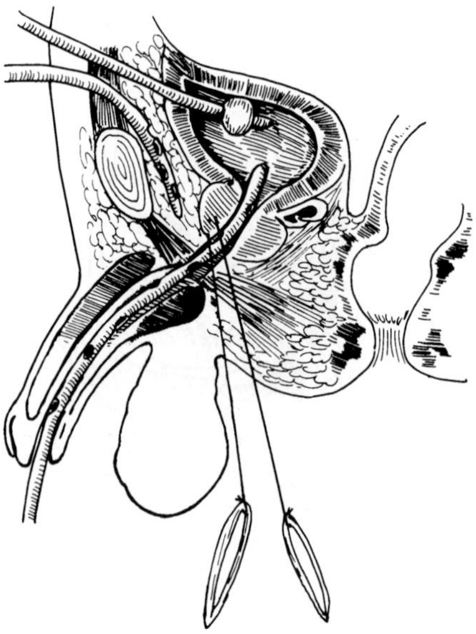

图 20-10-14

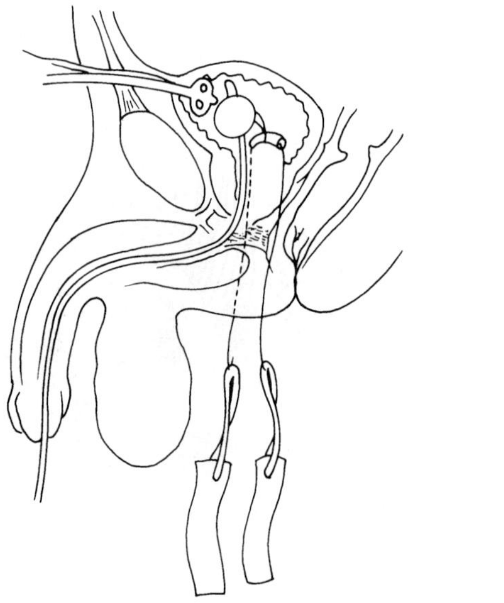

图 20-10-15

点处缝向会阴。丝线预先穿一根 2.5cm 长的硅胶管将其垫在膀胱颈处以免丝线切割膀胱颈、硅胶管一端缝上 7 号丝线待以后与膀胱造瘘管末端连结，可以从造瘘管拖出体外。术者以手按压膀胱颈及会阴缝线部即可紧密对合撕裂的尿道断端，缝线垫以橡皮圈在会阴部打结，或用胶布连接橡皮筋贴于大腿内侧予以皮肤牵引(图 20-10-15)。膀胱颈处针距及穿出会阴部针距均约 2.5cm。行膀胱造瘘，造瘘管与导尿管及硅胶管连接。国内蔡松良等自 1978 年底起采用此法治疗后尿道断裂患者，效果良好。此法不探查耻骨后间隙，不易产生盆内脏神经损伤，会师尿道不会成角，但有潜在尿道括约肌损伤可能。

【注意事项】

前列腺尖部之膜上尿道断裂，耻骨前列腺韧带有时并未撕裂或断裂，使前列腺位置上浮，致使尿道两断端很难靠拢，术中应将此韧带剪断，方能有效牵引复位。

【术后处理】

1. 2 周时解除牵拉，留置导尿管 1~2 周。

2. 耻骨后引流物一般于术后 3~4 天拔除。

3. 应用抗生素预防感染。

4. 注意保持尿液引流通畅，如有血尿，需用无菌生理盐水持续冲洗膀胱。

5. 导尿管固定于腹股沟处，以防其长时间压迫前尿道，致尿道壁坏死。

6. 拔除导尿管后，若排尿通畅，2~3 天后可拔除膀胱造瘘管。若排尿不畅，定期作尿道扩张术，扩张不成功则作第二期尿道吻合术或尿道镜下冷刀切开术。

参考文献

1. 蔡松良，廖胜泽，陈昭典. 骨盆骨折与尿道断裂的工作体会. 中华泌尿外科杂志，1998，19(9):551-553

2. Mouraviev VB，Santucci RA. Cadaveric anatomy of pelvic fracture urethral distraction injury：most injuries are distal to the external urinary sphincterJ Urol，2005，173:869-872

3. Andrich DE，Mundy AR. The nature of urethral injury in cases of pelvic fracture urethral trauma. J Urol，2001，165:1492-1495

【主编点评】

骨盆骨折合并后尿道损伤发生率 1.6%~25%，男多于女。按照骨盆的稳定性骨盆骨折分成：

1. 稳定性骨折：包括 3 处及以下坐耻支骨折和单独髂骨骨折；

2. 不稳定性骨折：包括 4 处坐耻支骨折、垂直分离骨折和骨盆环前后弓骨折。

按照骨折的危险程度分成：

1. 高危患者：包括儿童、骑跨伤和 Malgaigne 骨折(一侧坐耻支或耻骨联合骨折，伴同侧广泛骶骨、骶髂关节或髂骨骨折，为垂直分离骨折)；

2. 低危患者：老人、单独髋臼骨折、髂骨骨折、骶骨骨折不危及尿道，单侧或同侧坐耻支骨折。

后尿道损伤的分型对治疗有指导意义，分成Ⅰ型：牵拉伤，尿道完整。Ⅱ型：膜上尿道部分或完全断裂，外渗至盆部。Ⅲ型：尿生殖膈破裂，尿道球膜部完全断裂(占 66%~85%)，尿外渗至会阴部，亦同时外渗至盆部。Ⅳ型：膀胱颈和前列腺部尿道损伤，只见于儿童。由于尿生殖膈缺乏上筋膜，外括约肌并非局限于尿道膜部，它起自膀胱，围绕尿道膜部、与前列腺部尿道的肌肉相延续，止于会阴膜处，并非终止于球部，因此球膜部尿道交界才是整个尿道最薄弱点，容易在外伤时断裂。

后尿道损伤治疗的初期处理目的在于减少尿道狭窄、失禁、勃起功能障碍。骨盆骨折将尿道膜部从球部处撕裂，并非三角韧带剪刀将其切断。相当多患者仍保留某种程度的尿道括约肌功能。术中见伤处远端位于会阴膜处，近端于梗阻上方 1~2cm 或更多，精阜位于近端上方，除小儿外极少位于下方。后尿道损伤早、晚期手术时，需注意尽可能保存尿道括约机制。近年来有学者提出经尿道、经膀胱内镜或放射学方法初期尿道再对位，于伤后 1~2 周施行。用带磁头的 16F 同轴导尿管在透视下会师，将导丝引出尿道，套入Foley 导尿管。或高位耻骨上膀胱切开引入球囊导尿管，经膀胱穿线至会阴部，进行皮肤牵引。

(梅　骅　魏　辉)

三、后尿道吻合术

(anastomosis of the posterior urethra)

【手术适应证】

1. 后尿道断裂　无法插入导尿管，受伤在 72 小时内，伤情比较稳定者。

2. 后尿道断裂　虽然能插入导尿管，但诊断为尿道球膜部完全断裂者。

【手术步骤】

1. 患者取截石位。腹部及会阴手术组同时进行手术。作下腹部正中口及会阴部倒 U 形或倒 Y 形切口。

2. 切开会阴部皮肤、皮下，清除血肿，显露球海绵体肌，切开或不切开球海绵体肌，暴露尿道。自尿道口插入导尿管，即可找到尿道远侧断端。同时，下腹部正中切口显露并切开膀胱，吸尽尿液后，用一粗尿道探子插入膀胱颈，显露尿道近侧断端，即用组织钳将其全层夹住提起(图 20-10-16)。若因断端退缩无法显示，则插入气囊导尿管，在膀胱内充胀气囊向下牵引导尿管，显露尿道的近侧断端。

3. 两侧尿道断端各游离 1cm 左右，修剪整齐后，用 3-0 铬制肠线间断缝合吻合尿道(图 20-10-17)，并置一 16F 多孔导尿管，其方法同球部尿道修补术；因近侧尿道末端可游离段较短，常规缝针难以操作，且易撕裂尿道断端，可采用直针入膀胱后再返回出针法缝合，或采用槽针导引出针缝合，易于操作。第二层用 1 号丝线加固间断缝合，缝线不穿透黏膜。接着修补三角韧带。

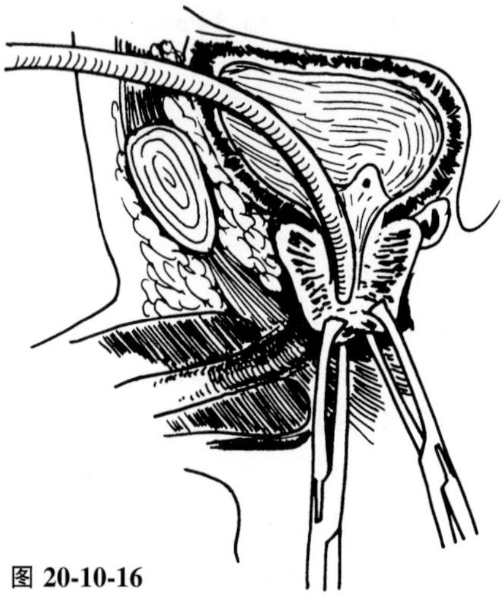

图 20-10-16

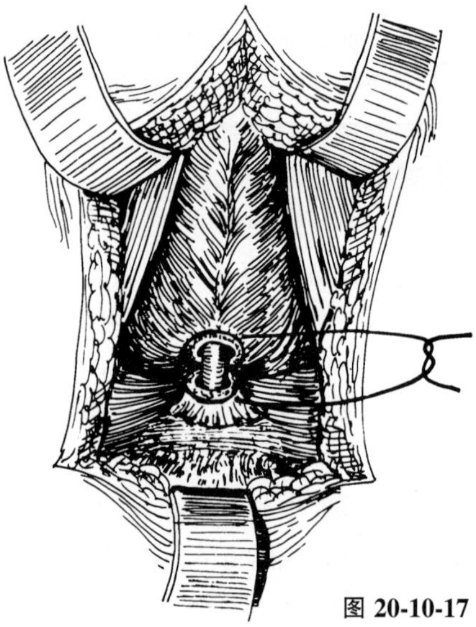

图 20-10-17

4. 导尿管尖端用丝线缝 1 针，并将丝线经膀胱引出腹壁固定。最后冲洗伤口，关闭切口，放置引流物并行耻骨上膀胱造瘘。

【术中注意事项】

1. 显露后尿道时不要盲目游离，应紧贴尿道找断端，分离时勿损伤直肠及血管神经束。

2. 吻合尿道时，应在无张力下进行，两断端黏膜必须对拢缝合。

3. 术中应彻底止血，防止发生血肿。

【术后处理】

除不行尿道牵引外，余同尿道会师牵引术。

【主编点评】

近年来对骨盆骨折尿道损伤的深入研究，更新了两个方面的认识：

1. 膜下尿道才是最常见的损伤部位。对于会阴部血肿显著，MRI 显示前列腺仍附着于耻骨联合后方，没有向后及高处移位者，尿道会师牵引不能使尿道断端靠拢愈合。施行经会阴修复尿道时应避免损伤尿道外括约机制。修复尿道狭窄时广泛切除瘢痕组织，损伤了本来完好的尿道横纹括约肌，将来因前列腺增生施行 TURP 会导致完全性尿失禁。

2. 骨盆骨折尿道损伤后勃起功能不全(ED)多因神经损伤所引起。King 报告骨盆骨折合并尿道损伤患者有 42%发生 ED，单纯骨盆骨折合并 ED 仅占 5%。Shenteld 报告骨盆骨折合并 ED 患者多因神经损伤所致，72%患者在施行夜间阴茎勃起实验及阴茎彩色多普勒超声检查显示正常的血管反应。提示 ED 多为神经损伤所致。文献报告不少并发 ED 的患者于一年后勃起功能改善，提示损伤的神经重建了其功能。骨盆骨折撕裂了阴茎海绵体，使前列腺尖部横断及移位撕伤了神经血管束,可引起混合性ED。海绵体神经和阴部内动脉行经前列腺尖旁,进入阴茎海绵体。术前评估这些患者发生ED的原因尤其重要。这些患者不仅因阴部内动脉及其阴茎分支损伤致血管性ED,还可因缺血致重建手术后再发生尿道狭窄,导致治疗失败。手术前应向患者告知术后可能发生的情况。

(梅 骅)

参考文献

1. King J. Impotence after fractures of the pelvis. J Bone Joint Swig Am, 1975, 57:1107
2. Shenteld OZ, Kiselgoze D, Gofzit ON, et al. The incidence and causes ofdysfunction after pelvic fractures associated with posterior urethra. J Urol, 2003, 169:2173-2176

第十一节 男性尿道癌手术

operation for male urethral carcinoma

【梅 骅 魏 辉】

男性原发性尿道癌罕见,尿道癌的病因不明,长期的慢性炎症(性病、尿道炎和尿道狭窄)在发病过程中起重要作用。尿道癌缺乏典型症状,起病隐匿,常伴有尿道狭窄24%~76%。

原发性男性尿道肿瘤极为罕见,发病年龄自13~91岁,绝大多数超过50岁。从好发部位来看;位于球部尿道60%,阴茎部尿道30%,前列腺尿道10%。从组织类型来看;鳞癌占80%,移行上皮癌占15%,腺癌和未分化癌起源于尿道球腺或Littre腺,仅占5%。尿道癌的病因未明,尿道炎、尿道狭窄和反复尿道扩张术可能为诱发因素。主要的临床表现为尿道梗阻、肿物、尿道旁脓肿、尿道瘘和尿道流出分泌物,有时伴有疼痛、血尿或血精症状。因此,对于以往无尿道疾病或创伤病史,而出现上述症状的病人,应考虑尿道癌的可能性。诊断的确立可通过尿道造影、尿道窥镜、经尿道或切开活检,尿道分泌物、冲洗液或尿液的细胞学检查等。尿道造影不能确诊尿道癌,但可帮助了解病灶的位置和范围,若显示瘘管则已有局部播散。尿道癌需与尿道狭窄、尿道裂伤、尿道周围脓肿、结核、阴茎海绵体硬结症相鉴别。

尿道癌直接侵犯邻近组织和尿道周围和海绵体的血管间隙,球膜部的尿道癌常侵犯会阴部深层结构,包括阴茎和阴囊皮肤、尿生殖膈和前列腺;舟状窝的肿瘤可侵犯富含血管及淋巴的阴茎头。前尿道肿瘤通常转移至腹股沟浅、深淋巴结,很少转移到髂外淋巴结。后尿道肿瘤最常见盆腔淋巴结转移,包括髂外、闭孔和下腹部淋巴结。当肿瘤侵犯阴茎或会阴部皮肤时则可转移至腹股沟淋巴结,20%左右可触及,多说明有淋巴结转移。尿道癌(尤其是前尿道癌)除非有周围组织侵犯,一般很少发生血行转移。

直肠双合诊检查可了解肿瘤有无扩展至前列腺、肛门和尿生殖膈。临床上常采用Grabstald分期:

0期 局限于黏膜(原位癌);

A期 侵入但不超过黏膜下层;

B期 侵及海绵体或前列腺但未穿透;

C期 直接侵及海绵体以外组织;

D期 发生淋巴结转移或远处转移。

存活率与肿瘤部位和分期有关。阴茎部尿道癌预后较好,5年存活率43%;球部及前列腺部者14%。各期尿道肿瘤存活率为:A期100%、B期80%、C期17%、D期20%。采用扩大根治的手术方法可能会改善疗效。

【治疗方式的选择】

治疗的基本原则是手术切除肿瘤,范围取决于肿瘤侵犯的程度、位置和肿瘤的分级。化疗主要应用于局部进展性尿道癌手术后或放射治疗后的辅助治疗。

1. 远端尿道癌的治疗 对表浅性、乳头状和原位癌,可经尿道切除或电灼,或者做远段尿道切除,取膀胱黏膜或包皮片行尿道成形术(图20-11-1a,b);若肿瘤虽然侵犯海绵体,但仍然局限于阴茎远侧1/2,可在肿瘤近侧2cm处作阴茎部分切除。阴茎根治切除术的存活率并不比充分的部分切除术更高。假如是浸润性肿瘤,位于阴茎的近端尿道或侵犯整段尿道,应行阴茎根治切除术。放射治疗的效果不佳,只适用

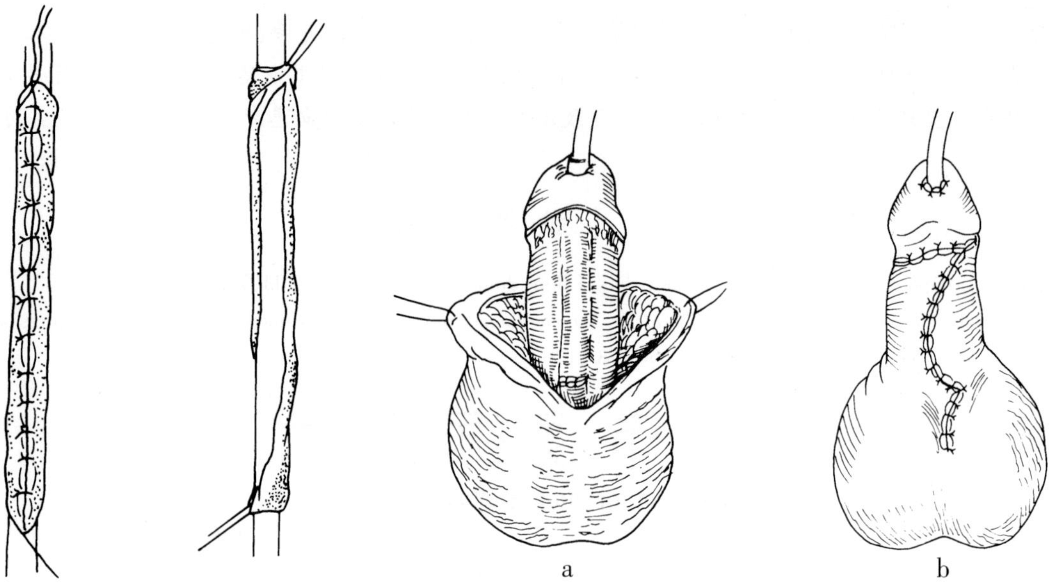

图 20-11-1

于舟状窝部的早期、表浅的小肿瘤。

2. 球部尿道癌的治疗　早期肿瘤可以经尿道切除或切除肿瘤后尿道端端吻合。多数尿道球膜部肿瘤在确诊时往往已有广泛扩散，应行扩大切除。范围包括：根治性膀胱前列腺切除+盆腔淋巴结清扫+全阴茎切除，邻近的尿生殖膈和耻骨下支作广泛整块切除可提高治愈率。

3. 前列腺部尿道癌　少见，可以是移行上皮癌或腺癌，常侵及前列腺，但血清 PSA 和酸性磷酸酶正常。明确诊断取决于经尿道前列腺活检。表浅的前列腺尿道肿瘤可以行经尿道前列腺电切。已侵犯前列腺和膀胱者应行膀胱前列腺全切除和全尿道切除。有报道应用化疗+放射治疗，或+广泛的经尿道前列腺电切或根治性前列腺切除术能成功治疗尿道癌，提高生存率。

4. 膀胱切除后残存尿道的处理　由于移行上皮细胞癌具有多病灶的潜能，即使膀胱全切除，尿道上皮仍然有恶变的潜能，应该定期每 3~4 个月行尿道冲洗液细胞学检查甚至活检，共随访 5 年。有报告膀胱癌切除术后尿道上皮严重的不典型增生和原位癌的发生率高达 12.5%。表浅移行上皮癌，可施行经尿道电切手术。亦有人提出于尿道前列腺部和膜部的局限性、低"级"肿瘤，不论其组织类型为何，均可施行经尿道肿瘤的电切除，术后用丝裂霉素尿道灌注，每周 1 次，共 4~6 次。

淋巴清除术的适应证未完全肯定。可参照下述方案：确诊时已证实有单侧或双侧腹股沟淋巴转移，应作双侧髂腹股沟淋巴清除术；临床上未发现转移者，每两个月随访 1 次，若发现单侧发生转移，施行该侧的髂腹股沟淋巴清除术，术后随访小心观察对侧腹股沟部。当施行根治性盆腔手术时，常规作双侧盆淋巴结清除术。

后尿道癌根治术

(radical resection of the postrior urethral carcinoma)

【手术适应证】

有局限性扩展的尿道球部、膜部和前列腺部恶性肿瘤，包括已发生盆腔和腹股沟淋巴结转移者。

【术前准备】

与根治性膀胱切除术相同。术野皮肤清洁后用阴茎套套住阴茎。

【麻醉与体位】

硬脊膜外麻醉或气管内麻醉。先取平卧位作腹部手术，再改截石位作会阴部手术。

【手术步骤】

1. 腹部手术　做下腹正中切口或左侧旁正中切口，由耻骨上达脐上方(图 20-11-2)，切开腹腔，探查盆腔、腹腔内脏器及淋巴结,注意有无癌转移。结扎两侧髂内动脉,于下端切断输尿管,将远端结扎,用8号导尿管从输尿管断端插到肾盂。按常规方法作膀胱、前列腺、精囊切除(图20-11-3~4)(参考根治性膀胱切除一节),但不切断尿道。

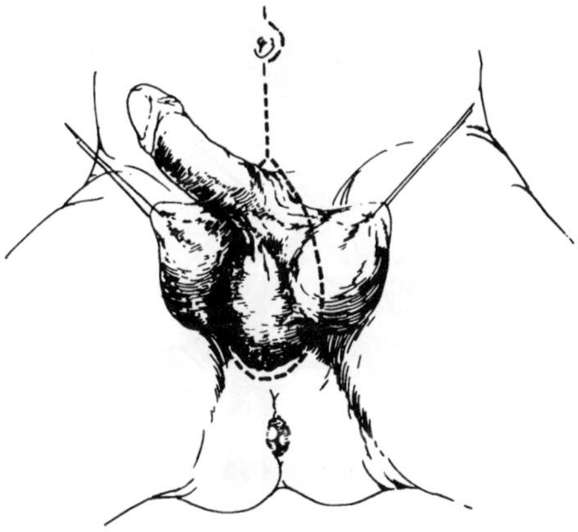

图 20-11-2

2. 会阴部手术　环绕阴茎、阴囊作椭圆形切口,自前中线腹部切口下方2~3cm起,达会阴体后方1.5cm处(图20-11-2)。留下的阴囊皮肤以缝合后无张力为度。切口直达阴囊筋膜,将皮瓣向外侧分离,达耻骨上支、阴囊筋膜与大腿深筋膜融合处。在耻骨结节附近切断精囊。切断并结扎阴茎背静脉。

至此,耻骨联合和耻骨上支的切口已到达覆盖股内收肌的深筋膜,外侧的切口到达阴茎脚在后侧的起始部(图20-11-5),横行切开两个阴茎脚间的会阴横肌,进入前列腺精囊后间隙(Denoviller筋膜间隙),藉腹部手术组的协助,找到此分离平面,进入盆腔。切开肛提肌,直达耻骨上支,然后切除耻骨支。

在贴近肌肉的起点处,切断股薄肌、内收大肌、内收长肌和闭孔外肌,认清闭孔(图20-11-6)。腹部手术组确认已作了截骨前的充分游离,用线锯通过闭孔,在两闭孔间横断耻骨联合(图20-11-7)。并于阴茎

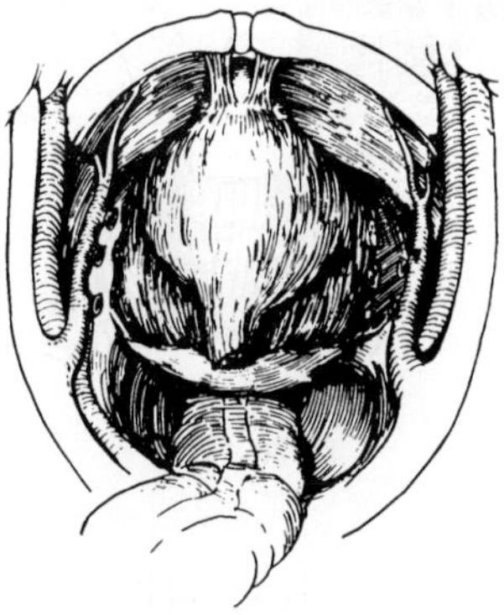

图 20-11-3

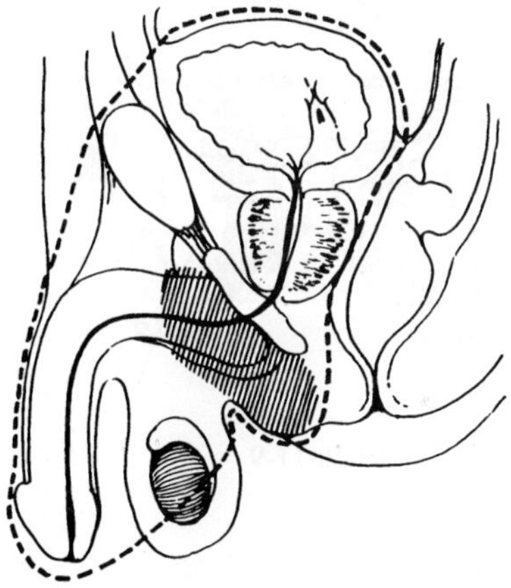

图 20-11-4

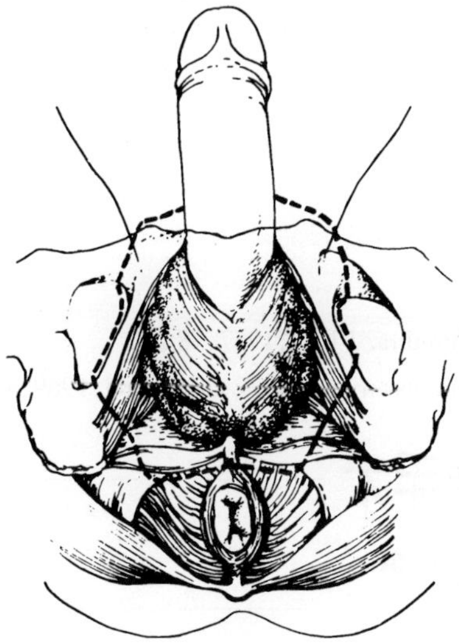

图 20-11-5

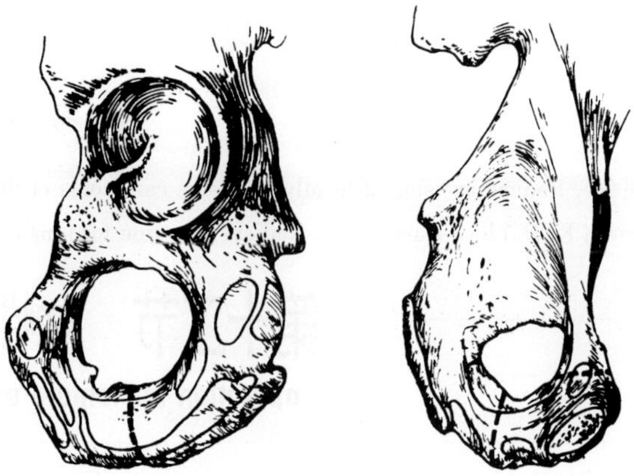

图 20-11-6

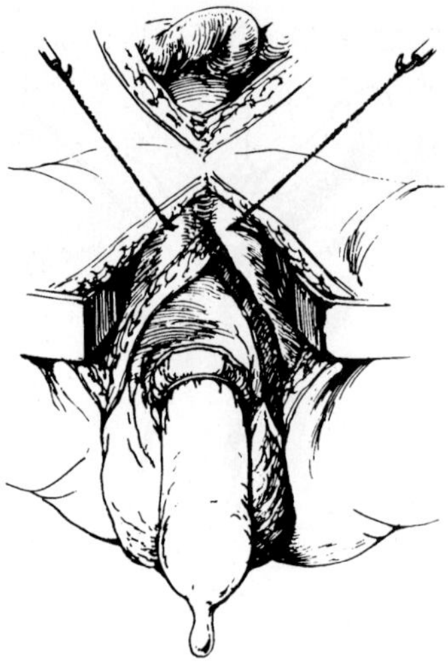

图 20-11-7

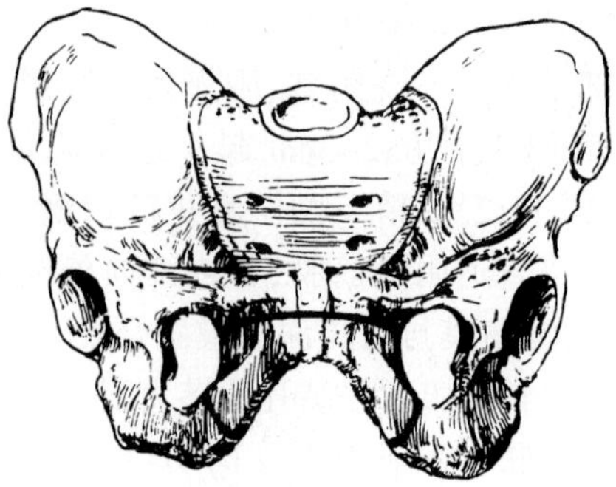

图 20-11-8

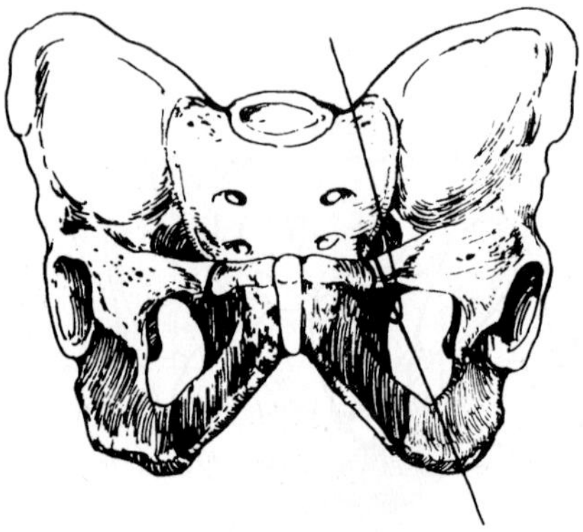

图 20-11-9

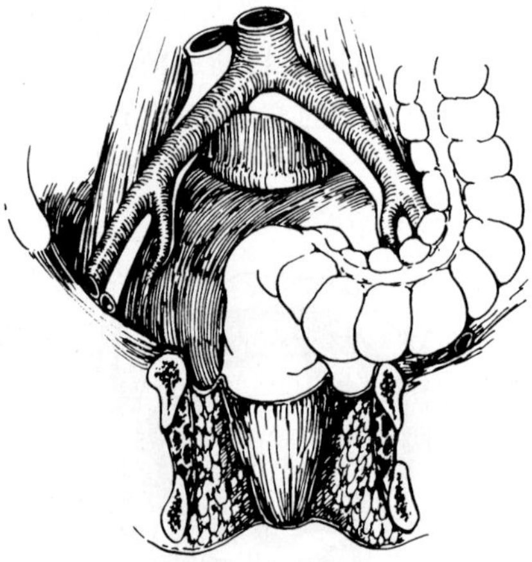

图 20-11-10

脚附着处的下方锯断耻骨上支(图 20-11-8)。更广泛的切除可包括全部耻骨联合(图 20-11-9)。切断起自盆筋膜的肛提肌纤维,即可将已切除的标本取出(图 20-11-10)。

将盆底后部的肛提肌于中线缝合,前方的盆底缺损用带蒂大网膜填补。作回肠膀胱术(参考第十三章第二节)。盆腔腹膜(大网膜)外置多孔橡皮引流管作负压引流。

【术后处理】

1. 参考膀胱全切除一节(第十二章第九节)。
2. 腹膜外引流管于术后 3~4 天拔除。

参 考 文 献

1. Masshall VF. Radical excision of locally extensive carcinoma of the deep male urethra. J Urol,1957,78:252
2. Shuttleworth KED,Lloyd-Davies RW. Radical resection for tumours involving the posterior urethra. Brit J Urol,1969,41:739

第十二节　女性尿道癌手术

operation for female urethral carcinoma

尿道癌多见于老年妇女,白种人多见,发病率占女性恶性肿瘤的 1/5 万,比男性高 4~5 倍,75%发生于

50 岁以上。常见症状为尿频、尿急、排尿困难，肿瘤最早表现为阴道前壁黏膜下肿物。位于前尿道的肿瘤早期可见到乳头状肿物逐渐发展为菜花状肿块，容易出血，突出于尿道口，可伴有肿瘤坏死、溃疡和感染。晚期症状为体重减轻，骨盆痛，尿道周围脓肿，尿失禁，尿道阴道瘘或尿潴留。少数病人全无症状，因他故作体格检查而发现肿瘤。

尿道癌的病因未明，但多数学者认为与长期慢性刺激、尿路感染有关。一些增殖性病变如尿道肉阜、乳头状瘤、腺瘤、息肉可能引起恶变。尿道黏膜白斑通常认为是癌前病变。

尿道癌的临床分期，对拟定治疗方案和估计预后有重要意义。目前应用较广泛的是 Grabstald 分期：

0 期　局限于黏膜(原位癌)；

A 期　侵犯但不超过黏膜下层；

B 期　浸润尿道肌层；

C 期　侵犯尿道周围及其他邻近结构如膀胱、阴道、阴唇和阴蒂；

D 期　区域淋巴结转移或有远处转移。

影响疗效的最主要因素是尿道癌的位置和浸润的程度。大部分女性尿道癌在诊断时已经有局部侵犯，近 1/3 尿道或全尿道效果自然比局限于尿道远端、低级的肿瘤差。预后差的原因是肿瘤进展、邻近器官侵犯、周围软组织浸润和淋巴结侵犯找不到明确的手术切除界限和缺乏系统的治疗。有学者报告早期尿道癌 5 年生存率分别为放疗 67%，外科治疗 83%，放疗+外科治疗 80%。浸润性尿道癌治疗 5 年生存率分别为放疗 34%，放疗+外科治疗 54%。肿瘤大于 3cm 及全尿道癌预后差。

解剖：

女性尿道远侧 2/3 覆盖鳞状上皮，近侧 1/3 覆盖移行上皮，偶亦见尿道全长皆覆盖鳞状上皮。尿道周围腺常见于尿道外口附近，偶见于尿道中段，近尿道内口处偶有少数腺体。基于上述组织学特点，原发性尿道癌的组织类型分为鳞状上皮癌(60%)，移行上皮癌(20%)，腺癌(10%)，未分化癌和肉瘤(8%)和黑色素瘤(2%)。临床上按肿瘤的位置，分为“前”和“全”尿道肿瘤。前尿道肿瘤局限于尿道的远侧 1/3，若病灶不在或超过前尿道，或者尿道远侧 1/3 的病灶界限不清，则属全尿道肿瘤。综合文献资料，前尿道肿瘤占 46%，全尿道肿瘤占 54%。尿道癌恶性度一般按三级分类，Ⅲ级恶性度最高。前尿道癌的“级”通常较低，全尿道癌则较高。

原发病灶的播散常为直接蔓延和浸润，近侧侵犯膀胱颈，远侧侵犯前庭、阴唇及阴道，最终形成尿道阴道瘘。全尿道癌向深部组织浸润较快。尿道癌播散的另一途径是经淋巴转移：前尿道癌转移至腹股沟浅、深淋巴结，一些淋巴管可上行至耻骨联合上方，在锥状肌间进入盆腔而至髂外淋巴结。全尿道癌可至闭孔及髂外、内淋巴结。初诊病人中有 20%~57%有腹股沟淋巴结肿大，其中 90%为癌转移。盆腔淋巴结受累达 20%，全尿道癌的淋巴转移率较远段尿道癌者为高。发现远处转移者多数已有区域淋巴转移，常见的远处转移部位为肺、肝、骨和脑。本病患者平均寿命为 25 个月。

【治疗方式选择】

理想的治疗术式是能彻底切除原发病灶而不降低患者的生活质量，早期治疗是提高疗效的重要措施。尿道癌的不同组织学特性并不显著影响预后，治疗方法基本相同。通常将尿道癌按照前尿道癌和全尿道癌分别进行治疗。

1. 前尿道肿瘤

(1) 低期肿瘤(O、A 或 B 期)作尿道部分切除或放射治疗(后装放疗辅以外照射)。

(2) C 期和 D 期肿瘤：作前盆腔脏器清除术，术前用放射治疗。手术切除膀胱、尿道、阴道前壁和侧壁，子宫及其附件，常规作双侧盆腔淋巴清除术。浸润较广的肿瘤宜作全阴道和外阴整块切除。D 期肿瘤伴有腹股沟淋巴结转移者，作腹股沟淋巴结清除术。

(3) O、A、B 和 C 期肿瘤不作预防性腹股沟淋巴清除术。密切观察病人，每两个月检查 1 次。只在临床上发现转移时才作淋巴清除术。

(4) 前尿道肿瘤经行部分尿道切除术或放射治疗后复发，应施行根治性手术(前盆腔清除术)。未行放射治疗者，应于术前作放射治疗。

2. 全尿道肿瘤　早期(O、A 期或 B 期小病灶)肿瘤虽可用后装放疗或/和局部切除手术而获治愈,但这些肿瘤在确诊时往往已广泛迁延,肿瘤已侵犯近端尿道和周围组织,需要更进一步的治疗。因此,全尿道肿瘤多数采用联合治疗;术前作 4~6 周内放射放疗 4 000~5 000rad,然后行前盆脏器清除术,扩大切除包括全尿道切除、膀胱切除+盆腔淋巴结清扫,类似于男性尿道癌切除范围,包括全阴道切除和切除耻骨下支甚至耻骨联合的下半部和切除尿生殖膈以减少局部复发;手术后用化疗(M-VAC,或 MMC+5-FU)疗效较好。腹股沟未触及淋巴结时通常无需行腹股沟淋巴结清扫。

前尿道或全尿道肿瘤有远处转移者,宜用姑息性治疗。抗癌药物如阿霉素、博莱霉素和 DTIC 对一些实体型肿瘤和黑色素癌有一定疗效,可作为放射治疗的辅助疗法。

一、前盆脏器清除术

(anterior pelvic exenteration)

【手术适应证】

1. 女性全尿道癌,因病变广泛不宜作局部切除或放射治疗者。

2. 女性膀胱癌已侵犯至膀胱三角区或底部肌全层。

3. 子宫颈癌变侵及膀胱者。

【术前准备】

1. 与女性根治性膀胱切除术相同。

2. 冲洗阴道并留置导尿管。

【麻醉与体位】

硬脊膜外麻醉。膀胱截石位。

【手术步骤】

1. 切口　作腹部正中切口,由耻骨联合上缘至脐上方。进入腹腔,探查盆腔、腹腔脏器及淋巴结,注意有无癌转移。

2. 双侧盆腔淋巴清除　参考盆腔淋巴清除术一节(第二十四章第三节)。

3. 切除膀胱、子宫、附件的手术操作步骤与女性根治性膀胱切除术相同。

4. 切除外阴　在腹部手术组分离膀胱时,会阴手术组开始作外阴切除。按图 20-12-1 虚线切开皮肤,直达筋膜层,将皮肤及脂肪组织从筋膜表面分离,结扎、切断从耻骨联合处下行下入阴蒂的血管(图 20-

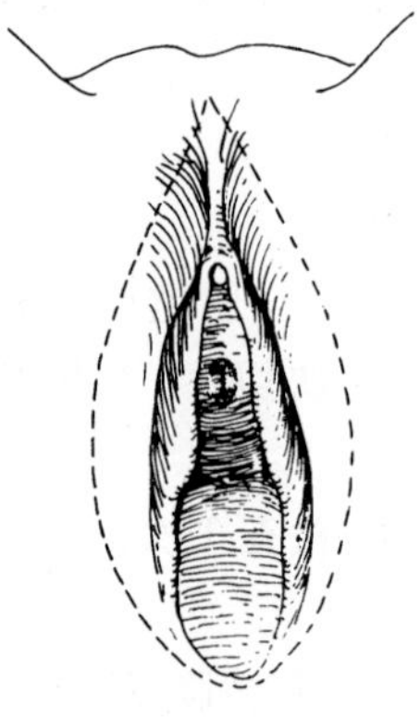

图 20-12-1

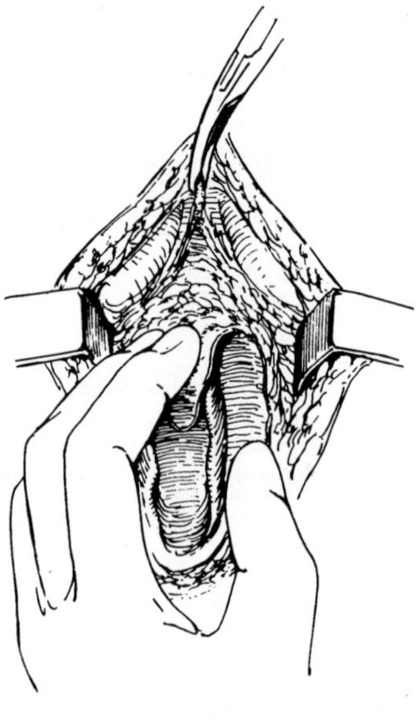

图 20-12-2

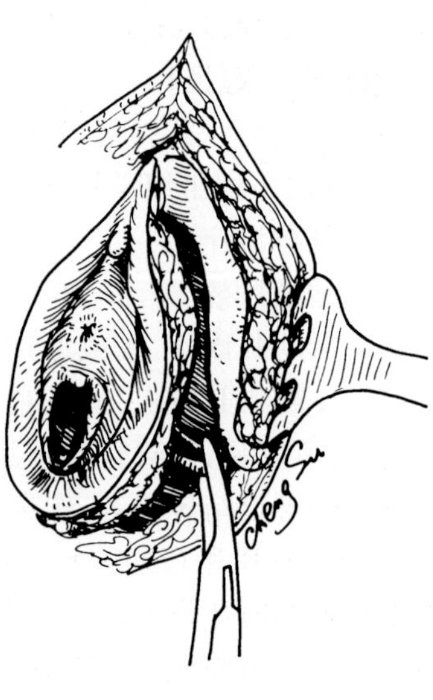

图 20-12-3

12-2)。继续分离阴唇,切断并结扎位于阴唇下 1/3 处的会阴血管(图 20-12-3)。于阴道入口处环切阴道后半,使其与小阴唇分离,在两侧壁处将阴道切口向近侧延长至穹隆部附近(图 20-12-4)。腹部手术组于此位置横断阴道后壁。从会阴部将外阴压向后方,用刀柄在耻骨联合后方作钝性分离,直达腹部手术时所分离出的平面(图 20-12-5)。切断所有与盆腔相连的组织,将整块组织从会阴切口取出(图 20-12-6)。切除的标本包含盆腔淋巴结、膀胱、尿道、子宫及其附件,阴道前、侧壁和外阴组织。小心止血,并用 2mg% 氮芥溶液冲洗创面。

5. 缝合 阴道后壁翻向前方,形成阴道前壁,用 2-0 铬制肠线与相对创缘缝合(图 20-12-7~8)。缝合外阴皮肤切口,并将阴道下端与皮肤创缘缝合。盆腔置多孔橡皮引流管,从阴道前方的皮肤切口引出(图20-12-9)。

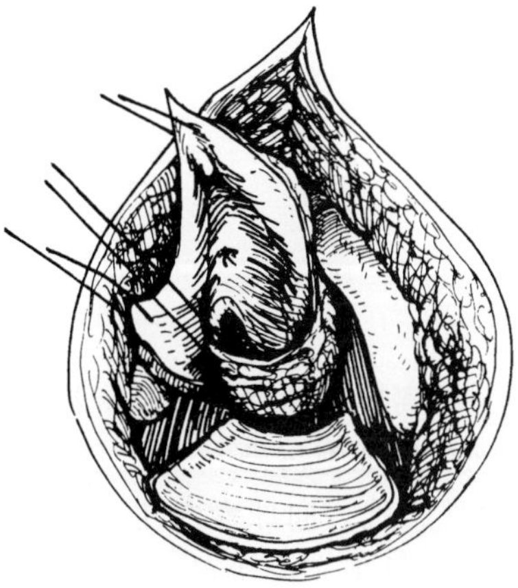
图 20-12-4

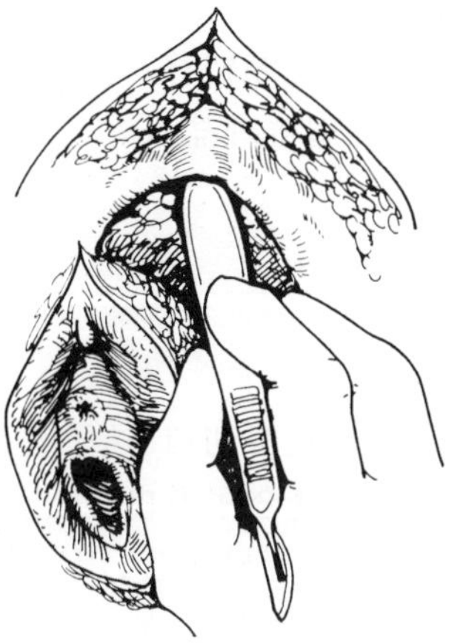
图 20-12-5

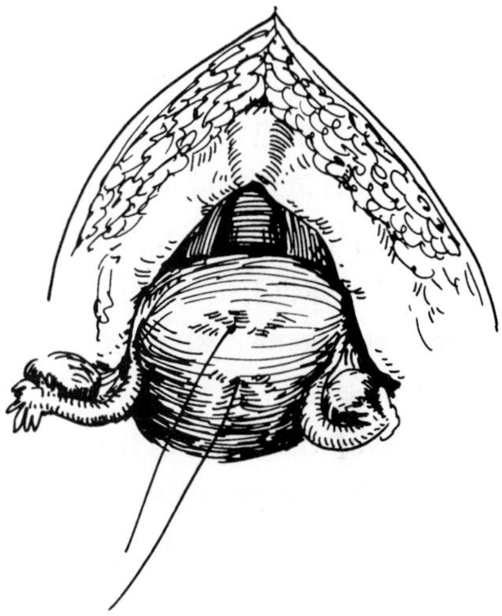
图 20-12-6

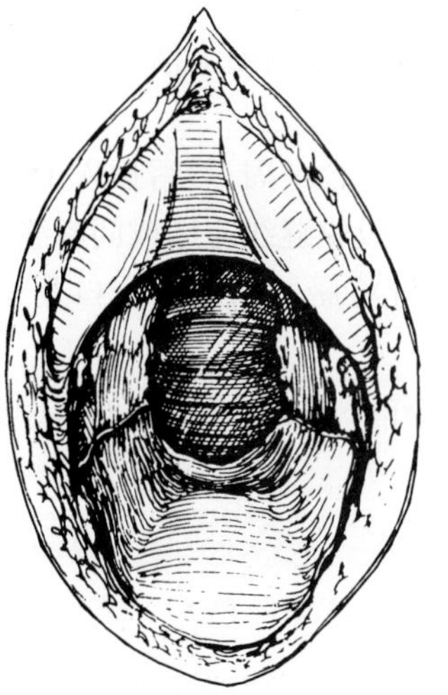
图 20-12-7

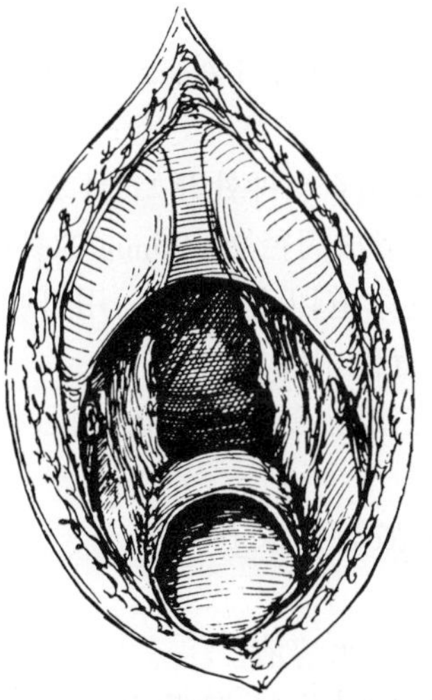
图 20-12-8

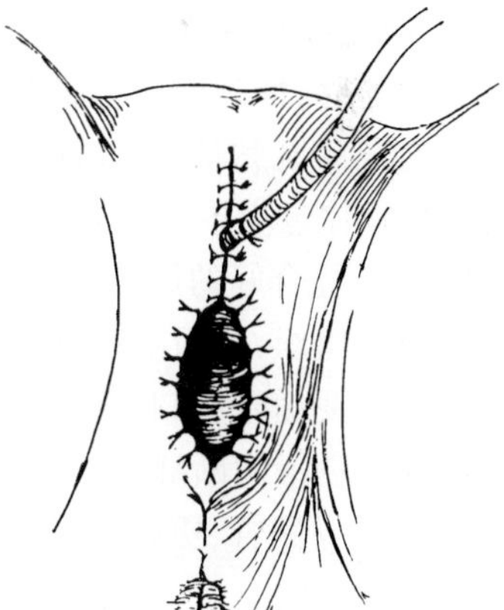
图 20-12-9

6. 作回肠膀胱术。部分缝合盆底腹膜。

7. 用大网膜覆盖盆底创面。缝合腹部切口。

【术后处理】

1. 与回肠膀胱术的术后处理相同。

2. 会阴部引流管于术后 3~4 天拔除。

(梅 骅 陈凌武)

参考文献

Parsons L, Ulfelderl H.An atlas of pelvic operation, Philadelphia: WB Sanders Company, 1968, 414-429

二、女性尿道切除、膀胱黏膜尿道成形术

【手术适应证】

适用于早期原发性尿道癌及尿道肉阜癌变,近侧尿道断端活检无癌侵犯,尿道外无癌迁移的患者。按照所在的部位和侵犯范围,施行尿道部分切除或全切除术。

【术前准备】

1. 使用预防性抗生素治疗。
2. 腹股沟淋巴结肿大者作淋巴结活检,证实无癌转移。
3. 手术日清晨剃除阴毛,清洁术野皮肤,并用生理盐水灌肠。
4. 术前用碘伏溶液冲洗阴道。

【麻醉与体位】

硬脊膜外麻醉。膀胱截石位。

【手术步骤】

1. 沿尿道外口环形切开黏膜,并作阴道前壁正中切口,达子宫颈前方。游离尿道达膀胱颈部。若有可能,先游离肿瘤近侧的尿道,用丝线将其结扎,并缝合尿道口,防止操作期间被癌细胞污染。

2. 于结扎处近侧切开尿道后壁,插入 10 号气囊导尿管,用生理盐水冲洗膀胱。向球囊内注入生理盐水 20ml,让球囊堵塞膀胱出口,然后向膀胱内注入生理盐水 150~200ml 使膀胱呈半充盈状态。

3. 于耻骨上作下腹部切口,分离膀胱前壁及顶部。切开膀胱达黏膜下层,用大弯钳扩大肌层切口,显露膀胱黏膜。作黏膜下广泛剥离。拔除导尿管。切取一块 6.0cm×4.5cm 的膀胱黏膜,置湿生理盐水纱布保护。迅速缝合膀胱切口,将黏膜创缘提起与肌层创缘一起缝合,留置膀胱造瘘管。

4. 于膀胱颈下方切除尿道,用 4 针丝线标记切口创缘,防止退缩。冲洗创面。近侧创缘活检冰冻切片证实无癌迁移,即施行尿道重建。

5. 游离膀胱黏膜片光滑面向内,自膀胱颈 6 点钟处开始,环绕断端创缘间断缝合一周,然后插入 18F 导尿管。黏膜片包绕导尿管,在无张力状态下形成周径 20~25mm 的黏膜尿道,用可吸收缝线连续或间断缝合。

6. 将已缝合好的尿道及其导尿管放置尿道切除的创面,用可吸收缝线数针将膀胱尿道吻合口及尿道固定于邻近组织,使尿道的缝合口包埋于背侧中线处。

7. 缝合阴道壁切口,覆盖重建的尿道。切除多余的膀胱黏膜,将其创缘稍作外翻,形成尿道外口,与其覆盖的黏膜创缘间断缝合。

8. 拔除导尿管,更换直径 6mm 多孔硅胶管作尿道支架。

【术后处理】

1. 每天向支架管内注入庆大霉素生理盐水溶液。
2. 使用抗生素预防感染。用碘伏溶液擦洗伤口,清除血痂及分泌物。
3. 术后 14 天拔除导尿管支架管。术后 3 周证实排尿通畅后拔除膀胱造瘘管。

(梅 骅)

【主编点评】

本术式在膀胱内括约机制健全的患者,术后可获得良好的控尿功能。对于内括约机制不健全的患者,为防止术后尿失禁,可于尿道重建后,于膀胱颈两侧各缝一针 4 号丝线,将其提高固定于耻骨联合下方。游离附着于耻骨两下行支内侧的坐骨海绵体肌肌腹,将其向中线并拢,缝线固定。

经两侧大阴唇切口游离球海绵体脂肪垫，将其经皮下隧道转移至中线覆盖，以加强尿道的控尿功能。

（梅 骅）

参考文献

1. 顾继礼，严春寅，汪灶昆等. 女性早期尿道癌膀胱黏膜尿道重建术的探讨. 临床泌尿外科杂志，2006，21：889-891

第十三节 女性尿道憩室及尿道腺疾患的手术治疗

operation for female urethral diverticula and glandular disorders

【梅 骅 陈凌武】

一、女性尿道憩室切除术

(diverticulectomy for female urethra)

1805年Hey发现第1例尿道憩室，至1939年仅有40例报告。1950年以后，因加压尿道造影的临床应用，此病才易于诊断。1958年Davis和Telinde报道了121例，比前60年报告的例数总和都多。此病最重要的一点是，如果有慢性尿道炎症而以传统治疗无效时，应考虑尿道憩室的可能。

尿道憩室为尿道周围的囊性组织与尿道相通而成(图20-13-1)。有先天性和后天性两种，先天性憩室多因中肾管未闭与尿道穿通造成发育缺陷；后天性憩室占90%以上，常因尿道周围腺、尿道旁腺感染、扩张，穿入尿道而成，或者分娩时尿道损伤引起。憩室的部位多见于尿道后方，其次为侧方，前方最少见。憩室内常有尿液残留，易继发感染和结石。合并感染时，可出现尿频、尿急、尿痛，脓尿或排尿后滴脓，排尿困难，严重时可发生急性尿潴留。一些患者仅在尿后站立时出现滴尿、排尿不尽及排尿毕阴道有膨胀感。阴道检查时，大的憩室可在阴道前壁触及囊性肿物，按摩肿块可见尿道口有脓性液体逸出，肿物缩小。必要时可用尿道镜观察，同时按摩阴道前壁，可见脓液从憩室口流出，如挤牙膏状。尿道造影用改良的三腔双球导尿管堵住尿道内外口，注入造影剂显示憩室而得到确诊。憩室内如有充盈缺损提示有癌的可能。如上述方法因憩室口太小或炎症而无法诊断时，可行腔内B超或CT检查辅助诊断。治疗上曾有人提出一些保守治疗方案如尿道按摩及预防性使用抗菌药物，以Cellulose来填塞或注射Teflon，但效果欠佳，手术仍为治疗该病的主要方式。

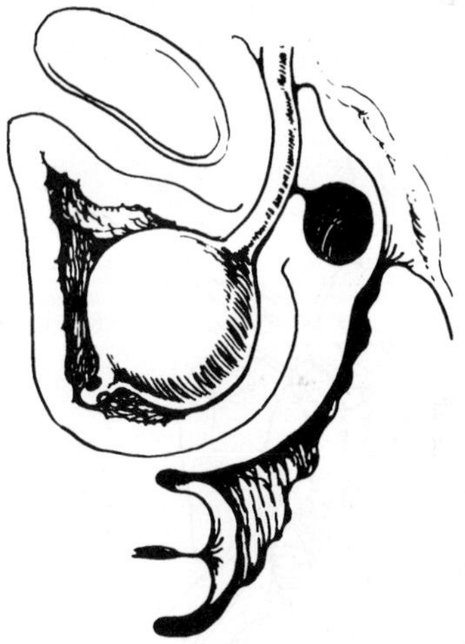

图 20-13-1

【手术适应证】

1. 有症状或合并结石的尿道憩室。
2. 怀疑有肿瘤的尿道憩室。

【麻醉与体位】

硬脊膜外麻醉，膀胱截石位。

【手术与步骤及操作要点】

1. 显露 将小阴唇用丝线固定于大阴唇，用一拉钩将阴道后壁向下拉开，显露阴道前壁(图20-13-2)。

2. 切口 于阴道前壁远侧作一倒U形切口(图20-13-3)。切开阴道前壁，在尿道周围筋膜与阴道壁之间，向尿道近端、膀胱颈方向分离(图20-13-4)。尿道周围筋膜环绕尿道憩室，分离时应注意在该层筋膜的

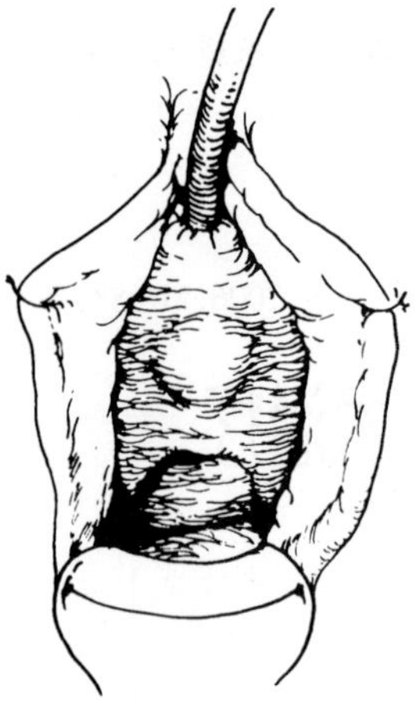

图 20-13-2

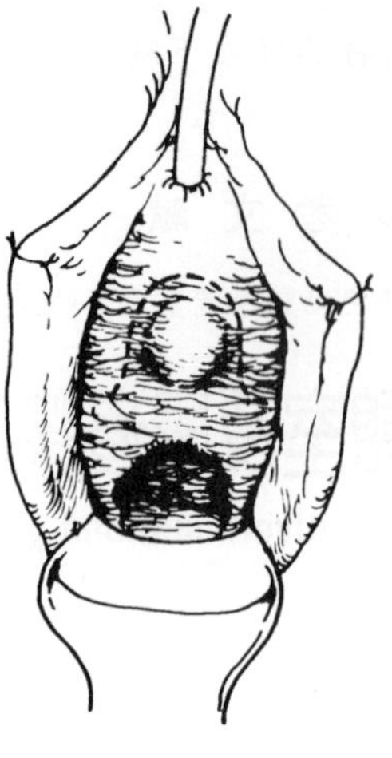

图 20-13-3

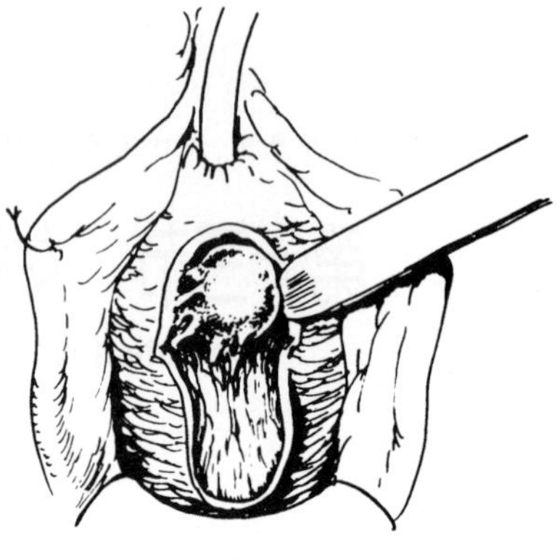

图 20-13-4

外面进行,将该筋膜完整保留。

3. 横行切开尿道周围筋膜,在该筋膜与尿道憩室之间进行分离,直至憩室的颈部。钳夹憩室并牵起,用刀将憩室颈及部分尿道壁切除(图 20-13-5~6)。

4. 用 5-0 号可吸收缝线纵形连续缝合尿道黏膜及黏膜下层,然后再横向缝合尿道周围筋膜,必要时外加一层纵形缝合以加固(图 20-13-7~8)。张开前壁的 U 形瓣常足以达到切口远端,过长时作必要的裁剪。用 2-0 铬制肠线与阴道切口远端创缘缝合(图 20-13-9)。缝合切口各层时应注意避免缝线的层层重叠,这

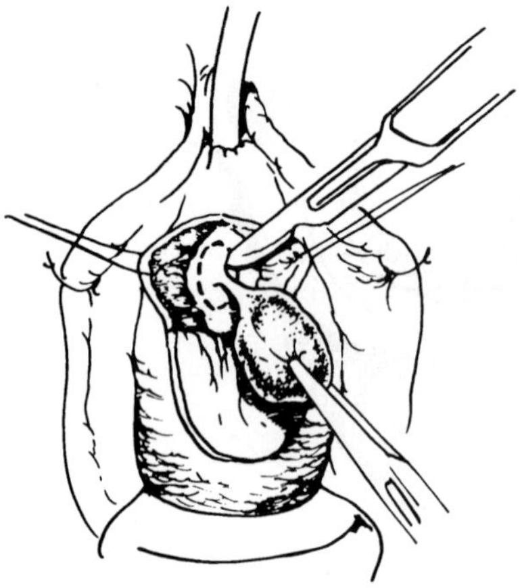

图 20-13-5

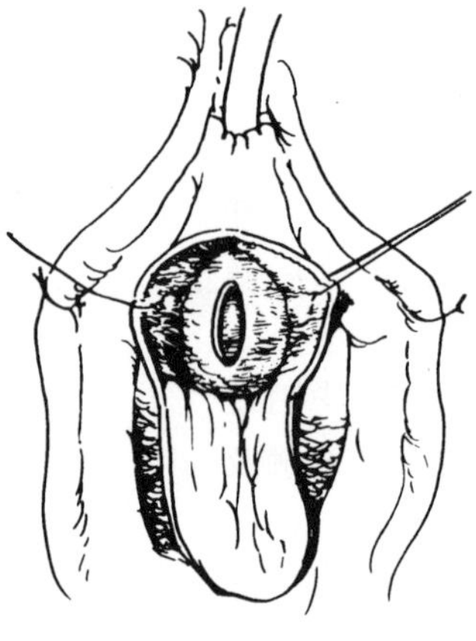

图 20-13-6

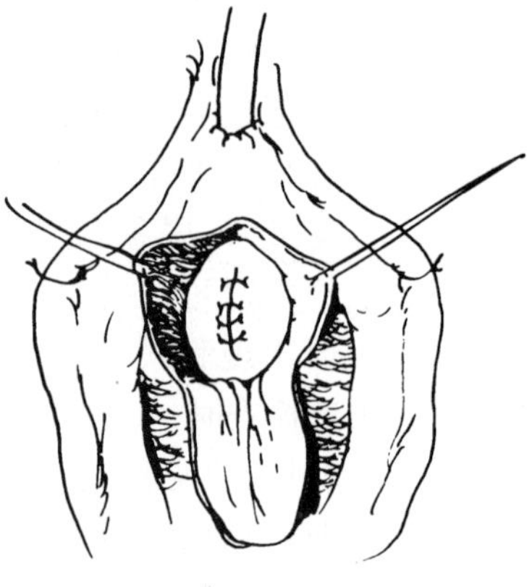

图 20-13-7

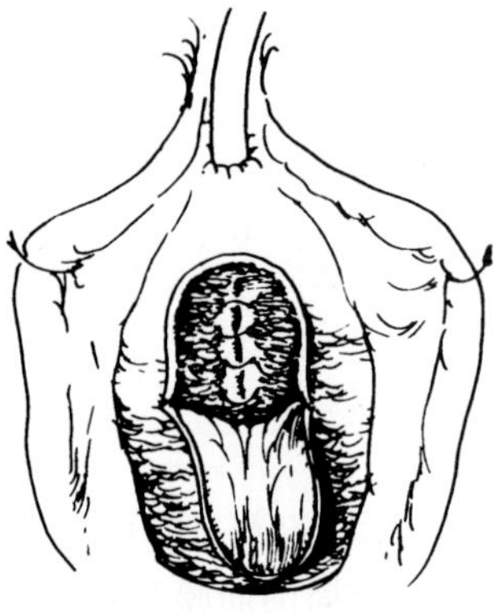

图 20-13-8

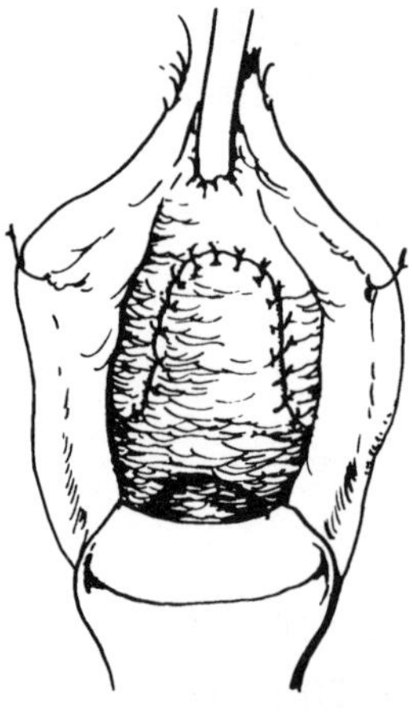

图 20-13-9

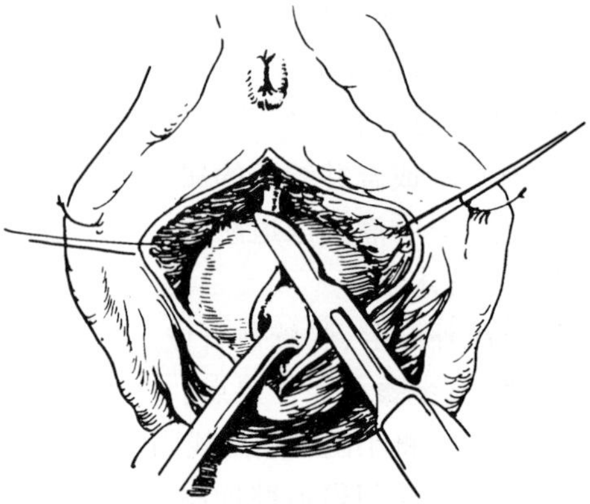

图 20-13-10

是防止术后尿道阴道瘘的关键。

5. 较大的憩室可能会部分环绕尿道，此时可在分离出的憩室后壁切一小口，插入一气囊导尿管，充胀气囊(图 20-13-10)，再分离憩室的囊壁，将其完整切除，双层缝合尿道创缘(图 20-13-11)，纵行缩窄阴道前壁(图 20-13-12，13)，从而减少复发的机会。

6. 如憩室反复感染、周围组织炎症反应，常造成憩室周围组织瘢痕粘连。切除时应注意将与尿道相连的憩室颈切除。识别憩室颈的方法是：术中用一小探针于憩室壁内寻找与尿道相通的部位，通过尿道镜观察探针的位置，即可确定与尿道相连的部位。

7. 一般来说，切开尿道周围筋膜后，憩室较易鉴别。但有时因憩室小或排空而难以确定。识别憩室的方法是：术前经尿道镜插一小的输尿管导管入其囊腔内，注入硅胶液及其催化剂，使其凝固，这样，术中可明确憩室的部位及范围。或者经导管注入美蓝液，将囊壁染成蓝色，便于术中识别，从而将憩室囊壁完整切除。

8. 阴道内填塞抗生素纱布条，经尿道插入一 12~14F 导尿管入膀胱，再行膀胱造瘘。

9. 尚有其他的手术方法，如将憩室、远端尿道至尿道外口的尿道及阴道前壁切开，然后将尿道创缘与阴道前壁的创缘作连续缝合(图 20-13-14~18)；或者使用电切镜经尿道将憩室切开或将憩室及远端尿道切除。这些手术方法仅适用于尿道括约肌前的尿道憩室。

【术中意外及处理】

1. 出血　创面渗血是常见的，尤其在有活动性感染或脓肿形成的病人。用抗生素纱球填塞阴道，可能

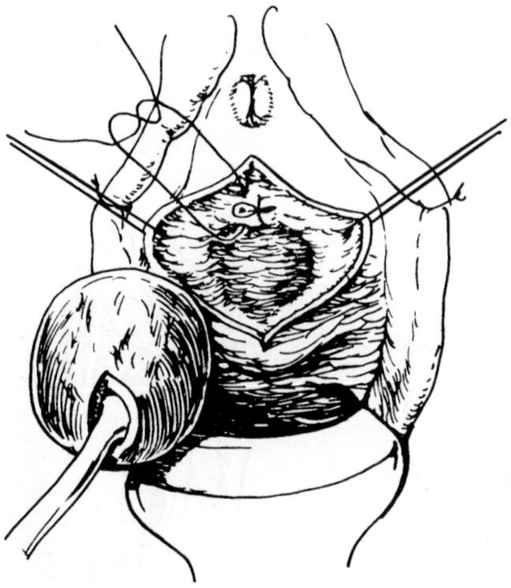

图 20-13-11

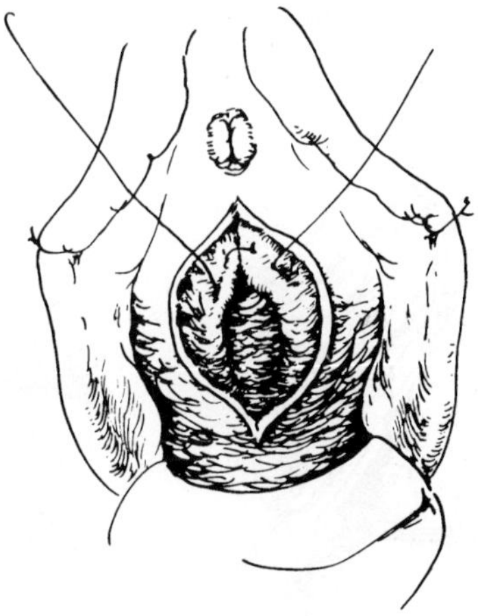

图 20-13-12

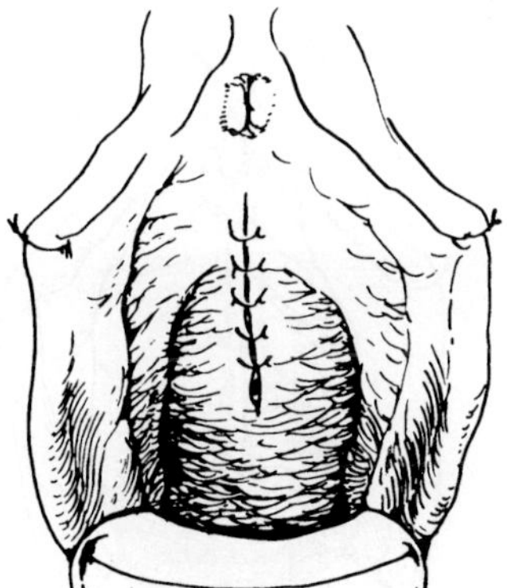

图 20-13-13

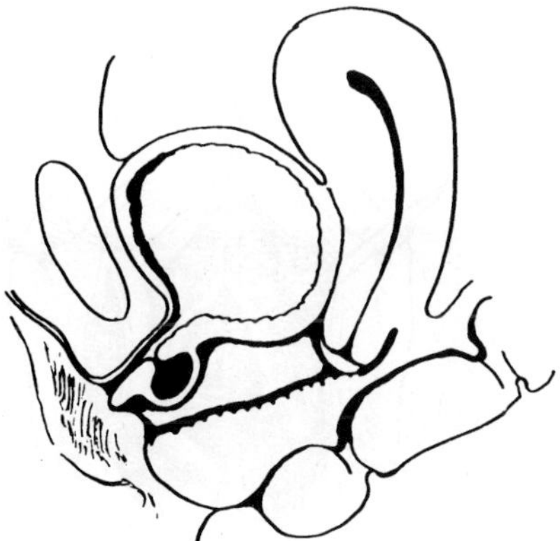

图 20-13-14

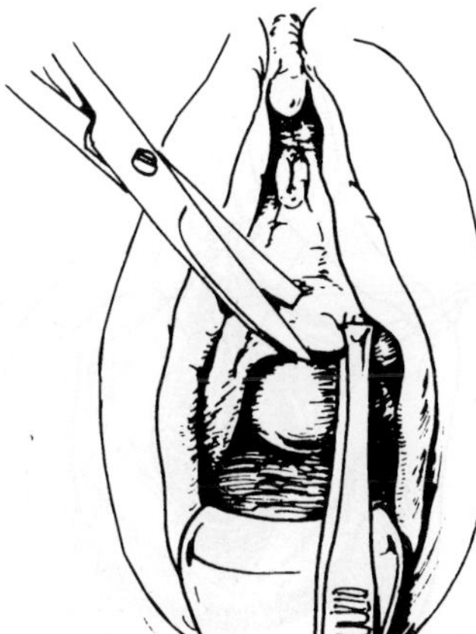

图 20-13-15

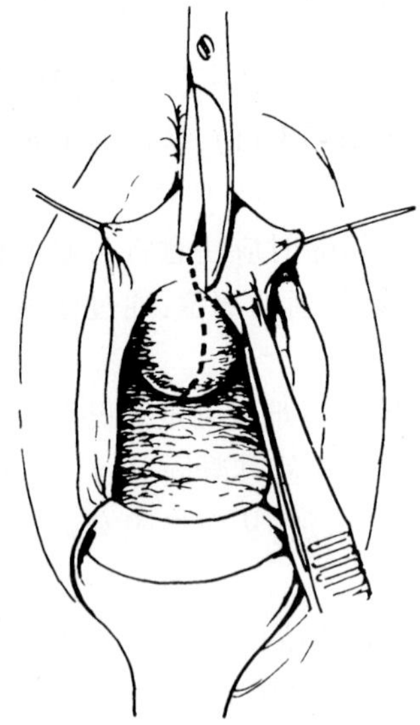
图 20-13-16

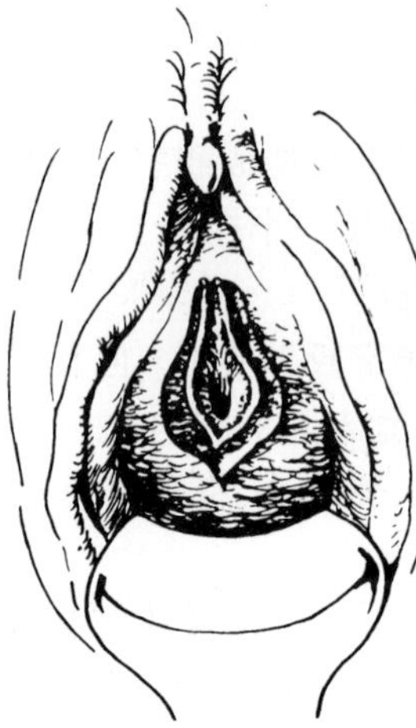
图 20-13-17

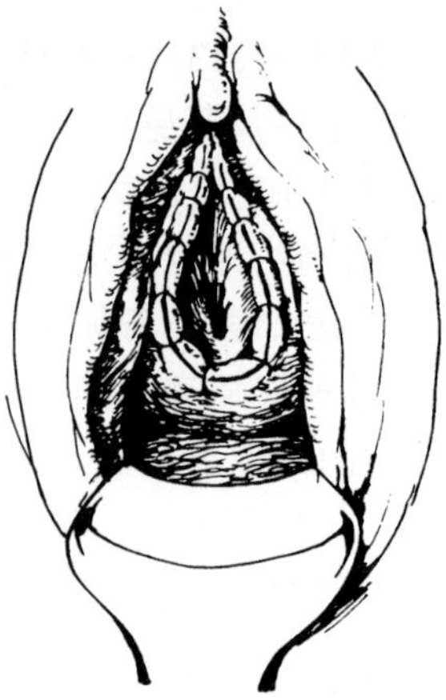
图 20-13-18

有助于控制创面的渗血。

2. 尿道憩室合并前段尿道狭窄，宜将狭窄的尿道切开(图 20-13-19)，剥离并切除憩室(图 20-13-20~21)。切除憩室后，尿道可能会出现较大的缺损，难以将尿道前壁缝合。此时应将缺损部位的尿道壁两侧作进一步的分离，尿道内留置 8F 导尿管，再将尿道纵行缝合，不会导致尿道狭窄(图 20-13-22~24)。

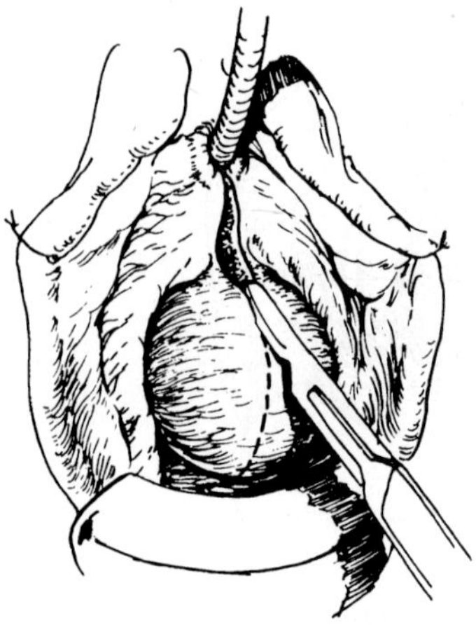
图 20-13-19

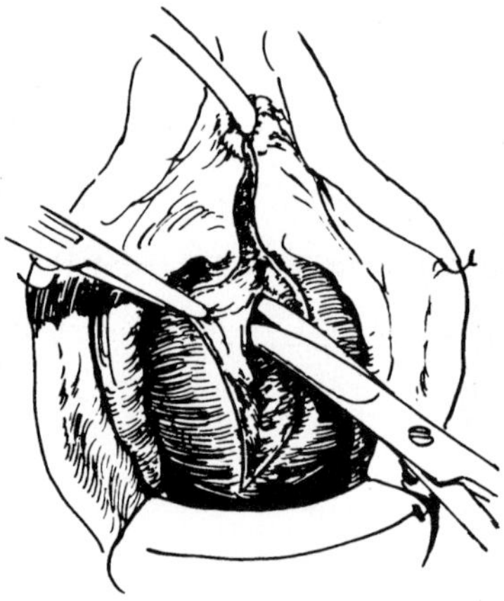
图 20-13-20

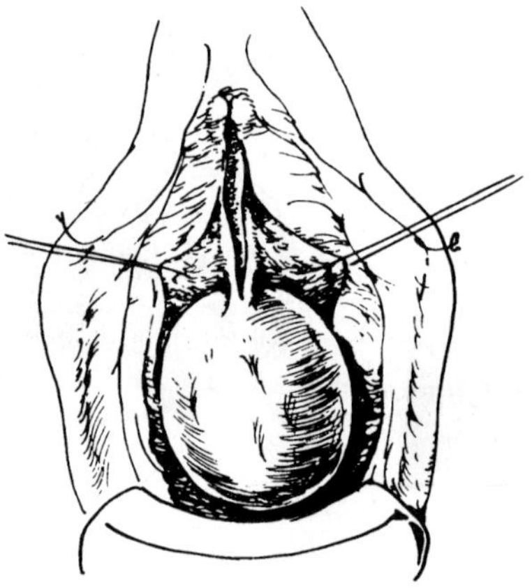
图 20-13-21

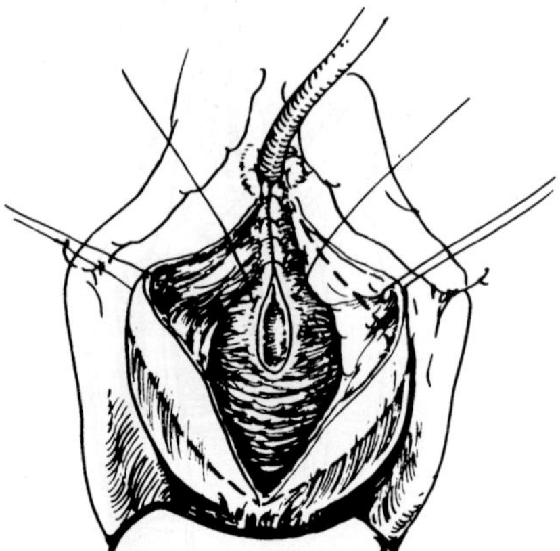
图 20-13-22

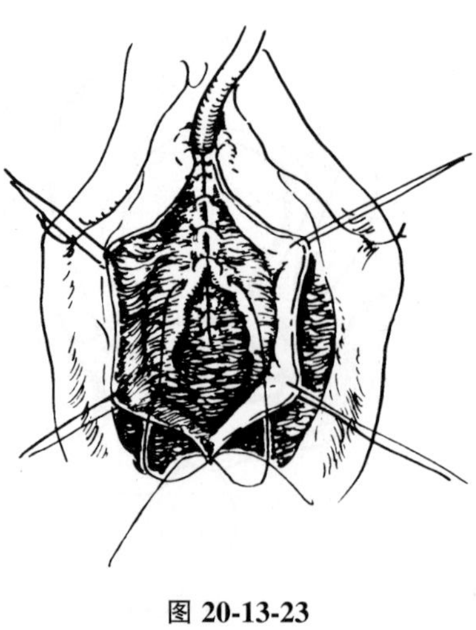
图 20-13-23

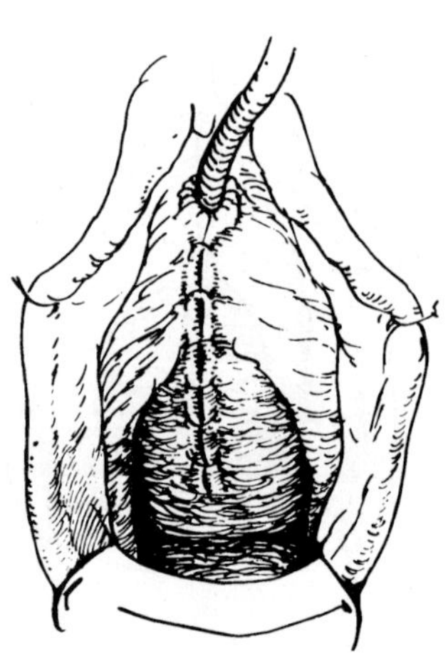
图 20-13-24

3. 憩室切除后，因周围组织炎症或有较多的瘢痕而无法缝合时，则用带蒂大阴唇纤维脂肪片填塞在尿道周围筋膜与阴道壁之间，并紧密缝合，可避免术后渗血或尿瘘。如术中发现尿道周围有较大的脓肿，则暂作引流，憩室切除改为二期手术。

4. 尿道近端的大憩室可能延续至膀胱三角区，游离时必须找到正确的分离平面，否则会引起三角区或输尿管的损伤。静脉注射靛胭脂，可发现术中是否损伤输尿管或膀胱，以便及时修补缝合。

【术后处理】

1. 保持导尿管及膀胱造瘘通畅，留置时间一般为5~9天，缝合不满意者，留置12~14天。

2. 术后12小时取出阴道内填塞的纱布块。

3. 每天用碘伏溶液抹拭外阴1~2次，清除分泌物。阴道分泌物较多时，可用碘伏或呋喃西林溶液冲洗。

4. 使用抗生素防治感染。

【术后并发症】

常见的术后并发症有出血、感染、尿瘘、尿道狭窄、尿失禁、压力性尿失禁、憩室复发等。处理方法参阅有关章节。

二、女性尿道周围腺和尿道旁腺切开术

(incision of female peiurethral or paraurethral glands)

女性尿道的腺体在胚胎学上与男性前列腺同源，尿道周围腺相当于男性尿道嵴近侧的前列腺。在女性，这些腺体包绕全部尿道，腺体于黏膜下向近侧延伸，达膀胱颈附近。几乎所有的腺管都开口在尿道远侧1/3，很少开口于离尿道口1.5cm以上的近段尿道。腺管丛集分两个腹外侧组和两个背外侧组，腺管自开口向头侧伸延，长达0.7~1.2cm。沿着腺管的行程有无数腺体和盲袋。尿道旁腺位于尿道口或尿道末段4点和8点处，腺管穿过尿道纤维环，腺体为分支状或盲袋状(图20-13-25~26)。

尿道的腺体在正常情况下有细菌存在，当局部抵抗力减弱时，可发生感染、腺管水肿或狭窄，导致引流不畅、腺管及腺体扩张和脓性分泌物滞留，药物治疗常难奏效。局部检查可用圆钝的玻璃棒沿阴道前壁中线两旁按压，尿道周围腺炎常显示压痛点。腺管阻塞形成潴留囊肿，穿破入尿道则成假性憩室。尿道周围腺积脓可于尿道镜下见到有脓液自管口流出；尿道旁腺感染的病人表现腺管口水肿、充血，按之有脓液排出。急性期宜用抗生素控制感染，等炎症静止后始行手术治疗。

【麻醉与体位】

与尿道憩室切除术相同。

【手术步骤及操作要点】

1. 用鼻窥器或无齿镊张开尿道口(图20-13-27)　显露有困难时，可用无齿小圈钳夹住尿道远端，将其拉出(图20-13-28)。以细的泪囊探针插入病变的尿道周围腺管(图20-13-27)，认清其位置后，更换尖虹膜剪将腺管及其覆盖的尿道黏膜剪开，使腺腔敞开、充分引流。

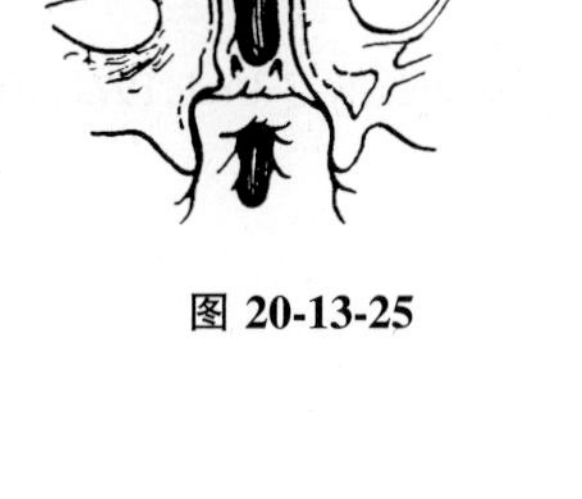

图 20-13-25

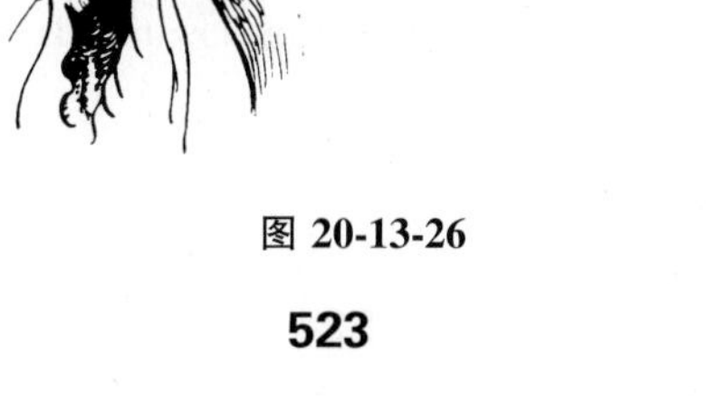

图 20-13-26

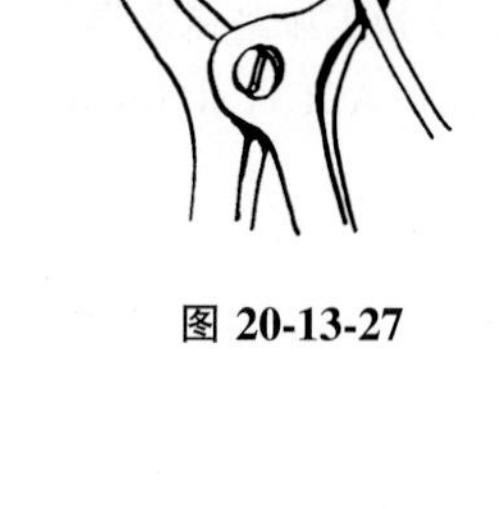

图 20-13-27

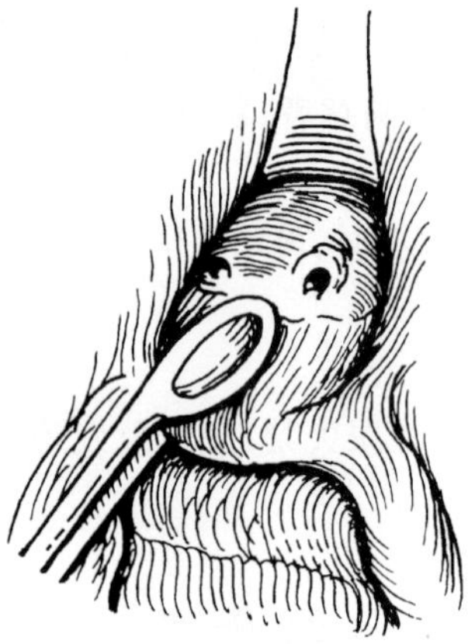

图 20-13-28

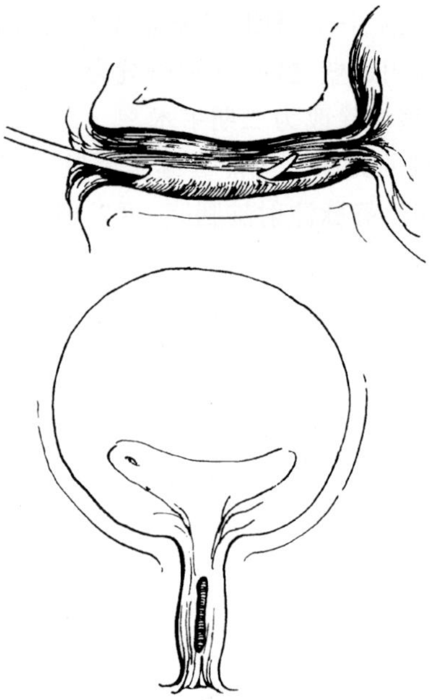

图 20-13-29

2. 位于尿道白线附近(离尿道口约 1cm 处)　后壁中线两旁处的尿道周围腺管往往很长,深达膀胱颈附近,若仅切开腺管的一部分,不能达到引流目的。可使用特制的探针刀(探针末段有刀锋)或电刀在直视下插入腺管至其深部,靠尿道镜之助,刺破该处的尿道黏膜,从近侧至远侧将腺管及其覆盖的尿道黏膜切开(图 20-13-29)。

3. 尿道旁腺积脓的治疗　亦需施行尿道旁腺切开术或碟形缝合术。因其位置浅,易找到腺管口。用探针插入腺管后,将其切开,切除变薄的囊壁及覆盖组织,将囊腔完全暴露。用细肠线将创缘缝合,使腺体呈碟形(图 20-13-30)。

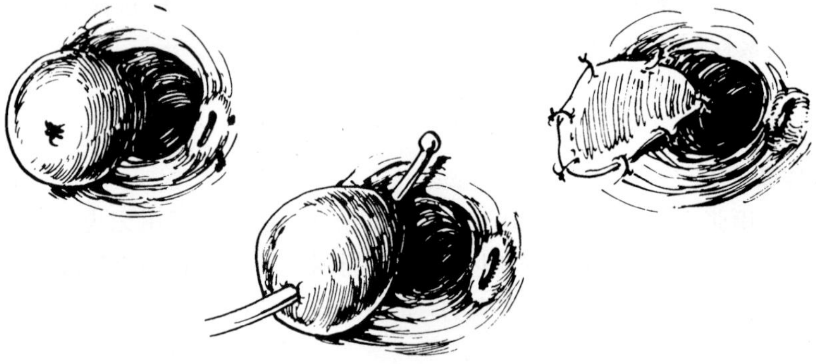

图 20-13-30

参考文献

1. Reed JF Jr. Urethral-hymenal fusion: A cause of chronic adult female cystitis, J Urol, 1970, 103:441
2. Lyon RP, Tanagho EA. Distal uretal stenosis in little girls, J Urol, 1965, 93:379
3. 梅骅. 女性下尿路感染. 新医学, 1974, 7:344
4. Alexander A R, et al. Urethral-hymenal adhesions recurrent postcoital cystitis: Ttratment by hymenoplasty. J Urol, 1972, 107:597

第二十一章

阴茎手术

operations of the penis

第一节 阴茎的局部解剖及手术入路

surgical anatomy and approaches of the penis

【陈凌武】

阴茎由三个海绵体组成，即背侧的两个阴茎海绵体和腹侧正中的1个尿道海绵体(图21-1-1)。阴茎海绵体似圆柱状，左右各一，两者对称，是构成阴茎的基础。其两端较尖锐，后端为阴茎海绵体脚(图21-1-2)，有坐骨海绵体肌覆盖，前端嵌入阴茎头底面的陷凹内。左右阴茎海绵体相融合处的背侧及腹侧各有一纵行沟，背侧沟较浅，其中央有一条阴茎背深静脉，静脉的两侧有阴茎背动脉及阴茎背神经；腹侧沟较深，尿道海绵体位于其内。尿道海绵体也呈圆柱状，较阴茎海绵体细，其后端膨大，称尿道球，位于两侧阴茎海绵体脚中间，包于球海绵体肌内，附着于尿生殖膈下筋膜(图21-1-3)。尿道海绵体包绕整个海绵体部尿道，

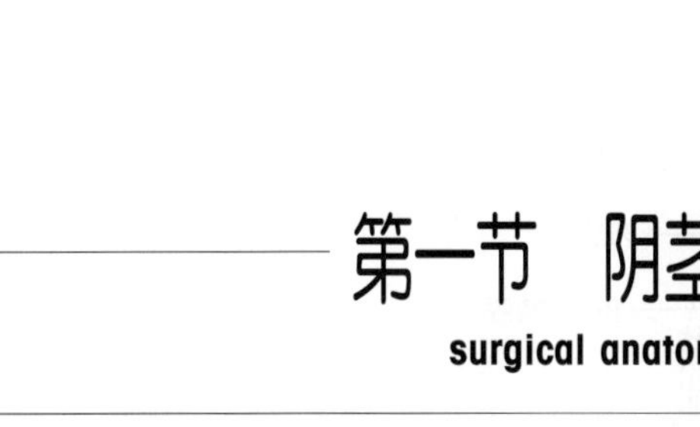

图 21-1-1

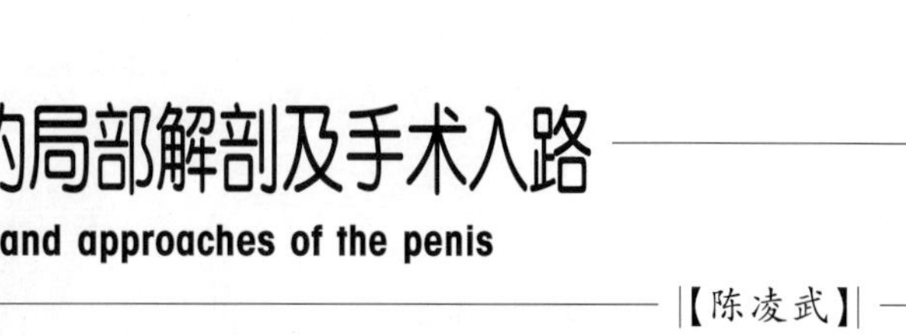

图 21-1-2

由后向前逐渐变细，至顶端显著膨大，即为阴茎头(图 21-1-4)。

(一) 阴茎的层次结构

阴茎的层次从浅至深依次为皮肤、会阴浅筋膜(Colles 筋膜)、阴茎筋膜(Buck 筋膜)及白膜(图 21-1-5)。阴茎筋膜包被所有的海绵体；白膜则只包绕着每个海绵体，并在两个阴茎海绵体间形成阴茎中隔。

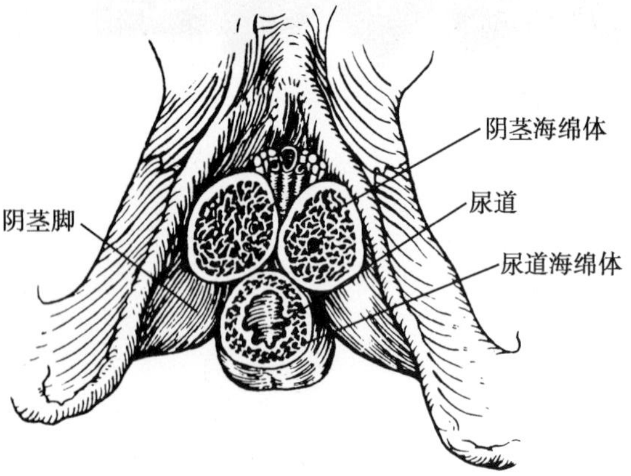

图 21-1-3

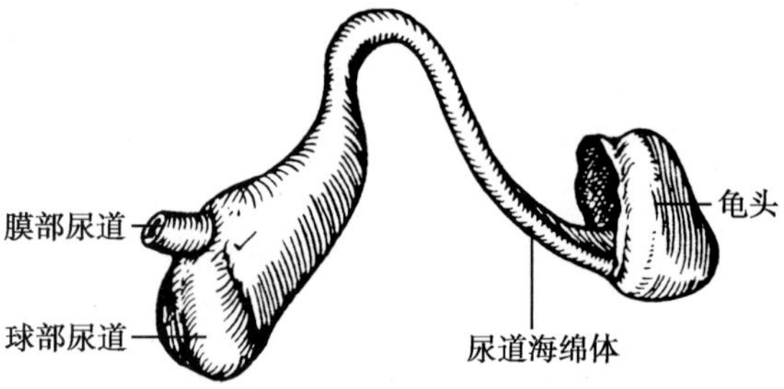

图 21-1-4

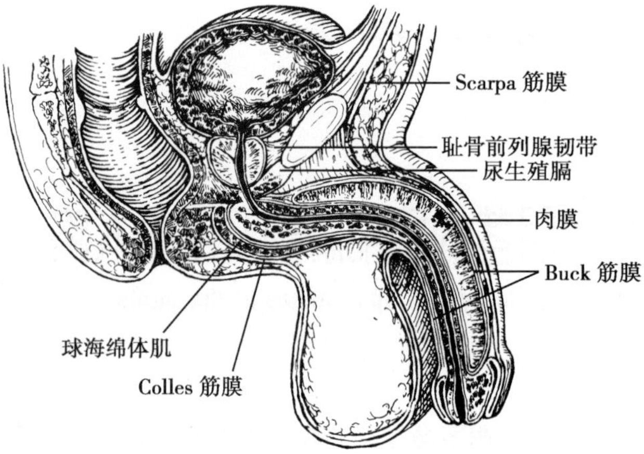

图 21-1-5

1. 皮肤　呈棕褐色，薄而柔软，有显著的伸缩性。皮肤与阴茎筋膜之间借阴茎浅筋膜疏松相连，活动度较大。内层皮肤湿润细薄，经阴茎颈移行于阴茎头，在尿道外口处移行于尿道黏膜。在阴茎头下面正中，有一皱襞连于包皮，称包皮系带。在做包皮环切术时，不要切断系带。内外层相移行的游离缘围成的口，称包皮口。由包皮口向内，包皮内层与阴茎头之间的狭窄裂隙，名包皮腔。腔内有由脱落的上皮及分泌物组成的包皮垢。

幼儿的包皮包裹整个阴茎头，随着年龄的增长包皮可扩大，包皮逐渐退缩至阴茎冠状沟后，阴茎头即露出于外，如果成年人阴茎头还完全被包皮包裹，称包皮过长。若包皮口狭小，包皮不能向阴茎头后方翻转时，则称为包茎。由于包皮过长或包茎包皮腔积存包皮垢，可引起阴茎头炎、包皮炎及湿疣，尤其包茎还可引起阴茎头与包皮粘连，甚至诱发阴茎癌。所以，包皮过长或包茎者，应尽早行手术切除。

2. 阴茎浅筋膜(Colles 筋膜)　由疏松结缔组织构成，内含少量平滑肌纤维，缺乏脂肪。此筋膜向周围分别移行于阴囊肉膜及会阴浅筋膜。并向头侧延续至腹壁浅筋膜浅层(Camper 筋膜)及深层(Scarpa 筋膜)(图 21-1-5~6)，筋膜内有来自阴部外浅动、静脉的阴茎背浅动、静脉。

3. 阴茎筋膜(Buck 筋膜)　此层筋膜包裹所有的海绵体，向前至阴茎颈逐渐变薄，以至消失。在此层

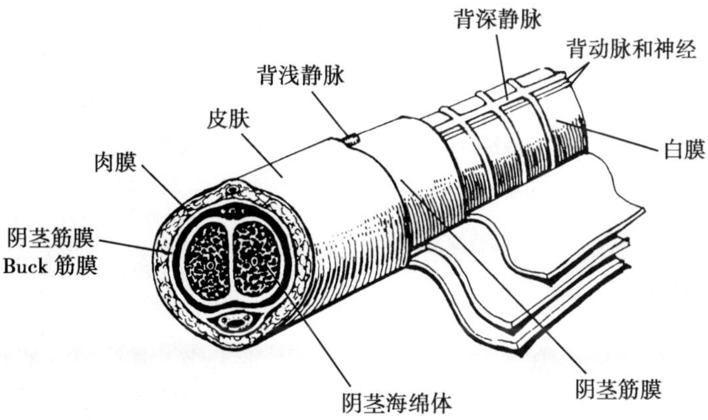

图 21-1-6

筋膜与深面的海绵体白膜之间有阴茎背深静脉，它位于阴茎背侧正中，其两侧向外依次排列有阴茎背动脉和阴茎背神经。

与此层筋膜有密切关系的固定阴茎的韧带，即阴茎系韧带和阴茎悬韧带。阴茎系韧带位置较浅，为弹力纤维束，起自腹白线的下端，向下分为两束，降至阴茎两侧附着于阴茎筋膜。阴茎悬韧带位于阴茎系韧带的深部，呈三角形，由致密的纤维束构成，起自于耻骨联合前下面的下部，向下附着于阴茎筋膜。

4. 海绵体白膜　由致密的胶原纤维和弹力纤维组成，紧密地包围着每个海绵体表面，阴茎海绵体部略厚，尿道海绵体部较薄。白膜在两个阴茎海绵体间形成中隔，即阴茎中隔。

（二）阴茎的血管、神经和淋巴管

1. 血管　阴茎的动脉主要有自阴部外浅动脉的阴茎背浅动脉及阴部内动脉的阴茎背动脉和阴茎深动脉(图 21-1-7)。阴茎背浅动脉自阴茎根附近入阴茎背面的阴茎浅筋膜内，沿阴茎背浅静脉两侧前行达阴茎头，分布于阴茎皮肤。阴茎背动脉自骨盆横韧带下缘，经阴茎系韧带的内侧进入阴茎筋膜与白膜之间，沿阴茎背静脉向前行，达阴茎头，其分支营养阴茎海绵体及阴茎被膜，末端与对侧同名动脉构成吻合弓，并发出分支营养阴茎头和包皮。阴茎深动脉经阴茎脚进入阴茎海绵体的中央，又名中央动脉。其分支营养阴茎海绵体。尿道海绵体由尿道球动脉和尿道动脉分布。在阴茎头部，尿道动脉、阴茎背动脉和阴茎深动脉形成致密的吻合网，因此，阴茎头的血液供应极为丰富。

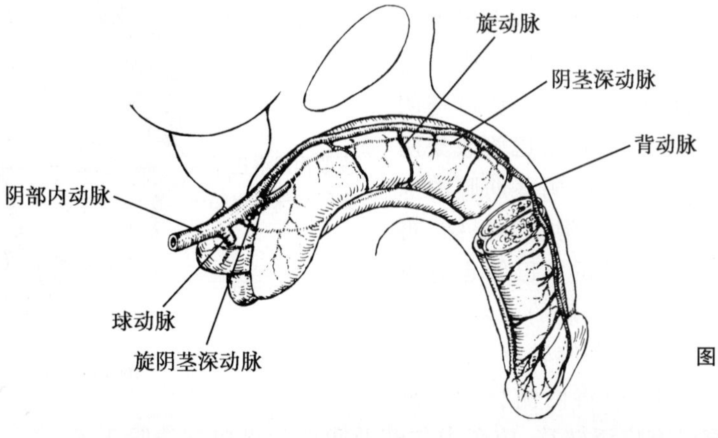

图 21-1-7

阴茎皮肤的血液经阴茎背浅静脉，分左、右两支汇入阴部外浅静脉，继而入大隐静脉。阴茎头和阴茎海绵体的血液经小静脉汇入阴茎背深静脉，其中一些小支由阴茎海绵体背面穿出，另一些小支则从阴茎海绵体下面穿出，并接受来自尿道海绵体的小支，经阴茎海绵体两侧绕至阴茎背面，汇入阴茎背深静脉。阴茎背深静脉经耻骨弓状韧带下方进入盆腔；分为左、右两支，入前列腺丛和阴部丛(图 21-1-8)。

在做阴茎部分切除时，应将阴茎背动脉和阴茎背深静脉等主要血管加以分离，分别进行结扎、切断。阴茎再植时，也应对主要血管给予缝接。

2. 神经　阴茎的感觉神经主要来自第 2、3、4 骶神经，经阴部神经的阴茎背神经到达阴茎(图 21-1-9)。

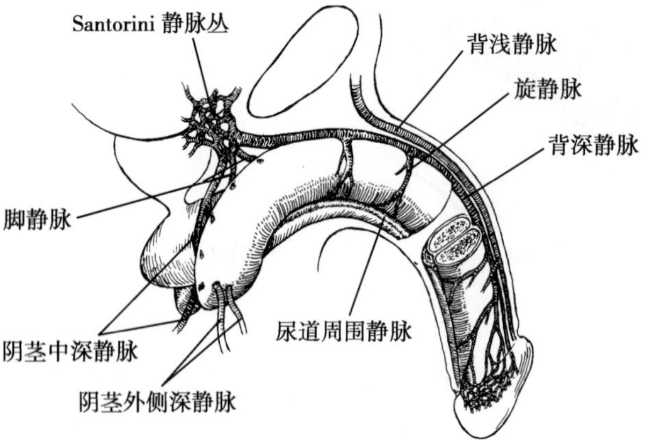

图 21-1-8

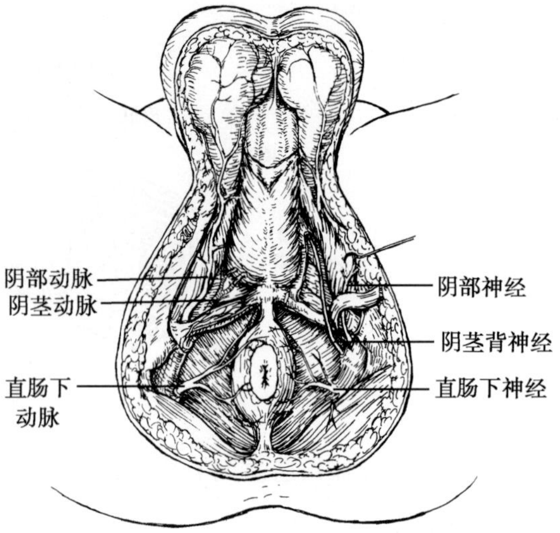

图 21-1-9

阴茎背神经穿经骨盆横韧带下缘及阴茎系韧带内侧至阴茎背部，在阴茎背动脉的外侧行向阴茎头，分支分布于阴茎皮肤、包皮、阴茎头及海绵体。所以，在进行包皮环切手术时，多在阴茎根部背侧附近施行传导阻滞麻醉。

阴茎的交感神经和副交感神经来自盆丛，沿血管分布于阴茎海绵体。交感神经包括阴茎海绵体大、小神经，分布于阴茎；副交感神经主要来自盆内脏神经，是阴茎勃起的主要神经，故亦名勃起神经。

3. 淋巴管　阴茎的淋巴管分为浅、深两组（图21-1-10）。浅淋巴管收集包皮、阴茎皮肤、阴茎皮下组织及阴茎筋膜的淋巴。淋巴管有4~8条，以5条较为多见，与阴茎背浅静脉伴行，至阴茎根部向上经耻骨联合和皮下环前方，呈弓状弯曲，继而向下注入左右腹股沟下浅淋巴结。在阴茎两侧的淋巴管行向外与阴部外浅静脉伴行，也注入腹股沟浅淋巴结。在手术治疗阴茎阻塞性淋巴水肿时，切口与阴囊的淋巴管静脉吻合术切口相同。深淋巴管收集阴茎头和阴茎海绵体的淋巴，淋巴管经阴茎筋膜的深面，与阴茎背深静脉伴行，注入腹股沟深淋巴结，再经股管至髂外淋巴结。此外，阴茎的淋巴管也有直接注入髂内淋巴结者，因此，在阴茎癌的患者，必须检查腹股沟淋巴结是否增大及癌细胞转移，如发现已有转移时，在做根治手术中，应将两侧腹股沟淋巴结一并切除。若阴茎癌已有广泛转移，应考虑作髂及腹股沟淋巴结清除手术。

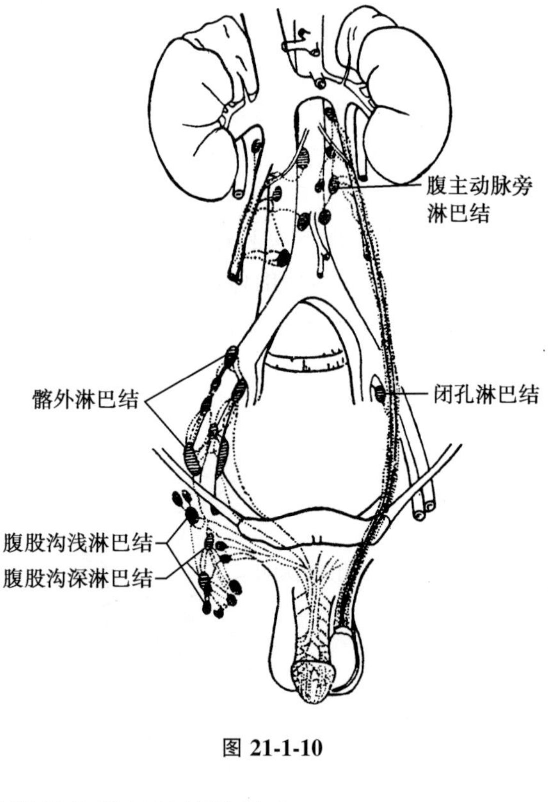

图 21-1-10

阴茎的手术入路　包皮及阴茎手术的切口选择，根据不同疾病及不同手术而异，可采用阴茎背侧切口、腹侧切口或环形切口，必要时加用会阴切口。如需行根治手术，有时还需行腹股沟切口及大腿根部切口。需游离阴茎悬韧带者，还需行耻骨联合下缘阴茎根部切口。具体手术入路将在各有关章节的手术步骤中阐述。

参考文献

1. 吴阶平.泌尿外科学.济南：山东科技出版社，1993

2. 金绍岐.实用外科解剖学,西安:陕西科技出版社,1987
3. 曹献廷.手术解剖学.北京:人民卫生出版社,1994

第二节 包皮手术
preputial operation

【刘唐彬】

一、包皮环切术
(circumcision)

包皮口狭窄、过长均可妨碍排尿,排尿时尿液通过狭窄的包皮口受阻,使包皮腔呈囊泡状,其内尿液形成涡流,易积成为包皮垢,导致反复发作的包皮阴茎头炎症、粘连及上行性尿路感染,偶可致癌。故对于包皮过长宜早期手术治疗,近年来主张新生儿期行包皮环切术,最迟也应在学龄前行手术。而严重包茎的小婴儿可先行包皮分离扩张术,暂时扩大包皮口,经常洗涤,保持清洁,一般在8个月至2岁施行包皮环切术。成年人的包皮环切术已经由传统方式改良为保留皮下组织的环切术,术中不出血,术后包皮水肿轻、愈合快。

(一)背侧切开包皮环切术(dorsal slit circumcision)

1. 背侧纵向剪开皮包,在离冠状沟远侧0.5~0.8cm处环行(形)切除包皮(图21-2-1)。

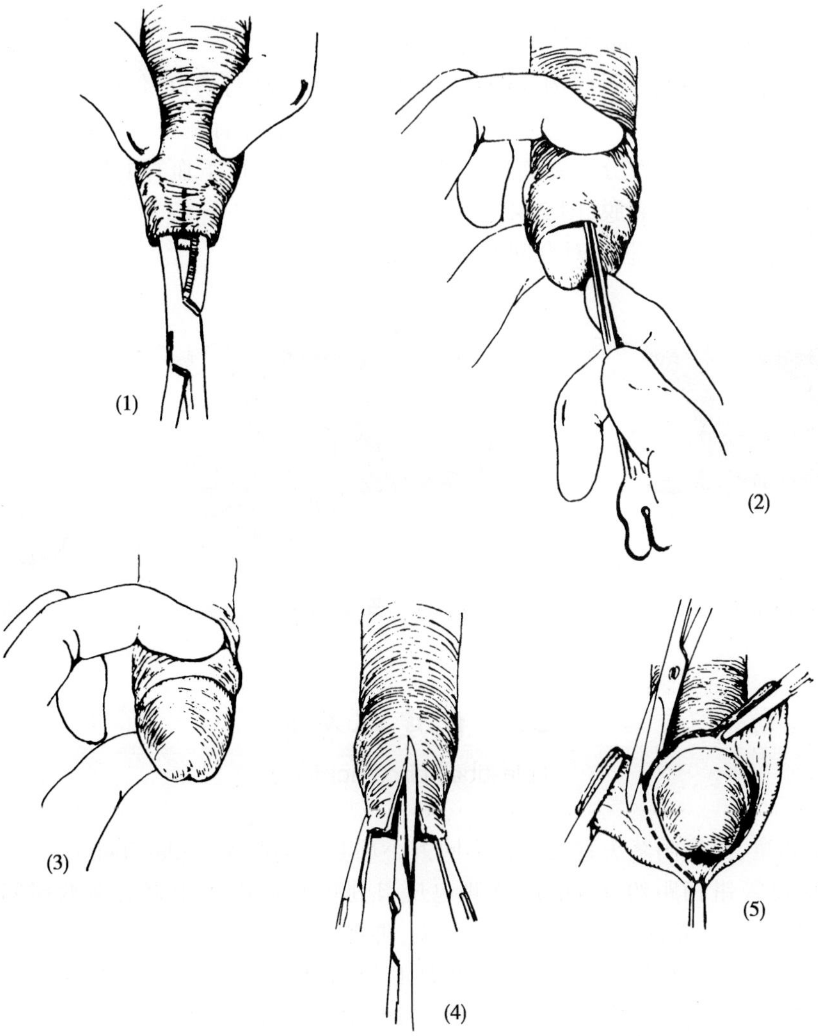

图21-2-1

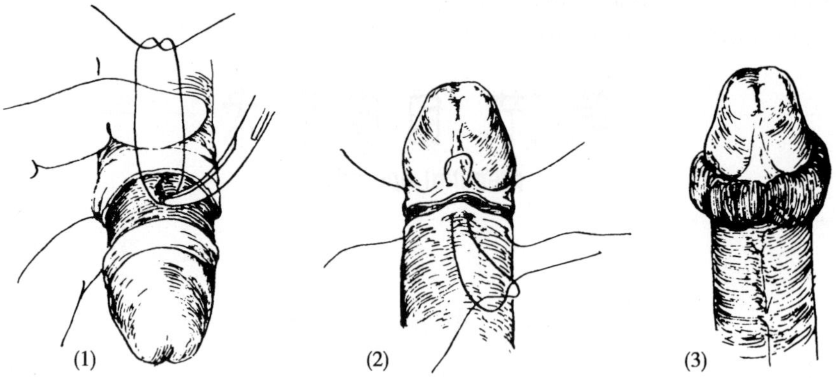

图 21-2-2

2. 皮下钳夹止血，0 号丝线结扎。丝线或肠线间断缝合包皮内、外板(图 21-2-2)。

(二) 袖套式包皮环切术(sleeve circumcision)

本术式不损伤阴茎皮下浅层血管及淋巴网结构，保留完整的肉膜，术中出血甚少不需结扎止血，不残留线头异物；术后组织水肿轻微，愈合快，愈合后皮肤不与白膜粘连。

1. 对于包皮口狭窄及包皮阴茎头粘连者，先用血管钳扩大包皮口或剪开一小口，同时缓慢将包皮向上退缩，显露并分离粘连；在小儿宜用小血管钳轻轻沿包皮分离，避免撕裂阴茎头皮肤，直至阴茎头全部外露。

2. 清除包皮垢，用碘伏(200ppm 浓度)溶液消毒手术野。

3. 再将包皮拉下复原，自阴茎冠状沟远侧 0.5~1.0cm 处作一环行切口，仅切开皮肤，然后翻转包皮，在离冠状沟 0.5~1.0cm 处的内板上作一环行切口，仅切开皮肤，然后在背侧中线处作一纵切口连接远近的环形切口(图 21-2-3)，用纹式血管钳分离并夹提皮条两角，在肉膜及皮下血管的浅侧钝性、锐性分离皮肤与皮下结缔组织，将环状皮条整块剥脱(图 21-2-4)。

4. 用 5-0 肠线作两环行切口间的对合间断缝合(图 21-2-5)。

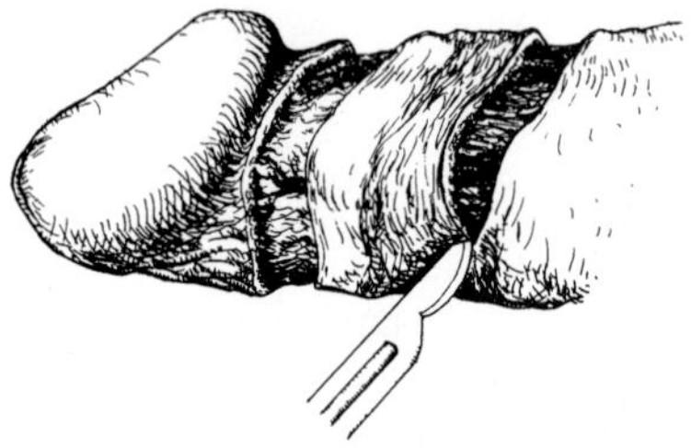

图 21-2-3

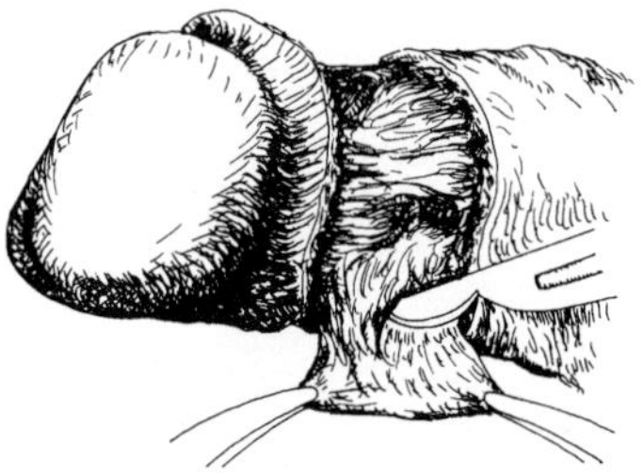

图 21-2-4

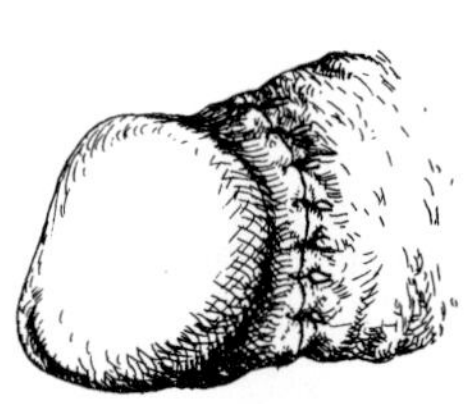

图 21-2-5

二、包皮环套术

(plastibell circumcision)

本术式适用于儿童，根据阴茎头直径选择不同大小环套(“塑料钟”，plastibell)。

1. 用两把纹式血管钳相距约 0.5cm 在背侧包皮口处钳起包皮，用直剪在两钳间纵行前开包皮约 0.5cm，然后反转包皮显露分离粘连，完全暴露阴茎头，再将拉下复位。

2. 包皮腔内放入与阴茎头大小相匹配的包皮环套，环套基底部位于冠状沟内稍向背侧倾斜，然后用 4-0 号不吸收缝线将包皮捆扎在环套上。结扎时第一个结用外科结，拉紧结时，远端包皮呈缺血性苍白，再打 2、3 个结。折断环套手柄，沿环套末端环形剪去或切除包皮(图 21-2-6)。

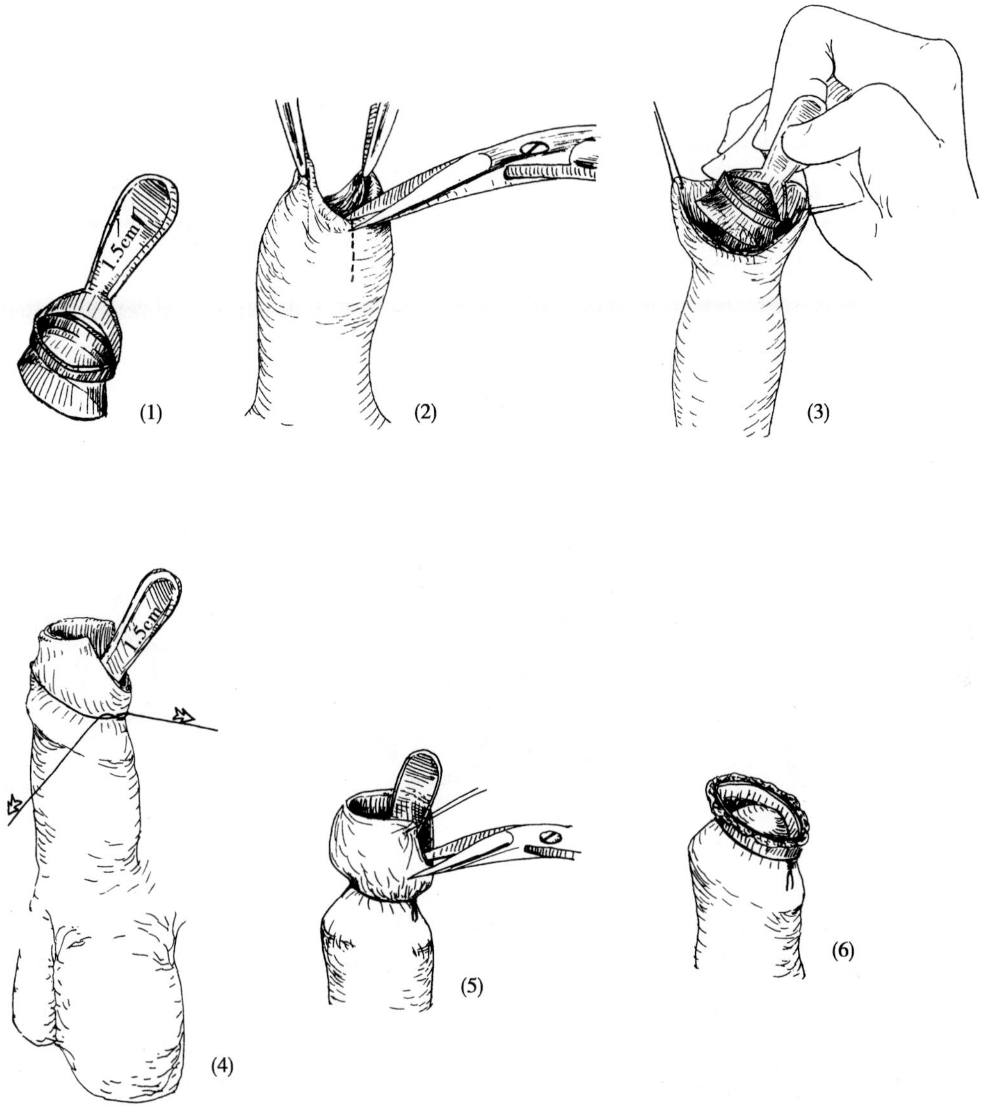

图 21-2-6

3. 检查无出血，尿道口未受压，包皮断面涂抹四环素或红霉素软膏。

4. 术后每次排尿后用 0.25%氯霉素眼药水滴洗创面，或用四环素、红霉素软膏涂抹包皮创面及龟头表面，一般 8~14 天左右结扎线远侧包皮干性坏死，连同环套一起自行脱落，创面自行愈合。

术中发现冠状沟有包皮垢囊肿，应将其分离清除，如有尿道口狭窄应作尿道口扩张或成形手术。

【术后并发症】

1. 出血　施行传统式包皮环切术时若被切断的皮下血管退缩，术中及术后可形成血肿，在血肿内寻找血管断缘有时比较困难。在环切包皮后，应将包皮外板向近侧退缩，观察有无被切断的皮下血管，找出断端并予以结扎。包皮系带处血管比较丰富，不易钳扎，常需作跨过系带的 U 形缝合，用皮肤缝线同时结扎出血点。皮缘较小的渗血用纱布稍加压包扎即可止血。结束手术后要告知患者在医院稍候片刻，观察伤口无出血才回家，若发现出血或皮下血肿，应即刻到医院处理。

2. 感染　伤口感染可因皮下血肿所继发。敷料被尿液弄湿亦易发生感染。使用轻便敷料，早期暴露伤口，使用预防性抗生素，可防止感染发生。

3. 皮肤坏死　局麻中加入肾上腺素，可能引起皮肤坏死，术中用电凝止血，若通过止血钳较长时间通电，有可能引起组织坏死。宜避免使用电凝，如果确要使用，要用盐水纱布包裹阴茎，且不要将阴茎提起来，电凝不要与金属镊一起使用。敷料包扎过紧，亦可引起阴茎头皮肤缺血。包扎过紧会引起排尿困难，术后要告知家长，若发现此种情况应及时松解包扎。

4. 包皮口瘢痕狭窄　包皮环切时内板保留过多或用包皮环套法术后结扎线滑脱复位，愈合后可发生包皮口狭窄，需要再次施行手术，切除狭窄环，保留足够的包皮，作成形缝合。

5. 包皮过短　包皮环切术中切除过多包皮，阴茎勃起受限，或歪向一侧，引起疼痛，影响性生活。需要借阴囊皮肤修复过短的包皮：

(1) 于阴茎基底部作环形切口，切开皮肤及肉膜，将阴茎筋膜浅面分离，使皮肤自然向远侧退缩，留下阴茎近侧创面，于创面相对应的阴囊皮肤作一横切口，创缘长度与阴茎皮肤创缘相同(图 21-2-7)。

(2) 切开阴囊皮肤及肉膜，潜行剥离形成皮桥。将阴茎自皮下引出，阴茎与阴囊皮肤对应的创缘用丝线间断缝合，使阴茎近似埋在阴囊内(图 21-2-8)。

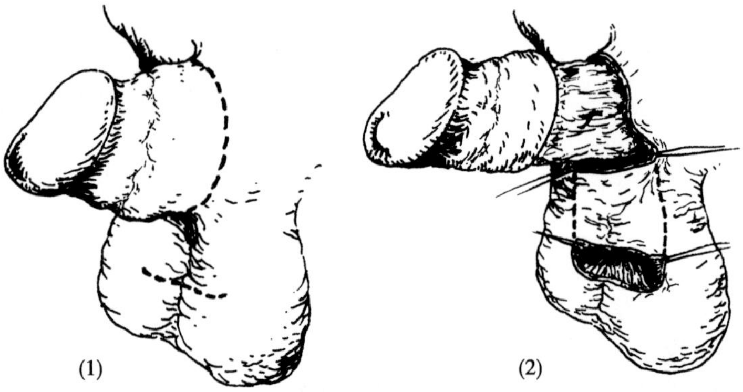

图 21-2-7

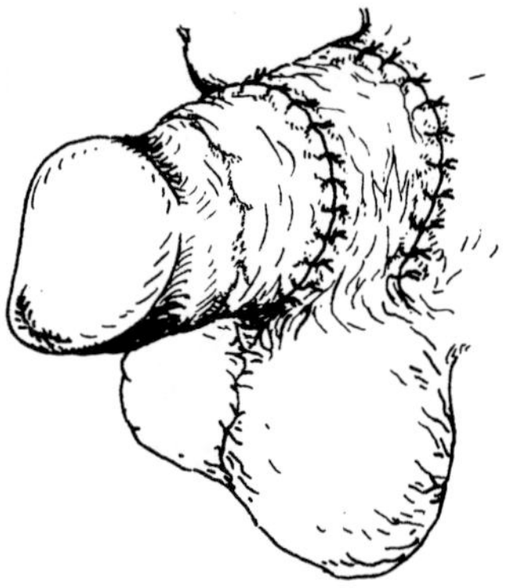
图 21-2-8

(3) 2 周后切断阴囊皮瓣，间断缝合皮肤创缘(图 21-2-9)。

6. 包皮环切术后象皮肿　用传统术式施行包皮环切术后，由于包皮内外板保留太多，切口与白膜间发生纤维性粘连，引起远侧的包皮内板淋巴循环障碍，发生慢性炎症及象皮肿形成，需要再行整形手术。手术要点是于靠近冠状沟环切包皮内板，去除皮下的象皮肿组织，沿白膜分离至正常的阴茎皮肤。于靠近象皮肿处环切阴茎皮肤，彻底切除象皮肿组织(图 21-2-10)。创面的出血点用电灼止血，尽量减少线头异物。用 5-0 肠线间断缝合环形切口的皮下组织，然后连续缝合皮肤创缘(图 21-2-11)。用网状尼龙敷料将阴茎稍加压包扎，外加数层纱布包裹。术后 3~5 天去除纱布敷料，保留尼龙敷料 2~4 周，以防止阴茎皮下水肿。

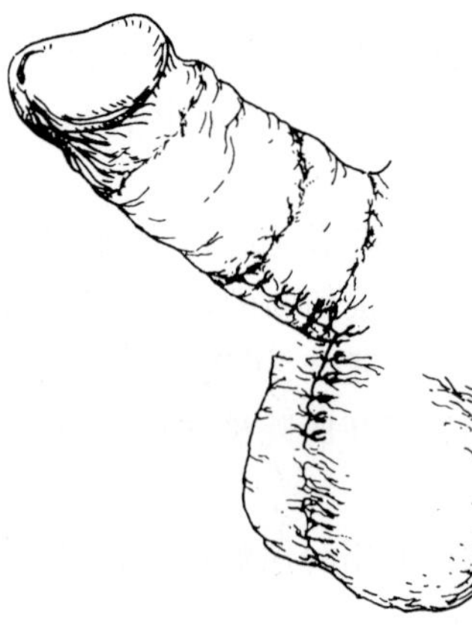
图 21-2-9

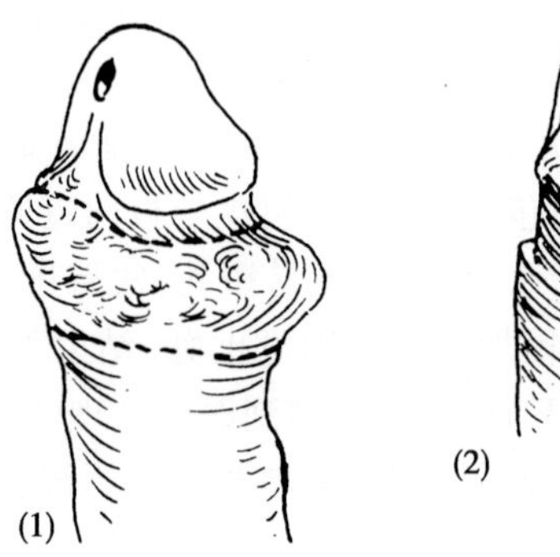

图 21-2-10

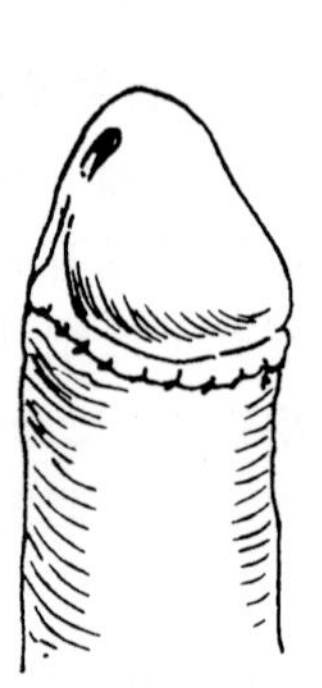
图 21-2-11

【主编点评】

包皮环切术可采用局部浸润麻醉或海绵体麻醉。局部浸润麻醉是用1%~2%的利多卡因或普鲁卡因10~15ml(小儿使用0.5% 5~10ml),浸润阴茎根部,或在阴茎根部结扎止血带后,直接做海绵体注射,但针头穿刺白膜有可能并发皮下血肿。我们采用直接在切口部位皮下注射麻醉药物,既有助于行袖套式包皮环切时分离,又能清晰显示出血点,防止使用止血带后创面渗血和术中漏扎血管引起术后出血。

包皮环切是一个简单的小手术,同时又是一个细致的手术,切除的皮肤要长短适当,皮下的线结太大,术后有可能发生疼痛,而且可以触到线结,造成不良的心理影响,宜用双极电凝止血或仔细钳夹出血点后用5-0丝线或可吸收缝线结扎。用5-0肠线缝合皮肤可避免术后拆线,亦有人用丝线带少许创缘间断缝合,打紧线结,术后1~2周会自行脱落。

包皮环切术后难免发生皮下水肿,应用太厚的敷料包扎容易被尿液弄湿,敷料移动引起疼痛,易并发感染。现在一般使用带弹性的绷带纱布稍加压包扎1~2层,术后2天患者可随意沐浴,自行消毒后更换弹性绷带,一般5~7天伤口已完全愈合,反应性水肿亦已消退。

(梅　骅)

参 考 文 献

1. Coen MS. Circumcision. In Fowler JE,Jr.(ed.) Urologic Surgery.(1st. ed.),Boston,Little,Brown and Co,1992,422-428
2. 王祥等. 阴囊双蒂皮瓣修复包皮环切术后包皮过短. 中华泌尿外科杂志,1994,6(15):448
3. Hinman F Jr. Atlas of Urological Surgery,Philadelphia:W B Saunders co,1989,77-81

第三节　隐藏阴茎的外科治疗

correction of inconspicuous penis

【魏　辉　梅　骅】

隐藏阴茎 (inconspicuous penis) 是指阴茎看起来小、不显眼的一个总称。国外常应用1993年由Bergeson提出的定义和分类,分为蹼状阴茎、埋藏阴茎、束缚阴茎和小阴茎四类;但国内大部分学者认为小阴茎(micropenis)不属于隐藏阴茎范畴,隐藏阴茎的阴茎体发育正常笔者认为宜分为蹼状阴茎(webbed penis)、束缚阴茎(trapped penis)、埋藏阴茎(buried penis)和隐匿阴茎(concealed penis)四类。

正常阴茎皮下有一层疏松而无脂肪的筋膜,称为肉膜(dartos fascia),它将两层包皮分隔,延续至会阴部,与会阴浅筋膜(Colles筋膜)相延续。在阴茎部的肉膜与皮肤及其深面的阴茎筋膜(Buck筋膜)疏松附着,向头侧伸延与腹壁浅筋膜浅层(Camper筋膜)和深层(Scarpa筋膜)相延续。由于肉膜有很强的弹性,阴茎体可在皮下自由滑动。

1. 隐匿阴茎　临床上比较常见(图21-3-1),是指正常发育的阴茎隐藏于增厚的耻骨前脂肪内,是肉膜发育异常所致的先天性畸形。隐匿阴茎发生的机制尚未完全明了,近年来有学者认为隐匿阴茎的患儿是由于胚胎期就有明显的包茎,阻碍了阴茎的生长,导致:

(1) 与腹壁浅筋膜和阴茎浅筋膜相延续的阴茎肉膜未得到良好的发育,肉膜短缩、增厚,形成无弹性的纤维索带不附着于阴茎干,限制了阴茎的伸出(图21-3-1)。

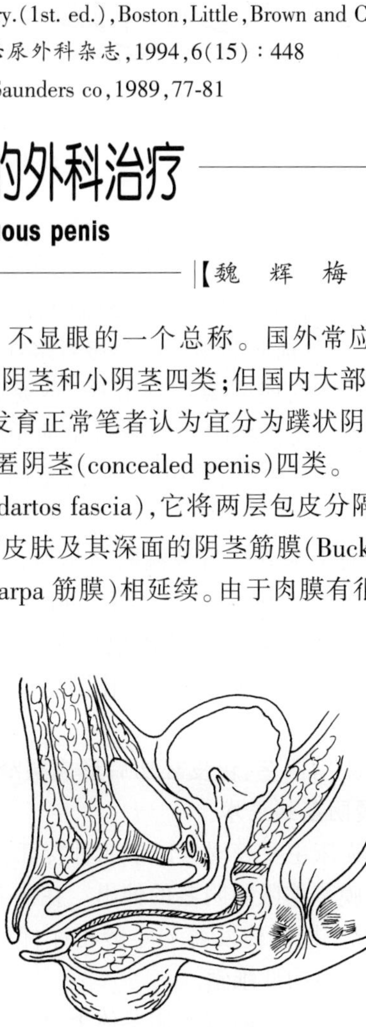

图 21-3-1

(2) 阴茎皮肤未正常附着于阴茎体上,使阴茎皮肤背侧短、腹侧长,内板多、外板少。

(3) 将腹壁皮下筋膜及其周围的脂肪组织向远侧牵拉,过多的耻骨前脂肪加重了隐匿的外观。隐匿阴茎若不施行阴茎松解术,会影响阴茎发育,造成心理和生理障碍。手术者如果不了解本病的发病原因和解剖变异,当作一般的包茎施行包皮环切术,术后不但不能恢复阴茎的正常解剖位置、而且容易发生包皮口瘢痕性狭窄和皮肤短缩(束缚阴茎),给今后的治疗增加了很大的困难。

2. 埋藏阴茎(图 21-3-2)　是指由于患者肥胖所致的阴阜基部脂肪堆积、阴茎深藏于皮下。部分患者在发育成熟、脂肪组织减少后,阴茎可能恢复正常状态;一般情况下需切除耻骨前脂肪,将阴茎阴囊交界处皮肤用缝线固定在浅筋膜表面,才能恢复阴茎正常的外观。

3. 蹼状阴茎(图 21-3-3)　是指阴囊的皮肤延伸到阴茎的腹侧,阴茎与阴囊之间连接异常所致。阴茎体发育正常,阴茎皮肤与阴茎体不附着。蹼状阴茎只需横行切开蹼部,使阴茎与阴囊分开,并将阴囊固定在阴茎根部,然后纵行缝合。严重的病例可沿冠状沟作环形切口将背侧的包皮做转移皮瓣移到腹侧,并将阴囊固定在阴茎根部以防复发。

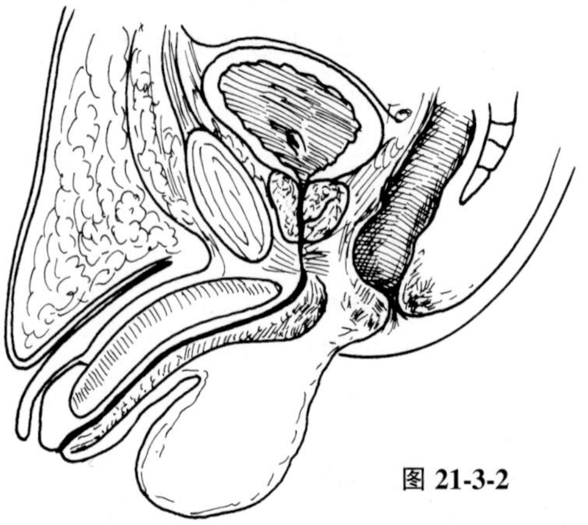

图 21-3-2

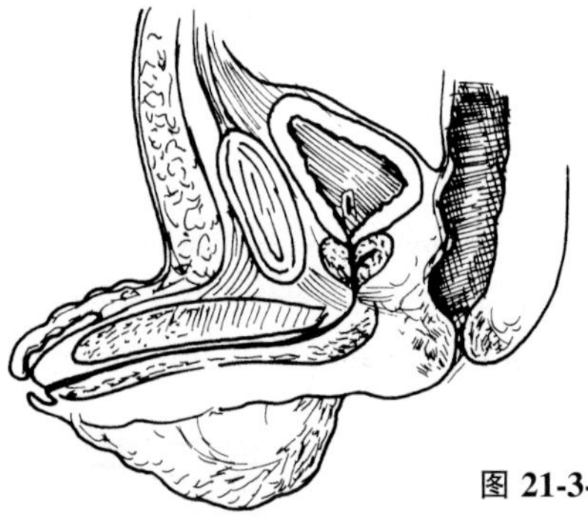

图 21-3-3

4. 束缚阴茎　是一种后天性疾病(图 21-3-4)。常是包皮环切术后形成的环状瘢痕限制阴茎的伸出,使其埋藏在耻骨前脂肪里。此类患者多伴有腹股沟斜疝和鞘膜积液,使阴囊明显肿胀;或是患有蹼状阴茎、隐匿阴茎或埋藏阴茎而施行了简单的包皮环切术,并发包皮口狭窄、外板过短,阴茎向皮下退缩所致。

束缚阴茎的手术方法与埋藏阴茎相似,应切除瘢痕环,松解瘢痕。若阴茎皮肤不足,可使用阴囊转移皮瓣修复或先把裸露的阴茎干包埋在阴囊皮下,之后用已愈着于阴茎干的阴囊皮瓣作阴茎皮肤成形术,用内板皮肤来弥补阴茎皮肤的短缺。使阴茎头外露,阴茎外观正常。

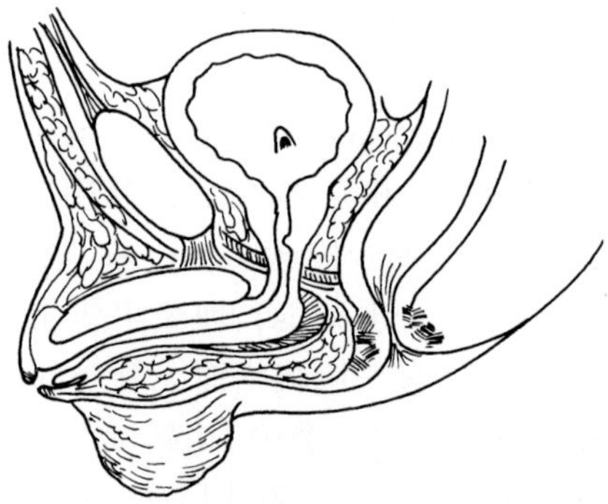

图 21-3-4

图 21-3-4 束缚阴茎:包皮环切后形成狭窄环限制了发育正常的阴茎体伸出。

(一) 隐匿阴茎纠正术

隐匿阴茎临床主要表现为以下四种特征:

1. 阴茎筋膜挛缩限制阴茎的伸出　在阴茎根部将耻骨前脂肪压向耻骨联合,或牵拉阴茎头能使阴茎伸出,一般情况下阴茎体发育与年龄相称,但一放松阴茎体又迅速回缩,体表仅留下包皮组织,有时在阴茎背侧可触到明显的纤维索。

2. 阴茎皮肤未正常附着于阴茎体上,使阴茎皮肤背侧短、腹侧长,内板多、外板少。

3. 常常伴有包茎。

4. 过多的耻骨前脂肪加重了隐匿的外观。

【手术设计原理】

改良的 Devine 术治疗隐匿阴茎取得良好效果。手术的要点：

1. 包皮背侧纵行切开后再向环形切开。

2. 切除增厚的阴茎筋膜。

3. 在阴茎根部将表皮深面的真皮层钉在阴茎筋膜上。

4. 用内板皮肤来弥补外板皮肤的短缺，扩大包皮腔，保证阴茎体固定和阴茎头外露良好。

【手术步骤】

患者取平卧位。使用基础麻醉加局麻或硬膜外麻醉。

1. 包皮背侧纵行切开扩大包皮口(图 21-3-5)，分离粘连使包皮翻转，充分显露阴茎头和冠状沟。再于阴茎头缝一牵引线，牵引阴茎头使纵切口变成横行并向环形切开，使包皮成脱套状向根部游离。显露阴茎体，保存所有的阴茎皮肤(图 21-3-6)。

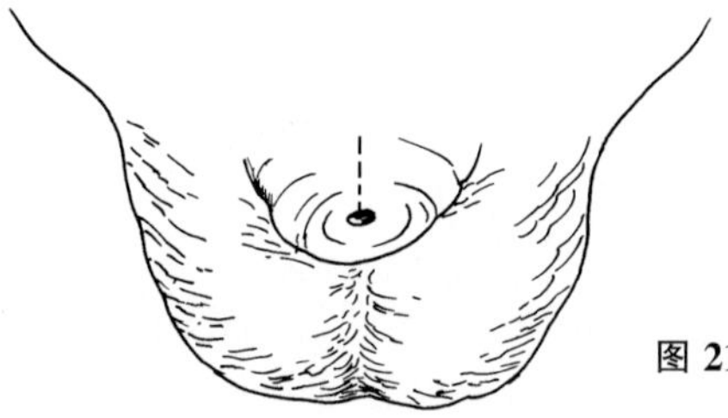

图 21-3-5

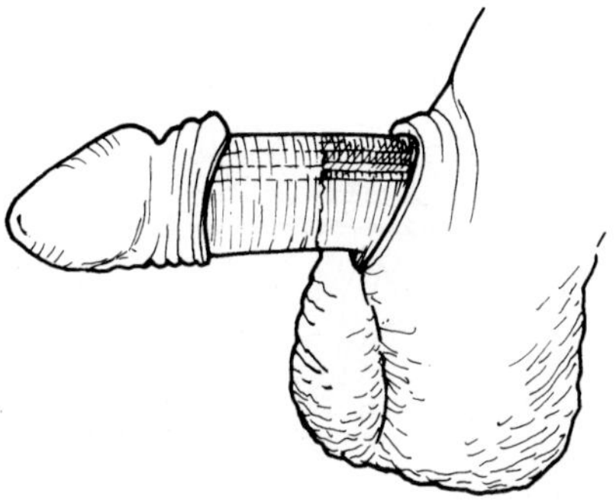

图 21-3-6

2. 环形切开包皮深达 Buck 筋膜，可见到明显挛缩的肉膜(图 21-3-6)，一放松牵引线阴茎就回缩。手术中应向外牵拉阴茎体，用有齿镊子提起肉膜，切除所有增厚、无弹性、限制阴茎伸出的增厚的肉膜及纤维索条，将阴茎松解直达阴茎根部，使阴茎在无张力下能自然伸出，不向深部回缩。阴茎短小的可切除部分阴茎悬韧带，术后使阴茎在无张力下不回缩，是手术成功的关键。

3. 切除挛缩的筋膜后，在阴茎根部 3~4 点及 8~9 点将包皮的深面(真皮层)用 5-0 不吸收 Dexon 线间断缝合固定在阴茎白膜(图 21-3-7)。每侧固定 1~2 针，使阴茎完全伸出。

4. 不能在手术开始就剪裁包皮，应先切除无弹性的肉膜，使阴茎在无张力下能自然伸出来再作修剪包皮，阴茎皮肤成形。一般腹侧的包皮、包皮内板多，而背侧的包皮外板缺乏，需用内板皮肤来弥补。

5. 一般情况下，切断了挛缩的阴茎肉膜后松解了腹壁浅筋膜，耻骨前脂肪即向腹部退缩，被牵拉向下移位的脂肪组织亦退回腹部，原来阴茎周围的臃肿外观亦变平坦，阴茎自然地恢复正常位置(图 21-3-8)。严重的病例参考埋藏阴茎整形的方法。

6. 术后用网眼纱布或弹性网纱稍加压包扎阴茎，敷料要覆盖全部阴茎皮肤，只露出阴茎头。用缝线缝

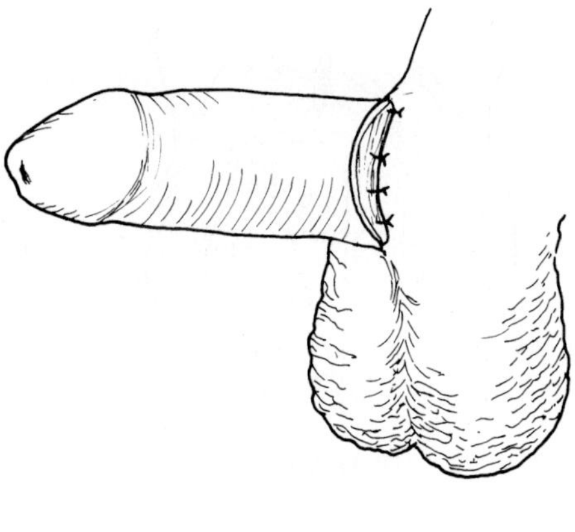

图 21-3-7

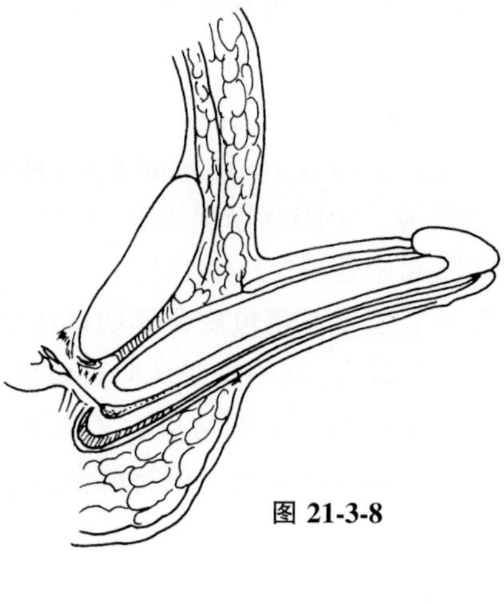

图 21-3-8

合敷料,并用缝线将其固定于附近的耻骨联合下方皮阴囊皮肤。外加数层纱布包扎,以防止皮下水肿。包扎阴茎,以减轻或防止术后阴茎包皮水肿。

(二) 埋藏阴茎纠正术

严重的埋藏阴茎需要将耻骨上堆积的脂肪切除,手术中要将精索游离,以免误伤,切断部分阴茎悬韧带使阴茎延长,同时从精阜处游离一块带蒂脂肪垫填塞悬韧带处,以防止手术后阴茎与耻骨联合粘连。切除脂肪后,用 3-0 或 5-0 的不吸收缝线将阴茎根部真皮层缝合到腹直肌前鞘和耻骨联合上(图 21-3-9)。对于阴茎阴囊交界不明显的患者可于阴茎腹侧根部纵行切开,将阴茎阴囊交界处的真皮层用不吸收缝线间断缝合固定在阴茎白膜上,可明显改善阴茎外观(图 21-3-10)。

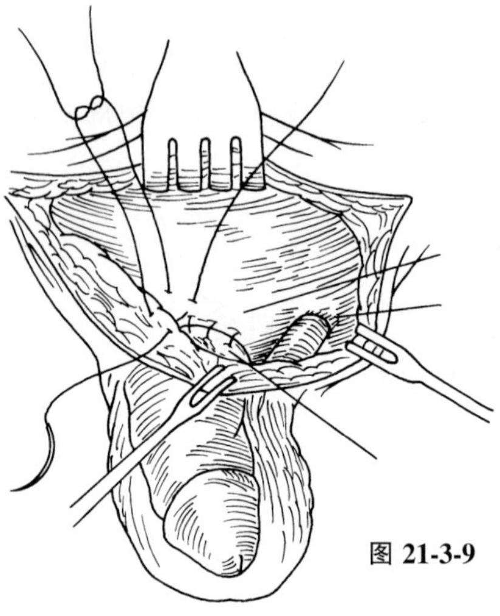

图 21-3-9

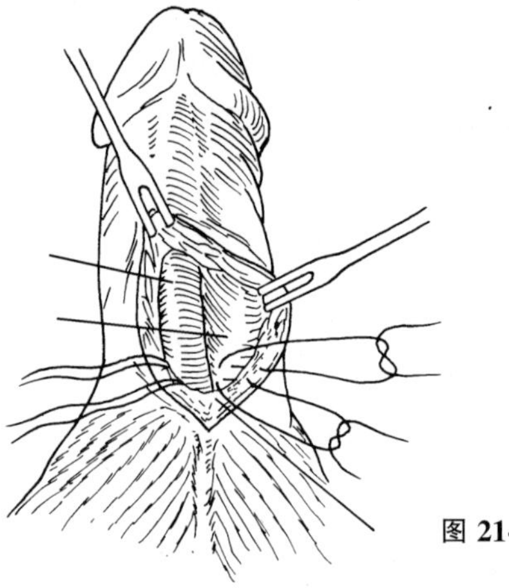

图 21-3-10

【术后处理】

1. 需要时留置导尿管 3~4 天,避免排尿时弄湿敷料,引起感染。

2. 术后 3~4 天拆除阴茎的纱布敷料,继续保留网纱包扎 3~4 周。过早解除包扎会发生顽固的阴茎皮肤水肿。

值得一提的是,隐匿阴茎应禁止行包皮环切术,不能指望减肥、青春期发育时脂肪消失或简单行包茎松解术就能治疗隐匿阴茎。许多肥胖患者的生殖器发育和外观大多正常,并无隐匿阴茎的表现,说明肥胖不是隐匿阴茎的主要原因。隐匿阴茎手术矫正简单、效果好,术后不需特殊的护理。儿童性心理在 2 岁时已开始形成,因此手术矫正应尽早施行,以免影响其心理发育。

(三) 蹼状阴茎

蹼状阴茎是先天发育异常,阴茎腹侧皮肤不发育,而被阴囊皮肤覆盖,背侧的包皮内板过长、外板短、包皮口狭窄、外观形似蹼状。阴茎发育尚好,被限制在包皮腔内,勃起受限制。

【手术步骤】

1. 两侧阴囊与阴茎交界做皮肤切口,向内延长至包皮内板,在阴茎头缝线牵拉阴茎,作包皮背侧正中切开,显露阴茎头(图 21-3-11)。

2. 将阴茎向外提起,离阴茎头 0.3cm 处沿冠状沟切开包皮内板,达阴茎悬韧带下方,延长背侧正中切口达冠状沟。于阴茎筋膜表面,将阴茎与阴囊分离,达阴茎脚起始处(图 21-3-12)。

3. 拉直阴茎。将包皮背侧切口环绕阴茎,与冠状沟皮肤创缘缝合,背侧皮瓣转向腹侧覆盖阴茎干。在皮瓣适当部位做多个侧切口后 Z 形缝合, 将阴囊固定在阴茎根部预防复发。横行缝合阴囊皮肤创缘(图 21-3-13)。

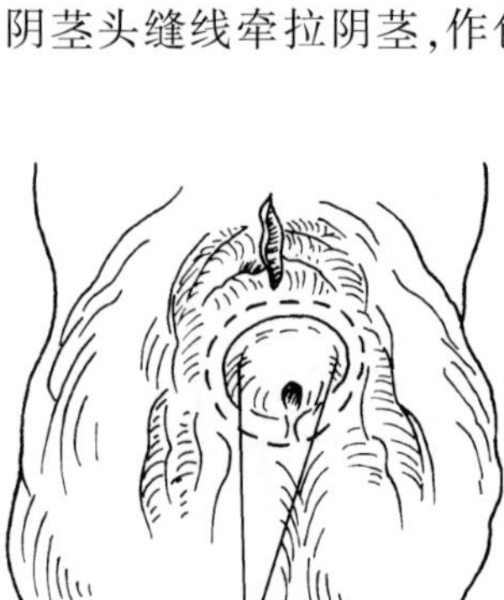

图 21-3-11

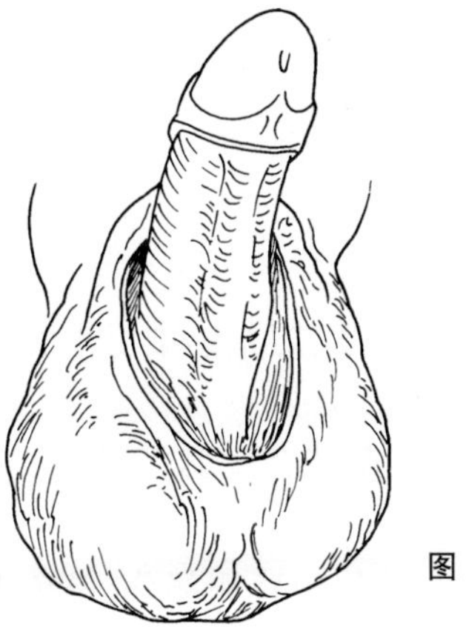

图 21-3-12

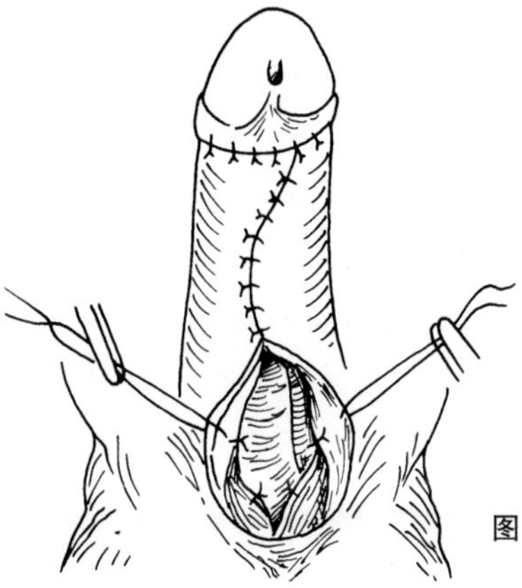

图 21-3-13

4. 用弹性网纱稍加压包扎阴茎，缝线固定，外加纱布包裹，留置导尿管。

参 考 文 献

1. Bergeson PS, Hopkin RJ, Bailey RB Jr, et al. The inconspicuous penis. Pediatrics 1993, 92 : 794-798
2. Perlmutter AD, Chamberlain JW. Webbed penis without chordee. J Urol, 1972, 107 : 320-322
3. Anthony JC, Stephen DB, Mark PC, et al. Concealed penis in childhood: A spectrum of etiology and treatment. J Urol 1999. 162 : 1165-1168
4. Devine CJ Jr. Comment. In Hinman F, Jr. Atlas of Urologic Surgery. Philadephia, WB Saunders, 1991, 549-551
5. Aaronson IA. Medical and surgical implications. J Urol, 1994. 152 : 4-6
6. Schonfeld WA, Beebe GW. Normal growth and variation in the male genitalia from birth to maturity. J Urol, 1987, 30 : 554-556
7. Maizels M, ZaontzM, Donovan J, et al. Surgical correction of the buried penis: Description of a classification system and a technique to correct the disorder. J Urol, 1986, 136 : 268-269
8. Lee PA, Danish RK, Mazur T, et al. Micropenis: I. Criteria, etiologies and classification. Johns Hopkins Med J, 1980b, 146 : 156-158
9. Burkholder GV, Newell ME. New surgical treatment for micropenis. J Urol, 1983, 129 : 832-835

第四节　阴茎部分切除术

partial penectomy

【陈凌武　梅　骅】

阴茎癌绝大多数为鳞状细胞癌，占 95%。包茎和包皮过长、长期的包皮垢及炎症刺激，是阴茎癌致病的重要原因。此外，与阴茎癌发病有关的危险因素包括阴茎、外生殖器疣病史，吸烟，阴茎皮疹，阴茎裂伤及性伙伴数量等。

阴茎癌的治疗方法有手术、化疗、放疗、激光、冷冻及光敏等多种疗法，但手术切除癌肿仍是最常用的方法，其中阴茎部分切除又是最常用的术式。由于其具有手术简单、疗效确实、能保持部分性功能、可站立排尿等优点，患者容易接受。

有学者认为浸润性阴茎鳞状上皮癌不论分化程度高低，若在肿瘤的安全范围处，彻底将其切除，可以保留更多的阴茎以改善术后生活质量。Bissada(J Urol, 2003, 169:150)报告了 30 例，肿瘤大小 1.5~8.0cm，随访 12~360 个月，21 例在随访期中肿瘤无局部复发。2 例局部复发再施行手术。对少数解剖上适宜做姑息性手术的患者，可以做肿瘤切除，腹股沟淋巴结按适当的原则治疗。

阴茎癌患者常合并有腹股沟淋巴结肿大，多因继发感染所致，少数为转移。与泌尿系其他肿瘤不同，阴茎癌在远处播散之前有较长时间的局部病变期，有限转移灶的清扫可以达到治愈的效果。符合以下病理标准的病人，通过淋巴结清扫，可以达到治愈：①腹股沟淋巴结转移较少(<2 个)；②单侧腹股沟淋巴结累及；③无淋巴结以外的扩散；④无盆腔淋巴结转移。在这些病例中积极地行髂腹股沟淋巴结清扫，能提

供比化疗、放疗更好的预后。

1. 手术适应证　肿瘤局限于阴茎头附近,可施行阴茎部分切除术。

2. 术前准备　使用抗生素治疗局部感染,并用1/5 000高锰酸钾溶液浸泡阴茎。

3. 麻醉及体位　硬膜外麻醉或气管内麻醉。平卧位。

4. 手术步骤

(1) 手术野皮肤消毒后,用阴茎套覆盖肿瘤,并以粗丝线于其近端扎紧,防止感染手术野。于阴茎根部扎止血带。

(2) 于离肿瘤2cm处环切阴茎,达阴茎筋膜。分离阴茎背深静脉、阴茎背动脉及神经,分别将其结扎、切断(图21-4-1)。

(3) 切断阴茎海绵体,保留与尿道相邻的阴茎白膜,以加强尿道海绵体的背侧部分,避免术后发生坏死而致尿道外口狭窄。沿此平面向远侧分离,于距离阴茎海绵体断端1~1.5cm处横断尿道(图21-4-2)。用1~2mg%氮芥溶液及蒸馏水冲洗阴茎创面。

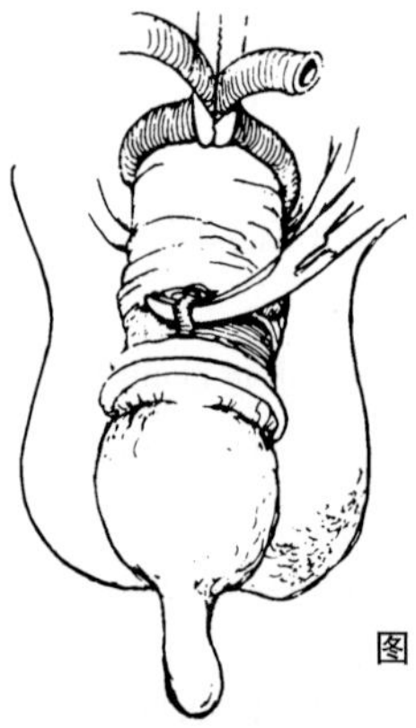

图21-4-1

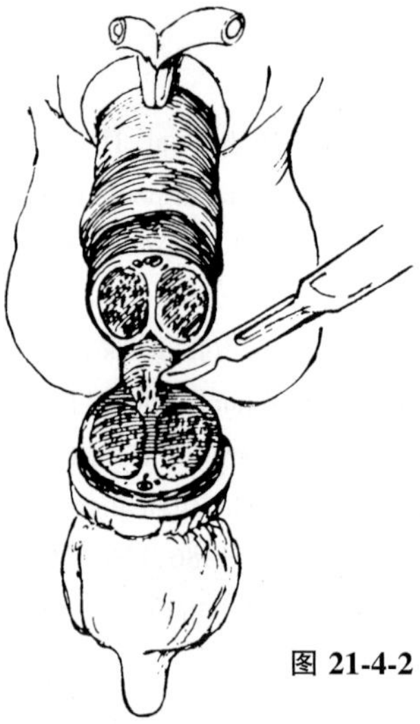

图21-4-2

(4) 用4号丝线于阴茎海绵体断端作几针间断缝合,缝线需穿过两侧的阴茎白膜及纵隔(图21-4-3)。

(5) 开放止血带,止血完善后,将皮肤创缘纵形缝合。横切尿道末端,形成上、下两瓣,将黏膜外翻与皮缘缝合,形成稍向外凸出的尿道外口(图21-4-4)。

(6) 从尿道插入导尿管,并用缝线将其固定。

5. 术中注意事项

(1) 术中将阴茎海绵体白膜留置一部分在尿道海绵体的背侧,可增加尿道海绵体末端的血运,防止

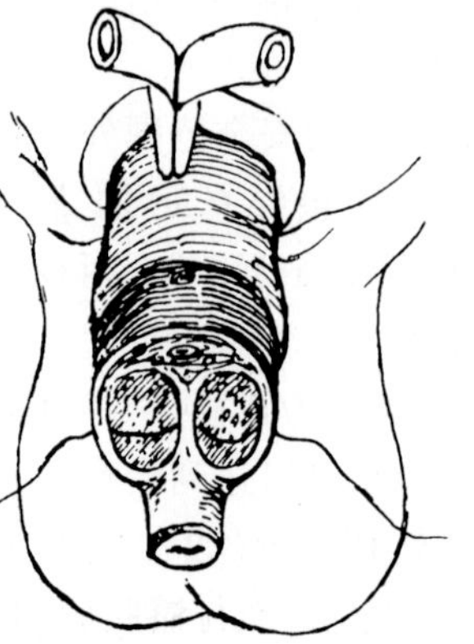

图21-4-3

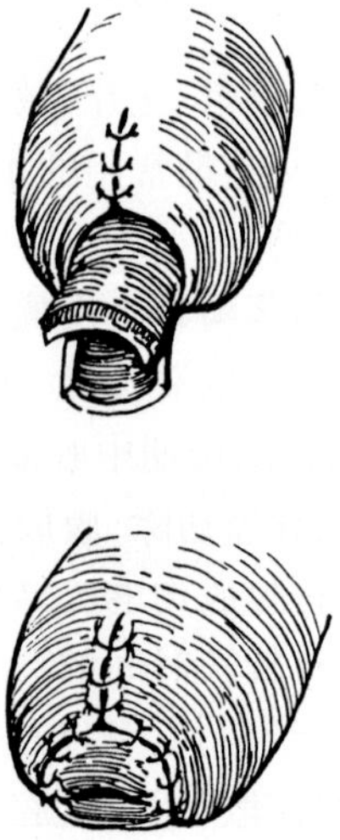

图21-4-4

尿道海绵体残端缺血坏死。

(2) 将尿道残端剪成上下两瓣时,下瓣略大于上瓣,外翻缝合成乳头状,使管口宽大。

6. 术后处理

(1) 使用抗生素预防感染,使用镇静剂及女性素防止阴茎勃起。

(2) 术后 7 天拔除导尿管。

参考文献

1. Shirahama T, et al. A new treatment for penile conservation in penile carcinoma: a preliminary study of combined laser hyperthermia, radiation and chemotherapy. Br J Urol, 1998, 82: 687-693
2. 孔祥波,容欣权,常喜华. 阴茎癌 215 例临床分析. 临床泌尿外科杂志, 2002, 10: 515-516
3. 李中华,张时纯,齐恺. 阴茎肿瘤 45 例报告. 中华泌尿外科杂志, 1998, 19: 571-572
4. Sanchez-Ortiz RF, Pettaway CA. Natural history, management, and surveillance of recurrent squamous cell penile carcinoma: a risk-based approach. Urol Clin North Am, 2003, 30(4): 853-867

【主编点评】

由于阴茎的淋巴结引流通向双侧腹股沟与盆腔淋巴结,当单侧腹股沟淋巴结有转移时,20%~25%对侧也可能受累,甚至有报道阴茎癌至少有 50%转移是双侧的。故阴茎癌的髂腹股沟淋巴结清扫手术应该是双侧同时进行。

对临床上淋巴检查阴性的病人,其中 20%的病人已有阴性转移灶。如果对此类病人全部进行清扫,则有80%的患者过度治疗,无益处而且还有面对诸多的并发症,包括伤口感染(20%)、皮瓣坏死(60%)、皮下血肿(23%)、深静脉血栓和下肢淋巴水肿等。但进行预防性淋巴结清扫手术可提高生存率。观察与等待,当再出现淋巴结阳性转移时再行清扫手术,可能延误有利的治疗时机,疗效受到影响。

对淋巴结阴性的病人,如何选择病例进行淋巴清扫手术?有学者主张术中做前哨淋巴结治检,结果阴性可进行观察,此法亦非完全可靠。由于阴茎癌的淋巴转移与原发肿瘤的分期,分级与肿瘤是否侵犯血管和淋巴管密切相关。所以,目前的观点是:低危组即 Tis、Ta、T1G1-2,无血管及淋巴管浸润者,淋巴结转移的发生率<10%,可密切随访。高危组即≥T2 或 G3,有血管和淋巴管浸润者,淋巴结转移的发生率>50%,应进行积极的淋巴结清扫术。

(梅 骅)

参考文献

1. Bevan-Thomas R, Slaton JW, Pettaway CA. Contemporary morbidity from lymphadenectomy for penile squamous cell carcinoma: the M. D. Anderson Cancer Center Experience. J Urol, 2002, 167(4): 1638-1642
2. Solsona E, Iborra I, Rubio J, et al. Prospective validation of the association of local tumor stage and grade as a predictive factor for occult lymph node micrometastasis in patients with penile carcinoma and clinically negative inguinal lymph nodes. J Urol, 2001, 165(5): 1506-1509
3. Solsona E, Algaba F, Horenblas S, et al. EAU Guidelines on Penile Cancer. Eur Urol, 2004, 46(1): 1-8
4. Ficarra V, Martignoni G, Maffei N, et al. Predictive pathological factors of lymph nodes involvement in the squamous cell carcinoma of the penis. Int Urol Nephrol, 2002, 34: 245-250

一、阴茎残端延长术

(penile stump advancement)

阴茎癌累及远侧阴茎海绵体,施行次全阴茎切除术后,可保留足够尿道,游离阴茎根部,作阴茎成形,避免作会阴部尿道造口，术后可站立排尿。阴茎较长者还可以恢复性功能。本手术也适用于外伤性阴茎切除患者。

【手术步骤】

1. 离肿瘤 1.5~2cm 处环切阴茎皮肤及皮下组织，切断阴茎，可保留断端远侧 1cm 的尿道海绵体。按常规缝合阴茎海绵体断端。

2. 分离残留阴茎海绵体，于耻骨联合下方切断大部分的阴茎悬韧带，将阴茎白膜与周围组织分离。分离过程中小心避免损伤阴茎背神经血管束。经充分游离后阴茎残端可获 3~4cm 长。

3. 于阴囊中线两侧切取全厚层肌皮瓣，蒂部位于阴囊上外侧(图 21-4-5)，因皮肤及肉膜有一定厚度，每侧的皮瓣宽度应比覆盖该侧阴茎创面大 1/3。

4. 于皮瓣深部向两侧游离，使能拉近中线覆盖阴茎创面而无张力。将阴阜脂肪组织分离，用以填充耻骨联合下方空隙。用 1 号丝线将两皮瓣下角的皮内对准缝合，缝线穿过阴茎白膜背侧中线再穿过阴阜正中创缘的皮内，结扎缝线后，阴茎根部即定位于此处。用可吸收缝线环绕阴茎根部，在相应部位间断缝合皮瓣的肉膜-白膜，在阴茎根部腹侧中线用丝线将皮瓣固定于尿道白膜。将皮瓣在中线对拢后，分层缝合肉膜及皮肤创缘。切除多余的尿道，断端劈开成前后两瓣，造口于阴茎皮肤，缝合时让前沿比后沿稍长，使排尿时尿线向下(图 21-4-6)。

5. 缝合阴囊皮肤创缘。皮下置橡皮片引流，留置导尿管。为防止皮瓣水肿，可用双层尼龙网纱稍加压包扎阴茎，用数针皮肤缝线将其固定。术后持续包扎 2 周，定期隔着网纱清洗创面，以免感染。

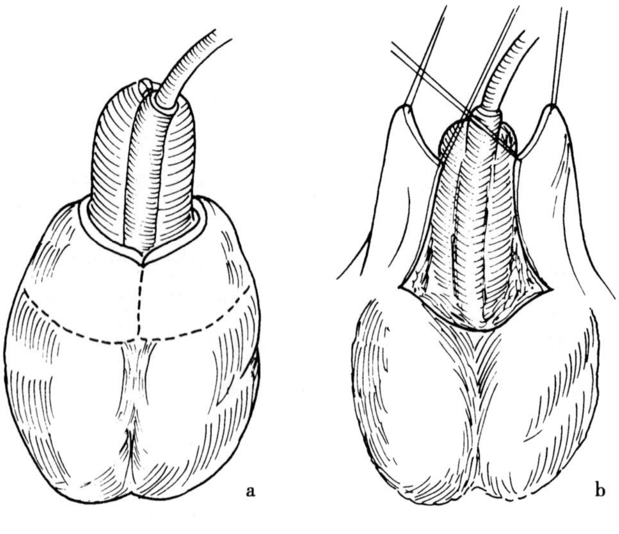

图 21-4-5

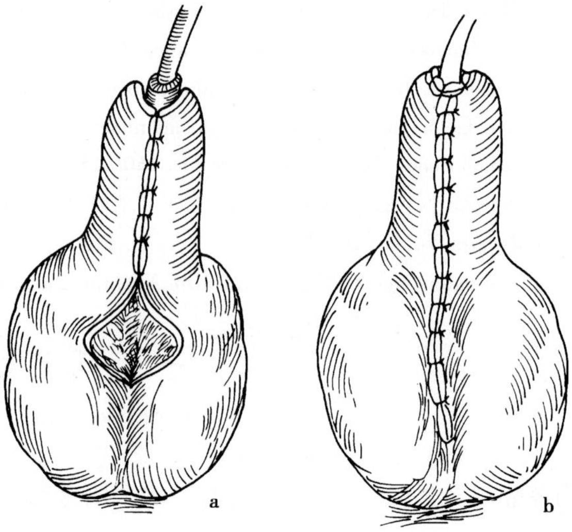

图 21-4-6

参考文献

Greenberger ML, Lowe BA. Penile stump advancement as an alternative to perineal urethrostomy after penile amputation. J Urol, 1999, 161 : 893-894

二、阴茎头成形术

阴茎部分切除后将白膜向中线靠拢缝合，使阴茎缩短，用阴茎皮肤覆盖创缘，残余阴茎常进一步退缩，站立排尿时常遇困难，使用带蒂阴囊瓣覆盖创面，重造阴茎头，可节约阴茎长度，术后不仅可站立排尿，一些患者还可以获得成功的性交。

【手术步骤】

阴茎部分切除后，于中线缝合白膜，将阴茎皮肤创缘缝合在新阴茎头包皮沟处(图 21-4-7)。在阴囊前侧切取带蒂阴囊瓣，蒂部向下。在相应部位切一 15mm 钮孔状切口，作尿道开口之用(图 21-4-8)，将阴囊瓣与尿道创缘缝合。尿道留置 14F 导尿管。将阴囊瓣创缘缝合于新冠状沟处的白膜。将阴囊皮带缝成管状(图 21-4-9)。

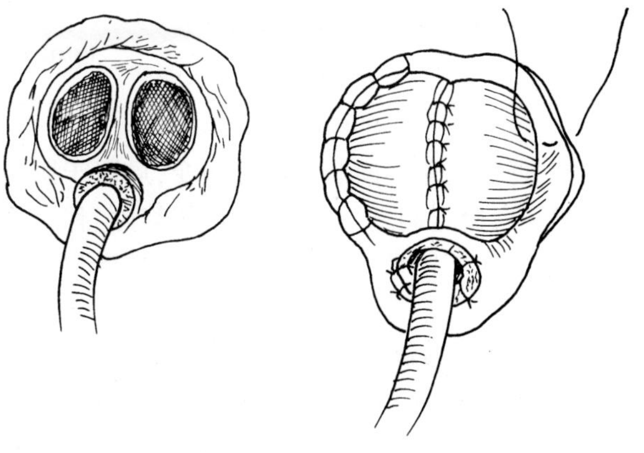

图 21-4-7

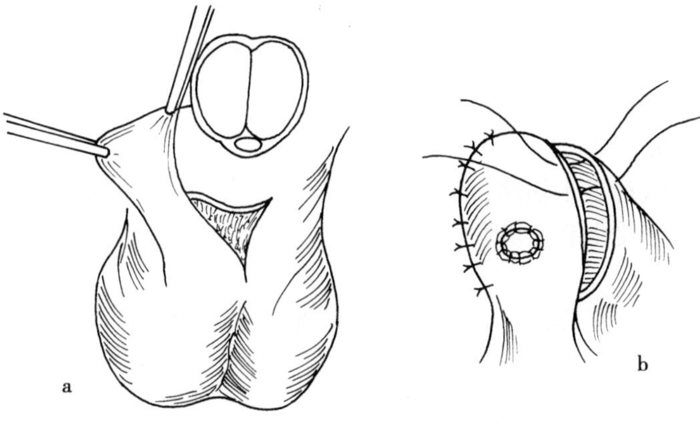

图 21-4-8

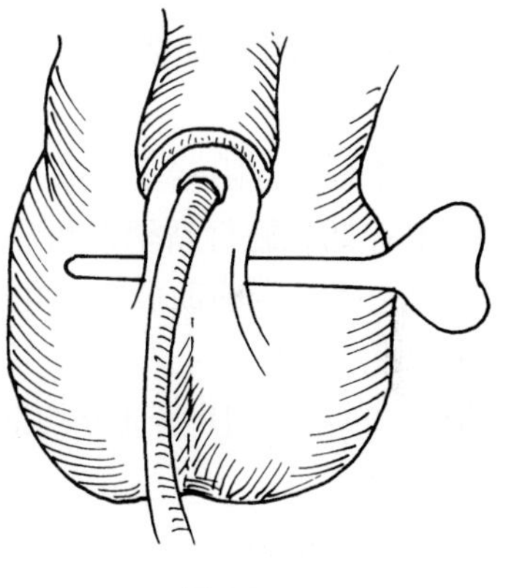

图 21-4-9

术后 6~12 周将阴囊蒂切断，同时电灼阴茎头皮肤毛囊。

(梅　骅)

参考文献

Mazza ON, Cheliz GMJ. Glanuloplasty with scrotal flap for partial penectomy. J Urol, 2001, 166, 887-889

【主编点评】

阴茎癌患者如癌细胞分化较好，进展较慢，少侵犯入阴茎海绵体，淋巴结肿大多为炎症所致，少发生转移。为了改善术后生活质量，若肿瘤局限于阴茎头及冠状沟，可于阴茎部分切除手术中保留阴茎海绵体，只切除带肿瘤的阴茎头、附近的皮肤及尿道远端，若阴茎皮肤不足以覆盖创面，可借带蒂阴囊中隔皮瓣转移覆盖阴茎，于皮瓣中部作尿道造口。术后 8 周，试行阻断皮瓣蒂部，若移植区血供良好，可切断皮瓣。

阴茎癌施行阴茎部分切除术后残端太短致站立排尿及性交困难,可施行阴茎延长术:于阴阜正中作V形切口,下端达阴茎根部,多保留切口内叶的皮下脂肪,切断阴茎基韧带及悬韧带,松解耻骨联合下方的阴茎海绵体,将皮瓣的皮下组织填塞耻骨联合下空隙,切除一部分切口外缘的皮下脂肪,将切口两外侧远段向中线靠拢缝合覆盖阴茎创面,切口上段与切口内侧创缘缝合,缝合后切口呈Y形。

(梅　骅)

第五节　阴茎全部切除术

total penectomy

【曾　进】

低期、低级的阴茎鳞状细胞癌病变,局限于阴茎头及冠状沟,局部切除后极少复发。为保留性功能,可将阴茎头及附近阴茎皮肤、皮下组织切除,保留阴茎海绵体及远端尿道。转移阴囊纵隔皮瓣覆盖阴茎创面,尿道造口于阴囊皮瓣,术后2个月切断皮蒂,使阴茎与阴囊分离。多保留阴茎长度,可以改善生活质量。

阴茎鳞状细胞癌多属低度恶性,腹股沟淋巴结肿大多为炎症引起,淋巴结转移途径一般先到达腹股沟浅淋巴结,然后到达深淋巴结。即使发生广泛转移,对化疗、放疗常可收效。转移到深腹股沟淋巴结的患者使用化学治疗(如Cisplatin+5Fu或VBM方案)使淋巴结缩小,仍可施行淋巴结清除术而获长期治愈。施行广泛的淋巴结清除术会致下肢水肿及活动障碍。近年来治疗方案有主张作如下改变:

PT_1及PT_2期肿瘤作阴茎部分切除及浅腹股沟淋巴结清除术;冰冻切片阳性者做深腹股沟淋巴结清除术;

PT_3期肿瘤施行阴茎全切除、浅深腹股沟淋巴结清除术;

PN_2-PN_3期先施行新辅助化疗和放疗,再施行手术切除;

PT_4期先施行新辅助放疗和化疗,随后作补救性手术切除。

【手术适应证】

1. PT1~$2N_0M_0$行阴茎部分切除术后残端癌肿复发者,或切除后残留部分不能站立排尿和进行性生活者。

2. $PT3N_0M_0$者。

3. 阴茎体部癌肿,大部分恶性程度高,即使癌肿较小,也宜行阴茎全部切除术。

【术前准备】

1. 全身应用抗生素控制局部感染。

2. 用1/5 000高锰酸钾溶液洗涤浸泡阴茎3~5天。

3. 剃净阴毛,清洗会阴部。

4. 术前两日少渣半流质饮食,术前晚及术前各灌肠1次。

【手术步骤】

用纱布或阴茎套将肿瘤部分包绕,绕阴茎根部作纵形切口,切口两端向上下各延长2~3cm,上端达耻骨联合上方(图21-5-1)。于阴茎根部背侧中线处分离并切断阴茎悬韧带。切开阴茎白膜,分离、切断、结扎阴茎背深动脉、阴茎背深静脉和神经(图21-5-2)。潜行游离耻骨上方及两侧皮瓣,清除阴茎根部周围

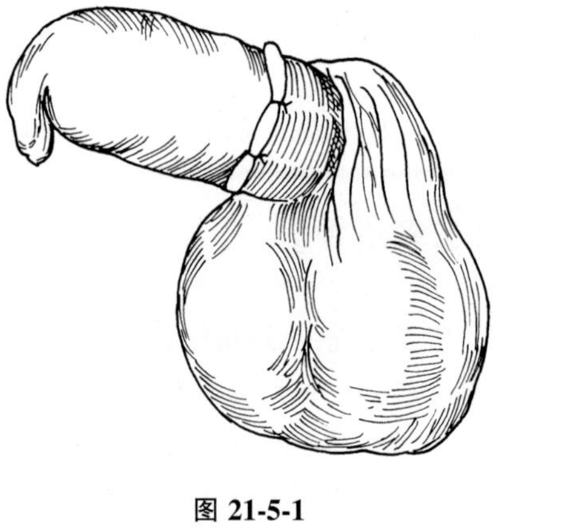

图21-5-1

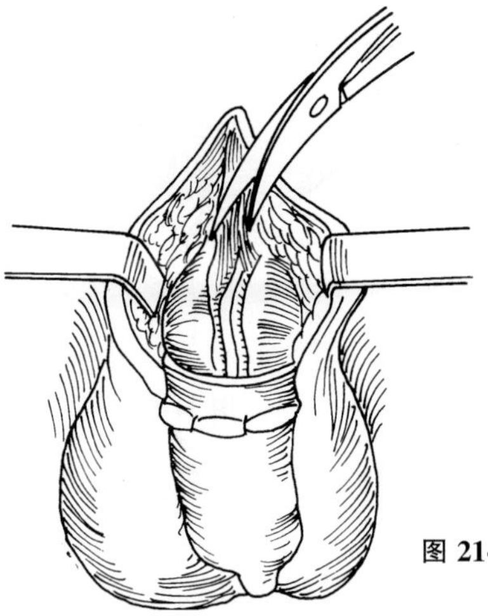

图 21-5-2

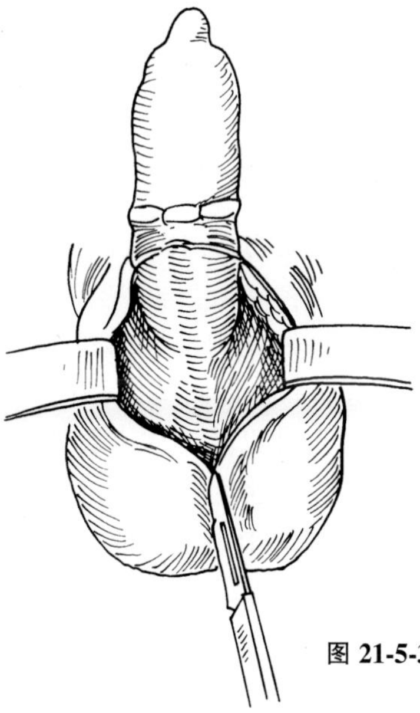

图 21-5-3

和耻骨前区淋巴脂肪组织(图 21-5-3)。上翻阴茎,在阴茎腹侧将切口延伸至阴囊中间线,并向两侧分离,游离并显露尿道海绵体(图 21-5-4)。从阴茎白膜表面游离出尿道,距肿瘤 2.5cm 以上切断尿道,但必须保留足够长度的尿道,以便于行会阴部造口。将近心端尿道海绵体向下牵拉,并充分游离直达尿道球部(图 21-5-5)。游离两侧阴茎海绵体,至靠近耻骨支处。用止血钳将左右两个阴茎海绵体脚分开并钳夹。距耻骨支0.3cm 两钳间用锐刀切断阴茎海绵体脚,断端用丝线间断缝合,必要时作双重缝合结扎(图 21-5-6)。于会阴部阴囊下方作一纵形切口,将尿道由此切口引出。在无张力情况下,尿道应露出皮肤切口 1cm。然后横行剪开尿道末端 0.5cm 使成两瓣,用细丝线将尿道海绵体外层与皮下组织间断缝合数针,略加固定。随后将尿道瓣分开分别与皮肤缝合,使黏膜外翻呈乳头状。对于阴囊松弛者可切除部分阴囊后成形,防止术后影响排尿,在创口两角部阴茎海绵体附近放

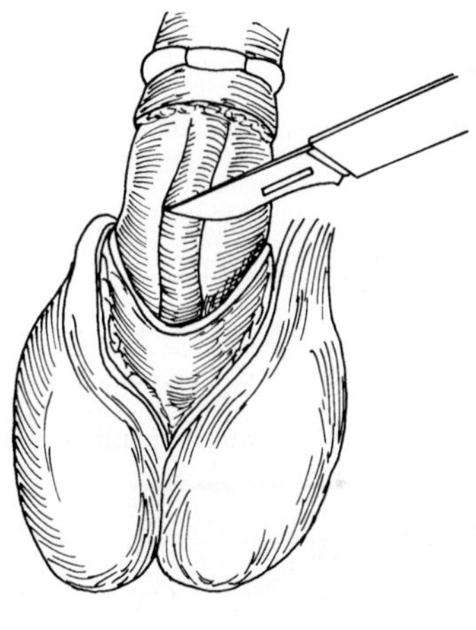

图 21-5-4

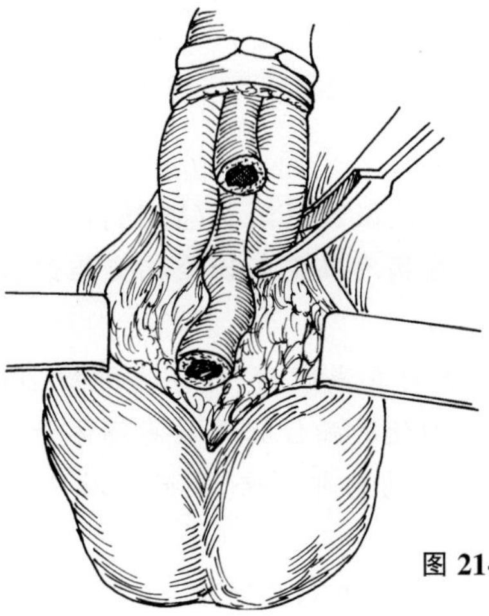

图 21-5-5

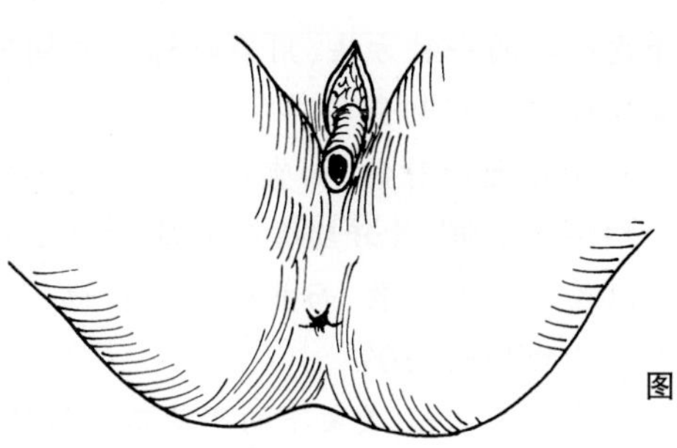

图 21-5-6

置烟卷或橡皮条引流。横行缝合切口。留置导尿管(图21-5-7)。

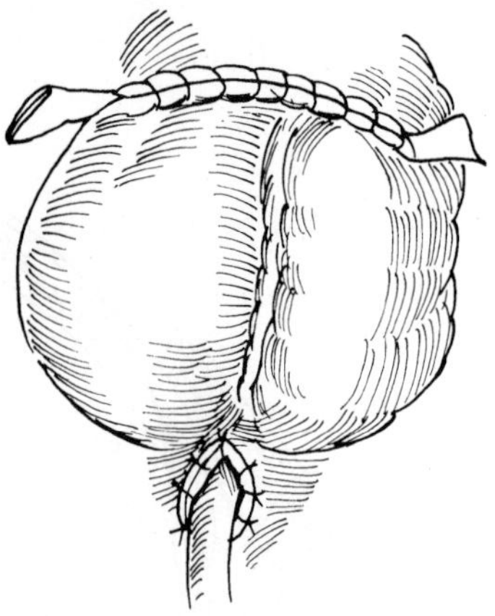

图 21-5-7

【术后处理】

托起阴囊。无渣半流质饮食 3 日。

应用抗生素预防感染。

术后 2~3 天拔除引流物,7~10 天拔除导尿管。

【术后并发症】

1. 局部复发 多因阴茎根部周围和耻骨上淋巴脂肪组织清除不彻底所致。因阴茎头、阴茎海绵体的淋巴首先引流至耻骨上淋巴丛再注入腹股沟深淋巴管和髂外淋巴结,所以应将上述区域淋巴脂肪组织彻底清除,尤其是癌肿位于阴茎头或浸润阴茎海绵体者。若清除的淋巴脂肪组织病理检查证实有转移者,应施行髂腹股沟淋巴结清扫术或扩大淋巴结清扫术。局部复发后应积极争取手术切除再配合化疗。

2. 会阴部尿道造口狭窄 最为常见。主要原因是创口感染、尿道残端过短回缩、尿道外露过长坏死、尿道外口处理欠妥、皮肤创孔窄小或尿道引出过程成角扭曲。应积极防治感染,会阴部皮肤创孔应宽敞,尿道无角度、无扭曲引出,保护好尿道末端血运及长度,外露皮肤 1cm,末段剪开 0.5cm 形成两瓣,外翻无张力缝合呈小乳头状,可减少尿道外口狭窄发生率。狭窄发生后,应定期作尿道扩张。严重者施行尿道外口切开成形术。

参 考 文 献

1. 李宗晋. 101 例阴茎癌治疗的回顾性分析. 临床泌尿外科,1990,5(1):30-32
2. 周荣祥主编. 男性科手术学. 北京:中国人口出版社,1991,96
3. Altwein JE and Rubben H. Urologie. Stuttgart:Enke verlag,1993,4:205
4. Culkin DJ,and Beer TM. Advanced penile carcinoma. J Urol,2003,170:359-365

【主编点评】

阴茎癌是由阴茎上皮增生逐渐发展而来的,绝大多数为鳞状上皮癌,阴茎癌转移可以肿瘤栓子的形式发生,阴茎白膜是防止癌瘤浸润的屏障,阴茎癌主要经淋巴转移,其中腹股沟淋巴结是了解有无转移的最重要指标。远处转移肺、肝、骨、脑少见,仅 1%~10%。局部淋巴结无转移而有远处转移少见,阴茎癌没有自然消退的报告,肿瘤进展快,如果没有及时治疗,大多数患者在 2 年内死亡。

阴茎部分或全切除是治疗的金标准。由于远处转移少见,即使是进展性肿瘤术后长期疗效好。以下是阴茎癌手术方法的选择;

1. 对于范围很小、良性、癌前病变、Tis、Ta、T1 和一些 T2 阴茎癌可采用 Nd:YAG 激光治疗,优点是保留了正常的阴茎结构和功能。

2. 位于阴茎远端的局限性肿瘤,直径小于 1cm 的肿瘤可行显微外科治疗(MMS):切除薄层组织去除皮肤癌的一种方法,用染料标记要切除的组织,按组织结构准确定向切除病变组织,冰冻切片检查邻近组织有无受累。

3. 对于较大的肿瘤,如直径大于 2cm、累及龟头、阴茎远端的表浅肿瘤,作距离肿瘤 2cm 的阴茎部分切除已足够,最好切缘行冰冻切片了解肿瘤侵犯程度。即使肿瘤侵犯深层海绵体受累,由于肿瘤是以栓子形式扩散,而非经淋巴扩散,局部很少复发。足够的局部切除、腹股沟淋巴结阴性 5 年生存率达到 70%~80%。

4. 切缘不足 2cm,或留下的阴茎不能维持正常的排尿和性生活者应行阴茎全切。阴茎太短者,还可在术后1~2年作阴茎再造术,若肿瘤侵犯较广泛,不能在根部作阴茎截除时可作会阴尿道造口。

当肿瘤扩展至阴囊、会阴、腹壁或耻骨(T4),除因有广泛转移、固定的淋巴结(N3),应该行半骨盆切除+联合化疗。除无法治愈者外,按个别情况施行外阴全切除,连同膀胱、前列腺精囊,切除部分耻骨弓、耻骨联合或部分腹壁。会阴部的组织缺损用带蒂股薄肌肌皮瓣修补。

鳞癌本身对放射不敏感、阴茎癌常伴发感染,进一步降低放射的敏感性,治疗后发生尿瘘、狭窄、皮肤坏死的可能性大,因此临床上很少考虑放疗,仅肿瘤局限但不愿意接受手术者,或手术难以切除、有远处转移但要求保留阴茎者才做局部放疗。淋巴结转移的处理见腹股沟淋巴结清扫。

(魏 辉 梅 骅)

第六节 阴茎扭转纠正术

correction of penile distortion

【梅 骅】

【手术适应证】

1. 先天性阴茎扭转(多为逆时钟扭转)
2. 尿道下裂或包皮环切术后阴茎扭转

【手术步骤】

沿冠状沟作环形皮肤切口(图21-6-1),将阴茎皮肤脱套达阴茎根部,作人工勃起试验。若为尿道下裂,皮肤脱套后仍有阴茎扭转者,分离一块广基的肉膜瓣,将带丰富血循环的肉膜瓣旋转包绕阴茎干的右侧(图21-6-2),用缝线将其固定于阴茎腹侧,注意勿缝合于尿道上,瓣旋转取决于纠正阴茎旋转所需程度。将阴茎向顺时钟方向扭转,纠正扭转。包皮环切后,缝合阴茎皮肤切口。若为尿道下裂患者可获得血供丰富的肉膜瓣覆盖成形的尿道,防止尿道瘘(图21-6-3a)。

阴茎稍加压包扎防止术后水肿(图21-6-3b)。

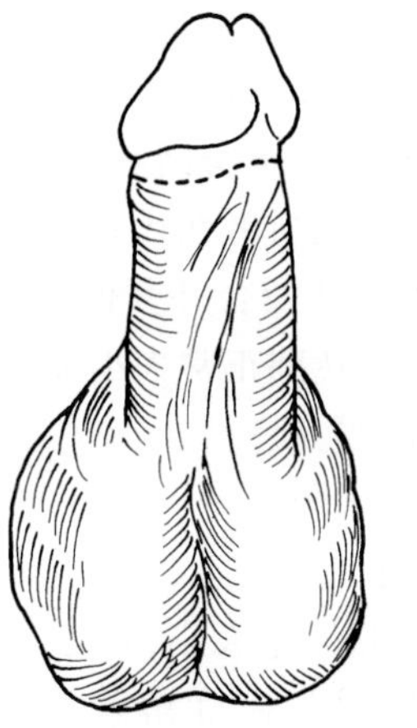

图 21-6-1

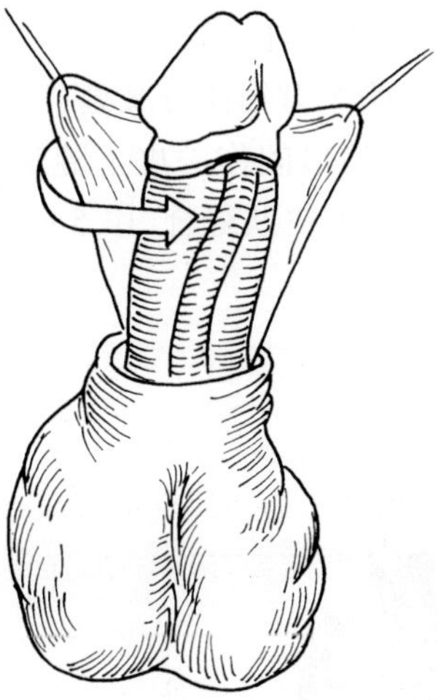

图 21-6-2

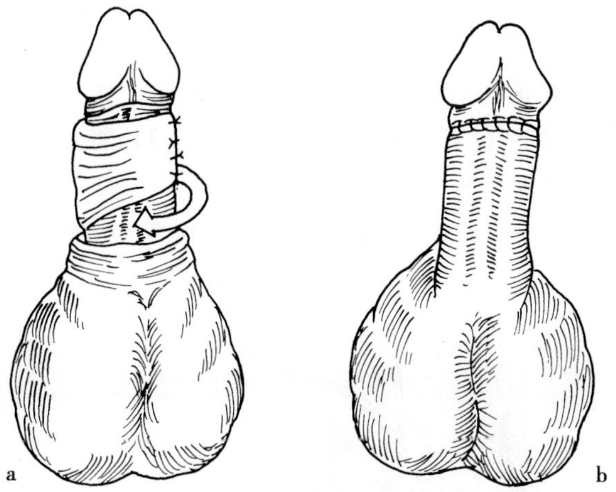

图 21-6-3

参 考 文 献

Fisher PC and Park JM. Penile torsion repair using Dorsal dartos flap rotation J Urol,2004,171:1903-1904

第七节　小阴茎的外科治疗

petty penis correction

【周祥福　梅　骅】

新生儿期发现阴茎细短,应立即进行全面的内分泌检查。小阴茎最常见的原因是低促性腺激素的性腺功能减退,有时伴有某种综合征,如 Kallmann,Prader-Willi 综合征等。典型的小阴茎表现为阴茎小而外观正常,尿道开口于阴茎头部。说明在妊娠头 3 个月睾丸接受人绒毛膜促性腺激素(HCG)刺激的功能是正常的,但 3 个月后由于胎儿促性腺激素缺乏,睾丸功能处于静止状态。如果同时伴有尿道下裂,可能是由于睾丸分泌睾酮不足(原发性性腺功能不全、酶异常),或靶器官利用睾酮不充分(雄激素受体缺乏、5α-还原酶缺乏)。相反,原始生殖结节的异常并非小阴茎的常见原因。

治疗方案的制订,首先是征求家长意见。确定患儿该按何种性别抚养。小阴茎而尿道正常者,经注射睾酮可能有效。在 1 岁时治疗能使阴茎组织增生,而 1 岁后治疗可能会引起肥大。无论青春期发育是自然发生还是药物治疗后出现的。增生的结果是形成在青少年期能接受雄激素刺激并生长的组织,雄激素治疗后一般阴茎增大的效果是肯定的,婴儿期即可达正常大小,应该对这些患儿整个儿童期密切随诊。如果发现阴茎发育滞后,应再给予雄激素冲击治疗。

因靶器官(阴茎)本身问题而引起的伴有尿道畸形的小阴茎,对雄激素治疗不敏感。使用雄激素治疗一开始,就应把患儿当男性抚养。雄激素治疗无效,阴茎极度细短者,则应考虑改变抚养性别。在新生儿期或婴儿期,此类患儿及合并其他生殖器畸形的患儿作阴蒂成形术。企图保留男性性别,通过手术延长阴茎,不可能使阴茎达到正常大小及功能达到正常。

【手术适应证】

各种畸形的小阴茎。

【术前准备】

6 周龄时测量阴茎大小,并与生理正常值表对照。测定黄体激素(LH),尿促卵泡素(FSH)、睾酮(T)和二氢睾酮(DHT)的水平,了解睾丸大小及位置。性腺功能低下者试用一疗程人绒毛膜促性腺激素(HCG)。如 T 及 FSH 正常。说明非内分泌原因,应手术矫正。

【手术步骤】

第一期:

1. 阴茎头缝一牵引线,用一条导尿管(也可用婴儿胃管)插入尿道(图 21-7-1)。

2. 在阴茎根部作一环形切口,于皮下组织与 Buck 筋膜间分离,直至阴茎海绵体分叉处(图 21-7-2)。

3. 在阴茎根部与阴茎干等长处的阴囊皮肤上作一横形小切口,于两切口间作一皮下隧道连通,连同牵引线和导尿管一起将阴茎拖过隧道(图 21-7-3)。将冠状沟皮肤创缘与阴囊皮肤缝合,用 5-0 可吸收合成缝线缝合原阴茎根部切口。

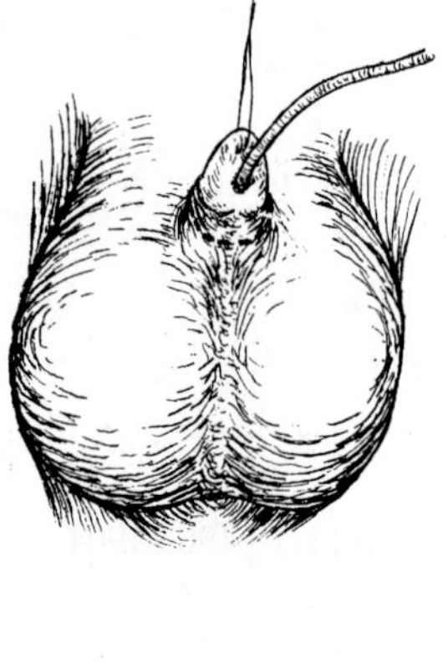

图 21-7-1

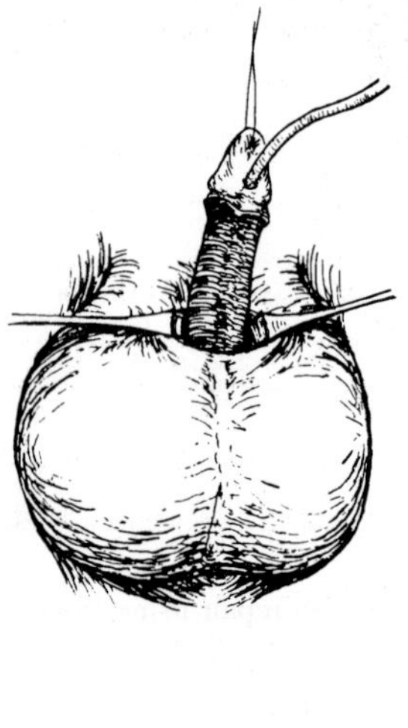

图 21-7-2

半年后行第二期手术。

第二期:

4. 插入小号导尿管,缝在阴茎头上。绕阴茎头在阴囊壁上作宽于阴茎干直径的U形切口(图21-7-4),将皮瓣、皮下组织连同其附着的阴茎干一起游离。

5. 用5-0可吸收合成缝线缝合阴囊缺损处(图21-7-5)。

6. 用5-0可吸收合成缝线缝合皮瓣边缘,有张力时,加用减张缝合,包扎同尿道下裂(图21-7-6)。

附注:阴茎太小不能进行性生活者,有学者主张使用皮瓣做阴茎再造后,将小阴茎腹侧的皮肤切开,

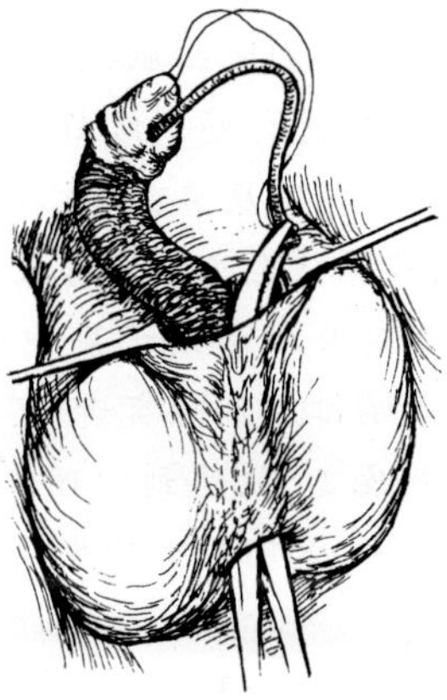

图 21-7-3

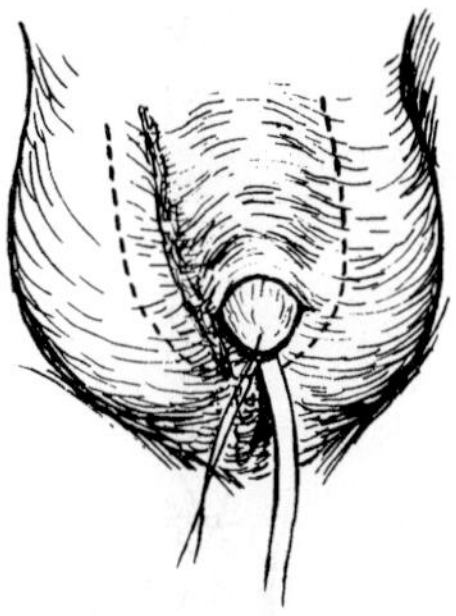

图 21-7-4

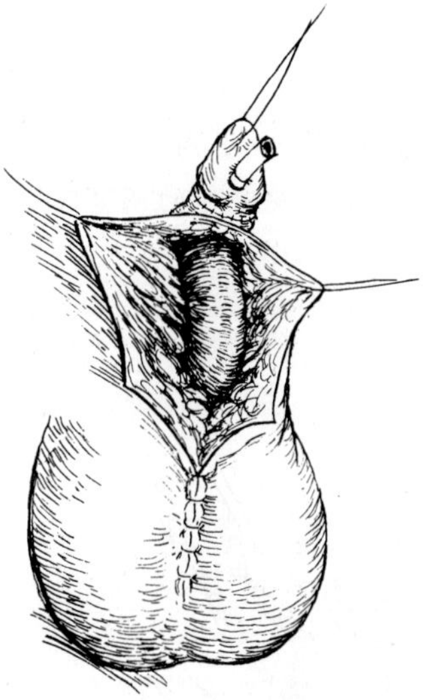

图 21-7-5

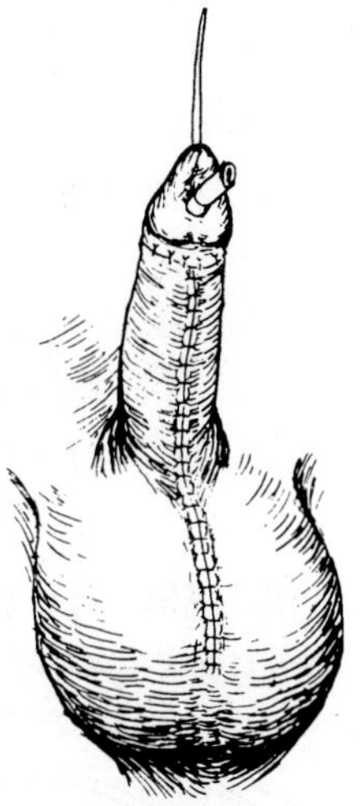

图 21-7-6

展开阴茎皮肤,做假阴茎的尿道成形与小阴茎尿道吻合,然后将小阴茎阴茎头及其皮肤缝合在假阴茎的背侧,可以保留小阴茎的感觉及性功能。

参 考 文 献

Hinman F Jr. Atlas of urologic surgery. Philadephia: WB Saunders,1989,71-72

【主编点评】

一些发育正常的成年男性自觉阴茎短小,要求施行阴茎延长术,临床检查发现阴茎大小及功能尚属正常范围,并无手术适应证。

小阴茎的定义尚缺乏统一标准。中国成年男性阴茎平均长度为8.08cm,周径8.11cm,平均有效长度为12.4cm,其中,9.5~15.5cm占95%,短于9.5cm只能认为是偏短,功能上还可以正常。勃起时阴茎硬度比长度重要。

阴茎长度测量方法是用硬尺子在阴茎旁压向耻骨,测量阴茎松软时的长度,然后于牵引阴茎时及充分勃起时测量其长度。成熟新生儿阴茎长度不短于1.9cm。成人阴茎长度于松软时若短于4cm,拉长时短于7cm,有效勃起短于9.5cm,可认为是小阴茎。

小阴茎常因下丘脑-垂体-睾丸轴功能失常致雄激素水平低下，或因雄激素受体缺失所引起。需找寻病因，进行鉴别诊断。幼儿期可作实验性治疗。每周肌内注射睾酮25mg，不超过3个月，若能刺激终末器官反应，可提前发育，阴茎增大。此类患者至青春期阴茎可正常发育。经上述治疗若无疗效，应等待至患儿发育成熟后才作出治疗决策。

阴茎延长术适用于某种疾病致阴茎异常短小，而要求手术治疗的患者。阴茎较短小的正常人若不影响排尿和性交者，不宜因美容需要施行阴茎延长术。阴茎延长术只是外观上延长，实际长度并无改变，仅达到心理上的满足。医生应向求医者作好解释，告知术后可能发生的问题，劝其放弃手术。只有因此而发生严重心理障碍，在详细解释后仍坚持要求手术，为满足其要求才予以施行。

【外科解剖学】

阴茎筋膜为来自腹直肌鞘的弹性纤维和胶原纤维，包绕白膜。来自耻骨下方的纤维形成阴茎基韧带(fundiform ligament)，深部纤维形成阴茎悬韧带(图21-7-7)，将阴茎根部固定在耻骨联合下方，使阴茎勃起时能向上坚挺举起，以维持其性功能。阴茎延长术是切断上述两条韧带，松解其下的阴茎基部，以增长阴茎的悬垂部。

【手术步骤】

1. 在阴阜中部作V形皮肤切口，切口下角达阴茎基部，切开阴阜脂肪、多保留皮瓣尖部旁的脂肪组织，于腹直肌鞘表面分离切断皮瓣中部的阴茎基韧带，形成V形皮瓣(图21-7-8)。

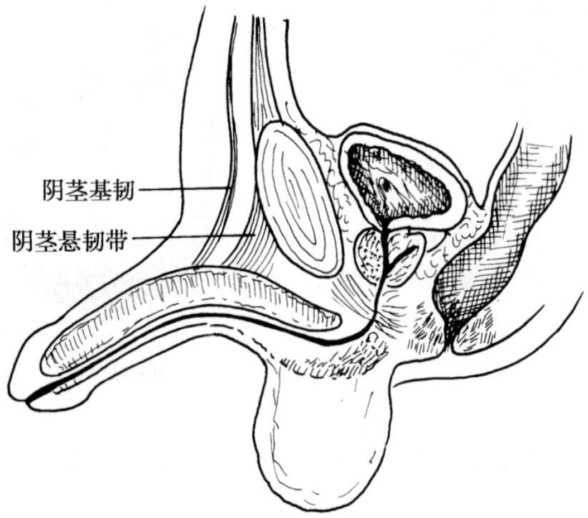

图 21-7-7

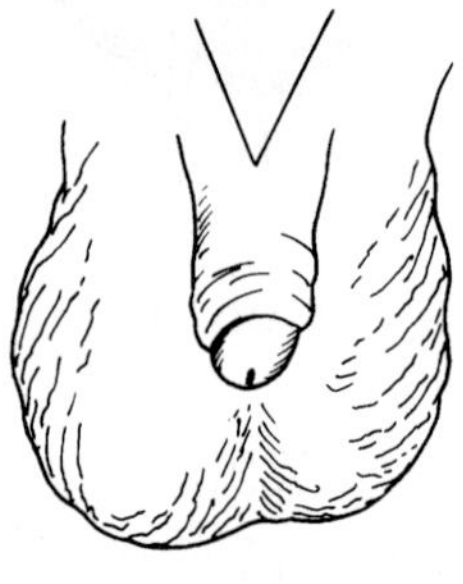
图 21-7-8

2. 将阴茎向下牵引，贴近耻骨联合下方的骨膜切断阴茎悬韧带，松解范围不超过中线两旁1cm，通常松解悬韧带后阴茎可延长1cm，其位置下垂，藉重力及勃起的伸张作用，使术后阴茎可延长2~3cm(图21-7-9~10)。

3. 将V形皮瓣的皮下脂肪填入耻骨联合下方的间隙，将皮肤切口Y形缝合，适当去除切口外缘的皮下组织，使Y形切口的下部覆盖经松解的阴茎基部(图21-7-11)。

术后阴茎位置较术前下垂，为使阴茎增粗，一些学者主张用自体脂肪注射于阴茎皮

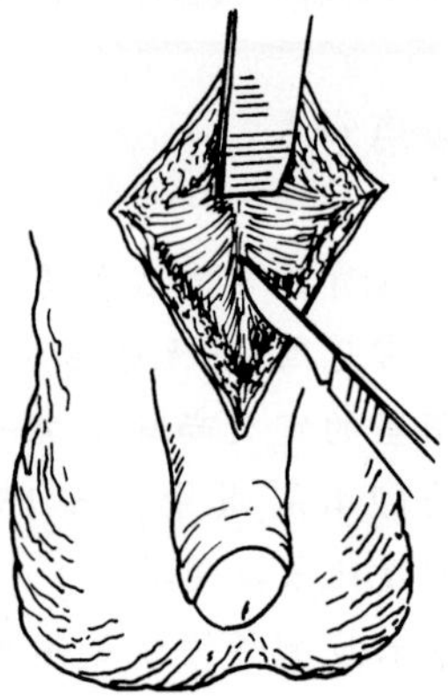
图 21-7-9

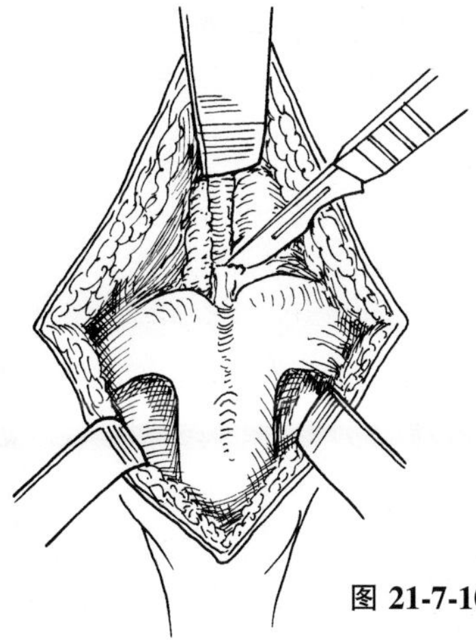

图 21-7-10

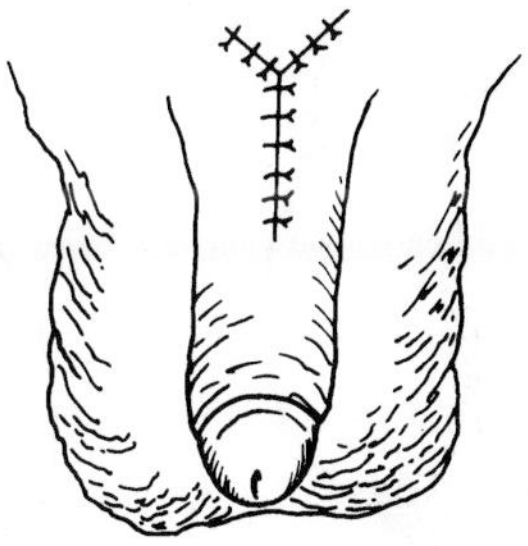

图 21-7-11

下,使周径增大。一些患者诉阴茎勃起时失去固定,性交时难以插入,甚至勃起不充分,阴茎在垂直面上自由活动,向平行方向牵引时很容易将阴茎从腹壁松离,显示阴茎干和两侧的阴茎脚失去悬韧带支持和固定作用。为防止此种情况,宜按上述方法松解阴茎,保留阴茎脚两旁的组织,将阴茎根部固定,避免作过于广泛的游离。在确定手术前应了解患者的心理状态,详细告知可能发生的各种情况,使思想上有所准备。术后仍进行心理辅导。

【术后护理】

用弹性纱布包裹阴茎压迫止血,留置气囊导尿管引流 3~5 天。

(梅 骅)

参考文献

1. 张维平. 小阴茎. 见黄澄如主编. 小儿泌尿外科学. 北京:人民卫生出版社,2006,366-371
2. Alter GJ. Reconstruction of deformities resulting from penile enlargement surgery. J Urol,1997,158:2153-2157
3. Wessells H,Lue TF,McAninch JW. Complications of penile lengthening and augmentation seen at 1 referral center. J Urol,1996,155:1617-1620

第八节 阴茎阴囊转位矫形术

correction of penile-scrotal transposition

【章咏裳 刘继红】

阴茎阴囊转位是一种较少见的畸形。阴茎前阴囊在有袋类动物是外生殖器的正常结构。Datta 等报告此畸形常有家族遗传倾向,认为这是种族发展的返祖现象。近亲结婚可能是出现这种先天性畸形的病因。阴茎阴囊转位分完全性和部分性,常合并阴茎短少、尿道下裂及阴囊对裂等畸形。多数阴茎阴囊转位的病例可行手术矫正。

麻醉和体位 婴儿用全麻,儿童及成人用腰麻或连续硬膜外麻醉。取截石位。

一、Glenn-Anderson 改良法

本术式适用于部分性阴茎阴囊转位病人。

1. 在阴囊与腹壁交界处,以耻骨联合为中心作一横括弧形切口,再以阴茎根部为中心,另作一横弧形切口,两切口平行,长度应估计可包绕阴茎根部。两弧形切口的两端各作一纵切口,两纵切口下端直延至阴茎腹侧,并以横切口相互连接(图 21-8-1)。

2. 弧形切口间的阴囊壁组织切除,阴囊皮瓣稍加游离。

3. 阴茎体腹侧作一纵切口,向上直至冠状沟下缘约 2~3cm 处(图 21-8-2)。游离此切口两侧的皮瓣。如合并尿道下裂,应清除阴茎腹侧的纤维索带组织,使阴茎完全伸直(图 21-8-3)。

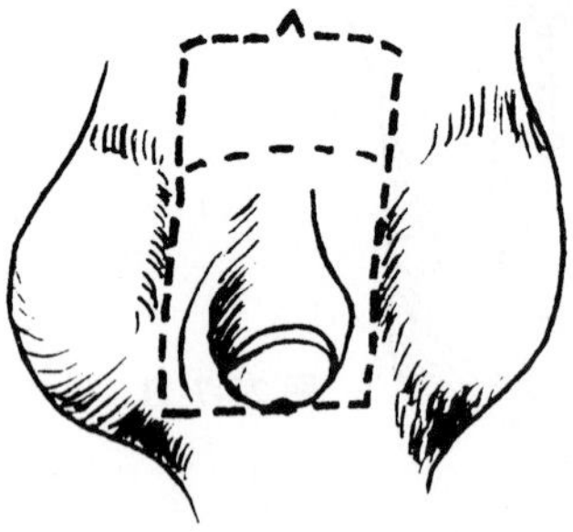

图 21-8-1

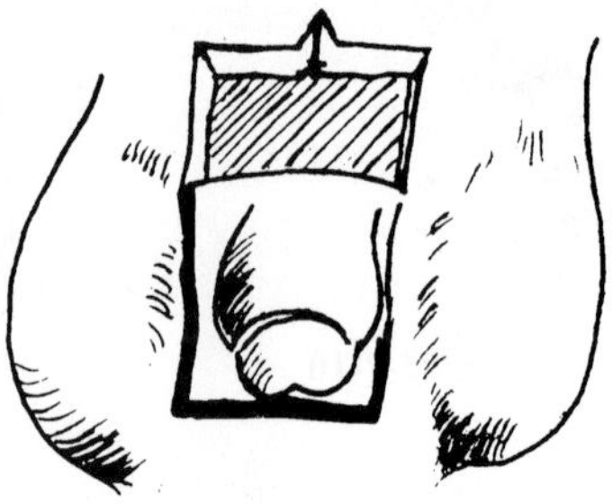

图 21-8-2

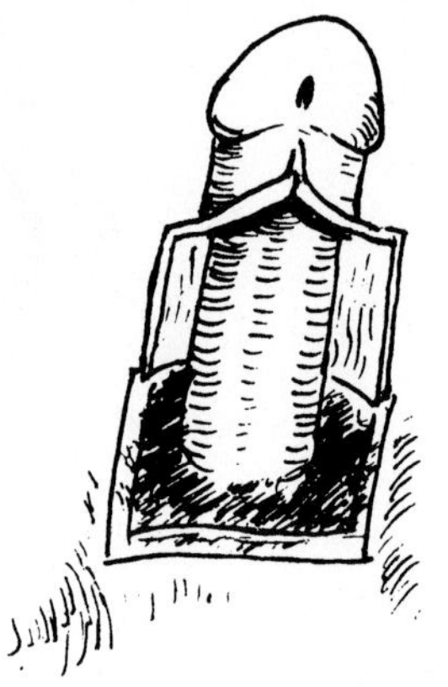

图 21-8-3

4. 将阴茎两侧的皮肤及两侧阴囊的皮瓣转向阴茎腹侧,共同覆盖阴茎腹侧的创面,分两层缝合(图 21-8-4)。

5. 将阴囊横括弧形切口上面的皮瓣缘包绕阴茎根部,在阴茎腹侧会合(图 21-8-5)。

6. 阴囊切口的其余皮瓣都转移至阴茎腹侧,将皮瓣的深层筋膜和皮肤分两层间断缝合(图 21-8-6)。

7. 尿道留置导尿管引流尿液。尿道下裂病人需待二期作尿道成形术。

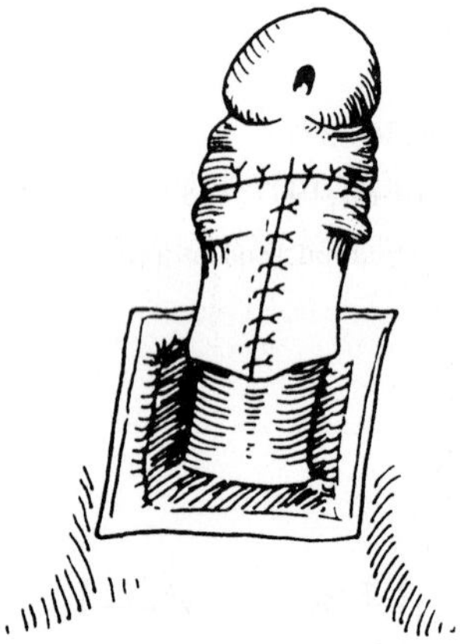

图 21-8-4

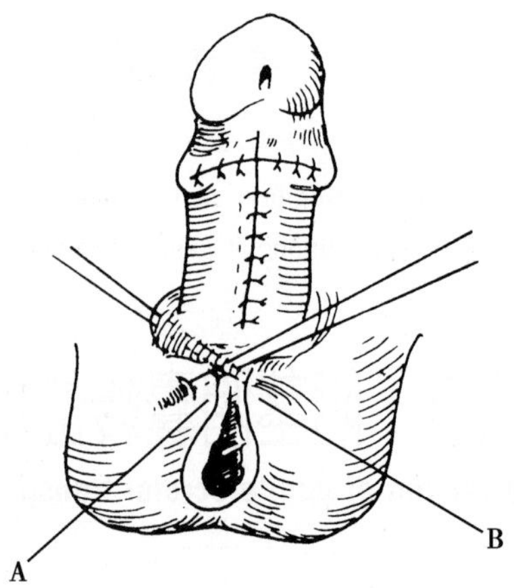

图 21-8-5

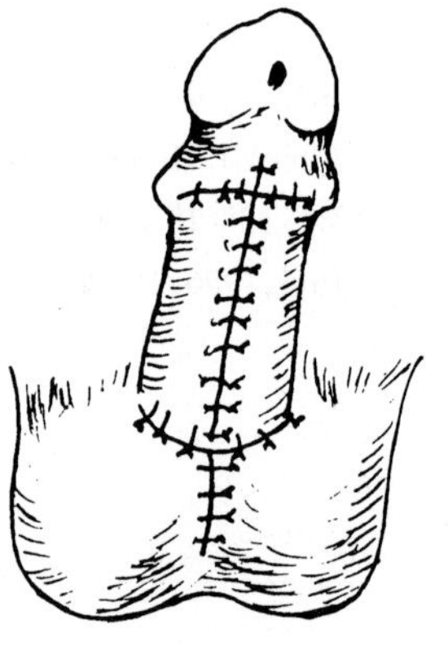

图 21-8-6

二、M 形阴囊切口矫形术

1. 围绕阴茎根部作菱形切口,再在两侧角向外各作一倒钩形切口,其外端尽量向外侧延伸,整个切口呈 M 形,范围应将两侧转位的阴囊包括在内。再在菱形切口上角即阴茎背侧向上另作一适当长度的直切口(图 21-8-7)。

2. 将阴茎向上移位至原阴茎背侧直切口的 A、A′之间,再将两倒钩形切口的 B、B′在阴茎腹侧会合。分别缝合移位后的各个皮瓣(图 21-8-8)。

3. 如有尿道下裂按一般原则处理。尿道留置导尿管引流尿液。

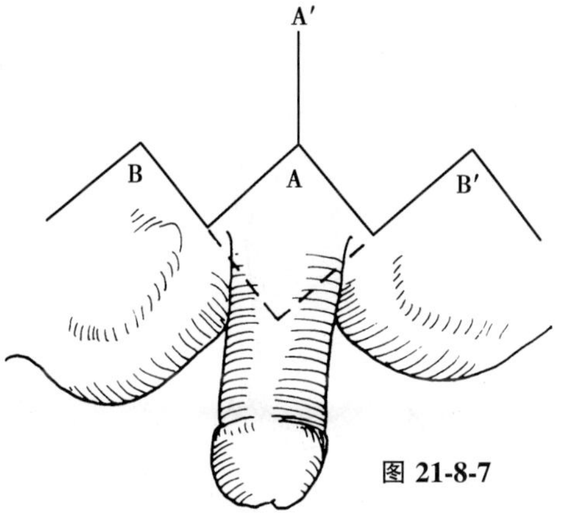

图 21-8-7

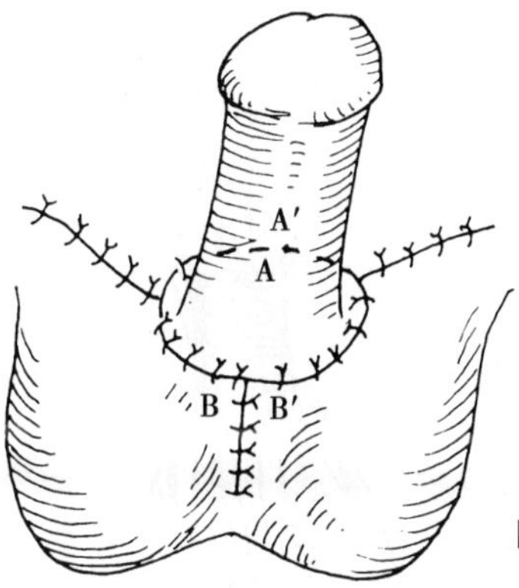

图 21-8-8

三、翼状皮瓣转位矫形术

适用于轻型阴茎阴囊转位未合并尿道下裂的病例。

1. 在阴茎两侧位置过高的阴囊皱褶皮肤边缘各作一“∧”形切口(图 21-8-9)。
2. 将阴茎翻转向上,在阴茎根部作环形切口,并在阴囊作直切口(图 21-8-10)。
3. 游离阴囊皮肤形成两个翼状皮瓣,用缝线将翼头部提起(图 21-8-11)。

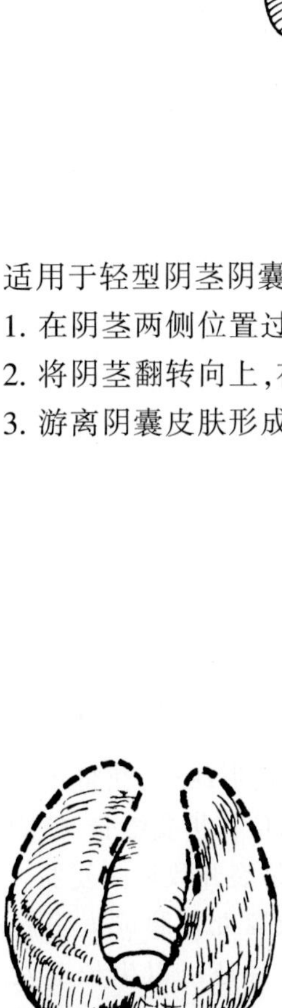
图 21-8-9

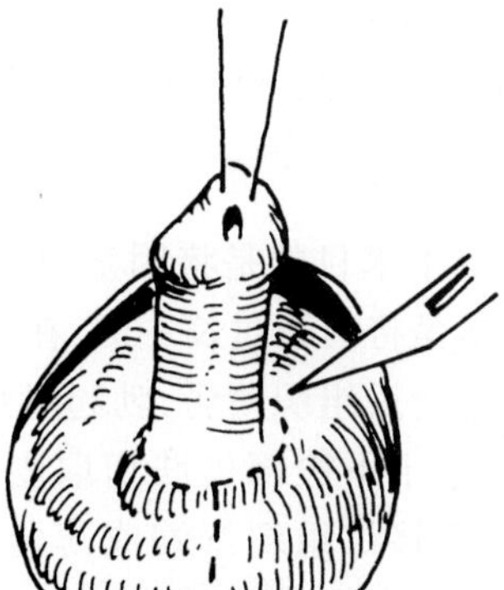
图 21-8-10

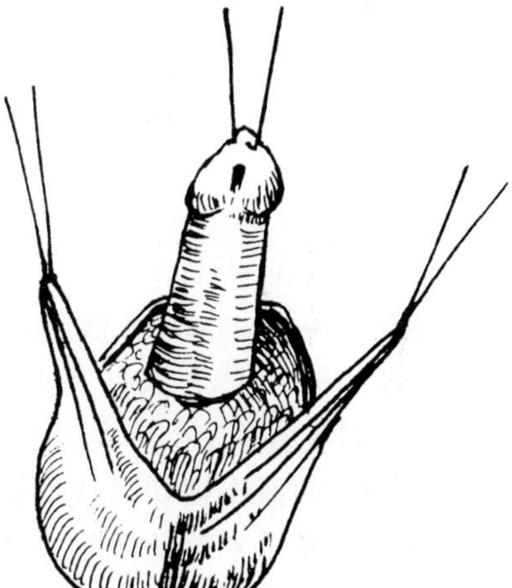
图 21-8-11

4. 翼状皮瓣移位至阴茎下方,并在正中部位会合(图 21-8-12)。
5. 缝合阴茎根部及阴囊两侧和正中的切口(图 21-8-13)。

【术后处理】

1. 术后 1~2 天,创口内放置引流物,手术区适度压迫包扎,防止血肿形成。
2. 使用抗菌药物,防止创口感染。
3. 保持导尿管通畅,避免尿液浸湿敷料或创口。

【术后并发症】

1. 出血　术中应严密止血,防止广泛分离的皮瓣和创面渗血,进而招致感染,影响创口愈合。
2. 皮瓣坏死　皮瓣应包括筋膜层,分离时注意保留皮瓣良好的血供,避免创缘或皮瓣发生坏死。
3. 创口裂开　预先设计好切口线和形成皮瓣的方案,必要时用甲紫划线作好标记。皮瓣应充分游离,防止皮肤转移时张力过大,不仅术中缝合发生困难,术后容易发生创口裂开。

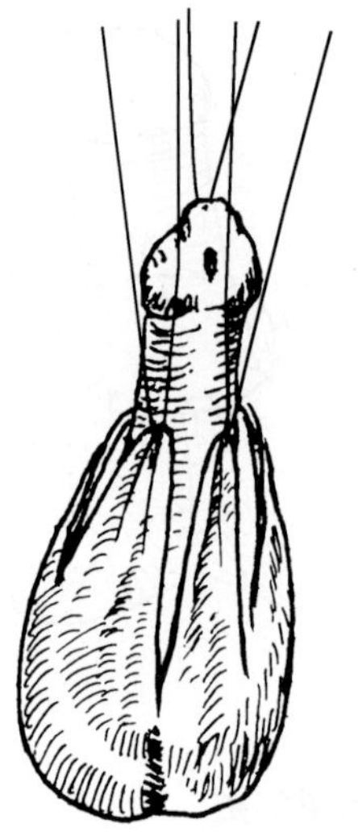

图 21-8-12

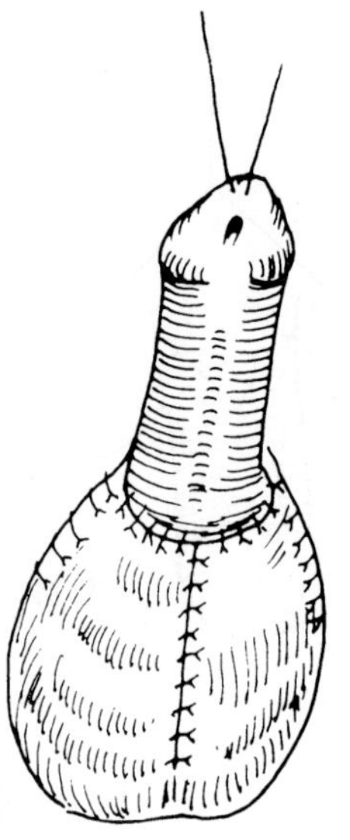

图 21-8-13

参 考 文 献

1. Glenn JF, et al. Surgical correction of incomplete penoscrotal Transposition, J Urol, 1973, 110 : 603
2. 陈在贤,屠业骏等. 部分性阴茎阴囊转位. 中华泌尿外科杂志,1983,4 : 304
3. 丁崇标. M 形切口行阴囊矫正术. 中华泌尿外科杂志,1988,4 : 304
4. Walsh PC, et al. Campbell's Urology(6th Ed), WBSaunders, 1992, 1928

第九节　阴茎弯曲畸形的整形手术

correction of penile curvature

【梅　骅】

先天性或获得性(Peyronie 病)阴茎弯曲整形手术目的是将阴茎白膜的弯曲畸形纠正,获得正常的阴茎解剖形态及功能。手术方式有多种:Nesbit 手术是将白膜过长一侧,在最突出部位作折叠缝合,使阴茎伸直。此法术后阴茎缩短发生率高。由于折叠处愈合后组织薄弱,勃起时张力大,易裂开致弯曲复发。一些术式是于弯曲的凹面作横切口或切除白膜斑块,于下腹部皮肤切取皮片,切取睾丸鞘膜或大隐静脉修补白膜缺损。此类手术远期效果往往不满意,除移植组织挛缩或薄弱外,真皮片还可以生长毛发或皮脂囊肿,形成肿块。使用游离阴茎白膜片移植方法纠正阴茎弯曲,术后不发生移植组织弯曲,疗效较为满意。

【手术步骤】

患者取平卧位环冠状沟做皮肤切口, 将皮鞘与阴茎干分离,并推向阴茎基部。作人工勃起,切开弯曲部位的阴茎筋膜,避免损伤神经血管,显露白膜,于弯曲最突出部位切取一块梭形的白膜片作移植之用(图 21-9-1),用 4-0 不吸收合成线将两侧创缘作不漏水的连续间断加强缝合(图 21-9-2)。

于取材的对侧作白膜横切口,或切除白膜斑块。切口长度取决于移植片的宽度。伸直阴茎,使切口变成梭形。将游离白膜片修补此缺损,用 4-0 不吸收线作不漏水的缝合(图 21-9-3~4)。作人工勃起,于漏水处加强缝合。若弯曲纠正不充分, 再用同法进行纠

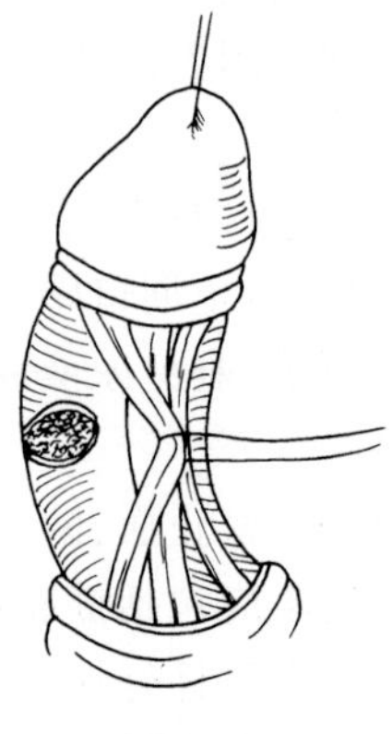

图 21-9-1

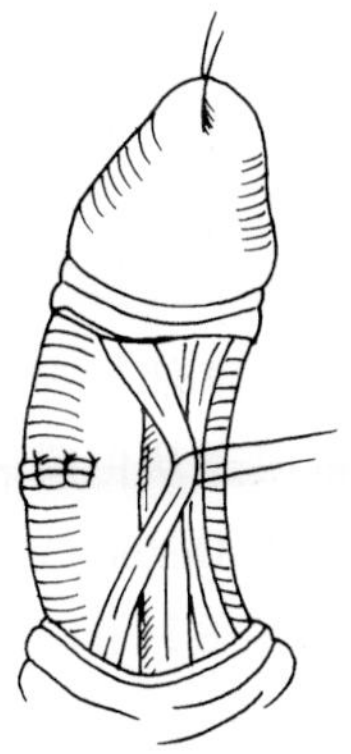

图 21-9-2

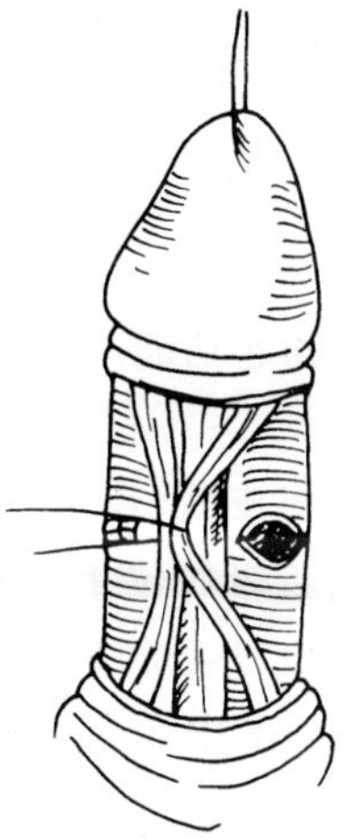

图 21-9-3

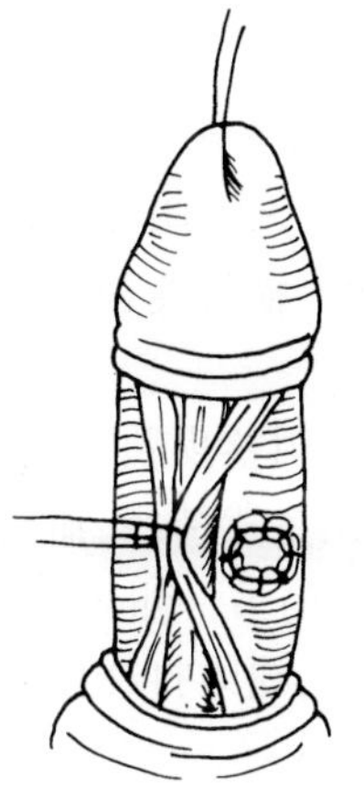

图 21-9-4

正。将皮鞘复位,用可吸收线缝合皮肤创缘。用黏性、弹力绷带包裹阴茎。插入导尿管。

术后使用己烯雌酚肌内注射,并服镇静剂,以防阴茎勃起导尿管留置 3~5 天。

使用此法纠正阴茎弯曲疗效满意,阴茎形态及功能正常,阴茎缩短不显著,性功能恢复良好。一些患者术前阴茎已较短小,可作阴囊切口取阴茎脚的白膜移植,修补后不会使阴茎缩短。

参考文献

Hatzichristou DG, Hatzimouratidis K, Apostolidis A, et al. Corporoplasty using tunica albuginea free grafts for penile curvature: surgical technique and long-term results. J Urol, 2002, 167: 1367-1370

第十节 阴茎海绵体硬结症的手术治疗

operations for the Peyronie disease

【梅 骅】

阴茎海绵体硬结症是白膜斑块形成致阴茎变形(弯曲、凹陷、沙钟样式缩短)。病因可能是勃起时阴茎屈折致白膜内外层分离,毛细血管出血进入该间隙,纤维素沉着,愈合过程异常,胶原纤维和少量断裂的弹性纤维组成斑块,伴炎症反应,可存在钙化灶。瘢痕组织中 TGF-β_1 增多,促发纤维化过程。多种基因表达提示本病与自身免疫有关。疾病早期表现白膜结节或斑块,勃起变形,疼痛。严重者致性交困难。一般于起病 6 个月后炎症消退,疼痛逐渐消失,病情静止。

本病宜先用姑息疗法,常用药物有内服维生素 E、他莫昔芬、秋水仙碱、局部注射使用肾上腺皮质激素。近年来有主张使用维拉帕米(verapamil)10mg 斑块内注射,每 2~4 周 1 次,共 12 次。此药影响细胞因子表达,在创伤愈合和炎症早期增加胶原的蛋白溶解作用,临床疗效并不确切。局部使用体外冲击波治疗的疗效也不肯定。

手术适应证 阴茎弯曲畸形经药物治疗无效,可施行手术治疗。应于发病后 12~18 个月。病情稳定后才能施行手术。

术前准备

1. 详细检查阴茎血管和勃起功能情况。
2. 确定局部已无疼痛,血清 C-反应蛋白无增多,病情已稳定。病情未静止者术后容易复发。
3. 与患者讨论手术可能取得的疗效、负反应及不良后果。取得病人同意并参予术式选择。

手术方式可分为阴茎白膜缩短、白膜延长和阴茎假体手术三类。

一、阴茎白膜缩短术

Nesbit 首先报告在阴茎较长侧切除一块椭圆形白膜，纠正先天性阴茎畸形。Psyoc 和 Fitzpatrick 用此法治疗 Peyronie 病，选择阴茎长度充足，勃起功能良好，无沙钟或狭窄畸形患者。随后学者们采用切除多块小的白膜，将切口横行缝合，术后多能获得满意的勃起功能。

【手术步骤】

沿冠状沟环切阴茎皮肤，在阴茎筋膜表面分离，将皮肤、皮下组织脱套后退缩至阴茎基部。为斑块对侧的阴茎筋膜及阴茎背神经、血管从白膜表面剥离，若斑块位于阴茎海绵体腹侧，须将尿道从白膜表面分离。在与斑块相对的另一侧切除一个或多个梭形白膜，小心勿损伤白膜下静脉丛。用 5-0 Dexon 线间断或连续缝合白膜切口，线结打在白膜内(图 21-10-1~2)。术中作人工勃起可估计阴茎弯曲是否纠正。

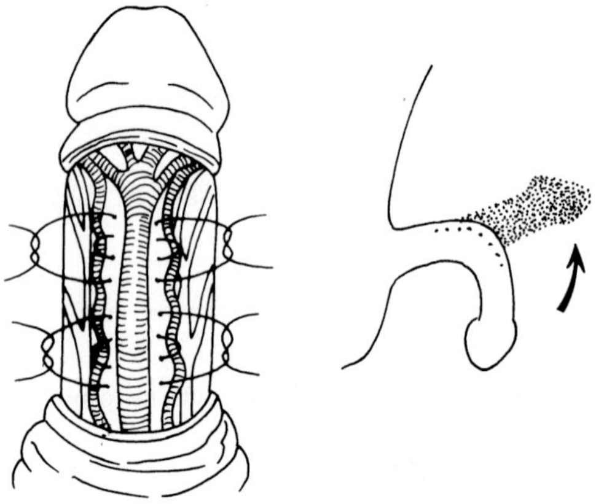

图 21-10-1

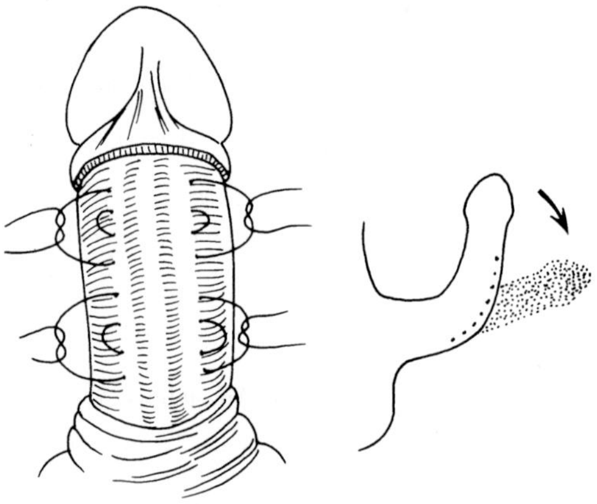

图 21-10-2

【术后并发症】

文献报道术后并发症有阴茎缩短、阴茎血肿、阴茎缩窄或凹陷、勃起功能不全，阴茎头麻木、缝线肉芽肿和尿道损伤。

改良术式有作多个白膜纵切口，横行缝合，纠正阴茎弯曲角度，满意率达 75%和 95%。这些方法需要广泛分离阴茎背神经或尿道海绵体。另一些作者报告用白膜折叠纠正阴茎弯曲，远期疗效较差，复发率较高。另一些作者报告使用低张力折叠方法，局麻下作海绵体内注射生理盐水致人工勃起，部分切除或纵切开健侧白膜，横行缝合不需剥离神经或尿道。手术并发症有阴茎缩窄和触到缝线。

二、白膜斑块切除、补片术

【手术步骤】

典型的方法是将缩短侧白膜延长，使阴茎伸直，用以治疗阴茎严重弯曲、缩窄或沙钟状畸形患者。切除或切开白膜斑块(图 21-10-3~4)，在白膜缺损的两侧创缘加作小放射形切口以扩大其周径，然后切取睾丸鞘膜，用睾丸鞘膜覆盖缺损部位，用 5-0 Dexon 线连续及间断加固缝合(图 21-10-5)。移植物有使用自体真皮层、睾丸鞘膜、大隐静脉或阴茎脚白膜，亦有使用市售的尸体硬脑膜、心包膜或合成材料如聚酯或聚四氯乙烯，临床疗效不一。笔者使用自体真皮层修复，疗效较为满意，睾丸鞘膜过于薄弱，术后触诊

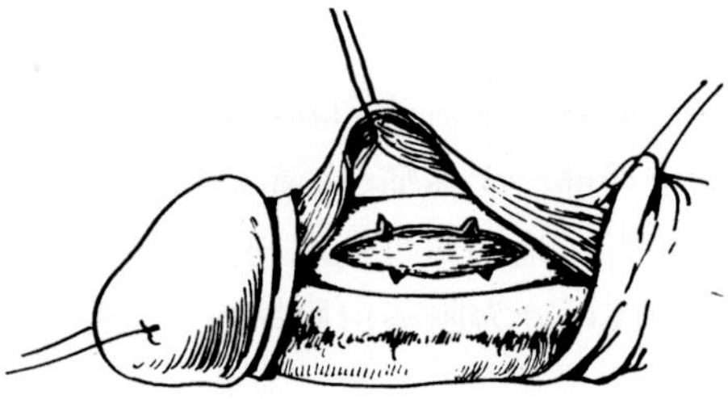

图 21-10-3

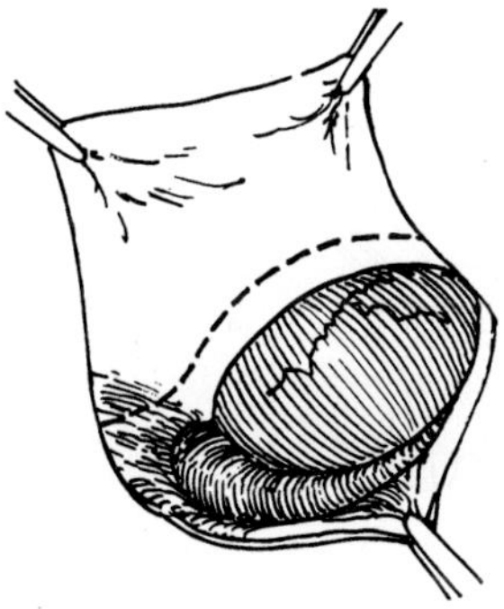

图 21-10-4

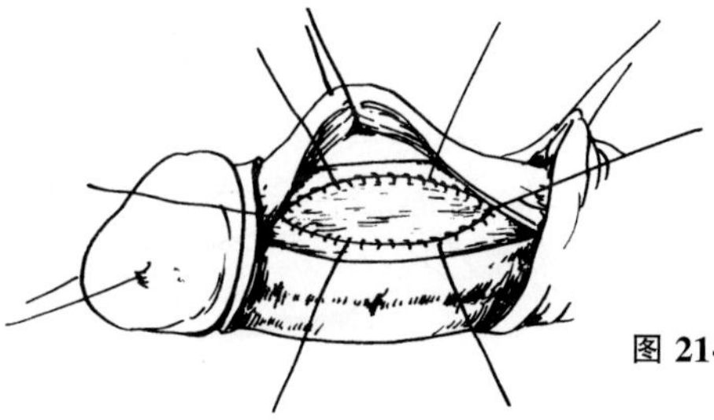

图 21-10-5

修补部位较软凹陷,勃起时稍膨出。切除范围较大会影响勃起功能。阴茎海绵体较粗者可获取较大的白膜片,含丰富的弹性纤维,是较好的修补材料。切除白膜的部位作纵形缝合,将阴茎角缩窄,不会影响勃起功能。

三、白膜斑块切除、大隐静脉片修补术

【麻醉及体位】

硬脊膜外麻醉或腰髓麻醉。仰卧蛙位。

【手术步骤】

1. 获取静脉　于腹股沟下方触到股动脉,于其内侧作纵切口,分离大隐静脉。于离股环 15cm 处切断静脉,结扎远心侧断端。向上游离静脉达其分支下方,于此处切断及结扎静脉远心端,获取约 14cm 的静脉。

2. 分离阴茎　环绕冠状沟切开包皮内板,于阴茎筋膜浅面作锐性分离,然后用钝性分离将阴茎脱套。若斑块位于阴茎基部附近,宜于其旁作阴囊正中切口,将阴茎从皮下隧道穿出此切口外,以利于显露(图 21-10-6)。阴茎基部上止血带,向海绵体内注射生理盐水作人工勃起,显示畸形情况,并方便下一步分离。自靠近尿道处开始分离神经血管束,电灼或结扎、切断旋静脉。沿白膜平面分离,前达冠状沟,后达阴茎悬韧带。藉人工勃起确认弯曲最大部位,于此处相距 1cm 作两个白膜横切口,两端达尿道旁,切口两端加作小纵切口使呈 H 形。小心勿伤及白膜下静脉丛及海绵体组织(图 21-10-7)。牵拉阴茎使横切口向两侧张开,形成约 1cm 的白膜缺损。

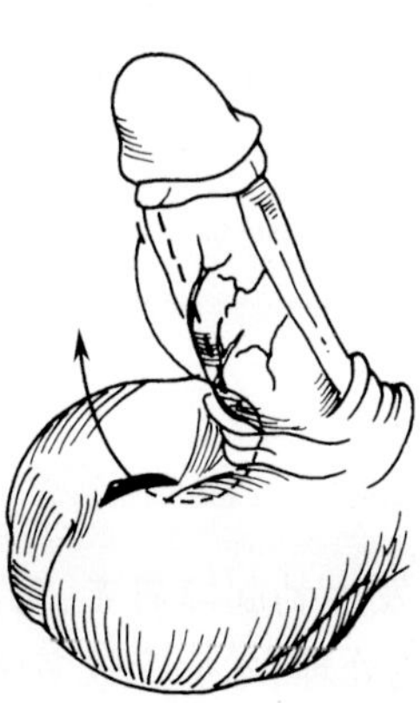

图 21-10-6

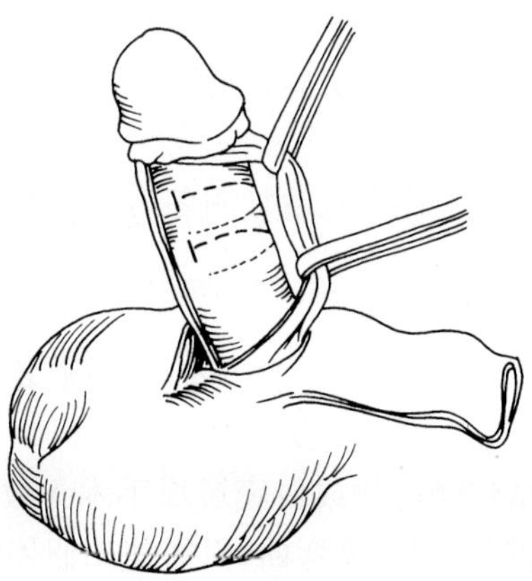

图 21-10-7

3. 补片　将大隐静脉剖开成片状,截取两块相当于白膜缺损长度的静脉壁,修补白膜缺损处。创缘用 5-0 Dexon 线连续缝合,内膜面向海绵体组织(图 21-10-8~9)。如斑块较大,切除病变白膜后,将大隐静脉切开,缝成片状,修补缺损处。(图 21-10-10)补片完毕再作人工勃起,若阴茎未充分伸直,则于对侧用不吸收缝线作简单折叠缝合,充分纠正弯曲。

4. 缝合　置负压引流于神经血管束下,缝合 Colles 筋膜及阴茎筋膜。将阴茎还位(图 21-10-11),缝合

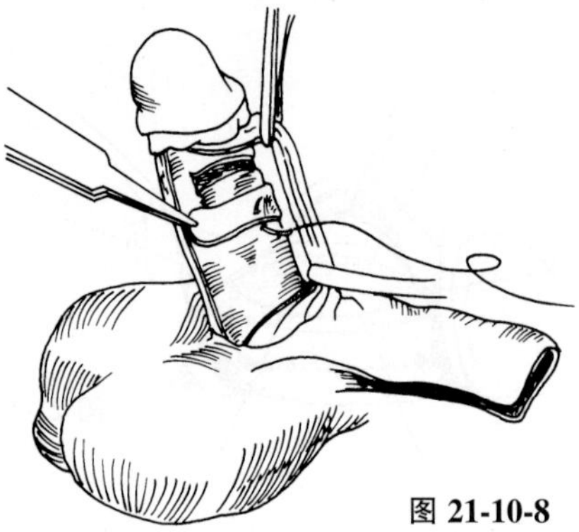

图 21-10-8

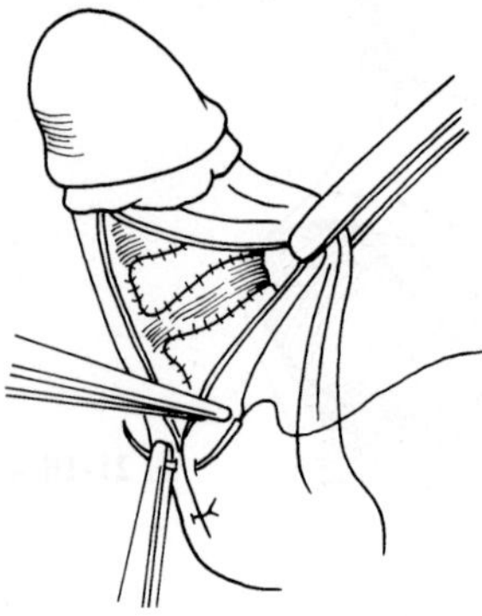

图 21-10-9

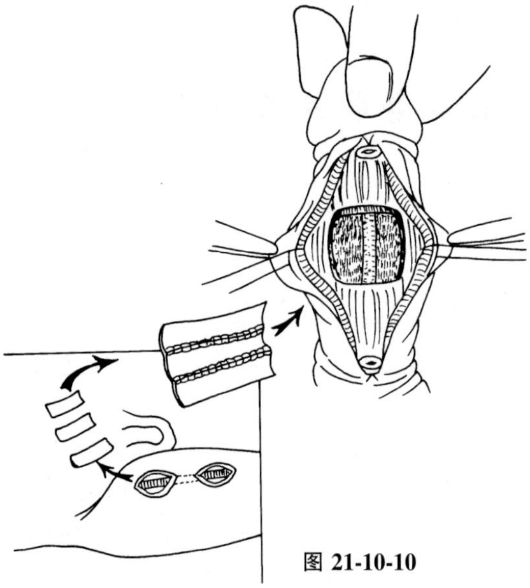

图 21-10-10

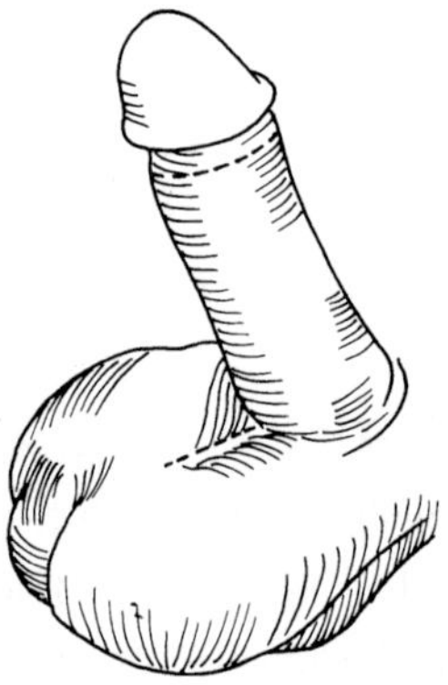

图 21-10-11

冠状沟切口。

【术后处理】

1. 阴茎轻加压包扎以防止水肿及出血。留置导尿管一天。使用抗生素预防感染 10 天。使用维生素 B_1、B_6、B_{12} 以加速感觉神经恢复。

2. 指导患者用阴茎真空吸引器帮助阴茎伸展,每日 2 次,每次 20 分钟,持续至少 2 个月。6 周内避免性交。

国外文献报道使用上述方法治疗阴茎海绵体硬结症，阴茎伸直成功率 75%~95%，术后性功能减退 5%~13%。

四、阴茎假体手术

阴茎海绵体硬结症经药物或白膜矫形手术无效,严重影响性功能或已发生勃起障碍者,可施行阴茎假体手术。不少患者阴茎仅中度弯曲,只需使用假体将阴茎伸直,不需做其他处理,术后疗效多感满意。详见阴茎假体一节。

参 考 文 献

1. Gholam SS, Gongaleg Cadavid NF, Lin CS et al. Peyronie's disease: A review. J Urol, 2003, 169 : 1234-1241

2. Devine C and Horton CE. Surgical treatment of Peyronie's disease with dermal grat, J Urol, 1974, 111 : 144

3. Montorsi R, Salonia A, Maga T et al. Evidence based assessment of long-term results of plaque revision and vein grafting for

Peyronie's disease. J Urol,2000,163：1704-1708
4. Teloken C,Grazziotin T,Rhoden E,Da ros C,et al. Penile straightening with crural graft of the corpus cavernosum. J Urol, 2000,164：107-108

第十一节　阴茎皮肤缺损的修复

repair operation for the penile skin avulsion

【梅　骅】

网状非扩张性断层皮肤移植重建阴茎皮肤缺损术

撕脱伤或Fournier坏疽致阴茎皮肤缺损，以及因肿瘤或象皮肿广泛切除阴茎皮肤，致阴茎干裸露，一般是采用全厚层皮肤或残留包皮、带蒂阴囊皮肤或断层网状植皮片修复阴茎皮肤缺损。全层植皮或转移皮瓣的供皮区受到限制，并发症较多。临床上多采用后者，断层网状植皮片在伸张情况下形成无数网状小孔，使皮片扩大至1.5倍。皮片质地柔软，能紧贴在凸凹不平和弯曲的移植部位，可生长在有细菌或污染的创面，移植物下方的渗出物或积血可经网孔引流，而不会与移植床分离。阴茎勃起时不会使移植物移动，着床后还会对移植组织起自然扩张的作用。此种方法的缺点是于愈合后发生瘢痕收缩，一些患者会发生皮肤缩窄。Black(2004)首先报告使用非扩张性网状断层皮肤移植修复阴茎皮肤缺损，在游离皮片上作无数小切口，移植时不扩张皮肤，或1：1的移植物覆盖阴茎创面，9例患者术后随访6个月疗效满意，均恢复术前的性功能。未发生瘢痕缩窄。

【植皮前准备】

1. 外伤性皮肤剥脱患者行清创，去除失活组织及污染物，切除残留在阴茎远侧的皮肤达冠状沟，以免术后发生严重水肿及象皮肿。阴茎象皮肿患者应切除全部象皮肿组织达阴茎筋膜。Fournier坏疽患者应治疗至病情稳定，坏死组织完全脱落，形成新鲜的肉芽创面才能植皮，仍需消除不健康的肉芽组织。

2. 麻醉前从静脉滴注抗生素溶液。

3. 术前开始使用抗勃起的药物至术后第3~5天。

4. 取蛙式体位，皮肤消毒自脐上向下，至取皮侧的小腿。铺无菌巾后，用无菌巾包裹取皮侧的小腿及足部。

【手术步骤】

1. 取皮　于股后外侧取皮，此处皮肤较厚，取皮区较快愈合。用切皮机切取相当于皮肤缺损的长度，宽度则比缺损部位大3~5cm的断层皮片，皮片厚度0.23~0.34cm。将皮片展开置平板上，用尖刀在每相隔1.5~2mm处切开1.5~2mm的横切口，遍布全皮片。

2. 植皮　将冠状沟创缘用数针埋藏丝线将其固定于阴茎筋膜。同法处理远侧创缘。将植皮片覆盖阴茎创面，皮片中线创缘用丝线缝合固定于阴茎背侧创缘的中点，皮片环绕阴茎，覆盖腹侧创面，用缝线与阴茎创缘间断缝合。将腹侧多余的皮片剪裁后Z形交错缝合，以防止愈合后瘢痕挛缩(图21-11-1a,b)。移植的皮肤应无张力，不形成网孔，与移植前大小成1：1比例，术后皮下分泌物或积血可从小裂孔排出，愈合后不发生瘢痕收缩及皮肤缩窄。

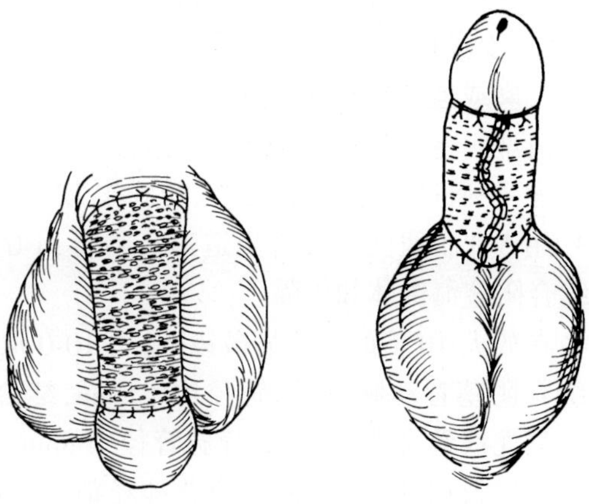

a　　b

图21-11-1

【术后处理】

1. 用两层吸水纱布包裹阴茎，外加弹性粘贴绷带，稍加压、包扎。术后3~5天解除弹性包扎，用磺胺米龙(sulfamylon)溶液湿透吸水纱布，每4小时1次，至术后6~7天，植皮片已牢固着床，可将湿透的纱布逐渐松离并剪短，直至将创面暴露。

2. 留置导尿管1周。

3. 使用抗生素预防感染。

4. 防勃起药物不需长期应用，勃起使移植的皮肤自然扩张，不影响其愈合。

参考文献

Black PC, Friedrich JB, Engrav LH, et al. Meshed unexpanded split-thickness skin grafting for reconstruction of penile skin loss. J Urol, 2004, 172 : 976-979

【主编点评】

损伤性阴茎皮肤缺损，可将阴茎埋在阴囊皮肤肉膜下，仅露出阴茎头，术后1个月，将两侧阴囊皮瓣血管带切断，覆盖阴茎创面。朱辉等(中华泌尿外科杂志，2004，25：481)报道对不完全性阴茎皮肤缺损患者使用下腹部岛状皮瓣、腹股沟皮瓣或腹壁带蒂皮瓣修复阴茎皮肤缺损，术后效果不仅在阴茎长度和外观上，而且在感觉和功能上也获得满意效果。

(梅　骅)

第十二节　阴茎离断再植术

reanastomosis of the amputated penis

【章咏裳　李龙承】

阴茎离断是阴茎严重的损伤，多数是阴茎被意外割伤或动物咬伤所致。如果受伤时间很短，且保留着阴茎远段部分，应采用显微外科技术进行阴茎再植术。若不具备显微手术条件，也应将离断的阴茎段进行清洗、消毒，并即刻冷藏，准备再植手术。一般阴茎完全离断在18~24小时以内，仍有可能再植成功。如有尿道海绵体、部分皮肤或阴茎海绵体相连，则再植的成功机会会明显增加。

【术前准备】

1. 阴茎离断后，病人因阴茎残端大出血、疼痛和恐惧，多数出现休克，需立即输血、止痛和使用镇静剂，纠正病人的一般情况。

2. 离断的阴茎经清洗消毒后，再用抗生素盐水浸泡冲洗，肝素盐水冲洗阴茎背动脉，海绵体中央动脉及阴茎海绵体，随即置于冷水或4℃冰箱保存。同时积极准备再植手术。

在清理离断阴茎创面时，如发现仍有部分组织相连，切忌随意切断。因即使有很少组织相连，尚保存少量血供，亦有利于离断阴茎远端的存活。

【手术步骤】

1. 全麻或连续硬膜外麻醉。

2. 清洗阴茎近侧残端，修剪和去除失活不规则的组织。将离断的阴茎远端，经尿道外口插入一根F18号导尿管，并通过尿道两断端进入膀胱作为支架。

3. 用5-0肠线间断缝合尿道进行吻合，4-0丝线间断缝合阴茎海绵体和中隔。

4. 在放大10倍的手术显微镜下，用10-0尼龙线间断缝合阴茎背动脉，动脉管径约1.5mm，缝合约8针；9-0尼龙线缝合背深静脉，静脉管径约3mm，缝合约10针；以及用9-0尼龙线缝合背神经鞘，约缝合2针(图21-12-1)。一般无需吻合阴茎海绵体中央动脉。开放血流，可见动脉搏动良好，静脉充盈，吻合口无

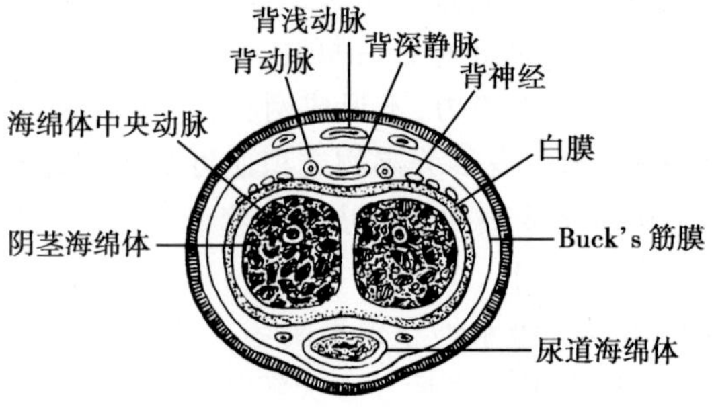

图 21-12-1

明显出血。

5. 用4-0丝线间断缝合白膜的其余部分,最后缝合阴茎皮肤。观察阴茎头及阴茎远端色泽红润,如针刺阴茎头有新鲜血液流出。

【术后处理】

1. 使用广谱抗生素,预防和控制感染。

2. 术后早期,每日静脉滴注低分子右旋糖酐1 000ml,曲克芦丁400ml,罂粟碱60mg。口服阿司匹林、己烯雌酚及止痛药物。

3. 阴茎远端用红外线理疗保温,有利于离断阴茎段血供的恢复。

4. 尿道导尿管保持通畅,必要时作耻骨上膀胱造瘘,留置约2周。

【并发症及处理】

1. 阴茎远端水肿　术后早期阴茎远端常出现水肿,皮肤有水泡,应局部消毒后,穿刺抽吸水泡。若时间较久,水肿持续不消退,可用高渗盐水外敷和局部理疗,促使水肿逐渐消退。

2. 皮肤坏死　小片皮肤坏死,待坏死后皮肤呈焦痂后湿敷,促使痂皮脱落和创面清洁,酌情等待其上皮生长自行愈合或切取自体中厚皮片植皮。如皮肤坏死范围广泛而阴茎海绵体成活,先经清创、换药,待创面愈合后暂时出院。数月后再在腰麻或硬麻醉下施行左前臂带血管蒂皮瓣的阴茎移植术。

(1) 切除阴茎海绵体表面的瘢痕,使阴茎恢复至正常舒展状态。

(2) 右腹股沟部作切口游离右腹壁下动、静脉。

(3) 左前臂臂丛麻醉下,于腕关节上桡动脉侧根据阴茎皮肤缺损的范围,切取一块带桡动、静脉的皮瓣。

(4) 皮瓣桡动、静脉分别与右腹壁下动、静脉用9-0尼龙线作对端吻合。

(5) 皮瓣覆盖阴茎创面,如有尿道缺损也可利用此皮瓣的一侧翻转缝合,一期进行尿道成形术。

3. 远端阴茎坏死　有的病例虽经术后积极抗凝治疗,仍发生阴茎背动脉和背深静脉栓塞,导致再植部分缺血性坏死。如经临床体检和多普勒超声检查,已确定阴茎远端坏死无疑,应及时取去再植的阴茎段,以免引起感染和全身中毒症状。但需处理好阴茎的近端残端,特别要注意防止新形成的尿道外口狭窄。

4. 其他并发症　如再植部分血肿、尿道吻合口狭窄,均与术中处理不妥有关。一旦发生可行对症治疗解决。

参考文献

1. 张宝金,邹福安,沈樟校等. 阴茎完全离断再植加带血管蒂皮瓣移植成功一例报告. 中华泌尿外科杂志,1991,12∶466
2. 秦万才,王晓雄等. 阴茎离断再植成功一例报告. 中华泌尿外科杂志,1992,13∶480
3. 阎士奇. 阴茎完全离断再植成功一例. 临床泌尿外科杂志,1993,8∶170
4. 梁启位等. 阴茎离断不吻合血管再植成功一例报告. 男性学杂志,1994,8∶116
5. Webster G. Reconstuctive Urology, vo12, Black well Scientific Publications, 1993, 970
6. Walsh PC. Campbell's Urology, 6th edition, WB/Saunders, 1992, 2980

第十三节　阴茎再造术

reconstruction of the penis

【王玲珑】

因各种原因诸如创伤、肿瘤、感染或先天性畸形等原因导致阴茎缺失,病人丧失直立排尿和性交能力,在心理和生活方面都将产生严重不良影响,施行阴茎再造手术,使病人恢复正常的外生殖器外观和生理功能,是十分必要的。但阴茎再造术是一种技术复杂、需分期完成的手术,手术种类也相当多,应根据病人具体情况,酌情选择适宜术式。

手术适应证

1. 阴茎横断伤,并且失去断离部分。

2. 阴茎癌根治术后造成完全性阴茎缺损。

3. 先天性阴茎缺如或阴茎发育极度不良。

4. 阴茎坏疽。

术前准备　行阴茎再造术前对供皮区及会阴部皮肤应充分准备,若有感染,应治愈后再手术;术前3天应用抗生素预防感染。

体位及麻醉　患者采取平卧位,硬脊膜外麻醉或全麻,若采用前臂游离皮瓣阴茎再造时可采用臂丛麻醉和硬脊膜外连续麻醉。

一、双皮管阴茎再造术

本手术分四期完成。

1. 皮管设计和制备(第一期)

(1) 于两侧腹壁各设计一皮管,其尺寸分别为长17~20cm、宽8.5cm和长12~14cm、宽4.5cm,下端均应靠近耻骨联合部(图21-13-1)。

(2) 组织切取至皮下组织,制备成皮管(图21-13-2)。

2. 皮管转移(第二期)　于第一期术后3~4周进行,在阴茎根部靠近残端尿道口上端作切口,切断大皮管的上端,将其向下翻转至阴茎根部位置,并与在该处切开的创面缝合,同法将小皮管转移至残端尿道口的下方(图21-13-3)。

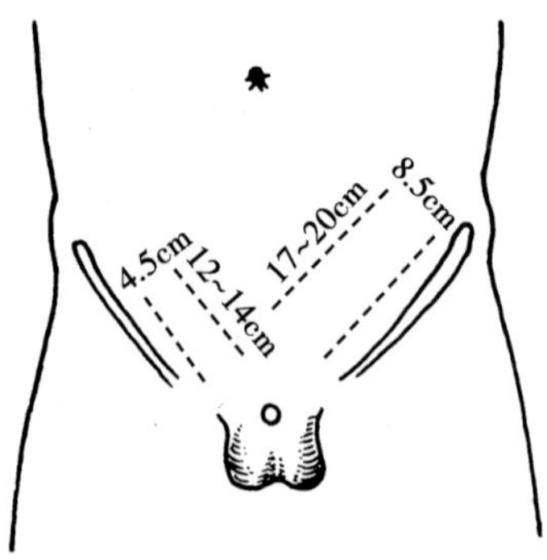

图21-13-1　皮瓣设计

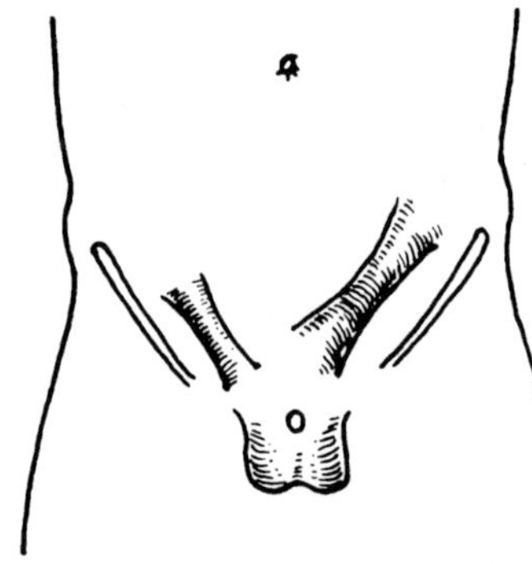

图21-13-2　制成皮管

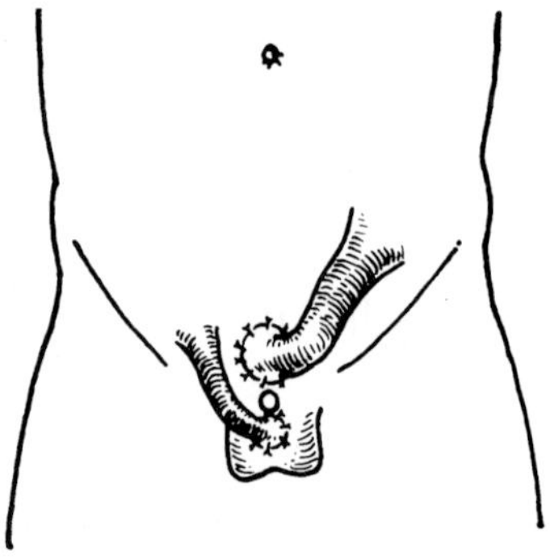

图21-13-3　皮管转移

3. 阴茎体和尿道成形(第三期)　于第二期术后4~8周进行。切断大小皮管的下端,将两皮管靠拢,在大、小皮管的对合面上,从尿道口开始各作两条平行切口,直达皮管的游离端,每一皮管两平行切口之间的宽度以能容纳20号导尿管的1/2圆周为度,将切口边缘两侧略作分离并剪除过多的皮下组织,将相对的切口内侧边缘以3-0铬制肠线做真皮层的缝合,即形成尿道,最后将大小皮管的外侧缘各作相对缝合形成阴茎(图21-13-4)。

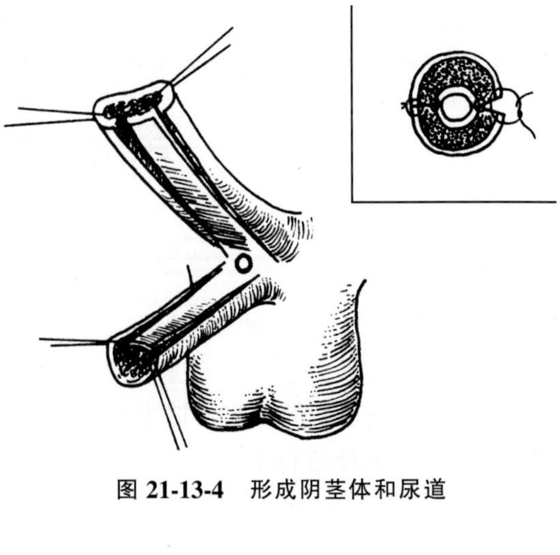

图21-13-4　形成阴茎体和尿道

4. 完全再造(第四期)　可在第三期术后3~4周进行。手术目的是阴茎头成形和软骨或硅胶棒支撑物植入(图21-13-5)。在修复再造阴茎末端作阴茎头成形时,可在阴茎背部及两侧,距末端约4cm处作3/4环状切口,并削除宽约0.5cm的表层皮肤,游离远端创缘,重叠于切除表皮部的创面上进行缝合。也可在阴茎体远端两侧各切除 1~1.5m 的 V 形皮肤,缝合后呈圆锥形酷似龟头。

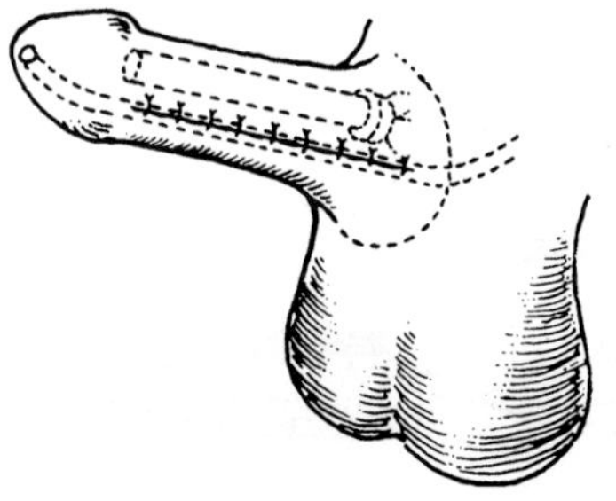

图 21-13-5　完成再造

【注意事项】

操作时应注意以下几点:

1. 设计皮管时,两皮管的长、宽应按规定的适度,以免影响阴茎体和尿道成形的大小。

2. 皮管转移时,大皮管腹侧缝合处应于残留的尿道口上方作最大限度的接近,小皮管亦紧靠尿道口下方缝合,以利于成形尿道的定位。

3. 转移皮管时,应注意皮管的缝合线应放在一侧,而不应在阴茎腹面正中线上。

4. 第三期手术进行之前,皮管须经夹压训练确定有充分血供保证后方进行手术。

5. 尿道成形前,应行耻骨上膀胱造口术使尿流转向,且保证其引流充分,此造瘘管须待创口愈合良好后拔除。

6. 再造尿道口与原尿道口的吻合口应宽大,以免术后发生狭窄等。

【手术意外】

双皮管阴茎再造术,手术系分期逐步完成。且在体表部位进行操作,一般无特别手术意外发生,但创面止血彻底,防止皮管血肿形成。

二、前臂游离皮瓣一次阴茎再造术

1. 皮瓣设计　在前臂腕上方,以桡动脉为中心设计皮瓣长 10~12cm,宽 12~14cm,皮瓣掌面部分供作阴茎体,内含桡动、静脉和贵要静脉分支。近背侧部分宽 4cm 作尿道,内含桡动脉分支及头静脉(图 21-13-6)。

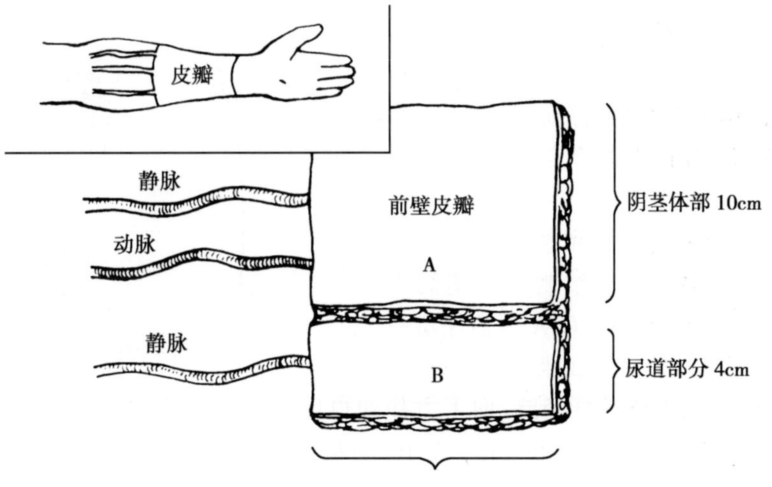

图 21-13-6　皮瓣设计(A 作阴茎体,B 作尿道)

2. 皮瓣制备

(1) 在止血带控制下,由前臂远端向近心端进行解剖,形成皮瓣,不断蒂。按设计线切开皮肤及皮下组织,直达深筋膜和肌膜之间,钝性分离,于肱桡肌与桡侧腕屈肌间隙应带上肌膜,并小心勿损伤自桡动脉发向皮瓣的小皮支。切断皮瓣远端下中静脉、头静脉、桡动脉及伴行静脉,断端结扎。自桡动、静脉血管蒂深面掀起皮瓣,向近心端分离,使血管蒂长达 10cm,桡动脉发出的皮支一一予以结扎。

(2) 在皮瓣 A 与 B 交界处,切除 1cm 宽的表皮和真皮,造成创面,作为尿道与阴茎形成的缝接部,切除皮肤时注意勿损伤真皮下血管网。

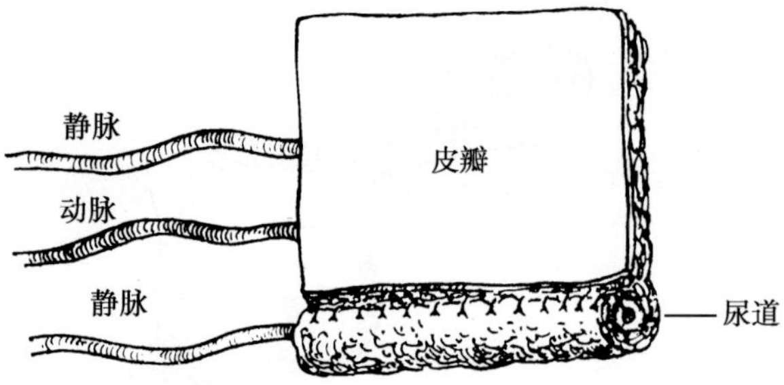

图 21-13-7　尿道形成

3. 阴茎体形成　将 4cm 宽的皮瓣 B 皮面朝里卷成管状,用 5-0 尼龙线缝合真皮层形成尿道(图 21-13-7),继而将皮瓣 A 皮面朝外,包绕尿道,其间植入自体肋软骨(图 21-13-8),用 3-0 丝线于尿道创缘缝合形成阴茎,等待离断血管蒂植于受区(图 21-13-9)。

4. 受区准备　距残留尿道口 0.5cm,皮肤作环形切开,向外游离扩大创面,以吻合尿道与阴茎体。

在腹股沟动脉搏动处,纵形切开皮肤,暴露大隐静脉属支,股动脉和股深动脉等,选择理想的吻合血管,并从此切口作皮下隧道通向尿道口创面,作为血管蒂通道。

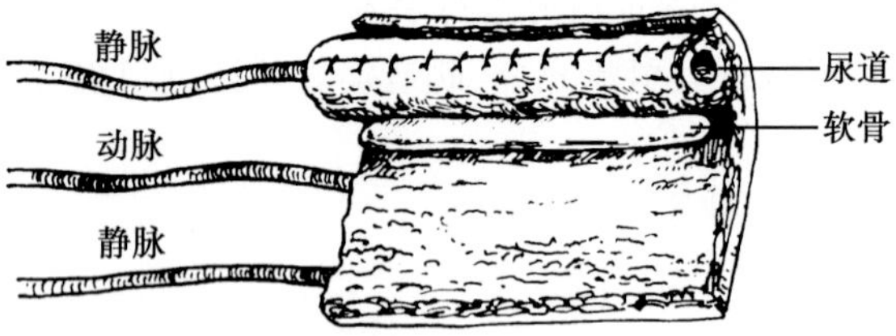

图 21-13-8　软骨植入

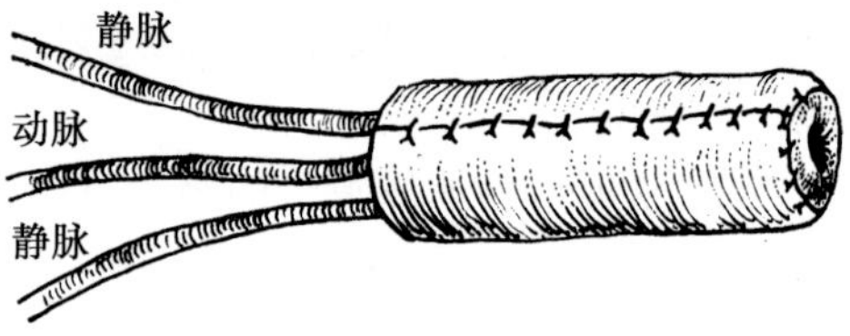

图 21-13-9　阴茎体成形

5. 吻合血管　离断前臂血管蒂,将已形成的阴茎体移至原阴茎根部受区,血管蒂自隧道穿出,桡动脉与股动脉或其他分支行端端侧吻合,桡静脉、头静脉及正中静脉分别与大隐静脉或其属支吻合。

6. 完全再造　原尿道开口与再造尿道口于皮下用 5-0 尼龙线缝接。软骨一端固定于耻骨联合部软组织,阴茎体根部与受区创面缝合。前臂皮瓣供区用中厚皮片修复。耻骨上膀胱造瘘(图 21-13-10)。

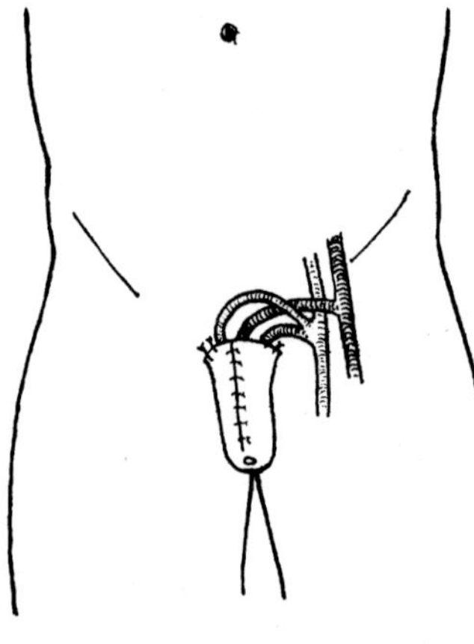
图 21-13-10　再造完成

7. 注意事项　采用前臂游离皮瓣阴茎再造时应注意以下几点:

(1) 术前最好用超声多普勒探测血管情况,以排除血管解剖变异和病变,标记出血管走行,并以其为轴标记切取皮瓣范围。

(2) 游离皮瓣时,应妥善地保留桡动脉及分支不受损伤,就可以有足够的血供给制备阴茎的皮瓣。静脉回流以头静脉为主,但如能在 A 区多保留一条前臂浅静脉则可得到更好的静脉回流。

(3) 在皮瓣的近心端,沿桡动脉径路,向上方作切口以暴露桡动脉、头静脉以及第 2 条静脉和皮神经,此皮瓣的动脉血管蒂应有足够的长度,至少在 10cm 左右,以便于与股部受区血管吻接。故此桡动脉必须向上分离靠近在尺桡动脉分叉处结扎切断。此外,也可以找出前臂内侧皮神经,并向上游离至 10cm 的长度,以便和受区感觉神经吻接,使再造阴茎可以更好地恢复感觉。

(4) 待皮瓣全部分离后,暂勿切断结扎血管蒂,随即将尿道、阴茎体和支撑物完成后,待受区准备完毕,再断血管蒂,以缩短缺血时间。

8. 手术意外　阴茎再造历来是器官再造方面具有代表性的重要研究课题,对整形手术者来说需要良好的整形外科及显微外科知识和技能。手术中可能发生的意外有:①皮瓣血管束的损伤;②吻合血管的栓塞。

9. 手术意外的处理和预防　皮瓣血管束的损伤源于术者本身操作失误或存在有血管的解剖变异。预防措施除术前探测有无血管变异外,更重要的是在手术中仔细解剖、谨慎操作。防止吻合血管发生栓塞除注意血管吻合操作外,术时局部或全身使用抗凝血药物和术后使用扩张血管药物亦很重要。

三、腹壁股肋皮瓣一次完成阴茎再造术

1. 在腹壁一侧,腹股沟韧带下方,以股动脉搏动处为起点,垂直向上,设计一乒乓球拍状皮瓣(图21-13-11)。柄部为蒂,长10cm,宽3cm;板部为瓣,长宽各为12~14cm。皮瓣内侧部分供作阴茎体,外侧部分宽3.5cm作尿道。

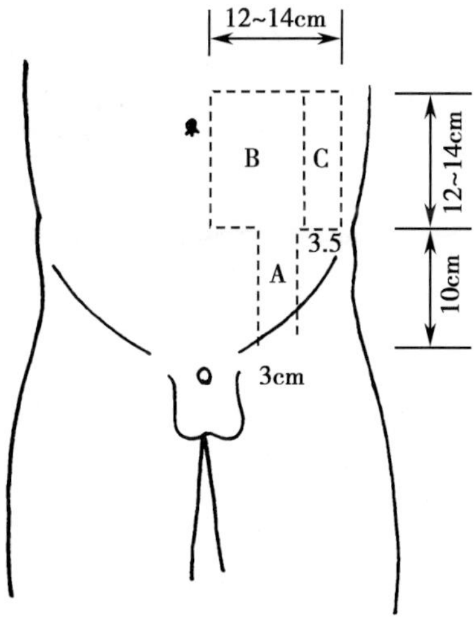

图 21-13-11 皮瓣设计

A. 蒂;B. 作阴茎体;C. 作尿道

2. 皮瓣制备

(1) 按设计线切开皮瓣上缘及外侧缘皮肤,深达腹外斜肌腱膜浅层,在深筋膜下疏松结缔组织层潜行分离直达腹股沟韧带。

(2) 切开皮瓣内侧缘,在切开皮瓣下缘及蒂并两侧皮肤时,深度仅达皮下脂肪浅层,谨防损伤深部血管,分离掀起蒂部两侧皮肤,其下形成筋膜瓣,将上行至皮瓣的腹壁浅及旋髂浅动脉,包括在皮瓣或筋膜内,形成一条双血管蒂的筋膜皮肤瓣(图21-13-12)。

(3) 于皮瓣B和C交界处,切除一条宽1cm表皮与真皮,作成尿道-阴茎体形成的缝接部。

3. 阴茎体形成

(1) 将3.5cm宽的皮瓣C皮面朝内卷成管状,用5-0尼龙线间断缝合真皮层形成尿道(图21-13-13)。

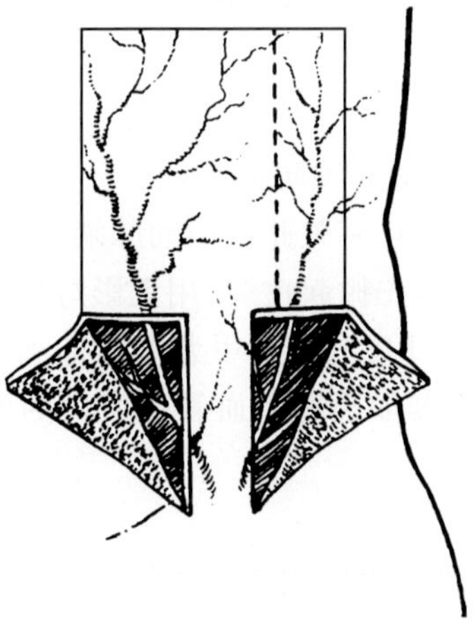

图 21-13-12 皮瓣血供示意图

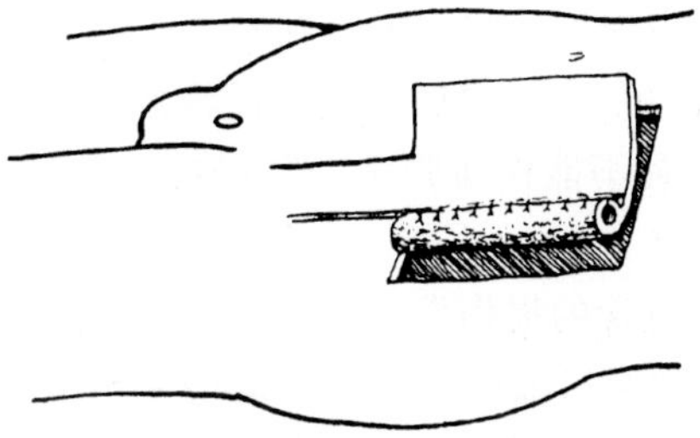

图 21-13-13 尿道成形

(2) 将皮瓣内侧部分B皮面朝外包绕尿道,其间植入自体肋软骨(约为1.0cm×10cm×10cm)或银丝硅胶棒,作为再造阴茎的支撑组织(图21-13-14)。

(3) 用3-0丝线间断缝合创缘,形成阴茎体(图21-13-15)。

4. 完成再造

(1) 切开皮瓣蒂部起始处至耻骨联合下方原残留尿道口处皮肤。向两侧分离,皮瓣蒂部将镶于其间。距残留尿道0.5cm处的皮肤作环形切开,造成创面以吻接尿道及阴茎体。

(2) 将带有血管蒂的阴茎体作180°旋转,移至原阴茎根部受区,以5-0尼龙线皮内缝合吻接尿道,中号丝线将肋软骨固定于海绵体残端或耻骨联合部软组

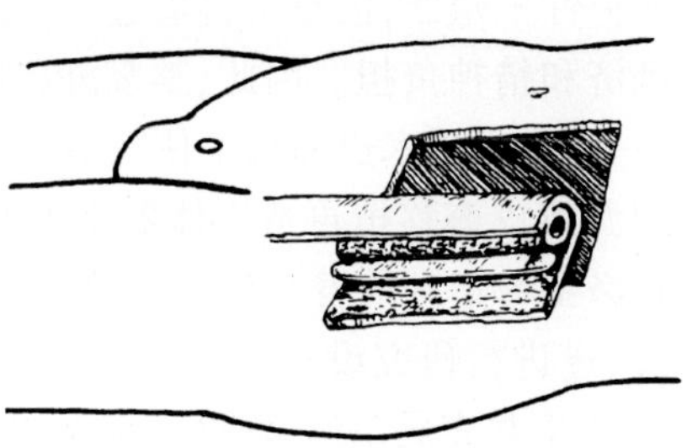

图 21-13-14 植入软骨

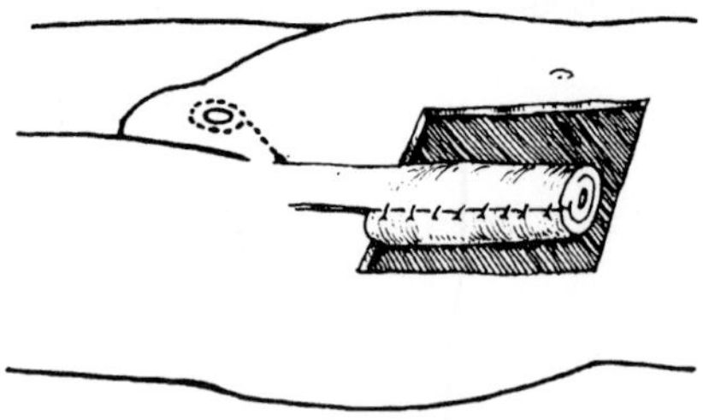

图 21-13-15　阴茎体形成

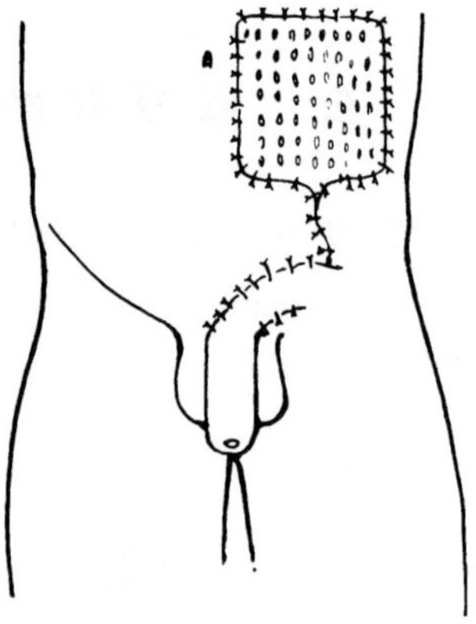

图 21-13-16　再造完成

织,细线缝合阴茎体根部与受区皮下组织及皮肤。腹部皮瓣供区用中厚游离皮片移植封闭创面(图 21-13-16)。

(3) 在阴茎体远端两侧各切除 1~1.5cm 的 V 形皮肤,缝合后成龟头,形成的尿道口远端与阴茎体远端缝合形成尿道外口。

5. 注意事项　腹壁股肋皮瓣系带血管蒂的筋膜皮瓣,与前臂游离皮瓣不同,它不需吻合血管。其操作时应注意以下几点:

(1) 切开皮瓣下缘及蒂部两侧皮肤,深度仅达皮下脂肪组织浅层,谨防损伤深部血管;

(2) 腹壁筋膜皮肤瓣的血管解剖特点为双重血管供应,即腹壁浅动脉和旋髂浅动脉,血供充分,供血范围大,是良好的供区。旋髂浅动脉多数在髂前上棘内侧 1cm 处走行,分离皮瓣至该区时,应注意勿损伤血管。

6. 手术意外　可能的手术意外有:

(1) 血管解剖异常,可能有旋髂和腹壁浅动脉两根动脉缺如,致使所取皮的血运不佳;

(2) 血管损伤,包括损伤皮瓣深部血管和重要的蒂血管;

(3) 成形尿道吻合口漏尿。

7. 手术意外的处理和预防　针对可能发生的意外采取如下处理和预防措施:

(1) 术前探测是否存在旋髂浅和腹壁浅动脉缺如较为困难,而且有关此两根动脉缺如的情况,各家报告不一。预防措施可采取用无影灯光源作皮瓣透光试验。方法为:先掀起皮瓣,用无影灯作光源从皮肤面照射,在筋膜面可清楚见到腹壁、旋髂浅血管按行走向,于皮瓣蒂部皮肤面以甲紫做出标志。若血管不清楚、不确切,怀疑不能作血管蒂,则应放弃此皮瓣,而改用其他皮瓣如腹壁下血管做血供的腹壁脐腰皮瓣行阴茎再造。

(2) 预防血管的损伤发生,关键在于解剖仔细(见操作要点)。

(3) 尿道吻合口漏尿及术后尿道狭窄亦是手术中棘手的问题。术中用 5-0 尼龙线缝合尿道间距不超过 2~3cm,缝合后以液压法试验,若缝合口液体外射,需加固缝合;尿道内置放硅胶导尿管,既作尿液引流又起内固定作用,预防尿漏。

【手术讨论】

阴茎再造术早期都是先在腹部或大腿根部制备皮管,经过几次转移术形成尿道和阴茎体,最后进行软骨移植来完成再造手术(如双皮管阴茎再造术)。应用这些原则再造阴茎虽然常可以得到一外形和功能相当满意的男性生殖器,但整个再造过程常需 3~5 次手术,历时在半年甚至 1 年以上,这对患者来说是一个很大的经济和精神负担。因此,整复外科医师一直在谋求一期手术完成阴茎再造以解决患者的经济和精神负担,一次完成手术也缩短了住院治疗时间。

当应用游离皮瓣移植再造人体器官不断发展时,给应用游离皮瓣一期再造阴茎手术带来了新的启发。我国张涤生考虑到前臂皮瓣皮下组织较薄,均匀柔软,面积较大而且血管蒂长,可作为一期再造阴茎的组织来源,遂进行研究设计,终于 1982 年 3 月 23 日在临床进行第 1 例前臂游离皮瓣一次完成阴茎再造术。至 1983 年共完成 7 例,均得到很满意手术效果。同时期内,何清濂于 1981 年 5 月 16 日提出在同一皮瓣上形成尿道和阴茎体,两者中间植入支撑组织,用前臂游离皮瓣一次完成阴茎再造的设计及模型。

1981年6月,高学书等用前臂游离皮瓣形成阴茎体,尿道用中厚皮片形成,为一例因高压电击伤造成阴茎缺损患者再造阴茎,4个月后行尿道口吻合,并用自体肋软骨植入阴茎体内。术后随访半年,重建尿道由原直径2.7cm缩至0.9cm。1982年1月,高学书等按何清濂设计的尿道再造方法,用前臂游离皮瓣一次完成阴茎再造成功。以后又施行4例亦取得满意效果。

应用前臂游离皮瓣阴茎再造有如下优点:

1. 一次完成再造手术从根本上改变了既往分期多次手术的弊端。

2. 前臂皮瓣皮质好,皮肤的皮下脂肪少,弹性好,血管条件好,皮瓣面积大等,给一次完成阴茎再造提供了良好的解剖特点。

3. 切取桡动脉皮瓣尚可采用前臂外侧皮神经和受区感觉神经吻接,以使再造阴茎可以更好更快地恢复感觉。

前臂皮瓣也有其缺点:

1. 皮瓣需破坏一条重要血管,使手部血供受到一定的影响。

2. 游离皮瓣需与受区作血管吻合。

3. 影响外观　取前臂皮瓣后,一般不能直接缝合,需要植皮封闭供皮区,即使植皮成活亦有颜色不同而影响外观,一旦坏死感染将影响肌腱活动功能。

正是由于前臂裸露显眼的瘢痕,常常使这类有严重精神创伤的患者,不愿接受取前臂皮瓣进行治疗。何清濂曾收治2位患者,一位身高1.80m,除先天性阴茎全缺损外,睾丸、附睾及全身其他部位发育均好;另一位妻子突然精神错乱,在患者午睡时用刀将阴茎切除,由于极大的精神和肉体痛苦,使他们拒绝用前臂皮瓣再造阴茎,不愿因裸露的瘢痕暴露其隐私或带来新的痛苦,为此必须设法另觅隐蔽的供区。通过解剖学和临床研究,何清濂设计了腹壁股肋皮瓣(双血管蒂筋膜皮瓣)一次完成阴茎再造的手术方法,皮瓣具有双重血供,即腹壁浅动静脉和旋髂浅动静脉。自1983年4月至1986年何清濂用此皮瓣一次完成阴茎再造共12例,均取得满意疗效,患者可进行性生活,且有生育。

该术式具有以下优点:

1. 皮瓣为带血管蒂移植,不需缝接血管,操作简单,安全易行。

2. 腹部供区部位隐蔽,术后无功能障碍,患者易于接受。

3. 尿道用皮瓣形成且为无毛发区,不易收缩致尿道狭窄,且无形成结石之虞。

4. 一般不输血,用药少,费用省,痛苦少,疗程短。

5. 对外伤或阴茎癌术后,有条件者可同时行阴茎再造。

阴茎再造术的术式仍在不断改良,不断发展,但仍存在再造阴茎缺乏海绵体,不能正常勃起的根本缺陷,能否解决,仍待探索。

四、中腹部及阴囊皮瓣一期阴茎再造术

【手术步骤】

1. 皮瓣设计　下腹中部取一块带蒂的皮瓣,长13~15cm,宽10~11cm,皮瓣的基底位于耻骨上,该皮瓣内有腹壁内浅动脉、静脉维持血供,而髂腹下神经的前皮支或其他分支配该皮瓣。另从阴囊中部取长10cm、宽3cm的带蒂皮瓣,基底位于阴囊上方。该皮瓣内有阴囊前动脉、静脉维持血供(图21-13-17)。

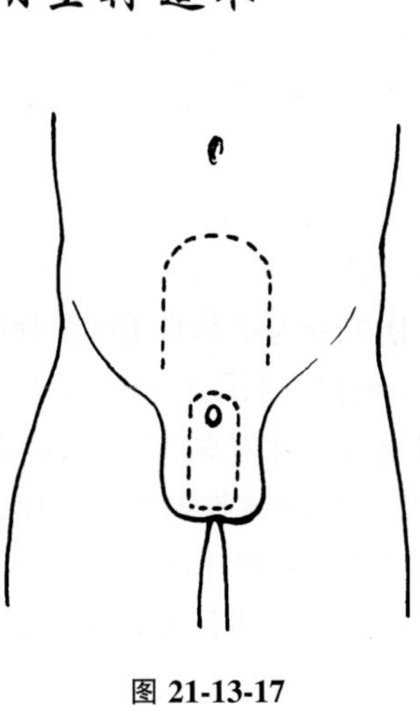

图 21-13-17

2. 尿道重建　留置12号导尿管,将阴囊皮瓣包绕尿管,两侧缘相互缝合,形成新的尿道,再缝合阴囊的创面两侧的皮肤切缘(图21-13-18)。

3. 于腹部皮瓣基底中部切一通道, 大小与成形

的新尿道相似，将新尿道自通道中拉出，腹部皮瓣翻向下方(图 21-13-19)。

4. 腹部皮瓣包绕新尿道，两侧缘相互缝合，形成再造的阴茎体，并将其远侧切缘与新尿道的远端创缘缝合，形成尿道外口。

5. 腹部伤口作中厚层皮片植皮(图 21-13-20)。

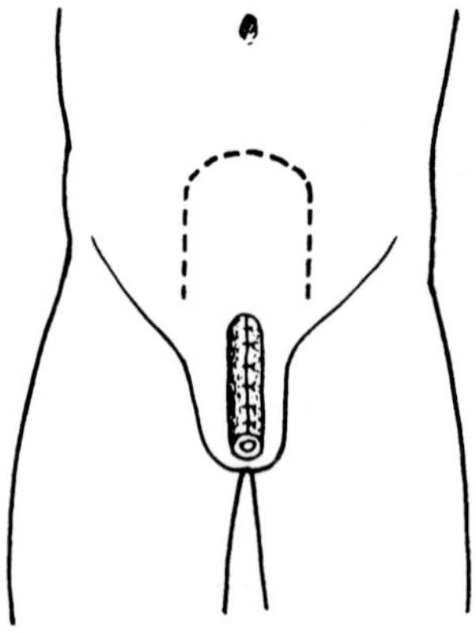

图 21-13-18

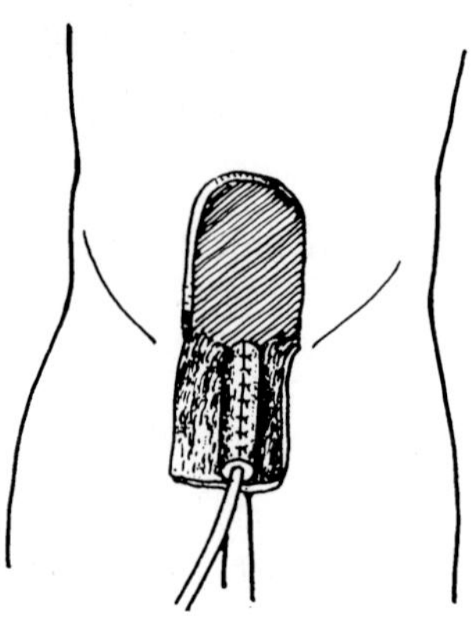

图 21-13-19

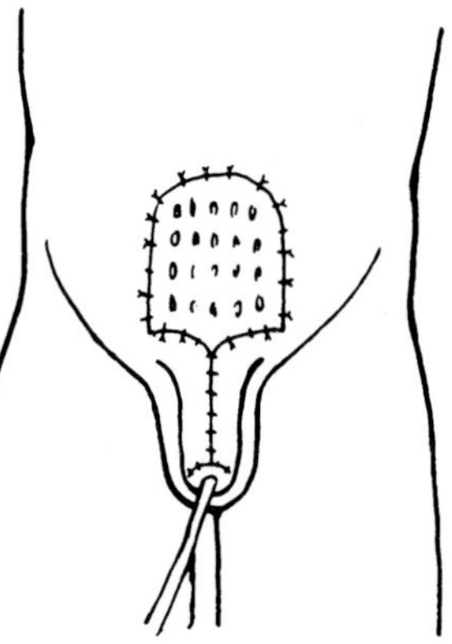

图 21-13-20

本术式的特点为再造阴茎的皮瓣有神经支配，术后阴茎皮肤有感觉。

(摘自 Song RY，Chin Med J，1979，92：181)

(章咏裳)

参考文献

1. 高学书，何清濂. 阴茎再造四例报告. 中华外科杂志，1980，18(1)：67
2. 何清濂等. 腹壁双血管蒂筋膜皮肤瓣一次完成阴茎再造(附 12 例报告). 中华外科杂志，1986，24(4)：216
3. 王成琪，陈中伟，朱盛修主编. 实用显微外科学. 北京：人民军医出版社，1992，576-589
4. 周荣祥主编. 男性科手术学. 北京：中国人口出版社，1991，85-93
5. 张涤生主编. 整复外科学. 上海：上海科学技术出版社，1979，450-466

第十四节　勃起功能障碍的外科治疗

surgical therapy of erectile dysfunction

【张　滨】

勃起功能障碍(erectile dysfunction，ED)是指阴茎持续或反复出现不能达到或维持勃起以完成满意性交，病程持续最少 3 个月。按生理机制分类可分为心理性、内分泌性、神经性、血管性和医源性 ED 等。自从Ⅴ型磷酸二酯酶(PDE5)抑制剂西地那非(sidenafil)面世以来，ED 治疗进入了一个新纪元，多种生理机制所致 ED 通过口服药物即可收到一定疗效。不过心理治疗仍占一定地位。外科治疗适应证已仅限于药物治疗无效的血管性 ED(动脉性 ED 的再血管化手术，静脉性 ED 的静脉漏修复手术)以及其他类型 ED 药物治疗无效并且不能用血管手术治疗者或血管手术失败病例(阴茎假体手术)。

血管性 ED 可分为动脉性 ED 及静脉性 ED 两类。动脉性 ED 可藉口服西地那非后作阴茎彩色多普勒超声检查阴茎动脉实时图像，比较疲软状态和勃起状态血管参数(动脉收缩期峰值流速，SPV)而获诊断。静脉性 ED 则通过动脉舒张末期流速(EDV)和阻力指数(RI)反映静脉闭合情况，通过海绵体测压和海绵体造影，测量海绵体动脉收缩期闭合压，以及静脉漏位置，以选择手术方法。

动脉性 ED 和静脉性 ED，均可合并海绵体不同程度的病变，彼此存在因果关系，使病情复杂化。动脉性 ED 因动脉粥样硬化和骨盆骨折或手术损伤致阴部内动脉狭窄或闭塞，海绵体血管灌注不足所致。静脉性 ED 是由于阴茎白膜功能，海绵体平滑肌的舒张功能不全致白膜下静脉丛的闭合机制失效，阴茎勃起时不足以压迫阻断导静脉，致静脉持续泄漏及勃起障碍。静脉漏的部位可分为阴茎背深静脉、阴茎脚静脉或阴茎海绵体-阴茎头的静脉通道。骨盆骨折或手术所致动脉性 ED 可行阴茎静脉动脉化手术，恢复海绵体的供血。若阴茎长期缺血，某些全身性病变、衰老、过度吸烟等引起海绵体内皮细胞损伤，一氧化氮合酶减少，可使 NO 的合成与释放减少，这会大大削弱海绵体平滑肌的松弛能力，最终引起纤维变性，此时即便恢复足够的血液供应，勃起仍不充分。但是，阴茎血管重建手术的短期效果远远大于长期效果，且有一定的并发症存在。如阴茎静脉动脉化不仅使局部血液的动力学发生了改变而且也改变了血管的生理功能，日久也可能发生病理改变。静脉性 ED 在结扎泄漏静脉后，侧支静脉漏也可能会使旧病复发。因此，血管性 ED 手术的选择必须慎重，应向病人告知上述情况，在取得病人充分理解后才能施行手术。

血管性 ED 的手术方法种类较多，由于疗效不肯定，一些术式已被弃用。此处仅介绍治疗动脉性 ED 的腹壁下动脉-阴茎背深静脉吻合术、腹壁下动脉-阴茎背动脉吻合术和治疗静脉性 ED 的阴茎背深静脉包埋术。

一、腹壁下动脉-阴茎背深静脉吻合术
(Anastomosis of the inferior epigastric artery to the deep dorsal vein of the penis)

该术式是 Virag 1980 年在治疗动脉性 ED 时设计的一种手术方法，随后他和其他学者将此手术进行了数次改进。阴茎背深静脉通过其分支导静脉和旋静脉引流阴茎头及阴茎海绵体远端 2/3 的血流，是阴茎的主要回流静脉。腹壁下动脉与背深静脉吻合后，导静脉和旋静脉扩张，血液逆流进入海绵体，增加了海绵体内的血液灌注。因此，腹壁下动脉与背深静脉吻合术不单是阻断了阴茎的主要回流静脉，而且进一步增加海绵体的血流量，使得阴茎动脉血的流入和静脉血的流出平衡发生改变，提高阴茎海绵体的血流供给而提高和维持阴茎勃起功能。

【手术适应证】

该术式主要用于动脉性 ED 和部分以静脉闭合功能不全为主的混合性 ED。也有人用此术式治疗糖尿病性阴茎缺血获得成功。背深静脉栓塞、阴茎海绵体纤维化及伴发大动脉或全身动脉粥样硬化者不宜手术。

【术前准备】

1. 所有病人术前都要使用单药或联合用药进行海绵体内注射血管活性剂，无效时方可考虑手术。

2. 伴有糖尿病、高脂血症、甲亢等内科疾病者只有在有效地控制了原发病后才可考虑手术。

3. 吸烟者要完全戒烟。

4. 彩色多普勒超声检查了解左右腹壁下动脉的发育情况，决定主干较粗、较长的一侧腹壁下动脉作为与背深静脉吻合的血管。

5. 阴茎海绵体造影了解静脉漏的情况。

【手术步骤】

1. 硬膜外麻醉。

2. 游离腹壁下动脉　于一侧腹中线旁两指做一下腹部切口，切口长度约 18cm，切开皮肤及皮下组织，沿腹直肌中央切开腹直肌前鞘，在腹直肌下方分离出腹壁下动脉，血管长度约 15cm~20cm。

3. 游离阴茎背深静脉　于阴茎背侧根部作纵切口(有人作弧形切口)，切开皮肤及皮下组织，剪开浅筋膜及 Buck 筋膜，沿海绵体沟分离出背深静脉及其属支。尽可能向近端分离达悬韧带，如采用 Virag Ⅰ式则切断背深静脉，结扎近端；采用 Virag Ⅱ式则用无损伤血管夹夹住近端，在其远端侧面剪一合适大小的吻合口。用肝素等渗盐水灌注远端，用无损伤血管夹钳夹住备用，注意保护背深静脉旁的背深动脉和神经，以免损伤。

4. 血管吻合　在脐平面将腹壁下动脉离断，结扎近端，血管夹夹住远端后向下翻转腹壁下动脉，通过皮下隧道至阴茎根部，在无张力、无扭曲的状态下与阴茎背深静脉行端端吻合(Ⅰ式)或端侧吻合(Ⅱ式)(图 21-14-1)。一般用 8-0~10-0 无损伤尼龙线间断缝合 8~12 针。成功的吻合应见到背深静脉有明显搏动，亦可用多普勒听诊器监听其通畅度。开放循环后观察 5 分钟，检查有无漏血、扭曲以及阴茎头过度充血等

情况。如果发现血流缓慢,吻合口处有不通畅因素存在时,予以解除。一般吻合后阴茎头的周径较前增加2.8~3.0cm,逐层缝合手术切口,将阴茎固定于轻度背伸状态。

【术后处理】

1. 术后每日静脉输注抗生素、低分子右旋糖酐200~500ml、5%葡萄糖溶液500ml加入10ml复方丹参注射液,连续5~7天;肌内注射罂粟碱30mg,或妥拉唑啉25mg,每日2次,共5~7天;也可口服阿司匹林0.3g,每日3次,共5~7天。

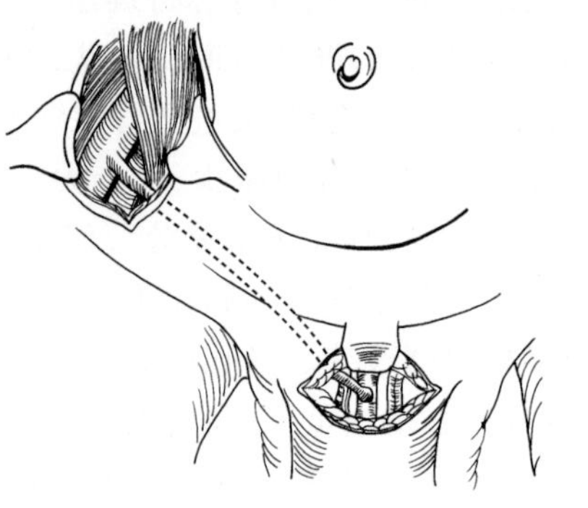

图 21-14-1　腹壁下动脉-背深静脉端侧吻合伴背深静脉近端结扎(Virag Ⅰ法)或不结扎(Virag Ⅱ法)

2. 经常观察阴茎头的颜色、张力及温度。轻度充血者不必处理;如果因充血过度而出现尿道阻塞或阴茎头溃疡、坏死,此时应结扎背深静脉远端。

3. 术后常有重复勃起情况,吸入亚硝酸异戊酯有一定的作用。阴茎异常勃起超过5小时的可行海绵体抽吸放血或(和)海绵体局部注入间羟胺1~3mg,一般可缓解。

4. 术后6周内应禁止性生活。

二、腹壁下动脉-阴茎背动脉吻合术

(Anastomosis of the inferior epigastric artery to the dorsal artery of the penis)

动脉性ED患者由于患有动脉闭塞性疾病造成髂内动脉、阴部内动脉、阴茎海绵体动脉等的闭塞,使得进入海绵体的血供不足,达不到充分的勃起。据此Michal在1970年首先报道了将腹壁下动脉与海绵体直接吻合来治疗ED的方法,其有效率达35%,后来他又创立了腹壁下动脉与阴茎背动脉吻合,有效率达56%,这种间接吻合法为血管重建奠定了基础。此后许多学者集中研究了阴茎动脉的病变,创立了不少的手术方式。但由于其远期效果欠佳而影响了此类治疗的推广应用,不过手术治疗的价值仍然存在,它至少可以恢复自发勃起并使假体移植推迟。综合各家报道,腹壁下动脉与阴茎背动脉吻合是目前效率相对较高,并发症相对较少的术式。

【手术适应证】

动脉性勃起功能障碍。尤其是骨盆骨折或会阴部外伤引起的小动脉阻塞,无并发全身性动脉硬化症、内分泌性及神经性勃起功能不全的年轻患者。

【术前准备】

1. 伴有糖尿病、高脂血症、甲亢等内科疾病者只有在有效控制原发疾病后才可考虑手术。

2. 彩色多普勒超声检查了解左右腹壁下动脉的发育情况,决定主干较粗、较长的一侧腹壁下动脉作为供血管。同时证实阴茎动脉血流量减少,舒张末期血流速率(EDV)>5cm/s。

3. 髂内动脉或阴部内动脉造影:明确动脉阻塞的部位、程度、范围,为手术方式的选择提供可靠的依据。

4. 阴茎海绵体造影排除静脉漏。

5. 吸烟者要完全戒烟。

【手术步骤】

1. 硬膜外麻醉。

2. 游离腹壁下动脉同腹壁下动脉-阴茎背深静脉吻合术。

3. 解剖阴茎背动脉　于阴茎背侧根部正中作纵切口,逐层切开皮肤及皮下组织,剪开浅筋膜及Buck筋膜,显露切口同侧及阴茎背侧白膜,拉直阴茎,沿海绵体沟分离出阴茎背动脉及背深静脉。

4. 血管吻合　从阴茎根部切口用手指经腹股沟管和下腹部切口间分离出一皮下隧道。在脐平面将腹壁下动脉离断,向下翻转腹壁下动脉远心段,通过皮下隧道至阴茎根部。根据动脉血管造影的结果选择吻合侧的阴茎背动脉，了解阴茎背动脉是否与海绵体动脉相交通，如果两动脉相交通，且血管造影提示血管阻塞部位位于两动脉交通处的近端，则在两动脉交通处与血管阻塞部位之间，行腹壁下动脉-阴茎背动脉端侧吻合（图21-14-2）。

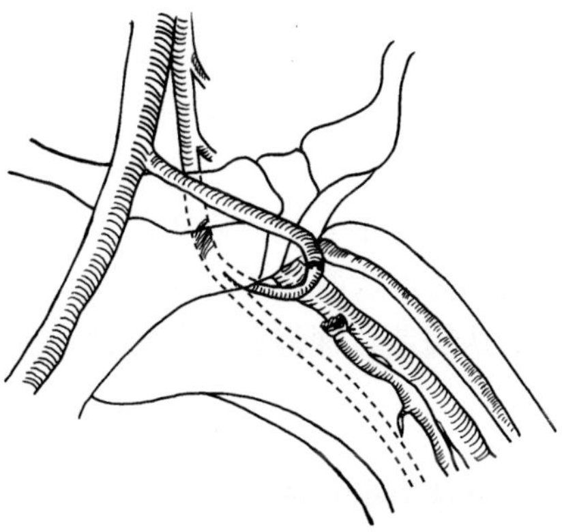

图 21-14-2

如果术前动脉造影未能清楚显示这种血管的解剖情况，则必须术中行血管造影，术中造影仍不能清楚显示者则行腹壁下动脉与阴茎背动脉端侧吻合。

5. 术中注意事项：

(1) 游离血管时忌用电凝，操作仔细、轻柔，尽量保留供体血管周围的脂肪组织，可用罂粟碱涂抹血管或肝素盐水冲洗（切断后），以防止血管痉挛，保护好血管内膜。

(2) 吻合血管时要在手术显微镜下进行，用8-0~10-0尼龙线间断缝合，吻合结束后可见动脉搏动，表示手术成功。

【术后处理】

1. 术后每日静脉输注抗生素；低分子右旋糖酐200~500ml；5%葡萄糖溶液500ml加入10ml复方丹参注射液，连续5~7天；肌内注射罂粟碱30mg，或妥拉唑啉25mg，每日2次，共5~7天；也可口服阿司匹林0.3g，每日3次，共5~7天。

2. 术后常有重复勃起，吸入亚硝酸异戊酯有一定的作用。阴茎异常勃起并超过5小时，可行海绵体抽吸放血或(和)海绵体局部注入间羟胺1~3mg，一般可缓解。

3. 术后6周内应禁止性生活。

4. 术后并发症可能有：龟头水肿、坏死；伤口感染；尿潴留；龟头感觉改变等，应对症处理。

三、阴茎背深静脉包埋术

(Embedding of dorsal vein of penis)

在各类型ED中，静脉性ED比例最大，约占全体ED的68%，而海绵体各部位静脉漏中，阴茎背深静脉漏占92%，临床上常用海绵体注射(intracavernous injection，ICI)血管活性药物作为静脉性ED的诊断方法。以往所开展的各类型静脉结扎手术的治愈率不高或者有效期短，所以目前普遍认为除了少数原发阴茎血管变异或者阴茎海绵体白膜发育不良之外，所谓的静脉性ED实际上是海绵体性ED。临床上观察到：部分患者在接受ICI时结扎阴茎根部可以使阴茎勃起更快更坚挺，故此既往的静脉结扎术效果欠佳原因可能是破坏阴茎血液回流而造成侧支循环所致。“阴茎背深静脉包埋术”的意义在于保持原来阴茎的血液循环通路，只有当阴茎勃起时海绵体白膜下被包埋的一小段背深静脉才被压迫，从而加大流出血流的阻力并提高和维持阴茎的勃起硬度。

【手术适应证】

施行阴茎背深静脉包埋术是为了提高阴茎勃起时海绵体血液的流出阻力，选择手术病例最重要的是要确认患者具有性欲，排除精神性ED、动脉性ED和全身性严重疾病。该手术适合以背深静脉漏为主的静脉性ED，对部分合并静脉漏的混合性ED也有效果。

【术前准备】

1. 彩色多普勒超声和阴茎海绵体灌流造影，了解阴茎背深静脉走向、分支、大小、单条或双条（一般是静脉越粗疗效越佳）。

2. 有糖尿病、甲亢、垂体疾患等影响性功能疾患者应该首先治疗原发病。

3. 手术前 1 周内避免施行对阴茎有创的检查。

【手术步骤】

1. 硬膜外麻醉。

2. 从阴茎根部背侧紧靠耻骨处至阴囊，做一长 4cm 的弧形切口（图 21-14-3），依层切开皮肤、皮下组织、剪开 Buck 筋膜并上下将其分离，显露 Buck 筋膜下方的阴茎背深静脉以及两侧的背动脉和背神经。

3. 为了准确辨认静脉和动脉，可在血管表面滴上一滴罂粟碱针剂，观察血管有否搏动（图 21-14-4）。

4. 在确认阴茎背深静脉后将其游离一小段约 1.5cm 长，用胶片带将背深静脉牵向一侧（海绵体切开侧的对侧）。

5. 然后在背深静脉下全层纵行切开一侧阴茎海绵体白膜约 1cm 长度，然后用眼科剪在白膜切口两端各剪去"▽"形状小块白膜，"▽"大小约可通过背深静脉，使切口成哑铃状（图 21-14-5）。

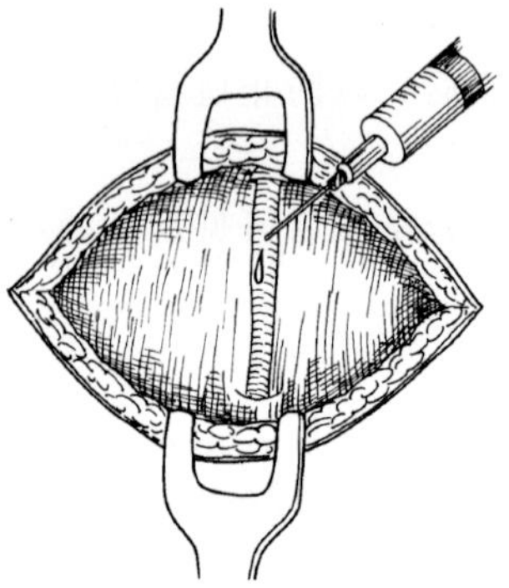

图 21-14-3

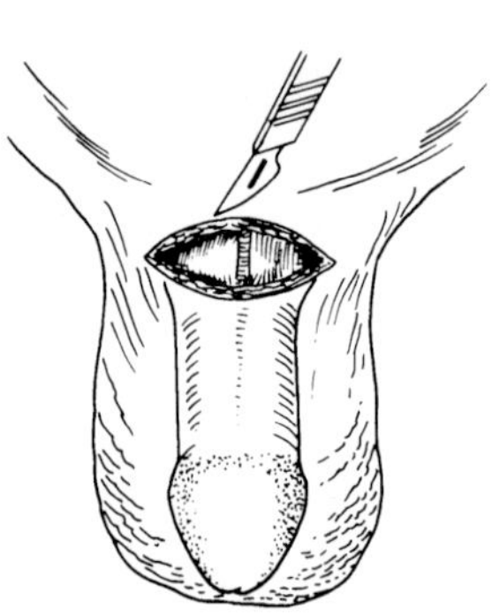

图 21-14-4

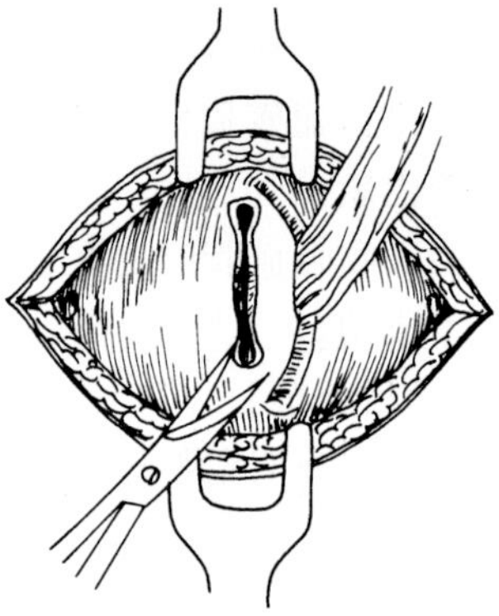

图 21-14-5

6. 将阴茎背深静脉游离段嵌入白膜切口，用 1-0 丝线间断缝合白膜切口全层，使阴茎背深静脉的游离段包埋于白膜之下，并通过哑铃状切口两端出入海绵体（图 21-14-6）。缝合切口后要求海绵体切口既不出血，背深静脉也不受白膜压迫，保证阴茎疲软状态下的背深静脉血流通畅。最后缝合阴茎 Buck 筋膜、皮下组织和皮肤。

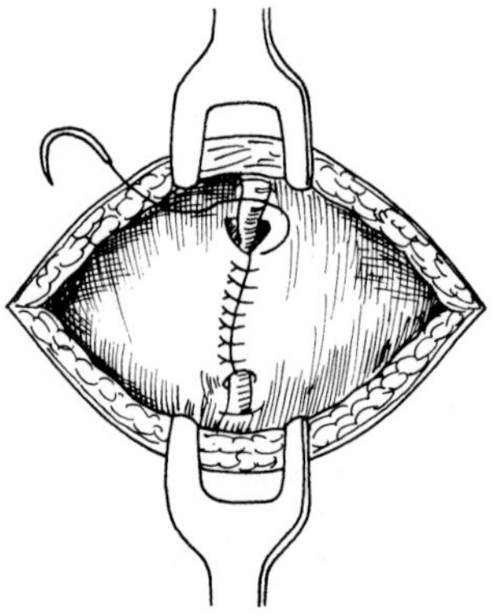

图 21-14-6

手术注意点：

（1）不要结扎包埋段远端背深静脉的分支。

（2）手术分离时如静脉破裂依然可行包埋不必结扎。

（3）如发现存在两条背深静脉时可考虑结扎较细的静脉，包埋较粗的静脉，或者将两条静脉埋入同一切口内。

（4）为保护血管神经应少用电刀。一般切口不必放引流条。

【术后处理】

1. 观察阴茎血液循环情况，轻微包皮水肿不必处理。

2. 为了减少术后阴茎晨间勃起，可考虑膀胱停留尿管，肌注己烯雌酚 7 天（4mg/d），或者口服帕罗西汀 7 天（20mg/d）。

3. 手术后 6 周内禁止性交。

参 考 文 献

1. Virag R. Revascularization of penis. In Bennet AH (editor). Management of Male Impotence. Baltimore Williams & Wilkins,

1982,219
2. Tu D,Rashid M,Orihuela E,et al. Arterialization of deep dorsal vein of penis for penile ischemia. Urology,2005,65(1):174
3. Sarramon JP,Malavaud B,Braud F,et al. Evaluation of male sexual function by the International Index of Erectile Function after deep dorsal vein arterialization of the penis. J Urol,2001,166(2):576
4. Sarramon JP,Bertrand N,Malavaud B,et al. Microrevascularisation of the penis in vascular impotence. Int J Impot Res,1997,9(3):127
5. Anafarta K,Aydos K,Yaman O. Is deep dorsal vein arterialization an alternative surgical approach to treat venogenic impotence?Urol Int,1997,59(2):109
6. Sarramon JP,Bertrand N,Malavaud B,et al. Surgical treatments of erectile impotence. Rev Med Interne,1997,18(Suppl 1):36
7. 張濱,等. Dynamic Infusion Cavernosometry and Cavernosography (DICC)による静脈性インポテンスの検討による静脈性インポテンスの検討. IMPOTENCE,1994,9:231
8. 郭应禄. 阴茎勃起功能障碍. 北京:北京医科大学出版社,1999
9. 邓春华,孙祥宙. 勃起功能障碍的手术治疗及其评价. 中国实用内科杂志,2000,20(8):460

【主编点评】

静脉漏所致的勃起功能不全一般认为是因海绵体平滑肌细胞失去神经传递物质或平滑肌细胞受损或改变所致。白膜老化致功能减退也与此有关。由于是阴茎海绵体本身的改变,结扎静脉漏后侧支开放在所难免,致勃起障碍复发。

(梅 骅)

参考文献

Sasso F,et al.,Patient selection criteria in the surgical treatment of veno-occlusive dysfunction. J Urol,1999,161(4):1145-1147

第十五节 阴茎异常勃起的手术

operations for priapism

阴茎异常勃起是指阴茎在不伴有性刺激情况下的长时间勃起,并产生阴茎的疼痛、水肿,甚至排尿困难或尿潴留。可发生于任何年龄,以青壮年多见。原因不明,延长性交可诱发本病,大约25%的病人可能是白血病、转移性癌、局部损伤、炎症、镰状细胞贫血或血栓性静脉炎等诱发,偶尔也见于脊髓损伤以后。此外,Fizzpartrick 通过阴茎海绵体造影证实,阴茎背深静脉的阻塞可能是本病的病因。一般认为异常勃起是由于静脉回流障碍,阴茎海绵体水肿,血液在海绵体内淤积,血栓形成,终致静脉和小动脉栓塞,血流减慢,阴茎坚挺不消,久之导致阴茎海绵体纤维化,硬结及性功能丧失。

本病的治疗原则为使阴茎恢复松软状态,防止继发性阳痿。早期可试用镇静止痛剂、扩血管药、雌激素、肌肉松弛剂、抗凝药及局部冷敷、神经封闭等治疗;冰水灌肠,可减轻阴茎的充血状态。阴茎异常勃起的手术方法较多,可以从动脉和静脉两个方面来考虑。Burt 等结扎阴部内动脉减少阴茎动脉供血,或施行经皮阴部内动脉栓塞术,但易发生阳痿。1964 年 Grayhack 报道了采用大隐静脉、阴茎海绵体分流术缓解阴茎异常勃起,效果良好。此后相继报道了阴茎背深静脉、阴茎背浅静脉阴茎海绵体分流术,将静脉远端结扎,近端与阴茎海绵体吻合。Guackles 根据阴茎勃起时尿道海绵体不受侵犯这一事实,提出了阴茎海绵体尿道海绵体分流术。1987 年 Winter 对此法作了进一步的改良,创用活检针行阴茎头、阴茎海绵体内瘘分流术获得成功,但不能在直视下进行,容易失败。国内梅骅和邹永清改用戳切法完成此种内瘘分流术获得良效,推荐为处理本病的首选手术方法。按照 Winter 原理,近来推荐应用 AL-Ghorad 法,即直视下切开阴茎海绵体内瘘分流术。较 Winter 法可靠,较静脉分流术更加符合生理,不易引起阳痿,是治疗该病的首选方法。

适应证　阴茎异常勃起经保守治疗无效者。

术前准备

1. 应用镇静剂。
2. 静脉滴注低分子右旋糖酐。
3. 准备会阴部皮肤。
4. 仔细检查神经系统及血液系统,以明确原因。

一、阴茎海绵体-尿道海绵体分流术

【手术步骤】

经会阴部阴茎阴囊交界正中纵切口或阴茎侧面切口,长约5cm(图21-15-1)。切开皮肤、皮下组织和球海绵体肌,显露阴茎海绵体及尿道海绵体。自尿道海绵体一侧分离阴茎海绵体至中线汇合处,切除阴茎海绵体1.0~1.5cm的椭圆形白膜(图21-15-2)。轻压海绵体,排出淤血,待出现新鲜血液,用肝素生理盐水冲洗阴茎松软后,在相应的尿道海绵体上做近似的切口,用5-0尼龙线间断或连续吻合两切口的后壁和前壁(图21-15-3~4)。仔细止血,皮下放置橡皮引流条。缝合切口,包扎。

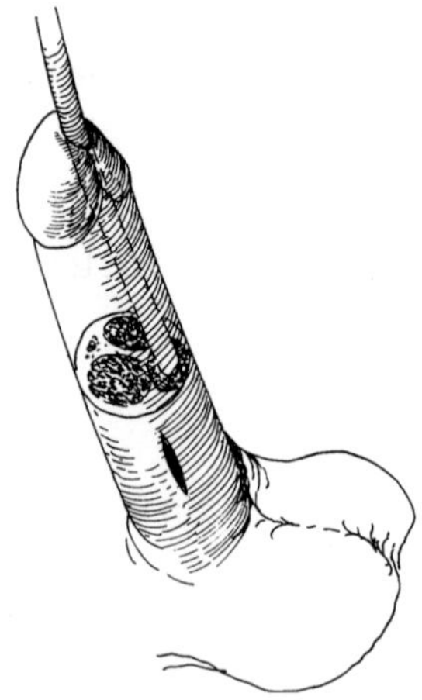

图 21-15-1

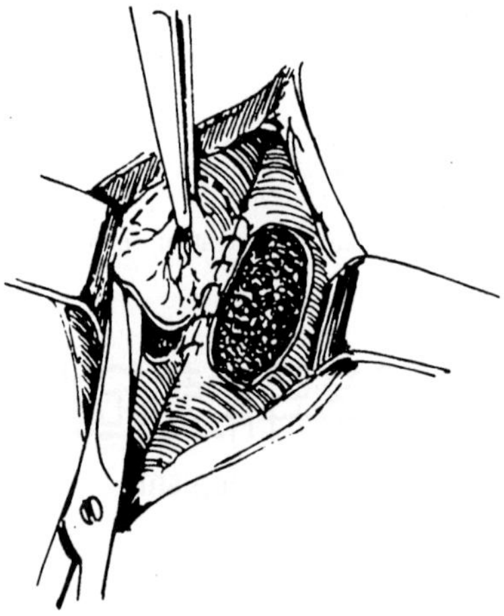

图 21-15-2

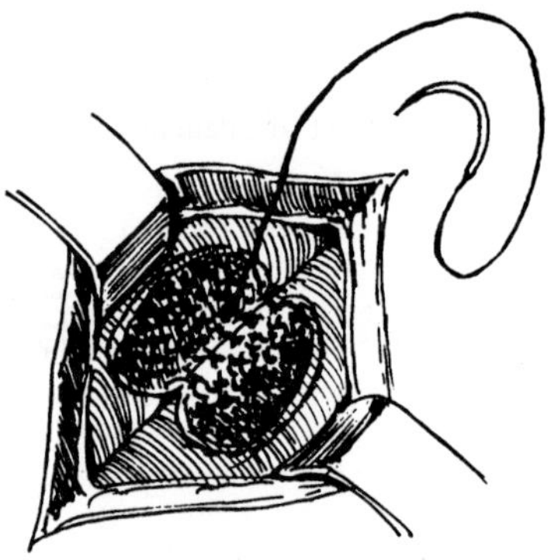

图 21-15-3

【术后处理】

1. 术后卧床1周。
2. 应用抗生素预防感染。
3. 应用雌激素防止阴茎勃起。

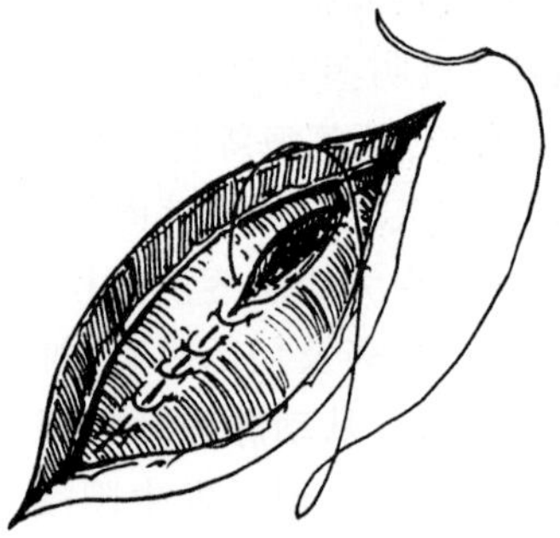

图 21-15-4

【术后并发症】

1. 尿道损伤　若尿道内有血液流出,表明已损伤尿道。术中可先经尿道外口置入导尿管,便于分离,并可避免损伤尿道。

2. 尿道海绵体瘘　尿道海绵体吻合时,应仅缝合白膜,切勿伤及尿道壁。术后应注意尿道口有无血液或脓液流出,若有出现,可行尿道造影。一旦证实尿道海绵体瘘存在,应行耻骨上膀胱穿刺造口术。

3. 阴茎异常勃起复发　多因吻合口分流未奏效。关键在于切开阴茎海绵体后应排尽黏稠血液,彻底冲洗,待阴茎松软后再行吻合。若切开一侧阴茎海绵体阴茎松软不满意或不松软,应以同法切开对侧,行两侧阴茎-尿道海绵体吻合术。

二、大隐静脉-阴茎海绵体分流术

【手术步骤】

在卵圆窝向内下做一长约5cm斜切口。显露大隐静脉，仔细游离，其分支逐一结扎。于距股静脉10cm处切断大隐静脉，近端结扎，所游离的大隐静脉不应短于10cm，以免过短吻合有张力。在阴茎根部游离大隐静脉一侧切开皮肤约3cm，两切口间建立皮下隧道(图21-15-5~6)。大隐静脉远端夹哈巴狗钳，经皮下隧道于精索前方将游离的大隐静脉引至阴茎根部切口。在相应部位，阴茎海绵体切除直径约1cm的椭圆形白膜(图21-15-7)。轻压海绵体，挤出黏稠积血，并用肝素生理盐水反复冲洗至流出新鲜血液。待阴茎松软后，将大隐静脉端剪成斜面，用6-0无损伤缝线连续吻合与阴茎海绵体切口(图21-15-8~9)。松开大隐静脉远端之哈巴狗钳，仔细止血，缝合切口，阴茎稍加压包扎。

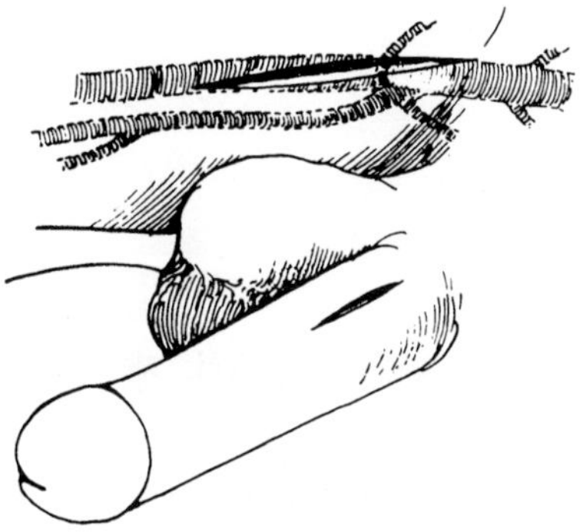

图21-15-5

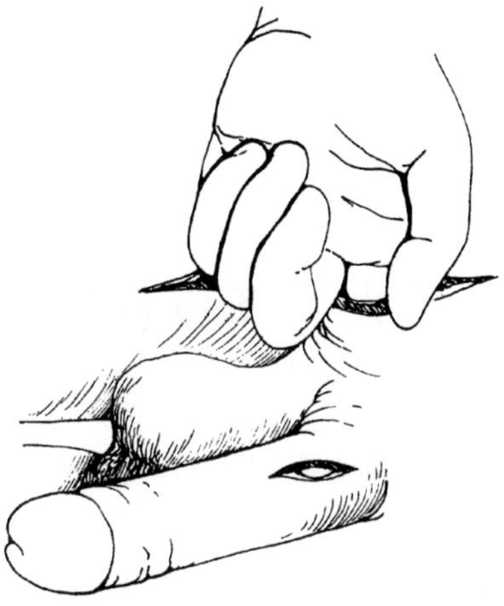

图21-15-6

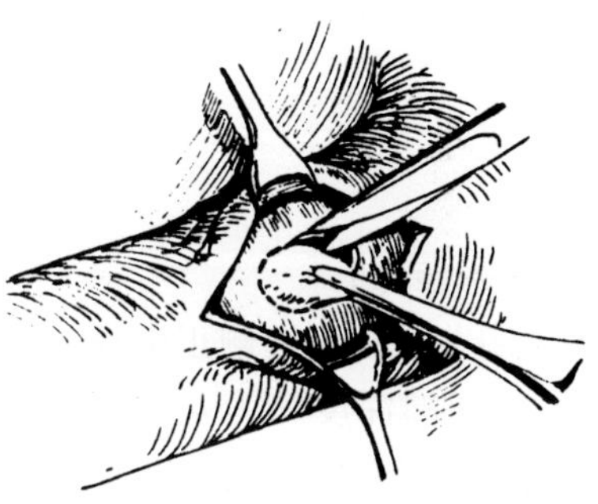

图21-15-7

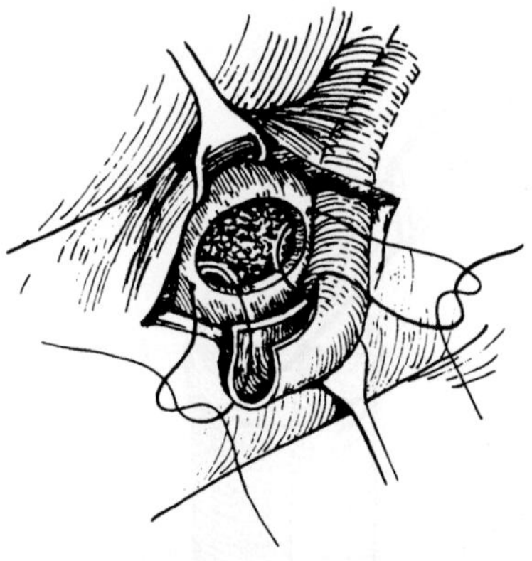

图21-15-8

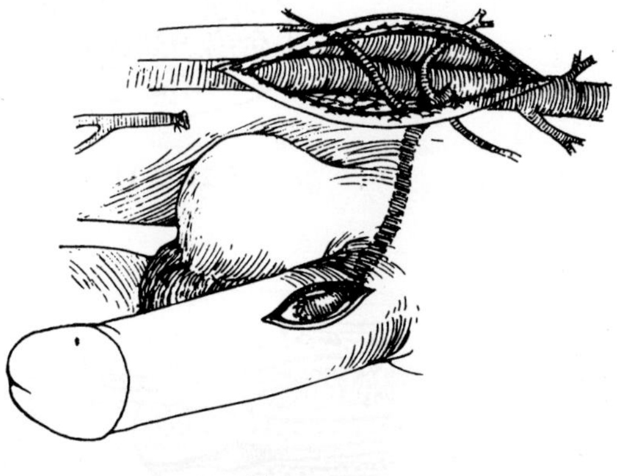

图21-15-9

【术后处理】

基本同阴茎-尿道海绵体分流术。可酌情选用抗凝剂，防止吻合口血栓形成。

【术后并发症】

阳痿　多为吻合口过大，静脉血液过多所致。一旦发生，可将吻合的大隐静脉结扎，可望恢复阴茎的勃起功能。

三、阴茎背静脉-阴茎海绵体分流术

【手术步骤】

在阴茎根部背侧正中作一长约4cm的纵形切口，切开皮肤、皮下组织和阴茎筋膜，显露阴茎背浅静脉，选择较粗的一条；若阴茎背浅静脉较细，则选择阴茎背深静脉，将其游离2cm(图21-15-10)。牵开阴茎背神经、背动脉，切断并结扎阴茎背深静脉远心端，近心端剪成斜面。在拟行吻合的位置，切开一侧阴茎海绵体白膜0.5cm。挤出黏稠的积血，以肝素生理盐水彻底冲洗海绵体。待阴茎松软后，用6-0无损伤缝线将阴茎背深静脉与海绵体切口间断或连续吻合。仔细止血后，缝合切口。阴茎稍加压包扎。

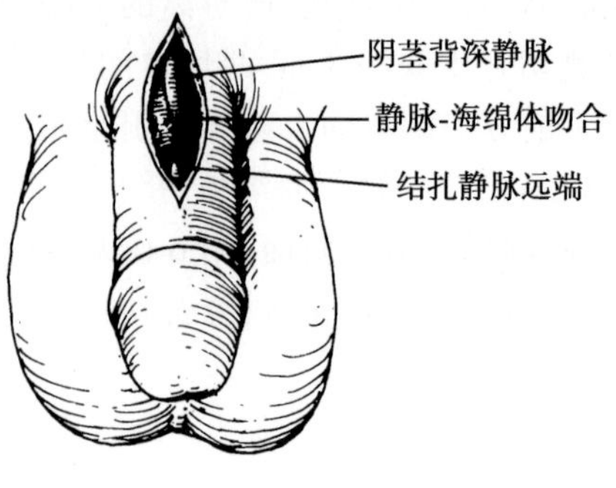

图 21-15-10

【术后处理】

同大隐静脉阴茎海绵体分流术。

四、阴茎头-阴茎海绵体分流术

【手术步骤】

于阴茎冠状沟远侧正中处，用手术尖刀垂直戳切入阴茎头，并将刀刃向一侧阴茎海绵体，戳切韧硬的白膜，戳切的深度约为4~5cm(图21-15-11~12)，待阻力突减并流出黑色半胶状血液后，再将刀刃旋转90°，再一次割切白膜呈⊢字或十字形，以达到充分分流(图21-15-13)。挤压阴茎，排出积血。另外可在阴茎根部向阴茎海绵体刺入一18号粗针头，注入肝素生理盐水进行灌注冲洗，待戳切口流出鲜红血液后，用细丝线缝合阴茎头戳切口、包扎。

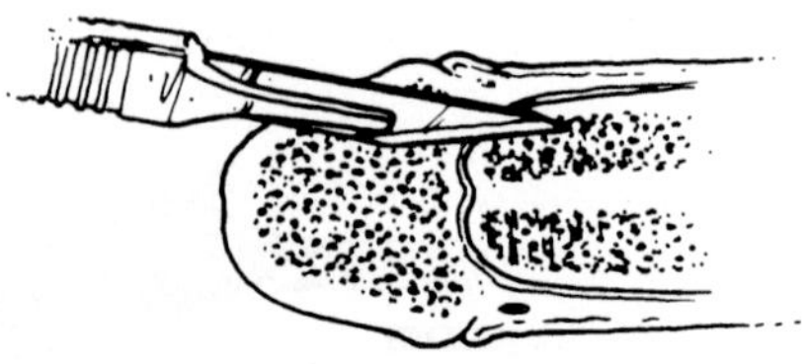

图 21-15-11

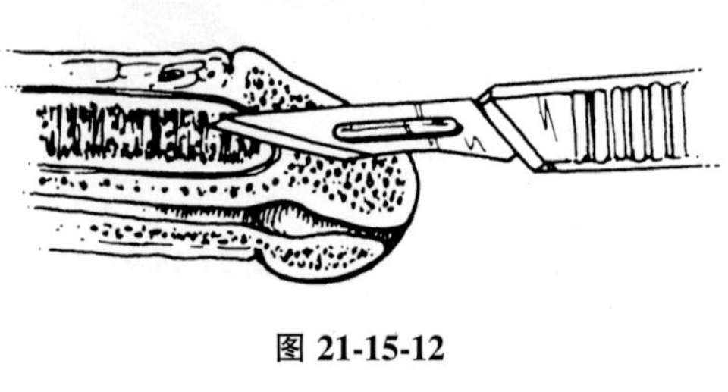

图 21-15-12

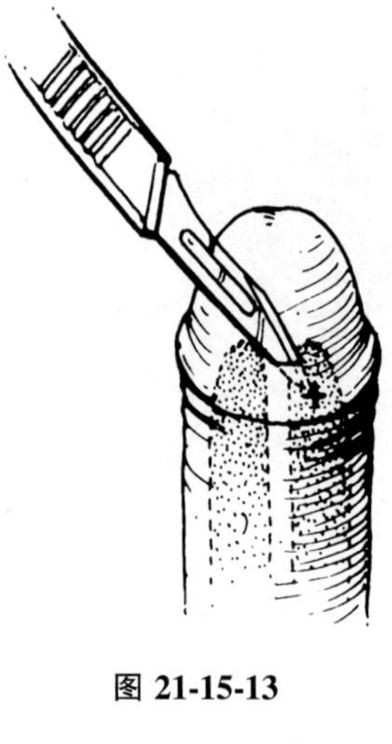

图 21-15-13

AL-Ghorad法　于阴茎头背侧离冠状沟缘1cm处作一长2cm的横切口，切开阴茎头组织直达阴茎海绵体末端，将左右海绵体末端各剜去直径0.5cm大小白膜一块(图21-15-14~15)，挤出阴茎海绵体内暗红色黏稠血液，并用肝素生理盐水反复冲洗，直到有新鲜血液流出，缝合阴茎头切口(图21-15-16)，包扎。

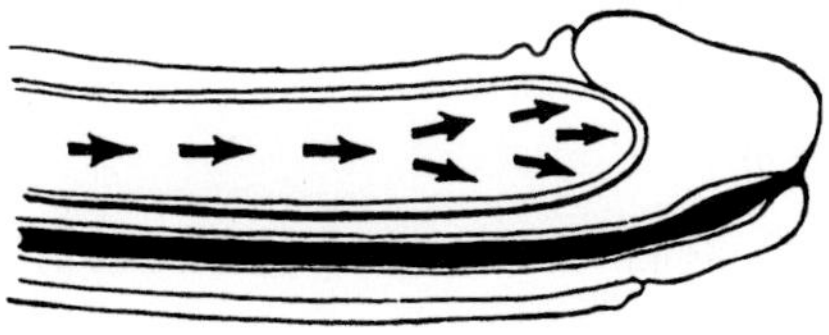

图 21-15-14

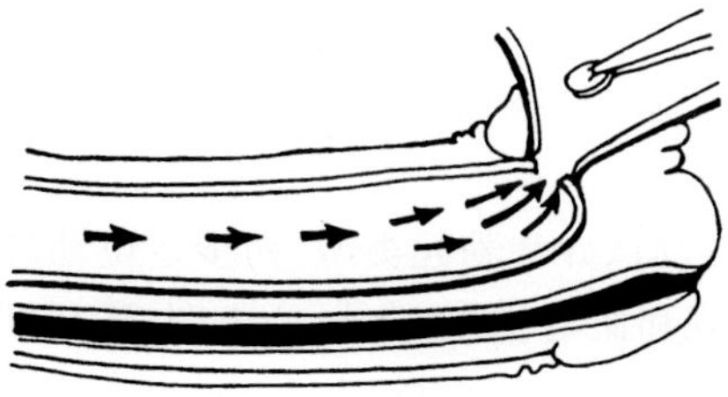

图 21-15-15

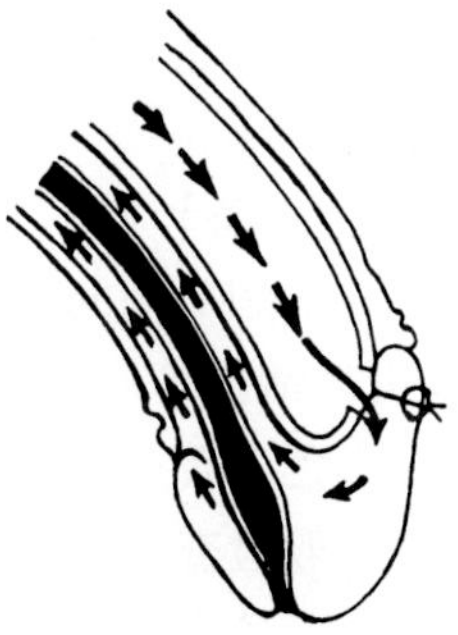

图 21-15-16

【术后处理】

同大隐静脉阴茎海绵体分流术。

（曾　进）

参 考 文 献

1. 颜纯海等. 阴茎异常勃起. 临床泌尿外科杂志，1987，2(1)：38
2. 邹永清. 阴茎头、阴茎海绵体内瘘分流术治疗阴茎异常勃起. 中华泌尿外科杂志，1983，4(2)：105

五、阴茎海绵体动脉栓塞术
(arterial embolization of corpus cavernosum penis)

阴茎海绵体动脉栓塞术用于治疗高流量性(又称非缺血性、动脉性)阴茎异常勃起。高流量性阴茎异常勃起多见于会阴部或阴茎外伤，偶见于恶性肿瘤、镰刀状红细胞血症，其发病机制尚未完全阐明。外伤原因的发病机制被认为是由于海绵体动脉分支破裂后，动脉血即从破裂的小动脉壁直接进入到海绵体窦状隙，使海绵体窦扩张，阴茎海绵体处于持续的高流入状态，血管内皮细胞在血流剪切力作用下和血氧分压增高情况下促使一氧化氮(NO)释放，NO 进一步使动脉扩张、平滑肌松弛、抑制血小板凝聚，导致阴茎形成异常勃起状态。

有人提出对于明确的高流量性阴茎异常勃起，可以先进行保守治疗或观察等待，而不必急于进行外科干预。但亦有学者认为长时间的高流量状态可能导致静脉动脉化，海绵体纤维化，白膜增厚可能，由于目前插管技术的提高和动脉导管系统的改进，可进行超选择性海绵体动脉栓塞，使术后勃起功能障碍的发生率明显降低，因此对高流量性异常勃起在进行保守治疗的同时，应积极准备进行选择性动脉造影，在明确诊断后立即进行介入栓塞治疗。

阴茎海绵体动脉栓塞术安全有效，无明显的并发症，仅偶有会阴部脓肿等报道。栓塞物质可采用铂及钨微弹簧、明胶海绵、自体血凝块等。因明胶海绵及自体血凝块为可吸收物质，有利于血管的再通及性功能恢复，有学者报道栓塞术后 2 周到 5 个月患者的勃起功能可完全恢复，时间的长短与栓塞物质吸收的快慢有关，但自体血凝块一般在栓塞后 3~4 个月被吸收，复发可能性较大。介入栓塞治疗的常见并发症有感染、造影剂过敏、血栓性静脉炎等。

【手术适应证】

1. 高流量性阴茎异常勃起。以下几项检查可协助诊断：

(1) 阴茎抽吸海绵体内血液为鲜红色。

(2) 血气分析呈动脉血特征。

(3) 阴部内动脉造影提示海绵体动脉窦状隙瘘(又称动脉晕、假性动脉瘤)。

(4) 会阴部彩色多普勒超声检查确定海绵体动脉窦状隙瘘。

2. 会阴冰袋降温、机械压迫、海绵体穿刺放血减压、海绵体内注射肾上腺素能类药物等措施无效或短时间内勃起复发者。

3. 无动脉造影禁忌证，如碘过敏、出血性疾病、近期发生过脑血管意外、重症高血压（血压大于 180/100mmHg）等。

【术前准备】

1. 详细病史询问，包括了解阴茎异常勃起原因，是否有出血性疾病和其他严重全身性疾病，药物过敏史，性生活情况等。

2. 彩色多普勒超声检查确认异常勃起类型、初步定位动脉破裂处。

3. 一般检查，包括血常规和血型、凝血功能、心电图、胸片、肝功能、双侧股动脉和足背动脉搏动情况等。

4. 术前禁食禁饮 4~6 小时，碘过敏试验。

【手术步骤】

1. 局部麻醉。

2. Seldinger 技术穿刺股动脉　确定股动脉穿刺部位；用尖刀刺开皮肤 3~5mm，用血管钳进入皮肤切口对皮下组织做钝性分离，暴露股动脉；穿刺针纵轴与皮肤夹角呈 30°~45°斜行刺入血管；导丝通过穿刺针针鞘插入血管腔内后，退出针鞘；将带有扩张管的鞘管沿导丝旋转插入股动脉；拔出导丝和扩张管，鞘管留置于血管腔内；经鞘管支臂注入肝素生理盐水，防止鞘管内血栓形成。

3. 阴部内动脉造影　经鞘管插入 3~4F Cobra 导管，选择对侧或同侧髂内动脉造影，明确海绵体动脉裂口位置及侧支循环情况。

4. 海绵体动脉栓塞　经导管置入栓塞剂到海绵体动脉裂口近端，再注入造影剂观察栓塞情况，如发现瘘口无造影剂外渗、动脉晕消失即可。

5. 如双侧海绵体动脉破裂，可用同法栓塞。但是为了防止双侧栓塞过度造成缺血坏死或日后勃起障碍，其中一侧的栓塞剂用量不宜过多，使其血流减缓即可，必要时行第二期栓塞。

【术后处理】

术后卧床 24 小时；在股动脉穿刺部位用沙袋压迫 6 小时；注意穿刺部位有无出血、血肿；严密检测心率、血压、心电图变化和注意患者的主诉；酌情应用抗生素；观察足背动脉搏动情况、阴茎勃起及血运情况。

术后定期对病人的阴茎勃起状况进行随访。

（张　滨）

参 考 文 献

1. 吉名显，贺能树，刘维如，等. 高流入性、动脉性阴茎异常勃起(附二例报告). 中华泌尿外科杂志，1998，19(4)：247-249
2. 李晓东. 高流量性阴茎异常勃起. 中华泌尿外科杂志，2005，26(11)：776-778
3. 谢春明，段润卿，申东峰，等. 外伤后阴茎异常勃起介入治疗 5 例. 中国介入影像与治疗学，2005，2(4)：289-291
4. Touge H, Watanabe T, Fujinaga T, et al. Post-traumatic high flow priapism: a case report. Int J Urol, 1999, 6(12): 623-626
5. Baba Y, Hayashi S, Ueno K, et al. Superselective arterial embolization for patients with high-flow priapism: results of follow-up for five or more years. Acta Radiol, 2007, 48(3): 351-354
6. Poey C, Guy F, Rabia N, et al. Non traumatic high flow priapism: arterial embolization treatment. J Radiol, 2006, 87: 115-119

【主编点评】

阴茎异常勃起可分为缺血性、非缺血性和间歇性三类。

缺血性（静脉梗阻性，低流量性）异常勃起是非性刺激性持久勃起，其特点是阴茎海绵体内血液完全或极度滞留，其内血液异常（氧分压低，CO_2 分压高，酸中毒）阴茎海绵体硬实、压痛。宜于发病后早期采用海绵体穿刺抽血、肝素溶液冲洗或注射拟交感药物治疗。发病 48 小时若未治疗，平滑肌功能对药物反应差，疗效不佳。超过 72 小时会发生海绵体内血栓形成，药物或手术治疗均不收效，而成永久性勃起功能不全。使用海绵体抽血、灌洗无效，应施行远侧分流手术，先作经阴茎头切开阴茎白膜及海绵体，失败后改为切除一块白膜，4 小时仍未收效宜作近侧分流手术。

非缺血性（动脉性，高流量性）异常勃起是非性刺激持久勃起，阴茎海绵体内血流失调节，其血氧分析非缺氧，非酸中毒，阴茎勃起并不坚实，也无疼痛。多因意外创伤所致，极少数缺血性异常勃起患者施行分流手术后，因动脉或窦状隙被机械性破坏，或缺氧致血管舒缩失常所致。海绵体穿刺抽血只为诊断目的，并无疗效。彩色多普勒检查可确定损伤部位。本病虽历时数月甚至数年不治疗，往往不发生勃起功能障碍，据报道62%患者可自消，其中1/3患者诉有不同程度勃起困难。注射亚甲蓝(尿苷酸环化酶抑制剂)可收到一些效果。宜先行观察，4小时无效，若患者要求积极治疗，可施行血管造影及栓塞疗法，通过动脉导管注入自体血块或明胶海绵，作暂时性栓塞，4小时不收效，可做手术探查。据报道74%患者可以治愈，5%患者术后发生勃起功能不全。使用金属材料或化学药物进行永久性栓塞，术后发生ED达39%。施行阴茎探查结扎海绵窦瘘、假性动脉瘤，治愈率63%，但术后并发ED占50%。术前应告知患者上述情况，取得同意后施行手术。

间歇性异常勃起表现为间歇性痛性、缺血性勃起，儿童患者多因镰状细胞性贫血所致，成年患者则多为特发性。发作时宜及早处理。由患者自行作海绵体注射拟交感药物。预防性药物如terbataline或digoxin全身性给药有报道可有疗效，但不确实。注射GnRH类似物或内服抗雄药物可以收效，不宜用于未达性发育成熟期患者。己烯雌酚内服亦有疗效，但可致乳腺肿痛，栓塞病等并发症。

(梅　骅)

参考文献

Montague DK, Jarow J, Broderick GA, et al. American Urological Association Guideline On The Management of Priapism, 2003, 170 : 1318-1324

第十六节　阴茎假体手术

implantation of penile prosthesis

【玄绪军】

勃起功能障碍(erectile dysfunction, ED)是40~70岁男性中的一种常见疾病。全球约有1亿多不同程度的ED患者。目前认为器质性ED和混合性ED占全部ED的1/4以上。迄今为止，有效治疗重度ED的方法很少。随着假体性能及植入技术的不断改善，其远期治疗效果远远好于针对阴茎血管的手术，使得针对阴茎血管的手术临床应用逐渐萎缩。医学科学技术的发展为非手术疗法不能治愈的ED患者提供了全新的治疗理念，经过近几十年来的研究与开发，阴茎假体经历了由单件套到三件套，从非膨胀型到可膨胀型的发展历程。美国泌尿外科学会临床治疗指南规定，阴茎假体植入术为ED的标准治疗方法，植入假体的患者日渐增加，而三件套假体最受青睐。据文献报道，阴茎假体植入术成功率在95%以上，ED患者满意程度在80%~90%之间，其性伴侣的满意度在70%~80%之间。三件套假体结构主要包括圆柱体、充吸泵、贮液囊，分别置于阴茎海绵体、阴囊、膀胱前外侧间隙，并由连接管连接。

假体植入术是阴茎海绵体内植入勃起装置来辅助阴茎勃起的治疗方法，与生理性勃起有所区别，假体植入后并不影响阴茎的感觉、性欲，但会引起逆行射精。性交时经皮挤压位于阴囊内的充吸泵，贮液囊内的液体流向阴茎中空圆柱体，阴茎变硬勃起。性交结束后再挤压泵内松弛阀，使液体回流，阴茎恢复松弛状态，符合生理性能，隐蔽性也好。三件套假体以外的产品选择有逐渐减少趋势。

适应证　无论是半硬性阴茎假体还是可膨胀性阴茎假体，适应于各种原因引起的器质性阳痿，如糖尿病性、外伤性、手术后、生殖器畸形等，对于严重的精神性阳痿，在经各种治疗后无改善，而夫妇双方强烈要求进行假体植入的情况下，也可考虑植入假体。

禁忌证　患有急慢性器质性脑病者，急性感染病人；严重内科疾病病人；精神病患者或可疑病人；急性严重精神抑郁症；严重人格障碍病人；动机不良、术后期望过高者。

术前准备　术前准备的关键在于预防术后假体感染，使术后能够获得满意的性生活。

1. 病人的一般准备　准备各种型号的假体，以备选用。调整好身体处于最佳状态。

2. 了解双侧阴茎海绵体是否等大，是否有阴茎硬结症、炎症与先天性畸形。

3. 让患者明确知道假体植入术是阴茎海绵体内植入勃起装置来辅助阴茎勃起进行的治疗方法，与生理性勃起有所区别，假体植入后并不影响阴茎的感觉、性欲，但会引起逆行射精。

4. 严格皮肤准备及预防性应用抗生素。

5. 长期阳痿的病人，阴茎海绵体均有不同程度的萎缩，术前应进行一段时间的阴茎负压吸引治疗，促使萎缩的阴茎海绵组织恢复发育，减少术后并发症。

6. 需向阳痿病人说明所需各种型号假体的使用方法，要告知其在植入阴茎假体并获得手术成功以后，并不意味着此手术就一定产生满意的结果，单纯的假体植入仅为病人进行性交提供足够的阴茎硬度，并不能完全保证病人及其配偶的性和谐与性满足。

麻醉　腰麻、硬脊膜外麻醉或全身麻醉。

三件套阴茎假体的植入手术

（一）经阴茎阴囊径路

1. 于阴囊近阴茎、阴囊交界 2cm 处，作一长约 4cm 的横切口（图 21-16-1），切开皮肤后，术者和助手用镊子依次提起皮肤、皮下组织和肉膜、阴茎浅筋膜、阴茎深筋膜，并同时用电刀切开各层至阴茎海绵体白膜，在尿道侧面 2mm 以外向阴茎脚方向分离阴茎海绵体，以便使植入的圆柱体末端部分恰位于阴茎脚，圆柱体输出管于切口引出，尽量不用圆柱体延长体，若切口靠上，可适当向下延长切口。先于一侧阴茎海绵体用 2-0 无损伤可吸收缝线纵行缝合 4 针成两排，于其间纵行切开海绵体 2cm（图 21-16-2），用弯剪于

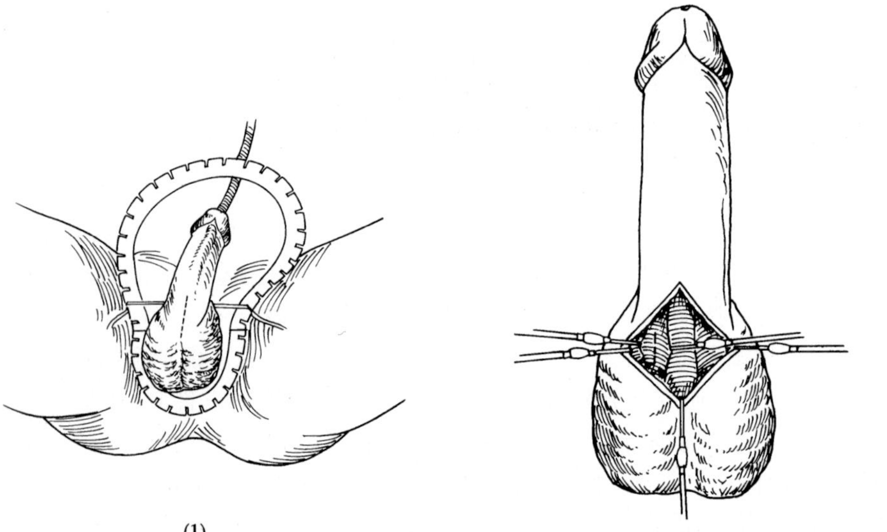

(1)　(2)

图 21-16-1

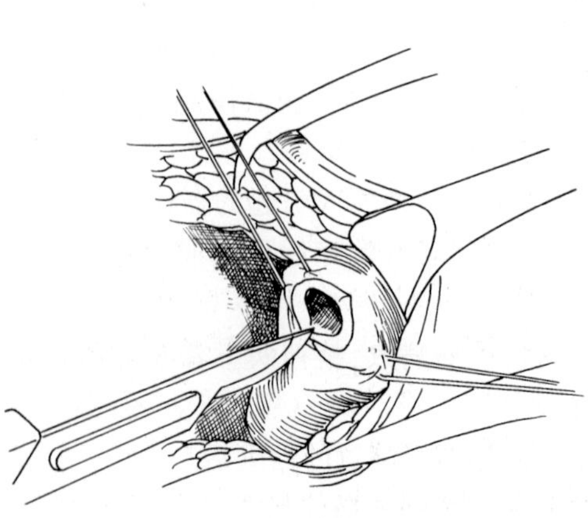

图 21-16-2

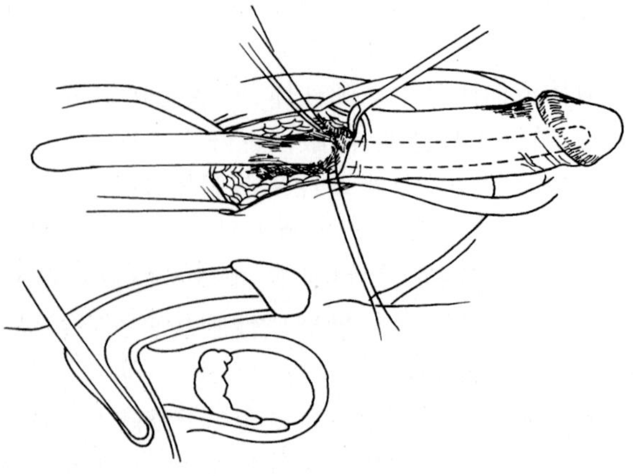

图 21-16-3

海绵体的外后部作一腔隙，扩张器的尖端朝向外后，可避免损伤尿道和白膜纵隔，依次用 F22-30 宫颈扩张器扩张，上至阴茎头基底部，下至阴茎脚(图 21-16-3)，用 Furlow 插入器测量阴茎海绵体隧道的长度，减 0.5cm 作为假体圆柱体长度(图 21-16-4)。术者和第 1 助手同法处理另一侧；此时第 2、3 助手选择合适型号的假体，并注水、排气、连接、检验各部件功能情况，合格后排水、用套硅胶管的弯血管钳闭管、在假体上缝牵引线并在 Keith 针上穿双线，再将针完全退回到圆柱体插入器的槽内。待两侧阴茎海绵体扩张后并证实阴茎海绵体切口与圆柱体输出管位置合适，将圆柱体插入器插入海绵体远端，将针从尿道口外侧约 1cm 和近侧 0.8cm 处经阴茎头穿出，用钳夹住针头并拔出缝线，退出圆柱体插入器及 Keith 针，牵拉缝线，将圆柱体带入海绵体内，确保其尖端位于海绵体最末端的阴茎头下方(图 21-16-5)；将圆柱体近端插入阴茎海绵体脚后(图 21-16-6)，在海绵体脚外面触摸，检查圆柱体的位置是否适当，有无扭曲并及时调整。把纵行缝合线横行结扎闭合海绵体切口；若作过切口延长则间断缝合数针即可，否则一般不需加针。

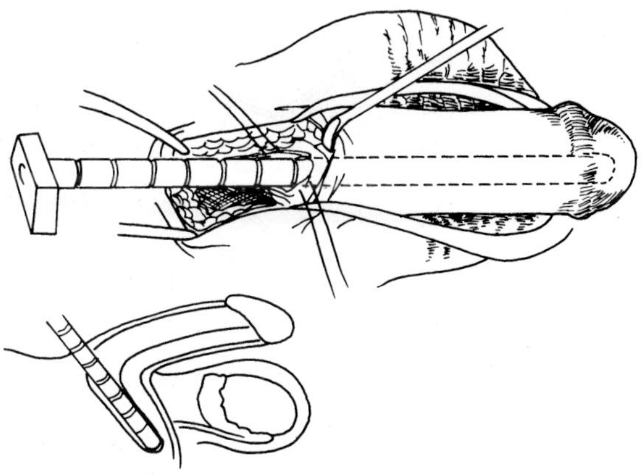
图 21-16-4

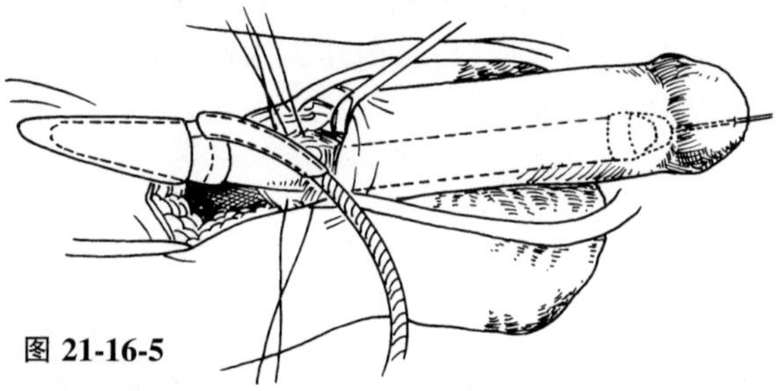
图 21-16-5

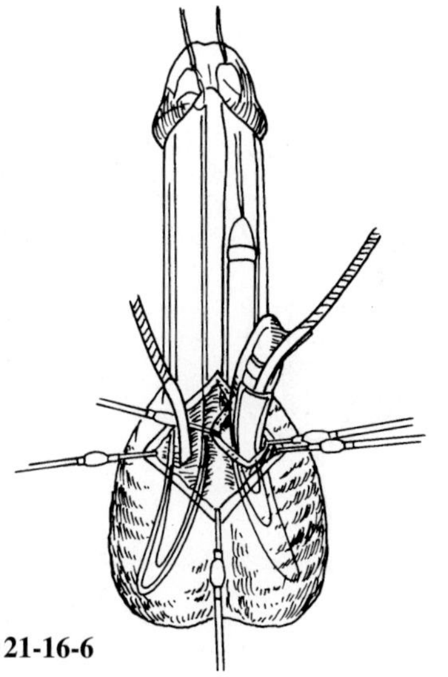
图 21-16-6

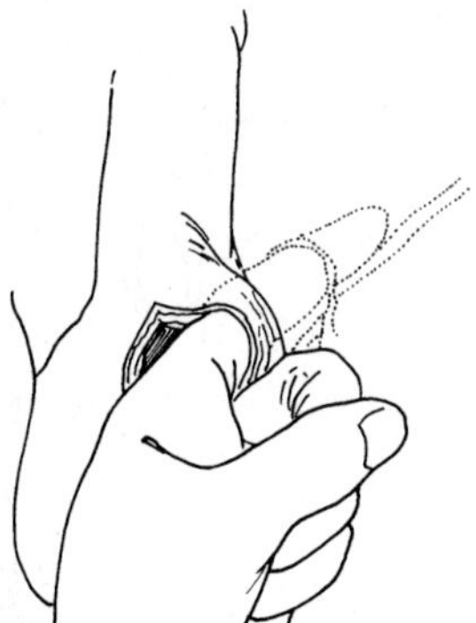
图 21-16-7

2. 植入贮液囊　向左或右上方经外环口分离耻骨上膀胱前外侧间隙，戳过精索内下侧薄层横筋膜，然后在此处用示指尖扩大，进而在膀胱前外侧间隙创建一陷窝。通过一小窥器，把贮液囊植入膀胱前外侧间隙，牵拉贮液囊的输出管，使贮液囊达海氏三角底部(图 21-16-7)。如此处开口较大，贮液囊能凸入腹股沟的皮下层，则需缝合 1~2 针，缩小开口。贮液囊内充入 15%复方泛影葡胺 50ml，用连接管把圆柱体、充吸泵和贮液囊连接，反复挤压充吸泵球，阴茎勃起良好，夹挤充吸泵松弛阀，阴茎疲软。

3. 植入充吸泵　分离阴囊纵隔(图 21-16-8)，于阴囊最低部分离一间隙并植入充吸泵(图 21-16-9)；调整连接管最佳路径，自然、顺畅；刚好连接的端面加 1cm 为连接管的长度。再次的试验、检测各部件的连

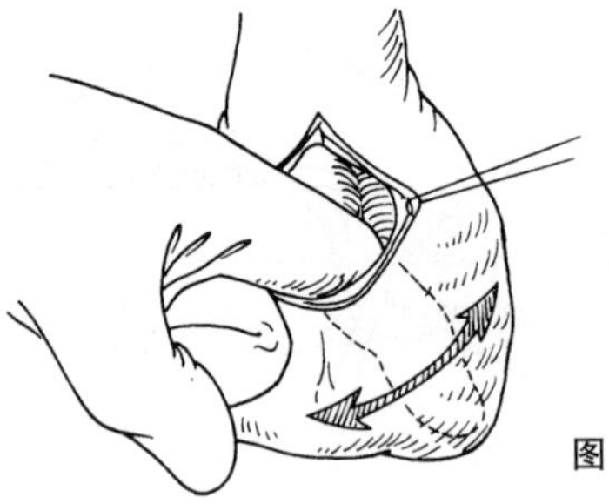
图 21-16-8

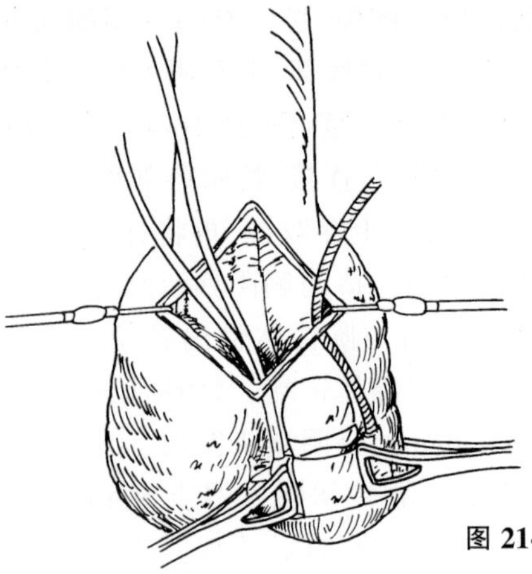
图 21-16-9

接情况良好后,阴囊内置入引流管 1 条,接负压引流袋,缝合阴囊纵隔、阴茎、阴囊的各层组织。

4. 缝合及调整　用 2-0 可吸收线缝合切口各层。同上检验一次假体并使圆柱体处于半勃起状态即部分充盈。阴茎随尿管牵向上方。切口覆盖纱布,阴茎、阴囊轻度加压包扎。

(二) 经耻骨上径路

植入贮液囊:取耻骨上横切口长约 6~8cm,切开皮肤、皮下组织及腹直肌前鞘(图 21-16-10)。分离腹直肌及锥状肌。于一侧腹直肌后、腹膜外腹横筋膜间钝性分离一间隙,先将贮液囊植入分离好的间隙(图21-16-11),并将连接其的硅胶管由海氏三角区的腹股沟外环处引入切口,囊内注入 30%~40%的泛影葡胺,测试无误后钳夹硅胶管,1-0 丝线连续缝合腹直肌前鞘(图 21-16-12~13)。

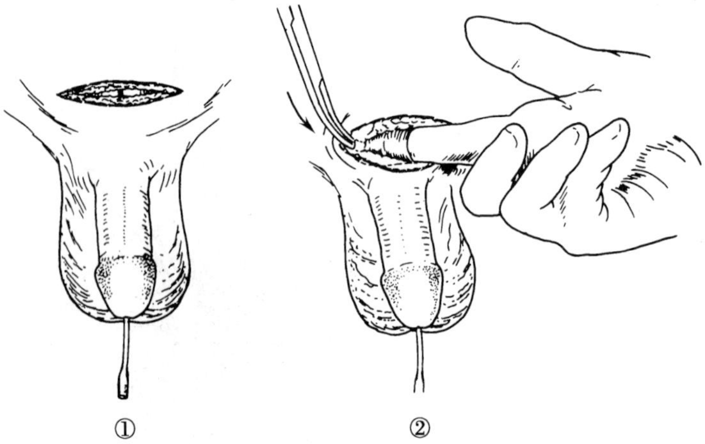

图 21-16-10

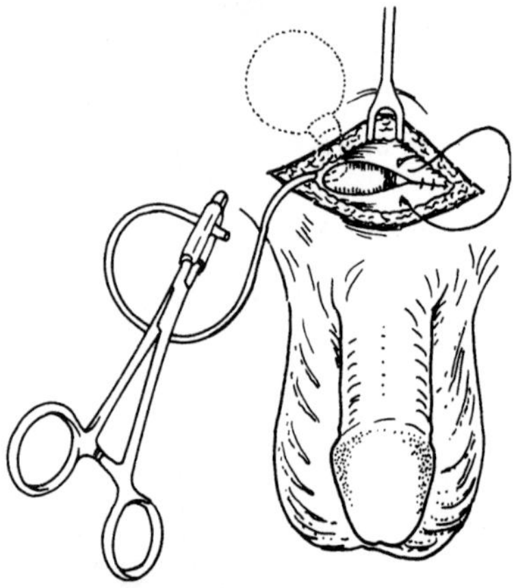
图 21-16-11

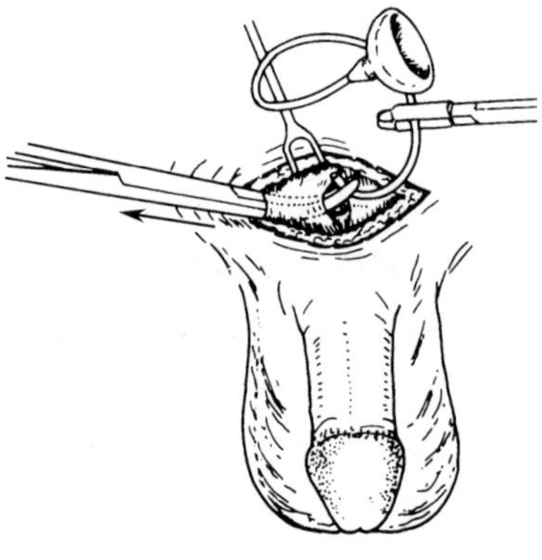
图 21-16-12

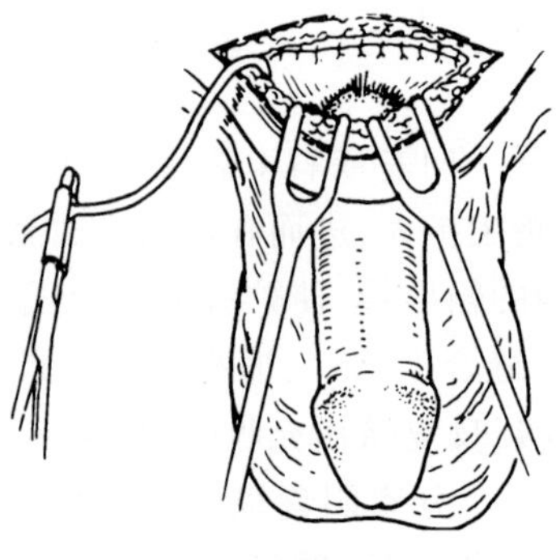
图 21-16-13

植入圆柱体:拉钩牵开创面下缘,分离耻骨前、下组织,直到暴露阴茎根部的阴茎海绵体,保护阴茎背动、静脉和神经,近阴茎中线各约 0.5~1cm 用 2-0 处无损伤可吸收缝线纵行缝合 2~4 针成纵行两排缝合牵引海绵体白膜(图 21-16-14),依次用 F22~30 宫颈扩张器扩张,前至阴茎头基底部,下至阴茎脚,用圆柱体插入器测量阴茎海绵体隧道的长度(图 21-16-15),植入步骤参见经阴茎阴囊经路。

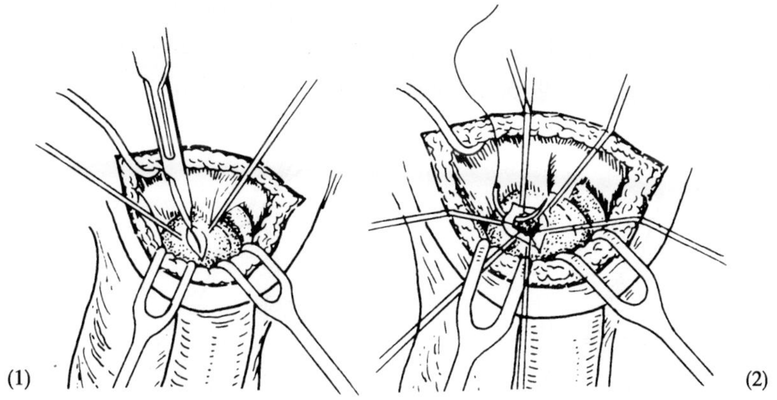

图 21-16-14

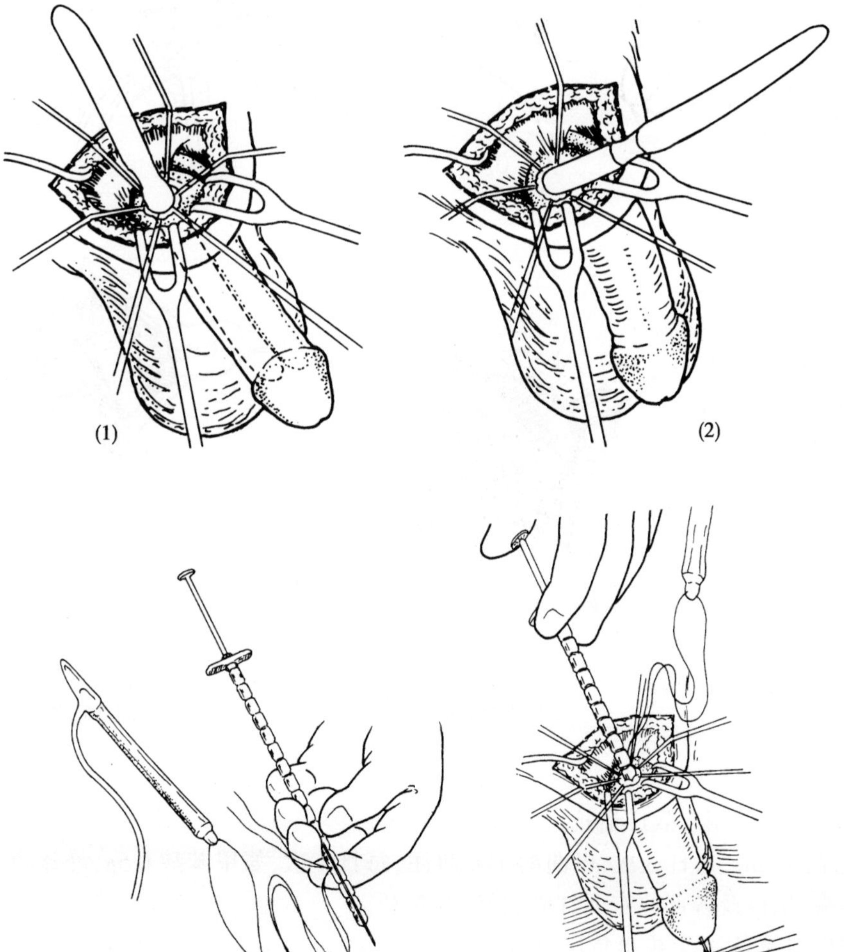

图 21-16-15

植入充吸泵:自耻骨上切口腹直肌前鞘前皮下向阴囊方向用示指分离一皮下隧道(图 21-16-16(1))在阴囊肉膜内分离一间隙,通过隧道将充吸泵放入间隙内(图 21-16-16(2)),将充吸泵的三根导管于皮下切口内分别和贮液囊的一根导管及两根圆柱体的两根导管连接牢固。阴囊皮肤外按压充吸泵,检查假体确定无机械故障后将耻骨上切口依次缝合，留置引流管。

(三) 经阴囊径路

阴茎根部外侧两旁分别做阴囊纵切口长约4~6cm(图21-16-17)，依次切开直到显露阴茎基部的阴茎白膜，于一侧阴茎海绵体用2-0无损伤可吸收缝线纵行缝合2针成两排，于其间纵行切开海绵体2cm(图21-16-18)，扩张海绵体隧道后先植入圆柱体，再依次经腹股沟外环处耻骨后间隙植入贮液囊，向阴囊分离一间隙植入充吸泵，确定牢固连接各导管，阴囊皮肤外按压充吸泵，检查假体确定无机械故障后将耻骨上切口依次缝合(图21-16-19)，留置引流管。参见经阴茎阴囊径路。

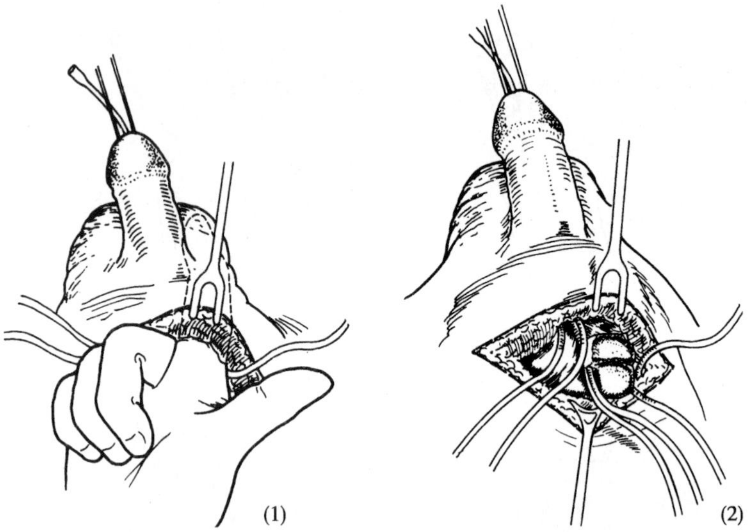

图21-16-16

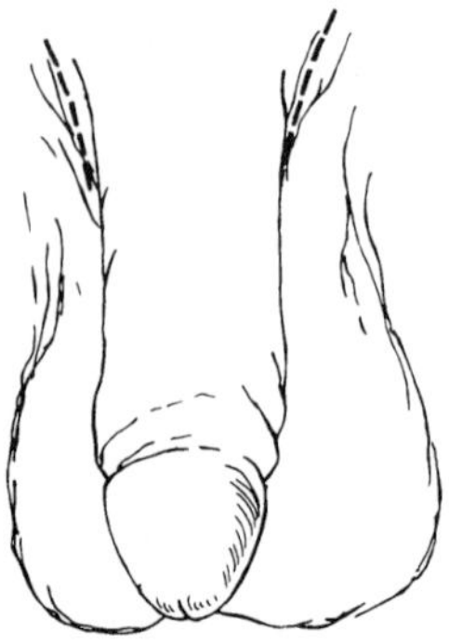

图21-16-17

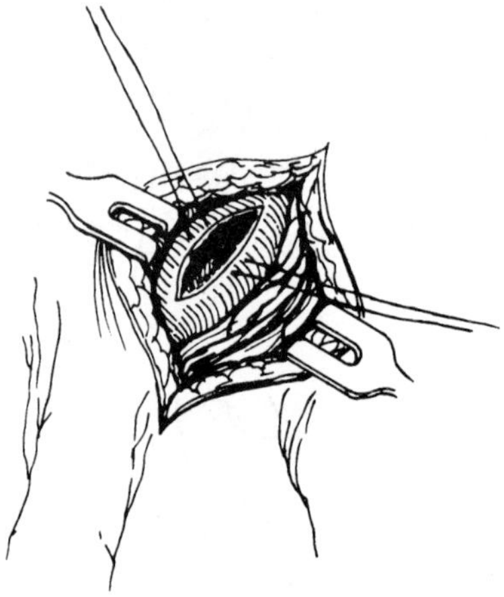

图21-16-18

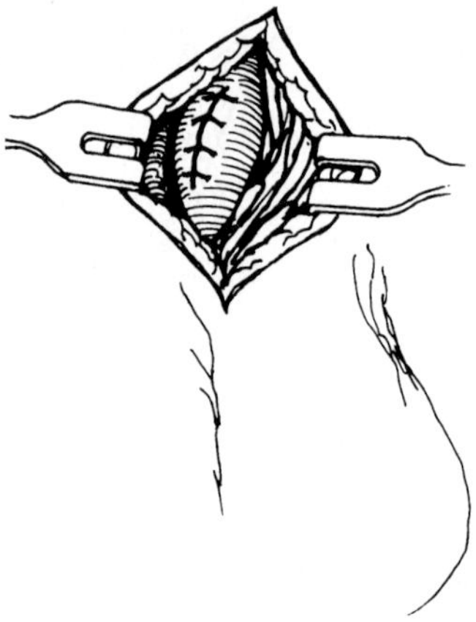

图21-16-19

【术后处理】

1. 加强营养，预防感冒，使用有效广谱抗生素。
2. 常规给予己烯雌酚1mg，每日3次，巴曲酶1ku肌注，每日1次，氨甲苯酸0.5g，静脉滴注。
3. 严密观察阴茎头、切口及各部位有无红肿、积液与坏死。
4. 术后1~2天拔出引流条；4天拔出负压引流管。
5. 留置尿管7~8天。
6. 停止性交2~3个月。
7. 术后6~8天拆线。
8. 阴茎圆柱体始终处于半勃起状态。单件套阴茎假体保持阴茎伸直位。
9. 2~3周后可鼓励患者尝试操作充吸泵作圆柱体充液及放液训练。

【主要并发症与处理】

1. 疼痛

(1) 术后疼痛:由于手术的创伤,非截瘫患者对于异物的植入及其对组织的压迫,病人可出现阴茎与会阴部的疼痛,因个体差异也表现不同,一般阴茎部位的疼痛在7~10天内会明显减轻,会阴部的疼痛表现为胀痛,持续时间较长,有时可达数周,但绝大多数也在2月内消退,其疼痛的原因可能是因为阴茎脚周围的神经分布比较丰富,假体压迫阴茎脚所致。

(2) 持续性疼痛:阴茎的感觉神经很丰富,所以在植入假体后会有阴茎及会阴部的疼痛感,通常几周后消失。会阴部的疼痛是因为阴茎脚末端临近阴部神经所致。可配合中药治疗,采用电子消炎止痛膜敷在阴茎周围,止痛及消肿效果非常好。持续性疼痛多由假体过长和假体位置不正确所致,常持续6周以上。假体过长所致的持续性疼痛根据其表现不同,处理方法也不同。如果疼痛并非十分剧烈,阴茎头血液供应尚可,阴茎头触痛较轻,可采用保守方法进行观察治疗。因为随着病人性生活的恢复,阴茎的血流也相应增加,使既往萎缩的海绵体组织重新发育,阴茎也会相应增大。这样,持续性疼痛也会随之缓解,也不会造成白膜穿孔,如果病人感到疼痛难忍,阴茎头外观血供不良,摩擦和触摸时疼痛剧烈,这种情况下应考虑更换假体,防止过长的假体长期压迫阴茎海绵体白膜,造成白膜缺血性坏死,假体穿出。防止以上情况出现的关键在于术前对外生殖器进行负压吸引治疗,改善阴茎海绵体白膜的弹性,尽可能地促使萎缩的海绵体组织恢复发育,同时备好各种型号的假体,术中应仔细测量海绵体全长。如果为假体位置不正确,如中膈穿孔所致假体交叉到对侧,这种情况应及时手术矫正。更换假体时的方法与植入时的方法相同。

2. 发热与感染　由于手术创伤及异物植入,术后可能会出现发热,术后第1天体温可能会超过38°C,但以后的2~3天体温应在38°C以下,多数在37°C~37.5°C的范围,并很快恢复正常,如果体温表现为持续低热,尤其是在切口愈合不良、血象持续偏高的情况下,可能是假体感染的表现。

换药时切口周围皮肤色泽黯淡,有少量的分泌物,切口愈合不良,并且在皮肤与海绵体缝线相接处未愈合,出现一潜在腔隙,则需及时进行清创探查。沿海绵体缝线方向切开皮肤,充分暴露下层组织,剪除皮下线头。如果阴茎海绵体白膜缝线已经暴露,则感染可能已波及到假体,这时,可间断剪除海绵体缝线,如果假体感染,白膜将自动张开,此时应取出假体。假体作为体内异物,一旦感染必须取出。清创时应彻底清除坏死组织,以大量的抗生素溶液反复冲洗创口,如有必要,可采用3-0可吸收缝线间断缝合阴茎海绵体白膜数针,然后全层缝合皮肤,加压包扎,防止海绵体出血形成皮下血肿。未感染的假体,因为有假囊保护而不必取出。术后抗感染治疗,术后3~4月感染完全消退后可行第二次假体植入术。

假体感染的病人其阴茎海绵体会出现不同程度的纤维化,再次假体植入前应行阴茎海绵体造影,判断其纤维化程度。同时加强理疗措施,如负压吸引治疗等,促进纤维组织软化。术中应备齐各种型号的假体。尤其要向病人及其配偶交代可能出现的一切情况,如穿孔、植入失败、再次感染等。

3. 包皮水肿及皮下血肿　术后会有一些病人出现包皮水肿,大多数于数天后自行消退。轻者表现为系带部水肿,重者表现为包皮环形水肿。皮下血肿可致使皮下组织感染,并可波及到海绵体组织引起假体感染。必要时可手术清除淤血。为防止术后出血,术中应仔细止血,术后要做有效的阴囊内负压引流。阴茎、阴囊抬起并用纱布加压包扎防止阴囊、阴茎水肿。

4. 排尿困难　由于假体压迫尿道海绵体及手术因素,非留置导尿者,术后病人可能会出现排尿困难,一般随第一次排尿后会逐渐好转,如不改善,应及时判断有无其他原因。截瘫患者系神经源性膀胱,术后应留置导尿7~8天,防止尿液污染切口。

术后2个月开始使用假体,待其周围组织充分愈合;过早使用会引起局部损伤、积液、感染。应用15%的复方泛影葡胺作为假体的内循环液,在出现机械故障时,可通过X线随时观察贮液囊等各部件的位置状态,便于寻找原因及时处理。

5. 阴茎假体植入术后常见并发症　感染、穿孔、假体糜烂、阴茎短小、畸形及疼痛、机械故障。

假体植入术在脊髓损伤患者中,感染率达16.7%。玄绪军等报告一组脊髓损伤截瘫患者中阴茎假体植入术的感染率为14.3%。阴茎海绵体扩张可穿孔并损伤尿道、白膜、会阴,本组无1例并发穿孔;1例阴茎假体植入术后行尿道内切开术及多次导尿也无假体糜烂发生,无阴茎短小、畸形与疼痛等并发症。另一组报告机械性故障合并症,AMS 700 CXM 三件套膨胀性假体为 5.5%(15/273),其中 10 例为圆柱体泄漏,占 3.7%(10/273),泵失灵 1 例,4 例未手术确认。

(1) 感染:感染是常见的手术并发症,发生率约为 2%~5%。常见原因是通过空气传播的表皮葡萄球菌感染。术前应预防性应用抗生素,并注意严格的无菌操作。假体感染可发生在术中,也可发生在术后,因泌尿科的各种处置不当而诱发,所以假体植入的患者施行泌尿科的各种处置时应使用足量的抗生素。持续性术后疼痛、红斑、发热、结节、波动感、创口流脓应考虑假体感染,或压迫假体的某一端时由创口溢脓,或假体的一部分漏出亦可确定。脊髓损伤截瘫患者局部感觉障碍加上神经源性膀胱,更容易发生感染或糜烂。假体植入术的感染率为 1%~8%,但在脊髓损伤患者中达 16.7%。诱发感染的危险因子有再次手术,抗生素用量不足,包茎或患有糖尿病以及神经源性膀胱有菌尿。而辛钟成等报告感染率为 0.4%,与注意了以上问题有关。

(2) 穿孔:在假体植入时需做阴茎海绵体扩张,有穿孔并损伤尿道、白膜、会阴的可能,如有发生应及时处理。

阴茎假体植入术的难点之一是海绵体的扩张,初学者容易造成海绵体纵隔交叉穿孔或海绵体白膜穿孔。阴茎海绵体的纵隔非常薄弱,故在扩张时容易造成近端或远端处海绵体交叉穿孔,致使海绵体扩张不全而圆柱体安放困难。术中海绵体交叉穿孔常导致手术后阴茎勃起时疼痛和阴茎扭曲或弯曲畸形。为了避免海绵体交叉穿孔,在扩张海绵体时要注意海绵体的生理弯曲,开始避免使用过细的扩张器,一般使用直径 8mm 的扩张器,而且在扩张时尽量靠近海绵体的外侧缘用弯剪将海绵体组织与白膜剥离成通道,按照海绵体的生理弯曲细心地插入扩张器扩张,可避免海绵体交叉穿孔。一旦发生海绵体交叉穿孔要重新扩张海绵体,此时首先重新正确的扩张一侧海绵体并留置扩张器,再用另一个扩张器用同样的方法扩张对侧海绵体。海绵体交叉穿孔一般不必修补。海绵体白膜穿孔可发生在近端或远端,多由于粗暴或过度的扩张引起。特别是使用过细或过粗的扩张器,或患有海绵体纤维化的患者易造成白膜穿孔。发生海绵体近端白膜穿孔时可发现扩张器位置异常,或所测定的长度有变化,一般两侧长度之差超过 1cm 以上。发生海绵体白膜穿孔特别是远端穿孔可造成圆柱体移位伴发感染或糜烂、龟头支持不全或成角畸形等并发症。海绵体白膜穿孔多需要进行修补术,必要时也可选用 Gor-Tex 或 Dacron 等材料修补。尿道穿孔较少见,常见于海绵体纤维化或其他扩张困难的患者。尿道穿孔常见于阴茎腹侧纵形切口用力过度引起,当发生尿道穿孔时应先行尿道修补术,并放置导尿管,待尿道愈合后延期施行假体植入术。海绵体扩张过程中,如果扩张器从尿道穿出或海绵体扩张后尿道出血,可诊断尿道穿孔。如果怀疑尿道穿孔应放弃假体植入施行尿道修补术,待 4~6 周尿道裂口愈合后再施行假体植入术。迟发性尿道损伤常合并近尿道口糜烂、圆柱体损伤或突出于后尿道。圆柱体损伤或糜烂也可继发于粗暴的膀胱尿道窥镜检查术后。发生迟发性尿道损伤多需要拔除假体修补尿道,4~6 周后再行假体植入术。

(3) 假体糜烂:一旦发生,立即清除假体,应用抗生素冲洗,重新植入假体。糜烂指圆柱体从海绵体近端或远端穿出,常合并感染。发生在皮下的假体远端糜烂可出现疼痛或局部不适感,有的在皮下可触到突出的假体。假体糜烂多见于半硬性可屈性假体,膨胀性假体虽发生频度较少,但是也有报告阴囊皮肤糜烂致泵或导管露出引起感染的病例。神经性膀胱排尿障碍的患者、需要用导尿管的患者与糖尿病患者、脊髓损伤患者由于局部感觉迟钝或消失,也易发生。尿道内发生糜烂时可见红肿、血性或脓性尿道分泌物、导尿管插入困难。发生假体糜烂时,如果假体已露出表皮时应拔除假体,如果仍被皮肤所覆盖不伴有感染,可保存假体进行海绵体修补术。术后的糜烂与穿孔多为假体过大所致,假体压迫海绵体白膜造成白膜糜烂穿孔,假体可从尿道自行脱出。此时应留置导尿,对症治疗,待尿道损伤恢复后择期重新植入假体。为预防此种情况发生,术中测量应准确,植入适中的假体。术后应仔细观察,正确判断,及时行假体更换术,避免假体脱出。另外,术中扩张海绵体时用力过大,亦可造成白膜穿孔,此情况多发生于海绵体纤维化的患者。

(4) 龟头下垂畸形、疼痛、感觉障碍:表现为龟头下垂,性交时感觉阴茎支撑无力,影响夫妻双方的性感受。若假体韧性不好或使用可变位疼痛的假体,易在阴茎内发生纤维包膜,产生阴茎弯曲畸形,因此术后应将阴茎向上固定在下腹部 4~6 周。有些患者在假体植入术后抱怨阴茎长度或坚硬程度不如过去自然勃起的状态,这种情况常常发生于手术前医生对患者介绍假体的性能不够清楚,所以手术前应让患者熟知阴茎假体植入术是辅助阴茎勃起进行性交的方法,与自然勃起是有所区别的。但是,手术过程中假体长度选择错误造成阴茎过短,假体头端不能达到阴茎头基底部,性交时发生阴茎头向腹侧倾斜,即产生阴茎头下垂畸形,或伴有阴茎成角畸形,严重者需要手术矫正。另外,膨胀性假体植入术后出现自动勃起,与注水囊安放不当而受压有关,严重者也需要手术矫正。

术后出现会阴和阴茎部严重疼痛时,往往是假体过长的原因,需要取出和更换假体才能缓解。术后一般都有不需用止痛药的轻微胀痛和不适感,在2个月内可以自行消失。症状与轻度的组织反应有关。经耻骨下切口植入假体术可由于损伤阴茎背神经而引起阴茎感觉障碍,故采取阴囊近阴茎、阴囊交界部横切口较好。

(5) 自发性勃起:可膨胀性假体的自发性勃起也是并发症之一。如假体长期不能萎陷,贮液囊可能会被瘢痕包裹。放置贮液囊的空间太小或接近肌肉,都有可能导致自发性勃起。在某些肌肉发达的患者,当行深吸气憋气动作或收缩腹肌时,腹内压力可增高30mmHg以上,也会诱发勃起。在"机械性"性交时,感情投入不够会导致无性感高潮和射精延迟。

(6) 假体机械故障:多见可膨胀性假体,有连接管扭曲、漏液、泵失灵、圆柱局部球样隆起等,预防的办法有:

1) 术中注意避免损伤假体。

2) 术前检查假体有无泄漏。

3) 圆柱直径应较隧道小0.5cm。

4) 充盈时不要过分扩张圆柱或贮液囊。

5) 防止连接管扭曲。

6) 手术中关闭切口前再次进行检验。

假体植入术的机械性合并症由于假体种类和手术熟练程度的不同而各家报告有很大差异。

第二十二章

阴囊及其内容物的手术

surgery for the scrotum and its contents

第一节　阴囊及其内容物的局部解剖及手术入路

Surgical anatomy and approaches of the scrotum and its contents

【陈凌武】

【阴囊及其内容物的局部解剖】

阴囊为一皮肤囊袋，由左右生殖隆突演化而成。内有阴囊隔将阴囊内腔分隔成左右两部，各容纳一个睾丸、附睾和精索下部。

1. 阴囊的层次结构　阴囊可分六层，由外向内有：皮肤、肉膜、提睾筋膜、提睾肌、睾丸精索鞘膜、睾丸固有鞘膜(图 22-1-1)。

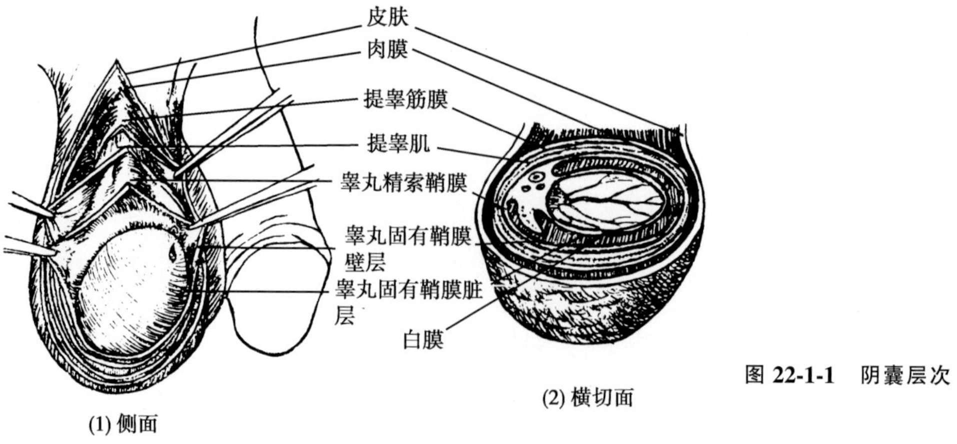

图 22-1-1　阴囊层次

(1) 皮肤:薄而柔软,有色素沉着,呈暗褐色,生有稀疏弯曲的阴毛,含有汗腺和皮脂腺,其分泌物有特殊气味。由于皮内含有大量弹力纤维,因而富有伸展性。

(2) 肉膜:由稀疏的平滑肌纤维和致密的结缔组织及弹力纤维构成,厚约1~2mm。此层相当于皮下组织,但无脂肪,因而与皮肤紧密结合,肉膜参与构成阴囊隔。肉膜向上连续于阴茎浅筋膜(亦称肉膜)、腹前壁浅筋膜,向后与会阴浅筋膜相延续。此层平滑肌的舒缩,可调节阴囊内的温度,以利于精子的发育生长。

(3) 提睾筋膜:又名精索外筋膜,菲薄,由含有胶原纤维的结缔组织构成。起自腹股沟管皮下环边缘,为腹外斜肌腱膜和腹壁固有筋膜的直接延续。此层与肉膜结合疏松,若尿道损伤,尿外渗时尿液可渗入此间隙内。

(4) 提睾肌:主要由来自腹内斜肌和腹横肌的肌纤维束构成。肌纤维束随着精索通过腹股沟管皮下环,向下包被精索、睾丸和附睾。

(5) 睾丸精索鞘膜:又名睾丸精索总鞘膜或精索内筋膜,为腹横筋膜的延续,内含有少量平滑肌纤维,为睾丸被膜最牢固的部分。

(6) 睾丸固有鞘膜:是腹膜的延续,呈双层囊状包围睾丸和附睾。分壁、脏两层:壁层位于睾丸精索鞘膜内面;脏层包被睾丸表面(后缘除外)及附睾的一部分。壁、脏两层在睾丸后缘借睾丸系膜相移行。两层之间为鞘膜腔,内有少量浆液。鞘膜腔为腹膜鞘突内腔的遗留部分,在胚胎期间与腹膜腔相通,出生后从腹股沟管腹环至睾丸上端的鞘突逐渐闭锁形成鞘韧带,鞘膜腔与腹腔的交通遂被阻断。如果腹膜鞘突闭锁反常,则可发生各种遗留的鞘膜腔。

2. 阴囊的血管、神经和淋巴管

(1) 血管:动脉有来自阴部内动脉的阴囊后动脉和阴部外动脉的阴囊前动脉,以及由腹壁下动脉发出的提睾肌动脉(旧名精索外动脉)。阴囊前动脉在皮下附近分为内、外侧分支。内侧分支向前下方分布于阴囊隔的前1/5~2/5及其阴囊缝区2/5皮肤;外侧支分布于阴囊外侧的前2/3皮肤。阴囊后动脉在尿道球两侧偏下进入阴囊,其分支分布于阴囊隔的3/5~4/5,此支在阴囊隔内下行至隔与皮肤连接处,弯向外侧至阴囊中缝区后4/5的皮肤,其主干分支至阴囊后侧及外侧后部皮肤。对尿道下裂的患者可采用以阴囊隔的血管蒂为蒂,用阴囊中隔两侧皮肤缝制皮管代尿道进行修补,具有供区与受区邻近,取材方便,且无需吻接血管的优点。

阴囊的静脉由静脉网汇成各静脉,与同名动脉伴行,但较之粗大,除经阴部外浅静脉汇入大隐静脉,其余静脉汇入阴部内静脉。

(2) 神经:有髂腹股沟神经、生殖股神经的生殖支、会阴神经分出的阴囊后神经以及股后侧皮神经的会阴支等分布。阴囊后神经可分为内、外侧支,分布于阴囊后部皮肤。肉膜由来自腹下丛的交感神经分支所支配。

(3) 淋巴管:阴囊淋巴管由阴囊皮肤毛细淋巴管网汇合而成3~24条淋巴管。自阴囊两侧行向外上方,两侧淋巴管可越过正中线至对侧。在手术治疗阴囊阻塞性淋巴水肿时,可在外阴与股上部之间作一纵行的弧形切口,即可充分显露出来自阴囊的淋巴管及阴部外浅静脉,施行淋巴管静脉吻合术。

3. 睾丸、附睾和精索

(1) 睾丸和附睾(图22-1-2)睾丸位于阴囊内,左、右各一。除阴囊壁各层外,睾丸本身尚有一层纤维膜,即白膜。在睾丸后缘,白膜向睾丸内突出,形成睾丸纵隔,由此再向四周放射状发出许多睾丸小隔,将睾丸分为许多小叶,小叶中有精曲小管。精曲小管在睾丸纵隔内交织成睾丸网,再自此发出12~15条睾丸输出小管,最后合为一管,以约4m的长度蟠转曲折成为附睾。附睾位于睾丸的后缘,其上端膨大而钝圆为附睾头,下端为附睾尾,中部为附睾体。附睾尾与输精管相通连。附睾是结核、淋病及一般化脓性感染的好发部位。

(2) 精索自睾丸后上缘开始,终于腹股沟内环,在阴囊内对睾丸有支持作用。其组成有输精管、精索内动脉(或称睾丸动脉,来自腹主动脉,主要营养睾丸及附睾)、精索外动脉(来自腹壁下动脉,主要营养提睾肌及其筋膜)及输精管动脉(来自膀胱下动脉,营养输精管)。静脉为蔓状静脉丛(或称精索丛,形成精索内静脉,右侧注入下腔静脉,左侧注入左肾静脉),以及包绕上述各结构的被膜等。因输精管与附睾尾部相连接,当附睾有结核病变时,易波及输精管,此时输精管的壁层增厚变硬,触之往往呈念珠状。

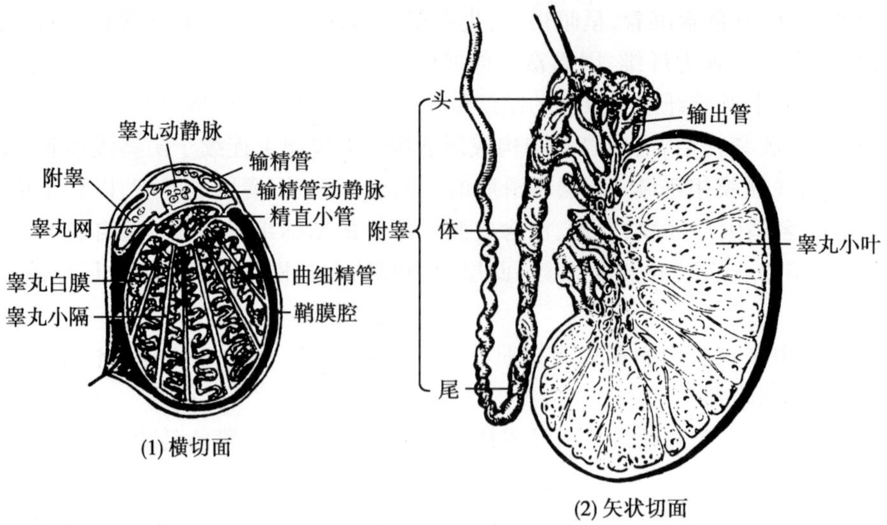

图 22-1-2　睾丸及附睾内部结构

睾丸的神经，经由主动脉丛及肾丛的纤维沿精索内动脉到达睾丸。生殖股神经的生殖支供应睾丸及睾丸各被膜。

睾丸和附睾的淋巴输出管经精索流入髂淋巴结及腰淋巴结，并在小骨盆中与膀胱底、前列腺的淋巴管相通。

【阴囊及其内容物的手术入路】

阴囊及其内容物的手术入路，可根据情况选用阴囊切口或腹股沟切口。

阴囊切口主要用于睾丸鞘膜积液之鞘膜翻转或切除术，非肿瘤性的睾丸手术、附睾手术及输精管结扎或吻合术等。阴囊皮肤松弛，缝合切口时应注意良好对位，防止切口皮肤缘内卷，影响愈合。

腹股沟切口主要用于睾丸肿瘤切除、隐睾固定、交通性鞘膜积液高位结扎、腹股沟精索鞘膜积液切除或翻转术、精索静脉结扎术等。此切口需切开腹股沟管方能显露阴囊内容物，在解剖精索时勿损伤精索内动脉及输精管。

参考文献

1. 王大玖.实用外科手术解剖学.北京：人民卫生出版社，1972
2. 朱发亮，等.带蒂睾丸鞘膜转移修复前尿道的实验研究.临床应用解剖学杂志，1985，4：200
3. 朱发亮，等.睾丸鞘膜血管的显微外科解剖学.临床应用解剖学杂志，1983，2：95
4. 孟宪玉，陈子华.睾丸静脉与大隐静脉属支吻合治疗精索静脉曲张的应用解剖学.临床应用解剖学杂志，1985，3：156
5. 金绍岐.实用外科解剖学.西安：陕西科技出版社，1987

第二节　隐睾手术

surgery of undescended testis

【梅　骅】

睾丸固定术适宜时机　过去学者认为 2~4 岁的儿童血 LH、FSH 已有明显增高，而 5~9 岁组增高更为明显，5a-DHT 值明显低于正常同龄儿童，血清 EGF，睾丸组织病理改变以及 EGFR、AR 表达明显较 2~4 岁组患儿差，提示睾丸组织损害明显。国内外学者多主张适宜 1~2 岁前施行手术。

近年研究表明，隐睾停留在腹内，于出生后 2 岁时，还有学者发现出生后 6 个月已发生睾丸组织损害，主张出生后 6 个月给予绒毛膜促性腺激素治疗，若不能自行下降，应即施行手术。高位、严重发育不良的单侧隐睾因小管上皮可能含原位癌组织，若停留于腹内，发展成恶性肿瘤不易被发现，主张将其切除。隐睾下降固定术后恶变机会较正常睾丸高，仍需小心观察。游走睾具有长的系膜，可回缩入腹股沟管或腹腔内,仍需作睾丸固定术。高位隐睾术前定位可以采用 B 超、CT 或 MRI 检查,但发育不全的睾丸难以被发现,即使用腹腔镜检查亦被忽略。经上述检查未发现的隐睾的患者,仍应施行手术探查,以免遗漏可能导致恶变的隐睾。

自 20 世纪 90 年代初期,睾丸固定术采用 Bevan 及 Torek 方法,作腹股沟切口将睾丸及精索游离,将睾丸置入阴囊底作外牵引,后者则通过阴囊切口缝合固定于股内侧阔筋膜。3 个月后将其分离还纳阴囊内。这两种方法由于精索血管长度不足,游离不能充分,致术后睾丸退缩或萎缩。

1964 年笔者参照 Prentiss 方法,将精索广泛游离并改道,取捷径置入阴囊底部。大多数隐睾患者经此法可获得满意疗效。

睾丸固定术

(ochiopexy)

【手术适应证】

1. 患双侧隐睾的儿童,在出生后 6 个月时使用绒毛膜促性腺激素一疗程,若睾丸不下降,需施行睾丸固定术。

2. 患单侧隐睾的儿童,宜尽早施行睾丸固定术。

3. 游走睾、睾丸异位、合并疝或睾丸鞘膜积液等情况,均需施行睾丸固定术。

成年的隐睾患者一般可施行睾丸固定术,如遇精索太短、睾丸高度萎缩、患者年龄较大等情况,而对侧睾丸正常,则施行睾丸切除术,以防止睾丸恶变。

【术前准备】

按一般阴囊手术的术前准备。

【麻醉及体位】

硬膜外麻醉、腰麻或静脉麻醉。平卧位,稍张开下肢。

【手术步骤】

1. 切口　沿腹股沟韧带上方 1~2cm 处作一皮肤切口,从耻骨结节外上方至腹股沟内环外侧(图 22-2-1),切开腹外斜肌腱膜(图 22-2-2)。

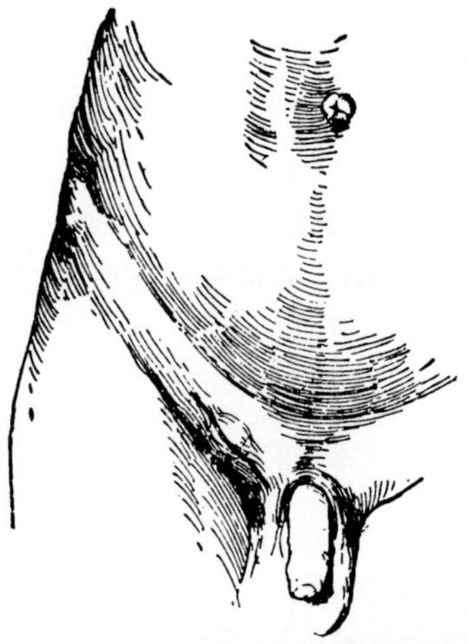

图 22-2-1

2. 寻找睾丸　如有疝囊存在,当病人使用腹压时,睾丸即被挤入疝囊内(实际上睾丸在腹膜之外,亦即在疝囊之外,但由于腹膜围绕睾丸和精索,因此形式上似在疝囊内)。如疝门狭窄,可切开疝囊,将手指伸入腹腔,取出睾丸,即见其附着的睾丸系膜(图 22-2-3)。

位于腹膜后的隐睾,往往不易被发现,需于腹膜后向上分离,在髂窝及腰部小心寻找,当发现索状物时,应认清为何种结构,如为睾丸引带,索条内只含结缔组织及细小的血管,沿此索条向上即可找到睾丸;如索条内有较大的血管,则可能为精索血管。有时附睾尾和精索血管被睾丸引带引入阴囊上方,而睾丸却停留于内环之上,此种附睾往往亦有先天性畸形,附睾与睾丸远离,附睾体及尾部为迂曲的细管,沿着这些管状结构可以找到睾丸;当髂窝附近未找到睾丸时,需切开腹肌,沿髂腰肌前向上寻找,并切开腹膜,探查睾丸是否位于腹部。

3. 结扎疝囊　将疝囊与精索分离,横断疝囊(图 22-2-4),于其高位用丝线作荷包缝合并结扎之。

4. 松解精索　切断睾丸引带,将精索充分游离,切开精索外侧韧带(即其外侧的腹横筋膜)(图 22-2-5),使精索血管能够移向内侧。高位隐睾常需将精索血管松解至肾下极附近,可用 S 形拉钩牵开腹肌,拉紧精

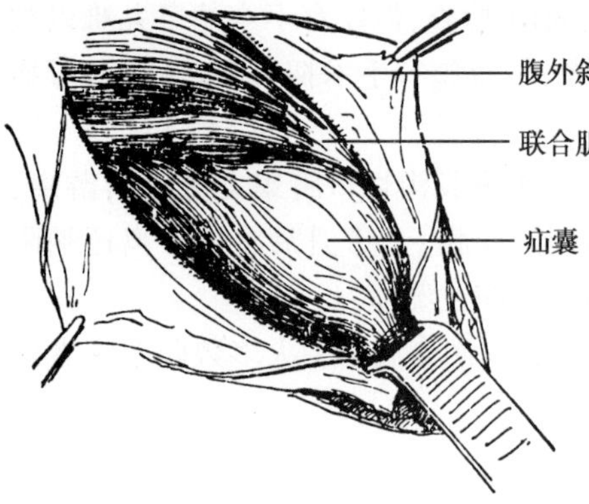

图 22-2-2

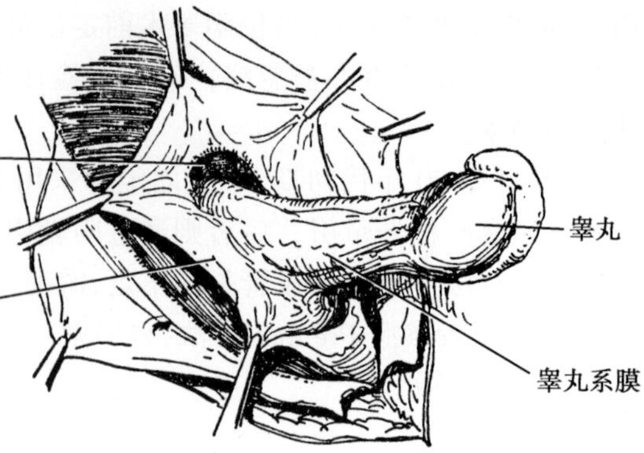

图 22-2-3

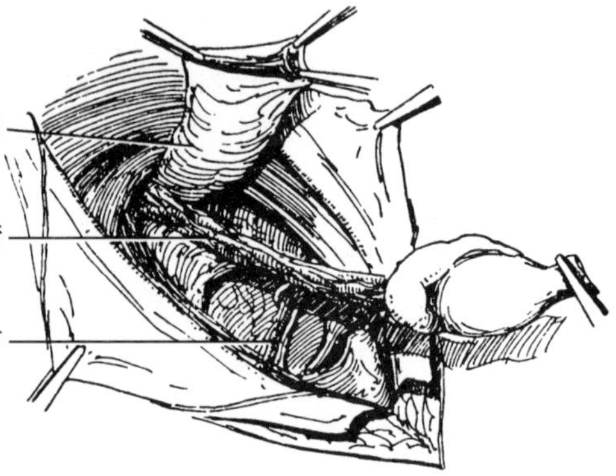

图 22-2-4

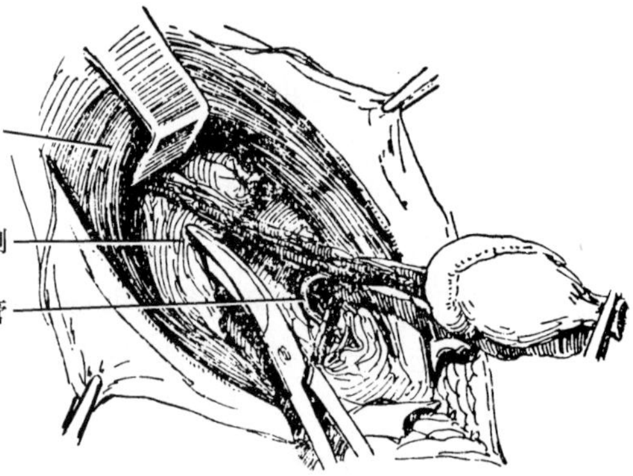

图 22-2-5

索,用示指伸入腹膜后方,将精索血管作钝性分离(图 22-2-6)。必要时可于内环处切开腹肌,松解精索血管的上部。将输精管充分游离,需要时游离至精囊附近,注意勿损伤其营养血管。

5. 分离阴囊　用手指从切口下角的腹壁深筋膜深面向阴囊分离,直达阴囊底部。于阴囊底部作一皮肤切口,在皮肤与肉膜间分离一空隙(图 22-2-7),切开肉膜达阴囊腔。

6. 精索改道　于腹壁下血管内侧切开腹横筋膜,分离一通道,将睾丸及精索经此置入阴囊腔,拉出阴囊切口之外(图 22-2-8)。

7. 固定睾丸　缝合肉膜切口,使仅容精索通过(图 22-2-9)。将睾丸置入阴囊皮下空隙内,缝合阴囊皮肤切口(图 22-2-10)。如精索尚有张力,则于阴囊切口缝合之前,用粗丝线穿过睾丸下极的白膜,再经皮肤

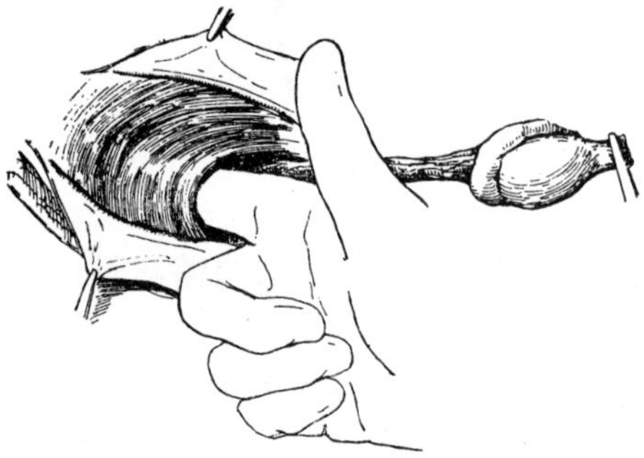

图 22-2-6

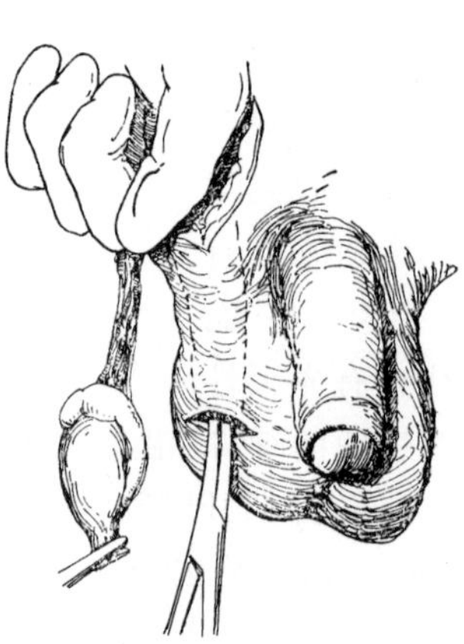

图 22-2-7

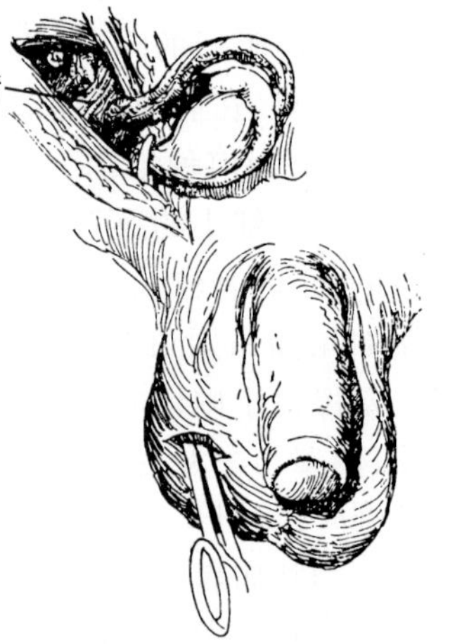

图 22-2-8

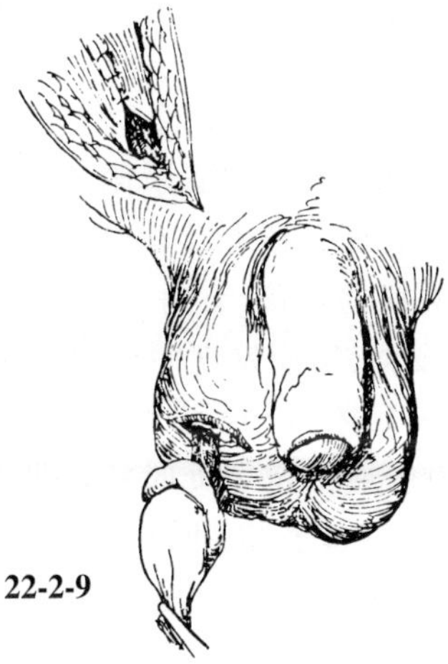

图 22-2-9

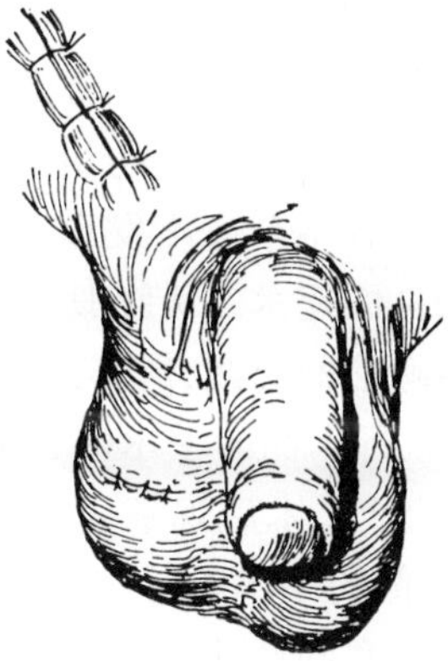

图 22-2-10

穿出，留作术后牵引睾丸之用。

8. 修补腹股沟疝　用丝线将腹内斜肌、腹横肌及联合肌腱缝合于腹股沟韧带上，缝合腹外斜肌腱膜，其内侧留一通道，仅容精索通过。缝合皮肤切口。

应用上述方法施行睾丸固定术，由于将精索充分游离和改道，多能把睾丸置入阴囊底部而无张力。将睾丸置于肉膜之外(图 22-2-11)，更避免了因肉膜收缩而将睾丸上提。笔者医院施行此种手术的患者中，隐睾虽位于腹股沟内环上方，甚至高达髂嵴上 2cm 处，皆获得满意手术效果。因此，双侧隐睾亦能同时施行手术。

【术中可能发生的问题】

1. 患隐睾症的儿童在施行睾丸固定术时，游离精索后睾丸如不能下降至阴囊内，可暂时将睾丸置于腹股沟外环附近，至 10 岁之前再施行第二期手术，常可将睾丸下降阴囊内。

2. 隐睾位置太高，精索血管太短，经广泛松解精索血管，有时仍不能将睾丸拉入阴囊底部，但输精管的长度往往是足够的(图 22-2-12)。由于输精管动脉和提睾肌动脉于较低位置与睾丸动脉互相吻合，切断

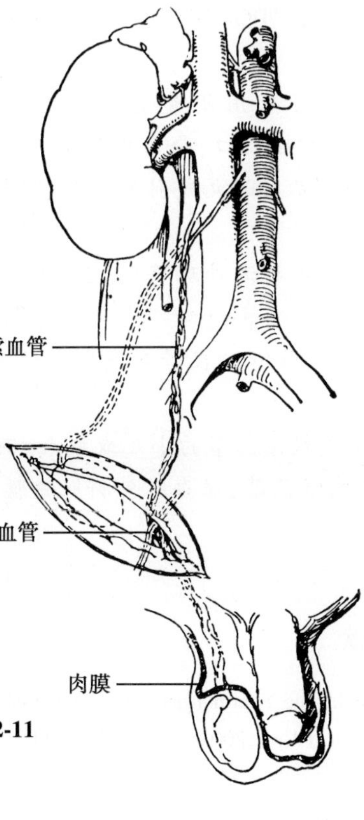

图 22-2-11

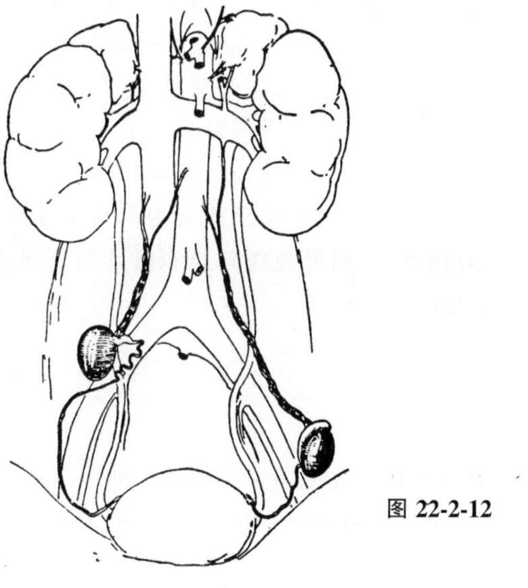

图 22-2-12

睾丸动脉后,如有充分的吻合支供应,睾丸仍不致发生缺血萎缩。因此,可将精索血管切断,观察睾丸供血情况,如血循环较好,可保留睾丸,并行固定手术。否则应将睾丸切除。

3. 位于肾门附近的高位隐睾和位于小骨盆内的睾丸异位,往往不易被发现。需要切开腹膜小心探查才能找到。因此,不能过早作出睾丸不发育的诊断;睾丸不发育常伴有输精管及附睾的发育不全,沿着迂曲而细小的管道探查,如末端仅有很小的块物,或者仅有附睾曲管而无睾丸存在,应将其切除做活体组织检查,以确定是否为睾丸发育不全或不发育;患肾上腺性征异常症的女孩,有时会被错诊为男性尿道下裂合并双侧隐睾,而误作睾丸固定术。从腹股沟切口探查找不到睾丸,反而发现完整的女性内生殖器官。因此,对于合并其他生殖器畸形的患儿,应作进一步检查,确定诊断后才施行手术矫治。

4. 双侧高位隐睾在施行一侧的手术时,如意外损伤精索血管或固定睾丸时精索张力较大,恐睾丸供血不足,对侧手术应暂缓施行。术后观察 3 个月,若睾丸不发生进一步萎缩,再施行对侧手术。如果睾丸发生缺血萎缩,应放弃另一侧的手术治疗,以免万一两侧皆因手术而引起睾丸萎缩,完全失去睾丸的内分泌,将会严重影响患者的发育和性功能。

【术后处理】

1. 卧床 7 天。

2. 有睾丸牵引线者,将其缚于橡皮条上,用胶布固定于股内侧进行皮肤牵引 7~14 天。

3. 使用抗菌药物预防感染。

参 考 文 献

1. 梅骅,陈郁林.隐睾 70 例分析.广东医学,1964,2:134

2. Prentiss RJ et al. undescended testis:surgical anatomy of spermatic vessels,spermatic surgical triangles,and lateral spermatic ligament. J Urol,1960,83:686

3. 中山医学院附属第一医院主编. 泌尿外科手术学. 北京:人民卫生出版社,1973,314

4. 杨国胜,陆人康,王章才等. 隐睾儿童手术近期疗效及手术时机的探讨。中华泌尿外科杂志,2003,24:845-848

【主编点评】

隐睾多发生于早产、低体重产,足月产男婴发生率为 3%,70%~77%于产后 3 个月内下降,1 岁以上的发生率为 1%。

可触及的腹股沟型隐睾一般具有长的睾丸系膜,可采用阴囊前睾丸固定术(prescrotal ochiopexy)(Russinko 等 2003)。依阴囊、腹股沟间的皮纹做皮肤切口,分离皮下组织和筋膜,达睾丸鞘膜。若有睾丸引带附着应予切开。沿精索后侧分离,轻轻牵引睾丸或引带。将皮肤切口向头侧牵开,以充分暴露精索和腹股沟外环及腹股沟管。

分离提睾纤维进一步游离精索,于精索后方游离进入腹股沟外环将鞘状突从精索分离,直游离到达腹股沟管,于此处将其结扎。

在皮肤和肉膜间分离一腔隙,将睾丸置入其间,用可吸收缝线在睾丸底部白膜或引带固定于阴囊皮肤低位。缝合肉膜及皮肤切口。

此法可用于位于腹股沟管远侧 1/3 或外环下的单侧或双侧隐睾的小儿或成人。不需另作腹股沟切口,可同时处理鞘膜积液及高位结扎鞘状突。手术瘢痕隐蔽,保存腹外斜肌腱膜完整,减少术后疼痛。

(梅　骅)

参 考 文 献

Raman JD,Schlegel PN. Testicular Sperm Extraction with Intracytoplasmic Sperm Injection is Successful for the Treatment of Nonobstructive Azoospermia Associated with Cryptorchidism. J Urol,2003,170:1287-1290

第三节　睾丸切除术
orchiectomy

睾丸肿瘤发生率仅占全身肿瘤的1%，故并不太常见，睾丸肿瘤中恶性较多见。睾丸位于阴囊内，阴囊内又无脂肪组织，一旦发生肿瘤似乎很容易被发现，实际上并非如此。有人统计，患者就诊时，约1/4的患者从有症状到手术，已经耽误了1~6个月，故应大力宣传在洗澡时自我检查。任何年龄的集体体格检查，都应该包括外生殖器的检查。

但怀疑睾丸肿瘤时切忌不能作穿刺活体组织检查，或切除一块组织做活检，除非在手术中阻断精索血管后，立即做冰冻切片。

睾丸切除术比较简单，但由于睾丸病变的性质与被切除的病因不同，而采取的手术径路、方法也不同。

手术适应证

1. 睾丸、附睾或精索恶性肿瘤。
2. 睾丸结核睾丸广泛受累，附睾头结核累及精索，难于分离精索动静脉。
3. 睾丸扭转致成睾丸坏死。
4. 严重的单侧睾丸损伤。
5. 成人单侧高位隐睾。
6. 前列腺癌患者双侧睾丸切除，以减少雄激素的产生。
7. 前列腺增生症梗阻症状较重需要手术治疗，但其身体一般情况欠佳；当地医疗条件有限；或因经济原因难于支持前列腺摘除术。

术前准备　阴囊距肛门很近，阴囊皮肤上有许多深皱褶，手术前晚及当天清晨需用温水及肥皂清洁外阴，阴囊及下腹部。包皮应翻转洗净包皮垢，按常规剃除阴毛。

麻醉　采用腹股沟径路时，切口较长，以硬膜外、腰麻为佳，因其麻醉较充分，病人痛苦少。个别病人采用全麻。

阴囊径路时，以局部麻醉为佳，也能达到充分麻醉。最关键的方法是要行同侧精索封闭，在行白膜下睾丸切除术时，鞘腔内也要注入一些麻醉剂。

一、经腹股沟睾丸切除术

与腹股沟疝修补术的切口相同，如睾丸体积较大，切口要向阴囊侧延长1~3cm(图22-3-1)。以备较大的睾丸肿瘤拉出切口时不会受到挤压。此径路多用于睾丸、附睾及精索恶性肿瘤，或怀疑睾丸肿瘤而需要术中行活体组织冰冻切片检查者。

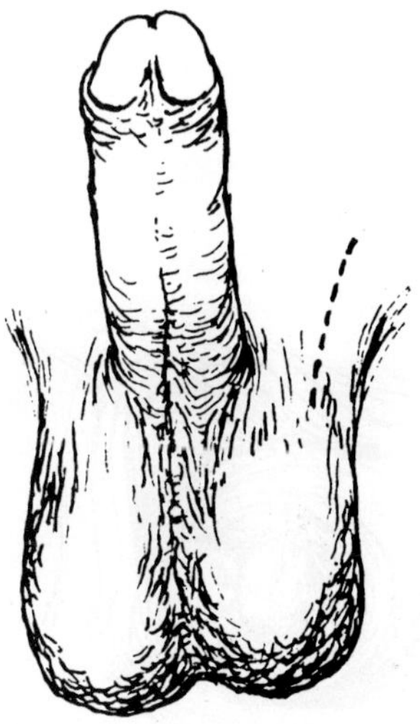

图22-3-1

二、经阴囊睾丸切除术

非睾丸、附睾及精索恶性肿瘤以外的原因需行睾丸切除者，多采用此径路。其优点：

1. 阴囊切口用局部麻醉也能作到术中完全不痛。

2. 阴囊正中横切口(图22-3-2)可完成双侧睾丸切除术。

3. 术后局部加压包扎,术后伤口不痛,减少血肿发生。

4. 术后即可立刻下床活动,减少老年人术后合并症的发生。

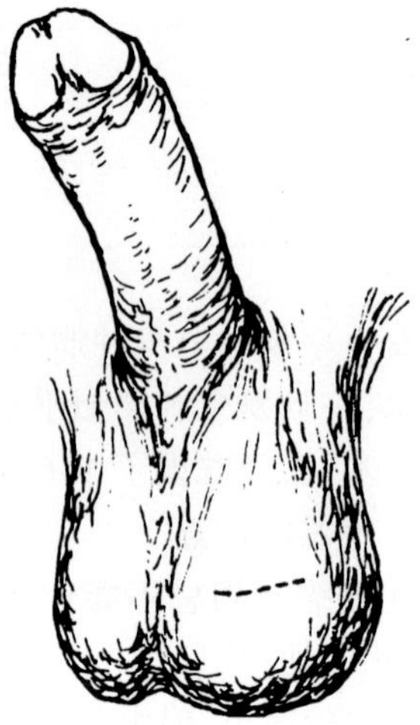

图 22-3-2

(一)腹股沟径路

【手术步骤】

此径路切口较长,腹壁层次也多,故麻醉多采用硬膜外或腰椎麻醉,个别病人用全身麻醉。如若选用局部麻醉,因麻醉剂用量较大,故以 0.25%~0.5%普鲁卡因溶液为佳。

切口:采用腹股沟疝切口,睾丸肿瘤体积较大时,切口可向阴囊侧延长 1~3cm,使睾丸能顺利地在无挤压的情况下拉出阴囊上口。切开皮肤及腹外斜肌腱膜后,注意勿伤及髂腹股沟或髂腹下神经。将腹内斜肌用牵开器拉向上方(图 22-3-3),找到精索,并将其游离出来。如果是睾丸肿瘤,于腹股沟内环处(尽量高位)用三把止血钳夹住精索,在远侧两把钳子之间切断精索(图 22-3-4)。精索近侧断端用 4 号丝线结扎及缝扎各一道(图 22-3-5)。输精管及其动脉分别切断结扎。将远段精索及输精管轻轻向上牵拉,锐性分离远段精索及输精管,勿损伤鞘膜及肿瘤,逐渐将阴囊内容物(鞘膜、睾丸及附睾)拉出切口以外。用止血钳夹住并剪断睾丸引带(图 22-3-6),睾丸完全游离摘除。如肿瘤与

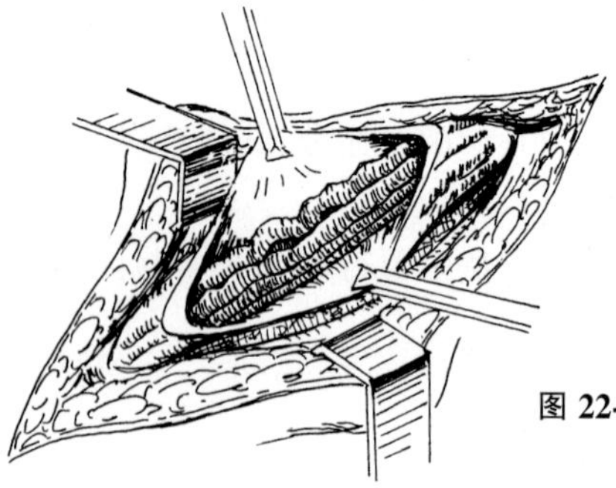

图 22-3-3

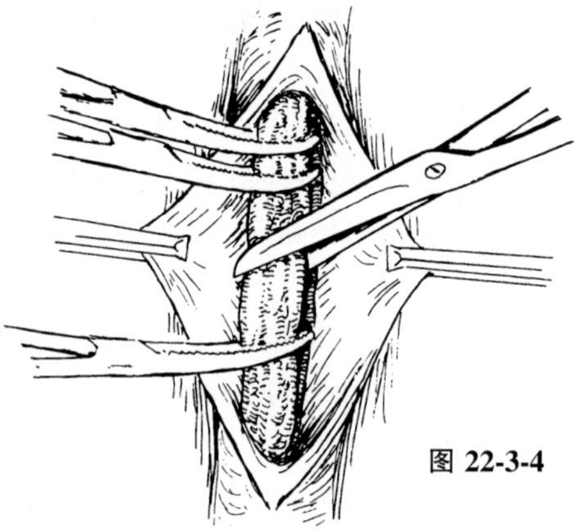

图 22-3-4

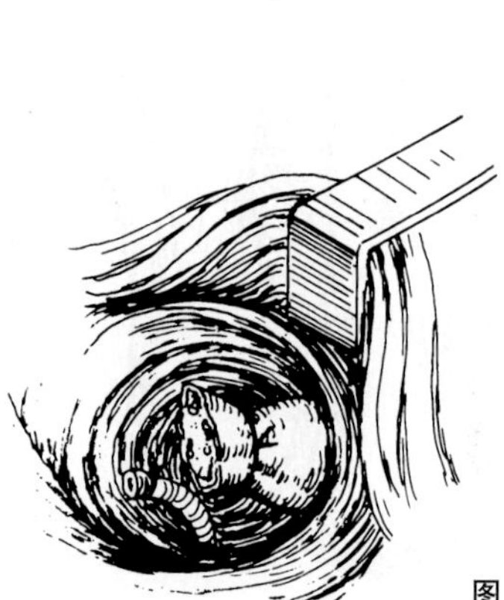

图 22-3-5

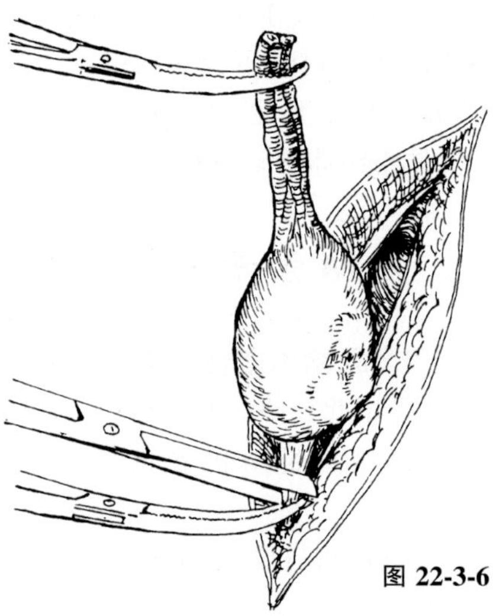

图 22-3-6

阴囊粘连时，应把该部阴囊皮肤一起切除。止血完善后，用 1%~2% 氮芥生理盐水溶液浸泡创面 5 分钟。

腹内斜肌与联合肌腱用 4 号丝线间断缝合在腹股沟韧带上(不要有张力)，腹外斜肌腱间断缝合，使外环完全封闭，可防止日后腹股沟斜疝的发生。在阴囊的最低处，作一小切口引出橡皮条引流。1 号丝线间断缝合皮下及皮肤切口。

【睾丸活体组织检查】

采用腹股沟径路切口，当游离出精索及睾丸后，于内环处距内环 2cm 处，用心耳或肠钳夹住精索阻断精索血循环(图 22-3-7)。如肿瘤较小，可切除整个瘤体(注意不要切破瘤体)送冰冻切片。如肿瘤超过睾丸体积的 2/3，对侧睾丸正常，无需作活检，应作睾丸切除。

如果冰冻切片报告为良性，则保存正常的残余睾丸组织。放开心耳钳，0 号丝线连续缝合睾丸白膜切口。如冰冻切片报告为恶性，则于肠钳以上近内环处夹两把止血钳，在肠钳以上切断精索(图 22-3-8)。如上述处理输精管及其动脉，切断、结扎等操作方法。

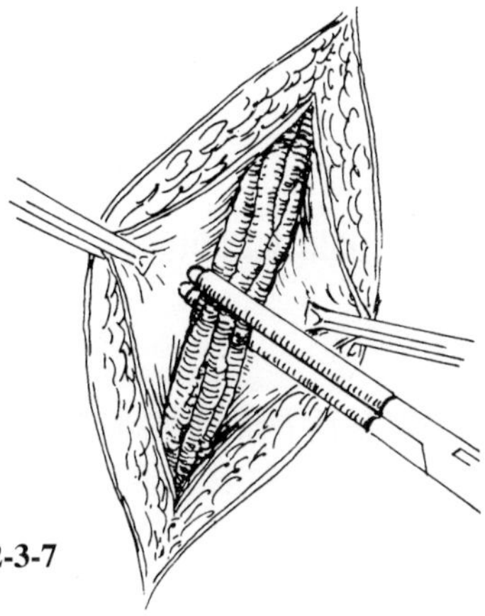

图 22-3-7

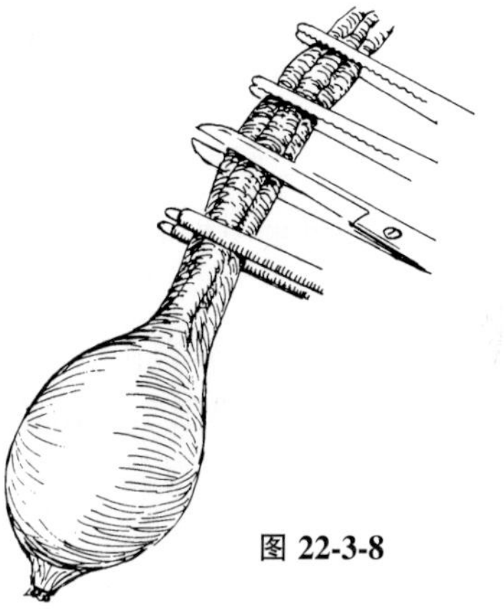

图 22-3-8

如果第一次活检不能确定其性质(楔形取活体)，病理科要求再取一块组织送活检时，因精索血循环阻断时间不应超过半个小时，可不再取活体而行睾丸切除。这种可能性术前应对患者及其家属交待清楚，并得到他们的同意。不能像四肢手术时上的止血带，每半至 1 小时开放 1 次那样处理。因开放精索的肠钳，就有肿瘤细胞随血循环转移的可能。

【手术意外及处理】

因要求尽可能高位切断精索，如近侧精索断端只夹一把血管钳，结扎时一旦线结脱落，精索断端就会缩入腹肌下面，可导致大出血。如发生上述精索近侧断端缩入腹肌下面，而夹不到断端时，术者不要慌张，可立即在内环部剪开少许腹内斜肌，一般均可找到断端。为了防止上述情况发生，可于精索近侧断端夹两把止血钳，于最上面的止血钳处单纯结扎一道，在下面的止血钳处缝扎。

作楔形切除送活检时，应于睾丸下放一弯盘或一块干消毒巾，以防肿瘤细胞污染手术野。

术中对睾丸肿瘤尽量做到不挤压，以防瘤细胞转移。

(二) 阴囊径路

除睾丸、附睾及精索恶性肿瘤以外的原因需要行睾丸切除时，皆采用此径路。

与白膜下睾丸切除术相似。但睾丸、附睾连同鞘膜一起脱出切口后，不打开鞘膜，直接游离出精索。用两把止血钳夹住精索，于两钳间将其切断。精索近侧断端结扎及缝扎各一道。也可把精索分成 2~3 股分别结扎，输精管及其动脉也可单独处理，切断睾丸引带并结扎和摘出睾丸。

术后最好放一橡皮引流，24 小时后拔除。

(杨文质)

参考文献

1. 杨文质，高麟韬，潘天明，等. 睾丸切除术治疗前列腺肥大 100 例分析. 中华外科杂志，1978，16：364

2. 高麟韬,杨文质,潘天明,等. 睾丸实质剥脱术治疗前列腺增生症. 中华泌尿外科杂志,1980,1：106
3. McDonald JH,Calams JA. A histological study of extra-parenchymal leydig-like cells. J Urol,1958,79：850
4. O'conor VJ,Ching SP,Grayhack JT. Is subcapsular orchiectomy a definitive procedure? Studies of hormone excretion before and after orchiectomy. J Urol,1963,89：236

三、保留器官的睾丸肿瘤切除术

睾丸肿瘤的传统治疗方式是睾丸根治性切除术。双侧睾丸肿瘤、独睾肿瘤施行睾丸切除后,终身需要补充睾酮。发生于隐睾、睾丸发育不全或者伴有睾丸炎、附睾炎史的单侧肿瘤,即使留下对侧睾丸,对于儿童生长发育、成人的性功能都可能造成不良影响。

由于睾丸恶性肿瘤的辅助性化疗、放疗可以取得良好的效果,少数睾丸肿物也可能是良性病变,自上世纪后期,已经有学者提出,对于小的睾丸肿瘤可以施行保留器官的肿瘤切除手术,病理证实恶性肿瘤,存留睾丸活检有上皮内瘤或微结石者,术后可以使用辅助性放射治疗,达到保存雄激素内分泌功能,甚至生育功能等目的。

【手术适应证】

1. 早期独睾肿瘤。

2. 发生于一侧睾丸的早期肿瘤,对侧睾丸也有病变,需保存更多睾丸组织。

3. 睾丸良性肿瘤。

4. 血清 LH、T 大致在正常范围。

5. 肿瘤直径应<20mm 局限于睾丸者,切除后可以留下足够能存活并能分泌雄激素的睾丸组织。

6. 双侧睾丸肿瘤,或再发对侧肿瘤。

7. 年龄<30 岁,有生育需求者。

【术前准备】

1. 阴囊 B 超　了解肿瘤大小以及其与睾丸大小比例,估计切除肿瘤后可能保留的睾丸组织。

2. 胸腹部 CT　了解肿瘤是否转移。

3. 生殖内分泌检查　评估睾丸功能。

4. 血清瘤标　AFP、HCG 测定。

5. 向患者说明保留器官的意义,肿瘤复发的可能性,术后可能辅助睾丸放射治疗。自愿签署手术同意书。

【手术步骤】

1. 采用腹股沟或阴囊切口　切开鞘膜,暴露睾丸,适当游离精索,用冰屑包裹睾丸及精索血管,在 4℃低温下进行手术。

2. 阻断精索血管　探查睾丸、附睾,沿睾丸门对侧凸缘无血管区(图 22-3-9),或者肿瘤两侧白膜无血管区切开白膜(图 22-3-10),将肿瘤及其周围少许正常组织分离(图 22-3-11),完整切除肿瘤(图 22-3-12),结扎出血点。将两侧睾丸正常组织分四区(或者六区)活检,送冰冻切片检查。

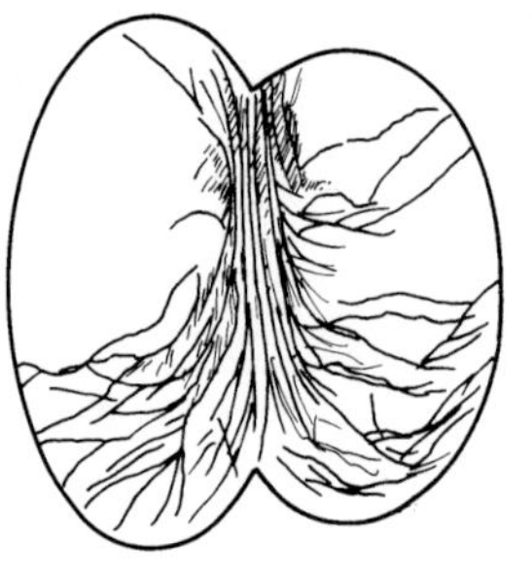

图 22-3-9

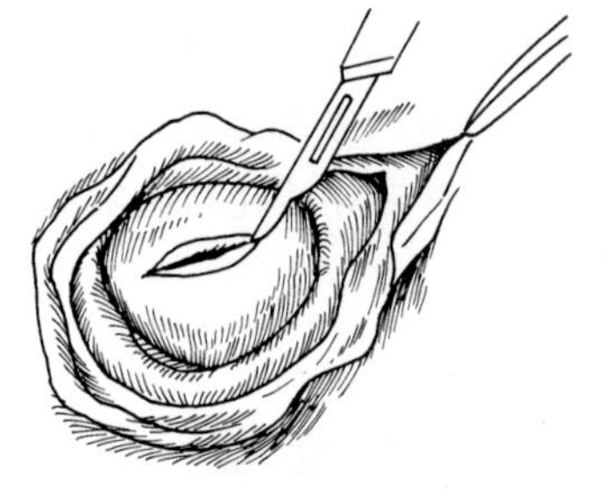

图 22-3-10

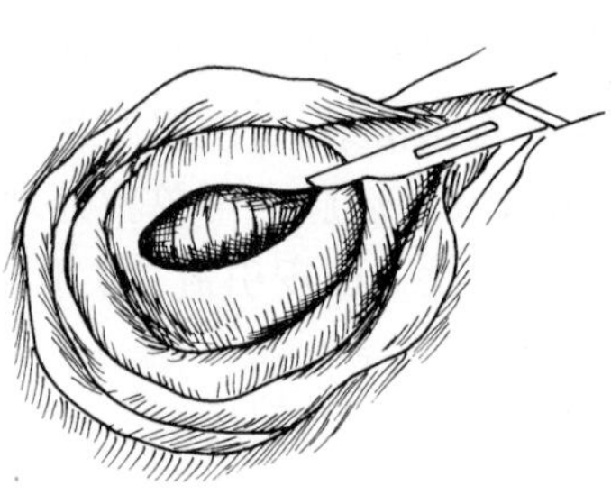

图 22-3-11

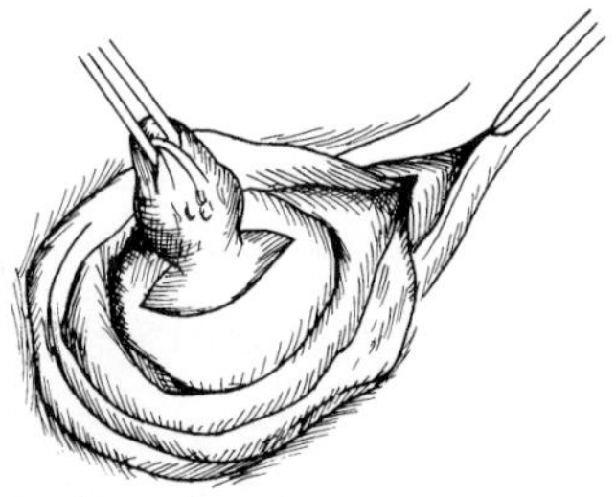

图 22-3-12

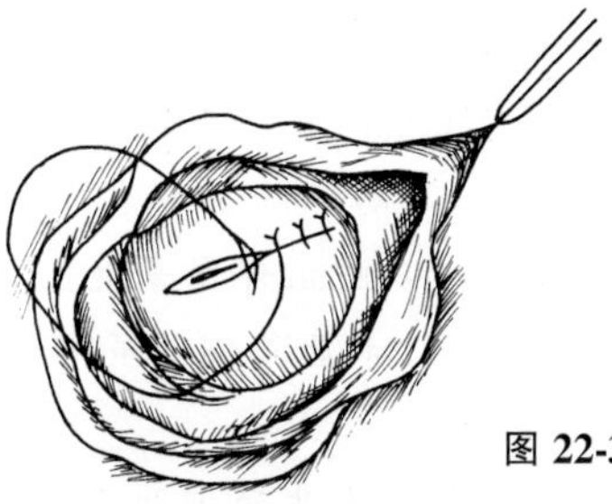

图 22-3-13

3. 开放血管，电凝止血。可以用化疗药物冲洗创面，间断缝合白膜(图 22-3-13)。若冰冻切片发现创缘组织异常，再次切除病变组织。

4. 将睾丸回纳，缝合鞘膜，放置胶片引流。

【术后处理】

1. 一般术后第 1 天拔出伤口引流条。

2. 病理检查证实为恶性肿瘤者，术后 1 个月可以开始患侧睾丸放射治疗，剂量为 18~20Gy，此剂量对绝大多数睾丸上皮内瘤有效，而且可保存生精功能。放疗前冰冻保存精液标本，以备必要时辅助生育之用。

3. 若术前睾酮水平正常，术中能保存足够的睾丸组织，术后一般可保存内分泌功能，甚至生育功能，但可能发生肌萎缩和骨质疏松等并发症。

4. 术后每 3 个月复查 B 超，测定激素、瘤标。若发现肿瘤复发，尽早行睾丸切除。

5. 高危患者包括：睾丸体积小、质软，隐睾，少精子症、睾丸肿瘤家族史，B 超发现睾丸微钙化等，需终生随访。

6. 手术时间以及等待冰冻时间大概需要 1 小时，所以手术需要在低温状态下进行。

(梅　骅　宋　博)

参考文献

1. Heidenreich A, Weissbach L, Holtl W, et al. Organ sparing surgery for malignant germ cell tumor of the testis. J Urol, 2001, 166(6): 2161-2165
2. Steriner H, Holtl L, Maneschg C, et al. frozen section analysis-guided organ-sparing approach in testicular tumors: technique, feasibility, and long term results. Urology, 2003, 62: 508-513
3. Shukla AR, Woodard C, Carr MC, et al. Experience with testis sparing surgery for testicular teratoma. J Urol, 2004, 71(1): 161-163
4. Classen J, Dieckmann K, Bamberg M. Radiotherapy with 16 Gy may fail to eradicate testicular intraepithelial neoplasia: preliminary communication of a dose-reduction trial of the German Testicular Cancer Study Group. Br J Cancer, 2003, 88(6): 828-831
5. 陈捷，那彦群，何志嵩，等. 双侧睾丸肿瘤的选择性手术切除. 临床泌尿外科杂志，2006，21(4)：245-248
6. 宫大鑫，李振华，李译良等. 双侧睾丸肿瘤的诊疗策略. 中华泌尿外科杂志，2006，27：699

【主编点评】

睾丸肿瘤人群中发生率为 1/10 万，而隐睾患者患生殖细胞肿瘤的发生率为 1/2 550，40 倍于正常人。睾丸肿瘤以生殖细胞肿瘤多见，组织型分为精原细胞瘤 40%，胚胎癌 20%~25%，畸胎瘤 10%，畸胎癌 25%~30%，绒毛膜上皮癌 1%。好发于儿童和 20~40 岁成人；一般发生于单侧或先后发生于双侧；病因有先天性因素(隐睾：恶变率为正常睾丸的 3~14 倍，单侧隐睾恶变占 5%~10%)和后天因素(创伤，睾丸萎缩等)。非精原细胞性生殖细胞肿瘤(NSGCT)倍增时间 10~30 天，疗效终末生存评定时间为 2 年，治疗后复发可达 10 年。

临床表现睾丸结节，迅速增大；有 10%患者表现为疼痛，酷似炎症。另有 10%患者因转移症状就医：颈部肿块、呼吸困难、胃肠症状、腰痛、骨痛、脑及周围神经症状，单侧或双侧下肢浮肿，乳腺肿大。

近年来国外学者提出了“保留器官的睾丸肿瘤切除”，应用于早期双侧或单睾丸肿瘤(肿瘤直径不应超过25mm)，术前睾酮应正常，术后能保留足够功能的睾丸组织的患者施行肿瘤剜出术，手术于阻断循环、局部低温下施行手术。瘤床作多个活检证实切缘阴性，不伴有CIS。术后作患侧睾丸放疗18Gy，以防止伴发睾丸上皮内瘤。术后密切随访，作B超、CT、血清学检查，以早期发现局部复发或转移。术后睾酮低虽可维持勃起功能，可免终身使用睾酮替代治疗，但有可能引起肌萎缩、骨质疏松等。

睾丸CIS为成人生殖细胞癌(除精细胞性精原细胞癌外)的先驱。CIS于胎儿期产生，至青春期受激素刺激才有可能恶变，可增生和浸润(如精原细胞瘤)，或退化成胚胎细胞，再分化为各种生殖细胞肿瘤。

CIS常见于肿瘤附近，偶见于正常大小的睾丸，常不能触及包块，CIS分布在增厚的小管基膜和正常形态的支持细胞内。成人CIS经确诊后，40%于3年内发生浸润癌，50%发生于5年内，一些超过15年。无确证CIS均进展成浸润癌，但发育期后CIS不会自然退化。CIS的诊断靠活检。若睾丸中10%曲管含CIS，在任何部位切取3mm×3mm×3mm活体组织，都能发现CIS。高危患者(已切除一侧生殖细胞瘤或睾丸外生殖细胞瘤)用小切口18号针取标本，可查出较多的CIS和肿瘤。

单侧睾丸肿瘤患者的对侧睾丸5%~6%有CIS或随后对侧亦患肿瘤，应于睾丸切除的同时做对侧活检，若无CIS，可不再作活检。50~60岁患者活检常伴有CIS，若无肿瘤体征，可不做活检。

睾丸微结石是指睾丸内直径<1mm的钙化，0.3mm钙粒B超检查可查出光反射伴声影；von kossa染色可帮助确诊钙化。睾丸微结石多为双侧，亦可单侧。单个B超发现5个钙化回声灶可诊断睾丸微结石症；少于5个称“有限的”微结石，须密切随访，以早期发现小肿瘤。

微结石于睾丸肿瘤较多见，尤其多见于生殖细胞瘤附近的残留睾丸组织内。39%有CIS睾丸内发现曲精小管管内钙化在，无CIS者仅2%。

睾丸微结石文献报告病例不多，B超发现微结石不等于有肿瘤危险性，目前尚缺乏证据说明微结石会致肿瘤，但是睾丸肿瘤与微结石并存高达40%，微结石随后发生肿瘤危险性较高，相距时间平均48个月，文献报告有5例。因此有学者认为发现微结石的年轻人，尤其睾丸较小、未降者宜重视，应每年作B超检查，应告知患者作自我触诊，警惕肿瘤发生。B超发现微结石或异常回声评分4分者，应提醒做睾丸活检，以排除恶性病变。

Heidenreich(2001)报告了73例同时或者先后发生双侧睾丸恶性生殖细胞瘤患者，平均随访91个月，提出保存器官的肿瘤切除术，疗效相当满意，未发现局部复发。肿瘤剜出术可望作为标准的治疗方法。包括冷缺血、肿瘤局限于器官内、瘤体小于20mm，瘤床多处活检及术后辅助局部放射治疗以防复发，需患者顺从密切随访。

术中早期钳夹精索，铺巾隔离手术部位，防止瘤细胞血行播散及局部散落。局部低温保存间质细胞及支持细胞免受损害，若冷缺血超过半小时，生精上皮各层细胞数目减少，支持细胞旁分泌对LH、对间质细胞调节反应发生改变，致间质细胞失功能。若术前检查已有LH增高的患者，手术及术后放疗会进一步致性腺功能低下，术前应向患者及家属做好解释，此种情况不适宜做保留睾丸的手术。

睾丸肿瘤切除术后不育是常见问题，有25%的患者发生不可逆性不育，上皮内瘤患者致持久无精子症；50%患者有轻度生精功能不全，切除原发瘤后25%有正常生精功能。单睾有上皮内瘤者，其邻近近曲小管内生殖细胞亦受阻。上皮内瘤非随机分布，留下一些未受损的曲细精管仍有生精功能，而致精子减少症，可获取精子做ICSI。

儿童较少患睾丸畸胎瘤，属良性肿瘤，可作保留器官手术。疗效相同于其他良性肿瘤如内胚叶囊肿、间质细胞瘤、支持细胞瘤和青少年期颗粒细胞瘤。

保留器官肿瘤切除术后应密切随访，术后4~6周作首次B超检查，了解手术部位的水肿及瘢痕情况。1年内每2个月做B超检查，追踪瘢痕情况，若有无肿瘤复发，则可延长间隔随访时间。并了解性激素有无不足，必要时给予激素补充替代治疗。临床资料表明，保存睾丸的肿瘤切除术成功率达 87%,82%的患者可维持生理睾酮分泌,少数患者可保存生育功能。

(魏 辉 梅 骅)

参 考 文 献

1. Heidenreich A, et al. *Organ sparing surgery for malignant germ cell tumor of the testis.* J Urol, 2001, 166(6): 2161-2165
2. Shukla A R, et al. *Experience with testis sparing surgery for testicular teratoma.* J Urol, 2004, 171(1): 161-163

第四节 睾丸活检术
testicular biopsy

睾丸活检前应首先对精液进行离心后显微镜检查,了解是否有精子存在;如果精液量少于正常时,应取射精后的尿液检查,排除逆行性射精;测定精液中的果糖,可了解精囊有否存在及输精管是否阻塞;另外,应触诊输精管和附睾,如双侧缺如,则是无精症的一个很好的解释理由。

对于中度或严重精子减少,伴有小睾丸和 FSH 明显增高的病人,睾丸活检是没有必要的。

手术适应证

1. 睾丸大小正常的无精子症病人,确定睾丸是否具有产生精子的能力。

2. 无精症病人行人工辅助生育,不能通过附睾获取精子时,可以通过睾丸活检获得人工辅助生育用的精子。

麻醉 局部麻醉。

手术步骤:

1. 术者用左手抓住睾丸并固定附睾,拉紧覆盖睾丸的皮肤,用 10ml 注射器在阴囊前壁注射 1%利多卡因 1~2ml 进行局部麻醉,注意麻醉药物不要注射入睾丸内,止于皮肤及肉膜。并将 3~5ml 注射在输精管周围,封闭精索神经,按摩麻醉处约 5~10 分钟后行活检。

2. 保持睾丸于麻醉时位置,拉紧覆盖睾丸的皮肤,用尖头睾丸活检钳从麻醉针头入处穿刺进入睾丸,垂直进入,依次穿过肉膜、精索外筋膜、提睾肌、精索内筋膜及鞘膜。

3. 当睾丸活检钳刺破白膜时,有明显的突破感。然后张开活检钳,夹取少量睾丸曲细精管送病理。

4. 穿刺口压迫止血 3~5 分钟后,无菌纱布包扎。

术后处理

1. 避免剧烈活动,禁欲至少半个月。

2. 口服抗生素 3~5 天。

3. 一般没有必要更换敷料。

术后并发症 可能出现阴囊皮肤出血,皮下血肿,感染和精子肉芽肿等。

(梅 骅 王道虎)

参 考 文 献

1. Hung AJ, King P, Schlegel PN. Uniform Testicular Maturation Arrest: A Unique Subset of Men With Nonobstructive Azoospermia. J Urol, 2007, 12

显微睾丸活检术
(microsurgical testis biopsy)

近 20 年来,非梗阻性无精子症患者可以用睾丸活检方法诊断,获取精子进行体外受精/卵泡浆内精子注射(IVF/ICSI)。辅助生殖技术普遍应用以来,对睾丸活检方法提出了更高要求。据报道用传统方法作单切口睾丸活检后,B超检查发现29%患者并发白膜内血肿。尸体解剖发现人类睾丸任何一处切开都有可能损伤主要的白膜下血管,危及睾丸血供。睾丸前侧中部和上极处血管相对较少,可作为最先切开部位。若作多点穿刺或多切口探查,以期获取曲细精管内精子,可因失去大量间质细胞而致原发性性腺功能低下症。至今尚无影像学方法可确定睾丸内有生精功能的部位。虽然血清FSH和睾丸体积对评估睾丸功能有价值,只有睾丸活检才能判断无精子症患者睾丸内可否找到供ICSI的精子。应用显微睾丸活检技术可将术后并发症降低至3.4%~0%,还可选择含精子的小管获取较多的精子。据报道,非梗阻性无精子症患者切开睾丸探查有60%患者可获得精子,若未获得精子,取精细胞作ICSI,受精率达53%,随后分娩活婴达35%。

【手术步骤】

骶麻下作阴囊前中部横切口,挤出睾丸,切开鞘膜,术者用左手固定睾丸,附睾置后方,在6X手术放大镜下用15°眼科刀于睾丸前中部、血管间的白膜作5~10mm的横切口(图22-4-1a),小心勿切入睾丸实质,电灼白膜下横过的血管。用双极电凝切开睾丸实质,检查并确定白色或黄色小管的位置(图22-4-1b),这些曲细精管内含有比棕褐色小管内更多的精子。若能发现,即延长切口,贴近用25X手术显微镜观察,确定似含精子的小管,用虹膜剪将其剪出,电灼出血点,用光镜(40X),标本不染色,估计精子浓度、存活率、活动度(%)。若未找到精子,作对侧手术。若仍找不到精子,在其他部位再作白膜切口寻找。一些患者仍可找到较大、充盈的小管内含有精子,薄而萎陷的小管内则不含精子。在获取足够精子后,电灼止血完善,用带角针的5-0缝线缝合白膜切口及皮肤切口(图22-4-1c)。将精子置含保养液小容器内备用或冷藏。

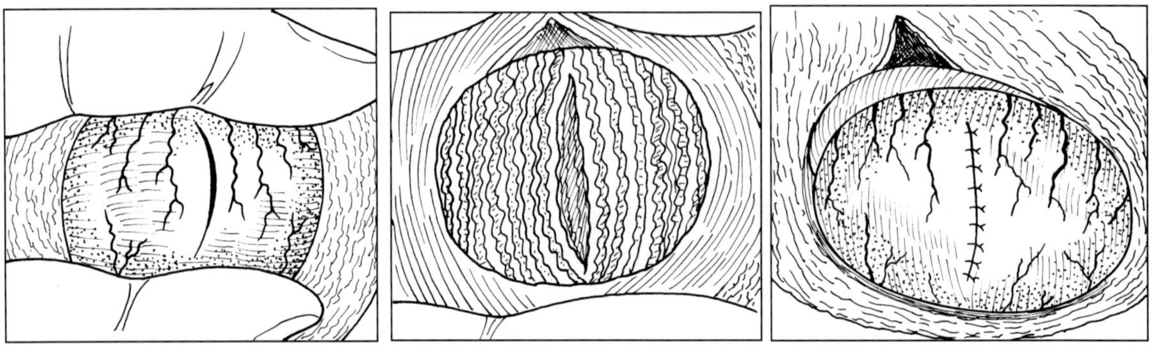

a　　b　　c

图 22-4-1

【术后处理】

抬高阴囊两周。

(梅　骅)

参 考 文 献

1. Dardashti K, Williams RH, Goldstein M. Microsurgical testis biopsy: a novel technique for retrieval of testicular tissue. J Urol, 2000, 163: 1206-1207

2. 黄英,魏辉,张晓忠等. 睾丸切开显微取精辅助非阻塞性无精子症患者生育. 临床泌尿外科杂志,2006,145:36-39

【主编点评】

睾丸活检主要应用于无精子症和管内生殖细胞瘤的诊断。对所有无精子症患者在诊断之前应将精液作离心后高倍镜检,其中35%可发现精子。精液<1.0ml应考虑逆行射精的可能性;若血液检查发现睾酮(T)下降,卵泡生成素(FSH)升高和体检发现双侧先天性输精管缺如者无需作逆行射精检查。

睾丸无精子症分成非梗阻性无精子症(NOAS)和梗阻性无精子症(OAS)两种;所有患者应作生殖内分泌检查。

1. T↓、FSH↓，黄体生成素(LH)正常为低促性腺激素的性腺功能低下，若是先天性患者应用GnRH疗效好，生精和自然妊娠率超过50%。

2. 继发性者FSH多小于7.6mIU/ml，睾丸大小正常。需确定有无催乳素(PRL)不足，做垂体影像检查，作相应治疗。

3. 无精子症伴FSH↑，睾丸小、软，为原发性睾丸衰竭、唯支持细胞综合征，组织学表现为精子成熟停顿和生精功能低下。但仍有治疗的机会，34%睾丸活检可找到精子，但不能输送至附睾和精液中。从睾丸抽取精子亦可受精。

OAS的原因有双侧输精管缺失，输精管或附睾梗阻、射精管梗阻等。其中双侧输精管不发育可伴附睾或肾不发育，80%的患者最少有一个等位CFTR基因突变，可经过ICSI传给下一代。梗阻性无精子症中的射精管阻塞多为先天性，可为炎症或外压所致。触到输精管，精液<1ml，酸性，精子少或无。肛检：中线囊肿。B超：中线囊肿或射精管囊状扩张。直肠B超下穿刺抽出精液，注入靛胭脂+造影剂摄片，确诊后经尿道电切射精管可见排蓝。治疗可经直肠抽精液作ICSI；TUR电切射精管后50%~75%射精有精子，25%配偶可妊娠。输精管或附睾梗阻可用显微外科方法进行重建(详见输精管吻合章)。

NOAS的原因有原发性睾丸衰竭、内分泌因素、外源性雄激素、高温和性腺毒素等。查不出原因的OAS患者可采用睾丸或附睾穿刺的办法来获取精子，具体方法有：经皮细针睾丸抽吸法(TFNA)，显微外科附睾取精(MESA)和开放性睾丸活检取精(TESE)。NOAS患者使用TESE和显微外科睾丸切开取精(Micro-TESE)。

TFNA使用22号针或使用14号Pere Biopsy活检针穿刺，手术简单、创伤小。但是获得的精子少、活动精子率少，并可致血肿。

MESA可获大量活动精子(>100×10^6精子)，活动精子率高，活力足以作冷藏，可作多个周期IVF，可靠率>99%，用作ICSI成功率与新鲜精子相近>60%。并发症少但有创，愈复期较长。但有细菌污染的可能，多次手术后难施行，可伤及血供。

TESE能可靠获得精子，但是有创、精子质量较MESA差，可暂时影响睾丸功能；多次开放性TESE可致睾丸供血差及萎缩，应避免作多个切口，须用显微技术避免损伤白膜下血管，宜少用。

Micro-TESE不适用于梗阻性不育，但是为治疗NOAS的完善方法。取卵前一天或当天经阴囊中缝切口显露睾丸，在8~15倍放大镜认清白膜下血管，避开血管用显微手术刀作横切口，直到显露大范围的睾丸实质。切除2~3mm约1~5mg的睾丸组织，在15~25倍镜下可见含有精子的曲细精管胀而不透明；不含精子的小管呈线状和透明。将睾丸组织置入人类曲细精管培养基，如6% plasmanate，用虹膜剪切碎，将混悬液吸入24号血管导管，在手术室用200倍显微镜检查有无精子。获取精子作ICSI。若无精子，再取标本，再找不到精子，作对侧睾丸手术，ICSI后将多余睾丸标本冷藏。

精子获取前注意事项：

1. 无精子者作TESE时女方应同时作卵巢过度刺激，尽可能取新鲜精子作ICSI。曾作诊断性睾丸活检或阴囊、腹股沟手术者，TESE应于半年后施行。

2. 精子获取率在生精功能低者79%，成熟停顿者47%，唯支持细胞综合征24%。典型NOAS患者睾丸体积<$10cm^3$，附睾扁平，获取精子作单精子注射(ICSI)前应治疗可治的疾病，如精索静脉曲张、内分泌失常等，并避免使用内、外源性雄激素和睾丸毒素，治疗3~6个月，约50%的曲张患者精液发现精子，但是多数患者需要作TESE。

3. NOAS患者10%有染色体异常，多属Klinefelter综合征(XXY或46XY/47XXY嵌合体)，表现不同程度生精功能不全，完全无精子或罕见的严重少精子，作TESE可见精子。Y微缺失占不育男性7%，位于YqAZFa、b、c区，可应用PCR及基因测序认知。AZFc缺失的患者精液中可有足够精子，无精子者用TESE可获怀孕。AZFa或AZFb全缺失用TESE可获精子，NOAS但无AZFb缺失者7%可获精子，AZFd缺失者生精正常。Y微缺失者预后差，获取精子作ICSI前无需活检，Y染色体可遗传至所有男性后代，应告知患者。

4. OAS 患者使用 TESE 58%~61%可获得活精子，用新鲜或冷藏精子受精率相同。但 NOAS 患者随机活检不易获取精子，活组织冷藏不实用，即使找到活动精子也不足以作 ICSI，取睾丸精子冷藏的不活动精子 ICSI 受精率极低，胚胎分裂差，流产率高。NOAS 者用 TESE 的活动、活动+不活动和不活动的精子作 ICSI，妊娠率为 30.3%、17.9%和 8.7%。应于 ICSI 时作 TESE 取新鲜精子注射，应用显微技术切取较少组织可获较多精子。

总而言之，OAS 者比 NOAS 者的受精率和妊娠率均高，用不活动精子者显著低。精子体外培养及冷藏精子自接种是目前重要的研究领域，若能成功，对治疗无精子症患者，尤其对放疗、化疗的睾丸肿瘤患者将得益不浅。

(魏　辉　梅　骅)

第五节　睾丸鞘膜积液手术

operations for hydrocele

【梅　骅】

慢性睾丸鞘膜积液常为原发性，亦可为慢性附睾炎或丝虫病等原因所引起，小儿则多为鞘突未闭所致的交通性鞘膜积液。在诊断时必须与疝和睾丸肿瘤相鉴别。鞘膜积液的手术方式有多种，在此只描述鞘膜翻转术。

睾丸鞘膜翻转术

【手术适应证】

1. 先天性睾丸鞘膜积液经长期非手术疗法未能治愈者。

2. 较大的睾丸鞘膜积液，特别是鞘膜增厚或丝虫病所致者。

【术前准备】

用肥皂水洗涤外阴皮肤。

【麻醉及体位】

局部麻醉、骶管麻醉、硬膜外麻醉。平卧位。

【手术步骤】

1. 采用阴囊切口。改良方法是用左手握紧睾丸及拉紧阴囊皮肤，于阴囊前方选择无血管的位置作一小切口(图 22-5-1)，切开各层组织达鞘膜壁层之外。用血管钳插入切口，沿血管平行的方向撑大切口(图 22-5-2)。用此法作阴囊切口，很少需要止血，适用于中型睾丸鞘膜积液。

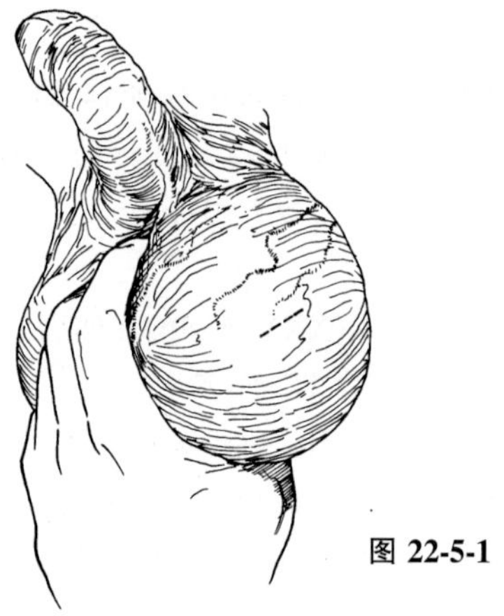

图 22-5-1

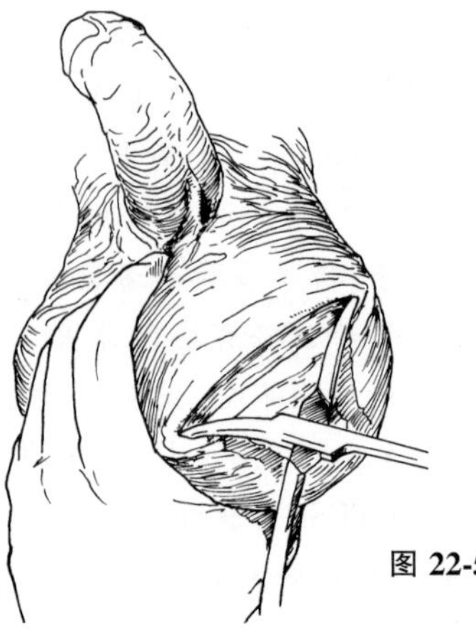

图 22-5-2

2. 用弯血管钳沿鞘膜壁层表面游离，并将其挤出切口之外(图 22-5-3)，继续沿鞘膜壁层作广泛游离，在精索部位，将睾丸向下牵拉，游离一小段精索。注意避免损伤输精管及精索血管。经上述分离程序后，睾丸仅留下精索及输精管与阴囊后方相连(图 22-5-4)。

3. 在前方切开鞘膜壁层，放出积液。纵行剪开鞘膜，完全敞开囊腔。小儿患者须注意有无未闭的鞘突，追踪鞘突，如与腹腔相通，应延长切口或另作腹股沟切口，将鞘突高位结扎。距离睾丸 1~2cm 处剪去多余的鞘膜壁层，彻底止血后，将已修剪的鞘膜壁层向后翻转，在睾丸后方缝合(图 22-5-5)。在此步骤之前，精索必须做充分游离，否则，将鞘膜翻转缝合后，包绕未经游离的睾丸、精索周围组织，当睾丸还纳阴囊后，将会退缩至阴囊高位。

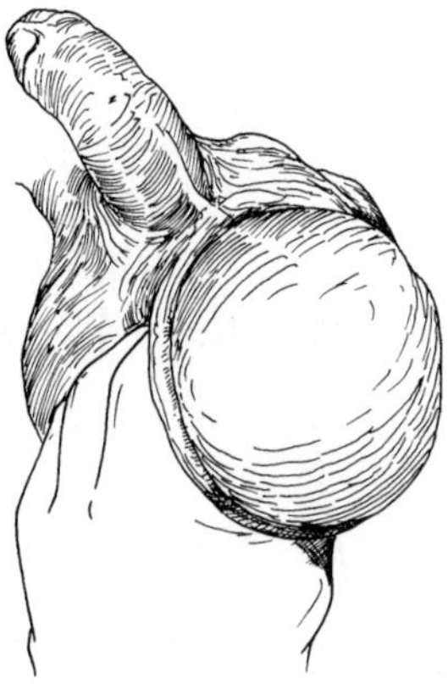

图 22-5-3

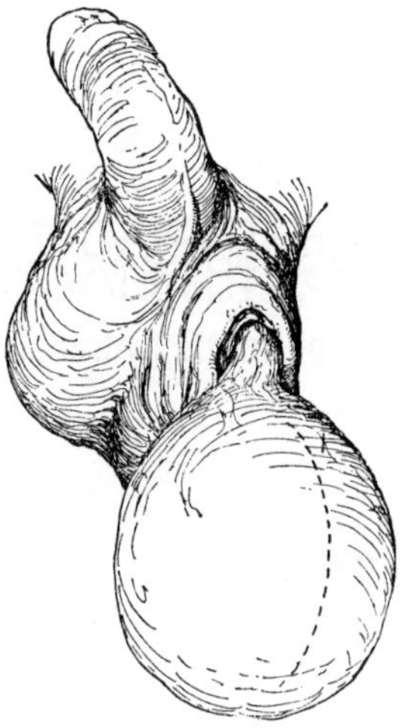

图 22-5-4

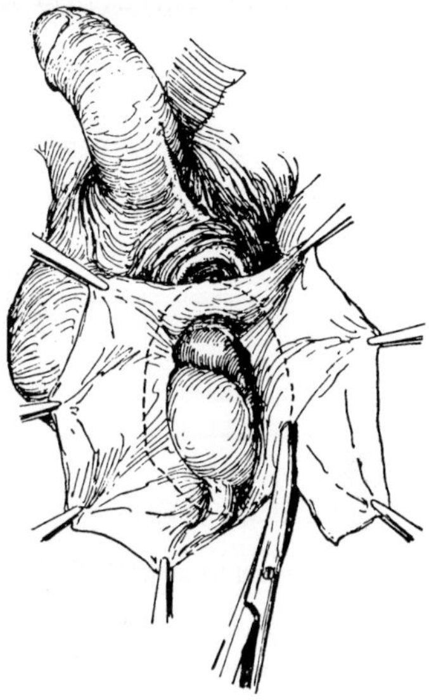

图 22-5-5

4. 将睾丸下方的残余鞘膜缝一针丝线，固定于其后方的筋膜处，以防止精索扭转(图 22-5-6)。

5. 当鞘膜壁层明显增厚时，不宜翻转缝合。此时应靠近睾丸及附睾将鞘膜壁层剪除，用 3-0 号肠线或细丝线将鞘膜创缘连锁缝合，以确保止血(图 22-5-7)。

6. 仔细检查创面止血是否完善，用生理盐水冲洗伤口，还纳睾丸于阴囊内。在切口下端或阴囊底部另作小切口，放置橡皮条引流。分别缝合提睾肌膜、肉膜及皮肤(图 22-5-8)。

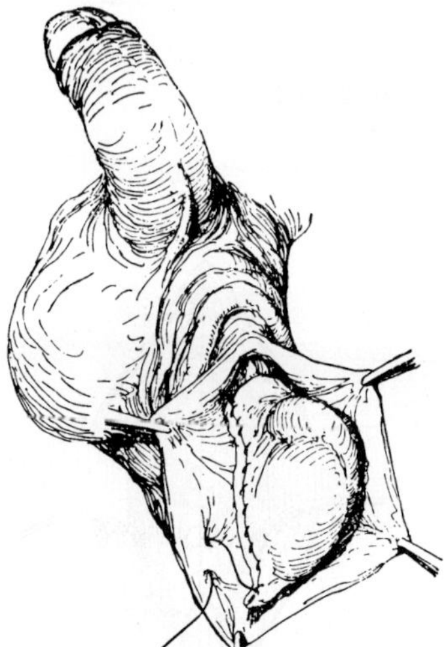

图 22-5-6

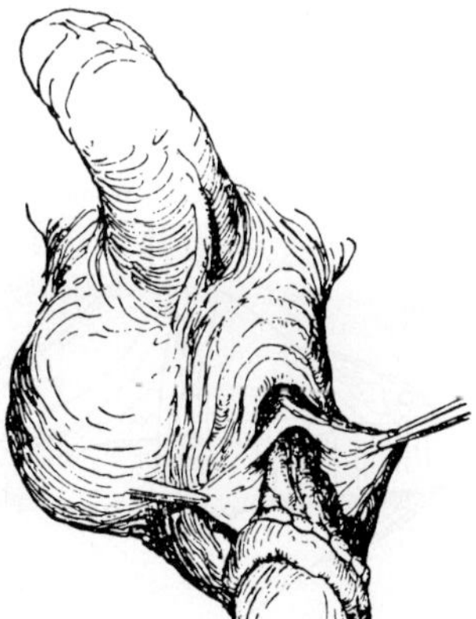

图 22-5-7

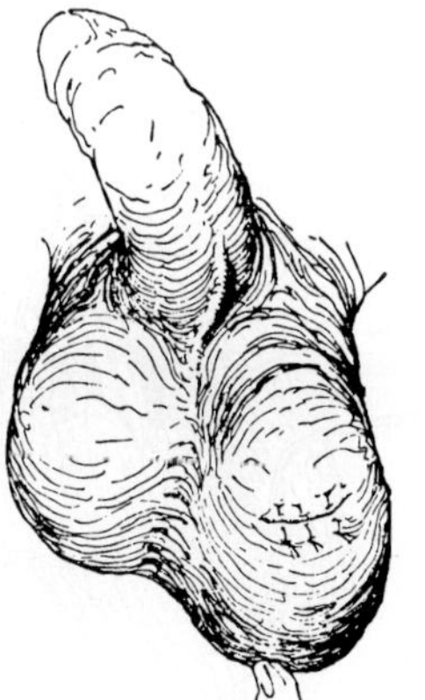

图 22-5-8

【术中可能发生的问题】

1. 交通性睾丸鞘膜积液患者需采用腹股沟切口，切开腹外斜肌腱膜后，向下分离阴囊，将睾丸推至阴囊上部，沿鞘膜壁层之外进行分离，并把睾丸挤出伤口之外。经充分游离后，切开鞘膜壁层，找到鞘突，将其剥离至腹股沟内环处，并用丝线高位贯穿结扎及切断。按上述方法处理鞘膜壁层。还纳睾丸于阴囊内。缝合腹外斜肌腱膜、皮下及皮肤。

2. 合并腹股沟疝的患者，可经腹股沟切口处理睾丸鞘膜积液，同时修补腹股沟疝。

【术后处理】

1. 提高阴囊。

2. 如无出血、渗液情况，伤口引流物于术后 24 小时拔除。

参 考 文 献

1. 吴阶平. 泌尿外科. 济南：山东科学技术出版社，1993，1317

2. 中山医学院第一附属医院主编. 泌尿外科手术学. 北京：人民卫生出版社，1973，307-310

第六节　精索鞘膜积液手术

surgery of spermatic hydrocele

【陈　炜　王道虎】

精索鞘膜积液，又称精索囊肿，是由于鞘状突两端闭锁，而中间的精索鞘膜囊没有闭合并由液体聚集其内引起的，积液与腹腔、睾丸鞘膜囊都不相通。可为一个，也可有多个，呈椭圆形，梭形或者哑铃形。

【麻醉与体位】

硬膜外麻醉或者腰麻，患者取平卧位。

【手术步骤】

1. 取腹股沟斜切口，与腹股沟韧带平行，依次切开皮肤，皮下组织，显露腹外斜肌腱膜(图 22-6-1)。

2. 沿腹外斜肌腱膜方向切开腹外斜肌腱膜，小心勿损伤其下面的髂腹下以及髂腹股沟神经。将腱膜向两侧剥离分开，将术野充分显露。打开提睾肌，可以看到积液囊肿位于精索前内侧(图 22-6-2)。

3. 将积液的鞘膜与精索完全游离，小心保护精

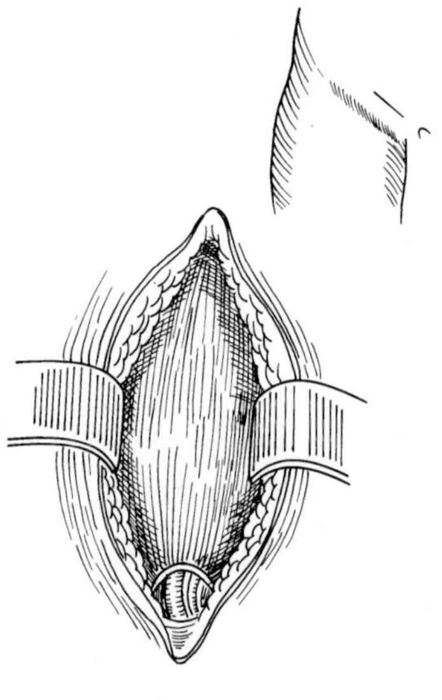

图 22-6-1

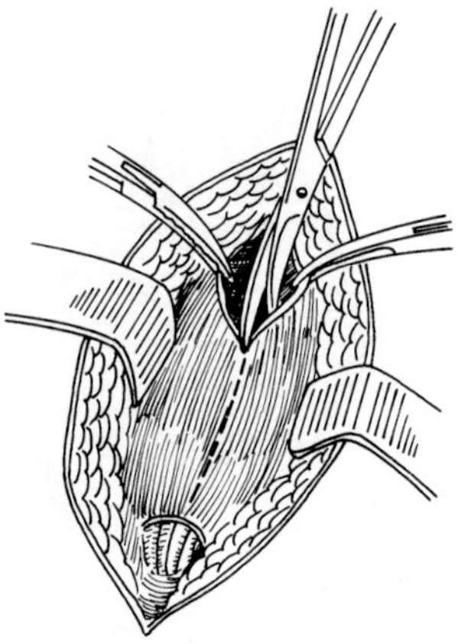

图 22-6-2

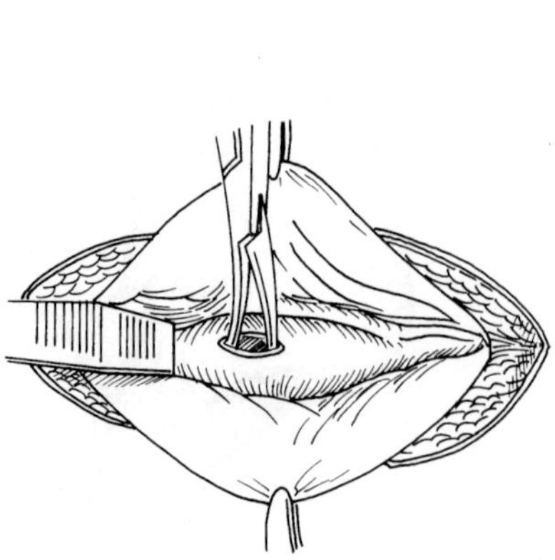

图 22-6-3

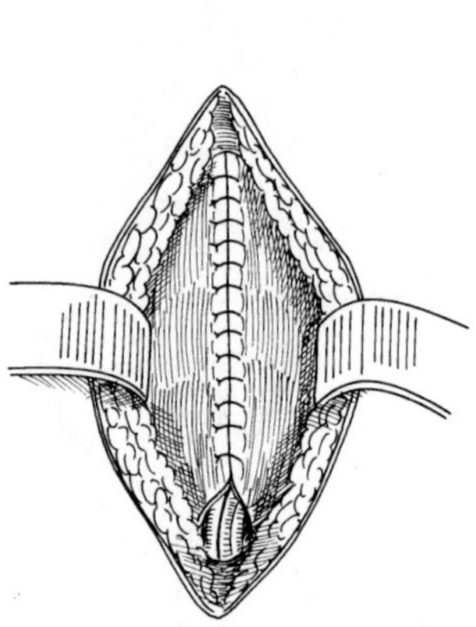

图 22-6-4

索血管以及输精管以免损伤。精索鞘膜囊完全分离后，完整切除。若鞘膜较厚，无法完整切除者，则切除大部分鞘膜，将剩余部分在精索后面缝合(图 22-6-3,4)。

4. 将精索复位，检查无扭转，彻底止血后，将切口分层缝合关闭。若创面渗血较多，可在皮下放置胶片引流。

【术后处理】

1. 抗生素预防感染。

2. 伤口有引流者，一般在 48 小时内拔除。

【操作要点】

1. 手术中仔细操作，小心勿损伤输精管以及精索血管。

2. 如果积液与腹腔相通，应做高位结扎；与睾丸鞘膜相通者，一并做睾丸鞘膜的翻转。

第七节 睾丸扭转整复术

tesicular detorsion

【曲孟泰 梅 骅】

睾丸扭转是最重要的外科急症之一，需要迅速诊断处理。可分为鞘膜内睾丸扭转和鞘膜囊外睾丸扭转。前者发生于儿童和成人，多见于 12~18 岁，主要是因为鞘膜囊高位附着，睾丸在鞘膜囊内呈钟锤样改变，活动度大，易扭转。后者是因为鞘膜囊壁层和阴囊壁的附着不完全，如发生扭转则累及睾丸、附睾和包绕它们的鞘膜囊(图 22-7-1~2)。

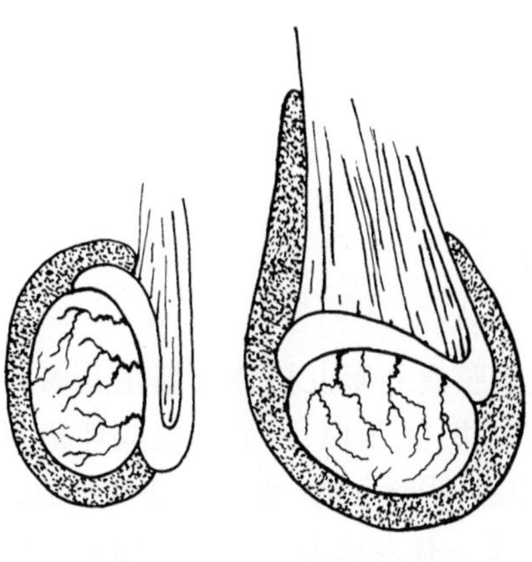

(1) 正常　(2) 高位附着，睾丸呈水平位，易扭转　(3) 睾丸呈倒立位，系膜细，最易扭转

图 22-7-1 睾丸鞘膜囊

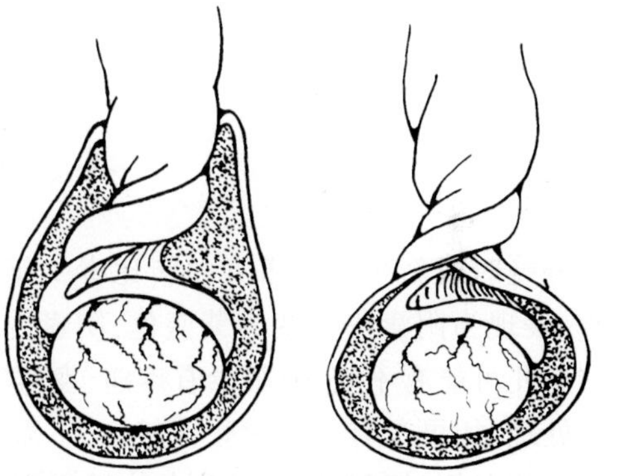

(1) 鞘膜囊内睾丸扭转　(2) 鞘膜囊外睾丸扭转

图 22-7-2 睾丸扭转

一、鞘膜囊内睾丸扭转

【手术适应证】

怀疑有睾丸扭转者或不能完全排除者应及时手术，而不是做过多的费时的辅助检查。睾丸扭转的主要症状是突然发作的阴囊剧痛，很快发生阴囊肿胀，可能有恶心呕吐。有的病人可能有剧烈活动或轻度外伤史。检查发现睾丸硬，有压痛，并在阴囊内向上移位、固定，附睾可能在睾丸前面。睾丸扭转易和急性附睾炎混淆。18 岁以下无性生活的青少年发生附睾炎的机会很少。附睾炎发病较慢，有发热和脓尿，抬高睾丸可缓解疼痛。鉴别诊断还应包括睾丸破裂、睾丸肿瘤、睾丸急性出血、嵌闭疝、睾丸炎、急性睾丸梗死、过敏性紫癜、过敏性阴囊水肿和昆虫咬伤等。有人认为睾丸扭转时提睾肌反射消失，如果提睾肌反射存在可排除睾丸扭转。Doppler 超声检查睾丸的血流对诊断有帮助，但假阴性并不少见。B 超发现附睾增大对诊断

附睾炎有帮助，^{99m}锝扫描是诊断睾丸扭转的可靠方法，但需要 1~2 小时。

【手术方法】

在鞘膜囊内睾丸扭转（儿童和成人睾丸扭转）手术探查之前可试行手法复位，尤其是发病 2 小时内成功会较大。方法：精索内阻滞麻醉。左侧睾丸一般按顺时针方向扭转，右侧睾丸按逆时针方向扭转，有时也可能按相反方向扭转。按正确方向复位，疼痛会突然消失，复位方向错误疼痛会加重。即使复位成功，也应尽快行睾丸探查、固定，防止再次扭转。

睾丸探查：先探查受累睾丸。通过阴囊横切口或阴囊中线切口，切开鞘膜壁层，娩出睾丸，检查扭转的方向和程度，直视下将睾丸复位。有活力的睾丸会很快由紫蓝色变为粉红色。对睾丸的生活力有怀疑时，可在白膜上作一小切口观察睾丸出血情况。Doppler 超声和荧光素检查有助于判断睾丸的生活能力。出血用温暖湿纱布包绕睾丸，观察等待。此时可作对侧睾丸固定。如睾丸已无生活力，应当切除。如果睾丸的生活能力不肯定，此睾丸仍可保留，即使此睾丸没有产生精子的功能，仍可能有内分泌功能。除非睾丸已明显坏死，绝不轻易施行睾丸切除。保留之睾丸必须作睾丸固定，用非吸收性缝线，将睾丸固定于阴囊壁或中隔，最好固定于中隔。固定 3~4 针。用 3-0 肠线缝肉膜和皮肤。对侧睾丸必须探查、固定（图 22-7-3）。

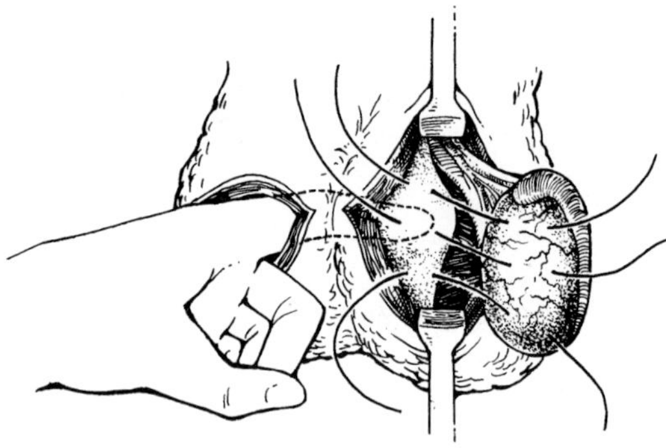

图 22-7-3　睾丸固定于中隔

【预后】

如果病人在发病 4~6 小时内手术，并将对侧睾丸固定，预后是好的。大约 70%的睾丸可以挽救。超过 6 小时则可能损害生殖上皮，引起睾丸萎缩。超过 10 小时可导致睾丸间质细胞功能永久性损害。大约 25%~55%的病人会丧失睾丸。扭转的睾丸对生育的影响尚不清楚，有人认为可诱导抗精子抗体的合成，损害对侧睾丸，使精子数减少。也有人认为睾丸功能低下是先天性异常引起的。

二、鞘膜囊外睾丸扭转

分娩时或新生儿期睾丸扭转比青少年睾丸扭转少见，几乎总是鞘膜囊外睾丸扭转（新生儿睾丸扭转）。表现为阴囊皮肤变为紫蓝色，阴囊内有一个硬、光滑、不透光的包块，无压痛，可能有反应性鞘膜积水。患儿可能有不安，但很少有疼痛、发热等症状。鉴别应想到鞘膜积液、阴囊血肿、腹股沟疝和肿瘤。

处理：如果没有合并化脓性感染，不需急症手术，这种睾丸已经坏死。有人认为一个坏死的睾丸留在体内可能对侧（健侧）睾丸发生免疫性损害；另外，也有发生同步或非同步对侧睾丸扭转的报告，所以手术切除扭转睾丸，固定对侧睾丸也是合理的。如果以前是正常的睾丸，突然发生阴囊水肿、睾丸变硬，此时应考虑为可逆性睾丸扭转，应及时探查。

三、睾丸附件扭转

90%的男性可见到睾丸附件，33%的男性可见到附睾附件。前者是附件扭转中最常见的部位。睾丸附件扭转常发生于青少年，突然发生睾丸疼痛，与睾丸扭转有时不易区别。如果阴囊水肿尚未发生，可触摸到扭转的附件，靠近睾丸上极有 3~5mm 有压痛的包块，在阴囊皮肤上可看到一个蓝色小结节。如果明确为附件扭转，非手术治疗 10 天左右疼痛可缓解，无后遗症。如果不能排除睾丸扭转，应作探查。切除扭转之附件，电灼基底部，不必探查对侧睾丸。

参 考 文 献

1. Walsh PC, et al. Campbell's Urology, (6th ed) WB Saunders, 1922, 1556-1558

2. Marshall FF. Operative Urology 1st Ed. WB Saunders, 1991, 536-540
3. Clark P. Operations in Urology, 1st. Ed. Leeds, 1985, 127-128
4. Fowler JE. Urologic Surgery, 1st ed. Litte, Brown and Company, 1992, 562-566

第八节　附睾切除术

epididymectomy

【梅　骅】

【适应证】

1. 附睾结核。

2. 慢性附睾炎，症状严重，长期保守治疗无效，且没有生育要求者。

3. 输精管结扎术后，附睾淤积性肿块，且有症状者。

【麻醉与体位】

腰麻或者硬膜外麻醉。患者取平卧位。

【术前准备】

结核引起者，术前应抗结核治疗至少1个月。慢性附睾炎者，术前1周开始口服抗生素。

【手术步骤】

1. 左手握持睾丸，将之挤向阴囊底部使其表面的阴囊皮肤绷紧，在前外侧做纵形切口。依次切开各层至睾丸鞘膜壁层。钝性分离鞘膜囊将鞘膜囊连同阴囊内容物一起挤出切口外(图22-5-1~3)。

2. 切开鞘膜壁层，显露睾丸及后侧附睾(图22-8-1)。先将输精管从精索中游离出来。

3. 用小圆刀自附睾头开始，锐性与睾丸分离(图22-8-2)，一直到附睾体部。分离时靠近附睾，注意不要损伤精索血管(图22-8-3)。最后分离附睾尾部，将附睾从睾丸上游离下来后，将与之相连的输精管高位切断、结扎，残端用碘酒、酒精及生理盐水处理。附睾即被完整切除(图22-8-4)。

4. 缝合睾丸白膜创面(图22-8-5)。仔细止血后睾丸还纳入阴囊，缝合切口，睾丸鞘膜不必缝合。阴囊底部放置橡皮条引流。

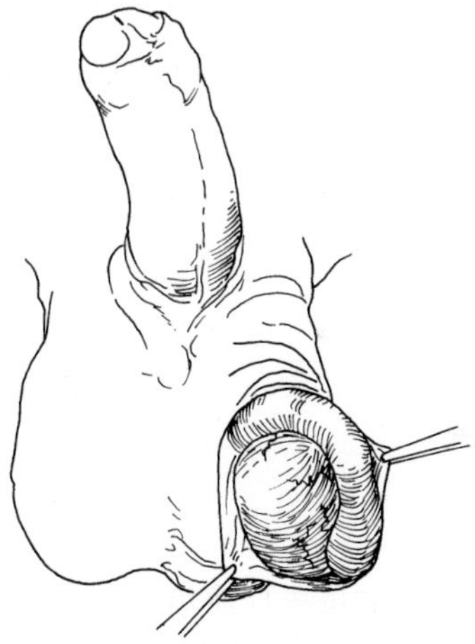

图 22-8-1

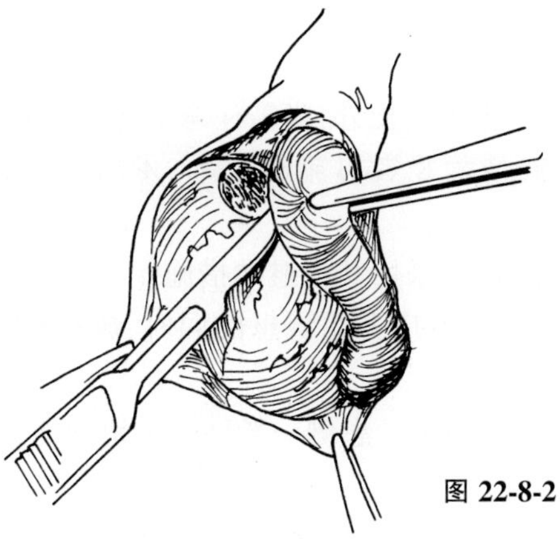

图 22-8-2

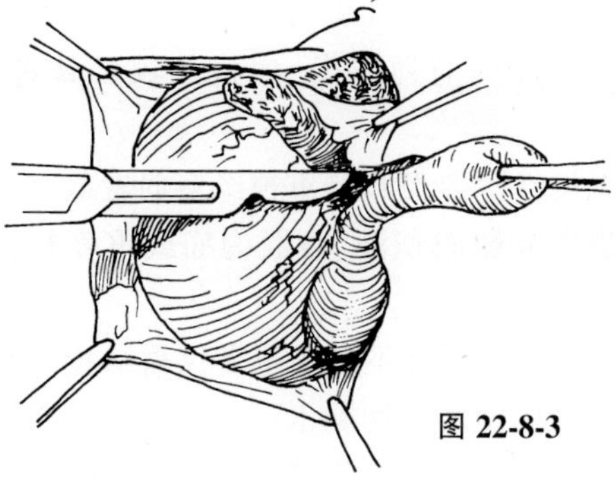

图 22-8-3

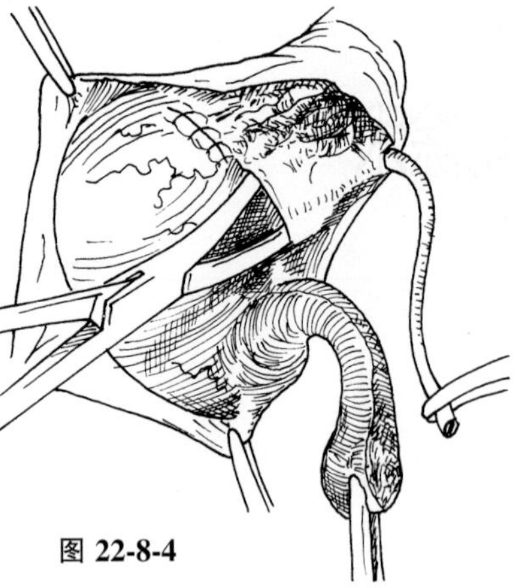

图 22-8-4

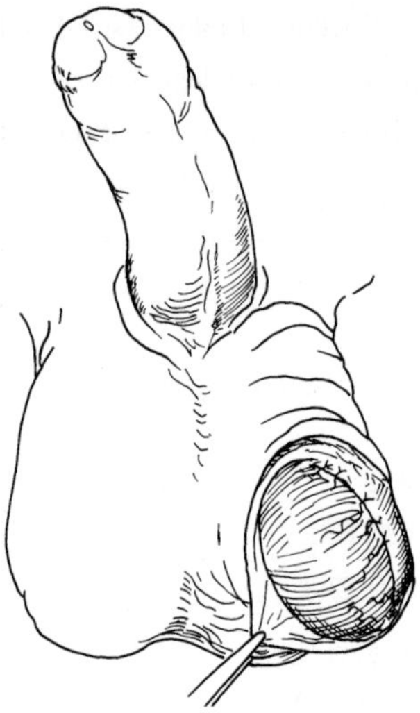

图 22-8-5

【术后处理】

1. 抗生素预防感染。

2. 结核病人继续抗结核治疗至少 6 个月。

3. 伤口有引流者，术后 24~48 小时内拔除。

4. 术后托起阴囊。

【术中操作要点】

1. 附睾结核合并阴囊窦道者，应环绕窦道口做梭形切口，窦道口荷包缝合以减少污染。

2. 术中小心精索血管，精索血管在附睾的头部内侧进入睾丸，因而在分离附睾头部时，应紧贴附睾进行。

3. 如附睾结核累及睾丸者，将睾丸部分或者全部切除。两侧睾丸都累及时，应尽可能保留部分正常的睾丸组织。

第九节　输精管结扎术

vasectomy

【梅　骅】

输精管结扎术是一种简单、安全、可靠的计划生育手术。我国医务工作者在推广计划生育工作中对输精管结扎手术进行一系列革新，手术方法已日臻完善。重庆市第一工人医院李顺强首创的钳穿法已在国内外广泛被采用。北京医学院第一附属医院的输精管断端隔离法，有效避免术后输精管再通。综合使用这两种技术，操作安全可靠，易于掌握，被认为是不开刀的男性计划生育方法，易为群众所乐意接受。

【手术适应证】

1. 为达到绝育目的而施行输精管结扎者，除注意有无生殖系炎症病史外，尚需注意下述各点：

(1) 如患慢性前列腺炎，症状比较显著者，应行治疗。病情静止者可施行手术，术后应用抗生素数天。

(2) 患慢性附睾炎和严重神经衰弱者最好不作输精管结扎术，可采用其他避孕措施。

(3) 患睾丸鞘膜积液、腹股沟疝或重度精索静脉曲张者，可予治疗上述疾患的同时，施行输精管结扎术。

(4) 一侧睾丸下降不全的患者仅需结扎健侧输精管，术后检查精液。患侧一般已无生精功能，可按具体情况作睾丸固定术或切除术。

(5) 一侧未扪到输精管者，可能为先天性输精管缺如，可先行结扎健侧输精管，术后精液检查如仍有大量活动精子,再作对侧手术。

(6) 患阴囊皮肤病者,应予治愈后才施行结扎手术。

2. 其他情况如患一侧附睾结核而病人不需保存生育功能者,将健侧输精管结扎;前列腺增生症患者在施行前列腺切除术时,为预防术后并发附睾炎,有时亦将双侧输精管结扎。

【器械制作】

1. 输精管分离钳 用小弯血管钳磨去钳齿,并磨成尖细的末端(图 22-9-1①)。

2. 输精管固定钳 用直血管钳磨去钳齿,并磨成厚度 1.2mm,于末端钻孔直径 2mm,再用锉刀磨成圈状,圈外径约 3.5mm(图 22-9-1②)。

3. 输精管提出钩 用钢丝磨尖,弯成钩状,安上把柄(图 22-9-1③)。

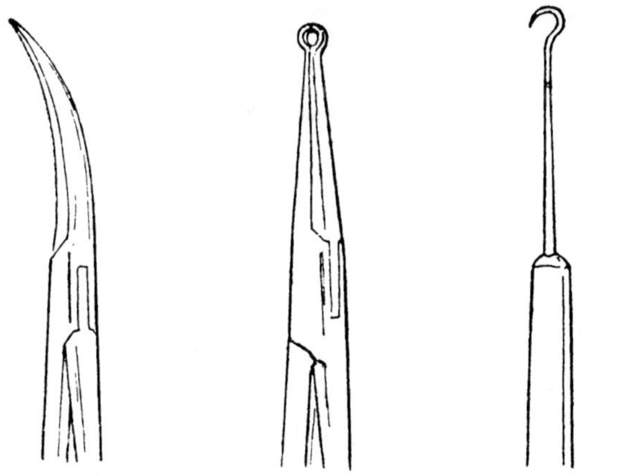

① 输精管分离钳 ② 输精管固定钳 ③ 输精管提出钩

图 22-9-1

【术前准备】

1. 向接受手术者做好解释工作, 消除思想顾虑,并签署手术同意书。

2. 手术野皮肤准备 剪短或剃除阴毛, 用稀碘伏溶液消毒术野皮肤 3 次。

【麻醉及体位】

局部麻醉。平卧位。

【手术步骤】

1. 手术者站在受术者左侧,用左手拇、食、中指固定输精管,将精索推向外侧,并张开皮肤以利操作。穿刺部位选择在阴囊两侧的上部。

2. 用细针头穿刺阴囊皮肤,注射 0.5%~1%普鲁卡因溶液作局部麻醉,将针头朝输精管边注射边刺入,于输精管旁注入药液 3ml,使麻醉药沿输精管周围向上浸润。

3. 用输精管分离钳(可用眼科剪代替)从局麻针眼穿入阴囊皮肤,将孔眼扩大至 0.3~0.4cm,再朝输精管方向刺入,分离深部各层组织(图 22-9-2~3)。

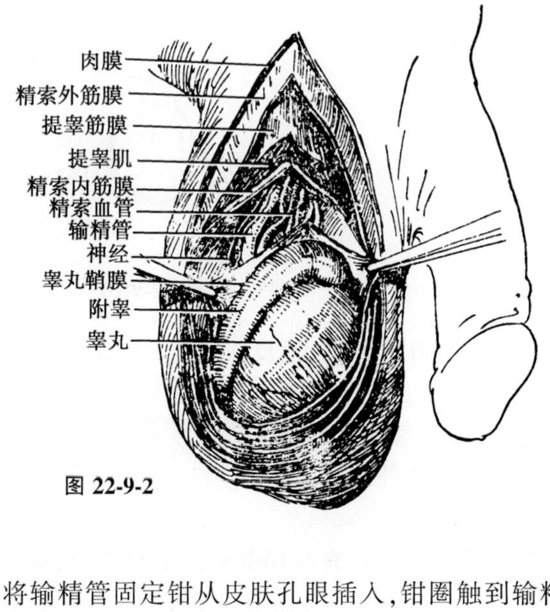

图 22-9-2

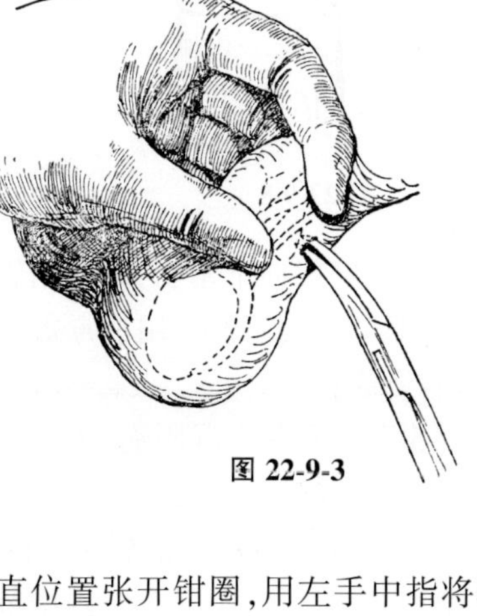

图 22-9-3

4. 将输精管固定钳从皮肤孔眼插入,钳圈触到输精管后,于垂直位置张开钳圈,用左手中指将输精管顶入钳圈内,扣紧输精管固定钳(图 22-9-4)。

5. 将输精管轻轻外翻及提出至孔眼处,用分离钳仔细分离精索内筋膜及输精管外膜,露出白色光泽的输精管(图 22-9-5)。用输精管提出钩穿过管壁,并将其提出孔眼之外(图 22-9-6)。

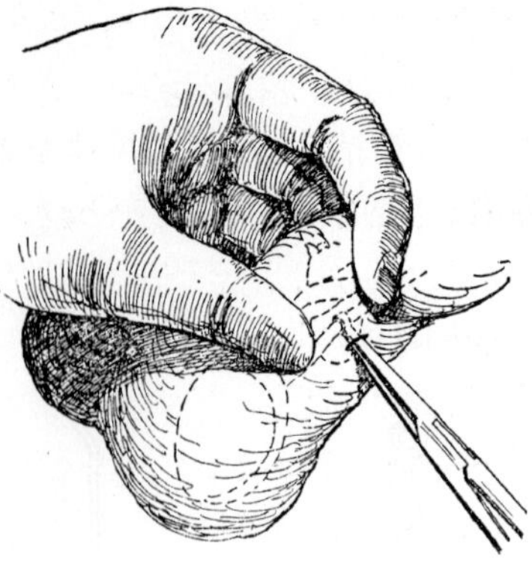

图 22-9-4

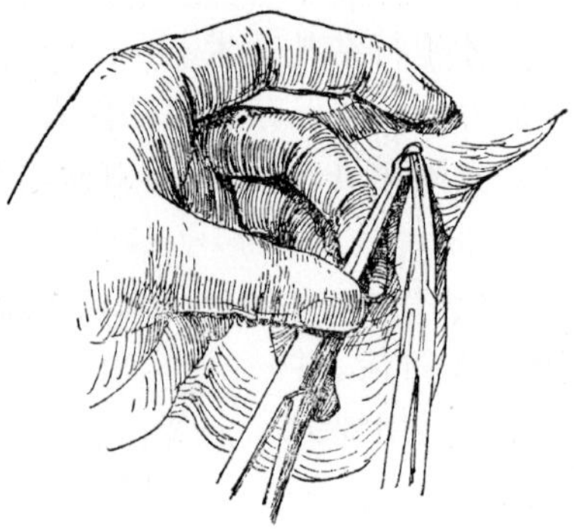

图 22-9-5

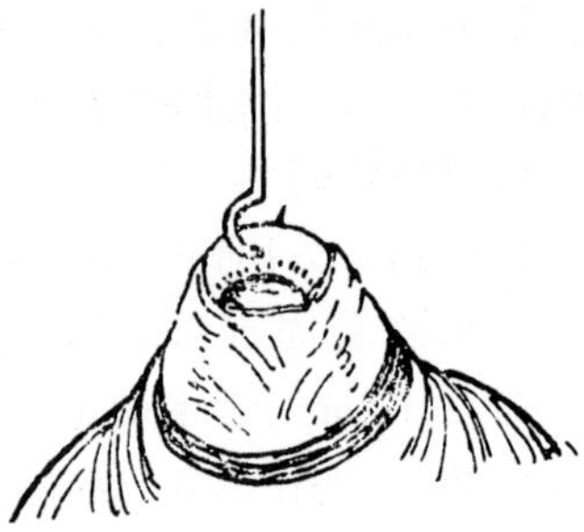

图 22-9-6

6. 用分离钳游离输精管约 1.5cm 长，注意避免损伤输精管动脉(图 22-9-7)。用 1 号丝线于近附睾侧结扎输精管，结扎须松紧适宜，以免松脱或割裂管壁。

7. 用针头穿入输精管腔，向精囊内缓慢注入 0.5%~1%普鲁卡因溶液 3ml，以杀灭精子，此时常有尿急感(图 22-9-8)。

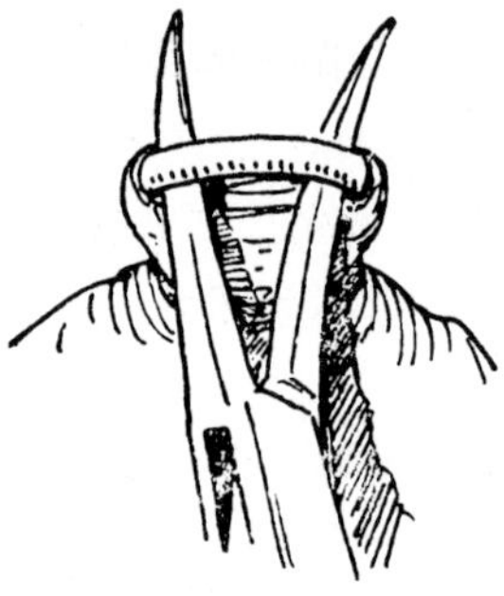

图 22-9-7

8. 用血管钳于结扎线上方钳住并切断输精管。再用小弯血管钳钳住切口下方的精索内筋膜，将其向上提起，使输精管的近侧(附睾侧)断端向下退缩(图 22-9-9)。用 1 号丝线将输精管的远侧断端连同精索内筋膜一并结扎，将近端包埋于精索内筋膜之内。剪除多余的输精管(图 22-9-10)。

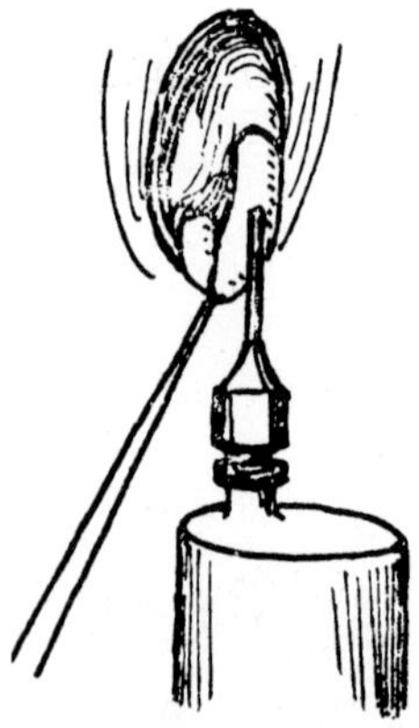

图 22-9-8

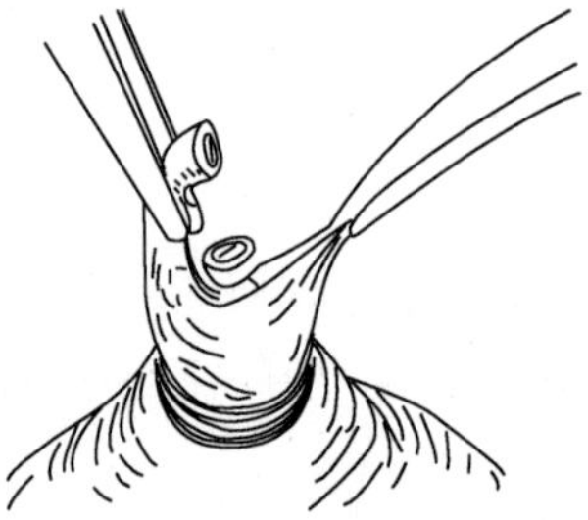

图 22-9-9

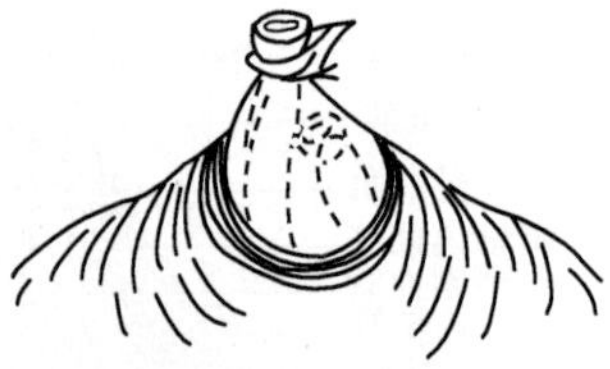

图 22-9-10

9. 将睾丸轻轻向下牵引，把输精管送回阴囊内，用手指紧压穿刺孔，使皮肤对合。如皮下有渗血，经压迫 5 分钟，即可止血。伤口用消毒敷料覆盖。

【术后处理】

术后 5 天内避免弄湿阴囊，术后一个月内避免过性生活，体外排精 4 次。

【术后可能发生的问题】

1. 结节形成　输精管结扎术后由于手术创伤引起的组织反应，有时局部会形成小结节，劳动后感觉轻度疼痛，一般于术后 1~2 个月内结节逐渐缩小，不遗留任何症状。痛性结节可由于血肿、感染、线头异物等因素所引起，个别则为神经纤维瘤或精子肉芽肿。预防方法是术时注意无菌技术，操作轻柔、细致，将输精管从外膜下游离后才进行结扎，以免误扎周围的神经。如果输精管动脉或其分支出血，可用撕成三股的 1 号丝线将出血点结扎或和输精管一起结扎，避免伤口遗留过多的线头异物。如尚未肯定止血是否确实，可暂不剪断远侧输精管断端的结扎线，将其还纳阴囊内，经数分钟后再将输精管断端提出伤口外，如无出血，可剪短结扎线。长期不愈的痛性结节可用药物，热疗或封闭疗法，经较长时间的治疗及观察，如仍不好转，可将结节切除。

2. 附睾淤积及附睾炎　极少数受术者于输精管结扎后间歇发作附睾肿大和胀痛，经休息后症状逐渐缓解，可能与精子淤积有关，内服白花蛇舌草煎剂有良好疗效。此种症状常能自愈。极个别受术者术后反复发作急性附睾炎，若经各种方法治疗仍未治愈，可考虑施行附睾切除术。

3. 性功能障碍　此种偶见的并发症是由于精神因素所致，术前做好解释工作是防止其发生的重要环节。并发性功能障碍的患者，须做好过细的思想工作，并用中西医结合疗法，如有前列腺炎亦应同时治疗。输精管吻合术是治疗本病的一种有效的精神疗法，必要时亦可施行此种手术。

4. 再生育　施行输精管结扎术后，残存在精囊中的精子尚可生存数周甚至数月。使用0.01%醋酸苯汞、0.25%~1%普鲁卡因或1/3 000苯扎溴铵溶液作精囊灌注，可杀灭精囊内大部或全部精子，加速避孕效果。如未作精囊灌注，应避孕两个月，排精8次以上，最好作精液检查证实无精子后，再停用避孕措施。

输精管结扎手术时误重扎同侧输精管、误扎精索血管或索条组织，尚有一侧输精管未予结扎，术后可致再孕；患先天性副输精管或输精管重复畸形而被忽略者，亦有可能再生育。须注意避免上述错误。

结扎手术后发生输精管再通，是再生育的重要原因。将输精管断端结扎而不隔离，结扎过松致两断端开放或结扎过紧致管壁割裂，皆有可能导致输精管再通。施行输精管结扎术数月以至数年后再生育，精液检查发现大量活精子者，需施行手术探查两侧输精管，如发现输精管再通，应将其切除一段，以正确方法处理两断端。

参考文献

中山医学院第一附属医院主编. 泌尿外科手术学. 北京：人民卫生出版社，1973，329-333

第十节　显微输精管吻合术

micro-vasovasostomy

【梅　骅】

【手术适应证】

1. 输精管结扎术后要求再育者。

2. 输精管结扎术后，并发非手术疗法不能治愈的附睾淤积症者。

3. 输精管结扎术后，由于精神因素而发生性功能障碍，经用各用疗法不能收效，需用输精管吻合术作精神疗法者。

4. 外伤或手术时意外输精管损伤者。

【术前准备】

1. 剃除阴毛，用0.1%新尔灭溶液浸洗阴囊及阴茎5分钟，术前再用0.1%苯扎溴铵溶液消毒皮肤3次。

2. 对性功能障碍者应做好思想工作。

【手术方式】

1. 作阴囊切口，游离输精管结扎两端，小心保护其血管及周围组织，勿过多游离，以免伤及精索下神经。于梗阻部两侧横切管壁，若切面不理想，再切除0.5mm，直至黏膜肌层分界清楚，血供良好为止。

2. 用神经固定器相距2.5~3mm处固定两断端，在近端管壁切面分成6个等份，标记1、2、3、4、5、6点；远端管壁切面用同法标记7、8、9、10、11、12点。用10-0号无创伤线穿过两管壁黏膜，其顺序为1-7，6-8，5-9，4-10，3-11，2-12(图22-10-1)。除去神经固定钳，按次序结扎缝线将输精管吻合。用7-0可吸收缝线于输精管鞘缝4针减张缝合(图22-10-2)。两层缝线均不宜穿过肌层深部。

输精管起始段梗阻时，由于管壁弯曲，管腔较细，宜斜形切断，以扩大吻合口，一侧睾丸萎缩，对侧睾

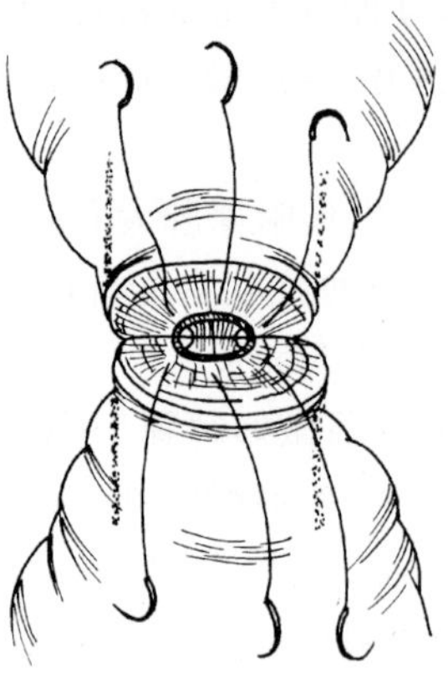

图 22-10-1

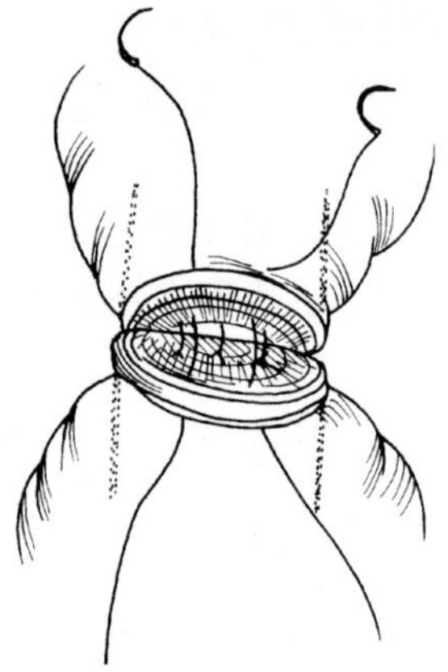

图 22-10-2

丸正常但输精管梗阻,可施行横跨阴囊纵隔的输精管吻合。

【术后处理】

1. 术后 6 周内用三角纱布提托阴囊,术后 3 周不干重活,术后 4 周避免射精及性交。

2. 术后 6 个月作精液常规检查。若 6 个月后精液内未见精子,需再做吻合手术。若精子出现后数月逐渐减少,提示吻合口发生狭窄。建议当发现较多的活动精子时,保留精液标本低温保存必要时作 ICSI 之用。

参考文献

Goldstein M,Li PS,Matthews GJ. et al. Microsurgical vasovasostomy: the microdot technique of precision suture placement. J Urol,1998,159:188-190

第十一节　显微输精管附睾吻合术

vasoepididymostomy

【梅　骅】

附睾的解剖生理　从睾丸的白膜穿出的 8~12 条输出管汇入附睾头部的附睾管内,自此附睾管腔逐渐变细,达靠近输精管时管腔扩张呈卵圆形。附睾管长 3~4m,管壁覆盖分泌上皮及平滑肌细胞,具有分泌和收缩功能。精子进入迂曲的附睾管内停留 2~12 天,视射精频度而定。精子从附睾头缓慢输送至附睾尾,完成其成熟过程。约半数精子贮存在附睾尾部,此时精子已具备向前运动和授精功能。于射精时附睾、输精管及精囊收缩,将精液排出体外。

附睾远侧管腔发生梗阻后,梗阻近侧的管腔扩张。积存精子及乳白色分泌物。输精管附睾吻合术是将纤细的附睾管与输精管作上皮对上皮、不漏水的吻合,须由有经验的显微外科医师施行。吻合部位宜尽可能靠近附睾尾部,以保存最大限度的附睾功能。过去沿用的附睾、输精管侧-侧切开包埋的方法成功率很低,管腔端-端吻合的方法操作较困难,易发生狭窄。陈(chan PTK)于 2000 年提出的套叠式输精管附睾吻合术,操作较简单,成功率较高。

手术适应证　无精子症患者睾丸活检显示有完全的生精功能,手术探查输精管内无精子,输精管及射精管无梗阻者。本手术适用于附睾尾炎症性梗阻、先天性发育不全或医源性损伤的患者。

术前准备

1. 作前列腺液检查,若患细菌性前列腺炎,术前使用抗生素 3 周。

2. 准备无菌玻片术中取附睾液作显微镜检查。

3. 准备无菌微吸管供术中获取精子低温保存。

套叠式输精管附睾吻合术

【手术步骤】

1. 作阴囊切口。同时施行双侧手术者，于阴囊前方中部作横切口，分离并挤出睾丸。切开睾丸鞘膜，显露附睾及睾丸。

2. 分离输精管达附睾尾部，保存其外鞘及营养血管，附睾尾部有炎症性结节者，宜将其切除。结扎附睾断端。用钝针头插入输精管腔，向远睾侧注入生理盐水，证实管腔无梗阻。

3. 于靠近附睾尾处切开附睾鞘膜(图 22-11-1)，分离一段充满乳白液体、扩张的附睾管。用两针 10-0 单丝尼龙线，于相距 2mm 处横行穿过管壁，暂不拔出缝针，以免管内液体沿缝线周围漏出，致管壁萎陷。用 15°显微刀于两缝线间横行切开管壁(图 22-11-2)，取附睾液涂片置显微镜检查，证实有精子存在。用微吸管吸取含精子的附睾液送冷冻保存。

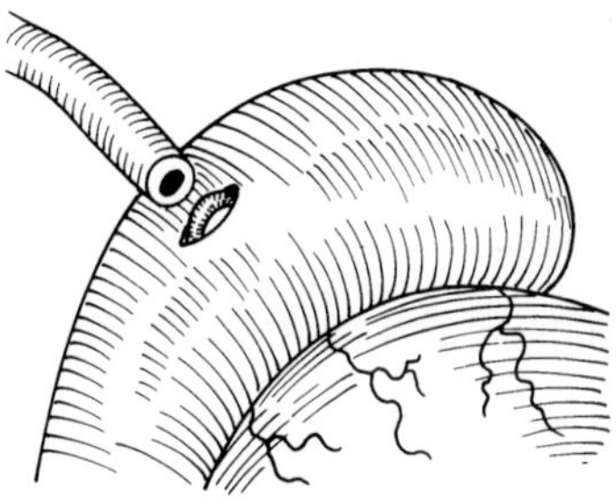

图 22-11-1

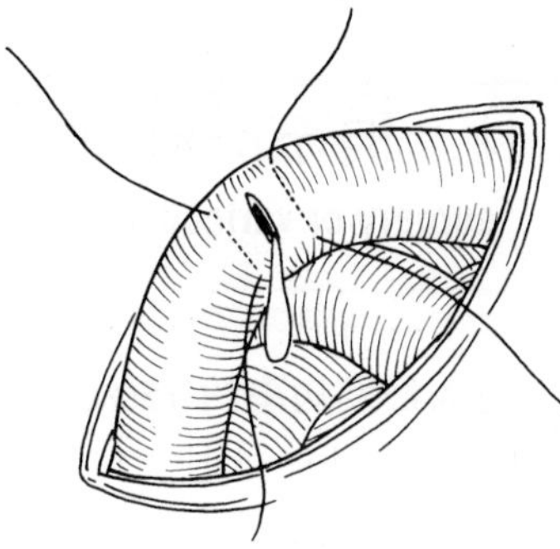

图 22-11-2

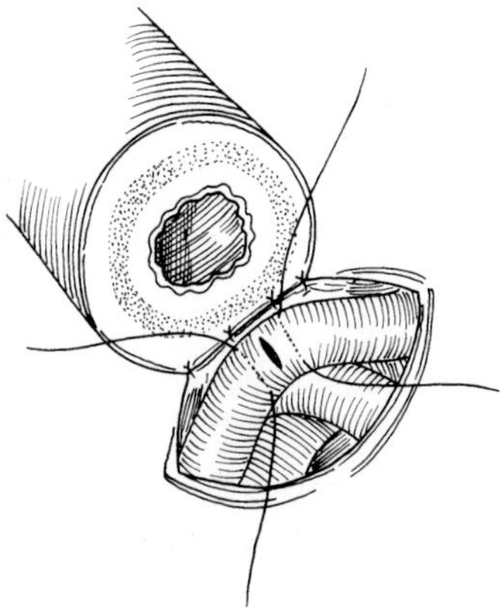

图 22-11-3

4. 用数针缝线将一侧输精管断端的外膜缝合固定于相对应的附睾鞘膜(图 22-11-3)。附睾管两条缝线的两端各自从相对应的输精管腔内穿出断端肌层，结扎缝线，将附睾吻合口套叠入输精管内(图 22-11-4~5)。继续完成输精管外膜与附睾鞘膜创缘的间断缝合(图 22-11-6)。

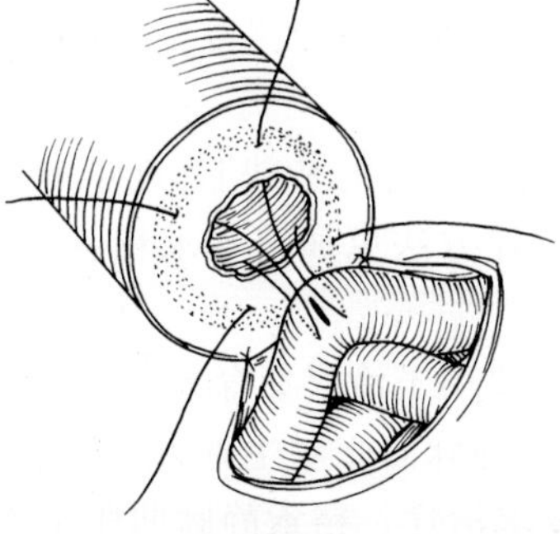

图 22-11-4

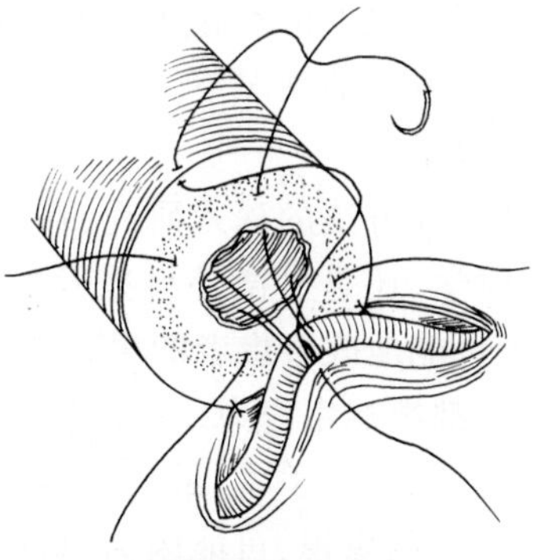

图 22-11-5

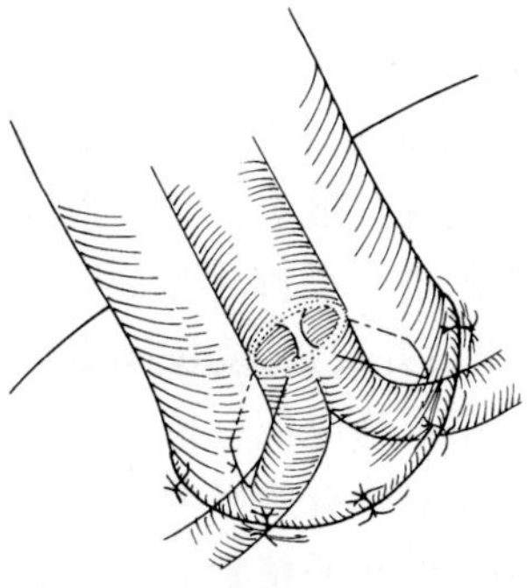

图 22-11-6

除了上述方法输精管附睾吻合外，还有改良的 3 针套叠法附睾输精管吻合，即用 2 头带针的 10-0 无创缝合针分别于附睾管 1,3,5,7,9,11 点缝合，注意事项同手术步骤 3，然后与相应的输精管的位置缝合，注意缝合时不要超过输精管壁厚度的 1/3，外膜用 9-0 的尼龙线间断缝合 6~8 针固定。

5. 将睾丸还纳阴囊内。对侧用同样方法处理。手术部位置橡皮条引流，缝合阴囊切口。

【特殊情况的手术方法】

1. 输精管长度不足时，将附睾从睾丸表面分离，仅留输出管与睾丸头部相连。将附睾断端与输精管作端端吻合。

2. 一侧睾丸、附睾功能正常，其输精管长段梗阻或不发育，另一侧输精管良好，其睾丸萎缩或发育不全，可将健侧附睾与对侧输精管吻合。

【术后处理】

1. 术后第1天拔除伤口引流条。

2. 卧床休息1周，以减轻手术部位水肿及吻合口张力。

3. 术后3个月作精液常规检查及血清抗精子抗体检查。

4. 吻合成功的患者中有25%于术后14个月吻合口重新闭塞，建议患者收集有精子的精液作低温保存，留待必要时作辅助生育之用。

参 考 文 献

1. Chan PTK, Goldstein M. Microsurgical reconstruction for pre-epididymal obstructive azoospermia. J Urol, 2000, 163(suppl): 258

2. Chan PTK, Goldstein M. Two stitch variation of the intussusception technique. In: Campbell's Urology, 8ed, 2002, 1560-1562

3. Chan PT, Li PS, Goldstein M. Microsurgical vasoepididymostomy: a prospective randomized study of 3 intussusception techniques in rats. J Urol, 2003, 169: 1924-1929

第十二节　精索静脉曲张手术

surgery of varicocele

精索静脉曲张是男子常见病。正常普通人群发病率约15%，而不育人群的发病率约35%，动物实验和临床研究表明精索静脉曲张会引起进行性的睾丸功能衰退。75%~85%的精索静脉曲张患者会引起继发不育。精索静脉结扎术是目前治疗男子不育最常见的手术。

精索静脉结扎术可使60%~80%患者的精液质量改善，术后受孕率为20%~60%，还能提高不育症血清睾酮下降患者的血清睾酮水平(Su, et al, 1995)。说明术后睾丸生精功能和支持细胞功能均得以改善。一组随机研究表明，两组精索静脉曲张患者，手术组一年后的受孕率为44%；而非手术组为10%(Madgar, et al, 1995)。手术效果与精索静脉曲张的程度有关。重度精索静脉曲张手术后精液质量改善明显，但受孕率与轻度精索静脉曲张手术后无明显差异。估计与重度精索静脉曲张术前影响精液质量更为明显有关。有资料显示，手术越早，效果越好，并且可以减少精索静脉曲张对睾丸功能的进一步损害。对有些病例，尤其是青少年病例，在减少手术并发症及复发率的情况下，可以预防不育症。精索静脉曲张复发、睾丸动脉损伤、术后水肿等并发症均会影响手术效果。

随着对精索静脉曲张病因、病理和治疗方法的深入研究，在精索静脉高位结扎的基础上，近年来发展起来的各种治疗手段，无论是介入放射学，还是显微外科技术的应用等治疗方法更加精益求精，简单易行，术后并发症、复发率更低，同时最大可能地改善患者的生育能力。

手术适应证　精索静脉曲张不一定都影响生育力。精索静脉结扎术主要用于治疗不育患者。精索静脉曲张对生育的影响与病程有关，因此主张早期手术，最大程度地减少精索静脉曲张对生育力的影响，特别是无症状的精索静脉曲张很少引起病人的重视，可能因为出现不育才要求治疗。精索静脉曲张手术治疗的适应证无统一的标准，原则上有以下几点：

1. 精索静脉曲张伴不育者。

2. 重度精索静脉曲张患者。

3. 双侧精索静脉曲张患者。

4. 轻、中度精索静脉曲张伴精液质量异常或症状(如坠胀、疼痛)或睾丸缩小、质地变软者。

5. 青少年患者只限于严重精索静脉曲张、症状明显(持续疼痛)和同侧睾丸发育迟缓、体积缩小者。

术前准备

1. 精液分析,了解是否存在生精抑制。

2. 生殖内分泌及抗精子抗体检查,了解有无其他因素引起精液异常。

3. 清洁手术野皮肤。

4. 采用腰麻或硬脊膜外麻醉者术前应常规禁食。

一、精索内静脉高位结扎术

精索内静脉高位结扎术是治疗精索静脉曲张的经典术式，其理论基础是精索静脉曲张存在血液反流,利用高位结扎可有效地阻止这种反流。通常采用经腹股沟或经腹膜后两种途径。

1. 腹股沟进路

(1) 仰卧位,腹股沟上方斜切口;

(2) 切开腹外斜肌腱膜、提睾肌,打开腹股沟管,游离精索静脉丛,仔细分离精索静脉的每 1 支,通常是 3~4 支;

(3) 提起曲张精索静脉分别予以双重结扎,切除中间一段,注意保护输精管、睾丸动脉及淋巴管;

(4) 确定无静脉漏扎后,还纳精索,缝合提睾肌筋膜、腹外斜肌腱膜,重建外环口(仅可容小指),缝合皮肤。

2. 腹膜后进路

(1) 仰卧位,于髂前上棘与耻骨结节中点、腹股沟韧带上方 2cm 处向外侧作 3~5cm 平行腹股沟韧带的皮肤切口;

(2) 切开腹外斜肌腱膜,钝性分离腹内斜肌和腹横肌、腹横筋膜;

(3) 向内侧推开腹膜,显露精索血管,推腹膜时注意勿将精索一起推向内侧，以致寻找精索静脉困难。粗大的精索内静脉常为一支,也可多达 3~4 支;

(4) 细分离每一条静脉,双重结扎,切除中间一段。注意保护精索动脉，尽量避免损伤或被结扎(图 22-12-1)。

(5) 检查无静脉漏扎,分层关闭切口。

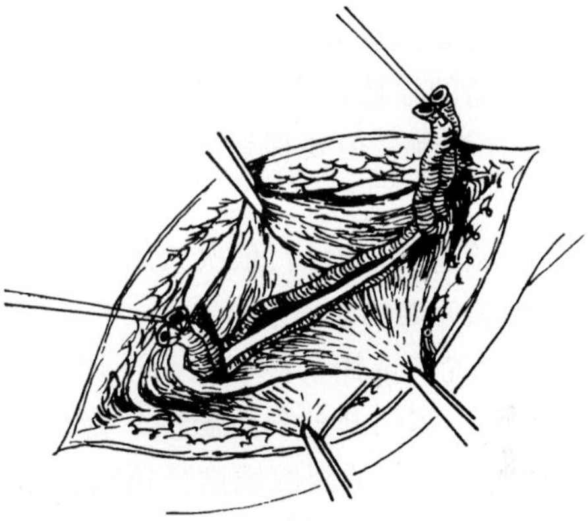

图22-12-1

(邬绍文)

二、显微技术精索静脉结扎术

尽管存在争议,但主流观点仍然认为,精索静脉曲张是男性不育患者中最常见的疾病,精索静脉结扎术是目前最普遍的男性不育手术,有研究显示该技术甚至对无精症也有疗效,而且可以提高辅助生殖技术的成功率;另一方面,对比辅助生殖技术,该手术有较高的成本效益(cost-effectives)。

精索静脉曲张的外科干预方法包括传统经腹股沟途径、经腹膜后途经、经腹股沟下途径精索静脉结扎术,显微技术腹股沟途径或腹股沟下途径精索静脉结扎术,腹腔镜精索静脉结扎术和介入技术。精索静脉手术最主要的并发症为阴囊水肿、睾丸动脉损伤及睾丸萎缩、精索静脉曲张持续存在或复发等。由于可以辨认睾丸动脉、淋巴管和管径较小的静脉,显微技术精索静脉结扎术在术后并发症发生率及精液参数改善、受孕率方面,均优于其他途径。目前,该技术已成为欧美国家的主流术式。

【手术步骤】

1. 取腹股沟切口或腹股沟下切口长约 3~4cm(根据睾丸体积)(图 22-12-2),依次切开相应各层,以阑尾钳将精索提出切口,改橡胶片牵引,经切口将睾丸挤出,辨认引带静脉及精索外静脉穿支结扎切断(图 22-12-3)。

2. 于 10 倍镜下剪开精索外、内筋膜，调整放大倍率至 10~15 倍，辨认睾丸动脉并游离、牵开保护之，如不能确定则以 1%罂粟碱滴注观察或行阻断试验(图 22-12-4)。

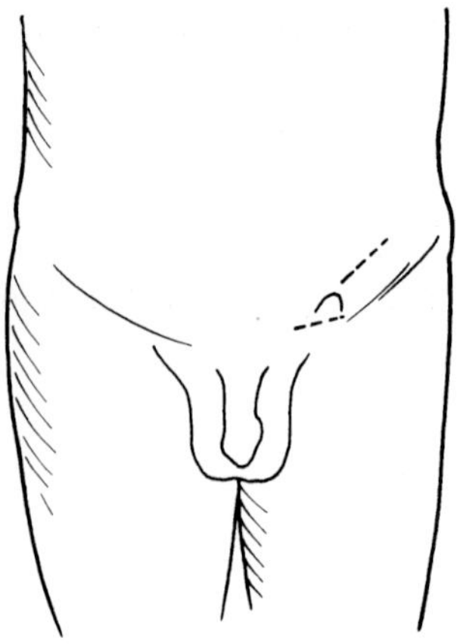

图22-12-2

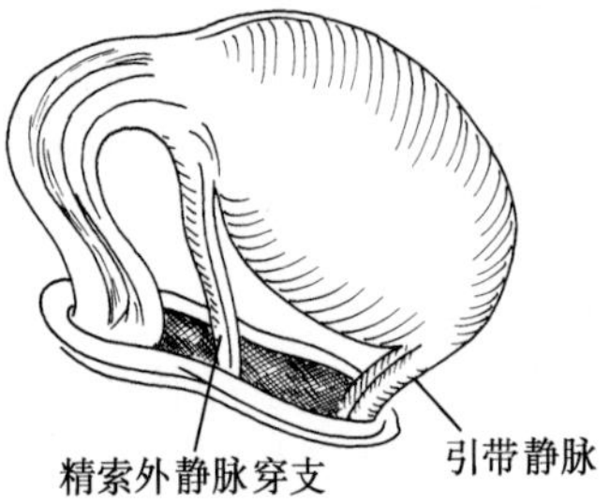

图22-12-3

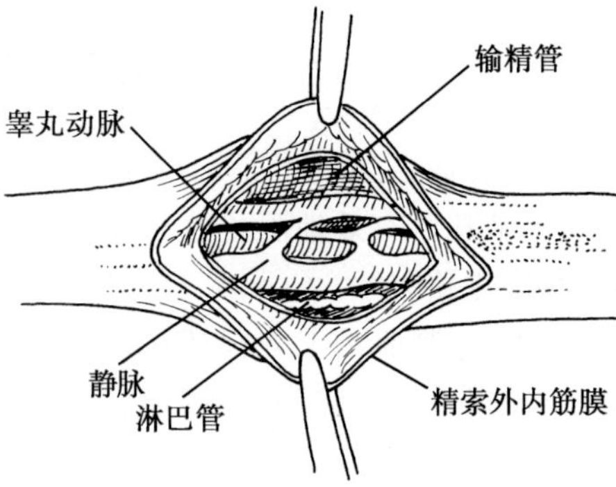

图22-12-4

3. 3-0 丝线结扎所有精索内静脉属支，注意保护淋巴管，一般保持输精管系统的完整性，可在同一平面检查 2~3 次以防漏扎静脉。手术完成后精索仅保留睾丸动脉、提睾肌动脉、提睾肌、淋巴管、输精管及其动静脉，伴随的输精管静脉如曲张超过 3mm，可予以游离结扎并切断，但要保留一支以保证充分的静脉回流(图 22-12-5)。

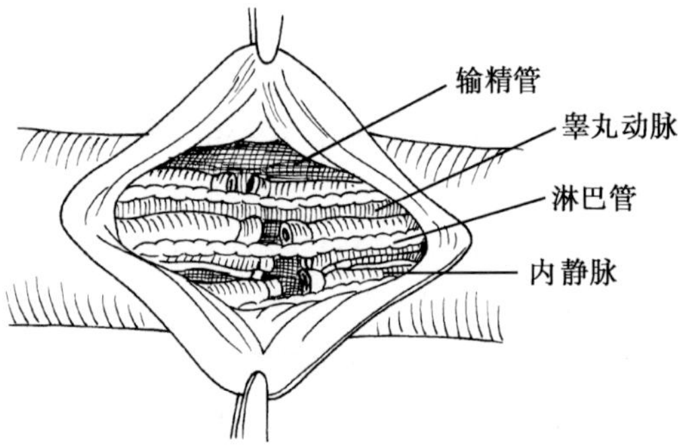

图22-12-5

4. 术毕，检查无出血后，依次关闭切口。

【手术相关问题的思考】

1. 切口位置的选择　经腹股沟下切口精索静脉曲张修复术因不需切开外斜肌腱膜、疼痛轻微和恢复快而被认为优于包括腹腔镜途径精索静脉结扎术在内的其他途径。因少年患者睾丸动脉难以辨认的可能性、单睾症患者睾丸动脉保护的重要性及低位外环患者的操作难度，上述情况宜采用经腹股沟途径施术，其他一般考虑施行经腹股沟下途径，在肥胖、曾经接受腹股沟途径手术和外环位置较高的患者中后者的优势尤为显著。基层医院缺显微外科器械，若术者视力良好，已可用肉眼操作，但须特别小心，贴近曲张静脉近端及远端作小范围的鞘膜分离，切开静脉排除血液后结扎两端。有波动的睾丸动脉及输精管伴行的动静脉可以辨认，不会误伤。曲张静脉以外的组织不做分离，留于原位。笔者用此方法手术的患者，疗效亦感满意。

2. 睾丸是否移出的思考　对于手术时是否移出睾丸处理引带静脉尚未有定论。Goldstein 研究显示，不移出睾丸的经腹股沟途径精索静脉曲张修复术，曲张复发率可达 8%，而移出睾丸者复发率不超过 1%；新近研究显示，显微技术精索静脉结扎术行睾丸移出对精液参数改善和提高受孕率并无帮助，而且不能降低曲张复发率。笔者目前已不常规采用睾丸移出方法，在此情况下，切口长度一般不超过 2cm，创伤更小。我们的结果同样显示，睾丸移出技术对减少术后并发症并无显著意义，引带静脉的扩张，可能是一种代偿机制，而不是复发因素。

(邹绍文　张　炎)

三、精索静脉曲张的几种转流手术

精索静脉转流术是在精索静脉于内环处高位结扎术同时在原口附加的血管转流吻合术，该手术遵循血流动力学学说,有利于改善睾丸内环境的微循环灌注不良状态;防止血液倒流;促进血液回流;增加动脉血灌注;对生精受损的睾丸有恢复和保护作用,从而改善精液质量,提高生育力和雄激素水平。近年来该手术越来越被从事男科学外科医师重视。经过多年来术后效果的观察对比实为一种安全、可靠、可以广泛应用的显微外科技术,对提高不育症的生育能力有很大的帮助。目前精索静脉转流手术的适应证和实际价值尚有争论,临床上不常采用。

四、精索静脉曲张高位结扎+血管转流术

【适应证】

1. 所有适合精索静脉高位结扎手术者。

2. 不育症:精液检查精子数少或死亡率高者,个别无精子症睾丸容积接近正常者。

【术前准备】

1. 患有大隐静脉曲张者不适合选择大隐静脉分支吻合转流。

2. 取患者精液常规化验,留作术后对照。

【手术要点】

根据曲张静脉的曲张程度和手术操作难易去选择往哪支血管转流:

1. 三度曲张并对精子影响重者选择腹壁下静脉加髂外静脉转流术。

2. 曲张较轻对精子影响较大者采用腹壁下静脉转流。

3. 曲张较轻对精子影响小者采用腹壁浅静脉转流;精索血管转流选择血管支应以口径相近,血管血液流速量大、弹性较好的主干或分支;采用显微外科技术操作。

【体位与麻醉】

1. 体位与切口　平卧位,经腹股沟管近内环口处切口长约3~5cm。

2. 麻醉　1%利多卡因局部浸润或硬膜外麻醉。

【手术步骤】

1. 腹壁浅静脉位于切口下浅筋膜浅层口径约2~3mm。腹壁下静脉位于内环内侧腹横肌与腹横筋膜之间与腹壁下动脉以两分支状态伴行,口径约2~4mm。手术时要注意保留腹壁浅静脉。一旦腹壁下静脉条件不允许或肥胖患者多选择浅静脉。

2. 选择腹壁下静脉转流时使吻合口位于精索与腹外斜肌之间空隙(图22-12-6)。

3. 选择腹壁浅静脉转流时吻合口位于浅筋膜深层与腹外斜肌浅层间隙,防止静脉受压(图22-12-7)。

4. 精索静脉近心端与髂外静脉吻合时手术较复杂。切口稍大者近心端与髂外静脉端侧吻合;(图

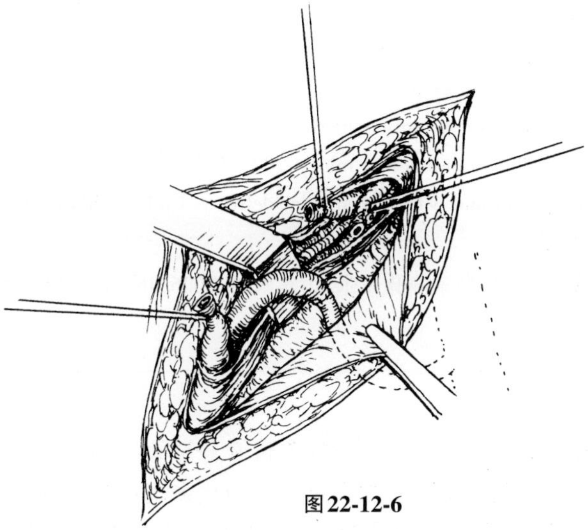

图22-12-6

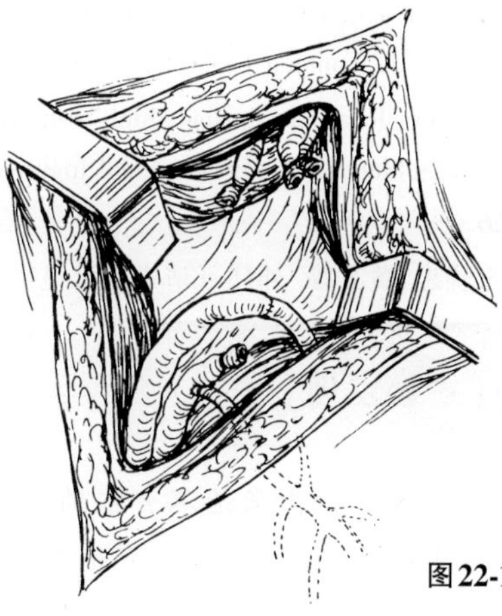

图22-12-7

22-12-8)用三翼血管钳夹住吻合,用7-0无损伤缝线缝合6针。

5. 吻合完后要挤压阴囊精索，检查是否通畅并促进回流,以防血栓形成。

【术后并发症】

一般无任何并发症,术后卧床3天,阴囊高位托起，每天多次轻揉患侧阴囊以促进血液回流防止静脉血栓形成。

【并发症】

精索静脉结扎术后常见的并发症主要有术后水肿、睾丸动脉损伤和精索静脉曲张复发。

1. 水肿　精索静脉结扎术后水肿是最常见的并发症,发生率为3%~33%,平均为7%,淋巴管损伤或被误扎是引起水肿的主要原因。个别患者术后发生睾丸鞘膜积液,于数月后方可自行消退。

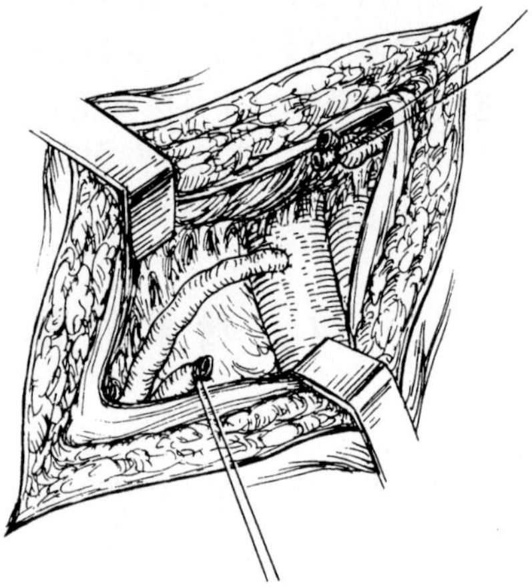

图22-12-8

2. 睾丸动脉损伤　术后睾丸萎缩或精子缺乏,多数是由于手术时结扎或损伤睾丸动脉引起。动物实验和对人的研究表明,睾丸动脉结扎会很大程度地引起睾丸损害,尤其是不育症患者。亦有文献提出睾丸动脉被结扎,睾丸还有输精管动脉和提睾肌动脉供血,不致发生睾丸萎缩。但最好还是保护精索内动脉完整,尤其是对单个睾丸患者、青少年或不育的成年患者。

3. 精索静脉曲张复发　精索静脉结扎术后复发率为0.6%~45%。最常见于青少年患者。由于技术或解剖因素,漏扎或不能同时处理精索内静脉系统的以外静脉,多数引起复发。外环下途径应用显微解剖技术处理所有的静脉,复发率较低。

(邬绍文)

参考文献

1. Goldstein M,Gilbert BR,Dicker AP,Dwosh J,Gnecco C. Microsurgical inguinal varicocelectomy with delivery of the testis:An artery and lymphatic sparing technique. J Urol,1992,148:1808-1811

2. Matthews GJ,Matthews ED,Goldstein M. Induction of spermatogenesis and achievement of pregnancy after microsurgical varicocelectomy in men with azoospermia and severe oligoasthenospermia [J]. Fertil Steril,1998,70(1):71-75

3. Barbalias GA,Liatsikos EN,Nikiforidis G,Siablis D. Treatment of varicocele for male infertility:a comparative study evaluating currently used approaches,Eur Urol,1998,34(5):393-398

4. Marmar JL,DeBenedictis TJ,Praiss D. The management of varicoceles by microdissection of the spermatic cord at the external inguinal ring. Fertil Steril,1985,43:583-588

5. Hopps CV,Lemer ML,Schlegel PN,Goldstein M. Intraoperative varicocele anatomy:a microscopic study of the inguinal versus subinguinal approach. J Urol,2003,170(6 Pt 1):2366-2370

6. Gontero P,Pretti G,Fontana F,Zitella A,Marchioro G,Frea B. Inguinal versus subinguinal varicocele vein ligation using magnifying loupe under local anesthesia:which technique is preferble in clinical practice? Urology,2005,66(5):1075-1079

7. Ramasamy R,Schlegel PN. Microsurgical inguinal varicocelectomy with and without testicular delivery. Urology,2006,68 (6):1323-1326

8. 邬绍文,张晓忠,黄英等. 外环下精索静脉显微解剖结扎术治疗不育性精索静脉曲张. 山东医药,2006,46(21):42-43

【主编点评】

精索静脉曲张是不育症的常见病因,不育的男性患者24%~83%患精索静脉曲张,即使轻微或临床下精索静脉曲张,亦可引起生殖功能障碍。但对临床下精索静脉曲张的诊断尚缺乏金标准。有作者提出精索静脉直径超过3.0mm但不能触及,彩色多普勒见到返流,可诊断为临床下精索静脉曲张。

Gat 等使用热像图检查,认为比触诊和彩色多普勒更敏感和准确。Chen 等则抽取精索静脉血测定白细胞和精子 DNA 内 8-OHICLG(活性氧 ROS)作为有分析临床和临床下精索静脉曲张氧化能力的标记物,以预测术后精子参数是否改善。目前用现有临床检测诊断为不育的精索静脉曲张患者施行精索静脉结扎后精子参数改善。

在不育夫妇中近 50%有精液异常。其中精索静脉曲张是最常见, 其中 90%在左侧,8%双侧,2%右侧,是一种进展性病变,致造精和激素产生逐渐减退。在原发性不育者占 35%~40%,在继发性不育者为 69%~81%;同时精索静脉曲张也是最易纠正的疾病,术后 60%~80%精液改善,20%~60%可自然妊娠。

传统的观念认为:睾丸静脉(精索内静脉)左侧汇入肾静脉,右侧汇入下腔静脉;输精管静脉汇入精囊静脉;提睾肌静脉(精索外静脉)汇入腹壁下静脉。56%~69%患者只有一条睾丸动脉,同时有 3~6 条淋巴管,由于睾丸接受睾丸动脉、输精管动脉、提睾肌动脉供应,即使结扎睾丸动脉血供也很充足。

新的观念认为离开睾丸附睾的静脉和输精管的静脉分别组成深静脉丛和表浅静脉丛。

1. 浅静脉从(superficial venous network)引流睾丸被膜和阴囊的静脉经阴部外静脉入大隐静脉或经会阴浅静脉回流入阴部内静脉。提睾肌静脉通过浅静脉丛连接精索静脉丛和腹壁下静脉。

2. 深静脉丛(deep venous network)有三个组成部分。

(1) 前组由来自睾丸和附睾前方的静脉相互吻合形成约 10 余条的静脉支,组成网状的蔓状静脉丛(pampiniform plexus),伴随睾丸动脉走行于精索内输精管的前方。蔓状静脉丛逐步减少,通过腹股沟外环时减为 2 条, 然后汇合成单一的睾丸静脉位于动脉的侧方和输尿管前方经盆腔上升,左侧直角汇入左肾静脉,右侧在肾静脉下方斜行汇入下腔静脉,约 10%汇入肾静脉。

(2) 中组由引流附睾尾部的静脉和输精管静脉组成。引流附睾尾部的静脉汇入腹壁下静脉和髂外静脉。输精管静脉部分汇入膀胱前列腺静脉丛到髂内静脉,部分伴随输精管汇入精索内静脉回流入肾静脉和下腔静脉。

(3) 后组由提睾肌静脉组成。在接近外环处与精索分开,注入腹壁下静脉。

蔓状静脉丛的功能是压力缓冲和反向热交换降低睾丸动脉的温度, 保护睾丸免受压力和高温的伤害,静脉曲张有静脉回流堵塞和静脉返流两种类型,多伴有静脉瓣功能不全。精索静脉曲张左侧多发的主要原因是左侧精索长、精索静脉与肾静脉直角汇合和肾静脉压比下腔静脉压高所致。目前认为胡桃夹综合征也不是重要病因, 肠系膜上动脉-主动脉夹角压迫只占 0.7%,髂总动脉压迫髂总静脉致回流障碍仅占 0.5%。精索静脉有瓣膜也多位于肾静脉下方 1cm 内,虽然有报道左侧精索静脉 40%~50%缺少瓣膜,较右侧的 23%多见,但静脉瓣不能保护静脉不发生曲张,即使有完整的瓣膜,肾的静脉血也可能通过与瓣膜远端相同的交通支而返流入精索静脉。

精索静脉曲张引起的局部高温、肾和肾上腺代谢产物的返流,导致:

1. 局部缺氧、前列腺素 E 和活性氧(ROA)产物升高,致代谢改变和细胞凋亡增多,生殖细胞数减少。

2. 引起支持细胞功能不全,曲精小管周围的肌成纤维母细胞转变成纤维母细胞,引起小管周围纤维化,使激素合成减少和对 FSH 反应减弱。

3. 引起酶失功能,抑制酶(inhibin),转铁蛋白(transferring)和雄激素结合蛋白减少致造精停顿,精子活动力及存活率减少和精子-卵子融合能力减少,最终引起不育和睾丸萎缩。

通过以下的检查可预测精索静脉曲张术后的疗效

1. 静脉曲张程度 临床下精索静脉曲张术后精液参数仅轻度改善, 妊娠率与服氯米芬者相同;曲张严重者术后精子可增加 143%,1 年内受孕率 47%。

2. 睾丸大小　睾丸萎缩伴活动精子总数显著减少者，较无睾丸萎缩者术后妊娠率高。无睾丸萎缩，睾丸体积>3cm^{3}为预测术后生育力的独立指标。

3. 内分泌因素　FSH<300ng/ml或<11.7mIU/ml提示术后生育力增加。FSH增高，活动精子<1 000万者，提示预后极差。

4. 精液参数　活动精子总数>5×10^6，活动率>60%术后精液参数显著改善。妊娠成功率高。

5. 若睾丸活检示唯支持细胞或成熟停顿于精细胞期，则手术后无改善。宜于术前作睾丸活检，即使术后不能自然受孕，亦可避免用睾丸精子作ICSI。

6. 年龄　年龄不超过30岁手术后精液参数改善明显、效果好，尤其是在儿童不存在曲精小管周围的肌成纤维母细胞变成纤维母细胞的现象，不会引起小管周围纤维化，说明在儿童期手术受损伤的睾丸组织可康复，而成人术后康复较少。

精索静脉曲张手术的目的是改善睾丸功能、提高精液参数和妊娠率。青少年患者手术适应证只限于严重精索静脉曲张、持续疼痛和同侧睾丸发育迟缓、体积缩小者。精索静脉曲张致睾丸功能减退随时加重，已婚的不育者若精液质量异常，宜尽早手术。术前无精子的精索静脉曲张患者，结扎术后精液亦有可能出现精子，非梗阻性无精子症术后精液出现精子者占5%，其中21%~55%有活动精子；25%可自然受孕。即使已有生育，手术对保存造精及内分泌功能仍有价值。

精索静脉曲张施行手术治疗的适应证主要是少、弱精子症导致不育，一般多为左侧精索静脉曲张，左睾丸缺血、缺氧、氧自由基产生过多，致抑制了生精功能，精索内活性产物增多，抗精子抗体产生，即使对侧无精索静脉曲张，也会引起精子质量异常而导致不育。精索静脉曲张明显，术前精子参数质量愈差，术后改善愈明显。即使术前精液内无精子，术后也有5%患者精液出现大量精子，可恢复生育能力。

精索静脉曲张(Ⅰ、Ⅱ度)施行经髂窝结扎常能满意，Ⅲ、Ⅳ度曲张患者不一定是精索内静脉返流所致，可能因精索外静脉失张力结果而非返流所致。曲张施行外环下显微结扎曲张静脉的手术疗效比其他术式更好。手术在4倍或6倍放大镜下施行，以认清淋巴管及动脉，不致损伤。笔者自90年代初期开始应用外环下精索静脉结扎治疗Ⅲ、Ⅳ度精索静脉曲张患者，迄今已施行了近200例，术后有1例发生睾丸肿大，另1例发生睾丸缩小变硬，1例发生睾丸鞘膜积液，于观察3个月后积液自行消失。文献报道手术后并发鞘膜积液一般较轻，只有一半患者需施行手术。鞘膜积液自行消失是淋巴管代偿性扩张的结果。术后并发睾丸萎缩是由于血管损伤所致，术后长期睾丸肿大可能因静脉侧支回流障碍所致，随时间推移，睾丸逐渐萎缩，精子数减少。动脉损伤也会引起。

手术的常用入路有腹膜后、腹股沟和外环下三种，标准的经腹股沟结扎精索静脉疗效达80%。腹膜后精索内静脉结扎术的优点是易分离出1~2支主干，手术时间短。其缺点是复发率高，有报告达15%。由于蔓状静脉丛回流有许多变异，精索静脉可能有多条，超过1/3的病例在内环水平有2条或更多的静脉干，可能在腹膜后或腹股沟径路时被遗漏；在L_4水平分为内外分支，外支均止于下腔静脉或肾静脉，可能与结肠静脉(76%)和肾包膜静脉(100%)吻合；内支与输尿管静脉吻合，可与对侧静脉横跨吻合；在L_4以上结扎者失败率更高。另一复发因素是提睾肌静脉曲张无法经腹膜后确认并结扎。睾丸动脉直径约为0.5cm左右，经此小切口作深部分离，有时难以准确认清予以保留。当手术失败时可行静脉造影显示异常的静脉，有学者认为存在的精索外静脉返流是导致静脉高位结扎后复发的原因，精索外静脉包括提睾肌和阴部外静脉或输精管静脉，均返流入髂静脉。Franco(1999)对73例患者(原发54例，复发19例)行站位Valsalva造影检查，原发病例经髂静脉、复发病例经阴囊精索静脉造影，结果见到造影剂从髂内静脉返流入提睾肌静脉，但是无一例由左髂静脉通过精索外静脉返流入左蔓状静脉丛，认为提睾肌静脉返流与原发或复发性精索静脉曲张无关，精索外静脉扩张不是返流所致。

近年来国内不少作者报道多种精索内静脉转流手术，虽然术中测压显示转流术后静脉压比单纯结扎者低，但缺乏远期对照资料，难以评价其实际疗效。笔者认为此种复杂的转流手术不能取代简单的传统结扎手术，只适宜用于曲张静脉结扎后复发及少数双侧严重曲张患者。最近有作者报道精索筋膜管薄弱、提睾肌退化是造成精索静脉曲张的原因之一，并开展了精索筋膜肌管折叠术，通过收紧精索筋膜管，促进了蔓状静脉丛的血液回流，还可防止精索内静脉的血液返流。此术式的疗效尚需临床继续观察，可能对无静脉瓣功能不全是一种更为适宜的手术方法。

显微外科外环下精索静脉结扎手术适宜用于Ⅲ度曲张患者，或经高位结扎和经髂窝结扎精索内静脉、仍不能解决失张力的精索外静脉丛淤血的患者。

使用显微外科技术外环下分离并结扎所有扩张的静脉及引带静脉结扎可获良好疗效，通过放大的手术显微镜可显示细静脉侧支，尤其是提睾肌静脉、动脉周围静脉丛、额外的精索静脉和引带静脉侧支。同时可清晰显示睾丸动脉和淋巴管，避免术后鞘膜积液。手术安全、有效，复发率为0~2%，并发症少：引起鞘膜积液10%、睾丸萎缩0%，可在局麻下施行。

重度精索静脉曲张施行经髂窝结扎精索内静脉复发率高。静脉曲张往往并非返流所致，即使精索内静脉有返流高位结扎后经侧支从提睾肌静脉（即精索外静脉）侧支进入高度扩张的精索内静脉。静脉曲张也可因提睾肌静脉失张力所致，应该采用显微镜外环下曲张静脉结扎的方法，同时探查引带有无扩张的静脉并进行结扎、切断。使用4X或6X手术放大镜，可清楚分辨淋巴管和睾丸动脉、输精管动静脉和精索外动脉。

精索静脉曲张经腹股沟或外环下结扎的并发症比较少见，主要有鞘膜积液、血管损伤致睾丸萎缩和静脉曲张复发。睾丸鞘膜积液是由于与精索伴行的纤细淋巴管梗阻所致，术中结扎或炎症粘连使部分淋巴管阻塞。可于术后1个月至8年才出现鞘膜积液，因轻微阴囊损伤或轻度附睾炎所诱发，偶可自行消退，积液较轻者可不作特殊处理。

血管损伤致睾丸萎缩多因睾丸的静脉循环全部被结扎所致，随后发生静脉栓塞引起，动脉受损者少见。术后早期睾丸肿大硬实，过后萎缩。宜在手术放大镜下先认清睾丸动脉和输精管动、静脉，细小的静脉侧支可以保留，一般不会发生此并发症。

静脉曲张复发是由于遗留持久开放的静脉侧支。彩色多普勒超声检查证实返流，宜经髂窝结扎精索内静脉，可缓解症状。

（魏　辉　梅　骅）

参考文献

Amelar R. Early and late complication of inguinal varicotelectomy. J Urol, 2003, 170: 366-369

第十三节　股薄肌肌皮瓣在泌尿外科的应用

application of musculocutaneous flap of gracilis in urologic surgery

【梅　骅】

【概述】

会阴部的严重创伤、尿道恶性肿瘤广泛切除术后所致的大块软组织缺损，尤其是再次手术、感染及放射治疗后局部有大量瘢痕形成，手术切除后无法将伤口缝合，此时最理想的方法是转移一块带血管、神经的健康组织进行修补。适用带血管蒂的肌皮瓣是有血液供应的复合组织，其营养血管除供应肌肉外，还发出垂直分支至附近的真皮和真皮下的血管丛（图22-13-1）。

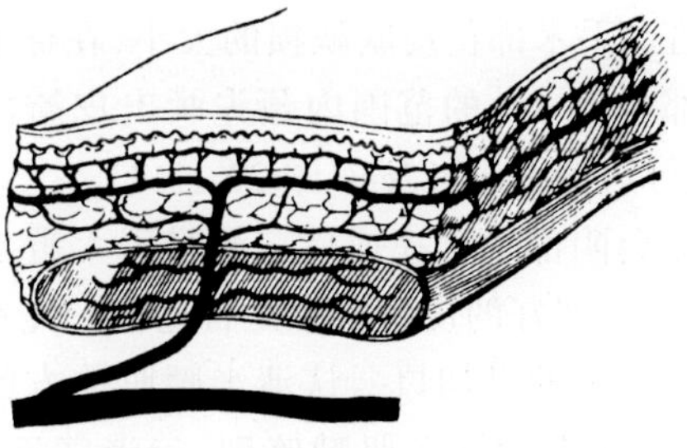

图 22-13-1

【设计原理】

股薄肌是股内侧最浅表的肌肉，上部宽而薄，起于耻骨联合和耻骨上、下支垂直下行，肌肉的远侧逐渐变窄，在缝匠肌深面止于胫骨粗隆的内侧面。股薄肌接受2~5支动脉供血，主要的营养动脉发自股深动脉，少数情况下发自旋股内动脉或第1穿动脉。较小的营养动脉来自股动脉、腘动脉或其他部位，与主要的营养动脉互相吻合(图22-13-2)。股薄肌的神经支配来自闭孔神经的前支，含运动及感觉纤维，与主要血管供应伴行进入肌肉。股薄肌主要血管神经的体表标志点约位于从耻骨结节到收肌结节连线上、中1/3交界处。在离腹股沟韧带约10cm的平行线上可以较恒定地找到其主要血管蒂，保全这一血管蒂，切断肌肉中下段的小血管不会影响整块肌肉的血液供应，这样可将肌皮瓣以主要血管蒂为中心，旋转至会阴部、生殖器、股后部、臀部、耻骨上和腹股沟区(图22-13-3)。

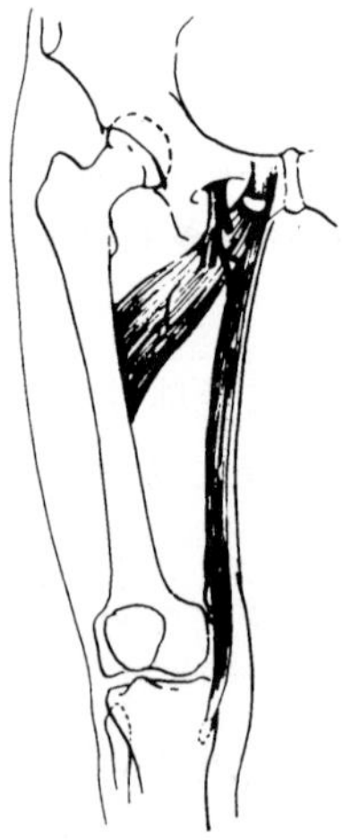

图 22-13-2

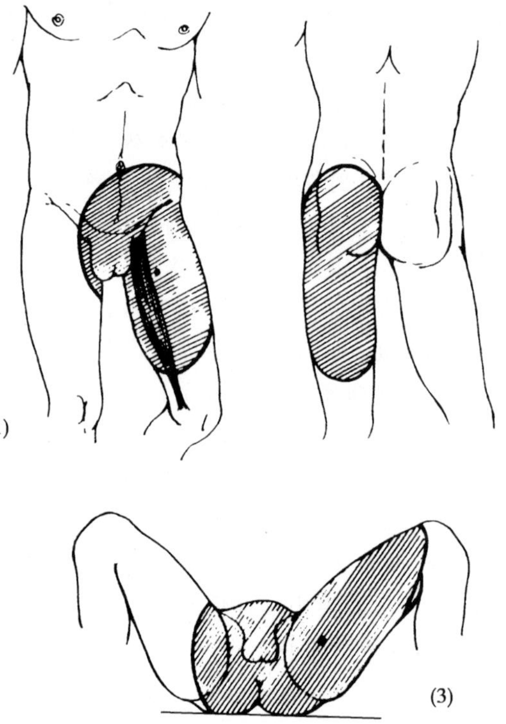

图 22-13-3

【手术适应证】

1. 会阴部严重创伤，恶性肿瘤切除术后遗留的大块组织缺损，复杂性尿道狭窄多次手术后瘢痕切除遗留的组织缺损。

2. 产伤、放射治疗所致的伴有阴道严重狭窄的膀胱尿道阴道瘘。

【手术步骤】

1. 病人取改良截石位，仰卧，双腿伸直、外展及外旋。从耻骨结节至股骨内髁画直线，以标示股薄肌前缘。估计手术部位皮肤缺损的大小，在标志线的后方，股部近侧2/3的范围内预先画出皮瓣的切口位置，最大可达到8cm×22cm(图22-13-4)。

2. 在会阴部手术完成后，测量手术野皮肤缺损范围，核对计划好的皮瓣大小是否适宜。先在股骨内髁上缘作一短的纵切口，认清半腱肌前方的股薄肌腱，注意与前方的缝匠肌腱鉴别；后者阔而扁平，而股薄肌腱则较细并呈扁圆形。用橡皮条将肌腱提起，

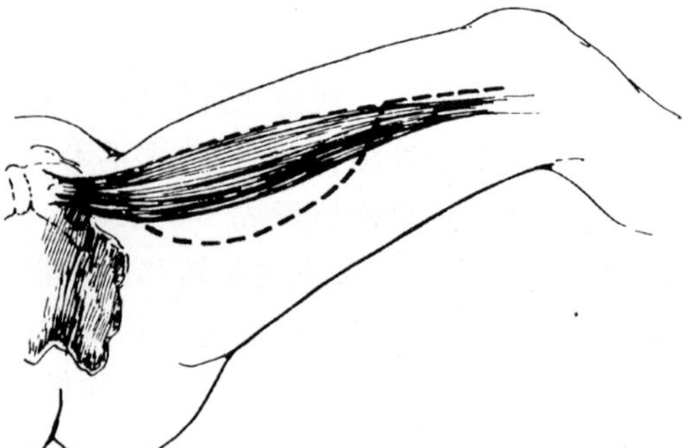

图 22-13-4

使肌肉紧张后，它与皮肤的关系即可准确定位。核实所画皮瓣范围在肌肉表面后，可先将前方的切口切开至深筋膜，并向后分离，注意保存大隐静脉及神经(图 22-13-5)。分离达股薄肌前缘，即沿肌肉深面分离(图 22-13-6)。皮瓣与股薄肌之间的连接很疏松，为避免将皮瓣从股薄肌上撕脱，在分离过程中宜用丝线暂时将皮肤与股薄肌作间断缝合，保障各层组织不分离。肌皮瓣后缘的切口是从远侧向近侧分离(图 22-13-7)，分离出的股薄肌应带有肌膜。切断肌肉远端(图 22-13-8)，将远侧 2~3 个小血管结扎、切断，保存近侧的主要血管带，不要将其完全剥离，以免血管痉挛或被意外损伤(图 22-13-9)。辨认清楚主要血管带后，即可切开近侧皮肤。近端肌肉可不切断，如果需要将肌皮瓣作更大幅度的旋转时，则需切断肌肉近端。若会阴部术野与肌皮瓣间有一皮桥，则要在皮桥下分离出一皮下隧道，将肌皮瓣通过隧道拉至会阴部以覆盖组织缺损区(图 22-13-10)，注意避免血管蒂扭转或成角。

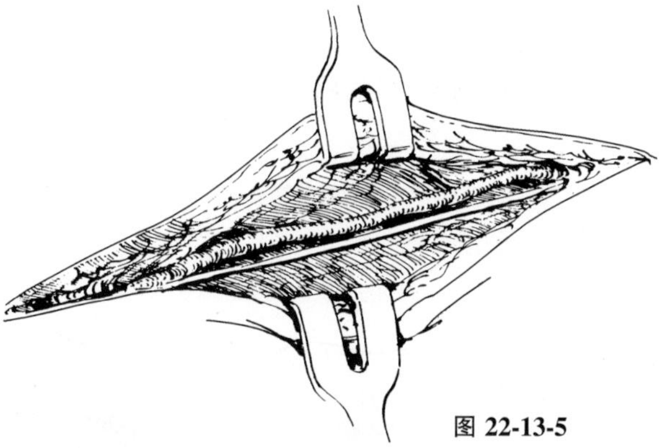

图 22-13-5

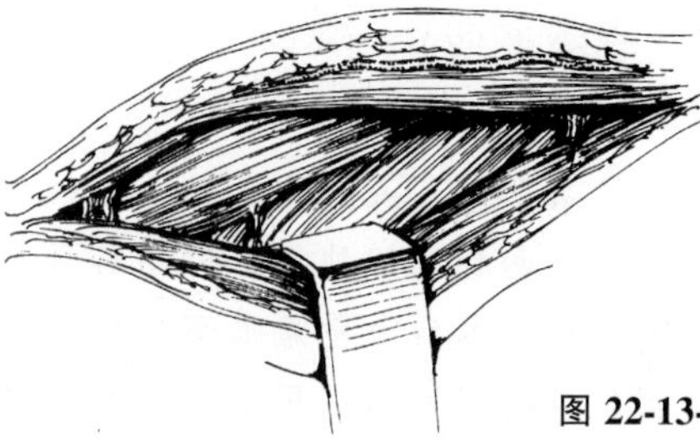

图 22-13-6

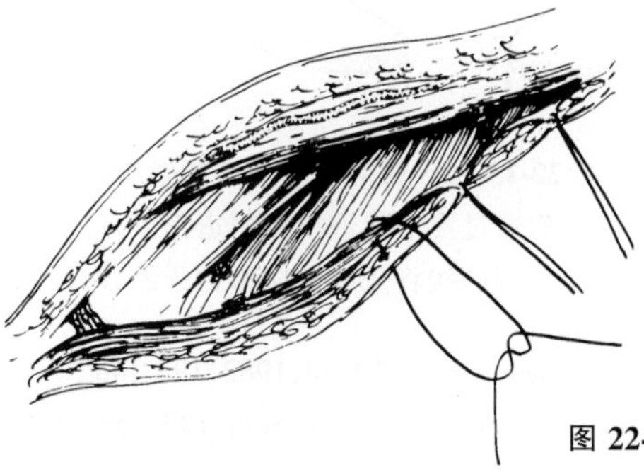

图 22-13-7

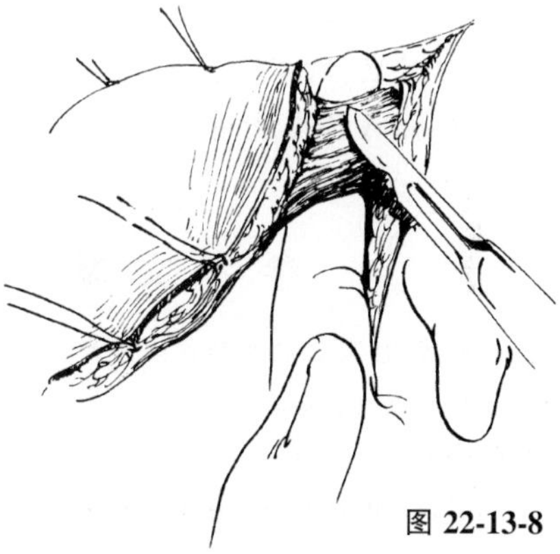

图 22-13-8

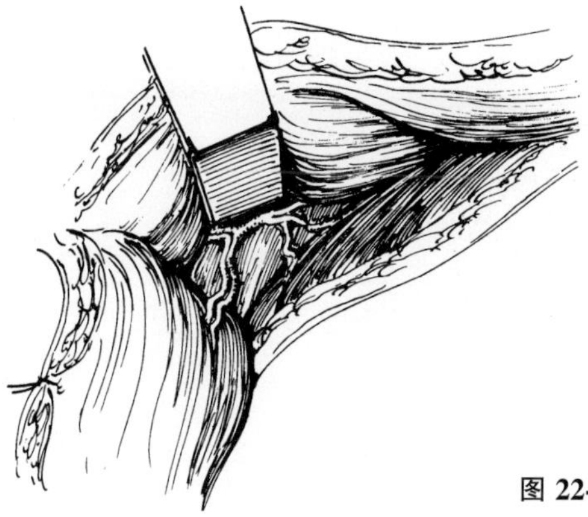

图 22-13-9

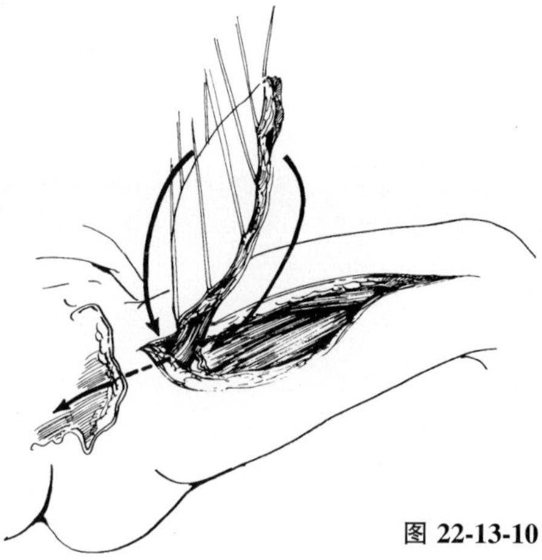

图 22-13-10

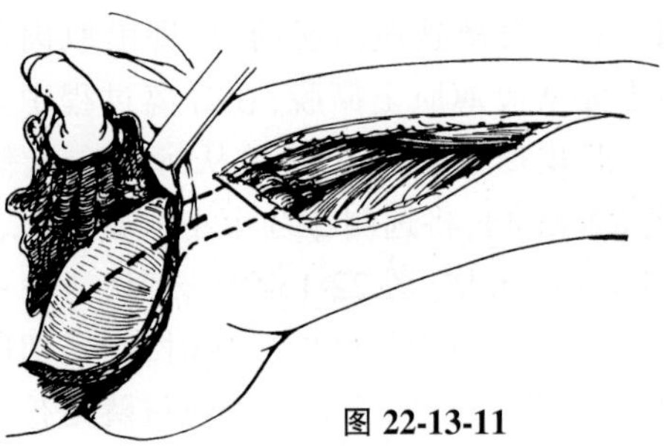

图 22-13-11

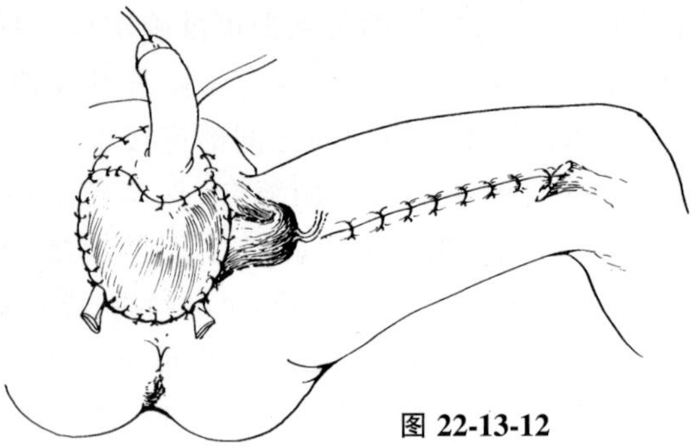

图 22-13-12

3. 拆除肌皮瓣的保护缝线，将肌皮瓣与会阴部创缘对应缝合，移植部放橡皮条引流(图 22-13-11~12)。

4. 缝合完毕，用注射器针筒的宽口端压迫移植区皮肤，松开压迫后，若苍白压迹立即恢复正常肤色，说明血循环良好。否则，要检查血管蒂是否受压、扭曲或过分紧张。最后将供皮瓣区伤口作一期缝合。

【主编点评】

1. 会阴部广泛严重创伤，恶性肿瘤切除术后的大面积组织缺损，外伤后复杂性尿道狭窄多次手术后大量瘢痕形成，切除后无法修复伤口时，可以利用带血管神经的股薄肌皮瓣进行修复，先天性阴道闭锁患者也可用此法作阴道成形术(图 22-13-13)。

2. 该方法不需吻合血管，手术较安全，又有肌肉衬里，所以有良好的组织屏障。

3. 保存了皮肤感觉，成形手术效果满意。

(梅　骅)

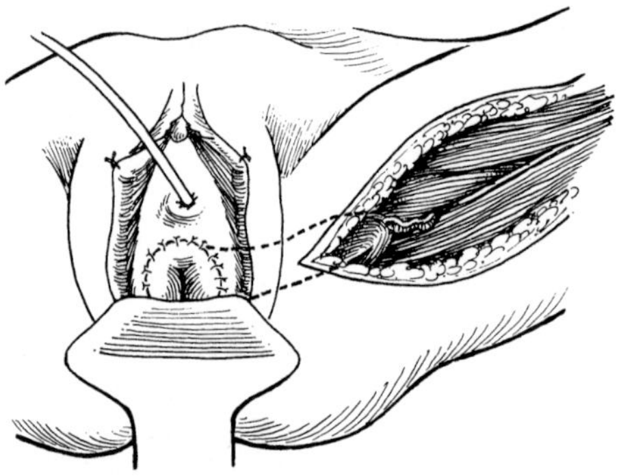

图 22-13-13　股薄肌肌皮瓣阴道成形术
肌皮瓣通过皮下隧道拉至阴道部位，用 3-0 铬制肠线将皮缘与阴道创缘缝合

参 考 文 献

1. 梅骅等：股薄肌肌皮瓣在泌尿外科的应用. 中华泌尿外科杂志，1984，5：11

2. Larson D，et al. Use of gracilis musculo-cutaneous flap in urologic cancer surgey. J Urol，1982，19：148

3. McCraw JB，et al. Vaginal reconstruction with gracilis myocutaneous flap. Plast Reconstr Surg，1976，58：176

第二十三章

性别畸形的手术治疗

feminizing genitoplasty for intersex disorders

【梅　骅】

第一节　女性外生殖器成形术

feminizing genitoplasty for female pseudohermaphrodism

多种疾病可引起生殖器畸形。肾上腺缺乏合成皮质醇所需要的一种或数种酶可引起的先天性肾上腺皮质增生，使雄性皮质醇先质积蓄发生女性男性化，是最常见的女性假两性畸形。其次多见的是混合性生殖腺发育不良，引起阴蒂肥大及尿生殖窦形成。少见的生殖器畸形还有妊娠期雄激素过多引起女性男性化；因雄激素不敏感综合征或雄激素合成障碍可致男性假两性畸形，表现为阴茎发育不良、阴茎下曲及尿道下裂，一些患者伴有尿生殖窦及假阴道形成。因性染色体异常所致的真性两性畸形可同时具有男性及女性生殖器官。

女性假两性畸形患者在儿童期可施行阴蒂及阴道成形术，先天性肾上腺皮质增生患儿需长期使用肾上腺皮质激素治疗，以抑制雄激素分泌，使女性内生殖器获得发育。男性假两性畸形及真两性畸形患者若生殖器官女性化较严重，手术治疗也无法恢复阴茎的生理功能，患者已习惯女性生活方式，可按患者的要求改为女性。

性心理倒错的男性患者，自小具备女性的心理状态及生活习惯，成年以后迫切要施行变性手术，此类患者宜先进行心理治疗，一些患者心理治疗和药物治疗均不奏效，坚决要求施行变性手术，若不达到目的，内心矛盾进一步恶化会导致自残或自杀。为了挽救患者生命，仍有指征施行变性手术。由于变性手术导致病人不可逆转的解剖、生理异常，需长期补充激素，而且还涉及不少社会问题，必须以严肃态度，慎重选择其适应证。一般需要两个与术者无关的心理医师进行心理分析，认为有必要接受患者施行变性手术的迫切要求，做出书面鉴定。由患者本人及家属签署手术志愿书，取得医院及当地卫生部门批准，向所属公安部门备案后，才施行变性手术。医务人员必须用关切和同情的严肃态度对待患者，为其隐私保密，不适宜在社会上当作奇闻公开论说，以免造成不良影响。

术前准备

1. 进行必要的检查，确定病因诊断。了解畸形情况，尤其注意有无存在假阴道或女性内生殖器官，从尿道口插入金属导尿管，导尿管紧靠(尿生殖窦)后壁，若导尿管能顺利插入，并可置于与躯干水平部位，但无尿液导出，取出导尿管，紧贴尿道前壁插入，可导出尿液，应考虑可能存在阴道或假阴道。男性假两性畸形患者施行男性外生殖器成形术，若有细小的假阴道留于原位，一般不会有后遗症，若假阴道开口狭窄，呈囊状扩张，则需将其切除。尿生殖窦造影或窥镜检查可较清楚显示假阴道(男性的苗勒氏管憩室)或阴道(女性男化)情况，后者须了解阴道入口位置，以选择相应的手术方式。

2. 术前清洁灌肠，若需施行乙状结肠阴道成形术者，作大便常规检查，若有寄生虫卵需先行驱虫。术前 3 天作肠道准备，口服新霉素、甲硝唑；低渣半流质饮食 1 天，流质饮食 1 天，术前晚及术晨清洁灌肠。

3. 术前用 0.1%苯扎溴铵或 200ppm 碘伏溶液冲洗尿道、尿生殖窦及阴道。

4. 术前肌注一个剂量的广谱抗生素，术毕向手术部位撒入抗生素粉剂或浓缩抗生素溶液，以防感染。

手术设计原理　女性假两性畸形的基本畸形情况是：阴蒂肥大，酷似下曲的阴茎，其腹侧有尿生殖窦开口。子宫发育因受雄激素抑制而较细小，阴道开口于尿生殖窦或高或低的部位(图 23-1-1)，其前方有尿道开口。大阴唇向中融合，小阴唇不发育，形成覆盖阴蒂的包皮(图 23-1-2)。成形手术的设计应参考局部检查及尿生殖窦、尿道及膀胱造影预先做出计划。矫治肥大阴蒂，去除尿生殖窦及整复阴道的远侧部分。历史上沿用的阴蒂切除术，由于失去正常阴蒂的外观和功能，此法已被废除。阴蒂退缩术即切除大部分阴蒂海绵体，将阴蒂头与阴茎海绵体基部吻合，仅用于阴蒂轻度肥大患者。若保留过多阴蒂海绵体，或只把它埋藏在皮下，在性刺激时可能产生痛性勃起。在一般情况下，是切除阴蒂海绵体，保留带血管神经束的阴蒂头部，将其近侧部分的皮肤切除埋藏于皮下，或将其近侧部分楔形切除缩小阴蒂，以保持其外观及感觉。阴道口的成形则取决于阴道开口位置与阴唇融合的程度，阴唇轻度融合者，只需将融合部分切开。于尿生殖窦远侧切开尿生殖窦阴唇的融合，V 形切开皮肤，形成皮瓣，将皮瓣插入阴道后壁以扩大阴道开口。高位开口的阴道则需应用尿生殖窦黏膜及阴唇皮肤作阴道远段成形术。

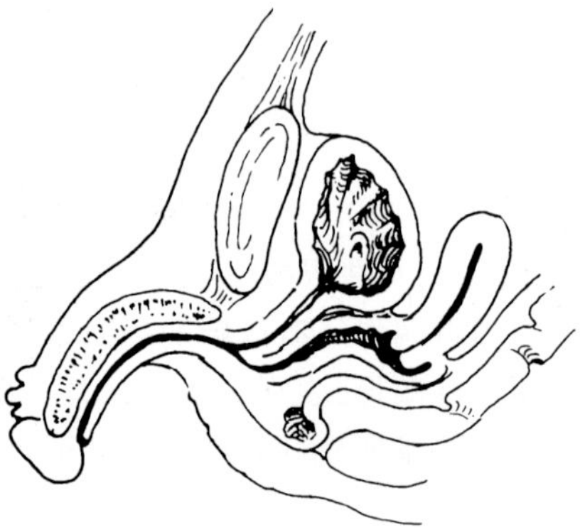

图 23-1-1　阴道-尿生殖窦低位入口的女性外生殖器成形术

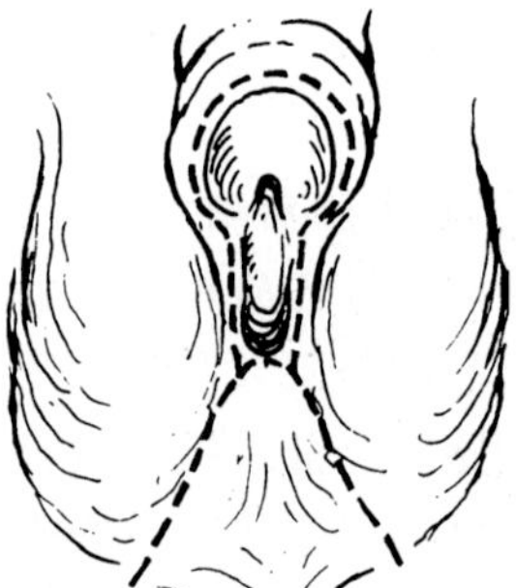

图 23-1-2　手术设计

一、阴道-尿生殖窦低位入口的女性外生殖器成形术

【手术步骤】

1. 环绕尿生殖窦开口，然后从中点开始于阴唇融合部位作 V 形切口(图 23-1-2)，于会阴浅筋膜深面作潜行剥离，形成作阴道成形的皮瓣。在中线外切开尿生殖窦后壁，显露阴道口(图 23-1-3)，切开狭窄的阴道后壁，将 V 形皮瓣插入切开处，用 3-0 或 4-0 肠线将其与阴道壁间断缝合，形成宽阔的阴道口

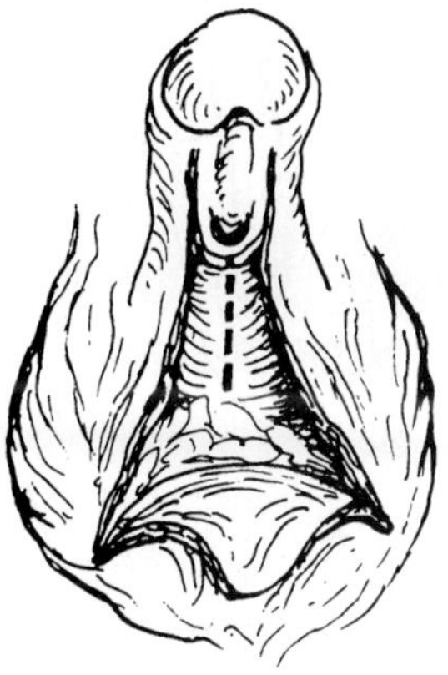

图 23-1-3

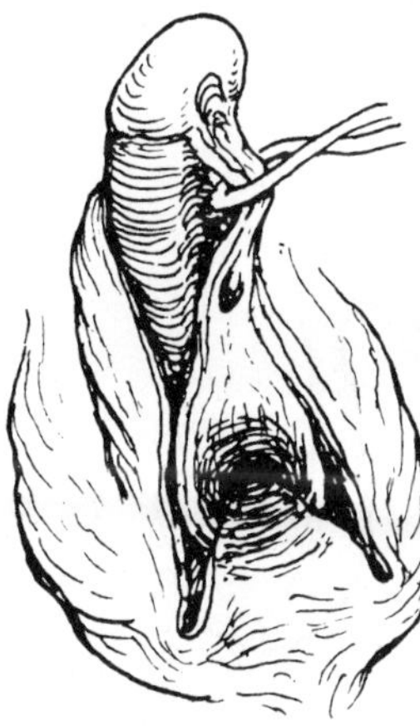

图 23-1-4

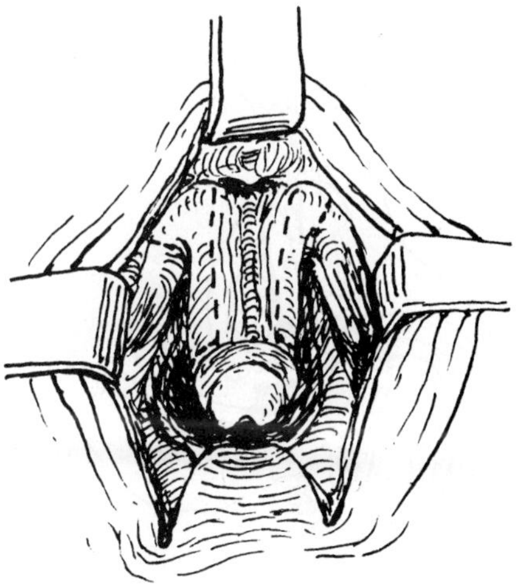

图 23-1-5

(图 23-1-4)。将切口向前方延长,切开包皮。

2. 于白膜表面游离阴蒂腹侧的带状组织,保留其血液循环,将阴蒂海绵体与包皮完全分离,直分离至阴蒂脚。背侧的分离需保留覆盖血管神经束的深筋膜(图 23-1-5)。

3. 于阴蒂背血管神经束外侧切开白膜,以防止损伤供应阴茎头的血管神经。于阴蒂头近侧和两脚外切断阴茎海绵体,用 1 号丝线将海绵体断端的白膜缝合止血(图 23-1-6)。

4. 切除阴茎头近侧部分的皮肤,保留相当于阴蒂大小的部位有皮肤覆盖。将阴蒂头用丝线固定于耻骨联合前方(图 23-1-7)。

5. 作包皮背侧切开,将两皮瓣向下转移覆盖阴唇创面,并与阴蒂头、尿道板、阴道及阴唇的创缘用丝线间断缝合,形成完整的外阴部(图 23-1-7,8),留置导尿管。

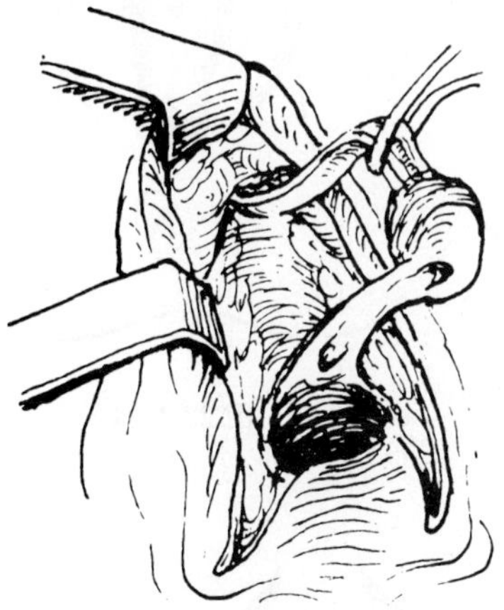

图 23-1-6

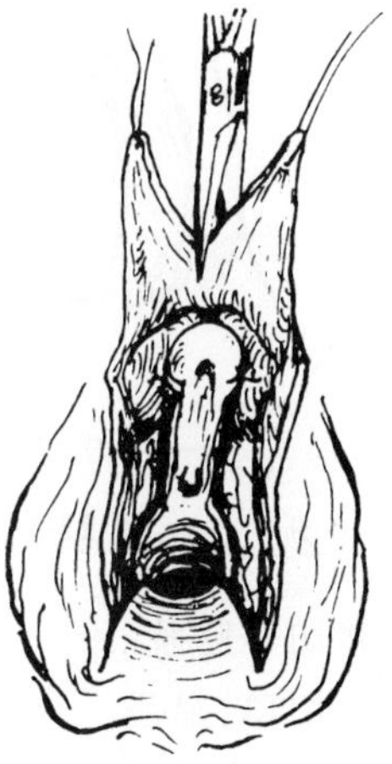

图 23-1-7

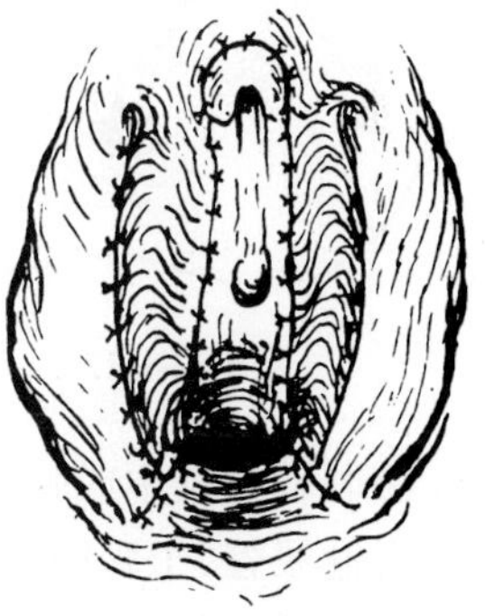

图 23-1-8

二、阴道-尿生殖窦高位入口的女性外生殖器成形术

【手术步骤】

1. 环绕阴蒂冠状沟切开皮肤,横断腹侧尿生殖窦前方的片状组织,纵形切开覆盖尿生殖窦的皮肤及皮下组织(图 23-1-9~10)。

2. 切开阴蒂深筋膜,于白膜表面将尿生殖窦充分分离,游离阴蒂海绵体直达海绵体脚(图 23-1-11)。

3. 若阴蒂海绵体不过于粗大,可作阴蒂退缩术。楔形切除阴蒂的腹侧部分,切除阴蒂海绵体,保留背侧血管神经束及其附着的带状白膜,至阴蒂基部切断阴蒂,保留一小段阴蒂海绵体,用止血带止血

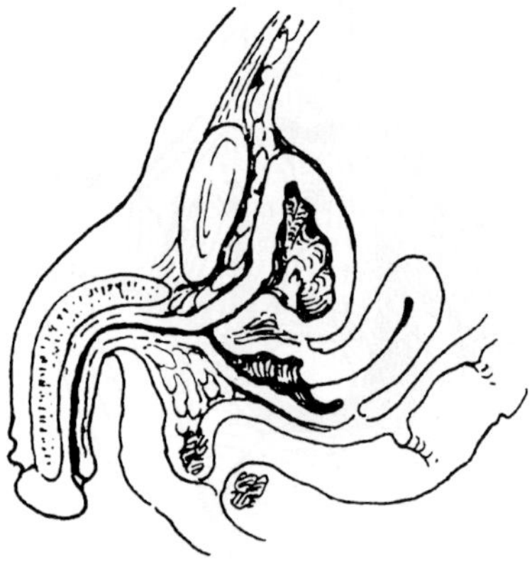

图 23-1-9

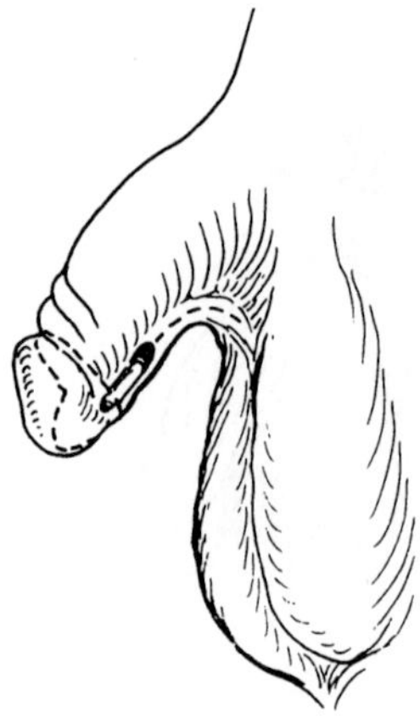

图 23-1-10

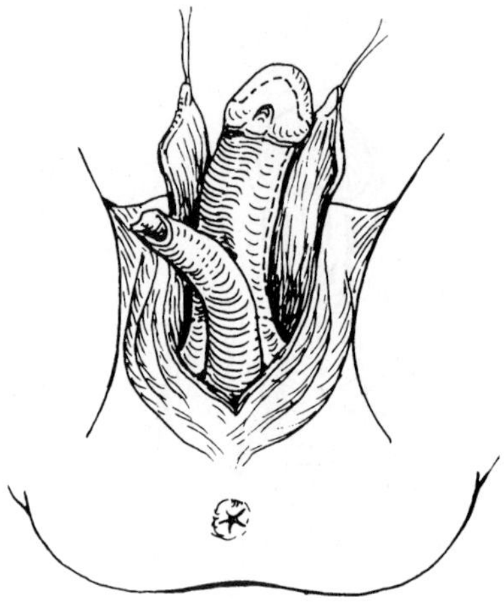

图 23-1-11

(图 23-1-12)。

4. 沿尿生殖窦腹侧壁中线切开,至耻骨联合前方时,将切口向两侧延长成 V 形(图 23-1-12)。作包皮背侧正中切口,形成两个皮瓣,将其转移至会阴部。与尿生殖窦边缘会合(图 23-1-13)。用 3-0 肠线间断缝合,形成阴道入口及阴道远段,将阴蒂头的楔形切口缝合,缩小阴蒂,用 1 号丝线固定于耻骨联前方的恰当位置,将其与皮肤及尿生殖窦黏膜缝合,形成阴蒂。此时阴道开口仍位于尿道口的近侧(图 23-1-14)。

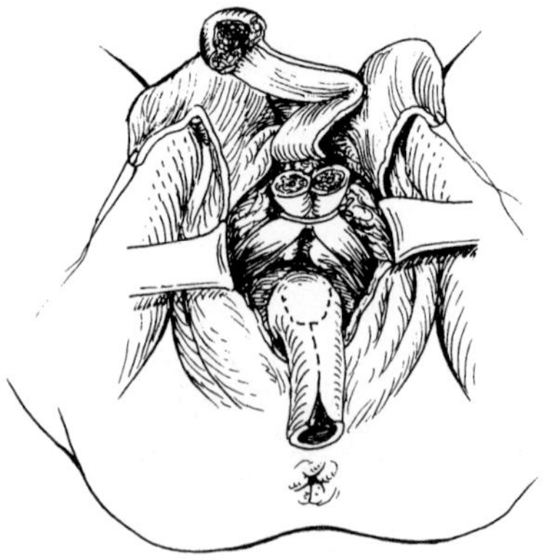

图 23-1-12

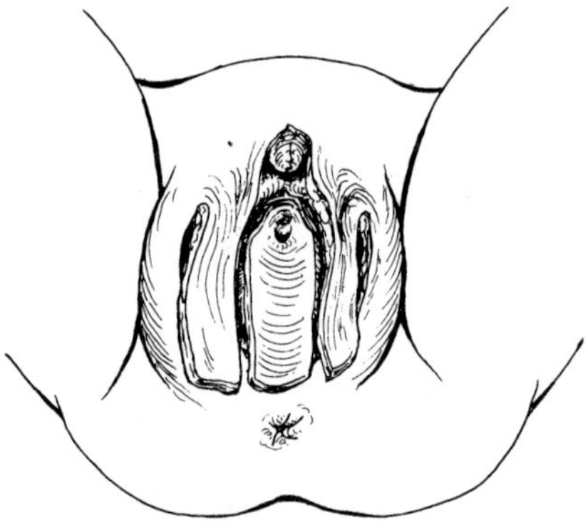

图 23-1-13

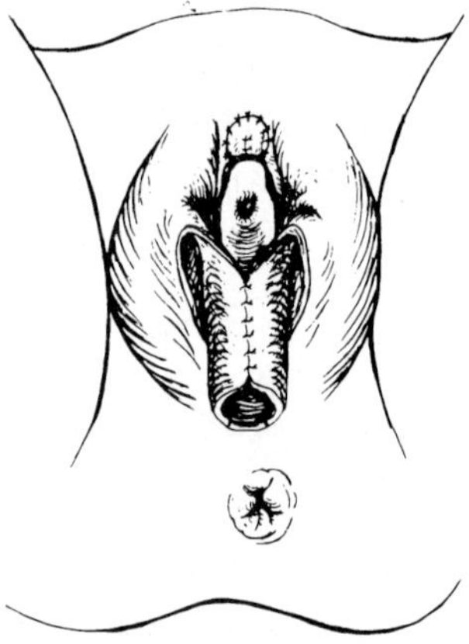

图 23-1-14

5. 做耻骨上正中或弧形切口,显露并切开膀胱。插入双侧输尿管,于膀胱三角区中线作一切口,显露其后方的阴道,并将其下段游离(图 23-1-15),至进入尿道处用直角钳于此处钳住狭窄的阴道末端(图 23-1-16),于其近端切断阴道,直角钳帮助显露,经膀胱用 3-0 号肠线缝合阴道残端。

6. 于尿生殖窦及直肠间的平面分离,达会阴部伤口,形成足够宽敞的通道。用卵圆钳从膀胱三角区切口经通道插入会阴部,夹持已缝好的皮肤黏膜管道,将其带至膀胱切口处(图 23-1-17)。将阴道修剪至适当口径与长度,然后与皮肤-黏膜管道端端吻合(图 23-1-18)。

7. 用丝线将包皮瓣的创缘与大阴唇后方的皮肤

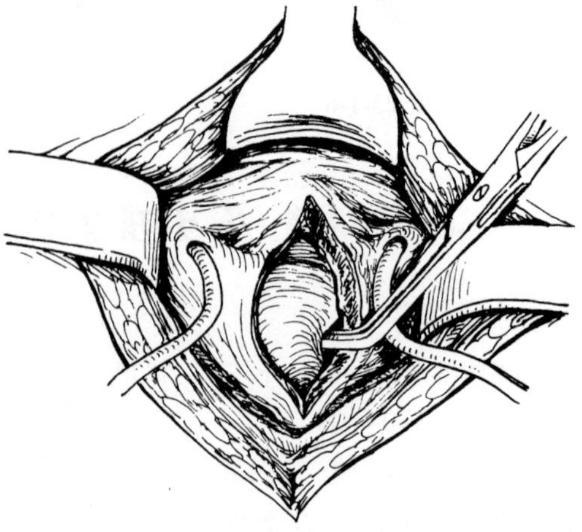

图 23-1-15

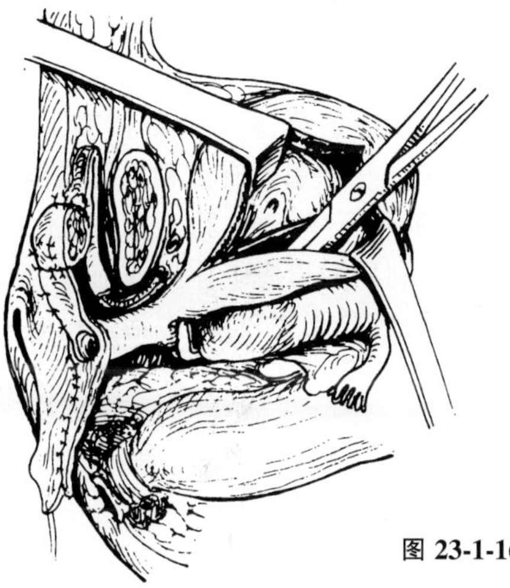

图 23-1-16

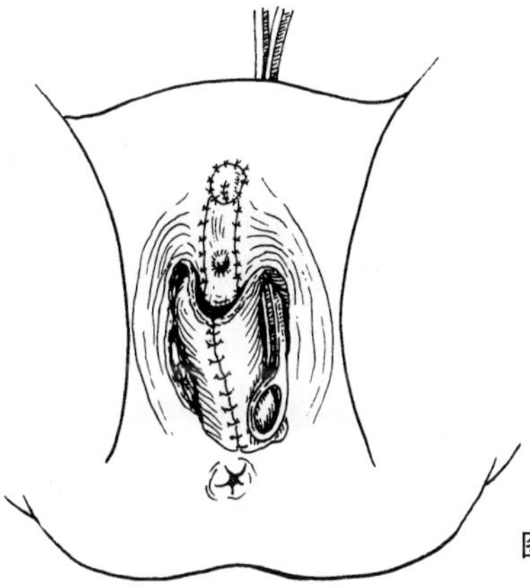

图 23-1-17

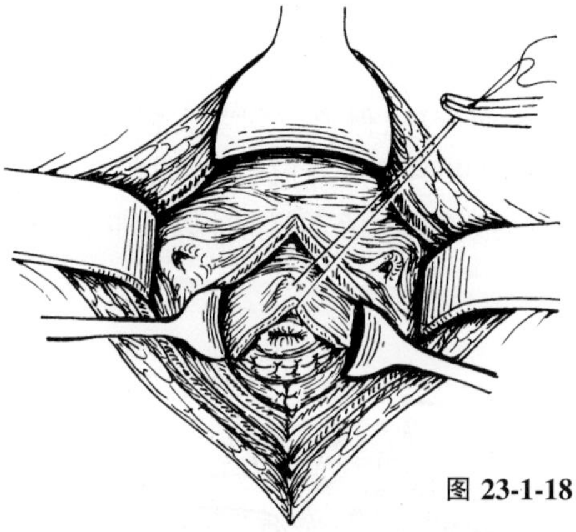

图 23-1-18

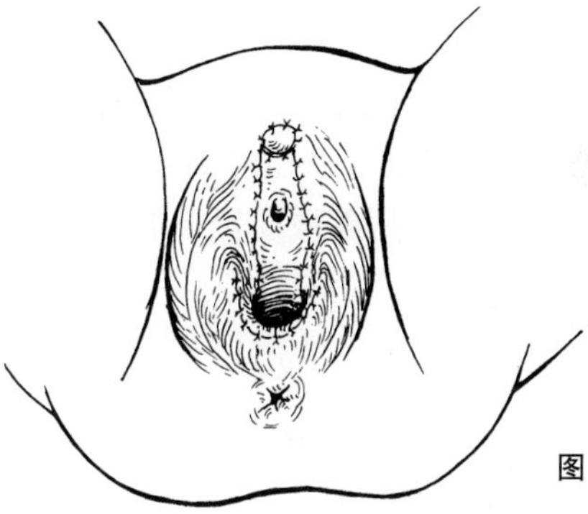

图 23-1-19

创缘间断缝合,形成类似正常的女性外阴(图 23-1-19),将皮肤-黏膜做成的阴道远段用丝线于适当位置固定于膀胱肌层,使术后不致发生阴道脱垂(图 23-1-20)。用 2 层 3-0 肠线间断缝合膀胱三角区切口的肌层及黏膜肌层。膀胱内留置 16 号双腔气囊导尿管。用同法缝合膀胱切口。缝合腹壁切口,膀胱前间隙置双腔负压引流管 1 条。

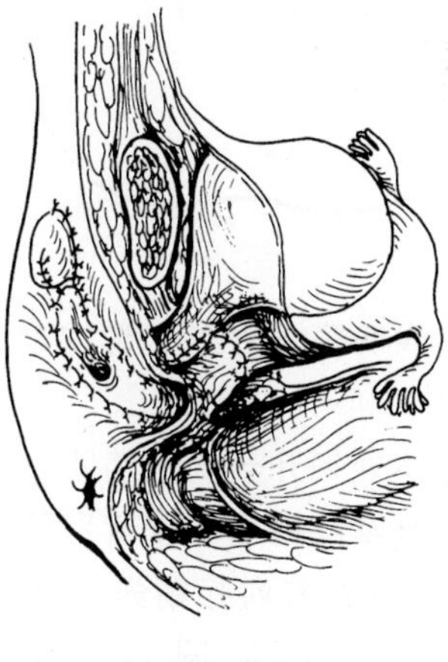

图 23-1-20

【术后处理】

1. 留置导尿管 7~9 天。每日清洁尿道口及会阴部。

2. 使用抗生素预防感染。

3. 禁食,补液 1~2 天,进流质饮食 3 天,改半流质饮食。内服软化大便药物 1~2 周,保持大便通畅。

第二节　男性假两性畸形的女性外生殖器成形术

feminizing genitoplasty for male pseudohermaphrodism

男性假两性畸形经手术切除发育不良的阴茎和睾丸,施行女性外生殖器成形,即所谓“变性手术”,手术难度较大。病人因性别改变,在心理上有较大影响,因此在选择病例时要十分慎重,术前应做好充分思想准备,甚至考虑病人在手术前后因性别改变可能产生对生活和工作的影响,必要时应取得法律依据,并作好充分手术准备,以取得良好的手术效果。

手术设计原理　男性假两性畸形的基本畸形情况是:阴茎下曲、尿道下裂,阴茎海绵体和阴茎头发育较正常小,尿道一般开口于阴囊或会阴部。阴囊分为两半酷似大阴唇。一些患者有苗勒氏管遗留,形成短小的假阴道。阴囊型尿道下裂的患者有球海绵体肌、睾丸发育不全,睾丸下降不全,乳房呈女性化等。此类患者将外生殖器改为女性,需作阴蒂成形。将尿道开口于阴蒂后方,利用尿道海绵体形成前庭,于阴道后方形成通道,取一段带蒂的肠管作阴道成形。回肠阴道成形术后因肠腔分泌物较多,生活上极感不便,且回肠肠腔狭窄、肠壁薄弱,性生活时易致损伤。应用乙状结肠作阴道成形,术后肠段分泌物较少、肠壁较厚、肠腔较宽,是较理想的成形材料。

阴蒂成形、乙状结肠阴道成形术

【手术步骤】

1. 环绕冠状沟切开包皮至腹侧尿道沟两旁作平行切口,近侧绕过尿道口。于其中点将切口向两侧延长,形成U形切口(图23-2-1)。若睾丸在阴囊内,作双侧睾丸切除。

2. 在阴茎外侧的冠状沟切口将阴茎筋膜切开,于阴茎白膜表面分离,保留与阴茎头相连的一块尿道板,用于重建前庭。将前尿道从阴茎腹侧游离,于阴茎背侧血管神经束两旁切开白膜,切除阴茎海绵体,横断及缝扎阴茎脚,保留血管神经束供应阴茎头。切除近侧部分阴茎头皮肤,留下前部小块皮肤作阴蒂成形(图23-2-2)。将"阴蒂"用丝线固定于耻骨联合下方适当位置。

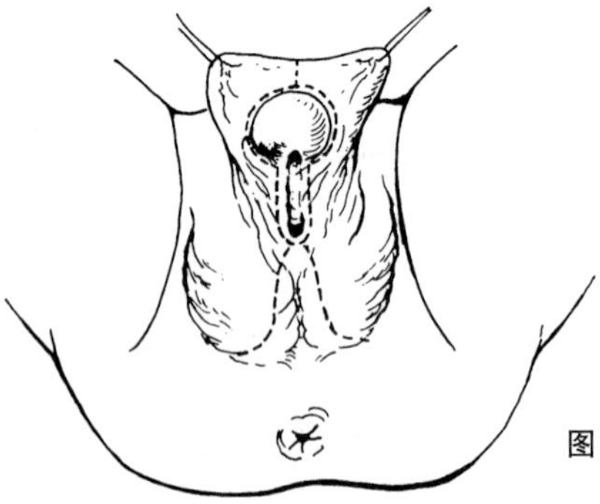

图 23-2-1

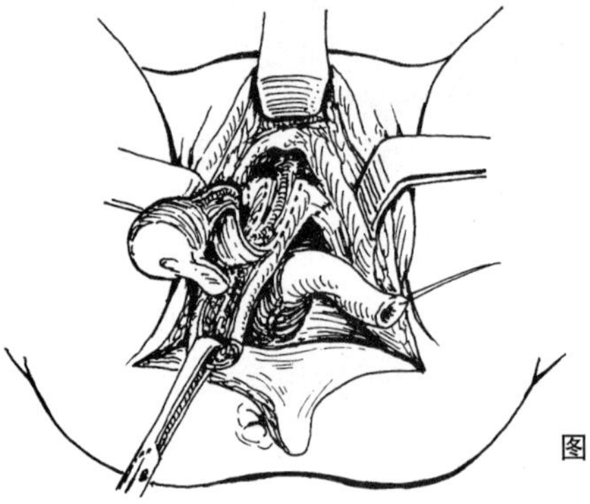

图 23-2-2

3. 于会阴浅筋膜下游离V形皮瓣达会阴体,在会阴浅横肌后方用手指作钝性分离,进入坐骨直肠窝(图23-2-3)。

4. 于会阴体处切开会阴浅筋膜,术者将左手示指分离并切断会阴中央腱,肛门内手指作指引切断部分肛门外括约肌及肛提肌、尿道直肠肌,在直肠前方、前列腺后方找到前列腺精囊筋膜,切开此筋膜、进入筋膜前后层的间隙内(图23-2-4)。

5. 作下腹部正中或弧形切口,于膀胱直肠窝处切开盆腹膜,在两精囊间、前列腺上方切开前列腺精囊筋膜,形成通向会阴部伤口的通道(图23-2-5),扩大此通道,使通道能通过4个手指,以免日后发生狭窄。切取一段17cm长的乙状直肠并松解肠系膜,用200ppm碘伏液冲洗肠腔后,用肠线缝合闭锁近端,外加丝线浆肌层间断缝合。将结肠襻的远侧断端沿通道带至会阴部。

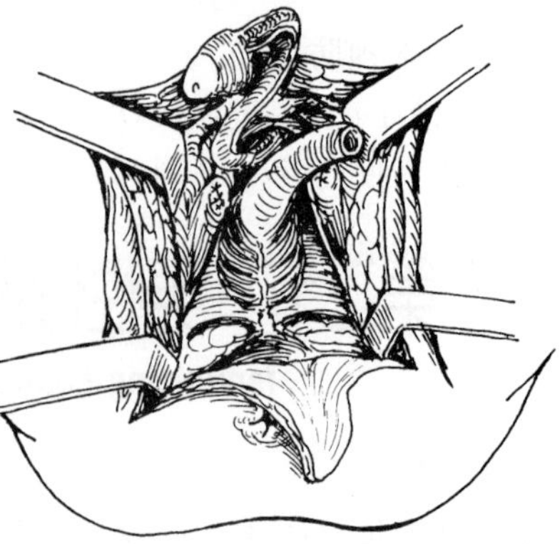

图 23-2-3

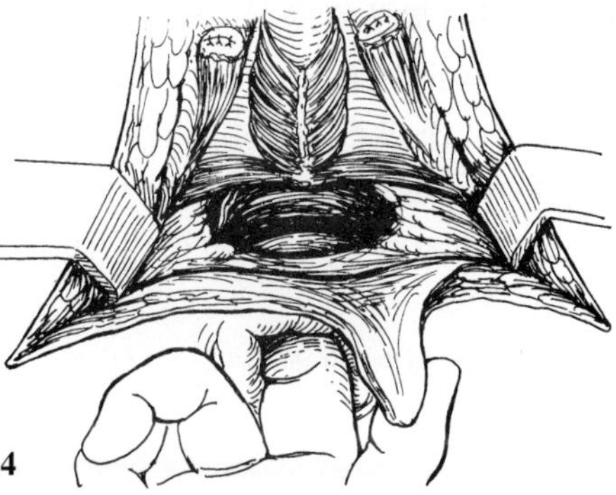
图 23-2-4

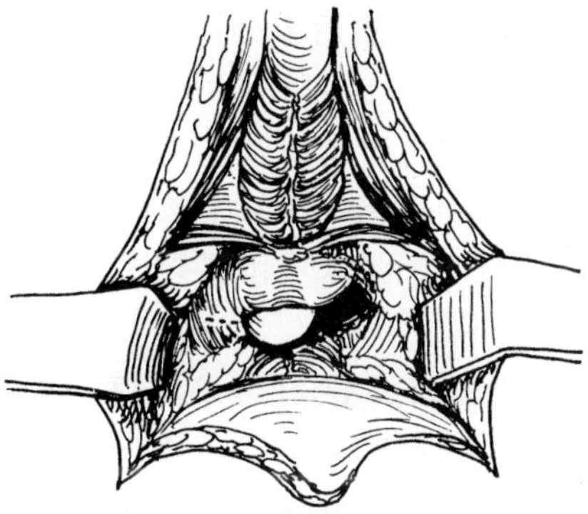
图 23-2-5

6. 作包皮背侧正中切口，将两皮瓣转移至会阴部，并绕环“阴蒂”头背侧，用丝线将其皮缘与阴茎头皮肤创缘间断缝合。将前尿道劈开成前后两瓣，切除部分背侧尿道瓣，将断端与“阴蒂”下方的尿道板用丝线作间断缝合。包皮瓣创缘与尿道板及尿道两瓣的外侧缘缝合。结肠襻远端则与腹侧尿道瓣的断端、V 形皮瓣及周围皮肤缝合，形成宽阔的阴道口(图 23-2-6)。为了取得更近乎正常的外观，将包皮对折成小阴唇状，用细针细线于两层之间作皮下、皮内缝合。将已成形小阴唇的外侧与阴囊创缘缝合，形成大阴唇与小阴唇(图 23-2-7)。

7. 腹部手术组作乙状结肠端端吻合，修补肠系膜与后腹膜孔道，以防止形成内疝。将乙状结肠阴道缝数针固定于膀胱后方，以防止脱垂。缝合腹部切口。

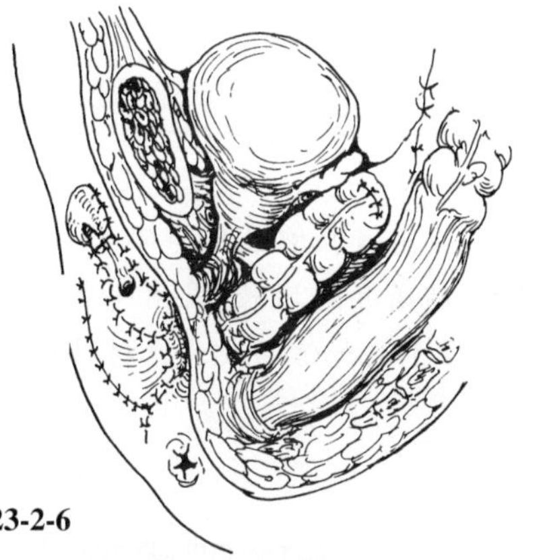
图 23-2-6

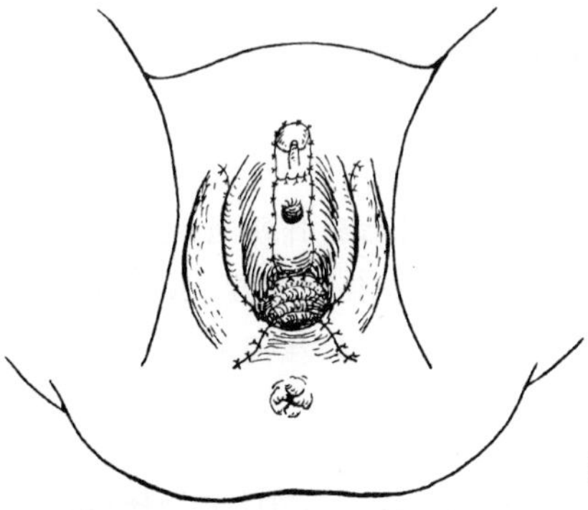
图 23-2-7

【并发症的预防和处理】

1. 直肠损伤　从会阴部、前列腺后方分离容易造成直肠前壁意外损伤。预防方法有下列要点：

(1) 必须熟识此处的局部解剖：球海绵体肌、会阴浅横肌、肛门括约肌均止于会阴中央腱，于会阴中央腱后方深部有尿道直肠肌，是一层来自在直肠外纵肌层的宽阔肌纤维或退化的纤维束。此处恰位于肛管上方的直肠壶腹部，与前列腺的位置靠近，在切断尿道直肠肌时容易损伤直肠壁。

(2) 在分离过程中，必须将直肠向后推开，紧靠前列腺将此肌切断。术者用左手小指在肛门内指引，小心进行操作，更有利于避免此种意外损伤。

(3) 直肠意外损伤的处理：直肠损伤范围较小，术前已进行严格的肠道准备，可用 3-0 肠线将穿孔处全层缝合，外加一层浆肌层缝合，并用周围组织覆盖。彻底冲洗伤口，术毕于伤口内放置抗生素，并置引流物，作肛门括约肌扩张，延长禁食时间，留置胃肠减压。若损伤范围较大，未作充分的肠道准备，需视具体情况作横结肠成乙状结肠造口，必要时终止手术，以免术后继发感染、缝合口裂开，导致严重盆腔、腹腔感染和形成粪瘘。

2. 阴道狭窄　用皮肤或结肠作阴道成形，术后均有可能发生狭窄。除形成的阴道应有足够的口径外，重要的步骤是造成一足够宽阔的通道。单从会阴部分离通道往往遇到困难，不易寻找前列腺精囊筋膜，过于贴近前方切开前列腺精囊筋膜前层，易损伤精囊及输精管壶腹；过于贴近后方则易损伤直肠。从腹部切开覆盖膀胱底的腹膜，于膀胱后方分离，在两个精囊之间找到前列腺精囊筋膜，将其后层切开，进入两层筋膜间的间隙，用手指作标志，可在会阴侧迅速找到切开前列筋膜的正确部位。在手指的指引下将通道向两侧扩展，切开两侧的尿道直肠肌及肛提肌，即可形成足以通过4个手指的通道。仅用手指扩张通道，不充分切开肛提肌，术后因肌肉收缩易于该部位发生"阴道"狭窄。用丝线缝合阴道口的皮肤创缘宜带周围通道的组织，以防皮肤皱缩。术毕留置导尿管，用纱布填塞"阴道"或填入塞子，以促进"阴道"与周围组织粘连固定。

通过会阴部切口完成手术，在分离通道，固定阴道过程中由于显露困难，操作不易进行，若能熟悉局部解剖，仔细操作，亦可顺利完成手术。作下腹部切口，配合会阴部手术，则更为安全、可靠。

【术后处理】

1. 禁食2~3天，从静脉补充液体及营养。改流质饮食2天后进半流质饮食。

2. 停留导尿管7~9天。

3. 阴道有填塞纱布或塞子者，于术后7天小心将其取出。早期若有污染，宜早日取出或更换。

4. 肾上腺性变态综合征患者需长期服用肾上腺皮质激素以抑制雄激素分泌，其剂量按不同年龄，不同阶段予以调整。男性假两性畸形或性心理倒错患者，则需补充雌激素，男性型乳房患者可放置假体，作乳房成形术。

5. 伤口愈合后，需持续或间断留置阴道塞子，以防止瘢痕收缩后发生阴道狭窄。

参 考 文 献

梅骅. 性别畸形病人的女性外生殖器成形术. 中华泌尿外科杂志，1985，6：139

【主编点评】

性别畸形的小儿患者施行女性生殖器成形术后，若有假阴道只需采用会阴V形皮瓣扩大阴道入口，一般不适宜用结肠作阴道成形术。假阴道发育不全，随着年龄增长，采用气囊扩张器，多能把阴道扩大至满意的口径及长度。如果仍不满意，可于成年后才施行结肠或其他材料作阴道成形术。小儿期作阴道成形术，往往因废用性萎缩导致狭窄。

（梅　骅）

第三节　性心理倒错男性患者的女性外生殖器成形术

feminizing genitoplasty for male psychological perversion

性心理倒错（易性癖）患者要求男性改变成女性，接受复杂和困难的手术，施行女性外生殖器成形术及乳房成形术的病例，是一种相当少见的情况。这种手术要切除正常的阴茎和睾丸，而女性外生殖器成形术有时可能由于各种因素招致手术失败，因此术前必须非常慎重，并做好充分的手术准备和病人的思想工作，有时需防止因手术引起的医疗和法律纠纷。笔者过去曾遇到多例患者要求改变性别，只选择了其中2例已有自残行为、1例有严重自杀意图的患者施行女性外生殖器成形术，由于女性改为男性的难度更大、效果较差，术后难以满足患者心理上需要，笔者至今尚未同意为此类患者施行改为男性的变性手术。上述施行变性手术的男性患者均经患者和家属坚决要求和签署同意，心理科医生作鉴定，医院领导批准，并向卫生部门备案。术后以两性畸形（性心理倒错）施行变性手术的临床诊断申请公安部门改变社会性别，更换工作单位及居住地点，使患者获得社会上的接受和心理上的平衡。

施行变性手术是患者寻求生存欲望的一种隐私，医务工作者要以慎重和严肃态度，对患者极端尊重和关怀，去完成这一医疗任务。绝不能以此作为"奇闻"或科普内容发表在传媒刊物，否则会使本来可以用心理治疗纠正的性心理异常患者加重了性心理倒错。

【解剖概要】

会阴部占据整个骨盆出口，是由肌筋膜性盆膈及其内的软组织所组成。盆膈形成盆腔底部，它包含肛提肌和尾骨肌，厚纤维横膈即三角韧带，位于肛门前方的许多会阴部结构在肛门直肠交界和前列腺尖组成一坚实的联合，称为会阴中央体(central body)(或称会阴体或会阴中央腱)。球海绵体肌、肛门括约肌和会阴浅横肌在此处相遇，其腱膜纤维与三角韧带后方的纤维相混合，会阴中央体也是支持前列腺的提肛肌纤维止端，这个中央体是会阴手术的重要标志，在体表，它是位于肛门和阴茎阴囊交界连线的中点(图23-3-1~2)。

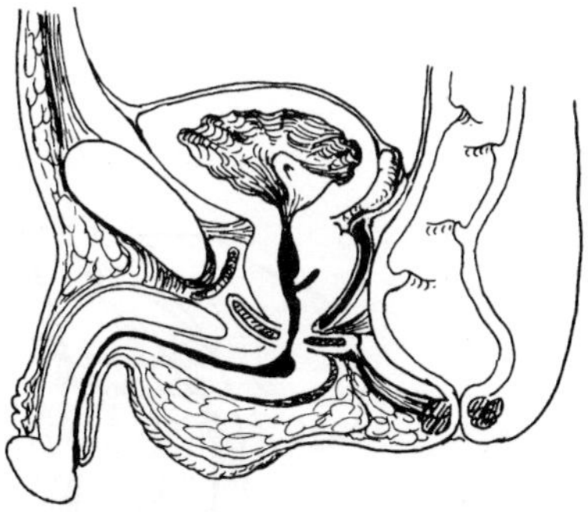

图 23-3-1

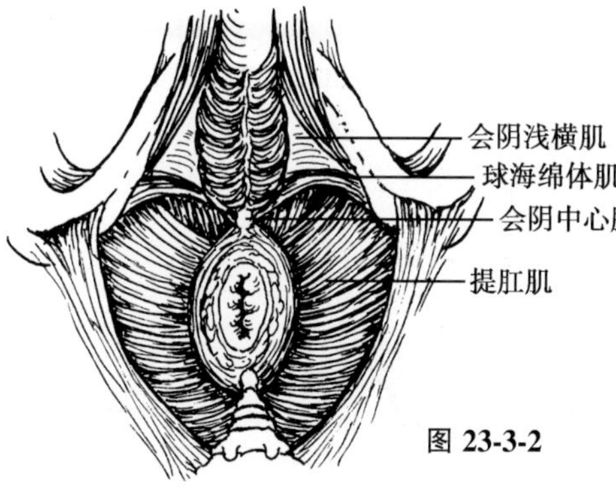

图 23-3-2

肛提肌起自盆壁的内面，其前方起自耻骨联合下沿稍外侧，向后止于坐骨棘。此宽阔肌束向下、向内斜行，形成漏斗状结构，其壁向下聚拢至直肠下端和肛管。前部纤维来自耻骨，在前列腺下方经过，一些到达其包膜，一些到达会阴中央体，另一些到达直肠前和侧方。肛提肌后部纤维经过直肠，止于尾骨边缘以及从尾骨至肛门间的纤维带处。尾骨肌起自坐骨棘，在同一平面止于尾骨边缘并与肛提肌相延续。

肛提肌前部纤维起自耻骨联合两侧，其肌肉膈的中部留下一个缺损，此间隙部分由前列腺所占据，其内侧缘的腱膜附着于前列腺外缘，称为耻骨前列腺外侧韧带。在前列腺尖部，三角韧带上层于盆腔内帮助支持前列腺和膀胱。

三角韧带(或称尿生殖膈)包含两层筋膜，横过耻骨弓，到达两侧的耻骨支，封闭住骨盆出口的前部，将骨盆与前会阴分开。三角韧带的上层较下层分化差，它通过肛提肌间裂隙与盆筋膜相延续。下层于耻骨下三角处有缺损。其增厚的游离缘称为会阴横韧带。在后方，两层筋膜以及会阴浅筋膜(Colles 筋膜)和会阴中央体融合在一起，会阴筋膜两层在后方的融合形成两个部分闭合区，即尿生殖会阴的会阴浅袋和深袋。

尿生殖会阴自耻骨联合向后伸展至会阴中央体，肛门前方两侧达耻骨弓。它包含膜部及球部尿道，以及支持它们的肌肉和筋膜结构。会阴中央体后面的会阴部称为后会阴或肛门会阴。这两个区域是通过其底层的总肛提肌互相连，均接受阴部内血管和神经供应，它们都加入并形成会阴中央体。

会阴浅层的外科解剖首先是会阴浅筋膜，它分为两层，外层与皮下脂肪层相延续，覆盖阴囊的脂肪组织很少，主要为平滑肌纤维，它向前与阴囊肉膜相延续，深层即 Colles 筋膜为一层厚的筋膜，只覆盖尿生殖区，它向后与三角韧带基底相融合，向前继续覆盖阴囊和阴茎，沿精索到达前腹壁，于此处与腹壁浅筋膜深层、即 Scarpa 筋膜相延续。此筋膜形成尿生殖会阴的会阴浅袋顶部。覆盖阴茎的浅筋膜含少许肌肉纤维，亦称为肉膜。

尿生殖会阴的会阴浅袋被三角韧带下层所局限。Colles 筋膜被它本身发出至球海绵体肌腱缝处的间隔分成两个间隙，它的唯一出口位于前方，此间隙内含有尿道球部及包绕它的球海绵体，阴茎海绵体脚，并覆盖它们的球海绵体肌和坐骨海绵体肌。会阴血管和神经分支穿过三角韧带下层到达此间隙。阴茎海绵体起自坐骨支的中部，向上、向前伸延，紧密附着于耻骨骨膜和三角韧带下面，每个海绵体有坐骨海绵体肌覆盖。尿道球部起自三角韧带的下层，然后被尿道海绵体和球海绵体肌所包绕，向后汇入会阴中央体。

会阴浅横肌起自坐骨粗隆，向内并稍向前走行，于尿道球部和肛门的中点汇入会阴中央体，它们占据会阴浅袋的最后部，为会阴手术的重要标志。尿生殖会阴的深区位于三角韧带两层之间，此间隙主要被尿道膜部及其括约肌所占据。会阴深横肌与三角韧带上层紧密相连，横过尿道后方，它起自坐骨支并在后方与尿道横纹括约肌肌腱交织在一起。尿道膜部自前列腺尖部起至三角韧带下层，长约 1cm，它紧密固定在三角韧带。其两旁有尿道球腺，腺管穿过三角韧带下层，进入尿道球部。阴部内支脉和阴茎背神经在尿道前外侧横过此区。此区后方为坐骨直肠窝。尿道悬垂部位于阴茎海绵体腹侧，它包绕较薄的海绵体和白膜，表面覆盖两层筋膜和皮肤。

【手术步骤】

1. 作阴囊-会阴部倒 V 形切口(图 23-3-3)，在会阴浅筋膜下分离，通过此切口切除双侧睾丸(图 23-3-4)。

2. 将尿道从阴茎白膜表面分离(图 23-3-5)，于靠近阴茎头处横断尿道，远端 3-0 肠线间断全层缝合，将尿道闭锁。

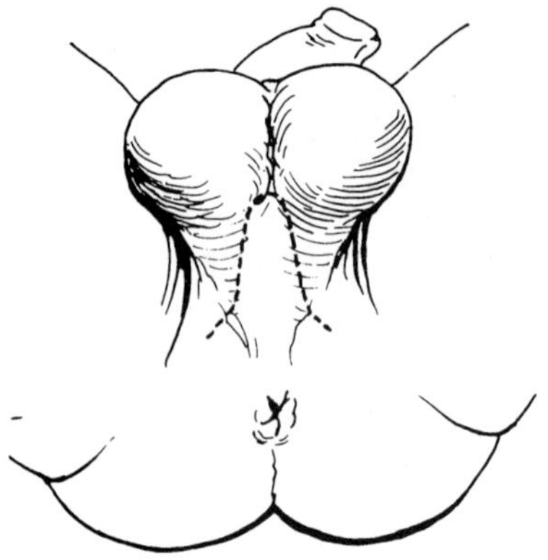
图 23-3-3

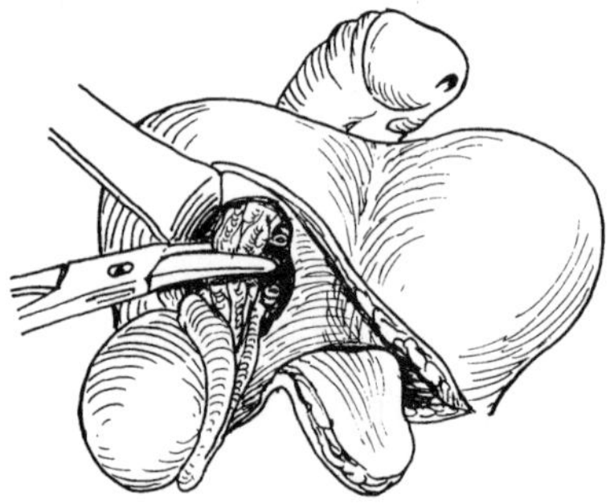
图 23-3-4

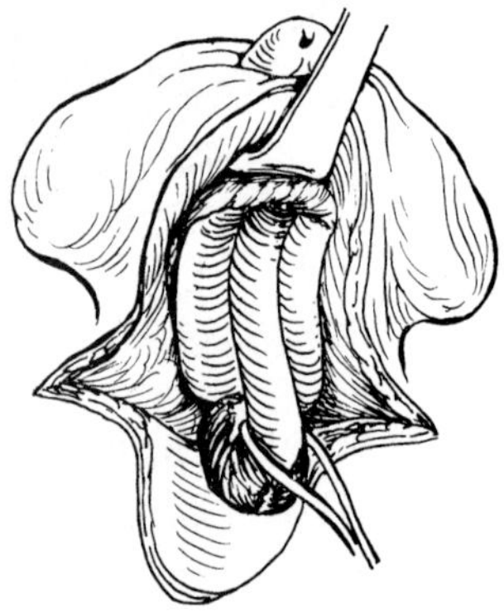
图 23-3-5

3. 沿阴茎筋膜将阴茎海绵体完全游离达海绵体脚，切除阴茎海绵体、仅保留背侧血管神经束及其附着的白膜(图 23-3-6)。阴茎脚可以保留，海绵体白膜用丝线间断缝合闭锁断端，在分离海绵体过程中，可于阴茎根部上止血带，以减少出血。

4. 于会阴浅横肌后方分离，进入坐骨直肠窝，然后在球海绵体后方分离出会阴中央腱，小心将其切断。继续用手指分离坐骨直肠窝的疏松组织，将肛管及直肠向后方推开，需要时用手指在肛门内指引，显露并切断尿道直肠肌及部分肛提肌，形成通过 4 个手指宽的通道(图 23-3-7)。

5. 在中线切开球海绵体肌腱，将两侧肌腹剥离并固定于三角韧带，以免在形成女性尿道时局部过于隆起(图 23-3-8)。将尿道腹侧正中切开，至形成女性尿道口的适当位置。

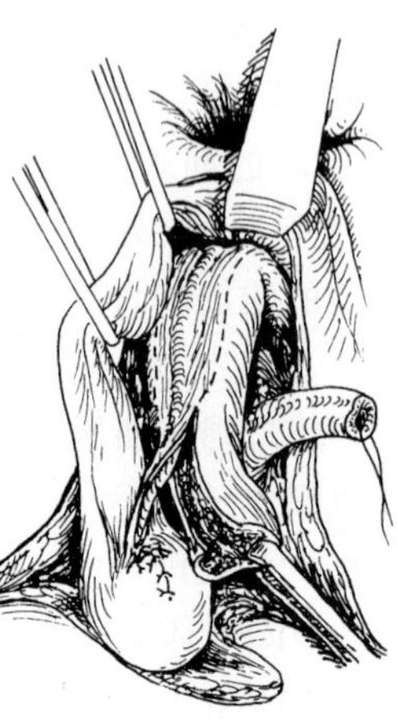
图 23-3-6

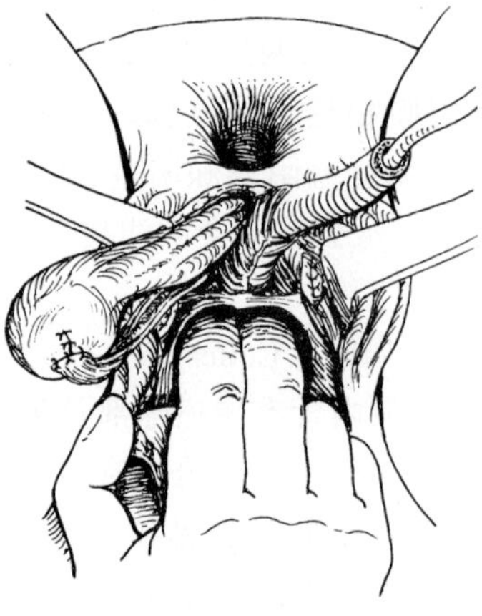
图 23-3-7

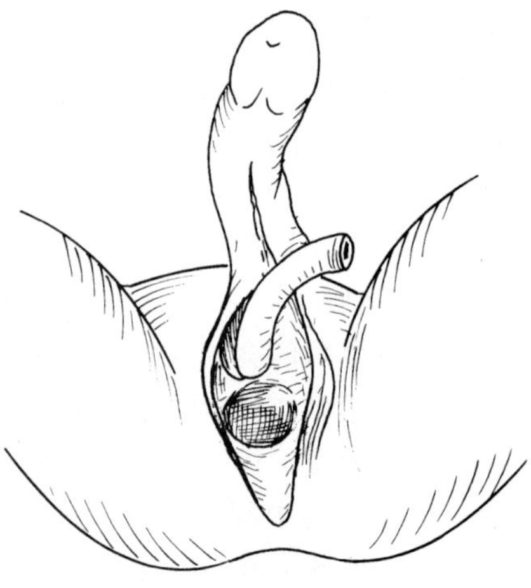
图 23-3-8

6. 将阴茎皮肤鞘内翻，使阴茎头位于鞘的顶端内，形成阴道及子宫颈。于适宜位置切开阴道前壁，将尿道由此处穿出(图 23-3-9)。纵向延长“阴道”前壁，将切开的尿道壁保留 2.5cm，嵌入此切口，与皮肤创缘缝合，形成前庭(图 23-3-10)。尿道于会阴部造口。

7. 将“阴道”后壁中线劈开，嵌入会阴部 U 形皮瓣，用可吸收缝线缝合创缘，形成足够宽阔的“阴道”，放置阴道“支架”(图 23-3-11)。

【术后处理】

1. 留置导尿管 10~14 天。

2. 禁食 2 天后改流质饮食 2~3 天，然后进低渣半流质饮食。第 5 天起内服液体石蜡或其他药物软化大便。

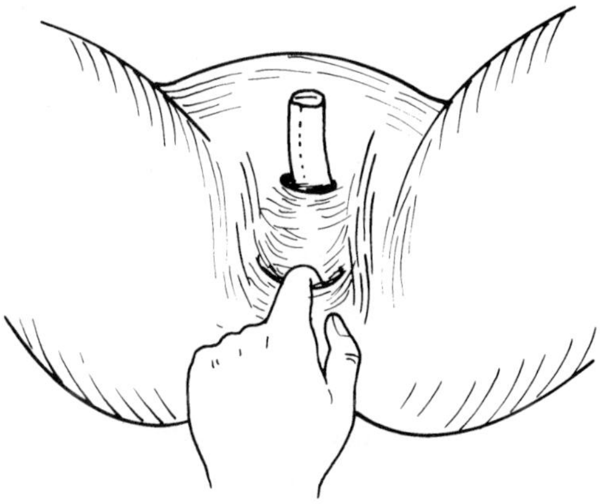

图 23-3-9

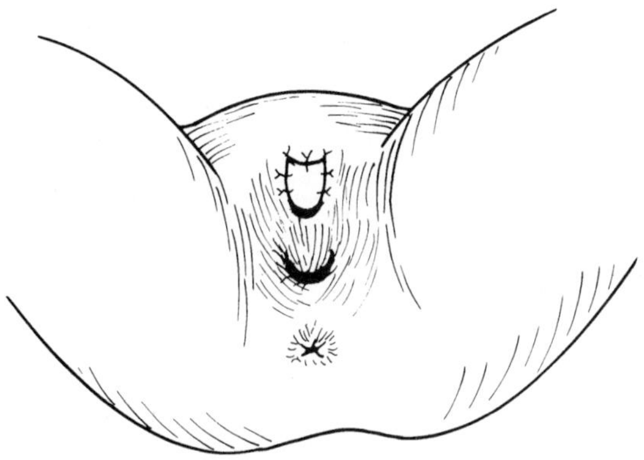

图 23-3-10

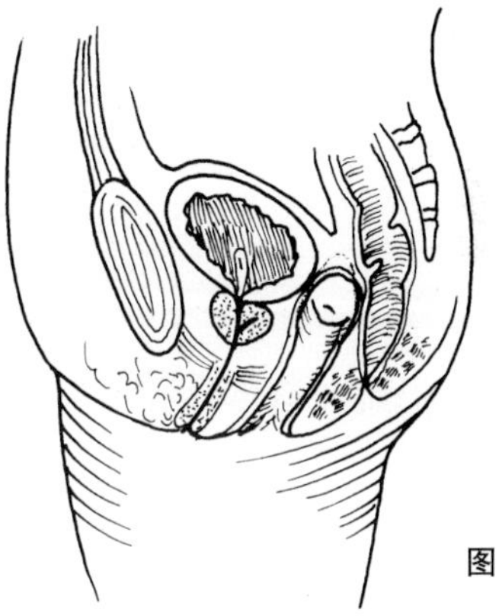

图 23-3-11

3. 使用抗生素预防感染。

4. 术后第 9~10 天给患者使用镇静剂，拆除伤口缝线。

5. 笔者设计的可膨胀阴道支架一般长 8cm，直径 2.5cm(按阴道大小适当调整)。术后定期排出囊内气体，用抗菌溶液冲洗阴道，再注入气体停留于原位。支架轻巧，不影响日常活动，可持续携带 2~3 个月，防止阴道痉挛。

【主编点评】

男性异性癖患者存在严重的性心理障碍，对变性手术的效果的期望很多，要求塑造完美的女性外观，并保存类似女性的性功能。多种变性手术术式曾被应用：切除阴茎，用结肠、阴茎带蒂皮肤、阴囊皮肤或游离皮片形成阴道；用带神经血管的阴茎头形成阴蒂，尿道开口于阴道前方。Rechman 认为用阴茎皮套及阴囊形成阴道和阴蒂成形的方法效果较好。笔者自 20 世纪 80 年代用阴茎皮套及阴囊皮瓣成形阴道，连同带神经血管的阴茎头置入阴道深部，酷似子宫颈。设计了充气式阴道可膨胀支架，长期携带避免阴道缩窄，取得良好的外观及性功能(图 23-3-12)。

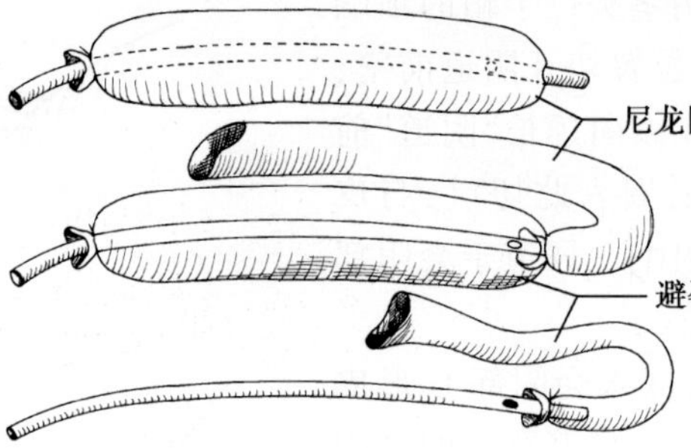

图 23-3-12

（梅　骅）

参考文献

Rehman, J, and Melman A. Formation of neoclitoris from glans penis by reduction glansplasty with preservation of neurovascular bundle in male-to-female gender surgery: functional and cosmetic outcome. J Urol, 1999, 161(1): 200-206

第二十四章

淋巴结清扫术

lymphaden dissection

第一节 腹膜后淋巴结清扫术

retroperitoneal lymphaden dissection

【梅 骅】

腹膜后富含淋巴组织，形成由腹股沟韧带至膈的淋巴链。对于非精原细胞性睾丸生殖细胞肿瘤、肾癌、肾盂癌、肾上腺癌及腹膜后肿瘤的患者，在施行根治切除手术时，均需清除腹膜后淋巴结。淋巴清除的时机和范围因原发病不同而各异，在本书有关章节内已有描述。本节主要描述睾丸肿瘤根治手术对腹膜后淋巴清扫术的观念和方法的改革。

睾丸的淋巴引流是汇入腹膜后其胚胎起源部位，行腹膜后淋巴结清扫(RPLND)的理由是：

1. 睾丸肿瘤的腹膜后淋巴转移一般先到达同侧，CT 检查低估转移占 15%~40%。

2. 临床诊断为 T_1，但是术后病理诊断为 T_2 占 20%~30%；临床 T_1 术后 25%腹膜后复发。

3. 患者治疗后最常见复发部位为腹膜后淋巴结，脏器转移罕见。

4. 复发的肿瘤多为畸胎瘤或癌；化疗后 20%患者坏死/纤维化组织内含畸胎瘤或癌，无法通过目前的肿瘤标志物(瘤标)或 CT 等检查预告肿瘤是否根除，残余瘤增长迅速，部分对化疗抗拒，应该行 RPLND。

5. 腹膜后淋巴结转移若不治疗常致死亡。

在有效的化疗方案尚未应用之前，非精原细胞性睾丸肿瘤施行传统的双侧腹膜后淋巴清扫术，即使淋巴结可以切除，也仅有 50%患者获得治愈。随着近代化学治疗的进展，加上敏感的影像学、血清肿瘤标志物检查和对肿瘤转移至腹膜后淋巴结首先到达部位的详细了解，以及近年来新研究的术前腹膜后淋巴绘图，同时术中使用 Gamma 探头探查转移的淋巴结技术的应用，更进一步提高了淋巴结清扫的彻底性，促使要对传统外科治疗方法进行修正。

传统的睾丸肿瘤腹膜后淋巴清扫术是切除上至肾动脉上缘，下至髂总动脉分叉，两侧达输尿管间范围内所有淋巴、脂肪结缔组织和神经组织。由于切除了腹膜后交感神经，患者难免失去射精功能。Whitmore 和 Donohue 提出睾丸肿瘤的淋巴结转移的新理论，他发现引流右睾丸的淋巴沿精索上行，最终到达右肾静脉和腔静脉的交界淋巴结，部分淋巴管加入腔静脉前淋巴结，但不跨过左侧。左侧睾丸肿瘤转移至左肾静脉和性腺静脉交界的主动脉旁淋巴结，2/3 到主动脉旁淋巴结，1/3 到主动脉前淋巴结，第一站淋巴结肿大后才向其他处转移。在肿瘤分期低的患者，少数右侧睾丸肿瘤转移可横跨至对侧淋巴链者，但左侧睾丸肿瘤则罕见横跨转移。

由于淋巴转移新理论的提出，使保留神经的腹膜后淋巴结清扫成为可能，近年来应用 Jewett 等提出的改良式单侧或双侧腹膜后淋巴清扫，对小的、甚至大的腹膜后淋巴结转移均可施行保存神经的腹膜后淋巴清扫术。

目前的方案是：

1. 小的淋巴结转移采用对该侧预期淋巴转移区做更有限的淋巴清扫，对双侧可触及的淋巴结转移以及多数化疗后腹膜后有残留肿块者，则施行标准的双侧腹膜后淋巴结清除术。

2. 已施行充分 RPLND 后无复发者，术后辅以两个疗程化学治疗，几乎全部患者可获得治愈。

3. 若腹膜后有残留肿瘤但是已经切除，用两个疗程化疗。

4. 未全切除淋巴结或估计有残余，复发(HCG、AFP 升高，肺结节，膈脚后 LN 肿大或全身转移)的患者，用化疗四个疗程。

5. 已有广泛转移的睾丸非精原细胞性肿瘤在使用以顺铂为主的三联化疗药物治疗后，淋巴结可缩小 90%，若不行 RPLND 有 20%最终复发；应该在化疗后切除腹膜后残余的肿大淋巴结，可使 80%~90%患者获得治愈。但精原细胞瘤则不同，很少有畸胎瘤残留，化疗后组织粘连严重，难以进行 RPLND。

一、双侧腹膜后淋巴结清扫术

【手术适应证】

Ⅲ期患者。双侧可触及的淋巴结转移以及多数化疗后腹膜后有残留肿块者。

【解剖概要】

腹膜后间隙的范围上达第 11、第 12 胸椎和膈肌，下达尾骨尖和盆膈。外侧至第 12 肋骨与髂嵴的连线，即腹横肌变成腱膜处。腹膜后间隙前界是壁腹膜的后缘，肝裸面，升、降结肠的一部分和十二指肠的一节段；在后方的界线由内至外是腰肌、腰方肌和腹横肌腱膜。腹膜后间隙还向前伸延附着腹后壁各系膜的腹膜两叶间的区域，因此，腹膜后淋巴结转移有时可沿着这些组织平面而侵犯肠系膜。

腹膜后间隙的内容物包括主动脉、下腔静脉及其分支、门静脉、胰腺、十二指肠、肾上腺、肾脏、输尿管、交感神经干、腹腔神经丛、上腹和下腹下神经丛、第 12 胸神经、髂腹股沟神经、髂腹下神经、生殖股神经和股外侧皮神经，还有股、闭孔、坐骨、阴部神经和骶神经丛。

肾静脉：肾静脉的引流左、右不相同，右侧静脉短，仅接受性腺和包膜分支。相反，左肾静脉较长，接受的静脉有下列四组：

1. 肾上腺静脉和膈下静脉，通常汇合为一。

2. 精索内静脉。

3. 包膜分支。

4. 来自后下方的第 2 或第 3 腰静脉。

后者通常为单独一条很短的静脉，穿出腰大肌后汇入肾静脉，在游离肾静脉前须小心将其结扎。

腹主动脉：主动脉自膈肌的主动脉裂孔至第 4 腰椎椎体范围有四组分支：

1. 腹前侧分支为脏支，包括腹腔动脉和肠系膜上、下动脉。

2. 腹侧分支为脏支和壁支，包括膈下、肾上腺中、肾和睾丸动脉。

3. 背侧分支为壁支,包括 4 支腰动脉和骶中动脉。

4. 终支包括左、右髂总动脉。

在 4 对腰动脉中,只有从肾蒂上方分出的一对是最重要的,它是脊髓的营养血管,在肾动脉下方钳住腹主动脉,通常不致发生神经系统营养障碍。在施行腹膜后淋巴结清扫术时,一般不主张亦需常规结扎、切断腰动脉。

腹膜后淋巴组织:腹膜后富含淋巴组织,形成由腹股沟韧带至膈的淋巴链。许多淋巴结和淋巴管组成大淋巴干,并与来自下肢、盆腔、睾丸和腹部的淋巴管,以及一部分纵隔淋巴管汇合,由腰、腹、主动脉淋巴结发出的淋巴管汇入乳糜池。乳糜池为不规则的袋状结构,约 5cm 长,位于 L_1 和 L_2 椎体前方,恰位于腹主动脉右侧。胸导管始自乳糜池上端,在第 12 胸椎下缘穿过膈肌的主动脉裂孔进入胸部(图 24-1-1)。

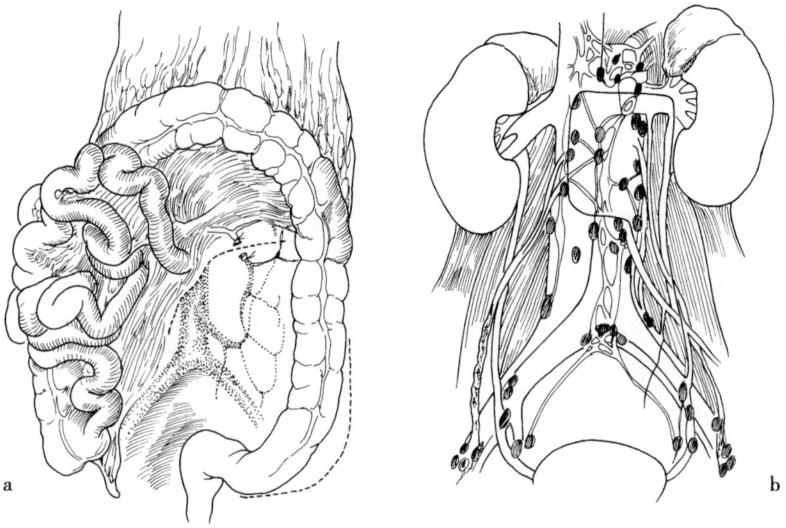

图 24-1-1

附睾的淋巴引流入盆淋巴结,而阴囊的淋巴引流入腹股沟淋巴结。睾丸的淋巴引流汇集成 4~8 条淋巴管,在精索内伴随睾丸血管上升,在与输尿管交叉平面与血管分开,向内侧汇入腔静脉前淋巴结,最后入腰淋巴结,最低位于主动脉分叉处。右侧睾丸的淋巴管汇入位于肾静脉和主动脉交叉之间的主动脉前淋巴结和腔静脉前淋巴结,左侧睾丸的淋巴回流到主动脉旁淋巴结。在极少数情况下,睾丸淋巴沿输精管直接回流到髂外淋巴结。由于睾丸起源于肾和肾上腺的平面,因此,睾丸的淋巴与肾和肾上腺的淋巴之间互相有吻合,睾丸的淋巴引流是汇入腹膜后其胚胎起源部位,附睾的淋巴则汇入盆淋巴结。根据解剖及淋巴造影所见,睾丸的淋巴引流伴随精索上行,到达内环,在精索血管跨过输精管的部位,淋巴管组成扇形,从尾端呈凹弓状弯上向行,至肾血管水平的淋巴结。此后淋巴引流取道胸导管进入左锁骨下淋巴结和锁骨内下静脉。

由于胸导管有无数解剖变异,使肿瘤可转移至纵隔、锁骨上、颈和腋淋巴结。在右侧有一条淋巴干与胸导管相交通,可解释右侧锁骨上淋巴结转移。胸导管为淋巴静脉吻合的主要部位,患淋巴系统阻塞或损伤性疾患时,无数其他潜在的淋巴静脉交通支可变得明显。淋巴系统的正常解剖变异和正常淋巴通道被阻断后,皆促使肿瘤随侧支、淋巴管静脉吻合支和淋巴管内脏吻合支转移。睾丸肿瘤向盆腔和腹股沟淋巴结转移,可能是由于过去施行过髂腹股沟部手术,阻断了正常睾丸淋巴通道,或由于腹膜后已有广泛淋巴结转移,而致肿瘤逆行播散的结果。这可解释临床上所见的肿瘤扩散部位的异常。

【术前准备】

曾接受化学治疗的患者应做严格的术前准备,以减少博莱霉素所致的非心源性肺水肿,术前一晚静脉输液量应少于 50ml/h,术中输液量亦需限制,限水状态持续至术后早期。

肠道准备:进低渣半流质 2 天,流质饮食 1 天。麻醉后留置导尿管。

【手术步骤】

1. 切口　作腹部正中切口，从剑突至下腹中部，切开腹膜、沿右半结肠旁沟切开后腹膜至盲肠下方转向蔡氏韧带(图 24-1-2)。

2. 显露腹膜后组织　右侧的显露是将升结肠自后腹壁游离，连同小肠及其系膜一起翻向前上方，装进橡皮囊内，置于患者胸前；左侧显露是将降结肠与其深面的淋巴组织分离至输尿管外侧处，清除肠系膜下动脉起始段 5cm 范围内的淋巴结及疏松组织(图 24-1-3)。若此动脉旁有肿大的淋巴结，需于其主要分支的近侧予以结扎，将动脉主干切除。若需进一步显露左上方的腹膜后组织，可切断肠系膜下静脉，将结肠系膜向外侧剪开，达左肾血管上方。

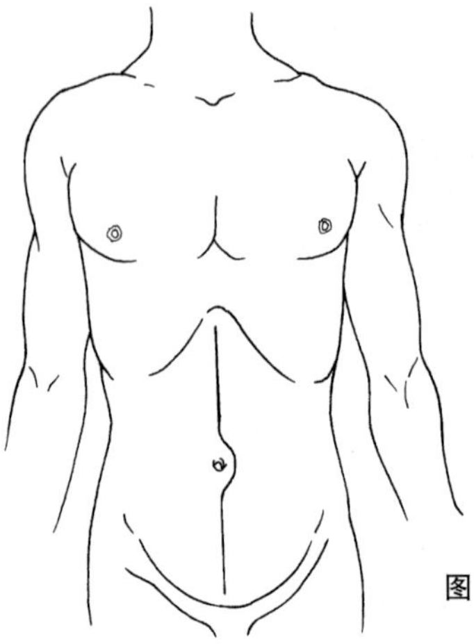

图 24-1-2

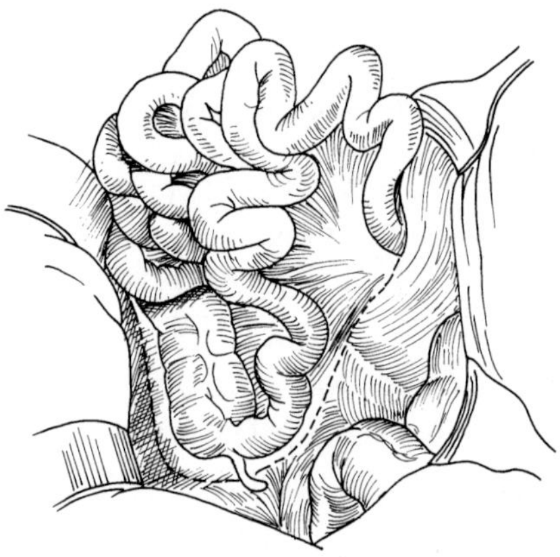

图 24-1-3

3. 清除淋巴组织　标准的淋巴清除范围是腔静脉旁，主动脉-腔静脉间，腹主动脉前和旁，髂总动脉分叉间，以及两输尿管内侧的淋巴及疏松组织(图 24-1-4)。在多数情况下，切除范围取决于残余肿块的大小和部位。

淋巴结清除自腹主动脉前开始，纵形切开覆盖主动脉的疏松组织及血管鞘，进行鞘内剥离，向远侧直达肿瘤侧的髂总动脉远端和对侧的髂总动脉中段(图 24-1-5)。于肿瘤侧的内环处分离出睾丸切除时已离断的精索血管。在自下而上清扫淋巴组织时，应将远侧的组织断端结扎，以避免术后发生淋巴瘘或乳糜瘘。在清除主动脉与脊椎前韧带的淋巴及疏松组织时，遇腰动脉应予结扎、切断。主动脉前方的睾丸动脉亦予以结扎、切断。用血管拉钩将左肾静脉上方牵开，在左肾动脉下缘结扎已被分离的淋巴、疏松

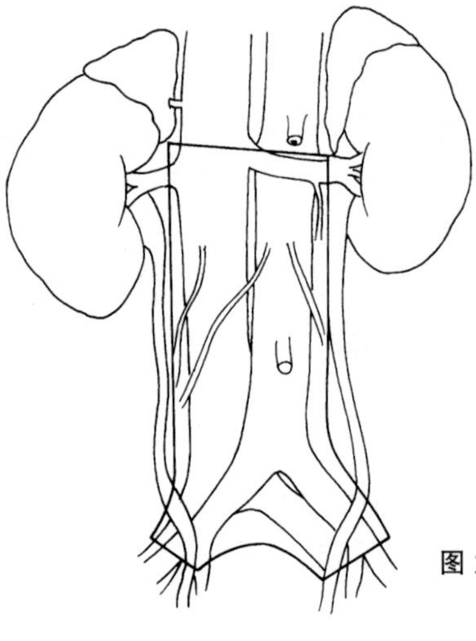

图 24-1-4

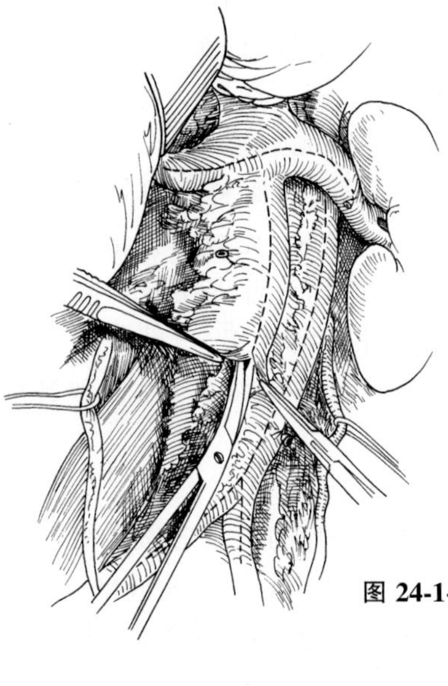

图 24-1-5

组织。

至此，开始由上而下切除主动脉-腔静脉间的淋巴、疏松组织。在前方切开腔静脉及肾静脉鞘做鞘内剥离，在靠近腔静脉处结扎、切断右精索内静脉。用血管拉钩将肾静脉向前上方牵开，沿大血管鞘分离，左侧至主动脉后已分离的平面，右侧至腔静脉的外缘。分离过程中通常遇到3~4对腰血管，应将其结扎、切断(图24-1-6)。在分离右肾静脉入口后方的组织时，需注意有许多淋巴干自此汇入乳糜池，需将其用1号丝线集束结扎后切断，然后提起远侧断端，于脊椎前韧带前其分离(图24-1-7)。在完成大血管间及腔静脉外侧的分离后，即可将上述范围的淋巴、疏松组织整块或分块取出(图24-1-8)。继续向下方分离，清除髂血管周围的淋巴、脂肪组织。

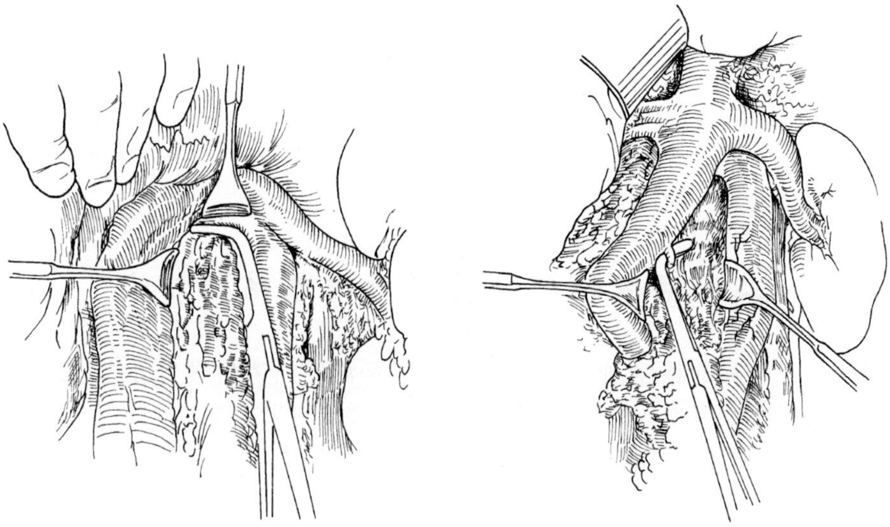

图 24-1-6

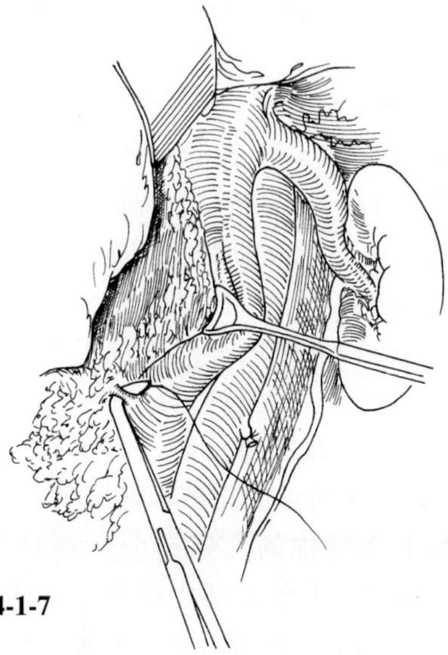

图 24-1-7

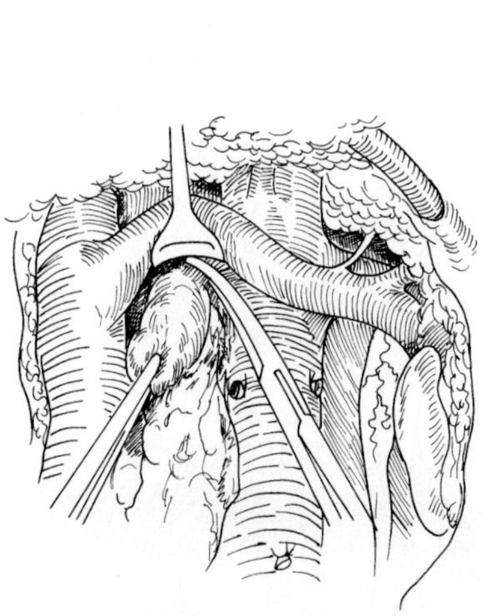

图 24-1-8

肾动脉和肠系膜上动脉间的组织，只在肾动脉上方触到增大的淋巴结或肾动脉下有广泛的淋巴结转移时才予以清除。

切除巨块型腹膜后淋巴转移癌，需要切开降结肠及脾曲外侧的腹膜，将左侧结肠游离并翻向内侧，若肿块扩展至肾血管上方，还需切开脾脏外侧和上方的腹膜，将结肠脾曲、脾脏和胰尾牵向内侧，以获得充分显露，切除被肿瘤侵犯的肠系膜下动脉主干及一级分支，于边缘动脉弓的近侧结扎切断动脉分支，由结肠上动脉通过边缘动脉弓供应乙状结肠。于靠近主动脉处结扎、切断系膜下动脉，将肿块切除(图 24-1-9)。

在腹膜后淋巴清除过程中应观察肠管的血循环情况，防止过度牵拉肠系膜上动脉及胰脏。吸净积存在腹腔的淋巴液，因创面渗液和肠腔内液体蓄积，会导致血容量降低，肾灌注不足及少尿。应补充足够的液体并注射呋塞米(速尿)。

4. 淋巴清扫完毕　用稀释氮芥溶液或蒸馏水浸泡创面及腹腔，以杀灭脱落的癌细胞。止血完善后，将肠管复位，间断缝合切开的后腹膜及肠系膜，留下空隙让外渗的淋巴液流入腹腔，以防止淋巴囊肿形成，腹膜后不需要放置引流物。

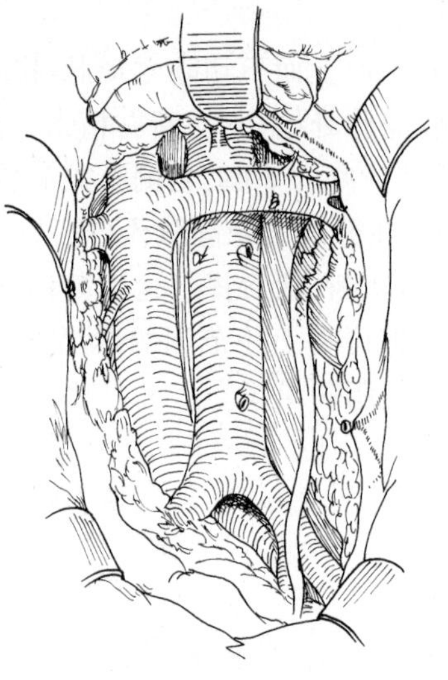

图 24-1-9

二、保留神经的腹膜后淋巴结清扫术

由于睾丸肿瘤淋巴转移的特性，使保留神经的腹膜后淋巴结清扫成为可能：右侧睾丸肿瘤沿精索到达左肾静脉和腔静脉的交界淋巴结，左侧睾丸肿瘤转移至左肾静脉和性腺静脉交界的主动脉旁淋巴结，第一站淋巴结肿大后才向其他处转移。在肿瘤分期低的患者，右侧睾丸肿瘤转移横跨至对侧淋巴链者并非少见，但左侧睾丸肿瘤则罕见横跨转移。因此，对于瘤期较低的睾丸肿瘤，若区域淋巴结有少数、局限的转移，或经术前高效化疗仍残留腹膜后肿块者，以及临床上未证明有淋巴转移，为确定瘤期而切除区域性淋巴结者，可施行保留神经的、范围较小的腹膜后淋巴清扫术，使患者术后能保存性功能。

手术适应证：Ⅰ期胚胎癌，畸胎瘤(癌)，卵黄囊瘤。精原细胞瘤含上述成分或睾丸切除后瘤标阳性。

【解剖概要】

射精反射是由交感神经介导与阴部神经协同作用来完成的生理活动；在性兴奋的初期由交感神经支配的精囊、前列腺和输精管产生协同收缩；后期是通过阴部神经(起于第 2~4 骶神经的前股)使球海绵体肌阵挛性收缩，排出精液，并通过交感神经兴奋 α_1 受体使膀胱颈关闭，帮助精液向前射出。

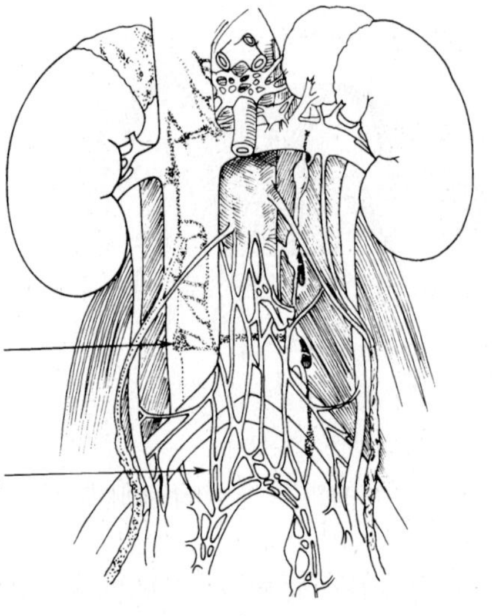

图 24-1-10

交感神经干包括神经节和交通支，位于腰椎前腰大肌内侧，右侧的神经干位于下腔静脉中线的后方，左侧位于腹主动脉外侧，部分被主动脉覆盖。交感链交叉连接在骶部较多，但在第 5 腰椎上方却很少。支配男生殖道的交感神经来源于腹膜后第 12 胸椎和第 1~3 腰椎的交感链分出神经分支和神经节(图24-1-10)，在腹膜后中部离开交感干，向中线走行，覆盖主动脉并组成 3 个含有神经纤维和神经节的神经丛；肠系膜上丛，肠系膜下丛和下腹下丛(盆丛)。

肠系膜上丛和下丛位于同名的主动脉分支附近，影响射精的主要是下腹下丛，它位于主动脉分叉处，发出左右腹下神经进入盆腔深部支配生殖系统。根据临床研究和观察，当刺激下腹下丛时可发生射精,如切除此丛则不能射精。在双侧腹膜后淋巴结清除术后失去射精功能，主要是由于在髂血管间剥离时切断了腹下神经丛，由于节后纤维再生不是恒定的,尤其是当神经节本身受破坏后,虽然勃起和性欲仍不受影响,但能引起永久性不射精。

为避免失去生育能力,手术中小心保存椎旁交感神经节,腰内脏神经和下腹下丛;认清肠系膜上、下动脉,肾血管,输尿管,20%患者有肾副动脉;2%~3%患者有主动脉后肾静脉,勿误认为腰静脉,寻找后肾静脉时勿损伤胰和肠系膜上动脉(SMA)。只要手术中未切除对侧髂部、主动脉前、腔静脉前及肠系膜下动脉起始部以下的主动脉间淋巴结,特别是主动脉分叉下方的腹下丛淋巴结,就能保留射精功能(图 24-1-11~13)。

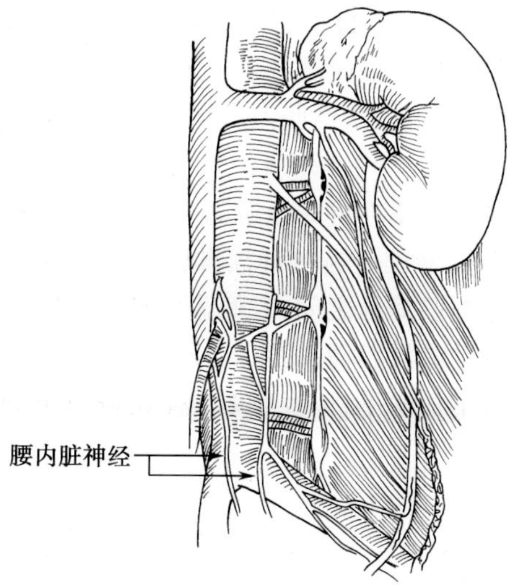

图 24-1-11

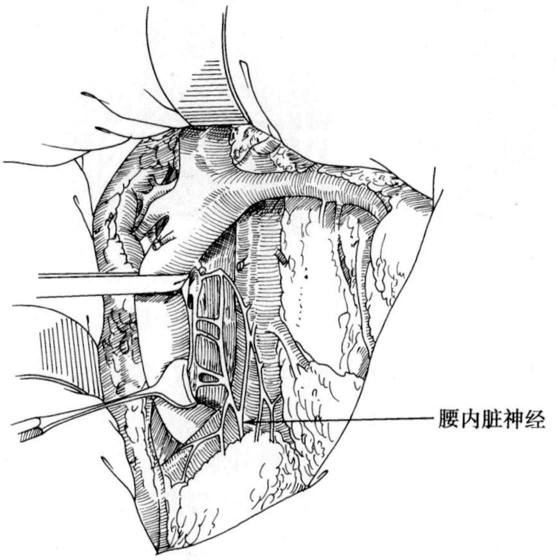

图 24-1-12

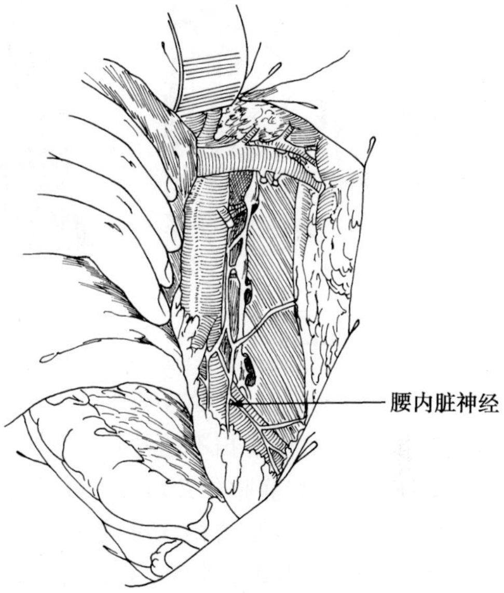

图 24-1-13

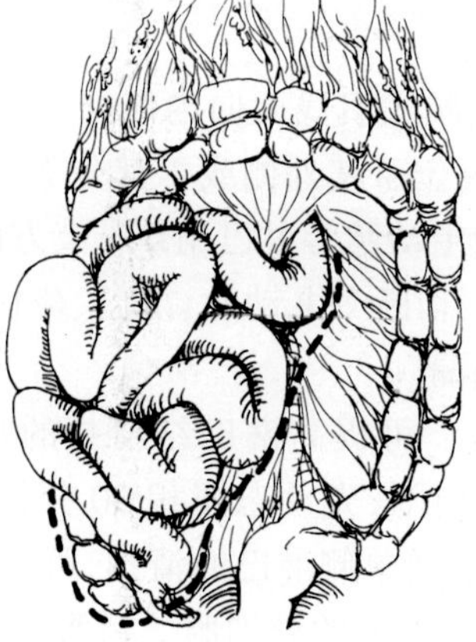

图 24-1-14

【手术步骤】

1. 切口　取正中切口剖腹,腹膜后探查,若预期清除范围内触不到或只触到少数肿大的淋巴结,可施行保存神经的腹膜后淋巴清扫术。若发现有较广泛的淋巴结转移，则须施行传统的双侧腹膜后淋巴结清扫术,不应尝试保留交感神经纤维。

2. 显露　右侧睾丸肿瘤腹膜后清扫的显露是切开盲肠外侧的后腹膜,将切口延长至蔡氏韧带(图 24-1-14),将十二指肠向上外方牵开,将小肠系膜翻向外侧，显露腔静脉旁和前方以及主动脉-腔静脉间的上部区域。

左侧睾丸肿瘤腹膜后清扫的显露是在蔡氏韧带下方切开后腹膜,将切口向结肠系膜延长,结扎切断肠系膜下静脉(图 24-1-15)。将十二指肠向上外侧翻转,将左结肠系膜向外侧牵开,显露主动脉-腔静脉间和主动脉旁的上部区域。由于未切断肠系膜下动脉,下部区域尚未显露。因此,需在乙状结肠外侧再做一后腹膜切口,将乙状结肠及其系膜翻向内侧,以显露腹主动脉下段髂血管,并切除残留精索内血管直达内环处。

左侧的显露亦可完全游离左半结肠及乙状结肠,将其翻向内侧,并将胰腺向上方牵开。

3. 清除淋巴　右侧肿瘤淋巴清扫范围上达右肾静脉上缘,下达同侧髂血管分叉的髂动脉外侧,内界在主动脉与腔静脉之间,左侧为主动脉(图 24-1-16)。

左侧肿瘤淋巴清扫范围上达左肾静脉上缘,下达左髂总动脉下段,左至输尿管内缘,右侧面达下腔静脉前方肾下极水平,以及肠系膜下动脉以下的腹主动脉、髂总动脉前外侧(图 24-1-17)。

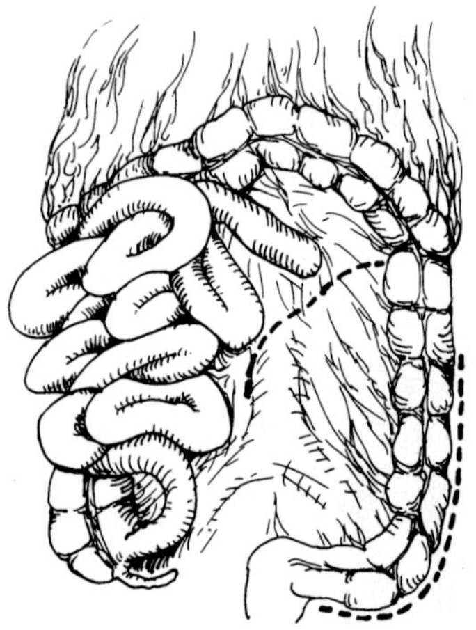
图 24-1-15

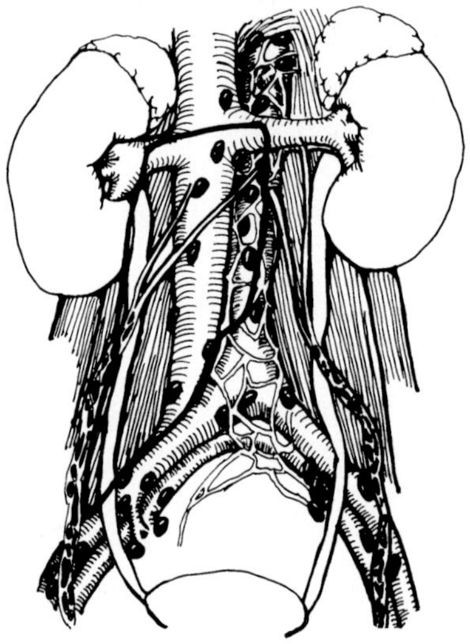
图 24-1-16

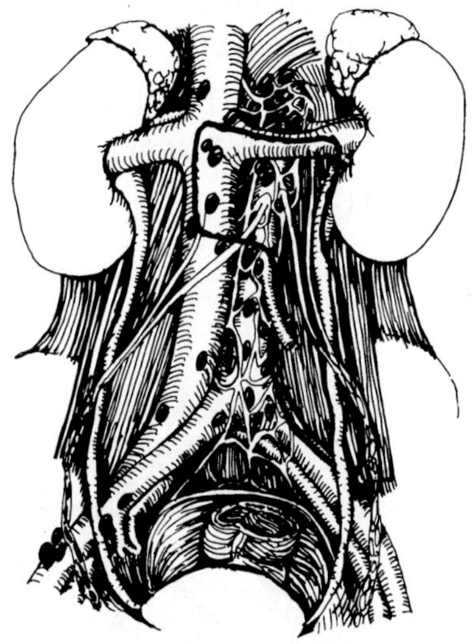
图 24-1-17

保留神经的化疗后 RPLND(改良的双侧 RPLND)范围:患侧自膈脚至髂总动脉分叉、两侧输尿管之间所有淋巴结组织+对侧清扫不超过肠系膜下动脉水平,保留腹下丛神经。

在肾静脉至下腔静脉分叉切开腔静脉前淋巴组织,将淋巴、疏松组织自静脉外膜浅面剥离。患右侧肿瘤的患者,需小心分离及结扎、切断右精索内静脉及右侧腰静脉,分离及切除腔静脉侧淋巴、疏松组织。中线切开腹主动脉前的淋巴组织,于动脉外膜浅面分离,在分离过程中,注意勿损伤大血管旁的交感神经网。用两个血管拉钩牵开腔静脉,显露右腰静脉和位于腰静脉外侧的右交感神经链。在偶然情况下,神经链位于腰静脉内侧或穿行于腰静脉分支之间。将 3~4 支腰静脉结扎、切断,清楚显露交感神经链。由梭状交感神经节来的,位于前内侧的纤细神经纤维可清楚显示,将其与主动脉-腔静脉间的淋巴、疏松组织小心分离,由于基本目的是根治肿瘤,而射精功能的保存并不需要保存所有的节后神经纤维,因此,在清除大血管间的组织时,必要时亦可切除部分神经纤维。

患左侧睾丸肿瘤的患者,需将主动脉左侧的淋巴、疏松组织从腰大肌浅面向内侧分离,显露左交感神经链和左腰动脉。腰动脉通常位于交感神经链的内侧,但有时也可位于其外侧或于其分支间穿行。分离、结扎及切断腰动脉,以便分离向前内侧伸展的交感纤维,完全切除主动脉旁淋巴组织。上方的分离常难以保存左肾动脉前方的交感神经分支。在腹主动脉前方分离需结扎、切断睾丸动脉,淋巴、疏松组织游离后,可分块或整块切取出,其远侧断端用丝线结扎,以减少术后淋巴外漏。

手术中使用淋巴绘图和 γ 探头引导腹腔镜前哨淋巴结活检，可提高淋巴结清扫的疗效；术前用 7.5MBq ^{99m}Tc 标记的 phytate 0.2ml 生理盐水溶液注入白膜下肿瘤周围,先动态照相 30 分钟,随后静态照相,以显示前哨淋巴结,经腹腔镜用 γ 探测管探查前哨淋巴结,然后做单侧淋巴的清扫,可提高疗效。

4. 淋巴清扫完毕　用稀释的氮芥溶液浸泡创面和腹腔,以杀灭脱落的癌细胞。后腹膜和肠系膜缝合时应留下空隙,让外渗的淋巴液流入腹腔吸收,腹膜后不需放引流。

【术后处理】

1. 一般不做腹膜后引流。

2. 需禁食、持续胃肠减压和静脉输注水、电解质及营养物。待3~4天肠蠕动恢复后才进食，在大量补液期间需密切观察心脏功能。使用抗生素预防感染，留置导尿管2~3天。

3. 需化疗者康复后施行。

【术后并发症】

1. 肠麻痹　术后可能发生麻痹性肠梗阻，通常持续3~4天，可由于腹膜后血肿、尿外渗、淋巴液外渗或胰腺炎所致。

2. 淋巴瘘　少数患者因淋巴外漏而并发淋巴囊肿或乳糜腹水，应限制脂肪饮食，卧床休息，待其自行吸收，必要时可经皮穿刺抽出积液。

3. 血管损伤　多发生于化疗术后或术后残留肿瘤的患者。右肾动脉较容易损伤，术中应避免过度牵拉，避免动脉痉挛、内膜损伤及血栓形成。

参考文献

Jewett M A S, Wesley-James T. Retroperitoneal lymphadenectomy for testicular cancer. In: Fowler J E Jr, ed. Urologic Surgery. 1st ed. Boston: Little, Brown 1992. 601-607

【主编点评】

据报道Ⅰ期非生殖细胞性睾丸肿瘤有30%患者存在隐匿的腹膜后淋巴转移。Ⅰ期非精原细胞性生殖细胞瘤(NSGCT)做腹膜后淋巴清扫的理由是准确确定瘤期，术后不用辅助治疗的治愈率在少量转移者为65%，当患者有3个或小于2cm或更小的淋巴结转移，不伴淋巴结外扩散者，手术治疗治愈率达80%~85%，其余病理参数较不理想的患者使用术后化疗，治愈率达95%。

腹膜后淋巴清扫术由有经验医师施行，并发症发生率约12%，发生不能射精的占15%，使用保留神经的腹膜后淋巴清扫术，几乎100%患者可保留射精和顺行射精功能，因而可以生育。

即使使用上述改进技术，约70%患者切下的淋巴结为阴性，其中8%~12%于清除范围以外发生淋巴转移。因此，有理由对此类患者施行保存神经的腹膜后淋巴清扫术，术后辅以化学治疗，治愈率可达98%。据综合资料，此种方案术后随访复发率为8%，相关死亡率为2%。

Heidenreich(2003)报道了239例Ⅰ期NSGCT施行保存神经的腹膜后淋巴清扫术，治愈率约70%，其中淋巴结转移数目不超过3个。

解剖学基础：

腰交感神经节2、3、4发出节后纤维，于主动脉分叉处形成腰内脏神经，经主动脉丛下行进入骶前，组成下腹下丛(盆丛)。由此处发出交感神经进入直肠外前方的精囊及前列腺丛。副交感神经来自$S_{2,3,4}$，加入下腹下丛，神经纤维下行至前列腺丛。交感神经节及其节后纤维经前列腺丛下行至疏松的前列腺鞘，于此处进入前列腺内的两侧射精管。

保存神经的腹膜后淋巴清扫是保存肠系膜下动脉远侧的主动脉鞘及其深面的神经丛，避免损伤主动脉分叉及髂总动脉表面的腰内脏神经，以及骶前的下腹下丛。在施行腹膜后淋巴清扫术中损伤一侧的腰内脏神经，术后仍可保存射精功能。若两侧腰内脏神经广泛损伤，将永久丧失射精功能。

(梅　骅)

参考文献

1. Hinman FJR. Prostate, urinary sphinters and seminal vesicles: structure and function. In. Hinman 1ed. 7Atlas of Urosurgical Anatomy. Saunders, 1993. 355-379

2. Donohue JP, Foster RS, Rowland RG, et al. Nerve-sparing retroperitoneal lymphadenectomy with preservation of ejacu-

lation. J Urol, 1990, 144: 287-291

3. Heidenreich A, Albers P, Hartmann M, et al. Complications of primary nerve sparing retroperitoneal lymph node dissection for clinical stage I nonseminomatous germ cell tumors of the testis: experience of the German Testicular Cancer Study Group. J Urol, 2003, 169: 1710-1714

第二节　髂腹股沟淋巴结清扫术

inguinal lymphaden dissection

【周惜才】

阴茎癌的发生率占男性肿瘤1%，多见于40~60岁有包茎或包皮过长的病人。大多数患者表现为阴茎头部丘疹、溃疡、疣或菜花样肿块，继则糜烂，边缘硬而不整齐，有脓性恶臭分泌物，晚期肿瘤可从包皮口或皮肤向外穿出呈菜花样。阴茎癌患者大多数有腹股沟淋巴结肿大，可能系癌肿侵犯，但约有50%淋巴结肿大并非癌肿转移，而是炎症所致。阴茎癌除直接侵犯阴茎外，主要经淋巴管转移，其途径有：

1. 包皮、系带、皮下组织的淋巴引向浅腹股沟淋巴结，再和深腹股沟淋巴结相通。

2. 阴茎头和海绵体的淋巴引向耻骨上吻合丛，由此再引流入深腹股沟淋巴结或髂外动脉旁淋巴结。

3. 尿道和尿道海绵体的淋巴引向深腹股沟淋巴结和髂外动脉旁淋巴结，淋巴转移一般途径由腹股沟淋巴结转向髂外动脉旁淋巴结。极少数病例在盆腔内已有转移而腹股沟淋巴结无转移。

关于腹股沟淋巴结清扫术时机国内外作者有不同见解，Grabstald(1981)、Johnson(1984)认为不必每例阴茎癌患者常规行淋巴清扫术，而另一些作者Fegen(1969)、Fraley(1989)建议常规预防性清扫，他们认为这样可早期根除亚临床型的转移，从而提高已有转移病人的生存率。而Edwards(1968)、Dekernion(1973)建议对肿大淋巴结，甚至临床表现正常淋巴结经皮穿刺活检或切除病理检查获得组织学的证据，然后决定是否行淋巴结清扫术，如病检证实局部淋巴结转移，应行髂腹股沟淋巴结清扫术。

【手术切除范围】

1. 腹股沟淋巴结清扫术　上缘于脐与髂前上棘平面，下缘达股三角顶端，外界由髂前上棘内向下至缝匠肌内侧缘，内界在腹股沟韧带上前正中线旁3cm，腹股沟韧带下阔筋膜内缘，清除腹股沟区及股管内脂肪组织，股管内淋巴结证实有转移者需施行髂淋巴组织清扫术。

2. 髂淋巴组织清扫术　主动脉分叉以下盆筋膜、髂总动脉和髂外血管鞘及周围淋巴脂肪组织。

【手术适应证】

1. 前哨淋巴结或腹股沟淋巴结活检证实有癌转移者。

2. 肿瘤局限阴茎头部，恶性程度较低(Ⅰ~Ⅱ级)，腹股沟淋巴结不肿大者，可切除阴茎后严密观察，腹股沟淋巴结肿大者应使用抗生素2~4周，淋巴结不缩小者施行淋巴结活检，腹股沟淋巴结有癌转移，而股管淋巴结无转移者则施行腹股沟淋巴结清扫术。

3. 肿瘤侵犯范围较广，恶习性程度较高(Ⅲ~Ⅳ级)，或股管内淋巴结有转移者。

【术前准备】

1. 切口　手术进入途径的选择对避免术后并发症(皮肤坏死)是重要的，淋巴清扫有多种手术途径，对于需双侧清除者，腹股沟韧带上下方做S形切口，腹股沟韧带下方平行的斜切口或弧形切口可用于清除浅组及深组腹股沟淋巴结，另取下腹正中切口在腹膜外处理两侧盆腔淋巴结，这种切口优点在于皮瓣厚，发生皮瓣坏死可能性很少(图24-2-1)。

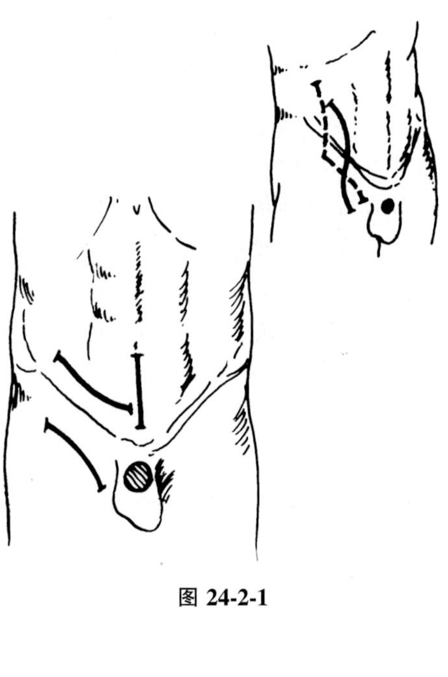

图 24-2-1

Fraleg 描述一侧两个切口即平行腹股沟韧带上下切口，可分别做单侧腹股沟深浅淋巴结清除和髂淋巴结清扫术(图 24-2-2)。

2. 切开皮下脂肪组织与浅筋膜，将需切除的组织从腹外斜肌腱膜表面做锐性分离，在内侧分离时注意不要损伤精索。皮下分离范围上缘由髂前上棘至腹股沟外环内上方，从这两点垂直向下至股三角下缘水平外下角距髂前上棘约 18~20cm，这个范围的淋巴及脂肪组织需做整块切除(图 24-2-3)。

3. 清除腹股沟淋巴结，大隐静脉在股静脉入口处切断并双重结扎，清除大隐静脉周围淋巴及脂肪组织(图 24-2-4)。

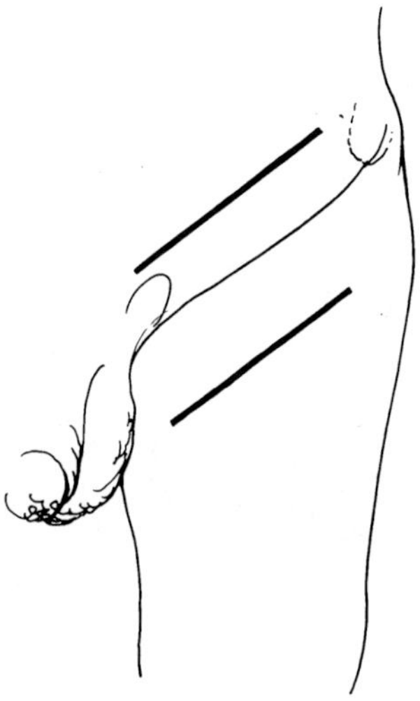

图 24-2-2

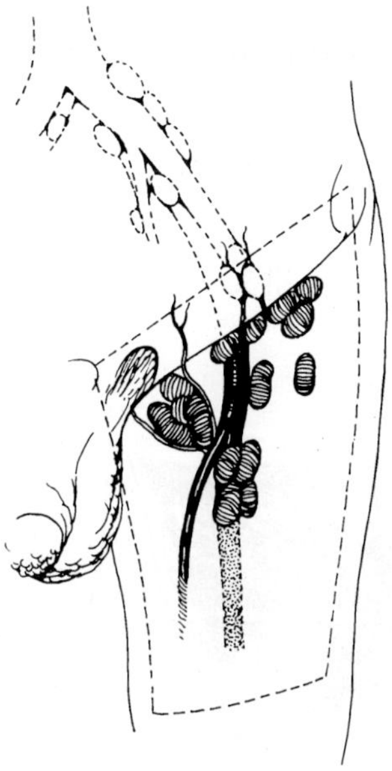

图 24-2-3

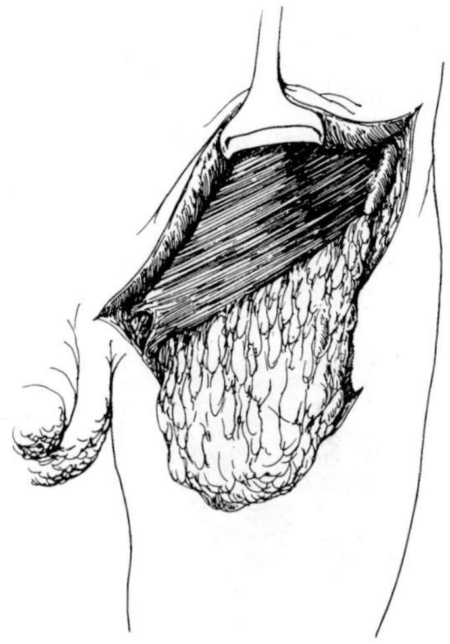

图 24-2-4

4. 在股三角内下方切开股动、静脉鞘，清除股管淋巴结。至此腹股沟深浅淋巴结均已被清除，如腹股沟深组淋巴结有转移，则有指征做髂淋巴清除(图 24-2-5)。

5. 髂淋巴清除，另于髂前上棘内侧 2cm 处切开腹外斜肌腱膜、腹内斜肌及腹横肌，切断腹股沟韧带，在腹膜后向髂窝分离，用 S 形拉钩将腹前壁及腹膜反褶向上牵，用手指推开腹膜达髂血管分叉上方(图 24-2-6)。

6. 在髂总血管远端切断淋巴及脂肪组织，上端需集束结扎，切开髂外静脉鞘将静脉从鞘中剥离，把髂外静脉自前外侧牵开，将盆内筋膜、血管鞘及其周围的淋巴、脂肪组织从耻骨梳韧带、闭孔内肌及髂内血管表面剥离，向内达肛提肌腱弓，注意避免损伤闭孔血管及神经(图 24-2-7)。

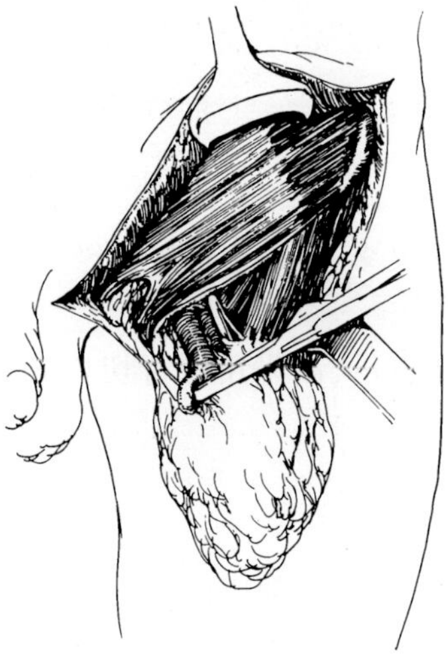

图 24-2-5

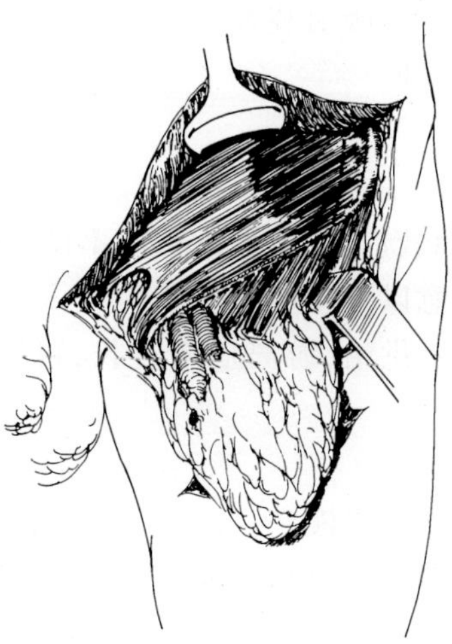

图 24-2-6

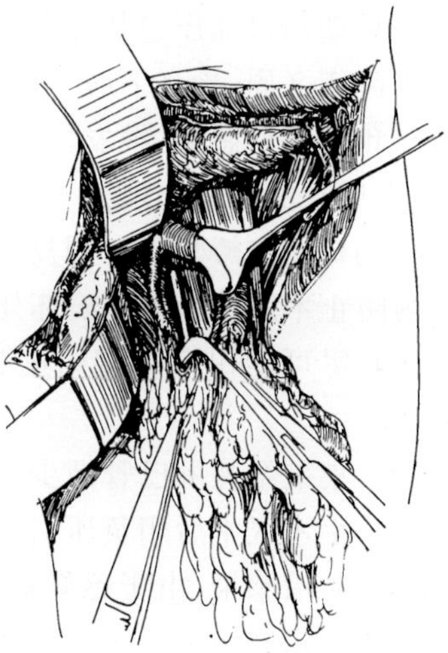

图 24-2-7

7. 沿肛提肌腱弓切断已游离的脂肪及筋膜，此时髂部需切除的组织已全部游离，即可与腹股沟的淋巴、脂肪组织整块取出(图 24-2-8)。

8. 用丝线缝合被切断的腹股沟韧带与腹肌（图 24-2-9)。

9. 游离缝匠肌上段，保留其血管及神经，于髂前上棘处切断肌肉起点。将缝匠肌向内侧移植，覆盖股血管，肌肉断端用丝线固定于腹股沟韧带处，缝合阔筋膜，用以覆盖缝匠肌(图 24-2-10)。

10. 双侧切口各放入一条多孔橡皮管做负压引流，缝合皮肤切口(图 24-2-11)。

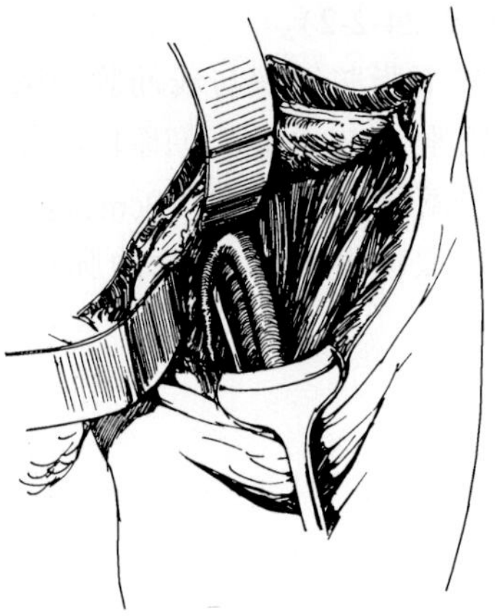

图 24-2-8

【术中注意事项】

转移淋巴结或伴有炎症肿大的淋巴结可能与血管粘连较紧，粗暴的操作会导致大量出血，盲目钳夹盆腔深部的出血点，反而引起更严重的血管损伤。沿正确平面按次序分离是手术成功的关键，如发生出血切勿盲目钳夹，应立即以海绵钳夹持纱布球压迫出血点。数分钟后如仍不自行止血，可用细丝线将出血点周围的组织做 8 字形缝合，以覆盖出血点，即可控制出血，若有较大静脉被撕裂时可用细丝线将撕裂处做连续缝合。

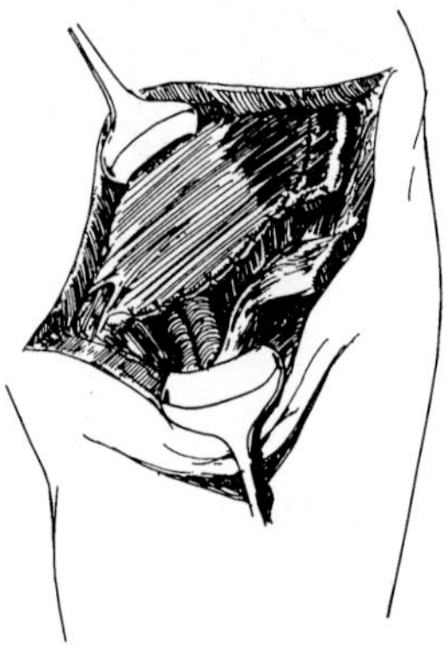

图 24-2-9

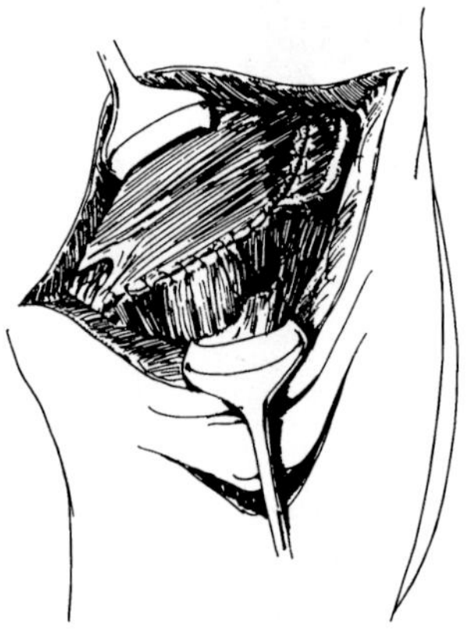

图 24-2-10

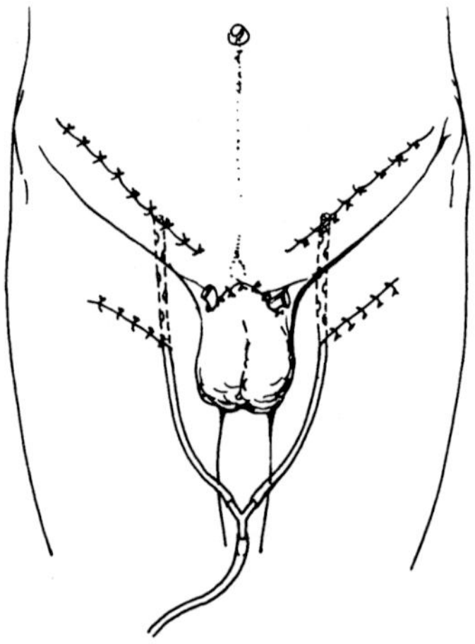

图 24-2-11

【术后处理】

1. 早期切口加压包扎，将引流管接负压吸引装置。

2. 卧床 2 周，抬高下肢，减轻下肢水肿。

3. 预防切口感染、继发性出血。

【术后并发症及处理】

1. 切口皮肤瓣坏死　因皮下剥离面较广，皮缘血液供应不良，创面渗液又多，易发生切口边缘皮肤坏死。为防止术后发生皮肤瓣坏死，须注意以下几点：

(1) 尽可能保存被游离皮肤的血液供给，游离皮瓣过长，可影响皮肤血供，故采用平行切口 Fraleg 术式。

(2) 集束结扎淋巴管减少术后渗液。

(3) 手术区术后用负压引流，减少伤口渗液。

(4) 防治感染，由于感染常导致皮缘末梢微血管栓塞，若坏死组织创面较大，待健康肉芽组织生长后施行植皮手术。

2. 阴囊及下肢水肿　施行髂腹股沟淋巴结清扫术后由于淋巴回流障碍，术后会出现阴囊及下肢水肿,于行走及劳动后症状加剧,亦可长期水肿不退或象皮肿,应用弹性绷带,抬高下肢,结合理疗,促使建立侧支循环。

3. 伤口感染 使用抗生素预防伤口感染。

【主编点评】

腹股沟淋巴结清扫术常见的并发症为皮瓣坏死,下肢水肿。下列几点对防止皮瓣坏死至为重要:

1. 切口的皮下组织宜用锐性分离,若脂肪组织未受癌组织浸润,可保留浅筋膜,用手术刀沿准确平面切开,在远离淋巴结处可切入浅筋膜下脂肪,以保存周围的淋巴管不被切断。

2. 集束结扎股下方及内侧的脂肪及淋巴组织,减少淋巴液漏出。

3. 尽可能保留覆盖股三角的筛状筋膜,于其深面切开覆盖缝匠肌的筋膜,分离缝匠肌,于肌起处切断,将其移向内侧覆盖股血管,并用缝线固定于腹股沟韧带。张开筛状筋膜覆盖缝匠肌。

4. 皮下置多孔橡皮管引流,从切口下端内侧皮肤小戳孔引出,术后用负压吸引,清除创面积液。

5. 术后伤口不加压包扎,以免妨碍下肢的淋巴及静脉回流。

使用上述方法,切口常可一期愈合。

若癌组织已侵犯淋巴结周围的脂肪及筋膜,皮下已有粘连,宜将受侵犯的皮肤与皮下组织连同标本整块切除,皮肤缺损处取薄层多孔皮片移植,若保留缺血的皮瓣或勉强拉紧缝合,术后难免发生坏死。

(梅 骅)

改良的腹股沟淋巴结清扫术

1988 年 Catalona 提出对于淋巴结阴性、可疑或轻度增大的病人,可行改良的腹股沟淋巴结清扫术,这种手术介于前哨淋巴结活检和标准扩大清扫术之间, 对活检有转移淋巴结者行标准扩大淋巴清扫术,但对不能肯定有转移,伴有淋巴结肿大者行淋巴结扩大清扫没必要,可行改良的腹股沟淋巴结清扫术。

1. 切口 位于腹股沟韧带下 1.5cm 横形切口,长约 8~10cm(图 24-2-12)。

2. 在 Scarpa 筋膜下向上潜行剥离约 8cm,可见一条由脂肪及淋巴组织形成的索状物,从阴茎根部连续至浅组淋巴结,将其分离,找到精索并向内侧牵开。将其下所有的纤维脂肪组织,其中包括腹股沟浅组淋巴结一起切除(图 24-2-13)。

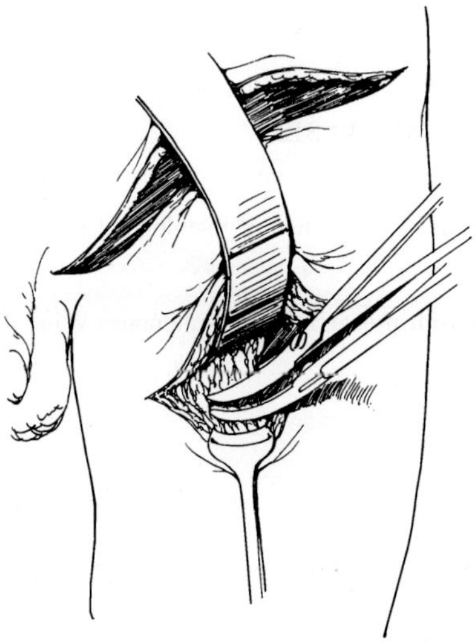

图 24-2-12

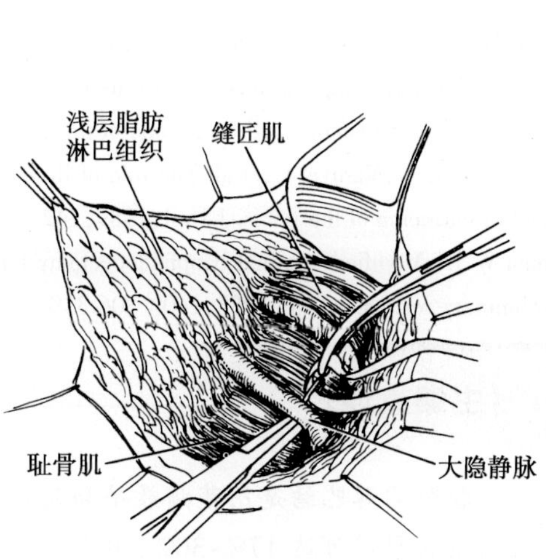

图 24-2-13

3. 向下剥离皮瓣约 6cm,切口中央可见大隐静脉,并注意保留大隐静脉。由外向内,在阔筋膜和卵圆窝表面将所有脂肪包裹的淋巴切除。这样浅组淋巴结从大隐静脉与股静脉交汇处及其周围切除,切除时有较多淋巴管应分离并结扎(图 24-2-14)。

4. 深组淋巴结位于股血管周围　仔细分离切除其血管周围淋巴及脂肪组织，上达腹股沟韧带水平，手术结束时大隐静脉-股静脉交界处是完整的。

5. 切除范围　内界为内收长肌,外界是股动脉,上界是精索,下界为卵圆窝(图 24-2-15)。

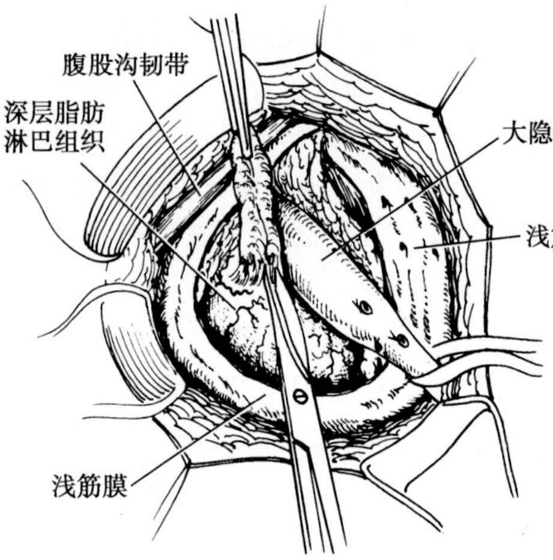

图 24-2-14

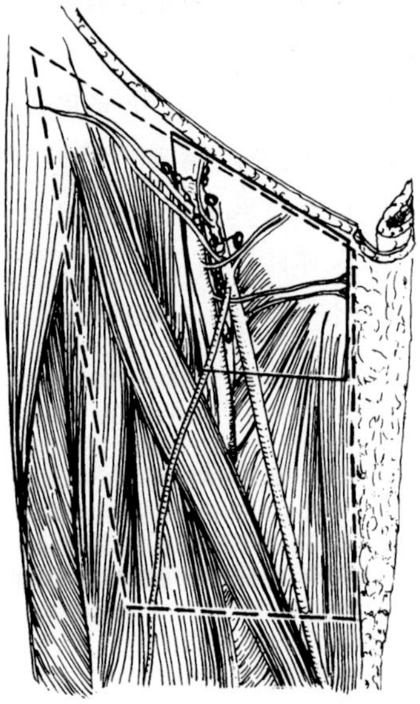

图 24-2-15　改良的腹股沟淋巴结切除

6. 切口皮下用负压吸引管,置低位引流。

改良式与标准术式的区别:

(1) 皮肤切口短。

(2) 切除淋巴结少,不包括股动脉外侧及卵圆窝尾侧的淋巴结。

(3) 保留了大隐静脉。

(4) 避免了缝匠肌移位。

(5) 手术完全切除位于大隐静脉与股静脉交汇处前内的腹股沟浅组淋巴结,以及位于阔筋膜以下和股血管周围的腹股沟深组淋巴结。

参考文献

1. Grahstald H. Controversies concerning lymph node dissection for cancer of the penis. Urol Clin Am, 1981, 7 : 793
2. Johnson, DE, Lo RK. Complications of groin dissection in penile cancer. Urology, 1984, 24 : 312
3. Fegen P, Pershy L. Squamous cell carcinoma of the penis. Arch. Surg, 1969, 99 : 117
4. Fraley EE, Zhoug G, Manivel C, et al. The role of ilioinguinal lymphadenectomy and significance of histological differentiation in treatment of carinoma of the penis. J Urol, 1989, 142 : 1478-1482
5. Cata;pma W J.: Modified inguinal lymphadenectomy for carcinoma of the penis with preservation of sphenouss vein: Technique and preliminary results. J Urol, 1988, 140 : 306-310

【主编点评】

腹股沟淋巴结是阴茎癌最早和最常见的转移部位，临床上腹股沟淋巴结未触及者的显微镜下癌细胞转移率可达 17%~30%,由于阴茎癌是否伴有淋巴结转移比肿瘤本身的恶性程度更明显影响预后,阴茎癌伴有腹股沟转移没有进行清扫很少生存 2 年,5 年的生存率为零,也没有阴茎癌伴淋巴结转移后自然消退的报道。其他生殖器肿瘤发生淋巴结转移后行淋巴结清扫疗效差，而阴茎癌进行系统淋巴结清扫后20%~50%患者在淋巴结清扫后获得5年无瘤生存，如果仅部分淋巴结受累效果更好，因此，提高阴茎癌患者生存率的关键是及早发现和确定腹股沟淋巴结的潜在转移。近年来许多学者发现，通过检测阴茎癌患者肿大淋巴结的P21蛋白表达，能发现显微镜下转移的肿瘤，对疑有淋巴结转移而取活检核实诊断时，应同时检测P21蛋白，为准确选择淋巴结清扫时机提供理论依据。

由于阴茎癌有一种开放性创面，极易伴发混合感染，故在临床检查时约有1/2~3/4的患者伴有两侧腹股沟淋巴结肿大，清扫前应用2~6周的抗生素不仅能更准确排除由于炎症引起的淋巴结肿大，而且减少了手术并发症的机会，持续抗生素治疗4~6周淋巴结仍然肿大或出现新的淋巴结多提示转移。

临床上没有触及淋巴结肿大是否常规进行彻底淋巴清扫至今仍有争议，阴茎癌但未触及淋巴结仍然有2%~25%的淋巴结转移，有报道假阴性高达38%~39%。原发肿瘤的分级能提供淋巴结转移的信息，淋巴转移在3级为82%，2级46%，1级29%，病变侵犯基底膜常导致淋巴结转移，通过前哨淋巴结活检了解是否有淋巴结转移的重要性近年来受到怀疑，因其假阴性率12%~50%；从大多数的研究结果来看，未发现淋巴转移跳过浅部淋巴结而直接转移到深部淋巴结的报道，阴茎淋巴结引流研究也未发现直接引流进入盆腔淋巴结，因而有学者提出没有淋巴结肿大时应行表浅淋巴结清扫，它提供的信息比单一淋巴结更准确，并避免了术中辨认错前哨淋巴结，手术损伤少；由于阴茎癌与膀胱癌和前列腺癌、肾癌出现淋巴结转移后治愈率很低不同，早期有淋巴结转移行清扫后治愈率高达80%以上，故主张早期行预防性淋巴清扫，同时可避免由于腹股沟淋巴结引起的溃疡、感染和血管压迫。若切除后淋巴结阳性加行深部淋巴结清扫。当原发癌是浸润性时，即使腹股沟淋巴结阴性也应该行髂腹股沟淋巴结清扫。

也有学者不同意做预防性淋巴清扫术，认为发现淋巴结阳性才手术，其5年生存率与初诊发现淋巴结阳性而施行清扫手术者相同，但是不适合于浸润癌和肥胖患者，或局部存在瘢痕影响检查的患者。

当原发肿瘤伴有单侧淋巴结肿大时，切除一侧的淋巴结阴性，对侧很少有转移，可只行单侧清扫。由于双侧淋巴结是相互交通的，若一侧淋巴结阳性，即使术前对侧触诊阴性，仍有约50%淋巴结阳性，应同时进行双侧清扫，对侧清扫可以局限于表浅淋巴结。

对腹股沟淋巴阳性是否进行盆腔淋巴结清扫仍有争议，一般认为，腹股沟淋巴结阳性率越高，盆腔淋巴受累的机会越大。髂淋巴结阳性的患者生存率低，5年生存率为0。由于髂淋巴结清扫明显增加患者的生存率，对年轻高危的患者应该行髂淋巴清扫。阳性患者需要进一步化疗。

具体方案：

Tis、Ta、T_1 N0M0(Jackson分级Ⅰ、Ⅱ)：发生淋巴结转移少于10%，切除原发病灶后应该定期检查腹股沟淋巴结，继发出现单侧淋巴结肿大要进行单侧腹股沟浅、深淋巴结清扫，对侧浅层淋巴结也可以考虑进行清扫。腹股沟淋巴结转移大部分在治疗后的2~3年内发生，应每隔2~3个月密切随访。Ⅰ级浸润癌20%发生转移，年轻患者应行预防性双侧表浅淋巴清扫。Ⅱ~Ⅲ级阴茎癌不论肿瘤的分期均应行预防性腹股沟淋巴结清扫。

T_2、T_3 N0M0(Jackson分级Ⅰ、Ⅱ)：发生转移的机会超过66%~68%，应该行双侧淋巴清扫。浅层阴性一般深层也阴性。

Tis，Ta，T_{1-3}，N_{1-3} M0(Jackson分级Ⅲ级)：经过抗生素治疗双侧腹股沟淋巴结仍然肿大，应该行双侧根治性腹股沟淋巴结清扫。

T，N任何级，M1 T4不能手术的淋巴结(Jackson分级Ⅳ)：常有远处转移，由于淋巴浸润和固定手术常常难以切除，应以化疗或放射姑息治疗为主。但对年轻患者，主张进行更积极的联合治疗，尤其是对于没有远处转移者，先进行化疗、然后行腹股沟、髂淋巴结清扫和半盆切除。

（梅　骅　魏　辉）

第三节　盆腔淋巴结清扫术

pelvic lymphaden dissection

【周惜才　章咏裳】

盆腔淋巴结清扫是切除髂总和髂外动、静脉周围的淋巴组织，淋巴结也存在于闭孔的闭孔神经和闭孔血管旁，少数盆腔淋巴结也位于骶骨与直肠之间。由于有转移灶的淋巴结难以识别，盆腔淋巴结清扫时不可能有针对性地切除病变淋巴结。

近侧尿道癌、膀胱癌及前列腺癌可能侵犯盆腔淋巴结，远侧尿道、阴茎、阴囊的肿瘤在转移至盆腔淋巴结前先涉及腹股沟淋巴结。睾丸肿瘤极少转移至盆腔淋巴结。

盆腔淋巴结清扫的解剖范围包括骨盆外侧壁，内侧至腹膜，后壁保留生殖股神经及闭孔神经，远侧至股骨。一般来说生殖泌尿系肿瘤最初多转移至邻近髂总动脉分叉处的淋巴结，有时前列腺癌更早侵及闭孔神经。由于取得根治癌肿的效果，盆腔淋巴结清扫术的范围应包括髂血管外组淋巴结、髂血管内组淋巴结，偶尔涉及骶前淋巴结和主动脉旁淋巴结。

【解剖学基础】

盆腔内的脏器主要有输尿管、膀胱、乙状结肠、直肠，女性还有子宫、卵巢。主动脉和下腔静脉在骨盆口附近分叉形成髂总血管，再分为髂外和髂内动、静脉。髂内动脉分出的腹下动脉有一分支为闭孔动脉，它与髂外静脉直接分出的闭孔静脉和闭孔神经一起进入闭孔窝。在髂血管外侧有一根生殖股神经与其相伴下行，旋髂动、静脉在下方跨越生殖股神经。在处理髂血管外淋巴结时应避免损伤生殖股神经，在切取髂血管内淋巴组时须注意输尿管的位置，在分离闭孔组淋巴结和结扎闭孔动脉时必须防止切断闭孔神经(图 24-3-1)。

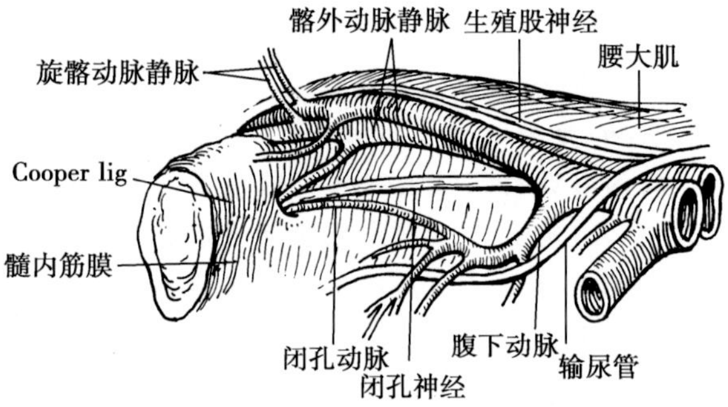

图 24-3-1　骨盆侧壁的解剖

【手术适应证】

前列腺癌、膀胱癌、阴茎癌及尿道癌经活检、CT、MRI 及淋巴造影证实有淋巴转移者。

【术前准备】

1. 首先要处理原发病，因而术前准备与原发病的手术相同。
2. 术前常规肠道准备。
3. 术前灌肠，留置胃管和导尿管。
4. 备血 300~600ml。

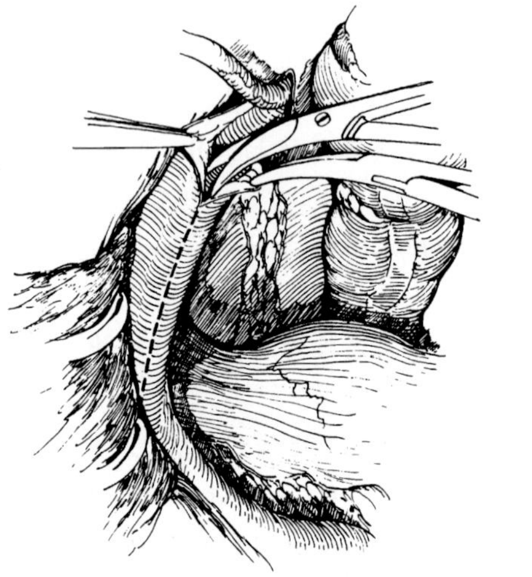

图 24-3-2　切开和分离血管鞘

【手术步骤】

1. 全麻或连续硬膜外阻滞。采用上至脐部，下到耻骨联合上缘的下腹正中切口，或下腹斜切口。整个手术在腹膜外进行。

2. 沿右髂外血管切开血管鞘，自髂总动脉分叉处纵行切开，直至旋髂动脉(图 24-3-2)。在动脉外膜与淋巴组织间用剪刀或直角钳细心分离，直至完全显露髂外动、静脉。

3. 在髂外动、静脉的远侧分别结扎、切断旋髂动、静脉(图 24-3-3)。

4. 将表浅的脂肪和淋巴组织向下牵拉，分离腹下动脉，予以结扎和切断(图 24-3-4)。

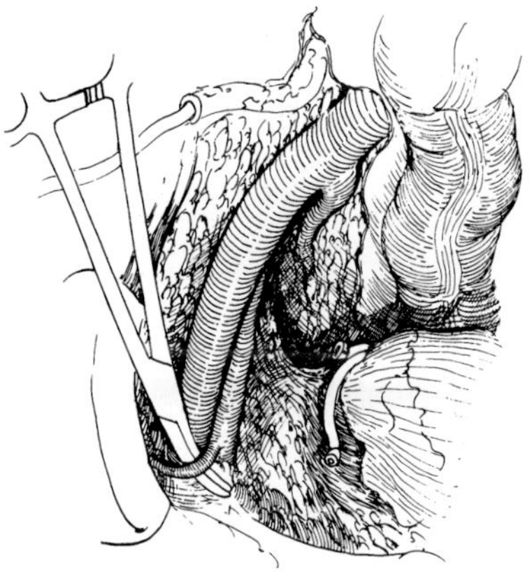

图 24-3-3　结扎和切断髂旋动、静脉

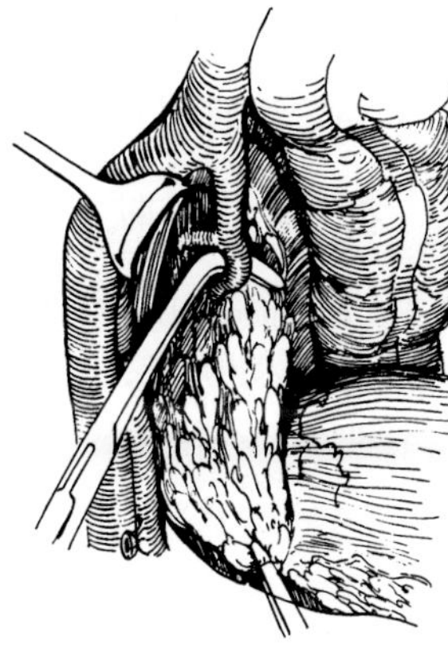

图 24-3-4　结扎和切断腹下动脉

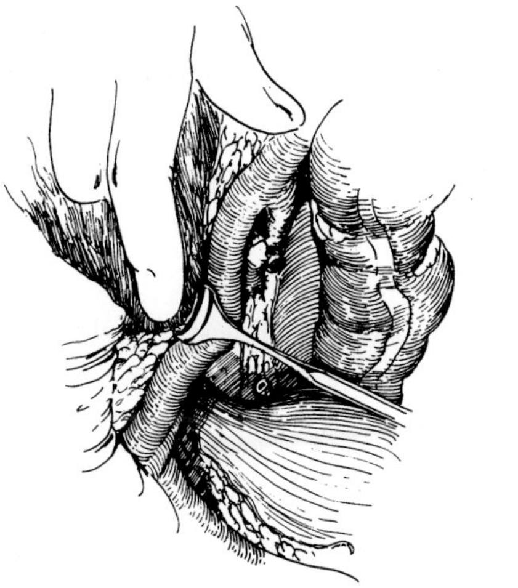

图 24-3-5　分离髂血管外组淋巴结

5. 将髂血管旁的淋巴组织钝性分离，直至全部清除髂血管外组淋巴结(图 24-3-5)。在处理盆腔壁时须注意防止损伤与髂血管并行的生殖股神经。

6. 剥离髂血管内侧的淋巴组织，其上方应重点清除髂总动脉分叉及髂内动脉周围的淋巴结(图 24-3-6)。

7. 在显露髂血管内侧的盆腔壁时，应清晰看到闭孔神经和闭孔动脉，将闭孔动脉挑起后结扎和切断(图 24-3-7)。

8. 自上而下地分离淋巴组织，直至闭孔窝。在清除淋巴组织时应分别结扎留下组织。在清除闭孔组淋巴结时特别要注意防止损伤进入的闭孔神经(图 24-3-8)。

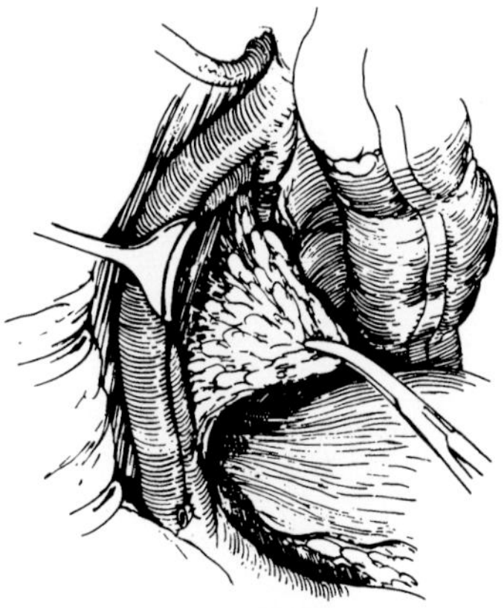

图 24-3-6　分离髂血管内淋巴结

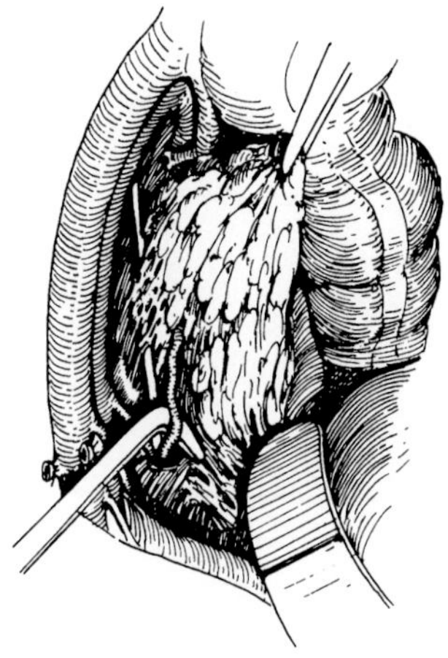

图 24-3-7　结扎和切断闭孔动脉

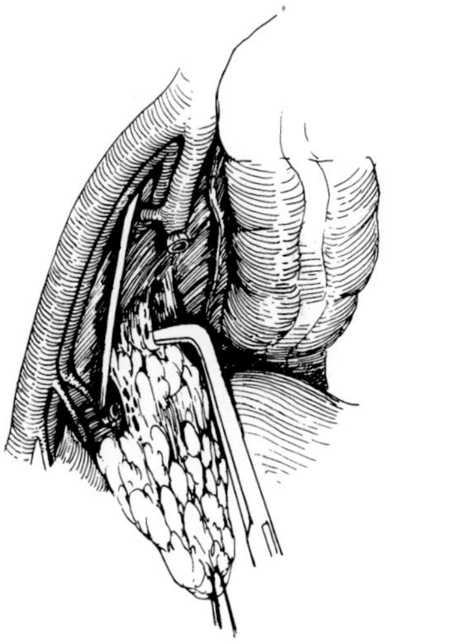

图 24-3-8　分离闭孔组淋巴结

9. 再用相同方法处理左侧。创口放置引流管，逐层关闭。

【术后处理及并发症的防治】

1. 前第 1~2 天常有淋巴液渗出，应保证引流管通畅，盆腔的引流管不要急于拔除，直至每 8 小时的引流量少于 25ml，才考虑分次退出和拔除引流管。

2. 使用抗生素预防和控制创口感染。

3. 早期并发症包括盆腔积液或脓肿、淋巴囊肿形成，淋巴囊肿可能引起盆腔部位不适，偶有导致闭孔神经麻痹。应打开切口下角，或用手指分离，使引流物能进入盆腔和髂窝，清除积存的淋巴液。

4. 处理髂外静脉后可能发生静脉栓塞，宜使用中等剂量的肝素或其他抗凝药物，防止此并发症的出现。

5. 由于盆腔淋巴结的广泛结扎,术后常出现外阴部的广泛水肿,常需用枕头垫高臀部。如外阴部和下肢的严重水肿严重持续不消退,有时需行放疗。

6. 术中损伤闭孔神经可引起单侧下肢内收障碍,除非神经完全被切断,通常可于短期内恢复。在分离髂血管分叉时偶有损伤输尿管的,因而在分离髂总血管前宜先将输尿管分离,并牵向内侧。

参考文献

1. Fowler JE, et al. Methods of Urologic Surgery. Van-Tec incorporated, 1987, 191
2. 章咏裳,等. 泌尿男生殖外科手术图谱. 武汉:湖北科学技术出版社,1994,175
3. Walsh PC, et al. eds. Campbell's Urology. 6th ed. Saunders, 1922, 1201

下篇

泌尿系腔内及腹腔镜手术

(endoscopic and laparoscopic surgery in urology)

腔镜泌尿外科在我国近10年来发展迅速，特别是腹腔镜泌尿外科手术的发展，令人感叹不止。

经皮肾镜在传统标准术式的基础上，发展到微创经皮肾镜术式，通道的直径减小，损伤亦减少；联合使用灌注泵，有效地提高取石效果。针对大体积的鹿角型肾结石，除引进使用第三代的EMS超声碎石机外，大功率钬激光和大通道建立能在短时间内高效地清除结石。

输尿管镜重点介绍进镜的基本方法和避免并发症发生的预防措施。输尿管镜的其他用途，输尿管硬镜和软性镜处理肾盏结石，都作了详细介绍。

经尿道前列腺电切术(TURP)仍是治疗良性前列腺增生症的金标准。增加了前列腺气化术和双极气化术的内容。经尿道双极气化前列腺剜出术，是我国泌尿外科医师发明的术式，在书中用图文并茂的形式向读者展示。

腹腔镜手术是本书内容增加较多的部分，尽可能包括近年在国内外报道的泌尿外科腹腔镜手术。肾上腺切除、肾癌根治切除、肾盂成形和前列腺癌根治性切除，均在国内外主要医疗中心成为泌尿外科腹腔镜的常规手术，操作已规范化。这种趋势在本书中得到反映。

本书有幸邀请到在国内腔镜泌尿外科领域做出巨大贡献的一部分专家，将他(她)们的宝贵经验和技术介绍给广大读者。在此，本书编辑部向他(她)们表示衷心地感谢。

(高 新 周祥福)

第二十五章

膀胱疾病的腔内手术

endotherapy of bladder diseases

第一节　经尿道膀胱碎石术

transurethral lithotripsy of bladder stone

【叶章群　肖恒军】

早在19世纪,外科医师Baron Heurteloup就成功地发明了与现在所应用的碎石钳很相似的碎石器械(图25-1-1),可谓是现代碎石钳的雏形。后来Joseph Hodgson又发明了螺旋杆式碎石钳(图25-1-2),Thompson将其进行改进,制成了一个可以粉碎坚硬结石的碎石器。1879年膀胱镜的问世是腔内碎石发展史上的里程碑,从此改变了医师盲目操作的状况,极大地提高了碎石的成功率和安全性。20世纪以来又相继发明了各种盲视和膀胱镜直视的碎石钳、Mauermayer结石冲压器、液电碎石器、超声碎石器、气压冲击弹道碎石器和激光碎石器等(图25-1-3)。这些腔内碎石器械的发展和广泛使用,使绝大多数膀胱结石病人免除了开放手术之苦,而且疗效满意。至于选择何种碎石方法,应根据病人的年龄、性别,结石的大小、

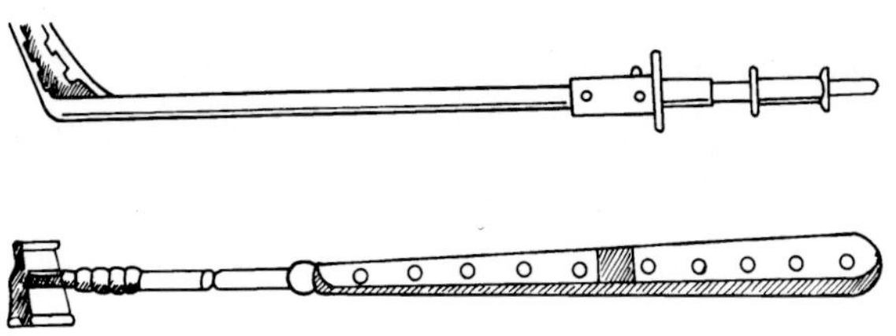

图 25-1-1　原始碎石钳

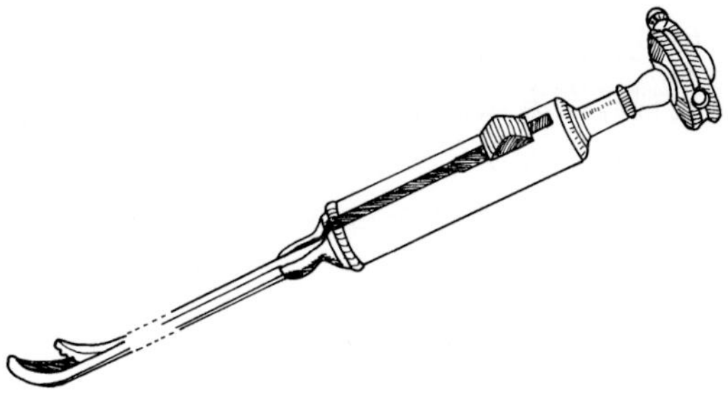

图 25-1-2　螺杆碎石钳

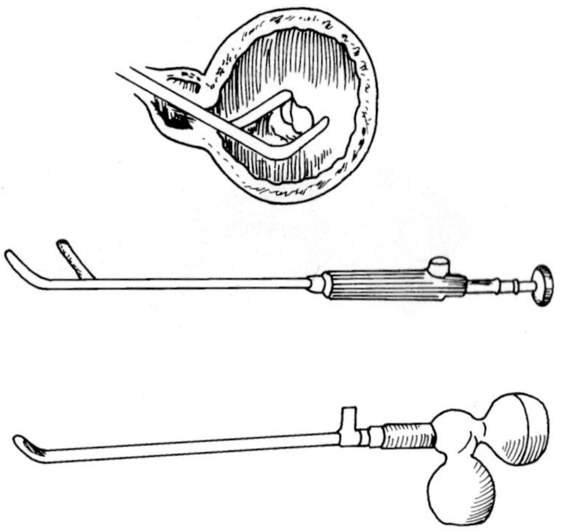

图 25-1-3　盲视机械碎石

性质和坚硬程度以及伴随疾病、医院现有设备和术者的经验等多种因素予以综合考虑,以取得最佳疗效。

一、机械碎石术
(mechanical lithotripsy)

机械碎石历史悠久,可以追溯至古埃及时期。据记载,当时的方法是用胶或沥青将一块钻石或坚硬的石头固定在一中空芦苇秆的一端,然后将此秆插入患者的膀胱,让患者四处走动,靠钻石或石头的作用逐步将结石轧碎。但这种方法只能治疗松软的"鸟粪石"(磷酸镁铵结石),对于草酸钙结石之类的较硬结石则无能为力。1782 年,印度医师 Martin 设计了一种能插入尿道的金属锉子,他用这种锉子成功地治愈了自己的膀胱结石。1824 年,法国医师 Civiale 发明了一种三叉钳,凭触觉用三叉钳抓住膀胱结石,通过专门的螺丝在体外加压,最后夹碎结石。此后人们设计了多种机械碎石器,有的至今仍在使用。

机械碎石包括盲目碎石和直视碎石两种。盲目碎石目前已基本弃之不用,现多采用直视碎石方法治疗膀胱结石。直视碎石是通过内镜直视下应用碎石钳粉碎结石,目前使用较多的碎石钳主要有两大类:钳夹式和冲压式。前者如膀胱镜碎石钳,其钳嘴呈钩状,类似盲目碎石钳嘴,当拉紧手柄时两页钳嘴靠拢,将其间的结石粉碎。后者如 Mauermayer 冲压钳,该钳由 Mauermayer 和 Hartung 于 1976 年首先设计,钳嘴则呈环状,当拉紧手柄时,环形嘴向鞘靠拢,切破和压碎结石,可以在碎石的同时将结石碎片冲出,使术野保持清晰。

【适应证】

直径小于 2cm 的膀胱或尿道结石(结石可以推入膀胱),且结石在膀胱内可活动。

【禁忌证】

1. 膀胱结石合并膀胱多发憩室或挛缩膀胱合并结石者应视为禁忌,因碎石形成的碎片易沉积于憩室内,一旦不能完全吸出,则有作为结石核心继续增大的可能。

2. 膀胱结石合并泌尿系急性感染者。

3. 尿道狭窄合并膀胱结石为相对禁忌,如能行尿道内切开置入膀胱镜也可行机械碎石。

【直视碎石术】

直视碎石方法简单易掌握,而且效果更满意,并发症少。

直视碎石方法一般采用尿道黏膜麻醉、蛛网膜下腔阻滞(腰麻)或骶管阻滞,体位采用截石位。先根据膀胱结石的大小选择适当的碎石钳,直视下置入膀胱碎石钳(图 25-1-4)或 Marermayer 冲压钳(图 25-1-5),直视下观察结石的数目、大小、形态,了解有无可能经尿道碎石。用 150~200ml 生理盐水充盈膀胱,直视下张开钳嘴夹住结石(图 25-1-6),避免损伤膀胱黏膜,逐渐拉紧手柄夹碎结石,用 Ellik 冲洗器冲洗出结石碎片。

应用 Marermayer 冲压钳碎石时,如结石较大,一般先从结石的边缘逐渐切割,对于较大且表面光滑的

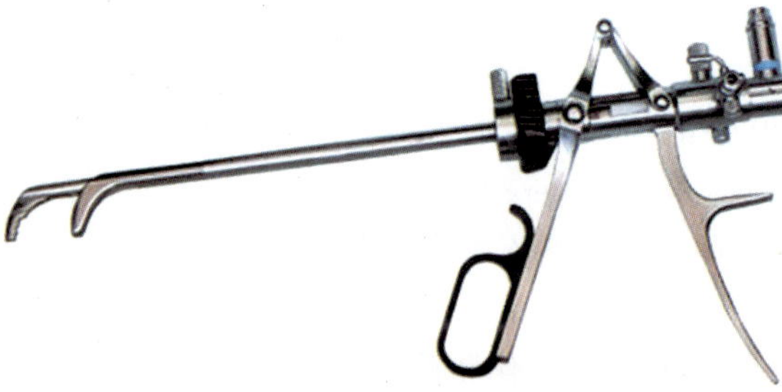

图 25-1-4　膀胱碎石大力钳

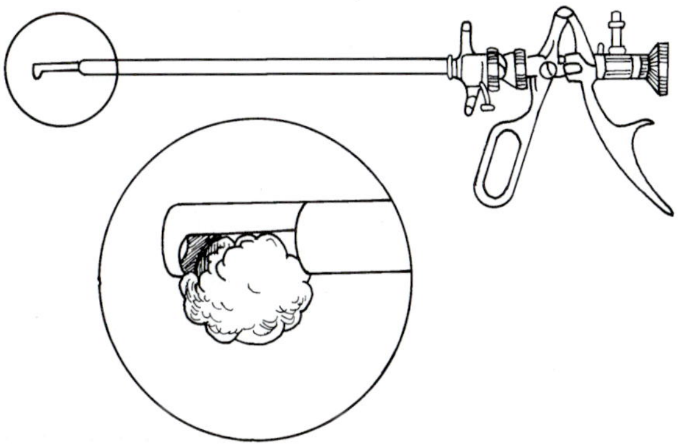

图 25-1-5　Mauermayer 冲压钳碎石

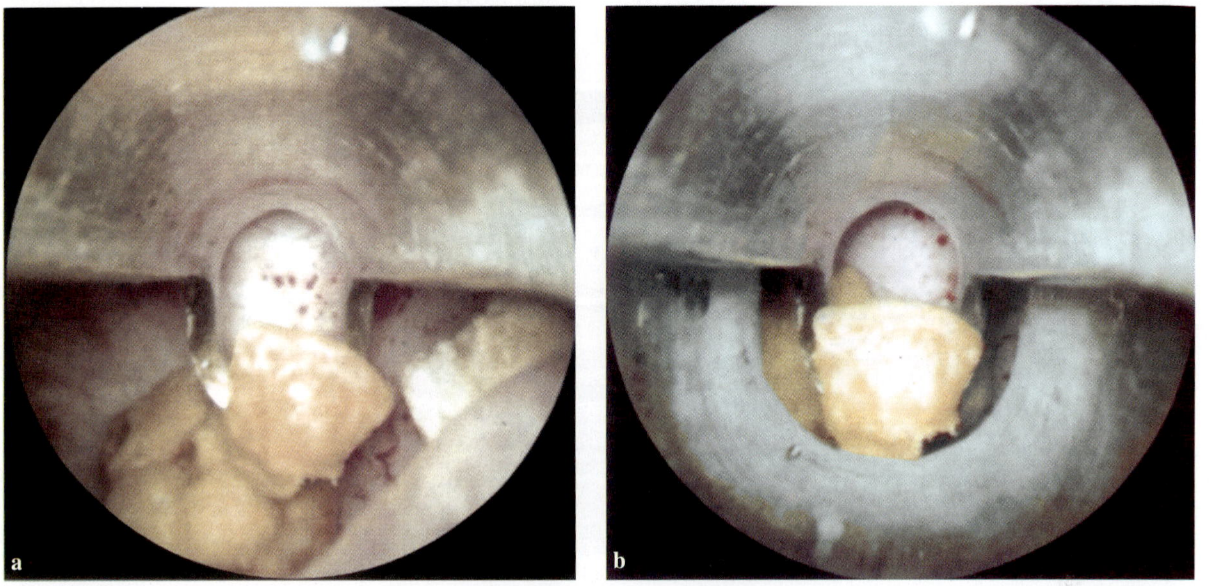

图 25-1-6　Marermayer 冲压钳夹碎膀胱结石

结石,切割时易滑动,故应尽量寻找粗糙面和有不规则角的边缘开始切割。一旦结石表面出现粗糙面,逐块切割就没有大的困难。

若使用 Mauermayer 冲压钳碎石则有更多优势,不仅有良好的冲水效果,即使有出血也能清楚地看到结石,还能直接从鞘内冲出结石碎片,无需再插电切镜鞘冲洗,现已取代盲目碎石术。

【术后处理】

1. 术后预防性应用抗生素,并嘱病人多饮水。如出血较多或同时行 TURP 术者,宜留置尿管,必要时膀胱持续冲洗。

2. 碎石数月后应复查 B 超或膀胱镜,了解膀胱有无碎石片残留,以避免碎石片成为结石核心而导致膀胱结石复发。

【并发症预防和处理】

1. 出血　由于膀胱结石常伴有膀胱黏膜充血、水肿,若碎石过程中不慎将黏膜夹住或结石粗糙面刺破黏膜血管,有引起膀胱出血的可能。如出血较少,则待碎石术完成后膀胱内留置导尿管引流,必要时冲洗膀胱。如出血较多,则应立即停止碎石,冲洗血块,保留导尿管引流,必要时也可以采取电凝止血。注意碎石前应充盈膀胱,使黏膜皱褶消失,以免夹住膀胱黏膜引起出血。

2. 膀胱穿孔　可由碎石钳直接戳伤或在钳夹结石时损伤。如腹膜外穿孔,只需插导尿管引流膀胱尿液即可;如穿孔至腹腔,则需行开放手术或腹腔镜修补膀胱。

二、液电碎石术
(electrohydraulic lithotripsy, EHL)

20世纪40年代开始,人们便开始研究液电效应。1950年前苏联工程师Yatkin首先阐述了液电碎石的原理。20世纪60年代,第1台液电碎石机Urat-1问世。Rose和Goldberg应用Urat-1成功地击碎了膀胱结石,以后液电碎石便广泛应用于治疗泌尿系结石。液电碎石是利用置入水中碎石电极瞬间放电产生强大的冲击波将结石击碎。因电能转换成机械能作用于结石需水作介质,因此,碎石过程中需用水充盈膀胱,以保证结石周围有一定的空间,以致在碎石过程中高压放电时不致损伤膀胱壁。

液电碎石器(图25-1-7)由一个产生高压电流的发生器和不同型号的碎石电极组成。这种碎石电极可弯曲,可通过膀胱镜工作通道插入膀胱。一般碎石开始先选用60V的工作电压,碎石效果欠佳时可增加电压,但不超过70~80V。液电碎石操作简单,碎石效率高,相对安全,并发症较少,电极价廉。多次碎石易磨损电极,对于大结石或坚硬结石需更换多个电极,而且手术时间长,偶可引起膀胱穿孔。

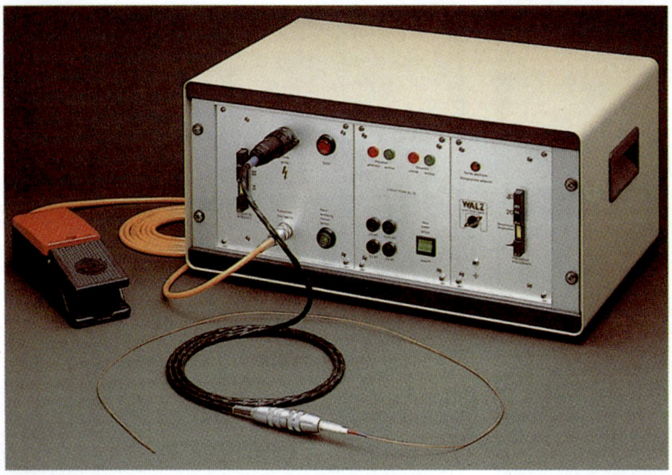

图25-1-7　液电碎石机

【适应证和禁忌证】

一般选择直径在5cm以下的膀胱结石,对结石直径超过5cm的结石最好选用开放手术。禁忌证同机械碎石术,安装心脏起搏器的患者禁用。

【手术方法】

单个结石体积不大时可用尿道黏膜麻醉,当多发结石或结石体积较大时可考虑蛛网膜下腔阻滞或骶管阻滞。尿道膀胱镜下常规观察膀胱结石大小、形态、数目。膀胱内充无菌蒸馏水50~150ml,不宜将膀胱完全充满,以免膀胱壁变薄后脉冲引起疼痛和损伤。经膀胱镜通道置入电极,电极尖端应超出观察镜约1cm,以免液电冲击波损坏透镜。电极头对准结石,与结石保持1~2mm距离,连续或单次触发电极放电,每次触发时间为1~10秒,不宜持续太长。开始由低脉冲触发冲击波,轰击结石的次数视结石成分、质地、大小而定。质地较硬又大的草酸钙、尿酸钙结石需要轰击数十次乃至数百次不等,而磷酸盐、碳酸盐及二水草酸钙结石相对容易击碎。一旦结石已碎裂,继续碎石时电极最好对准裂面,同时应降低电流,因小结石在较强震波的轰击下,易穿透膀胱壁而引起损伤。一般将结石击碎成小于5mm的碎块即可,可用Ellik冲洗器抽吸出结石。如操作不慎和经验不足,偶可引起膀胱穿孔。并发症预防及处理同机械碎石术。

三、超声碎石术
(ultrasonic lithotripsy)

超声波是指频率范围在10~20kHz间的机械振动波。1953年Mulvaney首次将超声用于碎石实验。超声碎石的原理是以压电效应制成的换能器将电能转换成机械能(振动),然后通过一个金属管即超声电极传递至位于电极远端的振动探头上,将能量直接传给结石,导致结石发生高频共振继而破碎。超声碎石器由超声发生器及换能装置、碎石探头和负压泵等部件组成(图 25-1-8)。探头有中空和实心两种,中空者直径较大且可与负压吸引装置连接,将结石碎屑吸出体外,但不能应用于工作通道较小的输尿管镜。实心者探头直径较细(2.5F),一般输尿管镜也可应用,但不能连接负压吸引。超声碎石术比液电碎石术相对简单安全、并发症少。超声碎石器的缺点是探头不能弯曲,只能用于侧视式硬镜,从而限制了它的使用。超声碎石对比较坚硬的结石如一水草酸钙($CaOx.H_2O$)结石和胱氨酸结石往往无效。

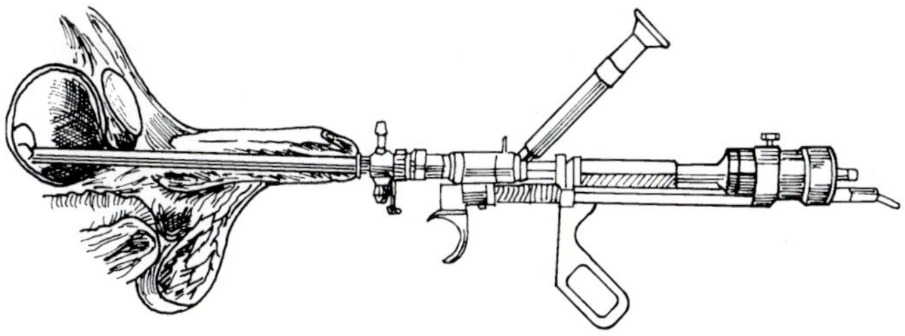

图 25-1-8　超声碎石

【碎石方法】

麻醉和体位同液电碎石术。经尿道插入侧视式膀胱镜,发现结石后通过工作通道用超声碎石探头将结石压向膀胱进行碎石。每次碎石时间约 10~15 秒,碎石同时可用负压吸引器将结石碎片和冲洗液吸出。结石较大时,可先将结石凿一小孔或一裂缝,再将碎石探头顶住裂缝,这样更易使结石碎裂。与液电碎石不同,超声碎石探头应直接接触结石,但不要用力压结石。超声碎石由于负压泵的不断抽吸,视野比液电碎石清晰,而且即使超声碎石探头接触到膀胱壁也不致造成膀胱损伤。

四、弹道碎石术

(swiss lithoclast lithotripsy)

弹道碎石包括气压和电子弹道碎石,在此重点介绍气压弹道碎石术。1990 年瑞士首先研制成功气压弹道碎石技术,因而被命名为 Swiss Lithoclast,1993 年开始应用于临床碎石。其原理是将压缩气体产生的能量驱动碎石机手柄内的弹丸,后者以一定的频率(12Hz)击打和手柄相连的金属杆的底部,依靠金属杆的机械运动击碎结石,其工作原理同工业用气压电锤一样。

气压弹道碎石(图 25-1-9)机械能主要集中在结石上,能击碎包括一水草酸钙结石和胱氨酸结石在内的各种结石。而且没有液电或超声碎石的热效应,冲击前后振幅不超过 2mm,对黏膜只产生轻微而短暂的损伤,如轻度水肿、出血等,是目前比较理想的腔内碎石方法。气压弹道碎石机冲击杆规格 0.8~2.0mm,输出能量 80~100J,是超声碎石能量的 50 倍。气压弹道碎石操作简单,穿透能力强,碎石效率高,时间短,无热效应,损伤小,并发症少,价格适宜。有文献报道体外实验用标准结石模型比较液电碎石、超声碎石、气压冲击碎石和激光碎石四种碎石技术的碎石效率,结果表明气压冲击碎石效率最高。同超声碎石一样,气

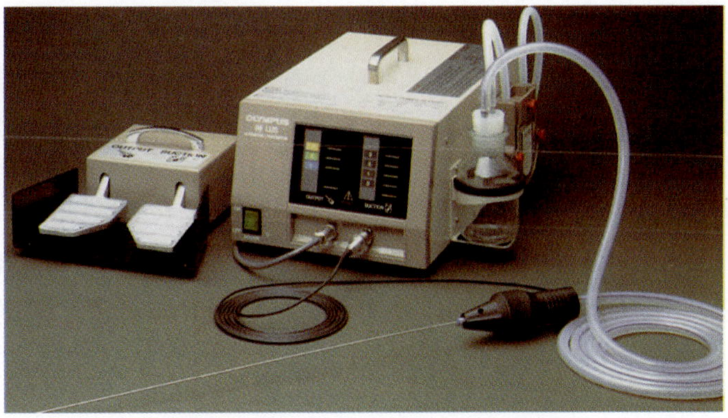

图 25-1-9　气压弹道碎石机

压弹道碎石器冲击杆不能弯曲，只能用于硬性内腔镜。不过目前已有可弯曲的 Niton 冲击杆问世，可适合软镜和直视硬镜。

【弹道碎石方法】

麻醉和体位同液电碎石术。置入侧视式膀胱镜，观察膀胱结石大小、形态、数目。通过工作通道将冲击杆直接对准结石，并将结石轻轻压向膀胱壁，直视下连续脉冲将结石击碎。起始压力 1.0~1.5bar（1bar=10^5Pa），冲击杆超过窥镜前端约 1~2cm，接触结石表面即可，不可向前推进，以免导致膀胱穿孔，膀胱内注水不宜太多，以免结石不易固定。小结石碎石过程容易移动，可改用单次脉冲法，对准结石进行碎石。如巨大膀胱结石可采用"一"字排钻孔将结石裂解。结石击碎成小于 5mm 的碎块后，即可用 Ellik 冲洗器抽吸出结石。

五、激光碎石术
(laser lithotripsy)

激光碎石是利用结石表面和激光头之间形成的气态等离子区膨胀产生的声学冲击波，达到粉碎结石的目的。早在 1968 年，Mulvaney 和 Bemk 应用红宝石激光器，成功地将结石击碎，然而其随之产生的热效应却造成了严重的组织损伤。CO_2 激光在空气中虽能有效碎石，但在水中能量衰减很快，碎石时必须向腔内灌注气体，临床应用困难。Nd:YAG 激光在水中能有效击碎结石，但所需能量很高，除引起严重的组织热损伤外，还易损坏光导纤维。因此，这几种激光都不适合腔内碎石。欲使结石击碎又不致损伤组织，需使用脉冲持续时间短、能量高的激光器，且要求波长能被结石吸收，而不被膀胱软组织所吸收。

20 世纪 80 年代开始用脉冲式激光取代连续波激光。脉冲式激光能将激光能量转换成冲击波发挥作用，因而致热效应明显减小。临床应用证明脉冲式激光具有很高的碎石效率和相当低的并发症发生率。1983 年 Watson 首先用 Q-Nd:YAG 激光碎石，效果很好，但当时的玻璃光导纤维无法承受碎石所需的高能量。1987 年，Watson 推出一种新型激光器，即可调脉冲染料激光，其能量可被结石选择性地吸收，并可快速通过细而弯曲的石英纤维传递，因而对组织损伤小。1989 年 Hofmann 改用石英光导纤维，碎石效果好，而且未出现组织热损伤，光导纤维完好无损，只是无法击碎一水草酸钙结石。激光碎石效果好、组织损伤轻，而且还可同期行前列腺切开或切除，光导纤维细且能弯曲，适合各种硬镜或软镜。但碎石速度较慢，不太适合体积大的结石，而且结石成分对碎石效果也有影响。胱氨酸结石因能大量反射激光，结石表面难以形成等离子体，激光碎石效果不佳。目前临床常用的腔内激光碎石器有钬（Ho:YAG）激光、脉冲染料激光和双波长激光等。

钬激光：是最近研制成功的激光器，通过利用氪闪烁光源激活嵌在钇-铝-石榴石晶体上的稀有元素钬而产生的脉冲式激光，波长 2 140nm，其组织穿透深度<0.5mm，组织损伤轻，脉冲发射时间仅 0.25ms，远远小于组织的热传导时间，瞬时功率可高达 10kW，足以粉碎各种成分及密度的结石，能通过直径 320~550um 低含水量光纤传输，钬激光的能量不受光纤大小限制。钬激光由于波宽很长，能被水和几乎所有结石成分吸收，钬激光不仅能粉碎各种类型的结石，包括一水草酸钙结石、胱氨酸结石等硬性结石，还能有效切割、汽化软组织。

脉冲染料激光：一种专为尿路和胆囊结石用的碎石系统，根据结石和正常组织对 504nm 激光不同的吸收系数及击碎结石所需峰值功率能量而设计的激光器。其波长 504nm，是由染料调整而得的可见绿光，脉冲宽度为 1.2μs，最高峰值功率为 117kW，采用 200μm 的光导纤维，最高可传输 80mJ 能量，而 320μm 光纤可传输 140mJ 能量，可用于各种结石的碎石。

双波长激光：U100 激光碎石机是德国 WOM 公司于 2000 年推出的一种先进的腔内碎石器，能发出波长为 1 064nm 的红光和 532nm 的绿光，故称双波长激光器。该碎石机的特点是脉冲峰值功率高，达 100kW，碎石时间短，效率高，而且人体正常组织不吸收这两种波长的激光，不会造成组织损伤。不足的是，不能同时处理结石合并的息肉。

【适应证】

1. 适用于体积较小的膀胱或尿道结石。较大的膀胱结石也可采用激光碎石,但需较长的时间,损耗光纤较多。对于较大膀胱结石可结合气压弹道碎石机,先将结石击碎,然后改激光碎石,减少激光损耗。

2. 前列腺增生合并结石者,可一并切除前列腺。

【碎石方法】

麻醉和体位同液电碎石术。目前多采用钬激光碎石,它可以击碎任何成分和大小的结石,包括脉冲染料激光不能粉碎的胱氨酸结石,碎石后结石碎块小,易排出。

常规置入膀胱镜,从膀胱镜活检孔插入导光纤维,将光纤抵于结石表面,对准结石击发。开始以小功率碎石,效果差时可增大功率。

常用激光碎石方法分为中央钻孔碎石法、切割削凿式及直接粉碎式三种。对直径大于 1cm 的结石采用中央钻孔碎石法,可从结石的粗糙或缺损面的中心钻孔,将光纤头置于结石中心持续激发,使结石核心粉碎,再逐一击碎外壳。而小于 1cm 的结石,则采用切割削凿式及直接粉碎法较好。碎石从结石边缘开始,用光纤抵住结石并与结石表面形成一定角度,粉碎结石。

碎石过程中应经常更换冲洗液,避免膀胱内水温过高,使结石下方的膀胱壁温度限制在 40℃以下,膀胱注水最好为 150~200ml。碎石中应注意将光纤伸出镜面 5mm 以上的距离,以防止结石破碎时损伤镜面。由于激光可能会造成眼睛损伤,所以手术人员最好戴保护眼镜或在监视器下工作。

参 考 文 献

1. 梅骅主编. 泌尿外科手术学. 第 2 版. 北京:人民卫生出版社,1996,816-823
2. 高新,周祥福主编. 微创泌尿外科手术与图谱.广州:广东科学技术出版社,2006,154-161
3. 叶章群,邓耀良,董诚主编. 泌尿系结石. 北京:人民卫生出版社,2003,573-669
4. 陆敬义,刘永江,苏天赐. 经尿道膀胱碎石术治疗膀胱及后尿道结石 36 例报告. 现代泌尿外科杂志,2000,5(2):99
5. 周水根,孙西钊,叶章群. 体内碎石术的原理与临床应用. 临床泌尿外科杂志,2000,15(7):332-334
6. 周凤昌,陈桥志,蔡先球,等. 气压弹道碎石术治疗膀胱结石 528 例报告. 中华泌尿外科杂志,2003,24(10):668
7. 张凤林,陈克时,刘春晓. 3 000 例膀胱结石分析. 现代泌尿外科杂志,1997,2(3):132
8. 詹锐锋,贺应成,张明,等. 气压碎石和液电碎石治疗膀胱结石疗效比较. 临床泌尿外科杂志,1997,12(6):340-341
9. 杨为民. 激光及其临床应用. 临床泌尿外科杂志,2002,17(1):3-4
10. Vandeursen H,Baert L. Extracorporeal shock wave lithotripsy monotherapy for bladder stones with the second generation lithotriptor. J Urol,1990,143:18-19
11. Teichman JMH,Vassar GJ,Bishoff JT,et al. Holmium:YAG lithotripsy yields smaller fragments than lithoclast,pulsed dyelaser or electrohydraulic lithotripsy. J Urol,1998,159:17-23
12. Teichman JMH,Rogens VJ,McIver BJ,et al. Holmium:YAG laser cystolithotripsy of large bladder calculi. Urology,1997,50:44-48
13. Teichman JMH,Parker PJ,Glickman RD,et al. Ebrium:YAG vs. holmium:YAG lithotripsy. J Urol,2000,163;318
14. Teichman JMH. Holmium:YAG lithotripsy for large renal and bladder calculi:strategies for efficient lithotripsy. J Endourol,1999,13:477-482
15. Schwartz BF,Stoller ML. The vesical calculus. Urol Clin North Am,2000,27(2):333-346
16. Schulze H,Haupt G,Piergiovanni M,et al. The Swiss lithoclast:A new device for endoscopic stone disintegration. J Urol,1993,149:15-18
17. Scarpa RM,De Lisa A,Porru D,et al. Holmium:YAG laser ureterolithotripsy. Eur Urol,1999,35:233-238
18. Linggerman JE,Lifshitz DA,Evan AP. Surgical management of urinary lithiasis. In:Walsh PC,Retik AB,Vaughan ED Jr,Wein AJ,eds. Campbell's Urology. 8th ed. Philadelphia:Saunders,2002. 3361-3451
19. Palmer LS,Reda E,Franco I,et al. Endoscopic management of bladder calculi following augmentation cystoplasty. Urology,1994,44:902-904
20. Oktay B,Yavascaoglu I,Simsek U,et al. Intracorporeal pneumatic lithotripsy for ureteral and vesical calculi. Scand J Urol Nephrol,1997,31:333-336

第二节　经尿道膀胱肿瘤电切术

transurethral resection of bladder tumors, TURBt

【周祥福　肖恒军】

【概述】

膀胱肿瘤是泌尿系统常见的肿瘤之一，绝大多数(90%以上)为移行细胞癌，约5%为鳞状细胞癌(鳞癌)、2%为腺癌，其余为非上皮性肿瘤，如横纹肌肉瘤等。膀胱肿瘤约70%是表浅型，约10%~20%为浸润性癌。临床上习惯把原位癌(Tis)、Ta期及T_1期肿瘤称为表浅型膀胱癌，其中Ta期占70%，T_1期占20%，约有10%为原位癌(Tis)。表浅型膀胱癌治疗后易复发，Ta期患者3年内复发率约50%~70%，约5%可发展为浸润性癌，而T_1期3年内约有80%的患者复发，发展为浸润性癌的概率则高达50%。

1910年Beer首先应用高频电流电极，通过膀胱镜操作通道插入膀胱内，电灼膀胱乳头状肿瘤取得成功。1932年McCarthy制造了一种电切镜，该电切镜备有Bakelite鞘作绝缘装置，其纤维光导系统提供了一个很好的手术视野，而且该电切镜可使观察物放大，一些细小的膀胱肿瘤在开放手术时不容易见到，而在该镜下可清楚看见。该电切镜起初为双手操作，后经改良为目前应用的单手操作电切镜。1935年Greenberg首先应用电切镜经尿道切除了较小的膀胱肿瘤。1938年Ballenger报道对大的已侵犯到膀胱外的膀胱肿瘤也可采用经尿道膀胱肿瘤电切术(TURBt)进行姑息性治疗。

由于膀胱癌的病因复杂，肿瘤的组织类型、细胞分化程度、肿瘤浸润的深度和广度、生长部位以及数目等，都与肿瘤的治疗效果有密切关系。选择某种固定的方法治疗不同类型、不同分期的膀胱肿瘤，显然是不恰当的。对一个高分级高分期的膀胱癌患者施行不完全的经尿道电切术，不但不能达到治愈的目的，反而会导致肿瘤的迅速复发和扩散。另一方面，也不能认为对早期、单个、浅表肿瘤，全都采用根治性膀胱全切除术的做法是对病人负责的态度。应根据具体情况，合理地拟订出治疗方案，才能提高治疗膀胱癌的疗效。

膀胱癌临床分期和病理分级与治疗方法的选择、治疗效果等有着密切的关系。临床最常用的两种分期方法分别是Jewett和Marshall提出并加以改良的现代分期法和国际抗癌联合会分期法(IUCC-TNM)。这两种分期法联合应用，可以互相补充，对拟订膀胱肿瘤的治疗计划和估计预后很有价值。一般认为低于$T_2(B_1)$期的膀胱肿瘤采用经尿道电切，其治疗效果和预后均比较满意。若肿瘤侵犯深肌层，经尿道电切术后往往很快容易复发，预后较差，目前多主张行根治性膀胱切除术。

随着经尿道电切器械的不断改进和完善，TURBt已经成为治疗表浅膀胱肿瘤的"金标准"，它具有创伤小，术后恢复快，而且没有开放手术腹壁种植的危险等优点。对于表浅性膀胱癌，尤其是低分级肿瘤，经尿道膀胱肿瘤电切术(TURBt)辅以术后膀胱灌注化疗，治愈率可达80%以上。如术后远期复发，若为单发，分级仍在G_2以下者，可考虑再次行TURBt(reTURBt)。

【适应证和禁忌证】

原则上对膀胱镜能够到达的低分级、低分期的表浅性膀胱肿瘤(图25-2-1)，都适合采取经尿道电切。膀胱内除了紧靠膀胱颈的前壁肿瘤，其余部位肿瘤电切镜都可以达到，膀胱前壁和顶部的肿瘤，只要助手在腹部相应部位加压，亦可经尿道切除。低分级是指Ⅰ~Ⅱ级分化的移行细胞癌；低分期一般为临床分期为Tis、Ta、T_1、T_2期(仅限于局限的T_2a期肿瘤)。T_2b期(瘤体浸润膀胱深肌层)以上的移行细胞癌易发生膀胱壁内血管、淋巴管浸润或转移，不宜使用经尿道电切。鳞癌、腺癌以及其他非上皮性恶性肿瘤也不宜用经尿道电切治疗。膀胱内非上皮性肿瘤，如病检为良性，肿瘤单发且体积较小，也可采用经尿道电切，但应密切随访。

如肿瘤较大，恶性程度较高或属中晚期(T_3以上)，患者一般情况较差或年龄较大，或者合并有严重的内科疾病，对这样的高危高龄患者，不能耐受膀胱部分切除或全切时，也可行经尿道电切。但该术式为姑息性手术，只是达到减少肿瘤出血缓解病情的目的。如瘤体较大，基底较宽，估计术中出血较多，此时可先行选择性膀胱动脉栓塞，再行TURBt。

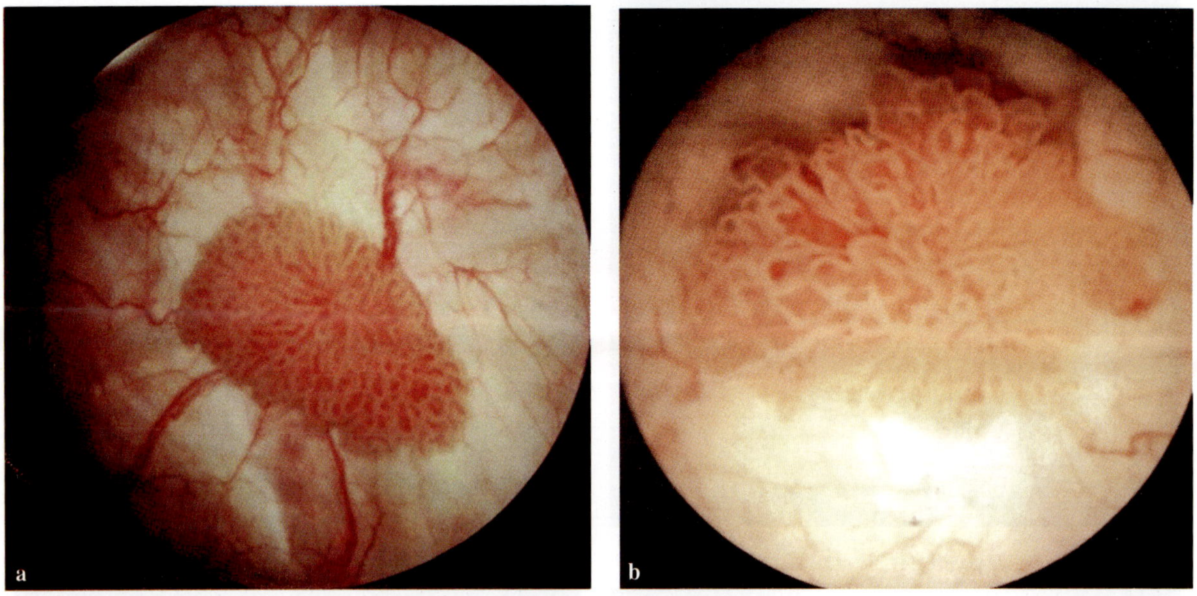

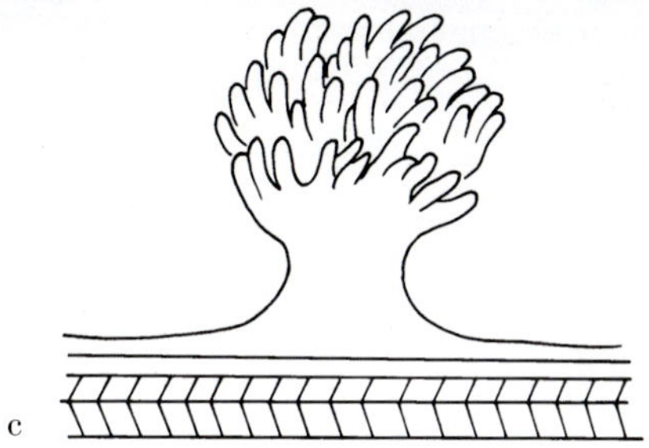

图 25-2-1　低级别、低分期的膀胱肿瘤

【术前准备】

1. 常规行尿道膀胱镜检查及活检，了解肿瘤的大小、部位、多少、是否有蒂，以及与输尿管开口和膀胱出口的距离，活检了解肿瘤的分级和浸润的深度，初步判断肿瘤浸润深度及手术的难易程度。

2. 盆腔 CT 或 MRI 有助于了解膀胱肿瘤的大小、浸润膀胱壁的深度及是否侵犯临近器官和有无盆腔淋巴结转移，以决定手术方式。

3. 肺部 X 线摄片、肝肾 B 超和静脉尿路造影(IVU)检查，了解有无远处转移和肾积水，并排除上尿路肿瘤。

4. 术前予以普通灌肠。术前半小时膀胱内灌注抗癌药，如丝裂霉素 20~40mg 等。

【麻醉和体位】

一般选用硬膜外阻滞或蛛网膜下腔阻滞。体位采取截石位，两下肢要尽量分开并妥善固定，便于术者操作。若肿瘤位于膀胱侧壁，电切负极板最好绑在肿瘤对侧的大腿，以避免发生闭孔神经反射引起损伤。

【膀胱肿瘤电切方法和技巧】

膀胱肿瘤电切前应全面仔细地检查膀胱，了解肿瘤的大小、部位、形态、是否多发，以及肿瘤与膀胱颈和输尿管口之间的关系。由于膀胱肿瘤的部位、浸润深度不同，手术方法亦不相同，手术难度也有较大差别。一般三角区、底部的肿瘤操作起来比较容易，侧壁的肿瘤要注意闭孔神经反射，顶部肿瘤如切穿可导致腹膜内穿孔。

膀胱肿瘤电切时液体灌注要缓慢，因为灌注时膀胱持续不断变形，距离不断改变，不但增加电切手术的困难，而且由于膀胱内压力不断变化，膀胱壁厚度变薄，容易引起膀胱穿孔。膀胱内的灌洗液量控制在 150~200ml，使膀胱保持在较低的压力状态下，以膀胱黏膜皱襞刚刚展开为佳(图 25-2-2)。

膀胱肿瘤电切是指用电切环将肿瘤连同其基底部一起切除，包括其周边 1~2cm 范围的正常膀胱组织在内，深度应达到深肌层(图 25-2-3)，甚至切除全部肌层，而不是肿瘤电灼术。电灼组织的碳化层能保护

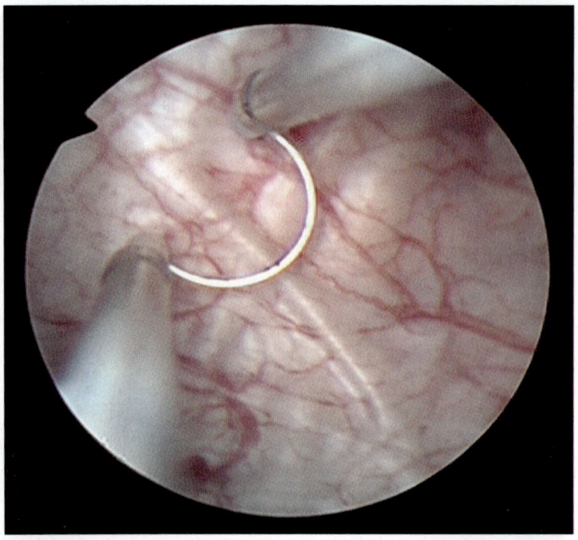

图 25-2-2　150ml 生理盐水充盈时的膀胱
(黏膜皱襞未完全展开)

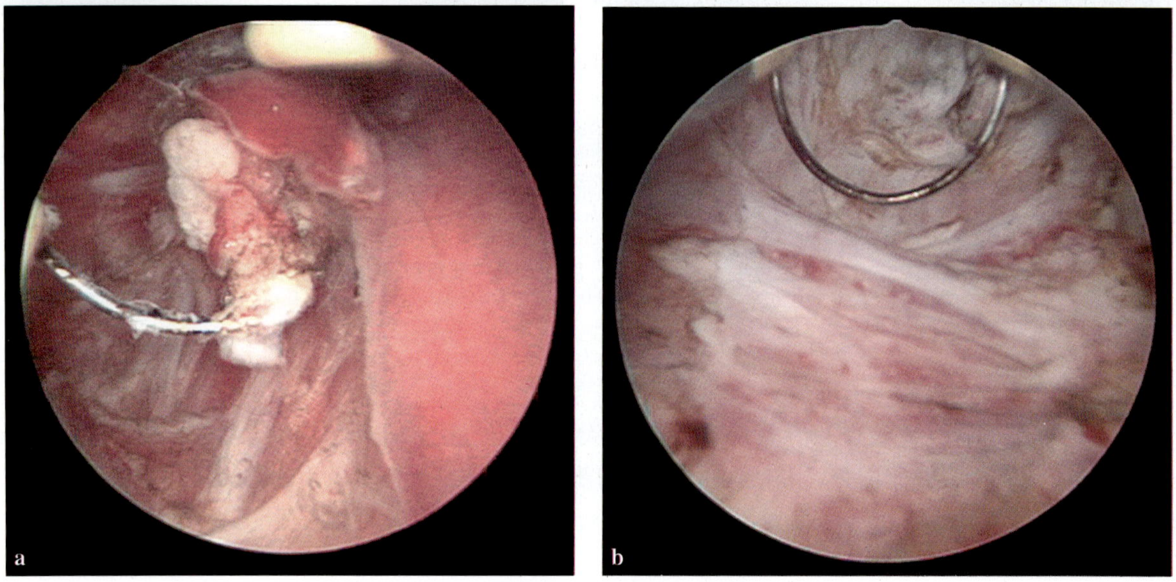

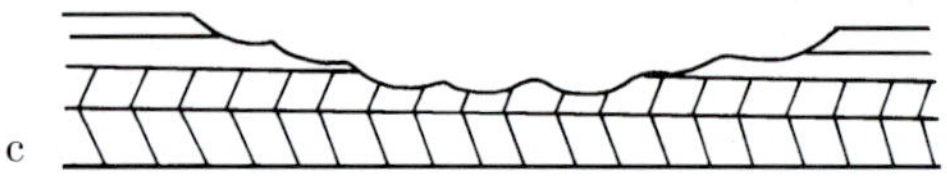

图 25-2-3　电切肿瘤至深肌层

肿瘤的根部不受损害,术后病人残存的肿瘤很快复发,且受刺激后肿瘤恶性程度会升级,加速其恶化转移。膀胱肿瘤电切方法,因肿瘤的部位、大小、基底部宽窄、有无蒂而不同。如果是多发性浅表肿瘤,应先切除不易到达的如前壁或顶部肿瘤,而膀胱底部或三角区的肿瘤可最后切除。

【膀胱肿瘤电切基本方法】

1. 顺行切除法　即电切环回缩时切除肿瘤组织。切割时先将电切环伸出跨过肿瘤,从肿瘤远侧钩住肿瘤,将肿瘤置于电切环与镜鞘之间,然后脚踩切割电流开关,同时将电切环收回镜鞘进行切除。

2. 逆行切除法　相当于前列腺电切的推切法,即先将电切环放在肿瘤的近侧,切割时电切环向远侧倒推切除肿瘤及组织的方法。因不容易掌握,易造成膀胱穿孔,较少使用。主要用于因肿瘤遮盖,其基底部显露困难的肿瘤。

3. 垂直电切法　即依靠电切镜由上而下或由左(右)向右(左)摆动切除肿瘤的方法。主要用于膀胱顶部肿瘤的切除。注意控制摆动的范围和幅度,防止膀胱穿孔。也可用于低平、蒂粗、固定而体积较大的肿瘤。

4. 弧形切除法　即在顺行切除的基础上加摆动电切镜进行切除的方法，适合于有弧度的膀胱壁上肿瘤切除。

【不同部位膀胱肿瘤切除方法和技巧】

1. 如瘤体较小、有蒂、基底较窄，则采用顺行切除法，直接用电切环将其切除(图 25-2-4)，范围应包括肿瘤全部及肿瘤基底部的肌肉层，切除后再将基底部予以电灼止血。

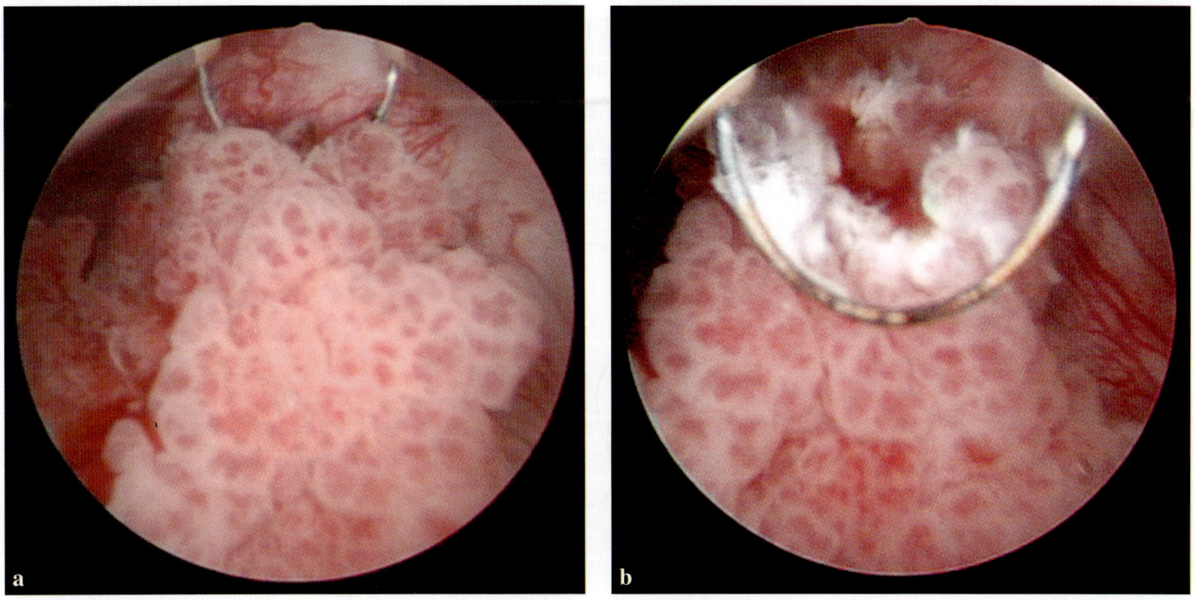

图 25-2-4　顺行法电切膀胱肿瘤

a. 电切环放在肿瘤与镜鞘之间；b. 电切肿瘤

2. 膀胱前壁肿瘤电切，可用手在耻骨联合上方腹部向下压迫膀胱前壁(图 25-2-5)，使该部位的肿瘤下移而便于切除。调节手术台的高低与前后倾斜度也很有助于完成手术。如膀胱内气泡较多影响操作时，应及时将其排出。

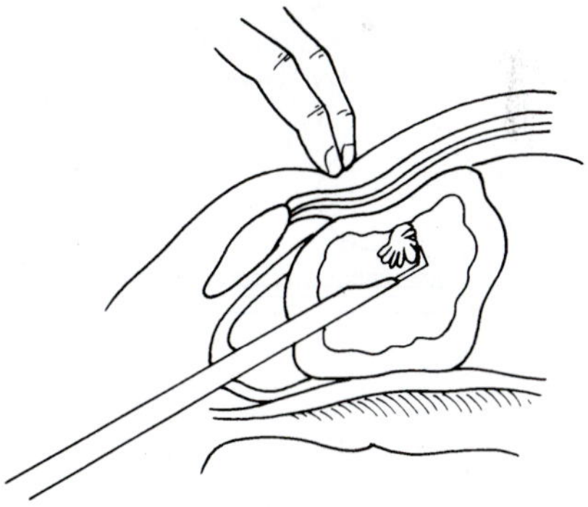

图 25-2-5　膀胱前壁肿瘤电切

3. 膀胱肿瘤位于输尿管开口附近，此时也可电切肿瘤和输尿管壁内段，以达到完整切除肿瘤。但切除的输尿管壁内段长度不应超过总长度的 1/3，而且尽量避免烧灼，以免引起输尿管口狭窄。

4. 膀胱顶部肿瘤电切，可先用手将电切环由直角变成钝角，然后将电极伸出一定的长度后采用侧向移动或上下移动进行切割(图 25-2-6)，电极的移动

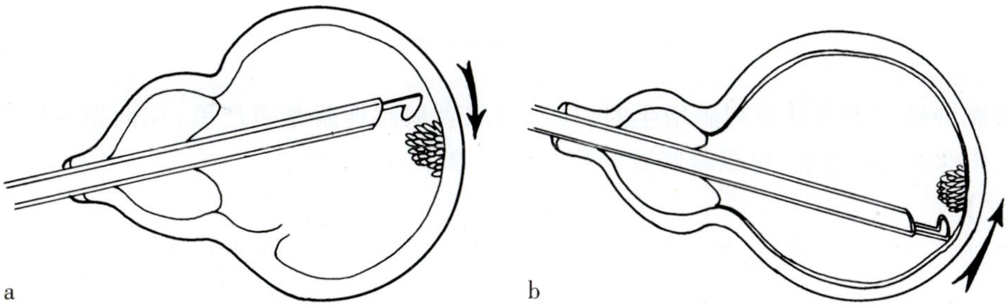

图 25-2-6　膀胱顶部肿瘤电切

a. 膀胱顶部肿瘤电切；b. 弧形电切膀胱肿瘤

应与膀胱顶部的弧形轮廓相适应。由于这一部位的膀胱壁由腹膜覆盖，膀胱穿孔时又可能进入腹腔，严重者甚至导致腹腔脏器损伤。

5. 膀胱多发肿瘤，应先切除小的或电切环不易到达部位的肿瘤，再切除大的肿瘤，最后电切容易切除部位的肿瘤。如先切除大肿瘤，可因出血较多、切除时间长或出现其他并发症，而影响其他部位肿瘤切除或遗漏小肿瘤。侧壁肿瘤一般在手术快结束时切除，因先切除两侧壁肿瘤，可能因闭孔神经反射致膀胱穿孔而影响其他部位肿瘤的切除。

6. 膀胱肿瘤电切方法，肿瘤体积较小(<1cm)，且有蒂，可将电切环伸至瘤体蒂的下方，直接从基底部切除肿瘤(图 25-2-7)。如瘤体较大，即使蒂较小，此时不宜直接从基底切除，以免过早切穿膀胱而被迫终止手术。电切时先从肿瘤顶部依次切除，然后再切除基底部，直到深肌层(图 25-2-8)。如肿瘤较大，基底较宽，估计肿瘤血供比较丰富，先切瘤体表面可能引起出血较多，导致视野模糊影响手术操作，此时可先切除瘤体边缘基底部，阻断肿瘤血供，再从瘤体顶部逐渐切除至基底部(图 25-2-9)。

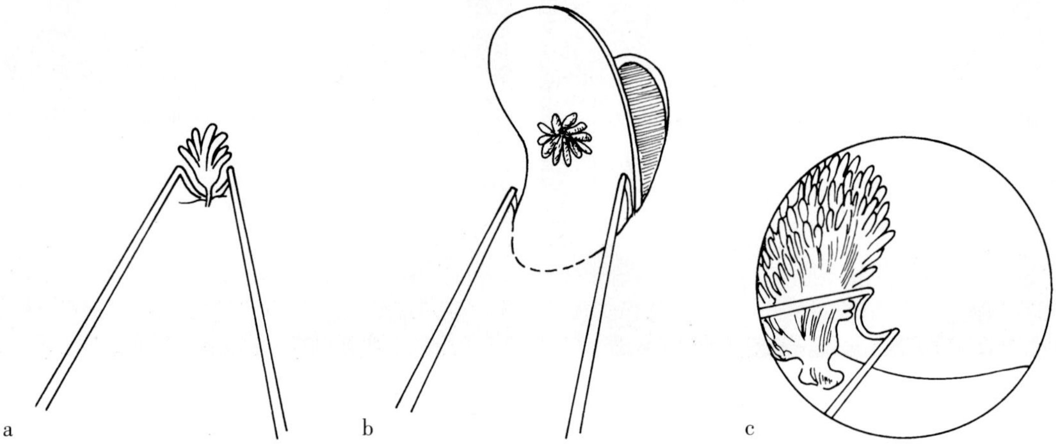

图 25-2-7　小的膀胱肿瘤直接从基底部切除

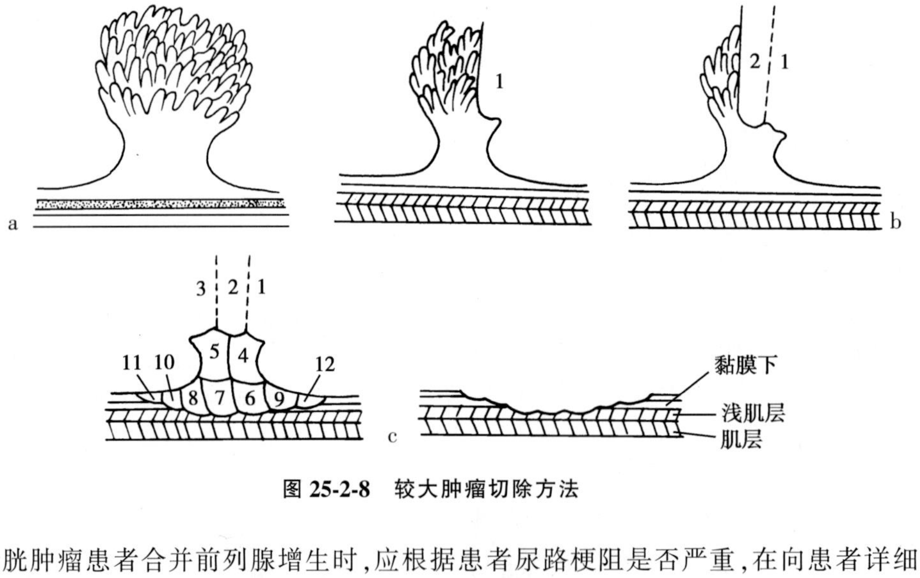

图 25-2-8　较大肿瘤切除方法

7. 老年膀胱肿瘤患者合并前列腺增生时，应根据患者尿路梗阻是否严重，在向患者详细解释手术目的和必要性并征得患者同意后，可以将膀胱肿瘤与增生腺体一并切除。

【止血方法】

膀胱肿瘤电切一般出血不多，如瘤体不大时可在完全切除肿瘤后再进行止血，这是因为当突出黏膜表面生长的肿瘤被切除后，基底部血管可很清楚地显露，止血非常容易。大的肿瘤或表面松脆的乳头状瘤，由于动脉的断端回缩，出血点不易分辨，且肿瘤组织容易移动，电切环不容易对准出血处，此时要凝固止血是比较困难的，可通过调节灌洗液的流量与电切镜的位置，在直视下使用电凝止血，或尽快将肿瘤切

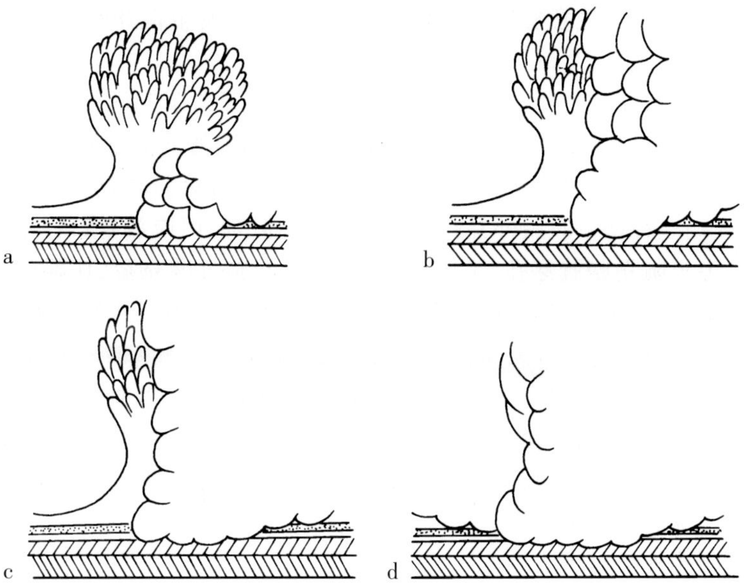

图 25-2-9 大肿瘤基底较宽切除方法

至基底部再止血。

止血一般先凝固出血多的大血管或视野内的动脉出血，尽快获得清晰的视野，然后减慢灌洗液流速，处理小的出血点。如肿瘤体积较大，面积较广泛，估计术中出血较多时，可更换用气化切割电极(铲状电极)电切，并减慢切割环的运行速度，使创面的凝固更充分，减少渗血，但应注意，过度的电凝将导致大面积焦痂形成，增加术后脱痂时出血的发生率。多发膀胱肿瘤电切时，应切一处后即彻底止血，然后再切另一处；如一处未彻底止血，就急于切除另一处，可导致多处创面出血使视野不清，反而延长手术时间。

【并发症的预防与处理】

经尿道膀胱肿瘤电切术的主要并发症是出血和穿孔。

1. 出血 切除浅表的单发肿瘤，因肿瘤浅表，血液供应不丰富，灌注液体量不多，膀胱内压力不高，手术时间短，几乎不会发生出血。大的宽蒂肿瘤，血液供应丰富，切除时可能出血较多，不仅会遇到静脉出血，还有可能有动脉喷血。大的出血需立即电凝止血，否则视野模糊，手术难以继续下去。此时将电切环对准出血点进行电凝止血，止血后再继续进行切割。如闭孔神经反射引起切除过深或切破膀胱壁，损伤盆腔大血管，应立即实行开放手术止血。术后早期出血可能与痉挛小动脉重新开放有关，术后晚期出血可能由于大面积电切电凝后形成的焦痂脱落引起。

2. 穿孔 是经尿道电切肿瘤特别需要警惕并发症，术前进行 CT 扫描，了解肿瘤浸润的深度和基底大小。切得太深是穿孔的主要原因，电切时膀胱灌入液体不能太多，150ml 左右便足够，以免膀胱过度膨胀，使膀胱壁变得太薄而易切穿孔。闭孔神经反射是造成膀胱穿孔的一个重要原因，膀胱侧壁肿瘤电切时，很容易发生闭孔神经反射，膀胱胀满时更易发生。其原因是切割电流较大，刺激闭孔神经，引起股内收肌突然强烈收缩而引起膀胱穿孔。严重的膀胱穿孔极少见，发生率约为 0.1%。为预防膀胱穿孔，术者在术中应仔细辨认结构，一旦切除组织的底部见到脂肪组织时，提示已经穿孔，应立即停止这一区域的电切。

膀胱穿孔可分为腹膜内穿孔与腹膜外穿孔两种类型。腹膜内穿孔多发生在电切膀胱顶壁肿瘤时电切过深(图 25-2-10)。穿孔如发生在肿瘤已切除干净时，且穿孔小，确认无肠道损伤，可立即停止手术，放置口径粗的导尿管，充分引流，一般可自行愈合。如电切镜毫无阻力地进入腹腔，并见到肠管，应立即停止手术，改为开放手术，打开腹膜，吸净腹腔内液体及冲洗干净腹腔。为防止肿瘤细胞种植，可予以抗癌药氮芥或丝裂霉素灌洗，然后寻找膀胱穿孔，予以缝

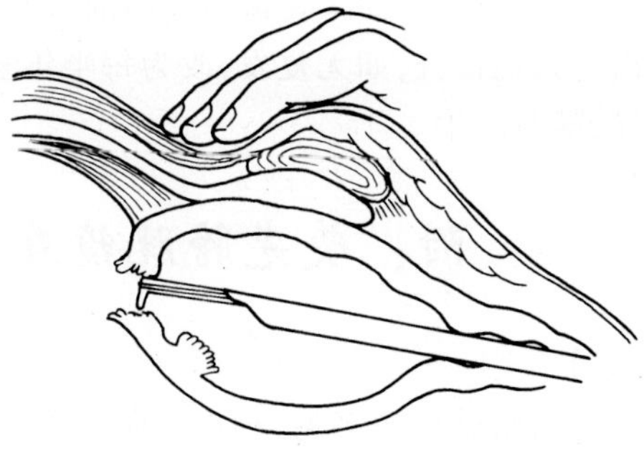

图 25-2-10 腹膜内膀胱穿孔

合修补，同时应注意检查肠道有无损伤。如穿孔发生在开始或膀胱肿瘤尚未切除干净时，应同时将肿瘤予以切除。

腹膜外穿孔主要由电刺激闭孔神经，发生反射引起的股内收肌强烈收缩所致，以及操作不熟练、视野不清或盲目切割也可造成膀胱穿孔。除了覆盖有腹膜和靠近腹膜的膀胱顶部、后壁，以及与顶部和后壁相邻的部分前壁及左右侧壁外，其余的部位最好切除全部肌层，甚至浆膜层，以达到切除彻底，从而减少复发，提高生存率。腹膜外穿孔一般不需特殊处理，但应放置口径粗的导尿管，保持导尿管引流通畅即可。

为了防止膀胱穿孔，术中应注意：防止膀胱过度充盈；切除膀胱肿瘤时应按常规有序地进行操作，术中仔细止血，保持视野清晰；切除侧壁肿瘤时，可将电极板贴在对侧大腿上、调低电流强度、同侧闭孔神经封闭或采用全麻来避免闭孔神经发生反射。

3. 闭孔神经反射　电切膀胱侧壁肿瘤时，电切或电凝电流刺激闭孔神经，使其发生反射，引起股内收肌收缩，导致同侧大腿突然内收、内旋，从而造成膀胱穿孔。这种闭孔神经反射可由麻醉师静脉给琥珀胆碱完全消除，这种短暂作用的、去极化的肌肉松弛药（肌松药）能阻断肌肉神经交接处的神经冲动传导。局部封闭也能阻断闭孔神经反射。

闭孔神经封闭法：

(1) 经闭孔法：在患侧耻骨结节外侧 2cm 耻骨水平支下缘斜向患侧盆壁处缓慢进针，待针尖碰到盆壁后回抽无血即可注入局麻药。

(2) 经腹壁法：在耻骨结节外上方 2~2.5cm 处、耻骨水平支上缘斜向骨盆壁缓慢进针，碰到盆壁回抽无血即可注射局麻药。一般选用利多卡因，将 1%~2%的利多卡因 10~15ml 注入局部。也可在针头刺入后接通电流，诱导闭孔神经反射，如同侧下肢出现抽动，表明针刺点准确，如下肢无抽动，则需重新调整穿刺方向。

4. 损伤输尿管开口　如果肿瘤位于输尿管开口附近，不可避免地会切到输尿管开口，但应避免电凝烧灼，否则将来会发生开口处狭窄，如切得太深，亦可能发生穿孔。手术时如伤及输尿管开口，最好放置一输尿管导管或双 J 管引流，可避免输尿管开口狭窄，引起梗阻及肾积水。

【术后处理】

经尿道膀胱肿瘤电切术后，常规留置三腔导尿管引流膀胱。一般不需持续膀胱冲洗，导尿管在术后 5~7 天拔除。全身使用抗生素预防感染。酌情应用止血药。术中有膀胱穿孔的病人，膀胱引流的时间应适当延长，一般留置导尿 7 ~10 天。

术后 7 ~10 天开始应用丝裂霉素、噻替派或卡介苗(BCG)等药物进行膀胱灌注，预防肿瘤复发。膀胱灌注可在拔除导尿管前进行，避免再次导尿。方法是将 20~40mg 丝裂霉素溶于 40~60ml 蒸馏水内，经尿道注入膀胱内，保留 2 小时。第 1 个月开始每周灌注 1 次，8 次为一疗程。第 3 个月开始每月灌注 1 次，持续灌注 1~2 年。在此期间每 3 个月做尿道膀胱镜检查 1 次，如发现有复发或新发病灶，则再次予以电切。若采用噻替派化疗，因噻替派灌注膀胱可有 30%被吸收，所以每次灌注膀胱前必须做血常规检查，若白细胞总数低于 4×10^9/L 或血小板低于 50×10^9/L 则暂停灌注，待血象恢复正常后再行灌注。如用 BCG 膀胱灌注进行免疫治疗，则应在膀胱伤口完全愈合后进行，其剂量为每次 10^5~10^6 菌数，每周灌注 1 次。BCG 灌注时可有明显的膀胱刺激症状，此时可配合使用丙胺太林（普鲁苯辛）、托特罗定等解痉药。

不管采用何种方法预防复发，膀胱肿瘤的复发率仍较高，因而定期复查膀胱镜是必不可少的。膀胱镜下可见上次手术瘢痕，如果在该瘢痕周围形成肿瘤，表明上次切除范围和深度不够。一般 1 年内每 3 个月复查 1 次膀胱镜检查，如无复发，改为每半年复查 1 次，持续 3 年，以后则每年复查 1 次，期间如再次出现肉眼血尿，随时复诊。

附：荧光膀胱镜在膀胱肿瘤诊断治疗中的应用

【概述】

早期浅表膀胱肿瘤多见，约占膀胱肿瘤的 75%~85%，其治疗最棘手的问题是易复发，而且复发后肿瘤的恶性程度提高，文献报道术后 5 年内复发率达 70%。传统普通膀胱镜下电切术只能切除肉眼可见的肿瘤,有38%~63%的患者术后2~6周发现残余肿瘤。这可能与术者在第一次切除肿瘤时有些微小病变部位未能观察、手术时膀胱肿瘤细胞种植、肿瘤切除不完全和多发膀胱肿瘤等因素有关。尽管目前通过普通膀胱镜来诊断和治疗表浅膀胱肿瘤是一种成熟的技术,但运用普通电切镜很难识别出散在于正常膀胱黏膜中的生长不良的膀胱黏膜上皮和原位癌,而这一部分肿瘤恰恰是造成膀胱肿瘤早期复发的主要原因。因此,选择更好的方法来发现早期的浅表肿瘤,提高早期诊断水平,并彻底切除病变,防止膀胱肿瘤复发具有十分重要的临床意义。

早在20世纪80年代初,荧光膀胱镜技术就开始应用于泌尿外科,旨在提高膀胱肿瘤早期诊断率和手术彻底治疗。其原理是利用光敏剂在特定波长的光照射下能够发出荧光的特点,由于肿瘤组织和正常组织的不同生化代谢特点,肿瘤组织能选择性地吸收、潴留光敏剂,在特定波长的激光照射下,光敏剂发生一系列光化学反应和光生物学反应,发射出特定波长的荧光,在荧光膀胱镜下,将肿瘤和正常组织区分开来,从而使肿瘤得到早期发现和诊断。目前临床常用光敏物质为5-氨基乙酰丙酸(5-aminolevulinic acid, 5-ALA),5-ALA是亚铁血红素生物合成的最初产物,5-ALA为亚铁血红素生物合成的最初产物,在血液外应用产生细胞内荧光物质原卟啉Ⅸ(PPIX),它可选择性的吸收波长为370~440nm左右的紫光跃迁为激发态,激发态的PPIX分子可释放出一部分热能及能量较低的新光子而回到稳态,形成特有的波长为635~700nm的红色荧光。在正常细胞中PPIX通常不会聚集,但在肿瘤组织中PPIX可特异性地积聚,其可能因素是亚铁螯合酶在肿瘤组织中活性降低,从而阻断了PPIX向血红素转变。因此,在外源性的5-ALA供应下,能实现内生性PPIX在肿瘤细胞中的大量积聚,与正常膀胱黏膜组织中的原卟啉Ⅸ沉淀浓度比为17∶1,经波长370~440nm激光刺激后产生强烈的红色荧光,与正常的膀胱黏膜的蓝色荧光形成鲜明对比,能够发现普通膀胱镜难以发现的小肿瘤、不典型增生或原位癌,检出率可以增加20%,且药物所致的皮肤光敏性反应极低。文献报道荧光膀胱镜的敏感性可高达87%~98%,特异性为50%~75%,尤其适用于肉眼难于发现的微小癌灶、不典型增生和难以发现的原位癌。

【术前准备】

现介绍目前临床应用最广的5-ALA缓冲液的应用方法:术前将1.5g盐酸5-ALA溶于50ml 1.4%的碳酸氢钠溶液中配制成3%的5-ALA缓冲液,要求新鲜配制、避光。用导尿管排空膀胱,然后将配制好的50ml 5-ALA溶液灌注入膀胱内。嘱患者不断更换体位使药物均匀作用于膀胱黏膜,直至手术开始,一般为2~3小时。

【麻醉和体位】

同TURBt术。

【设备器械】

光动力学诊断系统(photodynamic diagnosis, PDD):主要包括激发光源系统(D-LICHT)、荧光膀胱镜(图25-2-11)、CCD成像系统、摄像系统以及监视器等。D-LICHT系统是其核心部分,它可通过一个脚踏开关来控制荧光和白光。荧光诊断要求非常强的光源,应用流体光缆,并在光缆及观察镜上各整合了滤光片。CCD成像系统是专门用于荧光成像的电子成像系统,其还原图像便于肉眼观察。

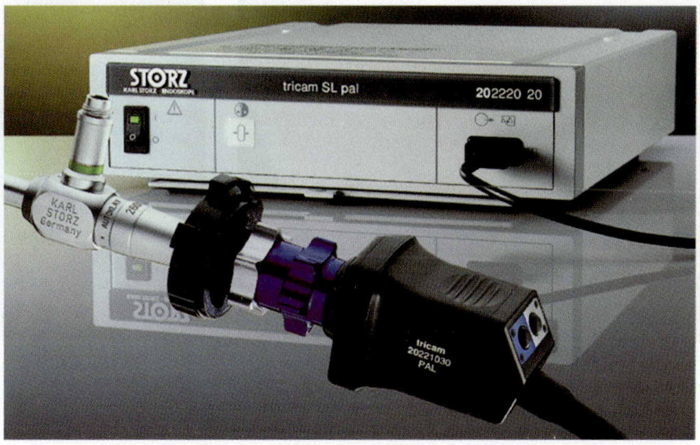

图 25-2-11 荧光膀胱镜

【手术方法】

1. 用 D-LIGHT 系统进行荧光膀胱镜检。置入荧光膀胱镜，放出预先灌注的 5-ALA 缓冲液，排空膀胱，用约 150ml 灌洗液充盈膀胱。当膀胱壁无皱襞时，变换白光及波长为 407nm 的荧光近距离垂直位检查膀胱各壁。荧光膀胱镜下正常膀胱黏膜和膀胱肿瘤的特征：①膀胱肿瘤，白光下为乳头状物，荧光镜下见红色荧光(图 25-2-12)；②可疑癌变，白光下无乳头状突起，但荧光镜下该处显现红色荧光(图 25-2-13)；③正常黏膜，白光下形态无异常，荧光镜下亦无红色荧光表现为蓝色(图 25-2-14)。

2. 仔细辨认红色区域(荧光阳性)，再在普通光下电切有荧光反应的肿瘤组织和可疑病变区域，也可在荧光下进行荧光阳性病灶切除，方法同 TURBt。切除肉眼可辨的病变组织后，再次用荧光镜检查，将发荧光的组织全部切除或电灼(图 25-2-15)，切除病变和可疑癌变组织同时送病理检查。

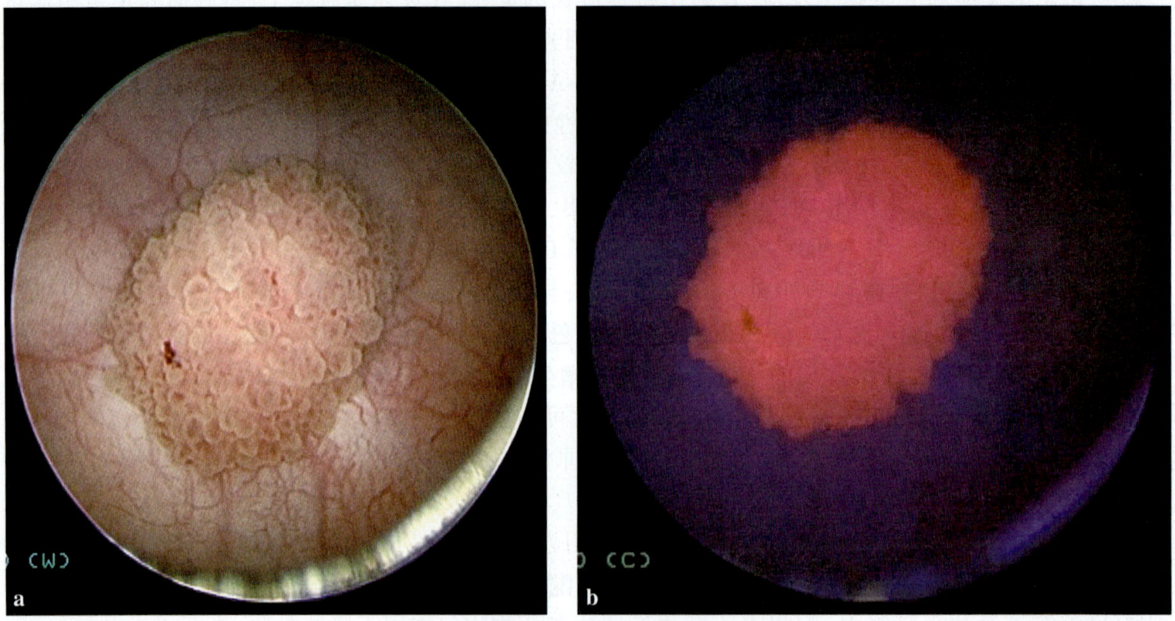

图 25-2-12 膀胱肿瘤荧光膀胱镜下特征

a. 白光下肿瘤为乳头状物；b. 蓝光下肿瘤显示红色荧光

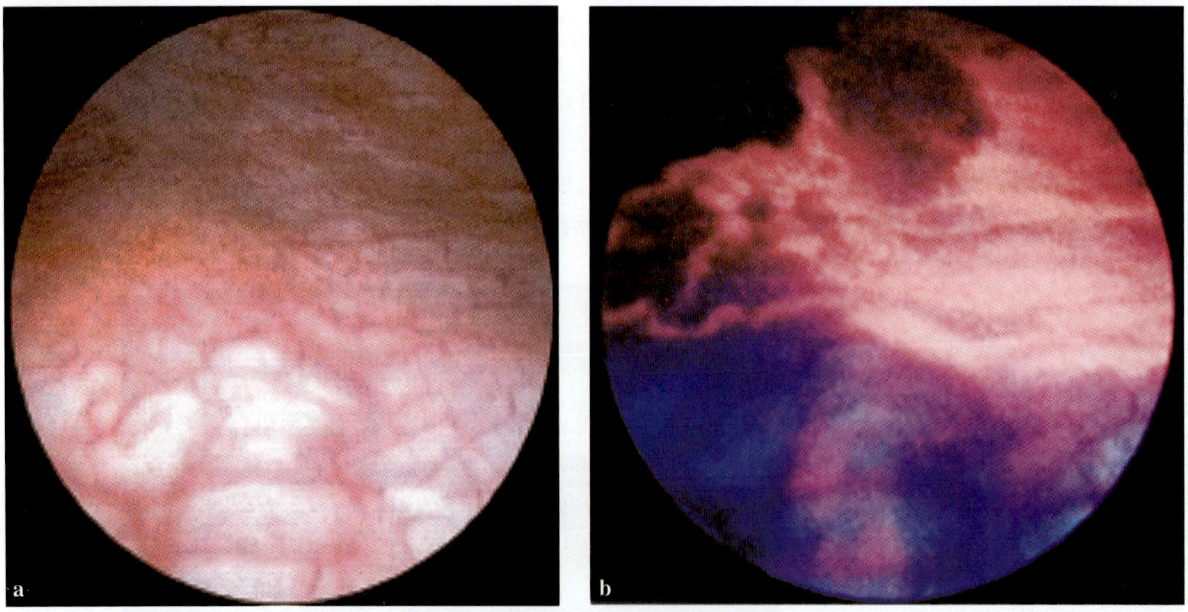

图 25-2-13 可疑癌变组织

a. 白光下无乳头状突起；b. 荧光镜下有红色荧光黏膜(原位癌)

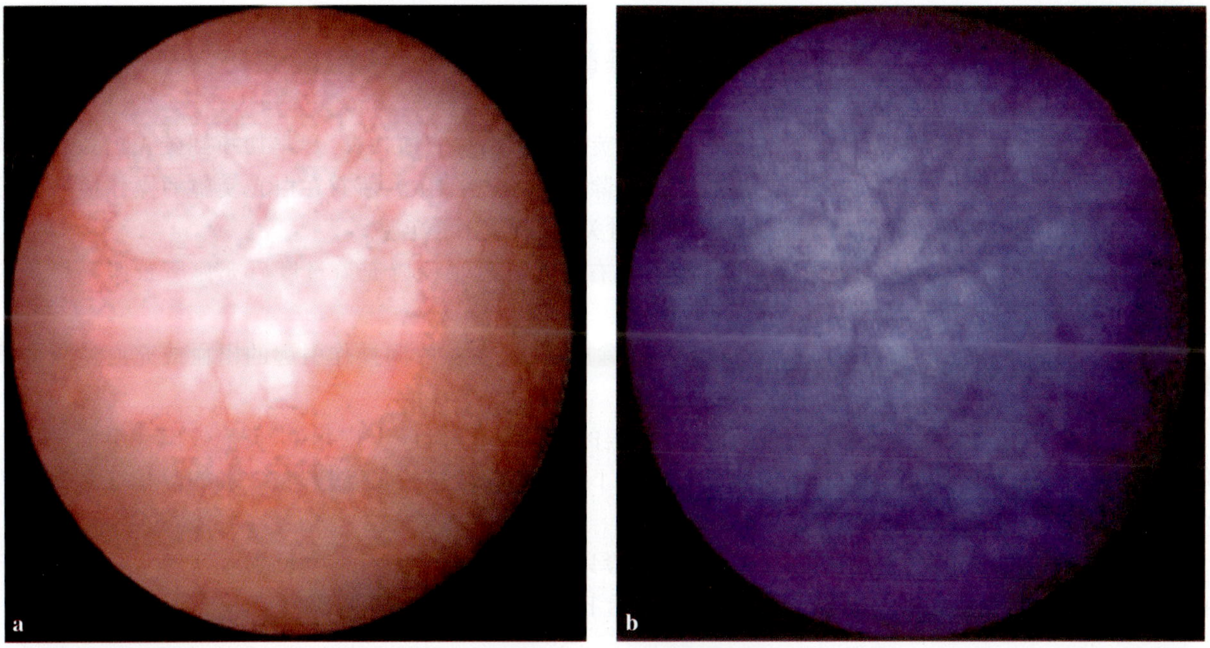

图 25-2-14　正常膀胱黏膜

a. 白光下形态无异常；b. 荧光镜下无荧光(正常膀胱黏膜)

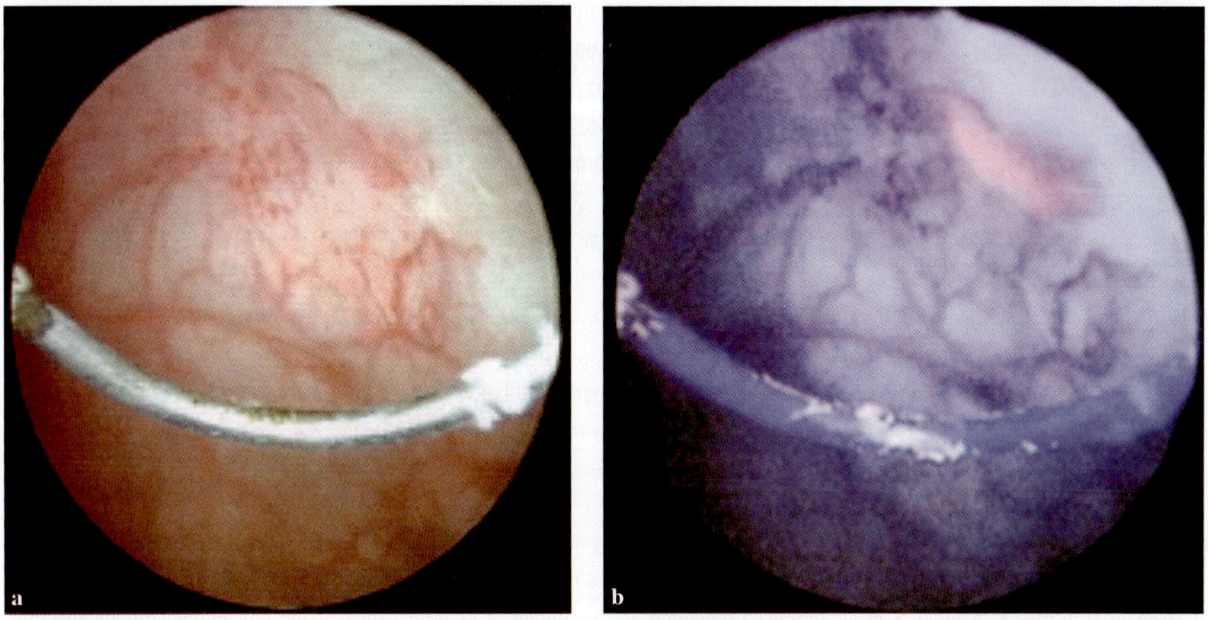

图 25-2-15　电切后肿瘤残留

a. 白光下全切除肉眼可辨的病变组织后；b. 再次用荧光检查发现残留的发荧光的肿瘤组织

【术中注意事项】

荧光膀胱镜对早期膀胱肿瘤的诊断与多种因素影响有关：如光敏剂在膀胱内停留的时间、不同的仪器设备、光源强度、膀胱镜观察的角度、医师的经验(至少有 15 次荧光膀胱镜检经验)及术前曾用药物或膀胱灌注化疗等。因此，在进行荧光膀胱镜检和电切时应注意以下问题。

1. 尿液在蓝紫色激发光下表现为绿色而影响观察，出血也可使视野模糊不清，因而检查开始时应充分引流尿液、止血。

2. 正常的膀胱皱襞在荧光膀胱镜下可出现假阳性，故操作时应使膀胱黏膜充分展开，保持膀胱持续充盈。

3. 切线位观察膀胱壁可出现假阳性，故应保持垂直位观察。膀胱颈一般都会出现荧光阳性，可能与切线位及颈部充血有关。

4. 光照时间长以后肿瘤染色也变淡，因此，操作荧光膀胱镜检查应快速，尽早切换到荧光模式。对病变区域进行观察后立即行活检或经尿道膀胱肿瘤切除术 TURBt(TUR)，所有在白光实施的操作应该在最低可见的光强度下进行，当检查必须中断时则应暂时关掉 D-LIGHT 光源。

5. 电切或膀胱镜检最好在灌注后 2~2.5 小时左右进行，避免膀胱充盈过度后充血所致假阳性反应(整个膀胱黏膜呈红色荧光反应)。

6. 术者应熟练掌握电切技术，在最佳时间内切除肿瘤，避免长时间操作引起的出血或充血造成假阳性反应。

7. 荧光显示不仅仅在膀胱癌呈阳性，而且在增生的膀胱黏膜、鳞状上皮化生、炎症或肉芽组织也可呈阳性，基于恶性病变区荧光强度高于良性病变区，为了减少假阳性率，可通过严格掌握切除指征及量化荧光强度来区分良、恶性病变。

8. 由于荧光主要分布在组织表层，荧光膀胱镜检只能发现表层的病变，因此，对位于正常膀胱黏膜下的病变进行荧光诊断可能无价值，在荧光膀胱镜指示下行 TUR 时，对于切除深度无指导意义。

参 考 文 献

1. 梅骅主编. 泌尿外科手术学. 第 2 版. 北京：人民卫生出版社，1996，785-789
2. 高新，周祥福主编. 微创泌尿外科手术与图谱.广州：广东科学技术出版社，2006，200-208
3. 那彦群主编. 泌尿外科内腔镜诊治图谱. 郑州：河南科学技术出版社，2001，198-205
4. 刘国礼主编. 现代微创外科学.北京：科学出版社，2003，597-599
5. 庄乾元主编. 经尿道手术学. 武汉：湖北科学技术出版社，2002，86-101
6. 王伟明，叶敏，陈建华，等. 经尿道膀胱肿瘤电气化术(附 210 例报告). 临床泌尿外科杂志，2002，17(9)：461-462
7. 宋晓东，叶章群，周四维，等. 5-氨基乙酰丙酸诱导荧光膀胱镜在膀胱肿瘤诊断中的应用. 中华泌尿外科杂志，2004，25(9)：619-621
8. 赵军，何辉，贺大林，等. 5-氨基乙酰丙酸荧光膀胱镜在膀胱肿瘤诊治中的应用评价(附 56 例报告). 现代泌尿外科杂志，2006，11(3)：158-160
9. Thiruchelvam N，Ubhayakar G，Mostafid H. The management of hydronephrosis in patients undergoing TURBT. Int Urol Nephrol，2006，38(3-4)：483-486
10. Akagashi K，Tanda H，Kato S，et al. Recurrence pattern for superficial bladder cancer. Int J Urol，2006，13(6)：686-691
11. Coptcoat MJ，Oliver RT. The role of surgery in the multimodality treatment of bladder cancer. Cancer Surv，1998，31：129-147
12. Riedl CR，Daniltchenko D，Koenig F，et al. Fluorescence endoscopy with 5-aminolevulinic acid reduces early recurrence rate in superficial bladder cancer.J Urol，2001，165：1121-1123
13. Zaak D，Frimberger D，Muller-Lisse U，et al. Decrease of early recurrence by means of 5-aminolevulinic acidinduced fluorescence endoscopy in patients with bladder cancer -follow-up of a randomized phase III trial. J Urol，2001，165(suppl)：676
14. Jocham D，Witjes F，Wagner S，et al. Improved detection and treatment of bladder cancer using hexaminolevulinate imaging：a prospective，phase Ⅲ multicenter study. J Urol，2005，174(3)：862-866
15. Malkowicz SB，et al. Management of superficial bladder cancer. In：Walsh PC，Retik AB，Vaughan ED Jr，Wein AJ. eds. Campbell's Urology. 8th ed. Philadelphia：Saunders，2002，2785-2802
16. Pieras E，Palou J，Salvador J，et al. Management and prognosis of transitional cell carcinoma superficial recurrence in muscle-invasive bladder cancer after bladder preservation. Eur Urol，2003，44(2)：222-225
17. Riedl CR，Daniltchenko D，Koenig F，et al. Fluorescence endoscopy with 5-aminolevulinic acid reduces early recurrence rate in superficial bladder cancer. J Urol，2001，165(4)：1121-1123
18. Schwaibold H，Pichlmeier U，Klingenberger HJ，et al. Long-term follow-up of cytostatic intravesical instillation in patients with superficial bladder carcinoma. Is short-term，intensive instillation better than maintenance therapy?Eur Urol，1997，31 (2)：153-159

经尿道膀胱肿瘤切除术(TURBT)主要适应证是浅表性膀胱癌,它是浅表性膀胱癌的主要治疗手段,肿瘤切除后,应常规进行基底部的组织活检,便于病理分期和下一步治疗方案的确定。而术后病理报告为T_1的膀胱肿瘤,应于术后2~6周再次行TUR,以降低术后复发的概率。文献报道T_1膀胱肿瘤术后2~6周再次TUR发现残余肿瘤为28%~74%。Divirik等2006年报道142例新诊断的T_1期膀胱癌随机分成两组,一组74例第1次术后2~6周再次TUR,另一组68例仅1次TUR,术后灌注治疗相同,平均随访31.5个月,结果显示总的无复发生存率分别为74.32%、36.76%;复发率分别为25.68%、63.24%。分级为G1、G2、G3的肿瘤复发率在第1组分别为17.6%、25%、60%,而在第2组分别为25%、64%、90%。

膀胱肿瘤复发率之所以高,主要与切除不完全,以及微小病变未发现而漏切有关。近10多年来发展的荧光引导TURBt可以更好地显示膀胱内原位癌等微小病变和手术中边缘切除的彻底性,从而能够更准确地检测和切除膀胱内的肿瘤组织,减少残余肿瘤,提高根治率。Kriegmair等对荧光引导下的TURBt进行了前瞻性多中心随机试验,67%的膀胱肿瘤患者经荧光引导TUR可以完全切除肿瘤,而经普通电切完全切除肿瘤者仅46.9%。Junker等对荧光膀胱镜假阳性良性组织标本用分子生物学技术进行研究发现所有荧光阳性的标本在基因变异及端粒酶活性上要明显高于荧光阴性的正常尿路上皮标本。从这个意义上说,荧光膀胱镜检可发现病理上尚未发现的癌前病变,对荧光阳性的良性病变进行电切更能防止肿瘤术后的复发。

TURBt时应注意控制膀胱内灌注液量在150~200ml,使膀胱黏膜皱襞刚刚展开,利于切除深度的掌握和避免穿孔。TURBt时应将肿瘤完全切除,除了覆盖有腹膜和靠近腹膜的膀胱顶部、后壁,以及与顶部和后壁相邻的部分前壁及左右侧壁外,其余的部位最好切除全部肌层以达到切除彻底,减少复发,提高生存率者。

如肿瘤位于输尿管开口及其附近,为了切除肿瘤彻底,可以照常切除输尿管开口,但尽量避免烧灼,以免引起输尿道开口狭窄,术后放置双J管。如在术前放置双J管,手术更安全。如电切后放置双J管有困难,可静脉注射呋塞米,观察喷尿有助寻找输尿管开口。

膀胱穿孔主要与操作不熟练、出血引起视野不清而盲目切割,以及闭孔神经反射引起股内收肌突然收缩而致。为了防止膀胱穿孔术中应注意防止膀胱过度充盈;切除膀胱肿瘤时应按常规有序地进行操作,仔细止血,保持视野清晰;切除侧壁肿瘤时,可将电极板贴在对侧大腿上、调低电流强度、同侧闭孔神经封闭或采用全麻来避免闭孔神经发生反射。

TURBt术前1小时及术后立即灌注丝裂霉素20~40mg,可以减少脱落癌细胞在电切时的扩散和术后创口的种植,以及复发。TURBT术后定期继续膀胱灌注治疗及膀胱镜检查也是浅表性膀胱癌治疗的一项重要措施。

(周祥福)

参考文献

1. Divrik RT, Yildirim U, Zorlu F, et al. The effect of repeat transurethral resection on recurrence and progression rates in patients with T1 tumors of the bladder who received intravesical mitomycin: a prospective, randomized clinical trial. J Urol, 2006, 175 (5): 1641-1644

2. Divrik T, Yildirim U, Eroglu AS, et al. Is a Second transurethral resection necessary for newly diagnosed pT1 bladder cancer? J Urol, 2006, 175(4): 1258-1261

3. Schmidbauer J, Witjes F, Schmeller N, et al. Improved detection of urothelial carcinoma in situ with hexaminolevulinate fluorescence cystoscopy. J Urol, 2004, 171, 135-138

4. Junker K, Kania K, Fiedler W, et al. Molecular genetic evaluation of fluorescence diagnosis in bladder cancer. Int J Oncol, 2002, 20: 6472653

5. Kriegmair M, Zaak D, Rothenberger KH, et al. Transurethral resection for bladder cancer using 5-aminolevulinic acid induced fluorescence endoscopy *versus* white light endoscopy. J Urol, 2002, 168: 4752478

6. Malkowicz SB, et al. Management of Superficial Bladder Cancer. In Walsh PC, Retik AB, Vaughan ED Jr, Wein AJ (eds): Campbell's Urology, 8th ed. Philadelphia, WB Saunders, 2002, 2785-2802

第三节　经尿道膀胱肿瘤激光治疗

transurethral laser therapy of bladder tumor

【夏术阶】

【概述】

由于激光的能量可以经光纤传导,并能通过内腔镜作用于膀胱肿瘤的部位并进行治疗,因而临床应用日益广泛。早在 1966 年 Parson 就在狗的膀胱和尿道上做了激光效应的实验观察。1970 年 Mussiggan 潜心研究 CO_2 激光、Nd:YAG 激光对肾脏、膀胱和前列腺疾病的治疗作用。1973 年 Nath 等研究石英光纤成功,使激光被引入体内成为可能。近几年来,激光医学迅速发展,新的激光外科治疗系统不断问世。钬激光(Ho:YAG)具有良好的切割和气化作用,功率可以达到 100W,铥激光具有更佳的切割和止血功能,在泌尿外科中的应用范围不断扩大。

不论是钬激光还是铥激光都有以切割为主的端射光纤和以气化为主的侧射光纤。笔者习惯将光纤锁定在激光手柄上,操作时右手握住摄像头,左手旋转激光手柄,在组织表面做“刷油漆”的动作。由于光纤的固定,既可以避免损坏膀胱镜,又可以比较容易地使激光束接触组织,提高了切割和气化效率。

在应用激光治疗膀胱肿瘤时,首先要仔细检查激光器、光纤,检查膀胱镜的进出水系统以及激光光纤的固定配件和激光手柄是否正常。通常使用生理盐水作为冲洗液。使用激光系统时注意眼睛防护。

【适应证】

同经尿道膀胱肿瘤电切术(TURBt)。

【术前准备】

除常规的术前检查外,需要行膀胱镜检查,以了解肿瘤的大小、分布以及与尿道的关系。准备生理盐水做膀胱冲洗。

【麻醉】

连续硬膜外阻滞。

【手术方法】

1. Ho:YAG 激光治疗膀胱肿瘤　Ho:YAG 激光是兼有切割与气化功能的脉冲式激光,波长 2.1μm,能量易被水吸收,使用相对安全,切割确切。术者可以根据自己的熟练程度,调节激光能量的大小。合并膀胱结石的病人应用钬激光一起处理。如果病人患有良性前列腺增生症,可以应用钬激光做前列腺切开,详见有关章节。

2. 铥激光　铥激光是一种新型的手术激光,其中心波长可在 1.75~2.22μm 间调节,可以选择脉冲或连续波模式,具有精准高效切割的特点,为微创治疗膀胱肿瘤提供了新的选择。应用铥激光可以在肿瘤的基底部进行切割(图 25-3-1),达到肿瘤包括部分膀胱壁一并切除(图 25-3-2)。止血性能好。

【并发症预防与处理】

1. 出血　肿瘤供应血管较粗时可能引起出血,可以将光纤离开组织 1~2mm 继续照射,即达到止血的目的。

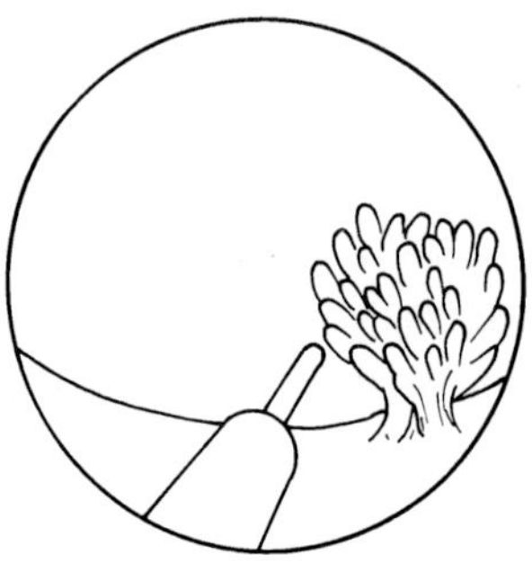

图 25-3-1　激光切除肿瘤基底部

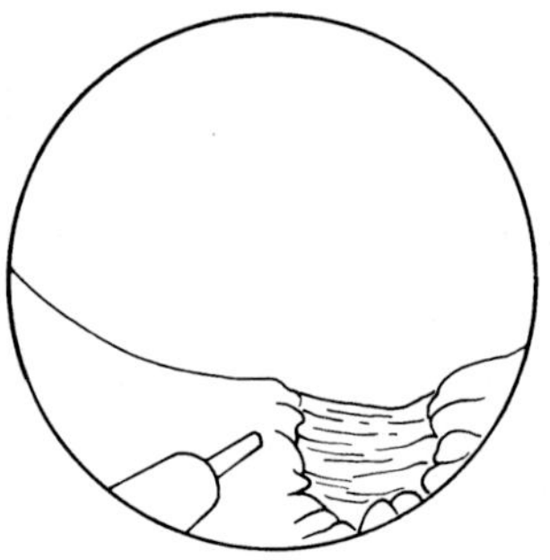

图 25-3-2　切除肿瘤及部分膀胱壁

2. 膀胱穿孔　少见,但在进行根治性膀胱肿瘤切除时,容易引起膀胱穿孔。保持导尿管通畅,适当延长留置导尿管的时间。

3. 肠管损伤　罕见,可能与肿瘤较大、操作欠熟练有关。术后注意腹部体征,如果有腹胀、腹痛时应考虑肠管穿孔的可能,立即禁食加适当抗生素治疗,必要时开放手术处理。

4. 感染　激光切割气化的膀胱肌层创面愈合较慢,笔者注意到术后 3 个月,仍有创面未愈合的情况。建议患者术后多饮水,抗生素预防感染。

【术后处理】

同经尿道膀胱肿瘤电切术。

参考文献

1. 梅骅主编. 泌尿外科手术学. 第 2 版. 北京:人民卫生出版社,1996,855-858

2. 夏术阶,等. 经尿道钬激光局部膀胱壁切除治疗肌层浸润膀胱肿瘤. 中华泌尿外科杂志,2005,26:352

第四节　经尿道膀胱肿瘤的光动力疗法

Transurethral photodynamic therapy for bladder tumors, TUPDBT

【夏术阶】

【概述】

应用光动力疗法(PDT)治疗肿瘤是基于光敏物质对肿瘤组织有较大的亲和力,进入肿瘤组织细胞内的光敏剂,当遇到能穿透组织的适当波长的激光时,其光动力学反应被激活,产生单态氧,引起局部微循环改变、非特异性免疫反应和强烈的炎症反应,达到杀伤肿瘤细胞和破坏肿瘤血管系统的目的。因光敏物质在正常组织中浓度较低,排泄快,而在肿瘤组织中浓度高,留存时间长,从而选择性杀灭肿瘤组织细胞而正常组织可免受损害。第一代光敏剂为血卟啉衍生物(HPD),如卟吩姆钠(光福啉,porfimer sodium, photofrin)和癌光啉(PSD)等;第二代为卟啉类化合物衍生物,如金属酞菁、竹红菌素(hypocrelline)、金丝桃蒽醌(hypericin)和 5-氨基酮戊酸等;第三代为连接单克隆抗体或反义寡核苷酸的药物,属于“生物导弹”型药物,具有更高的选择性和特异性,尚处于设计研发中。

常用的光源是波长在 630nm 左右的金蒸气弥散激光、氩离子泵浦染料激光、铜蒸气激光、倍频 YAG 泵浦染料激光、He-Ne 激光等,这些激光器体积大,需要高压电源和冷却装置,设备复杂、昂贵、笨重,在推广上有困难。激发光的选择要求:①光线具有较高的强度和能量,以激发光敏剂产生足够强的光动力作用杀伤瘤细胞;②光的波长与光敏剂的最大吸收波长相符合,以保证光能最大限度地被光敏剂所吸收;③有适当的组织穿透性,既可达到足够的深度以杀伤位置较深的肿瘤,又避免穿透过深而损伤正常肌层组织,造成严重的不良反应。现在应用半导体激光,体积小,重量轻,可以空气冷却,而且波长范围 630~690nm,为激光医学的发展开辟了新纪元。这样光动力反应效果好,使整个膀胱受到照射(图 25-4-1)。

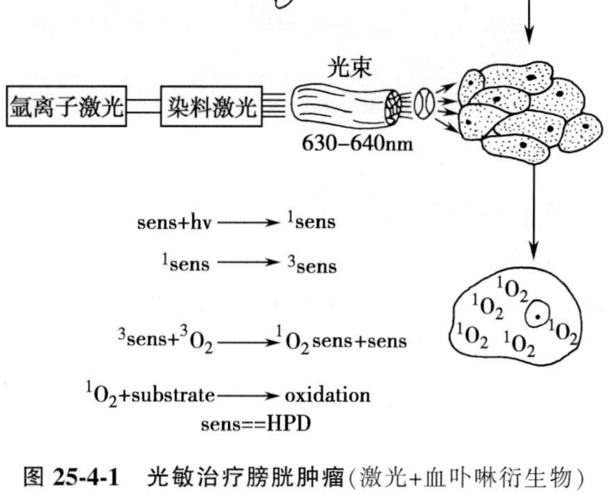

图 25-4-1　光敏治疗膀胱肿瘤(激光+血卟啉衍生物)

理想的光敏剂应该具备以下几个条件:

(1) 在可见光的红光区(波长大于 630nm)有强吸收峰。

(2) 三重态氧的量子产生率高。

(3) 单重态氧的量子产生率高。

(4) 低暗毒性。

(5) 在癌组织中可被选择性地吸收,对于健康组织,特别是皮肤,不吸收或少吸收。

(6) 容易大量合成,配方简单,且容易保存。

(7) 根据药动学要求,多余的药物能够迅速从体内排泄出去。现在研制的光敏剂正在向这个方向发展。

【适应证】

1. 直径小于 3cm 的浅表肿瘤,因较大的肿瘤吸收光敏剂不恒定。

2. 欲保留膀胱的多发性膀胱肿瘤。

3. 膀胱肿瘤多次复发。

4. 手术、化疗和免疫治疗无明显效果的膀胱肿瘤。

5. 膀胱原位癌不愿做全膀胱切除术。

6. 不能耐受手术而行姑息治疗。

【术前准备】

进行光动力疗法(PDT)前,某些光敏剂需进行皮肤划痕过敏实验,皮试阴性方可进行治疗。术前 48 小时光敏剂按 1.5~5mg/kg 加 5%葡萄糖溶液 250ml 静脉滴注。再次治疗者距上次给药 2 周以后,按一半剂量给药,超过 1 个月的仍按首次剂量给药。另每次治疗前 4~6 小时将光敏剂膀胱内灌注,保留 2~3 小时。

【手术方法及步骤】

用 2%利多卡因 40ml 膀胱内灌注作为局部黏膜麻醉,使用激光做激发光源(图 25-4-2),输出功率 2~2.5W。用带有球形头的石英光纤传输,经膀胱镜插管孔将光纤插入膀胱,光纤距肿瘤 0.5~1.5cm 处照射肿瘤及整个膀胱(图 25-4-3)。每光斑照射 20~30 分钟,按肿瘤分布范围,每次照射 2~3 个光斑。肿瘤较大的可先进行电切或 Ho:YAG 激光治疗后再进行照射,必要时可在 2 周后再照射 1 次。

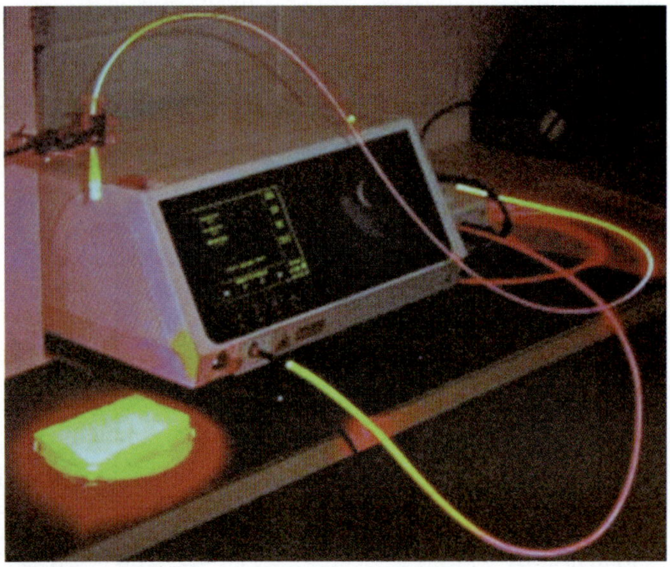

图 25-4-2　半导体激光发射仪

【术后处理】

PDT 后通常留置 Foley 尿管 1 周左右,使膀胱松弛休息。术后服用抗生素预防感染及地塞米松 3~5 天以减轻水肿。患者在注射光敏药物 1~2 个月内不外出活动,避光,不看彩色电视,不晒太阳,不洗热水澡。

【并发症及处理】

1. 血尿　照射后一部分患者会出现血尿,特别是在创面脱痂时发生。一般给以止血药处理及增加饮水量即可。

2. 膀胱刺激征　光照射后大多患者会有膀胱刺激征,嘱患者多饮水,服用黄酮哌酯类药物,或 a_1A 受体阻滞药，如坦索罗辛(哈乐)0.2mg 每天 1 次，膀胱刺激症状 1 周左右可消失。

3. 皮肤过敏　注射某些光敏剂后，有颜面、颈部、上下肢暴露部位肤色加深，避光不够者甚至潮红、起疱。为了避免发生过敏反应，至少应避光 1 个月。发生过敏反应时可服用抗组胺药和地塞米松，症状很快减轻。

4. 严重患者出现膀胱挛缩（膀胱容量减少 50%以上），其原因可能与 PDT 损伤膀胱肌层，导致膀胱壁纤维化有关。

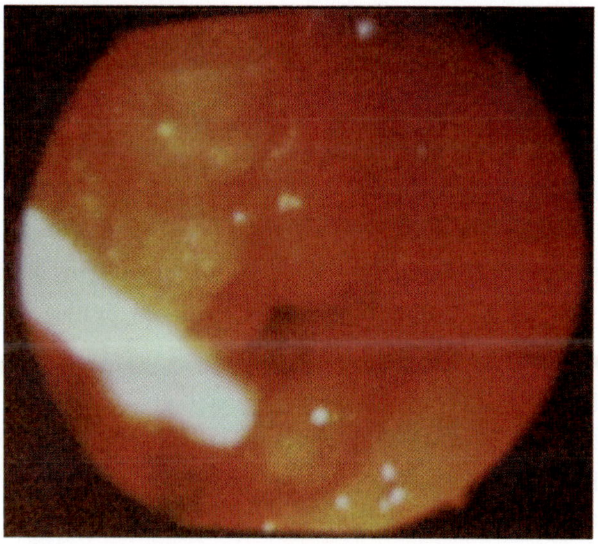

图 25-4-3　激光照射病灶处

随着新型光敏剂的应用，以及由全身应用改为膀胱内局部应用，PDT 治疗膀胱癌的并发症已大大减少。采用膀胱内局部灌注 5-ALA 行 PDT，术后无须避光，无皮肤光毒反应和膀胱挛缩的发生。PDT 正被作为 BCG 灌注失败后的二线治疗手段，甚至可作为根治性膀胱全切术的替代疗法，应用前景乐观。

参考文献

1. 梅骅主编. 泌尿外科手术学. 第 2 版. 北京：人民卫生出版社，1996，858-859
2. 叶章群. 膀胱癌光动力学诊断与治疗. 临床外科杂志，2005，13：482-484
3. 张元芳，张道新，陈绍亮，等. ^{131}I 标记血卟啉衍生物及其在膀胱癌放射显像中的应用. 中国激光医学杂志，1996，5(1)：20-23
4. Nseyo UO, Shumaker B, Kleinn EA, et al. PDT using porfimer sodium as an alternative to cystectomy in patients with refractory TCC in situ of the bladder. J Urol, 1998, 160：39-44
5. Berger-Andreas P, Steiner H, Stenzl A, et al. PDT with intravesical instillation of 5-ALA for patients with recurrent superficial bladder cancer: a single center study. Urology, 2003, 61：338-441

第五节　经尿道腺性膀胱炎电切术

transurethral resection of cystitis glandularis

【高　新】

【概述】

腺性膀胱炎(glandular cystitis, GC)是一种膀胱黏膜上皮反应性增生改变，1887 年由 von Limberk 首先报道。文献报道腺性膀胱炎患病率约为 1%，近年来由于腔内泌尿外科技术的发展和普及，临床和病理医师对本病认识的提高，其患病率有增加的趋势。腺性膀胱炎病因仍不甚清楚，Wahher 等认为是变移上皮(又称移行上皮)在慢性刺激因素，如结石、感染、梗阻、物理刺激和化学致癌物等作用下，化生为腺上皮，并通过分泌黏液而达到自身保护目的，其发生属于机体的一种防御机制。Delnay 等报道约有 23%的泌尿系置管患者有腺性膀胱炎的表现。Edwards 等认为腺性膀胱炎广泛弥散的细胞巢和囊肿是癌前病变的先兆。Thrasher 等报道 9 例腺性膀胱炎中有 2 例恶变为腺癌，其转化为膀胱癌的过程极为复杂，可能是多因素共同作用的结果。目前多数学者认为腺性膀胱炎是一种良性病变，有恶变可能，因而主张积极治疗。

1. 病因和发病机制　本病的病因和发病机制仍未完全阐明，目前对其病因主要有两种学说：胚胎残余的发展和变移上皮化生。

(1) 胚胎残余的发展：Emmett 等提出直肠与尿生殖窦分离时，残留在膀胱中的内胚层肠细胞巢在一定情况下转化成腺成分，在某些刺激因子作用下，进一步发展成腺性膀胱炎。

(2) 变移上皮化生：结石、感染、梗阻、泌尿系置管、肿瘤等因素的慢性刺激可使膀胱黏膜上皮的基底细胞呈灶性增生，形成细胞巢，并向固有层生长，称为 von Brunn 细胞巢，巢中心部退化形成囊腔，称为囊性膀胱炎，最后腔内柱状上皮形成，即为腺性膀胱炎。此种学说目前逐渐被人们所接受。

Parker 等报道约有 95%的腺性膀胱炎患者有感染、结石和梗阻等因素，因此，认为感染、结石和梗阻性病变可能是腺性膀胱炎的病因。Hegns 等提出腺性膀胱炎的发生可能还与维生素缺乏症、变态反应、有毒代谢产物、激素失衡及致癌物等相关。

2. 病理　膀胱黏膜变移上皮在慢性炎症或其他刺激下，其基底细胞层增生，进而向黏膜下层出芽性生长，并形成实性的细胞巢，称为 von Brunn 细胞巢或细胞岛。细胞巢中心囊性变，充以黏液，囊壁被覆的上皮呈变移上皮时，称囊性膀胱炎(cystitis cystics)；囊壁被覆上皮具有柱状的肠上皮特点时，称腺性膀胱炎。变移上皮与上述化生病变之间，常有各种过渡形式。免疫组化显示，von Brunn 巢和腺性膀胱炎内，有神经内分泌细胞存在。电子显微镜下可见被覆于囊性和腺性膀胱炎囊腔壁的上皮有短的微绒毛，柱状细胞内有多数分泌颗粒。免疫组化还显示 35%的化生灶内，有前列腺特异抗原(PSA)和前列腺酸性磷酸酶(PsAP)阳性的细胞，一些女性病例也有同样现象，证明膀胱有前列腺样化生，说明在发育过程中，膀胱原基可能与前列腺有密切关系。膀胱腺样化生的患者，腺癌的发生率很高。

腺性膀胱炎显微镜下可分为四种组织学类型：

(1) 经典型(变移上皮型)：以 Brunn 巢为特征性上皮型，腺性-变移上皮巢呈圆形或卵圆形，腺上皮下方有层数不等的变移上皮。

(2) 肠上皮型：化生腺上皮含有杯状细胞，腺上皮下一般没有变移上皮。

(3) 前列腺上皮型：腺腔较大，皱襞较多而高低不等，腺上皮呈单层柱状，立方或假复层柱状，类似前列腺腺泡。腺上皮表面有不规则微绒毛，细胞内有丰富的粗面内质网和分泌颗粒，腺上皮与间质之间有胶原样基膜。腺腔内含有 PSA 阳性的浓缩分泌物。

(4) 混合型：镜下同时存在 Brunn 巢和前列腺腺组织转化结构。

膀胱镜检可见腺性膀胱炎好发于膀胱颈、三角区及输尿管口周围，颈口以 3~9 点为多。膀胱三角区是最易受累部位，但有时甚至可波及全膀胱。镜下表现：

(1) 滤泡样或绒毛样水肿型(图 25-5-1)，表现为片状浸润型的滤泡状水肿隆起或绒毛状增生。

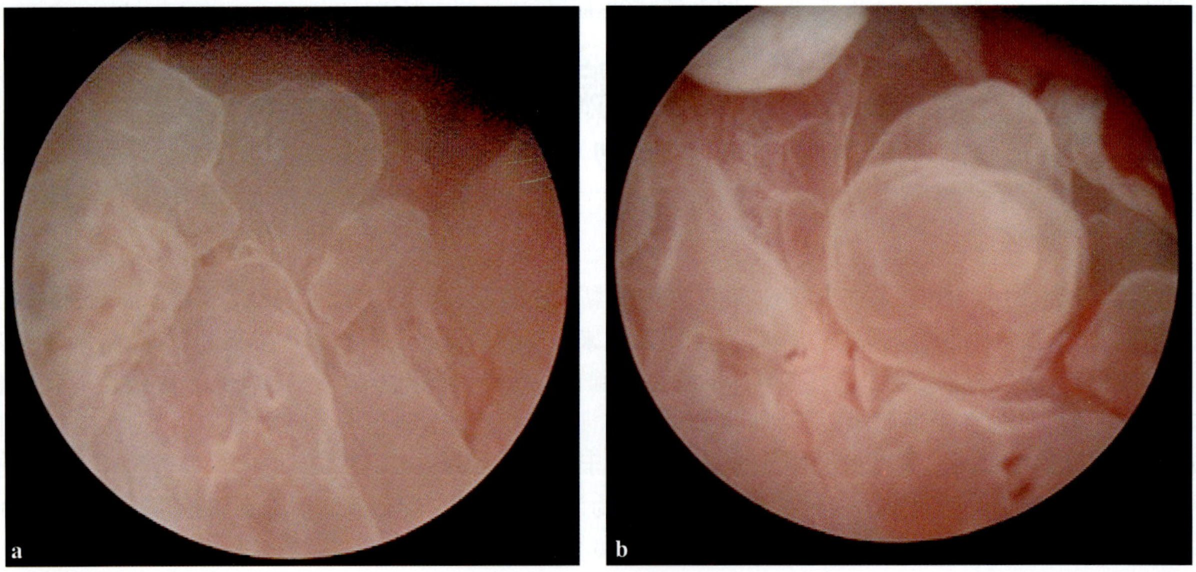

图 25-5-1　腺性膀胱炎镜下特点

a. 腺性膀胱炎镜下见滤泡样结构；b. 滤泡无血管生长

(2) 乳头状瘤型，可见带蒂的乳头状物，乳头透亮，无血管进入。

(3) 慢性炎症型，表现为局部黏膜粗糙、血管纹理增多，局部充血或有小的糜烂面。

(4) 黏膜无显著改变型，膀胱黏膜光滑，无显著改变，随机活检时发现。

3. 临床表现 腺性膀胱炎的临床表现主要是尿频、尿急、尿痛、下腹坠胀不适及血尿，与膀胱炎及膀胱肿瘤等疾病相比并无特异性。对于难治性的反复发作的尿频、尿急、尿痛，应考虑是否存在腺性膀胱炎，确诊需膀胱镜黏膜活检。B超检查有时可表现为膀胱三角区不规则隆起、粗糙、回声增强，有时疑为膀胱肿瘤。虽然B超对该病诊断有一定的帮助，但结节型和混合增生型的B超声像表现与膀胱肿瘤极为相似，鉴别有一定难度，最终诊断仍必须依靠膀胱镜和病理活检。

4. 治疗原则和方法 腺性膀胱炎治疗主要是根据病因及类型选择不同的方法。治疗原则是：首先应去除膀胱的慢性感染、梗阻、结石等诱发因素；再处理膀胱内局部病变，膀胱内局部病变的处理要根据患者的临床症状、病变部位、大小、形状以及所引起的并发症等采取不同的治疗方法；若发现有癌变，应按照膀胱癌处理。腺性膀胱炎的治疗应注意如下几点：①不能单纯使用抗生素；②有癌变可能；③复发率高。

腺性膀胱炎治疗应该遵循如下原则：

(1) 去除诱发因素，解决基础疾病是基本的治疗手段。

(2) 经尿道电切或电灼是主要的治疗方法，术后可给予药物膀胱灌注。

(3) 病因不明、病变弥漫的患者应采取膀胱灌注化疗。

(4) 膀胱黏膜病变广泛、增生活跃的患者应该注意监测，定期随访。

(5) 多种治疗手段的联合应用可以提高治疗效果。

腺性膀胱炎的治疗方法很多，如膀胱灌注、经尿道电切或开放手术等。膀胱内灌注药物是目前预防腺性膀胱炎复发的常用方法，几乎所有用于浅表性膀胱癌术后膀胱灌注的药物都可用于腺性膀胱炎的灌注，主要有两类：

(1) 免疫制药：如卡介苗、干扰素等，可通过激发全身的免疫反应和局部反应来预防病变复发。

(2) 化学毒性药物：如丝裂霉素、吡柔比星、羟喜树碱等。理想的灌注药物应该是被膀胱黏膜吸收最少，局部毒性低，丝裂霉素(MMC)和吡柔比星(THP)的疗效优于传统的膀胱灌注化疗药物，毒副作用相对较小。

位于膀胱颈部、三角区、后壁的较小病变，可行经尿道电切术。由于腺性膀胱炎有多中心性、多阶段病变共存的特点，肉眼观察到的只是细胞增生明显的部分，其周围组织实际上也可能存在病变。所以切除范围要广、深度宜深，应按照膀胱肿瘤电切的原则进行，必须切至正常组织.可达膀胱的深肌层。病变周围肉眼观正常的膀胱黏膜也必须一并切除，这样降低复发率。

对腺性膀胱炎病史较长、症状较重、反复复发或病变范围广泛、高度怀疑恶变或有恶变，特别是合并低顺应性小容量的膀胱及双侧输尿管梗阻的患者，可考虑行膀胱部分切除或者膀胱全切术，但膀胱全切除应慎重，此类扩大的手术治疗仅适用于极有限的患者。Black 和 Lange 等报道了保留性神经的全膀胱前列腺切除和回肠新膀胱术治疗严重的腺性膀胱炎患者，疗效满意。

【腺性膀胱炎电切手术方法】

置入电切镜后，首先观察病变的位置、范围、大小、数目及与双侧输尿管口的关系。电切范围应包括肉眼可见病变周边 1~2cm 的正常黏膜，深达肌层(图 25-5-2)。切除顺序可以从三角区向两侧切，也可从一侧切向另一侧。争取将病灶完全切除，在切除的过程中注意随时止血。术中电切时应注意，充盈膀胱的液体量不宜过多，一般充盈 150ml 液体即可，切除过程中应注意及时排空膀胱，以免膀胱过度充盈，膀胱壁变薄，容易引起膀胱穿孔。输尿管口周围的病灶不是手术禁忌，病变覆盖输尿管口者插入输尿管导管做标记，无法插入输尿管导管者用电切环切除输尿管口处病变，深度达黏膜下层，只要注意不要损伤输尿管膀胱壁间段的肌层，并尽量不使用电凝，术后一般不发生返流、狭窄。对腺性膀胱炎合并膀胱颈硬化或后唇抬高者，则行膀胱颈后唇 5~7 点电切开术。精阜炎性增生者电切 2/3 增生精阜，合并前列腺增生者行前列腺电切术以解除梗阻。合并膀胱结石者术中碎石并取净结石后行病变电切。有效控制膀胱的局部炎症，可减少腺性膀胱炎术后复发。

【术后处理】

腺性膀胱炎易复发，且有恶变倾向，电切术后采用何种治疗，预防复发或恶变尚无统一定论。多数学者建议按浅表性膀胱移行细胞癌行膀胱灌注化疗，1 次/周×6 次，3 个月后再重复一疗程。术后应定期行膀胱镜复查，以早期发现复发和恶变。复发病例经病理诊断证实，排除恶变，同原发灶一样处理，可行多次电切治疗。

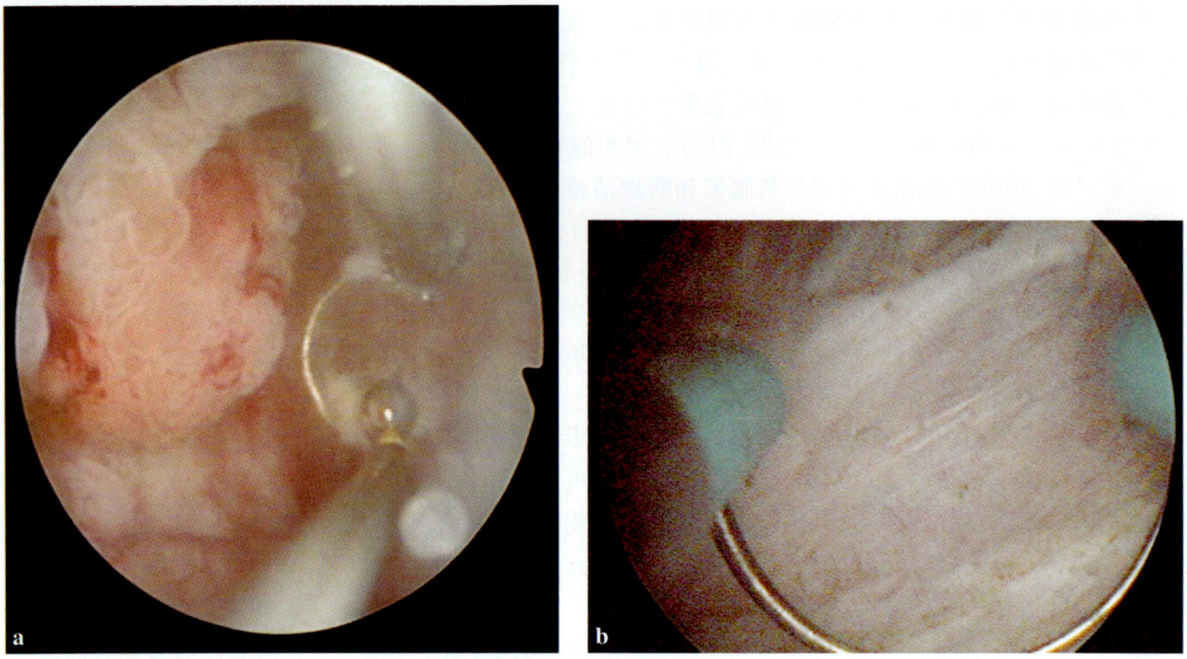

图 25-5-2　电切腺性膀胱炎

a. 电切腺性膀胱炎；b. 电切至膀胱浅肌层

参 考 文 献

1. 高新，周祥福主编. 微创泌尿外科手术与图谱.广州：广东科学技术出版社，2006，109-211
2. 回允中译. 阿克曼外科病理学.沈阳：辽宁教育出版社，1999，1185-1221
3. 高健刚. 腺性膀胱炎的研究进展. 北京医学，2006，28：500-502
4. 周文龙，孙福康，吴瑜璇，等. 腺性膀胱炎术后大剂量丝裂霉素膀胱灌注疗效分析(附 65 例报告). 中华泌尿外科杂志，2005，25：456-458
5. 张志根，吕敏，史时芳，等. 腺性膀胱炎的诊断和治疗(附 150 例报告). 中华泌尿外科杂志，1999，20：96-98
6. 陈志强，马胜利，吴天鹏，等. 腺性膀胱炎专题讨论. 临床泌尿外科杂志，2003，18：60- 62
7. 孙颖浩，颜克钧，王林辉，等. 腺性膀胱炎. 中华泌尿外科杂志，2000，21：550-551
8. Kieman M，Gaffney EF. The endocrine-paracrine cells of von Brunn's nests and glandular metaplasia in the suprampntanal prostatic urethra. Histopathology，1990，16：365-369
9. Black PC，Lange PH. Cystoprostatectomy and neobladder construction for florid cystitis glandularis. Urology，2005，65(1)：16-17
10. Pantuck AJ，Ballcila ED，Das KM，et al. Adenocarcinoma of the urachus and bladder expresses a unique colonic epithelial epitope：a immunohistochemical study. J Urol，1997，158：1722-1727
11. Bryan RT，Nicholls JH，Harrison RF，et al.The role of beta-catenins signaling in the malignant potential of cystitis glandularis. J Urol，2003，170(5)：1892-1896
12. Volmar KE，Chan TY，De Marzo AM，et al. Florid von Brunn nests mimicking urothelial carcinoma：a morphologic andimmunohistochemical comparison to the nested variant of urothelial carcinoma. Am J Surg Pathol，2003，27(9)：1243-1252

第六节　女性膀胱颈梗阻电切术

transurethral resection of female bladder outlet obstruction

【周祥福】

【概述】

女性膀胱颈梗阻系尿道长期慢性炎症刺激，导致膀胱颈部纤维组织增生、膀胱颈肌肉增生肥厚、排列紊乱，引起膀胱出口梗阻。女性膀胱颈梗阻是一组膀胱颈部机械性或功能性缩窄而产生的临床症候群，患者大多以不同程度的膀胱刺激症状或排尿不尽感及下腹不适、排尿不畅为主要症状就诊。多见于曾有反复泌尿系感染，多产史的中老年妇女，其主要原因是膀胱颈纤维组织增生，膀胱颈部肌肉肥厚，慢性炎症所致的硬化以及老年女性激素平衡失调所致的尿道周围腺体增生。任何年龄均可发病，中老年女性居多，患病率约为 2.7%~8%。

1933 年法国 Marrion 系统介绍了本病的病理，后又称为 Marrion 病。Marrion 把膀胱颈梗阻分为原发性和继发性。原发性膀胱颈梗阻是由于膀胱间叶组织先天发育障碍所致，颈部平滑肌增生肥大引起颈部肥厚缩窄，产生机械性梗阻；同时神经支配失调，排尿时膀胱逼尿肌收缩而颈部不松弛，产生功能性梗阻。继发性膀胱颈梗阻是由于慢性泌尿系炎症反复刺激膀胱颈，引起膀胱颈纤维弹性组织增生和挛缩，导致膀胱颈梗阻。

女性患者如存在难以用药物治疗的排尿困难或反复的下尿路刺激症状，或双侧上尿路积水甚至肾功能不全，应考虑本病。本病的诊断除病史、体检和影像学资料以外，明确诊断尚须尿道膀胱镜检和尿动力学检查，综合分析，才能作出正确诊断。膀胱镜检可见膀胱小梁增生、憩室形成，膀胱颈部异常或明显抬高，以及近段尿道的慢性炎症改变。尿动力学检查对本病具有重要的诊断价值，排尿期压力-流率测定是诊断最准确的方法之一。

膀胱镜检：①膀胱颈部黏膜僵硬水肿，失去柔软弹性；②膀胱颈口后唇突起，形成一陡峭的堤，而尿道内口之后的三角区和膀胱底呈一凹陷，有时可见膀胱颈环形狭窄，尿道内口呈堤坝样突起(图 25-6-1)；③膀胱内可见小梁、憩室形成；④膀胱镜检同时行经阴道指检，在内镜与手指之间可感觉到增厚的膀胱颈。

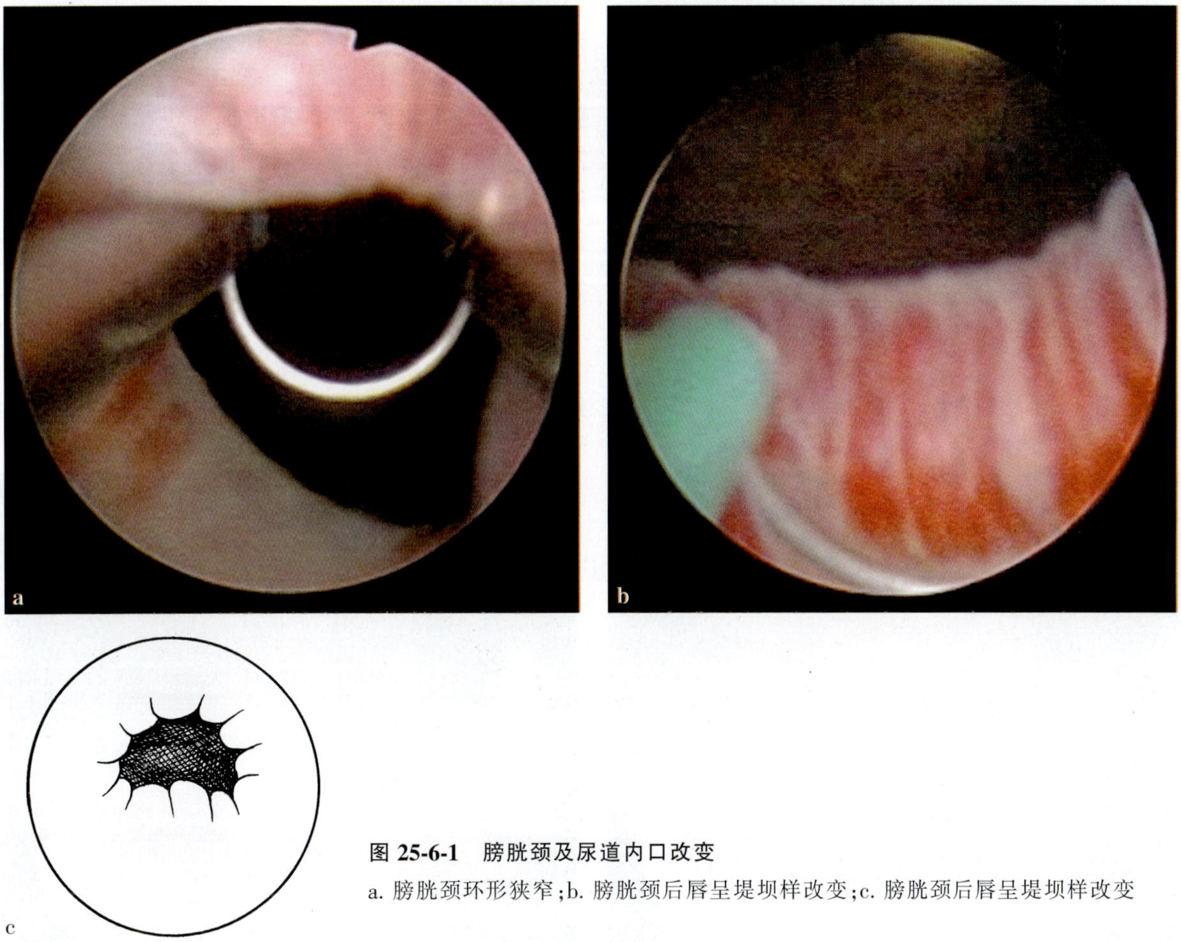

图 25-6-1　膀胱颈及尿道内口改变

a. 膀胱颈环形狭窄；b. 膀胱颈后唇呈堤坝样改变；c. 膀胱颈后唇呈堤坝样改变

尿流动力学检查：一方面可以为诊断提供客观的依据，另一方面可以排除是否存在如神经源性膀胱等其他疾病。根据 Choo 等在第 95 届美国泌尿外科学会年会上提出的一组诊断参数，最大尿流率(Q_{max})<12ml/s，最大尿流率时逼尿肌压力($PdetQ_{max}$)>30cmH$_2$O，最大尿道闭合压(MUCP)>80cmH$_2$O，结合膀胱镜所见即可诊断膀胱颈梗阻。残余尿与膀胱颈梗阻的关系不明确。

【手术适应证】

女性膀胱颈梗阻保守治疗效果不佳,一旦诊断明确,积极手术治疗。有下列情况可暂保守治疗。

1. 症状较轻,排尿困难不明显者。
2. 尿路感染较轻。
3. 无残余尿或残余尿极少(10~20ml)。
4. 无上尿路积水、肾功能不全。

保守治疗包括应用α受体阻滞药和定期尿道扩张等。传统的膀胱颈部Y-V成形术或经膀胱后唇切除术治疗女性膀胱颈梗阻,疗效不满意,现多主张行经尿道电切术。经尿道电切创伤小,操作简单,治疗效果确切,多数患者均能耐受。

【术前准备】

1. 合并上尿路积水、肾功能不全者留置导尿管引流尿液,待肾功能有所恢复后再行手术。
2. 合并泌尿系感染者,应控制感染。

【麻醉和体位】

可选用持续硬膜外阻滞、蛛网膜下腔阻滞或骶管阻滞,体位采用截石位。

【手术步骤】

置入电切镜,如进镜困难可先予以尿道扩张,切忌使用暴力,必要时可直视下进入。进镜后先观察膀胱内有无小梁、憩室形成,输尿管间嵴、膀胱颈狭窄以及尿道括约肌情况。

女性膀胱颈梗阻电切常用方法有两种:

1. 膀胱颈切开术　于膀胱颈5点、7点处或3点、9点,或12点部位进行(图25-6-2)。切开前可见膀胱颈白色纤维组织,将钩形电极置于膀胱颈近侧,以2mm左右的深度切开一浅槽,反复多次,将颈部横行肌纤维全部切开至显露深层的浆膜脂肪组织。直到切开处呈V形敞开,膀胱颈充分舒展。伴三角区慢性炎症者同时行三角区病变黏膜电灼。

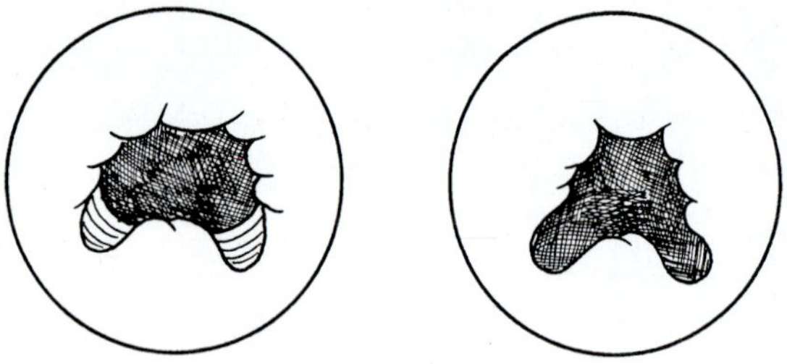

图 25-6-2　膀胱颈切开

2. 膀胱颈狭窄组织切除　膀胱颈狭窄组织切除方式,根据颈口狭窄的具体情况而定。对后唇抬高呈堤坝样改变者,行以6点为中心5~7点电切术,对膀

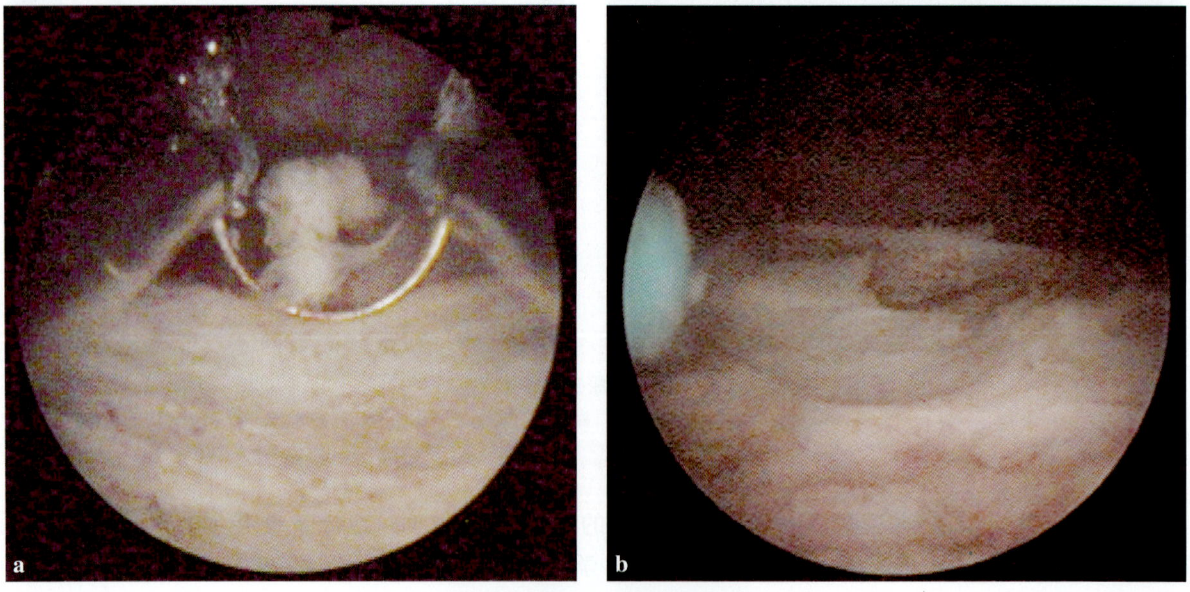

图 25-6-3　切开膀胱颈后唇

a. 切除抬高的膀胱颈后唇;b. 切开后膀胱颈口、膀胱三角区及后尿道成一平面

胱颈环形狭窄则以3点、9点为中心切除1~4点及11~8点狭窄组织。用环状电切袢由远及近采用薄层逐层进行切除。切除的范围限于膀胱颈部至尿道括约肌环近侧缘,一般不超过膀胱出口远端1~1.5cm尿道,最长不得超过2cm,深度达浆膜脂肪组织即可。如输尿管间嵴肥厚则一并切除。电切结束后见膀胱颈口充分敞开,膀胱三角区与后尿道成一平面(图25-6-3)。

女性经尿道膀胱颈狭窄组织切除与男性经尿道前列腺电切术不同,不做颈口全周电切。若女性行颈口全周电切,由于颈口变移上皮全被破坏,术后纤维瘢痕组织增生修复,会产生继发性狭窄梗阻。而5~7点或1~4点、11~8点电切保留部分膀胱颈黏膜,在修复过程中,通过变移上皮的爬行,使颈口重新上皮化,防止发生继发性狭窄。

电切完毕后,用排空器冲洗出膀胱内的组织碎片。取出电切镜,行Hartung排尿试验,若排尿通畅,尿线粗,冲力大,无分叉,则插入三腔气囊尿管做适当牵引,结束手术。

【术中注意事项】

1. 手术过程中应注意保持膀胱呈半充盈状态,使尿道与膀胱保持解剖关系不变。

2. 每切一刀,检查一次,决定下一次切的位置、长度、深度,切除组织宁少勿多。

3. 使用单纯电切电流,不用混合电流,采用边电切边观察边止血的方法,不做大面积电凝。

【并发症的防治和处理】

女性膀胱颈梗阻电切术手术时间短、损伤小。其主要并发症为尿失禁和膀胱穿孔、尿瘘。尿失禁和阴道损伤造成尿瘘是最需要注意的问题,在电切时术者只要控制好切除的范围和深度,一般可以避免。其他并发症如大出血和TUR综合征,很少见。

1. 尿失禁 术后尿失禁产生的原因是由于尿道括约肌损伤所致。女性尿失禁比男性更令人沮丧,男性可以用阴茎夹、阴茎套、尿垫等处理。而女性由于生理解剖上的不同,目前还没有方法使其感到干爽和舒适。女性尿道长3~5cm,括约肌功能主要是近端1/2尿道。由于女性尿道没有明显的切割标记,但只要切割长度在1~2cm、深度在0.5~1.0cm之内,保证颈部纤维环切断,即可达到治疗效果,又可避免并发症的出现。电切膀胱颈时切除组织过多,超过膀胱出口远端2cm尿道,可导致尿失禁。术前可用气囊尿管测定尿道长度,对尿道特别短的患者,适当减少电切范围。电切过程中,宁少勿多,只要梗阻解除即可。术后轻度尿失禁用药物和针灸可望治愈,严重尿失禁治疗十分困难。

2. 膀胱穿孔、尿瘘 女性膀胱颈电切治疗过程中,要注意掌握深度,一见到浆膜脂肪组织,立即停止切割,否则发生膀胱穿孔,形成尿瘘。特别是膀胱颈6点处,该处与阴道前壁之间仅间隔一层菲薄的组织,很容易发生穿孔。为避免穿孔,术者可在切割的同时将左手示指、中指插入阴道进行导引,估计膀胱颈的厚度,防止切除过深或不彻底。必要时可将手指向上轻举,有利于后唇切平,保证尿液顺势排空。有时6点处并未穿孔,而是电凝所致的组织坏死继发尿瘘。一旦发生,延长保留尿管时间3~5周。若不能愈合,行开放手术处理。

参 考 文 献

1. 梅骅主编. 泌尿外科手术学. 第2版. 北京:人民卫生出版社,1998,790-795
2. 高新,周祥福主编. 微创泌尿外科手术与图谱. 广州:广东科学技术出版社,2006,212-214
3. 那彦群主编. 泌尿外科内腔镜诊治图谱,郑州:河南科学技术出版社,2001,195-197
4. 魏金星,杨俊福,高建光,等. 女性膀胱颈梗阻的内镜诊治. 中国现代医学杂志,1996,6:18-19
5. 何乐业,蒋先镇,邓素雄. 女性膀胱颈梗阻的诊治体会. 中华泌尿外科杂志,2000,21:165-167
6. Nitti VW,Tu LM,Gitlin J. Diagnosing bladder outlet obstruction in women. J Urol,1999,161:1535
7. Mitchell JP. Endoscopic Operative Urology. John Wright & Sons,1981,364-369

第二十六章

前列腺增生的腔内治疗

endotherapy of BPH

第一节　经尿道前列腺电切术

transurethral resection of prostate

【庄乾元　陈　智】

经尿道电切技术始于20世纪30年代，随着经尿道电切设备的不断改进和更新以及术者技术的进步和经验的积累，经尿道前列腺电切术(Transurethral resection of prostate，TURP)逐渐在泌尿外科领域广泛应用，目前已成为良性前列腺增生(BPH)手术治疗的金标准。其近远期疗效可以同开放性前列腺切除术相媲美，TURP由于对患者有手术打击小、术后病人恢复快且具有“微创”特点，其技术难度不大，容易学习掌握，因而现已被广泛应用于临床，成为治疗BPH的首选术式。

20世纪80年代，这一技术引入我国，开始发展较慢，仅在一些大的医院得到开展。直至90年代连续灌注电切镜的研制成功和电视监视系统的普及使用，TURP迅即得到发展和普及。目前国内很多基层医院都能开展TURP，但部分基层医院这一技术尚待提高，在一些大的医疗中心TURP已作为常规手术，在治疗良性前列腺增生方面已基本取代了开放手术。与此同时，TURP并发症及死亡率也明显下降，据文献报道死亡率约0.2%~1.5%。

【手术器械和设备】

1. 手术台　附有架腿装置、能使患者处于截石位的手术台或泌尿系统检查台。

2. 内镜监视摄像系统　由于近年来TUR设备的不断改进和更新，目前的TURP手术多采用摄像监视系统。该系统包括：14~21英寸(1英寸=2.54cm)彩色监视器、摄像机控制器、可安装在电切镜接目镜上的摄像头以及可旋转的接头等。

3. 电切镜

(1) 窥镜:多用 30°窥镜,也有用 0°、12°或 25°窥镜。

(2) 镜鞘:切除镜鞘(图 26-1-1)是由一圆筒形金属管制成,靠镜鞘远端的喙部连接一小段耐高温的绝缘材料,现多使用陶瓷材料制成。目前最常用者为短喙及斜形者。切除镜的型号一般为 22~28F。目前国内最常用的为 24~26F,其粗细适中,对尿道损伤小,能解决大多数人的手术问题。镜鞘有普通型和连续灌洗型两种,连续灌洗型镜鞘(图 26-1-2)均在 26F 以上,但粗于 27F 以上插入尿道则较困难。普通型切除镜鞘的外端有连接灌洗液的开关和连接工作件的槽口。分带中枢开关和不带中枢开关两种类型,后者是取出工作件后灌洗液由镜鞘排出,中枢开关型是在进水孔的下方有一出水口,在不取出工作件的情况下即可通过控制中枢开关流进或排出灌洗液。连续灌洗型镜鞘的优点是手术中灌洗液可不停地流入膀胱,然后由内外鞘之间的空隙排出体外。术中可不间断地排出灌洗液,使膀胱内压保持在较低水平,这样可加快手术速度,缩短手术时间,减少失血。但与低压切割(膀胱穿刺引流法)相比,仍存在灌洗液吸收过多而引起水中毒发生的可能。

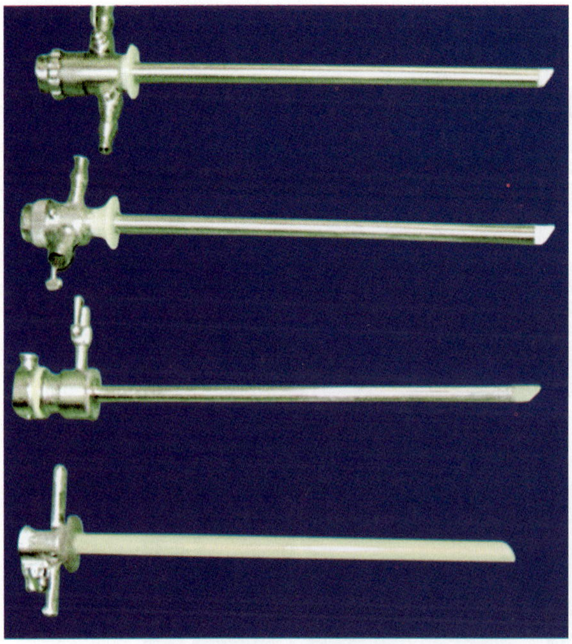

图 26-1-1 镜鞘

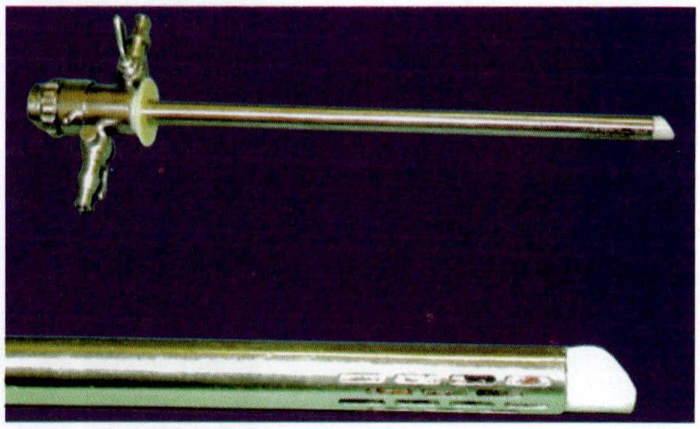

图 26-1-2 连续灌洗型镜鞘

(3) 闭孔器:闭孔器能闭合镜鞘,使其前端变平滑而易于插入尿道,并减轻尿道黏膜损伤。有三种基本类型:直型闭孔器、Timberlake 闭孔器、可同时观察的闭孔器。直型闭孔器较常用,能使镜鞘远端边缘变得更平滑,减少对尿道的损伤。Timberlake 闭孔器前端可以弯曲,如前列腺中叶增生,直型闭孔器插入困难时,可换用这种闭孔器。观察闭孔器可直视下插入,比较安全,可避免尿道损伤。

(4) 工作件(或称操作件):工作件是控制切割环活动的装置。其上有插入窥镜的孔道,操纵切割环活动的装置上有电源接口。按其操纵切割环活动的方式可分为三种类型(图 26-1-3)。

1) 被动式(Nesbit 方式):此型先靠一个弹簧或弹簧片将切割环弹回镜鞘。切割时用拇指挤压弹簧,使切割环伸出来,然后切割环自行缩回进行切割,调节弹簧回缩时的阻力,即可控制切割的速度。

2) 主动式(Baumrucker 方式):此法是靠弹簧的力量将切割环外伸,用示指和中指压弹簧将切割环退回镜鞘进行切割。静止状态下切割环是在镜鞘外。术者应注意这一点,避免切割环外伸时意外踩下脚踏开关造成不必要的意外损伤。

3) 齿条和小齿轮型:此种类型可很精确地控制切割环的活动,但操作不便,需较长时间练习。此型目前已不用。

(5) 切割环:切割电极是由特殊金属丝制成,粗细介于 0.3~0.4mm 之间,用于切割组织和电凝止血。根据不同的需要,对切割电极的设计有各种各样的形状(图 26-1-4)。如钩形电极常用以做膀胱颈切开,治

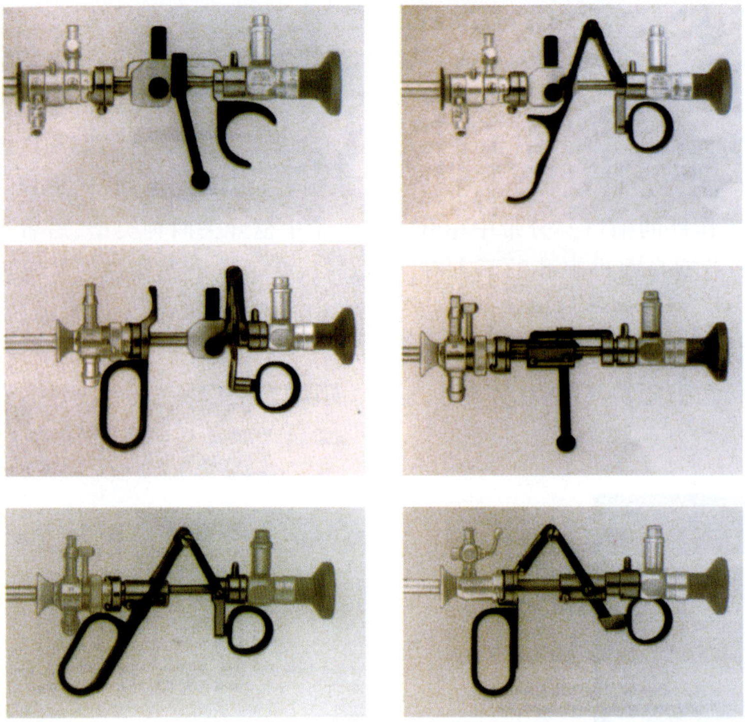

图 26-1-3　不同型号电切镜及工作件

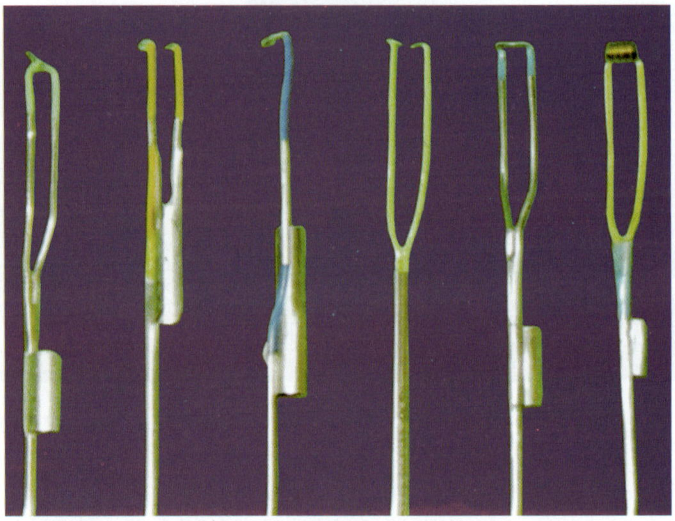

图 26-1-4　切割环

疗膀胱颈硬化或膀胱颈挛缩;球形电极常用于较大面积出血的凝固。宽电极或称铲状电极用于较大前列腺的切除,由于所用电流较大,术中小血管被凝固,出血相对较少。

4. 高频发生器(高频电刀)　高频发生器产生两种不同的电流:①真空管电流,用于切割前列腺;②火化隙电流,用于凝固止血。切除电流要求能锐利切除腺体而不影响深部组织,不会引起坏死。凝固电流局部的热效应重,它所产生的热烧伤可以达到相当深度,因而不宜用做切除。如由于某种意外原因凝固电流不能工作时,把切割电流的强度减小,同样能进行凝固。近年生产的高频发生器的负极板采用导电塑料,像胶纸一样,为一次性使用,能确保安全。负极板的贴放也很重要,一般贴放在左或右侧的大腿部,也可贴放在小腿部,负极板与皮肤的接触面积必须超过 75%,否则就有可能造成皮肤烧伤。负极板最好不要放在臀部下面,因为在手术过程中病人可能由于各种原因移动臀部,造成瞬间或长时间的接触面积过小,导致局部皮肤烧伤。消毒时不可将消毒液流滴到负极板处,否则可能造成局部皮肤烧伤。负极板也绝不可贴放在上肢,因为电流有可能对心脏造成不良影响。

5. 冷光源　目前大多使用高性能的氙灯光源。光源的亮度强弱直接关系到手术视野的清晰度,必须调节到合适的亮度。导光束也很重要,常用的是多根极细的石英纤维做成的纤维导光束。纤维导光束在使用及保存中应避免过度弯曲和撞击，因为导光纤维易折断。折断太多即影响光的传导，造成亮度降低，视野变暗。

6. 冲洗器　冲洗器一般有两种：一种为玻璃球式(Ellik)冲洗器，每次使用时必须将玻璃球与相连的胶皮球吸满冲洗液，尽量排空气体；另一种为100~150ml玻璃筒抽吸式(Toomy)冲洗器，如同一个大的注射器。还有一种塑料瓶式冲洗器，其优点是瓶内有防吸出组织块返流的多孔管状装置，其缺点是吸力较差，不如Elick冲洗器。

7. 膀胱造瘘套管穿刺器　TURP手术注入冲洗液，有高压冲洗和低压冲洗两种方法。低压冲洗是指手术中用膀胱穿刺器行耻骨上膀胱穿刺造瘘持续引流，使膀胱始终处于低压状态，避免水分过多吸收，防止经尿道电切(TUR)综合征的发生。膀胱造瘘穿刺器由穿刺器外套管、穿刺针芯和内引流管构成。膀胱造瘘时，将针芯放入套管内，穿刺成功后，拔出针芯，经套管插入内引流管持续引流。

【适应证】

在临床实际工作中，当出现下列情况时可作为前列腺切除的手术指征。在早期，当病人主诉是尿频、尿急，夜尿多于2次以上时，必须有明确的尿流动力学梗阻的证据才考虑手术。虽然有梗阻存在，但如症状轻微，且无残余尿，则可以保守治疗或继续观察，推迟6~12个月后再考虑手术。如果有较多残余尿，逼尿肌明显肥厚，伴有小梁小室，甚至有憩室或上尿路梗阻时，这些均意味着保守治疗效果不佳，残余尿的并发症(如感染和结石)随时会出现，当病人再一次出现下尿路梗阻症状加重或出现急性尿潴留时，应该采取积极的手术治疗措施。有些患者下尿路症状明显，严重影响生活质量，药物治疗无改善，国际前列腺症状评分(IPSS)中重度的患者也可考虑手术治疗。少数患者临床表现主要为反复血尿，如排除了泌尿系肿瘤，也应行手术治疗。

【禁忌证】

TURP属择期手术，禁忌证多数是相对的，经过充分术前准备，合适条件下也可手术。

全身性疾病：严重的高血压、急性心肌梗死、未能控制的心力衰竭、严重的心律失常、近期发生脑血管意外者；严重的支气管哮喘、肺气肿合并肺部感染、肺功能显著减退者；严重的肝、肾功能异常；全身出血性疾病；严重的糖尿病血糖未能有效控制者；精神障碍、不能配合手术者。

局部病变：急性泌尿生殖系感染；严重尿道狭窄或尿道闭锁，经尿道扩张或尿道内切开术仍不能置入电切镜鞘者；合并体积较大、多发或呈浸润性生长的膀胱肿瘤者，应先行开放手术治疗膀胱肿瘤；应做根治手术的前列腺癌；阴茎悬韧带过短；髋关节强直，不能采取截石位或巨大不可复疝，影响手术操作者。

前列腺体积较大并不是TURP绝对禁忌证，对初学者一般选择小于60g的前列腺比较适宜；对80~100g以上的前列腺或合并膀胱巨大憩室，或巨大膀胱结石腔内碎石时间过长的患者，笔者建议选择开放手术。

【术前准备】

1. 一般检查　除一般的心肺功能，肝、肾功能等常规检查外，对前列腺增生患者，术前常规行直肠指检是必须的，它可能发现某些其他检查所不能发现的问题。

2. 尿流率测定　膀胱出口梗阻时，该项检查能显示尿流率降低的程度，该检查为最简单的和非侵袭性检查。非常低的尿流率也出现在尿道狭窄时，这需要做其他检查予以鉴别。

3. 尿流动力学检查　唯一能证明确实有膀胱出口梗阻的方法是进行尿流动力学检测。它可了解有无逼尿肌不稳定，膀胱逼尿肌的功能，尿道括约肌的功能等。尿流动力学检查并不是每个医院都有，而对检查结果的分析也需要专门的技术培训，所以，并不是所有的病人都需要进行该项检查，只有在怀疑存在其他问题时才进行该项检查。它的特殊意义在于鉴别尿频的病人是否是由于梗阻引起的，以及鉴别哪些不是由于梗阻、而是由于逼尿肌无力造成的尿流率下降的病人。

4. 超声波检查　腹部超声扫描除能检测前列腺增大程度、膀胱逼尿肌有无增厚及憩室、双侧输尿管有无扩张、肾脏有无积水外，而且可以测量出一个比较准确的残余尿量。经直肠B超不但能准确测量前列腺的大小，还能清楚显示腺体内部结构，以了解有无其他疾患，如前列腺癌、前列腺结石等。如疑为前列腺癌，则行经直肠B超检查，必要时行前列腺穿刺活检，明确诊断。

5. 尿液细胞学检查　当有严重尿频的时候，应该做尿细胞学检查，因为原位癌有时是一种与前列腺疾病症状相似的疾病。当有血尿时，也应做尿液细胞学检查。

6. 尿培养　合并尿路感染者，术前应做尿液细菌培养及药敏试验，以便围手术期给予敏感抗生素治疗，残余尿量较多者应留置尿管引流。

7. 血型检查　血红蛋白和血型检查是必须的，当前列腺体积较大或有贫血时，术前应备血 200~400ml。

【麻醉和体位】

硬膜外阻滞、蛛网膜下腔阻滞或全身麻醉。取截石位。

【灌洗液与灌洗方法】

1. 灌洗液(冲洗液)　电切手术离不开灌洗液。最常用的灌洗液是 4%~5%甘露醇溶液，已有药厂生产袋装 5%甘露醇溶液，每袋 3 000ml，使用方便，但价格较贵。5%葡萄糖溶液使用也较广泛，但不如甘露醇溶液，其黏稠度较高，黏手，透亮度稍差。也可用无菌蒸馏水，但使用后并发症较多，现已极少使用。等离子电切镜使用生理盐水作为灌洗液，其优点是不易发生 TUR 综合征，但如果手术时间过长，则存在血容量过多的问题。

2. 灌洗方法　手术中连续灌洗的目的是冲走视野中的出血，保持视野清晰便于操作。视野清晰度主要决定于两个因素：一是切割创面出血的多少；二是冲洗液的流速或流量。其他因素(如照明的亮度、视野的远近等)相对处于次要地位。创面出血无法人为调节，而冲洗液的流量是可以调节的。灌洗液的流量决定于灌洗液容器的高度及导管的口径。连接灌洗液与镜鞘导管的口径不能太细。

经尿道电切手术时，为保持视野的清晰，需不间断地进行冲洗。根据所用电切镜的不同和手术方式不同，手术中的灌洗法有三种：即高压灌洗法、耻骨上穿刺引流低压灌洗法、连续灌洗法。

(1) 高压灌洗法：高压灌洗法是指在施行 TURP 术时，使用普通电切镜，切割一段时间膀胱充满灌洗液后，取出工作件放出膀胱内的灌洗液，或是通过进出水开关放出灌洗液。缺点是操作麻烦又费时，适用于较小前列腺的切除。

(2) 耻骨上穿刺引流低压灌洗法：经耻骨上穿刺排出灌洗液的方法应用广泛，用 Trocar 行膀胱穿刺造瘘后，用套管连接一橡皮管，灌洗液靠负压吸引或靠膀胱内压力及虹吸作用排出体外。这种方法可保持膀胱内压力、前列腺包膜内的压力在一较低水平，从而减少灌洗液的吸收。由于膀胱内的冲洗液及时流出，使膀胱内几乎处于空虚状态，其压力低于静脉压，不会发生大量灌洗液进入血循环，较少发生 TUR 综合征。但由于膀胱内压低于静脉压，术中出血多于高压灌洗切割法和连续冲洗切割法，但近几年由于气化切割的开展，其出血量已与上述两种方法相近。该方法的优点还在于始终在清晰的视野下进行切割和电凝止血，不需要反复停止操作排出灌洗液，不需要随时注意调节灌洗液的流量，从而缩短手术时间，但灌洗液的用量较前两种方法为多，术中还需注意膀胱内的压力，因为穿刺引流套管容易被切除组织或血凝块堵塞，使膀胱内压力较高时，灌洗液可沿 Trocar 周围渗出到膀胱前间隙。如不慎穿破腹膜，灌洗液可进入腹腔。因此，手术中应时刻注意膀胱内压力，如压力增高，应寻找原因，除了套管被组织块或血凝块堵塞所致外，也可能是由于冲洗液流速太快，适当调慢流速。或抽动穿刺套管几下，使附着在套管上的组织或血凝块离开。此法由于进入血循环的灌洗液极少，对初学者来讲，即使手术时间较长，也较少发生 TUR 综合征。

(3) 连续灌洗法：连续灌洗法是使用连续冲洗切除镜进行手术，手术中灌洗液由镜鞘的内腔进入，经内外鞘之间的腔隙流出膀胱外。连续灌洗切除的优点是手术可不间断地进行，由于流出道明显小于流入道，膀胱处于充盈状态，所用灌洗液量较少。由于膀胱压力高于静脉压，所以无静脉出血，出血量较少，视野清晰。但由于膀胱压高于静脉压，有较多的灌洗液进入血循环，特别是在切至静脉窦时，将有大量的灌洗液进入血循环，导致血液稀释，低钠血症，严重者出现 TUR 综合征。

【手术方法】

1. 确定标志点　术者进行电切前，应检查膀胱，注意有无膀胱小梁、小房和憩室、结石、新生物或其他病变，双侧输尿管口与增生腺体的位置关系，前列腺体积大小和各叶增生程度。观察膀胱颈、精阜和外括约肌的位置以便确定标志点，并估计精阜与膀胱颈的距离。

(1) 精阜：不论切除的前列腺是大还是小，其标志都是相同的，切除前列腺远端的标志点就是精阜

(图 26-1-5),精阜远端已接近尿道外括约肌。精阜作为 TURP 的标志,其价值已被大家所公认。在过去前列腺开放性手术切除中,前列腺标本中看到精阜的情况很少见,因而病人发生尿失禁亦不常见。因为尿道外括约肌在原位是固定的,而精阜位于外括约肌的近端。TURP 过程中如果切除精阜,不仅会破坏一个有用的标志(正常大小精阜并不引起尿道梗阻),而且会使术后射精受到影响。

(2) 膀胱颈:前列腺电切近端的标志是在膀胱颈环行肌部位(图 26-1-6)。在确认精阜和外括约肌之后,第二步是在膀胱颈部的后正中线处找到环行肌。确认膀胱颈位置的目的是防止损伤膀胱三角区及输尿管口。

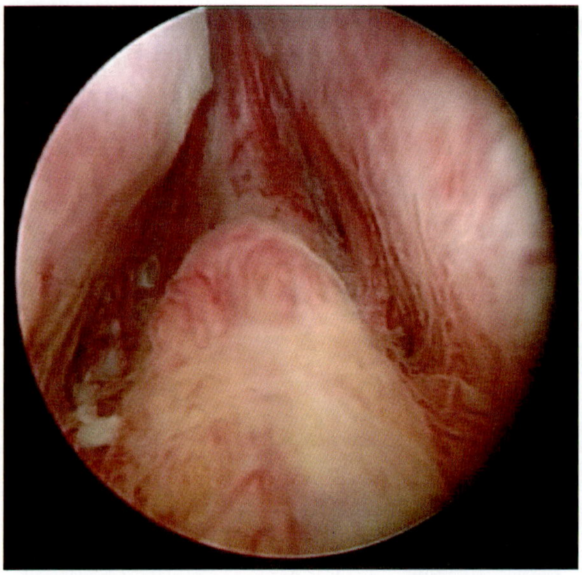

图 26-1-5 精阜

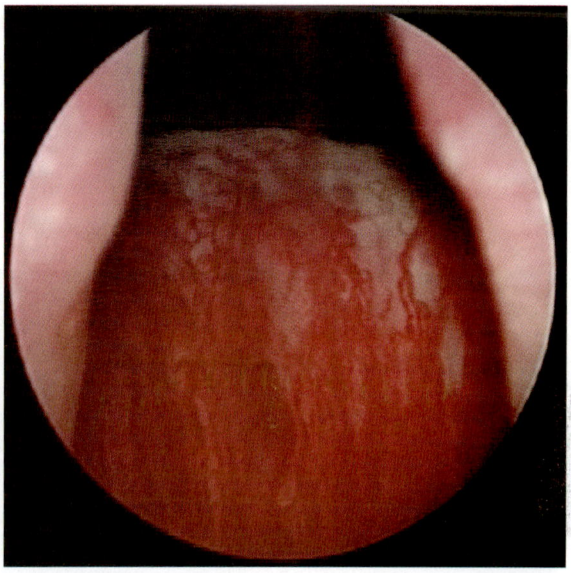

图 26-1-6 膀胱颈

2. 耻骨上膀胱穿刺置入引流套管 如手术拟采用低压冲洗下切割,而又未使用连续冲洗式电切镜,应行耻骨上膀胱穿刺造瘘,置入引流套管,持续引流冲洗液。

3. 切除前列腺腺体的主体部分 一些病人的中叶区域实际上没有腺体组织,切第一襻就能显露出尿道黏膜下的环形肌纤维(图 26-1-7)。在中叶特别大的情况下,暴露膀胱颈之前要切除相当多的腺体组织。一旦这种环行纤维显露后,就不需要再切了,即便是在有必要重新回到膀胱颈或在电切后修整时,也不需要过多地切除膀胱颈的环形纤维。显露膀胱颈部的环形纤维后,应切除膀胱颈部到精阜上方隆起的中叶

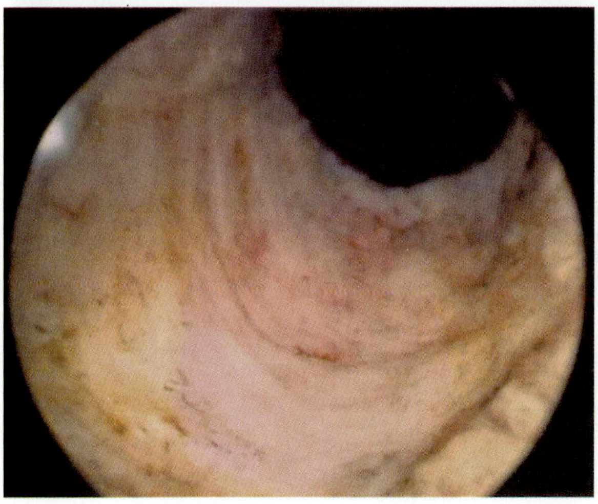

图 26-1-7 尿道环形纤维

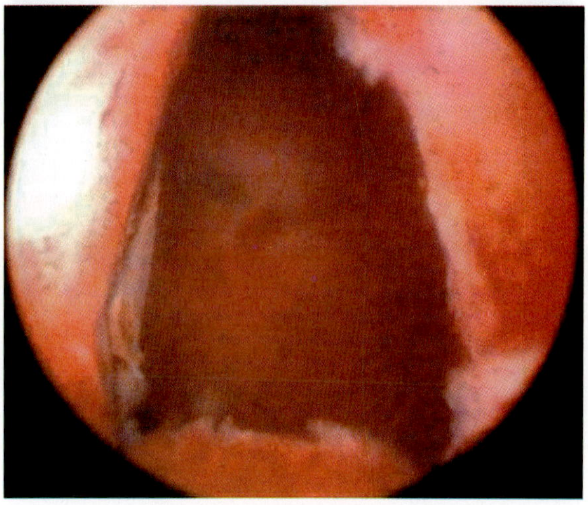

图 26-1-8 中叶隆起切除后

组织(图 26-1-8)。此时,很容易看到精阜和膀胱颈,且易于在失去方向时重新定位。

旋转电切镜到 12 点部位偏向 11 点或 1 点,其目的是将侧叶切除。在 12 点处或其左侧或右侧切一至两袢就可以使膀胱颈部的环行纤维及包膜显露出来, 切记前列腺前联合是很薄的。继续向后方切割 1~2 点处组织,使侧叶组织向下坠落(因为中叶切除后有一空间),然后切除向下坠落的侧叶组织(图 26-1-9)。切除这部分组织时通常出血相对较少,因为 2 点和 5 点处主要动脉出血已经被电凝止血。将电切镜朝向外后方进行快速切割,每次可以切割深一些,以缩短手术时间。每切一袢都必须将组织完全切断,不要让切除的组织片在远端仍然与前列腺相连。在这个阶段,可以将精阜周围的前列腺尖部组织留下暂时不切。当一侧叶前列腺组织被切除后,应检查整个侧叶包膜的创面,将所有的出血处予以电凝止血(图 26-1-10)。检查精阜及膀胱颈的位置,然后将电切镜转向对侧。在此处沿着原切面向外后方切割,以前述方法快速予以切除干净,直至显露包膜,仅在精阜周围留下前列腺尖部组织(图 26-1-11),检查创面并电凝止血。

有许多病人在切至精阜前方或两侧时,会出现多个大小不等的结石(图 26-1-12)。只要出现结石,即证明已临近前列腺包膜,因为大多数结石位于增生腺体和包膜之间。此时只需将结石清除干净即可,无需继续深切,否则会发生包膜穿孔。有时在切除精阜前方的中叶时,可能会切至射精管,一旦见到射精管,也

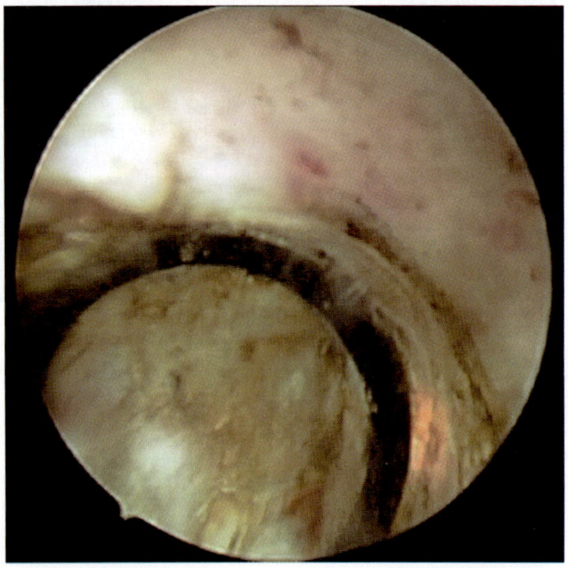

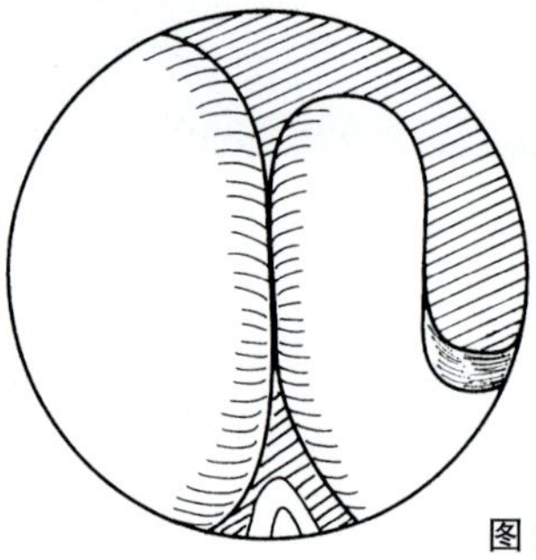

示意图

图 26-1-9　切除塌陷的侧叶组织

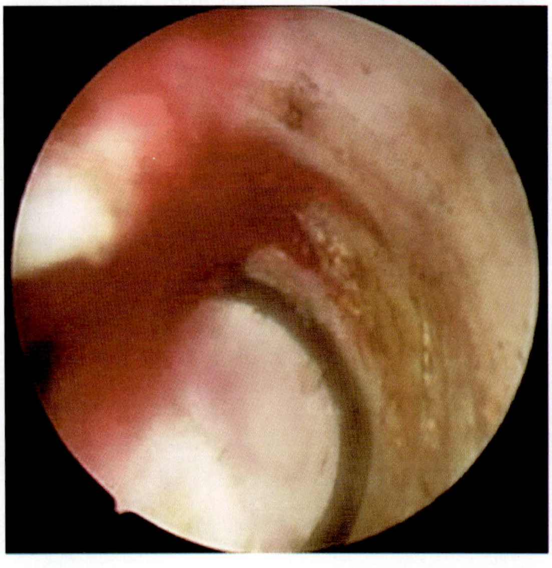

图 26-1-10　创面电凝止血

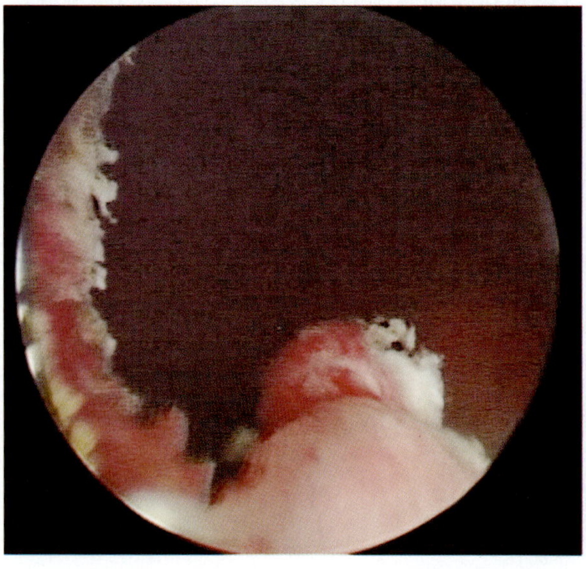

图 26-1-11　前列腺尖部组织

无需继续深切。

许多术者发现按环形顺序切除侧叶更舒服一些(顺钟向或逆钟向)。切除中叶之后(如上述),从一个侧叶的底部开始向前切割，切除至两侧叶间的前联合部，然后再向后切除另一侧叶直到5点部位。每一次切割都开始于膀胱颈,终止于精阜平面(前列腺的下缘),以一个有规律的节奏进行。如前列腺上下径的长度超过电切袢的长度，则切割的同时通过向后拖动镜鞘，以增加切除组织的长度,这可增加切割的速度。当然,这必须在有一定的TURP经验时才能这样做。在向深部切割侧叶组织时,切除组织条的长度必须缩短,以适应包膜内的弧形结构。当切至腺体前联合部位时,会发现此处腺体较少,再次提请注意此处前列腺组织很薄,不要切穿。每次切割时不要切得太厚太多,应该采用薄片切割法修整。10点和2点部位如果发现有动脉出血,应该仔细电凝止血。然后继续顺钟向电切,直到右侧叶组织被切除,仅留下精阜附近的腺体组织。

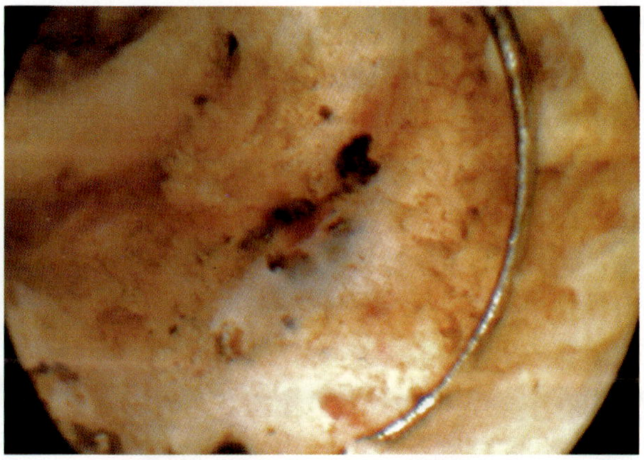

图 26-1-12 前列腺结石

4. 前列腺尖部的切除 最后切除前列腺尖部组织。尖部组织的切除应仔细,此阶段的危险在于可能损伤尿道外约肌。最好在完全控制出血并且有一个清晰视野后才进行此阶段操作。应该反复检查并确定精阜及外括约肌的位置。前列腺尖部一般没有大的血管,仅有几支小动脉,出血不严重,应尽量用小电流电凝止血。在高压或连续灌流下切割时,如尖部组织已基本切除,此时应排空膀胱,将镜鞘退出到外括约肌远端,然后缓慢前进,这时可观察到是否还有残存的腺体组织。这些残留腺体组织的部位常在精阜两侧、2点和10点的位置或5点和7点的位置,应该仔细予以修整。外括约肌损伤最常见部位是在精阜的两侧,在此部位不一定要求切除得非常彻底,即使残留1~2g组织也不会导致排尿困难,而括约肌的损伤则很难恢复。

5. 结束电切 取出电切镜的工作件,将Ellik冲洗器连接到镜鞘,冲洗器必须充满冲洗液,因气泡能降低吸引力。挤压冲洗器的胶皮球,然后松开,如此反复操作,可见切下的腺组织块被吸入冲洗器的玻璃球内。收集所有切除组织块,称重后送病理检查。再次检查创面,彻底电凝止血,留置20~22F三腔尿管,根据出血情况牵拉尿管压迫止血。

6. 重度前列腺增生的手术方法 切除大前列腺的技术难度大,手术时间长,失血多。随着TUR技术水平的提高,开放手术和耻骨上永久性造瘘的患者越来越少,但在前列腺过大时仍要考虑。此类前列腺的前列腺段尿道明显变长,一次很难从膀胱颈处切到精阜。所以一般将手术野划分三个区。

(1) 膀胱颈区:包括邻近膀胱颈近侧与远侧的组织。

(2) 前列腺中部区:包括前列腺包膜内靠近远侧的组织。

(3) 尖部区:包括邻近精阜与外括约肌的一些前列腺组织。

巨大中叶堵在膀胱颈口处可先予以切除,中叶增生不严重,不影响操作,可在两侧叶切除后再处理。基本原则仍然是先从前方开始切割,使两侧叶缩向前列腺窝底部,便于从前方向后方切割。手术开始时电切镜的前端不是放在精阜处,而是放在前列腺中部,这样便于认清起点,并便于膀胱颈区的操作。手术从膀胱颈前联合处开始,从12点切至5点,显露左象限内括约肌纤维。用同样方法,从1点至7点进行右侧叶的切除。这样两侧叶近侧部分膀胱颈区的组织可基本切除。处理完膀胱颈区,要妥善止血后再开始处理前列腺中部区。将电切镜外移至精阜处。手术仍从前方开始,使侧叶前列腺中部区坠向前列腺窝底,自右侧叶或左侧叶前部开始切割,从12点切至5点。用同样方法切除右侧叶。这个过程可行快速大块切割,此时不会损伤内外括约肌,但在近包膜时要注意尽量不要切穿包膜,否则会损伤静脉窦导致大量失血。这样从内向外,从前向后的操作,依据前列腺段尿道长度的不同,可能要重复几次。最后切除尖部区,从精阜两侧,侧叶后部开始切尖部组织,手术即结束。两侧叶腺体的大小可不对称,需要切除组织的量也不同。在两侧叶增生组织基本对称时,可按习惯从右侧或左侧开始切,差别较大时一般从增生明显的一侧开始切割。

7. 中叶重度增生的切除　中叶重度增生时，主要是上方突向膀胱腔(图 26-1-13)，切割时不注意可能伤及膀胱或输尿管口。切割时适当充盈膀胱(主要是低压切割时)，从中叶隆起处切割，即从中叶中央开始切割，电极先钩住中叶上极，再踏下脚踏开关进行切割。注意不要伤及膀胱壁。

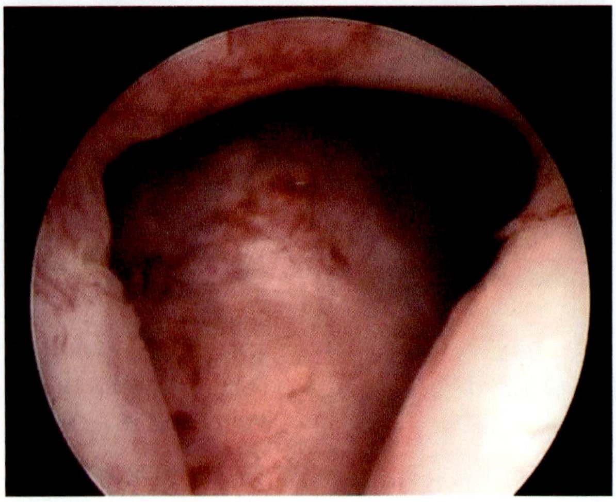

图 26-1-13　中叶增生

在切除时特别要注意避免损伤三角区的输尿管口。在中叶增生时三角区、输尿管间嵴受挤压，有不同程度的变形。输尿管间嵴与膀胱颈间距变短，极易伤及输尿管口。有的中叶向膀胱内突出重，切除时要特别当心。内突的中叶后部可能在膀胱颈的后方，依水平方向进行切割，在中叶未切完时可能已将内括约肌切除，严重时会造成三角区下穿孔，膀胱颈和前列腺分离。这一部位还应注意避免输尿管口，三角区或膀胱壁的损伤。可先用切割环将后坠的中叶组织钩起来。然后再踩脚踏开关进行切割。中叶大部被切除后，观察有无输尿管口的损伤，即使有损伤不应过度电凝，以免造成输尿管口闭塞，导致术后无尿引起急性肾功能不全。

8. 小体积前列腺的切除　小体积前列腺 TURP 术后有时疗效并不理想。因小体积前列腺增生尽管有时病理诊断为前列腺增生，但常常合并有其他引起尿路梗阻的原因，如膀胱颈硬化症。小体积前列腺镜下往往可见膀胱颈呈圆洞状，后唇堤坝状改变(图 26-1-14)。此时除常规切除增生的前列腺体组织外，还应切平抬高的膀胱颈后唇和输尿管间嵴。术后给予泼尼松口服抑制瘢痕增生，防止膀胱颈挛缩。

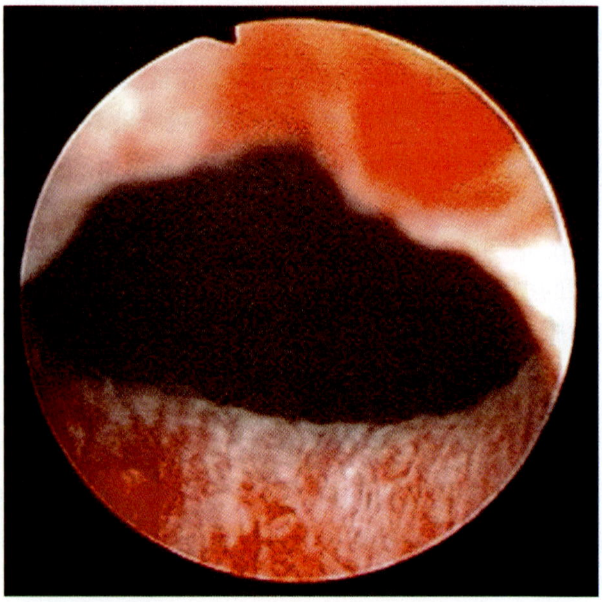

图 26-1-14　小体积前列腺膀胱颈改变

9. 电切基本方法和技巧　经尿道前列腺电切方法可因手术者的操作习惯而有所不同，但基本方法包括如下。

(1) 平行收切：即单纯的电切环回缩时切除。

(2) 弧形收切：即在平行收切的基础上加电切镜摆动切除。

(3) 混合收切：即平行收切与弧形收切两者结合的动作。

(4) 推切：即推出电切环时的切除。

(5) 拖刀切除：即电切环不回缩而电切镜回拖的切除方法。

电切过程中术者应善于辨别切除组织特点和深度，前列腺增生腺体创面一般呈黄白色或灰白色，呈棉絮或细小颗粒状。若切开潴留的前列腺腺管可见黏稠黄白色分泌物，如挤牙膏样溢出。接近包膜时，有时可见到棕黄色米粒至黄豆大小的前列腺结石，这是接近包膜最明显的标志。外科包膜则为白色致密色泽，穿破包膜可见包膜外脂肪，黄色带闪光细小颗粒，呈泡沫海绵状。如切割膀胱颈部见到白色环形纤维，表示切面已到内括约肌。术中应反复确认解剖标志，如两侧输尿管口、膀胱颈和精阜的位置。

10. TURP 止血基本方法

(1) 点止血：即对出血点直接点对点进行电凝止血。

（2）面止血：即对出血区域一定面积上的电凝止血方法。

（3）旁止血（侧止血）；即出血点旁（血管走行区）电凝止血。

（4）两侧止血：即在出血点两侧进行电凝止血的方法。

电切过程中应始终保持手术野清晰，如手术野不清晰，则可通过调节冲洗液速度或退镜来解决。对于一般的出血，采用上述方法可有效地止血。但对于隐蔽在残块组织或组织间的出血点，采用上述方法效果不好时，可将隆起的残块组织切除，清楚显露出血点再止血往往容易成功。动脉性出血或者直接喷向窥镜上的出血，往往引起术野一片红，此时应改变电切镜位置，稍稍后撤，可同时加大冲水速度，待看清楚出血点后及时伸出电切环，予以电凝止血。

【术后处理】

TURP 术后常规留置双腔或三腔 Foley 气囊导尿管。导尿管的直径一般用 20F 或 22F，太粗不利于尿道分泌物引流，太细起不到压迫止血的作用，且易被小的血凝块堵塞。经尿道放入导尿管后，将气囊内注水 30~40ml，气囊注水量视前列腺大小而定，通过导尿管冲洗膀胱，观察冲洗液颜色，以确定术中止血情况。若从膀胱流出的灌洗液清亮或呈浅红色。说明止血效果良好。若流出的灌洗液为鲜红色，说明有动脉出血；流出的灌洗液为暗红色，说明有静脉或静脉窦出血。若怀疑有动脉出血，必须拔出导尿管，再次进行电凝止血，不要寄希望于自行止血或使用止血药止血；如系静脉窦出血，经适当牵拉导尿管后，一般 3~5 分钟后冲洗液即转清亮。在病人离开手术室前，必须能有满意的止血。在未处理满意前，手术室人员不要急于收拾手术器械，如果把病人送回病房，麻醉作用已消失，出血仍不能控制，再回手术室，那会是一种非常被动的局面。从事经尿道手术的医师应当是一个技术全面的泌尿科医师，如有意外情况，需要经腹部处理时，应当毫不犹豫。

当冲洗液流出颜色较满意后，接上引流袋，病人下肢放平，应再次检查病人血压、ECG、血氧饱和度及病人全身反应。如情况稳定，即可送回病房，根据冲洗液颜色，调整冲洗液流速。并适当给以抗生素预防感染。

导尿管一般可在术后 24 小时后拔除，术后 72 小时内几乎全部病人的导尿管均可拔除。影响导尿管拔除的因素包括病人的一般情况、出血量、切除是否完全以及膀胱的张力等，拔除导尿管后病人可能会出现尿急、尿痛、初始或终末血尿、尿中带血或小血块等，这些多属正常情况。若病人感觉不佳，或体温超过 38℃，尿色深，以及因某种原因切除不完全，早期拔管后可能会出现排尿困难等情况时，应适当延长导尿管留置时间。

如病人恢复顺利，无任何不适，可于拔除导尿管 2~3 天后出院。多喝水，1~2 个月内避免剧烈体力活动。2 个月内不要骑自行车，忌饮酒和房事。多吃一些高蛋白质富于营养的食品、蔬菜、水果，保持大便通畅，必要时可口服适量缓泻药。

【术中及术后并发症】

1. 出血　任何术式的前列腺切除术都会有发生出血的危险，TUR 也毫不例外。Neal 1997 年统计 4 226 例 TURP 手术中因出血停止手术者 38 例，占 0.7%，其中改开放手术 10 例，占 0.2%。术中对动脉出血要做及时可靠的电凝止血，手术分区域进行，切至包膜时见到动脉出血即刻止血，对较大动脉止血，可靠的电凝应先电凝血管的一侧，再电凝另一侧，最后电凝血管腔面（图 26-1-15）。寻找出血点的方法有：调节灌洗液流量；改变电切镜和切割环的位置；保持切除区视野清晰；切除不规则、凹凸不平的组织，易于发现和处理隐藏的出血点。术中静脉出血常同动脉出血一样电凝止血，对静脉窦损伤出血，电凝止血的成功只是个案，电凝大多无效，应尽快结束手术，置 Foley's 导尿管牵拉即可止血。不管手术者技术多么熟练，术前仍必需做好

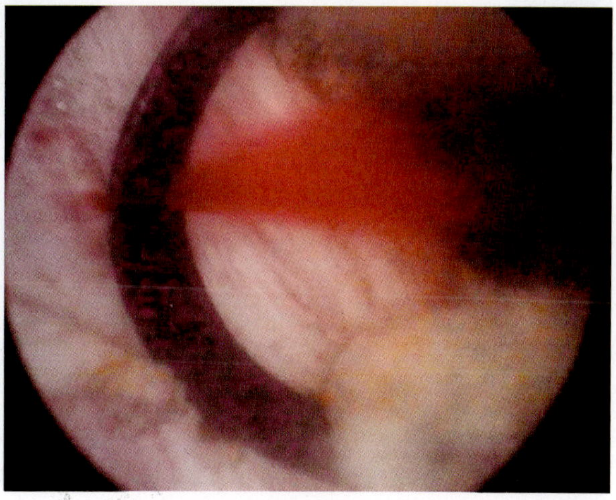

图 26-1-15　前列腺动脉出血的止血

输血的准备。了解病人的血红蛋白水平,切除体积较大的前列腺,术中可能有较多出血,故备 1~2U 的血是有必要的。术前 1~2 周使用雌激素类药物或非那雄胺(保列治),有感染时预先控制感染等可减少术中出血量。TUR 术后近期出血的原因往往与术中误伤切破包膜,止血不彻底及膀胱内切除的前列腺组织碎块冲洗吸出不彻底,引起术后冲洗过程中前列腺组织堵塞尿管,膀胱过度充盈膨胀,导致前列腺切除创面继发性出血。避免和处理方法是术中应彻底电凝止血,彻底冲洗吸尽膀胱内切除的前列腺组织碎块和凝血块。术后远期出血多由于前列腺切割创面未愈合,创面焦痂脱落所致。

2. 前列腺包膜穿孔　包膜穿孔可分为以下几种。

(1) 先兆穿孔(图 26-1-16):透过很细的蜘蛛网一样的纤维,即可看到前列腺周围的脂肪。发现这种情况,即说明有先兆穿孔。在前列腺电切中,这种情况较常见,应注意不要使灌洗液的压力过高。

(2) 有覆盖的穿孔(图 26-1-17):这种穿孔与先兆穿孔仅为程度上的不同,已经看不到蜘蛛网样结构,在穿孔处可以清楚地看到脂肪组织。但这些脂肪组织与包膜之间无间隙,紧紧地覆盖着穿孔。这种情况对电切基本上没有影响,和先兆穿孔相同,应当适当降低灌洗压或减小冲洗流量;排出膀胱的碎块时,不要用暴力挤压,最好尽量缩短手术时间。

(3) 游离穿孔(图 26-1-18):典型的游离穿孔是发生在膀胱与前列腺包膜连接的部位。在穿孔处可以看到或大或小的孔洞,并可看到灌洗液外流或回流。游离穿孔极少见,如果穿孔较大,且灌洗液外渗较多(下腹部膨隆),最好立即手术将穿孔予以缝合,并在膀胱或前列腺周围放置引流管,注意观察血电解质的变化。

(4) 三角区下穿孔(图 26-1-19):在 TUR 术第一步,膀胱颈部显露的过程中,中叶完全切除后看到小的穿孔是很常见的,这种小穿孔很像蜘蛛网。就穿孔本身而言,并不是很重要,但在电切时可能稍不留神,电切镜的前端就插入到三角区下面,或进入膀胱肌层与 Denonvilliers 筋膜之间。膀胱颈与三角区分离后,如果术者没有经验,很容易将电切镜滑入三角区下方,腔内所能看到的常是一些脂肪组织和一些网状的结构。术者应立即将切除镜从假道中退出,使切除镜放置到正常位置,尽快妥善止血并结束手术。发生膀胱三角区下穿孔并不是特别危险,但如果导尿管置入这个部位且气囊在这个部位充气就会引起危险,所以为了预防这种情况发生,可在导丝引导下置入导尿管。或是用手指伸入直肠,将前列腺包膜顶起,导尿管多可顺利置入。只要导尿管能放入膀胱,穿孔常可自行愈合,勿需手术缝合。

3. 输尿管口损伤　这种意外损伤很少见。只有术者在切除时分辨不清前列腺和三角区,以为是在切前列腺实际是在切除膀胱组织时,才有可能损伤输尿管口,常发生于止血不满意,术者在慌乱中操作,以及对局部解剖关系不明确等情况时。如仅为输尿管口处的表层被切除,常会自行愈合,无后遗症。如切割

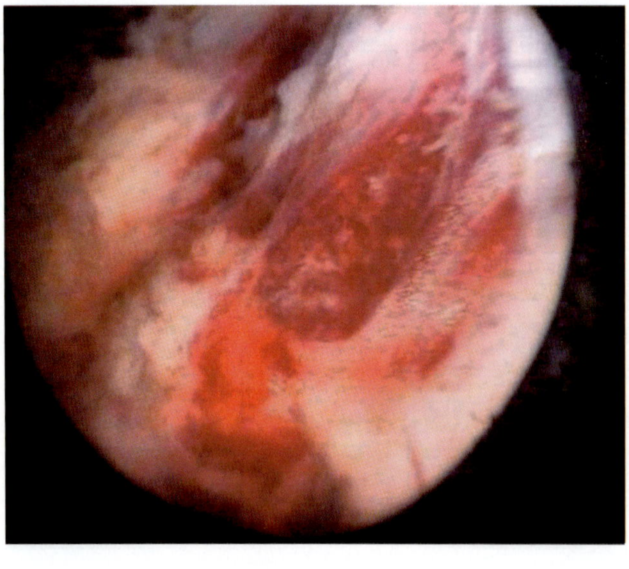

图 26-1-16　先兆穿孔

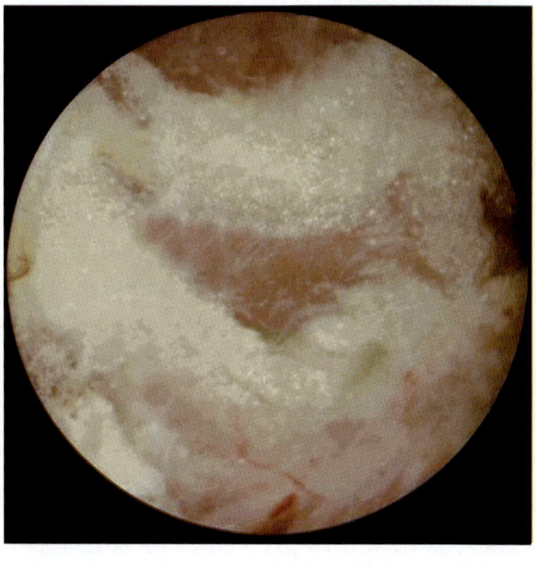

图 26-1-17　有覆盖的穿孔

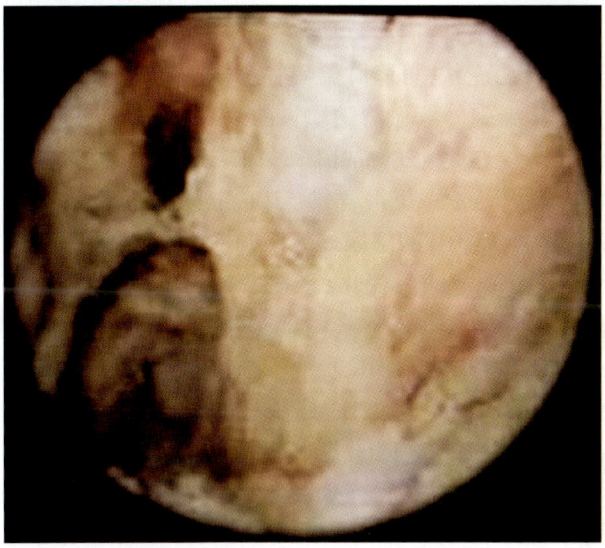

图 26-1-18 包膜游离穿孔可见两个孔洞

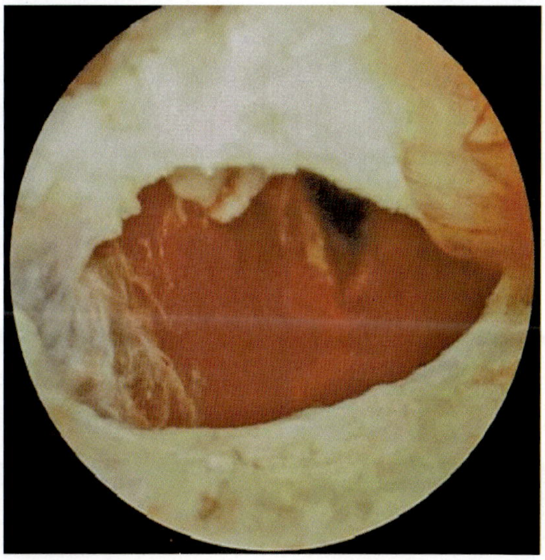

图 26-1-19 三角区下穿孔

损伤较深,或电凝较重时,特别是双侧输尿管口均被切割电凝,术后轻则有发生狭窄或返流的危险,重则会发生输尿管口闭塞,导致术后无尿,如不及时发现并处理,后果严重。

4. 尿道外括约肌损伤 常在切除精阜两侧前列腺尖部组织时发生。这种损伤的发生率文献中尚无精确资料。有些术后尿失禁并不是损伤了外括约肌。气囊导尿管在前列腺窝内长时间压迫,可使外括约肌的收缩力受到永久性损害。前列腺癌侵及括约肌,也会造成其收缩功能障碍。严重脑血管病或膀胱控制力不好,也会出现尿失禁。如术中发现有外括约肌的意外损伤,术后气囊导尿管不要牵拉。精阜远侧的尿道损伤并不一定意味着会发生尿失禁。拔除导尿管后如确实发生部分失禁或完全失禁,再考虑治疗问题。根据损伤程度和表现,尿失禁可分为以下三类。

(1) 轻度尿失禁:这一类常能自行好转,临床表现为站立,坐下或其他体位改变时有不自主的尿液流出。内镜检查看不到损伤,膀胱尿道造影前尿道充盈很好,括约肌的部位也可以看到正常的缩窄。一般预后较好,常不需要用药物治疗。

(2) 压力性尿失禁:这种外括约肌损伤要更重一些。咳嗽、负重或打喷嚏均可有或多或少的尿液流出,患者能有意识地控制排尿或中止排尿。膀胱尿道造影几乎正常。外括约肌处可见明显缩窄。这类尿失禁用药物治疗可有较好疗效。

(3) 完全尿失禁:前列腺电切术发生这种并发症较为罕见。有些病人卧床时有排尿控制力,一旦站立起来尿液即自行流出。需用阴茎夹或积尿器。尽最大努力也不能有意识地中止尿液流出。立位时膀胱内有多少尿都会自行流出,膀胱尿道造影在外括约肌处看不到缩窄环。药物治疗多无效,而且目前尚无一种确切有效的手术方法治疗这种尿失禁。

5. TUR 综合征(TURS) TUR 综合征是 TURP 术主要高危并发症,是由于切割过程中大量的冲洗液进入循环系统而引起血液稀释和低钠血症为主要特征的并发症。典型的 TUR 综合征病人有烦躁不安,神志不清,恶心呕吐,呼吸困难,吐粉红色泡沫痰,以及视觉障碍等。最初病人血压升高,脉搏减慢,以后可有心律不齐与血压下降直至死亡。术前应特别关注那些发生 TUR 综合征的高危人群,如全身状况不良且前列腺很大的病人,有氮质血症者以及有心肺功能不全的病人。在发生 TUR 综合征早期就应当及时发现,不应等它发展到较严重程度才开始治疗。这些病人在手术时应当注意监护,注意观察神志,血压,脉搏,ECG 及中心静脉压变化。手术时低钠血症的病人表现为神志不清,恶心,可发生呕吐,全麻的病人这些表现可被掩盖。典型者血压升高,脉搏减慢,中心静脉压可升高,如低钠血症不予处理,病人就会出现血压下降,尿少,发绀,心律不齐以致死亡。术中监测 ECG 波形的异常表现应考虑低钠血症的问题。血钠降至 120mmol/L 可证实诊断,血钠达 110mmol/L 常会出现惊厥。如果病人全身情况良好,双肾功能好,仔细观察,待其自愈。但如果有脑水肿的表现,癫痫样发作等,应立即给予治疗。TURS 的典型治疗方法是用高渗盐水。按经验可缓慢给予高渗盐水 200~300ml,以纠正相对缺钠,但应注意如病人心功能不太好,就有肺水肿的危险,应同时给利尿药。如血钠水平仅轻度降低,病人无症状,可静脉给髓袢利尿药,如呋塞米(速尿)20~40mg 静脉推注。如病人有症状,应急查电解质。并计算细胞外液血清钠缺失的多少。例如体重 60kg 的患者,细胞外液大约为 14L。如术前血清钠为 145mmol/L,现在是 120mmol/L,总的缺钠为(145−120)×14=350mmol。可短时间内快速静脉补给缺钠量的一半。每升 3%的盐水含钠 530mmol,5%的盐水每升为 855mmol。计算量余部分可在 1 小时内给予补充。每一个做 TURP 的泌尿外科医师,最惧怕的一个急症就是 TURS,一旦发生,病情危急,处理棘手。但术中只要注意观察病情变化,采取一些相应措施,可以避免 TURS 的发生。

6. 尿道狭窄　常在术后 3~4 周出现,临床表现为尿线变细或排尿困难,患者症状与术前一样甚至排尿困难更严重,原因的发生与电切镜过粗、术后留置导尿管时间过长,或对橡胶过敏、尿道炎症以及局部瘢痕体质等因素有关。应注意选择合适粗细的导尿管,术后有效控制感染,减轻尿道周围炎症。尿道扩张的效果常满意,严重者应行尿道内切开术治疗。

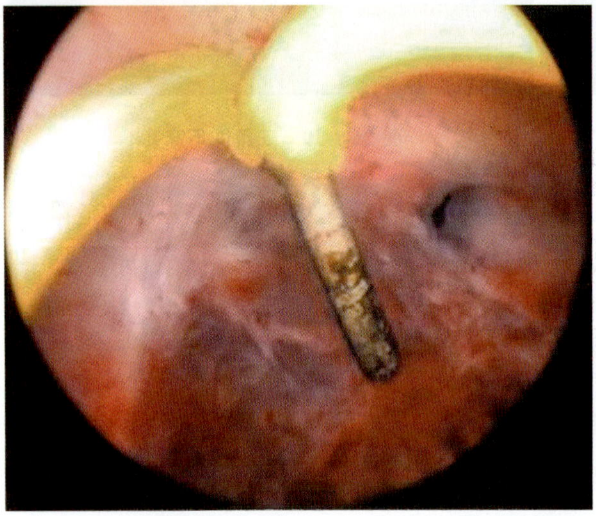

图 26-1-20　膀胱颈口瘢痕狭窄

7. 膀胱颈瘢痕性狭窄　经尿道切除后间隔几个月症状又复发,特别是在短期内梗阻症状又出现,有可能是因膀胱颈部形成瘢痕挛缩所致。膀胱颈瘢痕性狭窄的诊断容易,只需行尿道膀胱镜检查即可作出诊断。膀胱镜下见膀胱颈口瘢痕形成,并明显缩窄,有时仅见一细孔与膀胱相通(图 26-1-20),有时可完全闭锁。这种瘢痕性狭窄往往较短,治疗并不困难,很容易用钩形电极切开(图 26-1-21),或用尿道内切开刀(冷刀)切开,出血少,有部分病人易复发。

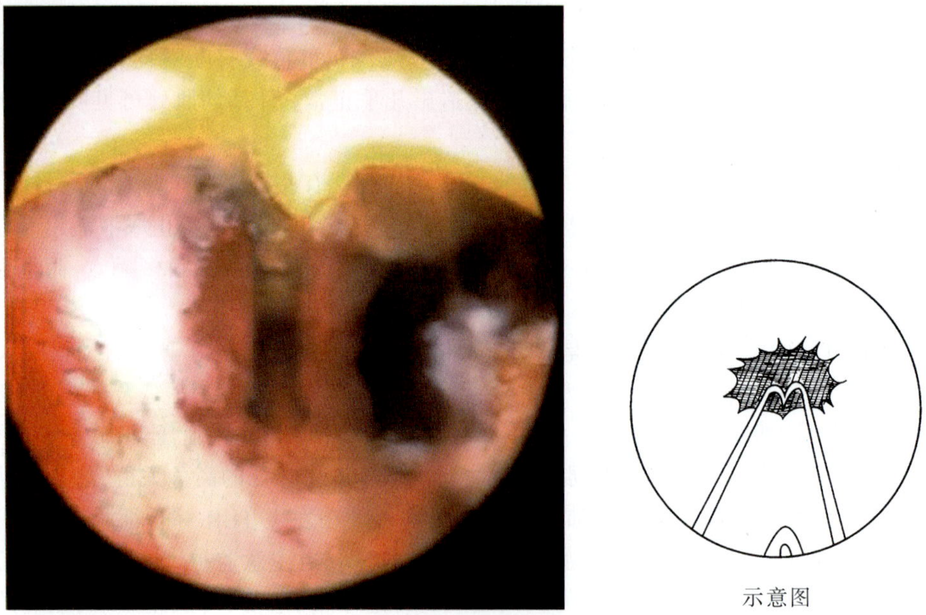

图 26-1-21　电钩切开膀胱颈

参考文献

1. 庄乾元主编. 经尿道手术学. 武汉:湖北科学技术出版社,2002,115-174
2. 韩见知,庄乾元主编. 实用腔内泌尿外科学. 广州:广东科学技术出版社,2001
3. 马腾骧,孙光,白铁男主编. 实用泌尿外科手术技巧. 天津:天津科学技术出版社,2002
4. 张玉海,邵强主编. 前列腺外科. 北京:人民卫生出版社,2001
5. 郭应禄主编. 泌尿外科内镜诊断治疗学. 北京:北京大学医学出版社,2004
6. 吴阶平主编. 吴阶平泌尿外科学. 济南:山东科学技术出版社,2004. 1199-1236
7. 梅骅主编.泌尿外科手术学. 第2版.北京:人民卫生出版社,1996. 800-805
8. Blandy J, Notley R.Transurethral Resection. Four th ed. Boston, 1998
9. Fitzpatrick JF, et al. Minimally Invasive and Endoscopic Management of Benign Prostatic Hyperplasia. In: Walsh PC, Retik AB, Vaughan ED Jr, Wein AJ. eds. Campbell's Urology. 8th ed. Philadelphia: Saunders, 2002, 1379-1422
10. Nuhoglu B, Ayyildiz A, Fidan V, et al. Transurethral electrovaporization of the prostate: is it any better than standard transurethral prostatectomy? 5-year follow-up. J Endourol, 2005, 19(1): 79-82

【主编点评】

损伤静脉丛:TURP时切破前列腺外科包膜,损伤外侧静脉丛,可发生严重出血。前列腺外侧静脉丛管粗壁薄,电灼出血部位不能将裂口闭塞,反而引起更大的出血。在出血点的近侧及远侧电凝,有可能使静脉闭塞达到止血目的。经此处理仍不收效时,应迅速结束手术,插入气囊导尿管,充胀球囊,并进行牵引,阻塞膀胱出口,使血液不会流入膀胱,利用血块阻塞导尿管,待包膜收缩,利用机体凝血功能会使出血自行停止。

笔者曾遇一患者于某院施行TURP时损伤右侧外科包膜及静脉丛,发生大出血,作耻骨上前列腺剜除及经耻骨后缝合,经膀胱用纱布填塞均未能止血,失血超过5 000ml,然后插入气囊导尿管,牵引尿管压迫止血,出血停止。此后一年内每2~3个月发作尿路感染及大出血。血块堵塞致排尿梗阻,反复住院治疗。MRI发现前列腺右侧有1.1×1.2cm大小与尿道相近的异常信号区,疑为脓腔。于肛门右侧作会阴部切口,通过耻骨直肠窝进入脓腔,在尿道镜窥视下从切口插入金属探条,用凡士林纱布作脓腔引流。术后脓腔闭塞,伤口愈合,出血不再复发。

(梅　骅)

第二节　经尿道前列腺气化切除术

transurethral vaporization of prostate, TUVP

【刘春晓】

【概述】

经尿道前列腺电切术经历80年的发展,已历3代,即①单极电切;②单极气化;③双极等离子体切割气化。1925年美国顺康(ACMI)公司发明了第一台用于切割前列腺的电刀,经Stern等人的临床应用,确立了经尿道前列腺电切术(transurethral resection of prostate, TURP)。在TURP问世近20年的时间内该技术只在美国及欧洲几家大型医院内开展。二战结束后,美国、德国及日本将原高科技军工企业尤其是光学仪器及新材料开发等转而投向医疗仪器市场,使得内镜硬件制造工艺达到质的飞跃。因此,在20世纪50年代初TURP技术在发达国家及部分发展中国家迅速推广,TURP也即成为一专业术语,至70年代初被欧美等国正式认定为治疗前列腺增生症的金标准。

1994年顺康公司针对环状电切袢止血效果差的弊病,用一种新的钨合金材料将环状电切袢制成铲状电极,因其工作时使部分前列腺组织气化,故称之为经尿道前列腺气化切除术(transurethral vaporization of prostate, TUVP),此即单极气化问世,故又称为TUMVP(transurethral monopolar vaporization of prostate)。

1998 年英国 Gyrus 公司将一种全新的等离子体技术(plasmakenitic 技术)用于前列腺切除,由于它由一工作电极和一回路电极组成,故称之为双极气化,或 TUBVP(transurethralbipolar vaporization of prostate),或 PKVP(plasmakenitic vaporization of prostate),即目前的第三代 TURP 设备。

【气化原理及特点】

1. 单极气化原理和特点

原理:单极射频通过高能量热能传导至细胞组织,瞬间产生高热,致组织细胞有机成分迅速碳化,而组织细胞内的水分即刻煮沸蒸发,其结果是靶细胞迅速分解气化。

特点:

(1) 射频电极可迅速对组织加热,使靶组织接触面温度超过 400℃。

(2) 沿电极加热点构成的轨迹产生切割、气化作用。

(3) 有较深的热穿透,对切割的靶组织可产生 2~3mm 厚的凝固层,此即单极气化止血效果良好的机制。

(4) 这种热穿透常伴有一定的周围组织热损伤,如前列腺包膜外的性神经损伤等。

2. 双极气化原理和特点

原理:双极气化并非加热过程。电流通过工作电极与回路电极产生回路而释放射频能量,射频能量将导体介质(通常为盐溶液)转化为一围绕电极的高聚焦等离子体区。这一等离子体区是由高电离颗粒构成,这些电离颗粒具有足够的能量将靶组织内有机分子键打断,其结果是靶组织融为基本分子和低分子,随即破碎、气化。

特点:

(1) 靶组织表面温度 40~70℃,有一定量的组织破碎。

(2) 因高聚焦作用局限,切割精确。

(3) 热穿透较浅,对周围组织有轻微损伤。

3. 电气化的生物学效应　当电极通电接触前列腺组织时,与电极接触的组织迅速加热、气化,在电极经过处(切口)同时产生深达 2~3mm 的蛋白凝固层,表面可产生炭化,血管等组织也产生同样效果,由于气化效应产生于电极尖锐接触面,因此电极形状不同产生气化效应不同。单极-气化:切割效果:切割袢>射芒>纵槽;凝固效果:纵槽袢>射芒>切割。双极气化:根据袢的形态产生不同的气化效果和切割量。凝固层均匀,不产生炭化,损伤层较薄,周围损伤小,止血效果好。

【适应证和禁忌证】

1. TUVP 手术指征远远大于 TURP,即前列腺质量 60g 以下,笔者认为 TUVP 已无腺体大小禁忌。

2. 对于严重心肺疾病无法耐受手术麻醉、尿道狭窄、急性泌尿系感染、出血性疾病、严重的未控制的糖尿病等,应是外科手术禁忌证。

【基本操作技术】

TUVP 操作与 TURP 类似,有共同之处(切割袢),但也有不同点,即纵槽如射芒滚轴袢的使用。

基本操作动作要领:

(1) 切除:可分为:①平行收切:单纯电切袢回缩时切除;②弧形收切:①+电切镜摆动切除;③混合收切:①+②结合动作;④推切:推出电切袢时的切除;⑤拖刀切除:电切袢不回缩而电切镜回拖。

(2) 止血:可分为:①点止血:对出血点直接点对点止血电凝;②面止血:对出血区域一定面积上的电凝;③旁止血(侧止血):出血点旁(血管走行区)电凝。

(3) 深度与方位的判断识别

1) 深度判别:主要是观察切面情况,腺体气化时创面为淡黄色,带有微小炭化颗粒;外科包膜则为白色致密色泽,膀胱颈部则为白色环形纤维表面;外科包膜深层即将穿破包膜的深度为粗纤维,呈红白相间,编织样表面;穿破包膜可见包膜外脂肪,黄色带闪光细小颗粒,也可见血管,常带有出血。

2) 方位判别:要求有三维立体空间感,即有正确识别标志的能力。解剖标志:①双侧输尿管口;②膀胱颈口、精阜部位。

使用电视监视系统时则更应该注意摄像头与窥镜的关系、方位,以免造成错误引导。

【麻醉与体位】

首选为蛛网膜下腔阻滞或硬膜外阻滞,根据病人条件也可采用骶管阻滞,个别因麻醉失败或特殊原因可施行气管内全麻。采用截石位,但双腿高度略高于普通截石位(超截石位),以便于操作,以防双腿阻碍窥镜左右摆动。

【器械准备】

1. 电气化镜使用要点

(1) 管径:25~27F 为优选的口径,可以保证口径不过大,同时也保证了连续式低压灌流;28F 口径不适合东方人种,不易插进尿道,术后尿道口狭窄多见;24F 口径理想但不能实现 4mm 窥镜使用下连续灌洗,必须使用特制 3mm 窥镜,不便一镜多用的目的。

(2) 连续式灌洗:气化镜采用连续式灌流,其优点是:

1) 使手术操作连续进行,避免了排水等中断手术的环节。

2) 实现了低压灌流,不加重水吸收,不易引起水中毒。

(3) 插镜:采用直视下插镜较安全,其优点为:

1) 不易造成假道等损伤。

2) 可观察前尿道病变,如狭窄、炎症等。

3) 便于观察前列腺增生的形态,无干扰,不易引起出血,从而影响视野。

(4) 电刀参数及电极选择

1) 单极电切和汽化参数:电刀参数,一般采用 300W 以上电刀,要求性能稳定,高频电流较纯,低频电流少的高质量电刀(高频发生器),使用时通常采用电切功率 260W(250~300W),电凝功率 60W(40~80W);气化电极(袢)常见有三种选择,包括:①纵槽袢,为最基本的气化袢,气化效果好,止血效果最好,切割效果略差于射芒和切割袢(vaportome);②射芒袢(vaportrode),具有较好气化效果兼备止血和切割作用的电极;③切割袢,具有类似电切的切割作用,有一定止血效果和气化效果,因此,保证了切割速度,同时减少了止血动作及时间,是最常用的气化袢。

2) 双极电切气化参数:双极等离子体电刀(发生器)的自动化程度高,开启后即自动设定默认值,即切割 160W,电凝 80W,一般能达到临床要求,除非特殊情况,无需调整。电极目前有三种,包括 A 杆状电极,可做点切割、烧灼或类似激光切割作用;B 柱状电极,作为初学、止血用途,止血效果好;C 环状电极,即电切袢,与单极类似,主要做切割用,现有大小、口径之分。

2. 电视摄像系统使用要点

(1) 定位:为确定方位不致引导错误,应确定摄像方向,一般将摄像头标志点放于 12 点或左手枪式握法保持正确方向。不论窥镜如何转动,摄像头始终朝向一个方向(即摄像头不动窥镜动)。

(2) 聚焦与对白:聚焦是使影像清晰的调节;对白使影像色彩接近正常色泽,以白色为基准的调节过程。

(3) 光源:使用 250W 以上卤素光源或亮度高纯的光源。

(4) 保护视野:电视下行气化操作大大减轻了操作者的强度,为术者带来很大便利。但电视摄像系统受光源、摄像机等条件限制,透视能力不如肉眼,抗干扰性不强,因此,保护视野十分重要:

1) 目镜因浸泡等原因带有水分,加之手加温易产生雾,影响清晰,应及时给予擦拭。

2) 物镜应注意以下几点:①防止气化袢绝缘破损产生放电损坏窥镜;②组织块收切时,粘连于鞘上妨碍视野;③滚轴袢使用、观察时应推出 1cm;④及时止血,防止膀胱内冲洗液红染影响视野,气化过程应有条理、有次序进行,及时电凝可见的出血、渗血点。

3. 导尿管选择　直径以 22F 较适宜,也可使用 20~24F 管,既便于引流又便于插入。要求口径足够大,气囊充盈后不压迫尿管影响引流。硅胶材料尿管组织相容性最好。

【手术步骤】

1. Nesbit 法　三分区法(膀胱颈区、前列腺中区、尖部)。

(1) 先于 6 点切取纵行标志沟,采用先定起点和止点切除法。

(2) 于 12 点顺钟向沿膀胱颈部切取膀胱颈部增生组织,对于中叶增生者可先切取中叶增生组织,再从12点开始上述切除。

(3) 切取前列腺中部组织,从1点顺钟向,11点逆钟向切取。

(4) 切取12点腹侧组织。

(5) 修整前列腺尖部组织。

2. 分隔切除法(改良Silber法)

(1) 先于6点切取纵行标志沟同Nesbit,采用定止点法切除,达到足够深度作为标志。

(2) 于12点切取另一条纵行标志沟,达到包膜,将腺体分隔成两叶(中叶增生者除外)。

(3) 向两侧(1点、11点)沿包膜将腺体间切一纵沟达到接近6点处,前达精阜,后达膀胱颈,将两侧叶分隔孤立。

(4) 将隔离的两侧叶切除(几乎是无血情况和不顾及包膜)。

(5) 中叶增生者(三叶增生者)先于中叶与两侧叶之间切取纵沟隔离中叶,切取中叶,再切取12点纵沟,余下步骤同前述。术终冲洗组织碎块,再次检查创面,止血,留置三腔尿管。

(6) 用袢或鞘从精阜上缘沿包膜将分隔的腺体剥离,翻滚向膀胱,剜除至膀胱颈时,再切碎腺体。

(7) 修整性切除前列腺尖部。

分割切割法是笔者医院在1 000余例TUVP术中逐步总结形成的一套治疗方法,实践证明行之有效。其最大的优点是阻断了腺体血供,最大限度地避免了TUVP、TURP最常见的出血、视野不清等关键问题,加快手术进程,减少手术误伤和并发症,简化了复杂的手术技术,便于推广和教学。

3. 腔内剜除法

(1) 增生腺体逆行剥离:以精阜为标志(图26-2-1),于6点处以点切结合电切(图26-2-2)逆推方式找到增生腺体与外科包膜的间隙(图26-2-3),用袢将中叶及两侧叶腺体组织向膀胱颈方向逆行剥离(图

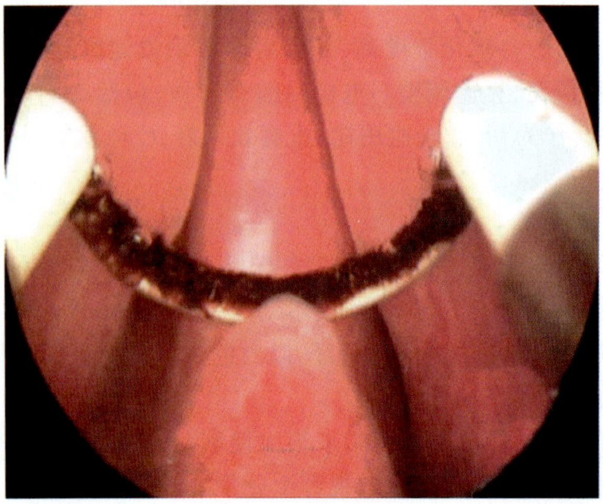

图 26-2-1　以精阜为标志

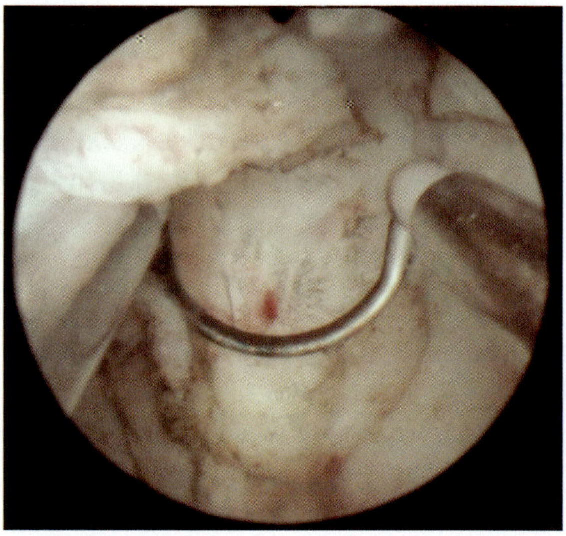

图 26-2-2　电切至包膜

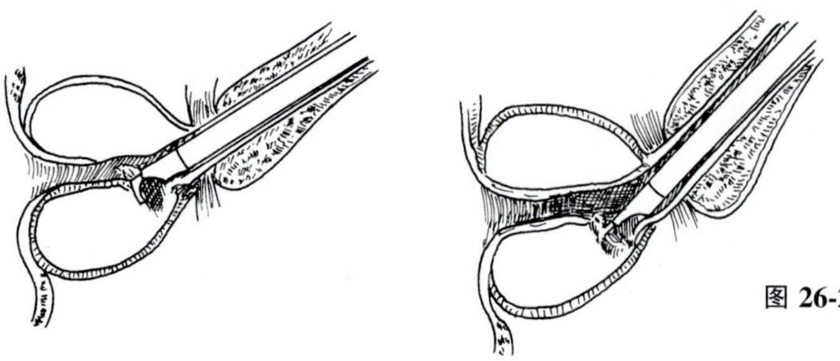

图 26-2-3　逆推方式找到增生腺体与外科包膜间隙

26-2-4),若遇阻力较大,可用电切镜镜鞘将腺体上推、剥离,此时可见腺体向膀胱方向上翻,剥离面可清晰见到血管走行(图 26-2-5),有炎症者亦可见腺液、纤维粘连带、前列腺结石等,用切割袢电凝剥离面血管(图 26-2-6),点切纤维粘连带(图 26-2-7)。将腺体剥离至近膀胱颈环形纤维处停止剥离,以免腺体完全脱入膀胱内。若腺体较小,将增生腺体完全剥离;若腺体较大,先剥离一侧叶,切除一叶腺体后再剥离剜除另一叶,最终将整个腺体除 5 点、7 点处与膀胱颈连接部的其他部分完全与外科包膜分离(游离),类似带蒂肿物状态。

(2) 腺体组织的切除:已被逆行剥离的腺体,仅有少许组织和膀胱颈部相连,血供已断,周围标志清晰,可快速由浅入深切除(图 26-2-8)。对于较大的腺体,切除一侧叶后再剥离另一侧叶,分步切除之。

(3) 修整创面、彻底止血:本方法增生腺体与外括约肌分界清楚,不需要再修整尖部,主要是彻底将包膜面止血,清除碎块。在关闭冲洗的情况下,彻底电凝出血点。

4. 类激光法 是利用杆状电极,仿激光纤维切割腺体组织块至膀胱,然后用粉碎器吸除腺体块。

【并发症及处理】

1. 出血 TUVP 出血包括术中出血、近期出血(术后 7 天)和远期出血(术后 7~30 天)。

(1) 术中出血和近期出血:以纤维肌肉增生明显的 BPH 患者,术中出血较少或基本不出血;以腺细胞增生为主以及前列腺组织充血炎症明显者,术中出血较多。因此,对于后者术前应留置导尿管,并给予适当的抗生素,待前列腺炎症缓解后再行 TUVP。TUVP 术中出血与前列腺大小有关,前列腺越大,切割时间越长,出血也较多,但并非绝对,尚与术者技术操作熟练程度有关。技术操作熟练,切割速度快,即使前列腺较大,术中出血也不会太多;反之,即使前列腺较小,技术不熟练,切割操作时间长,甚至切穿包膜和静脉窦,同样也会造成术中较多出血。经过实践摸索,笔者采用"分隔"切除法,能有效解决 TUVP 术中出血较多,而且能保持术中视野清楚,保证组织切除较为彻底,特别是对两侧叶增生,同时伴有中叶增生的病

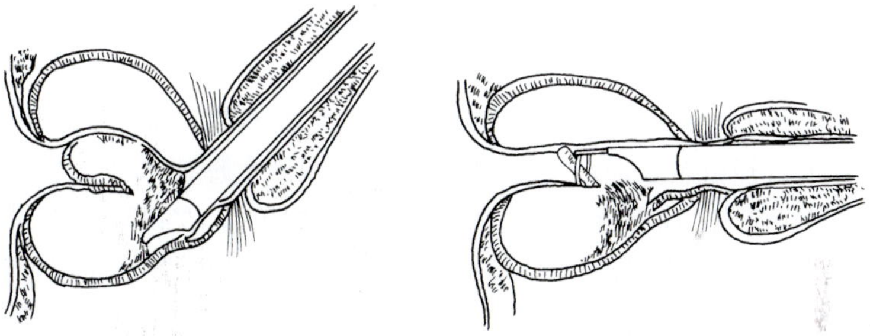

图 26-2-4 向膀胱内剥离

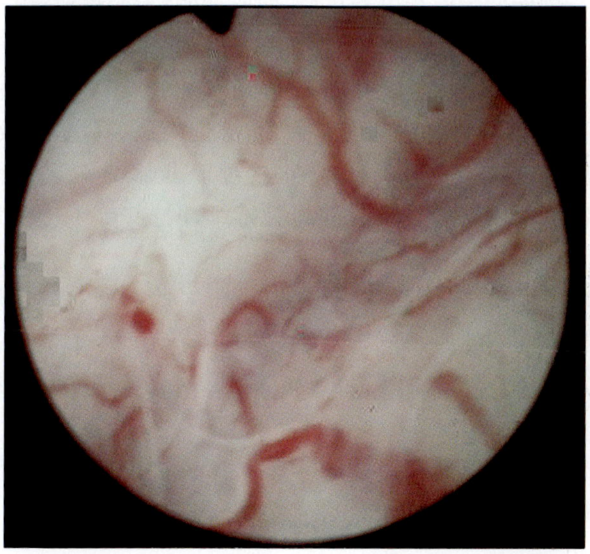

图 26-2-5 外科包膜剥离面可见裸露的腺体供应血管

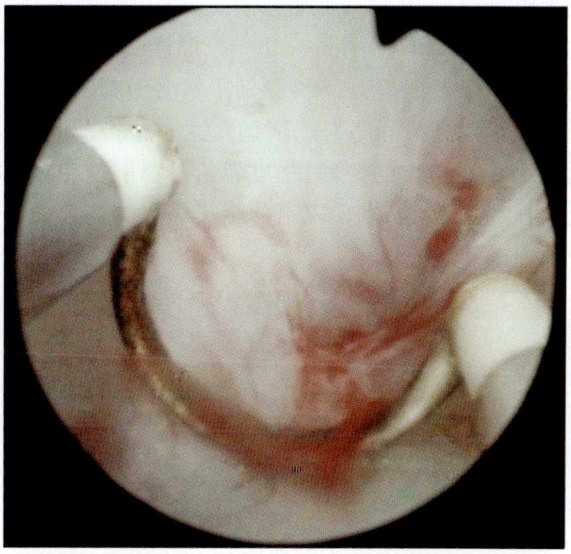

图 26-2-6 切割袢电凝剥离面血管

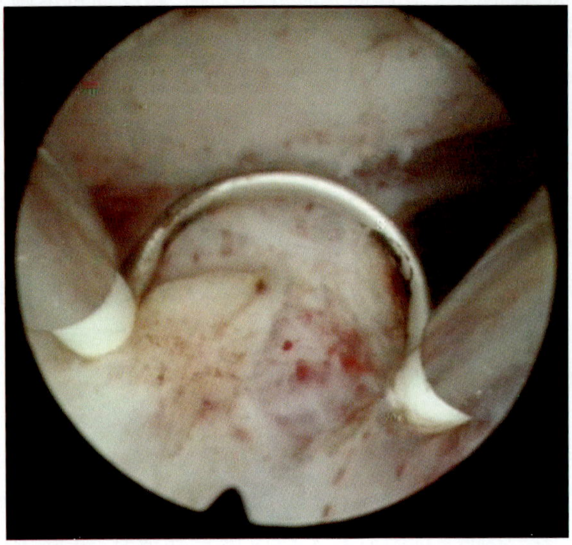

图 26-2-7　点切纤维粘连带

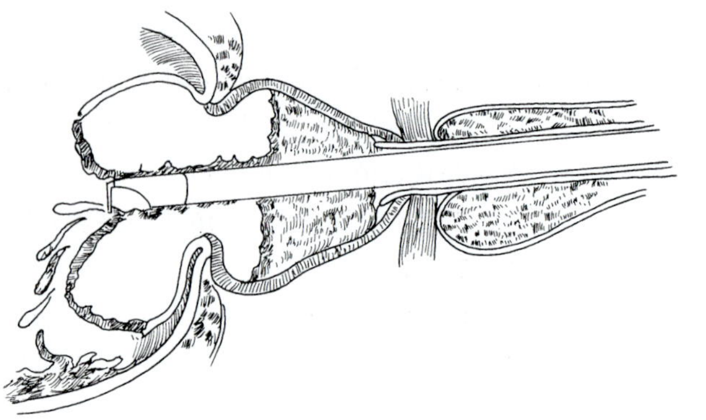

图 26-2-8　切除剥离的腺体组织

例，尤为合适。其方法是：首先确认膀胱颈和精阜标志，于膀胱颈 4、5 点和 7、8 点处用气化切割电极切两条沟，远端止于精阜，深达前列腺包膜，然后改用 TUVP 切割电极，快速切除 4~8 点被分隔的前列腺组织。再于 11~1 点自膀胱颈至精阜用气化切割电极切一条沟，其深度同样达包膜。再次更换普通 TURP 切割电极，分别快速切除被分隔的两侧叶前列腺组织。通过分割法，将前列腺组织分隔成三部分，阻断了每一部分的大部血供，更换普通 TURP 切割电极快速切除，如同切除无血的"死肉"，基本达到了前列腺组织的无血切除，使每一部分都切到前列腺包膜，达到彻底切除目的。

近期出血的原因往往与术中误伤切破包膜，止血不彻底及膀胱内切除前列腺组织冲洗不彻底有关。一般讲 TUVP 术后轻微血尿是正常的，绝大部分病人用生理盐水冲洗 5~6 小时尿色即可变清，部分病人冲洗 1~2 小时尿色即变清。如果术者操作不熟练，切割技巧差，在视野不清、辨认包膜困难情况下，一旦切穿包膜暴露静脉窦，给电凝止血造成困难，有时不得不中止手术，留置气囊尿管牵拉止血，造成术后近期失血较多。因此，应尽可能避免切破前列腺包膜。前列腺组织冲洗不彻底，术后冲洗过程中组织堵塞导尿管，使膀胱过度充盈膨胀，致前列腺创面继发出血，也是 TUVP 术后近期出血的主要原因之一。术中彻底电凝止血是避免近期出血的关键之一，在放置三腔气囊导尿管前，对切除创面的活动性出血进行彻底电凝止血；对创面的慢性渗血，特别是在前列腺切除创面较大的情况下，应进行创面的大面积电凝止血，即所谓的"大面积扫荡"。

(2) 远期出血：Hammadeh 等报道一组 104 例 TUVP 病人，2 例于术后 2~3 周继发性出血；Thomas 等报道一组 116 例病人，7 例分别于术后 10 天至 3 周内发生肉眼血尿。Kaplan 等 1996 年报道 TUVP 术后血尿的发生率高达 46%。远期继发性出血的原因，大多数由于前列腺切割创面未愈合，创面焦痂脱落所致。远期继发性出血的处理：轻度者给予口服抗生素并嘱大量饮水，一般都自行消失；对于出血较多，膀胱内充满血块，可插入口径较粗的金属导尿管将血块吸出，重新留置三腔气囊导尿管持续冲洗并给予抗生素及止血药。

2. 膀胱颈挛缩　TUVP 术使用高频功率 260~300W 时气化温度高达 300℃以上，对膀胱颈有一定灼伤，使创面有 3mm 的组织凝固层和坏死层，是形成膀胱颈挛缩的原因。文献报道发生率在 0.5%~1%左右，我们的资料中尚未发现 1 例膀胱颈挛缩。预防措施：TUVP 应配合使用 TURP 切割电极，充分切除膀胱颈部前列腺组织，避免腺体残留和膀胱颈部的过度气化及电凝。

3. 尿道外口狭窄　TUVP 术后尿道狭窄的发生率与 TURP 相近，大约为 4%，其发生部位最常见为尿道外口，常于术后一个月开始出现尿线变细，排尿困难等症状。

尿道外口狭窄发生的原因：

(1) 某些病人尿道外口本来就较正常人细小，气化电切镜鞘较粗(如 Circon ACMlI 25.6F)进镜时动作粗暴硬行插入,致尿道外口撕裂,术后出现瘢痕收缩而致狭窄。

(2) 术中尿道润滑不够,镜鞘反复拉动致尿道口黏膜损伤。此外,也有人认为与术中高频电流灼伤尿道黏膜有关,特别是当组织块堵塞出水孔,导致电极与镜鞘的短路,高频电流即通过镜鞘传至尿道而造成灼伤。

防治方法:①操作轻柔避免进镜时损伤尿道外口;②给予足够的润滑剂;③避免黏膜和电极的短路;④一旦发现尿道外口狭窄,应予尿道外口切开。

4. 其他并发症

(1) 尿频、尿急、尿痛:有关资料报道 TUVP 术后出现尿频、尿急、尿痛刺激症状的发生率大约为 9.14%,有的持续时间长达 6 周。其发生的原因:一是 TUVP 切除前列腺组织彻底,创面较大、愈合慢;二是切割技巧不够造成创面较多的炭化所致。防治措施:避免创面的过度炭化,术后加强抗生素治疗。

(2) 术后阳痿和逆行性射精:hammadeh 等报道术后阳痿发生率为 17%, 逆行性射精发生率为 72%,并认为发生阳痿的可能原因是包膜穿孔和液体外渗,损伤了勃起神经。但 Kaplan 等报道 14 例 TUVP 术后均无阳痿发生。他们认为,理论上讲 TUVP 输出功率较 TURP 大 1 倍,阳痿发生率应大于 TURP,但随访结果恰恰相反,可能的原因是 TUVP 出血少,视野清楚,一般不会切破包膜而致液体外渗,因而不易损伤勃起神经。

(3) 再手术和尿失禁:再手术发生率与 TURP 相近,大约为 4%,其原因可能是前列腺组织切除不彻底,特别是精阜附近前列腺组织切除不够所致。暂时性尿失禁是由于留置尿管时间长,老年人尿道括约肌松弛所致,一般经一定时间肛门括约肌训练后均可自行消失。而永久性尿失禁无论 TURP 或 TUVP 都是不应该发生的,一旦发生,说明术中损伤了尿道外括约肌,这是一种严重的并发症,无补救措施。因此,处理精阜附近前列腺尖部的组织,要提高警惕,谨慎小心。

(4) 经尿道前列腺电切(TURP)综合征:TUVP 手术一般不会发生此并发症,但当技术不熟练,操作时间过长,或切破包膜,暴露静脉窦的情况下,水吸收增多,也可出现经尿道电切(TUR)综合征。我们的经验是:操作时间一般控制在 2 小时以内,超过 2 小时,每间隔 1 小时静推呋塞米(速尿)20mg,可以有效防止因操作时间过长而出现 TUR 综合征可能。目前双极等离子体气化(PKVP)由于使用生理盐水做冲洗液,已很少发生此并发症。

参 考 文 献

1. 梅骅主编. 泌尿外科手术学. 第 2 版. 北京:人民卫生出版社,1996,800-805
2. 庄乾元主编. 经尿道手术学. 武汉:湖北科学技术出版社,2002,115-174
3. 刘国礼主编. 现代微创外科学. 北京:科学出版社,2003,569-588
4. 那彦群主编. 泌尿外科内腔镜诊治图谱. 郑州:河南科学技术出版社,2001,175-194
5. 刘春晓,张凤林,郑少波等. 经尿道双极气化治疗前列腺增生的疗效观察(附 50 例报告). 临床泌尿外科杂志,2001,(6):450- 452
6. 陈明,周志耀,陈承志,等. 经尿道接触式激光、电极气化及电气化切割治疗前列腺增生的效果比较(附 758 例报告). 中华泌尿外科杂志,2000,21(7):429-432
7. 杨明,张海滨,刘建华. 经尿道前列腺电气化术治疗 BPH 417 例临床分析. 中国内镜杂志,2003,9(9):39-40
8. 姚茂银,杨建军,苑章,等. 经尿道前列腺气化术治疗良性前列腺增生症. 中华男科学,2001,7(5):319-320
9. Fitzpatrick JF,et al. Minimally invasive and endoscopic management of benign prostatic hyperplasia. In:Walsh PC,Retik AB,Vaughan ED Jr,Wein AJ,eds. Campbell's Urology. 8th ed. Philadelphia:Saunders,2002,1379-1422
10. van Melick HH,van Venrooij GE,Eckhardt MD,et al. A randomized controlled trial comparing transurethral resection of the prostate,contact laser prostatectomy and electrovaporization in men with benign prostatic hyperplasia:analysis of subjective changes,morbidity and mortality. J Urol,2003,169(4):1411-1416
11. Kuntz RM,Ahyai S,Lehrich K,et al. Transurethral holmium laser enucleation of the prostate versus transurethral electrocautery resection of the prostate:a randomized prospective trial in 200 patients. J Urol,2004,172(3):1012-1016
12. McAllister WJ,Karim O,Plail RO,et al. Transurethral electrovaporization of the prostate:is it any better than conventional transurethral resection of the prostate? BJU Int,2003,91(3):211-214

第三节 经尿道前列腺切开术

transurethral incisional of prostate, TUIP

【周祥福 高 新】

【概述】

近年来随着 TURP 器械的改进及技术的进步,其并发症虽明显降低,但仍有 0.2%~1.5%的死亡率。因此一些简单安全有效的治疗措施如经尿道前列腺切开术(transurethral incisional of prostate,TUIP)对于那些高龄而全身情况不能耐受 TURP 者不失为一种最佳选择。1973 年 Orandi 等首先报道了 TUIP,通过对 132 例 BPH 患者分别行 TUIP 或 TURP,发现两者结果和并发症无统计学差异。80 年代以来许多学者对 TUIP 和 TURP 进行了比较,结果显示 TUIP 手术时间短、操作容易、出血和并发症少、逆行射精发生率也低,而临床症状改善程度却无显著差别,进而认为对老年高危病人不适合做开放性手术和 TURP 者,TUIP 具有明显的优势。

【适应证】

前列腺中叶明显增生不适合开放手术和 TURP 者、TURP 的高危病人、前列腺癌引起下尿路梗阻且又不能进行前列腺根治性切除术者,以及惧怕术后出现勃起功能障碍和逆行射精者,都可考虑行 TUIP。

对高危患者而言,能够恢复较为满意的排尿功能尤为重要,因此,手术切除的主要部位应是排尿阻力最大的地方,如增生腺体突入膀胱部分、膀胱颈口增生的部分,以形成足够宽敞和平滑的流出道,减少手术时间、出血量和手术打击。另外,绝大多数前列腺癌为激素依赖型,在去势手术加抗雄激素药物治疗后,前列腺组织和癌组织体积均会有一定程度缩小。因而对梗阻程度较轻,且未出现明显由梗阻引起的并发症者,可在去势+抗雄激素治疗后观察 3~6 个月,若 3~6 个月后梗阻情况未改善或进一步加重者,可再行经尿道前列腺癌电切术,以解除下尿路梗阻。

【术前准备和器械准备】

一般术前准备和器械准备同 TURP 术。由于高龄高危患者伴发病多是引起术后并发症增多的主要原因之一,因此,对患者伴发病的正确治疗、提高手术耐受力是减少手术并发症的重要手段。这里重点介绍高龄高危前列腺增生患者全身合并症的术前处理方法。

1. 冠心病 近期无心肌梗死,无心绞痛发作,心电图检查未发现有明显心肌缺血和重要的心律失常,心功能代偿良好患者,术前可不做特殊处理;有心绞痛发作,特别是不稳定型心绞痛,或心电图检查提示冠状动脉供血不足及有严重心律失常者,需进行积极的治疗,使心绞痛被控制、冠状动脉供血改善、心律正常后方可手术;严重心绞痛使患者丧失工作能力、药物不能控制症状、有严重的左冠状动脉主支阻塞或轻度运动后即出现明显的缺血症状者,原则上不宜进行手术。近期有心肌梗死患者,需在治疗后 6 个月且心电图未显示不稳定性缺血改变,才可进行手术。合并心律失常者可根据具体情况选用不同类型的抗心律失常药治疗。术前 2 周尽量不用抗凝血药和活血化瘀的中草药,避免术中及术后出现凝血功能障碍。

2. 高血压病 术前使用降压药,将血压控制在 165/95mmHg 以下并稳定一周。降压药物目前常选用血管紧张素转化酶抑制药(ACEI)和钙拮抗药,如两者同时应用效果最好。

3. 糖尿病 空腹血糖最好控制在 8.3mmol/L 以下,糖化血红蛋白 $A_1 \leq 8\%$。老年糖尿病患者多为 2 型糖尿病,且伴有不同程度的胰岛素抵抗,围手术期胰岛素用量不易掌握,如胰岛素用量太少,有诱发酮症酸中毒和高渗非酮症昏迷的可能;如给胰岛素太多,有导致低血糖症而引起严重的心、脑功能损害和肺水肿的危险。因此,围手术期必须进行血糖监测,并根据血糖水平调整胰岛素用量。

4. 慢性呼吸道疾病及肺功能不全 术前有慢性支气管炎、阻塞性肺气肿、肺部感染的患者,除常规胸部 X 线检查外,应做肺功能测定和动脉血气分析,了解肺部情况和肺功能损害程度。肺功能最低应达到正常的 70%以上,在日常活动时无气促表现者方可考虑手术。对合并肺感染者,术前选用敏感抗生素治疗,感染未愈者不考虑手术。吸烟患者术前应戒烟至少 2 周,最好达 8 周以上。同时训练患者做深呼吸运动,以改善通气增加肺活量。

5. 其他疾病 由于下尿路长期梗阻而导致肾功能不全者,术前要留置尿管或膀胱穿刺引流尿液,等待肾功能改善,同时要纠正水、电解质及酸碱平衡紊乱。同时避免使用肾脏毒性药物,如氨基糖苷类抗生素。贫血(<80g/L)患者,首先要明确病因,做针对性处理。输血或红细胞悬液使血红蛋白>100g/L,血细胞比容>0.30。低蛋白血症患者可输注白蛋白、血浆等。必要时可给予肠外或肠内营养支持。

【麻醉】

麻醉可选用蛛网膜下腔阻滞或连续硬膜外阻滞。老年患者由于椎管内解剖的变化可能导致硬膜外阻滞和骶管阻滞时其用药量的不确定性,进而致麻醉平面不足或阻滞平面广,影响手术操作和增加麻醉并发症的发生。腰麻-硬膜外联合阻滞具有阻滞完善、肌松佳、利于膀胱充盈和尿道扩张且平面易于控制等特点,常首选腰麻-硬膜外联合阻滞。术中应用清醒镇静技术,保持患者意识清醒,便于术中观察处理。

【手术方式】

1. 5~7 点切开法　患者取截石位,臀部平手术台边缘,两腿外展并固定。小心插入电切镜,切忌使用暴力,必要时可以直视下进镜,这样可以避免损伤尿道。然后对膀胱和前列腺进行检查,估计膀胱颈与精阜之间的距离和前列腺大小。电切袢置于膀胱颈后方,从两侧输尿管开口下方开始,切除 5 点至 7 点间膀胱颈至精阜的前列腺组织,深度为见到前列腺外包膜的细丝状纤维(图 26-3-1),注意不要切穿包膜引起尿外渗及损伤直肠,切除干净后将电切镜放在精阜远方的尿道向膀胱内看,视野中无组织阻挡则可结束手术,结束前应仔细止血。

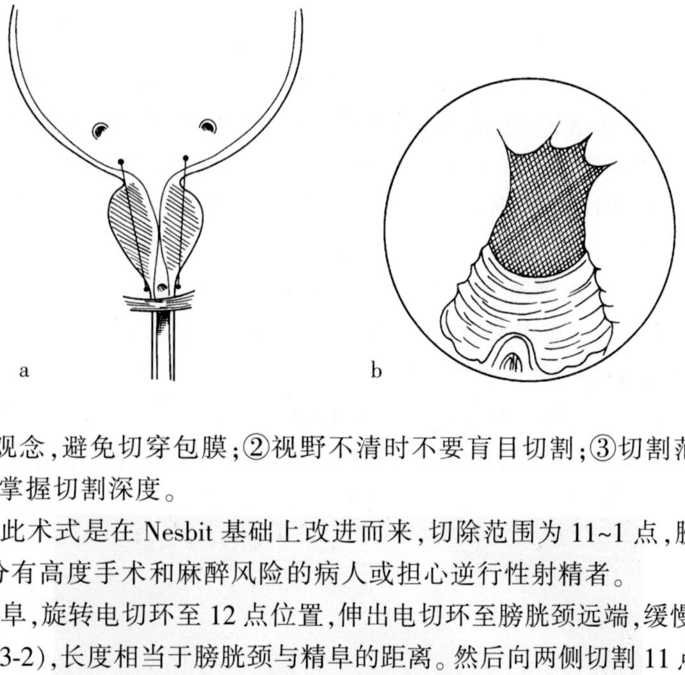

图 26-3-1　5、7 点切开前列腺
a. 前列腺切开;b. 5-7 点钟切开

电切时应注意:①操作应有立体观念,避免切穿包膜;②视野不清时不要盲目切割;③切割范围应是近端为膀胱颈部,远端达精阜;④严格掌握切割深度。

2. 经尿道前列腺联合部切开术　此术式是在 Nesbit 基础上改进而来,切除范围为 11~1 点,膀胱颈可保留,可防止逆行性射精。适合小部分有高度手术和麻醉风险的病人或担心逆行性射精者。

插入电切镜,将电切镜鞘固定在精阜,旋转电切环至 12 点位置,伸出电切环至膀胱颈远端,缓慢切除 12 点前列腺组织,深达前列腺包膜(图 26-3-2),长度相当于膀胱颈与精阜的距离。然后向两侧切割 11 点及 1 点间前列腺组织,深度同样达包膜,边切边电凝止血。必要时可在结束手术时选择性切开 12 点处的膀胱颈。

对高危 BPH 患者,手术技术和手术时间是患者度过手术期的关键。手术不能追求切除组织量,应以恢复排尿为目的。笔者经验是采用类似 TUIP 术,即 5~7 点处的深达包膜切除,长度为膀胱颈至精阜,使后尿道成一宽约 1.0~1.5cm 的通道,然后将两侧叶倾塌的前列腺组织做部分切除,最后切除前列腺尖部,创面力求平整。手术时间越短越好,一般不超过 30 分钟。术中加强止血。手术应该避免切开静脉窦,以免冲洗液吸收引起经尿道电切综合征。同时电切冲洗液的温度保持在室温,避免体内热量在电切时被快速带走。

手术时应注意:

1. 中叶增生突入膀胱的前列腺要彻底切除。
2. 膀胱颈部抬高的部分尽量全部切除,以使膀胱到尿道平缓衔接。
3. 将膀胱颈到精阜间切成一直径 1.0~1.5cm 的隧道。
4. 精阜和前尿道的连接部也要平缓衔接,不要形成台阶。
5. 中叶、两侧叶至尖部做平均切割,以免一侧切除过多,致对侧叶缺少支撑塌向此侧,造成通道不畅。

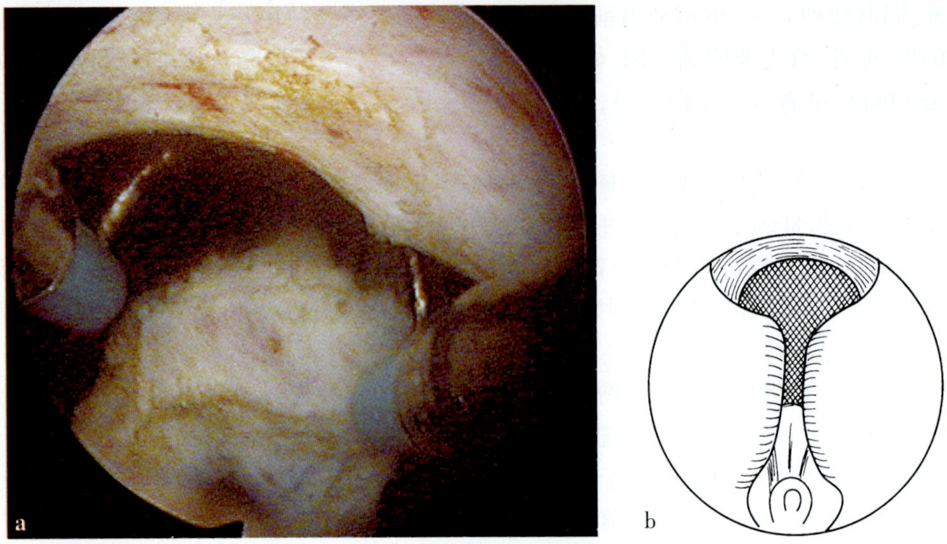

图 26-3-2　经尿道前列腺联合部切开术示意图

a. 12 点钟电切；b. 经尿道前列腺联合部切开

前列腺癌电切术的主要目的是解除尿路梗阻，只要切除引起梗阻的癌或腺体组织，在精阜与膀胱颈之间形成一条满意的通道保证排尿通畅即可，并非切除全部前列腺。前列腺癌经尿道姑息切除方法与TUIP类似(图 26-3-3)，但前者用来术中定位的标志可能不很清楚。术中所见到前列腺癌组织呈淡黄色、粗颗粒状、质地较脆(图 26-3-4)。由于前列腺癌组织硬而无弹性，妨碍电切镜移动，因而比良性前列腺增生腺体切除更加困难。前列腺癌好发于外周带，前列腺的固有包膜常常早期就已被癌组织所侵犯，以致术中不易辨认；精阜的位置和形态可能被癌组织肿块移位或扭曲；有时外括约肌甚至被癌组织累及，表现为外括约肌凹凸不平或变硬。因此，电切前列腺尖部时，即使没有损伤尿道外括约肌也可能会引起术后尿失禁。手术前后应向患者及家属强调这一点。

【并发症的防治和术后处理】

一般并发症的防治和术后处理同 TURP 术。

前列腺癌患者经尿道姑息性切除后，术后继续予以内分泌治疗，可预防梗阻症状的复发。

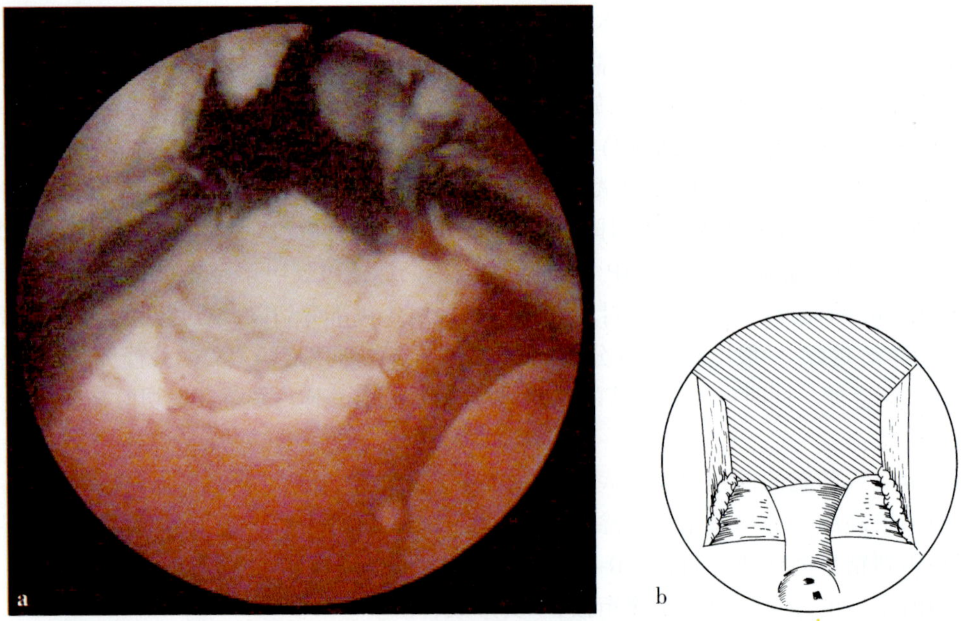

图 26-3-3　6 点处切开建立排尿通道

高龄高危患者 TURP 后发生意外甚至死亡主要在术后 48 小时内。常见的原因包括通气不足、心律失常、药物相关的心肌功能不全、心肌梗死和顽固性低血压。因此,术后必须采取吸氧、祛痰、扩张支气管等措施保证呼吸道通畅。加强心电监护,早期发现、早期处理合并的心血管疾病。

糖尿病患者,术后早期使用胰岛素最安全的方式是静脉用药,胰岛素和葡萄糖的比例为 1 单位胰岛素对应 3~4g 葡萄糖,保持血糖在 5.8~11.1mmol/L、尿糖在±~+范围。进食后胰岛素可酌情改为皮下注射,3~4 次/d,剂量应根据血糖值随时调整。必要时要请内科协助治疗。

伴有消化道溃疡者,常规应用抗酸药治疗 3~5 天,防止术后消化道出血。

术后患者出现一过性精神失常,多系局麻药吸收、高龄患者耐受性下降所致,可予以镇静药对症处理。

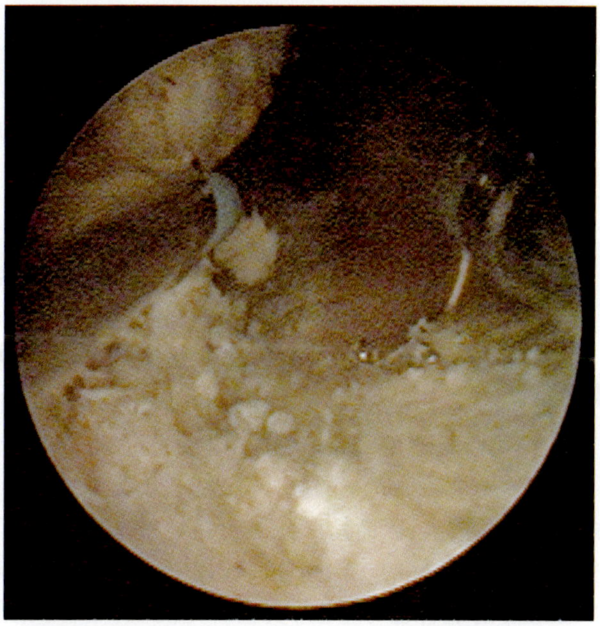

图 26-3-4　内窥镜下前列腺癌组织

手术后 6 周内发生意外的主要原因是肺炎、革兰阴性杆菌败血症、心脏停搏、肺栓塞等。因此,应根据这些原因制定相应的管理措施,包括选用有效抗生素,控制感染。尽早起床活动对防止肺部感染和下肢静脉血栓形成均有好处,遵循半卧位-坐位-立位-行走的逐步过程,防止因体位突然改变而引起心脏意外。保持大便通畅,防止患者大便用力导致继发出血。

参考文献

1. 梅骅主编. 泌尿外科手术学,第 2 版. 北京:人民卫生出版社,1996,796-800
2. 高新,周祥福主编. 微创泌尿外科手术与图谱. 广东:广东科学技术出版社,2006,192-194
3. 陆曙炎,主译. 泌尿外科手术创新与改良. 上海:上海科学技术出版社,2000,205-208
4. 马腾骧主编. 实用泌尿外科手术学.天津:天津科学技术出版社,2002,849-851
5. 宋晓东,庄乾元. 前列腺癌 TUR 治疗. 见:庄乾元主编. 经尿道手术学. 武汉:湖北科学技术出版社,2002,174-179
6. 张心堤. 前列腺癌的经尿道前列腺切除术. 见:郭应禄主编. 前列腺增生及前列腺癌. 北京:人民卫生出版社,1998,212-214
7. 王忠棠,周志耀,鲁德生,等. 晚期前列腺癌致后尿道梗阻的治疗. 临床泌尿外科杂志,1996,11:75-77
8. Stattin P,Bergh A,Karlberg L,et al. Long-term outcome of conservative therapy in men presenting with voiding. symptoms and prostate cancer. Eur Urol,1997,32(4):404-409
9. Riehmann M,Knes JM,Heisey D,et al. Transurethral resection versus incision of the prostate:a randomized,prospective study. Urology,1995,45(5):768-775
10. Norby B,Nielsen HV,Frimodt-Moller PC. Transurethral interstitial laser coagulation of the prostate and transurethral microwave thermotherapy vs transurethral resection or incision of the prostate:results of a randomized,controlled study in patients with symptomatic benign prostatic hyperplasia. BJU Int,2002,90(9):853-862
11. Cerruti G,Tani F. TUIP for infravesically obstructed BPH patients:a review of 300 cases. Arch Esp Urol,1994,47 (9):911-914
12. Tkocz M,Prajsner A. Comparison of long-term results of transurethral incision of the prostate with transurethral resection of the prostate,in patients with benign prostatic hypertrophy. Neurourol Urodyn,2002,21(2):112-116
13. Riehmann M,Knes JM,Heisey D,et al. Transurethral resection versus incision of the prostate:a randomized,prospective study. Urology,1995,45(5):768-775

第四节　经尿道前列腺激光手术

laser enucleation of the prostate

【夏术阶】

【概述】

良性前列腺增生症(BPH)是目前泌尿外科最常见的疾病。这些病人常合并心脑血管疾病。因此,泌尿外科同道一直努力寻找创伤小、效果好的治疗方法。

钬激光技术的研究与临床应用,为微创治疗 BPH 提供了新的手段。钬激光是近年来应用于泌尿外科的一种新的医学激光,它具有切割和电凝的双重作用,这使得它非常适合于外科应用。由于其能量可经光纤传输,所以更适用于腔道泌尿外科的应用。

钬激光是一种固态的脉冲激光,波长为 2 140nm,是一种不可见光,位于光谱的近红外区。水在这个波长的吸收系数大,因而钬激光可明显地被水吸收。由于组织主要由水分组成,所以钬激光的能量被表面吸收,从而产生良好的切割和分离作用。钬激光的组织热作用深度为 0.5~1.0mm,在组织分离过程中,即使大于 1.0mm 的血管也可止血。实验研究发现,尽管钬激光与水有很强的亲和力,但钬激光仍可通过非接触方式进行组织分离,这样脉冲激光能量形成气化泡,吸收系数小,大部分能量作用在远端的气泡-水交界面上,导致了它有很好的浅表组织分离作用,残余的热作用保证了良好的止血效果,钬激光的组织穿透深度小于 0.5mm,因而安全性高。

钬激光治疗 BPH 是泌尿外科的新进展,始于 Gilling 和 Cornford 应用钬激光进行膀胱颈部的切开,两位作者分别治疗 69 例和 100 例 BPH 患者,临床效果良好,明显改善了病人的排尿症状。随后,将标准的 Nd:YAG 凝固性前列腺切除术和 Ho:YAG 激光结合起来治疗 BPH 病人。第 1 例钬激光前列腺切除的报道是 1995 年,新西兰 Gilling 及其同事描述了应用这种结合激光技术进行前列腺切除的体会,钬激光光纤从组织退后几毫米,光束变得发散并且在不接触的模式下可进行有效的凝固止血。

钬激光前列腺切除术的问世。单纯使用侧射光纤、仅用钬激光的气化技术治疗 BPH,与标准 TURP 相比,效率很低且费力。Gilling 等开始利用直射光纤的精确切割作用对前列腺进行大块切除的设想与实验,并获得成功。Gilling 称这一方法为钬激光前列腺切除术(HoLRP)。Gilling 自己改装了 26F 持续冲洗切除镜,这种内镜在尖端设计有一个环形的光纤引导器。前列腺钬激光切除术的过程是从膀胱颈两侧 5、7 点切开开始,这决定了切除的深度和长度。两切口在精阜近侧切通,然后中叶被逆行切除,通常是将中叶切成较小碎块,再将碎块切下进入膀胱。左侧叶之切除首先在尖部确定其下缘,然后在 3~5 点之间在包膜内切开不同长度以破坏左侧叶。再在 1 点进一步切开膀胱颈,松解左侧叶上缘以便能将其自外科包膜剥下进入膀胱。上下切口相连,清晰确定了尖部,然后朝向膀胱将整个侧叶自外科包膜切除下来。分离此叶之前,需同样将其切割成可经尿道取出的小碎块。同样方法切除右侧叶。然后将前列腺碎块自膀胱内冲洗出来,冲洗不出的较大碎片可以夹住,连同切除镜镜鞘一同取出。当时世界范围内有数个中心应用这种方法(HoLRP)治疗 BPH,临床试验都肯定了新西兰 Gilling 的方法。新西兰组,首先完成了 480 例患者的治疗。进行了为期 6 个月的随访,平均最大尿流率增加了几乎 200%,平均 AUA 症状评分下降了大约 80%,总共的再置管率小于 5%。有 1.5%患者因为大量出血而需要再次入院,没有患者需要输血,没有发生明显低钠血症或 TUR 综合征的患者。这提示激光的凝固能力封闭了静脉的通道,防止了灌洗液的吸收。HoLRP 主要有两个优点:首先,钬激光通过即时的清除梗阻组织,使之产生一个 TURP 样的空腔;其次,操作过程中止血效果极佳,使操作在相对无血的术野中进行,手术可切除 80~100g 的前列腺。尽管大约有 75%的前列腺在切除过程中气化,但得到的组织量对于进行组织学检查是足够的。

铥激光(thulium laser)是一种新型的手术激光,其中心波长可在 1.75~2.22μm 间调节,可以选择脉冲或连续波模式,具有精准高效切割的特点,为微创治疗 BPH 提供了新的选择。我们设计了铥激光前列腺剥橘式切除术 (thulium laser resection of prostate-tangerine technique,TmLRP-TT) 治疗良性前列腺增生(BPH)的方法。

第二十六章　前列腺增生的腔内治疗

(endotherapy of BPH)

【适应证】

1. 与开放性手术、经尿道前列腺电切术相同，钬激光前列腺剜除术应用生理盐水冲洗膀胱，对病人的不良影响相对较小。术后痛苦小、恢复快。尽管文献报道大于100g，甚至200g的前列腺均可用钬激光剜出，但是前列腺增生体积超过60g，组织粉碎时间较长，如果钬激光应用技术不熟练，仍考虑开放手术或TURP。初学者应从小体积前列腺开始。

2. 铥激光手术同钬激光前列腺剜除术，由于其良好的止血性能和切割作用，适应证可适当放宽。

【术前准备】

尽管手术危险性不大，其术前准备与开放性前列腺手术类同。要充分了解病人的心、脑、肾、呼吸、肝脏、神经内分泌等方面的情况。如尿素氮超过8.0mmol/L，应查明原因，系前列腺梗阻引起的，应先引流尿液，待肾功能恢复之后再择期手术。如果血清PSA异常，应进一步检查，如进行X线骨盆片、腰椎片、γ骨扫描、前列腺活检等，以排除前列腺癌的可能。还应了解是否合并膀胱结石。

术前应充分估计前列腺体积的大小，除进行直肠指检外，超声前列腺体积测定很有帮助。还应了解病人有无尿道狭窄以及长期留置导尿引起的膀胱尿道炎和膀胱容量过小等情况。

【手术器械和设备】

1. 手术室面积在40m² 左右，由于在窥镜和电视监视器下进行，室内光不宜太强。

2. 泌尿外科专用手术台，有良好的吊腿装置和冲洗液引流系统。

3. 24F回流式切除镜、一只操作桥和光纤支持环、26F经皮肾镜、组织粉碎器(tissue morcellator)。冷光源以及配套的内腔镜摄像、录像监视系统。

4. 钬激光：80~100W钬激光器，550~1 000μm末端放射的石英纤维光纤，固定光纤的接口。铥激光：铥激光治疗仪(最大功率50W，波长2.01μm)，550μm PercuFib直射(end-firing)光纤(德国LISA Laser Products OHG公司制造)，配套使用26F回流式前列腺电切镜及激光手柄(德国Karl Storz公司制造)。

5. 冲洗液可用0.9%生理盐水。

6. Foley球囊导尿管(20~22F)。

【麻醉和体位】

一般多采用连续硬膜外阻滞或蛛网膜下腔阻滞。体位采用截石位，两腿分开架起，适当固定。

【手术步骤】

1. 经尿道钬激光前列腺剜除术

(1) 常规会阴皮肤灭菌，铺无菌手术单。

(2) 检查工作台，了解器械是否备齐。将钬激光光纤外套6号输尿管导管并固定。

(3) 调整钬激光能量，前列腺剜除术为100W(2.0J×50Hz)，若合并膀胱结石应先碎石，应用能量为20~60W。

(4) 用24F或26F尿道探子扩张尿道口，24F号探子一直进入膀胱，以探明整个尿道的情况。回流式切除镜鞘的前端有网状出水小孔，进镜时往往有尿道黏膜嵌入致使进镜困难，宜顺钟向或逆钟向单方向旋转，轻轻将镜鞘推入尿道，切不可来回扭动造成尿道口或尿道的组织切割。如果前列腺部梗阻明显，应在直视下进镜，以避免损伤尿道。

(5) 切除镜进入膀胱后，取出闭孔器，测定残余尿量。然后依次放入钬激光操作件，连接冲洗液进出管道。术者采取坐式，调整手术台高低和视屏的位置。

(6) 常规观察膀胱了解膀胱内可能存在的其他病变，查看输尿管口的位置。将切除镜缓慢向外移动，观察膀胱颈部和前列腺中叶、侧叶的大小。继续向外移动至精阜，注意膀胱颈至精阜的距离，了解精阜、增生前列腺中叶、侧叶与外括约肌的关系。

(7) 如合并膀胱结石，应先碎石。调整适合碎石的钬激光能量，将光纤轻轻压在结石的表面反复击发，很容易像蚕食样把结石粉碎。注意避开输尿管口。膀胱结石被击碎后，用Ellik冲洗器冲出结石。

(8) 输尿管口和精阜是两个关键性的标志。在膀胱颈和精阜之间分别于5点和7点做一切开槽，切割时逐步加深使达环状纤维，这一步骤的关键是确认外科包膜，为下一步的切割找到操作平面。切割时务必使光纤尽量靠近切除镜末端,这样可以在切割过程中利用切除镜的喙分离组织。

(9) 切除中叶,在精阜的近侧两切开槽之间左右摆动激光纤维并使之贯通,然后沿外科包膜将前列腺中叶逆行推向膀胱颈部(图 26-4-1),边推边切,也可以在中叶脱入膀胱之前将其分切成小块。

(10) 侧叶下部分离切割,实际上是膀胱颈部初始切开槽向两侧扩展。在前列腺的尖部即精阜的内侧,向 3 点(9 点)方向做弧形切割运动,并由前列腺尖部向膀胱颈部推进。具体操作方法:在确定切割起始点后,右手固定镜鞘,左手旋转激光光纤操作件,使光纤末端做圆周运动(图 26-4-2,3),注意始终沿着膀胱颈部切割时找到的外科包膜平面进行。

(11) 切除侧叶,再在膀胱颈 1 点(11 点)做切开槽,深达环状纤维外科包膜,沿此平面向 3 点(9 点)方向切割,直至上下切割平面汇合。切下左侧叶,可以在侧叶脱落之前进行分切(图 26-4-4)。同样的方法切除右叶。

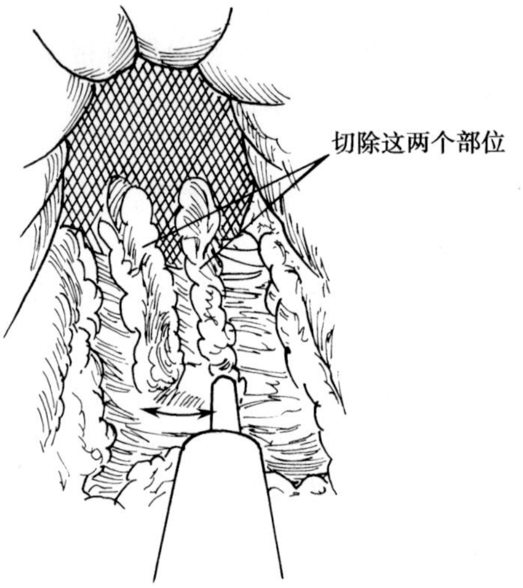

图 26-4-1 在精阜的内侧横行切割,将中叶推入膀胱

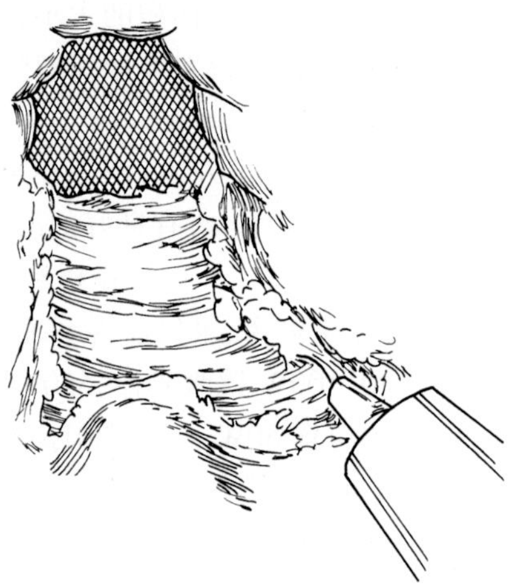

图 26-4-2 切除左侧叶下部

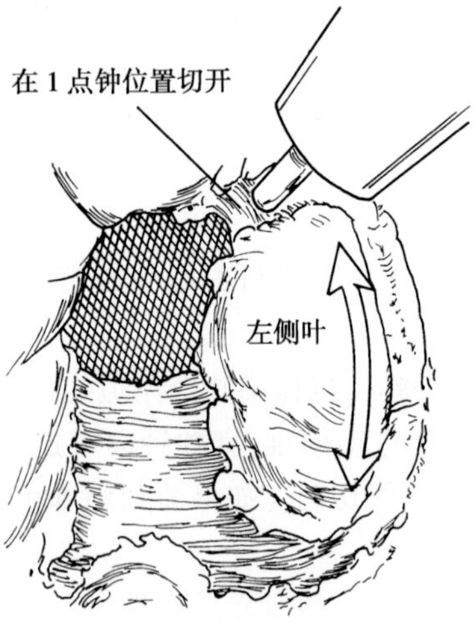

图 26-4-3 光纤沿外科包膜上下摆动切割左侧叶

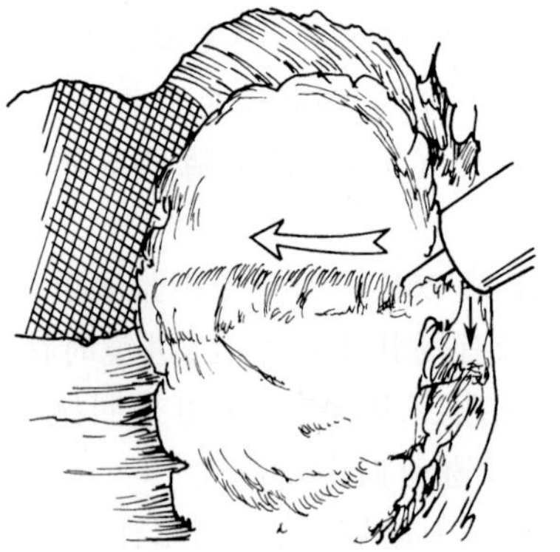

图 26-4-4 光纤沿外科包膜在 3 点位置快速向中线切开

(12) 应用切割和气化相结合的方法清除残留的腺体。切割过程一般不会出血,如遇出血时,可将光纤后退 1~2mm,瞄准出血点发射即可达到止血目的。

(13) 严格止血后,换用 26F 经皮肾镜,连接组织粉碎器。组织粉碎器具有切割和抽吸双重作用,可以把膀胱内的前列腺组织吸出。如果组织块小,可用 Ellik 冲洗器冲出或用电切环协助取出。但不可使用暴力以免损伤尿道或拉伤括约肌。

(14) 留置 18~20F 的三腔或两腔导尿管。

钬激光前列腺剜除术与开放前列腺切除术类似。所用激光光纤如同“伸入尿道的示指”,刮开整个前列腺,逆行将其从外科包膜上完整地剥除。适用于各种大小的前列腺,对较大的前列腺比 TURP 快而安全。2002 年美国泌尿外科年会有报告认为经尿道钬激光可切除 200g 的前列腺。

钬激光前列腺剜除术的体会:术中极少出血,因为使用生理盐水冲洗,没有发生水中毒现象。手术步骤和切割标志与 TURP 类似。关键是找到前列腺外科包膜,并始终沿此包膜切割,即使切穿外科包膜也很少引起出血。前列腺剜除术将增生组织从包膜表面推下,治疗效果好。对于有 TRUP 基础的医师,比较容易掌握,但也有一个过程,开始应选择前列腺体积较小的病例,逐步过渡大体积的前列腺,开始应用钬激光切除前列腺时应准备 TURP 器械。注意改 TURP 时不要忘记及时更换膀胱冲洗液。钬激光改 TURP 手术,因钬激光封闭了前列腺的血管、静脉窦,TURP 时亦很少出血。

2. 铥激光剥橘式前列腺切除术

(1) 常规会阴皮肤灭菌,铺无菌手术单。

(2) 应用生理盐水为冲洗液,冲洗压力 40~60cmH_2O。设定铥激光为连续波模式,能量 50W。

(3) 操作步骤:

步骤一:将 26F 前列腺电切镜置入膀胱,观察膀胱内部结构及输尿管口的位置,估计膀胱颈部至精阜的距离。在精阜的近端于 3 点、9 点和 12 点位置做切除标记,标明前列腺切除的界限。

步骤二:切除中叶,自膀胱颈部 6 点位置切开增生前列腺组织至精阜近端缘,随后自膀胱颈部 5 点、7 点切开至精阜,切割深度均达前列腺外科包膜(图 26-4-5)。在精阜近侧汇合 5、6、7 点切开槽沟,将前列腺中叶两瓣推向膀胱,边推边切断与外科包膜粘连的纤维组织,使中叶脱入膀胱。

步骤三:切除两侧叶,右手握住切除镜摄像头,左手旋转激光手柄,自精阜近侧 6 点开始,做大弧形切开连接 3 点、12 点的标记点,逐步切开前列腺组织达外科包膜,并向膀胱方向推进,从 12 点切开,沿外科包膜向 3 点方向切割与弧形切开槽汇合。根据侧叶的大小在 3 点或 2、4 点位置紧贴外科包膜向前列腺尿道方向做水平切开,将侧叶横行切成两至三瓣,然后再沿外科包膜纵行画弧切割,将左侧叶橘瓣样切下。以同样的方法处理右侧叶。

步骤四:握住摄像头快速旋转激光手柄,使激光刀头迅速在切割面移动,以光滑创面及修整前列腺尖部,冲洗/钳夹取出前列腺组织。

(4) 置三腔导尿管。

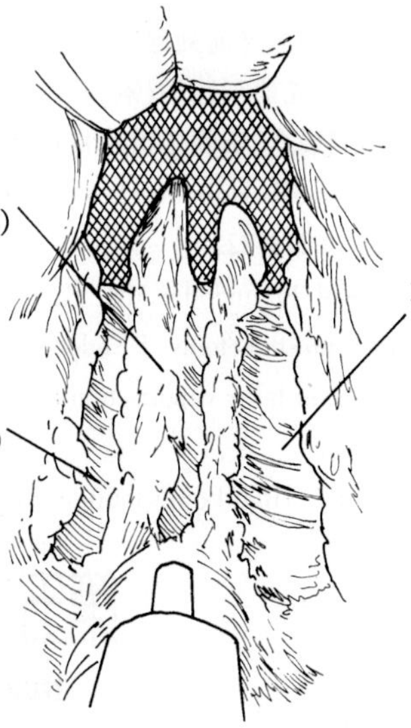

图 26-4-5　在 5、6、7 点切开,达外科包膜

手术要领点评:

1. 确认前列腺包膜,铥激光的切割创面和 TURP 非常相似,所以有 TURP 基础的医师对包膜辨认比较容易。

2. 激光刀在前列腺的表面移动要快,以免影响切割效果。

3. 右手握住摄像头、固定激光光纤,左手充分地旋转激光手柄配合移动切除腺体,做画弧动作是切除侧叶的关键。

4. 将前列腺组织切成橘瓣样,理论上是沿前列腺纵轴分别在中叶和两个侧叶纵行切开,而实际操作特别是侧叶切除时是从精阜向膀胱颈方向和从前列腺包膜向前列腺尿道方向切割的结合,这种手法更安全可靠。

5. 若遇到出血,可将光纤离开组织 1~2mm,即刻止血。

归纳铥激光前列腺剥橘式切除术的优点如下:

1. 手术可以完整切除增生的前列腺组织至外科包膜。

2. 止血效果好,生理盐水(灌注液)的应用,保障了手术安全性。

3. 50W 的铥激光切割中具有相当的气化效应，切下的组织瓣小，容易取出。

4. 不需要使用组织粉碎器，提高了手术效率，节省了手术时间和费用，避免了一些并发症。

5. 术后留有标本可供组织学检查。

【术后处理】

1. 保留导尿管 20 小时~2 天。一般不需要膀胱冲洗。

2. 预防感染，可以静脉给予抗生素 3 天。

【并发症与处理】

1. 出血　术中出血极为少见，主要是使用铥激光能量偏低或者切割时能量发射不连续，一般在行前列腺剜除术时应用较大功率为妥。

2. 血压变化　部分病人术中血压可能上升，特别是舒张压，应考虑液体吸收，一般在手术进行 1 小时左右，静脉给予呋塞米(速尿)20mg。

3. 包膜穿孔　铥激光前列腺剜除术，因紧贴外科包膜操作，导致包膜穿孔的机会相对多。如看到黄色颗粒状脂肪组织时证明已经穿孔，小的穿孔不必惊慌，迅速检查切割的平面，极少有出血，如果有出血，可将铥激光纤维后退 1~2mm，在穿孔的周围进行止血，易于成功。

4. 尿道外口狭窄　在腔镜置入时，镜鞘前端的回流可能损伤尿道黏膜，预防方法是进镜时沿一个方向转动镜鞘缓慢进镜，手术过程中不断在镜鞘表面涂润滑剂，以减少镜鞘与尿道黏膜的摩擦。术后出血极少发生。

参考文献

1. 夏术阶，等. 经尿道铥激光前列腺剜出术治疗良性前列腺增生症. 中华男科学杂志，2003，9(4)：23-25

2. 夏术阶. 经尿道铥激光前列腺切(剜)除术. 中国男科学杂志，2003，17(4)：222

3. 夏术阶. 铥激光"剥橘式"切除术治疗良性前列腺增生症. 中华医学杂志，2005，85(45)：3225-3228

4. Moody JA，Lingeman JE. Holmium laser enucleation of the prostate with tissue morcelation：initial United States experience. J Endourol，2000，14：219-223

5. Gilling PJ，Katie KM，Fraundoder MR. Holmium Laser enucleation of the prostate for glands larger than 100g：An endourologic alternative to open prostatectomy. J Endourol，2000，14：529-531

6. Fried NM. High-power laser vaporization of the canine prostate using a 110W Thulium fiber laser at 1.91nm. Lasers Surg Med，2005，36(1)：52-56

7. Fried NM，Murray KE. High-Power thulium fiber laser ablation of urinary tissues at 1.94microm. J Euelo urol，2005，19(1)：25-31

第五节　经尿道针刺消融术

transurethral needle ablation，TUNA

【周祥福　温星桥】

【概述】

经尿道针刺消融术又称经尿道针切术(transurethral needle ablation，TUNA)。微波或射频热疗在临床上已广泛应用于 BPH，实践表明温度对疗效起关键作用。Abbou 对经尿道或经直肠微波热疗治疗 BPH 进行了疗效观察，结果发现温度低于 48℃时，前列腺组织仅能起轻微的可逆性病理改变，如充血、水肿及少量纤维化，局限于理疗作用，效果并不理想。只有将温度提高至 50℃以上，才能使前列腺组织发生热凝固、热消融及坏死脱落，解除梗阻达到治疗目的。根据此研究结果，有人设计连接射频机的金属针，使针尖周围的腺体组织产生 50~60℃的高温，形成组织消融的热效应，消融的组织初始表现为针道周围的出血性损伤，7 天后坏死，15 天后纤维变性，从而达到治疗 BPH 目的。TUNA 操作简单，能在表面麻醉下进行，对于中高危患者安全性高，创伤性小，并发症少，术后恢复快，是一种安全、有效的治疗 BPH 方法。TUNA 适合于前列腺侧叶增生，前列腺体积小于 60g，大前列腺治疗耗时明显增加。对于中叶增生明显患者，效果并不理想。

2003 年 Zlotta 等报道 TUNA 治疗 188 例 BPH 患者，平均随访 63 个月，结果平均最大尿流率由 8.6ml/s 增加到 12.1ml/s，国际前列腺症状评分(IPSS)由 20.9 降到 8.7。5 年随访中，12 例需继续服用药物，7 例再次行 TUNA 治疗。TUNA 术后有 23.3%的患者需要药物或手术治疗。

2004 年 Hill 等报道一项多中心随机试验，比较 TURP 和 TUNA 治疗前列腺增生症的长期疗效。121 例 BPH 患者中 56 例(46%)行 TURP,65 例(54%)行 TUNA。术后 1~4 年 TURP 组在 IPSS 评分及残余尿改善方面明显优于 TUNA 组。但 TURP 组约有 41%的患者发生逆行射精，而 TUNA 则无逆行射精。其他并发症如勃起功能障碍(ED)、尿失禁、尿道狭窄发生率 TUNA 组均低于 TURP 组。

【仪器设备】

TUNA 的设备包括特制导管，射频机(图 26-5-1)。导管长 24.1cm，直径 19F，其尖部呈弹头状，隆起部分有两孔，各可通过一针，依 45°角伸出，可分别由管柄扳手操纵进出和旋转动作(图 26-5-2)。射频机为低频率 490 kHz，可与通常进行前列腺热疗的射频机联合使用。近年来国内外均有改进的针刺消融设备，将一带套管的可弯曲金属针代替上述特制导管，针粗约 6F 号，针尖部分有测温电极(图 26-5-3)，金属针可通过膀胱镜进行操作和治疗，简化了 TUNA 的设备。

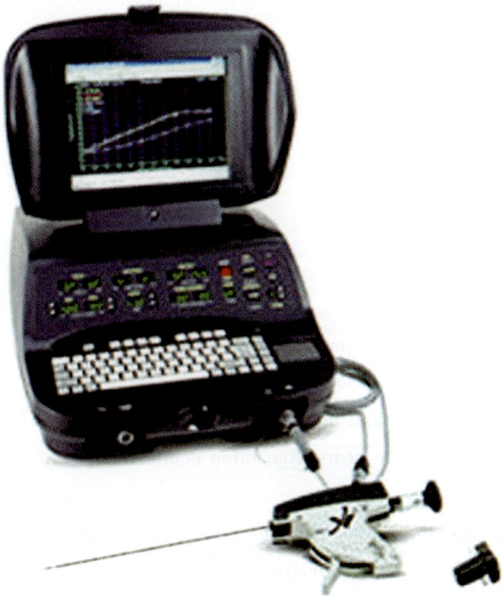

图 26-5-1　TUNA 设备

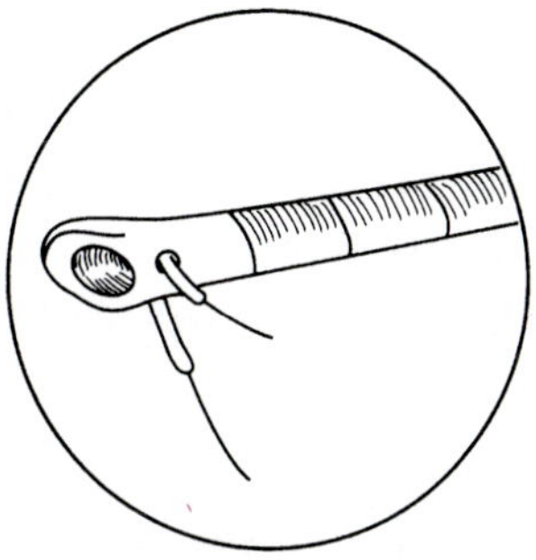

图 26-5-2　射频导管前端设有可弯曲射频针

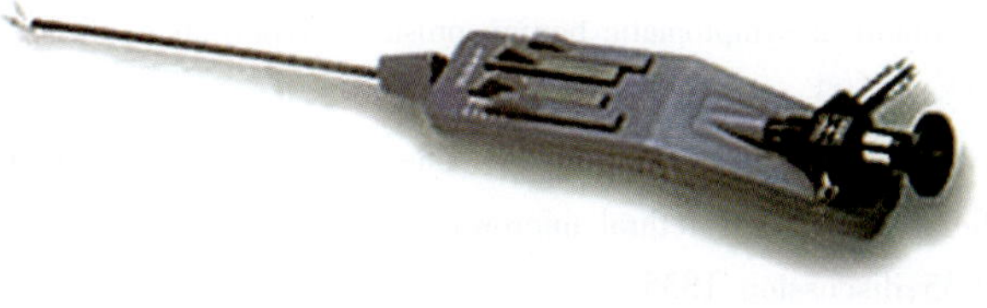

图 26-5-3　带测温电极的射频针

【术前准备】

术前需经直肠指检和经直肠 B 超测定前列腺体积，病人无需特殊准备。

【操作步骤】

尿道黏膜表面麻醉或蛛网膜下腔阻滞，截石位。置入膀胱镜后，经窥镜确定前列腺部尿道(自膀胱颈至精阜)的长度，按照长度选择治疗点(图 26-5-4)，<3cm 为 1 个治疗点，3~4cm 为 2 个治疗点，>4cm 为 3 个治疗点，一般各针插入前列腺组织的深度约 8mm，通过直肠 B 超可监测其插入的位置、深度。针与尿道距离大于 5~6mm，以避免损伤尿道。两针插入腺体后，射频输出功率由 2W 逐步增至 15W，共 5 分钟，温度约 80~100℃(此时中心温度可达 100℃，而尿道的温度在 46℃以下)(图 26-5-5)。平均治疗时间为 25 分钟。

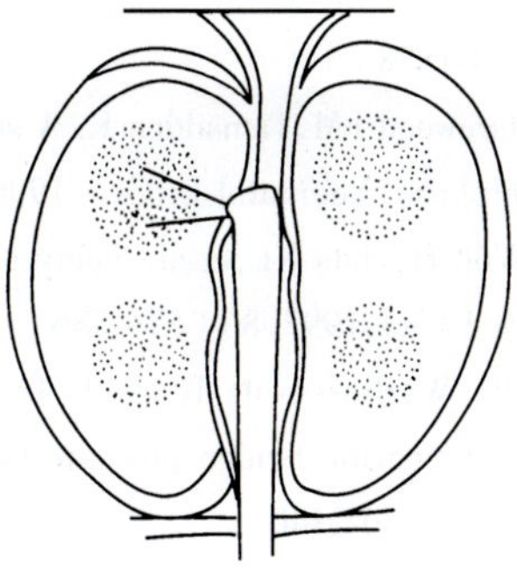

图 26-5-4　按照前列腺尿道长度选择治疗点

【并发症和处理】

1. 急性尿潴留　发生率 13.3%~41.6%，一般发

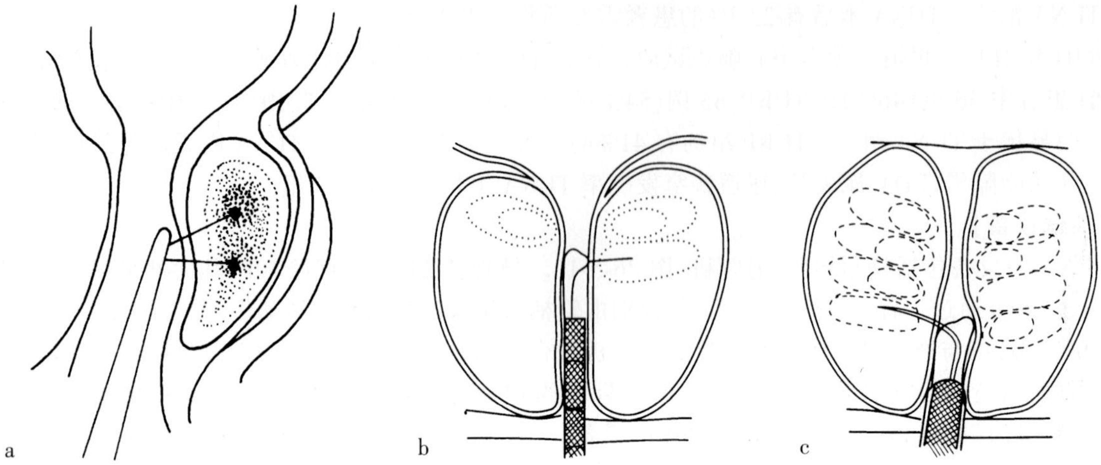

图 26-5-5 射频针刺消融

生于术后 24 小时，留置导尿管引流 1~3 天。

2. 膀胱刺激征　TUNA 术后 24~72 小时部分患者出现尿频，但症状较轻，1~5 天可自行缓解，部分患者出现不同程度的肉眼血尿。

3. 尿路感染　发生率约 3.1%，术后予抗生素预防感染。

参 考 文 献

1. 梅骅主编. 泌尿外科手术学. 第 2 版. 北京：人民卫生出版社，1996，839-841
2. John M，et al. Minimally invasive and endoscopic management of benign prostatic hyperplasia. In：Walsh PC，Retik AB，Vaughan ED Jr，Wein AJ，eds. Campbell's Urology. 8th ed. Philadelphia：Saunders，2002，1379-1422
3. Zlotta AR，Giannakopoulos X，Maehlum O，et al.Long-term evaluation of transurethral needle ablation of the prostate(TUNA)for treatment of symptomatic benign prostatic hyperplasia：clinical outcome up to five years from three centers. Eur Urol，2003，44(1)：89-93
4. Yu X，McBean AM，Caldwell DS. Unequal use of new technologies by race：the use of new prostate surgeries(transurethral needle ablation，transurethral microwave therapy and laser)among elderly Medicare beneficiaries. J Urol，2006，175 (5)：1830-1835；discussion，1835
5. Goldwasser B，Ramon J，Engelberg S，et al. Transurethral needle ablation (TUNA)of the prostate using low-level radiofrequency energy：An animal experimental study. Eur Urol，1993，24：400-405
6. Ramon J，Goldwasser B，Shenfeld O，et al. Needle ablation using radiofrequency current as a treatment for benign prostatic hyperplasia：Experimental results in ex vivo human prostate. Eur Urol，1993，24：406-410
7. Zlotta AR，Raviv G，Peny MO，et al. Possible mechanisms of action of transurethral needle ablation of the prostate on benign prostatic hyperplasia symptoms：A neurohistochemical study. J Urol，1997，157：894-899
8. Issa MM，Oesterling JE. Radiofrequency thermal therapy for benign prostatic hyperplasia by transurethral needle ablation of the prostate. In：Narayan P，ed. Benign Prostatic Hyperplasia. London：Churchill Livingstone，2000，269-280
9. Steele GS，Sleep DJ. Transurethral needle ablation of the prostate：A urodynamic-based study with two-year follow-up. J Urol，1997，158：1834-1838
10. Millard RJ，Harewood LM，Tamaddon K. A study of the efficacy and safety of transurethral needle ablation (TUNA)for benign prostatic hyperplasia. Neurourol Urodyn，1996，15：916-929
11. Rosario DJ，Woo H，Potts KL，et al. Safety and efficacy of transurethral needle ablation of the prostate for symptomatic outlet obstruction. Br J Urol，1997，80：579-586
12. Hill B，Belville W，Bruskewitz R，et al. Transurethral needle ablation versus transurethral resection of the prostate for the treatment of symptomatic benign prostatic hyperplasia：5-year results of a prospective，randomized，multicenter clinical trial. J Urol，2004，171：2336-2340

第六节　聚焦超声热疗在泌尿外科的应用

focus ultrasound hyperthermic therapy in urology

【胡卫列】

【概述】

聚焦超声(high intensity focused ultrasound,HIFU)热疗作为一种新兴的微创外科治疗技术,近年来在国内外发展迅速。其中HIFU技术在泌尿外科领域研究最多、应用最成功的是对良性前列腺增生(BPH)和前列腺癌(PCa)的治疗,而对肾肿瘤、膀胱肿瘤等泌尿系肿瘤尚处于实验阶段。

1994年,Bihrle等报道了应用HIFU治疗BPH的初步临床经验;1996年,Gelet等报道了HIFU治疗PCa患者的早期临床疗效观察。从此以后越来越多的临床实践证明,HIFU治疗BPH和PCa具有很高的安全性和较好的临床效果,并显示出其独特的微创优势。

1. HIFU技术的基本原理　HIFU是一种低频高能超声波,频率一般在1~4MHz,焦点声强≥1 000W/cm,通过聚焦,它可以在肿瘤病灶上形成高强度、连续超声能量,选择性地使肿瘤组织发生凝固性坏死,而不影响周围正常组织。

HIFU导致组织破坏的原理主要有热效应、机械效应和空化效应。热效应产生的局部高温是目前公认的杀死或损伤细胞的主要原因。聚焦的超声束能够在焦点处达到很高的声强,从而使声能迅速被组织吸收并转化为热能,瞬间在局部产生70~100℃的高温,造成靶区组织的凝固性坏死;机械效应是指体内受到超声作用的组织细胞高速来回振动,强烈变化的力学作用可以引起细胞溶解、细胞功能改变、DNA大分子降解及酶变性等;空化效应是由于声压幅值很大,且正负压交替出现时,负压期拉力把组织撕破形成空化微泡并迅速增大,正压期空化泡被压缩最终崩溃,空化泡崩溃时产生的高温高压能使邻近组织受到严重破坏。

治疗上具有如下特点:

(1) 影像引导:整个治疗过程始终具有影像引导,能够准确地定位。

(2) 精确计划:手术过程能够通过电脑精确计划设计,并使病人清楚地了解情况。

(3) 能量控制:能够通过电脑精确地控制能量,保证手术效果,达到治疗目标。

(4) 无残留物:所治疗的器官及邻近组织无异物残留。

(5) 操作简便:整个过程均为电脑控制,人员经过短期培训即可掌握。

2. HIFU设备及其工作原理　HIFU基本设备主要由定位系统和治疗系统构成。定位系统多采用B超定位,前列腺治疗系统由控制台、显示器、经直肠探头及多关节臂组成。探头的换能器可将低能超声定位和高能切除脉冲相互转化。计算机引导切除脉冲到达靶区,每个脉冲可切除容积约2mm×2mm×10mm的组织。在定位系统引导下逐步移动聚焦区,沿前列腺纵轴点点成线、线线成面、面面成体的蚕食靶区组织。

HIFU的核心部分是超声探头,目前国内外均将成像换能器与治疗换能器集成在一起。成像换能器起定位和实时检测作用,治疗换能器实施对肿瘤的治疗,分为腔内治疗换能器和体外聚焦换能器,换能器可根据不同治疗部位灵活选择,一般换能器探头越大,焦距越深。腔内治疗换能器一般体积小,焦距短;而体外换能器探头大,焦距深。目前国内生产的HIFU主要为体外聚焦换能器,尚未见腔内治疗换能器,故在实际应用中受到种种限制。

(1) 当进行深部组织治疗时,由于组织对声的吸收,在靠近皮肤的声窗应保证足够大,否则有可能灼伤皮肤,而达不到预期治疗目的。因此,出于安全性和有效性考虑,HIFU在皮肤组织表面的强度不能过高,以防止灼伤皮肤。

(2) 由于声的传播特性,声束传播的通道上不能有骨骼或气体出现,这样就限制了HIFU体外技术在许多深部组织部位肿瘤的应用。因此,腔内治疗换能器是发展的方向,探头小型化使超声聚焦点更加精确,同时可根据治疗部位的需要,使用微创探头将超声发生源最大限度地靠近治疗目标,从而避免了超声波在经过不同介质时产生折射、反射所造成的能量失控。目前,治疗用超声的频率一般在1~4MHz,焦点声强≥1 000W/cm，每点聚焦时间在 4~5 秒，由此产生的焦点温度可达到 70℃以上，而细胞在 70℃时的杀灭时间仅为 0.25 秒，故能有效地破坏肿瘤细胞。国外目前仅有 HIFU 直肠腔内探头应用于前列腺增生和局限性前列腺癌的治疗的文献报道，在其他部位的腔内治疗尚处于实验阶段和个别报道。

3. HIFU 对 BPH 和 PCa 的治疗作用　HIFU 治疗 BPH 主要依靠缩小前列腺体积。在早期的实验研究中，Kincaide 等将 HIFU 作用于狗的前列腺，以了解 HIFU 对前列腺破坏及其对周围组织的损伤。4 条狗治疗后 4 小时检查，前列腺约 80%~90%的区域发生出血和坏死，直肠黏膜和膀胱均无组织学损伤；另外，1 条狗和 3 条狗分别在治疗后 3 个月和 1 年做病理解剖，未发现有远期副损伤病理改变，凝固性坏死均在拟定的治疗区域内，直肠黏膜、固有肌层及膀胱等都没有受到影响。他们认为 HIFU 前列腺消融是一个安全有效的方法。Sullivan 等报道 Sonablate 型 HIFU 治疗 25 例 BPH，其中 5 例腺体较大的患者(大于 80g)治疗后有 4 例需做 TURP 治疗，随访 1 年，症状改善满意；另外 20 例腺体较小者，症状改善明显。术后并发症主要有血精 6 例、肉眼血尿 2 例、尿潴留 10 例。所有 25 例患者治疗 6 天后均不需留置导尿而可自行排尿，平均住院 1.1 天。他们认为 HIFU 是治疗 BPH 的安全而有效的方法，效果良好，无严重并发症。Madersbacher 等报道 HIFU 治疗 98 例 BPH 的远期随访结果，其中 80 例随访 13~48 个月，平均 41 个月。45 例术后两年，症状明显改善，尿流率增加；另外 35 例（43.8%）术后 4 年内因症状改善不满意而行 TURP。他们认为 HIFU 治疗 BPH 效果尚未能经得起时间的考验，需要进一步研究以客观评价 HIFU 治疗 BPH 的效果。

近年来，有关 HIFU 治疗 PCa 特别是局限性 PCa 的临床研究文献明显增多。Chaussy 等 2000 年报道 65 例局限性 PCa，治疗后前列腺的体积平均增加 30%，但 3 个月后则较 HIFU 治疗时缩小 10%~20%，3 例病人有直肠壁过热或外括约肌损伤。2001 年报道 184 例局限性 PCa 232 次 HIFU 治疗，97% 病人 PSA 恢复正常，术后病理活检 80%无癌，90%以上的肿块体积缩小，无尿瘘、尿失禁和直肠黏膜损伤等严重的并发症。Beerlage 等报道 14 例局限性 PCa 的 HIFU 治疗，治疗后 4~12 天内再行根治性前列腺切除术，病理发现前列腺组织发生凝固性坏死，坏死组织和毗邻的存活组织间有一明显的分界线。Gelet 等选择 82 例不适宜行根治性前列腺切除术的局限性 PCa 患者，采用 Ablatherm HIFU 经直肠治疗，结果显示有 62%的患者术后 60 个月肿瘤无进展。Kiel 等报道 HIFU 治疗 48 例 T_1~ T_3 期 PCa 患者，平均随访 15 个月，67.8%完全缓解、16.7%部分缓解、14.6%失败。值得强调的是，对肿瘤残留或复发，可进行再次 HIFU 治疗，也能取得良好疗效，HIFU 治疗并没有增加肿瘤远处转移的风险。动物实验证明，重复的 HIFU 治疗并未增加对周围正常组织的损伤，临床应用结果也表明，对一线治疗失败、肿瘤残留或局部复发，可以反复地进行 HIFU 治疗，也能达到完全缓解 。

【前列腺增生适应证和禁忌证】

HIFU 治疗 BPH 适应证包括几乎所有的能耐受麻醉的 BPH 患者。禁忌证有：

1. 在治疗区域及声波通过的区域内，有串珠样的前列腺结石或大于 1cm 的囊肿。

2. 前列腺前后径<26mm 或横径<28mm。

3. 尿道狭窄，尿道内有金属或其他植入物。

4. 对乳胶套过敏者。

相对禁忌证包括：①直肠手术病史；②前列腺中叶明显突入膀胱；③泌尿系感染活动期；④有生育要求的患者；⑤凝血功能障碍。

【前列腺癌适应证和禁忌证】

1. HIFU 治疗 PCa 适应证

（1）特别适合于 T_1~T_2 期，PSA<15ng/ml，Gleason 评分<7，体积<30ml，不能开放手术和不愿接受手术的患者。

（2）手术、放疗和化疗后复发的患者。

（3）晚期肿瘤作减瘤治疗。

2. 禁忌证

（1）在治疗区域及声波通过的区域内，有串珠样的前列腺结石或大于 1cm 的囊肿。

(2) 有直肠手术史,不能置入治疗探头。

(3) 严重泌尿系感染者。

(4) 经直肠超声无法准确显示前列腺组织者。

(5) 对乳胶套过敏、凝血功能障碍者。

【术前准备】

1. 术前查血、尿、粪常规,肝、肾功能,电解质,出、凝血时间,胸片及心电图。

2. 术前行 IPSS 评估。

3. 术前行经直肠 B 超。

4. 术前 PSA、fPSA 检查。

5. 肛门指检。

6. 尿动力学检查。

7. 了解尿道狭窄、生育情况及直肠病史。

8. 必要时行膀胱镜检查。

9. 术前清洁灌肠。

【麻醉】

选择蛛网膜下腔阻滞、骶管阻滞、低位硬膜外阻滞或全麻。

【体位】

平卧位,两腿分开 60°或低位膀胱截石位。

【手术步骤】

1. 术前留置气囊导尿管,以协助术中显示前列腺、膀胱颈及尿道,同时可以预防术后尿潴留。调试 Sonablate 500-PC 聚焦超声(HIFU)仪器正常运作。

2. 治疗探头外套球囊,球囊内的脱气水持续循环流动,以防止直肠壁灼伤。扩肛后,直肠内注入 20ml 耦合剂,并将探头外涂适量耦合剂以确保探头与直肠壁有效接触。

3. 将探头置入直肠内,将前列腺的尿道部置于矢状切面和横切面的中央,选取 BPH 尿道周围增生腺体(膀胱颈至精阜近端)为治疗区域,或适当扩大的 PCa 前列腺区域为治疗范围,设定有关的治疗参数。

4. 做治疗计划,治疗范围的选择,一般根据直肠壁到前列腺尿道的距离选择合适焦距的探头,多采用 3.0~3.5cm 焦距的探头,对较大腺体选用 4cm 焦距的探头。对于局限性 PCa 的治疗多主张采用扩大的聚焦治疗,以降低残留肿瘤的概率,但容易造成术后性功能障碍。治疗时间多为 45-110 分钟。

5. 治疗探头自动移动,电脑全自动控制超声波发射的时间和冷却的时间,实时显示前列腺治疗的切面,对消融的超声图像、探头温度及反射指数进行全程实时监控,确保消融区域定位在选定区域,避免治疗区域过热引起气化。

6. 程序完成后,移出探头,完成治疗(图 26-6-1)。

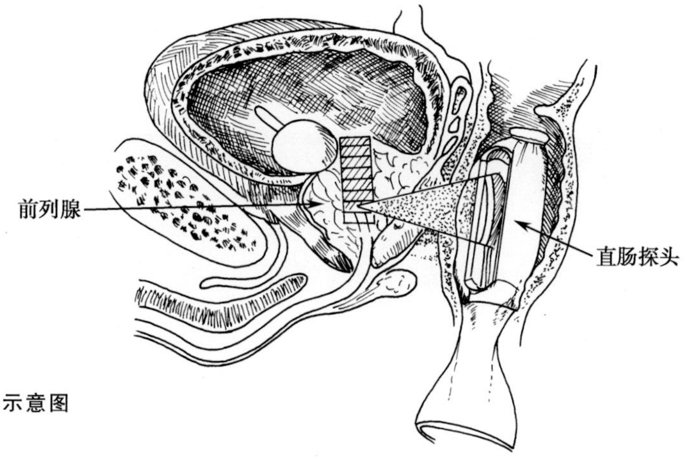

图 26-6-1　经直肠 HIFU 前列腺消融术示意图

【并发症的预防和治疗】

HIFU 治疗的并发症发生率很低,随着设备技术的成熟,早期临床中出现的尿道直肠瘘、直肠黏膜灼伤和严重尿失禁已基本消失。目前,较常见的并发症是拔除导尿管后坏死组织阻塞尿道发生急性尿潴留。另外,还有轻度尿失禁、尿路感染、逆行射精、阴茎勃起功能障碍等。

【术后处理】

1. 术后需观察排尿以及消融组织排出情况。

2. 口服抗生素,保持尿管引流通畅及清洁,手术后第 10 天返院拔除尿管。

参 考 文 献

1. Bihrle R, Foster RS, Sanghvi NT, et al. High intensity focused ultrasound for the treatment of benign prostatic hyperpleasia: early United States clinical experience. J Urol, 1994, 151(5): 1271-1275
2. Gelet A, Chapelon JY, Bouvier R, et al. Treatment of prostate cancer with transrectal focused ultrasound: early clinical experience. Eur Urol, 1996, 29(2): 174-183
3. Hill CA, ter Haar CR. High intensity focused ultrasound-potential for cancer treatment. Br J Radiol, 1995, 68(816): 1296-1303
4. Sullivan LD, McLoughlin MG, Goldenberg LG, et al. Early experience with high-intensity focused ultrasound for the treatment of benign prostatic hypertrophy. Br J Urol, 1997, 79(2): 172-176
5. Gelet A, Chapelon JY, Bouvier R, et al. Local control of prostate cancer by transrectal high intensity focused ultrasound therapy: preliminary results. J Urol, 1999, 161(1): 156-162
6. Beerlage HP, Thuroff S, Debruyne FMJ, et al. Transrectal high-intensity focused ultrasound using the nblathern device in the treatment of localized prostate carcinoma. Urol, 1999, 54(2): 273-277
7. Kincaide LF, Sanghvi NT, Cummings O, et al. Noninvasive ultrasonic subtotal ablation of the prostate in dogs. Am J Vet Res, 1996, 57: 1225-1227
8. Madersbacher S, Schatzl G, Djavan B, et al. Long-term outcome of transrectal high- intensity focused ul trasound therapy for benign prostatic hyperplasia. Eur Urol, 2000, 37(6): 687-694
9. Chaussy CG, Thuroff S. High-intensive focused ultrasound in localized prostate cancer. J Endourol, 2000, 14(3): 293-299
10. Chaussy CG, Thuroff S. Results and side effects of high-intensity focused ultrasound in localized prostate cancer. J Endourol, 001, 15(4): 437-440
11. Gelet A, Chapelon JY, Bouvier R, et al. Transrectal high-intensity focused ultrasound: minimally invasive therapy of localized prostate cancer. J Endourol, 2000, 14(6): 519-528
12. Kiel HJ, Wieland WF, Rossler W, et al. Local control of prostate cancer by transrectal HIFU-therapy. Arch Ital Urol Androl, 2000, 72(4): 313-319
13. Oosterhof GO, Cornel EB, Smits GA, et al. Influence of high-intensity focused ultrasound on the development of metastases. Eur Urol, 1997, 32(1): 91-95
14. Yang R, Reilly CR, Rescorla RJ, et al. Effect of high intensity focused ultrasound in the treatment of experimental neuroblastoma. J Pediatr Surg, 1992, 27(2): 246-250
15. Benoit RM, Naslund MJ, Cohen JK. Complications after radical retropubic prostatectomy in the medicare population. Urology, 2000, 56(1): 116-120

第二十七章

尿道疾病的腔内治疗

endotherapy of urethral diseases

第一节 尿道内切开治疗尿道狭窄

transurethral incision of urethral stricture

【周四维】

【概述】

尿道狭窄是泌尿外科常见病之一,多由外伤如骨盆骨折或骑跨伤及炎症引起,又称机械性尿道狭窄。除肿瘤、先天性疾病外,均可追问到外伤史、炎症史或尿道、直肠等手术史。随着腔内技术的发展,经尿道器械操作的增多,医源性尿道狭窄有增加的趋势,如经尿道内镜操作不当或前列腺电切术等均可引起尿道狭窄。

早在15世纪就有学者试用尿道内切开术治疗尿道狭窄,但疗效极差。Maisonneure(1854)、Otis(1872)发明了一种盲目的尿道内切开器械,使手术成功率提高到55%~75%,再次引起人们的关注。但由于它的并发症及复发率高而未能普及。约半个世纪以后,1957年,Rovasine等在Otis发明的盲目内切开刀的基础上,研制出带窥镜的尿道内切开器械,从而真正开创了直视下经尿道内切开术(direct vision internal urethrotomy,DVIU)治疗尿道狭窄的新纪元。1973年又经Sachse改进,用叶片状锋利冷切刀行尿道内切开,疗效更为满意。80年代以前,DVIU术在我国未能开展,主要采用保守治疗或开放性手术治疗尿道狭窄,如尿道扩张、尿道外切开、尿道内切开术、尿道瘢痕切除端端吻合术、尿道穿通套入术、后尿道凿通隧道术等等。80年代中期后,DVIU术引进我国并很快普及,且有所发展及创新,如在冷刀切开后加用经尿道电切法,切除狭窄段的瘢痕,或在瘢痕切除后植入全层游离包皮管等,使手术成功率达到85%~93%。

尿道是一个可膨胀的弹性管道,狭窄形成后,排尿受阻。采用经尿道内切开术,凿通狭窄或闭锁段,达到恢复尿道的连续性,使排尿通畅,是该术式的目的及原则。在手术设计上,对狭窄环未闭锁者,在将输尿

管导管经尿道插入膀胱作引导下,可按以下方法处理狭窄环:

1. 用冷切刀在12点处V形切开。

2. 冷刀在9、12、3点三处V形切开。

3. 冷刀做放射状多处切开。

4. 冷刀做狭窄环切开后,加用经尿道电切,切除瘢痕组织。

5. 冷刀切开狭窄环,用电切切除瘢痕组织,再加全层游离包皮管道植入术等。

对已闭锁的尿道狭窄,有直接钻孔术、靛胭脂(或亚甲蓝)引导内切手术、耻骨上金属探针引导内切开术及耻骨上膀胱镜引导内切开术等。各种切开术均要求避免并发症的发生。

直视下进行尿道内切开操作,损伤小、安全、方便、并发症少、住院时间短,可多次进行。Chilton等对比研究261例尿道成形术与265例次尿道内切开术的疗效,尽管成形术的远期疗效高于尿道内切开术,但前者早期并发症如出血、尿外渗、尿瘘等并发症发生率达34.9%,晚期并发症如尿失禁、阳痿、反复感染、结石、再狭窄等并发症高达51.3%,而尿道内切开术仅有25.7%的患者出现较严重出血、感染及尿外渗等并发症。

【适应证和禁忌证】

Devinei认为尿道狭窄治疗方法的选择,取决于病人的全身情况和狭窄的部位、长度及瘢痕的致密度。适宜于经尿道内切开术的范围较广,除尿道肿瘤和广泛性尿道狭窄外,即使合并有假道、尿道瘘等,凡能将输尿管导管通过狭窄段插入膀胱者,均可采用此手术方法。对于尿道严重狭窄者,凡能用靛胭脂或美蓝、经耻骨上金属尿道探子、耻骨上膀胱镜等作引导者,也可采用尿道内切开术。但下列因素与治疗效果有关。

1. 狭窄的部位　尿道球部、膜部及阴茎部的手术效果最好。

2. 狭窄段的长度　狭窄段长度越短、手术效果越好。长度<1.5cm,效果最好,>2.0cm效果较差。>3.0cm手术困难且失败率较高,但也有报道狭窄段过长,5cm以上者成功率可达50%以上。

3. 发病原因　外伤性尿道狭窄效果好,炎性长段狭窄、结核性尿道狭窄、胼胝样和放射性狭窄内切开成功率很低,且复发率高。

4. 术前较严重的并发症　如尿道周围炎、脓肿、肠瘘阴道瘘等效果较差。合并明显尿路感染者宜在感染控制后再行手术治疗,以避免细菌进入血循环引起全身反应。对尿道闭锁及长段狭窄不适做尿道内切开的病例,应考虑改用其他术式,不可勉强进行此方法。

【术前准备】

术前的充分准备是保证手术成功、取得满意治疗效果及减少术中、术后并发症的重要步骤。

1. 引流尿液　尿道狭窄多合并有尿路感染。尿道黏膜菲薄,周围是海绵体。手术操作中原有的细菌极易经不可避免的损伤及切割面而扩散,引起尿道周围炎、尿道热、甚至发生革兰阴性杆菌败血症、中毒性休克。另外,尿道感染是手术失败的最主要原因,必要时需行耻骨上膀胱造瘘术。

2. 抗生素的使用　由于尿道狭窄多合并有尿道感染并多反复发作,因此,术前3日应使用敏感抗生素,手术当日应加用一次剂量。

3. 手术器械及必备物的准备　经尿道内切开器必须严格消毒及术前检查其性能是否正常。如窥镜的清晰度,刀是否锐利,工作件是否漏水等。另外,应准备消毒润滑剂、冲洗液、输尿管导管和气囊导尿管。

【麻醉】

连续硬膜外阻滞、蛛网膜下腔阻滞、骶管阻滞均可。

【手术步骤】

1. 未闭锁的尿道狭窄直视下内切开术

(1) 取截石位。

(2) 用26F金属探条扩张尿道外口,了解狭窄的大致部位,有尿道外口狭窄者,先做尿道外口切开术。

(3) 置入冷刀镜鞘,采用Sachse尿道内切开术。工作件配备条状、锯齿状及弧状冷刀,直插至狭窄处。

持续滴入生理盐水，保持视野清晰，观察狭窄部位的“孔穴”(图 27-1-1)。

(4) 插入输尿前导管：窥视到狭窄部“孔穴”后直视下插入 3~5F 输尿管导管，并争取插入膀胱。

(5) 狭窄部位切开：常规选择 12 点位切开。操作时右手操纵切开器，左手扶持阴茎。见“孔穴”后伸出刀叶，但不宜伸出镜鞘太远，刀叶与镜鞘同时靠近瘢痕，由尿道远端逐步延伸向近端随推动而切开(图 27-1-2)。切割时应力求清晰地看见导管或部分正常尿道黏膜面，以防误切。12 点切开后可于 10 点及 3 点位做辅助切开，或放射状切开，以保证狭窄环上半周或整周瘢痕充分松解。

(6) 尿道内切开器进入膀胱：狭窄环被扩大后，切开器可进入膀胱。拔出引导管，检查膀胱内有无其他病变。反复检查狭窄环、狭窄段情况，瘢痕较浅而少，仅用冷刀切开即可。瘢痕深而多，冷刀切开效果不理想，可换用电切镜做瘢痕电切术，将切开

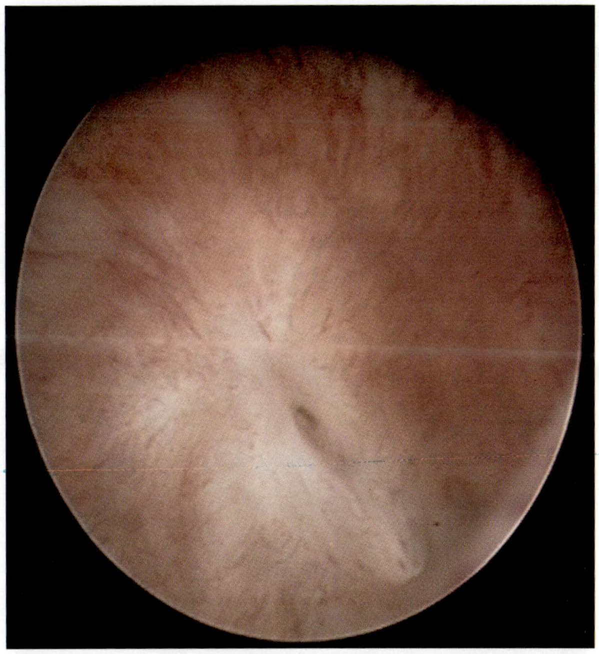

图 27-1-1　尿道狭窄呈洞穴状

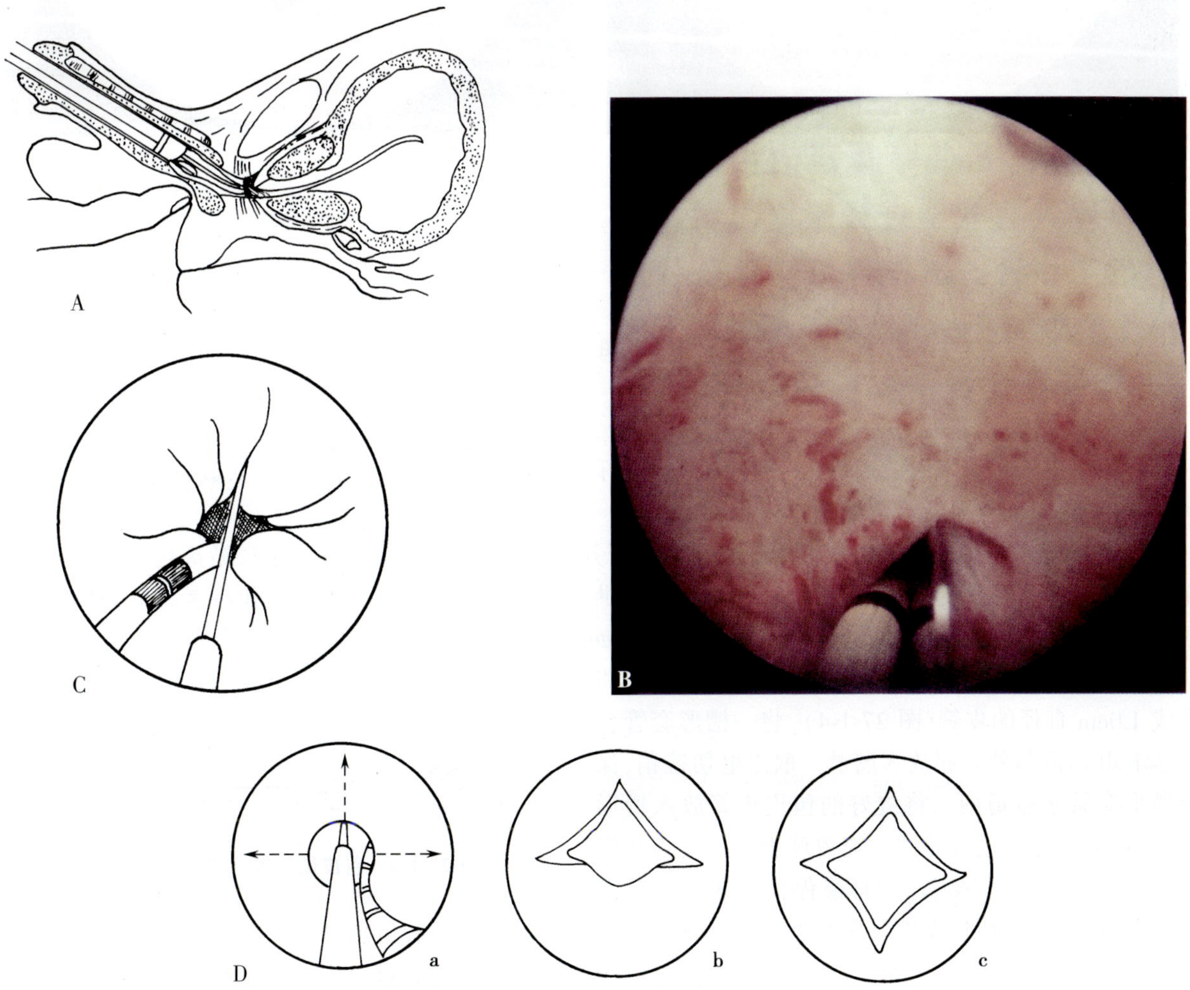

图 27-1-2　尿道狭窄内切开

A. 置导丝入膀胱；B. 尿道狭窄内切开；C. 尿道狭窄内切开；D. 放射状切开

处不规则内突隆起的瘢痕切除，使狭窄段尿道腔表面光滑完整(图 27-1-3)，有利于尿道上皮覆盖生长，但需注意这仅限于后尿道。当冲洗液速度减慢出血明显时，说明切除瘢痕组织深度已够。切开长度应略超过瘢痕组织至正常尿道黏膜。电切瘢痕组织时应采用单纯电切电流，尽量减少电凝电灼及预防性广泛电凝，以减少术后瘢痕再次形成。为减少气化电切热损伤导致术后复发，笔者建议使用等离子电切镜切除尿道瘢痕组织。

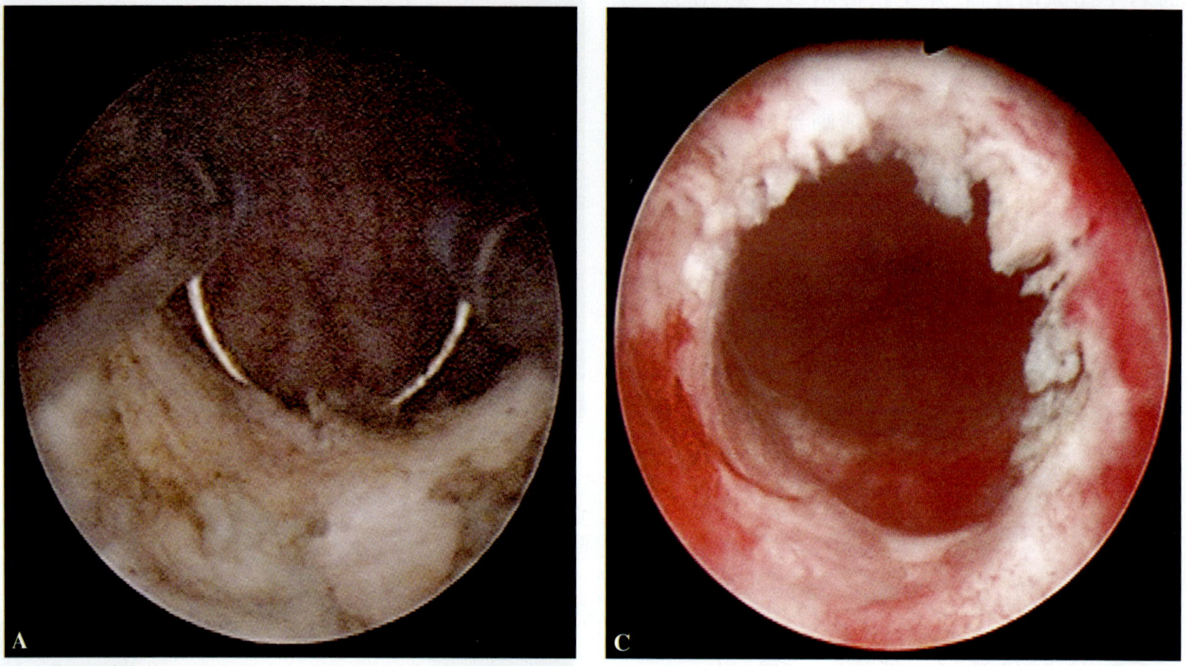

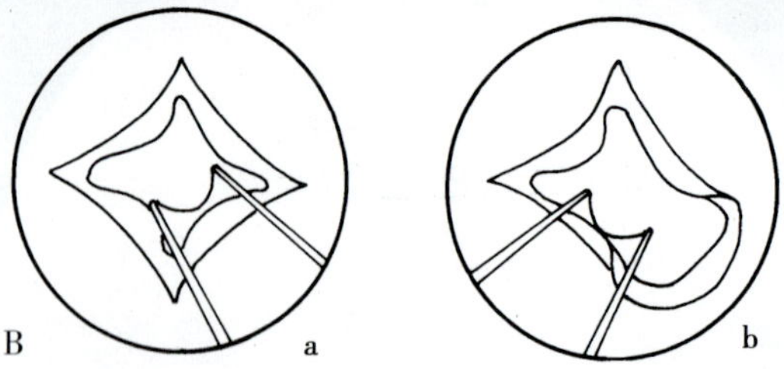

图 27-1-3　电切尿道瘢痕组织

A. 电切尿道瘢痕；B. 尿道瘢痕电切示意；C. 尿道瘢痕切除后

(7) 尿道内切开术完成后置入 18~20F 气囊导尿管。为避免置管失败，可先置入放置导尿管专用的槽状金属外鞘，保证导尿管沿金属槽进入膀胱。

2. 全层游离包皮植入尿道成形术　尿道内切开并经电切除瘢痕后，可植入全层游离包皮。其步骤为：窥视下以输尿管导管的刻度测量狭窄段的长度，以供制作包皮皮管及植入的位置作参考。在 18F Foley 导尿管中段附加一管状囊，与原有球形囊相距 0.5~1.0cm，两者互不相通。附加囊充盈后呈直径 1.0~1.5cm 的均匀管状，长 9cm。自冠状沟环切包皮宽约 3.5cm，将其表皮向内围绕充盈的管状囊，以 4-0 肠线连续缝合形成 1.0cm 直径的皮管(图 27-1-4)。将一槽形套管套在 24F 电切镜鞘外一起放入膀胱。取出电切镜鞘，保留槽形套管于尿道内。将缝好的包皮皮管放入槽形套管中，前端球囊进入膀胱。充盈球囊后将套管从尿道取出，牵引双囊支架管，使球囊停留在尿道内口水平。充盈管状囊，使包皮皮管紧贴通道的全部创面上。做耻骨上膀胱造瘘(图 27-1-5)。

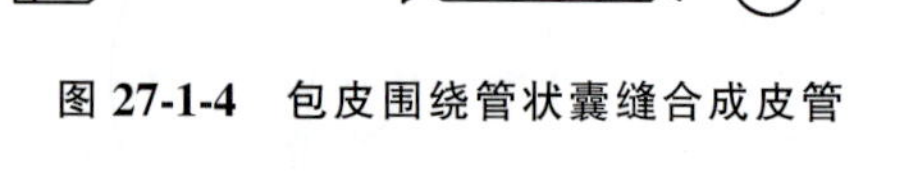

图 27-1-4　包皮围绕管状囊缝合成皮管

3. 引导管插入困难及尿道闭锁的直视下内切开术　该术式的关键是寻找狭窄环"孔穴"或闭锁隔膜最薄弱处，可采用以下三种方法。

(1) 置入冷刀内切开器后，静脉滴注或经耻骨上膀胱内注入靛胭脂(或亚甲蓝)(图 27-1-6)。见有蓝

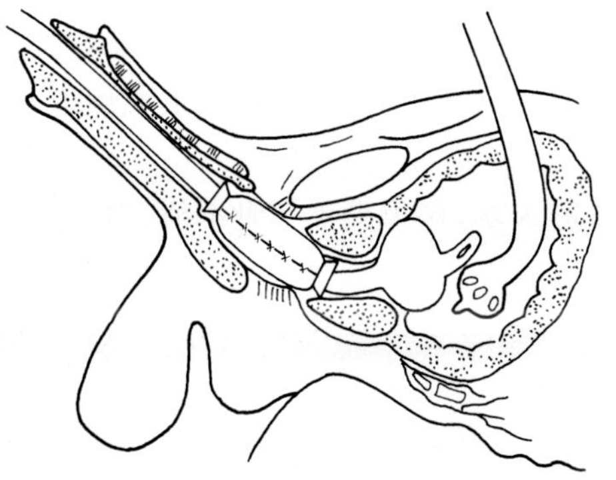

图 27-1-5 包皮皮管紧贴尿道创面及膀胱造瘘

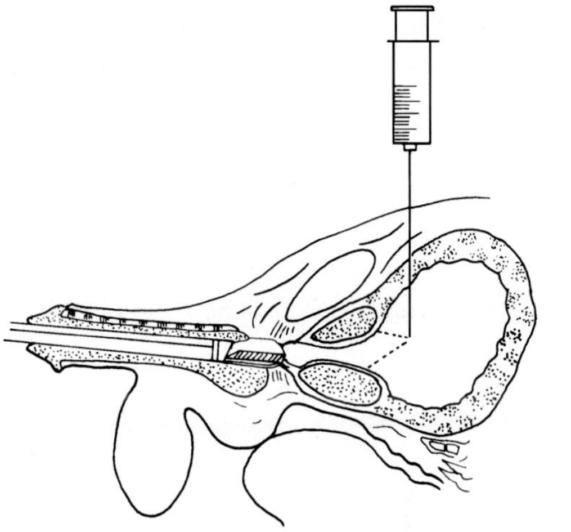

图 27-1-6 膀胱灌注亚甲蓝

色尿液从针孔状狭窄口溢出,小心用条状刀叶切开蓝色孔处,并随时试插 3~5F 输尿管导管,有可能逐步贯通狭窄段。

(2) 经耻骨上造瘘管置入 24~26F 金属弧形探杆,插入后尿道,触碰闭锁隔膜。同时用冷刀直视下纵向切开闭锁隔膜的探杆顶起处,即可碰及探子尖(图 27-1-7)。再在 12 点处扩大切口使探子尖露出。此时可插入 3~5F 输尿管导管作为引导管,逐步扩大狭窄环,贯通狭窄段。

(3) 经耻骨上造瘘管置入耻骨上膀胱镜或带有冷光源的弧形吸引器杆,插入后尿道。经尿道用冷刀内切开器观察闭锁隔膜,于透光最明显处做纵向刺切(图 27-1-8),并随时试插 3~5F 输尿管导管,一旦缝隙形成,引导管能插过狭窄部孔道,则可扩大切开狭窄环,贯通狭窄段。闭锁切开后,若瘢痕较厚,可采用电切切除瘢痕组织,也可在此基础上植入全层包皮管,其步骤同前。

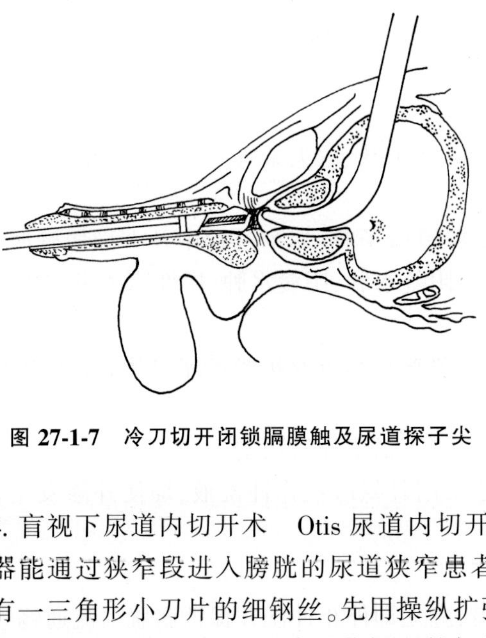

图 27-1-7 冷刀切开闭锁膈膜触及尿道探子尖

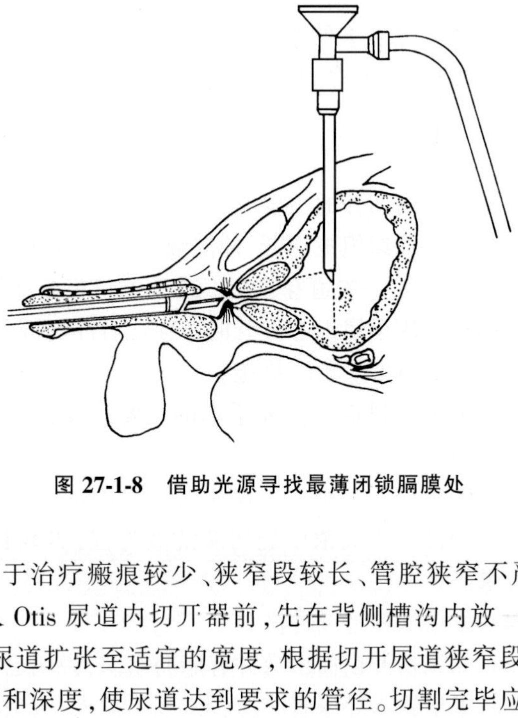

图 27-1-8 借助光源寻找最薄闭锁膈膜处

4. 盲视下尿道内切开术 Otis 尿道内切开器适用于治疗瘢痕较少、狭窄段较长、管腔狭窄不严重,切开器能通过狭窄段进入膀胱的尿道狭窄患者。置入 Otis 尿道内切开器前,先在背侧槽沟内放一根尖部附有一三角形小刀片的细钢丝。先用操纵扩张杆将尿道扩张至适宜的宽度,根据切开尿道狭窄段的需要,通过可控制的扩张杆和刀片调节切开的部位、长度和深度,使尿道达到要求的管径。切割完毕应将刀片缩回槽沟内,以免取出切开器时损伤正常尿道。尿道内切开成功后,置入一根粗细适宜的硅胶导尿管,如渗血较多,可经阴茎或会阴短时按压,渗血一般能很快停止。

【术中注意事项】

1. DVIU 术应在引导标志明显的条件下操作,其选点及方法应视狭窄情况而定。

2. 首选切割点多为 12 点处并辅以邻近的 9 点、3 点位切开为宜,少数提倡放射状切开或 6 点位切开,后者易切通尿道壁,致大量冲洗液渗入阴茎和阴囊皮下。

3. 切割深度以切透全层瘢痕至正常黏膜边缘而不穿出尿道为准,使切口呈 V 形敞开并有少量出血。

4. 操作时应始终保持刀叶以刚出镜鞘为度,沿引导管旁反复做短距离刺切,以免形成假道、出血及冲洗液外渗。

5. 操作过程必须始终在直视下进行,注意刀叶与引导管的关系,避免由于视野不清,引导管盘曲而被切断,故术毕应检查引导管是否完整。

6. 狭窄段较长、瘢痕较多时,为防止电切过度引起损伤,可采用分次手术的方法,间隔 3 周后再次行 DVIU 术,即再次手术须待切开部位的上皮完全再生后方才施行。

7. 尿道切开后应以能顺利插入 24~28F 尿道探,排尿试验正常为准。

8. 术毕应选择管径适度的导尿管,涂抹润滑油,轻柔和顺其自然地插入膀胱,较困难者可试用导尿管金属芯,切不可使用暴力硬性插入,以避免形成新的假道。

9. 狭窄较轻,手术创面不大者可不行耻骨上造瘘;手术较困难,创伤面较大,术后行耻骨上膀胱造瘘,原有造瘘管应保留。

10. 前列腺切除术后尿道狭窄的病人行尿道内切开时,应避免损伤外括约肌造成尿失禁,切割瘢痕时切忌不要超过外括约肌平面,在推进或撤出窥镜时可观察到外括约肌环状收缩开放。

【术后处理】

术后常规使用敏感抗生素,酌情应用止血药,观察引流情况,必要时可冲洗管道。关于导尿管的管理,Dijulepa 认为只要术中狭窄环切开彻底,无需留置导尿管,并认为留置导管有延误愈合、促进感染及造成狭窄复发的可能。但多数学者主张留置尿管,只是在留置的时间上有不同意见,这应根据狭窄的程度、长度、切开方法、切开点位的多寡而定。如 Carlton 认为切开部位的黏膜生长一圈约需 6 周时间,故强调导尿管应留置 6 周以上,成功的概率可达 92%。Smith 等认为留置导尿管时间太长,分泌物淤积,易合并感染,增加瘢痕的形成,主张仅留置 1~3 天。尿道内植皮者,术后 2~3 周拔出支架管。

术后应嘱患者多饮水和定期随访,如有尿线变细,应立即行尿道扩张。根据术中情况及狭窄严重程度,拔除尿管后每 1~2 周行尿道扩张 1 次。根据患者排尿情况,逐渐延长尿道扩张时间,随访应超过 1 年以上。

【并发症】

尿道狭窄内切开的主要并发症为尿道穿孔、尿外渗、出血、尿道热、尿失禁等。这些并发症的主要原因为术中尿道正常组织被切开,冲洗液外渗及出血所致。

1. 尿道穿孔 尿道穿孔(图 27-1-9)可发生于置入金属尿道探子时、切割过程中及上导尿管时,尤其是置管困难加用金属内芯置管时。穿孔后冲洗液外渗可引起阴茎水肿、阴囊水肿、尿性腹膜炎。严重者可致直肠瘘或阴道瘘。预防措施:

(1) 置入尿道探子并非手术的主要步骤,仅作为大致了解狭窄部位及扩张前尿道用,置入受阻时不可用力过猛。

(2) DVIU 时,切割刀叶仅伸出镜鞘 0.5~1.0cm,必须在直视下沿引导管切割。

(3) 冲洗液以高浓度透明灌洗液为宜,如 Bekirov 等建议用甘氨酸液作冲洗液,即使外渗发生,也无严重后果。

(4) 采用低压持续冲洗。

(5) 如见切开创面出血并有脂肪组织,说明已切破尿道,应立即停止冲洗并保证膀胱引流通畅。

(6) 术毕置入导尿管时应轻柔顺势插入,避免用力过度。

2. 出血 出血是 DVIU 最常见的并发症,而出血又是瘢痕被彻底切开的标志,因此,不能因出血而终止手术。但尿道海绵体切破而出血量较大,必须立即处理。防止措施:

(1) 经阴茎、会阴或直肠直接持续压迫出血处。

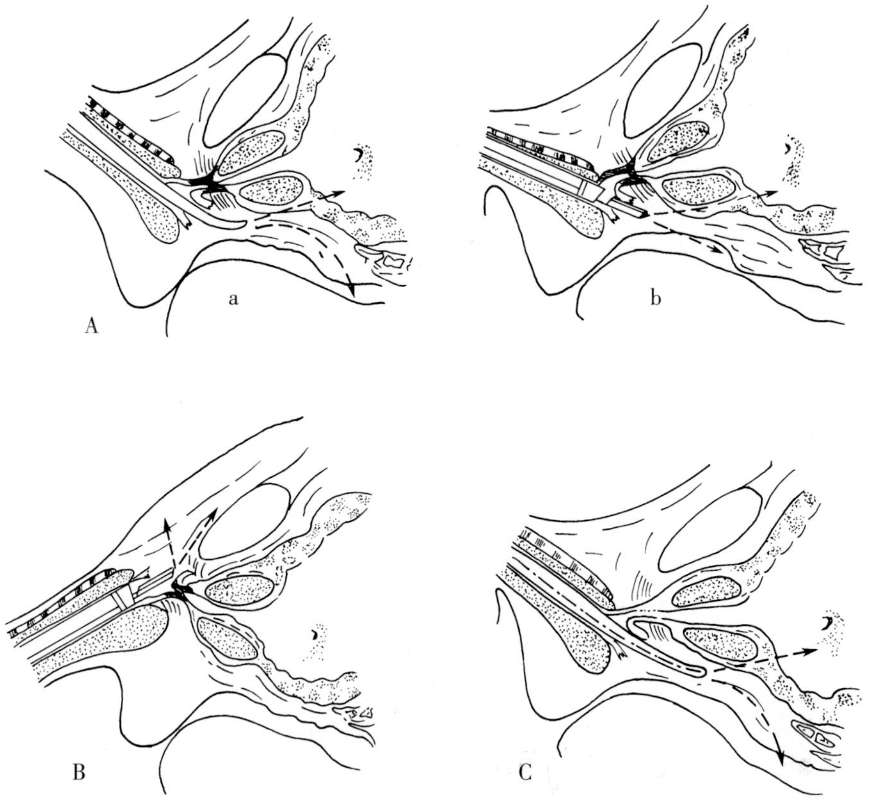

图 27-1-9　尿道穿孔

(2) 置入气囊导尿管牵引压迫止血。

(3) 经三腔气囊管(或经耻骨上膀胱造瘘管)持续点滴冲洗,防止血凝块堵塞引起尿潴留。

3. 尿道热　尿道狭窄者多伴有不同程度的尿路感染,内切开后尿道创面形成,血管床敞开,细菌极易侵入血循环而引起发热,甚至发生败血症、脓毒血症等,应在手术前后使用抗生素预防感染,若已有明显尿路感染者应推迟手术时间。

4. 尿失禁　多发生于膜部尿道狭窄切开时损伤尿道外括约肌,或者膜部没有充分切开瘢痕而使括约肌失去括约功能。

5. 术后排尿困难　术后拔出导尿管仍排尿困难的可能原因为:

(1) 狭窄瘢痕呈胼胝状。

(2) 狭窄为弹性尿道狭窄,多发于开放性手术如尿道端端吻合、尿道拖入术后,吻合口处组织堆积过多所致。

(3) 瘢痕切除不彻底。

(4) 狭窄环切开后,尿道黏膜欠光滑,组织呈环状参差不齐悬吊于尿道内,类似活瓣,影响正常排尿。因此,对胼胝状、弹性状尿道狭窄应更换术式。术中应彻底切开狭窄环,直见到黏膜完全分离。瘢痕较多时应加用电切切除瘢痕,或植入全层游离包皮管。

6. 狭窄复发　多见于狭窄段较长和复杂性尿道狭窄的患者,定期扩张尿道可维持排尿通畅。嘱患者当尿线变细时应继续行尿道扩张,必要时再次手术。

7. 阴茎勃起功能障碍　部分病人在尿道损伤和骨盆骨折后已发生阴茎勃起功能障碍,特别是前列腺膜部尿道断裂移位时,损伤了尿道周围的海绵体神经及阴部内动脉而引起阴茎勃起功能障碍。DVIU 术本身并不导致勃起功能障碍。

参考文献

1. 章咏裳,等. 窥视下尿道内切开术治疗尿道多段狭窄的经验. 临床泌尿外科杂志,1990,3:162

2. 庄乾元主编. 经尿道手术学. 武汉:湖北科学技术出版社,2002,182-197

3. 李虹,魏强,石明,等. 尿道狭窄的腔内处理(附280例报告). 中华泌尿外科杂志,1998,19:5-7
4. 曾祥福,高冰,魏守顺,等. 腔内手术治疗尿道狭窄及闭锁10年回顾(附203例报告). 中华泌尿外科杂志,2001,22:631-632
5. 章咏裳. 应用腔内泌尿外科技术治疗尿道狭窄. 中华泌尿外科杂志,1999,20:85-86
6. Matouschek E. Urologisch-endoskopische operationen. Schattaue,1997,4
7. Tunc M,Tefekli A,Kadioglu A,et al. A prospective,randomized protocol to examine the efficacy of postinternal urethrotomy dilations for recurrent bulbomembranous urethral strictures. Urology,2002,60(2):239-244
8. el-Abd SA. Endoscopic treatment of posttraumatic urethral obliteration:experience in 396 patients. J Urol,1995,153(1):67-71
9. Naude JH. Endoscopic skin-graft urethroplasty. World J Urol,1998,16(3):171-174

第二节　经尿道的尿道瓣膜切除术

transurethral resection of urethral valve

【梅　骅　周四维】

【概述】

后尿道瓣膜发生于男性,正常男性的尿道有皱褶,多数尿道瓣膜是过度皱褶所致。可分为三大类型:

Ⅰ型最多见,轻者为双叶状瓣膜,位于尿道后壁(图27-2-1),重者小叶环绕尿道,形成膈状,常合并严重的上尿路改变。

Ⅱ型极少见,常并发于严重的Ⅰ型患者,为双叶状瓣膜(图27-2-2)。

Ⅲ型为膈状,常位于精阜水平(图27-2-3)。一些瓣膜为混合型表现,介乎Ⅰ型和Ⅱ型之间(图27-2-4)。

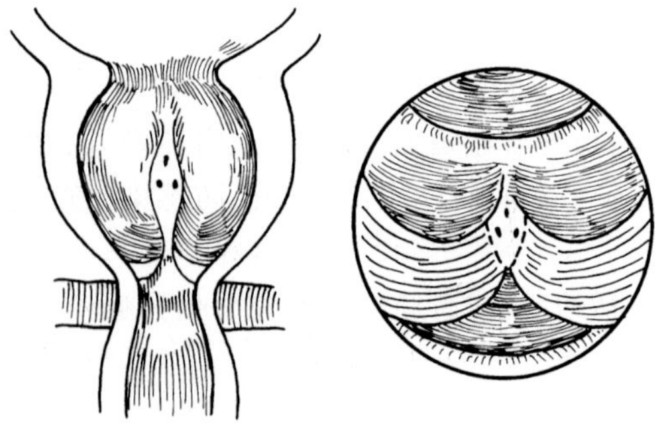

图 27-2-1　Ⅰ型后尿道瓣膜

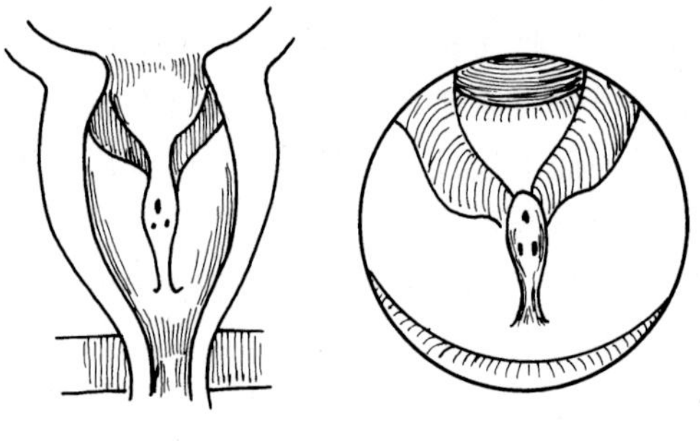

图 27-2-2　Ⅱ型尿道瓣膜

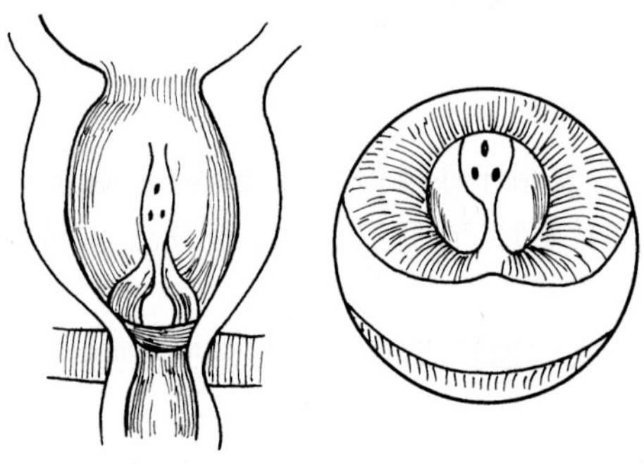

图 27-2-3　Ⅲ型尿道瓣膜(膈状)

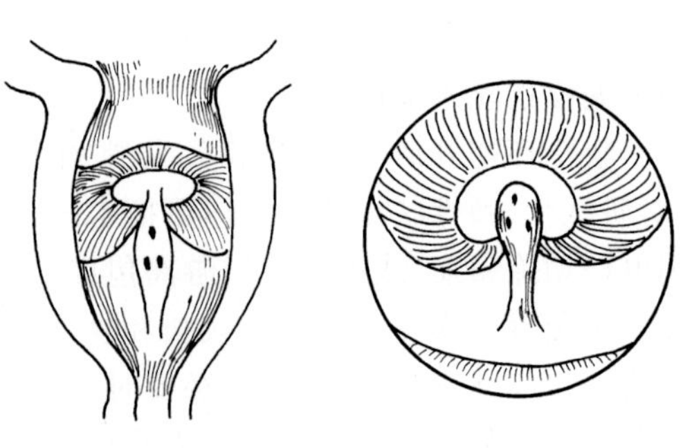

图 27-2-4　Ⅲ型混合型尿道瓣膜

尿道瓣膜病人尿路病变彼此差异很大,宜按具体情况选择手术时间及决定治疗方案,见表27-2-1。

在切除瓣膜后,应长期随访,争取获得上尿路最大限度的改善。不少病例在切除瓣膜后可满意地解除上尿路梗阻,而另一些病人则因膀胱输尿管返流或膀胱输尿管某处梗阻病变而需手术加以纠正。

表 27-2-1　后尿道瓣膜的治疗

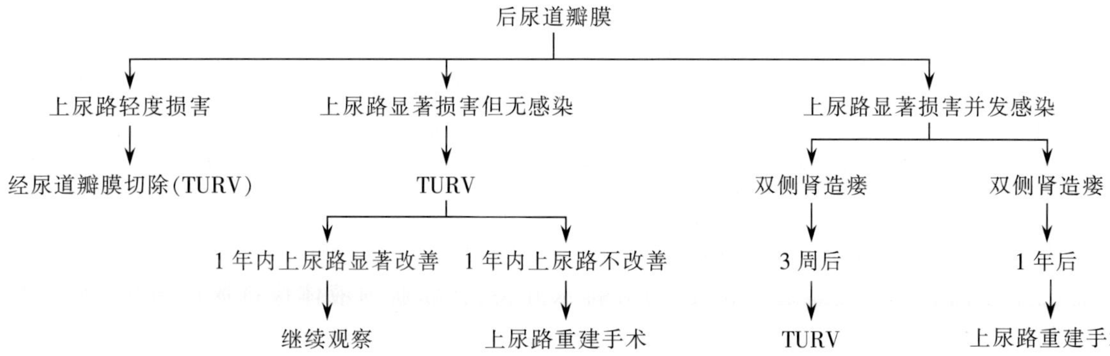

后尿道瓣膜的手术方法可分为下列四种：

1. 经耻骨联合的尿道瓣膜切除术　采用下腹部正中切口，切开耻骨联合，显露膀胱前壁及前列腺，于中线切开前列腺前联合，在直视下将瓣膜做锐性切除，此种方法常可得到良好效果，但部分病人因损伤括约肌而致压力性尿失禁。若有合适的内镜可供经尿道手术，则不宜用此种方法处理。

2. 逆行性尿道扩张　做耻骨上膀胱切开，用金属探子经膀胱颈逆行扩张后尿道，将瓣膜撕裂。此法很难判断瓣膜是否已满意地被破坏，因而不是一种合理的治疗方法。

3. 经会阴显露尿道　此法可引起尿道狭窄或损伤尿道外括约肌。

4. 经尿道切除　由于小儿纤维膀胱镜研制成功，使有可能在婴儿期施行经尿道的瓣膜电灼术，此法操作简单而安全，是最好的治疗方法。

尿道瓣膜引起严重梗阻，病程较长，并发肾积水，病孩出现尿毒症、酸中毒、失水，有时更伴有感染等情况，宜插入导尿管引流膀胱，若有感染则用对肾无损害的广谱抗生素，静脉输液以纠正酸中毒及失水。过去有人采用各种尿流改道手术，均存在缺点，输尿管袢造口、输尿管环造口、输尿管末端造口或膀胱造口等方法虽可得到很好的引流效果，但对下一期重造手术不利，造成治疗上复杂化，输尿管改道后再做抗返流的输尿管膀胱吻合手术操作较困难，甚至因输尿管长度不足而无法建立满意的隧道。一般来说，病人经留置导尿管引流膀胱，待情况改善后，可用窥镜将瓣膜切除，如果肾功能有进步，尿无细菌，排尿通畅，则可继续观察。一些病孩不需进一步手术治疗，而另一些病孩将来需施行选择性的成形手术，以矫治憩室、返流或输尿管梗阻。对于尿路严重受损，肾功能勉强能代偿，存在大量膀胱输尿管返流及肾盂输尿管连接部梗阻者，则需施行抗返流的膀胱输尿管吻合或肾盂输尿管成形术。这些手术对病人来说创伤是很大的，手术过程往往需要 3~4 小时以上，必须做好充分的术前准备，使病人的内环境恢复稳定状态，在儿科医师和麻醉师的密切配合下进行处理。

女性尿道瓣膜的治疗方法比较简单，可在尿道镜下用探针弯成的小钩将瓣膜钩出尿道外，然后进行切除。

后尿道瓣膜病人的预后取决于诊断时上尿路损害的程度，在 1 岁之前已存在的严重梗阻者，肾脏常发生极严重的损害；而在 1 岁以后才发现者，由于上尿路损害较轻，预后常较好。

【术前准备】

1. 梗阻较轻者不需特殊准备，若并发严重尿毒症、酸中毒和失水，需小心做好术前准备，插入细导尿管引流膀胱，一般需要持续引流 3 天，输注葡萄糖盐水和碱性药物，纠正尿毒症、酸中毒和失水。

2. 并发感染者需在留置导尿管的同时使用对肾损害轻的广谱抗生素，若因上尿路扩张、张力低而排空障碍者，插入导尿管仍难以控制感染，此种情况需做肾造瘘或肾盂造瘘，若估计需长期引流者，则可做尿流改道手术。已施行尿流改道的病人，不宜过早施行尿道瓣膜切除术，以免尿液皆经膀胱上分流致膀胱空虚，使切除后的残余尿道瓣膜互相黏连而发生尿道狭窄。

3. 术前用生理盐水灌肠。

【麻醉及体位】

基础麻醉加硬膜外(骶髓)阻滞或全身麻醉。截石位。

【手术步骤】

1. 插入手术膀胱镜　新生儿若尿道口径太小,可做尿道球部切开,先插入5或8号导尿管,在会阴部做一小切口,触到尿道内的导尿管后,用一针丝线穿过尿道海绵体与阴茎海绵体间,将其固定并提至切口外,切开尿道,从切口取出远侧部分的导尿管,近端仍停留于膀胱内。导尿管留置会阴部72小时,待形成一通道后,才施行尿道瓣膜的手术。若立即施行手术,则将导尿管作为镜芯,将膀胱镜套通过导尿管,带入膀胱内。

2. 将冲洗液置于1m高的水平,将膀胱充满,液体不断流入已膨胀的后尿道,以便观察瓣膜全貌。将膀胱尿道镜置于远侧靠近瓣膜处,打开排水开关,让膀胱内液体像排尿般流出,即可清楚地见到被冲胀的瓣膜(图27-2-5),膀胱镜检查可发现小梁,有时极为显著。多数病例有继发性膀胱颈梗阻。

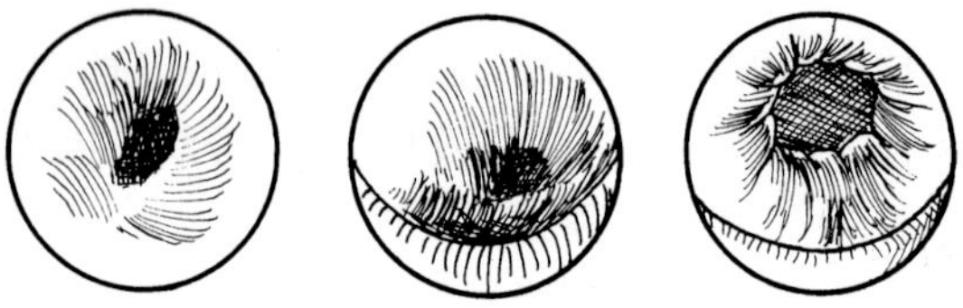

图 27-2-5　观察尿道瓣膜

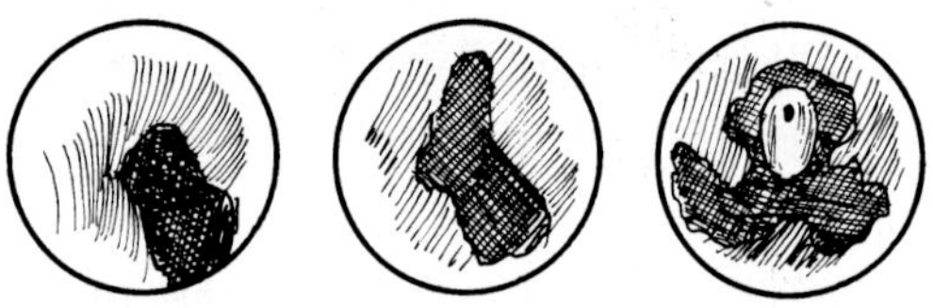

图 27-2-6　于3~5,7~9,11~1点切开尿道瓣膜

3. 用3号或4号无侧孔的输尿管导管插入钢丝,仅凸出2mm,作为电灼电极。将它通过14号手术膀胱镜,从瓣膜远侧自下而上电灼以破坏瓣膜。宜于3~5,7~9,11~1点处用电切的电流将瓣膜破坏,但不宜损伤括约肌和精阜(图27-2-6),术后不需插导尿管,若做会阴部尿道球部切开插置膀胱镜者,则需经尿道口或会阴尿道切口放置导尿管48-72小时。

4. 如具备小儿电切镜,可在直视下将瓣膜大部分切除,则更为准确、可靠。

第三节　经尿道尖锐湿疣电切术

Transurethral resection of urinary condyloma

【周祥福】

【概述】

尖锐湿疣是由人类乳头状瘤病毒(HPV)引起的一种性传播疾病,好发于肛门、外生殖器,而尿道内尖锐湿疣发生率占尖锐湿疣人群的5%~30%。近年来,其患病率明显上升。

在男性尖锐湿疣常首发于系带、冠状沟及包皮内板,甚至侵及男性尿道。一般先发生于尿道外口,其后逐渐向尿道内播散。尖锐湿疣病变可单发,常为多发。尿道尖锐湿疣位置隐蔽,大部分病变位于阴茎头部尿道及悬垂部尿道,球部、膜部及前列腺部尿道也可累及,膀胱内的尖锐湿疣可发生癌变。

尿道内尖锐湿疣由于尿道解剖及生理功能的特殊性,开放手术治疗很困难,常规药物涂擦易引起尿道狭窄,且复发率较高,应用腔内镜治疗有其优越性。

【术前准备】

1. 术前应询问病史,常规做性传播疾病检查,必要时行尿道镜检查和组织活检,以明确诊断。

2. 尿道尖锐湿疣患者常合并有混合感染,伴有混合感染者需控制感染后再治疗尖锐湿疣。

3. 应向患者及家属交代此病的特性——复发率高,术后可能出现的并发症如尿道狭窄,治疗有可能分阶段进行。

【麻醉与体位】

一般选用骶管阻滞、蛛网膜下腔阻滞或硬膜外阻滞,如疣体不大也可采用尿道黏膜麻醉,体位采用截石位。

【手术方法】

一般选用0°窥镜的电切镜，最好选用镜鞘较小的24F的电切镜，直视下进镜，持续冲洗，保持视野清晰，窥镜下见尖锐湿疣呈菜花样(图27-3-1)，每一叶均可见到一条血管。

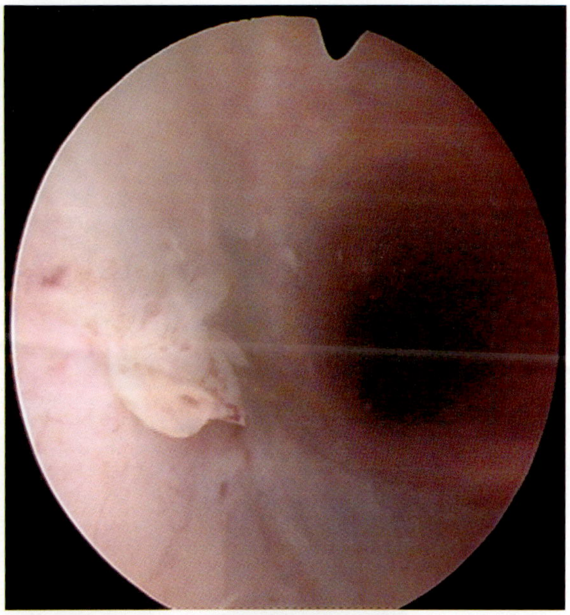

图 27-3-1　尿道尖锐湿疣

切除时一般应从疣体顶部到根部进行电切（图27-3-2)。先电切除近尿道外口处的病灶，再逐步向内深入，可减少尖锐湿疣蔓延的机会。电切时对于单个蒂细而长的小疣体，可单纯行肿物尿道黏膜下切除；对于疣体大而基底部较宽者，可行肿物及接近全层尿道黏膜切除，切除时避免损伤尿道海绵体，以减少出血。为防止尿道狭窄发生，避免周围正常尿道黏膜损伤，电灼能量应适中，操作时电极应紧密接触病灶组织，以免术后形成尿道狭窄。

为防止病灶漏切或切除的疣体被冲入膀胱，对多发性的尿道尖锐湿疣应注意适当“阻断”阴茎根部及低压灌注；调整好电切功率，有意让切割环钩粘疣体，并及时取出体外。治疗过程中可用手指夹闭疣体近端阴茎根部尿道腔，以免治疗时疣体进入后尿道及膀胱。电切电极或气化电极、Nd：YAG激光、钬激光均可用于治疗男性尿道尖锐湿疣(图27-3-3)。但值得注意的是虽然气化电极电切效果好，气化时基底1~2mm组织发生凝固，止血好，切除比较彻底，但容易引起尿道狭窄。

【术后处理】

1. 术后给予患者规范的干扰素治疗，它能预防尖锐湿疣的复发，术后预防性应用抗生素。

2. 近年来局部免疫治疗尖锐湿疣得到认可，有学者主张用白细胞介素-2(IL-2)局部注射，可使IL-2渗透其周围，增进局部及全身免疫功能，达到清除剩余人乳头状瘤病毒的目的。

3. 出现尿道狭窄多与治疗初期操作不当有关，一旦出现尿道狭窄，即应做尿道扩张。

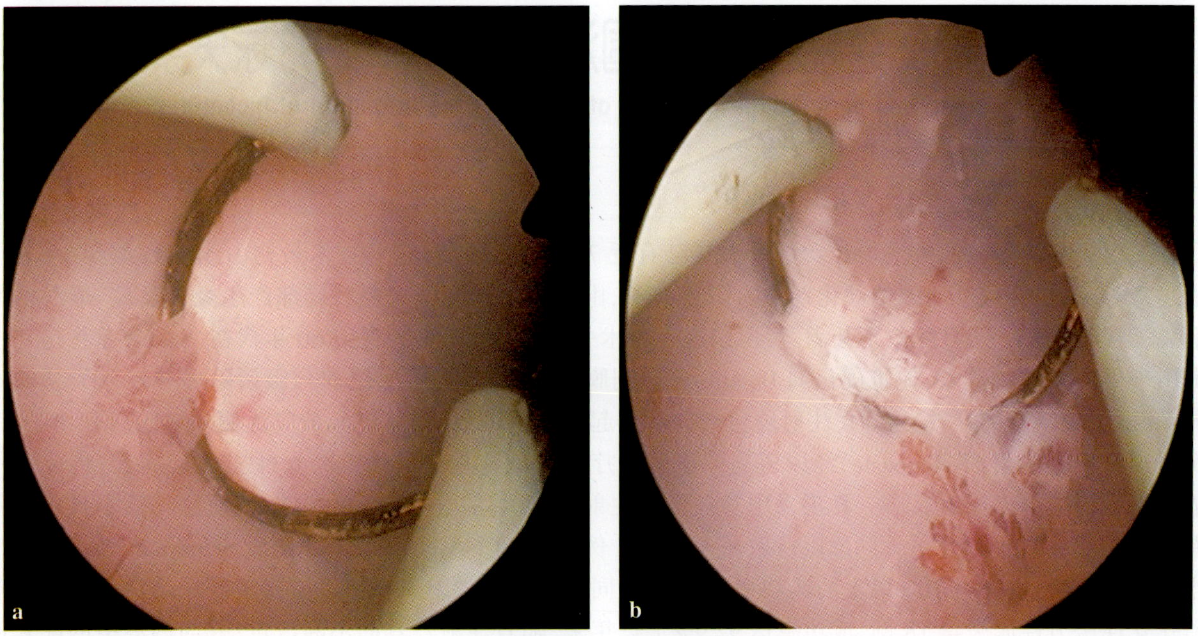

图 27-3-2　电切尿道尖锐湿疣

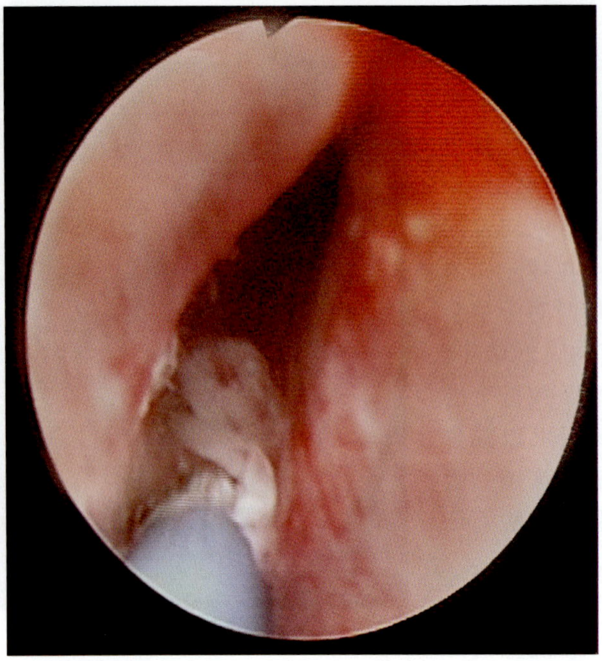

图 27-3-3 电灼尖锐湿疣

参考文献

1. 高新,周祥福主编. 微创泌尿外科手术与图谱. 广州:广东科学技术出版社,2006,151-153
2. 肖明朝,苟欣,何梓铭. 尿道尖锐湿疣的诊断和治疗. 中华男科学,2004,8:112-114
3. 刘跃江,胡顺鸿,等.经尿道电切术治疗尿道尖锐湿疣.临床泌尿外科杂志,2002,17:288
4. Schneede P,Munch P,Wagner S,et al.Fluorescence urethroscopy following instillation of 5- aminolevulinic acid:a new procedure for detecting clinical and subclinical HPV lesions of the urethra.J Eur Acad Dermatol Venereol,2000,15:121-125
5. Batta AG,Engen DE,Reiman HM,Intravesical condyloma acuminatum with progression to verrucous carcinoma. Urology,1990,36(5):457-464
6. Cardamakis E,Kotoulas IG,Metalinos K,et al. Treatment of urethral condylomata acuminata or flat condylomata with interferon-alpha 2a. J Urol,1994,152(6,Pt 1):2011-2013

第四节 经尿道及其周围注射泰福隆膏治疗尿失禁

transurethral and periurethral in jection of Teflon for the treatment of incontinence

【叶章群】

【概述】

采用局部注射药的方法治疗女性尿失禁已有近 70 年的历史。这一技术最初由 Mur-Less 于 1938 年描述,其方法是将鱼肝油酸钠硬化剂注入阴道前壁,由于注射这种硬化剂后局部产生炎性反应,继发瘢痕形成,引起尿道不适,且疗效不甚满意,所以这一技术一直未受到重视。直到 60 年代初,Sache 才将这一技术用于男性尿失禁病人,他将硬化剂 Dondre 注射到膜部尿道,治疗了一组前列腺摘除后并发尿失禁的病人,取得了较满意的疗效。然而,注射硬化剂偶有引起肺栓塞的危险,故仍未被广泛使用。1973 年 Bery 首次报道将泰福隆膏(Teflonpaste)经尿道周围注射治疗了 3 例常规手术无效的女性尿失禁病人,将此手术描述为泰福隆扩充尿道成形。真正采用泰福隆膏注射治疗大宗男女尿失禁病例,并使这一技术日臻完善者应属 Politano。他治疗了不同原因所致尿失禁 165 例,获得了 75%的有效率。此后 Schulman 采用此法治疗女性尿失禁,也获得 70%以上的成功率。1987 年同济医科大学附属同济医院报道经尿道注射泰福隆膏治疗女性压力性尿失禁 18 例,成功率达 92.9%。近年来,随着注射器具的不断改进,并与内腔镜的配套使用,经尿道注射泰福隆膏已成为治疗尿失禁的一种简便易行的方法,并日益受到泌尿外科医师的重视。

【治疗原理】

泰福隆是一种较稳定的可塑性材料之一，其化学名为聚四氟乙烯(polytetraflu-oroethylene，C2F4n，分子量为 5 000~10 000)。由于它在组织中产生较小的炎症反应，并不为组织所吸收，故广泛用于五官科、整形外科。注射用的泰福隆膏由泰福隆粉加甘油和聚山梨酸酯经灭菌制成。局部注射泰福隆软膏后，其中甘油等物质被组织吸收，而泰福隆微粒则沉着于组织中，镜下可见约 50~100μm 直径微粒的周围，有上皮组织细胞和早期成纤维细胞及少量淋巴细胞增殖。由于泰福隆膏为纤维组织所包裹，所以它能在注射部位成形。治疗尿失禁的原理正是基于其在尿道黏膜下的凸起成形，从而增加尿道阻力和功能尿道长度。

【手术适应证】

1. 男性尿失禁　TURP 和前列腺摘除手术损伤尿道外括约肌所致尿失禁，神经源性膀胱、外伤所致尿失禁。

2. 女性尿失禁　压力性尿失禁，神经源性膀胱所致尿失禁，某些尿道手术所并发的尿失禁，如部分尿道切除、经尿道膀胱颈电切、尿道内切开、Y-V 成形以及膀胱尿道外伤所并发的尿失禁。

【禁忌证】

包括尿道黏膜脱垂、膀胱颈倾斜、膀胱憩室、膀胱阴道瘘或尿道阴道瘘未经手术治愈者。

严格掌握适应证是十分重要的。尿流动力学检查证实为压力性尿失禁，排除逼尿肌不稳定的病人。术前应做中段尿细菌培养，如有尿路感染，应选择适当的抗生素治疗。

【注射方法及步骤】

1. 尿道周围泰福隆注射

(1) 女性尿失禁：病人取膀胱截石位，麻醉后行会阴、阴道严密消毒。首先行尿道膀胱镜检，排除其他的局部病变，并重点观察膀胱颈和尿道黏膜的状况。将一根 G17 约 4 英寸(1 英寸=2.54cm)长的针套在装有泰福隆软膏的 Lewy 注射器上备用，或使用一根 1.7mm 直径静脉穿刺用的套管针(Argyu)。套管针于尿道外口和阴道前壁之间刺入，平行于尿道向前缓慢行进(图 27-4-1)。当抵达膀胱颈水平时即退出针芯，套管接上装有泰福隆膏的注射器。由于泰福隆膏十分黏稠，需要较强的推力方可注入。通常需要一手握紧注射器和套管，另一手用力推注。在注射的同时，助手稳定地握住膀胱镜，仔细观察尿道黏膜的变化。如遇黏膜穿透或注射过于浅表，黏膜出现不正常的灰白色，应立即停止注射。此点注入泰福隆软膏 5ml。较理想的变化是在膀胱颈水平的黏膜下有一个类似于前列腺中叶的隆起。这种隆起应超过膀胱颈，下至尿道上 1/3 处(图 27-4-2)。值得注意的是，在此点注射时，可借助左示指插入阴道指导进行。

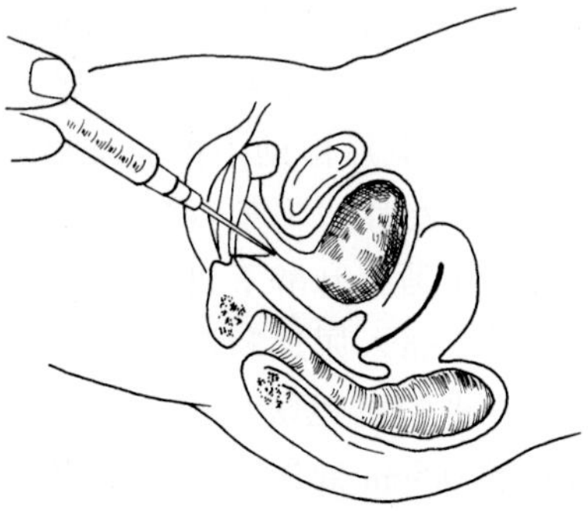

图 27-4-1　尿道外口与阴道前壁之间插入套管针

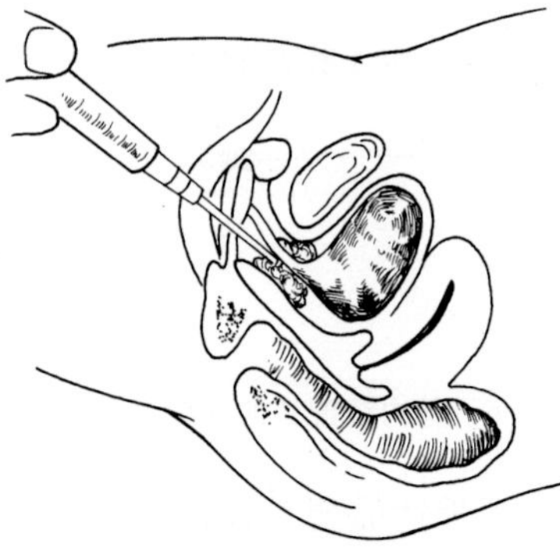

图 27-4-2　注射泰福隆软膏

依上法经尿道外口左或右刺入，行膀胱颈 3 点和 6 点部位注射。在尿道膀胱镜退至尿道中部时，各点分别注射 3~5ml 泰福隆膏。一般情况下，三点注入总量为 10~15ml。注意每点注射完毕后应在尿道膀胱镜下观察膀胱颈部黏膜有无穿透造成泰福隆膏漏出的现象。如有白色软膏从尿道口溢出，则说明已刺入尿道内腔，需调整针尖重新注入。术毕不必常规上导尿管，如病人术后出现尿潴留，可每隔 4~6 小时间歇导尿，直至病人能自行排尿为止。

(2) 男性尿失禁：取膀胱截石位，麻醉后会阴和外生殖器严密消毒。选择合适的尿道膀胱镜，仔细检查尿道和膀胱有无病变,特别要注意前列腺部和膜部尿道。用直径为 17 号的针经会阴刺入,朝前列腺尖部方向行进(图 27-4-3)。通过来回移动尿道膀胱镜,可观察到黏膜下针的运动。针尖缓慢向尿道外括约肌部位潜行。为防止刺穿尿道黏膜,操作务必十分仔细。也可以左示指插入直肠指引针的走向。先将针尖调整至尿道外括约肌 8 点处,接上 Lewy 注射器,用力注射泰福隆膏,然后将针退出,依次调整针尖至外括约肌 4 点和 6 点处,分别注射泰福隆膏。注入总量约为 15ml。注入完毕后将尿道膀胱镜稍退出一段,观察软膏隆起的形状和范围以及是否有软膏溢出。隆起形状和范围一般以膜部尿道基本关闭为宜(图 27-4-4)。需要提醒的是,注入完毕后尿道膀胱镜不宜反复进出膀胱,以免软膏隆起部被压平而影响效果。

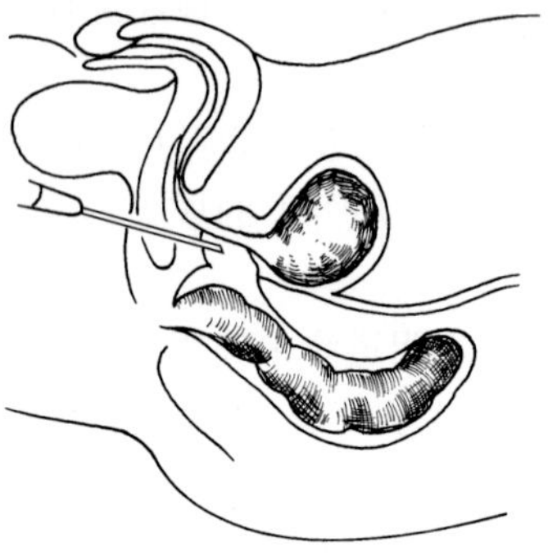

图 27-4-3　经会阴向前列腺尖部插入套管针

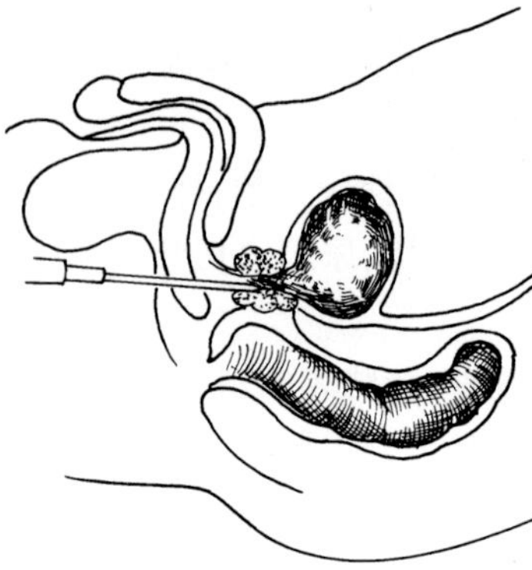

图 27-4-4　尿道膜部周围注入泰福隆软膏

2. 经尿道泰福隆注射　此法需用与尿道膀胱镜配套的特殊注射装置。一种是 Wolf 公司产的附带注射装置的内镜(图 27-4-5)。由于泰福隆软膏黏稠,极难推注,所以采用的推注装置是基于气压原理设计的。即将泰福隆软膏装入针筒后,通过脚踏激活二氧化碳气产生的压力推动注射杆推注。另一种是 Storz 公司生产的与内镜配套的注射装置(图 27-4-6),包括一个特制的高压注射器、手柄和前端固定有针尖的可弯曲塑料管。这种带针的管子可插入 23.5F 号尿道膀胱镜插管孔,其注射针方向也可以调节。再一种就是自制泰福隆注射针,即选取尽可能粗的注射针,其尾部离断连接一根较硬的塑料管,塑料管的另一端与离断的针尾连接并固定。这种带针的塑料管可经尿道膀胱镜的插管孔插入,穿刺后由助手推注泰福隆软膏。

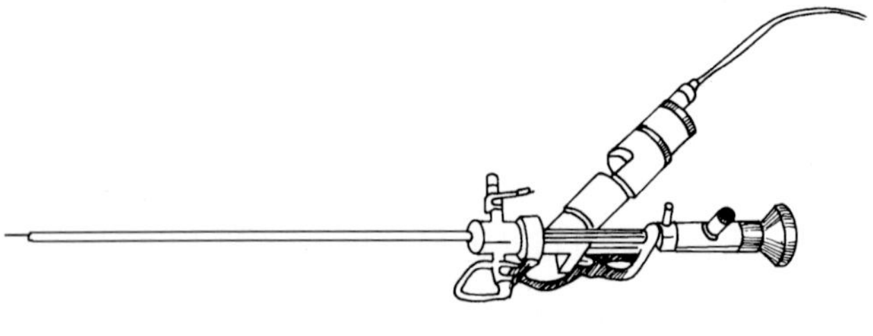

图 27-4-5　带注射装置的内镜

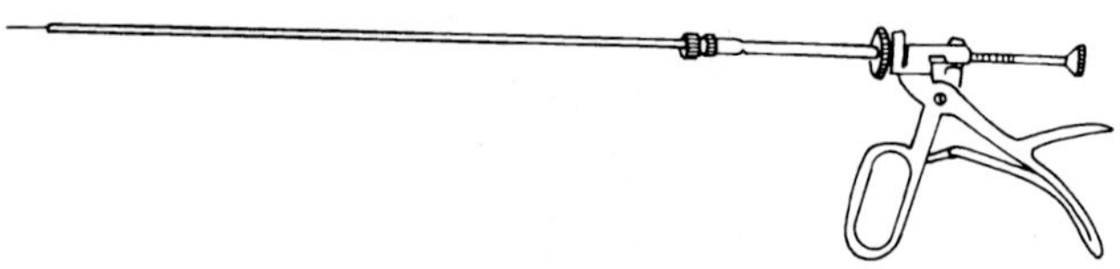

图 27-4-6　与内镜配套的注射装置

(1) 女性尿失禁:膀胱截石位,在蛛网膜下腔阻滞或黏膜麻醉下进行。局麻下先行膀胱穿刺造瘘。插入尿道膀胱镜观察尿道和膀胱有无病变。将膀胱镜缓慢退出至距膀胱颈 0.5~1cm 处,经插管孔内插入带针的塑料管,在直视下将针插入距膀胱颈 0.5cm 处尿道黏膜下,依次行 4、8、12 点处注入,然后将针退出 0.5cm,再行 2、6、10 点处的黏膜下注入。值得注意的是,于膀胱颈 6 点处注入泰福隆膏的量尽可能大一些,以便使凸起的膀胱颈形成一个锐角。一旦注入完毕,迅即拔除尿道膀胱镜。经耻骨上膀胱造瘘管将溢入膀胱内的泰福隆膏冲出,如未行耻骨上膀胱穿刺造瘘者,则保留 12F Foley 导尿管 24 小时。必要时每 4~8 小时间歇导尿,直到能自行排尿为止。

(2) 男性尿失禁:对于男性患者,无论使用哪一种注射器和选择哪些点注射,泰福隆软膏最好沉积于膀胱颈,围绕着前列腺尖和尿道括约肌水平,其目的是使尿道腔缩小。

在蛛网膜下腔阻滞和黏膜麻醉下先做尿道膀胱镜检,仔细观察膀胱颈、精阜损伤的情况。注射部位的选择应视局部损害程度和瘢痕范围而定。如系 TURP 术后并发尿失禁者,应仔细观察前列腺残腔及外括约肌处的瘢痕界线,因为在瘢痕下注射泰福隆膏的效果是不理想的。一般情况下,最好选择 3、6、9 点处注射,于膀胱颈下 1cm 处尿道黏膜下进针,依次注射,直至尿道腔基本闭合为止(图 27-4-7,8)。也有学者在直视下于尿道外括约肌处选取 3、6、9、12 点处做 4 点注射,并主张在尿道外括约肌水平注入 12 点处的量要大一些,因为此处是较常损伤的部位。也有学者主张围绕整个尿道周围选择 4~6 点注射,使泰福隆注射点隆起呈"海星"状。

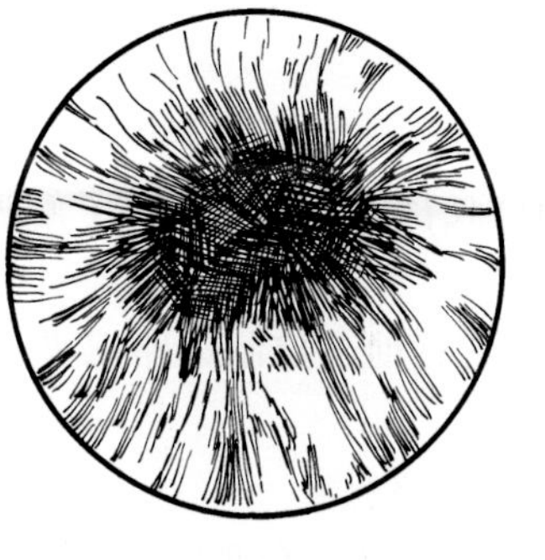

图 27-4-7 注射泰福隆软膏前的尿道腔

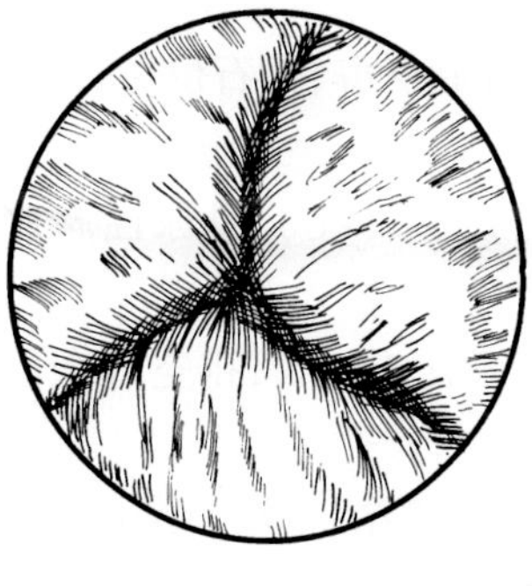

图 27-4-8 注射后尿道腔闭合

关于注入泰福隆膏的量,多数作者认为应以足量而使注射后的尿道明显缩窄为原则。Politano 早期注入的量较小,约 4~5ml,结果失败率极高。再就是经尿道注射时不宜太浅,因为太浅时除易引起黏膜坏死外,还易造成软膏从穿刺针孔溢出而影响疗效。

【术后处理】

1. 留置导尿管者可于 24~48 小时后拔除,再每 4~6 小时间歇导尿,直至能自行排尿为止。如排尿通畅,应避免反复导尿,以免引起尿道感染。行耻骨上膀胱造瘘者于 48 小时后拔除造瘘管。

2. 术后头两周内常规应用抗生素和抗胆碱药。患者常需住院 2~4 天。判定泰福隆膏注入疗效需待术后 4~6 周,因注射早期局部出现水肿可能产生较好的疗效,而待水肿吸收后,尿失禁可再度出现。遇此情况隔 4~6 个月后可再次注射,同样也可获得成功。

【并发症】

约有 1/4 的病人有尿道炎的症状,包括尿道灼热、排尿不适,偶有会阴不适感。这些症状可通过解痉抗炎治疗或卧床休息、热水坐浴得以缓解。绝大多数病人在注射后的当天或晚上出现发热,常在 38℃左右,这可能是泰福隆膏产生的致热反应,通常无需特殊处理。在注入泰福隆膏后的头 1 周常发生排尿困难或尿潴留,系由泰福隆膏引起炎症反应进而使尿道黏膜发生水肿所致,使用间歇性清洁导尿处理即可,一般待炎性水肿消退后便可恢复自行排尿。会阴或尿道旁脓肿较少见,Politano 用此法治疗了 165 例病人,仅 1 例发生会阴脓肿,后行切开引流治愈。偶见发生肺栓塞者,可能由于软膏注入血循环而进入肺血管所致。因而穿刺时最好回抽无血再行泰福隆膏注入。为减少并发症和提高疗效,近来有报道注射 Contigen(bard)胶治疗尿失禁,尚需进一步临床观察。尿道黏膜穿透造成软膏漏出引起尿痛、血尿也是常见的并发症。中山大学附属第一医院曾用泰福隆膏治疗 18 例病人,就有 2 例发生这些症状。我们的经验是,为避免尿道黏膜溃破而泰福隆膏漏出,穿刺不宜过浅,更重要的是要防止尿路感染。

第五节 膀胱输尿管返流的内镜下注射疗法

endoscopic injection for the treatment of vesicoureteric reflux

【蔡志明】

【概述】

内镜下注射疗法是采用一特制的注射器,通过膀胱镜在直视下将一定量的注射材料,注入膀胱输尿管开口的黏膜层固有层下,使输尿管口造成适当的隆起和紧缩以制止返流。该法比传统的手术疗法优越之处在于创伤小、适应证广、并发症少、操作简便、可反复注射,因而在西方国家广泛应用,国内开展甚少,值得推荐。

【适应证】

1. Ⅱ级以上的膀胱输尿管返流，经保守治疗无效者。

2. Ⅴ级返流可先试行注射，无效时再做开放手术。

3. 开放手术后仍有返流存在者。

【麻醉和体位】

硬膜外阻滞或静脉麻醉，截石位。

【术前准备】

1. 行静脉尿路造影(IVU)、排尿性膀胱尿道造影(MCU)双肾B超检查，以了解返流分级及备术后对照。

2. 术前留置导尿管3~5天，排空残余尿，并嘱病人多喝水，有助于控制尿路感染，以及减轻膀胱黏膜水肿。

3. 按尿常规、尿培养结果，给予足量有效的抗生素，以控制尿路感染。

4. 备好小儿膀胱镜，特制注射器和注射材料。目前常用的注射材料有两种，传统的注射材料是聚四氟乙烯，近年使用较普遍的是牛胶原的制品戊二醛交联胶原和半抗原。此外，最近尚开发出一种新的生物合成微粒Deflux，为一种存在于透明质酸中葡聚。

【手术步骤】

1. 会阴部常规消毒、铺巾，插入小儿膀胱镜，仔细观察膀胱全貌、颈部和三角区，找到双侧输尿管开口。直视下输尿管开口可有四种类型：火山口型、卵圆型、马蹄型、高尔夫穴型。火山口型发生返流的机会最小，卵圆型及马蹄型机会大些，高尔夫穴型几乎均发生返流。

2. 将特制的注射器通过膀胱镜的侧孔插入，直至膀胱输尿管开口处(图27-5-1)。

3. 在输尿管开口6点处下方3~4mm将注射针头插入膀胱黏膜下(图27-5-2)。

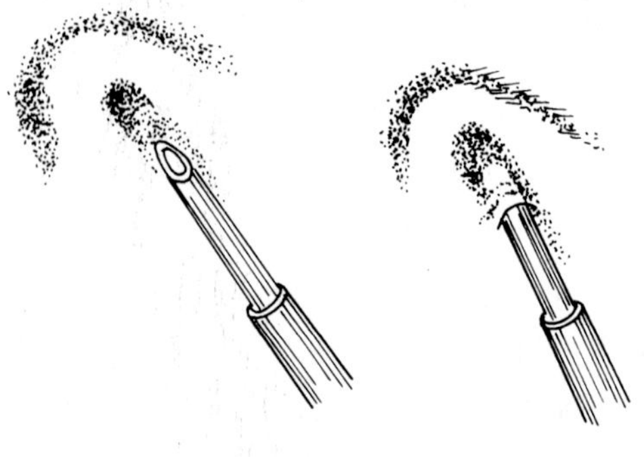

图27-5-1　特制注射器插至输尿管开口

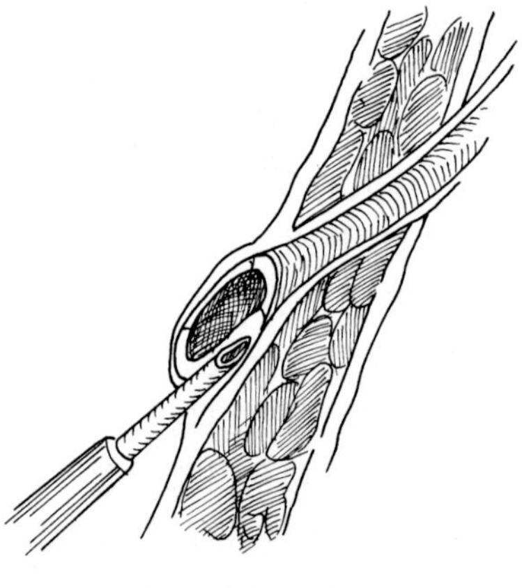

图27-5-2　输尿管开口正下方插入注射针头

4. 注射针头继续向前推进约8mm，直至输尿管黏膜层固有膜下，然后缓慢注入0.2~0.5ml的注射材料(图27-5-3)。

5. 注射完毕后，输尿管口下方呈乳头状隆起，输尿管开口处呈裂隙状或新月形(图27-5-4)。

6. 注射时针头切勿穿至黏膜外，以防注射材料外漏，也勿注入太多的注射材料，以免隆起太明显造成输尿管口阻塞。

【术后处理】

1. 口服抗生素2周。

2. 除非手术前感染较重，否则不需留置导尿管。

3. 术后3个月复查排尿性膀胱尿道造影和肾区B超。

4. 术后1年复查排泄性尿路造影和排尿性膀胱尿道造影。

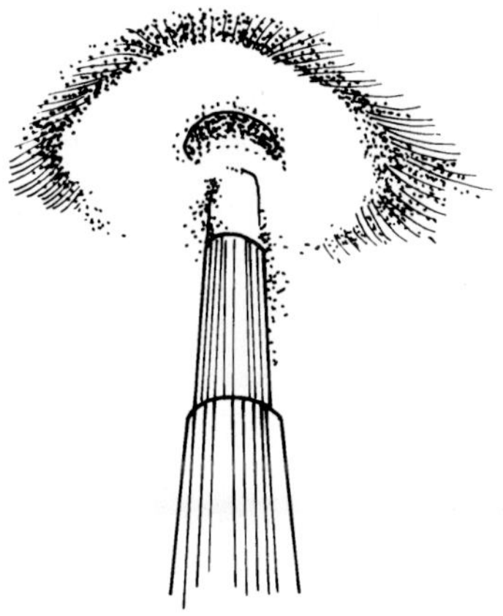

图 27-5-3　注射牛胶原制品

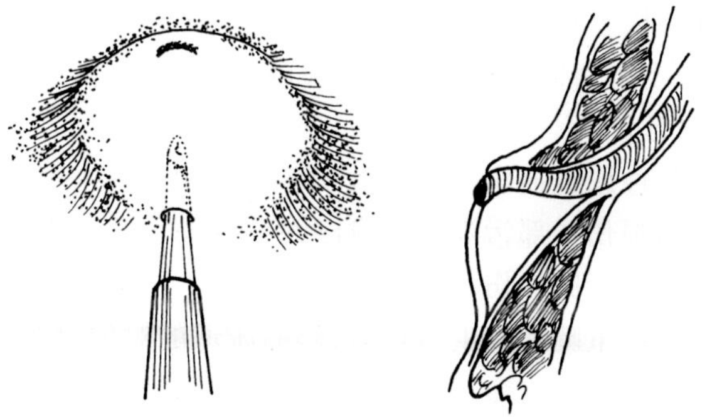

图 27-5-4　注射后输尿管口下方呈乳头状隆起

【并发症及处理】

本方法如注射部位及注射材料的量正确，极少引起输尿管口阻塞。主要的并发症是注射失败，失败者仍可反复注射，70%~80%的病例经一次注射即告成功，Ⅳ级以上往往要经多次注射。

参考文献

1. 章咏裳，等. 经内窥镜注射 Teflon 膏治疗压力性尿失禁. 中华泌尿外科杂志，1987，8：359
2. Politano VA，et al. Periurethral Teflon injection for urinant incontinence. J Urol，1974，111：181
3. Politano VA，Periurethral polyetrafluoroethylene injection for urinany incontinence. J Urol，1982，127：439
4. Lewis RI，et al. Periurethral polytetrafluroethylene injection in incontinent female subjects with neurogenic bladder disease. J Urol，1984，131：459
5. Shulman CC，et al. Endscopic injection of Teflon for female urinary incontinence. Eur Urol，1983，6：208

第六节　腔镜下尿道会师术治疗尿道损伤

urethroscopic realignment of ruptured urethra

【孙颖浩】

【概述】

尿道损伤的常见部位为膜部及球部，由于受伤后局部渗血、水肿、尿外渗，很容易出现尿道狭窄。尿道损伤治疗的基本原则是尽可能恢复尿道的连续性，若单纯导尿术不成功时，传统的治疗方法是行Ⅰ期尿道修补吻合或经膀胱尿道会师术及单纯耻骨上膀胱造瘘术，以恢复尿道的连续性并引流血肿及尿外渗。但Ⅰ期尿道吻合术虽可达到满意的解剖复位，但清除血肿和引流外渗尿将不可避免地造成一些血管、神经、肌肉结构的损伤，术后容易出现尿道狭窄、勃起功能障碍及尿失禁等并发症，而且手术创伤大、时间长，不适合于病情危重或合并其他脏器损伤的患者。经膀胱尿道会师术，虽然操作简单，但需切开膀胱，且需在尿道扩张器下靠手感进行，操作盲目，增加了后尿道损伤和术后尿道狭窄及勃起功能障碍的机会。单纯耻骨上膀胱造瘘术，虽然创伤小，但需二次手术，不但增加手术次数，并且延长治疗时间，加大了患者的痛苦，增加了治疗费用，而且再次手术时可能因断端分离、错位或长段狭窄，增加Ⅱ期手术难度，术后再次尿道狭窄及勃起功能障碍发生率高。

随着腔内泌尿外科的发展和微创技术的进步，传统开放手术因时间长、创伤大而逐渐被手术时间短、损伤小的腔镜下尿道会师术取代。

腔镜下尿道会师术具有如下优点：

1. 手术直视下进行，操作简单，创伤小，不会明显加重原创面的损伤，时间短，恢复快。
2. 可Ⅰ期恢复尿道连续性及引流尿液。

3. 减轻对支配阴茎勃起的血管、神经的再损伤，减少勃起功能障碍的发生。

【适应证】

闭合性尿道损伤、不能自行排尿、留置导尿管失败者。若合并骨盆骨折或内脏损伤致生命体征不稳定，则先稳定生命体征再行腔镜下会师术。

【禁忌证】

1. 开放性尿道损伤。
2. 尿道损伤局部污染严重或已并发感染。
3. 合并有膀胱损伤。
4. 骨盆严重畸形产生剪切力，影响尿道的对位对线。

【术前准备】

1. 系统全身检查，明确有无其他重要器官损伤，对威胁生命的其他脏器损伤应先行处理。
2. 试行导尿及直肠指检，明确有无并存的直肠损伤。
3. 应用抗菌药物防治感染，备血等。

【麻醉和体位】

骶管、硬膜外或蛛网膜下腔阻滞、气管内插管全麻。截石位。

【手术步骤】

1. 患者取截石位，用生理盐水冲洗，采用输尿管或尿道膀胱镜、电视监视系统及泌尿腔内液压灌注泵等。

2. 直视下入镜，先将尿道内血块冲洗出来。若阴囊血肿过大，影响腔镜的操作，则先在阴囊切一小口，清除血肿，尽可能将尿道损伤处血块清除出来。

3. 找到尿道断端黏膜或尿道，先试插入导丝或4F输尿管导管(图27-6-1)，了解是否顺利进入膀胱。

4. 输尿管镜沿导管或导丝进入膀胱，留置金属导丝(图27-6-2)，退出输尿管镜，将三腔导尿管(顶尖端剪去少许，露内腔)沿导丝置入膀胱(图27-6-3)；退出导丝，确定引流通畅后，气囊注水20ml。

5. 术中找不到断裂尿道近端，待膀胱明显充盈，可行膀胱穿刺造瘘，置入18F扩张鞘，沿扩张鞘置入输尿管硬镜，探查膀胱是否有合并伤，找到尿道内口，3~5F输尿管导管经输尿管镜插入膀胱(图27-6-4)，

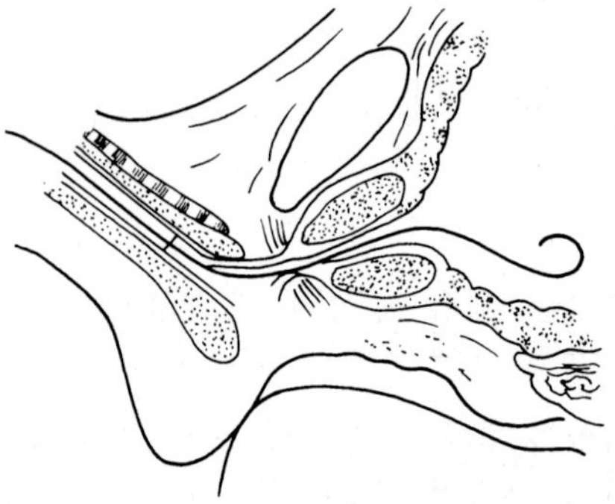

图27-6-1　镜下试插导丝或输尿管导管

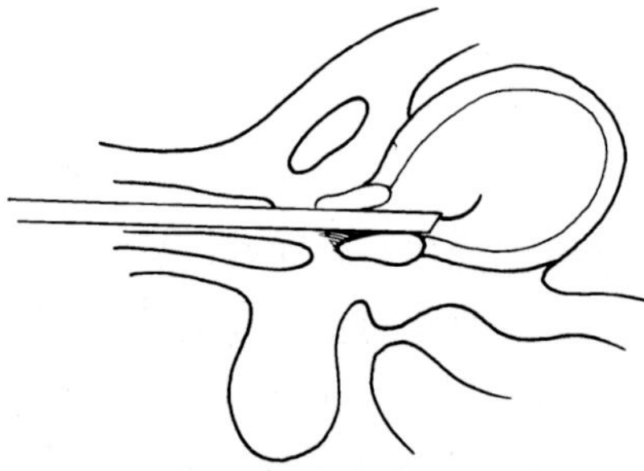

图27-6-2　输尿管镜下留置导丝

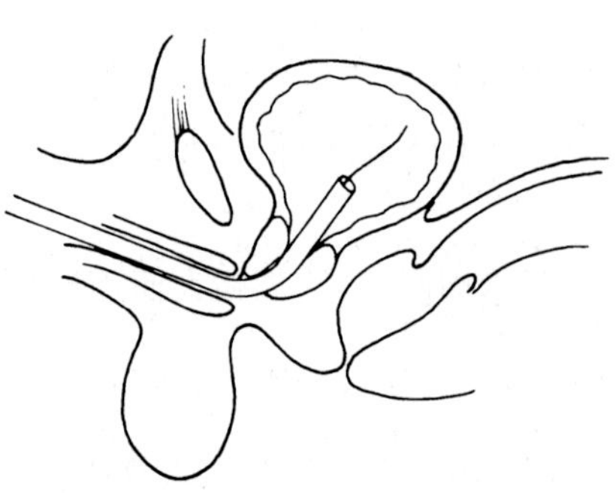

图27-6-3　导丝引导下留置尿管

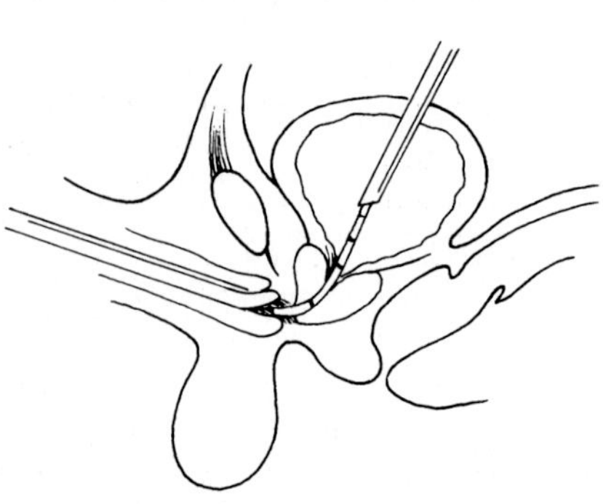

图27-6-4　膀胱穿刺造瘘输尿管镜下置入导管

经尿道内口向尿道外口方向探出，膀胱镜经尿道外口进入，在尿道断端处看到输尿管导管后用异物钳将输尿管导管拉出尿道(图 27-6-5)，用缝线把三腔气囊导尿管与输尿管导管相连固定，并确认可靠，将导尿管拉进膀胱，恢复尿道的连续性。

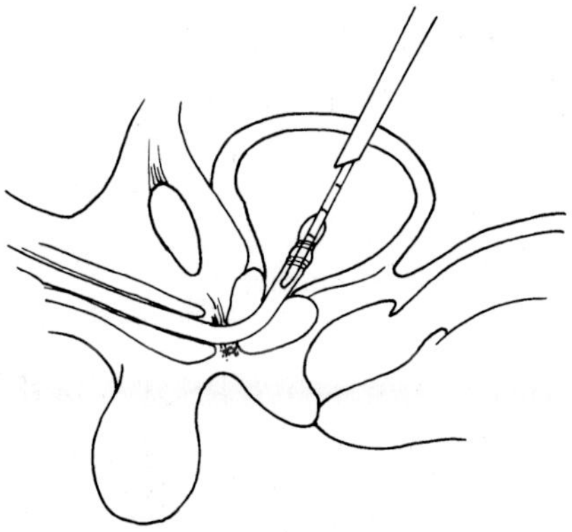
图 27-6-5　异物钳将输尿管导管拉出尿道

【并发症的预防和治疗】

窥镜下操作需连续灌注冲洗液，有加重血肿形成和继发感染的可能。

1. 术后感染，术中注意无菌操作，常规预防性应用抗生素，若阴囊血肿，可行切开引流。

2. 可能加重后尿道损伤，使尿道破裂患者出现尿道断裂。术中需直视进镜，应沿尿道黏膜寻找近端，切忌盲目试插镜子。

3. 大量液体外渗增加创面瘢痕狭窄及感染机会。

4. 盲目操作可能形成假道。

5. 骨盆严重畸形产生剪切力，影响尿道的对位对线，用导尿管牵引很难达到Ⅰ期尿道吻合术的对位对线，出现术后尿道狭窄概率高。

【术后处理】

1. 尿道破裂患者因后尿道与前尿道无分离不必牵引；尿道断裂患者需持续牵引导尿管，阴茎与躯干成 45°角，力度 0.5~0.75kg，每天 8：00 与 20：00 加力牵引导尿管 2~3 分钟，施加力度以患者能耐受为度，约为持续牵引力的 2 倍，加力牵引 1 周后停止加力牵引，继续持续牵引 2 周左右停止牵引。根据断裂及分离程度留置导尿管 4~8 周后拔除。

2. 应用抗菌药物防治感染。

3. 注意骨盆骨折的护理。

4. 拔除导尿管后，应定期尿道扩张，以防发生尿道狭窄。

参 考 文 献

1. 孙颖浩，许传亮，钱松溪，等. 尿道镜下尿道会师术治疗尿道球部损伤. 临床泌尿外科杂志，1998，13：551
2. 孙利国，张鸽，张杰，等. 尿道球部损伤腔内会师治疗(附 18 例报告). 中国微创外科杂志，2002，2：186
3. 史向民，李宋荣，郑志涛，等. 输尿管镜下留置导尿管治疗尿道损伤. 临床泌尿外科杂志，2004，19：188
4. 张炯，徐月敏，陈嵘尿，等. 尿道球部损伤两种急诊处理方法的比较. 上海医学，2004，27：316
5. Ying -Hao S，Chuan-Liang X，Xu G，et al. Urethroscopic realignment of ruptured bulbar urethra. J Urol，2000，164：1543-1545

第七节　经尿道射精管口切开术

transurethral resection of the ejaculatory duct，TURED

【邓春华　王道虎】

射精管梗阻(ejaculatory duct obstruction，EDO)是少数几种可通过手术治疗的无精子症的原因之一。随着精浆生化检测技术和经直肠前列腺精囊超声技术(TRUS)等无创性检查技术的发展，临床上越来越多的射精管梗阻性无精子症患者得以确诊，近 10 年来微创外科技术的发展又使其治疗成为可能。当精液量少于 2ml，精液无精子，pH 低，精浆果糖 0 或极低，排出的精液不凝固且睾丸活检正常，就要考虑射精管梗阻。文献报道射精管梗阻引起的男性不育症占无精子症的 5%~10%，它包括完全梗阻和部分梗阻。

射精管的应用解剖：射精管左右成对，是由输精管壶腹在前列腺的后上方与精囊腺排泄管汇合而成(图 27-7-1)。射精管壁薄，肌层为平滑肌，管腔内衬以柱状上皮细胞。射精管长约 1.5~2.0cm，近端管腔直径约 1.0mm，开口处仅有 0.3mm，末端仅 0.5mm，是排精管道最短、最细的一段。它贯穿前列腺，开口于尿道前列腺部后壁的精阜两侧(图 27-7-2)。射精管穿越前列腺处,为前列腺后叶及中叶的分界区。根据其解剖学特点,Turek 将射精管分为三个解剖区域(图 27-7-3),射精管的最近段(A)为前列腺外段,相对较宽,邻近输精管壶腹和精囊腺排泄管,其管壁由外(平滑肌)、中(胶原纤维)、内(黏膜的柱状上皮细胞)三层构成。中间段(B)为射精管穿过前列腺部分,此段管壁的外层平滑肌逐渐变薄,至射精管远段(C)(开口于尿道前列腺部精阜的末段)时,管壁的外层平滑肌消失。在射精管开口于精阜的远段也缺乏(横纹或平滑肌)括约肌。

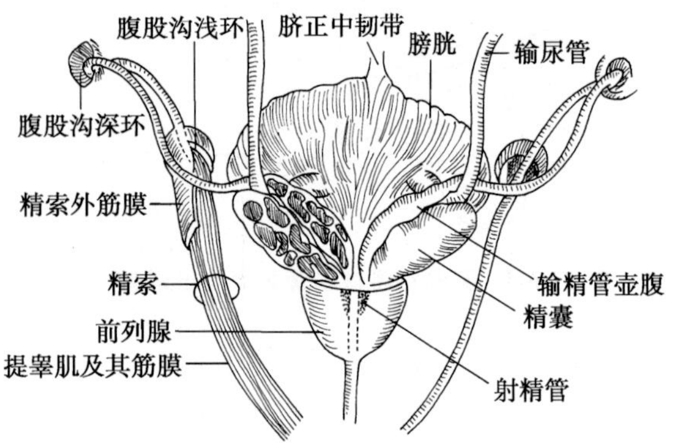

图 27-7-1　射精管和精囊解剖

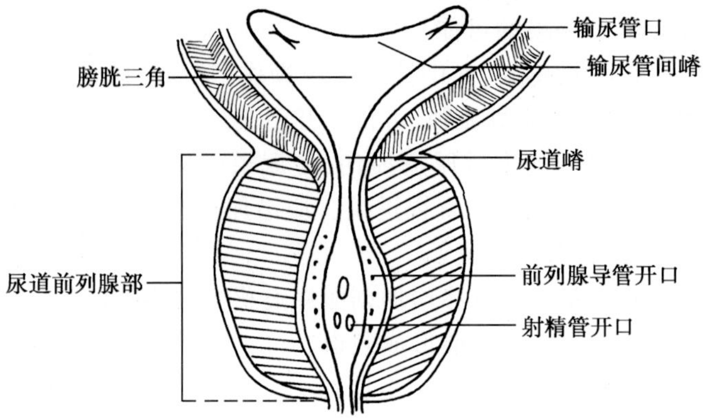

图 27-7-2　射精管开口解剖

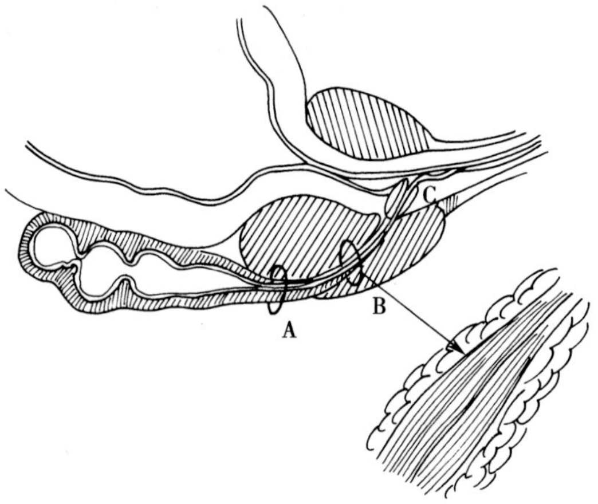

图 27-7-3　射精管解剖

(一) 射精管梗阻的病因

梗阻病因主要有以下三个方面:

1. 先天性发育异常　前列腺囊肿性改变占先天性异常的绝大部分,如中肾旁管(Müllerian 管,又称米勒管)囊肿和中肾管(Wolffian 管,又称沃尔夫管)囊肿;此外,还有先天性输精管、射精管,精囊缺如。

2. 泌尿生殖系感染　如前列腺炎、前列腺脓肿、膀胱炎及后尿道炎后,常易引起射精管闭塞。

3. 医源性损伤　如长期留置导尿管,经尿道前列腺术后射精管瘢痕形成,前列腺手术,盆腔及直肠手术后等。

除上述原因引起的射精管机械性梗阻之外,有学者认为某些原因也可能造成射精管的功能性梗阻。例如,一些药物(如某些 α 受体阻滞药、抗抑郁药)、外伤或医源性损伤,影响射精管和精囊平滑肌的收缩功能,进而影响其排空,导致功能性梗阻。

(二) 临床表现和诊断

此病多发生在青壮年人,除了不育外,可完全无症状。部分病人有射精和射精后前列腺区域疼痛,并向阴囊放射,有血精,精液量突然减少,大便困难及里急后重感等。

射精管梗阻的诊断主要包括泌尿男性生殖系病史,体格检查,血浆睾酮的测定,精液分析。临床上经直肠超声波检查,输精管造影及精囊穿刺抽吸及造影,对明确射精管是否有闭塞及部位有意义,且各有优缺点。

1. 精液分析　精液量<2ml,双侧射精管完全梗阻者精液量少于 1ml,仅含前列腺液,精液非胶冻状凝固状态,呈水样,pH 低呈酸性。射精管不完全性梗阻患者的精液量可能正常或减少,主要表现有精液量少(<1.5ml),精子活力低(<30%),精子量少($<20\times10^9/L$)及畸形精子百分率增高,在临床工作中应予注意,常常容易造成漏诊或误诊。

2. 性交后尿沉渣分析　排除逆行射精。

3. 血清睾酮测定　一般人血清睾酮水平正常。血清睾酮水平低,精液量少,很少是由于射精管梗阻引起。但在睾丸和血清睾酮水平正常时,不育病人行曲张精索静脉结扎后精液参数没有改变,精液量仍少,精子活力差,精子少时应考虑射精管部分梗阻存在。

4. 影像学检查　射精管梗阻的部位和程度可通过高分辨率的经直肠超声波检查(TRUS),输精管造影和经直肠精囊穿刺抽吸加造影来确定。Turek 等 TRUS 确定的射精管梗阻诊断标准为:

(1) 精囊扩张>1.5cm。

(2) 射精管扩张直径>2.3mm(图 27-7-4)。

(3) 精阜内或射精管钙化结石形成。

(4) 在近精阜中线或偏离中线处有囊肿,即可提示为中肾旁管囊肿或中肾管囊肿(图 27-7-5)。以上 4

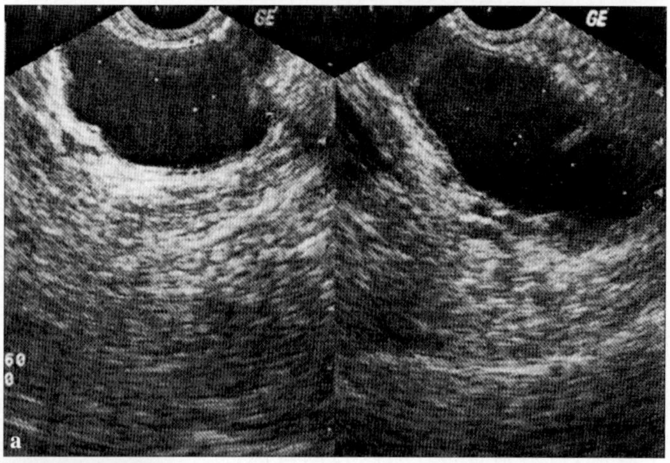

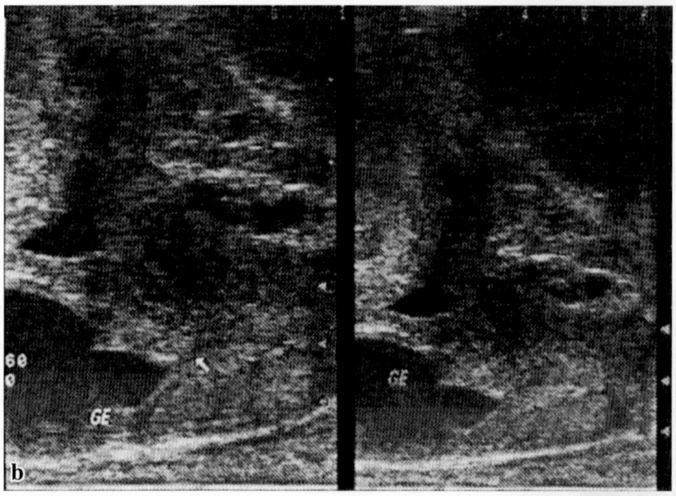

图 27-7-4　TRUS 见扩张的精囊和射精管

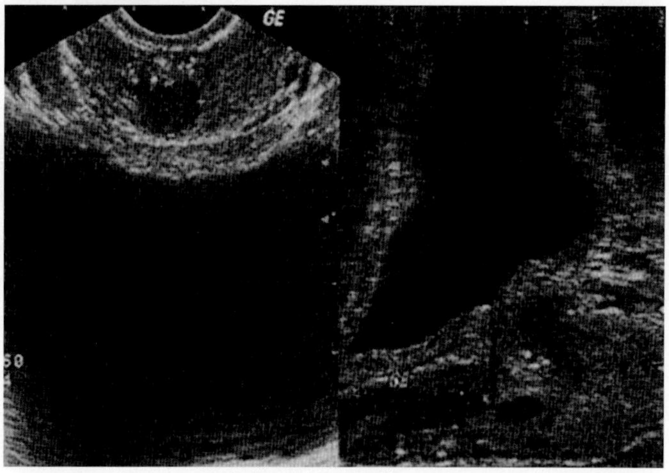

图 27-7-5　TRUS 可见精阜附近的囊肿

条中有其中 1 条者即可确立诊断。

(三) 射精管梗阻的治疗

射精管梗阻的标准治疗是经尿道射精管口切开术,对无精子病人行 TURED 之前明确睾丸的生精功能非常重要。手术前一般应行输精管切开造影。

【手术适应证】

本手术适用于射精管梗阻所致的无精症有生育要求者。但是各种急、慢性炎症,结核未控制时属手术禁忌,射精管梗阻合并长段输精管梗阻时亦不能行此手术。

【绝对适应证】

1. 射精管梗阻的典型"四低"精液特点,即精液量减低,梗阻的程度越重,精液量越少;少精子症,双侧完全性梗阻的患者,为无精子;精液的 pH 降低呈酸性;精浆果糖的水平下降甚至为 0;并且有上述典型的 TRUS 图像特征。

2. 射精和射精后前列腺区域疼痛,有血精,并且有上述典型的 TRUS 图像特征。

【相对适应证】

1. 男性不育患者合并精液量减低,精子密度$<20\times10^9$/L,并且有上述典型的 TRUS 图像特征。

2. 男性不育患者合并精液量减低,活动精子百分率<30%,并且有上述典型的 TRUS 图像特征。

3. 病变(梗阻、钙化、结石或囊肿)与精阜表面距离在 1.0~1.5cm 之内或合并射精管结石或囊肿等,均适合 TURED。

【术前准备、麻醉与体位】

术前需明确睾丸有生精功能。手术一般采用硬膜外阻滞或蛛网膜下腔阻滞。行输精管切开造影时采用平卧位,行射精管切开时改为截石位。

【手术方法和步骤】

1. 输精管切开造影

(1) 平卧位后常规消毒铺巾,摸到一侧输精管后于阴囊上纵行做一小切口,分离并提出输精管,注意保护好其供应血管。

(2) 用尖刀半环形切开输精管。用一细套管针抽吸附睾分泌物来排除附睾是否存在阻塞。在 400 倍放大镜下观察抽吸物中精子活动情况。如果抽吸量少或较困难时可小心挤压附睾。

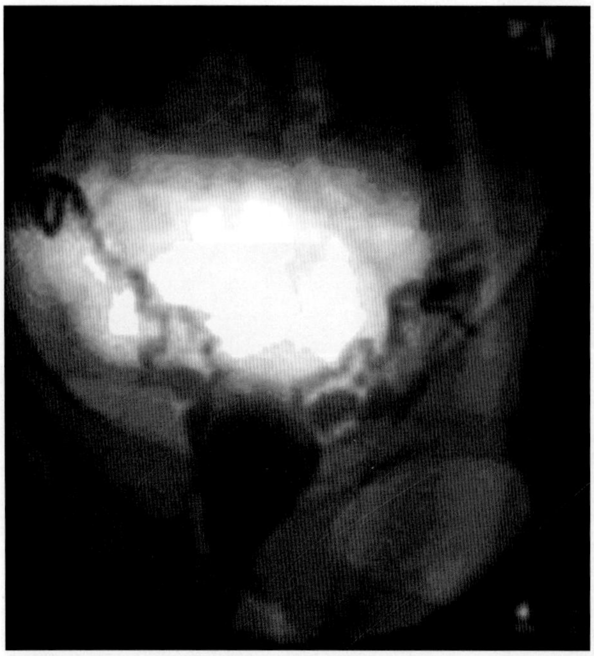

图 27-7-6　输精管造影

(3) 证明附睾无梗阻后用细穿刺套管针向远睾方向置入输精管内并缓慢轻推 5ml 生理盐水。如果射精管完全闭塞,则推注的液体一点也不能进入而完全从输精管切口处流出。

(4) 在输精管旁组织上用 5-0 细线缝两针固定套管,注意不要损伤输精管动脉。套管固定后再缓慢推注含生理盐水和亚甲蓝(美蓝)的造影剂行造影(图 27-7-6)摄片。

2. 射精管切开

(1) 明确梗阻部位后换截石位,放置电切镜于尿道内观察。射精管在膀胱颈和精阜间的前列腺两侧叶中穿过,开口在精阜的侧面。

(2) 如果中线处有前列腺囊肿,在精阜近侧中线上用电切小钩切开前列腺囊性病变,可见囊肿腔及射精管开口处有乳白色或黄褐色的液体流出, 如果已从造影的输精管注入亚甲蓝溶液,则可见到亚甲蓝溶液从尿道视野流出,再用电切环将囊腔顶部切平。

(3) 如果没有前列腺囊肿，标准的方法是先切除中线处的精阜(图 27-7-7),此时可见扩张的射精管(图 27-7-8),或见输精管推注的亚甲蓝从中流出。

此外,也有学者认为,大多数病人只要能看到射精管,只需切除很少的精阜组织即可进行球囊扩张。少数病人在进行射精管扩张前根本不需要电切精阜。将球囊导管直接插入射精管扩张至 4mm(图 27-7-9)。也有作者主张用激光钻孔打开射精管,但因为破坏了射精管黏膜的完整性,也不被接受。球囊扩张是否能代替 TURED 治疗射精管闭塞还需要长期随访观察。

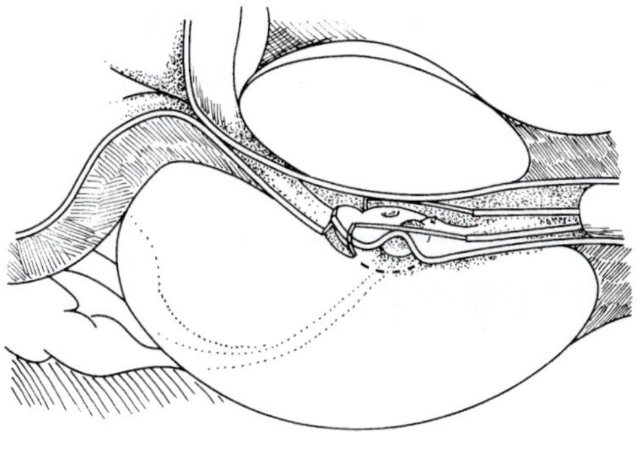

图 27-7-7　TURED 示意图

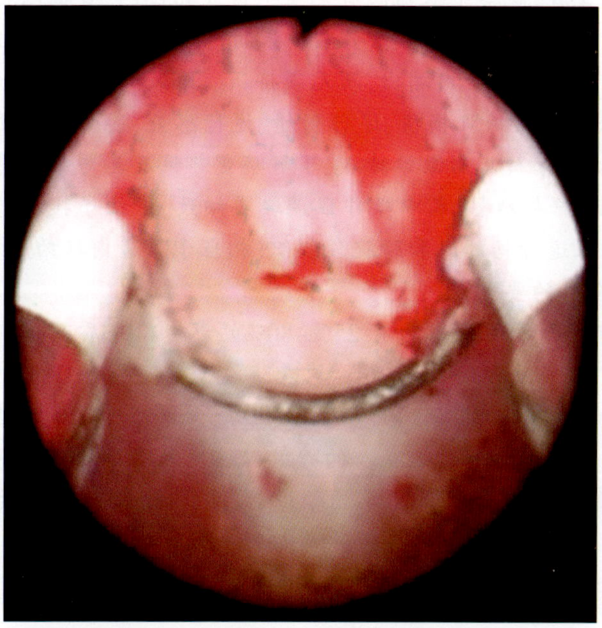

图 27-7-8　切开后可见两侧扩张的射精管

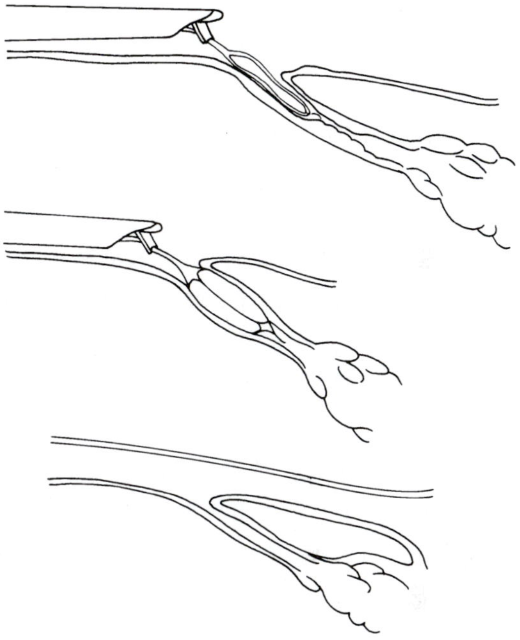

图 27-7-9　射精管球囊导管扩张

【术中要点和注意事项】

1. 分离输精管和固定细穿刺套管针时注意保护好血管供应,不要损伤输精管动脉。

2. 止血时尽量避免过多电凝,以免引起术后射精管再次狭窄。

3. 射精管梗阻不育病人大多为年轻人,前列腺较小,切除时离直肠很近,操作要小心,尽量不要切得太深,以免引起尿道直肠瘘,最好依亚甲蓝流出处为标志引导电切。

【术后处理】

术后尿道内置一双腔气囊导尿管,放入导尿管时不要盲插,可用导丝引导,以免导尿管插入已切开的囊腔或进入射精管内引起出血,停留双腔导尿管 24 小时(对于囊肿或射精管明显扩张的患者,导尿管停留时间应延长 1~7 天,使创面收缩,减少尿液返流和感染)。显微镜下用 9-0 或 10-0 不吸收缝线两层关闭输精管切口,逐层缝合阴囊切口,术后予抗生素治疗 14 天,每隔 3 个月随访患者的精液情况。

【并发症及处理】

1. 尿液返流　术后大多数病人可有尿液返流到射精管、输精管和精囊内,通过排泄性尿道造影或测量精囊内肌酐水平可证实。

2. 附睾炎　尿液返流导致急性或慢性附睾炎,反复发作可引起附睾闭塞,症状性化学性附睾炎也可因尿液返流引起,长期小量应用抗生素是必要的。如果反复发作或转变为慢性,可做输精管结扎或附睾切除。

3. 逆行射精和膀胱颈痉挛 膀胱颈切除或电凝过多,经尿道腔镜术后常发生逆行射精和膀胱颈挛缩,可通过药物治疗,无效后碱化尿液,收集精子作体外受精(IVF)。

4. 尿失禁和尿道直肠瘘 TUR术时损伤远侧端尿道括约肌和切除过深损伤直肠所致。术中应特别小心。

5. 术后出血。

【专家点评】

TURED被认为是治疗射精管梗阻的最有效手段,包括对射精管炎症梗阻、精阜附近的中线囊肿或偏心性囊肿的切开或揭盖术,射精管口电切术有时深至精囊水平。除在术前即刻行输精管造影和注入亚甲蓝标识外,也有学者在术前在TRUS引导下即刻行精囊或囊肿穿刺抽出扩张精囊或囊肿液体检测并注入亚甲蓝标识,但这些操作有增加创伤和手术时间,诱发感染的风险。还有人采用术中令助手伸入示指挤压前列腺、精囊或囊肿,观察手术创面有无亚甲蓝或乳白色、黄褐色液或暗红色液体流出,以掌握电切深度和范围。对于囊肿或射精管明显扩张的患者,一旦切至适当平面,可见褐色或暗红色液体从囊内或明显扩张的射精管内涌出,而无须挤压。

TURED的可能并发症有:直肠损伤、尿道外括约肌损伤、逆行射精、逆行感染、射精管再梗阻等,在术前要充分熟悉有关的应用解剖,并认真分析其影像学特点,了解病变部位及其与尿道前列腺部精阜、直肠及膀胱颈的距离,制定精密的手术方案,术中操作强调轻柔细致,仔细寻找扩张的中线或偏心性囊肿的囊壁,术中始终要注意尿道外括约肌和膀胱颈组织(相当于尿道内括约肌)的解剖标志,以避免对其损伤,是保证手术安全性的要点。

Jarow通过复习近来文献发现,经尿道射精管电切术后有25%~80%的患者精液质量得到改善,11%~50%的患者配偶成功受孕,疗效以"中线囊肿"患者最好。笔者随访52例,术后(3~22月,平均6.7月)59.6%的患者精液中检出活精子,但只有11例患者的配偶成功受孕(可能与平均随访时间较短有关),与国外文献有所不同的是,笔者随访的这组病人的疗效以继发性射精管梗阻患者较好。鉴于此和目前辅助生殖技术如体外授精(IVF)和卵泡内单精子注射(ICSI)的不断完善,为提高怀孕成功率,建议冷冻保存适量的术中所抽取的附睾精子供手术后妊娠失败时助育使用。

(邓春华)

参考文献

1. 庄乾元. 射精管闭塞男性不育症内窥镜治疗. 见:庄乾元主编. 尿道疾病的腔内手术. 武汉:湖北科学技术出版社,2002,201-206
2. 邢俊平. 射精管狭窄和梗阻. 见:邢俊平主编. 现代精囊疾病诊断和治疗. 西安:世界图书出版西安公司,1999,111-116
3. 邓春华,丘少鹏,孙祥宙,等. 经尿道射精管口电切术治疗梗阻性无精子症. 中华外科杂志,2005,43(22):1464-1466
4. Fisch H, Kang YM, Johnson CW, et al. Ejaculatory duct obstruction. Curr Opin Urol, 2002, 12: 509-515
5. Schroeder-Printzen I, Ludwig M, Kohn F, et al. Surgical therapy in infertile men with ejaculatory duct obstruction: technique and outcome of a standardized surgical approach. Hum Reprod, 2000, 15: 1364-1368
6. Turek PJ, Magana JO, Lipshultz LI. Semen parameters before and after transurethral surgery for ejaculatory duct obstruction. J Urol, 1996, 155: 1291-1293
7. Carter SS, Shinohara K, Lipshultz LI. Transrectal ultrasonography in disorders of the seminal vesicles and ejaculatory ducts. Urol Clin North Am, 1989, 16: 773-790
8. Hendy WF, Levison DA, Parkinson MC, et al. Testicular obstruction: clinicopathological studies. Ann R Coll Surg Engl, 1990, 72: 396-407
9. Paick JS, Kim SH, Kim SW. Ejaculatory duct obstruction in infertile men. BJU Int, 2000, 85: 720-724
10. Jarow JP. Diagnosing and management of ejaculatory duct obstruction. Natl J Androl, 2002, 8: 10-17
11. Fuse H, Nishio R, Murakami K, et al. Transurethral incision for hematospermia caused by ejaculatory duct obstruction. Arch Androl, 2003, 49: 433-438

第二十八章

输尿管镜技术

skills of ureteroscopy

第一节 输尿管内镜解剖

endoscopic anatomy of ureter

【高 新 肖恒军】

输尿管是一条细长的肌性管道，位于腹膜后间隙，左右各一，上起自肾盂，下止于膀胱，略呈S走行。输尿管的长度与年龄、身高有一定的关系，成人长约20~30cm，右侧输尿管较左侧约短1cm。输尿管管径全长粗细不一，平均直径约0.4~1.0cm。临床上常根据X线片将输尿管分为三段，上段从肾盂输尿管连接部至骶髂关节上缘处，中段为骶髂关节上下缘间，下段为骶髂关节下缘至输尿管膀胱开口处；而解剖学则将输尿管分为腹部、盆部和壁内部三段，它以肾盂输尿管连接部、髂动脉及膀胱壁为标志进行区分，这三个标志在进行输尿管镜检腔内操作时很容易见到，便于辨认镜检行程和位置。

输尿管镜下习惯将输尿管分为上段、下段和壁内段三段，相当于解剖学上的输尿管腹部、盆部和壁内部三段，上段与下段以髂血管为界。

1. 上段(腹部) 输尿管上段指自肾盂输尿管连接部至跨过髂血管处(图28-1-1)。沿腰大肌前方斜向外下行，周围有疏松结缔组织包绕，在腰大肌中点稍下方(相当于第3腰椎水平)，与性腺血管(男性为睾丸血管，女性为卵巢血管)成锐角交叉，并在其后方经过下行。

左侧输尿管与性腺血管交叉的上方位于十二指肠空肠曲的后面，其前方有左结肠血管跨过，内侧为腹主动脉。在骨盆上口附近经乙状结肠及其系膜后方于乙状结肠间隐窝的后壁内下行，经左髂总动脉末端(为主)或髂外动脉始部的前方进入盆腔。

右侧输尿管与性腺血管交叉的上方位于十二指肠降部的后面，沿着下腔静脉右侧下行，右结肠和回结肠血管从其前方跨过。在骨盆上口附近经肠系膜根部的下方及回肠末端后方下行，经髂外动脉的前方进入盆腔。

2. 下段(盆部)　输尿管下段自输尿管与髂血管交叉处至膀胱壁,先向下后外方,经腰骶干、骶髂关节前方或前内侧,然后于闭孔神经及闭孔血管等结构的内侧下行,至坐骨棘转向前内下方。此后输尿管的下行男女有所区别,在男性经直肠外侧壁与膀胱后壁之间下降,与输精管成直角交叉,在其后外侧下行至输精管的下内方,经精囊腺顶上方从外上向内下达膀胱壁,斜穿膀胱壁,开口于膀胱三角的外侧角。输尿管进入膀胱的角度变化很大,90°~135°不等。老年男性因前列腺增生,膀胱三角区被抬高后此角度更大。输尿管末端周围有膀胱静脉丛。在女性于子宫阔韧带基底附近的结缔组织内下行至子宫颈与阴道穹隆两侧,在子宫颈外侧 2.5cm 处与子宫动脉相交叉。然后,从子宫动脉后方经阴道侧穹隆上方,在子宫颈阴道上部外侧约 2cm 处向前,再斜向内侧,经阴道前面至膀胱底穿入膀胱。女性输尿管进入膀胱的角度略小于男性。

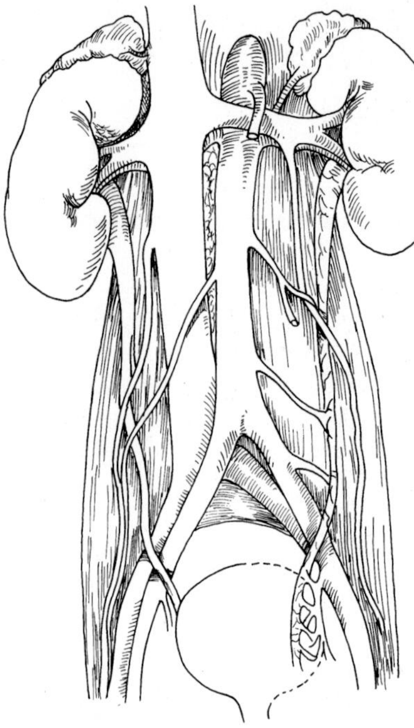

图 28-1-1　输尿管的走行和分段

3. 壁内段(壁内部)　两侧输尿管抵达膀胱后壁向下内斜穿膀胱壁,形成输尿管壁内段,长约 1.5cm。膀胱空虚时,两输尿管开口间距约 2.5cm。

输尿管全长有三个生理性狭窄和三个弯曲。三个生理性狭窄是:

(1) 肾盂输尿管连接部。

(2) 输尿管跨越髂血管处。

(3) 输尿管膀胱壁段(最狭窄处)(图 28-1-2)。狭窄处内径平均约 0.2~0.3cm,这三个狭窄处也是输尿管镜最难通过的地方。

三个弯曲是:

(1) 肾曲:位于肾盂与输尿管的连接部,为凸向外侧的弯曲。

(2) 界曲:位于骨盆上口处(相当于输尿管跨越髂血管处),呈 S 形,先向下,然后斜转向内,过骨盆上口后,再转向下方。

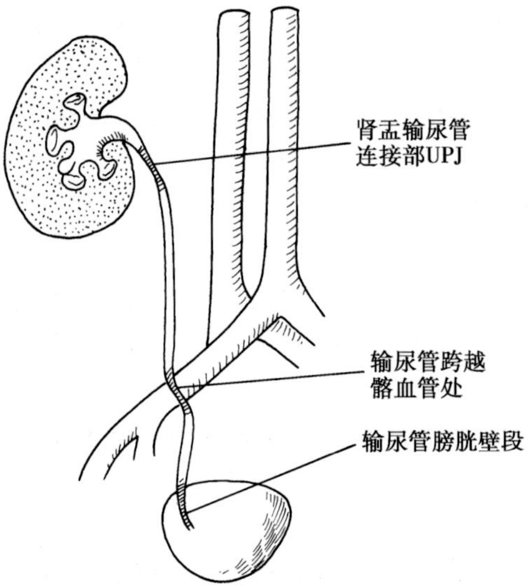

图 28-1-2　输尿管生理狭窄

(3) 骨盆曲:位于骨盆内,从斜向内下方,转向前下方,为凸向后下方的弯曲。了解这些狭窄和弯曲,在进行输尿管镜操作时可以比较顺利地把镜向前推进,以减少或避免输尿管损伤并发症的发生。

进行输尿管镜操作时,从输尿管开口进入输尿管约 1.5~2cm 后可见输尿管相对较宽敞,然后退镜,可见一个相对狭窄环,此处就是输尿管镜下的下段与壁内段分界标志。由于壁内段内径较细,输尿管镜进入壁内段往往比较困难,常需扩张或在导丝引导下才能通过镜体。进镜时易形成假道、穿孔或输尿管黏膜剥脱。

输尿管镜通过壁内段(进入输尿管下段),继续向后外方推进进入输尿管的骨盆曲(弯曲),此时,需顺着输尿管腔转向内后方前进,至见到一个输尿管腔相对狭窄环(常常较明显),其后壁可见明显的搏动，此处即为输尿管跨过髂血管处，此处常常可见一个S形弯曲(界曲)，由内向前外上跨过狭窄环(髂血管)，再转向内后方，进入输尿管上段。有时需由内向前上才能跨过狭窄环(髂血管)。此处由于输尿管呈S形弯曲，推镜时最易引起输尿管穿孔。

跨过髂血管进入输尿管上段，此时进镜常感觉较紧，在左侧有时可见较长段输尿管内后壁搏动。至接近肾盂时，可见一弯曲(肾曲)，输尿管镜需由外转向内上方才容易进入肾盂，此处也可见一狭窄环(图28-1-3)，即肾盂输尿管连接部。

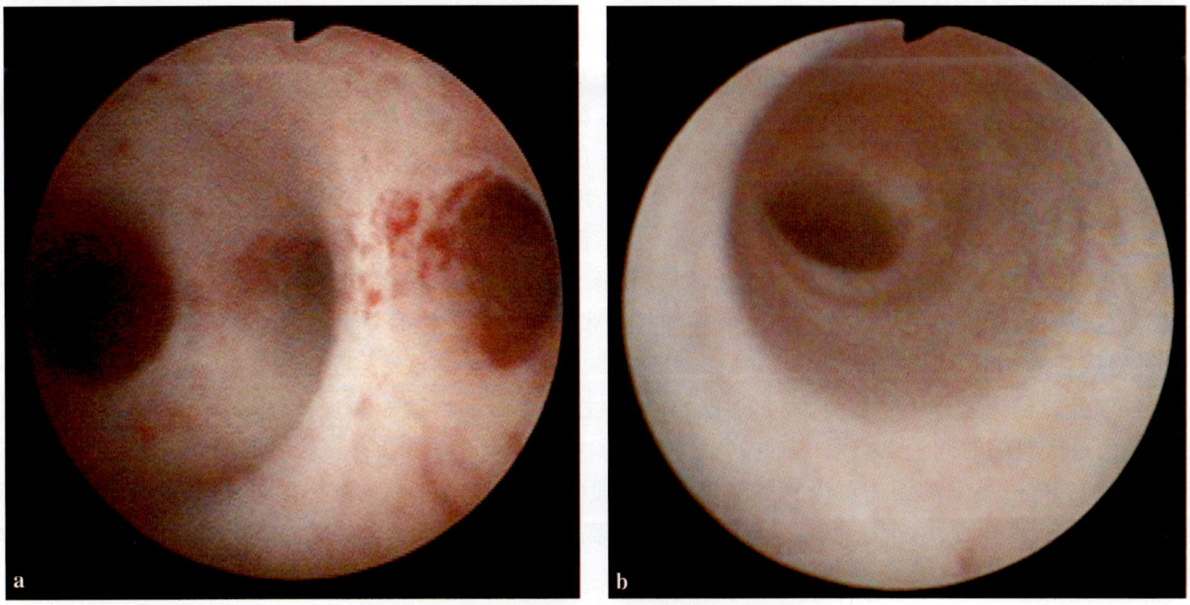

图 28-1-3 输尿管镜下肾盂输尿管连接部狭窄环

a. 镜下肾盂肾盏；b. 输尿管镜下肾盂输尿管连接部狭窄环

【输尿管的血供】

输尿管的血供较丰富，上1/3段输尿管主要由肾动脉分支供应，中1/3段由腹主动脉、髂总动脉、髂内动脉、精索内动脉或卵巢动脉供应，下1/3段由膀胱上下动脉分支、子宫动脉分支供应(图28-1-4)。这些动脉分支大都从内侧进入输尿管，进入输尿管浆膜层下后有广泛的交通形成动脉网。因而即使输尿管大部分被游离，只要不过分剥离其结缔组织外膜，一般不会引起坏死。在输尿管损伤后或二次手术时，由于有严重粘连，强行游离会造成浆肌层损伤，这样将严重影响局部血供，导致输尿管吻合口难以愈合或坏死。输尿管静脉血回流进入与动脉伴行的静脉血管。

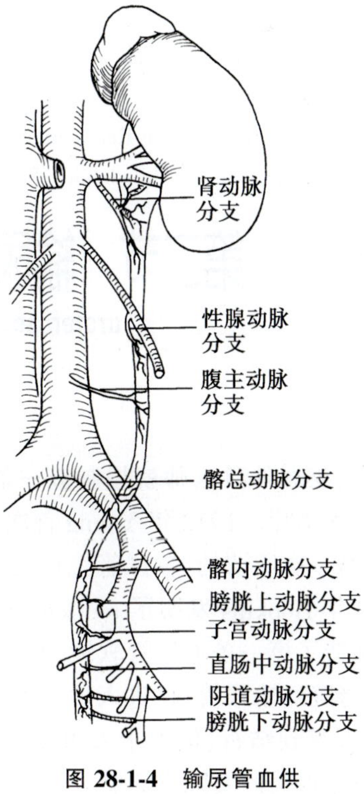

图 28-1-4 输尿管血供

【输尿管的组织结构】

输尿管、肾盂在组织学上结构相同，均由黏膜、平滑肌和纤维组织三层组成，壁较薄(图28-1-5)。输尿管、肾盂、肾盏黏膜均为变移上皮（又称移行上皮)，输尿管黏膜光滑，约有6条纵行的皱襞，当有尿液充盈时皱襞消失。输尿管的上皮较肾盂稍厚，有4~

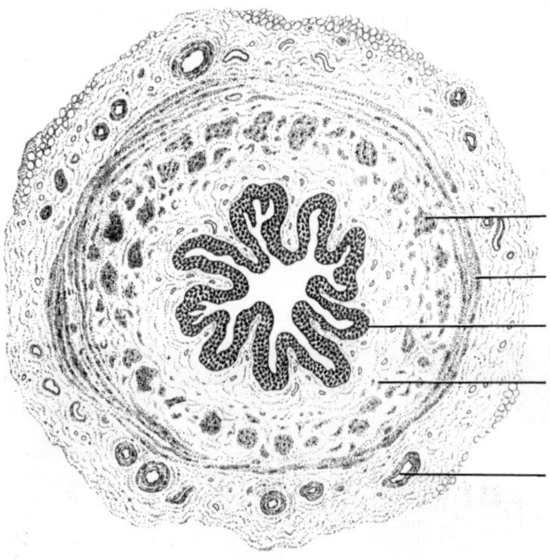

图 28-1-5 输尿管横切面结构

5 层变移上皮细胞,扩张时可变为 2~3 层,固有层为细密的结缔组织。输尿管镜下可见到输尿管黏膜呈浅粉红色。输尿管上段只有内纵外环二层平滑肌,纵肌起始于肾乳头处的肾盏,环形肌围绕肾乳头基底部,具有排空尿液的作用。输尿管下段在环形肌外面增加了一层纵形肌,输尿管纵向肌层进入膀胱后向膀胱出口方向延伸,并呈扇形展开构成三角区浅肌层。而膀胱逼尿肌在输尿管末端与输尿管壁肌肉分别形成 Waldeyer 鞘的浅层和深层,共同组成了膀胱输尿管抗返流机制,该鞘向下伸展形成三角区深肌层。当膀胱充盈时,输尿管纵行肌和三角区肌肉收缩,使输尿管黏膜下隧道受压,被动地起到活瓣作用而关闭输尿管口。由于各段输尿管结构不同,近段输尿管上皮及肌层较薄弱,输尿管扩张、活检、肿瘤切除及镜体通过时都易造成穿孔。输尿管膀胱壁间段肌层较薄且以纵行纤维为主,在插入导丝、行输尿管扩张及进输尿管镜时易形成假道或穿孔。

【输尿管的功能】

尿液经过输尿管排入膀胱是通过输尿管的节律性自上而下蠕动而实现,输尿管蠕动频率为每分钟 2~10 次,每次收缩时间为 2~3 秒,有时可达 7 秒,每次松弛时间为 1~3 秒,蠕动间隔时间为 7~9 秒,蠕动速度约每秒 3cm。蠕动的压力可以克服输尿管壁内段的抗返流作用,使尿液不断地流入膀胱。当行肾造瘘或逆行输尿管置管时,由于尿液通过导管流出,肾盂及输尿管失去尿液充盈扩张刺激,输尿管蠕动基本停止。

参 考 文 献

1. 梅骅,苏泽轩,郑克立主编.泌尿外科临床解剖学.济南:山东科学技术出版社,2001,181-197
2. 刘国礼主编.现代微创外科学.北京:科学出版社,2003,633-639
3. 那彦群主编.泌尿外科内腔镜诊治图谱.郑州:河南科学技术出版社,2001,36-37
4. 张朝佑主编.人体解剖学.第 2 版.北京:人民卫生出版社,1998,514-519
5. Sampaio FJB, Arag;atao AHM.Anatomical relationship between the renal venous arrangement and the kidney collecting system.J Urol, 1990, 144:1089-1093
6. Kabalin JN.Surgical Anatomy of the Retroperitoneum, Kidneys, and Ureters.In: Walsh PC, Retik AB, Vaughan ED Jr, Wein AJ, (eds).Campbell's Urology.8th ed.Philadelphia: Saunders, 2002, 1-41

第二节 输尿管镜手术器械和操作技巧

ureteroscopic instruments and the skills

【吴开俊】

【概述】

很久以来,泌尿外科医师就想制造一条可观察的软性输尿管导管,能利用膀胱镜逆行插入输尿管的方法进行诊断和治疗。1912 年 Young 首次用 9.5F 小儿膀胱镜观察到一例患儿因后尿道瓣膜导致扩张的输尿管,这是第一次所谓的"输尿管镜检",但由于设备的限制,此项技术一直未能开展。经过几十年的努力,直到 1960 年 Hopkins 发明了 rod-lens(柱状镜)系统,此系统大大改善了内镜的采光情况。20 世纪 60 年代末日本制造了第一条输尿管软镜。Marshall 首次报道了使用纤维输尿管软镜的经验,用此镜从尿道到膀胱,然后由膀胱经输尿管口,进入输尿管并从下段逐渐到上段至肾内,完成了整个泌尿系统管道内的观察工作,并且观察到结石;但由于入水量以及窥镜的清晰度较差,软镜工作通道较少,使得输尿管软镜在处理有关上尿路疾病的实际意义受到影响,而只局限于对泌尿系的检查。

尽管日本 Takayso 和 Aso 在 1970 年国际泌尿外科会上发表了多篇有关输尿管镜技术的研究论文,但输尿管镜并未引起泌尿外科界的重视。1978 年 Lyon 用小儿膀胱镜,对一名妇女进行检查,发现硬直的膀胱镜竟能进入输尿管并顺着输尿管腔深入,清楚地观察到输尿管结石,并用取石钳将结石取出。1979 年 Lyon 与 Richard Wolf 设备公司合作研制了 23cm 长的输尿管硬镜,使得输尿管硬镜能够对男性患者的输尿管进行检查。在此之前,输尿管硬镜只能用于女性输尿管下段的检查。1980 年 Perez-Castro 制造了第一条直径为 11F 的输尿管硬镜,并使用此镜对输尿管进行了检查,并治疗了输尿管结石病人,因而很快引起世界同行的关注。此后,西欧和美国陆续开展了此项新技术,到 1983 年已比较广泛地受到同行的认可。1984 年北京、广州开始开展输尿管镜取石术。在短短的几年时间里,到 1992 年,吴开俊报道应用输尿管硬镜治疗输尿管结石 2 986 例,输尿管结石取石成功率第 1 年为 74%,第 2 年提高到 96%,在第 3 年就达到 97%,以后则一直保持在 98%以上;并发症逐年下降,从第 1 年的 10%降至目前的 1.7%。

随着科学技术的发展,输尿管镜制造技术水平逐步提高,输尿管镜的直径趋于缩小,目前已有小直径(6.9F)而大工作通道(3.4F)的输尿管镜问世,这使得输尿管镜更易进入输尿管。同时各种相应配套设备的不断出现和完善,输尿管镜被广泛应用于上尿路疾病的诊断与治疗。目前,输尿管镜技术除了用于治疗输尿管结石外,在复杂性尿路结石、输尿管狭窄以及术后尿漏等其他泌尿外科疾病中也得到广泛应用,起着重要作用。输尿管镜可分为两类:硬性输尿管镜和软性输尿管镜。目前输尿管镜的生产厂家主要来自国外,如 Olympus、Karl Storz、Circon ACMI、Richard Wolf 等。

一、手术器械

输尿管镜手术器械除输尿管镜之外,还包括附属设备如液压灌注泵、电视摄像系统、腔内碎石器、导丝、支架管、输尿管扩张器、活检钳、异物钳、套石篮、输尿管镜专用电凝、电切电极及内切开冷刀等。

【输尿管硬镜】

输尿管硬镜(图 28-2-1)可根据长度不同分为输尿管长镜(也称输尿管肾盂镜,长度 40~46cm)和输尿管短镜(也称输尿管镜,长度约 35cm),短镜主要用于输尿管下段病变的诊断和治疗。根据外径不同可分为输尿管粗镜(直径 12.5~13.5F)和输尿管细镜(直径 6.9~9.4F)。目前,临床上多用直径为 8~11F、长度 33cm 和 41cm 的旁视输尿管硬镜,并备有完整的镜鞘和两个直径在 2.1~6.4F 独立的工作通道,视角 5°~10°。输尿管镜检多用 0°和 12°的观察镜,检查肾盏、肾盂时可用 70°的观察镜。硬性输尿管镜特别适合髂血管以下的输尿管检查,其优点是容易操作,可直视下进镜,具有较大的工作通道,便于辅助器械的通过,而且冲洗管腔大,手术视野清晰。

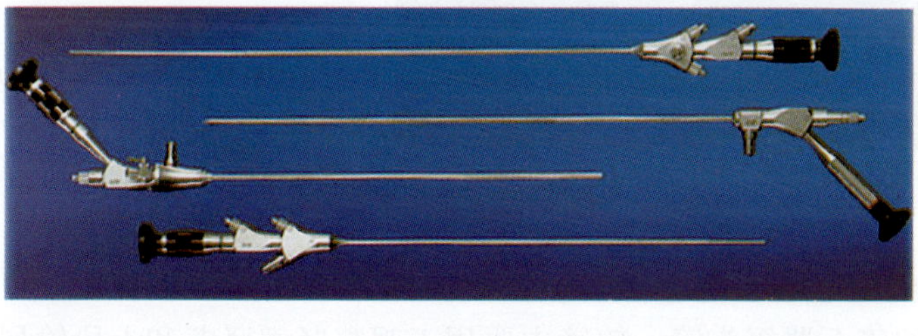

图 28-2-1　输尿管硬镜

直视输尿管镜,其工作通道只能通过可曲的工具,如细的液电碎石探条、激光纤维,取石网篮和输尿管导管。旁视输尿管硬镜则可经直的工作通道,通过如细直的超声波和气压弹道碎石探条。输尿管镜头设计因不同厂家而设计不同,但通常有以下特点:①首先输尿管的嘴必须斜形而不是方形,否则输尿管镜很难进入输尿管口。②输尿管镜内的成像光学系统必须牢固,不能在鞘内摆动,否则在受到压力下,内镜会移动,成像则会受到影响,视野不清。特别对于较长的硬镜,更容易发生,出现半月形的黑区,会严重影响清晰度和视野。实际上,在操作中输尿管镜出现一定程度的变曲是不可避免的,目前使用的输尿管镜结构基本上是能够承受这种弯曲。最近生产的半硬性输尿管镜,即使在输尿管镜弯曲比较明显时,仍有良好的视野和亮度,其诊断意义价值优于输尿管硬镜。

【输尿管软镜】

输尿管软镜(图 28-2-2)有单纯观察和观察治疗兼用型两种,可分为主动弯曲型和被动弯曲型。单纯观察型输尿管软镜外型似输尿管导管,由于没有操作通道,只可观察而不能进行治疗,临床少用。主动弯曲型输尿管软镜外径为 8.5~11.9F,长度为 65~70cm,工作通道直径为 2.5~4.0F,视角 54°~75°,弯度调节 100°~180°。通过操作手柄的前后推动旋钮,镜头前端可向上弯曲 160°、向下弯曲 100°,灵活转动。操作手柄只有一个灌注接口和一个操作接口,用于灌注和操作取活检。被动弯曲型输尿管软镜外径为 6.5~10F,长度为 65~86cm,器械通道管腔直径为 1.2~3.5F,视角 52°~70°。

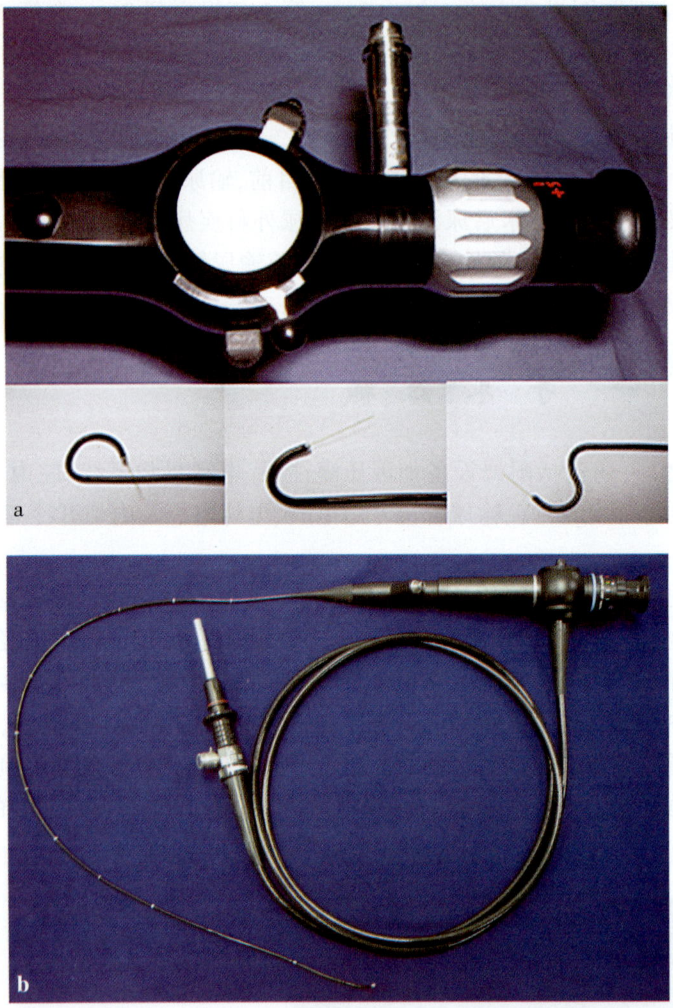

图 28-2-2　输尿管软镜

a. ACMI 输尿管软镜手柄及弯曲头端;b. 输尿管软镜

目前常用的软性输尿管镜长约 70 cm,外径为 9.9F,内径为 3.6F,可通过各种纤细的辅助器械,如套石篮、活检钳、细胞刷、激光光纤和细的碎石器探头等。软镜主要用于观察肾盂肾盏和上段输尿管。

【液压灌注泵】

1987 年 Pereez-Castro 等设计出可控液压脉冲式冲水装置,它的应用大大提高了输尿管镜手术成功率。它不仅可扩张输尿管口和壁内段输尿管,有利于输尿管插入和通过,而且还可以一定的压力保持持续灌注,使输尿管镜手术视野清晰。其灌注压力可在 0~200mmHg 之间任意调节。笔者利用液压灌注泵,在输尿管镜口造成持续的压力"喷泉",设计了一种扩张输尿管口和壁段输尿管的装置。与其他输尿管扩张器相比,输尿管镜液压灌注泵对输尿管本身无任何损害。由于其保持持续的液流和一定的压力,使其在输尿管镜进镜过程中保持视野清晰,因而降低手术的并发症,缩短手术时间,并使取石成功率提高。此类输尿管镜液压灌注泵,目前已由国内和国外许多厂家进行生产。

【其他附属设备】

1. 导丝　导丝可拉直输尿管，引导控制器或输尿管镜安全进入输尿管腔内，尤其是软镜操作，导丝更是必不可少。一般情况下输尿管镜操作前应留置导丝，目前多选用 145cm 长，直径 0.035 或 0.038 英寸(1 英寸=2.54cm)(2.7F 或 2.9F)，外层包裹聚四氟乙烯材料的软头金属导丝，也称斑马导丝。

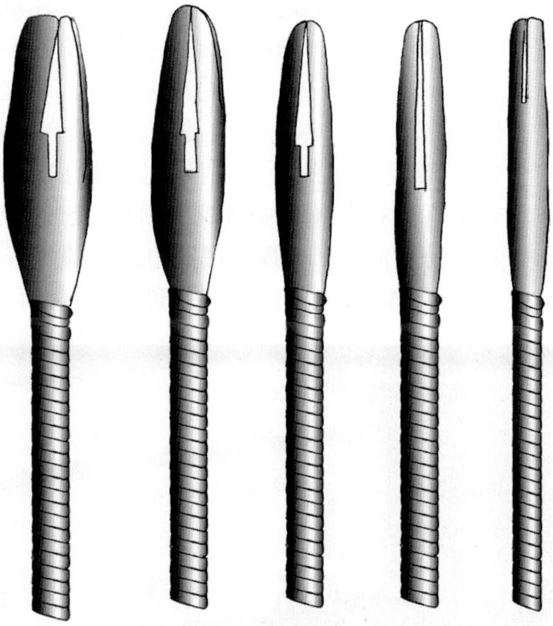
图 28-2-3　金属橄榄头扩张器

2. 支架管　分为内支架和外支架管，前者包括 4.5~8F 不同直径的单 J 管和双 J 管，后者如直径 3~6F 的输尿管导管。

3. 输尿管扩张器　输尿管扩张器种类较多，其中有金属橄榄头扩张器(图 28-2-3)、Teflon 扩张器、串珠式金属扩张器(图 28-2-4)、拉杆套叠式金属扩张器、输尿管气囊导管扩张器(图 28-2-5)和可控性输尿管液压扩张器等。

4. 取石器　输尿管镜直视下取石的主要工具有两种：①套石篮；②取石钳(图 28-2-6)。原则上稍大的结石用套石篮，较小的结石用取石钳。目前能在输尿管镜直视下进行套石的网篮主要是原先的 Domia 网篮改良型，能通过较小的输尿管镜的工作通道，直接在输尿管镜下进行套石。笔者设计的输尿管镜直视下进行套石网篮，美国 COOK 公司称吴氏可卸性扁平丝取石网篮(图 28-2-7)，是将套石网篮和导丝联在一起，与输尿管镜进镜过程结合，有利于套石。取石钳包括硬性和软性可曲性取石钳，前者如鳄鱼口状钳、三爪钳等。

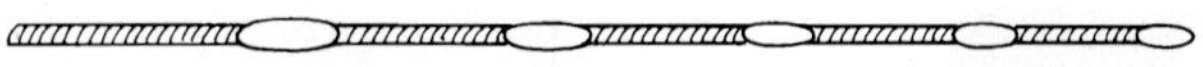
图 28-2-4　串珠式金属扩张器

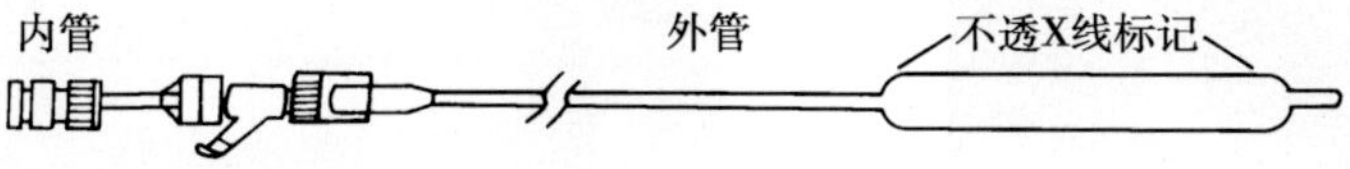

图 28-2-5　气囊导管扩张器

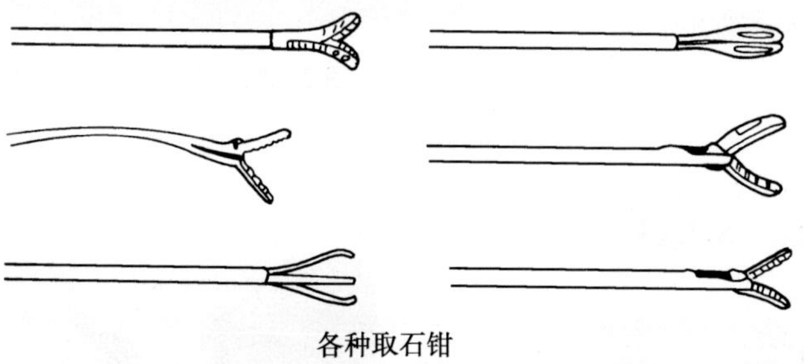

图 28-2-6　各种取石钳

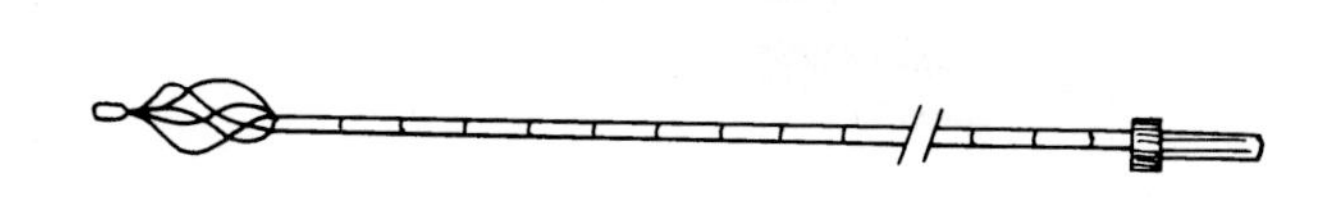
图 28-2-7　吴氏可卸性扁平丝取石网篮

5. 碎石器　较大的输尿管结石，不可能单用取石钳及网篮取出，还需要碎石器。通过输尿管镜的工作腔道，在直视下，将结石击碎后取出。目前使用的体内碎石器有多种：①超声碎石器；②液电碎石器（图 28-2-8）；③激光碎石器（图 28-2-9）；④气压或电子弹道碎石器（图 28-2-10）等。各有优缺点，超声碎石器效果较慢，且在探头上产生热效应，对输尿管黏膜有损害，只能用于输尿管硬镜；液电碎石器碎石能量较强，可用于软镜，但液电产生的冲击波容易损害输尿管壁；激光碎石器，特别是钬激光，能量最强，碎石效果好，碎石块较小呈粉末状，对输尿管又无损伤，是较理想的碎石器，可用于输尿管软硬镜上，但价格较高；气压弹道碎石器是目前用于输尿管硬镜中理想的碎石器，其碎石效果好，且不产生热效应，耐用，对输尿管壁无损伤。近年 EMS 还生产一种将弹道和超声结合的第三代碎石机系统（图 28-2-11）。

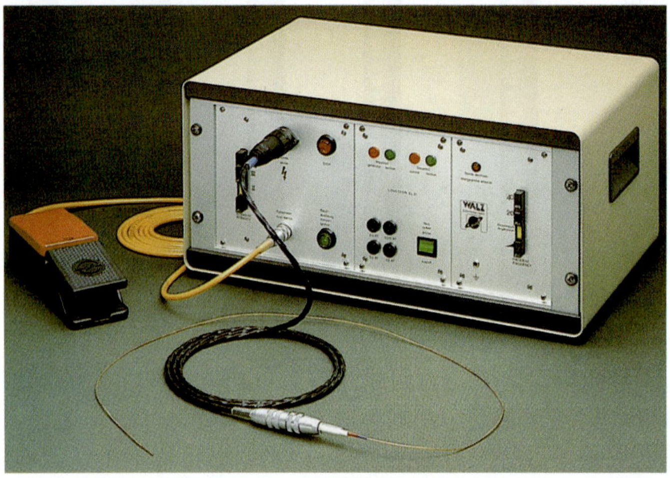

图 28-2-8　液电碎石机

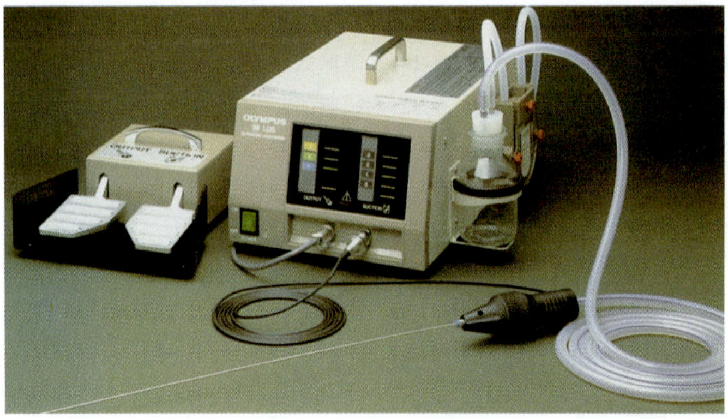

图 28-2-10　气压弹道碎石机

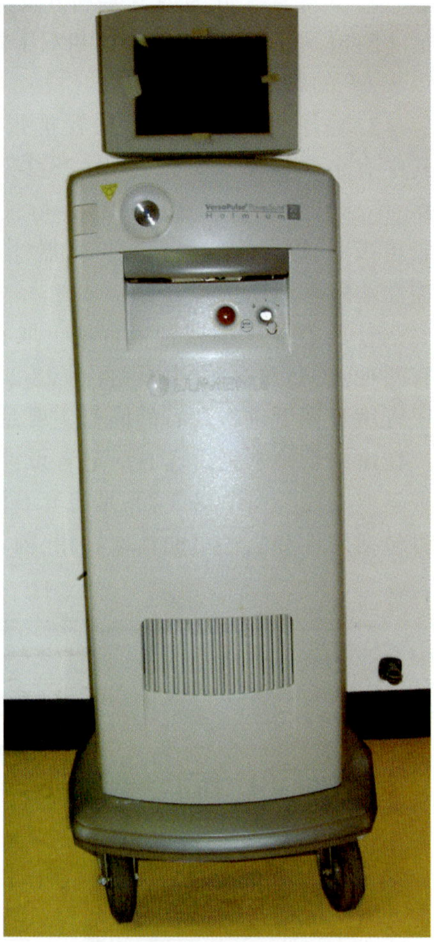

图 28-2-9　钬激光碎石机

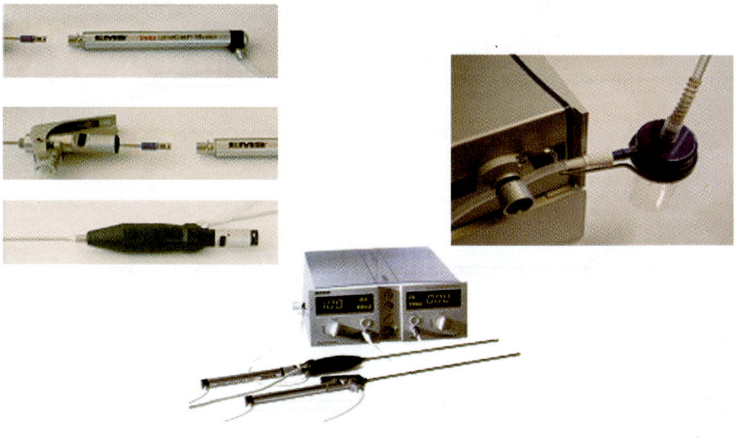

图 28-2-11　EMS 第三代超声碎石机

二、输尿管镜操作方法和技巧

【输尿管硬镜插入方法】

根据是否需要进行输尿管扩张，将输尿管硬镜插入术分为直接进镜法和输尿管扩张进镜法。

1. 直接进镜法　即可控性输尿管镜液压泵扩张进镜法。操作时宜选用直径较细(7~8.5F)的输尿管镜。将涂上润滑油的输尿管硬镜经尿道进入膀胱，沿输尿管间嵴找到输尿管开口，将镜前端靠近输尿管口。如遇到输尿管口因炎症、水肿、狭窄或异位等原因寻找困难时，可静脉注射靛胭脂5ml，在蓝色尿液喷出处即可找到。在液压灌注泵持续灌注下，将输尿管镜镜尖的斜面滑向输尿管口的下缘，轻轻挑起输尿管上唇，此时输尿管口在冲水状态下张开，输尿管镜稍用力即可进入。进镜时液压灌注泵压力可相应调高(一般不超过100mmHg)，使灌流量增大，一旦将输尿管镜前端推入输尿管腔内1~2cm，应适当下调灌注压力，以免将结石冲入肾盂导致难以取出或引起术中腰部胀痛。

进镜时也可先将斑马导丝或细输尿管导管插入至输尿管，在导丝或导管引导下进镜，此法较安全，对初学者特别适用。沿导丝找到输尿管口后，使输尿管镜与壁内段输尿管处于同一直线上，如输尿管镜前端紧贴输尿管口上唇妨碍进镜，可旋转镜体180°，使镜尖斜面滑向输尿管口下缘，用镜端挑起导丝或导管，利用导丝或导管将输尿管口上唇抬高，显露输尿管管腔，顺管口方向可顺利插入管腔内(图28-2-12)。笔者认为对于输尿管开口较窄或结石较大以致输尿管镜难以通过时，可切开输尿管开口。

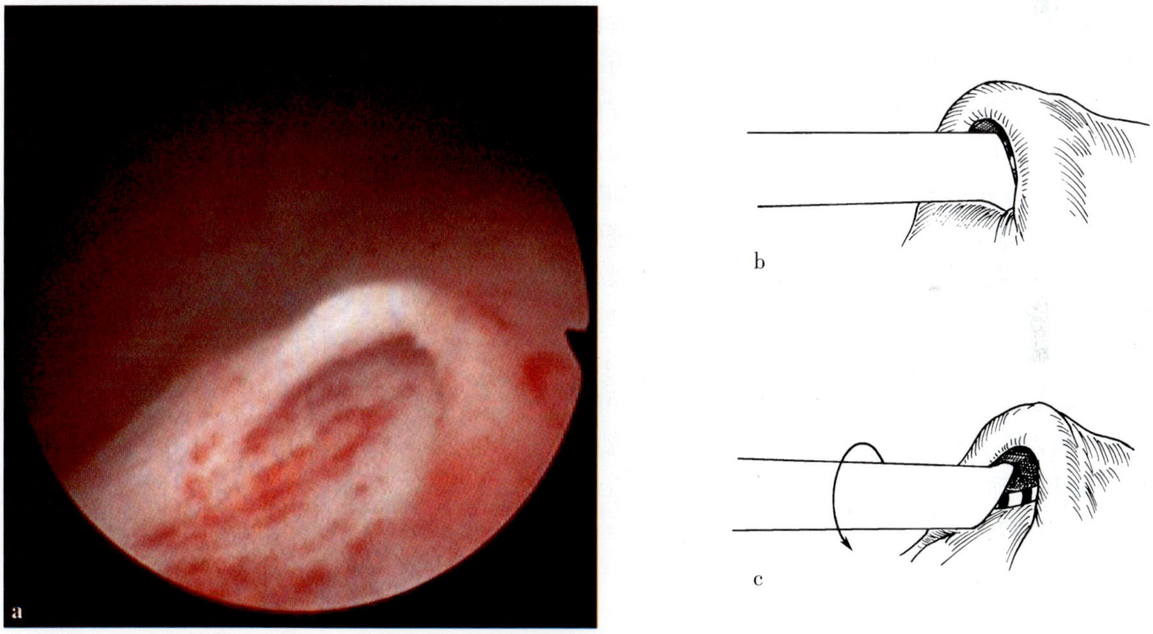

图28-2-12　直接进镜法

a. 输尿管镜端靠近输尿管口；b. 输尿管镜端靠近输尿管口示意图；c. 镜体旋转90°

2. 输尿管扩张进镜法　若用较粗的输尿管硬镜，插入前常常需要进行输尿管口和壁内段输尿管的充分扩张。输尿管扩张分为主动扩张法和被动扩张法。各种扩张输尿管方法均会对输尿管造成一定程度的损伤。

(1) 主动扩张法：根据扩张器的不同，可分为金属橄榄头扩张器扩张法、Teflon扩张器扩张法、输尿管气囊导管扩张法等。

1) 金属橄榄头扩张器扩张法：在膀胱镜直视下，通过导丝将扩张器由细到粗逐渐扩张输尿管口和壁内段等狭窄处(图28-2-13)(通常由9F扩张至15F)，当扩张器通过狭窄段时，常有一种"突破感"。扩张时应注意扩张器插放过程中保持膀胱镜、扩张器及壁内段输尿管成一直线。金属橄榄头扩张器扩张法的优点是膀胱镜直视下进行，比较安全，缺点是操作复杂，扩张时易损伤输尿管，故临床少用。

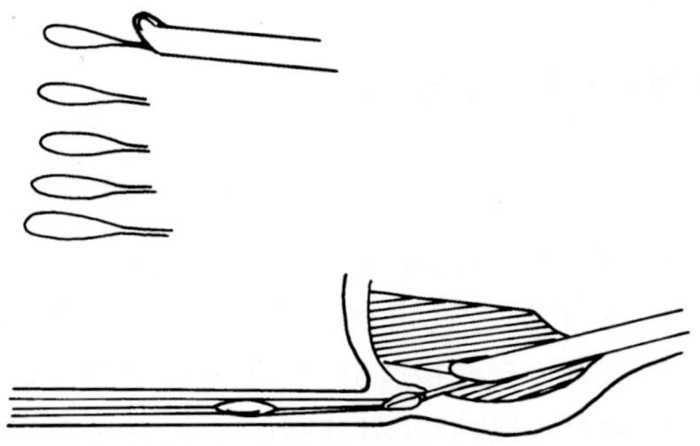

图 28-2-13　金属橄榄头扩张器扩张进镜

2）Teflon 扩张器扩张法：Teflon 扩张器是一套由细到粗的 Teflon 扩张管，其扩张方法与金属橄榄头扩张器扩张法相似，导丝由 Teflon 扩张器中心通过，由小到大逐步进行扩张。Teflon 扩张器扩张法适用于女性病人。该法因需反复插管，易损伤输尿管黏膜及肌层，造成输尿管出血，使术中视野不清。

3）输尿管气囊导管扩张法：选用气囊直径为 12~18F，长径为 5~10cm 为宜，膀胱镜直视下先将导丝插入输尿管内，再沿导丝将气囊导管置于输尿管口和壁内段，气囊内注入造影剂，以便在 X 线荧光屏监视下观察气囊扩张的部位、程度及形状。气囊缓慢加压，最好在压力监测下进行，扩张时间 1~2 分钟，不宜太长。输尿管气囊导管扩张法比上述扩张法安全有效，输尿管损伤轻。

(2) 被动扩张法：膀胱镜下行输尿管插管，留置输尿管导管或双 J 管 24~48 小时，再行输尿管镜手术，即为被动扩张法。此法留置支架管虽可引流尿液、减轻肾积水以及被动扩张输尿管便于输尿管镜手术操作，但增加了病人的痛苦和感染机会，而且有携带支架管的不便。

输尿管镜术得以顺利完成，需要克服的第一个困难便是输尿管口的成功插入。输尿管口位于输尿管间嵴，开口朝前下内方，输尿管壁内段位于输尿管间嵴向外上方的连线上，其走行与尿道的方向成一钝角(图 28-2-14)。输尿管壁内段与尿道所成角度越大，越接近一条直线，则输尿管镜越容易插入。如患者有前列腺中叶增生时，输尿管开口移位并可朝前上内方开口(图 28-2-15)；一些病人输尿管壁内段走行方向较平，与尿道所成角度变小，这些因素均可造成输尿管导管或斑马导丝插入困难。输尿管镜进镜时，如输尿管口扩张较好，则可行直接法进镜。直接法进镜时，输尿管腔始终在视野之中，因而熟练的医师操作时不易出现输尿管口假道。在通常情况下，输尿管进镜需要输尿管导管或斑马导丝的引导(图 28-2-16)。当尿道输尿管角度较大时，输尿管导管或斑马导丝容易顺利插入，并借其硬度使输尿管与输尿管镜成一直线，有利于输尿管镜顺利插入。当输尿管尿道角较小或输尿管口开口异常时，输尿管导管或导丝不

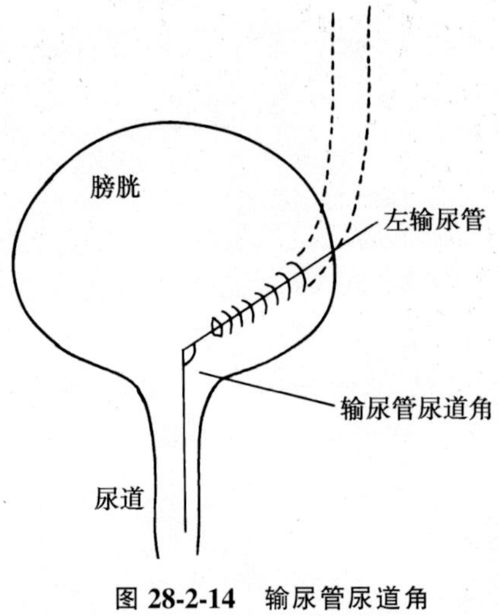

图 28-2-14　输尿管尿道角

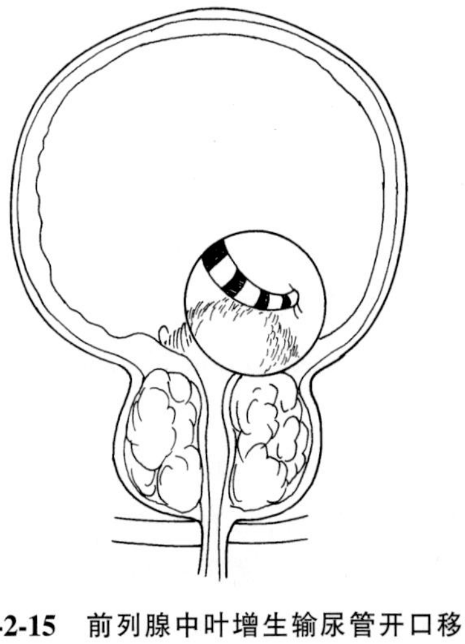

图 28-2-15　前列腺中叶增生输尿管开口移位

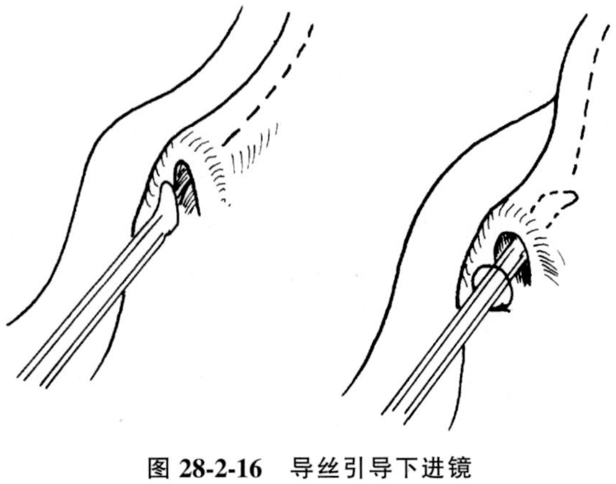

图 28-2-16　导丝引导下进镜

易插入,插入成功后亦难以将输尿管壁与输尿管镜支撑在一条直线上。在这种情况下,当术者试图插入输尿管镜时,因输尿管镜与输尿管成角,指向外上后方的输尿管镜易把在输尿管口外的导管或导丝推向输尿管口内下方紧贴输尿管口游离缘的膀胱壁上,造成导管或导丝弯曲成角。当继续用力时,输尿管镜将突破输尿管口游离缘内下方的膀胱壁,易造成输尿管口内侧型假道。有时初学者用力方法不当,当输尿管镜尖指向输尿管口旁不同位置时,可发生外侧型或口上型假道。

当行输尿管镜术时,必须认识到输尿管是十分脆弱的组织,开始时引入的导丝或导管可能穿破黏膜,产生黏膜撕裂,使黏膜下组织暴露,这就容易使导丝通过同一层面向上沿着输尿管切开黏膜层。如果输尿管镜沿着该层面进镜,将进一步撕开输尿管黏膜,而黏膜离开黏膜下层血供,会造成坏死。如怀疑造成损伤可用稀释造影剂低压注入导管做逆行肾盂造影,显示出上尿路的清晰轮廓,证实输尿管导管有无穿孔或黏膜下假道造影剂外渗等并发症。输尿管的自然行程是沿着骨盆凹陷上行,跨越髂血管后稍向前在腰大肌表面上行,操作者应注意输尿管的解剖特点。输尿管镜进入管腔向前推进过程中,应始终保持输尿管腔位于视野中心,直视下沿着管腔或在导丝导管引导下缓慢向前推进,已置入的导丝起到了很好的内引导作用,持续的灌注带有扩张作用,使窥镜能毫不费力地前进。输尿管镜在行进时,可通过提高灌注液体高度或使用灌注泵来增加输尿管的口径或伸直输尿管。这些方法增加了输尿管内压,有可能将结石冲回肾盂。有报道认为输尿管镜在管腔内即使不移动,腔内压力也会升高25mmHg,该压力能冲走活动的结石;同时注意肾盂容量有限,冲入水过多会造成腔内压力过高,返流而发生胁肋部不适及术后发热等并发症。小心谨慎是手术安全的关键,不要过度施力于镜鞘,以免输尿管出现手风琴风箱样改变。后者常在管腔节段性狭窄、镜鞘过度施压时容易发生,此时会导致管腔破裂甚至输尿管撕脱。输尿管镜行进时放置第2根导丝,对克服管腔节段性狭窄如髂血管段是有效的,但如果导丝放置出管腔外,也会导致并发症的发生。实际操作中宜采用镜鞘旋转法,即将偏心性的工作腔道通过镜鞘旋转到达对侧,能容易地直视下放置第2根导丝。在视野不清、有轻微出血时,也可通过此法放入导管,交换灌注液,恢复视野清晰。

操作者应熟知输尿管内标志的确认。

(1) 通过膀胱壁内段时,借助间断水压冲击,管腔呈间断张合,见到管腔时逐渐推进。

(2) 通过壁内段后在输尿管导管引导下,边推导管边进镜。

(3) 接近髂总血管时,在输尿管壁上可观察到脉冲搏动,需下压镜尾,才能看到管腔继续推进。

(4) 进入输尿管上段,可见输尿管随呼吸上下移动,一般呼气时输尿管相对伸直,便于输尿管镜进入。有时由于输尿管弯曲而无法前进,此弯曲小时可用加压灌注液使管腔再现,弯曲过大则需放低头侧,靠重力作用使肾脏向头侧移动,弯曲自然消除。

(5) 接近肾盂输尿管连接部时,可见有环状隆起,输尿管活动度更大,可于呼气时或患者取头低足高位使输尿管伸直,进镜入肾盂。

输尿管镜在推进过程中,管腔突然消失,这时需将镜体向后稍退并转换方向,使管腔重新显露才可继续进镜,否则极易造成输尿管穿孔。对于输尿管轻度狭窄者,将输尿管导管插过狭窄段,直视下沿导管强行将镜体通过狭窄段,并保留5~10分钟;若发现输尿管壁紧紧束缚镜鞘的尖端,使黏膜向上套叠呈鸟嘴状,此时不能强行推进输尿管镜,否则可发生黏膜撕裂甚至管腔穿孔,宜行狭窄处扩张后再次放入输尿管镜或直接换用输尿管细镜。若未见输尿管明显狭窄而感觉镜鞘张力较大,应考虑麻醉是否充分、输尿管壁是否完全松弛以及尿道有无狭窄等。在输尿管镜退镜过程中,也应保持输尿管腔位于视野中心,缓慢撤镜。若镜鞘紧贴输尿管黏膜,有张力存在,宜边旋转镜鞘边撤镜或改用温热灌注液冲洗以松弛输尿管壁,切忌使用暴力导致输尿管黏膜袖状剥离或输尿管撕脱。

【输尿管镜操作困难原因及处理】

1. 输尿管开口辨认困难 膀胱本身有病变(如三角区腺性膀胱炎或结核)、输尿管口解剖异常(如输尿管膀胱吻合术后)、输尿管末端结石、输尿管开口及周围炎症水肿或者前列腺重度增生,尤其是中叶明显增生者,常难以找到输尿管开口而出现输尿管镜操作困难。如遇到此类情况,可用斑马导丝或输尿管导管轻轻试插,也可换用膀胱镜寻找输尿管开口,或静脉注射靛胭脂5ml,见蓝色尿液喷出处即可找到输尿管开口。

2. 输尿管口及壁内段输尿管狭窄　由于输尿管壁内段特殊解剖结构,输尿管口及壁内段输尿管存在生理性狭窄,如不进行扩张,一般情况下很难通过镜体较粗的输尿管镜。单纯输尿管口狭窄较少见,简单扩张即可,如扩张无效时可切开输尿管口。壁内段轻度狭窄经上述方法扩张后一般可通过输尿管镜,严重狭窄的病人,应中止输尿管镜手术。

3. 视野不清　输尿管黏膜出血、进镜方向不正确、输尿管镜端紧贴输尿管壁、输尿管扭曲、窥镜质量差及冲水不好等多种因素均可引起视野不清晰而导致进镜困难。根据不同情况可旋转或后撤输尿管镜,使局部输尿管拉直、充盈而利于进入。如遇输尿管出血,可增加冲水速度或输尿管内放入输尿管导管引流冲洗液而得到清晰的视野。有大血块或小结石阻挡视野,可用异物钳取出。

4. 输尿管狭窄和扭曲　输尿管镜向上推进过程中遇到输尿管狭窄,狭窄的输尿管壁紧紧束缚镜体前端,若强行推进输尿管镜,可引起输尿管穿孔甚至撕裂。输尿管狭窄多见于有输尿管手术史、结石嵌顿时间较长以及有妇科手术史的患者。这时可试用“双导丝”法(two-wire technique)推进输尿管镜。具体方法是先将一细导丝通过输尿管镜插入输尿管内,然后退出输尿管镜,再沿该导丝插入输尿管镜,接近输尿管狭窄部位时,从输尿管镜工作通道内插入另一条导丝,两条导丝均需通过狭窄部位,旋转输尿管镜,使输尿管镜位于两导丝之间,并使两导丝彼此间呈 180°并排,此方法可轻微扩张并拉直输尿管,使得输尿管镜易于通过狭窄处。如“双导丝”法无效,则退出输尿管镜,将输尿管气囊导管插至狭窄处,在 X 线电视监视下,调整气囊位置扩张输尿管狭窄段,这样输尿管镜可较容易通过狭窄段输尿管,如扩张后输尿管镜仍不能通过,可切开狭窄段或改用细输尿管硬镜或软镜。

输尿管镜向上推进过程中经常会遇到输尿管扭曲的情况,大多可通过旋转或前后移动镜体、调整方向而通过扭曲的输尿管。如无效,可从输尿管镜工作通道插入输尿管导管或斑马导丝,在其引导下进镜,或将病人改为头低臀高位,使肾脏向膈肌伸展移位,从而使扭曲的输尿管伸直。

三、输尿管镜检术

【适应证】

1. 输尿管镜检的适应证

(1) X 线顺行或逆行造影示肾盂输尿管充盈缺损或梗阻;

(2) 原因不明的上尿路单侧肉眼血尿;

(3) 上尿路单侧尿液细胞学检查阳性;

(4) 上尿路移行细胞癌腔内治疗的随访;

(5) 上尿路阴性结石;

(6) 上尿路狭窄或梗阻;

(7) 先天性输尿管瓣膜症。

2. 用于治疗目的的输尿管镜适应证

(1) 上尿路结石的治疗,特别是输尿管中下段结石;

(2) 输尿管插管(引流梗阻、上尿路漏尿等);

(3) 输尿管狭窄切开;

(4) 局部低分级、低分期肿瘤的腔内切除;

(5) 上尿路异物的取出。

【禁忌证】

1. 除严重出血性疾病或不能耐受手术和麻醉者,无绝对禁忌证。尿道狭窄可先做尿道扩张或内切开;急性尿路感染应控制感染;前列腺中叶增生明显者可先行经尿道前列腺电切;严重骨盆和髋关节畸形不能取截石位者,可行输尿管软镜检查。

2. 有盆腔手术、放疗等病史或输尿管病变下方有明显狭窄以及膀胱挛缩患者,行输尿管镜检应慎重,因输尿管固定、狭窄、纤维化使输尿管镜插入困难,易造成输尿管穿孔,膀胱挛缩患者手术难度较大且易发生膀胱穿孔。

【麻醉和体位】

麻醉方法的选择应考虑患者性别、年龄、有无脊柱疾病，以及手术难易程度、手术时间长短和术者手术熟练程度等多种因素。一般选用骶管阻滞、蛛网膜下腔阻滞、硬膜外阻滞或全身麻醉等。某些女性病人，可在局麻下进行。笔者建议采用高、低两个不同穿刺部位的硬膜外阻滞或脊麻-硬膜外联合阻滞，不仅可使输尿管肌肉松弛满意，还可解决因一个穿刺点的硬膜外阻滞范围不足引起病人腰部胀痛不适等问题。

手术体位一般取截石位，完全截石位有利于拉直输尿管。也可采用 Motola 等报道的改良截石位(图 28-2-17)，即健侧下肢抬高，患侧下肢下垂，使远端输尿管前移，有利于输尿管镜操作。该体位使骨盆向患侧倾斜，输尿管镜进入输尿管口的角度由锐角变为钝角，使镜体与输尿管成为一条直线而使插入更容易，而且患者健侧髋部充分外展后，术者可在抬高的下肢下方自由操作。

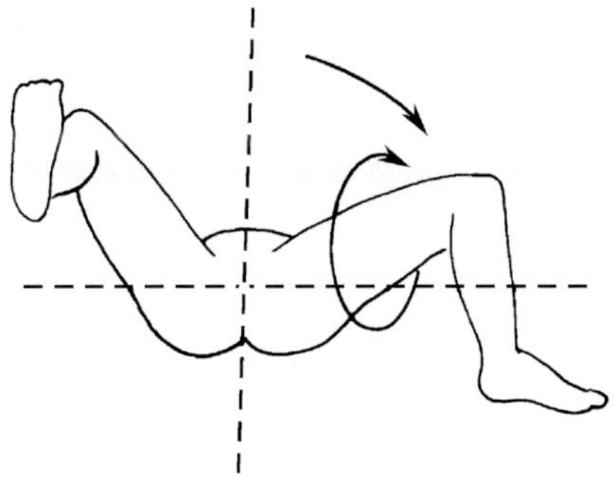

图 28-2-17　输尿管镜检体位

【输尿管镜检方法及步骤】

1. 输尿管硬镜检查术　应用输尿管硬镜检查肾盂、输尿管时，一般采用由下至上的观察方法，沿导丝向上缓慢进镜，观察输尿管管腔。当输尿管硬镜进入壁内段输尿管后，术者常有一定程度紧束感，穿过壁内段后可有突破感，随之可见黏膜光滑、管腔宽敞的输尿管。这是输尿管镜通过壁内段输尿管的重要标志。在输尿管跨过髂血管时，其走行变化最大，呈 S 形弯曲(界曲)，常常向外上方走行，须将镜尾下压、前端向外上方抬高，才可发现管腔；此时应抬高镜端，方可看清输尿管腔，同时也能看见到该处输尿管后壁出现脉冲式搏动，这是输尿管镜通过第二生理性狭窄的重要标志。输尿管镜进入输尿管上段时，可观察到输尿管随呼吸的移动。吸气时输尿管随肾脏下移，而出现成角；呼气时输尿管伸直，利于输尿管镜的推进。镜端抵达肾盂输尿管连接部时，可见到该处黏膜呈环状隆起及环形缩窄，输尿管常呈一定角度弯曲(肾曲)，由外向内后方转入肾盂，这也是输尿管镜进入肾盂的重要标志。

进入肾盂后可观察到肾上盏，观察中下组肾盏宜用 70°观察镜。输尿管硬镜不能观察到所有肾盏，特别是下组和后组肾盏。观察输尿管有无结石、狭窄、梗阻及其范围和程度，输尿管肾盂黏膜色泽，有无充血水肿、脓苔、出血、溃疡以及新生物等。发现新生物，应做活检，活检应在第一次插入输尿管镜时进行，若先做全段输尿管检查再做活检，当镜鞘插入或退出时则可能损伤肿瘤病灶。钳取的活检组织很小，应及时固定保存送检。为防止钳取的肿瘤组织在通过镜鞘时丢失，可将活检钳连同镜鞘一并取出。

2. 输尿管软镜检查术　输尿管软镜设计及制造工艺的改进，其视野和光亮度得到很大改善，加之软镜可弯曲，能同时观察和处理各个肾盏疾病，理论上讲可广泛应用于上尿路疾病的诊断和治疗。但输尿管软镜的操作比较复杂，需要较长时间训练才能熟练掌握，而且其管腔较细，当上尿路有出血时，不能快速冲洗而缺乏清晰的视野，影响操作。由于输尿管软镜造价较高，使用寿命较短，还需要一些特殊的设备如 C 形臂 X 线机、各种扩张导管等，从而限制了软镜在临床中的广泛使用。

【输尿管软镜插入方法】

输尿管软镜视野较小，容易弯曲，定向困难，易在膀胱内打圈，很难直接插入输尿管，故常通过导丝引导进镜或应用扩张器扩张输尿管后进镜。方法是先行膀胱镜或输尿管硬镜检查，观察输尿管口位置和形状，了解有无狭窄，是否可进行软镜操作。然后应用气囊输尿管导管或 Teflon 扩张器扩张输尿管口和壁间段。

1. 导丝引导下进镜　膀胱镜或输尿管硬镜直视下将金属导丝插入输尿管(图 28-2-18)，导丝要尽量超越病变部位。将输尿管软镜工作通道套入导丝，通过导丝引导把输尿管软镜从尿道置入膀胱和输尿管口，用输尿管镜液压泵灌注(一般不超过 100mmHg)充水张开输尿管口，沿导丝将输尿管软镜插入输尿管(图 28-2-19)。术者左手握持输尿管软镜体部送镜进入输尿管，右手控制操作杆调节方向使视野清晰，助手固定导丝。通常情况下，输尿管壁间段在输尿管软镜的视野中较难看清，但如果已进行了输尿管口扩

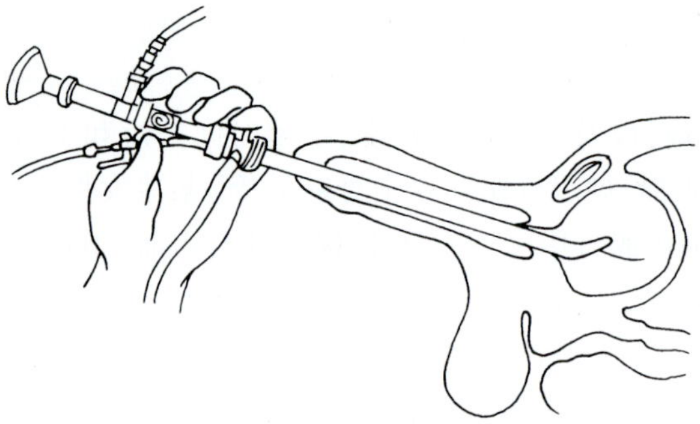

图 28-2-18　膀胱镜或输尿管硬镜直视下将导丝插入检查侧输尿管内

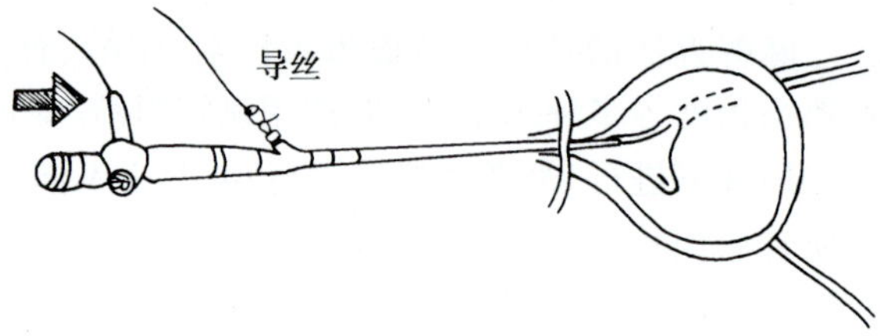

图 28-2-19　导丝引导插入输尿管软镜

张,再加上在输尿管镜液压泵加大的灌注下,只要沿着导丝逐步推进,输尿管软镜是不难通过输尿管壁内段的。当输尿管软镜通过壁内段后,视野会很清晰,能清楚地看到输尿管腔和导丝,沿着导丝推进到输尿管肾盂交界部。在从输尿管转入肾盂前,往往输尿管腔内有一个皱褶和成角,要小心顺应地进入,不要强行,以免造成穿孔,再逐渐向上推进至肾盂,观察肾盂和肾盏(图 28-2-20)。必要时还需要 C 形臂 X 线机的帮助,在监控下,指导输尿管软镜进入需检查的各个肾盏中(图 28-2-21)。

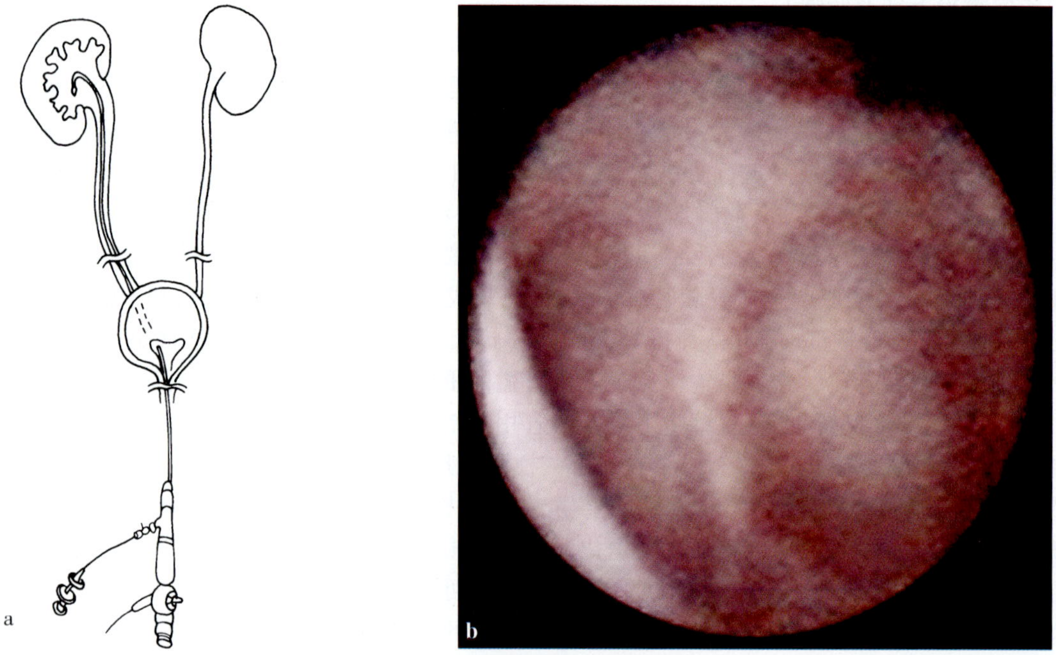

图 28-2-20　输尿管软镜观察肾盂肾盏

a. 输尿管软镜进入肾脏中下盏;b. 输尿管软镜下肾盏结构

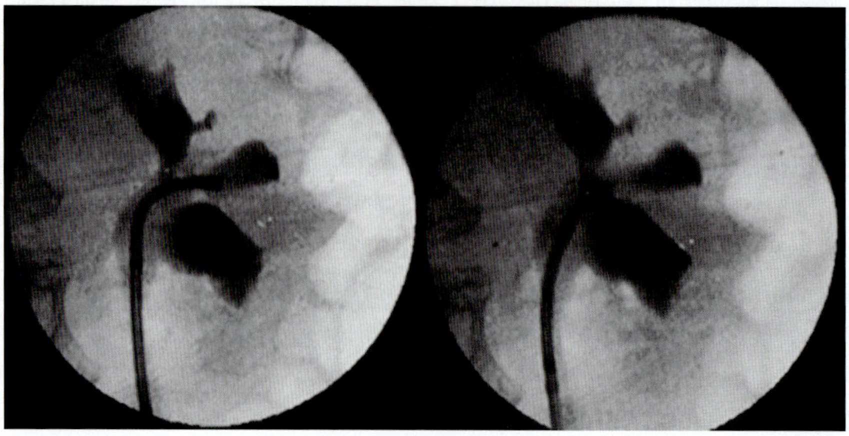

图 28-2-21　C 形臂 X 线机指导输尿管软镜进入各肾盏

2. 用带鞘的 Teflon 扩张器引导下进镜　通过膀胱镜插入导丝至检查侧输尿管，用 9F、10.5F，12F Teflon 扩张管，在 C 形臂 X 线机监控下依次进行输尿管壁扩张。最后将带鞘的 12F 或 14F Teflon 输尿管扩张管，沿导丝插入输尿管腔内，然后留下 Teflon 鞘管，输尿管软镜通过此鞘管可顺利进入输尿管腔内。余下的步骤如上述，在直视下沿着导丝逐步进入输尿管各段和肾盂肾盏内进行观察。

输尿管软镜视野较小，与硬镜相比不够清晰，在遇到出血时视野更不清，此时可加大输尿管液压灌注压力，或者采用注射器用力推入生理盐水，使视野清晰。检查完后，一般应留置输尿管导管引流，并留置导尿管做膀胱引流。

【术后处理】

同输尿管硬镜镜检术。

参考文献

1. 梅骅主编.泌尿外科手术学.第 2 版.北京：人民卫生出版社，1996，860-864
2. 那彦群主编.泌尿外科内腔镜诊治图谱.郑州：河南科学技术出版社，2001，62-65
3. 刘国礼主编.现代微创外科学.北京：科学出版社，2003，633-639
4. 韩见知，庄乾元主编.实用腔内泌尿外科学.广州：广东科学技术出版社，2001，171-178
5. 张旭主编.泌尿系内镜检查.北京：人民卫生出版社，2000，149-154
6. 覃展偶，谢晋良.输尿管镜在治疗中的应用体会.中国内镜杂志，1999，5(3)：58
7. 吴志坚，曹阳，卢昭旺，等.输尿管镜腔内手术中的困难与对策.中国内镜杂志，2002，8(3)：94-95
8. Su LM，Sosa RE.Ureteroscopy and retrograde ureteral access.In：Walsh PC，Retik AB，Vaughan ED Jr，Wein AJ，eds.Campbell's Urology，8th ed.Philadelphia：Saunders，2002，3306-3319
9. Young HH，McKay RW.Congenital valvular obstruction of the prostatic urethra.Surg Gynecol Obstet，1929，48：509
10. Goodman TM.Ureteroscopy with pediatric cystoscope in adults.Urology，1977，9：394
11. Blute ML，Segura JW，Patterson DE.Ureteroscopy.J Urol，1988，139：510
12. Morales PA，Al-Askari S，Hotchkiss RS.Ileal replacement of the ureter.J Urol，1959，82：304
13. Menezes P，Dickinson A，Timoney AG.Flexible ureterorenoscopy for the treatment of refractory upper urinary tract stones.Br J Urol，1999，84：257-260
14. Razdan S，Silberstein IK，Bagley DH.Ureteroscopic endoureterotomy.BJU Int，2005，95(suppl 2)：94-101
15. Mardis HK，Kroeger RM，Morton JJ，et al.Comparative evaluation of materials used for internal ureteral stents.J Endourol，1993，7：105
16. Abdel-Razzak OM，Bagley DH.Clinical experience with flexible ureteropyeloscopy.J Urol，1992，148：1788

第三节　输尿管镜碎石取石术

ureteroscopic lithotripsy

【吴开俊】

1980 年 Perez-Castro 制造了第一条直径为 11F 的输尿管硬镜，并用此镜治疗输尿管结石，效果满意，从此输尿管镜治疗输尿管结石在全世界得到广泛开展和应用。1989 年 Lyon 在第七届国际腔内泌尿外科和体外冲击波碎石会议上，总结了 600 例输尿管镜取石术的经验，对于输尿管中下段结石，其成功率可达到 96%。近年来，随着输尿管镜及碎石设备的不断改进和完善，目前输尿管镜已广泛应用于输尿管结石的治疗。

一、输尿管镜直视下套石术

【手术适应证】

1. 结石较小(0.8cm 以下)，形状规则，表面光滑。
2. 结石与输尿管壁间段尚存间隙，套石篮能通过。
3. 结石周围无输尿管息肉包裹。

【麻醉与体位】

硬膜外阻滞或蛛网膜下腔阻滞,截石位。

【手术步骤】

输尿管镜可通过膀胱镜鞘进入或不需膀胱镜鞘下直接通过尿道进入。进入膀胱后先观察输尿管口,找到输尿管口后,第一步在输尿管镜直视下插入导丝于输尿管内,在C形臂X线机监控下,尽量将导丝通过结石,置于输尿管近侧部;第二步用5F的输尿管导管,套入导丝,经输尿管镜工作通道沿着导丝进入输尿管,并通过结石进入输尿管近侧部(图28-3-1),接着将导丝退出,留下导管,此时会见到导管末端有尿液流出;第三步将吴氏可卸性扁平丝取石网篮从导管远侧末端送入,直插上并稍超出导管的近侧端部,网篮将自然会在输尿管近侧部即结石近侧部以上张开(图28-3-2);第四步因吴氏网篮联结的是一条导丝,退出5F输尿管导管后,输尿管镜实际上就可以在导丝引导下进镜。进镜技巧如前所述,在输尿管液压泵高压灌注下,输尿管镜较易进入输尿管内,并能顺利到达结石处(图28-3-3)。由于高压灌注,结石常被冲到原处,向输尿管近侧部移动,因为网篮已张开在近侧端,加上网篮联结的导丝阻挠,术者无需担心结石会冲入肾内,相.结石容易落入网中,使得套石变得容易,安全,成功率高。

如果上述第一步中导丝不能在C形臂X线机监控下通过结石,说明结石与输尿管壁相嵌较为紧密,此时不宜强行将导丝通过结石,应留下导丝后,将输尿管镜套入导丝中,然后沿着导丝进镜,至见到结石时,可在输尿管镜直视下,将导丝沿着结石与输尿管壁的裂隙通过结石至输尿管近侧部,然后套石的步骤与上述相同。若结石不大,直接应用套石篮或三爪钳进行套取(图28-3-4)。结石取出后,放置单J管或普通输尿管导管引流。如在套石过程中,损伤了输尿管壁,则应留置双J管内引流。

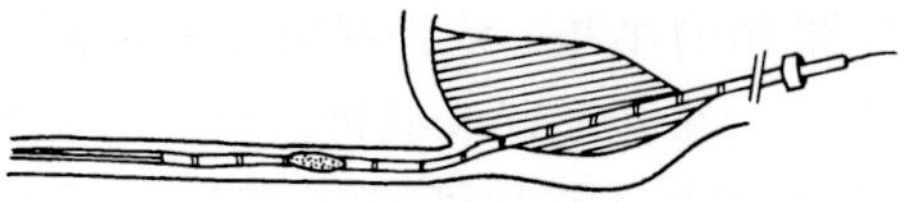

图 28-3-1 5F输尿管导管经输尿管镜工作通道沿导丝进入输尿管,并通过结石进入输尿管近侧部

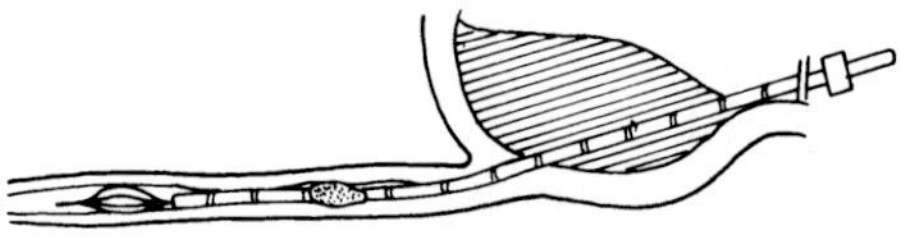

图 28-3-2 吴氏网篮直插上并稍超出导管的近侧端部,网篮将自然会在输尿管近侧部即结石的近侧部以上张开

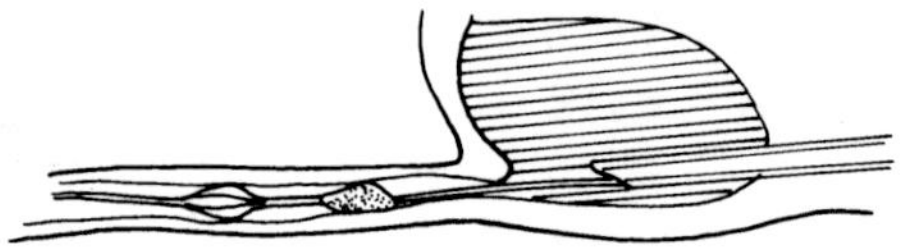

图 28-3-3 退出输尿管导管后,利用液压泵高压灌注套石

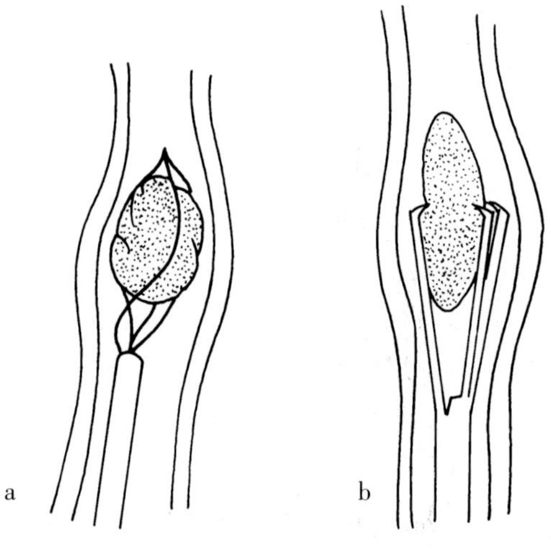

图 28-3-4 套石篮或三爪钳取石

a. 三爪钳取石;b. 套石篮取石

二、输尿管镜直视下碎石术

【手术适应证】

1. 结石大于0.8cm,形状不规则。
2. 结石与输尿管壁间相嵌较紧密,导丝不能通过。
3. 结石周围被输尿管息肉包裹。
4. 体外冲击波后形成的长石街。

【麻醉与体位】

硬膜外阻滞或蛛网膜下腔阻滞,截石位。

【手术步骤】

1. 由于目前使用的输尿管硬镜,外径较细(7F、9.5F、10.5F),因此,对输尿管口和输尿管壁的扩张,仅借助输尿管液压灌注泵，大多数病例都能直接进镜。进入膀胱后先行观察输尿管口，寻找输尿管口。对于初学者来说，因为输尿管镜本身视野比较小，需要一个认识过程。其技巧是：当将输尿管进入膀胱后，不要进得太深，而要将输尿管镜慢慢地向后拉出到膀胱颈处，先找到输尿管嵴，然后再顺着此嵴往左或右寻找。

2. 输尿管镜进镜技巧和方法参照本章第二节，进镜时应随时摆动和调节输尿管镜至能清楚地看到输尿管腔的角度，方可向前深入，如果输尿管过于成角或狭窄，输尿管镜进一步向前将成为困难，此时切不可强行推进。曾行输尿管切开手术的病人，往往在输尿管内留下收缩环，此时输尿管镜很难通过这个狭窄环。最好事先用输尿管气囊，将狭窄环扩张后，再用输尿管镜进入。如果输尿管镜不容易进入输尿管口，应先在输尿管镜直视下插入导丝于输尿管内，然后将输尿管镜套入此导丝内，并沿着导丝进入至输尿管口处，此时应将输尿管镜鸭样头部压下导丝，并挑起输尿管口的上唇，术者一面将输尿管镜向前推入，一面旋转90°~180°鸭样的长嘴向后，使输尿管镜进入输尿管内并沿后壁进入，这样便能顺利进入输尿管内，并且只要沿着导丝（在导丝的引导下）就能直上输尿管各部位。

3. 在输尿管内停留时间较长的输尿管结石，由于慢性刺激使其周围输尿管黏膜水肿、增生甚至炎症息肉形成。因此，当输尿管镜接近结石时，往往会被这类炎症水肿和增生的黏膜所掩盖，较难看到结石，术者应耐心地寻找，此时最好加大液压灌注泵压力，使这些黏膜被冲开，以便能看清结石。一旦输尿管镜下见到结石后，术者应观察结石周围的情况，假如结石较大又不规则，与周围黏膜紧密相连时，最好先行腔内碎石。目前多采用弹道或激光碎石，碎石效果好，而并发症大大减少。①采用激光碎石（图28-3-5）时，将激光纤维束通过输尿管镜工作通道直达结石处，然后触发激光进行碎石，这个击发的效果可以听到（当击到结石表面产生一种清脆的爆破声）。钬激光目前被认为是最理想的治疗输尿管结石的工具，因为其光纤纤细且有一定弯曲度，可通过细输尿管镜工作通道，随着大功率钬激光的推出，其碎石速度和效果都令人满意。②弹道碎石机（气压或电子弹道）碎石（图28-3-6）时，将探条直接与结石表面接触，采用单发或连续击发。术中只要术者牢握杆柄，一般不会造成人为机械性刺伤，此探条尖端产生的碎石能量也不会造成输尿管壁热损伤。

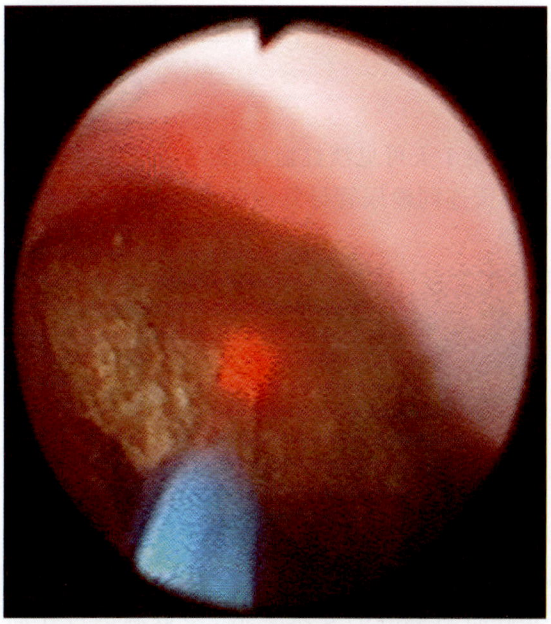

图 28-3-5　输尿管镜钬激光碎石

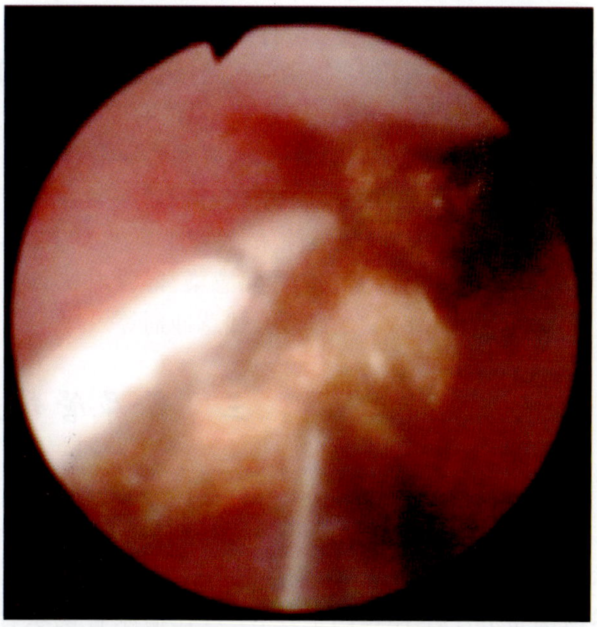

图 28-3-6　气压弹道碎石

过去曾采用超声波和液电碎石机行输尿管镜碎石，由于设备限制、操作不便及并发症较多，现已较少采用。如用超声波碎石时，先将超声波5F碎石探条，通过输尿管镜工作通道，在直视下抵达结石表面，最好置于结石中央，然后才击发超声波进行碎石。因为超声波碎石效果较慢，术者需要耐心。另外，切记不要将探头置于与输尿管黏膜一起的地方，否则会因探头产生的热效应损害输尿管壁造成穿孔。当使用液电碎石机时，要特别小心，因为其容易引起输尿管壁穿孔，现已基本不用于输尿管结石。

4. 结石击碎后，除非碎石块非常小，一般情况都需要用取石钳，将小的结石块取出(图 28-3-7)。如果结石在输尿管上段，并且结石较大而不能往下取出，最好还是将结石推入肾内，然后用体外冲击波碎石或采用经皮肾输尿管镜取出。

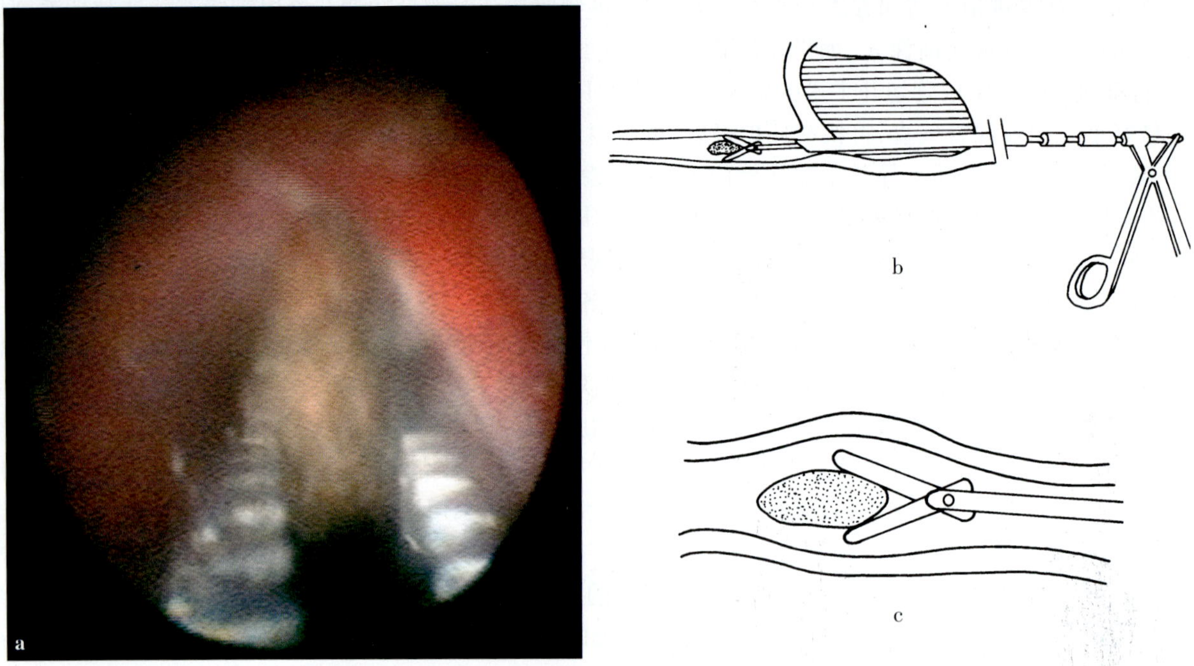

图 28-3-7　取石钳取石

5. 如碎石和取石过程对输尿管壁干扰不大，结石取出后则只需在输尿管内放置输尿管导管做外引流。若碎石取石时间稍长，结石在输尿管停留时间长，结石周围输尿管壁水肿，炎症息肉存在，或者术中估计对输尿管壁损害较大时，则应在输尿管内放置双 J 管做内引流。

【术后处理】

1. 术后注意导尿管引流通畅，并观察尿液色泽，一般术后第 1 天可见淡红血尿，2~3 天后则会转清。

2. 留置外支架管引流的病人，导尿管一般在术后第 2、3 天连同输尿管导管拔除。留置双 J 管内引流者，一般在术后第 2、3 天拔除尿管，双 J 管在术后 2~4 周拔除。

3. 术后应用抗生素预防尿路感染，留置内支架者口服抗生素直至拔除双 J 管。

4. 鼓励病人多饮水，或服金钱草冲剂等。

三、输尿管镜其他碎石技术

【5F、6F 输尿管镜直视下碎石术】

由于输尿管腔相对狭小，小口径输尿管镜配合激光碎石机直视下碎石取石术，有明显的优势，且术后可以不留置内支架，免除拔除内支架管时的痛苦，但术后应留置外支架管 2~3 天。手术适应证、术前准备和手术体位同上述，小口径输尿管镜联合激光碎石对麻醉的要求更低，多数病例可在局麻或静脉麻醉下进行，手术时不需要扩张输尿管口，不需要特殊的进镜技巧。因目前的取石器械大多不能通过小口径输尿管镜的工作通道，所以结石应尽量碎成较小的碎片。结石较大时，手术时间可能较长。

【输尿管镜螺旋锥状网篮直视下套石术】

螺旋锥状网篮类似于吴氏网篮，但制作工艺更高，费用更贵。主要目的是避免碎石时结石上移。手术方法基本同输尿管镜直视下套石术，只不过导管跨过结石后，固定导管，继续推进导丝，导丝在结石近端呈螺旋锥状打开，套住结石(图 28-3-8)。碎石取石过程中，结石不上移。

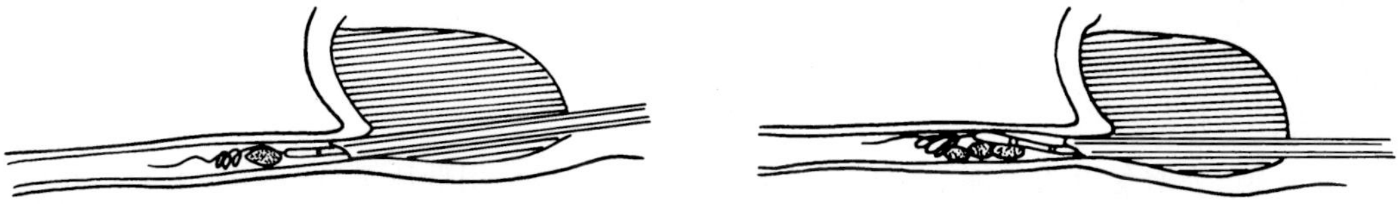

a　　　　　　　　　　b

图 28-3-8　螺旋锥状网篮套石

参考文献

1. 梅骅主编.泌尿外科手术学.第 2 版.北京:人民卫生出版社,1996,864-869
2. 郭应禄主编.泌尿外科内镜诊断治疗学.北京:人民卫生出版社,2004,112-114
3. 李逊,何朝辉,曾国华,等.上尿路结石的现代治疗方法的探讨(附 5 178 例报告).临床泌尿外科杂志,2004,19(6):325-327
4. 孙颖浩,王林辉,钱松溪,等.输尿管镜下气压弹道碎石术治疗泌尿系结石.中华泌尿外科杂志,1999,20:222-224
5. 王平,刘屹立,王侠,等.复杂上尿路结石手术中输尿管镜技术的应用.中华泌尿外科杂志,2001,22(3):179
6. 何乐业,曾青,钟狂飚,等.经输尿管镜治疗输尿管结石的临床体会.中国内镜杂志,2003,9(12):30-32
7. Su LM,Sosa RE.Ureteroscopy And Retrograde Ureteral Access.In:Walsh PC,Retik AB,Vaughan ED Jr,Wein AJ,eds.Campbell's Urology,8th ed.Philadelphia:Saunders,2002,3306-3319
8. Pearle MS,Lingeman JE,Leveillee R,et al.Prospective,randomized trial comparing shock wave lithotripsy and ureteroscopy for lower pole caliceal calculi 1cm or less.J Urol,2005,173(6):2005-2009
9. Auge BK,Preminger GM.Surgical management of urolithiasis.Endocrinol Metab Clin North Am,2002,31(4):1065-1082
10. Yaycioglu O,Guvel S,Kilinc F,et al.Results with 7.5F versus 10F rigid ureteroscopes in treatment of ureteral calculi.Urology,2004,64(4):643-646;discussion,646-647
11. Puppo P,Ricciotti G,Bozzo W,et al.Primary endoscopic treatment of ureteric calculi.A review of 378 cases.Eur Urol,1999,36(1):48-52
12. Pearle MS,Nadler R,Bercowsky E,et al.Prospective randomized trial comparing shock wave lithotripsy and ureteroscopy for management of distal ureteral calculi.J Urol,2001,166(4):1255-1260

第四节　输尿管镜技术治疗其他疾病

treatment of other related ureteral diseases with ureteroscopy

【吴开俊】

随着输尿管镜制造技术的改进和各种相应配套设备的不断出现和完善,以及术者经验的积累和技术的进步,输尿管镜技术不仅可应用于上尿路疾病的诊断和输尿管结石的治疗,还逐渐用于输尿管其他疾病如输尿管上皮性肿瘤、输尿管狭窄或肾盂输尿管连接部狭窄(UPJO)等的治疗。

一、输尿管镜治疗输尿管上皮性肿瘤

输尿管上皮性肿瘤相对少见,传统手术方法是肾、输尿管全切。但对于孤立肾或对侧肾功能不全以及分化较好、分期较低的上尿路移行细胞癌患者,也可采取腔内治疗,即在输尿管镜直视下行电灼、电切或激光切除。

【适应证】

1. 乳头状瘤或低分级低分期的上尿路移行细胞癌($G_{1\sim2}$ 级,$Ta\sim T_1$ 期)。
2. 孤立肾、肾功能不全需保留肾脏或双侧上尿路肿瘤。
3. 高龄或体质差、不能耐受根治性手术者。

【术前准备】

常规行尿脱落细胞学检查和静脉尿路造影,必要时逆行肾盂输尿管造影、输尿管镜检或 CT 等检查。

【麻醉和体位】

同输尿管镜碎石术。

【手术方法】

置入输尿管镜。为避免返流可能引起的肿瘤种植，术中最好采用低压灌注($<40cmH_2O$)，并应用利尿药以减少肾静脉、肾淋巴管和肾小管冲洗液返流。输尿管中下段肿瘤，位置相对固定、活动性小且管壁较厚，镜下切除肿瘤相对容易。切除方法可采用肿瘤组织电灼、电切和激光切除。

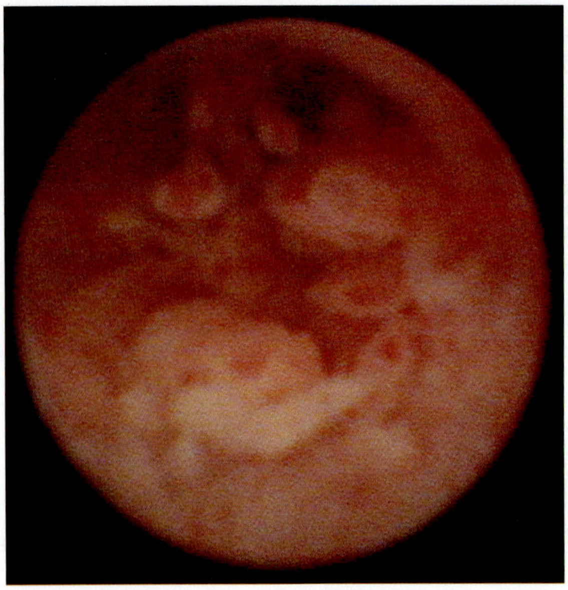

图 28-4-1 表浅输尿管肿瘤

1. 输尿管镜肿瘤电灼、电切 采用葡萄糖溶液或蒸馏水作为灌洗液。位置浅表体积较小的肿瘤或带蒂的肿瘤(图 28-4-1)，可单纯电灼治疗。电灼范围为肿瘤基底部及其周围 2mm 的输尿管黏膜。如不适于电灼，则可应用输尿管电切镜予以切除。电切环应从肿瘤的远侧基底部开始，将镜鞘固定于肿瘤下方，伸出电切环使其超过肿瘤上界，钩起部分肿瘤，平行移动电切环切除肿瘤(图 28-4-2)，切割方法类似膀胱肿瘤电切。电切环伸过肿瘤后应让肿瘤形态复原后再开始电切，以确保只切除肿瘤组织而不损伤邻近输尿管壁，每次不要切割太深，以免切穿输尿管和损伤邻近器官，但必须切割至肌层。切除肿瘤后，再用电切环轻轻电凝肿瘤基底部和出血点彻底止血。证实无输尿管损伤及尿外渗后置双 J 管引流。

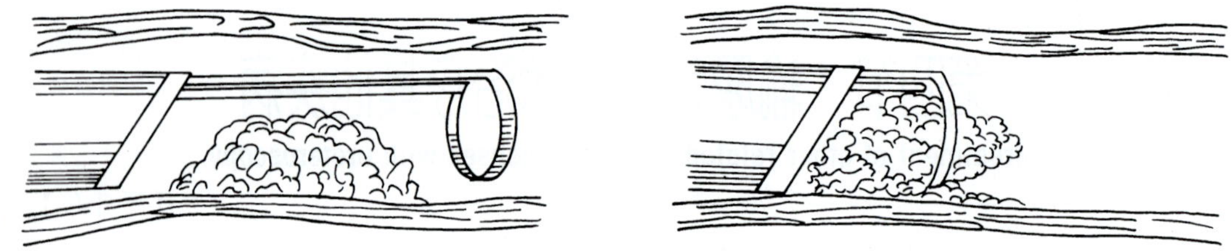

图 28-4-2 输尿管镜肿瘤电切

2. 输尿管镜肿瘤激光切除 输尿管浅表肿瘤也可在输尿管镜直视下应用激光予以切除(图 28-4-3)，激光切除肿瘤由于其良好的止血效果而在术中很少发生出血。激光切除肿瘤范围和方法基本同输尿管镜电切，因激光光纤较细，可在细输尿管硬镜或软镜下操作，切除方法是顺输尿管长轴平行切除肿瘤，切除深度也要到达肌层(图 28-4-4)。激光也可用于输尿管软镜切除肾盂或肾盏肿瘤，由于光纤弯曲度不能太大，所以下盏肿瘤难以切除。

【术后处理】

1. 放置内支架引流，4~12 周后拔除，预防输尿管狭窄。术后持续导尿以防止膀胱输尿管返流，1 周左右可拔除尿管。

2. 术后早期宜行患侧肾盂输尿管灌注，方法是经膀胱镜插入输尿管导管，往肾盂输尿管内灌注丝裂霉素、卡介苗。

3. 术后每 3 个月行脱落细胞学和膀胱镜检，每 6 个月行逆行肾盂造影或输尿管镜检。

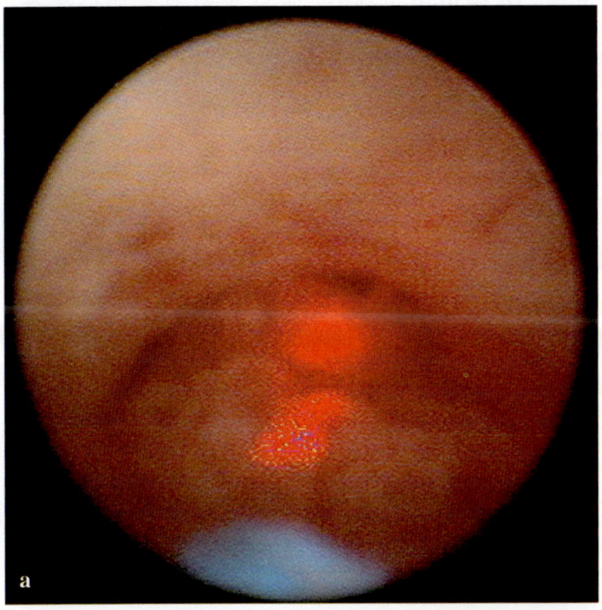

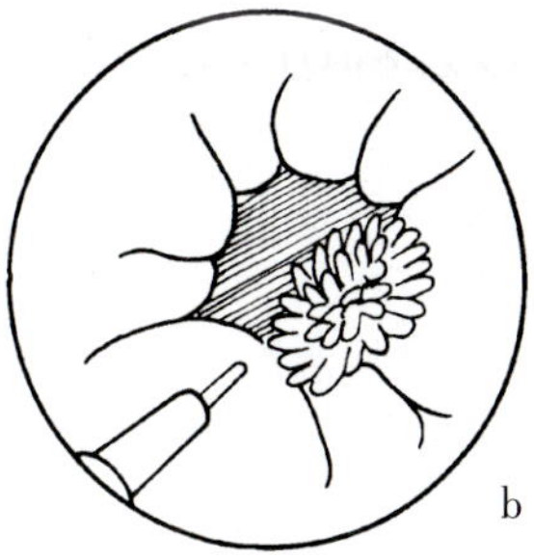

图 28-4-3　激光切除输尿管肿瘤

a. 激光切除输尿管肿瘤；b. 激光切除输尿管肿瘤示意图

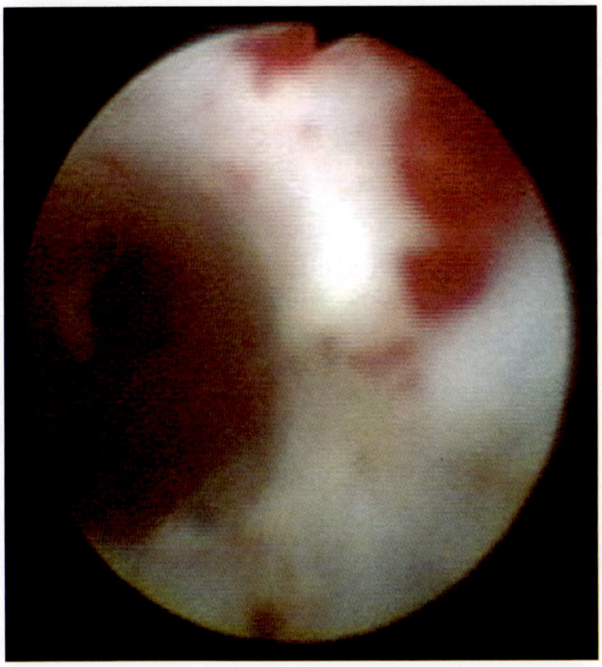

图 28-4-4　输尿管肿瘤切除至肌层

二、输尿管镜治疗输尿管狭窄或闭锁

输尿管狭窄过去多采用开放手术治疗,即狭窄段切除和输尿管吻合术。近年来随着腔内技术的广泛开展和普及,腔内手术治疗输尿管狭窄日益增多,其方法包括:输尿管气囊扩张和输尿管镜内切开等。气囊扩张是用特制的气囊置入狭窄部位,气囊注气或注射造影剂后扩张狭窄段以达到治疗目的。Punekar 等报道应用气囊扩张治疗输尿管良性狭窄患者,其成功率约 69%。1986 年 Inglis 和 Tolley 首先报道应用输尿管镜内切开术治疗输尿管狭窄取得成功,其后陆续有许多成功病例报道。1993 年,一种 Acucise 切割气囊导管(acucise cutting balloon cather)应用于临床,在 X 线透视下,将细切割导丝沿气囊管插入,可准确切割输尿管狭窄处。2005 年 Razdan 比较了 50 例采用输尿管镜技术治疗输尿管狭窄或闭锁的患者, 其中8

例输尿管完全闭锁,行输尿管镜手术治疗后再通;10 例出现再狭窄,通过放置双支架后治愈;7 例输尿管镜手术治疗失败的患者均为狭窄段长度大于 2cm。结果表明输尿管镜手术治疗输尿管狭窄总有效率约 74%。

【适应证】

输尿管良性狭窄长度小于 2cm 或输尿管膜状闭锁。

【禁忌证】

1. 输尿管外在压迫引起的狭窄,如迷走血管、腹膜后纤维化、盆腔放疗或输尿管附近肿瘤浸润等。

2. 狭窄长度超过 2cm 时,因缺乏血供,肌层难以再生,切开后不能恢复狭窄段的蠕动功能以及切开困难,不宜选择腔内手术治疗。

3. 输尿管管腔完全闭锁,因导丝不能通过,手术失败率较高,选择腔内治疗应慎重。

4. 患侧肾脏功能残存小于 15%。

【术前准备】

术前行逆行输尿管造影,了解输尿管狭窄部位、程度及长度。逆行输尿管造影最好在术前当天进行,避免逆行造影引起感染发热或肾积脓。

【麻醉和体位】

同输尿管镜碎石术。

【手术方法】

在斑马导丝或输尿管导管引导下插入输尿管镜,直视下将输尿管镜向前推进到狭窄部位,观察狭窄段情况。视具体情况可采用输尿管硬镜镜体直接扩张、气囊扩张和内切开等方法,后者包括使用冷刀、电刀或激光切开等。

1. 输尿管硬镜镜体直接扩张法　一般适合于输尿管狭窄程度较轻和狭窄段较短的患者。方法:将粗输尿管硬镜插入患侧输尿管,至狭窄部位时见输尿管管腔变细,缺乏弹性,进镜有紧束感。这时可先将导丝通过狭窄部,若导丝通过困难,可采用硬膜外导管反复试插,使之通过狭窄部位,然后再引导输尿管硬镜通过,扩张狭窄段。将输尿管镜留在狭窄部位约 5 分钟,再缓慢退出输尿管镜。如管腔太窄或狭窄段较长时,不应强行多次扩张,以免输尿管黏膜撕脱或撕裂,此时应选择内切开治疗。

2. 气囊导管扩张法　对输尿管狭窄程度较轻而不适合输尿管镜体扩张的患者,可行气囊导管扩张治疗,成功率较高。先将斑马导丝插入患侧输尿管,再沿导丝将不透 X 线标记的气囊导管放置于狭窄部位,往气囊内注入造影剂,X 线定位下使狭窄段位于气囊中部,加压使狭窄段完全扩张(图 28-4-5)。压力控制在 2~5 个大气压,持续时间约 3 分钟,抽空气囊,再用输尿管镜观察。如仍觉阻力大,可重复以上扩张过程,直至输尿管镜可通过狭窄段。术中采用压力监测注射器,可有效防止气囊内压力过高而导致气囊破裂损伤输尿管。气囊扩张仅仅适用于狭窄长度较短的膜状狭窄,狭窄长度较长时极易回缩,效果不理想。输尿管狭窄也可采用 Acucise 切割气囊导管进行切割,但费用较高。

输尿管气囊导管扩张术中应注意固定气囊导管,防止扩张过程中气囊移位,缓慢增加气囊内压,气囊内压力不宜过高,扩张时间不宜太长。输尿管气囊导管扩张法对于输尿管轻度狭窄患者具有安全、有效、对输尿管损伤少的优点,临床应用较多。

3. 内切开法　直视下采用冷刀、电刀和激光将输尿管全层切开(图 28-4-6),切开深度以看见输尿管周围脂肪为宜。输尿管不同部位的狭窄切开部位不同,输尿管上段应在外侧切开,跨过髂血管处应在内前方切开外侧方或前外侧切开,避开输尿管壁后方的髂血管,以免损伤。壁内段应在 6 点处切开,髂血管以下输尿管在后外侧切开。内切开后应放置 7~9F 双 J 管 6~8 周。笔者认为放置两条 4.5F 双 J 管更好,因为两条管有空隙,易于引流尿液,保持通畅。

用腔内治疗输尿管闭锁应注意适应证,狭窄段较长不适合腔内治疗,一般用于膜状闭锁,最好在 X 线监视下,自上经皮肾通道及自下逆行切开同时进行比较安全。

【术后处理】

1. 留置 7~9F 双 J 管 6~8 周。

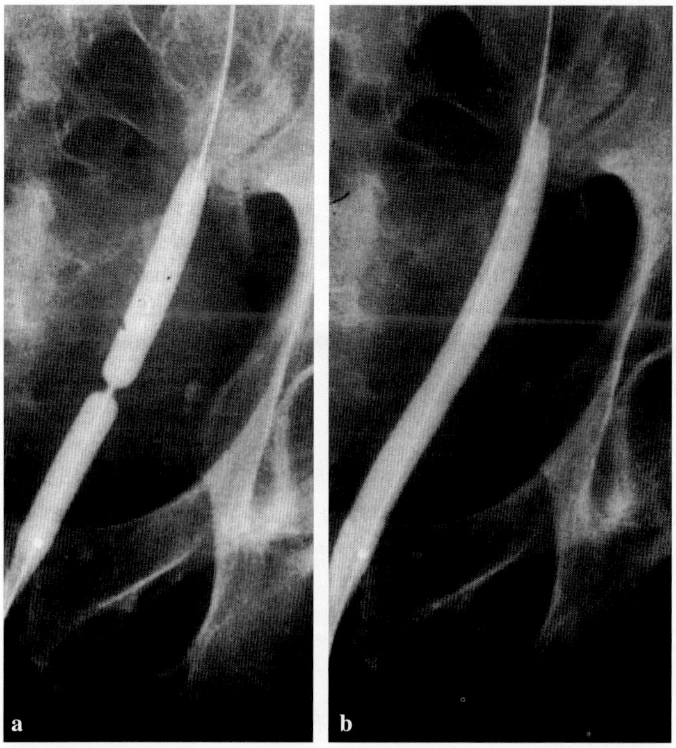

图 28-4-5　输尿管狭窄气囊导管扩张

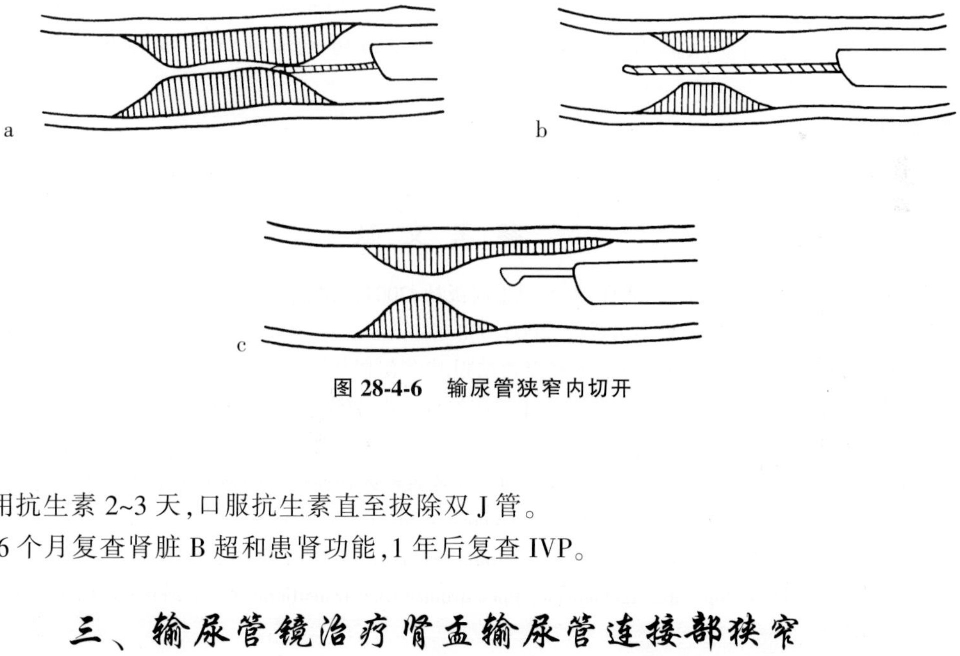

图 28-4-6　输尿管狭窄内切开

2. 术后应用抗生素 2~3 天，口服抗生素直至拔除双 J 管。

3. 术后 3~6 个月复查肾脏 B 超和患肾功能，1 年后复查 IVP。

三、输尿管镜治疗肾盂输尿管连接部狭窄

当今腹腔镜肾盂成形术已成为治疗肾盂输尿管连接部狭窄（ureteropelvic junction obstruction，UPJO）的最佳治疗方法。腹腔镜肾盂成形术已具有与开放手术相近的成功率，但对于肾盂成形术失败的患者，再次行肾盂成形术，则因广泛粘连使手术难度增加，手术创伤加大及并发症发生率增多，病人难以接受。此时可考虑行输尿管镜治疗。1998 年 Giddens 和 Grasso 报道了输尿管镜钬激光肾盂切开术治疗 UPJO 取得成功。输尿管镜肾盂切开术具有手术时间短、创伤小及住院时间短等优点，文献报道其手术成功率为 79%~94%。

【适应证】

1. 肾盂输尿管连接部狭窄,范围小于 2cm。

2. 肾盂成形术失败,即术后再发狭窄。

3. 有梗阻症状,进行性肾功能损害。

【禁忌证】

1. 狭窄段大于 2cm,因缺乏血供及肌层难于再生,即使切开后也不能恢复狭窄段的蠕动功能。

2. 患侧肾功能残存小于 15%。

3. 急性尿路感染。

4. 巨大肾盂积水。

5. 迷走血管压迫及外源性的 UPJO。

【术前准备】

近期内的静脉尿路造影(IVU)及逆行尿路造影,结合二者了解狭窄程度(是否能让输尿管支架管通过)、部位及长度,必要时可加做 CTU、磁共振尿路成像(MRU)检查了解狭窄与周围组织关系,排除迷走血管压迫或外源性 UPJO。双肾发射体层成像(ECT),了解患侧肾功能情况。

【麻醉和体位】

同输尿管镜碎石术。

【手术方法】

1. 冷刀内切开　将输尿管镜插入到肾盂输尿管连接部,观察有无血管搏动。将金属导丝通过狭窄部进入肾盂内,用专门的输尿管镜内切开刀将肾盂输尿管连接部外侧狭窄环予以切开,借助镜体移动逐一切开狭窄环,方法同输尿管狭窄内切开。切开输尿管壁全层,切开深度以能看见输尿管周围脂肪为宜。为使手术视野清晰,切开时应加大灌注压。如切开困难,可先行气囊扩张。

2. 激光内切开　多采用钬激光进行切割。将输尿管硬镜或软镜插入到肾盂输尿管交界处,观察有无血管搏动,如无搏动,则在其侧方予以切割,切割深度以可见输尿管周围脂肪为宜,切开长度应超过狭窄段。

【术后处理】

同输尿管狭窄内切开术。

参 考 文 献

1. 郭应禄主编.泌尿外科内镜诊断治疗学.北京:人民卫生出版社,2004,114-116
2. 刘国礼主编.现代微创外科学.北京:科学出版社,2003,638-639
3. 洪宝发,李炎唐.输尿管肾盂镜诊断和治疗上尿路充盈缺损.中华泌尿外科杂志,1995,16:456
4. 钟东亮,吴开俊.上尿路移行上皮癌的腔镜治疗.临床泌尿外科杂志,2002,17(12):693-696
5. 吴开俊,李逊,单炽昌,等.腔内泌尿外科技术治疗输尿管狭窄(附 182 例报告).中华泌尿外科杂志,2000,21:612-614
6. 刘冠炤,李逊,袁坚,等.顺行和逆行输尿管镜联合会师治疗肾盂输尿管连接部闭锁.临床泌尿外科杂志,2004,19(1):1-4
7. Sagalowsky AI,Jarrett TW.Management of Urothelial Tumors of the Renal Pelvis and Ureter.In:Walsh PC,Retik AB,Vaughan ED Jr,Wein AJ ,eds.Campbell's Urology.8th ed.Philadelphia:Saunders,2002,2845-2875
8. Johnson GB,Grasso M.Ureteroscopic management of upper urinary tract transitional cell carcinoma.Curr Opin Urol,2005,15(2):89-93
9. Wolf JS Jr,Elashry OM,Clayman RV.Long-term results of endoureterotomy for benign ureteral and ureteroenteric strictures.J Urol,1997,158:759-764
10. Andersen JR,Kristensen JK.Ureteroscopic management of transitional cell tumors.Scand J Urol Nephrol,1994,28(2):153-157
11. Chen GL,Bagley DH.Ureteroscopic surgery for upper tract transitional-cell carcinoma:complications and management.J Endourol,2001,15(4):399-404; discussion,409
12. Palou J,Salvador J,Millan F,et al.Management of superficial transitional cell carcinoma in the intramural ureter:what to do?J Urol,2000,163:744-747
13. Conlin MJ.Results of selective management of ureteropelvic junction obstruction.J Endourol,2002,16(4):233-236

14. Mendez-Torres FR, Urena R, Thomas R. Retrograde ureteroscopic endopyelotomy. Urol Clin North Am, 2004, 31(1):99-106
15. Soulie M, Salomon L, Patard JJ, et al. Extraperitoneal laparoscopic pyeloplasty: a multicenter study of 55 procedures. J Urol, 2001, 166:48-50
16. Tawfiek ER, Liu JB, Bagley DH. Ureteroscopic treatment of ureteropelvic junction obstruction. J Urol, 1998, 160:1643-1647
17. Renner C, Frede T, Seemann O, et al. Laser endopyelotomy: minimally invasive therapy of ureteropelvic junction stenosis. J Endourol, 1998, 12:537-544
18. Kourambas J, Delvecchio FC, Preminger GM. Low-power holmium laser for the management of urinary tract calculi, structures, and tumors. J Endourol, 2001, 15(5):529-532

第五节 纤维输尿管软镜钬激光碎石术治疗肾输尿管结石

Treatmlnt of upper urinary eract Calculi With Ho-YAG Caser Lithotriptor ehrough flexible ureteroscope

【孙颖浩】

【概述】

输尿管软镜是诊断和治疗上尿路疾病的重要工具,它大大地扩展了硬性输尿管镜的使用范围,能够使肾脏的充盈缺损性病变得到确诊,并且能够进行肾盏结石碎石术。1964 年 Marshall 将 9F 纤维光导输尿管镜通过尿道插入左侧输尿管 9cm,成功地观察到输尿管内的结石。20 世纪 70 年代,日本学者 Tagaki 等研制出了直径 6F、75cm 长的纤维光导肾盂输尿管镜,该镜子的头端有一 2.5cm 长并可调节角度的装置,在 X 线的辅助下能够进入肾盂进行观察。但由于当时的软性输尿管镜没有灌洗系统,视野小,光亮度差,插入困难,不能同时处理上尿路疾病等原因,软性输尿管镜一直未能在临床推广应用。

80 年代以来,随着医学光学和医学电子学的发展,软性输尿管镜在减小镜体的同时增大了工作通道的直径,视野和光亮度得到很大改善,并且开发了很多镜头偏转系统以及多种输尿管扩张器,特别是可剥离扩张导管的出现,使软性输尿管镜的插入变得非常简单,软性输尿管镜的应用日益增多。由于超声波、液电、弹道、激光等碎石器械的研制和投入临床应用,软性输尿管镜不但能诊断上尿路疾病,而且可以治疗某些上尿路疾病。钬激光是一种较新的多用途医用激光,是以稀有金属钬为激发介质的固态脉冲式激光,其光波可以经由氧化硅石英光纤传导,这种光纤是可曲性的,非常适合在内镜下进行治疗,大大拓展了纤维输尿管软镜的应用范围。

【适应证】

1. 输尿管结石,尤其是输尿管上段结石。
2. 1~2cm 的肾下盏结石。
3. 1cm 以下不适于体外冲击波碎石术(ESWL)的肾下盏结石。
4. 2cm 以下的肾盂、肾上盏、肾中盏结石。
5. 合并有输尿管硬镜不能通过的扭曲的输尿管、肾脏结石。
6. 输尿管结石合并肾脏结石。
7. ESWL 术后残余的肾脏结石。
8. 极度肥胖具有出血倾向的输尿管上段、肾脏结石。
9. 合并有肾盂肾盏充盈缺损需要行肾盂镜检的上尿路结石。

【禁忌证】

绝大部分为相对禁忌证。

1. 泌尿系急性感染期,术中冲洗压力易导致败血症等严重并发症。
2. 尿道、输尿管狭窄软输尿管镜不能插入。
3. 有放射治疗史,输尿管固定、纤维化使插管困难并易造成输尿管穿孔等并发症。

【术前准备】

按尿路结石的常规术前准备,术前需要行中段尿的细菌培养和药敏试验,如术前有明确的尿路感染史或者尿常规有白细胞,则术前需要预防性应用抗生素。

【麻醉和体位】

蛛网膜下腔阻滞联合连续硬膜外阻滞经济、实用。需要改变手术方式而延长手术时间时，连续硬膜外阻滞能提供麻醉效果的连续性。如患者自我控制呼吸差，可选用全麻，因为全麻时呼吸机辅助呼吸，可人为控制呼吸，进而控制患肾呼吸活动度，以利碎石操作。

病人体位一般采用截石位，也有报道采用健侧下肢抬高，患侧下肢下垂的改良截石位，以便于操作，或者侧卧位以利于术中碎石。

【手术步骤】

1. 硬性输尿管镜将导丝放置于输尿管结石以下或者肾盂内，保留导丝，退出输尿管镜，估计进镜长度。

2. 拉直导丝，根据进镜长度，沿导丝将输尿管扩张器插入输尿管的预定位置，保留导丝，抽出扩张导管，保留扩张鞘。

3. 将软性输尿管镜插入扩张鞘内，直至预定目标(图 28-5-1)。根据术中情况，调整扩张鞘位置，进行激光碎石。若输尿管结石原位难以碎石，可将结石推入肾盂再行碎石。碎石功率应由小到大，以求最佳效果。碎石时起始功率一般为 0.6J/6Hz。脉冲能量若>1.0J，有可能使结石移位或碎裂为几大块，需重新寻找结石而减慢碎石速度，降低碎石效率。能量设置低时可增加频率以弥补其不足，能量逐步增加至 1.0J 后，将频率逐步增加至 10Hz，若结石尚未移位，最多可增加至 15Hz；碎石时光导纤维的顶端一定要直抵结石，以免损伤黏膜或导致穿孔。碎石过程应呈“蚕食”式，即从结石边缘开始，用光纤抵住结石并与结石表面形成一定角度，逐层粉碎结石(图 28-5-2)。碎石过程中在保证视野清晰的情况下，冲洗液压力一般维持在 200~300mmHg，压力过高或流速太快易造成结石移位。

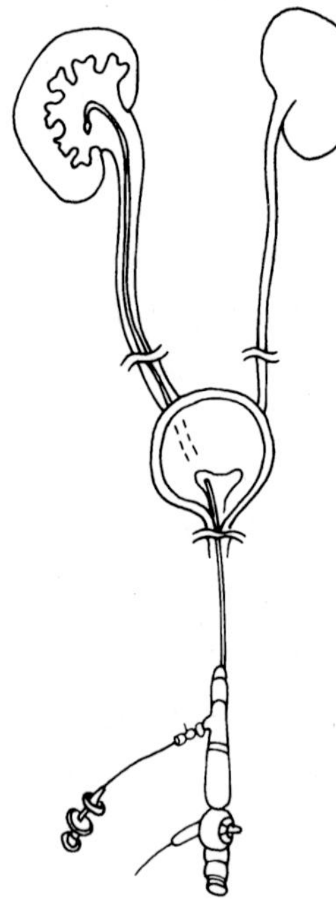

图 28-5-1　输尿管软镜钬激光碎石

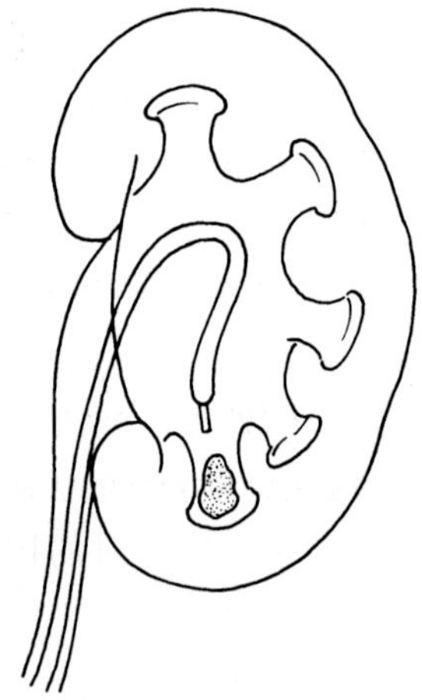

图 28-5-2　光纤与结石形成一定角度，逐层粉碎结石

4. 碎石结束后，保留导丝，退出软输尿管镜和扩张鞘，沿导丝留置双 J 管。

【并发症的预防和治疗】

1. 输尿管软镜损伤　尽量选用直径纤细、柔软的光纤，以避免软镜弯曲时折断钬激光光纤，激发激光时损伤软镜。插入光纤时必须使输尿管镜保持 0°，避免损伤软镜。碎石时光纤顶端需外伸(即超出输尿管软镜)2~3mm，能看得见包裹光纤的塑料保护膜。

2. 进镜失败　如遇输尿管狭窄，输尿管进镜或者插入输尿管扩张鞘困难，不宜盲目用力，可行输尿管球囊扩张或者留置大号双 J 管，1 个月后再行碎石。

3. 输尿管穿孔　选用直的、较硬的导丝，一般选用斑马导丝，顺导丝插入扩张鞘，如遇阻力，不可硬插，可置入输尿管镜后观察、调整、确认导丝位置后再插入扩张鞘。若术中发现输尿管穿孔，应尽量寻找到输尿管正道，跨过穿孔处插入导丝，留置双J管，二期再行碎石。

4. 结石残留　由于输尿管软镜视野小，镜体软，可弯曲，定向较困难，操作较为复杂，手术者需要一个较长的训练过程。可选用镜头上、下弯曲角度大的输尿管软镜（如 ACMI DUR-8E 和 STORZ 11278A1），以利于软镜进入每一个肾盏。术中结石无法找到时，可改变体位，如肾下盏结石采用头低脚高位，借肾盂内液体的流动及重力作用使结石改变位置；或改冲水为抽水将结石“吸”出，条件许可时可行术中透视定位。如术后有较大的残留结石，可以结合体外冲击波碎石术。

5. 术后重症感染、休克　术前行中段尿细菌培养+药敏试验，若尿培养阳性，则静脉滴注敏感抗生素48~72小时。术中留置输尿管扩张鞘，减慢冲水速度，以降低肾盂内压力。术中如发现为脓肾，则尽量缩短手术时间，以恢复尿路通畅为首要目的，必要时可先行留置双J管或肾造瘘引流，待二期手术。术后应监测生命体征，静注敏感抗生素。若术后出现高热、血压下降等征象，则应考虑感染性休克。

【术后处理】

1. 术后第2天拔除导尿管，行腹部X线平片检查，以确定双J管的位置和碎石情况。

2. 若有较大的碎石块，一周后可行体外冲击波碎石术。

3. 术后2~4周拔除双J管，术后至拔除双J管期间，口服针对革兰阴性杆菌的抗生素。

参考文献

1. 孙颖浩. 王芝芳. 王林辉. 钬激光治疗泌尿系结石(附155例报告). 中华泌尿外科杂志，2001，22:691-693
2. 孙颖浩. 戚晓升. 王林辉. 输尿管软镜下钬激光碎石术治疗肾结石(附51例报告). 中华泌尿外科杂志，2002，23:681-682
3. Kuo RL, Aslan P, Zhong P, et al. Impact of holmium laser settings and fiber diameter on stone fragmentation and endoscope deflection. J Endourol, 1998, 12:523-527
4. White MD, Moran ME, Calvano CJ, et al. Evaluation of retropulsion caused by holmium: YAG Laser with various power settings and fibers. J Endourol, 1998, 12:183-186
5. Marc A, Michael W, John W. Expanding role of flexible nephroscopyin the upper urinary tract. J Endourol, 1999, 13:93-97
6. Clayman RV. Flexible ureteroscopy in conjunction with in situ lithotripsy for lower pole calculi. J Urol, 2002, 168(2):874
7. Hollenbeck BK, Schuster TG, Faerber GJ, et al. Flexible ureteroscopy in conjunction with in situ lithotripsy for lower pole calculi. Urology, 2001, 58(6):859-863
8. Elbahnasy AM, Clayman RV, Shalhav Al, et al. Lower-pole caliceal stone clearance after shockwave lithotripsy, percutaneous nephrolithotomy, and flexible ureteroscopy: impact of radiographic spatial anatomy. J Endourol, 1998, 12(2):113-119

第六节　输尿管镜取石术并发症预防及处理

prevention and management of complications for ureteroscopic surgery

【吴开俊】

【概述】

随着器械的改进、技术的进步和术者经验的积累，输尿管镜取石术的并发症已大大降低，但仍存在一定的并发症。该并发症发生率因病人的情况，使用的输尿管镜，术者临床经验等因素，而存在明显的差异。总的发生率在有经验和条件好的医院约2%~8%。只要术者术中牢记“看不清就退，切勿暴力”和“量出为入（在保证术中视野清晰的前提下，尽量减少水的冲入，时时排水）”等原则，可降低手术的并发症。由于输尿管镜进出镜或输尿管内操作，如套石篮套石、取石钳取石以及碎石器械碎石等，均可造成输尿管的损伤。输尿管镜损伤的病理类型包括输尿管假道、输尿管壁穿孔、输尿管部分或完全断裂、输尿管黏膜撕脱、输尿管全层撕脱等。

一旦术中出现输尿管损伤，应积极处理。处理原则不仅要恢复正常的排尿通路，还应保护患侧肾脏的功能。术中应根据输尿管损伤的性质（穿孔、部分或完全断裂、撕脱、坏死的程度等）、损伤的部位（上段、中段或下段）、单侧还是双侧损伤、是否伴有其他部位如肾、膀胱等损伤，以及对侧肾脏功能情况等因素综合考虑治疗方案。一般可遵循如下原则：输尿管损伤范围不超过 2cm 者，可做损伤段切除，输尿管-输尿管直接吻合术；上段近肾盂部位的输尿管损伤或输尿管肾盂连接部撕脱损伤，可行输尿管肾盂吻合术；下段或中段部分输尿管损伤，可行输尿管膀胱吻合或膀胱瓣吻合术；下段近膀胱的输尿管损伤，尤其是远端 3~5cm 内的损伤，可行输尿管膀胱吻合术，远端输尿管结扎，近端输尿管移植于膀胱；中段输尿管大部分缺损或大部分输尿管撕脱，可行自体肾移植、回肠代输尿管或上尿路改道术等。对于输尿管横断伤，尤其是中段输尿管损伤，无法做输尿管肾盂或输尿管膀胱吻合术者，术中估计能做无张力的端端吻合者，应争取做端端吻合术，但此时要求输尿管两断端都应做一定长度的游离，以达到无张力吻合。游离输尿管时应尽量远离输尿管外膜，以保证血液供应。对于广泛性输尿管损伤，也可考虑行自体肾移植术，将肾脏从肾窝移植到髂窝，由于与膀胱接近，仅需保留近端一部分输尿管即可与膀胱做吻合。

一、术中并发症

1. 输尿管黏膜下损伤形成假道　这是最常见的而又容易被术者忽视的术中并发症。容易发生的部位有：

(1) 输尿管口和输尿管膀胱壁段：由于输尿管口和输尿管行程成角，在膀胱镜下逆行插管时，导管和导丝未能顺着输尿管进入，而是插入黏膜内造成损伤。此时如术者不加注意，逆行导管或导丝可能沿着黏膜下疏松组织潜行一段，并又从黏膜下组织回入输尿管腔内，造成黏膜下一段损伤或假道。

(2) 输尿管扭曲成角的部位：输尿管正常解剖行程上有几处转角，如输尿管膀胱连接部、输尿管跨越髂动脉处以及由于肾积水和结石嵌顿造成输尿管上段扭曲、成角。在这些部位当用膀胱镜逆行插导丝时，一旦导丝不能顺着输尿管的转角而行走，以致导丝头部抵住黏膜处，此时，如术者继续强行插上，常可造成黏膜损伤和假道。

(3) 结石嵌顿于输尿管处：较大的结石嵌顿于输尿管内，由于长期的刺激，结石周围黏膜水肿，甚至形成炎症息肉，对于这种情况，如强行将导丝通过结石，容易造成黏膜下损伤。

黏膜下损伤是一种轻微输尿管损伤，如果能及时发现，将导丝或导管抽回，并在输尿管镜下放回到正确的输尿管腔内，对病人是无任何危害的，但如不注意，将会造成"导丝切割伤"，即术者在逆行插管时，未能及时发现导丝造成的黏膜下损伤，仍继续沿导丝进行一系列扩张或逆行插上输尿管镜，轻微的损伤不断扩大、切割，因而引起穿孔和撕裂。

此并发症的预防可采取如下几种方法：

(1) 逆行插管时，动作要轻巧，最好先行输尿管逆行造影，然后再插上导管和导丝，要随时体会自己手的感觉，一旦遇到阻力就应停止，不要强行上插。

(2) 遇到输尿管口和输尿管行程成角而逆行插管不成功时，不要勉强用膀胱镜反复试插，应改用输尿管镜直视下插管，在清楚地见到正确的输尿管腔后再插上导丝。

(3) 输尿管镜沿导丝上镜时，要密切注意是否导丝造成黏膜下损伤，如发现导丝不在腔内而在黏膜下，应及时拔出，并将导丝放回正确的腔内。

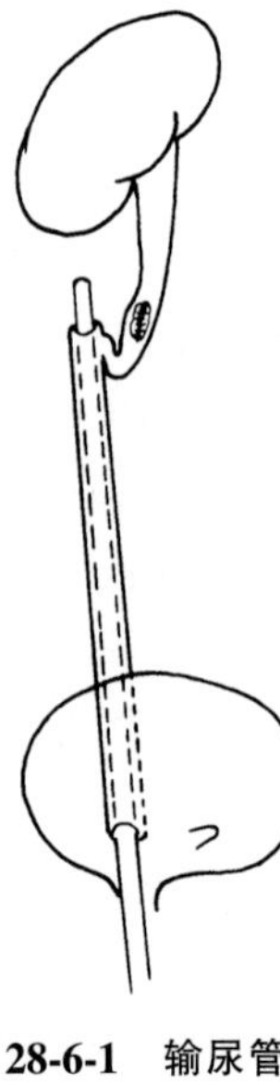

图 28-6-1　输尿管穿孔

2. 输尿管穿孔　输尿管镜直视下取石术中发生输尿管穿孔(图 28-6-1)，除了上述黏膜下导丝切割伤未加注意而可能发生外，最常见的是在处理嵌顿的结石时，盲目地用取石钳、套石篮取石，造成输尿管壁的损伤，或较长时间使用碎石器械造成。

输尿管穿孔的早期症状是局部外渗和腹胀。术中应该常注意和询问病人是否有腹部不适，并请助手或麻醉师观察腹部情况。如果在发生穿孔前,已有一条导丝置入肾盂(安全导丝),那么一旦发现输尿管穿孔征象,应立即沿导丝放入双J导管作为内支架管引流。倘若事前不能放入安全导丝,在出现穿孔后,也应先用输尿管镜设法放入导丝,然后放置内支架管引流。如若不能放入导丝而病人症状明显,估计穿孔较大时,应放导丝于穿孔部后立即行开放手术处理。如输尿管穿孔是在取石后发现,则仅行经皮肾造瘘就可以。

3. 输尿管撕裂或黏膜撕脱　输尿管撕裂(图 28-6-2)是输尿管镜取石术中最严重的并发症之一,可能发生在过大的结石用网篮套石而强行拉出时,或在发生穿孔后未加注意,再盲目进镜操作而造成更严重的损伤,甚至引起输尿管完全断裂、撕脱。有时在输尿管狭窄的病例中,强行输尿管扩张或上插输尿管镜致使输尿管严重损伤。输尿管撕裂伤,在行输尿管镜取石术中,只要术者操作谨慎,手术器械齐备是可以避免的。当用套石篮套取过大的结石时,套石篮易嵌顿,这时既不能取出结石又无法张开套石篮,强行拉出引起输尿管撕脱。一般认为 4mm 以上结石不宜使用套石篮。

4. 输尿管离断或全长脱出　输尿管离断(图 28-6-3)或全长脱出(图 28-6-4)是输尿管镜取石术中最严重的并发症之一,发生率很低。常见于输尿管腔细小而用较粗的输尿管硬镜强行挤入,在拔出输尿管镜时,造成输尿管离断或全长拖出。镜下见撕脱的输尿管随镜拉出,脱垂于膀胱内,在灌洗液的冲击下,晃来晃去如出洞的蚯蚓。一旦发现输尿管撕脱断裂,应立即改开放手术探查。

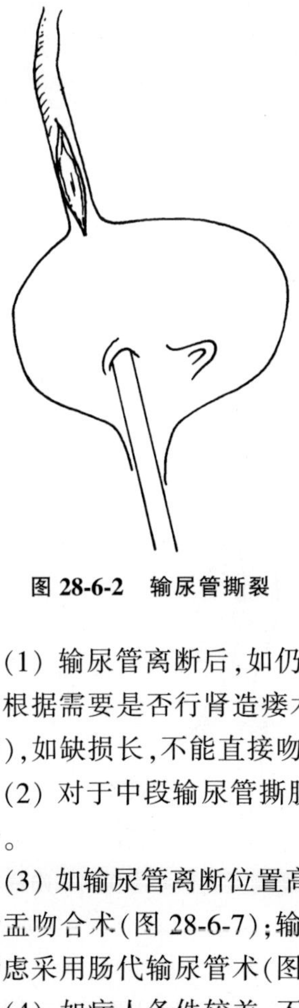

图 28-6-2　输尿管撕裂

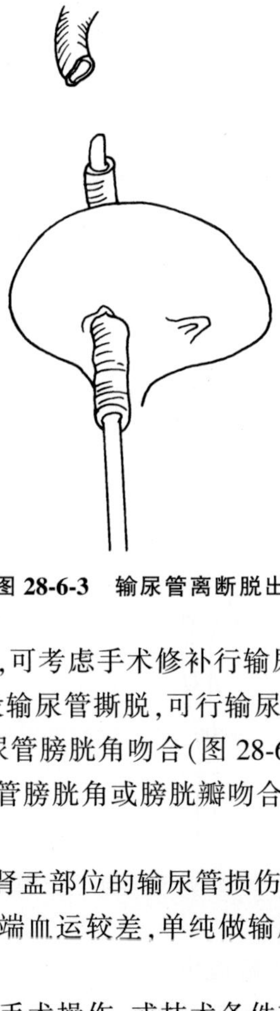

图 28-6-3　输尿管离断脱出

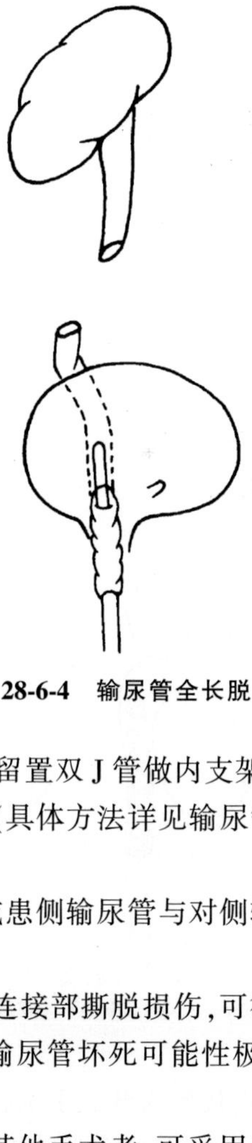

图 28-6-4　输尿管全长脱出

(1) 输尿管离断后,如仍保留有血运,可考虑手术修补行输尿管再吻合术,留置双J管做内支架引流,术中根据需要是否行肾造瘘术。若为下段输尿管撕脱,可行输尿管膀胱吻合术(具体方法详见输尿管手术章节),如缺损长,不能直接吻合,可行输尿管膀胱角吻合(图 28-6-5)。

(2) 对于中段输尿管撕脱,可行输尿管膀胱角或膀胱瓣吻合(图 28-6-6),或患侧输尿管与对侧输尿管吻合。

(3) 如输尿管离断位置高,如上段近肾盂部位的输尿管损伤或输尿管肾盂连接部撕脱损伤,可行输尿管肾盂吻合术(图 28-6-7);输尿管离断远端血运较差,单纯做输尿管吻合术后输尿管坏死可能性极大者,可考虑采用肠代输尿管术(图 28-6-8)。

(4) 如病人条件较差,不能承受大的手术操作,或技术条件有限不能进行其他手术者,可采用永久肾造瘘。

(5) 较长段输尿管损伤用一般修补方法困难时,可考虑肠代输尿管或肾脏自体移植。

(6) 输尿管严重损伤不能用修补、替代手术者,可选择肾切除术。

输尿管离断或全长脱出,只要术者勿用暴力,强行拔出输尿管镜,多可避免。若术中镜子卡住,不能取

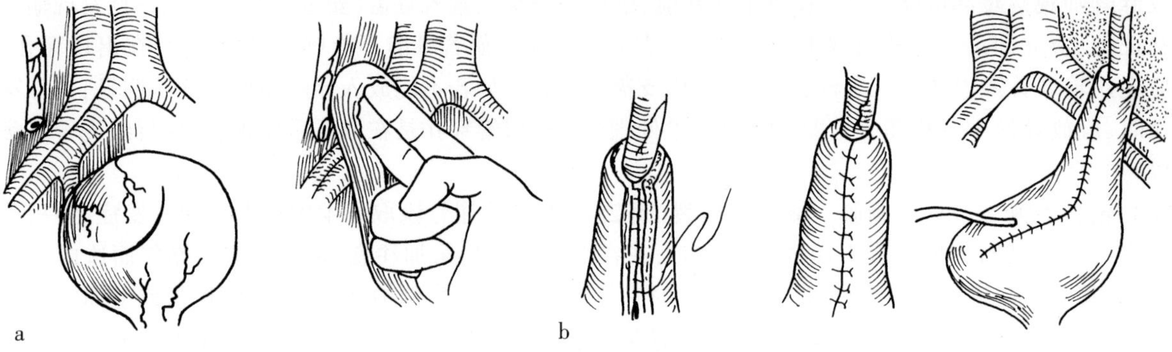

图 28-6-5　输尿管膀胱角吻合术

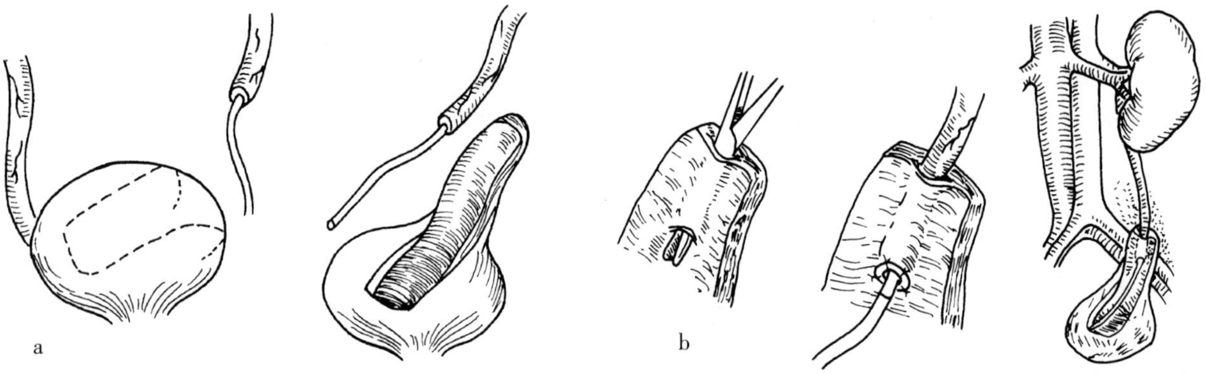

图 28-6-6　输尿管膀胱瓣吻合术

a. 切取膀胱瓣;b. 膀胱瓣黏膜下隧道

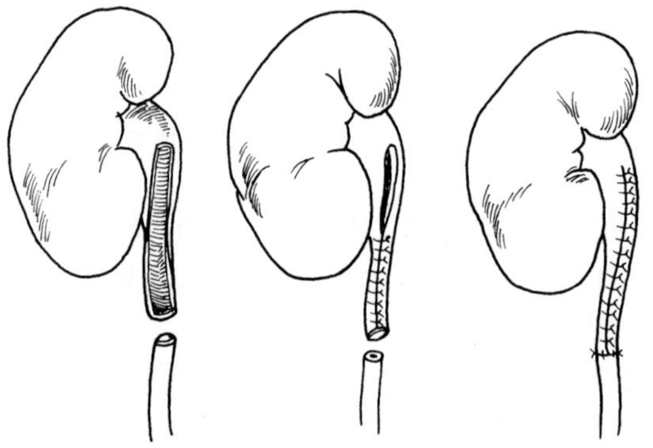

图 28-6-7　输尿管肾盂瓣吻合术

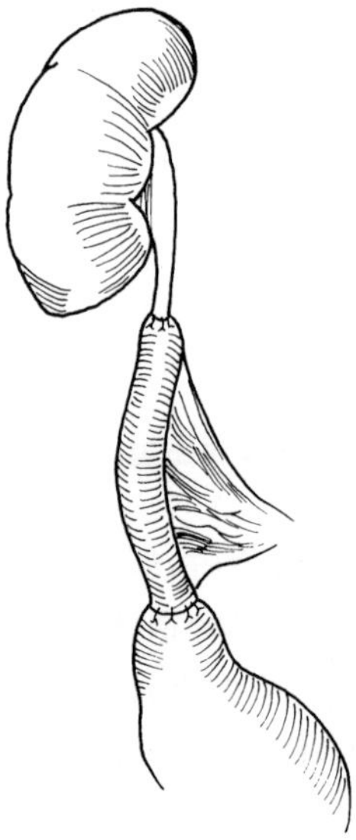

图 28-6-8　输尿管断端与肠袢近段作端端吻合术

出,可直接转为开放手术,行输尿管切开松解取出。

5. 输尿管内支架放置错误　输尿管内支架放置错误非常少见。笔者曾会诊过多例。主要有三种情况:导管部分留置到胸腔;导管部分留置到腹腔;导管全长留置输尿管外膜下。导管部分在泌尿道管腔外,可再次行输尿管镜检查手术,取出内支架,重新留置内支架管于泌尿道管腔内。后一种情况常需开放手术或腹腔镜手术取出。

留置内支架时,一定要看清导丝的位置,不可抵住上盏黏膜或紧贴输尿管壁,尽管导丝的尖端是柔性的,但导丝尖端在刚出输尿管镜时,其硬直性增强,若此时迅速推进导丝,很容易刺破黏膜或管壁,经此导丝留置内支架当然错误。只要术中看清肾盂、输尿管腔,当导丝尖端露出输尿管镜时,固定导丝,后退出输尿管镜 2~3cm,然后再推进导丝,常可避免输尿管内支架放置的错误。

6. 肾脏破裂或肾周血肿　肾脏破裂或肾周血肿极罕见。主要是肾脏自身存在病变或脆性增加,再加上手术时短时间内经输尿管镜灌注的液体量较大,导致肾脏裂伤、破裂或肾周血肿。一般留置好内支架后,保守治疗有效。切记术中不可为了看清视野,"拼命"灌注液体,牢记尽量减少水的冲入,时时排水等原则。

二、术后并发症

1. 出血　输尿管镜取石术后,留置内支架,多数患者尿液呈淡红色,活动后尿的颜色加重,一般不需要任何特殊处理,支架取出后 1~3 天,常转为正常。除非有严重的绞痛、血凝块等经内科治疗无效,才需要处理。

2. 发热　输尿管取石术后引起发热和泌尿系感染是不常见的,而且由于去除了阻塞输尿管的因素(结石)并留置导管引流,本身对治疗泌尿系感染十分有利,但有病人原有尿路感染史,在输尿管镜灌流作用下可引起返流性感染,造成术后发热,感染加重。为预防输尿管镜造成的返流性感染,术中应使用甘露醇或尽量减少液体灌注,灌流液压力不应超过 $40cmH_2O$。术后必须留置的引流管最好使用内径较粗的导管,以增强引流效果。

3. 尿外渗　术后尿外渗,常见于术中输尿管管壁的损伤、术中灌注的液体量大、术后血凝块或脓苔阻塞输尿管管腔所致。一般留置好内支架,充分引流即可。

4. 输尿管狭窄和闭塞　在纤细的输尿管腔内进行输尿管镜操作,输尿管黏膜的擦伤不可避免。由于黏膜修复很快,不会留下任何痕迹。但如果损伤了输尿管壁深层,术后瘢痕收缩,则容易引起输尿管狭窄。发生部位常见在输尿管膀胱壁段。另外,需用超声波碎石的较大的结石病例,术后出现输尿管狭窄的可能性也较大。

对输尿管镜取石术的病人,必须建立严格的随访制度,及时发现术后出现的输尿管狭窄的病人。一般来说,对输尿管镜引起的输尿管狭窄病人,可以采用输尿管直视下输尿管气囊扩张的方法来解决。

预防主要是在行输尿管镜操作时,要小心谨慎,避免过多损伤输尿管黏膜。另外,留置导管,特别要根据术中实际损伤的程度,选择不同类型导管及决定导管留置时间,对预防术后发生输尿管狭窄是非常重要的。

5. 输尿管支架存留、内缩或断裂　输尿管内支架存留、内缩、断裂可通过超声检查,泌尿系平片或尿路造影发现。输尿管支架内缩,经尿道用输尿管镜多可取出;较复杂的输尿管支架存留或断裂,有经验的腔内泌尿外科医师也可以用腔内技术取出,而使患者免除开刀之苦。

6. 输尿管支架结石形成　输尿管支架留置的时间过久或患者成石体质较强,常在支架上形成结石,往往导致支架取出困难。此时,切不可强行拔出,否则有可能拔断内支架或输尿管。当然,用暴力或可完整拔出内支架,但只是万幸的,不应提倡。正确的处理方法是,沿内支架将结石击碎取出,再取出内支架;内科溶石治疗或 ESWL(体外冲击波碎石术)排石后,再经尿道取出。

参考文献

1. 郭应禄主编.泌尿外科内镜诊断治疗学.北京:人民卫生出版社,2004,107-112
2. 梅骅主编.泌尿外科手术学.第 2 版.北京:人民卫生出版社,1996,869-871
3. 高新,周祥福主编.微创泌尿外科手术与图谱.广州:广东科学技术出版社,2006,126-130
4. 庄乾元主编.经尿道手术学.武汉:湖北科学技术出版社,2002,66-72
5. 李逊,曾国华,陈文忠,等.输尿管镜术严重并发症原因分析和处理体会.中华泌尿外科杂志,2004,6(25):431
6. 魏辉,梅骅.医源性输尿管损伤后狭窄梗阻的手术治疗.中华泌尿外科杂志,2002,23:739-741

7. 吴锋,钟文智,刘统成. 输尿管镜致输尿管损伤的原因分析. 中国内镜杂志,2001,7:88-89
8. 郝丽娜,马鸿钧,赵晖,等. 输尿管镜医源性损伤的防治. 中国内镜杂志,2002,8:53-54
9. 王永忠,苏广武,刘建平. 3 例输尿管镜治疗中发生输尿管断裂的原因分析. 临床泌尿外科杂志,2003,18(4):251
10. Su LM,Sosa RE. Ureteroscopy And Retrograde Ureteral Access. In:Walsh PC,Retik AB,Vaughan ED Jr,Wein AJ,eds. Campbell's Urology. 8th ed. Philadelphia:Saunders,2002,3306-3319
11. Carter SS,Cox R,Wickham JE. Complications associated with ureteroscopy. Br J Urol,1986,58(6):625-628
12. Biester R,Gillenwater JY. Complications following ureteroscopy. J Urol,1986,136(2):380-382
13. Harmon WJ,Sershon PD,Blute ML,et al. Ureteroscopy:current practice and long-term complications. J Urol,1997,157(1):28-32
14. Ravery V,Taille A,Hoffmann P,et al. Balloon catheter dilatation in the treatment of ureteral and ureteroenteric stricture. J Endourol,1998,12:335-340

第二十九章

经皮肾技术的应用

percutaneous nephroscopy

第一节 经皮肾造瘘的应用解剖

renal applied anatomy of the percutaneous nephroscopy

【高 新】

详细了解肾脏的位置、毗邻和肾内结构的立体解剖，是进行经皮肾手术的基础和成功的关键。熟悉肾内血管的分布、肾盏结构特点与体表投影角度特点，有助于选择合适的肾穿刺通道取尽结石，减少术中出血和并发症的发生。

【肾脏的毗邻】

肾脏的前方被腹膜覆盖，邻接腹腔各脏器，左右毗邻分别为：左肾上端内侧附有左肾上腺；左肾前面上部与胃底后壁接触（胃面），中部与胰尾和脾血管相依（胰面），下半部邻接空肠；左肾外侧缘上方大部与脾毗邻（脾面），内侧有腹主动脉，下部与结肠左（脾）曲相贴（结肠系膜面），左肾位于网膜囊腹膜的后面，与胃、脾之间有腹膜分隔。右肾上端内侧被右肾上腺遮盖，右肾前面上 2/3 部分与肝邻贴（肝面），下 1/3 与结肠右（肝）曲接触（结肠系膜面），内侧缘邻接十二指肠降部（十二指肠面）和下腔静脉。

肾实质表面包被由致密结缔组织和少量弹力纤维构成的纤维囊或纤维膜（肾固有膜）。纤维囊外面包有囊状的脂肪层（脂肪囊），肾后面的较前面的厚，肾下端尤为丰富。脂肪囊外面为由腹膜下组织（或腹横筋膜延续）形成的肾筋膜。肾筋膜以结缔组织小梁和隔障穿过脂肪囊与肾纤维囊相连，为固定肾的主要结构。肾筋膜分为前后两层在肾上腺的上方和肾外侧缘处相互附着，在肾下方向下方开放。肾后筋膜的后方与腰方肌筋膜和腹横肌筋膜的前方之间含有大量的脂肪组织（肾旁脂肪）（图 29-1-1）。肾的正常位置依赖肾筋膜、肾脂肪囊及邻近器官和肾的大血管维持。

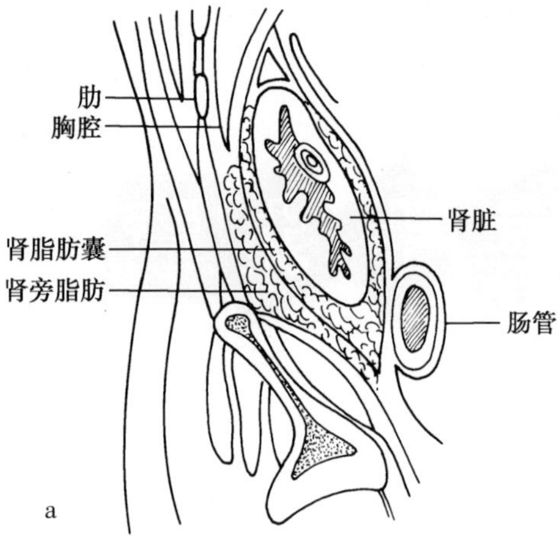

图 29-1-1　腹膜后腔筋膜结构

a. 矢状面；b. 冠状面

【肾的体表投影】

肾脏贴附于腹后壁脊柱两侧，一般位于第 12 胸椎体上缘至第 3 腰椎体中部之间(图 29-1-2)。从背部定位，左肾位于第 11~12 胸椎棘突至第 2~3 腰椎棘突之间或第 3 腰椎棘突平面；右肾位于第 12 胸椎棘突至第 3 或 3~4 腰椎棘突之间平面，肾下端距髂嵴间连线的距离，左肾平均为 6.3cm，右肾平均为 5.7cm。两肾上端至正中线的平均距离为 3.8cm，肾下端至正中线的平均距离为 7.2cm。肾脏的解剖长轴与腰大肌脊柱前凸方向一致，并由上内向外下倾斜，分别与脊柱及身体冠状平面向后呈 30°角。由于肾脏的解剖轴线与身体冠状平面的关系，在经后背部肾盏穿刺时，须将病人平卧并使穿刺侧上翘 30°角使肾后盏处于垂直位，以便于穿刺(图 29-1-3、4)。第 12 肋斜过两肾后面(左肾中部，右肾上部)，左侧第 11 肋斜过左肾上端的后面。肾门在腹前壁的体表位置，一般在第 9 肋软骨前端的附近距正中线约 5cm 处(前肾点)，也可用腹直肌外缘与肋弓形成的交角做标志。肾门在腰背部的体表投影即后肾点，位于竖脊肌(骶棘肌)外缘与第 12 肋所形成的夹角处。正常情况下，肾脏的位置随体位和呼吸略有改变。

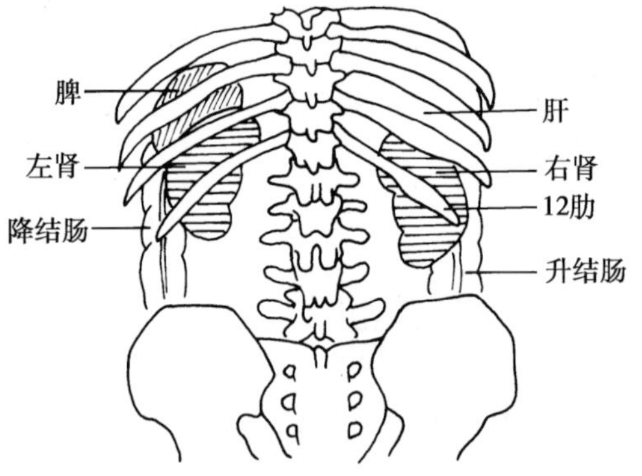

图 29-1-2　肾脏体表投影

【肾集合系统立体解剖】

1. 肾盏解剖　肾锥体内的集合管通过肾乳头将尿液排空至肾小盏，肾小盏由一个肾盏颈和肾盏杯口

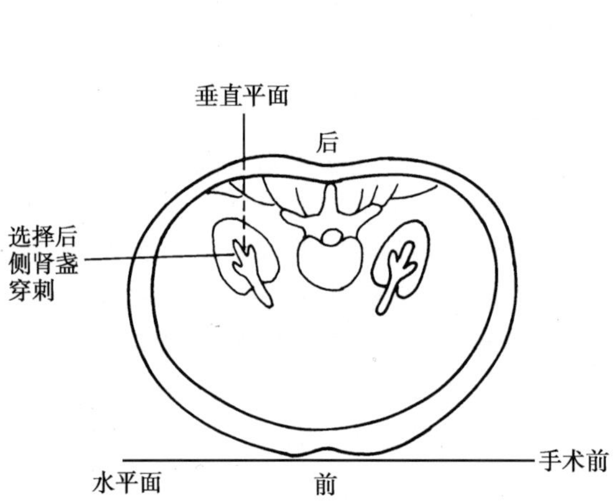

图 29-1-3　经后背部肾盏穿刺部位

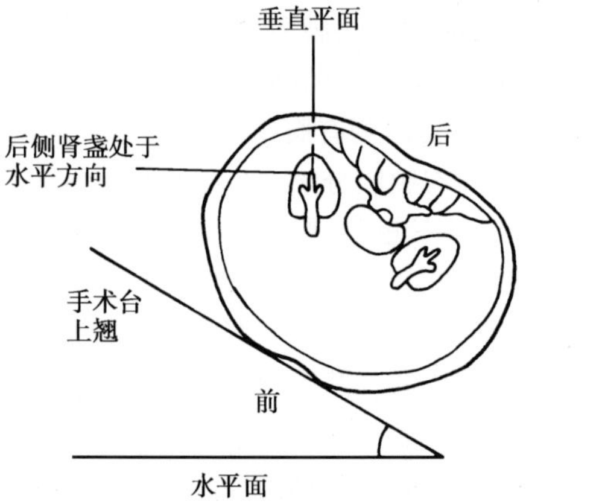

图 29-1-4　经后背部肾盏穿刺部位

组成,每个肾脏共有7~12个肾小盏。两个或两个以上的肾小盏再汇合成一个肾大盏,肾大盏一般分为上下两个或上、中、下3个。分为上下两个时,有时在上、下大盏交汇处尚有中盏汇入。Graves等通过将肾脏收集系统进行铸型研究,将肾盂肾盏排列方式分为不同类型(图29-1-5):

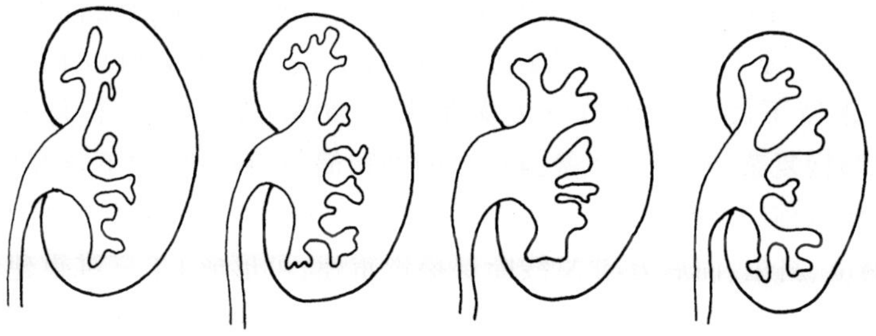

图29-1-5　Graves肾盂肾盏系统分类

A型　肾盂肾盏呈Y形分布,来自肾脏上下的大盏形成Y形臂,肾盂为漏斗形,约占31.5%。

B型　肾脏上下的大盏在垂直位相连,肾盂呈窄漏斗状,垂直位相连的上下大盏与肾盂呈倒T形排列,约占18.75%。

C型　来自两极的肾盏多,短而呈杵状,中部肾盏直接进入肾盂,肾盂呈球形,约占15%。

D型　最为常见,约占35%,肾盂呈小球形,肾盏呈细长干状,其细长干状肾盏是C、D两型的显著特征。由于肾盏重叠、交替融合,前后位IVP片上难以观察肾盏结构,而通常应用CT扫描三维重建或进行斜位和侧位IVP摄片方能显示其立体结构。

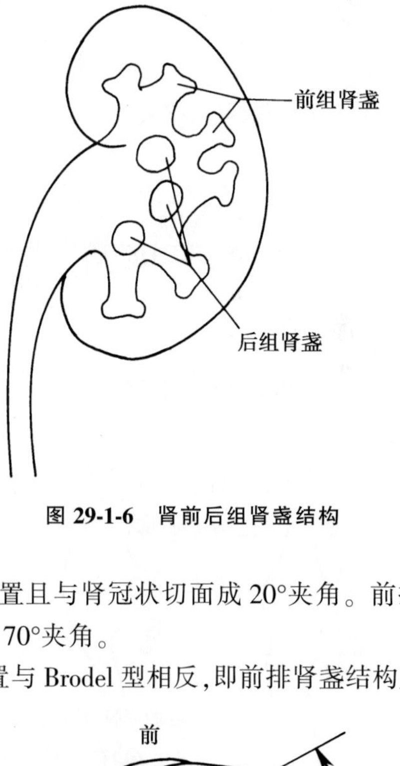

图29-1-6　肾前后组肾盏结构

每个肾脏通常有8个肾小盏,上、下极肾盏通常融合,向极部投射。其余肾小盏排列成纵行的前后两排,前排朝向前半肾脏,后排朝向后半肾脏。在IVP片上,前排中组肾盏靠外,侧面呈杯口形,后排中组肾盏靠内,断面呈环形,而上下极肾小盏因融合呈不规则外形(图29-1-6)。前后排小盏之间是宽阔的肾柱,血管丰富,如穿刺经过此处易出血。根据Kaye和Rineke的研究,肾盏的类型可分为两种:

(1) Brodel型(图29-1-7):此型多见,肾脏背侧向外突出明显,后排肾盏结构伸长向外,指向肾脏侧凸面稍后的位置且与肾冠状切面成20°夹角。前排肾盏较短,指向前半部肾脏凸面位置,与肾脏冠状面所成角度通常为70°夹角。

(2) Hodson型(图29-1-8):少见,其前、后排肾盏结构及位置与Brodel型相反,即前排肾盏结构延长向

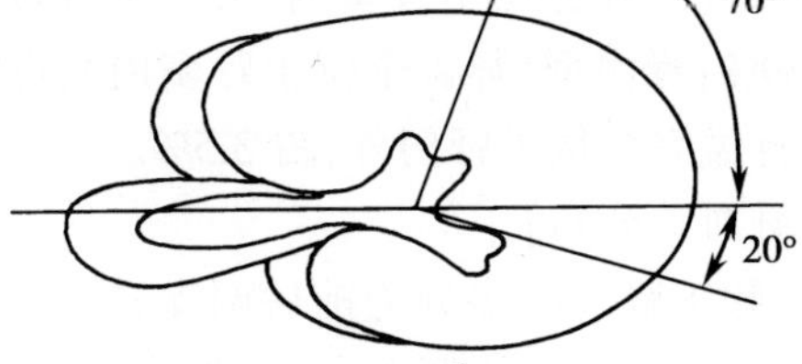

图29-1-7　BRODEL型肾盏

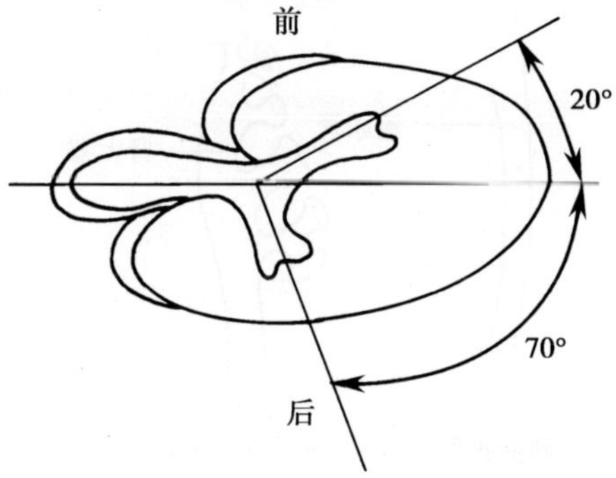

图29-1-8　HODSON型肾盏

外,与肾冠状面成20°夹角;后排肾盏较短,与肾冠状面成70°夹角。如果前后位IVP片不能将前组肾盏与后组肾盏区分开而无法判别属于上述何种类型时,称其为不确定型。但Barcellos等运用解剖三维重建技术表明约有52.9%的肾脏,其前、后组肾盏排列是多方向的,并没有Brodel型与Hodson型那么典型。

Keith等研究发现肾脏前组肾盏与肾脏的中轴线所成的角度平均为38°,肾脏后组肾盏与肾脏的中轴线所成的角度平均为26°,并证实左侧肾脏更接近于Hodson型,而右侧肾脏以Brodel型多见。

Sampaio等研究发现肾下大盏漏斗与肾盂夹角大于90°的有74%,下大盏漏斗宽度≥4mm的占60.3%,56.8%的肾下盏结构复杂,有多个小盏,43.2%的结构简单,只有中线下盏漏斗和融会小盏。

右肾:在后层肾盏穿刺前,从横断面看,躯体呈一斜行位置,因而非常有必要了解肾盏与躯体冠状面的角度关系。通过从侧位、斜位、前后方向X线断层摄影重建,可形成CT三维重建图像,这将是非常有意义的辅助检查。肾盏定位通常是可变的。在肾上、下极,混合的或连接的肾盏颈形成的角度都是非恒定的。但是,在肾脏中部呈前、后两排排列的肾盏颈之间的角度为76°:①从躯体冠状切面测量,肾盏前、后层长轴与冠状面角度分别为16°、60°。②从肾脏前平面测量,肾脏前、后层长轴与肾脏前平面形成角度分别为46°、30°(图29-1-9)。

左肾:①从躯体冠状面定位,前层肾盏长轴较躯体冠状面向前倾斜3°。由于前层肾盏非常接近冠状切面,因此,大部分前层肾盏在仰卧位患者的肾盂造影中可以清楚分辨。然而后层肾盏出现始末重叠,后层肾盏长轴较躯体冠状面向后倾斜60°(图29-1-10)。②从肾脏前面定位,从肾脏前面观察,前、后层肾盏分别向前、向后倾斜33°和30°。然而,在肾盏形态学和排列上,它们具有很大变异。对于肾脏体积估算,如果结合肾脏整体长度测量,前层肾盏乳头末端至肾脏表面的距离测量是相当可靠的。

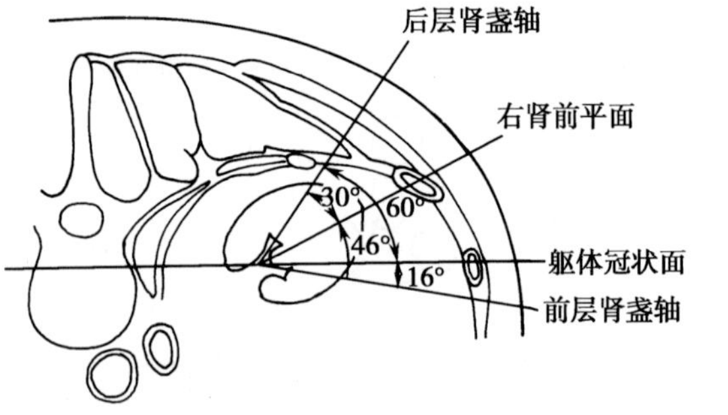

图29-1-9　右肾角度

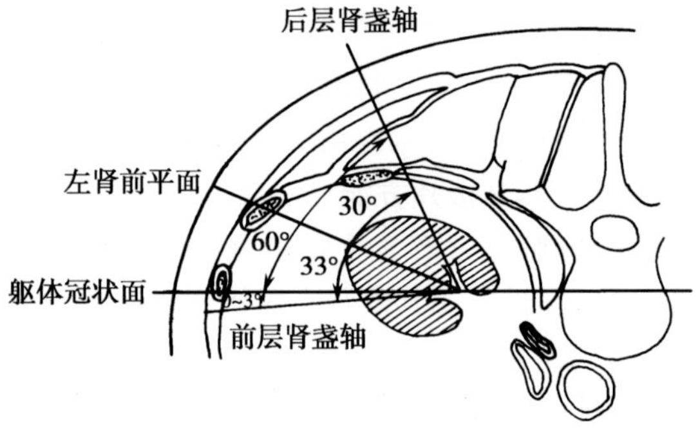

图29-1-10　左肾角度

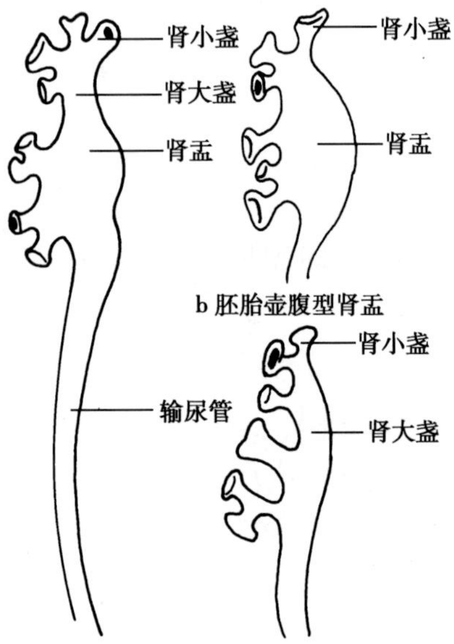

图29-1-11　各种类型的肾盂

2. 肾盂的X线解剖　根据国内X线摄片可将肾盂分为三型。

(1) 成熟壶腹型肾盂(83.5%):肾大盏明显,肾大盏合成壶腹状的肾盂,这种肾盂易误为肾盂积水。

(2) 胚胎壶腹型肾盂(11%):无肾大盏,肾小盏直接连于囊状的肾盂。

(3) 分支型肾盂(4.5%):肾大盏相汇合处不形成膨大的肾盂,而直接移行于输尿管(图29-1-11)。

依据肾盂与肾门的关系可将肾盂分为:肾内外结合型肾盂(一部分位于肾窦内,另一部分位于肾门外),占69%;肾内型(肾盂全位于肾窦内),占27.5%;肾外型(肾盂完全位于肾门外,占3.5%。

【肾脏血管分布】

肾动脉于肾门处多分为前后两支,前支较粗,供应区较大。前支走行于肾盂前方,发出上段动脉、上前段动脉、下前段动脉和下段动脉,这些动脉相应供应肾的上段、上前段、下前段和下段,供应肾脏 3/4 的范围;后支则走行于肾盂的后方,入肾后延续为后段动脉,有时上段动脉也可发自后支。肾动脉在肾内可分为分散型和主干型,肾前半部主要是分散型,后半部多为主干型(图 29-1-12)。肾动脉在肾内的分布呈节段性,绝大多数分为 5 支肾段动脉,每支肾动脉分布到一定区域的肾实质,称为肾段。

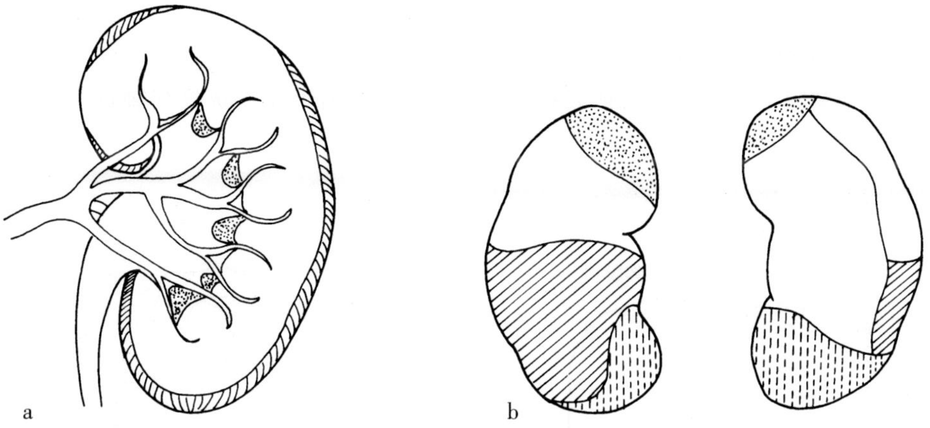

图 29-1-12 肾内血管分布

a. 肾动脉分支;b.肾动脉供血分布

肾段的划分,为肾局限性疾病的定位及肾段或肾部分切除术提供了解剖学基础。

1. 肾上段　由上段动脉供应,呈帽状区域,占据肾上端的内侧部,肾前后面的内上部。上段动脉主要发自肾动脉前支,其起源变异较多。

2. 肾上前段　由上前段动脉供应,位于肾的前面,包括肾上端外侧和肾中部的一部分。上前段动脉发自前支,自上段底部进入。

3. 肾下前段(中间段)　由下前段动脉供应,占据肾前面的下中部,为上前段和下段之间的区域。下前段动脉主干相当恒定地斜过肾盂前面,在下前段内分出上、下和后 3 个三级支,分布于肾中部前面和后面近外侧的小部分。

4. 肾下段　位于肾下端,肾前、后面的下部。由发自肾动脉或肾动脉前支的下段动脉供应,于肾盂的前方发出前支、后支,分别供应肾前、后面的下部。

5. 肾后段　位于肾后面,上、下段之间的区域。由后段动脉供应,后段动脉经肾门上唇入肾窦,穿过肾盂上部后方,进入后段的肾实质。

各肾段之间被少血管的段间组织分隔,称为乏血管带,肾后段与上、中段间的乏血管带在肾的中、后 1/3 交界处,距肾外缘约 1cm。肾的节段动脉在肾乳头附近分支为叶间动脉,在皮质髓质交界处成为弓状动脉,进入皮质后成为小叶间动脉。肾脏的动脉缺乏交通支,一旦受到损伤,将导致其支配区域失去动脉血供,而造成该区域的缺血坏死、功能丧失。节段动脉之间无侧支循环, 在肾脏的凸缘侧后 1cm 处即前后层肾叶的分界线属于相对无血管区,称为 Brodel 切线(图 29-1-13),它位于肾脏弯曲的纵向凹,在开放手术或经皮肾镜时,沿此线切开或穿刺可最小限度损伤肾,但该线仅仅标志着肾前、后盏排列的区分,由于肾动脉走向并不是沿着或者跟随肾盏的排列, 因而此沟并不揭示所谓的无血管区。事实上,它并不是肾脏切开术的较好路径,因为在此平面具有前层动脉的较大分支,供应皮质前层部分大血管穿越此线, 须阻断后段才能分清肾段间

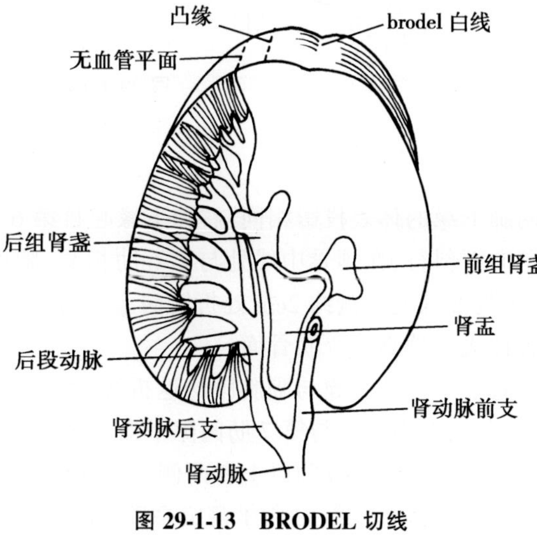

图 29-1-13 BRODEL 切线

线。在此白线更后侧，恰好位于后层肾盏前面，肾动脉分成前支、后支系统，形成最小的血管化区域。因此，无血管平面位于肾脏最大弯曲的后方。

穿刺通常是在俯卧位下进行，据报道，俯卧位下 Brodel 切线的位置与冠切面形成的夹角约为 50°~70°。但是，有时为了避开胸膜与肠管，并不是每次穿刺都要沿此线穿刺。肾旋转异常等先天畸形常伴有肾门部动静脉的异常，术前应预先行彩色多普勒、血管造影检查予以确认。

【肺及胸膜下界的体表投影】

了解肺下界和胸膜下界的解剖及体表投影(图 29-1-14)，有助于在选择穿刺点及路径时，特别是在肋上或肋间穿刺时，避免损伤肺和胸膜，从而避免气胸和胸腔积液的发生。

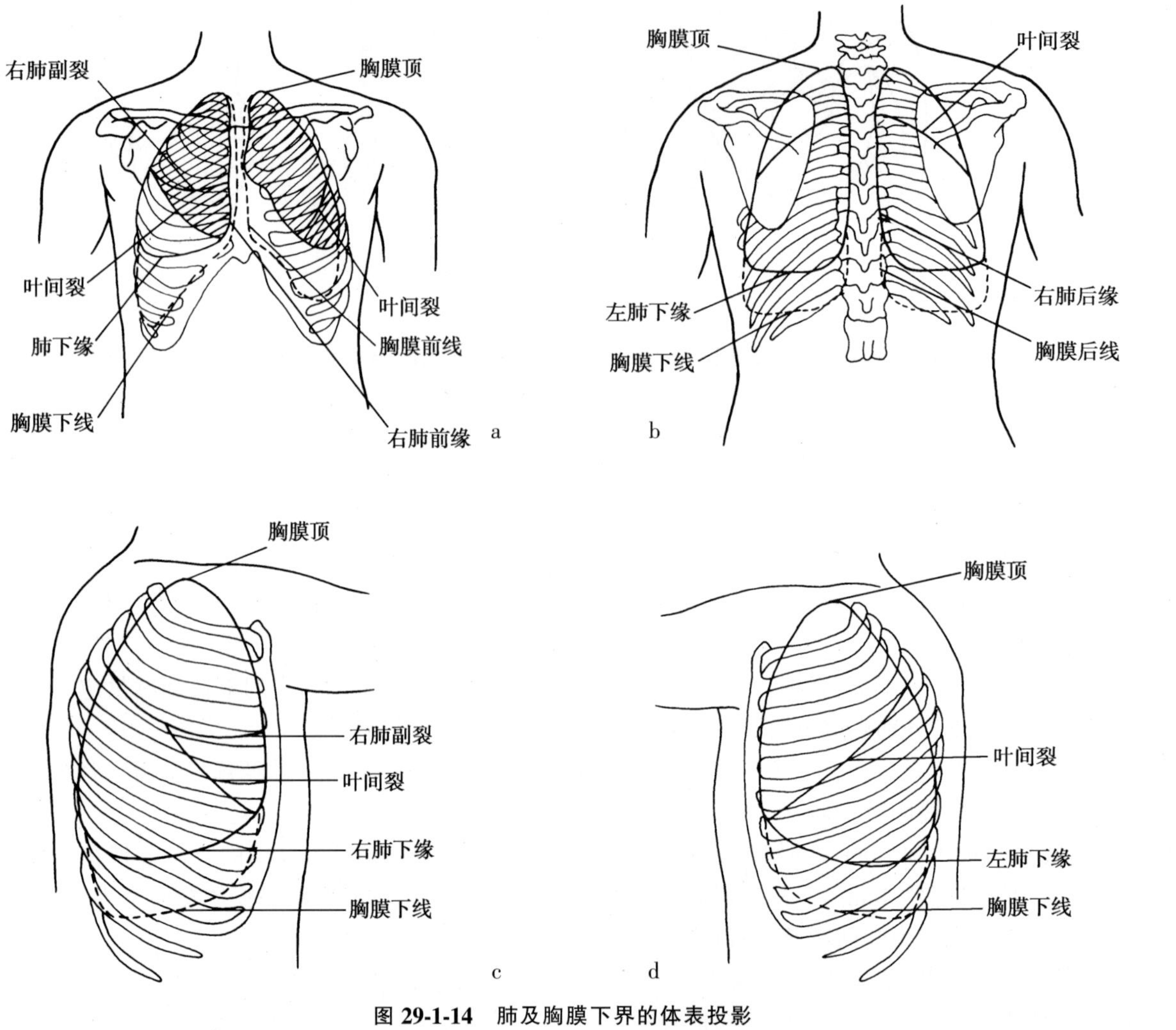

图 29-1-14 肺及胸膜下界的体表投影

a. 前面观；b. 后面观；c. 右侧面；d. 左侧面

两肺下缘的体表投影相同，右肺下缘起自第 6 胸肋关节，左肺下缘起自第 6 肋软骨中点。两侧均向外后并稍向下斜行，在锁骨中线处与第 6 肋相交，腋中线处与第 8 肋相交，肩胛线处与第 10 肋相交，再向内至第 11 胸椎棘突外侧约 2cm 处折转向上移行于后缘。肺后缘的投影在紧靠胸段脊柱的两侧。小儿肺下缘的位置比成人约高一个肋骨面。

胸膜下界是肋胸膜与膈胸膜的返折线，内侧端右侧起自第 6 胸肋关节，左侧起自第 6 肋软骨，两侧均斜向外下方，在第 6 肋与第 7 肋间隙平面与锁骨中线相交者，右侧有 82%，左侧为 66%。在腋中线与第 10 肋相交，但相交在第 10 肋以上者两侧均有 50%以上，此处与肺下界相距 7~8cm。下界后端，在肩胛线与第 11 肋相交，最后止于第 12 胸椎棘突高度，此处与肺下界相距 5cm。由于肝的影响，右侧胸膜下界较左侧稍高，但右侧胸膜囊后部比左侧低，因此，右侧腹后壁肾手术，损伤胸膜囊的可能性较大。

参 考 文 献

1. 张朝佑主编.人体解剖学.第2版.北京：人民卫生出版社.1998，495-513
2. 刘国礼主编.现代微创外科学.北京：科学出版社，2003，609-633
3. 梅骅，苏泽轩，郑克立主编.泌尿外科临床解剖学.济南：山东科学技术出版社，2001，154-174，36-37
4. 高新，周祥福主编.微创泌尿外科手术与图谱.广东：广东科学技术出版社，2006，4-10
5. 谢立平，程广.ESWL后影响肾下盏结石排空的解剖学因素.中华泌尿外科杂志，2000，21(9):520-523
6. Kabalin JN.Surgical anatomy of the retroperitoneum，kidneys，and ureters.In：Walsh PC，Retik AB，Vaughan ED Jr，Wein AJ，eds. Campbell's Urology，8th ed.Philadelphia：Saunders，2002，1-41
7. Kaye KW，Reinke DB.Detailed caliceal anatomy for endourology.J Urol，1984，132(6):1085-1088
8. Shaw G，Wah TM，Kellett MJ，et al.Management of renal-vein perforation during a challenging percutaneous nephrolithotomy.J Endourol，2005，19(6):722-723
9. Sampaio FJ，Zanier JF，Aragao AH，et al.Intrarenal access：3-dimensional anatomical study.J Urol，1992，148(6):1769-1773
10. Keith W，Kaye KW，Marvin E，et al.Applied Anatomy of the kidey and Ureter.Urol Clin North Am，1982，9:3-13

第二节　经皮肾镜的体位和穿刺通道部位的选择

position and approach of nephroscopy

【周祥福】

选取合适体位建立适合通道是经皮肾镜手术成功的关键。因此，术前应详细阅读KUB、正侧斜位IVU、B超和CT片，了解结石的位置大小、集合系统解剖结构以及肾积水程度等，并结合患者的身体状况和术者习惯来选择体位和确定穿刺部位。

【体位选择】

1. 俯卧位　经皮肾镜手术临床上多采用俯卧位，原因之一为历史沿袭因素（经皮肾穿刺造瘘采用的是俯卧位）；其次，俯卧位穿刺也被认为可使内脏损伤的发生概率降到最低。经皮肾镜手术时结肠损伤的概率较低，但在应用传统的俯卧位进行手术时，结肠损伤仍有发生。从解剖学上讲，如果结肠位于穿刺线上，那么穿刺过程必然会造成结肠损伤，如果结肠位于穿刺线后方，则有潜在的结肠损伤可能。Hopper等比较90例俯卧位和500例平卧位腹部CT时，发现肠道位于肾后方分别为10%和1.9%，俯卧位时肠道位于肾后方明显多于平卧位，因此，在经皮肾镜中如果取俯卧位，则结肠损伤的危险性可能更高。俯卧位的优点是可提供比较大的穿刺区域及操作空间，而且术中应用C形臂X线机可垂直透视便于定位穿刺；肾脏比较固定；穿刺的径路较平卧位和侧卧位短和直。俯卧位也存在以下缺点，手术前应予考虑：由于身体重力压迫胸腹，引起肺呼气末容积及肺活量下降，患者可能无法耐受长时间手术；下腔静脉及髂静脉受压，使静脉血流和心脏前负荷减少，从而导致术中循环及呼吸困难，尤其是肥胖患者和肺功能障碍者，更增加了手术危险性。因此，手术有可能因为肥胖以及肺功能障碍等原因而无法进行。另外，如果术中患者出现腹腔、胸腔积液等意外，有必要行气管插管改变麻醉方式，会对麻醉师造成较大麻烦。因而对于一些高危患者，俯卧位并不是很好的选择，可考虑选择其他体位。

方法：肾区腹部下垫一小枕，使患侧腹部垫高10~15cm约成30°斜位，穿刺针则可与手术床呈垂直位进针，由后组肾盏进入肾盂。在病人脸、肘、膝及脚趾放保护垫，颈部处于中性位，胸部放置软垫，使之易通气，上肢放在有软垫的壁板上，上臂与躯干保持小于90°角，使患者感觉舒适。C形臂X线机可垂直透视便于选择定位穿刺，医师可稍离开X线机进行操作，减少辐射剂量。若采用完全俯卧位，则穿刺针与X线检查台或体表呈45°~50°穿刺（图29-2-1）。

2. 侧卧位　侧卧位临床应用相对较少，主要用于不能采用俯卧位的患者，如脊柱后凸、病态肥胖以及肺功能障碍者。近年来有学者针对以上问题，发明了多种改良的侧卧位，取得了较好效果。Gofrit等报道脊柱后凸及病态肥胖的患者采用侧卧位进行经皮肾取石术（PCNL）手术较俯卧位安全。高新等报道应用侧

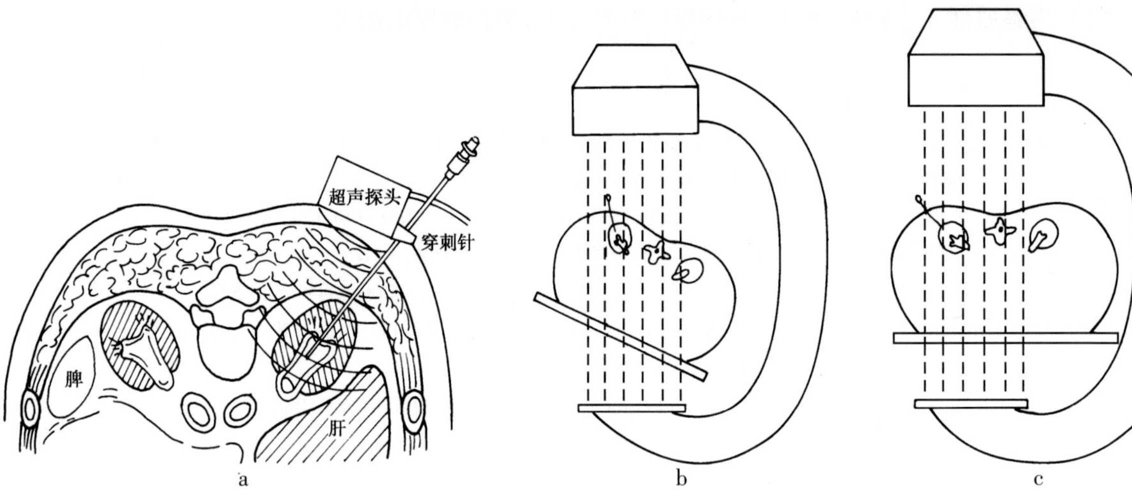

图 29-2-1　俯卧位和俯卧位的穿刺角度

卧位在B超引导下行经皮肾镜碎石取石术，也获得了成功。此体位的最大优点是手术时肾盂位于最低位，击碎的结石由于本身重力作用不易跑到其他肾盏，常集中在肾盂；处理肾盏结石时，击碎的结石也容易从肾盏掉落到肾盂；该体位由于腰桥升起后使患者头侧和尾侧向下降，而腰部向上凸，导致肋弓与髂嵴间距增宽，可使俯卧位肋上穿刺点移至肋下；另外，此体位便于随时改行开放手术。不足之处是操作通道与水平面夹角较大，术中结石不易冲出，同时也存在体位不舒适感。

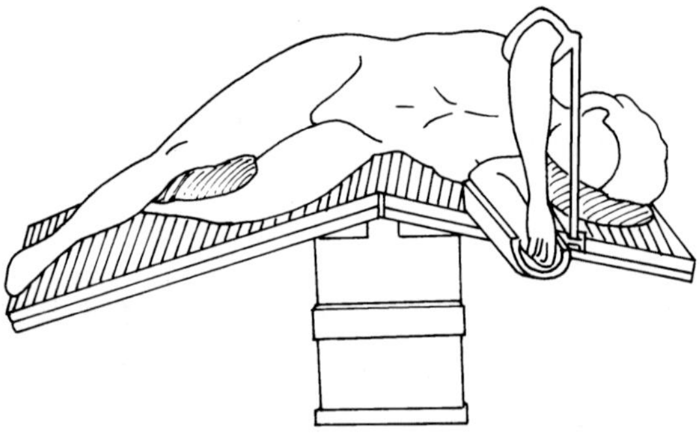

图 29-2-2　侧卧位 PCNL

方法：垫高腰桥，健侧卧位，患侧朝上，头及下肢适当放低，以扩大肋骨与髂嵴间距离，便于暴露。健侧髋关节和膝关节屈曲，患侧下肢伸直，双下肢间垫以软枕，固定骨盆以免滑动(图 29-2-2)。

3. 平卧位　平卧位是在俯卧位时患者无法耐受手术而发展起来的一种新的经皮肾镜手术体位。1998 年 Uria 等率先报道了应用平卧位行经皮肾镜术取得成功。Ahmed 等将 130 例肾结石或者输尿管上段结石患者分成 2 组，53 例行平卧位 PCNL，77 例行俯卧位 PCNL，其结石取尽率分别为 89%和 84%。笔者近 1 年来采用平卧位在 B 超引导下对近 50 例患者行经皮肾镜碎石取石术，全部成功建立穿刺通道，也取得了较好的疗效，Ⅰ期结石取尽率为 71.9%，Ⅱ期结石取尽率为 93.75%，无 1 例出现内脏损伤。Boon 等应用 CT 模拟平卧位行经皮肾镜手术时，分别穿刺肾脏的上极、肾门(肾中部)以及下极，其潜在结肠损伤发生率左侧分别为 1.1%、5.2%、16.1%，右侧分别为 0.4%、2.8%、9.0%，从而认为穿刺肾下极时结肠损伤发生率可能更高。因此，采用平卧位尤其是穿刺下盏时应警惕结肠损伤。平卧位具有以下优点：体位舒适，对患者血循环和呼吸系统影响较少；便于麻醉师观察，对于高危患者可方便随时进行气管内插管更改麻醉方式；操作通道与水平面夹角较小，击碎结石更易冲出。其缺点是穿刺时肾脏较易被穿刺针及筋膜扩张器推动向前内上方移位，导致建立的通道较深，不容易使重度肾积水的肾盏扩张而致寻找困难。

方法：取平卧位，患侧腰胁部用 1 000 ml 水袋垫高(肥胖者可用 3 000ml 水袋)，并使患侧腰部靠近手术床边，注意显露出腋后线及肩胛下角线，同侧的手臂可悬挂于颈部上方的手术床支架，固定好患者以免滑动(图 29-2-3)。

【穿刺点的选择及通道的建立】

1. PCNL 术设计穿刺点及建立经皮肾通道的一般原则

(1) 保持直的通道。

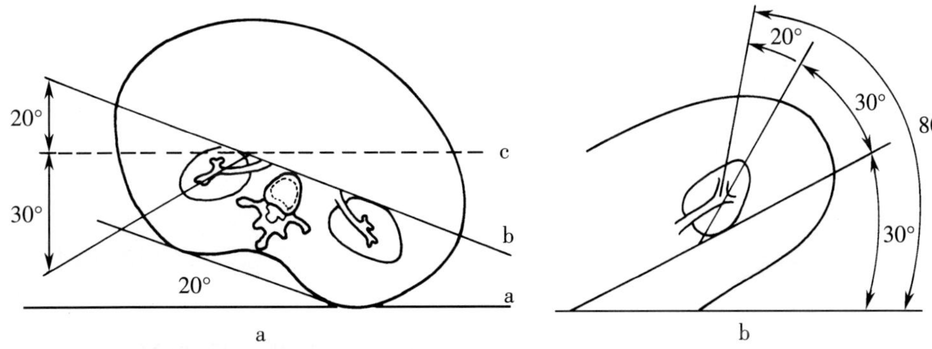

图 29-2-3　平卧位肾角度

a. 平卧位肾脏横轴与水平面成角 1;b. 平卧位肾脏横轴与水平面成角 2

(2) 选择到达结石的最短径路。

(3) 必须通过肾实质、肾盏穿刺进入肾盂,而不能直接穿刺肾盂。不经过肾实质的肾造瘘,从肾盂的穿刺孔处容易有尿液漏出而在肾周形成尿性囊肿。从肾盏中央沿肾盏长轴方向进针可避免损伤肾盏旁动静脉,减少出血。

(4) 尽可能向肾脏后组中盏穿刺进入肾盂,这不仅有利于输尿管镜向肾上、下盏及输尿管方向移动,更利于处理多个肾盏和输尿管结石,以及其他原因引起的输尿管梗阻。

(5) 对于多发性肾结石,应尽可能选择可以同时处理多个肾盏结石的共同通道,必要时可建立第 2 通道。通过两个通道,即使很复杂的铸形结石,一般也可以取尽。

(6) 穿刺径路及建立通道时应避开胸膜、肺、结肠等邻近脏器,以免器官损伤。为防止损伤胸膜,一般于第 12 肋下进行穿刺,如由于取石的需要,也可在第 11 肋间穿刺,但要注意避免损伤胸膜。在肋间穿刺时,应根据壁胸膜下界体表投影的解剖特点,选择穿刺部位。

2. 穿刺点和径路选择及扩张建立通道的规律

(1) 穿刺点的范围:上方一般应在第 12 肋以下,下方在髂嵴以上,两侧应在腋后线与肩胛线之间。如结石位置较高或位于上盏,无法在第 12 肋下穿刺成功时,可采用 B 超引导下进行穿刺,即 B 超凸阵探头侧方的穿刺架内从第 12 肋下斜向上方穿刺,这样可避免损伤肺和胸膜。如不行,可在腋后线与肩胛线间的第 11 肋间进行穿刺(胸膜下界在腋中线与第 10 肋相交,在肩胛线与第 11 肋相交),但最好在 B 超或 X 线引导下,避开胸膜进行。如采用肾区垫高的平卧位或仰卧位,穿刺范围可从腋后线扩至腋中线后侧(在肾脏水平,侧腹膜的返折线位于腋中线)。

(2) 穿刺径路的一般规律:穿刺径路可因不同的病人和结石的位置不同而不同,成功建立经皮肾通路最重要的是结合考虑解剖因素和手术者希望完成的治疗目标,选择最好的入路到达集合系统。

1) 经皮肾穿刺应该总是通过外周肾盏,直接到达肾盏穹隆,而不能经过肾盏漏斗部,它可提供一个通过肾实质最短的径路,使导丝易于到达肾盏。穿刺通过肾盏漏斗部,可导致经皮肾通道严重的出血。建立一个直达肾盂的通道,一方面可导致严重的肾出血危险;另一方面不能像经肾实质通道对扩张器及工作仪器提供充分的固定作用。

2) 由于下极肾盏总是位于第 12 肋尾部,直接穿刺下盏建立经皮肾通道是最简单的通道。对于单纯引流集合系统,穿刺肾下极是最方便的方法。而采用经皮肾硬镜作为治疗手术时,由于肾下盏与输尿管肾盂连接部(UPJ)成锐角以及由于患者的臀部妨碍硬镜的充分摆动(转动),很难到达上极病灶,因而穿刺下极是次要选择。

3) 就腔内肾盂切开术而言,无论是中盏还是上盏,经皮肾通道都是最好的,因为它能提供一条直线径路。

4) 采用经皮肾通路切除肾盂移行细胞癌,直接进入肿瘤所在肾盏的经皮肾通道是首选。

5) 肾盂结石首选经后组中盏或下盏(下盏漏斗与肾盂夹角大于 90°)穿刺进入(图 29-2-4)。

6) 结石体积较大,尤其是分支状的鹿角形结石,单从肾下后外侧通道,远离通道处结石取出较困难时,可采用膀胱软镜或建立第 2 条经皮肾通道取石(图 29-2-5)。但经体外冲击波碎石后,在肾下后外侧更

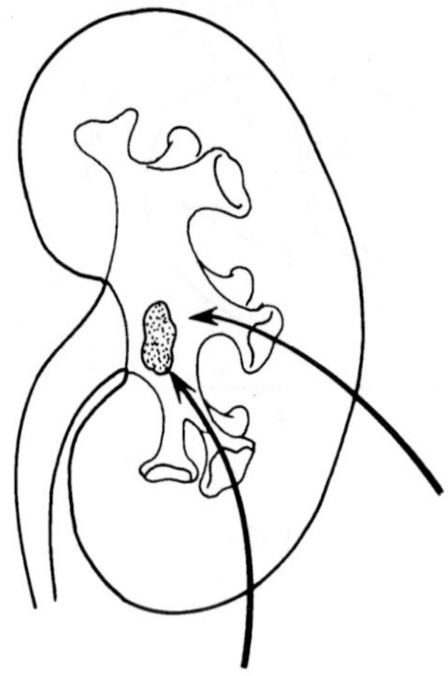

图 29-2-4　肾盂结石可经后组中、下盏进入

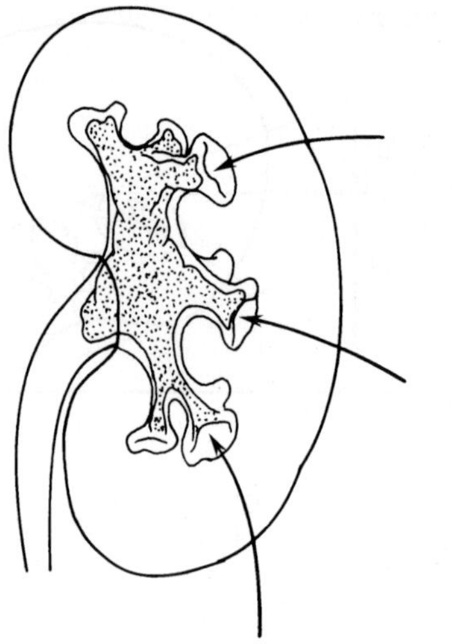

图 29-2-5　鹿角形结石从下极肾盏进入

低位置,从最下一组肾盏进入,也能取出结石,虽取石时间相对较长,但可减少肾脏多处穿刺损伤。

7）上盏结石一般经第 12 肋上缘直接进入含结石的上盏(图 29-2-6);中盏结石,准确定位,穿刺针直接进入结石肾盏中(图 29-2-7)。

8）当几个肾盏有结石或肾盂合并一个肾盏结石时,最适宜的经皮肾通道是通过上盏,因为它可以为硬镜提供一个到达集合系统各个地方最简便的径路。如果肾结石位于肾盂和下盏,上盏通道很容易取净结石,可防止结石碎片进入到上盏(很难从下极到达),也容易清除掉到输尿管上段的结石碎片。其次,也可选择经中、下后组肾盏穿刺进入建立经皮肾通道。

9）对输尿管上段结石需用经皮肾输尿管镜取石时,穿刺路径选择在肾中部后外侧入路,硬性输尿管镜直接进入输尿管(图 29-2-8)。从肾上部路径进入输尿管可能更为直接,但需要从 12 肋上缘穿刺,易造成胸膜损伤、气胸等并发症,穿刺及扩张时应紧贴第 12 肋上缘。

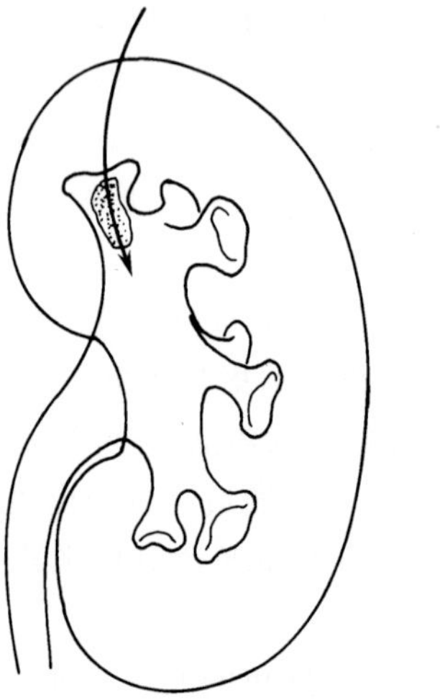

图 29-2-6　上盏结石可直接进入含石上盏

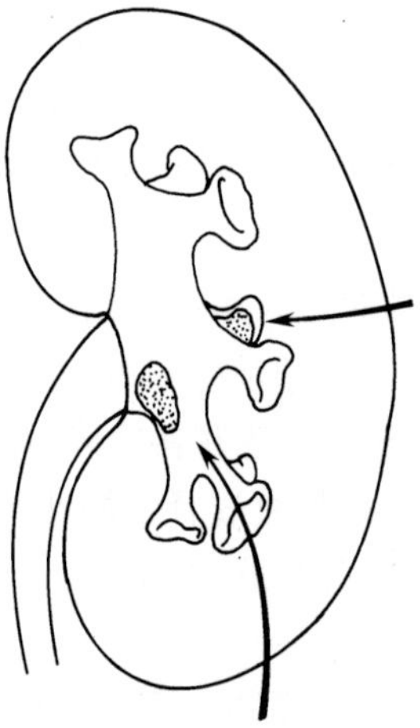

图 29-2-7　中前盏结石可直接进入含石肾盏

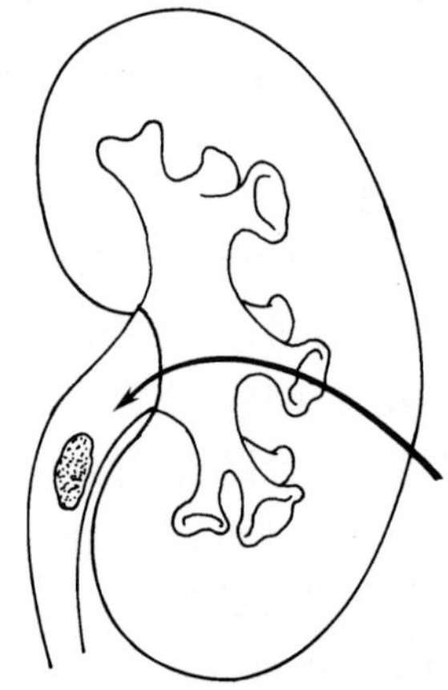

图 29-2-8　输尿管上段结石,可经中后肾盏进入

3. 穿刺及扩张建立通道的方法

(1) 留置输尿管导管:获得经皮肾镜通道的第一步是膀胱镜检及逆行插入一条 4~6F 的输尿管导管到肾盂(图 29-2-9),输尿管导管外端连接静脉延长管,延长管从同侧放到手术野,以便穿刺时通过导管注水,形成暂时性的人工肾积水或逆行注射造影剂,利于穿刺及证实穿刺成功;另外,导管在术中可以阻挡碎结石进入输尿管,协助术后放置双 J 管入输尿管内或术后直接作为支架引流。一些学者

主张采用末端带气囊的导管,防止结石碎片进入输尿管。

(2) 经皮肾穿刺:穿刺时应在B超或X线引导下进行。穿刺过程中可感觉到3次突破感,第1次是腰背筋膜,第2、3次分别是肾包膜和肾盏黏膜。后二者有时不明显,但严重肾积水肾实质变薄时可感觉到较明显的突破感。当穿刺针穿入肾包膜后,可见穿刺针尾部随呼吸运动而上下移动。进入肾盏时,转动C形臂X线机监控装置,核对针尖确实处在目标肾盏,再将穿刺针向前推进2~3cm。如穿刺成功后拔出针芯,可见尿液流出。如果拔出针芯无尿液流出,安上一个注射器,一边抽吸一边退针,以免最初穿刺时穿刺针已穿过肾盂。如果自针鞘内流出的为血性液体,有两种方法可证实穿刺失败:①通过穿刺针注入少量造影剂,集合系统不显影或造影剂外溢形成一片模糊影像;②经逆行输尿管插入导管注入造影剂或生理盐水,不能从穿刺鞘内流出。如果穿刺失败,需要重新穿刺。Chiba针可以试穿多次,它对邻近结构引起严重损伤发生率是很低的。如果肾盂有不透X线结石,Chiba针可对着结石穿刺,一旦有尿吸出,通过针注入造影剂显示集合系统,然后通过扩张建立标准的经皮肾通道。

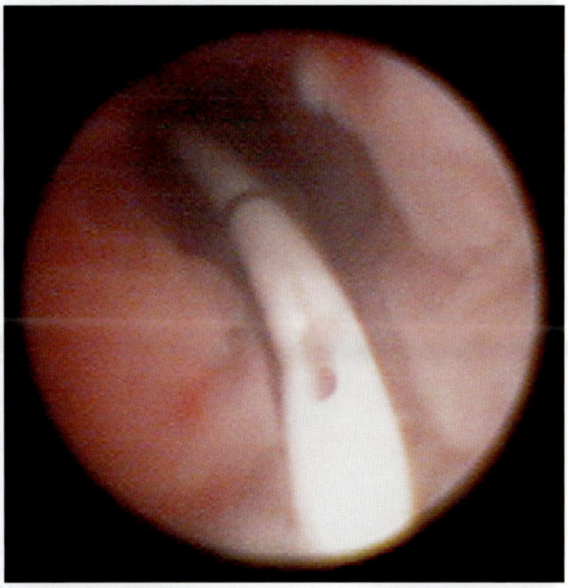

图 29-2-9　输尿管导管

(3) 皮肾通道的扩张:穿刺成功后置入斑马导丝,根据所需扩张通道的大小,于穿刺针处用尖刀切开皮肤及皮下组织0.5~1cm,并用血管钳顺穿刺针撑开扩张至腰背筋膜。然后拔出穿刺针鞘,用筋膜扩张器从6、8、10、12、14F每隔2F逐级扩张到所需的16F或18F,最好扩至比放置扩张器鞘大2F,以便置入鞘时容易推进。将带鞘的14F或16F扩张器顺导丝置入,拔出鞘芯。然后插入输尿管镜,一边冲水一边顺导丝缓慢进入肾盏或肾盂,若鞘的远端位于肾盏或肾盂内,说明通道建立成功(图29-2-10,11)。

扩张时应遵循以下原则:

1) 应牢记皮肤至肾盏的深度。

2) 斑马导丝置入应够深,至少应在肾盂或扩张的肾盏内盘绕达10~15cm。

3) 应设安全导丝系统,以防通道迷失。

4) 每次更换扩张器时,助手应在靠近皮肤处扶持住导丝,以防滑脱。

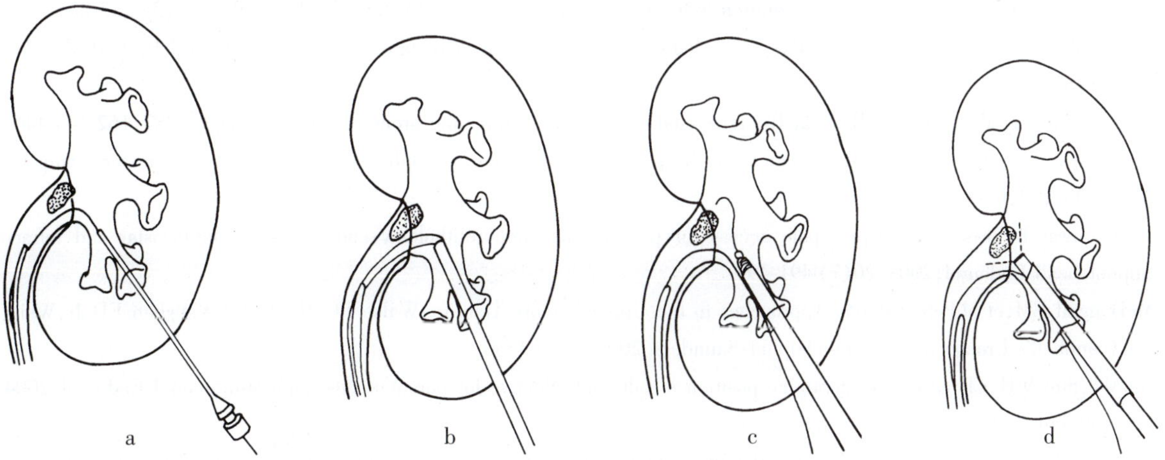

图 29-2-10　经皮肾通道的建立

a. 安全导丝经穿刺针置入集合系统;b. 将扩张器套在安全导丝上插入集合系统,并置入工作导丝;c. 扩张器套在工作导丝上进行扩张;d. 肾镜经工作鞘置入肾内

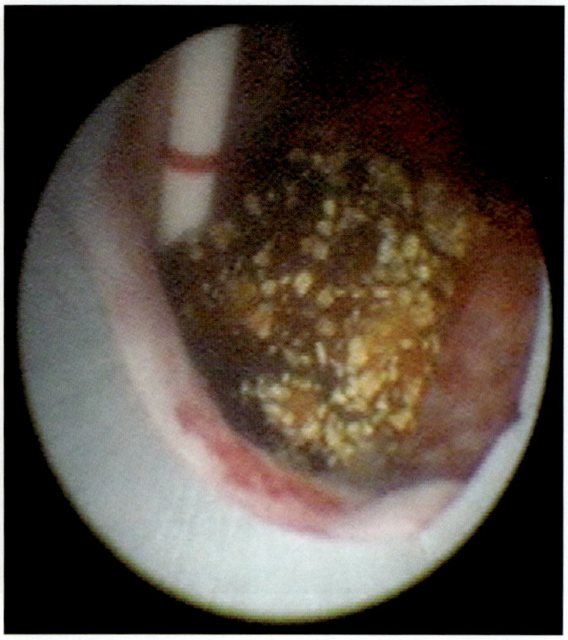

图 29-2-11　管鞘进入肾盂

5）每根扩张器均需沿导丝经相同径路进入集合系统。

6）扩张时一定要保持斑马导丝伸直，同时顺着穿刺方向沿导丝一边旋转扩张器一边推进。

7）扩张器进入的深度不要超过穿刺针深度1cm，以免损伤对侧肾实质或肾盂。

8）遵循逐级扩张的原则。

9）如果径路瘢痕组织较多，则不宜选用半硬弹性扩张器，而选用金属扩张器更好。

如鞘位于肾外或肾实质未进入肾盏，此时进镜入肾盏往往有困难，可将导丝插入输尿管镜，顺导丝用输尿管镜扩张进入肾盏，再将鞘沿输尿管镜推入肾盏。若进镜时将导丝拔出，且鞘在肾外或肾实质时，可通过尿道的输尿管导管注射亚甲蓝盐水，直视下从输尿管镜工作通道顺亚甲蓝流出方向重新置入斑马导丝。如经以上方法仍无法成功，则只好重新穿刺。

参 考 文 献

1. 梅骅.泌尿外科手术学.第 2 版.北京：人民卫生出版社，1996，872-900
2. 高新，周祥福.微创泌尿外科手术与图谱.广州：广东科学技术出版社，2006，18-25
3. 叶章群，邓耀良，董诚.泌尿系结石.北京：人民卫生出版社，2003，623-625
4. 高新，周铁，肖翠兰，等.单用 B 超引导建立经皮肾穿刺通道行经皮肾镜取石术(附 102 例报告).临床泌尿外科杂志，2003，18(1):10-12
5. 李逊，曾国华，袁坚，等.经皮肾穿刺取石术治疗上尿路结石(20 年经验).北京大学学报(医学版)，2004，36(2):124-126
6. Gofrit ON，Shapiro A，Donchin Y.Lateral decubitus position for percutaneous nephrolithotripsy in the morbidly obese or kyphotic patient，J Endourol，2002，16(6):383-386
7. Valdivia J G，Valle J，Lopez JA，et al.Technique and complications of percutaneous nephroscopy：experience with 557 patients in the supine position.J Urol，1998，160:1975-1978
8. Shoma AM，Eraky I，El-Kenawy MR，et al.Percutaneous nephrolithotomy in the supine position：technical aspects and functional outcome compared with the prone technique.Urology，2002，60(3):388-392
9. Netto NR，Lemos GC，Fiuza JL.Colon perforation following percutaneous nephrolithotomy.Urology，1988，32(3):223-224
10. Vallancien G，Capdeville R，Veillon B，et al Colonic perforation during percutaneous nephrolithotomy.J Urol，1985，134(6):1185-1187
11. Hopper KD，Maj MC，Sherman JL，et al.The retrorenal colon in the supine and prone patient.Radiology，1987，162:443-446
12. Boon JM ，Shinners B，Meiring JH.Variations of the position of the colon as applied to percutaneous nephrostomy.Surg Radiol Anat，2001，23(6):421-425
13. Lojanapiwat B，Prasopsuk S.Upper-pole access for percutaneous nephrolithotomy：comparison of supracostal and infracostal approaches.J Endourol，2006，20(7):491-494
14. McDougall EM，et al.Percutaneous Approaches to the Upper Urinary Tract.In：Walsh PC，Retik AB，Vaughan ED Jr，Wein AJ.eds.Campbell's Urology，8th ed.Philadelphia：Saunders，2002，3320-3360
15. Ng MT，Sun WH，Cheng CW，et al.Supine position is safe and effective for percutaneous nephrolithotomy.J Endourol，2004，18(5):469-474
16. Shoma AM，Eraky I，El-Kenawy MR，et al.Percutaneous nephrolithotomy in the supine position：technical aspects and functional outcome compared with the prone technique.Urology，2002，60(3):388-392
17. Clayman RV.Supine position is safe and effective for percutaneous nephrolithotomy.J Urol，2005，174(2):601-602; discussion 602

18. Lallas CD, Delvecchio FC, Evans BR, et al. Management of nephropleural fistula after supracostal percutaneous nephrolithotomy. Urology, 2004, 64(2):241-245

第三节　经皮肾造瘘术

percutaneous nephrostomy, PCN

【李　逊】

【概述】

经皮肾技术是建立从皮肤到肾集合系统的手术通道，并放置内腔镜进入肾盏、肾盂甚至输尿管上段，对上尿路疾病进行诊断和治疗的一种手术方法。经皮肾技术作为腔内泌尿外科技术的一个重要部分，尤其在治疗上尿路结石方面，与输尿管镜术及体外冲击波碎石共同成为现代主要的治疗方法，已彻底改变了传统的开放手术治疗模式。

经皮肾手术的历史开始于20世纪40年代。1941年，Rupel和Brown通过开放手术建立的肾造瘘通道取出术后残留的结石。1948年，Trattner在开放手术中用内腔镜对肾盂进行了检查。1955年，Goodwin等首先报道使用经皮肾引流术治愈一名巨大肾积水患者，从而提出了经皮肾造瘘(percutaneous nephrostomy, PCN)的非开放手术方法。直到1976年，Fernstrom和Johannson采用经皮肾穿刺建立通道后用内腔镜取石成功，经皮肾技术才日益受到重视并获得不断发展，成为新兴的腔内泌尿外科技术。

20世纪80年代中期以来，随着光学、电子工程技术的进展，放射介入、CT、MRI等诊断技术的广泛应用，以及腔内设备的不断改进，如超声碎石、液电碎石、气压弹道碎石、激光碎石等，经皮肾技术在临床上的应用有了飞跃性的发展。通过临床经验的不断积累，并在各个技术细节上的不断改良和完善，经皮肾手术已有很高的成功率，且并发症发生率显著降低，治疗范围逐步扩大。一些复杂性结石，如鹿角状肾结石、开放手术后的残石、肾盏憩室内结石、马蹄肾或移植肾合并结石等，以及输尿管肾盂连接部(UPJ)狭窄或闭锁、上尿路手术后的尿瘘，甚至上尿路肿瘤的姑息治疗，都可以通过经皮肾技术来处理。这样，经皮肾技术已从单纯的经皮肾造瘘引流演变为可全面应用于上尿路各种疾病的诊断和治疗，从而极大地推动了腔内泌尿外科的发展。

标准的经皮肾造瘘术和经皮肾取石术，穿刺通道要扩张到26~36F，通道较大易发生出血，手术风险较大，影响了该项技术的临床推广应用。1992年广州的吴开俊提出只将穿刺通道扩张到14~16F的经皮肾微造瘘术，并利用此通道进行经皮肾输尿管镜碎石取石术。十年来近10 000例经皮肾微造瘘术的实践证明，14~16F的小通道显著地降低了手术的风险，使术后输血率降至1%以内，且能有效解决各种梗阻因素引起的肾积水、肾感染甚至脓肾的引流，也适于微创经皮肾取石。随着经验的积累和操作的熟练，经皮肾微造瘘术已代替开放手术造瘘。

经皮肾微造瘘术的手术方法与传统的经皮肾造瘘术基本相同，但由于其通道较小，术中损伤血管的概率小，穿刺点的选择不要求似传统的经皮肾穿刺造瘘术那样必须从肾盏的穹隆部进入，故方法较传统的经皮肾造瘘术简单，适应证更宽，对一些不适合将通道扩张太大的情况，如肾盏憩室并感染、漏斗部狭窄并肾盏感染的处理也更为方便。

【肾的腔内解剖】

肾脏位于第12胸椎~第3腰椎之间范围内，右肾较左肾低1~2.5cm。肾脏在冠状面、横断面、矢状面都有轻度的旋转。

冠状面投影：肾上极较肾下极向内侧旋转约13°。

横断面投影：肾门、肾盂较肾脏外侧凸缘向前约30°。

矢状面投影：肾脏长轴向后旋转约10°。

从人体解剖学和器官发生学来看，肾脏分为两部分：分泌部和导管部。分泌部是指肾实质的皮质，包括分泌结构的肾小球、近端小管、髓袢(Henle袢)和远端小管。导管部是指肾实质的髓质，包括排泄结构的集合管、肾乳头、肾小盏、肾大盏和肾盂。

肾盂为一漏斗状结构,位于肾动脉后,分肾内型和肾外型两种类型,容量一般为 8~15ml,超过 15ml 为积水。积水较大的肾盂,对穿刺、导丝置入和扩张皮肾通道较有利。较大的肾外型肾盂,穿刺针容易直接进入肾盂而不通过肾实质,因肾盂壁薄,容易产生尿漏、造瘘管脱落。

通常肾小盏集合成肾上、中、下三个大盏,肾大盏再汇集成肾盂,出肾门移行于输尿管。上、下盏通常呈单个向上、下极投射,其余肾盏分为前后二排(前组肾盏和后组肾盏),从 IVP 和 CT 扫描断层片上可见前组肾盏靠外,呈杯口状;后排肾盏靠内,呈环形断面观。根据 Kaye、Reinke 和 Hodson 的研究报告,肾盏的排列分为两种类型,一种为多见和典型的 Brödel 型,后组肾盏结构拉长,向外与肾冠状切面成 20°角;前组肾盏较短,与肾冠状切面成 70°角。另一种少见的肾盏排列为 Hodson 型,其前后盏排列与 Brödel 型肾相反。

详细了解肾盏结构排列,对于经皮肾手术中穿刺位置的选择、皮肾通道的设计是十分重要的。前后肾盏并不直接相对,若穿刺前组肾盏,则入路不易进入后组肾盏,因此,穿刺最好选择在后组肾盏,尤以中、下后组肾盏较安全。术前弄清楚前后肾盏有时较困难,需做 IVP、CT 片对比,可在手术前逆行插管,术中(俯卧位)经导管注入空气和造影剂,X 线透视下有空气为后组肾盏,有造影剂为前组肾盏。

肾动脉前后支之间在实质中无侧支循环。通常在肾脏突缘后方 1~2cm 处形成一条所谓的无血管区,即 Brödel 切线,是肾前、后动脉主要末梢分支的重叠处,呈不规则走行,此切线在肾盏漏斗部有小叶间动脉与弓形静脉越过,所以只是相对少血管区。副肾动脉大约在 1/3 的病人可以见到,多位于肾下极,经皮肾穿刺、扩张、肾镜操作时如果严重损伤这些血管,可以造成整个肾下极缺血性梗死。

有关肾脏解剖详见本章第一节肾脏 PCN 的应用解剖。

【适应证】

1. 各种梗阻性或不明原因的肾积水。
2. 上尿路梗阻或闭锁引起的感染、积脓或肾盏憩室积脓。
3. 为经皮肾手术创造通道,如治疗结石、梗阻、肿瘤等。
4. 上尿路疾病的诊断,如顺行造影,Whitaker 试验。
5. 泌尿系疾病需上尿路尿流改道,如输尿管损伤。
6. 某些情况如肿瘤压迫、腹膜后纤维化致输尿管梗阻需永久肾造瘘。
7. 严重的上尿路真菌感染做引流、腔内注药。

【术前准备】

术前准备与开放手术大致相同。需检查血、尿常规,凝血功能、肝肾功能、血液生化和电解质、心肺功能及尿细菌培养。一般不需输血,但对体质弱、贫血病人,术前应予纠正。若尿培养有细菌存在,选择敏感的抗生素治疗。即使尿培养阴性,手术日也应选用抗生素预防感染。将术中术后可能出现大出血、损伤周围器官、严重时需改开放手术甚至肾切除等情况,以书面形式告之患者及其家属。

如果经皮肾微造瘘后还需进行取石或其他操作,就必须对不同病例设计和建立合适的经皮肾通道,选择穿刺点和穿刺方向是建立合适的经皮肾通道的关键。因此,术前应详细阅读病人的 KUB 片、正侧斜位 IVP 片、B 超及 CT 片,了解结石的位置大小、收集系统解剖结构、肾积水程度等,以选择和确定穿刺点。

【器械设备】

1. 定位系统　可选用带穿刺专用探头的超声装置、C 形臂 X 线机(图 29-3-1)或 CT 定位。如肾积水明显,也可不需定位设备直接穿刺。

2. 穿刺针　由针鞘和针芯两部分组成,规格 18G。针芯尖为三棱形,针鞘可插入 0.032~0.038in(1in=2.54cm)的导丝。

3. 导丝　常规为 0.035in,斑马导丝性能较好,软硬适中,扩张过程中不易打折、扭曲,利于引导扩张。

4. 扩张器　以筋膜扩张器(Fascial dilators)(图 29-3-2)最为常用,由不透 X 线之聚乙烯制成,从 6~24F,以 2F 递增,12F 以上配有 Peel-away 薄鞘。Amplatz 扩张器(图 29-3-3)的质地较筋膜扩张器硬,从10~30F,以 2F 递增,扩张时需先将一根 8F 导管套入导丝,操作较复杂,24F 以上配有硬质的工作鞘,较相应的扩张器大 4F,置入工作鞘时需将通道多扩张 2F。金属同轴扩张器形如拉杆天线,轴心为 8F,以 4F 递

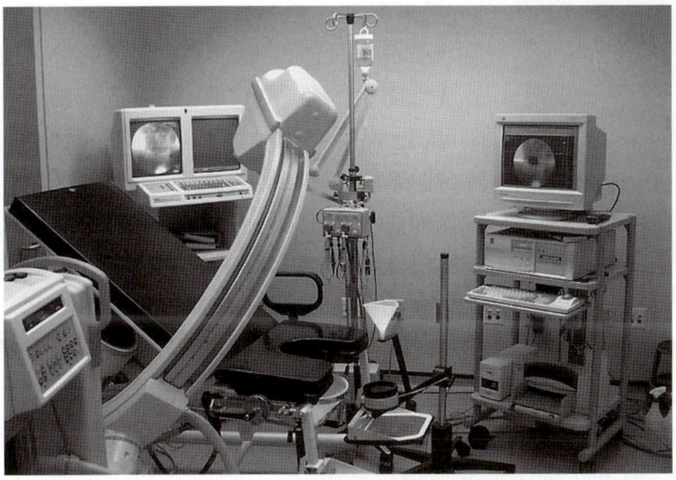

图 29-3-1 C 形臂 X 线定位器械

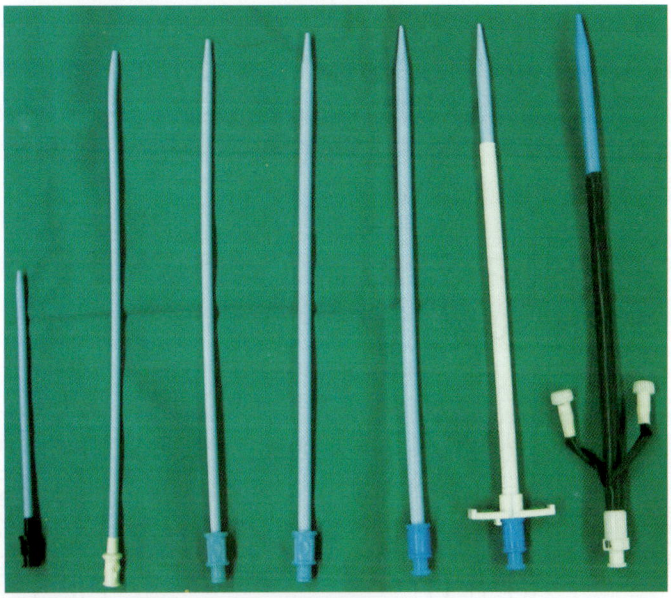

图 29-3-2 筋膜扩张器

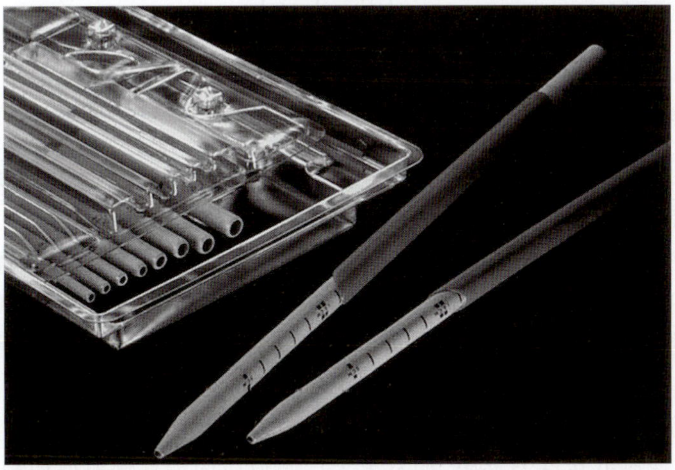

图 29-3-3 Amplatz 扩张器

增,可扩张至 24F 或 26F,因为是硬性扩张器,若操作不慎极易造成肾集合系统损伤。高压气囊扩张器(图 29-3-4)的气囊长度为 15cm,可短时间内一次性将通道扩张至 30~36F,但价钱昂贵,且不能将瘢痕组织及较硬的筋膜扩开,使用有一定的局限性。

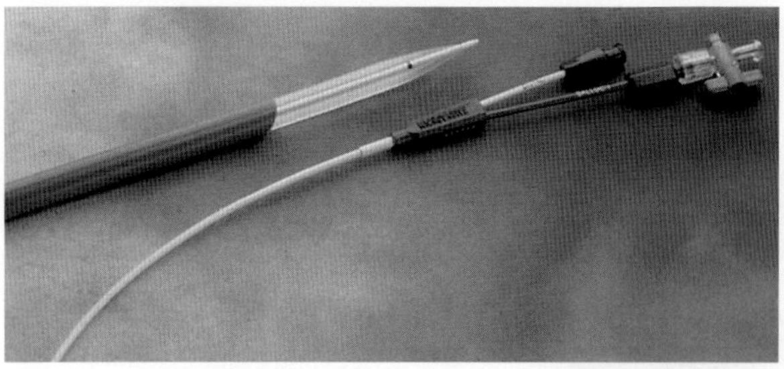

图 29-3-4　高压气囊扩张器

【麻醉和体位】

应根据具体情况采用不同的麻醉方法。如果只是进行简单的经皮肾造瘘外引流尿液，则使用局麻即可，皮肤及肾包膜用 1%利多卡因做局部浸润麻醉。全身麻醉或硬膜外阻滞一般适用于经皮肾造瘘后立即进行取石或其他操作的情况。小儿及焦虑不安的病人不论手术简单与否，均宜用全身麻醉。

常用平俯卧位(图 29-3-5)，肾区腹部下垫一小枕，使腰背成一低拱状平面，让患者感觉舒适，C 形臂 X 线机可垂直透视，便于选择定位穿刺。医师可稍离开 X 线机进行操作，减少辐射剂量。

在一些不能采用俯卧位的特殊情况下，可采用患侧轻度垫高的仰卧斜位，此时 CT 定位有特别的价值，因可了解腹腔内脏器与肾脏的相互关系，有利于准确建立通道。

【手术步骤】

1. 定位　采用 B 超或 C 形臂 X 线机下定位(图 29-3-6)。如肾积水明显，可术前 B 超定位或不需定位设备直接穿刺。若使用 X 线定位，为显示肾集合系统，可在穿刺前静脉注入造影剂行排泄性尿路造影，或逆行输尿管插管造影。若肾盏扩张明显，可在超声定位下直接穿刺目标肾盏；若超声定位只能显示肾盂，可先做肾盂穿刺注入造影剂，以利下一步在 X 线定位下穿刺目标肾盏。若使用 CT 定位，则直接向肾集合系统穿刺，不需术中造影或逆行插管。

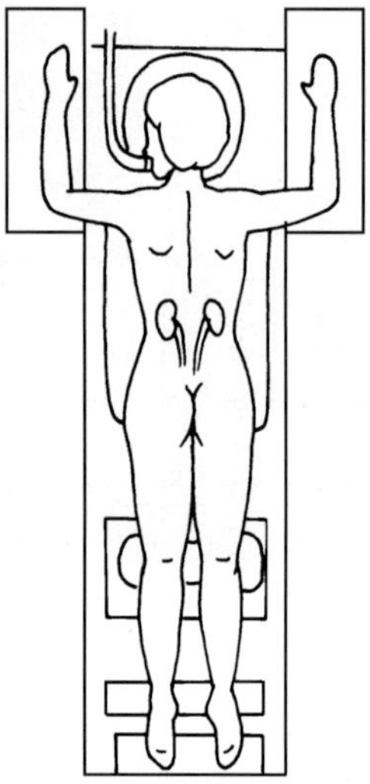

图 29-3-5　平俯卧位

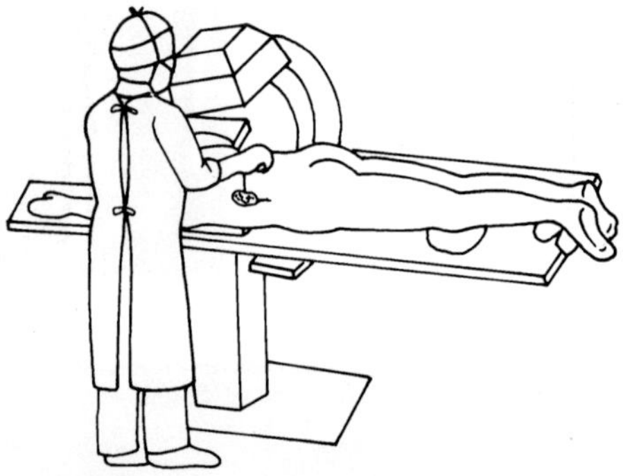

图 29-3-6　C 形臂 X 线机定位穿刺

2. 穿刺　穿刺点可选择在第 12 肋下至第 10 肋间腋后线到肩胛线之间区域，单纯做造瘘时，常选第 11~12 肋下腋后线做穿刺点，通常穿刺方向指向肾盂，与水平面成 30°~60°。

穿中肾包膜时可见针尾随呼吸摆动，较大积水肾穿入收集系统时有明显突破感，无积水肾或开放手术后肾此感觉不明显。当穿入肾收集系统后拔出针芯，有尿液滴出则可确定(图 29-3-7)。注入稀释至 36%的泛影葡胺，X 线透视下明确穿刺部位及肾收集系统情况。如穿刺入非计划的肾盏者，可以重新定点穿刺，向所需要的肾盏入针。初学者可以先做逆行插管造影协助定位穿刺。

通过造瘘针金属鞘引入 0.035in 斑马导丝(图 29-3-8)，最好能插至输尿管腔内，若在肾内盘曲，应至少 5~10cm。退出针鞘前，以尖刀沿导丝刺开皮肤及筋膜，如有手术后瘢痕应向深部瘢痕处切割。

3. 扩张　筋膜扩张器套在导丝上，向肾做通道扩张(图 29-3-9)，由同一手术者操作，一手将导丝稍向后拉直，另一手旋转扩张器并向前推进。由 8F 开始，以 2F 逐渐增大，每次推进深度保持相等，避免折曲导丝或推进过深穿破肾盂，其过程间歇 X 线透视观察。最后将所需管径的扩张管连同 14~16F 的 Peel-away 鞘一起旋转推至肾盂内。

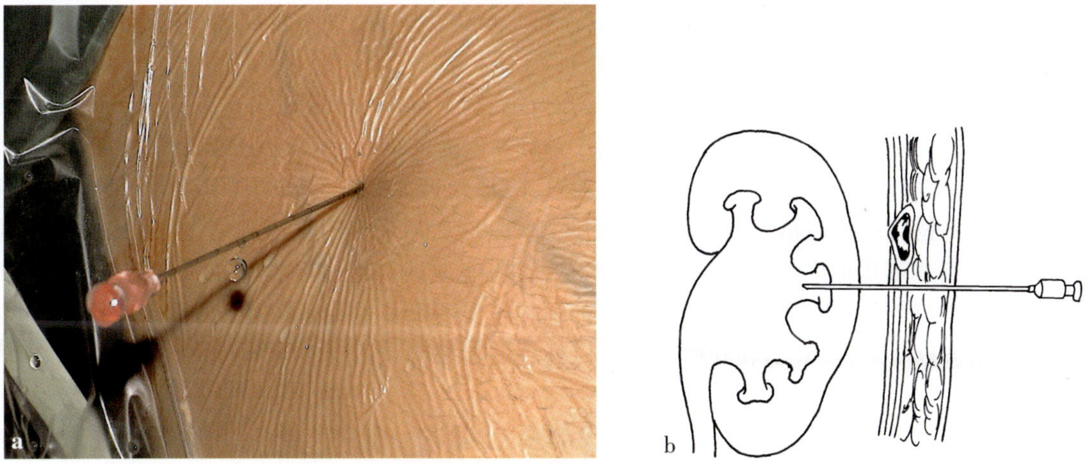

图 29-3-7　穿刺到达肾集合系统

a. 穿刺到达肾集合系统；b. 穿刺到达肾集合系统

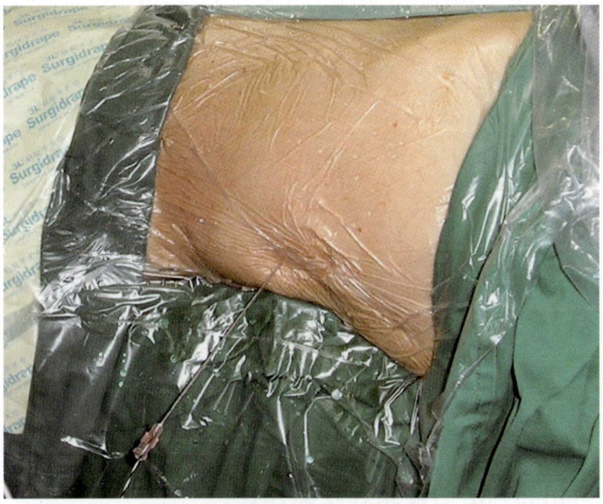

图 29-3-8　置入斑马导丝

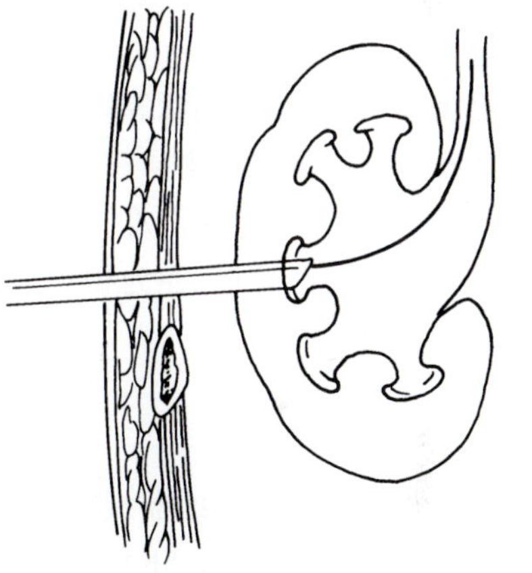

图 29-3-9　沿斑马导丝扩张通道

退出扩张管，将相应的造瘘管沿导丝从鞘内插入肾收集系统内，在 X 线透视下了解置管位置，带刻度的造瘘管能帮助了解插入的深度。取 4 号丝线缝合皮肤切口并固定造瘘管，引出端连接集尿袋。

第四节　微创经皮肾取石术

mini-percutaneous nephrolithotomy，mPCNL

【李　逊】

【概述】

Rupel 与 Brown 在 1941 年第一次从开放手术建立的经皮肾造瘘通道取出了一枚肾结石，Fernstrom 与 Johansson 在 1976 年完成了首例真正意义上的采用经皮肾穿刺建立通道后用内腔镜取石的手术。1981 年，Wickbam 和 Kollett 将该技术命名为经皮肾取石术（percutaneous nephrolithotomy，PCNL）。

这一技术最早在欧美一些国家开展，随着经验的积累，其有效性在不断提高，并发症也在减少。近年来，用经皮肾取石术处理复杂性上尿路结石已被认为是首选的治疗方法。我国从 1984 年开始引进经皮肾取石术，并在北京、广州与南京等地医院率先开展。但由于经皮肾取石术本身有一定的侵入性，手术器械复杂和操作过程较繁琐，尤其是对无积水肾结石和鹿角状肾结石，手术难度大，并发症较多，曾一度不为泌尿外科医师所接受，影响了该项技术在国内的临床推广。

国外一些学者从1997年开始提出使用微创经皮肾取石术(mini-invasive percutaneous nephrolithotomy, mPCNL)，以减少并发症与肾实质的损伤，但只用于治疗≤2cm的结石，或在标准PCNL时需建立第二通道的病例，使用指征受限。广州医学院第一附属医院从1992年开始采用经皮肾微造瘘、二期输尿管镜碎石取石术，随着手术技巧的日趋精练与腔镜设备的改进，1998年后又提出具有独创性的微创经皮肾取石术(Chinese mPCNL)，并逐步推广至国内的大部分医院及港、澳地区。通过在各个技术细节上对传统的经皮肾取石术进行改进与创新，使微创经皮肾取石术的适应范围不断扩大，技术也更为简单实用，并可应用于大部分体外冲击波碎石术(ESWL)和开放手术难以处理的上尿路结石。

【适应证】

1. 所有需开放手术干预的肾结石，包括：单发和多发性结石、鹿角状结石；开放手术后残留和复发性结石；有症状的肾小盏结石或憩室内结石；体外冲击波无法粉碎及治疗失败的结石。

2. 输尿管上段第4腰椎以上、梗阻较重或长径>1.5cm的大结石。

3. 输尿管上段结石息肉包裹及输尿管迂曲，体外冲击波碎石无效或输尿管镜手术失败。

4. 特殊病人的肾结石，包括：小儿及肥胖病人的肾结石；肾结石合并输尿管肾盂连接部(UPJ)狭窄；孤立肾合并结石梗阻；马蹄肾合并结石梗阻；移植肾合并结石梗阻；无萎缩肾、无积水肾、感染性肾结石。

【禁忌证】

1. 未纠正的全身出血性疾病、重度糖尿病和高血压者，严重心脏疾病和肺功能不全，无法承受手术者。

2. 服用阿司匹林、华法林等抗凝药物者，需停药2~4周以上，复查凝血功能正常才可以进行手术。

3. 结石合并同侧肾肿瘤。

4. 盆腔肾易游走，穿刺困难，为相对禁忌证。

5. 脊柱严重后凸畸形，亦为相对禁忌证，可以侧卧或仰卧斜位。

【术前准备】

同经皮肾造瘘术。

【器械设备】

1. 经皮肾造瘘术所用的器械设备。

2. 9/12F的微创肾镜及5F的鳄嘴取石钳，也可用8/9.8F的输尿管硬镜代替。

3. 腔内碎石器　目前常用气压弹道碎石或钬激光碎石机，也可采用超声碎石器或液电碎石器。

4. 窥镜灌注泵　可产生持续或脉冲水流，保持手术视野清晰。

5. 电视监视装置　由摄像头、视频转换装置、电视监视器组成，利于操作和教学。

6. 电脑图文工作站　可以把腔内手术的过程编录下来，也可收集典型图像。

【麻醉和体位】

传统的经皮肾取石术多采用二期手术。第一期的经皮肾造瘘在放射科或手术室进行，采用局麻或静脉麻醉；第二期的取石手术5~7天后进行，可采用全麻或连续硬膜外阻滞。

微创经皮肾取石术常规为一期手术，而且需通过输尿管逆行插管进行导管性人工肾盂积液，因而通常采用连续硬膜外阻滞。简单的上尿路结石并有肾积水，可以在局麻+静脉镇痛下进行手术。

微创经皮肾取石术常选用平俯卧位，也可采用侧卧位等。

【手术步骤】

1. 入路选择　微创经皮肾取石术使用微创肾镜或输尿管硬镜，较小的通道以及镜体有一定的弹性，使得入镜后在肾集合系统内可兼顾更大的范围，因此，微创经皮肾取石术的入路与传统的经皮肾取石术有所不同。对于输尿管上段结石、肾多发结石以及合并UPJ狭窄，需同时做内切开者，可首选经中盏入路，穿刺点常选第11肋间腋后线和肩胛下线之间的区域。

2. 腔内碎石与取石技术　按经皮肾造瘘术方法建立通道后，经14F或16F的Peel-away鞘置入微创肾镜,进入肾集合系统观察检查,并对结石进行碎石取石。

整个手术过程必须保持手术视野的清晰, 对血凝块遮蔽视野应采用取石钳取出或以注射器吸出;对于因感染肾内有脓液和脓栓,视野混浊,应加快灌注泵流量,反复冲洗,并用取石钳取出脓栓,使视野保持清晰。

对肾集合系统进行观察检查时,应转动和摆动入镜的角度,向各个方向的肾盏进行观察,接近 UPJ 时可见术前留置的输尿管导管(图 29-4-1)。使用纤细的微创肾镜或输尿管硬镜,可以到达肾盂和大部分肾盏,还可到达输尿管上段近第 4 腰椎平面。

根据术前的 X 线摄片,确定结石的位置、大小,转动和摆动镜体寻找结石(图 29-4-2)。调整 Peel-away 鞘的深浅与角度稍固定结石,利于气压弹道碎石或钬激光腔内碎石。

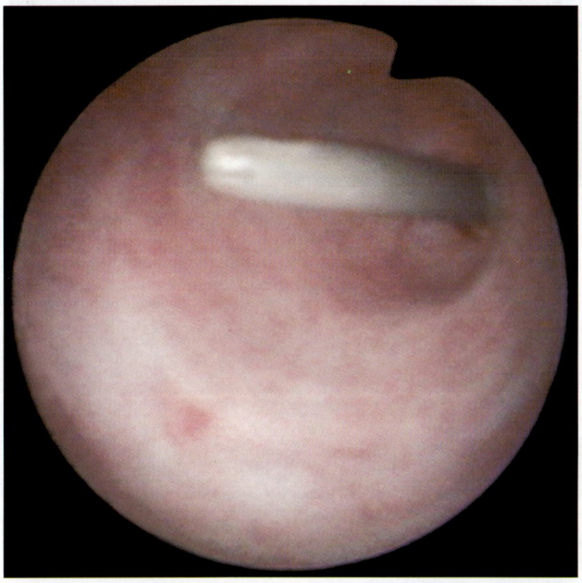

图 29-4-1　观察到原先放置输尿管导管

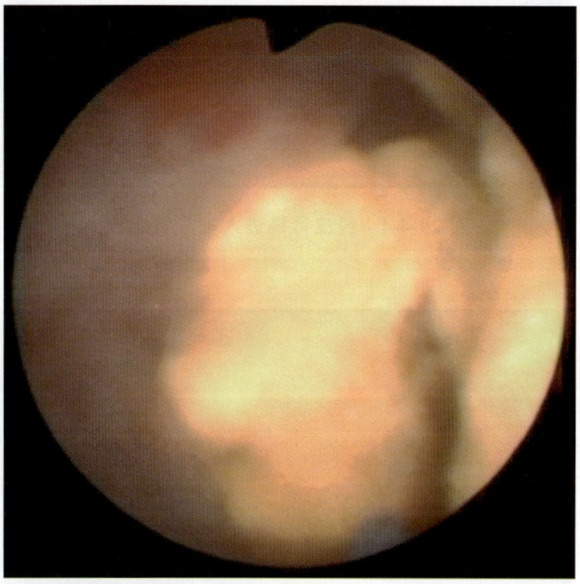

图 29-4-2　寻找肾盂肾盏结石

通常用 Peel-away 鞘前端稍固定结石,气压弹道碎石时从结石一角或边缘,采用短促间断连击的方法碎石,能加快对结石的破碎;钬激光碎石时可采用钻隧道的方法破碎较大的结石(图 29-4-3)。利用逆行导管和灌注泵的脉冲水流往返灌洗, 将细小的碎石从 Peel-away 鞘中冲出,稍大的用取石钳取出。此法可加快取石速度,提高结石的取净率。

结石清除后,入镜至输尿管上段(图 29-4-4),直视下将斑马导丝顺行送达膀胱(图 29-4-5),同时拔除逆行插入的输尿管导管, 再沿斑马导丝顺行放置双 J 管(图 29-4-6)。

再次入镜检视肾盂和各肾盏,冲洗、钳取残留小结石及血凝块。必要时进行 X 线检查,确认结石清除及双 J 管位置。对因角度太大、镜体摆动无法到达的肾盏内结石,可用注射器加压冲出。如确不能冲出,不必强行取出,以后可配合 ESWL 处理。对损伤出血明显、全身情况不允许继续手术者,应及时终止手术,留置 14~16F 的肾造瘘管或硅胶导管引流,待二期手术取石。

手术结束时放置相应口径的微创肾造瘘管

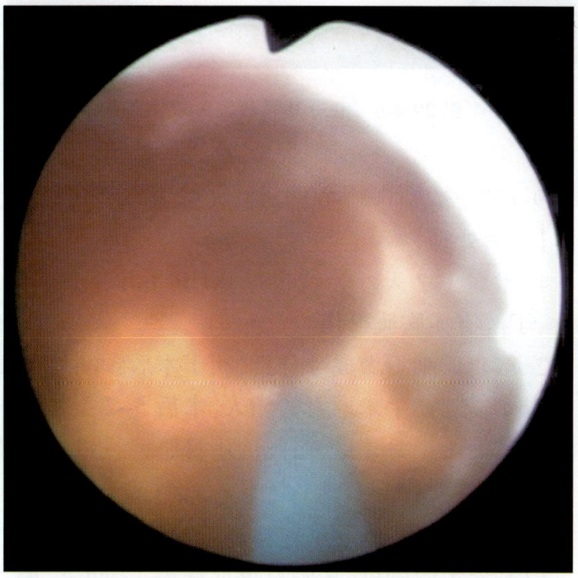

图 29-4-3　钬激光碎石

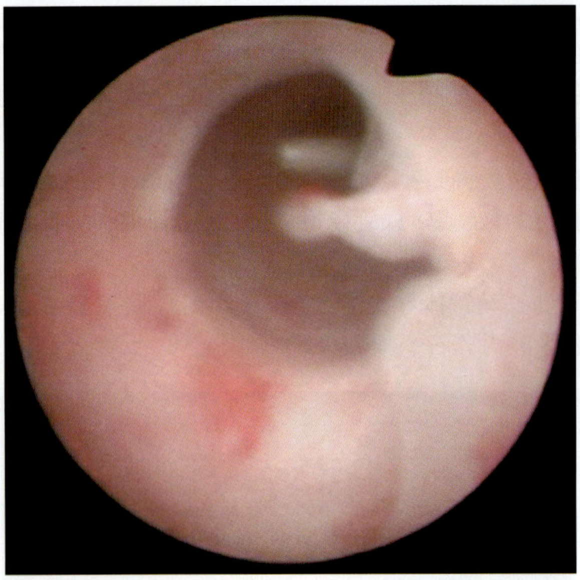

图 29-4-4 经皮肾镜进入输尿管上段

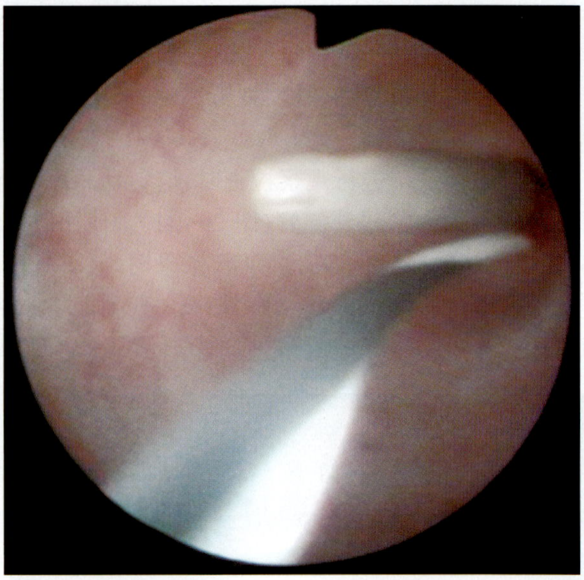

图 29-4-5 顺行放置斑马导丝入输尿管和膀胱

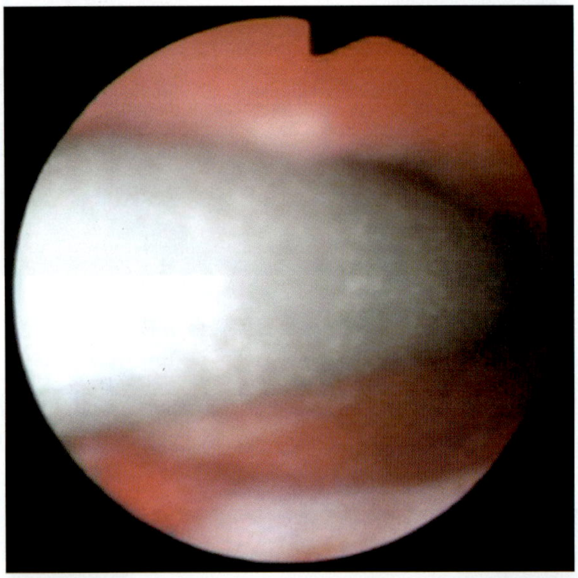

图 29-4-6 沿斑马导丝置入双 J 管

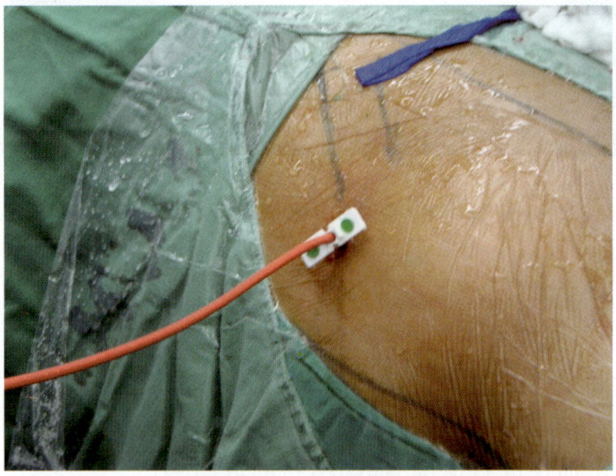

图 29-4-7 留置肾造瘘管

(图 29-4-7),常夹闭 30~60 分钟,使肾盂有一定压力,可减少术后出血。

【术后处理】

1. 术后 1~2 天行 X 线摄片,KUB 平片了解有无残石、肾造瘘管及双 J 管位置;第 10 肋间穿刺者加摄胸片,了解有无胸膜损伤。

2. 取出的结石做成分分析,利于术后预防结石复发,对病人进行饮食指导及代谢性评估。

3. 不需二期手术取石的病人,术后 5~7 天拔除肾造瘘管,拔管前先夹闭肾造瘘管 12~24 小时。

4. 术后 1 个月复诊,在门诊用膀胱镜或输尿管镜拔除双 J 管,拔管前 X 线摄片了解双 J 管有无移位。

【注意事项】

1. 在经皮穿刺点和皮肾通道的设计和选择上考虑以下几点:

(1) 完全俯卧位,穿刺点设计在第 12 肋下、第 11 肋间腋后线至肩胛下线之间的范围内,这样穿刺点的范围较大,重点考虑接近肾脏和接近结石,选择到达肾和结石最短距离的穿刺路径。

(2) 由于微创经皮肾通道损伤小，出血少，故在穿刺时较少考虑损伤血管的问题，无需刻意避开血管。

(3) 多在第11肋间腋后线交点做穿刺点，穿刺针方向指向肾盂、与水平面约30°~60°方向进针，从中盏后组肾盏入路，这样可以更大范围地从后组肾盏进入肾盂，更利于向肾上盏和肾下盏及输尿管方向摆动入镜，利于处理更多肾盏和输尿管结石及输尿管梗阻。

(4) 对在第11肋间腋后线和肩胛下线之间选择最接近结石的点为穿刺点，应在肾脏后外侧的通道进入肾盂，即从后组肾盏进入肾盂。皮肤至肾脏的通道和放置的Peel-away鞘不能扭曲，便于灌洗液快速从鞘中流出，也便于细小碎石的冲出。

(5) 鹿角形结石、多发性结石，建立一条从肾中盏后外侧的皮肾通道，碎石取石及手术操作较慢，结石清除受限制。距皮肾通道较远或成角的肾盏内结石，如清除较困难，可根据实际情况，一期或二期建立第2条或第3条经皮肾通道。

2. 在开展该项技术的早期，常放入第2根导丝作为保留的安全导丝。将1根7F或8F的导管鞘经第1根导丝套入后进入集合系统，将导管鞘的内芯拔出，经导管鞘置入第2根导丝，尖端越过肾盂输尿管连接部一直放入膀胱。退出导管鞘，将第一根导丝作为工作导丝进行通道扩张。若工作导丝在操作中不慎脱出，可经安全导丝套入导管鞘，按上述方法再次放置工作导丝，这样不会造成通道的丢失。

【特殊情况下的微创经皮肾取石术】

1. 鹿角状肾结石　单通道的微创经皮肾取石术有时无法清除所有结石，配合ESWL治疗可因结石量大反复碎石而造成肾脏损伤，这时可以建立第2、第3条微创经皮肾通道，进行多通道碎石取石术。

微创经皮肾取石手术前要设计好手术方案，若充分估计到单一通道无法清除所有的结石，应向患者和家属说明，取得理解和配合。

第2、第3条经皮肾通道的建立时间，通常在第1通道变为成熟通道的基础上才可以进行，一般在一期手术后5~7天。操作熟练和手术顺利者，可一期进行多通道穿刺取石。

第一通道多在中盏进入肾盂，清除肾盂和可进入盏的结石，留置了双J管，使尿路通畅，保护了肾功能，有利于第2、第3条通道的建立。

在X线定位下进行，通过第1通道的造瘘管注入造影剂或生理盐水，造成人工肾盂积液，从下盏入路或第1通道不能到达的肾盏结石位置入路穿刺，插入斑马导丝，进行筋膜扩张，留置14~18F的Peel-away鞘，进行碎石取石。

多通道形成后，避免了单向冲洗造成的感染扩散，击碎的细小结石从另一通道流出，减少了碎石残留，可大大加快取石速度。

由于经皮肾通道仅扩张到14~18F，损伤和出血的危险较小，安全性较高。只需要耐心细致和熟练的操作，多通道微创经皮肾取石术处理复杂性肾结石的成功率和结石清除率很高，可达85%以上。

2. 马蹄肾肾结石　马蹄肾的两肾下极多在脊柱前方融合成峡部，输尿管与肾盂高位连接，肾旋转不良，各组肾盏更朝向背侧。因肾脏位置较正常低，肾上极更靠外侧，故穿刺时多经肾上盏或中盏入路。

由于输尿管上段在峡部前侧位跨越走行后与肾盂连接，UPJ处成坡状，而且肾盏漏斗部狭长，造成术后残石很难自行排出，尤其是肾下盏结石，所以手术中应尽量清除所有结石，必要时进行多通道碎石取石术。如果UPJ的高位连接未造成明显的功能性梗阻，一般不予处理。

3. 孤立肾肾结石　孤立肾病人由于代偿性肾增大，肾皮质厚，经皮肾穿刺、扩张时容易出血，分二期手术较安全。传统的经皮肾取石术需将皮肾通道扩张至30~36F，出血的风险较大。而微创经皮肾取石术只需将皮肾通道扩张至14~16F，对肾皮质的损伤减少，也降低了术中出血的概率。

手术的关键在于解除梗阻，改善肾功能，一般采用单通道取石，尽量避免多通道穿刺造成的损伤。难以取净的残石可术后联合ESWL治疗。

4. 移植肾肾结石　移植肾为孤立功能肾，病人由于长期服用免疫抑制药，抵抗力低下，合并肾结石时应采取创伤小、效果确切的治疗方法。由于移植肾位于髂窝，位置表浅，经皮肾穿刺容易成功，因而微创经皮肾取石术是最佳的治疗方法。

移植肾及输尿管均处于去神经状态，可以在局麻+静脉镇痛下进行手术。病人仰卧位，如合并输尿管狭窄可同时取截石位。

移植的输尿管膀胱吻合口多位于膀胱顶侧壁，输尿管逆行插管不易成功。术中可先B超定位，穿刺成功后注入造影剂，然后在X线定位下穿刺目标肾盏。

由于肾移植时多将供肾水平翻转放置在髂窝，肾盂靠近前腹壁，而各组肾盏朝向内侧，故穿刺时多经肾上盏入路，入镜后可以到达肾盂和大部分肾盏，甚至进入输尿管全段直达膀胱，有利于同时处理输尿管病变。

碎石、取石过程中保持视野清晰，手术时间不宜过长，出血明显时应分二期手术。

5. 过度肥胖病人　过度肥胖病人皮肤至结石距离过大，ESWL定位困难，不易成功。传统的经皮肾取石术使用的肾镜太短，不适合这类病人的手术操作，过去一直被认为是手术禁忌证。但由于微创经皮肾取石术使用了长而纤细的输尿管镜，只需在扩张通道时使用加长的工作鞘，因而特别适合于皮肾通道较长的过度肥胖病人，肥胖病人对俯卧位耐受差，易发生通气障碍，体位可采用患侧垫高45°的仰卧斜位，病人相对更易耐受手术。必要时可采取气管内插管全麻，或分二期手术，二期取石可在局麻+静脉镇痛下进行。

由于皮肾通道较长，留置的肾造瘘管术后容易脱出，可以放置14~16F的末端开口的气囊导尿管，气囊内注水3~5ml，向外轻轻牵引后皮肤缝线固定。X线透视下注入造影剂，确定气囊位于肾盏内。

【并发症的预防和治疗】

1. 术中出血　最好的处理方法是马上终止手术，经Peel-away鞘插入相应口径的造瘘管，夹闭30~60分钟，出血一般可自行停止。可待3~5天后二期取石。只有很少情况下的出血需栓塞止血或开放手术探查。

2. 肾集合系统穿孔和撕裂伤　重在预防，操作轻柔，只要不是十分严重，出血不多，可小心操作，继续取石。术后放置双J管入输尿管做内支架和肾造瘘管引流是必要的。如果损伤较大，出血明显，也应及时终止手术，经Peel-away鞘插入相应口径的造瘘管，夹闭30~60分钟，加强止血处理，待出血停止，7~10天后再次手术。

3. 术中寒战、发抖　除了麻醉药吸收反应外，要注意在结石合并感染基础上快速灌注冲洗造成肾内压升高、细菌或毒素进入血液，即菌血症或毒血症的可能。术前预防性使用抗生素，术中注意灌注液流出顺畅。在Peel-away鞘与镜体本身口径相近时，应适当降低灌注液压力，间歇退出镜体以排水减压。一旦出现寒战，可推注地塞米松10~20mg。天气寒冷或冬季，注意将灌注液加温及手术间保暖。

4. 邻近脏器的损伤　主要指胸膜、肠、肝、脾等损伤，虽然出现机会不大，但如不注意，可致严重后果。第10肋间径路应注意气胸的可能，术后常规摄胸部X线片，如出现气胸可放置闭式引流。术中穿刺定位要准确，入针和扩张宁浅勿深。尽量在腋后线后背侧入针，以避免腹腔脏器损伤。在穿刺中、上组肾盏时，应在呼气末闭气后入针，以减少胸膜损伤的机会。术中注意观察病人全身情况、腹部和呼吸情况，及早发现和处理并发症。如术中发现损伤结肠，可先保守处理，马上输尿管内置管引流，并将肾造瘘管置于结肠内，予以禁食，静脉给予广谱抗生素。3~5天后做结肠造影，如结肠内壁瘘口已愈合，可将造瘘管拔出到结肠外，2~3天后再拔除造瘘管。如感染不能控制，腹膜炎扩散，则需开放手术。

5. 丢失皮肾通道　最好的预防方法是术中留置一安全导丝于通道鞘外，如术中通道鞘滑出，可先试着镜下寻找通道，不能找到时，最好重新造瘘或输尿管内置管5~7天后再做二期手术。

6. 尿外渗　多为尿液经穿刺扩张的皮肾通道渗至肾周，也可因术中鞘管脱出，冲洗液直接冲至肾周。少量尿外渗一般不用处理，可自行吸收。大量须做肾周引流，术后输尿管内常规放置双J管，可明显减少尿外渗发生。肾积水严重的病例，术后拔除造瘘管时间太早，可因肾皮质较薄失去收缩功能，瘘口不易闭合而致尿外渗，一般在7~10天后拔管。术后B超检查，如发现肾周液性暗区，可穿刺抽液或置引流管。

7. 术后出血　轻微的出血或血尿多是引流管和支架管的刺激或手术碎石损伤黏膜所致，适当的抗炎、止血处理可缓解。如不缓解甚至增加，造瘘管尿血颜色加深难凝，应注意凝血功能异常或因出血后过多使用止血药，消耗了凝血因子的缘故，及时补充红细胞和凝血因子，夹闭造瘘管压迫止血，切忌冲洗。术后突然较大量出血称为继发或迟发出血，可在 200~500ml 以上，多由于假性动脉瘤或动静脉瘘形成，应及早放射介入做超选择性肾血管栓塞，可收到立竿见影的效果。

8. 输尿管肾盂连接部狭窄(UPJO)、闭锁　多为严重损伤输尿管肾盂连接部的远期后果，若术中发现输尿管肾盂连接部有损伤，应放置较大口径或两根双 J 管 8~10 周，拔管后定期复查，必要时 3~6 个月后做腔内切开或气囊扩张。

9. 肾实质损伤　根据术后影像学(CT)和核医学方面的研究，没有并发症的经皮肾取石术对肾实质的损伤较小，瘢痕体积/整个肾实质体积<1%。但根据笔者的动物试验，扩张通道愈大，术中损伤叶间动脉的可能性也愈大，如损伤叶间动脉，术后该动脉供血区域就有可能形成瘢痕组织，从而丧失功能。

【专家点评】

微创经皮肾取石术与传统的经皮肾取石术相比具有以下优点：

1. 创伤轻微、出血少，并发症低　微创经皮肾取石手术通道仅扩张到 14~16F，而传统的经皮肾取石术则需扩张至 28~34F。因此，微创经皮肾取石术将创伤减至最轻微，皮肤至肾脏实质穿刺扩张通道最短，扩张通道细小，因此，术中出血少、术后出血更少，一般不用输血。术后造瘘管细小，仅缝合 1 针固定。由创伤及出血产生的并发症发生率仅为传统方法的 1/10，因而手术的安全性高。

2. 手术适应证广　使用微创肾镜或输尿管硬镜，由于镜体纤细，入镜后摆动和转动范围较大，可以到达肾盂、输尿管上段和大部分肾盏，甚至可以通过狭小的肾盏颈进入小盏，因而结石清除率高。

手术适应证范围比传统的经皮肾取石术更为扩大。凡是需开放手术处理的肾结石均为适应证，甚至开放手术难以处理的结石，如复发性结石、合并盏颈狭窄的肾小盏结石、憩室内结石、ESWL 后严重石街，都可采用微创经皮肾取石术治疗。

3. 手术操作简化，手术技巧易于掌握　微创经皮肾取石术包括三大步骤：即穿刺、建立皮肾通道、输尿管镜碎石取石。病人一般为完全俯卧位，也可采用其他体位，如侧卧位、仰卧斜位。从第 10~12 肋下腋后线至肩胛线区域，穿刺方向指向肾盂，最接近肾脏和结石处为穿刺点，人工肾盂积液方法的应用确保了穿刺的准确性。穿刺技巧易于掌握，建立通道过程简化，强调手术者手感及操作轻柔。在直视下进行碎石，加大灌注液的流量，脉冲式灌洗，冲出碎石与钳夹取石相结合，加快结石清除的速度。

4. 简化仪器设备，节省经费利于推广　有输尿管镜设备、能开展输尿管镜手术的单位，都可开展微创经皮肾取石手术。简单病例，只要掌握好术前 B 超和 X 线定位的方法，实施人工肾盂积液，术中无需做 B超、C 形臂 X 线机辅助定位，减少手术人员的 X 线照射量。复杂性肾结石，术中需 X 线或 B 超定位。这样可以节省费用，利于该手术的开展。

5. 常规一期手术，缩短住院时间　微创经皮肾取石手术常规为一期取石术。由于创伤轻，出血少，并发症低，手术结石清除率高，手术操作简单，手术时间短，术后恢复快，住院时间短，易为病人接受。

(李　逊)

参考文献

1. 郭应禄，潘柏年，薛兆英，等. 经皮穿刺肾盂镜取石术. 中华外科杂志，1986，24:34-35
2. 余安迪，王邦宏，吴腾斐，等. 经皮穿刺肾石取出术 42 例初步报告. 中华泌尿外科杂志，1986，7:67-69
3. 杨运彰，吴开俊，袁坚，等. 经皮穿刺肾造瘘取石术. 中华医学杂志，1986，66:279-281
4. 吴开俊，李逊，袁坚，等. 经皮肾微造瘘术后二期经皮输尿管镜取石术治疗鹿角形结石. 广州医学院学报，1993，21:13-15
5. 李逊，曾国华，袁坚，等. 经皮肾穿刺取石术治疗上尿路结石(20 年经验). 北京大学学报(医学版)，2004，36:124-126
6. Rupel E, Brown R. Nephroscopy with removal of stone following nephrostomy for obstructive calculous anuria. J Urol, 1941, 46:177-182
7. Goodwin WE, Casey WC, Woolf W. Percutaneous trocar (needle) nephrostomy in hydronephrosis. J Am Med Assoc,

1955,157:891-894
8. Fernstrom I,Johansson B.Percutaneous pyelolithotomy.A new extraction technique.Scand J Urol Nephrol,1976,10:257-259
9. Wickham JE,Kellett MJ.Percutaneous nephrolithotomy.Br J Urol,1981,53:297-299
10. Jackman SV,Docimo SG,Cadeddu JA,et al.The"mini-perc"technique:a less invasive alternative to percutaneous nephrolithotomy.World J Urol,1998,16:371-374
11. Chan DY,Jarrett TW.Mini-percutaneous nephrolithotomy.J Endourol,2000,14:269-272
12. Lahme S ,Bichler KH,Strohmaier WL,et al.Minimally invasive PCNL in patients with renal pelvic and calyceal stones.Eur Urol,2001,40:619-620
13. Gofrit ON,Shapiro A,Donchin Y,et al.Lateral decubitus position for percutaneous nephrolithotripsy in the morbidly obese or kyphotic patient.J Endourol,2002,16:383-386
14. Golijanin D,Katz R,Verstandig A,et al.The supracostal percutaneous nephrostomy for treatment of staghorn and complex kidney stones.J Endourol,1998,12:403-405
15. Chandhoke PS,Albala DM,Clayman RV.Long-term comparison of renal function in patients with solitary kidneys and/or moderate renal insufficiency undergoing extracorporeal shock wave lithotripsy or percutaneous nephrolithotomy.J Urol,1992,147:1226-1230
16. Kessaris DN,Bellman GC,Pardalidis NP,et al.Management of hemorrhage after percutaneous renal surgery.J Urol,1995,153:604-608
17. Gupta M,Bellman GC,Smith AD.Massive hemorrhage from renal vein injury during percutaneous renal surgery:endourological management.J Urol,1997,157:795-797
18. Parsons JK,Jarrett TW,Lancini V,et al.Infundibular stenosis after percutaneous nephrolithotomy.J Urol,2002,167:35-38

第五节　经皮肾镜钬激光碎石术

holmium laser percutaneous nephrolithotomy

【孙颖浩】

【概述】

经皮肾镜手术的历史可追溯到20世纪40年代。1941年Rupol和Brown曾利用内镜从手术肾造瘘口取出开放手术残留的结石;1955年Goodwin最先提出经皮肾穿刺造瘘的方法，成功地解除了梗阻性肾积水;1976年Fernstrom和Johannson从经皮肾穿刺建立的通道取石成功;1981年Wickbam和Kollett将该技术命名为经皮肾镜取石术。20世纪80年代后,随着放射、超声和CT等技术在临床的广泛开展,腔内设备不断改进,超声碎石、气压弹道碎石、钬激光碎石等腔内碎石器的应用,建立经皮肾通道技术的不断提高,临床经验的积累,使治疗成功率不断提高,并发症减少,手术范围不断扩大,除了简单的肾及上尿路结石,开放手术难以处理的全鹿角状肾结石、手术后残留结石,均可通过经皮肾镜等腔内技术处理。

经皮肾通道建立后,即在窥镜下进行碎石、取石。目前临床常用的经皮肾取石术(PCNL)碎石工具是超声和气压弹道碎石机。超声碎石效率较高而且相对较安全,碎石同时能进行取石(抽吸),其缺点是对表面光滑或者坚硬的结石效率低。气压弹道碎石的效率相对较高,特别是大的、坚硬的结石,而且对组织的损伤小,但体积偏大的碎石块需要通过抓钳取出,降低了其取石效率。最近,一种集气压弹道与超声碎石于一体的新碎石工具应用于PCNL,能粉碎各种结石,同时将碎石块吸出体外,一次手术结石的清除率可达70%,但其为钢性结构,不可弯曲,不能应用于可曲性肾镜,在处理复杂性肾结石时,仍需要增加额外的穿刺通道来取净结石。大功率钬激光能粉碎任何成分的结石,碎石块一般小于4mm,较其他碎石器小,容易排石。钬激光PCNL处理肾结石还具有其他碎石工具无法比拟的优点:钬激光光纤柔软可曲,能应用于可曲性肾镜,结石的取净率较高;其次,钬激光碎石能同时处理软组织病变,例如UPJ狭窄或者上尿路肿瘤;另外,钬激光的热辐射具有抗菌作用,这在治疗鹿角型结石时尤为有帮助,因其常合并细菌感染。

目前钬激光治疗泌尿系结石时功率通常<30W，主要用于输尿管镜和可曲性输尿管肾镜处理输尿管结石和体积不大的肾结石。钬激光碎石效率与激光的能量有关,功率越大,碎石速度越快。大功率钬激光

(60W)碎石效率显著高于小功率钬激光,光纤与结石接触,并不是机械地将结石击成碎块,而更类似于“气化、消融”结石,能快速将结石碎成粉末样,只有在结石的边缘以及碎石的最后阶段才将结石碎成小的碎石块。应用24F以上的扩张鞘,大部分碎块在碎石过程中即能随灌洗液流出体外,显著提高了碎石取石效率。

【适应证】

1. 结石特性

(1) 大小:>2cm。

(2) 形状:鹿角型结石。

(3) 位置:

a. 与肾盂夹角≤90°的低位肾盏结石;

b. 有多个肾盏引流的低位肾盏结石;

c. 肾盏漏斗直径<4mm。

(4) 成分:

a. >3cm的一水化物草酸盐结石;

b. >3cm的二水化物磷酸盐结石;

c. >1~1.5cm的胱氨酸结石。

2. 尿路解剖

(1) 肾盂输尿管连接部梗阻;

(2) 肾盏憩室;

(3) 输尿管狭窄;

(4) 复杂的肾盂解剖;

(5) 肾脏囊性疾病或者异位肾脏(相对);

(6) 马蹄肾、移植肾、盆腔肾(相对)。

3. 其他内镜手术失败　ESWL、输尿管镜碎石术等。

【禁忌证】

1. 泌尿系急性感染期,术中冲洗压力易导致败血症等严重并发症。

2. 全身出血性疾病未能纠正者。

【术前准备】

1. 明确诊断　静脉尿路造影了解肾盂肾盏结构和结石部位,选择最适穿刺肾盏。患侧显影不清者,可以行逆行造影或水成像。

2. 排除禁忌证　全身情况不能耐受手术者、有出血性倾向者要控制稳定。

3. 治疗泌尿系感染　按尿路结石常规术前准备,需要行中段尿的细菌培养和药敏试验,如术前有明确的尿路感染史或者尿常规有白细胞,则术前需要预防性应用抗生素。怀疑肾积脓者,先穿刺引流,控制后二期手术。

4. 俯卧位呼吸训练　若手术采用硬膜外阻滞,术前需要进行俯卧位训练呼吸控制,呼吸要求慢、浅,这在肥胖以及呼吸功能不良者尤其要重视。通常要求患者术前能持续俯卧位2小时以上。

【麻醉和体位】

1. 麻醉　采用脊麻-连续硬外联合阻滞,或者单纯连续硬膜外阻滞,可以保证长时间手术,利于患者屏气配合操作。由于蛛网膜下腔阻滞平面不稳及对血压影响大,得麻醉平面固定后才可以变动患者体位。不能耐受蛛网膜下腔阻滞及连续硬膜外阻滞者,也可以选用全麻。

2. 体位　麻醉后先取截石位,留置5~7F输尿管导管和导尿管。肾穿刺和手术体位:采用俯卧位,将腹部垫高。肥胖及呼吸功能下降者,也可以采用侧卧位或者平卧位。

【手术步骤】

1. 麻醉后先取截石位,在膀胱镜下留置5-7F输尿管导管,并将其固定于导尿管(图29-5-1)。

2. 俯卧位腹部垫高,或平卧位、侧卧位,患侧垫高。

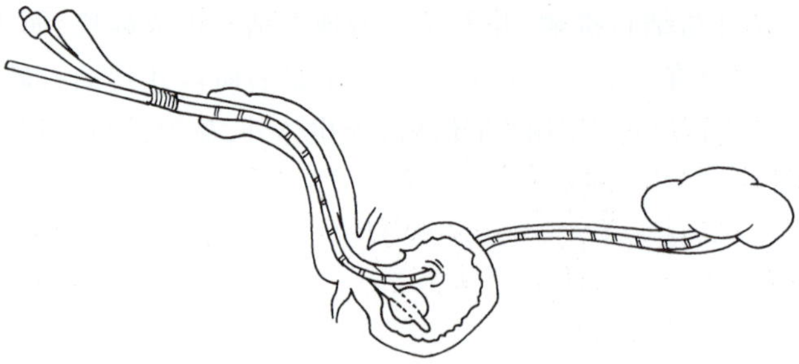

图 29-5-1 留置输尿管导管及尿管

3. B 超或者 X 线监视下进行穿刺、扩张,建立经皮肾通道。积水程度较重的患者,也可以进行盲穿。

4. 通道建立后,首先在窥镜直视下将肾盂内血块冲洗干净,找到结石。钬激光光纤轻轻抵住结石(图29-5-2),启动激光机,由浅入深,逐层粉碎结石(图 29-5-3)。开始阶段,选用相对高频、高能量设置,尽量使结石能碎成粉末或者很小的碎块(图 29-5-4);结束阶段,选用相对低频、高能量设置,快速裂解小的结石块(图 29-5-5)。

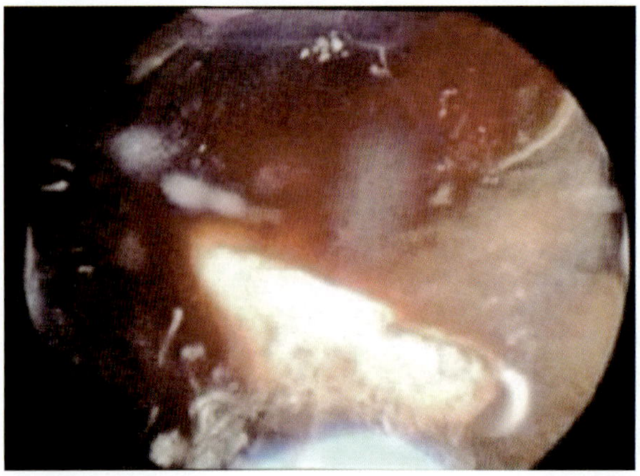

图 29-5-2 由浅入深粉碎结石

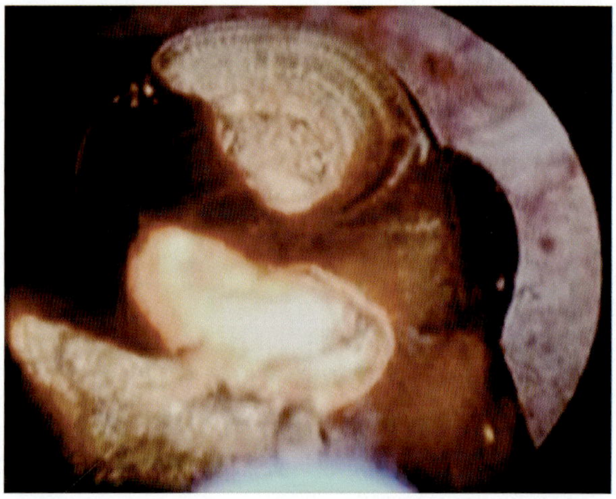

图 29-5-3 高频率钬激光碎石

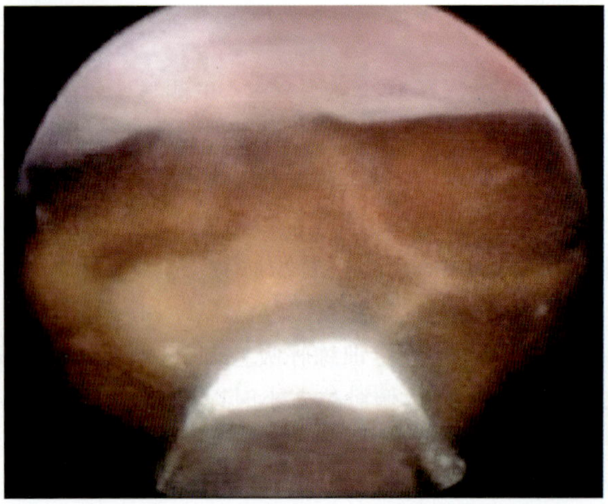

图 29-5-4 钬激光光纤轻轻抵住结石

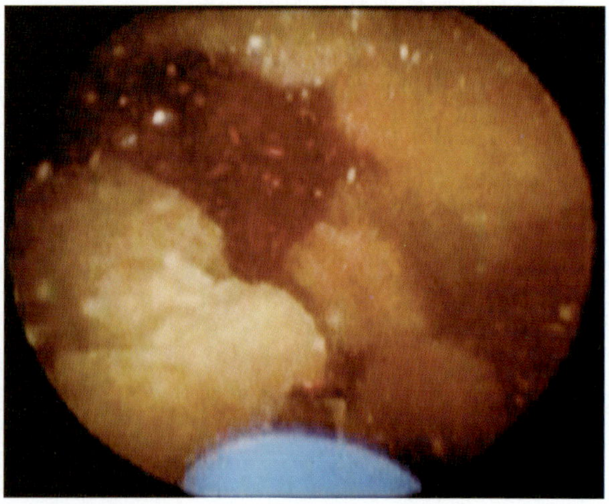

图 29-5-5 低频率钬激光碎石

5. 碎石结束后,检查各个肾盏,以防结石残留。

6. 向输尿管内顺行插入导丝至膀胱,沿导丝顺行留置双 J 管;在扩张鞘内插入肾造瘘管,拔出扩张鞘,固定造瘘管。

【并发症的预防和治疗】

1. 出血 是一期经皮肾镜的常见并发症。术中肾实质出血可通过操作鞘压迫控制,如术中出血严重,应停止手术,用气囊导管压迫。出血较多需输血,出血控制不好者行动脉造影检查,必要时行超选择性肾动脉栓塞。

2. 肾盂穿孔　器械移动幅度过大容易造成,可注入造影剂明确。发现肾盂穿孔立即停止手术,放置输尿管支架管及肾造瘘管,充分引流,二期手术治疗结石。

3. 稀释性低钠血症　水吸收过多所致。停止手术,急查电解质,给予高渗盐、利尿、吸氧等治疗。

4. 肾周积脓　重在预防,术前准备充分,术后保持输尿管导管、肾造瘘管通畅。

5. 邻近脏器损伤　第 11 肋间穿刺可能损伤胸膜,利用超声引导穿刺可以避免。一旦发现患者气胸,立即停止手术,按气胸的处理原则治疗。损伤肠管,保守治疗常有效。

【术后处理】

1. 一般处理　手术结束,经瘘道顺行放置双 J 管,留置肾造瘘管。术中出血较多者,夹闭造瘘管,利于止血。术后卧床休息,注意是否存在失血过多或水吸收情况,及时处理,应用抗生素。

2. 残余结石的处理

(1) 通过窦道能取的残余结石,5~7 天后二期手术取石。

(2) 通过窦道不易取的小结石,行 ESWL。

(3) 通过窦道不易取的大残余结石,可穿刺第二通道碎石。

(4) 残余的胱氨酸、尿酸结石,通过瘘管溶石。

3. 造瘘管的处理　二期手术成功,当天夹闭瘘管 1 天,患者如无发热、腰痛、尿外渗,第二天则可以拔除。一期手术后造瘘保持 3~4 天,以达到止血目的。

参考文献

1. 孙颖浩,高小峰,来丽丽,等.超声引导微创经皮肾镜碎石取石术治疗复杂性肾结石.上海医学,2004,27:307-308
2. 李逊.微创经皮肾穿刺取石术(经皮肾镜取石术).中国现代手术学杂志,2003,7:338-344
3. Teichman JM,Vassar GJ,Bishoff JT,et al.Holmium:YAG lithotripsy yields smaller fragments than lithoclast,pulsed dye laser or electrohydraulic lithotripsy.J Urol,1998,159:17-23
4. Sofer M,Watterson JD,Wollin TA,et al.Holmium:YAG laser lithotripsy for upper urinary tract calculi in 598 patients.J Urol,2002,167:31-34
5. David CC,Timothy DA.Holmium laser percutaneous nephrolithotomy using a unique suction device.J Endourol,2004,18:780-782
6. Vassar GJ,Teichman JMH,Glickman RD.Holmium:YAG lithotripsy efficiency varies with energy density volume.J Urol,1998,160:471-476
7. Lahme S,Bichler KH,Strohmaier WL,et al.Minimally invasive PCNL in patients with kidney pelvic and calyceal stones.Eur Urol,2001,40:619-624
8. Prabakharan S,Teichman JM,Spore SS,et al.Proteus mirabilis viability after lithotripsy of struvite calculi.J Urol,1999,162:1666-1669

第六节　超声在经皮肾镜手术中的应用

utilization of ultrasound in PCN

【高　新　陆敏华】

一、B 超引导经皮肾镜碎石取石术

(ultrasound-guided percutaneous nephrolithotomy)

【概述】

1961 年 Schlegel 应用超声检查确定肾结石部位,以指导手术,减少肾脏正常组织的损伤。Berlyne 则应用超声确定肾脏的位置,指导穿刺径路,进行活检。1977 年开始应用二维灰阶声像图进行肾结石手术定位。1979 年 Sadlowski 报道 B 超引导经皮穿刺肾造瘘应用于临床,取得良好效果。目前 B 超已经在泌尿外科许多操作中发挥着重要作用,熟悉和掌握 B 超技术对于泌尿外科医师来说很有必要。

传统的经皮肾镜取石术需要 X 线和(或)B 超定位相结合才能完成。X 线定位准确,图像清晰,但仅能提供平面图像,并需注射造影剂显示肾集合系统,对肾功能损害的病例有一定风险。此外,定位需要 C 形臂X线机,而且 X 线对患者及术者都存在辐射,在一定程度上限制了经皮肾镜取石术(PCNL)的开展。与 X 线定位相比,B 超定位图像虽不如 X 线图像清晰,对技术要求也相对较高,但 B 超无辐射性,能提供二维成像,可具体反映结石部位与肾脏及邻近器官的相互解剖关系,不会产生 X 线的影像重叠;B 超在通道扩张过程中能测定积水小盏至皮肤距离,便于术者掌握穿刺和扩张的深度,并且 B 超还可发现和定位透 X 线的阴性结石。

近年来,笔者单位采取单用 B 超引导建立肾穿刺通道行 PCNL 治疗肾结石,其中部分是无积水的肾结石患者或鹿角形肾结石患者,均取得了良好的治疗效果。自 2001 年 6 月起,在熟练掌握 B 超引导下建立肾穿刺通道的基础上,实施一期 B 超引导 PCNL 术,大大缩短了患者住院时间,节省了费用,避免了 PCNL 术前先行肾造瘘置管带来的不便。

【B 超原理和在 PCN 的应用】

1. 原理　B 超指辉度调制型(brightness mode)超声,是以不同的辉度光点表示界面反射信号的强弱,称为灰阶成像(greyscale),因其采取连续扫描,故可显示脏器的二维图像。超声是一种机械波,无辐射,传播需依靠介质,介质有一定的声阻抗,声阻抗差愈大,则回声愈强。当前二维声像图采用脉冲反射式的回声技术,仪器产生的超声波射入人体,连续有序地扫描,在人体内不同的部位、不同的组织结构,射入的声束产生反射回声,构成相应的人体切面回声图像。在超声检查中许多囊腔结构,如肾盂、输尿管、膀胱等脏器,处于空虚状态时,其结构与周围组织不能产生有特征性的回声,因而在声像图中也无法显示。超声检查必须在腔道充盈时才能进行,故对无积水肾结石行 B 超引导 PCNL 时,采用逆行插入输尿管导管,注水造成人工肾积水,以便在 B 超下清楚显像。

2. 肾脏及肾结石 B 超声像特点

(1) 肾脏的 B 超声图像:肾脏被膜与周围脂肪的强回声勾绘出肾切面的清晰外形和周围的关系。肾纤维膜内侧为回声较低的肾皮质,肾皮质组织间的回声呈均匀的中等强度,略低于正常肝脏或脾脏组织的回声,但高于肾髓质的回声强度。肾髓质回声强度较皮质为低,呈低回声,甚至似无回声,其形状呈锥形,基底在外尖端向内,在肾窦周围呈放射状排列,与解剖结构一致。集合系统虽为管腔结构,但常为闭合状态,若非积液,不能显示。肾盂、肾盏与其外围的血管、脂肪组织及结缔组织形成肾窦回声,因组织种类多样,结构复杂,层面较多,呈形态不规则、分布尚均匀的强回声团,位于肾脏中央。积水时出现肾窦强回声分散,肾窦内出现前后径圆形、椭圆形或不规则扇形的无回声区。有时肾盏部位的结石可以导致该肾盏局部积水。

(2) 肾结石的 B 超声像图:结石具有特征性声像表现,容易被 B 超发现和定位。肾结石的 B 超表现有三个特点:

1) 结石回声图像的发生部位一定位于肾窦回声之中,即结石一定发生在集合系统以内。

2) 结石呈极强的回声,形成强光团、光带或光斑、光点。结石的质地影响着声像图的表现。

3) 结石图像后侧伴有明晰的无回声束状声影。

但 B 超检查肾结石时应该与肾结核钙化、肾囊肿的钙化灶、肾脏肿瘤的钙化灶、肾钙质沉积等疾患相鉴别。

B 超引导 PCNL 的方法,皮肤表面和探头涂上消毒耦合剂,保证良好的超声耦合。然后用探头从不同部位及方向多切面了解整个肾脏的结构,明确结石的位置、结石与周围肾盏的关系、肾脏周围的组织毗邻,确定穿刺的路径。患者俯卧位时可以很好地取得肾脏的纵、横切面,但不能取得肾脏的额状面。患者侧卧位时可取得肾脏的额断面、斜额断面、横断面、斜横断面多种。检查时探头多采取顺腰背肋弓放置,位于腋后线处。

【适应证和禁忌证】

能用 X 线定位进行 PCNL 的病人均可应用 B 超引导穿刺取石,对透 X 线的阴性结石如尿酸结石,B 超定位为首选。B 超定位 PCNL 手术禁忌同微创 PCNL 术,B 超定位本身没有禁忌。

【术前准备】

术前对患者的肾脏做多方位超声显像检查,全面了解肾脏结构、结石大小、结石多少及积水程度,确定最佳穿刺点和通道。对无肾积水或轻度积水的肾结石患者,术前置输尿管支架管用注射器注水,制造人工"肾积水",便于穿刺成功,同时也有利于B超很好地显示肾集合系统。一般肾盏前后壁的距离若有5~7mm,就足以穿刺成功。Gupta报道对无肾积水的患者采用静脉注射利尿药的办法使肾盂肾盏短暂性扩张,然后进行B超引导穿刺,亦可提高穿刺的成功率。

其他准备同前述。

【麻醉与体位】

麻醉选择同X线定位PCNL。B超引导PCNL时,患者体位多选取俯卧位,亦可选择侧卧位或平卧位。

【手术步骤】

1. B超定位结石　B超探头紧贴第12肋下皮肤,多方位了解肾脏的结构状况,明确结石的位置、多少、大小、结石与周围肾盏的关系、肾脏周围的组织毗邻。俯卧位B超可获取肾脏的纵、横切面,肾脏的长轴显示完整,取得的切面与周围关系比较清晰,便于肾内外病变与肾周围关系的鉴别,也便于判断穿刺径路上有无胸膜、肺组织、结肠及邻近器官;但不能取得肾脏的额状面,并且肾脏内侧显示不佳,不能观察肾外血管,肾上极检查也可能受肋骨及肺底的影响。

2. 穿刺肾盏　定位结石所在的肾小盏,取经过该小盏的横切面进行穿刺,测量穿刺点皮肤至穿刺目标肾盏的距离,调节引导线及穿刺探头角度。在超声引导下固定穿刺探头,将带有针芯的18G肾穿刺针按已设计好的穿刺通道经穿刺架穿刺目标肾盏,即结石所在的积水小盏。穿刺深度以从测量好的皮肤穿刺点到目标肾盏的距离为准。穿入肾包膜时可见针尾随呼吸摆动,穿入较大积水肾内时可有明显突破感;当穿刺成功时,在B超图像液性暗区内针尖呈一明亮的回声增强光点,拔出针芯,见尿液流出(图29-6-1)。

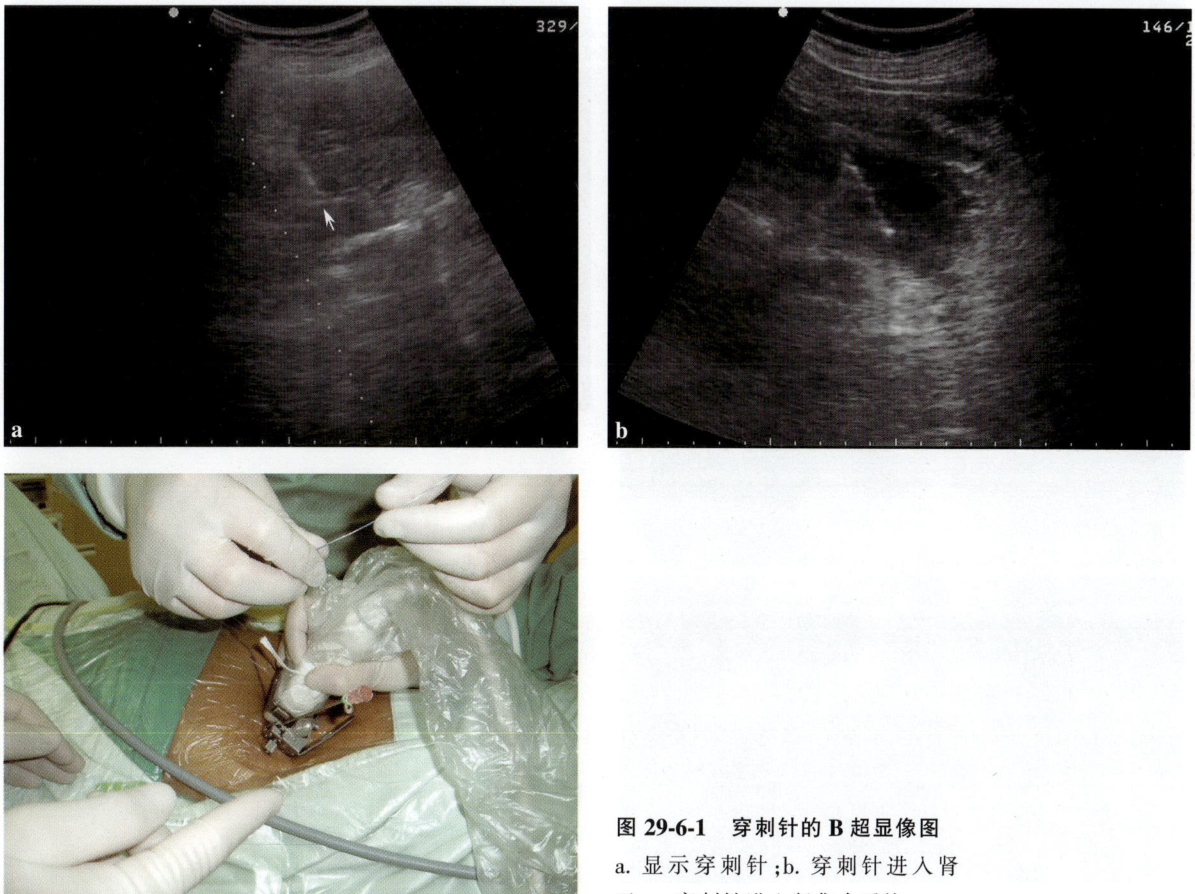

图 29-6-1　穿刺针的B超显像图

a. 显示穿刺针;b. 穿刺针进入肾盂;c. 穿刺针进入肾集合系统

笔者发现,经横断面穿刺较传统纵向穿刺有以下优点:横向穿刺距离短,相对纵向穿刺缩短 1cm;肾脏纵切面虽能清晰显示肾脏的上、中、下盏,但往往不能同时显示结石及其所在的积水小盏,而肾脏横切面能清晰显示小盏的前、后,并同时显示结石和结石所在的小盏,在超声上表现为有声影的强光团,并可见其周围的液性暗区;B 超引导下穿刺强光团周围的液性暗区,将导丝准确地放入积水的小盏,术中能较容易找到结石,减少经皮肾镜操作难度并提高结石定位的准确性;穿刺方向采用由内向外,即外展 15°,避开肾血管蒂和肾盂,减少损伤肾蒂引起大出血的风险。

3. 扩张通道　卸下穿刺架,顺穿刺针鞘放置斑马导丝,然后在穿刺处皮肤做一约 1cm 长的小切口。拔出针鞘,B 超引导下顺导丝逐步放入不同管径的扩张器进行扩张,直至所需大小的口径。Cook 公司生产的 Amplatz 扩张器,在 B 超中的显像不如 X 线清晰,但仍能显示其管壁,表现为由点状强光点组成的两条平行线,扩张时 B 超可监视其路径,判断扩张的深度及方向(图 29-6-2)。在扩张器穿过肾皮质时,超声往往能看到肾脏被挤压,而一旦扩张器穿过肾皮质进入积水小盏时往往有突破感,在超声上表现肾脏虽可随扩张器移动而移动,但不再被挤压,而液性暗区中可见强光带,即扩张器管壁的回声(图 29-6-3)。

4. 碎石取石　经扩张管鞘放入输尿管镜或肾镜,在 B 超引导下,找到肾盏结石,观察肾盏内结石情况。当结石较大,其直径超过肾镜的直径时,必须采用碎石器击碎后才能将其取出。取石结束时,需再次行 B 超检查有无结石残留。若 B 超发现残留结石而窥镜难以寻找时,可在 B 超引导下直接进镜至残石处。若残石较大而窥镜不能直接到达时,可 B 超定位结石后直接向结石处穿刺,建立第二条通道。如结石体积大,嵌顿在各个肾盏内,反复取石易引起渗血较多导致视野不清时,应适时终止手术,置肾造瘘管,1 周后用上述方法再行 B 超引导下 PCNL。术后常规放置肾造瘘管及双 J 管引流。

并发症的防治和术后处理同前述。

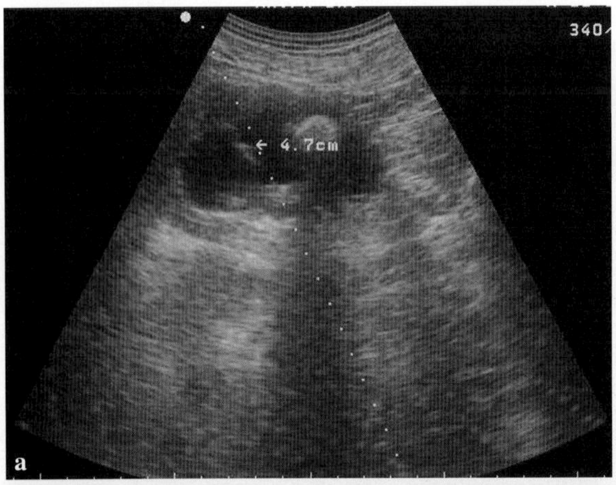

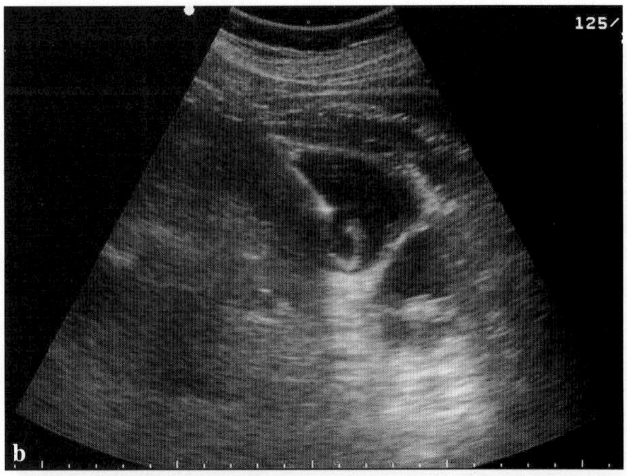

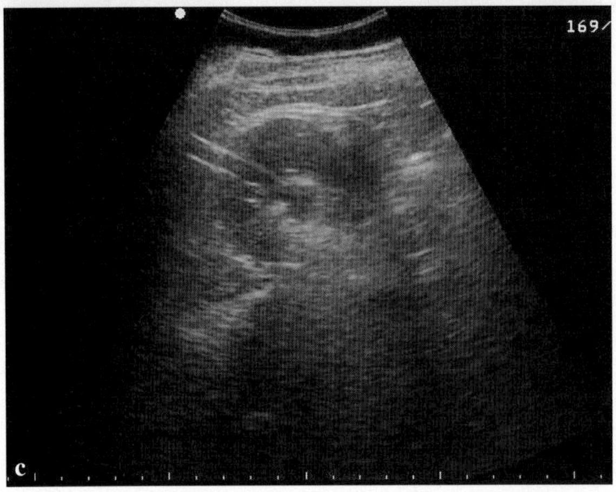

图 29-6-2　建立通道

a. 显示穿刺距离;b. 见导丝在肾盂内弯曲;c. PCNL 工作管鞘途径

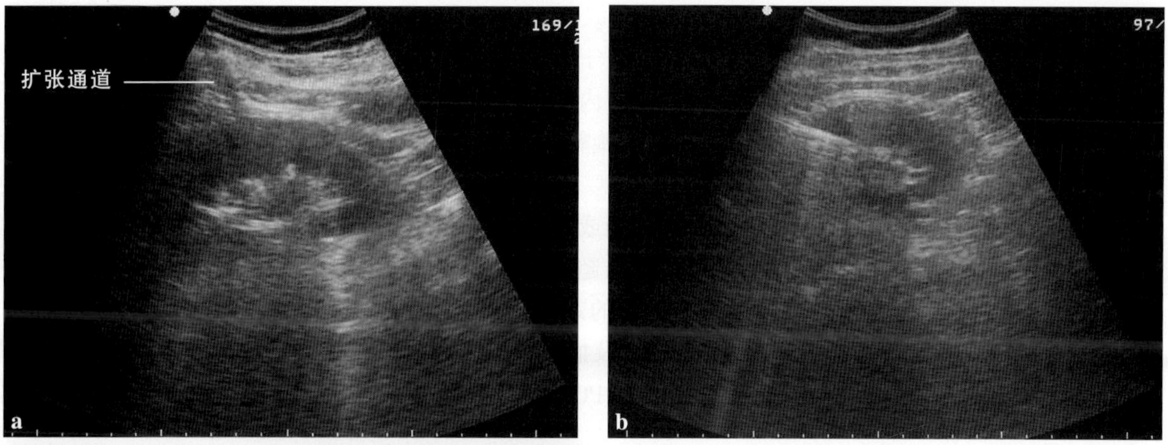

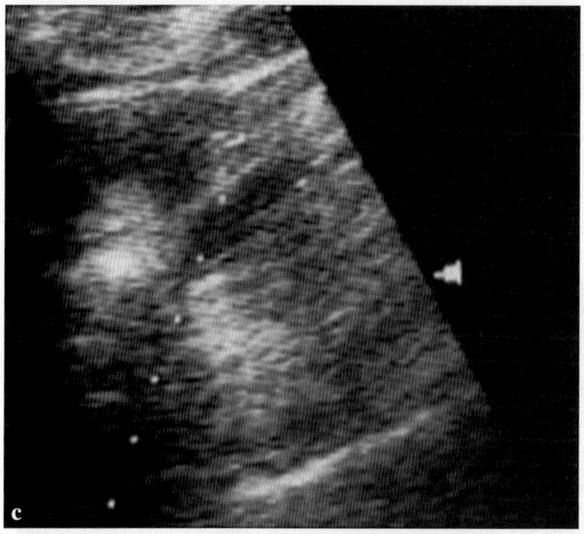

图 29-6-3　PCNL 通道建立后的 B 超图像
a. 筋膜扩张器的 B 超图像;b. B 超下的微型经皮肾镜;c. 标准 PCNL 气囊扩张器建立通道的 B 超图像

二、彩超在引导经皮肾镜手术穿刺中的应用
(color doppler ultrasonography-guided percutaneous nephrolithotomy)

【概述】

历经大半世纪的发展,尤其是近 20 年来影像技术及腔内设备的改进,经皮肾镜手术已日臻成熟、完善,成为目前处理肾结石的重要方法。经皮肾镜术的基础技术之一是经皮肾造瘘术。安全、准确地穿刺进入肾集合系统,建立经皮肾工作通道是 PCNL 术成功的关键步骤。经皮穿刺主要依靠影像技术在直视下实时监视进针过程。目前广泛应用的影像学方法主要有 X 线、B 超、CT 定位。不同的定位方法均有其自身的特点。通过影像学手段,熟练的医师均可进行穿刺进入肾集合系统并建立经皮肾工作通道。同时随着经验的积累,为避免穿刺损伤肾血管,还总结出相对安全的穿刺区域,即肾背部的"Brodel"线"无血管区"。尽管如此,仍有穿刺出血、手术易引发出血等报道,尤其是一些特殊情形下的穿刺,如孤立肾、移植肾等。由于传统的影像学技术不能直接实时显示血管,为使手术安全性、精确性得到提高,彩超实时引导的 PCNL 穿刺术便应运而生。肾血管彩超已广泛应用于肾的常规检查,科技的发展使彩超能显示肾血管树直至小叶间动脉;同时彩超切面灵活,可实时显示、监视肾血流情况,使得用彩超实时成像监视引导穿刺避开血管进针成为可能。经笔者临床实践证实,彩超引导的 PCNL 穿刺避免损伤肾血管有确切效果。另外,彩超可清晰明确地显示肾内侧下腔静脉和腹主动脉走行及其与肾蒂关系,可正确引导穿刺针进针深度,避免误伤大血管。

【适应证】

有条件者术中可应用彩超引导建立经皮肾工作通道,用彩超选择安全的穿刺点,并在彩超实时监视下避开肾血管进针穿刺，减少出血和并发症的发生。下列情况彩超定位为首选：

1. 孤立肾或对侧肾功能下降，致使手术肾脏处于代偿状态。

2. 开放手术后结石复发，或结石引起积水等肾内结构改变。

3. 合并有脊柱侧弯或异常体形，使肾门移位、旋转以及移植肾等。

【操作要点】

1. 仪器设备　彩色多普勒超声诊断机，配低频或变频的突阵探头及专用穿刺引导架。

2. 超声探查　麻醉成功后摆好体位，先用二维超声了解患肾周围器官和肾脏情况。再用彩超检查患肾各级血管分布以及肾内侧腹主动脉、下腔静脉的走行方向。由于不同体位不同切面彩超成像不同，因此，必须通过多个切面充分了解患肾的结构、毗邻及血流情况，以选择最佳的穿刺路径。

3. 彩超引导穿刺路径的选择　参照B超引导PCNL穿刺入路的选择原则，彩超引导经皮肾穿刺应注意：

(1) 避开毗邻脏器，超声能明确显示肝、脾、肺、结肠等毗邻器官。

(2) 彩超监视下避开肾内主要血管及异常增粗或走行的肾内血管进行穿刺。

4. 特殊病例宜选择彩超引导穿刺　一般情况下仅用B超引导，选取肾背侧的"无血管区"入路是相对安全的，但在特殊的情况下应使用彩超实时引导进针。

(1) 孤立肾或对侧肾功能下降，致使手术肾脏处于代偿状态，此时肾血流异常丰富，表现为血管管径增粗，交通支形成，血流速度加快，无法判断无血管区（图29-6-4）。

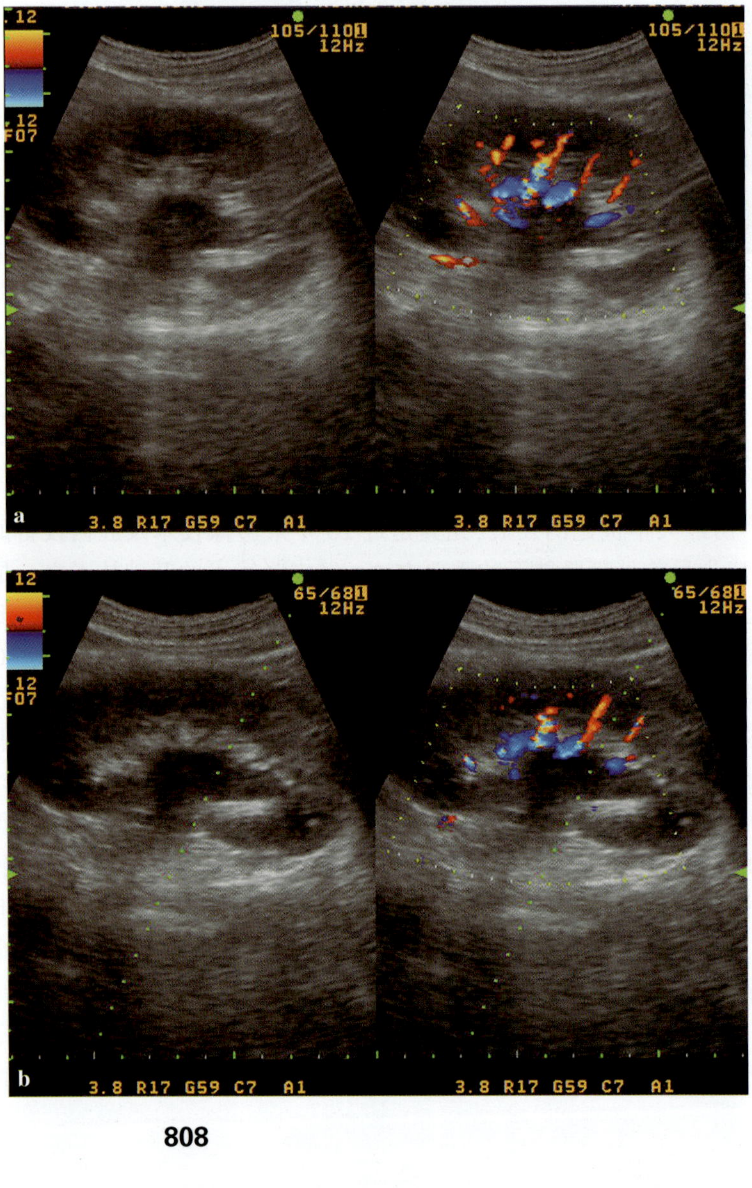

图 29-6-4　a. 对侧肾功能下降，导致手术肾血流异常丰富，呈一致扩张并向外下走行的特征；b. 避开血管顺血流方向在血管之间进针

(2) 开放手术后结石复发或结石引起积水时,由于肾周及肾内结构发生变化,常可观察到走行异常的血管(图 29-6-5)。

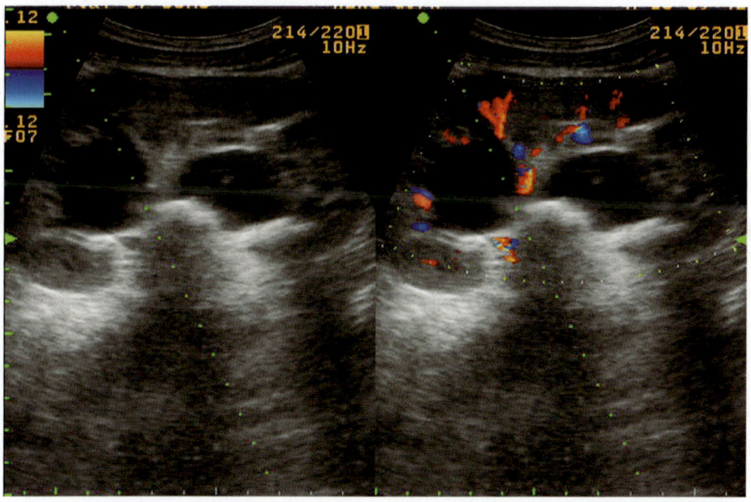

图 29-6-5　肾盂结石导致肾盏普遍积水,分隔见明确的血流并向分隔附近肾实质延伸、分支

(3) 合并有脊柱侧弯或异常体形,使肾门移位、旋转以及移植肾等。上述情形下即使术前行 CT 或 MRI 造影检查已了解肾血管行程,但在不同体位及呼吸影响下,B 超或 X 线引导时仍不能做到精确避开肾血管进针,因此,必须用彩超选择安全的穿刺点,并在彩超实时显示血流下避开肾血管进针(图 29-6-6)。

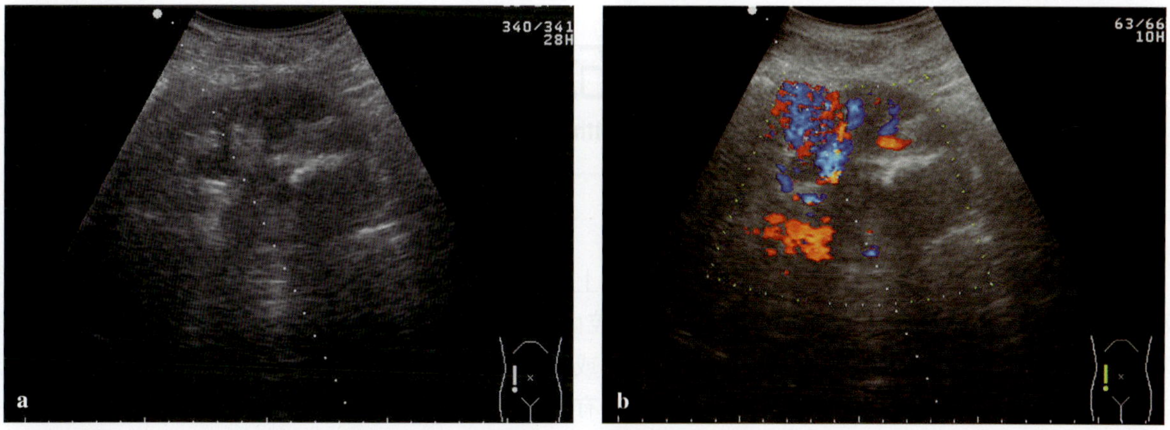

图 29-6-6　a. 脊柱侧弯患者原计划从上盏"液性暗区"穿刺进入;b. 彩超显示上盏暗区实为肾主要血管经过之处,后重新调整入路避开血管,安全穿刺进入肾盏

5. 彩超引导穿刺方法　穿刺路径确认安全后即可在探头上安装穿刺架并调出穿刺引导线，这样穿刺针经过针槽进入体内时就会直达目标。穿刺针宜选用超声引导专用的 PTC 针,因其前端部分经特殊工艺处理,使超声波易于反射显示为强回声而被清晰辨认。在超声实时监视下进针,当针尖到达目标时拔出针芯,放入斑马导丝,此时将探头连同穿刺架一并移开,在不影响术者操作的前提下将探头移至操作孔旁继续监视。

6. 彩超在术中的应用　工作通道建立后,超声可实时探见经皮肾镜金属特有的笔直强回声;退镜时由于工作通道内有液体存在,塑料薄鞘管壁呈平行的细而直的线状高回声,两线间则为液性无回声区。手术中可通过各种切面探查,包括冠状切面、矢状切面、横切面以及各标准斜切面,以显示结石位置及肾周情况。手术结束时探查肾脏,检查有无残石;对可疑有并发症的病人应探查肾周、腹腔以及术侧胸腔了解有无积液。

应当注意的是,彩超是灵敏度高的仪器,易受电源、空间磁场、电场变化等多方面因素影响而使成像质量下降,因此,应为彩超机配备专用的稳压电源,并随时调节彩超机参数,确保图像清晰。在引导经皮肾镜手术穿刺过程中,彩超在选择安全入路、确定进针深度以及监视术中肾内和肾周情况等方面起着重要作用。

参考文献

1. 梅骅主编.泌尿外科手术学.第2版.北京:人民卫生出版社,1996,872-895
2. 张岐山,郭应禄.泌尿系超声诊断治疗学.北京:科学技术文献出版社,2001
3. 高新,周祥福.微创泌尿外科手术与图谱.广州:广东科学技术出版社,2006,36-45
4. 高新,周铁,萧翠兰,等.单用B超引导建立经皮肾穿刺通道行经皮肾镜取石术:附102例报告.临床泌尿外科杂志,2003,18(1):10-12
5. Linggerman JE, Lifshitz DA, Evan AP. Surgical management of urinary lithiasis. In: Walsh PC, Retik AB, Vaughan ED Jr, Wein AJ, eds. Campbell's Urology. 8th ed. Philadelphia: Saunders, 2002, 3361-3451
6. Sadlowski RW, Finney RP, Branch WT, et al. New technique for percutaneous nephrostomy under ultrasound guidance. J Urol, 1979, 21(5):559-561
7. Montanari E, Serrago M, Esposito N, et al. Ultrasound-fluoroscopy guided access to the intrarenal excretory system. Ann Urol (Paris), 1999, 33(3):168-181
8. Gupta S, Gulati M, Suri S. Ultrasound-guided percutaneous nephrostomy in non-dilated pelvicaliceal system. J Clin Ultrasound, 1998, 26(3):177-179
9. Martino P. Ultrasound-guided percutaneous nephrostomy. Arch Ital Urol Androl, 2000, 72(4): 324-327
10. Maheshwari PN, Andankar MG, Bansal M. Nephrostomy tube after percutaneous nephrolithotomy: large-bore or pigtail catheter? J Endourol, 2000, 14(9):735-737

第七节 气压弹道联合超声碎石清石系统在经皮肾镜术中的应用

combined pneumatic and ultrasound lithotripsy in percutaneous nepholithotomy

【李建兴】

【概述】

近年来经皮肾镜技术日趋成熟,已经成为治疗上尿路结石的主要方式之一,在有条件的医院,目前开放手术仅适用于那些需要解剖重建的特殊病例。腔内碎石设备的不断改进,使泌尿外科医师进行经皮肾镜碎石取石术更加得心应手,经皮肾镜下超声碎石或气压弹道碎石术是目前治疗大的或复杂性肾结石的有效手段。气压弹道碎石技术与超声碎石相比,具有设备简单,价格低,损伤小的优点,操作技术易掌握。其工作原理是通过气体压缩机将压缩气体产生的能量用来驱动碎石机手柄内的子弹体,子弹体撞击碎石探针作用于结石而将结石击碎。气压弹道碎石机的碎石过程没有热效应,对组织几乎没有损害,只要操作熟练,一般情况下不会对软组织产生损伤。虽然气压弹道碎石提高了碎石效率,可以在较短时间内迅速粉碎结石,但不能清除结石,需要患者自行排石或用取石钳取石,增加了手术操作时间及术中或术后并发症的发生率。特别是术后输尿管石街的形成,使部分患者不得不再行输尿管碎石取石术。超声碎石其原理是超声发生器产生连续超声波,临床使用的碎石治疗超声波频率一般为24~26kHz,在转换器内产生机械振动能,使超声探针产生纵向振动撞击结石。探针尖端振幅30~100μm,传递过程产生热能,因而探针设计为中空,灌注液被持续抽吸出体外起到冷却作用,防止换能器和碎石探针过热以及可能产生的热损伤,冷却作用的同时,碎石被吸出体外。超声碎石虽然具备击碎和清除结石的功能,但其对质地较硬的结石碎石效率较低。因此,如果将气压弹道碎石与超声碎石两种方法有机地结合起来,进行更高效率的碎石、清石,成为提高经皮肾镜碎石取石术的关键。

最近,瑞士EMS公司推出了气压弹道联合超声碎石清石系统——Swiss Litho Clast Master。新型超声装置碎石能量有较大提高,将气压弹道碎石系统与高效能超声碎石系统结合在一起,两种能源的碎石系统可分别或同时使用。Swiss Litho Clast 的高压冲击能量可有效击碎硬度较高、体积较大的结石,而超声波则以低压高频的特质,有效地将质地脆软的结石及结石碎片进一步粉碎,与此同时,使用负压吸附装置将结石碎片清除并收集以备研究结石成分。超声波探针与气压弹道探针通过最新的连接器结合在一起,调节弹道探针的长度,术者可分别使用或在数秒内交替使用两种能源的碎石技术,两种碎石技术联合同步使用,可明显提高碎石及清石效率。进行同步碎石弹道探针置于中空的超声探针内,头端平齐或使弹道探针外露 1~2mm,肾镜下超声碎石探针有直径 3.0、3.3、3.5mm 几种类型,置于超声探针内的弹道探针直径1.0mm,而以上探针尺寸及位置令吸附管道保持畅通,所以能确保较高的碎石效能及较佳的吸附功能。体外研究表明:该设备粉碎和清除结石的效率明显优于单一的气压弹道碎石或超声碎石。有学者在经皮肾镜下应用该设备处理大的复杂性肾结石,发现可以显著缩短手术时间,提高单位时间内结石清除率,而且对于不同成分的结石均有良好的粉碎作用,明显提高了临床疗效。因此,有学者将此技术称为复杂肾结石治疗的一场革命,是经皮肾镜技术的又一个里程碑。另外,在其整个碎石清石过程中不需要反复进出肾镜进行冲洗,基本上也不需要取石钳或套石篮等器械取石,减少了通道迷失的机会。负压吸附系统使肾集合系统保持低压状态,降低了碎石过程毒素及致热原吸收,减少了细菌入血引起感染的机会,避免了液体外渗,提高了感染结石及结石合并感染治疗的安全性,从而降低了术中和术后并发症发生的概率。

肾镜下使用的超声碎石探针直径 3.0~3.5mm, 所以要求肾镜操作通道较大。传统肾镜多采用镜鞘为 28~34F 大口径肾镜,取石效率较高,但损伤、出血严重,成为经皮肾镜技术发展普及的障碍。20 世纪 90 年代,有学者提出 14~16F 微造瘘经皮肾镜术,降低了手术并发症的发生率,避免了肾实质因大口径扩张而造成的撕裂,堪称经皮肾镜术的一个里程碑。国内学者在微造瘘经皮肾镜方面取得了丰富的经验。但小口径肾镜操作通道较小,超声清石受到限制。随着结石体积的增大,清除结石所需的时间明显延长,过小的通道还经常会出现被碎石堵塞,造成肾盂内压力过高,引发反流现象,导致毒素及致热原吸收,所以国外有学者建议对于直径小于 2cm 的结石考虑使用微造瘘通道。2006 年欧洲泌尿外科学会泌尿系结石诊疗指南中提出,标准肾镜镜鞘为 24~30F,微创经皮肾镜镜鞘为 12~20F。笔者使用较多的是 24F 新型标准经皮肾镜,配备 20.8F 长鞘,操作通道可达 10.5F,秉承了传统肾镜的大工作通道,吸取了微造瘘创伤小的优点,在微创的基础上可以进行多种能量形式的腔内碎石、清石。标准肾镜开阔的视野,使结石处理更为方便。同时,宽敞的出水通道,有效地保证了肾盂内低压,配合超声碎石负压吸附系统使用,肾盂内压进一步降低,有效减少了碎石过程中肾盂内压增加引发的并发症。

使用标准肾镜时建立通道应该定位准确, 建立经皮肾工作通道是进行经皮肾镜下碎石的重要步骤。理想的工作通道应当是与肾脏距离最短,尽可能地达到各组肾盏,最大限度地处理结石。笔者主要使用 B 超定位,不仅可以提供肾脏的内部结构、肾脏皮质的厚度、结石与局部肾盏的关系,方便地确认前、后组肾盏,而且能够观察肾脏与周边器官的毗邻关系,良好显示穿刺路线通过的软组织结构,有效地避免穿刺过程中损伤到邻近组织、脏器,彩色多普勒超声还可以观察穿刺路线上是否有较大的血管通过,减少段、叶间血管损伤的概率。

【适应证和禁忌证】

气压弹道联合超声碎石手术适应证基本同微创 PCNL 术,而对大结石(直径大于 2cm)、铸型结石或多发结石,更能体现该碎石系统的取净结石优势。

盆腔异位肾脏,穿刺途径可能通过腹腔,为相对禁忌证;脊柱后凸、侧弯畸形患者,可以取侧卧或半平卧体位,使用 B 超定位,已不再列为经皮肾镜手术禁忌证。

【术前准备】

1. 明确诊断　B 超、尿路平片、静脉尿路造影作为常规影像学检查,了解结石部位和肾盂肾盏结构,选择最适合的穿刺肾盏。必要时可行逆行造影或磁共振水成像。近年来非增强螺旋 CT 检查因其快速、无需造影剂的优点,成为泌尿系结石诊断的常用检查方法之一。应用螺旋 CT 三维重建技术对鹿角状结石术前进行结石重建,可以直观地多角度观察结石形态(图 29-7-1),分析邻近结石所在肾盏之间的角度,协助设定目标肾盏，科学拟定建立通道的位置。

2. 排除禁忌证　全身状况差、耐受手术有风险以及有出血性倾向者，要控制病情稳定。

3. 治疗泌尿系感染　尿常规异常及发热者，使用敏感抗生素控制尿路感染。

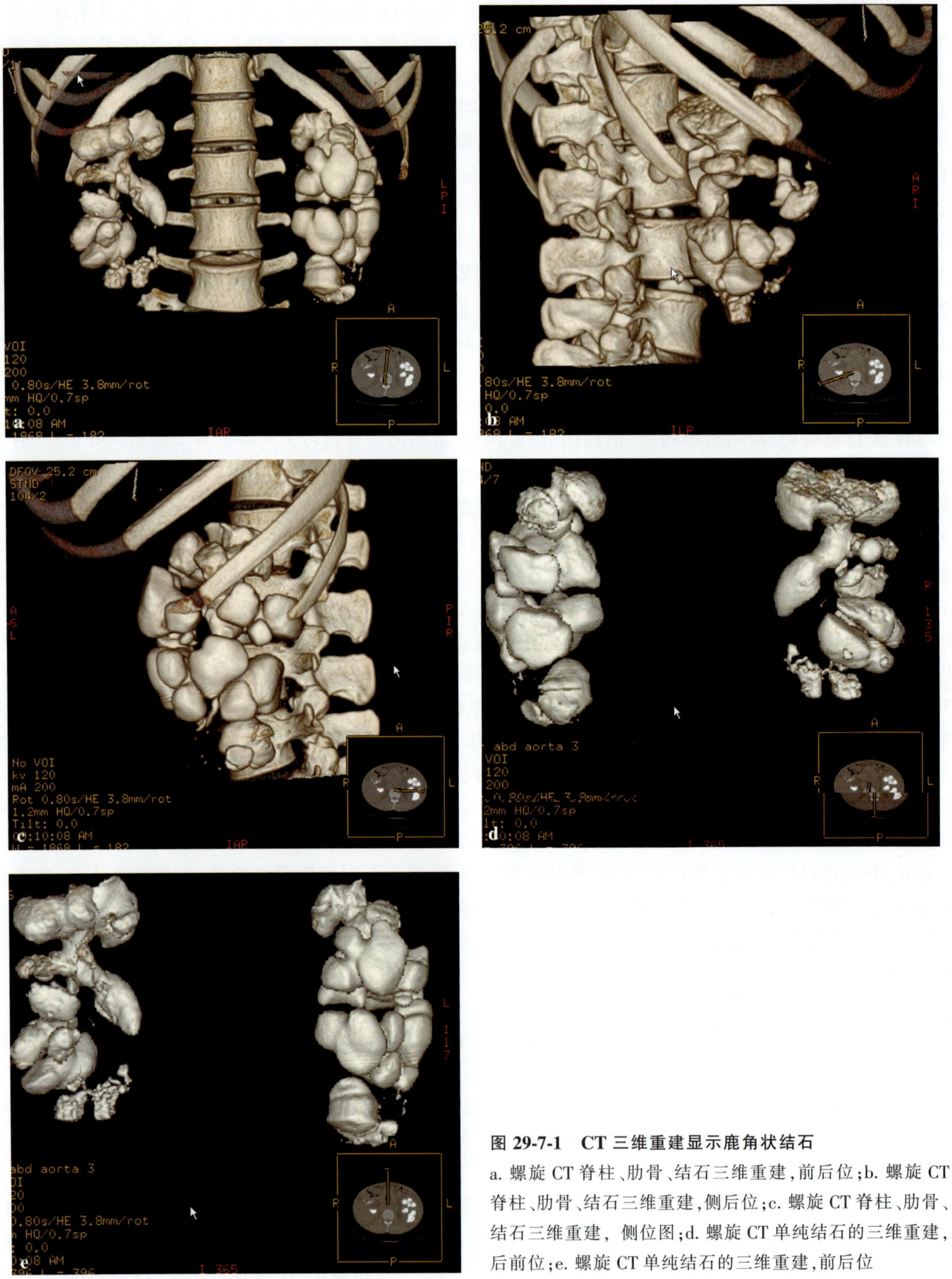

图 29-7-1　CT 三维重建显示鹿角状结石

a. 螺旋 CT 脊柱、肋骨、结石三维重建，前后位；b. 螺旋 CT 脊柱、肋骨、结石三维重建，侧后位；c. 螺旋 CT 脊柱、肋骨、结石三维重建，侧位图；d. 螺旋 CT 单纯结石的三维重建，后前位；e. 螺旋 CT 单纯结石的三维重建，前后位

4. 术前于患侧逆行输尿管插管,留置 5~7F 输尿管导管固定于导尿管上。输尿管导管的作用是:

(1) 充盈肾盂,利于穿刺成功。

(2) 如果使用 X 线定位,可通过导管注入造影剂使引流系统显影,引导穿刺针方向。

(3) 可作为辨认肾盂输尿管的标志,尤其对于肾脏旋转不良、多次手术后肾内结构紊乱的患者,利用输尿管导管可快速明确肾盂内的方位。

(4) 碎石过程中防止较大块碎石进入输尿管。

【麻醉和体位】

1. 麻醉 采用连续硬膜外阻滞,可以保证较长时间手术、利于患者屏气配合操作。单用蛛网膜下腔阻滞效果不佳,因经皮肾镜操作中患者体位变动大,蛛网膜下腔阻滞平面不稳,且对血压影响大。如长时间的手术患者则难以忍受体位,加入静脉辅助用药让患者入睡会增加呼吸循环的抑制,增加麻醉管理难度,故预计手术时间长及患者年龄大,呼吸循环功能差者,全麻是较好的选择。

2. 体位 一般采用俯卧位,肾区腰部下垫一小枕,使腰背成一平面或低拱形,使肋间隙增宽。也可采用平卧位,如行 X 线定位穿刺,可做垂直透视,便于选择性定位穿刺。医师也可稍离开 X 线机进行操作,减少接受射线剂量,B 超引导可作为常规定位方式,B 超引导下体位可采用俯卧位,也可以采用侧卧位,尤其对于年老体弱心肺功能差的患者,以及严重脊柱侧弯、后凸畸形的患者,侧卧位 B 超定位穿刺方便、准确。

【手术步骤】

经皮肾镜术的关键是建立并维持合理的经皮肾穿刺通道,其他还包括镜下辨认肾盂、肾盏、输尿管的方位,以便于寻找结石及掌握有效的碎石清石方法。

1. 目标肾盏的选择 穿刺肾盏的选择要根据结石和肾盂肾盏的具体情况制定,理想的通道应当是与肾脏距离最短,尽可能地达到各组肾盏,能够尽量取净结石及解决肾盂出口的梗阻。最常选择中、下肾盏的后组。经过下盏的穿刺,可以治疗下盏、肾盂、中上盏的结石;经过中盏的穿刺,可以治疗中盏、肾盂、上下盏、输尿管上段的结石。如果是上盏结石或位置偏低的上段输尿管结石,也可以选择上盏穿刺。穿刺的路径从肾脏的外侧缘偏后的位置进入肾实质,沿肾盏轴线方向进入肾盏。避免直接穿刺肾盂,因没有经过肾实质的窦道,容易发生灌注液外渗,造成肾脏的移位、瘘道的改变,导致操作失败。

2. 穿刺过程 皮肤穿刺点一般选择在脊柱旁开 10~12cm,腋后线偏后,在第 12 肋下或第 11 肋间。穿刺时可通过输尿管导管逆行注水或造影剂(X 线定位用),使肾盂充盈便于穿刺。先在 B 超/X 线透视下确定穿刺位点和方向。穿刺成功后置入软头导丝,退出穿刺针,用筋膜扩张器 8~10F 开始扩张,以 2F 递增,扩张至 16F,再改用金属扩张器扩至 18~21F(图 29-7-2),放置镜鞘至肾集合系统内。扩张器的方向要与穿刺针进入的方向一致,扩张器进入的深度不能超过穿刺针进入的深度,即穿刺与扩张保持同一方向及深度。扩张结束后保留导丝并留置镜鞘,沿导丝放置肾镜,观察镜鞘位置是否合适并做适当调整,碎石过程镜鞘一般保持在穿刺盏或肾盂内的位置。

3. 气压弹道碎石联合超声碎石吸附设备的设置 将气压弹道与超声两种能源的碎石探针以及负压吸附系统结合在一起,常用直径 3.3mm 超声碎石探针和 1.0mm 弹道碎石探针组合,负压吸引泵工作压力设为-0.2bar~-0.4bar。两种碎石能源也可以单独使用。应用中一般将气压弹道能量设为 80%~100%,频率设定为 8~12Hz,超声能量设置为 40%~80%,占空比(单位时间内脉冲输出时间所占的比例)设为 50%~70%。

4. 碎石方法 采用新型标准经皮肾镜,在灌注泵的冲洗下,保持手术视野清晰,寻找结石。根据术中情况灵活应用碎石系统。

(1) 一般先用气压弹道碎石将大结石击碎成若干 0.5~1.0cm 小结石(图 29-7-3),再改用超声碎石将小结石进一步粉碎并吸出到收集器中(图 29-7-4)。

(2) 直径≤1cm 结石,可直接用超声探针边粉碎结石边将碎石吸出体外(图 29-7-5)。

(3) 如遇盏颈口狭窄的肾盏结石,无需肾镜进入,只将碎石探针伸到盏内进行碎石清石即可。如肾盏腔很大,应该行盏颈扩张或切开,使引流通畅。

(4) 对于硬度较高的结石,也应先使用气压弹道碎石,可用直径2.0mm 气压弹道探针在短时间内将

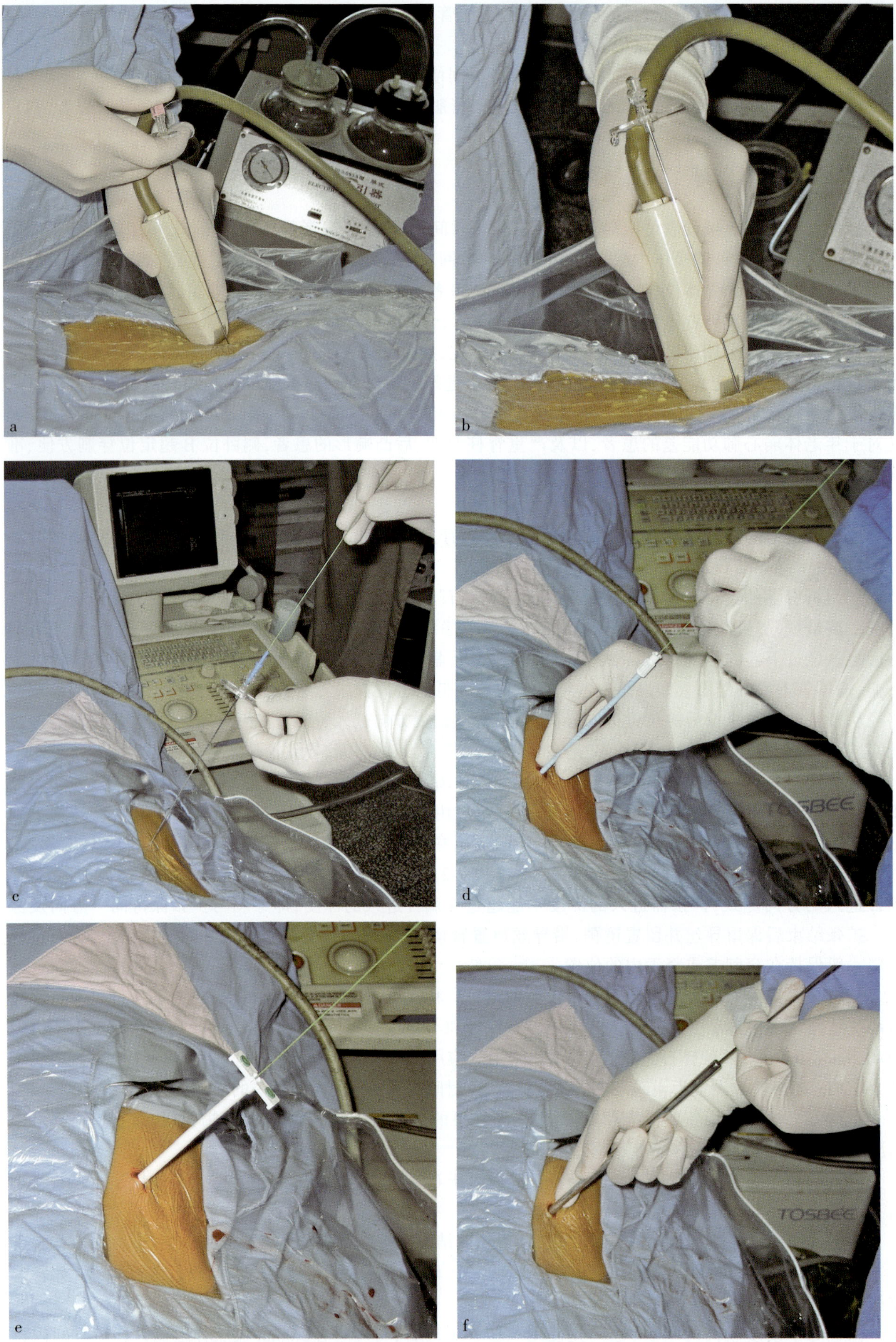
a
b
c
d
TOSBEE
e
f
TOSBEE

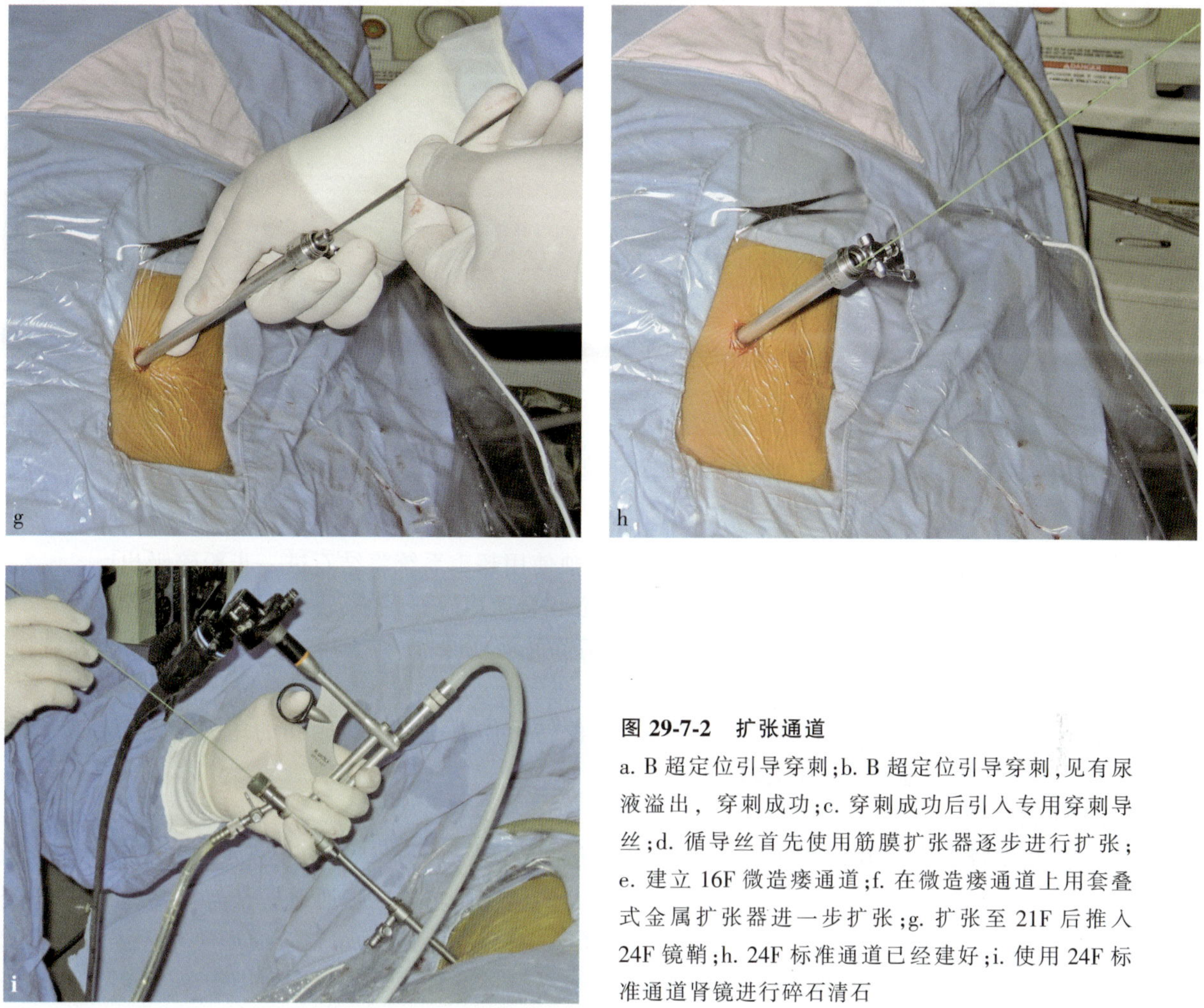

图 29-7-2　扩张通道

a. B 超定位引导穿刺;b. B 超定位引导穿刺,见有尿液溢出，穿刺成功;c. 穿刺成功后引入专用穿刺导丝;d. 循导丝首先使用筋膜扩张器逐步进行扩张;e. 建立 16F 微造瘘通道;f. 在微造瘘通道上用套叠式金属扩张器进一步扩张;g. 扩张至 21F 后推入 24F 镜鞘;h. 24F 标准通道已经建好;i. 使用 24F 标准通道肾镜进行碎石清石

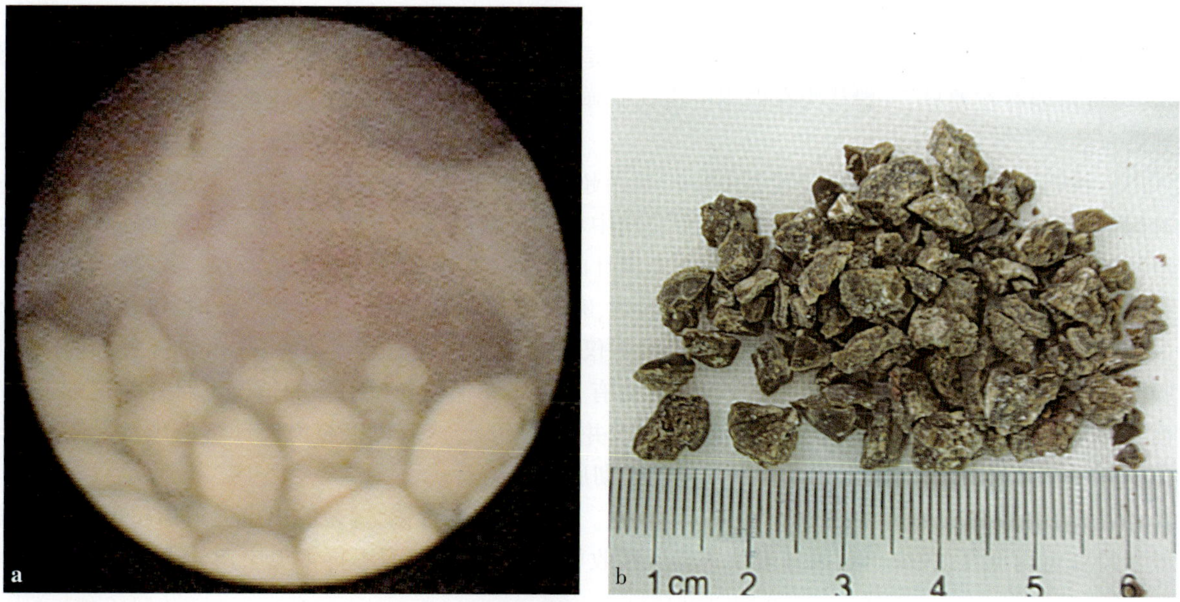

图 29-7-3　标准通道采用单纯气压弹道碎石取出的结石

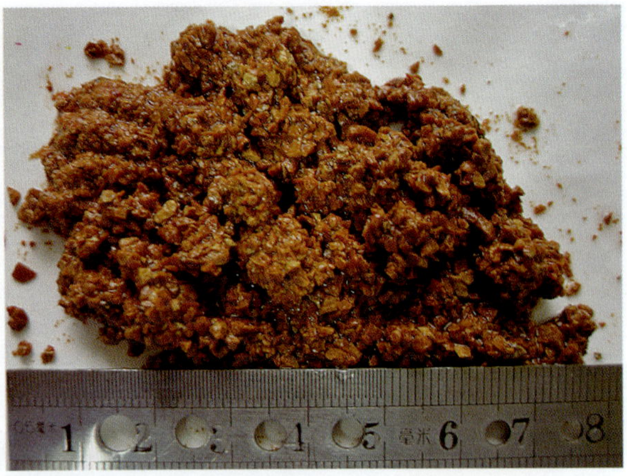

图 29-7-4　气压弹道联合超声碎石清理出的结石

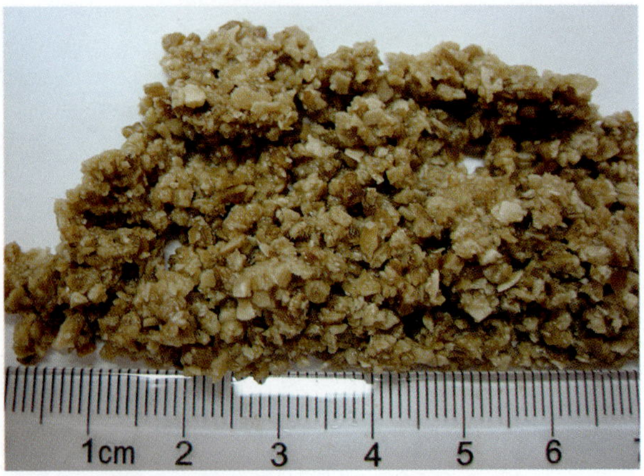

图 29-7-5　单纯超声碎石清理出的结石

结石碎成小块,再联合使用弹道与超声两个系统,或单独使用超声系统将结石进一步粉碎吸出。

(5) 对于硬度较低的结石,可直接使用超声或弹道联合超声碎石系统,将结石粉碎并清除。

(6) 穿刺后如遇肾内积脓,可采用超声吸附装置清除脓液或脓栓,在无压或低压冲洗下粉碎并清除结石,以减少细菌逆流进入血液。

(7) 在术中还应注意调节液体灌注的速度,始终保持液体灌注量与吸附间的压力平衡,保证术野清晰,提高碎石效率,同时,避免灌注压力过高。

5. 术中注意问题

(1) 建立经皮肾工作通道是进行经皮肾镜下碎石的重要步骤。尤其对于无积水的肾结石,集合系统无扩张,肾脏操作空间小,要求穿刺定位更加准确。笔者的体会是将微造瘘通道扩张与套叠式金属扩张技术结合起来,首先建立微造瘘,用筋膜扩张器扩张至 16F,必要时用输尿管镜检查通道建立无误后,再用套叠式金属扩张器进一步扩张至 21F,推入 24F 镜鞘,置入新型标准肾镜进行一系列操作。这样可以有效地避免一次盲目将通道扩张过大而造成的严重出血和实质损伤,如果出现问题,在微造瘘阶段即可调整通道位置,必要时可终止手术并进行相应处理。

(2) 合理调整气压弹道频率和超声能量,是应用气压弹道联合超声碎石清石系统取得最佳结石清除效果的关键。有学者比较了气压弹道联合超声碎石设备在不同气压弹道频率和超声能量下的碎石效果,发现在气压弹道频率固定的情况下,超声能量越大,碎石效果越明显;在超声能量固定的情况下,改变气压弹道的频率并不提高结石清除率。8Hz/100%可能是该设备发挥最佳效率的设置。但对于不同成分的结石,其设置可能存在差异。一般认为在应用中将气压弹道频率设定为 10~12Hz,能量输出 80%~100%,已能达到满意的碎石效果。

(3) 将超声能量和占空比均设置为 100%,单用超声探针可粉碎绝大多数结石,但超声探针在应用一段时间后会发现过热及折断损坏,因而在临床应用中各项参数应适当下调。石磊等认为在碎石过程中将超声能量和占空比均设置为 70%,可以减轻超声探针的耗损。

(4) 术中细小的结石碎块因水流冲洗不易固定,有时需要在肾盏间反复寻找。此时,可在保证视野清晰的情况下,降低冲洗液流量,或适当增加负压,不仅可将视野内碎石迅速清除,还可将视野外的结石碎片吸附过来,有利于减少残余结石及残余碎片。也有人主张在保留导丝引导的情况下将外鞘远端退至肾皮质内,然后退出肾镜,停止冲洗,使肾脏少量出血并形成血块,然后再以超声探针将血块及黏附的结石碎块一并吸出体外,这样可节省手术时间并有助于彻底清除结石。

(5) 术中可应用巴曲酶 1~2kU 以减少术中出血。因采用标准肾镜,宽敞的出水通道加超声吸附系统,有效保持肾盂内低压,较少出现因毒素及致热原吸收引发的寒战,因而不再常规应用异丙嗪、地塞米松等预防。

6. 术毕　碎石后再次检查各肾盏及肾盂,见无结石残留,顺行置入 6F 双 J 管,退镜并留置 14~20F 肾造瘘管。

【术后并发症和处理】

标准肾镜下气压弹道联合超声碎石清石手术的并发症与其他经皮肾镜手术一样,主要并发症包括以下几个方面。

1. 出血 这是所有经皮肾镜手术最常见的并发症。包括术中出血及术后出血,前者可以是建立皮肾通道时损伤到血管,也可以是术中碎石损伤肾实质和肾盏颈部,造成较明显的出血;后者多由于导管刺激、结石残留、继发感染引起;如果是损伤肾脏动脉后支血管分支造成假性动脉瘤或动静脉瘘,形成术后延迟出血,则要进行高选择性动脉栓塞(图 29-7-6),可以取得满意的效果。笔者使用 24F 新型标准经皮肾镜,统计 1 306 例患者,5 例术后延迟出血经动脉造影证实形成假性动脉瘤(图 29-7-7),经栓塞治愈。

2. 损伤 包括泌尿系统本身及邻近脏器的损伤,这也可能是出现最严重后果的并发症之一。严重的

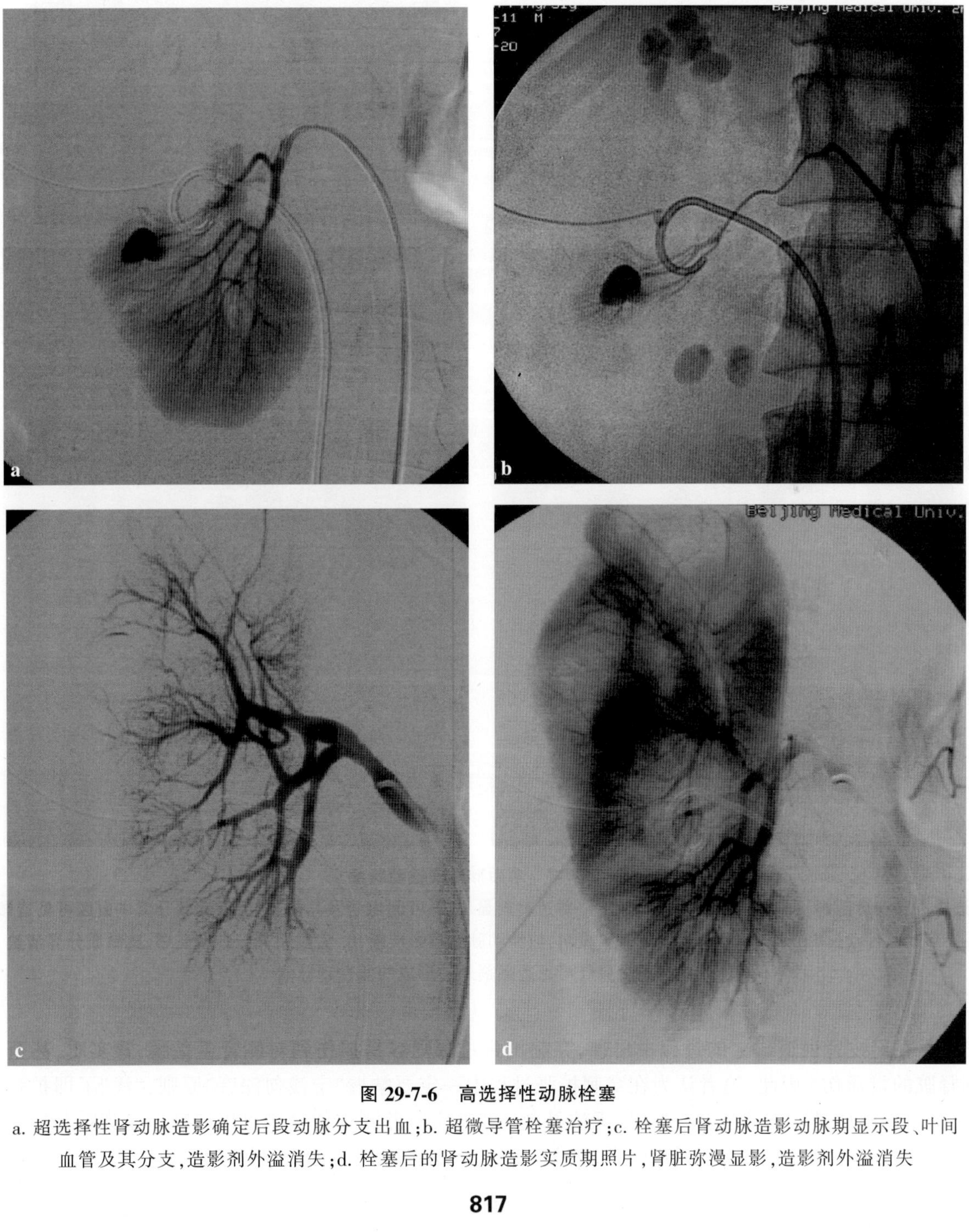

图 29-7-6 高选择性动脉栓塞

a. 超选择性肾动脉造影确定后段动脉分支出血;b. 超微导管栓塞治疗;c. 栓塞后肾动脉造影动脉期显示段、叶间血管及其分支,造影剂外溢消失;d. 栓塞后的肾动脉造影实质期照片,肾脏弥漫显影,造影剂外溢消失

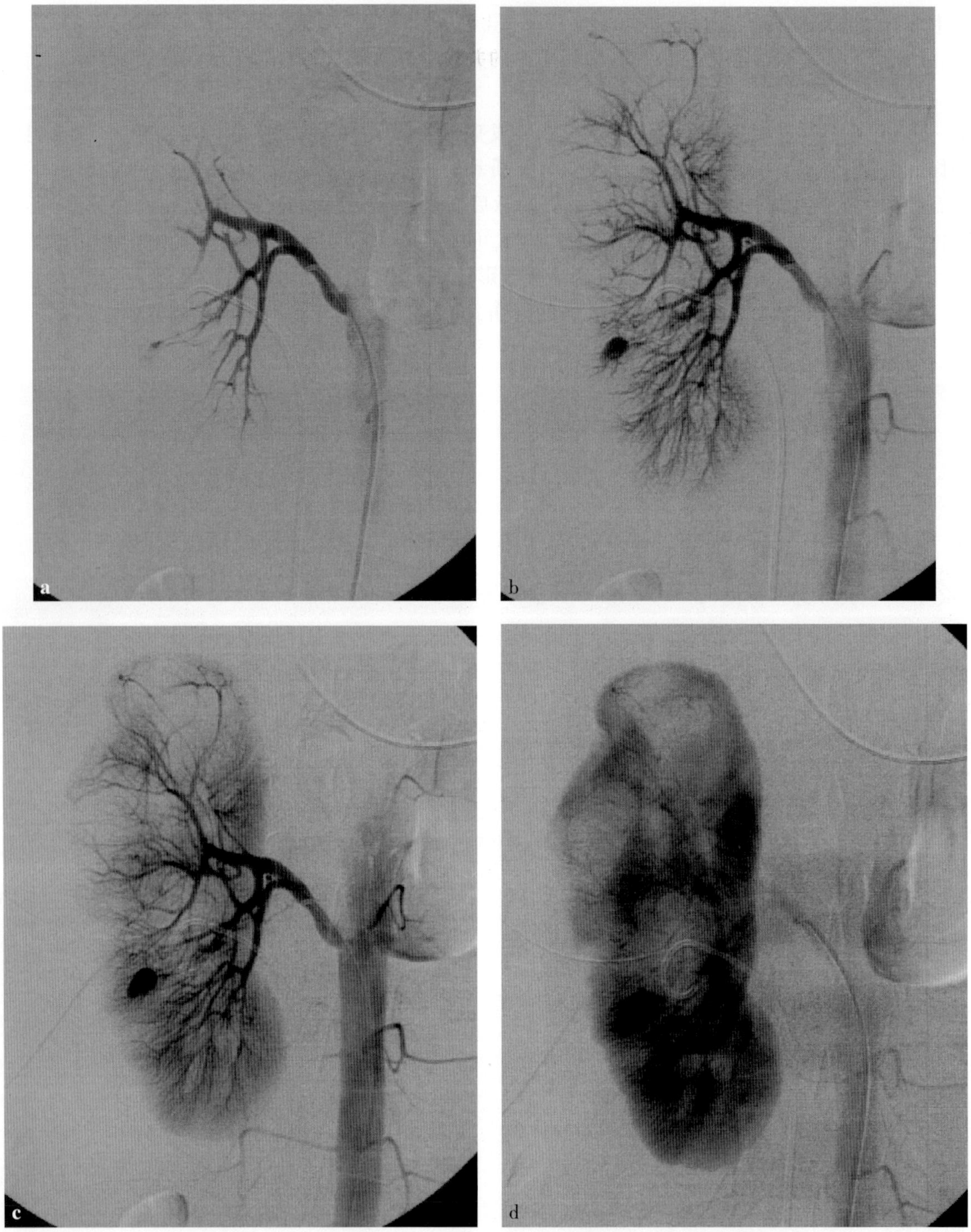

图 29-7-7　术后形成假性动脉瘤

a. 选择性肾动脉造影显示段、叶间血管；b. 加压注射造影剂显示段、叶间血管及其分支，后段动脉分支供血区可见造影剂外溢，形成假性动脉瘤；c. 从动脉期逐步进入实质期，假性动脉瘤显影清晰；d. 实质期肾脏弥漫显影，皮髓质分界清楚，在皮髓质交界处可见造影剂外溢形成的假性动脉瘤

损伤常是在经皮肾通道建立的过程中出现，穿刺扩张过深则容易损伤到对侧肾盂黏膜、肾实质，甚至形成患侧肾脏的贯通伤。因此，笔者认为在穿刺扩张过程中一定要掌握"宁浅勿深"的原则，"浅"了即扩张深度不够，可以调整后进一步扩张，"深"了则无法补救。B 超实时监测定位穿刺可以清晰地看到穿刺针通过的软组织结构，有效地避免伤及邻近组织器官，是值得向大家推荐的一种良好的定位方法。

3. 感染　手术中出现的寒战甚至高热,多是由于结石合并感染或者是碎石后结石中释放出的致热原及毒素,在肾盂灌注压力偏高的基础上这些细菌和毒素进入血液,可能引发菌血症或毒血症。手术中开放水通道并保持通畅,降低肾盂内压是良好的预防措施,气压弹道联合超声碎石设备具备独特的负压清石系统,不仅可以直接将粉碎结石清出体外,手术过程采用超声负压清石系统进一步降低了肾盂压力,还可以主动将稠厚的脓液、脓栓清除体外,使引流更加通畅,避免了碎石形成石街所造成的梗阻及感染双重因素对肾功能的损害。超声负压吸附设备在处理感染结石以及结石合并感染的过程中显示了独特的优势。

其他并发症和术后处理方法参见微创 PCNL 术。

参 考 文 献

1. 李建兴,田溪泉,张军晖,等.经皮肾镜下气压弹道碎石联合超声碎石术治疗复杂性肾结石疗效观察.临床泌尿外科杂志,2004,19(9):534-535
2. 曾国华,李逊,吴开俊,等.微创经皮肾镜取石术治疗孤立肾肾结石.中国内镜杂志,2003,9(9):4-5
3. 高新,周铁,萧翠兰,等.单用 B 超引导建立经皮肾穿刺通道行经皮肾镜取石术(附 102 例报告).临床泌尿外科杂志,2003,18(1):10-12
4. 李逊,曾国华,袁坚,等.经皮肾穿刺取石术治疗上尿路结石(20 年经验).北京大学学报(医学版),2004,36(2):124-126
5. 胡志全,叶章群,王志华,等.经皮肾镜下气压弹道碎石加超声碎石取石术治疗复杂性肾结石.临床外科杂志,2005,13(10):648-649
6. 石磊,高振利,姜仁慧.经皮肾镜气压弹道联合超声碎石治疗复杂性肾结石.中国微创外科杂志,2005,5(10):843-844
7. 李建兴,田溪泉,牛亦农,等.B 超引导经皮肾镜气压弹道联合超声碎石术治疗无积水肾结石.中华外科杂志,2006,44(6):386-388
8. 李建兴,牛亦农,田溪泉,等.经皮肾镜气压弹道联合超声碎石术的安全性及疗效分析.中华医学杂志,2006,86(28):1975-1977
9. Olbert P,Weber J,Hegele A,et al.Combining litho-clast and ultrasound power in one device for percutane-ous nephrolithotomy:in vitro results of a novel and highly effective technology.Urology,2003,61:55-59
10. Auge BK,Lallas CD,Pietrow PK,et al.In vitro comparison of standard ultrasound and pneumatic litho-trites with a new combination intracorporeal lithotripsy device.Urology,2002,60:28-32
11. Hofmann R,Olbert P,Weber J,et al.Clinical experience with a new ultrasonic and LithoClast combination for percutaneous litholapaxy.BJU Int,2002,90:16-19
12. Pietrow PK,Auge BK,Zhong P,et al.Clinical efficacy of a combination pneumatic and ultrasonic lithotrite.J Urol,2003,169:1247-1249
13. Kuo RL,Siqueira TM,Mcateer JA,et al.The new swiss lithoclast master:in-vitro assessment of setting ef-ficiencies.J Urol,2002,(167 suppl):367

第八节　经皮肾镜治疗其他疾病

【李　逊　高　新】

一、经皮肾盂切开术
(percutaneous endopyelotomy)

【概述】

外科治疗输尿管肾盂连接部(ureteropelvic junction,UPJ)梗阻的最佳方法一直在不断总结与探索。Frederick Trendelenburg 于 1886 年第一次描述了开放手术整形的方法。1903 年 Albarran 使用外置的输尿管切开刀第一次试图做腔内整形。1943 年 Davis 描述了输尿管切开置管的方法,沿长轴全层切开狭窄段全长,并置入一根支架管。在一段时期内,肾盂离断成形术被认为是治疗输尿管肾盂连接部梗阻的金标准,成功率在90%左右。但随着腔内泌尿外科治疗结果的改善,肾盂内切开术(endopyelotomy)在很多医疗机构已被作为一线治疗选择。

20世纪80年代以来,内镜治疗的报道日益增多。在概念上,顺行和逆行内切开术是Davis输尿管切开置管方法的一种延伸。1983年Wickham与Kellett报道了类似于输尿管切开置管术的内镜下肾盂松解术。1984年Ramsey等报道顺行肾盂内切开术的成功率为65%,最近报道的成功率在64%~89%之间。其中最值得关注的是Motola等报道了212例行肾盂内切开术的病例,共随访8年,成功率高达86%。内镜整形术已日益成为趋势,它的优点在于微创,手术时间短,住院日期及恢复期均缩短。由于安全性与有效性的不断改善,腔内技术治疗输尿管肾盂连接部梗阻已获得有力的肯定。

【适应证】

1. 原发性腔内梗阻。
2. 开放手术治疗失败。
3. 出现腰痛等症状。
4. 继发尿路感染。
5. 进行性肾功能损害。
6. 合并上尿路结石。

【禁忌证】

1. 未经治疗的出血性疾病。
2. 活动性尿路感染。
3. 狭窄长度超过2cm。
4. 患肾功能低于总肾功能的10%~20%。
5. 外源性压迫导致的梗阻。

【术前准备】

一旦病人愿意接受腔内手术治疗,应与开放手术一样进行术前评估与准备。评估包括任何可能引起麻醉风险的伴发疾病,并进行完整的病史与体格检查。术前做尿液分析及凝血功能测定。任何尿路感染应予控制,必要时可先经皮肾造瘘引流,以保证手术时尿液无菌。

病人应被告知手术的风险及益处,包括任何腔内方法(如经皮肾盂内切开术)的成功率均低于标准的开放手术干预的事实。

【手术步骤】

1. 截石位行输尿管逆行插管,外支架管最好能通过输尿管肾盂连接部,以便术中定位。

2. 改俯卧位,按经皮肾造瘘术方法建立通道,一般从中后组肾盏入路,必要时可经上盏入路。

3. 入镜后找到输尿管肾盂连接部,直视下在外侧方处充分切开狭窄段全层,直至见到外周发亮的脂肪组织,并将切口向两端各延长0.5~1cm。切开方位一般可通过镜体相对于患者的体位来确定,但肾旋转不良时需根据集合系统的镜下结构来协助定位。切开工具可采用冷刀、电钩、钬激光、特殊的剪刀或气囊扩张(图29-8-1,2)。X线监视下注入造影剂可见到切开处有外渗,证明切开的深度已足够。小的出血可采用电灼或激光止血。

4. 如采用气囊扩张,先沿导丝将气囊推入,直至不透X线标记恰好跨立于输尿管肾盂连接部,将气囊部分膨胀,X线透视下可见到气囊中段的蜂腰征,再加压使气囊充分膨胀,直至蜂腰征消失,并维持此压力约1分钟,使狭窄段充分裂开。

5. 切开后沿导丝置入1~2根5~7F的输尿管内支架管,也可使用一种从肾盂端逐渐变细的Smith管(常为14/8.2F或14/7F),但较难放置,术后拔除也困难。

6. 留置肾造瘘管并用皮肤缝线固定,外接集尿袋。

【术后处理】

1. 停留尿管2天,减少膀胱输尿管返流造成的切开处尿外渗。

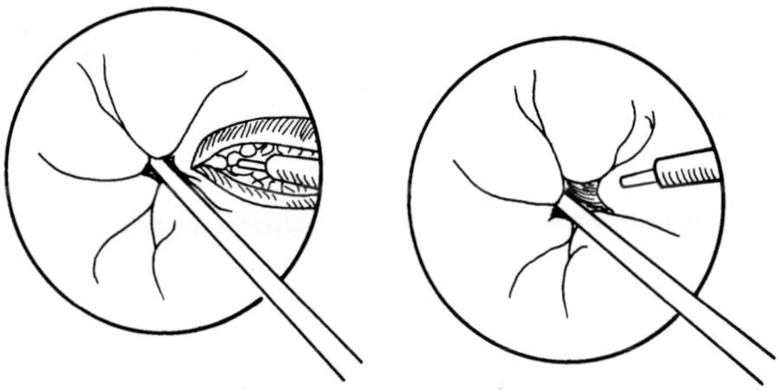

图 29-8-1 钬激光肾盂切开示意图

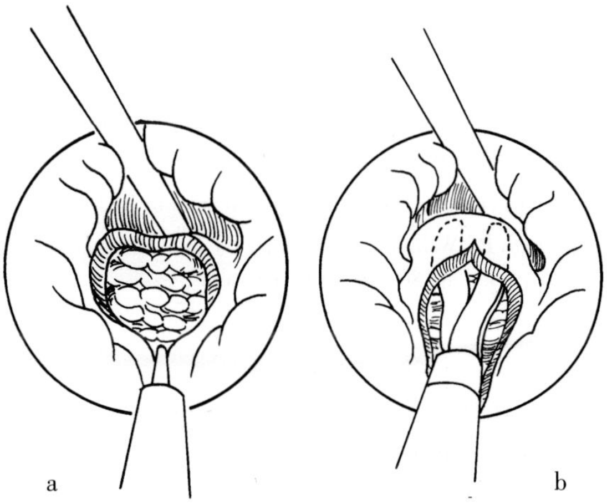

图 29-8-2

a. Bugee 电极切开肾盂;b. 剪刀切开肾盂

2. 术后 5~7 天拔除肾造瘘管,拔管前先夹闭肾造瘘管 12~24 小时,观察有无腰痛、发热等症状,必要时可做经肾造瘘管顺行造影。

3. 术后 6~8 周经尿道拔除输尿管内支架管。拔管后 2~4 周开始进行随访,随访内容包括临床症状、静脉肾盂造影及利尿肾图。若病人无症状,肾图或静脉肾盂造影显示排空正常,则分别间隔 6 个月,然后 12 个月再次进行评估,共随访 2 年,期间出现症状亦需检查。

【并发症的预防和治疗】

经皮肾盂内切开术的相关并发症与经皮肾取石术相似。

出血是任何经皮肾手术均存在的风险,也包括肾盂内切开术。但是由于 UPJ 梗阻的病人肾实质一般较正常肾脏更薄,而且集合系统有扩张,因此,与大部分的经皮肾镜取石手术相比,这一风险更小。切开的全过程应在直视下进行,保持视野清晰,注意有无血管搏动。部分切开后再加用气囊扩张可避免周围血管损伤,手术更加安全。出血可先采用保守治疗,包括卧床、输液,必要时可输血。不可在急性期冲洗肾造瘘管,宁愿靠肾盂肾盏系统来压塞出血。若保守治疗无效,仍有持续性出血,下一步可采用高选择性肾血管介入栓塞,这一方法几乎都能成功,避免了开放手术探查。

【评价】

经皮肾盂内切开术的近期及远期结果已基本明确。与开放肾盂整形手术比较,无论是术后疼痛、住院时间,还是恢复正常活动方面,经皮肾盂内切开术均更易被接受。任何干预治疗的目标都是为了解除梗阻,以达到缓解症状,使患肾的功能即使不能改善,也能趋于稳定。1994 年有人对 12 个治疗中心的结果进行了总结,共治疗 672 例病人,随访 2~96 个月,成功率为 57%~100%(平均 73.5%)。在有经验的治疗中心,最近报道的成功率接近 85%~90%,原发性与继发性 UPJ 梗阻的治疗结果无差异。横跨血管的影响仍有争议。一些学者认为横跨血管的存在预示着肾盂内切开的预后明显不佳。横跨血管的存在并不是肾盂内切开术的绝对禁忌证,但是在偶然情况下,一旦可以确定 UPJ 处的明显迂曲是由横跨血管引起,则任何腔内治疗一般都不易成功。若 IVP 或逆行肾盂造影提示有这样的迂曲,三维螺旋 CT 可助确诊。

当经皮肾盂内切开失败时,尚有几个选择,包括逆行肾盂内切开、再次经皮肾盂内切开、腹腔镜或开放手术干预。虽然可再次做经皮肾盂内切开,但结果不如初次手术。在腔内治疗失败后,最好采用开放手术或腹腔镜下肾盂成形术,其难度并不会因为曾经做过肾盂内切开而增加。

参 考 文 献

1. Davis DM.Intubated ureterostomy:A new operation for ureteral and ureteropelvic strictures.Surg Gynecol Obstet,1943,76:513

2. Wickham JE,Kellet MJ.Percutaneous pyelolysis.Eur Urol,1983,9:122-124

3. Ramsay JW,Miller RA,Kellett MJ,et al.Percutaneous pyelolysis:indications,complications and results.Br J Urol,1984,56:586-

588
4. Badlani G, Eshghi M, Smith AD. Percutaneous surgery for ureteropelvic junction obstruction (endopyelotomy): technique and early results. J Urol, 1986, 135:26-28
5. Meretyk I, Meretyk S, Clayman RV. Endopyelotomy: Comparison of ureteroscopic retrograde and antitrade percutaneous techniques. J Urol, 1992, 148:775-783
6. Motola JA, Badlani GH, Smith AD. Results of 212 consecutive endopyelotomies: An 8-years followup. J Urol, 1993, 149:453-456
7. van Cangh PJ, Wilmart JF, Opsomer RJ, et al. Long-term results and late recurrence after endoureteropyelotomy: A critical analysis of prognostic factors. J Urol, 1994, 151:934-937
8. Gupta M, Tuncay OL, Smith AD. Open surgical exploration of failed endopyelotomy: A 12-year perspective. J Urol, 1997, 157:1613-1619
9. Danuser H, Hochreiter WW, Ackermann DK, et al. Influence of stent size on the success of antegrade endopyelotomy for primary ureteropelvic junction obstruction: results of 2 consecutive series. J Urol, 2001, 166:902-909
10. Niemczyk P, Krisch EB, Marmar JL, et al. Use of diuretic renogram in evaluation of patients before and after endopyelotomy Urology, 1999, 53:271-275
11. Lam JS, Cooper KL, Greene TD, et al. Impact of hydronephrosis and renal function on treatment outcome: antegrade versus retrograde endopyelotomy. Urology, 2003, 61:1107-1111
12. Albani JM, Yost AJ, Streem SB. Ureteropelvic junction obstruction: Determining durability of endourological intervention. J Urol, 2004, 171:579-582

二、经皮肾镜治疗肾盂移行上皮细胞癌

(percutaneous nephroscopic management of transitional cell carcinoma of renal pelvis)

【概述】

上尿路移行细胞癌(transitional cell carcinoma of the upper urinary tract UUT-TCC)患病率较低,仅占尿路上皮肿瘤的5%~6%。由于UUT-TCC为多灶性,外科治疗常需要复杂的开放手术,肾输尿管全切除术仍是该疾病的标准治疗方法。但对于孤立肾、对侧肾功能不全、双侧病变或全身情况较差不能耐受手术的患者,不适合手术切除肾脏;或者低度恶性的肿瘤患者,采取切肾的方法代价太大,有相当部分患者不能接受。针对上述情况,肾输尿管全切除术就需要慎重考虑。随着微侵袭手术的发展和对低分级肿瘤预后及转移性认识程度的加深,双侧肾功能正常的低分级肿瘤患者是否需行肾输尿管切除逐渐受到质疑,因为有文献报道,在肾输尿管全切后,约有10%的UUT-TCC患者对侧发生肿瘤。因此,许多学者尝试其他损伤小而同样可达到控制肿瘤效果的手术方法,包括肾部分切除术治疗局限于肾盏内的肿瘤、经皮肾顺行途径或经输尿管逆行途径结合电刀或激光进行内镜下肾盂肿瘤切除术。

腔内技术治疗低分级低分期的肾盂肿瘤,不仅可达到良好的肿瘤学控制,而且还保留了患肾功能。但患者需要进行密切随访,因为肿瘤复发时往往有所进展。1945年Vest首次提出保留肾手术治疗上尿路肿瘤,但直到很多年后,该方法才逐渐被人们所接受。1982年Tomera首先报道了经皮肾镜行肾盂肿瘤切除术,取得了良好的治疗效果。后来相继有许多学者采用该技术治疗UUT-TCC。2004年Palou报道应用经皮肾镜切除34例上尿路移行细胞癌患者的长期随访结果:平均随访51个月,病灶切除侧复发率41.2%,平均复发时间24个月,2例病情进展死亡。Palou认为采用经皮肾镜处理肾脏尿路上皮肿瘤的长期疗效肯定,可以作为一种有效的治疗选择,但肿瘤复发并不少见,术后需长期严密随访。

经皮肾镜治疗低分级低分期的肾盂肿瘤,其输血和死亡率明显降低,而且术后病人恢复更快,可作为肾盂肿瘤治疗的合理选择方法,其通常被认为是对孤立肾、对侧肾功能不全、双侧病变或者严重的内科疾病不能耐受大手术患者的一种备用术式。但有文献报道经皮肾途径治疗肾盂肿瘤可出现肿瘤种植于皮肾通道,为了避免肾通道种植,一些医疗中心常规对皮肾通道进行预防性放疗。

【适应证与禁忌证】

1. 适应证

(1) 孤立肾患者。

(2) 对侧肾功能不全,估计肾切除术后无法代偿患者。

(3) 低分级的移行细胞癌($G_{Ⅰ}$),且肿瘤局限,未浸润周围组织。

(4) 双侧上尿路移行细胞癌患者。

(5) 肾盏、肾盂肿瘤。

(6) 各种原因导致的无法经输尿管途径切除的近端输尿管肿瘤。

2. 禁忌证

(1) 恶性度高的移行细胞癌($G_{Ⅲ}$),或肿瘤浸润周围组织。

(2) 输尿管下段移行细胞癌。

(3) 凝血功能障碍患者。

(4) 患肾肾功能重度受损或无功能。

(5) 已有远处转移患者。

(6) 同时合并有膀胱移行细胞癌或原位癌等多病灶的患者。

(7) 肿瘤直径大于 2cm 患者。

$G_{Ⅱ}$级肿瘤患者、术前检查提示肿瘤无蒂患者为手术的相对禁忌证,因为$G_{Ⅱ}$级肿瘤术后复发的可能性较大,而无蒂肿瘤患者活检时的病理分级常常偏低。对于孤立肾、对侧肾功能不全患者即使病理活检为$G_{Ⅲ}$级,也可行经皮肾镜肿瘤切除术。

【术前准备】

1. 全身准备　血常规、电解质、出凝血时间、肝肾功能、血糖、尿常规、心电图、胸片、肝脏 B 超等。

2. 近期内的静脉尿路造影(1VP,IVU),双肾 CT 或 MRI,了解肿瘤大小,位置,有无周围浸润;尿细胞学检查;术前膀胱镜检,排除同时存在膀胱癌的情况。

3. 双肾 ECT,了解患肾功能情况。

【麻醉与体位】

采用气管内插管全麻,或脊麻-硬膜外联合阻滞,先采取截石位,完成输尿管镜检后改健侧卧位。

【手术步骤】

1. 输尿管镜检　麻醉成功后,患者取截石位,插入膀胱镜,检查膀胱,排除合并膀胱肿瘤的情况,改输尿管镜,找到患侧输尿管开口,插入输尿管镜进行输尿管镜检,进镜至肿瘤部位,钳取肿瘤组织送冷冻(冰冻)切片(有时肿瘤位于肾盏内,输尿管镜无法到达,则在肾脏穿刺后再做活检),退镜,停留 6F 输尿管支架管,停留双腔气囊尿管,并与支架管固定,改健侧卧位。

2. 穿刺点的选择　通过术前的影像学检查判断肿瘤位置,对于肿瘤位于肾下盏(C)及肾中盏者(B),在相应的肾盏并尽可能离肿瘤远的部位穿刺;肿瘤位于肾上盏(A),则取肾下盏为穿刺点较好;肿瘤位于肾盂(D)或上段输尿管(E),则取肾中盏或肾上盏为穿刺点,这样可以提供良好的手术视野,且肾镜较容易进入输尿管(图 29-8-3)。

3. 穿刺肾盏及扩张通道　按经皮肾造瘘术方法建立经皮肾通道。用消毒的 B 超穿刺探头,确定穿刺目标,按照第 2 步设计好的穿刺通路,调节引导线及穿刺探头角度。穿刺成功后放置导丝,利用扩张器逐级扩张至 30F,停留 30F 工作鞘。

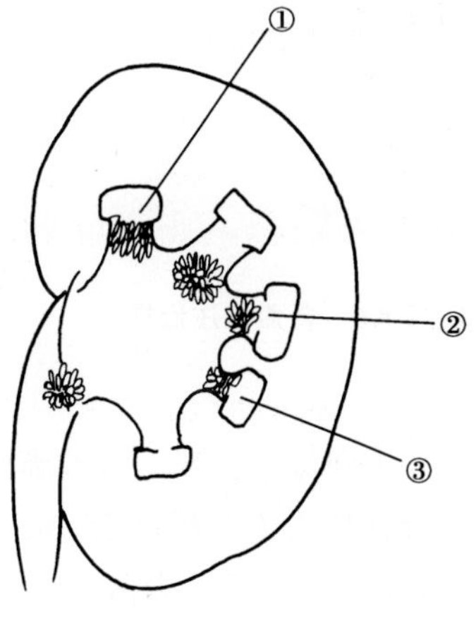

图 29-8-3　穿刺点的选择

4. 寻找肿瘤　先使用软性输尿管镜对各肾盂进行全面检查,然后置入肾镜,找到肿瘤,用活检钳钳取组织进行冷冻切片检查,待病理报告回复后决定手术方式,如符合经皮肾镜肿瘤切除术适应证,则行以下步骤,反之则行肾输尿管全切术。

5. 切除肿瘤　肿瘤的切除范围应包括瘤体、蒂、整个肿瘤,切除后再将基底部及周围 0.5cm 范围内正

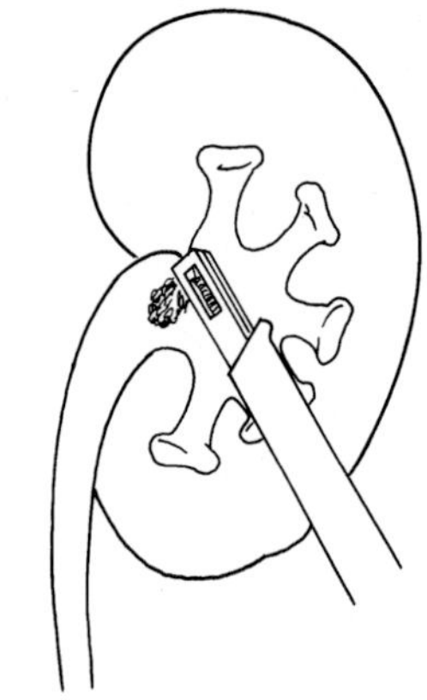

图 29-8-4 抓钳钳除肿瘤

常黏膜烧灼一遍。对于肿瘤蒂较细的乳头状瘤,可先用抓钳钳除肿瘤,钳取肿瘤表面组织及基底部组织分别做病理检查(图 29-8-4),最后肿瘤基底部进行电灼或用激光烧灼。而肿瘤蒂较粗,基底部较宽的肿瘤,用抓钳钳除可能出血较多,最好使用电切或激光切除(图 29-8-5)。使用前列腺电切镜电切需注意避免损伤肾脏的脉管系统。亦可用软性膀胱镜或标准的肾镜用激光进行肿瘤切除。

6. 停留肾盂引流管　肿瘤切除完全后停留 20~24F 肾盂引流管及双 J 管。

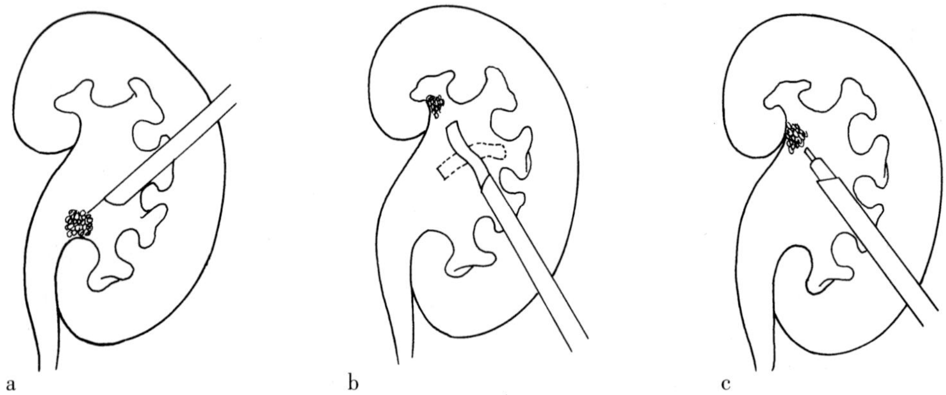

a　　b　　c

图 29-8-5 切除肾盂癌

a. 电切镜肾盂肿瘤切除;b. 软性膀胱镜肾盂肿瘤切除;c. 钬激光肾盂肿瘤切除

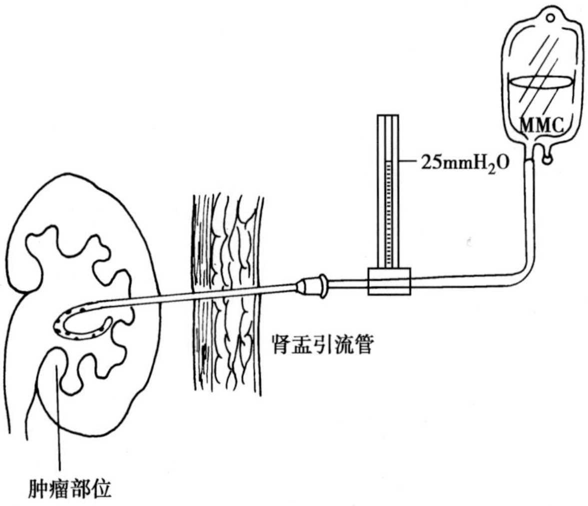

图 29-8-6 肾盂灌注治疗

【术后处理】

1. 术后一般处理　同 PCNL 术。

2. 二期肾镜检查　术后 4~14 天通过肾盂引流管通道行二期肾镜检查,检查肿瘤切除部位有无肿瘤残余,如发现有肿瘤组织残余,用电切或激光切除肿瘤并烧灼基底部,如未见肿瘤,则取切除部位基底部的组织做病理检查。在二期肾镜处理并确定所有肿瘤组织切除后 2~4 天,同时患者血尿症状消失可拔除肾盂引流管,改用 8F 肾盂引流管做后期肾盂灌注。

3. 灌注治疗　二期肾镜检查术后一周开始通过肾盂引流管进行灌注治疗(图 29-8-6),之后每周灌注一次,共 6 次。灌注药物可使用丝裂霉素(40mg,100ml 蒸馏水稀释,持续灌注 1 小时);或表柔比星(50mg,100ml 蒸馏水稀释,持续灌注 1 小时,对丝裂霉素过敏者可使用),还可选用卡介苗(Pasteur 菌株 BCG 150mg,250ml 生理盐水稀释,持续灌注 3 小时;Connaught 菌株 BCG 81mg,250ml 生理盐水稀释,持续灌注3 小时)。灌注压力不要超过 25cmH_2O。灌注治疗结束后拔除肾盂引流管。

4. 随访　术后第一年每 3 个月复查一次 IVP、尿细胞学检查及膀胱镜检,之后每年复查一次。如有可疑发现,则行 B 超或 CT 检查,必要时行输尿管镜检。

【术中及术后注意事项】

1. 手术时控制肾盂灌注压小于40cmH_2O,术中使用的切除器(如前列腺电切器械)管径必须小于24F,这样可保证灌注液能从工作鞘流出,保持肾盂内低压。

2. 输尿管及肾盂壁较薄,不要试图对此处的肿瘤基底部进行深度切除,避免造成穿孔。

3. 肾盂灌注液宜使用蒸馏水,因蒸馏水在一定程度上能够破坏肿瘤细胞。

4. 术后灌注治疗时,灌注液压力不宜超过25cmH_2O。

【并发症】

经皮肾镜上尿路肿瘤切除术的一般并发症与经皮肾取石术相似。相关并发症还有:

1. 肾盂输尿管连接部狭窄 一般出现在肾盂或输尿管上段肿瘤患者术后,如狭窄严重,可行内镜扩张或狭窄切开术,必要时行肾盂成形术。

2. 肾盏出口狭窄 肾盏内肿瘤,术后有可能发生肾盏出口狭窄,如狭窄严重,可行内镜扩张或狭窄切开术。

3. 肿瘤播散 肿瘤播散包括肿瘤血行转移,输尿管膀胱种植性转移,肾床及手术穿刺口的种植。肾盂灌注液压力过高可能造成肿瘤血行转移,因此,术中需尽量避免肾盂压力过高的情况。术后肾盂灌注治疗可减少输尿管及膀胱种植的可能。

4. 肾盂灌注治疗相关并发症 最常见的并发症是脓毒血症、肾脏肉芽肿、化疗药物吸收后的全身反应。脓毒血症常由于肾盂灌注液压力过高引起,一旦发生,需及时使用敏感抗生素。肾脏肉芽肿出现在BCG灌注的患者中,常由于BCG感染造成,此类病人往往多无全身症状。部分存在膀胱输尿管返流的患者接受BCG灌注后会出现肾功能损害。

三、经皮肾镜治疗肾脏其他疾病

(percutaneous nephroscopic management of other renal dieses)

1. 经皮肾技术治疗肾囊肿、多囊肾

(1) 直接法:即肾囊肿去顶术。B超定位下,直接经皮肾穿刺针穿刺肾囊肿,确认在肾囊肿腔内后将穿刺通道扩张至14~18F,吸出囊液。经鞘插入输尿管镜,镜下电灼囊壁,视囊肿大小决定是否留置引流管。囊肿较大者术后可经引流管分次注入硬化剂如无水酒精,加强烧灼作用。

(2) 间接法:即内开窗引流法。术前根据CT片设计经皮肾穿刺通道,先行经皮肾微造瘘,然后将输尿管镜置入肾盂内,在肾盂内找到囊肿向肾集合系统突出的囊壁,用电刀对囊肿进行内开窗。窗口须足够大以便内引流,切缘电灼止血。如经肾盂难以找寻囊肿壁,可在术中同时经皮肾囊肿穿刺,注入造影剂使囊肿显影便于找寻。

2. 肾盏憩室、漏斗部狭窄 肾盏憩室并不常见,小的肾盏憩室可不用处理,当憩室合并血尿、结石或感染时常需手术治疗。漏斗部狭窄可引起肾盏局部积水或结石形成以及继发感染等。腔内技术普及之前,肾盏憩室、漏斗部狭窄治疗比较棘手。开放手术创伤大,病人难以接受。而经皮肾技术的发展为该病的治疗提供了新的手段。

常规建立皮肤到肾盏憩室的穿刺通道,扩张至14~16F。沿鞘插入输尿管镜,直视下用电刀电灼憩室壁。憩室颈可采用气囊扩张或内切开,切开部位应位于颈部的上下象限即10点半与1点半之间以及4点半至7点半之间,尽量避免在左右象限切开,同时可采用多点浅的(约2~4mm)放射状切开,以免切开过深致大出血。如采用气囊扩张则较安全,只需将导丝通过憩室颈部,再顺导丝将气囊中部置于颈部扩张约1分钟,使狭窄处充分裂开即可。然后将肾造瘘管通过盏颈部或将双J管的近端置于憩室内(图29-8-7)。处理漏斗部狭窄的方法与肾盏憩室颈切开类似。

3. 肾周脓肿、尿性囊肿和淋巴囊肿 肾周脓肿、尿性囊肿、淋巴囊肿和肾周血肿均可采用经皮肾技术处理。术前先行B超或CT检查,了解脓肿或囊肿的部位、大小、数目、是否相通及肾周等情况。然后在B超或CT引导下,直接向脓腔或囊肿穿刺。若为肾周脓肿,穿刺通道应尽量避免通过肋间,以防污染胸腔形

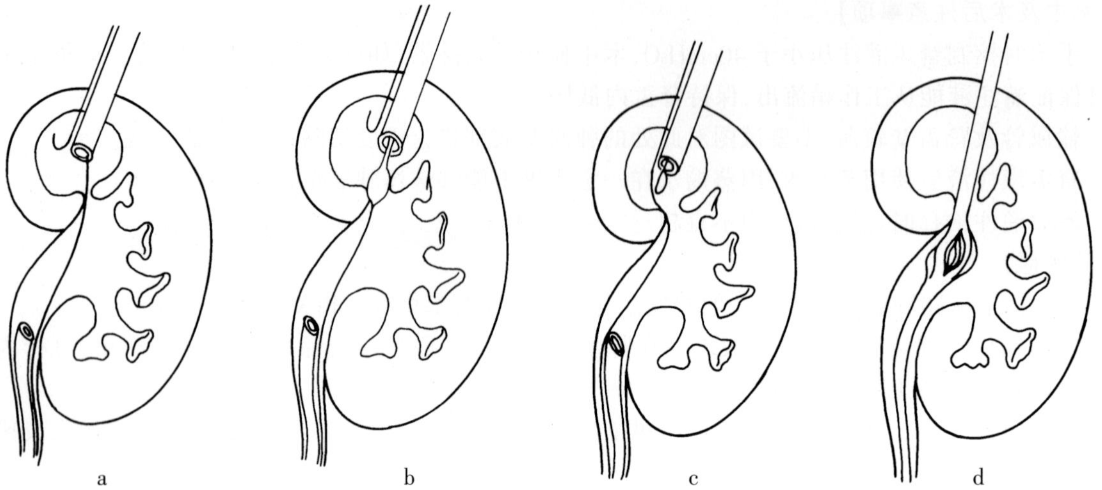
a　b　c　d

图 29-8-7　经皮肾镜处理肾盏憩室

成脓胸。穿刺成功后进行扩张并置管引流。肾周脓肿若脓液黏稠,可注入少许呋喃西啉溶液稀释引流,若引流效果不佳且患者中毒症状较重时,宜行开放手术。尿性囊肿穿刺引流成功后,最好同时做同侧肾穿刺造瘘或输尿管内插管引流。

4. 肾内异物　肾内异物多为医疗操作和外伤所致,异物停留易引起感染、出血、结石,甚至肾功能损害、癌变。经皮肾镜技术可轻松处理肾内异物:首先确定异物的三维立体位置,包括术前 X 线和 B 超、CT 检查,设计好正确的取出通道,按正常的经皮肾镜操作进入肾盂,取出异物,术后要放置双 J 管和肾造瘘管。

参 考 文 献

1. 郭应禄主编.泌尿外科内镜诊断治疗学,北京:北京大学医学出版社,2004,131-136
2. 高新,周祥福主编.微创泌尿外科手术与图谱.广州:广东科学技术出版社,2006,115-117
3. 马鸿钧,董泽泉.经皮肾镜行肾囊肿去顶治疗.中国内镜杂志,1999,5(1):62
4. Tomera KM,Leary FJ,Kinke H.Pyeloscopy in urothelial tumors.J Urol,1982,127:1088-1089
5. Lee BR,Jabbour ME,Marshall FF,et al .13-year survival comparison of percutaneous and open nephroureterectomy approaches for management of transitional cell carcinoma of the renal collecting system:equivalent outcomes.J Endourol,1999,13:289
6. Plancke HR,Strijbos WE,Delaere KP.Percutaneous endoscopic treatment of urothelial tumours of the renal pelvis.Br J Urol,1995,75:736
7. Palou J,Piovesan LF,Huguet J,et al.Percutaneous nephroscopic management of upper urinary tract transitional cell carcinoma:recurrence and long-term followup.J Urol,2004,172(1):66-69
8. Goel MC,Mahendra V,Roberts JG.Percutaneous management of renal pelvic urothelial tumors:long-term followup.J Urol,2003,169(3):925-929
9. Gelet A,Viguier JL,Martin X,et al.Percutaneous treatment of simple kidney cysts.Prog Urol,1991,1(5):880-888
10. Auge BK,Munver R,Kourambas J,et al.Endoscopic management of symptomatic caliceal diverticula:a retrospective comparison of percutaneous nephrolithotripsy and ureteroscopy.J Endourol,2002,16(8):557-563

第三十章

腹腔镜概论及其在泌尿外科的应用

the principle of laparoscopy and its role in urology

【那彦群　龚　侃】

【腹腔镜发展史】

腹腔镜手术是通过腹壁穿刺或小切口置入腹腔镜等器械，用气体为递质充盈腹腔或腹膜外腔，在电视监视下，用特制器械在体内进行分离、切割、止血、缝合等操作，完成切除或修复脏器的手术。

1901 年，俄国彼德堡的妇科医师 Ott 在病人腹壁做一小切口，插入阴道窥器，利用额镜反射光观察腹腔，他称此为腹腔镜检查(vetroscopy)，但是这种技术与剖腹探察相近，与现代腹腔镜技术相差甚远。同年，德国德累斯顿的外科医师 Kelling 利用膀胱镜观察了狗的腹腔，他称此检查方法为体腔镜检查(celioscopy)。他是第一个应用腔镜经闭合人工造口尝试腹腔镜检查者。1910 年，瑞典医师 Jacobaeus 应用 Kelling 的方法为 69 例患者行 115 次腹腔镜检查，并将这种方法命名为腹腔镜术(laparoscopy)。但在腹腔镜发展的早期，它仅在妇科领域有较多的应用。1976 年 Cortesi 用腹腔镜行隐睾探查手术。1980 年后，由于现代电子学和现代光学技术的发展，人体内摄像系统、气腹机和各种操作器械的开发，腹腔镜技术才得以广泛应用。1980 年，Semm 首先应用腹腔镜行阑尾切除术，1987 年 Mouret 报道了首例腹腔镜下胆囊切除术，从而使外科领域进入腹腔镜时代。

由于泌尿系统和男性内生殖系统器官多位于腹膜后或盆腔深部，因此，利用腹腔镜进行泌尿外科手术的技术难度较大。直到 90 年代初，Clayman 等成功地完成了腹腔镜肾切除和盆腔淋巴结清扫术以后，1992 年 Morgan 等首次报道腹腔镜下肾囊肿去顶术；同年，Higashihara 等报道了腹腔镜下肾上腺摘除术，Schuessler 等报道了腹腔镜下前列腺根治性切除术；Gaur 等首次应用气囊置入后腹膜间隙后充气撑开间隙而形成一个人为的“后腹腔”。1997 年，Nakada 报道首例手辅助腹腔镜肾切除术技术，腹腔镜技术才真正受到泌尿外科界的重视。之后随着新设备和技术的不断完善，应用范围不断扩大，并成功地完成了适宜泌尿外科应用的经后腹膜腔途径的腹腔镜手术，使之成为 20 世纪 90 年代泌尿外科重要的新技术之一。

近年来，腹腔镜外科已在普通外科和妇产科、胸科、泌尿科、小儿外科广泛开展，并已取得良好的治疗效果。

1992 年，北京大学泌尿外科研究所在国内率先开展了泌尿外科腹腔镜手术，1993 年，报道了首例腹腔镜肾切除术。十余年来在全国同道的共同努力下，腹腔镜技术在我国泌尿外科领域有了长足的进步，有些方面已接近或达到国际水平。目前已成功开展了腹腔镜肾上腺切除、活体供肾切除、肾囊肿去顶、肾根治性切除、肾盂成形、肾蒂淋巴管结扎、肾输尿管全长切除、根治性膀胱全切尿流改道、前列腺癌根治、腹膜后淋巴结清扫、盆腔淋巴结活检、输尿管切开取石、膀胱颈悬吊、隐睾探查和治疗、精索静脉高位结扎等手术。

【腹腔镜手术的优点】

腹腔镜外科手术与传统外科手术相比具有微创的特点，它是微创外科的主要部分。其微创特点表现在伤口局部和全身脏器功能两方面。

伤口局部创伤小：由于传统手术所使用的照明光源在体外，为使手术视野清晰一般切口较大，而且要用器械或手牵拉伤口和脏器才能得到较好的暴露切口。腹腔镜手术所用的光源是把体外光源通过腹腔镜传到体内手术野，手术野的图像通过腹腔镜和摄像机转播到监视器的荧光屏上，所以，腹腔镜外科一般不需要大切口，用于引导器械和腹腔镜的伤口小并有套管保护；术中可以利用调整体位和适当的器械牵拉以及腹腔镜的进退就可达到暴露满意的目的，所以，腹腔镜手术的伤口创伤小。腹腔镜手术需要术野无血或少血，在操作中先止血后切开或边止血边切开，所以，创面出血比传统手术少。术中仅有较细的操作器械接触手术野，故腹腔所受的干扰少。由于伤口局部的创伤轻微，病人术后痛苦少，可以早期下床活动，胃肠功能恢复快，可以早日进食。术中创伤小，术后恢复快，全身应激反应轻，局部的微创优点显而易见。

随着腹腔镜手术的广泛开展，对腹腔镜手术引起的全身反应研究日益增多。手术创伤引起的全身反应主要表现在：神经体液系统；免疫系统；脏器功能的恢复。近年对全身的应激反应和免疫功能的影响有较多研究，结果也令人鼓舞。1998 年 Kuntz，2002 年 Burpee 以及 2003 年 Whelan 的研究结果均显示，腹腔镜外科手术引起的机体应激反应明显低于开腹手术。

综上所述，腹腔镜外科手术损伤小，切口小，出血少，术后并发症少，恢复快，住院时间短。手术效果肯定，可达开放手术效果，是微创外科的重要组成部分。随着技术的提高和医疗器械的改进，腹腔镜手术的范围将逐渐扩大，效果会越来越好，腹腔镜手术的微创特点也越来越明显。

【腹腔镜手术的缺点】

目前，腹腔镜手术尚有一定的局限性，如易出血的病变、因病变而造成的解剖不清楚和粘连严重，均使腹腔镜手术难以进行，腹腔镜手术目前尚不可能取代全部开腹手术。另外，器械昂贵，需要全麻，技术精细，要求经验丰富，训练周期相对较长等，均是影响腹腔镜开展的因素。但随着设备的普及，技术的逐渐成熟，腹腔镜手术一定会逐渐替代常规开放性手术。

腹腔镜手术的另一个缺点是它不可避免的会引起受术者生理情况的改变，这是由腹腔镜操作时所用气腹和气体两方面所引起。首先，无论是经腹腔还是经腹膜后腔，产生的气腹或腹膜后腔的气体压力可使膈肌抬高，胸腔压力增高，造成限制性通气障碍，同时使回心血流量减少及压迫肾实质致肾脏血流量减少；其次，手术时所用气体常为 CO_2，易溶于血，不燃烧，不助燃，但它可在血中转化为碳酸，诱发患者产生高碳酸血症和酸中毒，同时 CO_2 可在腹膜表面转化为碳酸，可致术后患者腹痛、胸痛及背部痛。也正是这些缺点，使得在应用腹腔镜手术时对有心肺疾病的患者需要慎重。

【腹腔镜泌尿外科手术的适应证】

目前，随着腹腔镜技术的发展，大部分开放手术均有文献报道可经腹腔镜完成，这主要决定于术者的经验和手术熟练程度。如肾囊肿去顶、精索静脉高位结扎术、腹腔内隐睾探查、盆腔淋巴结活检、肾上腺肿瘤切除、根治性肾切除、输尿管切开取石、肾输尿管全长切除、腹膜后淋巴结清扫、根治性前列腺切除、膀胱颈悬吊术、肾盂成形术、根治性膀胱全切及回肠膀胱、肾移植活体取肾术等。尤其是腹腔镜肾上腺切除术，多数学者认为它是治疗肾上腺肿瘤的“金标准”。另外，腹腔镜手术可以同时处理双侧病变，与开放手术相比其优点更明显。如双侧肾上腺肿瘤、肾囊肿和精索静脉曲张等。

1. 肾上腺肿瘤切除术　较大的(6cm 以上)有功能的肾上腺肿瘤，传统的开放手术较腹腔镜有更大的优势。但较小肿瘤腹腔镜已可以替代传统开放手术。腹腔镜肾上腺切除术的适应证包括：逐渐增大或有局部症状的无功能肾上腺腺瘤、库欣(Cushing)综合征、原发性醛固酮增多症、嗜铬细胞瘤、血管平滑肌脂肪瘤和肾上腺髓质囊肿等。

2. 腹腔镜肾囊肿去顶术　直径<5cm 的囊肿可以采用穿刺治疗，体积较大者几乎全部可以通过腹腔镜治疗，位于腹侧面的囊肿选用经腹腔途径，背外侧选用经后腹腔途径，下极囊肿可选用腹腔镜辅助小切口手术。在有腹腔镜手术条件的医疗单位，肾囊肿的开放手术治疗方法已基本不再需要。

3. 肾切除术　体积较小且无粘连的无功能肾或萎缩肾，是腹腔镜肾切除的理想病例。无功能积水肾、肾输尿管全长切除、非巨大肾癌的根治性切除(肿瘤大小不是决定是否可行腹腔镜手术的决定因素，只要肿瘤无瘤栓、未侵犯下腔静脉等大血管，可考虑行腹腔镜手术)，也可在腹腔镜下进行。

4. 输尿管手术　通过腹腔镜可以治疗异位血管压迫所造成的肾盂输尿管连接部梗阻和输尿管梗阻，还可以治疗卵巢静脉综合征、腹膜后纤维化、下腔静脉后输尿管所致的输尿管梗阻。鉴于有体外冲击波碎石及输尿管镜碎石取石等治疗输尿管结石的更好方法，腹腔镜输尿管切开取石不应作为输尿管结石的首选治疗。

5. 膀胱憩室切除　不伴有下尿路梗阻且憩室口较小的原发性膀胱憩室，可以通过腹腔镜治疗。

6. 盆腔淋巴结清扫术　只作为前列腺癌患者根治术前的分期性手术，此时需根据有无淋巴结转移而确定是否行根治手术。

7. 腹腔镜隐睾探查与治疗　睾丸未扪及或两性畸形都是进行腹腔探查的指征。如果睾丸缺如并且看到血管盲端，就不必再进行开放手术。如果看到了睾丸，可以根据腹腔镜探查情况选择手术方法。如果准备行睾丸固定术，可以在腹腔镜下完成 Foeler-Stephens 术式的第一步，使睾丸受到的损伤降到最小。如果睾丸发育不良，可以经腹腔镜将其切除，成人患者单侧通常选择睾丸切除术，双侧一般行睾丸下降固定术。

8. 腹腔镜精索内静脉结扎术　阴囊内可触及曲张的静脉同时有下列至少一条：

(1) 男性不育症，精液检查提示精子数和/或精子活力降低。

(2) 青春期睾丸生长迟缓(患侧睾丸大小和质地比对侧差)。

(3) 无其他原因的阴囊疼痛。既往做过腹膜后精索静脉切除术或 Palomo 手术失败的患者，不宜行腹腔镜精索静脉结扎术。经静脉栓塞或经腹股沟精索静脉切除术失败的患者，还可以试行腹腔镜手术。

9. 腹腔镜前列腺癌根治性切除术　腹腔镜前列腺癌根治术时手术视野放大 12 倍，明显优于裸眼，提供了开放手术所不具备良好解剖影像，从而更有利于术中操作，减少术中出血，更好地保护重要的解剖结构，手术时间明显缩短，从而加快了患者的术后恢复速度。并发症包括输尿管膀胱损伤、尿漏、出血和肠道损伤，但与开放手术相比，腹腔镜前列腺癌根治术的围手术期并发症要低于开放手术组，术后随访肿瘤学结果与传统手术相似，目前已在欧美等发达国家的许多医疗中心开展。原则上腹腔镜前列腺癌根治术的适应证与开放手术一致，近期有报道将其适应证从早期的 pT_{1b}~pT_{2b} 扩大到 pT_{3b}。

【腹腔镜泌尿外科手术的禁忌证】

其禁忌证已越来越少，基本与开放性手术相同，经腹腔入路时需要注意既往腹腔手术史。

1. 绝对禁忌证　严重心肺疾患不能耐受全麻，未纠正的凝血功能障碍，没有控制的感染性疾病，腹部广泛粘连等。

2. 相对禁忌证　腹部手术史，过度肥胖者，慢性阻塞性肺疾病患者，难以代偿的高碳酸血症等。

【泌尿外科腹腔镜手术的入路】

1. 路径　包括经腹腔、经腹膜后及经腹膜外耻骨后三种。

2. 穿刺方法　开放切口置入套管针适用于有手术史患者。多数则采用套管针穿刺法。

3. 无气腹腹腔镜　使用特制牵拉扇片将腹壁提起，适用于经腹腔途径，应用较少。已有报道将腹壁提拉的机械力 3~4mmHg 与低气腹压力结合应用，既保证了腹腔镜操作术野理想的暴露，又避免了高气腹压力对心血管系统的不利影响，但其效果还需长期观察。

4. 经腹膜后路径　目前多数学者采用水囊或气囊扩张方法产生腹膜后腔隙。也可使用腹腔镜直接扩张法，在髂嵴上缘 2cm 与腋中线交点处置入第一个穿刺通道后，以腹腔镜镜身直接做简单扩张产生腹膜后腔，简化了操作程序，缩短了手术时间。

5. 经腹膜外耻骨后路径　主要用于前列腺癌根治性切除术。

【腹腔镜手术的并发症与处理】

腹腔镜手术常见的并发症在腹腔镜操作过程中均可发生，特别在初学者易发生，对其处理需要在泌尿外科医师进行专业技术培训的过程中开始，多数学者认为加强腹腔镜泌尿外科医师的专业技术培训是减少并发症的根本。再者，严格掌握手术适应证，适时中转开腹，避免更严重并发症的发生和熟悉常见并发症发生的原因及其处理，也是减少手术并发症发生的基本前提。

1. 气腹过程中的并发症　主要是在气腹的准备过程中发生。应正确选择穿刺部位，防止损伤腹壁下血管、胸膜、腹腔脏器及血管。不正确的进针技术会造成气腹针的位置错误，可导致各种类型的气肿，如皮下、腹膜外、大网膜气肿。皮下气肿一般较轻，多无须处理。另外，由于手术中大量二氧化碳气体进入腹腔，对循环和呼吸系统可能产生影响，出现一过性的二氧化碳血症，严重时会发生脑或肺的二氧化碳栓塞。

近年来，有学者采用悬吊腹壁或悬吊腹壁结合低压气腹的方法进行腹腔镜手术，以减少气腹并发症。在腹膜后入路手术时，有许多泌尿外科手术医师采用水囊充盈腹膜后腔隙，以获取足够的术野而减少气腹的发生。

2. 术中并发症　腹腔镜手术与开放手术的并发症基本相同，相对于开放手术，其肠管损伤、血管损伤、输尿管损伤和异物残留等的发生机会较多。另外，对肠管和血管损伤的发现和处理较困难，对于这些并发症处理的关键是早期发现和适时中转开放手术。

3. 术后并发症　主要包括继发出血、血肿、切口感染和切口疝等。

有报道，腹腔镜手术 71%的并发症均发生于手术者前 20 例手术中。所以需要加强对腹腔镜手术医师专门的培训计划和练习方法，使医师可以完善地了解腹腔镜手术原理，腹腔镜器械的使用方法，腹腔镜下脏器的辨认，眼、手、脚的配合等基本操作，以及不同区域电灼的次数和时限等。总之，随着腹腔镜器械的进步以及手术技术的提高，并发症的发生率必然会逐渐降低。

【腹腔镜手术应用的基本设备】

腹腔镜手术不同于一般开放性手术，需要一些特殊设备，主要包括以下几大类：

1. 腹腔镜摄像系统　由腹腔镜、摄像系统和光源三部分组成(图 30-1)。

现代腹腔镜都采用柱状透镜系统，具有透光性好、分辨力强、视野大、成像清晰、图像不失真等优点。有 0°、30°、45°等不同视角以供术中观察。腹腔镜对观察物的放大倍数与两者间的距离成反比，一般最多可以放大 4~6 倍。

摄像系统由摄像头、光电信号转换器和电视监视器组成。摄像头通过光电转换器将光学信号转换为电信号，再将电信号转换为彩色视频信号输出给监视器还原为彩色图像，也可以输出到录像机、刻录机和视频打印机等。人们曾通过双管腹腔镜连接双摄像机，从而在不同距离与角度形成两帧图像，同时在监视器上构成一副重影，之后利用立体眼镜，把重影聚在一起，形成立体图像，克服二维平面图像带来的脑、眼不协调缺点。现在这种三维摄像头已被机器人腹腔镜手术系统所采用。

冷光源由灯泡和光导纤维组成，一般光纤的长度均大于 1.5 米，以便于手术时的应用。

2. 气腹机　机械气腹机已被淘汰，目前多应用自动 CO_2 气腹机(图 30-2)、加温自动 CO_2 气腹机或自动排烟 CO_2 气腹机。它们可以自动向腹腔内注入气体，建立腹腔镜手术操作空间，当达到设定压力时，自动停止注气。腹腔镜手术操作时腔内压力一般维持在 12~16mmHg。

3. 冲洗吸引系统　由冲洗瓶、吸引瓶和冲洗吸引器组成，冲洗器上装有双控阀门，以控制冲洗和吸引。

4. 能量系统　包括：高频电刀、超声刀(图 30-3)、激光手术器、氩气束凝血电刀和微波刀等。

高频电刀是一个高频发生器，根据电流回路的不同，可分为单极和双极高频电刀。在使用过程中，高频电刀可以使安装心脏起搏器的病人发生室颤及心脏停搏；另外，如果中性电极未密切接触皮肤或身体其他部分接触到金属导电体，可以引起局部电烧伤，应予注意。

超声刀可以使与其接触的组织细胞内水分被气化，蛋白质变性，氢键断裂，从而使组织被凝固或切

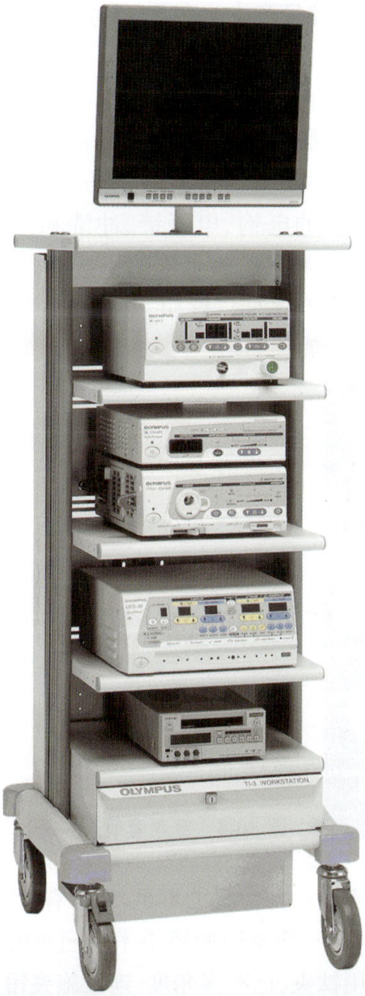

a

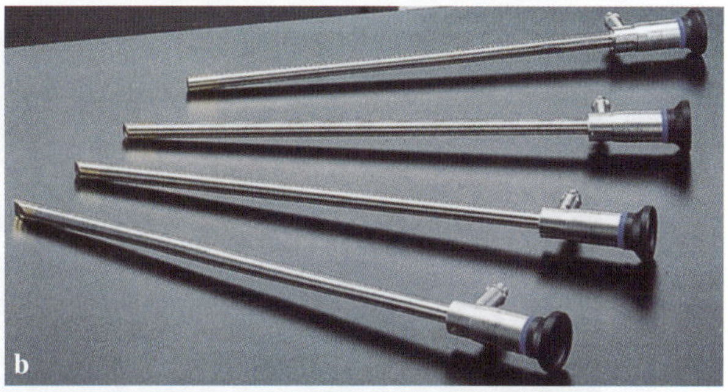

b

图 30-1　腹腔镜摄像系统

a. 腹腔镜摄像系统；b.不同视角腹腔镜

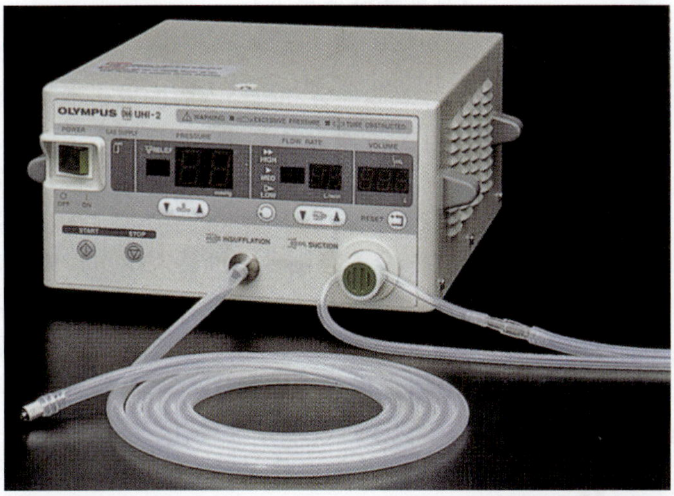

图 30-2　气腹机

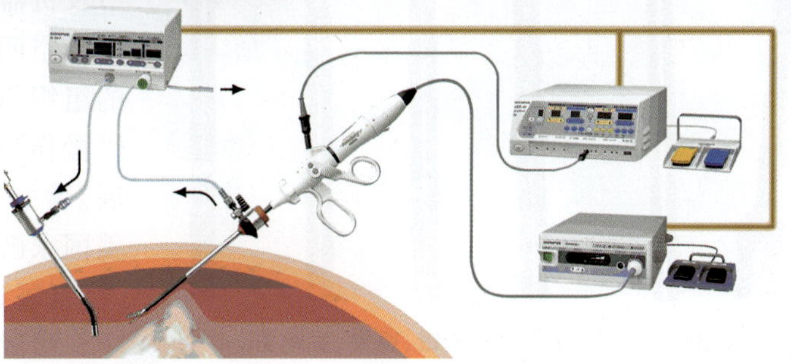

图 30-3　超声刀

断。它的优点在于组织的热损伤较高频电刀轻,在凝固或切割组织时只产生水蒸汽,不会像电刀那样产生烟雾而影响视野的清晰。

5. 腹腔镜常用器械　常用器械包括:气腹针(veress needle),其直径一般为 2mm,长度规格不等。腹腔镜穿刺套管(trocar)(图 30-4),是手术中器械进出腹腔的通道,其内径为 2mm 到 25mm 不等,最常用的为 5mm、10mm 两种。有些特殊器械需要根据型号的不同应用内径为 12mm 或 15mm 的 Trocar。其他器械还包括不同角度、不同型号的分离钳、抓钳、手术剪(图 30-5),不同式样的电钩、电凝铲、冲洗和吸引管、牵开器、钛夹和施夹钳、腹腔镜用缝合和结扎器械、腹腔镜穿刺针、活检钳和腹腔镜标本取出袋等。

6. 其他　随着科技的进步,腹腔镜器械越来越人性化,种类也越来越多样。譬如,为了弥补腹腔镜不能了解脏器或病变内部情况的不足,现已有腹腔镜专用的腔镜超声探头,便于腹腔镜手术中超声的应用;为便于术中应用钛夹,已有多角度、连发施夹钳。

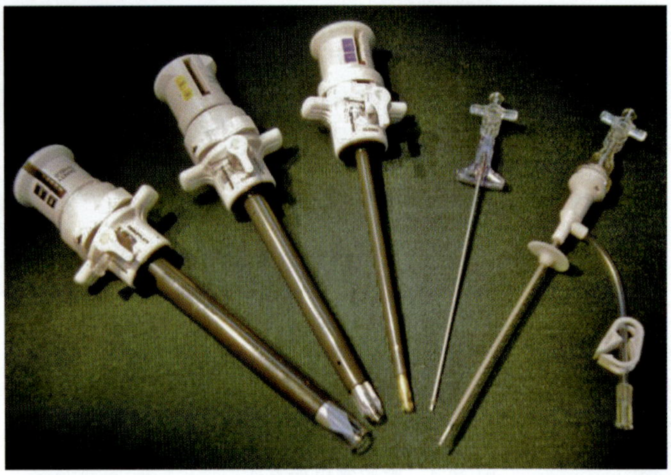

图 30-4　穿刺套管(trocar)

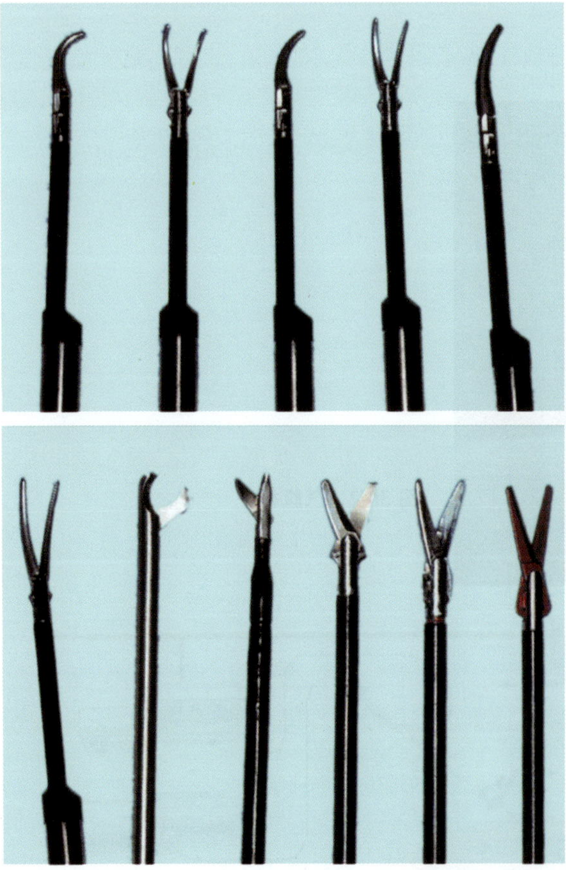

图 30-5　不同型号的分离钳、抓钳、手术剪

【其他腹腔镜手术】

与传统腹腔镜手术相对而言,还有手辅助式腹腔镜、针式腹腔镜和机器人腹腔镜手术等方法,其目的不外乎更便于手术操作和减小手术创伤。目前尤以机器人腹腔镜手术为大家所关注,与传统人工操作的腹腔镜技术不同，机器人腹腔镜手术系统(图 30-6) 分为控制台和机器人操作臂两大部分,控制台由计算机系统、监视器、操作柄、输出设备组成,机器人操作臂一般有 2~3 个,一个操作臂控制腹腔镜,其他操作臂控制拉钩等器械。多数学者认为，由于机器人手术系统具有三维成像虚拟视野，10 倍放大的手术视野，多角度自由运动的人工关节及机器手臂精确稳定的操作,使得可以在一个狭小的空间内进行精细的切割,处理富含血管、神经的组织器官,并使腹腔镜重建手术中的缝合、结扎等操作易于进行，极大地促进了腹腔镜外科的发展。譬如其中的达芬奇(da Vinci)机器人系统,在欧美国家已有较多应用。

【展望】

腹腔镜技术广泛应用于泌尿外科领域已 10

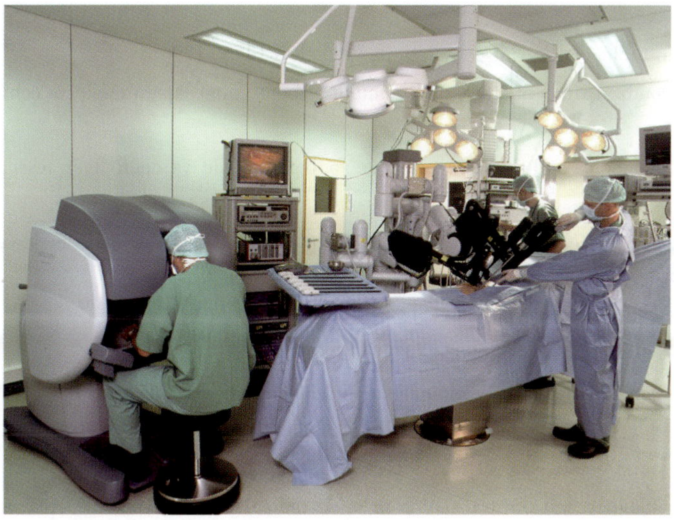

图 30-6 机器人腹腔镜手术系统

余年,它的不断发展在一定程度上依赖于科学技术的进步。

首先,在腹腔镜技术应用过程中硬件的不断发展,给此技术带来了许多客观上的进步。目前相继出现了更纤细的、更易灵活操作和控制的器械,如针式和机器人腹腔镜等。尤其是尖端的机器人手术与腹腔镜技术的紧密结合,不断创造出了精确、低创、安全的外科手术新篇章。此外,迫切需要研发腹腔镜器械中的微型传感器,使手术者可以了解器官的更多信息,以便手术更加安全易行。

其次,网络技术与腹腔镜技术的紧密结合,使得远程手术得到了真正的实施。远程医学是崭新的现代医学分支学科,而泌尿外科是最早涉及远程外科的专业领域之一,它包括:远程评估、远程会诊、远程手术指导和远程实时外科四个技术层次,它可使一个地域的医学专家通过计算机通信网络,对另一个地域需要医疗支援的医师或患者进行实时医疗咨询、远程会诊、手术现场指导等,甚至通过操作远处的机器人实施外科手术。目前国外通过该项技术已成功实施了腹腔镜肾上腺切除术、肾切除术、盆腔淋巴结切除术和精索静脉结扎术等多种泌尿外科手术。

总之,现代腹腔镜技术将更清晰逼真的影像、更顺畅有效的无血切割与凝血、主机通用化、器械专科化、集成化和网络化作为追求的目标。随着科学技术的进步,它必将有着无限的发展空间。

参 考 文 献

1. 那彦群.腔道泌尿外科在我国的建立和发展,中华外科杂志,2004,42:42-44
2. 那彦群,龚侃.腔内泌尿外科的现状与发展.临床外科杂志,2004,12:464-465
3. 周利群,那彦群,郭应禄.腔内泌尿外科的新进展.北京大学学报(医学版),2004,2:218-219
4. 那彦群,韩铁山,杨勇,等.应用腹腔镜诊断和治疗泌尿外科疾病,中华外科杂志,1993,31(6):339-340
5. 郭应禄主编.腔内泌尿外科学.第2版.北京:人民军医出版社,1995
6. 马潞林,那彦群.减少腹腔镜手术并发症,推动我国腹腔镜泌尿外科发展.中国微创外科杂志,2004,2:89-90
7. 杨镇,裘法祖.我国开展微创外科的现状与展望.腹部外科,2004,2:68-69
8. 那彦群,郭应禄.腹腔镜手术在泌尿外科的应用:附2例报告.中华泌尿外科杂志,1992,13:302-304
9. 那彦群,韩铁山,杨勇,等.腹腔镜肾切除1例报告.中华泌尿外科杂志,1993,14:137
10. 那彦群,吴刚,郝金瑞,等.泌尿外科腹腔镜手术141例分析.中华外科杂志,1998,36:143-145
11. Neuwirth RS.Laparoscopy.Clin Obstet Gynecol,1969,12:514-526
12. Kourambas J,Preminger GM.Advances in camera,video,and imaging technologies in laparoscopy.Urol Clin North Am,2001,28:5-14
13. Seifman BD,Wolf JS.Technical advances in laparoscopy:hand as asistance,retractor,and the pneumodissector.J Endourol,2000,14:921-928
14. Matsuda T,Terachi T,Yoshida O.Laparoscopy in urology :presentstatus,controversies,and future directions.Int J Urol,1996,3:

83-97

15. Gill IS, Clayman RV, McDougall EM.Advances in urological laparoscopy.J Urol, 1995, 154:1275 -1294
16. Kuntz C, Wunsch A, Bay F, et al.Prospective randomized study of stress and immune response after laparoscopic vs conventional colonic resection.Surg Endosc, 1998, 12:963-967
17. Burpee SE, Kurian M, Murakame Y, et al.The metabolic and immune response to laparoscopic vs open liver resection.Surg Endosc, 2002, 16:899-904
18. Whelan RL, Franklin M, Holubar SD, et al.Postoperative cell mediated immune response is better preserved after laparoscopic vs open colorectal resection in humans.Surg Endosc, 2003, 17:972-978
19. Morgan C Jr, Rader D.Laparoscopic unroofing of a renal cyst.J Urol, 1992, 148:1835-1836
20. Gaur DD.Laparoscopic operative retroperitoneoscopy: use of a new device.J Urol, 1992, 148:1137-1139
21. Higashihara E, Tanaka Y, Horie S, et al.A case report of laparoscopic adrenalectomy.Nippon Hinyokika Gakkai Zasshi, 1992, 83: 1130 -1133
22. Coptcoat MJ.Laparoscopy in urology: perspectives and practice.Br J Urol, 1992, 69:561-567
23. Bentas W, Wolfram M, Jones J, et al.Robotic technology and the translation of open radical prostatectomy to laparoscopy: the early Frankfurt experience with robotic radical prostatectomy and one year follow-up.Eur Urol, 2003, 44:175-181
24. Smith CD, Weber CJ, Amerson JR.Laparoscopic adrenalectomy: new gold standard.World J Surg, 1999, 23:389-396
25. Tan AH, Gilling PJ.Holmium laser prostatectomy.BJU Int, 2003, 92:527-530
26. Luo WY, Leow CK, Li AKC.History of endoscopic and laparoscopic surgery.World J Surgery, 1997, 21:444-453
27. Soulie M, Salomon L, Seguin P, et al.Multi-institutional study of complication in 1085 laparoscopic urologic procedures. Urology, 2001, 58:899-903

第三十一章

泌尿外科腹腔镜解剖及手术入路

laparoscopic anatomy and approaches in urology

第一节 泌尿外科腹腔镜手术解剖标志和入路

anatomical landmarks and approaches in laparoscopic urological surgery

【周祥福】

一、概　　述

腹腔镜是20世纪发展起来的技术,其应用是医学进步的重要标志之一。起初是妇产科医师应用和发展了这项技术,后来逐渐被普通外科和其他外科医师加以推广普及。20世纪80年代后期腹腔镜胆囊切除术获得成功,其后20多年来,腹腔镜手术器械的不断改善,腹腔镜手术得到了快速发展,其应用范围不断拓宽,适应证不断扩大。

1990年Clayman等在华盛顿大学报告了首例腹腔镜肾切除术。自那以后,大多数泌尿外科切除与重建手术都可应用腹腔镜技术完成。随着外科手术经验的积累及各种新设备的发展,腹腔镜手术可通过不同入路进行。腹腔镜泌尿外科手术入路包括传统的经腹入路和腹膜后入路。对任何腹腔镜泌尿外科手术来说,首先应该获得到达病变部位的最佳入路。这取决于许多因素,如病变器官、病变的部位和大小、手术方案和手术医师的经验。

腹腔镜泌尿外科手术,最重要的步骤就是建立足够的手术空间(包括气腹腔或腹膜后气腔),其目的是在腹腔镜手术时建立一个良好的显露,以便让术者进行手术操作和处理可能发生的并发症。

二、腹腔镜泌尿外科手术解剖学

开展腹腔镜泌尿外科手术,必须熟悉或掌握泌尿外科腹腔镜手术的基本解剖结构。

(一) 腹膜、腹腔与腹膜后间隙

腹膜由胚胎发生时的胚内体腔的间皮层演变而成,它分为壁腹膜和脏腹膜两层,二者互相连续,构成腹膜腔。腹腔镜手术时腹腔内有几条腹膜韧带可作为解剖标志:镰状韧带为覆盖圆韧带的腹膜返折,起于脐,稍偏于中线的右侧向上走行,到达肝脏的脐切迹处并附着于膈;圆韧带位于镰状韧带的游离缘内,从脐的上缘向右上方走行到肝,进入肝方叶与左叶之间的沟内,最后连于门静脉左支,其内有闭塞的脐静脉;左侧经腹腹腔镜手术时,左肾和肾上腺表面有脾、胰腺、左结肠和胃覆盖(图 31-1-1),通过分离内侧的结肠脾曲并切断脾结肠韧带可获得腹腔后腔的显露;再分离膈结肠韧带、脾肾韧带和肾结肠韧带,可进一步获得肾脏的显露(图 31-1-2)。

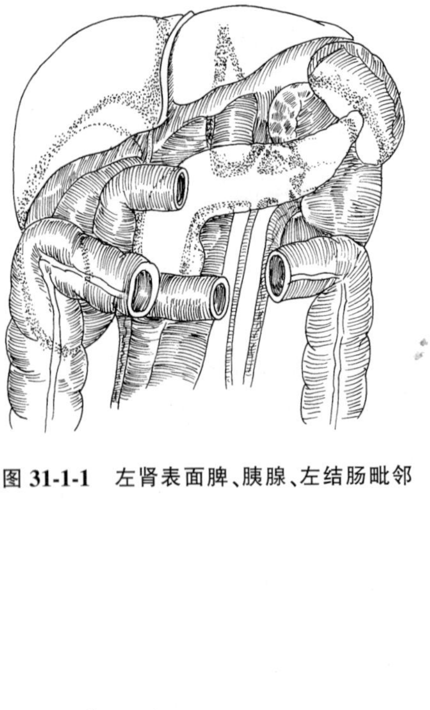

图 31-1-1　左肾表面脾、胰腺、左结肠毗邻

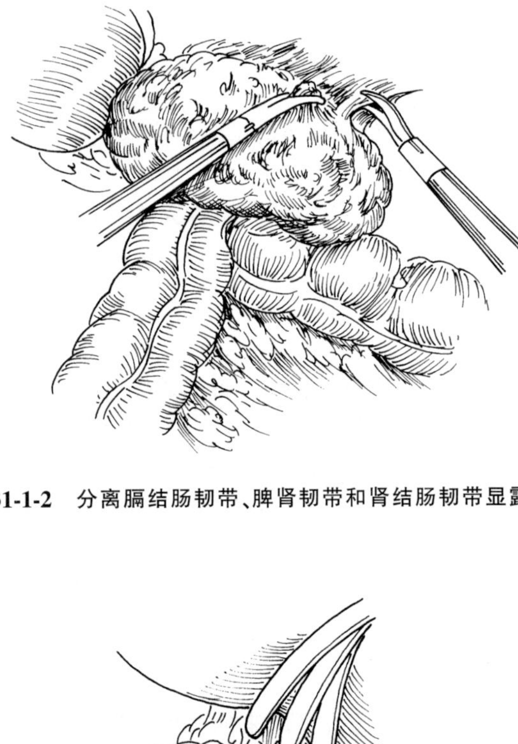

图 31-1-2　分离膈结肠韧带、脾肾韧带和肾结肠韧带显露左肾

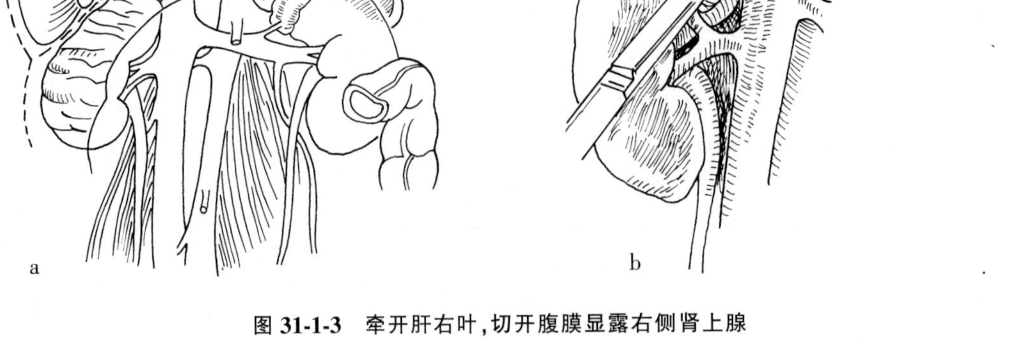

图 31-1-3　牵开肝右叶,切开腹膜显露右侧肾上腺

a. 牵开肝脏;b. 切开腹膜显露右侧肾上腺

相反，右侧经腹腹腔镜手术时，结肠肝曲位于较低的位置。右肾手术时必须分离结肠肝曲。而经腹途径右侧肾上腺切除术，可不必分离结肠肝曲，因右侧肾上腺就位于腹膜后方。术中通常只需切开下腔静脉右侧的腹膜就可获得到肾门和肾上腺静脉的入路，显露右肾上极，牵开肝右叶，切开分离附着于肾上腺和肾上极的腹膜就可显露右侧肾上腺(图 31-1-3)。

位于前腹壁的壁腹膜，其返折覆盖腹内脏器，在腹膜与肾腹面(前面)的肾周筋膜(Gerota 筋膜)间形成了一个间隙(图 31-1-4)。开始显露肾脏时，可以首先进入这个间隙。在经腹肾切除术，分离同侧结肠后，就可见到肾脏前面的 Gerota 筋膜，进一步分离可以很容易找到肾门。

经腹膜后腔腹腔镜肾切除术时，由于球囊扩张器使肾脏向前内侧移位，显露了肾后面的 Gerota 筋膜，通过分离切开这层筋膜，可以很快找到肾动脉和静脉，以及它们发自主动脉的起始部和汇入下腔静脉的止点。进行腹膜后腹腔镜手术时，腰大肌是一个很明显的解剖学标志。在腹腔镜肾切除时，肾动脉搏动、主动脉搏动、性腺静脉和下腔静脉是定位肾门的重要解剖学标志(图 31-1-5)。Sung 和 Gill 在一组前瞻性的经腹膜后腹腔镜根治性肾切除术的研究中，通过收集相关的解剖学客观数据，结果表明术中观察到的解剖学标志的频率分别是：腰大肌(100%)、Gerota 筋膜(100%)、腹膜返折(83%)、输尿管和/或性腺静脉(61%)、肾动脉搏动(56%)、主动脉搏动(90%)和下腔静脉(25%)。

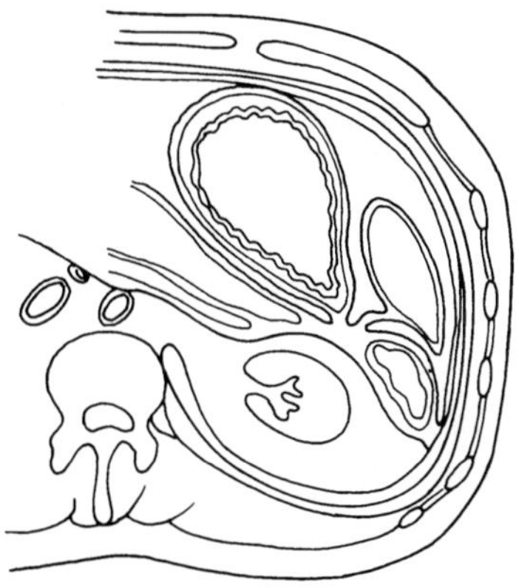

图 31-1-4　腹膜后间隙

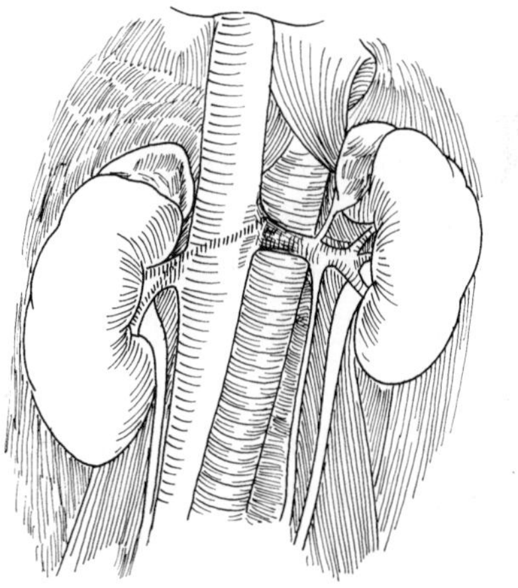

图 31-1-5　肾门结构解剖标志

在下腹部，有五条腹膜返折线汇集到脐的下面。脐正中襞(脐尿管闭锁后的残余)从膀胱顶部于中线上升到脐的腹膜侧；邻近的一对皱襞包括两条脐内侧襞(为闭塞的脐动脉)，膀胱即位于这些皱襞之间；脐内侧襞的外侧为脐外侧襞，它是腹壁下动静脉的标志。

输精管从腹股沟内环口向内侧走行，越过脐内侧韧带，然后向后下方走行，直达坐骨棘平面，跨过输尿管末端到达膀胱底部与精囊相通。在经腹途径腹腔镜前列腺癌根治术，切开膀胱与直肠之间腹膜返折后，在输精管的引导下可显露精囊。

经腹途径盆腔腹腔镜手术，脐内外侧韧带和输精管是重要的解剖学标志。腹膜前间隙位于腹内筋膜与腹膜之间，其间唯一内容物是脐动静脉、脐尿管残余和腹壁下血管，这个间隙含有不同程度的脂肪。进入腹膜前间隙的入路，可以通过穿刺腹膜外腔的腹壁各层获得。这种分离可通过手指完成，但许多外科医师更习惯应用钝的 Hasson 金属管进行分离。进入腹膜前间隙是一种到腹膜外盆腔器官的直接入路。

(二) 腹腔镜泌尿外科手术中病人体位选择

腹腔镜手术病人的体位应根据具体术式和该手术的入路途径来选择。如上尿路手术，患者处于侧卧位可获得一个较好的手术空间。因仰卧位时，侧腹膜返折位于腋后线的前面。Capelouto 等利用尸体解剖和放射学研究表明，腹膜后间隙的前后径，侧卧位是仰卧位的两倍。Chiu 等报道将病人从仰卧位转至侧卧位，结肠可发生明显前移，这种体位增加了腰方肌与结肠间的距离。左侧距离可从 8.7mm 增加至 23.3mm，右侧可从 4.6mm 增至 18.1mm。经腹腹腔镜手术病人可以处 45°侧卧位，经腹膜后手术病人可处完全的 90°

侧卧位(图 31-1-6)。盆腔腹腔镜手术,患者可处仰卧位。通过调整不同程度的头低位来增加手术空间及使结肠从尾侧(盆腔)向头侧移位。

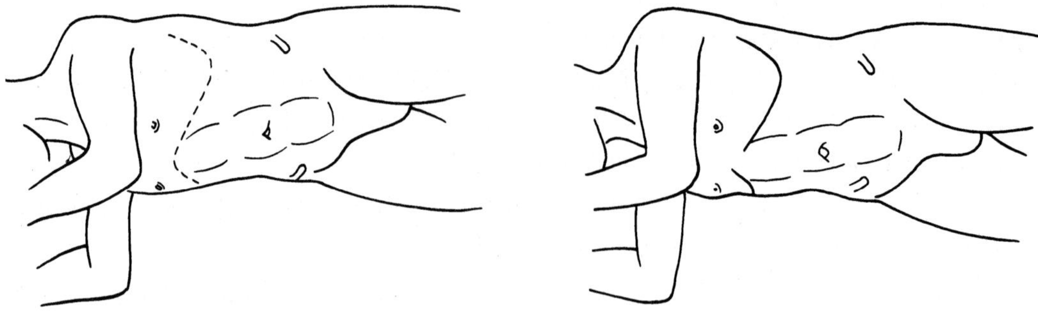

a　　　　　　　　　　b

图 31-1-6　体位图

a. 45 度侧卧位;b. 90 度侧卧位

三、泌尿外科腹腔镜手术入路

腹部或盆腔腹腔镜手术,可通过如下经腹或腹膜外入路(图 31-1-7)。

1. 腹部　经侧腹入路、经腹前壁入路、经侧腹腹膜外入路、经腹后壁腹膜外入路。

2. 盆腔　经腹;经腹膜外。

3. 手辅助　是一种切除大器官时很有价值的入路。

(一) 经腹腔入路(侧腹壁、腹前壁)

经腹腔入路临床应用时间较长,也是泌尿外科医师最喜欢的入路。经侧腹壁腹腔入路是上尿路腹腔镜手术最常使用的路径,因它不仅可提供一个较大的手术空间,而且还有许多解剖学标志可提示手术医师。但如果是双侧手术,例如双侧肾上腺切除,则需要重新调整体位。其主要缺点是有可能发生腹腔粘连并发症,甚至并发肠梗阻。经腹前壁经腹腔入路一般应用在盆腔手术,如腹腔镜前列腺癌根治术。选择经

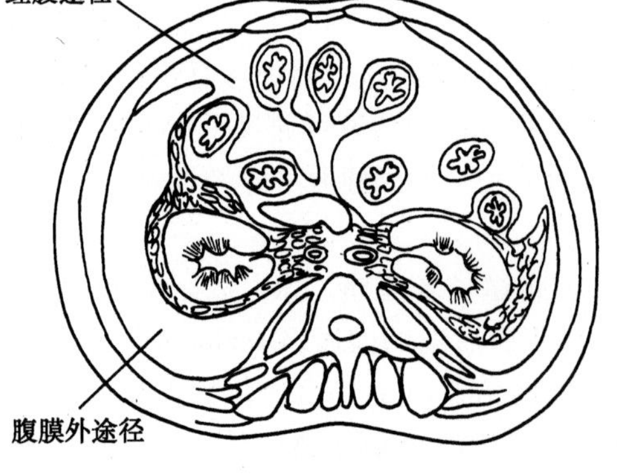

图 31-1-7　经腹或腹膜外入路

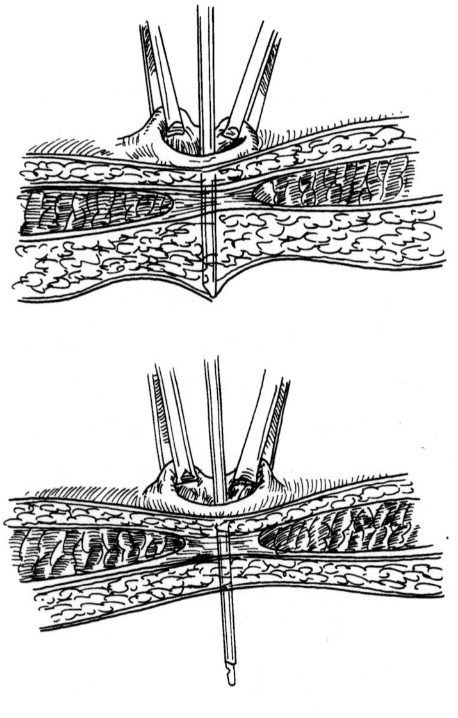

图 31-1-8　闭式气腹建立方法

侧腹壁腹腔入路还是经前腹壁腹腔入路,应根据病人的病变部位来决定,经腹腔入路一般通过闭式或开放手术建立气腹。

1. 建立气腹的闭式方法 部位一般选择在脐部,围绕脐部做一皮肤切口(用来放置第一个 Trocar),盲视下把气腹针(Veress 针)插入腹腔(图 31-1-8),并通过气腹针向腹腔内注入 CO_2 气体而建立气腹。选择脐部插入气腹针是因为这个部位壁腹膜紧贴在前腹壁上,没有异常腹壁血管损伤的可能,而且它是一个可以检查整个腹腔的中心位置。

为避免损伤腹腔内脏器和血管,应事先检测证实气腹针的弹簧功能是否正常和检查腹部有无瘢痕、肿块或器官肥大以及任何异常搏动。如果怀疑肠道与前腹壁粘连,气腹针应该在脐的上方或旁边插入,或者在腹部超声波检查了解肝脾的大小后,在其右侧或左侧进行穿刺。如患者有脐疝和门静脉高压,气腹针穿刺和第 1 个 Trocar 的置入应远离脐部。大多数肾和肾上腺手术,采用侧腹经腹腔入路时,根据病变部位,通常在脐水平两侧腹直肌旁插入气腹针。

2. 建立气腹的开放技术(Hasson 方法) 即在脐上做一个 1.5~2cm 小切口,切开腹直肌前鞘,分开腹直肌,切开腹膜。然后伸入一个手指入腹,证实肠道或网膜与腹前壁无粘连后,将一个尖部钝的 Hasson 套管放入腹腔内,缝合两边并固定套管,确认 Trocar 周围不漏气。获得入腹途径后,注入 CO_2 气体,再在腹腔镜监视下置入第 2 个 Trocar。如果既往有腹部手术史、腹膜炎症导致严重的粘连以及小儿患者,由于腹前壁与腹腔内器官距离相对较短,此时应该采用开放技术建立气腹。由于这种技术比较安全,在美国即使没有腹部手术史也采用这种技术。

(二)腹膜后入路(侧面或后面)

大多数泌尿系器官位于腹膜外,因此,多数开放手术也是采用经腹膜外途径。而腹腔镜泌尿外科手术经腹膜后入路的主要问题是如何创造一个较大的腹膜后手术空间。直到 1992 年 Gaur 描述了他建立腹膜后间隙的过程以后,腹膜后腔腹腔镜手术才开始广泛应用。为了进入腹膜后腔应采用开放(Hasson 方法)技术。侧入路腹膜后手术病人应取完全侧卧位,在第 12 肋尖部做一个平行的 1.5cm 皮肤切口,使用一对 S 牵开器将腰部(外)侧面肌肉钝性牵开直到腰背(胸腰)筋膜的前面,然后撑开胸腰筋膜进入腹膜后腔。通过手指轻柔的在腰大肌与 Gerota 筋膜前面之间分离,创造一个可容纳球囊扩张器的腹膜后间隙,然后将球囊扩张器置入这个间隙(图 31-1-9),如为成人,则在球囊注入空气或生理盐水 800ml,小儿则注入空气或盐水 400~600ml,扩张的球囊使 Gerota 筋膜和肾向前内侧移位并显露肾门的后方及邻近血管;第 2 个 Trocar 在手指引导下置入(图 31-1-10),然后 Hasson 套管经过 1.5cm 的切口置入。

当病人取俯卧位时,在背部经腹膜后入路,可使用同样的技术。Trocar 在第 12 肋尖置入,这是一种很快找到肾上腺和肾门的入路,在双侧肾上腺或肾手术时应首选这种入路。

总的来说,腹膜外入路可以克服经腹腔入路的某些缺点,腹膜后入路可早期控制肾血管以及在腹膜

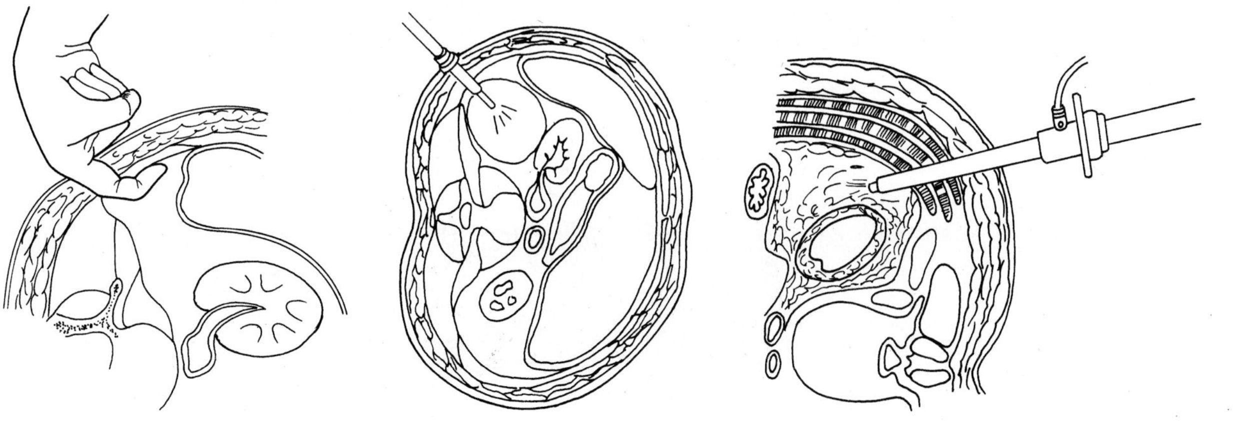

a b c

图 31-1-9 扩张腹膜后间隙

a. 手指钝性分离腹膜后间隙;b. 球囊扩张腹膜后间隙;c. 镜体扩大腹膜后腔

外分离而不影响肠道，最大程度减少肠梗阻的发生和术后肠道功能迅速恢复。这种入路的主要缺点是操作空间相对狭小和缺乏明确的解剖学标志，如果有腹膜后脓肿或手术史，腹膜后入路为禁忌。较大的肿瘤或巨大肾手术，由于工作空间显著减少，也是腹膜后入路的相对禁忌证。

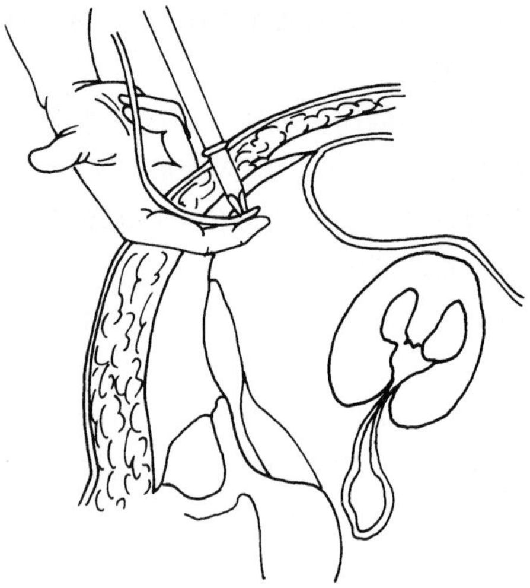

图 31-1-10　手指引导置入 Trocar

Abdelmaksoud 等在一组前瞻性的随机研究中，将 40 例临床分期为 T_1 和 T_2 肾肿瘤病人，随机分成两组，一组是经腹腹腔镜根治性肾切除术(LRN)，另一组经腹膜后腹腔镜肾癌根治性切除术(RRN)。两组病人的例数和肿瘤特征是相似的，采用欧洲评分系统评价手术医师和助手的技术难度。比较两组 Trocar 使用的数目和大小、切口的长度、标本重量、病理分期、手术时间、附加手术(如肾上腺切除和/或淋巴结清扫)、失血估计、输血、镇痛药使用量、住院时间、次要或主要并发症，结果两组没有统计学差异。在 LRN 组的病人，术后第 1 天开始进食，而在 RRN 组仅只有四分之三。针对外科医师或助手的技术难度评分也无显著性差异。机器人助手，RRN 组比 LRN 更困难。结果表明两种不同入路，其并发症发生率和技术难度没有统计学差异。

（三）盆腔手术腹膜外入路

这种入路可用于如膀胱颈悬吊、盆腔淋巴结清扫术、膀胱憩室切除术、根治性前列腺切除术等盆腔手术。腹膜外间隙的建立方法如下：

1. 患者取仰卧位或截石位，插入一条 Foley 导尿管排空膀胱。

2. 于脐缘下方或脐与耻骨联合中点做 1.5~2cm 的皮肤切开，分离皮下脂肪直至腹直肌前鞘，在前鞘缝两条牵引线，以保证切口不漏气和用于固定 Trocar，然后切开腹直肌前鞘。

3. 钝性分离腹直肌后，切开腹横筋膜，用手指分离建立耻骨后间隙。在这个间隙置入扩张球囊，球囊注入 1L 气体或生理盐水进行扩张(图 31-1-11)。

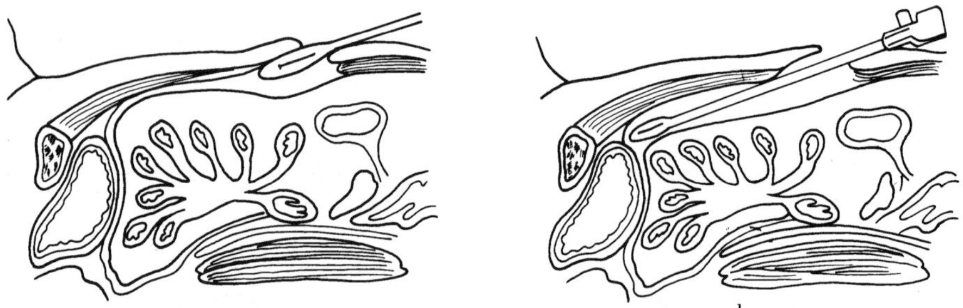

a　　b

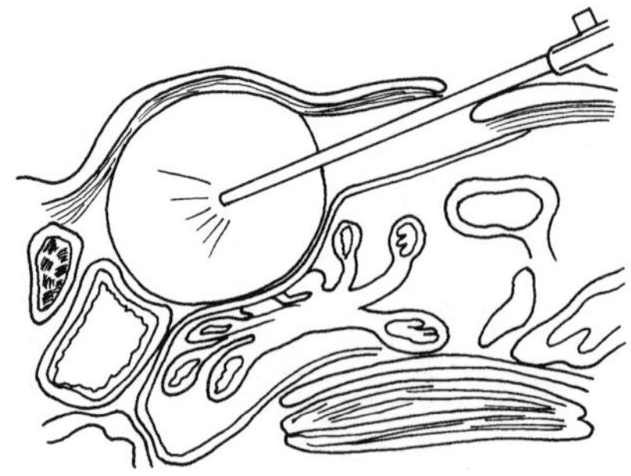

c

图 31-1-11　球囊扩张腹膜外间隙

a. 置入扩张球囊；b. 置入扩张球囊；c. 球囊注水扩张腹膜外间隙

4. 在此切口置入 12mm Trocar,腹直肌前鞘牵引线结扎并固定 Trocar。注入 CO_2 气体建立手术空间,于该 Trocar 置入腹腔镜,在监视下插入其他 Trocar。

Ruiz 等 2004 年研究比较了经腹膜外和经腹腔入路前列腺癌腹腔镜根治术对早期前列腺肿瘤的疗效。术前除 Gleason 评分以经腹膜外组偏高外,其他无统计学差异。结果显示两组在输血率、住院天数、内外科并发症和手术切缘阳性率等无显著差异。手术时间以腹膜外组稍长(248.5 vs 220 分钟)。除手术医师的偏爱和经验外,任何以前有腹部外科手术、肥胖和同时要求处理腹股沟疝的患者,均可考虑经腹膜外入路。

无论是腹部还是盆腔手术,手术入路的选择应该以手术医师的经验和偏爱为基础。有时其他因素如肥胖或以前腹部手术史也可以影响手术入路的选择。

(四) 手辅助入路

手辅助技术可以很好地分离和控制出血,手辅助切口也很容易取出标本。手术者可以利用辅助手进行牵开、显露和控制器官等操作。这种技术需要做一个相当于手术医师手套大小的切口以及一个手辅助装置(pneumosleeve)。因辅助手比器械设备能提高触觉和灵活性,所以辅助手在腹腔内可使手术变得更容易和快捷,而且增加了手术的安全性。其缺点是辅助手进入腹腔所需的切口增加了术后疼痛,而手辅助装置又增加了手术额外费用。

四、通道的位置

通道(Trocar)的位置安置不当,会明显地影响手术操作。Trocar 的位置排列决定了器械的工作范围,因此,通道的位置必须仔细设计,以适应手术的特殊要求。一般通道设计应遵循以下原则。

1. 一般来说,腹腔镜在经腹入路时应通过脐下工作通道置入,经腹膜后腔时应通过中央通道。

2. 一个工作通道与另外一个或与腹腔镜或与手术位置不能太近,不能<5cm。理想的位置应是两个操作器械到手术位置成 45°~90°的角。有时, 操作不可能达到理想的要求, 像肾输尿管切除术的手术区域(野)是很大的,两个操作器械的角度会发生不断的变化,在这种情况下,手术者必须不断的注意调整。但是,不管怎样,放置腹腔镜的工作通道不能与其他操作通道平行。

3. 最常见、最常采用的是腹腔镜通道与两个操作通道形成一个尖朝下的三角形。

五、Trocar 拔除注意事项

拔除 Trocar 犹如正确地插入气腹针进行充气一样,是腹腔镜手术成功的重要因素。首先,应该检查所有的通道,保证没有腹膜迟发性出血;其次,应缝合筋膜关闭通道口,可防止形成切口疝。在成人大于 10mm 的通道均应确切地进行缝合。为达到这个目的,可放置 5mm 的腹腔镜,在直视下进行缝合。而 5mm 的通道可仅缝合皮肤切口而不必缝合筋膜。但在儿童应缝合所有通道位置的筋膜。用可吸收缝线皮内缝合关闭切口是一种比较好的方法,它可不必要求病人返院拆线。

一些医师喜欢使用机械牵开器进行无气腹的腹膜后腔和盆腔手术。这种技术是通过固定于手术床边的自动腹壁牵引器建立手术操作空间,这种入路的主要优点是避免了气腹并发症,但获得的手术空间是狭小的。而且对于肥胖病人,这种牵开空间是有限的,而且牵引器过长时间地牵开,可引起腹壁肌肉坏死。

六、儿童进行腹腔镜手术应特别注意的事项

1. 因为腹壁与脏器的距离较短,选用(Hasson 方法)开放技术建立气腹比较合适。

2. 由于手术工作空间相对狭小,无论是经腹腔内还是经腹膜后,CO_2 充气速度宜缓慢,气腹压 10mmHg 已足够。

3. 手术前应停留尿管排空膀胱,避免膀胱损伤,因为儿童膀胱位于腹膜内。

总之,腹腔镜手术同开放手术一样,但腹腔镜手术拥有一个相对困难的入路。因此,基本技术和设备以及正确辨认各种解剖性标志,是经腹和经腹膜外入路腹腔镜手术安全和成功的关键。盆腔经腹膜外腔和手辅助腹腔镜手术是泌尿外科腹腔镜手术选择的一个重要(辅助)方法。

附:腹腔镜手术发展史

年	参考文献	手　　术
1901	1	第1次检查腹腔的尝试
1911	2	第1次大量的临床经验
1933	3	使用 CO_2
1938	4	气腹针
1960	5	自动化充气机
1989	6	腹腔镜胆囊切除术
1991	7	腹腔镜肾切除术
1991	8	腹腔镜盆腔淋巴结清扫术
1992	9	腹膜后球囊扩张器
1992	10	腹腔镜肾上腺切除术、腹腔镜前列腺切除术、腹腔镜膀胱切除术、腹腔镜输尿管切开取石术
1993	11	无气腹腹腔镜

参考文献

1. Veress J. Neues Instrument zue ausfuhrung von Brust-oder Bauchpunktionen und pneumothoraxbehandlung. Deutsche Med Wochenschr, 1938, 41:1480-1481
2. Semm K.Tissue puncher and loop ligation. New aids for surgical therapeutic pelviscop: Endoscopic intra-abdominalsurgery. Endoscopy, 1978, 10:119-127
3. Dubois F, Berthelot G, Levard H. Cholecystectomie par coelioscopie. Nouvelle Presse Médicale, 1989, 18:980-982
4. Clayman RV, Kavoussi L, Soper N et al. Laparoscopic nephrectomy: Initial case report. J Urol, 1991, 146:278-282
5. Schuessler WW, Vancaillie TG, Reich H, et al. Transperitoneal endosurgical lymphadenectomy in patients with localized prostate cancer. J Urol, 1991, 145:899-903
6. Gaur DD. Laparoscopic operative retroperitoneoscopy. use of a new device. J Urol, 1992, 148:1137-1139
7. Gagner M, Lacroix A, Bolte E. Laparoscopic adrenalectomy in Cushing syndrome and pheochromocytoma. N Eng J Med, 1992, 327:1033.
8. Nagai H, Kondo Y, Yasuda T, et al. An abdominal wall-lift method of laparoscopic cholecystectomy without peritoneal insufflation. Surg Endosc, 1993, 3:175-179
9. Sung GT, Gill IS. Anatomic landmarks and time management during retroperitoneoscopic radical nephrectomy. J Endourol, 2002, 16:165-169
10. Capelouto CC, Moore RG, Silverman SG, et al. Retroperitoneoscopy: Anatomical rationales for direct retroperitoneal access. J Urol, 1994, 152:2008-2010
11. Chiu AW, Chen K K, Wang J H, et al. Direct needle insufflation for pneumoperitoneum. Anatomic confirmation and clinical experience. Urology, 1995, 46:432-437
12. Wolf JS Jr, Moon TD, Nakada SY. Hand-assisted laparoscopic nephrectomy: technical considerations. Tech Urol, 1997, 3:123-128
13. Hasson HM. Open laparoscopy versus closed laparoscopy. a comparison of complication rates. Adv Plan Parent, 1978, 13:41-50
14. Fujisawa M, Kawabata G, Gotoh A, et al. Posterior approach for retroperitoneal laparoscopic bilateral nephrectomy in a child. Urology, 2002, 59:444-446
15. Walz MK, Peitgen K, Hoermann R, et al. Posterior retroperitoneoscopy as a new minimally invasive approach for adrenalectomy. Results of 30 adrenalectomies in 27 patients. World J Surg, 1996, 20:769-274
16. Gill IS, Clayman RV, Alabala DM, et al. Retroperitoneal and pelvic extraperitoneal laparoscopy: an international perspective.

Urology,1998,52:566-571

17. Bollens R,Vanden Bossche M,Roumeguere T,et al. Extraperitoneal laparoscopic radical prostatectomy:results after 50 cases. Eur Urol,2001,40:65-69
18. Ruiz L,Salomon L,Hoznek A,et al. Comparison of early oncologic results of laparoscopic radical prostatectomy by extraperitoneal vs transperitoneal approach. Eur Urol,2004,46:50-56
19. Erdogru T,Teber D,Frede T et al. Comparison of transperitoneal and extraperitoneal radical prostatectomy using match-pair analysis. Eur Urol,2004,46:312-320
20. Tschada RK,Rassweiler JJ,Schmeller N,et al. Laparoscopic tumor nephrectomy in the German experiences. J Urol,1995,153:479,1003
21. Keeley FX,Sharma NK,Tolley DA. Hand-assisted laparoscopic nephrouretrectomy. J Urol,1997,157:399,1565
22. Wolf JS Jr,Moon TD,Nakada SY. Hand assisted laparoscopic nephrectomy:technical considerations. Tech Urol,1997,3:123-128
23. See WA,Monk TG,Weldon BC. Complications of laparoscopy. In:Clayman RV,McDougall EM,eds,Laparoscopic Urology. St. Louis:Quality Medical,1993,183-206
24. Elashry OM,Wolf JS Jr,Nakada SY,et al. Comparative clinical study of port closure techniques following laparoscopic surgery. J Am Coll Surg,1996,183:335-344
25. Abdelmaksoud A,Biyani CS,Bagheri F,et al. Laparoscopic approaches in urology. BJU Int,2005,195:244-249

第二节　腹腔镜肾周腹膜后间隙解剖及手术入路

laparoscopic retroperitoneal anatomy and approaches

【邱剑光　高　新】

【概述】

手术依赖的最基本的知识是解剖学知识。在腔镜引入泌尿外科之前,解剖学的基本方法是尸体解剖学研究,一般是由浅入深各层组织结构和脏器毗邻。但随着腔镜的引入,外科医师可以从与开放手术及传统解剖研究完全不同的由深而浅的角度去观察脏器,腔镜的放大作用也使外科医师看到了与以往开放手术相比更多的组织结构。这种视野的转换为手术解剖学研究提出了新的要求。

开放手术中,术者可以借助手的触觉来感知肾脏的外形、肾动脉和主动脉的搏动、输尿管结石的位置等等,使手术得以顺利进行。腹腔镜手术中,器官和组织的确认主要依靠视觉,术者没有用手感知脏器解剖的机会,因此,只要尚有一不透明的薄层组织或脂肪覆盖肾脏等手术目标脏器,手术中获得准确的脏器确认就会有相应的困难。经腹膜后腹腔镜手术时,更因腹膜后充满大量脂肪,术者不能看到容易识别的解剖学标识,脏器的定位和确认更为困难。

以上原因的存在,使腹腔镜手术与开放手术相比难度加大。为了更好地进行腹腔镜手术中的脏器定位和术中解剖操作,在泌尿外科腹腔镜手术早期的许多文章中介绍了许多经验。比如术中确定肾脏的位置有困难时,可用手指通过切口探查触到肾脏后,在另外套管内插入抓钳夹住手指触到的肾周围组织作为分离的标志。腹腔镜手术寻找输尿管较难,经腹腔手术时一般是沿 Toldt 线切开后腹膜,将结肠推向内侧暴露后腹膜区域, 在骨盆缘髂血管表面找到输尿管。经后腹腔手术时则需先切开肾脂肪囊,显露肾下极寻找输尿管;或者先游离肾脂肪囊,显露肾门,将肾下极向前轻推或轻抬,找到输尿管上段;也可适度活动预置的双 J 管导丝来辨认输尿管;必要时可借助 C 形臂 X 线机或 B 超定位;也有人尝试术前先用膀胱镜在患侧输尿管内置入一条发光输尿管导管, 术中可以根据发光输尿管导管发出的光点,帮助找到输尿管。通过使用以上方法,术者通常可以找到肾脏或输尿管。但这些方法中,肾脏和输尿管都是“寻找”所得,术中需要侵入肾门或脂肪囊,需要术前置入双 J 管导丝或输尿管导管,或者需要暴露于 X 射线下,需要使用 B 超等器械,增加手术费用和操作时间,且不适于进行规范的肾癌根治术等操作。

针对腹腔镜下肾周后隙解剖这个新的研究课题,笔者在大量的腹腔镜手术中进行了深入研究,引入了一些新的概念解析后腹腔所见的解剖结构,希望为手术者提供准确易辨的解剖地图。

【肾周腹膜后隙的解剖学研究】

目前大部分教科书描述的肾周腹膜后隙解剖学层次如图 31-2-1 所示，这种解剖学观点认为：肾实质表面是肾纤维膜，肾的周围由肾周脂肪包绕，其外再包以肾周筋膜（Gerota 筋膜）。肾周筋膜由腹内筋膜延伸而成。在肾的外侧缘分前后层，前层往内横过肾和腹主动脉及下腔静脉前方与对侧相连续，后层经肾的后方与腰大肌及腰方肌筋膜相接，附于椎体。肾筋膜前后层于肾上腺上方互相融合，并与膈下筋膜延续。在肾的下方，肾筋膜前后层分离，前层向下，与髂窝的腹膜外脂肪相融合，后层则与髂筋膜愈着，形成一个充以脂肪的裂隙。

最近的解剖学书籍对上述解剖示意图做了一些修改（图 31-2-2）：文中采用侧锥筋膜（lateral canal fascia）的名称命名肾筋膜前后层在外侧融合后与腹内筋膜的延续部分。肾筋膜前后层在肾下方不融合，后层向下至髂嵴与髂腰筋膜愈着，前层向下逐渐融入输尿管周围的腹膜外筋膜。

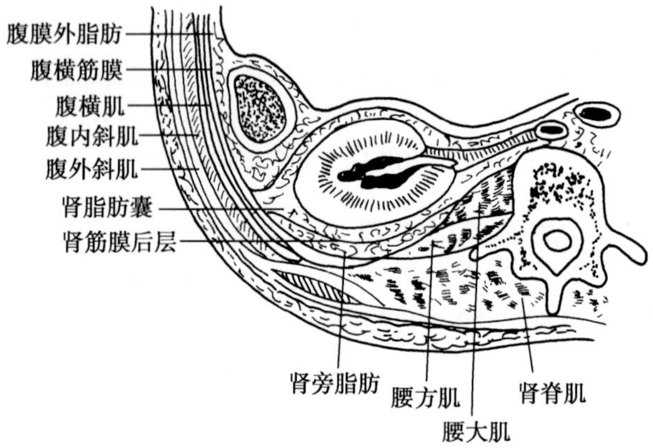

图 31-2-1　肾周腹膜后隙结构（姚志彬，等）

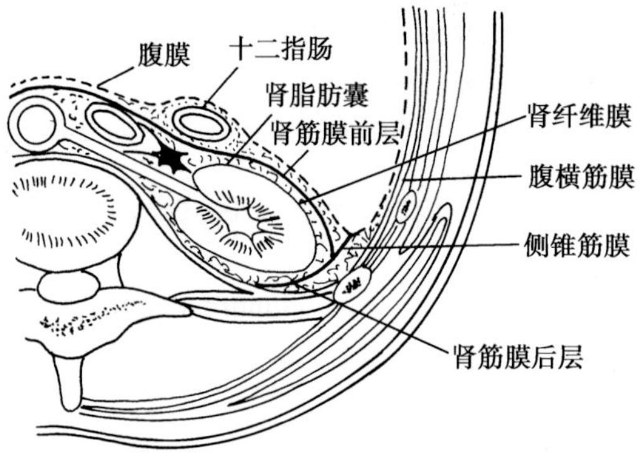

图 31-2-2　肾周腹膜后隙结构（羊惠君，等）

日本泌尿外科专家寺地敏郎在行腹腔镜肾癌根治术中发现，沿 Toldt 切开侧腹膜后，在肾外侧侧腹壁上可以看到一层纤维膜，贴肾筋膜外侧向内走行，最后融入腰方肌筋膜。透过这层纤维膜，可以看到肾旁脂肪。当行后腹腔腹腔镜肾癌根治术时，在肾旁脂肪的深面也可以看到一层纤维膜。他认为，这一层纤维膜才是侧锥筋膜（图 31-2-3）。在其著述中，寺地敏郎另外强调了融合筋膜（fusion fascia）在腹腔镜手术中的重要性。融合筋膜是在胚胎发育过程中，由十二指肠、胰、升降结肠的系膜与腹后壁腹膜融合而成。

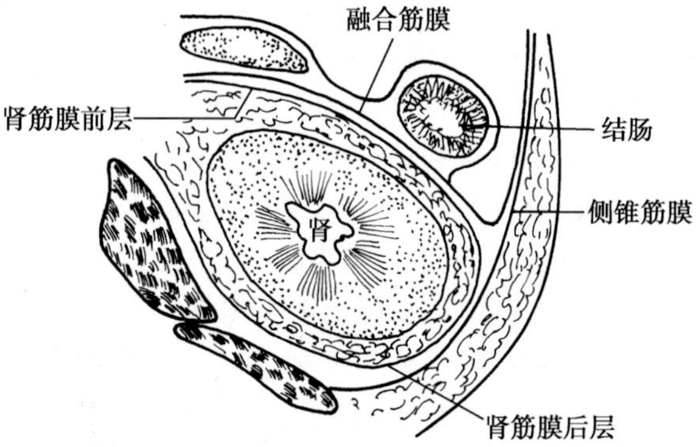

图 31-2-3　肾周腹膜后隙结构（寺地敏郎）

笔者科室从 1997 年始，进行了泌尿外科腹腔镜技术的系统研究。到 2004 年，已行腹腔镜肾输尿管手术 241 例。其中男 145 例，女 96 例；左侧 102 例，右侧 139 例；年龄 16~75 岁，平均 45.3 岁。肾手术 201 例，肾盂输尿管手术 40 例。手术操作技术如下：经腹手术时，沿 Toldt 线切开侧腹膜及融合筋膜，在肾筋膜前层和融合筋膜间隙向内侧游离，使结肠、十二指肠、脾和胰腺移向内侧，显露肾筋膜前层，切开肾筋膜前层处理肾血管；沿肾筋膜后层与侧锥筋膜（lateral canal fascia）间隙游离肾脏外侧，切开侧锥筋膜、肾筋膜后层与腰方肌外缘筋膜的连接部，在腰方肌、腰大肌前方游离肾脏至肾门后方，处理肾血管和肾盂输尿管。经后腹腔手术时，在腋中线髂嵴上方两横指切开皮肤 3cm，钝性分离进入腹膜后隙，置入水囊注水 500ml 扩张 5 分钟。充入 CO_2 建立后腹腔。游离肾后方时，沿腰方肌外缘将肾旁脂肪向前推开或切除，显露侧锥筋膜与腰方肌外缘的连接部。沿腰方肌外缘切开侧锥筋膜及其下的肾筋膜后层，进入腰方肌、腰大肌前间隙，向内游离达肾门后方，处理肾血管或行肾盂输尿管手术。游离肾前方时，可在腹膜返折部外缘切开侧锥筋膜，进入肾筋膜前层与融合筋膜之间的间隙,向内游离达肾门前方,处理肾血管。手术中录制手术录像,摄取手术照片,术后分析术中所见解剖学结构及结构间相互关系,绘制解剖示意图,设计手术入路并反复总结修改。结果如下:

1. Toldt 线　Toldt 线是结肠系膜直血管外侧的无血管平面,即升结肠和降结肠的系膜后层与壁腹膜融合的交界线(图 31-2-4)。在解剖学上,Toldt 线被描述为壁腹膜在升、降结肠外侧的腹膜返折线。术中一般沿此线切开,右侧从髂血管水平达肝下,再继续沿结肠肝曲向内切开;左侧一般从髂血管水平跨过肾前方达脾外侧,并把脾膈韧带切开。Toldt 线内方可以观察到从外侧进入结肠的直血管。

2. 腹膜外脂肪与融合筋膜　沿 Toldt 线切开侧腹膜,所先见到的是一层腹膜外脂肪层,切开腹膜外脂肪后,可见到融合筋膜(图 31-2-5)。

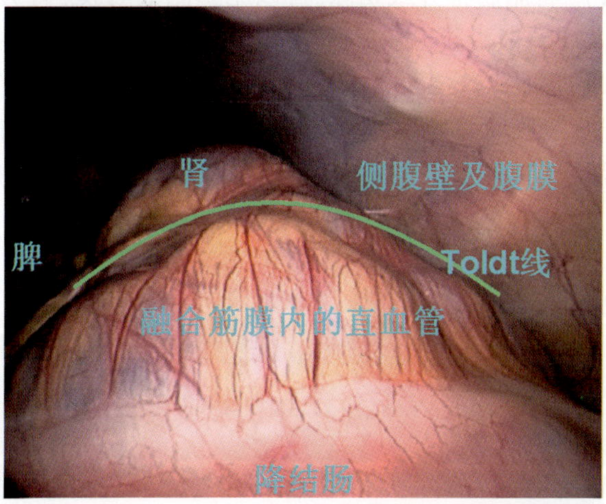

图 31-2-4　Toldt 线

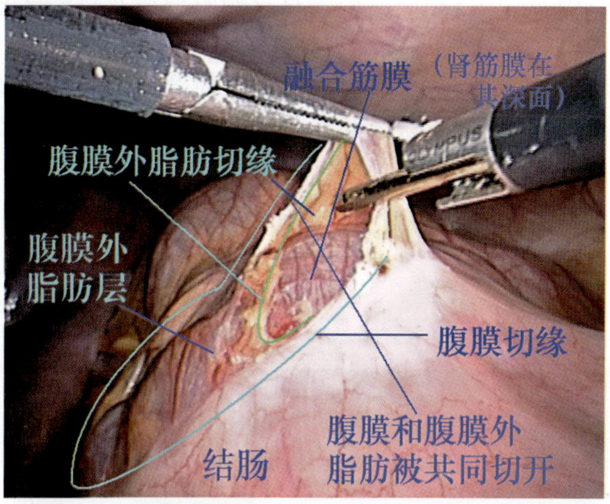

图 31-2-5　腹膜外脂肪与融合筋膜

3. 腹膜融合筋膜间隙和结肠外侧三角　后腹壁腹膜与融合筋膜平行走行,组成腹膜融合筋膜间隙。间隙内是次生腹膜后脏器(secondary retroperitoneal organ)及其神经血管。在结肠外缘,腹膜融合筋膜间隙组成结肠外侧三角。三角的下边线是结肠外缘,前边线是腹膜,后边线是融合筋膜。三角内容物是结肠系膜的直血管和腹膜外脂肪(图 31-2-6)。在结肠外侧三角内越过结肠后方进入结肠内侧的腹膜融合筋膜间隙,可以见到走向结肠的血管。

4. 融合筋膜肾筋膜间隙　融合筋膜的深面是肾筋膜前层。切开融合筋膜后,即进入肾筋膜前层与融合筋膜之间的融合筋膜肾筋膜间隙(图 31-2-7)。这是一个无血管间隙,在左侧,沿此平面向上可将降结肠、胰尾和脾向内游离,显露左肾门前方和主动脉;在右侧,可将升结肠、十二指肠、胰头部和胆总管向内侧游离,显露右肾门前方和下腔静脉。这一层为肾手术时的正确游离平面。

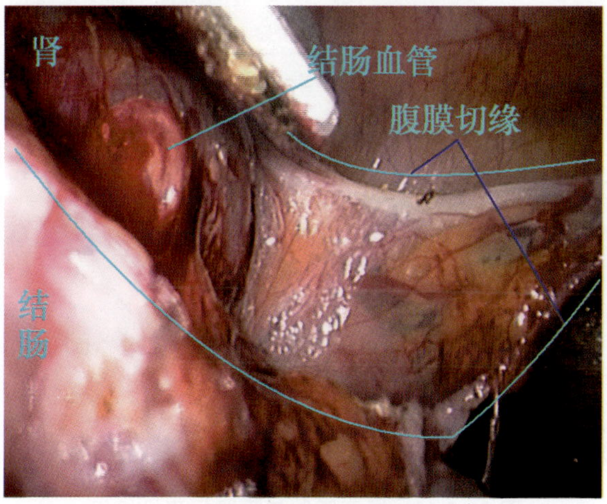

图 31-2-6　腹膜融合筋膜间隙及其内的结肠血管

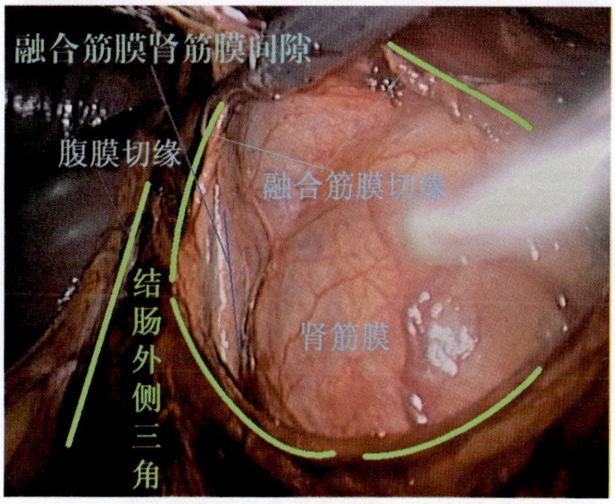

图 31-2-7　融合筋膜肾筋膜间隙

5. 侧锥筋膜与肾筋膜

(1) 在肾周围炎病人的CT片中,因脂肪水肿,有时可以清晰地看到侧锥筋膜和肾筋膜(图31-2-8)。

(2) 经腹腹腔镜手术时,在肾筋膜外侧,在肾脂肪囊水平以下为融合筋膜后方,可以见到一层纤维膜,即侧锥筋膜(图31-2-9)。侧锥筋膜是腹横筋膜的延续,在肾脂肪囊水平附于腰方肌外缘,与腰方肌筋膜相延续。切开侧锥筋膜,可以见到肾旁脂肪(图31-2-10)。在一般情况下,无需切开侧锥筋膜,而在其与肾筋膜后层之间的无血管平面游离肾脏的外侧及后外侧;在肾脂肪囊水平以下,则在其与融合筋膜之间的无血管平面游离,使结肠移向内侧。

(3) 经后腹腔手术时,在后腹腔内首先看到的是肾旁脂肪。肾旁脂肪与膈肌、前腹壁肌之间有疏松组织将两者固定,其内有供应肾旁脂肪的血管(图31-2-11)。将脂肪推开或切除,可以见到侧锥筋膜。肾旁脂肪与侧锥筋膜的连接较疏松,少有血管(图31-2-12)。术中一般沿腰方肌外缘纵行切开侧锥筋膜与腰方肌筋膜的连接部,切开后可见到腰方肌及其前方的肾筋膜后层(图31-2-13)。肾筋膜后层与腰方肌筋膜有少许疏松组织连接,很容易通过钝性游离分开两者。切开肾筋膜时可观察到肾筋膜向内,在腰大肌外缘与其筋膜融合,融合后肾筋膜变得非薄而不明显。切开肾筋膜后,可见到腰大肌、肾周脂肪和肾脏(图31-2-14)。侧锥筋膜和肾筋膜并不融合而分为两层(图31-2-15)。

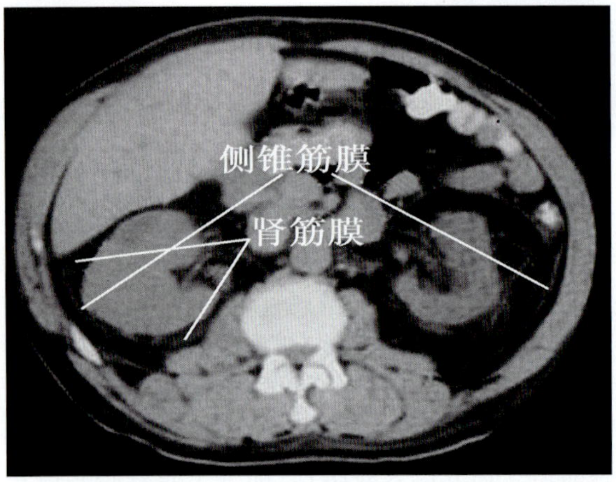

图31-2-8　肾筋膜与侧锥筋膜

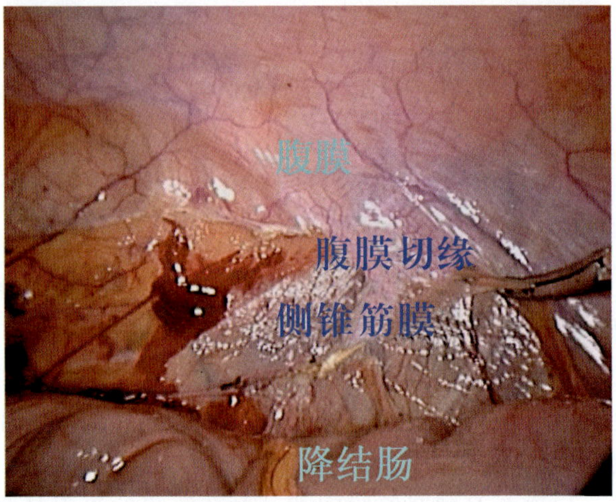

图31-2-9　侧锥筋膜

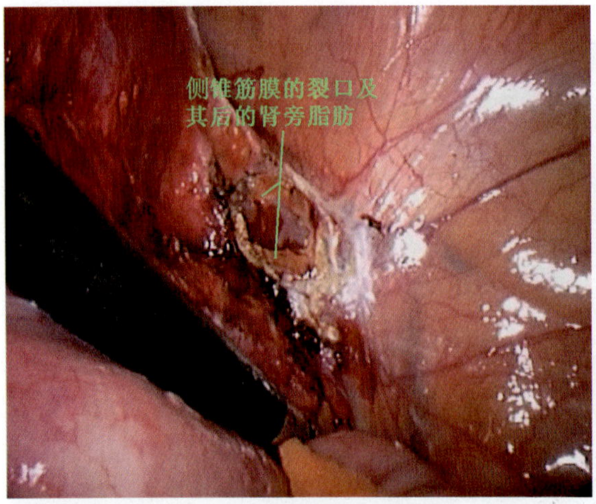

图31-2-10　侧锥筋膜裂口与肾旁脂肪

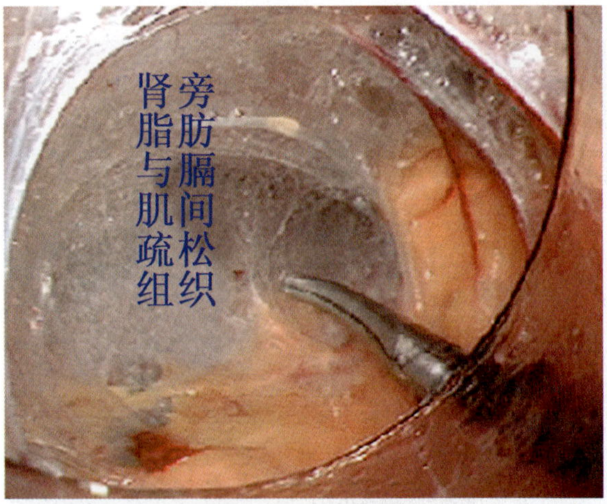

图31-2-11　肾旁脂肪与膈肌间疏松组织

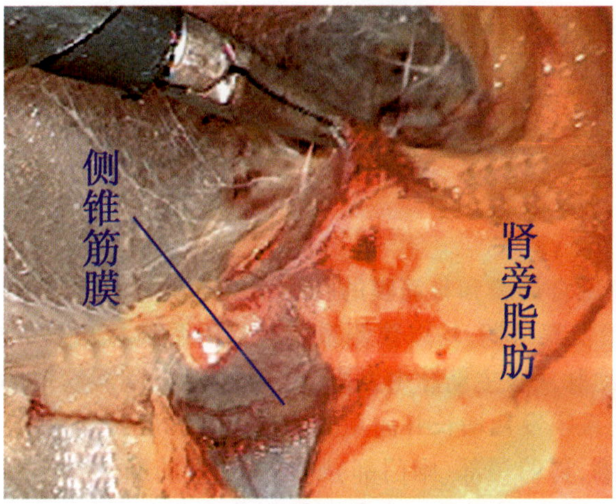

图 31-2-12　侧锥筋膜及其外的肾旁脂肪

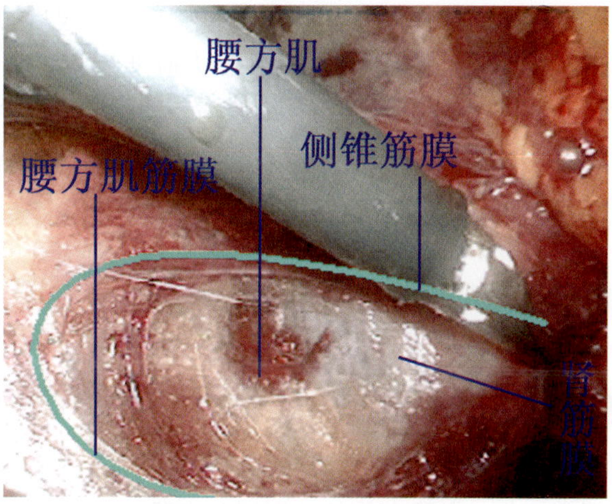

图 31-2-13　切开侧锥筋膜所见

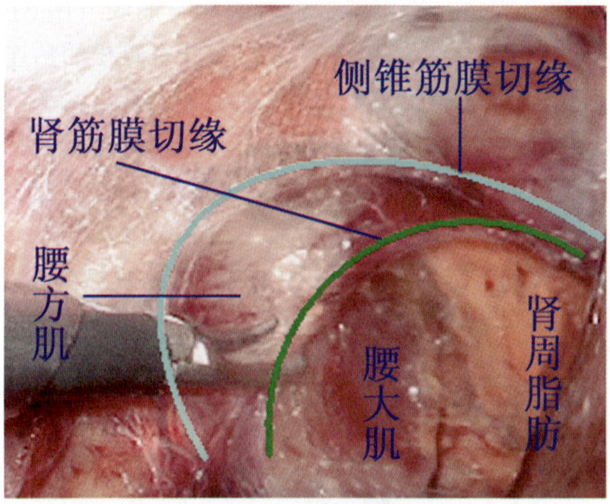

图 31-2-14　切开侧锥筋膜和肾筋膜所见

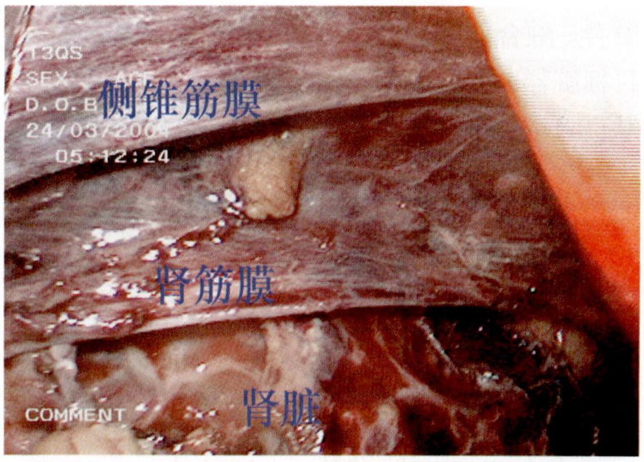

图 31-2-15　分两层平行排列的侧锥筋膜和肾筋膜

6. 融合筋膜、肾筋膜和侧锥筋膜三角　经腹手术经结肠外侧三角沿 Toldt 线切开腹膜、腹膜外脂肪、融合筋膜后，可以观察到融合筋膜、肾筋膜和侧锥筋膜形成的三角形裂隙(图 31-2-16)，这是一个无血管间隙。此间隙向前，是肾筋膜前层与融合筋膜之间的无血管平面(肾筋膜前间隙)，向后则是肾筋膜后层与侧锥筋膜之间的无血管平面(肾筋膜外间隙)。融合筋膜在肾筋膜前层浅面向外走行，其外缘向外越过侧腹膜返折部消失于腹膜外组织中。

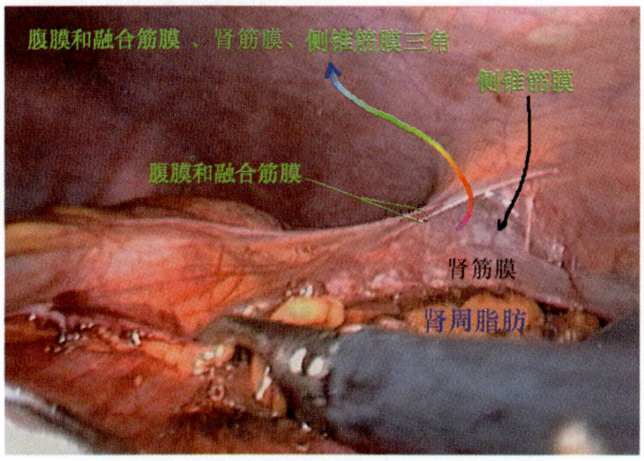

图 31-2-16　融合筋膜、肾筋膜、侧锥筋膜三角

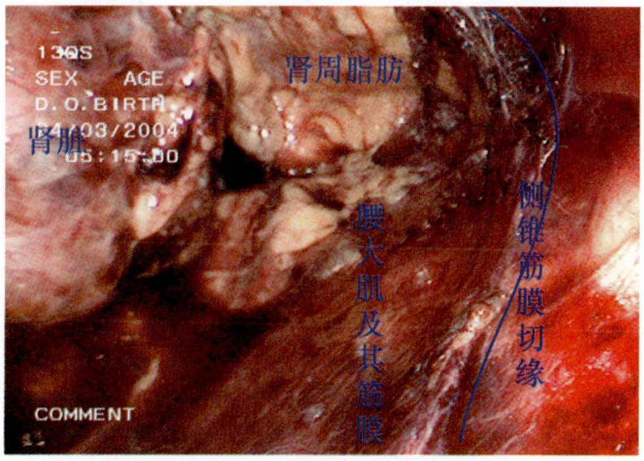

图 31-2-17　腰肌前间隙

经后腹腔手术切开侧锥筋膜和肾筋膜后层后，即进入腰方肌和腰大肌前方的间隙(图 31-2-17)。肾筋膜后层在侧锥筋膜深面，向后在腰大肌外缘与腰大肌筋膜融合。融合后肾筋膜变得菲薄而不明显。沿腰方肌外缘切开侧锥筋膜和肾筋膜后层，可观察到肾周脂肪、腰方肌和腰大肌。肾周脂肪与腰方肌、腰大肌表面之间是一个无血管间隙，沿此间隙向上可达肾上极后方，向下可达肾下方，向内游离可迅速到达肾蒂后方。

【融合筋膜、肾筋膜的胚胎发生学】

要理解和掌握肾周腹膜后隙的解剖学特点，需了解融合筋膜和肾筋膜的胚胎发生学。

1. 融合筋膜(fusion fascia) 胃、小肠和结肠在胚胎发育早期，均以腹侧系膜和背侧系膜与体壁相连，并从两者中获得血液供应(图 31-2-18)。背侧系膜中的动脉从腹主动脉中发出(图 31-2-19)。随着发育的进行和肠管的转位，腹侧系膜消失(图 31-2-20)。胃的背侧系膜发育增长并向左侧膨出形成网膜囊和大网膜，同时因肝右叶发育增大，胃的头端(贲门部)被推向左侧，胃的尾部(幽门部)则因十二指肠贴于腹后壁而被固定。十二指肠由前肠的尾端和中肠的头端共同发育而成，最早是一个凸向腹侧的 C 形袢，以后随着胃向右转，成为凸向右侧的袢。在转位过程中，十二指肠的背侧系膜与腹后壁的腹膜融合，这种融合的双层腹膜就是融合筋膜 (图 31-2-21,22)。同样的机制结肠背侧系膜也与后腹壁融合形成融合筋膜 (图 31-2-23)。腹膜融合时，位于中间的两层浆膜层消失，余留下两层并行的结缔组织，这两层组织间有疏松的粘连使之融合。融合筋膜见于腹腔和盆腔。融合筋膜是一个相对无血管的平面，在其表面，神经和血管与之平行走向目标脏器。行腹腔镜手术时，通过此平面进行钝性游离，可以不损伤血管和神经。一般情况下，会有一些小静脉(Retzius 静脉)穿过融合筋膜。这些静脉在合并门脉高压时增粗，术中应注意防止损伤引起出血。

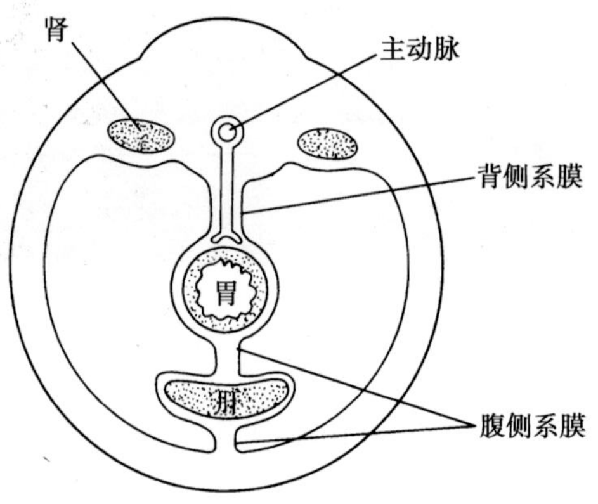

图 31-2-18 背侧系膜和腹侧系膜

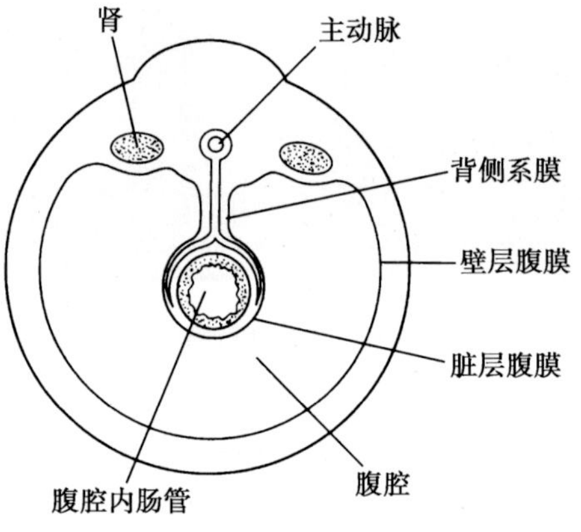

图 31-2-19 胚胎肠管的背侧系膜

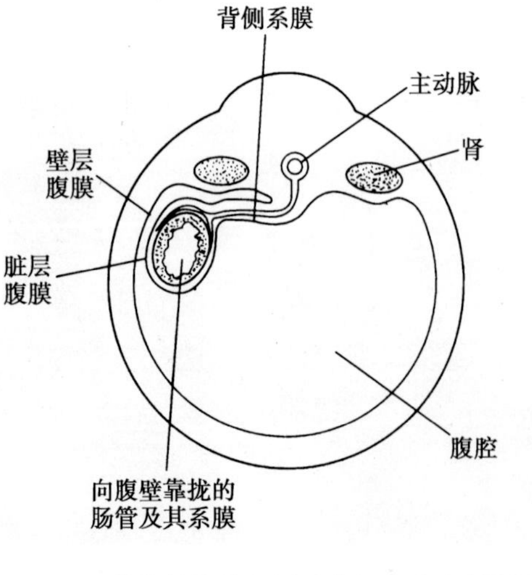

图 31-2-20 肠管旋转使其背侧系膜向腹后壁腹膜靠拢

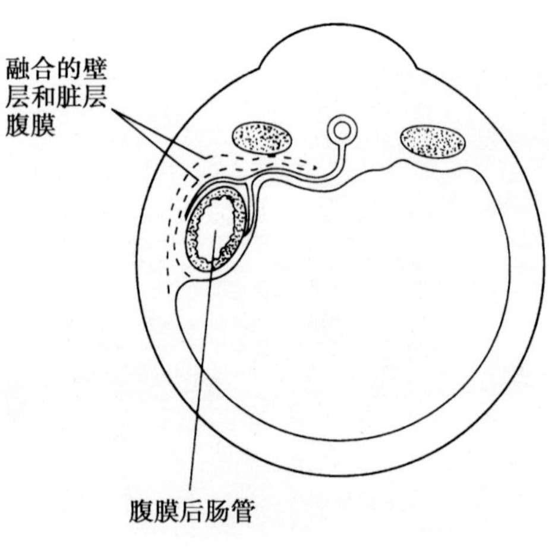

图 31-2-21 脏层和壁层腹膜融合形成融合筋膜

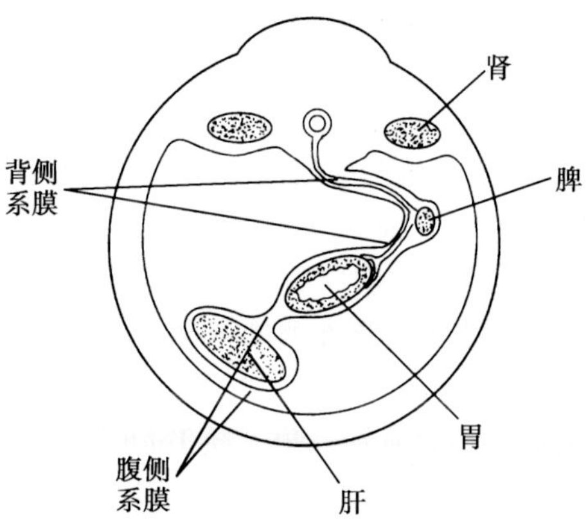

图 31-2-22　胃旋转使其背侧系膜向腹后壁腹膜靠拢

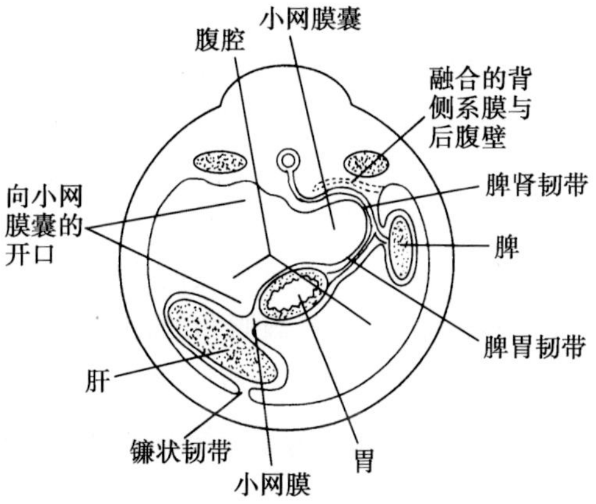

图 31-2-23　脏层和壁层腹膜融合形成融合筋膜

空回肠由中肠发育而成。在胚胎发育过程中，它们发生旋转，但其系膜不与后腹壁腹膜融合，其系膜根从 Treitz 韧带部往右下方延续达回盲部，而系膜仍突出于后腹壁。回盲部、升结肠、降结肠和直肠的系膜在胚胎发育与后腹壁腹膜融合，横结肠，乙状结肠的系膜不与后腹壁腹膜融合，它们的系膜与空回肠系膜一样，悬挂于后腹壁上。其中，横结肠系膜的前壁在发育过程中又与十二指肠前方的腹膜及胰腺下方大网膜的后层融合。

2. 肾、肾筋膜、肾前腹膜的发生和融合　肾发生于生殖嵴。在胚胎发育过程中，逐渐生成肾脏、肾周脂肪和肾筋膜。在胚胎的早期，肾筋膜的前方尚覆盖一层后腹膜。这一层腹膜即是后腹壁的壁腹膜。胚胎进一步的发育过程中，在右侧，首先是十二指肠降部及其内侧胰头部的腹膜与肾门前方的腹膜相融合，接着，从内往外，升结肠系膜的后层再与胰头前方的腹膜、十二指肠前方的腹膜、肾筋膜前层前方的腹膜相融合；在左侧，脾、胰尾后方的腹膜与内侧部肾筋膜前层前方的腹膜相融合，接着，降结肠的肠系膜后层再与胰腺和外侧部肾筋膜前方的腹膜相融合。

3. 在尸体上，可以沿融合筋膜切除肝、胃、胰、脾和肠管，显露肾上腺、肾和输尿管，并可显露下腔静脉和主动脉前壁(图 31-2-24)。

【肾周腹膜后隙的解剖学特点与无血管平面】

笔者根据以上的研究结果绘制了肾周腹膜后隙的解剖示意图(图 31-2-25)。从此图可观察到肾周腹膜后隙有如下解剖学特点：肾筋膜前层与肾筋膜后层在肾外侧光滑相续，肾筋膜前层浅面是融合筋膜，肾筋

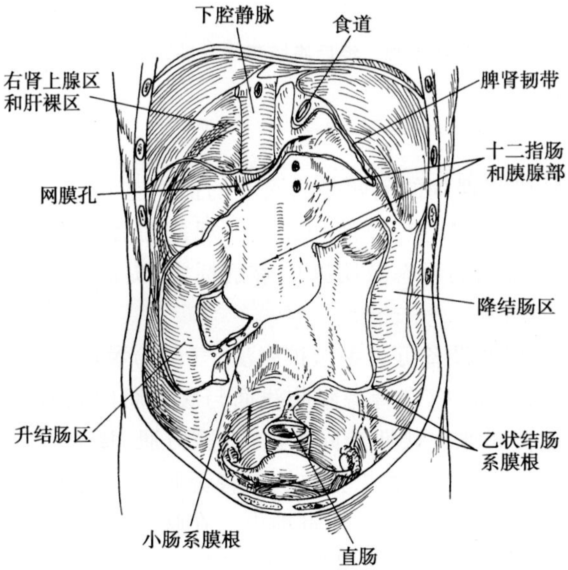

图 31-2-24　沿融合筋膜平面显露的腹膜后脏器

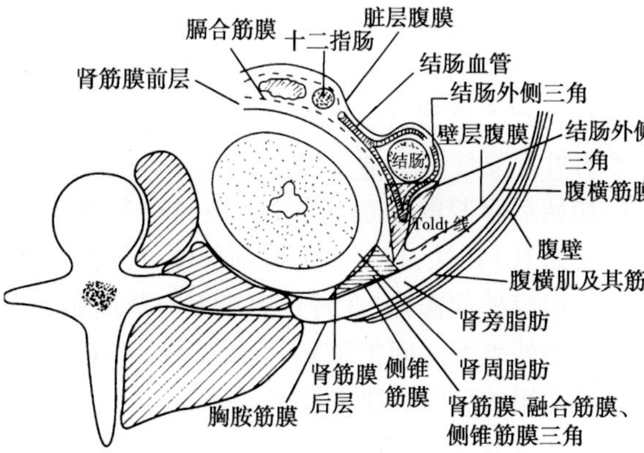

图 31-2-25　肾周腹膜后隙解剖学结构

膜后层浅面是侧锥筋膜与腰方肌筋膜。在腰大肌外缘肾筋膜后层与其筋膜融合。融合筋膜由升、降结肠等次生腹膜后脏器的系膜后层腹膜与腹后壁腹膜在胚胎发育过程中融合而成，在肾筋膜前层浅面向外走行越过侧腹膜返折部并消失于腹膜外组织中。侧锥筋膜是独立于肾筋膜的一层筋膜，由腰方肌筋膜前后层在其外缘向前延续而成，被覆肾筋膜后层的外侧，越过侧腹膜返折向前继为腹横筋膜。侧锥筋膜在深面与肾腹膜后叶之间形成一无血管平面，其内无脂肪；在浅面与胸腰筋膜及前腹壁肌之间形成一个容纳肾旁脂肪的间隙。腹膜与融合筋膜之间形成腹膜融合筋膜间隙，其内容是次生腹膜后位器官及其神经血管。结肠外侧三角由结肠外缘、腹膜和融合筋膜构成，是腹膜融合筋膜间隙在结肠外侧的一部分，其内容是腹膜外脂肪层及结肠直血管。因腹膜融合筋膜间隙内有次生腹膜后位器官及其血管，故不应在此间隙内游离，以免损伤脏器或其供支血管。融合筋膜、肾筋膜和侧锥筋膜组成一个无血管三角。经 Toldt 线切开结肠外侧三角各层后，首先进入此三角。肾筋膜前层与融合筋膜之间（肾筋膜前间隙），肾筋膜后层与侧锥筋膜之间（肾筋膜外间隙），腰方肌、腰大肌与肾周脂肪之间（腰肌前间隙），存在着无血管平面。手术过程中在这些层面游离，可以不损伤内脏、血管和神经。

【手术入路】

根据图 31-2-25 所示肾周腹膜后隙的解剖学特点，笔者设计了腹腔镜肾癌根治术的手术入路：

1. 经腹腔手术　沿 Toldt 线经结肠外侧三角切开侧腹膜、腹膜外脂肪、融合筋膜进入肾筋膜、融合筋膜、侧锥筋膜三角，经此三角沿肾筋膜前间隙向内游离肾脏前部达肾蒂前方；沿肾筋膜外间隙向后游离肾脏外部达腰方肌外缘；沿腰肌前间隙游离肾脏后部达肾蒂后方（图 31-2-26）。

2. 经后腹腔手术　首先进入充有肾旁脂肪的侧锥筋膜外间隙。分别在前后两处切开侧锥筋膜，再沿肾筋膜前间隙及腰肌前间隙游离肾脏的前部及后部（图 31-2-27）。

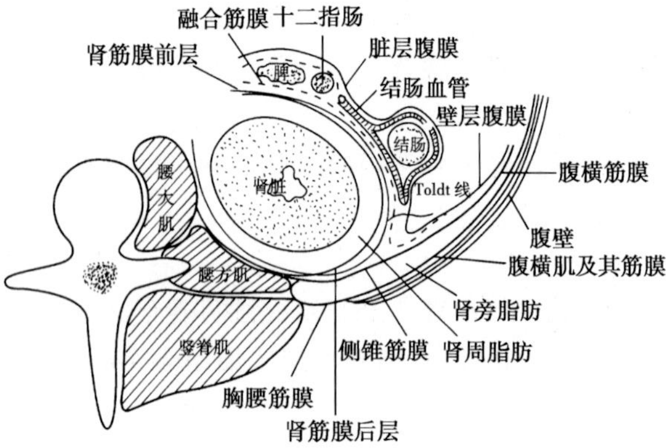

图 31-2-26　经腹腔手术入路示意图

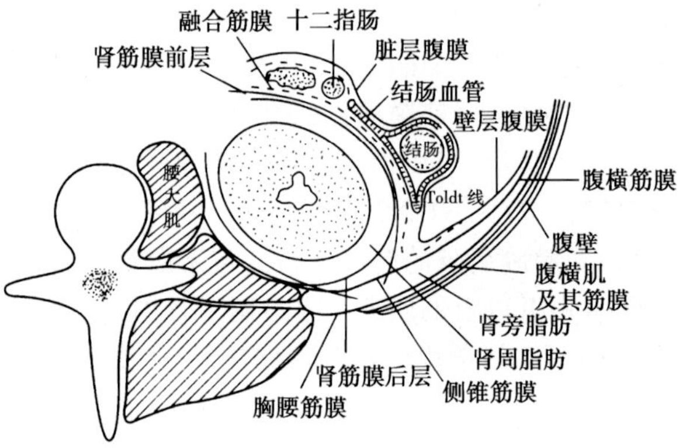

图 31-2-27　经后腹腔手术入路示意图

【初始后腹腔的建立、扩大与整理】

具备了后腹腔的解剖学知识，泌尿外科的腹腔镜医师尚将遇到的问题是后腹腔的操作空间狭小。为克服此困难，笔者在进一步的研究中，根据后腹腔的临床解剖学特点，设计和建立了规范的后腹腔建立、扩大与整理技术路线，使各种方法建立的初始后腹腔获得规则的形态及明晰的解剖标志，提高了后腹腔镜手术的可重复性和可学习性。

1. 初始后腹腔的建立　建立后腹腔有多种方法。按使用的设备可为手指扩张法、气（水）囊扩张法、器械扩张法如 IUPU 法；按扩张的解剖部位可分为肾旁脂肪外间隙法（在肾旁脂肪浅面与腹横肌内表面之间扩张）、肾包膜外间隙法（在肾包膜表面与肾周脂肪深面之间扩张）、腰肌前间隙法（在腰方肌、腰大肌表面与肾周脂肪外表面之间扩张）。手指扩张法、IUPU 法和笔者常用的气囊扩张法均是肾旁脂肪外间隙法。

笔者常用的后腹腔建立技术：气管内插管全麻，健侧卧位，升高腰桥。消毒铺巾。在腋中线第 12 肋下一横指切开皮肤 3cm，血管钳钝性分离腹壁各肌层及胸腰筋膜，示指在腹横肌深面将肾旁脂肪、腹横筋膜及腹膜剥离建立一间隙，再置入自制气囊充气 600ml 扩张后腹腔。手指引导下分别于肋腰点及腋前线肋弓下两横指处置入 Trocar。充气建立后腹腔，气腹压 13mmHg。

2. 后腹腔的形态　不同方法建立的初始后腹腔解剖学状态不尽相同。笔者采用上述方法建立后腹腔时，气囊将肾旁脂肪浅面从腹横肌深面及胸腰筋膜深面表面剥离。气囊扩张时，在肾脂肪囊上方，因肾及肾周脂肪的支撑作用，侧锥筋膜与腰方肌筋膜之间的延续不致断裂。气囊在此部的扩张形成一个水平位的扁平间隙（后腹腔肾部）；而在肾脂肪囊下方，因缺乏肾及肾周脂肪的支撑作用，气囊扩张时将侧锥筋膜与腰方肌筋膜的连接部从腰方肌外缘撕脱，并进一步沿腰方肌、腰大肌表面向内剥离形成一个垂直位的凹陷（后腹腔输尿管部），输尿管通常位于凹陷的深部（图 31-2-28~30）。因为脂肪囊以下的腹膜后腔无实质脏器填充而较容易被气（水）囊剥离，故这种技术建立的后腹腔的主要部分为后腹腔输尿管部，通常有足够的空间行肾下极、肾盂输尿管手术；但后腹腔肾部较为狭小，在行肾上极、肾切除、肾上腺手术时空间不足，尤其是在肾旁脂肪肥厚的肥胖病人，后腹腔内大量的肾旁脂肪填充了扩张后的空间，并常在术中下垂坠入肾输尿管区手术野妨碍手术操作。为了使手术得以顺利进行，需要对初始状态的后腹腔进行扩大和整理。

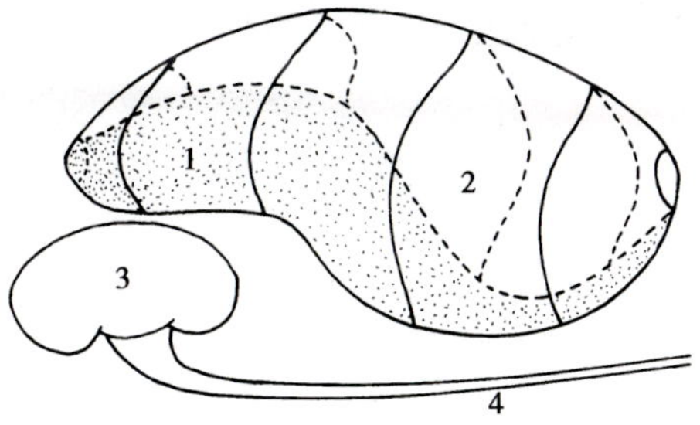

图 31-2-28　初始后腹腔的形态

1. 后腹腔肾部；2. 后腹腔输尿管部；3. 肾脏；4. 输尿管

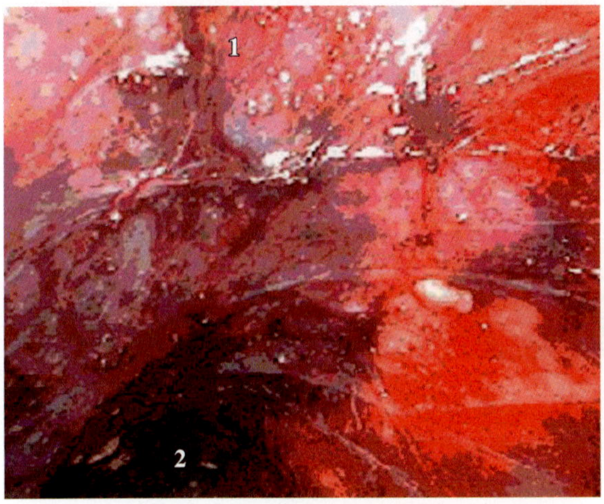

图 31-2-29　后腹腔肾部和输尿管部

1. 腹腔肾部；2. 后腹腔输尿管部

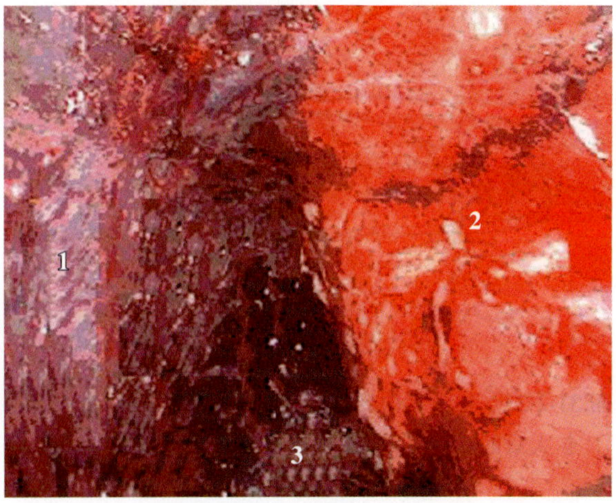

图 31-2-30　后腹腔输尿管部

1. 侧锥筋膜；2. 腰大肌；3. 后腹腔输尿管部

3. 后腹腔的扩大与整理

第 1 步：沿肾旁脂肪浅面与腹横肌、膈肌间疏松组织间隙游离，将肾旁脂肪向内从腹横肌深面、向上从膈肌深面钝性或锐性剥离（图 31-2-31）。游离间隙在镜下呈苍白的丝网状，里面可以看到供应肾旁脂肪的血管，可以用超声刀或 LigaSure 切断。后腹腔腹膜剥离范围向上到达肾上腺区，向内达锁骨中线。借助此步骤，肾周围腹膜和腹横筋膜从腹横肌和膈肌深面被剥离，后腹腔容积显著增大。

第 2 步：从侧锥筋膜表面剥离肾旁脂肪深面（图 31-2-32）。这部分少有血管。肾旁脂肪可以完全或部分切除并经 Trocar 取出，也可不切除肾旁脂肪，游离其中上部，保留肾下极部分的血管蒂，并将肾旁脂肪拨向后腹腔输尿管部的凹陷内。这一步的目的在于显露侧锥筋膜，并避免术中因肾旁脂肪下垂坠入术野妨碍手术。

第 3 步：沿腰方肌外缘大范围纵向切开侧锥筋膜（图 31-2-33，34），通常将肾筋膜一同切开，向上达肾上腺区，向下沿肾脂肪囊的弧度从肾下极外侧一直向肾下极内侧剪开，达肾下极内侧输尿管旁，使第 4 步建立的腰肌前间隙与后腹腔肾部和后腹腔输尿管部沟通。侧锥筋膜和肾筋膜切开后，可以看到肾周脂肪、腰方肌和腰大肌。成人肾外侧侧锥筋膜和肾筋膜后叶的宽度通常在 3cm 左右，必要时可以横向切开部分侧锥筋膜和肾筋膜，帮助显露肾脏前部。

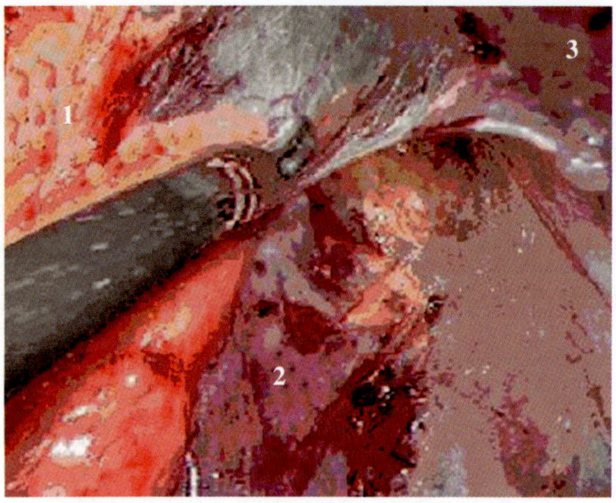

图 31-2-31　在腹横肌深面游离肾旁脂肪

1. 肾旁脂肪;2.侧锥筋膜;3.腹横肌

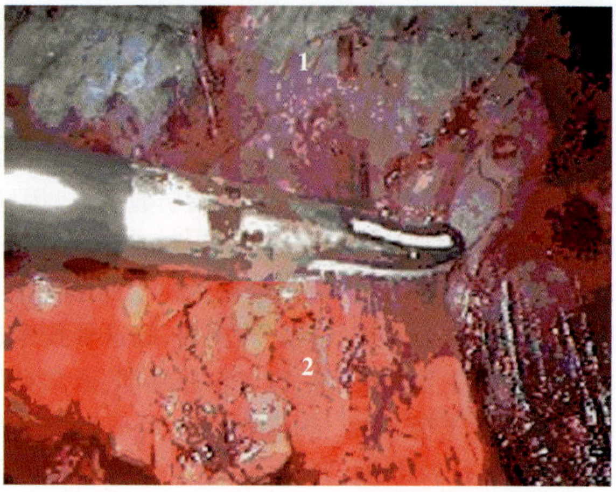

图 31-2-32　在侧锥筋膜表面游离切除肾旁脂肪

1. 侧锥筋膜;2. 肾旁脂肪

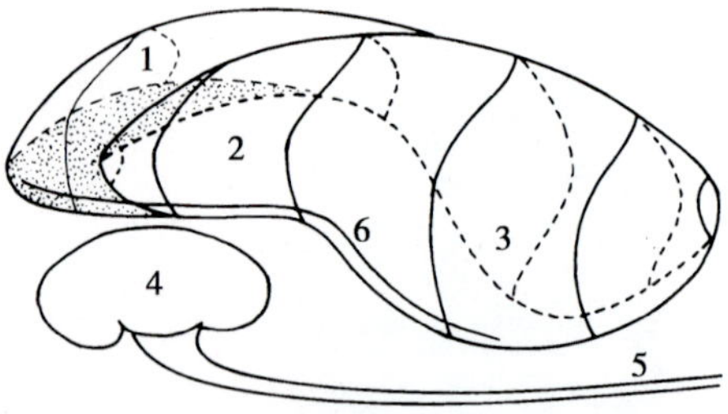

图 31-2-33　扩大后的后腹腔和侧锥筋膜、肾筋膜切开线

1. 扩大后的后腹腔肾部;2. 初始后腹腔肾部;3. 后腹腔输尿管部;4. 肾脏;5. 输尿管;6. 肾蒂

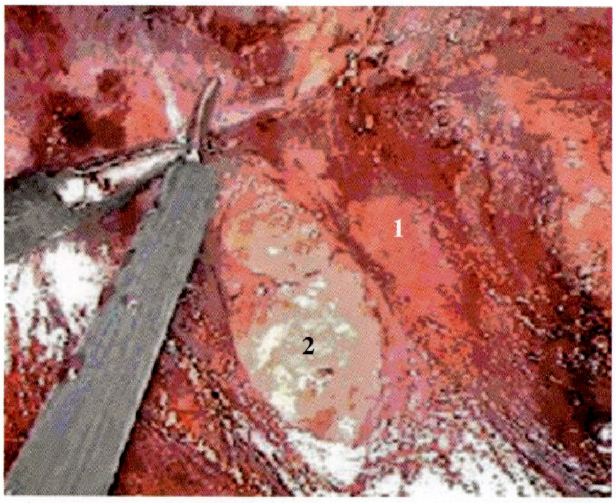

图 31-2-34　切开侧锥筋膜及肾筋膜

1. 侧锥筋膜(肾筋膜在其深面);2. 肾周脂肪

第 4 步:钝性游离腰肌前间隙,向上达肾上腺区,向下达输尿管上段,向内达肾门部。此步完成后,腰肌前间隙与后腹腔肾部及后腹腔输尿管部沟通,肾后部操作野增大(图 31-2-35)。

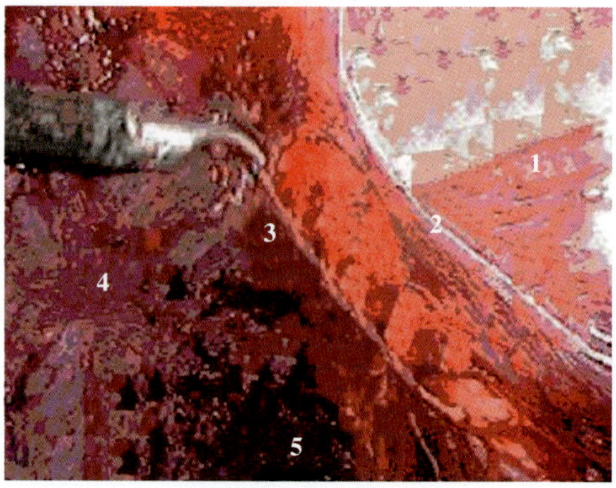

图 31-2-35　腰肌前间隙

1. 腰大肌;2. 肾筋膜切缘;3. 侧锥筋膜切缘;4. 侧锥筋膜;5. 后腹腔输尿管部

第 5 步：肾良性病变可进一步在切开肾周脂肪后在肾包膜表面游离肾脏，也可在肾周脂肪与肾筋膜内面将肾及肾周脂肪一并游离；必要时还可切除遮挡术野的肾周脂肪。肾恶性病变则在肾筋膜前间隙和肾筋膜外侧间隙游离肾脏。经过这 5 步后,后腹腔的容积显著增大,肾输尿管显露满意,可以方便地进行肾脏游离、肾门部操作或行肾盂输尿管手术。

在手术操作熟练的情况下，从气腹建立后开始到第 4 步完成通常耗时 10~15 分钟。在后腹腔镜手术中,有一个重要的特点,即初始后腹腔的容积是最小的。在以后的游离过程中,术者每切一刀,具备一定压力的二氧化碳充入将使后腹腔扩大一点，手术结束时是后腹腔容积最大的时候。初始后腹腔经过以上的扩大与整理步骤后，解剖标志变得明晰，肾后方操作野宽广且无多余脂肪遮盖阻挡术野，到达脏器迅速，减少了手术后段的暴露和对抗牵引操作，使总的手术时间缩短，提高了手术的安全性和可操作性。

4. 术中注意事项及并发症处理　肾旁脂肪位于侧锥筋膜与腹横肌、胸腰筋膜之间，其血供主要来自于腹横肌深面的血管分支，在腹腔镜下，这些血管支可以看得很清楚，可用电刀或超声刀切断。在腹横肌和膈肌深面游离肾旁脂肪时，因肾旁脂肪深面的腹横筋膜菲薄，操作不慎易导致腹膜穿孔。腹膜穿孔后高压的 CO_2 随即经穿孔进入腹腔，使腹膜内外压力平衡，后腹腔气压扩张作用消失而使后腹腔容积减少，造成手术困难。腹膜穿孔后用钛夹夹闭裂口通常无效，如导致后腹腔容积过小手术困难，可以将腹膜裂口进一步剪开使后腹腔与腹腔大范围沟通，CO_2 可以自由进出腹腔，可以获得较大手术空间；也可另外加置 1 个 5mm Trocar 置入拉钩牵开腹膜帮助暴露。腹膜一旦穿孔，术毕时应将腹腔内 CO_2 尽量排出，减少术后疼痛。切除的肾旁脂肪组织可以分块取出，但耗时较长，笔者一般经开放切口 10mm Trocar 置入抓钳夹住后，随 Trocar 一同取出体外，再重新置入 Trocar，也可将脂肪块先置于后腹腔一角，最后标本一起置入标本袋取出体外。当向脊柱方向剪开侧锥筋膜和肾筋膜时，要注意避免损伤输尿管。

【总结】

腹腔镜下，因腹腔镜的放大作用，可以观察到比开放手术更多的解剖学层次，其中肾筋膜、融合筋膜及侧锥筋膜的辨析具有重要的解剖学意义。腹腔镜下观察到的筋膜走行特点与传统解剖学观点具有一定区别。

肾筋膜与融合筋膜之间，肾筋膜与侧锥筋膜之间，腰大肌、腰方肌筋膜前方，存在无血管平面。依照本文设计的解剖学入路，在这些无血管平面游离，可以减少出血，避免肠管和腹腔脏器损伤，提高手术速度，并符合肾癌根治术原则。

初始后腹腔通常狭小且解剖标志不明，通过一定的扩大与整理，可以使后腹腔成为一个解剖标志清晰的规则空间，有利于手术进行。

建立腹腔镜下整体解剖学概念，熟悉掌握解剖学结构，有助于腹腔镜手术的顺利进行，为新术式和复杂手术的术式设计提供解剖学理据，并可为手术规范的建立奠定理论基础。

参考文献

1. 姚志彬，等. 医用解剖学. 北京：中国医药科技出版社，1999，302
2. 羊惠君，等. 实地解剖学. 北京：人民卫生出版社，2002，264
3. 寺地敏郎. 腹腔鏡でわかる後腹膜の解剖. Urology View，2003，1(1):8-13
4. 邱剑光，高新. 腹腔镜肾周腹膜后隙解剖学与手术入路研究. 中华泌尿外科杂志，2005，26(2):91-93
5. 周利群. 北大泌尿所(IUPU)建立腹腔镜腹膜后腔的简单性和可操作性：500 例以上经验. 4th Beijing International Symposium on Recent Advances in Urology，BISU. 2004
6. 邱剑光，高新. 腹腔镜下肾周腹膜后隙解剖学特点与手术入路. 见：郭应禄主编. 泌尿外科内镜诊断治疗学. 北京：北京大学医学出版社，2004
7. 邱剑光，高新，湛海伦，等. 后腹腔建立扩大与整理技术的临床解剖学研究. 中国临床解剖学杂志，2005，23(6):627-630
8. Low RK，Moran ME. Laparoscopic use of the ureteral illuminator. Urology，1993，42(4):455-457
9. Gasman D，Saint F，Barthelemy Y，et al. Retroperitoneoscopy：a laparoscopic approach for adrenal and renal surgery. Urology，1996，47(6):801-806
10. Rassweiler JJ，Henkel TO，Stoch C，et al. Retroperitoneal laparoscopic nephrectomy and other procedures in the upper retroperitoneum using a balloon dissection technique. Eur Urol，1994，25(3):229-236

第三节　CO_2气腹对机体的影响

effects of CO_2 pneumoperitoneum on body

【高　新】

腹腔镜技术临床最早用于妇科疾病的诊断,已有近40年历史,随着设备和技术的改进,如今广泛应用于妇科、普外、胸外、泌尿外科等疾病的诊治。目前泌尿外科腹腔镜手术已从精索静脉高位结扎术、肾上腺切除术、肾脏良性疾病手术发展到肾癌、前列腺癌和膀胱癌根治术等复杂术式。与传统开放手术相比,腹腔镜手术是通过注入CO_2气体建立气腹来完成的。随着手术范围不断扩大,手术时间明显延长,气腹使患者所产生的各种病理生理学改变越来越受到人们重视。因而了解CO_2气腹对机体的影响,对于术中管理和手术的安全进行,具有重要意义。

【对全身重要脏器的影响】

1. 对呼吸系统的影响　气腹对呼吸系统的影响来自于气腹压和CO_2,主要包括呼吸动力学改变、肺循环功能的影响、二氧化碳吸收导致的呼吸性酸中毒等。

(1) 通气功能障碍:人工气腹造成腹内压增高引起膈肌上移,导致肺顺应性减少约30%~50%、功能残气量减少、气道压力上升、通气/血流比值失调等。Makinen等研究发现,腹腔镜胆囊切除术中当气腹压为12mmHg时,肺顺应性急剧下降而吸气终末气道内压急剧升高;但体位的改变如升高头部或向左右方向转动手术床,肺顺应性和吸气终末气道内压并没有明显改变。Rauh等也证实气腹压升至15mmHg时,头低位或头高位的体位改变不会影响肺顺应性和吸气终末气道内压。但侧卧位与仰卧位的肾上腺切除术相比,气腹状态时气道内压会增高。手术时要获得术前同样的换气量,就要增加进气压力,亦可通过麻醉师减少每次换气量和增加换气次数进行处理。

(2) $PaCO_2$上升:肺顺应性下降导致肺泡通气量下降,以及CO_2通过胸腹膜及术野组织的快速吸收,可导致$PaCO_2$升高。而手术结束腹腔压力降低时CO_2吸收也会加快,加之组织内残余的CO_2逐渐吸收入血,术后短期内$PaCO_2$仍会偏高,因此,术后应加强呼吸监测。$PaCO_2$的升高与气腹压成正比,因而腹腔镜手术宜在低气腹压下进行。

2. 对循环系统的影响　气腹对循环系统的影响因素主要有气腹压、病人体位、高二氧化碳血症以及迷走神经张力增高等,表现为心排血量下降、体循环和肺循环血管张力升高、高血压,其影响程度与气腹压高低有关。

气腹压在5~20mmHg时,对心血管系统产生正性肌力作用,表现为心率增快、心肌收缩力增加,而对心肌细胞代谢、结构和心肌酶谱无明显影响;但当气腹压升到接近40mmHg时,静脉回心血量和心排血量均下降。

病人体位变化对循环系统也有一定影响,仰卧位气腹压在15mmHg以下时,心排血量无变化或轻度下降,平均动脉压和全身血管阻力上升;但当气腹压在20mmHg以上时,随着静脉回心血量的减少,心排血量也将下降。头高位时,心率上升,平均动脉压下降,全身血管阻力上升,心排血量也因此下降;相反,头低位时,心率下降,平均动脉压上升,全身血管阻力下降,心排血量也随之增加。气腹引起的$PaCO_2$升高,可引起心动过速和室性期前收缩(早搏);腹膜受气腹刺激后迷走神经兴奋,亦可引起心律不齐。术中出现心血管的异常表现时,注意还要除外是否发生气胸、呼吸性酸中毒或气栓等。全身血管阻力升高不仅与$PaCO_2$升高引起的交感神经兴奋有关,还与静脉阻力增加及腹部大动脉受压等机械因素有关。Morrison等观察了8例腹腔镜下疝修补术中气腹对大腿静脉血流量的影响:同一病例在经腹腔和腹膜外气腹时(均为10mmHg),大腿静脉直径无差异,但经腹腔时大腿静脉血流流速有下降倾向,血流量则显著下降,因而认为腹膜外手术血栓形成的危险性较低。此研究亦提示为减少血栓形成的危险,腹腔镜前列腺癌根治术时采用腹膜外径路更安全。

(1) 心排血量的变化:多数情况下心排血量下降程度约为10%~30%。心排血量减少的主要原因是腔静脉受压导致下肢淤血,回心血量减少,心室舒张末期容积减少。扩容和头低位有助于提高回心血量。

(2) 外周血管阻力的变化:气腹时外周血管阻力增高,可用具有扩血管作用的麻醉药如异氟烷或微量血管扩张药进行对抗。

(3) 对局部血流的影响:气腹后肾血流和肾小球滤过率降低约 50%,颅内压增高,眼压变化不明显,下肢静脉淤血有增加血栓形成的可能。

(4) 心律失常:处理包括腹腔放气、给予阿托品、加深麻醉等。

(5) 高危心脏病人的循环变化:术前心排血量低、中心静脉压低、平均动脉压高和外周阻力高的病人,在腹腔镜手术时血流动力学变化更大,主张术中给予适当处理,如扩容、硝酸甘油、尼卡地平等,术后心血管功能恢复最少需要 1 小时,应加强监测,警惕充血性心衰的可能。高危病人应提倡较低的腹腔压力并减慢充气速度。

3. 对肝、肾功能的影响　嵇武等研究发现,腹腔镜胆囊切除术对人体肝、肾功能有明显影响,至术后 3 天时肝功能接近恢复正常,而肾功能不但没有恢复,反而有进一步下降趋势。气腹开始时腹内压急骤升高,可引起肾血管阻力增加、肾血流减少、肾表浅皮质区灌注减少、肾静脉受压致血液回流受阻、急性肾小球坏死、肾皮质压力增高等肾间隔综合征(renal compartment syndrome)。同时肝动脉、门静脉及肝微循环血流也呈进行性减少,肝动脉的血流变化较门静脉更严重。此外,气腹压的急骤升高,亦可作为刺激因素,引起一系列的神经内分泌反应,通过下丘脑-垂体激素,如 ACTH、ADH 等影响肝、肾血流,还可通过自主神经系统,使血管收缩,进一步减少肝、肾的血液供给。手术结束时突然解除气腹,血流再通,内脏血流再灌注,可产生缺血-再灌注损伤。腹腔镜手术中气腹导致肝、肾缺血缺氧,以及解除气腹后发生的缺血-再灌注损伤,是引起术后肝、肾功能下降的主要原因。肝、肾血供受 CO_2 气腹影响程度不同,对损伤的耐受和修复的能力也不同,使得肝、肾功能在术后受到不同程度影响,并使肝、肾功能恢复出现时间上的差异。肾功能的下降在腹腔镜术后 1~3 天比较明显,7 天左右恢复正常。大部分病人可以耐受这一改变,而无特异的临床表现。但随着腹腔镜手术适应证的不断扩大,手术时间的不断延长,部分患者可能产生一定的不良影响。对有慢性肝、肾疾病,循环系统疾病致肝、肾功能储备能力下降,或术前有肝、肾功能不全表现的患者,如肝硬化、门静脉高压、糖尿病、慢性肾炎、低血压、休克、动脉硬化者,以及肝、肾代偿功能较差的老年患者,则应考虑气腹对肝、肾功能的影响。为有效减少腹腔镜手术对肝、肾功能的影响,术中除轻柔操作和减少电凝器使用外,还应尽可能降低气腹压,缩短手术时间。

4. 对内分泌系统的影响　腹腔镜手术与开放手术一样,也可以引起 β 内啡肽、皮质醇、催乳素、肾上腺素、去甲肾上腺素、多巴胺和抗利尿激素水平上升。这些内分泌的变化可能与气腹引起的腹内压上升有关。Schauer 等对比了腹腔镜胆囊切除术和开放胆囊切除术的内分泌变化,发现两组切皮后短时间内儿茶酚胺、皮质醇和血糖浓度均有升高,但腹腔镜组在术后 4~5 小时恢复到术前水平,而开放手术组在术后 9 小时仍高于术前,说明腹腔镜手术引起的神经内分泌反应较开放手术为轻。因而,可以认为对于一般情况不佳的患者,腹腔镜手术是更好的选择。

5. 对机体免疫系统的影响　外科手术所致的应激反应会不同程度地干扰机体免疫功能,应激反应的调节过程往往表现出免疫抑制作用。创伤中,在神经内分泌因子的作用下,机体的体液免疫、细胞免疫和非特异免疫系统均可受到抑制。外科应激反应对机体免疫功能的影响主要是影响非特异性细胞免疫,其免疫抑制程度与外科应激的严重程度密切相关,表现为免疫球蛋白和补体含量降低,巨噬细胞和中性粒细胞功能异常。动物和临床实验表明,与开放手术相比,腹腔镜手术对机体的免疫抑制较轻。动物模型研究也证明,CO_2 气腹与开放手术时暴露在空气中的环境相比,对免疫系统的影响较轻。

6. 对神经系统的影响　气腹时下腔静脉受阻、胸腔内压力增高,可由此引起中枢神经系统静脉回流减少而使颅内压升高。CO_2 的吸收使血 $PaCO_2$ 升高,脑血管可因此有一定程度舒张,被认为是 CO_2 气腹后颅内压增高的主要原因。CO_2 气腹引起腹膜伸展、腹内容量血管受压及肾血流量减少,均可刺激相应腺体和激活下丘脑-垂体-靶腺轴,引起血浆肾素、血管紧张素、醛固酮及去甲肾上腺素升高。CO_2 气腹还可增强自主神经系统兴奋性,刺激膈神经引起肩部酸痛。值得注意的是怀疑有颅内病变是采用 CO_2 气腹的相对禁忌证;对合并有颅脑损伤和腹腔间隙综合征的病人,高通气不能明显降低颅内压,除非腹腔减压。

【长时间气腹对机体的影响】

随着腹腔镜手术适应证的扩大,复杂的腹腔镜手术也越来越多,手术时间不可避免延长。长时间的腹腔镜手术可引起血流动力学异常和酸碱平衡失调。气腹 1.5 小时后,最大吸气压上升,此后一直维持在高值水平,气腹结束时降至基础值。$PaCO_2$ 在气腹开始时即上升,手术 1.5 小时后上升到具有统计学意义的较高值,此后一直维持在此水平,气腹结束后高值仍持续一段时间。动脉血 pH 在气腹开始后下降,到手术

30分钟后下降到具有统计学意义的低值,此后维持在此水平,气腹结束后渐渐改善。这些生理指标,通过调整潮气量,一般可以维持在生理范围之内。

血流动力学方面,一般不会出现具有统计学意义的平均动脉压变化,中心静脉压只在手术3.5小时后才会升高到具有统计学意义的高值。心率在气腹开始后略有上升,但只有在手术4小时后才会上升到具统计学意义的高值,此后仍会有所上升,且不会在气腹结束时立即下降。

总之,即使在长时间的气腹情况下,一般引起的血流动力学变化和酸碱平衡变化也不大。尽管如此,术中密切监测血流动力学和血气分析仍是十分必要的。

【与气腹相关并发症的防治】

1. 皮下气肿　发生率约0.3%~2.5%,多见于手术时间长、气腹压高和经后腹腔的手术。其常见原因为:①腹压过高,手术时间过长;②穿刺气腹针尖位于筋膜前的皮下组织内;③皮肤及腹膜与工作套管间出现缝隙;④反复穿刺使工作套管偏离了原来部位,原穿刺处的腹膜缺损漏气。

临床表现为病人胸、腹、颜面部及上肢等处出现肿胀,有捻发感,严重时心搏加快、血压升高和呼吸困难。心肺功能正常,轻度的皮下气肿,多不需处理;严重的皮下气肿,应停止气腹,取出工作套管,用手挤压腹壁使气体由穿刺孔排出,同时使用呼吸机加压给氧、过度换气、监测氧分压和二氧化碳分压,必要时改行开放手术。

预防措施为:①保持足够肌松,避免腹压过高;②尽量缩短手术时间;③长时间手术应使用全麻,保持良好通气。

2. 高碳酸血症和酸中毒　常与气腹压力过高、手术时间过长有关,心肺功能状况较差者更容易产生高碳酸血症和酸中毒。临床表现为血压下降、脉搏细弱、呼吸抑制、缺氧、心律不齐等症状,血气分析可明确诊断。处理时应立即停止手术,放气降压,并过度换气和静脉滴注碳酸氢钠溶液。

3. 心律失常　多发生于充气开始时,与充气过快有关。宜先以低流量充气,待机体适应后再逐渐加大充气流量。心律失常发生后只要解除气腹即可使症状得到改善。

4. 气胸　气腹后气胸是少见而严重的并发症,有因此致死的报道。发生原因为:①气体沿主动脉或食管裂孔进入纵隔,破入胸膜腔;②膈肌先天性缺损或术中损伤,使腹腔内气体直接进入胸腔;③肺大疱破裂;④全麻插管时损伤气管,正压呼吸时压力过高。

临床表现为通气困难、无明显诱因的氧饱和度下降、无法解释的血流动力学改变以及体检时患侧呼吸减弱、有气管移位等,结合X线胸片检查即可诊断。处理时若肺压缩较少,血流动力学无明显改变,在距手术结束时间又较短的情况下可继续手术,气腹解除后胸腔内的CO_2很快吸收,可严密观察不做闭式引流;如肺压缩明显,或为张力性气胸,应马上解除气腹,行胸腔闭式引流。

5. 气体栓塞　可栓塞脑动脉、肺动脉及冠状动脉。气体栓塞虽少见,但后果严重,可危及生命。原因可能为气腹针直接刺入腹腔血管,气体进入血管引起;亦可为气体经破裂的静脉或实质脏器断面开放的静脉窦进入所致。临床表现为心率加快、血压降低、发绀、第二心音增强,严重者可发生休克及死亡。术中一旦发现病人有上述表现,即应怀疑气体栓塞可能,立即停止充气,吸氧,并将患者转向左侧卧位,头部放低,使气体上升到右心室的顶部而延迟进入肺动脉,通过插管抽出中央静脉及右心房内的气体;心脏停搏的患者应即刻行复苏治疗。

6. 肩部酸痛　发生率为30%~67%,是腹腔镜术后较常见的轻微的并发症,一般在术后3~5天消失。其原因可能是腹腔内残留的CO_2刺激双侧膈神经反射所引起。有学者对10例行腹腔镜术病人取腹膜活检标本38份,显微镜下观察未发现有腹膜感觉神经纤维损伤。

7. 下肢深静脉淤血和血栓形成　气腹使腹内压超过下肢静脉血回流的压力,使得血流缓慢,稠度增高,凝固性增加,成为静脉血栓形成的危险因素。腹腔镜手术时应用下肢加压装置预防术后血栓形成是一个有效的措施;同时常规使用肝素可以减少静脉血栓的发生。

8. 可促进肿瘤细胞的种植和生长　自从1991年腹腔镜技术被应用于恶性肿瘤切除术以来,在随后的短期随访中发现,与传统的剖腹术相比,具有较高的径路种植及远处转移率,并有学者认为与腹腔镜手术中的气腹介质有关。有研究探讨了腹腔镜手术中不同的气腹介质CO_2和氦对肿瘤在径路口的种植及腹腔内转移的影响,结果CO_2气腹与氦气腹及免气腹相比,可促进腹腔内肿瘤细胞的种植与生长。临床上已尝试以氦气腹或免气腹替代传统的CO_2气腹。氦气已经被应用于腹腔镜手术,并被证明对心血管系统仅有较小的负面影响,呼吸功能几乎不受影响,无引起气体栓塞等不利因素,但仍不能消除与腹内压升高有关的不良影响。免气腹手术由于借助常规手术器械,因而降低了腹腔镜手术难度,临床上已应用于包括恶性肿瘤在内的多种腹腔镜手术,由于其存在操作空间欠佳问题,仍有待于临床进一步探索。

总之,随着气腹压力的上升,其对机体的影响也越大。当气腹压在 5mmHg 时,对循环系统的影响开始出现;气腹压达 10mmHg 时,心血管系统、肾和呼吸系统均受影响;气腹压在 20mmHg 以上时,呼吸系统、循环系统、泌尿系统等器官功能会受到较大影响。因此,气腹压不宜太大,一般应以 10~12mmHg 以下为宜,通常在 8mmHg 的气腹压下也能完成手术,同时努力改进手术技能,尽量缩短手术时间,力求最大限度减少 CO_2 气腹对机体的影响,避免并发症的发生。

参 考 文 献

1. 高新,周祥福主编. 微创泌尿外科手术与图谱. 广州:广东科学技术出版社,2006,236-240
2. 韩见知,庄乾元主编. 实用腔内泌尿外科学. 广州:广东科学技术出版社,2001,244-245
3. 时吉庆. 腹腔镜手术对机体免疫系统的影响. 腹部外科杂志,2002,15(3):190
4. 孟庆祥,董梅. 二氧化碳气腹对心肌酶谱的影响. 中国内镜杂志,2000,6(6):16-18
5. 王广义,孟宪瑛,顾建华,等. 二氧化碳气腹对肿瘤细胞种植与生长的影响. 中国普外基础与临床研究杂志,2004,11(2):133-135
6. Neuhaus SJ,Waston DI,Ellis T,et al. Wound metastasis after laparoscopy with different insufflation gases. Surge,1998,123(5):579
7. Nduka CC,Monson JR,Menzies-Gow N,et al. Abdominal wall metastases following laparoscopy. Br J Surg,1994,81(5):648
8. Bures E,Fusciardi J,Lanquetot H,et al. Ventilatory effects of laparoscopic cholecystectomy. Acta Anaesthesiol Scand,1996,40:566
9. Koivusalo AM,Kellokumpu I,Ristkari S,et al. Splanchnic and renal deterioration during and after laparoscopic cholecystectomy:A comparison of the carbon dioxide pneumoperitoneum and the abdominal wall lift method. Anesth Analg,1997,85:886
10. Casati A,Valentini G,Ferrari S,et al. Cardiorespiratory changes during gynaecological by abdominal wall elevation:comparison with carbon dioxide pneumoperitoneum. Br J Anaesth,1997,78:51
11. Sato K,Kawamura T,Wakusawa R. Hepatic blood flow and function in eldely patients undergoing laparoscopic cholecystectomy. Anesth Analg,2000,90:1189
12. Agusti M,Elizalde JI,Adalia R,et al. The effects of vasoactive drugs on hepatic blood flow changes induced by CO_2 laparoscopy:An animal study. Anesth Analg,2001,93:1121

第四节 腹腔镜基本操作技术

basic skills of laparoscopic surgery

【周祥福 湛海伦】

熟练掌握腹腔镜下的基本操作是成功开展腹腔镜手术的关键。这要求在术前的模拟训练及手术过程中的不断摸索磨练,熟练掌握切开、剪断、分离、缝合、结扎、止血等基本操作技术。由于视野受限、缺乏手直接的触觉以及器械操作困难的缘故,腹腔镜手术的基本操作均比开放手术困难,有些操作甚至与通常开放手术的操作完全不同。为了取得腹腔镜微创手术的最佳效果,理解腹腔镜手术操作的特点、熟练掌握其基本技术,就显得非常必要。

一、Trocar 的放置

腹腔镜技术刚开展初期,一般采用 Veress 气腹针先向腹腔内充气,再置入第 1 个 Trocar(套管或工作通道)。近年来,为了避免脏器误伤和出血,国内外广泛采用小切口直视下放置第 1 个 Trocar(即 Hasson 法)。方法是在拟定 Trocar 置入部位切开皮肤约 3cm,逐层切开皮肤、皮下、肌层、腹膜进入腹腔,再在直视下将 Trocar 置入,丝线全层缝合切口防止漏气,也可采用有保护装置的 Hasson Trocar。为了更好地手术,术中 Trocar 的位置距术野应在 15cm 以上，手术钳与手术轴线的角度应在 45°到 75°左右。如果小于 30°，钳子易阻挡术野且易相互干扰。如果角度大于 90°，则会出现“镜像效应”使手术操作困难。镜像效应发生时，就如同对镜自己剪头发时的感觉，对于动作的方向、深浅较难掌握。

二、术野的显露

腹腔镜手术是在一个有限的视野空间内进行，与传统开放性手术相比，其手术空间较狭小。为了使术野得到良好的显露，除了术者要熟悉手术区域的解剖结构，还要注意以下几个方面：

1. 良好的 Trocar 位置　术前根据不同手术方式设计暴露良好的 Trocar 位置，以使器械的操作与腹腔镜影像更加协调。为达此目的，要求腹腔镜、术野与监视器在一条直线上，即所谓“共轴设立”(coaxial set-up)。在这种情况下，术者器械的操作及手眼最为协调。同时术中 Trocar 的位置距术野应在 15cm 以上，手术钳与手术轴线的角度应在 45°到 75°左右，如小于 30°，器械易阻挡术野且易互相干扰；如大于 90°，则会出现“镜像效应”使手术操作困难。良好的 Trocar 位置不仅能获得良好的术野暴露，而且使术中操作变得容易。

2. 对抗牵引　与开放手术一样，术野的对抗牵引是术中良好显露的重要一环。为了达到更好显露，腹腔镜下还需要采用一些开放手术不常用的方法。腹腔镜下对抗牵引的方法通常有三种。

方法一：是用钳夹持手术目的部位旁组织并向视线垂直方向牵开，可以良好地显露术野，比如术中用抓钳夹持输尿管行输尿管游离时常用此法(图 31-4-1)。

方法二：是利用器官的自重增加显露，如侧卧位肾手术时，将结肠、脾等脏器游离后，器官借其自重坠向术野下方，肾门显露良好。

方法三：与开放手术方法相似，是用两把钳子夹持紧张目的组织增加术野显露。如要切断输尿管时，术者用左手钳夹住输尿管切口一端，助手用钳夹住输尿管切口另一端，两钳相互对向牵拉紧张输尿管，术者右手用剪刀切断输尿管(图 31-4-2)。

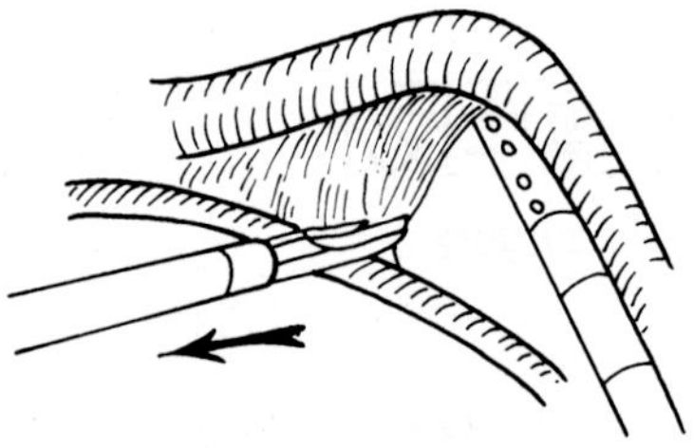

图 31-4-1　垂直牵引

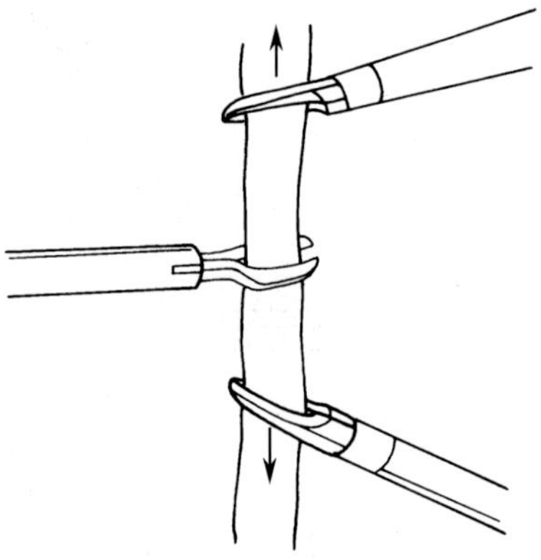

图 31-4-2　对抗牵引

3. 手术体位　适当的体位可以方便术野的展开和显露。原则上，应使术野在最高位，可以避免肠管的干扰和血液及冲洗液在术野的聚集。当侧卧位手术时，术野位置高也有利于肠管内移增加术野的显露。当行经腹前列腺癌根治术时，头低脚高位也有利于盆腔脏器的显露。

三、切　割

腹腔镜手术过程中的切割需要有清晰的组织层面知识，在操作过程中才能避免损伤血管神经及重要的组织器官，使损伤及出血降至最低。目前使用的切割器械较多，每个术者均有自己偏好的切割器械。许多人常联合应用电凝切割器及钝性切割器，有的人则倾向于电钩，目前超声刀是应用最广泛的切割器械。

四、分　　离

腹腔镜下分离技术是手术中最基本的操作之一，与开放性手术相同，包括锐性分离和钝性分离。锐性分离指包括利用刀、剪等利器进行的分离，也包括利用通电剪或电凝钩以及超声刀分离，由于后者集切割分离、凝固止血、钝性分离等多种功能于一身，临床使用越来越广泛。钝性分离是指利用钝性器械对组织进行分离，包括使用血管钳、分离棒及吸引器等器械沿组织间隙及肿物表面的剥离或分离。 气囊扩张分离法建立腹膜外间隙就是泌尿外科常见的一种钝性分离方法。对神经血管、肾脏、肾上腺或肿瘤表面的脂肪组织，用吸引器边吸边分离最为方便快捷。

分离过程中，必须熟悉解剖结构及解剖层面。沿着解剖层面及无血管的疏松组织间隙进行分离，是快速显露术野的最佳分离方法。

五、缝　　合

缝合时应准确确定缝合层次、边距和针距。具有一定弧度的弯针有助于准确缝合。术中常用各种带针编织缝线，腹腔镜使用的线长通常为 15~20cm，以便镜下打结方便。通常右手握持针钳，左手持分离钳。最好使用掌握法的持针钳，方便操作时旋转钳身进行缝合和打结。也有专门打结用辅助钳，形似持针钳，钳尖弯而细，便于夹线和绕线打结。

腹腔镜下显示屏的影像是单眼图像，因而缺少立体感。采用三晶片腹腔镜或电子腹腔镜可提供更好的影像；结扎时将线尾置于较平坦的脏器表面；绕线时将镜头拉远，拉紧线结时将镜头拉近等方法可以使操作变得容易。

1. 缝针的置入　通常用持针钳在距针尾 2~3cm 处夹住缝线，再经 10mm Trocar 将针和线置入手术野，可使针灵活活动，不易被卡在 Trocar 内。因针有可能从线上脱落掉入腹腔，进针时助手最好将腹腔镜镜头对着进针 Trocar，看到针后，术者用另一把钳夹住缝线将针线拉入手术野。当用持针钳在手术区域夹针时，针要始终在视野内，避免造成误伤。

2. 缝针的夹持　当针线置入手术野后，最好先放在平坦的器官表面，便于后面的持针器的夹持。夹持时，术者左手用辅助钳夹住距针尾 2-3cm 处的缝线，向上牵引缝线提起针尾，针尖仍在组织上作为支点，旋转摆动缝线使针的角度恰当，再用持针钳夹住针尾 1/3 处。持针器夹住针后，旋转持针器，并将镜头靠近缝针，确认夹针的角度是否恰当，通常针与持针钳应成 90°角，便于缝合操作。如角度不理想，最好重新夹持，不可勉强缝合，增加手术时间及副损伤机会。重新夹持时可以稍松持针钳，并将针尖置于组织表面作为支点旋转，角度恰当后再夹紧；也可以在稍松持针钳时，用辅助钳夹住针尾 2~3cm 处的缝线，借牵引缝线调整针的方向。初学者夹持针时常先用辅助钳夹住针体，再供持针器夹持，通常这种方法不甚灵活。

3. 缝针的刺入　缝合时，术者左手用辅助钳夹住缝合组织边缘，固定并调整至正确的方向。右手调整持针钳，使弯针的针尖与缝合的组织面垂直，然后加压刺入，刺入后与开放手术一样顺钟旋转持针器，使针体亦垂直穿过缝合组织。如果缝合时不旋转持针器，使针与缝合组织面垂直，而是直接加压缝合组织，容易引起组织撕裂。

4. 缝针的拔出　针尖露出后，术者或助手用钳下压针尖处缝合组织显露更多针体，便于夹持。夹住针尖后顺针的弯曲方向拔出缝针。必要时持针钳松开并夹持针尾，协助送针有利于拔针。针拔出后，术者可用持针钳或辅助钳夹住缝线继续将线尾拉出。术中应避免采用夹针来拉线，以免缝针误伤邻近组织。连续缝合时，可趁针未完全拔除及角度尚好时，用持针钳夹住针尾 1/3 处，便可继续缝合，这种方法可以节省缝合时间。

六、打　　结

打结代表腹腔镜下最高技巧的双手和手眼配合技术，是初学者最难掌握也是最需要掌握的一种方法。通常，绕线时需要一个将镜头拉远以获得一个较广的视野，而拉紧线结时需要将镜头靠近以获得一个较清楚的放大视野。与开放手术的持针钳打结一样，打结时应将线尾调节成一边长，一边短，通常先调节成左边长右边短(操作熟练后哪边长并无特别要求)，为更好打结，打结前应事先将线尾放到最好夹持的地方。准备绕线时，助手将镜头拉远，使视野较宽广，术者右手握持的持针钳夹住左边较长线尾，将线尾拉向右侧使线成 C 形。右手拉线的同时左手辅助钳或持针钳亦同步向前伸入左边线尾的上方或下方，双手协调将左边线尾在辅助钳上绕成一圈或二圈后，左手辅助钳继续前伸夹住右边线尾并将其向左边牵拉，与左边线尾交叉便形成一个线结。此时助手再将镜头靠近线结，术者两手握持的钳分别夹住线结旁同侧的线尾，使成三点一线逐渐将线结拉紧成第 1 个结(图 31-4-3)。成结后，如张力较大，可请助手用钳按开放手术方法夹紧线结(图 31-4-4)，术者再打第 2 个结。下一步是术者左手钳夹住右侧线尾牵向左侧成 C 形，与右手钳绕圈后打第 2 个结(图 31-4-5)。此后打结的方法均与前述一致。外科结的打结方法与方结一致，只是在绕线时绕 2 圈再打结。在某些情况下可绕 3 圈或更多圈以打结(图 31-4-6)。

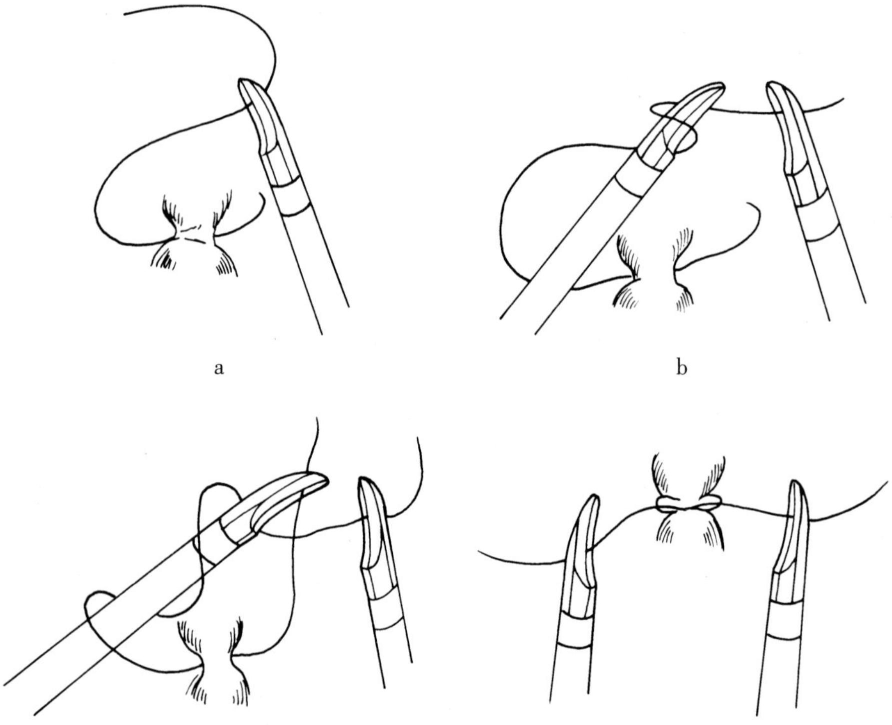

a　　b　　c　　d

图 31-4-3　打结

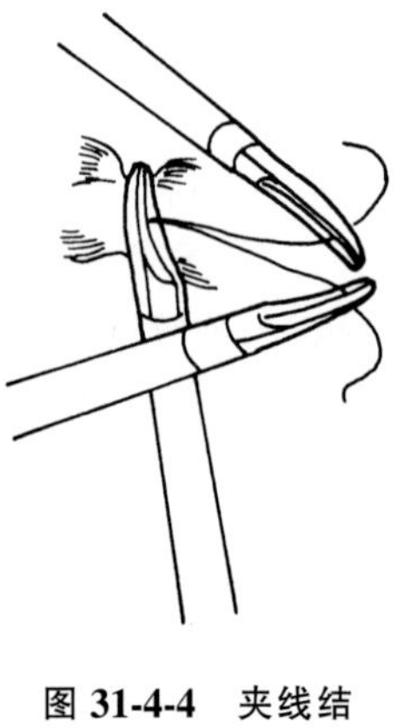

图 31-4-4　夹线结

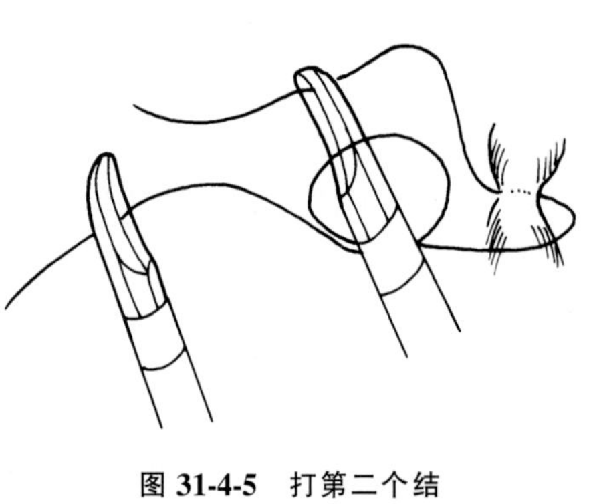

图 31-4-5　打第二个结

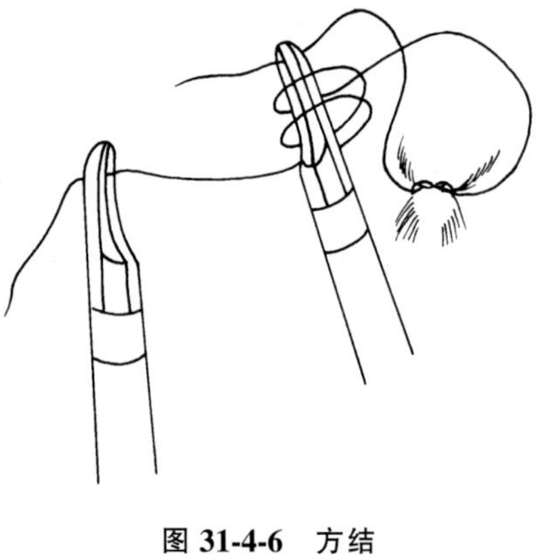

图 31-4-6　方结

七、止　　血

腹腔镜手术最重要的一点是避免术野的出血。即使少量出血也可影响术野清晰，而且血红蛋白吸收光线，使显示器图像变暗，增加操作困难及手术时间。遇到出血时，应准确找到出血点，可采用吸引器冲洗及吸出血块、纱布压迫出血等办法，除去原有出血，当看清楚出血点即准确钳夹出血点或血管，再用钛夹、Hem-o-lok、电凝、超声刀、PK刀、甚至丝线结扎或缝扎等办法止血。当出血点难以确认时，千万不可盲目用电凝等止血，以免产生更大出血或损伤周围脏器。必要时可先压迫出血区域约5分钟，部分出血常可停止，再清除积血按上法处理。如出血较多，难以处理，应尽早中转开放手术。

参考文献

1. 高新，周祥福主编. 微创泌尿外科手术与图谱. 广州：广东科学技术出版社，2006，227-231
2. 刘国礼主编. 现代微创外科学. 北京：科学出版社，2003. 642-672
3. Hemal Ak, Goel A, Goel R. Minimally invasive retroperitoneoscopic ureterolithotomy. J Urol, 2003, 169:480-482
4. Gaur DD, probhudesai MR, et al. Laparoscopic ureterolithotomy: technical considerations and long-term follow-up. BJU Int, 2002, 89:339-343
5. Gaur DD, Gopichaud M, Dubey M, et al. Mini-access for retroperitoneal laparoscopy. J laparoendosc Adv Surg Tech A, 2002, 12: 313-315
6. Menon M, Hemal AK, Hemal AK, et al. The technique of apical dissection of the prostate and urethrovesical anastomosis in robotic radical prostatectomy. BJU Int, 2004, 93:715-719
7. Gill IS, Kerbl K, Meraney AM, et al. Basics of laparoscopic urologic surgery. In: Walsh PC, Retic AB, Vaughan ED, Wein AJ, eds. Campbell's Urology. 8th ed. Philadelphia: Saunders 2002. 3455-3505
8. Jackson CL. Urologic laparoscopy. Surg Oncol Clin N Am, 2001, 10(3):571-578
9. Sung GT, Gill IS. Anatomic landmarks and time management during retroperitoneoscopic radical nephrectomy. J Endourol, 2002, 16:165-9
10. Elashry OM, Wolf JS Jr, Nakada SY, et al. Comparative clinical study of port closure techniques following laparoscopic surgery. J Am Coll Surg, 1996, 183:335-44
11. Abdelmaksoud A, Biyani CS, Bagheri F, et al. Laparoscopic approaches in urology. BJU Int, 2005, 195:244-249

第三十二章

腹腔镜肾上腺切除术

Laparoscopic adrenalectomy

第一节 概 论

generality

【李黎民】

1992年加拿大医师Gagner等首先在新英格兰医学杂志报道了经腹入路成功地进行了3例腹腔镜肾上腺切除术。由于腹腔镜手术借助腹腔镜的放大作用和清晰的摄像监视系统，对于深部手术视野的显露比常规开放手术时更清晰，非常适合肾上腺手术，十余年来此项手术已成为泌尿外科领域开展最为广泛的腹腔镜手术之一。大量的临床统计资料表明，腹腔镜肾上腺切除术在手术时间、出血量、术后并发症、住院时间、恢复正常活动时间及应用镇痛药等方面优于开放手术，被公认为肾上腺疾病手术治疗的"金标准"。

在20世纪90年代初期，腹腔镜肾上腺切除术的适应证为小的肾上腺良性肿瘤。肾上腺皮质腺瘤是最多见的肾上腺良性肿瘤，腺瘤直径多小于5cm，由于肿瘤血管较少，与周围组织界限清楚易于分离，是开展腹腔镜手术的良好适应证。嗜铬细胞瘤因血运丰富，腹腔镜手术操作难度较大，可能会增加术中刺激嗜铬细胞瘤引起血压剧烈波动的危险，在开展腹腔镜肾上腺手术的早期，人们对腹腔镜手术切除嗜铬细胞瘤普遍存在顾虑。目前多数学者认为腹腔镜手术切除嗜铬细胞瘤宜选择直径<6cm的病例，因嗜铬细胞瘤直径>6cm者恶性概率相应增加，而且瘤体较大时血运通常很丰富，手术难度加大，但对于腹腔镜手术经验丰富者并非绝对禁忌证。

肾上腺偶发瘤约有70%~94%为无功能性的良性肿瘤，其余为有内分泌功能的良性或恶性肿瘤。无功能性肿瘤大于5cm或小于5cm，但经过随访观察逐渐增大者是明确的手术适应证。由于腹腔镜手术创伤小、恢复快的优点，使得人们对肾上腺偶发瘤或无功能性肿瘤的治疗持更加积极的态度，尤其是对于年轻患者,可以免除长期随访带来的心理和经济负担。

随着腹腔镜技术在泌尿外科的普及和推广以及术者经验的不断积累和丰富,该技术在世界各地的临床应用逐年增加,适应证也不断扩大。一些过去被视为腹腔镜手术禁忌证的疾病例如肥胖、既往肾上腺手术史以及肾上腺恶性肿瘤,皆已有了手术成功的报道。目前腹腔镜手术对于肿瘤大小的限制并没有统一的认识,尽管有人提出<5~6cm 的良性肿物是腹腔镜肾上腺手术的适应证,但也有不少学者成功地切除了>15cm 的肿瘤。肿瘤大小的限制与术者腹腔镜手术经验有关。

【肾上腺手术应用解剖和变异】

1. 肾上腺的位置与毗邻　肾上腺位于肾周筋膜内的脂肪囊内。左侧肾上腺位于左肾内上方,紧贴肾脏,其前面有胰尾及脾静脉;右侧肾上腺位于右肾内上方,下腔静脉的侧后方,前面与肝右叶的下后面毗邻,后方为膈肌的后侧(图 32-1-1)。

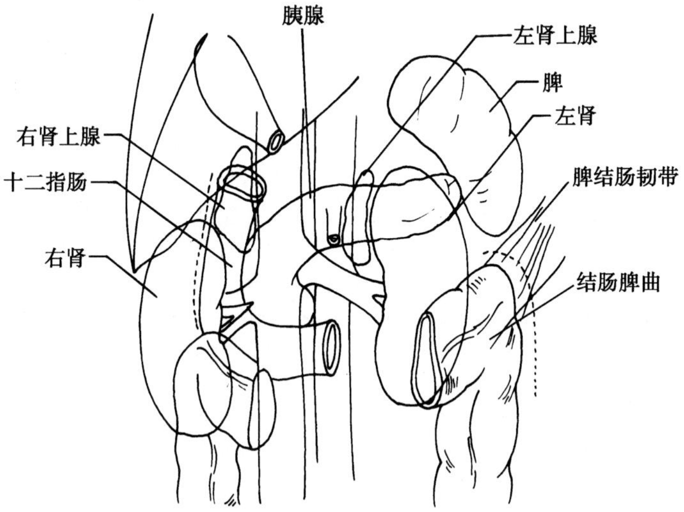

图 32-1-1　肾上腺解剖和毗邻

2. 肾上腺的动脉血液供应　肾上腺血运极为丰富,分为上、中、下三组动脉。上动脉来自膈下动脉分支,中动脉来自腹主动脉,下动脉来自肾动脉(图 32-1-2)。肾上腺动脉分成多支小动脉呈梳状进入肾上腺,一般肾上腺前方无血管分布。

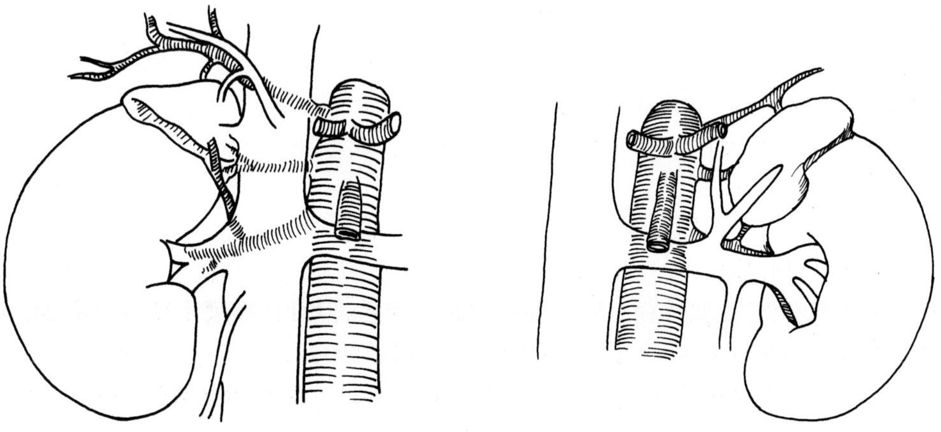

图 32-1-2　肾上腺动静脉血供图

a. 右肾上腺血供;b. 左肾上腺血供

3. 肾上腺的静脉回流　肾上腺的主要静脉亦称为中央静脉,左侧肾上腺中央静脉从肾上腺底部汇总进入左肾静脉,长约 20mm,其进入肾静脉部位与精索内静脉口相对应,值得注意的是在左侧肾上腺中央静脉与膈下静脉之间经常存有一个交通支,分离左肾上腺内侧时宜注意钳夹,以防止出血。右侧肾上腺中央静脉起自肾上腺内上部,在右肾静脉上方 40mm 处进入下腔静脉后侧,长度约 5mm,直径约 3~6mm(图 32-1-3)。右侧肾上腺中央静脉出现变异时右肾上腺另发出一支静脉汇入下腔静脉。右侧肾上腺中央静脉短而脆弱,有时还出现变异,常是造成手术中出血之处。

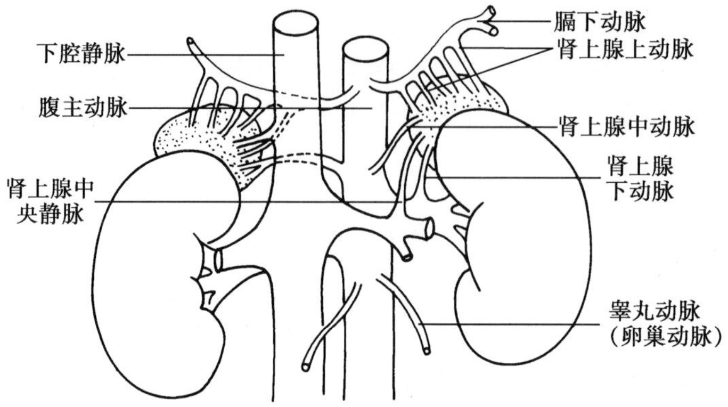

图 32-1-3 肾上腺动静脉血供

【手术适应证】

1. 原发性醛固酮增多症 原发性醛固酮增多症之肾上腺皮质腺瘤或增生,手术方式为患侧肾上腺切除术或腺瘤切除术。

2. 皮质醇增多症 皮质醇增多症之肾上腺皮质腺瘤或增生,也是腹腔镜肾上腺切除术的适应证,但多数患者较胖,腹膜后脂肪多,腹腔镜肾上腺手术难度较大,宜在取得一定的腹腔镜手术经验后再开展。

3. 肾上腺性征异常症 由肾上腺皮质腺瘤引起的可行患侧肾上腺切除术。

4. 肾上腺嗜铬细胞瘤及髓质增生症 腹腔镜手术适合于直径小于 6cm 的嗜铬细胞瘤,瘤体较大时血运通常会很丰富,手术难度加大。

5. 肾上腺偶发瘤 无功能性肿瘤大于 5cm 或肿瘤小于 5cm 但经过随访观察逐渐增大者是明确的手术适应证。

开展腹腔镜肾上腺手术初期,应选择的适应证主要是较小的肾上腺良性腺瘤,手术安全,疗效肯定;而嗜铬细胞瘤、过于肥胖的皮质醇增多症以及较大的肿瘤手术难度大,应在取得一定的腹腔镜手术经验后再行开展,由易到难,循序渐进。

【禁忌证】

1. 严重呼吸循环系统疾病,不能耐受全身麻醉和 CO_2 气腹。

2. 伴有未纠正的严重全身性疾病,如肝、肾功能损害或代谢紊乱。

3. 严重凝血功能障碍未纠正者。

4. 肿瘤巨大、血运丰富,与周围脏器粘连者。

5. 疑为恶性的肾上腺肿瘤。

6. 既往有上腹部手术史,经腹腔径路肾上腺手术属于禁忌,但可行腹膜后径路手术;既往有肾周炎症或肾上腺手术史的患者,腹膜后径路腹腔镜肾上腺手术则属于禁忌。

7. 过度肥胖者。有人认为开展腹腔镜手术初期,患者体重超过标准体重 10kg(25 磅)以上应放弃采用此术式。对于腹腔镜手术经验丰富者,属于相对禁忌证。

8. 妊娠,属于腹腔镜手术的相对禁忌证。有报道认为妊娠 20 周内行腹腔镜肾上腺手术是安全的。

近几年来随着腹腔镜手术的广泛开展,手术适应证也在不断地拓宽,一些过去被视为腹腔镜手术禁忌证的疾病,例如肥胖、既往腹部手术史、较大的肿瘤以及肾上腺恶性肿瘤皆已有了手术成功的报道。但这些难度较大的手术,要求术者具有丰富的腹腔镜肾上腺手术经验。

【术前准备】

术前应根据病史、体检、实验室及影像学检查进行定性定位诊断。

1. 常规检查　常规进行血、尿、粪常规检查及血生化常规化验检查，了解内分泌代谢紊乱的程度，及其可能引起的一系列其他生理、生化改变。术前常规摄胸部 X 线片及做心电图检查，必要时做 24 小时动态心电图、超声心动图、肺功能、动脉血气分析等检查，评估病人循环和呼吸系统功能。

2. 纠正代谢紊乱　需要手术治疗的肾上腺疾病多具有内分泌代谢紊乱，根据肾上腺外科原则，必须进行充分的术前准备，纠正代谢紊乱，保证手术安全进行。

(1) 原发性醛固酮增多症：术前应服用螺内酯并适当补钾，纠正低钾性碱中毒，以免麻醉或手术中发生严重的心律失常。严重高血压患者应给予降压药控制血压。

(2) 皮质醇增多症：在肾上腺手术前后，肾上腺皮质激素水平波动很大，由皮质醇分泌过多突然转为分泌不足，如不及时补充糖皮质激素会造成肾上腺危象。因此，手术前一天就应开始补充皮质醇，然后逐渐减少用量。多数病人术后 2~3 个月可停用糖皮质激素，但个别患者需用药达 6~8 个月。

(3) 嗜铬细胞瘤：为防止术中出现血压的剧烈波动，术前必须严格控制血压正常或接近正常水平至少 1 周方可进行手术。考虑有儿茶酚胺心肌病的患者，术前准备时间还要延长，以确保手术安全。单用 α 肾上腺素受体阻滞药血压控制不满意时，可加用钙拮抗药治疗。β 肾上腺素受体阻滞药普奈洛尔对心动过速有效，但须在已应用 α 肾上腺素受体阻滞药后使用，否则可产生高血压危象。

3. 胃肠道准备　术前 1 日给予缓泻药或行肥皂水洗肠，术日晨禁食水。后腹腔镜肾上腺手术对胃肠功能干扰小，胃肠功能术后恢复较快，术前一般不需要留置胃管。经腹腔径路行腹腔镜肾上腺手术时，如果胃或肠管胀气，可能妨碍手术操作，术前可留置胃管。

4. 留置导尿管　术前应留置导尿管，术中监测病人尿量，避免术后出现尿潴留。

5. 预防性应用抗生素　尽管肾上腺手术是属于无菌手术，但术后切口感染是任何手术都可能出现的并发症，手术时麻醉气管内插管、留置导尿管以及引流管也增加了感染的机会，肾上腺疾病尤其是皮质醇增多症病人内分泌代谢紊乱，同时还干扰了人体正常免疫功能，因此，术中及术后须应用抗生素预防感染。

6. 术前交叉配血备用　肾上腺周围临近下腔静脉或肾脏血管，肾上腺本身血运也非常丰富，虽然腹腔镜肾上腺手术以出血量少为特点，但术前交叉配血以备急需是必要的。

【手术径路】

腹腔镜肾上腺切除术的手术入路包括经腹腔径路和经腹膜后径路，前者又分为仰卧位经腹腔(前入路经腹腔)与侧卧位经腹腔(侧入路经腹腔)；后者也有侧卧位经腰(侧入路腹膜后)与俯卧位经腰(后入路腹膜后)之分。临床上侧入路经腹途径和侧入路经腹膜后途径应用较多。

Sung 和 Gill 分别进行了 1 组侧入路经腹途径与侧入路经后腹腔途径腹腔镜肾上腺手术的前瞻性研究，结论是两种术式手术效果相似。Suzuki 认为对直径<5mm 的肾上腺肿瘤，特别是右侧肾上腺肿瘤宜采用后腹腔途径；而直径>5mm 的肾上腺肿瘤以及嗜铬细胞瘤等，术中需要辨认或控制肾上腺静脉者，采用经腹途径相对安全。既往有上腹部手术史，因腹腔内粘连，腹腔镜套管穿刺时可能造成肠管等腹腔脏器损伤，经腹腔径路的腹腔镜肾上腺手术属于禁忌，但可行腹膜后径路的腹腔镜肾上腺手术；既往有肾周炎症或腹膜后尤其是肾脏、肾上腺手术史的患者，腹膜后径路的腹腔镜肾上腺手术则属于禁忌。选择经腹腔还是经腹膜后径路，应根据患者的具体情况、病变大小及术者的经验综合考虑。

第二节　经腹腔途径腹腔镜肾上腺切除术

Transperitoneal laparoscopic adrenalectomy

【李黎民】

对于肾上腺肿瘤直径>5cm 或瘤体靠近肾门或瘤体周围炎性粘连，以及有过腹膜后腔手术史者，以选择经腹腔途径为宜。对于较大的肾上腺肿物，经腹腔径路比经腹膜后径路可获得更满意的手术野显露和更大的操作空间。

【麻醉和体位】

一般采用气管内插管全麻。经腹腔入路腹腔镜肾上腺切除术可采取仰卧位、半侧卧位或完全侧卧位，腰桥抬高(图 32-2-1)。但在临床应用中多采用半侧卧位(45°~60°)或完全侧卧位(90°)，术中借助腹腔脏器自身的重力，有利于肾上腺区域的显露。

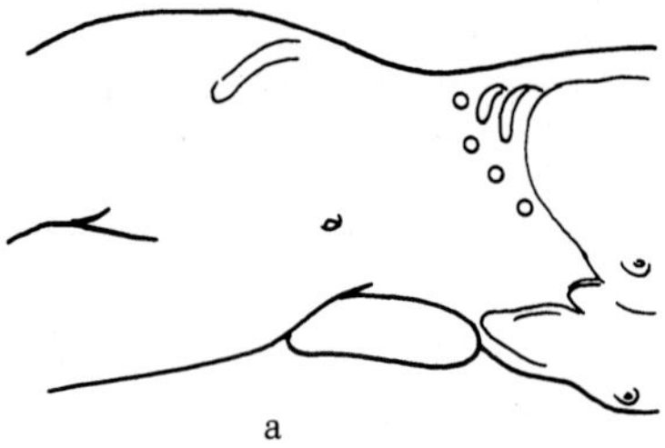

a

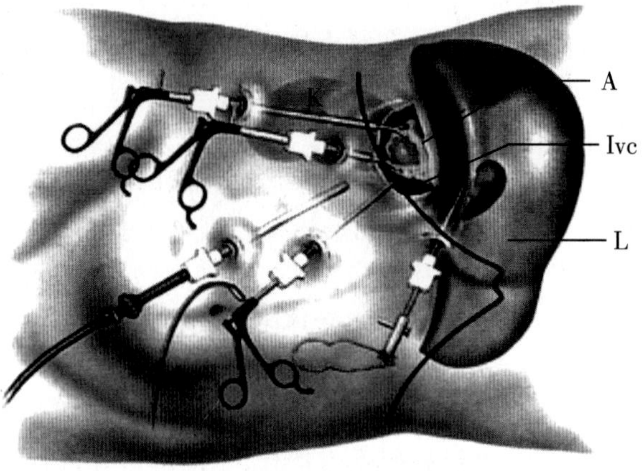

b

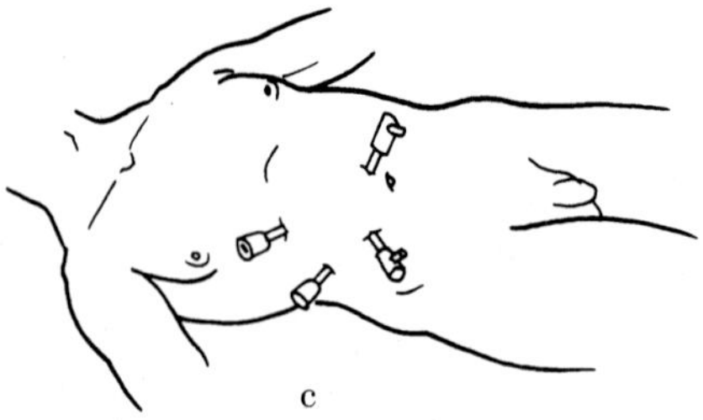

c

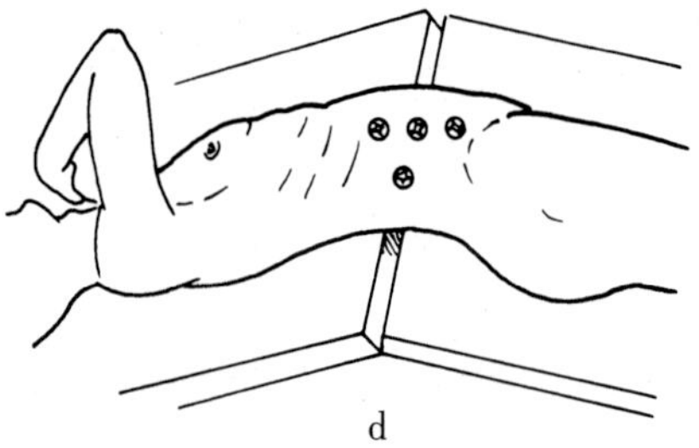

d

图 32-2-1　几种经腹入路腹腔镜肾上腺手术体位及套管穿刺位点示意

a. 侧卧位；b. 侧卧位；c. 平卧位；d. 半侧卧位

【Trocar 的位置】

一般来说，左侧肾上腺手术放置 3~4 个 Trocar。右侧肾上腺手术放置 4 个 Trocar。穿刺套管的位置选择，应遵循腹腔镜手术普遍原则，即各 Trocar 之间及 Trocar 距手术脏器之间均需保留足够的距离，各 Trocar 之间尽可能呈三角形分布，以减少腹腔镜操作器械相互干扰，影响手术操作。沿肋缘下穿刺放置各操作套管(Trocar)的设计有利于需要中转为开放手术时改为肋缘下斜切口。

【手术步骤】

1. 建立气腹、置入 Trocar　将手术台最大限度地向患侧倾斜，使病人身体接近于仰卧位，此时在脐部穿刺建立气腹。首先于脐部切开 10mm 小口，用组织钳或皮钳将脐部提起，气腹针穿刺腹壁注水证实进入腹腔后，注入 CO_2 建立气腹，气腹压力达到预设范围 10~14mmHg 后，置入 Trocar。由于第 1 支 Trocar 为“盲目”穿刺，损伤的潜在危险较大，必须谨慎小心，可采用切开方法置入 Trocar。置入腹腔镜探查腹腔，在腹腔镜直视引导下穿刺置入其他 Trocar。一般需使用 3~4 支 Trocar，其中 2 支 Trocar 为直径 10mm，用于置入腹腔镜、钛夹钳等 10mm 直径的器械；另外 1~2 支 Trocar 直径 5mm(图 32-2-2)。

2. 左侧肾上腺手术

(1) 切开侧腹膜、切断脾肾韧带：病人取右侧卧位，首先用剪刀电凝切开降结肠外侧腹膜(Toldt 线)(图 32-2-3)，切断脾肾韧带，向右游离牵开结肠脾曲，分离后腹膜至胰腺下方。也可沿着 Toldt 线向上剪开至脾脏外侧(图 32-2-4)，借重力作用使脾脏离开脾床，更好地显露肾上腺区。

(2) 切开 Gerota 筋膜，在肾脏上极内侧找到肾上腺：在肾脏上极与胰腺下缘之间切开 Gerota 筋膜，在

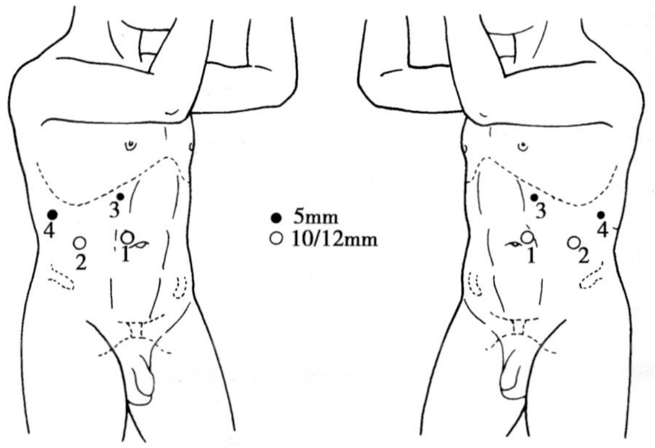

图 32-2-2　经腹径路腹腔镜肾上腺手术 Trocar 穿刺位点，第 1 穿刺位点位于脐外缘，较肥胖的患者可移至脐或脐上水平腹直肌外缘处。其余穿刺位点大致菱形分布

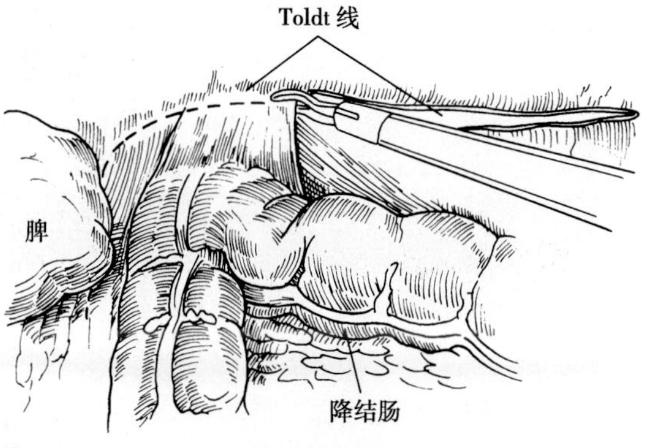

图 32-2-3　沿着 Toldt 线切开降结肠外侧腹膜及脾结肠韧带

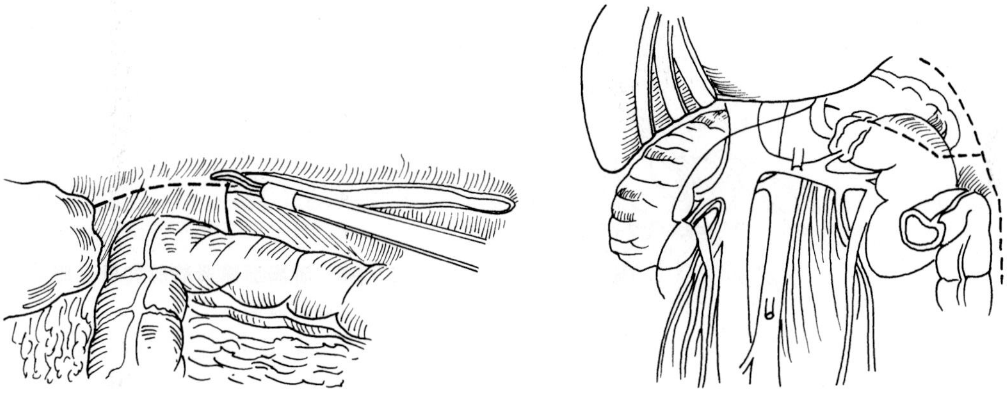

a　　b

图 32-2-4　也可沿 Toldt 线进一步向脾上方切开，使脾由于重力作用移向中线侧，显露肾上腺区

Gerota 筋膜内将胰尾向上抬起，显露肾上腺区(图 32-2-5)。余下的操作切记要在 Gerota 筋膜内进行，这样才能有效避免损伤胰腺和脾静脉。

寻找肾上腺的方法有两种，一种可在肾脏上极内上方的肾周围脂肪中分离找到肾上腺；另一种方法可在 Gerota 筋膜内沿着肾脏内侧凹缘游离，在肾门处显露左肾静脉，在左肾静脉上方找到肾上腺中央静脉，沿此静脉分离即可找到肾上腺。

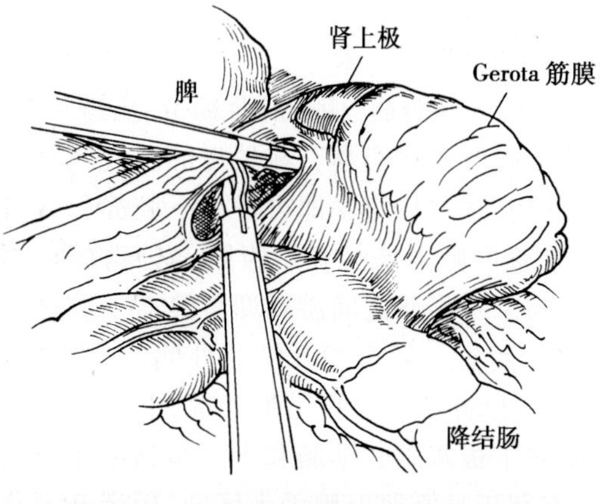

图 32-2-5　切开 Gerota 筋膜，在肾上极内侧游离显露肾上腺

(3) 游离肾上腺、结扎肾上腺中央静脉：找到肾上腺后小心地电凝剥离其周围的小血管网，遇到明显的肾上腺动、静脉血管时，用钛夹或 Hem-o-lok 钳夹再剪断。左肾上腺中央静脉汇合入左肾静脉，尽量贴近腺体边缘分离，钛夹钳夹左肾上腺中央静脉（图 32-2-6)，近侧端保留两枚钛夹，切断此血管后继续游离切除肾上腺或肿瘤。

(4) 切除肾上腺：单纯腺瘤切除或肾上腺次全切除可于欲切断处上钛夹后横断切除，也可使用超声刀直接凝固并切断肾上腺组织；肾上腺全切除须游离整个肾上腺(图 32-2-7)。切除组织放入标本袋从腹壁切口取出。

(5) 创面止血、关闭切口：切除肾上腺后肾上腺床仔细止血，放置引流管，直视下拔除腹腔镜套管，关

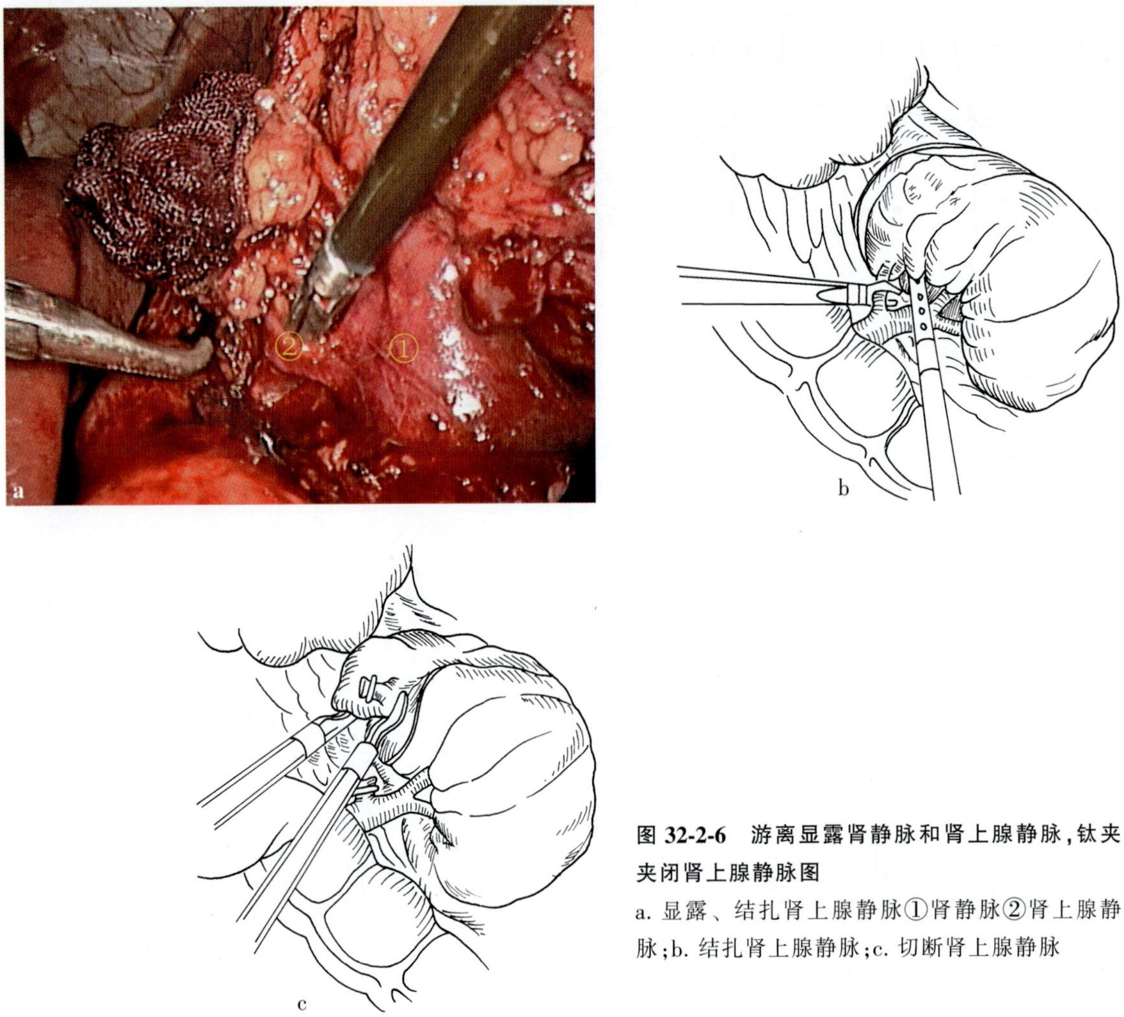

图 32-2-6　游离显露肾静脉和肾上腺静脉,钛夹夹闭肾上腺静脉图

a. 显露、结扎肾上腺静脉①肾静脉②肾上腺静脉;b. 结扎肾上腺静脉;c. 切断肾上腺静脉

闭切口。

3. 右侧肾上腺手术

(1) 切开侧腹膜、切断肝肾韧带,显露肾上腺:扇形拉钩抬起肝脏和胆囊,在较瘦的患者或肾上腺肿瘤较大时,透过后腹膜即可辨认下腔静脉或肾上腺肿瘤,沿着肝脏下缘打开后腹膜,剥离腹膜后脂肪,在肾脏与十二指肠之间游离即可显露下腔静脉。如果显露不满意,还可切开结肠外侧的后腹膜(Toldt线),切口上端可达右肝三角韧带,下端可达结肠肝曲外侧肾下极水平,结肠和十二指肠由于重力作用下坠,有利于显露肾上腺手术区域,用牵开器将肝右叶向上牵开可以增加显露(图 32-2-8)。

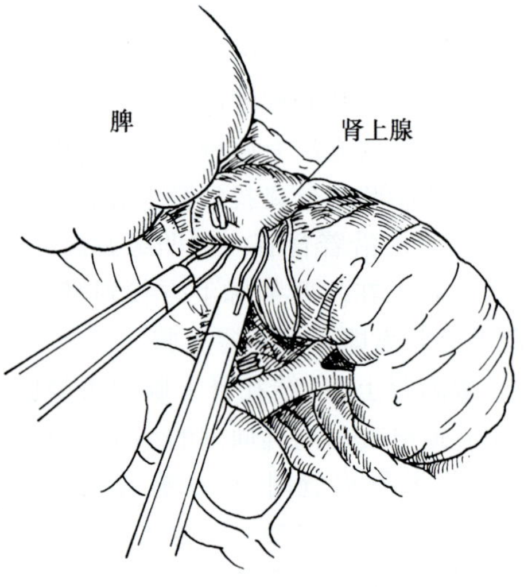

图 32-2-7　切断肾上腺静脉,游离切除肾上腺

(2) 打开 Gerota 筋膜,寻找肾上腺:游离部分十二指肠或结肠肝曲,向左侧牵开,充分显露并注意保护下腔静脉,在下腔静脉右侧打开 Gerota 筋膜。寻找肾上腺的方法有两种,一种可在肾脏上极内上方的肾周围脂肪中根据颜色及质地的区别找到肾上腺;另一种方法为沿着下腔静脉右侧缘先找到右侧肾上腺中央静脉,然后沿此静脉即可找到肾上腺(图 32-2-9)。

(3) 游离肾上腺:肾上腺周围有丰富的小血管网,可电凝后切断,遇较明显的肾上腺动、静脉血管,可

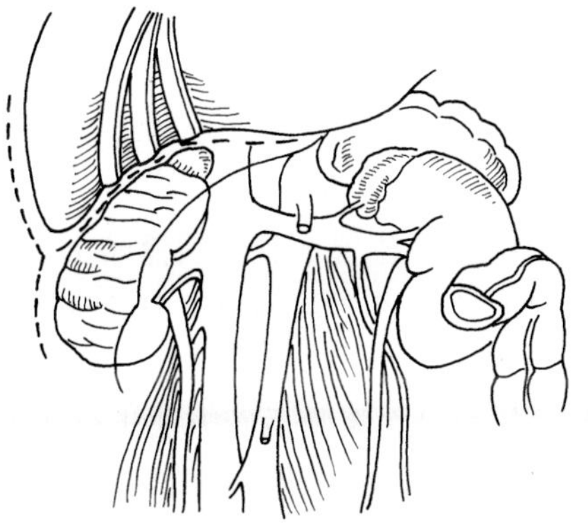

图 32-2-8　沿着 Toldt 线切开升结肠外侧腹膜，沿着肝脏下缘切开肝结肠韧带，将结肠肝曲向内下方牵开，显露肾上腺区

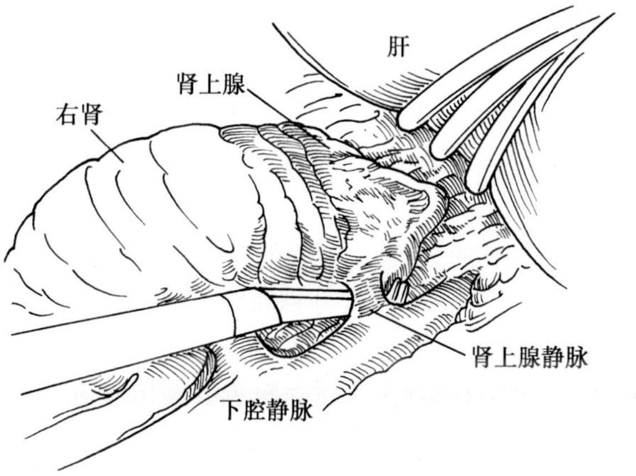

图 32-2-9　沿着下腔静脉右侧缘于右肾上极之间分离，找到右肾上腺

钛夹钳闭后再剪断。右侧肾上腺中央静脉在右肾静脉上方 4~6cm 处汇入腔静脉的右后壁，长度很短，此静脉的处理是腹腔镜右肾上腺切除术的难点所在，常需将下腔静脉壁向左侧轻柔地推开，或轻轻向右侧牵开肾上腺，增加腺体和腔静脉之间的显露，分离时应轻柔，切忌粗暴，以免撕裂出血造成被动局面，更不能盲目钳夹或滥用电凝止血，造成下腔静脉损伤。应保证可靠钳夹近腔静脉端两枚钛夹，最好使用 Hem-o-lok 结扎肾上腺中央静脉，比较牢固。

肾上腺质地较脆，游离肾上腺时可沿着肾上腺边缘分离，挑起或推开肾上腺，但切忌钳夹腺体，以免造成腺体破裂出血，影响手术视野。

(4) 切除肾上腺：视病变性质游离出肿瘤或整个肾上腺，需要保留肾上腺时，肾上腺断端可用超声刀或钛夹处理(图 32-2-10)。切除的肾上腺标本装入标本袋内，经 10mm 的腹腔镜套管取出，肿瘤较大时需扩大切口或将肿瘤剪碎取出。

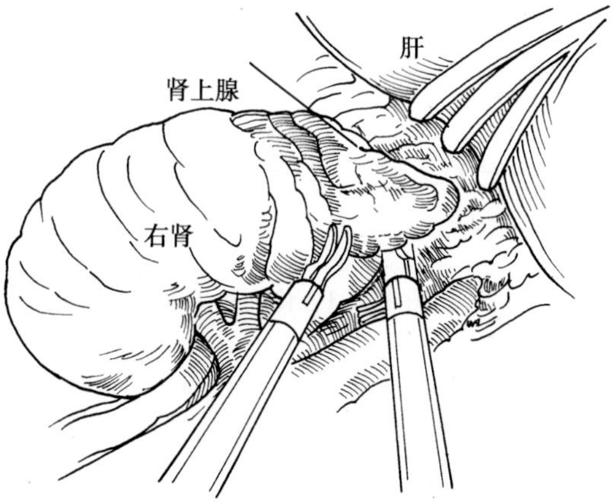

图 32-2-10　用钛夹夹闭肾上腺静脉，近断保留两枚钛夹。进一步游离切除肾上腺

(5) 创面止血、关闭切口：切除肾上腺后冲洗吸净肾上腺床，仔细止血，放置引流管。关闭切口，10mm Trocar 创口需仔细缝合。

【术后处理】

术后 24 小时可恢复饮食，可拔除导尿管、下床活动。24~48 小时拔除腹腔引流管，皮质醇增多症患者需行糖皮质激素补充等同开放手术术后处理相同。术后应注意腹部体征和肾上腺危象的发生。

第三节　腹膜后腹腔镜肾上腺手术

Retroperitoneoscopic adrenalectomy

【陈　炜】

随着腹腔镜设备的不断改进和完善及术者操作水平的不断提高，既往一些认为是腹腔镜手术禁忌的领域不断被打破，腹腔镜肾上腺手术适应证有不断扩大的趋势。笔者认为对手术对象的选择应根据术者本人对腹腔镜肾上腺手术操作的熟练程度而定，应按先易后难、循序渐进的原则。初学者选择直径 2~3cm 的腺瘤为宜，太小的腺瘤可能在腹腔镜手术中难以找到病灶，不宜选择库欣综合征、嗜铬细胞瘤或肥胖患者行腹腔镜肾上腺切除术。对于熟练的术者来说，较大的肾上腺皮质腺瘤、嗜铬细胞瘤并非手术禁忌证，而对初学者来说应列为相对禁忌证。一般来说，对于单侧肾上腺原发或转移肿瘤，直径<5cm 者可选择腹膜后路径。

【麻醉和体位】

气管内插管全麻。健侧卧位，抬高腰桥。

【手术步骤】

1. Trocar 的放置　一般情况下置 3 个 trocar，A 点置 10mm Trocar，位置在腋中线髂嵴上 2 指；B 和 C 点均置 5mm Trocar，位置分别在腋后线和腋前线与肋缘交界处(图 32-3-1)。常规采用 Hasson 技术建立后腹腔，扩大腹膜后腔多采用水囊扩张或示指-器械剥离法。

2. 示指-器械剥离法建立腹膜后操作通道　近年来，笔者对各种建立腹膜后腔方法进行比较和总结，加以改进，依次用示指、镜杆、分离钳分离腹膜后腔的方法(示指-器械剥离法)建立腹膜后操作通道，方法简单快捷、易于掌握，熟练者约需 5 分钟左右可以完成，现将方法介绍如下。

(1) 示指分离阶段(第 1 个 Trocar 通道的建立)：腋中线髂嵴上方约 2cm 处纵行做切皮肤 1.5~2.0cm 切口，以刀柄或示指顺肌纤维方向钝性分离、撑开腰背筋膜进入腹膜后间隙，用示指向头端将腋中线、腋后线附近侧腹壁与腹膜后脂肪钝性分离一腔隙(图 32-3-2)，插入 10mm Trocar，注入 CO_2 气体，建立手术空间。

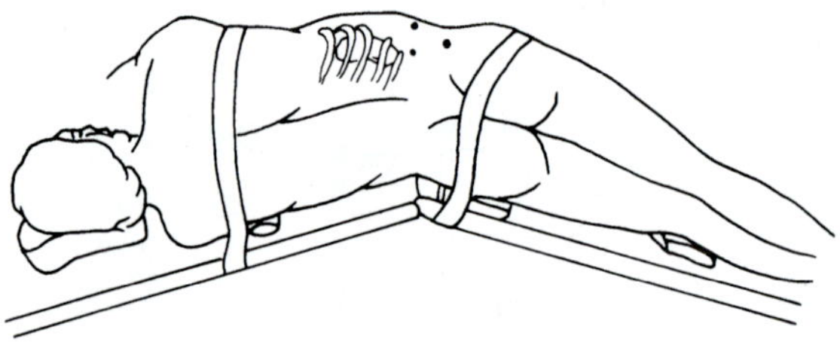

图 32-3-1　体位和 Trocar 位置

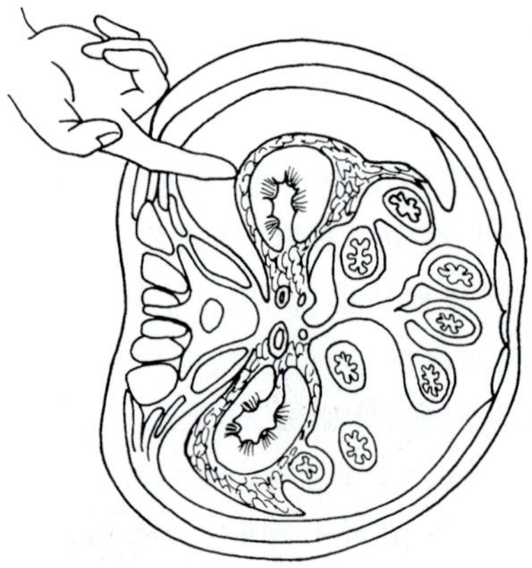

图 32-3-2　钝性分离腹膜后腔隙

(2) 镜杆分离阶段(第 2 个 Trocar 通道的建立)：腹腔镜直视下进入示指所分离的腔隙，此时可见到周围未钝性分离的侧腹壁与腹膜后脂肪之间存在蛛丝状疏松结缔组织区，将腹腔镜镜端紧贴侧腹壁，沿疏松结缔组织层面通过镜杆的摆动将第 12 肋尖平面以下腋后线至腋前线之间的腹壁筋膜与腹膜后脂肪钝性分离(图 32-3-3)，直视下在腋后线第 12 肋缘下处置入 10mm Trocar。

(3) 分离钳分离阶段(第 3 个 Trocar 的建立)：第 2 个通道处置入钝头分离钳，将遮挡腋前线腹壁的脂肪及腹膜返折推开(图 32-3-3)，直视下在肋缘下腋前线处置入 5mm Trocar，置入 Trocar 过程中，分离钳可下压腹膜返折处，防止第 3 个 Trocar 进入时刺破腹膜。

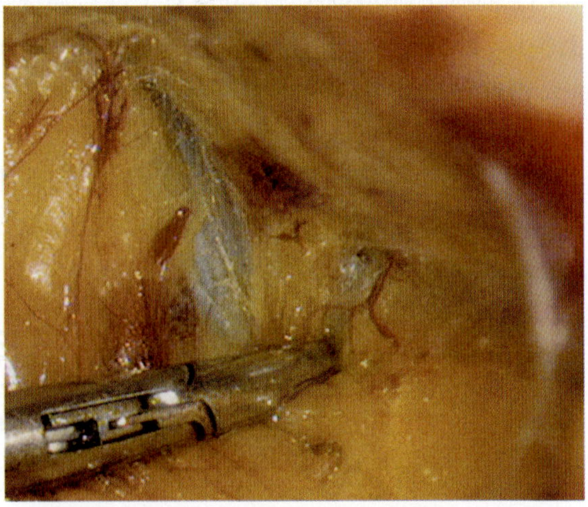

图 32-3-3　钝头分离钳推开腹壁脂肪和腹膜返折

3. 寻找和切除肾上腺

(1) 沿腰方肌外缘纵行切开侧椎筋膜、腰方肌筋膜，进入腰肌前间隙(腰方肌、腰大肌表面与肾脂肪囊之间的间隙)，用超声刀充分分离此间隙，以腰大肌为解剖标志，向上分离至膈肌下方(图 32-3-4)。

(2) 肾上腺多位于肾上极内上方，打开肾上极肾周脂肪囊，游离肾上半部及内侧缘，显露肾上腺区(图 32-3-5)，在脂肪堆中分离找到肾上腺及瘤体(图 32-3-6)。

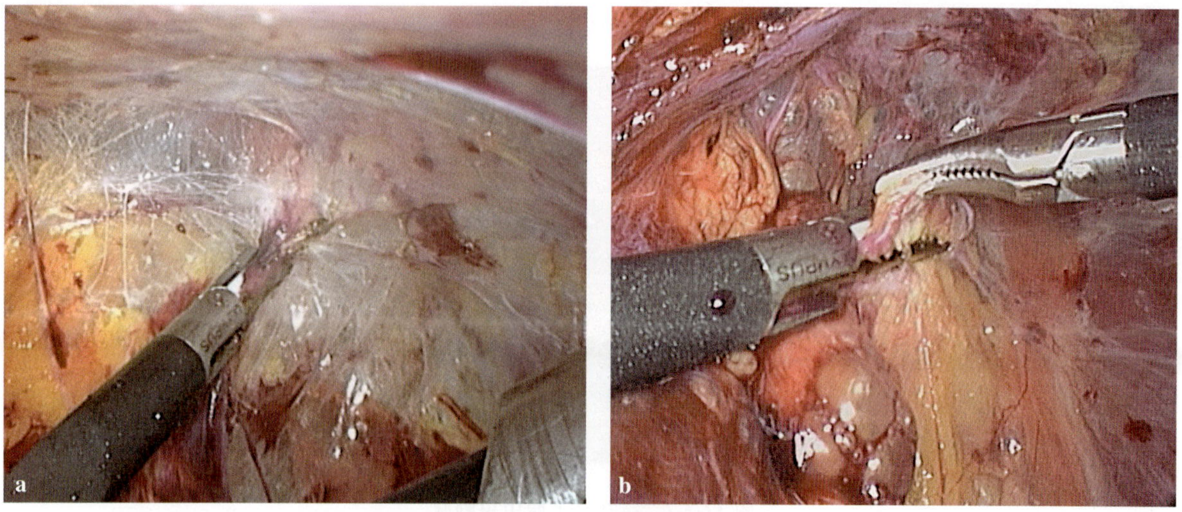

图 32-3-4　分离腰肌前间隙

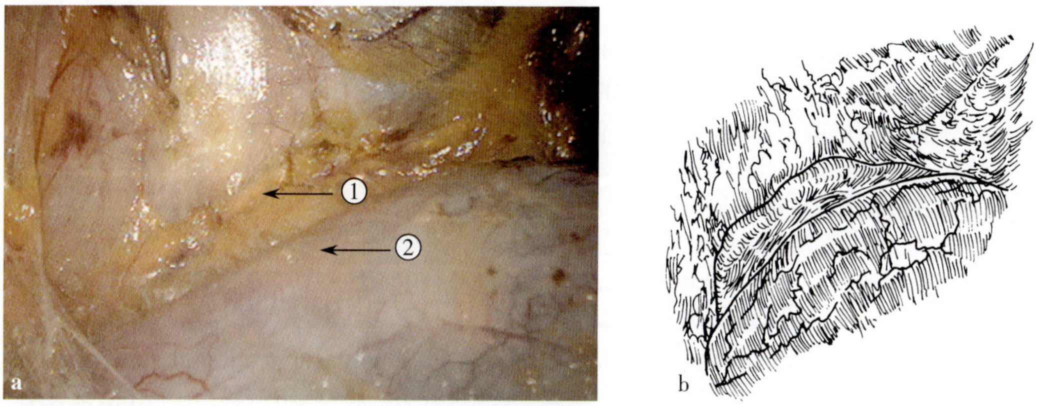

图 32-3-5　显露肾上腺区

a. 显露肾上腺区①肾上腺；②肾上极；b. 显露肾上腺区示意图

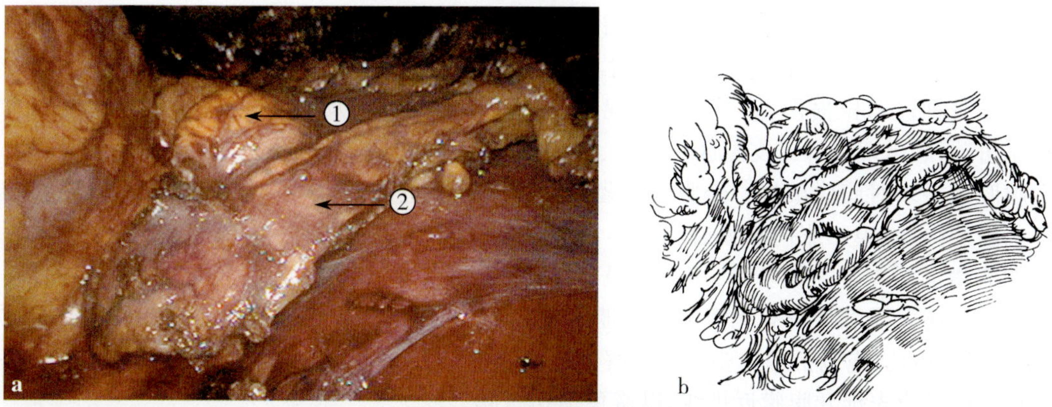

图 32-3-6　分离肾上腺及瘤体

a. 分离肾上腺及瘤体①肾上腺腺瘤；②肾上腺；b. 显露肾上腺和瘤体示意图

(3) 用超声刀小心分离肾上腺及瘤体周围脂肪组织，可以达到较佳的分离止血效果。单纯肿瘤切除或肾上腺次全切除可于瘤体基底或腺体欲断端用超声刀横断切除；肾上腺全切除时先小心游离暴露肾上腺中央静脉，上 3 个钛夹，近端 2 个，远端 1 个，切断中央静脉(图 32-3-7)，完全游离并摘除肾上腺。在右侧注意避免损伤下腔静脉，而左侧则注意避免损伤肾静脉。较大的肿瘤的切除可结合 Ligasure 等器械进行周围

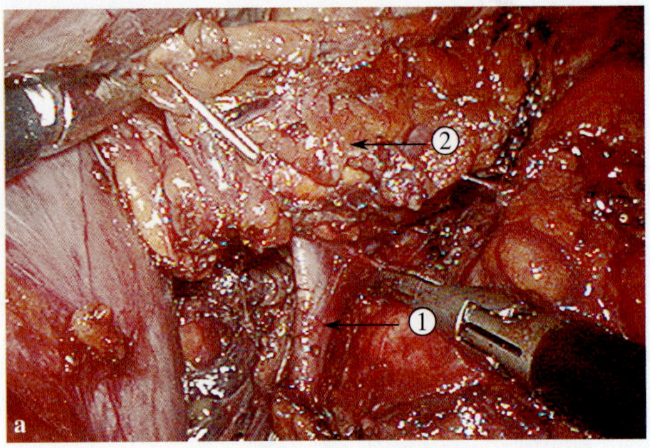

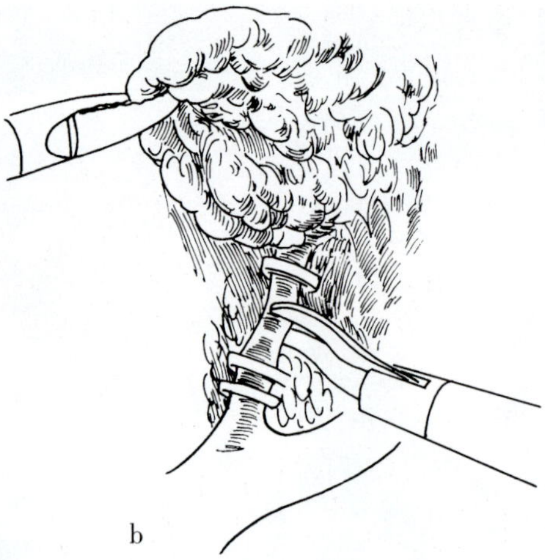

图 32-3-7　结扎肾上腺中央静脉

a. 结扎肾上腺中央静脉①肾上腺中央静脉；②肾上腺；b. 结扎肾上腺中央静脉示意图

组织分离，但一定要看清操作视野，避免盲目钳夹分离，以免损伤周围血管及器官。

(4) 将标本放入消毒标本袋内，从腋后线的腹壁通道取出，必要时可略扩大切口。当标本较大时，可先装在塑料袋内，分成数块后取出体外。创面留置引流管。

【术后处理】

同经腹途径腹腔镜肾上腺切除术。

第四节　腹腔镜肾上腺手术并发症的预防及处理

prevention and management of complications for laparoscopic adrenal surgery

【李黎民】

腹腔镜肾上腺手术并发症主要分为两大类，一类是腹腔镜手术所共有的并发症，如气腹针或腹腔镜Trocar穿刺损伤，与气腹有关的皮下气肿、气体栓塞、高碳酸血症，以及切口疝、下肢静脉血栓形成等；另一类是与肾上腺手术相关的并发症，本节主要讨论与腹腔镜肾上腺手术相关的并发症。

1. 神经、肌肉损伤　腹腔镜肾上腺手术时多采取侧卧位，并抬高腰桥，应注意如长时间过伸位可造成腰部肌肉或坐骨神经牵拉损伤，患者术后出现腰痛、下肢麻木、疼痛及运动障碍；上肢长时间过伸位可造成尺神经损伤，术后出现尺神经支配区域麻木、疼痛或运动障碍。

2. 后腹腔镜手术时腹膜破损　经腹膜后径路行腹腔镜肾上腺手术时，如损伤腹膜造成腹膜破损，会使 CO_2 进入腹腔内，腹膜膨胀向腹膜后腔膨隆，使得腹膜后本来不大的操作间隙更加狭小，增加手术的难度。此时常需增加一支腹腔镜套管，用腹腔镜拉钩或其他腹腔镜器械推开腹膜帮助显露，保证手术的进行。腹膜破损处还要注意检查有无腹腔内脏器的损伤，尤其是电凝或电切操作时造成的损伤更要仔细检查。预防腹膜破损的措施包括术中要清楚了解腹膜的解剖位置，切开 Gerota 筋膜时应靠近腰大肌；腋前线腹腔镜套管穿刺时应先推开腹膜返折线，以避免损伤腹膜。

3. 实质脏器的损伤　腹腔镜手术中可发生肝脏、脾脏、胰腺、肾脏和膈肌的损伤。主要见于在行肾上腺手术时牵拉暴露造成的误伤，术中需要推开肝脏或脾脏帮助显露时，应使用腹腔镜牵开器，使力量均匀分布作用于质地脆弱的肝脏或脾脏，不宜使用普通腹腔镜手术器械，以免较细的器械作用于肝脏或脾脏某一点，造成脏器损伤出血。需要较长时间牵开肝脏或脾脏时，可用生理盐水浸湿的纱布块衬垫在腹腔镜牵开器与肝脏、脾脏之间，以避免损伤。术中发现膈肌损伤应注意有无气胸或纵隔气肿，膈肌的破损可试行腹腔镜下修补术或开腹手术。术中发生胰腺损伤时，应改行开放手术处理。肾脏的损伤视其损伤的程度，可试行腹腔镜下修补术，出血较多或腹腔镜下处理有困难时，应果断行开放手术。

4. 血管损伤 血管的损伤多发生于开展腹腔镜手术的初期,也发生于进行较大、较复杂手术时。

(1) 下腔静脉损伤:右肾上腺手术中最严重的并发症是下腔静脉损伤出血。由于右肾上腺中央静脉很短,并直接汇合入下腔静脉侧后壁,术中游离肾上腺、分离中央静脉及牵引下腔静脉时,均可能撕破或撕断肾上腺中央静脉或损伤下腔静脉。当发生中央静脉出血时,如不能迅速控制出血,则会因出血造成手术视野不清,在血泊中盲目使用电凝和钛夹止血难以奏效,此种情况下试图用腹腔镜进行止血并继续完成手术是危险的,应立即用纱布压迫出血部位,果断地中转开放手术止血。

(2) 肾血管损伤:左肾上腺下极有时可接近肾门血管,切除肾上腺下极肿瘤或行左肾上腺全切时应注意避免损伤左肾血管。

(3) 脾或胰腺血管损伤:当左侧肾上腺肿瘤较大时,游离范围较大,手术涉及到胰腺上缘后方,此时需注意避免损伤脾或胰腺血管。

大血管损伤常引起失血性休克,处理不及时容易导致死亡,腹腔镜手术过程中一旦发生大血管的损伤,往往需要立即中转开放手术止血。对腹腔镜手术中难以控制的出血也应及时中转开放手术,因在出血的情况下,腹腔镜视野往往不清楚,盲目止血会增加腹腔脏器损伤的危险。某些静脉损伤在气腹压力下仅表现为轻微出血,而当腹压降低后出血会更明显,因此,当手术结束时,将气腹压力降低后再仔细检查所有手术部位,应常规放置引流管,以便术后严密观察出血情况。

术后延迟出血经过输血、补液等保守治疗无效时也应及时果断行开腹手术止血。

5. 胃肠道损伤 在游离结肠、十二指肠以及牵拉胃大弯时,注意不可粗暴地钳夹肠管或用力撕扯,避免损伤造成胃肠破裂。在行腹膜后腹腔镜手术时,发生腹膜破损时要注意检查有无腹腔肠管的损伤;遇到出血视野不清时,切忌不能盲目电凝止血,以免损伤肠管。一旦发现胃肠道损伤,应严格按照胃肠道外科手术的原则及时处理。术中发现小的、表浅的烧灼伤可密切观察保守治疗。多数肠道烧灼伤在术中很难发现,一般在术后 3~7 天后出现腹痛、恶心、低热和白细胞增多,腹部平片可显示肠管胀气或梗阻,腹腔镜手术后腹腔内游离气体常在术后 2 周左右时间才能被完全吸收, 易和消化道穿孔的膈下游离气体相混淆,故诊断价值不大。如腹膜炎症状逐渐加重,应考虑胃肠道损伤的可能,需剖腹探查。由于肠管烧灼伤受损的范围往往比肉眼见到的更广泛,因而不宜单纯缝合修补,需广泛切除失活肠管,伤口周围需放引流,术后给予抗生素治疗。

参 考 文 献

1. 李汉中,臧美孚,徐大华,等. 腹腔镜肾上腺肿瘤切除. 中华外科杂志,1994,32:345-347
2. 那彦群,吴刚,郝金瑞,等. 泌尿外科腹腔镜手术 141 例分析. 中华外科杂志,1998,36:143-145
3. 丘少鹏,谭敏,吴志棉,等. 后腹腔镜手术治疗肾上腺疾病. 中华泌尿外科杂志,1998,19:643-645
4. 李黎明,林毅,朱军等. 后腹腔镜手术治疗肾上腺疾病. 中华泌尿外科杂志,2002,23:387-391
5. 张旭,叶章群,宋晓东等. 腹腔镜和后腹腔镜肾上腺手术与开放肾上腺手术的疗效比较. 中华泌尿外科杂志,2002,23:332-334
6. 李黎明,林毅,朱军,等. 腹腔镜手术治疗嗜铬细胞瘤. 中华泌尿外科杂志,2004,25:438-441
7. 陈羽,陈炜,丘少鹏,等. 腹腔镜手术治疗肾上腺嗜铬细胞瘤安全性评价. 中华泌尿外科杂志,2005,26:154-156
8. 李黎明,林毅,朱军,等. 既往有肾或肾上腺手术史者再行腹腔镜肾上腺手术的可行性. 中华泌尿外科杂志,2005,26:163-164
9. 张晓春,那彦群. 腹腔镜肾上腺手术中转开放手术及合并症分析. 中华泌尿外科杂志,2002,23:329-331
10. Gagner M,Laeroix A,Bolte E. Laparoscopic adrenalectomy in Cushing syndrome and pheochromocytoma. N Engl J Med, 1992,327:1033-1035
11. Gill IS. Thoracoscopic transdiaphragmatic adrenalectomy:the initial experience. J Uro1,2001,165:1875-1878
12. Vaughan ED Jr,Blumenfeld JD,Pizzo JD,et al. The Adrenals. In:Walsh PC,Retic AB,Vaughan ED,Wein AJ,eds. Campbell's Urology. 8th ed. Philadelphia:Saunders,2002. 3507-3569
13. Moinzadeh A,Gill IS. Laparoscopic radical adrenalectomy for malignancy in 31 patients. J Urol,2005,173(2):519-25
14. Tsuru N,Ushiyama T,Suzuki K. Laparoscopic adrenalectomy for primary and secondary malignant adrenal tumors. J Endourol, 2005,19(6):702-708

15. Terachi T,Matsuda T,Terai A,et al. Transperitoneal laparoscopic adrenalectomy:experience in 100 patients. J Endourol, 1997,11(5):361-365

16. Hamilton BD. Transperitoneal laparoscopic adrenalectomy. Urol Clin North Am,2001,28:61-70

17. Gill IS,Hobart MG,Schweizer D,et al. Outpatient adrenalectomy. J Urol,2000,163(3):717-720

18. Chee C,Ravinthiran T,Cheng C. Laparoscopic adrenalectomy:experience with transabdominal and retroperitoneal approaches. Urology,1998,51(1):29-32

19. Gill I,Kavoussi L,dayman R,et al. Complications of laparoscopic nephrectomy in 185 patients:A multi-institutional review. J Urol,1995,154:479-481

20. Bishoff J,Allaf M,Kirkels W,et al. Laparoscopic bowel injury:Incidence and clinical presentation. J Urol,1999,161:887-891

【主编点评】

腹腔镜肾上腺切除术优于开放性肾上腺切除术。目前已成为肾上腺疾病手术治疗的“金标准”。手术的关键在于正确寻找肾上腺。经后腹腔途径,在切开 Gerota 筋膜后,沿肾周脂肪囊后缘向上游离,分离出腰肌前间隙;再沿肾脏前缘,分离肾脏-肾上腺前间隙;最后切开肾周脂肪囊,在肾上极内侧找到肾上腺。经腹途径先切开侧腹膜,再切断肝肾韧带或脾肾韧带,肾上腺即可充分显露。如果患者体型肥胖,体内脂肪多,肾上腺直径<1cm,先清除 Gerota 外脂肪,扩大操作空间,在肾上极切开肾周脂肪囊;若脂肪与肾上极粘连不易分离,可在肾背侧切开肾周脂肪囊,分离至肾上极内侧,仔细寻找肾上腺。

<5~6cm 的良性肿瘤是腹腔镜肾上腺手术的最佳适应证。对于有丰富腹腔镜手术经验的术者,也可切除更大的肿瘤或嗜铬细胞瘤,恶性肾上腺肿瘤也并非手术禁忌。至于手术入路,术者可根据患者的具体情况再结合本人的技术特点和经验选择。Suzuki 认为对直径<5cm 的肾上腺肿瘤宜采用后腹腔途径;而直径>5cm 的肾上腺肿瘤或嗜铬细胞瘤,采用经腹途径相对安全。

处理大体积肾上腺肿瘤特别是当肿瘤与周围脏器和结构有粘连,在分离肾上腺时右侧手术应先辨认下腔静脉;左侧切断脾肾韧带时找到胰尾部,可安全地完成肾上腺手术。

(高 新)

第三十三章

腹腔镜肾囊肿手术

Laparoscopic surgery for renal cyst

第一节 后腹腔镜单纯肾囊肿去顶术

laparoscopic retroperitoneal resection of renal cyst

【周祥福】

【概述】

单纯性肾囊肿一般为单侧单发，也有单侧多发，但双侧同时发生较少见，好发年龄为40岁以上。文献报道50岁以上病人尸检发现一个或多个肾囊肿者超过50%。肾囊肿处理原则：一般认为，对体积不大的囊肿，如直径<3cm的无症状性肾囊肿，可随访观察，无需处理；对于3~5cm大小的肾囊肿可在B超引导下经皮穿刺注射硬化剂（如无水乙醇）治疗；而体积较大有压迫症状、穿刺可能损伤其他器官或穿刺治疗无效者，则可采用手术治疗。在腹腔镜技术应用之前，有症状肾囊肿多采用开放手术治疗，具有创伤大、术后恢复慢、术后遗留较长手术瘢痕影响美观。

自从腹腔镜技术开展以来，利用腹腔镜进行肾囊肿去顶术则较好地解决了临床医师和患者共同关心的问题。腹腔镜肾囊肿去顶因其具有切口小而美观、损伤小、术后恢复快、住院时间短，而且可同时处理两侧病变而成为治疗肾囊肿的理想方法。Shiraishi等2006年报道36例腹腔镜肾囊肿手术，平均随访67.2个月，症状缓解率92%，影像学检查阴性达81%。

腹腔镜肾囊肿去顶术因其操作简单、安全而成为目前泌尿外科医师学习腹腔镜技术的入门手术之一。腹腔镜肾囊肿去顶术都可采用经后腹膜途径，腹侧面囊肿或双肾囊肿需同时治疗时可采用经腹腔途径。对于多囊肾最好采用侧卧位经腹膜后途径，因为侧卧位时肾蒂位于下方，易于将肾脏往背侧和腹侧翻开，对肾后及肾内侧的囊肿较易处理。

【适应证】

1. 直径>5cm有症状的肾囊肿，是腹腔镜手术的最佳适应证。

2. 穿刺治疗无效或复发的肾囊肿，术中注意囊肿周围可能会有粘连。

3. 多发囊肿、多房囊肿、双肾囊肿。

4. 多囊肾也可通过腹腔镜手术进行囊肿去顶减压治疗，但其对肾脏的保护作用如何尚待进一步研究证实。

【禁忌证】

1. 合并严重出血性疾病、心肺功能不全不能耐受麻醉和手术者。

2. 有腹腔内感染或手术史为相对禁忌证、估计有腹腔内粘连者最好不要选择经腹腔途径。

【术前准备】

术前应进行B超、IVP、CT等影像学检查了解囊肿的位置、大小，以及囊肿与肾血管周围肾组织的关系。术前晚清洁灌肠，留置尿管，初学者最好留置胃管。

【麻醉和体位】

一般选择气管内插管全身麻醉。体位采用完全侧卧位。

【手术方法】

1. 建立后腹腔　于腋中线髂嵴上方2cm处切开皮肤约1.5~2cm，用长弯钳及示指钝性分离肌层及腰背筋膜至后腹腔间隙内，伸入手指分离腹膜后腔，形成一个可置入一个水囊的间隙。在此腔隙放入气囊或自制水囊(以橡胶手套掌面部分粗丝线结扎固定于16F导尿管上)，注入无菌生理盐水约500ml，扩张肾背侧之腹膜后间隙，保留5分钟抽尽水囊并取出。手指引导下分别于腋后线肋缘下及腋前线肋缘下穿刺置入10mm与5mm Trocar。髂嵴上方切口置入10mm Trocar并缝合筋膜及皮肤，避免漏气。然后注入CO_2气体，建立后腹腔手术空间。

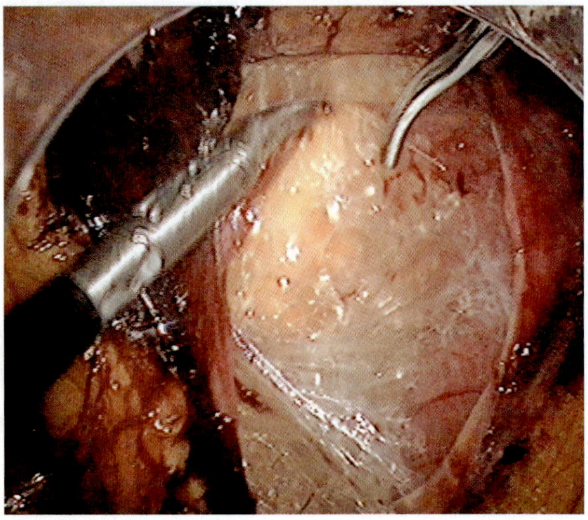

图33-1-1　切开肾脂肪囊

2. 显露肾囊肿　于腰大肌表面切开Gerota筋膜及肾脂肪囊(图33-1-1)，根据囊肿部位选择向肾背侧或腹侧游离肾脏，显露囊肿(图33-1-2)。如囊肿CT定位比较清楚，术中勿需游离整个肾脏，只需在囊肿表面游离即可。

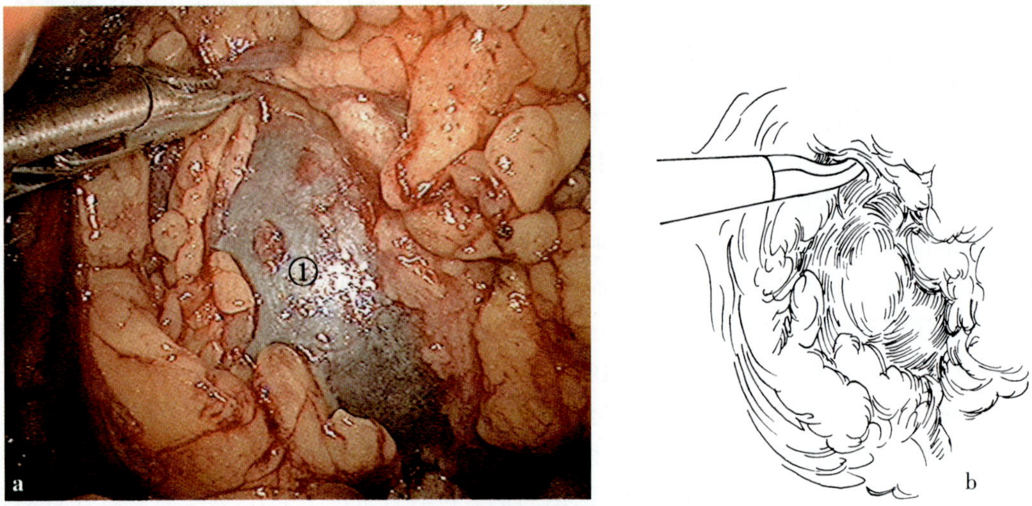

图33-1-2　游离显露肾囊肿

a. 游离显露肾囊肿①肾囊肿；b. 显露肾囊肿

3. 囊肿去顶　提起囊壁，剪开囊肿，吸尽囊液，观察囊壁无异常后距肾实质约 0.5cm 处环形剪除大部分囊壁(图 33-1-3)，并用电凝钩电凝切缘防止出血。检查无活动性出血后，肾周放置引流管，缝合关闭侧腹膜切口。

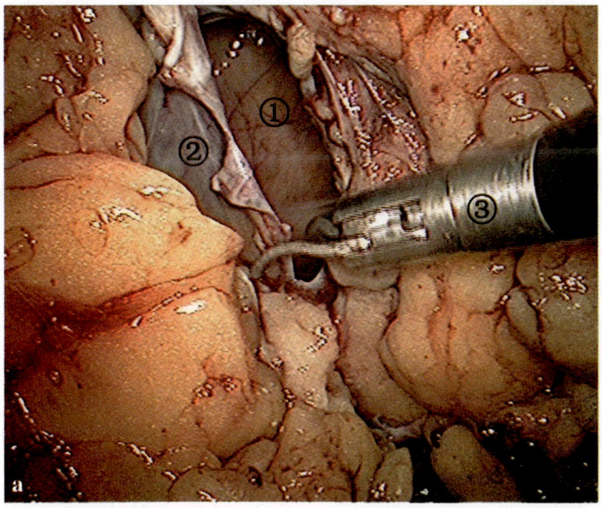

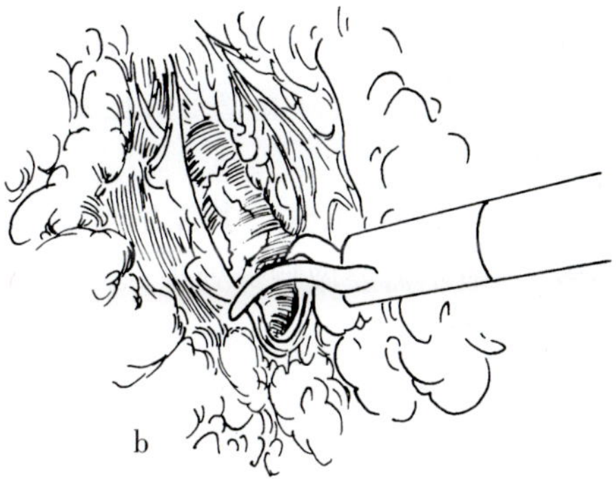

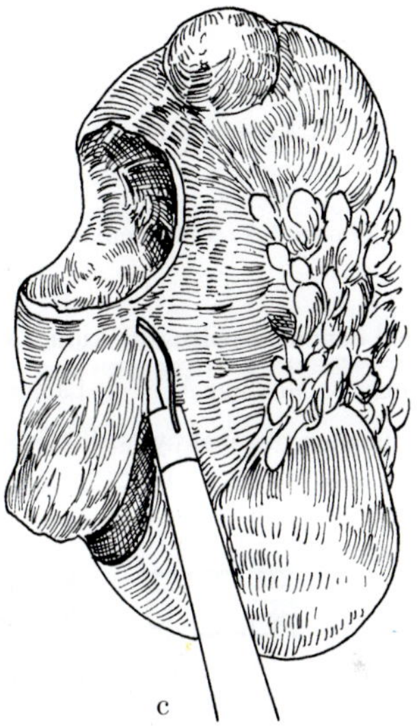

图 33-1-3　用剪刀肾囊肿去顶

a. 肾囊肿去顶①肾囊肿腔②肾囊肿壁③剪刀；b. 肾囊肿去顶示意图；c. 肾囊肿去顶

4. 多囊肾的处理　于腰大肌表面切开 Gerota 筋膜及肾脂肪囊后，在脂肪囊与肾包膜间进行分离，将肾脏充分游离，有条索或粘连带则用超声刀切断。再用剪刀沿囊肿与肾实质交界处剪除大的囊肿壁，而小的囊肿，可用电钩或超声刀切开囊壁减压(图 33-1-4)。术中应根据影像资料，了解囊肿的数量和位置，对深部较大的囊肿尽量处理干净，以免术后很快复发。处理深部囊肿时应注意辨别积水的肾盏或肾盂，避免损伤集合系统而引起尿漏。如术中发现损伤，则需用可吸收线缝合；如术后发现，则需放置输尿管支架管。如切开深部囊肿出血，可予以电凝止血，如效果不好，用分离钳夹住出血处，另置入一个 Trocar，用可吸收线 8 字形缝合进行止血。手术结束时，应用盐水或无醇安尔碘 10 倍稀释液冲洗术野。

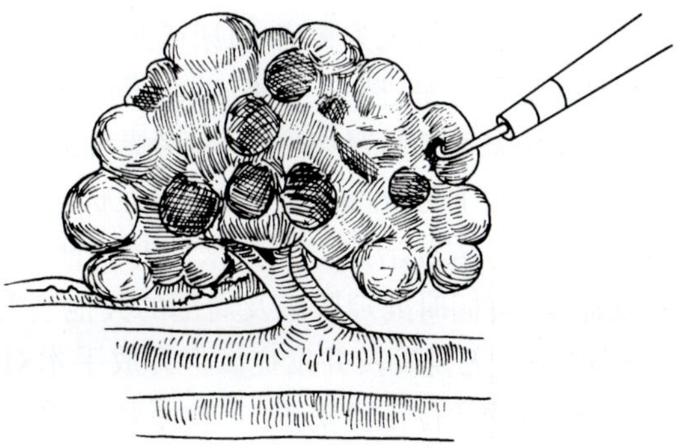

图 33-1-4　电钩切开多囊肾囊壁

【术后处理】

1. 经腹膜后途径术后 6 小时可开始正常进食，手术当日即可下床活动。

2. 适当应用抗生素预防感染。

3. 引流管一般放置 24~48 小时，根据引流量的情况决定拔管时间。

【并发症预防及处理】

1. 术中术后出血　术中或术后出血多由于切除囊壁时距肾实质过近引起，术中发现出血时应采用电凝或缝扎等方法妥善处理；术后出血量一般不会太大，经保守治疗均可自行停止，仅个别情况下需开放手术止血。预防出血的关键是切除囊壁时一定不要距肾实质太近，发现出血时及时处理。

2. 囊肿复发　囊肿复发多由于切除囊壁不够引起，也可能是多房囊肿或多发囊肿未完全治疗的残留物。术中充分显露和切除囊壁是防止复发的关键。同时注意与肾憩室鉴别，术前做好影像学检查，明确肾囊肿情况是必要的。

3. 术后肠麻痹肠胀气　其发生与手术时间长，腹腔神经丛受刺激有关，特别多见于双侧手术同时进行的患者，一般不需要做特殊处理，必要时可行胃肠减压治疗。

参考文献

1. 那彦群，李双利，郭应禄，等. 腹腔镜切除肾囊肿. 中华泌尿外科杂志，1994，15(5)：342
2. 李文，徐友明，张旭，等. 经后腹膜腹腔镜与开放性肾囊肿去顶术疗效比较. 临床泌尿外科杂志，2002，17(7)：321-322.
3. Shiraishi K，Eguchi S，Mohri J，et al. Laparoscopic decortication of symptomatic simple renal cysts：10-year experience from one institution. BJU Int，2006，98(2)：405-408
4. Bartholomew TH，Solvis TL，Kroovand RL，et al. The sonographic evaluation and management of simple renal cysts in children. J Urol，1980，123：732
5. Castillo O，Boyle ET，Kramer SA. Multilocular cysts of the kidney：A study of 29 patients and review of the literature. Urology，1991，37：156
6. Gabow PA. Autosomal dominant polycystic kidney disease. N Engl J Med，1993，329：332
7. Hanash KA，Al-Othman K，Mokhtar A，et al. Laparoscopic ablation of giant renal cyst. J Endourol，2003，17(9)：781-784
8. Bernstein J. A classification of renal cysts. In：Gardner KD，Bernstein J，eds. The Cystic Kidney. Dordrecht：Kluwer Academic，1990，163

第二节　后腹腔镜肾盂旁囊肿切除术

retroperitoneoscopic deroofing of parapelvic cyst

【高　新　周祥福】

【概述】

肾盂旁囊肿为一类非遗传性肾囊性病变，多由先天性因素造成，其发生率为肾囊肿的 1%~3%，有时合并肾囊肿。肾盂旁囊肿任何年龄均可发病，通常为单侧和单发，但也有多发和双侧发生。

肾盂旁囊肿发展缓慢，早期临床无特殊症状，患者多在中年以后出现症状，临床表现与囊肿压迫肾集合系统或肾蒂血管有关，表现为腰痛、血尿或并发结石，亦可出现泌尿系感染、肾血管性高血压及肾衰竭等。当患者出现明显症状，如腰痛、感染、出血，或继发高血压以及引起集合系统梗阻，或怀疑囊肿有恶变，应积极采用手术治疗，严重时甚至需行肾切除。肾盂旁囊肿为良性病变，进展缓慢，直径<5cm 时，若无自觉症状或并发症，可定期随访。当囊肿直径>6cm，或出现压迫症状及并发症，怀疑囊肿有恶变、感染、出血时，应积极采用手术治疗。

肾盂旁囊肿传统治疗方法是采用开放性囊肿去顶、脂肪填塞术，该技术成熟，操作简单，解剖结构清楚，并发症少，可同时处理肾脏及周围的其他病变。李光辉等报道应用开放性手术治疗肾盂旁囊肿 13 例，11 例恢复良好，无复发及并发症。但开放手术对机体损伤较大，且术后恢复慢，住院时间长，并发症较多。由于肾盂旁囊肿常位于肾窦内，有较厚肾实质覆盖，并且囊肿与肾蒂血管关系密切，B 超引导下囊肿穿刺风险大，有损伤胸膜和肾血管的可能，甚至出现大出血等并发症，故肾盂旁囊肿不推荐行 B 超引导下囊肿穿刺。Rubenstein 等于 1993 年报道了第 1 例腹腔镜肾盂旁囊肿切除术治疗肾盂旁囊肿。国内丘少鹏等于 1998 年首先报道经腹膜后腔腹腔镜治疗肾盂旁囊肿。笔者医院自 2003 年起共收治 12 例肾盂旁囊肿病例，均经腹膜后途径行腹腔镜下去顶或切除手术，均获成功。

由于肾盂旁囊肿位置较深，且与肾蒂关系密切，操作难度大，在一定程度上限制了腹腔镜技术的运用。近年来随着腹腔镜设备技术及经验得到不断完善和提高,手术时间明显缩短,而且安全性增加。腹腔镜技术治疗肾盂旁囊肿具有创伤小、病人恢复快及疗效好等优点。

用腹腔镜技术治疗肾盂旁囊肿的手术入路有两种:一是经腹腔途径,其优点是解剖清晰,易于操作,可以同时处理双侧病变;但肾盂旁囊肿往往靠近于肾背侧面,其腹侧面有肾蒂血管覆盖,经腹腔入路暴露较困难,有损伤肾蒂血管的危险,且对腹腔存在一定干扰,腹腔内手术、外伤、感染等病史限制了腹腔镜的应用。而经腹膜后途径不会对腹腔脏器造成损伤,没有污染腹腔的危险,减少了胃肠道反应及术后腹腔感染和粘连的机会,因此,临床多采用后腹腔入路。

【适应证】

肾盂旁囊肿出现明显症状,如腰痛、感染、出血,或继发高血压以及引起集合系统梗阻,或怀疑囊肿有恶变,应积极采用手术治疗。

如患者无自觉症状,可定期随访。

【禁忌证】

1. 伴有严重出血性疾病及心肺功能不全不能耐受手术者。

2. 既往有经腹膜后肾疾病开放手术者。

【术前准备】

术前常规行 B 超、IVU 检查,IVU 可显示肾盂肾盏受压的征象,以及囊肿是否与肾脏集合系统相通。最好行螺旋 CT 检查,CT 确诊率达 100%,从三维图像了解囊肿的位置及与周围肾实质、肾盂肾盏、肾动静脉的关系(图 33-2-1)。

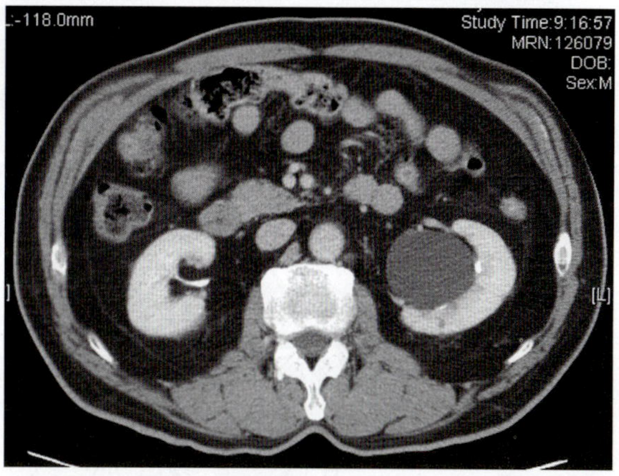

图 33-2-1 肾盂旁囊肿 CT 影像学特征

【麻醉和体位】

气管内插管全麻,患者健侧卧位,升高腰桥。

【手术方法】

1. 建立后腹腔、放置 Trocar 在患侧腋中线髂嵴上方 2 横指处做一长约 1.5cm 的切口,向下分离至腰背筋膜深面,伸入示指扩张分离腹膜后间隙。于腹膜后腔放置扩张气囊,向囊内注空气或水 500~600ml,保留 5 分钟,扩张腹膜后间隙。拔除球囊导管,伸入示指在腹膜后间隙内引导,分别于腋后线第 12 肋下以及腋前线第 12 肋下以及髂前上棘上

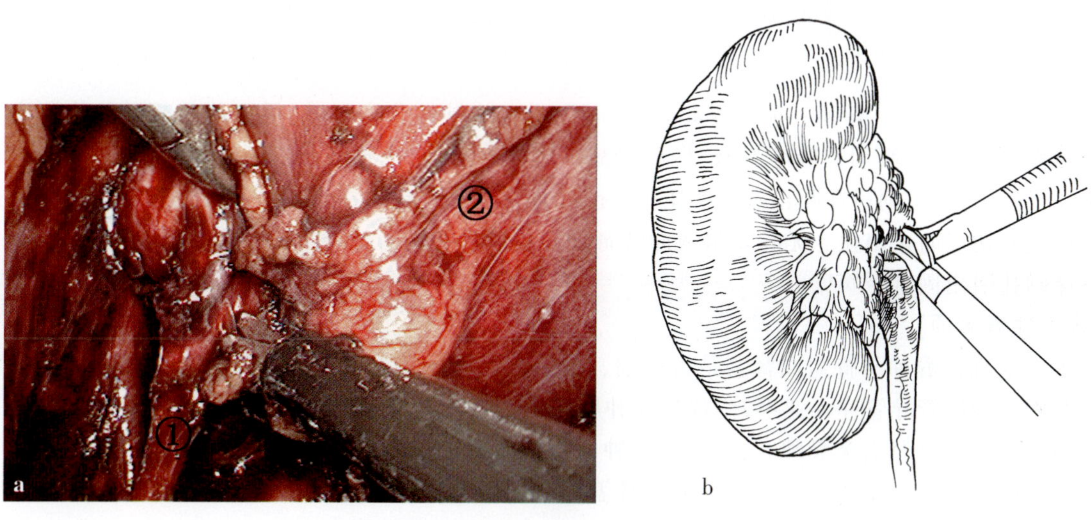

图 33-2-2 分离输尿管上段和肾盂

a. 分离输尿管上段①输尿管上段②肾脏;b. 游离肾盂旁囊肿

2cm 戮孔,分别置入 10mm、5mm 和 5mm Trocar 各 1 根。然后于髂嵴上通道插入 10mm Trocar,并用 4 号丝线间断缝合缩窄孔径,避免漏气。连接气腹机,注入 CO_2 气体,使腹内压增至 13mmHg。

2. 显露肾盂旁囊肿　在腹膜后腔气腹的维持下,辨认后腹腔的解剖关系,确认肾脏部位。分离切开肾外后方肾周筋膜以及肾脂肪囊,游离肾脏外后方,分离出输尿管上段(图 33-2-2)。沿输尿管向上分离肾门处组织,显露肾盂,游离出紫蓝色的肾盂旁囊肿(图 33-2-3)。

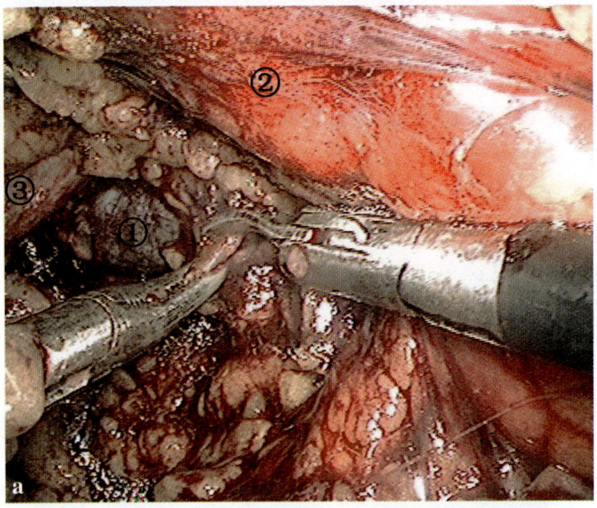

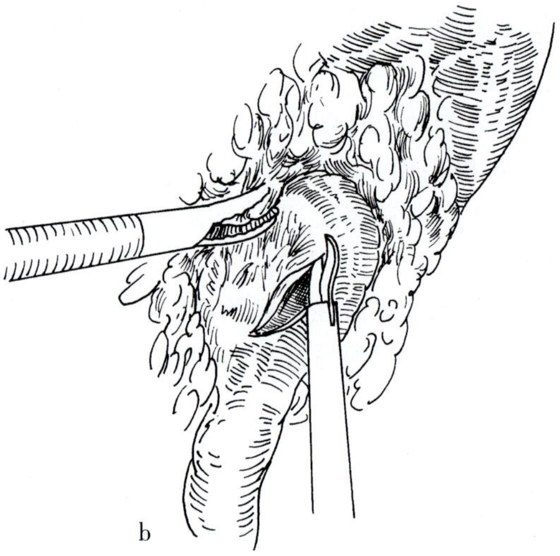

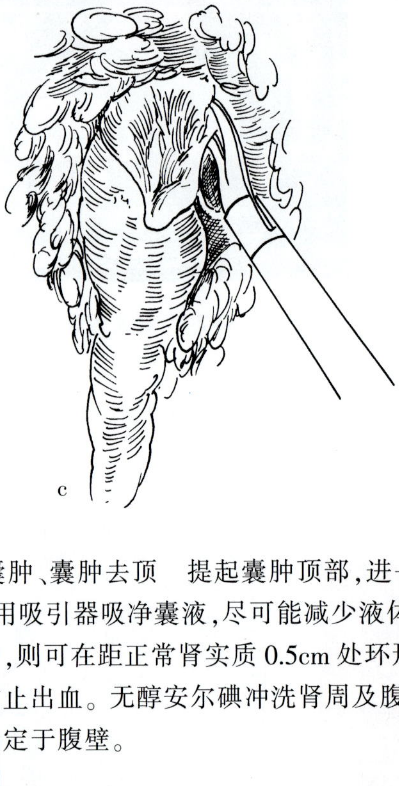

图 33-2-3　显露肾盂旁囊肿

a. 肾盂旁囊肿去顶①肾盂旁囊肿②肾脏③肾盂;
b. 肾盂旁囊肿去顶;c. 肾盂旁囊肿去顶

3. 游离肾盂旁囊肿、囊肿去顶　提起囊肿顶部,进一步钝性分离囊壁,尽可能将囊肿拉出肾窦,用电凝钩凝穿囊壁,立即用吸引器吸净囊液,尽可能减少液体外溢,防止感染。剪开囊壁,沿囊肿壁钝性剥离,如不能完全剥出囊肿,则可在距正常肾实质 0.5cm 处环形切除囊壁。注意囊肿有无与肾集合系统相通,并用电凝钩电凝切缘防止出血。无醇安尔碘冲洗肾周及腹膜后腔隙。检查无出血后,放置橡皮引流管,经髂前上嵴穿刺孔引出固定于腹壁。

【术中注意事项】

1. 术中应确认囊肿与肾盂或肾盏是否相通, 必要时可于术前经尿道放置输尿管导管于患侧肾盂内,切除囊壁后经输尿管导管注入亚甲蓝,观察囊肿底部是否有蓝染尿液流出。

2. 腹腔镜下处理肾盂旁囊肿时,应注意囊肿与肾蒂血管之间的关系,避免损伤血管。

3. 术中牵拉囊壁行囊肿去顶时避免损伤肾盂。

【术后并发症预防及处理】

参照腹腔镜肾囊肿去顶术

参 考 文 献

1. 张杰,腹腔镜肾囊肿去顶术. 见:郭应禄主编. 泌尿外科内镜诊断治疗学. 北京:北京大学医学出版社,2004
2. 周祥福,蔡育彬,高新,等. 经腹膜后途径腹腔镜治疗肾盂旁囊肿. 中华泌尿外科杂志,2005,26:832-834
3. 李光辉,陈兴屹,仇广明,等. 肾盂旁囊肿的诊断与治疗. 中华泌尿外科杂志,2003,24:245-246
4. 丘少鹏,郑克立,曾金云,等. 后腹腔镜新技术治疗肾盂旁囊肿. 中国内镜杂志,1998,4:25-27
5. Amis ES Jr,Cronan JJ. The renal sinus:an imaging review and proposed nomenclature for sinus cysts. J Urol,1988,139:1151-1159
6. Camargo AH,Cooperberg MR,Ershoff BD,et al. Laparoscopic management of peripelvic renal cysts:University of California,San Francisco,experience and review of literature. Urology,2005,65(5):882-887
7. Doumas K,Skrepetis K,Lykourinas M. Laparoscopic ablation of symptomatic peripelvic renal cysts. J Endourol,2004,18(1):45-48
8. Hoenig DM,McDougall EM,Shalhav AL,et al. Laparoscopic ablation of peripelvic renal cysts. J Urol,1997,158:1345-1348
9. Doumas K,Skrepetis K,Lykourinas M,et al. Laparoscopic ablation of symptomatic peripelvic renal cysts. J Endourol,2004,18(1):45-48

第三十四章

腹腔镜肾切除术

Laparoscopic nephrectomy

第一节 腹腔镜单纯肾切除术

laparoscopic simple nephrectomy

【高 新 肖恒军】

【概述】

1991 年 Clayman 成功完成首例腹腔镜肾切除术。此后腹腔镜肾切除手术在全世界范围得到广泛开展。与开放手术相比,腹腔镜肾切除术除了具备一般腹腔镜手术的优点外,由于该术式对患者的肺功能影响较小而减轻了患者对手术的应激反应,因而腹腔镜肾切除术被认为是目前肾切除的标准手术方式之一。

同开放手术一样,一侧肾切除前必须确认对侧肾脏功能良好,足以代偿患肾切除后的全部功能。如一侧肾脏梗阻严重积水、感染引起脓肾、结核病灶严重破坏肾脏和严重肾动脉狭窄或肾脏严重损伤引起肾脏萎缩,导致患肾功能丧失,而对侧肾脏功能良好能够代偿,可以考虑行单纯肾切除术。对于萎缩肾或严重肾积水失功的肾脏行腹腔镜肾切除,对有腹腔镜手术执照的泌尿外科医师来讲,此可作为良好适应证;而脓肾和结核肾行腹腔镜肾切除,则要求术者有丰富的腹腔镜操作经验,术前必须同患者及家属交代开放手术的可能性。

腹腔镜肾切除术手术入路包括经腹腔和经后腹腔两种入径,究竟采用哪种途径,主要根据手术者的经验和熟练程度。经腹腔途径具有手术视野宽广、解剖标志明显等优点,但对腹腔有一定的干扰,有发生肠损伤、肠麻痹和腹膜炎的可能;除此之外,曾有腹腔手术史、外伤史或粘连时,不适宜采用经腹入路。而经后腹腔途径尽管操作空间相对较小、腹膜后腔脂肪多、缺乏清晰的解剖标志、对初学者有一定的难度,但这种途径可直接、迅速进入手术野,分离组织少、损伤轻,对腹腔脏器干扰少,避免腹腔污染,引流物(如血液、淋巴液等)只局限于后腹腔。

(Laparoscopic nephrectomy)

一项关于经腹途径与腹膜外途径腹腔镜肾切除手术效果对比的多中心研究表明,腹膜外途径肾切除手术的手术时间、术后恢复饮食所需时间更短,术中麻醉药需要量更少。腹膜外途径避免了腹腔内容物对手术视野的干扰,同时也大大减小了手术过程中损伤内脏及血管的风险。笔者认为经腹途径和腹膜后途径肾切除术均有其各自的适应证,应根据患者的病情和术者的经验酌情选择。

【手术适应证】

1. 大多数良性疾病所致肾脏永久性、不可逆性功能丧失,是腹腔镜单纯肾切除的基本适应证,包括慢性返流性及梗阻性肾病、慢性肾盂肾炎、无功能肾引起的腰腹部疼痛及肾血管性高血压。

2. 肾囊性病变严重导致患侧肾功能丧失、肾移植后期高血压、肾实质硬化及多囊肾病人症状严重者。

【相对禁忌证】

1. 有腹部手术史者,由于可导致腹腔粘连及局部解剖不清,不宜选择经腹途径。

2. 既往有过肾脏手术史,如肾部分切除、肾实质切开取石等,应列为相对禁忌,更不宜选择腹膜后途径。

3. 过度肥胖,近期患肾有严重感染的患者,如黄色肉芽肿性肾盂肾炎,即使是经验丰富的泌尿外科腹腔镜医师,也要尽量避免对其实施腹腔镜肾切除术。

【肾脏解剖】

肾脏为腹膜后位成对器官,左、右肾脏上内方分别为左、右肾上腺。后上方紧贴膈肌,后方紧贴腰大肌、腰方肌和腹横肌腱膜。左肾前上方隔着后腹膜壁层及网膜囊与胃底相邻,外上方为脾脏。中部直接与胰尾和脾血管紧贴,前下方隔着腹膜与降结肠及空肠相邻。右肾前上方有肝脏,正前方还有胆囊。内侧近肾门处靠近十二指肠,前下方与降结肠相邻(图 34-1-1)。

肾脏的被膜有 3 层,最内层为肾包膜,紧贴肾实质,最外层为肾周筋膜,又称 Gerota 筋膜,两层筋膜之间填充的囊状脂肪层为肾脂肪囊。Gerota 筋膜与腹横筋膜(transversalis fascia)之间有一腔隙,称肾旁后间隙,Gerota 筋膜与后腹膜壁层之间的腔隙称为肾旁前间隙(图 34-1-2),这两个间隙手术时很容易分离。

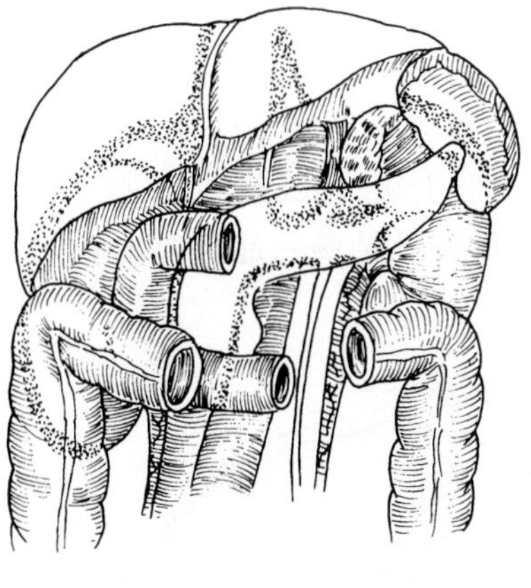

图 34-1-1　肾脏的解剖和毗邻

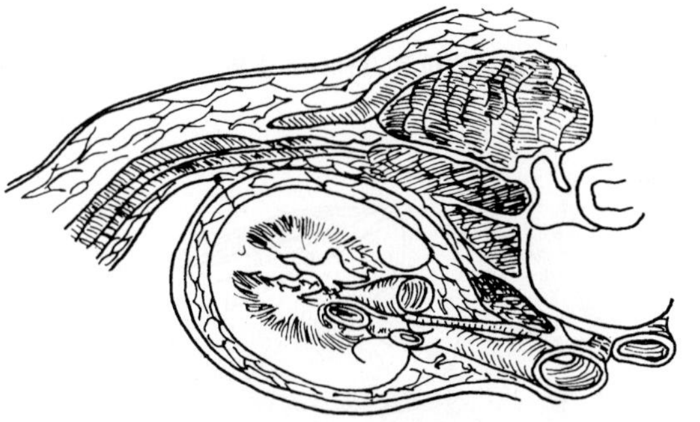

图 34-1-2　肾旁间隙

双侧肾动脉均起于腹主动脉 Treitz 韧带水平,左肾动脉较短,右肾动脉较长,发出后跨越腔静脉后方,在右肾静脉上后方与其伴行进入肾脏。肾静脉与动脉伴行,出肾门后汇合为肾静脉主干,肾静脉位于肾动脉前方,左肾静脉跨越腹主动脉前方汇入下腔静脉,右肾静脉直接汇入下腔静脉。肾门血管和肾集合系统的关系:从上往下,依次是肾动脉、肾静脉和肾盂;从前往后分别是肾静脉、肾动脉和肾盂(图 34-1-3)。有时可遇异位血管进入肾脏。约 30%病例存在一条或两条副肾动脉,副肾动脉多见于左侧,且多数在肾动脉下方跨越输尿管前方进入肾脏。

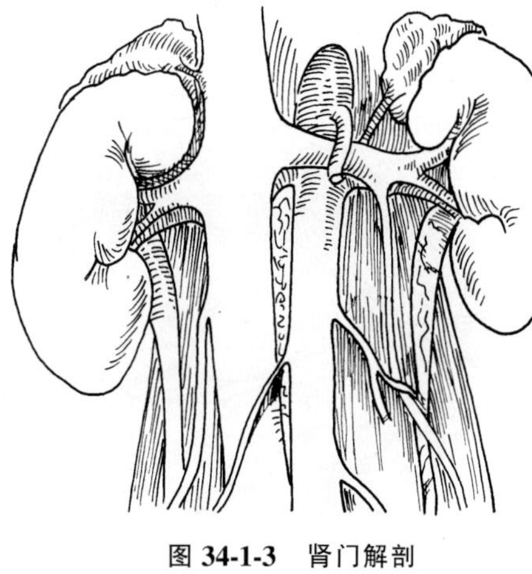

图 34-1-3　肾门解剖

左侧肾上腺静脉在左肾动脉前方汇入左肾静脉,常与性腺静脉形成十字交叉(图 34-1-4)。右侧肾上腺静脉在右肾静脉上方直接注入下腔静脉，右性腺静脉于右肾静脉下方直接汇入下腔静脉。

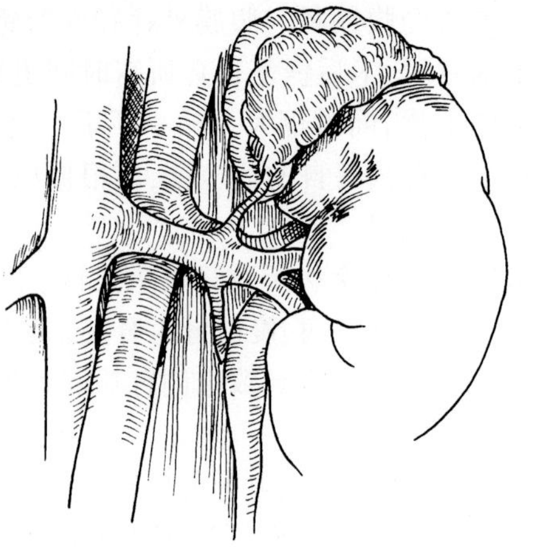

图 34-1-4　性腺血管和肾上腺静脉十字交叉

【术前准备】

术前应对患肾和健侧肾脏功能进行评估，包括总肾和分肾功能,常规进行血肌酐测定、肾图、肾脏 B 超和静脉尿路造影(IVU)等,必要时行肾穿刺造瘘引流监测尿量以及患肾尿比重和 pH 变化等。术前酌情留置胃管和灌肠。

(一) 经腹途径腹腔镜单纯肾切除术

【麻醉和体位】

气管内插管全麻。健侧卧位,腰部以下与身体轴线成 30°角。

【Trocar 的位置】

Trocar A(10~12mm)腹直肌外侧缘,脐水平上 2~3cm,放置腹腔镜;Trocar B(12mm)放置在 Trocar A 外侧 5~7cm 处,位置略高;Trocar C(5mm)放置在髂前上棘内上 2cm 处;Trocar D(5mm)放置在肋弓下缘与 C 点同一水平线(图 34-1-5)。大多数腹腔镜单纯肾切除术通常仅需 3 个通道(A、B、C 或 D)就可完成手术。右侧手术需放置 4 个 Trocar。

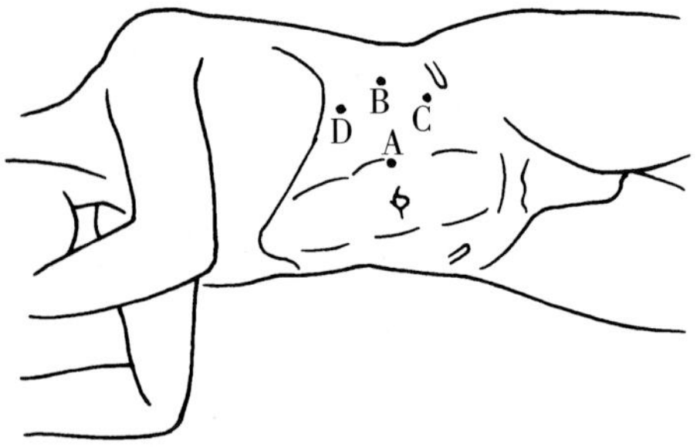

图 34-1-5　体位和 Trocar 位置

【手术步骤】

1. 游离结肠　左肾切除术时，先用电钩或带电灼的剪刀从髂血管水平开始沿 Toldt 线切开降结肠外侧腹膜至脾脏上缘,切断膈结肠、脾结肠及脾肾韧带,使脾脏与胰腺及结肠一起移向内侧(图 34-1-6)。

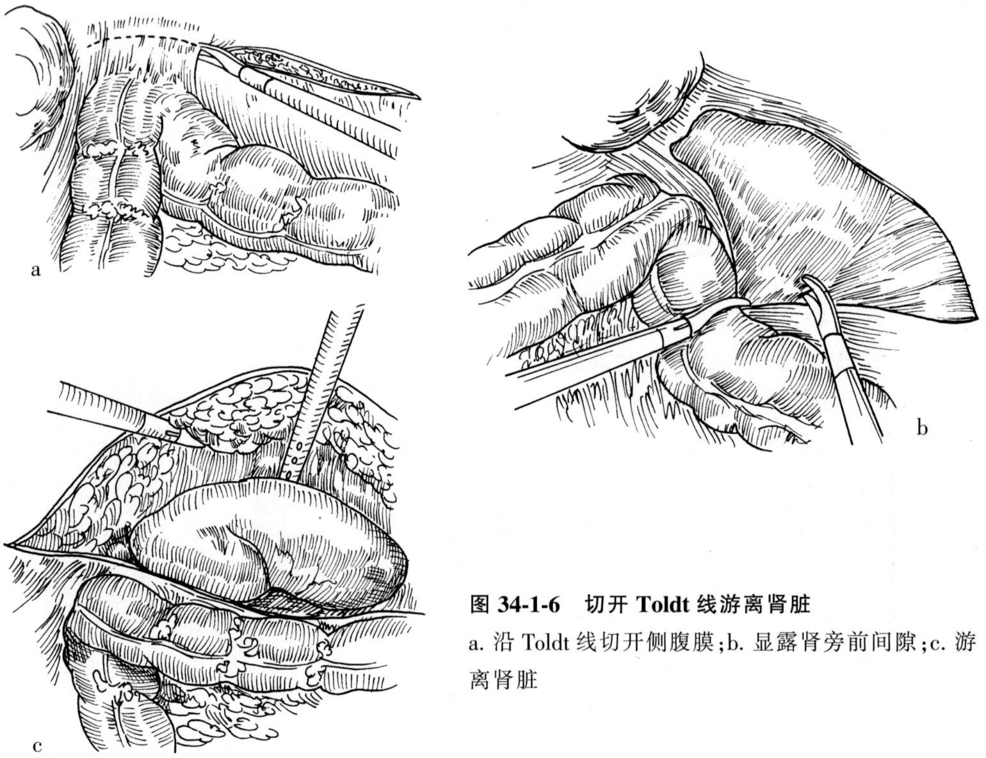

图 34-1-6　切开 Toldt 线游离肾脏

a. 沿 Toldt 线切开侧腹膜;b. 显露肾旁前间隙;c. 游离肾脏

此时应注意避免损伤膈肌膜。右肾切除术时,腹膜切开应向头部方向切至结肠肝曲水平,包括右侧三角韧带、右前方的冠状韧带及肝横结肠韧带(图 34-1-7)。向内方提起结肠显露肾结肠间结缔组织并切断之,完全游离结肠和部分十二指肠。此时肾脏因重力下坠而与脾脏或肝脏分离。

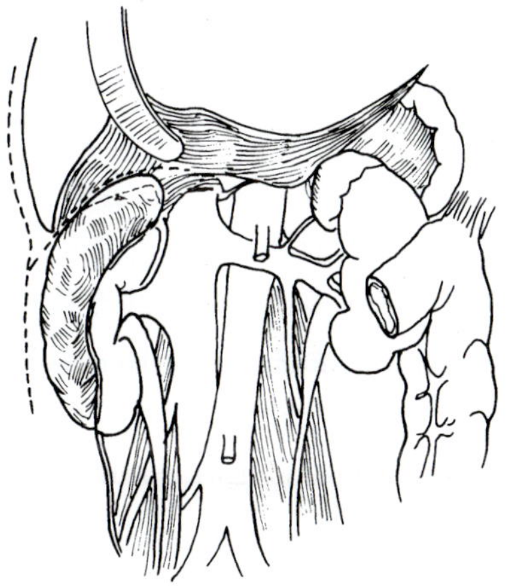

图 34-1-7　切开右侧腹膜和肝结肠韧带区

2. 游离输尿管和肾脏　结肠充分移开后,即可看到腰大肌。输尿管通常位于腰大肌内侧缘与下腔静脉和主动脉外侧缘之间,性腺血管的深面。蠕动的输尿管有助于区分此两种结构,找到输尿管后,可用一根带子绕过输尿管牵拉帮助游离,必要时性腺血管予以结扎、切断。提起输尿管使其保持一定张力,向上游离至肾下极和肾门(图 34-1-8)。肾背侧暂不游离,有利于肾门血管的分离。注意此时暂时不要切除输尿管,游离肾脏时,可通过牵引输尿管提起肾脏。在肾脏下极处切开 Gerota 筋膜和肾脂肪囊,沿肾脂肪囊内侧游离肾脏的下极、背侧、腹侧和上极,最后至肾门外的肾周脂肪。

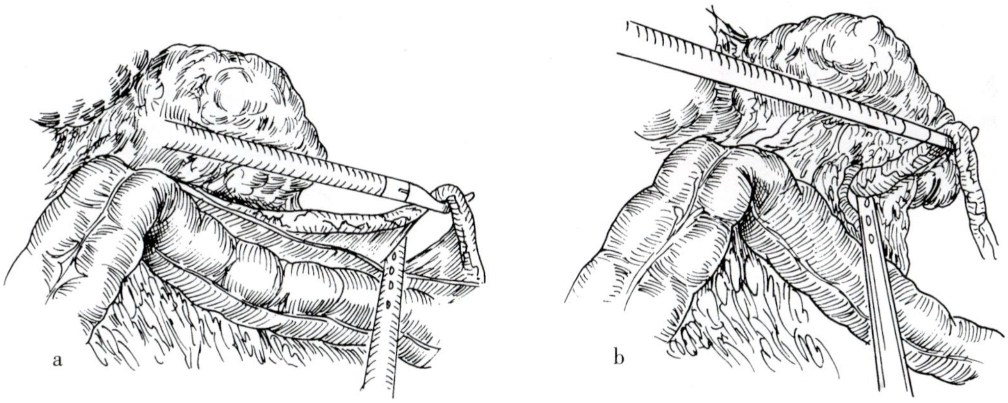

图 34-1-8　游离输尿管

a. 游离输尿管;b. 游离输尿管至肾门

3. 游离和结扎肾蒂　提起输尿管及肾下极,辨认进入肾门的血管,可用吸引器杆分离肾血管。性腺血管,腰动静脉及其属支可不需结扎,但分离时不慎损伤引起出血可结扎、切断。将弯钳伸入肾、输尿管与腰大肌间隙,向上托起肾脏下极,显露肾门。拉直肾蒂血管,利于其分离和结扎。并将肾下极从腰大肌表面完全游离。游离时注意紧贴腰大肌。仔细分离肾门脂肪,分离出肾动、静脉(图 34-1-9)。经腹途径分离肾动、

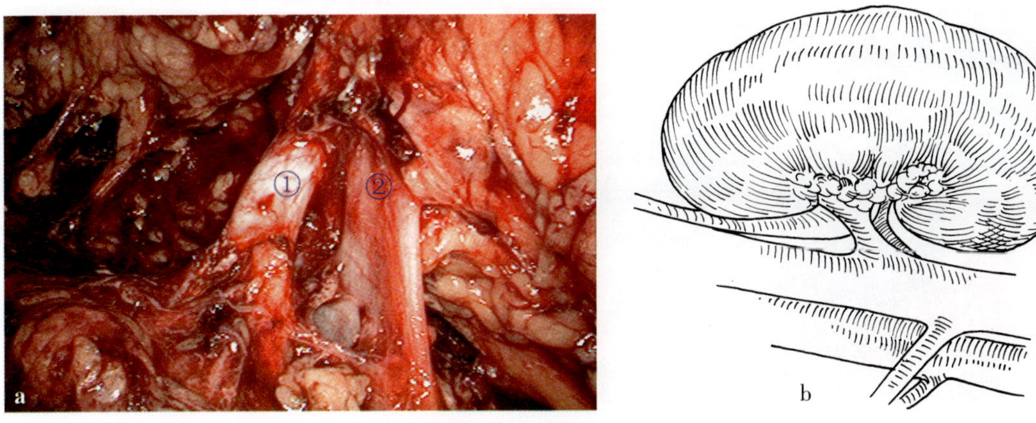

图 34-1-9　游离显露肾动静脉

a. 游离肾血管①肾动脉②肾静脉;b. 游离肾血管示意图

静脉时应注意使用以下技巧:向前提起肾盂,在其上方小心地分离出肾静脉。再在静脉的后上方将动脉分离。因肾脏已基本全部游离,可将肾脏转动一定的角度,以便于肾蒂血管分离。也可在头侧先游离肾动脉,因动脉管壁厚,术者右手(右手优势者)可用吸引器杆轻巧地钝性分离肾门脂肪,同时左手利用分离钳夹住肾上极往前牵拉,使肾蒂保持一定张力,分离出肾动脉后再紧贴血管外膜游离,长度约 3cm。然后,再在动脉和肾盂间分离出静脉。静脉管壁较薄。分离时注意不要损伤。肾蒂分离时的渗血可用吸引器吸出,以保持视野清晰。渗血多也可用干纱布压迫止血,等待片刻后再继续手术,尤其在肾上极靠肾门处。肾动脉的保留端上 2 个、切除端上 1 个 Hem-o-lok 夹,然后切断(图 34-1-10)。肾静脉用直线型切开缝合器切断(图 34-1-11)。Hem-o-lok 也可结扎肾静脉。直线型切开缝合器很少用来切断动脉,若没有 Hem-o-lok 夹而对钛夹钳夹血管效果不肯定时,可用直线型切开缝合器切断肾动脉。在使用直线型切开缝合器前,需游离足够大的空间,否则容易造成血管撕裂而导致大出血。

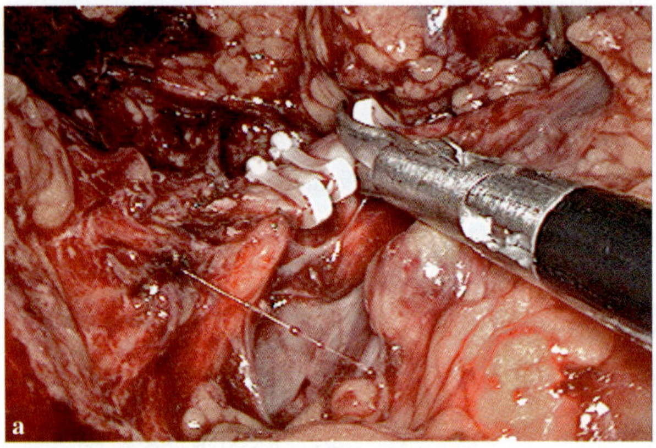

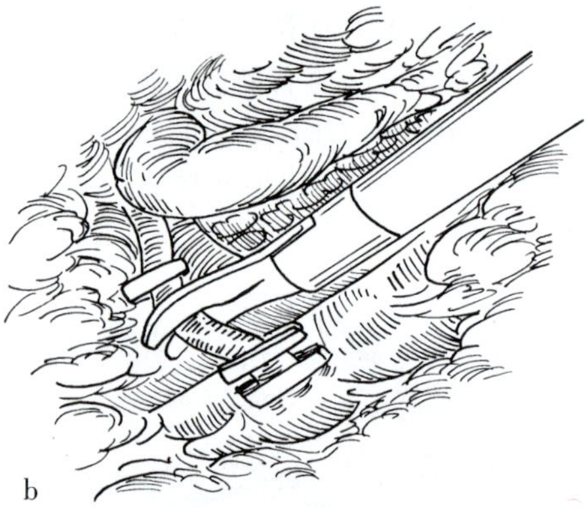

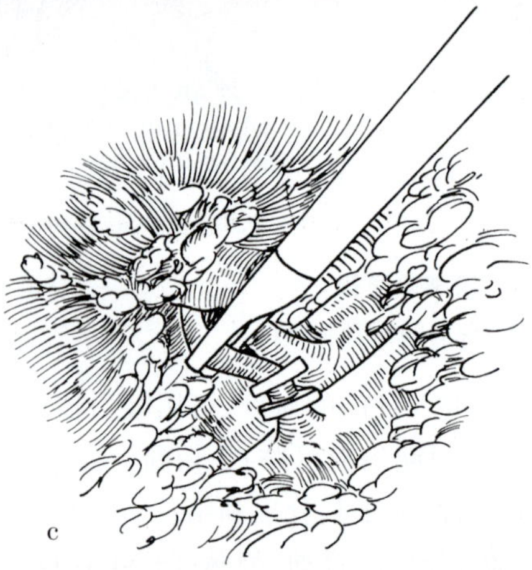

图 34-1-10 结扎肾动脉

a. 结扎肾动脉;b. 结扎肾动脉示意图;c. 切断肾动脉

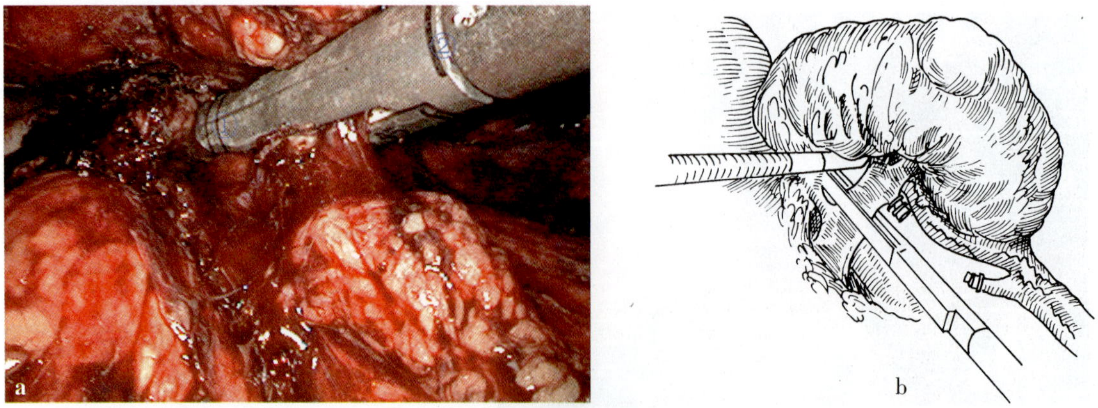

图 34-1-11 直线切割器处理肾静脉

a. 远端标志线越过肾静脉后将钳头合紧①远端标志线②近端标志线;b. 直线切割器处理肾静脉

4. 切除肾脏　最后切断输尿管。切除的肾脏可剪碎或整体取出。如采用剪碎取出的方法，则必须用较坚韧的拾物袋，以避免组织搅碎器搅碎肾脏时拾物袋破裂。另一种方法是将肾脏放入袋中通过延长的Trocar口完整取出。手术结束前，用生理盐水冲洗术野，检查确定无出血后，吸尽冲洗液。复位结肠，后腹膜可不必缝合，拔除B孔套管，经此切口放置引流管入腹腔内。放出CO_2气体，取出Trocar，缝合伤口。

（二）腹膜后入路腹腔镜单纯肾切除术

腹膜后入路是肾脏开放手术的传统入路。Gaur(1992)报道用气囊扩张建立后腹腔的方法后，后腹腔入路的腹腔镜手术在泌尿外科得到了广泛的应用。后腹腔手术因为不干扰腹腔内脏器，大部分病人可以在术后第二天进食和恢复活动，因而可以减少手术的并发症和促进恢复。但后腹腔缺乏明显的解剖标志，后腹腔镜手术在解剖学的辨析上对初学者具有一定的困难。后腹腔镜单纯肾切除术与经腹途径单纯肾切除术比较，手术时间缩短，术中损伤腹腔脏器和血管的概率减少，术后患者恢复时间快。但肾脏因病变与周围组织粘连严重，或需要行包膜下肾切除术，笔者建议采用经腹途径较适宜。

【麻醉和体位】

气管内插管全麻。健侧卧位，腰桥垫高。

【Trocar 位置】

A点在腋后线与肋缘交界处，置12mm Trocar，术中用于控制肾蒂血管；B点在腋中线髂嵴上两指，术中放置腹腔镜；C点置5mm Trocar，位置在腋前线、髂前上嵴上两横指；D点为5mm Trocar，位于腋前线与肋缘交界处(图34-1-12)。

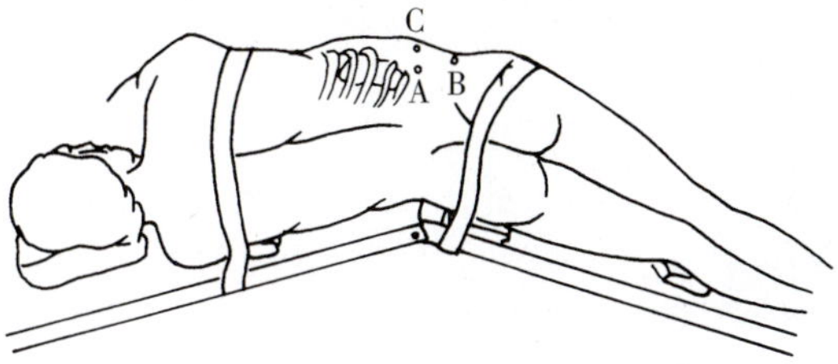

图 34-1-12　体位和 Trocar 位置

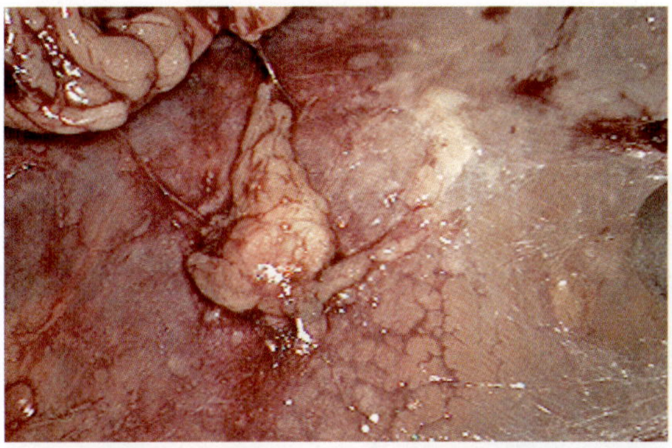
图 34-1-13　Gerota 筋膜

【手术步骤】

1. 建立后腹腔　同腹腔镜肾上腺切除术。

2. 切开Gerota筋膜、游离肾脏　肾旁脂肪较多者，最好在Gerota筋膜外将其剔除。Gerota筋膜为一层紧贴于腰大肌表面的白色筋膜(图34-1-13)，一般情况下Gerota筋膜不易与腹膜相混淆，后者呈蓝色，且位置较前。在腰大肌前方与腰大肌平行切开Gerota筋膜，切开后便可看到肾周脂肪。在肾周脂肪囊内游离背侧、腹侧和肾脏上下极(图34-1-14)，游离过程中注意避免损伤肾包膜，否则将导致出血。当肾脏被完

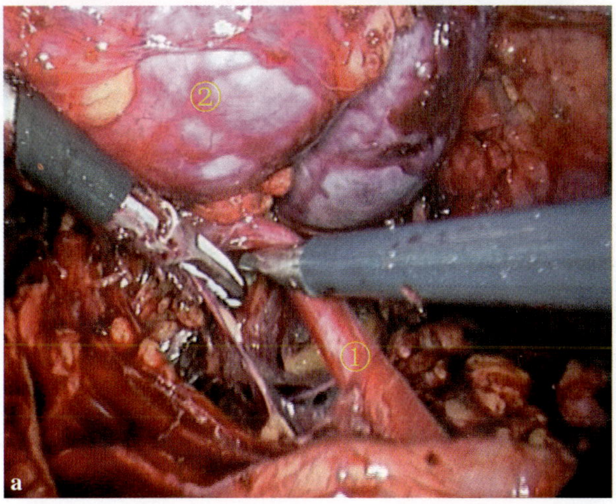

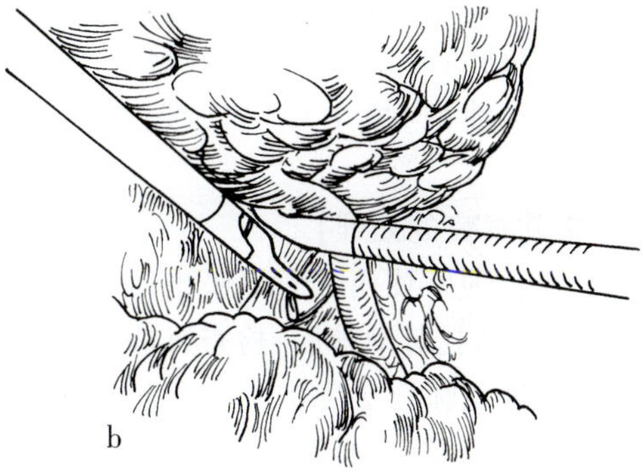

图 34-1-14　游离肾脏下极和腹侧
a. 游离肾脏下极和腹侧①输尿管②肾下极；b. 游离肾下极及输尿管

全游离后可随意翻动。

3. 游离结扎肾蒂　肾蒂血管解剖特点：腹侧至背侧依次是肾静脉、肾动脉及肾盂；从上往下顺序是：肾动脉、肾静脉和肾盂。利用后腹腔途径容易显露肾动脉的特点，先提起输尿管向上牵引，在肾盂的上缘用吸引器杆小心地沿血管外膜钝性分离肾动脉(图 34-1-15)。钝性分离肾动脉下缘，显露肾静脉(图 34-1-16)。分离肾静脉时因其管壁薄，属支多容易损伤，必须小心谨慎。结扎肾蒂血管同经腹途径，取出肾脏可通过拾物袋或延长切口直接取出。

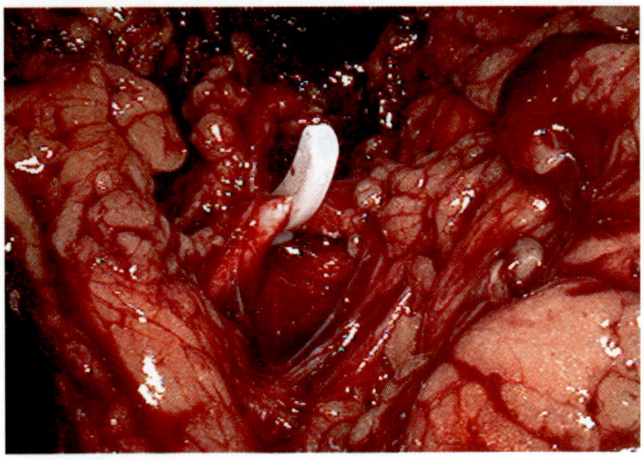

图 34-1-15　分离并结扎肾动脉

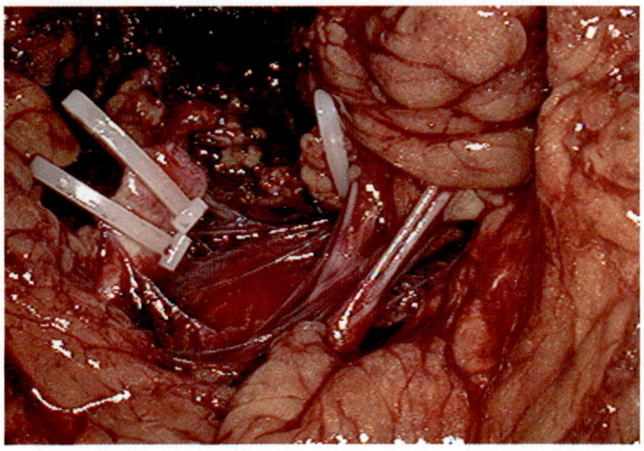

图 34-1-16　游离肾静脉

【术中注意事项】

1. 肾脏的游离应在肾包膜与肾周脂肪囊之间的平面内进行，此平面几乎无大血管，较易游离。分离肾下极时应注意迷走血管的存在。若肾周粘连较紧，分离肾脏有困难，可先显露肾门，再做包膜下肾切除。肾血管变异多，特别是异位动脉，处理肾周条索状组织最好先结扎再切断。对于严重肾积水的患者，可用吸引器吸出肾积水减压，此时肾脏较易游离。

游离肾蒂血管有时因粘连严重而有困难，可在游离肾脏后，将输尿管往前方牵引，沿腰大肌表面、肾蒂血管外侧往头侧游离至肾上极，再用血管切割器连同肾动、静脉一起切除(图 34-1-17)。

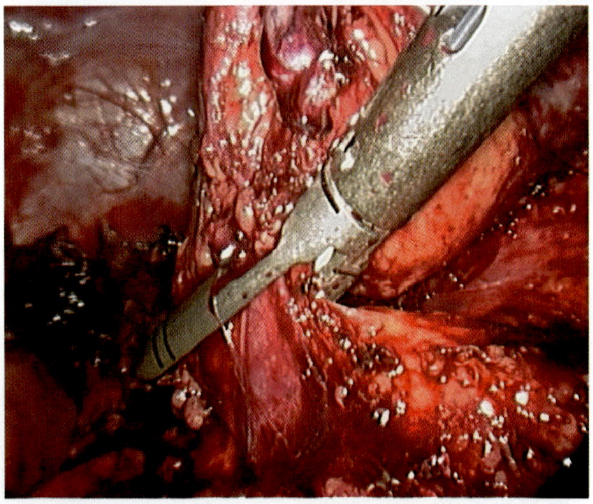

图 34-1-17　整体结扎肾蒂

2. 肾动、静脉尽可能游离 1cm 以上，以便上钛夹。右肾静脉较短，处理时应特别注意勿损伤下腔静脉。分离右肾静脉，宜先分离下腔静脉。

3. 实质脏器损伤出血，常见为肝、脾，轻者可在镜下修复、填塞止血。如出血量较大或大血管(如腹主动脉、下腔静脉、肾静脉)损伤，因出血量大，来势凶猛，镜下难以处理，应立即中转开放手术。

【术中并发症的处理】

1. 出血　通常使用吸引器吸出血液，迅速找到出血部位，用分离钳控制出血点；再酌情采用 PK 刀或超声刀止血。结扎肾动脉后，检查肾静脉是否塌陷，若肾静脉仍然饱满，患肾还有动脉分支供血。在切断肾静脉前必须将动脉分支结扎。若腔静脉损伤，先控制出血，吸尽凝血块，再用无损伤血管钳控制腔静脉，用 5-0 尼龙线直视下缝合血管壁。如果出血量大，应立即开放手术。

2. 肠管或肾周围脏器损伤　脓肾或结核肾切除前酌情做肠道准备；既往有手术史者宜做小切口放置套管；分离肾脏粘连严重者可选择包膜下肾切除或改手辅助或开放术式。

参考文献

1. 那彦群,张晓春主译. 腔内泌尿外科彩色图谱. 北京:中国医药科技出版社,2000,123-125
2. 韩见知,庄乾元主编. 实用腔内泌尿外科学. 广州:广东科学技术出版社,2001,261-266
3. 郭应禄主编. 泌尿外科内镜诊断治疗学. 北京:人民卫生出版社,2004,262-267
4. 梅骅主编. 泌尿外科手术学. 第2版. 北京:人民卫生出版社,1996,79-83
5. Bishoff JT,Kavoussi LR. Laparoscopic Surgery of the Kidney. In:Walsh PC,Retic AB,Vaughan ED,Wein AJ,eds. Campbell's Urology. 8th ed. Company,Philadelphia: Saunders,2002,3645-3686
6. Parra RO,Perez MG,Boullier JA,et al. Comparison between standard flank versus laparoscopic nephrectomy for benign renal disease. J Urol,1995,153:1171-1174
7. Nuttall M,Cathcart P,van der Meulen J,et al. A description of radical nephrectomy practice and outcomes in England:1995-2002. BJU Int,2005,96(1):58-61
8. Moore RG,Chen RN,Hedican SP. Laparoscopic subcapsular nephrectomy. J Endourol,1998,12:263-264
9. Kerbl K,Clayman RV,McDougall EM,et al. Transperitoneal nephrectomy for benign disease of the kidney:A comparison of laparoscopic and open surgical techniques. Urology,1994,43:607-613
10. Nicol DL,Winkle DC,Nathanson LK,et al. Laparoscopic nephrectomy for benign disease. Br J Urol,1994,73:237-241
11. Simon SD,Castle EP,Ferrigni RG,et al. Complications of laparoscopic nephrectomy:the Mayo clinic experience. J Urol,2004,171(4):1447-1450
12. Rassweiler JJ,Stock C,Frede T,et al. Transperitoneal and retroperitoneal laparoscopic nephrectomy in comparison with conventional nephrectomy. Urologe A,1996,35:215-222

第二节 后腹腔镜包膜下肾切除术

Laparoscopic subcapsular nephrectomy

【张 旭】

【概述】

感染性无功能肾是由于肾脏长期的特异性或非特异性感染引起肾组织的严重破坏,肾脏的正常生理功能丧失。感染性无功能肾的外科治疗颇为棘手,肾周组织广泛而致密的粘连既可由肾脏的感染灶累及肾周筋膜和肾周脂肪引起,也可因既往同侧肾脏手术史加重。分离致密粘连出血多;且因正常的解剖层次消失,肾周组织与肾包膜无明显界限,强行分离易误入肾实质,使手术野出血多,手术难度进一步加大;有时腹膜间位脏器如十二指肠、结肠和靠近腹膜后的脏器如胰腺、脾脏等与肾周组织粘连,在解剖层次不清时损伤风险较大。包膜下肾切除则可以避开粘连,在肾包膜和肾实质之间将无功能的肾脏游离、切除。

【手术适应证】

1. 既往肾实质或肾盂内严重感染,包括特异性感染和非特异性感染,伴或不伴肾盂引流手术史。

2. 总肾功能正常,分肾功能检查患肾内生肌酐清除率(Ccr)≤5ml/min。

3. IVP 患肾不显影,排泄功能丧失;CT 平扫或磁共振尿路造影(MRU)患肾皮质<0.5cm,CT 增强扫描患肾动脉充盈期无或仅见少量造影剂,排泄期肾盂内无造影剂;诊断有困难时可考虑肾核素成像、肾血管造影等,但一般并无必要。

4. 对侧肾脏影像学检查正常或肾功能代偿良好。

【手术步骤】

1. 建立腹膜后手术空间 气管内插管全麻,健侧卧位。常规制备腹膜后气腹、置入 Trocar;腹膜后水囊注水 400~500ml 进行扩张,必要时结合腔镜下器械分离粘连,以扩大腹膜后手术操作空间(见腹膜后单纯肾切除术)。

2. 游离肾脏 腹膜后空间建立后,先尝试分离肾周筋膜和腰大肌之间的间隙,若该间隙粘连不严重且可找到肾动脉,则先用钛夹阻断肾血管,再行常规的后腹腔镜肾切除。若该间隙粘连严重,则考虑包膜下肾切除。用超声刀锐性分离粘连的肾周组织,在肾脏外侧缘沿肾脏长轴切开增厚的肾包膜(图 34-2-1),

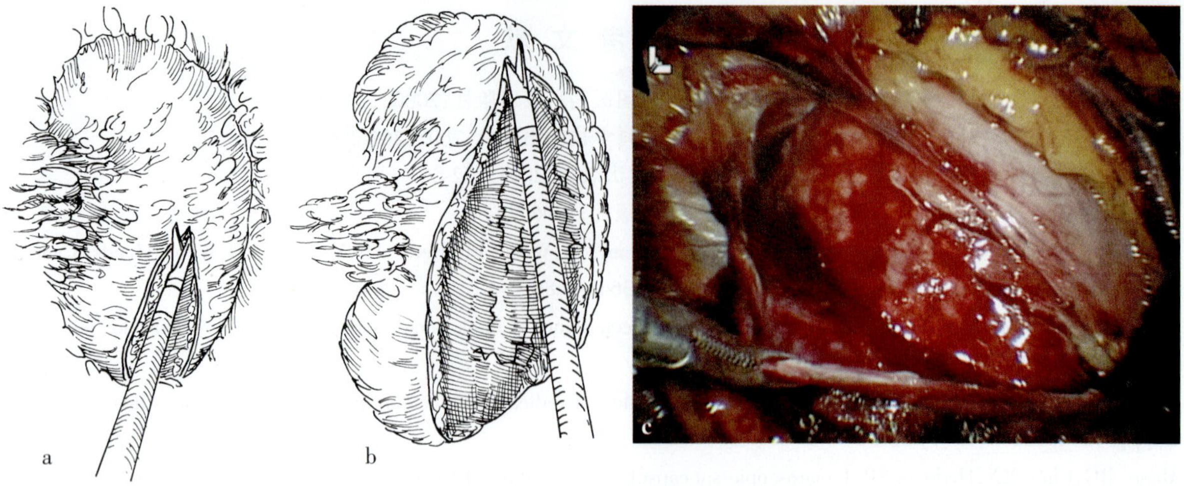

图 34-2-1　肾脏外侧缘沿肾脏长轴切开

用分离棒或腔内吸引器游离肾包膜和肾皮质之间的间隙，通常此间隙较明显。由于腹膜后气腹压力的存在，分离肾脏过程中看起来并不明显的出血点往往可能在气腹解除后出血，术后可能引起处理比较棘手的腹膜后腔渗液或积液。因而游离肾脏时最好用超声刀处理较明显的出血灶。

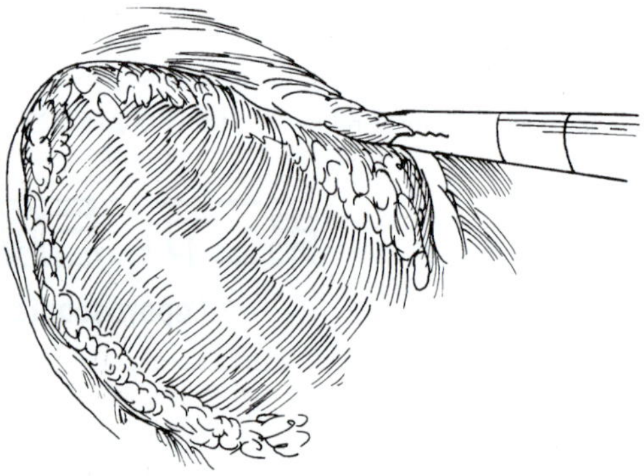

图 34-2-2　包膜下游离肾脏

3. 处理肾蒂　肾蒂的处理是最关键也是难度最大的步骤。在肾包膜下游离肾脏至接近肾门后（图 34-2-2），将肾脏推向前侧，于肾脏背侧用超声刀剪开肾包膜，在肾包膜外游离肾蒂血管，使肾蒂组织薄到足以用 Endocut 处理（图 34-2-3）。需要注意的是，若肾蒂血管与周围脂肪组织甚至肾盂等粘连紧密，难以分离和暴露，对腹腔镜操作经验不多的术者不可盲目用 Endo-cut 进行切割，建议中转开放手术。

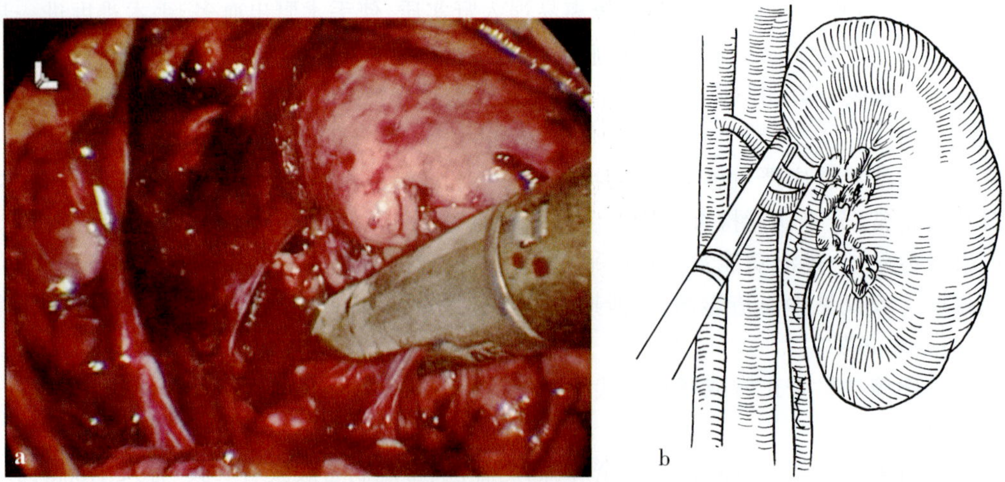

图 34-2-3　处理肾蒂血管

a. 处理肾蒂；b. 结扎肾蒂

4. 处理输尿管　一般将输尿管予以全长保留，在游离肾蒂时先用钛夹结扎离断（图 34-2-4），再继续游离肾蒂血管。结核性无功能肾伴输尿管结核时，应将输尿管全长切除，在肾蒂处理完毕，肾脏完全游离后再游离输尿管直至盆腔，尽量靠近膀胱离断输尿管。

5. 标本取出 将切除之肾脏放入标本袋，扩大腋后线肋缘下切口或髂嵴上切口，沿肾脏长轴将其取出，留置腹膜后引流管。

【术后处理】

同常规后腹腔镜肾切除术。

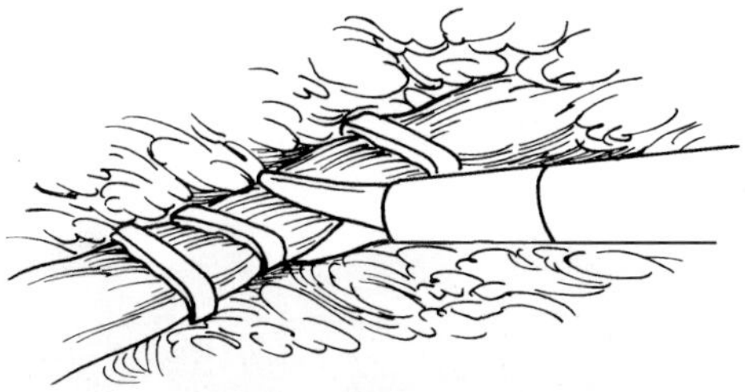

图 34-2-4 结扎切断输尿管

参 考 文 献

1. 张旭，马鑫，王少刚，等. 后腹腔镜包膜下肾切除术治疗严重感染粘连性无功能肾(附 12 例报告). 中华泌尿外科杂志，2004，25(5):296-299

2. Zhang X, Ma X, Li HZ, et al. Retroperitoneoscopic subcapsular nephrectomy for infective non-functioning kidney with dense perinephric adhesion: a report of 12 cases. BJU Int, 2004, 94:1329-1331

3. Gill IS, Grune MT, Munch LC. Access technique for retroperitoneoscopy. J Urol, 1996, 156:1120-1124

4. Hemal AK, Gupta NP, Kumar R. Comparison of retroperitoneoscopic nephrectomy with open surgery for tuberculous nonfunctioning kidneys. J Urol, 2000, 164:32-35

5. Moore RG, Chen RN, Hedican SP. Laparoscopic subcapsular nephrectomy. J Endourol, 1998, 12(3):263-264

第三十五章

腹腔镜肾癌根治术

laparoscopic radical nephrectomy, LRN

第一节　经腹膜后途径腹腔镜肾癌根治术

retropetoneal laparoscopic radical nephrectomy

【周利群】

【概述】

1991 年 Clayman 等报道首例腹腔镜肾癌根治术(LRN)。但在早期因有文献报道 LRN 术后出现了肿瘤种植性转移,对腹腔镜治疗肾肿瘤还存在许多争议。随着器械的改进,如器官收集袋、Endo-GIA 和高速电动组织粉碎器的应用以及术者经验的积累,这使得 LRN 并发症大大减少,而手术疗效和 5 年生存率与开放手术相当。LRN 手术适应证一般认为肾肿瘤直径应<5cm,肿瘤未侵入肾静脉和无淋巴结转移的患者。Gill 认为 T_1~$T_2N_0M_0$ 期肿瘤是 LRN 的最佳适应证。随着泌尿外科医师腹腔镜技术的不断提高和器械的更新和完善,LRN 的手术适应证也在逐渐扩大。

2005 年 Permpongkosol 等比较一组 67 例腹腔镜肾癌根治术与同期 54 例开放性肾癌根治术的结果。肿瘤分期为 T_1~$T_2N_0M_0$,患者的年龄、肿瘤的大小及部位和术中的出血量均无统计学差异。两组术后 5 年肿瘤无复发者腹腔镜组为 95%、开放手术组为 86%;术后 5 年实际生存率腹腔镜组为 86%、开放组 75%;术后 10 年无瘤生存率腹腔镜组与开放组无差异。Portis 等认为腹腔镜技术治疗 T_1~T_2 期肾肿瘤,长期随访结果表明与传统开放肾癌根治术的疗效相当,完全可取代开放手术。

腹腔镜肾癌根治术应保证与开放手术相同的效果,避免肿瘤切除不彻底或切口种植。因此,腹腔镜肾癌根治术也应遵循 Robson 原则:早期结扎切断肾血管及输尿管;将包括肾上腺、Gerota 筋膜、肾脂肪囊在内的肾脏一并切除;清扫肾门淋巴结。Mickisch 等曾提出对于瘤体位于肾下极的肿瘤,可保留肾上腺。

Jeffery 总结 LRN 现状后指出,腹腔镜肾癌根治术一开始时仅用于局限性肾肿瘤,目前已开始应用于局限性进展型病灶。目前已有个别病例报道在 LRN 的过程中进行膈肌修补，这表明肾上极局部浸润的肿瘤也可以通过 LRN 切除。同样，随着腹腔镜在其他领域的发展，也能开展包括肠管、脾脏或胰腺整块切除。

由于对不同肾肿瘤的生物学特性和保留肾单位术式的长期益处的进一步认识，越来越多病例将应用选择性肾部分切除术。因此，对小到中等大小的肿瘤可以逐渐地、适当地减少应用 LRN 术式，泌尿外科专家必须避免简单地应用 LRN，而应该针对该患者使用最好的术式和合适的处理方法，而不只是在开放手术(ORN)和 LRN 之间做出简单的选择。

在改良的腹腔镜肾部分切除术应用之前，对小肾癌采用 LRN 是许多刚开始进行腹腔镜训练的泌尿外科专家的选择。既然 ORN 已经很少采用，泌尿外科的训练将把重点更多的放在改良腹腔镜器械上，在腹腔镜外科手术中应用训练盒和模拟训练器来提高操作技巧。然而，模拟训练器不能复制活体手术，问题是一个泌尿外科专家在什么时候才能得到足够的训练来完成复杂的 LRN。这也是未来发展需要回答的问题。

【适应证】

局限性肾肿瘤(分期为 T_1~$T_2N_0M_0$)，肾癌的大小并不是腹腔镜手术选择的唯一标准，常依据术者腹腔镜手术的熟练程度。已有文献报道，应用腹腔镜技术切除直径 15cm 大小的肾肿瘤。原则是依据术者自身掌握腹腔镜技术的程度，循序渐进，由小至大，由易渐难。

【禁忌证】

肿瘤已侵犯肾静脉和下腔静脉或巨大肾肿瘤，为手术禁忌证，肾周有粘连或同侧有手术史者为相对禁忌证。

【术前准备】

术前需对肾癌患者评估采用腹腔镜手术还是开放手术治疗。B 超、CT 了解局部及远处肿瘤转移情况，明确临床分期。肿瘤已侵犯肾周的患者需行胸部 X 线片和腹部 CT 或头颅 CT 检查，以排除胸、腹部或其他器官被侵犯。对有骨痛症状的肾癌患者检查血碱性磷酸酶和血钙水平，必要时行骨扫描检查。CT 提示有肾静脉或下腔静脉癌栓者行 MRI、血管造影或彩超检查。通过增强 CT、IVU 和 ECT 认真评估对侧肾功能。对侧肾功能不全或存在潜在性肾损害的患者，考虑行肾部分切除。

【手术入路】

腹腔镜肾癌根治术手术入路可采用经腹腔和经后腹腔途径，选择何种入路主要根据手术者的经验、瘤体大小和有无腹腔手术史而综合考虑。Gill 总结多个腹腔镜中心共 266 例经腹腔和 74 例经后腹腔途径 LRN 的结果，平均手术时间分别为 4.0 小时和 3.2 小时，出血量为 199ml 和 164ml，住院时间为 5.0 天和 3.4 天，术后并发症发生率为 7%和 4%，中转开放手术率为 4%和 2.7%。

【腹膜后腔的建立：IUPU 法】

此方法由北京大学泌尿外科研究所首创，操作简便、安全，熟练后仅需 5 分钟左右即可完成。患者采用健侧卧位，垫高腰部。先取髂嵴上缘 2cm 与近腋前线交点处做一约 1cm 切口，置入气腹针入腹膜后间隙。进针方向与垂直线成 0°~30°夹角，依据患者的胖瘦决定夹角的大小及进针的深度。在此处穿刺是为避开髂嵴，以利上尿路手术的操作。越胖的患者可越接近腋前线，夹角可越大，进针可越深。反之，越瘦的患者越接近腋中线，夹角越小，进针应越浅。若行单纯肾切除术可使气腹针直接进入 Gerota 筋膜内，或置入另外 2 个套管针引入操作器械后剪开 Gerota 筋膜。若行肾癌根治术应使气腹针仅进入后腹膜脂肪间隙内，而不进入 Gerota 筋膜内。充气压力至 14mmHg 后，置入第 1 个 12mm 套管针入腹膜后间隙。随后引入腹腔镜，以腹腔镜镜身直接做左右往复运动，行简单扩张即可产生足以开始操作的腹膜后腔隙(图 35-1-1)。随后分别取肋缘下线与腋前线及腋后线的交点，于腹腔镜监视下行第 2 及第 3 套管针穿刺(图 35-1-2)，进入已建立的腹膜后腔。绝大多数有关肾脏的手术均可通过这 3 个操作通道完成(图 35-1-3)，如有必要可增加第 4 个穿刺点，以利于手术的操作。建立腹膜后腔是后腹腔镜手术的关键，第 1 根套管针穿刺一定要进入后腹膜间隙，切勿进入腹腔或肌肉组织内，以后的套管针穿刺要在腹腔镜的监视下进行。用腹腔镜本身在腹膜后间隙内进行分离时要注意鉴别血管及辨明方向。

【水囊或气囊扩张法】

选择上述第 1 个穿刺点或肋缘下线与腋后线的交点，皮肤切一约 1cm 小切口，并切开肌肉组织，以示

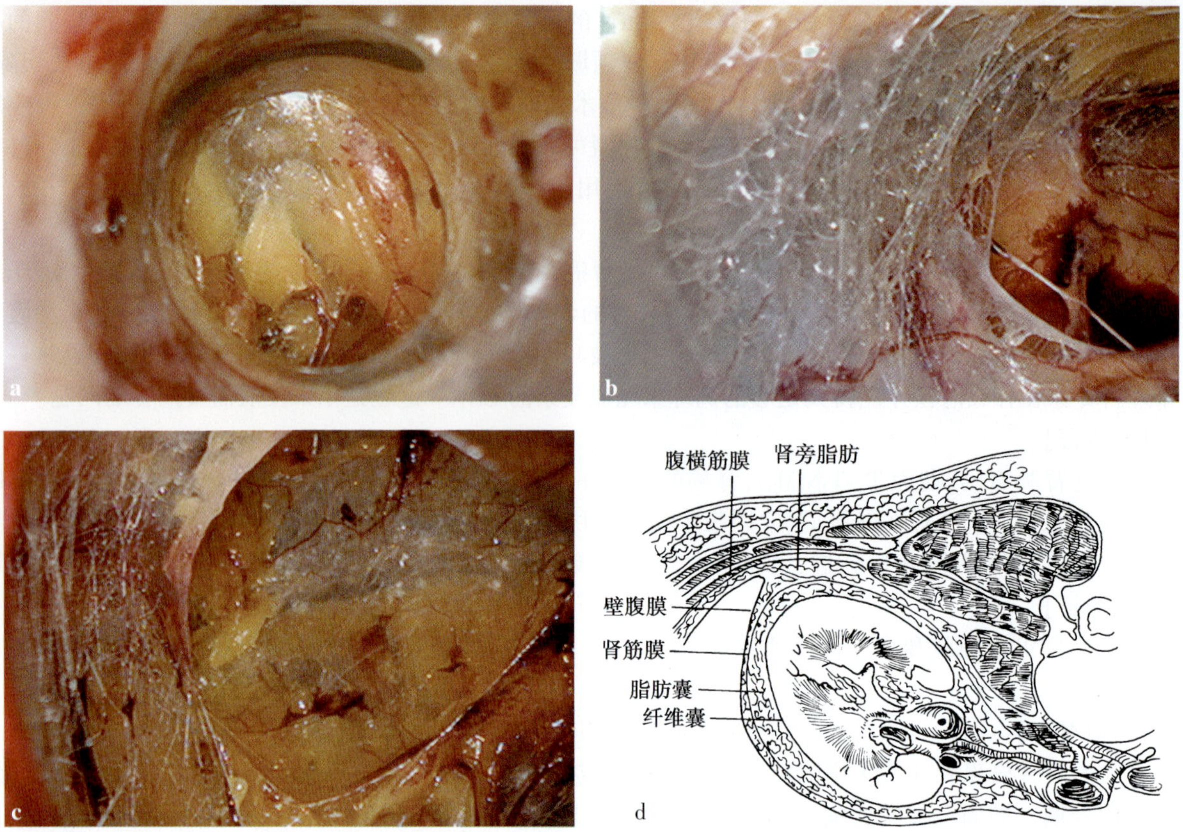

图 35-1-1　IUPU 法建立腹膜后腔

a. 第一个套管针置入腹膜后腔所见；b. 引入腹腔镜后以镜身扩张后形成的腹膜后间隙；c. 充分扩张后所形成的腹膜后间隙；d. 腹膜后间隙

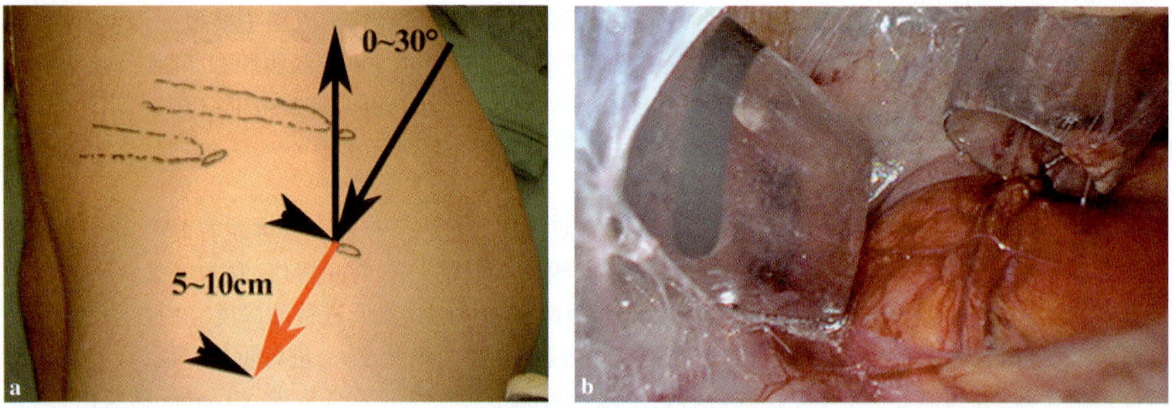

图 35-1-2　置入 Trocar 和位置

a. 三个穿刺点及第一针穿刺进针方向示意图；b. 腹腔镜监视下置入其余 2 个套管针

指深入切口内达腹膜后间隙，稍加扩张后放入带充气气囊的套管针，加压注气或生理盐水约 300~500ml，以扩张腹膜后间隙。由于该带气囊的套管针过于昂贵，且仅能使用 1~2 次，故国内泌尿外科医师多使用气囊 Foley 尿管或自制的带扩张气囊的导管以代替之。扩张建立腹膜后间隙后，其余 2 个套管针的置入方法与 IUPU 法相同。自制带扩张气囊的导管虽然便宜，但每次手术前均需自己准备，增加了手术时间，且气囊质量无法保证。如能商品化，将为手术医师提供极大便利。

【手术步骤】

健侧卧位，穿刺点及建立腹膜后腔如前述 IUPU 法。第 1 穿刺点置入气腹针入腹膜后间隙，置入另外 2

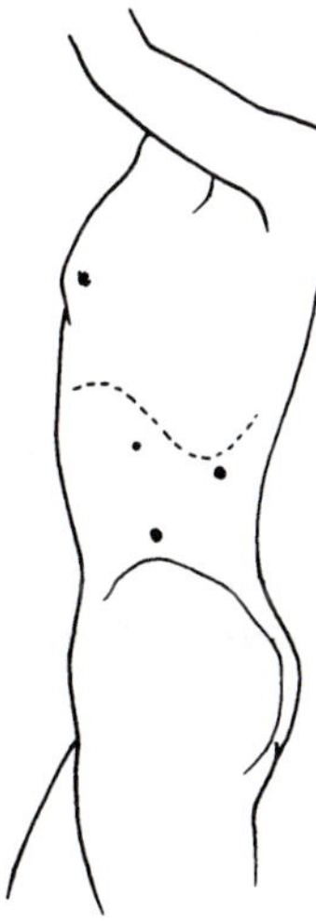

图 35-1-3 三个套管针位置

个套管针后可分别以分离钳及超声刀、电钩或电剪刀进一步扩大腹膜后间隙(图 35-1-4)。首先沿腹壁背侧 Gerota 筋膜外向上进行分离,依次分离显露肾脏背侧(图 35-1-5)、肾上极、腹侧、下极、肾动静脉及输尿管上段,完整切除肾周围脂肪囊(图 35-1-6)。如肿瘤位于肾上极需同时切除患侧肾上腺,对于中下极的肿瘤可保留患侧肾上腺。充分游离显露肾脏动脉及静脉 2~3cm(图 35-1-7),以 Endo-GIA 或 Endo-cut 分别切断肾动脉和静脉(图 35-1-8),也可应用 Hem-o-lok 分别钳夹肾动静脉后予以切断,近端应至少钳夹 2 道(图 35-1-9)。由于 Hem-o-lok 的费用远低于 Endo-GIA 或 Endo-cut,且安全可靠,所以近年来应用日渐广泛。进一步游离切断肾周残余连接的组织,完全游离切除肾脏。停止注气以降低气腹压力,观察创面有无出血,仔细止血,冲洗创面,于腋前线小切口留置引流管。沿腰切口方向斜行延长腋后线小切口,长约 8~10cm,逐层切开腹壁各层,完整取出切除的肾脏。

【注意事项】

处理肾蒂血管时一定要可靠,应充分游离显露后再上 Endo-GIA、Endo-cut 或 Hem-o-lok,避免夹闭不全或不确实致大出血。注意观察发现并处理异位血管,分离时不宜过度暴力,由于肾周血管较丰富,要认真止血,否则影响视野,造成操作困难。腹膜后腔远小于腹腔,当腹膜破裂时气体进入腹腔,使其明显受压

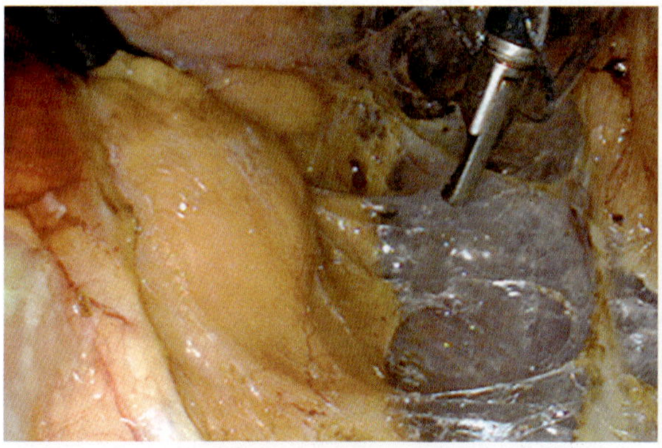

图 35-1-4 引入操作器械后进一步扩大腹膜后间隙

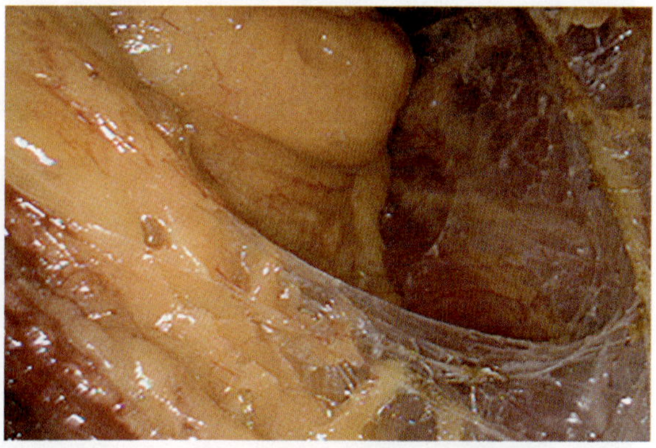

图 35-1-5 沿后腹壁继续游离肾脏背侧

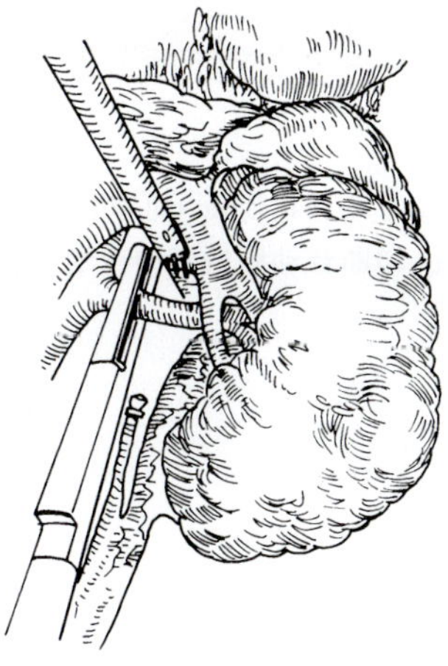

图 35-1-6 游离肾脏、肾动静脉及输尿管上段

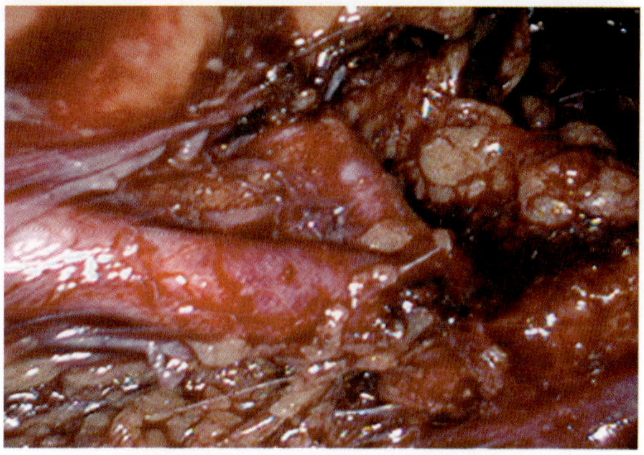

图 35-1-7 充分游离显露肾动脉

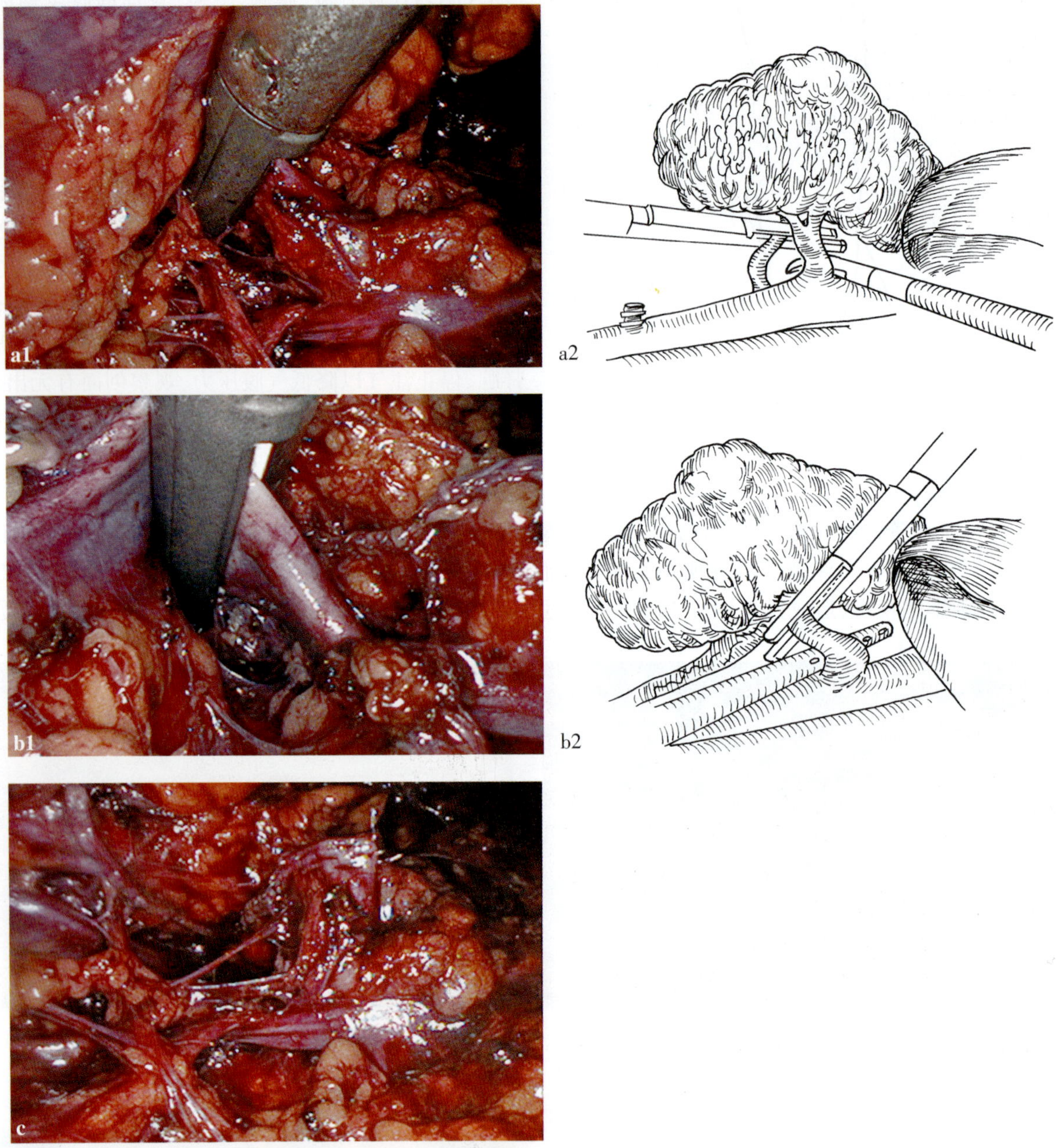

图 35-1-8 Endo-cut 处理肾动静脉

a1. Endo-cut 夹闭切断肾动脉；a2. Endo-cut 夹闭切断肾动脉示意图；b1. Endo-cut 夹闭切断肾静脉；b2. Endo-cut 夹闭切断肾静脉示意图；c. Endo-cut 切断肾动脉后两侧残端

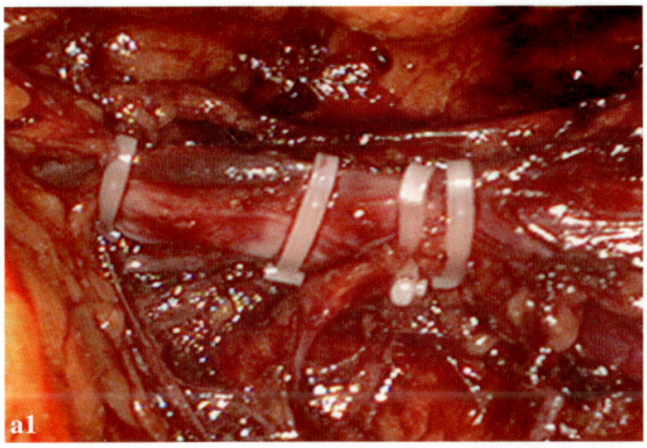

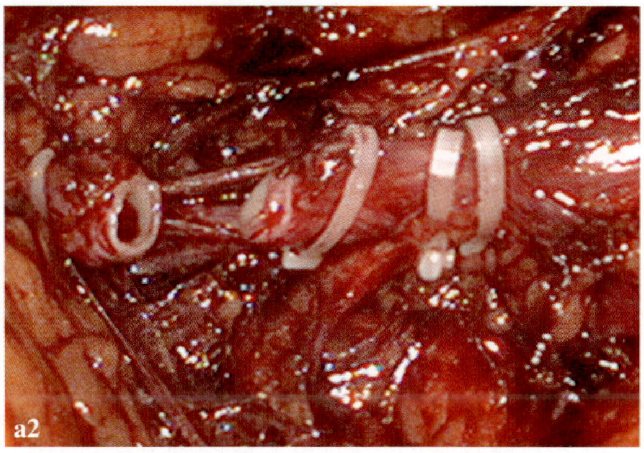

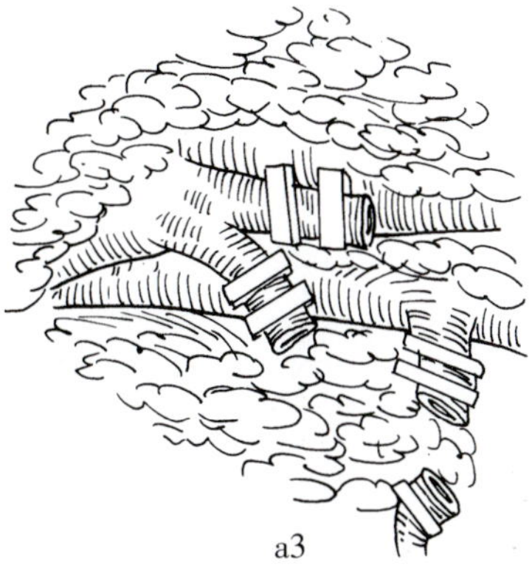

图 35-1-9 Hem-o-lok 处理肾血管

a1. Hem-o-lok 夹闭肾动脉;a2. Hem-o-lok 切断肾动脉后两侧残端;a3. Hem-o-lok 处理肾血管

变小,操作空间受限,因而应尽量避免损伤腹膜。当术者熟练掌握腹腔镜下缝合技术后,腹膜破裂可及时缝合,也就不再成为问题。但在缝合时应尽量降低气腹压力,以免薄而脆的腹膜裂口越撕越大。

参考文献

1. 陈盛烨,汪朔,谢立平. 肾肿瘤腹腔镜手术的应用及进展. 国外医学·泌尿系统分册,2003,23(1):34-36
2. 张旭,朱庆国,马鑫,等. 后腹腔镜肾癌根治术的技术改进及临床效果(附 30 例报告). 临床泌尿外科杂志,2002,17(8):402-404
3. 周利群. 腹膜后腔的建立. 见:郭应禄主编. 泌尿外科内镜诊断治疗学. 北京:北京大学医学出版社,2004.222-225
4. 张旭. 腹膜后镜肾癌根治术. 见:郭应禄主编. 泌尿外科内镜诊断治疗学. 北京:北京大学医学出版社,2004.225-230
5. 周利群. 腹膜后腹腔镜肾盂癌根治术. 见:郭应禄主编. 泌尿外科内镜诊断治疗学. 北京:北京大学医学出版社,2004.231-253
6. Clayman RV,Kavoussi LR,Soper JN,et al. Laparoscopic nephrectomy:Initial case report. J Urol,1991,146:278-282
7. Gaur DD. Laparoscopic operative retroperitoneoscopy:use of a new device. J Urol,1992,148(4):1137-1139
8. Bishoff JT,Kavoussi LR. Laparoscopic Surgery of the Kidney. In:Walsh PC,Retic AB,Vaughan ED,Wein AJ,eds. Campbell's Urology. 8th ed. Philadelphia:Saunders,2002,3645-3686
9. Desai MM,Strzempkowski B,Matin SF,et al. Prospective randomized comparison of transperitoneal versus retroperitoneal laparoscopic radical nephrectomy. J Urol,2005,173(1):38-41
10. Permpongkosol S,Chan DY,Link RE,et al. Long-term survival analysis after laparoscopic radical nephrectomy. J Urol,2005,174:1222-1225
11. Gill IS,Schweizer D,Hobart MG,et al. Retroperitoneal laparoscopic radical nephrectomy:The Cleveland Clinic experience. J Urol,2000,163:1665-1670
12. McDougall EM,Clayman RU,Elashry OM. Laparoscopic radical nephrectomy for renal tumor:The Washington University experience. J Urol,1996,155:1180-1185
13. Zhou LQ,Na YQ,Zhang XC,et al. Retroperitoneal laparoscopic nephrectomy for benign and malignant lesions of kidney. Int:J Urol,2002,9(suppl):94
14. Pareek G,Hedican SP,Gee JR,et al. Meta-analysis of the complications of laparoscopic renal surgery:comparison of procedures and techniques. J Urol,2006,175:1208-1213

第二节　经腹途径腹腔镜肾癌根治术

transperitoneal laparoscopic radical nephrectomy

【高　新】

【Trocar 位置】

与腹腔镜单纯肾切除术相同。

【手术步骤】

1. 左侧肾癌根治术

(1) 左侧肾蒂的处理:可采取两种方法,即结肠后和主动脉途径。

1) 结肠后途径:将从乙状结肠至结肠脾曲的结肠翻至对侧,切断脾肾韧带。找到腰大肌,在腰大肌表面的中央位置找到性腺血管,沿左侧性腺血管向近端找到肾静脉(图 35-2-1)。如果肾门附近存在较少的结缔组织,肾静脉比较容易辨认。游离肾静脉前后方,在接近肾静脉处结扎、切断性腺静脉。在性腺静脉汇入肾静脉端的上缘可找到肾上腺静脉(图 35-2-2)。如需切除肾上腺,则在此结扎并切断肾上腺静脉。

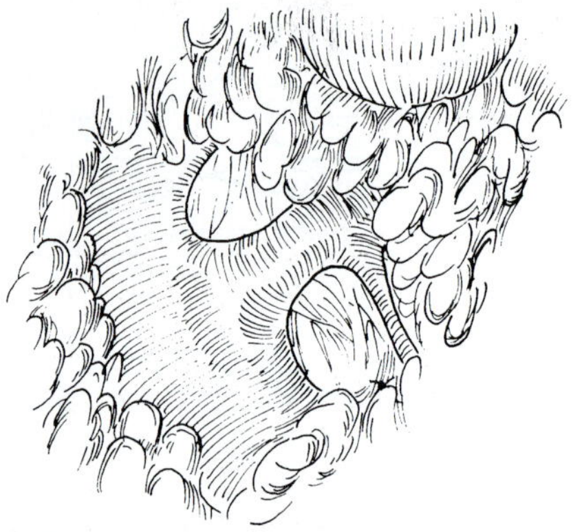

图 35-2-1　沿左侧性腺血管向近端找到肾静脉

通常在肾静脉下方游离肾动脉,分离肾静脉后方,找到肾动脉主干,用超声刀小心地分离肾静脉和肾动脉之间的淋巴组织,游离肾动脉至足够长度。在肾动脉近心端上 2 个、远端上 1 个 Hem-o-lok 夹,切断肾动脉。结扎肾动脉后可见肾静脉塌陷,游离肾静脉以便能有足够空间使用 Endo-GIA(血管切割缝合器)结扎切断(同腹膜后途径)。放置 Endo-GIA 时应注意避免钳口夹住肾动脉、肾上腺静脉和性腺血管残端,更为重要的是不能漏夹部分肾静脉。

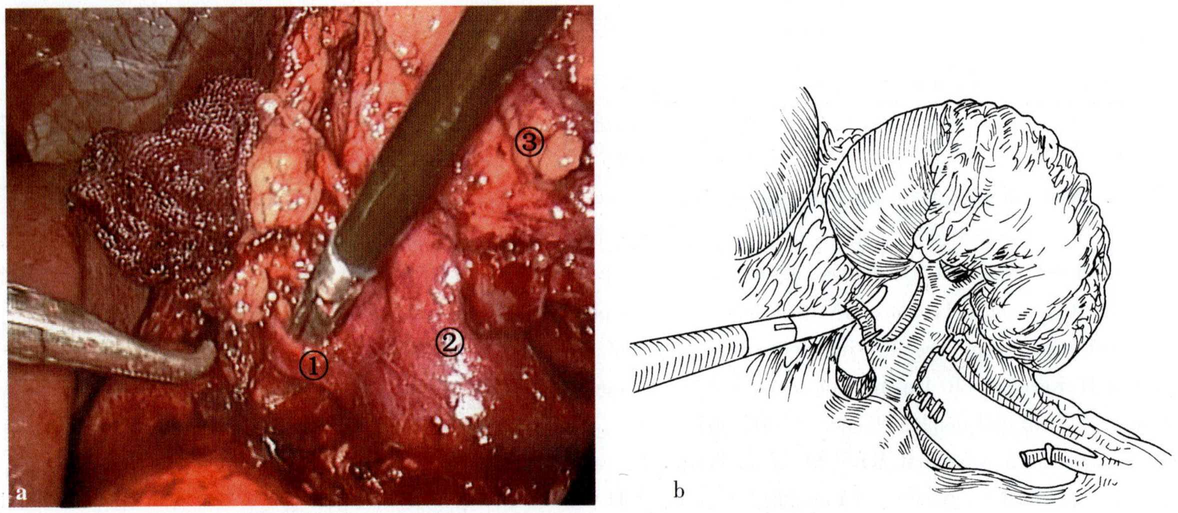

图 35-2-2　结扎肾上腺静脉

a. 显露、结扎肾上腺静脉①肾上腺静脉②肾静脉③肾脏;b. 结扎肾上腺静脉

如果肾动、静脉间粘连严重,也可将肾动、静脉一同用 Endo-GIA 切断(图 35-2-3)。具体方法为:先游离肾上极,再沿腰大肌分离肾脏背侧至肾上极,使肾蒂前、后有足够的空间容纳 Endo-GIA。

2) 经腹主动脉途径:在左肾动脉的腹主动脉起始端游离肾动脉。在可活动的 Treitz 韧带角即肠系膜下

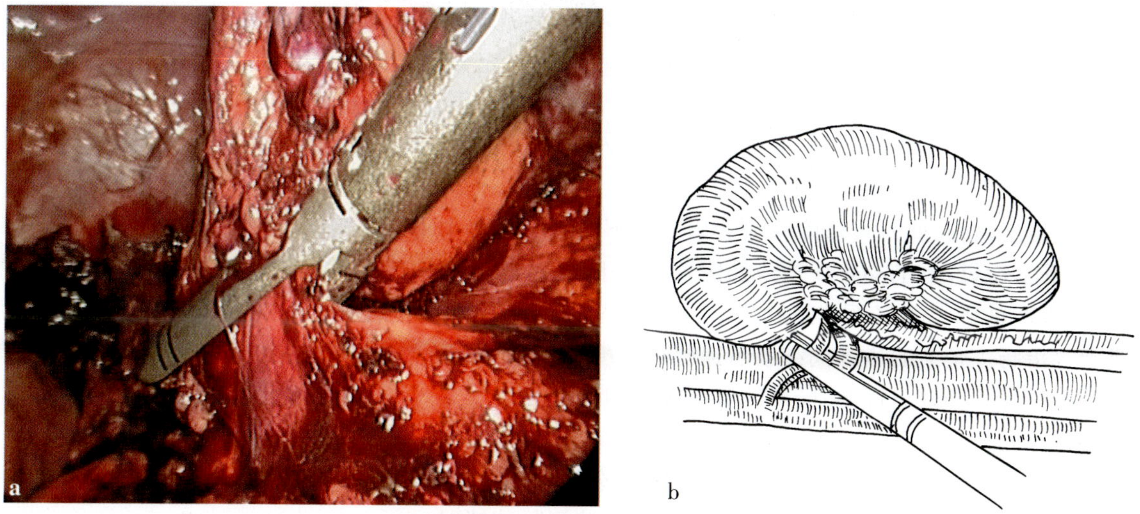

图 35-2-3　结扎肾动静脉

a. 结扎肾蒂;b. 结扎肾蒂

静脉根部开始游离,显露腹主动脉前壁,左肾动脉是此水平(Treitz 韧带角)腹主动脉侧方唯一的一条动脉分支(图 35-2-4),很容易辨认。性腺动脉是一条非常细的分支,起源于腹主动脉前壁。血管处理同上。

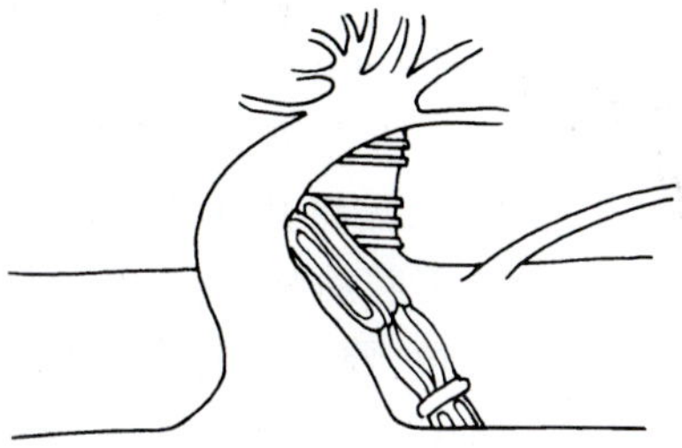

图 35-2-4　经腹主动脉途径游离肾动、静脉

(2) 游离肾脏:处理完肾蒂血管后,沿腰大肌表面分离肾脏背侧。沿腰大肌表面向下游离,找到输尿管用钛夹夹闭并切断。于 Gerota 筋膜外沿侧腹壁游离腹侧肾脏,游离肾上极时,用超声刀或钛夹结扎肾上腺动脉,将肾上腺同肾脏一起切除。肿瘤位于肾下极的病例可保留肾上腺。在肾上极切开肾周脂肪,在肾脏与肾上腺之间的层面游离,仅结扎肾上腺下方的血管蒂。

(3) 标本的取出:将 Trocar C 拔除,从此处放入标本袋,将 C 切口延长至 5~6cm,将标本袋经此切口取出。如果患者腹部存在其他手术切口的瘢痕,可改在手术瘢痕处做切口。

2. 右侧肾癌根治术

(1) 右侧肾蒂的处理:可采取两种方法,即结肠后途径或经肝下途径。

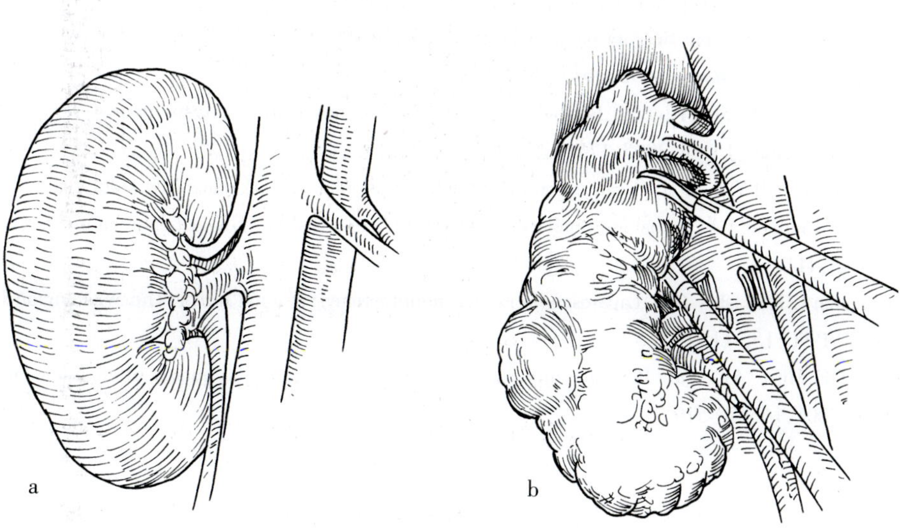

图 35-2-5　显露右肾静脉和腔静脉

a. 显露右肾静脉和腔静脉;b. 结扎切断右肾血管

1）结肠后途径：将结肠肝曲和升结肠松解移开，然后游离十二指肠后方，显露下腔静脉。游离下腔静脉近端右侧缘，显露右肾静脉和腔静脉汇合处（图35-2-5），充分游离肾静脉周围，性腺血管在肾静脉下方直接汇入腔静脉，通常情况下可保留，如需将其与肾脏标本一同送病理检查，可将其结扎切断。右肾动脉在进入肾蒂前经过下腔静脉后方，在充分游离汇入腔静脉处的肾静脉主干后，在肾静脉后方可找到肾动脉主干。血管处理方法同左侧肾蒂处理。

如需做淋巴清扫，此时可清除肾血管周围和下腔静脉与腹主动脉之间的淋巴结和脂肪组织。

2）经肝下途径：由Trocar D放入抓钳置于肝下缘，将肝下缘挑起移向对侧，切开下腔静脉前方覆盖的腹膜，显露下腔静脉。游离下腔静脉前壁，显露右肾静脉和腔静脉汇合处，此方法处理肾静脉常不需移开结肠或十二指肠。余下的步骤同结肠后途径。

（2）游离肾脏和取出标本：同左侧肾癌根治术。

【术后处理】

术后即可拔除胃管和尿管。术后伤口引流管的引流液少于50ml/d时可拔除引流管。肠道功能恢复后即可恢复正常饮食。术后1个月复查血生化，评估健侧肾脏情况。

【手术难点和术中注意事项】

1. 肾动脉的处理　肾动脉应充分游离，术中应将肾动脉周围的淋巴管充分游离切断，这是非常重要的一点。上钛夹时，要注意钛夹的前端一定要超过血管边缘，同时要注意钛夹要与血管长径垂直，避免钛夹夹在另一个钛夹之上（clip on clip）。

2. 肾静脉的确认　左肾静脉可在腰大肌表面先找到性腺血管，沿左侧性腺血管向近端就可找到左肾静脉。游离左肾静脉时，需将其分支肾上腺静脉、腰静脉和性腺静脉充分游离，然后确定在何处切断之。寻找右肾静脉可先游离下腔静脉，在下腔静脉右侧缘即可显露右肾静脉。在切断肾静脉前，需确认肾静脉不再充盈。如果仍然充盈，要注意继续寻找游离另一支异位肾动脉。

3. 防止肿瘤复发和肿瘤组织在原位种植　术中必须遵守肿瘤外科的基本操作规范，尽量减少直接接触肿瘤组织，更不能切开肿瘤组织；所有可能被肿瘤细胞污染器械必须杜绝再次使用；保证切除肿瘤周围足够的组织，在取出肾脏前，必须将所有可能存在癌细胞的组织放入标本袋中，选择的标本袋质量必需得到保证；标本取出时切口大小要适当，避免挤压标本引起切口种植。

参考文献

1. 张旭，朱庆国，马鑫，等. 后腹腔镜肾癌根治术的技术改进及临床效果（附30例报告）. 临床泌尿外科杂志，2002，17（8）：402-404

2. Clayman RV，Kavouss LR，Soper JN，et al. Laparoscopic nephrectomy：Initial case report. J Urol，1991，146：278-282

3. Bishoff JT，Kavoussi LR. Laparoscopic Surgery of the Kidney. In：Walsh PC，Retic AB，Vaughan ED，Wein AJ，eds. Campbell's Urology. 8th ed. Philadelphia：Saunders，2002. 3645-3686

4. Desai MM，Strzempkowski B，Matin SF，et al. Prospective randomized comparison of transperitoneal versus retroperitoneal laparoscopic radical nephrectomy. J Urol，2005，173（1）：38-41

5. Urban DA，Kerbl K，McDougall EM，et al. Organ entrapment and renal morcelation：Permeability studies，J Urol，1993，150：1792.

6. Fentie DD，Barrett PH，Taranger LA. Metastatic renal cell cancer after laparoscopic radical nephrectomy：Long-term follow up. J Endourol，2000，14：407-411

7. McDougall EM，Clayman CR，Elashry OM. Laparoscopic radical nephrectomy for renal tumor：The Washington University Hospital experience. J Urol，1996，155：1180-1185

8. Castilho LN，Fugita OE，Mitre AI，et al. Port site tumor recurrences of renal cell carcinoma after video laparoscopic radical nephrectomy. J Urol，2001，165（2）：519

第三节 手助腹腔镜根治性肾切除术

Hand-assisted laparoscopic radical nephrectomy

【谢立平 郑祥毅】

【概述】

根治性肾切除术是局限性肾细胞癌公认的标准治疗方法。开放根治性肾切除术被认为创伤大、恢复较慢、风险大。近十余年来,腹腔镜根治性肾切除术得到迅速发展,并且成为多数肾癌患者的标准治疗方式之一,与传统的开放性手术相比,能明显减轻疼痛、缩短住院时间和康复所需时间,而且不影响对肿瘤的治疗效果。但腹腔镜肾癌根治术在临床应用仍存在一定的局限性,尤其是技术要求高和手术时间长,限制了其进一步的推广和发展。自 1997 年 Nakada 报道首例手助腹腔镜肾切除术以来,手助腹腔镜手术在泌尿外科中迅速发展起来。由于肾脏标本的完整取出有利于肿瘤的准确诊断,避免了在捣碎标本时可能发生的肿瘤转移,使肾癌根治术成为手助腹腔镜手术的主要适应证之一。

Nakada 等比较研究了 18 例手助腹腔镜根治性肾切除术和 18 例开放性根治性肾切除术,发现手助腹腔镜组与开放组相比,平均住院时间缩短(3.9 vs 5.1 天),恢复到工作所需时间缩短(26.8 vs 52.2 天),完全恢复所需时间缩短(28.0 vs 150 天)。并证明了在治疗肾细胞癌上,手助腹腔镜根治性肾切除术是一种安全、有效和微创的选择方法。Mancini 等和 Busby 等对手助腹腔镜根治性肾切除术与开放根治性肾切除术进行了研究比较,发现手助腹腔镜根治性肾切除术具有术中出血少、术后疼痛轻、术后恢复快、住院时间短的优点,认为手助腹腔镜根治性肾切除术是传统开放性根治性肾切除术的一种有效替代方法。

笔者自 2001 年行第 1 例手助腹腔镜肾癌根治术以来,至 2004 年底共完成近 30 例肾癌患者的治疗,其中包括 4 例手助后腹腔镜肾癌根治术。根据笔者已有的手术经验,发现手助腹腔镜手术主要有以下特点:手助腹腔镜手术不仅保留了标准腹腔镜手术创伤小、痛苦少、恢复快的优点,由于外科医师手的参与,使操作相对简便,易于掌握,初学者学习时间大大缩短,并且有利于手术中病变探查。手的触觉功能弥补了标准腹腔镜手术缺乏三维视觉效果的不足,便于术中分离、切开、缝合、打结等精细操作,达到缩短手术时间与增加手术安全性的目的,有利于手术标本的完整取出。手助腹腔镜手术亦可用于有腹腔手术史的患者,还可作为标准腹腔镜手术转开放性手术的过渡。笔者将手助腹腔镜组和开放组进行了回顾性分析比较,发现手助腹腔镜组比开放组具有损伤小、出血少、术后镇痛药使用少、术后恢复快等优点。

手助腹腔镜手术作为一种治疗肾癌的手术方式,结合了标准腹腔镜手术和开放手术两者的优点。但要明确手助腹腔镜根治性肾切除术在治疗肾癌中的作用,仍需更长时间的大样本研究来证实。根据笔者的实践,相信随着手术者经验的累积和技术的改进,以及手助设施的进一步发展,手助腹腔镜治疗肾癌手术将被更多的泌尿外科医师所接受。

【适应证】

T_1~T_2 N_0M_0 期肾癌。随着外科医师技术的创新和提高以及器械的更新和完善,手术适应证有逐渐扩大的趋势。

【禁忌证】

1. 晚期癌肿,全身广泛转移。
2. 肿瘤侵犯邻近器官,估计手术无法切除局部肿瘤。
3. 有严重出血性疾患。
4. 心、肺、脑及循环系统有严重疾病,估计不能耐受手术者。

【术前准备】

1. 术前除常规检查外,查血清碱性磷酸酶以判断有无肿瘤转移,如果碱性磷酸酶升高,需做骨扫描。如疑有肾静脉或腔静脉瘤栓形成,应行彩色多普勒超声检查或螺旋 CT 检查。检查血清肌酐了解病人总肾功能,通过 CT 扫描和 IVU 检查了解其对侧肾脏功能,判断病人的肾功能状态能否允许进行根治性肾切除术。
2. 如果病人有肉眼血尿,术前应行膀胱镜检查以除外膀胱病变。

3. 肿瘤体积较大者,可于术前24小时行肾动脉栓塞,以减少术中出血。

4. 备血200~800ml。

5. 术前1天,病人进流质少渣饮食,并口服泻药,无需灌肠和肠道抗生素准备,术前晚午夜后禁食禁饮。术前置胃管和导尿管。当肾脏周围或输尿管周围瘢痕较多时,可在术前放置一根输尿管导管。

【麻醉】

一般采用气管内插管全身麻醉。

【手术方法和步骤】

(一) 经腹腔途径

1. 手助腹腔镜根治性右肾切除术

(1) 体位:平卧位,完成气腹后改为右侧抬高45°~75°仰卧位。

(2) 于脐与右髂前上棘连线中点做6.0~7.0cm长斜切口,经此切口放置手助装置(图35-3-1),以备手助操作。经切口放置两块纱条,用于术中保护器官和创面拭血,以减少吸引器的使用。

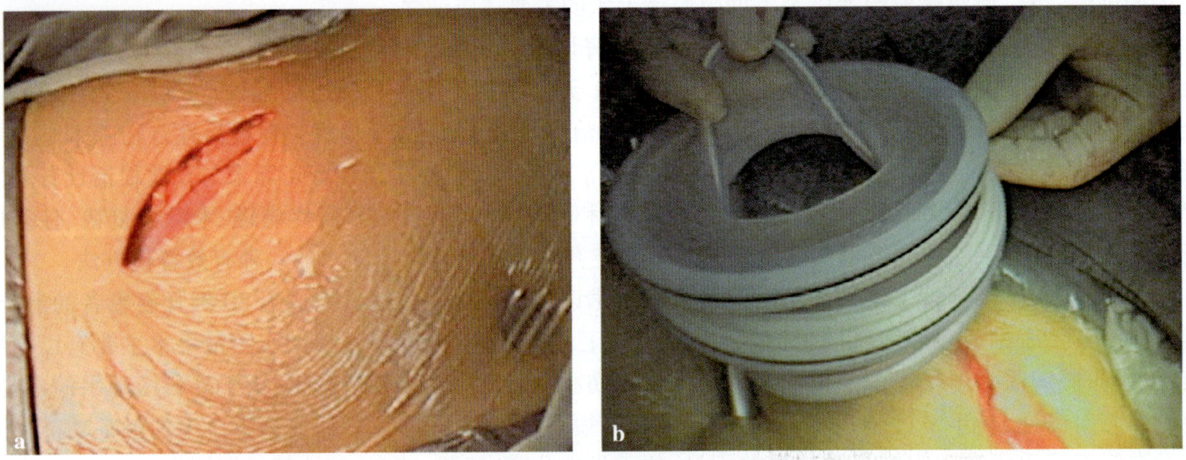

图35-3-1 经腹腔途径右侧手术切口置入手辅助装置

a. 于脐与右髂前上棘连线中点做6.0~7.0cm长斜切口;b. 经此切口放置手助装置

(3) 在左手的协助下,在脐部放置套管作为器械操作孔(12mm);另外,在剑突与脐连线的中点、右腋前线肋缘下做2个1cm切口,放置套管作为进镜孔(10mm)和放置五叶扇形钳(10mm)(图35-3-2)。术中维持腹内气压10~15mmHg。

(4) 在腹腔镜监视器引导和左手辅助下,用超声刀切开结肠肝曲、升结肠旁沟,将结肠推向中线。离断三角韧带和冠状韧带,用五叶扇形钳推开肝脏(图35-3-3),使Gerota筋膜的暴露更好。用Kocher手法分离

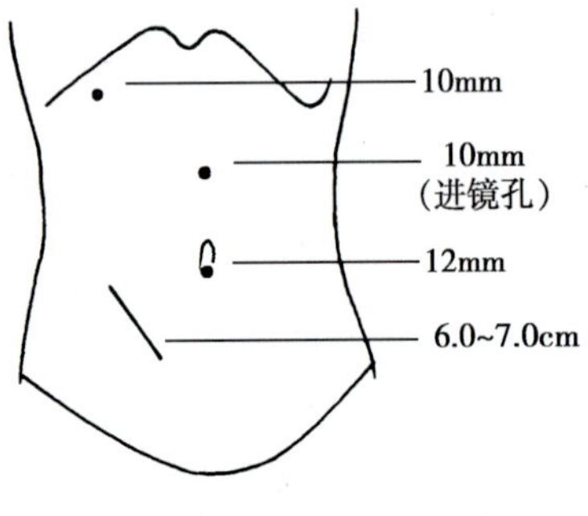

图35-3-2 经腹腔途径右侧手术切口及套管位置

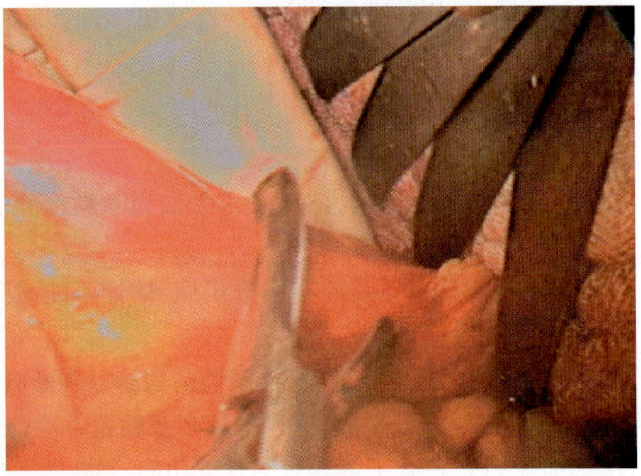

图35-3-3 用五叶扇形钳推开肝脏

十二指肠。向内侧推开十二指肠后,能清楚地显露出下腔静脉和肾门(图 35-3-4)。

(5) 切开肾周筋膜内侧,游离肾动、静脉,并用 45mm 直线切割吻合器将肾动、静脉分别离断。当分别游离肾动、静脉困难时,可用 45mm 直线切割吻合器将肾动静脉一起离断(图 35-3-5)。

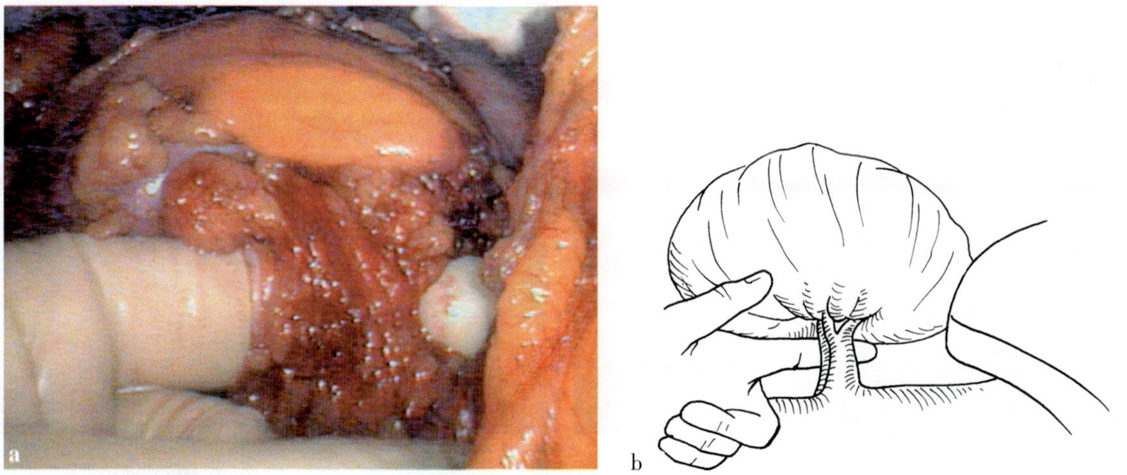

图 35-3-4　分离显露肾蒂血管

a. 分离显露肾蒂血管;b. 手辅助游离肾动静脉

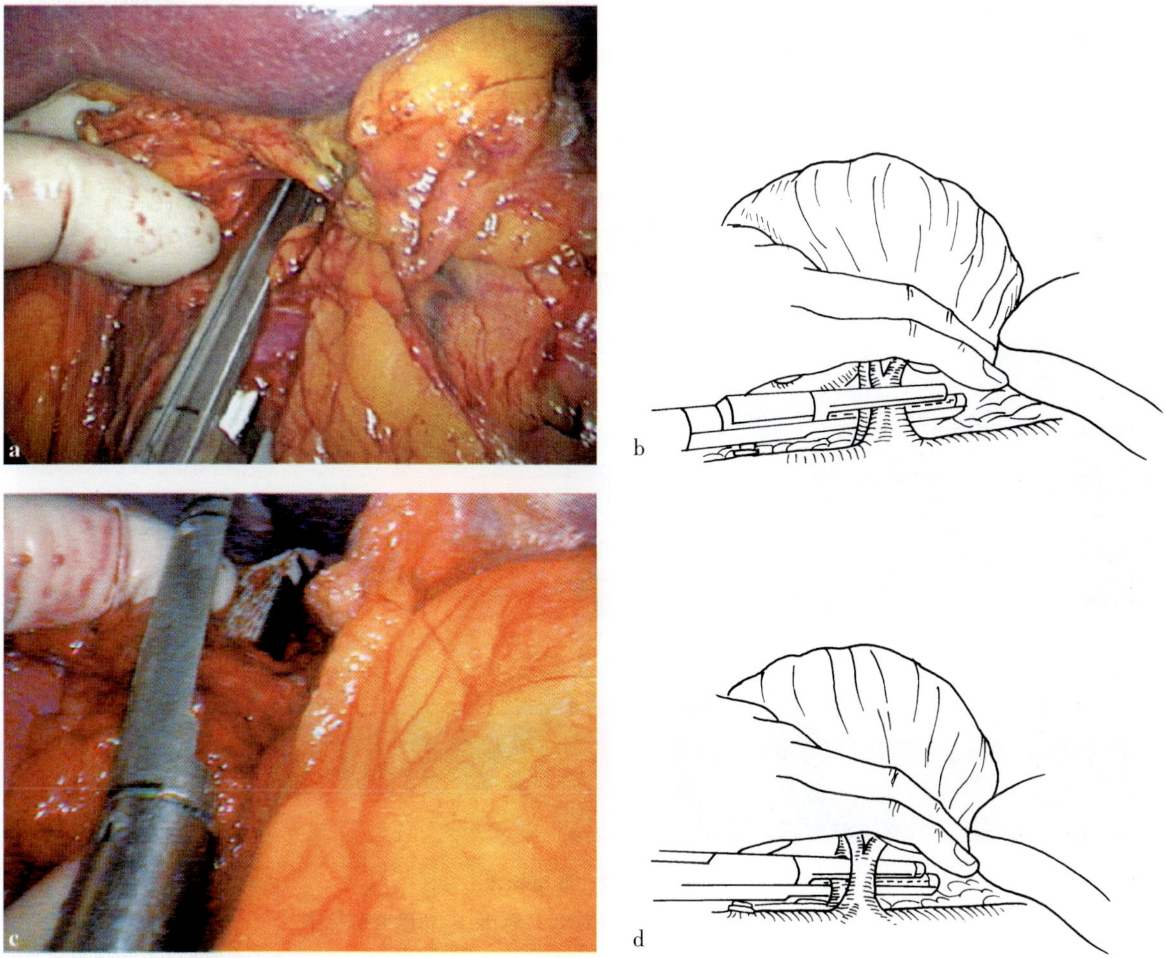

图 35-3-5　直线切割吻合器处理肾蒂血管

a. 直线切割吻合器处理肾动脉;b. 手辅助切断肾动脉;c. 直线切割吻合器处理肾静脉;d. 手辅助切断肾蒂血管

(6) 清除腔静脉周围淋巴脂肪组织,范围从肾蒂上缘向下至肠系膜下动脉水平。

(7) 游离输尿管,使用钛夹将其结扎,切断(图 35-3-6)。

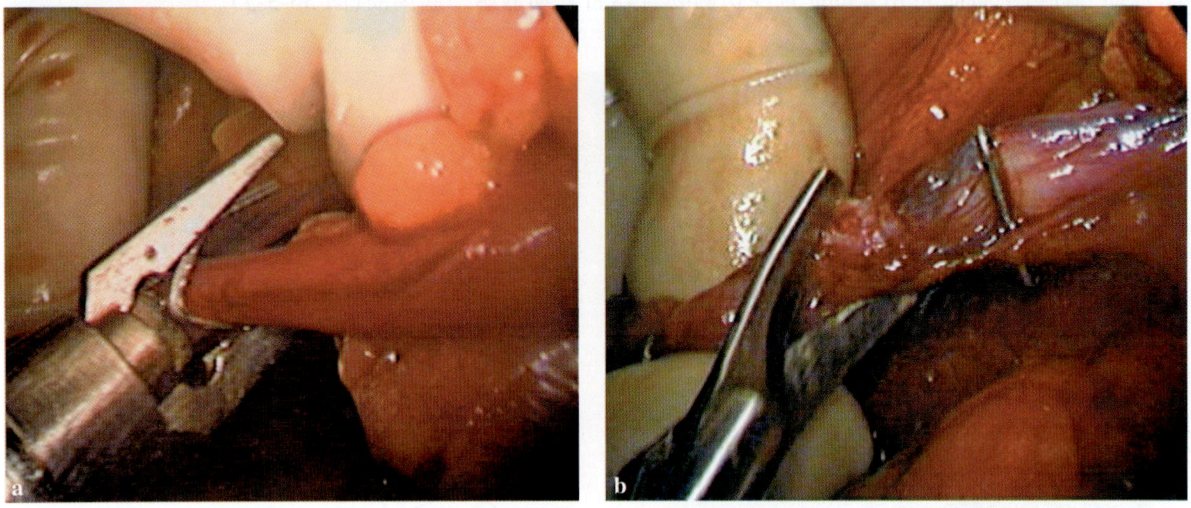

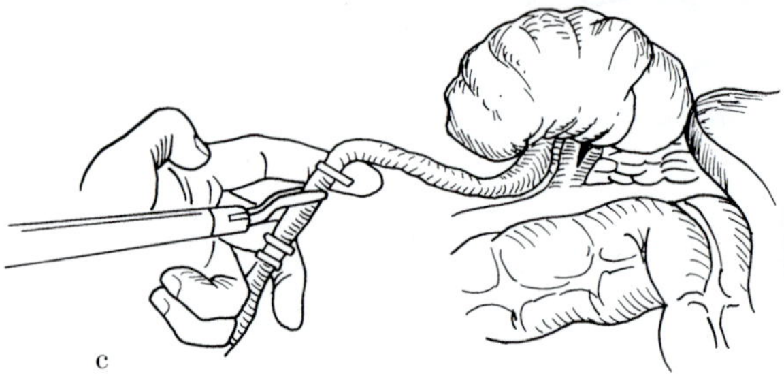

c

图 35-3-6　用钛夹将输尿管结扎

a. 钛夹结扎输尿管;b. 离断输尿管;c. 手辅助切断输尿管

(8) 在肾周筋膜外游离整个肾脏,遇异位血管时应妥善结扎。如系肾上极肿瘤,应将肾上腺一并切除。

(9) 整块切除肾、肿瘤、肾脂肪囊及肾蒂淋巴组织。将切除标本置于标本袋,经手助切口完整取出(图 35-3-7)。彻底止血,查创面无活动性出血后,缝合切口,放置引流管。

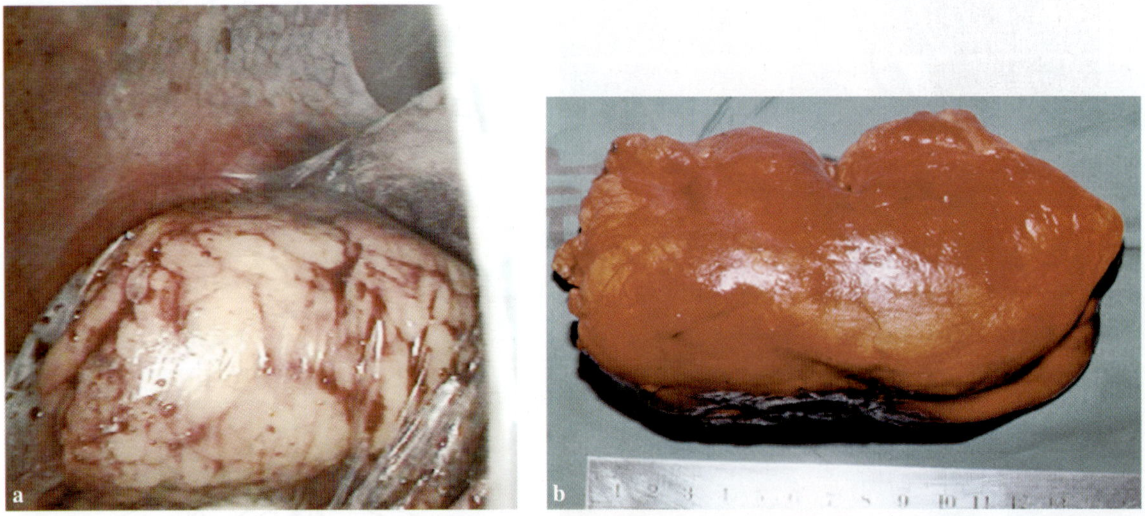

图 35-3-7　取出标本

a. 切除标本置于标本袋经手助切口取出;b. 切除肾脏标本

2. 手助腹腔镜根治性左肾切除术

(1) 体位:平卧位,完成气腹后改为左侧抬高 45°~75°仰卧位。

(2) 过脐或脐下做 6.0~7.0cm 下腹正中切口,经此切口放置手助装置,以备手助操作(图 35-3-8a)。经切口放置两块纱条,用于术中保护器官和创面拭血以减少吸引器的使用。

(3) 于脐与左髂前上棘连线中点及左腋前线肋缘下 2cm 各做 1cm 切口,放置套管分别作为器械操作孔(12mm)与进镜孔(10mm)(图 35-3-8b)。术中维持腹内气压 10~15mmHg。

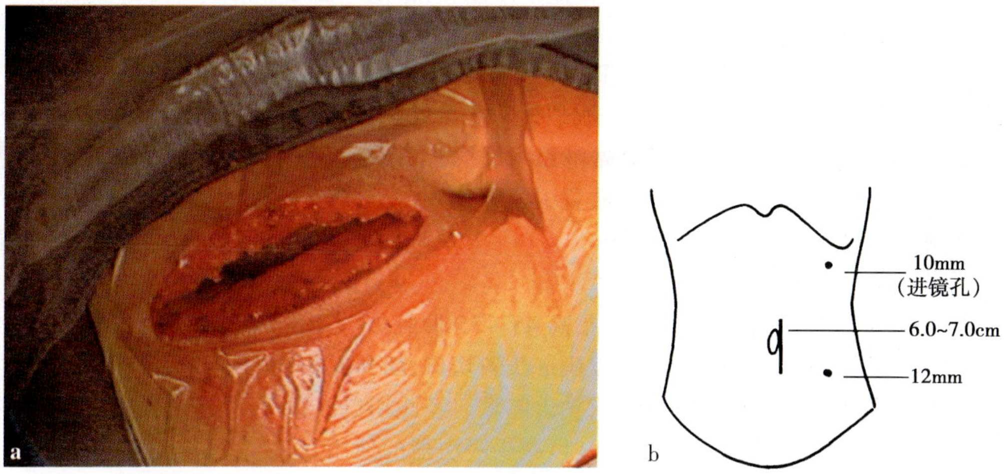

图 35-3-8　经腹腔途径左侧手术切口及套管位置

a. 过脐或脐下做 6.0~7.0cm 下腹正中切口;b. 经腹腔途径左侧手术切口及套管位置

(4) 在腹腔镜监视器引导和左手辅助下,从髂血管至结肠脾曲沿 Toldt 线切开,将横结肠从 Gerota 筋膜前推开。向头侧方向分离脾的外侧,从膈肌到胃底水平,并切断脾肾韧带,使整个脾脏向内侧翻转。沿 Toldt 线切开侧腹膜和结肠脾曲,游离肾脏(图 35-3-9)。

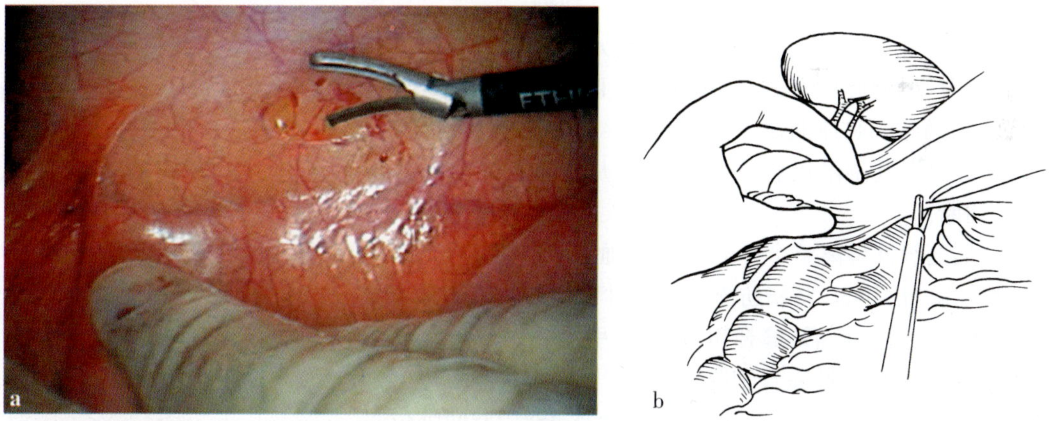

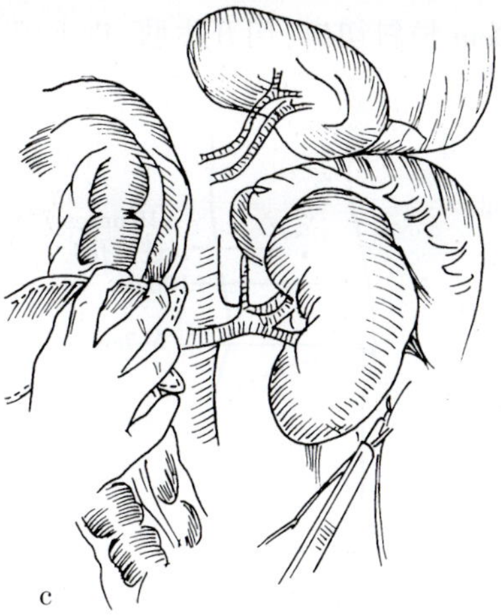

图 35-3-9　切开降结肠旁沟,游离肾脏

a. 超声刀切开降结肠旁沟;b. 在腹腔镜监视器引导和左手辅助下沿 Toldt 线切开侧腹膜和结肠脾曲;c. 左手辅助游离肾脏

(5) 分离胰尾与 Gerota 筋膜的间隙,使胰尾和脾脏及结肠脾曲能向内侧翻转,完全显露 Gerota 筋膜。用手背将横结肠向内侧推开,在左手辅助下,用超声刀分离肾门前筋膜。结扎、离断精索(或卵巢)静脉和/或肾上腺静脉。

(6) 切开肾周筋膜内侧,游离肾动、静脉,并用 45mm 直线切割吻合器将肾动、静脉分别离断。当分别游离肾动、静脉困难时,可用 45mm 直线切割吻合器将肾动、静脉一起离断。

(7) 清除腹主动脉旁淋巴结脂肪组织,范围从肾蒂上缘向下至肠系膜下动脉水平。

(8) 游离输尿管,使用钛夹将其结扎,切断。

(9) 在肾周筋膜外游离整个肾脏,遇异位血管时应妥善结扎。如系肾上极肿瘤,应将肾上腺一并切除。

(10) 整块切除肾、肿瘤、肾脂肪囊及肾蒂淋巴组织。将切除肾置于标本袋,经手助切口完整取出。彻底止血,查创面无活动性出血后,缝合切口,放置引流管。

(二) 经后腹腔途径

1. 手助后腹腔镜根治性右肾切除术

(1) 体位:平卧位,完成气腹后改为右侧抬高 45°~75°仰卧位。

(2) 于脐与右髂前上棘连线中点做 6.0~7.0cm 长斜切口,切开皮肤、皮下组织、腹外斜肌腱膜、联合腱,推开腹膜,术者左手进入腹膜后腔,钝性分离,扩大腔隙。经此切口放置手助装置,以备手助操作。经切口放置两块纱条,用于术中保护器官和创面拭血,以减少吸引器的使用。

(3) 在左手的协助下,在平脐腹直肌外缘放置 12mm 套管作为器械操作孔;另外,在平剑突与脐连线的中点腹直肌外缘放置 10mm 套管作为进镜孔(图 35-3-10)。术中维持气腹压力 10~15mmHg (1.3~2.0kPa)。

(4) 在腹腔镜监视器引导和左手辅助下显露右肾筋膜。用超声刀切开肾周筋膜内侧,游离肾动静脉,并用 45mm 直线切割吻合器将肾动静脉分别离断。当分别游离肾动、静脉困难时,可用 45mm 直线切割吻合器将肾动静脉一起离断。

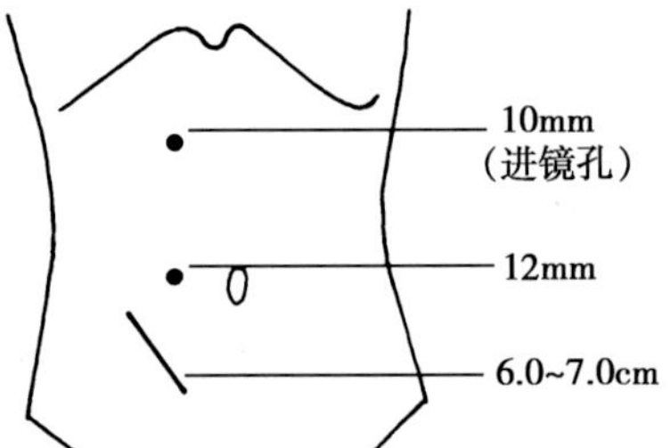

图 35-3-10　经腹膜后途径右侧手术切口及套管位置

(5) 清除腔静脉周围淋巴脂肪组织,范围从肾蒂上缘向下至肠系膜下动脉水平。游离输尿管,使用钛夹将其结扎,切断。

(6) 在肾周筋膜外游离整个肾脏,遇异位血管时应妥善结扎。如系肾上极肿瘤,应将肾上腺一并切除。

(7) 整块切除肾、肿瘤、肾脂肪囊及肾蒂淋巴组织。将切除肾置于标本袋,经手助切口完整取出。彻底止血,查创面无活动性出血后,缝合切口,放置引流管。

2. 手助后腹腔镜根治性左肾切除术

(1) 体位:平卧位,完成气腹后改为左侧抬高 45°~75°仰卧位。

(2) 于脐与左髂前上棘连线中点做 6.0~7.0cm 长斜切口,切开皮肤、皮下组织、腹外斜肌腱膜、联合腱,推开腹膜,术者左手进入腹膜后腔,钝性分离,扩大腔隙。经此切口放置手助装置,以备手助操作。经切口放置两块纱条,用于术中保护器官和创面拭血以减少吸引器的使用。

(3) 在左手的协助下,在腋前线肋缘下 5.0~6.0cm 和腋中线肋缘下 2cm 做 2 个 1cm 切口,放置直径分别为 12mm、10mm 的套管,分别置入超声刀和作为进镜孔 (图 35-3-11)。术中维持气腹压力 10~15mmHg。

(4) 在腹腔镜监视器和左手辅助下显露左肾筋

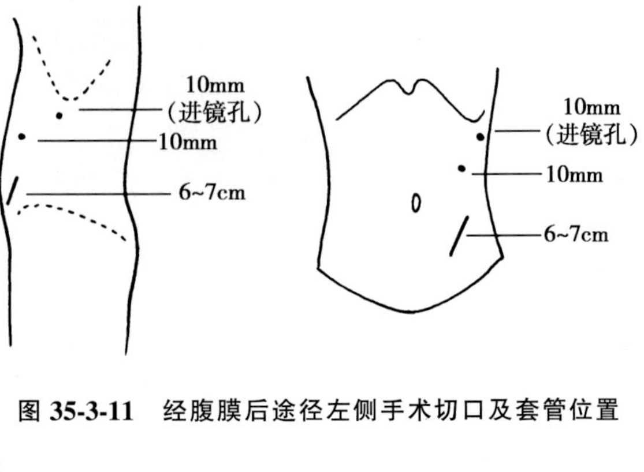

图 35-3-11　经腹膜后途径左侧手术切口及套管位置

膜,以超声刀切开肾周筋膜内侧。

(5) 其余操作基本与手助后腹腔镜根治性右肾切除术类似。

【并发症的预防和治疗】

主要并发症和腹腔镜肾切除术类似。主要有与气腹相关的并发症,气腹针和套管针插入过程中的穿刺损伤及操作过程中对血管和脏器的损伤。在大多数情况下,注意仔细操作可以预防并发症的发生。

【术后处理】

术后禁食 12 小时,应用抗生素 3~5 天。鼓励早期下床活动。伤口引流管于 2~3 天无引流液时拔除。

参 考 文 献

1. 郭应禄主编. 泌尿外科内镜诊断治疗学. 北京:北京大学医学出版社,2004
2. 沃尔什(Walsh P. C.),等. 坎贝尔泌尿外科学. 第 7 版. 英文影印版. 北京:科学出版社,2001
3. 吴阶平主编. 吴阶平泌尿外科学. 第 2 版. 济南:山东科学技术出版社,2004
4. 郭时英,郭应禄,姚琦主译. 实用泌尿外科手术彩色图谱. 沈阳:辽宁科学技术出版社,2003
5. 那彦群,张晓春主译. 腔内泌尿外科彩色图谱. 北京:中国医药科技出版社,2000
6. 谢立平,秦杰. 泌尿外科手助腹腔镜手术的进展. 临床泌尿外科杂志,2003,23(1):1-2
7. Fadden PT,Nakada SY. Hand-assisted laparoscopic renal surgery. Urol Clin North Am,2001,28(1):167-176
8. Nakada SY,Moon TD,Gist M,et al. Use of the pneumo sleeve as an adjunct in laparoscopic nephrectomy. Urology,1997,49(4):612-613
9. Xie LP,LOU GG. Hand-assisted laparoscopic nephroureterectomy:initial case report. J Zhejiang University(SCIENCE),2001,2:456
10. Portis AJ,Elnady M,Clayman RV. Laparoscopic radical/total nephrectomy:a decade of progress. J Endourol,2001,15(4):345-354
11. Nakada SY,Fadden P,Jarrard DF,et al. Hand-assisted laparoscopic radical nephrectomy:comparison to open radical nephrectomy. Urology,2001,58(4):517-520
12. Mancini GJ,McQuay LA,Klein FA,et al. Hand-assisted laparoscopic radical nephrectomy:comparison with transabdominal radical nephrectomy. Am Surg,2002,68(2):151-153

【主编点评】

长期随访结果表明腹腔镜肾癌根治术治疗 T_1~$T_2N_0M_0$ 期的肾脏肿瘤疗效和 5 年生存率与传统开放肾癌根治术的疗效相当。因解剖的关系,后腹腔途径便于显露肾动脉。在肾盂的上方小心地钝性分离出肾动、静脉。动脉的管壁厚,应先游离出肾动脉。结扎肾动脉后注意观察肾静脉是否塌陷,否则应找到肾动脉的异位分支。肾血管的损伤通常是肾静脉或性腺血管。预防的方法有:先游离出肾动脉,在肾动脉与肾盂间小心地作钝性分离,游离肾静脉;在游离肾静脉前先结扎性腺血管和腰静脉,左侧须结扎肾上腺静脉;右侧手术结扎肾静脉前辨认下腔静脉;肾静脉充盈时不要结扎;使用 Hem-o-lok 必须把锁扣越过肾静脉另一侧再扣紧,锁扣打在静脉壁上将导致血管损伤,引起出血。经腹途径先分离出肾静脉,在其后方游离肾动脉。

当肾蒂有粘连显露肾动、静脉遇到困难,结扎输尿管,切断后将其上抬,在肾蒂血管后方沿腰大肌表面往上游离至肾上极,将肾上极同膈肌分离;用超声刀小心地切断肾蒂血管周的脂肪组织和淋巴管,用血管切割器将肾动、静脉一同结扎,切断。若仍有困难,可改手辅助或开放手术。

(高　新)

第三十六章

腹腔镜肾盂癌根治术

Laparoscopic radical resection of renal pelvic carcinoma

第一节 腹膜后腹腔镜肾盂癌根治术

Retroperitoneoscopic nephroureterectomy for renal pelvis carcinoma

【陈 炜 陈凌武】

【概述】

由于上尿路移行细胞癌的多中心性和同侧易复发的特点，标准术式应为患肾及输尿管的全切和输尿管开口处膀胱袖套状切除，以减少膀胱内复发和输尿管残端癌的发生。传统的开放手术方式是需要在腰部和下腹作两处切口或一个较长的腹部切口，将患侧肾、输尿管、输尿管口及其相邻的膀胱壁切除，以达到根治的目的。该术式创伤大，并发症相对较多，术后恢复时间长，手术瘢痕影响美观。1952 年 McDonald 首先报道用腔镜技术经尿道处理输尿管下段和输尿管膀胱壁间段，以避免两个手术切口，减轻患者的创伤。

1991 年 Clayman 等首次报道腹腔镜肾输尿管全切除术(laparoscopic nephroureterectomy，LNU)。随着腹腔镜设备的不断改进和完善及术者操作水平的不断提高，对于早期肾盂癌或输尿管癌，腹腔镜肾盂癌根治术是同等治疗效果下的一种微创选择，腹腔镜操作熟练者可将其作为首选术式。Rassweiler 等检索了 1991~2004 年 Medline 报道过的腹腔镜肾输尿管全切除术与传统开放手术治疗的 1 365 例患者进行比较，结果表明腹腔镜手术与开放手术相比，手术时间稍长 (276.6min vs 220.1min)，但术中出血 (240.9ml vs 462.9ml)和术后镇痛药的应用则显著减少。两种术式术后并发症发生率(18.5% vs 22.4%)、膀胱复发率(24% vs 24.7%)、局部复发(4.4% vs 6.3%)、远处转移(15.5% vs 15.2%)、2 年生存率(75.2% vs 76.2%)和 5 年生存率(81.2% vs 61%)则均无明显差异。结果表明腹腔镜肾输尿管全切除术治疗上尿路移行细胞癌，其疗效和改善肿瘤患者生存率与开放手术相当。

腹腔镜肾输尿管全切除术关键步骤是输尿管膀胱壁间段的处理。目前至少有五种不同的方法处理远端输尿管和膀胱壁间段输尿管(膀胱 cuff)。经典方法是先用经尿道电切镜处理输尿管口周围膀胱黏膜,分离出壁内段输尿管,电灼封闭输尿管开口,再将分离的输尿管推向膀胱外,此法操作比较简便。Keeley 等报道经尿道针状电极行患侧输尿管周围膀胱壁环行切除。该技术经过不断改进,迄今 LNU 已有多种不同的方法处理输尿管膀胱壁间段。许多文献报道认为 TUR 切除远端输尿管和膀胱 cuff 可能导致肿瘤局部复发,该方法的其他缺点还包括尿和肿瘤细胞可从腹膜外已经游离的输尿管溢出而出现种植转移可能。尽管术者尝试应用电灼的方法来封闭输尿管,但种植转移的风险仍存在。远端输尿管癌或输尿管原位癌是该方法的禁忌证。对于膀胱和输尿管下段无肿瘤或既往有盆腔手术史的患者,可以采用这种方法以避免下腹部切开。

1953 年 McDonald 等又报道了另一种内镜技术切除远端输尿管的方法,在内镜下先切除输尿管周围的膀胱壁,然后在输尿管导管的辅助下将结扎的输尿管通过尿道拖出。1983 年 Clayman 等报道 18 例患者采用该方法,其中 14 例随访 5 年无局部复发。但该方法不适宜输尿管肿瘤的手术治疗。

另有文献报道 LNU 术中通过在腹腔镜下采用组合钉夹住远端输尿管及膀胱 cuff,并联合应用膀胱镜行去顶和切开输尿管口。这种方法的最大优点是可保证上尿路的闭合,特别适合于曾有放疗病史或有膀胱切口难以愈合的高危患者,这样可以避免尿液或灌洗液外渗。长期随访发现部分患者在原膀胱切口处可见到组合钉,表面有结石形成,但这并非主要问题,经处理后均好转。对于远端或壁内段输尿管以及输尿管周围肿瘤则不宜采用该技术。

1999 年 Gill 等报道一种新的经尿道完整切断和结扎输尿管壁内段的方法。该方法类似传统开放手术行远端输尿管及膀胱 cuff 切除术。方法如下:经尿道置入膀胱镜,充盈膀胱,直视下于下腹部放置两个 5mm 腹腔镜 Trocar 进入膀胱,膀胱放水后改用 CO_2 充气充盈膀胱。通过腔内打结器鞘插入输尿管导管,在 Collins 刀的辅助下环绕输尿管开口行输尿管壁内段分离,然后将输尿管和其内的输尿管导管一起结扎,以避免操作过程中尿或肿瘤细胞从输尿管内溢出膀胱外。35 例患者平均随访 11.1 个月,结果表明 LNU 和开放手术行肾盂输尿管全切在局部复发和远处转移方面无明显差异。同期对 59 例患者随访 23 个月的一组资料表明,该方法同经尿道电切联合腹腔镜膀胱 cuff 组合钉比较,切缘阳性率和局部复发率明显降低。目前该技术已得到进一步改进,术中不插入输尿管导管,超声刀环绕输尿管口游离输尿管壁间段和下段,Hem-o-lok(结扎锁)夹闭输尿管末端,将其推向膀胱外,3-0 可吸收线缝合关闭膀胱切口。该方法的禁忌证:膀胱过度活动症、输尿管壁内段肿瘤和既往盆腔有放射治疗病史的患者。

国外最近调查显示大多数医学中心最常采用的方法仍是开放手术切除远端输尿管和膀胱 cuff。其优点是病人不需要变换体位,而且手术时间短,同一切口可以完整地将整个标本取出,还可减少肿瘤细胞溢出的风险。因为输尿管的切除是在肾血管离断之后,此时尿生成已停止。开放手术入路可采用经膀胱或膀胱外途径,通常可选择低位 Gibson、改良的 Pfannenstiel 或下腹正中切口。术中应避免损伤对侧输尿管口。通过单一切口行开放性 LNU,输尿管壁间段肿瘤残留的发生率可达 50%,还有约 30%~64%的患者出现输尿管残端肿瘤复发。因此,开放手术也不能绝对保证输尿管壁间段完全切除或切缘阴性,特别是采用膀胱外途径和盲目操作,以及远端输尿管已有侵犯而在术中未发现。因为目前病理学还不能鉴别和证实在切除的远端输尿管黏膜上是否含有膀胱黏膜。手术医师必须在术中(开放性、腹腔镜或内镜下)通过肉眼作出判断。因此,开放手术常规切除整个膀胱侧方突起,这样能在直视下切除膀胱壁间段输尿管并修补膀胱,但既往有盆腔手术或放疗病史的患者,行开放手术往往会比较困难。

【适应证】

局限在肾盂输尿管内分期为 $T_{a\text{-}3}N_0M_0$ 的肾盂输尿管肿瘤。

对于 T_4 期肾盂输尿管肿瘤或影像学上已发现区域性淋巴结增大者,应选择开放手术治疗。

【禁忌证】

严重的梗阻性肺心病、心肺功能不全者,肾与周边组织器官粘连严重为相对禁忌证。

【术前准备】

同腹腔镜肾癌根治术。

【手术步骤】

1. 经尿道电切法分离壁内段输尿管　先取截石位,经尿道置入电切镜,患侧输尿管口周围约 1cm 范围内环行切割膀胱黏膜、肌层，直至见到膀胱外脂肪（图 36-1-1），电凝封闭输尿管末端，用电切环将壁内段输尿管推出膀胱外，使输尿管末段与膀胱壁完全分离（图 36-1-2），退镜后留置 22Fr 号三腔尿管。

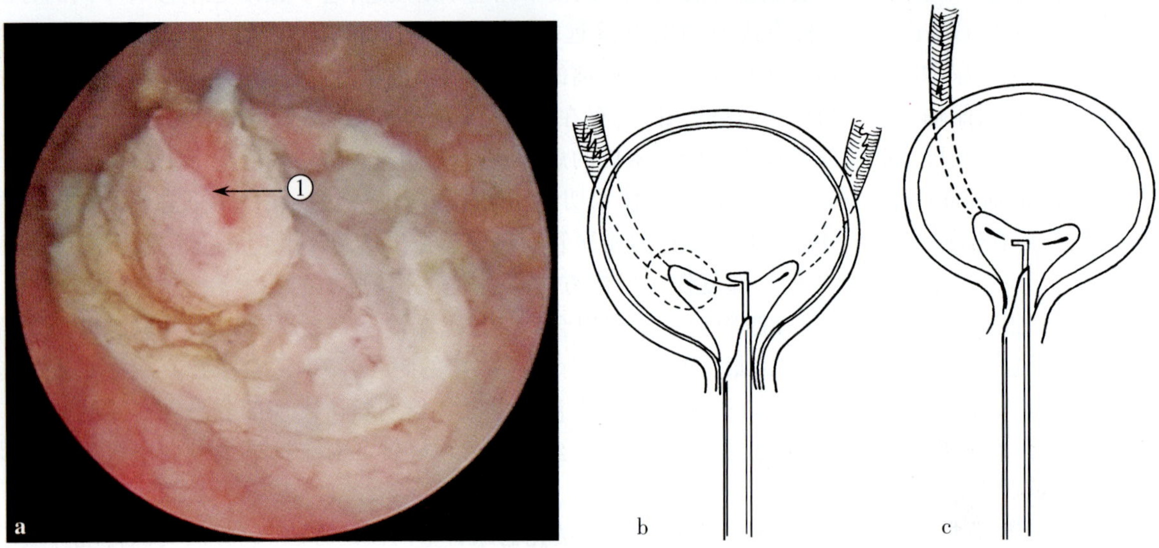

图 36-1-1　环行切割输尿管壁间段

①为输尿管口

2. 后腹腔镜肾输尿管全切除

（1）建立腹膜后腔：健侧卧位，示指-器械剥离法建立腹膜后操作通道（同后腹腔镜肾上腺切除术）。

（2）肾蒂血管的处理：术中使用 Hem-o-lok（结扎锁）（图 36-1-3）处理肾蒂血管，其安全性得到充分的肯定，所需费用仅为 Endo-GIA 的 1/5~1/10，值得临床推广应用。

沿腰方肌外缘纵行切开侧椎筋膜、腰方肌筋膜，进入腰肌前间隙（腰方肌、腰大肌表面与肾脂肪囊之间的间隙），用超声刀充分分离此间隙至膈肌下方（图 36-1-4）。向内游离时右侧手术先找到腔静脉，左侧先找到性腺静脉或输尿管，作为解剖标志

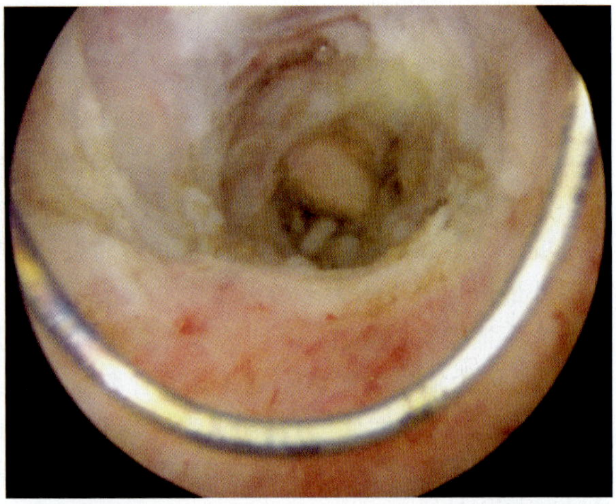

图 36-1-2　将壁内段输尿管推出膀胱外

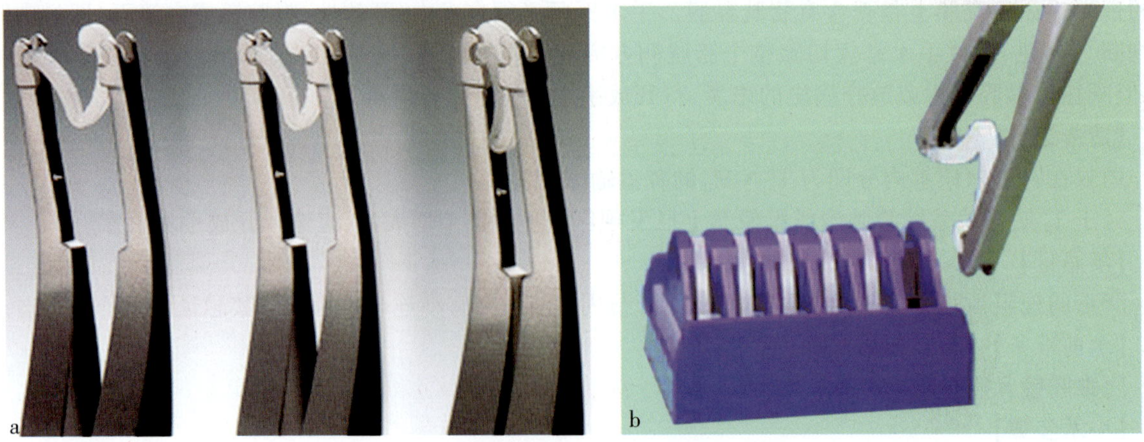

图 36-1-3　Hem-o-lok 结扎锁

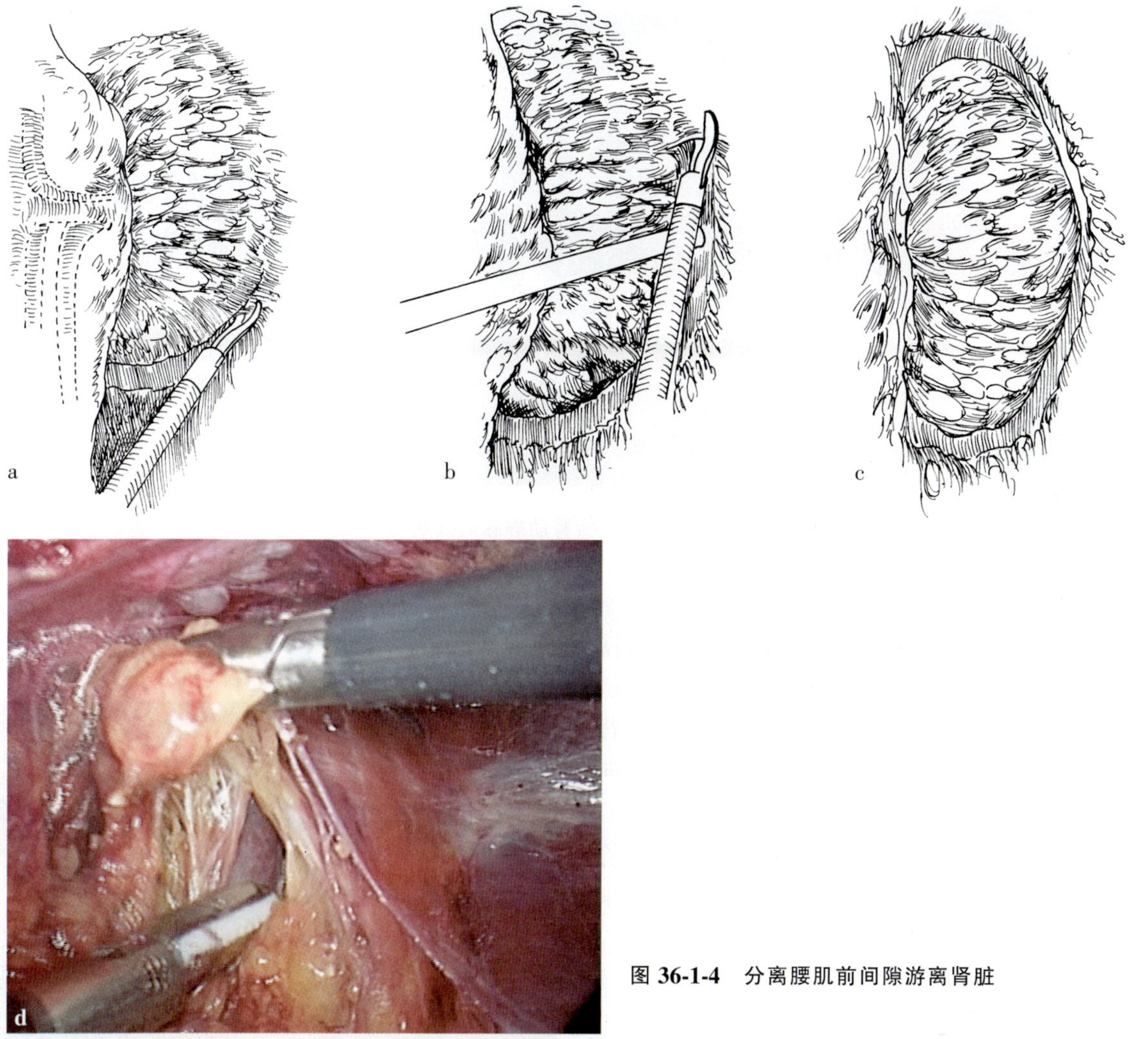

图 36-1-4　分离腰肌前间隙游离肾脏

向上分离找到肾蒂。用超声刀切开肾动脉鞘，结合吸引器，直角钳钝性分离显露 2~3cm 肾动脉，近端用大号 Hem-o-lok 锁夹 2 枚、远端用钛夹夹闭(图 36-1-5)。剪断肾动脉后，可以在其深面或稍上及下方找到肾静脉，由于肾脏血供已被阻断，肾脏会变得疲软，可以从容地游离肾静脉及其属支，先用钛夹夹闭并切断肾上腺静脉、腰静脉及性腺静脉，然后加大号 Hem-o-lok 近端 2 枚、远端 1 枚锁夹肾静脉(图 36-1-6)，剪断肾静脉(图 36-1-7)。

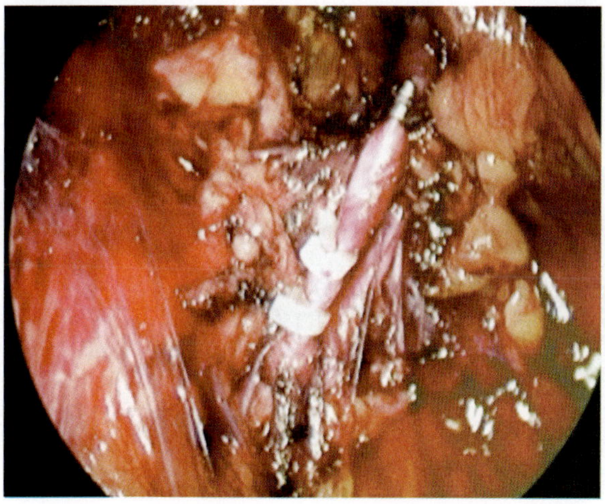

图 36-1-5　结扎肾动脉

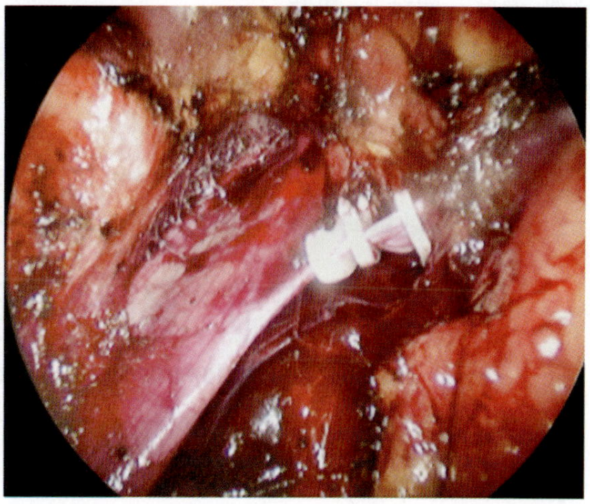

图 36-1-6　结扎肾静脉

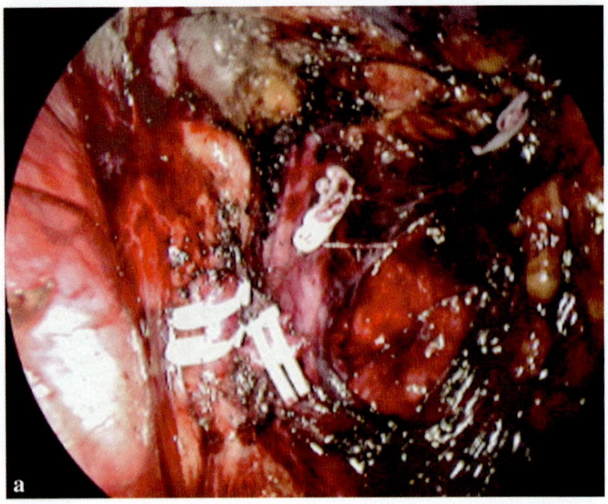
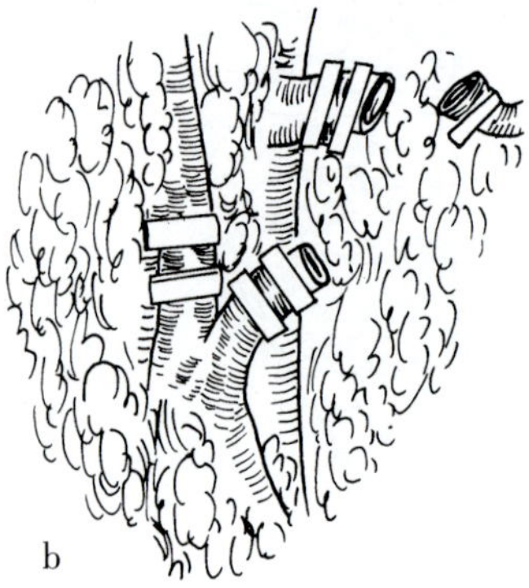

图 36-1-7　切断肾动静脉后残端

(3) 淋巴结清扫:右侧手术行区域性淋巴结清扫,即剥离肾上极至肾下极水平下腔静脉外方及前方的淋巴脂肪组织;左侧手术行肾蒂淋巴结清扫,即剥离肾门的淋巴脂肪组织。

(4) 游离肾脏和输尿管:沿肾筋膜外游离肾脏,但在肾上极上方保留肾脂肪囊内的肾上腺,在肾下极处将肾脂肪囊游离至输尿管,输尿管尽量向下游离至髂嵴下方。取下腹麦氏切口长约 5~7cm,进入后腹膜腔,沿肾脏长轴将其取出,提起输尿管继续向下游离至末段,取出输尿管,检查输尿管末段是否完整取出(图 36-1-8),留置腹膜后引流管,缝合切口。

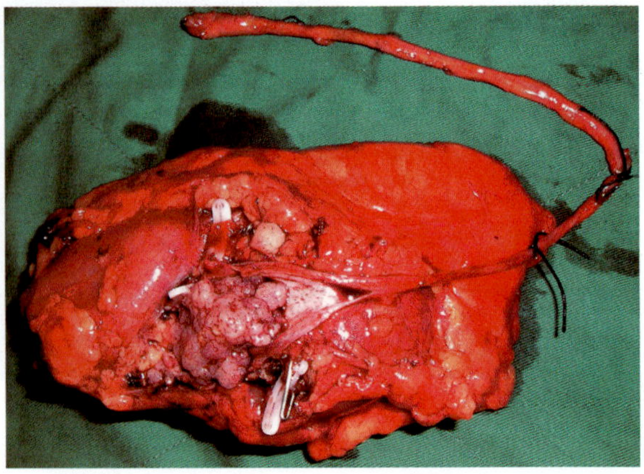

图 36-1-8　完整切除标本

【术中注意事项】

1. 因尿路上皮移行细胞癌有通过尿液流动种植转移的可能,手术的原则是尽早阻断输尿管。处理肾蒂的原则同肾癌根治术,先游离肾蒂血管,结扎肾动、静脉,再游离肾脏。

2. 因肾盂壁较薄,肾盂肿瘤堵塞管腔常导致肾蒂血管周围粘连或炎症。分离肾蒂血管时容易出现渗血,此时可提起输尿管,游离肾上极,再沿腰大肌分离肾背侧,分离出肾蒂血管周围空隙,再用血管切割器将肾动、静脉一同结扎、切断。

3. 用电切镜切除输尿管末端,术中可使用输尿管导管。在将输尿管末端与膀胱壁游离后,拔除输尿管导管,电凝输尿管末端,关闭其管腔。

【术后处理】

1. 术后尿管应留置 7 天以上,使膀胱电切穿孔创面自然愈合。

2. 其他术后处理同开放手术。

第二节　经腹途径腹腔镜肾盂癌根治术

Transabdominal laparoscopic radical resection of renal pelvic carcinoma

【王春喜】

【麻醉和体位】

气管内插管全身麻醉,平卧位,患侧抬高 30°~45°(图 36-2-1)。

【术前准备】

同腹腔镜肾癌根治术。

【手术步骤】

1. Trocar 位置及建立气腹同经腹途径腹腔镜肾癌根治术。

2. 先游离肿瘤下方的输尿管,钛夹夹闭(图 36-2-2),防止肿瘤细胞随尿液流往下尿路。

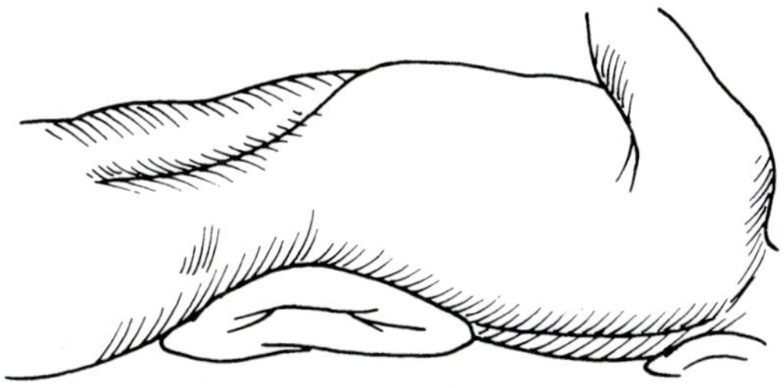

图 36-2-1 经腹肾盂癌根治术体位图

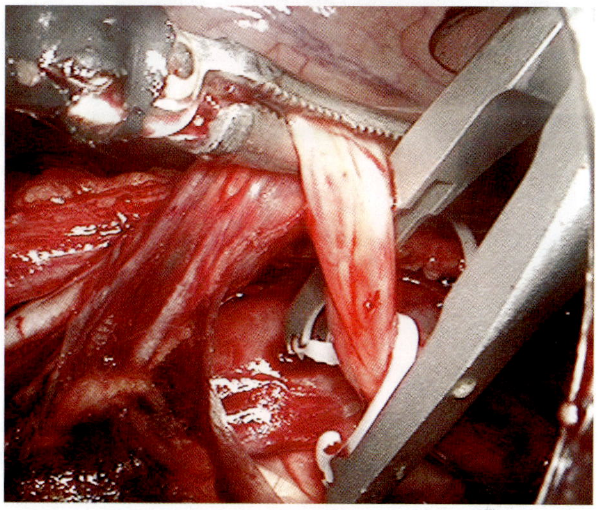

图 36-2-2 夹闭输尿管

3. 游离肾、输尿管上段同经腹途径腹腔镜肾癌根治术。

4. 肾蒂处理同经腹膜后腹腔镜肾盂癌根治术。

5. 输尿管下段及壁内段输尿管切除可采取以下方法。

(1) 切开法:患侧经腹直肌外缘弧形切口,长约 8cm(图 36-2-3)。将切除的肾脏和输尿管上段取出体外,再沿输尿管向下游离至膀胱壁间段。围绕输尿管开口直径 2cm 做膀胱壁切口,取出输尿管下段和“膀胱袖套”(图 36-2-4),用可吸收缝线缝合膀胱壁切口。将所有的标本从此切口取出。

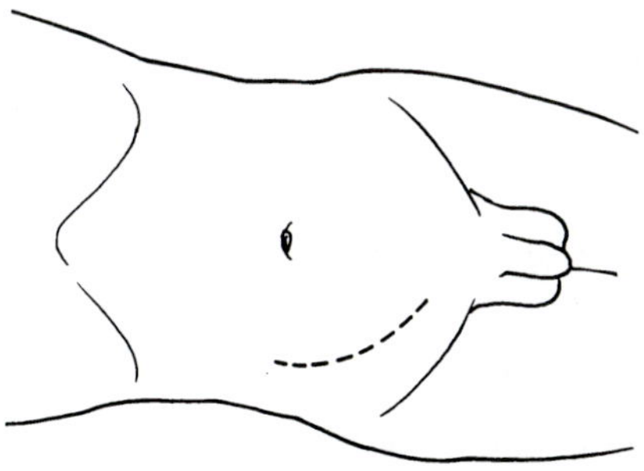

图 36-2-3 腹直肌外缘弧形切口

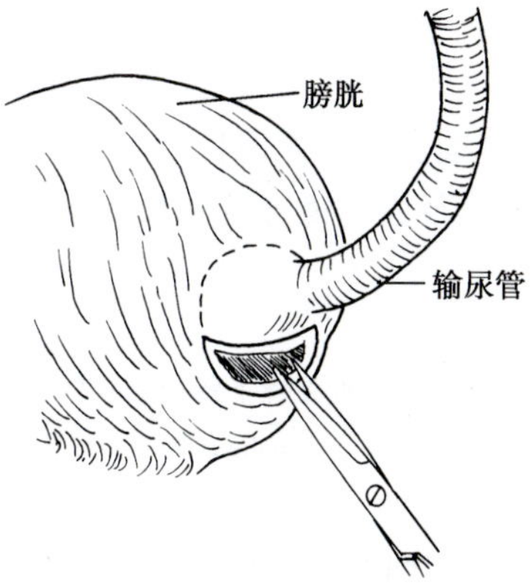

图 36-2-4 切除壁内段输尿管

(2) 经尿道电切镜切除法:同经腹膜后途径。

(3) 腹腔镜切除法:侧卧位切除肾和输尿管上段后,将患者改仰卧位或 45°斜卧位。电视监视器移向患者脚侧,腹腔镜镜头放置在 B 孔方向转至盆腔,在脐与耻骨之间再安置一个 12mm Trocar,同时利用原有的 A(腹直肌外侧缘平脐)和 C 或 E 孔(髂棘附近)的 Trocar 进行手术。沿输尿管向下游离至膀胱,用超声刀或 Ligasure 分离盆腔输尿管和膀胱侧壁,向上提起输尿管,使膀胱输尿管壁间段向膀胱外突起,再用 Ligasure 切除输尿管入口处膀胱壁或结扎锁结扎后予以切断(图 36-2-5)。也可用超声刀或电凝钩绕输尿管根部 2cm 剪除膀胱壁及输尿管，再用 3-0Vicry 线缝合膀胱壁(图 36-2-6)。放置腹腔引流管一条，切开 C 至 E 孔连线切口，取出标本。

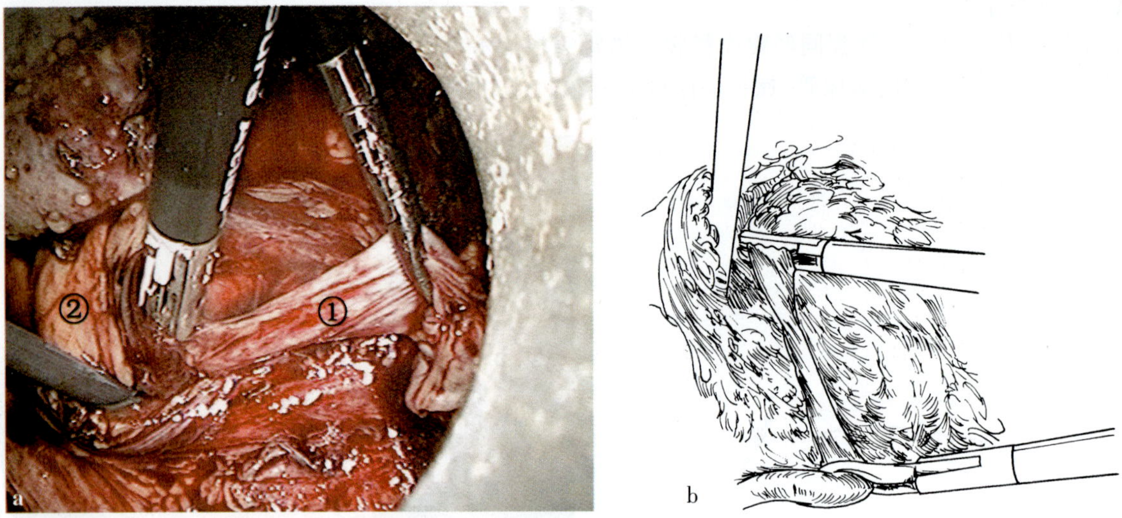

图 36-2-5　腹腔镜处理输尿管膀胱壁间段

a. 用 Ligasure 切断输尿管膀胱段①输尿管②膀胱；b. 袖套状切除输尿管膀胱段示意图

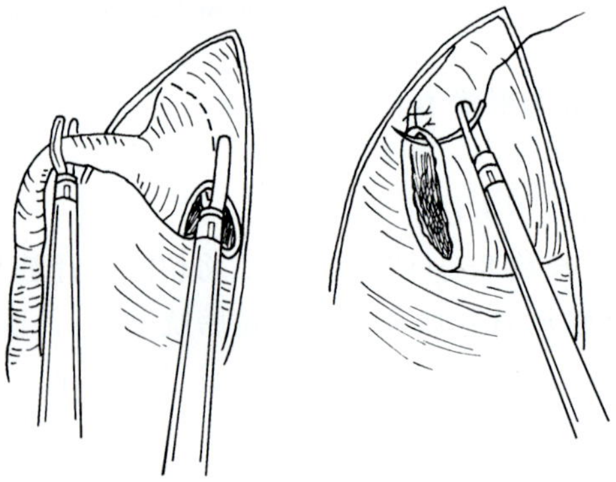

图 36-2-6　缝合膀胱壁

【术中注意事项和术后处理】

同经腹膜后途径腹腔镜肾盂癌根治术。

参 考 文 献

1. 钱立新，吴宏飞，张炜，等. 腹腔镜下肾切除 3 例报告. 中国微创外科杂志，2001，1:236
2. Clayman RV，Kavoussi LR，Figenshau RS，et al. Laparoscopic nephroureterectomy：initial clinical case report. J Laparoendosc Surg，1991，1(6):343-349
3. Hattori R，Yoshino Y，Gotoh M，et al. Laparoscopic nephroureterectomy for transitional cell carcinoma of renal pelvis and ureter：Nagoya experience. Urology，2006，67(4):701-705
4. Shalhav AL，Portis AJ，McDougall EM，et al. Laparoscopic nephroureterectomy. A new standard for the surgical management of upper tract transitional cell cancer. Urol Clin North Am，2000，7(4):761-773
5. Rassweiler JJ，Schulze M，Marrero R，et al. Laparoscopic nephroureterectomy for upper urinary tract transitional cell carcinoma：is it better than open surgery? Eur Urol，2004，46(6):690-697
6. Rassweiler J，Tsivian A，Kumar AV，et al. Oncological safety of laparoscopic surgery for urological malignancy：experience with more than 1，000 operations. J Urol，2003，169(6):2072-2075
7. Bariol SV，Stewart GD，McNeill SA，et al. Oncological control following laparoscopic nephroureterectomy：7-year outcome. J Urol，2004，172(5，Pt 1):1805-1808

8. Ong AM,Bhayani SB,Pavlovich CP. Trocar site recurrence after laparoscopic nephroureterectomy. J Urol,2003,170 (4,Pt 1):1301
9. Matin SF,Gill IS. Recurrence and survival following laparoscopic radical nephroureterectomy with various forms of bladder cuff control. J Urol,2005,173(2):395-400
10. Gerber GS. Laparoscopic radical nephrectomy and nephroureterectomy. J Endourol,2003,17(1):1-2
11. Fettouh HA,Rassweiler JJ,Schulze M,et al. Laparoscopic radical nephroureterectomy:results of an international multicenter study. Eur Urol,2002,42(5):447-452

【主编点评】

将肾根治性切除,游离输尿管中、上段后,用开放手术切除输尿管膀胱壁间段,手术方式简单、实用。腹腔镜膀胱内分离输尿管壁间段,手术难度不大,直视下围绕输尿管开口游离输尿管壁间段,结扎后推至膀胱外,再缝合膀胱切口。整体手术耗时较长,对体质好的病人可使用后一种方法。

(高 新)

第三十七章

后腹腔镜肾部分切除术

Laparoscopic retroperitoneal partial nephrectomy

【张　旭】

【概述】

随着CT、MR、彩超等现代医学影像技术的发展和应用，多数(约60%)肾脏肿瘤可得到早期诊断。这些肿瘤具有体积小(直径<4cm)、增长速度慢和转移潜能低的特点。因此，对这些体积较小的肾脏肿瘤行保留肾单位(nephron sparing surgery，NSS)的肾部分切除术逐渐受到人们重视。10余年的临床实践证明，对体积较小的肾脏肿瘤患者行部分切除术，不仅保留了患肾的功能，而且可获得与肾根治性切除术相当的肿瘤控制效果。Fergan对107例NSS患者进行长期随访，结果显示5年和10年生存率分别为88%、73%。

由于腹腔镜设备的不断完善和相关技术的发展，以及术者手术技巧的进步，大力拓展了腹腔镜技术在泌尿外科的应用范围，从早期的器官摘除性手术逐步发展到复杂的器官保留和重建手术，如腹腔镜保留肾单位手术治疗小肾癌。这类手术对腹腔镜技术要求高，不易掌握，只有具备丰富的腹腔镜重建经验的术者才能进行。Winfield和Gill分别在1993和1994年报道了首例经腹腔和经后腹腔行腹腔镜肾部分切除术(laparoscopic partial nephrectomy，LPN)。McDougal在1993年首次报道腹腔镜保留肾单位手术治疗肾脏恶性肿瘤。该术式的关键问题是如何控制术中出血。开放手术可暂时阻断肾蒂血流和冰屑局部降温，而在腹腔镜手术下则难以应用。

目前腹腔镜肾部分切除术控制出血方法主要有两种：一是阻断肾蒂，在短时间内完成手术；另一种是不阻断肾蒂，用物理方法或药物处理后完成肾部分切除术。阻断肾蒂可用Santisky钳或裁剪的止血带夹住肾动、静脉，阻断肾血流，用冷刀或超声刀行肾部分切除，再缝合肾集合系统和肾实质，肾实质创面用止血纱布、纤维蛋白凝胶等处理，以达到较好的止血效果。2002年Gill报道了采用阻断肾蒂技术治疗50例肾肿瘤患者的经验，肿瘤平均直径3.0cm，平均肾热缺血时间(23±7.4分钟)(9.8~40分钟)，18例患者切开肾盏，术中立即给予缝合关闭；2例患者术后给予输血；平均住院时间2.2天，3例患者出现并发症，1例术中大出血，1例术后出血行患肾切除，1例出现尿漏。不阻断肾蒂可避免肾实质热缺血损伤。Gettman报道10例不阻断肾蒂的腹腔镜肾部分切除术，肾肿瘤直径平均2.1cm(1.0~3.2cm)，平均手术时间170分钟，平均出血量 125ml。术者切除肾肿瘤前，用射频探头处理肿瘤边缘、止血，再切除肾肿瘤。

开放性肾部分切除治疗肾肿瘤局部复发率为 1%~9%，5 年生存率接近 90%。而腹腔镜肾部分切除治疗 T_1 期肿瘤，近期可达到开放性手术相同的效果，但腹腔镜肾部分切除治疗肾肿瘤的远期疗效尚需长期随访观察。

【手术适应证和禁忌证】

保留肾单位手术在传统的肾脏肿瘤治疗中多用于良性肿瘤，对恶性肿瘤的应用往往限于孤独肾、双肾恶性肿瘤或对侧肾功能不全的患者(绝对适应证)。

对于同时患有可能影响肾功能的疾病如糖尿病、高血压、痛风等的肾肿瘤患者(相对适应证)，一般选择肿瘤位置表浅，位于肾周，以外生为主，直径小于 4cm 的患者。考虑到多灶病变和复发等问题，对大于 4cm 的肿瘤一般不选择。

绝对禁忌证包括伴有肾静脉血栓、多发肾肿瘤以及位置深在居于肾中央的肿瘤。

相对禁忌证包括患侧肾脏有手术史和出血倾向。

【术前准备】

常规检查同开放手术，术前 CT 扫描了解患肾肿瘤的位置、大小及侵入肾实质的深度，排除肾静脉和腔静脉癌栓，同时可了解对侧肾脏功能。胸片、肝脏 B 超和骨扫描等了解有无转移性病灶。核素肾扫描评价患肾和对侧肾功能。

术前 1 天进食无渣流质饮食，术前晚普通灌肠。术前留置胃肠减压管及导尿管。手术日术前静脉预防性应用抗生素。

【手术方法】

1. 麻醉　气管内插管全麻。

2. 手术径路　可采用经腹腔和腹膜后入路。在此介绍腹膜后入路。

3. 体位　完全健侧卧位，患侧向上。

4. Trocar 位置　A 点：腋后线 12 肋下；B 点：腋前线肋弓缘下；C 点：腋中线髂嵴上约 2cm；D 点：腋后线平脐水平(图 37-1)。

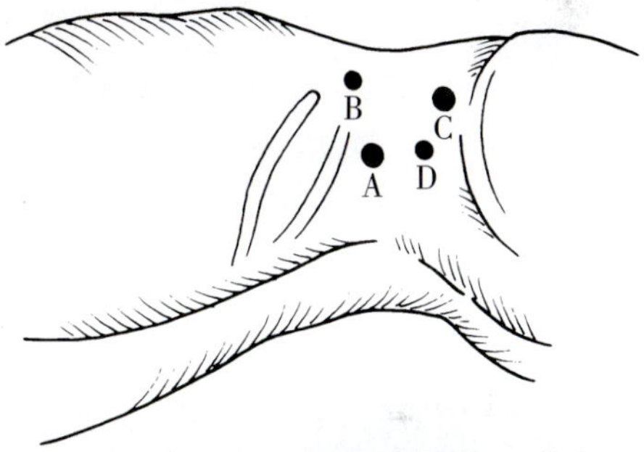

图 37-1　Trocar 位置

手术步骤

1. 球囊扩张法制备后腹腔　腋后线第 12 肋下做一长约 2cm 皮肤切口，用血管钳钝性分离各层至腰背筋膜下，示指伸入腹膜后间隙做钝性分离。置自制球囊导管于腹膜后间隙，充气约 800ml，维持 5 分钟后排气拔出球囊导管。伸入示指，在其引导下于腋前线肋弓缘下及腋中线髂嵴上约 2cm 分别做一小皮肤切

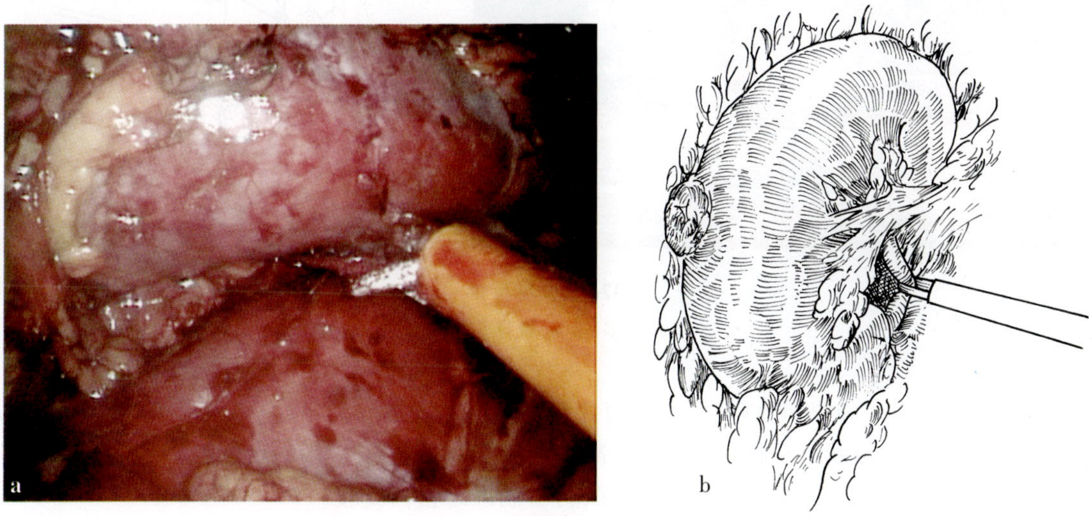

图 37-2　预留肾动脉止血带

口,置入相应的 Trocar。腋后线切口置入相应的 Trocar 后用 7 号丝线缝合密闭切口,防止漏气。

2. 留置肾动脉止血带　先清除腹膜后脂肪,于肾周筋膜外沿腰大肌表面向内分离至肾门,游离出肾动脉,肾静脉不用游离。腋后线约平脐水平放置第 4 个 Trocar。将止血带穿绕肾动脉,止血带两端经该 Trocar 引出体外,并穿过一根 24 号橡胶管,将橡胶管经 Trocar 推进至肾门附近,此时暂不收紧止血带,仅留置备用(图 37-2)。

3. 显露肿瘤　切开肾周筋膜和肾脂肪囊,在肾实质表面用超声刀钝性和锐性结合分离肾脏与肾脂肪囊间隙,所有粘连用超声刀切割,充分显露肿瘤。

4. 切除肿瘤　疑为恶性肿瘤时,距瘤体边缘约 0.5cm 从正常肾实质切割(图 37-3)。明确为良性肿瘤时,则紧贴瘤体包膜分离直至完全切除肿瘤(图 37-4)。

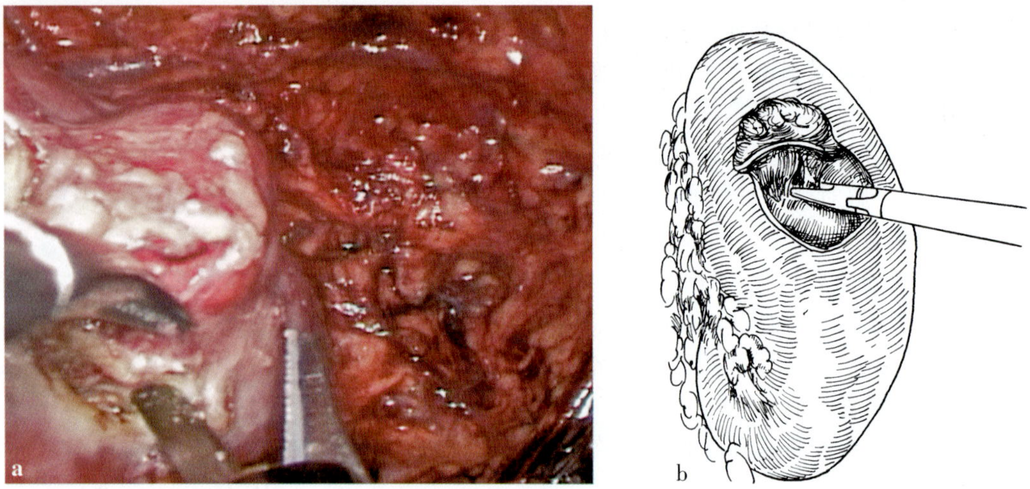

图 37-3　切割肿瘤

a. 切割肾肿瘤;b. 切割肾肿瘤示意图

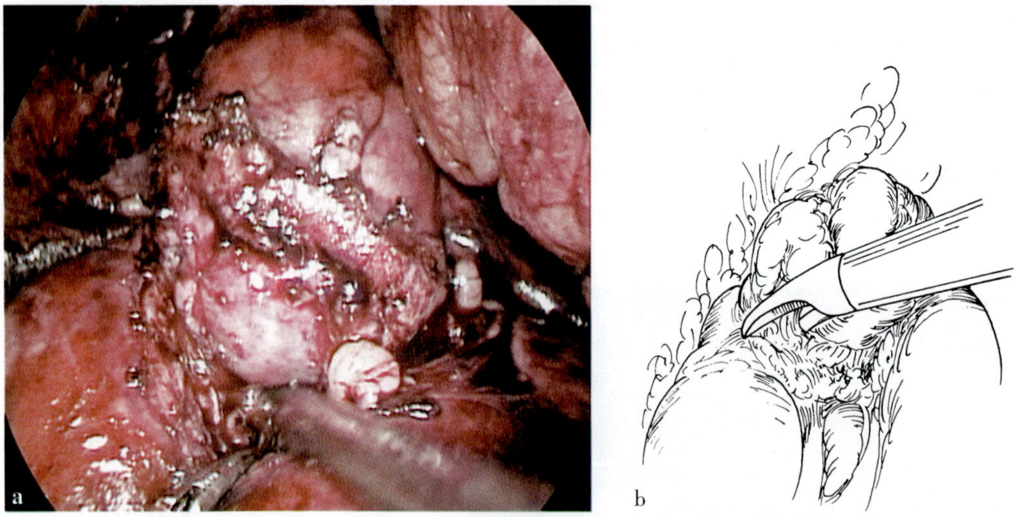

图 37-4　剜除肿瘤

a. 肿瘤剜除术;b. 剜除肾肿瘤示意图

5. 肾实质创面止血　肿瘤切除后,检查创面并仔细止血。如遇较大出血,可暂时收紧止血带,减少肾脏血供,但通常不用完全阻断肾动脉。同时清除凝血块,显露出血部位,用双极电凝、钛夹、PK 刀或腔内缝合来止血。也可使用可吸收的止血纱布压迫创面,再喷洒纤维蛋白凝胶。

6. 修补集合系统　切除肿瘤过程中如侵犯或进入集合系统,则需用腔内缝合技术修补破损处。

7. 缝合肾实质缺损处　止血纱布块填压肾实质缺损处并用薇乔线 8 字形缝合固定(图 37-5),降低气腹压力,检查术野,确认无活动性出血。

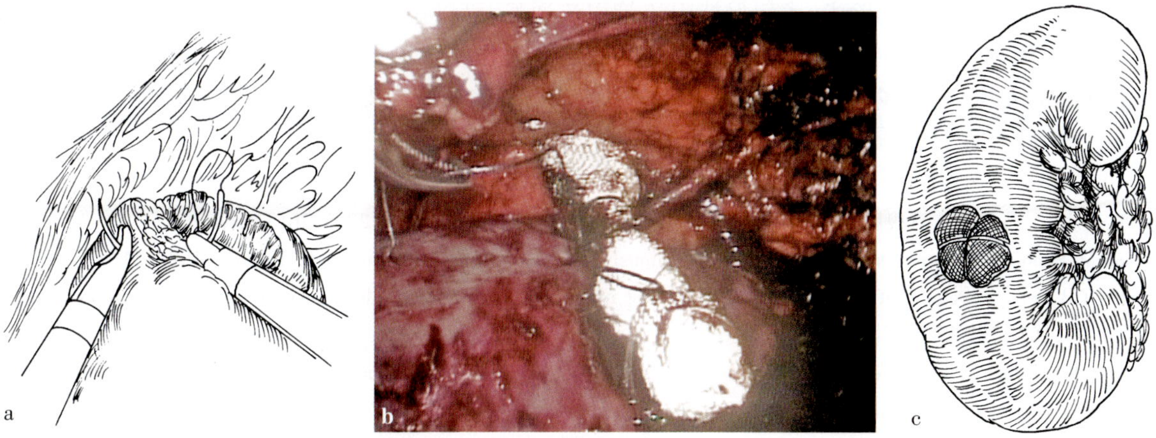

图 37-5　止血纱布块填压肾实质缺损 8 字缝合

a. 缝合肾创面;b. 止血纱布块填压肾实质缺损 8 字缝合;c. 止血纱布填塞缝合

8. 结束手术　用取物袋将切除标本取出(图 37-6),腹膜后留置橡胶引流管一根,缝合皮肤切口。

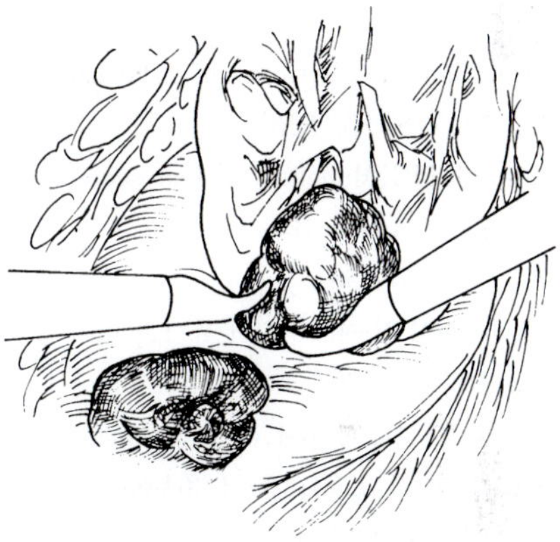

图 37-6　标本装袋

【手术注意事项】

1. 良性肿瘤一般有明显的包膜,术中清晰可见。行肿瘤剜出术时要紧贴肿瘤包膜分离,可以减少出血和侵入集合系统的机会。

2. 疑为恶性肿瘤时,要距瘤体边缘约 0.5cm 从正常肾实质切割。若术中发现肿瘤边界不清,甚至呈树根样浸润,可在肿瘤切除后对残留的肾床取活检冷(冰)冻切片检查,以决定是否行根治性肾切除。

3. 对非外生性生长的肿瘤,腔内超声探头可以帮助定位,明确肿瘤深度及与肾内血管和集尿系统的关系。

4. 近肾门侧切割肾实质时尽可能贴近瘤体,避开肾动脉的段支。肾实质创面渗血及小叶间动脉出血可用弯头的 5mm 超声刀头控制,叶间动脉和弓状动脉出血可用钛夹或腔内缝合控制。

5. 一般无须控制肾动脉,必要时可短暂控制肾动脉以助清理术野和止血,热缺血不宜超过 30 分钟。

6. 体外先将止血纱布叠成小方块状并用可吸收线缚扎成形,切割、止血完毕后,视创面大小填塞数块事先做好的止血纱布块,然后缝合肾实质边缘数针将止血纱布块紧压在创面上。亦可先在肾脏创面喷洒止血胶再压止血纱布块,止血效果更好。

7. 尽量避免损伤集尿系统,尤其是对肾脏良性肿瘤。若发生损伤,须用腔内吻合技术修补。

【术后处理】

1. 常规预防性应用抗生素。

2. 引流管引流量少,肾切口无漏尿及发热,可拔除腹膜后引流管。一般留置时间为 24 小时。

3. 手术后 72 小时内尽量卧床休息。

【手术并发症】

肾部分切除术的并发症主要包括术中或术后出血、尿漏和肾衰竭等。尿漏发生率为 3.3%~15.2%,出血发生率为 1.6%~4.3%,术后急性肾衰竭发生率大约在 1.5%~8.2%,而需要急诊透析处理约 0.8%~4.9%,

术后死亡率0.8%~5.6%，再次手术率约0%~2.8%。腹腔镜肾部分切除术除气腹及穿刺相关并发症外，其余与开放性肾部分切除术类似。但腹腔镜肾部分切除术需要有较好的开放手术基础、熟练的腹腔镜操作和缝合技术。术中并发症主要是大出血，这也是导致中转开放手术的主要原因。在热缺血时间不超过30分钟内，高质量完成肾部分切除术，术后保持引流管引流通畅，可以避免上述并发症的发生。术后并发症主要是尿漏，原因可能为术中误伤输尿管、肾集合系统缝合欠佳或肾组织坏死引起，使用纤维蛋白凝胶可减少尿液渗漏的发生，绝大多数尿性囊肿可行经皮引流或留置输尿管内支架管解决。

参考文献

1. 张旭，李宏召，马鑫，等. 后腹腔镜保留肾脏手术治疗肾肿瘤. 中华泌尿外科杂志，2005，26(3):160-162
2. Jayson M, Sanders H. Increased incidence of serendipitously discovered renal cell carcinoma. Urology, 1998, 51:203-205
3. Dechet CB, Sebo T, Peter J, et al. Prospective analysis of intraoperative frozen needle biopsy of solid renal masses in adults. J Urol, 1999, 162:1282-1285
4. Filipas D, Fichtner J, Spix C, et al. Nephron sparing surgery of renal cell carcinoma with a normal opposite kidney: long-term outcome in 180 patients. Urology, 2000, 56:387-392
5. Uzzo RG, Novick AC. Nephron sparing surgery for renal tumors: indications, techniques, and outcomes. J Urol, 2001, 166:6-18
6. Hafez KS, Fergany AF, Novick AC. Nephron-sparing surgery for localized renal cell carcinoma: impact of tumor size on patient survival, tumor recurrence and TNM staging. J Urol, 1999, 162:1930-1933
7. Herr HW. Partial nephrectomy for unilateral renal cell carcinoma and a normal contralateral kidney: 10-year follow-up. J Urol, 1999, 161:33-35
8. Winfield HN, Donovan JF, Godet AS, Clayman RV. Laparoscopic partial nephrectomy: initial case report for benign disease. J Endourol, 1993, 7(6):521-526
9. Gill IS, Delworth MG, Munch LC. Laparoscopic retroperitoneal partial nephrectomy. J Urol, 1994, 152(5, Pt 1):1539-1542
10. McDougall EM, Clayman RV, Anderson K. Laparoscopic wedge resection of a renal tumor: initial experience. J Laparoendosc Surg, 1993, 3(6):577-581
11. Gill IS, Desai MM, Kaouk JH, et al. Laparoscopic partial nephrectomy for renal tumor: duplicating open surgical techniques. J Urol, 2002, 167:469-676
12. Gill IS, Matin SF, Desai MM, et al. Comparative analysis of laparoscopic versus open partial nephrectomy for renal tumors in 200 patients. J Urol, 2003, 170(1):64-68
13. Beasley KA, Al-Omar M, Shaikh A, et al. Laparoscopic versus open partial nephrectomy. Urology, 2004, 64(3):458-561
14. Zhang X, Li Hz, Ma X, et al. Retroperitoneal Laparoscopic Nephron-sparing Surgery for Renal Tumors: Report of 32 cases. Urology, 2005, 65(6):1080-1084
15. Ramani AP, Desai MM, Steinberg AP, et al. Complications of laparoscopic partial nephrectomy in 200 cases. J Urol, 2005, 173(1):42-47
16. Moinzadeh A, Gill IS, Finelli A, ea al. Laparoscopic partial nephrectomy: 3-year followup. J Urol, 2006, 175(2):459-462

第三十八章

腹腔镜肾盂成形术

Laparoscopic pyeloplasty

【王行环】

【概述】

肾盂输尿管连接部梗阻(ureteropelvic junction obstruction,UPJO)是肾积水的常见原因之一,大多数为先天性,少数为继发性。是小儿肾积水的主要原因,成人亦不少见。梗阻可因机械性或动力性梗阻所致。前者与管腔狭窄、肾下极异位血管或组织条索压迫有关;后者是 UPJ 部位的平滑肌蠕动传导障碍,虽然有时无管腔狭窄,但肾积水仍然会渐进性加重,且扩大的肾盂向前移位,牵拉异位血管进一步压迫 UPJ,可加重梗阻。因此,多数 UPJ 单纯松解或切断异位血管并不能解除梗阻因素。

UPJ 最主要的诊断方法是泌尿系造影,无梗阻的肾盂扩张需行利尿性肾图予以确定,螺旋 CT 的三维成像对诊断肾下极异位血管的准确性为 100%,敏感性为 91%。UPJO 的治疗方法主要有腔内切开及 UPJ 成形术,以成形术疗效最为可靠。目前多数医院采用开放性或腹腔镜肾盂成形术作为主要的治疗方法。

1993 年 Kavoussi 报道第 1 例腹腔镜肾盂成形术。Jarrett 和 Kavoussi 2000 年总结其 10 年共 100 例腹腔镜肾盂成形术的经验,与同期开放性肾盂成形术作比较,作者认为腹腔镜与开放手术近远期疗效相当,但创伤和术后并发症则明显减少。

Klingler 等比较腹腔镜与开放性肾盂成形术,认为离断性肾盂成形术优于非离断性肾盂成形术,而腹腔镜和开放性手术效果一样,但腹腔镜手术并发症显著少于开放性手术,认为腹腔镜肾盂成形术将取代开放性肾盂成形术,成为治疗 UPJO 的金标准。复杂的 UPJO,如马蹄肾、盆腔异位肾、旋转不良、合并肾盂结石或腹部手术史、内切开失败等同样可以在腹腔镜下完成。腹腔镜肾盂成形术又以经后腹腔为首选,但需考虑术者的习惯和熟练情况。腹腔镜肾盂成形属重建手术,技术要求较高,需要有较熟练的腹腔镜下缝合技术。

腹腔镜肾盂成形术治疗 UPJO 有四种术式(图 38-1):Anderson-Hynes pyeloplasty,Foley Y-V pyeloplasty,Heineke-Mirhulicz 和 Davis intubated ureterotomy。术中应根据具体情况决定术式。如果肾盂积水较重,则采用 Anderson-Hynes pyeloplasty;若肾积水较轻,UPJ 狭窄段小于 0.5cm,可采用 Heineke-Mirhulicz 成形术,

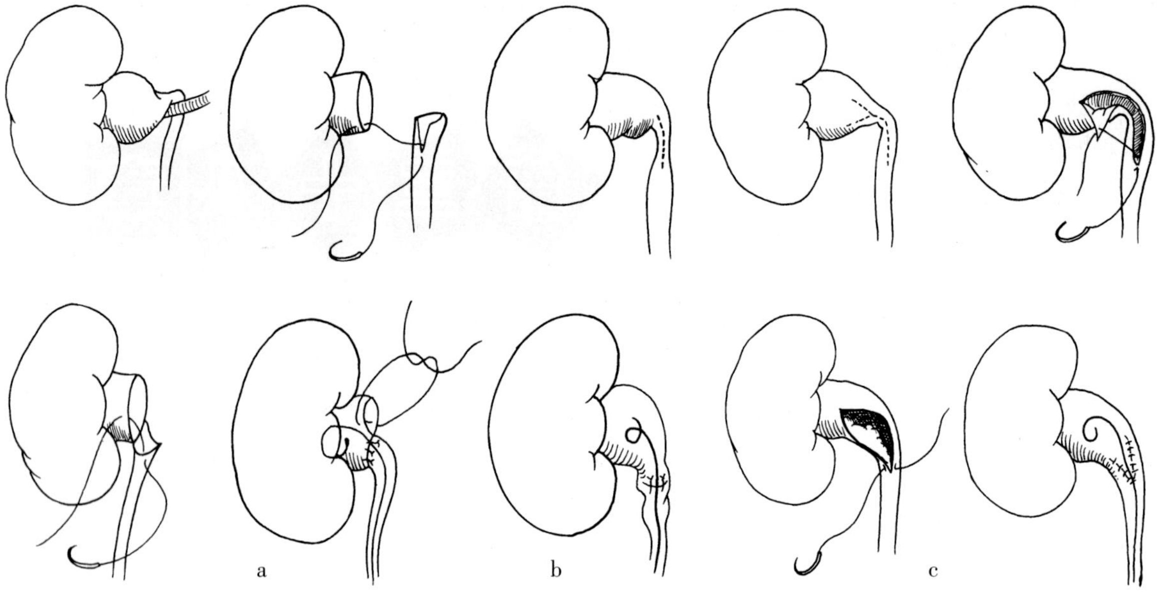

图 38-1 腹腔镜肾盂成形术式

a. Anderson-Hynes pyeloplasty;b. Heineke-Mirhulicz;c. Y-V 成形

即用剪刀或特制冷切刀纵形切开狭窄段,横形缝合切口;UPJ 狭窄段大于 0.5cm,则在狭窄段近端做 V 形切开,再行 Y-V 成形。

本章主要介绍后腹腔镜离断性肾盂成形术,其他腹腔镜下的肾盂成形术方式可参照本章及开放手术有关章节。

【手术适应证和禁忌证】

根据影像学资料确诊为 UPJ 管腔狭窄或有迷走血管和纤维条索压迫以及肾盂内切开手术治疗失败的患者,均可行腹腔镜肾盂成形术。

并发患侧急性肾盂炎 6 周内不宜做此手术,6 个月以内婴儿由于操作空间限制,不宜行腹腔镜手术。

患侧有肾、输尿管手术病史的患者为相对禁忌证。

【术前准备】

术前常规行血肌酐测定和中段尿培养,KUB+IVU 和肾图等检查以了解患肾功能及对侧肾脏功能状态。必要时予以肾盂输尿管逆行造影、双肾 CTU 或 MRU 等检查,明确梗阻部位和性质以及狭窄长度。

【麻醉和体位】

气管内插管全麻,健侧卧位。

【手术步骤】

(一)后腹腔的建立和 Trocar 位置(图 38-2)

于腋中线髂嵴上约两横指做约 1.5~2cm 横切口,切开皮肤及皮下,用血管钳交叉钝性分离至腰背筋膜。手指伸入腹膜后间隙做钝性分离,并将腹膜向腹侧中线方向推移。手指退出后置入 10mm Trocar,用 10 号丝线缝合 Trocar 旁的腰背筋膜以防漏气。置入 30°腹腔镜,连接进气管,注入 CO_2 气体,压力至 12~15mmHg。直视下于腋前线和腋后线与肋缘交界处分别置入 5mm Trocar。必要时再于腋前线约平脐处穿刺置入 5mm Trocar,腋前线与肋缘交界处的 Trocar 用于放置牵引器械,另两个 5mm 的 Trocar 作为手术操作通道。

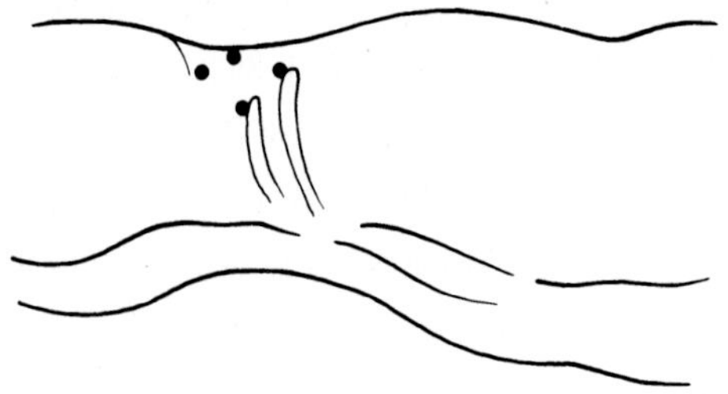

图 38-2 Trocar 位置

(二)游离 UPJ

腹腔镜直视下,钝性分离腰大肌与肾周筋膜之间的间隙,于肾下极处剪开肾周筋膜,分开肾脂肪囊,显露肾下极。在肾下极与腰大肌之间钝性分离,即可见到上段输尿管。沿输尿管上行锐性分离输尿管旁组织,完全显露 UPJ 和肾盂(图 38-3)。此时应注意有无肾下极异位血管和纤维条索。

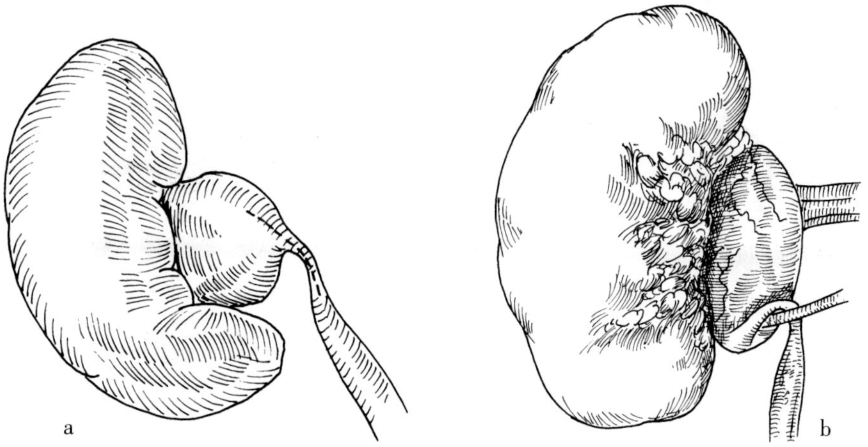

图 38-3　显露 UPJ 和肾盂

a. UPJ 狭窄;b. 异位血管压迫

(三) 切除 UPJ、肾盂输尿管成形

离断肾盂成形术手术要点:①切除 UPJ;②切除裁剪肾盂;③重建漏斗状 UPJ;④恢复肌源性传导。

方法一:

1. 裁剪肾盂及剪开输尿管　背侧操作钳夹住病变部固定,腹侧操作孔伸入剪刀,于病变的近侧肾盂最低点开始向上裁剪肾盂(图 38-4)。于输尿管外侧壁纵行剪开 UPJ 病变部位,继续向下剪开输尿管壁约 1.5~2cm(图 38-5)。UPJ 病变部及裁剪的肾盂暂时保持与输尿管的连接,以作钳夹牵引用。

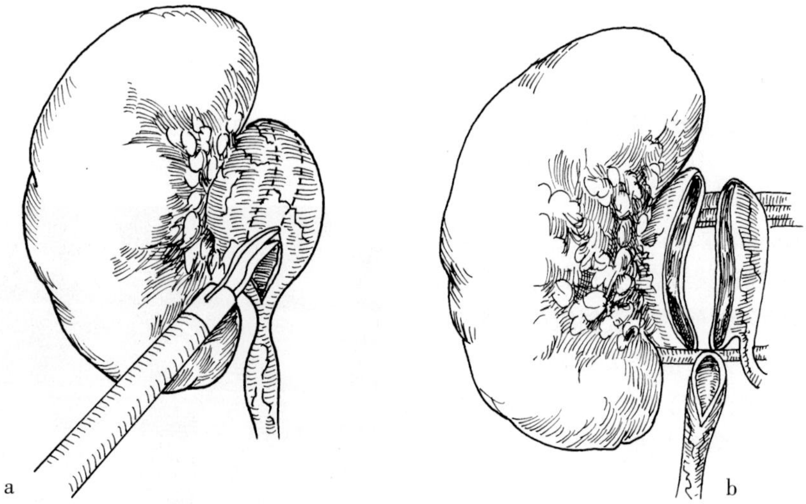

图 38-4　裁剪肾盂

a. 裁剪肾盂;b. 异位血管压迫裁剪肾盂

2. 置双 J 管　双 J 管可于术前经膀胱镜安放,但术中安放非常方便。将导丝的尾端(硬头)紧贴 Trocar 插入后腹腔,沿导丝插入 6F 双 J 管约 2/3,再将导丝拔出,将导丝的软端重新置入双 J 管内,再将双 J 管头对准输尿管断口,将导丝插入输尿管达膀胱,沿导丝置入双 J 管。

3. 缝合　用 5-0 可吸收线将肾盂瓣的下角与输尿管剪开处的下角全层缝合 1 针(图 38-6),打结(结在外)。如有肾下极异位血管,须将肾盂瓣的下角与输尿管剪开处的下角缝合置于异位血管的前方(图 38-7)。有报道亦可先钳夹肾下极异位血管数分钟观察肾脏血供,若肾脏无较大面积缺血,用钛夹在迷走血管

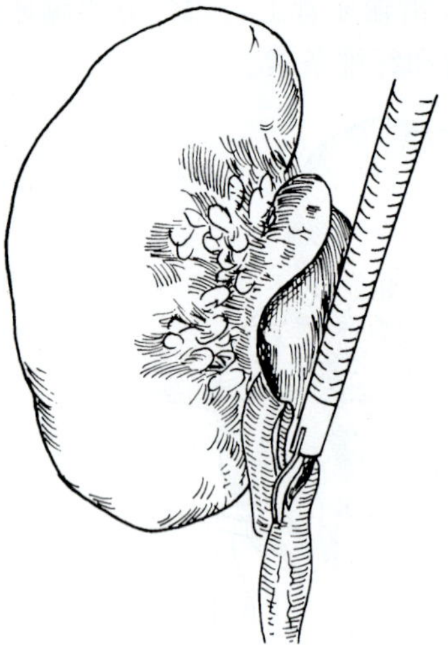

图 38-5　纵行切开 UPJ 狭窄段

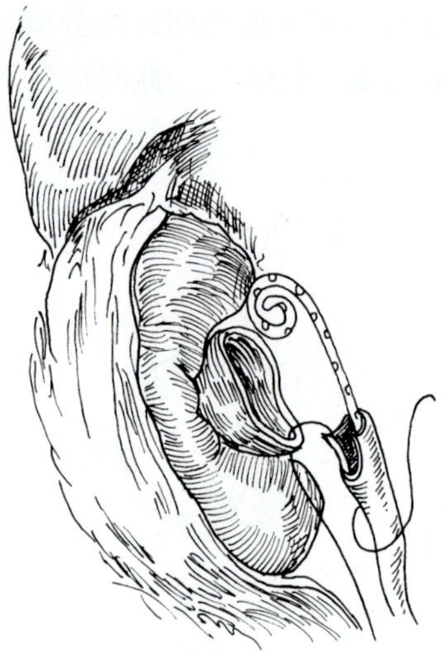

图 38-6　肾盂瓣的下角与输尿管剪开处的下角全层缝合一针

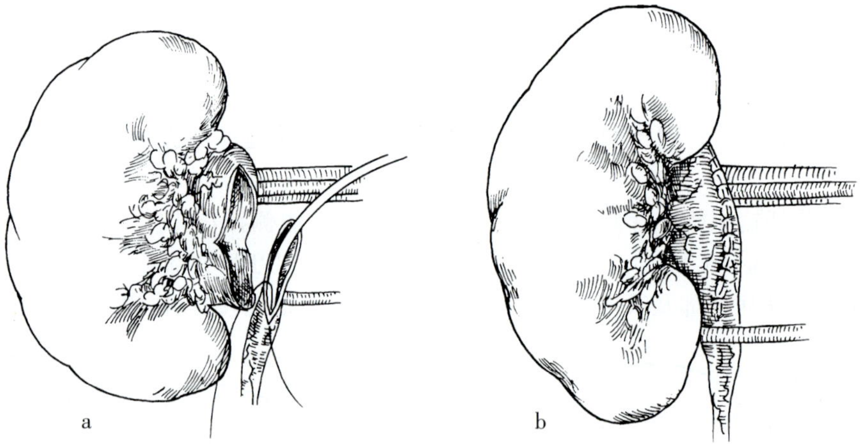

a　　b

图 38-7　跨过异位血管将肾盂瓣的下角与输尿管剪开处的下角缝合

两端双重结扎，切断该迷走血管(图 38-8)。

将近段双 J 管置入肾盂，在 UPJ 病变的远侧横断输尿管切除病变，间断或连续缝合，完成肾盂瓣与输尿管的吻合，继续缝合关闭裁剪的肾盂创缘(图 38-9)。

因腹膜后腔空间不大，缝线太长妨碍打结，用 10cm 长的 5-0 可吸收缝线，第 1 针首先由外向内全层穿过肾盂切口最低端，将针拉出，再由内向外穿过劈开的输尿管底端，用持针钳打第 1 个结，使输尿管与肾盂靠拢。第 2 个结保证结扣不会松开，再连续打两个结，对称缝合输尿管与肾盂，针距约 0.5cm 长，关闭吻合口后壁。同法关闭吻合口前壁，使吻合口呈漏斗形(图 38-10)。连续缝合关闭肾盂切口。关闭前注意检查双 J 管的位置，保证术后引流通畅。

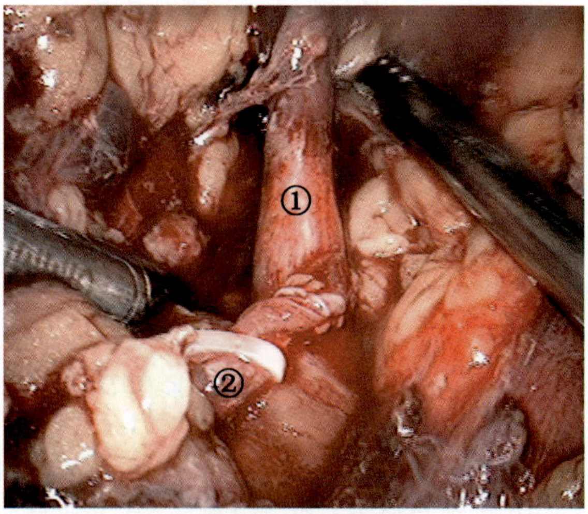

图 38-8　切断异位血管①肾盂输尿管连接部②切断的迷走血管

缝合打结时，尽量将手术台放低，让术者的手不必抬得太高，以便于操作。肾盂输尿管吻合完毕后，将输尿管恢复原位，并检查有无尿液漏出。

冲洗创面，减低气腹压力至 5mmHg，仔细检查创面及 Trocar 戳口有无出血，腹膜后留置引流管一根。

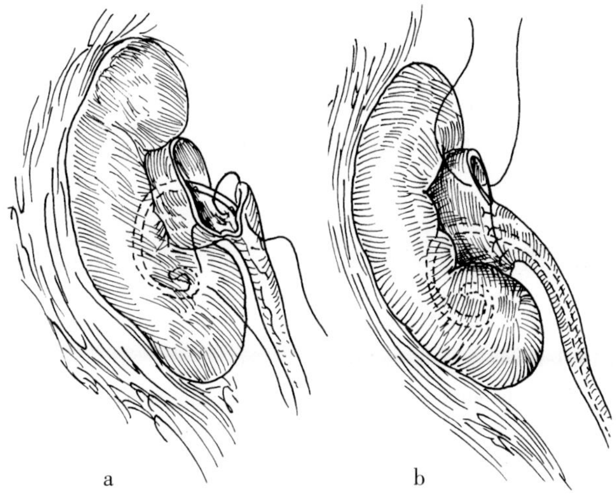

图 38-9　缝合关闭裁剪的肾盂创缘
a. 缝合输尿管肾盂；b. 缝合裁剪的肾盂创缘

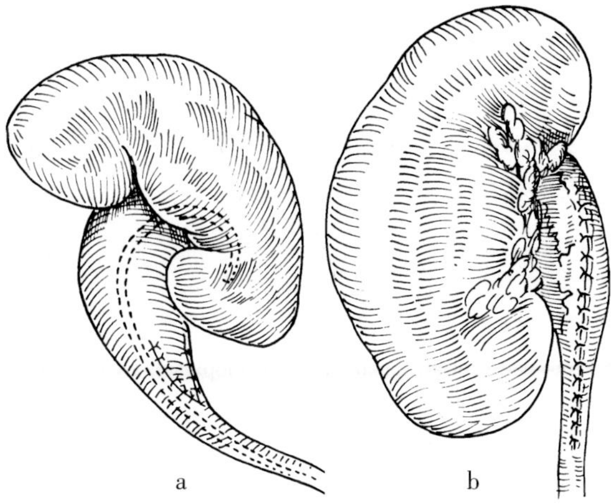

图 38-10　吻合口呈漏斗形

拔除 Trocar，关闭戳口。

方法二(简要步骤)：

1. 裁剪肾盂及输尿管　于病变的近侧肾盂最低点开始向上裁剪肾盂，但肾盂顶部不离断以作牵引用。于输尿管外侧壁纵行剪开 UPJ 病变，并继续向下剪开输尿管外侧壁约 1.5~2cm。

2. 用 5-0 可吸收线将肾盂瓣的下角与输尿管铲状面的下角尖端处全层缝合一针(图 38-11)。

3. 进一步修剪肾盂及 UPJ，连续缝合肾盂和输尿管前壁(图 38-12)，置入双 J 管，连续缝合裁减过的肾盂壁。

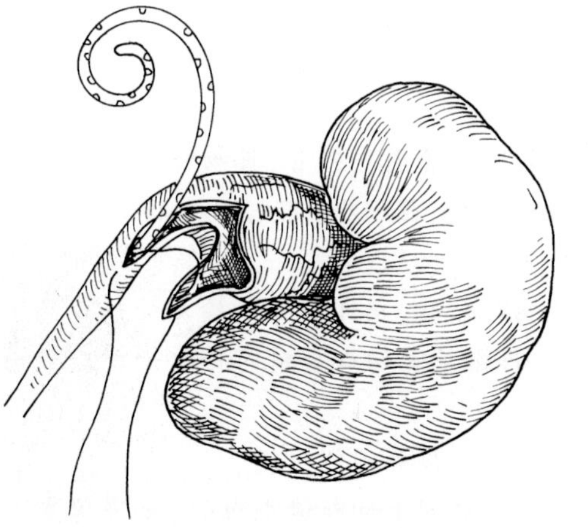

图 38-11　肾盂瓣的下角与输尿管铲状面的下角尖端处全层缝合一针

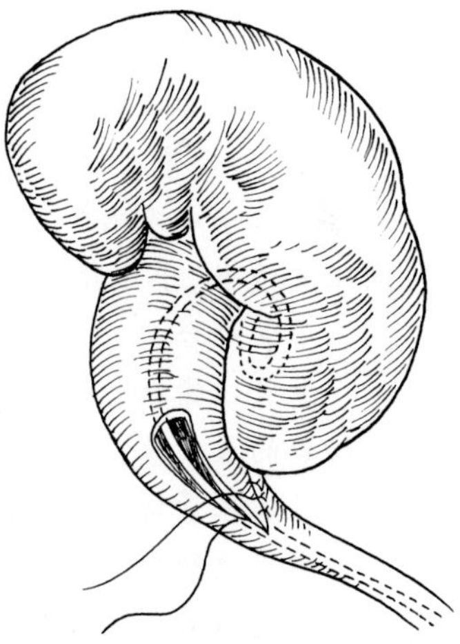

图 38-12　缝合肾盂和输尿管前壁

4. 肾盂及输尿管后壁做间断缝合，余下步骤同方法一。

【并发症的预防和处理】

1. 尿漏　为最常见并发症，术中放置双 J 管时应确保双 J 管位置正常，缝合完毕后用生理盐水冲洗创面，清除血凝块，检查缝合质量，注意有无尿液渗漏，缝合是否严密。术后出现尿漏应检查双 J 管位置有无移动，必要时在输尿管镜下调整双 J 管的位置。拔除肾周引流管前，最好行 X 线检查证实双 J 管位置正常后再拔。

2. UPJ 再狭窄　为避免术后出现 UPJ 狭窄，术中应合理设计术式，缝合质量要高，缝合应严密避免渗漏，常规放置双 J 管内引流。若术后出现持续尿漏，应保持双 J 管和肾周均引流通畅，避免尿液渗入腹膜后引起肾周粘连,再次出现UPJ狭窄。双J管留置时间可延长至4~6周。

【术后处理】

1. 术后视引流情况拔除肾周引流管和尿管,应用抗生素预防感染。
2. 术后1个月拔除双J管,留置双J管期间应选择针对革兰阴性杆菌和铜绿假单胞菌的口服抗生素。
3. 术后3~6个月复查IVU。

参考文献

1. 高新,邱剑光,蔡育彬,等. 腹腔镜肾盂成形术. 中华泌尿外科杂志,2002,23(10):620-621
2. Kavoussi LR,et al. Laparoscopic pyeloplasty. J Urol,1993,150:1891-1894
3. Zhang X,Li HZ,Wang SG,et al. Retroperitoneal laparoscopic dismembered pyeloplasty:experience with 50 cases. Urology,2005,66:514-517
4. Kaouk JH,Gill IS. Laparoscopic reconstructive urology. J Urol,2003,170(4,Pt 1):1070-1078
5. Klingler HC,Remzi M,Janetschek G,et al. Comparison of open versus laparoscopic pyeloplasty techniques in treatment of uretero-pelvic junction obstruction. Eur Urol,2003,44(3):340-345
6. Bove P,Ong AM,Rha KH,et al. Laparoscopic management of ureteropelvic junction obstruction in patients with upper urinary tract anomalies. J Urol,2004,171(1):77-79
7. Farhat W,Khoury A,Bagli D,et al. Mentored retroperitoneal laparoscopic renal surgery in children:a safe approach to learning. BJU Int,2003,92(6):617-620
8. Peters CA. Laparoscopy in pediatric urology. Curr Opin Urol,2004,14(2):67-73
9. Hemal AK,Goel A. Cost-effective laparoscopic pyeloplasty:single center experience. Int J Urol,2003,10(11):563-8
10. Marcovich R,Jacobson AI,Aldana JP,et al. Practice trends in contemporary management of adult ureteropelvic junction obstruction. Urology,2003,62(1):13-15

【主编点评】

腹腔镜肾盂成形术效果等同于开放性肾盂成形术。切除肾盂输尿管连接部狭窄段,裁剪扩张的肾盂,吻合肾盂输尿管,能得到最好的手术效果。

成人手术先吻合肾盂输尿管后壁,置入肾盂输尿管内支架管,再吻合肾盂输尿管前壁;缝针的间距要适当。小儿肾盂成形手术,若<2岁因输尿管直径细小,可先插入4F输尿管内支架管,做肾盂输尿管吻合。

做肾盂输尿管吻合,关键是将两端的黏膜端对合好。第1针穿过输尿管切口的下端,再穿过肾盂切口的最低端,将两者拉拢后打结;缝线依次将输尿管切口后壁同肾盂切口后壁吻合,直视下缝针穿过输尿管切口上端,与肾盂吻合。

经腹途径行肾盂输尿管吻合术,手术即将结束时应关闭侧腹膜。

迷走血管压迫肾盂输尿管连接部导致肾积水,原则上切断迷走血管。如果迷走血管直径粗,切断后影响肾脏血供,可设计肾盂瓣,将肾盂输尿管吻合口移至血管下方吻合。

(高　新)

第三十九章

后腹腔镜肾蒂周围淋巴管结扎术

Retroperioneoscopic renal pedicle lymphatic disconnection

【张　旭】

【概述】

引起乳糜尿的病因可分为两大类,即寄生虫性和非寄生虫性。前者是乳糜尿的主要病因,在我国乳糜尿绝大多数因感染班氏丝虫引起,90%乳糜尿是感染其后期的并发症。临床上因结核、恶性肿瘤、外伤等非寄生虫性因素导致的乳糜尿比较少见。尽管乳糜尿确切发病机制尚未完全明确,但实验及临床研究证实,班氏丝虫感染后其成虫可寄生于腹膜后淋巴管,反复感染导致淋巴管主干管壁的破坏和扩张,淋巴管瓣膜亦受到损害,由于淋巴液的重力淤积和流体力学方面的改变,使远端淋巴管迂曲扩张。若返流至肾淋巴管,导致肾淋巴管扩张,管壁变薄,形成淋巴瘘,则出现乳糜尿。乳糜淋巴瘘口大部分发生在肾盏穹隆部,而发生于输尿管和膀胱者极少见。

根据乳糜尿发病的可能机制,针对其不同的病理生理环节有多种治疗选择。早期轻度乳糜尿可采用保守治疗,通过控制脂肪饮食,或经输尿管插管向肾盂肾盏内推注药物,如1%~2%的硝酸银溶液。但对于重症或病史较长的患者,由于营养物质长期丢失,可严重影响患者身体健康,需要手术治疗。乳糜尿外科手术治疗方法较多,包括肾蒂周围淋巴管结扎术、淋巴管或淋巴结静脉吻合术和软性输尿管肾镜窥视下直接电灼淋巴瘘等。

1952 年 Katamine 首次报道肾蒂淋巴管结扎术治疗乳糜尿。肾蒂淋巴管结扎术可有效阻断迂曲扩张的淋巴管与肾集合系统的交通,是目前治疗严重乳糜尿最有效的方法。有学者报道,传统开放肾蒂淋巴管结扎术后经过 1~15 年随访,证实其有效率达 98%。但传统开放手术需行腰部较大切口显露肾蒂,手术创伤较大,术中需广泛分离腹膜后组织和反复牵拉肾脏,对肾脏血供有较大影响,且开放手术因视野局限,可能遗漏较细小的淋巴管,直接导致术后早期复发。

1995 年 Chiu 等报道第 1 例腹腔镜肾蒂淋巴管结扎术,治疗一例伴有严重营养不良的乳糜尿患者,术后尿乳糜迅速转阴,随访 2 年无复发,而且营养不良得到纠正。腹腔镜肾蒂淋巴管结扎术与开放手术比较,该术式在手术时间、术中出血量、术后患者恢复情况及术中淋巴管结扎完全性等方面,均明显优于传统开放手术。腹腔镜肾蒂淋巴管结扎术除具有创伤小、出血少、病人恢复快等特点外，由于腹腔镜的放大作用，能更清晰地观察处理肾血管周围和输尿管上段的细小淋巴管，较传统开放手术结扎更精细全面彻底。

【适应证与禁忌证】

1. 乳糜尿病史长，典型的乳白色尿液症状，伴或不伴肉眼血尿。

2. 乳糜尿出现下列情形之一者　①反复发生肾绞痛；②贫血和/或体重减轻；③因乳糜凝块堵塞尿路，在高脂肪饮食、饮酒或剧烈运动后明显加重。

3. 急性炎症期或曾有腹膜后肾手术史者，不宜行腹腔镜肾蒂淋巴管结扎术。

【术前准备】

1. 术前常规行 IVU 检查。

2. 高脂肪餐后 1 小时行膀胱镜检查，以确定乳糜尿源自哪侧肾脏，若患者镜检时未见到乳糜尿，则行双侧输尿管插管，收集肾盂尿做乳糜尿试验。

3. 其他同常规腹腔镜术前准备。

【麻醉和体位】

气管内插管全麻。健侧卧位，抬高腰桥。

【手术步骤】

1. 腹膜后腔的建立　常规方法制备腹膜后腔气腹，超声刀将腹膜外脂肪自 Gerota 筋膜及腰大肌表面分离，充分扩大腹膜后腔隙。在近腰大肌旁纵形切开 Gerota 筋膜，上至膈肌脚，下达肾下极水平(图 39-1)。

2. 肾蒂周围淋巴管结扎四步法　即肾周围淋巴管离断、输尿管上段及肾盂周围淋巴管离断、肾蒂血管周围淋巴管结扎和肾固定术。

(1) 肾周围淋巴管离断：即将肾周脂肪囊自肾包膜表面完全剥离，遇有条索状组织须仔细电凝，以防术后淋巴漏，游离肾脏自背侧开始，再分离肾上下极，最后分离肾脏腹侧，直至肾门处，将肾脏周围所有可能包含有淋巴管的脂肪及疏松结缔组织与肾脏完全分离(图 39-2)。

(2) 游离肾盂和输尿管上段：游离肾盂和输尿管上段 3~4cm，将其周围扩张迂曲淋巴管离断(图 39-3)，注意不损伤输尿管血供。

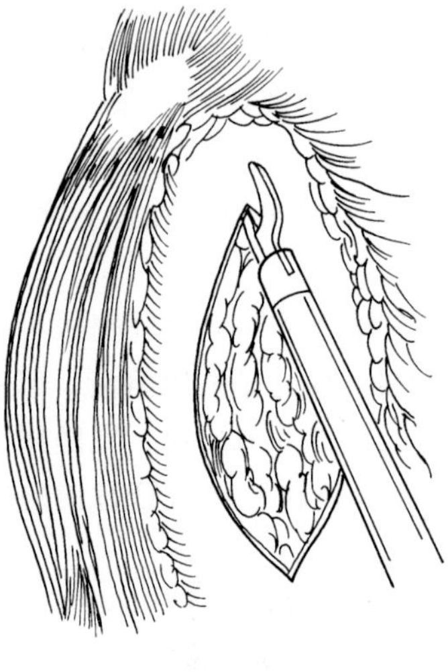

图 39-1　切开 Gerota 筋膜

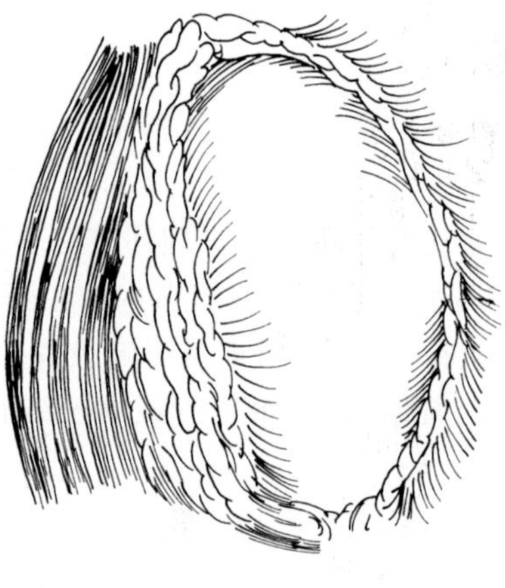

图 39-2　游离肾脏

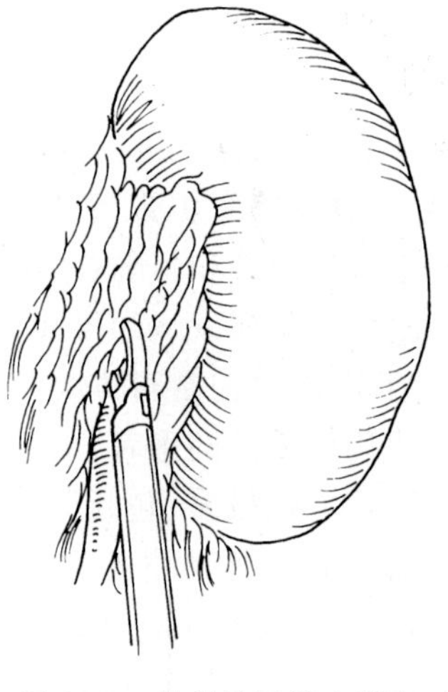

图 39-3　结扎输尿管上段和肾盂淋巴管

(3) 离断肾蒂血管周围淋巴管：先自肾动脉背侧切开动脉血管鞘，再分离肾静脉腹侧之淋巴管，然后分离肾动静脉之间的淋巴管，血管周围的扩张淋巴管须仔细分束结扎离断(图 39-4)。术中注意不要损伤肾蒂血管，操作应轻柔，以防止动脉痉挛引起肾脏缺血。以自制的塑料管滴注数滴亚甲蓝于肾蒂血管周围，以检查有无残留未结扎之细小淋巴管。

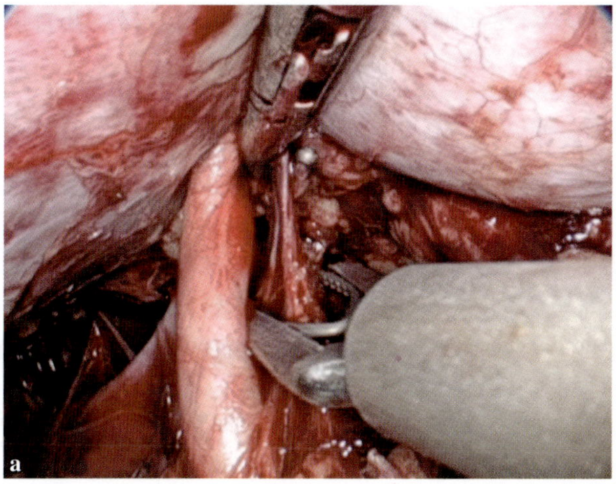

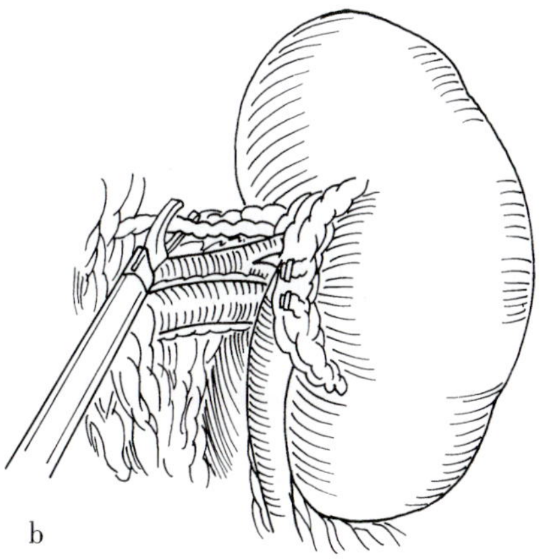

图 39-4　结扎肾动脉周围淋巴管

(4) 肾固定:将肾脏、肾盂、输尿管上段及肾血管周围淋巴管完全离断后(图 39-5),用 2-0 不吸收缝线将肾上极包膜与腰背筋膜及腰大肌筋膜缝合固定(图 39-6),以免术后肾下垂和肾蒂血管扭转的发生。

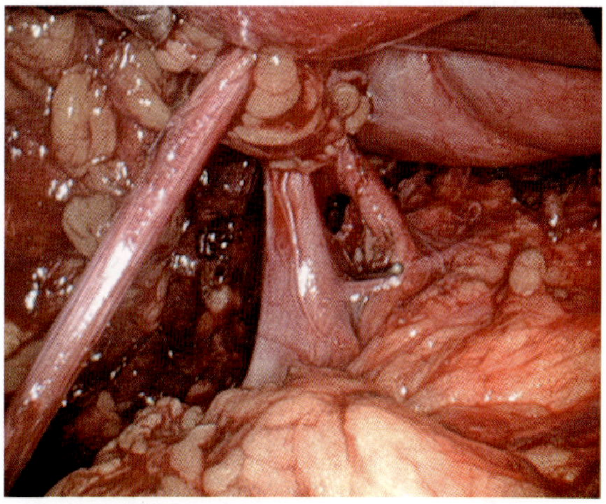

图 39-5　肾蒂周围淋巴管已完全离断

【术中并发症的预防和处理】

1. 出血　乳糜尿因淋巴液逆流至肾盂和肾盏,肾蒂血管周围淋巴管与肾动静脉血管粘连,使分离难度增加,易损伤肾蒂血管导致大出血,术野渗血较多时可经 Trocar 塞入纱布压迫止血。在分离肾蒂淋巴管时,可先分离肾动脉周围的淋巴管,再分离肾静脉周围的淋巴管,最后游离肾动、静脉之间的淋巴管。

2. 漏扎淋巴管　术中漏扎淋巴管的直接结果是术后乳糜尿复发。术中应注意肾蒂血管前、背侧的淋巴管,特别是肾动、静脉之间的淋巴管的结扎。

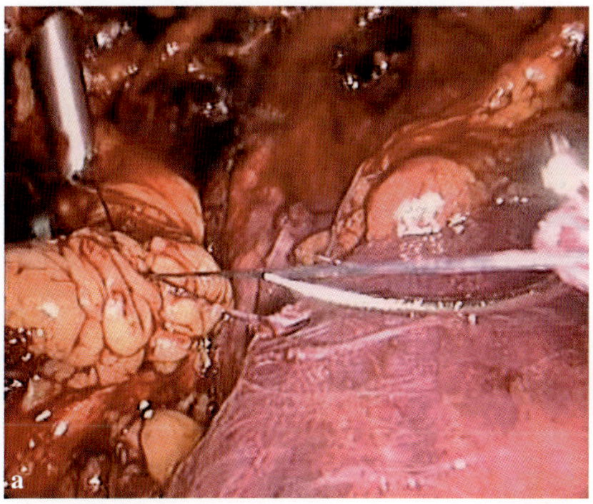

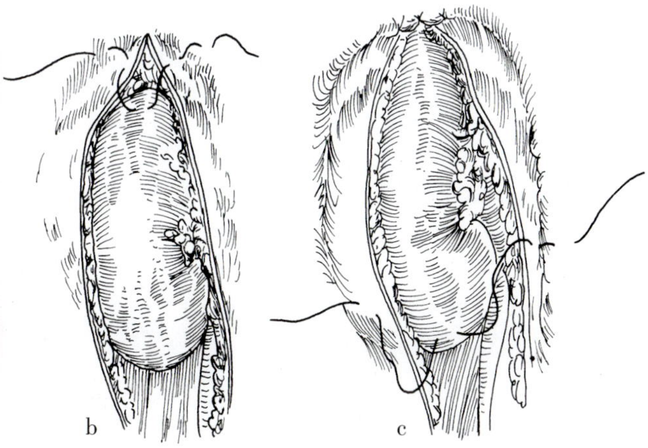

图 39-6　经腹膜后肾固定

a. 肾固定;b. 固定肾上极;c. 固定肾下极

【术后处理及随访】

术后卧床休息 3 天,预防性应用抗生素。

随访过程中每3个月复查尿乳糜试验,3个月后复查血红蛋白(Hb)及血清白蛋白(Alb),了解营养改善及体力恢复状况。

参考文献

1. 许纯孝. 泌尿男性殖系丝虫病. 见:吴阶平. 主编. 吴阶平泌尿外科学. 济南:山东科学技术出版社,2004,628-637
2. 谢桐,凌桂明. 乳糜尿发病的主要原理是淋巴系动力学的改变. 中华泌尿外科杂志,1984,5:257-258
3. 张旭,叶章群,陈志强,等. 后腹腔镜肾蒂淋巴管结扎术治疗乳糜尿(附六例报告). 中华泌尿外科杂志,2003,24(2):90-92
4. 朱庆国,张旭,马鑫,等. 后腹腔镜与开放手术行肾蒂淋巴管结扎治疗乳糜尿. 中华泌尿外科杂志,2005,26(3):180-183
5. Zhang X,Zhu QG,Ma X,et al. Renal pedicle lymphatic disconnection for chyluria via retroperitoneoscopy and open surgery: Report of 53 cases with follow-up. J Urol,2005,174(5):1828-1831
6. Zhang X,Ye,ZQ,Chen Z,et al. Comparison of open surgery versus retroperitoneoscopic approach to chyluria. J Urol, 2003,169(3):991-993
7. Hemal AK,Gupta NP. Retroperitoneoscopic lymphatic management of intractable chyluria. J Urol,2002,167:2473-2476
8. Dalela D,Kumar A,Ahlawat R,et al. Routine radio-imaging in filarial chyluria—is it necessary in developing countries? Br J Urol,1992,69:291-293
9. Mandhani A,Kapoor R,Gupta RK,et al. Can silver nitrate instillation for the treatment of chyluria be fatal? Br J Urol,1998,82: 926-927
10. Su CM,Lee YC,Wu WJ,et al. Acute necrotizing ureteritis with obstructive uropathy following instillation of silver nitrate in chyluria:a case report. Kaohsiung J Med Sci,2004,20:512-515
11. Sabnis RB,Punekar SV,Desai RM,et al. Instillation of silver nitrate in the treatment of chyluria. Br J Urol,1992,70:660-662
12. Xu YM,Ji RJ,Chen ZD,et al. Microsurgical treatment of chyluria:a preliminary report. J Urol,1991,145:1184-1185
13. Chiu AW,Chen MT,Chang LS. Laparoscopic nephrolysis for chyluria:case report of long-term success. J Endourol,1995,9: 319-322

第四十章

腹腔镜活体供肾切取术

Laparoscopic live donor nephrectomy

【马潞林】

【概述】

成功的肾移植是治疗终末期肾病的最佳治疗方法，现在手术技术较为成熟，免疫抑制药有了长足的发展，移植物存活率显著提高。但由于适合移植的肾脏供体数量短缺，使临床开展肾脏移植受到限制，活体供肾可以弥补肾移植器官的短缺。20 世纪 90 年代以来肾脏供求矛盾日益突出，美国 2.8 亿人口，每年做肾移植 1.5 万例左右，约 50%为活体供肾移植；而我国 13 亿多人口，每年做肾移植仅 11 000 例左右，其中 1%~2%为活体供肾移植。肾移植数与人口比例非常低，一方面是经济因素，更主要的方面就是供体因素。活体供肾移植的潜力很大，发展活体供肾移植可以缓解肾源紧张，缩短等待手术的时间，增加肾移植的数量，供肾热缺血时间缩短，术后免疫抑制药的用量减少，而且移植物存活率要高于尸体肾移植，术后患者生活质量更高。美国器官移植分配网络统计美国受体的移植肾存活率 1 年时为 93%，术后 5 年时为 84%。Kamematsu 报道 759 例活体供肾移植，活体供肾移植的 5 年、10 年存活率分别为 79%和 65%，同期其单位的尸体肾移植的 5 年、10 年存活率分别为 65%和 46%。笔者医院开展肾移植 5 年余，共行肾移植 702 例，移植肾 1 年存活率为 96%，其中活体亲属供肾移植数量约占肾移植总数的 6%。因此，活体供肾在我国大有潜力可挖。

腹腔镜下活体供肾切取切口小，使供肾者更容易接受，这项技术可以缩短住院时间、减少术后镇痛药的使用，使供者能够更快地康复，更早地进行日常生活和工作，而且不会影响供肾的功能和其存活率。因此，腹腔镜活体供肾的开展有利于亲属活体供肾移植工作的推广，增加活体供肾的数量。

腹腔镜下肾切除最早是由 Clayman 于 1990 年完成，随后 Gill 报道了猪模型活体供肾切取的优势。自 1995 年 Ratner 报道第 1 例腹腔镜活体供肾切取以来，此项手术很快在国内外广泛开展，目前在美国主要的器官移植中心，约半数以上的肾移植手术采用腹腔镜活体取肾术。2004 年 Leventhal 总结 500 例腹腔镜活体供肾切取术经验，术中并发症发生率仅为 2.8%。

【活体供肾的选择】

活体供肾在美国约 70%为亲属捐肾，30%自愿捐肾。在我国目前基本上为亲属间捐肾，因为无相关法律,自愿捐肾者原则上不取。亲属间肾移植由于有血缘关系,长期疗效优于无血缘关系的活体供肾,更优于尸体肾移植。根据笔者所做的46例活体亲属供肾移植的经历,HLA-A、B、Dr 6点全配的为6个,远高于尸体肾移植的配型,长期效果更好。

美国的活体供肾移植为世界之最,多选择60岁以下的供体,其长期存活率明显高于60岁以上的供体。目前所检索到的资料供体年龄最大的为96岁,供体的肾脏在受体上已经存活25年,此肾已经存活121年。笔者选择的供体中最大年龄为69岁(母亲给女儿一个肾),目前此肾存活近4年,肾功能良好。因此,尽管在活体供肾中年龄不是绝对因素,但应视全身情况综合评价而定,一般应选择60岁以下的人作为供体较好。

供者的检查:术前应做血型、淋巴细胞毒试验及HLA分型,兄妹多者,尽量选择配点多者。还应查血常规、凝血功能、尿常规、肝肾功能、血糖、乙肝五项、丙肝抗体、艾滋病抗体、梅毒抗体、CMV、ECG、B超、IVU、肾CT三维成像或MR血管成像。尿中有蛋白、血糖升高或合并乙肝和其他传染病者不宜作为供体。供肾一般选择左肾,当有下列情况可选择右肾:若左肾为多支血管,右肾为单支动脉和静脉,或右肾本身有肾下垂等情况时。

腹腔镜下活体供肾切取术前需要准确的影像学资料,与开放手术相比,它更需要了解肾脏的局部解剖和血管走行,术前完整准确的影像学资料,有助于制定合适的手术方案。

术前对供者行CT下的三维血管重建检查,基本可满足手术的要求,同经典的血管造影相比,CT的血管重建足以描述肾血管的解剖情况,这些无创检查对供体来讲更容易接受。

【术前准备】

术前供者准备同一般肾切除术,麻醉诱导之前需要留置胃管和尿管,术后1~2天可予拔除。术前常规预防性使用肾毒性较小的广谱静脉用抗生素,如第三代头孢菌素。

【供肾切取】

供肾切取有三种方法:手辅助腹腔镜下取肾、经腹腔腹腔镜下取肾、经后腹腔镜下取肾。手辅助腹腔镜下取肾为腹腔镜初期常选用的方法,较为安全。经腹腔腹腔镜下取肾,腹腔空间较大,操作方便,但有可能造成肠损伤及损伤其他腹腔脏器,术后胃肠功能恢复慢,术后有导致粘连性肠梗阻可能。由于右侧有肝脏在肾脏上方,暴露肾上极较难,一般需向上顶起肝脏。经后腹腔的腹腔镜取肾对腹腔干扰小,不易造成腹腔脏器损伤,术后胃肠功能恢复快,但后腹腔镜操作空间较腹腔操作空间小,解剖标志不如经腹途径手术清楚,术中器械易相互干扰而影响操作,故应在腹腔镜开展较熟练的基础上行经后腹腔镜切取供肾。

(一)经后腹腔镜取肾(retroperitoneoscopic live donor nephrectomy,RLDN)

麻醉采用气管内插管全麻。体位取侧卧位。

1. 手术入路　穿刺Trocar的位置(图40-1)。

腰部置3个Trocar,其中1个应为12mm(使用直线切割器时必须用12mm的Trocar),1个为10mm放置窥镜用,另1个为5mm。第1个穿刺点选在第12肋缘下2cm与竖脊肌(骶棘肌)外侧缘1cm交叉点向脐方向纵行切开1.5~2cm。如Trocar穿过竖脊肌易出血,引起视野不清。距肋下太近游离肾上极时可因Trocar限制使分离困难。切开皮肤皮下组织后可用示指或小指钝性分离肌层至腰背筋膜,用血管钳分开筋膜进入腹膜后腔,伸入示指或中指分离腹膜后间隙,然后放入水囊扩张器扩张后腹腔。水囊扩张器可购买,但价格较贵,也可自制(图40-2)(可用12~16F导尿管插入8号或7号半手套掌部,用4号或7号线如图所示系紧,太紧水进入水囊困难,太松导尿管与指套间漏水,所系线松紧应适度)。用50ml注射器注入400~700ml生理盐水入水囊扩张器,夹闭导尿管持续扩张3~5分钟,然后放出水并取出水囊扩张器,置入

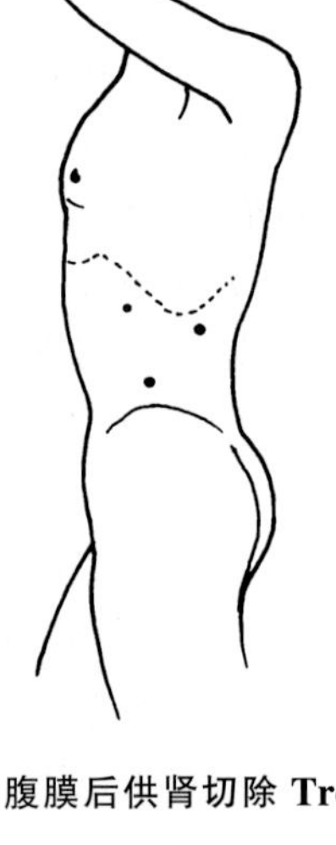

图40-1　腹膜后供肾切除Trocar位置

12mm Trocar，接通气腹机，注入 CO_2 气体，建立手术空间。在腹腔镜直视下，于肋下缘 2cm 与腋前线交叉点或第 1 个穿刺点向前 8~10cm，于肋缘下 2cm 置入第 2 个 Trocar；于髂嵴上 2cm 与腋中线交叉点置入第 3 个 Trocar 。以套管在后腹腔内 0.5cm 为宜，缝线固定 Trocar 于皮肤上，若为螺旋套管穿刺器则没必要固定。

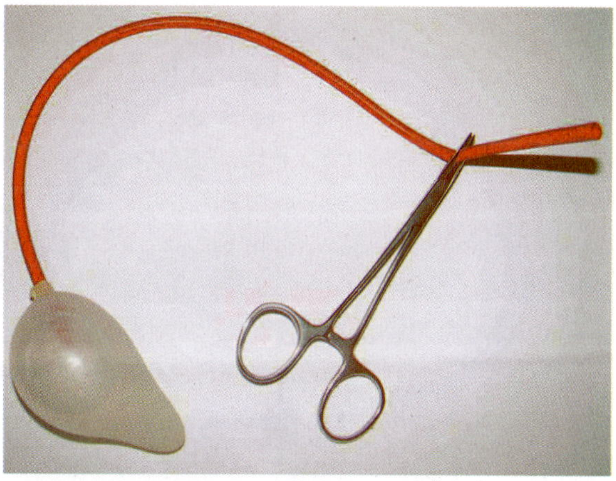

图 40-2　自制水囊扩张器

2. 游离肾脏　一般左手持分离钳，右手持超声刀，依术者习惯或术中情况也可两者调换。顺腰大肌用超声刀切开肾周筋膜，即可显露黄色的肾周脂肪，用超声刀切开肾周脂肪，显露肾实质，用钳牵开脂肪囊，脂肪囊和肾实质间的纤维组织和侧支小血管显露清晰，用超声刀逐渐切断。肾上极内侧偶有较粗血管，为肾与肾上腺之间的侧支血管，应稍加小心。切开肾筋膜及肾周脂肪囊，游离次序一般为肾后侧、上极、外侧、内侧、下极，有时也可混合进行(图 40-3)。在未充分游离肾血管之前，肾上极腹侧面脂肪不要完全游离，肾脏相对固定时便于游离肾血管。

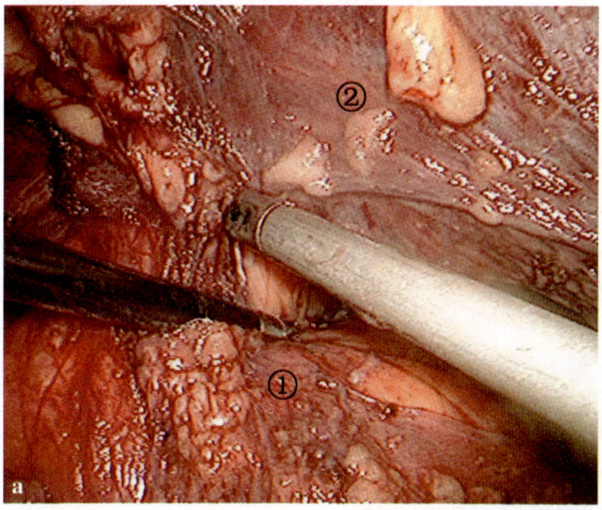

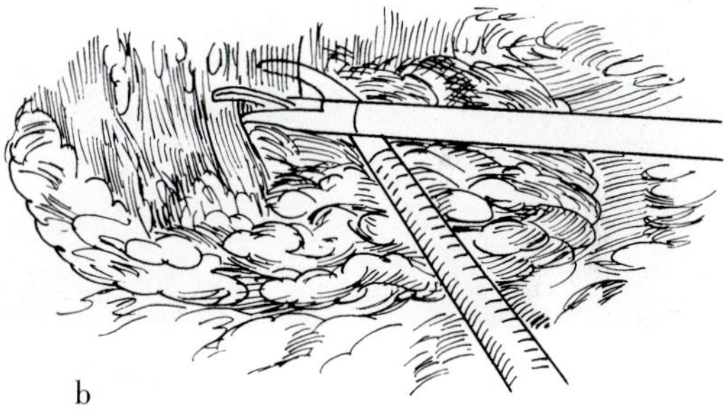

图 40-3　腹膜后游离左肾

a. 腹膜后游离左肾①肾脏②腹壁；b. 腹膜后游离左肾

3. 处理肾血管与输尿管　在肾脏中部与腰大肌之间向深处分离，即可见到搏动；有时搏动不明显，但在肾脏中部与腰大肌之间有束略隆起的组织，其下方即为肾动脉。但要鉴别搏动为腹主动脉还是肾动脉，主动脉为纵向搏动，肾动脉为横向搏动即腹主动脉与肾之间组织的搏动，肾动脉周围常有丰富的淋巴组织，用超声刀慢档逐渐切断，预防术后淋巴漏，肾动脉上的小分支动脉可直接用超声刀切断，尽量将肾动脉分离至腹主动脉起始处，以保障有足够长度的肾动脉(图 40-4)。左肾静脉一般有 3~5 支汇入肾静脉的血管，其中两支较粗，一支为性腺静脉，一支为肾上腺下静脉。肾静脉下方较大静脉为性腺静脉，用两个钛夹分别夹闭后(图 40-5)，用超声刀慢档切断此静脉。在肾腹侧暴露肾上腺静脉(图 40-6)，同性腺静脉一样处理。小的静脉可直接用超声刀切断。然后游离输尿管，分离时应远离输尿管，避免损伤输尿管的营养支，以避免术后输尿管坏死。另外，用输尿管钳提起输尿管时，张力不可过大，否则同样可造成输尿管血管损伤，导致输尿管坏死。保留输尿管一般距离肾下极下方 7~8cm 即可，用钛夹夹闭远端输尿管，然后用剪刀剪断(图 40-7)，用超声刀切断可影响输尿管末端血供，增加输尿管漏的机会。在切断肾动、静脉以前，一定要确定除肾动、静脉外无其他组织相连。否

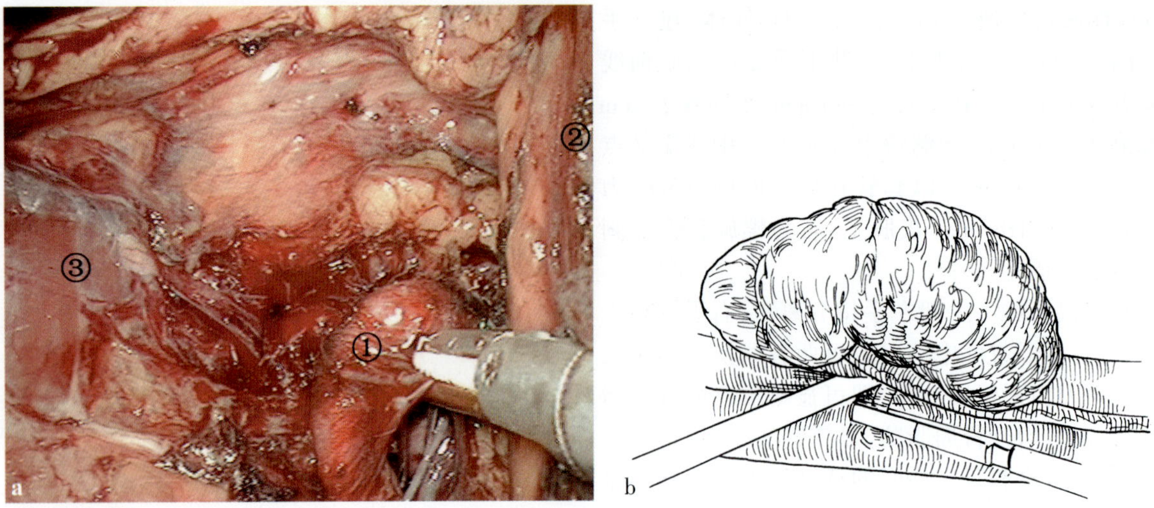

图 40-4　游离肾动脉

a. 游离左肾动脉①肾动脉②肾脏③腰大肌；b. 游离切断左肾动脉

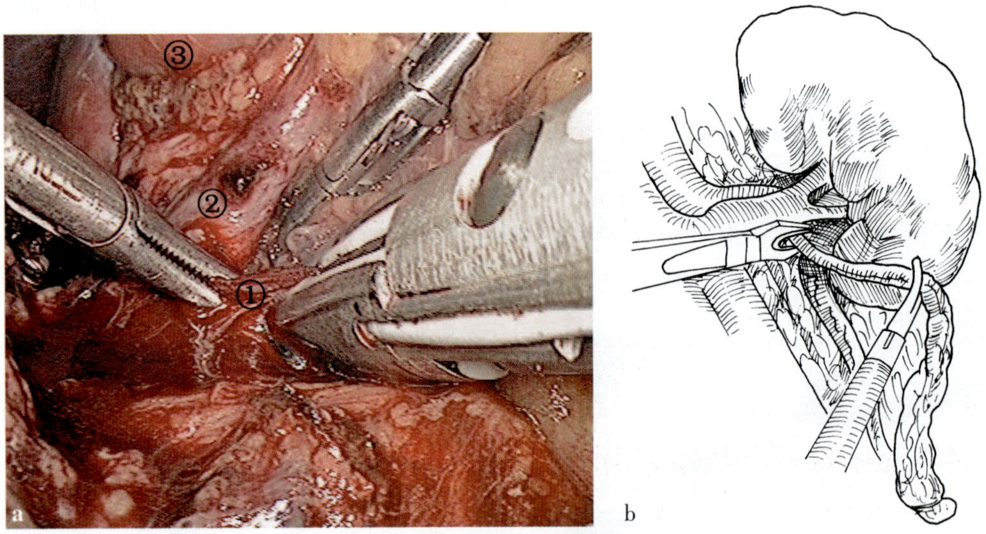

图 40-5　结扎性腺静脉

a. 结扎性腺静脉①性腺静脉②肾静脉③肾脏；b. 结扎性腺血管

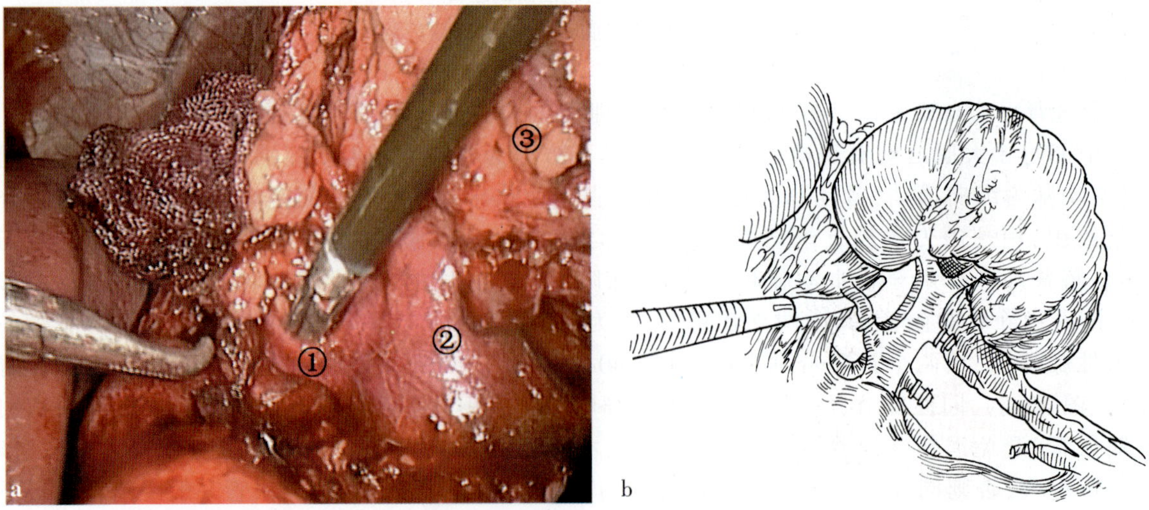

图 40-6　结扎肾上腺静脉

a. 结扎肾上腺静脉①肾上腺静脉②肾静脉③肾脏；b. 切断肾上腺血管

则,切断肾动脉、静脉后,再分离切断其他组织势必延长热缺血时间,增加术后肾功能延迟恢复的发生率。

在切断肾动、静脉以前,顺第 1 个穿刺套管切口点向前下方切开 4~6cm,切开皮肤皮下组织,顺腹肌与腰大肌之间分离至腰背筋膜上,这样可以减少肌组织损伤,缩短热缺血时间,然后再处理肾动脉和静脉。

肾动脉切断一般有两种方式:一种为用 3.5cm 直线切割缝合器直接切断,此种方法优点为安全,缺点为肾动脉会短 0.3~0.5cm,费用较贵,早期可以首选此方法;另一种方法为用 Hem-o-lok,夹闭后再用剪刀剪断(图 40-8),此种方法的优点为肾动脉与前述方法相比,可以延长 0.3~0.5cm,费用低。第一种方法:将肾动脉游离至腹主动脉起始处,用直线切割缝合器切断(图 40-9),最好一次夹闭成功,反复夹闭肾动脉易造成肾动脉内膜夹烂,术后形成血栓。用直线切割缝合器夹闭肾静脉并切断之(图 40-10)。右肾切取时注意十二指肠在腔静脉的前方,处理肾腹侧组织时勿伤及十二指肠,术后易形成十二指肠瘘。另外,右肾静脉较短,游离至腔静脉,直线切割器从髂嵴上穿刺套管处进去,由第 1 个穿刺套管处放入腹腔镜,由于角度的原因,这样切割肾静脉可使肾静脉延长一些。第二种方法是术中使用 Hem-o-lok。首先在肾动脉近心端上两个 Hem-o-lok,然后在肾静脉近心端上 2 个 Hem-o-lok,在 Hem-o-lok 远端分别剪断肾动脉和肾静脉,2 个 Hem-o-lok 都留在体内以防滑脱。

4. 取出肾脏 顺第 1 个穿刺套管切口点向下前方用血管钳从扩开的后腹腔顶起腰背筋膜,用电凝逐层切断,用手进入后腹腔,将肾取出。剪除肾动脉、肾静脉上的直线切割器,立即进行灌注。在肾蒂断离后

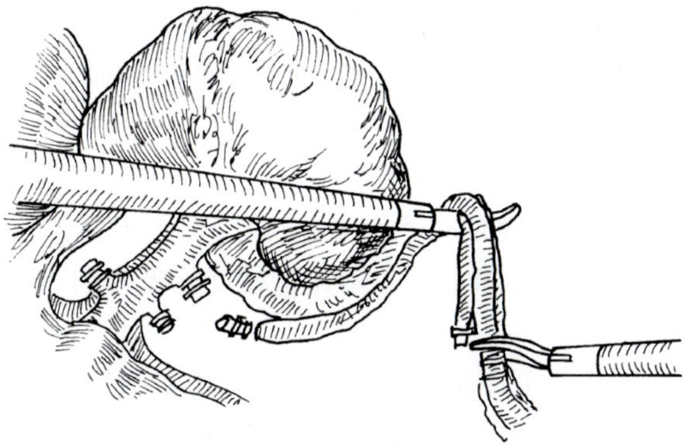

图 40-7 切断输尿管

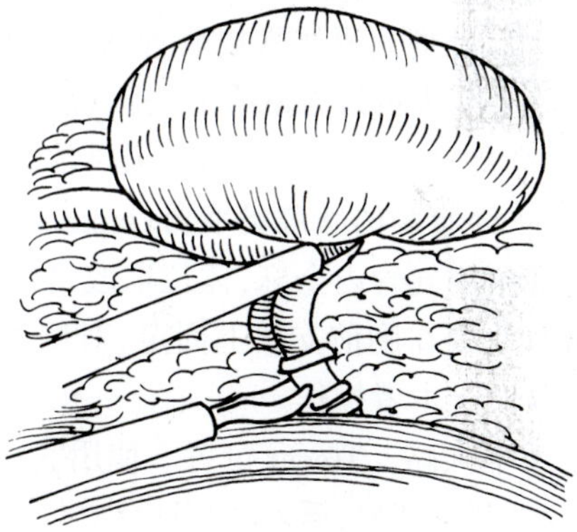

图 40-8 剪断肾动脉示意图

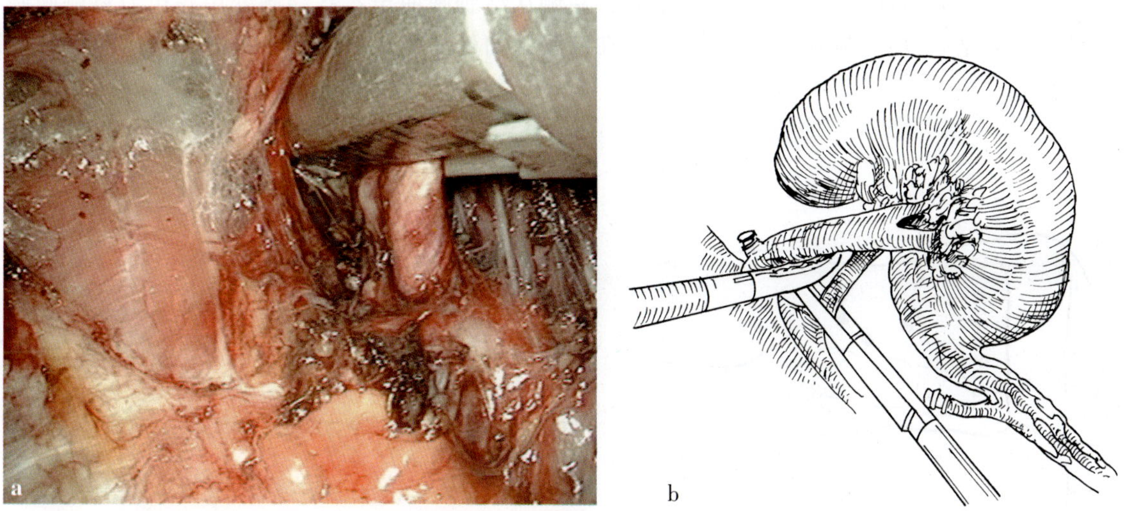

图 40-9 直线切割器切断肾动脉

a. 直线切割器切断肾动脉;b. 直线切割器处理肾动脉

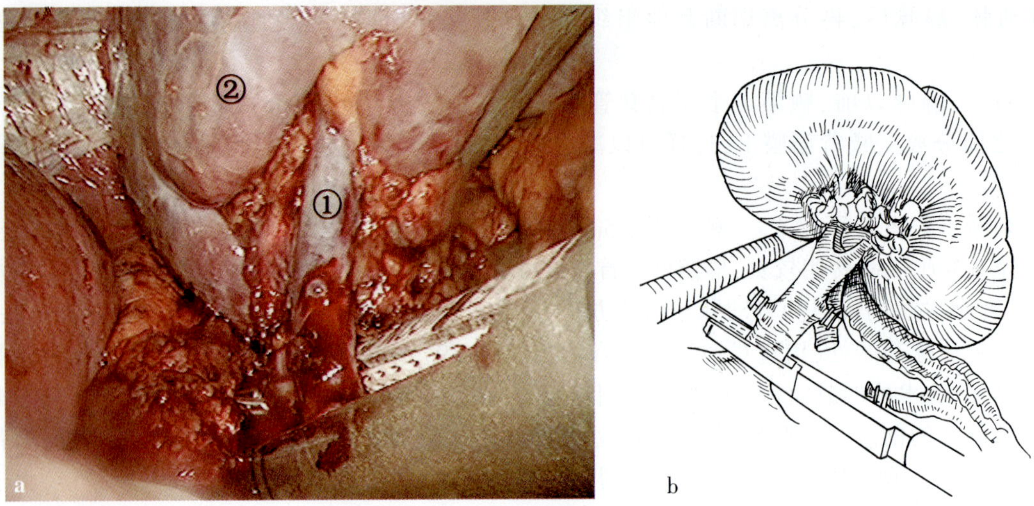

图 40-10　切断肾静脉

a. 直线切割缝合器切断肾静脉①肾静脉②肾脏;b. 直线切割器切断肾静脉

3~8 分钟后即可进行灌注,一般用 100~150ml 灌注液即可将肾灌成无血色。

5. 缝合切口　用 2 瓶温生理盐水冲洗创面,从第 3 个穿刺点放入引流管,并用线固定。然后缝合第 2 个穿刺点,仅缝合皮肤即可。最后分层次缝合取肾切口。

6. 术后处理　术后常规放置切口引流,2~3 天后可拔除引流管。也可根据术者习惯决定是否放置引流管。术后 1~2 天可以拔除胃管,排气后即可进食。术后第 1 天可以拔除尿管,并行电解质和血常规和肾功能检查,必要时查血气分析。建议供体长期随访。

(二) 经腹腔的腹腔镜取肾(laparoscopic live donor nephrectomy,LDN)

患者采用气管内全麻,体位取改良的侧卧位,躯干 45°侧卧固定在手术床上,以方便手术操作。同侧的上肢弯曲放置在胸前支架上固定,对侧上肢放在躯干旁边,并且固定。手术床最好能轻度弯曲,并可以左右旋转以便于术者操作。

1. 手术入路　Trocar 位置。使用气腹针建立气腹,选择 3 个穿刺 Trocar 入路(图 40-11),顺脐周切一个 1.5~2cm 的弧形切口,插入气腹针建立气腹,腹腔内压力保持在 10~15mmHg。也可用腹腔安全穿刺器(金属或强生塑料制品)穿入腹腔,或者在皮肤上切一长约 1.5~2cm 的切口,切至腹膜,然后插入穿刺 Trocar,放入 0°腹腔镜。第 2 点选在腹直肌旁肋缘下 4~5cm,置入一个 5mm 的 Trocar,第 3 点选在脐与髂前上棘连线中点。

2. 游离左肾　先将同侧结肠牵向腹侧中间,左侧从结肠脾曲至乙状结肠处用超声刀将侧腹膜切开(图 40-12),游离结肠,但要避免高温损伤结肠,在结肠脾曲处切断膈结肠韧带,以使结肠完全被推开,在

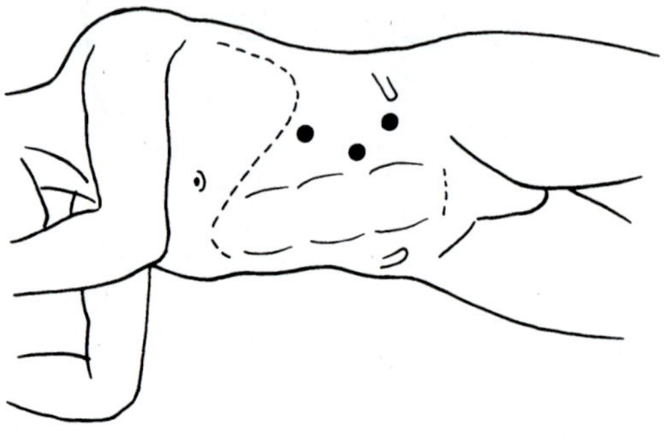

图 40-11　腹腔入路 Trocar 位置

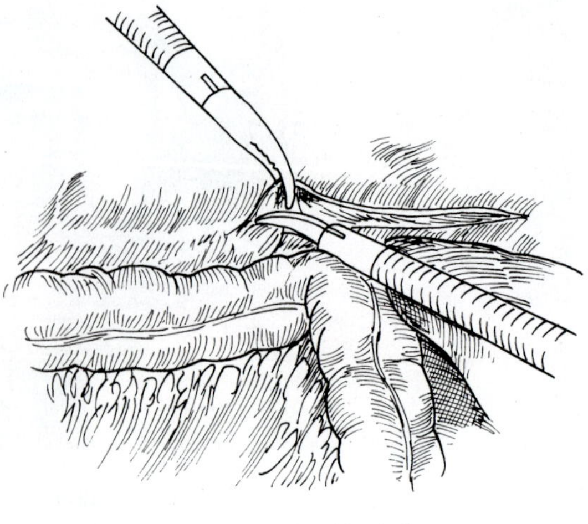

图 40-12　切开侧腹膜

脾脏下方切断脾肾韧带和脾结肠韧带(图 40-13),将脾推向膈肌处,然后切断结肠肾韧带,暴露肾筋膜,用超声刀切开肾筋膜及脂肪囊,于脂肪囊与肾之间游离肾脏(图 40-14),方法与经后腹腔取肾时方法相同。

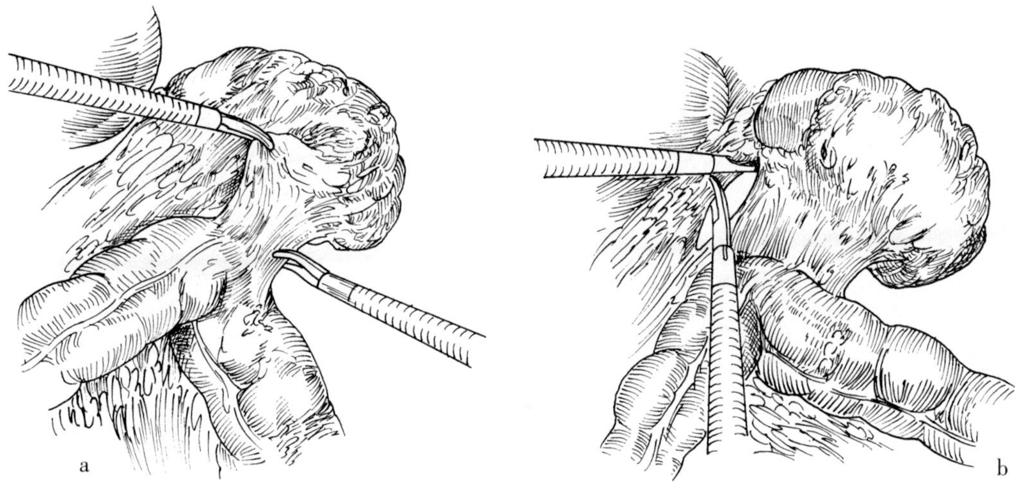

图 40-13　切断脾肾和脾结肠韧带

a. 切断脾结肠韧带;b. 切断脾肾韧带

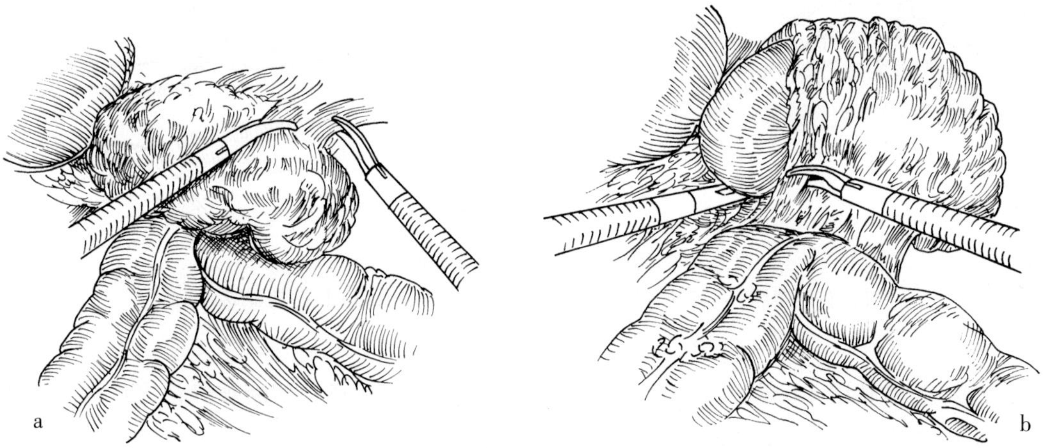

图 40-14　经腹游离左肾

a. 游离背侧肾脏;b. 游离肾脏腹侧

显露出肾门血管,肾动脉位于肾静脉后方,要仔细辨别予以游离。分离肾门过程中,暂时不要分离肾脏的侧后方和下方,这三处对肾脏的固定作用有助于防止由于肾脏的活动导致肾蒂血管的扭曲。另外,还要注意肾脏下方输尿管的分离,可沿肾静脉先找到性腺静脉,其旁边即为输尿管。沿其向侧壁走行方向分离出输尿管直至肾下极 7~8cm。

切断肾蒂前,术者应在腹中线绕脐做 5~6cm 长的切口,以戳孔处为上缘,作为肾脏取出的切口,操作时应注意不要将深筋膜和腹膜切破,以防气腹漏气。在近血管起始处切断肾动脉和肾静脉,操作时术者在直视下用钳在肾动脉间轻轻抬起肾脏,以便于直线切割器完整切割血管,先切断动脉,后切断静脉。肾蒂切断后,移走脐部的穿刺套管针,用手将肾脏从脐部切口处取出。

3. 游离右肾　由于左肾功能及血管情况特殊时,可选择右侧供肾切取。取右肾有两点较为特殊:一为肝脏位于肾上极前,暴露肾上极较为困难,二为右肾静脉短。肾上极的游离困难,需要抬起肝脏,可在肋缘下锁骨中线上再置入 5mm Trocar,用三叶钳向上顶起肝脏(图 40-15),以避免损伤肝脏和周围组织。右肾动、静脉的处理可用直线切割器,也可采用开放的方式处理,在右上腹做 6~8cm 横行切口,肾动脉用 7 号丝线双重结扎,在肾静脉起始处用心耳钳从腔静脉上阻断,从腔静脉发出肾静脉处切断肾静脉,以保证肾

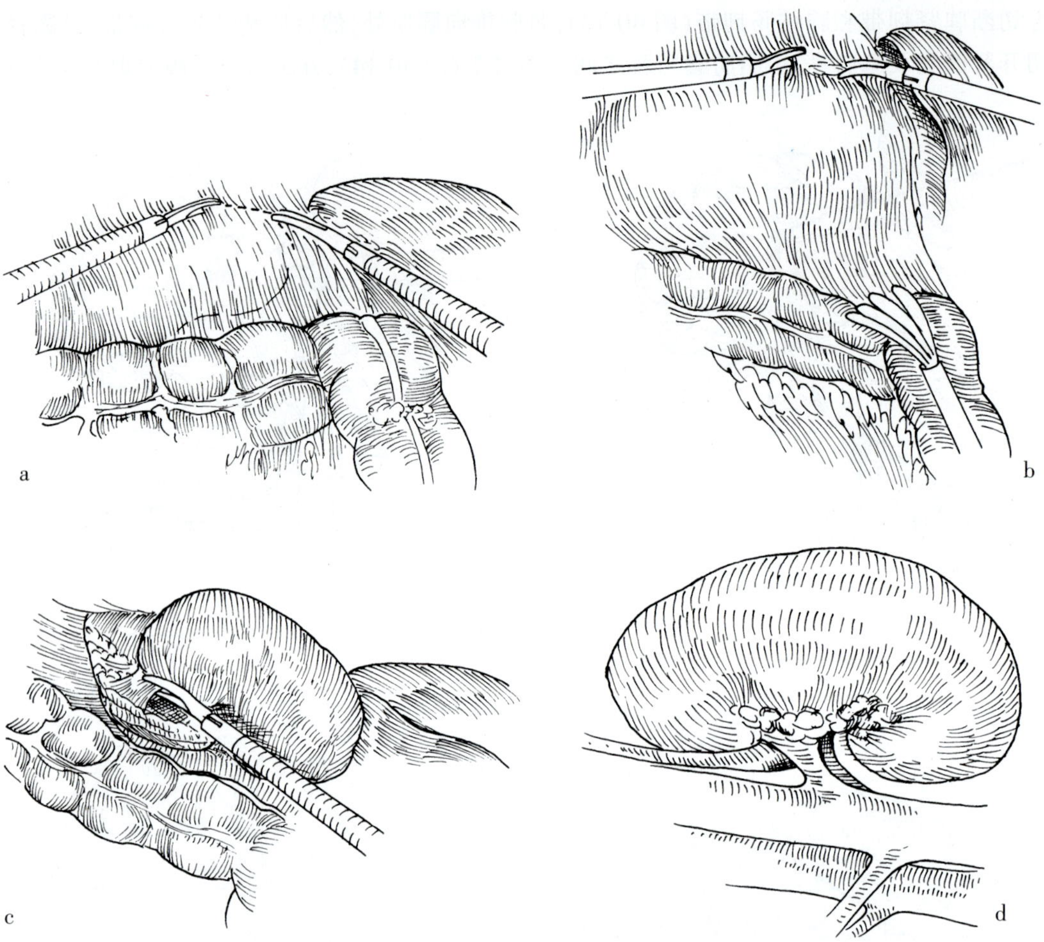

图 40-15　经腹处理右肾

a. 切开右侧腹膜;b. 切开肾周筋膜游离肾脏;c. 游离肾脏;d. 游离显露肾血管

静脉有足够长度。腔静脉用 4-0 的血管线连续双层缝合。输尿管应在肾蒂切断被确认之后再行分离延长并切断,肾脏取出后立即送至受者的手术组。

4. 缝合切口　重新制造气腹,检查肾床和穿刺套管针位置是否有活动性出血,然后关闭气腹,先缝合第 2、3 穿刺套管针处皮肤切口,然后分层次缝合各层组织及皮肤。是否留置引流管可根据术者习惯而定。

5. 术后处理　术后 1~2 天可以拔除胃管,肛门排气后可进流质。术后第 1 天可以拔除尿管,并行电解质和血常规检查。

(三)手助腹腔镜下供肾切取(hand assisted laparoscopic live donor nephrectomy,HLDN)

病人体位同经腹腹腔镜取肾,建立气腹,在下腹中线做一切口,置入防漏气的袖套装置(图 40-16),重新建立气腹,再置入 3 个穿刺 Trocar,术者左手深入腹腔中,以助显露,其余同经腹腹腔镜取肾过程。

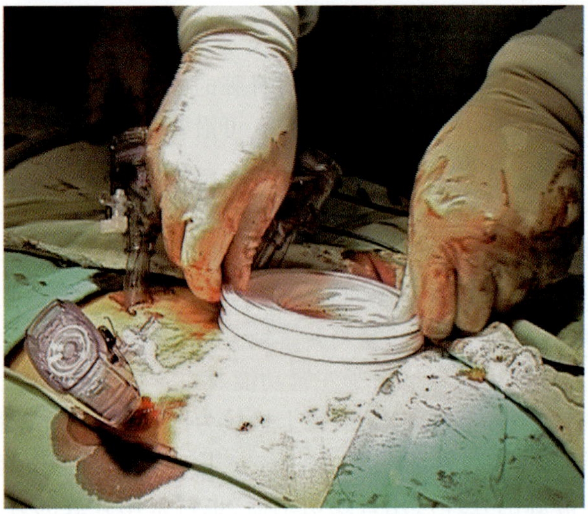

图 40-16　放置手辅助装置

【注意事项】

1. 超声刀的应用　应用时注意不要在液体中切割组织,这样切割效率低,磨损超声刀;超声刀之间有组织时应及时清洗, 所夹组织最好位于超声刀前 2/3,这样可延长超声刀寿命。切割血管时可先在切断的两侧用超声刀夹住,用低功率作用于两端,看到血管发白时,再用超声刀夹住中间,用低功率切断,包括精索静脉、肾上腺静脉。超声刀刀头应在直视下切割组织,否则易造成周围组织误伤。

2. 穿刺点位置与数量的选择　一般来讲上述描写的穿刺点已够用,特殊情况下也可增加穿刺点的位置。如经后腹腔入路,腹膜破后二氧化碳进入腹腔,使后腹腔空间更小,此时可再增加一个穿刺位点帮助暴露手术野。过于肥胖的供体,脂肪多暴露不满意时也可增加一个穿刺点。穿刺点选择的位置,可根据自己的习惯来选,一般穿刺套管的彼此距离最好 7~8cm,太近易造成互相干扰。在术中穿刺套管随操作上下移动,有时脱出皮肤,也可用 7 号丝线将其缝合固定在皮肤上。

3. 游离肾血管时器械的使用　肾静脉周围有侧支静脉,动脉旁有较多淋巴管,用锐性分离器损伤上述组织,可造成视野不清,甚至大出血。左手持吸引器,右手持超声刀,因吸引器头较钝,分离血管时较安全,同时可以一边吸引,保持视野清晰。

4. 所取肾血管过短　由于各种原因所取肾血管过短时可做如下处理。

(1) 肾静脉过短:游离髂外静脉,将髂内静脉及髂外静脉周围的侧支静脉结扎,使髂静脉处于能向上悬浮的状态,一般用此方法都可将肾静脉吻合于髂外静脉上。

(2) 肾动脉过短分三种情况

1) 单支动脉:游离足够长的髂内动脉做端端吻合,如果髂内动脉中有严重动脉粥样硬化斑,游离髂外动脉,将髂内动脉结扎,使髂外动脉处于能上浮的状态。

2) 两支动脉:若肾动脉在腹主动脉起始处为单支,而快进肾门时分为 2 支,这种情况应尽量将 2 支合并为 1 支,其余处理同上,若不易合为 1 支,应将髂内动脉游离至分叉以远,游离出 2 个较粗分支,分别与 2 个肾动脉端端吻合。若髂内动脉硬化严重,则将髂内动脉结扎后,游离足够长的髂外动脉,使其处于悬浮状态,较粗的肾动脉与髂外动脉吻合,另 1 支与腹壁下动脉吻合。

3) 3 支动脉:尽量将 3 支合并为两支。处理方法同上,若不能合为两支,则视受者血管条件而定,可分别与髂内动脉、髂外动脉或者腹壁下动脉吻合。另外,可用处理过的尸体髂血管做血管延长。

参考文献

1. United Network for Organ Sharing (UNOS)and the Division of Transplantation,Bureau of Health Resources and Services Administration:Annual Report of the US Scientific Registry of Transplant Recipients and Organ Procurement and Transplantation Network-Transplant Data. Rockville,MD. US Department of Health and Human Services,1998

2. Kanematsu A,Tanabe K,Ishikawa N,et al. Impact of donor age on long-term graft survival in living donor kidney transplantation. Transplant Proc,1999,30:3118-3119

3. Karakayali H,Morly A,Demirag A,et al. Long term follow-up of 102 living kidney donors. Transplant Proc,1998,30:721-723

4. Ratner LE,Montgomery RA,Cohen C,et al. Laparoscopic live donor nephrectomy:the recipient. Transplantation,1998,65:S109

5. Sosa JA,Albini TA,Powe NR,et al. Laparoscopic vs. open live nephrectomy:A multivariate patient outcome analysis. Transplantation,1998,65:S85

6. Ratner LE,kavoussi LR,Sroka M,et al. Laparoscopic assisted live donor nephrectomy-a comparison with the open approach. Transplantation,1997,63:229-233

7. Clayman RV,kavoussi LR,soper JN,et al. Laparoscopic nephrectomy:Initial case report. J Urol,1991,146:278-282

8. Gill DS,Carbone JM,Clayman RV,et al. Laparoscopic live donor nephrectomy. J Endourol,1994,8:143-148

9. Ratner LE,Ciseck LJ,Moore RG,et al. Laparoscopic live donor nephrectomy. Transplantation,1995,60:1047-1049

10. Najarian JS,Chavers BM,Mchugh LE,et al. 20 years or more follow-up of living kidney donors. Lancet,1992,340:807-810

11. Jaime L,Ronan Y,et al. Comparison of hand assisted and standard laparoscopic radical nephroureterectomy for the management of localized transitional cell carcinoma. J Urol,2002,167:2387-2391

12. Taksung G,Gill IS,et al. Anatomic Landmarks and time management during retroperitoneoscopic radical nephrectomy. J Endourol,2002,16:165-169

13. Jay T,Louis R,et al. eds. Atlas of Laparoscopic Retroperitoneal Surgery. Pennsylvania:Saunders,2000. 121-134

14. Kwauchi A,Fujito A,et al. Hand assisted retroperitoneoscopic nephroureterectomy:comparison with the open procedure. J Urol,

2003,169:890-894

15. Tiberio M, Siqueira JR, et al. Major complications in 213 laparoscopic nephrectomy cases: the Indianapolis experience. J Urol, 2003, 168:1361-1365

【主编点评】

1995年Ratner报道第1例腹腔镜活体供肾切取。此后该技术在国内外迅速开展,目前在美国主要的器官移植中心,约半数以上的肾移植手术采用腹腔镜活体取肾术。北京大学附属第三医院泌尿外科马潞林医师在本文中介绍了他完成43例腹腔镜活体供肾切取术的成功经验:供体年龄60岁以下;术前必须做血型、淋巴细胞毒试验及HLA分型,CT三维成像了解供肾血管解剖情况;尿中有蛋白、血糖升高或合并乙肝和其他传染病者不能作供者。供肾一般选择左肾。当有下列情况可选择右肾:若左肾为多支血管,右肾为单支动脉和静脉或右肾本身有肾下垂等现象时。供肾切取时要保证肾血管有足够的长度;输尿管的血供良好;尽量缩短供肾热缺血时间和绝对保证供者的安全。手术者必须是腹腔镜技术操作熟练的高年资泌尿外科医师。

右侧肾脏因肾静脉短,作供肾切取难度较大。先显露下腔静脉,游离右肾动、静脉。Hem-o-lok双重结扎肾动脉、切断,将右肾往上、外侧牵拉,使肾静脉与下腔静脉间有适当的张力,Satinsky钳夹住肾静脉汇入下腔静脉的一侧,剪刀靠近Satinsky钳剪断肾静脉,取出肾脏。再用5-0尼龙线连续缝合下腔静脉切口。也可用1.6cm的Hem-o-lok夹横行越过肾静脉,夹住部分下腔静脉管壁,这种方法也可保证右肾静脉长度在2cm左右。前一种方法更妥当。国外资料报道右侧供肾移植后效果等同左肾。

如果供肾切取后发现动、静脉太短,无法做血管吻合,可尝试以下方法:请血管外科医师协助完成血管吻合;游离髂内动、静脉同供肾血管吻合;或结扎髂内动、静脉,再往两端游离髂外动、静脉,使其松弛,最后完成供肾血管同受者髂外血管吻合,肾脏能放进髂窝。

(高　新)

第四十一章

腹腔镜肾固定术

Laparoscopic nephrofixation

【高　新】

【概述】

最早在公元 14 世纪，Pedemontanus 就详细描述了肾下垂的临床症状。1878 年 Martin 提出用肾固定方法治疗有临床症状的肾下垂。1881 年 Hahn 首次用外科手术完成第 1 例肾固定术。此后 100 多年中相继出现了很多治疗肾下垂的方法、包括各种肾固定术，如肾包膜剥脱术、肾第 12 肋固定术和腰大肌肾固定术等。1993 年 Urban 首先报道腹腔镜行肾固定术。2001 年 Tens 提出腹腔镜治疗症状性肾下垂的手术标准和病例选择的条件，从而将该术式予以规范。2005 年 Wyler 等报道 12 例腹腔镜肾固定术治疗肾下垂，手术时间平均 91 分钟，平均出血量 50ml，术后泌尿系造影检查肾位置恢复正常，平均随访 3.4 年，患者疼痛评分改善 84%，9 例腰痛完全消失，1 例无改善。

腹腔镜肾固定术与开放性肾固定术比较，最大的优点是创伤小，显示了微创手术的特点。但缺点是用缝线固定肾脏，术后若活动早容易导致手术失败。术中要把肾下方的脂肪囊缝合关闭。

【适应证】

1. 持续或间歇性腰痛，平卧后症状可缓解等主观症状。并有下列客观情况之一者：肾脏下降 2 个椎体或以上、反复出现泌尿系统感染和血尿、上尿路梗阻并高血压、同侧肾功能受损。

2. 伴有严重的神经衰弱症状或全内脏下垂，症状与体位关系不大，而肾脏无明显病变者。

3. 合并肾或输尿管结石不属腹腔镜肾固定术的禁忌证，如为单发性肾盂结石或输尿管上段结石，可同时用腹腔镜处理。如输尿管中下段结石，可结合腔内镜和激光碎石术先处理结石。

【术前准备】

术前日半流质饮食，术前灌肠，左肾固定术应留置胃管。

【麻醉和体位】

气管内插管全麻，健侧卧位或 45°斜卧位。

【手术步骤】

1. 经腹膜后腔途径肾固定术

(1) Trocar 位置同腹膜后入路肾切除,用自制水囊常规建立腹膜后气腔。

(2) 沿腰大肌表面分离肾脏和输尿管上段。因肾脏下垂,分离肾脏时注意在较低的位置开始。用超声刀切开肾周脂肪囊,游离肾上极,再依次分离肾外侧和内侧,游离内侧时避免损伤腹膜,最后游离肾下极和输尿管上段(图 41-1)(肾下垂患者肾周脂肪少,容易将肾脏游离),伴有明显肾神经痛的患者,需同时切除肾蒂周围的神经丛。

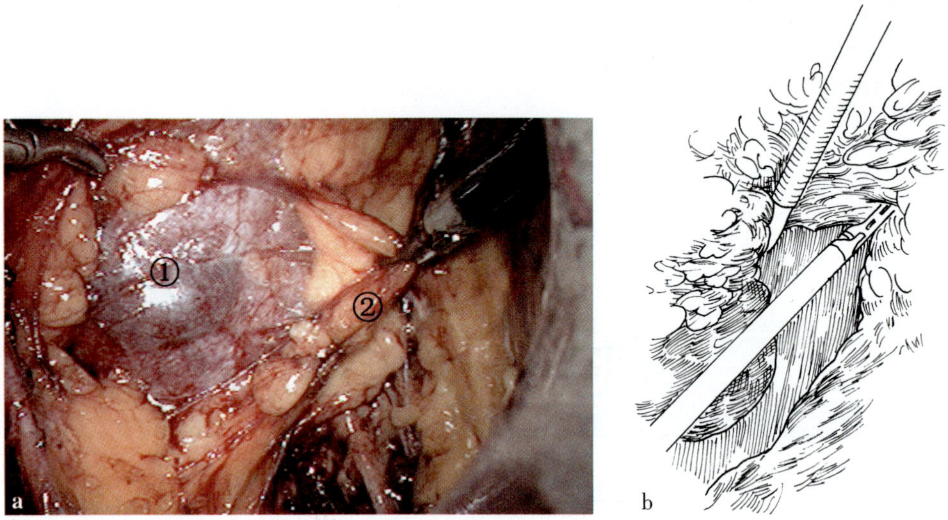

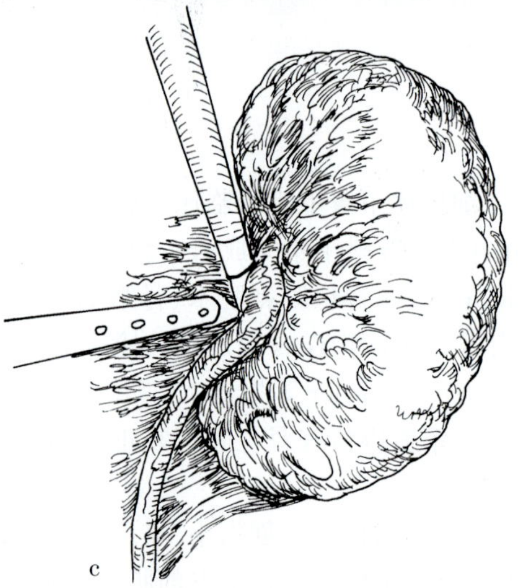

图 41-1　游离肾下极和输尿管上段

a. 切开肾脂肪囊①肾脏②肾脂肪囊;b. 游离肾下极;c. 游离输尿管上段

(3) 分离肾上极脂肪囊、扩大肾窝。通过腋前线下方 Trocar 用分离钳将肾脏推向正常位置,再经腋前线上方 Trocar 放入持针钳,沿肾下极在侧腹膜、肾下极肾包膜和腰大肌做半荷包缝合(输尿管在缝线下方),打结并固定(图 41-2)。分别在肾背侧和内侧将肾包膜与腰大肌和腹膜做缝合固定,关闭肾下极肾脂肪囊(图 41-3)。肾周置引流管一根,缝合关闭戳口。

2. 经腹途径肾固定术　切开结肠旁侧腹膜,游离肾脏,一般从肾下极开始。分离整个肾脏和输尿管上段(图 41-4)。游离肾上极若有困难,可酌情切开三角韧带(右侧)或脾肾韧带(左侧)。固定肾脏同经腹膜后途径。因腹腔空间较大,在肾下极做半荷包缝合,关闭肾周脂肪囊,其下极与腹壁固定(图 41-5)。

【术后并发症】

术后若护理不当,固定的肾脏可脱落至术前的位置,导致手术治疗失败。术中视具体情况适当扩大肾窝,缝线的质量和位置要好,打结时保证肾脏在正常位置并要原位打结,线头不宜留太短。如果缝合效果

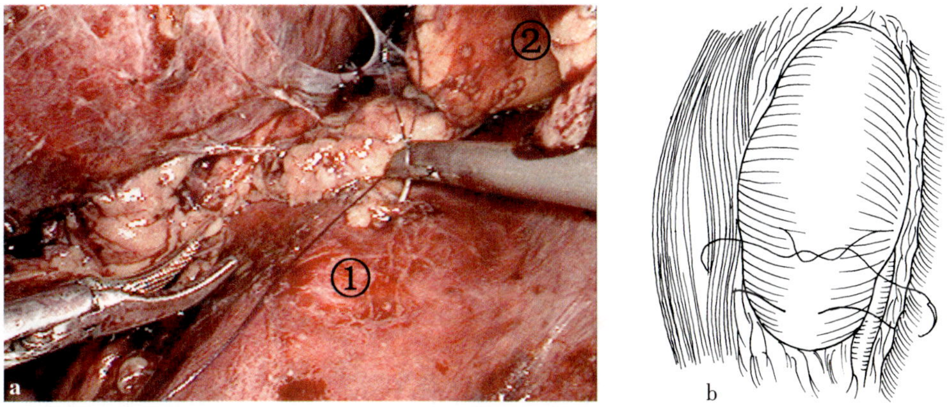

图 41-2　于侧腹膜、肾下极肾包膜和腰大肌做半荷包缝合

a. 缝线穿过腰大肌①腰大肌②肾脏;b. 于侧腹膜、肾下极肾包膜和腰大肌做半荷包缝合

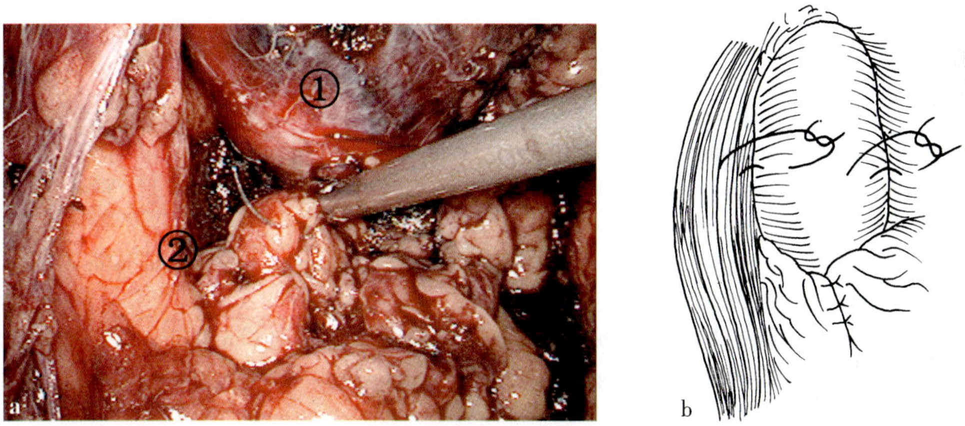

图 41-3　肾包膜与腰大肌和腹膜缝合固定

a. 肾包膜与腹膜固定①肾下极②肾脂肪囊;b. 肾包膜与腰大肌和腹膜缝合固定,关闭肾下极脂肪囊

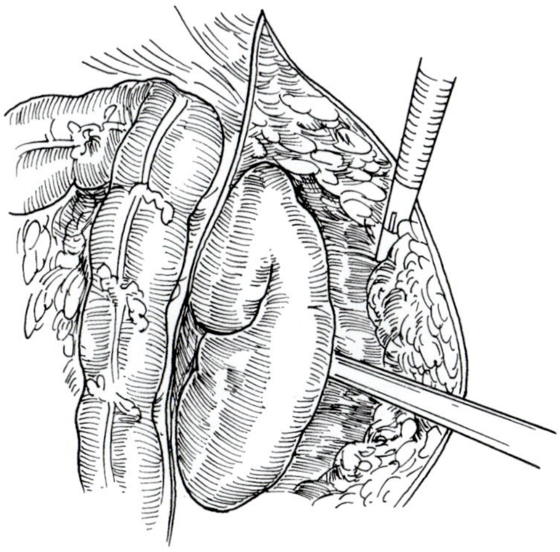

图 41-4　游离肾脏

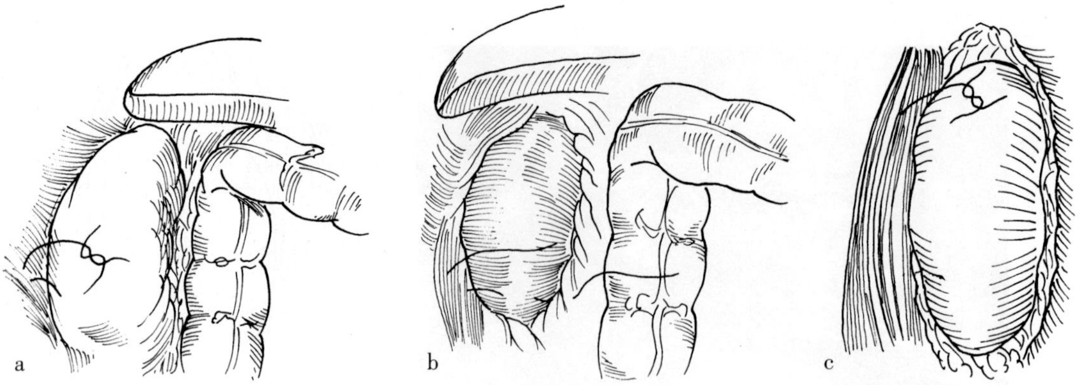

图 41-5　经腹途径肾固定

不满意,可将肾包膜剥脱少许,再把可吸收止血纱布放置肾周,使肾脏与周围组织粘连。

【术后处理】

绝对卧床休息 1 周,注意防止呼吸道感染和静脉血栓形成,避免用力咳嗽或排便。如无明显引流液,术后 1 天拔除肾周引流管,术后 3 天拔除尿管。

参考文献

1. 梅骅. 肾固定术. 见:梅骅主编. 泌尿外科手术学. 第 2 版. 北京:人民卫生出版社,1996,111-113
2. Jens JR,Thomas F,Franz R,et al. Retropiritoneal laparoscopic nephropexy. Urol Clin North Am,2001,28:137-144
3. Bishoff JT,Kavoussi LR. laparoscopic surgery of the kidney. In:Walsh PC,Retic AB,Vaughan ED,Wein AJ,eds. Campbell's Urology. 8th ed. Philadelphia:Saunders,2002. 3645-3686
4. Wyler SF,Sulser T,Casella R,et al. Retroperitoneoscopic nephropexy for symptomatic nephroptosis using a modified three-point fixation technique. Urology,2005,66(3):644-648
5. Rassweiler JJ,Frede T,Recker F,et al. Retroperitoneal laparoscopic nephropexy. Urol Clin North Am,2001,28(1):137-144
6. Hubner WA,Schlarp O,Riedl C,et al. Laparoscopic nephropexy using tension-free vaginal tape for symptomatic nephroptosis. Urology,2004,64(2):372-374
7. McDougall EM,Afane JS,Dunn MD,et al. Laparoscopic nephropexy:long-term follow-up—Washington University experience. J Endourol,2000,14(3):247-250
8. Elashry OM,Nakada SY,McDougall EM,C et al. Laparoscopic nephropexy:Washington University experience. J Urol,1995,154(5):1655-1659

第四十二章

腹腔镜输尿管切开取石术

Laparoscopic ureterolithotomy

【邱剑光】

【概述】

Lipsky 和 Gaur 等先后在 1993 年和 1994 年报道经腹腔途径和经腹膜后途径行腹腔镜下输尿管切开取石术。2005 年 Flasko 报道 75 例腹腔镜输尿管切开取石的经验，69 例经腹膜后途径，6 例经腹腔途径，只有 1 例患者转开放手术，术后复查 X 线片，输尿管均无残留结石。对两种途径腹腔镜输尿管取石术，笔者认为疗效相同，但经腹途径腹腔镜行输尿管上段切开取石，手术结束时必须要关闭侧腹膜，避免术后尿液渗漏至腹腔引起腹膜炎。

Flasko 和 Keeley 等认为对于输尿管镜无法处理的上段结石或其他方法不能击碎的硬度较大的结石，以及结石体积较大、直径>1.5cm，均可采用腹腔镜输尿管切开取石术。而 Vallee 等提出输尿管上段结石直径大于 1.2cm，就可首选腹腔镜输尿管切开取石术。

【适应证和禁忌证】

1. 直径大于 1.0cm 的结石，经体外冲击波碎石术(ESWL)无效或输尿管镜取石失败的输尿管上段结石，尤其是单个结石。输尿管严重迂曲，不宜行输尿管镜碎石。

2. 结石嵌顿致输尿管严重梗阻、输尿管黏膜水肿、结石周围息肉包裹或合并上尿路感染等。

3. 有腹部或腰部手术史，腹腔或后腹腔严重粘连或有其他腹腔镜手术者。

【术前准备】

术前常规行 KUB 定位，IVU 和肾图等了解患肾功能，留置尿管。

【手术方法】

1. 经后腹腔途径腹腔镜输尿管切开取石术

(1) 麻醉和体位：采用气管内插管全麻，健侧卧位。

(2) Trocar 位置和后腹腔的建立：在腋中线第 12 肋下一横指切开皮肤约 1.5~2cm，钝性分离肌肉，用钳尖刺破腰背筋膜进入后腹腔腔隙，用手指将腹膜向前推开后，置入水囊，注水 500ml 扩张后腹腔腔隙，水囊扩张 5 分钟后取出。再次经切口伸入手指，探查扩张后的间隙，并在手指引导下，分别在锁骨中线髂前上棘水平、肋腰点分别插入 10mm、5mm Trocar（图 42-1），术中如需要可在锁骨中线肋弓下增加 1 个 5mm Trocar。切口内插入 10mm Trocar。

(3) 分离输尿管：检查后腹腔，如扩张不满意，可继续将腹膜从前腹壁下游离，肾旁脂肪较多者可先切除取出体外。沿腰方肌外缘切开与其相连的圆锥外侧筋膜，进入肾筋膜后层与腰方肌、腰大肌之间的间隙，在此层面将肾输尿管随肾筋膜一起游离翻向腹侧。在腰大肌前方切开肾筋膜后层，找到输尿管(图 42-2)。腹腔镜下常可发现输尿管结石所在部位增粗，用钳夹时质地较硬可以证实是结石。

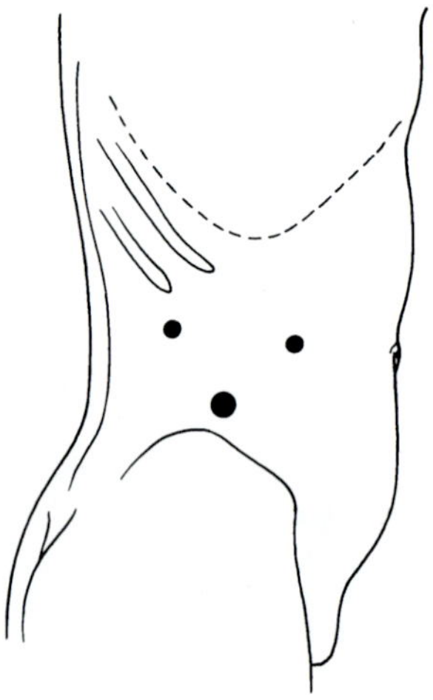

图 42-1　Trocar 位置

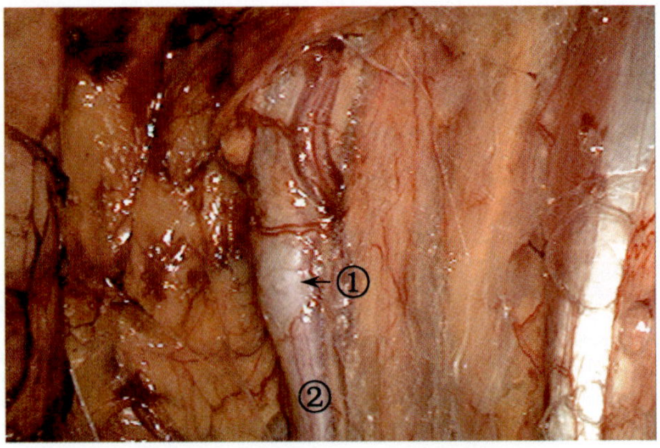

图 42-2　在腰大肌前方找到输尿管和结石
①输尿管结石部位；②输尿管

(4) 切开输尿管、取出结石：术者左手用无创抓钳固定结石及输尿管，用电钩或胆管切开刀切开结石上 2/3 输尿管壁(图 42-3)，见到结石后可用电钩剜出结石或用取石钳取出结石(图 42-4)。结石可经下腹壁 10mm Trocar 取出，如较大，可先置入拾物袋，待手术结束时，再经下腹壁 Trocar 处切口取出。

(5) 放置输尿管内支架管、缝合输尿管壁：检查输尿管切口处有无炎性肉芽组织，并将其切除送检。然后置入双 J 管于输尿管作内支架，用 3-0 无创可吸收线间断缝合输尿管切口(图 42-5)。盐水冲洗手术野，并将气腹压降到 5mmHg，检查无出血，经 10mm Trocar 放置腹膜后引流管。

2. 经腹腔途径腹腔镜输尿管切开取石术　患者取 60°侧卧位，在脐水平腹直肌外缘切开皮肤，长约 3cm，钝性分离进入腹腔后，插入 10mm Trocar。注入 CO_2 建立气腹，压力为 12mmHg。电视监视下，分别于锁骨中线髂前上棘水平、锁骨中线肋弓下插入 5mm、10mm Trocar。必要时可在腋中线肋弓下插入 5mm Trocar，供助手协助暴露。

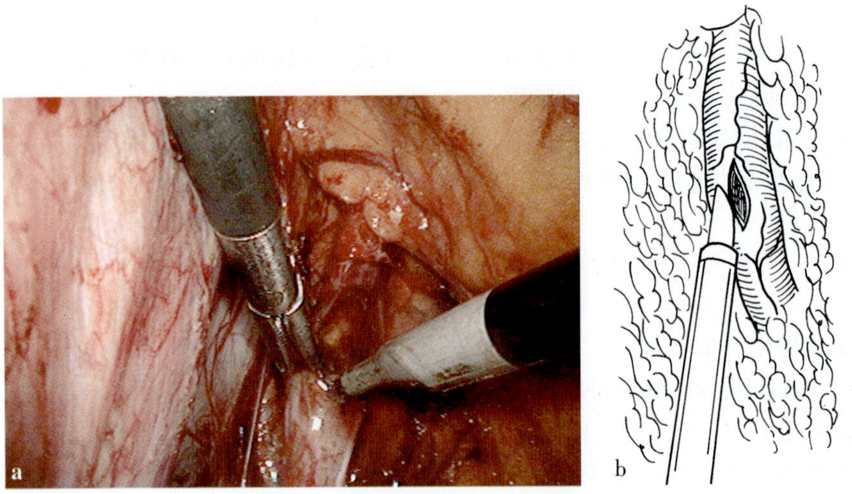

图 42-3　切开输尿管
a. 切开输尿管；b. 切开输尿管

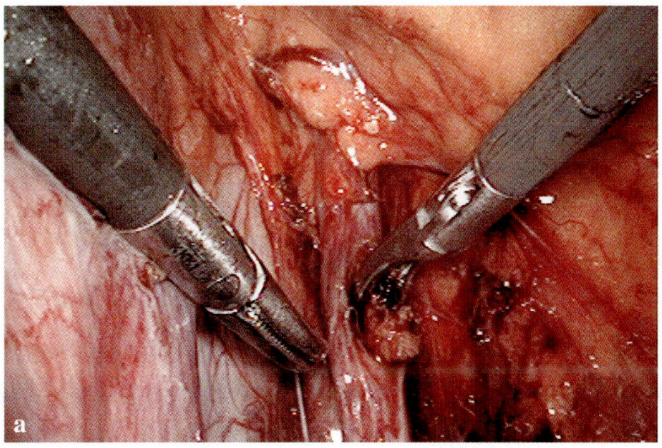

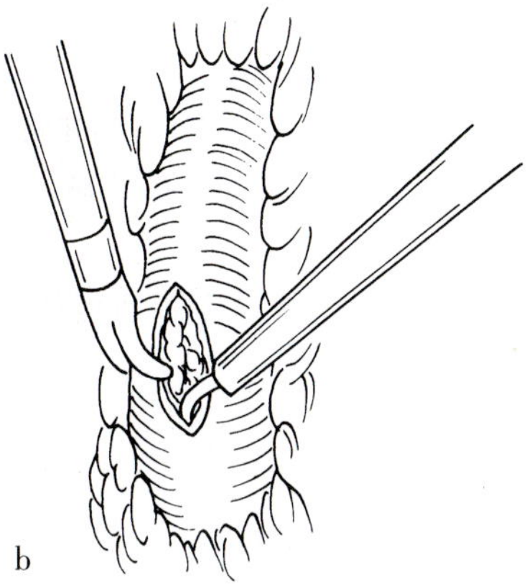
b

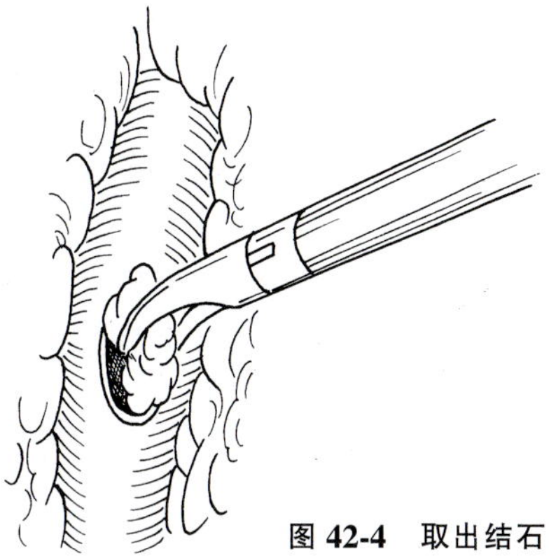
c

图 42-4　取出结石

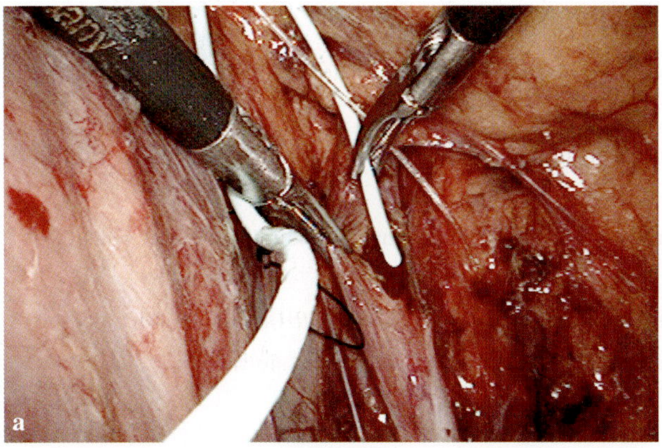

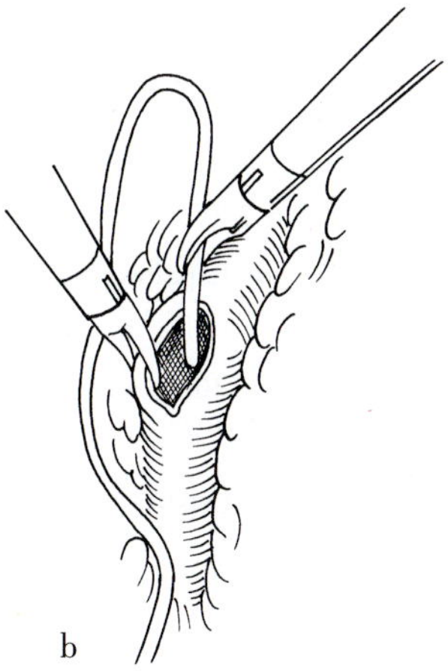
b

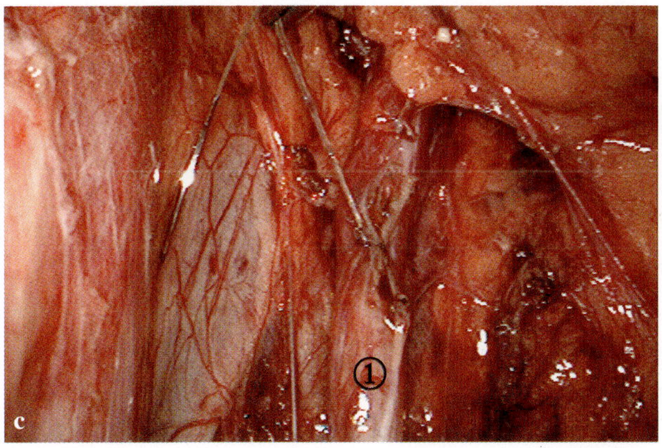

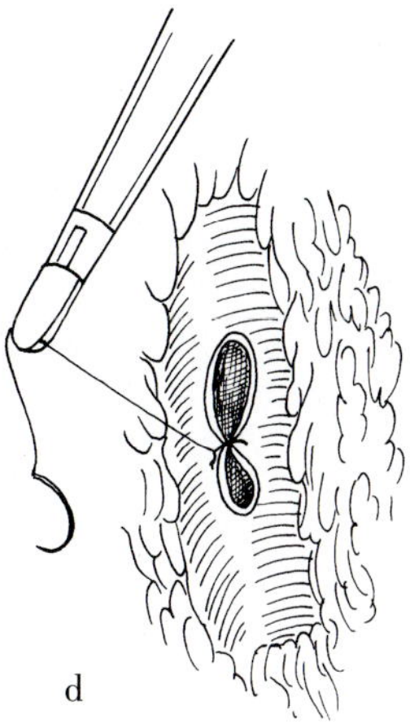
d

图 42-5　放置输尿管支架管缝合输尿管壁

a. 放置双 J 管；b. 放置输尿管支架管；c. 缝合输尿管切口；d. 缝合输尿管示意图①输尿管

沿 Toldt 线切开侧腹膜,将结肠翻向内侧(图 42-6)。切开肾筋膜,在腰大肌前方找到输尿管和结石后,按前法进行操作。

手术前也可留置输尿管导管,以便术中容易寻找输尿管,但要注意插管时不要将结石推入肾盂。术后保证输尿管支架管引流通畅。或者用缝线连续缝合关闭侧腹膜切口。

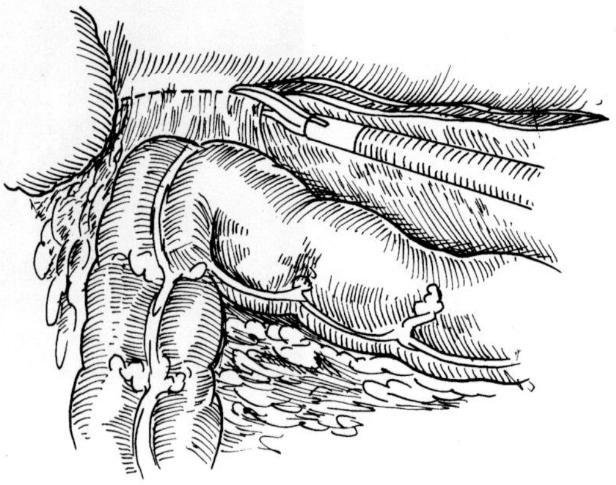

图 42-6 沿 Toldt 线切开侧腹膜,将结肠翻向内侧

【术后处理】

术后 24 小时引流物少于 10ml,可拔除腹腔或腹膜后引流管。术后第 2 天拔除尿管,术后 1 周左右病人可以出院。双 J 管可在术后 1 个月后拔除。

【并发症及处理】

1. 尿漏 一般 1 周左右能自行停止,如漏尿量大、时间长,多有输尿管支架阻塞,应注意保持通畅。如支架管拔除后出现持续腹痛或腰痛,多为尿漏所致,应尽快施行输尿管插管引流。

2. 输尿管狭窄 如术后发生输尿管狭窄,视具体情况可采用输尿管镜扩张或输尿管镜内切开、输尿管气囊扩张术,必要时输尿管狭窄段切除端端吻合术。

参 考 文 献

1. 韩见知,庄乾元主编. 实用腔内泌尿外科学. 广州:广东科学技术出版社,2001,279-281
2. 陆曙炎,陈建国,张焕兴,等. 后腹腔镜手术治疗泌尿系疾病(附 23 例报告). 中华泌尿外科杂志,1997,18:110-112
3. Raboy A,Ferzli GS,et al.Laparoscopic ureterolithotomy. Urology,1992,39:223-224
4. Kanno T,Shichiri Y,Oida T,et al.Extraperitoneal laparoscopic ureterolithotomy in the supine position for impacted ureteral stones. Urology,2006,67(4):828-829
5. Vallee V,Emeriau D,Faramarzi-Roques D,et al. Laparoscopy in the management of upper urinary tract stones based on a series of 18 cases. Prog Urol,2005,15(2):226-230
6. Skrepetis K,Doumas K,Siafakas I,et al. Laparoscopic versus open ureterolithotomy. A comparative study. Eur Urol,2001,40(1):32-36
7. Gaur DD,Agarwal DK,Purohit KC,et al.Retroperitoneal laparoscopic ureterolithotomy for multiple ureteral calculi. J Urol,1994,151:1001-1002
8. Feyaerts A,Rietbergen J,Navarra S,et al. Laparoscopic ureterolithotomy for ureteral calculi. Eur Urol,2001,40(6):609-613

第四十三章

腹腔镜巨输尿管成形术

Laparoscopic megaloureteroplasty

【高　新】

【概述】

巨输尿管症是指由于输尿管本身发育异常或继发性原因引起输尿管口径增宽、膨大，直径达 10mm 以上，可为单侧或双侧。输尿管扩张可以继发于输尿管末端的梗阻(机械性或功能性)，或来自于严重反流。巨输尿管症按国际上应用最广泛的 Smith 分类法分为三型：梗阻型、反流型、非梗阻非反流型。儿童以梗阻型多见，病理解剖发现靠近膀胱的输尿管下段肌层发育不良是巨输尿管症的主要原因。Hofmann 等报道梗阻巨输尿管近膀胱段乙酰胆碱酯酶活性增加，基质的过量沉积改变细胞间的连接，破坏肌电传导，使传导蠕动波的内纵肌萎缩，引起梗阻。功能上的梗阻来自输尿管近膀胱节段 0.5~4cm 处无蠕动。根据梗阻后输尿管扩张和肾积水的程度，Beurton 又将此分为三型：输尿管下段或中下段扩张为Ⅰ型；整段输尿管扩张为Ⅱ型；整段输尿管严重扩张，迂曲合并肾积水为Ⅲ型。

某些巨输尿管症虽然存在输尿管扩张，但对肾功能并无影响，无临床症状。约 50%小儿巨输尿管患者可自行缓解。典型的巨输尿管临床表现有：反复尿路感染、腰腹痛、腹部肿物、血尿，严重者引起肾功能不全、尿毒症。成人巨输尿管症状不一，多发于 30~40 岁，伴有肾功能减退、继发结石、反复尿路感染，病变可能存在数年，临床表现为迟发症状及亚临床损害。

儿童巨输尿管的治疗尚无统一意见。过去对儿童梗阻性巨输尿管倾向于手术治疗，因为儿童型先天性巨输尿管病情较急，发展快，并发症多。近几年有学者提出儿童患者也可保守观察，治疗无效时才考虑手术。Shukla 等报道 40 例(57 侧)产前诊断为巨输尿管患儿的长期随访结果，只有 4 例因严重肾盂输尿管积水需要手术治疗，其余则完全缓解或稳定。结果表明巨输尿管症患儿轻中度的肾输尿管积水缓解率较高，可长期随访观察。若观察中出现反复泌尿路感染、肾功能损害继续发展(分肾功能小于 40%)、存在Ⅴ级反流或无自我缓解趋势者，可早期手术处理。

成人巨输尿管处理和预后与儿童不同，需要积极的外科处理。否则，可继发结石形成、反复尿路感染甚至发展为肾功能不全等。巨输尿管症的治疗方法包括开放手术巨输尿管成形术、输尿管内切开术以及腹腔镜巨输尿管成形术。开放手术方法分经膀胱内及膀胱外两种途径。经膀胱内经典手术方式有 Cohen 膀胱输尿管再植术，其在欧洲和北美得到广泛采用，文献报道 Cohen 膀胱内输尿管再植术成功率达 96%。Bapat 等报道一组输尿管内切开治疗 5 例成人先天性梗阻性巨输尿管症，先用膀胱镜将导丝插入巨输尿管内，用电切电流在梗阻段输尿管 6 点处，纵向切开肌层至输尿管外脂肪组织，必要时可在 12 点处切开肌层。术后随访 1~4 年，上段输尿管积水明显减轻。输尿管内切开和腹腔镜巨输尿管成形治疗巨输尿管症，其疗效因缺乏大宗病例报道而难以定论。单纯从技术上讲，内切开比腹腔镜操作简单；但腹腔镜治疗梗阻性巨输尿管，其疗效优于输尿管内切开，对于有丰富腹腔镜重建技术的术者来说，腹腔镜巨输尿管成形可与开放手术效果相当。

1991 年 Winfield 首次报道腹腔镜下完成输尿管膀胱吻合术。笔者于 2000 年开始应用腹腔镜行巨输尿管成形术，至今共完成 12 例患者的治疗，治疗效果满意，并发症少。腹腔镜巨输尿管成形术可作为治疗先天性梗阻性巨输尿管症的手术方法之一。

腹腔镜膀胱输尿管吻合术亦可经膀胱、膀胱外两种途径进行。腹腔镜经膀胱行膀胱输尿管吻合结合了膀胱内再植的优点，通过在膀胱内注入二氧化碳气体造成充气膀胱。由于膀胱是自然空腔，可被扩张，适合注气。气腹压力设 5~7mmHg，膀胱正中顶部置 10mm Trocar 做腔镜孔，观察孔两侧近耻骨方向分别置 5mm Trocar 做操作孔。完全在膀胱内游离输尿管，采用 Cohen 技术完成再植。初步研究结果表明，该法安全有效，损伤小，病人可在术后 24 小时出院。

随着腹腔镜重建技术的进步，已有不少文献报道腹腔镜膀胱外输尿管膀胱吻合术。腹腔镜膀胱输尿管再植多采用 Lich-Gregoir 法，术中如发现输尿管扭曲，同时可切除多余部分输尿管并使之伸直和裁剪。Ansari 等报道经腹腹腔镜膀胱外输尿管再植术，采用三孔技术，游离输尿管至膀胱，近膀胱处结扎离断，将游离输尿管末端经同侧 5mm Trocar 取出体外，末端裁剪成 8F 鼻胃管大小，置 6F 双 J 管作内支架放回腹腔，行 Lich-Gregoir 型膀胱外再植。

【适应证】

1. Beurton Ⅰ或Ⅱ型巨输尿管症经抗炎治疗无效，或行内窥镜行输尿管壁间段内切开治疗无效。

2. Beurton Ⅲ型、肾积水<200ml，膀胱逼尿肌功能正常。

【禁忌证】

1. 泌尿系急性感染期和下尿路梗阻为禁忌证。

2. 小于 2 岁的儿童，曾行腹腔手术，体重严重超重，膀胱逼尿肌失代偿及合并巨大肾积水患者不宜行本术式。

【术前准备】

术前血肌酐测定，行 KUB+IVU 和双肾 ECT，了解患肾功能，并发感染时应用抗生素和中段尿培养。

【麻醉和体位】

气管内插管全麻。仰卧位，患侧垫高 15°。

【Trocar 位置】

腹壁戳孔 4 个，A、B 两孔分别位于脐下缘和锁骨中线与肋缘下两横指交界处，置 10mm Trocar；C、D 两孔，分别位于脐下两横指水平，左右侧腹直肌外缘，置 5mm Trocar(图 43-1)。

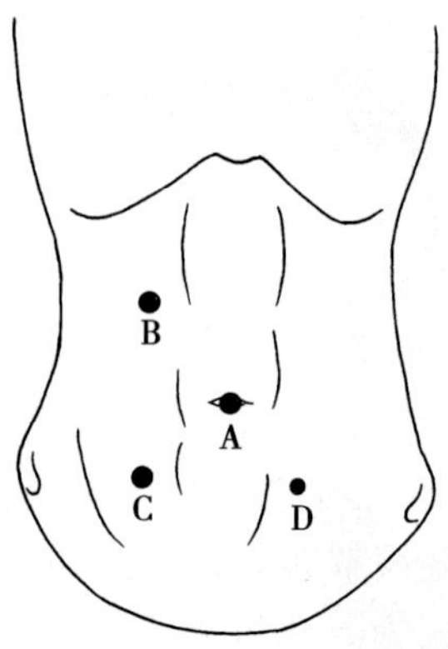

图43-1　体位和 Trocar 位置

【手术步骤】

1. 腹腔镜下先沿结肠旁沟纵形切开后腹膜，于髂血管处找到输尿管，沿输尿管向下游离(图 43-2)，在输尿管膀胱连接部切断该输尿管，远端双重缝扎(图 43-3)。

2. 游离输尿管上段，必要时游离至肾下极水平，妥善止血，注意保护输尿管血运。从 B 孔将输尿管拖

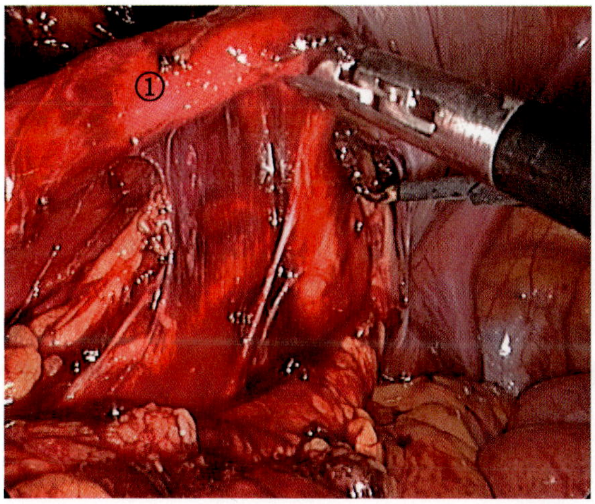

图 43-2 游离输尿管
①输尿管

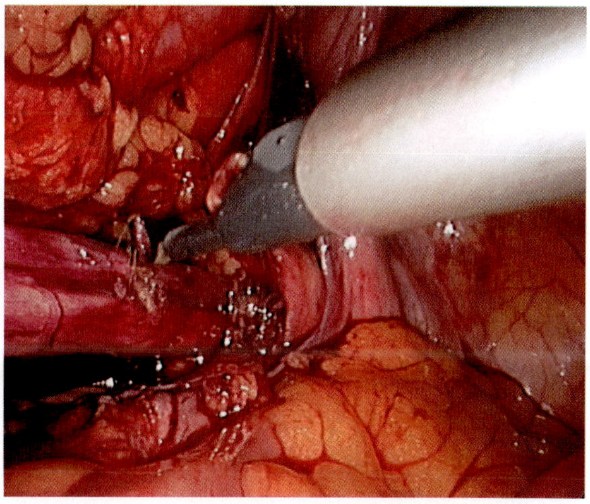

图 43-3 切断远端输尿管

出体外,按照开放手术的原则裁剪扩张输尿管,使近段输尿管直径 2cm,远端直径 1cm。置 6F 输尿管内支架一根,固定于输尿管远端,4-0 可吸收缝线连续缝合输尿管壁(图 43-4)。

3. 从 B 孔将成形后的输尿管放回腹腔。经尿管注水 100ml 充盈膀胱,腹腔镜下在膀胱后壁切开浆肌层,并向前纵向分离膀胱肌层约 4cm,于前端夹住膀胱黏膜、切开,夹住成形输尿管远端外的双 J 管,经此切口放入膀胱内,用 4-0 可吸收线分 4 针间断、对称缝合输尿管黏膜与膀胱黏膜,再缝合膀胱浆肌层纵形切口,包埋输尿管,做抗返流缝合(图 43-5)。排空膀胱,电视屏幕下见输尿管无张力,最后将输尿管放置在

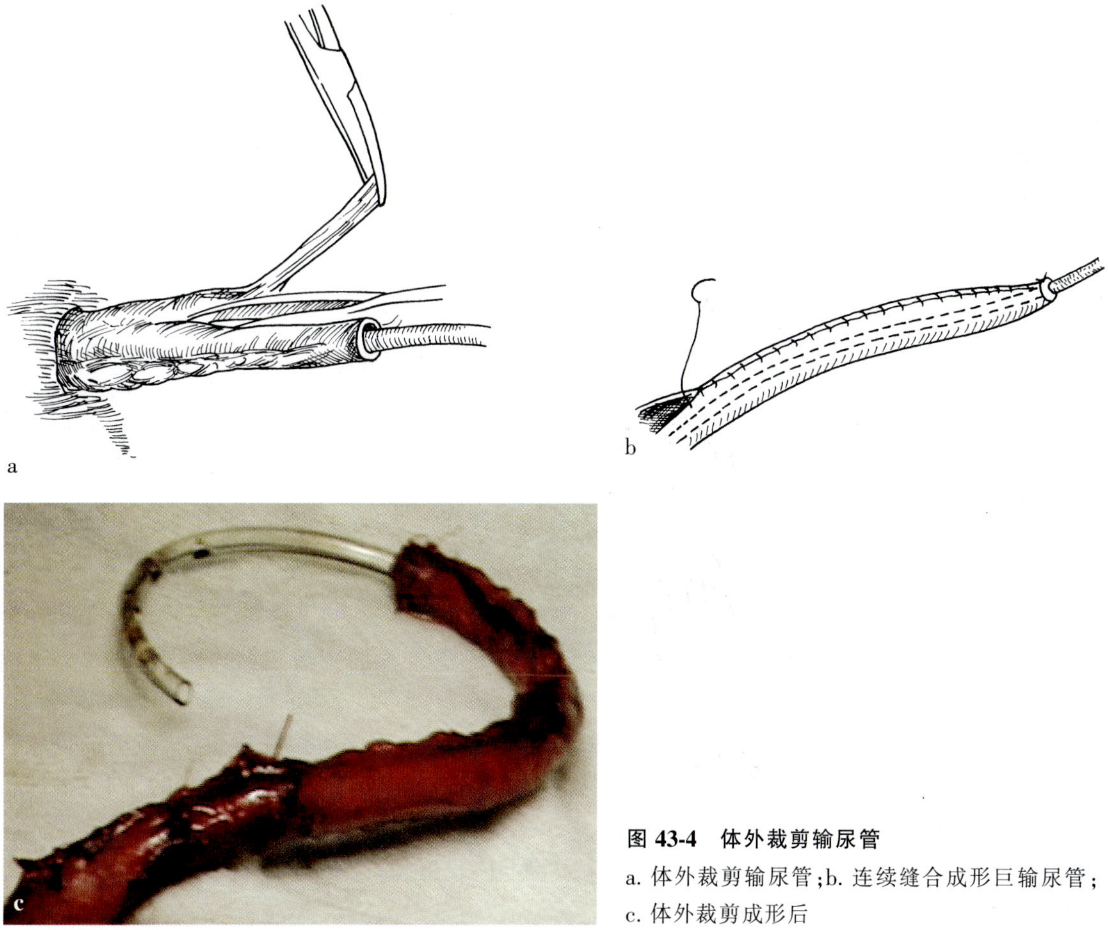

图 43-4 体外裁剪输尿管
a. 体外裁剪输尿管;b. 连续缝合成形巨输尿管;
c. 体外裁剪成形后

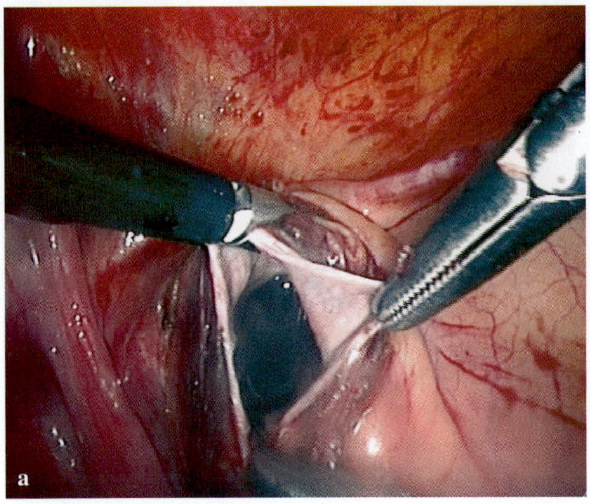

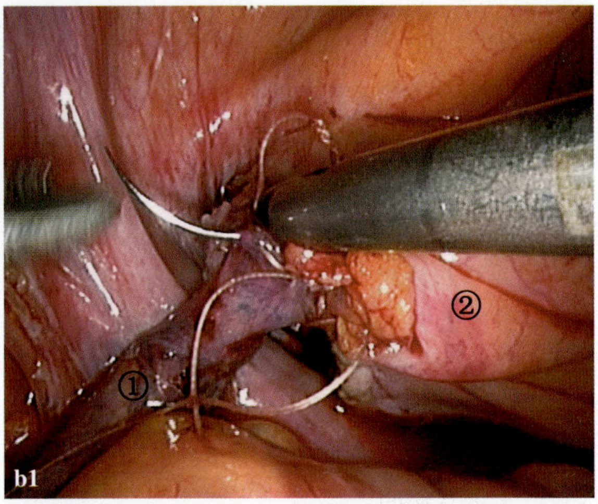

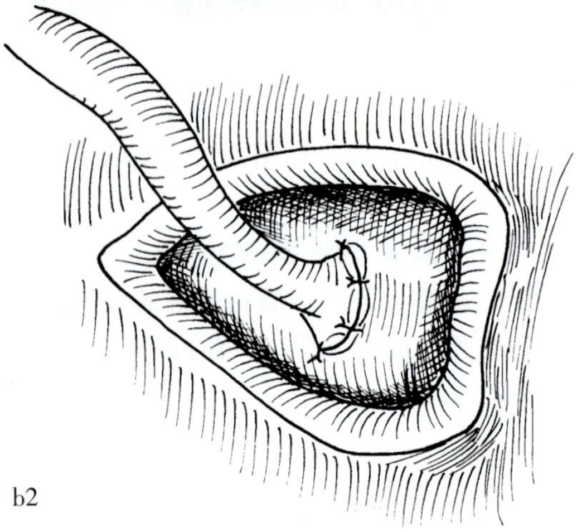
b2

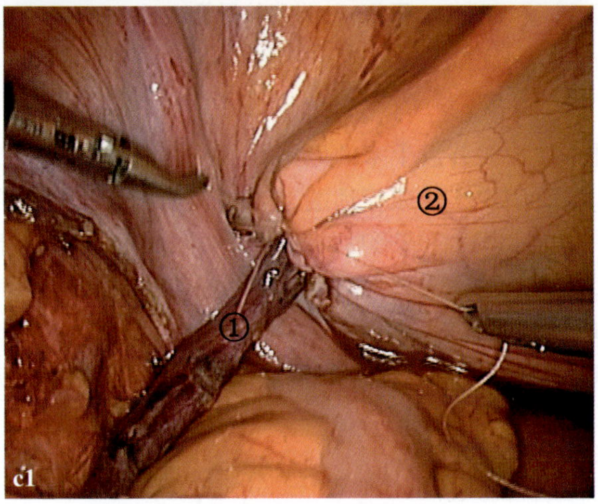

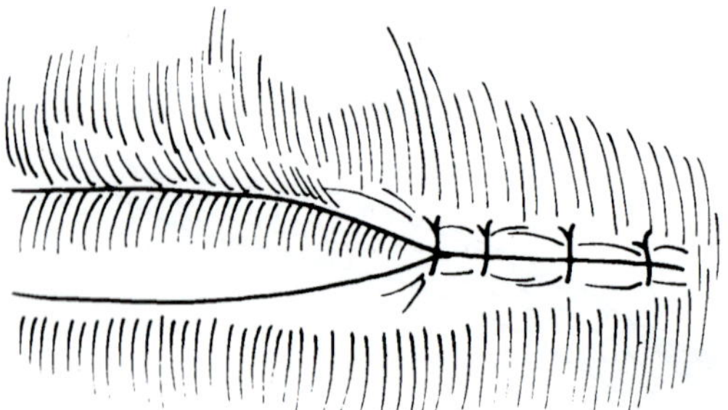
c2

图 43-5　吻合膀胱及输尿管

a. 切开膀胱壁；b1. 输尿管膀胱吻合①输尿管②膀胱；b2. 输尿管膀胱吻合；c1. 抗反流缝合①输尿管②膀胱；c2. 抗反流缝合

腹膜后间隙，用丝线连续缝合，关闭腹膜后间隙。置腹腔引流管一根。

【手术要点和注意事项】

1. 游离输尿管时应考虑输尿管血供因素，特别是扩张输尿管与周围组织粘连较重时，游离至输尿管上段应保留周围脂肪组织。

2. 裁剪输尿管的程度视个体的不同而定，输尿管炎症明显，与周围组织粘连紧密，裁剪的输尿管周径应≥2cm，输尿管裁剪应在输尿管外侧进行，保证其血液供应，长度不超过输尿管全长的 1/3。输尿管末端肌层发育不良的管壁要充分切除。

3. 输尿管膀胱吻合后若张力大，需适当游离输尿管上段长度，减少张力。必要时游离膀胱侧后壁做膀胱腰大肌固定。

4. 腹腔镜下做膀胱输尿管吻合，要充分利用内镜放大作用，显露好输尿管远端管壁及膀胱切口黏膜进行对合缝合。吻合口旁妥善放置好引流管。

【并发症的预防与处理】

1. 尿漏　术后应保持输尿管支架管引流通畅，避免术后尿漏。连续缝合裁剪的输尿管时应注意缝合质量，原则同开放手术。若出现尿漏，嘱患者半卧位，保持腹腔引流管和导尿管引流通畅，尿漏常在数天内消失。裁剪输尿管应保留输尿管外膜，如裁剪输尿管剥离过度，引起输尿管缺血坏死导致尿漏，则需开放手术处理。

2. 输尿管膀胱吻合口狭窄　裁剪输尿管时必须保证末端血供充足，移植时注意不要将输尿管扭曲。输尿管膀胱吻合必须无张力，保证缝合质量。术中应选择 6F 以上的亲水性双 J 管，酌情延长拔管时间。术毕仔细止血，避免在吻合口附近有血肿形成继发感染。

【术后处理】

术后无漏尿，则第 2 天可拔除腹腔引流管，第 7 天拔除尿管，术后 6~8 周拔除输尿管内支架管。留置输尿管内支架管期间，口服针对大肠杆菌和铜绿假单胞菌的抗生素。

参考文献

1. 丘少鹏，梅骅. 巨输尿管手术. 见：梅骅主编.泌尿外科手术学. 第 2 版.北京：人民卫生出版社，1996，189-195
2. 高新，邱剑光，蔡育彬，等. 腹腔镜输尿管成形术治疗先天性梗阻性巨输尿管(附六例报告). 中华泌尿外科杂志，2003，24(7):442-444
3. Shukla AR, Cooper J, Patel RP, et al. Prenatally detected primary megaureter: a role for extended follow-up. J Urol, 2005, 173(4):1353-1356
4. Arena F, Baldari S, Proietto F, et al. Conservative treatment in primary neonatal megaureter. Eur J Pediatr Surg, 1998, 8:347-351
5. Lee SD, Akbal C, Kaefer M. Refluxing ureteral reimplant as temporary treatment of obstructive megaureter in neonate and infant. J Urol, 2005, 173(4):1357-1360
6. Bapat S, Bapat M, Kirpekar D. Endoureterotomy for congenital primary obstructive megaureter: preliminary report. J Endourol, 2000, 14:263-267
7. Janetschek G, Seibold J, Radmayr C, et al. Laparoscopic heminephroureterectomy in pediatric patients. J Urol, 1997, 158:1928-1930
8. Johnston JH, Farkas A. The congenital refluxing megaureter: Experience with surgical reconstruction. Br J Urol, 1975, 47:153-155
9. Chen RN, Moore RG, Kavoussi LR, et al. Laparoscopic pyeloplasty, Indication, technique and long-term outcome. Urol Clin North Am, 1998, 25:323-330
10. Janetschek G, Seibold J, Radmayr C, et al. Laparoscopic heminephroureterectomy in pediatric patients. J Urol, 1997, 158 (5):1928-1930
11. Tatlisen A, Ekmekcioglu O. Direct nipple ureteroneocystostomy in adults with primary obstructed megaureter. J Urol, 2005, 173(3):877-880

第四十四章

腹腔镜膀胱癌根治术

laparoscopic radical cystectomy

第一节　腹腔镜下膀胱全切除-原位新膀胱术

Laparoscopic total cystectomy-orthotopic new bladder

【黄　健】

【概述】

膀胱全切除-原位新膀胱术是近年来公认的较为理想的膀胱代替术式，但由于该术式操作复杂、手术难度高，即使熟练的手术者施行开放性手术也需耗时5~6小时。因此，是否有必要在腹腔镜下进行这类手术仍存在着不同看法。国内外开展这类手术还较少。笔者在国内率先成功地开展了膀胱全切除-原位回肠新膀胱术，认为腹腔镜下切除膀胱前列腺，有助于细致、精确地处理盆底深部的重要结构，术中出血较少；尿道括约肌损伤概率较小，也有助于保留神经减少术后肠粘连。近来研究发现腹腔镜下手术比开放性手术更能保护身体的免疫机制，可减少术后感染并发症。

当然，腹腔镜下膀胱全切除-原位新膀胱术仍处于起步阶段，操作技术不够熟练，对于局部浸润明显，或转移淋巴结较大且包裹髂血管者有一定的困难。因此，应该根据手术医师的技术条件以及病人的情况来选择手术方式，从而保证肿瘤的根治效果。

腹腔镜手术与开放手术相比，主要有长时间气腹、特殊的体位以及腹腔镜下采用热止血方法等不同。采用腹腔镜技术施行膀胱全切除-原位新膀胱术是否进一步增加术后并发症？Cathelineau报道在84例腹腔镜下尿流改道患者中，术后并发症发生率为18%，分别为：尿路感染8例、盆腔血肿3例、尿漏2例、肾盂肾炎1例、肺栓塞1例。Chang报道了一组304例开放性膀胱全切除术病例，术后早期并发症达35.8%。Steven报道的166例开放性膀胱全切除术，术后早期并发症23.5%。2005年笔者比较了48例开放性手术与33例腹腔镜手术的手术疗效及并发症，发现开放手术组并发症发生率为31.3%；腹腔镜组为18.2%。从初步的临床报道来看,腹腔镜下膀胱全切除-下尿路重建的并发症并不比开放性手术多。由于腹腔镜手术开展时间不长,术后远期并发症发生情况还有待于进一步观察。

腹腔镜下膀胱全切除-原位新膀胱术主要有完全腹腔镜手术和腹腔镜加小切口手术两种方法。这两种方法主要差别在于:腹腔镜下腹腔内重建膀胱,还是通过小切口在腹腔外重建膀胱。目前报道的病例中大部分采用腹腔镜加小切口手术,究其原因可能有如下几点。

1. 降低手术难度,缩短手术时间　贮尿囊的构建必然涉及到肠管的离断、吻合、肠管的剖开成形以及输尿管吻合等等复杂的步骤,而腹腔镜下缝合、打结是高难度且费时的操作,因此,将这些步骤改在直视下操作,不但有利于手术的早期开展,对于熟练的腹腔镜手术者,也可大大地缩短手术时间。

2. 小切口没有增加手术创伤　为了避免肿瘤种植播散,有利于术后对肿瘤的病理分级分期,一般不主张使用组织绞碎器将切除的标本在体内绞碎后取出,而是将标本置于坚韧的密封袋中完整取出。因此,往往必须开一个4~5cm的腹部切口将标本取出,而利用这一切口在体外形成贮尿囊,没有增加创伤。

3. 减少腹腔内污染　在腹腔内切开肠管,形成贮尿囊,必然会增加污染的机会。

4. 降低手术成本　采用完全腹腔镜施行尿流改道术时,为了减少腹腔内污染,缩短手术时间,多采用腹腔镜专用吻合器做肠管吻合及成形,这将大大增加手术费用。

5. 可避免持续长时间气腹　通过小切口做膀胱重建,可减少2~3个小时的气腹时间,这可以明显减少长时间气腹对呼吸、循环及内环境的影响。

虽然腹腔镜加小切口手术有上述优点,但不能适用于所有患者,对于过度肥胖者,由于腹壁肥厚、肠系膜厚短,常常难以将肠管提到切口外,若在腹腔内构建贮尿囊可解决这一问题。因此,掌握完全腹腔镜下尿路重建很有必要。笔者曾为4例患者施行了完全腹腔镜下膀胱全切除-乙状结肠新膀胱术。切除膀胱后,隔离15cm乙状结肠,将输尿管插入式种植于肠管的两端,连续缝合关闭两端开口,肠管中点开口与尿道吻合,切开对系膜缘结肠带形成去带结肠膀胱。平均手术时间约7小时,手术后控尿良好。

根据可查阅到的资料,手助腹腔镜膀胱全切除术的病例数很少,主要原因在于手助对膀胱全切除帮助不大,建立手助通道反而增加了手术创伤,增加手术时间及费用。2003年Menon、Beecken分别报道了Da Vinci机器人辅助式腹腔镜下膀胱全切除-下尿路重建术。Da Vinci机器人手术系统,拥有三维的立体视野及灵活的内镜腕,手术者在舒适的体位上操作,使腹腔镜操作更为精细、准确。因此,对操作复杂、缝合结扎步骤很多、手术时间很长的膀胱全切除-下尿路重建手术有很大的帮助。但由于机器人非常昂贵,在发达国家也只是极少数医疗中心拥有这类设备,短期内很难在我国推广应用。

经过世界各地泌尿外科学界多年不懈的努力,腹腔镜下膀胱全切除-下尿路重建术已经越来越被广泛接受了。目前争论焦点已经不再是这项技术的可行性,而是如何进一步改进技术以缩短手术时间、提高肿瘤疗效、减少并发症。

【手术适应证】

新膀胱手术适应证的选择非常重要,如选择不当,可能发生肿瘤残存,术后排尿功能障碍等问题,腹腔镜下膀胱全切除-原位新膀胱手术的适应证与开张性手术基本相同。

符合以下条件者才能选择新膀胱手术:

1. 尿道断端2cm内无肿瘤,即男性膀胱颈以下无肿瘤,女性膀胱三角区以下无肿瘤。
2. 术前腹内压测定大于60cmH_2O,无膈肌裂孔疝、腹壁疝、腹壁肌松弛、盆底肌松弛等影响腹压的病变。
3. 无前尿道狭窄。
4. 尿道括约肌功能良好。
5. 无明显肠道病变,无肠切除史。
6. 肾代偿功能良好。
7. 术中做冷(冰)冻切片检查,证实尿道远侧断端无肿瘤。

【术前准备】

肠道准备:术前2~3天做肠道准备,从低渣半流到全流,口服肠道抗生素,如新霉素等,补充维生素

K,术前晚及术日早晨清洁灌肠。

术前留置胃管及导尿管,术前 1 小时静脉使用抗生素。

【手术器械】

腹腔镜器械包括:12mm 套管 3 个,5mm 套管 2 个,弯钳 3 把,无创抓钳 2 把,连发钛夹钳 1 把,冲洗吸引器 1 个,电凝钩 1 把,持针器 1 把,剪刀 1 把,超声刀 1 套,"结扎速"血管闭合系统(LigaSure™ Vessel Sealing System)1 套。

常规开放手术器械 1 套,包括高频电刀、肠切除吻合器械或肠吻合器等。

【手术步骤】

1. 腹腔镜下膀胱全切除-原位回肠新膀胱术

(1) 麻醉、体位和套管穿刺位置:气管内插管全麻,患者仰卧位,臀部垫高 10cm,呈少许反弓张状,于大腿部及肩部固定,头部降低 15°(图 44-1-1)。采用五点穿刺法:第 1 穿刺点(A),脐下或脐上边缘,切开法进入腹腔,插入直径 12mm 套管,充入 CO_2,放置 15°腹腔镜,在直视下放置其他 4 个套管。第 2(B)、3(C)穿刺点分别在左右腹直肌旁、脐下约 2~3cm 位置,第 4(D)、5(E)穿刺点在左右髂前上棘内上方 2~3cm 处(图 44-1-2)。第 2、3 穿刺点插入 12mm 套管,其余的为 5mm 套管。手术者经左侧第 2、4 套管操作。第一助手左手扶镜,右手经第 3 套管操作,第二助手经第 5 套管操作(图 44-1-3)。

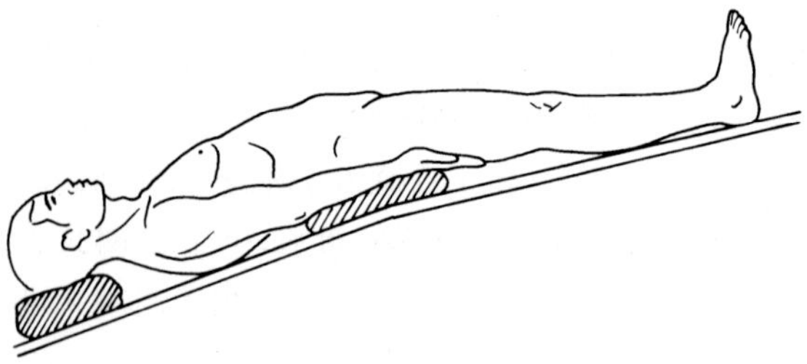

图 44-1-1　体位示意图

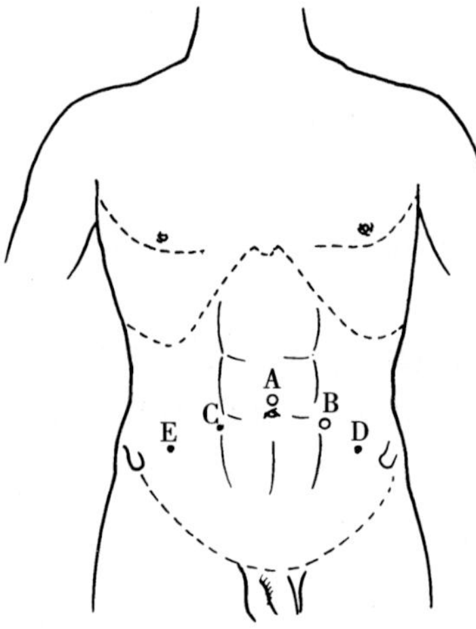

图 44-1-2　套管定位示意图(A 点-E 点)

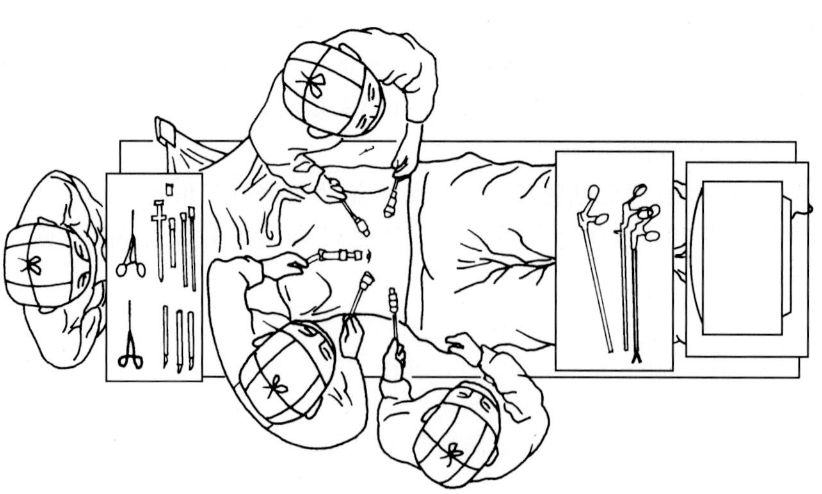

图 44-1-3　手术者位置

(2) 游离输尿管中下段：腹腔镜下探查腹腔，检查有无损伤，有无腹腔内转移。将视野转向右侧骨盆(入口)处，将回肠及乙状结肠向左上方牵开后可见搏动的右侧髂外动脉。在髂内外动脉分叉附近找到输尿管，沿输尿管行程向下剪开腹膜，用无创抓钳将输尿管提起并向下游离至膀胱壁外(图44-1-4)，暂不切断以减少尿路梗阻时间。左侧输尿管常常被乙状结肠覆盖，需游离乙状结肠外侧的粘连，将乙状结肠推向内侧显露其系膜根部才能找到，然后用与右侧相同的方法游离至膀胱壁外。一般应在完成右侧盆腔淋巴结清扫后，再将视野转向左侧，游离左侧输尿管并同时行左侧盆腔淋巴结清扫。

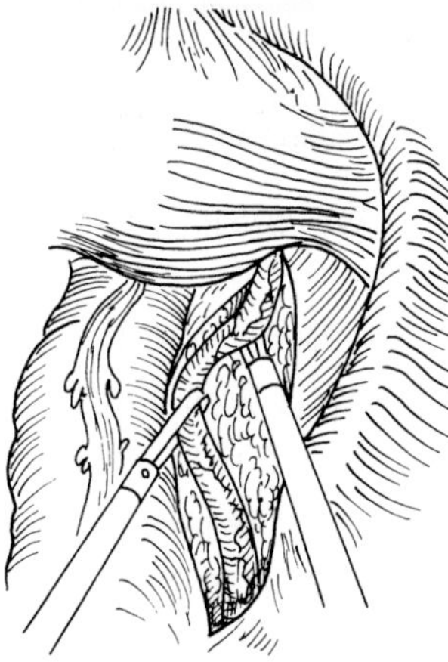

图 44-1-4　游离输尿管

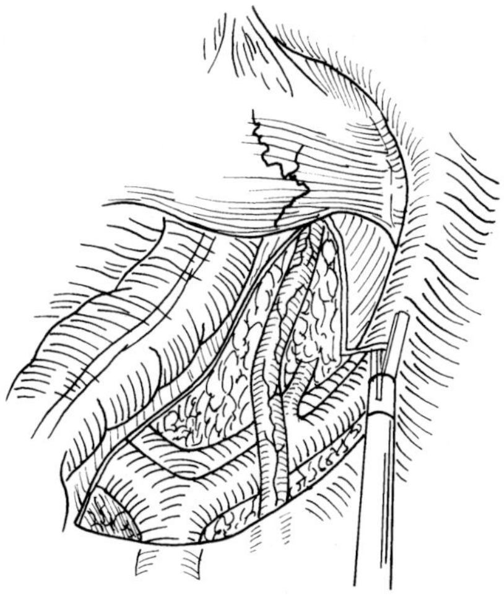

图 44-1-5　剪开腹膜及髂血管鞘

(3) 盆腔淋巴结清扫：沿髂外动脉表面剪开腹膜及髂血管鞘，远端至血管穿出腹壁处，近端至左右髂总动脉分叉位置(图 44-1-5)。用超声刀切断跨过髂外动脉位置的输精管，从远端到近端清除髂外动脉前面及上、外、后方的淋巴组织(图 44-1-6)，同时在髂外动脉的内下方找到髂外静脉，沿髂外静脉内下缘小心游离找到骨盆内侧壁。用吸引管钝性分离找到闭孔神经及闭孔动脉、静脉，用 LigaSure 切断闭孔动、静脉(图 44-1-7)，注意保护闭孔神经。沿髂内动脉向下游离，找到脐动脉，用 LigaSure 切断脐动脉(图 44-1-8)。用超声刀分离髂内外血管分叉处及闭孔神经周围淋巴脂肪组织。继续沿右髂总动脉向上游离至左右髂总动脉分叉处，清除右髂总血管周围及分叉下方的淋巴组织(图 44-1-9)。用相同的方法行左侧盆腔淋巴清扫。

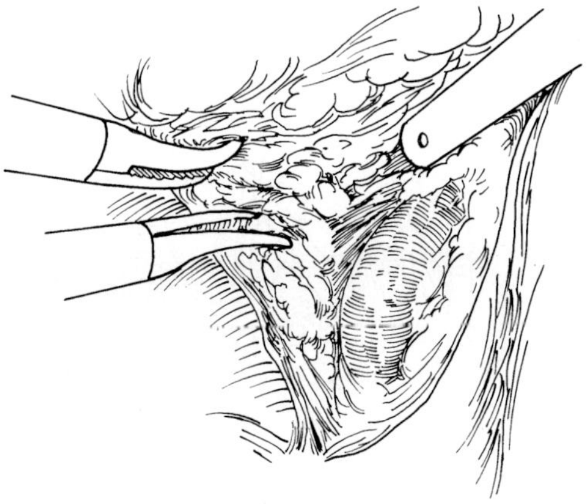

图 44-1-6　清扫髂动脉旁淋巴结

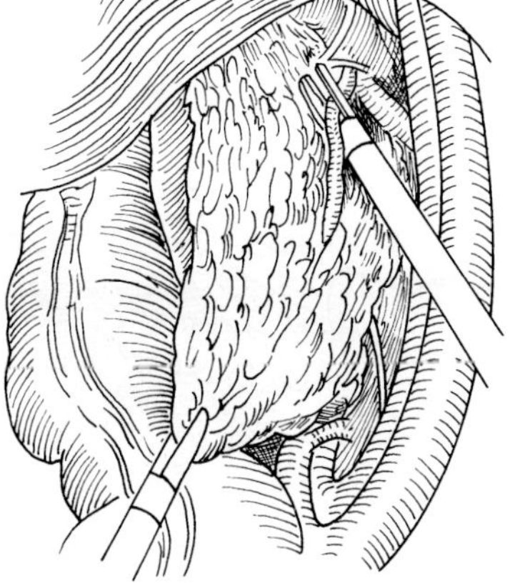

图 44-1-7　切断闭孔动静脉

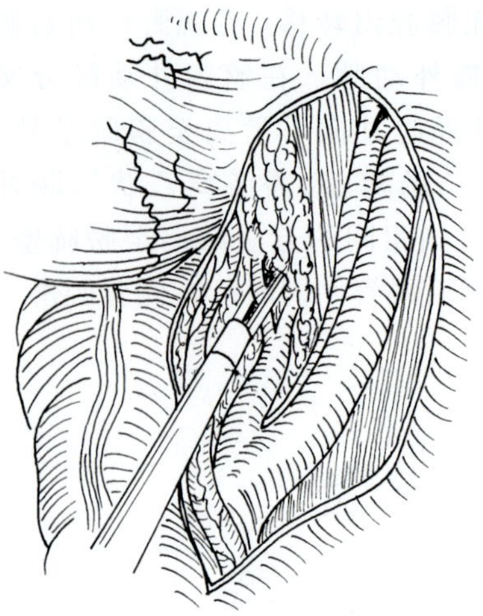

图 44-1-8　切断脐动脉

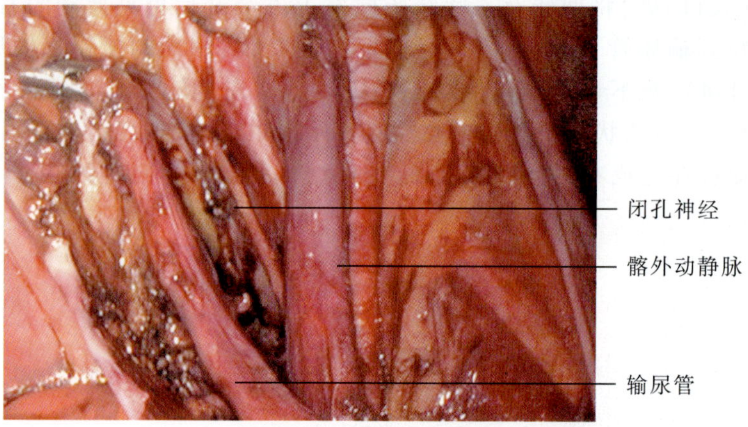

图 44-1-9　清扫右侧盆腔淋巴后，见髂外动静脉、闭孔神经及输尿管

(4) 游离输精管、精囊及前列腺后面：将肠管推向头侧，第二助手用抓钳将直肠向上牵引，显露直肠膀胱陷凹，此时可见膀胱后面有上下两道弓状隆起。第二道弓状隆起为输精管壶腹部及精囊位置标志，用电凝钩横行打开弓状隆起处腹膜，使腹膜开口与两侧已切开的腹膜相连(图 44-1-10)。游离输精管后切断，在输精管外下方分离找到精囊，紧贴精囊外下方游离至前列腺基底部外侧。精囊底部外侧有精囊动脉，需电凝或超声凝固后切断（图 44-1-11)。将左右输精管、精囊向前牵引，在其下方 2~3mm 处横行切开 Denonvillier 筋膜(图 44-1-12)，钝性分离前列腺后方至直肠尿道肌。

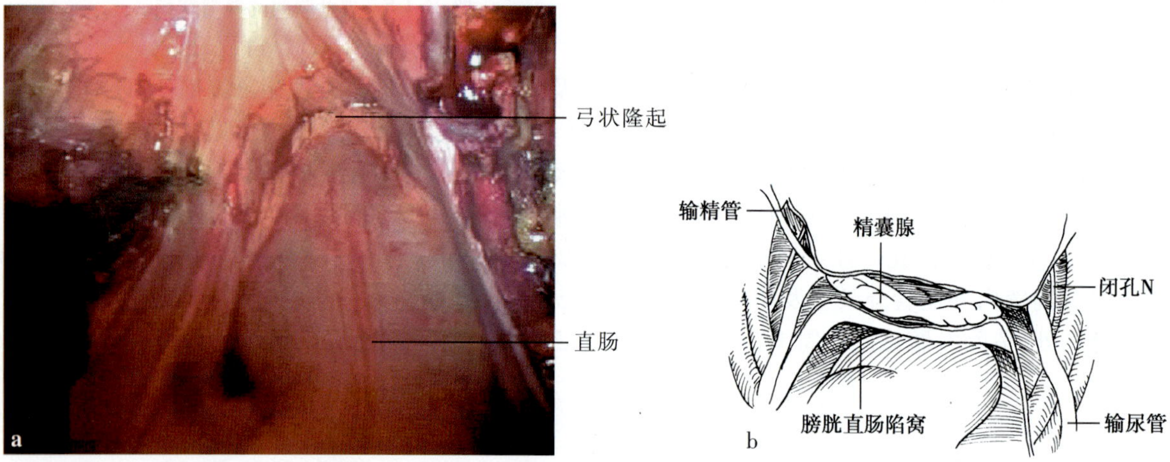

图 44-1-10　切开弓状隆起

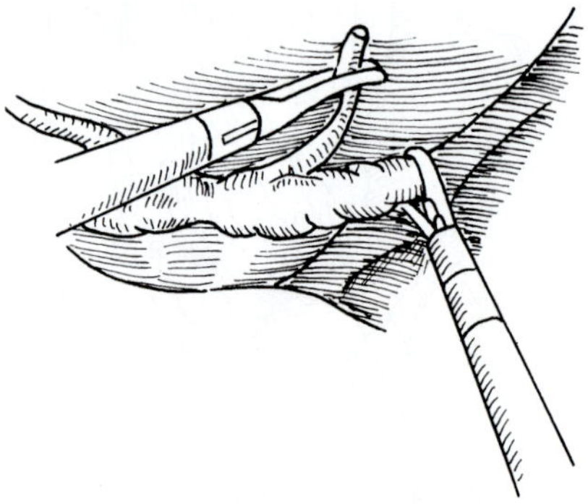

图 44-1-11　分离输精管精囊

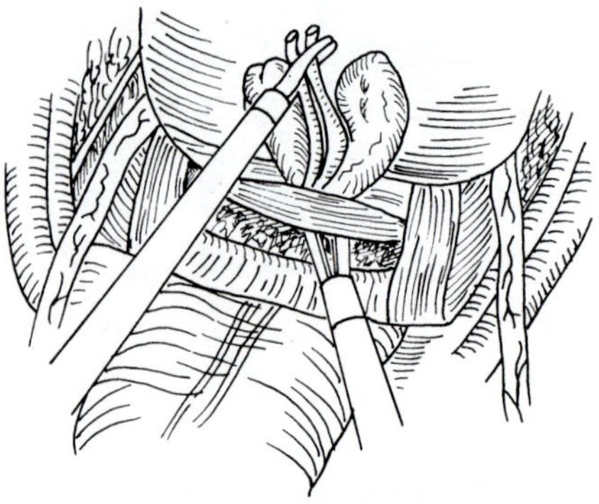

图 44-1-12　切开狄氏筋膜

(5) 游离膀胱前壁:将腹腔镜视野移至前腹壁,可见脐正中韧带及其两侧的旁正中韧带,如经导尿管注入生理盐水,可帮助判断膀胱轮廓及其前方的腹膜返折(图 44-1-13)。切断脐正中韧带、旁正中韧带及腹膜返折,与两侧已切开的腹膜会合(图 44-1-14)。向下钝性分离膀胱前间隙,显露耻骨前列腺韧带及盆筋膜返折(图 44-1-15)。

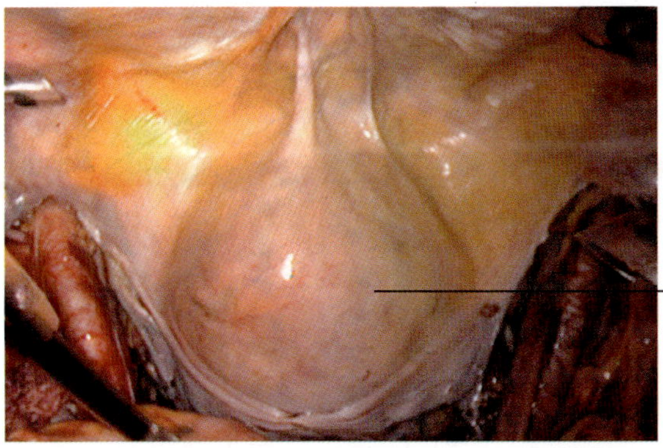

图 44-1-13　充盈膀胱,拟切开膀胱腹膜返折线

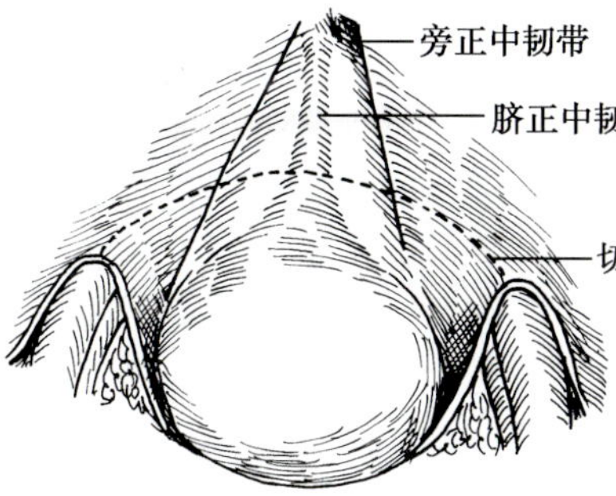

图 44-1-14　切开膀胱前腹膜

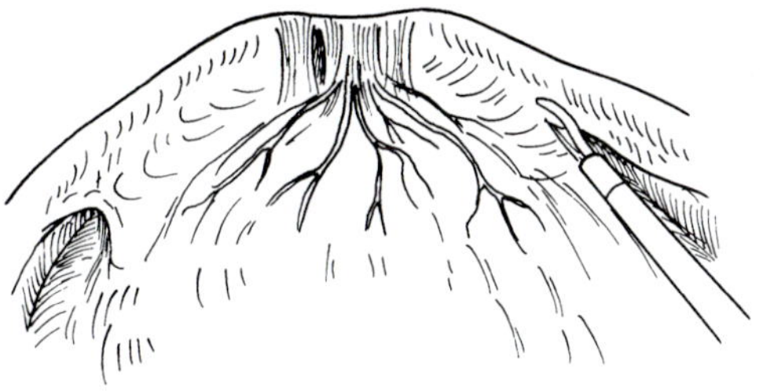

图 44-1-15　分离膀胱前间隙

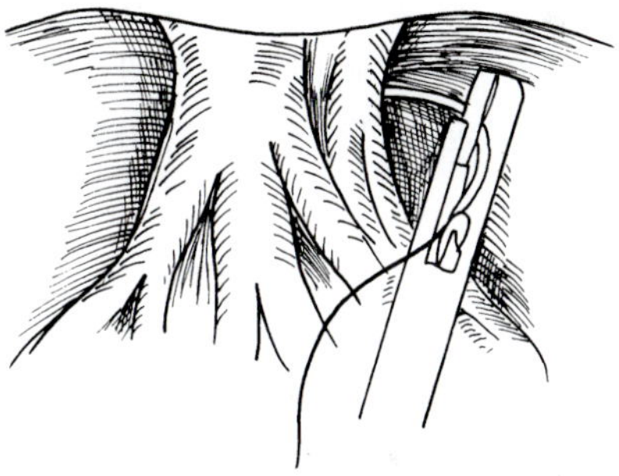

图 44-1-16　缝扎阴茎背深静脉复合体

(6) 缝扎阴茎背深静脉复合体:用电凝钩切开两侧盆筋膜返折和耻骨前列腺韧带,暴露前列腺尖部两侧,用 2-0 Dexon 线由右向左缝扎阴茎背深静脉复合体(图 44-1-16)。

(7) 游离膀胱侧韧带及前列腺侧韧带:将输尿管下段提起,在膀胱壁外位置上钛夹后切断或用 Ligasure 电凝后切断(图 44-1-17)。提起膀胱顶部,用超声刀或 Ligasure 分离膀胱侧韧带。到达前列腺基底部时将精囊提起帮助定位,紧贴前列腺外侧分离前列腺侧韧带(图 44-1-18)。

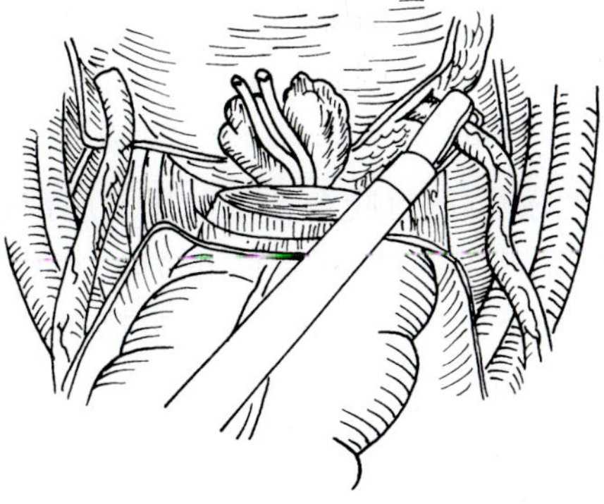

图 44-1-17　切断输尿管

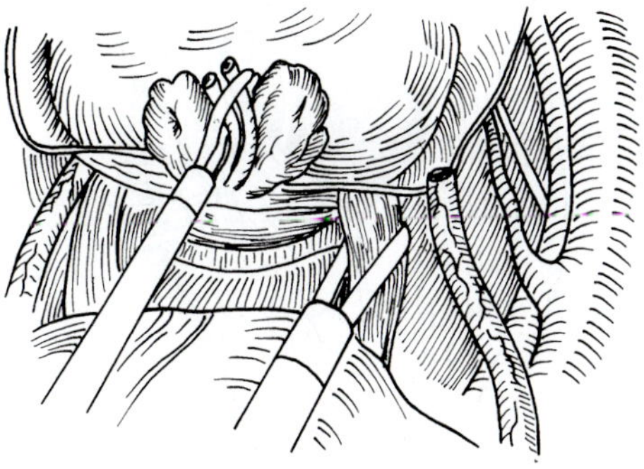

图 44-1-18　分离前列腺侧韧带

(8) 离断尿道、切除膀胱前列腺:在缝扎线的近端切断阴茎背深静脉复合体,向下分离至前列腺尖部。紧贴前列腺尖部剪开尿道前壁,将导尿管拉起,用钳夹紧导尿管,在钳的远端剪断后向上牵引(图 44-1-19),剪断尿道后壁。将前列腺尖部翻起,显露其后方的尿道直肠肌,紧贴前列腺将其剪断(图 44-1-20),将膀胱前列腺完全游离。创面彻底止血,经尿道重新插入 20F Foley 导尿管,气囊注水 20ml,用纱布压迫创面,牵拉 Foley 导尿管,以减少创面渗血。

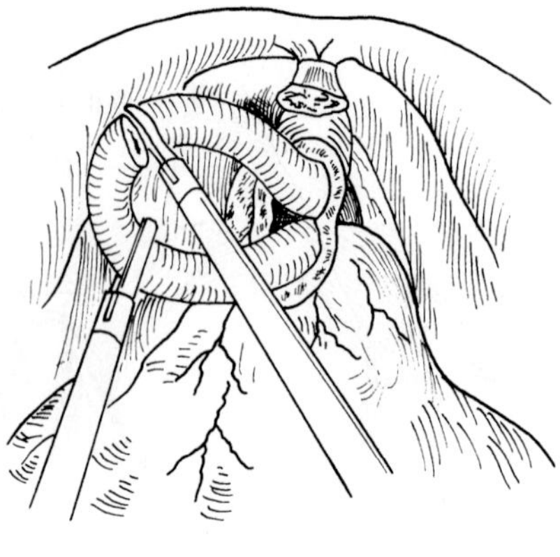

图 44-1-19 剪开尿道前壁

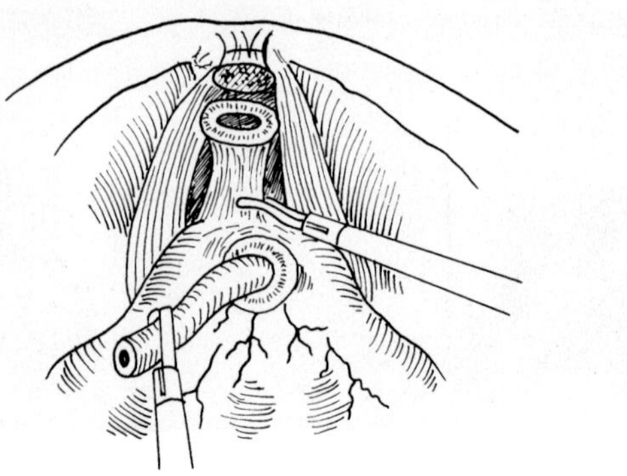

图 44-1-20 显露尿道直肠肌

(9) 形成贮尿囊:在下腹部正中线上做 5~6cm 切口,取出标本。将左右输尿管下段从切口引出,插入 8F 硅胶管引流尿液。将回肠拉至切口外,在距回盲肠交界 15cm 的近侧,隔离 50cm 回肠段(图 44-1-21)。纵行剖开该肠段后 M 形折叠,用 3-0 Dexon 线连续内翻缝合,形成贮尿囊(图 44-1-22)。

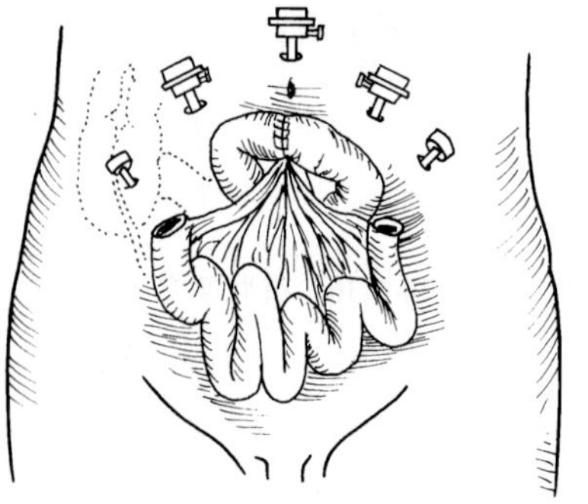

图 44-1-21 隔离回肠段

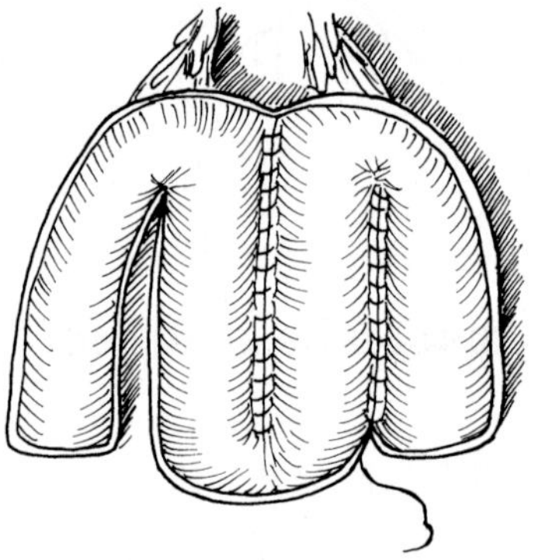

图 44-1-22 形成贮尿囊

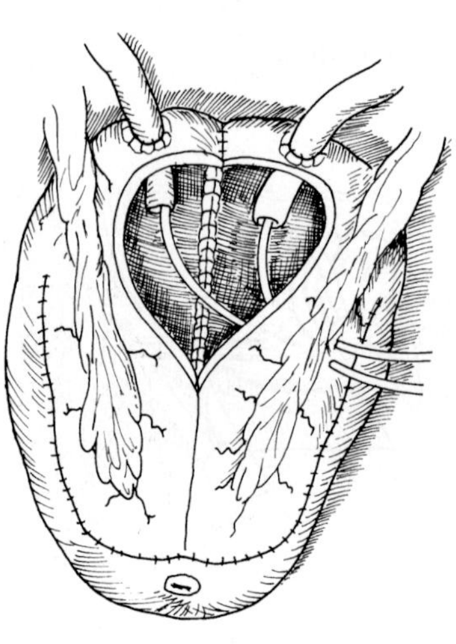

图 44-1-23 输尿管再植

(10) 输尿管再植:在贮尿囊后顶部两侧各戳一小口,将输尿管断端修剪成斜口,末段插入贮尿囊内 1cm, 用 4-0 Dexon 线缝合 5~6 针固定输尿管外膜肌层及贮尿囊开口全层(图 44-1-23)。输尿管支架引流由贮尿囊前壁穿出。

(11) 贮尿囊-尿道吻合: 于贮尿囊底部切开约 0.8cm 的小孔,将 Foley 导尿管拉出切口。将其尖端与贮尿囊开口处下方缝一条牵引线, 牵拉导尿管将贮尿囊放入腹腔,缝合腹壁切口。再次气腹,腹腔镜下用 2-0 Dexon 缝合贮尿囊-尿道残端 6 针,逐针结扎。第 1 针结扎时可利用导尿管牵引减少张力。吻合后壁 3 针后,剪去牵引线将导尿管插入贮尿囊后,再缝合前壁(图 44-1-24)。检查吻合口无渗漏后放置盆腔引流。

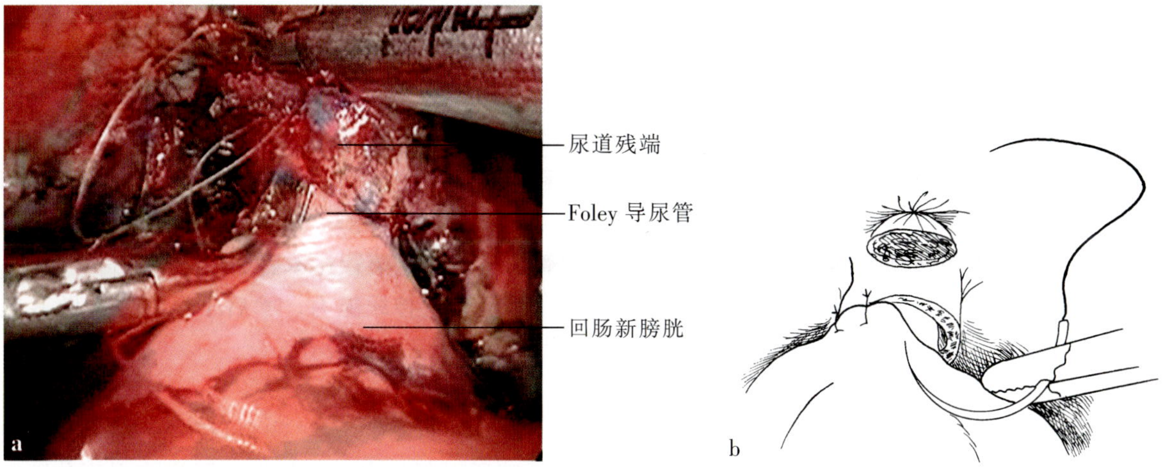

图 44-1-24　贮尿囊-尿道吻合

2. 完全腹腔镜下膀胱全切除-原位乙状结肠新膀胱术　除上文所述的器械外，还需要 29/31/33cm 管状肠道吻合器 1 把。

(1) 麻醉、体位和套管穿刺位置：气管内插管麻醉，患者取膀胱截石位，头部降低 15°。形成气腹后在下腹部置入 5 根套管，呈扇形分布，套管位置与上文的腹腔镜下膀胱全切除-原位回肠新膀胱术基本相同。腹压设定为 12mmHg。

(2) 于腹腔镜下游离双侧输尿管中下段、双侧盆腔淋巴结清扫以及切除膀胱的步骤与膀胱全切除-原位回肠新膀胱术基本相同。

(3) 取出标本、隔离乙状结肠：全膀胱切除后，装入标本袋内，将距肛门 15cm 的乙状结肠提起，用 Ligasure 切开大部分肠腔，经肛门插入开放手术使用的长弯钳，钳住与标本相连的 Foley 导尿管，将标本经直肠肛门拉出体外。用 Ligasure 继续切断乙状结肠肠壁及系膜，在该断面近侧 15cm 处再次横断乙状结肠及其系膜，注意保留隔离乙状结肠肠管的血供。将肠道吻合器经肛门插入，乙状结肠近端、远端开口各缝一荷包缝线分别包绕吻合器的近端及远端结扎，将两端对合后发射缝钉吻合，退出吻合器检查有两圈完整的肠壁，证实吻合牢靠。

(4) 乙状结肠肠管与尿道吻合：在隔离乙状结肠肠管的中点对系膜缘做一 10mm 切口，用 3-0 可吸收线将该口与尿道断端吻合，采用连续或间断缝合，吻合后壁后插入 Foley 尿管，再吻合前壁。

(5) 输尿管与贮尿囊吻合：将左右输尿管末段剪成斜口，分别插入乙状结肠的两端各 1cm，输尿管内置 8F 硅胶管做支架，经乙状结肠贮尿囊前壁引出，用 4-0 可吸收线吻合输尿管与贮尿囊 4~6 针。

(6) 去除结肠带：用 3-0 可吸收线连续缝合关闭乙状结肠两端开口。经 Foley 导尿管注入生理盐水充盈新膀胱，检查各吻合口无渗漏后，用腹腔镜切开刀小心地切开前结肠带。放置引流管两条至盆腔，将左右输尿管支架管从套管引出体外。最后退出套管，缝合皮肤小切口。

【术中注意事项】

套管位置选择应根据病人高矮适当调整，体型矮小者，第 1 个套管应定脐部以上，其他套管也应相对上移，以免操作通道靠得太近而影响操作。体型高大者则应在脐下置入第 1 个套管，其他套管要适当下移，避免因套管位置太高而使器械不能到达前列腺尖端。

手术者与第一助手各使用一侧的操作通道，可使术者及助手都在舒适的体位下操作，甚至可坐在凳子上手术，方便手脚的配合，增加操作的精确性及稳定性。

分离膀胱前列腺后面时，要先认真辨认两个弓状隆起的位置，准确的定位对找到输精管及精囊非常重要。注意精囊外侧的精囊动脉，剪开 Denonvillier 筋膜时注意避免损伤后方的直肠。

分离膀胱前间隙时,应认真辨认前腹壁与膀胱交界处的腹膜返折位置,如不能确定可充盈膀胱帮助定位;处理阴茎背深静脉复合体时,应先剪开盆侧筋膜返折及耻骨前列腺韧带,显露前列腺尖部两侧,便于缝扎。如发生较明显出血时可牵拉 Foley 导尿管,借助气囊压迫止血,待膀胱侧韧带、前列腺侧韧带全部分离后,再处理背深静脉可减少出血。

尿道切断位置应尽量靠近前列腺尖端,断端尽可能整齐。

【术后处理】

一般术后 3~4 天肠蠕动开始恢复,肛门排气排便后开始进食。注意保持引流管通畅,定期冲洗新膀胱,避免黏液堵塞。如新膀胱尿道吻合口有张力或缝合不够理想,可于术后 1~2 天内做导尿管牵引,但牵引力不能过大,一般用 300~500g 重物即可。Foley 导尿管及输尿管支架管在术后 2 周左右拔除。

如有尿失禁,嘱患者行盆底肌锻炼,一般在 1~2 个月后可恢复控尿能力。术后 1 个月左右做 B 超或 IVU 及新膀胱造影检查,了解双肾有无积液,有无输尿管返流及新膀胱尿瘘等。

【术后并发症及处理】

1. 肠道并发症　由于术中隔离肠管后,重新进行肠吻合,可能发生肠瘘、吻合口狭窄、粘连性肠梗阻等并发症,同时应注意回肠穿过输尿管与新膀胱之间的间隙所引起的内疝。如发生肠瘘应引流盆腔及腹腔,3~4 周不能自行愈合者,应再次手术修补。不完全性肠梗阻可先做胃肠减压的保守性治疗,如不能缓解则需手术松解。内疝可同时引起肠梗阻及输尿管梗阻,应及时进行再次手术复位。

2. 新膀胱并发症　新膀胱可发生尿瘘、尿失禁、排尿困难、尿潴留等并发症。术后早期如发生新膀胱渗漏,盆腔引流液多,可牵引气囊导尿管,保证通畅引流新膀胱,多可自行愈合。拔除导尿管后应严密观察患者排尿情况,如有尿失禁应指导患者进行盆底肌训练,即反复收缩及松弛包括括约肌在内的盆底肌,达到增强外括约肌收缩力,紧闭尿道的目的。经数月的训练多数患者能恢复控尿。如术后发生排尿困难,残余尿量逐渐增多,应做膀胱尿道造影及膀胱尿道镜检查,如发现有膀胱尿道吻合口瘢痕狭窄,可做内切开术,如因腹肌无力引起的残余尿增多,可采用定期自我导尿。

3. 输尿管并发症　输尿管新膀胱吻合可能发生梗阻、尿瘘及返流等并发症,如支架引流管过早脱落后继发梗阻,可行经皮肾穿刺重新置入引流管。轻度膀胱输尿管返流不需特殊处理,如因返流导致反复尿路感染,肾盂输尿管扩张积液,应再次做抗返流输尿管吻合。

参考文献

1. 黄健,姚友生,许可慰,等. 腹腔镜下膀胱全切除原位回肠代膀胱术(附 15 例报告). 中华泌尿外科杂志,2004,25(3):175-179
2. 黄健,黄海,姚友生,等. 腹腔镜与开放性膀胱全切原位回肠代膀胱术的疗效比较. 中华泌尿外科杂志,2005,26(3):172-175
3. Gschwend JE. Bladder substitution. Curr Opin Urol,2003,13(6):477-482
4. Cathelineau X,Arroyo C,Rozet F,et al. Laparoscopic assisted radical cystectomy:the Montsouris experience after 84 cases. Eur Urol,2005,47(6):780-784.
5. Simonato A,Gregori A,Lissiani A,et al. Laparoscopic radical cysto-prostatectomy:our experience in a consecutive series of 10 patients with a 3 years follow-up. Eur Urol,2005,47(6):785-792
6. Gupta NP,Gill IS,Fergany A,et al. Laparoscopic radical cystectomy with intracorporeal ileal conduit diversion:five cases with a 2-year follow-up. BJU Int,2002,90:391-396
7. DeGer S,Peters R,Roigas J,et al. Laparoscopic radical cystectomy with continent urinary diversion (rectosigmoid pouch) performed completely intracorporeally:an intermediate functional and oncologic analysis. Urology,2004,64(5):935-939
8. Gill IS,Kaouk JH,Meraney AM,et al. Laparoscopic radical cystectomy and continent orthotopic ileal neobladder performed completely intracorporeally:the initial experience. J Urol,2002,168:13-18
9. Moinzadeh A,Gill IS. Laparoscopic radical cystectomy with urinary diversion. Curr Opin Urol,2004,14(2):83-87
10. Chang SS,Cookson MS,Baumgartner RG,et al. Analysis of early complications after radical cystectomy:results of a collaborative care pathway. J Urol,2002,167(5):2012-2016
11. Steven K,Poulsen AL. The orthotopic Kock ileal neobladder:functional results,urodynamic features,complications and survival

in 166 men. J Urol,2000,164(2):288-295
12. Sanchez de Badajoz E,Gallego Perales JL,Reche Rosado A,et al. Radical cystectomy and laparoscopic ileal conduit. Arch Esp Urol,1993,46(7):621-624
13. Gill IS,Fergany A,Klein EA,et al. Laparoscopic radical cystoprostatectomy with ileal conduit performed completely intracorporeally:the initial 2 cases. Urology,2000,56(1):26-29
14. Carvalhal EF,Gill IS. Laparoscopic cystectomy:indications and limitations. Arch Esp Urol,2002,55(6):721-729
15. Turk I,Deger S,Winkelmann B,et al. Laparoscopic radical cystectomy with continent urinary diversion (rectal sigmoid pouch) performed completely intracorporeally:the initial 5 cases. J Urol,2001,165:1863-1866
16. Abdel-Hakim AM,Bassiouny F,Abdel-Azim MS,et al. Laparoscopic radical cystectomy with orthotopic neobladder. J Endourol,2002,16:377-381
17. Huang J,Xu KW,Yao YS,et al.Laparoscopic radical cystectomy with orthotopic ileal neobladder:report of 33 cases. Chin Med J(Engl),2005,118(1):27-33
18. Taylor GD,Duchene DA,Koeneman KS. Hand assisted laparoscopic cystectomy with minilaparomy ileal conduit:series report and comparison with open cystectomy. J Urol,2004,172(4,Part 1 of 2):1291-1296
19. Yang S,Huang YH,Ou Yang CM,et al. Clinical experience of laparoscopic-assisted radical cystectomy with continent ileal reservoir. Urol Int,2005,74(3):240-245
20. Menon M,Hemal AK,Tewari A,et al. Nerve-sparing robot-assisted radical cystoprostatectomy and urinary diversion. BJU Int,2003,92(3):232-236
21. Beecken WD,Wolfram M,Engl T,et al. Robotic-assisted laparoscopic radical cystectomy and intra-abdominal formation of an orthotopic ileal neobladder. Eur Urol,2003,44(3):337-339
22. Menon M,Hemal AK,Tewari A,et al. Robot-assisted radical cystectomy and urinary diversion in female patients:technique with preservation of the uterus and vagina. J Am Coll Surg,2004,198(3):386-393
23. Guazzoni G,Cestari A,Colombo R,et al. Laparoscopic nerve and seminal-sparing cystectomy with orthotopic ileal neobladder:the first three cases. Eur Urol,2003,44(5):567-572

第二节 手助腹腔镜膀胱全切除-回肠膀胱术

Hand-assisted laparoscopic total cystectomy ileal conduit

【陈凌武 张永海】

【概述】

腹腔镜根治性膀胱切除术的技术要求较高,因此,该术式也是泌尿外科诸多腹腔镜手术中发展相对较慢的原因之一。1992 年 Parra 等报道首例腹腔镜下膀胱切除术,迄今文献报道腹腔镜膀胱全切尿流改道术的病例数也只有几百例。但腹腔镜下膀胱切除术的讨论的重点已不再是其技术的可行性,而是如何选择合适的患者、缩短手术时间、减少并发症,以达到良好的远期疗效。

手助式腹腔镜技术是近年来迅速发展起来的腹腔镜技术的一个分支。手助式腹腔镜手术(hand-assisted laparoscopic surgery,HALS)是在腹腔镜手术过程中,术者将一只手经特殊设计的手辅助装置伸入腹腔内,在不影响气腹的情况下完成手术的一种方法。HALS 在全膀胱切除中的应用,不仅具有传统腹腔镜中的创伤小、痛苦少、恢复快等优点,而且还使术者充分利用了手的灵敏触觉和协助操作能力,从而降低腹腔镜下膀胱全切除的手术难度,缩短手术时间,提高手术安全性与成功率,有效地防止微创手术并发症的发生。因而促进了腹腔镜技术在膀胱全切除术中的推广与应用。

2002 年,Peterson 等首次报道手助腹腔镜下膀胱全切除、回肠膀胱术。手助式腹腔镜下膀胱全切除可以显著减少手术时间和术中出血量,减轻患者创伤,加速患者康复,降低手术费用,同时还可以缩短初学者的学习曲线,同样体现了微创的原则。传统的腹腔镜下膀胱全切除、尿流改道术,多主张在上腹部或下腹部切开约 5cm 的切口,取出膀胱标本,再完成贮尿囊的重建。而 HALS 则利用切口,在手助下完成膀胱切除及贮尿囊重建或回肠式膀胱,在复杂的膀胱全切除术显示出明显的优势。因此,手助式腹腔镜技术并非与真正的“微创”原则相违背,也不是短暂的“过渡”或“倒退”,而是传统腹腔镜技术的有益补充,HALS

发展了腹腔镜技术。美国南部27位资深的腹腔镜专家曾推荐：当单纯腹腔镜手术过于复杂或手术时间过长时，应考虑手助式腹腔镜手术。

笔者在完成50例腹腔镜根治性膀胱切除手术后体会到，在术中将右下腹两个操作通道之间切开，放置手助式装置，以轻松地用手分离(Denonvillier)间隙时，平面清晰、省时，明显缩短手术时间和减少术中出血量，同时减少了损伤邻近组织器官的机会；通过该切口取出标本完成阑尾切除、截取回肠、回肠端端吻合、回肠膀胱术，手术视野开阔，操作方便，明显降低了手术复杂性；并以此切口作为回肠膀胱的造口，与纯腹腔镜膀胱全切相比，并不增加手术创伤。

【手术适应证】

手助式腹腔镜下膀胱全切回肠膀胱手术的适应证与开放手术基本相同，有以下情况者可选择手助式腹腔镜手术：

1. 有腹部器官或盆腔(膀胱)开放手术史；

2. 体重指数(BMI)大于$25kg/m^2$的肥胖病人；

3. 膀胱肿瘤巨大，影响盆腔显露或膀胱活动者；

4. 多次行膀胱肿瘤电切和灌注治疗，膀胱周围的炎症造成术中显露和分离困难的病人；

5. 术中分离精囊和狄氏筋膜显示不清者。

如有以下情况时宜行回肠膀胱术：

1. 膀胱肿瘤累及膀胱颈、前列腺部尿道者；

2. 膀胱肿瘤伴有严重的黏膜病变或原位癌者；

3. 伴有肾功能损伤或功能性独肾者。

【术前准备】

1. 术前对检查患者的心、肺、肝、肾功能进行评估。由于气腹使膈肌上移，胸腔的体积缩小，胸廓活动和肺膨胀受限，潮气量下降，出现限制性通气功能障碍，表现为高碳酸血症。气腹后CVP增高，下腔静脉回流减少，肺内分流量增加，心排血量下降，头低位对血流动力学造成影响，对心血管系统有损害的患者可能代偿困难。同时呼吸性酸中毒、缺氧、神经内分泌反应，可引起心律失常。下腔静脉回流缓慢可导致下肢静脉血栓形成等。

2. 纠正存在的水、电解质失衡，补充维生素；有贫血及低蛋白血症者需要矫正。

3. 术前胃肠道的准备。术中建立气腹及头低位，患者容易出现胃液返流，全麻病人可发生吸入性肺炎。故术前要求禁食至少6小时，放置胃管行胃肠减压。使用H_2受体阻滞药减少胃酸的分泌。术前3天口服抗生素做肠道准备，术前第2天、第3天进半流质饮食，术前1天流质饮食并给予静脉营养，每天灌肠1次，术前1天及手术当天清洁灌肠。

4. 术前插入导尿管排空膀胱内的尿液，以便术中分离膀胱后壁的操作；还可以在分离膀胱前壁时，注入水使膀胱充盈，帮助判断膀胱轮廓及前方的腹膜返折。

5. 准备丝裂霉素20mg术中浸泡盆腔用。

【手术器械】

手助式腹腔镜的器械包括：10mm Trocar 3个，5mm Trocar 2个，手辅装置1个，超声刀1套，结扎束血管闭合系统1套，弯钳2把，钝头钳2把，冲洗吸引器1个，剪刀1把，开放手术器械1套。

【手术步骤】

1. 麻醉和体位　同腹腔镜下膀胱全切除-原位新膀胱术。

2. Trocar位置　一般采取五孔法。第1孔位于脐缘，用于放置窥镜，直视下完成其他四孔操作通道的建立。第2、3孔分别在脐下3cm左右腹直肌旁，第4、5孔分别在左、右髂前上棘内上方2cm处(图44-2-1)。具体穿孔的位置根据每个患者体型高大矮小的情况和手术操作者的习惯可略有不同。尤其对行回肠膀胱术的患者，右侧的两个操作孔的距离不应太远(约5cm)，两孔的连线将作为切口，建立手辅助通道及回肠膀胱造口。

3. 游离输尿管中、下段　腹腔镜下观察腹腔，检查肠道有无损伤，有无腹腔内肿瘤转移。将视野转向

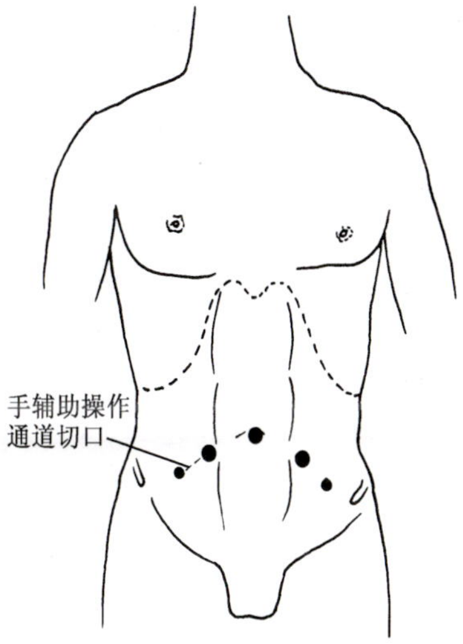

图 44-2-1 Trocar 位置

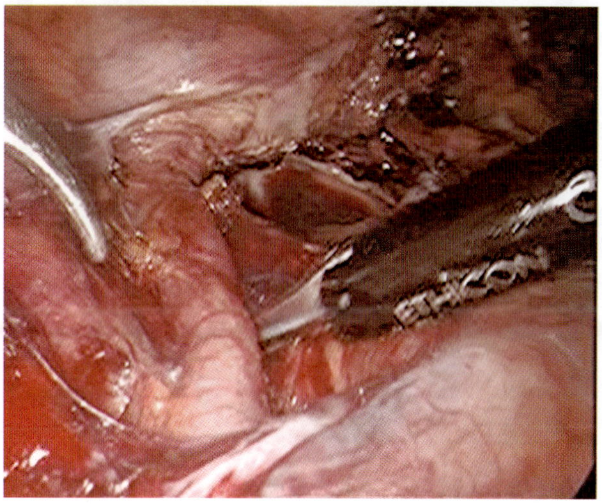

图 44-2-2 分离输尿管中下段至与输精管交界处

右侧回盲部下方,将回肠及盲肠向左上方牵开,可见搏动的右侧髂外动脉。在髂内、外动脉分叉附近找到输尿管,沿输尿管行程向下剪开腹膜,提起输尿管并向下游离至膀胱壁外与输精管交界处(男性)(图 44-2-2),暂不切断,以减少尿液流入盆腔内。左侧输尿管常常被乙状结肠覆盖,显露乙状结肠外侧腹膜,向下剪开腹膜,用右侧相同的方法游离至膀胱壁外与输精管交界处。

4. 游离输精管壶腹 于直肠膀胱陷凹上方约 2cm 处用电钩或超声刀切开膀胱后壁腹膜,于输尿管末端的外上方,用超声刀分离双侧输精管及其壶腹(图 44-2-3)。

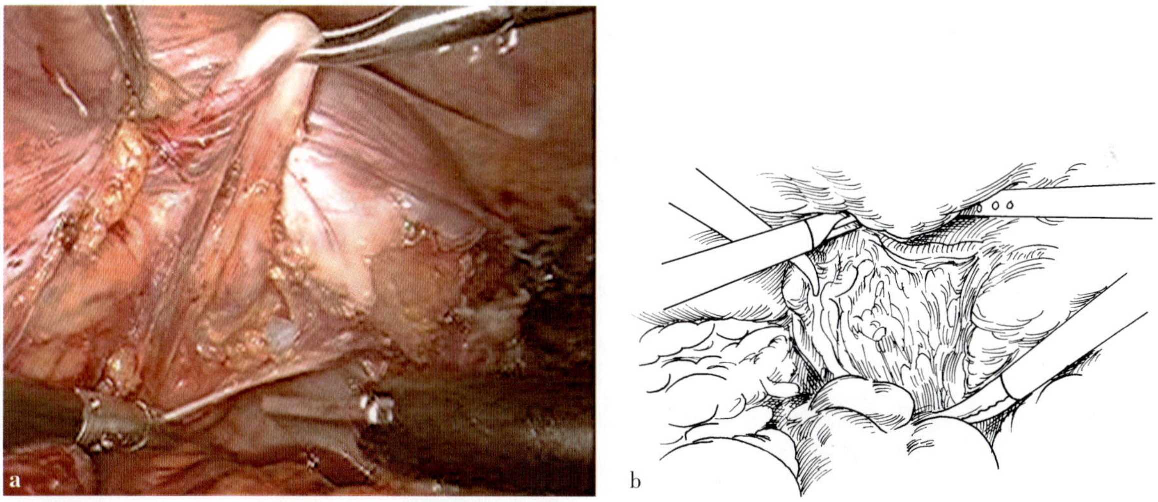

图 44-2-3 游离输精管壶腹

5. 游离膀胱前壁 将腹腔镜视野移至前腹壁,可以见到脐正中韧带及其两侧的旁正中韧带,如经导尿管注入生理盐水可帮助显示膀胱轮廓及其前方的腹膜返折。切断脐正中韧带、旁正中韧带及腹膜返折,与两侧已切开的腹膜会合。向下钝性分离膀胱前间隙,显露耻骨前列腺韧带及盆筋膜返折(参见第一节)。

6. 建立手辅助操作通道 将右下腹两个操作孔的连线作为切口,进入腹腔,放置手辅助装置(图 44-2-4)。目前常用的手辅助装置有 Intromit、HandPort、PneumoSleeve 等。

7. 游离精囊及膀胱侧韧带 经手辅助装置将手伸入腹腔,用钳提起输精管末段(壶腹),沿输精管用手分离出双侧精囊及膀胱侧韧带,腹腔镜下用 Ligasure 分离切断膀胱侧韧带(图 44-2-5)。

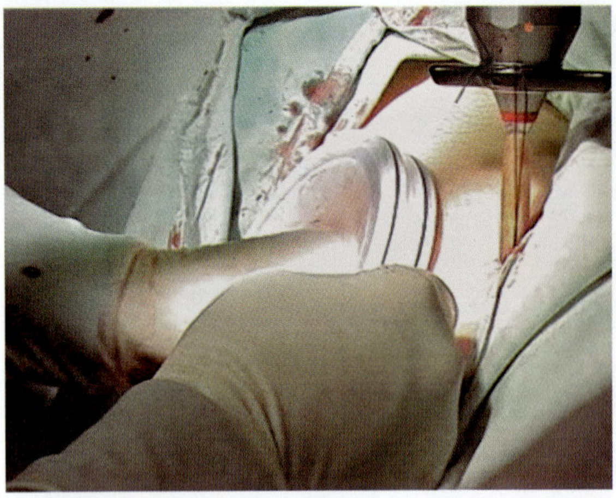

图 44-2-4　建立手辅助通道

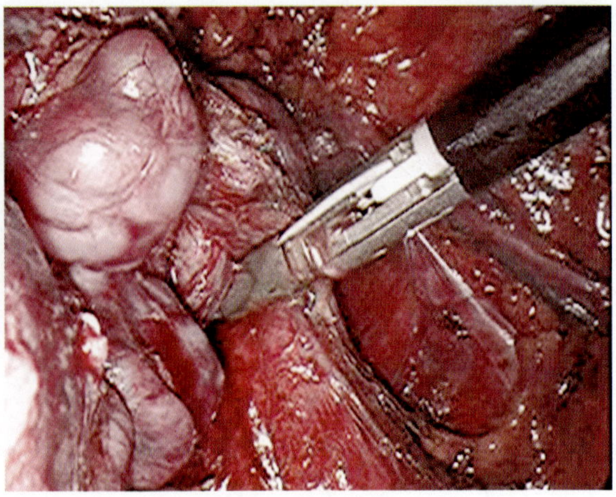

图 44-2-5　分离切断膀胱侧韧带

8. 分离筋膜、盆内筋膜及前列腺侧韧带　用分离钳将膀胱及双侧精囊提起，于精囊下方，前列腺基底部剪开筋膜，用手紧贴前列腺后方分离至前列腺尖。于膀胱前间隙下方剪开盆筋膜返折，于前方分离至前列腺尖，用剪刀剪断双侧输尿管，慎用电切，以免输尿管末端坏死，导致输尿管回肠吻合处漏尿，Ligasure 切断前列腺侧韧带（图 44-2-6）。最后仅有耻骨前列腺韧带及尿道与膀胱前列腺标本相连，拔出导尿管，用 Ligasure 切断尿道并使远端尿道闭合。经手辅助装置将膀胱前列腺标本取出。盆腔创面予以彻底止血。

9. 盆腔淋巴结清扫　沿髂外动脉表面剪开腹膜及髂血管鞘，远端至血管穿出腹壁处，近端至左、右髂总动脉分叉位置。注意避免闭孔神经损伤。沿髂内动脉向下游离，找到脐动脉，用 Ligasure 切断脐动脉，用超声刀分离髂内、外血管分叉处及闭孔神经周围淋巴脂肪组织。清除右髂总血管周围及分叉下方的淋巴组织。左侧盆腔淋巴清扫需要将乙状结肠推向内侧，暴露淋巴脂肪组织，其余同右侧。丝裂霉素浸泡盆腔创面。

10. 回肠的切取游离　取出手辅式装置，经手辅式切口行阑尾切除术，育龄妇女最好行双侧输卵管结扎术。在回肠末端距离回盲瓣 10~15cm 处切取长约 15cm 的带系膜的回肠袢，作为回肠膀胱。分离肠系膜，细丝线结扎系膜上的出血点，保存其血液供应，最好保留两条动脉（弓形动脉）。用生理盐水将游离回肠肠腔冲洗干净后，再用安多福反复冲洗肠腔，在清洁肠道的同时破坏肠腔内部分分泌肠液的腺体，可减少术后回肠膀胱内肠液的分泌。将近端和远端回肠断端于游离肠袢前方端端吻合，恢复肠管的连续性，修补肠系膜空隙（图 44-2-7）。

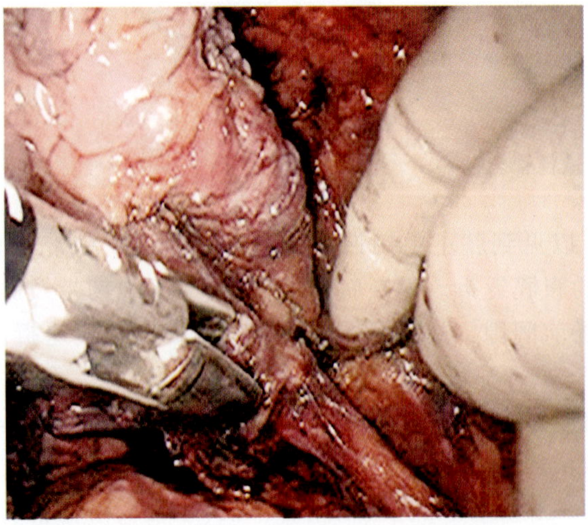

图 44-2-6　分离切断前列腺侧韧带

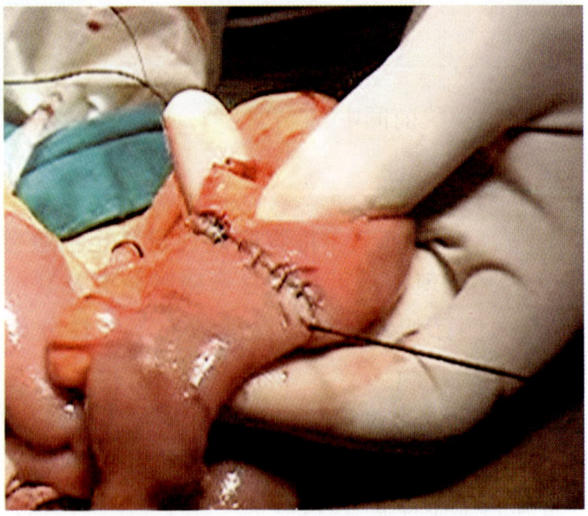

图 44-2-7　按开放手术完成肠吻合

11. 回肠膀胱建立与输尿管吻合　关闭游离的回肠远端，第一层用3-0肠线或Dexon线连续缝合，第二层用丝线间断缝合浆肌层，两角半荷包缝合。用手于腹膜后、骶岬前分离一通道，将左侧输尿管移至右侧，双侧输尿管各插入支架引流管，在距离回肠膀胱近端1cm对系膜缘做一切口，与左侧输尿管直接吻合；输尿管末端纵形切开少许，使其成斜面。用4-0肠线将输尿管支架管固定，输尿管与回肠创缘做间断全层缝合，吻合口外层用细丝线加强缝合数针；在距该吻合口远端1cm处回肠膀胱对系膜缘另做一小口，同法与右侧输尿管吻合。双侧输尿管支架管及末端回肠由手辅式装置切口牵出。回肠膀胱闭合缘及其与输尿管吻合处尽量固定在腹膜外。

12. 回肠膀胱腹壁造口　手辅式装置切口大约5~7cm，而所需的回肠膀胱造瘘口3cm大，所以要将手辅式装置切口缝合几针，使切口缩窄，同时用7号丝线在拟做造瘘口的周围将肌层和筋膜间断全层缝合，以免引起切口疝。在手辅式装置切口的下方将切口缩窄，可以减少术后贴人工肛袋引起的渗尿。将回肠膀胱自造瘘口通道拉出，用数根丝线将回肠膀胱固定，留下约5cm的肠段突出皮肤外，检查其系膜应无张力、无扭曲。将18号多孔导尿管插入回肠膀胱内，回肠膀胱远端对系膜缘纵形切开约1cm，用丝线将肠管与皮肤做外翻缝合，系膜对面和两侧的缝线于回肠断端的黏膜面穿出肠壁，暂不拉紧缝线，待环绕回肠膀胱如此缝合6~8针后一起结扎缝线，可将回肠段外翻，形成长约2cm的乳头(图44-2-8)。妥善分别固定两根输尿管支架管和回肠膀胱多孔导尿管。再次检查创面无明显渗血，经左侧10mm的操作通道置入盆腔引流管。

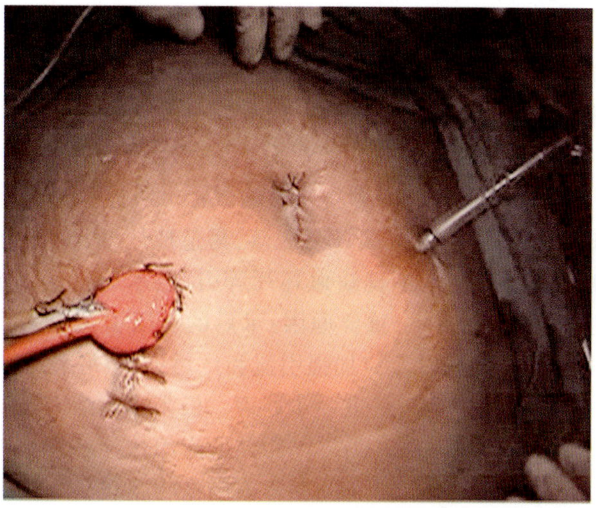

图 44-2-8　回肠膀胱造口

【术中注意要点】

1. 控制出血需要注意的几点

(1) 剪开盆内筋膜时，应在其无血管区进行切开。

(2) 分离前间隙及膀胱前列腺侧韧带时，要在正确的平面进行。

(3) 找到并沿输精管分离出精囊及Denonvillier筋膜间隙，在正确的层面分离，出血少，可避免直肠损伤。

(4) 处理阴茎背静脉复合体及耻骨前列腺韧带时，需剪开盆侧筋膜返折，显露前列腺两侧的侧韧带，用LigaSure切断后再处理阴茎背静脉复合体及耻骨前列腺韧带，解剖清晰，出血少。

2. 截取肠管时用灯光照射观察肠管的血管情况，保证肠管的血液供应良好。肠管不宜太长，以免尿液潴留过多，引起电解质紊乱。

3. 分离膀胱前间隙时，应认真辨认前腹壁与膀胱交界处的腹膜返折位置，如不能确定，可充盈膀胱帮助辨认。

4. 注意输尿管末端的血运情况，如怀疑有坏死，可切除一段末端输尿管，直至有新鲜血液流出，再与回肠膀胱吻合，以免术后发生输尿管回肠膀胱吻合口漏。

【术后处理】

同腹腔镜下膀胱全切除-原位新膀胱术。

【术后并发症】

1. 与气腹相关的并发症

(1) 术后肺不张、低氧血症：为气腹导致胸腔的体积缩小，胸廓活动和肺膨胀受限，潮气量下降，功能残气量和肺顺应性降低所致。

(2) 心律失常：为术中呼吸性酸中毒、缺氧、神经内分泌反应所致。

(3) 皮下气肿:是气腹针或穿刺鞘位于皮下组织内,CO_2弥散皮下组织所致,高龄妇女皮下组织疏松者更易发生,另外,腹腔内压力过高也是诱因。

(4) 胃液返流误吸发生吸入性肺炎:气腹导致腹内压增高,患者头低卧位,易出现胃液返流误吸入肺。

2. 膀胱全切除术中并发症

(1) 出血:为以上提到的出血注意点容易出现。

(2) 直肠损伤:在分离膀胱、精囊、前列腺与直肠时,未在 Denonvillier 筋膜平面进行,造成直肠损伤;直肠与前列腺尖未完成分离,即用剪刀剪断前列腺尖,或分离前列腺尖时,未紧贴前列腺进行分离。

(3) 闭孔神经损伤:在清除盆腔淋巴结时,可能切断或结扎闭孔神经。

(4) 海绵体神经、血管损伤。

3. 术后并发症

(1) 伤口感染:一般以肠道的细菌为主。

(2) 伤口裂开:与切口缝合不良、长时间腹胀、伤口感染及低蛋白血症等有关。

(3) 直肠瘘:一般系为术中损伤直肠未发现,或虽已发现但肠道准备不充分,缝合破口后未行近端结肠造瘘所致。如果肠瘘伴有脓毒血症表现或急腹症体征应,立即剖腹探查。若无上述征象且肠瘘已得到初步控制,可试行充分引流,保守治疗。

(4) 盆腔脓肿:为局部积血积液引流不畅,合并感染等因素有关。

(5) 尿漏:尿漏一般发生在输尿管与回肠膀胱吻合口、输尿管以及回肠膀胱处;多发生在术后第 4 天,此时肠道和输尿管黏膜坏死脱落,易造成尿漏,主要是因为吻合技术欠佳、术中损伤输尿管、输尿管末端、回肠膀胱,因血运不良缺血坏死等引起;术后低蛋白血症造成组织水肿,输尿管回肠膀胱吻合口愈合不良,也是其中的一个重要原因;术后的负压引流吸力太大,可能造成吻合口的愈合不良导致漏尿,应该注意避免。有漏尿发生应加强引流和抗感染,争取愈合;输尿管吻合处完全断裂,可致严重尿外渗,应行肾造瘘,待情况稳定后再做进一步处理。低蛋白血症者需要补充白蛋白,胃肠外营养支持治疗。

(6) 性功能障碍:为支配阴茎的海绵体神经和血管受损所致。

(7) 术后肠梗阻:为肠粘连或肠道吻合口狭窄以及肠管的内疝所致。

(8) 肠管吻合口漏:与肠吻合口缝合欠佳或吻合口肠壁缺血坏死有关。

(9) 膀胱输尿管返流、膀胱输尿管吻合口狭窄、肾积水,尿路感染等。

(10) 腹壁造口狭窄:多因回肠膀胱血供不良、张力过大和碱性尿液刺激性皮炎因素引起的腹壁造口进行性纤维化所致。一般采用手指或宫颈扩张器扩张皮肤造口;若由于瘘口长期泡于碱性尿液中引起,可试用口服药物酸化尿液治疗。对于反复出现尿路感染、肾功能损害和回肠膀胱结石形成等并发症者,应切开腹壁,松解并重建腹壁造口。

(11) 术后低蛋白血症:低蛋白血症发生多由于术前低蛋白血症没有纠正,术后未及时补充胃肠外营养,造成术后的负氮平衡,蛋白消耗。另外,由于术中的淋巴清扫导致的淋巴液漏,也会造成蛋白的丢失,引起低蛋白血症。

(12) 术后电解质失衡:术后没有补足液体和电解质、淋巴漏、回肠膀胱太长,都是导致术后电解质紊乱的因素,术后禁食的患者需要检测电解质变化,及时调整补液和补充电解质。

(13) 术后切口疝:腹壁造口过大或者腹壁造口周围肌层和筋膜缝合不良所致。

(14) 术后人工肛袋皮肤漏尿:多由于术后切口的瘢痕凹凸不平造成,所以术中缝合切口时尽量做到对合准确,减少术后切口瘢痕形成;另外,将回肠膀胱的开口放在切口的下方也可以减少这一并发症。

(15) 肛乳头缺血坏死:可因为回肠膀胱血管弓供血不佳、回肠膀胱扭曲、腹壁造口狭窄所致,术中需注意回肠膀胱的血管情况。

参 考 文 献

1. Peterson AC, Lance RS, Ahuja S. Laparoscopic hand assisted redical cystectomy with ideal conduit urinary diversion. J Urol, 2002, 168(5):2103-2105

2. Parra RO, Andrus CH, Jones JP, et al. Laparoscopic cystectomy: initial report on treatment for the retained bladder. J Urol, 1992, 148:1140-1144

3. Moinzadeh A, Gill IS. Laparoscopic redical cystectmony with urinary diversion. Curr Opin Urol, 2004, 14(2):83-87

4. Wolf JS Jr. Hand-assisted laparoscopy, pro. Urology, 2001, 58:310-312

5. Southern Surgeions'. Club Study Group. Handoscopic Surgery: a prospective multicenter trial of minimally invasive technique for complex abdominal surgery. Arch Surg, 1999, 134:477-486

第四十五章

腹腔镜前列腺癌根治术

Laparoscopic radical prostatectomy

【高　新　邱剑光】

【概述】

前列腺癌在欧美是影响老年男性健康的最常见的实体肿瘤。在我国，前列腺癌发病率虽然低于欧美，但随着饮食结构的改变，平均寿命的延长，发病率有逐年上升的趋势。据北京和上海流行病学调查数据显示：1995 年上海地区前列腺癌发病率为 2.6/10 万，2000 年增加到 7.7/10 万。北京城区进行的一项 200 万人口流行病学资料调查表明：1985~1995 年 10 年间发病率上升了 2.3 倍。

前列腺癌根据临床分期不同治疗方法各异。早期局限性前列腺癌的治疗方法可供选择的有：根治性前列腺切除术、前列腺外放射线照射、放射性粒子前列腺内置入、前列腺冷冻治疗或警惕性观察。根治性前列腺切除术被广泛认为是治疗早期前列腺癌的金标准，因为其疗效确切，术后生存时间达 15 年或更长。该手术治疗的目标是彻底切除肿瘤、尽快地恢复控尿和阴茎勃起功能。Walsh 提出的解剖性耻骨后根治性前列腺切除术，在全世界被公认是标准的外科技术。

近年来腹腔镜前列腺癌根治术(laparoscopic radical prostatectomy，LRP)成为治疗早期前列腺癌的又一种规范手术。LRP 不仅保留了开放手术的特点，而且充分利用其创伤小、出血少、视野清晰和有助于辨认盆腔精细解剖结构等优点。1992 年 Schuessler 等报道第 1 例 LRP，但起初由于 LRP 手术时间长(平均时间 9.4 小时)，与开放手术比较优势并不明显，因此未再广泛开展。1998 年法国医师 Guillonneau 和 Vallancien 再次拓展了该手术，并不断改进和完善此技术，并将 LRP 的关键技术标准化，从而使 LRP 在欧美和亚洲逐渐得到推广应用。

LRP 术手术入路有经腹和耻骨后经腹膜外两种路径。近年来国内许多学者提倡采用耻骨后经腹膜外入路，理由是手术过程中不需牵拉肠道，节省手术时间以及术后避免尿液对腹腔的刺激，尽快恢复肠道功能。最近法国巴黎 Monstouris 中心的一个非随机对照的临床研究资料显示，两种入路在手术时间、出血量和治疗效果方面均没有统计学差异。

保留控尿功能的 LRP 是近年发展起来的一项新技术。在保证根治肿瘤的前提下，根据盆腔解剖学研究的新进展,对支配尿道括约肌的神经加以保护;在完成膀胱颈和后尿道吻合前,膀胱颈后唇行网球拍样成形以加强尿道后壁。这两项技术的改进能有效地加快手术后控尿功能的恢复,明显缩短尿失禁的时间。最近国外文献报道和作者完成的临床观察,术后拔除尿管后1周,约70%的患者可达到完全控尿。

LRP是泌尿外科腹腔镜手术发展过程中的一次最显著的进步。目前这项技术的关键步骤已被标准化,术者在腹腔镜清晰的视野下,能更精细地和有效地完成手术。目前在国外,LRP均是在主要的医疗中心完成。在我国各个主要城市的医疗中心,均已常规开展这项手术。

【前列腺解剖特点】

前列腺呈圆锥状,位于膀胱之下、尿生殖膈之上、耻骨联合下缘耻骨弓之后和直肠之前(图45-1),从上至下分为底、体、尖三部分。前列腺前面较隆突,约在耻骨联合下缘后方2cm处;与耻骨联合之间有前列腺静脉丛,并有疏松结缔组织及耻骨前列腺韧带,该韧带将前列腺牢牢地固定于耻骨联合的后面(图45-2)。前列腺后面紧贴直肠前壁,与直肠壶腹部之间仅隔以少量疏松结缔组织和直肠膀胱膈(Denonvillier)筋膜与直肠相邻;前列腺后面的上部有左、右射精管穿入的小压迹;精囊则和前列腺后面上缘接近(图45-3)。前列腺下外侧面与肛提肌上部紧密相连。膀胱颈紧贴在前列腺底上面(图45-4)。

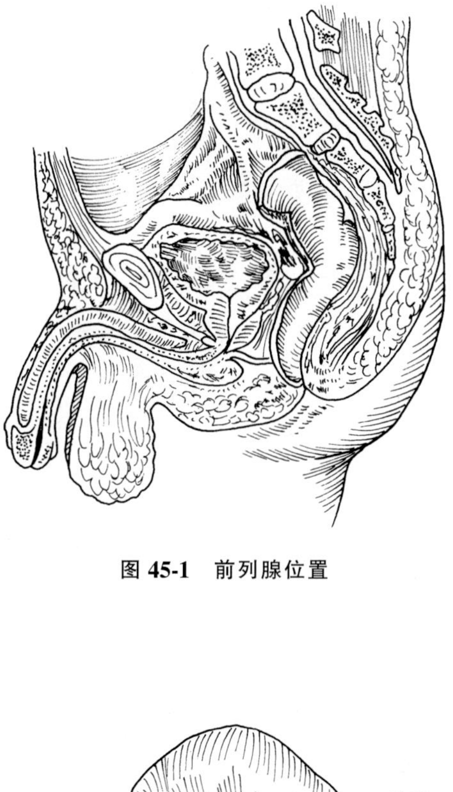

图 45-1　前列腺位置

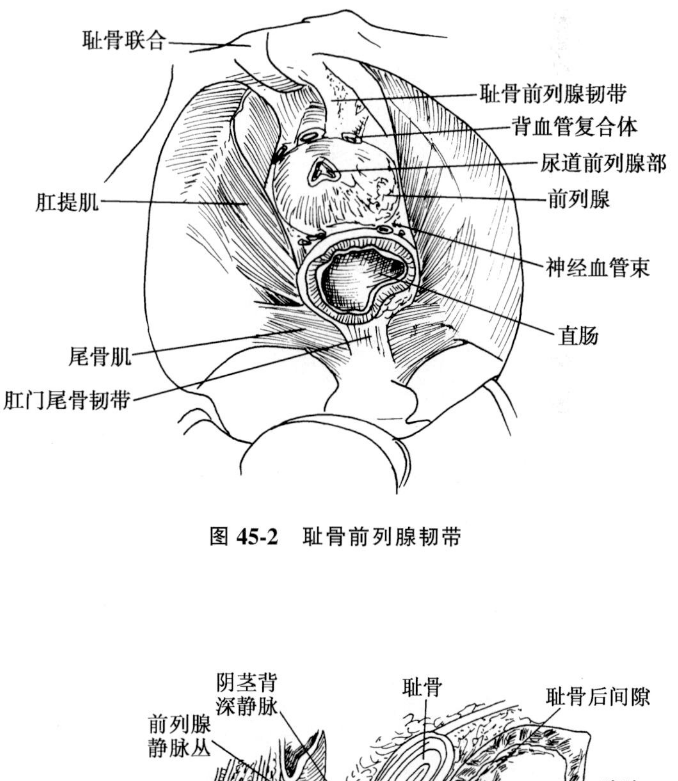

图 45-2　耻骨前列腺韧带

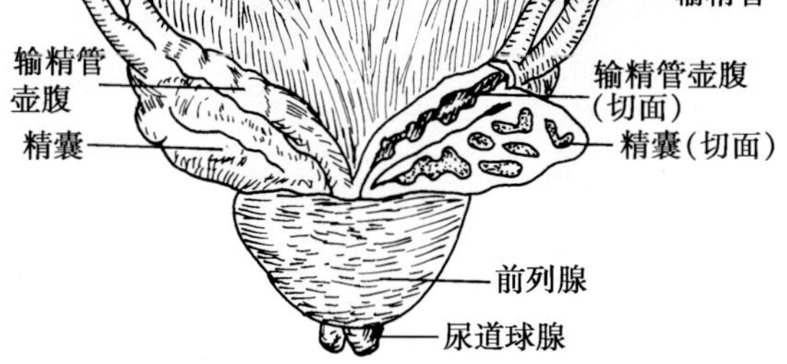

图 45-3　男性膀胱后器官

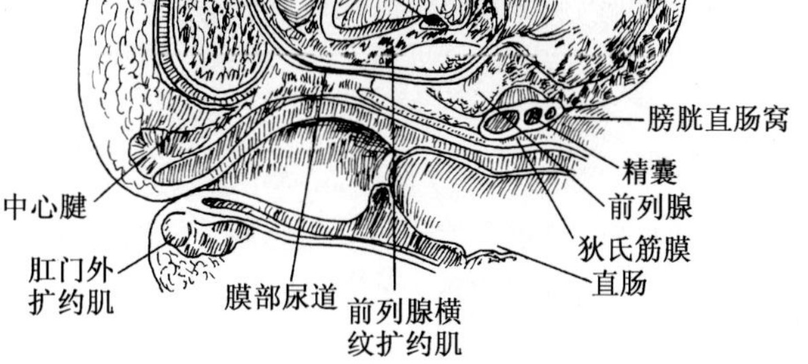

图 45-4　前列腺毗邻

前列腺周围有三层固有筋膜包绕：

第一层为前上层：位于前列腺静脉丛上方和前列腺前方，形成两条坚韧的耻骨前列腺韧带。两韧带之间及其远侧是前列腺静脉丛和阴茎背深静脉，合称背血管复合体。手术切断背血管复合体后可沿前列腺前面分离至前列腺尖和尿生殖膈的上层。

第二层为中层：在前列腺静脉丛下面的前列腺后下方，即 Denonvillier 筋膜的前层。

第三层为后层：覆盖在直肠前壁上面，即 Denonvillier 筋膜的后层(图 45-5)。

覆盖膀胱的筋膜在精囊上方分为两层，分别位于精囊、射精管的前后方。前层沿精囊、射精管前面下行至前列腺后方向前折返上行，与前列腺筋膜中层相连。后层在精囊后方下行至前列腺后包膜处，并与 Denonviller 筋膜前层相融合。在精囊外侧两层筋膜融合。肛提肌位于前列腺的两侧。

前列腺动脉血供主要源于膀胱下动脉。邻近的其他动脉如膀胱上动脉、直肠下动脉、输精管动脉、直肠上动脉和闭孔动脉，均可发出分支支配前列腺。这些动脉在前列腺 5 点、7 点处形成前列腺血管带进入前列腺(图 45-6)。前列腺静脉在其底部形成静脉丛，尤其在其前面和侧面较明显。此静脉丛收集阴茎背深静脉的回血并与阴部静脉丛、膀胱静脉丛有广泛的交通支，最后汇聚成数支小静脉回流至髂内静脉(图 45-7)。

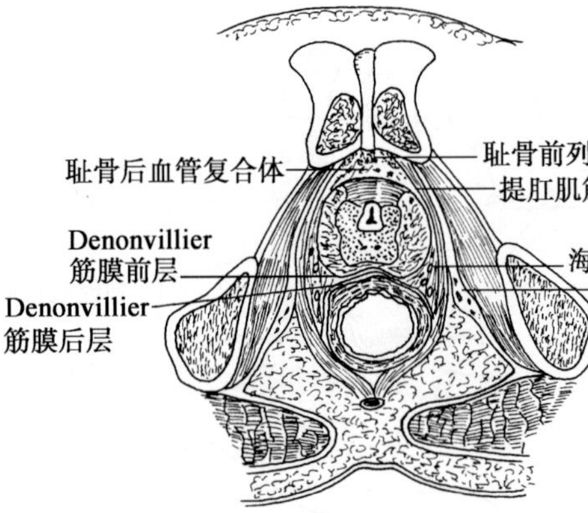

图 45-5 前列腺周围固有筋膜

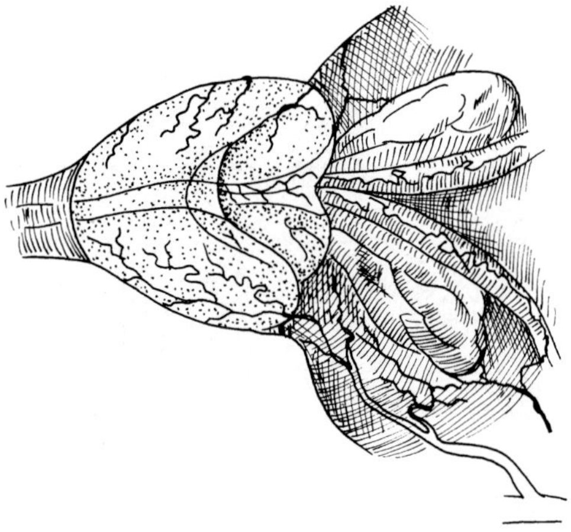

图 45-6 前列腺动脉

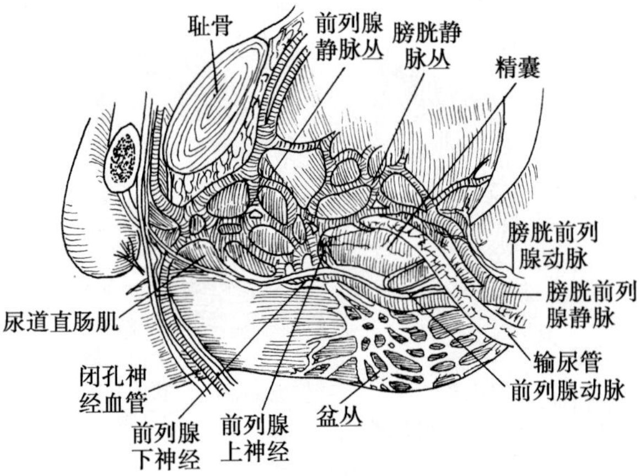

图 45-7 前列腺的静脉

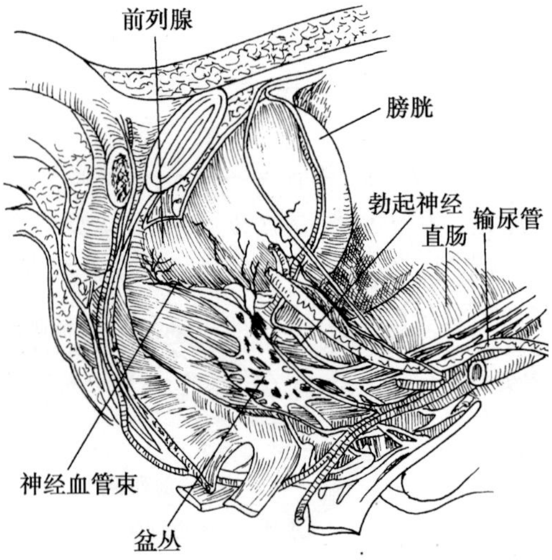

图 45-8 海绵体神经血管束

前列腺癌根治术中要注意保护来自于下腹下丛(盆丛)支配阴茎海绵体的神经血管束。下腹下丛位于直肠旁的腹膜后间隙内。膀胱下动脉和静脉穿过盆腔神经丛后分支供应膀胱和前列腺；与此同时，下腹下丛也发出分支支配膀胱、输尿管、精囊、前列腺、直肠、尿道和阴茎海绵体；血管分支和神经纤维相伴行共同组成了一条神经血管束。海绵体神经是下腹下丛分支，沿前列腺的后外侧下行，于前列腺水平形成宽约6mm的神经血管束，在前列腺包膜和Denonvillier筋膜外、肛提肌筋膜之间经过，于前列腺尖水平上行，于尿道外侧和后外侧穿过尿生殖膈，逐渐上行至球部尿道1点和11点的部位，其终末分支分布于阴茎螺旋动脉和海绵体的勃起组织中。精囊腺和前列腺后外侧的神经血管束可作为术中的解剖标志(图45-8)。尿道黏膜及尿道平滑肌由下腹下丛的神经分支所支配，这些神经的走行与勃起神经并不相同。下腹下丛位于精囊尖部水平，接受来自S_{2-4}的副交感神经输入。下腹下丛的分支在直肠和肛提肌筋膜之间走向控尿复合体，其间发支支配直肠和膀胱。下腹下丛分支在走向前列腺尖部的过程中，一开始神经分支一直是在肛提肌筋膜的深面走行。在肛提肌(耻骨直肠肌)筋膜与横纹括约肌肌筋膜相续处，走向控尿复合体的下腹下丛分支加入阴部神经的盆内支，并在5、7点处进入控尿复合体(EUS)(图45-9)。

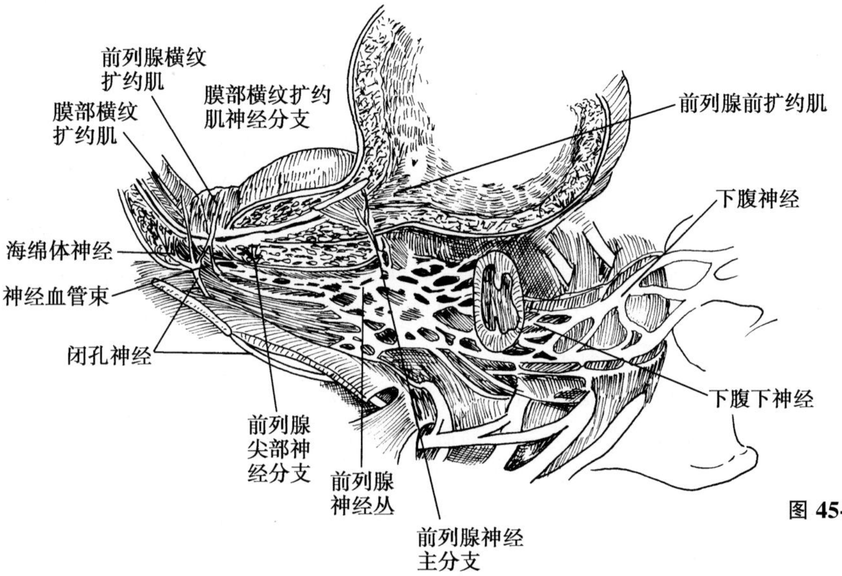

图45-9　控尿复合体神经支配

EUS的神经支配包括来自盆神经和下腹下丛的副交感神经及来自阴部神经的体神经。近期的解剖学研究显示，两侧的阴部神经在出阴部管前发出盆内分支从5、7点进入并支配横纹括约肌。Creed等发现刺激猪阴部神经的盆内分支可引起EUS的快速持续收缩，这种收缩可被筒箭毒碱所阻断。在人体的一些实验也发现，阴部神经阻断后可引起横纹括约肌收缩力下降。研究发现EUS的下腹下丛分支穿过EUS支配尿道平滑肌。刺激这些副交感神经分支还可引起尿道内压的缓慢升高，且这种升高不为筒箭毒所抑制。

这些研究内容提示，如果术中用牵引带牵拉尿道或用直角钳游离尿道后方有可能造成神经损伤，并破坏尿道前后方的纤维支持结构，因此，切断尿道需做技术改进。勃起神经走行于前列腺的后外侧，并在EUS外侧的3、9点处进入阴茎海绵体。与此不同，体神经阴部神经的盆内支和副交感神经支配EUS的神经在EUS筋膜与肛提肌筋膜交汇处水平的5、7点部位进入EUS。尿道横纹肌的后部附着于前列腺尖和中央腱之间及会阴筋膜和尿道中缝之间。尿道直肠肌附着于Denonvillier筋膜及前列腺尖后面。EUS的后部附着于肌肉纤维板中的中央纤维成分上。总之，耻骨尿道韧带和肌肉纤维板将EUS悬挂固定前列腺尖于中央腱及会阴筋膜之间。Hollabaugh等在新鲜尸体上模拟前列腺癌根治术发现，在前列腺尖尿道后方用直角钳游离或牵拉尿道，会造成阴部神经的盆内支及下腹下丛神经分支的损伤。

前列腺内的输出淋巴管源自腺体的囊泡，在前列腺内形成微细淋巴结，其数目愈靠近包膜愈多，并在前列腺包膜下形成前列腺周围淋巴网，后者汇成数支主要淋巴管，与前列腺的供给血管伴行形成4条不

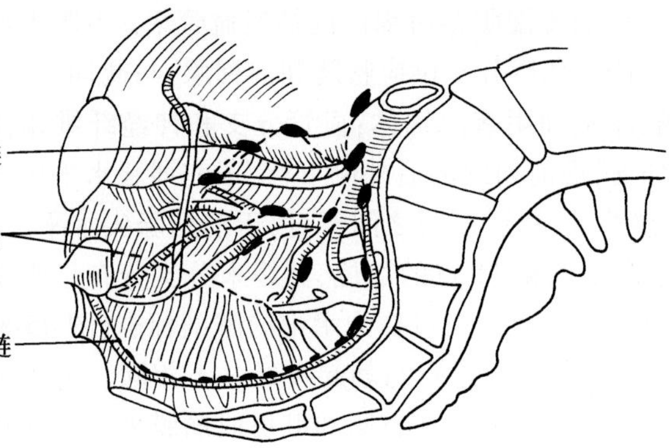

图 45-10　前列腺淋巴回流

同的回流途径(图 45-10)。大多数输出淋巴管从前列腺后侧离开腺体上行,沿髂内动、静脉血管和膀胱动脉上行(髂内淋巴链);从前列腺体前方输出淋巴管,沿膀胱下动脉上行与上一组淋巴汇合引流至骶外侧淋巴结(膀胱下淋巴链);少许前列腺前侧发出的淋巴管从耻骨后沿盆壁上行再沿髂外血管上行(髂外淋巴链)。另一组腺体后侧的输出淋巴管则回流至骶外淋巴结,与直肠、精囊的淋巴管有丰富的交通支,最后汇聚成髂总淋巴干(膀胱后淋巴链)。前列腺癌经淋巴转移时,约 85%首先转移至髂内淋巴链,然后再侵犯髂外淋巴结和骶淋巴结。

前列腺的淋巴回流按顺序依次至闭孔淋巴结、髂内淋巴结(初级淋巴链);坐骨前淋巴结、骶前淋巴结和髂总动脉远端淋巴结(次级淋巴链);髂总动脉近端和腹主动脉淋巴结(三级淋巴结链)。当病理证实前列腺癌并发淋巴转移时,85%以上概率将在闭孔和髂内淋巴结,14%在坐骨前和骶前淋巴结,而髂外淋巴结可能受累的概率为 5%。目前前列腺特异性抗原(PSA)的筛选和普查、经直肠 B 超引导前列腺穿刺活检和前列腺疾病患者的重视与配合,早期前列腺癌的诊断率不断提高,使前列腺癌并发淋巴转移率明显下降。

【LRP 手术适应证】

病例选择癌细胞局限在前列腺包膜内的患者,即 pT_{1b}-pT_2 期;PSA<20ng/ml,Gleason 评分<7,术后预期寿命>10 年;前列腺体积 20~130ml 者;以前做过经膀胱前列腺摘除、经尿道前列腺切除,病理证实为前列腺癌,或确诊前列腺癌接受去势或雄激素阻断治疗者。

盆腔淋巴结清扫的指征是:PSA>10ng/ml,Gleason 评分>7,病理分级 T_2 期或以上。

局限性盆腔淋巴结清扫术的解剖范围:外侧缘为髂外静脉和盆侧壁;内侧缘为膀胱侧缘的脂肪组织;后侧缘是闭孔神经;尾侧缘是耻骨;头侧缘为髂总动脉及静脉的分支。

扩大的盆腔淋巴结清扫术的解剖范围:侧缘至生殖股神经;头侧缘上至髂总血管分支上 2cm。以脐正中韧带为标志,切除腹壁两侧的腹膜至腹壁下动脉。切断输精管,进入闭孔窝,结束盆腔淋巴结清扫手术。

有腹腔和/或会阴手术史、盆腔放射治疗史、去势史及长期雄激素阻断治疗,均会增加手术中分离难度。手术时机一般选择在前列腺穿刺和/或 TURP 手术后 1 个月进行。T_2 期患者术前可行新辅助治疗。根据术者的临床经验和腹腔镜技术,在刚开展这项手术时选择体型较瘦或前列腺体积较小的患者。熟练掌握此项手术技术后,可做前列腺体积较大或以前有前列腺手术史或体型肥胖的患者。

腹腔炎症未得到控制、凝血功能异常和/或严重的心肺疾病患者,是 LRP 的禁忌证。

【术前准备】

常规行心、肺、肝、肾等重要器官和凝血功能检查。合并内科疾病的患者按一般手术的围手术处理。术前 3 天开始口服链霉素粉和甲硝唑片做肠道准备,术前 1 天清洁灌肠。手术开始前预防性静脉注射头孢类抗生素。

【麻醉与体位】

气管内插管全麻。病人取头低脚高仰卧位(15°~30°),双上肢放于躯干两侧,肩部放置软垫、肩托固定。两腿张开,以便术中可以在尿道或直肠操作,臀部垫圆枕(图 45-11)。监视器置于病人两脚之间。留置导尿管,酌情留置胃管。

【术者位置】

右手习惯的医师站在病人的左侧,左手习惯的医师站在病人的右侧。助手站在术者的对面,术中负责显露和操作吸引器。第二助手站在术者的同侧或患者的头侧(图 45-12)。

【手术器械】

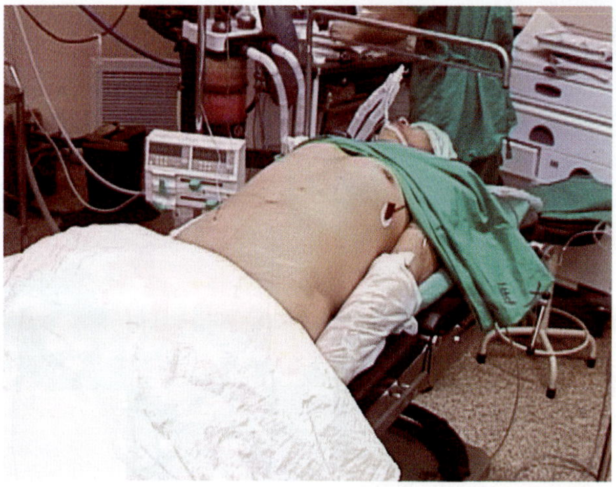

图 45-11　LRP 体位

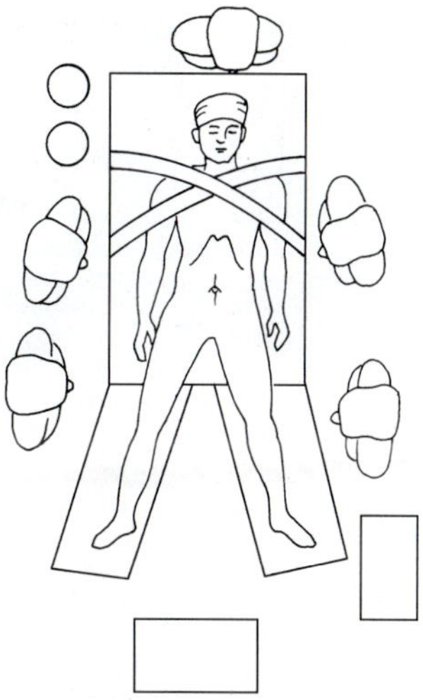

图 40-12　术者的位置

LRP 需要气腹机、良好的影像系统和优质的器械完成手术操作。下表详细列举所需的器械：

腹腔镜前列腺癌根治术常规手术器械。

Veress 气腹针	Olympus
高流量 CO_2 气腹机	Olympus
0°或 30°电子腹腔镜	Olympus
Visera 电子腹腔镜系统(OTV—S7)	Olympus
Xenon 300 冷光源	Olympus
10/12mm Trocar，3 个	Olympus
5mm Trocar，2 个	Olympus
超声刀	Olympus
电钩，1 把	Olympus
等离子发生器(PK 刀)	Gyrus
Click“line”抓钳，1 把	Karl Storz
Click“line”分离钳，2 把	Karl Storz
Click“line”损伤抓钳，1 把	Karl Storz
Click“line”剪刀，2 把	Karl Storz
Babcock click“line”钳，1 把	Karl Storz
冲洗和吸引管，5mm	Karl Storz
直角持针钳，2 把	Karl Storz
Hem-o-lok	Weck
标本袋	广州迪克

一、经腹途径腹腔镜前列腺癌根治术

【Trocar 位置】

在脐下缘的皱襞上切一个小口，将气腹针经此插入腹腔，注入 CO_2 至腹内压力为 13mmHg。拔出气腹针，经此穿入 1 个 10mm Trocar。将腹腔镜插入腹腔，以此照亮腹壁，指引其余 4 个 Trocar 的穿入。在脐下两横指、腹直肌外侧缘分别放置 2 个 12/10mm Trocar，然后再在髂前上棘内侧约 2 横指分别放置 2 个 5mm Trocar。这 5 个 Trocar 排列呈扇形(图 45-13)。放置 Trocar 时注意避免损伤肠管或腹壁血管。如果患

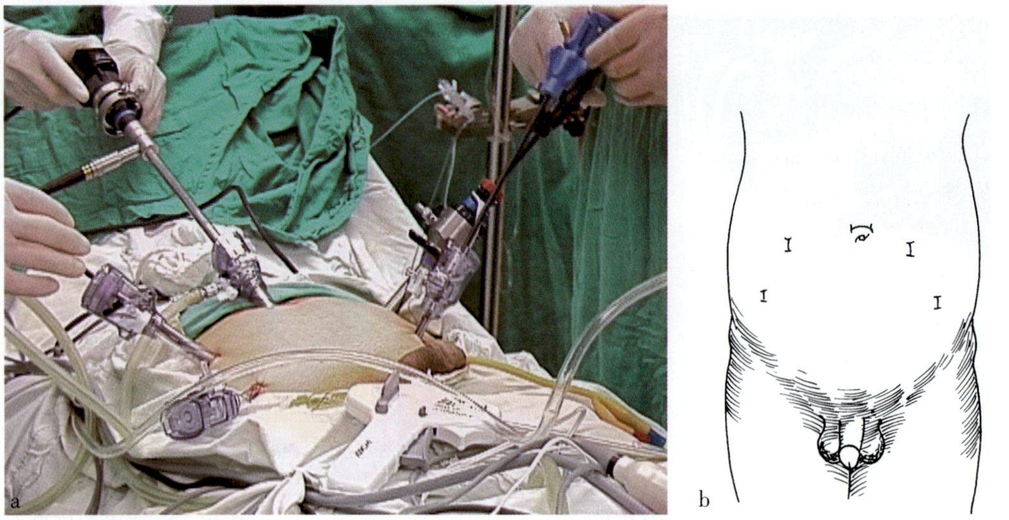

图 45-13　Trocar 位置

者体形肥胖、以往有腹腔手术史或前列腺体积>100g,可先切开肚脐,长度约 5cm,安置第 1 个 Trocar。避免出现肠道损伤,并有利于术毕标本的取出。

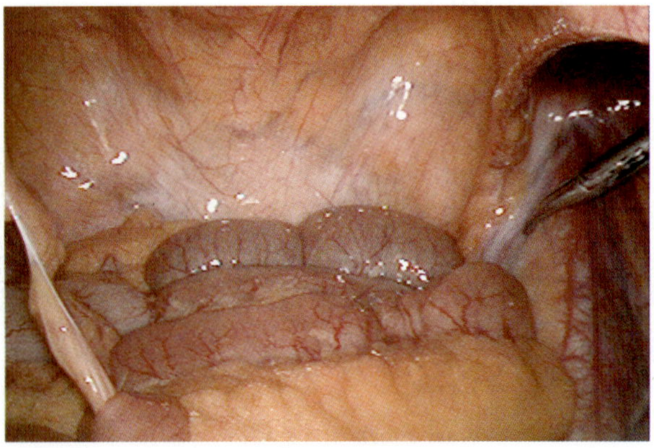

图 45-14　探查腹腔

【手术步骤】

首先行腹腔探查,了解有无肠管损伤、出血、转移和粘连等病变。用肠钳将盆腔的肠管往上牵拉显露盆腔脏器。寻找如下解剖学标志:脐正中韧带、脐内侧韧带、膀胱内的尿管气囊和尿管尖部的位置、输精管(图 45-14)。如要行盆腔淋巴结清扫术,则在此时进行。淋巴清扫术的腹膜切口不需缝合。

目前有两种技术:Monstouris 和 Cleveland 技术。前者先游离两侧精囊并分离前列腺后壁。优点是在切开膀胱颈后壁时不容易损伤直肠。后者是先游离膀胱前壁,类似于耻骨后腹膜外手术步骤。笔者采用 Cleveland 技术后体会到,后者优点是节省时间,熟悉盆腔解剖并不会增加损伤直肠的概率。现分别介绍这两项技术。

1. Monstouris 技术

Monstouris 技术的手术步骤	Monstouris 技术的手术步骤
1. 分离两侧精囊及前列腺后壁	7. 分离结扎两侧前列腺血管束,保留神经血管束
2. 分离膀胱前壁、扩展 Retzius 间隙	8. 游离前列腺尖部、切断后尿道
3. 切开两侧盆筋膜	9. 膀胱颈成形
4. 缝扎耻骨后血管复合体	10. 尿道膀胱吻合
5. 切开膀胱颈前壁	11. 结束手术
6. 切开膀胱颈后壁	

(1) 游离精囊:如果患者体形较瘦,可在膀胱与直肠之间最下方的腹膜返折处,寻找精囊和输精管部。借助直肠探条的活动,可以很容易找到直肠。助手轻轻下压直肠,术者就能方便地找到腹膜返折所形成的两个弓状线(图 45-15)。上方的那条弓状线是两条输尿管壁间段所形成的隆起,术中应注意保护。下方的弓状线是由左右汇合的输精管隆起所形成,左右精囊分别在左右输精管的下外侧。

在下方的弓状缘上切开腹膜,找到输精管,用超声刀将其横断。输精管动脉与输精管伴行,走行于输尿管和精囊之间。这条动脉须予电凝。如果患者肥胖,也可在内环口下方找到输精管,或直接在直肠和膀胱后壁之间切开腹膜,游离精囊。

输精管切断后,可通过牵拉其远端来暴露精囊。精囊的动脉向内走行,一条供应精囊尖部,一条供应基底部。小心电灼这两条动脉,游离精囊,仅留其基底部不作游离(图 45-16)。

(2) 切开狄氏(Denonvillier)筋膜:切开狄氏筋膜有助于术中切开膀胱颈后,分离前列腺血管蒂。让助手向前牵拉精囊和输精管对狄氏筋膜施以张力,方便操作。在腹腔镜的放大效果帮助下,狄氏筋膜呈现纵向(头尾方向)走行的纤维条索状。紧靠输精管壶腹部和精囊横向切开狄氏筋膜,即可见到直肠前脂肪。这个脂肪层即是前列腺背面与直肠间的安全分离平面。钝性游离此平面可以使随后前列腺血管蒂的游离变得容易。在这个平面上游离,直至尿道直肠肌(图 45-17)。以下步骤同 Cleveland 技术。

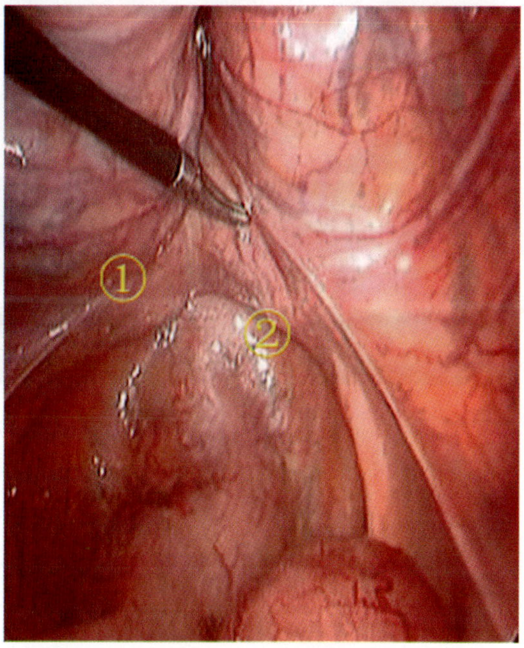

图 45-15 腹膜返折
①输尿管位置;②精囊位置

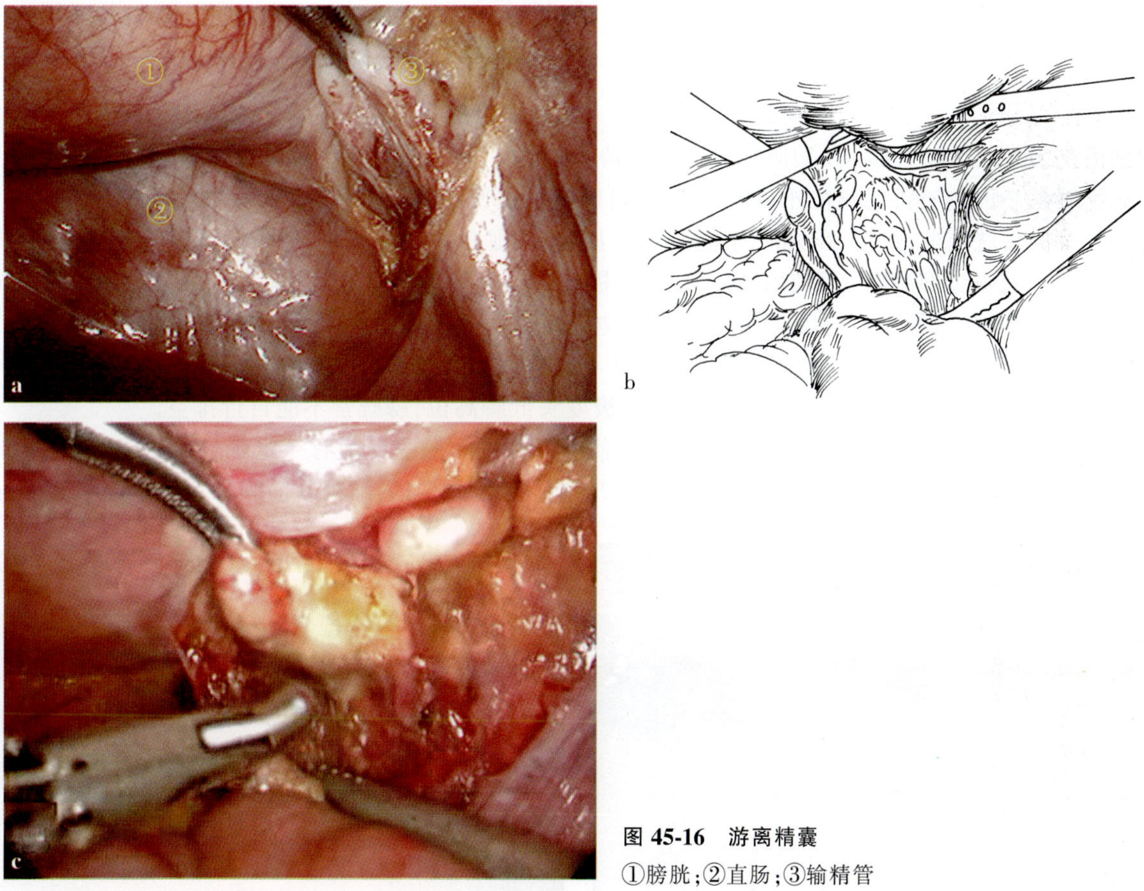

图 45-16 游离精囊
①膀胱;②直肠;③输精管

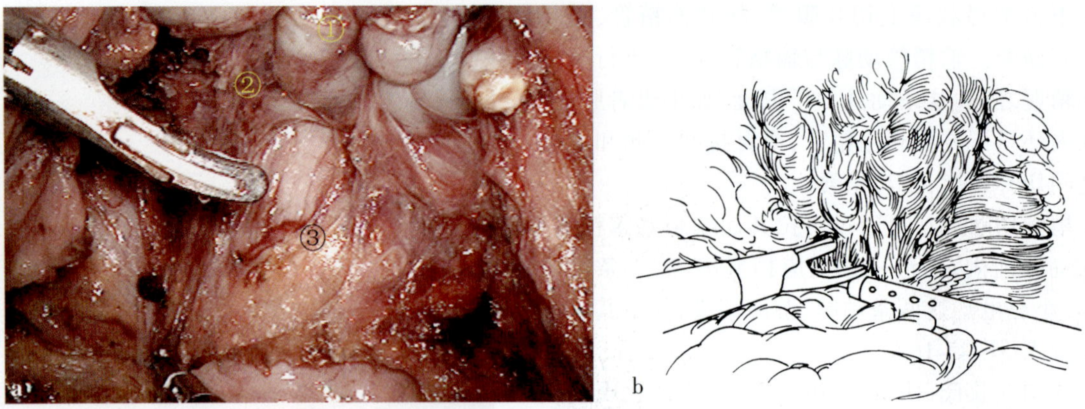

图 45-17　切开狄氏筋膜

①精囊;②狄氏筋膜;③直肠

2. Cleveland 技术

Cleveland 技术的手术步骤	Cleveland 技术的手术步骤
1. 倒 U 形切开膀胱前壁的腹膜反折	8. 分离输精管和精囊
2. 分离膀胱前壁、扩展 Retzius 间隙	9. 分离结扎两侧前列腺血管束,保留神经血管束
3. 切开两侧盆筋膜	10. 游离前列腺尖部、切断后尿道
4. 缝扎耻骨后血管复合体	11. 膀胱颈成形
5. 距膀胱颈 2cm 前列腺 8 字形缝合	12. 尿道膀胱吻合
6. 切开膀胱颈前壁	13. 结束手术
7. 切开膀胱颈后壁	

(1) 倒 U 形切开膀胱前壁腹膜返折:膀胱内注入 100ml 生理盐水,显露膀胱外形。游离膀胱时从膀胱外缘与脐内侧皱襞之间切开腹膜。腹膜切口下达输精管,上至腹壁。在膀胱侧面往前后游离,直至见到耻骨。术中始终紧贴脐内侧皱襞内侧往外及尾部游离,可以减少损伤膀胱的机会(图 45-18)。

(2) 分离膀胱前壁、扩展 Retzius 间隙:横断脐尿管,向耻骨联合处游离,经过膀胱前 Retzius 间隙内的疏松组织向前列腺尖部游离。可使用(PK 刀)或双极电凝器电凝膀胱前的耻骨后静脉的表浅支。为了防止膀胱损伤,在切断脐尿管时,应尽量在高位用单极电钩或超声刀切断。

膀胱前壁充分游离后,在行膀胱尿道吻合时才不会有张力。当膀胱前壁和侧壁都获得了充分游离后,用注射器抽空膀胱内的生理盐水。因为病人处于极度头低脚高位,膀胱常不能自行排空。

(3) 切开两侧盆筋膜:将前列腺往左侧牵拉,使前列腺的右侧盆筋膜有一定张力,选择正确的解剖位点(前列腺侧缘与盆壁肌交界处的头端)用电钩切开盆筋膜(图 45-19)。将盆筋膜切口往远端扩大至耻骨

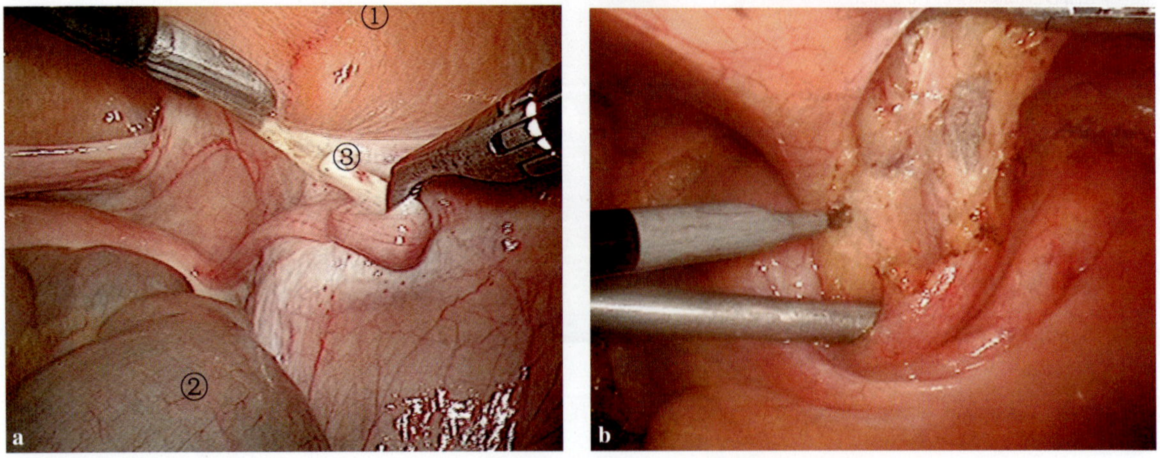

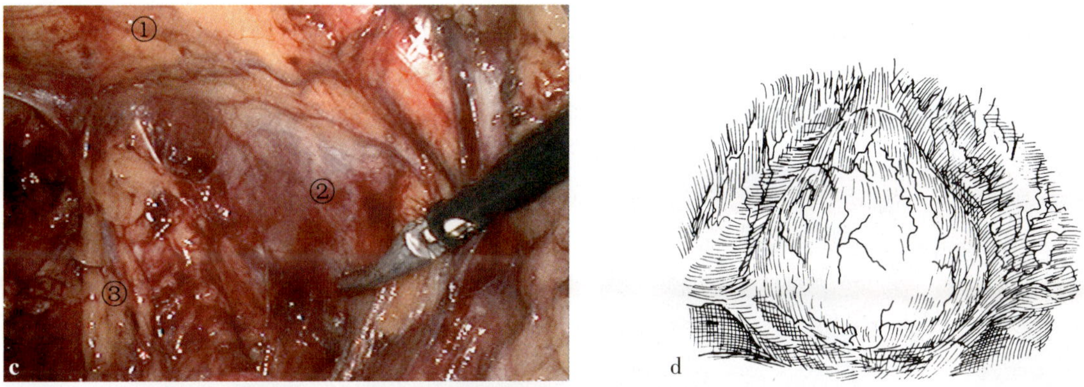

图 45-18　分离膀胱前壁

a. 膀胱;②乙状结肠;③腹膜返折;c. ①耻骨;②盆筋膜;③前列腺

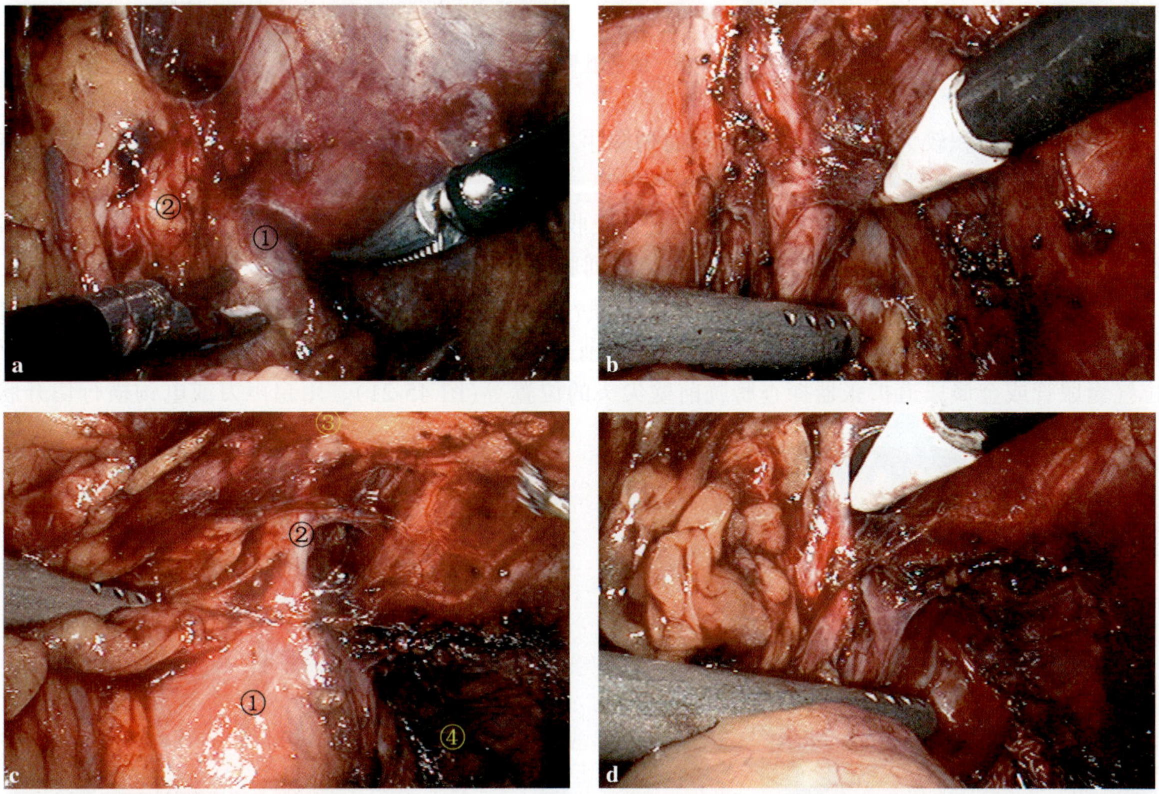

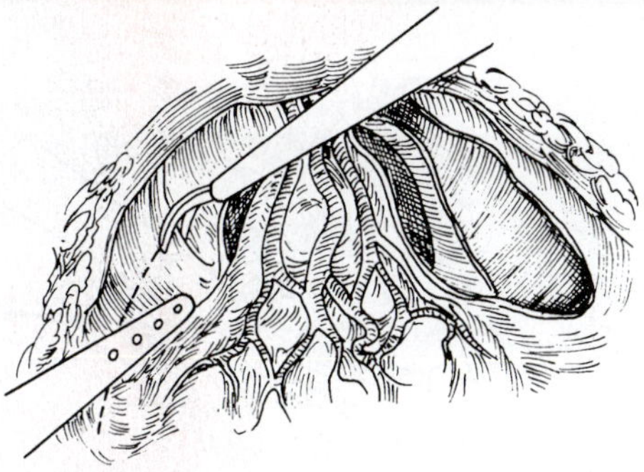

图 45-19　切开盆筋膜

a. ①肛提肌;②前列腺;c. ①前列腺;②耻骨前列腺韧带;③耻骨;④肛提肌

前列腺韧带，用超声刀或通有弱电流的弯剪剪断耻骨前列腺韧带，显露耻骨后血管复合体。同法切开左侧盆筋膜。

(4) 缝扎耻骨后血管复合体：此步骤目的是控制耻骨后血管复合体大出血。确认前列腺尖部后，用持针钳夹住带有 2-0 可吸收线的弯针，针弯朝上，从耻骨后血管复合体右侧进针，左侧出针，可做 8 字形缝扎或两针分别缝扎(图 45-20)。亦可用金属尿道扩张器将前列腺往后牵引，使耻骨前间隙扩大、视野清晰，便于进针。

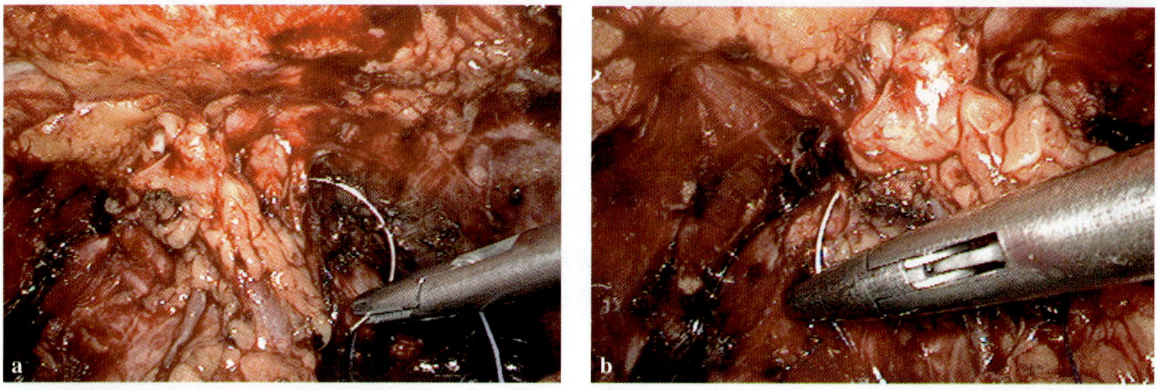

图 45-20　缝扎耻骨后前列腺血管蒂

如果前列腺体积较大(>80g)，或以往有前列腺手术史，耻骨后留置缝线困难，可使用等离子电凝器或 LigaSure 处理耻骨后血管复合体后，用剪刀锐性分离、切断。

(5) 距膀胱颈 2cm 前列腺 8 字形缝合：2-0 可吸收线在靠近前列腺基底部贯穿缝合前列腺前壁，线尾留长便于术中牵拉。朝一侧牵住线尾，用弯剪沿前列腺两侧分离肛提肌筋膜。

(6) 切开膀胱颈前壁：腹腔镜下判断前列腺与膀胱颈的连接部比较困难，但正确判断此结合部对术中操作和手术效果非常重要。可尝试以下方法：距前列腺留置缝线约 2cm、膀胱前脂肪结束的部位、反复牵拉气囊尿管或金属尿道扩张器探查膀胱前壁尖头的位置等(图 45-21)。用超声刀或电钩横行切开膀胱

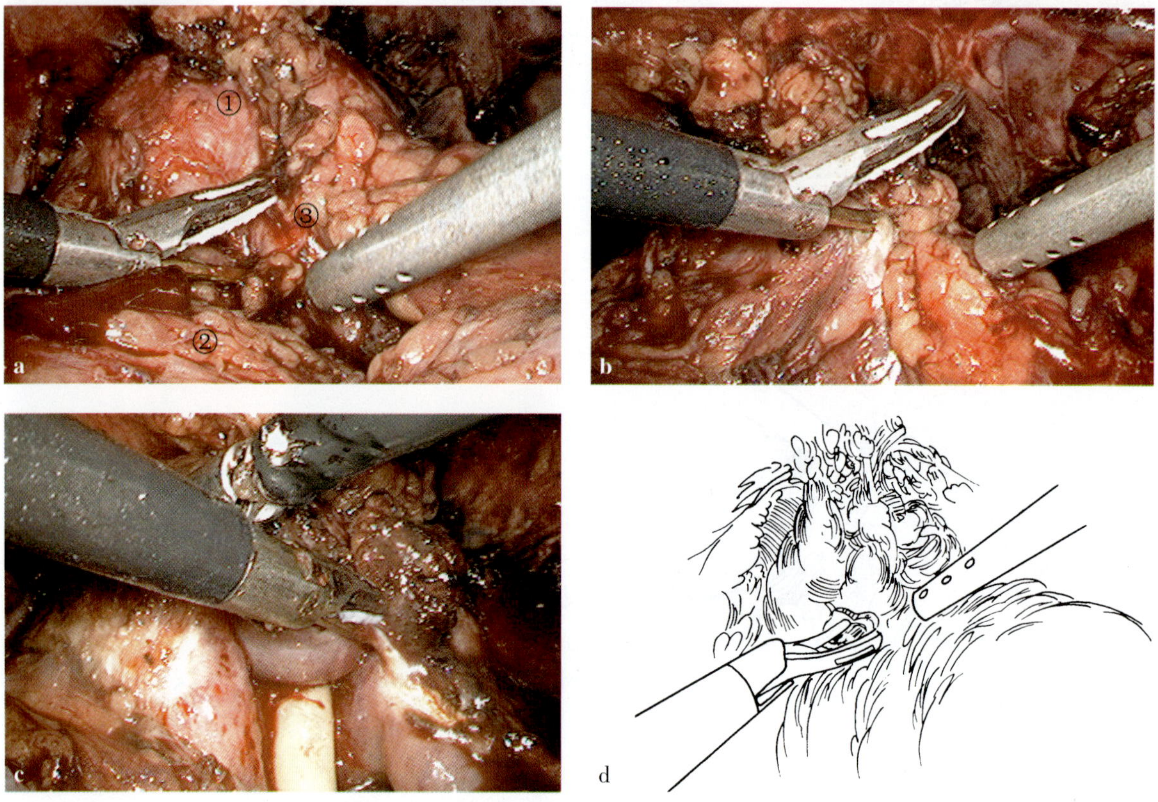

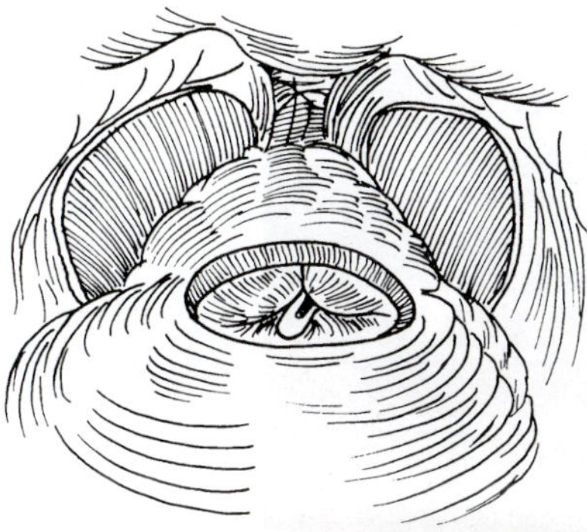

e

图 45-21 切开膀胱颈前壁

a. ①前列腺;②膀胱;③膀胱颈

颈前壁,显露尿管。提起前列腺留置的线尾、同时往上牵拉膀胱,直视下沿前列腺边缘扩大膀胱前壁切口至膀胱颈两侧。将金属尿道扩张器尖端伸进膀胱前壁切口,将前列腺向前牵拉,清楚地显露膀胱颈后壁。

(7) 离断膀胱颈后壁:助手此时可提起膀胱颈后壁并将膀胱往头侧牵拉,使前列腺和膀胱颈两者间隙扩大,利于膀胱颈后壁的分离(图 45-22)。辨认输尿管开口,在输尿管开口与前列腺之间横行切开膀胱颈后壁。再将切开的膀胱后壁用 Babcock 抓钳提起,并往头侧轻轻牵拉,扩大切口至膀胱颈两侧。仔细止血,用吸引器吸尽创面尿液,辨认狄氏筋膜,在离断的膀胱颈和前列腺之间切开狄氏筋膜前层,可见输精管和精囊(图 45-23)。

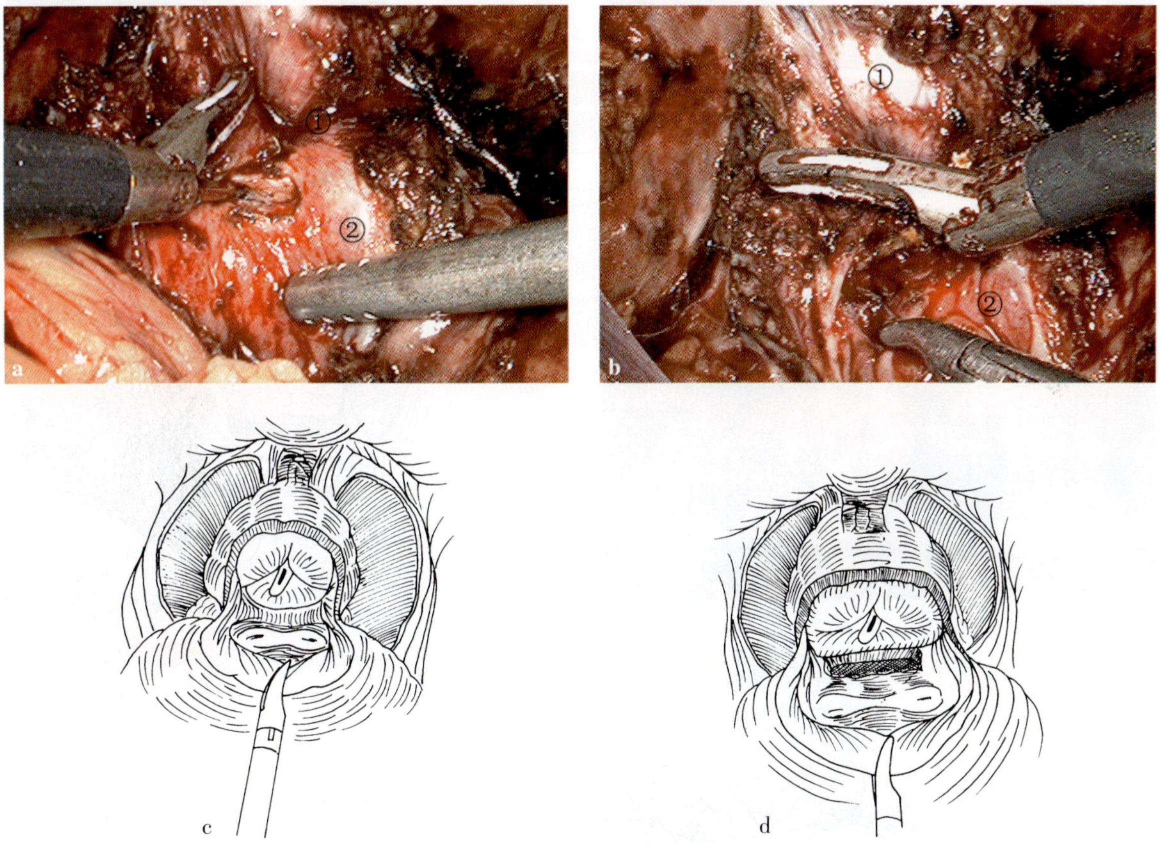

图 45-22 切开膀胱颈后壁

a. ①膀胱颈;②膀胱后壁;b. ①前列腺;②膀胱后壁

(8) 分离输精管和精囊:扩大此切口,切断两侧的输精管,游离两侧精囊。精囊尖部靠近神经血管束,分离精囊尖部时应靠近精囊,不使用单极电凝或超声刀(图 45-24)。将两侧精囊往前提起,切开狄氏筋膜后层,钝性分离前列腺与直肠前间隙。

(9) 分离结扎两侧前列腺血管束、保留神经血管束:腹腔镜保留神经血管束采用顺行分离方法。用抓

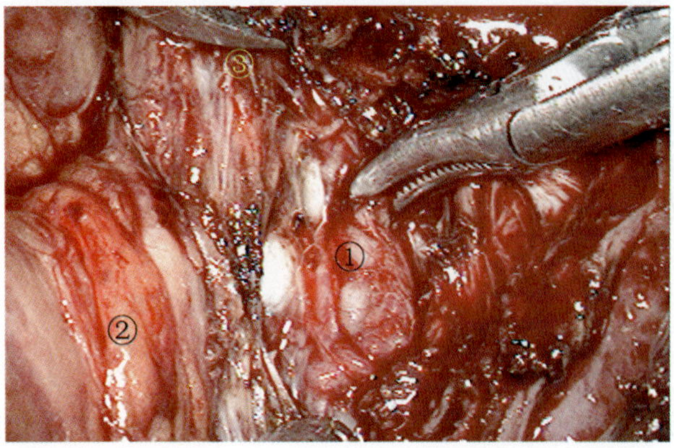

图 45-23　显露精囊和输精管
①精囊;②膀胱;③前列腺

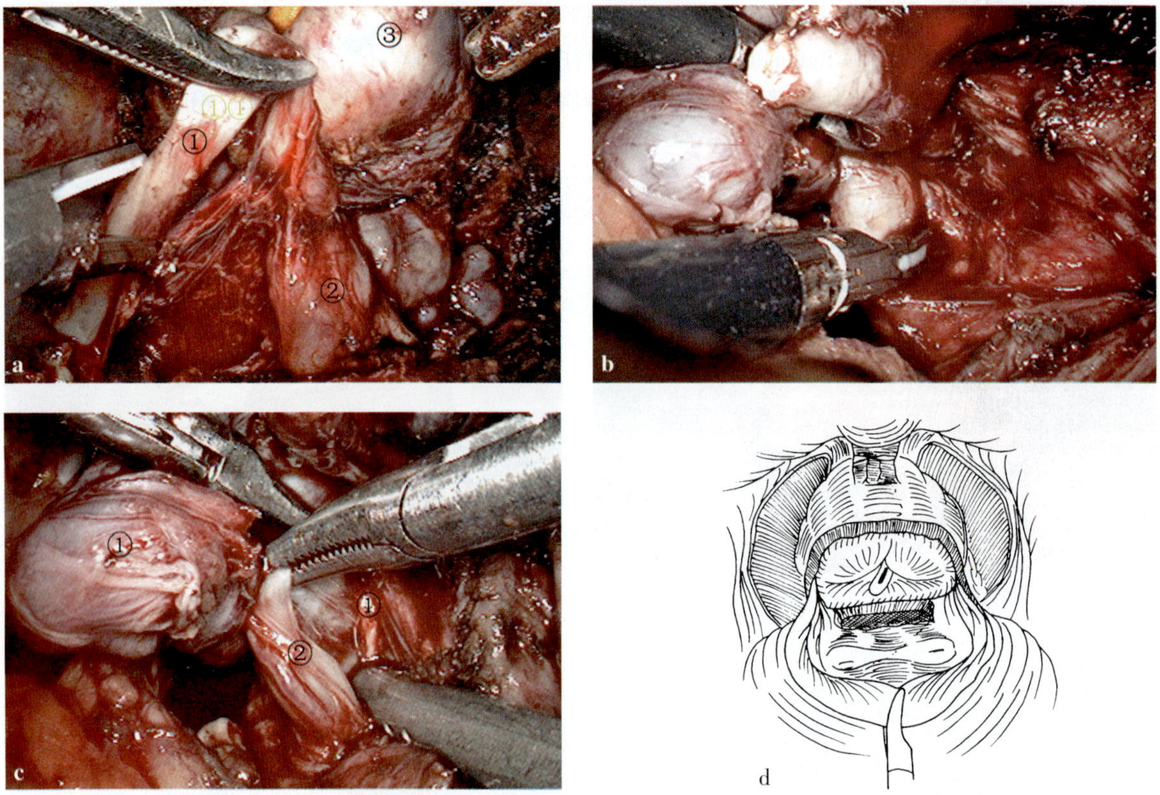

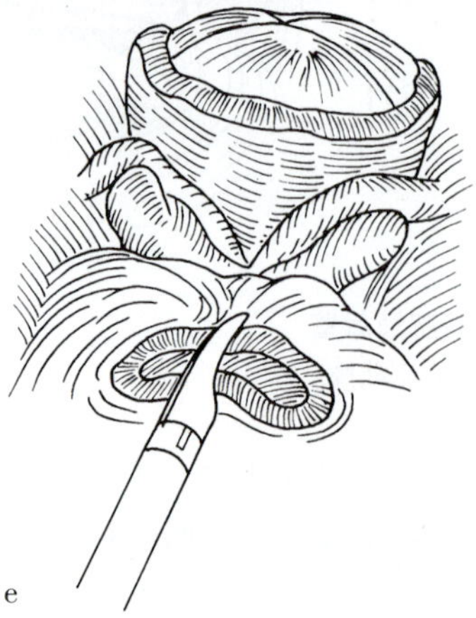

图 45-24　切断输精管、游离精囊
a. ①输精管;②精囊;③前列腺;c. ①精囊;②输精管

钳将精囊和输精管向前提起，并往左侧牵拉，使右侧前列腺侧韧带处于张力状态。用直角分离钳在前列腺的侧后方分离前列腺血管束。用 Hem-o-lok 结扎前列腺动脉、切断(图 45-25)。继续沿前列腺侧后方分离，在神经血管束上方用 Hem-o-lok 结扎、切断前列腺包膜血管(图 45-26)，并逐渐分离至前列腺尖部。同法完成左侧神经血管束的保留手术。

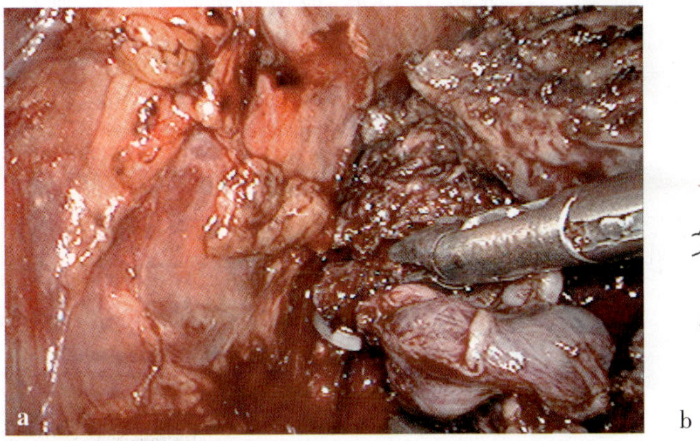

图 45-25 结扎前列腺血管蒂

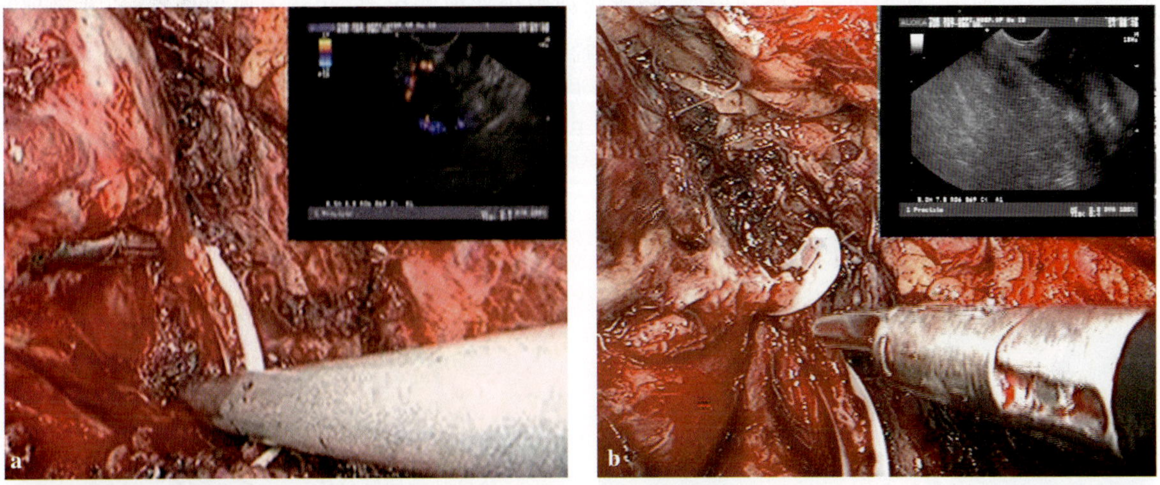

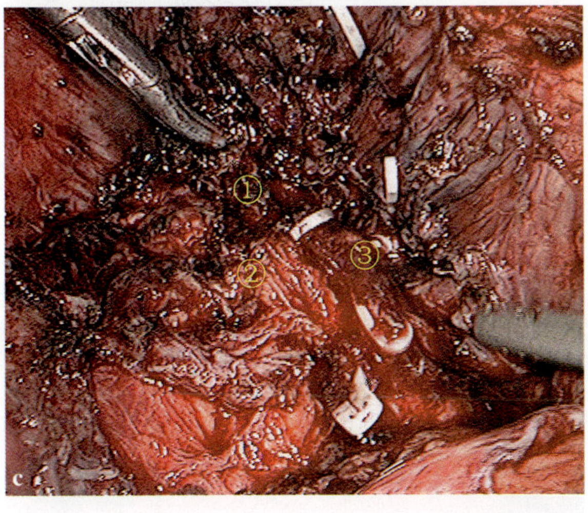

图 45-26 保留海绵体神经血管束
c. ①后尿道；②直肠；③神经血管束

Gill 曾使用动脉夹先控制前列腺的侧韧带，分离神经血管束后用缝线连续缝合止血，再取除动脉夹。Sung 使用尖头的直角分离钳，顺行在肛提肌筋膜和前列腺包膜之间分离神经血管束。笔者分别尝试过这 3 种方法。第 1 种方法节省时间，出血少。费用相差不大。

【注意事项】

前列腺包膜与神经血管束之间没有自然存在的平面。分离时要注意不要损伤神经血管束和残留前列腺包膜。可充分利用腹腔镜放大作用，辨认前列腺包膜。

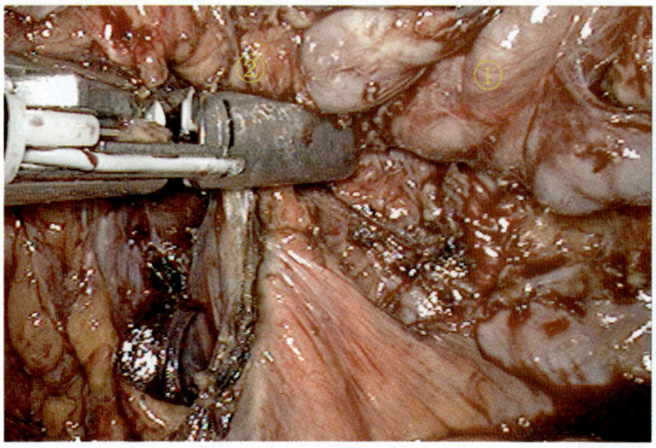

图 42-27　结扎、切断前列腺侧韧带

①精囊；②前列腺侧韧带

若 PSA>20ng/ml，Gleason 评分>7 或临床病理分期 T_2 以上，或患者年龄>70 岁，则行不保留神经血管束的前列腺癌根治术。提起精囊向左侧牵拉，沿前列腺后外方、用 LigaSure 或超声刀或 Endo-GIA 切断前列腺侧韧带，游离至前列腺尖部(图 45-27)。同法处理前列腺左侧。

(10) 游离前列腺尖部、切断后尿道：将前列腺往头侧牵引，轻轻地往后牵拉耻骨后血管复合体，在已缝扎的背血管复合体下方，用弯剪剪断耻骨后血管复合体，暴露尿道前壁(图 45-28)。分离中的出血可用等离子电凝器止血，效果较好。处理出血要仔细而且要有耐心。剪刀剪开尿道前壁，将尿道探子经尿道切口伸入 Retzius 腔并向前或左右牵拉前列腺，显露尿道侧壁和后壁，紧靠前列腺尖部剪断尿道，注意不要损伤直肠，并确保神经血管束从前列腺尖部分离。最后将前列腺向头侧轻轻地牵拉，显露前列腺后方，紧贴前列腺游离。切断附着在前列腺尖部附近的直肠尿道肌，将前列腺完全游离(图 45-29)。将前列腺放入标本袋内，封口后放置在腹腔髂窝内，手术结束时取出。经腹膜外途径手术，因手术空间小，标本袋一端拉至 Trocar 外，再将

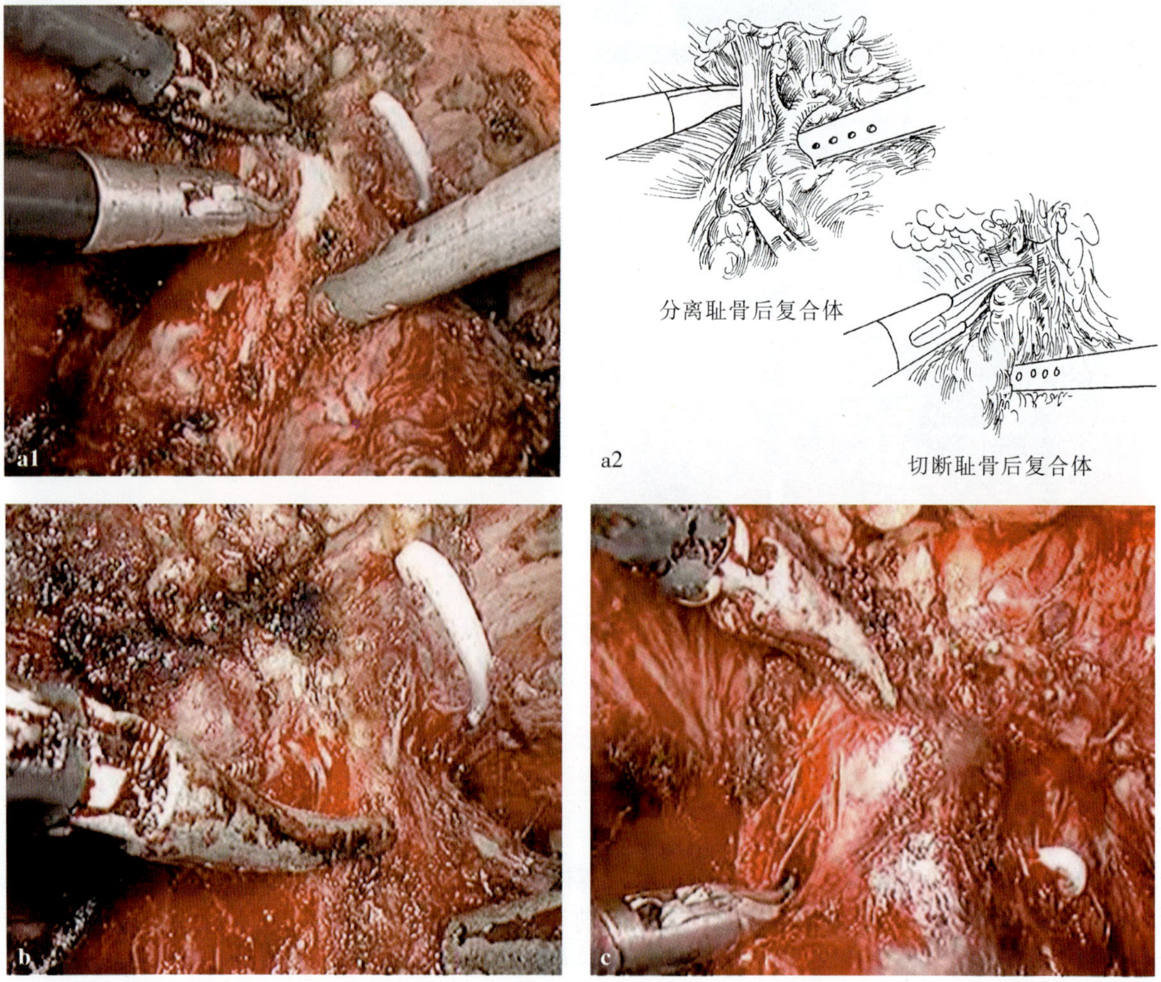

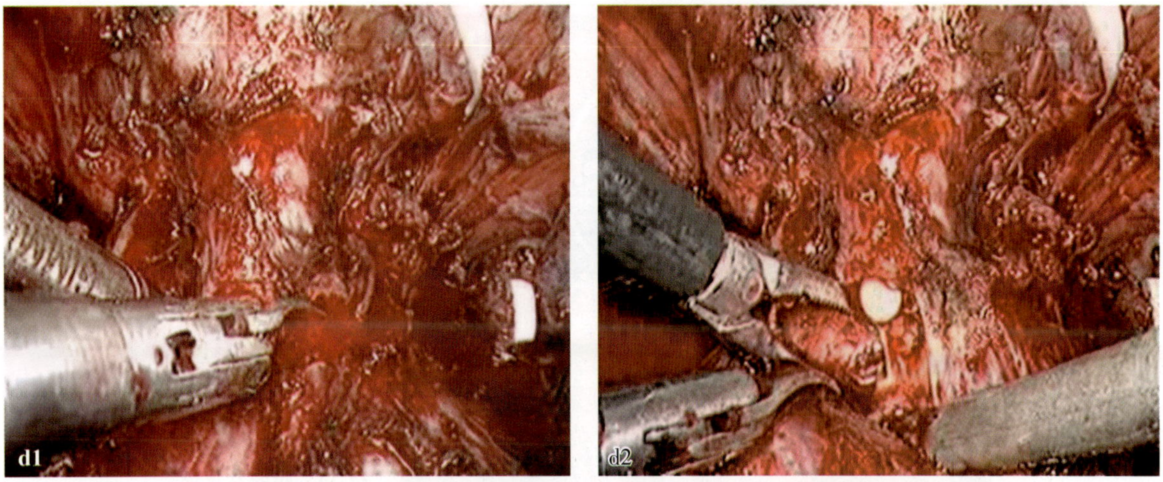

图 45-28　处理前列腺尖部

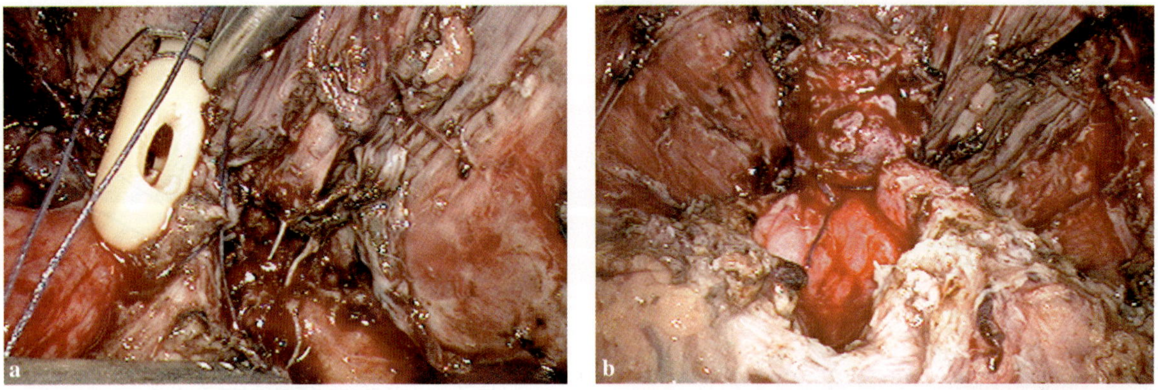

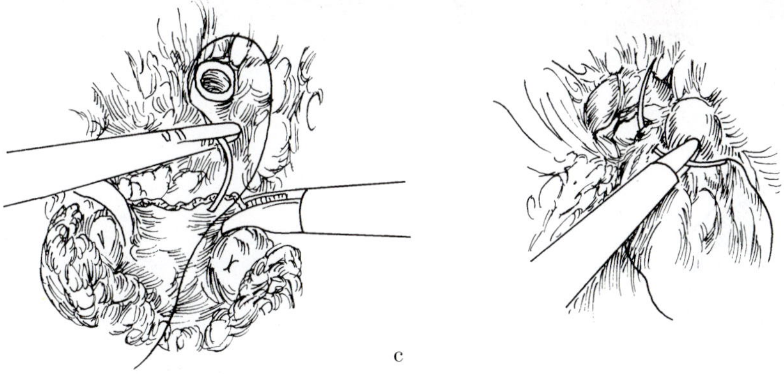

图 45-29　膀胱尿道后壁吻合

Trocar 重新插入,术毕再取出前列腺。

(11) 膀胱颈口重建:切取膀胱颈小块组织做冷(冰)冻切片。通过观察喷尿检查两侧输尿管开口。若膀胱颈口过大,用 3-0 可吸收线连续缝合缩小膀胱颈口。肥胖的患者可做膀胱颈后唇成形,有利于术后控尿(图 45-30)。

(12) 膀胱尿道吻合:选择用 3-0 可吸收微乔线,线结不易滑脱。亦可用缝线两端有缝针并颜色不同的可吸收线。使用去掉尖端的金属导尿管或金属尿道扩张器,利于缝针进出尿道。用两把持针钳操作,采用间断缝合。吻合时采用 3-0 可吸收缝线。先将膀胱颈后唇与尿道后壁吻合。可尝试采用弯头的尿道探子帮助引导缝针进入尿道进行缝合,当退出尿道探子时,针即可滑入尿道腔内。有张力时,可将膀胱往尿道方向拉拢,使膀胱后唇与后尿道吻合牢靠(图 45-31)。然后分别在 5、8、3 和 9 点处缝合,结打在腔外。最后两针在 1 点和 11 点处缝合,但不立即打结。先插入20F 两腔 Foley 尿管,确定位置正确后,再将这两针打结

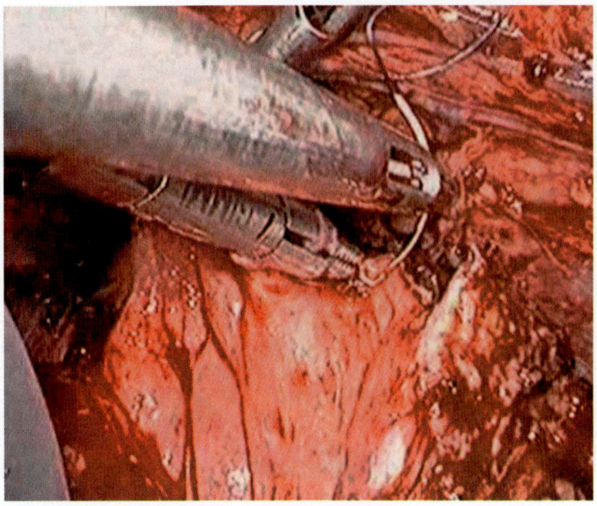

45-30　膀胱颈成形

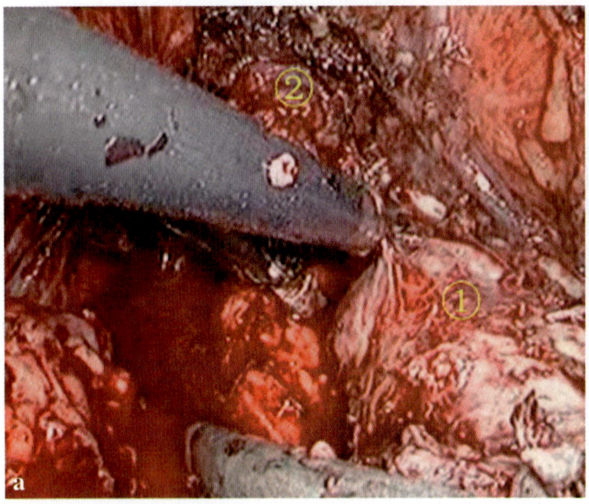

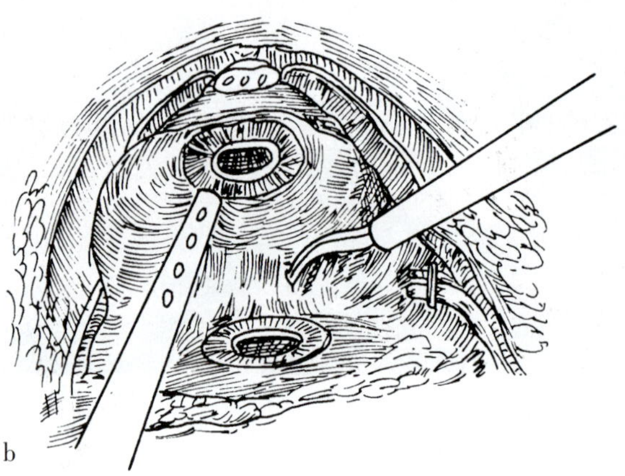

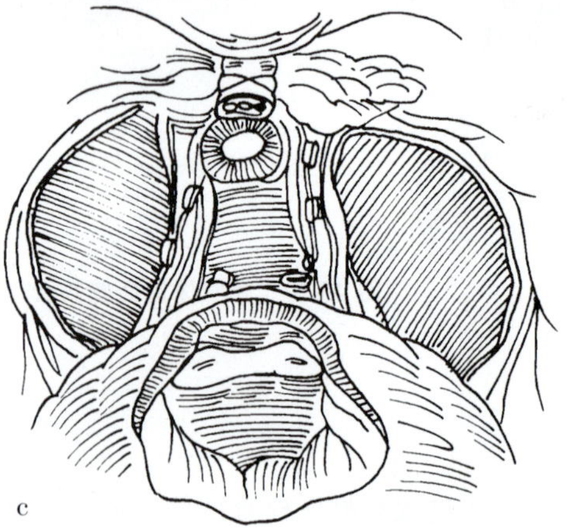

图 45-31　切除前列腺

a. ①前列腺；②后尿道

(图 45-32)。这种方法可以避免误缝尿管。尿管气囊充水，在膀胱内注生理盐水 120ml，以检查吻合口是否紧密。包皮系带缝合 1 针、打结，妥善固定尿管。

也可尝试连续缝合，优点是节省时间。先在 6 点缝合、打结，再顺钟向连续在 8、9、11 点缝合并拉紧缝线；然后再沿逆钟向连续在 5、3、1 点缝合，收紧缝线。插入 20F 两腔气囊尿管，确保尿管进入膀胱后，将两端缝线打结(图 45-33)。

还可采用后壁行连续缝合，前壁做间断缝合。或使用不打结的吻合方法。将缝线尾先在体外打结，并用 5mm Hem-o-lok 夹住线结。膀胱尿道吻合时先行后壁缝合。膀胱颈 5 点进针、尿道 5 点出针，再顺钟向

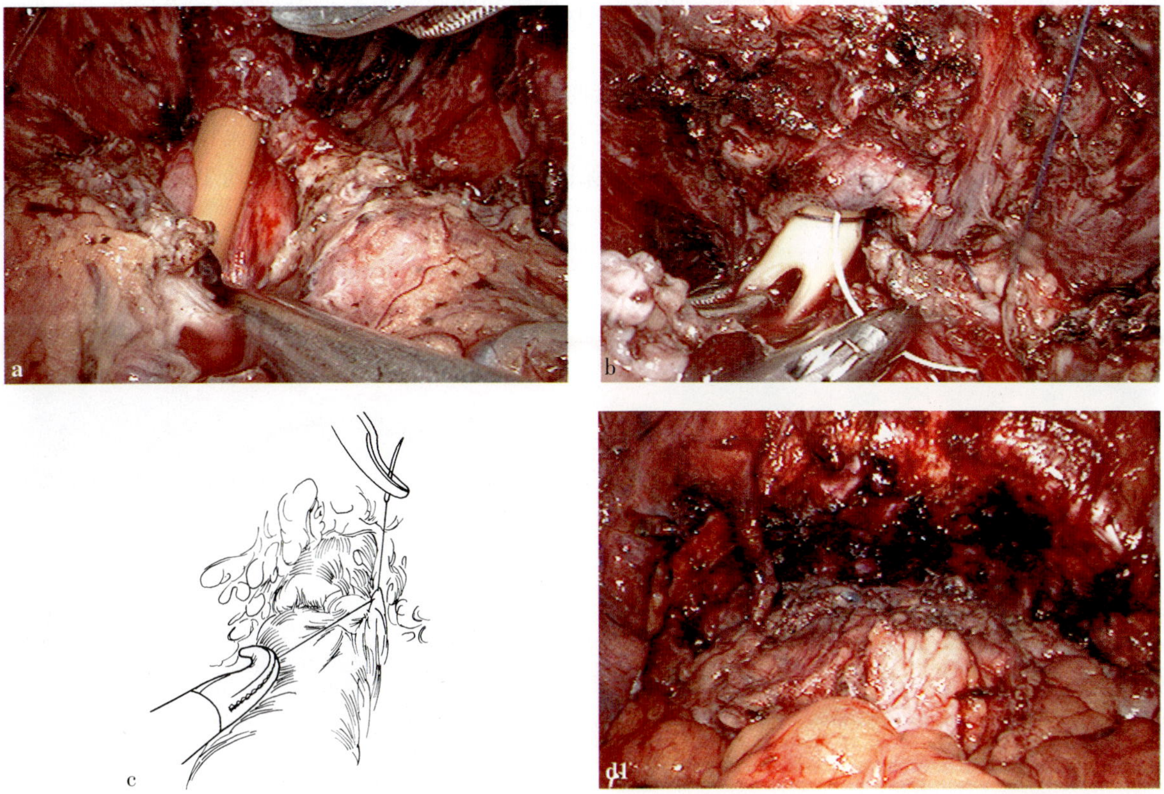

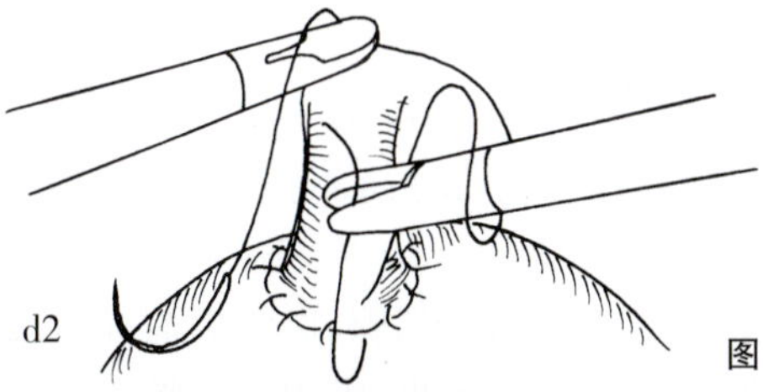

图 45-32　膀胱尿道前壁吻合

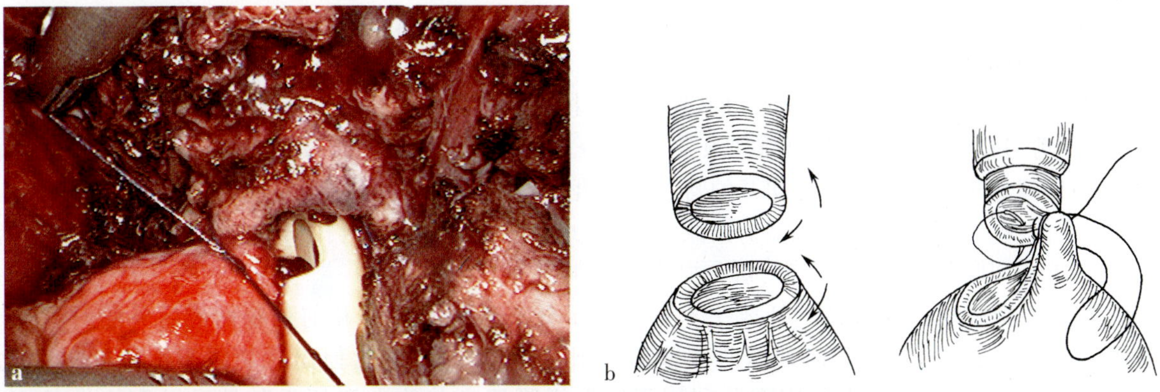

图 45-33　连续缝合吻合膀胱与尿道

连续缝合,在 8 点处膀胱颈外侧将缝线收紧,并用 5mm Hem-o-lok 将缝线和膀胱肌层固定。同法做膀胱尿道前壁吻合。

注意事项:膀胱尿道吻合的质量关系到术后恢复速度和生活质量高低。尿漏影响术后拔管时间和控尿的恢复。吻合质量差导致吻合口狭窄。以上四种方法未包括全部膀胱尿道吻合的方法。连续缝合节省时间,术后尿漏发生率低;间断缝合操作步骤多,但术后不易出现吻合口狭窄。第 4 种方法较简单,早期开展者可尝试此法。无论何种方法，均要遵行以下原则：尿道和膀胱颈要解剖对位吻合；术后并发症发生率最低；术后控尿功能尽快恢复。

(13) 完成手术：膀胱内注生理盐水100ml，检查吻合口是否漏水。腹内压下降到5mmHg检查手术创面有无静脉出血。腹膜切口不用缝合。从左下腹最下方的戳口置腹腔引流管，引流管与皮肤固定。

拔除右侧10mm Trocar、适当扩大切口，将前列腺连同精囊一起取出。拔除其他Trocar，缝合戳口。切口盖好敷料，结束手术(图45-34)。

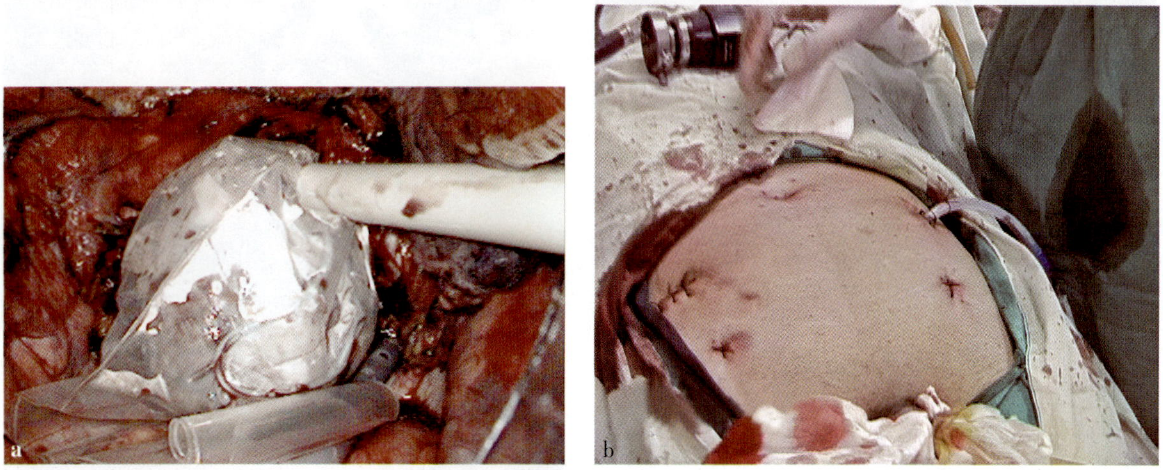

图45-34　结束手术

【术中操作要点及难点】

1. 切开盆筋膜　通常在前列腺侧壁与盆底肌交界部切开盆筋膜。如果解剖位置不正确，容易引起出血。沿前列腺边缘向耻骨后方向延长盆筋膜切口，在接近耻骨前列腺韧带注意不损伤耻骨后静脉血管的侧支。

2. 缝扎耻骨后血管复合体　术前准确测量前列腺体积。体积>80g的前列腺，耻骨后前列腺间隙很小，进针较困难。可尝试用2-0可吸收线缝扎(缝针较大)。如果缝扎效果不理想，术中出血较多，可选用工作面较长的分离钳控制耻骨后血管复合体，待剪断前列腺尖后，再将分离钳嘴松开。通常耻骨后血管复合体出血可自动停止。若继续有出血可选择PK刀或缝扎止血。也有术者先离断膀胱颈和前列腺侧韧带，再处理耻骨后血管复合体。

3. 前列腺尖部的处理　此步骤为LRP最关键的技术。以上两点处理得当能避免出血、保持手术视野的清晰。用剪刀在缝扎线下方分离前列腺尖，避免分离尿道和两侧的组织及神经。分离时遇见的出血用PK刀妥善处理。将尿管插入，从已切开的膀胱颈伸出，气囊内注水10ml，在尿道外结扎尿管。紧靠前列腺尖剪开尿道前壁。在尿管结扎线远端剪断尿管，经剪开的尿道前壁将尿管拉出并向头侧适度牵拉，显露尿道后壁，贴近前列腺尖剪断尿道后壁，避免损伤控尿神经。

4. 避免切缘病理检查阳性　开放手术资料显示分离前列腺尖部和前列腺两侧后外侧时，切缘阳性率达20%以上；而膀胱颈和前列腺两侧壁切缘阳性率较低(<4%)，但出现切缘阳性后PSA生化复发率高达50%左右。因此，术中应充分利用腹腔镜视野清晰并放大和便于耻骨后操作的优点，在解剖分离前列腺时，看清前列腺包膜，降低切缘阳性率。术前也必须检查阳性穿刺针数目，明确病理分期。

5. 膀胱尿道吻合　靠近前列腺尖离断尿道，使后尿道有足够长度，容易做膀胱尿道吻合。切除前列腺体积较大，可做膀胱后唇成形，减少吻合时的张力。

6. 中叶体积大的前列腺　前列腺切除后切缘往往靠近输尿管开口。仔细辨认输尿管开口，用3-0薇乔线成形膀胱颈后唇，使输尿管开口后移，避免做膀胱尿道吻合时将输尿管开口误扎。

二、经耻骨后腹膜外途径腹腔镜前列腺癌根治术

1997 年 Raboy 报道第 1 例腹腔镜腹膜外途径前列腺癌根治术。随后比利时医师 Bollens 进一步改进和完善此项技术,给许多前列腺癌患者完成手术后并在 2001 年作了系列报道。同经腹途径比较,由于膀胱前腹膜外间隙较小,在做膀胱后尿道吻合时似乎有一定困难。在有些病例因膀胱两侧与周围组织粘连,将膀胱往尿道方向牵引时张力较大。术中若不慎将腹膜撕破,充气的腹腔将腹膜返折下压,会给操作带来困难。腹膜外入路的优点是腹膜返折像一个自然的拉钩,挡住了腹腔脏器,有利于手术操作,患者也不需处于极度头低脚高位。手术时间一般可缩短 30 分钟,术后避免出现腹腔刺激征,住院时间和留置尿管时间均缩短,有利于术后管理。根治肿瘤的效果同经腹途径比较没有差异。

1. 腹膜外间隙的建立　在腹中线肚脐下缘做一个 4cm 长的切口,分离至腹直肌下方。在腹膜前方用手指钝性分离,将腹膜往上和两侧推移。经切口在腹膜外间隙放入自制的水囊,注水 300~400ml 扩大此间隙(图 45-35)。建立腹膜外间隙后撤除水囊,手指经切口伸入腹膜外间隙,手指引导下放置 4 个 Trocar(见经腹途径),最后将 10mm Trocar 放入切口,腹直肌前鞘做半荷包缝合,防止 CO_2 气体漏出。放置套管时注意不要损伤腹膜。若手指分离效果不满意,从先置的套管中用分离钳或超声刀推开腹膜后再放置其他套管。

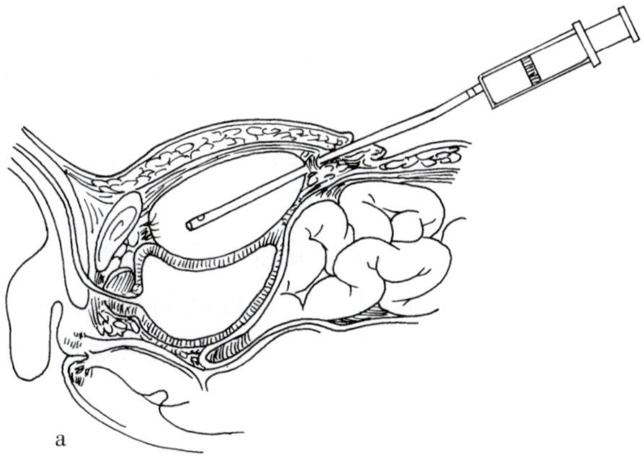
a

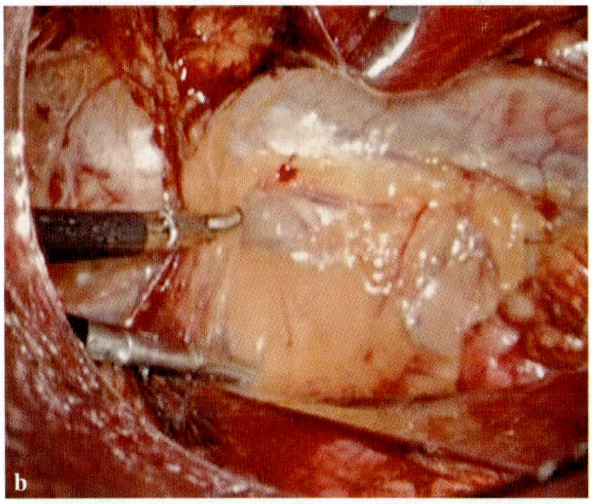
b

图 45-35　腹膜外腔的建立

2. 分离膀胱前间隙　膀胱内注水 100ml,辨认膀胱侧缘后钝性分离,先沿膀胱右侧缘前、后游离,再显露盆筋膜。同法分离左侧膀胱侧壁。随后的手术步骤同经腹途径继续完成膀胱尿道吻合。

本术式术中如果腹膜撕裂无法修补,可立即改经腹途径。

三、保留控尿功能的腹腔镜前列腺癌根治术

对患者而言,控尿功能的尽快恢复是仅次于前列腺癌肿彻底切除的重要问题。Steiner 在对盆腔解剖研究中发现,EUS 由以下结构组成:尿道黏膜皱襞、尿道纵形平滑肌及与其交织的弹性纤维组织、肛提肌的耻骨直肠肌部分、周围的支持筋膜组织和尿道外括约肌。随后他在前列腺癌根治术中保护这些结构,并包括支配尿道外括约肌的神经,使术后控尿恢复时间明显缩短。2006 年 Rocco 报道通过对膀胱颈后唇成形来加固尿道外括约肌后壁,亦能明显加快术后控尿功能的恢复。笔者单位近年来在 LRP 术中保护控尿神经并将膀胱颈后唇成形后再与尿道吻合,术后控尿恢复时间明显缩短。统计近期完成此项手术的 45 例患者,拔管后 3 天内完全能控尿者达 60%,1 个月和 2 个月后完全控尿率分别为 80%和 90%。与对照组比

较有显著性差异。尽管手术时间比常规 LRP 术延长 30~45 分钟,但术后拔管后控尿效果确实明显改善。

【手术要点】

1. 缝扎耻骨后血管复合体　在前列腺两侧切开盆筋膜,纵向分离至前列腺尖部。切断耻骨前列腺韧带。2-0 可吸收线缝扎耻骨后血管复合体。

2. 保护下腹下丛　横形离断膀胱颈,显露输精管和精囊,钝性分离精囊。切开狄氏筋膜,沿前列腺后壁分离至尖部。用超声刀切断两侧前列腺侧韧带。

3. 保护控尿神经　在预置的耻骨后血管复合体缝线下方,剪断耻骨前列腺韧带,显露前列腺尖。在下腹下丛与闭孔神经发出的控尿神经分支的近端(参见图 45-9),锐性离断尿道,切除前列腺。尿道远端两侧的神经、组织及结构均不触动(no touch technique)。

4. 膀胱后唇网球拍样成形　3-0 薇乔线连续缝合,将膀胱颈后唇两端靠拢做纵向延长成形,成形后的膀胱颈口与尿道吻合,加固尿道后壁。缝合时不损伤 5、7 点进入尿道的控尿神经。

四、保留性神经的腹腔镜前列腺癌根治术

前列腺癌根治术治疗的目标是彻底切除肿瘤、尽快地恢复控尿和阴茎勃起功能。耻骨后根治性前列腺切除术已被公认为前列腺癌的标准术式。但术后两个主要并发症勃起功能障碍(ED)和尿失禁,一直困扰泌尿外科医师和患者,严重影响患者生活质量。由于术中为完整切除肿瘤,有时不可避免切断一侧或双侧勃起神经,从而导致术后出现 ED。早期耻骨后前列腺癌根治术,术后 ED 发生率高达 85%-90%。直到 1987 年 Walsh 通过对前列腺的局部解剖深入研究之后,提出了保留性神经的前列腺癌根治术新技术,这使得患者术后 ED 的发生率下降至 15%~40%。

保留性神经的前列腺癌根治术既可达到切除所有肿瘤细胞所在的前列腺组织及前列腺包膜,又可保留绝大多数患者手术后的阴茎勃起功能,提高患者的生存时间和生活质量。其解剖学基础是支配阴茎海绵体神经的神经血管束(NVB)与前列腺距离约 3.2~9.5mm (图 45-36),平均 4.9mm,而早期前列腺肿瘤外围多数未侵犯包膜或只超过前列腺 1~2mm,因此,在完整切除肿瘤时仍可保留单侧或双侧 NVB。

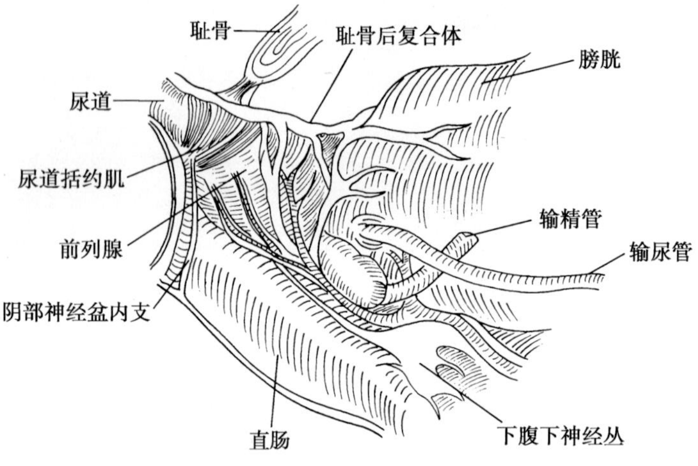

图 45-36　NVB 的走行

Walsh 撰文指出保留性神经的前列腺癌根治术的手术要点:术中切开盆侧筋膜后,于前列腺尖部两侧找到 NVB,游离前列腺尖部和膜部尿道时,应紧贴尿道分离,仔细沿尿道两侧的盆侧筋膜层剥离,避免损伤盆侧筋膜层内的 NVB。之后再从尖部向前列腺基底部游离,在分离 NVB 前应先控制前列腺表面的出血,减少出血保持术野清晰,有利于保护 NVB 不受损伤。Walsh 报道 600 例保留性神经的前列腺癌根治术,68%的患者术后仍有性功能,研究发现<50 岁的患者,保留双侧或单侧 NVB 都有性功能,而>50 岁的患者,保留双侧 NVB 比单侧的性功能要好。

由于在前列腺癌根治术操作时有三种可能引起 NVB 损伤:

1. 在切断膜部尿道时,NVB 同时被切断。

2. 在分离结扎切断前列腺血管蒂时过于靠近前列腺基底部,以致 NVB 被切断。

3. 在游离靠近 NVB 处的精囊尖部时损伤 NVB。

因此,Walsh 在介绍耻骨后保留性神经的前列腺癌根治术手术要点中强调:

(1) 在切断尿道时,由于 NVB 位于尿道旁的侧后方并贴近前列腺尖部,解剖此部位时先 8 字形缝扎耻骨后血管复合体(图 45-37),锐性分离前列腺尖部和后尿道,剪开尿道前壁后用钳放在膀胱颈部,往后方轻压,扩大尿道切缘。紧贴前列腺尖剪断尿道后壁,再用直角钳靠近前列腺分离其尖部两侧组织,保护两侧的 NVB(图 45-38)。

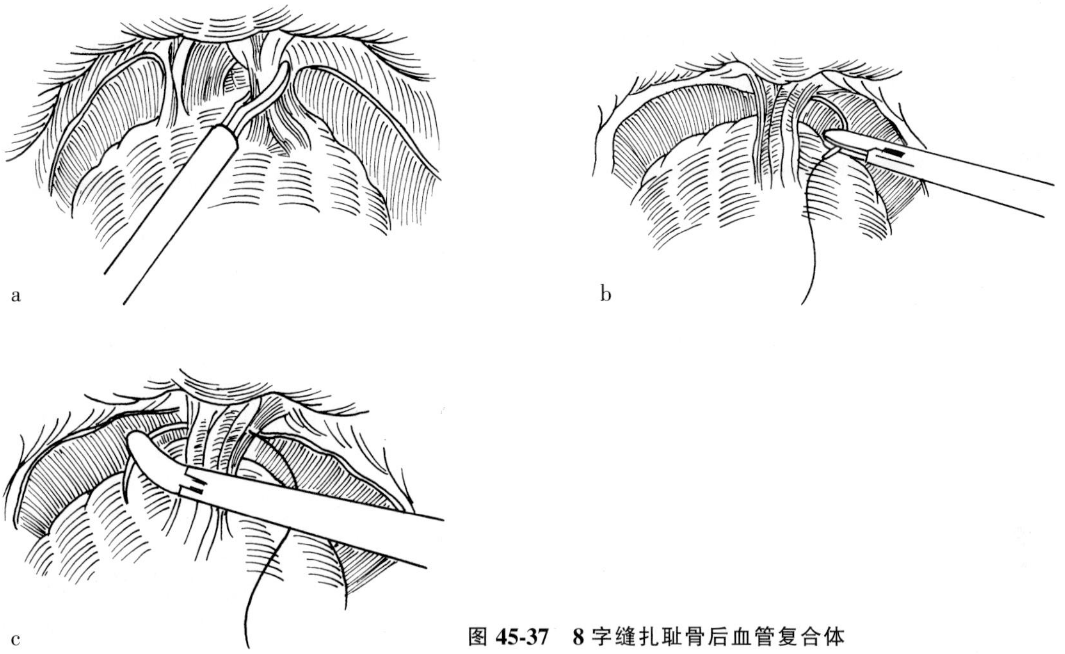

图 45-37　8 字缝扎耻骨后血管复合体

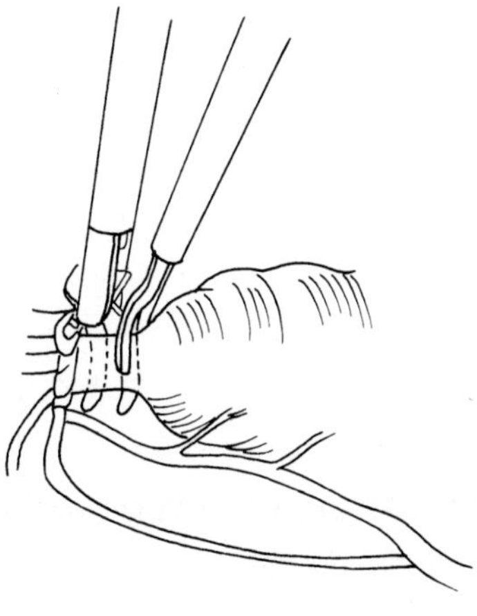

图 45-38　剪断尿道

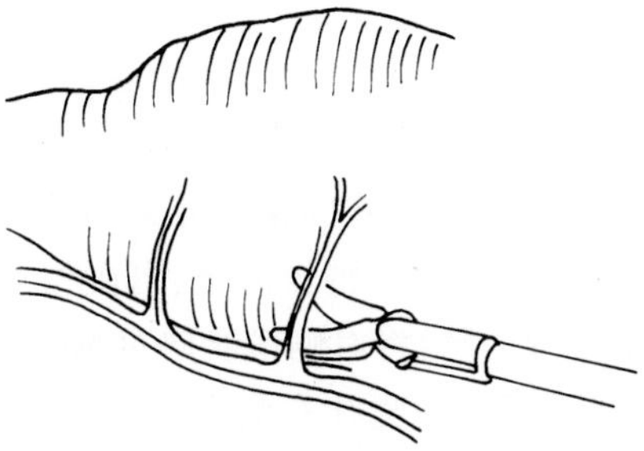

图 45-39　直角钳在肛提肌筋膜和前列腺包膜间分离 NVB

(2) 使用头端较尖的直角钳在肛提肌筋膜和前列腺包膜间分离 NVB(图 45-39)。

(3) 分离盆侧筋膜切口应在 4 点和 8 点的位置,让 NVB 落向后方或侧方(图 45-40)。

(4) 当切断前列腺的侧韧带时, 先从尖部开始,然后朝基底部游离,避免使用电刀等热效应器械损伤海绵体神经。

(5) 在分离精囊时, 应尽可能在精囊表面钝性游离,以避免损伤靠近精囊尖端的下腹下丛,精

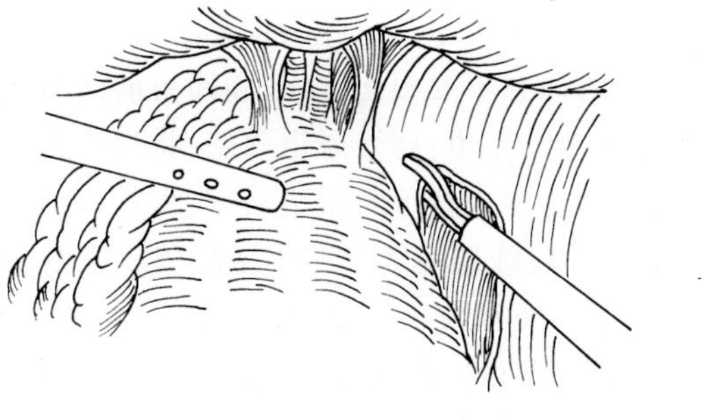

图 45-40　切开肛提肌筋膜,沿盆底肌表面在前列腺两侧分离 NVB

囊腺和前列腺后外侧的 NVB 可作为术中的解剖标志。

(6) 尿道膀胱颈吻合时缝线不要穿过海绵体神经。腹腔镜完成保留性神经前列腺癌根治术与开放性手术比较有一些不同,主要是腹腔镜下多采用顺行方法分离 NVB。下面介绍几种最近文献报道的保留性神经 LRP 术的方法和技巧。

【保留性神经 LRP 的指征】

局限性前列腺癌,术前有勃起功能,血清 PSA 小于 10ng/ml,在前列腺尖部没有浸润或结节。如一侧前列腺的后方有浸润或结节,而没有其他反指征,可保留对侧。

若 PSA>20 ng/ml,Gleason 评分>7 或临床病理分期 T_2 以上,或患者年龄>70 岁,则行不保留神经血管束的前列腺癌根治术。

【保留性神经 LRP】

1. Cleveland 技术 Gill 介绍的方法,在离断膀胱颈后壁后,提起两侧精囊,剪开狄氏筋膜后层,将前列腺与直肠分离。用特制的血管夹先控制两侧的前列腺侧韧带,再分离 NVB,缝合止血后去除血管夹,以保留 NVB。

2. John Hopkins 技术 Su 则自制腹腔镜用的锐性直角钳,顺行在肛提肌筋膜和前列腺固有包膜之间顺行分离 NVB。其技术要点是切开肛提肌筋膜,沿盆底肌表面在前列腺两侧分离 NVB(图 45-41)。在切断尿道后壁时应尽可能靠近尿道,以保护其侧后方的 NVB。

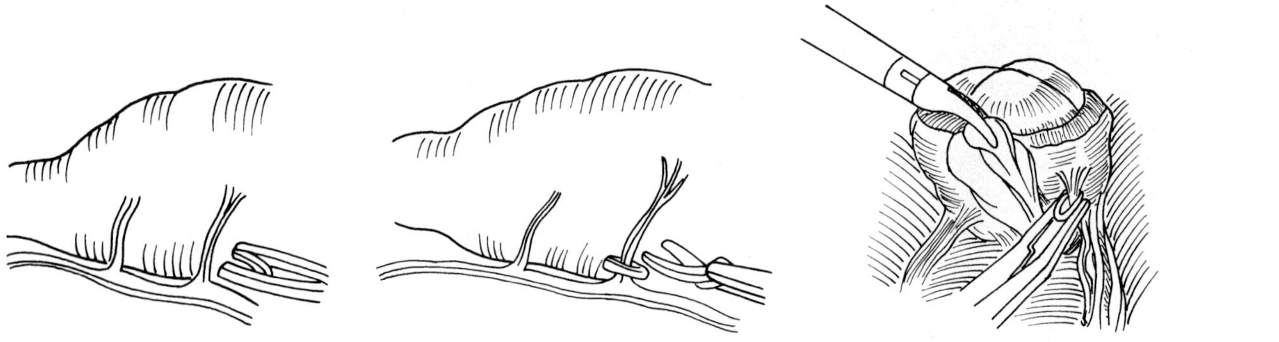

图 45-41 前列腺两侧分离 NVB

3. 包膜血管结扎技术 腹腔镜下分离阴茎血管神经束常见前列腺包膜出血。笔者在实践中摸索使用结扎锁结扎包膜血管,术中视野较清晰,出血相对较少,保证手术顺利进行。

(1) 结扎前列腺动脉:将右侧精囊向对侧牵拉,在前列腺基底部约 4 点处分离右侧前列腺动脉,用 PK 钳电凝后切断;再将左侧精囊往右侧牵引,同法处理 7 点处的左侧前列腺动脉。

(2) 分离 NVB:先于一侧膀胱颈在精囊外侧前列腺包膜外,小心切开覆盖血管神经束周围脂肪的肛提肌筋膜以显露 NVB。用直角钳分段游离 NVB。

(3) 结扎包膜血管:使用 1cm 长的 Hem-o-lok(结扎锁)结扎前列腺包膜血管,在结扎锁的内侧或前方将其剪断,逐步游离至前列腺尖部。同法游离另一侧 NVB。由于前列腺包膜与 NVB 之间没有自然存在的平面,分离时注意不要损伤 NVB 和残留前列腺包膜(图 45-42)。

(4) 离断尿道:剪开尿道前壁,将尿管牵出往头侧轻拉尿管,将前列腺向头侧牵引,用直角钳紧贴前列腺尖,在结扎锁内侧剪断尿道后壁,保护 NVB(图 45-43)。对合好后做后尿道膀胱吻合,若膀胱颈口过大,用 3-0 可吸收线连续缝合缩小膀胱颈口或做膀胱颈后唇成形(图 45-44),有利于术后控尿。

4. 术中经直肠超声(TRUS)引导 LRP 术中结合经直肠超声有助于精确辨认前列腺结节和 NVB,降低切缘阳性率和损伤 NVB 的机会。TRUS 在术中不仅可监测耻骨后血管复合体的厚度、前列腺结节的部位和缝线结扎复合体的位置,还可辨别 NVB 并实时监测 NVB 的分离,引导术者在直肠和前列腺尖部的游离(图 45-45)。Gill 等报道 25 例 LRP 术中应用实时经直肠超声的经验,运用传统的灰阶、多普勒及三维超

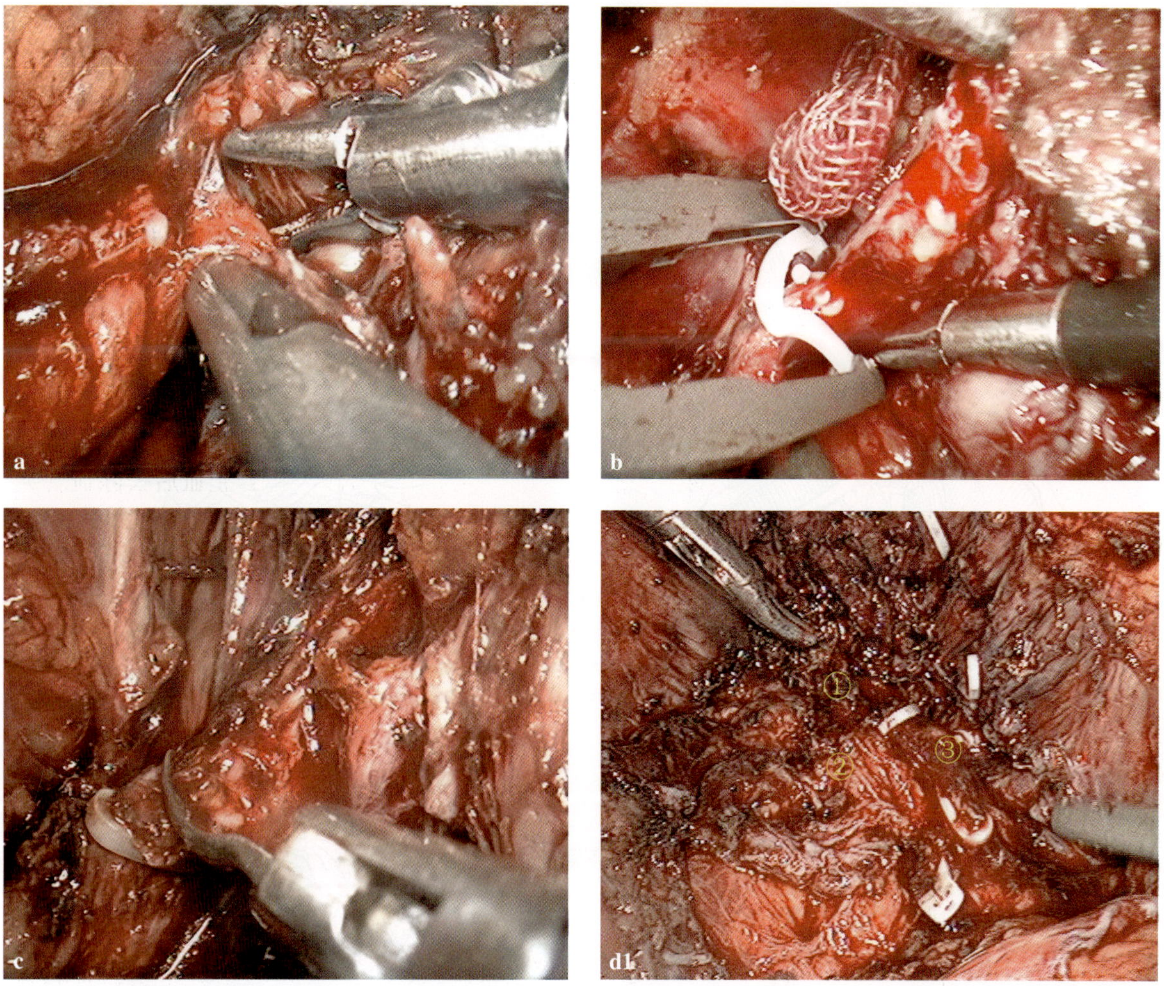

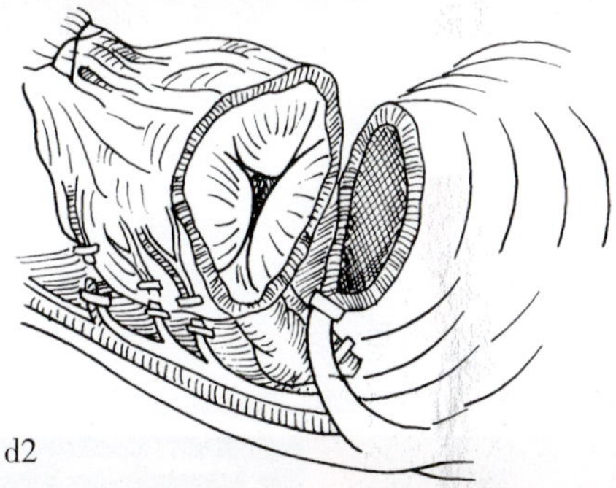

d2

图 45-42　包膜血管结扎技术

d1. ①后尿道；②直肠；③神经血管束

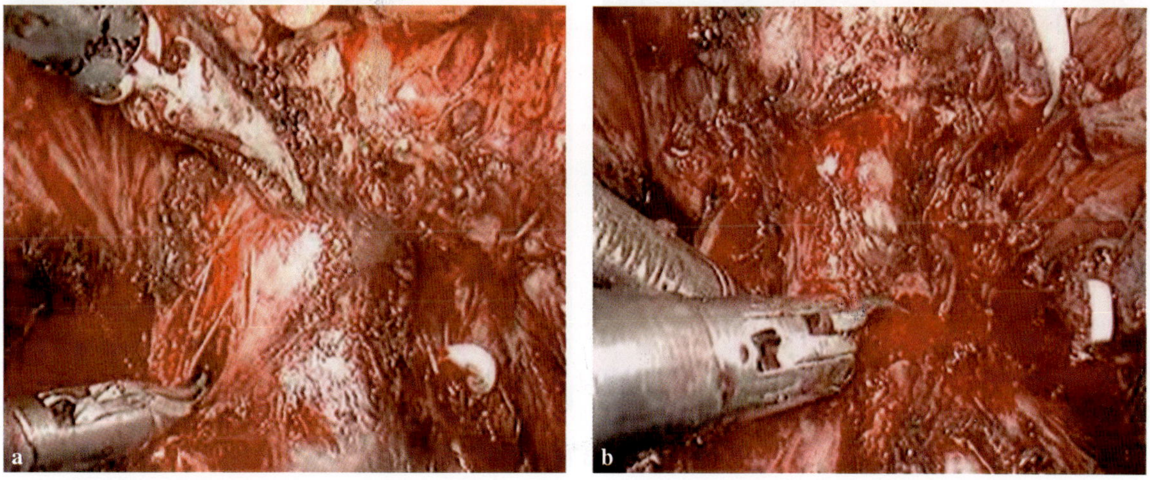

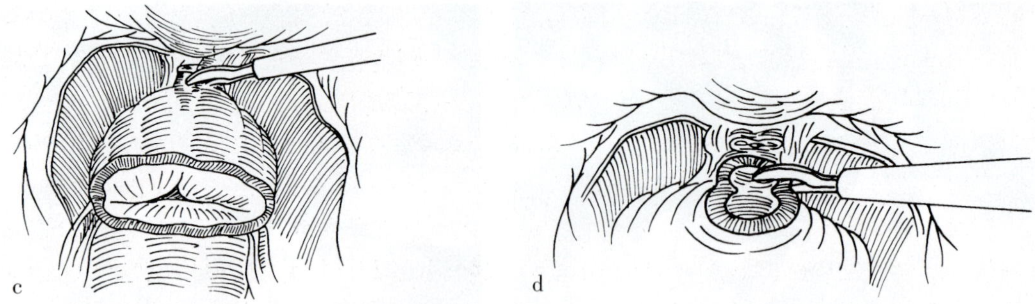

图 45-43　剪断尿道

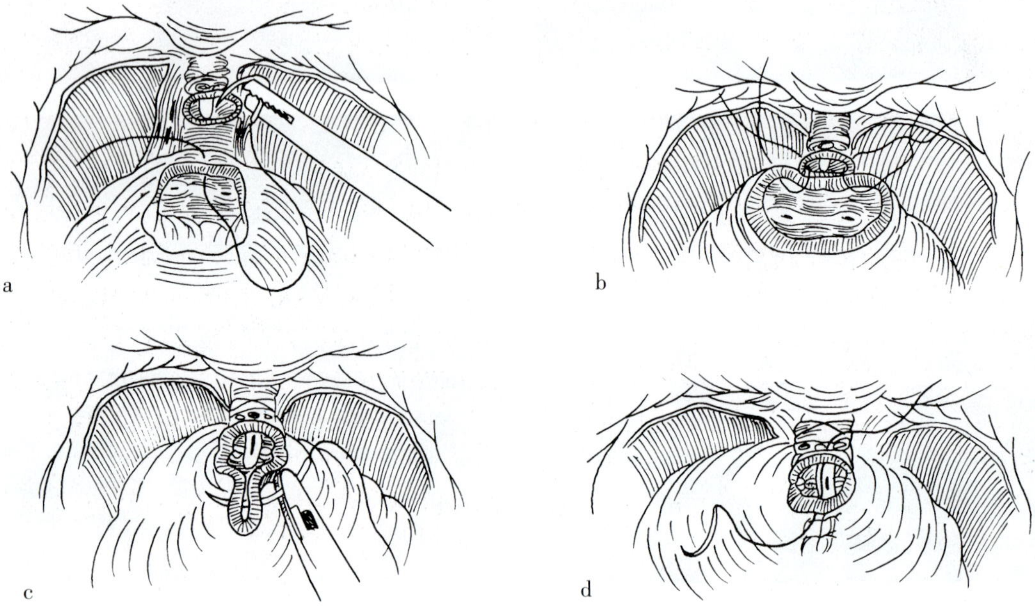

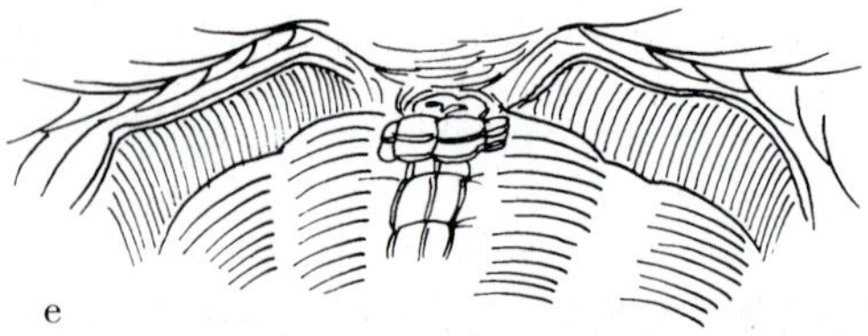

图 45-44　膀胱颈后唇成形

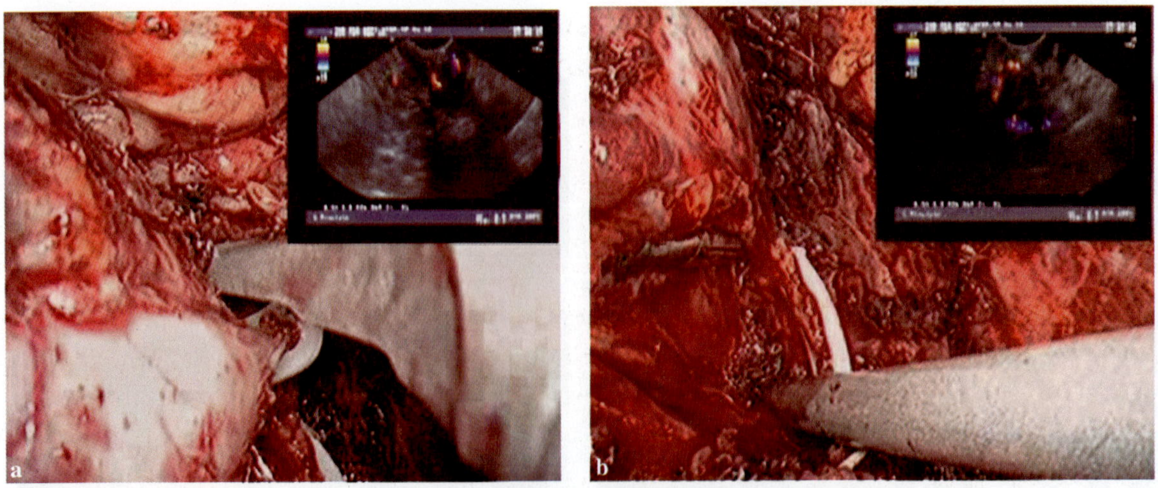

图 45-45　B 超监测下分离神经血管束

声来精确测量前列腺周围的解剖学位置,特别是 NVB、前列腺尖部、膜部尿道、膀胱颈及直肠壁和癌结节位置。结果发现超声可正确辨别膀胱颈和前列腺交界平面,有助于术者找到输精管、精囊、前列腺尖部以及邻近前列腺包膜的低回声结节,避免出现切缘阳性。更为重要的是,有助于术中 NVB 的保护,术中测量 NVB 与前列腺侧缘的距离在尖部为(1.9±0.9)mm,基底部为(2.5±0.8)mm,精囊部(4.0±1.6)mm。笔者也在 LRP 术中使用过这种技术,有利于辨别 NVB 的位置并予以保留。

5. 术中电刺激定位海绵体神经 Lue 等采用术中电刺激的方法辨认下腹下丛(盆丛),以验证海绵体神经的走行,通过电刺激海绵体神经监测海绵体内压变化,以证实勃起神经是否保留。但 Walsh 认为术中阴茎海绵体内压变化可能与手术牵拉对 NVB 刺激有关,不一定都由电刺激引起。因为行双侧 NVB 切除者约有 1/4 的人对电刺激有反应,因而该方法可能存在一定的假阳性,术中无法准确判定是否保留 NVB。

6. 术中冷(冰)冻切片监测 Cangiano 等报道术中取材冷冻切片方法,以了解术中是否切除 NVB,评估术后勃起功能恢复情况,结果表明术中冷冻活检有助于判断是否保留了 NVB。

【术后处理】

1. 术后给予神经营养支持治疗。

2. 术后 2~3 周拔除尿管后开始服用小剂量磷酸二酯酶 5 型(PDE5)抑制药进行康复治疗,以防止阴茎海绵体平滑肌变性纤维化。如每晚睡前口服 25~50mg 西地那非;也可改用他达那非 10mg,每周 2 次。增加夜间勃起次数,有勃起反应后可尝试性交,了解是否可以插入和完成性交。PDE5 抑制药对神经损伤后修复神经并无作用,只是促进阴茎勃起,避免阴茎海绵体平滑肌退行性变。术后 3~6 个月开始进行国际勃起功能(IIEF)评分、夜间阴茎勃起试验(NPT)或 Rigiscan 检测,评价其勃起功能。

3. 对药物治疗效果不明显者可应用真空负压吸引装置进行抽吸助勃,每周 1~2 次。或者行阴茎海绵体内注射血管活性药物,每月 2~4 次。以上处理方法无效,可考虑阴茎假体植入术。

五、LRP 手术疗效及并发症的防治

【LRP 疗效评价】

综合国内外目前各主要医疗中心完成腹腔镜前列腺癌根治术的资料, 平均手术时间为 4.1 小时(3.5~4.5 小时);开放手术中转率 1.5%(0%~4.4%)。鉴于术中使用了一些新技术,譬如缝扎耻骨后血管复合体、PK 刀止血等,还有 CO_2 气压的关系,该术式明显减少术中出血量。此外,对前列腺及盆腔的精细解剖的掌握, 也是减少术中出血的一个重要因素。平均出血量 514 (185~1 230)ml, 输血率为 8.4%(0%~31%)。术后留置尿管时间平均为 6.5(4~10)天。

1. 前列腺肿瘤根治效果 以往与开放手术比较,LRP 切缘阳性率高于开放组。通过技术改进,特别是前列腺尖部的精细分离,有效地降低切缘阳性率的发生。根据美国芝加哥的研究资料,LRP 手术的切缘阳性率低于开放手术组。目前发表的文献报道显示,LRP 切缘阳性率为 20.8%(16%~26.4%),其中 pT_2 期为 12.1%(2.3%~16.8%),pT_3 期 32.5 %(23%~48.8 %)。术后生化复发(PSA>0.3ng/ml)率 5.1%(0%~11.4%)。

2. 尿失禁 尿失禁是前列腺癌根治术后面临的一个主要问题,如果不给予足够的重视,将影响患者术后的生活质量。腹腔镜手术使用得当,可改善手术后患者的控尿效果,利用腹腔镜的放大作用和良好的操作空间(耻骨后),保留后尿道及相关重要的解剖结构,可使 LRP 术后控尿率达到开放手术组的效果(术后 6 个月 75%~90%)。Srougi 术中保留膀胱颈,旨在提高术后尿控率。70 例前列腺癌患者随机分成 2 组。结果两组术后 6 个月尿控率均达 95%以上, 无统计学差异, 但保留膀胱颈组外科切缘阳性率达 8%。Hollabaugh 报道在术中保留控尿神经,术后控尿率高达 98%。John 报道保留精囊尖部能明显提高术后控尿率。笔者体会到最重要的方法是分离前列腺尖部保留耻骨后血管复合体,在耻骨前列腺韧带下方锐性分离前列腺尖部,正确判断膀胱颈的位置,注意吻合好膀胱颈后壁,并将吻合后的膀胱颈前壁与耻骨前列腺韧带缝合,能有效减少术后尿失禁的发生率。笔者用功能重建技术改进前列腺尖部的游离和膀胱颈同尿道的吻合技术,明显加快术后患者控尿功能的恢复。

3. 阴茎勃起功能 腹腔镜能清楚地看见前列腺两侧的 NVB,术中加以保护。术后 2~12 个月的随访调

查显示,两侧 NVB 保留,勃起率 40%~87.5%;单侧 NVB 保留,为 22.2% ~51%。

4. 手术并发症　必须重视 LRP 术的并发症。现将国内外各个医疗中心报道的手术并发症总结如表 45-1。

表 45-1　国内外各医疗中心手术并发症发生情况

	平均发生率	范围
再次手术率	3.7%	—
中转开放手术	1.2%	—
深静脉血栓	1.35%	0.3%~2.4%
输尿管损伤	0.75%	0.7%~0.8%
吻合口漏尿	10%	—
直肠损伤	1.9%	1.4%~2.4%
尿潴留	4.6%	—
回、结肠损伤	0.8%	8.8%~0.9%
术后肠梗阻	2.3%	1%~3.2%
腹壁下动脉损伤	0.5%	—
切口裂开	0.6%	0.5%~0.7%
吻合口狭窄	2.5%	1.6%~3.3%
尿道直肠瘘	0.9%	0.8%~1.1%
髂静脉损伤	0.8%	—
膀胱损伤	1.385	—
总发生率	12.5%	7.7%~17%

【LRP 术中并发症的处理】

1. 出血　术前控制尿路感染,明确病理分期;术中控制耻骨后血管复合体,合理使用 PK 刀或超声刀。LRP 术现因手术步骤规范,基本不用输血。

2. 输尿管损伤　完成盆腔淋巴结清扫或经腹途径分离精囊时,尤其在肥胖的病例容易发生。做盆腔淋巴结清扫当遇到脂肪组织多,手术视野受妨碍时,可先显露输尿管,再行盆腔淋巴结清扫。分离精囊若有困难,特别是周围脂肪多,可改行 Cleveland Clinic 中心的方法,即先离断膀胱颈,切开狄氏筋膜前层,再分离精囊。

3. 直肠损伤　在分离前列腺尖部或前列腺后壁与直肠粘连较紧时易发生。切断尿道前先留置尿管,切断尿道前壁,拉出尿管并向头侧牵拉,再切断尿道后壁,并沿前列腺后壁小心将其与直肠分离。若前列腺后壁与直肠粘连较紧密,可设法在解剖相对清楚的部位找到解剖平面(一般在膀胱颈两侧),再切开狄氏筋膜后层,紧贴前列腺后壁分离。若术前未做肠道准备,必要时改开放手术。如果术中损伤直肠,若术前已行肠道准备,可用稀释后的聚维酮碘(碘伏)冲洗直肠,再做修补。如果术前未行肠道准备,损伤后要行结肠造瘘。

4. 髂静脉损伤　术中很少发生。在行盆腔淋巴结清扫分离远端髂血管时,与髂静脉保持相对距离。如果发生,先用干纱布压迫,并将气腹压适当提高,数分钟后观察。可用无损伤血管钳控制损伤段,5-0 尼龙线修补。若损伤段腔镜下无法修补,则改开放手术。

5. 膀胱损伤　腹腔镜下修补即可。

【LRP 术后处理】

1. LRP 术后恢复过程与开放手术相同,但更为迅速。术后应充分静脉补液、使用抗生素和低分子右旋糖酐,注意观察患者腹部情况,保持尿管引流通畅和足够尿量,避免尿外渗。肛门排气后改口服抗生素和抗雄激素药物。术后 2~3 天拔除腹腔引流管,术后 1 周做尿道膀胱造影,无造影剂外溢可拔除导尿管。

2. 术后无特殊情况下不主张使用止血药。术前如果患者血细胞比容>0.50,术后酌情使用抗凝药物。血压波动较大者需控制血压,否则容易出现心血管意外。

3. 术后短期尿失禁患者,指导其练习肛提肌收缩;有条件可做生物反馈治疗,能有效加快尿控恢复时间。期间嘱咐患者不要使用塑料袋套住尿道,以免延长尿控恢复时间。对反复出现尿路感染或尿线变细,或尿控恢复时间延长的患者,应排除膀胱尿道吻合口狭窄。

4. 避免吻合口狭窄的方法是在术中。膀胱尿道后壁要吻合好,尽量减少其张力。术后拔管前做尿道造影。

5. 术后 3 个月、6 个月,以后每隔 6 个月随访患者,定期复查血 PSA。局部高危的前列腺癌患者术后行辅助内分泌治疗,时间 9 个月。连续 2 次 PSA > 0.3ng/ml,认为是术后生化复发,需行抗雄激素治疗。

六、LRP 未来发展方向

【腹腔镜腓肠神经移植术】

前列腺癌根治术切除一侧或两侧 NVB 后,为保存患者的阴茎勃起功能,国外将腓肠神经移植到盆腔,在手术放大镜下用 7-0 或 8-0 的尼龙线与切断的阴茎勃起神经两端吻合。最早期的手术是开放手术形式完成的,术后手术效果很好。用腹腔镜完成显微外科的技术操作,将腓肠神经外鞘与阴茎的神经血管束外鞘做端端吻合,技术上极具挑战性。但腹腔镜的长处有:腹腔镜有放大作用,高质量的镜头离手术野 2~3cm,经影像系统处理能将手术野放大 5 倍以上;其次,高亮度的冷光源和相对出血较少的手术视野。Gill 提出腹腔镜可完成腓肠神经移植术。腹腔镜机器人和单纯腹腔镜行腓肠神经移植术国外已报道。笔者在 2006 年沈阳年会上作过报道。

先取约 15cm 长的腓肠神经,通过 5/12mm Trocar 置入腹腔。神经吻合术在膀胱尿道吻合前完成。腓肠神经两端靠近已切断的阴茎神经血管束断端,检查长度是否足够,以保证神经吻合后无张力。6-0 尼龙线间断缝合端端吻合腓肠神经和阴茎血管神经束(图 45-46)。目前,这项技术是可行的,但还缺乏术后阴茎

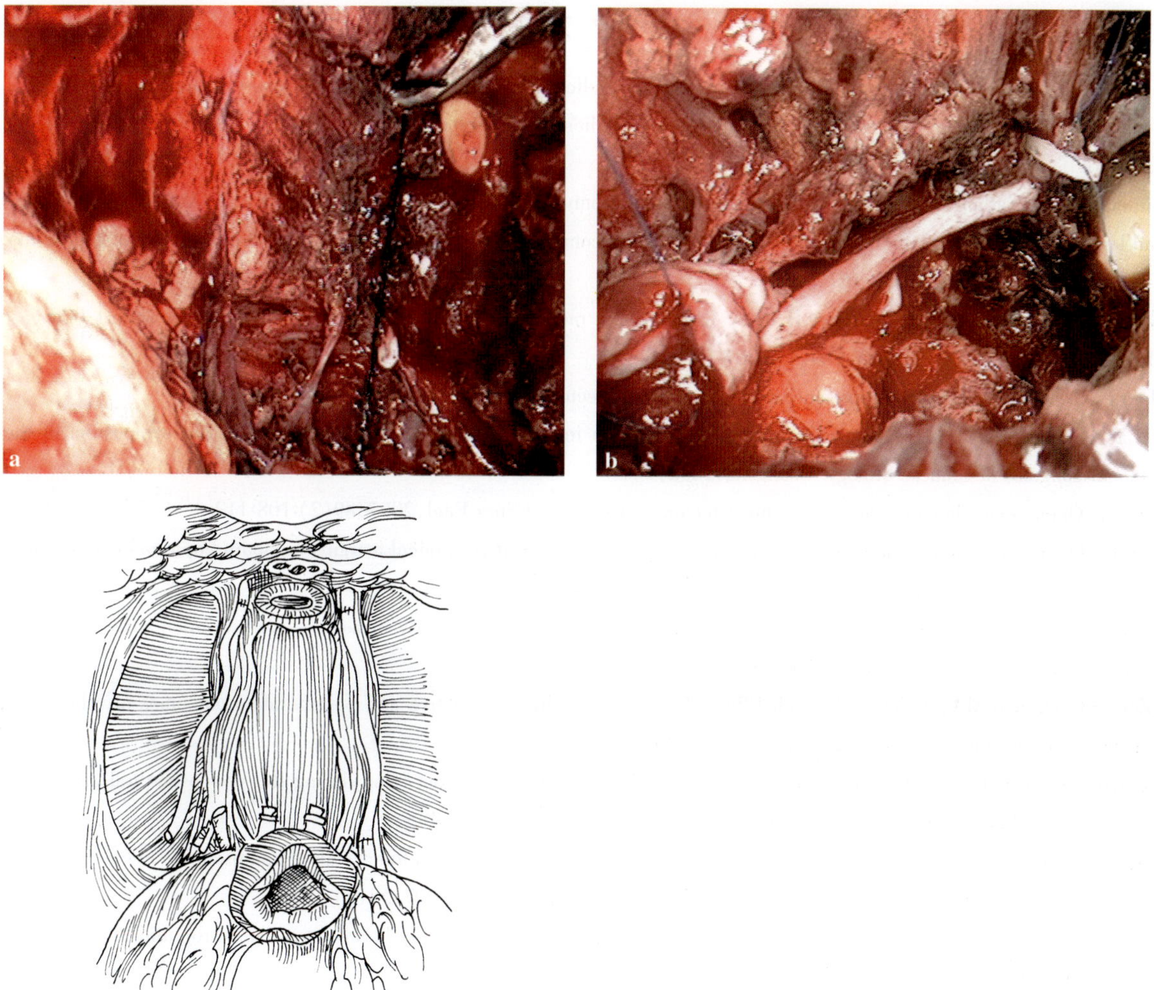

图 45-46　腓肠神经移植

勃起功能恢复的长期随访结果报道。

【术中经直肠B超(TRUS)引导】

精确地辨认膀胱颈与前列腺连接部、前列腺尖部和NVB,能明显改善开放或腹腔镜前列腺癌根治术的手术效果,特别在切缘阴性率、控尿率和阴茎勃起功能这3项主要指标上。经直肠B超再结合高频率的灰阶、多普勒发生器和3-D成像技术,能完整地满足术中探测上述结构的需要。TRUS在术中监测的主要功能有:测量耻骨后血管复合体的厚度、探测复合体缝线结扎的位置、引导膀胱颈的分离与切开;探测前列腺结节的位置;辨别神经血管束并实时监测NVB的分离;引导直肠和前列腺尖的游离;膜部尿道长度的测量。从理论上分析,保留性神经前列腺癌根治术后可用经直肠B超检测NVB的完整性,作为评估性功能恢复的指标。术中监测NVB还有另外一种装置,即神经刺激器和阴茎硬度检测仪,两者合二为一,可探测到0.5%范围内肉眼观察不到的阴茎硬度微小改变。但该装置也受许多客观因素的影响,检测阴茎海绵体神经的敏感性约54%。使用该装置协助完成保留性神经的LRP还未见报道。

【机器人辅助LRP】

机器人辅助完成的LRP在世界各地均在开展。读者必须了解这方面的知识。常规LRP学习曲线较长,还需有较多例数的普通泌尿外科腹腔镜手术经验。因此,在普及方面LRP受到限制。而机器人辅助的LRP则可将一个以前完全没有腹腔镜手术基础,但有开放手术基础的医师在短时间内(8~12例机器人辅助的前列腺癌根治术)培训成一个熟练利用机器人完成LRP的医师。机器人辅助的LRP在保留性神经、分离前列腺尖部、切开膀胱颈,特别是膀胱颈尿道吻合有较大的优势。缺点是手术和维持费用太贵。美国芝加哥的资料显示,机器人辅助完成的550例LRP,在分离前列腺尖、膀胱尿道吻合和术后3个月的控尿率3项指标上效率极高,给人印象深刻。

参考文献

1. Schuesser W, Kavoussi LR, Clayman R, et al. Laparoscopic radical prostatectomy: Initial case report. J Urol, 1992, 4:246
2. Schuesser W, schulam P, Clayman R, et al. Laparoscopic radical prostatectomy: Initial short-term experience. J Urol, 1997, 50: 854-856
3. Guillonneau B, Vallancien G. Laparoscopic radical prostatectomy: The montsouris technique. J Urol, 2000, 163:1643-1649
4. Guillonneau B, Rozet F, Cathelineau X, et al. Perioperative complications of laparoscopic radical prostatectomy: the Montsouris 3-year experience. J Urol, 2002, 167:51-56
5. Guillonneau B, el-Fettouh H, Baumert H, et al. Laparoscopic radical prostatectomy: oncological evaluation after 1 000 cases in Montsouris Institute. J Urol, 2003, 169(4):1261-1266
6. Hara I, Kawabata G. Japanese experience with radical prostatectomy. Curr Urol Rep, 2002, 3(2):159-163
7. Na YQ, Zhang XC, Zhou LQ, et al. Laparoscopic application in urology with 317 cases experience.The symposium of the 6th national congress of Chinese urology. Changsha, 2002, 10
8. Dehn T. Open versus laparoscopic radical prostatectomy. Ann R Coll Surg Engl, 2007, 89(2):108-112
9. Kim FJ. Preoperative and intraoperative risk factors for side-specific positive surgical margins in laparoscopic radical prostatectomy for prostate cancer. Int Braz J Urol, 2007, 33(1):103-104
10. Mouraviev V, Nosnik I, Sun L, et al. Financial comparative analysis of minimally invasive surgery to open surgery for localized prostate cancer: a single-institution experience. Urology, 2007, 69(2):311-314
11. Zorn KC, Orvieto MA, Mikhail AA, et al. Effect of prostate weight on operative and postoperative outcomes of robotic-assisted laparoscopic prostatectomy. Urology, 2007, 69(2):300-305
12. Chuang MS, Chien GW, Orvieto MA, et al. Focus on details. Eliminating knot-tying during the vesico-urethral anastomosis in robot-assisted laparoscopic radical prostatectomy. BJU Int, 2007, 99(2):483-485
13. Hoshi A, Hanai T, Hanai K, et al. Clinical evaluation of postoperative urinary incontinence after laparoscopic radical prostatectomy: "cross sectional study based on the original questionnaire" Hinyokika Kiyo, 2007, 53(1):31-37
14. Nelson B, Kaufman M, Broughton G, et al. Comparison of length of hospital stay between radical retropubic prostatectomy and robotic assisted laparoscopic prostatectomy. J Urol, 2007, 177(3):929-931
15. Levinson AW, Su LM. Laparoscopic radical prostatectomy: current techniques. Curr Opin Urol, 2007, 17(2):98-103

16. Cathelineau X, Jaffe J. Laparoscopic radical cystectomy with urinary diversion: what is the optimal technique? Curr Opin Urol, 2007, 17(2): 93-97
17. Abe T, Shinohara N, Harabayashi T, et al. Postoperative inguinal hernia after radical prostatectomy for prostate cancer. Urology, 2007, 69(2): 326-329
18. Gill IS, Ukimura O, Rubinstein M, et al. Lateral pedicle control during laparoscopic radical prostatectomy. Urology, 2005, 65(1): 23-27
19. Gao X, Qiu JG, Zhang B, et al. Re: Nerve sparing laparoscopic radical prostatectomy. Asian J Androl, 2003, 5(4): 338
20. Su LM, Link RE, Bhayani SB, et al. Nerve-sparing laparoscopic radical prostatectomy: replicating the open surgical technique. Urology, 2004, 64(1): 123-127
21. Cangiano TG, Litwin MS, Naitoh J, et al. Intraoperative frozen section monitoring of nerve sparing radical retropubic prostatectomy. J Urol, 1999, 162(3, Pt 1): 655-658
22. Kim ED, Nath R, Kamon D, et al. Biateral nerve graft during radical prostatectomy. 1-year fellow-up. J Urol, 2000, 165: 1950-1956
23. Lue TF, Gleason CA, Brock GB, et al. Intraoperative electrstimulation of the cavernous nerve: Technique, results and limitations. J Urol, 1995, 154: 1426-1428
24. Rhee HK, Tuerk IA.. Radical nerve-sparing laparoscopic prostatectomy. BJU Int, 2004, 94(3): 449-474
25. Ukimura O, Gill IS, Desai MM, et al. Real-time transrectal ultrasonography during laparoscopic radical prostatectomy. J Urol, 2004, 172(1): 112-118
26. 高新,邱剑光,汪壮流,等. 腹腔镜前列腺癌根治术一例报告. 中华泌尿外科杂志,2002,23(1):59
27. 高新,邱剑光,蔡育彬,等. 腹腔镜前列腺癌根治术(附 8 例报告). 中华泌尿外科杂志,2003,24(2):119-121
28. 高新. 腹腔镜前列腺癌根治术. 见:高新,周祥福主编. 微创泌尿外科手术与图谱. 广州:广东科学技术出版社,2006.395-403
29. 邓春华. 前列腺及比邻结构的外科解剖学. 见:梅骅主编. 泌尿外科解剖学. 济南:山东科学技术出版社,2001.243-245
30. 高新,邱剑光,蔡育彬,等. 控尿技术在腹腔镜前列腺癌根治术中的应用. 中华泌尿外科杂志,2005,26(3):176-179
31. 高新,邱剑光,蔡育彬,等. 腹腔镜前列腺癌根治术围手术期并发症的处理及预防. 医学新知杂志,2004,14(1):10-12
32. 陆曙炎. 经尿道直肠后壁径路直肠尿道瘘修补术. 见:Hohenfellner R, Novick A, Fichtner J 主编. 陆曙炎主译. 泌尿外科手术创新与改良. 上海:上海科学技术出版社,2000,499-503

附:经直肠后壁直肠尿道瘘修补术

【概述】

前列腺癌根治术后尿道直肠瘘的发生率在 0.8%~1.1%,平均 0.9%。随着前列腺癌的发病率在我国逐年上升,前列腺癌根治术例数也将增加,由此而发生的尿道直肠瘘也将随之增多。出现此并发症比较棘手,处理不妥会给患者带来较大的痛苦。术后出现尿道直肠瘘,若瘘口大应先做乙状结肠造口术和膀胱造瘘,3 个月后再考虑行尿道直肠瘘修补。直肠尿道瘘修补术有以下几种径路:

1. 经腹径路 可从膀胱后游离或经膀胱显露瘘口。但因瘘口位置深,难以获得瘘口的最佳显露。

2. 经会阴径路 切口位于坐骨间、肛门腹侧,与经会阴前列腺癌摘除术相同。于 Denonvillier 筋膜间分离,在尿道膀胱后表面解剖出直肠。但因瘘道周围炎症存在,粘连严重,解剖平面很难找到。

3. Kraske 直肠旁径路 手术操作复杂,可能伴有直肠旁静脉大出血。

4. 经肛门径路 适合远端、直径较小的局限性瘘,用肛扩扩开肛门,直视下分离瘘口并行修补。

5. 经直肠径路 该径路通过切开肛门括约肌提供了良好的到达瘘口的径路,并能从前列腺和膀胱底部充分游离直肠。在尿道缺损修补后,如需要可用直肠壁瓣满意地覆盖瘘口。适合于瘘口大,多次手术的复杂病例。

【术前检查】

尿道膀胱镜检查和直肠指检确定瘘口的位置与深度,以及膀胱是否完整。修补术前,瘘口必须清洁、上皮生长良好。检查乙状结肠造瘘口,确定瘘口远端已封闭,无食物残渣和粪水流经瘘口。行 PSA 测定,排除前列腺肿瘤细胞残留。

【术前准备】

术前需行肠道准备，低渣饮食 2 天并口服含盐肠道清洁剂；造口远端的乙状结肠和直肠用灌肠剂彻底清洗。甲硝唑和新霉素口服或经结肠造瘘口灌注乙状结肠和直肠。

【手术步骤】

1. 双侧输尿管插入 5F 输尿管导管，引出尿道外妥善与气囊尿管固定，以防止医源性输尿管损伤。

2. 患者取俯卧位，头部放低(图 45-47)，用胶粘布把臀部牵向手术床两侧，肛尾部、会阴部皮肤和直肠肛管用适当的灭菌液(碘伏)清洁消毒。

3. 切口位于尾骨尖一侧至肛门后缘中线(图 45-48)，两手指放入直肠内，在两指之间向下切开，经过中线的会阴组织切开直肠后壁和肛门括约肌。用丝线分别标记肛门内、外括约肌(图 45-49)。

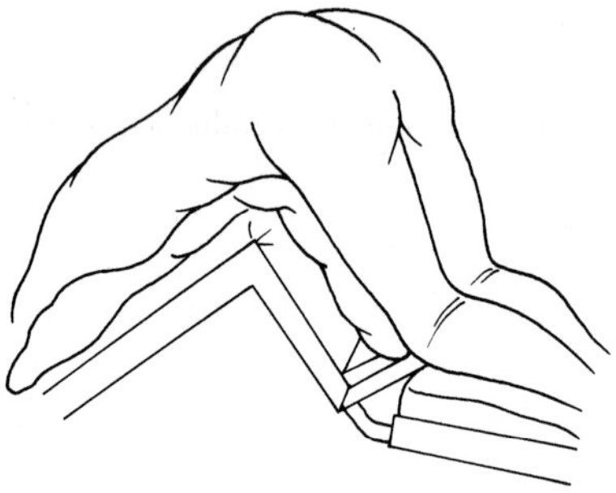

图 45-47　体位

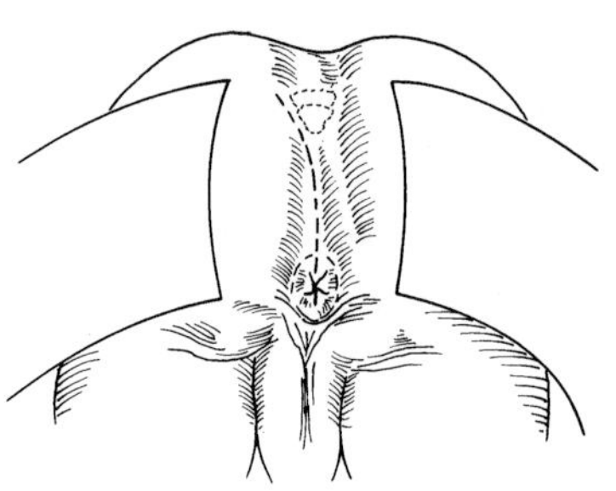

图 45-48　切开线

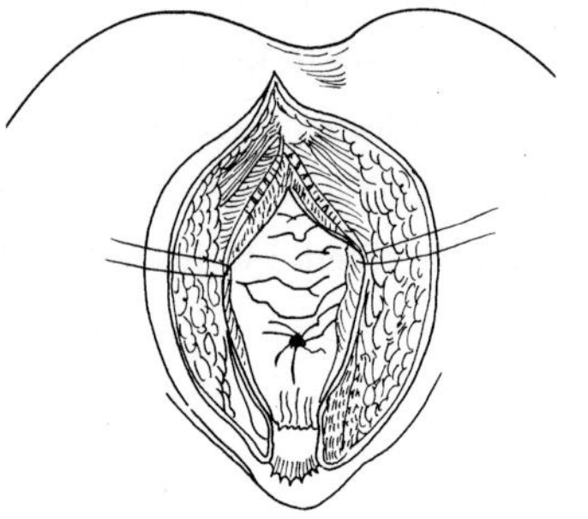

图 45-49　丝线标记内外括约肌

4. 继续切开直肠后壁肌层。为得到更大的入口，可切除尾骨尖，切口可向头侧延长。

5. 使用小号胸腔自动牵开器，使创缘分开，获得瘘管的最佳显露。如果上部直肠往下脱出，可加用拉沟使直肠前壁变平，暴露瘘管并使瘘口带有一定张力。

6. 距瘘口 2~3mm 处，用尖刀片环状切开瘘口黏膜边缘，再用小的尖头的组织剪通过直肠壁加深切口，在切口的中线上端操作，通常最有可能分离出直肠壁与膀胱后壁之间的平面。确定此平面后，即可向周围进一步游离，将整个直肠壁与膀胱后壁和尿道游离出来(图 45-50)，瘘口边缘黏膜切除后送病检。

7. 3-0 薇乔线纵向连续缝合，修补尿道缺损，再用 2-0 薇乔线间断加强数针(图 45-51)。制作一个宽基底直肠壁瓣用于保护缝合(图 45-52)。

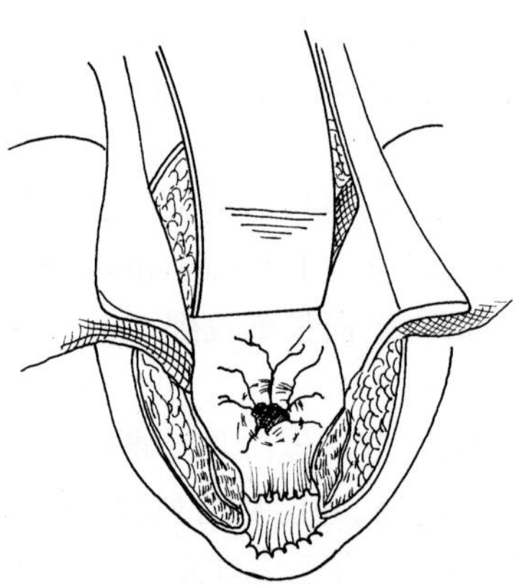

图 45-50　游离直肠壁、膀胱后壁及尿道

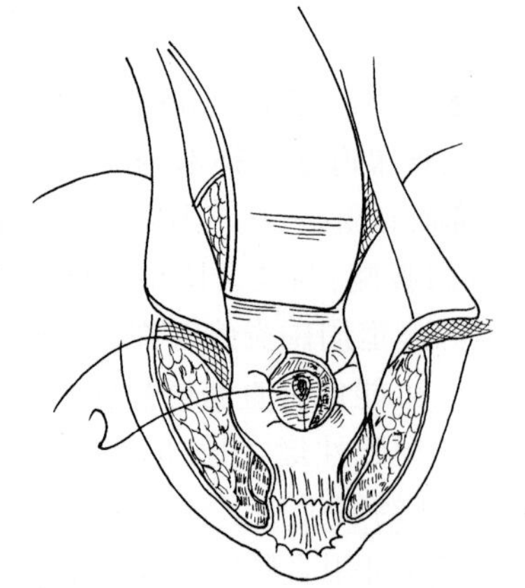

图 45-51　缝合修补尿道缺损

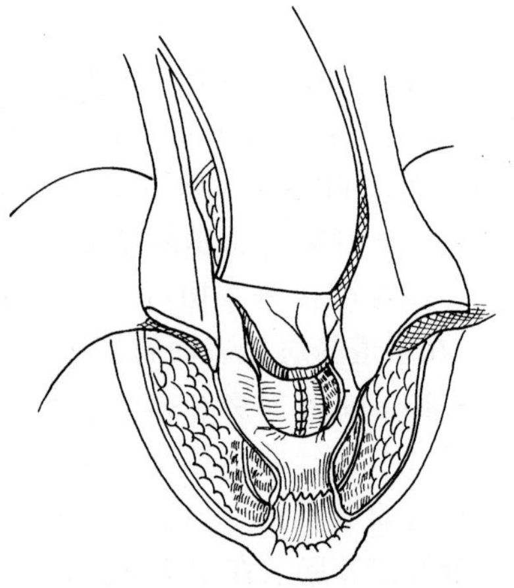

图 45-52　分离出宽基直肠壁瓣

8. 3-0 薇乔线连续缝合直肠黏膜，直肠壁精确对合后用 2-0 薇乔线间断褥式缝合(图 45-53)。

9. 先前标记的肛门内、外括约肌精确对合，用 2-0 薇乔线间断褥式缝合。3-0 尼龙线间断缝合皮肤(图 45-54)。手术结束后拔除输尿管导管。

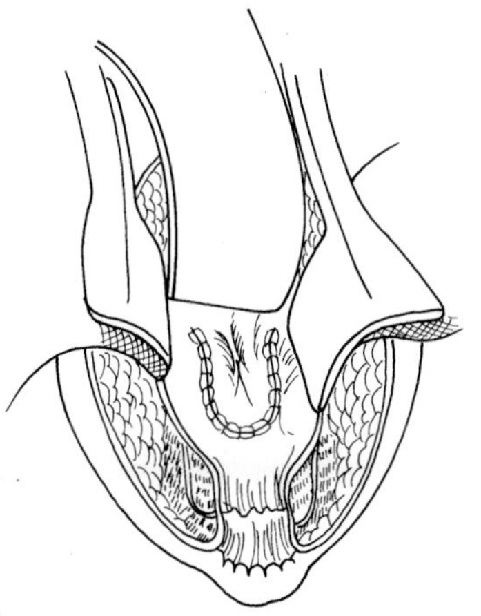

图 45-53　缝合直肠壁

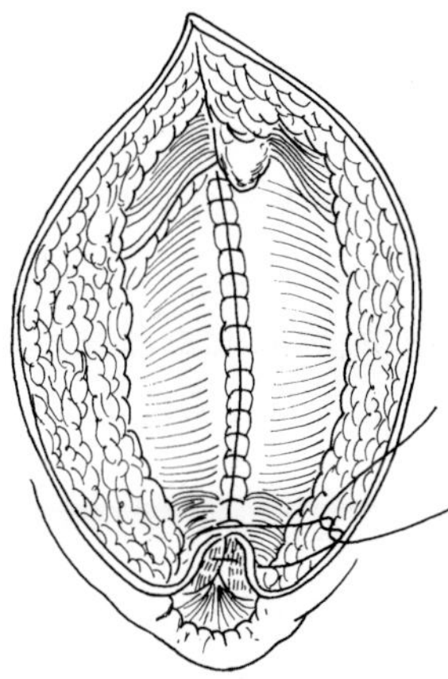

图 45-54　缝合皮肤

【术后处理】

留置尿管2周。耻骨上膀胱造瘘管待尿管拔除后夹闭，若患者排尿通畅，即可拔管。

【手术并发症】

1. 肛门括约肌功能不良　一般在术后3~4周可自行恢复。

2. 尿道膀胱吻合口狭窄　术后可行Y-V成形术或经尿道镜内切开修复。

3. 尿失禁　经数月观察或行生物反馈治疗，若尿道括约肌功能未恢复，则可置入可膨胀袖套假体纠正。

【主编点评】

早期前列腺癌临床潜伏时间长，进展慢，手术根治效果好。因此，手术者除在术中彻底切除肿瘤，控制术后复发外，还要尽可能地保留尿道括约肌或阴茎勃起神经，避免损伤前列腺临近脏器，保证患者术后的生活质量。

前列腺癌患者术后无瘤生存率或PSA生化复发率与术前PSA，病理分期和Gleason评分以及切缘阳性率有关。手术者术前应重视PSA和病理穿刺结果，特别是穿刺的阳性位置，设计合理的手术方案。在任何情况下，彻底切除肿瘤，控制术后肿瘤的复发是前列腺癌根治术的首要原则。

腹腔镜前列腺癌根治术有腹膜外途径和经腹途径两种，后者又分Monstouris和Cleveland方法。国外资料显示，经腹和经腹膜外途径在手术时间上无统计学差异。腹膜外途径泌尿外科医师较熟悉，手术中操作不受腹腔脏器的影响，术后患者恢复较快，管理较方便。缺点是手术空间相对较小，处理体积大的前列腺患者有一定的难度。经腹途径则因盆腔空间相对较大，操作较容易，适合应用在体积大或以往做过开放前列腺手术的患者。Cleveland的方法虽然是经腹途径，除先游离膀胱前壁以外，其他步骤同腹膜外途径。如果患者体形肥胖，选择腹膜外途径较适合。

控制耻骨后血管复合体出血是LRP操作中最关键的技术。腹腔镜下辨别盆筋膜，在靠近前列腺底部与盆底肌连接部切开盆筋膜，再继续往前列腺尖部方向游离。将腹腔镜镜头靠近前列腺尖部，仔细观察耻骨前列腺韧带。如果其下方没有耻骨后静脉丛的异常属支，可切断该韧带。用2-0可吸收线缝扎耻骨后血管复合体。也可在腹腔镜放大视野的帮助下钝性分离前列腺尖部两侧，有利于缝针穿过。缝扎耻骨后血管复合体可尝试以下方法：

1. 持针钳从右侧套管进入，将针尖朝下，沿前列腺尖右侧进针，左侧出针，最后将结拉紧。注意不要缝扎到尿道中远段的尿道括约肌；

2. 持针钳从左侧套管进入，针尖朝上，从前列腺尖左侧进针；

3. 利用血管切割器结扎并切断耻骨后血管复合体，优点是简单；缺点是费用多，止血效果不确切；

4. 用 LigaSure 或 PK 刀或双极电凝处理,这些方法止血效果一般,导致术中出血量较多. 而且长时间电凝,可损伤耻骨后控尿神经和尿道括约肌,术后延缓控尿恢复;

5. 用分离钳夹住耻骨后血管复合体,再用剪刀剪断,显露前列腺尖部及后尿道,分离过程中使用 PK刀止血,能达到较好的止血效果。此方法简单易学,在前列腺体积大(>80g)或以往有前列腺手术史的患者适用. 缺点是需要占用一个套管,止血效果不如缝扎方法。总之,耻骨后血管复合体处理方法很多,缝扎此血管复合体后,能显著减少术中出血量。

吻合膀胱颈和后尿道是 LRP 手术中面临的一个难题, 即使是熟练的腹腔镜泌尿外科医师有时也耗时较长。应对方法:

1. 组成一个配合默契的手术团队(good team);

2. 在不影响肿瘤根治的前提下,尽可能保留较长的尿道;

3. 正确判断膀胱颈口,有利于吻合;

4. 大体积前列腺切除后,可将直肠前壁的狄氏筋膜同尿道后壁的纤维层面缝合固定,减少膀胱尿道吻合时的张力;其次,膀胱颈后唇网球拍样成形,避免吻合时缝扎输尿管开口;

5. 用改装的尿道探条引导缝针穿过尿道后唇(截石位 6 点),再进入膀胱颈后唇,将膀胱颈和后尿道相互拉紧,打结。再用连续或间断缝合吻合膀胱与尿道;

6. 在尿道较短时,可利用左、右两侧的套管放入持针钳,有序地将缝针穿过尿道后唇。

避免切缘阳性是 LRP 术应重视的问题。据 Johns Hopkins 统计结果显示:前列腺尖部切缘阳性率22%~60%;后外侧 12%~30%;前方 17%~40%;膀胱颈部 7%~10%。PSA 生化复发率与切缘阳性部位亦有关,后外侧和膀胱颈发生率高达近 50%,尖部则为 20%。根据上述结果,在分离前列腺体时,膀胱颈和前列腺后外侧不要残留前列腺包膜或组织;严格掌握保留性神经 LRP 的适应证;前列腺尖部穿刺阳性者,应切除部分尿道。因前列腺尖部的解剖特点,分离前列腺尖部应先切断耻骨后血管复合体,靠近前列腺尖部剪开尿道前壁,撤除尿管,直视下再切断尿道后壁。应避免为便于吻合而游离前列腺部尿道。分离前列腺后壁要先切开狄氏筋膜,沿直肠前间隙向前列腺尖部游离,再切断两侧前列腺侧韧带。术中可利用腹腔镜放大视野的特点,分离时注意不残留前列腺包膜。

保留控尿功能需要注意以下几点:

1 .盆筋膜前两层在耻骨和前列腺之间增厚,将前列腺和尿道固定在耻骨上,近端为耻骨前列腺韧带,在尿道的中段和远端则包裹尿道括约肌;此段筋膜与尿道术中最好不要分离;

2. 控尿神经由闭孔神经的分支和下腹下神经丛发出的尿道括约肌分支组成,在前列腺尖的后外侧于后尿道中段进入尿道括约肌,在分离前列腺尖部应注意此神经的保护。此外,钝性分离精囊,保护下腹下神经丛;

3. 膀胱颈后唇网球拍样成形。作者近年来完成 90 例保留控尿功能的 LRP,并同前期 38 例行 LRP 的患者比较,结果保留控尿功能的 LRP 组患者术后控尿恢复所需时间明显缩短。

直肠损伤是 LRP 并发症之一,处理较棘手。术中应预防性采取措施避免损伤直肠:新辅助治疗或 T_3 期患者,术前做肠道准备;切开膀胱颈后壁准确辨认精囊和狄氏筋膜前层;分离前列腺后方要先切开狄氏筋膜后层;切断尿道前尿道先插入尿管,切开尿道前壁后将尿管外拔,分离钳放置在尿道直肠之间再切断尿道后壁;处理靠近尖部的前列腺侧韧带不宜使用 LigaSure 等设备;直肠前壁创面渗血可用干纱布压迫止血或缝扎止血。

LRP 术中 CO_2 可引起重要脏器血管收缩,术中须同麻醉医师互动,保护重要脏器的血供。应给予充分的液体,防止术后肾功能受损。术后常规不使用止血药物,防止深静脉血栓形成。

(高 新)

第四十六章

腹腔镜淋巴结清扫术

laparoscopic lymphadenectomy

第一节 腹腔镜盆腔淋巴结清扫术

laparoscopic pelvic lymph node dissection

【高 新】

【概述】

1991 年 Schuesslor 完成第 1 例腹腔镜盆腔淋巴结清扫术。此后腹腔镜盆腔淋巴结清扫术主要用于术中评估前列腺癌淋巴结是否有转移以及淋巴结侵袭的范围,从而决定前列腺癌患者的最佳治疗方式。如果前列腺癌患者发现有淋巴结转移,多数学者主张不宜行前列腺癌根治性切除术,而应采用内分泌或放射治疗等。随着腹腔镜技术的成熟,腹腔镜盆腔淋巴结清扫术适应证逐渐扩大,现已应用于膀胱癌、近侧尿道癌和阴茎癌等。

根据盆腔淋巴结链的解剖学特点和发生肿瘤时淋巴结被侵犯的顺序和范围,盆腔淋巴结清扫术的术式有:

1. 传统盆腔淋巴结清扫术 清扫范围包括髂内、髂外淋巴结链和髂总淋巴结。
2. 扩大盆腔淋巴结清扫术 传统盆腔淋巴结清扫术范围+骶前淋巴结清扫。
3. 改良的盆腔淋巴结清扫术 仅清扫髂内淋巴结链和闭孔淋巴结。
4. 闭孔淋巴结清扫术 仅清除闭孔淋巴结,此项术式可用于前列腺癌分期,目的是提供诊断依据,并减少损伤。
5. 局限性淋巴结清扫术 清扫范围是,前侧为髂外静脉的后缘;后侧至闭孔神经;头侧在髂内和髂外静脉汇合处;尾侧在耻骨韧带的髂耻分支;内侧至脐动脉;外侧为盆腔侧壁肌群。

临床研究发现术中切除的盆腔淋巴结链数目越多,发现肿瘤的机会就越大,但术后并发症的概率也相应升高。因此，目前大多数泌尿外科医师主张行局限性淋巴结清扫术，即沿髂内血管切除淋巴结。这种术式既可以达到清扫的效果，又能减少并发症的发生。根据淋巴结的病理检查结果，可用于指导术后治疗方案的选择。目前前列腺癌行盆腔淋巴结清扫术，多选择改良的盆腔淋巴结清扫术或闭孔淋巴结清扫术。

【盆腔淋巴回流】

前列腺癌、膀胱癌、尿道癌或阴茎癌发生淋巴转移时，约 85%概率首先转移至髂内淋巴结链，然后再侵犯髂外淋巴结和骶淋巴结。前列腺大多数输出淋巴管从前列腺后侧离开腺体上行，沿髂内动、静脉血管和膀胱动脉上行（髂内淋巴链）；从前列腺体前方的输出淋巴管，沿膀胱下动脉上行与上一组淋巴汇合引流至骶外淋巴结（盆腔下淋巴链）；少许前列腺前侧发出的淋巴管从耻骨后沿盆壁上行再沿髂外血管上行（髂外淋巴链）；自腺体后侧的输出淋巴管则回流至骶外侧淋巴结，与直肠、精囊的淋巴管有丰富的交通支，最后汇聚成髂总淋巴干（盆腔后淋巴链）（图 46-1-1）。

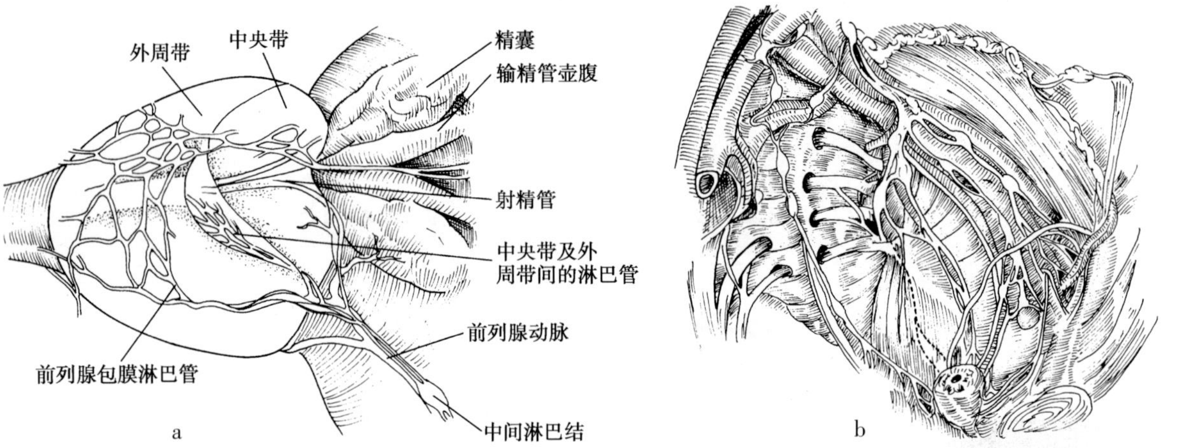

图 46-1-1　前列腺淋巴回流

【手术适应证】

局限性前列腺癌可行盆腔淋巴结清扫术。当 PSA<10ng/ml，Gleason 评分<7，可不施行盆腔淋巴结清扫术。但也有术者在符合上述条件的患者仍行盆腔淋巴结清扫，以发现淋巴结是否有癌细胞侵袭。

膀胱癌、阴茎癌和尿道癌，MRI 和 CT 证实有盆腔淋巴结转移。

【术前准备】

术前应行影像学资料检查，如盆腔 CT 或 MRI，了解盆腔淋巴结转移部位和与大血管的关系，核素骨扫描排除骨转移等。

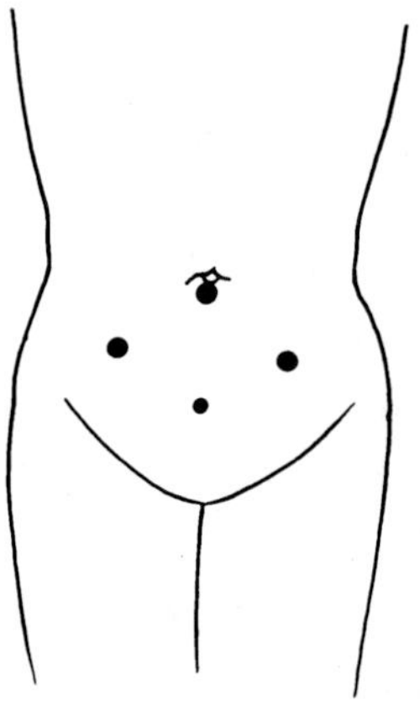

图 46-1-2　Trocar 位置

术前酌情做肠道准备，术前晚灌肠，留置尿管和胃管。备血 300~600ml。

【麻醉与体位】

气管内麻醉，30°头低仰卧位，双下肢用胶带固定在手术台，以防止下滑，双上肢置身体两侧。留置尿管避免术中损伤膀胱。

【手术步骤】

1. Trocar 位置　放置 4 个 Trocar（图 46-1-2）。A 孔位置在脐下缘，放置 10 或 12mm Trocar；B、C 孔分别在麦氏点、反麦氏点，放置 5mm Trocar；D 孔位于脐和耻骨之间，安置 5mm Trocar。

2. 分离清扫髂动脉周围淋巴结　以右侧手术为

例，先在右髂外动脉表面纵行切开腹膜及髂血管鞘(图 46-1-3)，远端至腹股沟内环，近端至左右髂总动脉分叉处。在近腹股沟内环口处游离输精管，牵开输精管，显露清扫区域的淋巴结。在髂外动、静脉的远侧分别用 LigaSure 切断旋髂动、静脉。从髂血管远端向近端用超声刀分离清除髂外动脉前面及外侧的淋巴组织(图 46-1-4)，注意防止损伤与髂血管并行的生殖股神经。

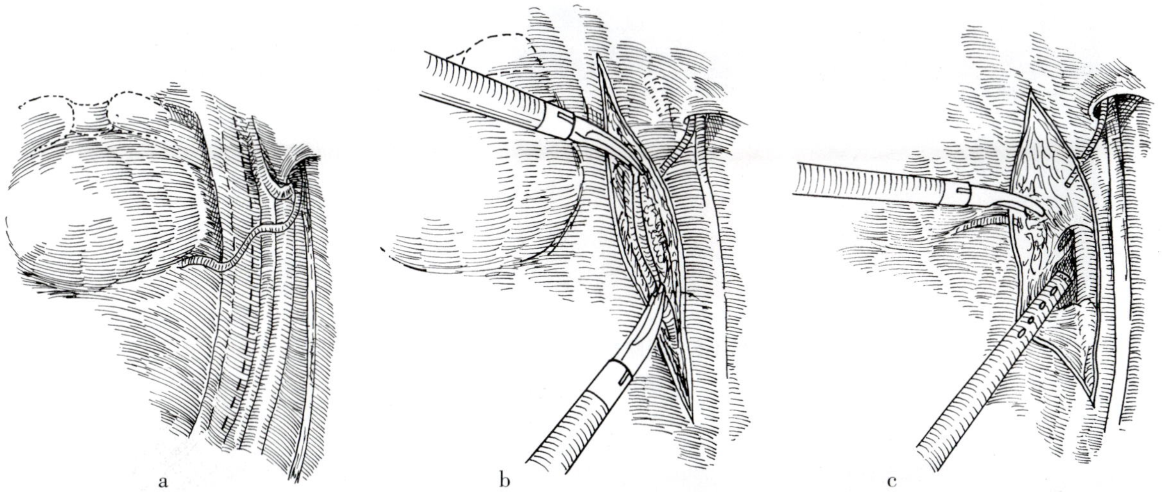

图 46-1-3 切开腹膜及髂血管鞘

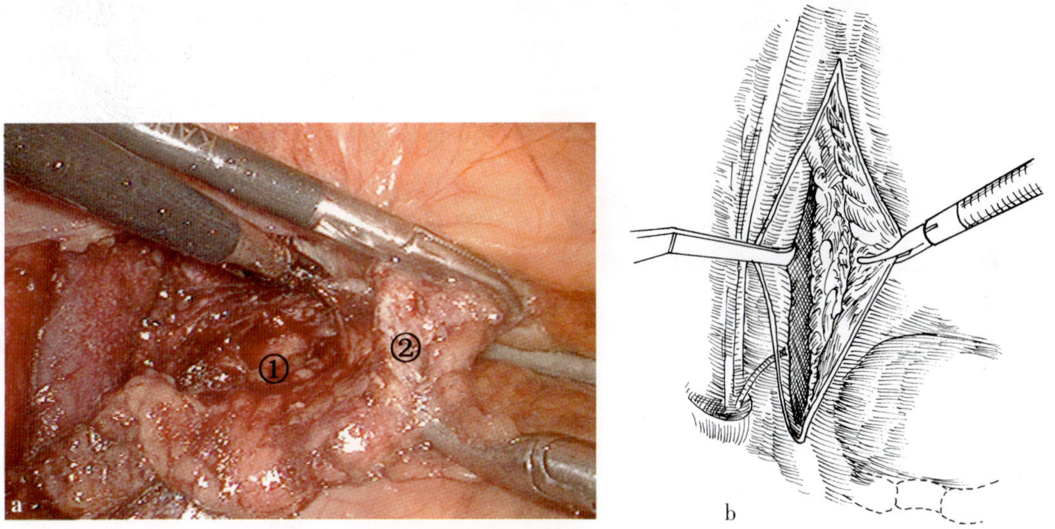

图 46-1-4 清除髂外动脉淋巴组织

①髂外动脉；②淋巴结组织

3. 清扫髂静脉周围淋巴结　将髂血管向外侧牵拉，分离其后方和内侧的淋巴组织，同时在髂外动脉的内下方找到髂外静脉，清除髂动、静脉间的淋巴组织(图 46-1-5)。

4. 清扫闭孔神经和髂总动脉周围淋巴结　分离髂血管内侧淋巴组织时，小心于髂外静脉内下缘分离出闭孔神经及闭孔动脉、静脉(图 46-1-6)，用 LigaSure 切断(或钛夹夹闭切断)闭孔动静脉。顺髂内动脉向下游离，找到脐动脉，用 LigaSure 切断。然后用超声刀分离髂内外血管分叉处、髂内动脉及闭孔神经周围淋巴脂肪组织，在清除闭孔组淋巴结时特别要注意防止损伤进入闭孔窝的闭孔神经。继续沿右髂总动脉向上游离至左右髂总动脉分叉处，清除右髂总血管周围及分叉下方的淋巴组织。将切除的全部淋巴组织放入标本袋，取出体外(图 46-1-7)。同法完成左侧手术。腹腔置引流管一根，拔除 Trocar，关闭戳口。

改良的盆腔淋巴结清扫术：此术式的方法是切除髂血管区域和闭孔附近的淋巴结和淋巴管，即清除髂内外血管分叉处以下的髂血管区域和闭孔附近的淋巴组织。

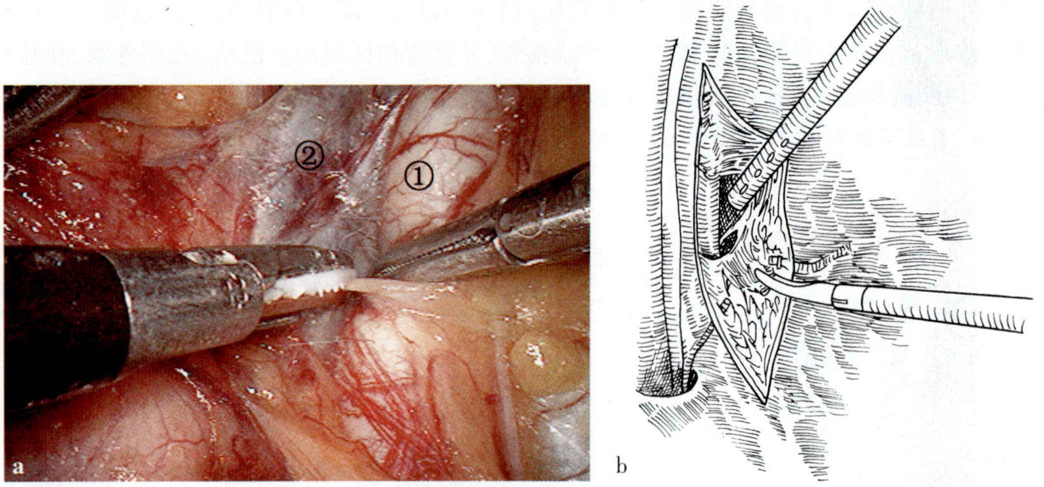

图 46-1-5　清除髂动静脉间的淋巴组织
①髂动脉;②髂静脉

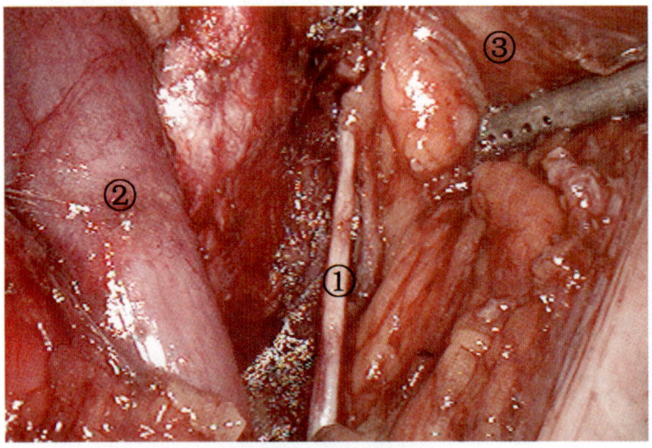

图 46-1-6　清除闭孔神经周围淋巴结
①闭孔神经;②髂静脉;③膀胱

【并发症的预防和处理】

1. 淋巴漏和或淋巴囊肿　为术后最主要的并发症。笔者建议术中超声刀电凝和电切结合使用,术中见到较粗的淋巴管可用钛夹结扎,以避免术后出现淋巴渗漏。术后可不关闭腹膜切口。文献报道采用改良的盆腔淋巴结清除术,可使淋巴漏并发症明显降低。

2. 下肢静脉血栓形成　CO_2 气腹和双侧盆腔手术操作,术后易出现下肢静脉血栓形成。预防措施为术前和术后小剂量应用抗血栓药。

3. 闭孔神经损伤　术中损伤闭孔神经可引起单侧下肢内收障碍,若神经未完全切断,通常

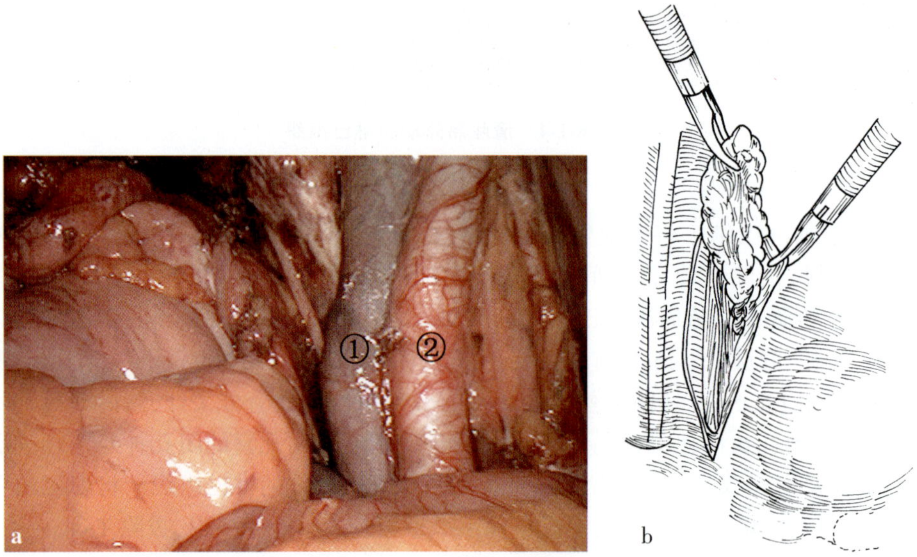

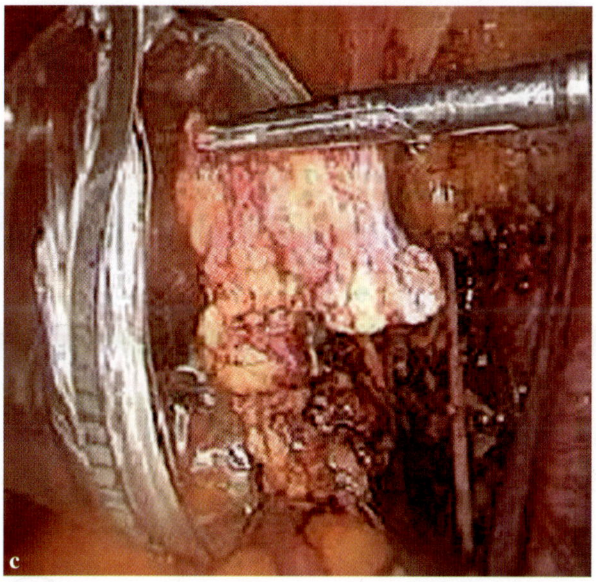

图 46-1-7　清扫完毕标本装袋
a. ①髂静脉；②髂动脉

可在短期内恢复。

4. 输尿管或血管损伤　清除髂总淋巴结时应注意避免损伤输尿管或血管。如有大血管损伤应开放手术处理。

【术后处理】

1. 术后第 1 天拔除导尿管，肠道功能恢复后即可进食。
2. 术后注意淋巴渗漏情况，预防性应用抗生素，酌情使用抗凝药物。

参考文献

1. Winfield HN, Cadeddu JA. Other Applications of Laparoscopic Surgery. In: Walsh PC, Retic AB, Vaughan ED, Wein AJ, eds. Philadelphia: Saunders, 2002. 3687-3705
2. Cadeddu JA, Elashry OM, Snyder O, et al. Effect of laparoscopic pelvic lymph node dissection on the natural history D1 ($T_{1\text{-}3}$, $N_{1\text{-}3}$, M_0) prostate cancer. Urology, 1997, 50:391-394
3. Safi KC, Teber D, Moazen M, et al. Laparoscopic repair of external iliac-artery transection during laparoscopic radical prostatectomy. J Endourol, 2006, 20(4):237-239
4. Erdogru T, Teber D, Frede T, et al. Comparison of transperitoneal and extraperitoneal laparoscopic radical prostatectomy using match-pair analysis. Eur Urol, 2004, 46(3):312-320
5. Finelli A, Gill IS, Desai MM, et al. Laparoscopic extended pelvic lymphadenectomy for bladder cancer: technique and initial outcomes. J Urol, 2004, 172(5 Pt 1):1809-1812
6. Stone NN, Stock RG, Unger P, et al. Laparoscopic pelvic lymph node dissection for prostate cancer: comparison of the extended and modified techniques. J Urol, 1997, 158:1891-1894
7. Weingartner K, Ramaswamy A, Bittinger A, et al. Anatomical basis for pelvic lymphadenectomy in prostate cancer: results of an autopsy study and implications for the clinic. J Urol, 1996, 156:1969-1971
8. Jeschke S, Nambirajan T, Leeb K, et al. Detection of early lymph node metastases in prostate cancer by laparoscopic radioisotope guided sentinel lymph node dissection. J Urol, 2005, 173(6):1943-1946

第二节　腹腔镜腹膜后淋巴结切除术

laparoscopic retroperitoneal lymph node dissection

【孙颖浩　高　旭】

【概述】

睾丸肿瘤多为恶性，其发生率占男性泌尿生殖系统恶性肿瘤的 2.6%。虽然临床并不多见，但却是年轻男性最易罹患的恶性肿瘤。随着诊断技术和手术技巧的提高以及有效的多药联合化疗方案的应用，睾丸肿瘤患者的预后得到明显改善。目前睾丸肿瘤患者的5年生存率可高达95%。

睾丸肿瘤约90%~95%起源于生殖细胞，因而又称为睾丸生殖细胞瘤。根据世界卫生组织(WHO)制定的睾丸肿瘤病理学分类标准，生殖细胞肿瘤(GCTs)包括五种基本的细胞类型：精原细胞瘤、胚胎细胞瘤、绒毛膜上皮瘤、畸胎瘤、卵黄囊瘤。超过半数的GCTs包括一种以上的细胞类型，称为混合GCTs，对那些起源于多能胚细胞(pluripotential cells)的GCTs来说，某一原发肿瘤及其继发转移灶可包含多种成分。根据细胞的形态学表现进行生殖细胞瘤分类有助于选择治疗方案，精原细胞瘤和非精原细胞瘤差异显著，因此，二者腹膜后淋巴结转移灶的处理也不相同。

睾丸生殖细胞肿瘤(GCT)的手术治疗原则建立在以下事实的基础上：除绒毛膜癌外，其他类型的睾丸肿瘤均是以可预测的方式逐步进行转移。右侧睾丸肿瘤先转移至腹主动脉和下腔静脉间，左侧睾丸肿瘤则先转移至腹主动脉旁和腹主动脉前的淋巴结中(图46-2-1)。两侧的淋巴网互相交通，尤其是右侧淋巴会引流至左侧。这些解剖学和病理学研究表明，治疗睾丸肿瘤除了行睾丸切除术外，还应对局部区域内的可能转移病灶进行处理。

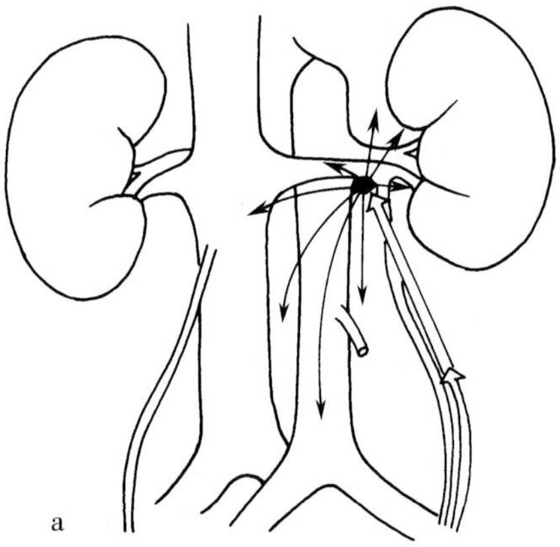
a

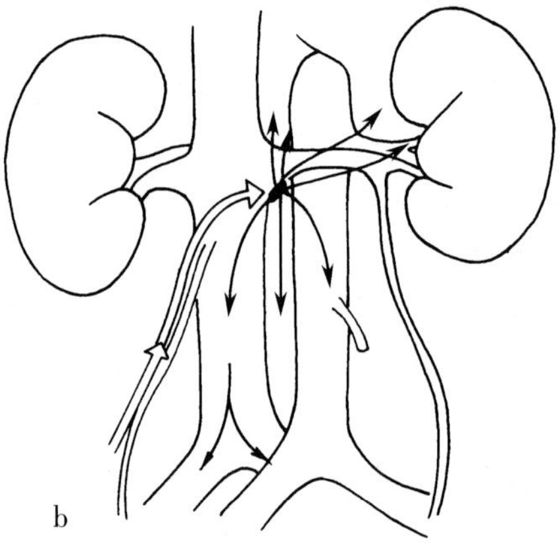
b

图46-2-1　睾丸肿瘤淋巴结转移途径

精索中含有4~8条淋巴管，这些淋巴管经腹股沟管汇入腹膜后。在精索血管与输尿管交叉处，这些淋巴管向腹中线方向散开汇入腹膜后淋巴结链。右侧睾丸回流第一站在腹主动脉和下腔静脉间，约第2腰椎处。左侧睾丸引流第一站则在腹主动脉旁区域，左输尿管、左肾静脉、腹主动脉和肠系膜下动脉根部构成其边界。淋巴引流可从右侧向左侧汇入，故发生在右侧睾丸肿瘤更常向对侧转移。这对睾丸肿瘤的外科治疗有重要意义。

睾丸肿瘤沿淋巴向头侧的乳糜池、胸导管和锁骨上淋巴结(常为左侧)转移，如果淋巴管阻塞，也常逆行性转移至髂外和腹股沟淋巴结区。尽管胸导管和锁骨下静脉连接处是淋巴、血运的主要交汇点，但在腹膜后巨大淋巴结汇集处也存在着其他淋巴、血管交通。此外，通过精索淋巴管造影已证实，睾丸淋巴可不经过腹膜后淋巴网直接回流入胸导管，但这种情况较少见。附睾处的肿瘤可随淋巴通过髂外淋巴结链转移至盆腔淋巴结。腹股沟淋巴结转移可以是原发肿瘤侵及阴囊再局部转移的结果，也可以是经腹股沟或阴囊行睾丸切除时发生了手术中播散，或者由腹膜后淋巴结逆行转移引起。肿瘤既可直接经血行向远处转移，又可由肿瘤细胞栓子经胸腹部主要淋巴通路或微小的淋巴-静脉交通转移。一般来说，血运转移后于淋巴转移，这对指导诊断和治疗有现实意义。对腹膜后淋巴结行清扫后，远期(复发)致手术失败率大约是5%，其可能是睾丸淋巴可不经腹膜后淋巴结直接回流入胸导管的结果。

对接受经腹股沟睾丸切除的早期非生殖细胞瘤患者进行临床观察时，发现大约30%手术治疗失败，主要是发生了腹膜后淋巴结转移(占失败数的80%)，其余的患者则是发生了不经过腹膜后淋巴结的远处转移。

除了精原细胞瘤外，其他GCT的生长速率都很快，倍增时间约为10~30天。β-HCG、AFP、LDH等肿瘤标志物反映了肿瘤的生长速度和代谢活跃程度。85%治疗失败的患者2年内死亡，其余的大部分死于3年内。精原细胞瘤患者可能在临床判断治疗成功后 2~10 年复发。

对单纯精原细胞瘤而言，由于放疗和化疗均十分有效，故腹膜后淋巴结清扫术（retroperitoneal lymph node dissection,RPLND)较少用到。即使对晚期肿瘤患者也应先行以顺铂为基础的多药化疗,如化疗后影像学显示肿瘤消失,则不应再行进一步治疗。有肿块留存的,若直径超过 3cm,界限清楚,可考虑行 RPLND。

RPLND 对非精原细胞瘤(nonseminomatous germ cell tumor,NSGCT)以及混合性精原细胞瘤具有较大意义。有文献报告Ⅰ、Ⅱa 期 NSGCT 患者接受睾丸根治性切除后如仅观察随访,而不使用化疗或 RPLND,其转移率可达 25%~30%,故有学者支持对这类患者行 RPLND,除有治疗意义外,尚可获得准确的病理分期。对Ⅱb 期 NSGCT 患者,当辅助检查怀疑淋巴结转移时,推荐行 RPLND,但可有选择地施行神经保护技术。肾下尚未累及时,肾上淋巴结偶尔已出现转移。当肾门淋巴结区未出现可触及的转移病灶时,行常规肾门淋巴结清扫术未证实可改善疗效。对Ⅱc 及Ⅲ期 NSGCT 常先行化疗,而对化疗后腹膜后残余肿块是否应行 RPLND 仍然存在争议。

随着腹腔镜设备的改进和技术的成熟,目前腹腔镜腹膜后淋巴结清扫术(laparoscopic retroperitoneal lymph node dissection,L-RPLND）已作为微创手术选择方式来明确Ⅰ期 NSGCT 的病理分期。Albqami 等 2005 年报道对 162 例睾丸肿瘤患者行腹腔镜腹膜后淋巴结清扫术，临床分期为Ⅰ期 103 例，Ⅱb 期 43 例,Ⅱc 期 16 例。Ⅰ期平均随访 62 个月,Ⅱ期平均随访 53 个月。化疗虽增加了腹腔镜手术的难度,但本组中仅 2 例患者中转开放手术。随访期间,仅 2 例(1.2%)腹膜后复发,4 例(2.5%)远处复发。2006 年 Poulakis 将一组Ⅰ期非精原细胞瘤患者行腹腔镜和开放腹膜后淋巴结清扫术的术后生活质量进行了比较。腹腔镜组 21 例,开放组 29 例,两组均无严重并发症的发生。结果发现腹腔镜组早期并发症发生率明显低于开放手术组,而术后恢复时间明显缩短,生活质量提高。作者认为对于有经验的手术医师,腹腔镜腹膜后淋巴结清扫术的手术疗效可与开放手术相当,但并发症发生率降低。该术式作为一种外科治疗方法的效果目前还不能确定,因大部分患者接受该术式探查淋巴结后,随即又接受辅助性化疗。

【适应证与禁忌证】

对于非精原细胞性生殖细胞瘤做睾丸根治术后Ⅰ期患者:胸部 X 线检查(-),胸、腹、盆部 CT(-),AFP(-),β-HCG(-)是否进行腹膜后淋巴结清扫存在不同的观点。有学者主张观察或化疗,其理由:①75%可免做 RPLND;②随访 2 年内发现淋巴结(+)或瘤标增多,RPLND 仍可治愈。观察只适用于大的医疗、科研中心,担心复发者须用化疗。

主张作 RPLND 的理由:①低估瘤期占 30%;②早期做 RPLND 可免化疗并发症并无需术后严密观察;③淋巴结(-)者其他部位有转移者占仅 10%;④复发后化疗,无瘤生存率达 96%~100%;⑤技术进步可于 RPLND 后保存射精功能。

【手术适应证】

1. Ⅰ期胚胎癌、畸胎瘤(癌)、卵黄囊瘤患者。

2. 精原细胞瘤含上述成分或睾丸切除后肿瘤标志物阳性者。

3. 上述Ⅱ期患者。

4. 化疗后残余肿块者。

【禁忌证】

过于肥胖的患者,以往有盆腔手术史和残留肿瘤直径>5cm,或 CT 阅片见肿块与大血管粘连较明显,均为该术式禁忌证。

【术前准备】

术前备血、灌肠,有生育要求的患者可保存其精液。留置尿管和鼻胃管,若患者较胖或以前接受过放射治疗,可预置输尿管导管。

【麻醉与体位】

一般选择气管内插管全麻,侧卧位,固定好患者,使手术床可向背侧或腹侧摇动。

【手术步骤】

1. 淋巴清扫范围　腹腔镜 PRLND 的淋巴清扫范围同 Donohue 在 1990 年描述的开放手术相同,即右侧睾丸肿瘤的淋巴清除范围是上达右肾静脉上缘，下达同侧髂血管分叉处的髂动脉外侧，外侧达输尿管内缘，左侧包括主动脉中段，上至肾门、下至肠系膜下动脉起始部。左侧睾丸肿瘤的清扫范围为上至左肾血管上，下达左髂总动脉分叉处，左至输尿管内缘，右侧达腔静脉前方至肾下极稍下方水平，以及肠系膜下动脉以下的腹主动脉、髂总动脉前外侧(图 46-2-2a、b)。

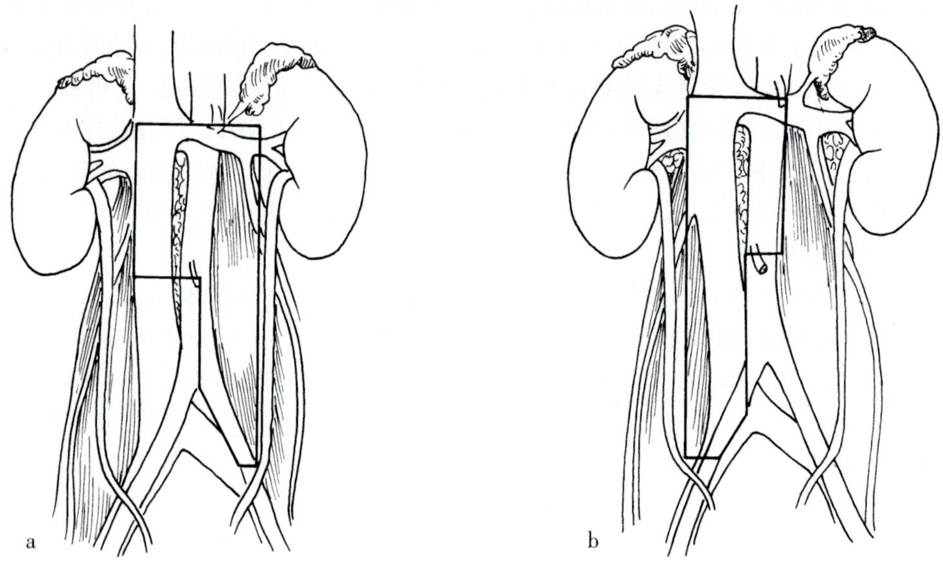

图 46-2-2　腹膜后淋巴结清扫范围

2. 手术路径和 Trocar 位置　多选择经腹途径。第 1 个 10mm Trocar 经脐缘切开置入腹腔，第 2 个 10mm Trocar 于脐与剑突的中点置入，第 3 个 10mm Trocar 位于脐与耻骨联合的中点，需要时可于同侧腋前线上的髂前上棘与肋弓的中点放置 5mm Trocar 用于牵引。气腹压力设置在 15mmHg。

3. 手术方法　右侧腹膜后淋巴结清扫术为例。

(1) 切除右侧精索血管：Trocar 放置后摇动手术床将患者置于全侧卧位。于升结肠旁沟沿 Todlt 线剪开侧腹膜下至髂总血管，游离升结肠，再延长侧腹膜切口上行绕过肝曲沿肝下缘至腹中线，仔细辨认并分离切断肝结肠韧带及肾结肠韧带。

在肠系膜根部右侧游离空肠和回肠，加上最下端 Trocar 的器械牵引，使结肠和小肠往左侧移位，显露腹膜后中线大血管及附近的淋巴结。在腹股沟内环口找到睾丸根治术后残留的精索血管断端，从中分离出睾丸动、静脉(图 46-2-3)。在内环口内侧结扎输精管，沿睾丸动脉和静脉往上游离至肾门下方水平下腔

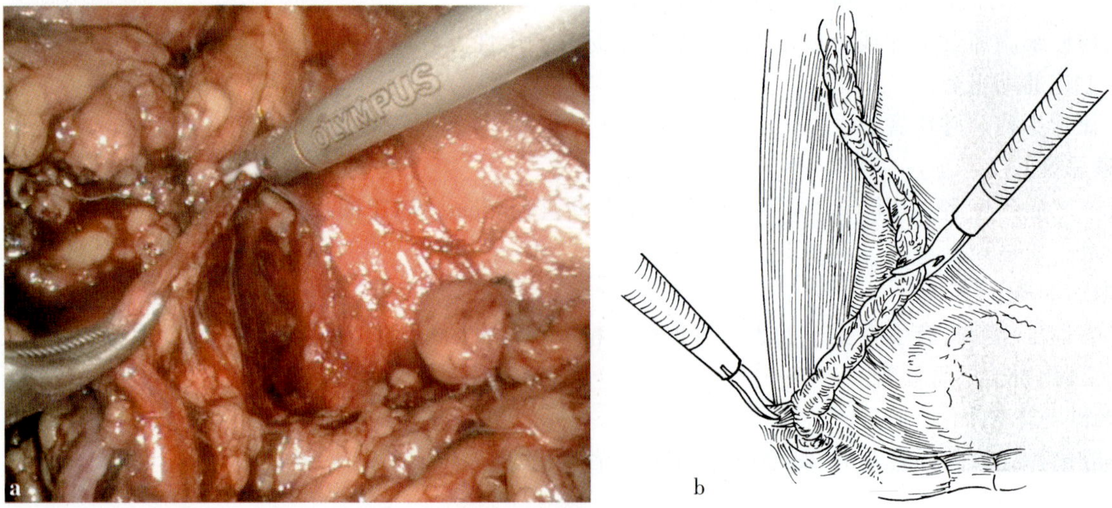

图 46-2-3　游离精索血管

静脉和腹主动脉的起始部，在靠近腹主动脉和下腔静脉处分别结扎睾丸动、静脉(图 46-2-4)。将含睾丸血管的精索全部切除放进标本袋中经 Trocar 取出。

(2) 清扫淋巴结：于精索静脉汇入下腔静脉处的腔静脉前方切开下腔静脉鞘，鞘内剥离、清除上至肾静脉、下至髂静脉分叉处的腔静脉旁和前方，主动脉-腔静脉间至肠系膜下动脉起始部的区域淋巴结（图 46-2-5）。分离此处应注意避免损伤肾血管上方的乳糜池。然后将整团淋巴组织由内推向外侧分离至输尿管，完全分离后将整块组织放入标本袋取出。

仔细检查创面无渗血，拔除 Trocar，关闭戳口。

左侧腹膜后淋巴结清扫术：手术方法和步骤与右侧类似(图 46-2-6)。清扫范围如上述。

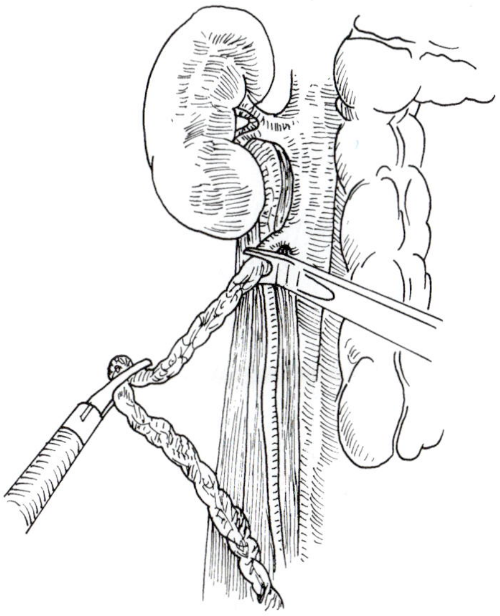

图 46-2-4　结扎切断精索血管

【术中注意事项】

分离淋巴组织时注意保留交感神经、腰血管和肾下极的分支，以保留术后射精功能。因大血管周围分支较多而且化疗后组织层面结构不清，分离时使用超声刀止血效果好，或使用钛夹先控制分支、再切断血管。切除的淋巴组织取出后立即行冷冻切片。根据具体病情，可切断 2~3 支腰血管，保证彻底清除下腔静脉和腹主动脉后淋巴结(图 46-2-7)。

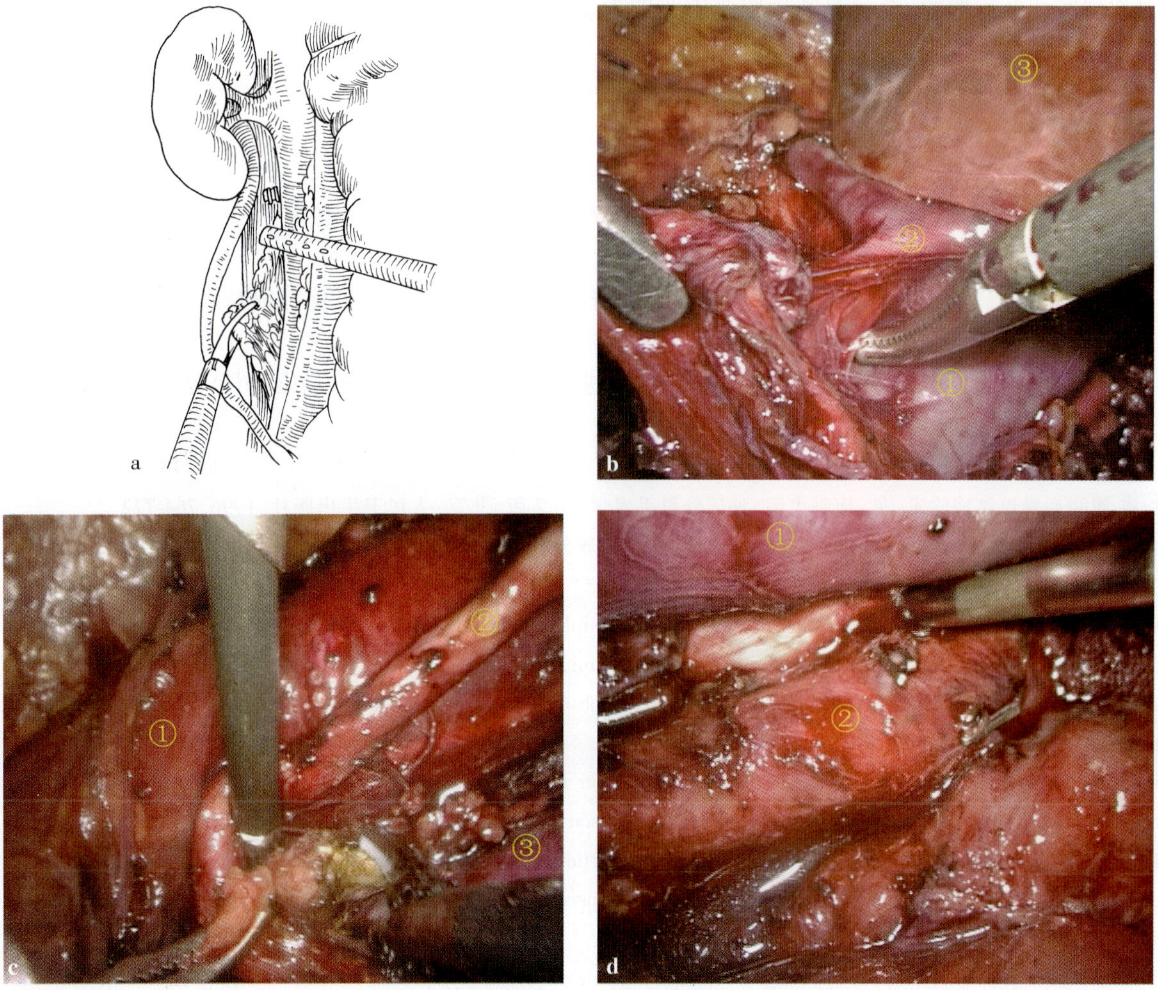

图 46-2-5　清除右侧淋巴结

b. ①下腔静脉；②肾静脉；③肝脏；c. ①腰大肌；②输尿管；③下腔静脉；d. ①下腔静脉；②腹主动脉

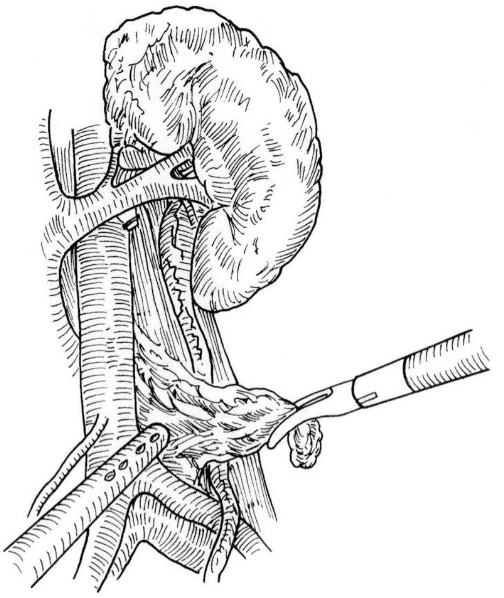

图 46-2-6　清除主动脉旁淋巴结

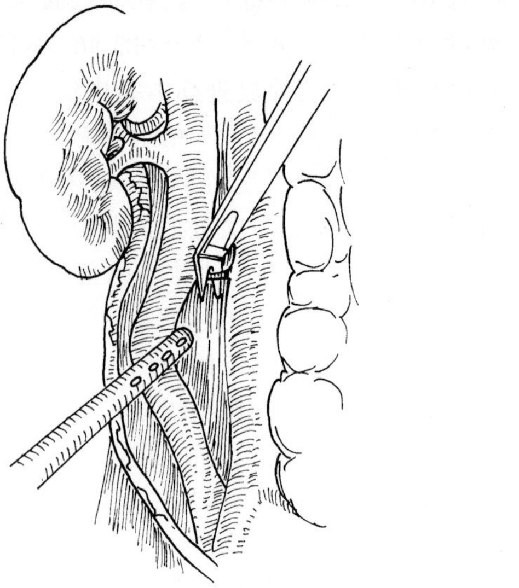

图 46-2-7　结扎腰静脉

【并发症及处理】

1. 出血　分离腹膜后大血管分支时容易出现。肥胖患者或化疗后解剖层次不清楚应谨慎对待。利用重力和彻底切开后腹膜,充分显露后腹腔中线的大血管和淋巴结,注意使用超声刀或双极电凝钳,可大大降低术中大出血的风险。

2. 麻痹性肠梗阻　术中应仔细彻底止血,以防腹膜后形成血肿,如术后出现肠麻痹,则采取相应措施恢复肠蠕动。

3. 淋巴漏或囊肿　少数患者术后可并发淋巴囊肿或乳糜性腹水,行保守治疗为主,一般可自行吸收,必要时可经皮穿刺抽出积液。有报道对于保守治疗失败者可行腹腔镜下探查,发现渗漏处用纤维蛋白凝胶处理。

4. 性功能障碍　施行保存神经的局限性淋巴清扫术的患者中,95%可保存射精功能。

【术后处理】

术后一般不需要留置胃管,肠功能恢复后即可进食。使用抗生素预防感染,留置尿管 1~2 天。

参考文献

1. 梅骅.腹膜后淋巴结清除术. 见:梅骅主编. 泌尿外科手术学. 第 2 版. 北京:人民卫生出版社,1996,764-772
2. 张晓春. 腹腔镜腹膜后淋巴结清扫术. 见:那彦群主编. 泌尿外科内腔镜诊治图谱. 郑州:河南科学技术出版社,2001,244-251
3. Weissbach L,Boedefeld EA. Localization of solitary and multiple metastases in stage Ⅱ nonseminomatous testis tumor as basis for a modified staging lymph node dissection in stage Ⅰ. J Urol,1987,138:77-82
4. Albqami N,Janetschek G. Laparoscopic retroperitoneal lymph-node dissection in the management of clinical stage Ⅰ and Ⅱ testicular cancer. J Endourol,2005,19(6):683-692
5. Poulakis V,Skriapas K,de Vries R,et al. Quality of life after laparoscopic and open retroperitoneal lymph node dissection in clinical Stage I nonseminomatous germ cell tumor:a comparison study. Urology,2006 ,68(1):154-160
6. Janetschek G. Laparoscopic retroperitoneal lymph node dissection. Urol Clin Nor Am,2001,28:107-114
7. Allaf ME,Bhayani SB,Link RE,et al. Laparoscopic retroperitoneal lymph node dissection:duplication of open technique. Urology,2005,65(3):575-577
8. Donohue JP,Foster RS,Rowland RG,et al.Nerve-sparing retroperitoneal lymphadenectomy with preservation of ejaculation. J Urol,1990,144:287-292
9. Steiner H,Peschel R,Janetschek G,et al. Long-term results of laparoscopic retroperitoneal lymph node dissection:a single-

center 10-year experience. Urology,2004,63(3):550-555.

10. Peschel R,Gettman MT,Neururer R,et al. Laparoscopic retroperitoneal lymph node dissection:description of the nerve-sparing technique. Urology,2002,60(2):339-343

11. Janetschek G. Laparoscopic retroperitoneal lymph node dissection. Urol Clin North Am,2001,28(1):107-114

12. Zhuo Y,Klaen R,Sauter TW,et al. Laparoscopic retroperitoneal lymph node dissection in clinical stage I nonseminomatous germ cell tumor:a minimal invasive alternative. Chin Med J(Engl),1998,111(6):537-541

第四十七章

腹腔镜其他手术

other laparoscopic surgery in urology

第一节　腹腔镜精索内静脉结扎术

laparoscopic vena spermatica interna

【邱剑光】

【概述】

腹腔镜精索静脉高位结扎术的技术要求并不复杂，是目前泌尿外科腹腔镜技术的入门手术之一。1992年Donovan等报道了腹腔镜精索静脉高位结扎术的经验。因为开放手术行精索静脉高位结扎，创伤也不大，因此，对腹腔镜技术治疗精索静脉曲张的应用价值一直存在争议。笔者建议对双侧精索静脉曲张或对美容效果要求较高的患者，可考虑行腹腔镜手术。

【适应证】

同开放手术一样，精索静脉曲张引起的疼痛不适、不育或睾丸萎缩，尤其是双侧精索静脉曲张者可行腹腔镜手术。

经腹膜后途径开放手术复发者不宜行腹腔镜手术。

【术前准备】

术前晚灌肠，术前留置尿管。

【麻醉和体位】

气管内插管全麻。仰卧位。

【手术步骤】

1. Trocar位置　在脐下缘(A点)置入10mm Trocar，麦氏点及左侧对应部位(B、C点)插入5mm Trocar。

2. 寻找和游离精索血管　观察患侧内环口，辨认精索血管和输精管(图47-1-1)。必要时可以牵拉阴囊确认解剖结构。距内环口 2cm 处与精索血管垂直方向，用剪刀直接切开精索血管上覆盖的腹膜，长度约为血管束横径的两倍。将腹膜切缘提起，顺血管束向远近端分别剥离腹膜，必要时可以再沿血管束方向向近端切开腹膜，使腹膜切口呈 T 形。用分离钳夹住精索血管束外膜，先向内侧牵拉精索，沿外膜从腹膜外脂肪中游离血管束外侧，再将血管束牵向外侧，顺血管束外膜游离其内侧与腹膜外脂肪的间隙。将血管束完全游离后，用分离钳在血管束后方穿过后夹住由另一钳送入的 10cm 长 7 号丝线，提起丝线两端牵起血管束，可用分离钳或剪刀继续游离血管束后方的疏松粘连，使血管束完全游离。

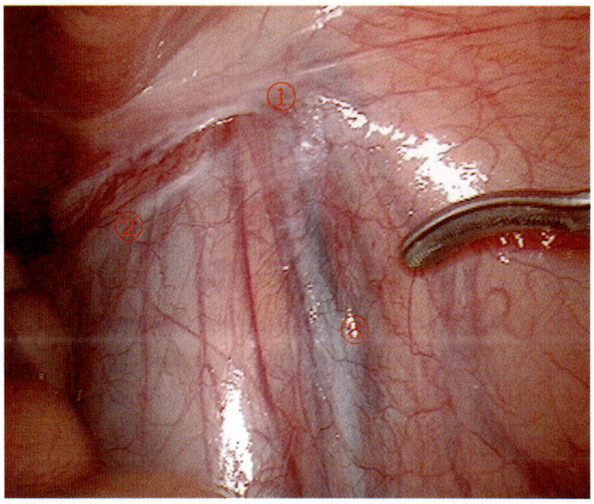

图 47-1-1　内环口解剖

①内环口；②输精管；③精索

3. 游离睾丸动脉、结扎精索内静脉　再游离血管束中部，用左右手血管钳夹住精索外膜，向两侧撕开外膜，撕开时一般不会有出血或仅有少量出血。外膜撕开后，曲张静脉暴露，可以小心游离静脉，一般在血管束内后部可以找到搏动的动脉。动脉在腹腔镜下的特点为可以搏动，管壁较厚，色泽较红，游离后可以拱起成拱桥状(图 47-1-2)。术者左手用钳提起动脉外膜，将动脉从血管束中游离后，将钳经动脉与血管束之间的间隙将线尾的一端拉过，使丝线仅包绕静脉束。调整丝线到游离血管束段的远侧，腹腔镜下结扎静脉束。剪除线尾后，再用一段丝线结扎游离血管束的近侧。一般两道结扎后，可以完全阻断血流，血管束不需剪断。静脉束也可直接应用 Hem-o-lok 结扎两次(图 47-1-3)。

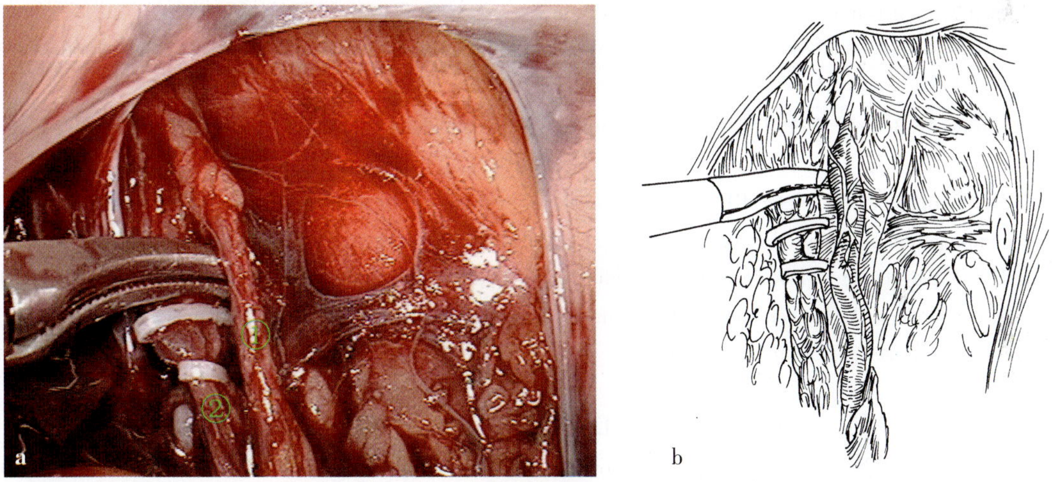

图 47-1-2　保护睾丸动脉

a. ①动脉；②静脉

有时睾丸动脉受刺激后痉挛，腹腔镜下难以确认，则可以与静脉束同时结扎。也有人用钛夹夹闭血管束后切断之，可以简化操作。

将气腹压下降到 5mmHg，检查无出血，腹膜切口无需缝合，拔除 Trocar，缝合切口。

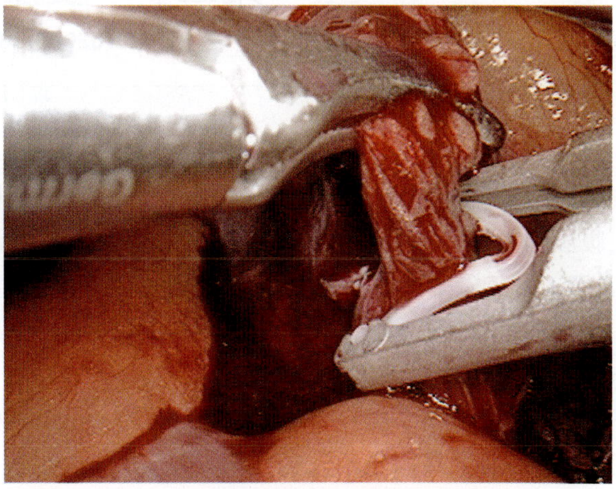

图 47-1-3　结扎精索内静脉

【术后处理】

术后当天可以进食流质及下地行走。术后第2天可以出院。

【并发症及处理】

1. 出血　多为精索内静脉和蔓状静脉丛出血,可用纱条压迫止血,多能控制,如仍有出血,可挑起精索血管利用血管张力压迫出血,再自上而下滑动血管钳寻找出血点电凝止血。

2. 阴囊气肿　为 CO_2 气体经后腹膜伤口由腹股沟进入阴囊所致。手术结束前挤压阴囊可减少积气。一般数日能自行消退。

3. 阴囊水肿　多为术中结扎淋巴管所致,既往曾有腹股沟手术史者发生率较高。术中钝性游离曲张静脉而保留淋巴管,可减少阴囊水肿发生率。

参考文献

1. 韩见知,庄乾元主编. 实用腔内泌尿外科学. 广州:广东科学技术出版社,2001,275-279
2. 周荣祥,迟玉友,刘忠国,等. 腹腔镜精索静脉结扎术38例报告. 中国现代手术学杂志,2000,4(4):262-263
3. 郑国有,石天峰,陈德兴,等. 腹腔镜精索静脉结扎术(附七例报告). 白求恩医科大学学报,2000,26(1):59-60
4. 邱剑光,高新,蔡育彬,等. 不育症亚临床型精索静脉曲张的诊断与治疗. 临床泌尿外科杂志,2000,15(4):164-165
5. Hagood PG, Mehan DJ, Worischeck JH, et al. Laparoscopic varicocelectomy: preliminary report of a new technique. J Urol, 1992, 147:73
6. Al-Hunayan A, Abdulhalim H, Kehinde EO, et al. Two-trocar laparoscopic varicocelectomy: cost-reduction surgical technique. Urology, 2006, 67(3):461-465
7. Hassan JM, Adams MC, Pope JC, et al. Hydrocele formation following laparoscopic varicocelectomy. J Urol, 2006, 175(3, Pt 1):1076-1079
8. May M, Johannsen M, Beutner S, et al. Laparoscopic surgery versus antegrade scrotal sclerotherapy: Retrospective comparison of two different approaches for varicocele treatment. Eur Urol, 2006, 49(2):384-387
9. McManus MC, Barqawi A, Meacham RB, et al. Laparoscopic varicocele ligation: are there advantages compared with the microscopic subinguinal approach? Urology, 2004, 64(2):357-361
10. Maghraby HA. Laparoscopic varicocelectomy for painful varicoceles: merits and outcomes. J Endourol, 2002, 16(2):107-110
11. Chrouser K, Vandersteen D, Crocker J, et al. Nerve injury after laparoscopic varicocelectomy. J Urol, 2004, 172(2):691-693
12. Franc-Guimond J, Kryger J, Gonzalez R. Experience with the Bailez technique for laparoscopic access in children. J Urol, 2003, 170(3):936-938
13. Jarow JP, Assimos DG, Pittaway DE. Effectiveness of Laparoscopic varicocelectomy. Urology, 1993, 42:544
14. Kocvara R, Dvoracek J, Sedlacek J, et al. Lymphatic sparing laparoscopic varicocelectomy: a microsurgical repair. J Urol, 2005, 173(5):1751-1754

第二节　腹腔镜睾丸固定术

laparoscopic orchiorrhaphy

【高　新　肖恒军】

【概述】

隐睾是指婴儿出生后一侧或双侧睾丸尚未降入阴囊而停留在睾丸下降途径中的某一部位，如后腹腔、腹股沟管或阴囊高位接近外环口处。隐睾以腹股沟型多见,占60%~70%,临床上约20%的患儿为腹腔型隐睾。由于隐睾严重损害睾丸的生精功能而影响生育,加之隐睾恶变机会明显增加,因而应尽早手术治疗。腹股沟型隐睾由于体表可扪及,勿需探查而多采取开放手术。而腹腔型隐睾由于位置未定,开放手术探查创伤大,术中寻找困难。

采用腹腔镜技术探查,由于其放大作用,在术中便于查找和辨认睾丸,发现隐睾后还可充分松解精索血管和行一期下降固定术。1977年Cortesi首次报道用腹腔镜技术诊断隐睾症。1995年Nassar等报道腹腔镜下完成腹腔型隐睾下降固定术并取得成功。

腹腔型隐睾下降固定术的关键步骤是充分游离精索和输精管,以保证下降过程中没有张力。由于精索段供应睾丸的3支主要动脉之间有丰富的吻合支,所以腹腔镜探查高位腹腔型隐睾,为使精索游离后有足够长度予以下降固定,此时可在高位切断睾丸动脉,以便充分游离精索,必要时可游离精索至肾下极水平。根据三角形两边之和大于第三边的几何原则,游离后的精索可不经过腹股沟管,直接由外环口进入阴囊内,以减少精索血管张力。

【适应证】

1. B超或CT定位确诊为腹腔型隐睾症以及影像学检查不能明确睾丸位置，均可在腹腔镜下进行探查和一期下降固定。

2. 两性畸形或染色体检查与社会性别不符的患者,可行腹腔镜性腺活检和切除。

【禁忌证】

既往有腹部手术史和非腹腔型隐睾,不宜采用腹腔镜手术。

【术前准备】

常规行超声检查确认隐睾位置和睾丸大小及血流,对于超声不能探查的睾丸可行CT检查辅助诊断。双侧隐睾患者应测定性激素水平,必要时行染色体检查。术前晚灌肠。

【麻醉和体位】

一般选择气管内插管全麻。头低脚高平卧位(20°~30°)。

【手术步骤】

1. Trocar位置　常规建立气腹,脐缘放置10mm Trocar,左右腹直肌外侧缘髂前上棘水平各放置5mm Trocar。

2. 探查隐睾,游离精索血管　镜下观察盆腔解剖标志,寻找隐睾位置,腹腔型隐睾多位于膀胱底外侧与内环口之间。于膀胱底部两侧可见输精管向外下方走行,输精管的外侧可见精索血管,再沿着精索血管找到隐睾(图47-2-1)。如果镜下见精索血管盲端或输精管及精索血管未发育,可证实睾丸缺如。如未见盲端,则仔细检查腹腔直到肾脏下极,可能发现高位性腺。如找到的睾丸发育不良或已经萎缩，则直接在腹腔镜下行睾丸切除术,钳夹切断精索血管,取出睾丸送检。

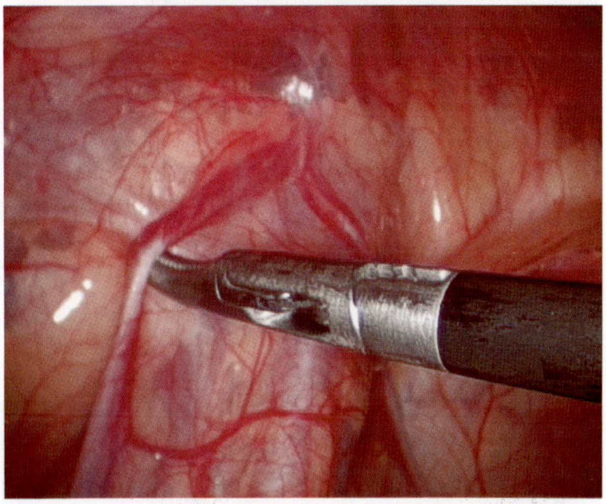

图47-2-1　沿着精索血管找隐睾

在精索血管侧方靠近睾丸处切开后腹膜,沿精索血管找到睾丸,镜下见睾丸呈粉红色,表面光滑,睾丸一侧连接睾丸引带,另一侧连接附睾、输精管。游离切断睾丸引带,然后在腹膜后充分游离精索血管（图47-2-2)，长度一般有8~10cm已足够,游离精索血管时应注意避免损伤髂血管和输尿管,最后游离输精管。术中不要过度牵拉精索血管,以防血管痉挛引起睾丸缺血。

3. 检查游离精索血管长度　本术式最关键的步骤是游离后的精索血管有足够的长度,以保证睾丸下降固定于阴囊内而精索血管无张力。术中可将充分游离后的睾丸是否可拉到对侧腹股沟内环口作为判定标准,如果能将睾丸拉到对侧内环口(图47-2-3),则牵引睾丸至阴囊固定后,一般没有血管张力,否则应继续游离精索血管。

4. 睾丸置入同侧阴囊肉膜外　于阴囊底部切开一小口,在阴囊皮肤与肉膜间分离一个容纳睾丸的间隙。腹腔镜监视下用血管钳沿腹股沟外环口直接进入腹腔,不经过腹股沟管,稍作扩张建立一通道。在该通道放入12mm Trocar,用腹腔镜分离钳将睾丸置入Trocar内,睾丸连同Trocar一起牵引至阴囊内(图47-2-4)。也可用血管钳将睾丸沿该通道直接拖入阴囊内,但此法易发生睾丸扭转和压迫损伤。腹腔镜下缝合关闭腹股沟内环口。将睾丸置于阴囊肉膜外固定,方法同开放手术。

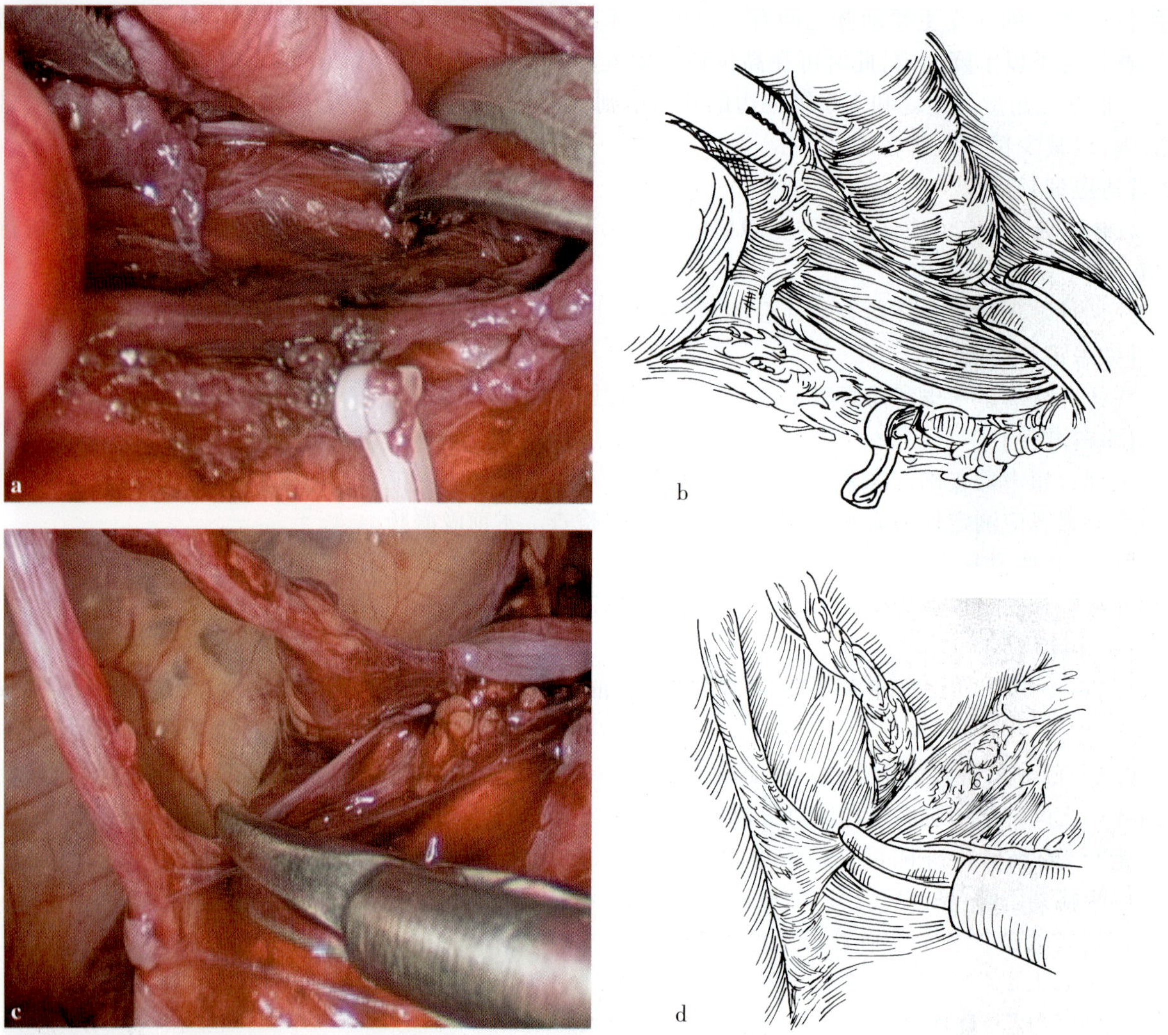

图 47-2-2　切断睾丸引带游离血管

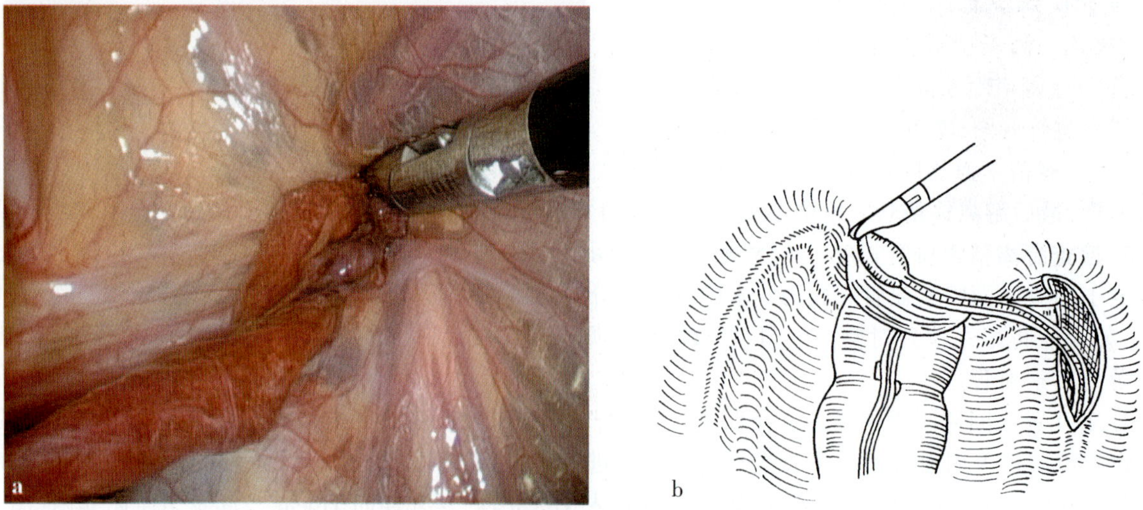

图 47-2-3　检查精索血管长度是否足够

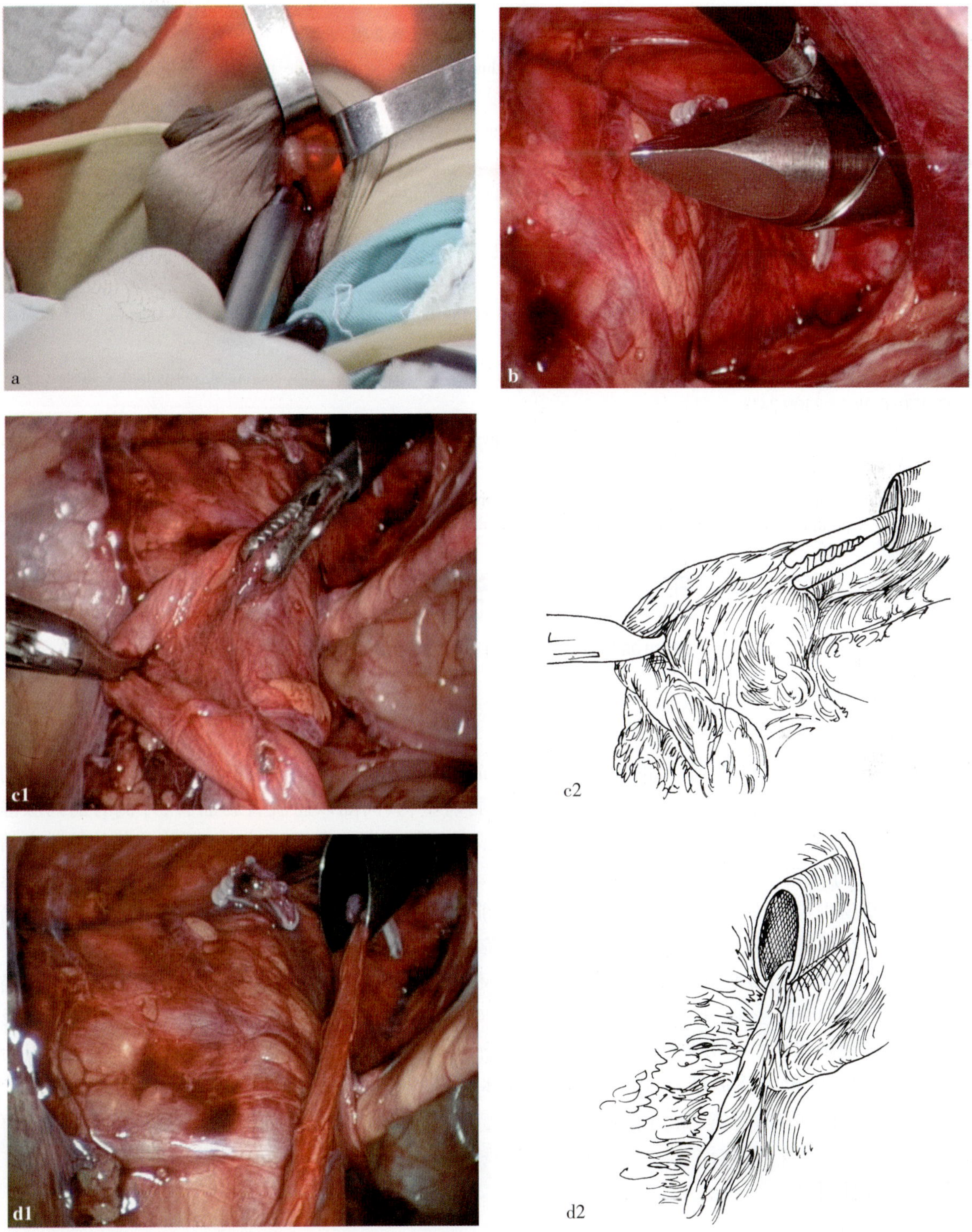

图 **47-2-4**　将腹腔睾丸置入阴囊

【术后处理】

预防性应用抗生素 2~3 天。术后 1、3、6 个月随访,检查有无睾丸萎缩或上移。

参考文献

1. 那彦群,韩铁山. 腹腔镜诊治隐睾症. 见:梅骅主编. 泌尿外科手术学. 第 2 版. 北京:人民卫生出版社,1996.932-934
2. Ferro F, Lais A, Gonzalez-Serva L. Benefits and afterthoughts of laparoscopy for the nonpalpable testis. J Urol, 1996, 156 (2, Pt 2):795-798
3. Tsujihata M, Miyake O, Yoshimura K, et al. Laparoscopic diagnosis and treatment of nonpalpable testis. Int J Urol, 2001, 8(12): 692-696
4. Samadi AA, Palmer LS, Franco I. Laparoscopic orchiopexy: report of 203 cases with review of diagnosis, operative technique, and lessons learned. J Endourol, 2003, 17(6):365-368
5. Lindgren BW, Darby EC, Faiella L, et al. Laparoscopic orchiopexy: procedure of choice for the nonpalpable testis? J Urol, 1998, 159(6):2132-2135
6. Kirsch AJ, Escala J, Duckett JW, et al. Surgical management of the nonpalpable testis: the Children's Hospital of Philadelphia experience. J Urol, 1998, 159:1340-1343
7. Radmayr C, Oswald J, Schwentner C, et al. Long-term outcome of laparoscopically managed nonpalpable testes. J Urol, 2003, 170(6, Pt 1):2409-2411
8. Esposito C, Damiano R, Gonzalez Sabin MA, et al. Laparoscopy-assisted orchidopexy: an ideal treatment for children with intra-abdominal testes. J Endourol, 2002, 16(9):659-662
9. Telsey JI, Caldamone AA. Laparoscopy in pediatric urology. Curr Urol Rep, 2001, 2(2):132-137
10. Godbole PP, Najmaldin AS. Laparoscopic orchidopexy in children. J Endourol, 2001, 15(3):251-256

第三节 腹腔镜精囊切除术

Laparoscopic excision of a seminal vesicle

【周祥福】

【概述】

精囊(seminal vesicle)是由胚胎的中肾管(Wolffian 管)发育而成,位于膀胱后,左右各一,位于前列腺上方、紧贴膀胱后壁并与输尿管下段交叉,其后为直肠前壁,其间隔以膀胱直肠筋膜,外侧有前列腺静脉丛。其外侧端为盲端,内下端变细与输精管末端汇合成射精管而开口于尿道嵴上。覆盖膀胱的筋膜在精囊上方分为两层,分别位于精囊、射精管的前后方。前层沿精囊、射精管前面下行至前列腺后方向前折返上行与前列腺筋膜中层相连。后层在精囊后方下行至前列腺后包膜处,并与直肠膀胱膈(Denonvillier)筋膜前层相融合。在精囊侧方,前后两层融合在一起,紧靠于膀胱底部。

精囊位于前列腺与直肠和膀胱之间,位置即深又隐蔽,传统的开放手术方法无论是经膀胱后、经膀胱三角区、经膀胱周围、经尾骨和经会阴都存在术中难以暴露的困难。近年来腹腔镜技术的发展以及腹腔镜前列腺癌根治术的广泛开展,为腹腔镜精囊切除带来了光明前景,笔者也从腹腔镜前列腺癌根治性切除或膀胱癌根治术中分离精囊的经验中,深深体会到腹腔镜切除精囊的优越性,它不仅提供了良好的视野,而且术中容易显露,解剖清晰,操作简单,手术时间短,出血少,是精囊切除的最好方法,值得推广。

【手术适应证】

1. 精囊囊肿或肿瘤。
2. 输尿管异位开口于精囊。
3. 精囊原发性精囊淀粉样变或慢性炎症经保守治疗无好转,长期慢性疼痛和感染。
4. 在根治性膀胱切除和根治性前列腺切除术中,精囊仍需常规切除。

【术前准备】

术前最好使用抗生素防治感染及肠道准备,特别是经验不熟时可减少直肠损伤带来的并发症。

【麻醉与体位】

采用气管内插管全麻。病人取仰卧位，建立气腹放置 Trocar 后病人取头低脚高位(15°~30°)，监视器置于病人两脚之间。

【手术步骤】

1. Trocar 位置　与前列腺癌根治术相似，但 Trocar 的个数为 3~4 个，即在脐下缘的皱襞上切一个小口，将气腹针经此插入腹腔，注入 CO_2 至腹内压力为 13mmHg。拔出气腹针，经此穿入一个 10mm Trocar。将腹腔镜插入腹腔，于脐下两横指、腹直肌外侧缘分别放置 10mm 与 5mm 的 Trocar，视术中情况如显露不好，可于左侧或右侧髂前上棘内侧约 2 指放置 1 个 5mm Trocar。

2. 游离精囊并切除　患者平卧位，头低脚高约 15°~30°。首先行腹腔探查，了解有无肠管损伤、出血、转移和粘连等病变。用肠钳将盆腔的肠管往上牵拉显露盆腔脏器。显露直肠膀胱陷凹，此时可见膀胱后面有上下两道弓状隆起(图 47-3-1)。第 2 道弓状隆起为输精管壶腹部及精囊位置标志，用电凝钩或超声刀横行打开弓状隆起处腹膜，找到输精管(图 47-3-2,3)，用钳夹住牵引，在输精管外下方分离找到精囊，然后逐步分离精囊(图 47-3-4,5)，分离过程中注意避免损伤同侧输尿管，注意精囊血管的走向，精囊的供应血管主要有两条，一条在尖部，另一条在靠近基底部，可用超声刀慢档切断即可。完全游离输精管壶腹及精囊，在精囊颈部用 hem-o-lok 结扎，然后于结扎的近端用超声刀切断精囊颈部，完整切除精囊。必要时可同时切除输精管壶腹。术后放置胶管引流，盆底筋膜可不必缝合，视术中情况如无出血或渗液也可不放置引流。

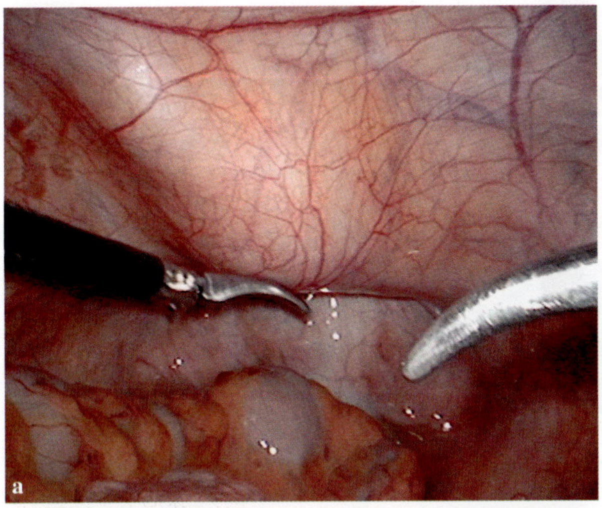

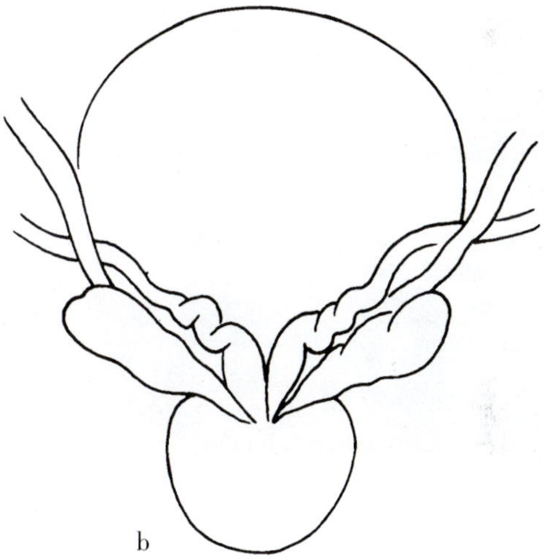

图 47-3-1　显露直肠膀胱陷凹，可见膀胱后弓状隆起

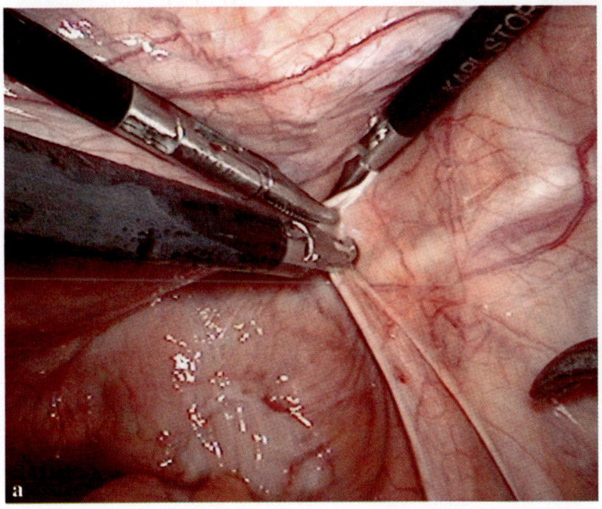

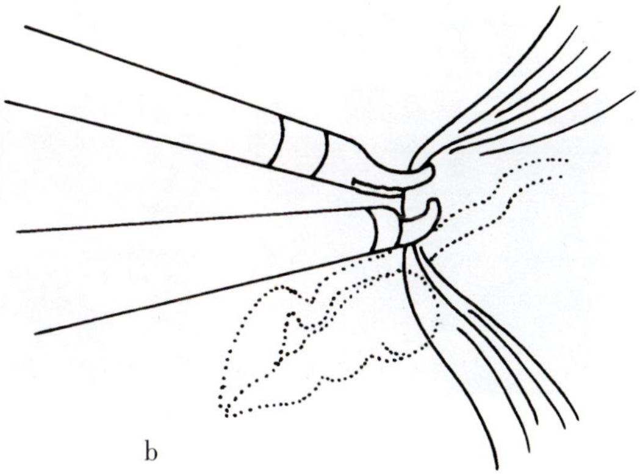

图 47-3-2　横行切开弓状隆起处腹膜

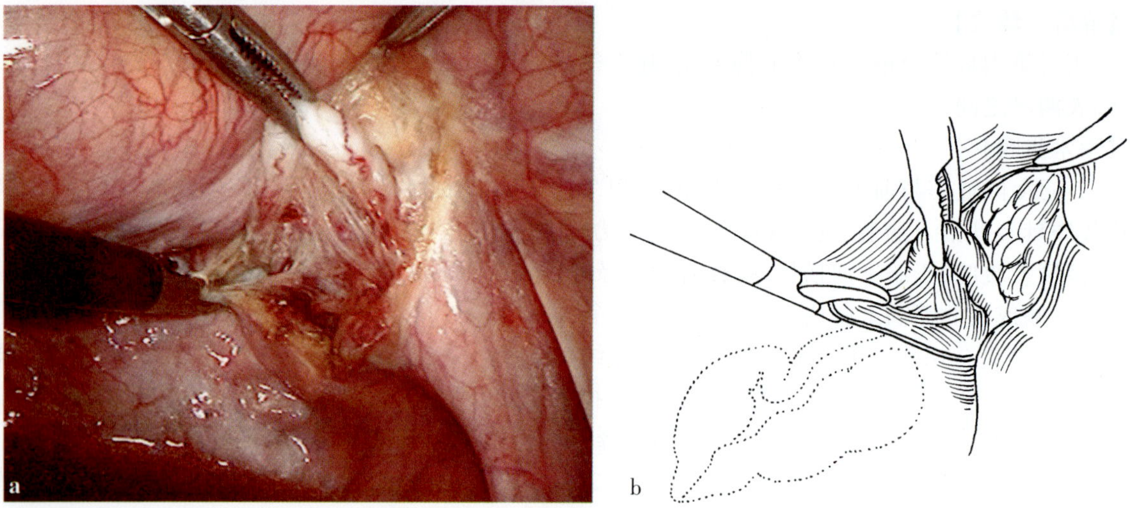

图 47-3-3　找到输精管

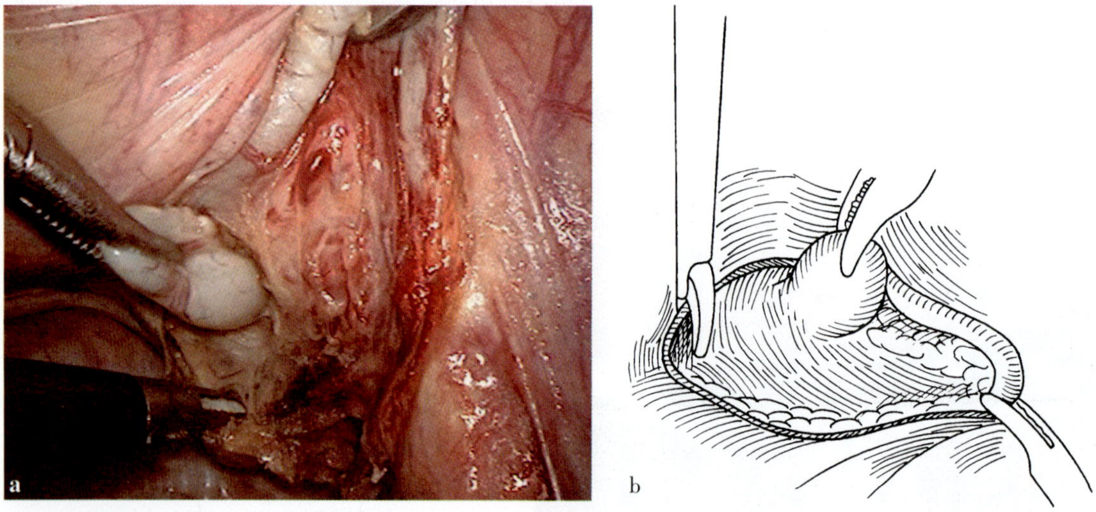

图 47-3-4　找到精囊

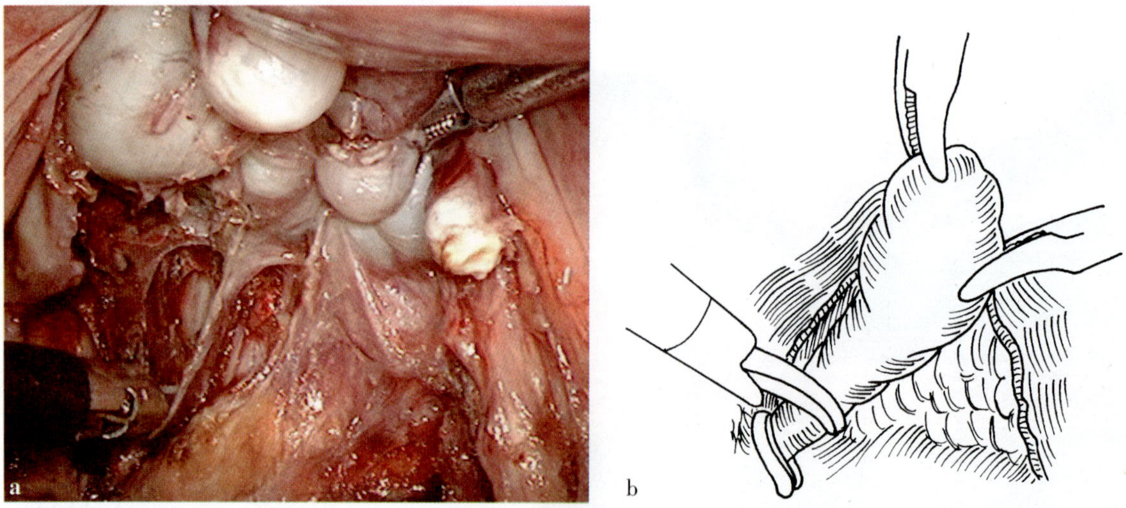

图 47-3-5　分离精囊

【术后处理】

1. 胶管负压引流 一般置于精囊床，并于切口外引出，2~3 天当证实引流液不是尿液，量少于 50ml 时可以拔除。

2. 肠损伤 直肠损伤伤口小、无污染，可用 3-0 吸收线双层连续缝合。若损伤范围大伴有明显污染，应分两层缝合，并用大网膜间置和行横结肠造口。手术中假如直肠前列腺难分离出平面时，可用手指伸入直肠帮助确认。

3. 膀胱损伤 用可吸收线双层缝合创口，保留尿管 7~10 天。

4. 输尿管损伤 放置双 J 管引流 10~14 天。

参考文献

1. Haringanji C, Bruyère F, Boutin JM, et al. Laparoscopic treatment of a symptomatic seminal vesicle cyst. Prog Urol, 2004, 14: 417-419

2. Cherullo EE, Meraney AM, Bernstein LH, et al. Laparoscopic management of congenital seminal vesicle cysts associated with ipsilateral renal agenesis. J Urol, 2002, 167: 1263-7

3. McDougall EM, Afane JS, Dunn MD, et al. Laparoscopic management of retrovesical cystic disease: Washington University experience and review of the literature. J Endourol, 2000, 15: 815-819

4. Moudouni SM, Tligui M, Doublet JD, et al. Laparoscopic excision of seminal vesicle cyst revealed by obstruction urinary symptoms. Int J Urol, 2006, 13: 311-314

5. Ikari O, Castilho LN, Lucena R, et al. Laparoscopic excision of seminal vesicle cysts. J Urol, 1999, 162: 498-499

第四节 腹腔镜单纯前列腺切除术

Laparoscopic simple prostatectomy

【高 新】

【概述】

尽管近年 TURP 设备技术的改进以及手术技巧的进步，大于 60~70g 的前列腺也可行 TURP，但手术时间明显延长，手术风险增大，并发症增多。多数学者仍主张大体积的前列腺采用开放手术，如耻骨上经膀胱或耻骨后前列腺剜除术。但开放手术并发症的发生率仍较高，最近国外一组多中心回顾性调查分析显示，术中术后出血发生率约 11.6%，输血率 8.2%，败血症发生率 8.6%。

随着腹腔镜技术的发展和进步，该技术已逐渐拓展到复杂性肿瘤(如前列腺癌根治性切除术)的治疗和泌尿外科重建手术。对前列腺体积大于 60~70g 和不适合用 TURP 处理的前列腺(如合并膀胱憩室的良性前列腺增生)，可选择开放手术治疗，而对腹腔镜技术娴熟的术者，也可采用腹腔镜技术行前列腺切除，尽管其手术时间较长，但相对于开放手术仍有明显的优势。

2002 年 Mariano 首次报道了腹腔镜前列腺切除术治疗前列腺增生症。同年国内白先忠也报道了腹腔镜下经膀胱前列腺切除术。随着手术经验的积累，术中游离前列腺和止血方法已逐渐被术者掌握，因此，腹腔镜下前列腺切除术的手术时间也相应缩短，术中出血量明显减少。Sotelo 等报道 17 例腹腔镜单纯前列腺切除术，作者认为改良的经膀胱前列腺切除术比直接将前列腺包膜横行切开出血少，这可能与包膜切口损伤前列腺包膜下静脉丛从而增加术中出血量有关。

腹腔镜单纯前列腺切除术治疗前列腺增生症逐渐得到越来越多学者的认同，有学者认为对于腹腔镜技术熟练的患者，腹腔镜前列腺切除术可替代开放手术用于大体积良性前列腺增生的治疗。最近，Baumert 等对 30 例腹腔镜单纯前列腺切除术与同期 30 例开放性前列腺切除术进行比较，研究表明腹腔镜前列腺单纯切除术具有出血少、术后留置尿管时间和病人住院时间较短等优点。由于腹腔镜的放大作用，术中应用电凝止血，可使前列腺包膜出血明显减少。尽管手术结束后要延长切口取出标本，但相对开放手术，损伤明显减少。由于切口小和术中不用牵开器，术后疼痛明显减轻。

腹腔镜前列腺切除术要求术者有较高的腹腔镜技术，由于存在学习曲线，要获得此手术的熟练操作，可能至少要训练5例以上，才能使手术时间和并发症发生率降到最低。

【手术适应证和禁忌证】

1. 前列腺体积大于80g或前列腺体积大到手术医师在60~90分钟内不能完成TURP。

2. 前列腺增生伴有其他合并症：如大的或质硬的膀胱结石，或有症状的膀胱憩室等。

3. 伴有骨或肌肉病变，不宜取截石位行TURP或患者不愿选择开放手术。

4. 前列腺体积小于50g或前列腺包膜严重炎性粘连，不宜选择腹腔镜技术。

【术前准备】

术前测定前列腺体积及PSA，必要时行经直肠前列腺穿刺活检排除前列腺癌，并行国际前列腺症状评分(IPSS)和尿流动力学检查，其余术前准备同腹腔镜前列腺癌根治术。

【麻醉和体位】

气管内插管全身麻醉。头低脚高位。

【耻骨后经膀胱前列腺单纯切除术方法】

手术有两种途径，耻骨后腹膜外途径和经腹途径，其中耻骨后途径又有两种技术：传统Millin技术和经膀胱技术。现介绍耻骨后经膀胱前列腺剜出术。

1. 放置5个套管　采用Hasson法于脐下做4cm长切口，分层切开至腹直肌前鞘，用尖刀小心切断腹直肌前鞘，找到腹直肌与腹膜之间的解剖平面，手指伸入、扩大该间隙，将腹膜往头侧和两侧推开，再放入自制水囊或厂家生产的可视性扩张水囊扩大腹膜外腔。撤除水囊，手指引导下放入另4个套管(脐下2横指的腹直肌外侧缘；髂前上棘内约2横指处)。用7号丝线缝合脐下缘切口，放入10mm套管用于放置腹腔镜(气腹建立和Trocar位置参见第45章腹腔镜前列腺癌根治术)。安置套管时注意不要损伤腹膜，必要时腹腔镜监视下游离腹膜，再置其他套管。

2. 分离膀胱前间隙　充盈膀胱，沿膀胱左侧缘钝性分离出膀胱侧壁，不分离盆筋膜(图47-4-1)。同法游离另一侧。去除膀胱和前列腺前方的腹膜外脂肪，显露膀胱和前列腺前壁(图47-4-2)。

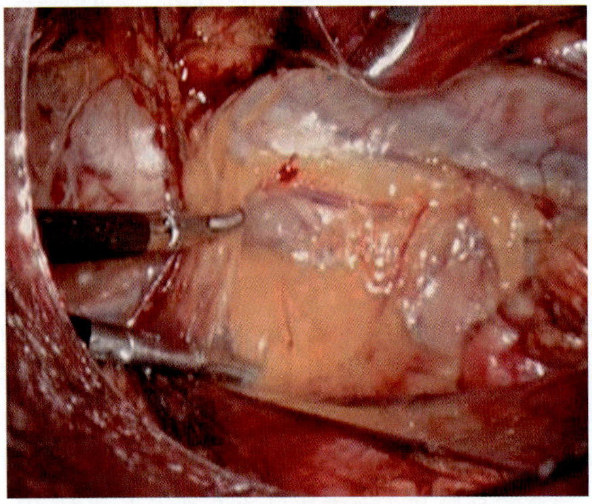

图47-4-1　扩大腹膜外腔

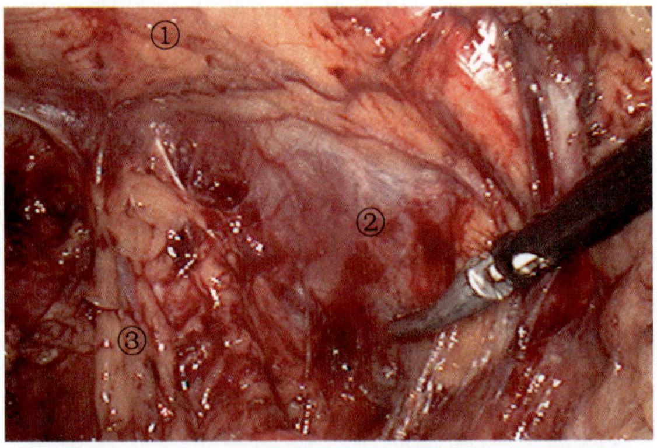

图47-4-2　分离Retzius腔见前列腺前包膜上脂肪组织覆盖

①耻骨；②盆筋膜；③前列腺

3. 切开膀胱前壁　纵行切开膀胱前壁，长度从近腹膜返折部至膀胱颈。探查膀胱并检查两侧输尿管开口。

4. 用2-0可吸收线将切缘两侧的膀胱壁与同侧盆壁固定，扩大切缘(图47-4-3)。

5. 纵行扩大膀胱颈切口，切开前列腺包膜，靠近前列腺尖切口向一侧弯曲，绕开耻骨后血管复合体(图47-4-4)。在膀胱颈沿前列腺包膜下，使用超声刀游离出增生前列腺体与包膜间的解剖平面(图47-4-5)。

6. 剜出前列腺　先游离右侧前列腺腺体，包膜的出血点在吸引器协助下用PK刀凝固、止血；同法处

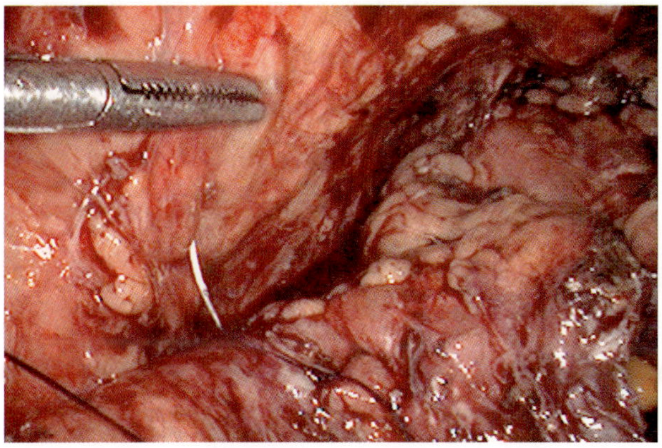

图 47-4-3　扩大切缘

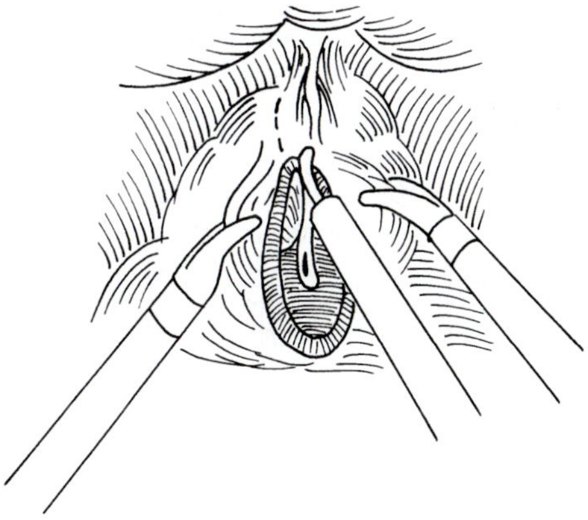

图 47-4-4　纵行扩大膀胱颈切口

理左侧的前列腺体。两侧腺体游离后再继续剜出前列腺中叶(图 47-4-6)。因两侧的前列腺动脉已处理，术中出血不多。最后剜出前列腺尖部(图 47-4-7)。

7. 前列腺窝止血　剜出的前列腺先取出或扩大腹膜与腹膜外脂肪间的空隙，暂时将前列腺腺体放入。吸引器吸出前列腺窝内的凝血块，用 PK 刀仔细凝固出血点。确认此部位无出血。

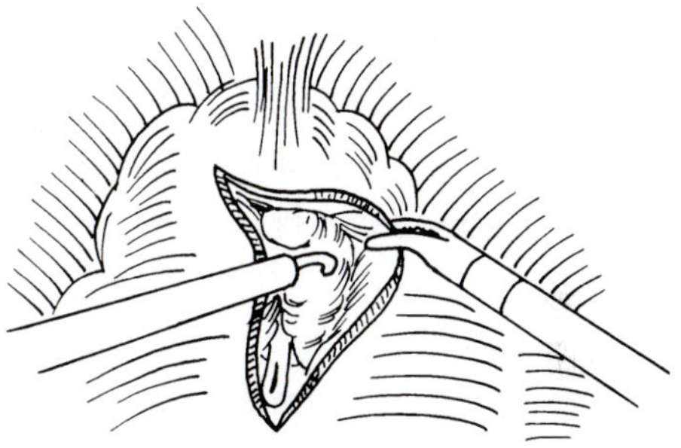

图 47-4-5　游离前列腺

8. 缝合前列腺包膜和膀胱壁切口　用 2-0 可吸收薇乔线连续缝合前列腺包膜切缘，并在膀胱颈部间断褥式缝合前列腺包膜(图 47-4-8)。经尿道插入 22F 气囊尿管经前列腺窝进入膀胱。再用 2-0 可吸收薇

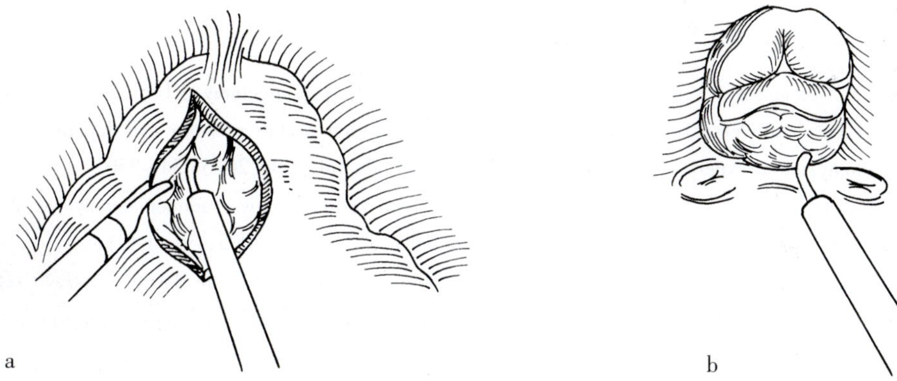

图 47-4-6　剜出前列腺中叶

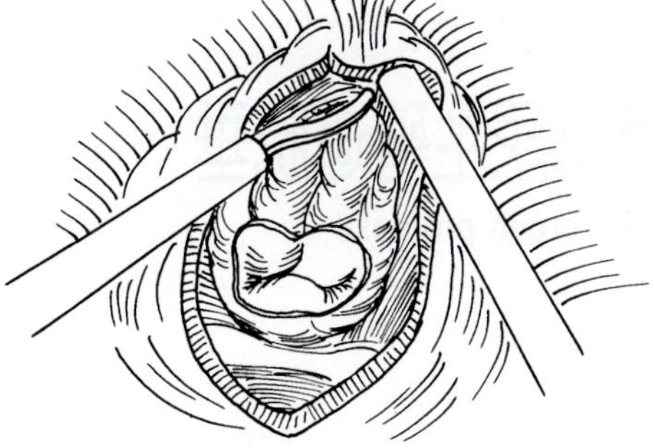

图 47-4-7　剜出前列腺尖部

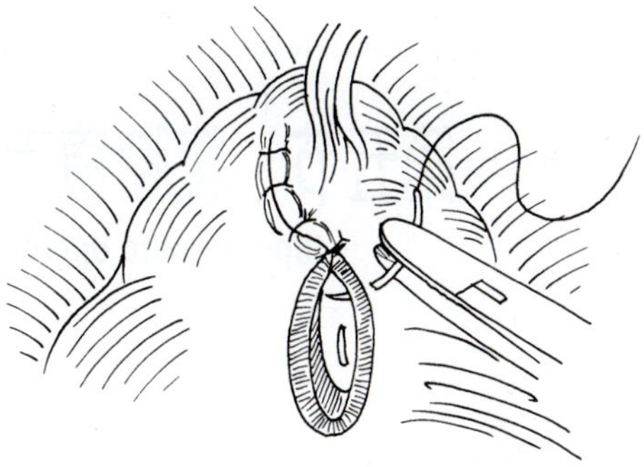

图 47-4-8　缝合前列腺包膜和膀胱壁切口

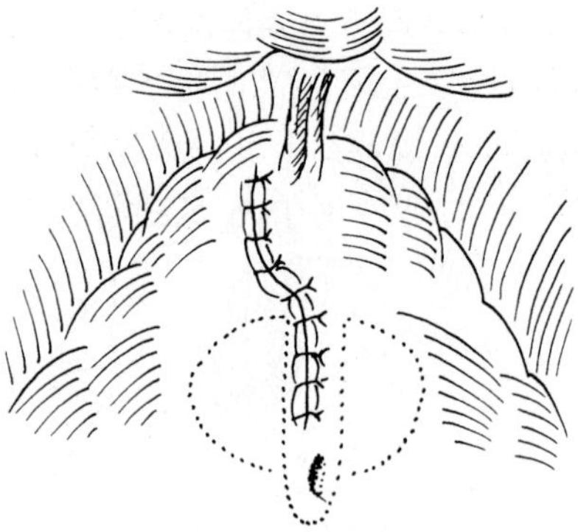

图 47-4-9　缝合关闭膀胱

乔线连续缝合关闭膀胱(图 47-4-9)。浆肌层再间断加固缝合。

9. 尿管气囊内注入生理盐水 30ml，往尿道外口方向轻轻牵拉，膀胱注水证实无液体外漏，妥善固定尿管，放置耻骨后引流管结束手术。

【并发症及处理】

1. 前列腺窝出血　前列腺包膜应充分止血，缝合严密可减少出血，术后延长留置尿管时间，酌情牵引尿管压迫止血，必要时给予止血药。

2. 尿路感染　术中彻底止血和手术结束应用生理盐水冲洗膀胱，可避免感染的发生。

【术后处理】

1. 术后 24 小时可进食，使用抗生素 2~3 天。

2. 酌情进行持续膀胱冲洗，术后 2~6 天拔除尿管，恢复正常排尿后出院。

3. 术后 1 个月内不参加剧烈活动。

4. 术后注意随访病人排尿情况。

参考文献

1. 白先忠，黄伟华，陈坚，等. 腹腔镜前列腺切除术治疗前列腺增生. 广西医科大学学报，2002，19(2):179-180

2. 高新，邱剑光，蔡育彬，等. 腹腔镜前列腺癌根治术(附 8 例报告). 中华泌尿外科杂志，2003，24(2):119-121

3. 高新. 腹腔镜前列腺癌根治术. 见：高新，周祥福主编. 微创泌尿外科手术与图谱.广州：广东科技出版社，2006，395-403

4. Mariano MB，Tefilli MV，Graziottin TM，et al. Laparoscopic prostatectomy for Benign Prostatic hyperplasia-a six-year experience. Eur Urol，2006，49:127-132

5. Baumert H，Ballaro A，Dugardin F，et al. Laparoscopic versus open simple prostatectomy：A comparative study. J Urol，2006，175(5):1691-1694

6. Sotelo R，Spaliviero M，Garcia-Segui A，et al. Laparoscopic retropubic simple prostatectomy. J Urol，2005，173(5):757-760

7. Shah HN，Shah RH，Hegde SS，et al.Sequential holmium laser enucleation of the prostate and laparoscopic extraperitoneal bladder diverticulectomy：initial experience and review of literature.J Endourol，2006，20(5):346-350

8. Rehman J，Khan SA，Sukkarieh T，et al. Extraperitoneal laparoscopic prostatectomy (adenomectomy)for obstructing benign prostatic hyperplasia：transvesical and transcapsular(Millin)techniques. J Endourol，2005，19(4):491-496

9. Guillonneau B，Vallancien G. Laparoscopic radical prostatectomy：The montsouris technique. J Urol，2000，163:1643-1649

10. Cathelineau X，Cahill D，Widmer H，et al.Transperitoneal or extraperitoneal approach for laparoscopic radical prostatectomy：a false debate over a real challenge. J Urol，2004，171(2，Pt 1):714-716

11. Artibani W，Grosso G，Novara G，et al. Is laparoscopic radical prostatectomy better than traditional retropubic radical prostatectomy? An analysis of peri-operative morbidity in two contemporary series in Italy. Eur Urol，2003，44(4):401-406

12. Stolzenburg JU，Do M，Rabenalt R，et al. Endoscopic extraperitoneal radical prostatectomy：initial experience after 70 procedures. J Urol，2003，169(6):2066-2071

13. Adjiman S，Pansard JL. Exclusively extraperitoneal laparoscopic radical prostatectomy. Prog Urol，2002，12(6):1234-1238

第五节　腹腔镜手术治疗泌尿生殖道脱垂

laparoscopic operation of pelvic organ prolapse

【高　新】

【概述】

泌尿生殖道脱垂(pelvic organ prolapse，POP)是更年期女性常见的一种病理改变，多见于经产妇。其主要特征是由于盆腔原有的韧带和/或盆底肌受损或薄弱，使腹腔或盆腔脏器向阴道脱垂而引起盆腔慢性疼痛、反复发作下尿路感染、压力性尿失禁及排尿困难等临床症状。由于盆腔脏器脱垂是指单一脏器的移位而未能完整地反映盆底组织的损伤和缺陷。因此,现代盆底解剖学不再将盆腔器官脱出笼统概括为“脱垂”,而是使用盆底支持组织缺陷(pelvic floor dysfunction or pelvic floor defect,PFD)代替沿用的盆腔器官脱垂。泌尿生殖道脱垂的类型有:输尿管下段、膀胱脱垂向阴道前壁膨出;子宫脱垂;直肠脱垂;阴道壁自身脱垂向阴道后壁膨出(图 47-5-1)。

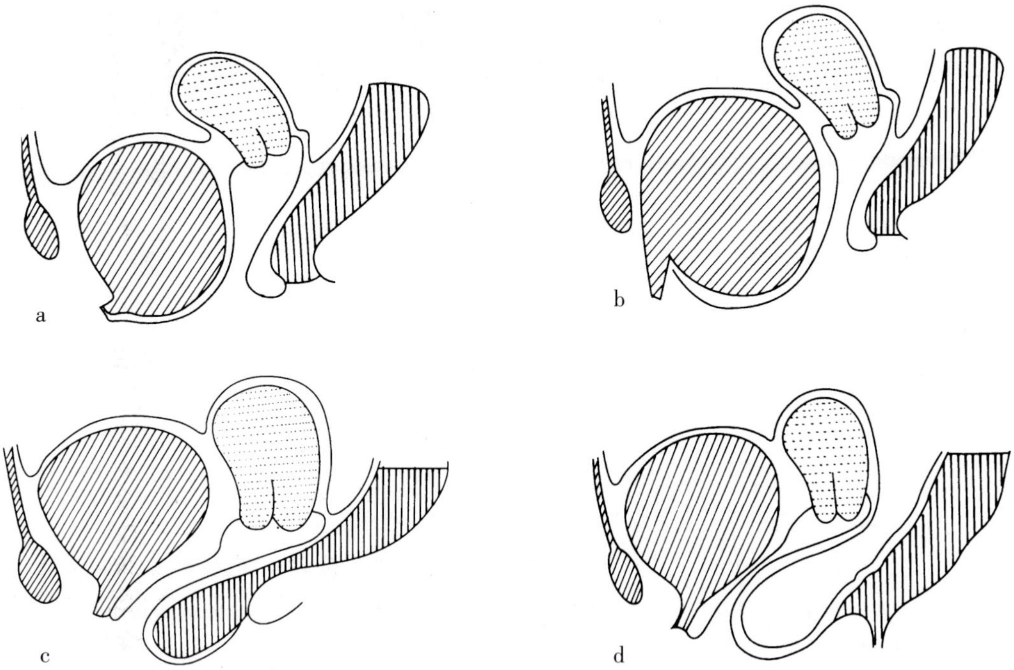

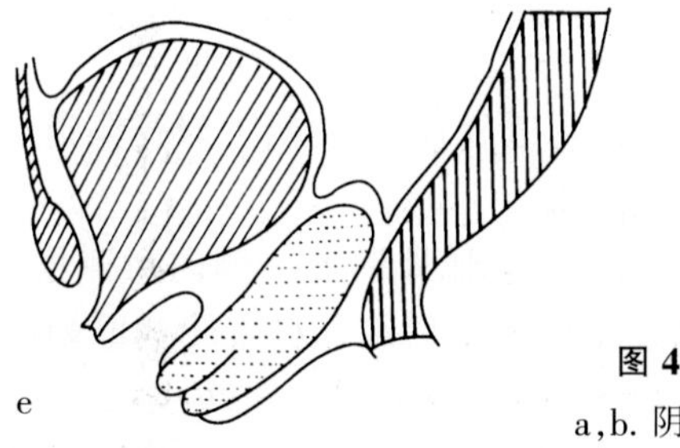

图 47-5-1　盆腔脏器脱垂的类型

a,b. 阴道前壁;c,d. 阴道后壁;e. 子宫

根据盆腔脏器脱垂的程度分三度(图 47-5-2):①Ⅰ度脱垂:脏器或组织仍位于阴道内;②Ⅱ度脱垂:脏器或组织接近阴道外口;③Ⅲ度脱垂:脏器或组织已脱至在阴道外,并有明显的临床症状。Ⅰ和Ⅱ度脱垂则通常无临床症状,仅在体检时发现。

Scali 和 Blondon 分别报道经腹和经阴道途径修复阴道壁膨出,经阴道修补相对简单,并发症比经腹修补要少。手术治疗泌尿生殖道脱垂应遵循如下原则:下垂脏器应复位到其原来的解剖位置、恢复或保留患者的排尿和排便的控制能力、保持正常的性功能和保证长期的手术疗效。

1999 年 Paraiso 首先报道腹腔镜治疗泌尿生殖道脱垂。腹腔镜治疗泌尿生殖道脱垂可提供良好的手术视野,提高手术成功率,减少并发症的发生,住院时间明显缩短,但手术时间相对长,费用相对较高,存在学习曲线。该术式的设计原理是先游离阴道

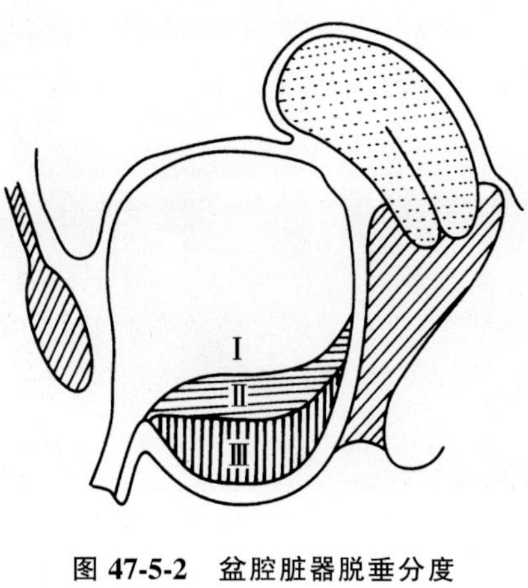

图 47-5-2　盆腔脏器脱垂分度

后壁和直肠前壁，将补片与肛提肌和阴道后壁固定，修补阴道后壁；然后分离膀胱后壁和阴道前壁，用补片修补阴道前壁，最后将阴道前、后壁补片固定在一起。此术式要求术者必须熟悉肛提肌的解剖位置和肌纤维的走行方向，以及直肠、尿道括约肌复合体和阴道的解剖学关系。术中应先沿直肠阴道间隙分离，游离出阴道后壁、肛提肌和骶岬，术中缝合固定补片时避免损伤髂血管和输尿管。

【术前准备】

术前常规体检了解泌尿生殖道脱垂的类型和程度，合并排尿困难或尿失禁者行尿动力学检查。术前晚清洁灌肠和阴道清洗。

【适应证】

1. 有临床症状的泌尿生殖道脱垂，如盆部下坠感、疼痛或阴道外口感觉有肿物存在、阴道黏膜溃烂等脱垂。

2. 泌尿生殖道脱垂引起泌尿系反复感染、尿失禁、排尿困难、慢性尿潴留、上尿路扩张和肾功能损害者。

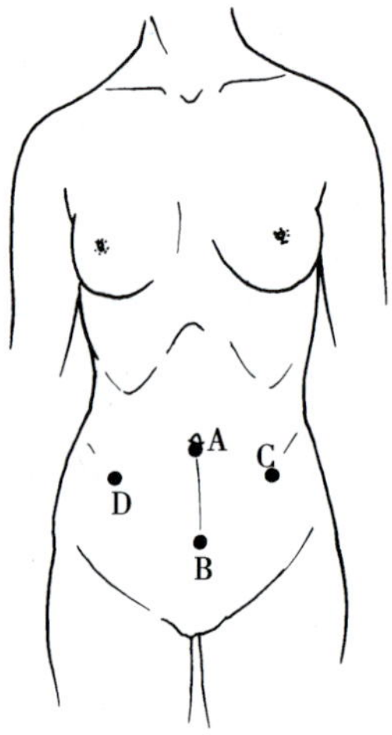

图 47-5-3　体位图

【禁忌证】

严重肺功能不全、出血性疾病患者、腹部或盆腔曾有手术史者不宜采用腹腔镜手术。

【麻醉和体位】

气管内插管全麻。截石位、头低脚高 20°-30°。

【手术步骤】

1. Trocar 位置　置入 4 个 Trocar（图 47-5-3），脐下缘 A 孔 10mm，用于放置腹腔镜，B 孔在脐与耻骨联合连线中点，C 孔与 D 孔分别在左、右髂窝，髂前上棘上 2 横指。

2. 在乙状结肠起始部游离显露直肠子宫陷凹，用缝线将子宫缝合固定于前腹壁，以便游离直肠与阴道。经阴道放置子宫拉钩，轻压阴道后壁使子宫后壁稍带张力。

3. 于子宫耻骨韧带一侧向对侧横行剪开腹膜，沿直肠子宫间隙分离直肠前壁和两侧壁（图 47-5-4），直到靠近肛提肌后缘。将直肠侧壁朝内侧牵拉并进一步分离耻骨尾骨肌和耻骨直肠肌，使肛提肌显露充分以利于补片固定。同法分离另一侧肛提肌。在直肠脱垂的病例，直肠与阴道后壁粘连较紧造成分离困难，应紧贴阴道后壁分离，避免损伤直肠。

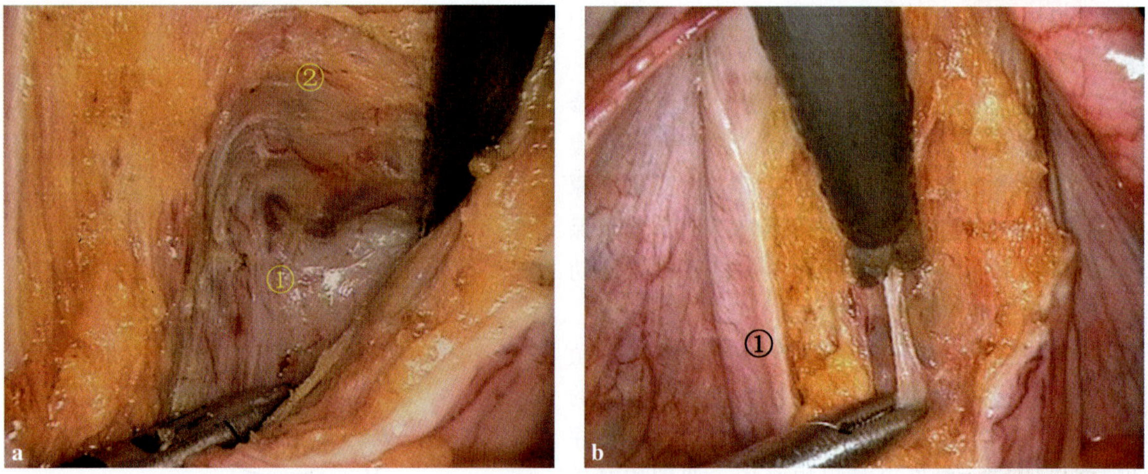

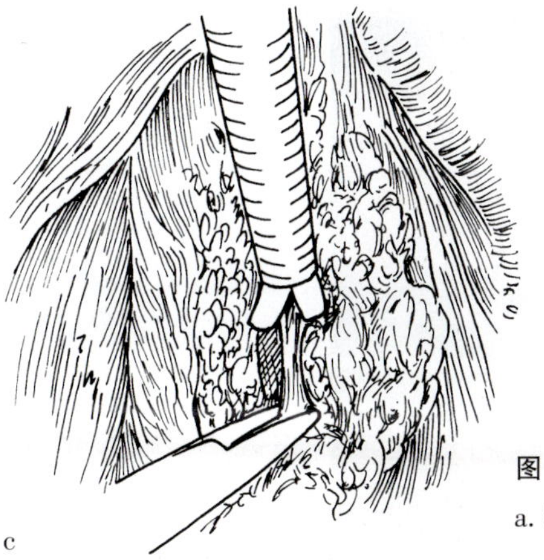
c

图 47-5-4　游离直肠阴道间隙
a. ①直肠;②阴道后壁;b. ①腹膜

4. 将补片置入直肠前、阴道后,用可吸收缝线将补片两端分别与左、右肛提肌缝合并打结(图 47-5-5),注意缝合时避开直肠。当补片的两端与肛提肌牢靠固定后,其两侧中点再同阴道后壁固定(图 47-5-6),防止肠道嵌入。用缝线将补片与子宫骶骨韧带和腹膜固定,封闭直肠与阴道间隙。

5. 在子宫和膀胱之间的腹膜返折处切开腹膜,用子宫拉钩轻压阴道后壁,让助手用无损伤钳夹住膀胱前壁,沿膀胱后壁锐性分离阴道前壁。补片塞入阴道前、膀胱后,缝线固定其远端,两侧与阴道壁缝合(图 47-5-7)。如果决定保留子宫,拔除子宫拉钩并将子宫上拉,缝线穿过子宫阔韧带无血管处与补片

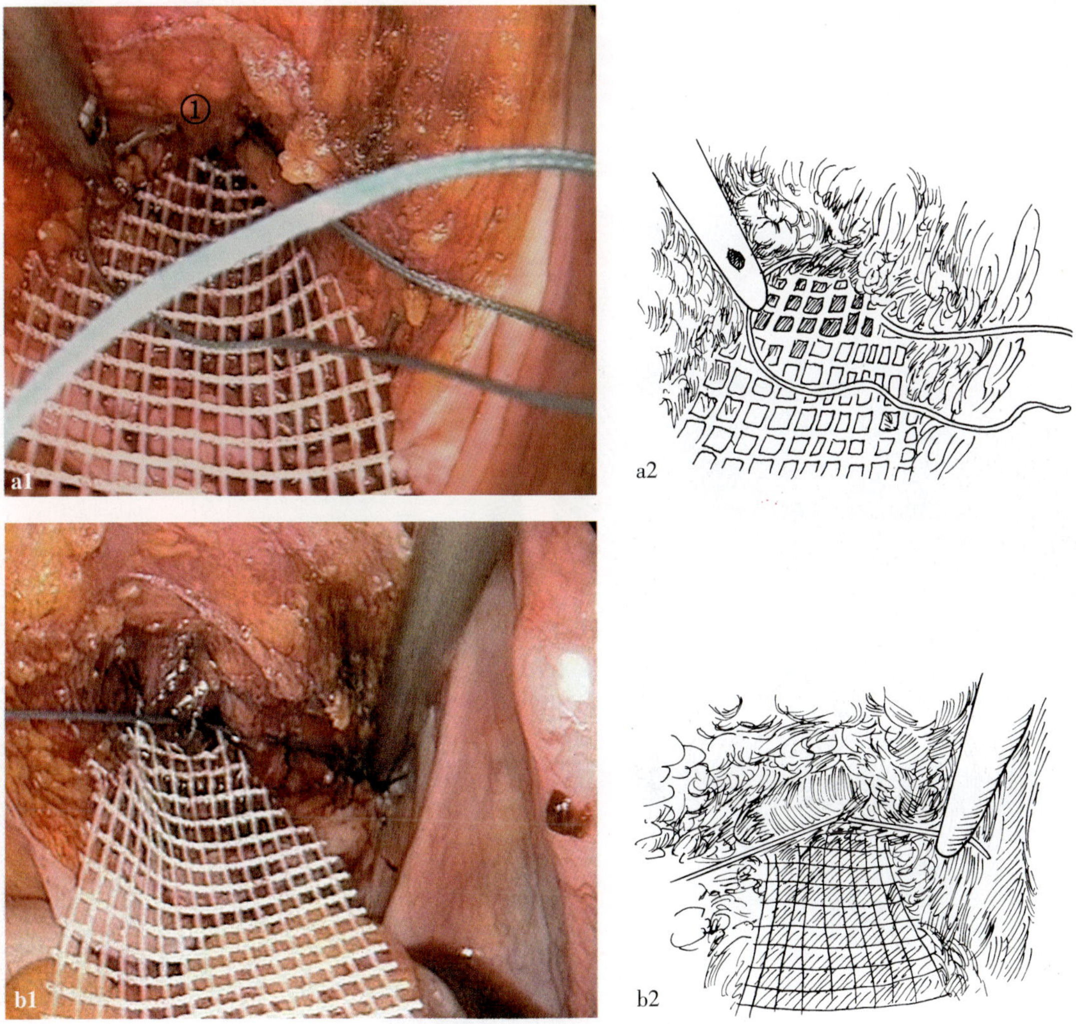

图 47-5-5　阴道后壁与直肠前壁间放置补片

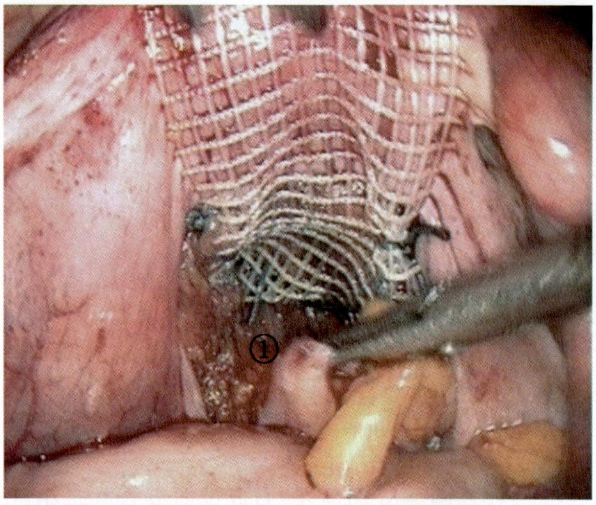

图 47-5-6　补片中点与阴道后壁固定

①阴道直肠间隙

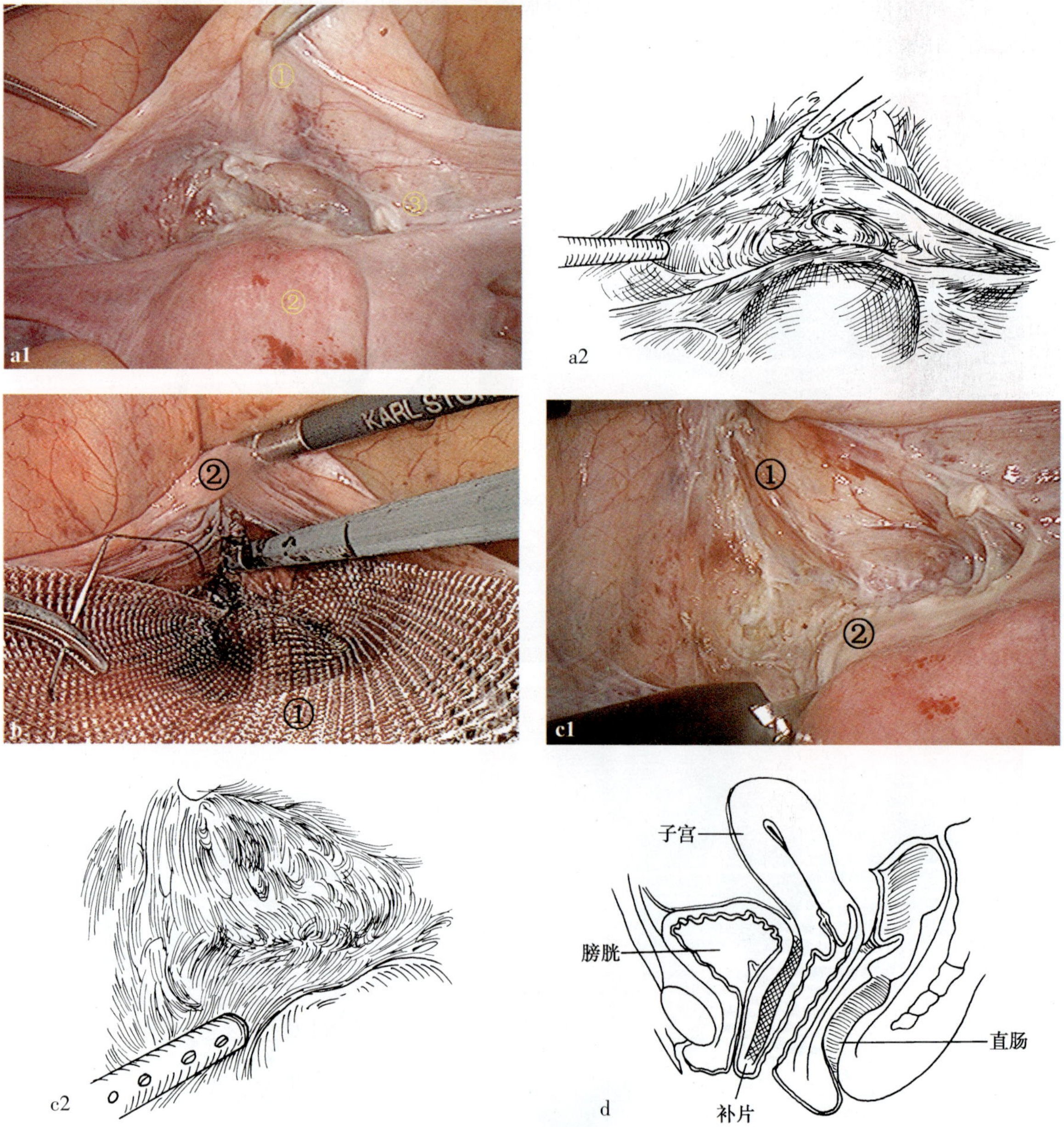

图 47-5-7　膀胱与阴道前壁补片

a1. ①膀胱；②子宫；③腹膜返折；b. ①阴道；②膀胱；c1.①膀胱；②阴道前壁

固定。

6. 在骶岬前纵行韧带横行缝合一针，将阴道前、后补片适当拉紧，用骶岬前留置的缝线将其固定(图 47-5-8)。封闭阴道前补片两侧与腹膜的间隙，拔除 Trocar，结束手术。

7. 合并有尿失禁的患者，可游离膀胱前壁及膀胱颈，将膀胱颈固定在盆壁上(图 47-5-9)。

【手术并发症的预防和处理】

1. 膀胱、输尿管损伤　术中应仔细辨认解剖结构，必要时膀胱注水充盈以避免分离过程中损伤膀胱。在分离子宫和膀胱后壁时保持视野清楚，防止损伤输尿管。

2. 直肠损伤　常发生在直肠脱垂的患者，分离时应靠阴道后壁小心分离。

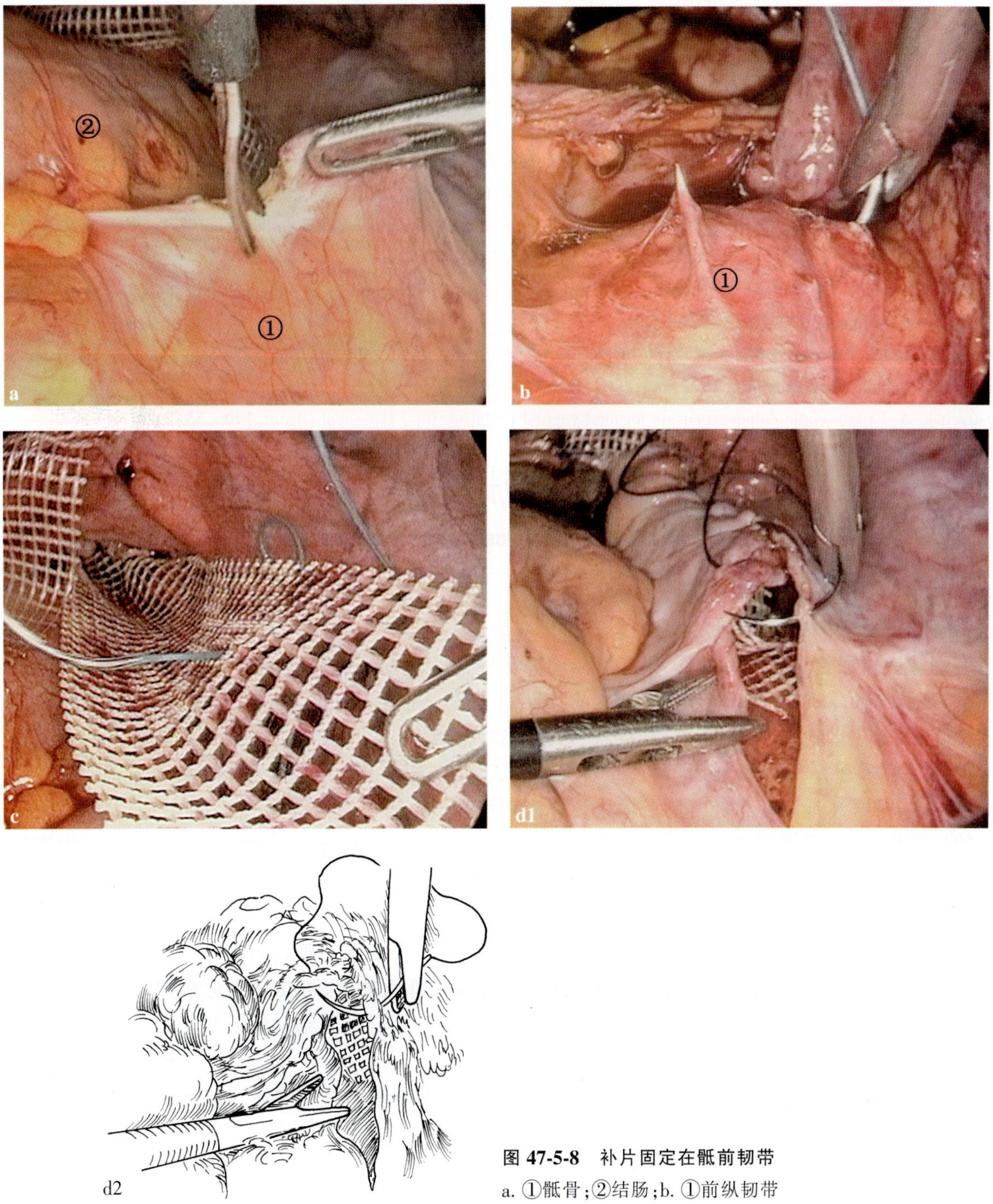

图 47-5-8　补片固定在骶前韧带

a. ①骶骨；②结肠；b. ①前纵韧带

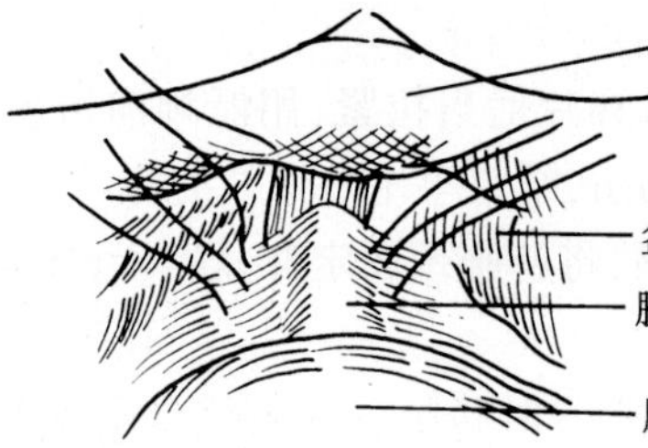

图 47-5-9　膀胱颈与盆壁固定

【术后处理】

1. 如无膀胱损伤,术后 1~2 天可拔除尿管。疑有膀胱损伤,拔管时间酌情延长。

2. 3 个月内不宜性生活。

参考文献

1. Nezhat CH, Nezhat F, Nezhat C. Laparoscopic sacral colpopexy for vaginal vault prolapse. Obstet Gynecol, 1994, 84(5):885-888

2. Paraiso MF. Surgery for apical vaginal prolapse. Curr Womens Health Rep, 2002, 2(4):285-290

3. Scarpero HM, Cespedes RD, Winters JC. Transabdominal approach to repair of vaginal vault prolapse. Tech Urol, 2001, 7 (2):139-145

4. Paraiso MF, Falcone T, Walters MD. Laparoscopic surgery for enterocele, vaginal apex prolapse and rectocele. Int Urogynecol J Pelvic Floor Dysfunct, 1999, 10:223-229

5. Elliott DS, Frank I, Dimarco DS, et al. Gynecologic use of robotically assisted laparoscopy: Sacrocolpopexy for the treatment of high-grade vaginal vault prolapse. Am J Surg, 2004, 188(4A suppl):52-56

6. Ostrzenski A. Laparoscopic colposuspension for total vaginal prolapse. Int J Gynaecol Obstet, 1996, 55(2):147-152

第六节　腹腔镜输尿管成形术治疗腔静脉后输尿管

Laparoscopic ureteroplasty of retrocaval ureter

【高　新　蔡育彬】

【概述】

腔静脉后输尿管为先天性畸形,与胚胎期腔静脉发育异常有关。其特征是输尿管上 1/3 位于腔静脉之后,在腔静脉与腹主动脉之间绕到腔静脉之前,然后下行进入膀胱(图 47-6-1)。腔静脉后输尿管常引起输尿管梗阻,多数患者在 30~50 岁才出现症状,可出现腰痛、腰胀、泌尿系感染或结石形成等。据文献报道,在腔静脉后输尿管患者中有 21%同时还患有其他先天性缺陷,如心血管和生殖系统畸形。

Bateson 根据 X 线表现将腔静脉后输尿管分为两种类型。第Ⅰ型称低袢型,这种类型较常见。有肾积水及输尿管梗阻,梗阻近端输尿管呈鱼钩状,输尿管逆行造影呈 S 状。输尿管通常在 L_{3-4} 水平与中线相交。第Ⅱ型为高袢型,此型罕见,没有肾积水或仅轻度肾积水,当逆行造影时腔静脉后输尿管部分和肾盂几乎在同一水平,呈倒置 J 状或镰刀状。

低袢型腔静脉后输尿管需行外科手术治疗。开放手术途径多采用腹膜后途径,先分离出上段扩张的输尿管,然后再于腔静脉前游离梗阻远端的输尿管,若输尿管无粘连,可在梗阻近端切断输尿管,牵出腔静脉后的输尿管远端,再于腔静脉前方吻合输尿管两断端;若腔静脉后输尿管与腔静脉粘连,可旷置该段输尿管,将近端与远端输尿管于腔静脉前方吻合。

1996 年 Ishitoya 首次报道用腹腔镜技术进行输尿管成形术来治疗腔静脉后输尿管。笔者从 2000 年底至今,已完成 4 例腹腔镜经腹途径输尿管成形术治疗腔静脉后输尿管。术后随访 1~2 年,患者腰痛等症状消失,复查 B 超和 IVP 示输尿管无梗阻,肾积水程度较术前明显减轻,手术效果满意。

【适应证与禁忌证】

1. 腔静脉后输尿管Ⅰ型(低袢型),合并肾积水和输尿管上段扩张为手术治疗适应证。

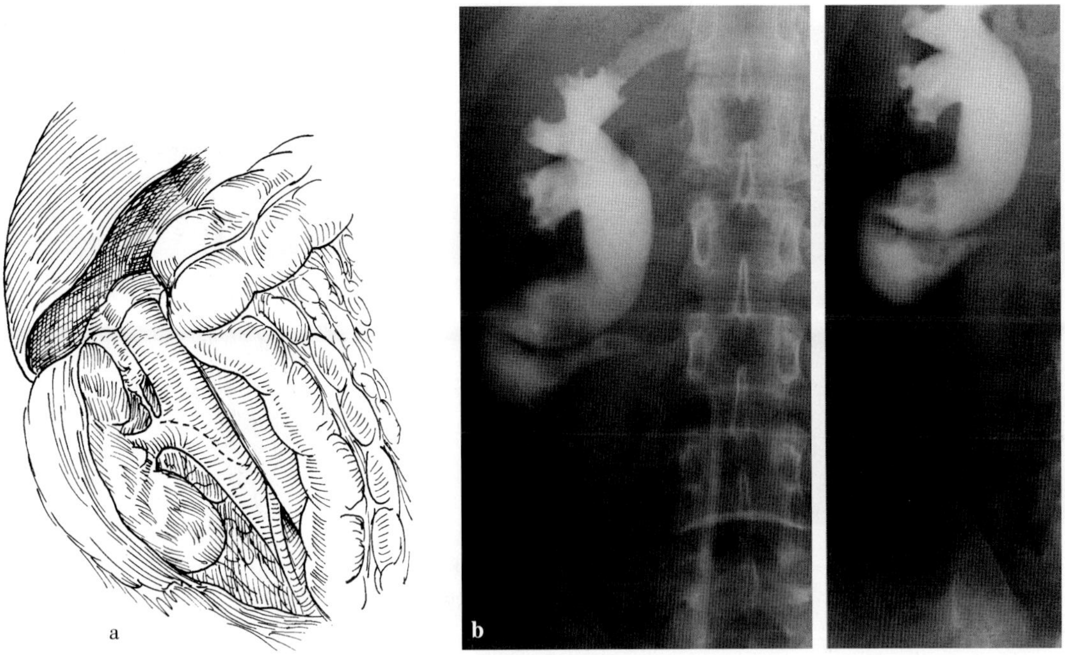

图 47-6-1 腔静脉后输尿管

2. 腔静脉后输尿管Ⅱ型可不行手术,若合并腔静脉畸形应选择开放手术。

3. 如果患肾因长期梗阻致肾功能严重受损,而对侧肾功能正常,不宜行输尿管成形术,可行肾切除术。

【术前准备】

对B超发现右肾和右输尿管上1/3积水者,行IVP检查。如果输尿管中下段未显示,可行逆行肾盂造影以明确诊断,必要时行MRU。心脏彩超排除心血管畸形。必要时术前留置右输尿管支架管,以便术中寻找输尿管。

【麻醉和体位】

气管内插管全麻。选择经腹途径。患者健侧卧位,后仰30°,腰桥抬高。

【Trocar位置】

腹壁戳孔4个。

A孔位于脐上2横指、腹直肌外侧缘;

B孔位于腋前线与平脐水平交界处;

C孔位于在锁骨中线与肋缘的交点处;

D孔在腹直肌外侧缘脐下2横指(图47-6-2)。

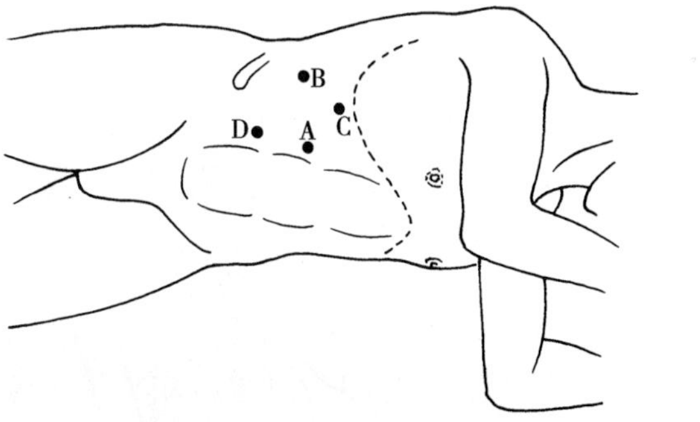

图 47-6-2 体位和Trocar位置

【手术步骤】

1. 在髂血管处切开侧腹膜,分离输尿管。沿输尿管往上游离,锐性与钝性分离下腔静脉,可见输尿管走行入腔静脉后, 在腔静脉外侧分离出上段扩张的输尿管和肾盂(图42-6-3)。

2. 将梗阻段近端扩张的输尿管牵拉至腔静脉内侧,用分离钳分别夹住梗阻段近端、远端输尿管,在扩张输尿管段用剪刀切断近端输尿管(图47-6-4),再在腔静脉外侧将梗阻近端输尿管牵回,使输尿管从腔静脉后牵至腔静脉前(图47-6-5)。

3. 如果输尿管与腔静脉粘连而分离困难,可在腔静脉两端切断输尿管,将此段输尿管旷置。视具体情况切除近端部分过长的输尿管,将远端输尿管内的支架管拔出,放置双J管作内支架。

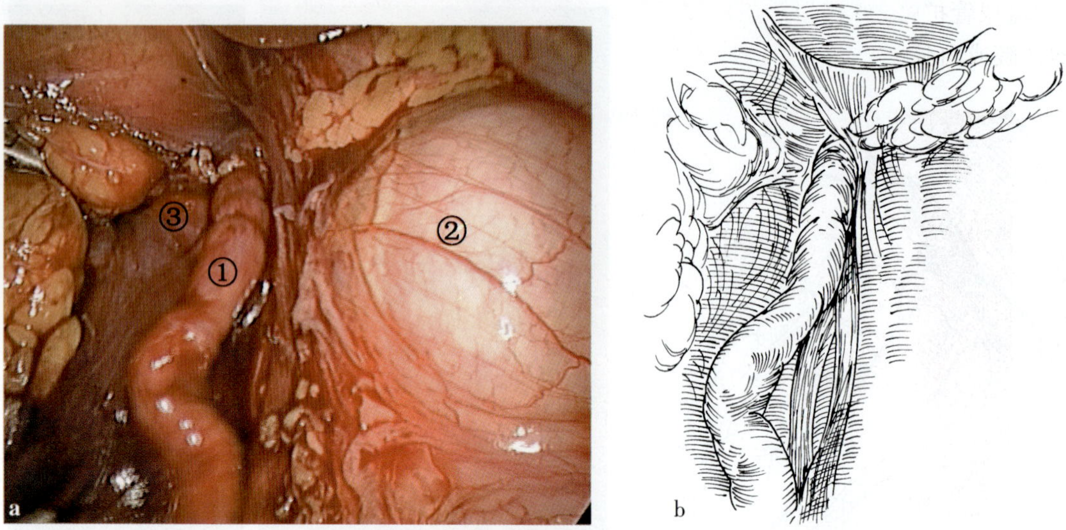

图 47-6-3　游离输尿管

a. ①输尿管；②结肠；③腔静脉

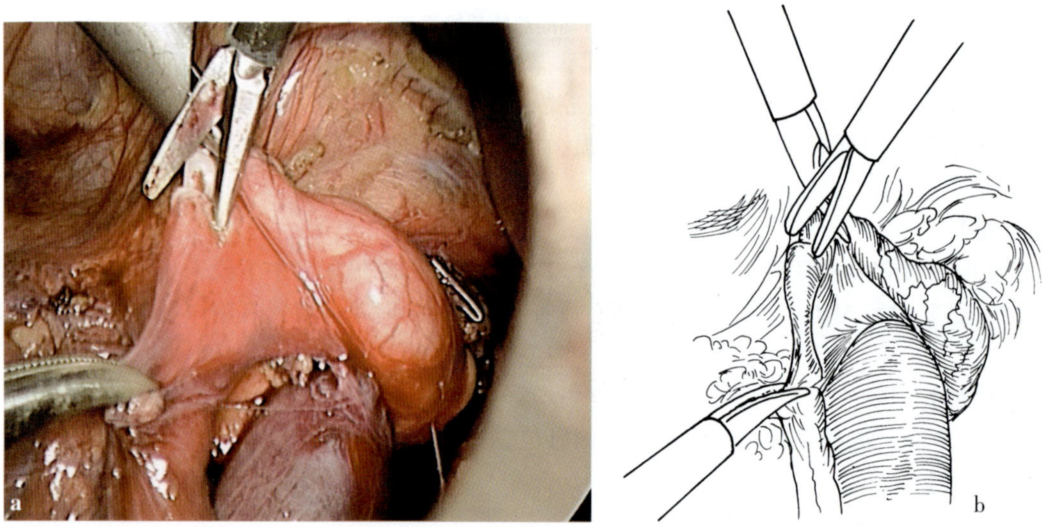

图 47-6-4　切断输尿管

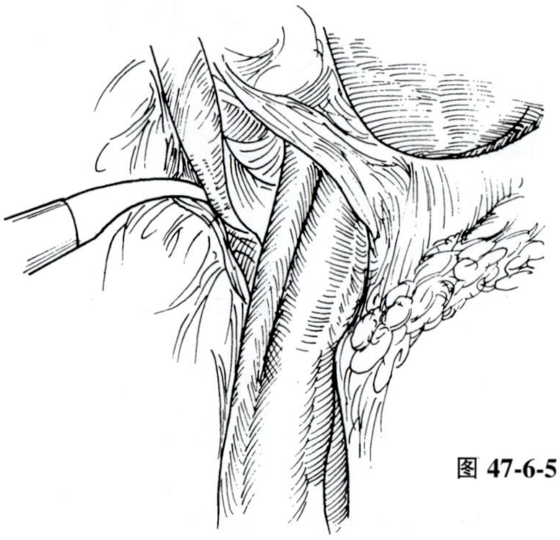

图 47-6-5　输尿管从腔静脉后牵至腔静脉前

4. 于输尿管扩张处用4-0可吸收线间断或连续全层缝合两输尿管断端(图47-6-6)。创缘必须对合整齐,切勿外翻或内翻,吻合口应无张力。

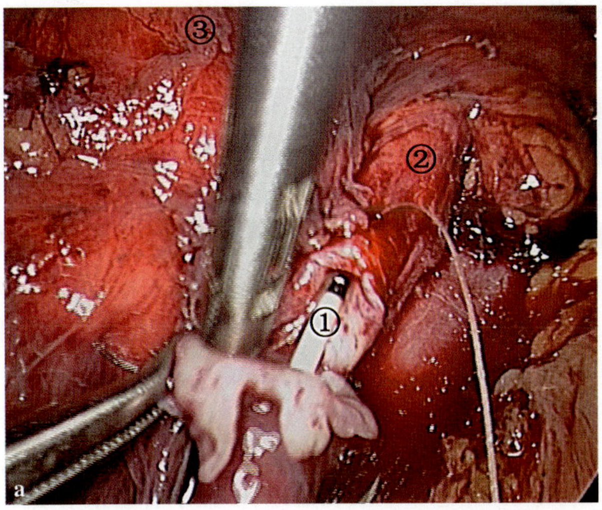

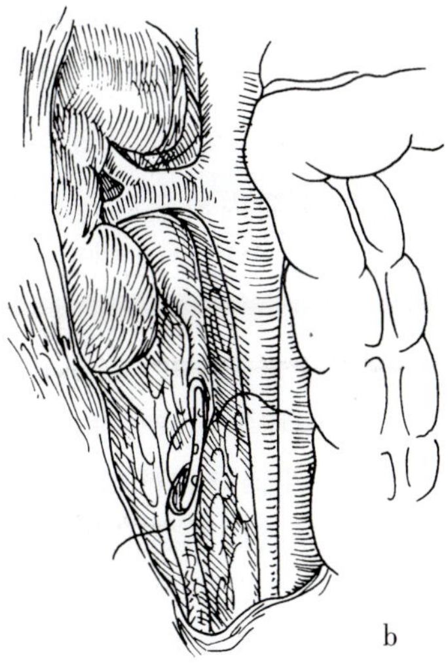

图47-6-6　吻合输尿管

a. ①输尿管支架管;②输尿管;③肾脏

5. 关闭侧腹膜,留置腹腔引流管一根,缝合腹壁戳孔。

【并发症及处理】

1. 腔静脉损伤　分离腔静脉或腔静脉后输尿管时误伤腔静脉,应立即用纱布压迫止血、增加CO_2的压力,小的渗血或出血可用此方法止血。或用吸引器吸净术野,用分离钳夹住腔静脉裂口,用尼龙线缝扎。腔静脉损伤裂口较大,腔镜下无法控制的出血,应立即中转开放手术。

2. 输尿管吻合口漏　术后尿液渗至腹腔内引起严重的腹膜炎。术前应高度重视,应常规放置输尿管支架管,术中必须将支架管近端放入肾盂内。手术结束时应关闭侧腹膜。

【术后处理】

应用抗生素3~5天。肛门排气后可拔除腹腔引流管。术后2~3周拔除输尿管支架管。3个月后复查IVU。

参考文献

1. 陈凌武. 腔静脉后输尿管的手术. 见:梅骅主编. 泌尿外科手术学. 第2版. 北京:人民卫生出版社,1996,207-209
2. 庄乾元,韩见知. 先天性输尿管畸形. 见:庄乾元主编. 先天性泌尿生殖性疾病. 武汉:湖北科学技术出版社,2001,174-176
3. Ishitoya S,Okubo K,Arai Y. Laparoscopic ureterolysis for retrocaval ureter. Br J Urol,1996,77(1):162-163
4. Simforoosh N,Nouri-Mahdavi K,Tabibi A. Laparoscopic pyelopyelostomy for retrocaval ureter without excision of the retrocaval segment:first report of 6 cases. J Urol,2006 ,175(6):2166-2169
5. Ramalingam M,Selvarajan K. Laparoscopic transperitoneal repair of retrocaval ureter:report of two cases. J Endourol,2003,17(2):85-87
6. Perimenis P,Gyftopoulos K,Athanasopoulos A,et al. Retrocaval ureter and associated abnormalities. Int Urol Nephrol,2002,33:19-22
7. Bhandarkar DS,Lalmalani JG,Shivde S. Laparoscopic ureterolysis and reconstruction of a retrocaval ureter. Surg Endosc,2003,17(11):1851-1852
8. Polascik TJ,Chen RN. Laparoscopic ureteroureterostomy for retrocaval ureter. J Urol,1998,160(1):121-122
9. Matsuda T,Yasumoto R,Tsujino T. Laparoscopic treatment of a retrocaval ureter. Eur Urol,1996,29(1):115-118
10. Ameda K,Kakizaki H,Harabayashi T,et al. Laparsocopic ureteroureterostomy for retrocaval ureter. Int J Urol,2001,8(2):71-74

第七节　腹腔镜肾盏憩室结石切除术

Laparoscopic caliceal diverticulum lithotomy

【高　新　温星桥】

【概述】

肾盏憩室是肾实质内覆盖移行上皮细胞的囊腔,可经狭窄的通道与肾盂或肾盏相通,憩室一般无分泌功能,但尿液可返流入憩室内。肾盏憩室可发生于任何年龄,多为单侧性,肾上盏最易受累,其患病率约为 4.5 ‰。

单纯性肾盏憩室多无症状,可在 IVU 检查时偶然发现。在憩室继发感染或结石时,可出现腰痛、血尿、发热及尿频、尿急、尿痛等症状。憩室内结石的发生率约为 39 %,可为钙乳。肾盏憩室与集合系统间的通道闭合时,可引起急性感染和肾脓肿,感染可导致黄色肉芽肿性肾盂肾炎。

症状轻或无明显泌尿系感染的肾盏憩室可对症处理,定期复查。如出现明显的腰痛、反复泌尿系感染、肉眼血尿、憩室内结石或钙乳,则需手术治疗。传统手术方法包括憩室去顶术、肾楔形切除术、肾部分切除术及肾切除术。而肾盏憩室结石由于容易并发尿路感染及反复血尿,多数学者主张早期处理,以减少更严重并发症的发生,减轻病人的心理负担及长期随访的不便。

近年来文献报道单独或联合应用体外冲击波碎石(ESWL)、经皮肾镜取石(PCNL)和腹腔镜技术治疗肾盏憩室结石取得了一定的疗效。憩室结石直径小于 1.5cm,IVU 提示有憩室通道的患者可行 ESWL 治疗,其优点是创伤小、并发症少,对中上组肾盏憩室结石可作为首选,结石的排净率约 58 %。采用 PCNL 技术治疗肾盏憩室结石,结石排净率可达 80 %~95%,PCNL 处理肾后方的憩室结石较为容易和安全,而肾前憩室结石行 PCNL 可能引起严重的肾实质损害和大出血。上极的肾盏憩室需经第 11 肋间途径穿刺,此时易损伤胸膜。 Kriegmair 认为 PCNL 处理肾盏憩室的原则:①必须能经肾实质较短途径到达肾盏憩室,避免较大创伤;②经肋间穿刺需确保无胸膜损伤。

随着腹腔镜技术的进步和术者经验的积累,部分肾盏憩室结石也可采用腹腔镜技术处理。对于肾前方或下极突出肾实质表面的肾盏憩室结石,应用腹腔镜行憩室切除取石,可获得良好的效果。术中切除憩室顶部并关闭憩室开口,憩室囊壁进行电灼。手术前插一输尿管导管入肾盂,通过导管注射亚甲蓝,观察从集合系统通向憩室的开口,以便在术中闭合开口,以免术后漏尿。Gill 等 2002 年报道 5 例腹腔镜肾盏憩室结石取石术,平均手术时间 133.8 分钟,4 例平均失血量少于 50ml,1 例失血 150ml。平均住院时间 36 小时,无尿瘘或其他并发症。2005 年 Wong 等报道腹腔镜联合 PCN 技术治疗肾盏憩室结石。笔者认为两种方法联合应用处理复杂型肾盏憩室结石疗效满意,至今已成功完成 20 例腹腔镜肾盏憩室切除取石术,效果良好,无严重并发症的发生。

腹腔镜治疗肾盏憩室结石手术入路有经腹膜后腔途径与经腹腔途径两种, 视术前 CT 定位憩室位置以及术者的习惯和经验。若憩室位于肾脏前方,选择经腹腔途径比较容易操作。

【适应证】

1. 位于肾脏前方或下极突出肾实质表面的肾盏憩室结石。

2. 不宜采用 ESWL 及 PCNL 治疗或复杂的肾盏憩室结石。

【禁忌证】

肾盏憩室表面肾实质较厚或反复出现憩室感染、肾周炎性粘连较重以及曾有肾脏手术史者,不宜行腹腔镜治疗。

【术前准备】

术前行 B 超、KUB+IVU 及 CT 等影像学检查(图 47-7-1),了解憩室和结石大小及位置,憩室表面肾实质厚度等。

【麻醉和体位】

气管内插管全麻。侧卧位,患侧朝上,抬高腰桥,使肋缘与髂嵴的间距至最大。术者站在患者背侧,助

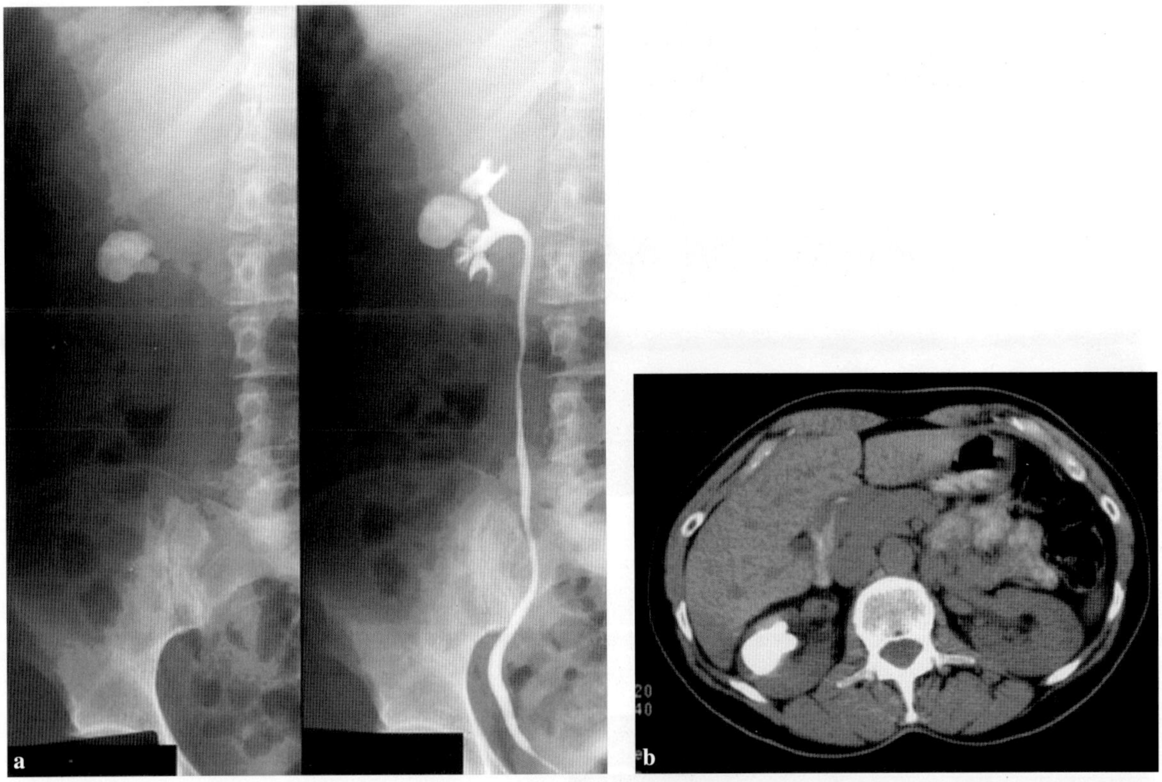

图 47-7-1　肾憩室结石影像学征象

手站在患者的腹侧，腹腔镜影像系统放置患者的头侧。

【器械选择】

分离钳 2 把，剪刀 1 把，吸引管 1 个，钛夹钳 1 把，抓钳 1 把，双极电凝钳 1 把，电凝钩 1 把。有条件可配置 PK 刀、超声刀或血管闭合器(Ligasure)、肾动脉夹。

【手术步骤】

在此介绍腹膜后途径手术方法，经腹腔途径手术方法与之类似。

1. 术前行膀胱镜放置患侧输尿管外支架管，以备术中注射亚甲蓝，寻找憩室开口。

2. 建立腹膜后腔，Trocar 放置同腹膜后入路肾部分切除术，用分离钳和超声刀将腹膜和结肠侧筋膜游离并向内侧推移，向上分离腹膜至膈肌，扩大后腹腔。分离腹膜时应注意避免损伤，否则 CO_2 经腹膜裂孔进入腹腔，将腹膜往外侧压迫，缩小腹膜后腔的空间，增加操作困难。

3. 腹腔镜下先找到腰大肌，利用此解剖标志确定肾脂肪囊的位置。切开肾脂肪囊，游离出整个肾脏，探查憩室位置和表面肾实质厚度(图 47-7-2)。如难以寻找憩室，此时可通过预置的输尿管导管推注亚甲蓝(图 47-7-3)，以判断肾盏憩室的位置。必要时可应用腹腔镜超声探头予以探查。游离肾动脉以控制肾蒂，减少肾盏憩室切开后引起大出血。

4. 肾盏憩室的处理　术中根据憩室表面肾实质厚度，决定是否需阻断肾动脉。超声刀或电凝钩切开憩室顶部，钳取憩室内结石(图 47-7-4)。创缘用 PK 刀凝固止血。电灼憩室开口部及囊壁(图 47-7-5)，3-0 薇乔线缝合关闭憩室颈。术中若难以找到憩室开口，可在输尿管导管内注射亚甲蓝，以便寻找憩室开口。

5. 3-0 薇乔线缝合肾实质切口(图 47-7-6)。对体积大的囊腔可用带蒂的肾周脂肪或大网膜予以填塞。如术中未找到肾盏憩室开口，此时应保留输尿管外支架管以确保肾盂肾盏引流通畅，必要时于手术结束时放置双 J 管作内支架引流，以防术后出现尿漏或憩室复发。开放肾脏血供，检查创面有无出血或渗血，酌情缝合或电凝止血。

6. 缝合两针固定肾脏。降低气腹压力至 5mmHg，再次检查创面无明显渗血，放置引流管，拔除各 Trocar，关闭戳口。

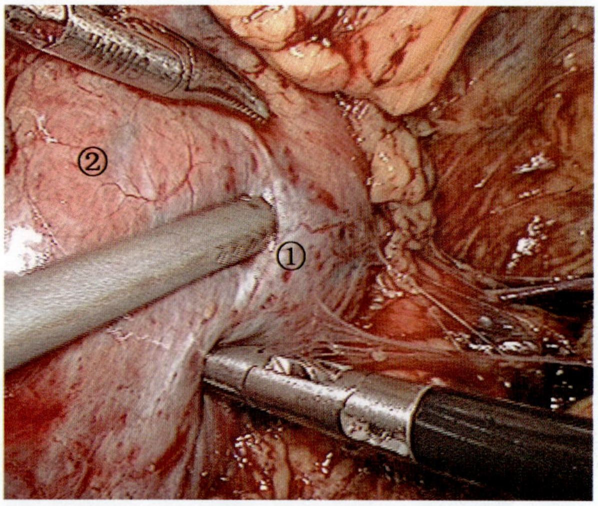

图 47-7-2　探察肾憩室位置

①肾盏憩室;②正常肾脏

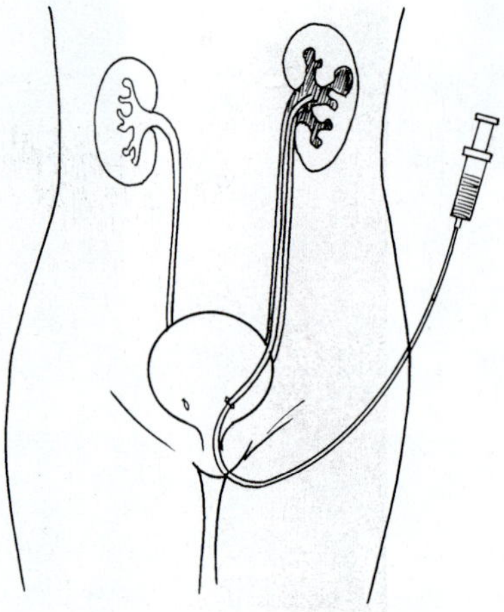

图 47-7-3　经导管推注美蓝

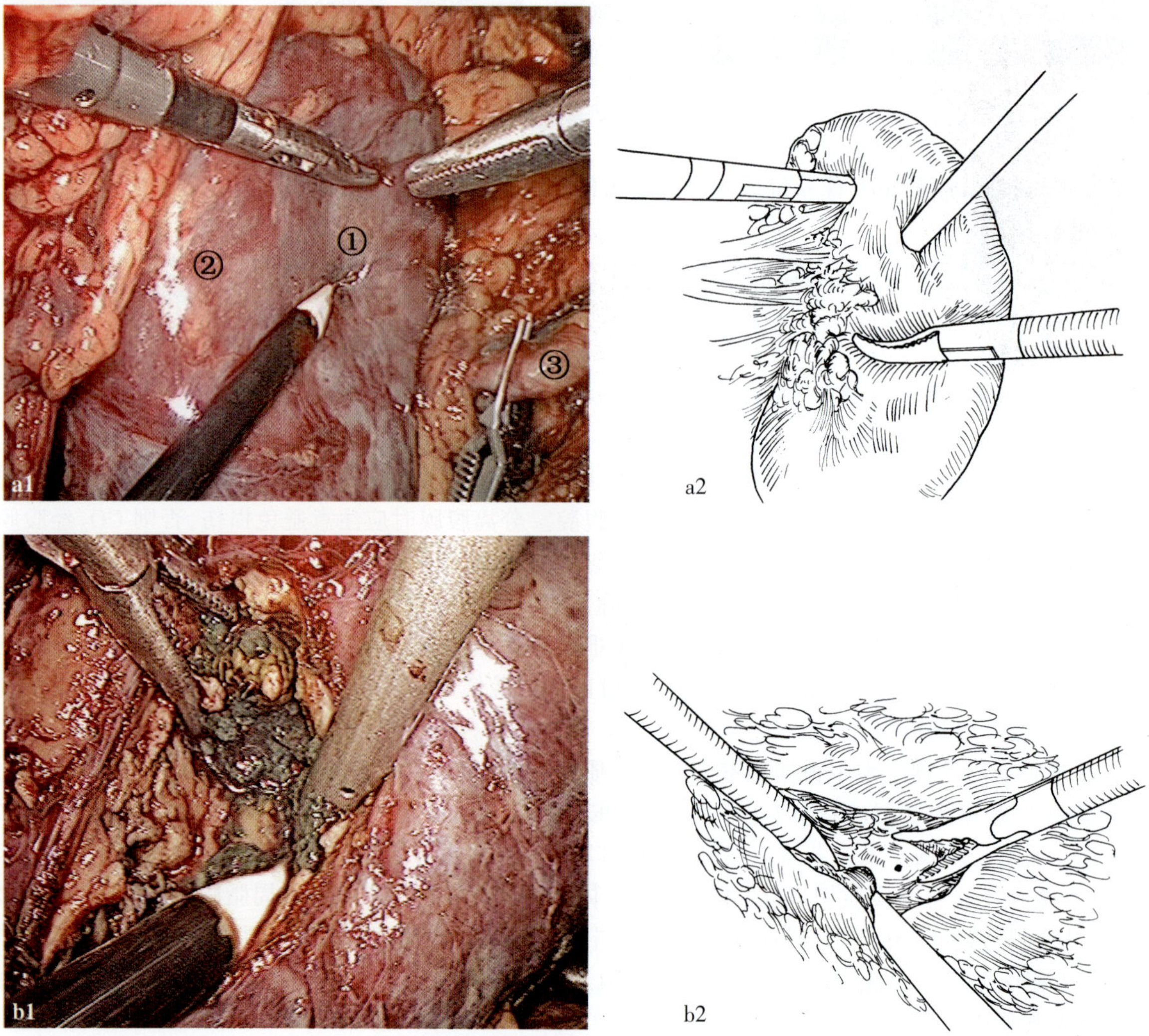

图 47-7-4　切开取出肾盏憩室结石

a1. ①肾脏;②肾憩室处肾实质;③肾动脉

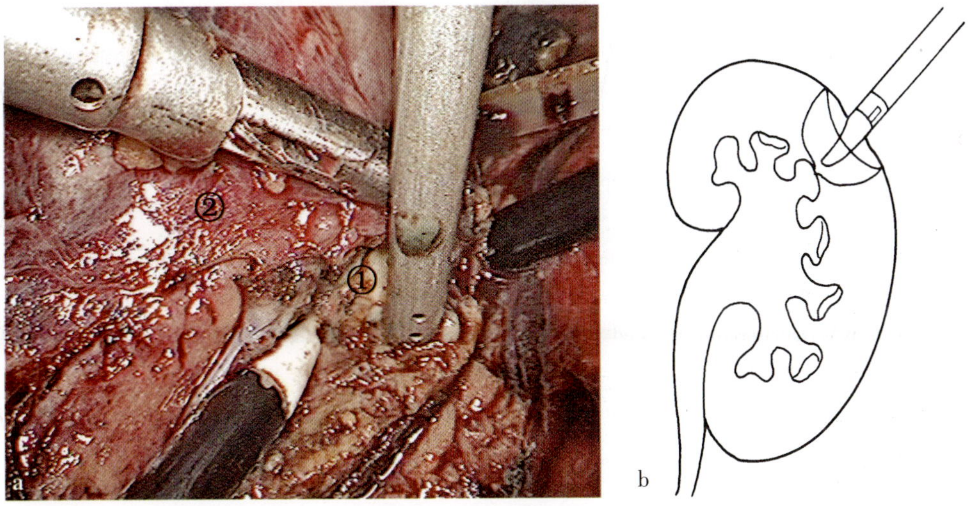

图 47-7-5 电灼憩室黏膜

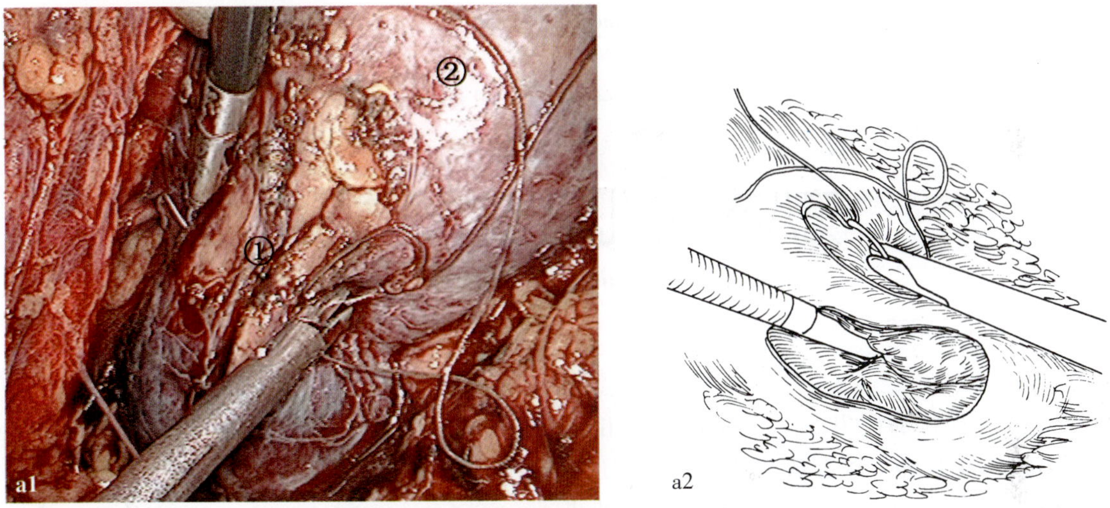

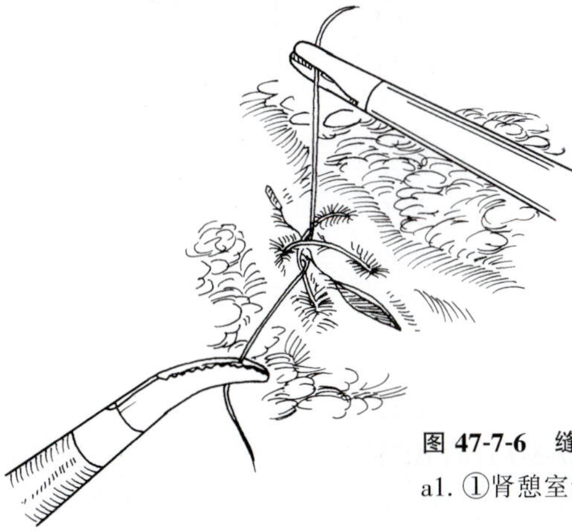

图 47-7-6 缝合关闭肾实质切口

a1. ①肾憩室切口;②肾脏

【并发症的预防和处理】

腹腔镜行肾盏憩室切除取石术并发症基本同腹膜后入路肾部分切除术,包括出血、漏尿和腹腔脏器(血管、肠管及膈肌、胸膜)损伤等。由于尚无大宗病例长期随访研究,漏尿和结石复发等并发症各家报道不一。随着腹腔镜技术不断熟练和 PK 刀、超声刀、双极电凝和多功能吸引探头等设备的应用,以上并发症可在一定程度上减少。

【术后处理】

若引流量少,2~3 天内拔除肾周引流管。预防性应用抗生素 3 ~5 天,5 天后拔除输尿管支架管。

参 考 文 献

1. Miller SD,Christophopher NG,Stevan S,et al. Laparoscopic management of calceal diverticular calculi. J Urol,2002,167:1248-1252
2. Kim SC,Kuo RL,Tinmouth WW. Percutaneous nephrolithotomy for caliceal diverticular calculi:a novel single stage approach. J Urol,2005,173(4):1194-1198
3. Wong C,Zimmerman RA. Laparoscopy-assisted transperitoneal percutaneous nephrolithotomy for renal caliceal diverticular calculi. J Endourol,2005,19(6):608-613
4. Bauer SB,Perlmutter AD,Retik AB. Calyceal diverticulum. In:Walsh PC,Retik AB,Stamey TA,et al. eds. Cumpbell's Urology. Vol 2.6th ed,1992,1388
5. Cohen TD,Preminger GM. Management of calyceal calculi. Urol Clin North Am,1997,24:812-96
6. Streem SB,Yost A. Treatment of caliceal diverticular calculi with extracorporeal shock wave lithotripsy :patient selection and extended follow-up. J Urol ,1992,148:1043-1046
7. Bellman GC,Silverstein JI,Blickensderfer S,et al. Technique and follow-up of percutaneous management of caliceal diverticula. Urology,1993,42:21-25
8. Ruckle HC,Segura JW. Laparoscopic treatment of a stone-filled,caliceal diverticulum:a definitive,minimally invasive therapeutic option. J Urol,1994,151:122

第八节 小儿腹腔镜肾盂成形术

Laparoscope nephropyeloplasty in children

【高 新 王德娟】

【概述】

肾盂输尿管连接部梗阻(ureteropelvic junction obstruction,UPJO)是新生儿和幼儿肾积水的最常见的原因,Anderson-Hynes 肾盂成形术是小儿 UPJO 治疗的金标准。自 1995 年 Peters 等报道首例小儿腹腔镜离断肾盂成形术(laparoscopic dismembered pyeloplasty)之后,相关文献报道逐渐增多,成功率与开放手术相近。

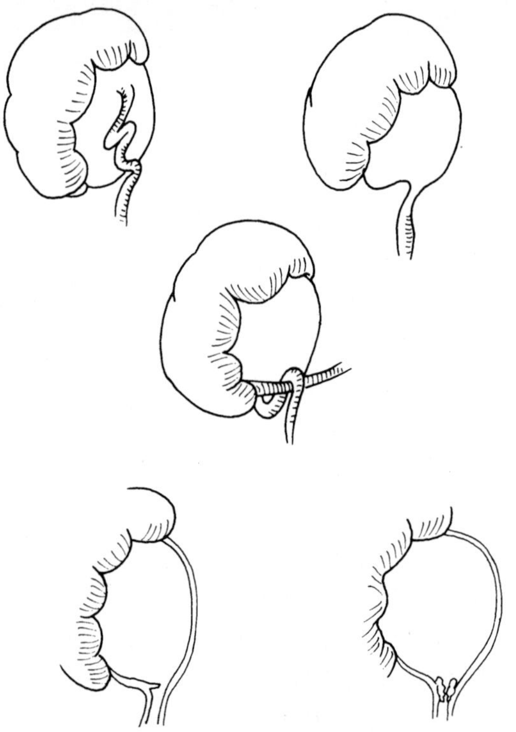

图 47-8-1

小儿肾盂输尿管连接部梗阻分原发性和继发性。原发性发病率约 1/1 000~2 000 活产儿,产前 B 超提示胎儿肾积水者出生后证实为 UPJO 的约 0.2%~0.4%。主要病因有机械性原因和动力性原因两种,前者如肾盂输尿管连接部狭窄,高位输尿管开口,肾盂输尿管连接部息肉,迷走血管压迫,输尿管扭曲、粘连、束带或瓣膜样结构等(图 47-8-1);后者与连接处内在病变相关,具体机制目前尚未明确,既往认为病变 UPJ 平滑肌间有大量胶原纤维堆积,平滑肌细胞发育不良。Abdol-Mohammad 等推测 UPJ 平滑肌细胞凋亡,由纤维组织替代,细胞外基质增多,使 UPJ 蠕动障碍,排空受阻,引起肾积水,致肾功能不全。25%~33%的马蹄肾及 22%~37%的异位肾可合并 UPJO。尽管发生率少,当仅存在肾上极积水时,应注意合并重复肾重复输尿管畸形的可能。继发性 UPJO 发生于尿路结石、炎症、肿瘤、结核、外伤等。

根据超声、静脉尿路造影、利尿肾图及肾放射核素扫描等辅助检查不仅可明确诊断,还可了解肾积水和 UPJ 梗阻程度。CTU 或 MRU 有助于发现 UPJO 的原因,CT 血管造影三维重建成像技术可发现肾下极异位血管的存在。随着围生期各项检查手段的改进,小儿肾积水多数可在产前获得诊断。国外学者已采用胎儿镜对选择的病例进行宫内干预,以防止发生肺发育不良,动物实验研究正在进展中。

由于 UPJO 梗阻引起肾积水的严重程度不同,人们将小儿肾积水分为 5 级:0 级,无肾积水;1 级,肾盂轻度分离;2 级,除肾盂扩张外,一个或几个肾盏扩张;3 级,所有肾盏均扩张;4 级,肾盏扩张伴肾实质变薄。

关于小儿 UPJO 的手术时机存在争议。部分学者认为延迟手术可引起肾不可逆转损害,提倡在出生后 1 个月内手术。另一部分研究报道表明,不少病例存在功能性 UPJ 部分梗阻,仅引起无意义的上尿路扩张,因而手术仅适用于随访中有症状者,如出现尿路感染、肾结石或疼痛等,以及肾功能恶化者。多数临床研究支持:对于 UPJO 引起中、重度以上肾积水患者,肾盂成形术可终止病程进展,其对肾功能的改善依赖于早期手术。但难题在于确定肾积水的病因是否因 UPJO 引起,并选择合适的手术时机及手术方式。

UPJO 干预治疗的目的在于:保存或改善肾功能,减少疼痛和感染症状。对产前 B 超发现的绝大部分轻、中度肾积水者,如在新生儿期 B 超测量肾盂分离<20mm、核素肾功能检查大于 40%、无临床表现、利尿性肾图无机械性梗阻存在者,可定期 B 超检查、严密随访观察,在观察期间肾积水可能自行消退。对存在肾盏扩张,肾皮质变薄等表现的严重(中~重度)肾积水胎儿,很少有出生前或出生后出现缓解,在出生后观察治疗的过程中,如出现肾功能进行性减退,此时可能已存在不可逆的病理变化,应进一步检查确诊,尽早手术干预,新生儿亦可很好地耐受手术。Shokeir 提出胎儿出生后拟诊为 UPJO,如果患侧肾功能≤40%以下,可早期手术处理。患肾功能≥40%者可保守治疗,其中半数引起肾功能恶化,应密切随访。

小儿 UPJO 手术方案的选择:Kaneyama 等应用 MRU 测定骨盆指数决定治疗方案,具体方法是患儿出生后 2~6 周行 MRU 检查,测量肾盏最低部至 UPJ 的距离为 D,肾盏的总长度 L,D/L 即为骨盆指数。指数大于 0.3 者需行肾盂成形术;小于 0.1,保守治疗多可成功。Ost 等提出明确 UPJO 诊断后,行核素肾功能检查。若分肾功能>30%,则进一步评估患肾肾积水程度,肾积水 1~3 级,可选择经皮肾盂内切开术,治疗后长期随访,若效果不佳,则行腹腔镜肾盂成形术;如肾积水 3~4 级或分肾功能在 15%~30%的患儿,可选择肾盂成形术;对分肾功能<15%者,而对侧肾功能良好者,以行肾切除术为佳。

小儿肾切除术的适应证:在对小儿患肾功能不良切除的指征上尚无广泛接受的统一标准。Ost 提出分肾功能<15%宜行肾切除术,另有学者则将肾盂减压后肾皮质厚度<2mm 者可考虑行肾切除。但研究表明,即使存在上述两种情况,小儿患肾术后仍有恢复可能。婴幼儿尤其是新生儿的肾处于生长发育阶段,术后可能获得正常发育并恢复肾功能。因此,对严重肾积水或肾功能损害严重的患儿,切除患肾应慎重。如非必要,尽量不做肾脏引流,以防感染的产生。但在决策困难时,可行经皮肾穿刺造瘘引流(PCN)。若经有效引流 4 周以上,患肾功能仍无改善者,考虑肾切除术。Gupta 等对 17 例患肾(其中 3 例为孤立肾)分肾功能<10%的小儿施行 PCN,结果显示 12 例患肾功能改善,仅 5 例行肾切除。国内有学者提出肾切除术的指征:大剂量 IVP 加延迟摄片仍不显影;核素肾图检查提示患肾呈水平线,功能丧失;术前肾造瘘管引流每日尿量不足 100mL;尿(比重)低于 1.010;B 超示皮质厚度不足 2mm,肾皮质菲薄合并感染积脓;如具备 3 项以上者则可行肾切除。

手术方法的选择:处理 UPJO 理想的手术方法应包括:手术成功率高,能矫治 UPJO 及其合并症或其他畸形,可取净肾结石和微创等特点。离断式肾盂成形术(Anderson-Hynes)成功率可达 90%~100%,术中切除了病变段输尿管,较其他未切除病变段的治疗方法如 Y-V 成形术疗效确切,但住院时间长,术后疼痛持续较久,伤口留有瘢痕。各种腔内手术,如经皮肾镜顺行或经尿道逆行输尿管镜肾盂内切开术、球囊扩张术等,仅能保证微创,成功率比 Anderson-Hynes 术式低 10%~25%,而且存在术后出血的可能,有时需行动脉栓塞止血或切除患肾,这只适用于肾积水轻、狭窄段小于 1cm 的 UPJ 狭窄、无交叉血管的病例,并可作为继发性 UPJO 的治疗选择。

腹腔镜肾盂成形术具备上述的优点,由于腹腔镜的放大作用,术中可清楚辨认 UPJ 结构及交叉血管、切除病变UPJ、裁剪肾盂、严密缝合,同时可处理肾结石及合并畸形,手术成功率约87%~98%。多数临床研究报道表明,腹腔镜肾盂成形术的成功率比得上开放手术,并发症无增加,且住院时间、需用麻药量、术后恢复时间均减少。然而,值得一提的是,术者需要经过严格的腹腔镜技术训练,有相当的技术和经验,需要腹腔镜设备及在具备条件的医学中心进行。在早期开展腹腔镜手术时,因手术时间长及费用较贵,其与开放手术相比没有明显的优势。但随着术者经验的增加,学习曲线缩短,手术时间即随之缩短,腹腔镜肾盂成形术可逐渐替代开放手术。

相对于小儿来说,腹腔镜肾盂成形术在成人中的处理经验较为成熟。成人UPJO多数由交叉血管引起,临床随访预后好。腹腔镜肾盂成形术在儿童中的应用进展缓慢。在儿童,只用小切口即可完成Anderson-Hynes手术,婴幼儿输尿管纤细,开放手术中需用手术放大镜完成吻合。由于小儿生理特点,术后恢复快,国外有医学中心把小儿肾盂成形术列入一日外科手术范围。加上操作空间小、体内缝合困难,腹腔镜肾盂成形术在小儿中的应用似乎优势不明显,故Janetschek等认为离断式腹腔镜肾盂成形术难以成为可接受的方式。国内外有学者采用了将开放和腹腔镜两者相结合的方式,用腹腔镜进行肾盂及输尿管的分离,将肾盂成形吻合口的缝合经Trocar处切口提出腹外进行体外缝合,或采用手助腹腔镜等方法完成手术。

随着腹腔镜设备的改进,术者经验的增加,在多数医学中心小儿腹腔镜手术并发症发生率可低至1%~2%。腹腔镜手术甚至在重约1.3kg的新生儿中亦可成功施行。开放手术中存在切口较长,需切断肌肉,存在术后切口感染、瘢痕而影响美容等问题。随着术者技术水平及设备质量改善,病人的需求增加,要求微创手术的父母也随之增加。

小儿腹腔镜肾盂成形术入路有经腹和经腹膜后两种。经腹入路提供更好的操作空间,有明确的入路标记,但易引起腹内脏器损伤;经腹膜后入路更快接近肾门,且肠管损伤减少。术者对前者解剖上更为熟悉,常在开展手术之初使用。后者更接近开放手术入路,能更快接近肾门,因未进入腹腔,术后并发症相对较少,既往腹部手术史不影响手术操作,但学习曲线长。Tan等报道了儿童经腹入路腹腔镜离断式肾盂成形术,患儿年龄3个月~15岁,平均手术时间89分钟,由于技术上的困难,Tan建议小于6个月的婴儿不宜采用腹腔镜手术。但Yeung等在腹膜后入路手术中则认为手术对患者年龄没有限制。Reddy等报道了16例5~11岁患儿离断式腹腔镜肾盂成形术,围术期无并发症,术后短期内肾积水改善,症状缓解。仅1例马蹄肾者术后出现发热及手术侧腹肌紧张,经皮肾穿刺造瘘引流后治愈。Metzelder等进行46例腹腔镜肾盂成形术,平均年龄66个月(2~205个月),平均手术时间175分钟(120~270分钟),2例因UPJ置管困难、出血而改开放手术,术后2例因UPJ尿漏需再次手术。随访29个月无症状。经腹入路术中暴露好,无不利之处。

机器人辅助腹腔镜肾盂成形术(Robotic-assisted laparoscopic pyeloplasty,RALP)在小儿中的应用报道日益增多。Atug等报道了从2003年6月到2004年11月一组7例6~15岁的儿童RALP手术,使用达芬奇(da Vinci)系统,所有患儿行腹腔镜Anderson-Hynes术,平均随访10.9月,平均住院1.2天,平均手术时间184分,平均机器人吻合时间39.5分,平均失血31.4ml,放置3.8~6F双J管。6例均在手术次日早上出院,术中无并发症,无中转开放手术,失血量少,随访均有术后引流改善,症状缓解,利尿肾图及排泄造影无梗阻。因而,RALP在小儿中可安全进行手术,效果比得上同一年龄段的开放手术。Yee等报道8例RALP术后住院时间短,疼痛轻,但手术时间长,需进一步评估长期效果。Lee等经33例RALP手术与33例开放手术的比较,认为小儿RALP十分安全、有效。

RALP具有比常规腹腔镜手术更好的优点:如三维可视、6度可弯曲、防止震颤、简化缝合、对UPJ的修整和重建更精确等。对于严重肾积水或输尿管开口高位,或UPJO有交叉血管者的治疗是首选,学习曲线短于常规腹腔镜肾盂成形术。在宙斯与达芬奇机器人系统的比较中,达芬奇系统的学习曲线和手术时间更短。不利之处在于手术中术者失去触觉、因病人小,机械臂可能频繁碰撞、费用昂贵等。这项新技术目前仅在具备条件的医学中心使用。

【手术适应证】

与开放Anderson-Hynes手术适应证相似,包括:狭窄段>2cm或完全闭锁;迷走血管压迫、严重积水或分肾功能<25%的梗阻、高位输尿管开口、伴肾盂结石者。合并马蹄肾、异位肾者应经腹入路进行手术。初次手术失败后，再次手术亦可选择腹腔镜肾盂成形术。小儿患肾功能小于40%应尽早手术。此外，可根据病人或父母的偏向、术者经验、手术复杂性、病人的临床状况、与开放手术相比的费用等进行选择。应看到，随时间改变，越来越多的术者越过学习曲线，使以前认为是禁忌的情况，目前则可成为手术的适应证。

【手术禁忌证】

1. 绝对禁忌证：严重的凝血功能障碍，恶性腹水，腹壁感染，肠梗阻等。

2. 相对禁忌证：术者经验及学习曲线不足，腹部大手术史，放射治疗史，严重肺或心脏疾病等。

【术前准备】

术前行尿液分析细菌培养，血肌酐测定，肾B超，残余尿量，IVP，肾核素扫描及利尿肾图等。CT或彩超界定有无交叉血管。术前可先经小儿膀胱镜放置3F或4F输尿管导管行逆行肾盂造影，导管近端位于UPJ远端，经导管术中注水，以促使肾盂扩张，便于术中鉴别和解剖肾盂。术前用第三代头孢菌素、留置胃管、尿管。

【麻醉和体位】

气管内插管全麻。病人45°侧卧，或取侧卧位。腰部垫高。

【手术步骤】

1. 经腹入路

(1) 脐上半环形1cm切口，Veress针建立气腹，压力设8~10mmHg，直视下经此切口放置一个10mm Trocar(曲卡)。既往有腹腔手术史者，采用开放Hassan法。用5mm的0°镜探查腹腔。中线上剑突下2cm放置5mm Trocar(图47-8-2)。如合并结石此处放12mm Trocar。第12肋尖放置5mm Trocar，正对UPJ下方的中部。3个穿刺点呈等腰三角形。做右侧手术时，需第4个5mm Trocar帮助在术中提起肝脏。

(2) 术者站在手术台同侧，切开Toldt白线，将结肠移向中线，解剖并辨认UPJ周围血管结构，尤其注意迷走交叉血管及走向。找出输尿管，提起肾下极，钝性游离UPJ(图47-8-3)，解剖通常小心，因可能遇上交叉血管和性腺静脉。裁剪、切除多余肾盂，在无张力下进行肾盂输尿管吻合。

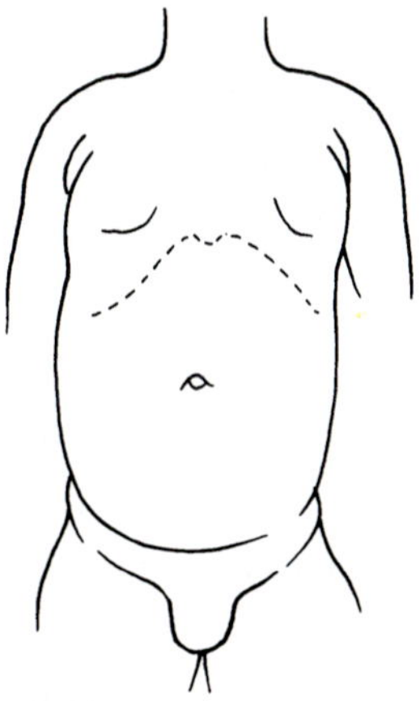

图47-8-2　半环形切口

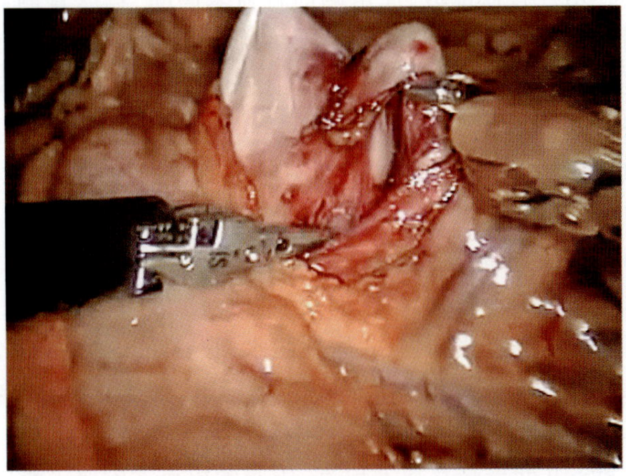

图47-8-3　钝性游离UPJ

(3) 最常用经典离断吻合法：在UPJO远端提起并横断输尿管，断端修成斜面，以建成无张力、漏斗状肾盂输尿管连接。如术前停留输尿管支架管，可不切断支架管，将其从切口取出。为便于术中缝合且不使吻合口扭折，可先离断、裁剪部分UPJ，将肾盂瓣最下端与输尿管斜口的尖端先缝合1针(图47-8-4)，再完全离断并裁剪UPJ剩余部分。合并肾结石者，应先取出。脐部切口可提供一个取出肾上极结石的好角度。生理盐水冲洗出结石，如存在多个结石，需放于特制袋子装好，经Trocar取出腹外。吻合口需远离、避开迷走交叉血管，后壁连续缝合(可吸收线5-0/6-0)，每缝2针交锁1针，顺行放置双J管(4/5F)，或将预先留置的支架放入肾盂，膀胱镜证实双J管放置到位，输尿管放回肾床，证实无扭曲，且避开了交叉血管。间断

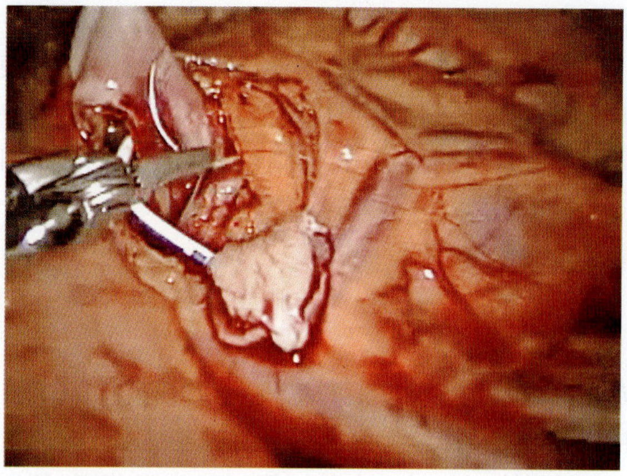

图 47-8-4　肾盂瓣下端与输尿管斜口尖端缝合 1 针
(图 47-8-3~5 取自 http://www.or-live.com/childrenshospital boston/1358)

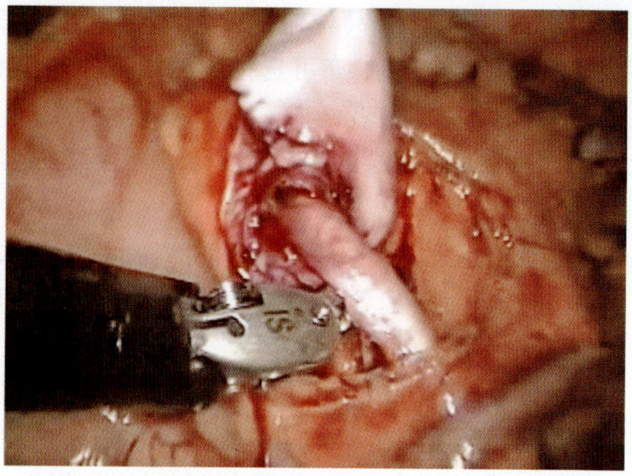

图 47-8-5　连续缝合肾盂切口

缝合吻合口前壁，余下的肾盂切口用连续可吸收线缝合(图 47-8-5)。

(4) 气腹压降至 5mmHg 以下，证实无活动性出血，停止进气，留置腹腔引流管，移走腹腔镜器械，缝合切口。

2. 经腹膜后入路

(1) 髂嵴上 2cm 腋中线上做长 1.5~2.0cm 切口，切开皮肤后用血管钳钝性分离至腰背筋膜下，示指伸入腹膜后间隙做钝性分离，自制气囊置于腹膜后间隙，充气约 500ml，维持 5 分钟，排气后拔出气囊，示指引导下于腋前线肋缘下及腋后线第 12 肋尖分别做一小切口置入 5mm 套管，髂嵴上切口置入 10mm 套管。

(2) 游离腹膜后脂肪，显露 Gerota 筋膜，纵行切开，切开肾周脂肪，显露肾后面，分离肾下极，用钝、锐性分离，完全游离出扩张的肾盂和输尿管上段，评估 UPJO 原因。

(3) 切开肾盂部分，保留侧面肾盂未离断，输尿管侧边修成斜面，肾盂切开游离缘与斜行输尿管断端侧面用可吸收线缝合(5-0/6-0)。继续修剪肾盂和输尿管交界部，切除 UPJ 狭窄段和多余肾盂，UPJ 后壁吻合用连续缝合，每 2 针间加 1 针交锁缝合。经吻合口留置双 J 管(4/5F)顺行插入膀胱。间断缝合 UPJ 前壁，结打在壁外(图 47-8-6)。

(4) 吻合口避开交叉血管，摆好输尿管，证实无扭曲后，放置引流。术前放置输尿管支架，有助于 UPJ 裁剪和吻合口缝合。

【并发症的预防与处理】

术中注意有无解剖异常，如交叉血管、重复肾重复输尿管等，此类畸形约 25%术前不能得以明确诊断。术中可能发生肠管浆膜损伤、尿性腹水、腹膜后出血等。此外，失血过多者需输血，可能并发充血性心力衰竭、气胸、肘前浅静脉血栓性静脉炎、肠梗阻、尿性囊肿，后者需经皮肾穿刺引流。术后并发症包括：尿漏、尿路感染、气胸、肺不张、发热、双上肢无力、结石形成等。

多数小儿并发症与技术相关。因腹腔出血在腔镜下难以控制，出血可致命。另一个严重并发症是 Trocar 穿刺时的损伤。使用开放法可减少这类危险。热损伤可致肠穿孔，与穿刺相关的并发症有：术后切口疝，甚至经小穿刺点亦可能发生；与二氧化碳相关者包括：气体栓塞，心肺衰竭，高二氧化碳血症，术中控制二氧化碳压力可以克服此类并发症。术者应时刻考虑到患者的利益，注意训练腹腔镜技术，缩短学习曲线，增加手术经验，必要时及时中转开放手术。

【术后处理】

术后继续第三代头孢菌素抗炎治疗，2~3 天拔除尿管，如引流量没有增加，或 24 小时少于 10ml，随后拔除引流管，尽早恢复饮食。术后 2~6 周在门诊经膀胱镜取出双 J 管。

术后 3、12、24、36 个月行利尿肾图及 B 超复查，必要时可行 IVU 检查。

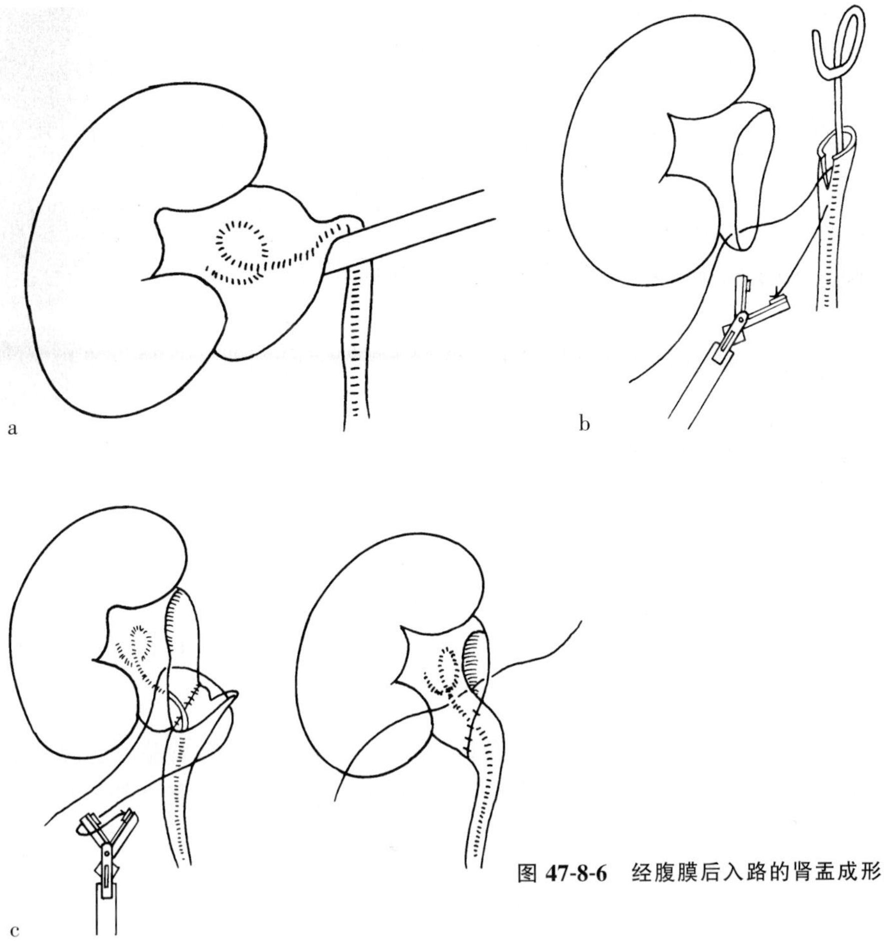

图 47-8-6　经腹膜后入路的肾盂成形术

参 考 文 献

1. 高新,邱剑光,蔡育彬,等. 腹腔镜下肾盂成形术. 中华泌尿外科杂志,2002,23:620-621
2. Schuessler WW,Grune MT,Tecuanhuey LV,et al. Laparoscopic dismembered pyeloplasty. J Urol,1993,150:1795-1799
3. Ost MC,Kaye JD,Guttman MJ,et al. Laparoscopic pyeloplasty versus antegrade endopyelotomy:comparison in 100 patients and a new algorithm for the minimally invasive treatment of ureteropelvic junction obstruction. Urology,2005,66(5 suppl):47-51
4. Shokeir AA,El-Sherbiny MT,Gad HM,et al. Postnatal unilateral pelviureteral junction obstruction:impact of pyeloplasty and conservative management on renal function.Urology,2005,65(5):980-985
5. Tan BJ,Rastinehad AR,Marcovich R,et al. Trends in ureteropelvic junction obstruction management among urologists in the United States. Urology,2005,65(2):260-264
6. Calisti A,Perrotta ML,Oriolo L,et al. Functional outcome after pyeloplasty in children:impact of the cause of obstruction and of the mode of presentation. Eur Urol,2003,43(6):706-710
7. Zupancic B,Antabak A,Popovic L,et al. Successful early pyeloplasty in infants. Arch Med Res,2002,33(2):158-161
8. Sung GT,Gill IS. Robotic laparoscopic surgery:a comparison of the DA Vinci and Zeus systems.Urology,2001,58(6):893-898
9. Gupta DK,Chandrasekharam VV,Srinivas M,et al. Percutaneous nephrostomy in children with ureteropelvic junction obstruction and poor renal function.Urology,2001,57(3):547-550
10. Bonnard A,Fouquet V,Carricaburu E,et al. Retroperitoneal laparoscopic versus open pyeloplasty in children.J Urol,2005,173(5):1710-1713
11. Reddy M,Nerli RB,Bashetty R,et al. Laparoscopic dismembered pyeloplasty in children. J Urol,2005,174(2):700-702
12. Atug F,Woods M,Burgess SV,et al.Robotic assisted laparoscopic pyeloplasty in children.J Urol,2005,174(4,Pt 1):1440-1442
13. Kaneyama K,Yamataka A,Someya T,et al. Magnetic resonance urographic parameters for predicting the need for pyeloplasty in infants with prenatally diagnosed severe hydronephrosis.J Urol,2006,176(4,Pt 2):1781-1784
14. Lee RS,Retik AB,Borer JG,et al. Pediatric robot assisted laparoscopic dismembered pyeloplasty:comparison with a cohort of

open surgery. J Urol,2006,175(2):683-687
15. Metzelder ML,Schier F,Petersen C,et al. Laparoscopic transabdominal pyeloplasty in children is feasible irrespective of age. J Urol,2006,175(2):688-691
16. Tan HL. Laparoscopic Anderson-Hynes dismembered pyeloplasty in children. J Urol,1999,162(3,Pt 2):1045-1047;discussion,1048
17. Gupta DK,Chandrasekharam VV,Srinivas M,et al. Percutaneous nephrostomy in children with ureteropelvic junction obstruction and poor renal function. Urology,2001,57(3):547-550
18. Bonnard A,Fouquet V,Carricaburu E,et al. Retroperitoneal laparoscopic versus open pyeloplasty in children. J Urol,2005,173(5):1710-1713
19. Yee DS,Shanberg AM,Duel BP,et al. Initial comparison of robotic-assisted laparoscopic versus open pyeloplasty in children. Urology,2006,67(3):599-602
20. Kaneyama K,Yamataka A,Someya T,et al. Magnetic resonance urographic parameters for predicting the need for pyeloplasty in infants with prenatally diagnosed severe hydronephrosis. J Urol,2006,176(4,Pt 2):1781-1784

第九节　腹腔镜治疗小儿输尿管异位开口

Laparoscopic ectopic ureter in children

【高　新　王德娟】

【概述】

正常胚胎发育中,两侧输尿管口开口于膀胱三角区的底部。如胚胎期输尿管芽的起源高于正常位置,发育中其将在较低的水平进入膀胱壁，或不进入膀胱，造成输尿管开口于膀胱之外，称异位输尿管开口(ectopic ureter)。

男性异位输尿管开口于从膀胱颈到精囊腺的范围,位于尿生殖膈及尿道括约肌上方,故无尿失禁症状,不易被发现,就诊迟,可表现为反复泌尿系感染而被延误诊断。女性输尿管口异位开口于中肾管残迹,开口部位可合并囊肿(如 Gardner 囊肿)。多位于尿生殖膈及尿道括约肌下方,常见于阴道前庭,尿道口周围,也有开口于阴道,罕见开口于子宫或子宫颈(图 47-9-1)。因合并尿失禁,常较早就诊。临床上女性多见,男女比例约 1:5。

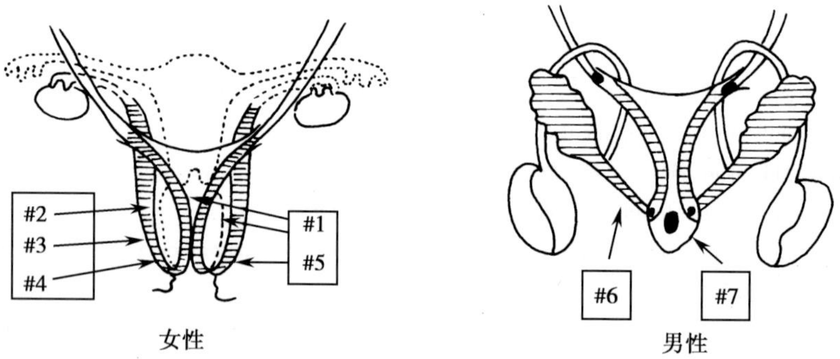

图 47-9-1　输尿管异位开口

本病最常见的合并畸形是异位开口的输尿管引流的肾发育不全或发育异常,约 80%的病例并发于重复肾盂输尿管畸形,一小部分见于发育不良肾。临床上分为单根输尿管异位开口和重复肾输尿管异位开口两类。前者往往合并肾脏发育不良,多见于男性。单根输尿管并先天性肾发育不良临床上相当少见,据统计发病率约 29/100 万。后者异位开口的输尿管往往来自重复肾的上或下肾,常伴有肾功能损害和肾积水。根据 Stephens 假说,异位输尿管开口距膀胱颈越远,同侧肾发育不良的程度就越严重。其他合并畸形有异位肾、马蹄肾、膀胱发育不良、膀胱尿道缺如、输尿管囊肿等。

输尿管异位开口均需手术治疗,手术方案根据异位开口的输尿管及肾积水程度、肾功能好坏、感染严重程度制定。若肾盂输尿管积水显著、肾功能基本丧失而对侧肾功能良好,则选择患肾及其输尿管一并切除。若重复肾输尿管的神经肌肉发育不全,输尿管动力功能差甚至完全丧失者,易引起感染,可将肾脏的病变部分,即上肾段连同其引流的输尿管一并切除。重复肾的上半肾(积水肾)切除术,应注意避免伤及正常肾脏,尽量向远端游离扩张的输尿管,在近末端切除,同时处理可能存在的输尿管囊肿,以防扩张的输尿管残留死腔,术后可避免发生输尿管残端综合征。当重复肾尚有功能,无感染,应做病侧输尿管与其下方正常肾盂或输尿管端侧吻合,或输尿管膀胱再植术。但有作者对此有保留意见,认为从病理角度看,患侧上位肾及输尿管见肾实质大部分萎缩,常合并有间质性肾炎或肾盂肾炎等,输尿管肌层呈退行性改变,因而无多大保留价值,术后可能再发感染等。单输尿管异位开口的治疗取决于患肾功能,大部分宜行下腹部腹膜外切口找到异位扩张输尿管,向上追踪至发育不良的肾脏行切除术,少数肾功能尚好者行膀胱输尿管再植术。

随着腹腔镜技术的迅猛发展,设备不断更新,腹腔镜肾手术已广泛开展并应用于小儿处理先天畸形和重建。1993 年 Jordan 和 Winslow 首先报道采用腹腔镜进行重复肾部分切除术。经过十余年临床研究,证实腹腔镜半肾切除术处理输尿管异位开口并重复肾盂输尿管畸形是安全可行的,术中上、下半肾存在明显的分界。由于腹腔镜半肾切除技术复杂,手术难度较大,术后出血、尿漏及对残肾血管损害的风险相应增加,笔者主张只有丰富腹腔镜技术经验的医师才能施行。尽管 Hamilton 报道一组手术病例,手术时间短,没有严重并发症和死亡病例的发生,但由于病例数少,随访时间短,其远期结果尚难以评价。

小于 5 岁的患者可采用腹膜后入路,因为术中不改变体位即可游离到盆腔深面的输尿管,从而只留下很少的输尿管残端,消除了术后可能发生输尿管残端感染的问题。但在年长儿童,腹膜后入路难以达到完全的输尿管切除,此时宜采用经腹入路。相比于传统开放手术,后者需两个切口和改变手术体位。而经腹腹腔镜入路可不改变体位和增加 Trocar 的情况下游离输尿管全长完成手术。

腹腔镜由于其放大效果,能可靠地证实诊断、定位发育不良肾,同时施行切除手术,达到诊断和治疗双重目的。这种异位肾常位于腹膜后低位或在盆腔深面,经腹膜后难以游离,经腹腹腔镜是盆腔肾切除的最理想的处理方法。但由于这类病例发病率低,而且当肾发育不良时可失去正常的形状,看起来仅是一堆脂肪及滤泡样组织,腹腔镜下鉴别比较困难,因而仍处在学习曲线。

【手术适应证】

1. 异位输尿管引流的肾功能良好时,宜行输尿管再植术。

2. 重复肾合并无功能肾实质的患者,适合行腹腔镜半肾或半肾及输尿管切除术。

3. 先天性肾发育不良及肾功能少于 10%以下者,宜行腹腔镜肾切除术。

【术前准备】

1. 术前行影像学检查明确诊断。

2. 一般准备同常规腹腔镜手术。术前肠道准备以减少胃肠道内容及气体,防止术中肠管损伤。术前禁食,留置胃管及尿管。备血。

3. 特殊器械的准备,术前谈话说明中转开放手术的可能,取得家属理解。

【麻醉和体位】

气管内插管全麻。仰卧或侧卧位,仰卧位头低足高 15°~20°,患侧垫高 30°。

【手术步骤】

1. 腹腔镜半肾切除术

(1) 经腹膜后入路:健侧卧位,夹闭气囊导尿管以扩张受累侧输尿管,使之更易被鉴别。在第 12 肋尖下方近 1cm 放置一个 10mm Trocar,采用 Hasson 技术建立后腹腔。其余两个 Trocar 在直视下放置于腋前线髂嵴上 1cm,另一个置于肋脊角腰骶肌侧方。

从后方显露肾脏,鉴别患侧半肾的输尿管,小心保留相邻输尿管的血供,充分游离输尿管并提起,尽可能接近膀胱处切断。夹闭远段输尿管断端,显露梗阻侧输尿管的上段,离断后,牵拉近端输尿管便于切除患侧半肾。通常在两肾之间有一条明显的分界线可区分出萎缩的肾组织。区分出进入功能差的半肾的血管,予以夹闭及电凝。用 5mm 电钩切开肾被膜,用超声刀及 Endo-GIA 切开肾实质,移走病变肾段,超声刀在腹腔镜半肾切除中是一个有用的工具。裸露的肾实质可用氩电刀广泛电灼,无活动性出血后,用 9mm 腹腔镜疝钉将前后 Gerota 筋膜对合,常规于肾窝放置引流。腹腔镜穿刺点在彻底止血并排空所有二氧化碳气体后予以间断缝合。

(2) 经腹入路(以切除上肾为例):可用 Bailez 技术入路或 Hassan 经脐部腹腔入路技术,提起脐部切口,暴露腹膜,直视下打开,置入腹腔镜,建立气腹,直视下放置 2 个 3mm 或 5mm Trocar,一个位于剑突与脐之间,另一个位于患侧锁骨中线上。沿 Todldt 线切开,移开结肠(可参考成人腹腔镜有关章节)。远侧输尿管在壁腹膜下并在与髂总动脉交叉后进入小骨盆腔是一个重要的标记。输尿管与脐内侧韧带的交叉处是另一个重要的标记。在这个区域,切开壁腹膜,很容易区分出输尿管,女孩由于输尿管与卵巢静脉、阔韧带及子宫的关系,其解剖关系较难区分。

于髂血管处切开腹膜及分离出重复输尿管,分离过程中在女性患者应注意避免损伤与之相邻的卵巢静脉、阔韧带及子宫。如仅 1 条输尿管扩张,则容易鉴别,否则要沿两条输尿管追踪到盆腔以进一步确定。小心保存输尿管周围组织,以保证健康输尿管血供。在进行半肾切除前,在膀胱水平切除病变输尿管,用可吸收夹子结扎远端残端。

在肾血管下方抽出切除侧输尿管,然后用可吸收内镜夹分别结扎、切断上肾静脉及动脉供应,随后鉴别出上、下肾的边缘,用双极电凝切除上肾。切除面用纤维蛋白凝胶(或生物蛋白凝胶)和止血材料(如氧化纤维膜)止血。缝合 Gerota 筋膜以确保最少失血。切除的半肾及输尿管放置于拾物袋并经小切口取出,穿刺处小心缝合关闭。关闭腹膜以减少肠管疝的发生。缝合皮肤切口。

2. 腹腔镜发育不良肾切除术　术前晚常规清洁灌肠以便于术中游离结肠。麻醉下截石位用膀胱阴道镜检查,如果可见到异位输尿管开口,则置管并行逆行肾盂造影以显示发育不良尿路系统。留置尿管后,患者于半侧卧位,腰部垫高。术者和助手站在手术台同侧,面对同一监视器。脐上半环形切开,用开放 Hasson 法置入 10mm Trocar,建立二氧化碳气腹,压力 12mmHg,另两个 5mm Trocar 置于患侧锁骨中线上,一个在肋缘下,另一个在髂窝。腹腔镜经脐上切口放入。患侧从侧腹膜游离结肠至乙状结肠、直肠,以显露左侧或右侧输尿管,其在骨盆边缘交叉越过髂血管。一旦分出输尿管,则予以切断并继续向上分离,用输尿管作为导引以显露发育不良小肾,其通常藏于 Gerota 筋膜内的一团肾周脂肪中。小心操作避免损伤交叉越过输尿管的性腺血管。分离出发育不良肾的血管,夹闭并切断,或用双极电凝或超声刀切断。当肾蒂血管被处理后,肾从肾床完整游离,在右侧应小心分离并保护十二指肠(图 47-9-2)。转向切除远侧输尿管,追踪宜尽可能远,通常靠近阴道穹隆(图 47-9-3)。用有齿抓钳经脐上切口取出切除的小肾及其输尿管。

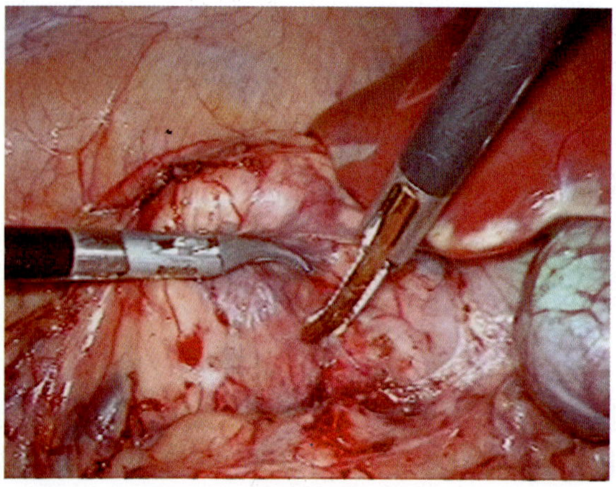

图 47-9-2　经腹入路切除发育不良异位肾,推开结肠,显露发育不良肾

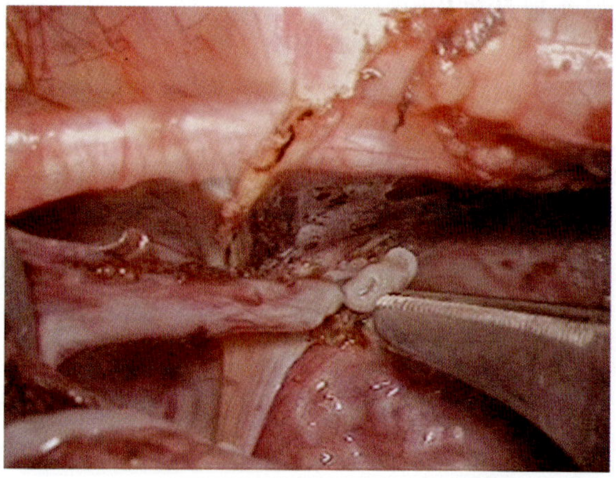

图 47-9-3　异位开口输尿管汇入阴道,于近阴道壁处切断输尿管

3. 腹腔镜输尿管移植术　腹腔镜重复肾手术中需行输尿管再植术者,术中拟移植段输尿管近膀胱或异位开口处离断后,远端夹闭,近端游离,注意保护输尿管血供,输尿管放置 4.5F 输尿管内支架一根并固定,缝合输尿管壁。经尿管膀胱注水充盈,切开膀胱后壁浆肌层,分离膀胱黏膜下隧道,将输尿管断端拖入膀胱内,对称缝合输尿管黏膜与膀胱黏膜。缝合膀胱浆肌层纵形切口,包埋输尿管,做抗返流缝合,排空膀胱,电视屏幕下见输尿管无张力,将输尿管放置在腹膜后间隙,关闭腹膜后间隙。

【并发症及处理】

腹腔镜半肾切除术中可并发出血和肾脏损伤,术后可能出现出血、感染、尿漏等并发症。美国 Winfield 认为腹腔镜半肾切除术,与开放手术比较,术后更快恢复饮食,术后疼痛及对镇痛药的需求减少。加拿大 Wallis 报道 26 例半肾切除的患儿中,4 例中转开放手术,平均手术时间 200 分钟,3 例并发术后尿漏,2 例经放置气囊尿管后好转。1 例再次手术放置输尿管导管及留置尿管后好转。患者平均手术年龄 4.6 岁(4 个月~18 岁),其中 1 岁以下者有 5 例,2 例出现术后并发症。平均随访 33 个月,无残肾缺血性改变、输尿管残端炎。2 例腹膜后积液,浆液性,无症状,经皮穿刺抽液后好转。2 例出现残留半肾功能衰退,1 例随访 10 个月无血压升高,另 1 例 32 个月后出现血压升高,进一步行肾切除术,提示重复肾的两个半肾在胚胎学上可能都有异常。

小儿腹腔镜经腹入路手术应注意避免术后形成腹膜粘连。

【术后处理】

1. 使用抗生素 2~3 天,术后 12~24 小时可下床活动,术后 12 小时可进食。
2. 术后 1 个月内不能参加剧烈活动。
3. 术后定期随访,注意血压变化及有无泌尿系感染症状。

参 考 文 献

1. 梁若馨,黄澄如. 输尿管末端异常. 见:黄澄如主编. 小儿泌尿外科学. 北京:人民卫生出版社,1996,116-125
2. 袁继炎,周学锋,杨小进,等. 先天性单侧肾发育不良合并输尿管异位开口的诊治体会. 中华小儿外科杂志,2003,23(6):491-492
3. 王常林,王宪刚,赵国贵,等. 小儿肾重复畸形的病理解剖改变及其临床意义. 中华泌尿外科杂志,2000,21(3):144-146
4. Koyanagi T,Tsuji I,Orikasa S,et al. Bilateral single ectopic ureter:report of a case. Int Urol Nephrol,1977,9(2):123-127
5. Wallis MC,Khoury AE,Lorenzo AJ,et al. Outcome analysis of retroperitoneal laparoscopic heminephrectomy in children.J Urol,2006,175(6):2277-2280
6. Borzi PA,Yeung CK. Selective approach for transperitoneal and extraperitoneal endoscopic nephrectomy in children. J Urol,2004,171(2,Pt 1):814-816
7. Li J,Hu T,Wang M,et al. Single ureteral ectopia with congenital renal dysplasia. J Urol,2003,170(2,Pt 1):558-559
8. Piaggio L,Franc-Guimond J,Figueroa TE,et al.Comparison of laparoscopic and open partial nephrectomy for duplication anomalies in children. J Urol,2006,175(6):2269-2273
9. Winfield HN,Donovan JF,Lund GO,et al. Laparoscopic partial nephrectomy:initial experience and comparison to the open surgical approach.J Urol,1995,153(5):1409-1414
10. Peters CA. Laparoscopy in pediatric urology. Curr Opin Urol,2004,14(2):67-73
11. Staatz G,Rohrmann D,Nolte-Ernsting CC,et al. Magnetic resonance urography in children:evaluation of suspected ureteral ectopia in duplex systems. J Urol,2001,166(6):2346-2350
12. KurokawaY,Kanayama HO,Anwar A,et al.Laparoscopic nephroureterectomy for dysplastic kidney in children:an initial experience. Int J Urol,2002,9(11):613-617

索引

G

H

I

J

K

L

M

N

T

W

X

Y

Z

图书在版编目(CIP)数据

泌尿外科手术学/梅骅等主编.—3版.—北京：人民卫生出版社，2008.1

ISBN 978-7-117-09318-7

Ⅰ.泌… Ⅱ.梅… Ⅲ.泌尿系统外科手术 Ⅳ.R699

中国版本图书馆CIP数据核字(2007)第155664号

门户网：www.pmph.com 出版物查询、网上书店

卫人网：www.ipmph.com 护士、医师、药师、中医师、卫生资格考试培训

ISBN 978-7-117-09318-7

9 787117 093187 >

泌尿外科手术学

第 3 版

主　　编： 梅　骅　陈凌武　高　新

出版发行： 人民卫生出版社（中继线 010-59780011）

地　　址： 北京市朝阳区潘家园南里19号

邮　　编： 100021

E - mail： pmph @ pmph.com

购书热线： 010-67605754　010-65264830

010-59787586　010-59787592

印　　刷： 三河市宏达印刷有限公司

经　　销： 新华书店

开　　本： 889×1194　1/16　**印张：** 68

字　　数： 2007千字

版　　次： 1973年2月第1版　2023年8月第3版第19次印刷

标准书号： ISBN 978-7-117-09318-7/R·9319

定　　价： 280.00元

打击盗版举报电话：010-59787491　E-mail：WQ @ pmph.com

（凡属印装质量问题请与本社销售中心联系退换）